TRATADO DE
**ONCOLOGIA**
2ª edição

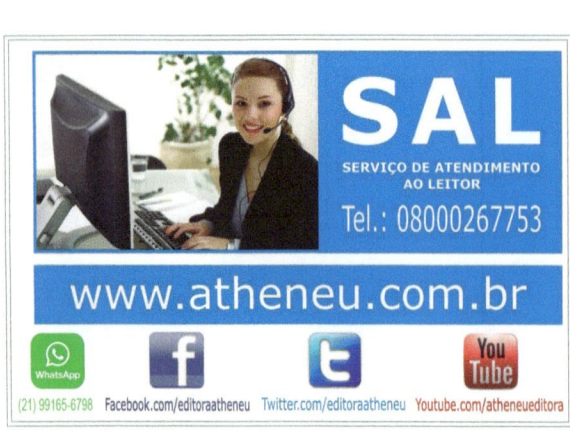

# TRATADO DE ONCOLOGIA

## 2ª edição

1

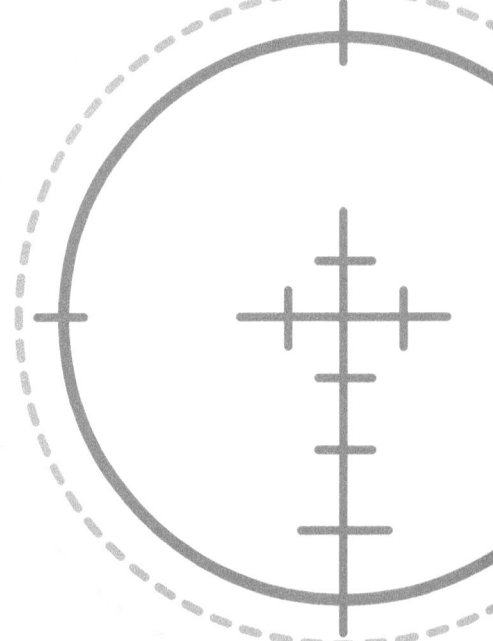

**EDITORES**
Paulo Marcelo Gehm Hoff
Roger Chammas

**EDITORA ASSOCIADA**
Renata Rodrigues da Cunha
Colombo Bonadio

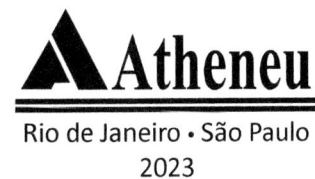

Atheneu

Rio de Janeiro • São Paulo
2023

*EDITORA ATHENEU*

| | |
|---|---|
| São Paulo | — Rua Maria Paula, 123, 13º andar – Conjuntos 133 e 134<br>Tel.: (11)2858-8750<br>E-mail: atheneu@atheneu.com.br |
| Rio de Janeiro | — Rua Bambina, 74<br>Tel.: (21)3094-1295<br>E-mail: atheneu@atheneu.com.br |

*CAPA:* Equipe Atheneu
*PRODUÇÃO EDITORIAL:* Villa d'Artes

**CIP-BRASIL. CATALOGAÇÃO NA PUBLICAÇÃO**
**SINDICATO NACIONAL DOS EDITORES DE LIVROS, RJ**

T698
2. ed.

Tratado de oncologia / editores Paulo Marcelo Gehm Hoff, Roger Chammas, Renata Rodrigues da Cunha Colombo Bonadio. - 2. ed. - Rio de Janeiro : Atheneu, 2023.
    il. ; 28 cm..

Inclui bibliografia e índice.
ISBN 978-65-5586-586-8

1. Oncologia. 2. Câncer. I. Hoff, Paulo Marcelo Gehm. II. Chammas, Roger. III. Bonadio, Renata Rodrigues da Cunha Colombo.

22-80159

CDD: 616.994
CDU: 616-006

Gabriela Faray Ferreira Lopes - Bibliotecária - CRB-7/6643
    22/09/2022        28/09/2022

HOFF, P.M.G.; CHAMMAS, R.; BONADIO, R.R.C.C.
*Tratado de Oncologia – 2ª edição*

# Editores

## Editores

### Paulo Marcelo Gehm Hoff

Professor Titular pela Faculdade de Medicina da Universidade de São Paulo (FMUSP). Presidente do Conselho Diretor do Instituto do Câncer do Estado de São Paulo "Octavio Frias de Oliveira" do Hospital das Clínicas da Faculdade de Medicina da Universidade de São Paulo (ICESP-HCFMUSP). Ex-Professor Associado e Vice-Chefe do Departamento de Oncologia Gastrintestinal do M. D. Anderson Cancer Center da Universidade do Texas, Houston. *Fellow* do American College of Physicians e da American Society of Clinical Oncology. Presidente da Oncologia D'Or. Presidente da Sociedade Brasileira de Oncologia Clínica (2021-2023).

### Roger Chammas

Professor Titular da Disciplina de Oncologia do Instituto do Câncer do Estado de São Paulo "Octavio Frias de Oliveira" do Hospital das Clínicas da Faculdade de Medicina da Universidade de São Paulo (ICESP-HCFMUSP). Coordenação do Centro de Investigação Translacional em Oncologia do ICESP-HCFMUSP. Livre-Docente em Oncologia pela FMUSP.

## Editora Associada

### Renata Rodrigues da Cunha Colombo Bonadio

Oncologista Clínica do Instituto do Câncer do Estado de São Paulo "Octavio Frias de Oliveira" do Hospital das Clínicas da Faculdade de Medicina da Universidade de São Paulo (ICESP-HCFMUSP) e da Oncologia D'Or. Médica pesquisadora do ICESP-HCFMUSP e do Instituto D'Or de Pesquisa e Ensino (IDor).

### Abel da Costa Neto

Graduado em Medicina pela Universidade Federal do Vale do São Francisco (UNIVASF). Especialista em Clínica Médica pelo Programa de Residência Médica do Hospital das Clínicas da Universidade Federal de Pernambuco (HC-UFPE). Especialista em Hematologia e Hemoterapia pelo Programa de Residência Médica do Hospital das Clínicas da Faculdade de Medicina da Universidade de São Paulo (HCFMUSP). Preceptor do Serviço de Hematologia, Hemoterapia e Terapia Celular do HCFMUSP. Hematologista em São Paulo no Grupo Oncologia Dor. Pesquisador no Instituto D'Or de Pesquisa e Ensino.

### Ada Congrains Castillo

Bacharelado em Ciências Biológicas pela Universidade Agrária Pública, La Molina, Lima, Peru. PhD em Ciências Médicas pela Universidade de Osaka – Japão. Pós-Doutorado pelo Departamento de Geriatria e Nefrologia pela Universidade de Osaka. Pós-Doutorado no Laboratório de Biologia Molecular e Celular pelo Hemocentro da Universidade Estadual de Campinas (UNICAMP).

### Ademar Dantas da Cunha Júnior

Professor Assistente de Clínica Médica da Universidade Estadual do Oeste do Paraná (UNIOESTE). Médico Oncologista e Hematologista do Hospital do Câncer de Cascavel (UOPECCAN).

### Ademar Lopes

Cirurgião Oncologista. Vice-Presidente do Hospital A. C. Camargo Cancer Center. Livre-Docente da disciplina de Oncologia da Faculdade de Medicina da Universidade de São Paulo (FMUSP). Professor Titular de Oncologia da Universidade de Mogi das Cruzes (UMC). *Fellow* dos Colégios Brasileiro e Americano de Cirurgiões e da Sociedade Americana de Cirurgia Oncológica (SBCO).

### Adhemar Longatto Filho

Pesquisador Científico e Professor Convidado do LIM14 da Faculdade de Medicina da Universidade de São Paulo (FMUSP). Professor Convidado da Escola de Medicina da Universidade do Minho, Portugal. Pesquisador e Orientador do Programa de Pós-Graduação do Hospital de Câncer de Barretos.

### Adolfo José de Oliveira Scherr

Graduação em Medicina pela Escola Superior de Ciências da Santa Casa de Misericórdia de Vitória - ES (EMESCAM). Oncologista Clínico com Residência Médica concluída na Universidade Estadual de Campinas (UNICAMP). Especialista em Cancerologia Clínica pela Sociedade Brasileira de Cancerologia (SBC). Membro Titular da Sociedade Brasileira de Oncologia Clínica (SBOC). Mestre em Clínica Médica pela Faculdade de Ciências Médicas (FCM) da UNICAMP. Residência em Clínica Médica concluída no Conjunto Hospitalar do Mandaqui, SP. Faz parte do Corpo Clínico do Hospital Vera Cruz de Campinas - SP, onde atua como Oncologista Clínico. Preceptor de Residentes e Oncologista Clínico do Hospital da Pontifícia Universidade Católica de Campinas (PUC-Campinas).

### Adriana Marques da Silva

Doutora em Ciências. Mestre em Administração de Serviços de Enfermagem e Bacharel em Enfermagem, todos realizados na Escola de Enfermagem da Universidade de São Paulo (EE-USP). Especialista em Enfermagem Oncológica pela Sociedade Brasileira de Enfermagem Oncológica (SBEO). Especialista em Análises Clínicas pela Universidade São Judas

Tadeu. Especialista em Enfermagem em Cardiologia pela Faculdades Metropolitanas Unidas.

### Alan Roger dos Santos Silva

Professor Associado do Departamento de Diagnóstico Oral da Faculdade de Odontologia de Piracicaba da Universidade Estadual de Campinas (FOP-UNICAMP). Ex-Assistente do Serviço de Odontologia Oncológica do Instituto do Câncer do Estado de São Paulo "Octavio Frias de Oliveira" do Hospital das Clínicas da Faculdade de Medicina da Universidade de São Paulo (ICESP/HCFMUSP). Mestre em Estomatologia pela FOP-UNICAMP. Doutor em Patologia pela FOP-UNICAMP e University of Sheffield, Inglaterra. Livre-Docente pela UNICAMP.

### Alan Utsuni Sabino

Doutorando do Programa de Pós-Graduação em Oncologia pela Faculdade de Medicina da Universidade de São Paulo (FMUSP). Bacharel em Sistemas de Informação pela Escola de Artes, Ciências e Humanidades da Universidade de São Paulo (EACH-USP). Pesquisador Voluntário do Instituto do Câncer do Estado de São Paulo "Octavio Frias de Oliveira" do Hospital das Clínicas da Faculdade de Medicina da Universidade de São Paulo (ICESP/HCFMUSP).

### Alessandra Gorgulho

M.D., M.Sc, Ph.D. Diretora da Neurosapiens da Rede D'Or São Luiz.

### Alessandro Igor Cavalcanti Leal

Ph.D. em Genômica de Câncer pela Johns Hopkins University. Oncologista Clínico do Centro de Oncologia e Hematologia Dayan-Daycoval do Hospital Israelita Albert Einstein (HIAE). Diretor Médico do Programa de Medicina de Precisão do HIAE.

### Alexandre Ferreira Ramos

Mestre e Doutor em Ciências e Física Básica pelo Instituto de Física de São Carlos da Universidade de São Paulo (IFSC-USP). Pós-Doutorado na Stony Brook University, NY, EUA. Professor da Universidade de São Paulo junto à Escola de Artes, Ciências e Humanidades (EACH-USP). Colaborador junto ao Centro de Pesquisa Translacional em Oncologia do Instituto do Câncer do Estado de São Paulo "Octavio Frias de Oliveira" do Hospital das Clínicas da Univer-

sidade de São Paulo (ICESP/HCFMUSP). Professor Visitante à Universidade de Chicago, em 2018. Tem mais de 20 publicações científicas em periódicos internacionais sobre a aplicação de métodos da Física Teórica à Biologia.

### Alexandre Jácome

Médico Oncologista do Grupo Oncoclínicas – São Paulo. *Fellowship* em Tumores Gastrointestinais MD Anderson Cancer Center, EUA. Doutorado em Ciências pela Universidade de São Paulo (USP).

### Alexandre Sarmento Queiroga

Graduação em Ciências Biológicas pela Universidade Estadual da Paraíba (UEPB). Doutor em Ciências pela Faculdade de Medicina da Universidade de São Paulo (FMUSP). Pesquisador de Pós-Doutorado do BioME pelo Instituto Metrópole Digital da Universidade Federal do Rio Grande do Norte (IMD-UFRN).

### Aline Cristini Vieira

Graduação em Medicina pela Universidade Federal do Paraná (UFPR). Residência em Clínica Médica pelo Hospital de Clínicas da Universidade Federal do Paraná (HC-UFPR). Residência em Oncologia Clínica pelo Hospital Sírio-Libanês (HSL).

### Aline Ramos Maia Lobba

Graduação em Ciências Biológicas Modalidade Médica pela Universidade Federal do Estado do Rio de Janeiro (UFRJ) e Doutorado em Bioquímica pela Universidade de São Paulo (USP). Doutorado Sanduíche na Rutgers New Jersey Medical School, EUA. Pesquisadora Pós-Doutora do Centre of Excellence in New Target Discovery (CENTD) do Instituto Butantan.

### Alison Colquhoun

B.Sc. (Hons.) Biochemistry, King's College London. D. Phil. (Oxon) Biochemistry, University of Oxford. Professora Associada, Departamento de Biologia Celular e do Desenvolvimento, Instituto de Ciências Biomédicas da Universidade de São Paulo (ICB-USP).

### Allisson Freire Bento

Graduação em Ciências Biológicas pela Universidade Federal de Rondônia (UNIR). Mestrado em Farmacologia pela Universidade Federal de Santa Catarina

(UFSC). Doutorado em Farmacologia pela UFSC e Pós-Doutorado em Farmacologia pela UFSC. Pesquisador do Centro de Inovação e Ensaios Pré-Clínicos (CIEnP). Tem experiência na área de Farmacologia, Imunologia, Inflamação, Estudos Não Clínicos de Toxicologia, Segurança Farmacológica e Assuntos Regulatórios. Toxicologista da R&D na indústria farmacêutica.

### Aknar Freire de Carvalho Calabrich

Possui graduação em Medicina pela Universidade Federal da Bahia (UFBA). Residência em clínica médica pela Universidadede São Paulo (USP). Residência em oncologia clínica pelo Hospital Sírio-Libanês (HSL). Especialista em cancerologia pela Sociedade Brasileira de Oncologia Clínica (SBOC). Membro da American Society of Clinical Oncology (ASCO) e European Society for Medical Oncology (ESMO). Dedica-se exclusivamente ao tratamento de tumores de pulmão, ginecológicos e do sistema nervoso central na Clinica AMO.

### Amanda Meneses Ferreira Lacombe

Graduada em Medicina pela Universidade Federal do Paraná (UFPR). Residência em Clínica Médica pela Escola Paulista de Medicina da Universidade Federal de São Paulo (EPM-UNIFESP). Título de Especialista em Clínica Médica pela Sociedade Brasileira de Clínica Médica (SBCM). Residência em Endocrinologia e Metabologia pela Universidade de São Paulo (USP). Título de Especialista em Endocrinologia e Metabologia pela Sociedade Brasileira de Endocrinologia e Metabologia (SBEM). Aluna de Doutorado do Programa de Endocrinologia da Faculdade de Medicina da Universidade de São Paulo (FMUSP). Professora da Disciplina de Clínica Médica no curso de Medicina da Universidade do Vale do Itajaí (UNIVALI).

### Ana Amélia Oliveira Hoff

Graduação em Medicina pela Universidade de Brasília (UnB). Doutorado em Medicina (Endocrinologia Clínica) pela Universidade Federal de São Paulo (UNIFESP). Residência em Clínica Médica na University of Miami/Jackson Memorial Hospital e em Endocrinologia no Baylor College of Medicine (Houston, TX). Ex-Professora Assistente de Medicina na University of Texas M.D. Anderson Cancer Center. Chefe da Endocrinologia do Instituto do Câncer do Estado de São Paulo "Octavio Frias de Oliveira" do Hospital das Clínicas da Faculdade de Medicina da Universidade de São Paulo (ICESP/HC-FMUSP). Médica do Centro de Oncologia do Hospital Sírio-Libanês (HSL). Experiência na área de Endocrinologia, com ênfase em neoplasias endócrinas e metabolismo ósseo.

### Ana Carolina Leite Vieira Costa Gifoni

Residência Médica em Clínica Médica pelo Hospital Universitário Walter Cantídio (HUWC) da Universidade Federal do Ceará (UFC). Residência Médica em Oncologia pelo Hospital do Câncer do Ceará Haroldo Juçaba (ICC). Doutorado em Ciências Médicas/Oncologia pelo Hospital A. C. Camargo Cancer Center. Título de Especialista em Oncologia Clínica pela Sociedade Brasileira de Oncologia Clínica (SBOC). Oncologista Clínica e Oncogeneticista D'Or.

### Ana Carolina Ribeiro Chaves

Médica Residente de Oncologia Clínica do Hospital das Clínicas da Faculdade de Medicina da Universidade de São Paulo (HCFMUSP).

### Ana Claudia Latronico

Unidade de Suprarrenal da Disciplina de Endocrinologia e Metabologia da Faculdade de Medicina da Universidade de São Paulo (HC/FMUSP).

### Ana Claudia Oliveira Carreira

Bióloga, Doutora Bioquímica e Pesquisadora Pós-Doutora no Núcleo de Terapia Celular e Molecular da Faculdade de Medicina da Universidade de São Paulo (NUCEL-FMUSP). Docente do Programa de Anatomia dos Animais Domésticos e Silvestres (PPGADDS) do Departamento de Cirurgia da Faculdade de Medicina Veterinária e Zootecnia da Universidade de São Paulo (FMVZ-USP).

### Ana Karolina Maia de Andrade

Graduação em Medicina pela Universidade Federal de Alagoas (UFAL). Residência em Genética Médica pelo Programa de Residência Médica do Hospital de Clínicas de Porto Alegre (HCPA). Título de Especialista em Genética Médica pela Sociedade Brasileira de Genética Médica e Genômica (SBGM).

### Anamaria Aranha Camargo

Pesquisadora do Instituto de Ensino e Pesquisa e Coordenadora do Centro de Oncologia Molecular do

Hospital Sírio-Libanês (HSL). Doutorado no Instituto de Ciências Biomédicas da Universidade de São Paulo (ICB-USP). Pós-Doutorado no Instituto Ludwig de Pesquisa sobre o Câncer.

### Andrea Glezer

Médica Assistente da Unidade de Neuroendocrinologia da Disciplina de Endocrinologia e Metabologia do Departamento de Clínica Médica do Hospital das Clínicas da Faculdade de Medicina da Universidade de São Paulo (HC/FMUSP). Doutorado em Ciências pela Faculdade de Medicina da Universidade de São Paulo (FMUSP). Sanduíche com estágio na Faculte de Necker, Paris, França. Pós-Doutorado pela FMUSP. Pesquisadora do LIM-25 pela FMUSP.

### Anneliese Fortuna de Azevedo Freire da Costa

PhD. Pesquisadora do Instituto Nacional de Traumatologia e Ortopedia Jamil Haddad (INTO). Professora do curso de Mestrado Profissional em Ciências Aplicadas ao Sistema Musculoesquelético (INTO). Doutora em Química Biologia pela Universidade Federal do Rio de Janeiro (UFRJ). Mestre em Ciências Morfológicas pela UFRJ.

### Anelisa Kruschewsky Coutinho Araujo

Oncologista Clínica. Coordenadora do Departamento de Oncologia Gastrointestinal da Clínica AMO. Diretora da Sociedade Brasileira de Oncologia Clínica (SBOC). Presidente do Grupo Brasileiro de Tumores Gastrointestinais (GTG). Membro da American Society of Clinical Oncology (ASCO). Membro da European Society of Medical Oncology (ESMO). Membro do European Neuroendocrine Tumors Society (ENETS).

### Anezka Carvalho Rubin de Celis Ferrari

Médica Residente em Oncologia do Instituto do Câncer do Estado de São Paulo "Octavio Frias de Oliveira" do Hospital das Clínicas da Faculdade de Medicina da Universidade de São Paulo (ICESP-HCFMUSP). Especialista em Clínica Médica pela Sociedade Brasileira de Clínica Médica (SBCM).

### André Echaime Vallentsits Estenssoro

Médica Residente em Oncologia do Instituto do Câncer do Estado de São Paulo "Octavio Frias de Olivei-

ra" do Hospital das Clínicas da Faculdade de Medicina da Universidade de São Paulo (ICESP-HCFMUSP). Especialista em Clínica Médica pela Sociedade Brasileira de Clínica Médica (SBCM).

### André Fujita

Professor Associado (Livre-Docente) do Departamento de Ciência da Computação do Instituto de Matemática e Estatística da Universidade de São Paulo (IME-USP). Alexander von Humboldt Fellow, Alemanha. Newton Advanced Fellow, Reino Unido.

### André Passaglia Schuch

Graduação em Ciências Biológicas pela Universidade Federal de Santa Maria (UFSM). Doutor pelo Departamento Interunidades em Biotecnologia do Instituto de Ciências Biomédicas da Universidade de São Paulo (ICB-USP). Pós-Doutorado pelo Departamento de Microbiologia do ICB-USP. Ex-Professor da Faculdade Integrada de Santa Maria (FISMA). Segundo Pós-Doutorado no Programa de Pós-Graduação em Biodiversidade Animal da UFSM. Professor Adjunto do Departamento de Bioquímica e Biologia Molecular da UFSM. Integrante dos Núcleos Permanentes de Docentes dos Programas de Pós-Graduação em Biodiversidade Animal e Bioquímica Toxicológica da UFSM. Experiência nas áreas de Biologia Molecular, Genética e Biotecnologia, com ênfase em Fotobiologia, Mutagênese e Reparo de DNA.

### André Ywata de Carvalho

Assistente do Departamento de Cirurgia de Cabeça e Pescoço e Otorrinolaringologia do Hospital A. C. Camargo Cancer Center.

### Andrea Souza Aranha

Médica Residente em Oncologia do Instituto do Câncer do Estado de São Paulo "Octavio Frias de Oliveira" do Hospital das Clínicas da Faculdade de Medicina da Universidade de São Paulo (ICESP-HCFMUSP). Título de Especialista em Clínica Médica pela Sociedade Brasileira de Clínica Médica (SBCM).

### Andréia Cristina de Melo

Médica Oncologista. Doutora em Oncologia pelo Instituto Nacional de Câncer (INCA). Chefe da Divisão de Pesquisa Clínica e Desenvolvimento Tecnológico do INCA.

**Andréia Hanada Otake**
Pesquisadora Científica da Faculdade de Medicina da Universidade de São Paulo (FMUSP). Doutora em Oncologia pela FMUSP. Biomédica pela Universidade Estadual Paulista "Júlio de Mesquita Filho" (UNESP).

**Angélica Nogueira-Rodrigues**
Doutora em Oncologia pelo Instituto Nacional de Câncer (INCA). Pós-Doutorado na MGH/Harvard University. Professora e Pesquisadora da Universidade Federal de Minas Gerais (UFMG). Presidente do Grupo Brasileiro de Tumores Ginecológicos. Diretora da DOM Oncologia.

**Angelo Fernandez**
Membro fundador da Sociedade Brasileira de Cirurgia Torácica (SBCT). Doutor em Cirurgia pela Faculdade de Medicina da Universidade de São Paulo (FMUSP). Coordenador do Núcleo de Doenças Torácicas do Hospital Sírio-Libanês (HSL).

**Antonio Adolfo Guerra Soares Brandão**
Graduação em Medicina pela Faculdade de Medicina da Universidade de São Paulo (FMUSP). Residência Médica em Hematologia e Hemoterapia do Hospital das Clínicas da Faculdade de Medicina da Universidade de São Paulo (HCFMUSP). Médico Hematologista do Instituto do Coração do Hospital das Clínicas da Faculdade de Medicina da Universidade de São Paulo (InCor/HCFMUSP).

**Antonio de Salles**
Professor Titular da University of California - Los Angeles (UCLA.) Chefe do HCor Neurociência. Graduação pela Universidade Federal de Goiás (UFG). Internato no Hospital do Servidor Público Municipal. Residência na UFG e Instituto de Neurologia de Goiânia. Especialização em Neurocirurgia Funcional pela Universidade de Umea, Suécia. Especialização em Lesão de Cabeça pela Faculdade de Medicina de Virginia. Especialização em *Fellow* em Pesquisa e Cirurgia Estereotáxica pelo Hospital Geral Massachusetts da Faculdade de Medicina Harvard. Pós-Graduação e Doutorado em Filosofia pela Virginia Commonwealth University.

**Antonio Luiz de Vasconcellos Macedo**
Mestre em Cirurgia pela Universidade de São Paulo (USP). Cirurgião Geral e do Aparelho Digestivo do Hospital Israelita Albert Einstein (HIAE). Presidente do Comitê de Cirurgia Robótica da Associação Paulista de Medicina (APM).

**Antonio Luiz Frasson**
Especialista em Mastologia (Doenças da Mama) pela Sociedade Brasileira de Mastologia (SBM). Ex-*Fellow* em Mastologia no Instituto Nacional de Tumores de Milão, Itália. Doutorado pela Universidade Federal do Rio de Janeiro (UFRJ). Cirurgião de Mama e Mastologista do Centro de Oncologia e Hematologia do Hospital Israelita Albert Einstein (HIAE). Professor Adjunto Doutor da Pontifícia Universidade Católica do Rio Grande do Sul (PUCRS). Presidente da Sociedade Brasileira de Mastologia (SBM).

**Antonio Marcondes Lerario**
Médico Assistente do Instituto do Câncer do Estado de São Paulo "Octavio Frias de Oliveira" do Hospital das Clínicas da Faculdade de Medicina da Universidade de São Paulo (ICESP-HCFMUSP).

**Antonio Rodrigues Braga Neto**
Professor de Obstetrícia da Faculdade de Medicina da Universidade Federal do Rio de Janeiro (UFRJ) e da Universidade Federal Fluminense (UFF). Mestre, Doutor, Pós-Doutor e Livre-Docente em Obstetrícia pela Universidade Estadual Paulista "Júlio de Mesquita Filho" (UNESP). Pós-Doutor pela Harvard Medical School e pelo Imperial College of London. Presidente da Associação Brasileira de Doença Trofoblástica Gestacional (ABDTG). Presidente da Comissão Nacional Especializada em Doença Trofoblástica Gestacional da Federação Brasileira das Associações de Ginecologia e Obstetrícia (FEBRASGO). Executive Committee of the International Society for the Study of Trophoblastic Disease.

**Armindo Jreige Junior**
Graduação em Medicina pela Universidade de Brasília (UnB). Residência Médica em Clínica Médica na Universidade Federal de São Paulo (UNIFESP). Residência Médica em Cardiologia em andamento na Universidade de São Paulo (USP).

**Arthur Accioly Rosa**
Titular do Serviço de Radioterapia Oncoclínicas Salvador no Hospital Santa Izabel. Presidente da Sociedade Brasileira de Radioterapia (SBRT).

**Auro del Giglio**
Livre-Docente da Faculdade de Medicina da Universidade de São Paulo (FMUSP). Professor Titular de Hematologia e Oncologia da Faculdade de Medicina do ABC (FMABC).

**Barry W. Feig**
Professor de Cirurgia do Departamento de Oncologia Cirúrgica do M.D. Anderson Cancer Center da University of Texas, Houston, EUA.

**Beatriz Christina Lorenzetti Santos**
Graduação em Medicina pela Faculdade de Medicina de Jundiaí (FMJ). Pós-Graduação em Nutrologia pela Associação Brasileira de Nutrologia. Treinamento em Nutrologia pelo Instituto Brasileiro de Estudo e Pesquisa em Gastroenterologia e outras Especialidades. Especialista em Nutrologia (ABRAN/ AMB). Especialista em Nutrição Parenteral e Enteral (BRASPEN/SBNPE).

**Beatriz Gehm Moraes**
Pneumologista do Pavilhão Pereira Filho do Complexo Hospitalar Santa Casa de Misericórdia de Porto Alegre.

**Berenice Bilharinho de Mendonça**
Possui graduação em Medicina pela Universidade Federal do Triângulo Mineiro (UFTM). Mestrado em Endocrinologia e Metabologia pela Faculdade de Medicina da Universidade de São Paulo (FMUSP) e doutorado em Endocrinologia e Metabologia pela FMUSP. Professora Titular do Departamento de Clínica Médica na Área de Endocrinologia da FMUSP.

**Bernardo Peres Salvajoli**
Membro titular da Sociedade Brasileira de Radioterapia (SBRT). Médico-Assistente do Serviço de Radioterapia do Instituto do Câncer do Estado de São Paulo "Octavio Frias de Oliveira" do Hospital das Clínicas da Faculdade de Medicina da Universidade de São Paulo (ICESP/ HCFMUSP). Médico-Assistente do Serviço de Radioterapia do Hospital do Coração (HCor). Médico responsável da Clínica de Radioncologia de São Paulo (CRASP).

**Betina Vollbrecht**
Professora Adjunta da Escola de Medicina da Pontifícia Universidade Católica do Rio Grande do Sul (PUCRS). Mestrado e Doutorado pela PUCRS. Médica Mastologista do Centro da Mama da PUCRS.

**Breno Jeha Araújo**
Médico residente de Oncologia do Instituto do Câncer do Estado de São Paulo "Octavio Frias de Oliveira" do Hospital das Clínicas da Faculdade de Medicina da Universidade de São Paulo (ICESP/HCFMUSP).

**Bruno Costa da Silva**
Doutor da Fundação Antônio Prudente do Hospital A. C. Camargo Cancer Center e do Instituto Ludwig para Pesquisa do Câncer.

**Bruno Chies Gouveia Nacimento**
Urologista. Membro do Grupo de Medicina Sexual do Hospital das Clínicas da Faculdade de Medicina da Universidade de São Paulo (HCFMUSP). *Fellowship* Memorial Sloan Kettering Cancer Center, NY, EUA.

**Bruno Gallo**
Acadêmico de Medicina na Pontifícia Universidade Católica do Paraná (PUCPR).

**Bryan Eric Strauss**
Coordenador de Pesquisa no Centro de Investigação Translacional em Oncologia (CTO) do Instituto do Câncer do Estado de São Paulo "Octavio Frias de Oliveira" do Hospital das Clínicas da Faculdade de Medicina da Universidade de São Paulo (ICESP/HC-FMUSP). Diretor do Laboratório de Vetores Virais do CTO-ICESP. Título de Doutor em Patologia Molecular pela University of California, San Diego. Livre-Docente em Oncologia, Área Básica pela FMUSP.

**Caio Sergio Rizkallah Nahas**
Cirurgião do Aparelho Digestivo e Coloproctologista. Doutorado pela Faculdade de Medicina da Universidade de São Paulo (FMUSP) em Prevenção do Câncer Anal. Médico Assistente da Cirugia Oncológica do Aparelho Digestivo e Coloproctologista do Instituto do Câncer do Estado de São Paulo "Octavio Frias de Oliveira" do Hospital das Clínicas da Faculdade de Medicina da Universidade de São Paulo (ICESP/HCFMUSP).

**Camila Guimarães Moreira Zimmer**
Consultora, palestrante e gestora de projetos, com formação em Farmácia Industrial, Mestrado e Doutorado em Farmacologia pela Universidade Federal do Paraná (UFPR). Pós-Doutorado na área tecnológica em desenvolvimento não clínico e inovação pelo

Centro de Inovação e Ensaios Pré-Clínicos (CIEnP). Ex-Diretora de Estudo e Pesquisadora no CIEnP.

## Camila Leal-Lopes
Doutora pelo Departamento de Bioquímica do Instituto de Química da Universidade de São Paulo (IQ-USP). Bacharel em Química com habilitação em Química Forense pelo Departamento de Química da Faculdade de Filosofia, Ciências e Letras de Ribeirão Preto da Universidade de São Paulo (FFCLRP-USP).

## Camila Machado
Pesquisadora Cientifica PqC-V do laboratório de Investigação médica Radioisotopos LIM43 do Hospital das Clínicas da Faculdade de Medicina da Universidade de São Paulo (HCFMUSP). Componente da CI-Bio-ICESP, EEP e pesquisadora credenciada ao Instituto do Cancer do Estado de Sao Paulo (ICESP). Mestrado em Genética e Biologia Molecular pela Universidade Estadual de Campinas (UNICAMP) – ênfase em imunologia. Doutorado em Genética e Biologia Molecular pela UNICAMP – ênfase em imunologia.

## Camila Motta Venchiarutti Moniz
Médica Oncologista e Pesquisadora do Instituto do Câncer do Estado de São Paulo "Octavio Frias de Oliveira" do Hospital das Clínicas da Faculdade de Medicina da Universidade de São Paulo (ICESP/HCFMUSP) e do Instituto D'Or de Pesquisa e Ensino (IDOR). Doutorado em Ciências pela Faculdade de Medicina da Universidade de São Paulo (FMUSP).

## Camila Rangel Travassos Burity
Urologista pelo Hospital Municipal Dr. Mário Gatti.

## Camila Soares Araujo
Médica residente em Clínica Médica no Hospital Heliópolis, São Paulo. Graduada em Medicina pela Universidade Federal de Pernambuco (UFPE).

## Cary Hsu
*Fellow* de Oncologia Cirúrgica do Departamento de Oncologia Cirúrgica do M.D. Anderson Cancer Center da Universidade do Texas, Houston, EUA.

## Carla Luana Dinardo
Médica do Serviço de Hemoterapia do Instituto do Câncer do Estado de São Paulo "Octavio Frias de Oliveira" do Hospital das Clínicas da Faculdade de Medicina da Universidade de São Paulo (ICESP-HC-FMUSP). Médica Especialista em Hematologia e Hemoterapia pela Faculdade de Medicina da Universidade de São Paulo (FMUSP).

## Carlos Alberto Buchpiguel
Professor Titular do Departamento de Radiologia e Oncologia da Faculdade de Medicina da Universidade de São Paulo (FMUSP).

## Carlos Frederico Martins Menck
Graduação em Ciencias Biológicas pela Universidade de São Paulo (USP). Doutorado em Bioquímica pela USP. Professor Titular da USP. Experiência na área de Genética, com ênfase em Genética Molecular e de Micro-Organismos, atuando principalmente nos seguintes temas: reparo de DNA, mutagênese, ultravioleta e transferência gênica com vetores virais.

## Carlos Eduardo Negrão
Professor Titular do Departamento de Biodinâmica do Movimento do Corpo Humano da Escola de Educação Física e Esporte (EEFE/USP). Professor Titular vinculado ao Departamento de Cardiopneumologia da Faculdade de Medicina da Universidade de São Paulo (FMUSP). Diretor da Unidade de Reabilitação Cardiovascular e Fisiologia do Exercício do Instituto do Coração do Hospital das Clínicas da Faculdade de Medicina da Universidade de São Paulo (InCor/HCFMUSP).

## Carlos Henrique dos Anjos
Chefe dos residentes do Serviço de Oncologia Clínica do Instituto do Câncer do Estado de São Paulo "Octavio Frias de Oliveira" do Hospital das Clínicas da Faculdade de Medicina da Universidade de São Paulo (ICESP/HCFMUSP). *Fellowship* Grant Recipient – Lina Cassol – European Cancer Organization (ECCO) – 14th joint ECCO-AACR-EORTC-ESMO Workshop Methods in Clinical Cancer Research. International Development and Education Award (IDEA) – American Society of Clinical Oncology (ASCO). Médico do Centro de Oncologia da Unidade Bela Vista. Membro da American Society of Clinical Oncology (ASCO). Membro da European Society for Medical Oncology (ESMO). Membro da International Association for the Study of Lung Cancer (IALSC).

## Carlos Shimizu

Médico Radiologista do Grupo de Mama do Instituto do Câncer do Estado de São Paulo "Octavio Frias de Oliveira" do Hospital das Clínicas da Faculdade de Medicina da Universidade de São Paulo (ICESP/HC-FMUSP). Médico Radiologista do Grupo de Mama do Fleury da Faculdade São Carlos.

## Carlos Tadeu Garrote Filho

Oncologista Clínico do Hospital Sírio-Libanês-DF (HSL). Especialista em Oncologia Clínica do Instituto do Câncer do Estado de São Paulo "Octavio Frias de Oliveira" do Hospital das Clínicas da Faculdade de Medicina da Universidade de São Paulo (ICESP/HCFMUSP). Pós-Graduando em Oncologia de Precisão pelo Hospital Israelita Albert Einstein (HIAE). Especialista em Clínica Médica pelo Hospital das Clínicas da Faculdade de Medicina da Universidade de São Paulo (HCFMUSP).

## Carolina Domeniche Romagna

Bacharel em Química e Mestre em Bioquímica pelo Instituto de Química da Universidade de São Paulo (IQ-USP). Editora e elaboradora de conteúdo *freelancer* de materiais didáticos para Ensino Fundamental II, Ensino Médio e Pré-Vestibular de editoras, como FTD Sistema de Ensino e Sistema Poliedro de Ensino.

## Carolina Maria Pinto Domingues de Carvalho Silva

Cardiologista, certificada em Cardio-Oncologia pela International Cardio-Oncology Society. Doutora em Cardiologia pela Universidade de São Paulo (USP). Pós-Graduada em Pesquisa Clínica pela Harvard Medical School, EUA. Coordenadora Científica da Cardio-Oncologia da Rede D'Or São Luiz. Membro da Diretoria de Educação Internacional da Cardio-Oncology Society.

## Caroline Leite Constantino

Nutricionista Clínica com experiência em Oncologia, atendendo pacientes em ambulatório, enfermaria e unidade de terapia intensiva. Pós-Graduada em Nutrição Clínica e Gestão de Serviços de Saúde.

## Celso Augusto Milani Cardoso Filho

Cirurgião e colonoscopista do Hospital Sírio-Libanês (HSL). Titular do Núcleo de Endoscopia do A.C. Camargo Cancer Center. Titular do Colégio Brasileiro de Cirurgiões (CBC) da Sociedade Brasileira de Coloproctologia (SBCP) e do Colégio Brasileiro de Cirurgia Digestiva (CBCD).

## Cinthya Sternberg

Geneticista, Mestrado e Doutorado em Biofísica pela Universidade Federal do Rio de Janeiro (UFRJ). Pós-Doutorado no Eric Roland Center for Neurodegenerative Diseases na Hebrew University of Jerusalem e no Cancer and Vascular Biology Research Center, Rappaport Faculty of Medicine, Technion, Israel. Docente da Pós-Graduação em Anatomia Patológica da Faculdade de Medicina da UFRJ e da Pós-Graduação em Pesquisa Clínica e Translacional do Instituto Gonçalo Muniz da Fundação Oswaldo Cruz/Bahia (Fiocruz). CEO e Pesquisadora Sênior do Ética Pesquisa e Ensino/Clínica AMO.

## Clarissa Seródio da Rocha Baldotto

Médica Oncologista Clínica do Oncologia D'Or. Mestre em Cancerologia pelo Instituto Nacional de Câncer (INCA). Doutora em Ciências Médicas pelo Instituto D'Or de Pesquisa e Ensino (ID'Or).

## Clarissa Mathias

Oncologista Clínica – NOB/Grupo Oncoclínicas.

## Cláudia C. Alves

Doutora em Ciências pela Faculdade de Medicina da Universidade de São Paulo (FMUSP). Especialista em Nutrição Clínica pelo Centro Universitário São Camilo.

## Claudia Vaz de Melo Sette

Graduação em Medicina pela Universidade José do Rosário Vellano. Residência Médica em Clínica Médica e em Oncologia Clínica pela Faculdade de Medicina do ABC (FMABC). Mestre em Ciências da Saúde pela FMABC. Preceptora e Vice-Coordenadora da Residência Médica de Oncologia Clínica da FMABC no Hospital de Ensino Padre Anchieta em São Bernardo do Campo-SP. Preceptora da Residência de Oncologia Clínica do Instituto Brasileiro de Controle do Câncer em São Paulo (IBCC). Pesquisadora Clínica do Centro de Estudos e Pesquisa em Hematologia e Oncologia (CEPHO).

## Chao Lung Wen

Livre-Docente. Professor Associado da Faculdade de Medicina da Universidade de São Paulo (FMUSP) e Chefe da Disciplina de Telemedicina. Líder do Grupo de Pesquisa da Universidade de São Paulo (USP) em Telemedicina, Tecnologias Educacionais Interativas e eHealth no Diretório de Pesquisa do Conselho Nacional de Desenvolvimento Científico e Tecnológico/Ministério da Ciência, Tecnologia, Inovações e Comunicações (CNPq/MCTIC). Orientador em nível de Mestrado de Doutorado pela FMUSP. Idealizador e Responsável pelo Projeto Homem Virtual e Impressão 3D da Disciplina de Telemedicina da FMUSP.

## Clélia Maria Erwenne

Doutora em Medicina. Ex-Chefe do Setor de Oncologia Ocular do Departamento de Oftalmologia da Universidade Federal de São Paulo (UNIFESP). Membro do Grupo de Braquiterapia Ocular do Hospital Israelita Albert Einstein (HIAE).

## Christian Colin

Graduação em Farmácia Bioquímica na Modalidade Análises Clínicas pela Universidade de São Paulo (USP). Tem experiência na área de Bioquímica, com ênfase em Biologia Molecular.

## Cid Ricardo Abreu Buarque de Gusmão

Médico Oncologista Clínico do Centro de Combate ao Câncer (CCC). Mestre em Gestão da Saúde pela Fundação Getulio Vargas (FGV). Membro da Sociedade Brasileira de Oncologia Clínica (SBOC). Membro da American Society of Clinical Oncology (ASCO). Membro da European Society for Medical Oncology (ESMO). Membro da International Society for Pharmacoeconomics and Outcomes Research (ISPOR).

## Cilene Rebouças de Lima

Graduada em Ciências Biológicas – Modalidade Médica pela Universidade de Santo Amaro (UNISA). Mestre e Doutora em Ciências na área de Biologia Molecular – Bioquímica pelo Departamento de Bioquímica da Universidade Federal de São Paulo (UNIFESP). Pós-Doutorado na área de Biologia Celular e Tecidual, no Departamento de Biologia Celular e do Desenvolvimento no Instituto de Ciências Biomédicas da Universidade de São Paulo (USP). Professora Doutora III e Pesquisadora no Departamento de Biologia Celular e do Desenvolvimento do Instituto de Ciências Biomédicas da Universidade de São Paulo (ICB-USP).

## Cristiane Almeida Requião de Pinna

Graduação em Medicina pela Escola Bahiana de Medicina e Saúde Pública (EBMSP). Residência em Clínica Médica e Hematologia pela Universidade de São Paulo (USP). Médica Hematologista da Oncologia D'Or Bahia e do Hospital Universitário Professor Edgard Santos da Universidade Federal da Bahia (HUPES-UFBA).

## Christina May Moran de Brito

Livre-Docente em Medicina Física e Reabilitação pela Faculdade de Medicina da Universidade de São Paulo (FMUSP). Coordenadora Médica do Serviço de Reabilitação do Instituto do Câncer do Estado de São Paulo "Octavio Frias de Oliveira" do Hospital das Clínicas da Faculdade de Medicina da Universidade de São Paulo (ICESP/HCFMUSP) e do Serviço de Reabilitação do Hospital Sírio-Libanês (HSL).

## Crystian Wilian Saraiva

Graduação em Física em Habilitação Física Médica pela Universidade Federal do Rio de Janeiro (UFRJ). Mestrado e Doutorado em Radioproteção e Dosimetria em Física, Médica e Radioterapia pelo Instituto de Radioproteção e Dosimetria (IRD). Físico e Médico/Radioterapia da Associação Beneficente Síria do Hospital do Coração (HCor). Tem experiência na área de Física Médica e Radioterapia.

## Cristina Beatriz C. Bonorino

Bióloga. Imunologista. Professora Titular da Universidade Federal de Ciências da Saúde de Porto Alegre (UFCSPA), onde coordena o Laboratório de Imunoterapia.

## Cyntia Albuquerque Zadra

Onco-Hematologista do Hospital Santa Rita do Complexo Hospitalar Santa Casa de Misericórdia de Porto Alegre.

## Cynthia Rothschild

Graduação e Residência Médica em Medicina, com especialização em Hematologia, pela Faculdade de Ciências Médicas da Santa Casa de São Paulo (FCMSCSP). Mestrado em Clínica Médica em Hematologia pela Faculdade de Medicina da Universidade de São Paulo (FMUSP). Médica Hematologista da Equipe de Hemostasia do Hospital das Clínicas da Faculdade de Medicina da Universidade de São Paulo (HCFMUSP). Responsável pela equipe de Trombose e Hemostasia do Instituto do Coração do Hospital das Clínicas da Faculdade de Medicina da Universidade de São Paulo (InCor/HCFMUSP). Membro do Guidelines and Guidance Committe da Sociedade/Internacional de Trombose e Hemostasia (ISTH). Membro do Advisory Council da Iniciativa Internacional em Trombose e Câncer – Educação Médica Continuada (ITAC-CME).

### Dalila Nunes Cysne
Hematologista pelo Hospital das Clínicas da Faculdade de Medicina da Universidade de São Paulo (HCFMUSP).

### Dan L. Waitzberg
Médico Cirurgião e Professor Associado do Departamento de Gastroenterologia da Faculdade de Medicina da Universidade de São Paulo (FMUSP). Coordenador do Laboratório de Metabologia e Nutrição em Cirurgia Digestiva Metanutri da FMUSP. Coordenador da Comissão de Nutrologia do Complexo Hospitalar do Hospital das Clínicas da Faculdade de Medicina da Universidade de São Paulo (HCFMUSP). Livre-Docente, Doutor e Mestre em Cirurgia pela FMUSP. Coordenador Clínico das EMTNs do Instituto Central do HCFMUSP, do Instituto do Câncer do Estado de São Paulo "Octavio Frias de Oliveira" do Hospital das Clínicas da Faculdade de Medicina da Universidade de São Paulo (ICESP/HCFMUSP) e Hospital Santa Catarina. Diretor Presidente do Ganep Nutrição Humana. Diretor científico da Bioma4me.

### Daniani Baldani da Costa Wilson
Farmacêutica-Bioquímica do Instituto do Câncer do Estado de São Paulo "Octavio Frias de Oliveira" do Hospital das Clínicas da Faculdade de Medicina da Universidade de São Paulo (ICESP-HCFMUSP).

### Daniel Batista Negrini
Graduação em Medicina pela Faculdade de Medicina da Universidade de São Paulo (FMUSP). Pós-Graduação em Clínica Médica pelo Hospital das Clínicas da Faculdade de Medicina da Universidade de São Paulo (HCFMUSP). Pós-Graduação em Cancerologia Clínica pelo Instituto do Câncer do

Estado de São Paulo (ICESP). Atuou como Médico Preceptor da Residência de Oncologia Clínica no Instituto do Câncer do Estado de São Paulo. Médico Oncologista no Instituto do Câncer do Estado de São Paulo, com ênfase na área de Câncer de Mama.

### Daniel Fernandes Marques
Graduação em Medicina pela Faculdade Souza Marques. Experiência na área de Medicina, com ênfase em Oncologia Clínica.

### Daniel Herchenhorn
Doutor em Oncologia pela Universidade de São Paulo (USP). Membro Titular da Academia de Medicina do Estado do Rio de Janeiro (ACAMERJ). Coordenador Científico do Grupo Oncologia D'Or.

### Daniel de I. G. Cubero
Graduado pela Faculdade de Medicina de Sorocaba (PUC/SP). Residência de Clínica Médica pelo Hospital do Servidor Público Estadual (IAMSPE). Residência de Oncologia Clínica pelo Hospital do Câncer A. C. Camargo. Mestre em Ciências da Saúde pela Faculdade de Medicina do ABC (FMABC). Doutor em Ciências da Saúde pela FMABC. MBA em Gestão em Saúde pela Fundação Getulio Vargas (FGV). Título de Especialista em Cancerologia Clínica pela Sociedade Brasileira de Cancerologia (SBC). Título de Especialista em Oncologia Clínica pela Sociedade Brasileira de Oncologia Clínica (SBOC). Professor Assistente e Coordenador do Programa de Residência em Oncologia Clínica da Disciplina de Oncologia e Hematologia da FMABC. Chefe do Serviço de Oncologia do Hospital de Ensino Anchieta e do Hospital de Clínicas Municipal José Alencar. Chefe do Serviço de Oncologia do Hospital São Camilo do Ipiranga. Diretor Executivo e Pesquisador do Centro de Estudos e Pesquisas em Hematologia e Oncologia (CEPHO). Diretor Clínico do Centro de Oncologia do ABC.

### Daniel G. Tabak
*Fellow* em Hematologia-Oncologia, Washington University, St. Louis, EUA. Diretor do Centro de Transplante de Medula Óssea do Instituto Nacional de Câncer (INCA). Coordenador de Onco-Hematologia da Dasa-Oncologia. Membro Titular da Academia Nacional de Medicina (ANM).

## Daniel Musse Gomes

Graduado pela Universidade Federal do Rio de Janeiro (UFRJ). Oncologia Clínica do Instituto Nacional de Câncer (INCA). Médico de Oncologia D'Or.

## Daniel Simões de Oliveira

Médico especialista em Radiologia Intervencionista e Cirurgia Endovascular pelo Instituto de Radiologia (InRad) do Hospital das Clínicas da Faculdade de Medicina da Universidade de São Paulo (HCFMUSP). Realizou Radiologia e Diagnóstico por Imagem no Instituto do Coração do Hospital das Clínicas da Faculdade de Medicina da Universidade de São Paulo (InCor/HCFMUSP). Possui graduação em Medicina pela Universidade de Taubaté (UNITAU).

## Daniella de Moraes Mizurini

Doutora em Química Biológica pelo Instituto de Bioquímica Médica da Universidade Federal do Rio de Janeiro (UFRJ).

## Daniela Tathiana Soltys

Doutorado em Ciências Biológicas (Microbiologia) pelo Instituto de Ciências Biomédicas da Universidade de São Paulo (ICB-USP), com período sanduíche na Université de Toulouse III (Toulouse, França). Pós-Doutorado pelo Departamento de Bioquímica do Instituto de Química da Universidade de São Paulo (IQ-USP). Pesquisadora Visitante no Fred Hutchinson Cancer Research Center (Seattle, EUA).

## Daniela Vivas dos Santos

Bacharelado em Enfermagem pela Escola de Enfermagem da Universidade de São Paulo (EEUSP). Mestrado na Área de Administração em Enfermagem pela EEUSP. Doutorado no Programa de Pós-Graduação de Gerenciamento em Enfermagem da EEUSP. Atuando desde 2000 com pacientes oncológicos, como enfermeira, encarregada, chefe e a partir de 2008 como gerente. Enfoque nos seguintes temas: Oncologia, Gerenciamento em Enfermagem e Bioética.

## Danielle Cabral Bonfim

PhD. Mestre e Doutora em Ciências Morfológicas. Docente do Instituto de Ciências Biomédicas da Universidade Federal do Rio de Janeiro (ICB-UFRJ).

## Danielle Tavares Vianna

Graduação em Medicina pela Universidade Federal Fluminense (UFF). Residência Médica em Pediatria no Hospital Universitário Antonio Pedro da Universidade Federal Fluminense (HUAP/UFF). Residência Médica em Hematologia Pediátrica no Instituto de Puericultura e Pediatria Martagão da Universidade Federal do Rio de Janeiro (IPPMG/UFRJ). Mestrado e doutorado em Oncologia com ênfase em Hematologia Molecular pelo Instituto Nacional de Câncer (INCA). Médica Responsável pelo Ambulatório de Coagulação do Setor de Oncologia Pediátrica do INCA.

## Danilo Tavares

Médico pela Universidade Federal de Juiz de Fora (UFJF). Hematologista pela Universidade Estadual do Rio de Janeiro (UERJ).

## David Lyden

Professor Associado de Pediatria, Biologia Celular e do Desenvolvimento do Weill Cornell Medical College, NY.

## Débora Danilovic

Graduação em Medicina pela Universidade de São Paulo (USP). Doutorado e Pós-Doutorado em Endocrinologia pela USP. Médica assistente de Endocrinologia no Instituto do Câncer do Estado de São Paulo "Octavio Frias de Oliveira" do Hospital das Clínicas da Faculdade de Medicina da Universidade de São Paulo (ICESP/HCFMUSP). Médica da Unidade de Tireoide da Disciplina de Endocrinologia e do Laboratório de Endocrinologia Celular e Molecular (LIM25) da Faculdade de Medicina da Universidade de São Paulo (FMUSP). Experiência na área de Endocrinologia, com ênfase em doenças de tireoide (distúrbios hormonais, nódulos e câncer de tireoide).

## Débora Zachello

Graduação em Medicina pela Universidade de São Paulo (USP). Experiência na área de Medicina, com ênfase em Radiologia Médica.

## Delmar Muniz Lourenço Junior

Graduação em Medicina pela Universidade Federal do Triângulo Mineiro (UFTM). Residência Médica em Endocrinologia e Metabologia pela UFTM. Título de Especialista em Endocrinologia e Metabologia pela Sociedade Brasileira de Endocrinologia e Metabologia

(SBEM). Doutor em Ciências na área de Endocrinologia e Metabologia pela Faculdade de Medicina da Universidade de São Paulo (FMUSP). Pós-Doutorado em Ciências na área de Endocrinologia e Metabologia pela FMUSP. Médico Pesquisador Clínico na Unidade de Endocrinologia Genética (UEG) do Laboratório de Investigação Médica (LIM-25) da FMUSP e como Professor Colaborador nesta Instituição. Médico Assistente da Disciplina de Endocrinologia do Hospital das Clínicas da Faculdade de Medicina da Universidade de São Paulo (HCFMUSP) e do Instituto do Câncer do Estado de São Paulo "Octavio Frias de Oliveira" do Hospital das Clínicas da Faculdade de Medicina da Universidade de São Paulo (ICESP/HCFMUSP). Atua em ambulatórios do HCFMUSP e do ICESP.

### Denis Leonardo Fontes Jardim

Graduação pela Universidade Estadual de Campinas (UNICAMP). *Fellow* no MD Anderson Cancer Center, University of Texas. Doutor em Clínica Médica/Oncologia pelo Programa de Pós-Graduação da Disciplina de Clínica Médica da UNICAMP. Oncologista Clínico Titular do Centro de Oncologia do Hospital Sírio-Libanês (HSL). Coordenador de Pesquisa Clínica HSL.

### Denise de Lima Pereira

Assistant Professor of Clinical Medicine – University of Miami, EUA. Associate Director of Clinical Operations, Adult Stem Cell Program – University of Miami. President of Medical Staff – University of Miami Hospital and Clinics.

### Diana Noronha Nunes

Doutorado em Ciências (Área de Bioquímica) pela Universidade de São Paulo (USP). Atua no Laboratório de Genômica Médica do Hospital A. C. Camargo Cancer Center.

### Diogo Assed Bastos

Membro Titular do Centro de Oncologia do Hospital Sírio-Libanês (HSL). Médico Oncologista do Serviço de Uro-Oncologia do Instituto do Câncer do Estado de São Paulo "Octavio Frias de Oliveira" do Hospital das Clínicas da Faculdade de Medicina da Universidade de São Paulo (ICESP/HCFMUSP). Membro da American Society of Clinical Oncology (ASCO). Especialista em Cancerologia Clínica pela Sociedade Brasileira de Oncologia Clínica (SBOC). *Chair* do Grupo de Tumores Genitourinários do Latin American Cooperative Oncology Group (LACOG).

### Douglas Kenji Narazaki

Médico Assistente do Grupo de Coluna do Instituto do Câncer do Estado de São Paulo "Octavio Frias de Oliveira" do Hospital das Clínicas da Faculdade de Medicina da Universidade de São Paulo (ICESP/HCFMUSP).

### Edson Abdala

Professor Associado do Departamento de Moléstias Infecciosas e Parasitárias da Faculdade de Medicina da Universidade de São Paulo (FMUSP). Coordenador do Serviço de Controle de Infecção Hospitalar/Infectologia do Instituto do Câncer do Estado de São Paulo "Octavio Frias de Oliveira" do Hospital das Clínicas da Faculdade de Medicina da Universidade de São Paulo (ICESP/HCFMUSP).

### Eduardo Guimarães Hourneaux de Moura

Professor Livre-Docente pelo Departamento de Gastroenterologia da Faculdade de Medicina da Universidade de São Paulo (FMUSP). Diretor do Serviço de Endoscopia Gastrointestinal do Hospital das Clínicas da Faculdade de Medicina da Universidade de São Paulo (HCFMUSP). Coordenador do Programa de Residência Médica em Endoscopia da FMUSP. Professor do Programa de Pós-Graduação em Ciências em Gastroenterologia pelo Departamento de Gastroenterologia da FMUSP. Coordenador do Serviço de Endoscopia Gastrointestinal do Hospital Vila Nova Star – Rede D'Or em São Paulo.

### Eduardo Magalhães Rêgo

Professor Titular da Faculdade de Medicina da Universidade de São Paulo (FMUSP). Coordenador do Serviço de Hematologia da Rede D'Or.

### Eliana Dias da Silva Ribeiro de Souza Ribas

Psicóloga e Psicanalista. Doutora em Psicologia Clínica pela Pontifícia Universidade Católica de São Paulo (PUCSP). Ex-coordenadora do Programa de Humanização do Instituto do Câncer do Estado de São Paulo "Octavio Frias de Oliveira" do Hospital das Clínicas da Faculdade de Medicina da Universidade de São Paulo (ICESP/HCFMUSP). Ex-Consultora da Secretaria de Saúde do Estado de São Paulo. Responsável pela elaboração e implementação da Política Estadual de Humanização de São Paulo. Ex-Assessora de Gabinete do Secretário de Saúde de São Paulo. Responsável pela Coordenação do Núcleo Técnico de Humanização da Secretaria de Saúde do Estado de São Paulo. Diretora de Projetos da Prattein – Consultoria em Desenvolvimento Social.

### Elimar Elias Gomes

Médico Dermatologista e Cirurgião Dermatológico pela Escola Paulista de Medicina da Universidade Federal de São Paulo (EPM-UNIFESP). Doutorado em Oncologia pela Fundação Antônio Prudente do Hospital A. C. Camargo Cancer Center (FAP). Coordenador do Grupo de Dermatologia do Centro Oncológico do Hospital BP – A Beneficência Portuguesa de São Paulo. Membro Titular da Sociedade Brasileira de Diabetes (SBD), da Sociedade Brasileira de Cirurgia Dermatológica (SBCD) e GBM.

### Elisa Ryoka Baba

Doutorado em Ciências em Gastroenterologia pela Faculdade de Medicina da Universidade de São Paulo (FMUSP). Médica Assistente do Serviço de Endoscopia Gastrointestinal do Hospital das Clínicas da Faculdade de Medicina da Universidade de São Paulo (HC-FMUSP). Médica Assistente do Serviço de Endoscopia Gastrointestinal Instituto do Câncer do Estado de São Paulo "Octavio Frias de Oliveira" do Hospital das Clínicas da Faculdade de Medicina da Universidade de São Paulo (ICESP/HCFMUSP). Médica Colaboradora da Divisão de Anatomia Cirúrgica do Departamento de Anatomia Patológica da FMUSP. Membro da Sociedade Brasileira de Endoscopia Digestiva (SOBED).

### Elvira Deolinda Rodrigues Pereira Velloso

Professora associada da Disciplina de Hematologia da Faculdade de Medicina da Universidade de São Paulo (FMUSP). Coordenadora Médica do Ambulatório de Citopenias do Serviço de Hematologia do Hospital das Clínicas da Faculdade de Medicina da Universidade de São Paulo (HCFMUSP) e dos laboratórios de Citogenética do Serviço de Hematologia do HCFMUSP e do Hospital Israelita Albert Einstein (HIAE). Membro do Comitê de Síndromes Mielodisplásicas da Associação Brasileira de Hematologia, Hemoterapia e Terapia Celular (ABHH) e do Grupo Cooperativo Brasileiro de Síndrome Mielodisplásica em Pediatria (GCB-SMD-PED).

### Emmanuel Dias-Neto

Doutorado em Bioquímica e Imunologia pela Universidade Federal de Minas Gerais (UFMG). Atua no Laboratório de Genômica Médica do Hospital A. C. Camargo Cancer Center.

### Eugenia Costanzi-Strauss

Professora e Chefe do Laboratório de Terapia Gênica do Instituto de Ciências Biomédicas da Universidade de São Paulo (ICB-USP). Doutora em Ciências na Área de Biologia Molecular pela Escola Paulista de Medicina, hoje Universidade Federal de São Paulo (UNIFESP). Pós-Doutorado em Terapia Gênica do Câncer pelo Cancer Center University of California, San Diego, EUA.

### Ericka Barbosa Trarbach

Pesquisadora Científica na Disciplina de Endocrinologia e Metabologia do Hospital das Clínicas da Faculdade de Medicina da Universidade de São Paulo (HCFMUSP).

### Erlon Gil

Médico Radioterapeuta do Instituto do Câncer do Estado de São Paulo "Octavio Frias de Oliveira" do Hospital das Clínicas da Faculdade de Medicina da Universidade de São Paulo (ICESP-HCFMUSP) e Hospital Beneficência Portuguesa.

### Ernesto de Meis (in memoriam)

Graduadoo em Medicina pela Universidade do Estado do Rio de Janeiro. Residência em Hematologia pela UFRJ. Mestrado e Doutorado em Medicina pela Universidade do Estado do Rio de Janeiro (UERJ) e MBA em Gestão em Saúde pela Fundação Getulio Vargas (FGV). Médico Hematologista do Instituto Nacional de Câncer (INCA). Professor Adjunto da disciplina de Hematologia na Universidade Federal do Rio de Janeiro (UFRJ).

### Estefanía Simoes Fernández

Graduada em Biologia pela Universitat de Barcelona (UB), Espanha. Especialista em Neurociências pela Faculdade de Medicina da Universidade de São Paulo (FMUSP). Doutoranda em Ciências do Programa de Pós-Graduação em Biologia de Sistemas pelo Instituto de Ciências Biomédicas da Universidade de São Paulo (ICB-USP). Acadêmica Visitante da Oxford University, Oxfordshire, Reino Unido.

### Evandro Sobroza de Mello

Médico-Patologista. Professor Doutor do Departamento de Patologia da Faculdade de Medicina da Universidade de São Paulo (FMUSP). Coordenador do Laboratório de Patologia do Instituto do Câncer do Estado de São Paulo "Octavio Frias de Oliveira" do Hospital das Clínicas da Faculdade de Medicina da Universidade de São Paulo (ICESP/HCFMUSP). Sócio Diretor-Técnico do CICAP – Centro de Imuno--Histoquímica e Citopatologia e Anatomia Patológica do Hospital Alemão Oswaldo Cruz.

### Evelin Cavalcante Farias

Médica Endocrinologista. Pós-Graduanda em Serviço de Endocrinologia e Metabologia pelo Hospital das Clínicas da Faculdade de Medicina da Universidade de São Paulo (HC/FMUSP).

### Everardo Delforge Saad

Oncologista Clínico. Diretor Científico da Dendrix Edição e Design.

### Fabiana Hirata

Graduada pela Universidade Federal do Ceará (UFC). Residência em Radiologia e Diagnóstico por Imagem no Instituto de Radiologia (InRad) do Hospital das Clínicas da Faculdade de Medicina da Universidade de São Paulo (HCFMUSP). Complementação especializada em Neurorradiologia no InRad/HCFMUSP. Doutora em Ciências Médicas pela Universidade de São Paulo (USP). Especialista em Radiologia e Diagnóstico por Imagem pelo Colégio Brasileiro de Radiologia (CBR). Médica Assistente das Equipes de Neurorradiologia do Instituto do Câncer do Estado de São Paulo "Octavio Frias de Oliveira" do Hospital das Clínicas da Faculdade de Medicina da Universidade de São Paulo (ICESP/HC-FMUSP) e do Hospital Israelita Albert Einstein (HIAE). Corresponsável pelo Ensino de Neuromorfologia da Faculdade de Medicina do Einstein. Coordenadora do Grupo Médico-Assistencial (GMA) de Neuro-Oncologia do HIAE. Coordenadora dos cursos de Pós-Graduação *lato sensu* de Oncologia Neurológica e Radiologia Neurológica e de Cabeça e Pescoço.

### Fabiano Pinheiro da Silva

Professor Livre-Docente da Disciplina de Emergências Clínicas da Faculdade de Medicina da Universidade de São Paulo (FMUSP).

### Fabio Biagini Cury

Médico Radioterapeuta. Diretor das áreas de Uro-Oncologia e Sarcoma na McGill University Health Centre, Montréal, Québec, Canadá. *Fellowship* em Neoplasias Genito-Urinárias em MUHC, McGill University.

### Fabio Biscegli Jatene

Professor Titular do Departamento de Cardiopneumologia da Faculdade de Medicina da Universidade de São Paulo (FMUSP).

### Fabio Thadeu Ferreira

Doutor em Ciências da Cirurgia pela Universidade Estadual de Campinas (UNICAMP). Coordenador da Disciplina de Urologia da Rede Mário Gatti de Campinas. Coordenador do Programa de Residência em Urologia da Rede Mário Gatti de Campinas. Coordenador da Disciplina de Urologia da Faculdade São Leopoldo Mandic (SLMANDIC). Referência Técnica do Serviço de Urologia da Real Sociedade Portuguesa de Beneficência de Campinas.

### Fabrício Ferreira Coelho

Professor Livre-Docente do Departamento de Gastroenterologia da Faculdade de Medicina da Universidade de São Paulo (FMUSP). Médico Supervisor do Serviço de Cirurgia do Fígado e Hipertensão Portal do Hospital das Clínicas da Faculdade de Medicina da Universidade de São Paulo (HCFMUSP). Graduação em Medicina pela FMUSP. Residência Médica em Cirurgia Geral e Cirurgia do Aparelho Digestivo pela FMUSP. Doutorado em Ciências pela FMUSP. Especialista em Cirurgia Geral pelo Colégio Brasileiro de Cirurgiões (CBC). Especialista em Cirurgia do Aparelho Digestivo pelo Colégio Brasileiro de Cirurgia Digestiva (CBCD). Certificação em Cirurgia Videolaparoscópica e Cirurgia Robótica. Atua na área de Cirurgia Geral e Cirurgia do Aparelho Digestivo. Experiência em Cirurgia Hepatobiliopancreática e Transplante de Órgãos Abdominais.

### Fátima Solange Pasini

Graduação em Ciências Farmacêuticas pela Faculdade de Ciências Farmacêuticas e Bioquímicas Oswaldo Cruz. Mestrado em Biotecnologia pela Universidade de São Paulo (USP). Doutorado em Biotecnologia pela USP. Especialista em Laboratório da Faculdade de Medicina da Universidade de São Paulo (FMUSP). Experiência na área de Bioquímica, com ênfase em Biologia Molecular.

### Felipe Osório Costa

Médico Assistente da Disciplina de Oncologia Clínica do Departamento de Clínica Médica da Faculdade de Ciências Médicas da Universidade Estadual de Campinas (FCM-UNICAMP).

### Felipe Pereira Zerwes

Professor Adjunto da Escola de Medicina da Pontifícia Universidade Católica do Rio Grande do Sul (PUCRS). Presidente da Comissão Nacional de Especialidades Mastologia da Federação Brasileira das Associações de Ginecologia e Obstetrícia (FRESBAGO). Mestrado e Doutorado pela Universidade do Estado do Rio de Janeiro (UERJ).

### Felipe Ribeiro

Residência em Radiologia e Diagnóstico por Imagem. Preceptoria no Instituto de Radiologia (InRad) do Hospital das Clínicas da Faculdade de Medicina da Universidade de São Paulo (HCFMUSP). *Fellow* em Radiologia Abdominal. Médico Assistente da Radiologia do Instituto do Câncer do Estado de São Paulo "Octavio Frias de Oliveira" do Hospital das Clínicas da Faculdade de Medicina da Universidade de São Paulo (ICESP/HCFMUSP), do Hospital Vila Nova Star, Hospital Sírio-Libanês (HSL) e Hospital 9 de Julho.

### Fernanda Caramella Pereira

Médica Patologista da Rede D'Or São Luiz.

### Fernanda Cunha Capareli

Membro Titular do Centro de Oncologia do Hospital Sírio-Libanês (HSL). Médica Assistente do Grupo de Tumores Gastrointestinais do Instituto do Câncer do Estado de São Paulo da Faculdade de Medicina da Universidade de São Paulo (ICESP-FMUSP).

### Fernanda de Toledo Gonçalves

Bacharelado e Licenciatura em Ciências Biológicas pelo Instituto de Biociências, Letras e Ciências Exatas da Universidade Estadual Paulista (IBILCE-UNESP). Doutora em Ciências pelo programa de Patologia da Faculdade de Medicina da Universidade de São Paulo (FMUSP). Pesquisadora Científica do Laboratório de Imuno-Hematologia e Hematologia Forense (LIM40) do Hospital das Clínicas da Faculdade de Medicina da Universidade de São Paulo (HCFMUSP). Experiência na área de Genética, com ênfase em Genética Humana e Médica e Ciências Forenses.

### Fernanda Maria Santos

Especialista em Hematologia e Hemoterapia pela Associação Médica Brasileira (AMB) e Sociedade Brasileira de Hematologia e Hemoterapia (SBHH). Formação em Hematologia e Hemoterapia pela Faculdade de Medicina da Universidade de São Paulo (FMUSP). Formação Acadêmica pela Pontifícia Universidade Católica de São Paulo (PUC-Campus Sorocaba).

### Fernanda Tereza de Lima

Graduação em Medicina pela Universidade Federal de Santa Catarina (UFSC). Mestrado em Morfologia pela Universidade Federal de São Paulo (UNIFESP). Doutorado em Morfologia pela UNIFESP. Especialização em Educação em Saúde pela UNIFESP e Educação Continuada e Permanente em Saúde pelo Instituto Israelita de Ensino e Pesquisa Albert Einstein (IIEP). Formação em Melhoria Contínua de Processos pela Lean Belt na Metodologia Lean Six Sigma pelo Hospital Israelita Albert Einstein (HIAE). Chefe do Setor de Oncogenética da Disciplina de Mastologia do Departamento de Ginecologia da UNIFESP e responsável pelo Ambulatório de Oncogenética do Instituto de Oncologia Pediátrica-Grupo de Apoio ao Adolescente e à Criança com Câncer da Universidade Federal de São Paulo (IOP/GRAACC-UNIFESP). Médica do Centro de Aconselhamento Genético do HIAE. Docente da Faculdade Israelita de Ciências da Saúde Albert Einstein. Coordenadora do curso de pós-graduação *lato sensu*, Aconselhamento Genético em Predisposição Hereditária ao Câncer. Experiência na área de Genética.

### Fernando Augusto Soares

Médico pela Faculdade de Ciências Médicas de Santos (FCMS). Mestre e Doutor em Patologia Humana pela Faculdade de Medicina de Ribeirão Preto da Universidade de São Paulo (FMRP-USP). Pós-Doutorado na McMaster University, Hamilton, Canadá. Especialização em Hematopatologia pelo Cross Cancer Institute, University of Alberta, Edmonton, Canadá e Fred

Hitchinson Cancer Research Center, Seattle, EUA. Professor do Departamento de Patologia da FMRP-USP. Chefe do Serviço de Patologia do Hospital das Clínicas da FMRP-USP. Livre-Docência em Oncologia pela Faculdade de Medicina da Universidade de São Paulo (FMUSP). Diretor (*Head*) do Departamento de Anatomia Patológica do Fundação Antônio Prudente do Hospital A. C. Camargo Cancer Center (FAP). Coordenador do Centro de Excelência em Pesquisa, Inovação e Difusão da Fundação Antônio Prudente (CEPID/FAPESP). Presidente da Comissão de Pós-Graduação da área de Oncologia. Professor Titular de Patologia Geral da Faculdade de Odontologia da Universidade de São Paulo (FOUSP). Diretor Médico de Anatomia Patológica da Rede D'Or e Pesquisador do Instituto de Pesquisa D'Or (ID'Or). Membro do Standing Committee para Classificação dos Tumores da Organização Mundial da Saúde (OMS). Experiência na área de Anatomia Patológica, com ênfase em Patologia dos Tumores. Ex-Presidente da Sociedade Brasileira de Patologia Clínica (SBPC) e da Sociedade Latinoamericana de Patologia (SLAP). Editor-Chefe do *Surgical and Experimental Pathology*.

## Fernando Costa Santini
Médico do Serviço de Oncologia Torácica do Memorial Sloan Kettering Cancer Center, Nova York, EUA.

## Fernando Freire de Arruda
Possui graduação em Medicina pela Universidade Federal de Mato Grosso (UFMT). Residência Médica em Radio-Oncologia no Departamento de Radioterapia do Centro de Oncologia do Hospital Sírio-Libanês (HSL). Realizou *Fellowship* no Memorial Sloan Kettering Cancer Center no período de 2004 e 2005. Foi coordenador do serviço de Radioterapia do Instituto do Câncer do Estado de São Paulo (ICESP), nos anos de 2011-2013. É médico-titular e coordenador do serviço de radioterapia do Hospital Sírio-Libanês (HSL). Membro da Sociedade Brasileira de Radioterapia (SBRT). Membro associado da American Society for Radiation Oncology (ASTRO).

## Fernando Henrique Lojudice
Bacharelado e Licenciatura em Ciências Biológicas pelo Instituto de Biociências da Universidade de São Paulo (IB-USP). Desenvolveu seu projeto de Doutorado, na área de Biologia Molecular e Terapia Celular, pelo Departamento de Bioquímica do Instituto de Química da Universidade de São Paulo (IQ-USP). Atualmente é Analista de Pesquisa Clínica pela Ophthal – Hospital Especializado e pesquisador do Núcleo de Terapia Celular e Molecular (NUCEL) da Faculdade de Medicina da Universidade de São Paulo (FMUSP).

## Fernando Salvador Moreno
Médico pela Universidade de São Paulo (USP). Doutor em Medicina Interna pela Universität Düsseldorf, Alemanha. Pós-Doutorado no Departamento de Patologia da University of Toronto, Canadá. Professor Titular Sênior da Faculdade de Ciências Farmacêuticas da Universidade de São Paulo (FCF-USP).

## Flávia Gabrielli
Médica Assistente da Radioterapia do Instituto do Câncer do Estado de São Paulo (ICESP) e do Grupo Oncologia D'Or. Especialista pela Sociedade Brasileira de Radioterapia (SBRT)/Colégio Brasileiro de Radiologia (CBR). Residência Médica em Radioterapia no Hospital Sírio-Libanês (HSL). Graduação em Medicina pela Faculdade de Ciências Médicas da Santa Casa de São Paulo (FCMSCSP).

## Flavio Roberto Takeda
Graduação em Medicina pela Universidade de São Paulo (USP). Residência Médica pelo Hospital das Clínicas da Faculdade de Medicina da Universidade de São Paulo (HCFMUSP). *Fellowship* pela Keio University, Tóquio, Japão. Doutorado em Ciência em Gastroenterologia pela FMUSP. Professor Colaborador (graduação, pós-graduação e pesquisa) e Livre-Docência pelo Departamento de Gastroenterologia da FMUSP. Médico assistente do Instituto do Câncer do Estado de São Paulo "Octavio Frias de Oliveira" do Hospital das Clínicas da Faculdade de Medicina da Universidade de São Paulo (ICESP/HCFMUSP). Membro do Colégio Brasileiro de Cirurgiões (CBC), Colégio Brasileiro de Cirurgia Digestiva (CBCD), International Society of Doctors for Environment (ISDE), Society of Surgical Oncology (SSO), Society for Surgery of the Alimentary Tract (SSAT) e do Grupo Brasileiro de Tumores Gastrointestinais (GTG).

## Francisco Caiado
Doutora no Grupo de Angiogênese pelo Centro de Investigação em Patobiologia Molecular (CIPM),

Instituto Português de Oncologia de Lisboa Francisco Gentil E.P.E. (IPOLFG, EPE), Lisboa, Portugal, e Instituto Gulbenkian de Ciência, Oeiras, Portugal.

### Gabriel Faria Najas
Graduação em Medicina pela Universidade Potiguar. Residência Médica em Radioterapia no Hospital das Clínicas da Universidade de São Paulo (HCFMUSP). Especialista em Radioterapia pela Sociedade Brasileira de Radioterapia (AMB) e Comissão Nacional de Energia Nuclear (CNEN). Radio-Oncologista na Oncologia D'Or e no Instituto do Câncer do Estado de São Paulo-ICESP/FMUSP.

### Gabriel Prolla
MD PhD. Professor de Medicina da Escola de Medicina da Pontifícia Universidade Católica do Rio Grande do Sul (PUCRS).

### Gabriel Yoshiuki Wataraj
Médico-Assistente da Oncologia Clínica do Instituto do Câncer do Estado de São Paulo (ICESP). Médico--Assistente da Oncologia D'Or.

### Gerda Feitosa
ACLS Provider Suporte Avançado de Vida em Cardio. Instituto do Coração do Hospital das Clínicas da Faculdade de Medicina da Universidade de São Paulo (InCor/HCFMUSP). Extensão universitária em Liga de Trauma do Ceará da Faculdade de Medicina da Universidade Federal do Ceará (UFC). Curso Nacional de Normatização de Atendimento ao Queimado, Sociedade Brasileira de Queimaduras (SBQ). Curso de Anatomia Topográfica Aplicada pela UFC. Extensão universitária em Projeto de Desenvolvimento em Ortopedia e Traumatologia pela UFC. Curso de Clínica da Dor pela UFC. Curso de Radiologia Clínica pela UFC. Curso de Eletrocardiograma pela UFC.

### Gilberto de Castro Junior
Professor Doutor da Disciplina de Oncologia da Faculdade de Medicina da Universidade de São Paulo (FMUSP). Médico do Serviço de Oncologia Clínica do Instituto do Câncer do Estado de São Paulo "Octavio Frias de Oliveira" do Hospital das Clínicas da Faculdade de Medicina da Universidade de São Paulo (ICESP/HCFMUSP), onde chefia a área de Oncologia

Torácica e de Cabeça e Pescoço. Livre-Docente pela FMUSP. Médico do Centro de Oncologia do Hospital Sírio-Libanês (HSL).

### Gilka J. Fígaro Gattás
Professora livre docente do Departamento de Medicina Legal, Ética Médica e Medicina Social e do Trabalho da Faculdade de Medicina da Universidade de São Paulo (FMUSP). Pós-Doutorado em Citogenética e Biologia Molecular, Harvard Medical School, Boston, EUA.

### Giselle de Barros Silva
Médica Dermatologista pela Universidade Estadual de Campinas (UNICAMP). Observership em Oncodermatologia no Memorial Sloan Kettering Cancer Center e na Faculdade de Medicina de Yale – EUA. Dermatologista do Centro de Oncologia do Hospital Alemão Oswaldo Cruz. Membro titular da Sociedade Brasileira de Dermatologia (SBD) e da Multinational Association of Supportive Care in Cancer (MASCC).

### Giselle Marie Almeida Duthcher
Professor do Hematology Oncology Fellow – University of Miami, EUA.

### Gislaine Aparecida Ozório
Nutricionista. Coordenadora Administrativa da Equipe Multiprofissional de Terapia Nutricional (EMTN) do Instituto do Câncer do Estado de São Paulo "Octavio Frias de Oliveira" do Hospital das Clínicas da Faculdade de Medicina da Universidade de São Paulo (ICESP/HCFMUSP). Membro do Comitê de Terapia Nutricional (CTN) Hospital das Clínicas da Faculdade de Medicina da Universidade de São Paulo (HCFMUSP). Mestre em Ciências da Saúde pelo Departamento de Gastroenterologia da Universidade Federal de São Paulo (UNIFESP). Título de Especialista em Nutrição Enteral e Parenteral pela Sociedade Brasileira de Parenteral e Enteral (SBNPE). Título de Especialista em Nutrição Clínica pela Associação Brasileira de Nutrição (ASBRAN). Aperfeiçoamento em Tratamento Multidisciplinar da Obesidade Fisiologia do Exercício pela Universidade Federal de São Paulo (UNIFESP). Técnico Laboratorista de Alimentos pelo Serviço Nacional de Aprendizagem Industrial (SENAI).

## Giovanni Guido Cerri

Professor Titular de Radiologia da Faculdade de Medicina da Universidade de São Paulo (FMUSP). Presidente do Conselho Diretor do Instituto de Radiologia do Hospital das Clínicas da Faculdade de Medicina da Universidade de São Paulo (HCFMUSP).

## Giuliana Patricia Mognol

Bióloga pela Universidade Estadual do Oeste do Paraná (UNIOESTE). Doutora em Oncologia pelo Instituto Nacional de Câncer (INCA). Pós-Doutorado pelo Programa de Imunologia e Biologia Tumoral do INCA e pelo La Jolla Institute for Allergy and Immunology, LIAI, San Diego, EUA.

## Glaucia Munemasa Ito

Médica do Serviço de Hemoterapia Instituto do Câncer do Estado de São Paulo "Octavio Frias de Oliveira" do Hospital das Clínicas da Faculdade de Medicina da Universidade de São Paulo (ICESP-HCFMUSP). Médica Especialista em Hematologia e Hemoterapia pela Faculdade de Medicina da Universidade de São Paulo (FMUSP).

## Gonzalo Vecina Neto

Professor Assistente da Faculdade de Saúde Pública da Universidade de São Paulo (FSP-USP). Superintendente do Hospital Sírio-Libanês (HSL). Ex-Presidente da Agência Nacional de Vigilância Sanitária (Anvisa-MS).

## Guilherme Cutait de Castro Cotti

Graduação em Medicina pela Universidade de São Paulo (USP) e Residência pela USP.

## Guilherme Fialho de Freitas

Possui graduação em Medicina pela Universidade Federal de Juiz de Fora (UFJF). Residência Médica em Clínica Médica pelo Hospital das Clínicas da Faculdade de Medicina da Universidade de São Paulo (HCFMUSP) e Residência Médica em Oncologia Clinica pelo Instituto do Câncer do Estado de São Paulo (ICESP) da FMUSP. Foi médico preceptor da residência médica de Oncologia Clínica do ICESP/FMUSP no ano de 2020. É médico assistente do grupo de Tumores Genitourinários da Oncologia Clinica do ICESP (Instituto do Câncer do Estado de São Paulo) e Oncologista Clínico na Oncologia D'Or.

## Guilherme Geib

Possui graduação em Medicina pela Universidade Federal do Rio Grande do Sul (UFRGS). Residência em Clínica Médica e Cancerologia Clínica no Hospital de Clínicas de Porto Alegre. Mestre em Epidemiologia pela UFRGS. Médico do Serviço de Oncologia do Hospital de Clínicas de Porto Alegre. Oncologista do Hospital Moinhos de Vento, com especial dedicação para Oncologia Torácica. Membro Efetivo da International Association for the Study of Lung Cancer.

## Guilherme Luiz Stelko Pereira

Médico Oncologista Clínico pela Faculdade de Medicina da Universidade de São Paulo (FMUSP). Graduado pela Universidade Federal do Paraná (UFPR). Ex-Preceptor em Oncologia no Instituto do Câncer do Estado de São Paulo "Octavio Frias de Oliveira" do Hospital das Clínicas da Faculdade de Medicina da Universidade de São Paulo (ICESP/HCFMUSP). Ex-*Fellow* em Pesquisa pelo Sylvester Comprehensive Cancer Center. Diretor Técnico no Centro de Oncologia do Paraná – Curitiba.

## Gustavo dos Santos Fernandes

Diretor Geral do Hospital Sírio-Libanês (HSL) - Unidade Brasília. *Advanced Clinical Fellow* (MSKCC). Vice-Presidente de Relações Nacionais e Internacionais da Sociedade Brasileira de Oncologia Clínica (SBOC). Ex-Presidente da SBOC. Residência em Cancerologia no HSL. Residência em Clínica Médica e Hematologia no Hospital das Clínicas da Faculdade de Medicina da Universidade de São Paulo (HCFMUSP). Graduação Médica pela Universidade Federal da Paraíba (UFPB).

## Gustavo Duarte Ramos Matos

Médico Oncologista pelo Instituto do Câncer do Estado de São Paulo "Octavio Frias de Oliveira" do Hospital das Clínicas da Faculdade de Medicina da Universidade de São Paulo (ICESP/HCFMUSP). Oncologista Clínico do Centro de Oncologia do Hospital Sírio-Libanês, Unidade de Brasília.

## Gustavo Fagundes

Residência em Clínica Médica e Endocrinologia pela Universidade de São Paulo (USP). Doutorando na área de adrenal pela USP. Endocrinologista do Hospital Sírio-Libanês (HSL).

## Gustavo Luis Rodela

Médico Assistente Colaborador do Serviço de Endoscopia Gastrointestinal do Hospital das Clínicas da Faculdade de Medicina da Universidade de São Paulo (HCFMUSP). Mestre pelo Programa de Pós-Graduação em Ciências em Gastroesterologia pelo Departamento de Gastroenterologia da Faculdade de Medicina da Universidade de São Paulo (FMUSP). Médico Assistente do Serviço de Endoscopia Gastrointestinal do Hospital Vila Nova Star da Rede D'Or, São Paulo.

## Gustavo Corradi

Residência Médica em Radiologia e Diagnóstico por Imagem pelo Instituto de Radiologia do Hospital das Clínicas da Faculdade de Medicina da Universidade de São Paulo (InRad-HCFMUSP). Pós-Graduação em Administração Hospitalar e de Sistemas de Saúde pela Fundação Getulio Vargas (FGV). Desenvolvedor de algoritmos de inteligência artificial e processamento de linguagem natural da DASA e Médico Radiologista do Hospital Sírio-Libanês (HSL).

## Helena Regina Comodo Segreto

Professora Associada do Departamento de Oncologia Clínica e Experimental, Setor de Radioterapia da Escola Paulista de Medicina da Universidade Federal de São Paulo (UNIFESP/EPM).

## Henrique César de Jesus Ferreira

Doutorado pelo Programa de Pós-Graduação em Bioquímica do Departamento de Bioquímica do Instituto de Química da Universidade de São Paulo (IQ-USP). Mestre em Bioquímica e Biologia Molecular pelo Departamento de Bioquímica do Instituto de Biociências da Universidade Federal do Rio Grande do Norte (IB-UFRN). Licenciado e Bacharel em Ciências Biológicas pela IB-UFRN. Técnico em Controle Ambiental pelo IFRN.

## Heidge Fukumasu

Médico Veterinário pela Universidade de São Paulo (USP). Doutorado em Patologia Experimental pela USP. Professor Doutor (MS-3) da USP. Experiência na área de Medicina Veterinária, com ênfase em Biologia Molecular Aplicada. Membro da Comissão Técnica Nacional de Biossegurança (CTNBio) do Ministério da Ciência, Tecnologia e Inovações (MCTI).

## Hugo Aguirre Armelin

PhD. Professor Titular de Bioquímica (Aposentado), Departamento de Bioquímica, Instituto de Química da Universidade de São Paulo (IQ-USP).

## Hugo Sterman Neto

Médico e Neurocirurgião formado pela Faculdade de Medicina da Universidade de São Paulo (FMUSP). Médico Assistente da Neurocirurgia do Instituto do Câncer do Estado de São Paulo "Octavio Frias de Oliveira" do Hospital das Clínicas da Faculdade de Medicina da Universidade de São Paulo (ICESP/HCFMUSP).

## Humberto Carvalho Carneiro

Médico pela Universidade Federal de Pernambuco (UFPE). Patologista pelo Instituto Nacional de Câncer (INCA). Doutorando pelo Instituto D'Or de Pesquisa e Ensino (IDOR).

## Igor Moysés Longo Snitcovsky

Doutor em Oncologia. Ex-Médico Pesquisador.

## Ilana Zalcberg Renault

Zalcberg IR MD, PhD. Consultora Genética Molecular, Onco-Hematologia. DASA – Genômica. Pesquisadora principal do Laboratório de Biologia Molecular Centro de Medicina Ocupacioal (CEMO) e pelo Instituto Nacional de Câncer (INCA).

## Isabela Albuquerque Severo de Miranda

Especialização em Mastologia pela Pontifícia Universidade Católica do Rio Grande do Sul (PUCRS). Especialista em Mastologia pela Sociedade Brasileira de Mastologia. Mestranda em Medicina e Ciências da Saúde na PUCRS. Master Internacional em Mastologia pela Fondazione Umberto Veronesi – Universidad Udima (UDIMA MADRID). Preceptora da Residência Médica em Mastologia na PUCRS.

## Isabela Bispo Costa Silva

Doutora em Cardiologia pela Univeridade de São Paulo (USP). Especialista em Cardiologia e Imagem Cardiovascular pelo Instituto Dante Pazzanese de Cardiologia (IDPC). Médica Cardiologista do Instituto do Câncer do Estado de São Paulo (ICESP).

### Isabela Werneck da Cunha

Médica Patologista da Fundação Antônio Prudente do Hospital A. C. Camargo Cancer Center (FAP). Responsável pelo Departamento de Patologia Molecular Aplicada ao Diagnóstico Oncológico.

### Isabelle Oliveira Parahyba

Clínica Médica. Residência Médica em Clínica Médica como bolsista, no Hospital Geral Dr. Cesar Cals. Integra o Corpo Clínico de plantonistas do Hospital Geral Dr. Cesar Cals na Unidade de Terapia Intensiva. Integrante do Corpo Clínico de Plantonistas do Hospital Menino Jesus.

### Israel Bendit

Professor Livre-Docente da Disciplina de Hematologia do Hospital das Clínicas da Faculdade de Medicina da Universidade de São Paulo (HCFMUSP). Laboratório de Investigação Médica em Patogênese e Terapia Dirigida em Onco-Imuno-Hematologia (LIM/31) no Departamento de Hematologia do HCFMUSP.

### Iuri Santana Neville Ribeiro

Residência Médica em Neurocirurgia pelo Hospital das Clínicas da Faculdade de Medicina da Universidade de São Paulo (HCFMUSP). Doutor em Ciências pela Faculdade de Medicina da Universidade de São Paulo (FMUSP). Coordenador do Serviço de Neurocirurgia do Residência Médica em Neurocirurgia do HCFMUSP. Doutor em Ciências pela FMUSP. Coordenador do Serviço de Neurocirurgia do Instituto do Câncer do Estado de São Paulo "Octavio Frias de Oliveira" do Hospital das Clínicas da Faculdade de Medicina da Universidade de São Paulo (ICESP/HCFMUSP).

### Ivan Cecconello

Professor Titular das Disciplinas de Cirurgia do Aparelho Digestivo e de Coloproctologia da Faculdade de Medicina da Universidade de São Paulo (FMUSP). Diretor da Divisão de Clínica Cirúrgica II do Hospital das Clínicas da Faculdade de Medicina da Universidade de São Paulo (HCFMUSP).

### Jacques Tabacof

Formado pela Faculdade de Medicina da Universidade de São Paulo (FMUSP). Residência em Clínica Médica e Hematologia no Hospital das Clínicas da Faculdade de Medicina da Universidade de São Paulo (HCFMUSP). *Fellowship* em Oncologia Clínica no MD Anderson Cancer Center, Houston, EUA. Oncologista, Hematologista e Diretor Geral do Centro Paulista de Oncologia (CPO), Grupo Oncoclínicas em São Paulo. Membro do Conselho Médico do Grupo Oncoclínicas.

### Jade Cury Martins

Médica e Dermatologista pela Universidade Federal de São Paulo (UNIFESP). Doutora em Saúde Baseada em Evidências pela UNIFESP. Docente do Departamento de Dermatologia da Universidade de São Paulo (USP). Médica do Instituto do Câncer do Estado de São Paulo "Octavio Frias de Oliveira" do Hospital das Clínicas da Faculdade de Medicina da Universidade de São Paulo (ICESP/HCFMUSP).

### Jaqueline Nunes de Carvalho

Graduação em Nutrição pela Universidade Paulista (UNIP). Nutricionista Clínica do Instituto Brasileiro de Controle do Câncer (IBCC). Tem experiência na área de Nutrição.

### Jesus Paula Carvalho

Professor Associado Livre-docente da Disciplina de Ginecologia da Faculdade de Medicina da Universidade de São Paulo (FMUSP). Chefe de Equipe de Ginecologia Oncológica do Instituto do Câncer do Estado de São Paulo "Octavio Frias de Oliveira" do Hospital das Clínicas da Faculdade de Medicina da Universidade de São Paulo (ICESP/HCFMUSP).

### João Antonio Dias Junior

Diretor da Originare Medicina Reprodutiva. Títulos de Especialista em Reprodução Humana, Endoscopia Ginecológica e Ginecologia e Obstetrícia pela Federação Brasileira das Associações de Ginecologia e Obstetrícia (FEBRASGO). Doutorado em Ginecologia e Obstetrícia pelo Departamento de Obstetrícia e Ginecologia da Faculdade de Medicina da Universidade de São Paulo (FMUSP).

### João Batista Calixto

Graduado em Ciências Biológicas pela Universidade de Brasília (UnB). Mestre em Farmacologia pela Escola Paulista de Medicina (UNIFESP). Doutor em Farmacologia pela Universidade de São Paulo (USP). Professor Titular (aposentado) de Farmacologia da UFSC. Pesquisador nível IA do Conselho Nacional de Desenvolvimento Científico e Tecnológico (CNPq). Membro da Academia Brasileira de

Ciências (ABC). Ex-Presidente da Sociedade Brasileira de Farmacologia e Terapêutica Experimental (SBFTE). Diretor do Centro de Inovação e Ensaios Pré-Clínicos (CIEnP).

### João Paulo de Biaso Viola
Médico pela Universidade do Estado do Rio de Janeiro (UERJ). Doutor em Ciências pela Universidade Federal do Rio de Janeiro (UFRJ). *Research Associate* do Departamento de Patologia e do Dana-Farber Cancer Institute da Harvard Medical School. Presidente da Sociedade Brasileira de Imunologia (SBI). Pesquisador Titular, Líder do Grupo de Imunologia Molecular do Programa de Imunologia e Biologia Tumoral do Instituto Nacional de Câncer (INCA) e Chefe da Divisão de Pesquisa Experimental e Translacional do INCA.

### João Victor Salvajoli
Radio-Oncologista do Instituto do Câncer do Estado de São Paulo "Octavio Frias de Oliveira" do Hospital das Clínicas da Faculdade de Medicina da Universidade de São Paulo (ICESP-HCFMUSP) e do Hospital Alemão Oswaldo Cruz (HAOC).

### Joanna Darck Carola Correia Lima
Bióloga pela Universidade Federal do Piauí (UFPI). Mestre em Biologia Celular e Tecidual pela Universidade de São Paulo (USP). Doutoranda no Laboratório de Metabolismo e Câncer (USP) com foco em alterações moleculares no microambiente tumoral de pacientes com caquexia. Doutorado Sanduíche pela University of Oxford com foco em mecanismos de hipóxia e proliferação celular.

### Jordana Bessa
Residência Médica em Ginecologia e Obstetrícia pela Faculdade de Medicina da Universidade de São Paulo (FMUSP). Residência Médica em Mastologia pela FMUSP. Membro da Sociedade Brasileira de Mastologia (SBM). Médica Mastologista da Rede D'Or.

### Jorge Fonte de Rezende Filho
Professor Titular de Obstetrícia da Faculdade de Medicina da Universidade Federal do Rio de Janeiro (UFRJ) e da Fundação Técnico-Educacional Souza Marques (FTESM). Diretor da Maternidade Escola da UFRJ. Diretor da Sociedade de Ginecologia e Obste-

trícia do Estado do Rio de Janeiro (SGORJ). Mestre e Doutor em Obstetrícia pela UFRJ. Livre-Docente em Obstetrícia pela Universidade de São Paulo (USP). Titular da Academia Nacional de Medicina (ANM).

### Jorge Luiz Nahás
Graduação em Medicina pela Universidade de Santo Amaro (UNISA). Médico de Serviços Técnicos Especializados do Hospital Alemão Oswaldo Cruz (HAOC). Coordenador Geral do Pronto-Socorro do Instituto Israelita de Ensino e Pesquisa Albert Einstein (IIEP). Coordenador Geral do Pronto-Socorro do Hospital São Luiz. Tem experiência na área de Medicina, com ênfase em Medicina.

### Jorge Takahashi
Graduação em Medicina pela Faculdade de Medicina de São José do Rio Preto (FAMERP). Residência Médica em Radiologia e Diagnóstico por Imagem pela FAMERP/Hospital de Base.

### José Antonio Sanches Junior
Professor Titular da Faculdade de Medicina da Universidade de São Paulo (FMUSP). Coordenador do Ambulatório de Linfomas Cutâneos da Divisão de Clínica Dermatológica da Universidade de São Paulo (USP).

### José Carlos da Cruz
Bacharel em Física pela Universidade de São Paulo (USP). Doutorado em Ciências (Radioterapia-Física) pela Universidade Federal de São Paulo (UNIFESP). MBA pela Fundação Getulio Vargas (FGV). Sócio-Proprietário e Coordenador Administrativo das Unidades do Centro de Radioterapia de São Carlos e Bauru. Experiência na área de Física Médica, com ênfase em Radioterapia.

### José César Rosa
Professor Associado do Departamento de Biologia Celular e Molecular e Bioagentes Patogênicos. Coordenador do Centro de Química de Proteínas da Faculdade de Medicina de Ribeirão Preto da Universidade de São Paulo (FMRP-USP).

### José Alexandre Marzagão Barbuto
Médico. Professor Associado do Departamento de Imunologia do Instituto de Ciências Biomédicas da Universidade de São Paulo (USP). Responsável pelo Laboratório de Imunologia de Tumores no ICB e Corresponsável pelo

LIM/31 – Laboratório Investigação Médica em Patogênese e Terapia dirigida em Onco-Imuno-Hematologia no Hospital das Clínicas da Faculdade de Medicina da Universidade de São Paulo (HCFMUSP).

### José Bines
Graduado em Medicina pela Universidade Federal do Rio de Janeiro (UFRJ). Residência em Clínica Médica pela UFRJ e Rush-Presbyterian-St. Lukes University, Chicago, EUA. *Fellowship* em Oncologia pela Northwestern University, Chicago. Doutor em Oncologia pelo Instituto Nacional de Câncer (INCA). Médico Sênior do INCA. Pesquisador em Câncer de Mama, foco em disparidades e acesso a tratamento.

### José de Souza Brandão
Graduação em Medicina pela Universidade de São Paulo (USP). Residência de Cirurgia Geral e de Cirurgia de Cabeça e Pescoço no Hospital das Clínicas da Faculdade de Medicina da Universidade de São Paulo (HCFMUSP). Tese de Doutorado FMUSP. Médico do Instituto Brasileiro do Controle do Câncer (IBCC). Médico do Instituto do Câncer do Estado de São Paulo "Octavio Frias de Oliveira" do Hospital das Clínicas da Faculdade de Medicina da Universidade de São Paulo (ICESP/HCFMUSP).

### José Barreto Campello Carvalheira
Professor Associado da disciplina de Oncologia Clínica do Departamento de Clínica Médica da Faculdade de Ciências Médicas da Universidade Estadual de Campinas (FCM-UNICAMP).

### José Cury (*in memoriam*)
Ex-Professor Assistente e Doutor da Divisão de Urologia do Hospital das Clínicas da Faculdade de Medicina da Universidade de São Paulo (HCFMUSP).

### José Eluf Neto
Médico. Doutorado em Epidemiologia, London School of Hygiene and Tropical Medicine, Londres, Reino Unido. Professor Titular do Departamento de Medicina Preventiva da Faculdade de Medicina da Universidade de São Paulo (FMUSP). Diretor-Presidente da Fundação Oncocentro de São Paulo (FOSP).

### José Luiz Barbosa Bevilacqua
Doutor em Cirurgia pela Faculdade de Medicina da Universidade de São Paulo (FMUSP). Pós-Doutor em Epidemiologia e Estatística pela Escola Nacional de Saúde Pública – FIOCRUZ (RJ). Docente Permanente do Programa de Pós-Graduação do Hospital Sírio-Libanês (HSL). *Fellow* da Society of Surgical Oncology (EUA). *Fellowship* em Cirurgia de Mama no Memorial Sloan-Kettering Cancer Center, NY, EUA. Membro Titular e Título de Especialista da Sociedade Brasileira de Cirurgia Oncológica (SBCO). Título de Especialista da Sociedade Brasileira de Mastologia (SBM). Residência Médica em Cirurgia Geral pelo Hospital das Clínicas da Faculdade de Medicina da Universidade de São Paulo (HCFMUSP). Residência Médica em Cirurgia Oncológica pelo Hospital A. C. Camargo Cancer Center. Graduação em Medicina pala Faculdade de Medicina da Universidade de São Paulo (FMUSP).

### José Humberto Tavares Guerreiro Fregnani
Coordenador do Departamento de Ginecologia Oncológica e do Núcleo de Apoio ao Pesquisador do Hospital de Câncer de Barretos.

### José Maurício Mota
Médico Oncologista. Chefe do Grupo de Tumores Genitourinários do Instituto do Câncer do Estado de São Paulo "Octavio Frias de Oliveira" do Hospital das Clínicas da Faculdade de Medicina da Universidade de São Paulo (ICESP/HCFMUSP). Médico titular da Oncologia D'Or. Graduação em Medicina pela Universidade Federal do Ceará (UFC). Residência Médica em Clínica Médica pela Faculdade de Medicina de Ribeirão Preto da Universidade de São Paulo (FMRP-USP). Residência Médica em Oncologia Clínica pela Universidade de São Paulo (USP). Doutorado em Oncologia pela USP. Pós-Doutorado/*Advanced Clinical Fellowship* em Tumores Genitourinários no Memorial Sloan-Kettering Cancer Center.

### José Roberto Filassi
Doutorado em Medicina (Obstetrícia e Ginecologia) pela Universidade de São Paulo (USP). Médico Assistente da USP.

### Juan Thomaz Gabriel de Souza Ramos
Graduação em Medicina na Universidade de Uberaba (Uniube). Residente de Cardiologia pela Clínica Médica Geral na Universidade Estadual Paulista (UNESP). Residência em Clínica Médica Geral pela

UNESP. Mestrado pela Universidade Estadual Paulista UNESP.

### Jucilana Viana
Médica Neurocirurgiã da Rede D'Or/Equipe Neurosapiens.

### Juliana Florinda de Mendonça Rêgo
Graduada pela Faculdade de Medicina na Universidade Federal do Rio Grande do Norte (UFRN). Residência em Clínica Médica e Cancerologia Clínica na Universidade de São Paulo (USP). Doutorado em Ciências pela USP. Diretora do Grupo Brasileiro de Tumores Gastrointestinais. Médica Oncologista do Hospital Universitário Onofre Lopes (HUOL).

### Juliana Kalley Cano
Médica formada pela Faculdade Municipal de São Caetano do Sul (USCS).

### Juliana Rocha Mol Trindade
Residente de Cirurgia Torácica pela Universidade de São Paulo (USP). Especialização em Traqueia e Vias Aéreas pela USP. Título pela Associação Médica Brasileira (AMB) em Endoscopia respiratória.

### Juliana Panichella
Médica Radioterapeuta do Instituto do Câncer do Estado de São Paulo do Hospital das Clínicas da Faculdade de Medicina da Universidade de São Paulo (ICESP/HCFMUSP) e da Oncologia D'Or – São Paulo.

### Karime Kalil Machado
Médica formada pela Faculdade de Medicina da Universidade de São Paulo (FMUSP). Residência em Clínica Médica pela FMUSP. Residência em Cancerologia Clínica pela FMUSP.

### Karim Yaqub Ibrahim
Médico Assistente da Divisão Clínica e Moléstias Infecciosas e Parasitárias do Hospital das Clínicas da Faculdade de Medicina da Universidade de São Paulo (HCFMUSP). Médico Assistente do Serviço de Controle de Infecção Hospitalar/Infectologia do Instituto do Câncer do Estado de São Paulo "Octavio Frias de Oliveira" do Hospital das Clínicas da Faculdade de Medicina da Universidade de São Paulo (ICESP/HCFMUSP).

### Karina Gondim Moutinho da Conceição Vasconcelos
Professor do Departamento de Oncologia da Divisão de Radio-Oncologia, McGill University, Canadá.

### Karolina Cayres
Graduada em Medicina pela Universidade Federal de Pernambuco (UFPE). Especialização em Clínica Médica pelo Hospital das Clínicas da Universidade Federal de Pernambuco (HC-UFPE). Oncologia Clínica pelo Instituto do Câncer do Estado de São Paulo "Octavio Frias de Oliveira" do Hospital das Clínicas da Faculdade de Medicina da Universidade de São Paulo (ICESP/HCFMUSP).

### Katia Borgia Barbosa Pagnano
Graduação em Medicina pela Faculdade de Ciências Médicas da Universidade Estadual de Campinas (FCM-UNICAMP). Residência Médica em Hematologia e Hemoterapia pela Universidade Estadual de Campinas (UNICAMP). Doutorado em Clínica Médica pela UNICAMP. Doutorado Sanduíche na University of Pennsylvania e no Fred Hutchinson Cancer Center. Especialista da Associação Brasileira de Hematologia e Hemoterapia (ABHH). Médica Hematologista do Hemocentro da UNICAMP, atuando como Médica Assistente e Pesquisadora além de Supervisora do Laboratório de Análise Molecular em Onco-Hematologia. Professora do Curso de Medicina da Pontifícia Universidade Católica de Campinas (PUC-Campinas).

### Kleber Paiva Duarte
Médico Assistente do Hospital das Clínicas da Faculdade de Medicina da Universidade de São Paulo (HCFMUSP).

### Lais Aparecida Nunes
Fonoaudióloga graduada pela Universidade Federal de São Paulo (UNIFESP). Especialização em Reabilitação em Cirurgia de Cabeça e Pescoço pelo Instituto Central do Hospital das Clínicas da Faculdade de Medicina da Universidade de São Paulo (IC-HCFMUSP). Aperfeiçoamento em voz. Aprimoramento em neurorreabilitação.

### Lais da Cunha Gamba
Graduação em Medicina pela Universidade São Francisco (USF). Formação de Cirurgia Geral e Cirurgia Vascular pela Faculdade de Medicina da Universidade de São Paulo (FMUSP). Especialista em cirurgia vascular pela Sociedade Brasileira de Acngiologia e

Cirurgia Vascular (SBACV) e Associação Médica Brasileira (AMB).

### Lais Guimarães

Médica Hematologista da Clínica Cehon Oncologia (SSA-BA). Diretora clínica do Centro de Hematologia e Oncologia da Bahia (Cehon) Oncologia D'Or. Especialista em Hematologia e Hemoterapia. Especialista em Patologia Clínica. Pós-Graduada em Gestão em Saúde. Membro da Comissão de Ética em Pesquisa do Hospital São Rafael (SSA-BA).

### Lara Termini

Pesquisadora Científica do Instituto do Câncer do Estado de São Paulo "Octavio Frias de Oliveira" do Hospital das Clínicas da Faculdade de Medicina da Universidade de São Paulo (ICESP/HCFMUSP). Mestre e Doutora em Ciências pela Fundação Antônio Prudente do Hospital A. C. Camargo Cancer Center (FAP). Pós-Doutora pelo Instituto Ludwig de Pesquisa sobre o Câncer.

### Laura Sichero

Coordenador de Pesquisa do Instituto do Câncer do Estado de São Paulo "Octavio Frias de Oliveira" do Hospital das Clínicas da Faculdade de Medicina da Universidade de São Paulo (ICESP/HCFMUSP). Professor Livre-Docente pela Faculdade de Medicina da Universidade de São Paulo (FMUSP). Professor Colaborador do Departamento de Radiologia e Oncologia da FMUSP.

### Laura Testa

Médica Oncologista do Rede D'Or Hospital São Luiz. Pesquisadora e Chefe do Grupo de Câncer de Mama do Instituto do Câncer do Estado de São Paulo "Octavio Frias de Oliveira" do Hospital das Clínicas da Faculdade de Medicina da Universidade de São Paulo (ICESP/HCFMUSP).

### Leandro Luongo de Matos

Professor Livre-Docente do Departamento de Cirurgia. Disciplina de Cirurgia de Cabeça e Pescoço, Faculdade de Medicina da Universidade de São Paulo (FMUSP). Professor Associado da Disciplina de Clínica Cirúrgica pela Faculdade Israelita de Ciencias da Saúde Albert Einstein (FICSAE). Cirurgião Assistente do Instituto do Câncer do Estado de São Paulo "Octavio Frias de Oliveira" do Hospital das Clínicas da Faculdade de Medicina da Universidade

de São Paulo (ICESP/HCFMUSP). Diretor Científico da Sociedade Brasileira de Cirurgia de Cabeça e Pescoço (SBCCP).

### Lenine Garcia Brandão

Professor Titular do Departamento de Cirurgia da Disciplina de Cirurgia de Cabeça e Pescoço da Faculdade de Medicina da Universidade de São Paulo (FMUSP). Livre-Docência pela FMUSP. Professor-Associado da FMUSP. Graduação em Medicina pela Faculdade de Medicina de Botucatu (FMB-UNESP). Residência em Cirurgia Geral e em Cirurgia de Cabeça e Pescoço pelo Hospital das Clínicas da Faculdade de Medicina da Universidade de São Paulo (HCFMUSP). Mestrado em Clínica Cirúrgica pela FMUSP. Doutorado em Clínica Cirúrgica pela FMUSP. Livre-Docência pela FMUSP. Chefe da Disciplina de Cirurgia de Cabeça e Pescoço no HCFMUSP. Experiência na área de Medicina, com ênfase em Cirurgia de Cabeça e Pescoço.

### Leonardo Gomes da Fonseca

Graduação em Medicina pela Universidade de São Paulo (USP). Residência em Cancerologia Clínica no Instituto do Câncer do Estado de São Paulo "Octavio Frias de Oliveira" do Hospital das Clínicas da Faculdade de Medicina da Universidade de São Paulo (ICESP/HCFMUSP). *Fellowship* em Oncologia Hepática no Barcelona Clinic Liver Cancer (BCLC) Group. Médico Oncologista do Grupo de Tumores Gastrointestinais do ICESP/HCFMUSP.

### Leonardo Pontual Lima

Cirurgião Torácico pela Faculdade de Medicina da Universidade de São Paulo (FMUSP). *Fellow* de Cirurgia Torácica Oncológica do Instituto do Câncer do Estado de São Paulo "Octavio Frias de Oliveira" do Hospital das Clínicas da Faculdade de Medicina da Universidade de São Paulo (ICESP/HCFMUSP).

### Liane Brescovici Nunes de Matos

Residência em Clínica Médica pela Universidade Estadual de Londrina (UEL). Residência em Terapia Intensiva pelo Hospital das Clínicas da Faculdade de Medicina da Universidade de São Paulo (HCFMUSP). Especialista em Terapia Intensiva pela Associação de Medicina Intensiva Brasileira (AMIB). Médica Nutróloga pela Sociedade Brasileira de Nutrição Parenteral e Enteral (BRASPEN-SBNPE) e Associação Brasileira de Nutrologia (ABRAN). Médica Nutróloga do Hospital São Luiz Itaim, Oncostar e Vila Nova Star. Médica Intensivista UTI Hospital A. C. Camargo Cancer Center.

### Lílian Albieri
Graduação pela Universidade de Marília (UNIMAR). Residência Médica em Medicina da Família e Comunidade, junto à Faculdade de Medicina de Marília (FAMEMA). Especialização em Geriatria, junto à Universidade do Oeste Paulista (UNIOESTE). Residência Médica em Radiologia e Diagnóstico por Imagem, junto a FAMEMA.

### Lilian Maria Cristofani
Professora livre docente pelo Departamento de Pediatria da Faculdade de Medicina da Universidade de São Paulo (FMUSP). Médica Assistente do Serviço de Oncologia Pediátrica do Instituto da Criança e do Adolescente do Hospital das Clínicas (ICr-HCFMUSP). Médica Oncologista Pediátrica do Hospital Sírio-Libanês (HSL).

### Luana Guimarães de Sousa
Graduada em Medicina pela Universidade Federal da Bahia (UFBA). Especialista em Oncologia Clínica pelo Instituto do Câncer do Estado de São Paulo "Octavio Frias de Oliveira" do Hospital das Clínicas da Faculdade de Medicina da Universidade de São Paulo (ICESP/HCFMUSP). Oncologista Assistente do ICESP/HCFMUSP no Departamento de Oncologia Torácica e Cabeça e Pescoço.

### Luciana Barreto Chiarini
Professora Associada do Instituto de Biofísica Carlos Chagas Filho (IBCCF) da Universidade Federal do Rio de Janeiro (UFRJ). Graduada em Ciências Biológicas pela UFRJ, com Bacharelado em Genética pelo Instituto de Biologia e Departamento de Genética da UFRJ. Mestrado em Bioquímica pelo Instituto de Química da UFRJ. Doutorado em Ciências Biológicas – Biofísica, pelo Instituto de Biofísica Carlos Chagas Filho da UFRJ. Docente e Orientadora no Programa de Pós-Graduação em Ciências Biológicas – Biofísica no IBCCF da UFRJ.

### Luciana Nardinelli
Doutor em Distúrbios do Crescimento Celular, Hemodinâmicos e da Hemostasia. Laboratório de Investigação

Médica em Patogênese e Terapia Dirigida em Onco-I-muno-Hematologia (LIM/31) do Departamento de Hematologia do Hospital das Clínicas da Faculdade de Medicina da Universidade de São Paulo (HCFMUSP).

### Luciana Rodrigues Gomes
Doutorado em Bioquímica pelo Instituto de Química da Universidade de São Paulo (IQ-USP). Bacharelado em Química pelo IQ-USP.

### Luciana Yoshie Uchiyama
Fonoaudióloga do Instituto do Câncer do Estado de São Paulo "Octavio Frias de Oliveira" do Hospital das Clínicas da Faculdade de Medicina da Universidade de São Paulo (ICESP/HCFMUSP). Pós-Graduação Multidisciplinar em Cuidados Paliativos – Casa do Cuidar. Pós-Graduação Multidisiplinar em Disfagia – Setor de Fonoaudiologia Clínica, Divisão de Clínica Otorrinolaringológica do Hospital das Clínicas da Faculdade de Medicina da Universidade de São Paulo (HCFMUSP). Aprimoramento de Fonoaudiologia Hospitalar em Funções Orofaciais (HCFMUSP).

### Ludhmila Abrahão Hajjar
Livre-Docente pela Faculdade de Medicina da Universidade de São Paulo (FMUSP). Doutora em Ciências pela FMUSP. Especialista em Medicina de Emergência pela Associação Brasileira de Medicina Diagnóstica (ABRAMEDE). Especialista em Cardiologia pela Sociedade Brasileira de Cardiologia (SBC). Especialista em Medicina Intensiva pela Associação de Medicina Intensiva Brasileira (AMIB). Graduada pela Universidade de Brasília (UnB). Professora Associada pela FMUSP do Departamento de Cardiopneumologia na Disciplina de Cardiologia. Diretora da Cardio-Oncologia no Instituto do Câncer do Estado de São Paulo "Octavio Frias de Oliveira" do Hospital das Clínicas da Faculdade de Medicina da Universidade de São Paulo (ICESP/HCFMUSP). Coordenadora da Cardio-Oncologia no ICESP/HCFMUSP. Coordenadora do Programa de Pós-Graduação em Cardiologia da FMUSP. Atuou como Coordenadora da UTI Covid do Hospital das Clínicas da FMUSP.

### Luis A. Carneiro D'Albuquerque
Professor Titular da Disciplina de Transplantes de Fígado e Órgãos do Aparelho Digestivo do Departamento

de Gastroenterologia da Faculdade de Medicina da Universidade de São Paulo (FMUSP). Graduado pela Faculdade de Medicina de Taubaté (UNITAU). Doutorado em Cirurgia do Aparelho Digestivo pela FMUSP. Livre-Docência em Cirurgia do Aparelho Digestivo pela FMUSP. Chefe do Departamento de Gastroenterologia da FMUSP. Diretor da Divisão de Transplantes de Fígado e Órgãos do Aparelho Digestivo do Hospital das Clínicas da Faculdade de Medicina da Universidade de São Paulo (HCFMUSP). Professor Responsável LIM 37 do Laboratório de Investigação Médica de Transplante de Fígado da FMUSP. Membro Titular do Conselho Diretor do Instituto Central do HCFMUSP. Membro Titular do Conselho Deliberativo do Complexo do HCFMUSP. Membro da Comissão Coordenadora do Programa de Pós-Graduação na Área de Ciências em Gastroenterologia pela FMUSP.

### Luis Roberto Manzione Nadal

Graduação em Medicina pela Faculdade de Ciências Médicas da Santa Casa de São Paulo (FCMSCSP). Residência Médica em Cirurgia Geral e Cirurgia Geral - Programa Avançado (2010-2012) pelo Hospital do Servidor Público Estadual (FMO). Mestrado pelo Programa de Pós-Graduação em Ciência Cirúrgica Interdisciplinar da Universidade Federal de São Paulo (UNIFESP). Especialista em Cirurgia do Aparelho Digestivo pelo Colégio Brasileiro de Cirurgia Digestiva (CBCD).

### Luiz Antonio Santini Rodrigues da Silva

Graduado em Medicina pela Universidade Federal Fluminense (UFF). Membro do Colégio Brasileiro de Cirurgiões (CBC). Ex-Subsecretário de Estado da Saúde do Rio de Janeiro. Ex-Coordenador de Ações Estratégicas do Instituto Nacional do Câncer (INCA). Diretor Geral do Instituto Nacional de Câncer José Alencar Gomes da Silva (INCA). Ex-Diretor Geral do INCA em parceria com a British Columbia Cancer Agency. Ex-Presidente do 2 Congresso Internacional de Controle do Câncer – 2 ICCC. Membro do Board Directors da União Internacional de Combate ao Câncer (UICC). Membro do Conselho de Diretores da International Agency for Research on Cancer da Organização Mundial da Saúde (IARC/OMS). Diretor do Centro Colaborador da OMS para o Controle do Tabagismo no Brasil. Coordenador da Rede de Institutos de Câncer da União das Nações Sul-Americanas (UNASUL/RINC). Membro do "Scientific Advisory Committee" do congresso "Global Cancer Occurrence, Causes and Avenues to Prevention", a ser realizado pela International Agency for Research on Cancer (IARC), em Lyon, França. Participante do "WHO Global Coordination Mechanism for the Prevention and Control of Noncommunicable Diseases (NCDs) (WHO GCM/NCD)".

### Luiz Claudio Santos Thuler

Médico Epidemiologista, Especialista em Clínica Médica pela Universidade Federal do Estado do Rio de Janeiro (UNIRIO) e Saúde Pública pela Universidade de Riberão Preto (UNAERP)/Faculdade de Administração Hospitalar. Mestre em Epidemiologia Clínica pela Université de Montreal, Canadá. Doutor em Doenças Infecciosas e Parasitárias pela Universidade Federal do Rio de Janeiro (UFRJ). Pesquisador Associado da Divisão de Pesquisa Clínica do Instituto Nacional de Câncer (INCA) e Professor Associado da UNIRIO. Docente Permanente do Programa de Pós-Graduação em Oncologia do Instituto Nacional de Câncer (INCA) e no Programa de Pós-Graduação em Neurologia da UNIRIO. Coordena o Programa de Pós-Graduação em Saúde Coletiva e Controle do Câncer (PPGCan).

### Luiz Fernando Lima Reis

Doutor em Imunologia pela University of New York. Pesquisador Associado do Instituto Ludwig de Pesquisas sobre o Câncer. Diretor de Ensino da Fundação Antonio Prudente do Hospital A. C. Camargo Cancer Center (FAP). Diretor de Ensino e Pesquisa do Hospital Sírio-Libanês (HSL).

### Luiz Fernando Teixeira

Oftalmologista especializado em Oncologia Ocular, Retina e Doenças da Órbita. Graduação em Medicina pela Universidade Federal de São Paulo (UNIFESP). Residência Médica em Oftalmologia pela UNIFESP. Especialização nas áreas de Oncologia Ocular, Retina, Vítreo e Órbita na mesma Universidade. Especialização em Oncologia Ocular no "Wills Eye Hospital" na Filadélfia – EUA. Médico concursado do Departamento de Oftalmologia da UNIFESP. Experiência na área de Medicina, com ênfase em oftalmologia (Oncologia Ocular, Doenças da Retina e Doenças da Órbita). Médico responsável pelo Setor de Oncologia Ocular do Instituto de Oncologia Pediátrica (IOP) da UNIFESP. Médico responsável pelo Setor de Oncologia Ocular do Departamento de Oncologia Pediátrica do Hospital Santa Marcelina.

## Luiz Henrique Araújo

Médico Oncologista e Pesquisador do Instituto Nacional de Câncer (INCA). Médico Oncologista do Américas Oncologia e Diretor Científico do Instituto COI. Coordenador de Oncologia do Hospital Samaritano Botafogo/RJ. Assessor Médico do Laboratório Progenética/Grupo Pardini.

## Luiz Paulo Kowalski

Professor Titular de Cirurgia de Cabeça e Pescoço da Faculdade de Medicina da Universidade de São Paulo (FMUSP). Head do Centro de Referência em Tumores de Cabeça e Pescoço do Hospital A. C. Camargo Cancer Center.

## Luis Tenório de Brito Siqueira

Radiologista e Oncointervencionista da Rede D'or São Luiz – SP. *Clinical Fellow* pela Harvard Medical School and Massachusetts General Hospital. Residência em Radiologia e Diagnóstico por Imagem pelo Instituto de Radiologia do Hospital das Clínicas da Faculdade de Medicina da Universidade de São Paulo (HCFMUSP). Graduação em Medicina pela Faculdade de Medicina da Universidade de São Paulo (FMUSP).

## Luis Souhami

Professor do Departamento de Oncologia da Divisão de Radio-Oncologia da McGill University, Canadá. *Fellow* pela American Society for Radiation Oncology (ASTRO).

## Luisa Lina Villa

Professor Associado do Departamento de Radiologia e Oncologia da Faculdade de Medicina da Universidade de São Paulo (FMUSP). Professor Colaborador do Instituto do Câncer do Estado de São Paulo "Octavio Frias de Oliveira" do Hospital das Clínicas da Faculdade de Medicina da Universidade de São Paulo (ICESP/HCFMUSP). Coordenador do Programa de Pós-Graduação em Oncologia da FMUSP. Membro Titular da Academia Brasileira de Ciências (ABC). Comendadora da Ordem Nacional do Mérito Científico.

## Luiza Lara Gadotti

Médica Residente em Oncologia Clínica do Hospital Sírio-Libanês (HSL).

## Luize Gonçalves Lima

Graduada em Ciências Biológicas na Modalidade Médica pela Universidade Federal do Rio de Janeiro (UFRJ). Mestrado e Doutorado em Química Biológica no Instituto de Bioquímica Médica da UFRJ. Pesquisadora no laboratório de Microambiente Tumoral, QIMR Berghofer Medical Research Institute, Brisbane, Austrália.

## Madson Queiroz Almeida

Professor Livre-Docente da Disciplina de Endocrinologia e Metabologia da Faculdade de Medicina da Universidade de São Paulo (FMUSP). Médico da Unidade de Suprarrenal, Serviço de Endocrinologia e Metabologia do Hospital das Clínicas da Faculdade de Medicina da Universidade de São Paulo (HCFMUSP). Médico do Serviço de Oncologia Endócrina do Instituto do Câncer do Estado de São Paulo "Octavio Frias de Oliveira" do Hospital das Clínicas da Faculdade de Medicina da Universidade de São Paulo (ICESP/HCFMUSP).

## Manoel Jacobsen Teixeira

Professor Titular da Disciplina de Neurocirurgia do Departamento de Neurologia da Faculdade de Medicina da Universidade de São Paulo (FMUSP).

## Marcel Cerqueira Machado

Professor Emérito da Faculdade de Medicina da Universidade de São Paulo (FMUSP). *Fellow* do American College of Surgeons. Member of Pancreas Club and Society for Surgery of the Alimentary Tract (SSAT-USA).

## Marcela Crosara Alves Teixeira

Formada pela Universidade Federal de São Paulo (UNIFESP). Residência em Clínica Médica pela UNIFESP. Residência em Oncologia Clínica pela Universidade de São Paulo (USP). Coordenadora do Centro de Oncologia do Hospital DF Star – DF. Oncologia Clínica do Hospital de Base do Distrito Federal (HB).

## Marcella Cipelli

Bacharelado em Ciências Biológicas pela Universidade de São Paulo (USP). Pós-Graduando (Doutorado Direto) no Programa de Imunologia do Instituto de Ciências Biomédicas da Universidade de São Paulo (ICB-USP).

## Marcelle Goldner Cesca

Médica residente de Oncologia Clínica pelo Hospital A. C. Camargo Cancer Center. Mestranda em

Oncologia pela Fundação Antônio Prudente do Hospital A. C. Camargo Cancer Center.

### Marcelo Araújo Queiroz

Médico Radiologista pelo Colégio Brasileiro de Radiologia e Diagnóstico por Imagem (CBR). Chefe Médico da Radiologia do Instituto do Câncer do Estado de São Paulo "Octavio Frias de Oliveira" do Hospital das Clínicas da Faculdade de Medicina da Universidade de São Paulo (ICESP/HCFMUSP).

### Marcelo Averbach

Livre-Docente pelo Departamento de Cirurgia da Faculdade de Medicina da Universidade de São Paulo (FMUSP). Docente Permanente do Programa de Pós-Graduação *stricto sensu* em Ciências da Saúde do Instituto Sírio-Libanês de Ensino e Pesquisa (IEP-HSL).

### Marcelo Baptista de Freitas

Professor Associado do Departamento de Biofísica da Escola Paulista de Medicina (EPM). Coordenador do Programa de Residência em Física Médica da Universidade Federal de São Paulo (UNIFESP). Membro da Associação Brasileira de Física Médica (ABFM) e da Sociedade Brasileira de Física (SBF).

### Marcelo da Silva Reis

Graduado em Ciência da Computação pela Universidade Estadual de Campinas (UNICAMP). Pós-Graduado em Bioinformática pela Universität zu Köln, Alemanha. Doutor em Ciências da Computação pela Universidade de São Paulo (USP). Trabalha no Instituto Butantan, onde é Pesquisador Associado ao Center of Toxins, Immuneresponse and Cell Signaling (CeTICS), um dos centros de pesquisa, inovação e difusão financiados pela FAPESP, onde atua em projetos de Biologia Computacional.

### Marcelo Santos da Silva

Graduação em Ciências Biológicas pela Universidade Estadual Paulista "Júlio de Mesquita Filho" (UNESP). Doutorado (Ph.D.) Sanduíche pelo Institut de Biologie Physico-Chimique (IBPC) no Centre National de la Recherche Scientifique (CNRS), Paris, França. Doutorado (Ph.D.) pela Universidade Estadual de Campinas (UNICAMP). Pós-Doutorado pela University of Glasgow. Pós-Doutorado pelo Instituto Butantan.

### Marcelo Tatit Sapienza

Coordenador Médico dos Serviços de Medicina Nuclear do Instituto do Câncer do Estado de São Paulo "Octavio Frias de Oliveira" do Hospital das Clínicas da Faculdade de Medicina da Universidade de São Paulo (ICESP-HCFMUSP) e do Instituto de Radiologia do Hospital das Clínicas da Faculdade de Medicina da Universidade de São Paulo (InRad-HCFMUSP). Professor Colaborador do Departamento de Radiologia da Faculdade de Medicina da Universidade de São Paulo (FMUSP). Mestre e Doutor em Medicina pela Universidade de São Paulo (USP).

### Marcia Cristina Zago Novaretti

Médica Hematologista e Hemoterapeuta. Doutora em Medicina (Hematologia e Hemoterapia) pela Faculdade de Medicina da Universidade de São Paulo (FMUSP). *Fellow* em Medicina Transfusional do New England Medical Center, Tufts Medical School, EUA. Diretora do Programa de Mestrado Profissional Gestão em Sistemas de Saúde da Universidade Nove de Julho (UNINOVE).

### Marco Aurelio V. Kulcsar

Livre-Docente em Cirurgia de Cabeça e Pescoço da Faculdade de Medicina da Universidade de São Paulo (FMUSP). Coordenador do Serviço de Cirurgia de Cabeça e Pescoço do Instituto do Câncer do Estado de São Paulo "Octavio Frias de Oliveira" do Hospital das Clínicas da Faculdade de Medicina da Universidade de São Paulo (ICESP/HCFMUSP). Vice-Presidente da Sociedade Brasileira de Cirurgia de Cabeça e Pescoço (SBCCP).

### Marcos Angelo Almeida Demasi

Pesquisador da Faculdade de Medicina da Universidade de São Paulo (FMUSP). Doutor em Bioquímica, Departamento de Bioquímica, Instituto de Química da Universidade de São Paulo (IQ-USP).

### Marcos de Lima

Professor of Medicine, Ohio State University, and Director, Blood and Marrow Transplant and Cellular Therapy Program, The James Hospital, Columbus, Ohio, EUA.

### Marcos José Pereira Renni

Graduação em Medicina pela Fundação Técnico-Educacional Souza Marques (FTESM). Residência

Médica em Medicina Interna pelo Instituto Nacional de Assistência Médica da Previdência Social (INAMPS). Especialização em Cardiologia. Mestrado em Educação em Ciências e Saúde pela Universidade Federal do Rio de Janeiro (UFRJ). Doutorado em Medicina (Radiologia) pela UFRJ. Experiência Profissional em Câncer Associado à Trombose e Cardio-Oncologia. Pesquisador bolsista lotado na divisão de Pesquisa Clínica do Instituto Nacional do Câncer (INCA).

### Mari Cleide Sogayar
Professora Titular Sênior do Departamento de Bioquímica do Instituto de Química da Universidade de São Paulo (IQ-USP). Professora Titular do Departamento de Bioquímica do IQ-USP. Livre-Docente do Departamento de Bioquímica do IQ-USP. Professora Visitante no Dana Farber Cancer Institute, Harvard Medical School.

### Maria Aparecida Nagai
Doutora em Bioquímica pelo Instituto de Química da Universidade de São Paulo (IQ-USP). Professora Associada Sênior do Departamento de Radiologia e Oncologia da Faculdade de Medicina da Universidade de São Paulo (FMUSP).

### Maria Candida Barisson Villares Frangoso
Professora Livre-Docente Hospital das Clínicas da Faculdade de Medicina da Universidade de São Paulo (HCFMUSP). Chefe da Unidade de Suprarrenal da Disciplina de Endocriologia e Metabologia HCFMUSP. Endocrinologista Assistente da Clínica de Base do Instituto do Câncer do Estado de São Paulo "Octavio Frias de Oliveira" do Hospital das Clínicas da Faculdade de Medicina da Universidade de São Paulo (ICESP/ HCFMUSP). Médica Pesquisadora do Laboratório de Investigação Médica (LIM-42) pelo HCFMUSP.

### Maria Carolina Santos Mendes
Nutricionista e Pesquisadora Colaboradora do Laboratório de Oncologia Molecular do Departamento de Clínica Médica de Faculdade de Ciências Médicas da Universidade Estadual de Campinas (FCM-UNICAMP).

### Maria Carolina Strano Moraes
Bachalerado em Ciências Biológicas na Modalidade Médica pela Universidade Federal de São Paulo (UNIFESP). Doutorado em Ciências pelo programa de

Microbiologia, Imunologia e Parasitologia da UNIFESP. Pós-Doutorado pela Universidade de São Paulo (USP). Universidade Rockefeller, Nova York, EUA. Universidade de Nova Iorque (NYU), Nova York, EUA. Pesquisadora Assistente no Laboratório de Sistemas Oncológicos da Fundação Champalimaud, Lisboa, Portugal.

### Maria Cecília Mathias Machado
Graduada pela Escola Bahiana de Medicina e Saúde Pública (EBMSP). Residência de Clínica Médica no Hospital Santa Izabel da Santa Casa de Misericórdia da Bahia. Residente de Oncologia Clínica no Instituto do Câncer do Estado de São Paulo do Hospital das Clínicas da Universidade de São Paulo (ICESP/HCFMUSP).

### Maria Cristina Monteiro de Barros
Psicóloga. Mestre em Psicologia do Desenvolvimento. Especialista em Psicologia Transpessoal. Atuante na área de Psico-Oncologia, ministra cursos, palestras e realiza trabalho clínico em instituições de saúde e clínica privada. Vice-Presidente da Associação Luso Brasileira de Transpessoal (Alubrat). Representante da International Transpersonal Association (ITA) e da Asociación Iberoamericana de Transpersonal (ATI). Pesquisa a interface entre a espiritualidade e a saúde no Proser – Programa de Saúde, Espiritualidade e Religiosidade do Instituto de Psiquiatria do Hospital das Clínicas da Faculdade de Medicina da Universidade de São Paulo (IPQ-HC/ FMUSP). Candidata ao Doutorado.

### Maria Cristina Nunez Seiwald
Hematologista pela Universidade Federal de São Paulo (USP). Especialização em Onco-Hematologia e Transplante de Medula Óssea pelo Hospital Sírio-Libanês (HSL).

### Maria da Glória Bonfim Arruda
Médica Hematologista da Rede Oncologia D'Or. Especialista em Hematologia e Hemoterapia. Professora Associada de Medicina da Universidade Federal da Bahia (UFBA). Doutorado em Medicina pela UFBA. Membro do Comitê de Ética em Pesquisa do Hospital São Rafael.

### Maria Del Pilar Estevez Diz
Livre-Docente em Oncologia pela Faculdade de Medicina da Universidade de São Paulo (FMUSP).

Doutor em Ciências, Oncologia pela FMUSP. Diretora do Corpo Clínico do Instituto do Câncer do Estado de São Paulo "Octavio Frias de Oliveira" do Hospital das Clínicas da Faculdade de Medicina da Universidade de São Paulo (ICESP/HCFMUSP). Coordenadora da Oncologia Clínica do ICESP/HCFMUSP. Professora Colaboradora da Disciplina de Oncologia da FMUSP.

### Maria do Rosário André
Doutoranda da Faculdade de Ciências Médicas da Universidade Nova de Lisboa do Weill Cornell Medical College, Nova York, EUA. Residente de Oncologia do Instituto Português de Oncologia de Lisboa, Lisboa. Assistente em Genética, Faculdade de Ciências Médicas da Universidade Nova de Lisboa, Lisboa, Portugal.

### Maria Ignez Freitas Melro Braghiroli
Médica Oncologista Clínica formada pelo Instituto do Câncer do Estado de São Paulo "Octavio Frias de Oliveira" do Hospital das Clínicas da Faculdade de Medicina da Universidade de São Paulo (ICESP/HCFMUSP). Especialização em tumores gastrointestinais pelo Memorial Sloan Kettering (MSRCC). Médica Titular da Rede D'Or-SP e no ICESP/HCFMUSP.

### Maria Isabel Doria Rossi
PhD. Professor Adjunto do Instituto de Ciências Biomédicas da Universidade Federal do Rio de Janeiro (ICB-UFRJ).

### Maria Isabel Waddington Achatz
Coordenadora da Unidade de Oncogenética do Hospital Sírio-Libanês (HSL). Investigadora Adjunta do Clinical Genetics Brach, Division of Cancer Epidemiology and Genetics, National Cancer Institute, National Institutes of Health, EUA. Graduada em Medicina pela Faculdade de Medicina do ABC (FMABC). Especialista em genética pela Sociedade Brasileira de Genética Médica (SBGM). Mestrado em Oncologia pela Fundação Antônio Prudente do Hospital A. C. Camargo Cancer Center (FAP). Doutorado em Oncologia pela Faculdade de Medicina da Universidade de São Paulo (FMUSP).

### Maria Lúcia Zaidan Dagli
Graduação em Medicina Veterinária pela Universidade de São Paulo (USP). Residente em Anatomia Patológica pelo Hospital Veterinário da Faculdade de Medicina Veterinária e Zootecnia da Universidade de São Paulo (HOVET – FMVZ-USP). Mestrado e Doutorado em

Patologia Experimental e Comparada pela USP. Pós-Doutoramento na International Agency for Research on Cancer (IARC – WHO), em Lyon, França. Realizou concurso de Livre-Docência na FMVZ-USP. Professora Titular da FMVZ-USP. Tem experiência na área de Medicina Veterinária, com ênfase em Patologia Animal. Ex-Presidente da Associação Latinoamericana de Patologia Toxicológica e Experimental (ALAPTE). Fundadora e Presidente da Associação Brasileira de Oncologia Veterinária, (ABROVET). Coordenadora do Núcleo de Apoio a Pesquisa em Oncologia Veterinária (NAP-ONCOVET). Presidente e Vice-Presidente da Comissão de Pós-Graduação do Programa de Pós-Graduação Interunidades em Biotecnologia. Membro do Painel de Experts do Research Institute for Fragrance Materials (RIFM). Membro e Presidente Substituta da Comissão Técnica Nacional de Biossegurança (CTN-Bio). Membro da Coordenação de Área de Agronomia e Veterinária (II) da Fundação de Amparo à Pesquisa do Estado de São Paulo (FAPESP). Presidente da Comissão de Graduação da FMVZ-USP.

### Maria Manuela Ferreira Alves de Almeida
Gerente do Serviço de Nutrição e Dietética do Instituto do Câncer do Estado de São Paulo "Octavio Frias de Oliveira" do Hospital das Clínicas da Faculdade de Medicina da Universidade de São Paulo (ICESP/HCFMUSP). Especialista em Nutrição Clinica (ASBRAN). Especialização em Gestão da Política Nacional de Alimentação e Nutrição e em Atendimento Nutricional.

### Maria Tereza Bonanomi
Doutora em Medicina. Médica do Setor de Retina e de Oncologia Ocular do Departamento de Oftalmologia do Hospital das Clínicas da Faculdade de Medicina da Universidade de São Paulo (HCFMUSP).

### Mariana de Paiva
Médica Oncologista do Instituto do Câncer do Estado de São Paulo do Hospital das Clínicas da Faculdade de Medicina da Universidade de São Paulo (ICESP/HCFMUSP) e da Oncologia D'Or – São Paulo.

### Mariana Petaccia de Macedo
Médica Patologista com ênfase em patologia molecular na Rede D'Or - São Paulo. *Visiting Scientist/ Research Fellowship* no MD Anderson Cancer Center

Texas (2015-2016) com ênfase em patologia molecular e Melanoma. Doutorado em Oncologia com ênfase em Patologia Molecular pela Fundação Antonio Prudente/A.C.Camargo Cancer Center-SP. Especialização em Patologia Oncológica pelo A.C.Camargo Cancer Center.

### Marina Artimonte Farjallat
Graduação em Medicina pela Faculdade de Medicina da Universidade de São Paulo. Médica Cirurgiã Vascular do Hospital Sírio-Libanês (HSL).

### Marina Gabrielle Epstein
Graduação em Medicina pela Universidade Cidade de São Paulo (UNICID). Residência Médica em Cirurgia Geral e Videolaparoscopia pela Universidade de Santo Amaro (UNISA). Cirurgia Geral, Videolaparoscopia, Proctologia e Cirurgia Robótica no Hospital Israelita Albert Einstein (HIAE) e no Hospital Samaritano de São Paulo.

### Marina Trombetta Lima
Pesquisadora de Pós-Doutorado do Departamento de Farmacologia Molecular da Universidade de Groningen, Holanda. Pesquisadora de Pós-Doutorado do Departamento de Clínica Médica da Faculdade de Medicina da Universidade de São Paulo (FMUSP). Doutora pelo Departamento de Bioquímica do Instituto de Química da Universidade de São Paulo (IQ-USP). Bacharel em Química e Ciências Moleculares pela Universidade de São Paulo (USP).

### Marília Meira Dias
Especialista em Biotecnologia do Laboratório Nacional de Biociências do Centro Nacional de Pesquisa em Energia e Materiais (CNPEM).

### Marília Polo Mingueti e Silva
Aluna de pós graduação da Faculdade Medicina Universidade São Paulo (FMUSP), Oncologia Clínica.

### Marinilce Fagundes dos Santos
Professora Titular do Departamento de Biologia Celular e do Desenvolvimento do Instituto de Ciências Biomédicas, Universidade de São Paulo (USP).

### Markus Gifoni
Oncologista Clínico. Mestre em Farmacologia pela Universidade Federal do Ceará (UFC). Doutor em Oncologia pelo A. C. Camargo Cancer Center. Professor Coordenador da disciplina de Oncologia da Faculdade de Medicina da Universidade Federal do Ceará (FM-UFC).

### Mateus Prates Mori
Doutor em Bioquímica pelo Instituto de Química da Universidade de São Paulo (IQ-USP). Pós-Doutorado em Bioquímica pelo IQ-USP. *Postdoctoral Visiting Fellow* no National Heart, Lung and Blood Institute – National Institutes os Health, Bethesda – MD, EUA.

### Mateus Trinconi Cunha
Residência Médica em Cancerologia Clínica.

### Maria Rita Dionísio
Médica Oncologista do Instituto Português de Oncologia de Lisboa, Lisboa. Doutoranda do Programa de Educação Médica Avançada pela Fundação Calouste Gulbenkian e Champalimaud do Weill Cornell Medical College, Nova York, EUA.

### Marília Brescia
Médica Assistente da Disciplina de Cirurgia de Cabeça e Pescoço do Hospital das Clínicas da Faculdade de Medicina da Universidade de São Paulo (HCFMUSP). Doutora em Ciências pela Faculdade de Medicina da Universidade de São Paulo (FMUSP). Pós-Doutoranda pela FMUSP. Membro Titular do Colégio Brasileiro de Cirurgiões (CBC). Membro Efetivo da Sociedade Brasileira de Cirurgia de Cabeça e Pescoço (SBCCP).

### Matheus dos Santos Ferla
Graduação em Medicina pela Universidade Federal de Pelotas (UFPel). Residência Médica em Medicina Interna pelo Hospital de Clínicas de Porto Alegre e em Oncologia Clínica pelo Hospital Mãe de Deus. Membro do Corpo Clínico do Hospital São Lucas da Pontifícia Universidade Católica do Rio Grande do Sul (PUCRS) e do Hospital Moinhos de Vento. Preceptor do Programa de Residência Médica em Oncologia Clínica do Hospital São Lucas da PUCRS e Pesquisador em Oncologia no CPO/PUCRS.

### Maurício Baptista Pereira
Médico Residente em Oncologia Clínica do Instituto do Câncer do Estado de São Paulo do Hospital das

Clínicas da Faculdade de Medicina da Universidade de São Paulo (ICESP/HCFMUSP).

### Maurício Simões Abrão

Professor Associado e Coordenador do Setor de Endometriose do Departamento de Obstetrícia e Ginecologia da Faculdade de Medicina da Universidade de São Paulo (FMUSP). Coordenador do Serviço de Ginecologia do Hospital BP – A Beneficiência Portuguesa de São Paulo. Secretary – Treasure, AAGL. Editor in Chief, JEPPD – Journal of Endometriosis and Pelvic Pain Disorders.

### Mauro César Cafundó de Morais

Pesquisador de Pós-Doutorado no Centro de Pesquisa Translacional em Oncologia Instituto do Câncer do Estado de São Paulo "Octavio Frias de Oliveira" do Hospital das Clínicas da Faculdade de Medicina da Universidade de São Paulo (ICESP/HCFMUSP). Doutor pelo programa de pós-graduação em Biociências e Biotecnologia Aplicadas à Farmácia pela Faculdade de Ciências Farmacêuticas de Araraquara (FCFAr) da Universidade Estadual Paulista (UNESP).

### Miguel Srougi

Professor Titular da Disciplina de Urologia da Faculdade de Medicina da Universidade de São Paulo (FMUSP). Chefe da Divisão de Urologia do Hospital das Clínicas da Faculdade de Medicina da Universidade de São Paulo (HCFMUSP). Chefe do Instituto da Próstata do Hospital Alemão Oswaldo Cruz (HAOC).

### Milena Perez Mak

Doutora em Ciências pela Faculdade de Medicina da Universidade de São Paulo (FMUSP). Oncologista Clínica do Grupo de Oncologia Torácica e Câncer de Cabeça e Pescoço do Instituto do Câncer do Estado de São Paulo "Octavio Frias de Oliveira" do Hospital das Clínicas da Faculdade de Medicina da Universidade de São Paulo (ICESP/HCFMUSP). Médica do Núcleo de Pesquisa do ICESP/HCFMUSP. Oncologista da Oncologia D'Or.

### Mirella Nardo

Formada pela Faculdade de Medicina de Ribeirão Preto da Universidade de São Paulo (FMRP-USP). Título em Clínica Médica pelo Hospital das Clínicas da Faculdade de Medicina da Universidade de São Paulo (HCFMUSP) e Oncologia Clínica pelo Instituto do Câncer do Estado de São Paulo "Octavio Frias de Oliveira" do Hospital das Clínicas da Faculdade de Medicina da Universidade de São Paulo (ICESP/HCFMUSP). Médica do Grupo de Sarcoma e Melanoma do ICESP/HCFMUSP e médica assistente da equipe do Dr. Paulo Hoff na Rede D'Or.

### Miriam B. F. Werneck

Graduação em Ciências Biológicas na Modalidade Médica pelo Instituto de Ciências Biomédicas da Universidade Federal do Rio de Janeiro (ICB-UFRJ). Mestrado em Ciências Biológicas (Biofísica) pelo Instituto de Biofísica Carlos Chagas Filho da UFRJ. Doutorado em Imunologia pela Graduate School of Arts and Sciences da Harvard University. Pós-Doutoramento na University of California em San Diego, e em projeto colaborativo entre o Instituto Nacional de Câncer (INCA) e o Instituto Oswaldo Cruz (IOC). Professor Adjunto A do Instituto de Biofísica Carlos Chagas Filho, na UFRJ. Membro integrante do Laboratório de Inflamação no IBCCF, UFRJ. Credenciada no Programa de Mestrado Profissional em Ciências Biológicas (Biofísica).

### Nadja Cristhina de Souza Pinto

Mestre em Bioquímica pela Universidade Estadual de Campinas (UNICAMP). Doutora em Biologia Molecular pela Universidade Federal de São Paulo (UNIFESP). Pós-Doutorado no National Institute on Aging – National Institutes of Health, Baltimore – MD, EUA. Livre-Docente e Professora Associada de Bioquímica do Instituto de Química da Universidade de São Paulo (IQ-USP).

### Nelson Hamershlak

Professor Livre-Docente pela Faculdade de Medicina da Universidade de São Paulo (FMUSP). Coordenador do Programa de Hematologia e Transplantes de Medula Óssea do Hospital Israelita Albert Einstein (HIAE). Presidente da Sociedade Brasileira de Transplantes de Medula Óssea (SBTMO).

### Nestor de Barros

Médico Radiologista do Grupo de Imagem Mamária do Instituto de Radiologia do Hospital das Clínicas da Faculdade de Medicina da USP (InRad-HCFMUSP).

### Niels Olsen Câmara

Membro Titular Eleito da Arquivos Brasileiros de Cardiologia (ABC). Membro Titular da Academia de Ciências do Estado de São Paulo (ACIESP). Professor Titular do Departamento de Imunologia do Instituto de Ciências Biomédicas da Universidade de São Paulo (ICB-USP). Professor Associado do Departamento de Imunologia do ICB-USP. Livre-Docente pela Universidade Federal de São Paulo (UNIFESP). Professor Doutor do Departamento de Imunologia do ICB-USP. Pós-Doutorado pelo Imperial College London, ICL, Reino Unido. Doutorado em Medicina (Nefrologia) pela UNIFESP. Aperfeiçoamento em Transplante Renal e Imunologia Clínica pelo Département d'Immunologie, Faculté de Médecine de Tours, França. Bolsista do Pasteur Mérieux e da Sociedade Brasileira de Nefrologia, PM-SBN, França. Mestrado em Medicina (Nefrologia) pela UNIFESP. Aperfeiçoamento em Transplante Renal Experimental no Laboratory for Transplantation Immunology pela Stanford University, EUA. Graduação em Medicina pela Universidade Federal do Ceará (UFC).

### Nivaldo Farias Vieira

Oncologista Clínico. Doutor em Medicina pela Faculdade de Medicina de Ribeirão Preto da Universidade de São Paulo (FMRP-USP).

### Olavo Feher

Médico Oncologista do Instituto do Câncer do Estado de São Paulo "Octavio Frias de Oliveira" do Hospital das Clínicas da Faculdade de Medicina da Universidade de São Paulo (ICESP-HCFMUSP).

### Olavo Pires de Camargo

Professor Titular e Chefe do Departamento de Ortopedia e Traumatologia do Hospital das Clínicas da Faculdade de Medicina da Universidade de São Paulo (IOT-HCFMUSP). Chefe da Disciplina de Ortopedia Geral do IOT-HCFMUSP.

### Omar Lupi

Professor Associado de Dermatologia da Universidade Federal do Estado do Rio de Janeiro (UNIRIO). Professor Titular do Curso de Pós-Graduação em Dermatologia da Policlínica Geral do Rio de Janeiro (PGRJ). Docente Permanente do curso de Pós-Graduação em Clínica Médica da Universidade Federal do Rio de Janeiro (UFRJ). Vice-Presidente do Colégio Ibero-Latinoamericano de Dermatologia (CILAD). *Board Member* da International League of Dermatological Societies (ILDS). Membro Titular da Academia Nacional de Medicina (ANM).

### Óren Smaletz

Oncologista Clínico do Centro de Oncologia e Hematologia do Hospital Israelita Albert Einstein (HIAE). Ex-*Clinical Fellow* de Oncologia Clínica e Hematologia do Memorial Sloan-Kettering Cancer Center.

### Paula A. Ugalde

Cirurgiã Torácica e Diretora do Programa de Pesquisa em Cirurgia Torácica do Institut Universitaire de Cardiologie et Pneumologie, Quebec, Canadá. Professora Assistente na Université Laval, Quebec, Canadá. Graduação em Medicina pela Universidade Federal da Bahia (UFBA). Residência em Cirurgia Geral pelo Hospital Santo Antônio. Residência em Cirurgia Torácia pela Santa Casa de Misericórdia de Porto Alegre. Especialista em Cirurgia Torácica pela Sociedade Brasileira de Cirurgia Torácica (SBCT). Mestrado em Medicina e Saúde pela Universidade Federal da Bahia (UFBA). Especialização em Cirurgia Torácica Oncológica na Université de Montréal (Montreal-Canadá). Pós-Graduada em Cirurgia Torácica pelo Centre de Pneumologie et de Chirurgie Thoracique da Université Laval (Quebec-Canadá). *Fellowship* em Cirurgia Minimamente Invasiva pela University of Pittsburgh Medical Center Heart, Lung & Esophageal Surgery Institute, EUA. Cirurgiã Torácica no Hospital Santa Izabel (BA), no Hospital Aliança (BA) e no Hospital Jorge Valente (BA). Professora no Curso de Medicina da Faculdade de Tecnologia e Ciências (FTC). Preceptora da Residência de Cirurgia Geral do Hospital Roberto Santos. Coordenadora de Pesquisa em Oncologia Torácica no Institut Universitaire de Cardiologie et de Pneumologie de Quebec, Canadá.

### Paula de Oliveira Pádua Prestes

Hematologista formada pelo Hospital das Clínicas da Faculdade de Medicina da Universidade de São Paulo (HCFMUSP). Parte do Corpo Clínico do Hospital Nove de Julho e do Centro Paulista de Oncologia (Grupo Oncoclínicas).

**Patrícia Ashton-Prolla**
Médica Geneticista. Membro titular da Sociedade Brasileira de Genética Médica (SBGM). Professora Associada do Departamento de Genética da Universidade Federal do Rio Grande do Sul (UFRGS). Coordenadora do Grupo de Pesquisa e Pós-Graduação do Hospital das Clínicas de Porto Alegre (HCPA).

**Patricia Chakur Brum**
Professora Titular de Fisiologia da Atividade Motora da Escola de Educação Física e Esporte da Universidade de São Paulo (EEFEUSP). Coordenadora do Laboratório de Fisiologia Celular e Molecular do Exercício da EEFEUSP. Pós-doutora em Fisiologia Celular e Molecular pela Stanford University, Califórnia, EUA. Estágio sabático na Universidade Norueguesa de Ciência e Tecnologia, Trondheim, Noruega.

**Patricia T. Bozza**
Graduação em Medicina pela Faculdade de Ciências Médicas da Universidade do Estado do Rio de Janeiro (UNIRIO). Doutor em Ciências (concentração em Farmacologia) pelo Programa de Biologia Celular e Molecular do Instituto Oswaldo Cruz (IOC). Nomeada *Pew Latin American Fellow*. Pós-Doutorado no Beth Israel Hospital, Harvard Medical School. Pesquisadora titular do IOC. Pesquisadora 1 A do Conselho Nacional de Desenvolvimento Científico e Tecnológico (CNPq). Membro da Academia Brasileira de Ciências (ABC). *International Scholar* do Howard Hughes Medical Institute. Ex-Coordenadora do Comitê Brasileiro do Programa Pew em Ciências Biomédicas.

**Paulo Alexandre Ribeiro Mora**
Diretor do Instituto Nacional de Câncer (INCA) – HCII. Oncologista Clínico do Américas Oncologia. Mestre em Saúde Pública em Epidemiologia pelo Instituto de Estudos em Saúde Coletiva da Universidade Federal do Rio de Janeiro (IESC/UFRJ). Doutorando pela Universidade Federal Fluminense (UFF).

**Paulo Herman**
Professor Associado Nível 3 do Departamento de Gastroenterologia da Faculdade de Medicina da Universidade de São Paulo (FMUSP). Professor Livre-Docente da Disciplina de Cirurgia do Aparelho Digestivo do Departamento de Gastroenterologia da FMUSP. Possui doutorado em Medicina de Cirurgia do Aparelho Diges-tivo pela Universidade de São Paulo (USP). Livre-Docência em Cirurgia do Aparelho Digestivo. Diretor do Serviço de Cirurgia do Fígado do Hospital das Clínicas da Faculdade de Medicina da Universidade de São Paulo (HCFMUSP). Experiência na área de Medicina, com ênfase em Cirurgia Gastroenterológica. Membro do Conselho do Departamento de Gastroenterologia da FMUSP. Coordenador de Ensino de Graduação na Disciplina de Cirurgia do Aparelho Digestivo da FMUSP. Representante do Departamento de Gastroenterologia junto à Comissão de Graduação da FMUSP.

**Paulo Hilário Nascimento Saldiva**
Professor Titular do Departamento de Patologia da Faculdade de Medicina da Universidade de São Paulo (FMUSP). Membro Titular da Academia Nacional de Medicina e da Academia Brasileira de Ciências. Ex-Diretor do Instituto de Estudos Avançados (IEA-USP). Membro do Comitê Científico da Organização Meteorológica para temas de Clima e Saúde. Presidente do Comitê de Pesquisa da FMUSP. Membro do Conselho Científico do Comitê da Escola de Saúde Pública da Harvard University, EUA. Membro do Comitê de Qualidade do Ar da Organização Mundial de Saúde (OMS). Membro do painel do International Agency for Research on Cancer (IARC) que avaliou a carcinogenicidade da poluição do ar ambiente. Coordenador do Instituto Nacional de Análise Integrada de Risco Ambiental do CNPq e do Núcleo de Pesquisa em Autópsia e Imagenologia (NUPAI-FMUSP).

**Paulo Roberto Stevanato Filho**
Titular do Núcleo de Tumores Colorretais e Sarcoma do Hospital A. C. Camargo Cancer Center. Doutorado em Oncologia pela Fundação Antônio Prudente do Hospital A. C. Camargo Cancer Center (FAP). Presidente da Sociedade Brasileira de Cirurgia Oncológica (SBCO). Coordenador do Programa de Residência em Cirurgia Oncológica do Hospital A. C. Camargo Cancer Center.

**Paulo Taufi Maluf Junior**
Professor Livre-Docente em Pediatria pela Faculdade de Medicina da Universidade de São Paulo (FMUSP). Professor Honoris Causa da Faculdade de Medicina de Nova Iguaçu, RJ. Médico Assistente da Unidade de Onco/Hematologia do Instituto da Criança e do Adolescente do Hospital das Clínicas (Icr-HCFMUSP).

Pediatra do Centro de Oncologia do Hospital Sírio-Libanês (HSL). Consultor em Onco/Hematologia Pediátrica do Hospital Nove de Julho de São Paulo.

### Pedro Averbach
Residente de Coloproctologia do Hospital das Clínicas da Faculdade de Medicina da Universidade de São Paulo (HCFMUSP).

### Pedro Galvão Freire
Clínica Médica com ênfase em Oncologia Clínica, Imunologia e Cuidados Paliativos pela Universidade Federal de Pernambuco (UFPE).

### Pedro Henrique Cunha Leite
Cirurgião Torácico. *Fellow* de Cirurgia Torácica Oncológica do Instituto do Câncer do Estado de São Paulo "Octavio Frias de Oliveira" do Hospital das Clínicas da Faculdade de Medicina da Universidade de São Paulo (ICESP/HCFMUSP).

### Pedro Henrique Shimiti Hashizume
Graduação em Medicina pela Faculdade de Medicina da Universidade de São Paulo (FMUSP). Residência Médica em Clínica Médica pelo Hospital das Clínicas da Faculdade de Medicina da USP (HCFMUSP). Residência Médica em Oncologia Clínica pelo Instituto do Câncer do Estado de São Paulo da Faculdade de Medicina da USP (ICESP).

### Pedro Henrique Xavier Nabuco de Araujo
Cirurgião Torácico do Instituto do Câncer do Estado de São Paulo "Octavio Frias de Oliveira" do Hospital das Clínicas da Faculdade de Medicina da Universidade de São Paulo (ICESP/HCFMUSP). Professor Associado do Departamento de Cardiopneumologia da Faculdade de Medicina da Universidade de São Paulo (FMUSP).

### Pedro Popoutchi
Doutor em Ciências da Saúde pelo Instituto de Ensino e Pesquisa do Hospital Sírio-Libanês (HSL). Titular da Sociedade Brasileira de Coloproctologia (SBCP). Cirurgião e Colonoscopista do HSL e do Hospital Alemão Oswaldo Cruz (HAOC).

### Rachel Jorge Dino Cossetti Leal
Médica Oncologista do UDI Hospital – Rede D'Or-São Luiz e do Hospital do Câncer Aldenora Bello.

Residência em Cancerologia Clínica pelo Hospital Sírio-Libanês (HSL). Especialização em Câncer de Mama pela BC Cancer Agency, Vancouver, Canadá. Mestre em Saúde da Família pela Fundação Oswaldo Cruz-Universidade Federal do Maranhão (FIOCRUZ-UFMA). Idealizadora da Campanha Março Lilás de Concientização e Combate ao Câncer de Colo de Útero.

### Rachel Simões Pimenta Riechelmann
Diretora do Departamento de Oncologia Clínica do Hospital A. C. Camargo Cancer Center. Pesquisadora e Orientadora de Pós-graduação *stricto sensu* em Oncologia pela Fundação Antônio Prudente do Hospital A. C. Camargo Cancer Center (FAP). Diretora do Grupo Brasileiro de Tumores Gastrointestinais (GTG). Orientadora de Pós-Graduação *stricto sensu* da Disciplina de Oncologia pela Faculdade de Medicina da Universidade de São Paulo (FMUSP). Membro do Conselho Científico da Sociedade Europeia de Tumores Neuroendócrinos. Doutorado em Medicina pela Universidade Federal de São Paulo (UNIFESP). Ex-*Clinical Research Fellow*, Princess Margaret Hospital - University of Toronto, Canadá.

### Radovan Borojevic
PhD. Professor Emérito da Universidade Federal do Rio de Janeiro (UFRJ) do Centro de Medicina Regenerativa da Faculdade de Medicina de Petrópolis (FMPFASE).

### Rafael Ferreira Coelho
Doutorado em Urologia pelo Hospital das Clínicas da Faculdade de Medicina da Universidade de São Paulo (HCFMUSP). Graduação em Medicina pela FMUSP. Residência médica em Cirurgia Geral e em Urologia pela mesma instituição. Coordenador Médico da Clínica Urológica Instituto do Câncer do Estado de São Paulo "Octavio Frias de Oliveira" do Hospital das Clínicas da Faculdade de Medicina da Universidade de São Paulo (ICESP/HCFMUSP), com ênfase em Uro-Oncologia.

### Rafael Franco Duarte Brito
Residente de Oncologia Clínica do Instituto do Câncer do Estado de São Paulo "Octavio Frias de Oliveira" do Hospital das Clínicas da Faculdade de Medicina da Universidade de São Paulo (ICESP/HCFMUSP). Pós-Graduando em Oncologia de Precisão pelo Hospital Israelita Albert Einstein (HIAE). Especialista em Clínica Médica pelo Hospital das Clínicas da Faculdade de Medicina da Universidade de São Paulo (HCFMUSP).

Rafael Henriques Jácomo
Professor Adjunto de Hematologia da Faculdade de Medicina da Universidade de Brasília (UnB).

Rafael Linden
Graduado em Medicina e Doutor em Ciências Biológicas, ambos pela Universidade Federal do Rio de Janeiro (UFRJ). Pós-Doutorado na University of Oxford. Professor Titular da UFRJ. Chefe do Laboratório de Neurogênese e Ex-Diretor do Instituto de Biofísica da UFRJ. Membro da Rede Nacional de Especialistas em Terapias Avançadas (Reneta) da Agência Nacional de Vigilância Sanitária (ANVISA). Pesquisador 1A do Conselho Nacional de Desenvolvimento Científico e Tecnológico (CNPq). Membro Titular da Academia Brasileira de Ciências (ABC) e da Academia de Medicina do Estado do Rio de Janeiro (ACAMERJ). Membro do Corpo Editorial dos periódicos *Frontiers in Neuroscience*, *IBRO Reports*, *PLoS One* e do Conselho Editorial da Editora FIOCRUZ. *Fellow* da John Simon Guggenheim Foundation. Recebeu da Sociedade Brasileira de Neurociências e Comportamento (SBNeC) o Prêmio Cesar Timo-Iaria e foi condecorado pela Presidência da República com a Comenda e a Grã-Cruz da Ordem Nacional do Mérito Científico.

Rafael Loch Batista
Graduação em Medicina pela Universidade Federal de Santa Maria (UFSM). Residência Médica em Clínica Médica e em Endocrinologia e Metabologia na Fundação Faculdade Federal de Ciências Médicas de Porto Alegre (UFCSPA). Médico Assistente de Clínica Médica do Instituto de Psiquiatria do Hospital das Clínicas da Universidade de São Paulo (IPq-USP) e do Instituto do Câncer do Estado de São Paulo "Octavio Frias de Oliveira" do Hospital das Clínicas da Faculdade de Medicina da Universidade de São Paulo (ICESP/HCFMUSP). Doutor em Endocrinologia pela Universidade de São Paulo (USP). Pós-Doutorado no McKusick-Nathans Institute of Genetic Medicine (Johns Hopkins University, Baltimore, MD, EUA). Médico Assistente do ambulatório de tumores hipofisários não funcionantes da unidade de Neuroendocrinologia do Hospital das Clínicas da Faculdade de Medicina da Universidade de São Paulo (HCFMUSP) e da unidade de endocrinologia do ICESP/HCFMUSP.

Raphael Martus Marcon
Livre-Docente pela Faculdade de Medicina da Universidade de São Paulo (FMUSP). Professor Colaborador da FMUSP. Chefe do Grupo de Coluna – Deformidades – do Instituto de Ortopedia e Traumatologia do Hospital das Clínicas da Faculdade de Medicina da Universidade de São Paulo (HCFMUSP).

Raquel Baptista Pio
Experiência e interesse na área de pesquisa das ciências da saúde, com ênfase na medicina.

Raquel Soares Jallad
Médica Assistente da Unidade de Neuroendocrinologia da Disciplina de Endocrinologia e Metabologia do Departamento de Clínica Médica do Hospital das Clínicas da Faculdade de Medicina da Universidade de São Paulo (HC/FMUSP). Médica-Pesquisadora do Laboratório de Endocrinologia Celular e Molecular LIM-25 da Faculdade de Medicina da Universidade de São Paulo (FMUSP). Doutora em Endocrinologia e Metabologia pela FMUSP. Pós-Doutorado em Endocrinologia e Metabologia pela FMUSP.

Raul Cutait
Graduação em Medicina pela Faculdade de Medicina da Universidade de São Paulo (FMUSP). Residência em Cirurgia Geral e Digestiva no Hospital das Clínicas da Faculdade de Medicina da Universidade de São Paulo (HCFMUSP). Mestrado em Cirurgia pela FMUSP e Doutorado pela FMUSP. *Fellow* do Maryland. *Fellow* do NSKCC. *Fellow* da ASCRS. Livre-Docência em Cirurgia. Professor Associado da FMUSP. Médico Assistente do Hospital Sírio-Libanês (HSL). Médico do HCFMUSP. Médico Assistente do Hospital Brigadeiro. Membro da Fundação Mario Covas. Presidente do Instituto para o Desenvolvimento da Saúde.

Raymundo Soares de Azevedo Neto
Professor Associado do Departamento de Patologia da Faculdade de Medicina da Universidade de São Paulo (FMUSP). Prefeito do Quadrilátero da Saúde & Direito da Universidade de São Paulo (PUSP-QSD). Responsável pelas disciplinas de Patometria, Metodologia em Pesquisa Clínica, Informática Médica e Telemedicina na FMUSP.

### Raphael Costa Bandeira de Melo

Possui graduação em Medicina pela Universidade Federal da Bahia (UFBA). Residência em Clínica Médica pela Universidade Federal de São Paulo (UNIFESP). Residência em Hematologia e Hemoterapia pela Universidade de São Paulo (USP).

### Regina Bitelli Medeiros

Professora da Escola Paulista de Medicina da Universidade Federal do Estado de São Paulo (EPM-UNIFESP) em atividades de formação profissional na área de Física Médica. Professora orientadora do Programa de Pós-Graduação da disciplina de Cardiologia da EPM-UNIFESP. Especialista em Física de Radiodiagnóstico pela Associação Brasileira de Física Médica (ABFM) e Supervisora de Proteção Radiológica pela Comissão Nacional de Energia Nuclear.

### Regina Matsunaga Martin

Responsável pela Unidade de Doenças Osteometabólicas do Serviço de Endocrinologia e Metabologia do Hospital das Clínicas da Faculdade de Medicina da Universidade de São Paulo (HCFMUSP). Doutorado em Medicina na área de Endocrinologia e Metabologia pelo HCFMUSP. Residência em Endocrinologia e Metabologia pelo HCFMUSP.

### Régis Otaviano

Médico Radiologista do Departamento de Imagem do Instituto do Câncer do Estado de São Paulo "Octavio Frias de Oliveira" do Hospital das Clínicas da Faculdade de Medicina da Universidade de São Paulo (ICESP-HCFMUSP).

### Renata Cangussu

Médica Oncologista da Oncologia D'Or – Salvador, Bahia.

### Renata D'Alpino Peixoto

Médica Oncologista do Grupo Oncoclínicas – São Paulo. *Fellowship* em Tumores Gastrointestinais pelo BC Cancer Agency, Vancouver, Canadá, 2012. Coordenadora Nacional dos Tumores Gastrointestinais e Neuroendócrinos do Grupo Oncoclínicas.

### Renata de Freitas Saito

Graduação em Bacharel em Biotecnologia pela Universidade Estadual Paulista "Júlio de Mesquita Filho" (UNESP). Mestrado em Oncologia pela Fundação Antônio Prudente do Hospital A. C. Camargo Cancer Center (FAP) e doutorado em Oncologia pela Universidade de São Paulo (USP). Pesquisadora científica do Instituto do Câncer do Estado de São Paulo "Octavio Frias de Oliveira" do Hospital das Clínicas da Faculdade de Medicina da Universidade de São Paulo (ICESP/HCFMUSP).

### Renata Ferrarotto

Oncologista do M.D. Anderson Cancer Center da Universidade do Texas, Houston, EUA. Ex-Residente em Oncologia Clínica do Hospital Sírio-Libanês (HSL).

### Renata Ramalho Oliveira

Bacharel em Bioquímica pela Universidade Federal de Viçosa (UFV). Doutor em Oncologia pelo Instituto Nacional de Câncer (INCA). Pós-Doutorado pelo Programa de Imunologia e Biologia Tumoral do INCA.

### Renata Reis Figueiredo

Graduação em Medicina pela Universidade Federal de Sergipe (UFS). Especialização em Oncologia Clínica pela Hospital Sírio-Libanês (HSL). Especialização em Medicina Paliativa pelo Instituto Paliar. Residência Médica pelo Instituto Brasileiro de Controle do Câncer (IBCC). Residência-médica pela Hospital Municipal Cármino Caricchio.

### Renato Heidor

Farmacêutico-Bioquímico. Mestre e Doutor em Ciência dos Alimentos, área Nutrição Experimental, pela Faculdade de Ciências Farmacêuticas da Universidade de São Paulo (FCF-USP). Especialista do Laboratório de Dieta, Nutrição e Câncer do Departamento da Alimentos e Nutrição Experimental da FCF-USP. Estágio pesquisa na Universitätsmedizin Mainz, Alemanha, para avaliação de stemness de culturas celulares de câncer de fígado humano.

### Renato Micelli Lupinacci

Professor Assistente do Serviço de Cirurgia Geral, Oncológica e Metabólica do Hospital Ambroise Paré – APHP Université Paris Saclay. Boulogne-Billancourt, France.

### Riad Naim Younes

Professor Livre-Docente da Faculdade de Medicina da Universidade de São Paulo (FMUSP). Professor Livre-Docente da Faculdade da Universidade Paulista (UNIP).

### Ricardo H. Bammann

Professor e Orientador do Programa de Pós-Graduação da Coordenadoria para o Controle de Doenças da Secretaria de Estado da Saúde de São Paulo. Médico Cirurgião do Instituto de Infectologia Emílio Ribas do Hospital das Clínicas da Faculdade de Medicina da Universidade de São Paulo (HCFMUSP).

### Ricardo Miguel

Médico Radiologista Intervencionista. Graduado pela Faculdade de Medicina da Universidade Federal de Minas Gerais (FM-UFMG). Residência em Clínica Médica pela Santa Casa-BH e em Radiologia e Diagnóstico por Imagem pela UFMG. Residência em Radiologia Intervencionista pela Universidade Louis Pasteur de Estrasburgo, França. Mestre em Ciências da Saúde pela FM-UFMG. MBA/Gestão Empresarial em Saúde pela Fundação Getulio Vargas (FGV). Doutor e Pós-Doutor em Radiologia pelo Instituto de Radiologia do Hospital das Clínicas da Faculdade de Medicina da Universidade de São Paulo (InRad/HCFMUSP). Especialista em Radiologia Intervencionista pela Cardiovascular and Interventional Radiology Society of Europe (CIRSE/EBIR). Especialista do Colégio Brasileiro de Radiologia (CBR), da Sociedade Brasileira de Radiologia Intervencionista e Cirurgia Endovascular (SOBRICE). Membro Titular da Sociedade Paulista de Radiologia (SPR). Trabalha no Instituto do Câncer do Estado de São Paulo "Octavio Frias de Oliveira" do Hospital das Clínicas da Faculdade de Medicina da Universidade de São Paulo (ICESP/HCFMUSP). Integra linhas de pesquisa no ICESP e no InRad/HCFMUSP. Experiência na área de Radiologia Clínica.

### Ricardo Mingarini Terra

Cirurgião torácico do Instituto do Câncer do Estado de São Paulo "Octavio Frias de Oliveira" do Hospital das Clínicas da Faculdade de Medicina da Universidade de São Paulo (ICESP/HCFMUSP). Professor Associado do Departamento de Cardiopneumologia da Faculdade de Medicina da Universidade de São Paulo (FMUSP).

### Ricardo Rodrigues Giorgi

Doutor em Ciências pelo Laboratório de Investigação Médica em Patogênese e Terapia dirigida em Onco-Imuno-Hematologia (LIM/31) do Departamento de Hematologia do Hospital das Clínicas da Faculdade de Medicina da Universidade de São Paulo (HCFMUSP).

### Rita de Cássia Macieira

Psicóloga e Psico-Oncologista com Conhecimentos Específicos pela Sociedade Brasileira de Psico-Oncologia (SBPO). Mestre em Saúde Materno-Infantil pela Faculdade de Medicina da Universidade Santo Amaro (UNISA). Presidente Nacional da Sociedade Brasileira de Psico-Oncologia (SBPO). Professora de Pós-Graduação em Psicologia Junguiana e em Psicossomática do Instituto Junguiano de Ensino e Pesquisa (IJEP).

### Roberto Araujo Segreto

Professor associado livre docente do Departamento de Oncologia Clínica e Experimental do setor de Radioterapia da Escola Paulista de Medicina da Universidade Federal de São Paulo (UNIFESP/EPM). Médico assistente do Hospital Alemão Oswaldo Cruz e Hospital Israelita Albert Einstein (HIAE).

### Roberto de Almeida Gil

Graduação em Medicina pela Universidade Gama Filho (UGF). Residência Médica em Oncologia Clínica pelo Instituto Nacional do Câncer (INCA). Membro da Sociedade Brasileira de Oncologia Clínicas (SBOC). Membro do American Society of Clinical Oncology. Membro da European Society of Medical Oncology. Ex-Presidente da SBOC. Membro fundador do Grupo Brasileiro de Tumores Gastrintestinais (GTG).

### Robson de Queiroz Monteiro

Graduado em Farmácia pela Universidade Federal do Rio de Janeiro (UFRJ). Mestrado e Doutorado em Química Biológica no Departamento de Bioquímica Médica da UFRJ. Professor Associado do Instituto de Bioquímica Médica da UFRJ. Chefia o Laboratório de Trombose e Câncer da UFRJ.

### Rodrigo A. S. Sardenberg

Especialista em Cirurgia Torácica pela Faculdade de Medicina da Universidade de São Paulo (FMUSP). Doutor em Ciências pela FMUSP. Membro da IASLC. Membro da Society of Thoracic Surgeons.

### Rodrigo Canellas

Graduação em Medicina pela Universidade Federal do Rio de Janeiro (UFRJ). Residente (R4) em Radiologia e Diagnóstico por Imagem no Instituto do Câncer do Estado de São Paulo "Octavio Frias de Oliveira" do Hospital das Clínicas da Faculdade de Medicina da Universidade de São Paulo (ICESP/HCFMUSP). Experiência na área de Medicina, com ênfase em Radiologia Médica.

### Rodrigo de Almeida Toledo

Pós-Doutorando da Unidade de Endocrinologia Genética do Laboratório de Endocrinologia Celular e Molecular – LIM-25 – Disciplina de Endocrinologia e Metabologia da Faculdade de Medicina da Universidade de São Paulo (FMUSP).

### Rodrigo Dolphini Velasques

Graduado em Medicina pela Faculdade de Medicina da Universidade de São Paulo (FMUSP). Residência Médica em Clínica Médica pela FMUSP. Residêndia Médica em Hematologia e Hemoterapia pela FMUSP. Médico Hematologista do Instituto do Câncer do Estado de São Paulo "Octavio Frias de Oliveira" do Hospital das Clínicas da Faculdade de Medicina da Universidade de São Paulo (ICESP/HCFMUSP).

### Rodrigo Dienstmann

Possui graduação em Medicina pela Universidade Federal do Rio Grande do Sul (UFRGS). Oncologia Clínica pelo Institutuo Naional de Câncer (INCA). Pós-Graduação na Universidade Ramon Llull em Executive Business Administration (Espanha). Diretor do programa de Medicina de Precisão da Oncoclínicas (São Paulo). Pesquisador do grupo Oncology Data Science no Vall dHebron Institute of Oncology (Espanha).

### Rodrigo Frota

Graduado em Medicina pela Universidade Federal do Rio de Janeiro (UFRJ). Especialização em Urologia Oncológica pelo Instituto Nacional do Câncer (INCA). *Fellowship* em Laparoscopia e Cirurgia Robótica pela Cleveland Clinic Foundation, Estados Unidos. Pioneiro em Cirurgia Robótica Urológica no Brasil. Responsável pela introdução e expansão das técnicas laparoscópica e robótica na cidade do Rio de Janeiro.

### Rodrigo Marcon

Graduação em Farmácia. Mestrado, Doutorado e Pós-Doutorado em Farmacologia pela Universidade Federal de Santa Catarina (UFSC). Pesquisador no Centro de Inovação e Ensaios Pré-Clínicos (CIEnP). Experiência na área de pesquisa e desenvolvimento de medicamentos e cosméticos, através de ensaios de eficácia *in vitro* e *in vivo* e ensaios de segurança.

### Rodrigo Polízio

Graduado pela Faculdade de Medicina da Universidade de São Paulo (FMUSP). Residência Médica em Radiologia pela FMUSP. Médico Preceptor do Departamento de Radiologia do Hospital das Clínicas da Faculdade de Medicina da Universidade de São Paulo (HCFMUSP). Especialização em Medicina Interna.

### Rodrigo Santa Cruz Guindalini

Graduou-se e realizou Residência de Clínica Médica na Escola Paulista de Medicina da Universidade Federal de São Paulo (EPM-UNIFESP). Residente de Cancerologia Clínica e realizou Doutorado na Faculdade de Medicina da Universidade de São Paulo (FMUSP) e no Instituto do Câncer do Estado de São Paulo "Octavio Frias de Oliveira" do Hospital das Clínicas da Faculdade de Medicina da Universidade de São Paulo (ICESP/HCFMUSP). *Fellow* da University of Chicago. Pós-Doutorando da FMUSP. Oncologista da Oncologia D'Or em Salvador-BA. Oncogeneticista da Oncologia D'Or nos seguintes centros: Clínica São Vicente-RJ, OncoStar-SP, Hospital Cardiopulmonar-BA.

### Rubens Antônio Aissar Sallum

Graduado em Medicina pela Faculdade de Medicina da Universidade de São Paulo (FMUSP). Residência Médica em Cirurgia Geral e Cirurgia do Aparelho Digestivo no Hospital das Clínicas da Faculdade de Medicina da Universidade de São Paulo (HCFMUSP). Preceptor da Cirurgia do Aparelho Digestivo. Médico Assistente do Serviço de Cirurgia do Esôfago do HCFMUSP. Doutorado em Medicina (Cirurgia do Aparelho Digestivo) pela Universidade de São Paulo (USP). Professor Livre-Docente da Disciplina de Cirurgia do Aparelho Digestivo pela FMUSP. Ex-Membro Titular do Departamento de Cirurgia Abdominal do Hospital A. C. Camargo Cancer Center. Diretor do Serviço de Cirurgia do Esôfago do Hospital das Clínicas da FMUSP. Especialista em Terapia Intensiva, Cirurgia do Aparelho Digestivo, Coloproctologia, Habilitação em Videocirurgia do Aparelho Digestivo e Cirurgia Robótica Avançada. Ex-Diretor do Comitê Executivo Mundial da ISDE (International Society for Diseases of Esophagus). Diretor da Regional Sudeste do CBCD – Colégio Brasileiro de Cirurgia Digestiva.

Ruddy Dalfeor

Residência em Hematologio e Hemoterapia pela Universidade do Estado do Rio de Janeiro (UERJ). Residência em Transplante de Medula Óssea e Terapia Celular pela UFRJ. Especialista em Hematologia e Hemoterapia pela Associação Brasileira de Hematologia, Hemoterapia e Terapia Celular (ABHH) e Associação Médica Brasileira (AMB). Especialista em Transplante de Medula Óssea e Terapia Celular pela ABHH/AMB. Embaixador no Brasil e Membro da SOHO (Society of Hematologic Oncology). Hematologista da Clínica Centron, Rio de Janeiro.

Rui Monteiro de Barros Maciel

Professor Emérito de Endocrinologia e Coordenador do Laboratório de Endocrinologia Molecular e Translacional, Disciplina de Endocrinologia do Departamento de Medicina da Escola Paulista de Medicina da Universidade Federal de São Paulo (EPM/UNIFESP). Coordenador-Adjunto da Diretoria Científica da Área de Ciências da Vida da Fundação de Amparo à Pesquisa do Estado de São Paulo (FAPESP). Membro Titular da Academia Nacional de Medicina (ANM). Pesquisador 1D do CNPq. Graduou-se em Medicina na EPM/UNIFESP. Residência Médica em Clínica Médica e Endocrinologia. Mestrado em Imunologia. Doutorado em Endocrinologia. Livre-Docência. Professor Titular, Professor Titular Senior e Professor Emérito. *Research-Fellow* na University of California Los Angeles. Pós-Doutor e Visiting-Professor na Harvard Medical School. Chefe dos Médicos-Residentes na UNIFESP. Membro e Presidente da Comissão de Residência Médica. Vice-Chefe do Departamento de Medicina, Chefe da Disciplina de Endocrinologia, Membro e Presidente da Comissão de Livre-Docência, Coordenador de Pesquisa da Pró-Reitoria de Pós-Graduação e Pesquisa e Pró-Reitor de Pós-Graduação e Pesquisa na UNIFESP. Ex-Membro da Coordenadoria de Saúde da Fundação de Apoio à Pesquisa do Estado de São Paulo-FAPESP. Comissão de Avaliação dos Programas de Pós-Graduação da CAPES. Ex-Editor-Chefe do *Archives of Endocrinology and Metabolism*. Membro da Comissão Editorial do *European Thyroid Journal*.

Ruy Gastaldoni Jaeger

Professor Titular do Departamento de Biologia Celular e do Desenvolvimento do Instituto de Ciências Biomédicas, Universidade de São Paulo (USP).

Sabrina Segatto Valadares Goastico

Médica especialista em Clínica Médica e Nutrologia. Residência Médica pela Faculdade de Medicina da Universidade de São Paulo (FMUSP). Membro da Equipe de Terapia Multiprofissional de Nutrição (EMTN) do Hospital das Clínicas de Faculdade de Medicina da Universidade de São Paulo (HCFMUSP). Experiência na área de Nutrologia.

Sandra Cristina Myiaji

Médica do Serviço de Hemoterapia Instituto do Câncer do Estado de São Paulo "Octavio Frias de Oliveira" do Hospital das Clínicas da Faculdade de Medicina da Universidade de São Paulo (ICESP-HCFMUSP). Médica Especialista em Hematologia e Hemoterapia pela Faculdade de Medicina da Universidade de São Paulo (FMUSP).

Sandro Fenelon

Graduação em Medicina pela Universidade de Federal de Minas Gerais (UFMG). Licenciatura (equivalência) pela Faculdade de Medicina da Universidade de Lisboa (FMUL). Médico radiologista luso-brasileiro. Experiência na área de Medicina, com ênfase em Radiologia Médica. *Visiting Fellow* da New York-Presbyterian Hospital/Columbia University Medical Center e Weill Cornell Medical Center, New York, NY e da University of Miami/Jackson Memorial Hospital, Miami, FL. Médico Assistente do Instituto do Câncer do Estado de São Paulo "Octavio Frias de Oliveira" do Hospital das Clínicas da Faculdade de Medicina da Universidade de São Paulo (ICESP/HCFMUSP).

Sara Teresinha Olalla Saad

Graduação em Medicina pela Faculdade de Medicina de Jundiaí (FMJ). Especialização em Medicina pela Universidade de São Paulo (USP). Mestrado em Clínica Médica pela Universidade Estadual de Campinas (UNICAMP). Doutorado em Clínica Médica pela UNICAMP. Pós-Doutorado pelo Elizabeth Hospital of Boston Tufts University, Beth Israel Hospital Harvard University e Laboratoire de Therapie Génique do Hôpital St Louis-Paris INSERME. Professor Titular da Disciplina de Hematologia na UNICAMP. Atua em comitês técnicos da Secretaria de Saúde do Estado de São Paulo e Ministério da Saúde. Membro eleita da Academia Brasileira de Ciências (ABC).

### Sérgio Jerónimo Rodrigues Dias

Investigador do Instituto Português de Oncologia de Lisboa Francisco Gentil (IPOLFG, EPE), Lisboa, Portugal. Coordenador do Centro de Investigação em Patobiologia Molecular (CIPM) do Instituto Português de Oncologia de Lisboa Francisco Gentil E.P.E (IPOLFG, EPE). Responsável pelo Grupo de Angiogênese do CIPM, IPOLFG, EPE e do Instituto Gulbenkian de Ciência (Oeiras, Portugal). Doutorado pela University College London, Reino Unido.

### Sergio P. A. Toledo

Médico Endocrinologista com Doutorado e Livre-Docência pela Faculdade de Medicina da Universidade de São Paulo (FMUSP). Professor Associado da FMUSP. Responsável da Unidade de Endocrinologia Genética da FMUSP do Laboratório de Investigação Médica (LIM-25).

### Sérgio Roithmann

Graduação em Medicina pela Universidade Federal do Rio Grande do Sul (UFRGS). Residência Médica em Clínica Médica no Hospital de Clínicas de Porto Alegre. Residência Médica (*Clinical Fellowship*) em Oncologia e Hematologia no Hôpital Laennec – Paris, Université de Paris V e Hematologia-Transplante de Medula Óssea no Institut Gustave Roussy – Villejuif, França. *Research Fellowship* em Biologia de Tumores Humanos no Institute Gustave Roussy, Villejuif. Mestrado em Bases Fundamentales de l'Oncogenese – Universite de Paris XI (Paris-Sud). Especialista em Cancerologia Clínica pela Sociedade Brasileira de Cancerologia (SBC). Chefe do Serviço de Oncologia da Associação Hospitalar Moinhos de Vento. Professor da Fundação Universidade Federal de Ciências da Saúde de Porto Alegre (UFCSPA).

### Sílvia Storpirtis

Graduação em Farmácia e Bioquímica pela Faculdade de Ciências Farmacêuticas da Universidade de São Paulo (FCF-USP) em Fármaco e Medicamentos. Mestrado e doutorado pela FCF-USP. Especialização nas áreas de Biofarmácia e Farmacocinética e Farmácia Clínica pela Universidade do Chile. Professora Associada do Departamento de Farmácia da FCF-USP. Vice-Chefe do Departamento de Farmácia da FCF-USP. Diretora da Divisão de Farmácia e Laboratório Clínico do Hospital Universitário da Universidade de São Paulo (HU-USP).

Coordenadora do Curso de Especialização em Farmácia Clínica Hospitalar promovido pela FCF-USP e HU-USP. Membro do Grupo de Trabalho de Bioequivalência da Rede Pan-Americana de Harmonização da Regulamentação Farmacêutica da Organização Pan-Americana de Saúde/Organização Mundial da Saúde. Membro do USP Brazil Advisory Group. Membro do Comitê Técnico Temático (CTT) de Equivalência Farmacêutica e Bioequivalência de Medicamentos da Farmacopeia Brasileira. Membro da Sociedade Brasileira de Farmácia Hospitalar e Serviços de Saúde (SBRAFH). Membro da Associação Brasileira de Educação Farmacêutica (ABEF). Coordenadora Docente da Farmácia Universitária da FCF-USP (FARMUSP). Coordenadora do Polo São Paulo do Curso de Gestão da Assistência Farmacêutica – Curso de Especialização à Distância (Convênio entre a Universidade Federal de Santa Catarina e a FCF-USP). Coordenadora Nacional do Projeto Piloto "Implantação da rede de apoio à Assistência Farmacêutica do SUS: expansão do cuidado farmacêutico e do uso racional de medicamentos" pelo Departamento de Assistência Farmacêutica do Ministério da Saúde (MS). Membro da Academia de Ciências Farmacêuticas do Brasil/Academia Nacional de Farmácia. Vice-Presidente da Sociedade Brasileira de Farmácia Clínica. Diretora Executiva da Fundação Instituto de Pesquisas – Fipfarma (FCF-USP).

### Silvio Ricardo Pires

Professor Adjunto 4 do Departamento de Oncologia Clínica e Experimental da Escola Paulista de Medicina (EPM). Orientador Permanente do Programa de Pós-Graduação de Gestão em Informática em Saúde. Tutor do Programa de Residência em Física Médica, ambos na Universidade Federal de São Paulo (UNIFESP). Especialista em Física Médica com ênfase na área de Radiodiagnóstico.

### Simone Castro Silva Gomes

Graduação em Nutrição pelo Centro Universitário São Camilo. Especialista em Nutrição Clínica pelo GANEP. Especialista em Nutrição Enteral e Parenteral pela Sociedade Brasileira de Nutrição Parenteral e Enteral (SBNPE). Aprimorada em Transtornos Alimentares pelo AMBULIM (IPQ-FMUSP).

### Simone Maradei

Possui graduação em Medicina pela Universidade do Estado do Pará (UEPA). Mestrado em Clínica

Médica pela Universidade Federal do Rio de Janeiro (UFRJ). Médica Sênior do Instituto Nacional de Câncer (INCA). Médica hematologista do Centro de Tratamento Oncológico (CENTRON).

### Sorahia Domenice

Médica Assistente Doutor da Disciplina de Endocrinologia e Metabologia do Hospital das Clínicas da Faculdade de Medicina da Universidade de São Paulo (HCFMUSP), Unidade de Endocrinologia do Desenvolvimento do Laboratório de Hormônios e Genética Molecular, LIM-42.

### Stella Gonçalves Cavalcante

Biomédica graduada pelas Centro Universitário das Faculdades Metropolitanas Unidas (FMU). Especialista em Técnicas Avançadas em Análises Clínicas, pelo programa de Neurologia do Hospital das Clínicas da Faculdade de Medicina da Universidade de São Paulo (HCFMUSP). Mestranda em Ciências da Saúde com ênfase em Neurologia.

### Stéphanie Itala Rizk

Cardiologista pela Sociedade Brasileira de Cardiologia (SBC) com ênfase em Insuficiência Cardíaca, Transplante Cardíaco, Dispositivos de Assistência Ventricular e Cardio-Oncologia. Graduação em Medicina pela Escola Superior de Ciências da Santa Casa de Misericórdia de Vitória. Residência de Clínica Médica no Hospital da Santa Casa de Misericórdia de Vitória. Residência de Cardiologia no Hospital Sírio-Libanês (HSL). Capacitação em Insuficiência Cardíaca, Transplante Cardíaco e Dispositivos de Assistência Ventricular no Projeto Coração Novo, do Hospital Sírio Libanês em São Paulo. Médica Cardio-Oncologista do Instituto do Câncer do Estado de São Paulo (ICESP). Médica Assistente da Equipe de Insuficiência Cardíaca e Transplante do HSL. Assistente da Equipe de Cardio-Oncologia do Hospital Paulistano. Doutoranda em Cardiologia pela Faculdade de Medicina da Universidade de São Paulo (FMUSP) no assunto de Cardio-Oncologia.

### Sueli Mieko Oba Shinjo

Pesquisadora do Laboratório de Biologia Molecular e Celular do Departamento de Neurologia da Faculdade de Medicina da Universidade de São Paulo (FMUSP) – LIM 15.

### Suely Kazue Nagahashi Marie

Professora Associada do Departamento de Neurologia da Faculdade de Medicina da Universidade de São Paulo (FMUSP) e Laboratório de Biologia Molecular e Celular – LIM15.

### Suemi Marui

Médica Assistente Doutora da Disciplina de Endocrinologia e Metabologia do Hospital das Clínicas da Faculdade de Medicina da Universidade de São Paulo (HCFMUSP), Unidade de Tireoide do Laboratório de Endocrinologia Celular e Molecular, LIM-25.

### Suilane Coelho Ribeiro Oliveira

Doutora em Ciências pelo Programa de Pós-Graduação em Oncologia da Faculdade de Medicina da Universidade de São Paulo (FMUSP). Professora Efetiva da Faculdade de Ciências Médicas da Universidade Estadual do Piauí (UESPI). Oncologista da Oncocenter e do Hospital Universitário da Universidade Federal do Piauí (UFPI).

### Suzana Cristina de Toledo Camacho Lima

Nutricionista. Mestre em Nutrição Humana da Faculdade de Saúde Pública da Universidade de São Paulo (FSP-USP). Especialista em Desnutrição Energético--Proteica da Escola Paulista de Medicina da Universidade Federal de São Paulo (EPM-UNIFESP). Gerente do Serviço de Nutrição e Dietética do Instituto do Câncer do Estado de São Paulo "Octavio Frias de Oliveira" do Hospital das Clínicas da Faculdade de Medicina da Universidade de São Paulo (ICESP-HCFMUSP).

### Tarcísio Eloy Pessoa de Barros Filho

Diretor da Faculdade de Medicina da Universidade de São Paulo (FMUSP). Presidente do Conselho Deliberativo do Hospital das Clínicas da Faculdade de Medicina da Universidade de São Paulo (HCFMUSP). Professor Titular do Departamento de Ortopedia e Traumatologia do Instituto de Ortopedia e Traumatologia do Hospital das Clínicas da Faculdade de Medicina da Universidade de São Paulo (IOT-HCFMUSP). Chefe da Disciplina de Afecções da Coluna Vertebral.

### Tatiana Cristina Moraes Pinto Blumetti

Médica Dermatologista pela Escola Paulista de Medicina da Universidade Federal de São Paulo (EPM-UNIFESP).

Doutorado em Oncologia pela Fundação Antônio Prudente do Hospital A. C. Camargo Cancer Center. Dermatologista no Núcleo de Câncer de Pele do A. C. Camargo Cancer Center. Membro titular da Sociedade Brasileira de Dermatologia (SBD), da Sociedade Brasileira de Cirurgia Dermatológica (SBCD) e GBM.

### Tatiana N. Toporcov

Cirurgiã-Dentista com Doutorado Direto em Ciências Odontológicas (concentração em Odontologia Social) pela Faculdade de Odontologia da Universidade de São Paulo (FOUSP). Pós-Doutora em Epidemiologia pela Faculdade de Saúde Pública da USP. Professora Doutora do Departamento de Epidemiologia da Faculdade de Saúde Pública da USP. Experiência na área de Epidemiologia das Doenças e Agravos Não Transmissíveis, com ênfase em Epidemiologia do Câncer.

### Thaís Bianca Brandão

Coordenadora do Serviço de Odontologia Oncológica do Instituto do Câncer do Estado de São Paulo "Octavio Frias de Oliveira" do Hospital das Clínicas da Faculdade de Medicina da Universidade de São Paulo (ICESP/HCFMUSP). Mestre em Prótese Buco-Maxilo-Facial pela Faculdade de Odontologia da Universidade de São Paulo (FOUSP). Doutora em Estomatopatologia pela Faculdade de Odontologia de Piracicaba da Universidade Estadual de Campinas (FOP-UNICAMP).

### Thais de Campos Cardenas

Nutricionista. Mestre em Nutrição Humana da Faculdade de Saúde Pública da Universidade de São Paulo (FSP-USP). Coordenadora Administrativa da Equipe Multiprofissional de Terapia Nutricional (EMTN). Coordenadora Clínica do Serviço de Nutrição e Dietética do Instituto do Câncer do Estado de São Paulo "Octavio Frias de Oliveira" do Hospital das Clínicas da Faculdade de Medicina da Universidade de São Paulo (ICESP-HCFMUSP).

### Thomas Prates Ong

Farmacêutico-Bioquímico e Doutor em Ciência dos Alimentos pela Faculdade de Ciências Farmacêuticas da Universidade de São Paulo (USP). Professor Associado III da USP. Pesquisador Visitante na University of Cambridge (Reino Unido). Pesquisador 2 do Conselho Nacional de Desenvolvimento Científico e Tecnológico (CNPq). Pesquisador Associado ao Food Research Center – CEPID da FAPESP. Vice-Chefe do Departamento de Alimentos e Nutrição Experimental e Vice-Presidente da Comissão de Pós-Graduação da Faculdade de Ciências Farmacêuticas da USP. Membro do Conselho Universitário da USP.

### Tiago Kenji Takahashi

Médico Colaborador do Instituto do Câncer do Estado de São Paulo "Octavio Frias de Oliveira" do Hospital das Clínicas da Faculdade de Medicina da Universidade de São Paulo (ICESP/HCFMUSP). Diretor Técnico do Instituto de Oncologia Santa Paula (IOSP).

### Thiago Gomes Romano

Professor Doutor da disciplina de Nefrologia da Faculdade de Medicina do ABC (FMABC). Coordenador Médico da UTI Oncológica Hospital São Luiz Itaim/Hospital Vila Nova Star.

### Thiago Paranhos

Acadêmico na Faculdade de Medicina da Universidade Federal do Rio de Janeiro (UFRJ).

### Tomás Mansur Duarte de Miranda Marques

Médico, graduado pela Faculdade de Ciências Médicas da Universidade do Estado do Rio de Janeiro (FCM-UERJ). Cirurgião Geral pelo Hospital Municipal Souza Aguiar. Cirurgião Oncológico pelo Hospital A. C. Camargo Cancer Center. Cirurgião Titular do Núcleo de Tumores Colorretais e Sarcomas no A. C. Camargo.

### Túlio Felipe Pereira

Farmacêutico pela Universidade Federal de Alfenas (UNIFAL-MG). Doutor em Bioquímica e Biologia Molecular pelo Instituto de Química da Universidade de São Paulo (IQ-USP).

### Ulysses Ribeiro Junior

Professor Associado de Cirurgia do Aparelho Digestivo da Faculdade de Medicina da Universidade de São Paulo (FMUSP). Coordenador Cirúrgico do Instituto do Câncer do Estado de São Paulo "Octavio Frias de Oliveira" do Hospital das Clínicas da Faculdade de Medicina da Universidade de São Paulo (ICESP/HCFMUSP). Vice-Diretor Clínico do ICESP/HC-HCFMUSP.

### Vanderson Rocha

Professor Titular da Faculdade de Medicina da Universidade de São Paulo (FMUSP). Diretor do Serviço de Hematologia, Hemoterapia e Terapia Celular da Divisão Clínica Médica do I do Instituto Central do Hospital das Clínicas da Faculdade de Medicina da Universidade de São Paulo (IC-HCFMUSP). Diretor Presidente da Fundação Pró-Sangue Hemocentro de São Paulo. Especialista em Medicina Interna em Hematologia e Hemoterapia pela Universidade Federal de Minas Gerais (UFMG). Especialista em TMO (Transplante de Medula Óssea) pela Universidade de Paris VII. Doutor em Ciências Biológicas e Médicas pela Universidade de Paris VII. Professor de Hematologia no Churchill Hospital, Oxford University Hospitals – NHS Trust – Reino Unido. Coordenador Médico da Unidade de Doenças Hematológicas e Transplante de Medula Óssea do Hospital Sírio-Libanês (HSL).

### Vanessa da Costa Miranda

Médica Oncologista Assistente do Grupo de Tumores Ginecológicos do Instituto do Câncer do Estado de São Paulo "Octavio Frias de Oliveira" do Hospital das Clínicas da Faculdade de Medicina da Universidade de São Paulo (ICESP/HCFMUSP). Médica Oncologista da Oncologia D'or.

### Vania Tietsche de Moraes Hungria

Doutora em Medicina pela Faculdade de Medicina da Universidade de São Paulo (FMUSP). Professora Adjunto da Disciplina de Hematologia da Faculdade de Ciências Médicas da Santa Casa de São Paulo (FCMSCSP).

### Valeria Buccheri

Coordenadora do Linfoma de Hodgkin – Hematologia e Hematerapia e Terapia Celular do Instituto do Câncer do Estado de São Paulo "Octavio Frias de Oliveira" do Hospital das Clínicas da Faculdade de Medicina da Universidade de São Paulo (ICESP/HCFMUSP). PhD no Institute of Cancer Research – Royal Marsden Hospital – University of London. Residência Médica em Oncologia Clínica pela Fundação Antônio Prudente do Hospital A. C. Camargo Cancer Center (FAP). Graduação em Medicina pela Faculdade de Ciências Médicas de Santos (FCMS).

### Venâncio Avancini Ferreira Alves

Médico-Patologista. Professor Doutor do Departamento de Patologia da Faculdade de Medicina da Universidade de São Paulo (FMUSP). Sócio Diretor-Técnico do CICAP – Centro de Imuno-Histoquímica e Citopatologia e Anatomia Patológica do Hospital Alemão Oswaldo Cruz.

### Vera Regina Cardoso Castanheira

Doutora em Medicina e Médica Assistente do Hospital das Clínicas da Faculdade de Medicina da Universidade de São Paulo (HCFMUSP). Responsável pelo Ambulatório de Oncologia Ocular da Clínica Oftalmológica do HCFMUSP.

### Veridiana Pires de Camargo

Urologista Clínica do Instituto do Câncer do Estado de São Paulo "Octavio Frias de Oliveira" do Hospital das Clínicas da Faculdade de Medicina da Universidade de São Paulo (ICESP/HCFMUSP), da Clínica OncoStar – Oncologia D'Or, do Hospital São Luiz Itaim, Hospital São Luiz Morumbi e Hospital Vila Nova Star.

### Victor Wünsch Filho

Diretor Presidente da Fundação Oncocentro de São Paulo. Professor Titular Sênior da Faculdade de Saúde Pública da Universidade de São Paulo (FSPUSP). Graduado em Medicina. Mestre em Medicina Preventiva e Doutor em Saúde Pública.

### Vinícius Marcon Bassega

Médico Ginecologista e Obstetra formado pela Universidade do Vale do Sapucaí (UNIVÁS). Residência Médica em Ginecologia e Obstetrícia pelo Hospital e Maternidade Leonor Mendes de Barros. Especialista em Ginecologia e Obstetrícia pela Federação Brasileira das Associações de Ginecologia e Obstetrícia (TEGO-FEBRASGO). Especialista em Reprodução Humana pela Associação Médica Brasileira (AMB) e FEBRASGO.

### Vitor Srougi

Médico Assistente dos Grupos de Laparoscopia e Tumores de Adrenal da Divisão de Urologia da Faculdade de Medicina da USP da Universidade de São Paulo (FMUSP). Pós-Graduação em Uro-Oncologia pela Divisão de Urologia da FMUSP e do Hospital Sírio-Libanês (HSL). Pós-Graduação em Cirurgia Minimamente Invasiva na Klinikum Heilbronn, da Universidade de Heidelberg, Alemanha. Pós-Graduação em Cirurgia Robótica no Hospital Montsouris, França.

### Viviane Figueiredo

Médica Broncoscopista do Instituto do Câncer do Estado de São Paulo "Octavio Frias de Oliveira" do Hospital das Clínicas da Faculdade de Medicina da Universidade de São Paulo (ICESP/HCFMUSP). Médica Broncoscopista do Instituto do Coração do Hospital das Clínicas da Faculdade de Medicina da Universidade de São Paulo (InCor/HCFMUSP). Médica Broncoscopista do Hospital Sírio-Libanês (HSL). Médica Broncoscopista do Hospital Alemão Oswaldo Cruz. *Master Instructor* do Bronchoscpy Education Projet pela World Association for Bronchology and Interventional Pulmonology. Doutora em Pneumologia pela FMUSP. Pós-Graduação em Administração Hospitalar pela Fundação Getulio Vargas (FGV).

### Viviane Sonaglio

Graduação em Medicina pela Faculdade de Medicina de Jundiaí (FMJ). Residência médica em pediatria geral pela Universidade Estadual de Campinas (UNICAMP). Especialização em Oncologia Pediátrica pela Fundação Antônio Prudente do Hospital A. C. Camargo Cancer Center (FAP). Mestre em Oncologia pela FAP. Médica contratada pelo Departamento de Pediatria do Hospital A. C. Camargo Cancer Center.

### Vladmir Cláudio Cordeiro de Lima

Oncologista Clínico do Instituto do Câncer do Estado de São Paulo "Octavio Frias de Oliveira" do Hospital das Clínicas da Faculdade de Medicina da Universidade de São Paulo (ICESP/HCFMUSP) e da Rede D'Or – São Paulo. Especialista em Cancerologia Clínica pela Sociedade Brasileira de Cancerologia (SBC). Especialista em Oncologia Clínica pela Sociedade Brasileira de Oncologia Clínica (SBOC). Doutor em Oncologia pela Fundação Antônio Prudente do Hospital A. C. Camargo Cancer Center (FAP). Membro Diretor do Grupo Brasileiro de Oncologia Clínica (SBOC). Membro do Steering Committee do Latim American Cooperative Oncology Group.

### Vladimir Schraibman

Mestrado em Cirurgia pela Escola Paulista de Medicina da Universidade Federal de São Paulo (EPM-UNIFESP). Doutorado em Cirurgia pela EPM-UNIFESP. Pós-Doutorado em Cirurgia Robótica pela EPM-UNIFESP e Hospital Israelita Albert Einstein (HIAE). Proctor em Cirurgia Robótica do HIAE. Médico Cirurgião do Aparelho Digestivo do HIAE.

### Wagner Ricardo Montor

Professor Adjunto do Departamento de Ciências Fisiológicas da Faculdade de Ciências Médicas da Santa Casa de São Paulo (FCMSCSP). Farmacêutico Bioquímico, graduado pela Faculdade de Ciências Farmacêuticas da Universidade de São Paulo (FCF-USP). Doutor em Ciências pelo Departamento de Bioquímica do Instituto de Química da USP. Pós-Doutorado pela Harvard Medical School.

### Wânia Regina Mollo Baia

Diretora Geral da Assistência do Instituto do Câncer do Estado de São Paulo "Octavio Frias de Oliveira" do Hospital das Clínicas da Faculdade de Medicina da Universidade de São Paulo (ICESP-HCFMUSP). Mestre em Administração dos Serviços de Enfermagem pela Escola de Enfermagem da Universidade de São Paulo (EEUSP). Doutoranda em Administração dos Serviços de Enfermagem pela EEUSP.

### William Gemio Jacobsen Teixeira

Doutor pela Faculdade de Medicina da Universidade de São Paulo (FMUSP). Coordenador do Grupo de Coluna do Instituto do Câncer do Estado de São Paulo "Octavio Frias de Oliveira" do Hospital das Clínicas da Faculdade de Medicina da Universidade de São Paulo (ICESP/HCFMUSP).

### Yana Sarkis Novis

Coordenadora do Serviço de Hematologia e do Transplante de Medula Óssea do Centro de Oncologia do Hospital Sírio-Libanês (HSL). Residência em Hematologia e Hemoterapia pelo Hospital das Clínicas da Faculdade de Medicina da Universidade de São Paulo (FMUSP). *Fellowship* em Oncologia Clínica e Hematologia pelo Fred Hutchinson Cancer Research Center (University of Washington).

### Yollanda E. Moreira Franco

Farmacêutica formada pela Universidade São Francisco (USF). Mestre em Ciências da Saúde com ênfase em Farmacologia pela USF. Doutoranda em Ciências da Saúde com ênfase em Neurologia pela Faculdade de Medicina da Universidade de São Paulo (FMUSP).

# Dedicatórias

Dedicamos este livro aos nossos pacientes, que, com coragem invejável, enfrentam essa doença, bem como aos seus familiares, que os acompanham e apoiam-nos nessa jornada.

Dedicamos também este livro aos nossos familiares, que sempre nos apoiaram na difícil missão de educar sobre o câncer, pesquisá-lo e tratá-lo.

*Os Editores*

# Agradecimentos

Agradecemos aos nossos familiares que nos apoiaram e compreenderam o tempo extra necessário para a edição desta obra.

Agradecemos a todos os autores, que, com o seu conhecimento, abrilhantaram a obra, inclusive autores da primeira versão que por algum motivo não puderam participar desta nova edição.

Agradecemos à Editora Atheneu por nos dar a oportunidade de produzir este Tratado.

Agradecemos o incansável apoio da Sra. Luzia Mattos e da Sra. Silvia Paschoalin, por seu suporte secretarial determinante para que esta obra pudesse ser finalizada.

E, por fim, mas não menos importante, agradecemos à Faculdade de Medicina da Universidade de São Paulo, que, por intermédio do Instituto do Câncer do Estado de São Paulo "Octavio Frias de Oliveira", vem ajudando a aprimorar o estado e o tratamento do câncer em nosso país e que nos ofereceu todo o apoio à confecção deste trabalho.

*Os Editores*

# Prefácio

O câncer está entre as principais causas de morte ao redor do mundo, com perspectiva de aumento de diversos tipos de neoplasias frente ao envelhecimento populacional. Diante desse impacto, a conscientização acerca de fatores de risco para a doença e de estratégias eficazes de prevenção e diagnóstico precoce é uma medida de saúde pública de suma importância.

Em paralelo ao avanço das medidas de prevenção, a evolução dos tratamentos oncológicos é o outro pilar do combate à doença. O conhecimento cada vez mais profundo da biologia das diferentes neoplasias e de suas características moleculares tem guiado o desenvolvimento constante de novas terapias, com personalização e seleção racional de tratamentos. Do ponto de vista de tratamento sistêmico, vimos, então, o avanço das terapias-alvo e da imunoterapia, as quais foram incorporadas ao arsenal terapêutico contra o câncer, em adição ou, até, em substituição à quimioterapia citotóxica.

Todos esses avanços se baseiam em evidência científica, fruto do esforço global de pesquisadores dedicados à pesquisa básica e à translacional e aos ensaios clínicos.

O *Tratado de Oncologia*, em sua segunda edição, reúne um conteúdo abrangente das diversas áreas da Oncologia e Onco-Hematologia, desde os princípios da carcinogênese até os mais avançados e recentes tratamentos oncológicos. O livro compreende temas relevantes das diferentes áreas médicas e multiprofissionais que participam do cuidado dos pacientes com câncer e atuam na luta contra essa doença desafiadora.

*Os Editores*

# Apresentação

Nas últimas décadas, a ciência e a prática da Oncologia e da Hematologia evoluíram enormemente. Testemunhamos um crescimento vertiginoso do conhecimento acerca do genoma humano e das vias moleculares essenciais para a gênese e a progressão das neoplasias. A aquisição dessas informações vem ocorrendo em um ritmo vertiginoso e vem causando uma revolução na maneira como diagnosticamos, estadiamos e tratamos os nossos pacientes.

O impacto mais visível dessas mudanças tem sido a constante alteração e melhora dos paradigmas de tratamento, com o uso de novas drogas-alvo, que atuam sobre alterações específicas nas células tumorais; da imunoterapia, que utiliza o sistema imunológico para o combate ao câncer; e de conjugados droga-anticorpo, que carreiam o tratamento citotóxico diretamente até a célula tumoral selecionada por um biomarcador. Essa evolução nos aproxima cada vez mais do sonho da "bala mágica", formulado há mais de um século por Ehrlich, com terapias personalizadas, com base não no empirismo, mas em sólida ciência.

Apresentamos, aqui, a segunda edição deste livro, que tem a ambiciosa intenção de oferecer um livro-texto completo e atualizado, versando sobre todas as áreas do conhecimento oncológico e onco-hematológico, desde a ciência básica até o tratamento de cada neoplasia e os cuidados paliativos. Importantes atualizações ocorreram desde a primeira versão do livro e são abordadas nesta nova edição.

Gostaríamos de agradecer a todos os autores e coautores que tornaram esta obra possível. Esses autores representam instituições nacionais e internacionais reconhecidas pela sua excelência e importância na luta contra o câncer. Sua participação trouxe uma inestimável contribuição por sua vivência prática e por seus conceitos científicos.

Esperamos que você, nosso leitor, aprecie e usufrua desta obra.

Boa leitura!

*Os Editores*

# Sumário

## Volume 1

## Seção I

## Bases da Oncologia

## Seção II

## Princípios da Oncologia

# Seção III

## Aspectos Práticos em Oncologia

# Complicações, Emergências e Questões Gerais

## Índice Remissivo

# Volume 2

## Seção V

## Tumores Sólidos

# Seção VI

# Hematologia

# Seção VII

## Pediatria

# Bases da Oncologia

# 1

# Biologia do Câncer – Uma Breve Introdução

Roger Chammas

## DESTAQUES

- Como em outras áreas da Medicina, a análise dos processos fisiopatológicos tem sido feita cada vez mais no nível molecular. Há ainda um descompasso entre o desenvolvimento desse conhecimento e sua efetiva aplicação para a melhoria da atenção ao paciente com câncer. A investigação translacional surge, neste contexto, com a missão de acelerar, quando possível, a aplicação dos conhecimentos biológicos à prática clínica.
- Definem-se as capacidades adquiridas pelas células tumorais, caracterizando-se o câncer como uma doença primariamente decorrente da expressão descontrolada de genes. A identificação dos genes alterados permitiria, em tese, identificar alvos terapêuticos prioritários para o tratamento dos cânceres.
- Uma barreira para o sucesso dessa abordagem é a intrínseca heterogeneidade genotípica e fenotípica de um mesmo tumor atingida pela massa de células tumorais ao momento do diagnóstico. Estratégias de tratamento combinado visando múltiplos alvos estão sendo testadas atualmente.
- Define-se o fenômeno de dependência ou dominância de vias oncogênicas discutindo-se sua implicação para estratégias terapêuticas.
- Modelos atualmente utilizados parecem muito reducionistas para a compreensão do problema e provas de conceitos. Melhores modelos devem ser desenvolvidos; e, idealmente, avanços em pesquisas clínicas, éticas e seguras devem ser fomentados.

## INTRODUÇÃO

Vivemos um período de transição epidemiológica. Vive-se mais; doenças antes letais passam a ser mais conhecidas e controláveis. A industrialização e a progressiva mudança do homem dos campos para as cidades têm sido acompanhadas do aumento da exposição do homem a uma crescente lista de agentes com potencial mutagênico e carcinogênico. Aliados, esses fatores explicam a crescente incidência de câncer no Brasil e no mundo. Hoje, cânceres representam a segunda causa isolada de mortalidade. Com a progressiva diminuição da letalidade das doenças cardiovasculares, antecipa-se que, em 2030, cânceres constituirão a primeira causa de morte entre os brasileiros.

Com o desenvolvimento de ferramentas de Biologia Molecular e o final do projeto Genoma Humano no início deste milênio, o possível nível de análise dos processos fisiopatológicos saltou do morfológico (tecidual e celular) para o nível molecular. A variabilidade molecular, ou perfil de expressão de moléculas ou padrão de mutações observadas, parece agora poder explicar diversas questões com impacto prático crescente. Não é infrequente a observação clínica de que cânceres do mesmo tipo celular exatamente do mesmo órgão podem ter comportamentos biológicos distintos e, até mesmo, respostas terapêuticas diferentes em diferentes pacientes. Avanços da era pós-genômica, como a perfilagem molecular dos tumores, sugerem novas classificações e estratificação mais precisa dos cânceres. A adição de variáveis moleculares aos consagrados critérios histopatológicos aumenta a acurácia diagnóstica, norteando indicações mais eficientes de tratamento. De outro lado, a variabilidade genética de cada pessoa também pode explicar a diferente resposta individual a um dado tratamento. Heterogeneidade intratumoral e diversidade individual são os pilares de uma terceira transição que vivemos no início do século XXI: da indicação terapêutica única que a todos trata, predominante no final do século XX, para a Medicina de precisão (para alguns, personalizada), que é aquela em que se usam variáveis moleculares para antecipar o sucesso de uma abordagem terapêutica (a Medicina Preditiva ou Antecipativa).

Consoante à transição taxonômica e com a transição para a Medicina Antecipativa, muitos dos grupos de pesquisa em câncer têm atuado especificamente na área de pesquisa de biomarcadores moleculares para diagnóstico, prognóstico e predição de resposta à terapia. Coletivamente, essa área vem sendo chamada de "Oncologia Molecular". Resultados da pesquisa em Oncologia Molecular dão lugar à inovação terapêutica e suportam a noção de que a informação gerada nos laboratórios pode ser aplicada na clínica e, daí, estender-se a práticas públicas. O fluxo recíproco de informações entre as áreas básicas, clínicas e de Saúde Pública caracteriza o modo de atuação da pesquisa "translacional", um neologismo que encontrou eco em todas as áreas da Medicina, à medida que sintetiza a necessária abordagem inter- e transdisciplinar de

problemas complexos como o câncer. Ao longo dessa seção, buscamos introduzir a linguagem da pesquisa translacional, apresentando aspectos epidemiológicos, fisio- e anatomopatológicos, teciduais, celulares e moleculares da doença.

## CÂNCER: UM RETRATO SINTÉTICO

O continuado investimento em pesquisa em câncer, catalisado por iniciativas como o National Cancer Act, assinado às vésperas do Natal de 1971, promoveu avanços expressivos no conhecimento sobre as centenas de doenças diferentes que denominamos "câncer". A tradução desses conhecimentos em melhorias para os pacientes ainda é bem menos expressiva, porém não é desprezível.

As principais características dos cânceres, que pautarão muitos dos argumentos apresentados ao longo deste livro, foram sistematizados originalmente por Hanahan & Weinberg, em duas revisões que mostram o que há de comum em virtualmente todos os tipos de cânceres; e, mais recentemente, atualizadas por Hanahan. Essas características comuns podem ser divididas didaticamente em:

1. capacidades intrínsecas à célula tumoral;
2. capacidades extrínsecas à célula tumoral, isto é, dependentes da interação da célula tumoral com elementos extracelulares ou outras células do paciente com câncer.

As capacidades intrínsecas incluem a capacidade de autorrenovação ilimitada, proliferação autônoma, resistência a fatores antiproliferativos, evasão à morte celular, evasão de mecanismos de defesa imune; alterações metabólicas adaptativas; instabilidade genômica e reprogramação epigenética; alterações em mecanismos de senescência celular e plasticidade fenotípica, associada à reprogramação celular. As capacidades extrínsecas à célula tumoral incluem a capacidade de indução persistente de angiogênese, modificação do microambiente tecidual, evasão da resposta imune montada especificamente contra os tumores, modulação da resposta inflamatória e de reparo tecidual e cooptação de células desse microambiente nos processos de invasão e metástase. Ainda, a noção de que somos superorganismos, frutos da simbiose de uma variedade de diferentes espécies de microrganismos que co-habitam em nossos tecidos, tem ressaltado a importância das interações de nossas células com o nosso microbioma. O impacto do microbioma no desenvolvimento de cânceres, e na resposta individual à terapia, tem sido mais compreendido nos últimos anos. Essas características serão abordadas individualmente ao longo dos capítulos desta seção.

## CÂNCER, UMA DOENÇA DE GENES

Acima de tudo, cânceres são doenças da expressão descontrolada de genes, daí uma doença genética. A origem desse descontrole se deve, pelo menos em parte, a condições que ultrapassam ou mesmo subvertem a conservada capacidade de estabilidade genômica. Exposição crescente do homem a agentes químicos, físicos e biológicos potencialmente mutagênicos e/ou carcinogênicos, como discutido em capítulos desta seção, explicaria, em parte, a incidência crescente da doença, pelo menos em grupos selecionados de indivíduos. A identificação desses fatores é crítica para delineamento de estratégias de controle e prevenção.

Lições aprendidas com o estudo de agregados familiares nos quais o câncer apresenta uma incidência anormalmente mais elevada ou nos casos de cânceres hereditários têm nos feito apreciar com interesse os mecanismos de reparo de DNA e sua importância para a estabilidade do genoma. Outras alterações físicas do genoma, eventualmente decorrentes do acaso ou estimuladas por infecções de patógenos específicos ou condições inflamatórias persistentes, ressaltam a importância da estabilidade do genoma como chave para o desenvolvimento dos tumores. Essas alterações estruturais dos nossos cromossomos foram originalmente detectadas em leucemias e linfomas. Avanços técnicos têm possibilitado o encontro dessas alterações em inúmeros tumores sólidos. Além das alterações estruturais, evidências têm se acumulado quanto à participação de alterações coletivamente denominadas "alterações epigenéticas". Essas alterações são dependentes do controle de transcrição de genes, associadas, por exemplo, à forma como a cromatina se organiza ou à expressão de elementos como microRNAs, que controlam diretamente a expressão de genes, sem serem eles mesmos traduzidos em proteínas. A questão que persiste, e precisa ser analisada, é quais dessas alterações induzem o processo de malignização e quais delas são consequências do processo.

Na análise de quais alterações induzem o processo de malignização, chega-se muito frequentemente a um conjunto de talvez 150 dos nossos cerca de 22 mil genes. Uma fração significativa desses genes codifica proteínas críticas na transdução de sinais, que, integrados, controlam as capacidades celulares discutidas por Hanahan & Weinberg, com ênfase nas capacidades intrínsecas das células tumorais. Esses produtos gênicos se organizam em vias de transdução, que, por sua vez, interagem em redes de sinalização intracelular, finamente reguladas em células normais. Os classicamente definidos proto-oncogenes e genes supressores de tumor codificam muitos desses elementos, como discutido em capítulos desta seção.

## CÂNCER: MONOCLONAL EM SEU INÍCIO, HETEROGÊNEO AO DIAGNÓSTICO

As alterações indutoras do processo devem estar presentes na maioria das células tumorais e representam alvos terapêuticos prioritários. As alterações consequentes do processo de transformação podem estar presentes em uma subpopulação das células e postula-se que estejam relacionadas à geração da heterogeneidade genética da massa tumoral. Como será discutido nos capítulos adiante, a fase do processo carcinogênico em que se acumulam alterações genéticas, gerando a diversidade ou a heterogeneidade das células tumorais, é a fase de progressão tumoral. Em humanos, estima-se que cerca de quatro alterações genéticas (ou epigenéticas) ocorram ao longo do tempo para a geração de uma célula transformada a partir de uma única célula. Há evidências de que os cânceres tenham, de fato, origem monoclonal. Contudo, no momento do diagnóstico, que ocorre frequentemente quando a massa tumoral tem pelo menos de 100 milhões a 1 bilhão de células, o processo de progressão tumoral teve seu lugar e gerou importante diversidade de genótipos.

As capacidades adquiridas pelas células tumorais refletem as características de toda a população de um dado tumor. Contudo, como essa população é heterogênea, não são necessariamente todas as células que compartilham as mesmas características. Assim, por exemplo, as células que apresentam capacidade de autorrenovação não são necessariamente as mesmas que apresentam a capacidade de crescimento autônomo sustentado (e que são alvo da quimioterapia convencional); ou, por exemplo, a célula que apresenta capacidade de crescimento autônomo necessariamente não é a mesma célula que tem a capacidade de invadir os tecidos vizinhos; ou que apresente a plasticidade fenotípica para transitar entre o morfotipo epitelial (pouco invasivo) e o morfotipo mesenquimal (muito invasivo). A heterogeneidade das células tumorais sugere a possibilidade de que haja complementação de genótipos e fenótipos, daí emergindo as características da massa de células cancerosas. Esse fenômeno de complementação é o que podemos chamar de "efeito de comunidade".

Como em todos os sistemas complexos, as características emergentes não são necessariamente decorrentes da soma simples de características individuais das células tumorais: o todo é maior do que a soma das partes individuais. Essa noção parece ficar mais evidente quando discutimos o conceito da célula-tronco tumoral. A capacidade de autorrenovação e de reprogramação gênica talvez não seja uma capacidade intrínseca de uma célula, mas sim uma característica emergente da interação de células com um nicho tecidual que condicionaria um estado funcional de autorrenovação, como aquele observado nas células-tronco teciduais. Além da emergência de características de células-tronco, o estudo das interações de células tumorais com diferentes nichos teciduais tem trazido uma série de implicações para a compreensão do processo de angiogênese, vasculogênese associada à angiogênese, invasão e metástases, como discutidos especificamente em capítulos desta seção.

Como ocorre em diferentes órgãos, em que há interação de diferentes células e de tipos celulares em variados graus de diferenciação, em tumores, observamos relações semelhantes de especialização e hierarquização de funções. Da mesma forma que não é válido afirmar que todas as células tumorais têm o mesmo genótipo, não é válido afirmar que todas as células tumorais têm o mesmo conjunto de transcritos e, daí, o mesmo fenótipo. O reconhecimento dessa característica de tumores tem uma implicação prática no delineamento de estratégias terapêuticas, à medida que alvos moleculares são definidos. O tumor poderia ser representado como compartimentos de células com assinaturas transcricionais diferentes e, portanto, sujeito a diferentes abordagens terapêuticas, que deveriam ser combinadas temporalmente para um controle terapêutico mais eficiente. Esse conceito tem sido explorado de diferentes maneiras em investigação pré-clínica e clínica. De outro lado, a heterogeneidade dos tumores traz implicações para o significado prático das assinaturas moleculares obtidas a partir dos tumores, usando diferentes métodos compreensivos de análise, como detalhado em capítulos desta seção. Avanços tecnológicos recentes, como a análise de células isoladas e análises em larga escala associadas a informação topográfica, serão muito úteis para a compreensão dos fenômenos de plasticidade fenotípica e interação entre as diversas células presentes na massa tumoral.

## DEPENDÊNCIA DE VIAS ONCOGÊNICAS: IMPLICAÇÕES PARA TERAPIAS ALVO-DIRIGIDAS

A identificação das vias de transdução de sinais implicadas na geração dos diferentes tipos de câncer e sua interação em redes de comunicação intracelular têm implicações práticas relevantes. Em células normais, a organização das vias em redes intrincadas de controle de transdução gera grande robustez ao sistema biológico. Assim, uma vez perturbada a sinalização (p. ex., por inibidores farmacológicos), diferentes mecanismos compensatórios ou convergentes são ativados e fazem a céula retornar a um estado de equilíbrio (equilíbrio estável). Em células tumorais, a ativação de produtos oncogênicos ou a perda de produtos de genes supressores de tumor resulta em mudanças significativas no contexto de sinalização das redes de integração de sinal. Entre as mudanças, observa-se uma progressiva dominância das vias oncogênicas. Postula-se que haja uma progressiva dependência da célula tumoral frente às vias de sinalização, descritas em capítulos específicos desta seção. Por exemplo, enzimas como a tirosinaquinase c-ABL podem ser inibidas pelo mesilato de imatinibe. Células normais, em que c-ABL seja funcional, não sofrem a ação do tratamento com imatinibe da mesma maneira como células leucêmicas, nas quais c-ABL encontra-se fusionado a BCR (p. ex., frequentemente na leucemia mieloide crônica). A interpretação para essa sensibilidade diferencial reside na noção de que, com a persistente ativação e dominância de vias dependentes de BCR-ABL, vias redundantes seriam progressivamente reprimidas, daí a crescente dependência da célula tumoral à atividade de alguma(s) via(s) específica(s). A caracterização dessas vias e a possibilidade de se desenhar racionalmente medicamentos que possam interferir na sinalização dessas vias é a base para a terapia conhecida como "alvo-dirigida". O mesilato de imatinibe é o primeiro de vários exemplos parcialmente bem-sucedidos dessa estratégia.

Um dos desafios atuais que se apresentam para a pesquisa em Oncologia Molecular é justamente o de se definir qual ou quais as vias de transdução são críticas para o desenvolvimento de um dado câncer. O desafio parece ainda maior à medida que se percebe que a classificação morfológica dos tumores não é suficiente para inferir qual ou quais vias de transdução estão alteradas. Assim, tumores com características morfológicas muito semelhantes, em indivíduos distintos, podem depender da ativação de distintas vias de transdução de sinais. Essa diferença poderia justificar variações em seu comportamento biológico e, mais importante, em sua sensibilidade a tratamentos específicos. Antecipa-se que, em um futuro próximo, a classificação do tumor indique aspectos do perfil molecular que caracterize a possível dependência de suas vias oncogênicas; e espera-se que essa classificação permita discriminar ou mesmo predizer respostas terapêuticas. Contudo, antecipa-se também que, dada a heterogeneidade dos tumores, esse perfil não seja necessariamente simples. Com o aumento de medicamentos alvo-dirigidos, porém, esquemas mais completos de tratamento poderiam ser propostos, visando atuar nos diferentes compartimentos ou grupos de células tumorais (com perfis moleculares diferentes). Acompanhar a eficiência desses tratamentos, melhorando a forma de detecção de grupos de células alteradas no organismo do paciente é meta necessária para o efetivo manejo mais e mais individualizado do paciente com câncer.

## A GUERRA CONTRA O CÂNCER, 50 ANOS DEPOIS

O impacto midiático do *National Cancer Act*, com a declaração de guerra ao câncer ecoa ainda hoje. Os avanços foram e são muitos e algum controle começa a ser percebido nas taxas de letalidade de alguns tipos de câncer. De um lado, a identificação das causas de diferentes cânceres permitiu a instituição de políticas públicas para o progressivo controle de exposição ambiental a potenciais carcinógenos. De outro lado, multiplicaram-se as estratégias de prevenção e tratamento, como ilustrado nos diferentes capítulos deste livro. Essas estratégias vão da imunização profilática contra agentes biológicos carcinogênicos, como alguns vírus; até a terapia gênica, associada ou não à imunoterapia.

Justificativas para a ausência de vitórias mais expressivas recaem sobre o reducionismo de muitos modelos biológicos da doença, que não recapitulam a complexidade do câncer. Por muitos anos, o câncer foi, de fato, entendido por uma metáfora, como "o parasita que vem de dentro". Embora útil, a metáfora resultou em que muitas linhas de investigação assumissem o câncer como algo muito diferente do próprio (*self*). A diferença aí, infelizmente, é muito pequena, o que ocasiona, por vezes, grande toxidade em estratégias terapêuticas, pois o alvo é sutilmente diferente do próprio. Em condições específicas, porém, sistemas homeostáticos próprios, como nosso sistema imune, discriminam o tecido tumoral do tecido normal. Aprendemos, em alguns casos, a usar o arsenal imune contra os tumores. Abordagens imunoterápicas tem ganhado espaço no controle de cânceres. A lista de antígenos associados a tumores é crescente, como discutiremos em diferentes capítulos. Barreiras para o uso dessa informação em novas abordagens terapêuticas vêm caindo. Nessa perspectiva, um legado positivo da pandemia de covid-19 foi o impulso ao uso de sequências de ácidos nucleicos, como RNA, como agentes de imunização ativa específica contra alvos determinados. Abordagens vacinais antecipando-se à emergência de variantes oncogênicas frequentes se mostram possíveis em modelos pré-clínicos. Uso de células engenheiradas para reconhecimento de células tumorais, como células T que expressem ligantes de antígenos quiméricos (CAR-T cells), mostra resultados promissores na pesquisa clínica.

Certamente, devemos aprimorar os modelos de pesquisa, aumentando-lhes a adequação ao problema estudado. Ao mesmo tempo, nenhuma pesquisa experimental será tão eficiente quanto a pesquisa clínica, conduzida de maneira ética e segura, e abordando as questões críticas para a melhoria do manejo do paciente com câncer. Iniciativas, como o desenvolvimento de protocolos de fase 0, desenvolvimento de novos métodos para diagnóstico, incluindo-se métodos de imagem molecular e seguimento do tratamento de pacientes com câncer, o que contempla variáveis como aquelas decorrentes da heterogeneidade genotípica e fenotípica dos cânceres em um mesmo indivíduo, serão somadas às muitas vitórias (insuficientes, porém) alcançadas nas últimas décadas. Porém, acima de tudo, precisamos nos preparar para entender o problema de maneira inter e transdisciplinar. Para isso, o primeiro passo é compartilhar a mesma linguagem. Esse é o objetivo dos capítulos das várias seções deste livro.

## BIBLIOGRAFIA CONSULTADA

Hanahan D. Hallmarks of cancer: new dimensions. Cancer Discov. 2022:31-46.

Hanahan D, Weinberg RA. Hallmarks of cancer: the next generation. Cell. 2011;144:646-74.

Hanahan D, Weinberg RA. The hallmarks of cancer. Cell. 2000;100(1):57-76.

# 2

# Noções Básicas de Patologia e Imunoistoquímica*

Venâncio Avancini Ferreira Alves
Evandro Sobroza de Mello
Adhemar Longatto Filho

## DESTAQUES

- Em Patologia, define-se como "tumor" qualquer massa anômala observada nos tecidos. Se a massa formada por células apresenta uma taxa de crescimento persistente e que ultrapassa a dos tecidos normais, passa a ser definida como "neoplasia".
- Neoplasias são classificadas em benignas e malignas. A distinção entre as duas formas nem sempre é possível ao exame anatomopatológico, definindo-se lesões limítrofes (*borderline*).
- Neoplasias malignas são genericamente conhecidas como "câncer". Enquanto neoplasias benignas tendem a crescer de maneira circunscrita ao seu tecido de origem, neoplasias malignas caracterizam--se pelo crescimento invasivo e por sua disseminação por vasos sanguíneos ou linfáticos, podendo dar origem a metástases.
- A classificação das neoplasias é feita pelos estudos anatomopatológicos, a partir de critérios morfológicos, macro e microscópicos, incorporando, sempre que possível, aspectos moleculares.
- A imunoistoquímica, localizando antígenos nos diversos componentes celulares, é atualmente importante no diagnóstico e, cada vez mais, também na seleção de estratégias terapêuticas antineoplásicas.
- Exemplo desses marcadores para uso diagnóstico são os filamentos intermediários, essenciais para a forma e a função das células em cada tecido, úteis como marcadores de linhagem de diferenciação. Mais recentemente, os fatores de transcrição nuclear têm sido adicionados nos painéis diagnósticos.
- A aplicação da imunoistoquímica na seleção de estratégias terapêuticas baseia-se no fundamento de que a síntese proteica é uma etapa culminante da expressão gênica, tanto na biologia normal como nos processos patológicos, incluindo-se os mecanismos de carcinogênese.
- O momento atual é de integração dos conhecimentos morfológicos e moleculares, permitindo, de um lado, correlações com os aspectos epidemiológicos e clínicos; e, de outro, incorporando os conhecimentos oriundos das pesquisas na área da genômica e da proteômica.

*Diversos conceitos aqui expostos e os quadros deste capítulo são compartilhados com o capítulo "Neoplasias" do livro *Patologia: processos gerais*, editado por Marcello Franco e coeditores e também publicado pela Editora Atheneu.

## INTRODUÇÃO

A Patologia é a ciência médica dedicada ao estudo da formação das doenças mediante análise do fenótipo da lesão, servindo, assim, como elo entre as disciplinas básicas e as clínicas. Esse fenótipo pode ser analisado quanto ao padrão morfológico das alterações das estruturas dos órgãos, tecidos, células e componentes intracelulares, objeto da Anatomia Patológica, padrão-ouro para o diagnóstico, graduação e estadiamento das neoplasias. A atual geração de patologistas tem participado ativamente na construção de uma nova disciplina, a Patologia Molecular, que, analisando criticamente os avanços das diversas disciplinas da Biologia, desenvolve e aplica novas técnicas visando à detecção de genes e de moléculas relacionadas à sua expressão, especialmente de seus produtos proteicos, nos tecidos. Sua integração no contexto morfológico tem permitido aprimoramento nos critérios diagnósticos e no esclarecimento de mecanismos de evolução das neoplasias, contribuindo de modo relevante para as decisões terapêuticas.

Partindo da definição de neoplasia de Willis[1] – "massa anômala cujo crescimento ultrapassa o dos tecidos normais e persiste mesmo após interrupção dos estímulos" –, caminha-se atualmente para sua compreensão como um conjunto de células de origem clonal cujas alterações genéticas acumuladas conferem vantagem competitiva para sua proliferação e sobrevida. Seu crescimento integrado às condições do estroma poderá capacitá-lo para a invasão local e para a sua instalação à distância.

## NEOPLASIAS BENIGNAS E MALIGNAS

As diversas neoplasias têm propriedades comuns que as distinguem das demais classes de lesão. Entretanto, diferenças de comportamento biológico, morfológico e clínico tornam muito útil sua divisão em neoplasias benignas ou malignas, sendo importante reconhecer que essas diferenças são, por vezes, muito tênues, daí o conceito de lesões "limítrofes" (*borderline*) que abriga uma série de alterações morfológicas em diferentes tecidos, cujos fenótipos não são suficientemente explícitos para a categorização de neoplasia. Além das características da própria neoplasia, o local de ocorrência e outros fatores do hospedeiro podem ser decisivos para sua evolução. Assim, uma determina-

da neoplasia do sistema nervoso central (SNC), por exemplo, mesmo tendo características morfológicas e moleculares de lesão benigna, pode ocasionar danos vitais para o hospedeiro.

As neoplasias malignas são, genericamente, conhecidas como "câncer", apresentando capacidade de crescimento invasivo e de disseminação por vasos sanguíneos ou linfáticos, sobrevivendo e crescendo como novas lesões em linfonodos ou órgãos distantes, o que caracteriza as metástases.[2] A simplificação de suas necessidades metabólicas capacita as células neoplásicas a se dividirem inúmeras vezes e a sobreviverem em ambientes adversos e com baixas quantidades de recursos metabólicos, por exemplo, mediante aumento de glicólise sob alta tensão de oxigênio, originando grande produção de lactato.[3] O excesso de lactato é exportado para o estroma tumoral via transportadores de monocarboxilatos (MCT) e relaciona-se com maior agressividade tumoral em vários tipos de neoplasia experimental e humana.[4]

A classificação das neoplasias tem como ponto de partida os critérios morfológicos macro e microscópicos genericamente resumidos na Quadro 2.1. De modo simplificado, as neoplasias benignas tendem a se apresentar como massas teciduais de crescimento lento e expansivo, comprimindo, e não propriamente infiltrando-se no tecido vizinho. Assumem, assim, aspecto circunscrito, capsulado ou pseudocapsulado, com limites claramente identificados. Todavia, as neoplasias malignas tendem a evoluir com crescimento rápido, com marcado potencial para se infiltrar no tecido vizinho e mesmo nos vasos linfáticos e sanguíneos, sendo as metástases uma de suas características mais marcantes.

A definição anatomopatológica desses critérios, a partir do estudo de necrópsias e de peças cirúrgicas, é a base dos conhecimentos atualmente aplicados nas diversas especialidades médicas, gerando os critérios mais relevantes para o diagnóstico endoscópico e radiológico, com a coleta dirigida de amostras de tecidos por biópsias ou de células por punções aspirativas. Nesse novo contexto, o diagnóstico cito/histopatológico deve cada vez mais ser integrado aos critérios macroscópicos fornecidos pelos métodos de imagem, sendo atualmente crescente a participação dos patologistas no próprio ato de colheita de amostras pelos radiologistas ou endoscopistas, reproduzindo a bem-sucedida integração com os cirurgiões mediante intraoperatórios ("congelação").

## Quadro 2.1. Características anatomopatológicas das neoplasias benignas e malignas

| CARACTERÍSTICA | BENIGNA | MALIGNA |
|---|---|---|
| Tipo de crescimento | Expansivo, não infiltrativo | Geralmente difuso e infiltrativo |
| Cápsulas | Frequentemente visualizada, bem delimitada | Quando presentes, muitas vezes são infiltradas pela neoplasia |
| Velocidade de crescimento | Frequentemente vagorosa | Progressão variável; mais rápida nas neoplasias mais anaplásicas |
| Diferenciação tecidual | Geralmente bem diferenciada | Diferenciação variável |
| Tamanho das células neoplásicas | Aspecto homogêneo e geralmente próximo das células normais do tecido original | Bastante variado; desde células menores do que as do tecido de origem até células agigantadas |
| Forma celular | Aspecto homogêneo ou com pequenas variações | Pode variar desde homogênea até pleomorfismos bizarros, expressando a heterogeneidade tumoral |
| Mitoses | Presentes em pequeno número, geralmente típicas | Podem ocorrer com muita frequência e são geralmente atípicas |
| Cromatina | Finamente granular e homogeneamente distribuída | Geralmente grosseira e de distribuição irregular |
| Relação nucleocitoplasmática | Geralmente não apresenta variações em relação às células normais | Frequentemente a relação é bastante aumentada, denotando hipercelularidade |
| Conteúdo cromossômico | Habitualmente diploide, embora possa haver alterações do número cromossômico | Frequentemente aneuploide ou poliploide |
| Necrose e hemorragia | Menos frequentes | Eventos frequentes em virtude da rápida expansão dos tumores |
| Invasão vascular | Não é relatada | Frequente tanto em vasos sanguíneos como em linfáticos |
| Metástase | A ausência de metástase é parâmetro constante | Frequente, com grande impacto na evolução de variados tipos tumorais |

Fonte: Desenvolvida pelos autores.

Todas as áreas cuja avaliação macroscópica tenha sugerido possível heterogeneidade devem ser representadas para estudo histopatológico. O médico patologista deve procurar, ao microscópio, os padrões arquiteturais de organização do tecido e suas características citológicas que definam que um determinado crescimento é neoplásico e indicar, sempre que possível, sua linhagem celular. O grau de diferenciação celular, similaridade morfológica com uma determinada linhagem tecidual normal, reflete a gênese e pode se correlacionar com a progressão da lesão. Por um lado, as neoplasias benignas são bem diferenciadas (apresentam células similares às células maduras), sendo mais facilmente identificada sua linhagem histogenética. Por outro lado, as malignas variam enormemente, desde as bem diferenciadas até aquelas que pouco mimetizam os tecidos normais maduros, sendo classificadas como pouco diferenciadas quando apenas em algumas áreas mostram similaridade com alguma linhagem; ou indiferenciadas, quando não é possível o reconhecimento morfológico de nenhuma classe tecidual específica. Como a compreensão de seu potencial responsivo às diversas estratégias terapêuticas requer evidências de linhagens celulares, essas neoplasias morfologicamente menos diferenciadas estão entre as principais indicações para as pesquisas moleculares, iniciando-se pela busca de produtos proteicos por meio da imunoistoquímica ou de outras evidências, como alterações cromossômicas ou gênicas por outros métodos da patologia molecular.

As neoplasias benignas não estão, geralmente, associadas à necrose ou à hemorragia em razão de suas características de crescimento expansivo, habitualmente lento. Já as neoplasias malignas apresentam crescimento infiltrativo, muitas vezes destrutivo. Esses aspectos, adicionados ao rápido crescimento das neoplasias malignas nem sempre acompanhado por suprimento sanguíneo equivalente, induzem a formação de zonas de necrose intratumoral.

O critério anatomopatológico de malignidade mais contundente é a metástase, que é a formação de verdadeiras massas de células que conseguem crescer em tecidos distantes de sua origem.[5-7] É importante que, no estudo do tumor primário, o patologista pesquise e relate a presença de células neoplásicas malignas permeando vasos linfáticos e sanguíneos, configurando êmbolos neoplásicos nas estruturas vasculares peri e intratumoral. Sua presença não é sinônimo da existência de metástases, cuja instalação requer outras tantas condições para crescimento distante do tumor original. Entretanto, seu relato informa maior risco de surgimento das metástases, podendo requerer prontas ações terapêuticas para impedir seu desenvolvimento.

## Nomenclatura das neoplasias

A grande variedade de apresentações morfológicas e de clínicas das neoplasias e a enorme quantidade de novos conhecimentos continuamente gerados acarretam grande dificuldade para a comunicação em Oncologia, dificultando até a uniformização dos próprios nomes das neoplasias. Assim, mesmo assumindo várias imprecisões, advoga-se a adoção dos princípios de nomenclatura publicados pela Organização Mundial da Saúde (OMS). Iniciando-se em 2019, sua sexta edição, essa classificação mantém bases eminentemente anatomopatológicas, incorporando, também, aspectos da genética molecular já demonstrados como peculiares a diversos grupos de neoplasias, seja uma ou mais alterações cromossomais ou gênicas relacionadas à formação da neoplasia (carcinogênese); ou a um conjunto de mecanismos reguladores do crescimento celular e/ou da interação da célula neoplásica com as estruturas vizinhas (vias de sinalização celular), cuja determinação convive cada vez mais intensamente com a rotina de trabalho na avaliação diagnóstica, prognóstica ou na seleção terapêutica com base nos informes anatomopatológicos.[8]

O conceito de que as neoplasias são uma classe de doenças genéticas, com alterações essenciais no genoma da célula neoplásica, gerou o conhecimento de que determinadas alterações induzem a ativação de oncogenes e/ou o silenciamento de genes supressores tumorais. As evidências atuais mostram que a tumorigênese é um processo com acúmulo de múltiplas alterações que resultam em uma progressiva transformação de células normais até sua plena caracterização como células neoplásicas. Essas alterações devem ser sutis para garantir a viabilidade das células transformadas, mas relevantes o suficiente para propiciar-lhes vantagens competitivas para sua proliferação e crescimento integrado às condições do estroma. Há, certamente, uma dinâmica capacitação da progressão tumoral pela interação das células neoplásicas com o microambiente e pelo acúmulo de ganhos e perdas de função de determinados genes. A atividade molecular induzindo alteração morfológica envolve diferentes aspectos valorizados na prática, como os achados de neoplasias precoces, de lesões precursoras (pré-cancerosas), de progressão tumoral, de desdiferenciação e de heterogeneidade tumoral.[8]

Genericamente, o sufixo "oma" é utilizado para definir tumores. As neoplasias malignas, quando reproduzem aspectos de linhagens epiteliais, são denominadas "carcinomas", enquanto as de linhagens conjuntivas são chamadas "sarcomas". Os prefixos identificam subtipos celulares. Assim, "adenoma" identifica uma neoplasia glandular benigna, enquanto "fibroma" refere-se à neoplasia benigna de tecido conjuntivo mimetizando tecido fibroso. O uso consagrado de vários termos, contudo, mantém várias exceções, como linfoma, melanoma e mesotelioma, que são neoplasias malignas de padrões celulares de linfócitos, melanócitos e células mesoteliais, respectivamente. O adenocarcinoma de padrão hepatocítico, oficialmente denominado "carcinoma hepatocelular", é ainda hoje chamado "hepatoma", termo que nem oferece identificação de sua natureza glandular nem exprime sua malignidade. Por vezes, neoplasias de morfologia idêntica ainda recebem nomes diferentes em virtude de categorizações atávicas que perduram ainda hoje. Exemplo disso ocorre com os tumores de células germinativas: quando originados em testículos, recebem o nome de "seminoma" e, quando ovarianos, "disgerminomas". Usa-se ainda o termo "germinoma" para uma neoplasia maligna cerebral em tudo semelhante a essas neoplasias.

Para designar neoplasias malignas originárias dos precursores do tecido hematopoiético, utiliza-se o termo "leucemia", que engloba numerosas neoplasias malignas em que, mais que massas, as células mostram-se na circulação sanguínea, devendo seu nome refletir sua diferenciação, perfil genético e possível comportamento clínico. Por exemplo, "leucemias linfoides" agudas ou crônicas são nomes genéricos atribuídos às neoplasias em que os linfócitos são transformados em diversas etapas de seu desenvolvimento, devendo ser subdivididos por métodos morfológicos e moleculares quanto a linhagens de linfócitos B ou T e quanto a diversas outras peculiaridades, indicativas de sua gênese e importantes para a escolha da melhor estratégia terapêutica.

Para neoplasias com perfil morfológico misto (epitelial e mesenquimal), nomes compostos são apresentados, tentando reproduzir a regra geral, como os "fibroadenomas" mamários.

Quando a neoplasia apresenta características de mais de uma das camadas germinativas do embrião – ectoderme, mesoderme e/ou endoderme –, recebe o nome de "teratoma", podendo apresentar vários tecidos maduros como dentes, cabelos etc. –, recebendo, então, o nome de "teratoma adulto", em contraste com os "teratomas imaturos", nos quais são encontrados elementos blásticos, habitualmente apresentando maior potencial para evolução clínica desfavorável, maligna. Em geral, classificavam-se os maduros entre as neoplasias benignas, mas como a correspondência com o comportamento biológico não é precisa nesses tipos de neoplasia, as classificações mais recentes recomendam que se evite, nos teratomas, o qualificativo "benigno".

### Tumores não neoplásicos

O termo "tumor" é classicamente usado em Medicina como "qualquer massa anômala", podendo corresponder a lesões dos vários capítulos da Patologia geral. Assim, por exemplo, "hematomas" são tumores decorrentes de acúmulo de sangue, muitas vezes relacionados a traumatismos; "coristomas" são massas de tecidos malformados, estranhos ao tecido em que se localizam (ectópicos). Tecido suprarrenal no interior do rim ou tecido paratireoidiano dentro da tireoide são exemplos dessa ocorrência. "Hamartomas" são massas

que misturam tecidos (normais) de várias origens dentro de um determinado órgão, como os nódulos de tecido cartilaginoso e muscular maduros que ocorrem no pulmão, por exemplo. "Cistos" são tumores com luz preenchida habitualmente por líquido, envoltos por uma parede com revestimento epitelial, enquanto "pseudocistos" são tumores contendo líquidos e envoltos por parede habitualmente fibroinflamatória sem revestimento epitelial. Os tumores císticos podem, então, ser originados de malformações, de processo inflamatório e até podem corresponder a neoplasias benignas ou malignas que, durante sua formação, desenvolveram cavidades em seu interior, como os cistadenomas (benignos) ou os cistadenocarcinomas (malignos) ovarianos.

## CORRELAÇÃO MORFOLOGICOMOLECULAR EM NEOPLASIAS

As propriedades mais típicas das células neoplásicas, como muito bem reordenadas por Hanahan e Weinberg,[2] podem ser assim resumidas: a célula neoplásica adquire a capacidade de se dividir indefinidamente (por irregularidade do ciclo celular) e tem aumento da sobrevivência (por parada do ciclo e/ou por irregularidades das vias de apoptose). Apresenta, ainda, instabilidade genética com base em alterações de cromossomas ou de genes e dos fatores de transcrição, além de eventos epigenéticos com potencial alteração da leitura dos informes contidos em genes. Tais distúrbios genéticos poderão favorecer a produção de proteínas anômalas e/ou a produção quantitativamente alterada de algumas proteínas cruciais para a estabilização das atividades celulares.

Cada vez mais, são reconhecidas alterações da relação da célula do parênquima neoplásico com o microambiente tumoral, representado, entre outras células, principalmente por fibroblastos e endotélio.[8]

### Imunoistoquímica

O diagnóstico atual das neoplasias tem como principal fundamento o estudo anatomopatológico macro e microscópico. Quando necessária, a complementação diagnóstica pode ser indicada, no contexto clinicopatológico, pela identificação de alterações da quantidade ou na estrutura dos cromossomos, dos genes ou nas diversas etapas de sua expressão.

Sendo as proteínas o principal produto da expressão gênica, sua identificação nas células tumorais, em seu estroma ou em outras estruturas do paciente, no contexto morfológico do espécime anatomopatológico (imunoistoquímica) e mesmo nas amostras citopatológicas (imunocitoquímica) é um dos instrumentos modernos mais úteis para o detalhamento diagnóstico, principalmente em casos de neoplasias pouco diferenciadas, atingindo grande acurácia. Outra indicação é na seleção de órgãos a serem mais detidamente procurados como provável sede de tumores antes identificados por suas metástases. Mesmo que, nessa situação, o resultado do exame imunoistoquímico habitualmente não seja patognomônico, a seleção dos órgãos mais prováveis é um guia relevante para a escolha dos métodos diagnósticos a serem usados a seguir, reduzindo o tempo e o custo para que se chegue ao diagnóstico preciso. Recentemente, a pesquisa de biomarcadores, principalmente pelo método imunoistoquímico, tem servido cada vez mais como critério adicional para escolha terapêutica.

### Imunoistoquímica diagnóstica – neoplasias malignas pouco diferenciadas

A maioria das neoplasias benignas e das malignas mais bem diferenciadas tem seu diagnóstico bem esclarecido pelo estudo anatomopatológico, seja no exame intraoperatório em amostras congeladas, seja por aquelas submetidas a preparo citológico ou, principalmente, em espécimes processados convencionalmente mediante fixação em formol 10% tamponado, com pH 7,2 e incluído em parafina.

A principal aplicação para estudo imunoistoquímico diagnóstico são as neoplasias morfologicamente pouco diferenciadas.

Muitas vezes, o estudo de um único biomarcador induziria a possíveis resultados falsos (tanto falso-positivos como falso-negativos) e, por isso, em quase todos os casos de neoplasias pouco diferenciadas, recomenda-se o uso de conjuntos de anticorpos (em média de cinco a oito por caso) organizados em painéis cuja seleção deve ser feita pelo médico anatomopatologista com base nas principais hipóteses surgidas pela integração dos dados morfológicos no contexto clinicoepidemiológico.

Apresentam-se, a seguir, algumas das principais classes de moléculas que contribuem para o diagnóstico. Mais que expor uma lista completa, interessa aqui demonstrar formas de integração do conhecimento das matérias básicas, especialmente de princípios da histologia e da biologia molecular da carcinogênese, no contexto da patologia morfológica, no intuito de contribuir para o diagnóstico dos casos de solução mais difícil.

## FILAMENTOS INTERMEDIÁRIOS

O citoesqueleto é uma rede de proteínas disposta organizadamente no citoplasma, incluindo os microtúbulos de tubulina, os microfilamentos de actina e os filamentos intermediários (FI). Como os FI, mantêm-se bastante estáveis e com distribuição relativamente específica, mesmo nas neoplasias malignas,[9] servem como importante ferramenta na imunoistoquímica diagnóstica. Entre os mais de 60 genes funcionais que codificam FI, destacam-se as seguintes classes: queratinas; desmina; vimentina; proteína ácida de fibrilas gliais (GFAP); e proteínas do neurofilamento.

### Queratinas

As queratinas (K) são filamentos intermediários componentes da estrutura celular dos epitélios, classificadas conforme peso molecular (PM) (alto ou baixo PM) e com o ponto isoelétrico (ácidas ou básicas).[10]

Entre 54 genes funcionais de queratinas classificados em humanos, metade é própria de folículos capilares, sendo as outras, principalmente distribuídas no citoplasma das células epiteliais, de maior importância para o diagnóstico imunoistoquímico.

A atual classificação das queratinas segue as diretrizes do projeto Human Genome Organization e é categorizada em números.[11] De modo simplificado, as queratinas K1-K20 são as de maior utilidade na prática diagnóstica, sendo divididas em dois grandes grupos, genericamente conhecidos como queratinas de tipo I (ácidas) K1 – K8 (e a posteriormente reconhecida K20) e tipo II (básicas) K 9 – K19.

A expressão gênica das queratinas tende a ocorrer aos pares, na forma de heteropolímeros, de modo que cada membro da subfamília tipo I de queratinas habitualmente corresponde a pelo menos um membro da subfamília tipo II, embora haja queratinas sem correspondente conhecido, como a K20 tipo I, presente, principalmente no epitélio gastrointestinal e em urotélio, e a K9 presente na palma das mãos e sola dos pés.[12,13]

De modo geral, as queratinas de alto peso (K1 – K6 da família I e K10 – K14 da família II) são mais abundantes nos epitélios de revestimento, especialmente no epitélio escamoso, mesmo quando compondo neoplasias malignas, os carcinomas de células escamosas, mostrando-se reativas nos carcinomas de células basais, nos uroteliais e mesmo nos carcinomas sarcomatoides. Estão também presentes em adenocarcinomas de padrão ductal de diversos órgãos. Queratinas de baixo peso, K7 e K19, são mais abundantes no epitélio de ductos glandulares, sendo K7 também expressas em diversos carcinomas de células escamosas e nos uroteliais.

De outra parte, as queratinas de mais baixo PM (K8 – K18) são encontradas difusamente no citoplasma de ácinos glandulares, inclusive em carcinomas hepatocelulares, de células claras renais, de cortical de suprarrenais e de ácinos pancreáticos, nos quais queratinas de maior peso podem não ser detectáveis. K8 e K18 são ainda detectadas sob a forma de glóbulos paranucleares nos carcinomas neuroendócrinos.

## Vimentina

Nas células de origem mesenquimal, a vimentina é o filamento intermediário mais importante e quase onipresente. A distribuição de vimentina em neoplasias é muito ampla, mas seu uso em painéis diagnósticos pode ser útil mesmo nos dias atuais, em que o arsenal de anticorpos é tão numeroso. Além de ser positiva em praticamente todos os tumores mesenquimais, inclusive nos sarcomas mais anaplásicos/pleomórficos, merece destaque sua positividade muito intensa e difusa em quase todos os melanomas malignos, geralmente em coexpressão intensa de proteína S-100 no citoplasma e no núcleo de muitas células, além da variável expressão dos marcadores de diferenciação melanocítica como HMB-45 e Melan-A.

Alguns carcinomas caracteristicamente coexpressam queratinas e vimentina, salientando-se, entre esses, os carcinomas de células renais, especialmente a clássica apresentação de células claras; os de endométrio (diferenciando-o dos adenocarcinomas de colo uterino, habitualmente negativos para vimentina). Também são positivos, com frequência, para vimentina os carcinomas de adrenal e os de tireoide. Em outros órgãos, como a mama, a expressão de vimentina restringe-se a alguns subtipos de carcinomas, mais frequentemente associados a pior prognóstico. A restrição de espaço impede comentários mais detalhados neste capítulo,

sendo importante lembrar que neoplasias de todos esses órgãos podem abrir sua apresentação clínica pelo surgimento de metástases, mais frequentemente apresentando alguns dos aspectos menos diferenciados das neoplasias de origem.

## Desmina

A desmina é uma proteína de expressão restrita aos tecidos musculares cardíaco, liso e estriado, sendo precocemente identificada durante o desenvolvimento embrionário. Em neoplasias, é marcador importante tanto nas de linhagem muscular lisa (leiomiomas e leiomiossarcomas) como nos de músculo estriado, os rabdomiossarcomas. Todos seus subtipos histológicos tendem a expressar desmina, sendo essa reatividade mais exuberante nos rabdomiossarcomas alveolares e mais focais nos de padrão embrionário. Outros marcadores para essas neoplasias de partes moles são os fatores de transcrição nuclear myo-D1 e miogenina, além das actinas, com dois clones muito usados: 1A 4, antiactina de músculo liso; e HHF35, antiactina alfa, de expressão mais genérica nas diversas linhagens musculares.

## Proteína ácida de fibrilas gliais

A proteína ácida de fibrilas gliais (GFAP) foi o primeiro filamento intermediário a ser reconhecido em astrócitos, mas também é expresso por alguns outros tipos celulares, destacando-se, em cirurgia de cabeça e de pescoço, o mioepitélio, tanto de partes moles como principalmente de glândulas exócrinas.

## Neurofilamentos

Os neurofilamentos são os filamentos intermediários dos neurônios maduros e imaturos, sintetizados nos corpos das células neurais e transportados por axônios.[14] A pesquisa de neurofilamentos é uma das estratégias para caracterizar linhagem neuronal em neoplasias pouco diferenciadas do SNC, parecendo-nos atualmente mais útil, entretanto, o uso do marcador neuronal nuclear Neu-N e da sinaptofisina. Neoplasias neurais importantes podem ser vistas ao longo de feixes nervosos, como os diversos padrões de neuroblastoma, além do tumor neuroectodérmico primitivo (PNET), para cujo diagnóstico também contribui a detecção do marcador CD99.

### Fatores de transcrição nuclear

Fatores de transcrição nuclear são proteínas que se ligam a regiões promotoras de DNA, estimulando ou inibindo a expressão gênica. Atuam de modo especial no desenvolvimento de tecidos e órgãos principalmente durante a embriogênese. Não são, por si próprios, específicos para determinado órgão ou tecido, mas sua identificação mais frequente em alguns tipos celulares e suas correspondentes neoplasias pode tornar útil sua inclusão em painéis direcionados a alguns diagnósticos diferenciais.[15-17] Assim, por exemplo, sabendo-se que o fator de transcrição tireoideano-1 é habitualmente expresso por células epiteliais de folículos tireoidianos e de alvéolos pulmonares, mas não pelo epitélio tubular renal, sua aplicação é útil no diferencial entre metástases de carcinoma tireoidiano *versus* renal, mas não entre carcinoma tireoidiano *versus* pulmonar.

Apresentamos aqui alguns dos fatores de transcrição mais usados em imunoistoquímica e os principais órgãos em que são mais expressos:

- GATA 3: adenocarcinomas de mama, glândulas salivares, anexos cutâneos, carcinomas uroteliais, carcinomas de células escamosas;
- CDX 2: adenocarcinomas e tumores neuroendócrinos colorretais, gástricos, pancreáticos;
- TTF 1: adenocarcinomas e tumores neuroendócrinos de tireoide e de pulmão, tumores neuroendócrinos de outros órgãos;
- PAX 8: adenocarcinoma de trato genital feminino (principalmente linhagens mullerianas), de rim e de tireoide;
- NKX3.1: adenocarcinoma de próstata.

### Outros marcadores de linhagem celular

Mesmo num capítulo de introdução aos princípios da imunoistoquímica, é necessário mencionar, no mínimo, os marcadores mais genéricos de linfomas. Além do CD45, antígeno leucocitário comum, um painel inicial precisa incluir CD20, reativo na maioria dos linfomas B, CD3, característico dos linfomas T, além de CD30 e CD15, importantes marcadores do linfoma de Hodgkin. A subclassificação dos linfomas requer abordagem bem mais detalhada, fugindo ao escopo deste capítulo.

Também as diversas neoplasias de tecido conjuntivo têm seu diagnóstico beneficiado pelo uso judicioso da imunoistoquímica no contexto clínico – morfológico e molecular. Além dos exemplos já citados como as importantes neoplasias musculares, importa destacar as neoplasias vasculares que exibem marcadores endoteliais CD31, CD34 e antígeno relacionado a fator VIII. Já os tumores de bainha nervosa mostram graus variáveis de expressão de proteína S100 e CD56.

A imunoistoquímica pode contribuir, ainda, no estudo de muitas outras neoplasias. Aqueles que, a partir das bases aqui discutidas, tiverem interesse em aprofundar seus conhecimentos nessa fascinante disciplina da Patologia são aconselhados ao estudo de livros dedicados ao ensino mais aprofundado, como as publicações de Dabbs[18] e de Taylor e Cote.[19]

## CONTRIBUIÇÃO DA IMUNOISTOQUÍMICA NA SELEÇÃO DE ESTRATÉGIAS TERAPÊUTICAS

Como a síntese proteica é etapa essencial da expressão gênica, muitas das principais descobertas da patologia molecular resultam em aumento, redução ou modificação qualitativa de proteínas detectáveis por imunoistoquímica e sua detecção tem se mostrado de grande utilidade na seleção do melhor tratamento para cada situação, que tem como alguns dos principais exemplos:[20-22]

i. Receptor de estrógeno e de progesterona, em carcinomas mamários, uterinos e ovarianos;
ii. HER-2, em carcinomas mamários e de aparelho digestivo;
iii. PD-L1 e CTL-A4 em melanoma, adenocarcinomas de pulmão, rim, útero, carcinoma urotelial de bexiga e carcinomas escamosos de várias origens;
iv. CD 20 em linfomas B;
v. CD 30 em linfomas anaplásicos e linfomas de Hodgkin;
vi. ALK-1 em adenocarcinomas de pulmão;
vii. VEGF em adenocarcinomas de pulmão, colón, rim e em glioblastoma multiforme;
viii. BRAF V600E em melanomas e adenocarcinomas de colón e pulmão;
ix. CD 117 em tumores de estroma gastrointestinais (GIST);

x. N-Trk em sarcomas, tumores embrionários e, mais raramente, neoplasias de quaisquer outras linhagens que apresentem fusões de diversas regiões de Trk.

Ao mesmo tempo que se comemoram os enormes avanços representados pelo vertiginoso incremento atual do uso da imunoistoquímica na seleção terapêutica individualizada, é fundamental reconhecer que o custo desses anticorpos e o próprio uso de sistemas de detecção específicos, alguns dos quais só autorizados por órgãos oficiais como a Agência Nacional de Vigilância Sanitária (Anvisa), a European Medicines Agency (EMA) e a Food and Drug Administration (FDA) como *companion diagnostic tests*, requer reconhecimento desses exames como testes diferenciados, com remuneração específica para cada um deles e, em especial, com acreditações específicas de patologistas e de laboratórios, garantindo a maior eficácia na seleção de medicamentos, muitos dos quais de alto custo e com efeitos colaterais não desprezíveis.[23,24]

### Perspectivas

O avanço das diversas disciplinas da Oncologia permite hoje um diagnóstico cada vez mais precoce, com perspectiva de cura numa proporção cada vez maior de casos. No âmbito da Patologia, a definição cada vez mais precisa dos critérios morfológicos e de vias de sinalizações moleculares envolvidas na sobrevivência, proliferação e apoptose, invasão e formação de metástases traz os patologistas para uma posição cada vez mais central no combate às neoplasias. Além de servir como padrão-ouro para o diagnóstico, o patologista deve, cada vez mais, atuar em grupos multidisciplinares com os oncologistas clínicos, cirurgiões, radiologistas, endoscopistas e cientistas das áreas básicas, oferecendo evidências essenciais para a melhor seleção terapêutica em cada caso.

Um dos principais desafios atuais é a formação de contingente muito maior de profissionais para o exercício dessa "nova Patologia". Além de sua atuação no próprio laboratório e nas reuniões anatomoclínicas, a presença do patologista agora é essencial junto dos colegas endoscopistas e radiologistas, discutindo os principais achados, selecionando áreas para colheita de material citológico e histológico e validando a qualidade da amostra. A participação intraoperatória é crescente, colaborando com o diagnóstico das lesões e avaliação de margens para menores índices de reintervenção. Todas essas situações são, também, grandes oportunidades para a obtenção imediata de espécimes, que o patologista deve manusear escolhendo as áreas a estudar, os fixadores ou meios de cultura mais adequados, garantindo o registro e a guarda das amostras em conformidade com a regulamentação internacional que agora se debate para a oficialização dos biobancos.[25] A importância desses novos procedimentos fica bem ressaltada em recente editorial de Carolyn Compton cujo próprio título é "O espécime cirúrgico é a parte personalizada da medicina personalizada em oncologia".[26] A hora é de enormes desafios, mas também de oportunidades únicas para fazer crescer, de forma coerente e abrangente, as aplicações clínicas de anos de exaustivos esforços de ciências básicas.

## APÊNDICE 2.1 – FIGURAS

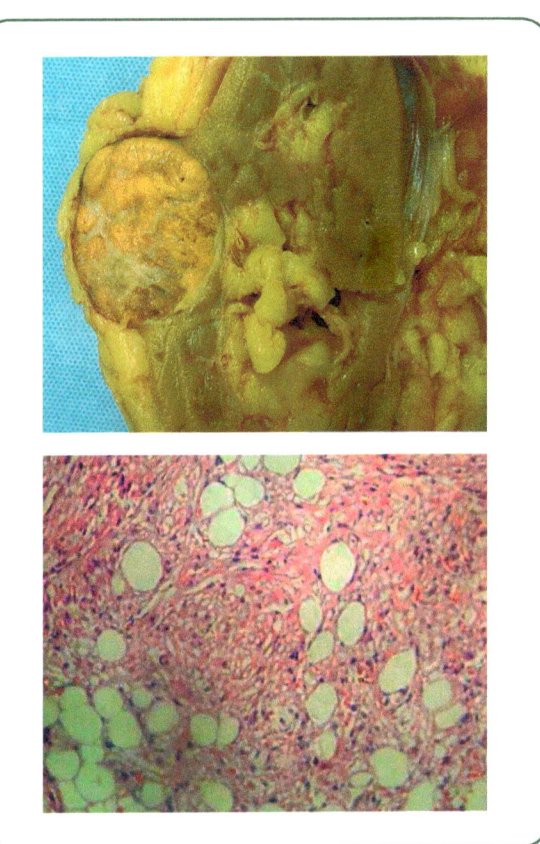

**FIGURA 2.1 –** Angiomiolipoma renal.
Fonte: Acervo dos autores.

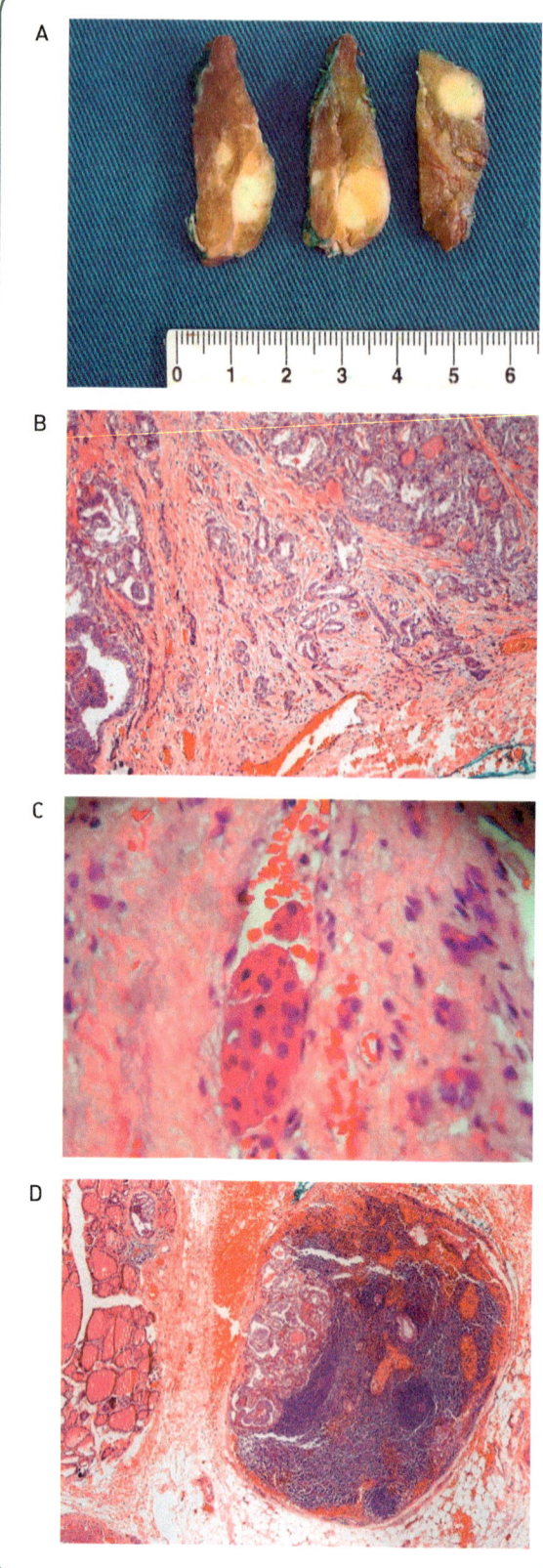

**FIGURA 2.2 –** Carcinoma papilífero de tiroide. **A**: multicentricidade e foco de invasão de cápsula; **C**: invasão de vaso na cápsula; e **D**: metástase em linfonodo.

Fonte: Acervo dos autores.

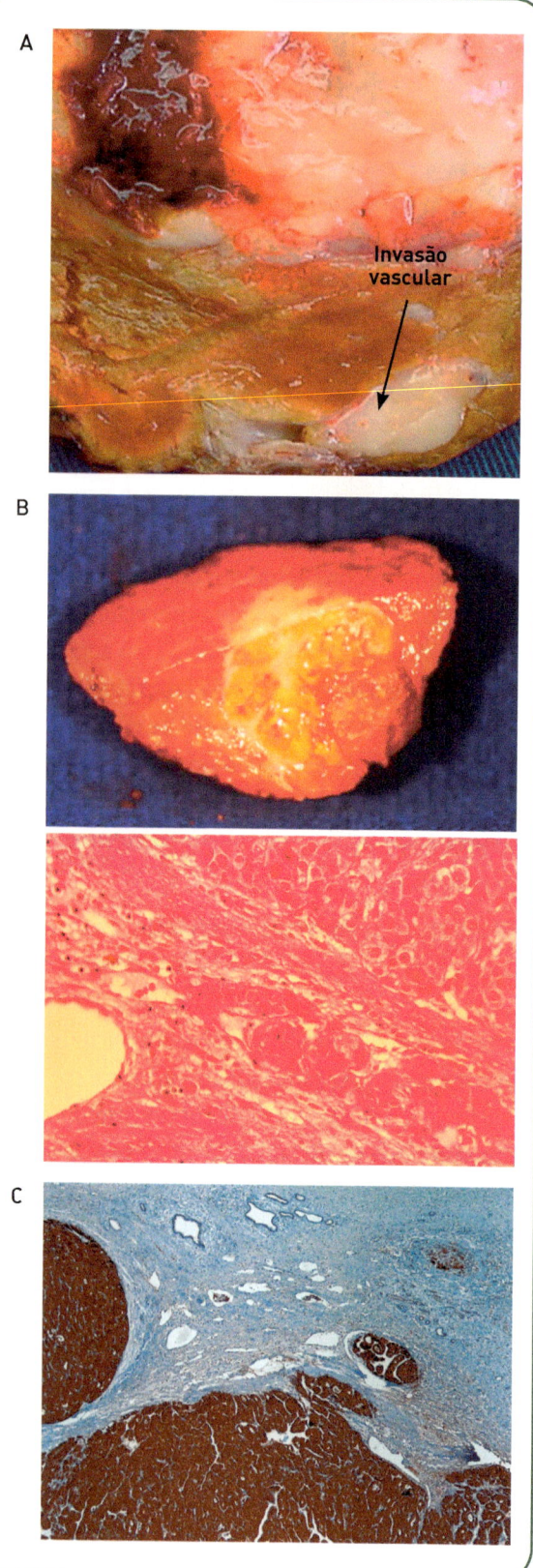

**FIGURA 2.3 –** Carcinoma hepatocelular. (**A**) invasão vascular; (**B**) microinvasão vascular; e (**C**) glutaminassintase positiva na neoplasia e no foco de invasão microvascular.

Fonte: Acervo dos autores.

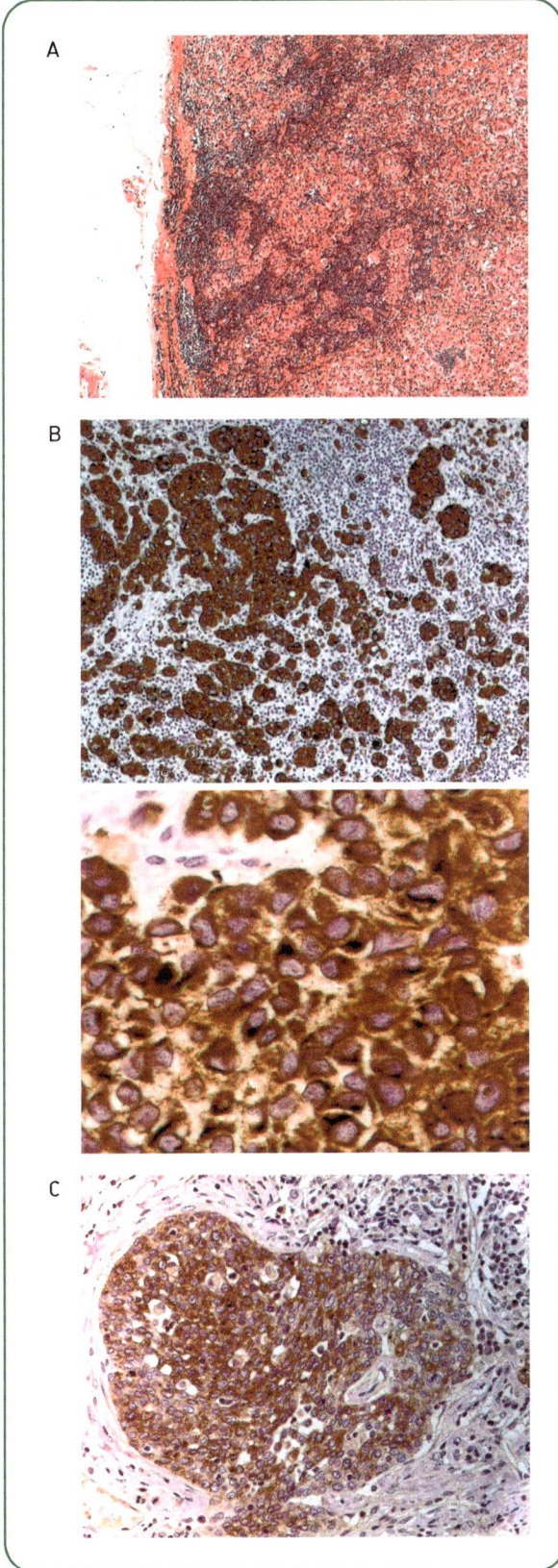

**FIGURA 2.4 –** Carcinoma neuroendócrino. (**A**) metástase em linfonodo; (**B**) citoqueratinas 8/18; e (**C**) cromogranina.

Fonte: Acervo dos autores.

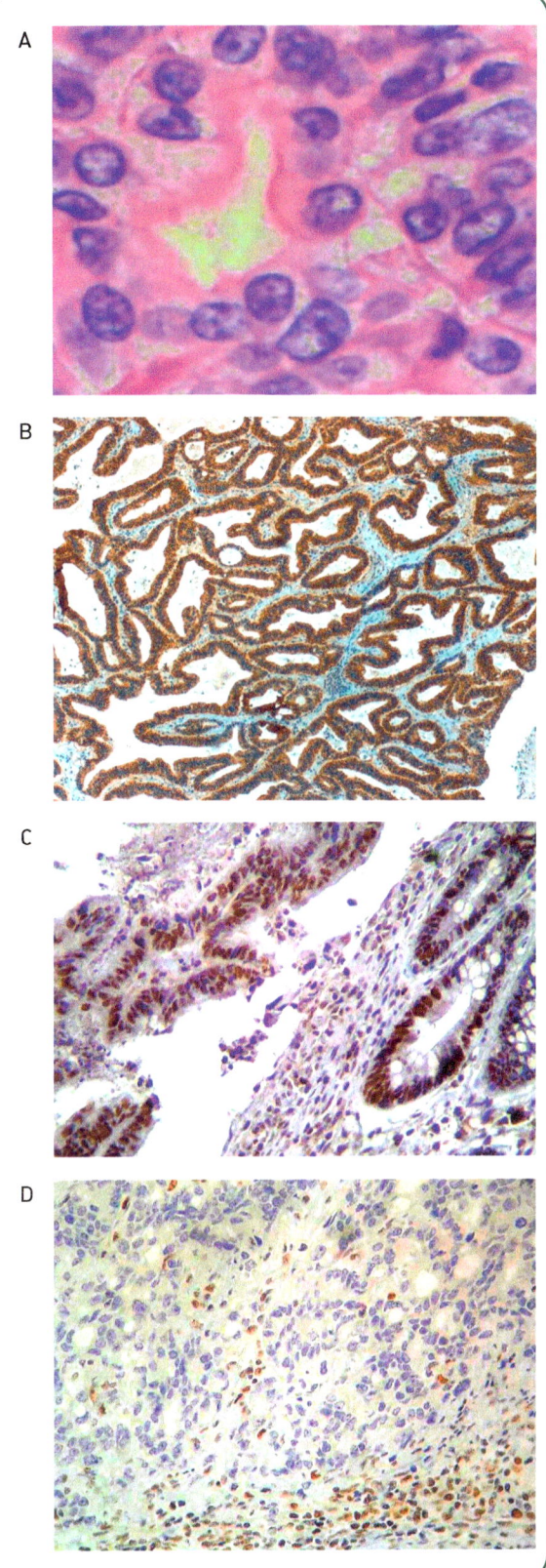

**FIGURA 2.5 –** Adenocarcinoma de cólon. (**B**) citoqueratina 20; (**C**) CDX-2; e (**D**) ausência de imunoexpressão de proteína de reparo MLH1.

Fonte: Acervo dos autores.

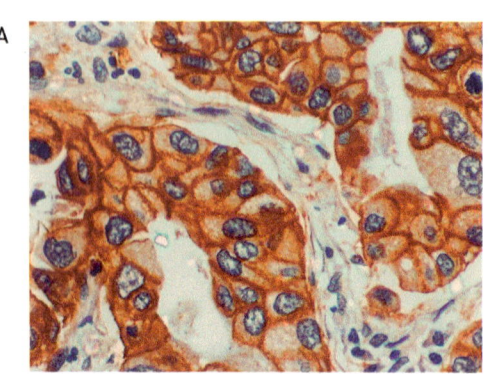
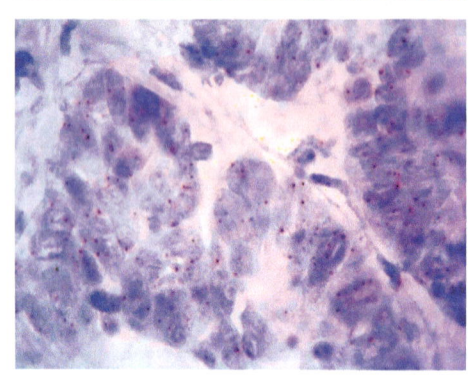

**FIGURA 2.6** – Adenocarcinoma de cólon. (**A**) forte imunoexpressão de EGFR em membrana de células neoplásicas; e (**B**) ibridização *in situ* cromogênica para EGFR.

Fonte: Acervo dos autores.

## REFERÊNCIAS

1. Willis RA. The spread of tumours in the human body. London Butterworths & Co; 1952.

2. Hanahan D, Weinberg RA. Hallmarks of cancer: the next generation. Cell. 2011;144(5):646-74.

3. Granja S, Tavares-Valente D, Queirós O, Baltazar F. Value of pH regulators in the diagnosis, prognosis and treatment of cancer. Semin Cancer Biol. 2017;43:17-34.

4. Martins SF, Amorim R, Viana-Pereira M, Pinheiro C, Costa RF, et al. Significance of glycolytic metabolism-related protein expression in colorectal cancer, lymph node and hepatic metastasis. BMC Cancer. 2016;16:535.

5. Stacker SA, Williams SP, Karnezis T, Shayan R, Fox SB, Achen MG. Lymphangiogenesis and lymphatic vessel remodelling in cancer. Nat Rev Cancer. 2014;4(3):159-72.

6. Karlsson MC, Gonzalez SF, Welin J, Fuxe J. Epithelial-mesenchymal transition in cancer metastasis through the lymphatic system. Mol Oncol. 2017;11(7):781-791.

7. Batlle E, Clevers H. Cancer stem cells revisited. Nat Med. 2017;23(10):1124-34.

8. Diaz-Cano SJ. Pathological bases for a robust application of cancer molecular classification. Int J Mol Sci. 2015;16(4):8655-8675.

9. Herrmann H, AU. Intermediate lilaments: structure and assembly. Cold Spring Harb Perspect Biol. 2016;8(11):a018242.

10. Goldmann WH. Intermediate filaments and cellular mechanics. Cell Biol Int. 2018;42(2):132-8.

11. Gong H, Zhou H, McKenzie GW, Yu Z, Clerens S, Dyer JM, et al. An updated nomenclature for keratin-associated proteins (KAPs). Int J Biol Sci. 2012:258-64.

12. Sharma P, Alsharif S, Fallatah A, Chung BM. Intermediate filaments as effectors of cancer development and metastasis: a focus on keratins, vimentin, and nestin. Cells. 2019;8(5):E497.

13. Karantza V. Keratins in health and cancer: more than mere epithelial cell markers. Oncogene. 2011;30(2):127-38.

14. Didonna A, Opal P. The role of neurofilament aggregation in neurodegeneration: lessons from rare inherited neurological disorders. Mol Neurodegener. 2019;14(1):19.

15. Kandalaft PL, Gown AM. Practical applications in immunohistochemistry: carcinomas of unknown primary site. Arch Pathol Lab Med. 2016;140(6):508-23.

16. Stelow EB, Yaziji H. Immunohistochemistry, carcinomas of unknown primary, and incidence rates. Semin Diagn Pathol. 2018;35(2):143-52.

17. Moll R. Transkriptionsfaktoren in der Tumordiagnostik. Der Pathologe, 2018;39(2):285-90.

18. Dabbs DJ. Diagnostic immunohistochemistry – theranostic and genomic applications. 5. ed.Philadelphia: Elsevier: 932,2019p.

19. Taylor CR, Cote R. Immunomicroscopy – a diagnostic tool for the surgical pathologist. 3 ed. V. 19 in the Major Problems in Pathology Series, Filadélfia: Saunders: 2009;8675.

20. Zhang H, Han M, Varma KR, Clark BZ, Bhargava R, Dabbs DJ. High fidelity of breast biomarker metrics: a 10-year experience in a single, large academic institution. Appl Immunohistochem Mol Morphol. 2018;26(10):697-700.

21. Yatabe Y, Dacic S, Borczuk AC, Warth A, Russell PA, Lantuejoul S, et al. Best practices recommendations for diagnostic immunohistochemistry in lung cancer. J Thorac Oncol. 2019;14(3):377-407.

22. Cocco E, Scaltriti M, Drilon A. NTRK fusion-positive cancers and TRK inhibitor therapy. Nat Rev Clin Oncol. 2018;15(12):731-47.

23. Wong NACS, Amary F, Butler R, Byers R, Gonzalez D, Haynes HR, et al. HER2 testing of gastro-oesophageal adenocarcinoma: a commentary and guidance document from the Association of Clinical Pathologists Molecular Pathology and Diagnostics Committee. J Clin Pathol. 2018;71(5):388-394.

24. Maxwell P, Salto-Tellez M. Validation of immunocyto-chemistry as a morphomolecular technique. Cancer Cytopathol. 2016;124(8):540-5.

25. Moore HM, Compton CC, Alper J, Vaught JB. International approaches to advancing biospecimen science. Cancer Epidemiol Biomarkers Prev. 2011;20(5):729-32.

26. Compton CC, Robb JA, Anderson MW, Berry AB, Birdsong GG, Bloom KJet al. Preanalytics and precision pathology: pathology practices to ensure molecular integrity of cancer patient biospecimens for precision medicine. Arch Pathol Lab Med: 2019. DOI: 10.5858/arpa.2019-0009-SA. [Epub ahead of print] PubMed PMID: 31329478.

# 3

# Patologia Molecular

Fernando Augusto Soares
Isabela Werneck da Cunha
Mariana Petaccia de Macedo

## DESTAQUES

- O desenvolvimento de conceitos, linguagem e técnicas na área de Biologia Molecular ao longo da segunda metade do século XX propiciou a conclusão de projetos como o Projeto Genoma Humano no alvorecer do século XXI.
- A apropriação desses conceitos nas diversas áreas da Medicina tem permitido estender a compreensão do processo saúde-doença ao nível molecular.
- Na Patologia Oncológica, a taxonomia das lesões tumorais vem progressivamente incluindo variáveis moleculares, além das clássicas variáveis macro e microscópicas, que abrangem não somente a avaliação morfológica da lesão. Cada vez mais a incorporação de variáveis como expressão de antígenos específicos, modificações estruturais dos cromossomos, mutações gênicas pontuais e alterações das vias moleculares é fundamental para o diagnóstico, o prognóstico e a predição de tratamento específicos personalizados.
- Discutem-se os aspectos da formação do profissional que atuará nessa nova fronteira da Patologia, que ocupa mais claramente a interface entre a clássica morfologia do histopatologista e a Biologia Molecular.

## INTRODUÇÃO

Este capítulo pretende abranger o desenvolvimento de uma nova especialidade dentro de uma das práticas médicas mais tradicionais, a Patologia. O desenvolvimento da Patologia Molecular enquanto subárea da Patologia Cirúrgica é um fenômeno recente e ainda com limites imprecisos. Esta revisão aborda esse desenvolvimento discutindo a origem da Patologia Molecular, bem quais são os papéis a serem desempenhados pelo patologista molecular. Posteriormente, são desenvolvidas algumas das mais importantes práticas de Patologia Molecular já incorporadas ao diagnóstico médico, sem a pretensão de discutir aspecto específicos que seguramente serão abordados nos capítulos referentes a cada tumor.

## O DESENVOLVIMENTO DA PATOLOGIA MOLECULAR ENQUANTO RAMO DA PATOLOGIA

O diagnóstico anatomopatológico em Oncologia é um dos alicerces fundamentais que orienta as Oncologias médica e cirúrgica. Praticamente toda a classificação dos tumores, seja qual for o sítio primário, baseia-se na histogênese (ou citogênese) do tecido tumoral. Essa definição simples e primária, acrescida de alguns detalhes morfológicos e de expressão proteica, norteia o conhecimento morfológico há mais de séculos e permanece como angular para aqueles que trabalham em Oncologia. O dogma da classificação dos tumores com base nos aspectos morfofuncionais está sendo desafiado pelo rápido desenvolvimento do conhecimento da patogênese e da histogênese moleculares das neoplasias. Esse avanço, próprio do século XXI, ocasionou o surgimento de uma nossa ciência em termos de patologia diagnóstica, a Patologia Molecular.

O termo "patologia" deriva do grego *pathologia*, que significa o estudo do sofrimento, e rapidamente tomou o sentido do estudo dos estados mórbidos. Ele se refere a uma especialidade da ciência médica relacionada com a etiologia, a patogênese, as alterações estruturais e funcionais e a história natural das doenças. E, quando se trata de Oncologia, acrescenta-se o aspecto da determinação de fatores prognóstico e preditivos da resposta terapêutica. A doença e seu diagnóstico são dependentes do distúrbio da hemostasia por meio de processos mórbidos sequenciais, que levarão à alteração dos mecanismos celulares e, como consequência final, alteração dos aspectos morfológicos que permitem o diagnóstico definitivo. Nesse sentido, as alterações sofridas pela célula tumoral resultarão em um conjunto de alterações teciduais que permitirão o diagnóstico definitivo do tumor. Dar *nome* e *sobrenome* aos tumores ainda é um exercício morfológico; esse diagnóstico anatomopatológico carrega em si mesmo uma grande gama de informações que permite ao médico atendente traçar toda a estratégia de tratamento e ter uma ideia muito próxima do prognóstico da doença. Quando se pensa em custo-benefício, nenhuma outra prática da Medicina traz tantos retornos como um bom relato anatomopatológico.

Embora a Patologia Geral seja tradicionalmente ligada às ciências básicas, ela anda intimamente conectada à Patologia Cirúrgica no diagnóstico diferencial na prática clínica diária. Em seu dia a dia, a Patologia, enquanto ciência médica, tem como função principal chegar ao diagnóstico nosológico correto tendo para tanto a correlação entre os achados morfológicos, clínicos, epidemiológicos e os resultados de outros testes laboratoriais. É importante realçar que a Patologia abrange uma grande gama de superespecialidades, na qual os dois principais ramos são a Patologia Clínica (hoje Medicina Laboratorial) e a Anatomia Patológica. Em nosso país, a primeira está ligada aos exames laboratoriais diversos, principalmente bioquímicos, enquanto a segunda fica com a análise de tecidos (histopatologia) e células (citologia). É bastante óbvia a superposição das duas especialidades em seu objetivo e modo de trabalho e raciocínio e, nos dias de hoje, mais e mais a Patologia Molecular aproxima esses dois ramos.

O diagnóstico morfológico ainda representa a melhor estimativa da etiologia, patogênese e evolução de um tumor. O conhecimento básico do diagnóstico morfológico vem sendo construído há diversos séculos. Do século XV ao XIX, muito do conhecimento médico era derivado das observações na sala de autópsia. Grandes anatomistas foram fundamentais no desenvolvimento do conhecimento, e descrições preciosas dos tumores podem ser vistas nos livros clássicos. Estas perduraram até praticamente o final do século XIX, quando os conceitos de Patologia Celular foram estabelecidos. Junto desse avanço, iniciava-se uma nova especialidade em Patologia, a Patologia Cirúrgica, na qual agora surge um especialista em identificar alterações morfológicas em material cirúrgico. Como não podia deixar de ser, esse especialista tem sua origem em cirurgiões e se estabelece como especialidade nas três primeiras décadas do século XX. Somente na década de 1930 é que, nos Estados Unidos, se reconhece essa especialidade e se estabelecem os exames (*boards*) de reconhecimento dos especialistas. A partir dessa data, o crescimento é vertiginoso e apoiado em utilização de melhores instrumentos, como o microscópio eletrônico. Também o desenvolvimento de ciências paralelas, como a Microbiologia, a Química Orgânica e a Imunologia celular permitiu avanços imensos na correlação clínico-patológica. Em particular, a capacidade da produção de anticorpos poli e monoclonais contra proteínas constituintes das células trouxe o maior avanço da Patologia no final do século

XX, com a introdução da imunofluorescência e da imuno-histoquímica. A utilização dessas técnicas não somente permitiu o avanço científico, como também trouxe a objetividade da observação para o patologista. Dessa forma, a partir do final da década de 1950, com a imunofluorescência e com a disseminação da imuno-histoquímica na década de 1980, a Patologia mais uma vez entende a célula e suas alterações de forma mais abrangente, integrando a morfologia, a ultraestrutura e sua composição proteica. E, com a velocidade da informação característica dos dias atuais, são vistos os avanços da Biologia Molecular, que se iniciaram há pouco mais de 50 anos com a descrição da estrutura do DNA, serem incorporados, dando lugar à nova ciência, a Patologia Molecular. As alterações moleculares vêm sendo incorporadas rapidamente ao refinamento do diagnóstico de subtipos tumorais, como fatores prognóstico e na predição de resposta às terapias farmacológicas personalizadas.

Em resumo, o patologista é o médico que usa os conhecimentos científicos para desenvolvimento da arte de diagnosticar e estimar o risco das doenças, utilizando as observações clínicas, fenotípicas, macroscópicas e as alterações celulares e teciduais que possam ser detectadas por microscopia óptica, eletrônica, citogenéticas, molecular e imunofenotipagem. Como decorrência natural dessas observações, a Patologia é sempre uma ciência em evolução e transformada por novos conceitos e conhecimentos, em particular dinâmica nos dias atuais da Medicina Molecular.

## O PAPEL DO PATOLOGISTA NO GRUPO DE ONCOLOGIA MOLECULAR

O papel do patologista mudou muito com o desenvolvimento da Patologia Molecular. De histopatologista ou autopsiante, passou a ter amplitude e abrangência maior em sua atuação. O patologista atual tem de se integrar a um amplo grupo de profissionais para o melhor diagnóstico e participação no desenvolvimento científico. O papel do patologista, na era molecular, é amplo e inclui:
- fazer o diagnóstico correto;
- prover o material mais adequado em representação e qualidade para testes moleculares subsequentes;
- discutir com os demais membros da equipe as orientações para que a pergunta científica seja pertinente;
- com base em seu conhecimento da morfologia dos tumores, sugerir os experimentos corretos;
- avaliar os achados moleculares dentro das possibilidades e variáveis biológicas, ponderando as consequências desses achados na prática da medicina.

Fazer o diagnóstico correto é o que se espera de um bom histopatologista. Para tanto, o patologista do século XXI deve continuar a ter uma formação sólida em morfologia macro e microscópica. Um bom histopatologista pode prover uma grande quantidade de informação para o médico atendente e para os investigadores básicos. Nenhuma outra técnica em ciência e prática tem tal relação custo-benefício. Esse é um exame extremamente barato, relativamente rápido e que traz em seu bojo um grande número de informações, o que permite o delineamento terapêutico adequado.

Prover o material correto implica cuidado das condições pré-analíticas do material a ser utilizado. Nenhum outro profissional está mais habilitado a tratar dos tecidos do que o patologista, uma vez que isso lhe é familiar há mais de 500 anos. Da preocupação inicial de preservar os aspectos morfológicos, hoje a Patologia Molecular tem de cuidar compulsivamente da manutenção da integridade do DNA, RNA e demais moléculas. Nesse sentido, há uma necessidade premente de que as condições pré-analíticas sejam mais bem planejadas e que o patologista entenda essas necessidades. O DNA é uma molécula estável e que está, na maioria das vezes, bem preservada em blocos de parafina. Embora a fragmentação do DNA em pequenos segmentos seja uma realidade toda vez que se fixa um tecido, algumas medidas bastante simples, como o tamponamento da solução fixadora, o tempo controlado de fixação e a preservação dos blocos de parafina em condições adequadas de temperatura e meio ambiente, minimizam o problema. Hoje, diversas técnicas de extração de DNA de tecidos fixados e embebidos em parafina são bastante disseminadas, garantindo êxitos na maioria dos casos. Entretanto, quando se fala de RNA e proteínas, adiciona-se um grande complicador. O RNA é uma molécula bastante instável e que se preserva muito mal em blocos de parafina. Talvez a única exceção sejam os micro-RNA, que podem ser estudados com relativa facilidade em material de arquivo de blocos de parafina. Embora existam hoje condições de extrair RNA desses arquivos, as técnicas são ainda sofisticadas e caras, com a obtenção de RNA de baixa qualidade e a alto custo. Nesse sentido, o desenvolvimento de biorrepositórios (bancos de tecido e células) se tornou um dos grandes desafios dessa década. A obtenção de amostras humanas de qualidade é mandatória se se desejar ver a evolução na pesquisa de tradução, e a formação de banco de tumores está dentro das obrigações do patologista. O estabelecimento de banco de tumores, quer na sua organização operacional, quer na coleta dos materiais, é uma ação fundamental dentro da estrutura do laboratório de Patologia Molecular.[1]

Obter material humano de qualidade para o diagnóstico, para o estabelecimento de fatores prognósticos, na determinação da indicação terapêutica e na pesquisa médica é, hoje, o maior gargalo do desenvolvimento da Medicina Translacional. Obter quantidades adequadas de tecido, representativos das neoplasias e com preservação molecular, é um desafio em todo o mundo. A organização de um banco institucional de tumores é uma tarefa trabalhosa, cara, porém extremamente necessária. A obtenção de tecidos humanos de qualidade ótima pode trazer a ponte necessária entre a investigação básica e a aplicada na tão desejada Medicina Translacional. Só será possível avançar quando as instituições, muito mais do que os pesquisadores individuais, estabelecerem biorrepositórios. Esforços individuais são efêmeros e pouco efetivos e têm trazido avanços pontuais. De nada adianta os pesquisadores estabelecerem sua própria coleção de tecidos para projetos específicos, pois não trarão a consistência necessária para o uso de tecidos ótimos na prática médica.

A utilização de protocolos homogêneos de coleta, processamento e armazenamento de material biológico humano para fins de pesquisa, assim como a informação a ele associada, é essencial para a obtenção de resultados confiáveis e reprodutíveis. Isso é particularmente importante no que tange à emergência de técnicas de Biologia Molecular que permitem realizar estudos de larga escala, muitas vezes com aplicação na prática clínica. Além disso, a adoção de protocolos padronizados e aceitos internacionalmente permite a integração de biorrepositórios de instituições diversas na realização de estudos multicêntricos.

A estruturação de um biorrepositório é, em última análise, reflexo do tipo de pesquisa usuária do material coletado pelo mesmo. Dessa forma, biorrepositórios de tecidos criopreservados têm protocolos rígidos de coleta e armazenamento que não são necessariamente obrigatórios em biorrepositórios de amostras fixadas ou fluidos corpóreos, como sangue. Entretanto, alguns critérios mínimos de qualidade devem ser seguidos por qualquer biorrepositório, independentemente de sua finalidade. Esses critérios envolvem aspectos éticos e operacionais.

Ainda dentro da importância de se prover o material correto, está a microdissecção dos tecidos que serão utilizados nos testes moleculares. À medida que as análises se tornam mais focadas na quantificação dos alvos moleculares, a necessidade de se obter um tecido composto de células tumorais exclusivamente é mais importante. Um fragmento de tumor contém as células tumorais propriamente ditas; os demais componentes com tecido não tumoral adjacente ou permeado pelo tumor, estroma, processo inflamatório ou necrose podem alterar o resultado da análise molecular de modo substancial. Não há dúvidas de que muito dos resultados conflitantes observados na literatura decorrem do fato de que os biólogos moleculares não atentam para esse fato. A microdissecção dos tecidos é um método excelente para se obter uma amostra celular puramente com os elementos de interesse, obtendo resultados mais acurados e livres de contaminação de DNA de células normais. A microdissecção tecidual pode ser realizada por diversos métodos, todos eles com vantagens e desvantagens e que devem ser adaptados às necessidades e à realidade do laboratório. Eles podem ser extremamente baratos e simples com o uso de agulhas e habilidade manual do patologista, até o uso de capturas de tecido por microscopia a *laser* (LCM, do inglês *laser capture microscope*), que requerem um equipamento caro e sofisticado.

Outro papel essencial desse novo profissional dentro do grupo de pesquisadores está no desenho dos projetos de pesquisa e na introdução de técnicas diagnósticas ou de determinação de biomarcadores. Muitos trabalhos científicos produzidos em revistas do mais alto impacto carecem de melhor planejamento pela falta de um patologista no grupo de pesquisadores. São frequentes as falhas na seleção dos tumores a serem utilizados, misturando, muitas vezes, neoplasias de comportamento muito diferente. Cabe ao patologista criticar o desenho dos projetos científicos com base em sua expertise e conhecimento morfológico, localizando fraquezas na seleção dos materiais. Dentro de um mesmo diagnóstico morfológico, podem-se identificar diferenças importantes, como o tipo de estroma, o grau de infiltrado inflamatório, variado grau de diferenciação histológica e alterações entre superfície e ponto de invasão dos tumores. Em outras palavras, dentro do diagnóstico de adenocarcinoma tubular moderadamente diferenciado do cólon ou de carcinoma ductal invasivo da mama, há tanta variação que pode implicar um comprometimento bastante sério dos resultados a serem analisados. Essa fase de seleção do material a ser utilizado no experimento, muitas vezes, é menosprezada e compromete, de modo significativo, as conclusões do estudo. Pessoalmente, não tenho nenhuma dúvida de que aí mora boa parte das variações na comparação dos trabalhos que, em tese, avaliaram o mesmo marcador prognóstico de um tumor específico.

Finalmente, o patologista molecular deve participar de forma ativa na avaliação das consequências da introdução de um teste molecular na prática clínica. Muitas vezes, há um desejo premente dos pesquisadores e das instituições de colocar em prática os resultados obtidos (muitas vezes preliminares) para o laboratório diagnóstico. O patologista molecular deve estar apto para essa avaliação cuidadosa, lembrando que um novo teste deve acrescentar aos já conhecidos em algum aspecto, seja sensibilidade e especificidade, mas também em termos de custo e reprodutibilidade.

## A PRÁTICA DA PATOLOGIA MOLECULAR

A cada dia, a determinação de aspectos moleculares ganha a rotina dos departamentos de Anatomia Patológica. Muitas são as formas de se utilizarem os conhecimentos gerados na Biologia Celular e Molecular na prática de se entender a fisiopatologia das doenças e, por conseguinte, traduzirem-se na prática diagnóstica e de fatores prognósticos e preditivos da resposta terapêutica.

O reconhecimento de um determinado aspecto morfológico que pode representar uma alteração molecular específica é um grande desafio em Patologia Cirúrgica. A determinação que a alteração estrutural do tecido represente um fenômeno molecular deve incomodar o patologista. Desde há muito, os patologistas descreveram carcinomas sarcomatoides em praticamente todos os órgãos do organismo. Ou seja,

são tumores que sabidamente são epiteliais, mas que têm morfologia de tumores mesenquimais. Hoje, sabe-se que esta é a expressão morfológica de um fenômeno molecular conhecido com "transformação epitélio-mesenquimal". Neste, as células tumorais adquirem alterações de perda de moléculas próprias do epitélio e ganham expressão de proteínas ligadas ao fenótipo mesenquimal. Nesse sentido, destacam-se a perda de e-caderina, as alterações da conformação da membrana celular e a aquisição de diversas proteínas como VIMENTINA, TWIST, SLUG, entre outras. Esse aspecto morfológico é conhecido há mais de 100 anos, mas somente nesses últimos anos sabe-se como ele ocorre, bem como sua importância no processo de invasão. Exemplos como esse podem representar o grande desafio do patologista cirúrgico. Como, a partir de observações morfológicas, é possível reconhecer grupos especiais de tumores, com alterações moleculares específicas, um comportamento clínico particular e que podem ser tratados com terapias-alvo? Uma vez respondida essa questão, mesmo o patologista, que tem um laboratório desprovido de testes moleculares e pratica a patologia cirúrgica primária, tem como indicar alterações moleculares específicas. Um bom exemplo disso está, hoje, na patologia de mama, na qual os carcinomas basais podem ser suspeitados com grande índice de certeza olhando-se apenas a lâmina corada por hematoxilina-eosina (Figura 3.1). Esse é um aspecto extremamente importante, pois, a partir do exame básico, podem-se indicar exames complementares de Patologia Molecular.

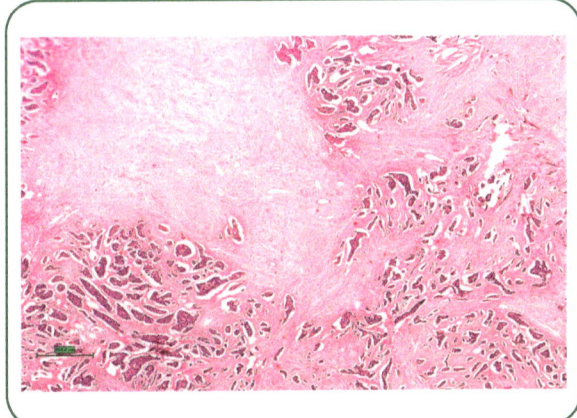

**FIGURA 3.1 –** Carcinoma ductal invasivo da mama com extensa cicatriz central, aspecto este bastante associado com o fenótipo basal desse tipo histológico.

Fonte: Acervo da autoria.

Diversos são os exemplos de que, a partir dos aspectos morfológicos básicos, é possível reconhecer tumores com alterações moleculares específicas ou de bases hereditárias. As neoplasias de cólon direito, de diferenciação mucinosa e com infiltrado inflamatório intenso estão geralmente associadas à instabilidade de microssatélites (Figura 3.2). Os carcinomas medulares, medulares atípicos ou metatípicos da mama são quase invariavelmente triplo-negativos e é muito provável que apresentem fenótipo basal. Os linfomas não Hodgkin com alto índice proliferativo, figuras de apoptose frequentes e clinicamente agressivos, têm alterações do gene c-MYC. Exemplos como esses se acumulam na literatura e unem a Patologia Morfológica tradicional à Patologia Molecular.

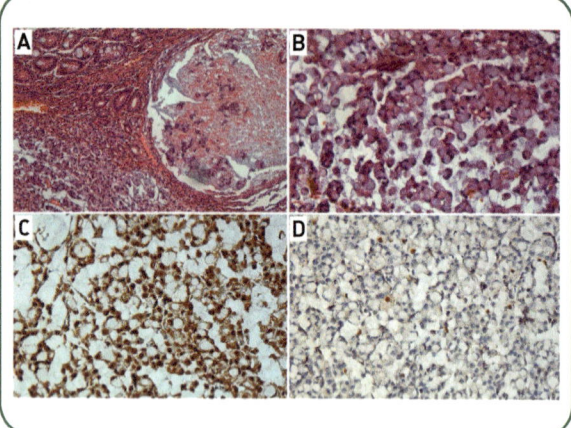

**FIGURA 3.2 –** Adenocarcinoma mucinoso do cólon direito (**A**), com área de células em anel de sinete (**B**), tipo histológico altamente associado com a instabilidade de microssatélites, demonstrada aqui pela perda da expressão proteica por imuno-histoquímica de MLH1 (**D**) e manutenção da expressão de MSH6 (**C**).
Fonte: Acervo da autoria.

A prática da Patologia Molecular pode ser dividida (de forma artificial) em dois grandes grupos de procedimentos: aqueles utilizando a demonstração molecular *in situ* (ou por visualização no tecido); e outro grupo em que o achado molecular é decorrente da análise celular com a extração de proteínas ou DNA/RNA.

O primeiro grupo, da visualização *in situ* do produto, é muito mais familiar ao patologista dentro da formação profissional. Assim, utilizar meios em que proteínas ou alterações cromossômicas possam ser vistas e utilizadas no diagnóstico é medida bastante

integrada à prática profissional. Além disso, essas técnicas vêm sendo progressivamente incluídas no arsenal do patologista desde a década de 1950 com o advento da imunofluorescência. Nesse grupo, é possível incluir a imuno-histoquímica, a hibridação *in situ* fluorescente e aquela que se utiliza de campo claro. Nesse sentido, muitos patologistas não percebem que vêm praticando Patologia Molecular há décadas. Somem-se a isso outros avanços técnicos como o arranjo tecidual em matriz (TMA, do inglês *tissue microarray*) e a microdissecção a *laser*. O TMA permitiu que a análise de determinados marcadores pudesse ser feita em grande quantidade de casos ao mesmo tempo, garantindo análise em larga escala com economia e maior rapidez nos resultados.[2]

Outro grupo de técnicas no qual se utiliza o tecido como fonte de macromoléculas e proteínas inclui um grande número de procedimentos, como reação em cadeia da polimerase (PCR) convencional e por tempo real, análise de perda de heterozigocidade, sequenciamento genômico direto e maciço, arranjos de hibridização genômica comparativos (aCGH do inglês *array-based comparative genomic hybridization*), e arranjos de expressão gênica (cDNA *arrays*).

Muitas dessas técnicas estão descritas ou citadas ao longo dos diversos capítulos deste livro. Aqui, não serão dados seus detalhes técnicos ou sua descrição exaustiva, mas simplesmente exposta sua utilização na prática atual da Patologia.

## DEMONSTRAÇÃO MOLECULAR *IN SITU* (OU POR VISUALIZAÇÃO NO TECIDO)

### Imuno-histoquímica

A aplicação mais facilmente incorporada a essa prática molecular foi a imuno-histoquímica. Desde o início de seu uso, a partir da década de 1980, quando passou a ser aplicada para tecidos fixados e embebidos em parafina, o método teve diversos avanços. Durante muitos anos, houve uma grande carência de padronização dos métodos. Cada laboratório desenvolveu suas próprias práticas e isso trouxe grandes dificuldades de reprodutibilidade dos resultados. Hoje, isso não mais é verdade. O desenvolvimento de métodos de revelação melhores, a introdução da automação e o estabelecimento de padrões preestabelecidos trouxeram grande avanço.[3] Sem dúvida, o maior avanço foi quando esta passou a ser necessária para a indicação terapêutica. Hoje, como tendência inexorável, haverá cada vez mais testes padronizados, com *kits* e outros métodos preestabelecidos que substituirão o uso dos sistemas convencionais e particulares de cada laboratório.

O uso mais popular da imuno-histoquímica é na determinação da origem histogenética das neoplasias, mas hoje tem diversas aplicações práticas, como a descrição de novas entidades clínicas, a diferenciação de processos benignos de neoplasias malignas, a pesquisa de sítio primário desconhecido, a identificação de micrometástases, a validação de novos genes identificados em estudo de expressão gênica, de indicadores prognósticos e de marcadores preditivos da resposta à terapia. Foge ao escopo deste capítulo discutir marcadores e suas utilidades na prática médica; este capítulo busca tão somente apontar alguns dos avanços obtidos na utilização dessa técnica. Deve-se abandonar a prática de laboratórios isolados, que apenas fazem poucos testes de interesse da investigação e, no seu lugar, o uso de grupos que tenham a capacidade instalada e sua qualidade certificada.

A listagem de anticorpos em um laboratório de rotina chega hoje a centenas. A aplicação prática é ampla conforme mencionado anteriormente, e a descrição dos procedimentos e das situações de aplicação corresponde a verdadeiros tratados de imuno-histoquímica. Muitas dessas aplicações estão descritas ao longo deste livro em capítulos específicos das alterações moleculares dos tumores. Em muitas situações, não somente a presença ou a ausência do antígeno é importante, mas também sua localização. A movimentação das proteínas nos diferentes compartimentos celulares pode ser uma indicação importante de atividade celular. Por exemplo, a presença de betacatenina no núcleo celular, em vez de uma reação de membrana usualmente vista, pode indicar a ativação da via de sinalização do gene WNT. Em regra geral, os marcadores de membrana ou nucleares são aqueles que mais informações prestam e que cuja reação é mais clara e limpa, enquanto marcadores citoplasmáticos podem trazer ainda problemas da definição do limite da reação.

Como já dito, não cabe aqui uma discussão de exemplos da prática diária e obrigatória da imuno-histoquímica em um laboratório de Patologia Cirúrgica. Para isso, há livros e mais livros que abordam esses aspectos. Entretanto, como exemplo ilustrativo, citam-se alguns usos dos quais nenhum médico pode prescindir em sua prática diária. Não faz sentido, hoje, haver um só laudo de carcinoma mamário que não incorpore a expressão de receptores hormonais e de expressão de HER-2, mesmo nos laboratórios mais afastados dos maiores centros médicos. E a possibilidade de estabelecer sua classificação molecular nos tipos luminais, superexpressor de HER-2 e basais (Figura 3.3-A a D). E mais recentemente, depois de mais de 35 anos de uso do marcador, incorporaram-se novos conceitos como o tumor de mama HER-2 *low*. Não é possível se fazer patologia dos linfomas sem o uso regular e amplo de imuno-histoquímica. Inicialmente, ela era utilizada nesse campo para separar os linfomas de células B dos de células T. Hoje, com a nova classificação, praticamente todas as entidades têm seu perfil proteico de marcadores de linhagem celular definidos. Exemplo cabal desse aspecto é a expressão de ciclina D1 nos linfomas de células da zona do manto (Figura 3.4) ou na ausência de expressão de Bcl-2 nos linfomas foliculares. Fazer, hoje, patologia dos linfomas sem imuno-histoquímica é a definição de prática inadequada da Patologia Cirúrgica.

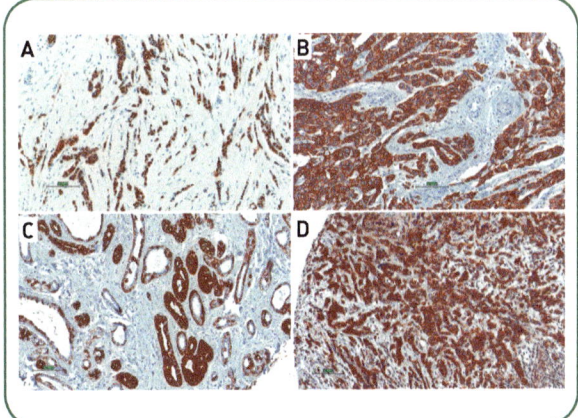

**FIGURA 3.3 –** Exemplos de achados de expressão imuno-histoquímica que caracteriza os subtipos moleculares do carcinoma de mama. EsTes podem ser expressores de receptor de estrógeno – luminais (**A**), superexpressores de HER-2 (**B**) ou basais, em que dois dos marcadores mais característicos são a citoceratina 5 (**C**) e EGFR (**D**).
Fonte: Acervo da autoria.

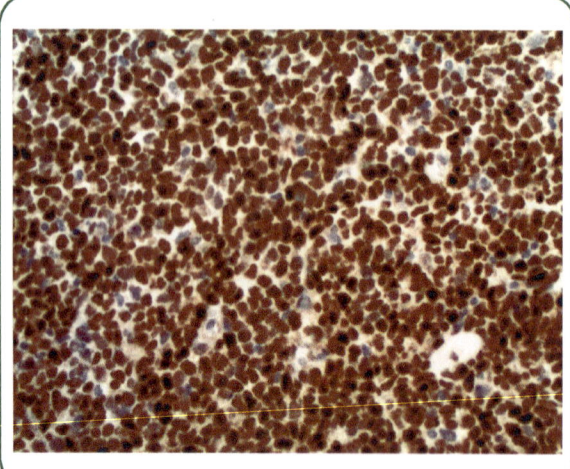

**FIGURA 3.4 –** Linfoma não Hodgkin de células da zona do manto com expressão nuclear forte de ciclina D1 em 100% das células neoplásicas. Esta é manifestação proteica da translocação que ocorre nesse linfoma que resulta na superprodução da proteína.
Fonte: Acervo da autoria.

A imuno-histoquímica, hoje, pode definir o uso de muitas terapias e cada vez mais frequentemente pode determinar subtipos de neoplasias. Abundam os trabalhos na literatura demonstrando marcadores imuno-histoquímicos de importância, como fatores preditivos e/ou prognósticos. Mesmo uma das mais antigas práticas da patologia cirúrgica, que é a contagem de mitoses, hoje foi substituída pela determinação do índice proliferativo. Dessa forma, a imuno-histoquímica tem de ser uma exigência de todo médico que atende pacientes em Oncologia. Os laboratórios devem ter qualidade técnica, com rigorosos controles de qualidade reconhecidos internacionalmente.

Outra aplicação da imuno-histoquímica nos anos recentes é a pesquisa de PD-1 e PD-L1 como preditores de resposta à imunoterapia. A introdução da imunoterapia como a quarta arma no tratamento dos tumores é uma realidade e cresce exponencialmente. Desde a primeira aprovação do uso de anti-CTLA4, em 2011, e do anti-PD1, em 2014, o uso cresce praticamente em bases mensais. A prova da velocidade de aplicação, apenas poucos anos depois de sua introdução, é que os professores Honjo e Allison foram laureados com Prêmio Nobel de Medicina em 2018. A expressão proteica de PD-L1 é um marcador imperfeito, mas um dos mais usados como fator preditivo, pois os tumores que expressam o marcador em células tumorais ou imunes respondem melhor à imunoterapia. Esta realidade traz a necessidade de treinamento específico dos patologistas.

## HIBRIDAÇÃO *IN SITU* FLUORESCENTE

A hibridação *in situ* fluorescente (FISH, do inglês *fluorescence in situ hybridization*) é uma derivação daquele exame em que inicialmente se utilizavam sondas radioativas. Essas autorradiografias apresentavam diversos inconvenientes técnicos, incluindo a necessidade de um laboratório apto a utilizar compostos radioativos, a demora em seus resultados e a falta de correlação com os achados morfológicos. Todas essas desvantagens foram suplantadas com o método fluorescente direto. Além disso, com a incorporação de dois ou mais fluorocromos, foi possível a análise de múltiplas sequências de DNA (FISH multicolor ou duo-color). Nos dias de hoje, a utilização de FISH no diagnóstico e no estabelecimento de fatores preditivos é uma das áreas que mais rapidamente crescem no laboratório de Patologia, com incorporação de vários testes na rotina. FISH também tem uma resolução muito boa ($< 5 \times 104$) e é em muito superior à Citogenética tradicional ($4\text{-}10 \times 106$). Na prática diagnóstica diária, utiliza-se a FISH interfásica, deixando a FISH metafásica para os instrumentos de pesquisa. Três tipos de sondas são utilizadas: centroméricas; cromossômicas totais; e lócus-específicas. As sondas centroméricas (também conhecidas como "sondas de identificação cromossômica") hibridizam com a sequência repetitiva de 171 pares de bases do alfa-DNA-satélite presentes nos cromocentros de cada cromossomo. Essas sondas são selecionadas para parear com áreas específicas de cada cromossomo, mas, mesmo assim, há muita similaridade entre os cromossomos 13 e 21 e entre os cromossomos 14 e 22 para que esse tipo de sonda possa ser utilizado na enumeração específica de todos os cromossomos. As sondas cromossômicas totais (sondas de "pintura") são um aglomerado complexo de sondas, todas marcadas com um tipo de fluorocromo que hibridiza com os lócus específicos distribuídos ao longo de todo cromossomo. Esse tipo de sonda é utilizado para o estudo de alterações estruturais cromossômicas e aplicável a núcleos metafásicos, uma vez que, na interfase, o material genético está amplamente distribuído pelo núcleo. As sondas mais comumente utilizadas são aquelas que identificam lócus específicos. Elas se hibridizam com regiões de genes de interesse, permitindo avaliar amplificações e translocações envolvendo lócus-específicos. São sondas pequenas, geralmente entre 100 e 300 pares de bases e, hoje, dispõe-se de um grande elenco de sondas avaliáveis comercialmente. Esse método é amplamente aplicável em tecidos fixados e embebidos em parafina, embora a técnica seja extremamente dependente do tipo de fixador e da qualidade pré--analítica do material.

As alterações moleculares estruturais dos cromossomos podem ser avaliadas por muitas técnicas, como a Citogenética clássica, Southern blot, PCR e RT-PCR, além da FISH. A vantagem primária da FISH sobre a citogenética clássica (além da já citada maior resolução) é que se pode utilizá-la em núcleos interfásicos e, por conseguinte, em material de arquivo. Em relação ao Southern blot, FISH é mais rápida e permite a identificação dos genes parceiros nas translocações com o uso de sondas de fusão duo-color. Em muitos casos, os estudos de FISH são preferíveis aos de PCR, por identificarem mais pontos de quebra do que os *primers* específicos e, portanto, terem maior sensibilidade. Uma desvantagem do uso de FISH é o fato de que o método provê informações restritas às regiões cromossômicas das pequenas sondas que estejam bem descritas na identificação das doenças, não se prestando para o escrutínio de alterações cromossômicas desconhecidas, que não pode ser aplicado em casos em que menos do que 10% das células tenham alteração estrutural (p. ex., para identificação de doença residual mínima), além de não permitir informação de alelos específicos.

As aplicações de FISH na prática da Patologia Molecular são abundantes e incluem a identificação de polissomias gênicas, amplificação gênica, deleção cromossômica e translocações.

A identificação de ganhos de lócus-específicos ou mesmo de cromossomos totais pode ter importância diagnóstica ou prognóstica em algumas neoplasias. Por exemplo, na LLC a presença de trissomia do cromossomo 12 é associada a achados morfológicos atípicos e prognóstico pior. Outro achado comum é a polissomia do cromossomo 17 em carcinomas de mama, cujo significado é ainda incerto. Esse tipo de alteração é mais bem avaliado pelo uso de sondas centroméricas, nas quais o número de sinais pode ser contado em preparações de tecidos parafinados. Pelo fato de se trabalhar com cortes histológicos e de, consequentemente, o núcleo não estar representado integramente, não é possível o estabelecimento de diferenças em todas as células. Assim sendo, os achados variarão de célula a célula, e é mandatório realizar um escore das alterações observadas. Outro aspecto é que não se podem ter dobras nos cortes, sob o risco de serem vistos dois núcleos superimpostos, ocasionando um resultado falso-positivo para polissomia. Além da patologia tumoral, o estabelecimento de polissomia por FISH é utilizado em estabelecimento pré-natal de anormalidades cromossômicas.

A presença de amplificação gênica é de longe o teste mais utilizado atualmente no laboratório de Patologia Molecular em relação à identificação de múltiplas cópias do gene ERBB2 (HER-2-NEU) no câncer de mama (Figura 3.5). As amplificações podem ser de dois tipos: repetições de uma mesma região dentro do cromossomo (regiões homogeneamente coradas); ou material pequeno extracromossômico (*double-minutes*). A identificação de amplificação por FISH é realizada utilizando sondas lócus-específicas (para identificar a região amplificada) junto da sonda centromérica do cromossomo correspondente (como referência). Essa estratégia permite a diferenciação entre polissomia e amplificação. Um aumento na relação entre sinais da sonda lócus-específica e de sonda centromérica é interpretado como amplificação, embora ainda não haja consenso sobre o real ponto de corte, variando de acordo com o gene estudado. Na polissomia, pode haver um aumento no número de sinais (usualmente < 5), mas a relação entre os sinais é próxima de 1. Na prática diária, além da pesquisa de amplificação de ERBB2 no câncer de mama, também a utilizamos para a amplificação de EGFR no glioblastoma multiforme e MYCN no neuroblastoma (Figura 3.6). A amplificação de ERBB2 tem se mostrado também importante como fator prognóstico em outros tumores, como aqueles originados no esôfago,[4] estômago e cólon.

As deleções, tanto de determinados *loci*, como de regiões cromossômicas ou de cromossomos totais, são de interesse em diversas neoplasias. A leucemia linfocítica crônica (LLC) com perda de lócus do TP53 ou do ATM tem pior prognóstico. Na nossa prática atual, a perda do braço curto do cromossomo 1 e do braço longo do cromossomo 19 nos oligodendrogliomas, que estão associadas a melhor prognóstico, são as mais solicitadas pelo corpo clínico (Figura 3.7). As mesmas críticas de corte do núcleo podem ser aplicadas, mas isso pode ser corrigido usando-se a relação com o número de centrômeros do cromossomo de interesse. Geralmente, rateios abaixo de 0,7 representam deleções.

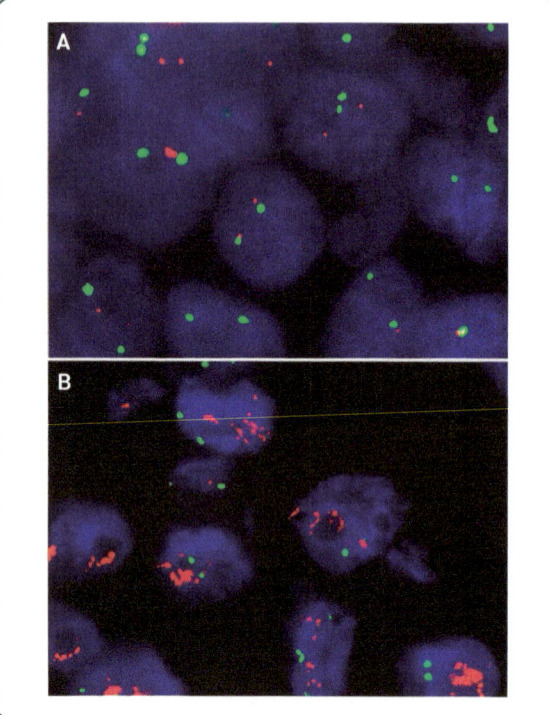

**FIGURA 3.5 –** Amplificação gênica de HER-2 em carcinoma ductal invasivo. Notar os dois sinais verdes (centrômero do cr17) e vermelhos (gene HER-2) em uma célula normal enquanto no caso amplificado há grande aumento do número de sinais vermelhos.
Fonte: Acervo da autoria.

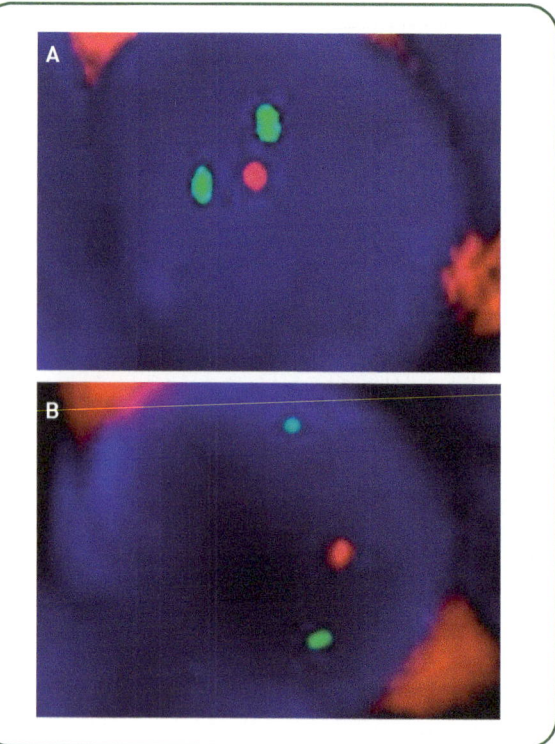

**FIGURA 3.7 –** Tumor cerebral classificado como oligodendro-glioma demonstrando perda do braço curto do cromossomo 1 (**A**) e braço longo do cromossomo 19 (**B**).
Fonte: Acervo da autoria.

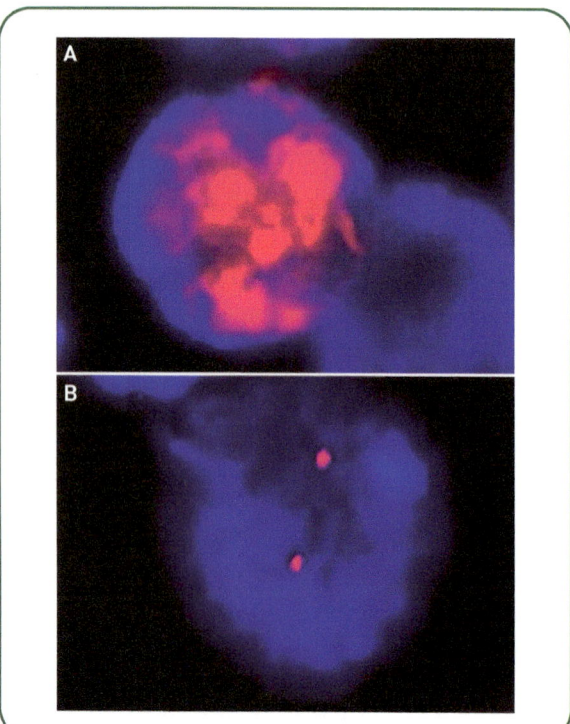

**FIGURA 3.6 –** Amplificação do gene N-MYC em um caso de neuroblastoma.
Fonte: Acervo da autoria.

O conhecimento das translocações específicas é extremamente importante no diagnóstico dos linfomas e dos sarcomas, sendo menos frequentes nos carcinomas. Essas translocações balanceadas são usualmente diagnósticas e muitas têm valor prognóstico. Para a identificação desses defeitos estruturais, são usados dois tipos de sondas diferentes: as de fusão (*fusion-probes*); ou as de quebra (*break-apart probes*). As sondas de fusão têm princípio bastante simples, marcando-se diferencialmente cada lócus envolvido, geralmente um em vermelho e outro, em verde. Na célula normal, há dois sinais verdes e dois vermelhos e, quando há translocação balanceada, existe a fusão dos sinais, gerando um sinal de cor amarela ao lado de mais um sinal verde e de outro vermelho. Outra estratégia é usar a marcação de um gene-alvo utilizando uma sonda de quebra. Nesse tipo, são marcadas diferencialmente as extremidades do gene de interesse. Na presença de translocação envolvendo esse gene, será visto um sinal de fusão correspondendo ao alelo normal e dois sinais (um verde e um vermelho) separados, que correspondem ao alelo translocado. Essa estratégia é a de predileção quando um gene tem múltiplos parceiros em suas translocações como o gene *EWS* (Figura 3.8) nas neoplasias mesenquimais ou o gene c-MYC nos linfomas.

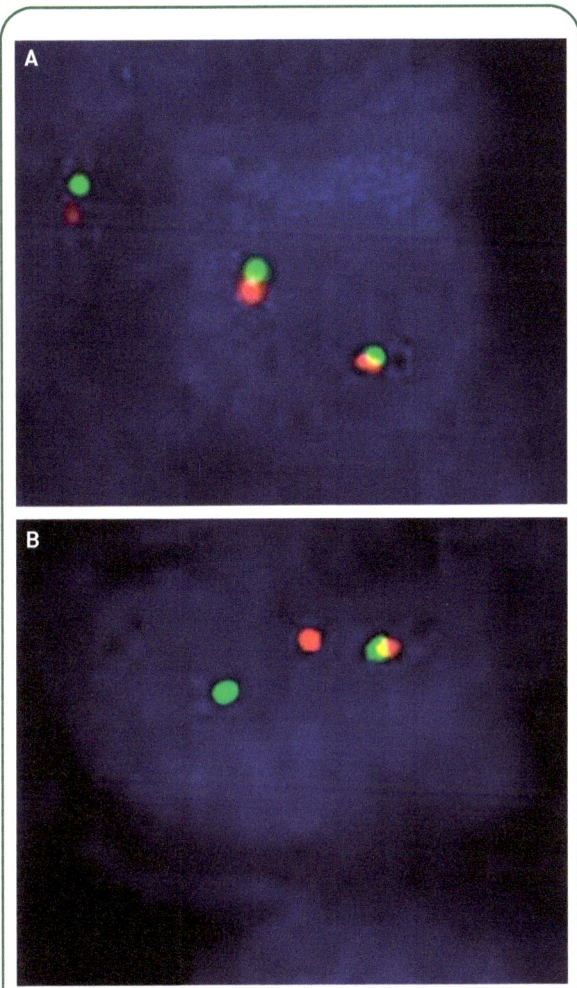

**FIGURA 3.8 –** (**A**) Observa-se a integridade do gene EWS uma vez que os sinais verde e vermelho estão juntos. Quando ocorre a translocação do gene, os sinais se separam (**B**). Essa estratégia de demonstração é chamada de *break-apart*.
Fonte: Acervo da autoria.

Dessa forma, a utilização de FISH é uma arma poderosa dentro do laboratório de Patologia Molecular e é útil no diagnóstico e na indicação terapêutica e prognóstica das neoplasias malignas. É uma técnica de excelente resolução, somente sendo suplantada, nesse sentido, pelos arranjos de hibridação genômica comparativa. Mesmo com a melhora na aplicabilidade dessas técnicas, o fato de a FISH permitir a análise *in situ* garante que essa técnica será ainda muito importante nos próximos anos.

## Hibridização em campo claro (microscopia óptica comum)

Essa técnica tem princípios similares aos já descritos na de FISH, exceto que usa substratos cromogênicos ou metálicos para sua observação. Podem ser usadas sondas de DNA complementar ou de RNA complementar. A hibridização foi também inicialmente usada com reveladores radioativos; atualmente, eles foram praticamente substituídos pela hibridação *in situ* cromogênica (CISH) ou hibridação *in situ* por prata (SISH). Diferentemente da FISH, que é uma reação de sinal direto, o CISH/SISH necessita de uma amplificação do sinal para sua visualização, sendo esta sua maior desvantagem. Pode ser utilizada como alternativa à FISH com as vantagens de ser mais barata, com melhores detalhes histopatológicos, identificação dos sinais ao pequeno aumento microscópico, uso de um microscópio óptico comum e possibilidade de uso concomitante à imuno-histoquímica. Entretanto, o fato de utilizar um cromogênio torna a interpretação mais difícil do que a da FISH, especialmente as translocações, e a diferenciação de amplificações e polissomias podem ser complicadas, fatos estes hoje minimizados com o uso de dual-color CISH.

Inicialmente, o CISH está bem estabelecido para a determinação de agentes infecciosos, incluindo vírus, fungos e bactérias. Usualmente, esse método é muito superior à imuno-histoquímica pela visualização direta do transcrito e não de proteínas produzidas por vírus. Entre os transcritos mais utilizados no laboratório de Patologia, estão a detecção de vírus Epstein-Barr (EBV) (Figura 3.9), vírus do papiloma humano (HPV), citomegalovírus (CMV), herpesvírus-8 etc.

Além da identificação de agentes virais, o CISH pode ser uma boa alternativa para se avaliar expressão gênica. Assim como a FISH, a grande vantagem do método sobre outros de expressão gênica é a possibilidade de se identificar o tipo de célula na qual o RNA mensageiro (RNAm) está transcrito. A identificação *in situ* de oncogenes, genes supressores de tumor, fatores de crescimento e seus receptores estão incluídos na prática da Oncopatologia. Hoje, a utilização mais frequente é a identificação de amplificação de HER-2-NEU em carcinomas de mama e de estômago e n-MYC em neuroblastomas como alternativas ao uso de FISH.

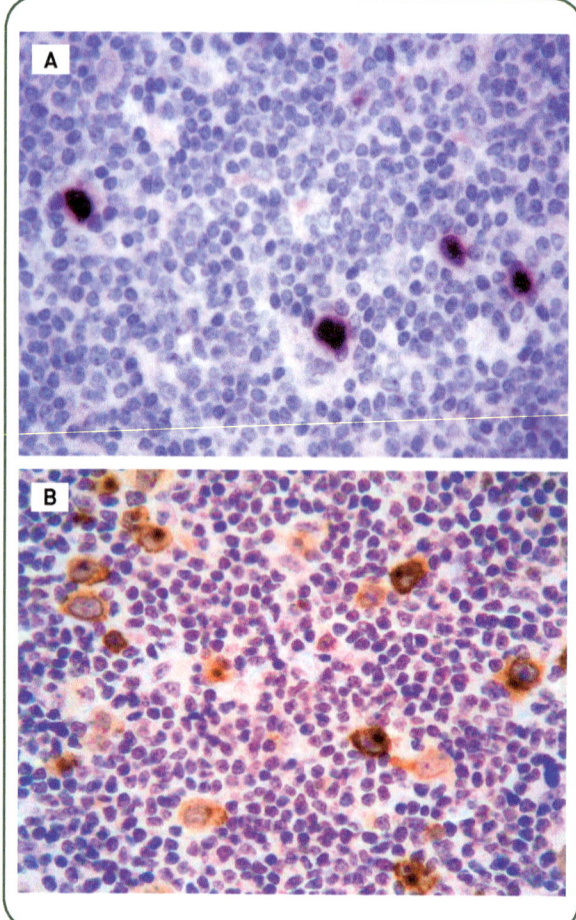

**FIGURA 3.9 –** Infecção pelo vírus Epstein-Barr, em caso de linfoma de Hodgkin, demonstrada pela imuno-histoquímica com o anticorpo anti-LMP1 e por hibridação *in situ* com a sonda identificando o transcrito do vírus Epstein-Barr.
Fonte: Acervo da autoria.

## Outras técnicas de Patologia Molecular para a identificação de variantes patogênicas por sequenciamento

Obviamente, o laboratório de Patologia Molecular aplica em sua prática diária as mais diversas técnicas utilizadas já amplamente descritas nos capítulos específicos deste livro. Os testes moleculares com base em extração de moléculas podem variar de acordo com sua abrangência e a metodologia aplicada. É possível avaliar desde todo genoma de um tumor, ou a porção codificante (exoma), um conjunto de genes ou somente pesquisar alterações pontuais específicas de um ou poucos genes. Essas técnicas também podem ser divididas em testes somáticos, quando as alterações procuradas são em amostras dos tumores ou germinativos, que representam alterações herdadas e pesquisadas, em geral, por intermédio de amostras de sangue periférico, raspado bucal ou saliva.

As metodologias aplicadas podem se basear na amplificação de regiões de interesse (PCR) ou no sequenciamento, visando determinar a sequência dos nucleotídeos de determinada amostra. Métodos como PCR permitem a identificação, por exemplo, de agentes infecciosos, de mutações pontuais previamente conhecidas e de translocações, e baseiam-se na amplificação de regiões de interesse utilizando um *primer* (ou sequência de DNA) específico para as regiões-alvo. A técnica de PCR é a mais comumente utilizada nos laboratórios, seja como o teste final para detectar a alteração-alvo, seja como metodologia complementar a outras plataformas. Existem variações da metodologia de PCR que contemplam desde a PCR convencional; a PCR em tempo real (RT-PCR), que permite a quantificação dos produtos de amplificação; e metodologias mais novas como a PCR digital, bastante utilizada em testes que exigem a identificação de alteração em baixa frequência nas amostras, como nos testes de biópsia líquida e doença residual mínima.

As metodologias de sequenciamento gênico evoluíram bastante nas últimas décadas. Desde o início da utilização, em 1977, do sequenciamento de Sanger (ou sequenciamento em terminação de cadeia – do inglês *chain termination*), também considerado como sequenciamento de 1ª geração, houve grande acúmulo de informações e conhecimento construído na área genômica aplicada aos tumores. Apesar do avanço, o sequenciamento de Sanger apresenta limitações em relação à quantidade de regiões do genoma que podem ser avaliadas simultaneamente, à qualidade das sequências, à sensibilidade analítica quando lidando com amostras tumorais heterogêneas e ao custo por mebagase de sequenciamento das amostras.

Com o desenvolvimento e modernização das técnicas de sequenciamento, hoje já é possível sequenciar inúmeros genes simultaneamente e, até mesmo, todo o genoma, em velocidade hábil para se aplicar o resultado obtido na prática clínica do dia a dia. Temos observado cada vez mais a incorporação de grandes painéis genômicos tumorais, realizados por meio de sequenciamento de nova geração (NGS, do inglês *next generation sequencing*) ou sequenciamento de 2ª geração, que permitem realizar sequenciamento de alto rendimento, com análise de diversas regiões do genoma simultaneamente, e com menor custo por região sequenciada. O desenvolvimento de novas terapias com base em bloqueio de alterações moleculares específicas tem crescido de forma nunca antes vista com drogas aprovadas para uso clínico em tempo recorde.

Neste caminho, há o uso do sequenciamento de duas formas. A primeira são aqueles conhecidos como "painéis tumor-específico" e o principal exemplo está no já citado adenocarcinoma de pulmão. Neste caso, coloca-se um painel de poucos genes, mas todos relacionados com indicação terapêutica. O outro tipo são os painéis amplos que podem incluir todo o exoma do tumor. Usualmente, esses painéis variam entre 300 a 600 alterações genômicas e cobrem variantes patológicas dos principais oncogenes e genes supressores de tumor. Nestes, busca-se uma alteração não comumente associada àquele determinado tumor, mas sim uma variação e que possa abrir a possibilidade de tratamento. No NGS, é possível avaliar diversos tipos de alterações genéticas além das mutações pontuais, como inserções e deleções, alterações estruturais e de número de cópias. Não só isso, mas também é possível incluir o número total de mutações, ou seja, a carga mutacional daquele caso, e o uso dessa informação pode ser útil na indicação de imunoterapia, e também informações relacionadas à instabilidade de microssatélite e de alterações na via de recombinação homologa, mediante análises de perdas de heterozigose, desequilíbrio alélico telomérico e transição de estado de grande escala (LST, do inglês *large scale transition*). Existem algumas diferenças das químicas envolvidas entre as diversas plataformas de sequenciamento, mas, em geral, os passos envolvidos em uma região de NGS são comuns entre elas e consistem em: preparo da amostra; preparo da biblioteca; sequenciamento; e análise dos dados.

Grande desafio e área em crescente desenvolvimento na Patologia Molecular é a análise dos dados de sequenciamento, tanto relacionado às plataformas de bioinformática que permitem os laboratórios trabalharem com grande quantidade de informação geradas como também a ciência interpretação das variantes encontradas, para corretamente classificar as alterações encontradas no contexto da sua utilidade clínica ao paciente.

Mais recentemente, encontram-se em desenvolvimento as plataformas de sequenciamento de 3ª geração, que é tem como base a produção de leituras mais longas do que no NGS e permite sequenciar moléculas individuais sem necessidade de amplifica-ção como nas metodologias anteriores e representa perspectivas interessantes no estudo de alterações estruturais e epigenética dos tumores. A velocidade do desenvolvimento tecnológico proporciona a esse campo uma dinâmica própria com alternância dos métodos considerados como *gold standard.*

## APLICAÇÕES DAS TÉCNICAS MOLECULARES

A Patologia Molecular teve seu início de aplicação prática quando da descrição do cromossomo Philadelfia nas leucemias mieloides crônicas em 1960, dos rearranjos clonais de imunoglobulina para o diagnóstico dos linfomas não Hodgkin. Outros métodos, como a identificação de perda de heterozigozidade, identificação de células tumorais circulantes, identificação de doença residual mínima e análise de metilação de promotores chegam mais rapidamente ao laboratório diagnóstico. Todos esses métodos implicam que, hoje, a equipe deva ser multidisciplinar e com muitos especialistas nas áreas específicas. O patologista molecular não pode ser representado por uma só pessoa, mas sim pelo trabalho conjunto de diversos especialistas que beneficie o paciente.

Alguns testes são os mais usados na prática médica rotineira e praticamente de modo reflexo. Entre eles, destaca-se a pesquisa de mutação do gene K-RAS em adenocarcinomas de colón metastático. A presença de mutação desse gene no tumor torna o uso de terapia específica anti-EGFR pouco efetivo, uma vez que esta mantém via molecular constantemente ativada. Como a droga utilizada atua *upstream* do gene, a presença da mutação contraindica seu uso, portanto confere valor preditivo negativo de resposta a determinado tratamento. Muitos podem ser os métodos de detecção dessa mutação (Figura 3.10).

Outros testes comumente utilizados são aqueles que determinam mutações tumores-específicas como a mutação do gene C-KIT em tumores do estroma gastrointestinal, estes importantes inclusive na determinação do plano terapêutico. Além disso, o uso do sequenciamento é cada vez mais indicado também no contexto germinativo, em pacientes com história familiar de determinados tumores, como o sequenciamento dos genes BRCA-1 e BRCA-2 em tumores de mama e ovário. A lista se estende longamente e, a cada dia, incorporam-se novos testes e solicitações, o que torna o futuro da Patologia Molecular muito promissor.

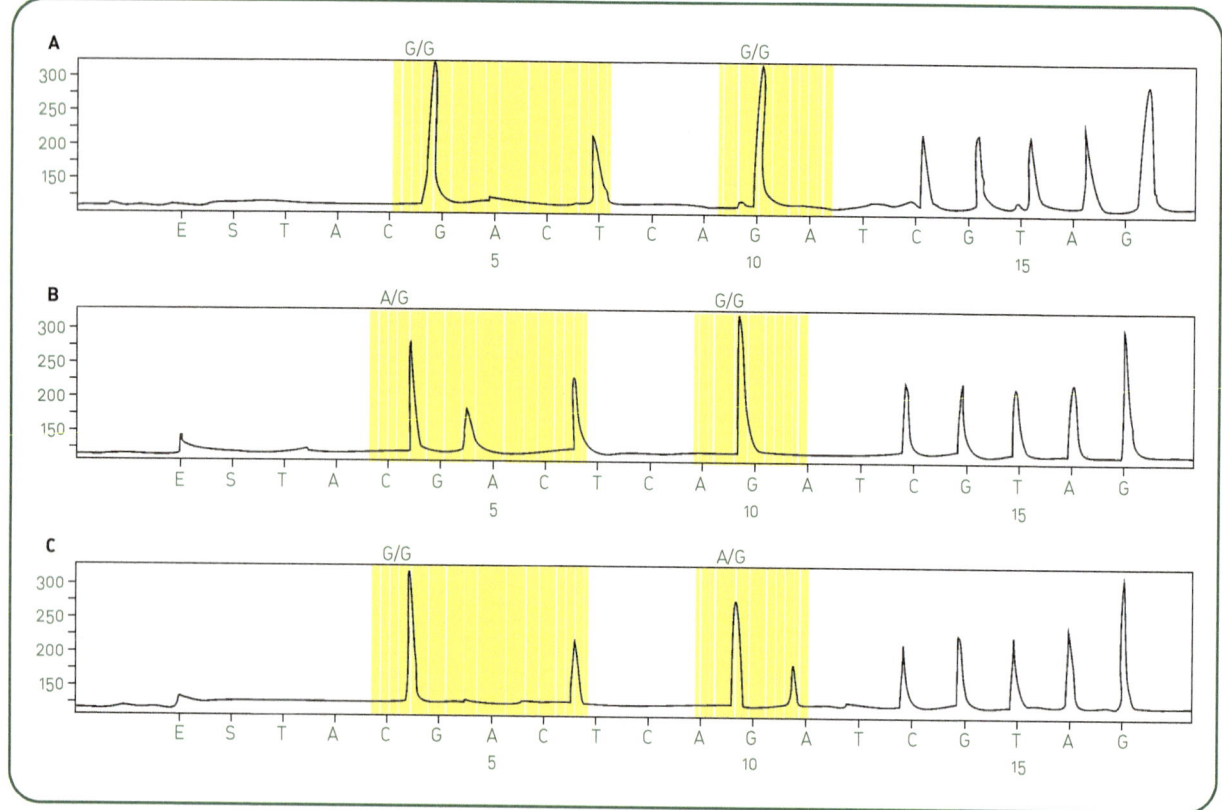

**FIGURA 3.10** – Pirograma representativo da pesquisa de mutação do gene kRAS em adenocarcinoma de cólon. [**A**] Ausência de mutação mostrando a sequência selvagem GGT para o códon 12 e GGC para o códon 13. [**B**] Mutação no códon 12 mostrando substituição de G por A. [**C**] Mutação no códon 13 mostrando substituição de G por A.

Fonte: Desenvolvida pela autoria.

Os exemplos hoje são muitos. Talvez a melhor história a ser contada é do adenocarcinoma de pulmão. Cerca de 15 anos atrás o diagnóstico de um tumor pulmonar era extremamente simples e, ao patologista, restava separar um carcinoma não pequenas células de um carcinoma de pequenas células. E, na verdade, com pouco ou nenhum efeito prático, pois o tratamento era uniforme, a grande maioria dos pacientes chegava em estádio avançado e a média da sobrevida era bem aquém dos 12 meses. Depois do advento da descoberta dos inibidores de tirosinoquinases e de sua aprovação para uso clínico de anti-EGFR, em 2003, passou a ser fundamental a separação, dentro do grupo não pequenas células, dos adenocarcinomas, pois estes estavam associados à mutação do EGFR. Outras terapias dirigidas contra alterações genômicas se seguiram em velocidade nunca antes vista, resultando em um tratamento mais eficiente e que mudou a história natural dessa doença. Hoje, quando se faz o diagnóstico de adenocarcinoma de pulmão, o raciocínio do patologista já se transporta às possibilidades terapêuticas associadas a alvo-mole-

culares adicionais com alterações genômicas nos genes ALK, ROS, MET, RAS, BRAF, HER-2 e a possibilidade do tratamento imunoterápico.

## CONCLUSÃO E PERSPECTIVAS

Esse campo da nova Patologia traz a perspectiva de rápida evolução e de mudanças extremamente dinâmicas. Muito se comenta acerca da Medicina individualizada e isso acarreta testes individualizados, cada vez mais pontuais e objetivos para o melhor tratamento dos pacientes. O maior desafio, hoje, é o desenvolvimento de técnicas que sejam custo-eficientes e tempo-efetivas. O desenvolvimento de testes mais padronizados, com bom controle de qualidade, de rápida execução e com custo acessível é um grande desafio. Tudo o que se escreve nessa área corre o risco de ser ultrapassado pela descrição de novas metodologias em tempo realmente curto. Mas sua implantação na rotina deve ser sempre cuidadosa e parcimoniosa para que se evite que o entusiasmo com o novo venha a trazer prejuízos ao paciente. Esse sábio balanço entre a atualização e a precaução deve estar sempre na mente de todos que militam nessa área (Tabela 3.1)

Em resumo, a Patologia Molecular é um campo de amplo desenvolvimento atual. A conjunção da histopatologia clássica com os métodos de Biologia Celular e Molecular já traz imensos benefícios para todos que praticam a Oncologia. Formar novos profissionais habilitados em ambos os campos, ou seja, histopatologistas bem formados com conhecimento nas novas aplicações de novas técnicas e de um conhecimento novo é um imenso desafio. É preciso repensar esse treinamento em nossas residências médicas, pois esse novo profissional que integra e faz a ponte entre a ciência básica e a aplicação médica é ainda um desconhecido, sendo que existe necessidade premente de sua adequação.

## Tabela 3.1. Tabela comparativa das diferentes técnicas utilizadas para detecção de alterações em Patologia Molecular

| | Correlação morfológica | SNV + Indel + CNV + SV | Carga Mutacional (TMB) | MSI/ MMR | Alterações Hotspot (HS) versus Gene inteiro (GI) | Quantificação do achado |
|---|---|---|---|---|---|---|
| Imuno-histoquímica (IHC) | ✓ | SNV+Indel+CNV+SV | ✕ | ✓ | HS* | ✓ |
| Hibridização *In situ* (ISH) | ✓ | CNV+SV | ✕ | ✕ | HS | ✓ |
| PCR convencional | ✕ | SNV+Indel | ✕ | ✓** | HS | ✕ |
| PCR em tempo real | ✕ | SNV+Indel+CNV+SV | ✕ | ✓ | HS | ✓ |
| PCR digital | ✕ | SNV+Indel+CNV+SV | ✕ | ✓ | HS | ✓ |
| Sequenciamento Sanger | ✕ | SNV+Indel+SV | ✕ | ✓** | GI | ✕ |
| Pirossequenciamento | ✕ | SNV+Indel | ✕ | ✕ | HS | ✓ |
| Sequenciamento de nova geração (NGS) | ✕ | SNV+Indel+CNV+SV | ✓ | ✓ | GI | ✓ |

*IHC pode avaliar expressão de proteínas que refletem essas alterações; **MSI por PCR utiliza a eletroforese capilar, mesmo equipamento do Sanger sequencing; MMR: mismatch repair system; MSI: microsatellite instability; SNV: do inglês single nucleotide variantion, mutações pontuais; CNV: do inglês copy number variation, ou alterações no número de cópias; Indel: pequenas inserções e deleções; SV: do inglês *structural variant*, alterações estruturais.

Fonte: Adaptada de da Cunha IW *et al.*, 2021.

## REFERÊNCIAS

1. Riegman PH, Morente MM, Betsou F, de Blasio P, Geary P. Marble Arch International Working Group on Biobanking for Biomedical Research. Biobanking for better healthcare. Mol Oncol. 2008;2:213-22.

2. Andrade VP, Cunha IW, Silva ES, et al. O arranjo em matriz de amostras teciduais (tissue microarray): larga escala e baixo custo ao alcance do patologista. J Bras Patol Med Lab. 2007;43:55-60.

3. Rocha RM, Miller K, Soares FA, et al. Biotin-free systems provide stronger immunohistochemical signal in estrogen receptor evaluation of breast cancer. J Clin Pathol. 2009;62:699-704.

4. Sato-Kuwabara Y, Neves JI, Fregnani JH, et al. Evaluation of gene amplification and protein expression of HER2/ neu in esophageal squamous cell carcinoma using fluorescent in situ hybridization (FISH) and immunohistochemistry. BMC Cancer. 2009;9:6.

5. Heather JM, Chain B. The sequence of sequencers: the history of sequencing DNA. Genomics. 2016 Jan;107(1):1-8.

6. Chakravarty D, Solit DB. Clinical cancer genomic profiling. Nat Rev Genet. 2021 Aug;22(8):483-501. DOI: 10.1038/s41576-021-00338-8. Epub 2021 Mar 24. PMID: 33762738.

7. Hunt JL. Molecular pathology in anatomic pathology practice: a review of basic principles. Arch Pathol Lab Med. 2008 Feb;132(2):248-60. DOI: 10.5858/2008-132-248-MPIAPP. PMID: 18251585.

8. Netto GJ, Saad RD, Dysert PA 2nd. Diagnostic molecular pathology: current techniques and clinical applications, part I. Proc Bayl Univ Med Cent. 2003 Oct;16(4):379-83. DOI: 10.1080/08998280.2003.11927931. PMID: 16278751; PMCID: PMC1214554.

# 4

# Genômica e Transcriptômica em Câncer

Anamaria Aranha Camargo
Luiz Fernando Lima Reis

## DESTAQUES

- Alterações no genoma celular estão envolvidas no desenvolvimento e progressão de um câncer.
- Nos últimos anos, avanços nas técnicas de análise molecular, especialmente com o sequenciamento de última geração, permitiram maior compreensão das diferentes neoplasias e contribuíram para o desenvolvimento de terapias direcionadas para alvos moleculares.
- Além do sequenciamento de DNA, o sequenciamento do RNA adiciona informações sobre o nível de expressão de um gene, caracterizando o transcriptoma.
- Na era da Oncologia de Precisão, informações genômicas e transcriptômicas do tumor são utilizadas para identificar subtipos moleculares do tumor, definir a predisposição genética e o risco de desenvolver a doença, predizer a resposta e tolerância ao tratamento e desenvolver novas terapias.

## DA GENÉTICA À GENÔMICA DO CÂNCER

O câncer é causado por alterações genéticas e epigenéticas. Parte dessas alterações – as alterações germinativas –, herdamos dos nossos pais e definem a nossa predisposição genética para desenvolver a doença. A outra parte dessas alterações – as alterações somáticas –é acumulada ao longo das nossas vidas e promove a transformação celular.

A base genética do câncer foi proposta pela primeira vez, em 1902, por Theodor Boveri[1] e confirmada décadas depois, em 1970, quando Janet Rowley, ao analisar ao microscópio óptico os cromossomos de células leucêmicas, identificou alterações cromossômicas recorrentes nessas células.[2] A associação entre a presença dessas alterações e o desenvolvimento das leucemias foi corroborada no final da década de 1980 com o desenvolvimento das metodologias de clonagem e o sequenciamento de moléculas de DNA.[3]

Desde então, a nossa capacidade de caracterizar alterações presentes no genoma tumoral foi substancialmente ampliada por avanços tecnológicos como o desenvolvimento do FISH (*fluorescent in situ hybridization*), da reação em cadeia da polimerase (PCR, do inglês *polymerase chain reaction*), do sequenciamento semiautomatizado e dos microarranjos de DNA.

Todos esses avanços permitiram o sequenciamento completo do genoma humano em 2004 e a identificação da maior parte dos genes que codificam proteínas e genes que, ao serem transcritos, geram moléculas de RNA não codificantes, com função estrutural e regulatória.[4] Mais do que isso, o sequenciamento do genoma humano inaugurou uma nova era no estudo do câncer ao gerar uma sequência de referência, utilizada por cientistas do mundo todo, para identificar alterações germinativas e somáticas presentes nos genomas de células tumorais.

Os primeiros estudos de identificação em larga escala de alterações genéticas presentes em células tumorais foram realizados no início dos anos 2000.[5-8] Nesses estudos, as regiões traduzidas em proteínas de genes sabidamente envolvidos no desenvolvimento e progressão do câncer foram amplificadas a partir de DNA extraído de dezenas de amostras de tumor e sequenciadas por meio da metodologia Sanger, utilizando sequenciadores de DNA semiautomatizados. Esses estudos, apesar de limitados quanto à identificação de novos genes associados ao desenvolvimento do câncer, revelaram a presença de alterações genéticas que conferiam maior sensibilidade ao tratamento com inibidores de tirosinaquinases e o potencial dessa abordagem de gerar informações clinicamente relevantes.[9-11]

A estratégia de amplificação de regiões de interesse seguida de sequenciamento semiautomatizado foi rapidamente escalonada nos anos seguintes. O primeiro trabalho que analisou o conjunto completo de genes que codificam proteínas em dezenas de amostras de câncer de mama e colorretal foi publicado em 2006.[12] Nesse estudo, foi possível, pela primeira vez, gerar catálogos de alterações genéticas presentes em tumores individuais e identificar vias celulares comumente alteradas no câncer.

Um estudo subsequente realizado com amostras de glioblastoma multiforme identificou mutações recorrentes em um novo oncogene, o gene *IDH1*, envolvido no metabolismo celular e na regulação do padrão de metilação do DNA.1.[3] Mutações no gene *IDH1* conferem nova atividade enzimática à proteína isocitratodesidrogenase, e os achados desse estudo permitiram o desenvolvimento de inibidores específicos em fase de testes para o tratamento de glioblastomas e leucemias.

Em conjunto, esses estudos demonstraram a validade das abordagens em larga escala na identificação de novos genes envolvidos na formação e progressão do câncer e o seu enorme potencial no desenvolvimento de novas terapias. No entanto, esses estudos também revelaram limitações importantes da estratégia de amplificação seguida de sequenciamento semiautomatizado que impediam a adoção da estratégia em larga escala para a caracterização genética de um número maior de tipos tumorais. Além de laboriosa e custosa, a estratégia requeria grandes quantidades de DNA e era altamente suscetível a artefatos de amplificação e sequenciamento gerados pela presença de regiões repetitivas e de alta similaridade no genoma humano.

Essas limitações só foram vencidas em meados dos anos 2000 com o desenvolvimento de novas metodologias e plataformas de sequenciamento denominadas coletivamente "metodologias de sequenciamento de última geração".[14] Ao contrário da metodologia Sanger, as novas metodologias de sequenciamento não requerem a clonagem prévia das moléculas de DNA. As moléculas são fragmentadas e sequências adaptadoras são ligadas em suas extremidades. Em seguida, essas moléculas são amplificadas *in situ* em suportes sólidos ou na superfície de microesferas cobertas com sequências complementares às sequências adaptadoras adicionadas às moléculas de DNA. A reação de sequenciamento ocorre de forma acoplada à detecção da incorporação dos nucleotídeos por sistemas ópticos, permitindo o sequenciamento paralelo de centenas de milhões de moléculas de DNA simultaneamente. Dessa forma, essas metodologias permitiram um aumento substancial no número de sequências de DNA geradas em um único experimento e uma redução significativa no custo do sequenciamento <https://www.genome.gov/about-genomics/fact-sheets/Sequencing-Human-Genome-cost>. Nos últimos anos, avanços adicionais permitiram o aumento do comprimento das sequências e maior acurácia nas reações de sequenciamento. O uso do sequenciamento de última geração revolucionou o estudo do genoma e do transcriptoma da célula tumoral, inaugurando a era da genômica do câncer (Figura 4.1).

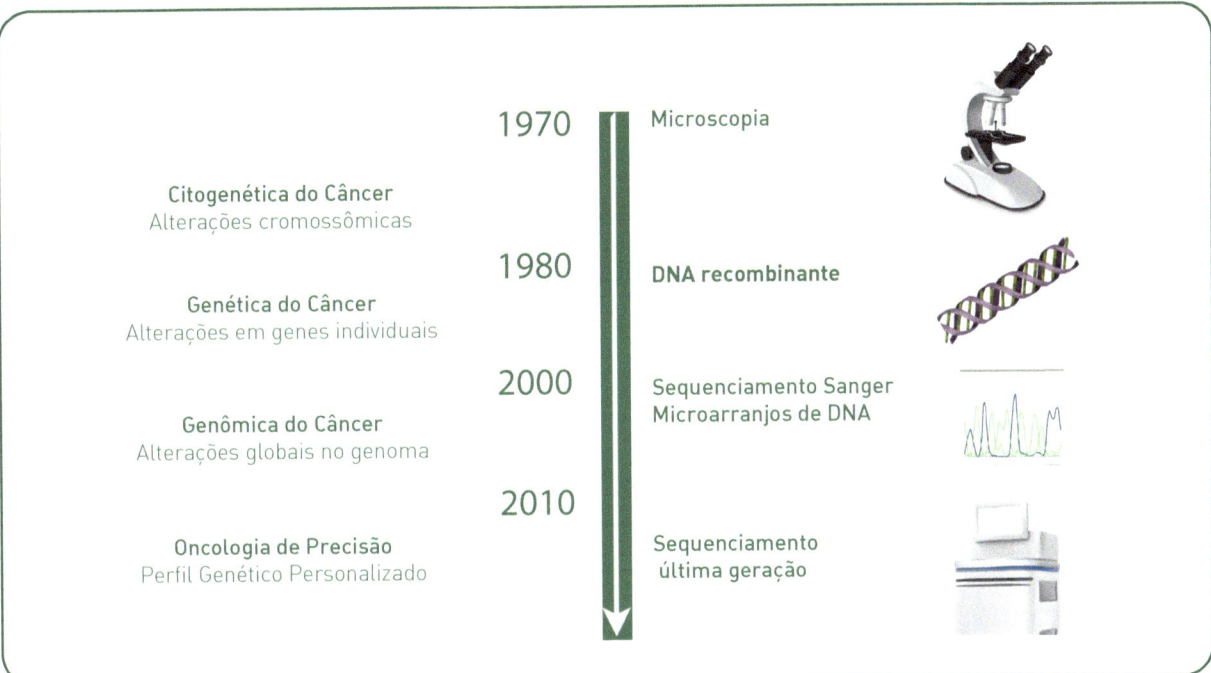

**FIGURA 4.1 –** Da genética à genômica do câncer. Durante as últimas 5 décadas, pesquisadores do mundo todo utilizaram tecnologias cada vez mais avançadas para desvendar as bases genéticas do câncer. Na década de 70 a microscopia óptica foi utilizada para caracterizar as primeiras alterações cromossômicas presentes células leucêmicas. Em seguida, as metodologias de clonagem e sequenciamento do DNA permitiram a caracterização das primeiras alterações em genes envolvidos na formação de tumores. No início dos anos 2000 foram realizadas as primeiras análises em larga escala de genomas tumorais. Esse esforço foi acelerado nos últimos 10 anos com a introdução de novas tecnologias de sequenciamento do DNA que permitem identificar todas as alterações genéticas e epigenéticas presentes na célula tumoral. Essas tecnologias foram recentemente incorporadas na prática clinica marcando o início da era da oncologia de precisão. Fonte: Desenvolvida pela autoria.

## DESVENDAR A COMPLEXIDADE DOS GENOMAS TUMORAIS

O primeiro estudo que empregou o sequenciamento de última geração para caracterizar alterações presentes no genoma tumoral foi publicado em 2008. Nesse estudo, foi realizado o sequenciamento completo do genoma de células leucêmicas extraídas de um paciente com leucemia mieloide aguda.[15] Ao se compararem as sequências geradas a partir das células leucêmicas com sequências de células normais do mesmo paciente, foi possível caracterizar pela primeira vez todas as alterações genéticas presentes em um genoma tumoral.

No ano seguinte, foi publicado um estudo que comparou a sequência completa do genoma de um tumor lobular de mama e de uma lesão metastática da mesma paciente que se desenvolveu 9 anos após o diagnóstico do tumor primário.[16] Nesse estudo seminal, foi possível identificar alterações comuns às duas lesões e alterações específicas da lesão metastática. Estudos subsequentes reportando a sequência completa do genoma de diferentes tumores sólidos foram recebidos

com grande entusiasmo na comunidade científica e confirmaram o potencial do sequenciamento de última geração na caracterização de alterações presentes em genomas tumorais, incluindo mutações pontuais, pequenas inserções e deleções de nucleotídeos, perdas e ganhos de segmentos genômicos e alterações cromossômicas estruturais e numéricas.

Rapidamente, esse entusiasmo foi convertido em projetos internacionais envolvendo diversas instituições e centenas de pesquisadores. Esses projetos tinham como objetivo utilizar o sequenciamento de última geração e o poder da biologia computacional para desvendar a diversidade e a complexidade dos genomas tumorais. Entre esses projetos, vale destacar o Cancer Genome Project (CGP), iniciado em 2000, no Reino Unido; The Cancer Genome Atlas (TCGA), iniciado 2006, nos Estados Unidos; e o International Cancer Genome Consortium (ICGC), criado em 2007 para coordenar o sequenciamento sistemático do genoma de milhares de amostras de mais de 60 tipos diferentes de tumores.

Com o passar dos anos, os dados de sequenciamento do DNA tumoral foram complementados com dados de sequenciamento de RNA (RNA-Seq), permitindo também a caracterização de alterações presentes no transcriptoma tumoral, incluindo alterações no nível de expressão e padrão de *splicing* de diferentes genes. A integração de dados de sequenciamento do genoma e de transcriptoma tumoral de 8.656 tumores permitiu a identificação de 1.964 mutações somáticas que criaram sítios alternativos de *splicing* e alteraram significativamente o padrão de expressão gênica.[17] Uma fração significativa dessas mutações havia sido inicialmente anotada como mutações missense (26%) ou mutações silenciosas sem impacto funcional (11%). Também foram identificadas mutações frequentes em genes que codificam proteínas reguladoras do *splicing* que estavam relacionadas com padrões aberrantes de processamento dos transcritos e com a desregulação de vias que contribuem para a tumorigênese, por exemplo, regulação do ciclo celular, resposta ao dano no DNA, e regulação do metabolismo e da resposta imune.[18]

Dados de alterações no padrão de metilação do DNA (Methyl-Seq)[19] e na conformação da cromatina (ChIP-Seq)[20] também foram incorporados, relevando a complexidade das alterações epigenéticas presentes nos tumores humanos. Todos os dados produzidos pelos grandes consórcios de sequenciamento estão disponíveis ao público por intermédio de portais como o Genomic Data Commons Data Portal <https://portal.gdc.cancer.gov> e o ICGC Data portal <https://dcc.icgc.org>, juntamente com uma série de ferramentas para a visualização e reanálise dos dados. Em conjunto, esses grandes projetos internacionais demonstraram, de forma irrefutável, como proposto por Boveri em 1902, que o câncer é uma doença causada por uma combinação de alterações genômicas que resultam na reprogramação celular.

Hoje sabemos que existe grande heterogeneidade genética entre diferentes tipos tumorais e que o número e o perfil de alterações variam significativamente de acordo com o tipo de tumor. Tumores pediátricos e hematológicos, por um lado, apresentam um número relativamente pequeno de alterações (duas mutações por megabase de DNA) quando comparados a tumores sólidos cujo desenvolvimento é influenciado por fatores ambientais como o tabaco nos tumores de pulmão (sete mutações por megabase de DNA) e a radiação ultravioleta nos melanomas (14 mutações por megabase de DNA).[21,22] Por outro lado, estes últimos exibem assinaturas mutacionais que resultam da influência dos fatores ambientais e do processo carcinogênico. Tumores de pulmão apresentam uma assinatura mutacional caracterizada por transversões de bases G > T, resultantes da ação dos hidrocarbonetos policíclicos presentes na fumaça do tabaco na molécula do DNA. Da mesma forma, melanomas apresentam uma assinatura mutacional caracterizada por transições de bases C > T em dímeros de pirimidina que resultam da ação da radiação ultravioleta do Sol. Além disso, a frequência de mutações em um determinado tipo de tumor pode variar significativamente em função do grau de exposição ambiental e da presença de alterações em genes envolvidos no reparo de lesões induzidas na molécula de DNA.[22]

Esses grandes projetos também permitiram a identificação de alguns genes comumente alterados em diferentes tipos de tumores e de um grande número de genes alterados em apenas uma pequena fração de tumores ou tipos tumorais. O gene supressor de tumor *TP53* é aquele mais frequentemente alterado, com alterações em ~42% dos tumores de diferentes tipos histológicos. É seguido pelo gene *PIK3CA*, com mutações em mais de 10% dos tumores de diferentes tipos histológicos, com exceção dos tumores de rim, ovário e pulmão. Mutações nos oncogenes *K-Ras* e *N-Ras* são frequentes, porém mutualmente exclusivas nos tumores colorretais, de útero e de pulmão. Já alterações em EGFR são frequentemente observadas em tumores de pulmão e gliobastomas.[23] Tumores originados em diferentes tecidos podem compartilhar mutações e ser genética e biologicamente mais semelhantes entre si do que tumores originados no mesmo tecido.[24] Mutações no oncogene *BRAF* e amplificação de *ERBB2*, características de melanomas e tumores de mama, foram identificadas em outros tipos tumorais como câncer de pulmão e de cólon. Todavia, existem alterações que parecem ser específicas de alguns tipos tumorais. Mutações em VHL são exclusivamente encontradas em tumores de rim, ao passo que mutações em APC são encontradas apenas em tumores colorretais.[23]

Porém, a principal contribuição dos projetos de sequenciamento em larga escala de genomas tumorais foi a identificação de novos genes que, quando alterados, contribuem para a transformação da célula maligna – os genes do câncer. Sabemos que genomas tumorais contêm entre centenas e milhares de alterações somáticas, porém apenas uma fração dessas alterações – alterações *drivers* – contribuem para a transformação da célula maligna que pode ocasionar a manifestação clínica do câncer. Na ausência de ensaios funcionais que permitam determinar em larga escala o envolvimento de um determinado gene alterado na formação e progressão do tumor, os pesquisadores desenvolveram diferentes modelos matemáticos para identificar novos genes do câncer.[25] O modelo mais amplamente utilizado identifica genes alterados com frequência maior do que a esperada por chance, indicando vantagem seletiva durante a tumorigênese. No entanto, esse modelo é falho na identificação de genes do câncer que apresentam uma baixa frequência de mutação. Outros modelos buscam sinais de seleção positiva e baseiam-se na razão do número de mutações não sinônimas por mutações sinônimas, considerando que um maior número de mutações não sinônimas, como maior potencial de impactar a função da proteína, é indicativo de vantagem seletiva. Por fim, há modelos que se baseiam no padrão de distribuição das mutações ao longo do gene e assumem que mutações que geram perda de função estão distribuídas ao longo de gene, ao passo que mutações que geram ganho de função tendem a se concentrar em regiões específicas do gene que codificam aminoácidos conservados, como os aminoácidos que são modificados por fosforilação.

A identificação do gene supressor de tumor *PBRM1* em tumores renais de células claras ilustra muito bem o potencial dos projetos de sequenciamento de genomas tumorais na identificação de novos genes do câncer.[26] O gene *PBRM1* codifica uma proteína que integra o complexo PBAF SWI/SNF e atua no remodelamento da cromatina, regulando a pluripotência de células-tronco. Mutações causam perda de função da proteína foram identificadas em mais 40% dos tumores renais de células claras e estudos funcionais subsequentes confirmaram o papel desse gene na supressão dos tumores renais. Outros exemplos ilustrativos são a identificação dos genes *SPOP*[27] e *CHD1* em tumores de próstata que não têm rearranjos cromossômicos envolvendo os fatores de transcrição da família ETS.[28]

Desde a caracterização da primeira mutação somática afetando um gene do câncer em 1982,[29] mais de 700 genes do câncer foram identificados e estão catalogados no Cancer Gene Census (CGC). O CGC contém

descrições funcionais e mecanísticas de como cada gene alterado contribui para a aquisição do fenótipo tumoral e do impacto das alterações genômicas na função do gene do câncer.[30] Os genes do câncer são agrupados em três categorias (oncogenes, genes supressores de tumor e genes resultantes de fusões gênicas) de acordo com o perfil de suas alterações somáticas e em dois níveis hierárquicos de acordo com o nível de evidência do seu papel na oncogênese. O CGC é um dos bancos de dados do Catalogue of Somatic Mutation in Cancer (COSMIC) que reúne dados de alterações genômicas de mais de 37 mil genomas tumorais, incluindo aqueles sequenciados pelo TCGA.[31]

Em que pese o avanço significativo alcançado nas últimas duas décadas, ainda há muito a fazer. A era da genômica do câncer está apenas começando. O ICGC estimou que para identificar genes do câncer alterados em 3% dos tumores de um determinado tipo histológico, com um poder de 80%, é necessário sequenciar aproximadamente 500 amostras.[32] Esse número ainda precisa ser alcançado para a maioria dos tumores avaliados nos grandes projetos de sequenciamento. Também é preciso ampliar o escopo do sequenciamento e incluir tumores raros de baixa incidência, bem como lesões metastáticas que se desenvolveram em sítios distantes do tumor primário, para termos uma visão mais completa dos processos de formação e progressão tumoral e dos efeitos da terapia nas características genéticas dos tumores.[33] Tão importante quanto os esforços adicionais de sequenciamento, será associar os dos dados gerados com desfechos clínicos, incluindo dados de sobrevida global e livre de doença e intervalo livre de doença e de progressão. Um primeiro passo nessa direção foi dado com a criação do TCGA Pan-Cancer Clinical Data Resource (TCGA-CDR), que inclui quatro principais desfechos para mais de 11 mil amostras de tumores de 33 tipos tumorais.[34]

Outro aspecto pouco explorado nesses projetos foi a heterogeneidade intratumoral. A coexistência de células tumorais com diferenças genotípicas e fenotípicas em um mesmo tumor é conhecida desde 1970, porém apenas recentemente, com o uso do sequenciamento de última geração e o sequenciamento de múltiplas regiões de um mesmo tumor, foi possível caracterizar de forma mais quantitativa o grau de heterogeneidade existente em uma única lesão.[35] Em um estudo pioneiro, que analisou múltiplas regiões espacialmente separadas de tumores primários e metástases de quatro pacientes com carcinoma renal, foi observado que 63% a 69% das mutações somáticas desses tumores não estavam presentes em todas as regiões analisadas, incluindo mutações inativadoras em genes supressores de tumor. Também foram observados eventos de evolução convergente, nos quais mutações distintas em um mesmo gene do câncer foram observadas em regiões espacialmente distantes de um mesmo tumor.[36] O sequenciamento sistemático de múltiplas regiões de uma mesma massa tumoral será fundamental para desvendar o papel funcional e superar os obstáculos impostos pela heterogeneidade intratumoral no diagnóstico e no tratamento da doença.

Por fim, o uso de abordagens metodológicas complementares ampliará o conhecimento acumulado ao longo dos últimos anos. Grande parte dos dados de sequenciamento gerados até o momento o foi por meio de uma abordagem conhecida como *whole exome sequencing* (WES), que permite o sequenciamento de regiões do genoma que codificam proteínas. O uso de abordagens complementares, como o *whole genome sequencing* (WGS), será fundamental para avaliarmos alterações presentes em regiões não codificantes do genoma, por exemplo, regiões promotoras da expressão gênica, e para termos uma caracterização mais completa de rearranjos cromossômicos mais complexos presentes no genoma tumoral.

Em um trabalho publicado em 2020, o ICGC e o TCGA disponibilizaram a análise de WGS de 2.658 tumores de 38 diferentes tipos tumorais.[37] Esse trabalhou revelou que um genoma tumoral apresenta em média de quatro a cinco mutações *drivers* quando se analisam regiões codificantes e não codificantes do genoma e que eventos de cromotripsis, caracterizados por rearranjos cromossômicos complexos originados a partir de um único evento de recombinação, são eventos frequentes e precoces na tumorigênese. Esse mesmo trabalho também evidenciou os efeitos de alterações genômicas em regiões não codificantes na expressão gênica, incluindo alterações no nível de expressão e no padrão de *splicing*.

## O IMPACTO DA GENÔMICA DO CÂNCER NA CLÍNICA

Os projetos de sequenciamento em larga escala de genomas tumorais contribuíram para aprofundar o nosso conhecimento sobre as bases genéticas e moleculares da formação e progressão tumoral. Promoveram grande avanço tecnológico, aumentando a capacidade de gerar dados e reduzindo substancialmente o custo do sequenciamento de DNA. Fomentaram o desenvolvimento de uma nova área do conhecimento – a biologia computacional – e ampliaram a nossa capacidade de processar, integrar e interpretar dados biológicos. E, indiscutivelmente, estão alterando a forma como os pacientes com câncer são diagnosticados e tratados (Figura 4.2).

Subtipos moleculares de tumores foram identificados com base na combinação de alterações presentes no genoma tumoral, explicando em parte a grande heterogeneidade clínica da doença e trazendo novas perspectivas para a estratificação dos pacientes e tratamento da doença. Os adenocarcinomas gástricos, por exemplo, foram classificados em quatro subtipos moleculares: os tumores positivos para o vírus Epstein-Barr, com mutações em *PIK3CA*, hipermetilação do DNA e amplificação em *JAK2*, *PD-L1* e *PDL-2*; os tumores com instabilidade de microssatélites, com alta carga mutacional e mutações em genes-alvo de terapia direcionada; os tumores com instabilidade genômica enriquecidos para a variante histológica difusa e de pior prognóstico; e os tumores com instabilidade cromossômica e amplificação focal de receptores com atividade de tirosinaquinase.[38]

Já os gliomas difusos de baixo grau foram agrupados em três subtipos moleculares com diferentes prognósticos. Esses tumores apresentam comportamento clínico muito variado que não pode ser identificado com base em análises histológicas. Alguns desses tumores são indolentes, enquanto outros progridem rapidamente para forma mais invasivas e agressivas. Análises genômicas integradas permitiram o agrupamento de 193 gliomas difusos de baixo grau em três subtipos distintos com base na presença de alterações genéticas: o subtipo de pior prognóstico, caracterizado pela ausência de mutações em *IDH1*; o subtipo de prognóstico intermediário, com mutação em *IDH1* e sem codeleção dos cromossomos 1p e19q; e o subtipo de melhor prognóstico com mutação em *IDH1* e com a codeleção dos cromossomos 1p e 19q.[39]

Outro desdobramento clinicamente relevante dos projetos de sequenciamento de genomas tumorais foi o melhor entendimento da predisposição genética ao câncer causada pela herança de mutações germinati-

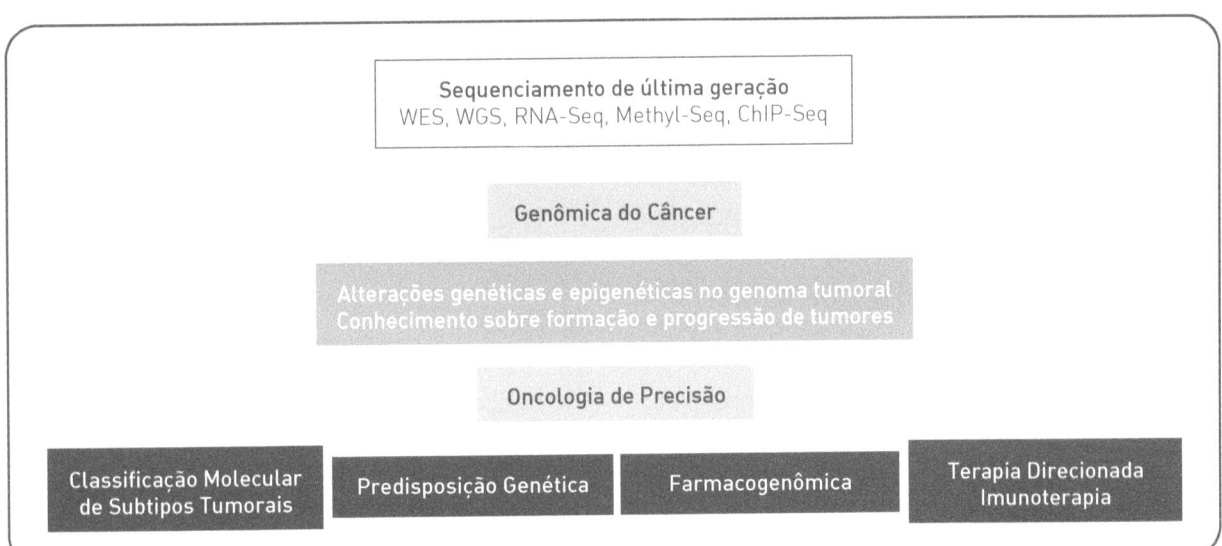

**FIGURA 4.2 –** Impactos da genômica do câncer na oncologia. Tecnologias de sequenciamento de última geração desenvolvidas na última décadas inauguraram a era da genômica do câncer e permitiram a caracterização de todas as alterações genéticas e epigenéticas presentes no genoma tumoral. Esse avanço tecnológico ampliou significativamente o conhecimento sobre as bases genéticas da formação e progressão tumoral e vem alterando a forma como os pacientes oncológicos são diagnosticados e tratados. Na era da Oncologia de Precisão informações sobre a genética do tumor são utilizadas para identificar subtipos moleculares do tumor, definir a predisposição genética e o risco de desenvolver a doença, predizer a resposta e tolerância ao tratamento e desenvolver novas terapias. Fonte: Desenvolvida pela autoria.

vas que aumentam o risco individual de desenvolver a doença. O sequenciamento pareado de amostras de tecido tumoral e normal de um mesmo indivíduo nos projetos de sequenciamento em larga escala revelou a presença de pelo menos uma alteração germinativa associada a um maior risco de desenvolver a doença em 8% dos indivíduos analisados.[40] É importante reforçar que 25% a 50% desses indivíduos não tinham histórico familiar de câncer sugestivo de susceptibilidade genética ao câncer e não preenchiam os critérios clínicos para o diagnóstico de síndromes de câncer hereditário.[41] Esses achados surpreendentes alteraram a conduta clínica para o diagnóstico de câncer hereditário. Hoje, testes genéticos para a identificação de alterações germinativas que aumentam a predisposição ao câncer são indicados para pacientes jovens (geralmente abaixo de 40 anos) independentemente do histórico familiar.

Também foi demonstrado que alterações germinativas podem definir a toxicidade e a resposta a alguns tipos de tratamento. Essas informações aos poucos também estão sendo incorporadas na clínica para definição de conduta terapêutica. Por exemplo, um estudo de associação genômica com pacientes com câncer de mama identificou variantes germinativas nos genes *P450* e *CYP2D6*, que estavam associa-

das com o metabolismo alterado de tamoxifeno.[42] Todavia, pacientes com câncer de ovário e pâncreas com mutações germinativas nos genes *BRCA1/2* de predisposição ao câncer de mama apresentam boa resposta ao tratamento combinado de quimioterapia com inibidores da enzima PARP.[43] Da mesma forma, pacientes com alterações germinativas em genes envolvidos no reparo de DNA por pareamento errôneo de bases (*mismatch base repair*) apresentam boa resposta à imunoterapia com anticorpos que inibem a ação de proteínas reguladoras da resposta imune.[44] Hoje a presença de alterações germinativas em *BRCA1/2* e em genes de reparo de DNA por pareamento errôneo de bases é utilizada na clínica para a definição de conduta terapêutica.

Contudo, o desdobramento mais significativo dos estudos de genômica do câncer foi o desenvolvimento de novas drogas capazes de bloquear ou reverter os efeitos de alterações genéticas presentes em genes do câncer.[45] Essas novas terapias – coletivamente denominadas "terapias direcionadas" ou "terapia-alvo" – estão alterando o curso da doença em diferentes tipos de câncer. Paralelamente, os estudos de genômica também permitiram o desenvolvimento de uma ampla gama de testes genéticos que são progressivamente incorporados e utilizados na clínica para a definição de conduta terapêutica.[46]

Até há pouco tempo, a definição do esquema terapêutico para tratar um paciente com câncer dependia exclusivamente do tipo e das características histológicas do tumor e do estágio da doença. Pacientes com um mesmo tipo histológico de tumor e mesmo estágio da doença, em geral, recebiam um tratamento padrão, nem sempre efetivo para todos os pacientes. Esse paradigma foi mudado para alguns tipos de câncer, após a introdução da terapia direcionada e desenvolvimento de teste genéticos, inaugurando a era da Oncologia de precisão. A oncologia de precisão utiliza informações genéticas do tumor para definir o tratamento mais efetivo da doença de forma individualizada.[47]

A era da Medicina de precisão foi inaugurada há aproximadamente 20 anos com a aprovação do uso de duas terapias direcionadas: o trastuzumab para tratar pacientes com câncer de mama metastático com amplificação de *HER2*;[48] e o imatinib para tratar pacientes com leucemia mieloide crônica com translocação cromossômica envolvendo os genes *BCR-ABL*.[49] Hoje a Oncologia de precisão é uma realidade. Inibidores de *EGFR*, ALK, *ROS1* e imunoterapia são usados para o tratamento de câncer de pulmão não pequenas células com alterações genéticas nesses genes.[50] Inibidores da via de *MAPK* e imunoterapia são utilizados no tratamento de melanomas com alteração em *BRAF*[51] e anticorpos anti-EGFR são usados no tratamento do câncer colorretal metastático com ausência de mutações nos genes *K-Ras* e *N-Ras*[52] O uso de inibidores de *IDH1/2* e *FGFR2/3* foi recentemente incorporado no tratamento de tumores de bexiga[53] e a presença de fusões envolvendo genes da família *NTRK* é utilizada de forma agnóstica para definir o tratamento de diferentes tipos de tumores sólidos com inibidores de *NTRK*[54]

Porém, o uso da terapia direcionada no tratamento do câncer ainda é limitado e não existem drogas disponíveis para a grande maioria das alterações genéticas envolvidas na formação e progressão dos tumores humanos. Um estudo realizado por pesquisadores do Memorial Sloan Kettering Cancer Center revelou que 92% de 52.069 tumores analisados tinham uma mutação sabidamente oncogênica, porém para apenas 34% desses casos existia uma terapia direcionada disponível, aprovada por órgão regulatórios, e com benefício comprovado no tratamento da doença.[55] Além disso, a chance de se identificar uma alteração oncogênica que defina o uso de terapia direcionada varia significativamente de acordo com o tipo de tumor, chegando a 64% em tumores de pulmão não pequenas células e menos de 10% em gliomas e tumores pancreáticos.

Por fim, mutações pontuais não sinôninas e pequenas deleções e inserções de nucleotídeos podem gerar novos epítopos, não presentes na sequência da proteína não alterada, capazes de ativar uma resposta imune antitumoral. Esses novos epítopos, denominados "neoantígenos", são apresentados ao sistema imune por intermédio do sistema maior de histocompatibilidade (MHC, do inglês *major histocompatibilty complex*) e reconhecidos pelo repertório de células T infiltradas no tumor.[56] A capacidade dos neoantígenos de ativar o sistema imune e desencadear uma resposta antitumoral tem sido explorada com sucesso no tratamento da doença. Alterações genéticas que promovem a transformação maligna também podem ser utilizadas como alvo terapêutico. Anticorpos monoclonais, que reconhecem proteínas de superfície que modulam a ativação de células T, como, anticorpos anti-CTLA4, anti-PD-1 e anti-PD-L1, têm sido utilizados com sucesso no tratamento de tumores com alta carga mutacional e maior chance de expressar neoantígenos, como o melanoma, câncer de pulmão e bexiga.[57] Para esses tipos tumorais, a carga mutacional (TMB, do inglês *tumor mutation burden*), determinada por testes genéticos já incorporados na clínica, é utilizada para definir o uso de imunoterapia com esses anticorpos.[58]

Além disso, os projetos de sequenciamento em larga escala de genomas tumorais e o uso de modelos matemáticos para predizer a afinidade de ligação dos peptídeos mutados às moléculas de MHC permitiram a identificação de neoantígenos de forma sistematizada e personalizada. O primeiro trabalho que identificou neoantígenos em tumores de cólon e de mama, a partir de dados de sequenciamento de genomas tumorais, foi publicado em 2008. Nesse trabalho, foi observado que apenas uma pequena fração das mutações presentes no genoma tumoral é capaz de gerar neoantígenos e que um tumor pode conter em média sete a dez neoantígenos capazes de ativar o sistema imune.[59] Também foi verificado que as mutações que geram neoantígenos raramente ocorrem em genes essenciais para a transformação maligna e são únicas do genoma tumoral analisado.[60] Neste contexto, a identificação de neoantígenos, a partir de dados de sequenciamento do genoma tumoral e de ferramentas computacionais de predição de imunogenicidade, tem sido utilizada para o desenvolvimento de vacinas antitumorais personalizadas com base em DNA, RNA e peptídeos ou na estimulação *ex vivo* de células do sistema imune que são transfundidas nos pacientes com câncer após estimulação com neoantígenos.[61] Apesar de resultados promissores, precisam ser vencidos obstáculos importantes, relacionados ao escalonamento da produção, eficiência de administração e alto custo para ampliar o acesso dos pacientes às vacinas personalizadas com base na identificação de neoantígenos.

## CONSIDERAÇÕES FINAIS

Durante as últimas cinco décadas, pesquisadores do mundo todo se dedicaram a desvendar as bases genéticas do câncer. Esse esforço foi acelerado nos últimos 10 anos por meio do desenvolvimento de novas tecnologias de sequenciamento do DNA que permitem identificar todas as alterações genéticas e epigenéticas presentes na célula tumoral e da realização de projetos de sequenciamento em larga escala de genomas tumorais. Identificar e compreender o impacto funcional dessas alterações foi fundamental para melhor compreensão da doença e, ao mesmo tempo, possibilitou o desenvolvimento de novas ferramentas de diagnóstico e de novas abordagens terapêuticas. Até há pouco tempo, o manejo do paciente oncológico era definido mediante levantamento do histórico de casos de câncer na família e das características histológicas do tumor. Esse cenário foi mudado recentemente com o desenvolvimento da terapia direcionada e imunoterapia e com a introdução de testes moleculares na prática clínica, inaugurando a era da Oncologia de precisão. Porém, ainda há muito a ser feito para que todo o conhecimento gerado ao longo de décadas seja transferido para a clínica e reduza significativamente o impacto social e econômico da doença. Estratégias de desenvolvimento de novos fármacos precisam ser otimizadas e o acesso aos testes genéticos precisa ser expandido.

## REFERÊNCIAS

1. Boveri T. Concerning the origin of malignant tumours by Theodor Boveri. Translated and annotated by Henry Harris. J Cell Sci. 2008;121(1):1-84. DOI: 10.1242/jcs.025742. PMID: 18089652.

2. Rowley JD. A new consistent chromosomal abnormality in chronic myelogenous leukaemia identified by quinacrine fluorescence and Giemsa staining. Nature. 1973;243(5405):290-3. DOI: 10.1038/243290a0. PMID: 4126434.

3. Shtivelman E, Lifshitz B, Gale RP, et al. Alternative splicing of RNAs transcribed from the human ABL gene and from the BCR-ABL fused gene. Cell. 1986;47(2):277-84. DOI: 10.1016/0092-8674(86)90450-2. PMID: 3021337.

4. International Human Genome Sequencing Consortium. Finishing the euchromatic sequence of the human genome. Nature. 2004;431(7011):931-45. DOI: 10.1038/nature03001. PMID: 15496913.

5. Wang TL, Rago C, Silliman N, et al. Prevalence of somatic alterations in the colorectal cancer cell genome. Proc Natl Acad Sci U S A. 2002;99(5):3076-80. DOI: 10.1073/pnas.261714699. PMID: 11867767; PMCID: PMC122475.

6. Bardelli A, Parsons DW, Silliman N, et al. Mutational analysis of the tyrosine kinome in colorectal cancers. Science. 2003;300(5621):949. DOI: 10.1126/science.1082596. PMID: 12738854.

7. Ley TJ, Minx PJ, Walter MJ, et al. A pilot study of high-throughput, sequence-based mutational profiling of primary human acute myeloid leukemia cell genomes. Proc Natl Acad Sci U S A. 2003;100(24):14275-80. DOI: 10.1073/pnas.2335924100. PMID: 14614138; PMCID: PMC283582.

8. Xiang Z, Zhao Y, Mitaksov V, et al. Identification of somatic JAK1 mutations in patients with acute myeloid leukemia. Blood. 2008;111(9):4809-12. DOI: 10.1182/blood-2007-05-090308. PMID: 18160671; PMCID: PMC2343608.

9. Lynch TJ, Bell DW, Sordella R, et al. Activating mutations in the epidermal growth factor receptor underlying responsiveness of non-small-cell lung cancer to gefitinib. N Engl J Med. 2004;350(21):2129-39. DOI: 10.1056/NEJMoa040938. PMID: 15118073.

10. Paez JG, Jänne PA, Lee JC, et al. EGFR mutations in lung cancer: correlation with clinical response to gefitinib therapy. Science. 2004;304(5676):1497-500. DOI: 10.1126/science.1099314. PMID: 15118125.

11. Pao W, Miller V, Zakowski M, et al. EGF receptor gene mutations are common in lung cancers from "never smokers" and are associated with sensitivity of tumors to gefitinib and erlotinib. Proc Natl Acad Sci U S A. 2004;101(36):13306-11. DOI: 10.1073/pnas.0405220101. PMID: 15329413; PMCID: PMC516528.

12. Sjöblom T, Jones S, Wood LD, et al. The consensus coding sequences of human breast and colorectal cancers. Science. 2006;314(5797):268-74. DOI: 10.1126/science.1133427. PMID: 16959974.

13. Parsons DW, Jones S, Zhang X, et al. An integrated genomic analysis of human glioblastoma multiforme. Science. 2008;321(5897):1807-12. DOI: 10.1126/science.1164382. PMID: 18772396; PMCID: PMC2820389.

14. Mardis ER. DNA sequencing technologies: 2006-2016. Nat Protoc. 2017;12(2):213-18. DOI: 10.1038/nprot.2016.182. PMID: 28055035.

15. Ley TJ, Mardis ER, Ding L, et al. DNA sequencing of a cytogenetically normal acute myeloid leukaemia genome. Nature. 2008;456(7218):66-72. DOI: 10.1038/nature07485. PMID: 18987736; PMCID: PMC2603574.

16. Shah SP, Morin RD, Khattra J, et al. Mutational evolution in a lobular breast tumour profiled at single nucleotide resolution. Nature. 2009;461(7265):809-13. DOI: 10.1038/nature08489. PMID: 19812674.

17. Jayasinghe RG, Cao S, Gao Q, et al. Systematic analysis of splice-site-creating mutations in cancer. Cell Rep. 2018;23(1):270-281.e3. DOI: 10.1016/j.celrep.2018.03.052. PMID: 29617666; PMCID: PMC6055527.

18. Seiler M, Peng S, Agrawal AA, et al. Somatic mutational landscape of splicing factor genes and their functional consequences across 33 cancer types. Cell Rep. 2018;23(1):282-296.e4. DOI: 10.1016/j.celrep.2018.01.088. PMID: 29617667; PMCID: PMC5933844.

19. Kernaleguen M, Daviaud C, Shen Y, et al. Whole-genome bisulfite sequencing for the analysis of genome-wide DNA methylation and hydroxymethylation patterns at single-nucleotide resolution. Methods Mol Biol. 2018;1767:311-349. DOI: 10.1007/978-1-4939-7774-1_18. PMID: 29524144.

20. Buenrostro JD, Giresi PG, Zaba LC, et al. Transposition of native chromatin for fast and sensitive epigenomic profiling of open chromatin, DNA-binding proteins and nucleosome position. Nat Methods. 2013;10(12):1213-8. DOI: 10.1038/nmeth.2688. PMID: 24097267; PMCID: PMC3959825.

21. Kandoth C, McLellan MD, Vandin F, et al. Mutational landscape and significance across 12 major cancer types. Nature. 2013;502(7471):333-339. DOI: 10.1038/nature12634. PMID: 24132290; PMCID: PMC3927368.

22. Lawrence MS, Stojanov P, Polak P, et al. Mutational heterogeneity in cancer and the search for new cancer-associated genes. Nature. 2013;499(7457):214-218. DOI: 10.1038/nature12213. PMID: 23770567; PMCID: PMC3919509.

23. Ciriello G, Miller ML, Aksoy BA, et al. Emerging landscape of oncogenic signatures across human cancers. Nat Genet. 2013;45(10):1127-33. DOI: 10.1038/ng.2762. PMID: 24071851; PMCID: PMC4320046.

24. Hoadley KA, Yau C, Hinoue T, et al. Cell-of-origin patterns dominate the molecular classification of 10,000 tumors from 33 types of cancer. Cell. 2018;173(2):291-304.e6. DOI: 10.1016/j.cell.2018.03.022. PMID: 29625048; PMCID: PMC5957518.

25. Tamborero D, Gonzalez-Perez A, Perez-Llamas C, et al. Comprehensive identification of mutational cancer driver genes across 12 tumor types. Sci Rep. 2013;3:2650. DOI: 10.1038/srep02650. PMID: 24084849; PMCID: PMC3788361.

26. Varela I, Tarpey P, Raine K, et al. Exome sequencing identifies frequent mutation of the SWI/SNF complex gene PBRM1 in renal carcinoma. Nature. 2011;469(7331):539-42. DOI: 10.1038/nature09639. PMID: 21248752; PMCID: PMC3030920.

27. Barbieri CE, Baca SC, Lawrence MS, et al. Exome sequencing identifies recurrent SPOP, FOXA1 and MED12 mutations in prostate cancer. Nat Genet. 2012;44(6):685-9. DOI: 10.1038/ng.2279. PMID: 22610119; PMCID: PMC3673022.

28. Grasso CS, Wu YM, Robinson DR, et al. The mutational landscape of lethal castration-resistant prostate cancer. Nature. 2012;487(7406):239-43. DOI: 10.1038/nature11125. PMID: 22722839; PMCID: PMC3396711.

29. Der CJ, Krontiris TG, Cooper GM. Transforming genes of human bladder and lung carcinoma cell lines are homologous to the RAS genes of Harvey and Kirsten sarcoma viruses. Proc Natl Acad Sci U S A. 1982;79(11):3637-40. DOI: 10.1073/pnas.79.11.3637. PMID: 6285355; PMCID: PMC346478.

30. Sondka Z, Bamford S, Cole CG, et al. The COSMIC Cancer Gene Census: describing genetic dysfunction across all human cancers. Nat Rev Cancer. 2018;18(11):696-705. DOI: 10.1038/s41568-018-0060-1. PMID: 30293088; PMCID: PMC6450507.

31. Tate JG, Bamford S, Jubb HC, et al. COSMIC: the Catalogue Of Somatic Mutations In Cancer. Nucleic Acids Res. 2019;47(D1):D941-D947. DOI: 10.1093/nar/gky1015. PMID: 30371878; PMCID: PMC6323903.

32. International Cancer Genome Consortium, et al. International network of cancer genome projects. Nature. 2010;464(7291):993-8. DOI: 10.1038/nature08987. PMID: 20393554; PMCID: PMC2902243.

33. Pleasance E, Titmuss E, Williamson L, et al. Pan-cancer analysis of advanced patient tumors reveals interactions between therapy and genomic landscapes. Nat Cancer. 2020;1:452-468. https://doi.org/10.1038/s43018-020-0050-6.

34. Liu J, Lichtenberg T, Hoadley KA, et al. An Integrated TCGA Pan-Cancer Clinical Data Resource to Drive High-Quality Survival Outcome Analytics. Cell. 2018;173(2):400-416.e11. DOI: 10.1016/j.cell.2018.02.052. PMID: 29625055; PMCID: PMC6066282.

35. McGranahan N, Swanton C. Clonal heterogeneity and tumor evolution: past, present, and the future. Cell. 2017;168(4):613-628. DOI: 10.1016/j.cell.2017.01.018. PMID: 28187284.

36. Gerlinger M, Rowan AJ, Horswell S, et al. Intratumor heterogeneity and branched evolution revealed by multiregion sequencing. N Engl J Med. 2012;366(10):883-92. DOI: 10.1056/NEJMoa1113205. PMID: 22397650; PMCID: PMC4878653.

37. ICGC/TCGA Pan-Cancer Analysis of Whole Genomes Consortium. Pan-cancer analysis of whole genomes. Nature. 2020;578(7793):82-93. DOI: 10.1038/s41586-020-1969-6. PMID: 32025007; PMCID: PMC7025898.

38. Cancer Genome Atlas Research Network. Comprehensive molecular characterization of gastric adenocarcinoma. Nature. 2014;513(7517):202-9. DOI: 10.1038/nature13480. PMID: 25079317; PMCID: PMC4170219.

39. Cancer Genome Atlas Research Network, et al. Comprehensive, integrative genomic analysis of diffuse lower-grade gliomas. N Engl J Med. 2015;372(26):2481-98. DOI: 10.1056/NEJMoa1402121. PMID: 26061751; PMCID: PMC4530011.

40. Huang KL, Mashl RJ, Wu Y, et al. Pathogenic germline variants in 10,389 adult cancers. Cell. 2018;173(2):355-370.e14. DOI: 10.1016/j.cell.2018.03.039. PMID: 29625052; PMCID: PMC5949147.

41. Mandelker D, Zhang L, Kemel Y, et al. Mutation detection in patients with advanced cancer by universal sequencing of cancer-related genes in tumor and normal DNA vs guideline-based germline testing. JAMA. 2017;318(9):825-835. DOI: 10.1001/jama.2017.11137. PMID: 28873162; PMCID: PMC5611881.

42. Irvin WJ Jr, Walko CM, Weck KE, et al. Genotype-guided tamoxifen dosing increases active metabolite exposure in women with reduced CYP2D6 metabolism: a multicenter study. J Clin Oncol. 2011;29(24):3232-9. DOI: 10.1200/JCO.2010.31.4427. PMID: 21768473; PMCID: PMC3158597.

43. Matulonis UA. Management of newly diagnosed or recurrent ovarian cancer. Clin Adv Hematol Oncol. 2018;16(6):426-37. PMID: 30067614.

44. Le DT, Uram JN, Wang H, et al. PD-1 blockade in tumors with mismatch-repair deficiency. N Engl J Med. 2015;372(26):2509-20. DOI: 10.1056/NEJMoa1500596. PMID: 26028255; PMCID: PMC4481136.

45. Lee YT, Tan YJ, Oon CE. Molecular targeted therapy: treating cancer with specificity. Eur J Pharmacol. 2018;834:188-196. DOI: 10.1016/j.ejphar.2018.07.034. PMID: 30031797.

46. Chakravarty D, Solit DB. Clinical cancer genomic profiling. Nat Rev Genet: 2021. DOI: 10.1038/s41576-021-00338-8. PMID: 33762738.

47. Schwartzberg L, Kim ES, Liu D, Schrag D. Precision oncology: who, how, what, when, and when not? Am Soc Clin Oncol Educ Book. 2017;37:160-9. DOI: 10.1200/EDBK_174176. PMID: 28561651.

48. Slamon DJ, Leyland-Jones B, Shak S, et al. Use of chemotherapy plus a monoclonal antibody against HER2 for metastatic breast cancer that overexpresses HER2. N Engl J Med. 2001;344(11):783-92. DOI: 10.1056/NEJM200103153441101. PMID: 11248153.

49. Druker BJ, Talpaz M, Resta DJ, et al. Efficacy and safety of a specific inhibitor of the BCR-ABL tyrosine kinase in chronic myeloid leukemia. N Engl J Med. 2001;344(14):1031-7. DOI: 10.1056/NEJM200104053441401. PMID: 11287972.

50. Herbst RS, Morgensztern D, Boshoff C. The biology and management of non-small cell lung cancer. Nature. 2018;553(7689):446-54. DOI: 10.1038/nature25183. PMID: 29364287.

51. Luke JJ, Flaherty KT, Ribas A, et al. Targeted agents and immunotherapies: optimizing outcomes in melanoma. Nat Rev Clin Oncol. 2017;14(8):463-82. DOI: 10.1038/nrclinonc.2017.43. PMID: 28374786.

52. Price TJ, Tang M, Gibbs P, et al. Targeted therapy for metastatic colorectal cancer. Expert Rev Anticancer Ther. 2018;18(10):991-1006. DOI: 10.1080/14737140.2018.1502664. PMID: 30019590.

53. Tran L, Xiao JF, Agarwal N, et al. Advances in bladder cancer biology and therapy. Nat Rev Cancer. 2021;21(2):104-121. DOI: 10.1038/s41568-020-00313-1. PMID: 33268841.

54. Cocco E, Scaltriti M, Drilon A. NTRK fusion-positive cancers and TRK inhibitor therapy. Nat Rev Clin Oncol. 2018;15(12):731-47. DOI: 10.1038/s41571-018-0113-0. PMID: 30333516; PMCID: PMC6419506.

55. Zehir A, Benayed R, Shah RH, et al. Mutational landscape of metastatic cancer revealed from prospective clinical sequencing of 10,000 patients. Nat Med. 2017;23(6):703-13. DOI: 10.1038/nm.4333. PMID: 28481359; PMCID: PMC5461196.

56. Schumacher TN, Scheper W, Kvistborg P. Cancer Neoantigens. Annu Rev Immunol. 2019;37:173-200. DOI: 10.1146/annurev-immunol-042617-053402. PMID: 30550719.

57. Yang Y. Cancer immunotherapy: harnessing the immune system to battle cancer. J Clin Invest. 2015;125(9):3335-7. DOI: 10.1172/JCI83871. PMID: 26325031; PMCID: PMC4588312.

58. Chan TA, Yarchoan M, Jaffee E, et al. Development of tumor mutation burden as an immunotherapy biomarker: utility for the oncology clinic. Ann Oncol. 2019;30(1):44-56. DOI: 10.1093/annonc/mdy495. PMID: 30395155; PMCID: PMC6336005.

59. Segal NH, Parsons DW, Peggs KS, Velculescu V, Kinzler KW, Vogelstein B, Allison JP. Epitope landscape in breast and colorectal cancer. Cancer Res. 2008;68(3):889-92. DOI: 10.1158/0008-5472.CAN-07-3095. PMID: 18245491.

60. Linnemann C, van Buuren MM, Bies L, et al. High-throughput epitope discovery reveals frequent recognition of neo-antigens by CD4+ T cells in human melanoma. Nat Med. 2015;21(1):81-5. DOI: 10.1038/nm.3773. PMID: 25531942.

61. Sahin U, Türeci Ö. Personalized vaccines for cancer immunotherapy. Science. 2018;359(6382):1355-1360. DOI: 10.1126/science.aar7112. PMID: 29567706.

# 5

# Estatísticas sobre o Câncer

Luiz Claudio Santos Thuler

## DESTAQUES

- O câncer é um grande problema de saúde pública em todo o mundo, tendo sido estimados 18 milhões de casos novos de câncer excluindo-se o câncer de pele não-melanoma. No Brasil, para o triênio 2020-2022, excluindo-se os casos de câncer de pele não melanoma, o Instituto Nacional de Câncer (INCA) estimou 225.980 novos casos novos de câncer em homens e 223.110 em mulheres.
- No Brasil, os dados sobre mortalidade por câncer são disponibilizados pelo Sistema de Informação sobre Mortalidade (SIM), do Ministério da Saúde (MS).
- De acordo com as projeções do Global Cancer Observatory, são estimados, para 2040, para o mundo inteiro, 28,0 milhões de casos novos de câncer, excluindo-se os cânceres de pele não melanoma. Esse valor equivale a um aumento de 35,4% nos 18,1 milhões de casos estimados para 2020, se as taxas estimadas para 2020 permanecerem constantes, sendo incorporadas apenas as mudanças demográficas.

## INTRODUÇÃO

O câncer é um grande problema de saúde pública em todo o mundo.[1] De acordo com o *Global Cancer Observatory*,[2] excluindo-se os casos de câncer de pele não melanoma, para 2020 foram estimados 18.094.716 casos novos de câncer em ambos os sexos, o que equivale a uma taxa ajustada pela população mundial de 190,0/100.000 habitantes. No que diz respeito à mortalidade, estimou-se, em todo o mundo, a ocorrência de 9.894.402 de óbitos por câncer, o que representa uma taxa ajustada pela população mundial de 100,1/100.000 habitantes.

No Brasil, para o triênio 2020-2022, excluindo-se os casos de câncer de pele não melanoma, o Instituto Nacional de Câncer (INCA) estimou 225.980 novos casos novos de câncer em homens e 223.110 em mulheres, perfazendo taxas de incidência ajustadas pela população mundial de 216,15 e 207,48/100.000, respectivamente. No que tange à mortalidade, em 2020 foram registrados no país 225.839 óbitos por câncer em ambos os sexos, o que representa uma taxa ajustada pela população mundial de 79,05/100.000 habitantes.[3]

Neste capítulo, serão analisados os números de novos casos e de mortes por câncer em 2020 para o mundo e para o Brasil, além das projeções para 2040. Também serão apresentadas as tendências temporais de incidência e mortalidade nos últimos anos.

## INCIDÊNCIA DE CÂNCER NO MUNDO

Os dados sobre incidência de câncer no mundo para 2020 foram estimados pelo *Global Cancer Observatory*,[2] uma plataforma interativa baseada na *web* que apresenta estatísticas globais de câncer. As projeções tiveram como base as estimativas GLOBOCAN de incidência de 185 países ou territórios, para 36 tipos de câncer, por sexo e faixa etária. Foram utilizadas taxas de incidência nacionais observadas, estimativas a partir de dados nacionais de mortalidade empregando a razão mortalidade-incidência ou, quando dados locais não estavam disponíveis,

as taxas foram derivadas de registros de câncer em países vizinhos.

Para 2020, espera-se que, no mundo todo, tenham ocorrido 18.094.716 casos de câncer, excluindo-se os cânceres de pele não melanoma, sendo 9.342.957 em homens e 8.751.759 em mulheres, o que corresponde a taxas de incidência ajustadas pela população mundial de 206,9 e 178,1/100.000, respectivamente. As maiores taxas de incidência foram observadas em países desenvolvidos, em ambos os sexos (Figura 5.1).

Ainda em 2020, os tumores com as maiores taxas de incidência no sexo masculino foram pulmão, próstata e cólon e reto, enquanto nas mulheres predominaram mama, cólon e reto e pulmão (Figura 5.2).

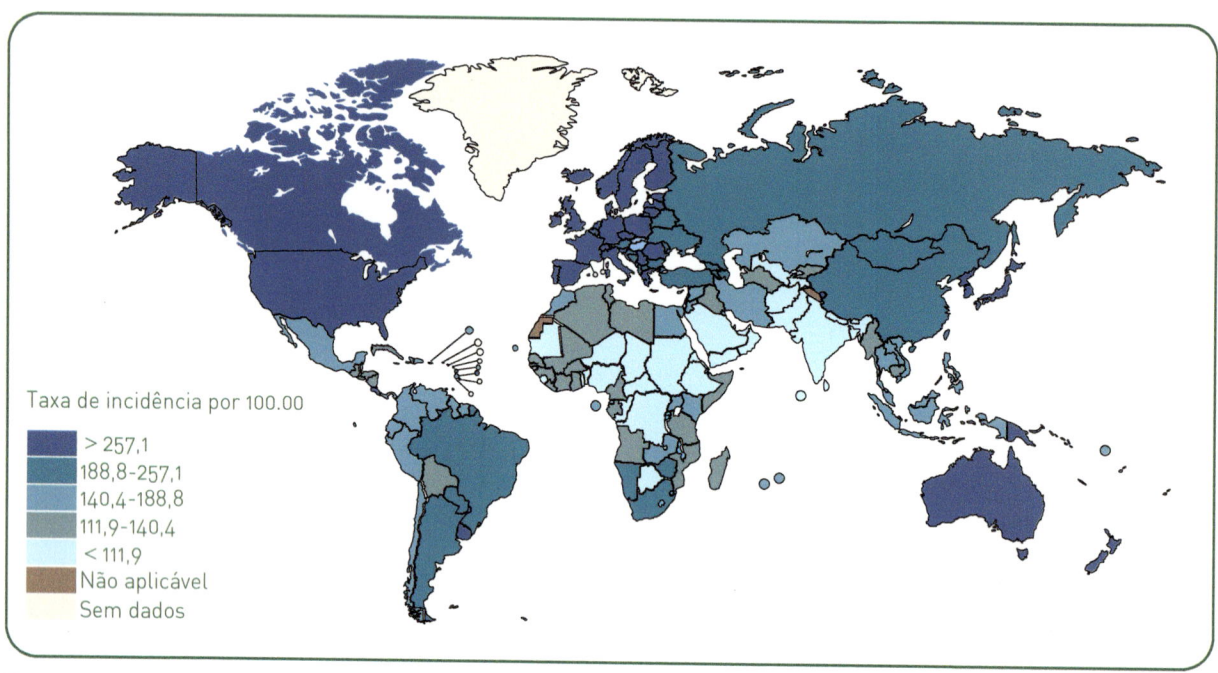

**FIGURA 5.1 –** Taxas de incidência por 100 mil padronizadas pela idade (população mundial) estimadas para 2020, todos os cânceres, ambos os sexos, todas as idades.

Fonte: Adaptada de Ferlay *et al.*, 2022.

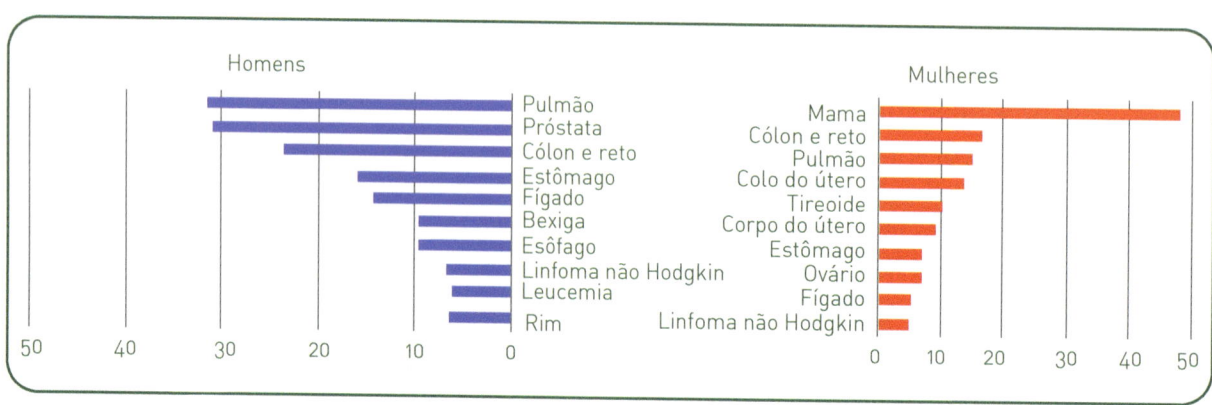

**FIGURA 5.2 –** Taxas de incidência por 100 mil padronizadas pela idade (população mundial) estimadas para 2020, em todo o mundo, ambos os sexos, todas as idades (excluindo câncer de pele não melanoma).

Fonte: Adaptada de Ferlay *et al.*, 2022.[2]

## INCIDÊNCIA DO CÂNCER NO BRASIL

No Brasil, as informações sobre incidência de câncer têm como base os dados coletados pelos registros de câncer de base populacional (RCBP). Atualmente, existem cerca de 30 RCBP com pelo menos 2 anos de informações disponíveis, cobrindo entre 10% e 22% da população brasileira, conforme o ano analisado.[4,5] O INCA, desde 1995, computa estimativas anuais do número de casos novos de câncer e as respectivas taxas de incidência. As projeções para o triênio 2020-2022 podem ser obtidos na sua página na internet.[6]

Entre 1996[7] e 2020,[6] o número total de casos novos de câncer estimados em ambos os sexos por ano passou de 268.500 para 685.960, o que equivale a um aumento de 155%. Nesse mesmo período, a população brasileira cresceu 34%.[8] Os últimos dados apontam para a ocorrência de 387.980 casos em homens e 297.980 casos em mulheres para cada ano do triênio 2020-2022. No sexo masculino, as maiores taxas de incidência por câncer foram projetadas para São Paulo (378,88/100.000) e Santa Catarina (372,46/100.000), enquanto as menores foram para o Pará (122,51/100.000) e Maranhão (143,66/100.00).

Para o sexo feminino, as taxas mais elevadas foram estimadas para Santa Catarina (247,47/100.000) e Piauí (208,10/100.000), enquanto as mais baixas foram projetadas para Pará (110,41/100.00) e Rondônia (116,75/100.000) (Figura 5.3).[6]

Ainda para o triênio 2020-2022, os cânceres de próstata, cólon e reto e pulmão foram os mais incidentes em homens, enquanto entre as mulheres, as principais localizações foram mama, cólon e reto e colo do útero (Figura 5.4).[6]

As principais localizações dos cânceres são desiguais entre as regiões do país. Enquanto o câncer de próstata predomina no sexo masculino em todas as regiões, o câncer de cólon e reto ocupa a segunda colocação nas regiões Centro-Oeste e Sudeste; e o câncer de pulmão ocupa a segunda posição nas regiões Nordeste e Sul. No sexo feminino, o câncer de mama é o mais incidente em todas as regiões do país, exceto na região Norte, onde o câncer do colo do útero ocupa a primeira posição. Este último ocupa a segunda posição nas regiões Nordeste e Centro-Oeste; nas demais regiões, o segundo lugar é ocupado pelos cânceres de cólon e reto.[6]

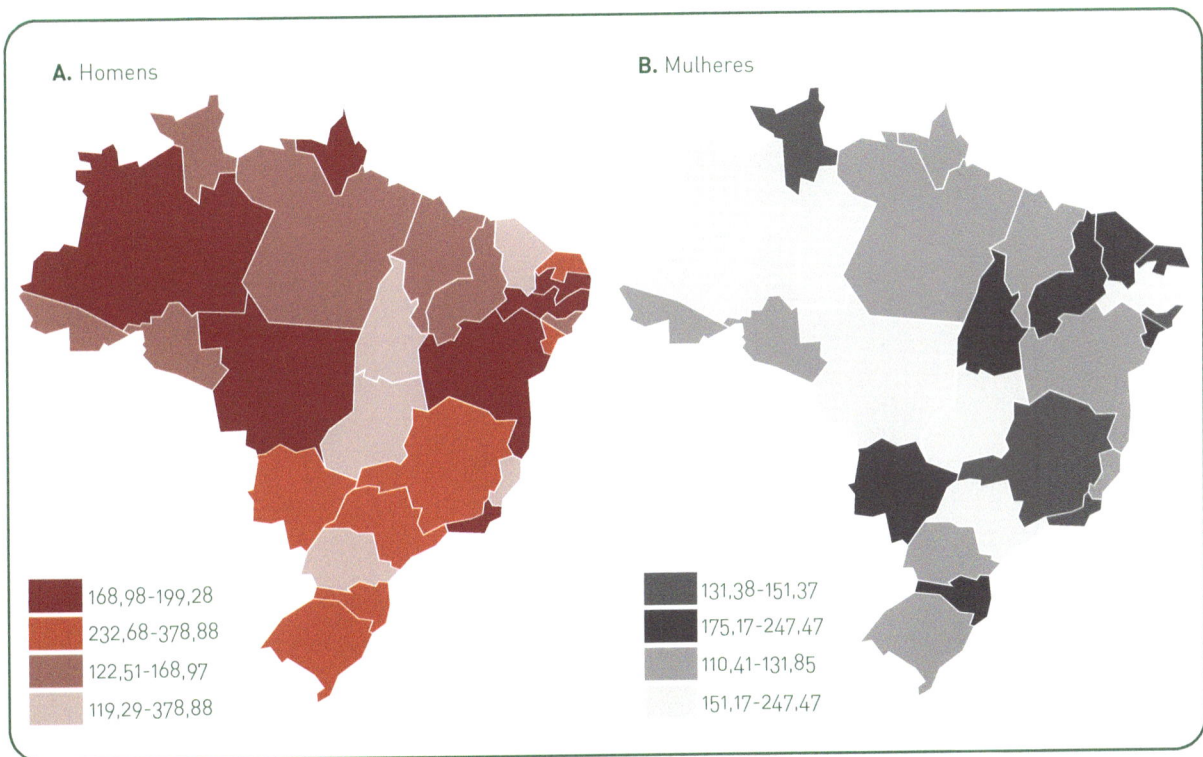

**FIGURA 5.3 –** Taxas de incidência por 100 mil em homens e mulheres ajustadas pela população padrão mundial (1960) conforme a distribuição geográfica, Brasil, 2020-2022.

Fonte: Adaptada de Instituto Nacional de Câncer (INCA), 2019.[6]

| Localização Primária | Casos | % | Homens | Mulheres | Localização Primária | Casos | % |
|---|---|---|---|---|---|---|---|
| Próstata | 65.840 | 29,2% | | | Mama feminina | 66.280 | 29,7% |
| Cólon e reto | 20.520 | 9.1% | | | Cólon e reto | 20.470 | 9,2% |
| Traqueia, brônquio e pulmão | 17.760 | 7,9% | | | Colo do útero | 16.590 | 7,4% |
| Estômago | 13.360 | 5,9% | | | Traqueia, brônquio e pulmão | 12.440 | 5,6% |
| Cavidade oral | 11.180 | 5,0% | | | Glândula tireoide | 11.950 | 5,4% |
| Esôfago | 8.690 | 3,9% | | | Estômago | 7.870 | 3,5% |
| Bexiga | 7.590 | 3,4% | | | Ovário | 6.650 | 3,0% |
| Linfoma não Hodgkin | 6.580 | 2,9% | | | Corpo do útero | 6.540 | 2,9% |
| Leucemias | 6.470 | 2,9% | | | Linfoma não Hodgkin | 5.450 | 2,4% |
| Laringe | 5.920 | 2,6% | | | Sistema nervoso central | 5.220 | 2,3% |

*Números arredondados para múltiplos de 10.

**FIGURA 5.4 –** Distribuição proporcional dos dez tipos de câncer mais incidentes estimados para o triênio 2020-2022 por sexo, exceto câncer de pele não melanoma.

Fonte: Adaptada de Instituto Nacional de Câncer (INCA), 2019.[6]

## MORTALIDADE POR CÂNCER NO MUNDO

De maneira semelhante aos dados de incidência do câncer, os dados sobre mortalidade por câncer no mundo são estimados pelo *Global Cancer Observatory*. As taxas de mortalidade por sexo e faixas etárias para 2020 baseiam-se em estimativas nacionais a partir de taxas de mortalidade observadas ou, quando não disponíveis, a partir da razão incidência-mortalidade observada em registros de câncer de países vizinhos.[2]

Estima-se que, em 2020, no mundo todo, tenham ocorrido 9.894.402 óbitos por câncer, sendo 5.491.214 em homens e 4.403.188 em mulheres, excluídos os casos de câncer de pele não melanoma. As taxas de mortalidade ajustadas pela população mundial foram, respectivamente, 120,0 e 83,7/100.000 em homens e mulheres. Em ambos os sexos, as maiores taxas de mortalidade foram observadas na Mongólia (176,2/100.000), na Sérvia (151,7/100.000) e na Hungria (149,0/100.000), enquanto as menores taxas teriam ocorrido na Arábia Saudita (51,3/100.000), no Nepal (54,8/100.000) e nos Emirados Árabes Unidos (55,9/100.000) (Figura 5.5).[2]

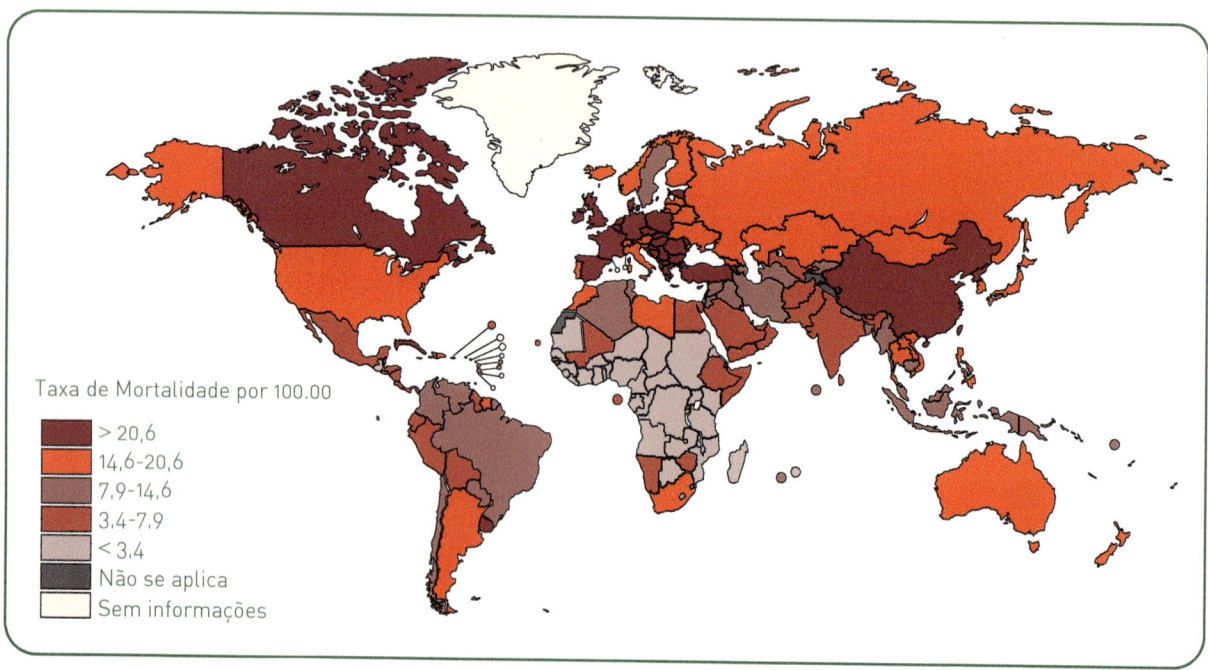

**FIGURA 5.5 –** Taxas de mortalidade por 100 mil padronizadas pela idade (população mundial) estimadas para 2020, todos os cânceres, ambos os sexos, todas as idades.

Fonte: Adaptada de Ferlay *et al.*, 2022.[2]

Ainda em 2020, as maiores taxas de mortalidade no sexo masculino foram observadas nos cânceres de pulmão, fígado e estômago, enquanto nas mulheres predominaram mama, pulmão e colo do útero (Figura 5.6).[2]

## MORTALIDADE POR CÂNCER NO BRASIL

No Brasil, os dados sobre mortalidade por câncer são disponibilizados pelo Sistema de Informação sobre Mortalidade (SIM), do Ministério da Saúde (MS). O SIM foi implantado em 1975, havendo dados *online* dos óbitos por todas as causas, incluindo o câncer, para o período de 1979 a 2020.[9] Indicadores e taxas de mortalidade por câncer no Brasil podem ser obtidos na página do INCA, na internet, sob a forma de tabelas, gráficos e mapas no Atlas Online de Mortalidade.[3]

Entre os anos 2000 e 2019, o câncer ocupou a segunda posição como causa de mortes no país.[9] Entretanto, com o advento da pandemia de covid-19, grande parte da América Latina experimentou uma primeira onda devastadora de abril a julho de 2020, com uma segunda onda no final de 2020, quando o Brasil registrou picos de excesso de mortalidade mais elevados do que em qualquer ponto anterior da pandemia.[10] Com isso, em 2020, as neoplasias passaram à terceira causa de morte no país, representando 13,6% dos óbitos registrados em homens e 16,1% dos óbitos em mulheres, superadas pelas doenças cardiovasculares e pelas doenças infectoparasitárias, primeira e segunda causas, respectivamente (Figura 5.7).[9]

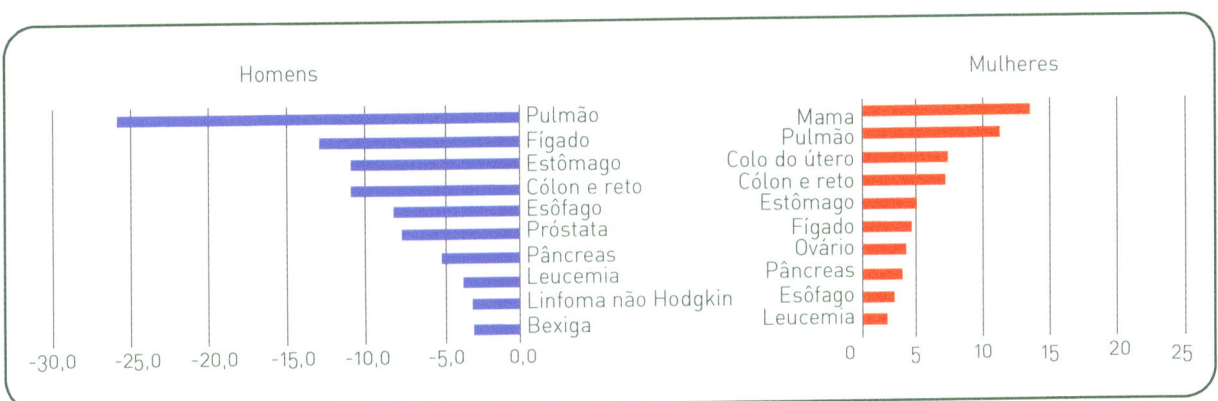

**FIGURA 5.6. –** Taxas de mortalidade por 100 mil padronizadas pela idade (população mundial) estimadas para 2020, em todo o mundo, ambos os sexos, todas as idades (excluindo câncer de pele não melanoma).

Fonte: Adaptada de Ferlay *et al.*, 2022.[2]

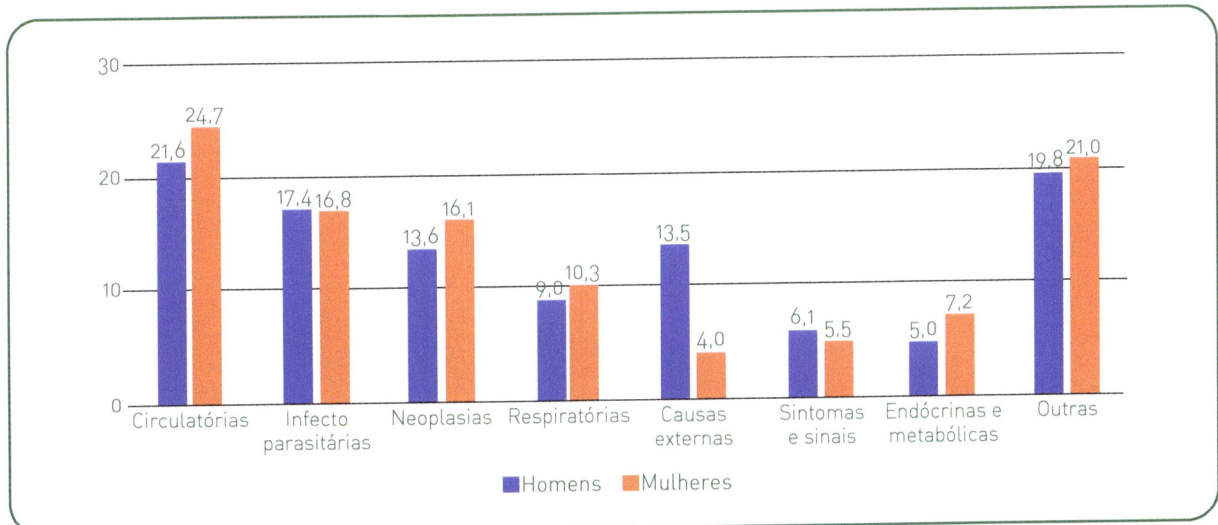

**FIGURA 5.7 –** Distribuição proporcional das causas de morte no Brasil em 2020.

Fonte: Ministério da Saúde (BR), TABNET.[9]

Projeções das taxas de mortalidade até 2040, realizadas antes da pandemia de covid-19, apontavam que, em 2029, as doenças do aparelho circulatório seriam ultrapassadas pelas neoplasias como primeira causa de morte no país.[11]

Em 2020, último ano com dados completos disponíveis, foram registrados no país 117.512 óbitos por câncer em homens e 108.318 em mulheres, perfazendo um total de 225.839 óbitos, com taxas de mortalidade ajustadas por idade pela população mundial de 91,89/100.000 homens, 69,57/100.000 mulheres e 79,05/100.000 habitantes. As principais causas de morte por câncer foram, no sexo masculino, brônquios e pulmão (15.936 óbitos) e próstata (15.841 óbitos). Entre as mulheres, predominaram os cânceres de mama (17.825 óbitos) e brônquios e pulmão (12.578 óbitos) (Figura 5.8).[9]

Do ponto de vista geográfico (Figura 5.9), em 2020, as taxas de mortalidade ajustadas por idade para todas as neoplasias, por 100 mil homens, variaram de 65,43 no Maranhão a 119,16 no Rio Grande do Sul. Entre as mulheres, as taxas por 100 mil variaram de 54,05 no Maranhão a 86,56 em Roraima.[3]

No período entre 1980 e 2020, as taxas de mortalidade para as cinco localizações primárias mais frequentes, ajustadas por idade, pela população mundial, por 100 mil homens apresentaram um decaimento significativo para os cânceres de estômago (-23,6% ao ano), pulmão (-4,3%) e esôfago (-2,4%), enquanto para os cânceres de próstata (+15,1%) e

fígado (+4,0%) foram observados incrementos. Entre as mulheres, destacam-se incrementos significantes nos cânceres de pulmão (+12,2%), mama (+7,0%), pâncreas (+4,0%) e cólon (+3,1%) e redução no câncer do colo do útero (-1,5%) (Figura 5.10).[3]

## CÂNCER NO FUTURO

De acordo com as projeções do *Global Cancer Observatory*, são estimados, para 2040, para o mundo inteiro, 28,0 milhões de casos novos de câncer, excluindo-se os cânceres de pele não melanoma. Esse valor equivale a um aumento de 35,4% nos 18,1 milhões de casos estimados para 2020, se as taxas estimadas para 2020 permanecerem constantes, sendo incorporadas apenas as mudanças demográficas. Em relação à mortalidade, as estimativas apontam que o número total de óbitos passará de 9,89 para 16,2 milhões, representando um aumento de 63,8%.[12]

Para o Brasil, as mesmas projeções indicam um aumento de 65,9% no número de casos novos estimados, passando dos cerca de 557 mil, em 2020, para 924 mil em 2040. O aumento será maior em homens (74,7%; de 281 para 491 mil casos) do que em mulheres (57,2%; de 276 para 434 mil casos). No que diz respeito à mortalidade, em ambos os sexos, espera-se que o aumento proporcional seja maior do que na incidência, passando de 257 para 464 mil óbitos por câncer/ano (aumento de 80,5%).[12]

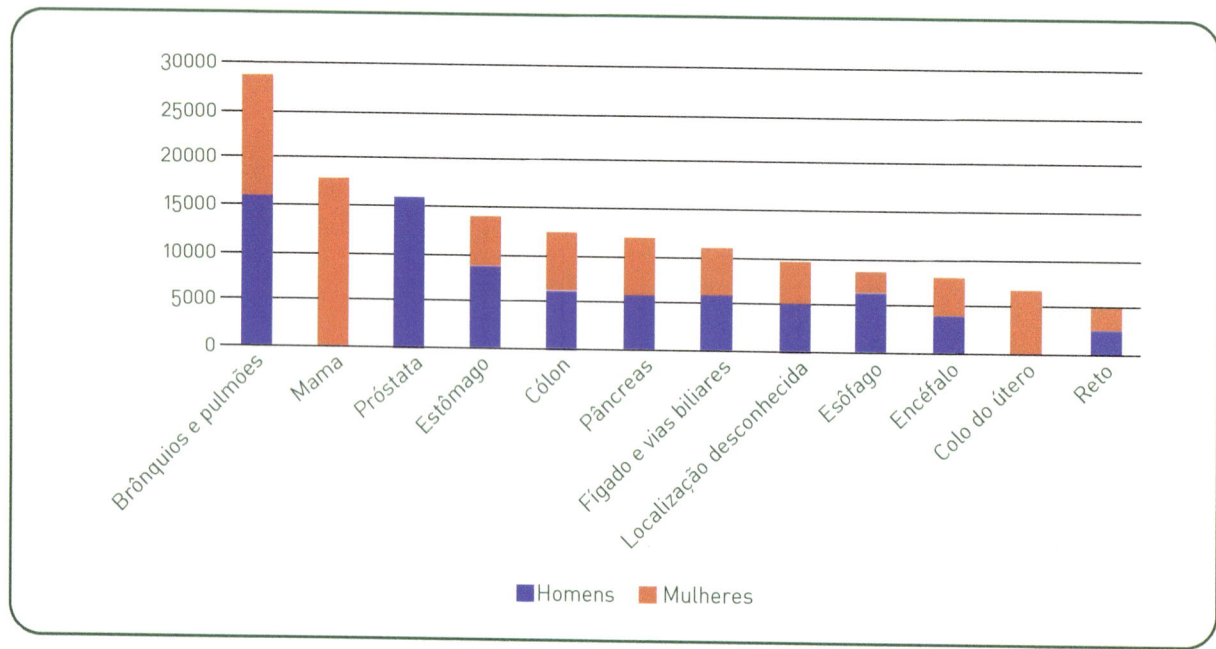

**FIGURA 5.8 –** Número absoluto de óbitos em homens e mulheres segundo as principais localizações primárias do tumor, Brasil, 2020.
Fonte: Adaptada de Ministério da Saúde (BR), TABNET.[9]

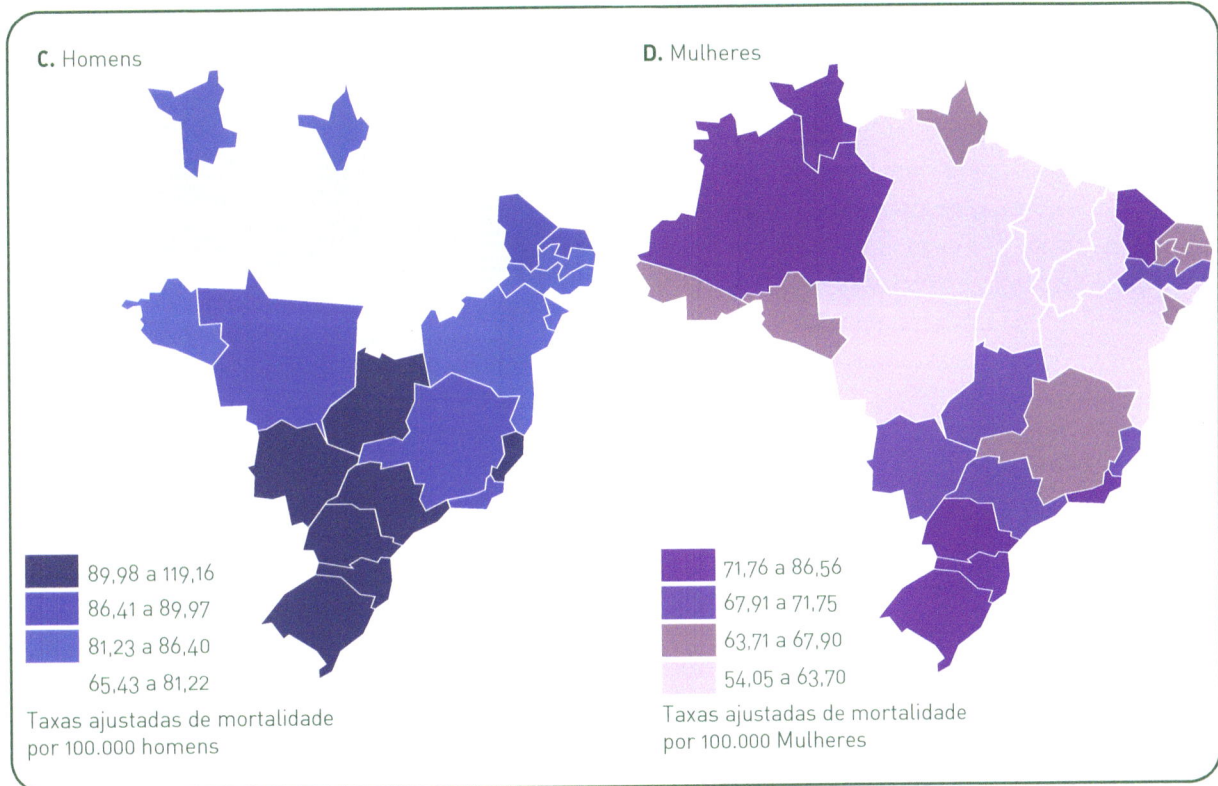

**FIGURA 5.9 –** Taxas de mortalidade por 100 mil homens e mulheres conforme a distribuição geográfica, Brasil, 2020.
Fonte: Adaptada de Instituto Nacional de Câncer (INCA), 2022.[3]

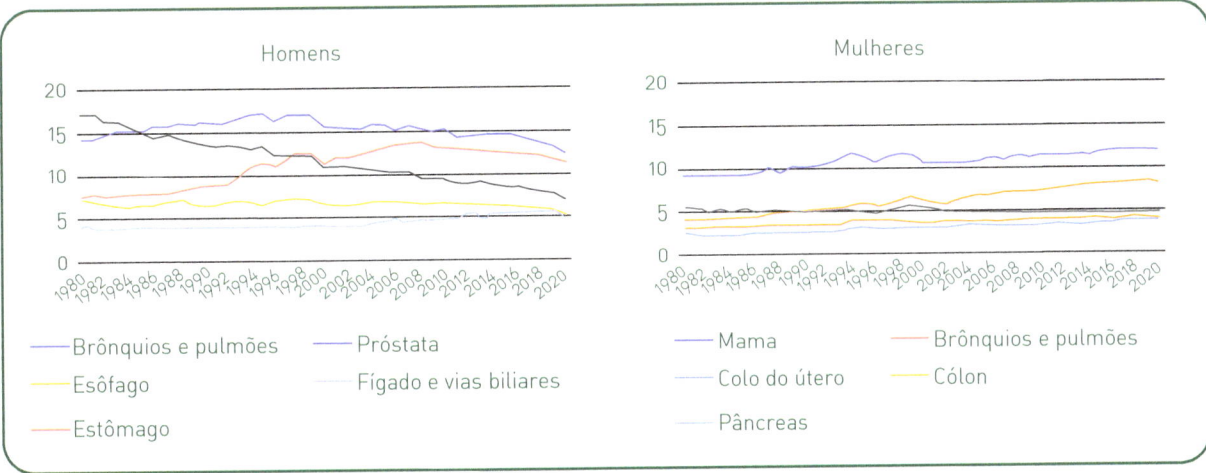

**FIGURA 5.10 –** Evolução temporal das taxas de mortalidade ajustadas por idade, pela população mundial, por 100 mil homens e mulheres, para as cinco localizações primárias mais frequentes em 2020, Brasil, 1980-2020.
Fonte: Adaptada de Instituto Nacional de Câncer (INCA), 2022.[3]

## OUTRAS FONTES DE INFORMAÇÃO SOBRE CÂNCER NO BRASIL

No Brasil, além dos dados de incidência e mortalidade, os Registros Hospitalares de Câncer (RHC) concentram dados referentes aos pacientes matriculados em mais de 300 hospitais brasileiros, permitindo avaliação da qualidade da assistência prestada. Atualmente, um tabulador de dados (Integrador RHC) disponibiliza na internet um acervo de mais de 4 milhões de casos de câncer, cobrindo as 27 Unidades da Federação. Estudos envolvendo essas três bases (incidência, morbidade e mortalidade) têm permitido melhor conhecer o comportamento dos cânceres de pulmão,[13-16] dos melanomas,[17-19] dos tumores ginecológicos,[20-24] dos sarcomas[25,26] e outros tumores mais raros como os carcinomas de Merkel[26] e os tumores de glândulas salivares maiores[27] no Brasil. Além disso, a análise dos dados do Integrador RHC tem permitido responder questões sobre fatores de risco para o câncer, como consumo de álcool[28,29] e de tabaco,[30] até o tratamento do câncer e suas consequências.[14,19]

Estão disponíveis ainda informações sobre os exames citopatológicos e mamografias realizados pelo Sistema Único de Saúde (SUS), que podem ser obtidas do Sistema de Informação do Câncer do Colo do Útero (Siscolo) e do Sistema de Informação do Câncer de Mama (Sismama), respectivamente.[31] Os dados do Siscolo e do Sismama têm sido utilizados para o monitoramento das diretrizes, dos objetivos, das metas e dos indicadores municipais, regionais, estaduais e nacionais pactuados na Comissão Intergestores Tripartite.[32]

Outros sistemas de informação não específicos para câncer, que podem ser utilizados em pesquisas são: Sistema de Informação sobre Nascidos Vivos (Sinasc); Sistema de Informação de Agravos de Notificação (Sinam); Sistema de Informações de Atenção Básica (SIAB); Sistema de Informações Ambulatoriais (SIA); Sistema de Informações Hospitalares (SIH); Autorização de Procedimentos Ambulatoriais de Alta Complexidade/Custo (APAC).

## REFERÊNCIAS

1. Siegel RL, Miller KD, Fuchs HE, Jemal A. Cancer statistics, 2022. CA Cancer J Clin. 2022;72(1):7-33. DOI: 10.3322/caac.21708. Epub 2022 Jan 12.

2. Ferlay J, Ervik M, Lam F, Colombet M, Mery L, Piñeros M, et al. Global Cancer Observatory: cancer today. Lyon, France: International Agency for Research on Cancer. 2020. Disponível em: https://gco.iarc.fr/today. [2022 jun. 14].

3. Instituto Nacional de Câncer José Alencar Gomes da Silva (INCA). Atlas on-line de mortalidade. Rio de Janeiro: INCA; 2014. Disponível em: https://www.inca.gov.br/app/mortalidade. [2022 jun. 14].

4. Paulino E, de Melo AC, Silva-Filho AL, Maciel LF, Thuler LCS, Goss P, et al. Panorama of Gynecologic Cancer in Brazil. JCO Glob Oncol. 2020;6:1617-30.

5. de Melo AC, Santos Thuler LC. Trends in the incidence and morbidity of Merkel cell carcinoma in Brazil. Future Oncol. 2021;17(22):2857-65.

6. Instituto Nacional de Câncer José Alencar Gomes da Silva (INCA). Estimativa 2020: incidência de câncer no Brasil. Rio de Janeiro: INCA; 2019. Disponível em: https://www.inca.gov.br/publicacoes/livros/estimativa-2020--incidencia-de-cancer-no-brasil. [2022 jun. 14].

7. Instituto Nacional de Câncer (INCA). Estimativa de incidência e mortalidade por câncer no Brasil para 1996. Rio de Janeiro: INCA; 1996.

8. Ministério da Saúde (BR). Informações de saúde: TABNET. Demográficas e socioeconômicas. População residente. Brasília, DF: Ministério da Saúde, 2022a. Disponível em: http://www. datasus.gov.br.

9. Ministério da Saúde (BR). Informações de saúde: TABNET. Estatísticas vitais. Mortalidade. Brasília, DF: Ministério da Saúde, 2022b. Disponível em: http://www. datasus.gov.br.

10. The Economist. Tracking Covid-19 excess deaths across countries. 2022. https://www.economist.com/graphic-detail/2020/07/15/tracking-covid-19-excess-deaths--across-countries. [2022 maio 31].

11. Matarazzo H, Lobo TC, de Melo NVM, Loggetto S, Fedozzi F, Steagall M. 2029: ano em que o câncer será a primeira causa de morte no Brasil. Braz J Oncol. 2017;13(Supl):1. Disponível em: https://cdn.publisher.gn1.link/brazilianjournalofoncology.com.br/pdf/v13s1a02.pdf. [2022 jun. 14].

12. Ferlay J, Laversanne M, Ervik M, Lam F, Colombet M, Mery L, et al. Global Cancer Observatory: cancer tomorrow. Lyon, France: International Agency for Research on Cancer. 2020. Disponível em: https://gco.iarc.fr/tomorrow. [2022 jun. 14].

13. Costa G, Thuler LC, Ferreira CG. Epidemiological changes in the histological subtypes of 35,018 non-small-cell lung cancer cases in Brazil. Lung Cancer. 2016;97:66-72. DOI: 10.1016/j.lungcan.2016.04.019. Epub 2016 Apr 29.

14. Costa GJ, de Mello MJG, Ferreira CG, Thuler LCS. Undertreatment trend in elderly lung cancer patients in Brazil. J Cancer Res Clin Oncol. 2017;143(8):1469-1475. DOI: 10.1007/s00432-017-2412-8. Epub 2017 Apr 7.

15. Costa GJ, de Mello MJG, Ferreira CG, Bergmann A, Thuler LCS. Increased incidence, morbidity and mortality rates for lung cancer in women in Brazil between 2000 and 2014: an analysis of three types of sources of secondary data. Lung Cancer. 2018;125:77-85. DOI: 10.1016/j.lungcan.2018.09.005. Epub 2018 Sep 12.

16. Costa GJ, Mello MJG, Bergmann A, Ferreira CG, Thuler LCS. Tumor-node-metastasis staging and treatment patterns of 73,167 patients with lung cancer in Brazil. J Bras Pneumol. 2020;46(1):e20180251. DOI: 10.1590/1806-3713/e20180251. eCollection 2020.

17. de Melo AC, Wainstein AJA, Buzaid AC, Thuler LCS. Melanoma signature in Brazil: epidemiology, inci-

dence, mortality, and trend lessons from a continental mixed population country in the past 15 years. Melanoma Res. 2018;28(6):629-636. DOI: 10.1097/CMR.0000000000000511.

18. Lucena E, Goldemberg DC, Thuler LCS, de Melo AC. Epidemiology of uveal melanoma in Brazil. Int J Retina Vitreous. 2020;6(1):51. DOI: 10.1186/s40942-020-00261-w.

19. Goldemberg DC, de Melo AC, de Melo Pino LC, Thuler LCS. Epidemiological profile of mucosal melanoma in Brazil. Sci Rep. 2020;10(1):505. DOI: 10.1038/s41598-019-57253-6.

20. Nogueira-Rodrigues A, Ferreira CG, Bergmann A, de Aguiar SS, Thuler LC. Comparison of adenocarcinoma (ACA) and squamous cell carcinoma (SCC) of the uterine cervix in a sub-optimally screened cohort: a population-based epidemiologic study of 51,842 women in Brazil. Gynecol Oncol. 2014;135(2):292-6. DOI: 10.1016/j.ygyno.2014.08.014. Epub 2014 Aug 14.

21. Nogueira-Rodrigues A, de Melo AC, Garces AH, Paulino E, Alves FV, Vilaça Mdo N, et al. Patterns of care and outcome of elderly women diagnosed with cervical cancer in the developing world. Int J Gynecol Cancer. 2016;26(7):1246-51. DOI: 10.1097/IGC.0000000000000756.

22. Paulino E, de Melo AC, Silva-Filho AL, Maciel LF, Thuler LCS, Goss P, et al. Panorama of gynecologic cancer in Brazil. JCO Glob Oncol. 2020;6:1617-1630. DOI: 10.1200/GO.20.00099.

23. Paulino E, de Melo AC, Nogueira-Rodrigues A, Thuler LCS. Gynecologic cancer in Brazil and the law of sixty days. J Gynecol Oncol. 2018;29(3):e44. DOI: 10.3802/jgo.2018.29.e44. Epub 2018 Mar 1.

24. de Figueiredo LO, Júnior AAG, de Assis Acurcio F, Almeida AM, Cherchiglia ML, Wainstein AJA, et al. A demographic and clinical panorama of a sixteen-year cohort of soft tissue sarcoma patients in Brazil. Sci Rep. 2021;11(1):22501. DOI: 10.1038/s41598-021-02032-5.

25. David BBL, Abdon Mello C, Santos Thuler LC, de Melo AC. Overview of adult sarcoma burden and clinical pathways in Brazil. JCO Glob Oncol. 2022;8:e2100387. DOI: 10.1200/GO.21.00387.

26. de Melo AC, Santos Thuler LC. Trends in the incidence and morbidity of Merkel cell carcinoma in Brazil. Future Oncol. 2021;17(22):2857-65. DOI: 10.2217/fon-2020-1313. Epub 2021 May 7.

27. Goldemberg DC, Alves LDB, Antunes HS, Thuler LCS, de Melo AC. Epidemiology of major salivary gland cancer in Brazil: Incidence, morbidity, and mortality. Oral Dis. 2021 Apr 30. DOI: 10.1111/odi.13896.

28. de Menezes RF, Bergmann A, de Aguiar SS, Thuler LC. Alcohol consumption and the risk of cancer in Brazil: a study involving 203,506 cancer patients. Alcohol. 2015;49(7):747-51. DOI: 10.1016/j.alcohol.2015.07.001. Epub 2015 Aug 1.

29. Thuler LC, de Menezes RF, Bergmann A. Cancer cases attributable to alcohol consumption in Brazil. Alcohol. 2016;54:23-6. DOI: 10.1016/j.alcohol.2016.05.004. Epub 2016 Jun 4.

30. Moura MA, Bergmann A, Aguiar SS, Thuler LC. The magnitude of the association between smoking and the risk of developing cancer in Brazil: a multicenter study. BMJ Open. 2014;4(2):e003736. DOI: 10.1136/bmjopen-2013-003736.

31. Ministério da Saúde (BR). Informações de saúde: TABNET. Epidemiológicas e Morbidade. Brasília, DF: Ministério da Saúde, 2022c. Disponível em: http://www.datasus.gov.br.

32. Ministério da Saúde (BR). Comissão Intergestores Tripartite. Resolução Nº 5, de 19 de junho de 2013. Brasília, DF: Ministério da Saúde.

# 6

# Estudos Epidemiológicos em Oncologia

José Eluf Neto
Tatiana N. Toporcov
Victor Wünsch Filho

## DESTAQUES

- Estudos de morbidade e mortalidade são realizados para descrever a distribuição do câncer na população.
- A principal distinção na pesquisa epidemiológica é entre estudos experimentais e estudos observacionais.
- São quatro os principais tipos de estudos epidemiológicos observacionais: transversal, ecológico, coorte e caso-controle.
- Estudos transversais são pouco efetivos para avaliar a etiologia do câncer.
- A unidade de análise nos estudos ecológicos são grupos de indivíduos; nos demais estudos epidemiológicos, são os indivíduos.
- Estudos de coorte prospectiva preservam uma característica importante dos estudos experimentais: temporalidade entre exposição e doença.
- Estudos caso-controle representam a versão mais eficiente de estudos de coorte correspondentes.
- Nos estudos epidemiológicos observacionais, são três os principais tipos de vieses a serem considerados no planejamento e na análise: viés de seleção, viés de informação e "confundimento" (variável de confusão).
- A epidemiologia do genoma humano aplica os métodos epidemiológicos na avaliação do efeito das variações genéticas humanas na ocorrência das doenças.
- Estudos que investigam conjuntamente os efeitos das variáveis genéticas e ambientais (análises gene--ambiente) na gênese do câncer representam o futuro da epidemiologia do câncer.

## INTRODUÇÃO

O câncer é uma doença pleomórfica e complexa, com vários fatores de diferentes ordens envolvidos em sua etiologia. A identificação desses fatores é a missão principal da epidemiologia. O objetivo da epidemiologia do câncer é identificar associações entre distintas exposições e a incidência de tumores, subsidiando elementos para a prevenção. Os métodos dessa ciência, além de sua aplicação em estudos etiológicos, são utilizados em avaliações terapêuticas e prognóstico de pacientes com câncer.[1]

Considerando os resultados de estudos epidemiológicos, bem como estudos com modelos animais e sobre os mecanismos de ação do agente *in vitro*, a International Agency for Research on Cancer (IARC) classifica agentes ou substâncias, de acordo com seu potencial cancerígeno, nos seguintes grupos:[2]

- Grupo 1: o agente é cancerígeno para os humanos, ou seja, há evidências suficientes de carcinogenicidade tanto em humanos como em animais de experimentação;
- Grupo 2A: o agente é provavelmente cancerígeno para os humanos, sendo incluído nesse grupo quando há evidências limitadas sobre sua carcinogenicidade em humanos e evidências suficientes de carcinogenicidade em estudos com modelos animais;
- Grupo 2B: o agente é possivelmente cancerígeno para os humanos, com evidências limitadas de carcinogenicidade em humanos e evidências insuficientes de carcinogenicidade em animais de experimentação;
- Grupo 3: o agente não é classificável em relação ao seu potencial cancerígeno para os humanos, com evidências de carcinogenicidade inadequadas em estudos com humanos e inadequadas ou limitadas em modelos animais; quando o agente provavelmente não é cancerígeno para os humanos, essa informação deve aparecer junto com a classificação 3.

Assim, em algumas circunstâncias, as evidências do potencial efeito cancerígeno de determinada exposição derivam tão somente de resultados obtidos em estudos epidemiológicos, a exemplo do efeito da exposição aos campos magnéticos de baixa frequência na leucemia infantil. Embora centenas de estudos experimentais com modelos animais e *in vitro* tenham sido publicadas, a maioria reportou achados negativos. Portanto, faltam evidências robustas, confiáveis e reproduzíveis dos efeitos dos campos magnéticos de baixa frequência presentes no ambiente sobre sistemas biológicos, tanto *in vivo* quanto *in vitro*.[3,4] A IARC, com base nos resultados de estudos epidemiológicos que identificaram tênues associações entre a exposição doméstica a campos magnéticos de baixa frequência e leucemia infantil, classificou essa exposição como possivelmente cancerígena para os humanos (Grupo 2B).[3]

Na pesquisa epidemiológica, a principal separação metodológica é entre estudos experimentais e obser-vacionais. Nos experimentais, o pesquisador inten-cionalmente manipula de forma aleatória a variável "exposição". Essa abordagem é bastante empregada para avaliar o efeito terapêutico de novas drogas. Em algumas situações, geralmente por impedimentos éticos, a alocação dos indivíduos nos grupos de estudo (com e sem a intervenção) não é feita aleatoriamente: constituindo estudos quase-experimentais. O exame dos estudos experimentais está em capítulo adiante (Capítulo 50 – Ensaios Clínicos em Oncologia). Assim, aqui, são apresentados e discutidos os estudos obser-vacionais, cuja principal característica é não envolver nenhuma intervenção na variável exposição.

Os estudos observacionais são comumente divididos em descritivos e analíticos. Entretanto, essa distinção é imprecisa, pois nenhum estudo descritivo prescinde de análise, bem como todo estudo analítico pressupõe uma descrição prévia. A compreensão da causalidade das doenças e de seus efeitos à saúde é um processo gradual e requer o emprego de várias abordagens. A evolução do conhecimento sobre os efeitos da inalação de fibras de amianto (asbesto) sobre a saúde humana é ilustrativa desse processo. Embora os efeitos da exposição ao amianto na saúde humana tenham sido observados desde a Antiguidade, coube a Murray, em 1907, descrever a asbestose, doença responsável pela morte de um trabalhador exposto ao amianto em atividade têxtil de fiação de fibras de amianto.[5] Em 1935, o patologista Gloyne assinalou o potencial carcinogênico das fibras de amianto com a descrição da ocorrência de dois casos de carcinoma epidermoide de pulmão em duas mulheres com asbestose.[6] Esse fato foi também confirmado por Lynch & Smith,[7] que relataram caso de câncer de pulmão em trabalhador da indústria têxtil com detalhada descrição da história ocupacional. Merewether[8] e Gloyne[9] relataram em estudos de necropsias, respectivamente, 13,2% e 14,1% tumores de pulmão entre casos de asbestose. Em 1955, o epidemiologista Richard Doll estabeleceu definitivamente a associação causal entre exposição ocupacional a fibras de amianto e o câncer de pulmão por meio de um estudo de coorte retrospectiva de mortalidade.[10] Apesar da força dos resultados do estudo de Doll, críticas emergiram por conta da ausência de dados sobre tabagismo. Essa questão foi resolvida por outra coorte retrospectiva conduzida por Selikoff *et al.*[11] Concomitantemente, evidências da associação entre exposição ao amianto e mesotelioma de pleura começaram a ser descritas em estudos de série de casos.[12,13] Posteriormente, também foi identificado o efeito sinérgico do tabagismo e da exposição ao asbesto no câncer de pulmão.[14-17]

## ESTUDOS DE MORBIDADE E MORTALIDADE

Em geral, os estudos de morbidade e mortalidade são conduzidos para descrever a distribuição de uma doença na população por algumas variáveis, como idade, sexo, raça/grupo étnico, estrato social, ocupação, área geográfica e tempo de ocorrência, sem buscar especificamente relacionar essa distribuição com potenciais fatores causais. Assim, o reconhecimento de número aparentemente excessivo de casos de câncer em determinada população pode ser a motivação inicial para a condução de investigações epidemiológicas futuras mediante desenhos de estudo específicos.

Quando o inquérito apenas descreve um aglomerado de casos da doença, é referido como relato ou série de casos. Esse tipo de estudo pode ser particularmente útil em situações nas quais a ocorrência de eventos é rara e com poucos, se houver, fatores causais estabelecidos. Também os estudos com base em dados de registros de câncer sobre o comportamento da doença nas populações geram hipóteses que exigem investigações aprofundadas.

Outra aplicação dos estudos de morbidade ou mortalidade é o monitoramento da tendência de câncer na população. Muitos estudos utilizam a mortalidade, expressando progressos na prevenção, na detecção precoce e no tratamento da doença em determinada população.[18,19] A mortalidade é uma aproximação da incidência apenas quando o tumor sob estudo é agressivo, levando os indivíduos acometidos à morte em curto período de tempo, como os tumores de pulmão ou de pâncreas. Porém, na leucemia linfoblástica aguda na infância ou no câncer de testículo, cujos pacientes apresentam altas proporções de sobrevida após 5 anos do diagnóstico, a mortalidade é um indicador impreciso da incidência.

Fonseca et al.[18] descreveram a tendência temporal da mortalidade por câncer (ajustada por idade) no Brasil no período de 25 anos, entre 1980 e 2004. Considerando-se o conjunto de todos os tumores, os resultados indicaram o declínio da mortalidade entre homens e mulheres, porém, algumas particularidades foram notadas. Nas mulheres, ocorreu aumento da mortalidade por tumores de pulmão, colorretal e cérvix uterino, porém, este último, sem significância estatística. Os autores observaram também estabilidade das taxas de mortalidade por câncer de mama, e declínio da mortalidade por câncer de estômago e do útero de parte não especificada. Nos homens, foram observados aumento da mortalidade por tumores de próstata e colorretal e redução das taxas de mortalidade por câncer de estômago e pulmão. Em estudo posterior, Guerra et al.[20] encontraram tendências estáveis de mortalidade por câncer, no país, entre 1990 e 2015. Os resultados específicos por tipo de tumor e sexo continuaram semelhantes aos de Fonseca et al.,[18] excetuado o câncer de próstata, que teve tendência estável no período.

### Tipologia dos estudos epidemiológicos

Os estudos epidemiológicos observacionais analíticos têm o mesmo objetivo: testar hipóteses causais examinando as relações entre uma exposição ou exposições (variável explanatória) e a ocorrência de um determinado desfecho relacionado ao tumor (variável resposta). Esse desfecho pode ser a ocorrência do tumor, a morte pelo tumor, a qualidade de vida referida pelo paciente, entre outros. A escolha do tipo de estudo epidemiológico depende basicamente da disponibilidade de dados e da viabilidade prática de sua realização. São quatro os principais desenhos de estudos epidemiológicos observacionais: transversal; ecológico; coorte; e caso-controle.

### Transversal

Do ponto de vista da saúde pública, a principal vantagem do estudo transversal, ou de prevalência, é permitir a avaliação da situação do câncer em geral, ou de um câncer específico, quando não há dados rotineiramente coletados na população. É útil no planejamento de ações de prevenção, pois permite monitorar continuamente a evolução da exposição a determinados fatores de risco,[21] ou acompanhar a tendência da prevalência de determinado fator de risco, correlacionando-a com a carga da doença na população.[22]

Todavia, os estudos transversais têm claras limitações para a avaliação da etiologia em câncer. Primeiro, é difícil separar causa e efeito, uma vez que a mensuração dos fatores de risco e da doença é realizada simultaneamente. Além disso, a exposição a um agente (ou agentes) cancerígeno e a detecção do câncer não são eventos sincrônicos, decorrência do longo período de latência, que compreende o tempo desde a primeira exposição até a detecção da doença. Assim, é pouco provável que fatores de risco rastreados no mesmo período de ocorrência do câncer impliquem relação causal.

Outra restrição diz respeito aos participantes do estudo, com maior proporção de pacientes com mais longa sobrevida do que nos estudos de incidência (coorte e caso-controle). Naturalmente, esse fato induz um viés de seleção, pois os indivíduos com maior sobrevida representam um grupo com características particulares em relação à doença comparados àqueles com doença de curta duração e com rápido desfecho fatal. Assim, muito provavelmente, a medida de associação entre exposição e câncer no estudo transversal estará distorcida.

Em síntese, no estudo transversal, a exposição e a doença são mensuradas num curto período de tempo. Esse fato limita sua aplicação nas investigações etiológicas em câncer. A medida de associação nos estudos transversais é a razão de prevalência, que compara a prevalência da doença nos expostos com a prevalência entre os não expostos.

Os estudos transversais são mais utilizados para o monitoramento da exposição populacional a fatores de risco para o câncer, bem como da cobertura vacinal contra agentes infecciosos (como papilomavírus humano (HPV), vírus da hepatite B (HBV) etc.) implicados na carcinogênese. Como exemplo, no Brasil, o Instituto Nacional do Câncer (INCA) realiza um inquérito telefônico anual para avaliar a prevalência de tabagismo, consumo de bebidas alcoólicas, atividade física, obesidade e alimentação menos saudável nas capitais brasileiras desde 2006, denominado "Vigitel".[23]

## Ecológico

Nos desenhos epidemiológicos observacionais, as informações sobre exposição e doença são obtidas de indivíduos (unidade de análise), com exceção dos estudos ecológicos, cuja unidade de análise é constituída por grupos de indivíduos. Os grupos são definidos segundo áreas geográficas (daí sua denominação) como escolas, cidades, países, ou períodos de tempo. São comparados dados relativos à exposição e à frequência da doença, obtidos em cada unidade ecológica; o número de indivíduos com combinações específicas de exposição e doença é desconhecido. Na análise, procura-se avaliar se a área 1, com maior proporção de expostos, também tem maior proporção de doentes do que a área 2 (Tabela 6.1).[24]

### Tabela 6.1. Análise de estudos ecológicos

| EXPOSIÇÃO | DOENÇA | | |
|---|---|---|---|
| | SIM | NÃO | TOTAL |
| Sim | ? | ? | a+b |
| Não | ? | ? | c+d |
| Total | a+c | b+d | a+b+c+d |

a+b/a+b+c+d: proporção de expostos;
a+c/a+b+c+d: proporção de indivíduos com doença;
se: $a_1+b_1/a_1+b_1+c_1+d_1 > a_2+b_2/a_2+b_2+c_2+d_2$ (proporção de expostos);
então $a_1+c_1/a_1+b_1+c_1+d_1$ também seria $> a_2+c_2/a_2+b_2+c_2+d_2$ (proporção de doentes).
Fonte: Adaptado de Kelsey JL et al., 1996.

Geralmente, nesse tipo de estudo, as informações sobre doença e exposição se baseiam em dados secundários colhidos previamente. Assim, a doença costuma ser medida pela incidência ou mortalidade em determinada região. A exposição, algumas vezes, é medida indiretamente, por exemplo, consumo de álcool por meio de informações sobre taxas de imposto de bebidas alcoólicas.

Investigação sobre a relação da prevalência de circuncisão masculina com a incidência de câncer cervical (ajustada por idade), incluindo 118 países em desenvolvimento, ilustra esse tipo de desenho.[25] Observou-se associação inversa entre prevalência de circuncisão e incidência dessa neoplasia. Exemplo de estudo ecológico, no decorrer do tempo, foi sobre rastreamento de câncer colorretal nos Estados Unidos, entre 1975 e 2012. Verificou-se redução na mortalidade pela doença, em pessoas com 50 anos ou mais, superior a 50%, mas não foi possível atribuí-la ao rastreamento.[26]

Os estudos ecológicos apresentam duas limitações importantes: a) a maior proporção de expostos e doentes na área 1 do que na área 2 (Tabela 6.1) não implica necessariamente associação entre exposição e doença em indivíduos nessas áreas (situação denominada "falácia ecológica"); b) frequentemente não se dispõem de informações sobre possíveis variáveis de confusão, impossibilitando o controle do efeito dessas variáveis na análise. Porém, algumas vezes o que se pretende avaliar são efeitos ecológicos, como aqueles decorrentes de processos sociais e culturais, intervenções em populações ou da aplicação de leis na comunidade.[27]

### Coorte

Embora de cunho observacional, o estudo de coorte preserva uma característica importante do estudo experimental, ou seja, a temporalidade entre exposição e o desfecho, que pode ser a ocorrência do câncer ou um evento relacionado à doença, morte por exemplo. O desenho desse estudo pressupõe o seguimento por determinado período de tempo de uma população exposta e outra não exposta ao fator de risco sob investigação. Ao final do período de observação, as duas populações serão comparadas em relação à incidência do desfecho.

Os indivíduos enumerados em uma coorte podem representar amostra da população geral residente em determinada região; nessa situação, pressupõe-se um estudo transversal inicial para identificação dessas pessoas. Trabalhadores de uma indústria formam uma coorte. Indivíduos acometidos por algum câncer também formam uma coorte e podem ser seguidos para se avaliar a sobrevida específica pela doença.

A coorte é classificada como prospectiva ou concorrente quando os indivíduos do estudo são enumerados no presente, e o seguimento é feito em direção ao futuro, antes da ocorrência da doença (p. ex., desenho utilizado para avaliar o efeito do tabagismo passivo no câncer de pâncreas entre mulheres).[28] É denominada "coorte retrospectiva" ou "coorte histórica" quando os grupos de indivíduos expostos e não expostos são identificados no passado e seguidos com base em informações de cadastros ou de prontuários até o período presente ou em torno do presente, após a ocorrência da doença – a exemplo do clássico estudo de mortalidade por câncer entre trabalhadores expostos ao amianto.[11] O desenho da coorte pode ainda ser ambidirecional, quando é parte retrospectivo e parte prospectivo.

Coortes prospectivas, embora se constituam, teoricamente, na abordagem desejável para estudar relações de causa e efeito, na prática não são os desenhos mais utilizados, pois exigem o acompanhamento de grandes grupos populacionais por longo tempo e, consequentemente, grande soma de recursos financeiros. Os custos podem ser proibitivos quando o objetivo é estudar a incidência de câncer, doença relativamente rara e com longo período de latência. Entende-se por doença rara aquela que menos de 5% dos indivíduos da coorte desenvolverá durante o período do estudo. Muitas neoplasias, mesmo os tipos mais comuns, como o câncer de mama, ocorrem em taxas da ordem de 10 a 100 por 100 mil habitantes por ano em diferentes regiões do mundo,[29] tornando, assim, elevado o número de pessoas a serem acompanhadas e longo o tempo de seguimento necessário. Por esse motivo, as grandes coortes em câncer concentram-se em países com alto investimento em pesquisa. Por exemplo, na Europa, estudo sobre alimentação e câncer incluiu cerca de 520 mil pessoas.[30] Nos estudos de coorte de cunho etiológico, indivíduos sem câncer são enumerados de acordo com seu *status* de exposição e seguidos no tempo para se avaliar o desfecho de interesse nos expostos e não expostos: incidência ou morte por determinado câncer. Em coorte com mais de 28 mil enfermeiras, os autores observaram que aquelas que realizavam atividades físicas regularmente apresentaram risco reduzido de adenoma colorretal em comparação com as sedentárias.[31] Nas coortes de prognóstico, os indivíduos são pacientes com diagnóstico de algum tumor e com características distintas em relação a um potencial fator prognóstico. São, então, acompanhados no tempo para se avaliar o efeito dessa característica na sobrevida. López *et al.*[32] avaliaram o efeito da infecção pelo HPV na sobrevida de pacientes com câncer da orofaringe. As coortes para a avaliação de fatores prognósticos demandam menos indivíduos em relação àquelas que avaliam fatores etiológicos.

Os grupos de comparação podem ser internos ou externos à coorte. A técnica de comparação interna requer subdividir a coorte em subgrupos definidos com base no tipo ou no nível de exposição. A comparação das taxas de doenças nos subgrupos da coorte é referida como análise de subcoortes, estratégia utilizada por Neves *et al.*[33] ao avaliarem a mortalidade por câncer entre trabalhadores da indústria da borracha. Entretanto, em algumas circunstâncias, definir grupos distintos de exposição na coorte pode não ser possível. A alternativa, então, é comparar a taxa do tumor estudado na coorte com as taxas nacionais ou regionais. As razões de mortalidade ou morbidade padronizadas expressam a razão do número observado de casos de câncer nos indivíduos da coorte com o número de casos esperados com base na taxa da população de referência, abordagem utilizada por Selikoff *et al.*[11] ao examinarem o efeito da exposição ao amianto na ocorrência de neoplasias malignas.

A medida de efeito utilizada nos estudos de coorte é o risco relativo, calculado pela razão de incidência entre expostos e não expostos. A densidade de incidência é calculada apenas nas circunstâncias em que estão disponíveis dados referentes ao número de anos com que cada indivíduo (expostos e não expostos) contribuiu para a coorte (pessoas-ano). Nessa situação, o risco relativo é calculado pela razão de densidade de incidência entre expostos e não expostos.

## Caso-controle

Estudo caso-controle é um tipo de desenho epidemiológico observacional em que os indivíduos são selecionados segundo a presença (casos) ou não (controles) da doença investigada. Os dois grupos são comparados quanto à exposição (ou exposições) de interesse, ou seja, as proporções de expostos entre os casos e os controles.

A emergência das doenças crônicas, como principal problema de saúde pública em países desenvolvidos, explica o rápido desenvolvimento e disseminação de estudos caso-controle a partir da década de 1950.[34] É um desenho particularmente adequado para investigar doenças com longo tempo de indução, como as neoplasias. É importante destacar que câncer compreende diversas localizações e tipos histopatológicos, com diferentes agentes causais. Portanto, a investigação etiológica é quase sempre sobre um câncer específico.

A demonstração de que a razão da chance de expostos entre casos e controles (*odds ratio*) estima o risco relativo constitui marco fundamental no desenvolvimento metodológico dos estudos caso-controle.[35] Essa *odds ratio* de exposição (*odds* de exposição nos casos dividido por *odds* de exposição nos controles) é igual à *odds ratio* de doença (*odds* de doença nos expostos dividido por *odds* de doença nos não expostos). No entanto, estudos caso-controle não permitem calcular diretamente a incidência da doença em indivíduos expostos e não expostos e são ineficientes para a avaliação de exposições raras.

Grande parte do conhecimento epidemiológico sobre a etiologia de neoplasias foi decorrente ou originada de estudos caso-controle. Como exemplos,

podem-se mencionar: fatores reprodutivos e câncer de mama,[36] administração de dietilbestrol na gestação e câncer de vagina na filha;[37] tabagismo e câncer de pulmão;[38,39] ingestão de álcool e tabagismo e câncer de esôfago;[34,40] infecção pelo vírus da hepatite B e carcinoma hepatocelular;[41] infecção pelo HPV e câncer de colo uterino.[42,43]

Não obstante essa contribuição, nas décadas de 1970 e 1980, os estudos caso-controle foram intensamente criticados por alguns autores. Apesar de esse tipo de desenho apresentar mais oportunidades de vieses e inferências incorretas do que os resultados oriundos dos estudos de coorte, a maioria das deficiências destacadas por alguns epidemiologistas resulta da relativa facilidade para montar um estudo caso-controle. Em virtude dos menores custo e duração, muitos estudos foram conduzidos por pesquisadores que desconheciam princípios básicos do desenho caso-controle.[44] Na realidade, o caso-controle é provavelmente o tipo de estudo que apresenta maior dificuldade no planejamento e condução, de modo a evitar vieses.[34]

O estudo caso-controle pode ser pensado como uma versão mais eficiente de um estudo de coorte correspondente. Os casos seriam os mesmos incluídos no estudo de coorte, enquanto os controles forneceriam uma estimativa da frequência de exposição na população de estudo. A seleção dos indivíduos de ambos os grupos deve ser independente da exposição estudada.

Alguns autores ressaltaram a representatividade como necessária para a seleção de casos e controles, mas essa é uma noção equivocada. Um estudo caso-controle pode ser restrito a qualquer tipo de situação de interesse: mulheres; idosos; casos graves etc. A validade é importante, e não a representatividade. Para isso, há necessidade de se definir a população que deu origem aos casos. Portanto, os controles devem ser representativos dessa população, e não do total de indivíduos sem a doença.

É recomendável incluir no estudo apenas casos incidentes (com diagnóstico recente do câncer de interesse no estudo). A principal razão é que os casos prevalentes constituem os sobreviventes de uma série de pacientes com diagnóstico de câncer no passado e podem excluir pacientes curados ou com doença muito agressiva. Se a exposição investigada apresentar associação com o prognóstico ou a duração da doença, não será possível distinguir o papel etiológico da exposição de seu efeito prognóstico.

Cabe assinalar que não se conhece suficientemente o efeito prognóstico de diversos fatores.

O maior desafio no planejamento dos estudos caso-controle é a seleção adequada de controles. O controle ideal é aquele que seria incluído como caso se o indivíduo desenvolvesse a doença. Os dois tipos mais comuns de controle, populacional e hospitalar, determinam a classificação do estudo caso-controle: de base populacional ou hospitalar. No primeiro, a população de origem é mais bem definida e a história de exposição provavelmente reflete aquela das pessoas sem doença. No estudo de base hospitalar, o custo é menor, há maior cooperação e possibilidade de se obterem informações sobre a exposição ou exposições de interesse (prontuário, coleta de espécimes biológicos etc.). Há alternativas para a seleção de controles, que também diferem no tocante a vantagens e desvantagens.[44,45] Ramos *et al.*, em estudo que incluiu casos e controles de um mesmo hospital geral, verificaram interação entre tabagismo e consumo de bebidas alcoólicas no risco de câncer gástrico.[46] Em estudos caso-controle de câncer, os casos habitualmente são recrutados em hospitais especializados. Esse fato representa um problema importante para a seleção de controles em estudos de base hospitalar. Nessas situações, visitantes de pacientes internados constituem interessante opção como controles.[47]

Em estudo de base hospitalar, Figueiredo *et al.* encontraram menor proporção de pessoas com diabetes que usavam metformina entre casos de câncer de cabeça e pescoço do que entre os controles sem a doença, associando o uso dessa medicação à redução no risco desses tumores.[48] Toporcov *et al.*, verificaram diferenças no papel dos fatores de risco para essa neoplasia dependendo da faixa etária, com papel mais relevante do histórico de câncer na família entre os casos mais jovens.[49]

Estudos caso-controle aninhados em coortes têm sido cada vez mais utilizados na investigação etiológica de neoplasias. Nesse desenho, os casos são identificados durante o seguimento da coorte e os controles são selecionados entre os indivíduos sob risco na coorte. A possibilidade de viés de seleção é bastante reduzida, e exames de alto custo podem ser realizados em uma pequena parcela da coorte, nos casos (em geral, todos) e em controles selecionados.[44]

Número igual de casos e controles (razão de casos e controles 1:1) proporciona maior poder estatístico para um mesmo número total de indivíduos incluídos. Porém, frequentemente, o número de casos é limitado; uma alternativa é aumentar o número de controles por caso, para garantir maior poder estatístico do estudo. Mas esse ganho torna-se diminuto com o aumento da razão de controles e casos acima de quatro.[50]

## INTERPRETAÇÃO DOS RESULTADOS DE ESTUDOS EPIDEMIOLÓGICOS

Os resultados de investigações epidemiológicas são, em geral, expressos pelas medidas de efeito: risco relativo (coorte); *odds ratio* (caso-controle); razão de prevalência (transversal). Com os resultados, pretende-se responder à questão se há, ou não, associação entre a exposição e a doença estudadas. Contudo, a interpretação requer uma avaliação cuidadosa considerando-se outras possíveis explicações para a estimativa encontrada, decorrentes de erros aleatórios e erros sistemáticos.

O erro aleatório (chance) depende do tamanho da amostra (número de indivíduos ou desfechos) do estudo, mensurado por técnicas estatísticas. Um maior número de indivíduos reduz o erro aleatório, aumentando a precisão do estudo (intervalo de confiança da medida de efeito mais estreito).

A validade de um estudo costuma ser dividida em dois componentes: validade interna, cujos resultados refletem a real situação da população estudada; e validade externa, cujos resultados se aplicam a distintas populações (generalização). A validade interna é, obviamente, requisito para a validade externa.

Os erros sistemáticos comprometem a validade do estudo. Esse tipo de erro, também denominado "viés", distorce a estimativa de medida encontrada na investigação. Sacket[51] descreveu mais de 30 diferentes vieses. Apesar da dificuldade de distinção, os erros sistemáticos podem ser genericamente classificados em três tipos principais: viés de seleção; viés de informação (classificação); e "confundimento" (variável de confusão). Em geral, não é possível quantificar exatamente o impacto desses vieses, porém é necessário avaliar sua influência no resultado: aumento ou diminuição do valor da medida de efeito obtida.

No viés de seleção, a estimativa de efeito encontrada difere daquela que seria obtida na população-alvo do estudo. Esse tipo de viés decorre de procedimentos utilizados para a seleção de indivíduos na investigação.

Por exemplo, em estudo caso-controle para avaliar a associação entre exposição a pesticidas organoclorados e risco de câncer de mama, as mulheres do grupo-controle foram recrutadas entre visitantes de pacientes internados. A clássica associação dessa neoplasia, com história familiar de câncer de mama, foi mascarada na análise com todas as mulheres do grupo-controle. Quando foram excluídas as visitantes de familiares com câncer de mama (que apresentam maior chance de história familiar desse câncer), o risco tornou-se evidente.[47]

No viés de informação, os participantes do estudo são classificados de modo incorreto (erro de classificação) quanto à exposição ou doença (eixos). Na classificação incorreta diferencial, o erro depende da classificação do outro eixo. Por exemplo, em estudos caso-controle de malformação congênita: as mães do grupo de casos recordam mais e com maior nível de detalhes diversas exposições que sofreram do que as mães do grupo controle (filhos sem malformação). Em estudos de coorte, a chance de detecção da doença investigada pode ser maior no grupo de expostos, em comparação aos não expostos. Estudos de coorte prospectiva e retrospectiva, conduzidos para avaliar a associação entre vasectomia e câncer de próstata, encontraram risco aumentado de desenvolvimento de câncer de próstata em indivíduos submetidos à vasectomia.[52,53] Contudo, em virtude do seguimento com urologistas, esses pacientes têm maior probabilidade de serem diagnosticados com câncer de próstata. É importante destacar que a classificação incorreta diferencial pode subestimar, ou superestimar, a associação entre exposição e doença.

Na classificação incorreta não diferencial, o erro independe da classificação do outro eixo. Quase sempre esse viés subestima a associação entre exposição e doença (em direção à hipótese nula: risco relativo/*odds ratio* = 1). Estudos sobre HPV e câncer de colo uterino, conduzidos no final dos anos 1980, constituem um bom exemplo. Em virtude da limitada acurácia de algumas técnicas de detecção de HPV (não dependente da classificação da doença), esses estudos encontraram fraca associação entre a neoplasia e a infecção por HPV.[54]

"Confundimento" (variável de confusão) pode ser entendido como uma mistura de efeitos, ou seja, o aparente efeito da exposição de interesse resulta (em parte ou totalmente) do efeito de outra exposição.

A importância desse tipo de viés é bem maior em estudos epidemiológicos observacionais, em virtude da ausência de aleatorização. Três características são necessárias para considerar um fator como variável de confusão.

- Ser fator de risco para a doença. A associação desse fator com a doença não pode decorrer de sua associação com a exposição de estudo, ou seja, também deve ser fator de risco em indivíduos não expostos. Idade, por exemplo, é fator de risco para câncer de cabeça e pescoço em não fumantes.
- Estar associado à exposição na população-alvo. Mesmo em indivíduos sem a doença, observa-se associação desse fator com a exposição. Por exemplo, tabagismo está associado com ingestão de café pela população. Em estudos caso-controle de câncer de bexiga, essa associação é também encontrada no grupo controle.
- Não constituir passo intermediário entre a exposição e a doença, ou seja, não estar na cadeia causal.

A variável de confusão pode tanto superestimar como subestimar a medida de efeito da exposição na doença, dependendo do sentido de suas associações com a doença e com a exposição. "Confundimento" decorre da associação entre variáveis na população, e não por insuficiências do desenho do estudo. Por essa razão, alguns autores não consideram a variável de confusão como viés.[55] No entanto, o resultado de um estudo é distorcido se não houver ajuste, ou o ajuste da variável de confusão for inadequado.

O efeito da variável de confusão pode ser controlado no desenho do estudo: aleatorização, restrição, emparelhamento; ou na análise: estratificação, análise multivariada.

## Desenho do estudo

A aleatorização (randomização) somente é possível em estudos experimentais. A restrição diminui o número de indivíduos elegíveis e limita a generalização. O emparelhamento (pareamento) foi um procedimento muito valorizado e comum no passado, especialmente em estudos caso-controle. Em razão do alto custo e da inevitável introdução de "confundimento" (com necessidade de análise específica), na maioria dos estudos caso-controle modernos, o emparelhamento tem sido utilizado para poucas variáveis, em geral sexo e idade.

## Análise

A estratificação pela variável de confusão é intuitiva e simples, permitindo interpretação relativamente fácil e direta dos resultados. Porém, não é factível quando há muitas variáveis de confusão. A análise multivariada é necessária para controlar o efeito dessas múltiplas variáveis. Como destacado no início, o resultado de um estudo epidemiológico pode ser resultante de erros aleatórios ou, especialmente, de erros sistemáticos. A avaliação de que esses erros dificilmente explicam o resultado encontrado indica a existência de uma associação estatística válida entre a exposição e a doença. Esse fato, contudo, não implica que a relação seja causal. O conceito de causalidade transcende a Epidemiologia e, para julgar se a associação é causal, não há nenhum procedimento padrão. Em 1965, Austin Bradford Hill propôs nove critérios para a avaliação de causalidade: força da associação; consistência; especificidade; temporalidade; gradiente biológico; plausibilidade; coerência; evidência experimental; e analogia.[56] A presença de um ou mais desses critérios não constitui evidência clara de relação causal, mas pode auxiliar na avaliação da causalidade do fenômeno estudado. Apesar da proposição de outros modelos e critérios em anos recentes,[57,58] os critérios propostos por Hill são, até hoje, os mais utilizados na avaliação de causalidade em investigações epidemiológicas.

## BIOMARCADORES NA EPIDEMIOLOGIA DO CÂNCER

Em linhas gerais, os fatores envolvidos na gênese do câncer podem ser divididos em exógenos (ligados a fatores ambientais), e endógenos (relacionados às características intrínsecas do indivíduo e vinculados à sua herança genética). O crescente desenvolvimento das tecnologias em biologia molecular e na genética expandiu o uso de biomarcadores nos estudos epidemiológicos. Paralelamente, o aumento do conhecimento dos mecanismos da carcinogênese levou ao desenvolvimento de modelos de pesquisa epidemiológica, incluindo eventos genéticos e epigenéticos, bem como de alterações histológicas e celulares.[59] A epidemiologia molecular é definida como a integração dos métodos da genética e da biologia molecular aos métodos epidemiológicos. Com o sequenciamento do genoma humano, a expressão "epidemiologia molecular", cuja definição é ambígua,[60] tem sido substituída pelo termo "epidemiologia do genoma humano", que tem por objetivo a aplicação dos métodos epidemiológicos na avaliação do efeito das variações genéticas humanas na ocorrência das doenças. O atual espectro de interesse da epidemiologia do câncer avança para análises do tipo gene-ambiente, ou seja, investigações que permitam avaliar as interações entre fatores genéticos e fatores ambientais na gênese do câncer. Essa abordagem representa, talvez, um futuro promissor da epidemiologia do câncer. Estudos epidemiológicos incluindo informações sobre genoma, o epigenoma, o microbioma, o proteoma, o transcriptoma, e o metaboloma, entre outros "omas", têm permitido avaliações mais profundas dos complexos fatores que culminam na carcinogênese. A epidemiologia ainda tem como desafio investigar a rede e as cadeias de eventos que resultam no câncer e seus desfechos, bem como personalizar os tratamentos de acordo com fatores endógenos e exógenos. Um exemplo clássico: a anomalia somática no cromossomo Filadélfia, com presença do gene de fusão BCR-ABL, produz uma proteína tirosinaquinase anormal, uma intervenção bloqueadora de quinases nesses casos provocou aumento dramático na sobrevida na leucemia mieloide crônica.[61]

As taxas de incidência de câncer de mama em mulheres (ajustadas por idade) no mundo apresentam grandes variações. As mais altas, observadas na América do Norte e na Europa, atingem 90 a 100 por 100 mil mulheres, e as mais baixas são identificadas no leste da África, em torno de 10 a 20 por 100 mil mulheres.[29] Embora muito dessa variação possa ser decorrente de artefatos, como diferentes critérios de definição de caso, rastreamento incompleto de casos, acesso distinto à assistência médica (diagnóstico e tratamento), certamente parte da diferença deve ser real. Porém, os dados assim descritos não permitem inferir quantos desses tumores decorrem de fatores genéticos, de fatores ambientais ou da interrelação entre ambos.

Os estudos com migrantes permitem inferências sobre o papel de fatores genéticos e ambientais na ocorrência de câncer. Assim, sendo a taxa de incidência entre os migrantes similar àquela do seu país de origem, supõe-se que grande parte da incidência de um câncer específico é determinada por fatores genéticos. Porém, se os migrantes tendem a assumir as taxas de incidência do país de residência, admite-se que a incidência do câncer sob estudo depende principalmente de fatores ambientais.

As grandes diferenças na incidência de câncer na população mundial podem ser imputadas a variações nas frequências alélicas dos genes. A epidemiologia do genoma humano busca determinar quanto das variações nas taxas de doenças poderia ser atribuído a variações na frequência de genótipos suscetíveis entre as populações.

O conceito de risco familiar é definido como a probabilidade de um indivíduo vir a desenvolver uma doença dado que tenha um membro da família afetado por ela.[62] Os estudos sobre a aglomeração de determinadas doenças nas famílias constituem tentativas de aproximação da epidemiologia para explorar o efeito de possíveis fatores genéticos sobre a doença.

A Tabela 6.2 mostra o resultado de estudo em que foi avaliado o efeito da ocorrência de câncer na família, em conjunto com o consumo de tabaco, no câncer de pulmão.[63] Os dados são sugestivos de um risco adicional da variável câncer na família nos estratos de fumantes com mais alto consumo (21 a 40, 41 a 60, e 61 ou mais maços/ano). Entretanto, esses resultados não distinguem se o efeito do risco familiar de câncer na família na etiologia do câncer de pulmão seria decorrência de traços genéticos familiares ou de fatores ambientais e de estilo de vida compartilhados pelos membros da família.

Lichtenstein *et al.*,[64] em estudo de coorte com mais de 40 mil pares de gêmeos na Escandinávia, estimaram que somente 27% dos casos de câncer poderiam ser atribuídos a fatores hereditários. Essa conclusão indica a grande relevância das exposições ambientais na causalidade do câncer. Entretanto, o maior efeito da hereditariedade identificado em alguns poucos tumores, como os de próstata e de cólon e reto, sugere que ainda é grande o desconhecimento da genética do câncer.

Os polimorfismos genéticos (*single nucleotide polymorphisms* (SNP)) têm sido muito estudados, considerando a ampla distribuição e distinta prevalência entre diferentes populações mundiais. Estudo do efeito dos polimorfismos de genes metabolizadores de enzimas de substâncias cancerígenas (CYP1A1, CYP2E1, GSTM1 e GSTT1) na ocorrência do câncer de cabeça e pescoço identificou riscos vinculados a determinadas variações alélicas.[65] Os efeitos dos SNP são tênues no risco de câncer, porém o risco atribuível pode ser relevante, desde que a prevalência do polimorfismo genético na população seja expressiva.[66] A importância do estudo de polimorfismos genéticos amplia-se nas investigações das interações gene-ambiente.

Com a evolução constante das técnicas da biologia molecular e da genética, atualmente é possível avaliar grande número de SNP a um custo relativamente baixo. Essas análises buscam explorar SNP em todo o genoma (*genome wide association studies* (GWAS)).[67]

**Tabela 6.2. Risco de câncer de pulmão associado ao efeito conjunto do consumo de tabaco e história de ocorrência de câncer em parentes de 1º grau**

| CONSUMO DE TABACO (MAÇOS-ANO) | CÂNCER NA FAMÍLIA | CASOS (N = 334) | CONTROLES (N = 578) | OR (IC 95%) |
|---|---|---|---|---|
| Não fumante | Não | 28 | 162 | 1,00 |
| | Sim | 9 | 47 | 1,08 (0,47-2,47) |
| 1-20 | Não | 39 | 88 | 3,36 (1,87-6,03) |
| | Sim | 6 | 24 | 1,86 (0,68-5,10) |
| 21-40 | Não | 50 | 85 | 5,18 (2,80-9,58) |
| | Sim | 17 | 19 | 7,17 (3,19-16,13) |
| 41-60 | Não | 55 | 49 | 8,93 (4,78-16,65) |
| | Sim | 29 | 18 | 11,73 (5,44-25,25) |
| 61 ou mais | Não | 58 | 45 | 10,03 (9,32-18,91 |
| | Sim | 30 | 15 | 14,90 (6,68-33,25) |

OR: *odds ratio*; IC 95%: intervalo de 95% de confiança.
Fonte: Extraída de Wünsch-Filho V, Boffetta P, Colin D, et al. Familial aggregation and the risk of lung cancer. Sao Paulo Med J. 2002;120:38-44.

Por meio dessa abordagem, são rastreadas centenas de milhares de SNP no indivíduo, em estudos geralmente envolvendo grande número de pessoas. A análise dessas informações, conjuntamente com dados de exposições ambientais ou de estilo de vida, e das informações clínicas tem potencial para gerar conhecimentos novos sobre os mecanismos da carcinogênese. A condução desse tipo de estudo exige a participação de grande número de indivíduos em distintas regiões cujas populações apresentam diferenças na prevalência de SNP. Para atingir esse objetivo, os pesquisadores têm procurado se organizar em consórcios que envolvem pesquisas multicêntricas em diferentes regiões do mundo, a exemplo do International Head and Neck Cancer Epidemiology Consortium (INHANCE).[68,69]

As informações genéticas também permitiram que os epidemiologistas utilizassem variáveis genéticas como instrumentais, ou *proxy* do estilo de vida, na tentativa de delinear estudos epidemiológicos livres de confusão na avaliação da causalidade de fatores considerados de risco. Esse método é conhecido como "randomização mendeliana". Os fatores genéticos determinantes, que são independentes de quaisquer outros fatores exógenos ou endógenos, são utilizados como *proxy* de fatores de risco conhecidos, para verificar consistência nos resultados.[70] Estudos usando uma variante do ALDH2 como *proxy* de consumo de álcool encontraram associação com aumento no risco de câncer de esôfago,[71] cabeça e pescoço[72] e colorretal.[73] Essa verificação é consistente com os achados de que o consumo de álcool aumenta o risco desses tumores.

Portanto, as pesquisas em epidemiologia do genoma humano exigem um patamar mais elevado de organização, pois envolvem múltiplos centros e, em cada centro, há necessidade de integração entre clínicos, biólogos moleculares, geneticistas e epidemiologistas.[74] São projetos com alto grau de complexidade, pois exigem a adequada organização dos dados clínicos e a integração desses dados com o material biológico disponível. A coleta do material biológico exige procedimentos padrões a serem seguidos pelas equipes clínicas e cirúrgicas. Esse material deverá ser processado e permanecer adequadamente conservado, armazenado e identificado em *ultrafreezers* ou em nitrogênio líquido para análises futuras.

Dois tipos principais de estudo são utilizados nas pesquisas epidemiológicas do genoma humano: coorte; e caso-controle. Contudo, os estudos caso-controle têm sido mais amplamente aplicados e representam a principal ferramenta metodológica para essas pesquisas.[66] Os procedimentos para o planejamento e análise dos dados desses estudos de epidemiologia do genoma humano seguem os mesmos princípios gerais discutidos anteriormente.

## REFERÊNCIAS

1. Toporcov TN, Wünsch Filho V. Epidemiological science and cancer control. São Paulo, Clinics. 2018;73(1):e627s.
2. World Health Organization (WHO). International Agency for Research on Cancer (IARC) [Internet]. Monographs on the evaluation of carcinogenic hazards to humans. Disponível em: https://monographs.iarc.fr/wp-content/uploads/2019/07/Preamble-2019.pdf. (29 jan. 2020).
3. IARC Working Group. Part 1: static and extremely low--frequency (ELF) electric and magnetic fields. IARC Monograph on the Evaluation of Carcinogenic Risks to Humans. 2002;80:1-395.
4. WHO EHC. World Health Organization Environmental Criteria. Extremely Low Frequency Fields. Vol. 238. WHO: Spain, 2007.
5. Mendes R. Asbesto (amianto) e doença: revisão do conhecimento científico e fundamentação para uma urgente mudança da atual política brasileira sobre a questão. Cad Saúde Públ. 2001;17:7-29.
6. Gloyne SR. Two cases of squamous carcinoma of the lung occurring in asbestosis. Tubercle. 1935;17:5-10.
7. Lynch KM, Smith WA. Pulmonary asbestosis III: carcinoma of lung in asbestos-silicosis. Am J Cancer. 1935;24:56-64.
8. Merewether ER. The pneumoconiosis; developments, doubts, difficulties. Can Med Assoc J. 1950;69:169-73.
9. Gloyne SR. Pneumoconiosis. A histological survey of necropsy material in 1205 cases. Lancet. 1951;1:810-4.
10. Doll R. Mortality from lung cancer in asbestos workers. Br J Industr Med. 1955;12:81-6.
11. Selikoff IJ, Churg J, Hammond EC. Asbestos exposure and neoplasia. JAMA. 1964;188:22-6.
12. Wagner JC, Sleggs CA, Marchand P. Diffuse pleural mesothelioma and asbestos exposure in North Western Cape Province. Brit J Industr Med. 1960;17:260-71.
13. Newhouse ML, Thompson H. Mesothelioma of pleura and peritoneum following exposure to asbestos in the London area. Brit J Industr Med. 1965;22:261-7.
14. Selikoff IJ, Hammond EC, Seidman H. Mortality experience of insulation workers in the United States and Canada, 1943-1976. Ann NY Acad Sci. 1979;330:90-116.
15. Hammond EC, Selikoff IJ, Seidman H. Asbestos exposure, cigarette smoking and death rates. Ann NY Acad Sci. 1979;330:473-90.

16. Selikoff IJ, Seidman H, Hammond EC. Mortality effects of cigarette smoking among amosite asbestos factory workers. J Natl Cancer Inst. 1980;65:507-13.

17. Berry G, Newhouse ML, Antonis P. Combined effect of asbestos and smoking on mortality from lung cancer and mesothelioma in factory workers. Br J Indust Med. 1985;42:12-8.

18. Fonseca LAM, Eluf-Neto J, Wünsch-Filho V. Tendências da mortalidade por câncer nas capitais dos estados do Brasil, 1980-2004. Rev Assoc Med Bras. 2010;56:309-12.

19. Jemal A, Ward E, Thun M. Declining death rates reflect progress against cancer. PLoS On. 2010;5:e9584.

20. Guerra MR, Bustamante-Teixeira MT, Corrêa CSL, et al. Magnitude and variation of the burden of cancer mortality in Brazil and Federation Units, 1990 and 2015. Rev Bras Epidemiol. 2019;22:e190009.

21. Marcopito LF, Rodrigues SS, Pacheco MA. Prevalência de alguns fatores de risco para doenças crônicas na cidade de São Paulo. Rev Saúde Públ. 2005;39:738-45.

22. Wünsch-Filho V, Mirra AP, López RVM, et al. Tabagismo e câncer no Brasil: evidências e perspectivas. Rev Bras Epidemiol. 2010;13:175-87.

23. Brasil. Ministério da Saúde. Secretaria de Vigilância em Saúde. Departamento de Análise em Saúde e Vigilância de Doenças não Transmissíveis. Vigitel Brasil 2018: vigilância de fatores de risco e proteção para doenças crônicas por inquérito telefônico: estimativas sobre frequência e distribuição sociodemográfica de fatores de risco e proteção para doenças crônicas nas capitais dos 26 estados [Internet]. Brasília, Brasil: Editora MS; 2019. Disponível em: https://observatoriodeoncologia.com. br/wp-content/uploads/2022/04/vigitel-brasil-2021. pdf. Acessado em 22/08/2022.

24. Kelsey JL, Whittemore AS, Evans AS, et al. Methods in observational epidemiology. 2 ed. New York, Oxford University Press: 19096.

25. Drain PK, Halperin DT, Hughes JP, et al. Male circumcision, religion, and infectious diseases: an ecologic analysis of 118 developing countries. BMC Infect Dis. 2006;6:172.

26. Welch HG, Robertson DJ. Colorectal cancer on the decline – why screening can't explain it all. N Engl J Med. 2016;374(17):1605-7.

27. Morgenstern H. Ecologic studies. In: Rothman KJ, Greenland S, Lash TL (eds.). Modern epidemiology. 3 ed. Philadelphia: Lippincott Williams & Wilkins; 2008; p. 511-31.

28. Bao Y, Giovannucci E, Fuchs CS, et al. Passive smoking and pancreatic cancer in women: a prospective cohort study. Cancer Epidemiol Biomarkers Prev. 2009; 18:2292-6.

29. Ferlay J, Colombet M, Soerjomataram I, et al. Global and Regional Estimates of the Incidence and Mortality for 38 Cancers: GLOBOCAN 2018. Lyon: International Agency for Research on Cancer/World Health Organization; 2018. Disponível em: https://gco.iarc.fr. Acessado em: 05/08/2022.

30. Riboli E. The European Prospective Investigation into Cancer and Nutrition (EPIC): plans and progress. J Nutr. 2001;131(1):170S-175S.

31. Rezende LFM, Lee DH, Keum N, et al. Physical activity during adolescence and risk of colorectal adenoma later in life: results from the Nurses' Health Study II. Br J Cancer. 2019;121(1):86-94.

32. López RV, Levi JE, Eluf-Neto, J et al. Human papillomavirus (HPV) 16 and the prognosis of head and neck cancer in a geographical region with a low prevalence of HPV infection. Cancer Causes Control. 2014;25(4):461-71.

33. Neves H, Moncau JE, Kaufmann PR, et al. Cancer mortality among rubber industry workers in São Paulo, Brazil. Rev Saúde Púb. 2006;40:271-9.

34. Cole P. Introduction. In: Breslow NE, Day NE (eds.). Statistical methods in cancer research. Vol. I. The analysis of case-control studies. Publ. no. 32. Lyon: International Agency for Research on Cancer, 14-40,1980.

35. Cornfield J. A method of estimating comparative rates from clinical data: applications to cancer of the lung, breast, and cervix. J Natl Cancer Inst. 1951;11:1269-75.

36. Kelsey JL, Gammon MD, John EM. Reproductive factors and breast cancer. Epidemiol Rev. 1993;15(1):36-47.

37. Herbst A. Ulfelder H, Poskanze.D. Adenocarcinoma of vagina: association of maternal stilbestrol therapy with tumor appearance in young women. N Eng J Med. 1971;284:878-81.

38. Wynder EL, Graham EA. Tobacco smoking as a possible etiologic factor in bronchogenic carcinoma: a study of six hundred and eighty-four proved cases. JAMA. 1950;143:329-36.

39. Doll R, Hill AB. A study of the aetiology of carcinoma of the lung. Br Med J. 1952;2:1271-86.

40. Blot WJ, McLaughlin JK, Fraumeni Jr JF. Esophageal cancer. In: Schottenfeld D, Fraumeni Jr JF. Cancer epidemiology and prevention. 3 ed. New York: Oxford University Press; 2006; p. 697-706.

41. IARC Monographs. Hepatitis viruses. Vol. 59. Lyon: International Agency for Research on Cancer, 1994.

42. Eluf-Neto J, Booth M, Muñoz N, et al. Human papillomavirus and invasive cervical cancer in Brazil. Br J Cancer. 1994;69:114-9.

43. IARC Monographs on the evaluation of carcinogenic risk to humans. Vol. 90, Human Papillomaviruses. Lyon: IARC, 2007.

44. Rothman KJ, Greenland S, Lash TL. Case control studies. In: Rothman KJ, Greenland S, Lash TL. Modern

epidemiology. 3 ed. Philadelphia, Lippincott Williams & Wilkins: 2008; p. 111-27.

45. Wacholder S, Silverman DT, Mclaughlin JK, et al. Selection of controls in case-control studies, II: types of controls. Am J Epidemiol. 1992;135:1029-41.

46. Ramos MFKP, Ribeiro Júnior U, Viscondi JKY, et al. Risk factors associated with the development of gastric cancer – case-control study. Rev Assoc Med Bras (1992). 2018;64(7):611–619.

47. Mendonça GAS, Eluf-Neto J. Hospital visitors as controls in case-control studies. Rev Saúde Públ. 2001;35:436-42.

48. Figueiredo RA, Weiderpass E, Tajara EH, et al. Diabetes mellitus, metformin and head and neck cancer. Oral Oncol. 2016;61:47-54.

49. Toporcov TN, Znaor A, Zhang ZF, et al. Risk factors for head and neck cancer in young adults: a pooled analysis in the INHANCE consortium. Int J Epidemiol. 2015;44(1):169-85.

50. Wacholder S, Silverman DT, Mclaughlin JK, et al. Selection of controls in case-control studies, III. design options. Am J Epidemiol. 1992;135:1042-50.

51. Sackett DL. Bias in analytic research. J Chron Dis. 1979;32:51-63.

52. Giovannucci E, Ascherio A, Rimm EB, et al. A prospective cohort study of vasectomy and prostate cancer in US men. JAMA. 1993;269:873-7.

53. Giovannucci E, Tosteson TD, Speizer FE, et al. A retrospective cohort study of vasectomy and prostate cancer in US men. JAMA. 1993;269:878-82.

54. Franco EL. The sexually transmitted disease model for cervical cancer: incoherent epidemiologic findings and the role of misclassification of human papillomavirus infection. Epidemiology 1991;2:98-106.

55. Breslow NE, Day NE. General considerations for the analysis of case-control studies. In: Statistical methods in cancer research. Vol. I. The analysis of case-control studies. Publ. no. 32. Lyon, International Agency for Research on Cancer: 84-119,1980.

56. Hill AB. The environment and disease: association or causation? Proc R Soc Med. 1965;58:295-300.

57. Rothman KJ, Greenland S, Poole C, et al. Causation and causal inference. In: Rothman KJ, Greenland S, Lash TL. Modern epidemiology. 3 ed. Philadelphia, Lippincott Williams & Wilkins: 5-31,2008.

58. Carbone M, Klein G, Gruber J, et al. Modern criteria to establish human cancer etiology. Cancer Res. 2004;64:5518-24.

59. Boffetta P. Biomarkers in cancer epidemiology: an integrative approach. Carcinogenesis. 2010;31:121-6.

60. Boffetta P. Molecular epidemiology. J Intern Med. 2000;248:447-54.

61. Druker B, Talpaz M, Resta DJ, et al. Efficacy and safety of a specific inhibitor of the BCR-ABL tyrosine kinase in chronic myeloid leukemia. N Engl J Med. 2001;344:1031-37.

62. Thomas DC. Statistical methods in genetic epidemiology. New York: Oxford University Press, 2004.

63. Wünsch-Filho V, Boffetta P, Colin D, et al. Familial aggregation and the risk of lung cancer. São Paulo Med J. 2002;120:38-44.

64. Lichtenstein P, Holm HV, Verkasalo PK, et al. Environmental and heritable factors in the causation of cancer. N Engl J Med. 2000;343:78-85.

65. Gattás GJ, de Carvalho MB, Siraque MS, et al. Genetic polymorphisms of CYP1A1, CYP2E1, GSTM1, and GSTT1 associated with head and neck cancer. Head Neck. 2006;28:819-26.

66. Wünsch-Filho V, Zago MA. Modern cancer epidemiological research: genetic polymorphisms and environment. Rev Saúde Públ. 2005;39:490-7.

67. Hartman M, Loy EY, Ku CS, et al. Molecular epidemiology and its current clinical use in cancer management. Lancet Oncol. 2010;11:383-90.

68. Conway DI, Hashibe M, Boffetta P, et al. Enhancing epidemiologic research on head and neck cancer: INHANCE – The International Head and Neck Cancer Epidemiology Consortium. Oral Oncol. 2009;45:743-6.

69. Boffetta P, Colditz GA, Potter JD, et al. Cohorts and consortia conference: a summary report (Banff, Canada, June 17-19, 2009). Cancer Causes Control. 2011;22:463-8.

70. Pierce BL, Kraft P, Zhang C. Mendelian randomization studies of cancer risk: a literature review. Curr Epidemiol Rep. 2018;5(2):184-96.

71. Lewis SJ, Davey Smith G. Alcohol, ALDH2, and Esophageal Cancer: a meta-analysis which illustrates the potentials and limitations of a Mendelian randomization approach. Cancer Epidemiology Biomarkers & Prevention. 2005;14:1967-71.

72. Boccia S, Hashibe M, Galli, et al. Aldehyde dehydrogenase 2 and head and neck cancer: a meta-analysis implementing a Mendelian randomization approach. Cancer Epidemiol Biomarkers Prev. 2009;18(1):248-54.

73. Wang J, Wang H, Chen, et al. Alcohol ingestion and colorectal neoplasia: a meta-analysis based on a Mendelian randomization approach. Colorectal Disease. 2011;13:e71-e8.

74. Wünsch-Filho V, Eluf-Neto J, Lotufo PA, et al. Epidemiological studies in the information and genomics era: experience of the Clinical Genome of Cancer Project in São Paulo, Brazil. Braz J Med Biol Res. 2006;39:545-53.

# 7

# Noções Básicas de Oncogenética

Rodrigo Santa Cruz Guindalini

## DESTAQUES

- Cerca de 10% de todos os cânceres ocorrem por causa hereditária, ou seja, uma mutação é herdada por linhagem familiar (mutação germinativa), levando a uma predisposição para o desenvolvimento de um determinado câncer.
- As síndromes genéticas relacionadas a câncer hereditário têm penetrância variável (alta, moderada ou baixa). Variantes terminativas de alta penetrância, tais como APC, BRCA1, BRCA2, CDH1, MLH1, MSH2, PTEN e TP53, predispõem um indivíduo a um risco cinco vezes maior de desenvolvimento de câncer quando comparado à população em geral.
- Atualmente, o sequenciamento de nova geração tem permitido a avaliação mais rápida e simultânea de múltiplos genes relacionados ao câncer. Por outro lado, há aumento de achados de variantes de significado incerto, que são aquelas em que as evidências atuais não permitem definir se há ou não relevância clínica.
- A constante atualização do profissional que trabalha com a oncogenética é crucial para maximizar os benefícios das novas tecnologias de sequenciamento genético.

## INTRODUÇÃO

A descoberta de mutações herdadas em genes associados ao aumento do risco de câncer abriu espaço para uma nova área na Oncologia – a Oncogenética. Atualmente, a Oncogenética tem em seu escopo mais de 50 síndromes de predisposição hereditária ao câncer distintas, que conferem ao indivíduo maior risco para o desenvolvimento de diferentes neoplasias, com acometimentos de diversos órgãos e sistemas. A capacidade crescente de identificar homens e mulheres com risco aumentado de câncer, geralmente em idades precoces, está hoje atrelada a estratégias eficazes de rastreamento e prevenção. Além disso, atualmente, o conhecimento sobre essas alterações genéticas herdadas está sendo utilizado para o desenvolvimento de terapias personalizadas, cumprindo, com isso, a promessa de Medicina de Precisão.

Neste capítulo, serão abordados conceitos fundamentais sobre a origem das mutações, penetrância gênica e interpretação de testes genéticos, assim como serão apresentadas ferramentas utilizadas na oncogenética para a identificação de síndromes de predisposição hereditária ao câncer.

## MUTAÇÃO SOMÁTICA *VS.* MUTAÇÃO GERMINATIVA

O câncer ocorre a partir de um acúmulo de mutações que geram alterações prejudiciais na sequência de DNA. A maioria das mutações envolve alterações na ordem dos pares de bases, incluindo substituições, deleções, inserções ou grandes rearranjos. Essas mutações podem ser de origem somática ou germinativa.

Mutações somáticas ou adquiridas são as mais comumente encontradas nos tumores. Essas mutações decorrem de danos aos genes que uma célula individual sofre durante a vida de uma pessoa. Mutações somáticas são encontradas somente nas células tumorais e não são transmitidas de pais para filhos.

Mutações germinativas são muito menos comuns. Uma mutação na linhagem germinativa está presente em um espermatozoide ou óvulo e é passada diretamente de uma geração para outra no momento da concepção. À medida que o embrião se desenvolve, a mutação germinativa está incorporada em todas as células do corpo e pode ser investigada normalmente por meio de testes no sangue ou na saliva. Como a mutação germinativa também afeta as células reprodutivas, ela pode ser transmitida para a geração futura.

Especialistas podem investigar mutações somáticas ou germinativas nas células cancerígenas testando um fragmento do tumor. Esse processo é conhecido como "teste tumoral". O teste tumoral pode fornecer informações para abordagens terapêuticas, como a determinação de terapia alvo molecular.[1]

## CÂNCER HEREDITÁRIO *VS.* CÂNCER ESPORÁDICO

Em cerca de 90% dos casos oncológicos, mutações genéticas que causam câncer ocorrem ao longo da vida de uma pessoa (mutações somáticas) por acaso ou como resultado da exposição a carcinógenos, como tabagismo, radiação ultravioleta, vírus, bebidas alcoólicas, exposições a produtos químicos ou pelo envelhecimento. O câncer que se desenvolve dessa maneira é denominado "câncer esporádico".

Já se uma pessoa herdar uma mutação (mutação germinativa) que aumenta a predisposição ao desenvolvimento de um determinado câncer e desenvolve câncer em consequência disso, esse tipo de câncer é denominado "câncer hereditário". Outros nomes para esse tipo de câncer incluem "câncer familiar" ou "câncer de origem genética". Eles são responsáveis por cerca de 10% de todos os casos de câncer.[2]

É importante lembrar que mutações herdadas, de forma geral, apenas aumentam a probabilidade de uma pessoa desenvolver câncer e não são determinantes para o desenvolvimento da doença. Alguns cânceres hereditários bem conhecidos incluem câncer de mama relacionado a mutações nos genes BRCA1/2 e câncer de cólon relacionados à síndrome de Lynch e à polipose adenomatosa familiar.

O reconhecimento adequado de indivíduos e famílias com maior risco de desenvolver câncer é uma tarefa importante para médicos da atenção primária e outros profissionais relacionados ao atendimento oncológico. Uma vez identificados, esses indivíduos podem ser encaminhados adequadamente para aconselhamento genético, avaliação de riscos, consideração de testes genéticos e desenvolvimento de um plano personalizado de manejo. Quando as histórias médicas e familiares revelam pistas fundamentais da presença de um distúrbio familiar ou genético subjacente à suscetibilidade ao câncer (Quadro 7.1), uma avaliação adicional se faz necessária.[3]

### Quadro 7.1. Características comuns a síndromes de predisposição a câncer hereditário

No paciente individual:
- Tumores primários múltiplos no mesmo órgão
- Tumores primários múltiplos em diferentes órgãos
- Tumores primários bilaterais em órgãos pareados
- Idade mais jovem que o normal no diagnóstico do tumor
- Tumores com histologia rara
- Os tumores que ocorrem no sexo que geralmente não é afetado (p. ex., câncer de mama em homens)
- Tumores associados a outras características genéticas
- Tumores associados a defeitos congênitos
- Tumores associados a uma lesão precursora herdada
- Tumores associados a outra doença rara
- Tumores associados a lesões cutâneas conhecidas por estarem relacionadas a distúrbios de suscetibilidade ao câncer (p. ex., as genodermatoses)

Continua >>

>> Continuação

## Quadro 7.1. Características comuns a síndromes de predisposição a câncer hereditário

Na família do paciente:

- Um parente de 1º grau com o mesmo tumor ou um tumor relacionado e uma das características individuais listadas acima
- Dois ou mais parentes de 1º grau com tumores no mesmo local
- Dois ou mais parentes de 1º grau com tipos de tumor pertencentes a uma síndrome de câncer familiar conhecida
- Dois ou mais parentes de 1º grau com tumores raros
- Três ou mais parentes em duas gerações com tumores no mesmo local ou locais etiologicamente relacionados

Fonte: Desenvolvido pela autoria.

## PADRÕES DE HERANÇA

De maneira geral, as mutações ou variantes genéticas podem ter efeitos prejudiciais, benéficos, neutros ou incertos sobre a saúde e podem ser herdadas como características autossômicas dominantes, autossômicas recessivas ou ligadas ao X. Variantes patogênicas que causam séria incapacidade no início da vida geralmente são raras em virtude de seu efeito prejudicial na expectativa de vida e na reprodução. No entanto, se a variante patogênica for autossômica recessiva – ou seja, se o efeito à saúde da variante for causado apenas quando duas cópias (uma de cada progenitor) do gene alterado são herdadas –, indivíduos somente com uma variante patogênica (pessoas saudáveis carregando uma cópia do gene alterado) pode ser relativamente comum na população em geral. A maioria das síndromes de predisposição ao câncer é herdada de maneira autossômica dominante, ou seja, a suscetibilidade ao câncer ocorre quando apenas uma cópia do gene alterado é herdada. Para condições autossômicas dominantes, o termo "portador" é frequentemente utilizado para descrever pessoas que herdaram a predisposição genética conferida pela variante patogênica.[4]

## PENETRÂNCIA

A etiologia do câncer é multifatorial, com fatores genéticos, ambientais e de estilo de vida interagindo na geração de uma determinada malignidade. O conhecimento da genética do câncer está melhorando rapidamente nosso entendimento da biologia do câncer, ajudando a identificar indivíduos sob risco, aumentando a capacidade de caracterizar neoplasias, estabelecendo tratamento adaptado à "impressão digital" molecular da doença e propiciando o desenvolvimento de novas modalidades terapêuticas. Como consequência, essa base de conhecimento em expansão tem implicações para todos os aspectos do gerenciamento do câncer, incluindo prevenção, rastreamento e tratamento.

A informação genética fornece um meio de identificar pessoas que têm um risco aumentado de desenvolver câncer. A proporção de indivíduos portadores de uma variante patogênica que manifestará a doença é denominada penetrância. A penetrância é geralmente descrita pelo risco cumulativo de câncer observado até uma certa idade. Por exemplo, o risco cumulativo de desenvolvimento do câncer de mama em mulheres portadoras de variantes patogênicas nos genes BRCA1 e BRCA2 até os 80 anos é de 65% a 79% e 61% a 77%, respectivamente.[5] Dos inúmeros métodos para estimar a penetrância, nenhum está livre de possíveis vieses, e determinar o risco de câncer de um portador individual envolve algum nível de imprecisão. Para facilitar nossa compreensão, agruparam-se os genes de predisposição a câncer em três categorias: alta; moderada (intermediária); e baixa penetrância (Figura 7.1).[2]

Variantes patogênicas em genes de alta penetrância predispõem um indivíduo aos maiores riscos de câncer ao longo da vida, conferindo mais de cinco vezes o risco quando comparado à população em geral. Variantes patogênicas de alto risco geralmente são raras e têm padrão de herança autossômica dominante. Por exemplo, as principais síndromes genéticas associadas a alto risco de desenvolvimento de câncer de mama são: síndrome de predisposição hereditária ao câncer de mama e ovário (mutações nos genes BRCA1 e BRCA2); síndrome de Li-Fraumeni (mutação no gene TP53); síndrome de Cowden (mutação no gene PTEN); câncer gástrico difuso hereditário (mutação no gene CDH1); neurofibromatose tipo I (mutação no gene NF1); e síndrome de Peutz-Jeghers (mutação no gene STK11).[2]

Variantes patogênicas em genes de moderada ou intermediária penetrância aumentam o risco da doença em cerca de duas a cinco vezes, com fatores

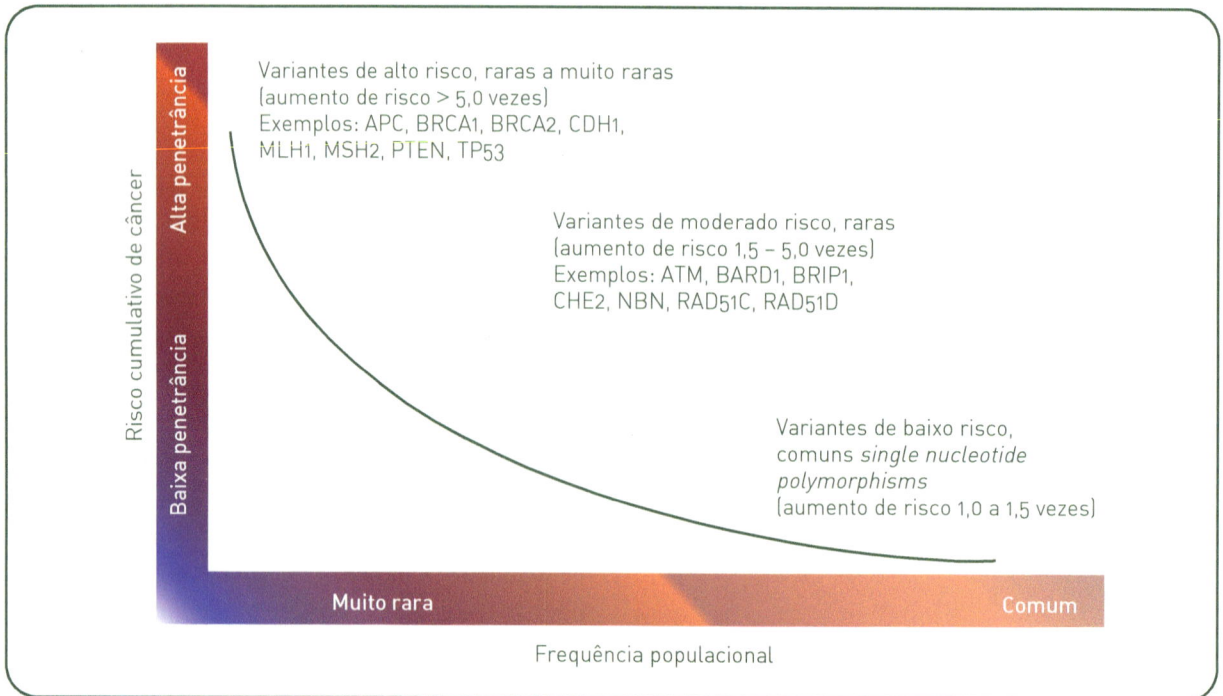

**FIGURA 7.1 –** Estratificação de risco de câncer a partir de variantes germinativas de alta, moderada e baixa penetrância.
Fonte: Desenvolvida pela autoria.

como o histórico familiar de câncer influenciando significativamente o nível de risco. A utilidade clínica continua sendo a questão fundamental no que diz respeito ao teste de mutações nos genes de moderada penetrância. Ainda não está claro se o manejo de um paciente individualmente ou de sua família deve mudar com base na sua presença ou ausência. Alguns desses genes são bem conhecidos, como ATM, CHEK2 e RAD51C, mas como o fenótipo gerado pode ser muito variável (isto é, muitos portadores da mutação não terão câncer), as medidas de rastreamento e de prevenção ainda não seguem diretrizes baseadas em estudos de alto nível de evidência.[6]

Embora sejam relevantes, as mutações em genes de alta e moderada penetrância apresentam uma frequência populacional baixa. A maior parte da suscetibilidade ao câncer herdada decorre de muitas variantes de baixa penetrância, cada uma das quais, isoladamente, confere um aumento limitado e discreto de risco. No entanto, quando avaliado por meio de um modelo de risco poligênico, no qual muitas dessas variantes, cada uma com um pequeno risco genotípico, são combinadas de forma aditiva ou multiplicativa, pode-se identificar indivíduos com alta suscetibilidade ao câncer. As localizações genômicas de várias dessas variantes de baixa penetrância foram definidas por genome-wide association studies (GWAS). GWAS identificaram variantes genéticas chamadas polimorfismos de nucleotídeo único (do inglês, single nucleotide polymorphisms – SNP) que, embora fortemente associados à doença em grandes estudos de caso-controle, geralmente não são as variantes de DNA que alteram a função de forma relevante dos produtos gênicos. Em vez disso, os SNP estão localizados em regiões intergênicas ou próximos a variantes causais ainda não identificadas. Diferentemente das mutações de alta e moderada penetrância, os SNP associados ao risco da doença são geralmente comuns (frequências alélicas de até 50% nas populações estudadas) e conferem um aumento modesto no risco (*odds ratio* de 1,01 a 1,5), embora a penetrância possa variar com base em fatores ambientais e de estilo de vida.[7,8] Atualmente, mais de 100 SNP associados ao risco de câncer já foram identificados. Atualmente, vários laboratórios comerciais americanos oferecem avaliação de escore de risco poligênico, um tipo de teste genético utilizando SNP associados ao risco de doença. Na avaliação do escore de risco poligênico, os SNP no perfil genômico de um indivíduo são identificados (ou genotipados) e traduzidos em estimativas de risco absoluto de câncer durante a vida por meio de vários algoritmos matemáticos.[8] Até o momento, não há estudos publicados que tenham estabelecido se esses algoritmos estão bem calibrados ou se as estimativas de risco fornecidas por meio da avaliação de escores de risco poligênico são precisas na população brasileira. Como esses testes têm validade clínica incerta, atualmente não devem ser considerados parte da avaliação-padrão de predisposição a risco de câncer ou utilizados para determinar cuidados preventivos.[9]

## CLASSIFICAÇÃO E IMPLICAÇÃO CLÍNICA DAS VARIANTES GERMINATIVAS

Atualmente, variantes genéticas identificadas por sequenciamento gênico ou outras análises complementares (p. ex., análise de rearranjos gênicos) são agrupadas em cinco categorias:[10]

- categoria 1: variantes benignas: não têm impacto significativo sobre a função da proteína e, portanto, não têm relevância clínica;
- categoria 2: variantes provavelmente benignas: provavelmente não relacionadas a impacto significativo sobre a função da proteína e, portanto, não têm relevância clínica;
- categoria 3: variantes de significado incerto: aquelas em que as evidências não são suficientes para definir o seu impacto sobre a função da proteína, não sendo possível definir se há ou não relevância clínica. Historicamente, a maioria das variantes de significado incerto é posteriormente reclassificada como variante benigna. No entanto, a reclassificação pode levar anos.[11,12] Neste cenário, as recomendações para prevenção, rastreamento e redução de risco de câncer devem ser realizadas com base em fatores de risco pessoais e os antecedentes familiares tanto para a paciente como para seus parentes.[13]
- categoria 4: variantes provavelmente patogênicas: são aquelas com grande possibilidade de que estejam relacionadas à perda de função da proteína, são tratadas como variantes relevantes que geram recomendações de rastreamento intensivo e redução de risco de câncer, assim como qualifica os pacientes para uso de terapias personalizadas (p. ex., uso de inibidores de PARP);
- categoria 5: variantes patogênicas: aquelas que claramente comprometem a função da proteína, ocasionando a diminuição ou a perda da sua função, são tratadas como variantes relevantes que geram recomendações de rastreamento intensivo e

redução de risco de câncer, assim como qualificam os pacientes para uso de terapias personalizadas (p. ex., uso de inibidores de PARP).

## HEREDOGRAMA E MODELOS DE PREDIÇÃO DE RISCO

A construção do heredograma com detalhes do histórico familiar é uma ferramenta fundamental para avaliação de risco de predisposição a câncer de qualquer indivíduo. Sempre que possível, o registro do histórico familiar deve ser claro e completamente documentado no prontuário médico. As principais informações que devem ser coletadas são:

- Etnia/ascendência, consanguinidade e outras informações sobre a família que possam afetar o risco genético;
- Idade atual (ou idade da morte) e antecedentes oncológicos (tipo de câncer, idade ao diagnóstico etc.);
- Atentar para achados benignos associados a síndromes de predisposição a câncer (pólipos intestinais, manchas café-com-leite, macrocefalia, fissura labiopalatina, genodermatoses etc.);
- Relação do indivíduo afetado com seus familiares afetados e não afetados (questionar sobre pelo menos três gerações da família).

Vários modelos podem ser usados para determinar o risco de um paciente desenvolver uma condição ou o risco de herdar uma variante genética específica, alguns baseados em dados empíricos e outros baseados em algoritmos de computador.[14] Os modelos são relativamente bem desenvolvidos para muitas síndromes de câncer (incluindo câncer de mama, ovário, colorretal e próstata).[15] Como esses modelos usam dados diferentes, eles podem fornecer uma variedade de estimativas de probabilidade de mutação no mesmo paciente, ajudando, assim, na decisão sobre realização de testes genéticos.

Além disso, alguns podem fornecer informações relevantes sobre risco cumulativo de desenvolvimento de câncer analisando em conjunto fatores de risco pessoais e familiares e informações genéticas.[16,17] É comprovado que o desempenho desses modelos melhora a identificação de pacientes com síndrome de predisposição a câncer, assim como auxilia nas recomendações de manejo clínico e cirúrgico de pacientes de alto e moderado risco. No entanto, a utilização desses modelos só ocorre a partir da suspeição clínica por parte do médico que normalmente advém após a obtenção de um histórico familiar preciso (Quadro 7.2).

| Quadro 7.2. Modelos de predição de risco | |
| --- | --- |
| **CÂNCER DE CÓLON** | |
| MMRpredict model | <http://hnpccpredict.hgu.mrc.ac.uk> |
| PREMM model | <https://premm.dfci.harvard.edu> |
| **CÂNCER DE PRÓSTATA** | |
| ERSPC | <http://www.prostatecancer-riskcalculator.com/assess-your-risk-of-prostate-cancer> |
| **CÂNCER DE MAMA** | |
| International Breast Cancer Intervention Study Model (Tyrer-Cuzick) | <https://ibis.ikonopedia.com> |
| BOADICEA | <https://canrisk.org> |
| PTEN Risk Calculator | <https://www.lerner.ccf.org/gmi/ccscore/> |

Fonte: Desenvolvido pela autoria.

## PAINEL MULTIGÊNICO PARA SUSCEPTIBILIDADE AO CÂNCER

Na última década, a realização de testes genéticos para pesquisa de mutações em genes de predisposição hereditária ao câncer foi transformada pelo advento de plataformas de sequenciamento de nova geração, que permitiram o rastreamento simultâneo de um grande número de genes por uma fração do custo antes necessário para sequenciamento de genes isolados. Na prática clínica, esses testes são preferencialmente realizados na saliva ou no sangue e estão comercialmente disponíveis por meio de painéis multigênicos associados à predisposição hereditária ao câncer.

Vários laboratórios começaram a oferecer painéis de sequenciamento de nova geração no Brasil. De forma geral, nesses painéis são incluídos genes de alta penetrância (aumento de > 5 × risco de câncer) e de moderada penetrância (aumento de 2 a 5 × risco de câncer).

Existem vantagens e desvantagens em relação ao uso de painéis multigênicos em comparação ao sequenciamento direto somente dos genes direcionados pela história pessoal e familiar de câncer. Primeiramente, os painéis são realizados com mais rapidez e com menor custo. Além disso, em geral, a avaliação de múltiplos genes simultaneamente duplica a chance do diagnóstico de mutações patogênicas. Isso por um lado; por outro lado, a identificação de mutações em genes com relevância clínica ainda não totalmente elucidada pode tornar desafiadoras a interpretação e a orientação terapêuticas, pois condutas clinicocirúrgicas podem ainda não estar bem estabelecidas.[6]

Além disso, um inconveniente de testar um maior número de genes, especialmente os que não estão bem caracterizados, é o aumento da chance para identificar um grande número de variantes de significado incerto, ampliando consideravelmente a porcentagem de pacientes com resultados inconclusivos. Estima-se que a chance de identificar uma variante de significado incerto aumenta progressivamente conforme mais genes são testados, chegando a cerca de 40% a 50% em painéis que têm > 40 genes.[18]

Com isso, embora a experiência de manejo do doente com esses painéis hereditários de câncer esteja aumentando, a utilidade clínica desses testes amplos, que, muitas vezes, incluem genes de utilidade clínica incerta ou não relacionada ao histórico pessoal e/ou familiar do paciente, ainda não está totalmente estabelecida e diretrizes apropriadas para a implementação clínica desses testes continuam a ser discutidas. Portanto, na hora de definir o melhor painel para seu paciente, o médico não deve se guiar pela quantidade de genes testados, e sim pelo fato de estarem incluídos ou não aqueles genes com relevância clínica para o câncer em questão.[19]

## IDENTIFICAÇÃO DE MUTAÇÕES GERMINATIVAS NO SEQUENCIAMENTO TUMORAL

O câncer é uma doença genética, no sentido de que o fenótipo maligno é profundamente influenciado pelo padrão de aberrações genômicas no tumor. A grande maioria da sequência de DNA do câncer de um paciente é idêntica à sequência herdada da linhagem germinativa. Embora algumas variantes de sequência encontradas no câncer de um paciente sejam mutações somáticas adquiridas no decorrer do desenvolvimento do tumor, o sequenciamento do tumor também identificará variantes da sequência da linhagem germinativa.[20]

Como normalmente o objetivo do sequenciamento tumoral é catalogar alterações somáticas que conduzem o fenótipo do câncer, a descoberta de variantes da linhagem germinativa geralmente é incidental e secundário ao objetivo principal do teste.[21]

No entanto, pode-se antecipar que o laboratório possa identificar essas variantes germinativas e que elas possam ser clinicamente significativas. Por exemplo, sabe-se que aproximadamente 60% das variantes nos genes *BRCA1/2* identificadas no sequenciamento tumoral de pacientes com câncer de ovário seroso de alto grau são herdadas, ou seja, pertencem à linhagem germinativa (Figura 7.2).[22] No entanto, por meio do sequenciamento tumoral direcionado, não é possível diferenciar *a priori* se uma variante identificada no câncer de uma paciente foi herdada ou se surgiu no decorrer do desenvolvimento do tumor. Portanto, o oncologista deve ter o discernimento clínico sobre os genes que estão sendo sequenciados no tumor que potencialmente podem estar associados à predisposição hereditária ao câncer.[23]

Neste sentido, pacientes submetidos ao sequenciamento apenas de tumores devem ser alertados, antes do teste, da possibilidade de que o sequenciamento tumoral pode identificar variantes germinativas relacionadas à suscetibilidade ao câncer. No caso de o sequenciamento tumoral identificar uma variante patogênica ou provável patogênica em um gene ligado à suscetibilidade herdada ao câncer ou outras doenças, o médico solicitante deve estar preparado para encaminhar a paciente e sua família para avaliação adicional, incluindo testes confirmatórios que investigarão se esta variante é de linhagem germinativa.[24]

## CONCLUSÃO

A pesquisa de variantes germinativas em genes de suscetibilidade ao câncer é um elemento central da prática oncológica. No passado, o objetivo original da avaliação de risco era, em grande parte, fornecer informações sobre risco de um segundo câncer e o risco do aparecimento da doença nos membros da família. Atualmente, o tratamento personalizado de determinado tumor primário pode também depender

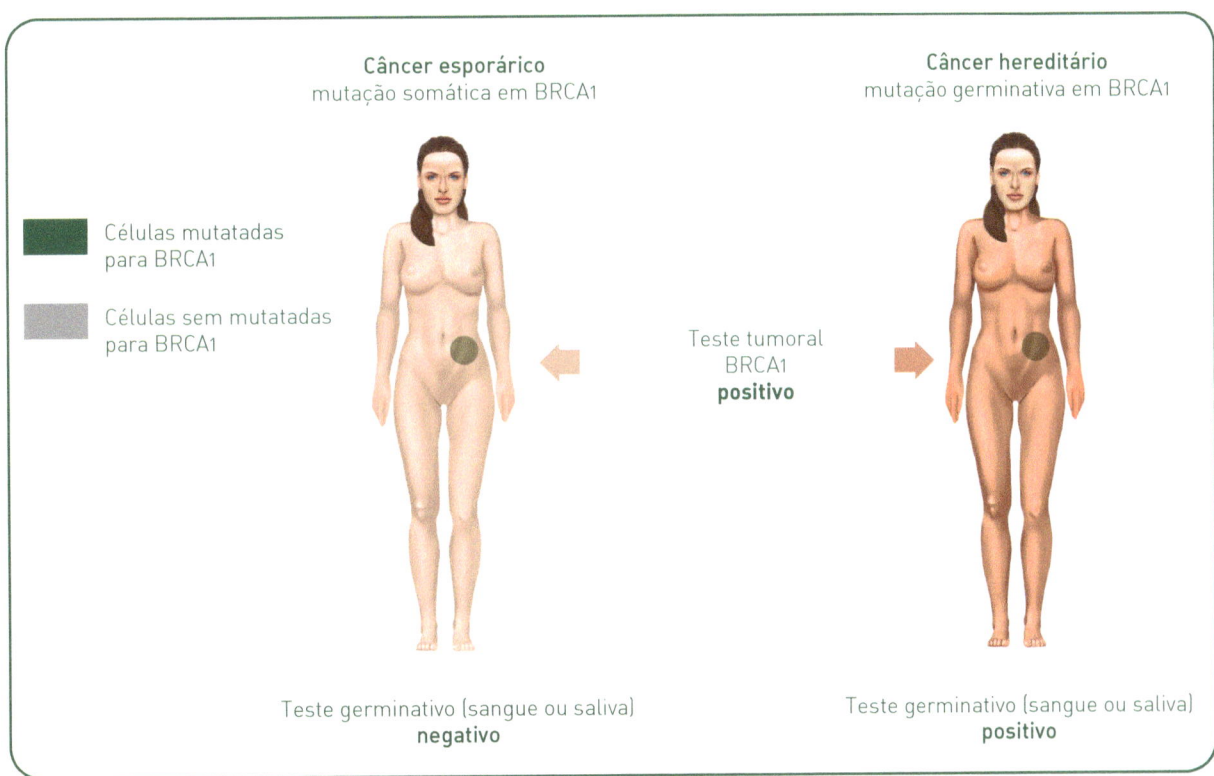

**FIGURA 7.2 –** Diferença nos resultados dos testes genéticos entre pacientes com câncer de ovário esporádico e hereditário com mutação em BRCA1.

Fonte: Desenvolvida pela autoria.

do conhecimento sobre a presença ou não de uma mutação germinativa. Essa informação pode ser determinante para a definição de estratégias terapêuticas clínicas e cirúrgicas.

No entanto, à medida que essas informações se tornam mais críticas para a prática oncológica, as novas tecnologias estão introduzindo maior complexidade à oncogenética. O uso do sequenciamento de nova geração em painéis germinativos multigênicos amplos levanta uma série de questões que não são bem tratadas pelos modelos tradicionais de aconselhamento genético. O sequenciamento tumoral abrangente introduz a possibilidade de identificação acidental de achados secundários ou variantes germinativas associadas à predisposição a câncer, e os médicos solicitantes devem estar preparados para abordar essa possibilidade com seus pacientes. Para isso, esses profissionais voltados ao cuidado do paciente oncológico precisam participar de programas de educação continuada para se manter atualizados e com o objetivo de maximizar os benefícios da incorporação, ao cuidado clínico do paciente oncológico, de novas tecnologias de sequenciamento genético.

## REFERÊNCIAS

1. Dienstmann R, Rodon J, Barretina J, Tabernero J. Genomic medicine frontier in human solid tumors: prospects and challenges. J. Clin. Oncol. 2013;31:1874-1884.

2. Weitzel JN, Blazer KR, MacDonald DJ, Culver JO, Offit K. Genetics, genomics, and cancer risk assessment. CA. Cancer J. Clin. n/a-n/a (2011) DOI:10.3322/caac.20128.

3. Dancey JE, Bedard PL, Onetto N, Hudson TJ. The Genetic Basis for Cancer Treatment Decisions. Cell. 2012;148:409-20.

4. Lindor NM, McMaster ML, Lindor CJ, Greene MH. Concise handbook of familial cancer susceptibility syndromes. 2 ed. JNCI Monogr: 3-93,2008.

5. Kuchenbaecker KB, et al. Risks of breast, ovarian, and contralateral breast cancer for BRCA1 and BRCA2 mutation carriers. JAMA 2017;317: 2402.

6. Tung N, et al. Counselling framework for moderate--penetrance cancer-susceptibility mutations. Nat. Rev. Clin. Oncol. 2016;13:581-8.

7. Pharoah PDP, Antoniou AC, Easton DF, Ponder BAJ. Polygenes, risk prediction, and targeted prevention of breast cancer. N. Engl. J. Med. 2008;358:2796-803.

8. Mavaddat N, et al. Polygenic risk scores for prediction of breast cancer and breast cancer subtypes. Am. J. Hum. Genet. 2019;104:21-34.

9. Stadler ZK, et al. Genome-Wide Association Studies of Cancer. J. Clin. Oncol. 2010;28:4255-67.

10. Richards S, et al. Standards and guidelines for the interpretation of sequence variants: a joint consensus recommendation of the American College of Medical Genetics and Genomics and the Association for Molecular Pathology. Genet. Med. 2015;17:405-23.

11. Easton DF, et al. A systematic genetic assessment of 1,433 sequence variants of unknown clinical significance in the BRCA1 and BRCA2 breast cancer–predisposition genes. Am. J. Hum. Genet. 2007;81:873-83.

12. Slavin TP, Manjarrez S, Pritchard CC, Gray S, Weitzel JN. The effects of genomic germline variant reclassification on clinical cancer care. Oncotarget 2019;10:417-23.

13. Mahon S. Management of Patients With a Genetic Variant of Unknown Significance. Oncol. Nurs. Forum 2015;42:316-8.

14. Evans DGR, Howell A. Breast cancer risk-assessment models. Breast Cancer Res. 2007;9:213.

15. McGeoch L, et al. Risk prediction models for colorectal cancer incorporating common genetic variants: a systematic review. Cancer Epidemiol. Biomarkers Prev. 2019;28:1580-93.

16. Lee A, et al. BOADICEA: a comprehensive breast cancer risk prediction model incorporating genetic and nongenetic risk factors. Genet. Med. 2019;21:1708-18.

17. Zheng Y, et al. A new comprehensive colorectal cancer risk prediction model incorporating family history, personal characteristics, and environmental factors. Cancer Epidemiol. Biomarkers Prev. 2020;29:549–557.

18. Robson ME, Storm CD, Weitzel J, Wollins DS, Offit K. American Society of Clinical Oncology Policy Statement Update: genetic and genomic testing for cancer susceptibility. J. Clin. Oncol. 2010;28:893–901.

19. Easton DF, et al. Gene-panel sequencing and the prediction of breast-cancer risk. N. Engl. J. Med. 2015;372:2243-57.

20. Schrader KA, et al. Germline variants in targeted tumor sequencing using matched normal DNA. JAMA Oncol. 2016;2:104.

21. Catenacci DVT, et al. Tumor genome analysis includes germline genome: are we ready for surprises? Int. J. Cancer. 2015;136:1559-67.

22. Konstantinopoulos PA, et al. Germline and somatic tumor testing in epithelial ovarian cancer: ASCO guideline. J. Clin. Oncol. 2020;38:1222-45.

23. DeLeonardis K, Hogan L, Cannistra SA, Rangachari D, Tung N. When should tumor genomic profiling prompt consideration of germline testing? J. Oncol. Pract. 2019;15:465-73.

24. Robson ME, et al. American Society of Clinical Oncology Policy Statement Update: genetic and genomic testing for cancer susceptibility. J. Clin. Oncol. 2015;33:3660-7.

# 8

# Câncer como Doença Hereditária

Patrícia Ashton-Prolla
Maria Isabel Waddington Achatz

## DESTAQUES

- Cerca de 5% a 10% de todos os pacientes com câncer são portadores de variantes patogênicas germinativas em genes de alta penetrância, que estão diretamente relacionadas ao desenvolvimento do tumor e que podem ser transmitidas à prole.
- A anamnese e o levantamento detalhado da história familiar de câncer são ferramentas essenciais na avaliação clínica de um indivíduo ou família com suspeita de predisposição hereditária ao câncer. A análise detalhada de critérios para câncer hereditário a partir do heredograma direciona a indicação para o diagnóstico molecular.
- A investigação de indivíduos e famílias em risco para câncer hereditário é importante. Os portadores de variantes patogênicas em genes de predisposição ao câncer apresentam riscos cumulativos vitais de câncer muito superiores aos da população geral são diagnosticados com câncer em idade jovem e frequentemente com mais de um tumor primário ao longo da vida.
- Portadores de variantes patogênicas podem ter familiares que herdaram a mesma alteração e estão em maior risco para desenvolver câncer. Estes familiares podem se beneficiar de estratégias de detecção precoce, intervenções de redução de risco de câncer e/ou terapêutica específica com drogas de alvo molecular. As recomendações de manejo nas famílias com câncer hereditário são geralmente distintas daquelas propostas para a população geral.
- Novas estratégias de tratamento de tumores sólidos, envolvendo drogas de alvo molecular e outras intervenções customizadas para pacientes com formas hereditárias de câncer se mostraram eficazes no tratamento de diferentes neoplasias. Sendo assim, o diagnóstico de uma variante germinativa em genes de predisposição ao câncer específicos pode trazer, além de informações importantes sobre o risco de outros tumores e risco de câncer para familiares, a indicação de uma droga especifica para o tipo de alteração genética identificada no paciente e que pode ser, por vezes, mais eficaz que os tratamentos convencionais.
- Essencial ao processo de diagnóstico clínico e laboratorial das síndromes de predisposição hereditária ao câncer estão o aconselhamento genético e o processo de consentimento livre e esclarecido.

## INTRODUÇÃO

O câncer é uma doença multifatorial originada a partir da interação de diversos fatores de risco genéticos e ambientais que resultam no acúmulo de mutações em genes cruciais nos processos de replicação e reparo do DNA, bem como na divisão e proliferação celular. Inflamação, escape ao sistema imunológico, alterações no microambiente tumoral e processos epigenéticos, entre outros, também estão reconhecidamente envolvidos na carcinogênese.[1,2] Cerca de 5% a 10% dos tumores são predominantemente causados por variantes patogênicas germinativas em genes de predisposição ao câncer que apresentam moderada a alta penetrância e padrões mendelianos de herança.[3-5] Em alguns tumores mais raros, como carcinoma medular de tireoide e retinoblastoma, o percentual de casos hereditários chega a 25% e 40%, respectivamente.[6] Neste capítulo, são abordadas as noções básicas da predisposição hereditária ao câncer, incluindo identificação, diagnóstico e manejo de algumas síndromes familiares de câncer. Os aspectos clínicos e moleculares do diagnóstico são discutidos em três exemplos de síndromes mais frequentemente diagnosticadas na população a título de ilustração. Os dados apresentados em relação a essas três síndromes são uma compilação e um resumo de informações relevantes e recentes. Para mais detalhes a respeito do diagnóstico, história natural, caracterização molecular e manejo dessas e das demais síndromes de predisposição hereditária ao câncer, os autores sugerem consulta ao Catálogo de Doenças Mendelianas de Humanos (*Online Mendelian Inheritance in Man* – OMIM; <http://www3.ncbi.nlm.nih.gov/Omim>); ao Genetests <www.genetests.org> ou em artigos recentes publicados na literatura indexada.

São três as principais fontes de evidência que demonstram o papel da genética para a origem do câncer:

- estudos populacionais que evidenciam aumento do risco de câncer em familiares de indivíduos portadores da doença;
- agrupamentos familiais de câncer e recorrência de tumores em determinadas famílias;
- síndromes de predisposição hereditária ao câncer.

A primeira fonte de evidência refere-se a estudos populacionais que mostram aumento do risco relativo para câncer em indivíduo que tenha pelo menos um familiar afetado com o tumor (Tabela 8.1). Registros de câncer de base populacional avaliam a magnitude do risco de câncer para um indivíduo que tem uma história familiar. Esse risco, denominado "risco relativo familiar", está relacionado ao grau de parentesco do probando com o familiar afetado por câncer, com o número de familiares afetados e também com a idade ao diagnóstico de câncer em alguns tipos tumorais.[7,8] Dados de grandes bancos populacionais, como os de Utah[9] e do Registro de Câncer Familiar da Suécia,[10] ilustram essa questão. Várias diretrizes para manejo diferenciado foram propostas para indivíduos com história familiar de câncer. A Sociedade Americana de Câncer e a United States Preventive Services Task Force (USPSTF) preveem exames que devem ser realizados com regularidade em indivíduos em risco, em especial para

**Tabela 8.1. Exemplos do risco relativo familiar de alguns tipos de câncer em indivíduos com familiares de 1º grau afetados por tipo de câncer e tipo de familiar**

| SÍTIO DO TUMOR PRIMÁRIO | GOLDGAR ET AL., 1994[9] | | DONG ET AL., 2001[10] | |
| | RRF | RRF | RRF | RRF |
| | TOTAL | (DX PRECOCE)* | FILHO | IRMÃO/IRMÃ |
|---|---|---|---|---|
| Mama | 1,8 | 3,7 | 1,9 | 2 |
| Melanoma | 2,1 | 6,4 | 2,5 | 3,4 |
| Sistema nervoso central | 2 | 9 | 1,7 | 2,4 |
| Colorretal | 2,5 | 4,5 | 1,9 | 4,4 |

*< 50 anos de idade para mama, melanoma e sistema nervoso central e < 60 anos para câncer colorretal. RRF: risco relativo familiar; DX: idade ao diagnóstico do tumor.
Fonte: Adaptada de Goldgar *et al.*, 1994; Dong *et al.*, 2001.

câncer de mama.[11] Para o rastreamento e a prevenção de câncer colorretal (CCR), por exemplo, pessoas de mais alto risco seja por outras comorbidades, seja pela história familiar, devem iniciar rastreamento colônico mais cedo e realizar estes exames com periodicidade distinta do preconizado para a população geral.[12,13]

A segunda fonte de evidência de transmissão genética da predisposição ao câncer provém do estudo de recorrência familiar de algumas formas comuns de câncer, como câncer de mama e CCR. Nessas situações, frequentemente denominadas "agregados familiais", os diagnósticos tumorais são feitos em idades similares à idade média de ocorrência populacional, não há clara evidência de herança monogênica e não se identifica uma variante patogênica única em gene de predisposição ao câncer que possa explicar por si só o fenótipo, que provavelmente decorre da interação de mutações em múltiplos genes de baixa penetrância com fatores de risco ambientais comuns aos indivíduos afetados por câncer na família.[12] Outra possibilidade é que os fenótipos nessas famílias com apresentação mais "branda" sejam decorrentes de alterações genéticas em genes de predisposição ao câncer com penetrância baixa ou moderada presentes em regiões regulatórias ou intrônicas hoje não avaliadas rotineiramente em testes diagnósticos.[14]

A terceira fonte de evidência inclui as síndromes hereditárias de predisposição ao câncer, geneticamente determinadas, em que há um risco muito maior de desenvolver câncer que o da população geral e os tumores ocorrem em idade precoce.[3,15] Nesse caso, em geral, identificam-se mutações germinativas em um único gene de predisposição de alta penetrância, que são primariamente responsáveis pelo fenótipo. Embora a maioria das síndromes de predisposição hereditária ao câncer seja isoladamente rara, essa categoria compreende um grupo extenso, que inclui dezenas de doenças genéticas de etiologia monogênica. O estudo de síndromes raras de predisposição hereditária ao câncer tem contribuído de forma marcante para o desenvolvimento do conhecimento científico e clínico em Oncologia, tanto para o entendimento da carcinogênese hereditária como da esporádica. Nas últimas décadas, foram identificadas dezenas de genes associados a maior predisposição ao câncer, definindo os fenótipos clínicos de várias das síndromes associadas a mutações nesses genes, padronizando testes genéticos diagnósticos e preditivos para essas condições e permitindo o desenvolvimento de novas estratégias de rastreamento, a redução de risco e o tratamento de neoplasias associadas a essas condições. A identificação de drogas de alvo molecular para o tratamento de várias dessas síndromes, como rapamicina na esclerose tuberosa e inibidores da PARP-1 em mulheres com câncer de mama associado a mutações germinativas nos genes *BRCA1 e BRCA2*, é o primeiro passo para a concretização dos esforços de muitos anos de pesquisa no sentido de oferecer uma medicina mais direcionada e personalizada a indivíduos com riscos genéticos específicos.[16,17] Um marco importante da última década foi o desenvolvimento de e crescente acesso ao teste genético envolvendo painéis multigênicos, ferramentas hoje consideradas essenciais para o diagnóstico molecular do câncer hereditário.[18]

## Como identificar a predisposição hereditária ao câncer?

Ao mesmo tempo em que a sofisticação de métodos diagnósticos, de imagem ou laboratoriais permite o diagnóstico cada vez mais precoce do câncer em indivíduos de alto risco, a anamnese e o levantamento detalhado da história familiar de câncer continuam sendo ferramentas fundamentais na avaliação clínica de um indivíduo ou família com suspeita de predisposição hereditária ao câncer.[19] Nessa avaliação, dois aspectos são fundamentais:

- o entendimento dos achados da história pessoal e familiar que devem levantar suspeita de uma síndrome de câncer hereditário e sugerir encaminhamento para avaliação do risco genético de câncer (Tabela 8.2);
- o entendimento dos aspectos técnicos, éticos, sociais e legais envolvidos no diagnóstico clínico e laboratorial de um indivíduo e de uma família com predisposição hereditária ao câncer.

### Tabela 8.2. Achados da história pessoal e familiar que sugerem o diagnóstico de uma síndrome de predisposição hereditária ao câncer

| No indivíduo | Na família |
| --- | --- |
| Múltiplos tumores primários no mesmo órgão | Dois ou mais familiares de 1º grau com tumores no mesmo sítio |
| Múltiplos tumores bilaterais em diferentes órgãos | Dois ou mais familiares de 1º grau com tumores do mesmo espectro de uma síndrome específica de câncer hereditário |

Continua >>

>> Continuação

### Tabela 8.2. Achados da história pessoal e familiar que sugerem o diagnóstico de uma síndrome de predisposição hereditária ao câncer

| No INDIVÍDUO | NA FAMÍLIA |
|---|---|
| Tumores bilaterais em órgãos pares | Dois ou mais familiares de 1º grau com tumores raros |
| Tumores multifocais em um mesmo órgão | Dois ou mais familiares em duas gerações com tumores no mesmo sítio ou sítios etiologicamente relacionados |
| Tumores em idade muito mais precoce do que a média de idade ao diagnóstico na população geral | Diagnóstico de múltiplos tumores na família com evidência de herança autossômica dominante |
| Tumores com tipo histológico raro | Na ausência de história familiar de câncer: caso isolado de câncer (tipo raro, ou idade precoce ao diagnóstico) e estrutura familiar limitada |
| Tumores associados a defeitos congênitos, macrossomia, lesões cutâneas características de doenças genéticas, lesões precursoras herdadas ou outras doenças raras | Na ausência de história familiar de câncer: caso isolado de câncer (tipo raro, ou idade precoce ao diagnóstico e/ou característica fenotípica fortemente sugestiva de síndrome de predisposição hereditária) quando o diagnóstico se associa a mutações de novo |

Fonte: Adaptada de Lindor, et al.; 2008.[7]

A consulta de avaliação do risco genético de câncer se inicia a partir da anamnese detalhada, que é realizada buscando-se informações sobre antecedentes pessoais, incluindo doenças prévias, internações ou cirurgias realizadas. É importante questionar o paciente sobre a ocorrência de lesões benignas, como pólipos, cistos ou nódulos, que são características de determinadas síndromes de predisposição ao câncer e que podem representar lesões pré-malignas. Todos os pacientes devem ser questionados quanto à origem étnica, uma vez que certas mutações germinativas em genes de predisposição ao câncer são mais prevalentes em determinadas populações. Esse é o caso, por exemplo, de pessoas com origem judaica Ashkenazi, das

quais cerca de 2% apresentam uma de três diferentes mutações germinativas nos genes *BRCA1* (185delAG e 5382insC) e BRCA2 (6174delT)[20] associadas ao câncer de mama hereditário. No mesmo grupo étnico, outra mutação aparece em elevada frequência, a variante patogênica 1906C>G no gene *MSH2*, associada à síndrome de Lynch (SL).[21] No sul do Brasil, uma variante patogênica no gene *TP53* (p.Arg337His) aparece em alta frequência populacional em virtude do efeito fundador; sendo identificada em cerca de 0,3% dos recém-nascidos vivos da região.[22]

É importante realizar um exame físico completo na primeira avaliação, com foco na detecção de dismorfias ou outros achados característicos que possam estar relacionados às síndromes genéticas ligadas ao câncer. Alguns exemplos de achados fenotípicos que podem ser fortemente sugestivos de determinada síndrome de predisposição hereditária ao câncer incluem o *habitus* marfanoide verificado em alguns pacientes portadores da síndrome da neoplasia endócrina múltipla 2B (MEN-2B) e a macrocefalia associada às lesões de pele benignas características na síndrome de Cowden.[23] Além das alterações fenotípicas focais identificadas no exame físico, algumas síndromes genéticas de macrossomia e/ou deficiência cognitiva estão associadas a maior risco para o desenvolvimento de tumores, especialmente na infância. Exemplos incluem a neurofibromatose, esclerose tuberosa, síndrome de Beckwith-Wiedemann e a anemia de Fanconi.

As histórias familiares de câncer devem ser registradas em heredogramas de, no mínimo, três gerações, incluindo as linhagens materna e paterna do probando.[24] Embora observações recentes indiquem que o relato da história familiar de câncer, especialmente de 1º grau, seja bastante confiável, independentemente do nível educacional,[25,26] um esforço deve ser feito para confirmar o maior número possível dos diagnósticos de câncer na família. Essas confirmações podem ser obtidas em laudos do exame anatomopatológico do tumor (o ideal), atestados de óbito, bases de dados de câncer (registros populacionais ou hospitalares) e prontuários médicos. Além da confirmação de um diagnóstico, a confirmação de que determinado familiar não é afetado por câncer também pode ser de grande importância e, em alguns casos específicos, a ausência de um diagnóstico de câncer em um familiar de idade avançada pode ter um valor preditivo negativo muito elevado. Por fim, em situações específicas, risco genético para câncer pode existir e ser significativo mesmo quando a história familiar de câncer é negativa e apenas um caso isolado pode ser identificado na família. Uma das explicações para essa observação é a ocorrência de mutações *de novo*, frequentes em diversas síndromes de predisposição hereditária ao câncer, como retinoblastoma e polipose adenomatosa familiar.[27] A outra explicação pode ser uma estrutura familiar limitada, em que o pequeno tamanho de uma família e/ou o pequeno número de indivíduos vivos de determinado sexo até uma certa idade pode restringir a expressão fenotípica de uma síndrome de predisposição hereditária ao câncer.[28] Por fim, a penetrância parcial da maioria das variantes patogênicas identificadas no câncer hereditário, associada a um padrão cultural cada vez mais comum que resulta em famílias menos numerosas, é provavelmente a explicação mais comum. Atualmente, deve-se suspeitar de câncer hereditário em todas as pacientes com determinados tipos de câncer, como câncer de ovário epitelial, câncer de pâncreas e câncer de próstata metastático, independentemente da história familiar de câncer <https://www.nccn.org/professionals/physician_gls/pdf/genetics_bop.pdf>.

A ampliação dos critérios clínicos para as diferentes síndromes e a possibilidade de diagnóstico molecular com painéis multigênicos em um número maior de famílias tornou evidente que pode haver uma sobreposição clínica entre diferentes fenótipos sindrômicos. Sendo assim, o fenótipo de múltiplos casos de câncer de cólon associados à identificação de um pequeno número de pólipos adenomatosos em uma família pode ter, em seu diagnóstico diferencial, SL, síndrome de polipose adenomatosa familiar atenuada ou ainda síndrome de polipose associada ao gene *MUTYH*, entre outras causas moleculares menos frequentes. A análise criteriosa dos dados clínicos pode auxiliar no diagnóstico diferencial, mas apenas a investigação molecular trará a confirmação do diagnóstico clínico. Para tanto, a abordagem mais frequente é a análise simultânea de múltiplos genes de predisposição, por meio de painéis que incluem genes que são acionáveis e relacionados ao fenótipo em questão. Para que possam ser explicados e antecipados os possíveis resultados do teste e suas potenciais repercussões, toda solicitação de teste molecular germinativo deve ser precedida de aconselhamento genético pré-teste.[18]

Nos últimos anos, foram identificadas drogas de precisão que são efetivas no tratamento de pacientes portadores de certas variantes patogênicas em genes de alta penetrância. A primeira classe de drogas disponível foi a dos inibidores da via da poli (ADP-ribose) polimerase (PARP-1), agentes quimioterápicos direcionados para o tratamento de tumores sólidos. A inibição simultânea de PARP-1 nas células tumorais nas quais podem ser detectadas variantes patogênicas nos genes *BRCA1* e/ou *BRCA2*, além de outros genes da via da recombinação homóloga, induz "letalidade sintética", direcionada para as células tumorais destes indivíduos, resultando em citotoxicidade no tumor sem danificar as células normais.[29] Os inibidores da PARP-1 transformaram o tratamento do câncer de ovário e mudaram o curso da doença em muitos pacientes. O sucesso inicial do tratamento de inibidores da PARP-1 no câncer de ovário está sendo seguido por trajetórias similares de sucesso no tratamento de outros tipos de tumores sólidos, como o câncer de mama, de pâncreas e de próstata, quando há a presença de mutações germinativas nos genes *BRCA1* e *BRCA2*. Essa nova situação, da necessidade de realização do teste genético para definição da melhor abordagem de terapia antineoplásica em um paciente com doença metastática, pode dificultar a realização do aconselhamento genético pré-teste. No entanto, é fundamental que todos os pacientes submetidos a um teste molecular possam receber o AG, considerando-se o potencial impacto do diagnóstico para o paciente, a associação frequente com a ocorrência de tumores adicionais no futuro e os riscos potenciais para demais familiares. Além do uso de inibidores de PARP-1 no câncer de ovário e em outros tumores sólidos, outro exemplo marcante de estratégia terapêutica definida por um diagnóstico de câncer hereditário é o caso da síndrome de Lynch, em que tumores sólidos com evidência de deficiência do sistema MMR, causada por variantes patogênicas germinativas em *MLH1*, *MSH2*, *MSH6* ou *PMS2* são particularmente sensíveis ao tratamento com imunoterapia.[30]

## Quando investigar um indivíduo para predisposição hereditária ao câncer?

O diagnóstico de uma síndrome familiar de câncer, seja ele advindo do levantamento da história familiar, seja ele obtido por meio da identificação de uma variante patogênica germinativa em gene de predisposição ao câncer, fornece meios para identificar indivíduos em maior risco e para promover estratégias de prevenção do câncer neles. A investigação de predisposição hereditária ao câncer atualmente está indicada em pacientes com tumores específicos independentemente da história familiar (p. ex., em pacientes com tumores epiteliais de ovário), em pacientes com uma história pessoal e/ou familiar de câncer sugestiva de predisposição hereditária e também em pacientes com alterações genéticas identificadas em tumores que possam também estar presentes na linhagem germinativa. Embora alguns grupos tenham discutido a realização do teste genético independente de critérios específicos, esta ainda é considerada uma abordagem controversa.[31,32] Como regra geral, o teste deveria ser oferecido apenas quando seus resultados possam ser adequadamente interpretados e influenciar o manejo médico do paciente, a menos que o teste seja realizado no contexto de pesquisa.[33]

### Quais as repercussões do diagnóstico de predisposição hereditária ao câncer em um indivíduo e/ou família?

A investigação de indivíduos e famílias em risco para câncer hereditário é importante por vários motivos: portadores de variante patogênica em genes de predisposição ao câncer apresentam riscos cumulativos vitais de câncer muito superiores aos da população geral; esses indivíduos são diagnosticados com câncer em idade jovem e frequentemente com mais de um tumor primário ao longo da vida; familiares de um portador podem ser igualmente portadores e apresentar os mesmos riscos de câncer; estratégias de detecção precoce e/ou intervenções de redução de risco de câncer estão disponíveis para muitas síndromes de predisposição hereditária e as recomendações de manejo nessas famílias são distintas daquelas propostas para a população geral.[15] As diferentes estratégias de manejo de pacientes com predisposição hereditária ao câncer estão genericamente divididas em recomendações de rastreamento e intervenções de redução do risco de câncer em indivíduos afetados que incluem quimioprevenção e cirurgias redutoras de risco.[15] A maioria dessas recomendações baseia-se em estudos de série de casos, estudos retrospectivos e opinião de especialistas no assunto, havendo ainda uma deficiência de estudos controlados com um número representativo de pacientes. Isso resulta, em parte,da à raridade dessas síndromes individualmente e da heterogeneidade inter e intrafamiliar das manifestações clínicas que podem tornar o diagnóstico menos óbvio.[7]

### Importância do aconselhamento genético no câncer hereditário

Essencial ao processo de diagnóstico clínico e laboratorial das síndromes de predisposição hereditária ao câncer está o aconselhamento genético (AG). Quando a investigação envolve realização de teste genético, este se divide em AG pré-teste e AG pós-teste. O objetivo principal do AG em oncogenética, do ponto de vista técnico, é a identificação dos indivíduos portadores de uma síndrome de predisposição hereditária ao câncer e a comunicação dos riscos associados a esse diagnóstico para que a equipe multiprofissional que atende o paciente e sua família possa definir, em conjunto com o paciente, o planejamento das medidas aplicáveis de rastreamento ou intervenção para redução de risco. Para além do paciente, o AG tem também o papel fundamental de estimular a transmissão da informação na família do probando, aumentando o alcance do conhecimento e de possíveis intervenções de redução de risco decorrentes deste. O processo de AG envolve:[5]

- coleta de informação pessoal e familiar, por meio da elaboração de heredograma, exame físico;
- diagnóstico diferencial e definição de como o diagnóstico definitivo pode ser estabelecido; uma vez estabelecido o diagnóstico provável ou de certeza:
- estimativa de risco de desenvolver os tumores associados à doença no caso do probando, riscos para demais familiares e riscos reprodutivos (de transmitir a síndrome à prole);
- comunicação da informação ao indivíduo e à família, que compreende todos os dados relevantes para o entendimento da evolução, transmissão, condutas de vigilância e redução de risco de câncer e outras complicações da doença.

Em alguns casos, o acompanhamento psicológico durante a investigação de uma síndrome de predisposição hereditária ao câncer e após definição do diagnóstico é fundamental. A maioria dos programas estabelecidos de avaliação de risco genético para câncer se baseia em uma proposta de abordagem multidisciplinar. Essess programas contam, em suas equipes, com profissionais das áreas de Genética Médica, Oncologia Clínica e Saúde Mental, além de colaboração direta com as áreas de Oncologia Cirúrgica, Enfermagem, Patologia Clínica, laboratório de diagnóstico molecular e Bioética. Também fazem parte do processo de AG o suporte e o seguimento das famílias diagnosticadas a médio ou longo prazo, pois a história familiar é dinâmica e, ao longo do tempo, novas situações de risco são identificadas na família, muitas vezes necessitando de revisão das informações originalmente transmitidas e ampliação da investigação.

A seguir, são discutidos os aspectos mais relevantes do diagnóstico clínico, diagnóstico molecular e manejo de três síndromes frequentes de predisposição hereditária ao câncer.

## SÍNDROME DE PREDISPOSIÇÃO HEREDITÁRIA AO CÂNCER DE MAMA E OVÁRIO (HBOC, *HEREDITARY BREAST AND OVARIAN CANCER* SYNDROME)

Herança: autossômica dominante
Gene: *BRCA1* (17q21), *BRCA2*; (13q12.3)
OMIM: 114480; 113705; 600185

Estima-se que pelo menos 5% a 10% dos casos de câncer de mama e até 25% dos casos de câncer de ovário sejam causados por variantes patogênicas germinativas em genes autossômicos dominantes de alta e moderada penetrância. Nos cânceres de mama e ovário hereditários, variantes em *BRCA1* e *BRCA2* são responsáveis por 50%, 60% e 70% dos casos, respectivamente.[34] Portadores de variantes germinativas patogênicas em *BRCA1* têm um risco cumulativo vital claramente aumentado de desenvolver câncer de mama (homens e mulheres), ovário, peritónio, trompa de Falópio e câncer de próstata, além de riscos menores para outros tumores.[35] Portadores de variantes patogênicas germinativas em *BRCA2* apresentam maior risco para câncer de mama (homens e mulheres), câncer de próstata, câncer de pâncreas, de vias biliares, melanoma e câncer de ovário, entre outros tumores[35-39] (Tabela 8.3).

### Diagnóstico clínico

Dados clínicos fortemente sugestivos da síndrome HBOC incluem: (a) dois ou mais casos de câncer de mama e/ou ovário na família especialmente se em idade precoce (pré-menopáusicos) e em familiares próximos (de 1º ou 2º grau); (b) câncer de mama bilateral, especialmente se em idade jovem; e (c) evidência de transmissão vertical (mais de uma geração afetada, especialmente se diagnóstico em pares mãe-filha em idade jovem). A presença de pelo menos um diagnóstico de câncer de ovário (histologia epitelial) associado a câncer de mama na família sugere fortemente o diagnóstico, assim como diagnóstico de câncer de mama triplo negativo na pré-menopausa. Os critérios indicativos de avaliação molecular do National Comprehensive Cancer Network (NCCN)[40] são comumente usados e, no Brasil, os critérios da Agência Nacional de Saúde (ANS) constituem uma diretriz importante na definição de quem deve ser testado. Ao avaliar o heredograma e o padrão de herança, um fator relevante a ser considerado é a estrutura familiar do probando. Um padrão de herança autossômico dominante de câncer de mama pode não ser óbvio em virtude da existência de poucos

**Tabela 8.3. Estimativas de risco cumulativo de desenvolver câncer até os 70 anos em portadores de mutações nos genes *BRCA1* e *BRCA2***

| RISCO CUMULATIVO PARA CÂNCER | RISCO CUMULATIVO EM PORTADORES DE VARIANTES PATOGÊNICAS EM BRCA1 | RISCO CUMULATIVO EM PORTADORES DE VARIANTES PATOGÊNICAS EM BRCA2 |
|---|---|---|
| Mama* | Mulheres 72%/Homens 1% a 5% | Mulheres 69%/Homens 5% a10% |
| Mama contralateral | 40% | 26% |
| Ovário* | 44%* | 17% |
| Pâncreas[36] | 0,6% | 1,9% |
| Próstata[37] | 7% a 26%* | 27% a 60%* |

*Riscos cumulativos vitais estimados até os 80 anos.
Fonte: Adaptada de Kuchenbaecker KB, Hopper JL, Barnes DR, *et al.*,2017.

indivíduos nas diferentes gerações ou da transmissão masculina da variante patogênica, gênero no qual a expressão gênica das alterações em *BRCA1* e *BRCA2* é mais limitada. O critério para a definição de uma estrutura familiar limitada é a inexistência de duas ou mais mulheres em uma linhagem, que tenham atingido a idade mínima de 45 anos, relacionadas em 1º ou 2º grau ao indivíduo afetado.[28] Em casos isolados de câncer de mama em idade jovem, mutações nos genes *BRCA1* e *BRCA2* podem ser até duas vezes mais frequentes do que nos casos de estrutura familiar adequada. Um exemplo de fenótipo característico da síndrome HBOC está ilustrado na Figura 8.1.

### Diagnóstico molecular

É dificíl justificar a pesquisa isolada de variantes germinativas patogênicas em *BRCA1* e *BRCA2* em um caso suspeito de síndrome HBOC na atualidade, em que está demonstrado que variantes nestes genes são responsáveis por não mais do que 50% a 60% dos casos hereditários. Neste sentido, deve ser considerada a investigação com painel multigênico, utilizando-se uma plataforma de sequenciamento de nova geração que permita a identificação de rearranjos gênicos. Embora variantes patogênicas fundadoras em *BRCA1* e *BRCA2* tenham sido descritas em populações específicas, como judeus Ashkenazi nos quais as mutações 185delAG e 5382insC (*BRCA1*) e 6174delT (*BRCA2*) correspondem a uma parcela importante das mutações patogênicas de famílias HBOC,[41] restringir a investigação a esdas variantes não é mais preconizado. Variantes de significado incerto são relativamente frequentes como resultado de análise molecular com painéis multigênicos e o aconselhamento genético pré-teste é fundamental para antecipar a possibilidade de ocorrência deste tipo de alteração e preestabelecer a conduta de monitoramento periódico até reclassificação de VUS para variante benigna ou patogênica.

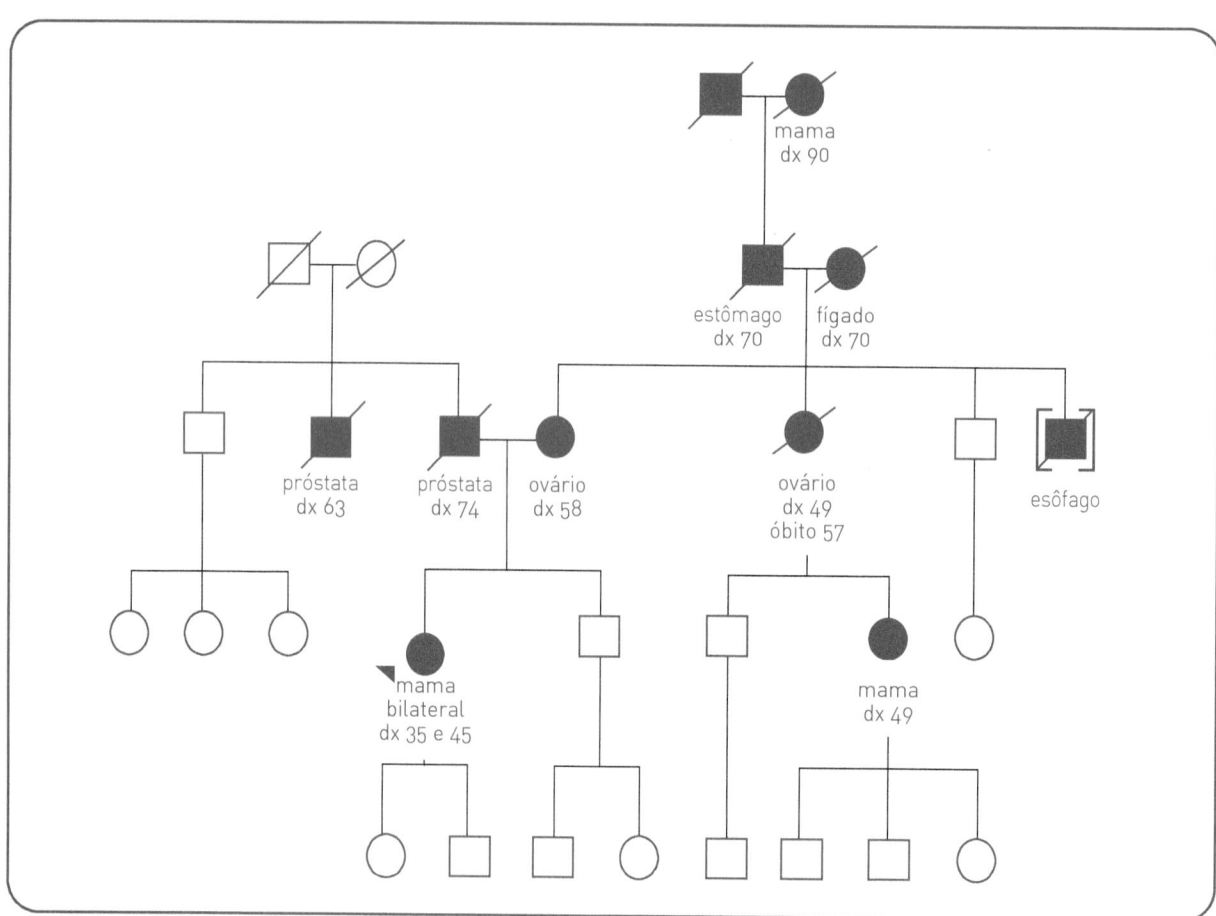

**FIGURA 8.1 –** Heredograma representativo de uma família com a síndrome HBOC.

dx: idade ao diagnóstico do tumor; o símbolo entre colchetes significa adoção, a probanda está indicada com uma seta, um traço diagonal sobre o símbolo do indivíduo indica que este é falecido.

Fonte: Desenvolvida pela autoria.

## Manejo

### *Rastreamento de indivíduos de alto risco*

As recomendações para portadoras de uma variante germinativa patogênica em *BRCA1* ou *BRCA2*, em termos de rastreamento para câncer de mama, incluem:[42,43]

- a partir dos 18 anos, iniciar o autoexame e as orientações quanto aos sinais e sintomas de alerta para câncer;
- a partir dos 25 anos, exame clínico da mama semestral;
- a partir dos 25 anos, ressonância magnética (RM) no mínimo anual das mamas (realizada entre os dias 1 e 15 do ciclo menstrual) e agregar, a partir dos 30 anos, a mamografia anual. Para portadoras de variantes patogênicas em *BRCA1*, pode ser necessário realizar a RM semestralmente.

É importante ressaltar que nenhuma das medidas de rastreamento para câncer de ovário é comprovadamente eficaz tanto para diagnóstico precoce como em relação à diminuição da mortalidade, não sendo recomendadas.

### Estratégias de redução do risco de câncer

Estudos retrospectivos e prospectivos demonstraram que a mastectomia bilateral profilática é a intervenção associada a maior redução do risco de câncer de mama em mulheres com variantes patogênicas germinativas em *BRCA1* e/ou *BRCA2*, e deve ser considerada uma opção especialmente quando há história prévia de hiperplasia atípica e mamas de difícil avaliação pelos exames de imagem. No entanto, o rastreamento das mamas com ressonância e mamografia em portadoras demonstrou taxas de sobrevida equivalentes àquelas conferidas pelas cirurgias redutoras de risco.[44-46] A salpingo-ooforectomia bilateral tem valor definido na redução do risco de câncer de ovário em pacientes portadoras de mutações, com redução do risco de até 90%, associada à redução de mortalidade por câncer de ovário e mortalidade de todas as causas. O benefício em termos de redução de risco é tanto maior quanto mais precoce for realizada a cirurgia, com melhores resultados em pacientes operadas na pré-menopausa. No entanto, como a média de idade ao diagnóstico de câncer de ovário é de 40 a 45 anos (dependendo do gene mutado), muitos autores defendem a postergação da cirurgia até a constituição da prole. A análise dos tecidos retirados deve ser realizada com minúcia, para descartar doença *in situ* ou macroscopicamente inaparente.[47,48] Recomenda-se que pacientes submetidas à salpingo-ooforectomia bilateral recebam reposição hormonal se sintomáticas por até 5 anos após a cirurgia. Opções de intervenção não cirúrgica incluem a quimioprevenção e a modificação dos fatores de risco. Metanálise de estudos clínicos em prevenção primária com tamoxifeno demonstraram uma redução geral da incidência de câncer de mama em geral de 38%; e de 48% para tumores com expressão de estrógeno.[49] Pacientes portadores(as) de variantes patogênicas em BRCA1 e BRCA2, que tenham sido diagnosticados com tumores sólidos metastáticos (mama, pâncreas, próstata), podem ser responsivos a tratamento com inibidores de PARP.[29] Para todos(as) os(as) pacientes portadores(as), é importante discutir riscos reprodutivos (risco para prole de 50%, assumindo que o cônjuge não seja portador) e também mencionar opções reprodutivas como o diagnóstico pré-implantação.

## SÍNDROME DE LI-FRAUMENI (LFS, LI-FRAUMENI SYNDROME)

Herança: autossômica dominante
Gene envolvido: TP53 (17p13.1)
OMIM: 151623

### Diagnóstico clínico

A síndrome de Li-Fraumeni (LFS) é de predisposição ao câncer de alta penetrância considerada rara em todo o mundo. Estima-se que os portadores apresentem pelo menos 50% de chance de desenvolver ao menos um tumor primário até os 30 anos de idade, comparados a 1% na população geral. Aproximadamente 90% dos portadores desenvolvam pelo menos um tumor até os 70 anos de idade.[50] Portadores que desenvolveram tumor na infância são mais suscetíveis ao desenvolvimento de tumores secundários. Os principais tumores malignos relacionados à LFS são sarcomas, leucemias, tumores do sistema nervoso central (SNC), tumores adrenocorticais e câncer de mama de início em idade jovem.[51-53] Devem-se relacionar ainda outros tipos de câncer que são frequentes em famílias com LFS, incluindo melanoma, tumores de pâncreas e do trato gastrointestinal, câncer de pulmão, laringe, próstata e linfomas. Tradicionalmente, o diagnóstico clínico da LFS era definido a partir de probando com sarcoma na infância ou em idade jovem (antes dos 45 anos), com familiar de 1º grau com qualquer câncer em idade jovem (antes dos 45 anos) e outro familiar de 1º ou 2º grau com câncer em idade jovem (antes dos 45 anos) ou sarcoma em qualquer idade ("critérios clássicos"). Atualmente, os critérios de suspeição para LFL que indicam teste para pesquisa de variantes germinativas em TP53 incluem diagnóstico no probando de qualquer câncer infantil ou sarcoma, tumor cerebral ou carcinoma adrenocortical em idade jovem (antes dos 45 anos), associado a um familiar de 1º ou 2º grau com câncer típico da LFS (sarcoma, câncer de mama, câncer do SNC, carcinoma adrenocortical ou leucemia) em qualquer idade e um familiar de 1º ou 2º grau com qualquer câncer antes dos 60 anos. Recentemente, os critérios de Chompret (versão modificada) foram citados por diversos autores como excelentes preditores da presença de uma variante patogênica em TP53.[54,55]

### Diagnóstico molecular

O gene envolvido na LFS é o supressor de tumor TP53, localizado no braço curto do cromossomo 17 (17p13.1), que codifica a proteína p53.[56-58] O papel do gene TP53 na regulação do ciclo celular é determinante,

recebendo, por isso, a denominação de "guardião do genoma". O gene tem 20kb e contém 11 éxons, sendo o primeiro não codificante, e estando a maior parte das variantes patogênicas localizada nos exons 5-8. O teste genético, feito por meio do sequenciamento do gene TP53, é indicado para pacientes com critérios sugestivos da LFS, sendo os mais comumente utilizados os critérios de Chompret. Nas regiões Sul e Sudeste do Brasil, uma variante patogênica germinativa específica de TP53, p.Arg337His localizada no exon 10 do gene (Figura 8.2), está presente em 0,3% dos recém-nascidos vivos. O fenótipo relacionado a esta alteração "brasileira" é distinto do padrão clássico de LFS, com penetrância reduzida em relação a variantes localizadas nos exons 5-8. O conjunto de tumores observados em portadores desta variante também é peculiar, observando-se associação com tumores que não são frequentes na forma clássica da doença, como câncer renal e de tireoide.[22]

### Manejo

Todos os pacientes portadores de variantes patogênicas no gene TP53 devem ser incluídos em um protocolo de rastreamento intensivo para câncer,

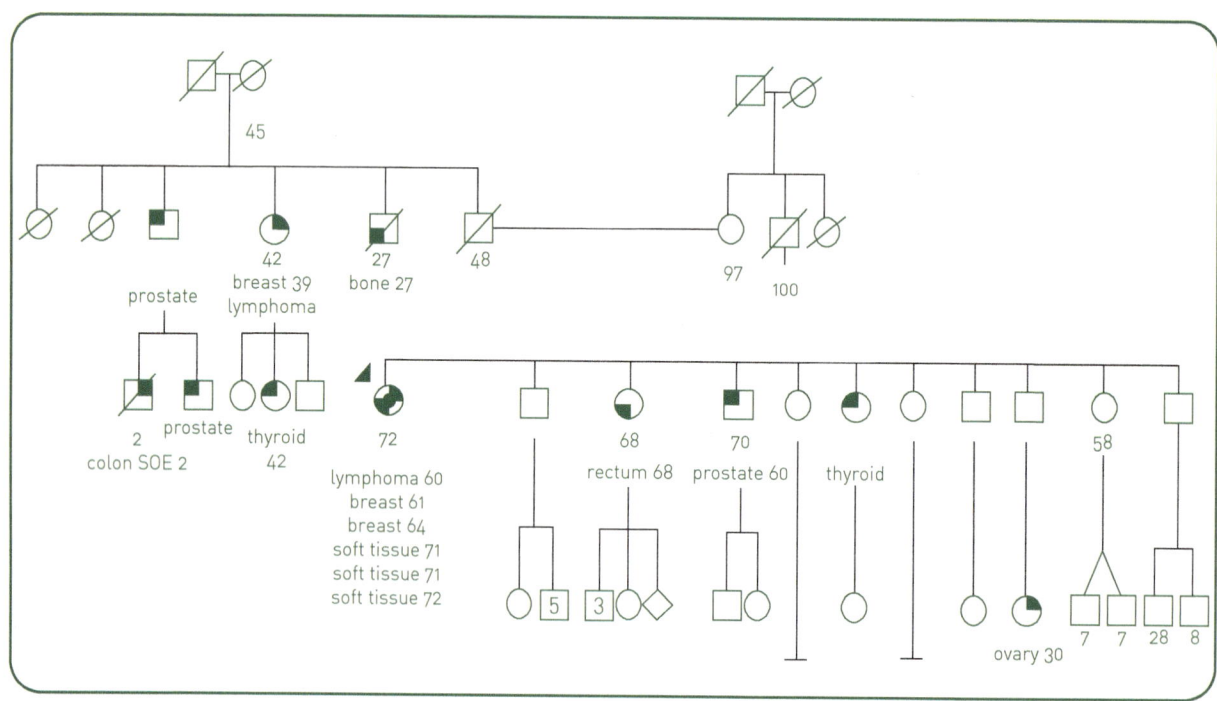

**FIGURA 8.2 –** Heredograma representativo de uma família com a síndrome LFS, com a variante patogênica p.R337H.
Idade atual do paciente abaixo do símbolo; tumor, idade ao diagnóstico do tumor; um traço diagonal sobre o símbolo do indivíduo indica que este é falecido.
Fonte: Desenvolvida pela autoria.

devendo este ser iniciado no momento do diagnóstico molecular. Diversos estudos demonstram de forma inequívoca o impacto que o rastreamento intensivo tem no sentido de redução da mortalidade em portadores da síndrome. O foco principal desta intervenção é o diagnóstico precoce de tumores. Pacientes com história pregressa de câncer devem ser avaliados não só para o aparecimento de recidivas, mas também para novos tumores primários. O protocolo recomendado em diversas diretrizes internacionais está resumido no Quadro 8.1.[59] Para todos(as) os(as) pacientes portadores(as), é importante discutir riscos reprodutivos (risco para prole de 50%, assumindo que o cônjuge não seja portador) e também mencionar opções reprodutivas como o diagnóstico pré-implantação.

## SÍNDROME DE LYNCH

Herança: autossômica dominante
Genes: do sistema de reparo *mismatch repair* (MMR): MLH1 (3p21); MSH2 (2p16); MSH6 (2p16); PMS2 (7p22), PMS1 (2q31).
OMIM: 120435

## Diagnóstico clínico

Síndrome de Lynch (SL) é uma síndrome genética caracterizada pela ocorrência de tumores colônicos (com predominância no lado direito do cólon e em idade precoce) e extracolônicos, incluindo câncer de endométrio e ovário, câncer gástrico, tumores do trato hepatobiliar, de intestino delgado, de pâncreas, SNC e tumores de células transicionais do ureter e da pelve renal.[60] Na maior parte dos pacientes com síndrome de Lynch, observa-se, nos tumores, um fenômeno denominado "instabilidade de microssatélites" (IMS), que decorre do acúmulo de mutações ocasionadas por erros de malpareamento durante a replicação. O fenótipo que resulta em IMS também é chamado de "deficiência do sistema de reparo de malpareamentos da replicação" (dMMR).[61] O diagnóstico da síndrome de Lynch (Figura 8.3) pode ser realizado a partir de critérios clínicos, conhecidos como critérios de Amsterdam, que se baseiam na história pessoal e familiar de câncer.[62] Como esses critérios são restritos e várias famílias com variantes germinativas patogênicas nos genes *MMR* não apresentam todas as características e não

## Quadro 8.1. Recomendações de rastreamento em pacientes com variantes patogênicas em TP53 (portadores/portadoras de LFS; adaptado do protocolo de Toronto)

| PROCEDIMENTO/TIPO DE TUMOR | CRIANÇAS (ATÉ 18 ANOS) | ADULTOS | OBSERVAÇÕES |
|---|---|---|---|
| Exame físico | Trimestral | Semestral | |
| Carcinoma adrenocortical | US de abdômen/pelve trimestral, se insatisfatório, bioquímica do sangue* | – | |
| Tumores do sistema nervoso central | RM crânio anual | RM crânio anual | 1º exame com contraste |
| Sarcomas | RM de corpo todo anual | RM corpo todo anual US abdômen e pelve anual | |
| Câncer de mama | – | Exame clinico semestral a partir dos 20 anos RM mamas anual dos 20 aos 75 anos | Considerar cirurgia redutora de risco bilateral |
| Câncer do trato GI | – | EDA e colonoscopia a cada 2 anos e a cada 5 anos a partir dos 25 anos | |
| Melanoma | – | Exame anual com dermatoscopia | |

US: ultrassonografia; RM: ressonância magnética; EDA: endoscopia digestiva alta.
Fonte: Adaptado de Kratz CP, Achatz MI, Brugières L, *et al.*, 2017.

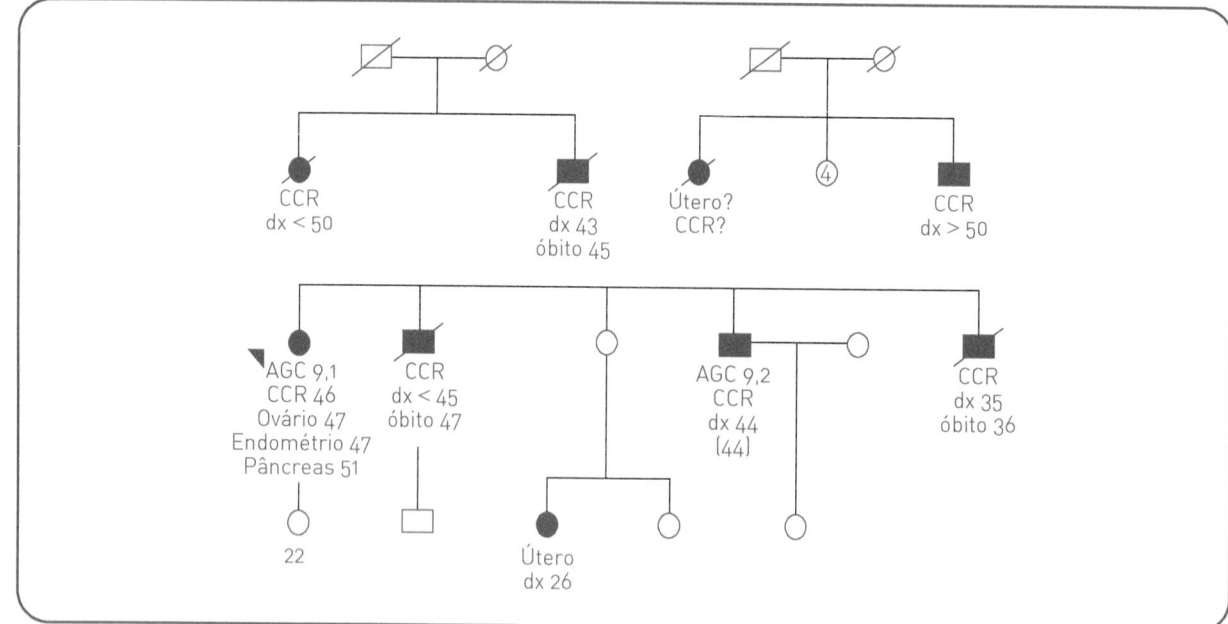

**FIGURA 8.3 –** Heredograma representativo de uma família com a síndrome de Lynch (SL).

dx: idade ao diagnóstico do tumor; CCR: câncer colorretal, a probanda está indicada com uma seta, um traço diagonal sobre o símbolo do indivíduo indica que este é falecido. A família preenche critérios de Amsterdam para SL.

Fonte: Desenvovida pela autoria.

preenchem os critérios de Amsterdam (sensibilidade 78%, especificidade 61%), foram propostos critérios sugestivos do diagnóstico da síndrome, os critérios de Bethesda, que são menos estritos (sensibilidade 94%, especificidade 25%).[63,64] Hoje em dia, várias diretrizes recomendam a análise de proficiência do sistema MMR por imunoistoquímica ou análise molecular de todos tumores colorretais e tumores de endométrio em idade jovem, e, em caso de haver dMMR, deve se realizar análise de variantes germinativas nos genes MMR. Outra forma de identificar pacientes que devem ser encaminhados para avaliação é estimar a probabilidade de serem portadores de uma variante patogênica germinativa com ferramentas como PREMM1,2,6,[65] havendo indicação de investigação sempre que a probabilidade for > 5%.

### Diagnóstico molecular

A investigação de um caso suspeito de SL deve contemplar a análise de variantes germinativas (incluindo rearranjos gênicos) dos genes MLH1, MSH2, MSH6, PMS2 e EPCAM. EPCAM é um gene que não participa diretamente da via de reparo do DNA MMR, no entanto, é adjacente a MSH2 e rearranjos (deleções) em EPCAM resultam na inativação de MSH2 e no fenótipo de SL.

Os riscos de câncer são distintos de acordo com o gene mutado e as definições de manejo, portanto, dependem do diagnóstico molecular. Idealmente, deve ser feita análise em tecido não tumoral (germinativo) e tumoral (somática).[66,67]

### Manejo

Os pacientes com SL devem ser acompanhados periodicamente e rastreados para os tumores mais comumente associados à síndrome (Quadro 8.2). O mesmo se aplica aos demais familiares em risco. Em relação a cirurgias redutoras de risco, deve ser discutida a pan-histerectomia em especial para pacientes com variantes em MLH1 e MSH2.[68] Os riscos cumulativos vitais de câncer em portadores de variantes patogênicas de PMS2 provavelmente não justificam, no momento, intervenções cirúrgicas de redução de risco de câncer. Para uma revisão detalhada do manejo da SL, sugerimos consulta ao protocolo de rastreamento NCCN versão 3.2019 <www.nccn.org> e ao artigo de revisão.[69] Em termos de aconselhamento genético, é importante informar portadores de variantes patogênicas em um dos genes MMR do risco de uma síndrome genética recessiva denominada "deficiência constitutiva de MMR" (CMMRD), que pode ocorrer na prole com chance

**Quadro 8.2. Recomendações de rastreamento em pacientes com variantes patogênicas nos genes MMR (MLH1, MSH2, MSH6, PMS2) e EPCAM (portadores/portadoras de SL)**

| PROCEDIMENTO/ TIPO DE TUMOR | RECOMENDAÇÃO | OBSERVAÇÕES |
|---|---|---|
| Cancer colorretal | Colonoscopia a partir dos 20 a 25 anos a cada 1 a 2 anos, ou iniciar 2 a 5 anos antes do caso de CCR mais jovem da família | Aspirina pode diminuir o risco de câncer de cólon na LS, mas a dose e a duração ideais da terapia com aspirina no momento ainda são incertas |
| Câncer gástrico e de intestino delgado | Endoscopia digestiva alta com visualização do duodeno no momento da colonoscopia a cada 3 a 5 anos a partir dos 40 anos de idade | (Considerar especialmente em famílias com casos descritos destes tumores e/ou de origem asiática). Considerar realização do teste do *H. pylori* e tratamento, se detectado |
| Câncer urotelial | Análise da urina anual a partir dos 30 a 35 anos de idade | Quando houver história familiar de câncer urotelial ou em indivíduos com variantes patogênicas do *MSH2* (especialmente homens) |
| Câncer de endométrio | Pronta investigação de sangramento uterino anormal. Considerar biópsia endometrial a cada 1 a 2 anos | Considerar histerectomia, em idade variável, levando-se em conta intenções reprodutivas e dependendo da história familiar e gene mutado. Não é recomendada US pélvica transvaginal para rastreamento |
| Câncer de ovário | Pronta investigação de sintomas sugestivos de câncer de ovário. Considerar salpingo-ooforectomia se prole constituída, dependendo de intenções reprodutivas, da história familiar e gene mutado (*MLH1/MSH2/EPCAM*) | Não há evidência para considerar cirurgia redutora de risco de câncer de ovário quando a variante patogênica é em *MSH6* ou *PMS2*. Não é recomendado rastreamento com CA-125 ou US pélvica ou transvaginal |
| Câncer do sistema nervoso central | Realizar exame físico/neurológico anual a partir dos 25 a 30 anos | |
| Câncer de pâncreas | Nenhuma | Apesar dos dados indicando um risco aumentado de câncer de pâncreas em algumas famílias SL, não há evidências suficientes para indicação de rastreamento |
| Câncer de mama | Nenhuma | Apesar de dados indicando risco aumentado para o câncer de mama em algumas famílias SL, não há evidências suficientes para indicação de rastreamento até das recomendações para a população geral |
| Câncer de próstata | Nenhuma | Atualmente, não há evidências suficientes para recomendar a triagem precoce ou mais frequente do câncer de próstata entre homens com SL |

SL: síndrome de Lynch; CCR: câncer colorretal.
Fonte: Adaptado de US Preventive Services Task Force, 2019; Ashton-Ptrolla, 2020; Kuchenbaecker, 2017; Achatz, 2020.

de 25% se o cônjuge do paciente portador for também portador de uma variante patogênica no mesmo gene. Para todos(as) os(as) pacientes portadores(as), é importante discutir riscos reprodutivos (risco para prole de 50%, assumindo que o cônjuge não seja portador) e também mencionar opções reprodutivas como o diagnóstico pré-implantação.

## REFERÊNCIAS

1. Ellis L, Atadja PW, Johnstone RW. Epigenetics in cancer: targeting chromatin modifications. Mol Cancer Ther. 2009;8:1409-20.
2. Hanahan D, Weinberg RA. Hallmarks of cancer: the next generation. Cell. 2011;144(5):646-74.

3. Offit K. The common hereditary cancers. In: Offit K. Clinical cancer genetics: risk counseling and management. New York, Wiley-Liss: 1998.

4. Shields PG, Harris CC. Cancer risks and low-penetrance susceptibility genes in gene environment interactions. J Clin Oncol. 2000;18:2309-15.

5. Ashton-Prolla P, Weitzel JN. Managing people with high and moderate genetic risk: genomic tools to promote effective cancer risk reduction. In: World Cancer Report: Cancer Research for Cancer prevention. World Health Organization: 2020.

6. Draper GJ, Sanders BM, Brownbill PA, et al. Patterns of risk of hereditary retinoblastoma and applications to genetic counseling. Br J Cancer. 1992;66:211-9.

7. Lindor NM, MacMaster ML, Lindor CJ, et al. The concise handbook of family cancer syndromes. 2. ed. J Natl Cancer Inst Monogr. 2008;381:1-93.

8. Risch N. The genetic epidemiology of cancer: interpreting family and twin studies and their implications for molecular genetics approaches. Cancer Epidemiol Biomarkers Prev. 2001;10:733-41.

9. Goldgar DE, Easton DF, Cannon-Albright LA, et al. Systematic population-based assessment of cancer risk in 1st-degree relatives of cancer probands. J Natl Cancer Inst. 1994;86:1600-8.

10. Dong C, Hemminki K. Modification of cancer risk in offsrping by sibling and parental cancers from 2,112,616 nuclear families. Int J Cancer. 2001;92:144-50.

11. US Preventive Services Task Force, Owens DK, Davidson KW, Krist AH, Barry MJ, Cabana M, Caughey AB, et al. Risk assessment, genetic counseling, and genetic testing for BRCA-related cancer: US Preventive Services Task Force Recommendation Statement. JAMA. 2019;322(7):652-665.

12. Tian Y, Kharazmi E, Brenner H, Xu X, Sundquist K, Sundquist J, et al. Calculating Starting age for screening in relatives of patients with colorectal cancer based on data from large nationwide datasets. Gastroenterology. 2020;pii: S0016-5085(20)30446-7.

13. Ramsey SD, Yoon P, Moonesinghe R, et al. Population-based study of the prevalence of family history of cancer: implications for cancer screening and prevention. Genet Med. 2006;8:571-5.

14. Montalban G, Bonache S, Moles-Fernández A, Gisbert-Beamud A, Tenés A, Bach V, et al. Screening of BRCA1/2 deep intronic regions by targeted gene sequencing identifies the first germline BRCA1 variant causing pseudoexon activation in a patient with breast/ovarian cancer. J Med Genet. 2019;56(2):63-74.

15. Garber JE, Offit K. Hereditary cancer predisposition syndromes. J Clin Oncol. 2005;23:276-92.

16. Bryant HE, Schultz N, Thomas HD, et al. Specific killing of BRCA2-deficient tumours with inhibitors of poly(ADP-ribose) polymerase. Nature. 2005;434:913-7.

17. Yates JRW. Tuberous sclerosis. Eur J Hum Genet. 2006;14:1065-73.

18. Graffeo R, Livraghi L, Pagani O, Goldhirsch A, Partridge AH, Garber JE. Time to incorporate germline multigene panel testing into breast and ovarian cancer patient care. Breast Cancer Res Treat 2016;160(3):393–410.

19. Murff HJ, Spigel DR, Syngal S. Does this patient have a family history of cancer? An evidence-based analysis of the accuracy of family cancer history. JAMA. 2004;292:1480-9.

20. Antoniou AC, Pharoah PD, Narod S, et al. Breast and ovarian cancer risks to carriers of the BRCA1 5382insC and 185delAG and BRCA2 6174delT mutations: a combined analysis of 22 population based studies. J Med Genet. 2005;42:602-3.

21. Sun S, Greenwood CM, Thiffault I, et al. The HNPCC associated MSH2*1906G-->C founder mutation probably originated between 1440 CE and 1715 CE in the Ashkenazi Jewish population. J Med Genet. 2005;42:766-8.

22. Achatz MI, Zambetti GP. The inherited p53 mutation in the Brazilian population. Cold Spring Harb Perspect Med. 2016;6(12):a026195.

23. Fassbender WJ, Krohn-Grimberghe B, Gortz B, et al. Multiple endocrine neoplasia (MEN)-an overview and case report--patient with sporadic bilateral pheochromocytoma, hyperparathyroidism and marfanoid habitus. Anticancer Res. 2000;20(6C):4877-87.

24. Vargas FR. Avaliação de risco e aconselhamento genético oncológico. In: Ferreira CG, Rocha JC. Oncologia molecular. Atheneu: Rio de Janeiro; 2004; p. 307-14.

25. Murff HJ, Byrne D, Syngal S. Cancer risk assessment. quality and impact of the family history interview. Am J Prev Med. 2004;27:239-45.

26. Roth FL, Camey SA, Caleffi M, et al. Consistency of self-reported first-degree family history of cancer in a population-based study. Fam Cancer. 2009;8:195-202.

27. Claes K, Dahan K, Tejpar S, De Paepe A, Bonduelle M, Abramowicz M, et al. The genetics of familial adenomatous polyposis (FAP) and MutYH-associated polyposis (MAP). Acta Gastroenterol Belg. 2011;74(3):421-6.

28. Weitzel JN, Lagos VI, Cullinane CA, et al Limited family structure and BRCA gene mutation status in single cases of breast cancer. JAMA. 2007;297:2587-95.

29. Konstantinopoulos PA, Lheureux S, Moore KN. PARP inhibitors for ovarian cancer: current indications, fyture combinations and novel assets in development to targer DNA damage repair. Am Soc Clin Oncol Educ Book. 2020;40:1-16.

30. Latham A, Srinivasan P, Kemel Y, Shia J, Bandlamudi C, Mandelker D, et al. Microsatellite instability is associated with the presence of Lynch syndrome pan-cancer. J Clin Oncol. 2019;37(4):286-295.

31. Beitsch PD, Whitworth PW, Hughes K, Patel R, Rosen B, Compagnoni G, et al. Underdiagnosis of hereditary breast cancer: are genetic testing guidelines a tool or an obstacle? J Clin Oncol. 2019;37(6):453-60.

32. Domchek S, Robson M. Broadening Criteria for BRCA1/2 Evaluation: placing the USPSTF recommendation in context. JAMA. 2019;322(7):619-621. DOI: 10.1001/jama.2019.9688.

33. ASCO. American Society of Clinical Oncology policy statement update: genetic testing for cancer susceptibility. J Clin Oncol. 2003;21(12):2397-406.

34. Narod SA, Foulkes WD. BRCA1 and BRCA2: 1994 and beyond. Nat Rev Cancer. 2004;4:665-76.

35. Scott CL, Jenkins MA, Southey MC, et al. Average age-specific cumulative risk of breast cancer according to type germiline mutations in BRCA1 and BRCA2 estimated from multiple case breast cancer families attending Australian family cancer clinics. Hum Genet. 2003;112:542-51.

36. Thompson D, Easton DF. Cancer Incidence in BRCA1 mutation carriers. J Natl Cancer Inst. 2002;94:1358-65.

37. Kuchenbaecker KB, Hopper JL, Barnes DR, et al. Risks of breast, ovarian, and contralateral breast cancer for BRCA1 and BRCA2 mutation carriers. JAMA. 2017;317(23):2402-16.

38. Hu C, Hart SN, Polley EC, et al. Association between inherited germline mutations in cancer predisposition genes and risk of pancreatic cancer. JAMA. 2018;319(23):2401-2409.

39. Nyberg T, Frost D, Barrowdale D, et al. Prostate cancer risks for male BRCA1 and BRCA2 mutation carriers: a prospective cohort study. Eur Urol. 2020;77(1):24-35.

40. NCCN Guidelines. 2020. Version National Comprehensive Cancer Network [homepage on the Internet]. Disponível em: http://www.nccn.org (8 Maio 2020).

41. Tonin P, Weber B, Offit K, et al. Frequency of recurrent BRCA1 and BRCA2 mutations in Ashkenazi Jewish breast cancer families. Nat Med. 1996;2:1179-83.

42. Achatz MI, Caleffi M, Guindalini R, Marques RM, Nogueira-Rodrigues A, Ashton-Prolla P. Recommendations for advancing the diagnosis and management of hereditary breast and ovarian cancer in Brazil. JCO Glob Oncol. 2020;6:439-52.

43. Guindalini RSC, Zheng Y, Abe H, et al. Surveillance with biannual dynamic contrast-enhanced magnetic resonance imaging downstages breast cancer in brca1 mutation carriers. Clin Cancer Res. 2019;25:1786-94.

44. Meijers-Heijboer H, van Geel B, van Putten WL, et al. Breast cancer after prophylactic bilateral mastectomy in women with a BRCA1 or BRCA2 mutation. N Engl J Med. 2001;345:159-64.

45. Kurian AW, Sigal BM, Plevritis SK. Survival analysis of cancer risk reduction strategies for BRCA1/2 mutation carriers. J Clin Oncol. 2010;28:222-31.

46. Heemskerk-Gerritsen BAM, Jager A, Koppert LB, Obdeijn AI, Collée M, Meijers-Heijboer HEJ, et al. Survival after bilateral risk-reducing mastectomy in healthy BRCA1 and BRCA2 mutation carriers. Breast Cancer Res Treat. 2019;177(3):723-733.

47. Bethan Powell C, Kenley E, Chen L, et al. Risk-reducing salpingo-oophorectomy in BRCA mutation carriers: role of serial sectioning in the detection of occult malignancy. J Clin Oncol. 2005;23:127-32.

48. Finch AP, Lubinski J, Møller P, Singer CF, Karlan B, Senter L, et al. Impact of oophorectomy on cancer incidence and mortality in women with a BRCA1 or BRCA2 mutation. J Clin Oncol. 2014;32(15):1547-53.

49. Cuzick J, Powles T, Veronesi U, et al. Overview of the main outcomes in breast-cancer prevention trials. Lancet. 2003;361:296-300.

50. Palmero EI, Achatz MI, Ashton-Prolla P, et al. Tumor protein 53 mutations and inherited cancer: beyond Li-Fraumeni syndrome. Curr Opin Oncol. 2010;22:64-9.

51. Li FP, Fraumeni JF Jr. Rhabdomyosarcoma in children: epidemiologic study and identification of a familial cancer syndrome. J Natl Cancer Inst. 1969;43:1365-73.

52. Li FP, Fraumeni JF Jr, Mulvihill JJ, et al. A cancer family syndrome in twenty-four kindreds. Cancer Res. 1988;48:5358-62.

53. Birch JM, Alston RD, McNally RJ, et al. Relative frequency and morphology of cancers in carriers of germline TP53 mutations. Oncogene. 2001;20:4621-8.

54. Chompret A, Abel A, Stoppa-Lyonnet D, et al. Sensitivity and predictive value of criteria for p53 germline mutation screening. J Med Genet. 2001;38:43-7.

55. Tinat J, Bougeard G, Beart-Desurmont, et al. 2009 version of the Chompret Criteria for Li Fraumeni syndrome. J Clin Oncol. 2009;27:e108-110.

56. Malkin D, Li FP, Strong LC, et al. Germ line p53 mutations in a familial syndrome of breast cancer, sarcomas, and other neoplasms Science. 1990;250:1233-8.

57. Bougeard G, Sesboüé R, Baert-Desurmont S, Vasseur S, Martin C, Tinat J, Brugières L, et al. working group. Molecular basis of the Li-Fraumeni syndrome: an update from the French LFS families. J Med Genet. 2008;45:535-8.

58. Olivier M, Eeles R, Hollstein M, et al. The IARC TP53 database: new online mutation analysis and recommendation to users. Hum Mutat. 2002;19:607-14.

59. Kratz CP, Achatz MI, Brugières L, Frebourg T, Garber JE, Greer MC, et al. Cancer Screening Recommendations for individuals with Li-Fraumeni syndrome. Clin Cancer Res. 2017;23(11):e38-e45.

60. Biller LH, Syngal S, Yurgelun MB. Recent advances in Lynch syndrome. Fam Cancer. 2019;18(2):211-219.

61. Dominguez-Valentin M, Sampson JR, Seppälä TT, Ten Broeke SW, Plazzer JP, Nakken S, et al. Cancer risks by

gene, age, and gender in 6350 carriers of pathogenic mismatch repair variants: findings from the prospective Lynch syndrome database. Genet Med. 2020;22(1):15-25.

62. Samadder NJ, Smith KR, Wong J, Thomas A, Hanson H, Boucher K, et al. Cancer risk in families fulfilling the Amsterdam criteria for Lynch syndrome. JAMA Oncol. 2017;3(12):1697-1701.

63. Umar A, Boland CR, Terdiman JP, Syngal S, de la Chapelle A, Rüschoff J, et al. Revised Bethesda Guidelines for hereditary nonpolyposis colorectal cancer (Lynch syndrome) and microsatellite instability. J Natl Cancer Inst. 2004;96(4):261-8.

64. Syngal S, Fox EA, Eng C, et al. Sensitivity and specificity of clinical criteria for hereditary non-polyposis colorectal cancer associated mutations in MSH2 and MLH1. J Med Genet. 2000;37:641-5.

65. Kastrinos F, Steyerberg EW, Mercado R, Balmaña J, Holter S, Gallinger S, et al. The PREMM(1,2,6) model predicts risk of MLH1, MSH2, and MSH6 germline mutations based on cancer history. Gastroenterology. 2011;140(1):73-81. Erratum in: Gastroenterology. 2012;143(5):1399.

66. Cerretelli G, Ager A, Arends MJ, Frayling IM. Molecular pathology of Lynch syndrome. J Pathol. 2020;250(5):518-31.

67. Svrcek M, Lascols O, Cohen R, Collura A, Jonchère V, Fléjou JF, et al. MSI/MMR-deficient tumor diagnosis: which standard for screening and for diagnosis? Diagnostic modalities for the colon and other sites: differences between tumors. Bull Cancer. 2019;106(2):119-28.

68. Syngal S, Brand RE, Church JM, Giardiello FM, Hampel HL, Burt RW. American College of Gastroenterology. ACG clinical guideline: Genetic testing and management of hereditary gastrointestinal cancer syndromes. Am J Gastroenterol. 2015;110(2):223-62.

69. Durno C, Boland CR, Cohen S, Dominitz JA, Giardiello FM, Johnson DA, et al. Recommendations on Surveillance and management of biallelic mismatch repair deficiency (BMMRD) syndrome: a consensus statement by the US Multi-Society Task Force on Colorectal Cancer. Gastroenterology. 2017;152(6):1605-1614.

# 9

# Câncer como Doença Infecciosa

Laura Sichero
Luisa Lina Villa
Lara Termini

## DESTAQUES

- Um em cada sete casos de câncer está associado a infecções virais. Adicionalmente, incluindo-se os casos de câncer associados às infecções por bactérias ou parasitas, estima-se que cerca de 18% dos casos de câncer estejam relacionados causalmente a doenças infecciosas.
- Existem evidências epidemiológicas e biológicas que fundamentam o vínculo etiológico entre certos DNA-vírus e RNA-vírus e diversos tipos de câncer.
- Entre os RNA-vírus (incluindo retrovírus), destacam-se: (i) HTLV-1, associado ao linfoma de células T; (ii) HIV-1, associado a um estado de imunodeficiência secundária que predispõe ao desenvolvimento de lesões neoplásicas associadas a infecções oportunistas por outros vírus; (iii) HCV, associados à hepatite C.
- Entre os DNA-vírus, destacam-se: (i) HBV (vírus da hepatite B), associado ao desenvolvimento do hepatocarcinoma; (ii) HPV (papilomavírus humano) que apresenta tipos associados ao alto risco de desenvolvimento do carcinoma de colo de útero, vulva, vagina, canal anal, pênis e orofaringe; (iii) EBV (vírus de Epstein-Barr), associado aos carcinoma nasofaríngeo, ao linfoma de Hodgkin e às doenças imunoproliferativas em pacientes imunodeprimidos; (iv) KSHV (herpesvírus associado ao sarcoma de Kaposi).
- Proteínas codificadas por genes virais interferem em vias essenciais de controle de proliferação celular ou de evasão à morte celular, resultando no processo de transformação maligna.
- Bactérias, como *Helicobacter pylori*, e helmintos, como *Schistosoma haematobium*, entre outras, são consideradas agentes carcinogênicos do grupo 1 pela Agência Internacional de Pesquisa sobre o Câncer. A infecção crônica por esses patógenos está associada ao desenvolvimento do câncer.

## INTRODUÇÃO

A Agência Internacional de Pesquisa sobre o Câncer (International Agency for Research on Cancer, IARC) da Organização Mundial da Saúde (OMS) categoriza os diferentes agentes carcinogênicos em humanos em (Quadro 9.1): carcinogênicos (grupo 1); provavelmente carcinogênicos (grupo 2A); possivelmente carcinogênicos (grupo 2B); não classificáveis (grupo 3); ou provavelmente não carcinogênicos (grupo 4).

Os agentes biológicos para os quais existem evidências funcionais e epidemiológicas suficientes para serem classificados como carcinogênicos em humanos são: EBV; HBV e HCV; vírus da imunodeficiência humana (HIV-1); KSHV; vírus linfotrópico humano de células T (HTLV-1); alguns tipos de HPV; além dos agentes não virais *Helicobacter pylori*, *Clonorchis sinensis*, *Opisthorchis viverrini* e *Schistosoma haematobium* (Tabela 9.1). Ademais, mais recentemente o poliomavírus de Merkel (MCPyV) foi classificado como carcinogênico do grupo 2A em virtude de sua associação com o desenvolvimento de carcinoma de células de Merkel. Infecções crônicas por esses vírus, bactérias ou parasitas podem desencadear o desenvolvimento de câncer. Estima-se que em torno de 15% dos cânceres que afetam a população mundial estão associados a infecções virais e que, quando agregados os agentes bacterianos e parasitas, essa taxa atinge aproximadamente 18%.[1]

Inicialmente, os estudos epidemiológicos sugerem a importância de um organismo como agente etiológico de uma neoplasia. Por exemplo, observa-se que a incidência do tumor é maior em pessoas infectadas em comparação àquelas não infectadas, e a presença do agente biológico precede a do tumor. Ademais, as distribuições geográficas da infecção e do tumor devem coincidir. No entanto, para se estabelecer o vínculo etiológico, é preciso preencher alguns postulados biológicos, como a detecção do organismo ou de seu material genético em todos os casos de doença e, ainda mais contundente, observar a colocalização do agente com as lesões neoplásicas. Deve ser pos-

**Quadro 9.1. Agentes biológicos considerados carcinógenos do tipo 1 pela Agência Internacional de Pesquisa sobre o Câncer da Organização Mundial da Saúde**

| VÍRUS | TUMORES ASSOCIADOS | POSSÍVEIS TUMORES ASSOCIADOS |
|---|---|---|
| **Vírus de RNA** | | |
| HTLV-1 | Leucemia de células T adultas<br>Linfoma de células T adultas | – |
| HIV-1 | Linfoma não Hodgkin<br>Sarcoma de Kaposi<br>Linfoma de Hodgkin<br>Carcinoma hepático | Câncer anogenital, câncer cutâneo não melanoma, carcinoma hepatocelular |
| HCV | Linfoma não Hodgkin | Colangiocarcinoma |
| **Vírus de DNA** | | |
| HBV | Carcinoma hepático | Linfoma não Hodgkin |
| HPV | Carcinoma cutâneo<br>Carcinoma do canal anal<br>Câncer genital (colo do útero, vulva, vagina, pênis)<br>Carcinoma de cavidade oral e tonsilas orofaringe<br>Condilomas orais e genitais | Câncer de laringe |
| EBV | Linfoma de Burkitt<br>Linfoma imunoblástico<br>Carcinoma nasofaríngeo<br>Linfoma de Hodgkin | Carcinoma gástrico |
| KSHV | Sarcoma de Kaposi | Doença de Castleman |
| **Bactérias** | | |
| *Helicobacter pylori* | Carcinoma gástrico<br>Linfoma gástrico | – |
| **Helmintos** | | |
| *Clonorchis sinensis* | Colangiocarcinoma | – |
| *Opisthorchis viverrini* | Colangiocarcinoma | – |
| *Schistosoma haematobium* | Câncer de bexiga | – |

HTLV-1: vírus linfotrópico humano de células T; HIV: vírus da imunodeficiência humana; HCV: vírus da hepatite C; HBV: vírus da hepatite B; HPV: papilomavírus humano; EBV: vírus Epstein-Barr; KSHV: herpesvírus associado ao sarcoma de Kaposi.
Fonte: Desenvolvido pela autoria.

sível também isolar o agente infeccioso das lesões, ser possível cultivá-lo em laboratório, além de ser possível reproduzir a doença quando obtida *in vitro* e reinoculada no animal. Um obstáculo importante para implicar agentes biológicos em neoplasias humanas está na complexidade da doença e do organismo humano, uma vez que a doença normalmente ocorre mais tarde na vida, com um padrão de incidência que indica uma origem multifatorial.

## VÍRUS ASSOCIADOS A TUMORES EM HUMANOS

O conhecimento acerca dos vírus e das neoplasias associadas foi beneficiado pelo desenvolvimento e aprimoramento de técnicas de cultivo celular e de tecidos em laboratórios. Essa abordagem experimental vem permitindo definir a função de muitos genes virais. A infecção por alguns vírus induz ao fenótipo maligno, em um processo conhecido como transformação celular e que tem um papel crucial na carcinogênese. Nas células transformadas, o DNA viral está geralmente integrado ao genoma do hospedeiro, as células se propagam em cultura indefinidamente (imortalização celular) e apresentam altas taxas de metabolismo e replicação. Além disso, quando essas células são injetadas em animais, frequentemente dão origem a tumores malignos.[2]

Os vírus associados ao desenvolvimento de neoplasias em humanos não são agentes carcinogênicos eficientes, uma vez que apenas poucos indivíduos infectados desenvolvem os tumores associados, indicando, assim, que a infecção viral é apenas um dos elementos promotores do câncer. Vários fatores adicionais são necessários, incluindo a presença de outros carcinógenos (p. ex., a luz ultravioleta e o fumo), a ação de agentes que afetam a imunidade do hospedeiro contra o vírus e as células tumorais, além do acúmulo de mutações celulares. Ainda assim, em uma boa parte dos casos, por um lado, o desenvolvimento do tumor é a consequência direta da infecção viral e da expressão de genes virais específicos, uma vez que a infecção pode resultar na inflamação crônica e no estímulo da proliferação celular. Por outro lado, em outros casos, os fatores adicionais parecem ser mais importantes que a própria infecção viral.

Os vírus oncogênicos são bastante heterogêneos na complexidade de seus genomas, nos tipos de neoplasias induzidas e nos requerimentos de cofatores necessá-rios para a tumorigênese.[2] Estes incluem membros de quase todas as famílias de vírus de DNA. Entre os vírus de RNA oncogênicos, todos são retrovírus, exceto o HCV, que é um flavivírus. Seguem, em maior detalhe, as associações entre agentes infecciosos e câncer, cujas evidências acumuladas são suficientemente fortes para estabelecimento ou sugestão do vínculo etiológico.

### Vírus linfotrópico humano de células T

A infecção de linfócitos pelo vírus linfotrópico humano de células T (HTLV-1) está associada ao desenvolvimento de leucemias e linfomas de linfócitos T. Estima-se que entre 15 e 20 milhões de pessoas estão infectadas pelo HTLV-1 ao redor do mundo.[3] Regiões com alta prevalência de HTLV-1, como o Sudoeste do Japão, também apresentam alta prevalência desses tumores. O HTLV-1 também é endêmico em outras regiões como a África Central, América do Sul e Central e em populações aborígenes da Austrália. A prevalência da infecção por HTLV-1 aumenta com a idade e é maior entre as mulheres.[4] Apenas 3% a 5% dos indivíduos infectados desenvolvem leucemias, com um período de latência que varia entre 20 e 60 anos. A taxa de incidência é de aproximadamente 2 a 4 por 100 mil pessoas/ano, e indivíduos do sexo masculino apresentam um risco de desenvolvimento de leucemia 3 a 5 vezes maior em comparação às mulheres infectadas. A transmissão ocorre pelo sêmen e sangue, mas principalmente através do leite materno. Uma vez que a exposição ao leite materno parece estar associada ao desenvolvimento de linfomas e leucemias, uma das maneiras de prevenir a transmissão desse vírus inclui a suspensão da amamentação por mães infectadas.

O HTLV-1 é um retrovírus que infecta preferencialmente células T CD4+, sendo a infecção transmitida por contato direto célula-célula. A transformação celular de células T CD4+ em virtude da infecção por HTLV-1 foi observada tanto *in vitro* como *in vivo*. As células tumorais apresentam o genoma viral integrado ao DNA celular, estabelecendo uma infecção persistente.[5] A ação do HTLV-1 ocorre pela expressão dos genes TAX e HBZ cujos produtos proteicos são reguladores transcricionais e pós-transcricionais, respectivamente. Esses genes virais não apresentam homologia com nenhum gene celular.[3] TAX-1 é uma fosfoproteína de 40 kd que regula transcricionalmente a expressão de genes importantes para a progressão do ciclo celular como as ciclinas A, D2 e E, além de genes envolvidos no reparo de DNA e apoptose.[7] Essa proteína também ativa a transcrição viral quando complexada a proteínas celulares. Assim, TAX-1 é capaz de imortalizar células T primárias, transformar fibroblastos de roedor e induzir tumores em camundongos transgênicos que expressem essa proteína. Mais recentemente, foi identificado o gene *HBZ*, cujo transcrito tem sido detectado em todas as células oriundas dos linfomas HTLV-1 positivos. Esta proteína tem papel importante na promoção da proliferação de células T e na inibição de apoptose e de autofagia.[8]

A perturbação do mecanismo de vigilância imunológica causada por esses vírus deve também ser visto como central na indução das neoplasias. Anticorpos contra proteínas virais estão presentes em indivíduos infectados, entretanto ainda não se sabe sobre a influência destes sobre a patogênese associada a essas infecções.

### Vírus da imunodeficiência humana-1

O vírus da imunodeficiência humana-1 (HIV-1) é linfotrópico, uma vez que o receptor celular desse vírus é a molécula CD4. A infecção por HIV resulta na síndrome da imunodeficiência adquirida (aids). A cada ano, são registradas aproximadamente 5 milhões de novas infecções por HIV e 3 milhões de mortes por aids ao redor do mundo.[9] O HIV-1 é transmitido através do sêmen, placenta, leite materno e sangue. O tempo entre a infecção aguda e o desenvolvimento de aids, definido pelo baixo número de células T CD4+, pode variar entre 6 meses e até 25 anos.[10] Acredita-se que fatores genéticos virais e celulares e do hospedeiro tenham um papel determinante nessas diferenças.

Embora o genoma viral se encontre integrado ao celular, esse vírus não causa a transformação maligna diretamente, uma vez que não expressa oncogenes próprios. Entretanto, pela interação direta entre o envelope viral e o receptor celular CD4 e o correceptor de quimiocina CCR5 ou CXCR4, o HIV-1 infecta e destrói as células T CD4+ que são críticas para a resposta imune efetiva. Assim, o dano causado ao sistema imune resulta em aumento da suscetibilidade às infecções por bactérias, outros vírus, fungos e protozoários, resultando no aparecimento de linfomas, melanomas, carcinomas cutâneos e mucosos. De fato, as neoplasias associadas à aids estão geralmente associadas às infecções virais oportunista, incluindo o sarcoma de Kaposi causado pela infecção com herpesvírus-8 (HHV-8), linfomas não Hodgkin associados à infecção por EBV, e carcinoma cervical e de canal anal associado à infecção por HPV. Entretanto, foi também sugerido o envolvimento direto do HIV-1 no desenvolvimento do sarcoma de Kaposi em razão da capacidade da proteína viral TAT (importante reguladora transcricional viral) em estimular a proliferação celular das células tumorais. Persiste, portanto, o conceito de que o defeito progressivo na resposta imune celular é essencial para a proteção contra uma variedade de patógenos responsáveis pela morbidade e pela mortalidade por neoplasia nos indivíduos infectados.

Durante a replicação desses genomas virais, ocorre uma alta taxa de mutação. A grande variabilidade de HIV-1 é um aspecto fundamental no que concerne à resistência à terapia utilizando-se drogas antivirais[11] e à dificuldade no desenvolvimento de vacinas profiláticas,[12] apesar das inúmeras iniciativas. Ainda assim, a introdução de HAART (terapia antiretroviral de alta atividade) melhorou substancialmente a sobrevida de pacientes infectados pelo HIV-1, ocasionando a redução da incidência de diversas doenças associadas à infecção pelo HIV-1, incluindo alguns tipos de câncer.[13]

### HCV

A associação entre a infecção pelo HCV e o desenvolvimento do carcinoma hepático foi descrita. A infecção por HCV causa uma inflamação hepática mais severa do que a a causada pelo HBV, e aproximadamente 25% de portadores crônicos de HCV desenvolvem a cirrose hepática e o carcinoma hepático. Ademais, outras manifestações extra-hepáticas estão também associadas à infecção por HCV, como o linfoma não Hodgkin.[14] Estima-se que aproximadamente 71 milhões de pessoas no mundo estão infectadas por HCV.[15] O HCV é transmitido principalmente por transfusão sanguínea, transplante de órgãos e uso de drogas injetáveis.

Hepatócitos constituem o maior sítio de replicação do HCV e contêm abundância de RNA viral. Entretanto, existem limitadas evidências de que o HCV seja um vírus diretamente oncogênico. Embora o genoma viral seja detectado no tecido tumoral e nos fluidos corpóreos dos indivíduos soropositivos, a possibilidade de o mecanismo de transformação ser por meio de mutagênese insercional foi descartada. Isso porque esses vírus não dependem da integração ao genoma celular para replicar. A fibrose hepática derivada da inflamação crônica demonstrou-se ser um fator crucial predisponente de desenvolvimento de hepatocarcinoma. Recentemente, foi sugerido um papel da proteína do core viral no processo tumorigênico: camundongos transgênicos para o gene da proteína do core ou que superexpressam essa proteína desenvolvem o carcinoma hepatocelular.[16] A proteína core de HCV modula diferentes vias de sinalização celular envolvidas na regulação do ciclo celular, proliferação, apoptose, estresse oxidativo e metabolismo de lipídeos.[17] Adicionalmente, tem sido observado que a proteína viral NS3 se liga à proteína supressora tumoral p53, além de ser capaz de imortalizar fibroblastos NIH3T3. A proteína viral NS5A demonstrou-se como um regulador negativo da expressão de p21 (inibidor de quinase dependente de ciclina) e, dessa forma, desencadeia a proliferação celular.

O dano hepático crônico acoplado à inflamação é fator fundamental para o desenvolvimento das lesões. A severidade e a taxa de progressão da inflamação, além da extensão da fibrose do fígado, são variáveis entre os pacientes infectados com HCV.[18] Foi sugerido que a extensão da lesão está relacionada ao número de células infectadas no fígado. Ademais, um pior prognóstico é observado em etilistas e em indivíduos do sexo masculino.[19]

## HBV

A infecção crônica de hepatócitos pelo HBV está associada ao desenvolvimento do câncer primário de fígado. Aproximadamente 400 milhões de pessoas em todo o mundo estão infectadas por HBV, sendo detectados a cada ano mais de 5 milhões de novas infecções, principalmente em recém-nascidos, resultantes da transmissão vertical.[20] A maior parte das infecções é assintomática, ou com sintomas moderados, principalmente em crianças. A idade em que um indivíduo se infecta por HBV é o principal fator de risco determinante de desenvolvimento de infecção crônica: nas infecções que ocorrem durante a infância, há maior probabilidade de persistência viral. Ainda assim, apenas uma minoria das pessoas infectadas por HBV desenvolve a neoplasia, o que ressalta a importância

de outros fatores de risco como o fumo, o consumo de álcool ou de alimentos contaminados por fungos, especificamente que gerem aflotoxina B1. Indivíduos permanentemente infectados podem ficar assintomáticos e que pareçam saudáveis por muitos anos, entretanto alguns desenvolvem hepatite severa, que pode eventualmente evoluir para cirrose e carcinoma hepático. O HBV é detectado no sangue e no sêmen de pessoas infectadas, sendo transmitido através de fluidos corpóreos. Ademais, durante a infecção aguda e crônica, são produzidas grandes quantidades de partículas compostas apenas pelo envelope viral (HBsAg), que são liberadas na circulação sanguínea e facilmente detectáveis.

O desenvolvimento do carcinoma hepático após a infecção por HBV envolve uma combinação de mecanismos. Embora não seja requerida para a replicação viral, a integração ao genoma celular é frequentemente observada em infecções crônicas e no câncer, o que indica que a ação transformante de HBV ocorre, ao menos em parte, por mutagênese insercional. Esta resulta na desregulação de c-MYC e de outros oncogenes e na inativação de genes supressores de tumor.[21] Além disso, há muito se discute o potencial oncogênico do produto do gene X (HBx) viral. Essa proteína é o único produto viral consistentemente presente nas células tumorais, sendo essencial no estabelecimento da infecção produtiva. Além disso, HBx vem sendo associada à ativação de vias de transdução de sinal que promovem a expressão de genes celulares associados à proliferação e ao sistema de reparo do DNA. Ademais, essa proteína viral é capaz de ativar promotores que apresentam sequências específicas para fatores celulares, por exemplo, NF-kB, ATF/CREB, NFAT, AP1, c/EBP e p53. Estudos in vitro têm também demonstrado que a proteína HBx se liga a p53, prevenindo sua entrado no núcleo.[22] Dessa maneira, são favorecidas a propagação de mutações e a estabilização do fenótipo maligno. Além disso, o desenvolvimento da doença hepática está associado à resposta imune celular provocada pelo vírus, principalmente pela indução de linfócitos T citotóxicos que atacam os hepatócitos infectados. Esse dano hepático crônico pode, ao longo dos anos, progredir à cirrose e ao carcinoma.

O câncer hepático causado por HBV pode ser prevenido por imunização. Os programas de vacinação têm obtido sucesso em diminuir o número de indivíduos infectados em muitas partes do mundo. À medida que a cobertura vacinal se amplia, a expectativa é de redução significativa dos tumores hepáticos causados por esse vírus, o que de fato já se começa a observar principalmente entre adultos jovens. Ademais, o desenvolvimento do tumor pode ser controlado, com eficácias variáveis, empregando-se interferon alfa e/ou lamivudina.[23,24]

## HPV

O câncer de colo do útero é o segundo tipo de neoplasia mais comum entre as mulheres no mundo todo, sendo que aproximadamente 80% dos casos ocorrem nos países em desenvolvimento. As taxas mais altas de incidência dessa neoplasia são observadas na América do Sul, na África e no Sul asiático. Na Europa e na América do Norte, esses tumores são menos comuns, e são extremamente raros em alguns países do Oriente Médio. O principal fator etiológico do câncer de colo do útero é a infecção por HPV, cujo DNA é detectado em mais de 99% dos casos.[25] Esses vírus são transmitidos sobretudo por contato sexual e aproximadamente 20% e 50% das mulheres e homens sexualmente ativos encontram-se infectados.[26] Apesar da alta prevalência, a maior parte das infecções não ocasiona o desenvolvimento de sintomas e o aparecimento de lesões visíveis. De fato, a maioria das infecções é eliminada pelo sistema imunológico em períodos de tempo variáveis. A infecção persistente por determinados tipos de HPV é considerada o principal fator de risco para o desenvolvimento de lesões precursoras do carcinoma do colo uterino.[27] Os estudos de história natural das infecções por HPV revelam que o tempo entre a infecção primária por tipos de HPV de alto risco oncogênico e o desenvolvimento de neoplasias intraepiteliais cervicais, carcinoma *in situ* e câncer invasivo é relativamente longo. Neoplasias intraepiteliais cervicais têm um pico de incidência entre 25 e 30 anos de idade, enquanto a incidência de câncer cervical está entre 45 e 55 anos. A progressão das lesões precursoras para o carcinoma depende de uma série de fatores, entre os quais se destacam: múltiplos parceiros sexuais, a idade precoce da primeira relação sexual, o fumo e o uso de contraceptivos orais.

Foram descritos mais de 200 tipos de HPV, dos quais aproximadamente 40 infectam o trato anoge-

nital. Alguns desses tipos são denominados "HPV de alto risco oncogênico", já que epidemiologicamente estão associados ao desenvolvimento da neoplasia maligna. A IARC classifica como carcinogênico em humanos os HPV-16, 18, 31, 33, 35, 39, 45, 51, 52, 56, 58, 59 e 66.[1] O HPV-16 é encontrado em 50% de todos os cânceres do colo uterino. A detecção de HPV-18 varia de 10% a 20% em amostras de tumor da cérvice uterina.[28] Adicionalmente as infecções persistentes por HPV de alto risco oncogênico estão associadas ao desenvolvimento de câncer de vagina e vulva em mulheres, câncer de pênis em homens, além de tumores de ânus e orofaringe em ambos os sexos.[29] Em algumas partes do mundo, os HPV, principalmente o HPV-16, constituem a principal causa do aumento das taxas de câncer na orofaringe, sendo a maior parte destas infecções adquiridas por sexo oral.[30] Indivíduos diagnosticados com câncer de orofaringe associada à infecção por HPV tendem a ser mais jovens e a ter melhor prognóstico em comparação aos tumores induzidos por fumo e álcool.

Os HPV expressam duas oncoproteínas sem homólogos celulares, E6 e E7, que se associam com muitas proteínas celulares, destacando-se as proteínas supressoras de tumor TP53 e pRb, respectivamente, resultando na sua degradação e, consequentemente, na proliferação celular desregulada e na alteração do programa de diferenciação dos queratinócitos infectados.[31] Essas proteínas cooperam na imortalização de queratinócitos humanos *in vitro* e são os únicos genes do HPV expressos constitutivamente nas linhagens celulares derivadas de carcinoma cervical[2] e nos tumores. Adicionalmente foram descritas as interações de E6 com outras proteínas celulares, como ERC55, paxilina, hDlg, E6-AP, E6-BP, E6TP1, telomerase, BAK, CBP e p300, que estão envolvidas na transdução de sinal, apoptose e regulação da transcrição. A proteína E7 foi também descrita por interagir com outras proteínas celulares que regulam a proliferação como p107, p130, HDAC (histona deacetilase), AP1, ciclinas, CDK (quinases dependentes de ciclina) e inibidores de CDK.

Vacinas profiláticas contra os tipos mais frequentes de HPV, tanto associados ao câncer – HPV-16 e HPV-18 – como causadores das verrugas genitais e papilomatose respiratória recorrente – HPV-6 e HPV-11 –, já estão disponíveis em muitos países, inclusive no Brasil. Inúmeros ensaios clínicos, realizados em mulheres e homens em todo o mundo, revelaram a alta eficácia para prevenção de infecções persistentes e das lesões de colo uterino, vulva, vagina, pênis e ânus associadas aos tipos de HPV incluídos nas vacinas.[32] Além disso, pode ser considerada segura, sendo tolerada em indivíduos de distintas idades e gênero. Mais recentemente, foi aprovada uma vacina capaz de proteger da infecção por nove tipos distintos de HPV.[33] A rápida incorporação dessas vacinas vem ao encontro da necessidade de adoção de medidas preventivas mais eficazes contra tumores que afetam centenas de milhares de indivíduos a cada ano, em todo o mundo. Passados 12 anos da introdução destas vacinas em programas nacionais de imunização, já é possível observar a redução significativa de verrugas genitais e de lesões precursoras do câncer do colo do útero.[34] Países como Austrália, Canadá, Dinamarca, Escócia e Estados Unidos estimam que em poucas décadas será possível reduzir significativamente o câncer de colo do útero, ou mesmo eliminá-lo.

## EBV

A infecção por EBV está associada ao desenvolvimento de neoplasias como o carcinoma nasofaríngeo, o linfoma de Hodgkin e a doença imunoproliferativa em pacientes imunodeprimidos. Está também associada ao desenvolvimento do linfoma de Burkitt, principalmente em áreas como a África, em que a malária é hiperendêmica.[35] O DNA viral é detectado nos tumores nasofaríngeos e em aproximadamente 95% das amostras de linfoma de Burkitt. O EBV é transmitido pela saliva e por fluidos do trato aéreo respiratório. Inicialmente, as células epiteliais são infectadas e, depois, a infecção se espalha para os linfócitos B, que são os principais hospedeiros para esses vírus. Mundialmente, mais de 90% das pessoas tornam-se infectadas na infância, quando a infecção resulta em poucos sintomas ou é assintomática. Embora muitos indivíduos estejam persistentemente infectados por EBV que são potencialmente oncogênicos, apenas uma pequena porcentagem desenvolve os tumores associados ao vírus.

O genoma viral permanece não integrado dentro das células hospedeiras e seu efeito oncogênico deriva da expressão de poucos dos 90 genes presentes no genoma do EBV. Entre estes, apenas alguns são importantes para a infecção latente e estão associados à imortalização celular. Entre os quais está o gene que codifica a proteína de membrana LMP1 que se parece a um receptor de superfície celular e que é essencial para a transformação de linfócitos B. Essa proteína induz a expressão de BCL2, uma proteína que antagoniza a morte celular por apoptose,[36] além de induzir a atividade de telomerase.[37] Ademais, ao menos quatro vias de transdução de sinal estão associadas à atividade de LMP1: a de NF-kB; de JNK-AP1; de p38 MAPK; e de JAK-STAT. A proteína EBNA1, expressa constitutivamente em linfoma de Burkitt, é oncogênica em camundongos transgênicos. Essa proteína tem papel importante para o controle da replicação e transcrição viral e pode, portanto, servir como alvo terapêutico para o tratamento de tumores induzidos por EBV.[38]

Uma anormalidade genética frequentemente detectada em células tumorais infectadas por EBV consiste de um rearranjo cromossômico em que o gene celular *c-MYC* posiciona-se próximo à região promotora de um gene de imunoglobulina resultando, assim, na superexpressão de MYC.[39]

## KSHV

Em 1994, foi observado que células tumorais oriundas de sarcoma de Kaposi continham DNA de um novo tipo de herpesvírus. O vírus isolado foi denominado "herpesvírus associado ao sarcoma de Kaposi" (KSHV) e finalmente designado como HHV-8. Esse vírus pode ser detectado quase mundialmente, entretanto estudos sorológicos indicam que o KSHV é mais prevalente na África Central e diferentes países da América do Sul, em comparação à América do Norte, Europa e Ásia. Ainda mais, é mais comumente detectado entre homens homossexuais[40] e nos indivíduos infectados por HIV-1. O KHSV é principalmente transmitido pela saliva, embora exista a probabilidade de transmissão sexual e por sangue também. O risco de se desenvolver sarcoma de Kaposi está associado à prevalência de KSHV ao redor do mundo. Adicionalmente, existe boa evidência que associa a infecção por KSHV a outros tipos de tumores derivados de células B,[41] como ao linfoma de efusão primária. O mecanismo de oncogênese mediado por esse vírus ainda não está elucidado. O genoma viral apresenta genes como K1 e K9, cujos produtos têm potencial capacidade transformante. Foi ademais demonstrado que a proteína latente LANA interage com as proteínas supressoras tumorais TP53 e pRb,[42] inibindo, assim, a apoptose e a regulação adequada do ciclo celular. Ademais, HHV-8 apresenta homólogos de oncogenes celulares.

## MCPyV

Estudos sorológicos tem demonstrado que a infecção por MCPyV é adquirida na infância, e que em torno de 60% e 80% dos adultos foram expostos a este vírus.[43] MCPyV foi inicialmente isolado de um carcinoma de células de Merkel,[44] uma rara neoplasia cutânea primária neuroendócrina agressiva. As proteínas virais sT e LT interagem com proteínas celulares regulatórias importantes como pRb.[45] Foi demonstrado que a proteína sT de MCPyV é capaz de transformar fibroblastos imortalizados de roedores.[46] Embora muito ainda esteja por ser esclarecido no que concerne ao modo de transmissão e patogenicidade, o MCPyV foi classificado pela IARC como carcinogênico do grupo 2A.

## Agentes biológicos não virais associados a tumores em humanos

A IARC categorizou a bactéria *H. pylori* e os helmintos *O. viverrini*, *Clonorchis sinensis* e *S. haematobium* como agentes carcinogênicos do grupo 1. Acredita-se que o processo de infecção crônica por esses agentes seja a principal causa do desenvolvimento das neoplasias malignas a eles associadas.[47]

### *H. pylori*

*H. pylori* é uma bactéria gram-negativa, flagelada e espiralada, que coloniza o trato gastrointestinal de aproximadamente 50% da população mundial. A infecção por esse patógeno ocorre geralmente na primeira infância e pode permanecer durante toda a vida. Em todos os indivíduos infectados, ocorre um processo inflamatório cuja evolução é extremamente variável. A maior parte dos indivíduos infectados não apresenta sintomas; no entanto, há uma porcentagem que desenvolve gastrite sintomática, úlceras gástricas, úlceras duodenais, adenocarcinoma gástrico e linfoma gástrico MALT.[48-51]

O câncer gástrico é a terceira neoplasia mais comum entre os homens e a quinta entre as mulheres.[52] A incidência do câncer gástrico está diminuindo em países desenvolvidos, mas a incidência mundial geral está aumentando e estimou-se para o ano de 2018 a detecção de aproximadamente mais de 1 milhão de casos.[53,54] Em 1994, esse patógeno foi classificado pela IARC como carcinógeno do tipo 1, por estar diretamente associado ao câncer gástrico.[55] A prevalência da infecção pelo *H. pylori* varia com idade, nível socioeconômico, geografia e raça. Estudos sorológicos demonstraram que a prevalência de infecção por *H. pylori* aumenta com a idade, além de ser maior em países em desenvolvimento.[48-50]

O *H. pylori* apresenta uma série de características que possibilitam sua sobrevivência na camada mucosa do epitélio gástrico. Essas bactérias têm a capacidade de aderir às células epiteliais da mucosa gástrica, de se evadirem à resposta imunológica e de colonizar persistentemente a mucosa. A infecção do trato gastrointestinal ocorre por meio da ingestão desta bactéria. Acredita-se que a transmissão possa ocorrer de forma oral-oral, gastro-oral e fecal-oral, além da possível infecção pelas vias alimentar e iatrogênica (uso de sondas endoscópicas infectadas).[50] Após sua ingestão, esse patógeno sobrevive à acidez gástrica em virtude da produção de uréase, enzima que hidroliza a ureia em dióxido de carbono e amônia, permitindo que a bactéria sobreviva nesse meio. A presença de flagelos possibilita sua orientação e motilidade pelo muco, permitindo seu deslocamento até a superfície das células epiteliais.[50,56]

A maioria das cepas do *H. pylori* expressa VacA, uma citotoxina vacuolizante. Essa citotoxina tem a capacidade de atingir a membrana mitocondrial celular formando poros que provocam a liberação do componente mitocondrial citocromo c, proteína que induz a apoptose. Além disso, a proteína VacA pode interagir com proteínas do citoesqueleto, aumentar a permeabilidade entre as células epiteliais, formar vacúolos intracelulares, além de suprimir o sistema imune do hospedeiro.[57,58]

Diversas cepas do *H. pylori* apresenta, uma região genômica que contém 31 genes denominada "ilha de patogênicidade cag" (cag-PAI). Esses genes formam um aparato de secreção que insere a proteína CagA na célula do hospedeiro. Depois de entrar nas células, a proteína CagA é fosforilada e interage com uma série de vias de transdução de sinal, alterando o fenótipo, a proliferação e o processo de apoptose. As células epiteliais e o infiltrado inflamatório produzem citocinas em resposta à introdução da CagA.[57] Estudos epidemiológicos indicam que a positividade para a proteína bacteriana CagA confere maior risco de desenvolvimento de câncer gástrico.[52]

A resposta do hospedeiro é iniciada após a adesão do patógeno às células epiteliais gástricas. As alterações que ocorrem nessas células dependem da interação com as proteínas codificadas pela cag-PAI, da uréase, das porinas e do VacA, entre outras. A principal quimiocina inflamatória produzida pelas células epiteliais em resposta à proteína CagA é IL-8[59] cuja expressão ocasiona a ativação de neutrófilos e de macrófagos que liberam espécies reativas de oxigênio (ROS) e óxido nítrico (NO). Essas espécies não apenas agridem o patógeno, como podem também provocar dano oxidativo ao DNA, causando instabilidade genética.[60] Além disso, sugere-se que o *H.pylori* seja capaz de limitar a produção de NO bactericida, o que lhe possibilita a sobrevivência em condições de estresse oxidativo.[61] Dessa maneira, diversos fatores inerentes ao processo inflamatório, às características de virulência da bactéria e à resposta do hospedeiro podem determinar a transformação celular e o desenvolvimento da neoplasia.

## *O. viverrini* e *C. sinensis*

Os platelmintos *O. viverrini* e *C. sinensis* são dois parasitas hepáticos endêmicos no Nordeste da Tailândia e em diversas áreas do Sudeste da Ásia. São considerados um importante problema de saúde pública nessas regiões uma vez que infectam aproximadamente 20 milhões de pessoas. Os parasitas adultos hermafroditas são encontrados geralmente nos ductos biliares intra-hepáticos de seus hospedeiros finais, que incluem humanos, cães, gatos, entre outras espécies.[62]

Esses dois parasitas têm ciclos de vida similares. Os hospedeiros intermediários primários são os caracóis de água doce (pertencentes às famílias Hydrobiidae, Bithyniidae e Malaniidae) e os hospedeiros intermediários secundários correspondem a mais de 130 espécies de peixes de água doce. Os humanos são infectados por meio da ingestão da carne de peixe crua ou mal cozida, contendo as formas metacercárias dos parasitas.[63]

A maioria dos indivíduos infectados de forma crônica não apresenta sintomas específicos; no entanto, diarreia, perda de apetite, dor abdominal, entre outros, são comuns. A manifestação das doenças causadas por esses parasitas depende da duração da infecção, do número de parasitas e da localização da infecção.

A infecção aguda pode causar obstrução dos ductos biliares intra-hepáticos, inflamação, hiperplasia adenomatosa e fibrose periductal.[64] Por sua vez, a infecção crônica está associada a doenças hepatobiliares como colangite, colecistite, colelitíase, hepatomegalia e fibrose do trato periportal. Além disso, esses parasitas são reconhecidos como agentes etiológicos do colangiocarcinoma, câncer originado das células biliares. Diversos estudos apontam a associação entre a presença hiperendêmica dessas parasitoses e a alta prevalência desse tipo tumoral. Vale a pena ressaltar que esse tipo de câncer é a principal causa de morte no Nordeste da Tailândia. Estima-se que a infecção por *O. viverrini* ou *C. sinensis* aumente o risco para o desenvolvimento de colangiocarcinoma em aproximadamente cinco vezes.[65]

A presença desses parasitas nos ductos hepáticos promove sua irritação, além de modificações patológicas epiteliais. Dessa forma, acredita-se que a carcinogênese mediada por esses helmintos esteja associada aos seguintes eventos: hiperplasia do epitélio dos ductos biliares: (1) irritação, destruição e inflamações crônicas causadas pelos parasitas no epitélio resultando em alterações hiperplásicas adenomatosas. Essas células hiperplásicas são mais vulneráveis a um possível dano ao DNA durante sua proliferação descontrolada; (2) aumento da formação de carcinógenos endógenos: a produção de óxido nítrico pelas células do infiltrado inflamatório promoveria a produção de compostos nitrosos reativos, como o peroxinitrito ($ONOO^-$). Concentrações altas desses compostos podem ocasionar a transformação das células do epitélio das vias biliares.

Contudo, mesmo em áreas com altas taxas de prevalência desses parasitas, os índices de colangiocarcinoma são relativamente baixos, indicando que existem outros cofatores essenciais para o desenvolvimento dessa neoplasia, como a ingesta de álcool. Portanto, acredita-se que esses parasitas não sejam os iniciadores, mas os promotores desse tipo tumoral.[65]

## *S. haematobium*

A esquistossomose urinária é causada pelo *S. haematobium* e considerada uma parasitose endêmica na África e em países da região Leste do Mediterrâneo. O principal hospedeiro definitivo desse parasita é o homem (entre outros mamíferos), ao passo que os hospedeiros intermediários são os caracóis de água doce da espécie *Bulinis sp*. A forma infectiva desse parasita (cercária) é encontrada em águas doces e tem a capacidade de infectar o homem pela penetração através da pele. Uma vez na circulação sanguínea, esses parasitas se alojam nos vasos da parede da bexiga, do sistema geniturinário e do plexo sanguíneo perivesical de maneira geral, iniciando, a seguir, a deposição dos ovos. Dessa forma, as principais manifestações clínicas de sua infecção ocorrem nas vias urinárias. Sintomas como disúria e hematúria são comuns nesse tipo de infecção, uma vez que a deposição dos ovos em conglomerados na parede da bexiga provoca ulceração e inflamação do tecido. Complicações mais graves associadas à infecção por esse parasita são pielonefrite, hidronefrose e insuficiência renal fatal, derivadas dos granulomas provocados pelos ovos nas proximidades dos ureteres. A manifestação das doenças causadas por esses parasitas depende da duração da infecção, do número de parasitas e da localização da infecção.[62,65]

Diversos estudos apontam a associação entre a presença hiperendêmica dessa parasitose e a alta prevalência de carcinomas epidermoides de bexiga. O câncer de bexiga representa aproximadamente 31% entre as neoplasias malignas no Egito, sendo o tipo de câncer mais frequente em homens e o segundo tipo mais frequente em mulheres.[62] Além disso, o câncer de bexiga é o tipo mais prevalente de neoplasia maligna no Iraque, Zâmbia, Malaui e Kuwait.[66] A IARC considera que existem suficientes evidências biológicas e epidemiológicas para definir a infecção pelo *S. haematobium* a causa principal do câncer de bexiga.[55] Estima-se que a infecção por *S. haematobium* aumente o risco para o desenvolvimento de câncer de bexiga em aproximadamente cinco vezes.[55,65] Vale a pena ressaltar que existem estudos que descrevem a associação da infecção por *S. haematobium* e a prevalência do câncer cervical. As lesões provocadas pela deposição dos ovos nos epitélios do trato genital e do colo uterino facilitariam a infecção pelo HPV. Dessa forma, a infecção por *S. haematobium* contribuiria indiretamente para o aumento do número de neoplasias genitais e do colo uterino associadas ao HPV.[62]

Acredita-se que a resposta imune do hospedeiro contra os ovos desse parasita seja a principal causa associada ao desenvolvimento da neoplasia.[65] Dessa forma, o processo de carcinogênese mediado por esses helmintos estaria associado aos seguintes eventos:

- fibrose induzida pelos ovos desse parasita, com consequente proliferação, hiperplasia e metaplasia do epitélio da bexiga;
- infecção bacteriana crônica associada à infecção por *S. haematobium*, com consequente produção de nitrosaminas (compostos carcionogênicos);
- retenção da urina na bexiga por períodos prolongados, com consequente aumento das concentrações de produtos carcinogênicos endógenos associados à resposta imune do hospedeiro;
- aumento dos níveis de betaglucoronidase na bexiga, como consequência da infecção por esse parasita.

## CONCLUSÕES E PERSPECTIVAS

Há consenso de que aproximadamente 20% dos cânceres que afetam humanos são causados por agentes infecciosos. Em países em desenvolvimento, a carga de doenças associadas a infecções é mais significativa pela falta de medidas profiláticas adequadas e atenção à saúde em geral, complicadas frequentemente por distintos graus de pobreza e conflitos sociais. Assim, espera-se que a aplicação de medidas que possam eficientemente controlar infecções por diferentes organismos tenham grande impacto na redução de uma proporção significativa de tumores que afligem a humanidade. Entretanto, ainda há muito a ser descoberto sobre os vários aspectos patogênicos dos tumores associados a agentes infecciosos e sobre os mecanismos pelos quais a transformação celular ocorre. Ademais, a redução ou eliminação de fatores de risco adicionais traria benefícios além da redução da incidência e mortalidade por câncer. Finalmente, o conhecimento sobre a associação de agente biológico a uma neoplasia pode ajudar tanto no estabelecimento de novas modalidades de diagnóstico como no prognóstico dessas neoplasias pela identificação de marcadores tumorais.

## REFERÊNCIAS

1. Bouvard V, Baan R, Straif K, et al. WHO International Agency for Research on Cancer Monograph Working Group. A review of human carcinogens-Part B: biological agents. Lancet Oncol. 2009;10:321-2.

2. Boccardo E, Villa LL. Viral origins of human cancer. Current Medicinal Chemistry. 2007;14:2526-39.

3. Tagaya Y, Matsuoka M, Gallo R. 40 years of the human T-cell leukemia virus: past, present, and future. F1000Res. 2019;8:F1000.

4. Gessain A, Cassar O. Epidemiological aspects and world distribution of HTLV-1 infection. Front Microbiol. 2012;3:388.

5. Bangham CR. Human T-lymphotropic virus type 1 (HTLV-1): persistence and immune control. International Journal of Hematology. 2003;78:297-303.

6. Bogerd HP, Fridell RA, Madore S, et al. Identification of a novel cellular cofactor for the Rev/Rex class of retroviral regulatory proteins. Cell. 1995;82:485-94.

7. Karimi M, Mohammadi H, Hemmatzadeh M, et al. Role of the HTLV-1 viral factors in the induction of apoptosis. Biomed Pharmacother. 2017;85:334-47.

8. Giam CZ, Semmes OJ. HTLV-1 Infection and adult T-cell leukemia/lymphoma – a tale of two proteins: tax and HBZ viruses. 2016;8(6):161.

9. Pezzotti P, Phillips AN, Dorrucci M, et al. Category of exposure to HIV and age in the progression to AIDS: longitudinal study of 1199 people with known dates of seroconversion. HIV Italian Seroconversion Study Group. BMJ. 1996;313:583-6.

10. Anastos K, Kalish LA, Hessol N, et al. The relative value of CD4 cell count and quantitative HIV-1 RNA in predicting survival in HIV-1-infected women: results of the women's interagency HIV study. AIDS. 1999;13:1717-26.

11. Clavel F, Hance AJ. HIV drug resistance. New England Journal of Medicine. 2004;350:1023-35.

12. Trovato M, D'Apice L, Prisco A, et al. HIV Vaccination: a roadmap among advancements and concerns. Int J Mol Sci. 2018;19(4):1241.

13. The Antiretroviral Therapy Cohort Collaboration. Survival of HIV-positive patients starting antiretroviral therapy between 1996 and 2013: a collaborative analysis of cohort studies. Lancet HIV. 2017;4(8):e349–e356.

14. Matsuo K, Kusano A, Sugumar A, et al. Effect of hepatitis C virus infection on the risk of non-Hodgkin's lymphoma: a meta-analysis of epidemiological studies. Cancer Science. 2004;95:745-52.

15. Shepard CW, Finelli L, Alter MJ. Global epidemiology of hepatitis C virus infection. Lancet Infectious Diseases. 2005;5:558-67.

16. Moriya K, Fujie H, Shintani Y, et al. The core protein of hepatitis C virus induces hepatocellular carcinoma in transgenic mice. Nature Medicine. 1998;4:1065-7.

17. Mahmoudvand S, Shokri S, Taherkhani R, et al. Hepatitis C virus core protein modulates several signaling pathways involved in hepatocellular carcinoma. World J Gastroenterol. 2019;25(1):42–58.

18. de Torres M, Poynard T. Risk factors for liver fibrosis progression in patients with chronic hepatitis C. Annals of Hepatology. 2003;2:5-11.

19. Schiff ER. Hepatitis C and alcohol. Hepatology. 1997;26:39-42.

20. Alter MJ. Epidemiology and prevention of hepatitis B. Seminars in Liver Disease. 2003;23:39-46.

21. Fourel G, Trepo C, Bougueleret L, et al. Frequent activation of N-myc genes by hepadnavirus insertion in woodchuck liver tumours. Nature. 1990;347:294-8.

22. Tornesello ML, Annunziata C, Tornesello AL, et al. Human oncoviruses and p53 tumor suppressor pathway deregulation at the origin of human cancers. Cancers (Basel) 2018;10(7):213.

23. Marcellin P, Lau GK, Bonino F, et al. Peginterferon alfa-2a, H-NCHBSG. Peginterferon alfa-2a alone, lamivudine alone, and the two in combination in patients with HBeAg-negative chronic hepatitis B. New England Journal of Medicine. 2004;351:1206-17.

24. Yang Y, Ma YP, Chen DP, et al. A meta-analysis of antiviral therapy for hepatitis B virus-associated membranous nephropathy. PLoS One. 2016;11(9):e0160437.

25. Walboomers JM, Jacobs MV, Manos MM, et al. Human papillomavirus is a necessary cause of invasive cervical cancer worldwide. Journal of Pathology. 1999;189:12-9.

26. Tota JE, Chevarie-Davis M, Richardson LA, et al. Epidemiology and burden of HPV infection and related diseases: implications for prevention strategies. Prev Med. 2011;53(1):S12-21.

27. Trottier H, Franco EL. The epidemiology of genital human papillomavirus infection. Vaccine. 2006;24(1):S1-15.

28. Guan P, Howell-Jones R, Li N, et al. Human papillomavirus types in 115,789 HPV-positive women: a meta-analysis from cervical infection to cancer. Int J Cancer. 2012;131(10):2349-59.

29. Serrano B, Brotons M, Bosch FX, et al. Epidemiology and burden of HPV-related disease. Best Pract Res Clin Obstet Gynaecol. 2018;47:14-26.

30. Taberna M, Mena M, Pavón MA, et al. Human papillomavirus-related oropharyngeal cancer. Ann Oncol. 2017;28(10):2386-2398.

31. Schiffman M, Doorbar J, Wentzensen N, et al. Carcinogenic human papillomavirus infection. Nat Rev Dis Primers. 2016;2:16086.

32. Lepique AP, Rabachini T, Villa LL. HPV vaccination: the beginning of the end of cervical cancer? A review. Memórias Instituto Oswaldo Cruz. 2009;104:1-10.

33. de Oliveira CM, Fregnani JHTG, Villa LL. HPV Vaccine: Updates and Highlights. Acta Cytol. 2019;63(2):159-168.

34. Arbyn M, Xu L, Simoens C, et al. Prophylactic vaccination against human papillomaviruses to prevent cervical cancer and its precursors. Cochrane Database Syst Rev. 2018;5:CD009069.

35. IARC Working Group on the Evaluation of Carcinogenic Risk to Humans. Epstein-Barr Virus and Kaposi Sarcoma Herpesvirus/Human Herpesvirus 8. Lyon, France, International Agency for Research on Cancer; 1997.

36. Nishikawa J, Imai S, Oda T, et al. Epstein-Barr virus promotes epithelial cell growth in the absence of EBNA2 and LMP1 expression. Journal of Virology. 1999;73:1286-92.

37. Terrin L, Dal Col J, Rampazzo E, et al. Latent membrane protein 1 of Epstein-Barr virus activates the hTERT promoter and enhances telomerase activity in B lymphocytes. J Virol. 2008;82(20):10175-87.

38. Wilson JB, Manet E, Gruffat H, et al. EBNA1: oncogenic activity, immune evasion and biochemical functions provide targets for novel therapeutic strategies against Epstein-Barr virus-associated cancers. Cancers (Basel). 2018;10(4)pii:E109.

39. Barth TF, Muller S, Pawlita M, et al. Homogeneous immunophenotype and paucity of secondary genomic aberrations are distinctive features of endemic but not of sporadic Burkitt's lymphoma and diffuse large B-cell lymphoma with MYC rearrangement. Journal of Pathology. 2004;203:940-5.

40. Chatlynne LG, Ablashi DV. Seroepidemiology of Kaposi's sarcoma-associated herpesvirus (KSHV). Seminars in Cancer Biology. 1999;9:175-85.

41. Soulier J, Grollet L, Oksenhendler E, et al. Kaposi's sarcoma-associated herpesvirus-like DNA sequences in multicentric Castleman's disease. Blood. 1995;86:1276-80.

42. Shin YC, Nakamura H, Liang X, et al. Inhibition of the ATM/p53 signal transduction pathway by Kaposi's sarcoma-associated herpesvirus interferon regulatory factor 1. J Virol. 2006;80(5):2257-66.

43. Pastrana DV, Wieland U, Silling S, et al. Positive correlation between Merkel cell polyomavirus viral load and capsid-specific antibody titer. Med Microbiol Immunol. 2012;201(1):17-23.

44. Feng H, Shuda M, Chang Y, et al. Clonal integration of a polyomavirus in human Merkel cell carcinoma. Science. 2008;319(5866):1096-100.

45. Houben R, Shuda M, Weinkam R, et al. Merkel cell polyomavirus-infected Merkel cell carcinoma cells require expression of viral T antigens. J Virol. 2010;84(14):7064-72.

46. Shuda M, Kwun HJ, Feng H, et al. Human Merkel cell polyomavirus small T antigen is an oncoprotein targeting the 4E-BP1 translation regulator. J Clin Invest. 2011;121(9):3623-34.

47. IARC Working Group on the Evaluation of Carcinogenic Risk to Humans. Biological Agents. A Review of Human Carcinogens. Lyon, France, International Agency for Research on Cancer. 2012;100B:341-435.

48. Unidentified curved bacilli on gastric epithelium in active chronic gastritis. Lancet. 1983;1:1273-5.

49. Marshall BJ, Warren JR. Unidentified curved bacilli in the stomach of patients with gastritis and peptic ulceration. Lancet. 1984;1:1311-5.

50. Khalifa MM, Sharaf RR, Aziz RK. Helicobacter pylori: a poor man's gut pathogen? Gut Pathogens. 2010;2:2.

51. Marshall BJ, Windsor HM. The relation of Helicobacter pylori to gastric adenocarcinoma and lymphoma: pathophysiology, epidemiology, screening, clinical presentation, treatment, and prevention. Medical Clinics of North America. 2005;89:313-44.

52. Mbulaiteye SM, Hisada M, El-Omar EM. Helicobacter pylori associated global gastric cancer burden. Frontiers in Biosciences. 2009;14:1490-504.

53. IARC Working Group: Cancer incidence in five continents. IARC Sci Publ. 2002;VIII:1-781.

54. Howson CP, Hiyama T, Wynder EL. The decline in gastric cancer: epidemiology of an unplanned triumph. Epidemiologic Reviews. 1986;8:1-27.

55. IARC Working Group on the Evaluation of Carcinogenic Risk to Humans. Schistosomes, Liver Flukes and Helicobacter pylori. Lyon, France: International Agency for Research on Cancer. 1994;61:1-241.

56. Suerbaum S, Michetti P. Helicobacter pylori infection. New England Journal of Medicine. 2002;347:1175-86.

57. Blaser MJ, Atherton JC. Helicobacter pylori persistence: biology and disease. The Journal of Clinical Investigation. 2004;113:321-33.

58. D'Elios MM, Montecucco C, de Bernard M. VacA and HP-NAP, Ying and Yang of Helicobacter pylori-associated gastric inflammation. Clinica Chimica Acta. 2007;381:32-8.

59. D'Elios MM, Amedei A, Del Prete G. Helicobacter pylori antigen-specific Tcell responses at gastric level in chronic gastritis, peptic ulcer, gastric cancer and low-grade mucosa-associated lymphoid tissue (MALT) lymphoma. Microbes and Infection. 2003;5:723-30.

60. Isaacson PG, Du MQ. MALT lymphoma: from morphology to molecules. Nature Reviews Cancer. 2004;4:644-53.

61. Israel DA, Peek RM Jr. The role of persistence in Helicobacter pylori pathogenesis. Current Opinion in Gastroenterology. 2006;22:3-7.

62. Vennervald BJ, Polman K. Helminths and malignancy. Parasite Immunology. 2009;31:686-96.

63. Sripa B, Kaewkes S, Sithithaworn P, et al. Liver fluke induces cholangiocarcinoma. PLoS Medicine. 2007;4:e201.

64. Bhamarapravati N, Thammavit W, Vajrasthira S. Liver changes in hamsters infected with a liver fluke of man, Opisthorchis viverrini. American Journal of Tropical Medicine and Hygiene. 1978;27:787-94.

65. Khurana S, Dubey ML, Malla N. Association of parasitic infections and cancers. Indian Journal of Medical Microbiology. 2005;23:74-9.

66. Mostafa MH, Sheweita SA, O'Connor PJ. Relationship between schistosomiasis and bladder cancer. Clinical Microbiology Reviews. 1999;12:97-111.

# Câncer e Meio Ambiente

Paulo Hilário Nascimento Saldiva

## DESTAQUES

- O reconhecimento dos fatores ambientais associados ao desenvolvimento de cânceres é essencial para a prevenção da doença e elaboração de estratégias visando ao diagnóstico precoce.
- O processo carcinogênico é didaticamente dividido em pelo menos três fases: iniciação, promoção e progressão.
- A fase de iniciação está associada muito frequentemente a lesões no DNA que persistem e que levam à geração das mutações somáticas. Entre os agentes potencialmente mutagênicos destacam-se: (i) radiação ionizante, que interage diretamente com o DNA; (ii) agentes químicos, como por exemplo os hidrocarbonetos policíclicos aromáticos e álcool, que, ao serem metabolizados, levam à geração de moléculas altamente reativas com o DNA; (iii) espécies reativas de oxigênio, por exemplo, geradas de maneira descontrolada em processos inflamatórios ou infecciosos persistentes.
- Fatores parácrinos que estimulam a proliferação celular, como aqueles encontrados em tecidos persistentemente inflamados podem também induzir a segunda fase da carcinogênese: a promoção. Disruptores endócrinos são potenciais agentes promotores na carcinogênese.
- Descrevem-se aspectos particulares de fatores ambientais como modificadores de risco para o desenvolvimento de cânceres de pulmão, leucemias e linfomas, mama, próstata, pele, sistema nervoso central e trato gastrintestinal.

## CONSIDERAÇÕES INICIAIS

Caracterizar o papel de agentes ambientes na patogênese do câncer é um dos os tópicos mais complexos da Oncologia. Primeiramente, há que se determinarem os limites do que hoje entendemos como meio ambiente. Inicialmente, os estudos da relação entre ambiente e câncer focalizaram a saúde de trabalhadores. Em 1775, o cirurgião Percival Pott descreve a alta frequência de câncer escrotal em jovens limpadores de chaminés em Londres,[1] citando em seu relato observações semelhantes feitas por Bernardino Ramazzini, o pioneiro da Medicina do Trabalho. A suspeita à época era que o ato de subir até o topo da chaminé e cavalgar sua borda para permitir a entrada dos limpadores lesava a epiderme e introduzia localmente o alcatrão e fuligem, ali acumulada, na derme e epiderme. A hipótese clínica foi confirmada experimentalmente em 1915 pelos patologistas japoneses Katsusaburo Yamagiwa e Koichi Ichikawa, que induziram carcinoma escamoso em orelhas de coelhos submetidos a aplicações continuadas de alcatrão. Os postos de trabalho foram, portanto, o cenário inicial onde as relações entre ambiente e câncer começaram a ser reconhecidas, como no caso das exposições ao amianto, ao benzeno e a pesticidas.

A relação entre câncer e ambiente ganha nova perspectiva, quando os ambientes domiciliar, cultural e econômico passaram a ser reconhecidos como associados ao risco de desenvolvimento de neoplasias. Por exemplo, o tabaco foi um carcinógeno amplamente difundido por lucros de seus produtores, com profundas mudanças do comportamento social. Os meios de comunicação auxiliaram uma transformação da cultura do século XX ao associarem o hábito de fumar com aspectos culturais como fascínio, sucesso, sedução e aventura. Também foi a indústria do tabaco que mais intensamente antecipou

o conceito de desinformação científica, divulgando de forma sistemática *fake science* sobre os malefícios causados pelo tabagismo à saúde humana. Outros setores, como o da produção de pesticidas, também utiliza o ambiente cultural para manter certos agentes carcinogênicos, em uso até os dias de hoje. Em outras palavras, a história natural do câncer induzido por produtos largamente comercializados não pode ser adequadamente descrita tendo por base apenas os aspectos moleculares, mas também abranger dimensões mais amplas que favoreçam a exposição populacional.

Aspectos culturais e econômicos também podem ser evocados para explicar a incidência de alguns tumores induzidos por agentes virais. Tomemos por exemplo o câncer de colo uterino. A Figura 10.1 mostra a distribuição geográfica da incidência e da mortalidade por câncer cervical em escala global.

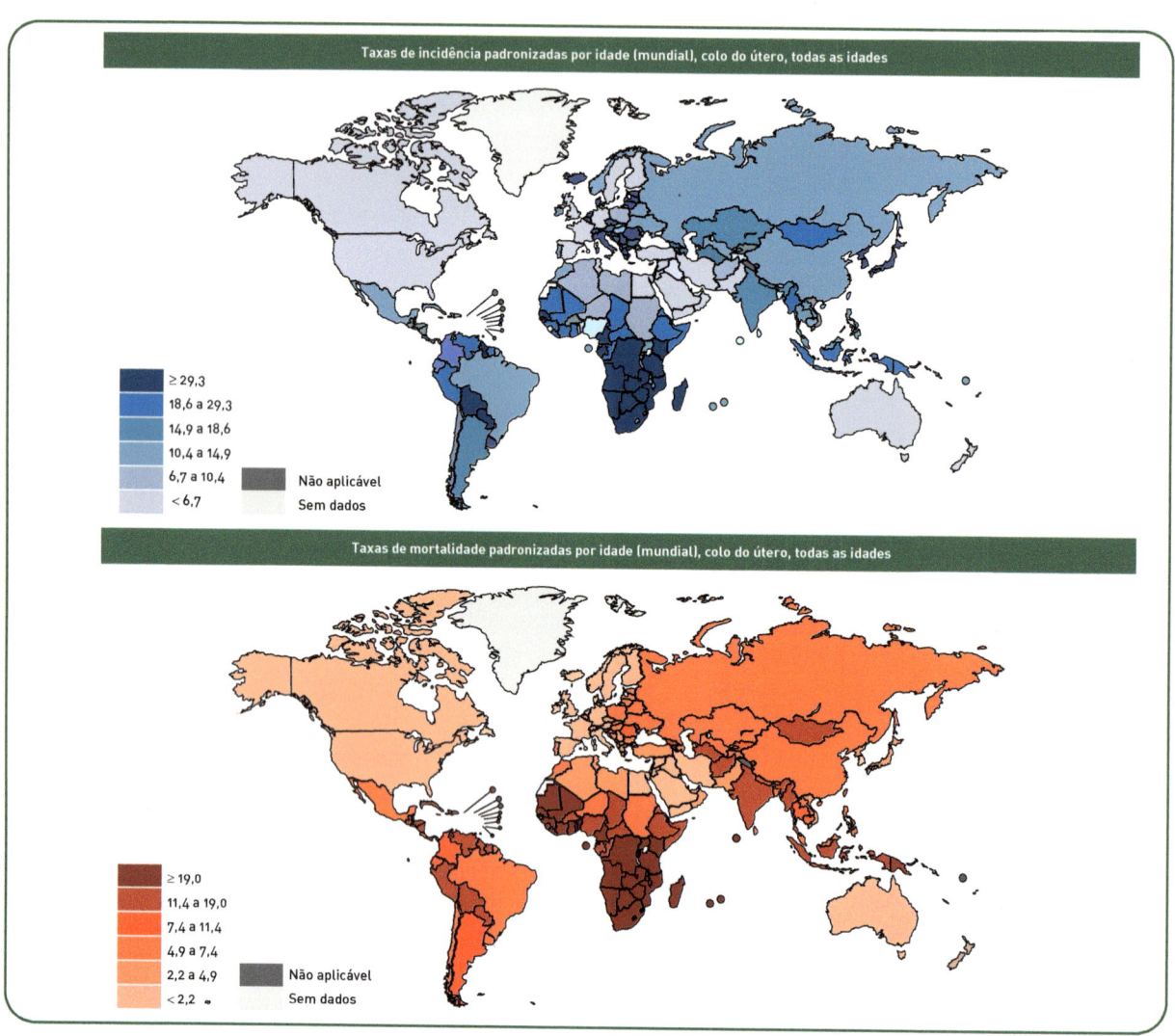

**FIGURA 10.1 –** Distribuição geográfica da incidência e mortalidade por câncer cervical em escala global.
Fonte: Organização Mundial da Saúde (OMS).

Como se pode denotar a partir da Figura 10.1, há uma substancial variabilidade tanto da incidência como da mortalidade por um câncer evitável e de fácil diagnóstico precoce. Faz, portanto, algum sentido integrar ao estudo da patogenia e história natural aspectos do ambiente cultural, econômico e social como fatores associados à interação do HPV com o genoma como parte integrante para o entendimento da prevenção e tratamento do câncer do colo uterino.

Os estudos da relação entre meio ambiente e câncer devem também levar em conta outros fatores inerentes ao ambiente urbano, como mudança de hábitos de vida, sedentarismo, obesidade, consumo de alimentos hiperprocessados e exposição continuada a poluentes atmosféricos e contaminantes presentes no ambiente doméstico. Há evidência crescente de que a urbanização está associada a um maior risco de desenvolver cânceres,[2,3] por razões provavelmente multifatoriais. O ambiente urbano propicia a exposição a diversos fatores, muitos deles com risco relativo baixo, porém significante, cuja interação aditiva ou sinérgica dificulta em muito as abordagens experimentais ou epidemiológicas.

O Quadro 10.1 apresenta os órgãos mais afetados pelos fatores carcinogênicos ambientais e meio ambiente e câncer, modificada de Danaei *et al.*, 2005.[4] A Tabela 10.1 especifica alguns dos fatores ambientais mais associados com o desenvolvimento do câncer.[5]

## Quadro 10.1. Órgãos mais afetados pelos fatores carcinogênicos ambientais e meio ambiente e câncer

### EXEMPLOS DE FATORES AMBIENTAIS DE RISCO ESPECÍFICO

| Fatores de risco | Compostos químicos selecionados ou ocupações classificadas como cancerígenos grupo 1 pela Agência Internacional de Pesquisa em Câncer (IARC) | Principais locais de câncer |
|---|---|---|
| Tabaco | Hidrocarbonetos policíclicos aromáticos, aldeídos, radônio | Orofaringe, laringe, pulmão, esôfago, estômago, pâncreas, fígado, ureter, bexiga, colo do útero |
| Pasta de Betel | | Orofaringe, laringe, pulmão, esôfago |

### DIETA

| | | |
|---|---|---|
| Gordura/calorias na dieta | | Cólon, mama e próstata |
| Vegetais/frutas* com *Aspergillus flavus* | Aflatoxinas | Estômago e fígado |
| Infecções | | |

### VÍRUS

| | |
|---|---|
| HBV/HCV | Fígado |
| HPV/HSV-2 | Colo uterino |
| EBV | Sistema linfático e orofatinge |
| HTLV-1 | Sistema hematolinfático (células T) |

### PARASITAS

| | |
|---|---|
| *Schistosoma haematobium* | Bexiga |
| *Opisthorchis viverrini* | Fígado |
| *Clonorchis scinensis* | Fígado |
| Bactérias | |
| *Helicobacter pylori* | Estômago |
| Hormônios e xenoestrógenos | Mama |

Continua >>

>> Continuação

## Quadro 10.1. Órgãos mais afetados pelos fatores carcinogênicos ambientais e meio ambiente e câncer

| OCUPAÇÕES | | |
|---|---|---|
| | Auramina | Pulmão, pele e bexiga |
| | Alcatrão | |
| | Produção de aço e ferro | |
| | Produção de óleos minerais | |
| | Gás mostarda | |
| | Níquel | |
| Álcool | | Orofaringe, esôfago, colon/reto, mama |
| Luz do sol/radiação | | Pele |
| Poluição | Arsênico o, poluição urbana, queima de carvão intradomiciliar | Pulmão, bexiga |
| Obesidade | | Mama |

HBV/HCV: vírus da hepatite B/vírus da hepatite C; HPV/HSV-2: papilomavírus humano/herpesvírus simples 2; EBV: vírus Epstein-Barr; HTLV1: vírus linfotrópico de células T humanas.

Fonte: Adaptado de Danaei *et al.*, 2005.

## Tabela 10.1. Fatores ambientais mais associados com o desenvolvimento do câncer

| AGENTE (%) | TOTAL (%) |
|---|---|
| Uso de álcool (16%) tabagismo (42%) | 52 |
| Uso de álcool (26%) tabagismo (42%), baixa ingestão de frutas e vegetais (18%) | 62 |
| Tabagismo (13%), baixa ingestão de frutas e vegetais (18%) | 28 |
| Sobrepeso e obesidade (11%) inatividade física (15%) baixa ingestão de frutas e vegetais (2%) | 13 |
| Tabagismo (14%), uso de álcool (25%), injeções contaminadas em estabelecimentos de saúde (18%) | 47 |
| Tabagismo (22%) | 22 |
| Tabagismo (70%), baixa ingestão de frutas e vegetais (11%, 13%), poluição intradomiciliar (1%), poluição do ar urbana (5%) | 74 |
| Uso de álcool (5%), sobrepeso e obesidade (9%), sedentarismo (10%) | 21 |
| Tabagismo (2%), sexo inseguro (100%) | 100 |
| Sobrepeso e obesidade (40%) Total 40% | 40 |
| Tabagismo (28%) | 28 |
| Tabagismo (9%) | 9 |
| Uso de álcool (5%), tabagismo (21%), baixa ingestão de frutas e vegetais (5%), poluição intradomiciliar (0,5%), poluição do ar urbana (1%), excesso de peso e obesidade (2%), inatividade física (2%), injeções contaminadas em estabelecimentos de saúde (2%), sexo inseguro (3%) | 35 |

Fonte: Adaptada de Rushton L, 2003.

Em face da multiplicidade de fatores ambientais causadoras de câncer apresentadas no Quadro 10.1 e na Tabela 10.2, neste capítulo serão apresentados alguns aspectos conceituais da interação entre a genética e o meio ambiente, seguidos de exemplos representativos de alguns dos principais promotores de câncer ambiental dos tempos atuais.

## ASPECTOS GERAIS

As neoplasias podem ser definidas como uma proliferação anormal de células, provocada por disfunções dos mecanismos de controle que regulam o ciclo celular. A base fundamental para o desenvolvimento de tumores reside em mutações do DNA, que podem ser causadas por herança genética, erros randômicos ou ação de agentes físicos, químicos e infecciosos.

Uma visão simplificada da cadeia de eventos que podem determinar o desenvolvimento de tumores é apresentada na Figura 10.2.

### Genética

O fator determinante do descontrole da proliferação celular – causa básica do câncer – passa principalmente por mutações dos nossos genes. Em outras palavras, o câncer é determinado por alterações do DNA. Existem várias formas de mutações capazes de causar câncer, desde simples mudanças de um único nucleotídeo até rearranjos, deleções ou duplicações de longos trechos de DNA. Há casos de câncer que dependem quase exclusivamente de mutações de genes herdados de células germinativas da mãe ou do pai. O retinoblastoma hereditário e as síndromes de Lynch e LyFraumeni são exemplos desta situação. Há outras condições hereditárias, como as mutações dos genes BRCA-1 e BRCA-2 e a síndrome de Cowden, que aumentam o risco de desenvolvimento de tumores ao longo da vida das pessoas portadoras. A maior parte das alterações do DNA responsáveis pelo desenvolvimento de tumores é produzida por erros randômicos de replicação, com maior ou menor participação de fatores ambientais.

### Epigenética

Um dos mecanismos para fazer o "ajuste fino" da funcionalidade de nossos genes ocorre por mecanismos epigenéticos. A adição de grupos acetil e metil ao DNA é regulado pela interação com o meio ambiente e, de certa forma, o espelho que reflete o nosso exposoma. A formação de adutos covalentes com compostos químicos e a inserção de fragmentos de genoma viral também podem interferir diretamente na função dos nossos genes. Neste cenário, a mudança

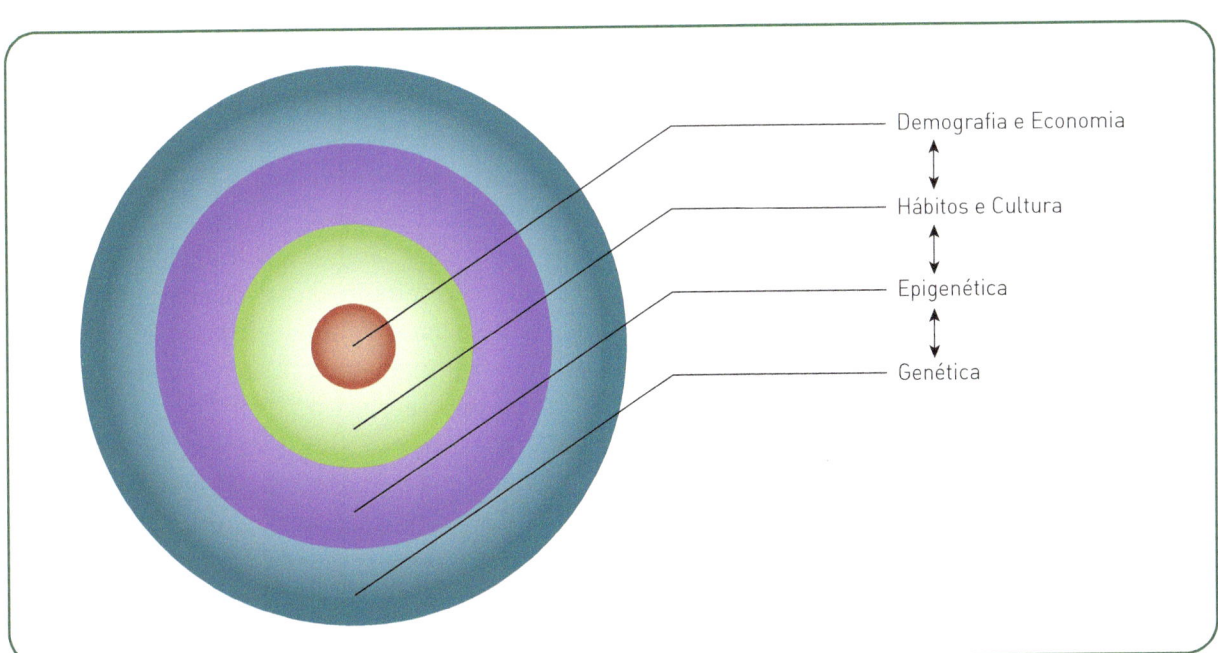

**FIGURA 10.2 –** Esquema representativo dos fatores ambientais que podem determinar o desenvolvimento de tumores.
Fonte: Desenvolvida pela autoria.

de expressão gênica pode comprometer diretamente a síntese de proteínas, com potencial de comprometer as enzimas reguladoras do ciclo celular e de reparo do DNA. O consumo de álcool, do tabaco, exposição a poluentes atmosféricos promovem aumento da metilação e de adutos ao DNA diretamente ou por meio de seus metabólitos intermediários.

## Hábitos e cultura

As mudanças do modo de vida e práticas culturais modificaram o modo de vida dos seres humanos. O acesso a alimentos industrializados contendo corantes, estabilizantes e outros compostos químicos, bem como contaminação da água de abastecimento por resíduos domésticos e industriais, oferece uma exposição variada a vários produtos químicos. As fontes veiculares e as emissões aéreas industriais liberam na atmosfera urbana uma mistura complexa, constituída por partículas e gases. As partículas são uma combinação de fuligem (um núcleo de carbono elementar), em que se agregam metais (chumbo, vanádio, cromo, cobre, entre outras) e compostos orgânicos diversos, inclusive uma classe de hidrocarbonetos designados como "policíclicos aromáticos". A fração gasosa é composta por centenas de compostos, classificados em grandes grupos como: os óxidos de nitrogênio; de carbono e de enxofre, os compostos orgânicos voláteis; hidrocarbonetos policíclicos aromáticos primários e o ozônio (secundário), além de muitos e disruptores endócrinos. A poluição atmosférica é hoje classificada como reconhecidamente carcinogênica. O mesmo pode se dizer sobre a poluição que ocorre em locais fechados, particularmente em domicílios de baixa renda que utilizam combustível sólido para a preparação de alimentos ou aquecimento. O nível de poluição em residências com baixa taxa de renovação do ar interno supera, em uma ordem de magnitude, aqueles observados nas ruas das grandes cidades, afetando principalmente as mulheres e crianças que habitam nessas residências. Vale lembrar que o uso de combustível sólido domiciliar é produto da baixa renda, o que resulta em que todo tipo de resíduo possa ser utilizado à falta de lenha ou carvão. Nas periferias das grandes cidades, o aumento do preço do gás de cozinha forçou as famílias a utilizarem até mesmo lixo como fonte de energia.

Foi também nas cidades que ocorreu a popularização do hábito de fumar, que chegou a fazer parte da cultura de nosso tempo durante o século XX por força da propaganda maciça promovida pela indústria, combinando, de forma deletéria, a dependência química da nicotina com a simbologia do fumo como marcador de *status* social. Vale a pena ressaltar que o tabaco também é importante componente dos carcinógenos que frequentam os ambientes internos, seja nas residências, seja no trabalho.

É nas cidades que ocorre com mais intensidade o fenômeno da transição nutricional, que resultou em aumento expressivo da taxa de sobrepeso e de obesidade em adultos e crianças. Um dos desafios principais para os primeiros humanos foi sobreviver aos períodos de escassez, provocados por fatores climáticos, guerras e eventos extremos. Nessas situações, as chances de sobrevivência eram maiores para aqueles que conseguiam absorver com maior eficiência os parcos recursos alimentares disponíveis. A conjunção de fatores genéticos e epigenéticos, que permitiu a sobrevivência em tempos de carência, passa a ser desvantajosa com o aumento da oferta de alimentos com alto teor de carboidratos e gorduras. Alimentos industrializados ricos em gordura e açúcar, somados à dificuldade de acesso a uma dieta diversificada e de qualidade para a população com menor poder aquisitivo, provocam um ambiente alimentar conflituoso.[6] As mudanças do padrão alimentar se associam a outros fatores obesogênicos como o perfil de trabalho que tende a migrar para ocupações que demandam pouco dispêndio de energia, como escritórios e corporações. O mesmo pode ser dito para a mobilidade urbana, que tende a ser passiva. A eficiência absortiva de nutrientes resultante da seleção natural conflita, portanto, com a realidade do viver moderno nas cidades, causando uma situação conhecida como "descompasso evolutivo". O tecido gorduroso pode secretar estrógeno e IGF-1, moléculas que podem funcionar como promotores da multiplicação de células transformadas, contribuindo para o desenvolvimento de neoplasias clinicamente manifestas.

## Demografia e economia

A população global sofre uma transição demográfica contínua, fruto do aumento da expectativa de vida.

Saneamento, vacinas, educação e os progressos da ciência foram os responsáveis principais pela transição demográfica, que, embora de forma não homogênea, acontece em todas as nações. Com o envelhecimento, há uma progressiva perda da eficiência de vários mecanismos fisiológicos, incluindo aqueles envolvidos no controle da proliferação celular, do reparo dos erros do DNA e da vigilância imunológica das células transformadas. Paralelamente a esses fatores intrínsecos ao envelhecimento, ocorre maior exposição aos fatores ambientais que resultam na manutenção de um estado inflamatório crônico conhecido como *inflammaging*, como também no incremento da metilação total e outros adutos químicos ao DNA. Nesse sentido, pode-se dizer que, com o aumento da expectativa de vida, é esperado que a incidência de novos tumores aumente, conforme tem sido demonstrado pela realidade dos fatos.

Frente ao aumento de casos decorrente do ganho de anos de vida, é esperado que os sistemas de prevenção e detecção precoce de lesões pré-neoplásicas tenha de, necessariamente, ganhar maior eficiência. Nessa perspectiva, a desigualdade econômica entre países, entre estados federativos e dentro de cada município influencia fortemente a capacidade de prevenção e de detecção precoce dos tumores.

A Figura 10.3 mostra as diferenças regionais da taxa de mortalidade ajustada para o câncer do colo uterino no Brasil, indicando a grande heterogeneidade entre os estados da Federação.[7]

Como se pode depreender da Figura 10.3, a qualidade dos sistemas de saúde locais e a vulnerabilidade econômica e social dos seus respectivos habitantes modulam a letalidade de um câncer facilmente prevenível.

## PARTICIPAÇÃO DO AMBIENTE PARA O DESENVOLVIMENTO DO CÂNCER

No início dos anos 1980, Doll e Peto publicaram um trabalho seminal afirmando que até 70% dos cânceres tinham origem em fatores ambientais.[8] A partir desse ponto de vista, a maioria dos tumores seria, portanto, evitável por adequação de hábitos, costumes e medidas de redução de contaminantes ambientais. Essa publicação estimulou a condução de

literalmente milhares de estudos e, inevitavelmente, criou um palco de debate por vezes acirrado sobre a magnitude dos fatores ambientais na patogênese dos tumores humanos. *Grosso modo*, temos hoje a certeza de que alguns tipos de neoplasias têm suas origens determinadas pelo ambiente, enquanto outras são originárias de fatores genéticos, sejam estes hereditários, sejam mutações decorrentes de erros randômicos do processo de divisão celular. Portanto, a questão principal ora vigente passa a ser distinguir a fração dos tumores que tem a sua origem predominantemente determinada por fatores ambientais.[9] Essa distinção ainda está em aberto, dadas as dificuldades de a obter com precisão.

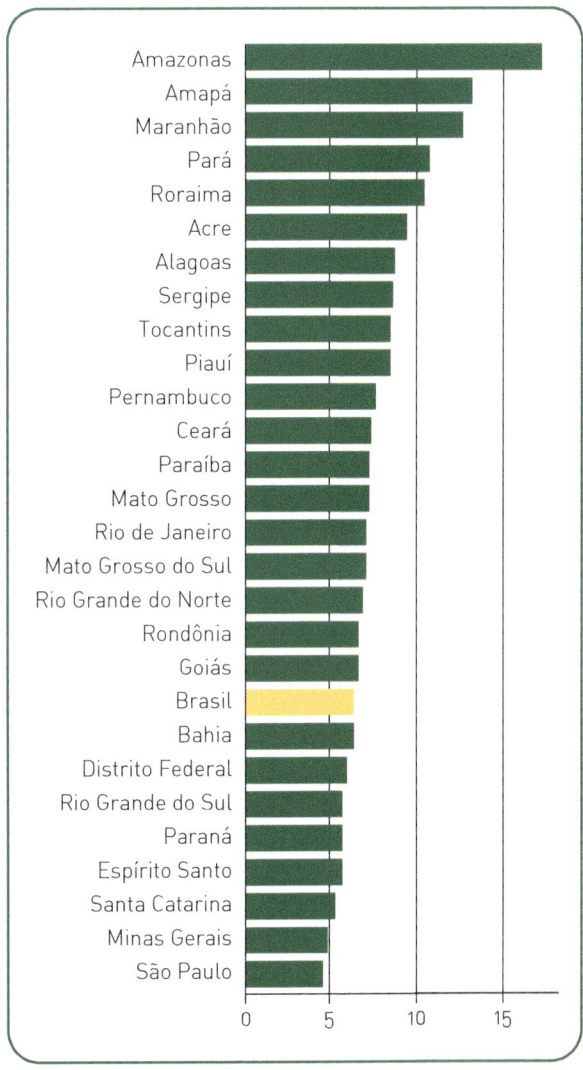

**FIGURA 10.3 –** Coeficiente de mortalidade por câncer de colo uterino (mortes/10.000 habitantes) varia substancialmente no país.
Fonte: Departamento de Análise em Saúde e Vigilância das Doenças Não Transmissíveis (DASNT) (dados de 2016).

Primeiramente, há que se considerar que muitos dos fatores ambientais do câncer demandam longo tempo de exposição para exercerem o seu efeito. Muitos deles apresentam um risco relativo relativamente baixo, mas um risco atribuível alto (risco relativo multiplicado pelo número de pessoas expostas). Um claro exemplo dessa situação é a poluição atmosférica urbana, que tem um risco relativo relativamente baixo (cerca de 1,09 para cada 10 microgramas por metro cúbico de partículas de 2,5 micrômetros ou menos), mas que afeta de forma generalizada bilhões de pessoas atualmente.[10,11] Nesse cenário, a determinação da causalidade sobre o "tamanho" dos fatores ambientais para patogênese demanda estudos de coorte bastante sofisticados e extensos, de forma a poder controlar os diferentes fatores de confundimento. Outro aspecto que dificulta os estudos nessa área específica é a falta de modelos experimentais, ou *in vitro,* que podem reproduzir de forma adequada muitas das condições ambientais associadas ao desenvolvimento de neoplasias. Finalmente, não podem ser ignorados os fatores dependentes da variabilidade das pessoas expostas e da capacidade de reparo e de eliminação das células transformadas pela ação de fatores ambientais com potencial de promover mutações ao nosso genoma. Mais prudente, então, seria dizer que o potencial carcinogênico dos agentes ambientais depende de um diálogo entre o ambiente e os polimorfismos do genoma. Frente a esse cenário, o papel dos profissionais da saúde é o de colaborar para um meio ambiente mais seguro e sustentável e para a promoção de hábitos mais saudáveis. São medidas boas para o planeta como também para a saúde humana.

## REFERÊNCIAS

1. Brown JR, Thornton JL. Percivall Pott (1714-1788). Chimney Sweepers' Cancero f the Scrotum. Br J Ind Med. 1957:14(1):68-70. https://www.ncbi.nlm.nih.gov/pmc/articles/PMC1037746/pdf/brjindmed00217-0074.pdf. doi: 10.1136/oem.14.1.68.

2. Schouten LJ, Meijer H, Huveneers JAM, Kiemeney LALM. Urban-rural differences in cancer incidence in the Netherlands, 1989-1991. International Journal of Epidemiology. 1996;25(4):729-36.DOI.org/10.1093/ije/25.4.729.

3. Li X, Deng Y, Tang W, Sun Q, Chen Y, Yang C, et al. Urban-rural disparity in cancer incidence,mortality, and survivals in Shanghai, China, During 2002 and 2015. Front Oncol. 2018 Dec 3;8:579. DOI: 10.3389/fonc.2018.00579. PMID: 30560091; PMCID:PMC6287035.

4. Danaei G, Vander Hoom S, Lopez AD, Murray CJ, Ezzati M. Comparative Risk Assessment Collaborating Group (Cancers). Causes of cancer in the world: comparative risk assessment of nine behavioural and environmental risk factors. Lancet. 2005;366(9499):1784-93.

5. Rushton L. How much does the environment contribute to cancer? Occup Environ Med. 2003 Feb;60(2):150-6; quiz 156, 80. DOI: 10.1136/oem.60.2.150. PMID:12554852; PMCID: PMC1740471.

6. Martins APB, et al. Participação crescente de produtos ultraprocessados na dieta brasileira (1987-2009). Revista de Saúde Pública. 2013;47:656-65.

7. Departamento de Análise em Saúde e Vigilância das Doenças Não Transmissíveis (DASNT) (dados de 2016). Disponível em: http://svs.aids.gov.br/dantps/centrais--de-conteudos/paineis-de-monitoramento/saude--brasil/dcnt/. Acessado em: maio 2022.

8. Doll R, Peto R. The causes of cancer: quantitative estimates of avoidable risks of cancer in the United States today. J Natl Cancer Inst. 1981, Jun;66(6):1191-308. PMID: 7017215.

9. Blot WJ, Tarone RE. Doll and Peto's quantitative estimates of cancer risks: holding generally true for 35 years. J Natl Cancer Inst. 2015 Mar 3;107(4):djv044. DOI: 10.1093/jnci/djv044. PMID: 25739419.

10. Fajersztajn L, Veras M, Barrozo LV, Saldiva P. Air pollution: a potentially modifiable risk factor for lung cancer. Nat Rev Cancer. 2013 Sep;13(9):674-8.DOI: 10.1038/nrc3572. Epub 2013 Aug 8. PMID: 23924644.

11. Loomis D, Grosse Y, Lauby-Secretan B, El Ghissassi F, Bouvard V, Benbrahim-Tallaa L, et al. International Agency for Research on Cancer Monograph Working Group IARC. The carcinogenicity of outdoor air pollution. Lancet Oncol. 2013 Dec;14(13):1262-3. DOI:10.1016/s1470-2045(13)70487-x. PMID: 25035875.

# 11

# Carcinogênese Química – Tabaco e Álcool

Riad Naim Younes
Rodrigo A. S. Sardenberg

## DESTAQUES

- Dois hábitos da civilização moderna, o uso do fumo e o consumo crônico de álcool, relacionam-se a uma fração significativamente alta de carcinomas dos tratos respiratório e digestivo.
- Avaliam-se os principais mecanismos da carcinogênese induzida pelo álcool e pelo fumo, apontando-se as vias gerais de ativação de pró-carcinógenos e geração de substâncias potencialmente genotóxicas.
- Mecanismos de ativação incluem sistemas polimórficos de genes de detoxificação, além de sistemas enzimáticos de micro-organismos da microbiota normal de nossas mucosas.
- Evidências epidemiológicas e moleculares apontam claramente o sinergismo entre ambos os fatores e o risco de desenvolvimento de câncer.
- No entanto, outros fatores associados, como polimorfismo genético, socioeconômicos, e dietéticos, podem explicar as diferenças na ocorrência de câncer em diferentes populações.
- Medidas de controle de uso do fumo e abuso de álcool têm se mostrado eficientes promotoras de saúde, antecipando-se que essas medidas impactem positivamente na prevenção do desenvolvimento de muitos dos carcinomas mais frequentes atualmente.

## INTRODUÇÃO

O processo de carcinogênese química induzido pela exposição a fatores exógenos, como o fumo de tabaco e a ingestão de álcool, tem sido amplamente estudado e relatado na literatura científica nas últimas décadas. Tendo como base os modelos mais aceitos, supõe-se que os carcinógenos ativados formem complexos com o material genético das células; esses complexos são conhecidos como "adutos de DNA" e são a base das lesões genotóxicas. Essas lesões podem ser convertidas em mutações se os adutos não forem adequadamente removidos e as lesões, reparadas. Geralmente, essas modificações alteram de modo sutil a fisiologia celular (podendo até mesmo ser funcionalmente imperceptíveis), acumulando-se nas células-filhas, originadas da proliferação da célula alterada inicialmente.

O acúmulo de alterações genéticas atinge, eventualmente, um ponto crítico, a partir do qual passam a ocorrer alterações prejudiciais à célula. Entre elas, destacam-se as modificações da replicação celular normal e a desregulação das vias de transdução de sinal, dos mecanismos de reparo de DNA e das vias de apoptose, como discutido em capítulos desta seção. O resultado é um padrão celular fenotipicamente maligno, caracterizado pela perda parcial ou completa de funções de controle da homeostasia e pela adoção de um comportamento autônomo pelas células afetadas.

O fumo e a ingestão de álcool são considerados importantes fatores de risco para carcinomas originados no trato aerodigestivo (TAD). A incidência de tumores em diversos sítios primários também está diretamente associada ao consumo crônico de álcool e tabaco, o que é claramente exemplificado pela atribuição do fumo como fator principal na gênese de aproximados 90% dos casos de câncer de pulmão. Da mesma forma, sabe-se que há relação direta do consumo exagerado de álcool e tabaco e ocorrência de câncer de esôfago.

## Mecanismos gerais da carcinogênese induzida pelo álcool

Os mecanismos da carcinogênese induzida pelo álcool estão associados ao seu processamento metabólico no organismo. No fígado, o etanol é oxidado por meio da enzima álcool-desidrogenase (ADH), resultando na formação de acetaldeído (AD). A partir daí, o AD é convertido em acetato por meio da aldeidodesidrogenase tipo II (ALDH2), conforme ilustrastrado na Figura 11.1.

O AD é classificado como carcinogênico para seres humanos e reconhecido como importante determinante de câncer do TAD. O acúmulo de AD no tecido humano depende do balanço da formação e sua formação a partir de álcool por ADH e sua remoção por ALDH.

A ação carcinogênica do AD já foi relatada em diversas espécies de animais, o que poderia ser atribuído à sua alta capacidade indutora de mutação gênica. A inativação da enzima ALDH2, transcrita a partir do gene ALDH2*1/2*2, causaria um acúmulo endógeno de AD secundário ao consumo de álcool, constituindo um forte fator de risco para o desenvolvimento de neoplasias do TAD, em especial o câncer de esôfago.

É provável o envolvimento do AD nos processos carcinogênicos do TAD, considerando o contato direto deste com as mucosas, especialmente quando sua concentração salivar é alta. No TAD existe apenas uma única via metabólica de conversão de AD em acetato. Quando há excessivo consumo de álcool, ocorre elevação da concentração de AD na saliva, que tarda em ser metabolizado em virtude da sobrecarga de sua via conversora em acetato, resultando em níveis de dez a cem vezes maiores do que no sangue. Além disso, a microbiota oral normal contribui oxidando o etanol em AD, elevando ainda mais sua concentração salivar.

## Mecanismos moleculares da carcinogênese induzida pelo álcool

O AD interage com DNA formando complexos de adição estáveis, que podem induzir uma mutação gênica e sua perpetuação para as células-filhas, caso os mecanismos de reparo celular e apoptose falhem. Nos linfócitos humanos, o AD causa mutações pontuais

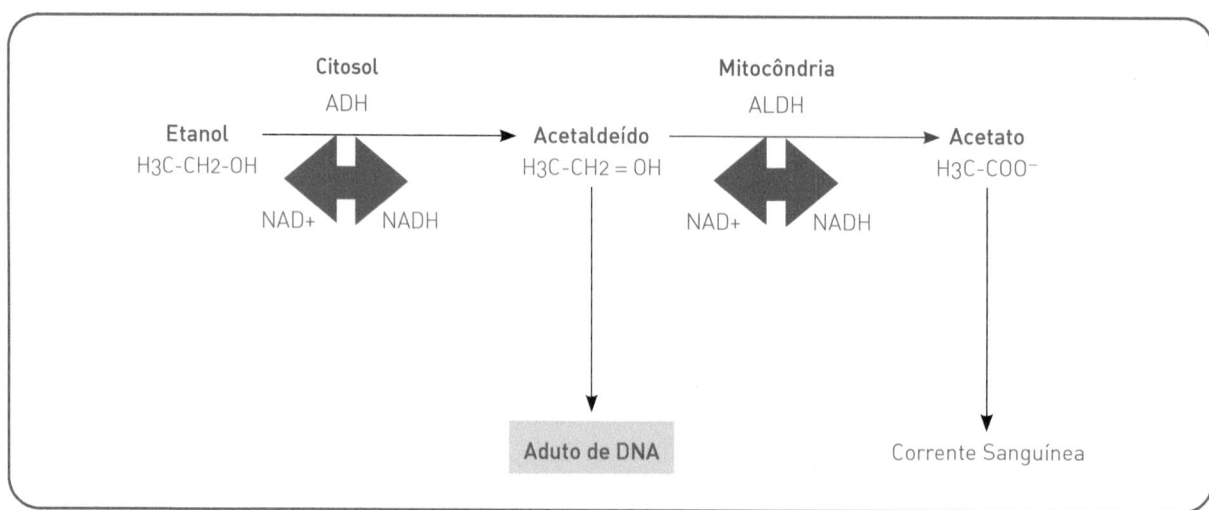

**FIGURA 11.1 –** Processamento do álcool no fígado humano.
Fonte: Desenvolvida pela autoria.

no gene *HPRT*, que codifica a enzima hipoxantina--fosforribosiltransferase e induz trocas entre as cromátides irmãs e outras aberrações cromossômicas. Em pacientes alcoólatras, um alto nível de adutos derivados do ataque do DNA pelo AD é encontrado em linfócitos circulantes.

Entre os diversos complexos de adição de AD ao DNA, o de maior destaque é o alfametilgama-OH--propanodesoxiguanosina (Cr-PdG); altamente mutagênico, sua formação pode ser facilitada na presença de poliaminas. Expressivas concentrações de poliaminas estão presentes em tecidos que estejam em ambientes hiper-regenerativos, como a mucosa do TAD em consumidores crônicos de álcool, levando, assim, à formação de complexos de adição de Cr-PdG altamente mutagênicos. O AD se liga a várias proteínas envolvidas no reparo e metilação do DNA, causando--lhes alterações estruturais e funcionais.

O estresse oxidativo causado por espécies reativas de oxigênio (EROS) é aceito como mecanismo fisiopatológico crítico em várias doenças, incluindo o câncer. As EROS causam dano oxidativo e peroxidação lipídica celular, assim como inflamação tecidual. Entre as espécies reativas de oxigênio, destacam--se o ânion peróxido, o peróxido de hidrogênio e o peroxinitrito. A peroxidação lipídica ocasiona a produção de 4-hidroxinonenal, composto que reage com bases nitrogenadas componentes do DNA (como desoxiadenosina e desoxicitosina), produzindo complexos de adição exocíclicos altamente mutagênicos, indutores de mutações pontuais no gene de supressão tumoral p53. O consumo crônico de álcool em animais e humanos causaria uma hiperexpressão da CYP2E1 hepática em níveis de 10 a 20 vezes maiores do que o de consumidores não crônicos; hiperexpressão semelhante também ocorreria na mucosa gastrointestinal de animais. A atividade da CYP2E1 ocasiona, por sua vez, uma grande produção de espécies radicalares de oxigênio. Levando-se isso em consideração, fica evidente que todos os malefícios endógenos causados por EROS seriam incrementados pelo consumo crônico de álcool.

O etanol também estimula diretamente a carcinogênese por meio da inibição da metilação do DNA e de interações com o metabolismo do ácido retinoico (AR). A metilação e a desmetilação dos genes estão entre os mecanismos mais importantes para a regulação dos processos transcricionais. A síntese de S-adenosil-L-metionina (SAM), um doador universal de grupos metila, é inibida pela ingestão de álcool. Assim, considerando que a inibição da síntese de SAM pelo álcool pode provocar uma hipometilação global do DNA, a consequência funcional da ingestão crônica de álcool seria uma progressiva desregulação da transcrição de genes frequentemente silenciados, o que poderia resultar na ativação de oncogenes.

O AR regula a transcrição de genes essenciais no controle do crescimento e da diferenciação celular pela transdução de sinais químicos por meio de receptores nucleares (RAR). O consumo crônico de álcool diminui a concentração de AR no fígado, interrompendo seu metabolismo e paralisando suas vias de sinalização nuclear, causando uma hiperexpressão do gene CYP2E1. Em fígados de ratos, a diminuição no nível de AR induzida pelo álcool resulta em desregulação de RAR e aumento da expressão AP-1 (c-Jun e c-Fos), causando hiperproliferação de células hepáticas e alteração nas vias de apoptose.

Estudo japonês revelou pico de AD após ingestão de álcool 18 e cinco vezes maior entre heterozigotos e homozigotos, respectivamente, para ALDH2*2 comparada com ALDH2*1/1 homozigotos, sugerindo que o genótipo ALDH2 é bom representante para exposição de AD. No entanto, outro estudo asiático mostrou associação inversa. A variante ALDH2 pode ser a chave como modulador de exposição AD e risco de câncer de esôfago, que, por sua vez, depende ao grau de consumo de álcool.

A variação genética associada à heterogênea atividade das enzimas metabolizadoras do álcool pode resultar em exposição a AD em alcoólatras. Recentemente, estudos genéticos (*genome-wide associaton study--GWAS*) demonstraram a associação causal do polimorfismo e ingestão de álcool em câncer de esôfago, sem interferência de outros fatores confundidores introduzidos pelo meio ambiente.

Além disso, o álcool pode provocar alteração na composição da microbiota do TAD, aumentando o risco de desenvolvimento de câncer.

## Epidemiologia relacionada ao álcool e ao câncer

De acordo com a Organização Mundial de Saúde (OMS), o consumo de álcool é responsável por 3,2% por todas as mortes por ano em todo o mundo, o equivalente a 1,8 milhões de pessoas. A carcinogêse é uma das principais consequências atribuídas ao álcool, aproximadamente 3,6% de todas as mortes relacionadas ao câncer. O alcoolismo crônico induz carcinogênese em vários órgãos, incluindo TAD, fígado, colorretal e mama.

Sabe-se que a duração e a intensidade do consumo de álcool estão constantemente associadas ao risco de câncer do TAD. Estudos epidemiológicos convencionais, desenhados para investigar a associação entre consumo de álcool e câncer de esôfago, podem apresentar viés de seleção e fatores confundidores por estilo de vida, tabagismo ou hábitos dietéticos. Com o intuito de ultrapassar estas limitações, o polimorfismo genético pode ser utilizado para substituir a exposição ao álcool e, por fim, servir como indicador do efeito de diferentes níveis de exposição no risco de desenvolvimento da doença.

Estudo recente incluindo 14.318 pacientes com câncer de esôfago mostrou associação significativa entre consumo de álcool e câncer de esôfago, com risco relativo (RR) de 1,26 (95% IC = 1,06-1,50), 2,23 (95% IC = 1,87-2,65), e 4,95 (IC 95% = 3,86-6,34), entre consumidores leves (< 12,5 g/dia), moderados (50 g/dia) e pesados (> 50 g/dia), respectivamente, quando comparados a não alcoólatras e a consumidores ocasionais. Além disso, o consumo leve de álcool foi significativamente associado ao risco de câncer de esôfago em populações asiáticas, mas não em outras etnias.

## Mecanismos gerais da carcinogênese relacionada ao fumo

O fumo consiste em um importante fator de risco para câncer de pulmão, esôfago, boca, faringe, laringe, pâncreas, entre outros. Particularmente no câncer de pulmão, estima-se que aproximadamente 90% de todos os tumores malignos sejam causados pelo tabaco. Tanto em fumantes quanto em não fumantes, o histórico familiar de câncer de pulmão consiste em um importante fator de risco para desenvolvimento da doença, paralelamente ao risco gerado pela exposição à fumaça do cigarro. A presença de variações autossômicas em *loci* gênicos, como 5p15.33, 6q23–25 e 15q24–q25.1, estaria relacionada diretamente com o risco de se desenvolver câncer de pulmão familiar, confirmando a possibilidade de um padrão de herança poligênica.

O tabaco induz o dano do DNA e mutação em células humanas por meio de inúmeros mecanismos regulatórios, como Wnt/B-catenina, PKA-CREB, e ERBB. As mutações ou amplificações do EGFR têm sido observadas em epitélio brônquico normal, hiperplásico e com atipias hiperplásicas de pacientes com câncer de pulmão e mutações do EGFR, sugerindo que esses mecanismos são eventos envolvidos na patogênese do câncer de pulmão. Há muitos MicroRNAs (mRNAs) que regulam a proliferação celular por meio de EGFR – *pathway* no câncer de pulmão. A expressão genética dos genes *hsa-mir-185-3p, hsa-mir-4295, hsa-mir-4288, hsa-mir-613* pode regular as proteínas do EGFR por intermédio de genes alvos. Esses achados são mais comuns e consistentes em pacientes fumantes com câncer de pulmão do que em pacientes com câncer de pulmão não tabagistas.

Mais de 4 mil substâncias tóxicas já foram identificadas na fumaça do cigarro, sendo uma parte (cerca de 50%) derivada da própria combustão do tabaco e o restante, resultante de compostos utilizados para a cultura e manufatura do cigarro. A fumaça obtida da queima do tabaco causa a formação de depósitos de centenas de substâncias químicas nas vias aéreas e pulmões. Entre essas substâncias, existem ao menos 70 carcinógenos confirmados, que podem induzir mutações, como quebras de cadeia simples ou duplas (DSB) do material genético celular. Cada mutação causada por carcinógeno consiste geralmente em uma consequência de um dos seguintes processos: modificação química de uma base do DNA, falhas nas vias de apoptose e de supressão tumoral, no reparo de lesões e na incorporação de nucleotídeos atípicos ao DNA durante a replicação celular. Cerca de 50 componentes são fatores carcinógenos em humanos, como hidrocarbonetos aromáticos policíclicos (PAHs) e N-nitrosaminas (TSNA), aparentemente os de maior importância na gênese tumoral. São encontrados nas formas de tabaco com combustão e sem fumaça

Ao menos dez PAH são listados pela International Agency for Research on Cancer (IARC) como fatores de importante atividade carcinogênica em humanos, que normalmente apresentam ação localizada e são indutores de diferentes tipos de cânceres. Embora uma ligação tenha sido estabelecida entre PAH e cânceres de pele, pulmão e bexiga, sua influência na formação de carcinomas espinocelulares (CEC) se baseia apenas em dados circunstanciais em virtude, em parte, da inexistência de marcadores da exposição de longo prazo a PAH que possam ser estudados.

Achados recentes mostram que, nas células do epitélio humano, a distribuição de dano no DNA pelo gene *p53* induzido pelo tabaco por PAH coincide com a mutação do *p53* em câncer de pulmão.

Sete tipos de nitrosaminas já foram identificados em derivados do tabaco, mas dois são principais, considerando sua atividade carcinogênica e sua concentração elevada, tanto na folha do tabaco como na fumaça derivada de sua queima. São elas: N-nitrosaminas 4-(metilnitrosamino)-1-(3-piridil)-1-butanona (NNK); e N-nitrosonormicotina (NNN). Ambas são consideradas substâncias de alto poder carcinogênico em humanos pela IARC. A NNK característica do tabaco é um potente indutor de neoplasias da cavidade nasal, pâncreas e pulmão em modelos experimentais. A NNN é a N-nitrosamina de maior concentração na fumaça de cigarro, sendo um importante fator de risco para neoplasias do esôfago em ratos. Há estudos que reportam que a atividade da NNK estaria relacionada ao acúmulo da enzima DNA metiltransferase 1 (DNMT1), catalisadora da metilação do DNA, comumente hiperexpressa em diversas doenças no homem, incluindo o câncer. Com o acúmulo da enzima, ocorreria hipermetilação de promotores de genes de supressão tumoral, resultandona tumorigênese, o que delimitaria uma conexão clara entre a exposição ao carcinógeno e o desenvolvimento de câncer de pulmão.

Outros componentes carcinógenos presentes na fumaça do cigarro, como aminas aromáticas, formaldeído, hidrocarbonetos voláteis, compostos orgânicos, metais, óxido nítrico (NO), oxidantes instáveis, entre outros, estimulariam a ocorrência de lesões oxidativas. Entretanto, a função do dano oxidativo na gênese tumoral induzida pelo fumo ainda não está clara.

O betacaroteno é considerado um agente benéfico à saúde emr azão de suas propriedades antioxidantes, atuando na prevenção de lesões macromoleculares induzidas por radicais livres. Diversos estudos demonstraram uma associação entre o consumo elevado e a presença de altas concentrações plasmáticas de betacaroteno, com a diminuição do risco de desenvolver doenças cardiovasculares e diversos tipos de câncer, inclusive de pulmão. Paradoxalmente, estudos extensos têm observado que a ingestão elevada de betacaroteno resultaria também no aumento do risco de desenvolvimento de câncer de pulmão em fumantes e indivíduos expostos a asbesto. Apesar de o mecanismo da reação adversa ser mal compreendido, diversos modelos foram propostos, como a formação de pró-oxidantes a partir do betacaroteno, quando este se encontra em concentrações elevadas ou em situações de estresse oxidativo.

A relação entre tabaco, metabolismo, alterações genéticas e reparo de DNA em carcinogênese está ilustrado na Figura 11.2.

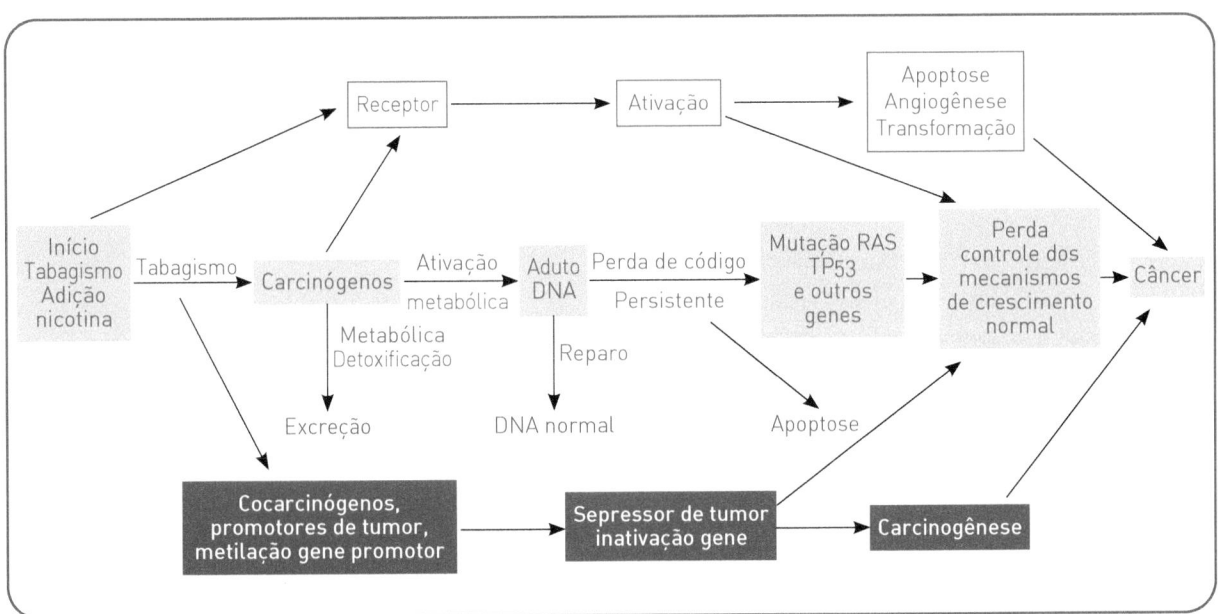

**FIGURA 11.2 –** Relação entre tabaco e carcinogênese.
Fonte: Desenvolvida pela autoria.

## Mecanismos moleculares da carcinogênese induzida pelo fumo

Acredita-se que o mecanismo carcinogênico induzido pelo cigarro mais importante seja a formação de ligações estáveis do tipo covalente com o DNA, que causa mutações permanentes em sequências gênicas de importância, como oncogenes e genes supressores de tumor.

A maior parte desses carcinógenos é metabolizada pela via do citocromo P450, sendo convertidos em formas moleculares polares altamente hidrossolúveis. Algumas dessas formas intermediárias apresentam alta reatividade com o DNA, resultando na formação de complexos de adição, supostamente o mecanismo central da carcinogênese. A ativação e a detoxificação de carcinógenos é mediada por várias vias, incluindo as vias catalisadas pela glutationa-S-transferase e pela UDP-glucuroniltransferase, de capacidade metabólica variável, que influem na suscetibilidade individual ao desenvolvimento de neoplasias.

Os aldeídos (AD) são carcinógenos importantes em tabagistas, exercendo os seguintes efeitos: mutação dos adutos PdG; reparo das funções do DNA; inibição de muitos pró-carcinógenos que podem danificar o DNA. A abundância de AD em tabagistas também previnem o metabolismo de procarcinogênios como PAH, nitrosaminas, amigas aromáticas, hidrocatrbonetos e benzenos. Consequentemente, a carcinogênse em tabagistas é, sobretudo, a manifestação de carcinogenicidade por AD, do que aditivos provenientes de carcinógenos do tabaco.

A formação de complexos de adição induzida por carcinógenos pode apresentar diferentes propriedades mutagênicas, como a substituição de bases nitrogenadas G-neoplásicas pulmonares, similar ao padrão de mutação *in vitro* induzida por metabólitos do PAH. O Benzo[a]pyrene (B[a]P) é um subtipo de PAH, que requer conversão metabólica para ativação de sua espécie carcinogênica, o B[a]P diol epoxido (B[a]PDE), para causar lesões celulares in vivo. Os PAH e as nitrosaminas, particularmente BP e NKK, são reconhecidos como grandes causadores de câncer relaconados ao tabaco. Esses produtos atuam com grande dano ao DNA.

O complexo de adição BaP produz transversões de G-para-T, mutação de frequência significantemente maior em fumantes do que em não fumantes, que ocorre, via de regra, em dinucleotídeos (CpG) metilados. Entre os alvos conhecidos dessas alterações, destaca-se o gene *NBS1*, que codifica uma proteína que atua no reparo de quebras de fita simples e dupla do material genético e parece relacionadas ao desenvolvimento do câncer de pulmão, estômago, bexiga entre outros. A exposição à fumaça de cigarro estaria correlacionada também à diminuição da expressão de mRNA no pulmão e à desregulação destes no fígado, que seria amenizada na presença de budesonida (BUD) ou fenil-etil-isotiocianato (PEITC), agentes quimioterápicos moduladores das alterações induzidas pelos carcinógenos. Aparentemente, a análise dos miRNA de diferentes órgãos seria útil na avaliação da eficácia de agentes quimioterápicos, sendo extremamente útil na determinação de estratégias terapêuticas mais adequadas.

Além dos mRNA, outras alterações epigenéticas, como hipermetilação de dinucleotídeos CpG aberrantes, em genes como MTHFR, RASSF1A e CDKN2A, são frequentes em neoplasias pulmonares; essas alterações parecem também associadas à ingestão de álcool (hipermetilação de RASSF1A e MTHFR).

A nicotina, o principal agente aditivo conhecido presente no cigarro, pode estar parcialmente envolvida no processo de desenvolvimento e progressão de tumores. Ela atua modulando o fenótipo das células epiteliais normais pela ativação da Akt (serino/treoninoquinase), ocasionando a inibição da apoptose celular e o aumento da angiogênese vascular. O fumo também atuaria na ativação do receptor do fator de crescimento epidérmico (EGFR) de células epiteliais da boca, que estimulariam a enzima ciclo-oxigenase tipo-II (COX-2), resultando na inibição da apoptose, promoção da angiogênese, modulação da inflamação e da resposta imune e acentuando o padrão infiltrativo tumoral.

## Efeitos sinérgicos do cigarro e álcool na carcinogênese

Diversos estudos epidemiológicos sugerem que existe interação sinérgica entre o álcool e o fumo no desenvolvimento de câncer. O consumo crônico de tabaco e de álcool modifica a microbiota oral normal, facilitando a proliferação de bactérias aeróbicas capazes de metabolizar etanol em AD. Além disso, a enzima ALDH presente na mucosa oral de fumantes é inibida em virtude de alterações do meio causadas pela mudança na flora oral, resultando no depósito de grandes quantidades de AD na saliva.

O consumo crônico de álcool é aparentemente responsável por uma maior ativação da via do citocromo P450, tanto no fígado como na mucosa gastrointestinal, ocasionando provavelmente uma acelerada ativação de pró-carcinógenos presentes no cigarro em carcinógenos ativos. O álcool também causa irritação local e atua como solvente para os carcinógenos relacionados ao tabagismo.

Existem evidências de que o fumo cause uma inibição da enzima ALDH, o que resulta em menor eficiência no metabolismo de AD, causando expressivo acúmulo de AD no trato aerodigestivo alto de fumantes.

Fumo e álcool representam as duas classes de agentes carcinogênicos mais claramente relacionadas ao estilo de vida do homem no início do século XXI. Associados a um grande contingente dos carcinomas do trato respiratório, digestivo e urinário, o uso do fumo e do álcool e seu sinergismo representam um grande alvo de intervenção para a prevenção. Ambos foram relacionados como carcinógenos tipo I pela International Agency for Research on Cancer (IARC). Há forte associação entre tabagismo e álcool na incidência de câncer de esôfago na América do Sul e na África. No entanto, na China essa associação não pode ser demonstrada, talvez pelo baixo consumo de álcool pelas mulheres chinesas e pela pouca ingesta nas áreas rurais.

O impacto socioeconômico e sanitário de leis que permitem o adequado controle do uso dessas substâncias é facilmente mensurado. Essas medidas têm promovido a saúde da população, modificando a severidade de várias doenças, inclusive o câncer. Espera-se que iniciativas exitosas de controle, como aquelas empreitadas pelo governo brasileiro, não percam seu vigor, mesmo frente às pressões econômicas que acenam com aumento de arrecadação de taxas e impostos, que provavelmente não será suficiente para cobrir o ônus que doenças como o câncer representam pessoal, social e economicamente.

## BIBLIOGRAFIA CONSULTADA

Akopyan G, Bonavida B. Understanding tobacco smoke carcinogen NNK and lung tumorigenesis. Int J Oncol. 2006;29:745-52.

Anderson LN, Cotterchio M, Gallinger S. Lifestyle, dietary, and medical history factors associated with pancreatic cancer risk in Ontario, Canada. Cancer Causes Control. 2009;20:825-34.

Ashokr RJ, Khariwala SS. Tobacco-related carcinogenesis in head and neck cancer. Cancer Metastasis Rev. 2017;36:411-23.

Baan R, Straif K, Grosse Y, et al. Carcinogenicity of alcoholic beverages. Lancet Oncol. 2007;8:292-3.

Boffetta P. Oesophageal cancer. In: Stewart BW, Kleihues P (eds.). World Cancer Report, World Health Organization International Agency for Research on Cancer. IARC Press, Lyon: 223-7; 2003.

Brooks PJ, Theruvathu JA. DNA adducts from acetaldehyde: implications for alcohol-related carcinogenesis. Alcohol. 2005;35:187-93.

Genkinger JM, Spiegelman D, Anderson KE, et al. Alcohol intake and pancreatic cancer risk: a pooled analysis of fourteen cohort studies. Cancer Epidemiol Biomarkers Prev. 2009;18:765-76.

Hecht SS. Cigarette smoking and lung cancer: chemical mechanisms and approaches to prevention. Lancet Oncol. 2002;3:461-9.

Hecht SS. Cigarette smoking: cancer risks, carcinogens, and mechanisms. Langenbecks Arch Surg. 2006;391:603-13.

Homann N, Tillonen J, Rintamaki H, et al. Poor dental status increases acetaldehyde production from ethanol in saliva: a possible link to increased oral cancer risk among heavy drinkers. Oral Oncol. 2001;37:153-8.

Izzotti A, Larghero P, Cartiglia C, et al. Modulation of microRNA expression by budesonide, phenethyl isothiocyanate and cigarette smoke in mouse liver and lung. Carcinogenesis. 2010;31:894-901.

Lee CH, Wu DC, Lee JM, et al. Carcinogenetic impact of alcohol intake on squamous cell carcinoma risk of oesophagus in relation to tobacco smoking. Eur J Cancer. 2007;43:1188-99.

Lin RK, Hsieh YS, Lin P, et al. The tobacco-specific carcinogen NNK induces DNA methyltransferase 1 accumulation and tumor suppressor gene hypermethylation in mice and lung cancer patients. J Clin Invest. 2010;120:521-32.

Lorenti Garcia C, Mechilli M, Proietti De Santis L, et al. Relationship between DNA lesions, DNA repair and chromosomal damage induced by acetaldehyde. Mutat Res. 2008;662:3-9.

Matejcic M, Gunter M, Ferrari P. Alcohol metabolism and oesophageal cancer: a systematic review of the evidence. Carcinogesis 2017;38:859-72.

Minna JD, Roth JA, Gazdar AF. Focus on lung cancer. Cancer Cell. 2002;1:49-52.

Morita M, Kumashiro R, Kubo N, et al. Alcohol drinking, cigarette smoking, and the development of squamous cell carcinoma of the esophagus: epidemiology, clinical findings, and prevention. Int J Clin Oncol. 2010;15:126-34.

Nagayoshi H, Matsumoto A, Nishi R, et al. Increased formation of gastric N(2)-ethylidene-2'-deoxyguanosine DNA adducts in aldehyde dehydrogenase-2 knockout mice treated with ethanol. Mutat Res. 2009;673:74-7.

Pleasance ED, Stephens PJ, O'Meara S, et al. A small-cell lung cancer genome with complex signatures of tobacco exposure. Nature. 2010;463:184-90.

Ravegnini G, Sammarini G, Hrelia P, et al. Key genetic and epigenetic mechanisms in chemical carcinogenesis. Toxicological Sciences. 2015;148:2-13.

Rhee I, Bachman KE, Park BH, et al. DNMT1 and DNMT3b cooperate to silence genes in human cancer cells. Nature. 2002;416:552-6.

The International Agency for Research on Cancer. Tobacco smoke and involuntary smoking. IARC, Lyon: 1179-87,2004.

Tramacere I, Scotti L, Jenab M, et al. Alcohol drinking and pancreatic cancer risk: a meta-analysis of the dose-risk relation. Int J Cancer. 2010;126:1474-86.

Tsantoulis PK, Kastrinakis NG, Tourvas AD, et al. Advances in the biology of oral cancer. Oral Oncol. 2007;43:523-34.

Vaissière T, Hung RJ, Zaridze D, et al. Quantitative analysis of DNA methylation profiles in lung cancer identifies aberrant DNA methylation of specific genes and its association with gender and cancer risk factors. Cancer Res. 2009;69:243-52.

Varela-Rey M, Woodhoo A, Martinez-Chantar ML, et al. Alcohol, DNA Methylation, and Cancer. Alcohol Res. 2013;35(1):25-35.

Wang W. Emergence of a DNA-damage response network consisting of Fanconi anaemia and BRCA proteins. Nat Rev Genet. 2007;8:735-48.

Weng MW, Lee HK, Park SH, Hu Y, et al. Aldehydes are the predominant forces inducing DNA damage and inhibiting DNA repair in tobacco smoke carcinogenesis. PNAS. 2017;115:152-61.

Wu M, Zhao JK, Zhang ZF, et al. Smoking and alcohol drinking increased the risk of esophageal cancer among Chinese men but not women in a high-risk population. Cancer C Control. 2011;22:649-57.

Zaridze D, Brennan P, Borcham J, et al. Alcohol and cause-specific mortality in Russia: a retrospective case-control study of 48,557 adult deaths. Lancet. 2009;373:2201-14.

Zhang L, Wang H, Wang C. Persistence of smoking induced non-small cell lung carcinogenesis by decreasing ERBB pathway-related microRNA expression. Thorac Cancer. 2019;10:890-97.

# 12

# Radiobiologia – Fundamentos para a Radioterapia

Helena Regina Comodo Segreto
Roberto Araujo Segreto

## DESTAQUES

- A radiação ionizante promove ejeção de elétrons da órbita dos átomos.
- O efeito direto resulta da lesão provocada pelo elétron ejetado do meio e o indireto, dos radicais livres produzidos pela radiólise da água.
- O DNA é um dos alvos mais importantes para os efeitos citotóxicos da radiação.
- A diferença de radiossensibilidade entre as células explica-se pelas diferentes capacidades de reparo das lesões em DNA.
- As fases de G2/M do ciclo celular são as mais radiossensíveis.
- A radiação induz diversos tipos de morte celular e as mais estudadas são: morte clonogênica; senescência; apoptose; e autofagia.
- A resposta dos tecidos depende das células que os constituem, da dose de radiação, do fracionamento da dose e do volume irradiado.
- O fracionamento de dose na radioterapia está fundamentado nos cinco "R" da radiobiologia: redistribuição; reparação; repopulação; reoxigenação; e radiossensibilidade.
- Protocolos de hipofracionamento têm sido amplamente usados atualmente em virtude da disponibilidade de alta tecnologia.
- Efeito abscopal tem despertado interesse clínico com associação entre radioterapia e imunoterapia.

## INTRODUÇÃO

A radiobiologia é a área da ciência que estuda o efeito das radiações em células, tecidos e organismos. A relevância desse assunto justifica-se pela estreita relação entre a radiação e o ambiente em que vivemos. A radiação ambiental é proveniente da radiação cósmica, do decaimento de radioisótopos naturais e daquela artificialmente produzida. Esta última é empregada em diversas áreas de atividade humana – em especial, na Medicina.

Pouco tempo após a descoberta dos raios X por Roentgen, em 1895, a radiação começou a ser utilizada para diagnóstico e tratamento de doenças. Logo foi observada a grande radiossensibilidade das células epiteliais do testículo e das células em mitose.

Atualmente, em relação ao uso terapêutico das radiações, estas são empregadas para doenças benignas e, sobretudo, para as malignas, constituindo importante estratégia no tratamento oncológico.

## CARACTERÍSTICAS FÍSICAS DAS RADIAÇÕES

As radiações podem ser classificadas em corpusculares e eletromagnéticas.

As corpusculares têm massa como elétrons, prótons, nêutrons e íons pesados. Elétrons são partículas pequenas, com carga negativa e podem ser acelerados em altas energias nos aceleradores lineares. Prótons são partículas positivas, com massa quase 2 mil vezes maior do que os elétrons e podem ser acelerados em altas energias em aparelhos mais complexos como o cíclotron. Nêutrons têm massa discretamente maior do que os prótons e carga neutra. São produzidos quando partículas carregadas como dêuterons (um próton e um nêutron) batem num alvo adequado e quando átomos radioativos entram em fissão e se dividem em dois átomos menores. Íons pesados são núcleos de elementos, como carbono, neônio ou argônio em que todos ou alguns elétrons saíram de suas órbitas, apresentam carga positiva e podem ser acelerados em altíssimas energias em aparelhos como o cíclotron. As radiações eletromagnéticas são ondas com diferentes comprimentos e a mesma velocidade, que é a da luz.

Para fins biológicos, as radiações podem ser classificadas em não ionizantes e ionizantes. As não ionizantes apresentam baixa energia e serão discutidas em capítulo apropriado. As ionizantes promovem ejeção de elétrons da órbita do átomo (ionização). Importante propriedade física desses agentes é a transferência linear de energia (LET), que é a taxa de energia liberada por unidade de trajeto percorrido pela radiação. Partículas com pequenas velocidades ou pesadas (radiação corpuscular) dissipam energia em pequena trajetória e ionizam mais densamente (alto LET). As ondas eletromagnéticas percorrem mais longa trajetória e promovem radiação esparsa (baixo LET). A energia das radiações também é um fator importante a ser considerado. Quanto maior a energia, maior a capacidade de penetração no meio absorvedor. Outro aspecto físico das radiações é a taxa de dose, que é a quantidade de energia liberada num determinado tempo. Quanto maior a taxa de dose, maior a eficácia radiobiológica resultante da inibição dos mecanismos de reparo das células.

É possível dizer, de modo geral, que o efeito biológico das radiações depende da densidade de ionização no tempo (taxa de dose) e no espaço (LET).

### Mecanismo de ação

As radiações ionizantes podem interagir diretamente com componentes celulares como DNA, proteínas e lipídeos. Após absorção de energia pelo meio biológico, elétrons são ejetados e estes provocam lesão nas células e tecidos. É o chamado "efeito direto" e constitui cerca de 30% do efeito biológico das radiações. Esse efeito é predominante para radiações corpusculares e aumenta com o aumento da densidade de ionização. As radiações podem também interagir com o meio em que os constituintes celulares e as próprias células estão suspensas, ou seja, a água, produzindo radicais livres. Nesse caso, tem-se o efeito indireto que corresponde a cerca de 70% do efeito biológico produzido pelas radiações. O efeito indireto é o predominante para as radiações eletromagnéticas. A maior probabilidade de ocorrência do efeito indireto resulta do fato de a água ocupar parcela substancial da composição celular. Além disso, os radicais livres também podem ser produzidos pela ionização de outros constituintes celulares, particularmente os lipídeos.

O principal radical livre resultante da radiólise da água é a hidroxila (radical oxidante). A recombinação dos radicais livres ocasiona a formação de outros componentes, como o peróxido de hidrogênio ($H_2O_2$). Quando os radicais hidroxila reagem com moléculas orgânicas, formam-se radicais orgânicos. O oxigênio, quando presente, combina-se com os radicais orgânicos e produz radicais peroxidantes. Estes não permitem a recombinação para a molécula original, provocando a "fixação" da lesão. Por essas razões, o oxigênio é um importante radiossensibilizador.

### Alvos biológicos das radiações

A radiobiologia moderna tem sido estudada com enfoque na biologia celular e molecular. As radiações podem provocar: quebras em DNA e cromossomos; peroxidação lipídica; indução de genes; transdução de sinais; alteração da progressão do ciclo celular; entre outros.

O DNA é um dos alvos mais importantes para os efeitos citotóxicos da radiação. Entre as alterações radioinduzidas, as quebras duplas do DNA são as mais prejudiciais, podendo levar as células à morte. Considera-se que as células apresentam a mesma quantidade de quebras duplas por Gray de radiação (cerca de 1.000 quebras simples e 40 quebras duplas). O que diferencia a resposta ou a sensibilidade de diferentes células são a capacidade e a fidelidade de reparo das lesões em DNA. Importante ressaltar que os íons pesados promovem lesões em "cachos" (*cluster lesions*) no DNA. Estas são alterações complexas como quebra da ponte de hidrogênio, oxidação de bases nitrogenadas, sítios abásicos, que ocorrem nos dois lados de cadeia em apenas algumas "viradas" da dupla hélice. São várias lesões concentradas em pequeno pedaço da molécula do DNA e difíceis de reparar. Quanto ao reparo, as células têm diferentes mecanismos para reparar lesões em DNA: reparo por excisão de bases; por excisão de nucleotídeos; reparo de erros de duplicação (*mismatch repair*); e o reparo de quebras duplas. Este último é extremamente relevante para o reparo das lesões radioinduzidas. Ele pode ocorrer por recombinação homóloga e por recombinação não homóloga (*non-homologous end joining*), que é o principal mecanismo de reparo de quebras duplas das células de mamíferos, no qual a enzima DNA-PK desempenha papel fundamental.

### Radiação e ciclo celular

As células irradiadas retardam a progressão do ciclo celular e ativam genes de reparo. Se o reparo não ocorrer de forma adequada, pode haver transformação celular e o aparecimento de um câncer ou, ainda, ativação da maquinaria envolvida na morte celular. O desfecho depende da dose de radiação e do tipo de célula.

Considerando-se a "anatomia molecular" do ciclo celular após irradiação, as quebras duplas no DNA são detectadas pelo sistema "sensor", no qual estão envolvidas as proteínas ATM (do inglês *ataxia teleangiectasia mutated*), *BRCA1/2* (do inglês *breast cancer type*1/2) e *NBS-1* (do inglês *nijmegem breakage syndrome 1*). Ocorre alteração da estrutura da cromatina em virtude da autofosforilação intramolecular e da dissociação do dímero da quinase ATM que, por sua vez, fosforila a proteína *p53*. Esta ativa a proteína *p21*

para a progressão do ciclo celular na fase de $G_1$/S. A proteína *mdm2* (do inglês *murine doble minute 2*) é também fosforilada pela ATM e sua função de controlar a degradação da *p53* fica bloqueada, o que resulta no aumento da meia-vida dessa proteína. Ainda, a ATM fosforila a quinase CHK2 (do inglês *checkpoint homolog 2 – S.pombe*), esta fosforila a fosfatase CDC25A (do inglês *cell division cycle 25 homolog – S. pombe*), que é degradada, acarretando retardo do ciclo celular em $G_1$/S. A quinase CHK2 também fosforila a fosfatase CDC25B, ocasionando a parada do ciclo em $G_2$/M. O retardo da progressão do ciclo celular demora cerca de 10 horas e o reparo das lesões ocorre em média em 4 horas.

As fases $G_2$/M são extremamente sensíveis à radiação em virtude da grande compactação do DNA. Isso aumenta a probabilidade de interação e indução de aberrações cromossômicas e morte celular, o que corresponde ao aumento da radiossensibilidade. A grande compactação da cromatina torna as lesões inacessíveis às enzimas reparadoras.

A fase de síntese (S) é a menos sensível à radiação, possivelmente em razão da duplicidade do conteúdo informacional. Isso poderia tornar mais eficiente a atuação dos mecanismos de reparo. Além disso, na fase S ocorre "pico" de atividade (fosforilação) da enzima DNA-PK, importante para o reparo das quebras duplas do DNA.

### Morte celular radioinduzida

A radiação pode induzir a morte celular por diversos mecanismos como: morte na mitose ou clonogênica, sendo a catástrofe mitótica uma das causas mais comuns; morte programada (apoptose, autofagia e necroptose); senescência; necrose. Destas, as mais estudadas são morte clonogênica, senescência, apoptose e autofagia.

A morte clonogênica ou falência reprodutiva caracteriza-se pela perda da capacidade de divisão celular. Nesse caso, as células morrem ao tentarem realizar mitoses em razão de perdas ou aberrações cromossômicas, problemas na formação do fuso mitótico e falha em realizar o *checkpoint* na fase G2 do ciclo celular. Essas alterações culminam na ocorrência de mitose aberrante, resultando na formação de células não viáveis com micronúcleos e células gigantes ou multinucleados. As células também podem permanecer morfologicamente íntegras por um tempo, sintetizar RNA e proteínas e transmitir aberrações para as células-filhas que ficam estéreis. Esses eventos constituem a chamada **catástrofe mitótica**. A impossibilidade da multiplicação das células tumorais é útil para a radioterapia. Outros fatores que contribuem para a perda da clonogenicidade são: senescência; retardo de ciclo celular; e diferenciação terminal.

Senescência é um processo não fisiológico em que as células apresentam capacidade de divisão inibida, mas estão metabolicamente ativas. Pode ser desencadeada por encurtamento dos telômeros, ativação de oncogenes e lesão em DNA após estresse oxidativo. Envolve a ativação de proteínas como a *p53* e *Rb* (rebinoblastoma), alterações da cromatina e o silenciamento de genes que promovem a transição da fase de G1 para S do ciclo celular. Uma questão importante é se a senescência pode contribuir para recorrência do tumor. Como mecanismo cifostático, pode contribuir para perda da clonogenicidade, porém, mesmo em estado não proliferativo permanente, pode haver "fenótipo secretório associado a senescência", que influencia células não senescentes a produzir citoquinas e promover crescimento e progressão do tumor.

A apoptose é um tipo de morte celular programada, que decorre de alterações dentro da célula que está morrendo. Existe, assim, participação ativa da célula em sua própria morte. As principais características desse mecanismo de morte celular são: alterações morfológicas na cromatina nuclear como grande compactação, marginalização e fragmentação; rápida fagocitose dos corpos apoptóticos e ausência de reação inflamatória; ativação da cascata de caspase, em especial da caspase 3. Para ocorrer a apoptose, existe uma programação genética, com genes envolvidos na indução do processo, como o *TP53* e outros na inibição como os membros antiapoptose da família *bcl-2*, entre outros.

Doses baixas de radiação induzem a apoptose e doses altas, a morte não apoptótica. Observou-se, em linfócitos, que doses de 0,05 Gy ou 1 Gy a 4 Gy levam à morte por apoptose e as maiores, da ordem de 20 Gy, induzem a morte não apoptótica. Isso acontece porque doses altas de radiação inibem qualquer processo ativo nas células, inclusive a apoptose.

Autofagia é um processo dinâmico de autodigestão, conservado na evolução das espécies, no qual lisossomos degradam as proteínas e as organelas a fim de restabelecer ou manter a homeostase celular. É geneticamente regulada por genes *Atg* (do inglês *autophagy-related-genes*). Apesar de ser mecanismo fisiológico, em situações de estresse prolongado, pode ser ativada. O mecanismo de ativação da autofagia pela radiação ainda não está completamente esclarecido, mas parece envolver sinalização do retículo endoplasmático (RE), em especial via PERK, proteína quinase semelhante à quinase do retículo endoplasmático (*protein kinase-like endoplasmic reticulum kinase)*.

Sugere-se que a indução de estresse no RE, em células que perderem a capacidade de morrer por apoptose após irradiação, promove autofagia. Importante ressaltar que, após irradiação, a autofagia pode tanto favorecer a sobrevivência, quando há pequena quantidade de lesão, como a morte celular nos casos de lesões celulares maciças e irreparáveis.

Importante ressaltar que não é possível inferir a relevância de nenhum tipo de morte simplesmente monitorando como uma determinada célula morre depois da irradiação. Múltiplas vias podem ser ativadas numa célula, mas como esta morre apenas uma vez, o tipo de morte observado é aquele que ocorre mais rapidamente.

## O TECIDO IRRADIADO

Em relação à tolerância dos tecidos à radiação, considera-se que eles estão organizados em subunidades funcionais (SUF) em série ou em paralelo.

Os tecidos em série são aqueles organizados como os elos de uma corrente, na qual a ruptura de um elo traz consequências para o tecido como um todo. Esses tecidos podem apresentar alterações mesmo quando um pequeno volume é irradiado. O reparo é realizado pela migração de células de locais não irradiados. Um exemplo desse tecido é o sistema nervoso, sendo o número de SUF moderado.

Os tecidos com arquitetura em paralelo são aqueles com estrutura acinar ou alveolar, nos quais as SUF são independentes, bem definidas e em pequeno tamanho. Esses tecidos apresentam restrição à migração de células, e o reparo e repopulação dependem de células sobreviventes do próprio local irradiado. São exemplos as glândulas salivares, pâncreas, testículo, pulmão, rim, entre outros. No caso do rim, por exemplo, se um néfron for desepitelizado e não sobrar célula residente, ele perde a função, pois não é repopulado por células do néfron adjacente. No entanto, o rim não perderá sua função pela perda de apenas um néfron. Os tecidos em paralelo praticamente não apresentam resposta a pequenos volumes, ou seja, é necessário que certa quantidade SUF seja irradiada para repercutir no órgão como um todo. Quanto ao efeito do volume na pele e mucosa, este é influenciado pela presença de eventuais células sobreviventes no local irradiado e principalmente pela capacidade de migração das células epiteliais.

Dessa forma, a resposta radiobiológica varia entre os diferentes tecidos normais e entre os tecidos normais e o doente. A resposta está relacionada à capacidade da célula de reparar ou não as lesões radioinduzidas. Os tecidos de resposta rápida são aqueles que apresentam as manifestações clínicas de lesão em curto período de tempo depois da irradiação. São exemplos de tecidos de resposta rápida: pele; mucosas; tecido hemocitopoético; tecido linfoide; aparelho digestivo; e a maioria dos tumores. Associam-se à resposta rápida desses tecidos a alta atividade mitótica (fase bastante radiossensível do ciclo celular) e a grande suscetibilidade à apoptose destes. Os tecidos de resposta lenta são aqueles que apresentam alterações em tempo mais prolongado após irradiação. São eles os tecidos ósseo, conjuntivo, muscular e nervoso, que apresentam baixa atividade proliferativa. A resposta lenta está mais associada à perda de atividade metabólica, liberação de citoquinas inflamatórias e alteração vascular provoca a diminuição do oxigênio.

Os tecidos de resposta rápida, nos quais as células morrem rapidamente após irradiação, praticamente não reparam as lesões radioinduzidas. Porém, em virtude da alta capacidade mitótica desses tecidos, as células precursoras que escapam da morte têm grande probabilidade de se dividirem e repopulá-los, mantendo, assim, a homeostase do tecido, dependendo da dose de radiação. Os tecidos de resposta lenta apresentam capacidade de reparar as lesões radioinduzidas, dependendo da dose de radiação. Essa capacidade, porém, é limitada; quando ultrapassada, a lesão é estabelecida. As células lesadas e não reparadas morrem e não são substituídas, uma vez que esses tecidos têm pequena atividade mitótica. A resposta dos tecidos à radiação depende ainda do tipo de exposição, se em pequenas regiões ou em corpo inteiro, e também da dose. Após exposições acidentais a altas doses de radiação em corpo inteiro, ocorre a síndrome aguda da radiação (SAR) em virtude da falência da medula óssea, do sistema gastrointestinal e do sistema nervoso central (SNC).

## Mutação e carcinogênese

A dose de dobra do número de mutações no homem é estimada entre 30 Gy e 80 Gy. A radiação provoca nas células uma instabilidade genética de lesão/reparo. Se o reparo não ocorrer ou se a lesão for mal reparada, pode haver ativação de oncogenes ou deleção de genes supressores de tumor e o desenvolvimento do câncer. Os tumores mais comuns após irradiação são as leucemias (linfoides e mieloides), câncer de tireoide, mama, pulmão, osso e pele.

As doses de radiação administradas durante a radioterapia relacionam-se mais à indução da morte do que à transformação celular. Estima-se que a chance de um indivíduo submetido à radioterapia desenvolver uma segunda neoplasia é de 5%.

Para fins de proteção radiológica, mutação e carcinogênese são consideradas efeitos estocásticos, pois não há um limite de dose abaixo do qual eles não ocorrem; porém, a possibilidade de acontecerem aumenta com a elevação da dose de radiação. Esses efeitos diferem dos chamados "determinísticos" ou "reação tecidual", quando é possível estabelecer um limite de dose abaixo do qual eles não ocorrem.

## Fundamentos para radioterapia

Talvez a maior contribuição da radiobiologia para a radioterapia seja a de fornecer fundamentos clínicos e estratégias para distribuição de doses, a fim de maximizar o efeito citotóxico no tecido patológico e limitar a lesão no tecido normal adjacente.

Classicamente, a radioterapia é administrada de forma fracionada com doses de 1,8 Gy a 2 Gy por fração, diariamente, 5 dias por semana, em 5 semanas. A dose total é determinada pelo tecido patológico, como o tumor, e pela tolerância do tecido normal adjacente. Se esta for ultrapassada, podem ocorrer alterações importantes e irreversíveis que, uma vez estabelecidas, pouco se pode fazer para revertê-las. A dose de tolerância varia dependendo das características biológicas do tecido, do volume irradiado, do tipo de radiação e do fracionamento da dose.

Os chamados cinco "R" da radiobiologia tentam explicar por que o fracionamento funciona.

São eles: **r**edistribuição; **r**eparo da lesão subletal (RLSL); **r**epopulação; **r**eoxigenação; e **r**adiossensibilidade. Fracionando-se a dose de radiação, permite-se o reparo (RLSL) do tecido normal de resposta lenta e a repopulação das células do tecido normal de resposta rápida, entre as frações. Ao mesmo tempo, dividindo-se a dose em frações, aumenta-se a lesão nas células tumorais em consequência da reoxigenação e redistribuição das células nas fases sensíveis do ciclo celular. O quinto "R" refere-se à radiossensibilidade do tecido irradiado e depende de suas características biológicas. Atualmente, tem sido proposto o sexto "R" que se refere à resposta imune tumoral. A radiação induz sinais inflamatórios e a liberação de antígenos tumor específico que estimulam a imunidade local e sistêmica.

### Hiperfracionamento

Consiste em administrar doses menores por fração do que no fracionamento convencional e em maior número de frações, sem alterar o tempo de duração do tratamento: geralmente são usadas frações de 1,15 Gy a 1,25 Gy, duas vezes ao dia. O intervalo entre as frações não deve ser menor do que 4 horas para dar tempo de ocorrer o RLSL no tecido normal de resposta lenta. É indicado quando a dose de radiação necessária para tratamento ameaça a tolerância do tecido normal de resposta lenta. Esse esquema permite aumentar a dose final em 15% a 20% sem aumentar a quantidade de lesão no tecido normal de resposta lenta em comparação com o tratamento convencional.

### Fracionamento acelerado e hiperfracionamento acelerado contínuo

A finalidade é encurtar o tempo total de tratamento e estão indicados para tumores com alta capacidade proliferativa. Geralmente são tumores cujo tempo potencial de dobra, Tpot (tempo de dobra de uma população celular que prolifera continuamente e não apresenta fração de perda de células), é menor que 4 dias. Radioterapia seis vezes por semana ou sete vezes em 5 dias representa esquema de fracionamento acelerado. O mais comum é fazer o tratamento convencional mais *boost* (fechar o campo de radiação e administrar fração de dose maior nesse local). Pode-se também administrar duas vezes por dia dose por fração que esteja no limite superior do hiperfracionamento (1,25 Gy) e no limite inferior do

fracionamento convencional, ou seja, menor que 1,8 Gy. Portanto, 1,6 Gy duas vezes por dia representa um esquema de fracionamento acelerado. Esse esquema de tratamento causa maior toxicidade ao tecido normal de resposta rápida e, por isso, é feito um intervalo durante as aplicações que deve ser o menor possível para evitar a repopulação do tumor.

O Grupo Cooperativo Europeu (EORTC – European Organization for Research and Treatment of Cancer, 22851) realizou protocolo com frações de 1,6 Gy, três vezes ao dia, com intervalos de 4 horas, em 5 semanas e pausa de 2 semanas no meio do tratamento em tumores de cabeça e pescoço. Houve aumento de 15% no controle locorregional, mas sem impacto na sobrevida, reação aguda intensa conforme esperado; porém, com inesperada reação tardia grave.

Dessa forma, idealizou-se o **hiperfracionamento acelerado contínuo** (CHART – *continuous hyperfractionated accelerated radiation therapy*), ou seja, sem intervalo no meio do tratamento, sendo que estudo importante foi conduzido no Reino Unido. O protocolo administrou 36 frações de 1,4 Gy a 1,5 Gy em 12 dias consecutivos, sendo três frações por dia, com intervalos de 6 horas, e dose total de 50 a 54 Gy. Apesar de a dose total ser baixa, esta foi entregue num tempo extremamente curto. Preferiu-se diminuir de dose por fração para diminuir a reação tardia e evitar a proliferação das células tumorais com a diminuição do tempo total de tratamento. Ocorreu bom controle do tumor, grave reação aguda (esperado), sem aumento da reação tardia, exceto para lesão em medula espinhal (mielopatia grave ocorreu com doses de 50 Gy).

### Hipofracionamento

Consiste em administrar doses por fração maiores do que a convencional (entre 2 Gy e 8 Gy/fração). A finalidade é inibir o reparo da lesão subletal (RLS) e superar a resistência das células hipóxicas e em fase S do ciclo celular. Doses maiores do que 8 Gy/fração são administradas na radioterapia hipofracionada ablativa que, além de inibir o reparo, inibe a divisão e a função celulares. O hipofracionamento é indicado para tumores com potencial para reparar lesão subletal (LSL) e tempo de dobra longo como: próstata; melanoma; sarcoma de partes moles; lipossarcoma; e possivelmente mama. Pode ser administrado no mesmo tempo que o fracionamento convencional, com frações de dose em dias alternados, ou em menor tempo total de tratamento, com doses altas por fração diariamente. Quanto ao tecido normal, deve-se ter especial atenção para não irradiar grande volume de tecido organizado em paralelo e manter a dose no tecido serial abaixo do limite de tolerância, a fim de preservar quantidade suficiente de células funcionantes.

Sugiram críticas ao hipofracionamento quando não havia tecnologia adequada, pois, aumentando-se a dose por fração, diminui-se a tolerância do tecido normal adjacente, o que acarreta maior toxicidade a curto e longo prazo. Existe também a preocupação com indução de câncer secundário e diminuição da dose total, na maioria das vezes, resultando em menor dose para o tumor.

No entanto, atualmente, a tecnologia disponível para planejamento, irradiação e controle de qualidade de tratamento permite praticamente "esculpir" a dose de radiação ao redor do alvo e preservar o tecido normal. Assim, o hipofracionamento tem sido utilizado com sucesso para diversos tumores como: pulmão, fígado, metástase em coluna, rins, pâncreas, entre outros.

Na radioterapia hipofracionada, técnicas de estereotaxia podem ser empregadas, como a craniana para tumores cerebrais (radioterapia esteriotáxica craniana e radiocirurgia) ou extracranianas para tumores externos ao SNC (SBRT – *stereotatic body radiotherapy*) e (SABR – *stereotatic ablative body radiotherapy*).

A radiocirurgia para malformação arteriovenosa (MAV) no encéfalo é uma forma de SABR. Num protocolo bastante usado, administra-se a dose única de 15,0 Gy, que é calculada com base na tolerância do encéfalo a 60 Gy em 30 frações. O objetivo é provocar lesão nas células endoteliais, morte celular, reação inflamatória e fibrose, que ocorrem em semanas ou meses após o tratamento. A dose única é usada porque o tecido que se deseja destruir (malformação vascular) e o tecido normal (encéfalo) apresentam reparo da lesão radioinduzida com doses fracionadas. Assim, não há vantagem em se utilizar o fracionamento convencional.

No caso de tumores primários em SNC, pode-se fazer o fracionamento clássico ou o hipofracionamento, dependendo do tipo histológico e do tamanho da lesão, respeitando-se os limites de dose de tolerância do tecido normal adjacente. Do ponto de vista radiobiológico, argumenta-se que os tumores geralmente têm maior quantidade de mitoses do que o tecido normal do qual se originou e apresentam reoxigenação, fatores que apontam para o sucesso do fracionamento da dose de radiação. No caso de metástases cerebrais, também dependendo do tipo histológico e do tamanho, a radiocirurgia (dose alta e única) ou o hipofracionamento podem ser indicados.

O hipofracionamento tem sido bastante indicado para tratamento dos tumores de próstata, pois estes êm o menor *turn over* entre todos os tumores, com o tempo potencial de dobra-Tpot maior que 40 dias (variação de 15 a 60 dias), ciclo celular longo e alta capacidade de reparo. O número de frações costuma variar de 10 a 25, sendo indicadas, no mínimo, cinco frações. Isso resulta da baixa taxa de proliferação desses tumores e do fato de que dificilmente células em estado resistente, em virtudeo do ciclo celular longo ou hipóxia, perdem a chance de ser esterilizadas por fração de dose subsequente. Assim, considera-se que não existem razões radiobiológicas para administração do hipofracionamento em dose única para câncer de próstata.

### Efeito Abscopal

O termo foi idealizado por Mole, em 1953, e vem do latim: *Ab* (distante) e *scopus* (alvo). O efeito abscopal ocorre quando a radioterapia localizada afeta o organismo como um todo e pode ser benéfico ou nocivo. Benéfico quando ocorre regressão do tumor ou da metástase distantes do local irradiado. Nocivo quando contribui para o efeito adverso da radioterapia, como inflamação crônica e instabilidade genômica, entre outros.

Atualmente, com o uso de protocolos de hipofracionamento e o uso de drogas imunomoduladoras, o efeito abscopal tem despertado interesse clínico. Caracteriza-se por ocorrer *in vivo*, de modo sistêmico e mediado pelo sistema imunológico (SI). Os principais componentes do SI envolvidos nesse efeito são: células dendríticas (apresentadoras de antígeno); linfócito T citotóxico ou *killer*, CD8+, importantes para vigilância contra o câncer; células T *naïve*, que são maduras, mas não tiveram contato com o antígeno.

Após irradiação com doses altas por fração, como no hipofracionamento (2 Gy a 8 Gy) e no hipofracionamento ablativo (maiores ou iguais a 8 Gy), ocorrem algumas alterações intracelulares,entre as quais: translocação do complexo calreticulina (CRT/ERp57) do retículo endoplasmático para a superfície das células tumorais, que é o principal sinal para "pega" de antígenos (Ag) para as células dendríticas; liberação de moléculas inflamatórias do tumor (grupo de proteínas B1 de alta mobilidade – *HMGB1* e *ATP*), que se ligam nos receptores das células dendríticas promovem a "pega" e o processamento do Ag e ativação da célula T citotóxica. Dessa forma, esses fatores favorecem a "pega" das células mortas pelas células dendríticas, apresentação do Ag tumoral para as células T e iniciação das células T antitumorais.

Em resumo, a radiação induz inflamação local, liberação de Ag-tumor específico, maturação das células dendríticas, que "pegam" e apresentam o Ag às células T ativadas que promovem eliminação das células tumorais via linfócito CD8+. O tumor torna-se praticamente "fonte" de Ag que estimula o SI local e à distância.

O efeito abscopal ocorre com média 6 meses após o tratamento, pois é necessária a ativação da resposta imune adaptativa e apresenta tempo de duração significante. Esse efeito surge com maior eficácia quando a radioterapia é combinada com a imunoterapia.

Apesar de ser um assunto de grande interesse clínico, algumas questões ainda precisam ser mais bem esclarecidas como: quais são os mecanismos envolvidos na sua indução, quais doses de radiação seriam mais adequadas para disparar esse efeito, quais tumores são mais suscetíveis para apresentá-lo, entre outras.

### Braquiterapia

Consiste no implante de fontes radioativas diretamente no tumor. Pode ser intracavitária com a colocação de fontes radioativas diretamente no volume do tumor e intersticial, com sementes implantadas diretamente no volume tumoral.

### Radioimunoterapia

A radioterapia-alvo com radionuclídeo consiste em administrar um isótopo radioativo como $^{90}Y$, $^{131}I$ ligado a um anticorpo monoclonal (MoAB), que funciona como veículo para o radioisótopo. A diferença dessa modalidade terapêutica da radioterapia externa (RText) é que, na radioimunoterapia (RIT), irradia-se um alvo celular seletivo e, na RText, um volume de tecido é irradiado. Compostos como o ibritumomabe-tiuxetan (MoAB ligado ao $^{90}Y$) e o tocilizumab (MoAB ligado ao $^{131}I$) têm sido empregados para o tratamento de linfomas. Esses compostos são MoAB-antiantígeno CD 20, presente na membrana das células do linfoma e ausente nas células-tronco normais da medula óssea. Técnicas de engenharia genética têm possibilitado a construção de moléculas de baixo peso molecular e de diferentes tamanhos para diminuir a toxicidade no tecido normal e aumentar a eficácia do tratamento. Observa-se que a "pega" do MoAB é alta para os linfomas e para outros tumores sólidos; no entanto, os linfomas apresentam alta radiossensibilidade. Acredita-se, porém, que há potencial para o uso dessa modalidade terapêutica em diversos tumores.

## BIBLIOGRAFIA CONSULTADA

Baskar R, Yap SP, Chua LLM, Ithahana K. The diverse and complex roles of radiation on cancer treatment therapeutic target genome maintenance: review. Am. J. Cancer. Res. 2012;2372-382.

Brenner DJ, Sachs RK, Peters LJ, Withers RH, Hall EJ. We forget at our peril the lessons built into the $\alpha/\beta$ model. Int. J. Radiat. Oncol. Biol. Phys. 2012;82:1312-4.

Galluzzi L, et al. Molecular definitions of cell death sub routines: recommendations of the Nomenclature Committee on Cell Death 2012. Cell Death and Differentiation, 2012;19:107-120.

Gerwirtz DA. The autophagic response to radiation: relevance for radiation sensitization in cancer therapy. Radiat. Res. 2014;182:3637.

Hall EJ, Giaccia AJJ. Radiobiology for the radiologist. 8 ed. Philadelphia: JB Lippincott; 2018.

Iyer SP, Hunt CR, Pandita TK. Cross talk between radiation and immunotherapy: the Twain shall meet. Tadiat. Res. 2018;189:219-224.

Leist M, Jäättelä M. Four deaths and a funeral: from caspases to alternative mechanisms. Nature Reviews. 2001;2:1-10.

Maalouf M, Alphonse G, Coliaux A, Beuve M, Trajkovic-Bodennec S, Battiston-Montagne P, et al. Different mechanisms of cell death in radiosensitive and radioresistant p53 mutated head and neck squamous cell carcinoma cell lines exposed to carbon ions and x-rays. Int J Radiat Oncol Biol Phys. 2009;74(1):200-9.

Pawlick TM, Keyomarsi K. Role of cell cycle in mediating sensitivity to radiotherapy. Int J Radiat Oncol Biol Phys. 2004;59:928-42.

Perez CA, Brady LW, Halperin EC, Wazer DE. The discipline of radiation oncology. In: Perez CA, Brady LW (eds.). Principles and Practice of Radiation Oncology. 7 ed. Philadelphia: JB Lippincott; 2019; 1-280.

Quin J, Li L. Molecular anatomy of the DNA – damage and replication checkpoints. Radiat Res. 2013;159:139-48.

Scaff LAM. Radiações. In: Scaff LAM. Física da radioterapia – a base analógica de uma era digital. São Paulo: Projeto Saber; 2010;1:13-31.

Segreto HRC, Held KD, Michael BD, Segreto RA. Radiobiologia da bancada à clínica. São Paulo: Editora Scortecci; 2016; p. 182.

Shankar S, McManus M, Martin RF, Martin AO. Abscopal effects of radiation theraphy: a clinical review for the radiobiologist. Cancer Letters. 2015;356-82-90.

Sharabi AB, Lim M, De Weese TL, Drake CG. Radiation and checpoint blockade immunotherapy: radiosensitisation and potential mechanisms of synergy. Lancet Oncol. 2015;16:498-509.

Timmerman RD. An overview of hypofractionation and introduction to this issue of seminars in radiation oncology. Semin Radiat Oncol. 2008;18:215-22.

Willers H, Held KD. Introduction to clinical radiation biology. Hematol Oncol Clin North Am. 2006;20:1-24.

Withers. HR, McBride WH, Schaue D. Biologic basis of radiation therapy. In: Perez CA, Brady LW, eds. Principles and Practice of Radiation Oncology. 7 ed. Philadelphia: JB Lippincott; 2019; p. 333-412.

# 13

# Radiações Não Ionizantes – Características Físicas e Aspectos Biológicos

Marcelo Baptista de Freitas
Silvio Ricardo Pires
Regina Bitelli Medeiros
Helena Regina Comodo Segreto

## DESTAQUES

- O processo de interação da radiação não ionizante com o meio biológico não resulta na produção de íons ou na instabilidade dos átomos do meio.
- O espectro das radiações não ionizantes é dividido em duas grandes regiões: radiação óptica; e campos eletromagnéticos.
- As radiações não ionizantes se caracterizam por interações com estruturas moleculares formadas por associação de átomos.
- As diferentes características dos mecanismos de interação, bem como as diferenças e o conhecimento limitado dos mecanismos de resposta biológica, têm gerado uma diversidade de grandezas empregadas para especificar ou quantificar a exposição à radiação não ionizante.
- A radiação ultravioleta pode produzir alterações fotoquímicas no DNA, no RNA e em proteínas, assim como nas estruturas das membranas.
- A terapia fotodinâmica é uma modalidade de tratamento emergente que emprega a interação fotoquímica de três componentes: luz; fotossensitizadores; e oxigênio.
- A energia associada à radiação não ionizante na faixa de radiofrequência, ou de campos eletromagnéticos de alta frequência, é muito pequena para produzir ionização ou causar danos significativos nas moléculas de DNA.

## INTRODUÇÃO

As radiações não ionizantes correspondem à faixa do espectro eletromagnético com energia suficiente para promover a excitação de átomos ou moléculas, produzir vibrações/rotações e aumentar a energia cinética dessas radiações, sem, contudo, produzir ionização no meio em que ocorrem essas interações. O espectro das radiações não ionizantes é dividido em duas grandes regiões: radiação óptica e campos eletromagnéticos. A faixa óptica é subdividida em ultravioleta (UV), visível e infravermelho (IR). Já a faixa correspondente aos campos eletromagnéticos inclui a radiofrequência (RF, incluso micro-ondas,

ondas de rádio e TV e telefonia celular) e os campos elétricos e magnéticos de frequência extremamente baixa (linhas de transmissão). As radiações não ionizantes podem ser produzidas por fontes naturais, como o Sol e as descargas elétricas luminosas, e também por fontes artificiais construídas pelo homem para o desenvolvimento de aplicações industriais, científicas e médicas, bem como de sistemas de comunicação e localização, como celulares e radares. Os efeitos biológicos associados às radiações não ionizantes incluem efeitos fototérmicos e fotoquímicos, além de aquecimento superficial, queimadura elétrica e choque, no caso de campos eletromagnéticos.

## CARACTERÍSTICAS FÍSICAS

### Definição e classificação

Normalmente, emprega-se o termo "radiação não ionizante" para todas as formas de radiação eletromagnética cujo processo de interação com a matéria não resulta na produção de ionização, ou seja, essa radiação não tem energia suficiente para ejetar ou arrancar elétrons dos átomos ou das moléculas constituintes do meio. Essa faixa de energia no espectro eletromagnético corresponde às radiações cujas frequências são iguais àquelas que caracterizam a radiação UV ou menores do que estas. Dessa forma, a radiação não ionizante refere-se à radiação eletromagnética com comprimento de onda maior do que 100 nm, equivalente a um *quantum* com energia de aproximadamente 12 eV.*

Os campos elétricos e magnéticos estáticos, bem como o transporte de energia em meios materiais na forma de vibrações mecânicas, como ultrassom e infrassom, também são considerados radiações não ionizantes. Para fins práticos, as radiações não ionizantes podem ser subdivididas em várias faixas, dependendo do comprimento de onda (l) ou frequência (f) da radiação:

- UV: 100 nm ≤ $\lambda$ ≤ 400 nm;
- visível: 400 nm ≤ $\lambda$ ≤ 760 nm;
- IR: 760 nm ≤ $\lambda$ ≤ 1.000 $\mu$m (ou 1 mm);
- RF, incluso micro-ondas, ondas de rádio e TV e telefonia celular: 1 mm ≤ $\lambda$ ≤ 1.000 km ou 300 GHz ≥ f ≥ 300 Hz;
- campos elétricos e magnéticos de frequência extremamente baixa (ELF):**
- f ≤ 300 Hz, que, na prática, correspondem aos campos associados às linhas de transmissão (50 Hz a 60 Hz);

As ondas mecânicas fora da faixa de frequência audível, ultrassom (f > 20 kHz) e infrassom (f < 20 Hz), também compõem uma subdivisão das radiações não ionizantes.

### Grandezas e unidades

As grandezas físicas são empregadas para descrever e caracterizar um fenômeno de forma quantitativa, facilitando a comparação de resultados e compilação de dados de diferentes estudos. Nesse sentido, é importante definir um conjunto de grandezas para as radiações não ionizantes que permita a caracterização (i) das fontes e campos de radiação, (ii) dos processos de interação e (iii) da exposição a essa radiação. Um certo valor de uma grandeza física deve ser expresso em múltiplos de uma unidade escolhida, sendo normalmente adotadas as unidades do Sistema Internacional (SI).

A grandeza energia em unidades de joule (J) e sua variação no tempo, denominada "potência" ou também "fluxo de energia" (em unidades de watt: W ou J/s), são muito frequentemente empregadas para caracterizar as fontes. As expressões "energia radiante" e "potência radiante" também são muitas vezes empregadas, sendo acrescentada a palavra "acústica" no caso de ondas mecânicas, como ultrassom.

As grandezas que descrevem os processos de interação da radiação não ionizante com a matéria estão associadas às propriedades de atenuação, absorção, espalhamento, reflexão e refração do meio. Nessa descrição, as analogias entre as radiações ionizantes e não ionizantes são limitadas em virtude da natureza diferente dos processos físicos de interação. Os comprimentos de onda extremamente pequenos envolvidos nas interações das radiações ionizantes com a matéria

---

* nm: nanometros = $10^{-9}$ m. eV = eletronvolt. Max Planck estabeleceu que uma quantidade mínima de energia, ou *quantum* de energia ($\Delta$E), era proporcional à frequência (f) da radiação: $\Delta$E = hf, sendo a constante de proporcionalidade h definida como a constante de Planck ($4,136 \times 10^{-15}$ eV.s). Considerando que a relação entre frequência (f) e comprimento de onda ($\lambda$) da radiação: f = c/$\lambda$, sendo c é a velocidade da radiação no vácuo ($3 \times 10^8$ m/s), temos que $\Delta$E = hf = hc/$\lambda$ = 1240/$\lambda$ com energia em unidades de (eV) e comprimento de onda em (nm). Vale lembrar que 1eV = $1,602 \times 10^{-19}$ J (J = joule).

---

** ELF: *Extremely Low Frequency*. Os campos elétricos e magnéticos estáticos são classificados nessa subdivisão das radiações não ionizantes.

causam interações nos níveis atômico e nuclear, ao passo que, no caso das radiações não ionizantes, as propriedades macroscópicas como constante dielétrica, condutividade, compressibilidade e densidade média, bem como os fenômenos de reflexão e interferência, têm maior importância. Consequentemente, o material e as características geométricas da estrutura biológica do alvo, especialmente as interfaces, tornam-se fatores determinantes no processo de interação.

As grandezas responsáveis por descrever a exposição do corpo humano às radiações não ionizantes são normalmente chamadas de grandezas dosimétricas. Essas grandezas devem, sempre que possível, quantificar os processos físicos associados aos efeitos biológicos causados pela radiação. Embora essas grandezas estejam muito bem definidas no caso das radiações ionizantes, representando normalmente a quantidade de energia depositada no tecido, isso não acontece para as radiações não ionizantes. As diferentes características dos mecanismos de interação, das condições e técnicas de medidas, bem como as diferenças e conhecimento limitado dos mecanismos de resposta biológica, têm gerado uma diversidade de grandezas empregadas para especificar ou quantificar a exposição à radiação não ionizante.

A exposição de pele e dos olhos à radiação não ionizante na faixa óptica, ou seja, à radiação UV, visível e IR, é normalmente quantificada em termos de irradiância (E) em *watts* por metro quadrado (W/m²) para exposição contínua e em termos de exposição radiante (H) em Joules por metro quadrado (J/m²) para exposição limitada no tempo ou a feixe pulsado. Dessa forma, a grandeza *standard erithema dose* (SED), correspondente a 100 J/m², foi estabelecida para quantificar o eritema causado pela exposição da pele à radiação UV.

Para as radiações não ionizantes na faixa de RF acima de 10 MHz, o uso da absorção de energia como parâmetro para caracterizar a exposição é destacado pela grandeza denominada de taxa específica de absorção (SAR, do inglês *specific absorption rate*) em unidades de W/kg. O conceito dessa grandeza corresponde principalmente ao mecanismo térmico de ação biológica. Para as RF abaixo de 10 MHz, a grandeza densidade de corrente (J) em unidades de ampère por metro quadrado (A/m²) está associada à ocorrência de estímulo elétrico nos músculos e nervos. Para fins práticos, as radiações não ionizantes na faixa de RF, ou nos campos eletromagnéticos de alta frequência,

também são medidas nas grandezas físicas associadas aos campos elétrico (E) e magnético (H), densidade de fluxo magnético (B) e densidade de potência (S), nas unidades de *volt* por metro (V/m) e ampère por metro (A/m), tesla (T) e *watt* por metro quadrado (W/m²), respectivamente.

## Interação da radiação não ionizante com o meio biológico

Diferentemente das radiações ionizantes, nas quais o processo de interação com a matéria depende essencialmente dos átomos constituintes do meio, as radiações não ionizantes caracterizam-se por interações com estruturas moleculares formadas por associação de átomos, resultando em processos de interação mais complexos. Esses processos de interação resultam na absorção de certa quantidade de energia por parte da molécula, alterando uma ou várias componentes de sua energia total, a saber:

- a energia dos elétrons, dependente da configuração eletrônica dos átomos, permitindo que a molécula passe para um estado eletrônico excitado;
- a energia de oscilação ou de vibração dos átomos em torno de suas posições de equilíbrio, resultando em aproximação ou distanciamento dos átomos participantes das ligações químicas;
- a energia de rotação da molécula em torno de seus eixos;
- a energia de agitação térmica ou de translação das moléculas.

Uma molécula em um estado excitado, resultante do processo de absorção de energia, apresenta propriedades químicas diferentes em relação ao seu estado fundamental, podendo:

- participar de certas reações químicas, não observáveis quando em seu estado fundamental;
- dissociar-se pela quebra de suas ligações químicas;
- transferir seu excesso de energia para outras moléculas em sua vizinhança, sem emissão de radiação;
- emitir radiação eletromagnética (fluorescência ou fosforescência) ou ejetar elétrons (elétrons de Auger).

Em casos em que as moléculas excitadas pela absorção de um fóton transferem seu excesso de energia para uma molécula vizinha, portanto sem emissão de radiação, o local de absorção da energia pode não coincidir com o local onde ocorrem os efeitos biológicos. Essas situações configuram-se em processos de transferência de energia intermolecular de extrema importância biológica quando a macromolécula vizinha é indispensável ao funcionamento da célula e experimenta a produção de danos, por exemplo, o ácido desoxirribonucleico (DNA).

## Aspectos biológicos

A exposição às radiações não ionizantes pode causar diferentes efeitos biológicos, com uma variedade de consequências para a saúde humana. Em alguns casos, embora esses efeitos ocorram, não se observa nenhum efeito à saúde. Se efeitos adversos são observados simultaneamente à ocorrência de efeitos benéficos, o risco associado à exposição deve ser comparado ao benefício obtido.

Um agente físico tem de interagir com o tecido-alvo para permitir a ocorrência de um efeito biológico. Normalmente, o agente externo ao corpo e o efeito biológico resultante são diretamente medidos, mas dificilmente se tem informação sobre a interação decisiva no alvo. O efeito biológico é determinado pela natureza, como reações fotoquímicas ou correntes induzidas, e a eficácia dessa interação. Dessa forma, uma grandeza que represente a eficácia pela qual um efeito biológico é induzido necessita ser quantitativamente associada aos campos de radiação externos. Finalmente, um bom entendimento dos processos de interação básicos (mecanismos de ação) e uma definição precisa de uma grandeza biologicamente efetiva são necessários quando resultados provenientes de experimentos com animais ou *in vitro* são empregados para avaliar possíveis respostas em humanos. A falta de conhecimento sobre o mecanismo de ação básico e, consequentemente, o emprego inadequado de grandezas biologicamente efetivas constituem-se num problema central para a confiabilidade da avaliação da exposição à radiação não ionizante.

## Radiação óptica

As radiações não ionizantes na faixa de UV, visível e IR representam a faixa óptica do espectro eletromagnético. Dentro dessa faixa, a radiação UV tem um papel biológico importante, na medida que sua energia é suficientemente alta para produzir alterações fotoquímicas que podem iniciar efeitos biológicos potencialmente prejudiciais, muitas vezes denominadas "lesões actínicas". Os órgãos críticos para a exposição à radiação UV são os olhos e a pele. Também no caso da radiação visível (luz) e IR, esses órgãos ou tecidos requerem proteção quando há risco de exposição excessiva a fontes de luz intensas e brilhantes. Para estudo dos efeitos biológicos, a faixa UV tem sido dividida em três bandas: UVA (315 nm a 400 nm); UVB (280 nm a 315 nm); e UVC (100 nm a 280 nm). Em humanos, a exposição da pele à UVB em pequenas quantidades é responsável pela síntese da vitamina D, essencial para a saúde óssea.

A radiação UV representa aproximadamente 5% do espectro solar, sendo que a banda UVC e boa parte da UVB dificilmente alcançam a superfície terrestre em virtude das propriedades de atenuação da camada de ozônio nessa faixa de energia. Dessa forma, 90% da radiação UV que alcança a superfície terrestre está na faixa da UVA. Apesar disso, a exposição à UVB é biologicamente muito mais relevante do que UVA. Além disso, muitos estudos para avaliar os efeitos biológicos da radiação UV em sistemas biológicos fazem uso da banda UVC (254 nm) por causa de sua eficiência em produzir danos na célula, especialmente no DNA.

A radiação UV pode produzir alterações fotoquímicas no DNA, no ácido ribonucleico (RNA) e em proteínas, assim como nas estruturas das membranas. No entanto, o DNA ainda é o principal alvo dos efeitos deletérios da radiação UV na medida que é uma das maiores moléculas na célula, está presente em poucas cópias, carrega informação genética e absorve radiação UV de forma muito eficiente. Um grande número de diferentes tipos de dano é produzido no DNA pela irradiação UV. Estes incluem a modificação individual das bases purinas e pirimidinas, a produção de dímeros pirimidínicos e a adição de outras moléculas às purinas e pirimidinas (*cross-linkings* DNA-proteína). A ação direta da radiação UV não produz quebras simples e duplas no DNA como normalmente ocorre com a radiação ionizante. Estas são produzidas como produto dos mecanismos de reparo do DNA.

A radiação não ionizante na faixa do UV e visível também pode ser empregada nas reações fotossensitizadoras, nas quais um agente fotossensitizador é ativado (excitado) pela absorção de energia da radiação, reagindo na sequência com o DNA ou transferindo sua energia para uma nova molécula.

Por um lado, o eritema é o efeito direto mais comumente observado na pele, proveniente da exposição aguda à radiação UV. Por outro lado, a exposição crônica à radiação UV proveniente da luz solar acelera o envelhecimento da pele e aumenta o risco de câncer de pele. Vários estudos epidemiológicos demonstram que a incidência de câncer de pele está fortemente correlacionada a características geográficas (latitude, altitude e nebulosidade) da região. A exposição à radiação UV é considerada o fator etiológico predominante para as três formas de câncer de pele: melanoma maligno; carcinoma espinocelular; e carcinoma basocelular. Para o carcinoma basocelular e o melanoma maligno, os comprimentos de onda envolvidos e o modelo de exposição que resulta em maior risco ainda não foram estabelecidos de forma conclusiva. Para o carcinoma espinocelular, a radiação UVB e, provavelmente, a UVA estão implicadas, apresentando como fator de maior risco a exposição cumulativa à radiação UV.

A exposição dos olhos a altos níveis de radiação UV também é prejudicial. A exposição intensa aos raios ultravioleta pode causar inflamação da córnea e danos à retina. A exposição a longo prazo causa alterações degenerativas, como crescimento indesejado de tecido na córnea, opacidade do cristalino conhecida como "catarata", degeneração da retina e vários cânceres oculares.

Várias fontes de radiação UV artificiais são encontradas em ambientes ocupacionais e médicos. Isso inclui lâmpadas de vapor de mercúrio, equipamentos de soldagem por arco elétrico, lâmpadas UV bactericidas comerciais e aparelhos de polimerização de resina odontológica. As cabines usadas para bronzeamento artificial estético se tornaram a fonte mais comum de exposição aos raios UV em muitos países nas últimas duas décadas.

### Laser

A palavra *laser* é um acrônimo da expressão em inglês *light amplification by stimulated emission of radiation*. Embora emitindo na faixa óptica, as fontes de radiação laser apresentam propriedades particulares que as diferenciam de outras fontes de luz comuns nessa faixa de energia. A monocromaticidade (emissão de luz em um único comprimento de onda), as coerências espacial e temporal (mesma fase) e a colimação e potência do feixe são as principais características que definem as aplicações terapêuticas dos raios *laser*.

A natureza monocromática da radiação *laser* é uma propriedade crítica para sua aplicação clínica, uma vez que os cromóforos absorvem energia da radiação de forma seletiva, ou seja, com comprimento de onda específico. O comprimento de onda emitido pelo *laser* também afeta a penetração da radiação no tecido, sendo que essa profundidade de penetração aumenta com a elevação do comprimento de onda na faixa de radiação óptica.

A natureza coerente da radiação *laser* resulta do processo físico de emissão estimulada na fonte, no qual a emissão de fótons pelos átomos constituintes do material ativo da fonte *laser*, normalmente um gás, líquido ou sólido, é provocada pela absorção de fótons com energia igual àquela capaz de ser liberada pelos átomos. Diferentemente do processo de emissão de radiação de forma espontânea, comum a todas as outras fontes de radiação na faixa óptica, a emissão estimulada necessita que o nível superior da transição (estado excitado) seja mais povoado do que o nível fundamental, implicando uma inversão de população. Essa condição é obtida pelo emprego de uma fonte externa de energia (bombeamento). Quando a maior parte dos átomos do meio ativo está excitada, um único fóton emitido por um desses átomos que sofreram relaxação pode iniciar uma reação em cadeia. As propriedades da emissão estimulada em presença de uma cavidade ressonante mostram que as radiações induzidas e indutoras têm as mesmas fase, direção e polarização, ou seja, não existe nenhuma diferença física entre o fóton indutor e o induzido, e tudo ocorre como se houvesse uma "amplificação da luz por emissão estimulada". Essa coerência da radiação emitida por um *laser* permite que uma grande quantidade de energia ou potência por unidade de superfície seja concentrada em um pequeno ângulo sólido.

Os *laser* têm sido utilizados na Medicina, com aplicações em Dermatologia, Cirurgias e Oftalmologia e também na Odontologia. O emprego de fibras ópticas para guiar a radiação emitida pelos *laser* tem permitido uma série de aplicações clínicas não invasivas. *Laser* de $CO_2$, nos quais o meio ativo é o gás carbônico, têm emissão na faixa do IR (10.600 nm), sendo fortemente absorvidos por moléculas de água e empregados em cirurgias. Emissões de *laser* de estado sólido, como os cristais de ítrio e alumínio (em inglês, *yttrium aluminum garnet* – YAG) com dopantes de neodímio (1.064 nm), érbio (2.940 nm) ou hólmio (2.130 nm) não são fortemente absorvidos por nenhum componente específico dos tecidos, apresentando grande poder de penetração nestes. Vários *laser* emitem radiação na faixa do visível, com destaque para os *laser* de corante (*dye laser* – 580 nm), *laser* verdes (KTP *laser* – 532 nm) e *laser* de argônio (488 nm), com forte absorção pela melanina e hemoglobina. Os *laser* a gás "excimer" (*excited dimer*), ou seja, com um dímero (composto formado pela união de duas moléculas de um monômero) excitado, emitem na faixa da radiação UV e são fortemente absorvidos por proteínas e DNA. Os *laser* de baixa potência, emitindos na faixa do vermelho (632 nm a 780 nm), têm sido empregados em procedimento terapêuticos como biomodulação do metabolismo das células e tecidos, analgesia e efeitos anti-inflamatórios. Acredita-se que as reações bioquímicas nas células irradiadas pelo *laser* convertam a luz em energia para uso celular. O *laser* nessa faixa visível é absorvido por cromóforos na cadeia respiratória da mitocôndria, ocasionando o aumento na produção de ATP a o aumento da proliferação celular, síntese de proteínas e adiantado reparo tecidual.

## Terapia fotodinâmica

A terapia fotodinâmica (TFD) é uma modalidade de tratamento emergente que emprega a interação fotoquímica de três componentes: luz; fotossensitizadores; e oxigênio. A habilidade de destruir de forma localizada tecidos vivos com crescimento anormal mediante sua necrose ou inviabilização, assim como também a desativação de vírus, destruição de bactérias e fungos, tem permitido a aplicação clínica dessa técnica.

O princípio da TFD envolve a interação de luz de comprimento de onda adequado, normalmente gerado por uma fonte de luz *laser*, com um composto não tóxico (fotossensitizador ou agente fototerapêutico) e oxigênio, resultando em espécies reativas capazes de induzir a inviabilização de células. Esse processo, caracterizado por reações fotoquímicas, decorre da excitação eletrônica do fotossensitizador pela luz, seguida de dois mecanismos principais de reação, a partir de seu estado excitado. Em um deles (mecanismo tipo II), a reação fotoquímica é iniciada pela absorção da energia da radiação não ionizante (luz), normalmente na faixa do visível, por uma molécula fotossensitizadora em seu estado fundamental ($S_0$), promovendo-a para um estado excitado ($S_1$). Ambos estados são espectroscópicos singletes, ou seja, estados em que os elétrons encontram-se emparelhados (*spins* contrários). Uma propriedade essencial de um bom

fotossensitizador é a alta probabilidade de transição de um estado ($S_1$) para um estado triplete excitado ($T_1$). Nesse estado, há uma inversão de *spin*, passando a existir dois elétrons não emparelhados. No estado $T_1$, o fotossensitizador pode transferir sua energia para uma molécula de oxigênio ($^3O_2$), excitando-a para seu estado singlete altamente reativo ($^1O_2$), um agente altamente citotóxico. A Figura 13.1 ilustra esse mecanismo de reação do fotossensitizador com o oxigênio.

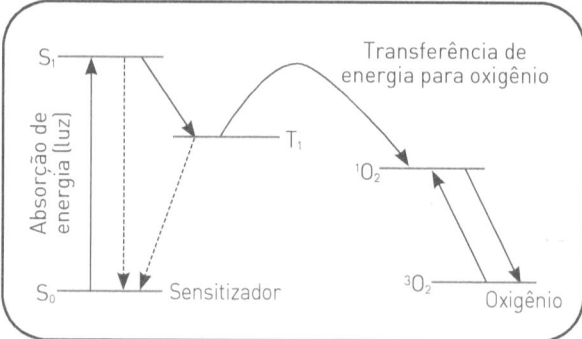

**FIGURA 13.1 –** Representação do mecanismo de interação (tipo II) entre o fotossensitizador e o oxigênio, iniciado pela absorção da energia da radiação não ionizante (luz).
Fonte: Desenvolvida pela autoria.

Outro mecanismo de reação possível é a transferência de um elétron entre o fotossensitizador no estado triplete excitado (T1) e componentes do sistema, gerando íons-radicais que tendem a reagir com o oxigênio no estado fundamental, resultando em produtos oxidados (mecanismo tipo I).

Esses dois mecanismos de reações fotossensitizadoras podem ser ilustrados na Figura 13.2.

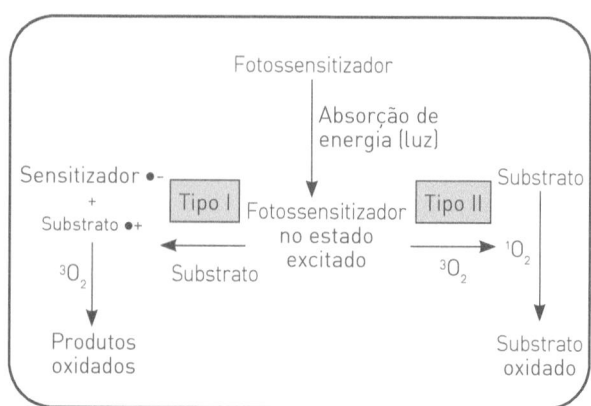

**FIGURA 13.2 –** Mecanismos de reações fotossensitizadoras tipo I e tipo II.
Fonte: Desenvolvida pela autoria.

Várias drogas fotossensitizadoras têm sido desenvolvidas. A primeira geração de fotossensitizadores (ou agentes fototerapêuticos) se baseia em derivados da hematoporfirina. O mecanismo de seletividade dos agentes fototerapêuticos no tecido lesado ainda não está bem esclarecido, mas acredita-se que, ao menos em parte, essa seletividade decorra da associação do agente fototerapêutico a lipoproteínas do plasma, que assim o transportam preferencialmente para as células anormais. Isso decorre do fato de essas células apresentarem um número exageradamente alto de receptores de lipoproteínas de baixa densidade, resultado de sua elevada demanda por colesterol. Recentemente, esses derivados de hematoporfirina têm sido substituídos por uma 2ª geração de agentes fototerapêuticos com elevada resposta ao estímulo luminoso (luz vermelha), diminuindo, assim, as doses de fotossensitizadores administradas aos pacientes – entre estes, estão as ftalocianinas e as clorinas.

O comprimento de onda da luz usada na TFD está normalmente na faixa de comprimentos de onda de 600 nm a 800 nm, conhecida como "janela fototerapêutica". Nessa faixa, a energia da radiação não ionizante é suficientemente alta para excitar o fotossensitizador e baixa o bastante para permitir que a luz penetre o tecido. Os *laser* de estado sólido (Nd:YAG, 532 nm) e a gás (argônio, 488 nm e 514,5 nm) têm sido empregados em TFD, embora mais recentemente os *laser* de diodo estejam sendo empregados em virtude do menor custo e maior praticidade de uso.

## RF

Atualmente, o entendimento é de que a energia associada à radiação não ionizante na faixa de RF, ou de campos eletromagnéticos de alta frequência, é muito pequena para produzir ionização ou causar danos significativos nas moléculas de DNA.

Os efeitos causados pela interação da radiação não ionizante com sistemas biológicos, principalmente na faixa de energia de micro-ondas, normalmente resultam na elevação de temperatura dos tecidos (efeitos térmicos). Esse aquecimento depende das propriedades elétricas do tecido, como a condutividade, que, por sua vez, caracterizam como os campos elétricos e correntes induzidos serão absorvidos e dissipados em células e tecidos do corpo humano. O aquecimento induzido pela RF é resultante da relaxação dielétrica da água e de outras moléculas e do movimento de translação de íons. A busca de efeitos não térmicos da RF em macromoléculas como proteínas e DNA não tem sido muito ativa nos últimos anos; logo, não há evidências de que esses efeitos realmente existam.

## Telefonia celular

Estudos epidemiológicos têm procurado investigar o risco de tumores cerebrais associados ao uso de celulares móveis. Alguns desses estudos relataram um ligeiro aumento estatístico no risco de alguns tumores cerebrais para um pequeno grupo de usuários frequentes de telefones celulares. Apesar disso, alguns enviesamentos e fraquezas dos relatórios dos estudos podem explicar os resultados observados. Vários estudos não relataram nenhum aumento de tumores cerebrais com o uso de telefones celulares. Além disso, estudos experimentais em animais e células não conseguiram confirmar os achados dos estudos epidemiológicos, e não há mecanismo biofísico que possa explicar a carcinogenicidade em níveis de exposição tão baixos. Além disso, o risco aumentado observado em alguns dos estudos epidemiológicos é inconsistente com a frequência estável de ocorrência desses cânceres na população. Essa é uma consideração importante, dado o aumento generalizado e significativo do uso de telefones celulares na população em geral nas últimas décadas.

A tecnologia celular de 5ª geração (5G) emprega ondas de RF de alta frequência (> 24 GHz) comparada à frequência empregada nas tecnologias de telefonia móvel atuais 3G e 4G (< 4 GHz). Como a profundidade de penetração no corpo das ondas de RF diminui com o aumento da frequência, a absorção da energia da radiação proveniente das ondas de telefonia celular 5G ocorrerá principalmente nas camadas superficiais do tecido irradiado. Desse modo, a proporção da energia absorvida superficialmente (em oposição a mais profundamente no corpo) é maior para as frequências mais altas, exigindo que sejam estabelecidos limites de exposição para uso de telefonia móvel 5G que garantam que o pico resultante da distribuição espacial de energia permanecerá muito menor do que o necessário para prejudicar a saúde.

## Diatermia e hipertermia

A diatermia é uma das aplicações terapêuticas mais antigas dos campos eletromagnéticos na faixa de RF.

As ondas curtas (frequência de 13,56 MHz e 27,12 MHz) e micro-ondas são os dois tipos de diatermia mais comumente empregados em tratamentos. Nos procedimentos, somente uma parte do corpo do paciente é exposta à RF e a exposição é tipicamente limitada entre 15 e 30 minutos. Apesar disso, a intensidade da exposição é suficientemente alta para causar o aumento desejado de temperatura do tecido.

No caso da hipertermia, a energia eletromagnética da radiação na faixa de RF é empregada para terapia de câncer, elevando a temperatura do tumor para a faixa de 43 °C a 45 °C. Os procedimentos empregam sistemas para hipertermia que operam com 13,56, 27,12, 433, 915 e 2.450 MHz e têm duração entre 30 e 60 minutos. Esse procedimento, em conjunto com a radioterapia e a quimioterapia, potencializa a habilidade da radiação ionizante em destruir células tumorais e a ação anticâncer das drogas. No caso da radioterapia, esse método permite aumentar a radiossensibilidade das células na fase de síntese (S) do ciclo celular.

### Ablação por RF

A ablação por RF (ARF) é uma técnica que emprega eletrodos de contato para aplicação de tensões relativamente baixas, da ordem de algumas dezenas de *volts*, com frequência na faixa de 500 kHz a 750 kHz, permitindo uma variedade de terapias médicas.

A ARF para tratamento do câncer, uma aplicação relativamente recente dessa técnica, faz uso do calor gerado pela aplicação da RF para destruir tumores profundos no interior do corpo. Um pequeno eletrodo em forma de agulha é introduzido diretamente no tumor. A aplicação de tensão alternada nos eletrodos cria um calor intenso que pode alcançar o ponto de ebulição da água, destruindo as células cancerosas. Essa técnica tem sido empregada principalmente no tratamento de tumores hepáticos, embora existam estudos publicados com tratamentos de tumores renais e de mama.

### Imagem por ressonância magnética

Além da RF, outras radiações não ionizantes, como campos magnéticos estáticos e seus gradientes, são empregadas no processo de geração de imagens por ressonância magnética (IRM) para fins diagnósticos. A energia associada à RF é absorvida por um núcleo em específico, normalmente do átomo de hidrogênio presente nas moléculas de água. Para que essa troca de energia seja mais eficiente, a RF tem uma frequência igual à de ressonância do núcleo em questão. Essa frequência de ressonância depende das características do núcleo e do campo magnético estático aplicado, sendo de aproximadamente 42 MHz para campos magnéticos estáticos da ordem de 1,5 tesla (T), normalmente empregados em equipamentos de ressonância clínicos convencionais. No processo de formação de imagem, pulsos de RF e de gradientes de campo magnético são aplicados rapidamente no tempo, da ordem de milissegundos, dependendo da técnica de imagem empregada e da concepção do equipamento de ressonância. A taxa de variação do gradiente de campo magnético está fortemente associada à intensidade do campo elétrico induzido no corpo do paciente. A necessidade de maior resolução espacial e de alta razão sinal-ruído tem propiciado o desenvolvimento de equipamentos com campos magnéticos estáticos intensos, chegando a 8 T em equipamentos de última geração, que fazem uso de RF com frequência mais elevada e, portanto, com maior quantidade de energia depositada no interior do corpo do paciente. Apesar disso, as informações disponíveis não indicam nenhum efeito sério à saúde resultante da exposição aguda a campos magnéticos estáticos com até 8 T, inclusive o aumento significativo da temperatura do corpo, a não ser efeitos de desconforto, como vertigem e náusea. Não existem estudos epidemiológicos para avaliar efeitos tardios resultantes de procedimentos de IRM para fins diagnósticos, mas, pela consideração dos mecanismos de interação envolvidos, acredita-se que os efeitos devam ser somente de caráter agudo.

### Campos elétricos e magnéticos de frequência extremamente baixa

Na prática, os campos elétricos e magnéticos de frequência extremamente baixa (ELF) estão associados às linhas de transmissão (50 Hz a 60 Hz). Quando as pessoas são expostas a esses campos, campos elétricos e correntes são gerados dentro do corpo e podem interferir nos próprios campos elétricos do corpo e fluxos de corrente relacionados ao funcionamento biológico normal. Os campos ELF ou campos elétricos estáticos interagem como a carga superficial no corpo. Em níveis baixos, essas interações passam quase sempre despercebidas pelo corpo e não comprometem a saúde. Acima de certo limiar de exposição, esses campos internos induzidos provocam efeitos reversíveis nas células excitáveis do corpo, como uma luz fraca piscando na periferia do campo visual (fosfenos), efeitos de carga elétrica no nível da pele (semelhante à experimentada quando se penteia o cabelo, fazendo-o se levantar) ou uma estimulação dos nervos e músculos experimentada como uma sensação de formigamento. Em níveis mais elevados, os campos ELF causam efeitos cardiovasculares irreversíveis ou queimaduras nos tecidos.

Os efeitos de longo prazo da exposição de baixo nível, decorrentes do sistema de distribuição de energia, incluindo linhas de transmissão e sua relevância para a saúde, foram amplamente estudados nas últimas décadas. Não há evidências de que a exposição de seres humanos a campos elétricos de frequência extremamente baixa e a campos elétricos e magnéticos estáticos, normalmente encontrados em ambientes de convívio da população em geral, esteja associada a efeitos carcinogênicos. Já para campos magnéticos de frequência extremamente baixa, ainda existem dúvidas em relação à associação da exposição de seres humanos com câncer. Existem vários mecanismos conhecidos pelos quais os campos magnéticos podem influenciar os sistemas biológicos. Os campos magnéticos não apenas exercem forças físicas em objetos metálicos, mas também em cargas elétricas em movimento. Com relação ao funcionamento biológico, a exposição a campos magnéticos estáticos afetará as partículas e células eletricamente carregadas no sangue, especialmente quando se movem através do campo magnético. A força magnética pode acelerar ou reduzir o movimento de partículas carregadas. Um exemplo é a redução na velocidade das células sanguíneas que fluem através dos vasos sanguíneos. Outro mecanismo é por meio de interações eletrônicas complexas que podem afetar a taxa de reações químicas específicas no corpo. Apesar de alguns estudos indicarem associação desse tipo de exposição crônica com leucemia infantil, as evidências ainda são muito fracas e estão sujeitas a muitas incertezas em virtude dos problemas metodológicos observados nas pesquisas epidemiológicas realizadas.

## Ondas mecânicas

A rápida compressão e o relaxamento de tecidos por ondas sonoras de alta frequência, como o ultrassom utilizado para fins diagnósticos (1 MHz a 10 MHz), pode produzir efeitos biológicos indesejáveis. A extensão desses efeitos depende da frequência, intensidade e duração da onda sonora, do modo de aplicação do som e da composição dos tecidos.

A intensidade de cada pulso não é a mesma para todos os pontos ao longo da propagação. A profundidade real na qual o som é mais intenso depende do formato físico do transdutor, dos componentes dos tecidos e da frequência do ultrassom.

Conforme o ultrassom atravessa o tecido, sua energia mecânica é convertida em calor e pode resultar em elevação da temperatura que dependerá do tipo de tecido e de sua capacidade de dissipação do calor, taxa de perfusão sanguínea e da efetividade dos mecanismos de respostas ao controle de temperatura. A superfície dos ossos absorve a energia do ultrassom mais facilmente do que os tecidos moles.

Estudos experimentais demonstram efeitos teratogênicos induzidos pela hipertermia numa grande variedade de mamíferos, incluindo os macacos. A hipertermia é correlacionada aos efeitos congênitos; porém, é difícil estabelecer essas correlações em humanos, dada a impossibilidade ética de realizar experimentos assim. Efeitos teratogênicos não foram constatados em laboratório para temperaturas menores do que 39 °C ou 2 °C acima da temperatura interna normal do corpo humano.

A energia das ondas sonoras pode fazer microbolhas dos tecidos se chocarem, fazendo-as crescer. Sob condições extremas, a bolha sob pulsação pode entrar em colapso produzindo radicais livres. Estes podem se difundir nos tecidos causando efeitos biológicos indesejáveis. Para algumas aplicações, como o Doppler utilizado na avaliação do fluxo sanguíneo fetal, esse fenômeno, denominado "cavitação", torna-se uma preocupação em razão dos níveis de potencial mais altos utilizados. Uma bolha pulsante pode movimentar fluidos e, com esse movimento, causar correntes em turbilhão, que resultam em rápida rotação e reorientação de macromoléculas, como o DNA.

A velocidade do fluido criado com esses movimentos ou movimentos vibratórios de tecidos não homogêneos pode variar a curtas distâncias, resultando em rompimento de moléculas ou membranas.

Muitos desses mecanismos têm sido demonstrados em fluidos, mas sua presença em humanos não está ainda confirmada quando o ultrassom é utilizado para fins de diagnósticos.

## Guias de proteção e limites de exposição

A Comissão Internacional de Proteção à Radiação Não Ionizante (International Commission on Non-Ionizing Radiation Protection – ICNIRP) estabeleceu diretrizes e guias para limitar a exposição à radiação não ionizante em suas diversas aplicações <https://www.icnirp.org/>. Particularmente no caso de campos elétricos, magnéticos e eletromagnéticos variáveis com o tempo, as principais recomendações da ICNIRP sugerem limitar o uso de campos elétricos e magnéticos com frequências entre 0 Hz e 1 Hz para evitar efeitos nos sistemas cardiovascular e nervoso central; entre 1 MHz e 10 MHz para evitar efeitos no sistema nervoso; entre 100 kHz a 10 GHz para evitar o estresse por calor no corpo inteiro e aquecimento excessivo em tecidos localizados; entre 10 GHz e 300 GHz são fornecidas restrições básicas à densidade de potência para impedir o aquecimento do tecido na superfície do corpo humano ou próximo a ele. Essas recomendações foram acatadas pela Organização Mundial de Saúde (OMS), além de diversos países pelo mundo.

Como forma de prevenção, o Conselho Europeu publicou, em 2011, a Resolução 1815, reforçando a implementação de medidas razoáveis para redução da exposição aos campos eletromagnéticos na faixa de RF e, principalmente, a proteção de crianças e jovens que apresentam maior risco de desenvolver tumores na cabeça, além da obrigatoriedade de distribuir informações sobre a conscientização dos riscos de efeitos biológicos nocivos a longo prazo no ambiente e na saúde humana, especialmente visando crianças, adolescentes e jovens em idade reprodutiva.

A OMS adotou a classificação da Agência Internacional de Pesquisa do Câncer (International Agency for Research on Cancer – IARC) para os campos eletromagnéticos de frequências extremamente baixas e RF, em que conclui que essas radiações têm um efeito possivelmente cancerígeno para humanos (grupo 2B), com base em um risco aumentado de glioma, um tipo maligno de câncer cerebral, associado ao uso de telefones celulares. A conclusão significa que pode haver algum risco e, portanto, deve-se ficar atento a uma associação entre uso de telefones celulares e risco de câncer. A maioria dos estudos com exposições de ondas eletromagnéticas na faixa de RF mostrou algum tipo de resposta biológica; no entanto, não podem ser tiradas conclusões aprofundadas sobre os efeitos biológicos para frequências entre 6 GHz e 100 GHz, por terem características muito diferentes entre si, além do número de estudos ser surpreendentemente baixo.

## BIBLIOGRAFIA CONSULTADA

Castano AP, Demidova TN, Hamblin MR. Mechanisms in photodynamic therapy: part one-photosensitizers, photochemistry and cellular localization. Photodiagn Photodyn Ther. 2004;1:279-93.

Castano AP, Demidova TN, Hamblin MR. Mechanisms in photodynamic therapy: part two-cellular signaling, cell metabolism and modes of cell death. Photodiagn Photodyn Ther. 2005;2:1-23.

Gomes RA, Leitão AA. Radiobiologia e fotobiologia. Rio de Janeiro: UFRJ; 1986.

International Agency for Research on Cancer. IARC monographs on the evaluation of carcinogenic risks to humans. Non-ionizing radiation, part 1: static and extremely low-frequency (ELF) electric and magnetic fields. Lyon: IARC; 2002.

International Agency for Research on Cancer. IARC monographs on the evaluation of carcinogenic risks to humans. Non-ionizing radiation, part 2: radiofrequency electromagnetic fields. Vol. 102. Lyon, France; 2011.

International Commission on Non-Ionizing Radiation Protection (ICNIRP). Guidelines on limits of exposure to ultraviolet radiation of wavelengths between 180 nm and 400 nm (incoherent optical radiation). Health Phys. 2004;87:171-86.

International Commission on Non-Ionizing Radiation Protection (ICNIRP). Exposure to high frequency electromagnetic fields, biological effects and health consequences (100 kHz-300 GHz). ICNIRP: 16,2009.

International Commission on Non-Ionizing Radiation Protection (ICNIRP). Exposure to static and low frequency electromagnetic fields, biological effects and health consequences (0-100 kHz). In: Bernhardt JH, et al. (eds.). Oberschleissheim, International Commission on Non-ionizing Radiation protection, ICNIRP: 13,2003.

International Commission on Non-Ionizing Radiation Protection (ICNIRP). General approach to protection against non-ionizing radiation. Health Phys. 2002;82:540-8.

International Commission on Non-Ionizing Radiation Protection (ICNIRP). Guidelines for limiting exposure to time varying electric, magnetic and electromagnetic fields (up to 300 GHz). Health Physics. 1998;74:494-522.

International Commission on Non-Ionizing Radiation Protection (ICNIRP). Guidelines for limiting exposure to electromagnetic fields (100 kHz to 300 GHz). Health Physics. 2020;118(5):483-524.

International Commission on Non-Ionizing Radiation Protection (ICNIRP). Review of concepts, quantities, units and terminology for non-ionizing radiation protection. Health Phys. 1985;49:1329-62.

Machado AEH. Terapia fotodinâmica: princípios, potencial de aplicação e perspectivas. Química Nova. 2000;23:237-43.

Nyborg WL, Carson PL, Dunn F, et al. Biological effects of ultrasound: mechanisms and clinical applications. National Council on Radiation Protection and Measurements (NCRP). Report 74, Bethesda: 1983.

Okuno E. Epidemiologia do câncer devido a radiações e a elaboração de recomendações. Rev Bra Fis Med. 2009;3:43-55.

Okuno E. Radiação ultravioleta: características e efeitos. São Paulo: SBF, Editora Livraria da Física; 2005.

The International Labour Organization. The International Commission on Non-Ionizing Radiation Protection. The World Health Organization. Environmental Health Criteria 238: extremely low frequency fields. Spain: WHO Press; 2007.

Vecchia P, Matthes R, Ziegelberger G, et al [Internet]. Exposure to high frequency electromagnetic fields, biological effects and health consequences (100 kHz-300 GHz). In: International Commission on Non-Ionizing Radiation Protection 16/2009. Disponível em: http://www.icnirp.de/PubEMF.htm. (15 maio 2010).

# 14

# Exposição Ocupacional

Gilka J. Fígaro Gattás
Fernanda de Toledo Gonçalves

## DESTAQUES

- Mais de 400 substâncias são classificadas como carcinogênicas ou potencialmente carcinogênicas para o ser humano. A proporção de casos de câncer atribuídos à exposição ocupacional varia de 4% a 40%.
- O estabelecimento do nexo entre o câncer e a ocupação ou exposição ambiental é dificultado, não só pela subnotificação, como também pelo longo período de latência.
- Biomarcadores de exposição, de suscetibilidade e de efeito ou resposta podem ser úteis na avaliação da exposição a carcinógenos e de seus efeitos.
- O câncer de pulmão, o mesotelioma, o câncer de bexiga e as leucemias se destacam como neoplasias associadas a exposição ocupacional.
- Diversos fatores ambientais já foram associados a risco de câncer de pulmão, incluindo asbesto, arsênico, pesticidas, pigmentos de tinta, hidrocarbonetos aromáticos, sílica e diversos minerais.
- Os agentes como 4-aminobifenil, β-naftilamina, benzidina, ortotoluidina e tetracloroetileno utilizados principalmente por trabalhadores das indústrias têxteis, de fabricantes de borracha para pneus, e em indústrias de manufatura de tintas, borracha, pesticidas e produtos farmacêuticos contribuem de forma significante no risco de câncer de bexiga.

## INTRODUÇÃO

A avaliação dos danos à saúde decorrentes de exposição ambiental e ocupacional é uma área de crescente interesse em saúde pública que tem mobilizado pesquisadores de diferentes disciplinas, com um grande número de publicações nos últimos anos. O conhecimento envolve desvendar não só a origem e a natureza do dano, mas também procurar estabelecer seu nexo com a ocupação, meio ambiente e características individuais que incluem hábitos de vida, dieta e agentes infecciosos, entre outros.

Nos últimos anos, métodos mais refinados de avaliação da exposição ocupacional têm contribuído para a melhor identificação dos agentes que provavelmente estão associados ao maior risco de câncer como também à identificação de indivíduos mais suscetíveis aos efeitos carcinogênicos da exposição. Entretanto, fatores associados à idade do trabalhador quando da exposição, bem como o efeito de baixas doses de exposição ao agente e o risco de câncer, ainda são de difícil interpretação.

Neste capítulo, discutiremos o crescente número de substâncias a que diferentes populações estão expostas, principalmente no ambiente de trabalho, biomarcadores utilizados na identificação de populações de risco, principais tumores relacionados com ocupação, tomando como exemplo o câncer de bexiga e pulmão e, por fim, medidas de prevenção e de controle que poderiam ser sugeridas.

## EXPOSIÇÃO NO AMBIENTE DE TRABALHO

A síntese e o uso de substâncias químicas têm aumentado de forma alarmante nos últimos 20 anos, no mundo todo e também no Brasil. Uma consulta recente aos serviços de registros como o Chemical Abstract Service (CAS)[1] revela que esse órgão, responsável pelo registro mundial de substâncias químicas, tinha, no ano de 1990, 10 milhões de registros, compilados em 33 anos. Em novembro de 2008 esse número era de 40 milhões e, apenas 10 meses depois, em setembro de 2009, foi completada a lista com 50 milhões de substâncias registradas, número este que se altera diariamente com a inclusão de novos produtos.[1]

A International Agency for Research into Cancer (IARC), em um documento atualizado em maio de 2010,[2] define mais de 400 substâncias classificadas como carcinogênicas (grupos 1A ou 2A), ou potencialmente carcinogênicas para o homem (grupo 2B).

Em 1997, o National Institute for Occupational Safety and Health, por meio de um documento publicado como *Registry of Toxic Effects of Chemical Substances*,[3] resultante de dados registrados em artigos científicos, indicou que mais de 139.704 substâncias estavam associadas com efeitos negativos na saúde do trabalhador. A proporção de casos de câncer atribuídos à exposição ocupacional pode variar de 4% a 40%, aumentando nos países em desenvolvimento, principalmente em decorrência de procedimentos não eficientes de segurança além do uso de tecnologias obsoletas.[4]

Embora dados da Organização Mundial da Saúde (OMS) indiquem que cerca de 200 mil pessoas morrem a cada ano no mundo por algum tipo de câncer relacionado ao ambiente de trabalho, esses dados, no Brasil, são escassos, principalmente pela falta de notificação. Nos Estados Unidos, as estatísticas revelam que 10% dos cânceres parecem estar associados não só com o trabalho, mas também com a poluição ambiental e a radiação ionizante. As estimativas mais recentes apontam variações de 1% a 19% nesse tipo de associação.[5]

O câncer pode ser definido como uma doença genética decorrente do acúmulo de mutações no DNA em um determinado período de tempo. Mutações, por sua vez, são definidas como alterações no material genético que não ocorrem por recombinação mendeliana, ou seja, podem ser induzidas por agentes químicos, físicos, biológicos ou até mesmo endógenos.[6]

As mutações podem ocorrer em células germinativas, com risco para as gerações futuras, ou em células somáticas, elevando o risco individual para o câncer, mesmo na presença de um sistema de reparo eficiente. As mutações podem ser divididas em gênicas ou de ponto, quando apenas um ou poucos pares de bases se alteram na cadeia de nucleotídeos; ou mutações cromossômicas, quando ocorrem alterações significativas na forma ou número dos cromossomos metafásicos, avaliados por testes citogenéticos.

A mutação pode decretar a morte celular, causar alteração no DNA que pode interferir na expressão de determinados genes, alterar a resposta celular a diferentes compostos endógenos ou exógenos, ou mesmo não modificar o produto gênico final. As mutações acumuladas durante a vida, em decorrência principalmente de fatores ambientais e individuais, são aleatórias, podendo ou não modificar o risco de neoplasias. Entretanto, o acúmulo de mutações em frequência superior à esperada na população aumenta o risco de câncer uma vez que proto-oncogenes e genes supressores tumorais podem ser atingidos.

O estabelecimento do nexo entre o câncer e a ocupação ou exposição ambiental é dificultado, não só pela subnotificação, como também pelo longo período de latência que corresponde ao período de tempo entre o início da exposição a um agente carcinogênico e a detecção clínica, que pode variar de 5 a 50 anos.[7]

Também o legado deixado às gerações futuras, em decorrência da exposição ocupacional dos pais, é raramente contabilizado.[8] Não é uma prática comum a investigação do número de abortos ou natimortos na família de trabalhadores. É mais comum que essa informação seja coletada entre as mulheres ocupacionalmente expostas do que entre os homens, que, pela ocupação, podem também contribuir com o insucesso gestacional de suas parceiras. Por um lado, essa informação deveria ser obtida de rotina, uma vez que o aumento no número de abortos espontâneos ou natimortos pode indicar exposição paterna a agentes genotóxicos, com repercussão na capacidade reprodutiva do casal. Por outro lado, malformações na prole ou mesmo cânceres na infância entre os filhos dos trabalhadores expostos a agentes potencialmente carcinogênicos podem ser um dado precioso na avaliação da exposição ocupacional.[9-11]

## BIOMARCADORES NA AVALIAÇÃO DA EXPOSIÇÃO

A Organização Mundial de Saúde (WHO) define biomarcador como qualquer substância, estrutura ou processo que pode ser mensurado em um organismo, ou em seu produto, capaz de predizer a incidência do dano ou de doenças causadas pela exposição.[12] Os testes com biomarcadores podem ser utilizados tanto na avaliação de populações humanas, expostas *in vivo* a xenobióticos, como em modelos experimentais nos quais a exposição ao agente de interesse ocorre *in vitro*. Entre eles, destacam-se o teste de quebras únicas no DNA (teste do Cometa ou SCGE – *Single Cell Gel Electrophoresis Assay*), aberrações cromossômicas, teste do micronúcleo, identificação de aneuploidias, encurtamento de telômeros, identificação de sítios apurínicos, adutos de DNA, oxidação e metilação do DNA, p53 nuclear, testes de mutação de ponto (HPRT – *hypoxantina phosphoribosil transferase*), mutações em DNA mitocondrial, além da pesquisa de danos no DNA de células germinativas.[13,14]

Entretanto, cada indivíduo poderá responder de forma particular à exposição de um agente cancerígeno, resposta esta que depende não apenas do estado nutricional e de saúde do hospedeiro, incluindo doenças preexistentes, mas também da capacidade de reparo do dano no DNA. Esse mecanismo tem intrínseca relação com a competência genética individual na síntese de enzimas ativadoras ou de detoxificação de substâncias carcinogênicas.[15]

O ideal em relação aos biomarcadores seria a possibilidade de se estabelecer correlação entre eles na identificação do risco. Os biomarcadores de efeito parecem indicar os danos à saúde, enquanto os de exposição parecem estar mais associados à natureza do agente, sua origem e concentração. A Figura 14.1

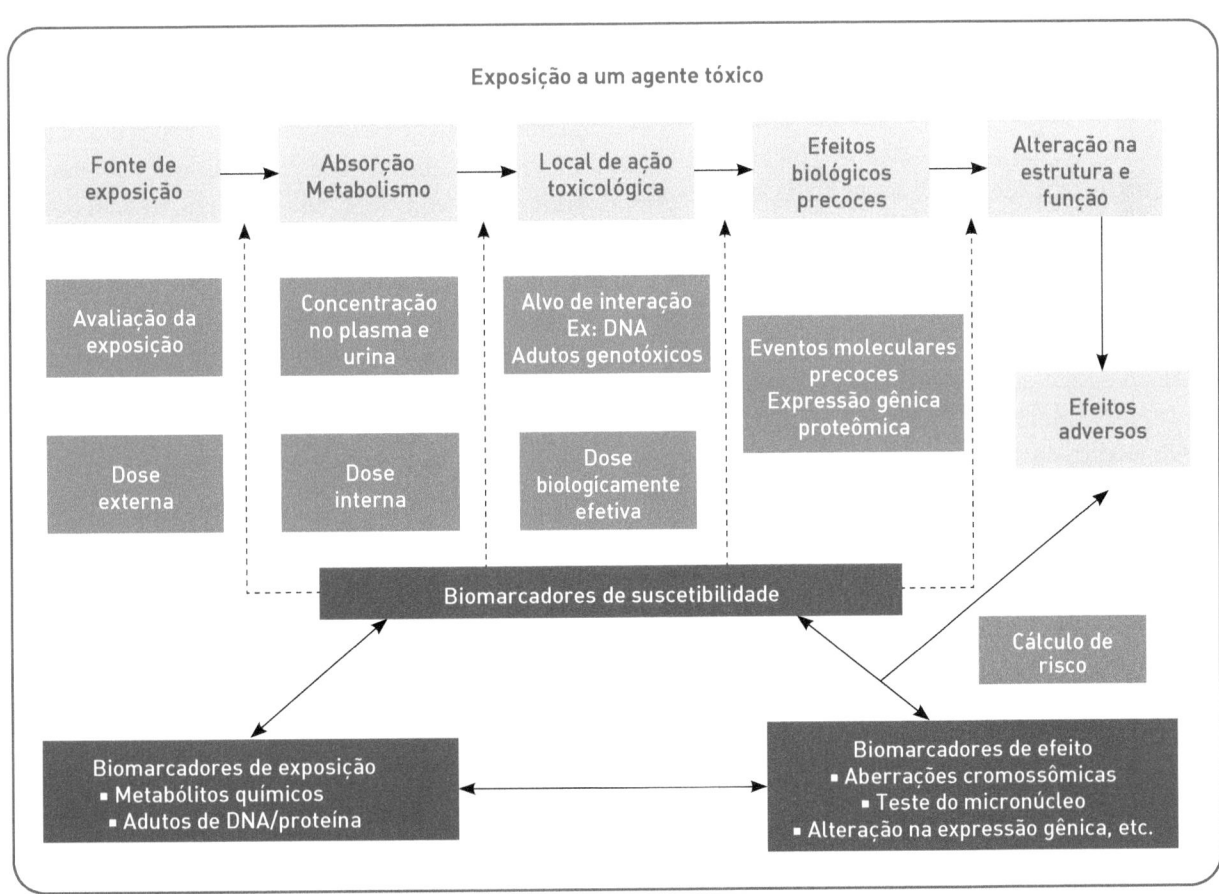

**FIGURA 14.1 –** Esquema ilustrativo da contribuição de biomarcadores na avaliação da exposição a xenobióticos.
Fonte: Adaptada de Farmer PB, Singh R, 2008.

apresenta de forma ilustrativa esta tentativa de esquematizar, a partir da exposição, a sequência de eventos esperada e a interligação dos biomarcadores na possível identificação dos riscos associados à exposição. Poucos exemplos, descritos na literatura, demonstram a correlação positiva entre os biomarcadores como a associação positiva entre níveis elevados de mercúrio no plasma e no bulbo capilar, e o risco de efeitos no desenvolvimento neurológico de expostos ao metal.[16] De fato, embora sistemas mais sensíveis tenham sido desenvolvidos para identificação da exposição, nem sempre sua contribuição, em relação aos efeitos na saúde, é facilmente detectada, principalmente quando se visa estabelecer relação entre dose e efeito para baixa frequência de exposição.

## Biomarcadores de exposição e de efeito

Embora seja praticamente impossível sistematizar uma classificação de biomarcadores capaz de identificar o papel que cada alteração molecular exerce na carcinogênese, três tipos principais são considerados na avaliação de populações expostas: biomarcadores de exposição, de suscetibilidade, e de efeito ou resposta. Os biomarcadores de exposição correspondem à expressão de um agente ambiental ou de seus metabólitos no indivíduo; os de suscetibilidade indicam variabilidade individual no risco de desenvolver câncer decorrente da maior ou menor dificuldade em metabolizar ou excretar o agente mutagênico; por último, os biomarcadores de efeito ou de resposta indicam a presença de alterações sugestivas de tumores, podem ser de efeitos tardios e algumas vezes permitem avaliar o prognóstico da doença.[17]

A identificação de adutos no DNA é um biomarcador de exposição utilizado na avaliação de populações expostas. Os adutos se formam a partir da reatividade de agentes externos (xenobióticos) com macromoléculas celulares como DNA, RNA e proteínas, por meio de ligações covalentes, aumentando a probabilidade de erros durante a divisão celular ou mesmo na síntese de proteínas.[18] Se não ocorrer o processo natural de remoção desses adutos, por meio de um sistema dinâmico de reparo, eles podem gerar mutações, transformações celulares ou mesmo câncer.[19] Embora seja um instrumento valioso na identificação de indivíduos expostos, é fundamental ressaltar que, em

geral, o nível de adutos no DNA reflete a exposição passada recente, e não a mais remota.

Entre os adutos mais estudados incluem-se os formados pelos hidrocarbonetos policíclicos aromáticos (HPA), pelo formaldeído, as aminas aromáticas e os compostos nitrosos, os quais vêm sendo utilizados inclusive no biomonitoramento de populações expostas em virtude se suas ocupações.[17,20-23]

A detecção de adutos pode quantificar a exposição, uma vez que este biomarcador corresponde à resposta individual ao agente, em relação à absorção, metabolização e distribuição. Embora a identificação de um aduto a cada $10^{12}$ nucleotídeos da molécula de DNA seja a significância alcançada por grande parte dos métodos utilizados, algumas técnicas mais sensíveis vêm sendo desenvolvidas que permitem identificar 0,1 a 1 adutos/$10^8$ nucleotídeos.[24] A frequência esperada na população pode variar de 1 a 36 adutos/$10^8$ nucleotídeos, por exemplo, em populações expostas a hidrocarbonetos policíclicos aromáticos.[25] Assim sendo, os conhecimentos atuais parecem indicar que a presença de adutos de DNA pode ser um excelente biomarcador de exposição, mas que não obrigatoriamente está associado com risco aumentado de câncer.[14]

Todavia, o uso de testes citogenéticos na estimativa da frequência de células com aberrações cromossômicas numéricas e/ou estruturais é considerado o principal biomarcador de exposição.[26] Como ocorre praticamente com todos os biomarcadores, os testes citogenéticos utilizam linfócitos na estimativa do dano, considerando esta célula a sentinela da exposição e de possíveis danos que possam estar ocorrendo nos tecidos alvo. A importância da utilização desses biomarcadores de efeito é nítida uma vez que a maior parte dos agentes com comprovada ação carcinogênica é indutora de alterações cromossômicas, e os danos observados em linfócitos de sangue periférico de populações expostas são frequentemente também detectados em células cancerosas.

Estudos populacionais que avaliaram mais de 3 mil indivíduos de países nórdicos, entre 1998 e 2004, revelaram um risco três vezes maior de desenvolver diferentes tipos de câncer naqueles que haviam apresentado, em qualquer período de suas vidas, um aumento estatisticamente significativo na frequência de linfócitos com aberrações cromossômicas, como quebras, rearranjos ou deleções, avaliados por testes citogenéticos.[27,28]

Outro teste utilizado para avaliação de danos no DNA é o teste do micronúcleo (MN). Os MN são identificados em células interfásicas e apresentam-se na forma de corpúsculos citoplasmáticos, de tamanho não superior a um terço do núcleo principal. Correspondem a fragmentos acêntricos resultantes de deleções cromossômicas ou cromossomos inteiros que se atrasam durante a anáfase da divisão celular. Somente células em divisão podem expressar MN, e sua frequência depende da cinética celular e do tecido em estudo. O teste do MN em células epiteliais da mucosa oral, mucosa nasal ou mesmo epitélio urotelial é um biomarcador não invasivo, permite coletas sucessivas de amostras biológicas e o estudo direto das células da camada basal que sofreram mutação, em média, 20 dias após a exposição.

O teste do MN também pode ser aplicado em linfócitos de sangue periférico, cultivados *in vitro* e tratados com citocalasina-B. Por ser um teste mais rápido, sensível e econômico, é considerado, ainda nos dias atuais, um importante teste auxiliar na análise de aberrações cromossômicas com validada importância no monitoramento de populações ocupacionalmente expostas,[29-32,23] além do monitoramento de populações de risco para o câncer.[33,34,35]

Mais recentemente, o teste do Cometa (*Single Cell Gell Assay* ou *Comet Assay*) também tem sido incorporado na avaliação de populações ocupacionalmente expostas.[36,23] No teste do Cometa, células individualizadas em uma lâmina de vidro com gel de agarose são primeiramente rompidas e, depois, expostas a uma corrente de eletroforese, o que provoca o deslocamento do DNA, que não está íntegro, para o polo positivo (ânodo). A imagem resultante da migração do DNA, na forma de cometa, é visualizada em microscópio de fluorescência, e os cometas são classificados de acordo com o tamanho da cauda e da intensidade de sua fluorescência. A análise pode ser feita visualmente ou por programas específicos de análise de imagem.[35]

Os estudos de populações expostas por meio de biomarcadores precisam ser criteriosos na seleção dos grupos expostos e não expostos (controles) para comparação dos resultados obtidos. Por exemplo, parecem existir diferenças relacionadas ao sexo, não só no risco de desenvolver câncer, como também na resposta diferencial aos biomarcadores utilizados para avaliação da exposição e possíveis efeitos dela

decorrentes.[37] As mulheres parecem ter uma frequência 32% maior de MN em linfócitos de sangue periférico quando comparadas com homens, ao passo que esta correlação é inversa em relação às aberrações cromossômicas.[38] Assim sendo, identificação de uma resposta diferencial, entre homens e mulheres, pode ser fundamental para avaliação de populações ocupacionalmente expostas, uma vez que as ocupações podem ser particulares em decorrência do sexo.

## Biomarcadores de suscetibilidade

O metabolismo de grande parte dos xenobióticos, inclusive os identificados como carcinogênicos no homem, como o tabaco, é feito por enzimas de metabolização que podem ser divididas entre dois tipos principais. As enzimas da fase I de metabolização, que, por meio de reações de hidrólise, redução e oxidação, transformam o produto original em fragmentos menores, frequentemente eletrofílicos, com maior afinidade pela molécula de DNA. Já as reações de fase II envolvem a conjugação com um substrato endógeno (glutationa, sulfato, glicose, acetato) por meio das glutationa S-transferases (GST), UDP-glucoroniltransferases e N-acetiltransferases (NAT), que agem como enzimas inativadoras dos produtos resultantes da fase I, tornando os metabólitos hidrofílicos e, portanto, passíveis de excreção. Embora a distribuição dessas enzimas se dê em todo o organismo, a maior concentração está nos tecidos mais expostos a esses agentes, como fígado, pulmões, intestino e rins.[39]

Polimorfismos nos genes que codificam as enzimas envolvidas nos dois processos de metabolização, ou seja, mutações que ocorrem em mais de 1% da população, podem gerar proteínas alteradas que modificam essa dinâmica, aumentando o risco de danos no DNA e, consequentemente, o risco de câncer. Os genes de suscetibilidade ao câncer têm baixa penetrância e risco relativo baixo em comparação com o elevado risco populacional. Nesse tipo de estudo, os genes candidatos devem ser identificados nas populações por meio, por exemplo, de estudos do tipo caso-controle ou, ainda, ensaios *in vitro*.

Entre os biomarcadores de suscetibilidade, incluem-se os de metabolizaçao de xenobióticos, que, por serem polimórficos, conferem diferente habilidade individual, na metabolização de compostos químicos. Citaremos como exemplo genes da família do citocromo P450 (CYPs), da fase I, e genes da glutationa S-transferase (GST), da fase II de metabolização. Mais de 500 genes CYP foram descritos e os da família 1 a 3 são os mais associados com o risco de câncer. Entre eles, destacamos o gene CYP1A1 responsável pela metabolização de HPA, presentes, por exemplo, na fumaça do cigarro, com comprovada ação carcinogênica. Indivíduos que apresentam polimorfismo no éxon 7 desse gene (rs4646903) têm uma atividade três vezes maior da enzima correspondente, o que acarreta maior exposição do DNA aos compostos eletrofílicos gerados. A frequência desse polimorfismo na população é em torno de 15% e os estudos epidemiológicos têm associado essa variante genética com o maior risco de câncer de pulmão, principalmente em fumantes.[40,41,42]

Polimorfismos em genes da fase II de metabolização também podem modificar o risco de câncer, uma vez que são responsáveis pela eliminação dos produtos eletrofílicos gerados na fase I, além de protegerem os tecidos do estresse oxidativo. Um dos genes mais estudados é o GSTM1, cujo polimorfismo na população corresponde à quase total deleção do referido gene, com ausência da proteína que deveria ser sintetizada. A frequência desse polimorfismo é relativamente alta na população, em torno de 50%, e pode variar inclusive em diferentes grupos étnicos. O GSTM1 nulo tem sido associado com diferentes tipos de câncer como pulmão, bexiga e câncer de cabeça e pescoço.[43] Estudos de metanálise recentes têm mostrado que o genótipo nulo GSTM1 afeta a frequência de micronúcleos (marcador de efeito) em linfócitos humanos em trabalhadores ocupacionalmente expostos a hidrocarbonetos policíclicos aromáticos.[44]

Estudos de associação de dois ou mais genes polimórficos, no mesmo indivíduo, também têm revelado resultados interessantes. Parece intuitivo que indivíduos com polimorfismos no gene CYP1A1 e ausência da enzima GSTM1 (GSTM1 nulo) apresentem perfil mais desfavorável na eliminação de certos compostos, como os HPA presentes no cigarro. A análise de pacientes com câncer de cabeça e pescoço, bem como de cavidade oral, em que são comparados com um grupo-controle de pacientes sem o tumor, revelou ser essa associação mais frequente, aumentando praticamente duas vezes o risco de câncer. Esses resultados encontrados em pacientes estudados em nosso laboratório parecem ser coincidentes com demais estudos na literatura.[45,46,47]

É interessante ressaltar que um perfil genético que "protege", por exemplo, um indivíduo de sofrer danos no DNA, por ter um sistema eficiente de metabolização de xenobióticos, pode ao mesmo tempo ser desfavorável a determinados tratamentos, inclusive com quimioterápicos, pois a droga, muitas vezes, não consegue chegar ao tecido-alvo antes de ser "rapidamente" metabolizada.

Não poderia deixar de ser mencionado o importante papel das enzimas envolvidas no processo de reparo dos danos no DNA, embora também nesses genes já tenham sido identificados polimorfismos genéticos com possíveis implicações no câncer. O processo de reparo do DNA envolve, muitas vezes, o reparo direto da lesão retirando grupos metil de bases que foram erroneamente metiladas ou reparo de excisão quando a região do dano é retirada e a falha, preenchida por uma nova síntese de DNA, sendo este o tipo mais frequente. Existem pelo menos 150 genes humanos envolvidos no reparo do DNA com doenças graves associadas à deficiência destes.[48,49]

Diariamente, 20 mil alterações de base ocorrem em cada uma das células do nosso organismo. Existem pelo menos 11 genes responsáveis pela codificação de diferentes DNA glicosilases capazes de identificar e remover tipos específicos de bases danificadas (BER – *base excision repair*) e refazer a síntese da região retirada. Outro tipo de mecanismo utilizado para restituir o DNA original é o reparo por excisão de nucleotídeos (NER – *nucleotide excision repair*), que sempre remove uma região maior ao redor da base danificada.

Estudos mais recentes têm procurado associar a frequência de danos no DNA (biomarcadores de efeito) com o perfil individual quanto à metabolização de xenobióticos (biomarcadores de sucetibilidade). Os resultados, apesar de contraditórios, parecem não indicar uma contribuição dos polimorfismos em genes de metabolização com o risco de câncer associado à alta frequência de aberrações cromossômicas numéricas e/ou estruturais.[28]

## EXEMPLOS DE TUMORES ASSOCIADOS À OCUPAÇÃO

O tipo de câncer induzido no ambiente de trabalho não é diferente daqueles decorrentes de fatores não associados ao trabalho. Nesses ambientes, podem ser encontrados agentes cancerígenos como o amianto, a sílica, solventes aromáticos como o benzeno, metais pesados como o níquel e cromo, a radiação ionizante e alguns agrotóxicos. A exposição a esses agentes pode ter o efeito potencializado se outros fatores de risco como a poluição ambiental, dieta rica em gorduras trans, consumo exagerado de álcool, agentes biológicos e o tabagismo forem considerados em conjunto.

Os tipos mais frequentes de câncer relacionados ao trabalho são os de pulmão, os mesoteliomas, os de pele, os de bexiga e as leucemias. A constante avaliação de sistemas de trabalho permite uma estimativa dos riscos, principalmente de ocupações mais atuais. Além disso, ela é uma ferramenta importante para a regulamentação de algumas atividades na tentativa de proteger a saúde dos trabalhadores por meio da identificação e da redução da exposição a carcinógenos no ambiente de trabalho. Em um documento recente de revisão sobre a associação de fatores ambientais e ocupacionais com o risco de câncer, do National Institute of Health, os autores verificaram maior incidência de tumor de cérebro associado à exposição a campos eletromagnéticos, inclusive telefones celulares, câncer de mama na exposição a pesticidas (DDT – *dichloro-diphenyl-trichloroethane*) antes da puberdade, leucemia por exposição a 1,3-butadieno, câncer de pulmão associado à poluição atmosférica, linfoma não Hodgkin (NHL) pela exposição a pesticidas e a solventes e tumor de próstata em trabalhadores expostos a pesticidas, HPA, metais e óleos minerais.[50]

Discutiremos a seguir o câncer de pulmão e de bexiga enfatizando a dificuldade em se isolar os fatores ocupacionais, ambientais e individuais no estudo do nexo entre câncer e ocupação, além de exemplificar como biomarcadores moleculares podem ser usados na avaliação e seguimento desses trabalhadores.

## Câncer de pulmão

O câncer de pulmão é a neoplasia mais incidente em todo o mundo, sendo o principal tipo tumoral encontrado em homens e o terceiro em mulheres.[51] É considerado a principal causa de morte por câncer em ambos os sexos, e a exposição ocupacional tem um papel importante no risco de desenvolvimento do tumor, precedida apenas pelo consumo de tabaco, que parece contribuir com 90% dessa frequência.

Parecem mais propensos a desenvolver câncer de pulmão: os agricultores; os profissionais expostos ao arsênico em minas e fundições; trabalhadores envolvidos na produção de pesticidas e de pigmentos de tintas ou nas indústrias eletrônicas, farmacêutica e metalúrgica; expostos ao asbesto (amianto) em minas de asbesto, na construção civil e nas indústrias têxteis; ao berílio na indústria eletrônica e aeroespacial e na fabricação de reatores nucleares; ao cromo na manufatura de cromatos, cromação, curtumes; na fabricação de aço inoxidável; do ferro, níquel (indústrias petroquímica e da borracha), e hidrocarbonetos policíclicos aromáticos (siderurgia, asfalto, piche, alcatrão e óleos lubrificantes); à poeira da sílica em indústrias eletroeletrônicas; e envolvidos na produção do vidro.[52,50,53,54,55]

Em estudo conduzido pelo nosso grupo, verificou-se que trabalhadores expostos à fumaça e à fuligem resultantes da queima de cana de açúcar, um processo de colheita manual muito utilizado no Brasil, apresentaram concentração 2,5 vezes maior de marcadores plasmáticos de estresse oxidativo, níveis superiores de 1-hidroxipireno na urina, além de diminuição da capacidade respiratória e maior prevalência de doenças pulmonares inflamatórias, o que modifica o risco de câncer de pulmão.[56]

A exposição a pesticidas, principalmente com organoclorados como dieldrin, parece também aumentar de forma significativa a incidência desse tipo de tumor.[57,58] O dieldrin, produto tóxico e ambientalmente persistente, foi um dos compostos de contaminação de solo do lençol freático em Paulínia, estado de São Paulo, entre 1977 e 2002, que resultou na exposição de mais de 6 mil pessoas ao referido agente. Em janeiro de 2009, foi concedida uma liminar judicial exigindo o pagamento de convênio médico vitalício para os ex-trabalhadores e seus filhos, quando nascidos após a exposição de seus pais.[59] Seis anos mais tarde, após processo judicial, chegou-se a um veredicto final e as empresas Shell e Basf foram condenadas a pagar uma indenização por dano moral coletivo a 1.068 trabalhadores contaminados, dos quais 63 vieram a óbito por câncer de pulmão.[60]

Diversos biomarcadores de suscetibilidade contribuem também para a modulação do risco de câncer de pulmão, sendo que estudos do tipo caso-controle e de associação de larga escala (GWA) têm sido amplamente explorados, com a identificação de variantes de baixa penetrância principalmente nos cromossomos 5, 6 e 15. As associações mais fortes ($p = 10^{-9}$) foram observadas para a região cromossômica 15q25, que comtempla os genes que codificam subunidades de receptores nicotínicos (CHRNA5, CHRNA3, e CHRNB4).[61,62] Os *loci* gênicos 5p15 e 6q23–25 também têm sido associados com o risco aumentado de desenvolvimento de tumores de pulmão não relacionados ao cigarro, sendo que nessas regiões cromossômicas são encontrados os genes TERT e CLPTM1L.[63,64,65] CLPTM1L é comumente superexpresso em tumores de pulmão e confere resistência da célula ao processo de apoptose após a exposição do tecido a agentes genotóxisos.[66]

Adicionalmente, variantes em genes envolvidos no metabolismo de xenobióticos, como os das famílias do citocromo P450, N-acetiltransferases e glutationa S-transferases, também parecem estar associadas com o risco de neoplasias de pulmão. De acordo com uma metanálise,[67] em que foram avaliados resultados de 71 estudos do tipo caso-controle, verificou-se que indivíduos com a deleção do gene GSTM1 apresentavam risco aumentado de desenvolverem câncer de pulmão (OR = 1,23, IC 95%: 1,19 a 1,27), assim como a ausência do gene GSTT1 (OR = 1,18, IC 95%: 1,10 a 1,26), enquanto os portadores da deleção completa de ambos os genes revelaram ter risco 1,33 maior de apresentarem a doença.

### Câncer de bexiga

O tumor de bexiga é quatro vezes mais frequente nos homens do que nas mulheres, provavelmente em decorrência da ocupação exercida pelos homens e do maior consumo de tabaco,[68] e ocupa atualmente o décimo lugar mundial em incidência.[51] Os dados de frequência desse tumor podem não ser precisos, uma vez que nem sempre são notificados e pelo fato de haver discrepâncias entre os laboratórios na classificação dos tumores. Além disso, existem diferenças de frequências do tumor quando considerado o grupo étnico, provavelmente decorrentes de fatores culturais, além de diferenças no processo de carcinogênese, ou seja, variabilidade individual na conversão, metabolização e eliminação de carcinógenos, além de variabilidade na capacidade de reparo do DNA, modificando, assim, o risco para o tumor.[69]

Entre os fatores de risco para o câncer de bexiga, incluem-se principalmente o fumo, a dieta, uso de anti-inflamatórios não esteroides e a ocupação. Fumantes apresentam risco de quatro a cinco vezes maiores de câncer de bexiga, enquanto o consumo diário de frutas e vegetais parece ser um fator de proteção para o desenvolvimento do mesmo.[70,71,68]

Estimativas recentes parecem indicar que a ocupação está associada com mais de 20% de todos os tumores de bexiga. Os agentes como 4-aminobifenil, β-naftilamina, benzidina, ortotoluidina e tetracloroetileno utilizados principalmente por trabalhadores das indústrias têxteis, de fabricantes de borracha para pneus, e em indústrias de manufatura de tintas, borracha, pesticidas e produtos farmacêuticos contribuem de forma significante no risco de câncer de bexiga. Algumas profissões como a de motoristas de caminhão e de ônibus, além da de guardas de trânsito, parecem ter um risco maior de câncer de bexiga, provavelmente por exposição ao benzeno e à combustão do diesel, risco este dependente do tempo de ocupação. Dados recentes também apontam que a exposição ocupacional ao cádmio pode elevar até seis vezes o risco de câncer de bexiga.[72,73]

A constatação deste fato tem ocasionado importantes modificações no nível de exposição desses trabalhadores, reduzindo de forma significante a incidência da doença, especialmente nos países industrializados.

Em 1988, a IARC sugeriu que a ocupação de pintor deveria ser classificada como carcinogênica (classe I). Estudos posteriores, entre 1989 e 2004, concluíram que o risco da ocupação deveria ser mantido, apesar de ser inferior ao previamente sugerido.[50] Outras profissões que trabalham diariamente com tintas têm chamado a atenção dos pesquisadores, por exemplo, profissionais de institutos de beleza. Cabeleireiros estão cronicamente expostos a produtos que contêm fenilenediamina, resorcinol, amônio, isopropanol, diaminotolueno, hidroquinona, etanol e o diaminofenol, tioglicolato, amônia e peróxido de hidrogênio; e, mais recentemente, ao formaldeído absorvido através da pele, além de ser facilmente inalado. Dados da literatura indicam que o risco de câncer de bexiga nesses profissionais é em média três vezes maior do que o esperado na população não exposta.[72,74]

A utilização de biomarcadores de efeito, por meio do teste do cometa, em cabeleireiras de São Paulo revelou aumento na frequência de danos no DNA, de linfócitos de sangue periférico (p < 0,005), quando comparados com um grupo-controle de trabalhadores não expostos a produtos semelhantes.[30] Resultados similares foram relatados na literatura, inclusive com o teste do MN.[75] É interessante ressaltar que o uso de tintura nos cabelos, tanto por idosos como por adolescentes, ocasiona a exposição a produtos que podem conter aminas aromáticas como 4-aminobifenil, absorvíveis pela pele. Alguns estudos parecem indicar um risco três vezes maior de leucemia particularmente em mulheres que usam coloração preta na tintura dos cabelos.[76]

Atualmente, testes citogenéticos moleculares, que utilizam hibridação *in situ* por fluorescência, como o teste de FISH (*fluorescente in situ hybridization*), permitem identificar alterações precoces nas células uroteliais, a partir da urina coletada, indicativas de tumor. Nesse teste, quatro marcadores biológicos, que incluem a ploidia de cromossomos dos pares 3, 7 e 17, além de deleção da região 9p21, podem ser investigados em uma única reação (Figura 14.2). As alterações moleculares precoces podem ser visualizadas pelo teste de FISH antes mesmo de ocorrem alterações morfológicas identificadas por testes citológicos. A utilização desse teste em populações expostas pode ser um biomarcador importante na vigilância desses trabalhadores.[77,78,79,80]

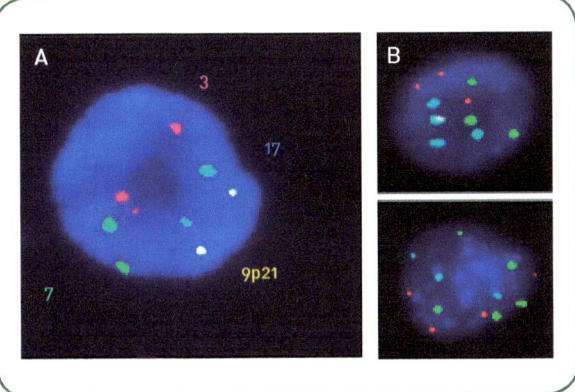

**FIGURA 14.2** – Células uroteliais obtidas a partir de amostras de urina por micção espontânea. Sondas de DNA marcadas com fluorocromos, específicas para os centrômeros dos cromossomos 3 (marcação em vermelho), 7 (verde), 17 (azul) e para a região 9p21 do cromossomo 9 (amarelo) foram utilizadas no teste de FISH. (**A**) A representa uma célula normal com oito marcações representando os pares dos cromossomos avaliados. (**B**) Dois exemplos de células tumorais, ambas com ploidia dos cromossomos 3, 7, e 17 e deleção da região 9p21 (ausência dos sinais amarelos). Fonte: Acervo da autoria.

Quanto aos biomarcadores de suscetibilidade, entre os principais polimorfismos em genes do citocromo-P450 (CYP), associados com câncer de bexiga, incluem-se o CYP1A1, CYP1A2, CYP1B1, CYP2C19, CYP2D6 e CYP2E1. A ausência da enzima GSTM1 (alelo nulo)

parece estar associada ao risco de câncer de bexiga (OR = 1.5; 95% CI 1.3 a 1.6), enquanto a enzima responsável pela acetilação de aminas aromáticas e heterocíclicas, a N-acetil-transferase 2 (NAT2), quando determina a formação de acetiladores lentos, aumenta em 40% o risco de câncer de.[81,82,83]

Ainda, a capacidade individual de reparo do DNA pode alterar também o risco de câncer de bexiga. A avaliação de um painel de polimorfismos em diferentes genes de reparo em 3 mil indivíduos revelou que mutações nos genes XPD-Asp312Asn, XPD-Lys751Gln e XRCC3-Thr214Met estavam associadas com risco aumentado de câncer de bexiga.[84,85]

Muitos desses estudos não mostraram resultados consistentes principalmente em decorrência do tamanho da amostra, seleção dos casos, escolha do grupo-controle, além das diferentes frequências alélicas que ocorrem nos diferentes grupos étnicos, entre outros. Entretanto, uma análise criteriosa dos trabalhos a mencionados revela a dificuldade em se estabelecer o nexo entre câncer de bexiga e a ocupação profissional do paciente, levando-se em consideração todas as outras variáveis individuais. Situação semelhante ocorre com os outros tumores associados à ocupação.

## CONSIDERAÇÕES FINAIS

A prevenção do câncer ocupacional implica ações destinadas a reduzir ou eliminar os fatores de exposição, modificando, desta forma, o risco para a doença. Segundo dados da OMS, o câncer é uma das principais causas de morte no mundo todo (13%), com projeção de dobrar esse número até 2030, apesar de o número de mortes ser potencialmente evitável em 30% dos casos. O grande desafio na prevenção inclui o conhecimento acerca dos efeitos de baixas doses de exposição, além de diferenças no sexo e na faixa etária em que ocorre a exposição. Também é um grande desafio a tarefa de associar fatores de exposição identificados no local de trabalho com fatores individuais como a condição social, os hábitos alimentares, o estilo de vida, além da exposição a agentes físicos, químicos e biológicos fora do ambiente de trabalho.

A precisa contribuição de diferentes fatores de risco e de sua interação, entre si ou mesmo com o genótipo de cada indivíduo, ainda é de difícil compreensão. As razões são parcialmente dependentes das limitações em se quantificarem de forma correta as exposições, suas interações e os riscos decorrentes de uma classificação errônea da exposição. A identificação de populações-controle que possam servir de base na comparação dos riscos é um desafio para todos os pesquisadores nesta área, principalmente na quantificação de baixas exposições. É urgente a definição de marcadores precoces de exposição uma vez que, apesar do progresso, a maior parte dos pacientes com câncer tem sobrevida abaixo de 5 anos, mesmo em países mais desenvolvidos.

Novas tecnologias que avaliam o papel de mudanças epigenéticas na carcinogênese vêm sendo desenvolvidas com o intuito de avaliar a contribuição de outros mecanismos como a metilação do DNA, modificações nas histonas, além do papel dos microRNA, em resposta à exposição ambiental. Nas últimas três décadas, acompanhamos o rápido desenvolvimento de técnicas que possibilitaram o melhor conhecimento de mecanismos envolvidos na carcinogênese. A proteômica deverá ser inserida no estudo de populações expostas na identificação do tipo de exposição e de danos precoces ao indivíduo, além da inclusão de biomarcadores que identifiquem danos em outros mecanismos da carcinogênese, que não só a formação de adutos e de danos no DNA.[5,86,55]

Técnicas moleculares que permitem estudar associações em todo o genoma (GWA – *genomewide associations*) e que visam caracterizar genótipos mais ou menos susceptíveis à exposição, por meio de uma única reação laboratorial, vêm sendo aplicadas.[87,88] Dessa forma, em vez de avaliarmos a associação entre poucos genes candidatos e o risco de câncer decorrente da exposição, o GWA avalia a associação positiva de qualquer variação no DNA por meio da comparação de genótipos de indivíduos expostos e não expostos.

Um dos exemplos mais informativo em relação ao uso de *arrays* de DNA encontra-se na avaliação de mulheres grávidas expostas ao arsênico e o diferencial na expressão gênica a partir de material coletado do cordão umbilical dos recém-nascidos.[89] Nesse estudo, foi avaliada a contribuição de 447 transcritos e diferenças na expressão de apenas 11 genes permitiram estabelecer a correlação com a exposição materna ao arsênico. Esses dados sugerem o papel funcional de genes específicos na resposta pré-natal ao arsênico, ou até mesmo a utilização de alguns deles como biomarcadores de exposição.

Outro exemplo recente está na análise conjunta da expressão de 4.509 genes, usando duas plataformas de *array* diferentes para avaliar exposição ocupacional a benzeno em trabalhadores de uma fábrica de sapatos. A análise final revelou que quatro genes estavam superexpressos nos trabalhadores expostos (CXCL16, ZNF331, JUN e PF4), parte deles relacionada com apoptose e metabolismo de lipídeos.[90]

Entretanto, a informação molecular, por mais detalhada que possa ser, somente trará resultados palpáveis se a anamnese do paciente for realizada com o intuito de se acrescentar todo tipo de informação, não só da ocupação, mas também deve contemplar de forma precisa as condições de vida dos envolvidos.

Finalmente, discussões éticas e posicionamentos da sociedade deveriam permear todo o conhecimento genético e molecular que tem sido gerado em relação à saúde do trabalhador. Ser portador de um polimorfismo genético, aparentemente desfavorável, que está associado a um risco maior de desenvolver uma doença, não deve modificar a inserção do indivíduo na sua família, no seu trabalho e na sociedade como um todo.

## REFERÊNCIAS

1. Chemical Abstract Service (CAS). Disponível em: http://www.cas.org/index.html (02 maio 2019).

2. IARC Monographs on the evaluation of carcinogenic risks to humans. http://monographs.iarc.fr/ENG/Classification/index.php (02 maio 2019).

3. National Institute for Occupational Safety and Health (NIOSH). Registry of Toxic effects of chemical substances (RTECS®) – Comprehensive Guide to the RTECS® – NIOSH, 1997. Disponível em: http://www.cdc.gov/niosh/pdfs/97-119.pdf (02 maio 2019).

4. Ribeiro FSN, Wünsch Filho V. Avaliação retrospectiva da exposição ocupacional a cancerígenos: abordagem epidemiológica e aplicação em vigilância em saúde. Cad Saúde Pública. 2004;20:881-890.

5. Wild CP. Environmental exposure measurement in cancer epidemiology. Mutagenesis. 2009;24:117-25.

6. Sarasin A. An overview of the mechanisms of mutagenesis and carcinogenesis. Mutat Res. 2003;544:99-106.

7. Rushton L. Workplace and cancer: interactions and updates. Occup Med. 2009;59:78-81.

8. Lope V, Pollán M, Fernández M, et al. Cytogenetic status in newborns and their parents in Madrid: the BioMadrid study. Environ Mol Mutagen. 2010;51:267-77.

9. Nguyen RH, Wilcox AJ, Moen BE, et al. Parent's occupation and isolated orofacial clefts in Norway: a

population-based case-control study. Ann Epidemiol. 2007;17:763-71.

10. Ronda E, Regidor E, García AM, et al. Association between congenital anomalies and paternal exposure to agricultural pesticides depending on mother's employment status. J Occup Environ Med. 2005;47:826-8.

11. Spycher BD, Lupatsch JE, Huss A, et al. Parental occupational exposure to benzene and the risk of childhood cancer: a census-based cohort study. Environ Int. 2017;108:84-91.

12. Human Risk Assessment. UNEP/IPCS Training Module n. 3. Section A. World Health Organization. Disponível em: http://whqlibdoc.who.int/hq/1999/WHO_PCS_99.2_SectionA_eng.pdf (02 maio 2019).

13. Clapp RW, Howe GK, Jacobs M. Environmental and occupational causes of cancer re-visited. Public Health Policy. 2006;27:61-76.

14. Au WW. Usefulness of biomarkers in population studies: from exposure to susceptibility and to prediction of cancer. Int J Hyg Environ Health. 2007;210:239-46.

15. Coleman WB, Tsongalis GJ. Molecular mechanisms of human carcinogenesis. EXS. 2006;96:321-49.

16. Rice DC, Schoeny R, Mahaffey K. Methods and rationale for derivation of a reference dose for methylmercury by the U.S. EPA. Risk Anal. 2003;23:107-15.

17. Wunsch-Filho V, Gattás GJF. Biomarcadores moleculares em câncer: implicações para a pesquisa epidemiológica e a saúde pública. Cad Saúde Pública. 2001;17:109-18.

18. Phillips DH. DNA adducts as markers of exposure and risk. Mutat Res. 2005;577:284-92.

19. Lang M, Pelkonen O. Metabolism of xenobiotics and chemical carcinogenesis. In: Metabolic polymorphism and susceptibility to cancer. IARC Sci Publ. 2001;148:13-22.

20. Pavanello S, Clonfero E. Biological indicators of genotoxic risk and metabolic polymorphisms. Mutat Res. 2004;463:285-308.

21. Kato M, Loomis D, Brooks LM, et al. Urinary biomarkers in charcoal workers exposed to wood smoke in Bahia State, Brazil. Cancer Epidemiol Biomarkers Prev. 2004;13:1005-12.

22. Chiarella P, Tranfo G, Pigini D, et al. Is it possible to use biomonitoring for the quantitative assessment of formaldehyde occupational exposure? Biomark Med. 2016;10:1287-1303.

23. Kaur K, Kaur R. Occupational pesticide exposure, impaired DNA repair, and diseases. Indian J Occup Environ Med. 2018;22:74-81.

24. Farmer PB, Singh R. Use of DNA adducts to identify human health risk from exposure to hazardous environmental pollutants: the increasing role of mass spectrometry in assessing biologically effective doses of genotoxic carcinogens. Mutat Res. 2008;659:68-76.

25. Kriek E, Rojas M, Alexandrov K, et al. Polycyclic aromatic hydrocarbon-DNA adducts in humans: relevance as biomarkers for exposure and cancer risk. Mutat Res. 1998;400:215-31.

26. Norppa H. Cytogenetic biomarkers. ARC Sci Publ. 2004;157:179-205.

27. Bonassi S, Norppa H, Ceppi M, et al. Chromosomal aberration frequency in lymphocytes predicts the risk of cancer: results from a pooled cohort study of 22 358 subjects in 11 countries. Carcinogenesis. 2008;29(6):1178-83.

28. Rossi AM, Hansteen IL, Skjelbred CF, et al. Association between frequency of chromosomal aberrations and cancer risk is not influenced by genetic polymorphisms in GSTM1 and GSTT1. Environ Health Perspect. 2009;117:203-8.

29. Garcia-Sagredo JM. Fifty years of cytogenetics: a parallel view of the evolution of cytogenetics and genotoxicology. Biochim Biophys Acta. 2008;1779(6-7):363-75.

30. Galiotte MP, Kohler P, Mussi G. Assessment of occupational genotoxic risk among Brazilian hairdressers. Ann Occup Hyg. 2008;52:645-51.

31. Gattás GJF, Cardoso LA, Medrado-Faria MA, et al. Frequency of oral mucosa micronuclei in gas station operators after introducing methanol. Occup Med. 2001;51:107-113.

32. Bolognesi C, Bruzzone M, Ceppi M, et al. The lymphocyte cytokinesis block micronucleus test in human populations occupationally exposed to vinyl chloride: a systematic review and meta-analysis. Mutat Res. 2017;774:1-11.

33. Ceppi M, Biasotti B, Fenech M, et al. Human population studies with the exfoliated buccal micronucleus assay: statistical and epidemiological issues. Mutat Res. 2010;705:11-19.

34. Bonassi S, Biasotti B, Kirsch-Volders M, et al. HUMNXL Project Consortium. State of the art survey of the buccal micronucleus assay – a first stage in the HUMN(XL) project initiative. Mutagenesis. 2009;24:295-302.

35. Iarmarcovai G, Ceppi M, Botta A, et al. Micronuclei frequency in peripheral blood lymphocytes of cancer patients: a meta-analysis. Mutat Res. 2008;659:274-83.

36. Valverde M, Rojas E. Environmental and occupational biomonitoring using the Comet assay. Mutat Res. 2009;681:93-109.

37. Kirsch-Volders M, Bonassi S, Herceg Z, Hirvonen A, Möller L, Phillips DH. Gender-related differences in response to mutagens and carcinogens. Mutagenesis. 2010;25:213-21.

38. Bonassi S, Fenech M, Lando C, et al. Human MicroNucleus project: international database comparison for results with the cytokinesis-block micronucleus assay in human lymphocytes: I. Effect of laboratory protocol,

scoring criteria, and host factors on the frequency of micronuclei. Environ Mol Mutagen. 2001;37:31-45.

39. Zhou SF, Liu JP, Chowbay B. Polymorphism of human cytochrome P450 enzymes and its clinical impact. Drug Metab Rev. 2009;41:89-295.

40. Houlston RS. CYP1A1 polymorphisms and lung cancer risk: a meta-analysis. Pharmacogenetics. 2000;10:105-14.

41. Liu HX, Li J, Ye BG. Correlation between gene polymorphisms of CYP1A1, GSTP1, ERCC2, XRCC1, and XRCC3 and susceptibility to lung cancer. Genet Mol Res. 2016;3(4):15.

42. Wang J, Liu Q, Yuan S, et al. Genetic predisposition to lung cancer: comprehensive literature integration, meta-analysis, and multiple evidence assessment of candidate-gene association studies. Sci Rep. 2017;7:8371.

43. Dong LM, Potter JD, White E, et al. Genetic susceptibility to cancer: the role of polymorphisms in candidate genes. JAMA. 2008;299:2423-36.

44. Li D, Wang B, Feng G, et al. Effect of the GSTM1 genotype on the biomarkers of exposure to polycyclic aromatic hydrocarbons: meta-analysis. Int J Occup Med Environ Health. 2017;30:177-201.

45. Gattás GJ, de Carvalho MB, Siraque MS, et al. Genetic polymorphisms of CYP1A1, CYP2E1, GSTM1, and GSTT1 associated with head and neck cancer. Head Neck. 2006;28:819-26.

46. Firigato I, Toledo GF, Antonio J, et al. How many copies of GSTM1 and GSTT1 are associated with head and neck cancer risk? Biomarkers. 2019;24:262-267.

47. Hiyama T, Yoshihara M, Tanaka S, et al. Genetic polymorphisms and head and neck cancer risk (Review). Int J Oncol. 2008;32:945-73.

48. Wood RD, Mitchell M, Lindahl T. Human DNA repair genes. Mutat Res. 2005;577:275-83.

49. Menck CFM, Munford V. DNA repair diseases: what do they tell us about cancer and aging? Genet Mol Biol. 2014;37:220-33.

50. Clapp RW, Jacobs MM, Loechler EL. Environmental and occupational causes of cancer: new evidence 2005-2007. Rev Environ Health. 2008;23:1-37.

51. Bray F, Ferlay J, Soerjomataram I, et al. Global cancer statistics 2018: GLOBOCAN estimates of incidence and mortality worldwide for 36 cancers in 185 countries. CA Cancer J Clin. 2018;68:394-424.

52. De Matteis S, Consonni D, Bertazzi PA. Exposure to occupational carcinogens and lung cancer risk. Evolution of epidemiological estimates of attributable fraction. Acta Biomed. 2008;79:34-42.

53. Spyratos D, Zarogoulidis P, Porpodis K, et al. Occupational exposure and lung cancer. J Thorac Dis. 2013;5:S440-S445.

54. Poinen-Rughooputh S, Rughooputh MS, Guo Y, et al. Occupational exposure to silica dust and risk of lung cancer: an updated meta-analysis of epidemiological studies. BMC Public Health. 2016;16:1137.

55. Thun MJ, Jane Henley S, Travis WD. Lung cancer. In: MJ Thun, MS Linet, JR Cerhan, CA Haiman, D, Schottenfeld eds. Cancer epidemiology and prevention. 4 ed. New York: Oxford University Press; 2018; p. 519:41.

56. Prado GF, Zanetta DM, Arbex MA, et al. Burnt sugarcane harvesting: particulate matter exposure and the effects on lung function, oxidative stress, and urinary 1-hydroxypyrene. Sci Total Environ. 2012;437:200-8.

57. Clapp R. Industrial carcinogens: a need for action. Rev Environ Health. 2009;24:257-62.

58. Bonner MR, Freeman LE, Hoppin JA, et al. Occupational Exposure to Pesticides and the Incidence of Lung Cancer in the Agricultural Health Study. Environ Health Perspect. 2017;125:544-51.

59. Ministério Público do Trabalho. Disponível em: http://www.pgt.mpt.gov.br/noticias/noticias-das-prts/segundo-tribunal-shell-basf-devem-custear-tratamento-medico-de-ex-trabalhadores.html (04 abr. 2010).

60. Esquerda Diário. Disponível em: https://www.esquerdadiario.com.br/Contaminacao-de-trabalhadores-da-industria-quimica-em-Paulinia-SP (24 maio 2019).

61. Chen LS, Hung RJ, Baker T, et al. CHRNA5 risk variant predicts delayed smoking cessation and earlier lung cancer diagnosis: a meta-analysis. J Natl Cancer Inst. 2015;107(5).

62. Ji X, Bossé Y, Landi MT, et al. Identification of susceptibility pathways for the role of chromosome 15q25.1 in modifying lung cancer risk. Nat Commun. 2018;9:3221.

63. McKay JD, Hung RJ, Gaborieau V, et al. Lung cancer susceptibility locus at 5p15.33. Nat Genet. 2008;40:1404-6.

64. Hsiung CA, Lan Q, Hong YC, et al. The 5p15.33 locus is associated with risk of lung adenocarcinoma in never-smoking females in Asia. PLoS Genet. 2010;6(8).

65. Myneni AA, Chang SC, Niu R, et al. Genetic polymorphisms of TERT and CLPTM1L and risk of lung cancer: a case-control study in a Chinese population. Lung Cancer. 2013;80:131-7.

66. James MA, Wen W, Wang Y, et al. Functional characterization of CLPTM1L as a lung cancer risk candidate gene in the 5p15.33 locus. PLoS One. 2012;7:e36116.

67. Liu K, Lin X, Zhou Q, et al. The associations between two vital GSTs genetic polymorphisms and lung cancer risk in the Chinese population: Evidence from 71 Studies. PLoS One. 2014;9:e102372.

68. Silverman DT, Koutros S, Figueroa JD, et al. Bladder cancer. In: MJ Thun, MS Linet, JR Cerhan, CA Haiman, D, Schottenfeld (eds.). Cancer Epidemiology and

Prevention. 4. ed. New York: Oxford University Press; 2018; p. 977-96.

69. Wu X, Ros MM, Gu J, et al. Epidemiology and genetic susceptibility to bladder cancer. BJU Int. 2008;102:1207-15.

70. Bjerregaard BK, Raaschou-Nielsen O, Sørensen M, et al. Tobacco smoke and bladder cancer – in the European Prospective Investigation into Cancer and Nutrition. Int J Cancer. 2006;119:2412-6.

71. Baris D, Karagas MR, Verrill C, et al. A case-control study of smoking and bladder cancer risk: emergent patterns over time. J Natl Cancer Inst. 2009;101:1553-61.

72. Reulen RC, Kellen E, Buntinx F, et al. A meta-analysis on the association between bladder cancer and occupation. Scand J Urol Nephrol Suppl. 2008;218:64-78.

73. Hadkhale K, MacLeod J, Demers PA, et al. Occupational variation in incidence of bladder cancer: a comparison of population-representative cohorts from Nordic countries and Canada. BMJ Open. 2017;7:e016538.

74. Harling M, Schablon A, Schedlbauer G, et al. A. Bladder cancer among hairdressers: a meta-analysis. Occup Environ Med. 2010;67:351-8.

75. Farhadi S, Jolehar M, Safapour F. Micronucleus assay of buccal mucosal cells in hairdressers: the importance of occupational exposure. Asian Pac J Cancer Prev. 2018;19:2131-4.

76. Miligi L, Costantini AS, Benvenuti A, et al. Personal use of hair dyes and hematolymphopoietic malignancies. Arch Environ Occup Health. 2005;60:249-56.

77. Song MJ, Lee HM, Kim SH. Clinical usefulness of fluorescence in situ hybridization for diagnosis and surveillance of bladder cancer. Cancer Genet Cytogenet. 2010;98:144-50.

78. Gomella LG, Mann MJ, Cleary RC, et al. Fluorescence in situ hybridization (FISH) in the diagnosis of bladder and upper tract urothelialcarcinoma: the largest single-institution experience to date. Can J Urol. 2017;24:8620-6.

79. Jin H, Lin T, Hao J, et al. A comprehensive comparison of fluorescence in situ hybridization and cytology for the detection of upper urinary tract urothelial carcinoma: a systematic review and meta-analysis. Medicine (Baltimore). 2018;97:e13859.

80. Zhang S, Wang Y, Bondaruk J, et al. Detection of bladder cancer in urine sediments by a novel multicolor fluorescence in situ hybridization (quartet) test. Eur Urol Focus. 2018;S2405:4569.

81. Malats N. Genetic epidemiology of bladder cancer: scaling up in the identification of low-penetrance genetic markers of bladder cancer risk and progression. Scand J Urol Nephrol Suppl. 2008;218:131-40.

82. Quan L, Chattopadhyay K, Nelson HH, et al. Differential association for N-acetyltransferase 2 genotype and phenotype with bladder cancer risk in Chinese population. Oncotarget. 2016;7:40012-24.

83. Yu C, Hequn C, Longfei L, et al. GSTM1 and GSTT1 polymorphisms are associated with increased bladder cancer risk: evidence from updated meta-analysis. Oncotarget. 2017;8:3246-58.

84. Andrew AS, Karagas MR, Nelson HH, et al. DNA repair polymorphisms modify bladder cancer risk: a multi-factor analytic strategy. Hum Hered. 2008;65:105-18.

85. Gao W, Romkes M, Zhong S, et al. Genetic polymorphisms in the DNA repair genes XPD and XRCC1, p53 gene mutations and bladder cancer risk. Oncol Rep. 2010;24:257-62.

86. Gruzieva O, Xu CJ, Yousefi P, et al. Prenatal particulate air pollution and DNA methylation in newborns: an epigenome-wide meta-analysis. Environ Health Perspect. 2019;127:57012.

87. Thomas DC, Haile RW, Duggan D. Recent developments in genomewide association scans: a workshop summary and review. Am J Hum Genet. 2005;77:337-45.

88. Becker BV, Richter C, Ullmann R, et al. Exploring the link between radiation exposure and multifocal basal cell carcinomas in a former Chernobyl clean-up worker by combining different molecular biological techniques. Radiat Res. 2017;188:571-8.

89. Fry RC, Navasumrit P, Valiathan C, et al. Activation of inflammation/NF-kappaB signaling in infants born to arsenic-exposed mothers. PLoS Genet. 2007;3:e207.

90. McHale CM, Zhang L, Lan Q, et al. Changes in the peripheral blood transcriptome associated with occupational benzene exposure identified by cross-comparison on two microarray platforms. Genomics. 2009;93:343-9.

# Quimioprevenção do Câncer

Maria Lúcia Zaidan Dagli
Heidge Fukumasu
Renato Heidor

Thomas Prates Ong
Fernando Salvador Moreno

## DESTAQUES

- Quimioprevenção consiste na utilização de compostos, naturais ou sintéticos, para prevenir, suprimir ou reverter o processo de carcinogênese em suas etapas iniciais.
- Diversos agentes quimiopreventivos contra o câncer são compostos bioativos dos alimentos (CBA) derivados do metabolismo secundário de espécies vegetais, não são essenciais para a nutrição humana, mas apresentam papel importante no controle de doenças crônicas.
- A abordagem quimiopreventiva se dá em três níveis:
  - (i) primária, quando o indivíduo-alvo não apresenta o diagnóstico de câncer;
  - (ii) secundária, quando o indivíduo-alvo apresenta uma lesão pré-neoplásica já diagnosticada;
  - (iii) terciária, quando o indivíduo-alvo já foi tratado de um ou mais cânceres previamente.
- A avaliação da introdução de agentes potencialmente quimiopreventivos na prática clínica segue a mesma lógica de ensaios clínicos.
- Exemplos de substâncias que atuam em alvos moleculares específicos e que têm estimulado desenvolvimentos na área de quimioprevenção do câncer incluem:
  - retinoides que ativam receptores nucleares RAR e RXR como alvos de interesse para quimioprevenção;
  - isoprenoides e polifenóis que têm atividades pleiotrópicas na inibição da carcinogênese;
  - tamoxifeno, como modificador da função de receptores de estrógeno;
  - ácido acetilsalicílico (AAS), como inibidor da ciclo-oxigenase I e modulador da ciclo-oxigenase II;
  - estatinas, como inibidoras da 3-hidroxi-3-metilglutatil-coenzima A-redutase;
  - metformina, como moduladora do metabolismo energético celular.
- Estratégias para a quimioprevenção do câncer podem utilizar a associação de compostos com diferentes mecanismos de ação, inclusive com moduladores da estrutura da cromatina.

## INTRODUÇÃO

Originalmente proposta por Sporn, em 1976, a definição clássica de quimioprevenção do câncer consiste na utilização de compostos naturais ou sintéticos para prevenir, suprimir ou reverter o processo de carcinogênese durante suas etapas iniciais.[1] Em 1985, Wattenberg propôs que os agentes quimiopreventivos podem ser distribuídos em duas categorias: bloqueadores; e supressores.[2,3] Os bloqueadores evitam que carcinógenos sejam ativados metabolicamente por reações de biotransformação e que modifiquem a estrutura e função de macromoléculas como DNA, RNA e proteínas, atuando, portanto, na fase de iniciação da carcinogênese. Já os agentes supressores controlam a expansão clonal das células iniciadas, que caracteriza a etapa de promoção da carcinogênese, por inibição da proliferação, indução da apoptose ou da diferenciação celular. Nesse sentido, agentes supressores atuam antes da progressão das lesões pré-neoplásicas e previnem ou atrasam o estabelecimento do câncer.

Assim, substâncias potencialmente quimiopreventivas de origem natural, como alguns compostos bioativos dos alimentos (CBA) ou sintéticas, como determinados fármacos, apresentam como função o bloqueio ou a reversão das etapas pré-malignas, ou seja, iniciação e promoção, da carcinogênese[33] (Figura 15.1).

Dependendo do alvo da intervenção, três estratégias para a quimioprevenção do câncer podem ser consideradas:

a) a quimioprevenção primária, voltada a indivíduos aparentemente saudáveis, como tabagistas crônicos;

b) a quimioprevenção secundária, que visa pacientes em fases pré-clínicas ou iniciais como aqueles com displasias; e

c) a quimioprevenção terciária, voltada a pacientes já tratados de um ou mais cânceres, com o objetivo de prevenir outros cânceres primários.[4]

Assim, a quimioprevenção se utiliza de compostos naturais oriundos da alimentação na forma de macro

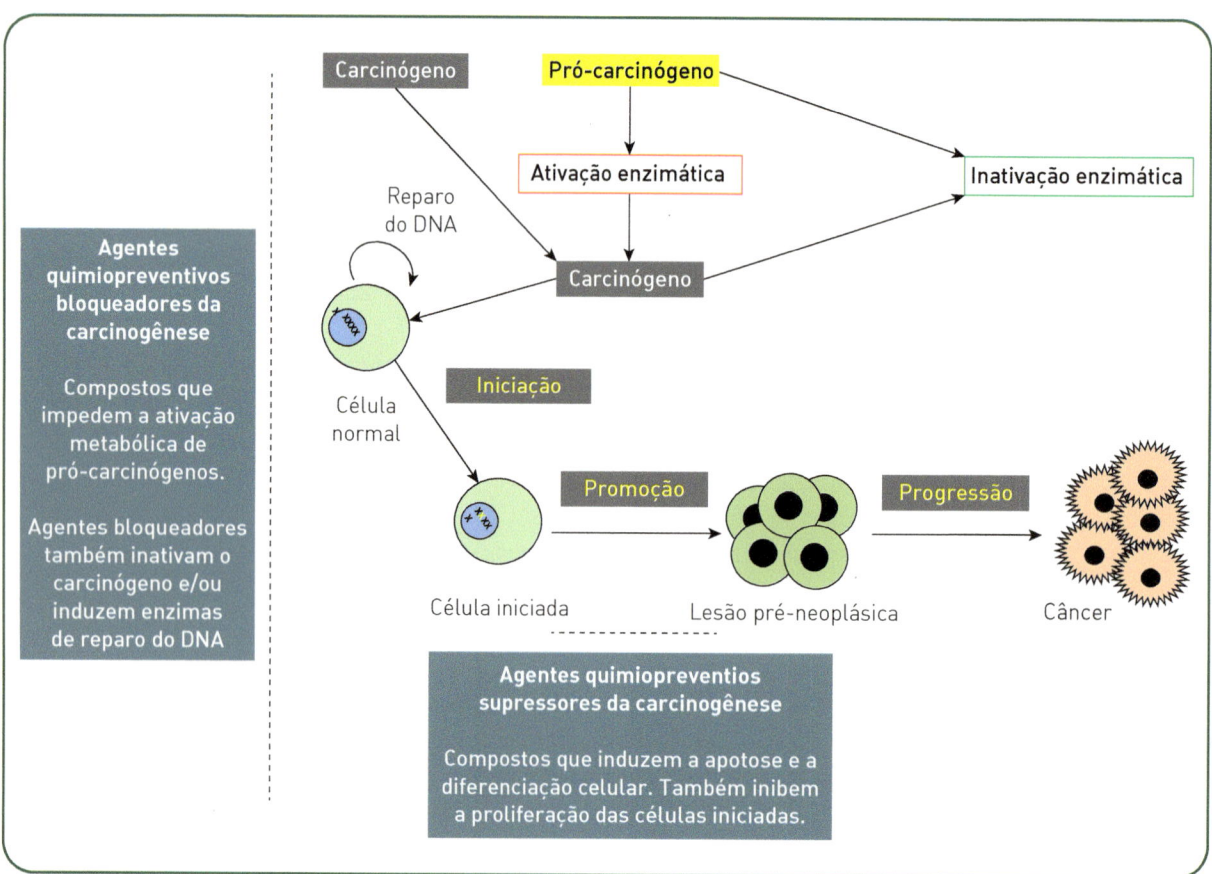

**FIGURA 15.1 –** Agentes quimiopreventivos bloqueadores e supressores da carcinogênese. Agentes bloqueadores atuam durante a etapa de iniciação enquanto os supressores têm atividade durante a promoção da carcinogênese.

Fonte: Desenvolvida pela autoria.

e micronutrientes, além de CBA ou fitoquímicos não essenciais para nutrição humana,[3,5] ou de agentes farmacológicos apropriados.[4] Nesse sentido, evidências experimentais sobre a atividade bloqueadora ou supressora da carcinogênese obtidas *in vivo*, além da avaliação de seus mecanismos moleculares de ação, possibilitam que sejam estabelecidas as bases teóricas para a seleção de agentes com potencial de inibir ou reverter fases precoces da carcinogênese a serem utilizados em seres humanos.[6]

## HISTÓRICO

Há muito tempo se tem conhecimento de que a alimentação pode influenciar o câncer. Hipócrates, filósofo grego considerado pai da Medicina moderna, dizia há aproximadamente 2.500 anos "deixe os alimentos serem seus remédios e seus remédios serem os alimentos". Nesse sentido, Cláudio Galeno, mais conhecido como Galeno de Pérgamo (129-199 d.C.), um proeminente médico e filósofo também de origem grega e seguidor dos ensinamentos de Hipócrates, prescrevia vários alimentos para o tratamento do câncer, incluindo cevada, leite e diversas hortaliças.[7] Observações relacionando os hábitos alimentares com a ocorrência de cânceres tiveram início em 1829, conduzidas pelo médico francês Récamier, que além de seus trabalhos em Oncologia, foi precursor de diversas técnicas cirúrgicas. Após quase 100 anos, estudos envolvendo a prevenção do câncer com compostos específicos, naturais ou sintéticos, começaram a receber maior atenção pela comunidade científica. Um dos trabalhos pioneiros no campo da quimioprevenção do câncer publicado em 1925 descrevia que tecidos epiteliais de ratos adquiriam características neoplásicas após privação de vitamina A. Foram observados ainda, nesse estudo, a reversão e o retorno à normalidade do tecido epitelial quando os animais foram submetidos novamente a rações adequadas. O fato de que a alimentação pode influenciar a carcinogênese em animais de experimentação foi confirmado por experimentos conduzidos na década de 1940 pelo médico norte-americano Tannenbaum. Nesses estudos foi demonstrado que camundongos submetidos à restrição alimentar apresentavam menor número de neoplasias cutâneas espontâneas e/ou induzidas por aplicação via dérmica de benzo(a) pireno, do que animais alimentados *ad libitum*. Além disso, roedores tratados com rações apresentando

elevado conteúdo calórico e/ou hiperlipídicas tinham maior número de cânceres de mama induzidos por carcinógenos químicos.[8]

Pesquisadores pioneiros da área da Nutrição evidenciaram que algumas condições patológicas podiam ser revertidas com a correção de uma deficiência nutricional.[6] Entre os primeiros estudos epidemiológicos formais que procuraram avaliar a relação alimentação--câncer, podem ser citados aqueles conduzidos pelos médicos ingleses Orr e Stocks, em 1933. Trabalhando na Índia, Orr conduziu um estudo ecológico para explorar a relação entre fatores ambientais e a incidência do câncer oral e, na Inglaterra e no país de Gales, Stocks conduziu um estudo do tipo caso-controle que procurava associar fatores de risco para o câncer. Os estudos identificaram que as distorções nos padrões alimentares, especialmente a ingestão reduzida de frutas e hortaliças, estavam relacionadas com a maior incidência de cânceres.[9]

Em 1964, um comitê de especialistas organizado pela Organização Mundial da Saúde (OMS) ressaltou que cânceres comuns surgem em consequência do estilo de vida e de outros fatores ambientais, incluindo carcinógenos, fatores hormonais e deficiências nutricionais, podendo ser, portanto, prevenidos.[10] Já em 1977, o médico germano-americano Wynder e o epidemiologista norte-americano Gori concluíram, com base em diversos estudos populacionais, que cerca de 30% a 40% dos cânceres em humanos estariam relacionados a fatores alimentares.[11] Essa afirmação foi bastante controversa na época, sendo, entretanto, confirmada por estudos subsequentes realizados pelos epidemiologistas ingleses Doll e Peto, que sugeriram, em 1981, que seria plausível se reduzir em 35% (com uma variação entre 10% a 70%) a mortalidade relacionada ao câncer nos Estados Unidos por meio de modificações na alimentação.[12] Após cerca de uma década, Doll reviu suas conclusões afirmando ainda que "continua a ser razoável a estimativa de que o risco de câncer fatal pode ser reduzido em 35% alterando-se a alimentação".[13] Em 1982, um comitê de pesquisadores foi incumbido pelo National Research Council norte-americano de rever a literatura a respeito da relação dieta-nutrição-câncer e propor recomendações para reduzir o risco da doença. Estas últimas incluíram, na ocasião, a redução da ingestão de gorduras para 30% do total de calorias, a inclusão de frutas, hortaliças e cereais integrais na alimentação diária e a recomendação para reduzir o consumo de alimentos salgados e defumados, além de bebidas alcoólicas.[14]

Ao término dos anos 1970 e início dos 1980, foram conduzidos diversos ensaios clínicos com retinoides naturais e sintéticos. Um desses estudos avaliou a efetividade desses compostos em pacientes no Sudoeste Asiático com leucoplasia oral, incluindo a causada por consumo de noz de areca envolvida com folha de betel, que tem efeitos farmacológicos semelhantes aos de uma combinação de nicotina e cafeína.[8] O papel dos retinoides também foi avaliado em estudos clínicos para prevenção de displasias de colo uterino. Esses estudos tiveram início em 1982 e foram utilizados isômeros *todo trans* do ácido retinoico, que apresentaram efeitos inibitórios em displasias cervicais moderadas.[8,15] Ainda nesse sentido, outros isômeros do ácido retinoico foram utilizados em estudos clínicos de quimioprevenção do câncer de pele. Nesses ensaios, foi verificada a eficácia do ácido retinoico 13-*cis* em pacientes com xeroderma pigmentoso[16] e do retinol em pacientes que apresentavam risco moderado para o câncer de pele.[17] Ainda nos anos 1980, foi constituída pelo National Cancer Institute (NCI, sigla do inglês National Cancer Institute), nos Estados Unidos, a primeira grande força-tarefa no estudo de substâncias que pudessem apresentar efeito modulatório da carcinogênese, cujo objetivo básico consistia justamente na avaliação de compostos naturais e sintéticos quanto às suas propriedades anticancerosas.[6] Na mesma época, o Programa de Quimioprevenção da Divisão de Prevenção e Controle do Câncer do NCI avaliou fitoquímicos quanto às suas segurança, eficácia e aplicabilidade na prevenção do câncer. Desde meados da década de 1990, mais de 400 compostos, inclusive CBA, foram avaliados isoladamente ou em associação em estudos de quimioprevenção do câncer, além de terem sido conduzidos diversos ensaios clínicos.[3,5]

Ainda durante os anos 1990, o interesse público pelos efeitos da alimentação na saúde e, sobretudo, na prevenção do câncer, aumentou exponencialmente. Desde 1997, a cada 10 anos, dados epidemiológicos e experimentais quanto à relação entre dieta, nutrição e câncer são revisados por pesquisadores e consultores de diversos países. Assim, foi reconhecido que a incidência de câncer no mundo pode ser reduzida entre 30% e 40% por meio de modificações adequadas na alimentação e no estilo de vida.[18]

Estudos epidemiológicos indicaram que indivíduos que ingerem cerca de cinco porções de frutas e hortaliças ao dia apresentam aproximadamente metade do risco de desenvolverem câncer, especialmente os dos tratos digestório e respiratório, quando comparados àqueles que ingerem menos do que duas porções.[3] Com base nessas evidências epidemiológicas, foi iniciado, em 1991, nos Estados Unidos, o programa *5-A-Day for Better Health*, um esforço colaborativo entre o NCI e a indústria de alimentos norte-americana, visando o aumento do consumo de frutas e hortaliças. Já em 1992, teve início a investigação prospectiva europeia da relação entre nutrição e câncer (EPIC, sigla do inglês European Prospective Investigation of Cancer and Nutrition) um dos mais importantes estudos multicêntricos prospectivos de coorte, envolvendo cerca de 520 mil participantes recrutados por 20 centros em 10 países sob coordenação da Agência Internacional para Pesquisa do Câncer (IARC, sigla do inglês de International Agency for Research on Cancer). Seu objetivo consistia na identificação de determinantes alimentares do câncer e estava voltada para expandir o conhecimento limitado relativo ao papel da nutrição e de outros fatores do estilo de vida na etiologia e prevenção da doença.[3] No início dos anos 2000, o programa 5-A-Day for a Better Health passou a estimular a ingestão de cinco a nove porções ao dia, visando atingir principalmente afro-americanos, mais suscetíveis a determinados cânceres. Em 2009, o programa foi substituído pela estratégia *Fruits & Veggies – More Matters*™ que tem como objetivo estimular a população a ingerir efetivamente mais frutas e hortaliças em vez de apenas fazê-la acreditar que isso é benéfico para sua saúde.[6] Na verdade, esta consiste em uma prioridade global na prevenção do câncer e de outras enfermidades crônicas. De acordo com um relato da OMS de 2002, mais de 2,7 milhões de óbitos ao ano no mundo podem ser primariamente atribuídos a uma menor ingestão de frutas e hortaliças.[3]

Dessa forma, numerosas observações epidemiológicas e estudos em animais de experimentação indicaram que frutas e hortaliças, fontes de CBA, podem apresentar atividades quimiopreventivas contra o câncer. Esses compostos apresentam características químicas distintas, que permitem a sua classificação em grupos (Figura 15.2). Foram identificados cerca de 500 CBA que apresentam atividade biológica em doenças crônicas, inclusive no câncer.[20]

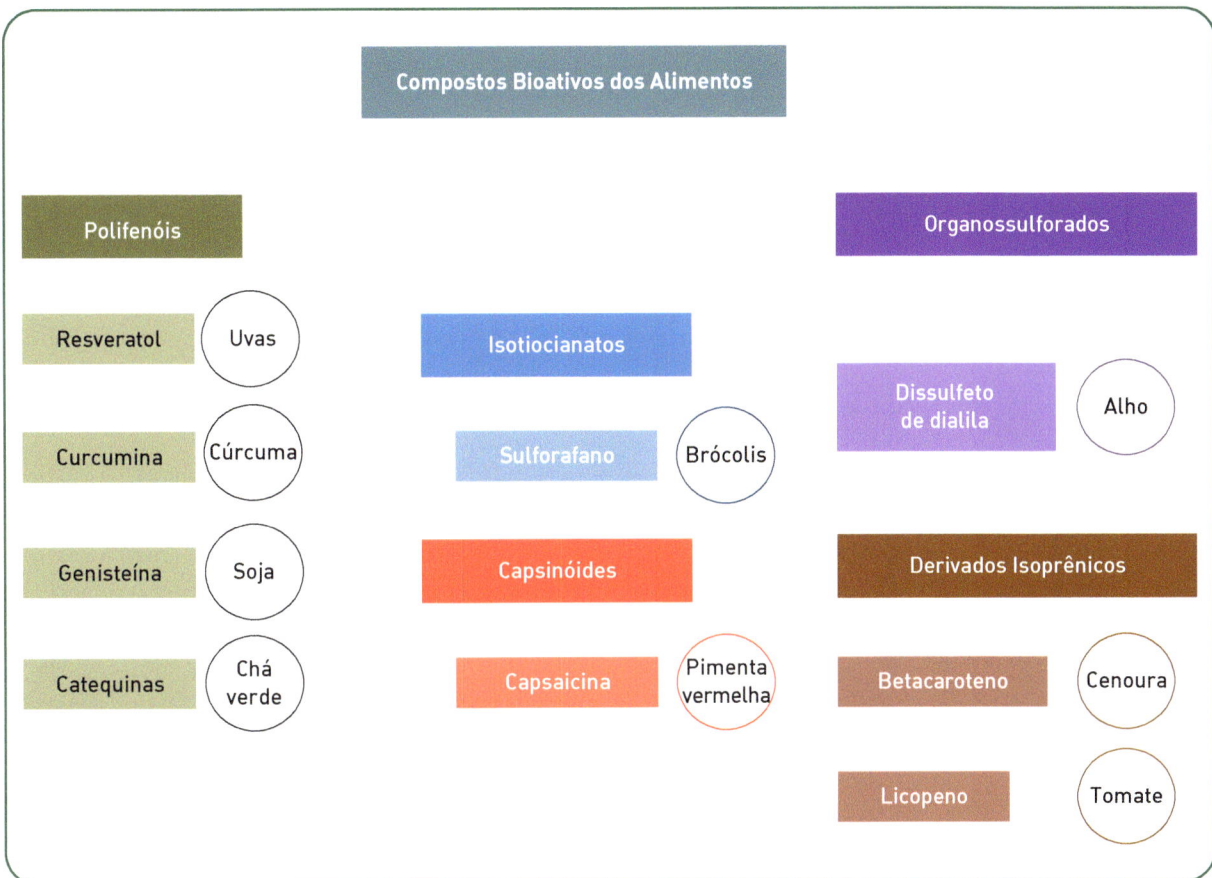

**FIGURA 15.2 –** Principais compostos bioativos presentes nos alimentos de interesse para a quimioprevenção do câncer.
Fonte: Desenvolvida pela autoria.

## MODELOS PARA O ESTUDO DA QUIMIOPREVENÇÃO DO CÂNCER

Diversos modelos experimentais têm sido desenvolvidos para compreender a etiologia e os mecanismos genéticos e epigenéticos do câncer. Esses modelos permitem prever o comportamento de diferentes neoplasias e também possibilitam a identificação dos possíveis alvos moleculares susceptíveis a agentes quimiopreventivos que modulariam ou interromperiam a carcinogênese.[21]

Pesquisas em animais de experimentação são utilizadas para melhor compreensão da ação de agentes quimiopreventivos em sistemas biológicos complexos. Apesar da possibilidade de extrapolação dos fenômenos observados em uma espécie animal para outra, os resultados obtidos em estudos com animais podem não ser totalmente preditivos do que ocorre em seres humanos.[22] Porém, o conhecimento a respeito das Bioquímica, Fisiologia, Toxicologia e Farmacologia humanas ainda depende dos estudos com animais de experimentação. Ainda nesse contexto, ressalte-se

que várias descobertas na área da quimioprevenção do câncer foram realizadas com modelos *in vivo*.

Os estudos de quimioprevenção do câncer *in vivo*, utilizam, geralmente, animais que podem ser submetidos a modelo de carcinogênese induzida por agentes carcinogênicos, inclusive associados com alterações metabólicas, como obesidade. Outra abordagem para o estudo da quimioprevenção do câncer *in vivo* utiliza animais que apresentam modificações genéticas espontâneas ou dirigidas, que desenvolvem lesões pré-neoplásicas naturalmente[22-24] (Tabela 15.1). O modelo ideal para avaliação *in vivo* de agentes quimiopreventivos seria aquele em que 100% do grupo-controle desenvolva neoplasias em um curto período de latência.[21] Nesse sentido, foram desenvolvidos modelos que associam a administração de compostos com algum procedimento cirúrgico, como o modelo do hepatócito resistente (RH, sigla do inglês *resistant hepatocyte*). Nesse modelo, a indução da hepatocarcinogênese ocorre com a aplicação intraperitoneal de dietilnitrosamina, seguida pela administração por via oral de acetilaminofluoreno e finalmente uma hepatectomia parcial a 70%.[25]

**Tabela 15.1. Exemplos de modelos *in vivo* para avaliação de compostos quimiopreventivos da carcinogênese**

| MODELO | ÓRGÃO/ TECIDO-ALVO | CARACTERÍSTICAS | REFERÊNCIAS |
|---|---|---|---|
| Carcinogênese induzida quimicamente | Mama | Iniciação com hidrocarbonetos aromáticos policíclicos, como o DMBA. Espécies mais utilizadas: camundongos e ratos. O período de latência para neoplasias palpáveis depende da espécie, dose do DMBA e via de administração; geralmente é em torno de 20 semanas | 32 |
| | Fígado | Iniciação com compostos N-nitrosos, como DEN, associada ou não com promotores não genotóxicos, como AAF e com hepatectomia parcial a 70%. Espécies mais utilizadas: ratos e camundongos. O período de latência para tumores depende do modelo e da espécie, variando de 8 semanas, para a presença de lesões pré-neoplásicas, a 20 semanas, para o estabelecimento do HCC | 33,34 |
| | Cólon | Iniciação com hidrazinas, como a DMH ou com o seu metabólito AOM. Espécies mais utilizadas: ratos e camundongos. O período de latência para tumores depende da dosagem da hidrazina, da via de adminstração e da espécie utilizada, variando de 10 semanas, para lesões pré-neoplásicas, a 30 semanas para cânceres, em média | 35 |
| Carcinogênese espontânea (alterações genéticas dirigidas ou naturais) | Mama | Animais transgênicos que receberam uma sequência de DNA exógeno para expressão de oncogenes, como os camundongos MMTV-PyMT que desenvolvem carcinoma ductal invasivo com 4 semanas de idade. Outro modelo envolve o silenciamento de determinados exons, simulando uma mutação, como camundongos BRCA1flox11 que desenvolvem neoplasias mamárias com período de latência de 17 meses. Administração intraductal de vetores retrovirais para a expressão de oncogenes em roedores permite o estabelecimento de modelos de carcinogênese mamária dependente ou não de estrógeno | 36 |
| | Fígado | Camundongos que apresentam o silenciamento de exons do *p53*, como AlfpCre+Trp53D2-10/D2-10 desenvolvem HCC em 14 meses. Camundongos que receberam plasmídeo para induzir deleções somáticas no *p53* e no *Pten* por injeção hidrodinâmica desenvolvem o HCC em 4 meses | 37 |
| | Intestino delgado e/ou cólon | Camundongos com mutação no códon 380 do gene *APC* desenvolvem adenomas no intestino delgado com período de latência de 3 meses. O silenciamento do gene *mutyh* em camundongos resulta no desenvolvimento de adenomas e adenocarcinomas no intestino delgado e no cólon. Camundongos com silenciamento simultâneo do APC e do Smad2 apresentam tumores exclusivamente no cólon com período de latência de 7 meses | 38 |

DMBA: 7,12-dimetilbenz(a)-antraceno; DEN: dietilnitrosamina; AFF: 2-acetilaminofluoreno; HCC: carcinoma hepatocelular; DMH: 1,2 dimetilhidrazina; AOM: azoximetano.

Fonte: Desenvolvida pela autoria.

Métodos para a substituição do uso de animais de laboratório em pesquisa evoluíram significativamente nos últimos anos. Estes compreendem métodos *in vitro*, como culturas de células, e *in silica*, como modelos matemáticos e simuladores.

As bases experimentais para a viabilidade dos modelos *in vitro* foram estabelecidas pelo médico inglês Ringer, em meados do século XIX, ao desenvolver soluções salinas que conservavam órgãos isolados. A evolução do processo de cultura celular possibilitou que, em 1952, fosse estabelecida a 1ª linhagem celular humana imortalizada, denominada HeLa.[26] Atualmente, empresas de biotecnologia, como a norte-americana American Type Culture Collection (ATCC), disponibilizam comercialmente mais de 4 mil linhagens de células animais e humanas, embora muitos pesquisadores estabeleçam suas próprias culturas primárias, disponíveis, eventualmente, para doação. O Tabela 15.2 apresenta as principais células utilizadas em estudos de quimioprevenção do câncer.

Células em cultura tem como desvantagem o desvio das suas características fisiológicas quando presentes no organismo vivo, pois adquirem alterações adaptativas às condições de cultivo.[26] Nesse sentido, para minimizar esses efeitos, foram desenvolvidos modelos *in vitro* derivados de culturas celulares em três dimensões, conhecidos como "organoides", que simulam a estrutura fisiológica e a função tecidual *in situ* e mantém as características das células tumorais.[27] Como existe a possibilidade de que as respostas obtidas em estudos *in vitro* possam não corresponder às observadas *in vivo*, um procedimento interessante seria a condução de ensaios de quimioprevenção do câncer em animais em uma primeira instância e utilizar, posteriormente, modelos *in vitro*, com células de neoplasias humanas, para validação dos resultados obtidos em nível molecular.[25] Modelos híbridos, desenvolvidos a partir do implante de células derivadas de pacientes (PDX, sigla do inglês *patient-derived tumor xenografts*) em animais de laboratório imunodeficientes, têm sido considerados uma importante ferramenta para pesquisa translacional no câncer.[28,29] Uma evolução dos modelos PDX envolve camundongos humanizados, ou seja, apresentam imunocompatibilidade e microambiente tecidual favoráveis para o desenvolvimento de neoplasias derivadas de implantes ortotópicos de biópsias de cânceres de pacientes.[28]

Modelos matemáticos têm importância tanto para a pesquisa básica como também para a translacional no contexto da prevenção do câncer. Essa abordagem *in sílica* possibilita integrar mecanismos moleculares e suposições formalizadas a partir de resultados obtidos *in vivo*, *in vitro* e também de estudos PDX para estabelecer a estratégia terapêutica. Estudos *in sílica*

## Tabela 15.2. Exemplos de células humanas utilizadas em estudos de quimioprevenção do câncer

| CÉLULA | NEOPLASIA | CARACTERÍSTICAS | REFERÊNCIAS |
|---|---|---|---|
| MCF-7 | Adenocarcinoma mamário | Isolada de uma paciente com 69 anos. Expressa ER, mas não expressa HER2 | 39,40 |
| MDA-MB-453 | | Isolada de uma paciente com 48 anos. Não expressa ER, mas expressa HER2 | |
| A549 | Carcinoma de pulmão | Isolada de um paciente com 58 anos. Sintetiza lecitina e apresenta elevada porcentagem de ácidos graxos insaturados | 39,41 |
| T24 | Carcinoma de bexiga | Isolada de uma paciente com 81 anos. Expressa TSA e o oncogene HRAS | |
| PC-3 | Adenocarcinoma de próstata | Isolada de um paciente com 62 anos. Apresenta reduzida atividade da fosfatase ácida e da 5-alfa-redutase | |
| HUH7 | Carcinoma hepatocelular | Isolada de um paciente com 57 anos. Apresenta mutação no p53 | 42,43 |
| PCL/PFR/5 | | Isolada de paciente com 24 anos. Secreta HBsAg | 39,43 |

ER: receptor de estrogênio; HER2: receptor de fator de crescimento epidermal; TSA: antígeno tumor específico; HBsAg: antígeno de superfície do vírus da hepatite B.

Fonte: Desenvolvida pela autoria.

para a quimioprevenção do câncer podem envolver modelos matemáticos diversos, como o da *presa e do predador*, que avalia interações entre células cancerosas e o sistema imune; *teoria dos jogos evolucionária*, que examina cooperação entre células, terapia e o microambiente; *Medicina de Precisão dinâmica*, que assume a existência de subclones de células tumorais que apresentam comportamento distinto em diferentes abordagens terapêuticas.[30]

## ABORDAGEM TRANSLACIONAL PARA A QUIMIOPREVENÇÃO DO CÂNCER

O desenvolvimento de agentes quimiopreventivos contra o câncer deve compreender estratégias que diferenciam compostos candidatos promissores, daqueles menos eficazes. Nesse sentido é importante que se realizem os estudos de forma sequencial e racional, identificando-se inicialmente os alvos moleculares e traduzindo os resultados pré-clínicos para a realidade clínica. Portanto, o futuro da quimioprevenção do câncer depende da utilização continuada de metodologias voltadas para a identificação de vias moleculares específicas acessadas pelo composto em questão. Para tanto, abordagens *omicas* de alto desempenho como a transcriptômica e metabolômica são essenciais. Além disso, estudos para o desenvolvimento de agentes quimiopreventivos potenciais podem demandar que estes sejam testados em animais sob condições que mimetizem um ensaio clínico definitivo, por exemplo, administrá-los quando lesões pré-neoplásicas já estiverem presentes. Essa abordagem pode consistir em um melhor indicador da situação em seres humanos e, se o composto foi efetivo nessas condições, pode também sê-lo com maior probabilidade de sucesso em estudos clínicos de fases I e II. Outra estratégia pode consistir na implementação de ensaios do tipo fase 0, planejados para avaliar agentes quimiopreventivos específicos em pequenos estudos clínicos iniciais. Essas investigações têm como objetivo acelerar a avaliação clínica de novas moléculas promissoras, proporcionando condições de fabricação e avaliação toxicológica menos restritivas. Assim, o composto avaliado deve apresentar características que o aproximam de um agente quimiopreventivo ideal, com mecanismo de ação conhecido, custo reduzido, sem efeitos colaterais, boa aceitação humana, administração por via oral e eficácia elevada.[31]

## Bases moleculares e celulares da quimioprevenção do câncer

A etapa inicial para o estabelecimento de estratégias para a prevenção do câncer é determinar os principais alvos moleculares e celulares a serem modulados por agentes quimiopreventivos. Nesse sentido, diversos estudos *in vitro* e *in vivo* foram conduzidos, inclusive com abordagens translacionais para a elucidação de mecanismos envolvidos com a carcinogênese. Assim, bases moleculares da quimioprevenção do câncer podem estar relacionadas com o metabolismo de carcinógenos, a ativação ou o silenciamento de diversos genes ou proteínas ou, ainda, com o grau de diferenciação da célula neoplásica.[20]

A modificação do metabolismo de carcinógenos por agentes quimiopreventivos, que envolve enzimas de fase I e de fase II, é descrita por vários autores como importante mecanismo para prevenção do câncer.[20] A expressão de enzimas de fase I, que ativa inúmeros compostos carcinogênicos, ocorre pela ligação direta de xenobióticos a proteínas que atuam como receptores nucleares. As enzimas de fase II são controladas por proteínas específicas e catalisam a conjugação de carcinógenos, permitindo que esses compostos sejam excretados pelo organismo. A maioria dos CBA com atividade quimiopreventiva tem como um dos seus alvos moleculares as enzimas de fases I e II.[44,45] Se diversos nutrientes e CBA estão atuando por um mesmo mecanismo molecular, então é possível que ocorram ações sinérgicas ou antagônicas que dependem da presença desses compostos na alimentação e também da concentração basal das proteínas-alvo.[46] A eliminação dos carcinógenos, assim como de seus metabólitos é mediada por proteínas conhecidas por transportadores de fase III, que compartilham mecanismos comuns com as enzimas de fases I e II.[47] Dessa forma, o mecanismo de eliminação de xenobióticos apresenta mecanismo de regulação coordenada. Assim, como observado nas enzimas de fases I e II, CBA também podem ativar ou inibir os transportadores de fase III.[46]

As atividades dos agentes quimiopreventivos podem envolver a indução da expressão ou o silenciamento de genes envolvidos em diversos eventos relacionados com a carcinogênese, com impacto na proliferação e na diferenciação celular, na apoptose, no microambiente inflamatório, no metabolismo energético, na angiogênese e metástase.[48] Porém, a modificação da expressão de genes ou proteínas consiste em um mecanismo complexo, que envolve também eventos epigenéticos. Estes são alterações na expressão gênica independentes de mudanças da sequência de nucleotídeos do DNA. Eventos epigenéticos como a metilação do DNA, modificações em histonas e expressão de pequenos RNA não codificantes (miRNA, sigla do inglês *small non-coding microRNA*) estão presentes desde etapas precoces da carcinogênese e são potencialmente reversíveis, representando alvos potenciais para estratégias de prevenção do câncer.[20,49]

A hipermetilação da região promotora de genes é um processo de inibição da expressão gênica. Na carcinogênese, genes relacionados com o controle do ciclo celular e indução da apoptose, por exemplo, estão hipermetilados.[49] Porém, esse evento epigenético não é isolado, já que envolve o recrutamento de proteínas envolvidas com modificações em histonas como acetilação e metilação. A acetilação de histonas permite o acesso de fatores de transcrição associados com a expressão gênica, enquanto a metilação dessas proteínas pode favorecer ou suprimir esse processo.[20,49]

O consumo de CBA tem sido descrito como uma estratégia para modificações epigenéticas que estão envolvidas na prevenção do câncer.[49] Assim, polifenois como a genisteína e o resveratrol induzem a expressão de genes silenciados por hipermetilação por mecanismo associado com a inibição de enzimas DNA-metiltransferases (DNMT) que são doadoras de grupos metila.[20] A indução da expressão gênica também pode ocorrer pela inibição de uma enzima envolvida com a retirada de grupos acetila de histonas, conhecida como "desacetilase de histonas" (HDAC). Nesse sentido, compostos bioativos como butirato, dissulfito de dialila e sulforafano podem atuar como inibidores de HDAC.[20] Os miRNA, que atuam como reguladores negativos de genes em nível pós-transcricional, se ligam a sequências não complementares não traduzidas de mRNA e, dessa forma, regulam a expressão de genes-alvo. Diversos CBA, como a betaionona, sulforafano e genisteína, apresentam capacidade de inibir diferentes miRNA que têm como alvos genes supressores de tumor.[20,49]

Durante a iniciação da carcinogênese, uma única ou uma pequena subpopulação de células maduras adquire potencial proliferativo ilimitado.[50] Porém, outra hipótese sugere que uma pequena população de células quiescentes, que apresentam características

de progenitoras, é responsável pela iniciação do desenvolvimento do câncer. Nesse modelo, denominado CSC (sigla do inglês *cancer stem cell*), poucas células presentes na neoplasia apresentam o potencial de diferenciação e a capacidade de recapitular a neoplasia original.[51] Alguns estudos demonstram que o câncer iniciado a partir de CSC apresenta pior prognóstico.[52] Agentes quimiopreventivos como alguns polifenois podem atuar nas CSC induzindo a diferenciação celular por mecanismos epigenéticos e sensibilizando essas células à terapia antineoplásica.[20,53]

## COMPOSTOS NATURAIS OU SINTÉTICOS DE INTERESSE PARA A QUIMIOPREVENÇÃO DO CÂNCER

### Derivados isoprênicos

Os derivados isoprênicos são CBA pertencentes a uma classe de compostos que incluem carotenoides, retinoides, monoterpenos, diterpenos e triterpenos e que são sintetizados pela via do mevalonato em frutas e hortaliças. Porém, em seres humanos, essa via é utilizada para a síntese do colesterol e está associada com modificações em proteínas necessárias para a proliferação celular. Alguns isoprenoides apresentam como mecanismo de quimioprevenção do câncer a inibição da via do mevalonato, enquanto outros podem ativar receptores nucleares envolvidos com diversas funções celulares.[54]

### *Carotenoides: Betacaroteno e Licopeno*

O betacaroteno é o carotenoide com atividade de provitamina A mais importante. Estudos epidemiológicos demonstraram a relação inversa entre a incidência de diversos tipos de câncer, principalmente pulmão e estômago, com as concentrações de carotenoides no sangue. Como essas concentrações são reflexos do consumo de frutas e hortaliças, concluiu-se, nesses estudos, que o betacaroteno apresenta atividades quimiopreventivas do câncer quando ingerido em quantidades fisiológicas, ou seja, cerca de 4 a 6 mg/dia.[54] Nesse sentido, a administração do betacaroteno em roedores submetidos a diversos modelos de carcinogênese resultou na inibição de neoplasias.[19,20,54-57] Fases precoces da carcinogênese também podem ser alvos desse CBA. Assim, ratos tratados com o betacaroteno durante a fase de iniciação e/ou na promoção da hepatocarcinogênese resultou na inibição de lesões pré-neoplásicas, confirmando o papel bloqueador e supressor da carcinogênese desse derivado isoprênico.[54] O betacaroteno pode exercer suas atividades bloqueadoras da carcinogênese pela modulação das enzimas de biotransformação de xenobióticos de fases I e II e por sua atividade antioxidante. A inibição da proliferação celular e de danos no DNA, a indução da diferenciação por mecanismos relacionados com a modulação das CSC[57] e a expressão de proteínas de junções comunicantes intercelulares também foram observadas em estudos *in vitro* e *in vivo* de quimioprevenção do câncer com esse carotenoide.[54,57] A inibição da via do mevalonato, responsável pela síntese do colesterol, assim como a ativação do fator de transcrição PXR (sigla do inglês *pregnane X receptor*) envolvido com a ativação da resposta celular contra xenobióticos também são mecanismos da atividade quimiopreventiva do betacaroteno.[54]

No início dos anos 1980, o betacaroteno e a vitamina A (retinol) foram as primeiras substâncias consideradas agentes quimiopreventivos com base, sobretudo, em dados epidemiológicos que indicavam possíveis efeitos protetores no câncer de pulmão em fumantes. Nesse sentido, dois estudos clínicos foram conduzidos para avaliar a atividade quimiopreventiva do betacaroteno e palmitato de retinila (retinol) em indivíduos com risco elevado para câncer de pulmão: um na Finlândia, o *Alpha-Tocopherol Beta-Carotene Cancer Prevention* (ATBC) *Trial*, com 29.133 homens fumantes; e outro nos Estados Unidos, o *Beta-Carotene and Retinol Efficacy Trial* (CARET), com 18.314 homens e mulheres fumantes, ex-fumantes e trabalhadores expostos a asbestos.[58,59] De forma inesperada, ambos estudos demonstraram aumento significativo na incidência de câncer de pulmão em relação aos grupos-placebo.[60] Esses resultados tiveram um grande impacto na comunidade científica em do desenho dos protocolos para os testes clínicos de avaliação de substâncias quimiopreventivas. Como os estudos foram conduzidos em indivíduos com alto risco para o desenvolvimento do câncer de pulmão, era possível que a carcinogênese já estivesse em fases mais tardias, impossibilitando a sua quimioprevenção. Além disso, nesses testes clínicos, o betacaroteno utilizado era sintético, com uma modificação em sua estrutura que o tornava solúvel em água e, além disso, foi fornecido em doses farmacológicas. Assim, sugeriu-se que seus resultados negativos não deveriam ser generalizados para toda a população. Não se deveria descartar, ainda, definitivamente, o papel do betacaroteno na prevenção do câncer, sobretudo se fosse administrado nas fases iniciais da carcinogênese e em quantidades fisiológicas.[61]

O licopeno é um carotenoide encontrado em frutas e hortaliças como o tomate, mamão, goiaba vermelha, pitanga e melancia. Apesar de não apresentar atividade pró-vitamínica A, é um dos mais potentes agentes antioxidantes naturais. Vários estudos experimentais e epidemiológicos têm demonstrado que o consumo de alimentos fontes de carotenoides, como betacaroteno e licopeno, está associado com menor incidência de diversos cânceres.[54] No mesmo sentido, níveis séricos e teciduais reduzidos de licopeno são inversamente associados com a incidência de neoplasias.[62] Estudos *in vitro* demonstraram que o licopeno apresenta atividade inibitória da proliferação e indutora da apoptose em células leucêmicas e de câncer de endométrio e fígado. *In vivo*, o licopeno apresenta atividade quimiopreventiva em modelos de carcinogênese experimental de cólon, mama, pulmão, bexiga, pele e fígado.[63] Embora a atividade antioxidante do licopeno pareça ser a principal responsável pela sua atividade biológica, o aumento da expressão de proteínas de junções comunicantes intercelulares, a inibição da proliferação celular, a modulação do metabolismo de xenobióticos e o processo inflamatório são mecanismos de ação propostos para o licopeno.[54,63]

Apesar de a atividade quimiopreventiva do licopeno ter sido observada em diversos estudos *in vivo e in vitro*, merece destaque o papel desse carotenoide na prevenção do câncer de próstata. Estudos *in vitro* mostraram que o licopeno inibe a proliferação e induz a apoptose de células de adenocarcinoma de próstata, porém os mesmos efeitos não foram observados em modelo de hiperplasia prostática benigna.[64] Camundongos TRAMP, que desenvolvem adenocarcinomas de próstata espontâneos, tratados com licopeno apresentaram inibição da expressão de genes envolvidos com a sinalização celular e o metabolismo de andrógenos. Um desses genes foi o Srd5a1 que codifica para o esteroide 5α-redutase, que é alvo terapêutico de fármacos, como a finasterida. Essa enzima é responsável pela conversão da testosterona para 5α-di-hidrotestosterona, que é o mais potente ativador do receptor de andrógenos.[65] Foi identificada uma dose-resposta linear entre o licopeno consumido pela alimentação e o risco relativo (RR) para câncer de próstata. Assim, o RR para câncer de próstata é reduzido em 1% para cada 1 mg de licopeno consumido. Para o licopeno plasmático, o RR para câncer de próstata é reduzido em 4% para cada 10 μg/dL desse carotenoide presente na circulação.[66]

Ensaios clínicos conduzidos em homens com níveis elevados de antígeno prostático específico (PSA, sigla do inglês *specific prostate antigen*), porém sem diagnóstico de adenocarcinoma de próstata, demonstraram que a suplementação com 15 mg de licopeno, ou adesão a uma dieta com elevadas concentrações desse carotenoide, altera o perfil metabolômico desses indivíduos após 6 meses de intervenção.[67,68] Metabólitos da glicólise como o piruvato e aminoácidos de cadeia ramificada como a valina são substratos energéticos para células de neoplasias de próstata. O licopeno, tanto o presente na alimentação como aquele em cápsulas, reduziu a concentração desses metabólitos, sugerindo o seu potencial quimiopreventivo da carcinogênese de próstata.[68]

### Vitamina A e retinoides

Vitamina A ou retinol corresponde à primeira vitamina lipossolúvel a ser reconhecida a partir de experimentos conduzidos em ratos. O retinol está presente em alimentos de origem animal na forma de ésteres de retinila. Níveis elevados de retinol no soro sanguíneo, ou seja, até 58% maiores do que os valores médios encontrados em indivíduos saudáveis, estão relacionados com menor risco de desenvolvimento de câncer de pulmão, fígado e mama,[69,70] embora outros trabalhos tenham demonstrado a ausência da relação entre concentrações sanguíneas da vitamina A e a incidência de neoplasias. Alguns estudos sugerem até o aumento na incidência de neoplasias em indivíduos com elevadas concentrações séricas de retinol.[54,70] Embora o papel do retinol presente nos alimentos na quimioprevenção do câncer possa ser ambíguo, os seus metabólitos podem ser considerados alternativa para o controle da carcinogênese.

As atividades biológicas do retinol estão associadas a seus metabólitos como os isômeros do ácido retinoico, destacando-se o *todo trans* (ATRA), que pode regular a expressão de genes relacionados, principalmente, com a proliferação e diferenciação celular e a apoptose.[71] Tanto o retinol como seus metabólitos, assim como seus análogos sintéticos, estão agrupados em uma família de compostos denominada "retinoides".[72] Esses metabólitos do retinol exercem atividade reguladora da expressão gênica atuando como ligantes em complexos de transcrição, que incluem receptores nucleares do ácido retinoico (RAR) e receptores de retinoides *versus* (RXR). A ligação do ATRA ocorre nos RAR, promovendo a formação dos heterodímeros RAR/RXR que reconhecem sequências nos promotores de diversos genes, e que são denominadas "elementos de resposta ao ácido retinoico" (RARE). Esse evento inicia a transcrição gênica, e a sua indução ocasionada pelo ácido retinoico ocorre em concentrações fisiológicas ($1X10^{-9}$ M) e está associada com aumento nos níveis de proteínas coativadoras nos RARE.[73] Também se observa que proteínas repressoras da transcrição estão associadas aos RARE, mas se dissociam em resposta ao ácido retinoico. No caso dos RXR, o principal ligante é o ácido retinoico 9-*cis* (9cRA), conforme demonstrado in *vitro*.[74,75] Compostos que apresentam similaridade estrutural com retinoides também podem se ligar aos RXR, sendo denominados "rexinoides". Ligantes do RXR podem apresentar atividades inibidoras da proliferação celular, pró-apoptóticas e indutoras da diferenciação.[72] Os RXR podem formar homodímeros RXR/RXR e ligar-se a seus agonistas como o 9cRA, que reconhecem sequências do DNA denominadas "elementos de resposta ao retinoide X" (RXRE) ativando, desta forma, a expressão gênica. Quando formam heterodímeros RAR/RXR, os RXR não respondem a seus agonistas possivelmente porque o RAR está associado com o ATRA.[72,74]

Os retinoides apresentam potencial quimiopreventivo contra o câncer conforme demonstrado em diversos estudos *in vitro* e *in vivo*.[76] Nesse sentido, os seus mecanismos de ação envolvidos com suas atividades anticarcinogênicas abrangem a inibição da proliferação celular e indução da apoptose. Esses compostos também podem atuar na indução da diferenciação celular e na inibição da angiogênese e de metástases.[71] O tratamento de ratos submetidos a modelo de hepatocarcinogênese com ATRA ou 9cRA resultou em atividade quimiopreventiva das fases iniciais da hepatocarcinogênese evidenciada pela inibição da proliferação celular em lesões pré-neoplásicas.[77]

Uma vez que os receptores nucleares para o ácido retinoico são os principais mediadores das atividades biológicas da vitamina A e de seus análogos, estudos pré-clínicos e clínicos, avaliaram a interação desses compostos com os RAR e RXR no contexto da carcinogênese. Nesse sentido, destaca-se a utilização do ácido retinoico na leucemia promielocítica aguda, já que esse retinoide degrada a proteína de fusão PML-RARα e induz a apoptose.[78] No tratamento de linfomas, destaca-se a terapia com bexarotene, um retinoide sintético RXR-seletivo que cliva a caspase-3, evento precoce da apoptose. Nesse sentido, estudos pré-clínicos com esse retinoide apresentam resultados promissores na terapia do câncer de mama, próstata e de pulmão.[79] Outro retinoide sintético, o ácido retinpico 13-*cis* (isotretinoina), vem sendo utilizado em estudos clínicos de quimioprevenção terciária do câncer de cabeça e pescoço.[80]

## Polifenóis

Os polifenóis são um numeroso grupo de moléculas originadas no metabolismo secundário de espécies vegetais, encontrados em frutas, hortaliças e produtos derivados, como café, chá e o vinho. Uma vez que a reduzida incidência de neoplasias em determinadas populações pode estar relacionada ao consumo de alimentos que são fontes de polifenóis, diversos estudos investigam o potencial quimiopreventivo do câncer desses compostos. Entre os mecanismos de ação investigados, merecem destaque a atividade antioxidante, a inibição da proliferação celular e indutora da apoptose, ação anti-inflamatória e antiangiogênica além da modulação de eventos epigenéticos por parte dos polifenóis na prevenção da carcinogênese.[81]

### *Curcumina*

A curcumina, um pigmento amarelo presente no rizoma da cúrcuma (*Curcuma longa*), é utilizada como tempero, principalmente na culinária indiana e é um dos principais polifenóis investigados em estudos de quimioprevenção do câncer. Apresenta atividades antioxidantes, anti-inflamatórias, antissépticas e antiangiogênicas exploradas há milhares de anos pela medicina tradicional oriental. Diversos estudos sugerem que a curcumina apresenta atividades quimiopreventivas contra o câncer, como o de pâncreas, mieloma múltiplo e o de cólon. A atividade quimiopreventiva da curcumina pode estar relacionada com sua capacidade de modular diversos mecanismos moleculares, como a proliferação celular, indução da apoptose e vias de sinalização celular como a do fator nuclear κB, (NF-κB, sigla do inglês *nuclear factor κB*).[82] Nesse sentido, o tratamento de células epiteliais humanas de cólon com curcumina inibiu a ativação da via do NF-κB, inibindo a degradação de uma proteína controle, denominada inibidor do κB (IκB, sigla do inglês *inhibitor of kappa B*). Foi demonstrado *in vitro* que o tratamento com esse polifenol inibiu o crescimento de células HA22T/VGH de câncer de fígado por aumento da apoptose, inibição da via do NF-κB e redução da expressão de oncogenes, como o c-myc. Quando a curcumina foi aplicada topicamente no dorso de camundongos ICR fêmeas, ocorreu a inibição da via de sinalização do NF-κB. A curcumina também inibiu o desenvolvimento de hiperplasia em ratos tratados com carcinógeno químico dietilnitrosamina. Neste caso, além da inibição da via do NF-κB, observou-se nos animais que receberam o polifenol a redução pós-transcricional de p21 e p53.[82,83]

Apesar da sua reduzida biodisponibilidade, a curcumina está sendo utilizada em diversos ensaios clínicos de fases I e II em pacientes com neoplasias de cólon, mama, pâncreas e hematológicas. Esses estudos demonstraram que a administração de até 8 g desse polifenol por dia não apresenta toxicidade digna de nota. Foi observado que a associação de 2 g/dia de curcumina com gemcitabina para o tratamento de pacientes com adenocarcinoma de pâncreas foi mais efetiva do que a administração do fármaco isoladamente. Nesse sentido, em um ensaio clínico de fase II, realizado com pacientes diagnosticados com adenocarcinoma avançado de pâncreas, o tratamento com 3,6 g/dia de curcumina aumentou a sobrevida em comparação aos indivíduos que não receberam o polifenol. Ainda nesse estudo, foram observados aumento das interleucinas IL-6, 8 e 10 e inibição do NF-κB nos pacientes tratados com curcumina.[83] Em decorrência do potencial quimiopreventivo e quimioterápico da curcumina, formulações farmacêuticas com esse polifenol estão sendo desenvolvidas, como microcápsulas e nanopartículas associadas ou não com fármacos.[84]

### *Epigalocatequina-3-galato (EGCG)*

No contexto da quimioprevenção do câncer, merecem destaque as catequinas do chá. A epigalocatequina-3--gallato (EGCG) é a principal catequina encontrada em diversos tipos de chá, como o branco, verde, oolong e preto. Esses chás são obtidos a partir de diferentes processos de fermentação das folhas da *Camellia sinensis* e fornecem concentrações distintas de EGCG e de outras catequinas. Estudos *in vitro* demonstraram que a EGCG inibe o crescimento de diversas linhagens de células neoplásicas de cólon, pele, pulmão, fígado e mama com mecanismos que podem envolver a inibição da proliferação celular ou a indução da apoptose via redução da expressão proteica de Bcl-2 e aumento do p53. O extrato do chá verde, além de inibir a proliferação e induzir a apoptose de células SK-Hep1 de hepatoma humano, reduz a expressão proteica de metaloproteinase-2 e 9, que estão relacionadas com a invasão e a metástase.[85] A EGCG também apresenta a capacidade de inibir a infecção e a replicação dos vírus da hepatite B e C em hepatócitos.[86]

Em virtude da reduzida biodisponibilidade da EGCG, extratos concentrados do chá verde foram utilizados em ensaios de quimioprevenção do câncer *in vivo*. Neste sentido, tratamentos com extratos de chá verde reduziram o número e o tamanho de lesões pré-neoplásicas em modelos de hepatocarcinogênese induzida pela aflatoxina B1 em ratos. No mesmo sentido, o tratamento com EGCG dissolvida na água (0,1%) suprimiu a formação de lesões pré-neoplásicas no fígado de ratos submetidos a modelo de hepatocarcinogênese associada à doença hepática gordurosa não alcoólica. Em modelo de carcinogênese de cólon, o tratamento de camundongos com EGCG reduziu a formação de focos de criptas aberrantes, consideradas lesões pré-neoplásicas. Outros modelos *in vivo* de carcinogênese, como da cavidade oral, pulmão, mama e pele, confirmaram a atividade quimiopreventiva da EGCG.[87]

Em razão das consistentes evidências experimentais do papel quimiopreventivo da EGCG, estudos em seres humanos com as catequinas do chá estão sendo conduzidos atualmente. A dose máxima de 1,2 g/dia de EGCG em cápsulas é utilizada em estudos de fases I e II na quimioterapia e quimioprevenção terciária de cânceres de próstata, bexiga, cabeça e pescoço, mama, ovário e pulmão. Nesse sentido, o NCI está atualmente patrocinando um estudo de intervenção com extratos do chá verde (Polyphenon E®, uma mistura definida de catequinas, com 400 mg de EGCG) para a prevenção do carcinoma hepatocelular (HCC) em pacientes com cirrose. Os participantes receberão uma ou duas cápsulas durante 24 semanas exceto se apresentarem sinais de progressão da doença ou de toxicidade.[87]

## Fármacos

Estratégias para a quimioprevenção do câncer podem envolver o uso de fármacos. O uso crônico de fármacos, como o tamoxifeno, metformina, estatinas e ácido acetilsalicílico (AAS), está relacionado com o menor risco de desenvolvimento de alguns tipos de cânceres. Porém, apesar de considerados seguros, apresentam efeitos colaterais e podem não ser tão facilmente acessíveis para a população em geral.[20,53]

### Tamoxifeno

O tamoxifeno é um antagonista do receptor de estrógeno (ER), utilizado como agente quimioterápico no tratamento de neoplasias de mama. Esse fármaco reduz o risco de câncer e atua principalmente competindo pelo sítio de ligação de estrógeno no receptor. Isso resulta na inibição da ativação do ER, menor síntese de transcritos e, consequentemente, de proteínas, diminuindo os efeitos gerados pelo estrógeno.

Foram realizados alguns estudos para avaliação dos efeitos preventivos do tamoxifeno no câncer de mama. Em um desses ensaios clínicos, que envolveu 13.388 mulheres com maior risco para neoplasias mamárias do que a média da população, o tratamento com 20 mg/dia de tamoxifeno reduziu pela metade o risco de câncer de mama invasivo e do não invasivo, em relação ao grupo placebo, por 5 anos.[88] Foi verificado que esse efeito preventivo aconteceu apenas nas pacientes que tinham neoplasias positivas para ER. Além desses resultados, observou-se redução do risco de fraturas em costelas, rádio e coluna vertebral. Porém, também foi observado aumento na incidência de câncer endometrial, assim como também na incidência de eventos trombóticos venosos. Depois, foi demonstrado que a atividade quimiopreventiva do tamoxifeno, quando administrado diariamente, pode se estender por pelo menos 10 anos e que os efeitos colaterais ocorrem sobretudo durante os 5 primeiros anos de tratamento.[89]

### Metformina

A metformina atua reduzindo a resistência à insulina, assim como a concentração da glicose em jejum, sem induzir a hipoglicemia. Esse fármaco pertence à classe das biguanidas e inibe o complexo I da cadeia respiratória mitocondrial, modificando o balanço energético celular e, em última instância, inibindo a gliconeogênese, lipogênese e a síntese de proteínas. A metformina também estimula a oxidação de ácidos graxos e a captação de glicose. Em decorrência do metabolismo alterado das células neoplásicas, que obtêm energia pela glicólise com produção de lactato, conforme descrito por Warburg em 1924, um ambiente rico em glicose seria favorável à carcinogênese. Assim, a metformina poderia apresentar papel inibitório desse processo. Nesse sentido, foram observados efeitos inibitórios desse fármaco na carcinogênese experimental de mama, endométrio, pulmão, fígado e tireoide. Além disso, foi observada redução do risco para desenvolvimento do câncer em pacientes diabéticos que utilizam metformina em diversos estudos.[90]

O tratamento com esta biguanida reduz em 21% o risco de desenvolvimento do HCC. Essa proteção parece ter efeito acumulativo. Assim para cada ano de tratamento com a metformina, a redução do risco para HCC é de 7%. Quando comparado com uso de outros fármacos antidiabéticos, como as sulfonilureias, o tratamento com a metformina reduz em 33% o risco de desenvolvimento do câncer de fígado. No contexto da carcinogênese mamária, em um estudo com 1.031 pacientes diabéticas com adenocarcinoma de mama, o tratamento com metformina aumentou a sobrevida após 5 anos em comparação ao placebo.[90] Porém, a atividade quimiopreventiva da metformina no câncer em pacientes diabéticos deve ser interpretada com cautela. Geralmente, esse paciente é tratado com vários fármacos, sendo difícil isolar o efeito real da metformina em um contexto de polifarmacoterapia.[20]

### Estatinas

As estatinas são fármacos utilizados para o controle do metabolismo do colesterol que bloqueiam a conversão da 3-hidroxi-3-metilglutaril-coenzima A (HMG-CoA) em mevalonato por inibição competitiva da enzima HMGCoA-redutase. Assim, diversos produtos da via do mevalonato não são sintetizados. Consequentemente, a prenilação, ou seja, a adição de um grupo isoprenila derivado da via do mevalonato em proteínas como a RAS/Rho, não ocorre, impedindo a ancoragem dessas biomoléculas na membrana celular. Os impactos desse processo seriam a inibição da proliferação celular e a indução da apoptose. As estatinas também inibem a degradação das proteínas p21 e p27, permitindo que o controle do ciclo celular seja mantido. Além disso, as estatinas apresentam efeitos anti-inflamatórios, imunomoduladores e antiangiogênicos.[91]

Dados obtidos em estudos epidemiológicos estabelecem a relação inversa entre os níveis plasmáticos de colesterol e a mortalidade por câncer. Nesse sentido, modelos experimentais de câncer de cólon, fígado, mama, melanoma e próstata demonstraram a atividade quimiopreventiva das estatinas.[91] Em um estudo de coorte retrospectivo em que foram avaliados dados de 334.754 participantes, foi observado que o tratamento com estatinas reduz o risco de desenvolvimento de diversos tipos de câncer.[92] No mesmo sentido, pacientes tratados com estatinas apresentam menor risco de desenvolvimento do HCC e, em alguns casos, a redução do risco de desenvolvimento da doença é de 53% com o uso do fármaco.[93]

### Ácido acetilsalicílico

O AAS é um dos anti-inflamatórios não esteroidais mais utilizados no mundo, apresentando também efeito analgésico e antipirético. Além disso, tem sido usado para prevenção de infartos do miocárdio, já que, em reduzidas doses, inibe a produção de tromboxano $A_2$, reduzindo a agregação plaquetária e, consequentemente, diminuindo a formação de ateromas nos vasos sanguíneos. Seu mecanismo de ação se baseia na inibição irreversível da enzima ciclo-oxigenase-1 (COX-1) e na modificação da atividade enzimática da COX-2, suprimindo a produção de prostaglandinas e tromboxanos ao se ligarem no sítio ativo das enzimas. Normalmente, a COX-2 produz os prostanoides que, em sua maioria, são pró-inflamatórios, mas quando o AAS se liga à enzima, ocorre a síntese de lipoxinas, que, em sua maioria, são anti-inflamatórias.[93]

Evidências epidemiológicas e experimentais sugerem que o ácido acetilsalicílico pode apresentar atividade quimiopreventiva do HCC.[93] Em um estudo que envolveu 87.507 homens e 45.864 mulheres, foi observado que o tratamento com 325 mg de AAS, por duas ou mais vezes por semana durante 5 anos, foi associado com uma redução de 49% do risco de desenvolvimento do câncer de fígado.[94] Um estudo do tipo caso-controle conduzido na Dinamarca demonstrou que indivíduos tratados com doses reduzidas de AAS, ou seja, entre 100 mg e 325 mg, por mais de 5 anos, apresentaram menor risco para o câncer de cólon. No mesmo sentido, outro trabalho conduzido nos Estados Unidos, no qual homens foram tratados com reduzidas doses de aspirina durante 6 anos apresentaram redução do risco para o câncer de cólon. Porém, a associação entre o risco para o câncer e o uso da aspirina deixou de ser significante após 4 anos de término do tratamento.[95]

## ESTRATÉGIAS PARA QUIMIOPREVENÇÃO DO CÂNCER

Uma estratégia que utiliza a inibição combinada de genes ou de vias moleculares relacionadas com a carcinogênese é de grande interesse para a quimioprevenção do câncer. Assim, compostos que atuam no processo de metilação do DNA poderiam ser associados com outros que inibem HDAC, modificando a estrutura da cromatina. Por exemplo, a EGCG, agente que pode restaurar a expressão de genes supressores de tumor, poderia ser associada com butirato para a quimioprevenção do câncer de cólon, como observado *in vitro*. Neste tipo de abordagem, as concentrações dos agentes quimiopreventivos em associação são menores do que aquelas quando os compostos são utilizados isoladamente para a modificação de um determinado biomarcador, como a indução da apoptose. Assim, agentes quimiopreventivos com alguma toxicidade, como retinoides e o selênio podem ser tolerados para a prevenção do câncer, principalmente no contexto da quimioprevenção secundária.[20]

Com o advento da biotecnologia, é possível modificar lipídeos para aplicações no desenvolvimento de fármacos ou de alimentos funcionais para o controle de doenças. Nesse contexto, destacam-se os lipídeos estruturados, que consistem em uma mistura de triacilgliceróis submetidos a uma reação de interesterificação química ou enzimática que resulta na redistribuição dos ácidos graxos na cadeia do glicerol. Assim, são produzidos triacilgliceróis distintos daqueles presentes na mistura antes da reação. A tributirina, pró-fármaco do butirato e o óleo de linhaça, fonte de ácido alfalinolênico, foram utilizados como substratos para a produção de lipídeos estruturados com potencial quimiopreventivo da hepatocarcinogênese. Esses lipídeos estruturados inibiram lesões pré-neoplásicas hepáticas com mecanismos relacionados às modificações no padrão de metilação e acetilação de histonas, além da inibição da expressão de oncogenes.[96]

Outra abordagem que pode reduzir eventuais efeitos tóxicos em indivíduos tratados por longos períodos de tempo é a administração intermitente desses BFC. Assim, o uso de um BFC com alguma toxicidade é interrompido e substituído por outro agente quimiopreventivo, menos tóxico. Porém, essa abordagem ainda não é válida para a prevenção de todos os tipos de câncer, já que alvos moleculares não são completamente conhecidos.[97] Assim, os estudos que avaliam os mecanismos de ação genética e epigenética dos agentes quimiopreventivos no contexto da prevenção do câncer continuam sendo importantes.

## CONCLUSÃO

Evidências epidemiológicas e experimentais mostram que o câncer pode ser prevenido. Porém, de forma contrária ao que ocorre com algumas doenças crônicas como as cardiovasculares, aterosclerose e diabetes, não há um composto especificamente sintetizado para a prevenção do câncer. Desafios nesse sentido residem na dificuldade para condução de estudos translacionais, principalmente para a transferência dos resultados obtidos *in vivo* para ensaios clínicos. A maioria dos ensaios clínicos, incluindo os elaborados para a quimioprevenção do câncer, é suspensa em razão dos efeitos adversos do agente em teste. Assim, a elucidação dos mecanismos de ação de agentes quimiopreventivos em diferentes modelos experimentais *in vitro* e *in vivo* e uma adequada seleção dos indivíduos para a participação de ensaios clínicos podem garantir o sucesso desse tipo de abordagem para o controle do câncer.

## REFERÊNCIAS

1. Sporn MB, Dunlop NM, Newton DL, et al. Prevention of chemical carcinogenesis by vitamin A and its synthetic analogs (retinoids). Fed Proc. 1976;5:1332-8.
2. Wattenberg LW. Chemoprevention of cancer. Cancer Res. 1985;45:1-8.
3. Surh YJ. Cancer chemoprevention with dietary phytochemicals. Nat Rev Cancer. 2003;3:768-80.
4. eyskens FL, Mukhtar H, Rock CL, et al. Cancer prevention: obstacles, challenges, and the road ahead, JNCI: J Natl Cancer Inst. 2016;108. https://doi.org/10.1093/jnci/djv309.
5. Ma L, Zhang M, Zhao R, et al. Plant natural products: promising resources for cancer chemoprevention.

Molecules. 2021;26:933. https://doi.org/10.3390/molecules26040933.

6. Bode AM, Dong Z. Cancer prevention research-then and now. Nat Rev Cancer. 2009;9:508-16.

7. Karpozilos A, Pavlidis N. The treatment of cancer in Greek antiquity. Eur J Cancer. 2004;40:2033-40.

8. Lippman SM, Hawk ET. Cancer prevention: from 1727 to milestones of the past 100 years. Cancer Res. 2009;69:5269-84.

9. WCRF/AICR. Introduction. Food, nutrition and the prevention of cancer: a global perspective. 1997;13-7.

10. WHO. (1964). Prevention of cancer : report of a WHO Expert Committee [meeting held in Geneva from 19 to 25 November 1963].

11. Wynder EL, Gori GB. Contribution of the environment to cancer incidence: an epidemiologic exercise. J Natl Cancer Inst. 1977;58:825-32.

12. Doll R, Peto R. The causes of cancer: quantitative estimates of avoidable risks of cancer in the United States today. J Natl Cancer Inst. 1981;66:1191-308.

13. Doll R. The lessons of life: keynote address to the nutrition and cancer conference. Cancer Res. 1992; 52:2024s-2029s.

14. National Research Council N. The Committee on diet nutrition and cancer. Washington DC: National Academy Press; 1982.

15. Meyskens FL Jr, Surwit E, Moon TE, et al. Enhancement of regression of cervical intraepithelial neoplasia II (moderate dysplasia) with topically applied all-trans--retinoic acid: a randomized trial. J Natl Cancer Inst. 1994; 86:539-43.

16. Kraemer KH, DiGiovanna JJ, Moshell AN, et al. Prevention of skin cancer in xeroderma pigmentosum with the use of oral isotretinoin. N Engl J Med. 1988;318:1633-7.

17. Moon TE, Levine N, Cartmel B, et al. Effect of retinol in preventing squamous cell skin cancer in moderate-risk subjects: a randomized, double-blind, controlled trial. Southwest Skin Cancer Prevention Study Group. Cancer Epidemiol Biomarkers Prev. 1997;6:949-56.

18. Clinton SK, Giovannucci EL, Hursting SD. The World Cancer Research Fund/American Institute for Cancer Research. Third expert report on diet, nutrition, physical activity, and cancer. Impact and future directions. J. Nutr. 2020;150:663-71.

19. WCRF/AICR. Summary of thrid expert reports. Diet, nutrition, physical activity and cancer: a global perspective. Continuous update project expert report. 2018. Disponível em: http:// dietandcancerreport.org.

20. Heidor R, Miranda MLP, Ong TP, et al. Bioactive compounds from fruits and vegetables and cancer prevention. Nutrition and Cancer Prevention. The Royal Society of Chemistry: London; 2019.

21. Sporn MB, Suh N. Chemoprevention: an essential approach to controlling cancer. Nature Reviews Cancer. 2002;2:537-43.

22. Mainz L, Rosenfeldt MT. Autophagy and cancer-insights from mouse models. FESB J. 2018;285:792-808.

23. Landgraf M, McGovern JA, Friedl P, et al. Rational design of mouse models for cancer research. Trends Biotechnol. 2018;36:242-51.

24. Kersten K, de Visser KE, van Miltenburg MH, et al. Genetically engineered mouse models in oncology research and cancer medicine. EMBO Mol Med. 2017;9:137-53.

25. Farber E, Sarma DS. Hepatocarcinogenesis: a dynamic cellular perspective. Lab Invest. 1987;56:4-22.

26. Yao T, Asayama Y. Animal-cell culture media: history, characteristics, and current issues. Reprod Med Biol. 2017;16:99-117.

27. Yang L, Yang S, Li X, et al. Tumor organoids: from inception to future in cancer research. Cancer Lett. 2019;454:120-33.

28. Cassidy JW, Caldas C, Bruna A. Maintaining tumor heterogeneity in patient-derived tumor xenografts. Cancer Res. 2015;75:2963-8.

29. Fazio F, Ablain J, Chuan Y, et al. Zebrafish patient avatar in cancer biology and precision cancer therapy. Nat Rev Cancer. 2020;20:263-73.

30. Beckman RA, Kareva I, Adler FR. How should cancer models be constructed? Cancer Control. 2020;27:1073274820962008. DOI:10.1177/1073274820962008.

31. Steele VE, Kelloff GJ. Development of cancer chemopreventive drugs based on mechanistic approaches. Mutat Res. 2005;591:16-23.

32. Zeng L, Li W, Chen CS. Breast cancer animal models and applications. Zool Res. 2020;41:477-494.

33. Santos NP, Colaço AA, Oliveira PA. Animal models as a tool in hepatocellular carcinoma research: a review. Tumour Biol. 2017;39:1010428317695923. DOI:10.1177/1010428317695923.

34. Solt D, Farber E. New principle for analysis of chemical carcinogenesis. Nature. 1976;263:701-3.

35. Venkatachalam K, Vinayagam R, Arokia VAM, et al. Biochemical and molecular aspects of 1,2-dimethylhydrazine (DMH)-induced colon carcinogenesis: a review. Toxicol Res. 2020;30:2-18.

36. Liu C, Wu P, Zhang A, et al. Advances in rodent models for breast cancer formation, progression, and therapeutic testing Front Oncol. 2021;11:593337. DOI:10.3389/fonc.2021.593337.

37. Brown ZJ, Heinrich B, Greten TF. Mouse models of hepatocellular carcinoma: an overview and highlights for immunotherapy research. Nat Rev Gastroenterol Hepatol. 2018;15:536-54.

38. Bürtin F, Mullins CS, Linnebacher M. Mouse models of colorectal cancer: Past, present and future perspectives. World J Gastroenterol. 2020;26:1394-426.

39. American Type Culture Collection (ATCC). Disponível em http:// atcc.org. Acessado em: setembro 2022.

40. Holliday DL, Speirs V. Choosing the right cell line for breast cancer research. Breast Cancer Res. 2011;13: 215. DOI:10.1186/bcr2889.

41. Musial C, Siedlecka-Kroplewska K, Kmiec Z, et al. Modulation of autophagy in cancer cells by dietary polyphenols. Antioxidants. 2021;0:123. DOI:10.3390/antiox10010123.

42. Huh-7 Cell Line Origins and Characteristics. Disponível em: http://huh7.com.

43. Zhou L, Wang QL, Mao LH, et al. Hepatocyte-Specific Knock-Out of Nfib aggravates hepatocellular tumorigenesis via enhancing urea cycle. Front Mol Biosci. 2022;17:875324. DOI: 10.3389/fmolb.2022.875324.

44. Hecht SS. Chemoprevention of cancer by isothiocyanates, modifiers of carcinogen metabolism. J Nutr. 1999;129:768S-774S.

45. Galal AM, Walker LA, Khan IA. Induction of GST and related events by dietary phytochemicals: sources, chemistry, and possible contribution to chemoprevention. Curr Top Med Chem. 2015;14:2802-2821.

46. Milner JA. Nutrition and cancer: Essential elements for a roadmap. Cancer Lett. 2008;269:189-98.

47. Almazroo OA, Miah MK, Venkataramanan R. Drug Metabolism in the Liver. Clin Liver Dis. 2017;21:1-20.

48. Ryan BM, Faupel-Badger JM. The hallmarks of premalignant conditions: a molecular basis for cancer prevention. Semin Oncol. 2016;43:22-35.

49. Irshad R, Husain M. Natural products in the reprogramming of cancer epigenetics. Toxicol Appl Pharmacol. 2021;417:115467.

50. Merlo LMF, Pepper JW, Reid BJ, et al. Cancer as an evolutionary and ecological process. Nat Rev Cancer. 2006;6:924-35.

51. Ma S, Chan KW, Hu L, et al. Identification and characterization of tumorigenic liver cancer stem/progenitor cells. Gastroenterology. 2007;132:2542-56.

52. Aravalli RN, Cressman ENK, Steer CJ. Cellular and molecular mechanisms of hepatocellular carcinoma: An update. Arch Toxicol. 2013;87:227-47.

53. Marquardt JU, Gomez-Quiroz L, Arreguin Camacho LO, et al. Curcumin effectively inhibits oncogenic NF-κB signaling and restrains stemness features in liver cancer. J Hepatol. 2015;63:661-9.

54. Ong TP, Cardozo MT, de Conti A, et al. Chemoprevention of hepatocarcinogenesis with dietary isoprenic derivatives: cellular and molecular aspects. Curr Cancer Drug Targets. 2012;12:1173-90.

55. Lee NY, Kim Y, Kim YS, et al. β-Carotene exerts anti-colon cancer effects by regulating M2 macrophages and activated fibroblasts. J Nutr Biochem. 2020;82:108402. DOI:10.1016/j.jnutbio.2020.108402.

56. Lee KE, Kwon M, Kim YS, et al. β-carotene regulates cancer stemness in colon cancer in vivo and in vitro. Nutr Res Pract. 2022;16:161-72.

57. Lu L, Chen J, Li M, et al. β-carotene reverses tobacco smoke-induced gastric EMT via Notch pathway in vivo. Oncol Rep. 2018;39:1867-73.

58. Alpha-Tocopherol, Beta Carotene Cancer Prevention Study Group. The effect of vitamin E and beta carotene on the incidence of lung cancer and other cancers in male smokers. N Engl J Med. 1994;330:1029-35.

59. Hennekens CH, Buring JE, Manson JE, et al. Lack of effect of long-term supplementation with beta carotene on the incidence of malignant neoplasms and cardiovascular disease. N Engl J Med. 1996;334:1145-9.

60. Goodman GE, Thornquist MD, Balmes J, et al. The beta-carotene and retinol efficacy trial: incidence of lung cancer and cardiovascular disease mortality during 6-year follow-up after stopping beta-carotene and retinol supplements. J Natl Cancer Inst. 2004;96:1743-50.

61. Bohn T, Bonet ML, Borel P, et al. Mechanistic aspects of carotenoid health benefits – where are we now? Nutr Res Rev. 2021;34:276-302.

62. Rao AV, Ray MR, Rao LG. Lycopene. Adv Food Nutr Res. 2006;51:99-164.

63. Puah BP, Jalil J, Attiq A, et al. New insights into molecular mechanism behind anti-cancer activities of lycopene. Molecules. 2021;26:3888. DOI: 10.3390/molecules26133888.

64. Soares Nda C, Teodoro AJ, Oliveira FL, et al. Influence of lycopene on cell viability, cell cycle, and apoptosis of human prostate cancer and benign hyperplastic cells. Nutr Cancer. 2013;65:1076-85.

65. Wan L, Tan HL, Thomas-Ahner JM, et al. Dietary tomato and lycopene impact androgen signaling-and carcinogenesis-related gene expression during early TRAMP prostate carcinogenesis. Cancer Prev Res. 2014;7:1228-39.

66. Rowles JL 3rd, Erdman JW Jr. Carotenoids and their role in cancer prevention. Biochim Biophys Acta Mol Cell Biol Lipids. 2020;1865:158613. DOI: 10.1016/j.bbalip.2020.158613.

67. Lane JA, Er V, Avery KNL, et al. ProDiet: A phase II randomized placebo-controlled trial of green tea catechins and lycopene in men at increased risk of prostate cancer. Cancer Prev Res. 2018;11:687-96.

68. Beynon RA, Richmond RC, Santos Ferreira DL, et al. ProtecT Study Group; PRACTICAL consortium. Investigating the effects of lycopene and green tea on the metabolome of men at risk of prostate cancer:

The ProDiet randomised controlled trial. Int J Cancer. 2019;144:1918-28.

69. Hada M, Mondul AM, Weinstein SJ, et al. Serum retinol and risk of overall and site-specific cancer in the ATBC study. Am J Epidemiol. 2020;189:532-42.

70. Kim JA, Jang JH, Lee SY. An Updated comprehensive review on vitamin A and carotenoids in breast cancer: Mechanisms, genetics, assessment, current evidence, and future clinical implications. Nutrients. 2021;13:3162. DOI: 10.3390/nu13093162.

71. Li M, Sun Y, Guan X, et al. Advanced progress on the relationship between RA and its receptors and malignant tumors. Crit Rev Oncol Hematol. 2014;91:271-82.

72. Uray IP, Dmitrovsky E, Brown P H. Retinoids and rexinoids in cancer prevention: from laboratory to clinic. Semin Oncol. 2016;43:49-64.

73. Lo-Coco F, Ammatuna E. The biology of acute promyelocytic leukemia and its impact on diagnosis and treatment. Hematology Am Soc Hematol Educ Program. 2006;1:156-61.

74. Gudas LJ. Retinoids induce stem cell differentiation via epigenetic changes. Semin Cell Dev Biol. 2013;24:701-5.

75. Gilardi F, Desvergne B. RXRs: collegial partners. Subcell Biochem. 2014;70:75-102.

76. Alizadeh F, Bolhassani A, Khavari A, et al. Retinoids and their biological effects against cancer. Int Immunopharmacol. 2014;18:43-9.

77. Fonseca EMAV, Chagas CE, Mazzantini RP, et al. All-trans and 9-cis retinoic acids, retinol and beta-carotene chemopreventive activities during the initial phases of hepatocarcinogenesis involve distinct actions on glutathione S-transferase positive preneoplastic lesions remodeling and DNA damage. Carcinogenesis. 2005;26:1940-6.

78. Kitareewan S, Pitha-Rowe I, Sekula D, et al. UBE1L is a retinoid target that triggers PML/RARalpha degradation and apoptosis in acute promyelocytic leukemia. Proc Natl Acad Sci USA. 2002;99:3806-11.

79. Qi L, Guo Y, Zhang P, et al. Preventive and therapeutic effects of the retinoid x receptor agonist bexarotene on tumors. Curr Drug Metab. 2016;17:118-28.

80. Bhatia AK, Lee JW, Pinto HA, et al. Double-blind, randomized phase 3 trial of low-dose 13-cis retinoic acid in the prevention of second primaries in head and neck cancer: Long-term follow-up of a trial of the Eastern Cooperative Oncology Group-ACRIN Cancer Research Group (C0590). Cancer. 2017;123:4653-62.

81. Patra S, Pradhan B, Nayak R, et al. Dietary polyphenols in chemoprevention and synergistic effect in cancer: Clinical evidences and molecular mechanisms of action. Phytomedicine. 2021;90:153554. DOI: 10.1016/j.phymed.2021.153554.

82. Kunwar A, Priyadarsini KI. Curcumin and its role in chronic diseases. Adv Exp Med Biol. 2016;928:1-25.

83. Patra S, Pradhan B, Nayak R, et al. Chemotherapeutic efficacy of curcumin and resveratrol against cancer: Chemoprevention, chemoprotection, drug synergism and clinical pharmacokinetics. Semin Cancer Biol. 2021;73:310-20.

84. Sethiya A, Agarwal DK, Agarwal S. Current trends in drug delivery system of curcumin and its therapeutic applications. Mini Rev Med Chem. 2020;20:1190-232.

85. Shirakami Y, Shimizu M. Possible mechanisms of green tea and its constituents against cancer. Molecules. 2018;23:2284. DOI: 10.3390/molecules23092284.

86. Steinmann J, Buer J, Pietschmann T, Steinmann E. Anti-infective properties of epigallocatechin-3-gallate (EGCG), a component of green tea. Br J Pharmacol. 2013;168:1059-73.

87. Almatroodi SA, Almatroudi A, Khan AA, et al. Potential therapeutic targets of epigallocatechin gallate (EGCG), the most abundant catechin in green tea, and its role in the therapy of various types of cancer. Molecules. 2020;25:3146. DOI: 10.3390/molecules25143146.

88. Osborne CK. Tamoxifen in the treatment of breast cancer. N Engl J Med. 1998;339:1609-18.

89. Smolarz B, Nowak AZ, Romanowicz H. Breast cancer-epidemiology, classification, pathogenesis and treatment. Cancers. 2022;14:2569. DOI:10.3390/cancers14102569.

90. Morales DR, Morris AD. Metformin in cancer treatment and prevention. Annu Rev Med. 2015;66:1--29.

91. Demierre MF, Higgins PD, Gruber SB, et al. Statins and cancer prevention. Nat Rev Cancer. 2005;5:930-42.

92. Friis S, Poulsen AH, Johnsen SP, et al. Cancer risk among statin users: a population-based cohort study. Int J Cancer. 2005;114:643-7.

93. Singh S, Singh PP, Roberts LR, et al. Chemopreventive strategies in hepatocellular carcinoma. Nat Rev Gastroenterol Hepatol. 2014;11:45-54.

94. Simon TG, Ma Y, Ludvigsson JF, et al. Association between aspirin use and risk of hepatocellular carcinoma. Jama Oncol. 2018;4:1683-90.

95. Katona BW, Weiss JM. Chemoprevention of colorectal cancer. Gastroenterology. 2020;158:368-88.

96. Heidor R, de Conti A, Ortega JF, et al. The chemopreventive activity of butyrate-containing structured lipids in experimental rat hepatocarcinogenesis. Mol Nutr Food Res. 2016;60:420-9.

97. Wu X, Lippman SM. An intermittent approach for cancer chemoprevention. Nat Rev Cancer. 2011;11:879-85.

# Reparo de DNA, Instabilidade Genômica e Câncer

Daniela Tathiana Soltys
André Passaglia Schuch
Maria Carolina Strano Moraes
Carlos Frederico Martins Menck

## DESTAQUES

- A vulnerabilidade do nosso genoma: o genoma humano é constituído por cerca de 3 trilhões de bases distribuídas em 46 grandes moléculas de DNA, presente em cada uma de nossas células. Estima-se que cerca de 100 mil lesões espontâneas, como quebras simples de DNA e perdas de bases, ocorram diariamente em cada uma de nossas células.

- Agentes genotóxicos também lesam o DNA e incluem: (i) espécies reativas de oxigênio, como aquelas formadas no processo de respiração mitocondrial, que podem reagir com as bases nitrogenadas do DNA; (ii) radiação solar, considerando-se a formação de fotoprodutos decorrentes da interação da radiação ultravioleta com o DNA; (iii) radiações ionizantes, como raios gama e raios X; (iv) uma grande variedade de agentes químicos, como os presentes no meio ambiente ou mesmo diversos agentes quimioterápicos aplicados no tratamento contra o câncer.

- As principais consequências dos agravos genotóxicos são: (i) morte celular; (ii) geração de mutações; (iii) geração de alterações estruturais do genoma, como aberrações cromossômicas; (iv) alteração no perfil de expressão de genes. Essas alterações podem atuar como modificadores de processos biológicos como o envelhecimento e, fisiopatológicos, como distúrbios neurodegenerativos, malformações embrionárias e câncer.

- Na dependência do tipo de lesão genotóxica, do estado metabólico da célula e da fase do ciclo celular, diferentes mecanismos de reparo são ativados. As vias moleculares ativadas no processo de reparo compartilham genes comuns; assim, a maquinaria de reparo depende de uma intrincada rede que garante a estabilidade do genoma.

- Discutem-se aspectos da via de reparo por excisão de nucleotídeos (NER, do inglês *nucleotide excision repair*), principal mecanismo para a remoção de fotoprodutos do genoma, mas que também atua em outros tipos de lesões, como algumas relacionadas à resposta a quimioterápicos.

Continua >>

>> Continuação

- Outros mecanismos de reparo incluem: (i) reparo direto, dependente da $O_6$-metilguanina-DNA-metiltransferase (MGMT), responsável pela resistência de células tumorais a agentes alquilantes; (ii) reparo de emparelhamentos errôneos (MMR, do inglês *mismatch repair*); (iii) reparo por junção de extremidades não homólogas e reparo por recombinação homóloga, atuantes no reparo de duplas quebras da fita de DNA; (iv) reparo por excisão de bases, relacionada ao reparo de bases modificadas (p. ex., oxidadas) e reparo de sítios com perda de bases nitrogenadas (sítios AP).
- A proteção do genoma por esses mecanismos reduz a frequência de tumores.

## INTRODUÇÃO

A molécula de DNA é a base da nossa identidade genética, e sua manutenção é essencial para garantir que possa ser transmitida corretamente por meio das diferentes gerações e para a sobrevivência celular. Porém, por um lado, essa molécula é atacada constantemente por vários agentes físicos e químicos, externos à célula e também endógenos, que são capazes de danificar o DNA e causar instabilidade genética. Esses danos podem resultar em bloqueios a processos vitais para as células, resultando em consequências ao organismo humano, como envelhecimento e câncer.

Por outro lado, toda célula viva apresenta vários sistemas de reparo de DNA que protegem essa molécula contra danos. Esses mecanismos ajudam a manter a integridade do genoma, seja por meio da eliminação de bases lesadas, seja por meio da remoção de pequenos fragmentos de nucleotídeos contendo a lesão. Dependendo da extensão do dano causado e da eficiência de funcionamento do reparo, essas lesões podem permanecer no genoma celular, o que acarreta a perda da capacidade de ler e transcrever mensagens vitais para as células (bloqueio da replicação e da transcrição do DNA) e/ou ocasiona mudanças na interpretação de genes (mutações), aumentando o risco de desenvolvimento de tumores. Uma série de síndromes genéticas conhecidas ilustra, de modo dramático, como deficiências nos processos de reparo de DNA podem implicar a instabilidade do genoma e a carcinogênese. Por essa razão, as proteínas que participam no reparo do DNA são conhecidas como guardiãs do genoma e são consideradas supressoras de tumor. A importância dos mecanismos de reparo de DNA foi recentemente reconhecida pelo Prêmio Nobel de Química de 2015, outorgado a pesquisadores do tema Dr. Tomas Lindahl (sueco, que trabalha na Inglaterra), Paul Modrich (americano e que trabalha no Estados Unidos) e Aziz Sancar (nascido na Turquia, trabalha nos Estados Unidos e foi o primeiro turco a receber o prêmio Nobel).[1]

Este capítulo traz informações sobre como o DNA pode sofrer lesões, suas principais consequências no metabolismo celular, e descreve as principais vias de reparo de DNA existentes, assim como algumas das síndromes humanas já identificadas, que resultam de deficiências nessas vias. Nessas síndromes, fenótipos clínicos como aumento de frequência de tumores, neurodegeneração e envelhecimento precoce demonstram a importância desses mecanismos de reparo de DNA para manutenção da saúde humana. Nosso foco se deterá na relação entre lesões no genoma, mutagênese e tumorigênese.

### A vulnerabilidade do genoma humano

Ao considerarmos a complexidade química do metabolismo celular, veremos que todas as biomoléculas (proteínas, lipídeos e ácidos nucleicos) estão sujeitas a sofrer uma variedade indiscriminada de danos que podem ser causados por reações espontâneas e por diversos agentes reativos endógenos e exógenos.[2] Entretanto, todas as biomoléculas podem ser renovadas, com exceção do DNA, que guarda a informação genética da célula. Dessa forma, qualquer erro adquirido em sua estrutura química pode ter consequências irreversíveis. Para garantir a integridade do genoma, a natureza investiu pesado em um complexo aparato de manutenção, o qual é constituído de diversos mecanismos sofisticados de reparo de DNA, sistemas de tolerância às lesões e de pontos de checagem do ciclo celular, além de uma maquinaria efetora que desencadeia uma cascata de sinalização que permite que a célula entre em estado de senescência ou em processos de morte celular após o DNA ter sido danificado. Esses mecanismos permitem que a informação genética permaneça inalterada e seja transmitida à próxima geração de forma fidedigna.[3-5]

As alterações químicas às quais a molécula de DNA está sujeita são de diferentes tipos. Mesmo as propriedades físico-químicas do DNA podem resultar em lesões espontâneas em virtude da instabilidade inerente das ligações químicas específicas dos nucleotídeos em condições fisiológicas na célula.[6] Além disso, vários produtos do metabolismo celular constituem uma ameaça constante à integridade do DNA, destacando-se as espécies reativas de oxigênio, derivadas do próprio processo de respiração celular. Agentes externos às células, como a luz solar (sobretudo seu componente ultravioleta – UV), radiações ionizantes e compostos químicos (como alguns poluentes e quimioterápicos) podem interagir com o DNA e provocar a formação de lesões, sendo conhecidos genericamente como agentes genotóxicos. Todos os componentes primários da molécula do DNA (bases, açúcares e ligações fosfodiésteres) estão sujeitos a serem lesados.

A vulnerabilidade do genoma humano é particularmente alta em razão de seu enorme comprimento ($3 \times 10^9$ pares de bases). Por exemplo, é estimado que milhares de quebras na cadeia do DNA e perdas espontâneas de bases ocorram diariamente no genoma nuclear de cada célula humana. No total, estima-se que a quantidade total de lesões espontâneas deve se aproximar de 100 mil por célula, por dia.[7] Eentre os tipos mais comuns de alterações, estão as mudanças tautoméricas das bases, desaminações e mesmo perdas de base. Em comum, as duas primeiras modificações alteram a propriedade de emparelhamento das bases, enquanto a perda de bases tem como impacto biológico a ausência de informação genética. A perda de purinas e pirimidinas no DNA ocorre em frequência alta, calculada em cerca de 5 mil bases por dia em uma célula humana, sendo que os nucleosídeos de purina são consideravelmente mais instáveis do que os nucleosídeos de pirimidina.[6] Os sítios no DNA sem base são denominados genericamente "sítios apurínicos"/"apirimidínicos" (ou sítios AP).

Durante a respiração mitocondrial, a cadeia de transporte de elétrons provoca a redução da molécula de oxigênio até água e, nessas reações, podem ocorrer escapes de radicais de oxigênio altamente reativos que causam danos em várias moléculas da célula e, entre elas, a molécula de DNA. As espécies reativas de oxigênio mais comuns são o oxigênio singlete ($^1O_2$), os radicais superóxidos ($O_2-$), peróxido de hidrogênio ($H_2O_2$) e radicais hidroxila ($\cdot OH$), e acredita-se que correspondam a cerca de 1% a 2% do oxigênio consumido pela célula. Ao reagirem com o DNA, provocam, sobretudo, alterações nas bases nitrogenadas. Um tipo de lesão de DNA frequentemente induzido por agentes oxidantes é a 8-oxo-guanina (8-oxoG), que, durante seu processo de replicação, emparelha erroneamente com adenina, podendo causar mutações, já que a guanina é substituída por uma timina (também conhecidas como "transversões G:C para T:A").[2]

Também, é esperado que o número de lesões aumente consideravelmente de acordo com certas circunstâncias. Por exemplo, em países ensolarados, como o Brasil, após um único dia de exposição aos raios solares, mais de 100 mil fotoprodutos de UV podem ser formados no genoma de cada queratinócito da pele.[2] Vale ressaltar que o espectro da luz UV é dividido em três bandas de comprimentos de onda, designadas: UVA (400 nm a 320 nm); UVB (320 nm a 290 nm); e UVC (290 nm a 100 nm) em escala crescente de energia. Apenas os componentes de luz UVA e UVB atingem a superfície da Terra, pois os comprimentos de onda abaixo de 300 nm são barrados pela camada de ozônio, presente na estratosfera. Quando o DNA é exposto à luz UV (sobretudo UVB e UVC, mas também UVA), pirimidinas adjacentes se ligam covalentemente, gerando sobretudo os dímeros de pirimidina ciclobutano (CPD) e dímeros pirimidina (6-4) pirimidona (fotoprodutos 6-4). Os CPD são mais abundantes, perfazendo cerca de 75% a 90% das lesões, ao passo que os fotoprodutos 6-4 perfazem de 10% a 25% do total, muito embora essas proporções possam diferir dependendo do comprimento de onda e, em relação à luz solar, da posição geográfica no planeta.[8] Essas lesões resultam em distorções na estrutura da molécula de DNA.

No caso das radiações ionizantes (raios gama e raios X), estas podem causar alterações em todos os componentes celulares e induzir uma variedade de lesões no DNA, atribuídas a efeitos diretos e indiretos. Os efeitos indiretos ocorrem pela ação dessas radiações por meio da geração de espécies reativas (incluindo as derivadas de oxigênio) que interagem com a molécula de DNA. Como produto dessas interações, as bases podem ser modificadas, gerando lesões como a timidina glicol, que não é informativa para as polimerases celulares, afetando o metabolismo celular. Já os efeitos diretos de radiações ionizantes na molécula de DNA podem causar quebras na cadeia fosfodiéster, em uma ou nas duas fitas. As quebras na dupla fita de DNA (ou quebras duplas, como são normalmente chamadas) estão entre as lesões mais graves, pois podem ser letais para as células.

Por um lado, o material genético também está sujeito a agressões de produtos químicos que podem estar no ambiente, como produtos de poluição. Isso é particularmente grave em grandes centros urbanos como São Paulo e Rio de Janeiro, ou mesmo na Amazônia, onde as queimadas podem gerar efeitos genotóxicos.[9] Por outro lado, grande parte dos agentes quimioterápicos utilizados no tratamento do câncer também atua por meio de lesões no genoma das células tumorais. Essas lesões interferem em virtude, principalmente, dos altos níveis de replicação dessas células, o que explica a especificidade desses fármacos na terapia de tumores. Os agentes quimioterápicos para câncer (p. ex., mitomicina C, cisplatina, metil-nitrosouréia,

doxorrubicina, entre outros) podem causar diferentes tipos de lesões na molécula de DNA, incluindo formação de adutos ou mesmo ligações químicas entre as fitas no DNA, também conhecidas como "ligações cruzadas" (*crosslinks*). Esse tipo de lesão bloqueia a separação das fitas do DNA, impedindo completamente a replicação dessa molécula, ou a transcrição de RNA. Os mecanismos para a remoção de *crosslinks* do genoma são complexos e envolvem processos de recombinação gênica.

É importante ainda lembrar que, durante a própria replicação do DNA, pode ocorrer o emparelhamento errôneo das bases nitrogenadas nas duas fitas de DNA, gerando o que chamamos de bases mal emparelhadas, ou *mismatch*. Esses erros do processo replicativo causam mutações e instabilidade genética e, portanto, devem ser corrigidos. Vias específicas de reparo de bases mal emparelhadas garantem o monitoramento do genoma para reduzir o impacto dessas lesões. A Figura 16.1 ilustra as modificações estruturais geradas na molécula de DNA por diferentes tipos de lesões.

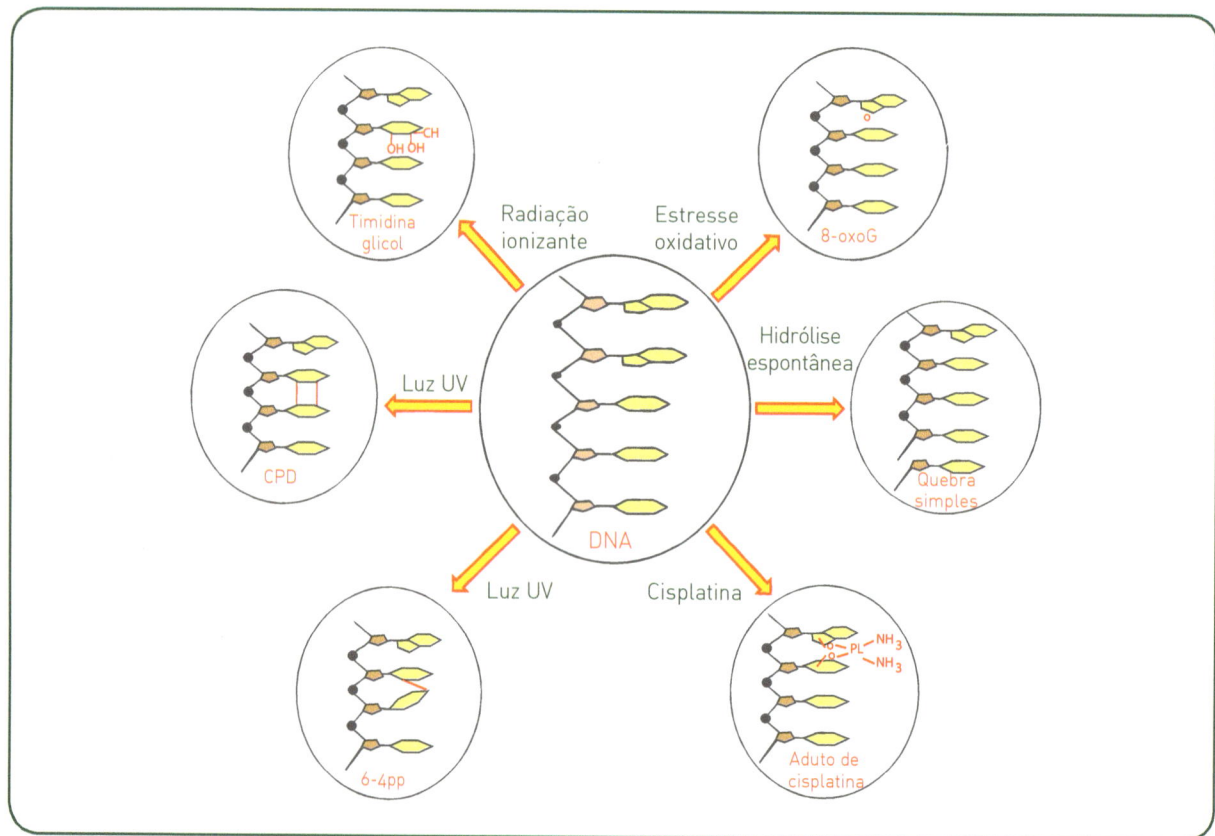

**FIGURA 16.1 –** Exemplos de lesões que podem ser encontradas no DNA e principais agentes causadores. No centro, está representada uma fita da molécula de DNA intacta. Após exposição aos agentes genotóxicos, diferentes tipos de lesões podem ser gerados.
Fonte: Desenvolvida pela autoria.

## LESÕES NO DNA PODEM CAUSAR INSTABILIDADE GENÉTICA E MORTE CELULAR

As consequências das injúrias provocadas na molécula de DNA são geralmente desfavoráveis e determinadas por vários parâmetros, como o tipo de dano causado. Enquanto algumas lesões são primariamente mutagênicas e promotoras de câncer, outras são citotóxicas ou citostáticas e desencadeiam mecanismos de morte celular e senescência, causando modificações degenerativas como as associadas com o envelhecimento.[2] De modo geral, podemos dizer que as lesões mutagênicas causam alterações na sequência do DNA (mutações) que se acumulam ao longo do tempo e, ocasionalmente, resultam na formação de tumores. Essas lesões correspondem a pequenas modificações de base, incluindo as alterações espontâneas, sítios AP e bases oxidadas e, normalmente, não bloqueiam processos metabólicos do DNA, mas influenciam sobretudo sua fidelidade de duplicação. Eventualmente, as lesões podem também causar alterações mais extensas na sequência do DNA, tais deleções, inserções, duplicações e inversões. Algumas dessas modificações dificultam a divisão mitótica da célula, afetando a segregação dos cromossomos para as células filhas. Como consequências, podem ser produzidas aberrações cromossômicas à semelhante de aneuploidias e translocações. Esses eventos de instabilidade cromossômica estão intimamente associados com carcinogênese. De fato, a hipótese de mutação somática do câncer prevê que as transformações neoplásicas são resultado de alterações cumulativas no genoma, o que altera o padrão de expressão de genes especialmente críticos para a divisão celular, os proto-oncogenes e os genes supressores de tumor.[10]

Entretanto, as lesões citotóxicas em geral bloqueiam os processos de replicação e de transcrição do DNA, vitais para o funcionamento da célula,[11] provocando a inibição do estado proliferativo ou mesmo a indução da morte celular. Assim, em uma célula que sofre lesões no DNA, podem ocorrer sinalizações que ativam mecanismos de parada do ciclo celular, de modo a prolongar o tempo disponível para que os mecanismos de reparo efetuem a remoção dos danos. Entretanto, quando a extensão dessas lesões no genoma é grande, as sinalizações podem ativar processos que resultam na senescência celular (parada de crescimento permanente), na autofagia ou na indução de processos ativos de morte celular, como a apoptose. As quebras duplas no DNA, as lesões induzidas por luz UV, algumas bases oxidadas e as ligações cruzadas entre as fitas de DNA são exemplos de lesões citotóxicas. Sua principal consequência é a diminuição da capacidade funcional dos tecidos e órgãos afetados o que, em última instância, reflete em características como as observadas no envelhecimento.[2] Na Figura 16.2, ilustramos uma molécula de DNA com alguns dos tipos de lesões e também as principais consequências biológicas dessas lesões para a célula e para o organismo.

A ampla variedade de lesões de DNA e seus consequentes efeitos biológicos propiciaram, ao longo da evolução, o desenvolvimento de diversos mecanismos de proteção, incluindo uma complexa rede de vias de reparo de DNA que atuam de acordo com o tipo de lesão. A natureza elaborada desses aparatos de manutenção do genoma destaca a importância da preservação de sua integridade. Entretanto, quanto mais complexo for o sistema, mais este será sensível aos erros e às deficiências que podem ocorrer.[2]

## REPARO DE DNA: CUIDANDO DO GENOMA

O reparo do DNA é fundamental para a manutenção do equilíbrio da vida, e os organismos, tanto procariotos como eucariotos, contam com uma complexa e intrincada rede que monitora de forma constante o genoma, buscando a remoção do dano ou simplesmente sua tolerância. A grande variedade de lesões e a necessidade de uma acurada correção tornam necessária a existência de uma ampla gama de mecanismos para corrigi-las, garantindo a integridade do genoma. É relativamente frequente observar a participação de genes de uma via atuando em outras vias de reparo,[12] o que demonstra a característica de rede na qual estão organizadas essas importantes estratégias de sobrevivência celular.

O mecanismo de reparo que será ativado depende, primeiramente, do tipo de lesão. Além do tipo de lesão, outros fatores importantes são o tipo celular e a etapa do ciclo celular ou diferenciação na qual a célula se encontra. Um exemplo são as células com diferenciação terminal, como os neurônios, que apresentam modulação da atividade de suas vias de reparo, mantendo ativa principalmente a via que repara genes que estão sendo transcritos, enquanto outras vias estão reguladas

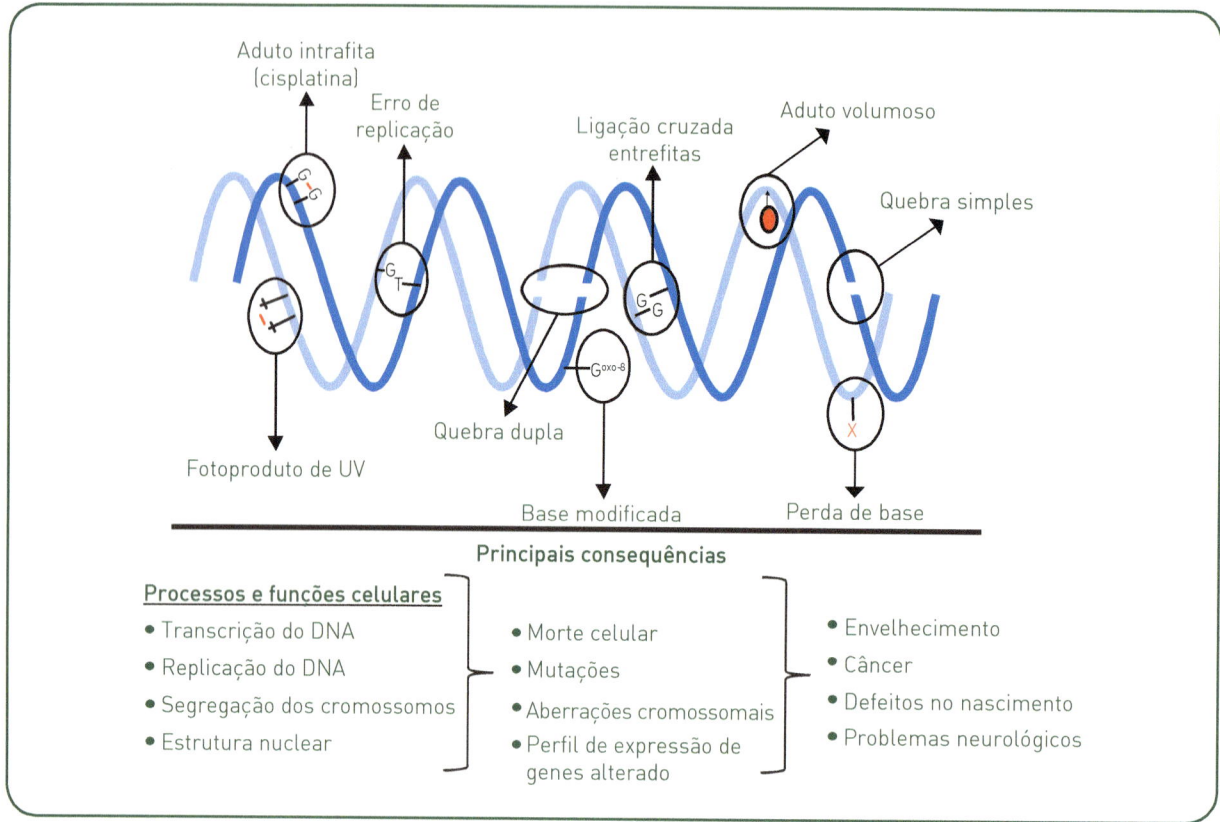

**FIGURA 16.2 –** Representação esquemática dos danos na dupla hélice de DNA e sua relação com diferentes consequências celulares e no organismo. O DNA é continuamente danificado por alterações químicas provocadas por agentes ambientais ou produtos endógenos. As células respondem a essas lesões com uma bateria de sistemas de reparo de DNA e de manutenção do genoma que previnem seus efeitos danosos, garantindo que a informação genética seja preservada e transmitida de forma fiel às demais gerações. Mas uma fração desses danos escapa desses mecanismos e acumula-se, resultando em mutações, morte celular e perda de algumas funções celulares. Numa visão geral, essas consequências desencadeiam no organismo processos de envelhecimento, neurodegeneração e/ou desenvolvimento de câncer. Fonte: Desenvolvida pela autoria.

negativamente.[13] Outra característica marcante que se tornou objeto de estudo é a organização espacial e temporal da maquinaria de reparo, demonstrando que a arquitetura do núcleo, com a estrutura e a dinâmica da cromatina, em uma organização não randômica do genoma, são aspectos importantes na manutenção do genoma.[14] Como veremos a seguir, a forma como a lesão é processada na célula pode implicar uma maior instabilidade genômica ou morte celular. Dependendo da "escolha" da célula, a consequência pode ser bastante diferente para o organismo humano. Células provenientes de pacientes com doenças genéticas associadas à deficiência no processamento das lesões no material genético, em geral, apresentam instabilidade genômica. Clinicamente, o paciente pode apresentar problemas em seu desenvolvimento, alta frequência de tumores ou ainda envelhecimento precoce, revelando a importância da remoção ou tolerância aos danos na molécula de DNA.

## O reparo por excisão de nucleotídeos remove vários tipos de lesões

O reparo por excisão de nucleotídeos (NER, do inglês *nucleotide excision repair*) é o principal mecanismo para a remoção de fotoprodutos do genoma humano, mas também atua em outros tipos de lesões, sobretudo naquelas que provocam alterações mais grosseiras na estrutura da molécula de DNA. Dados a importância dessa via de reparo de DNA na proteção do genoma das células e o amplo conhecimento gerado pelo estudo de células humanas deficientes nessa via, uma descrição detalhada de NER será apresentada a seguir.

Após a descoberta, na década de 1950, da fotorreativação, o primeiro mecanismo de reparo descrito e que é dependente de luz (esse processo será explicado mais adiante), diversos grupos de cientistas passaram a estudar o reparo que acontecia na ausência de luz, que foi denominado *dark repair*. Experimentos conduzidos no começo dos anos 1960 revelaram aspectos fundamentais associados a esse reparo independente de luz e, em 1964, Hanawalt e Pettijon demonstraram a síntese de DNA ligada ao reparo que ocorre nas células após exposição à luz UV, definindo o processo que hoje conhecemos como NER.[6]

O NER é capaz de lidar com uma grande variedade de lesões, uma vez que os substratos para esse mecanismo de reparo são danos capazes de provocar distorções na dupla hélice do DNA, ocorrência comum a uma ampla gama de agentes genotóxicos (como a luz UV e vários agentes quimioterápicos). O NER é composto por duas subvias que diferem no modo pelo qual a lesão é reconhecida: o reparo de genoma global (GGR, do inglês *global genome repair*) e o reparo acoplado à transcrição (TCR, do inglês *transcription-coupled repair*). O GGR é responsável por remover lesões do genoma como um todo. No entanto, as regiões que estão sendo transcritas são preferencialmente reparadas pelo TCR,[15] que exibe uma taxa de reparo mais veloz e eficiente. A primeira evidência desse reparo preferencial foi documentada por Bohr *et al.*,[16] que demonstraram que a remoção de dímeros de pirimidina ocorre de forma muito mais eficiente em um gene ativamente transcrito do que em domínios não transcritos do genoma.

Em resumo, os passos sequenciais da via NER são: reconhecimento da lesão; abertura da dupla hélice; incisão da fita danificada; retirada do oligonucleotídeo contendo a lesão; ressíntese; e ligação (Figura 16.3).

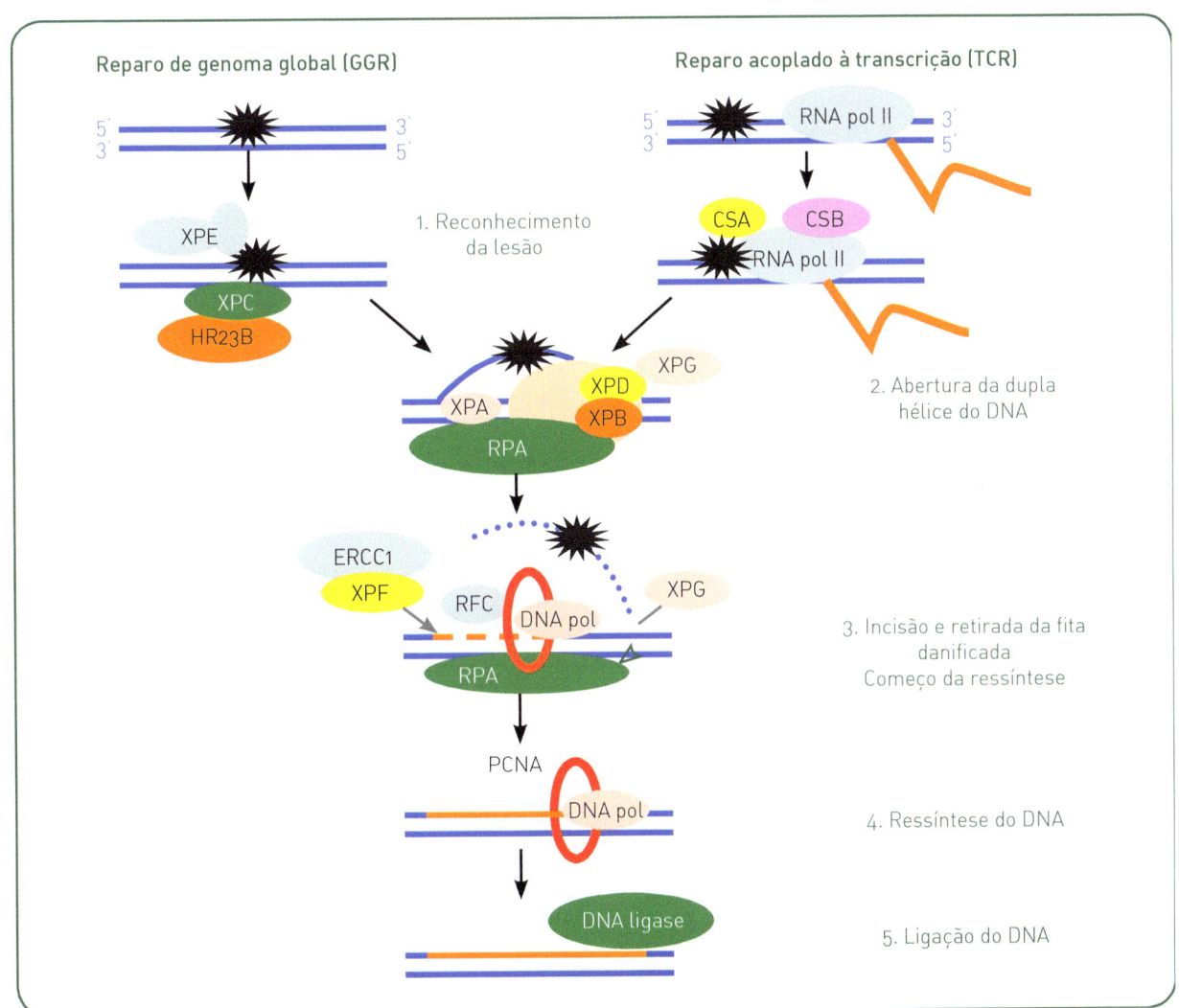

**FIGURA 16.3 –** Esquema do mecanismo de reparo por excisão de nucleotídeos (NER) na remoção de lesões do DNA. Esse mecanismo de reparo é constituído de duas subvias: GGR e TCR, que basicamente diferem quanto ao modo de reconhecimento da lesão, sendo realizado pelo complexo XPC-HR23B no GGR e pelo bloqueio da RNA-polimerase em virtude do encontro com a lesão no TCR. Os passos sequenciais da via NER são: reconhecimento da lesão; abertura da dupla hélice; incisão da fita danificada; retirada do oligonucleotídeo contendo a lesão; ressíntese; e ligação.
Fonte: Adaptada de: Lima-Bessa KM, Soltys DT, Marchetto MC, et al. Xeroderma pigmentosum: living in the dark but with hope in therapy. Drugs of the future. 2009;34:665-72.

No GGR, o reconhecimento da lesão e o recrutamento das demais proteínas envolvidas no reparo são realizados pelos complexos proteicos XPC-HR23B e DDB-XPE (DDB, do inglês *damaged DNA binding*). Já no TCR, a parada da RNA polimerase II durante a transcrição, em virtude do encontro com a lesão, é o sinal de reconhecimento do dano ao DNA e, nesse estágio, dois fatores específicos do TCR (CSA e CSB) são requeridos para o deslocamento da polimerase bloqueada, permitindo, assim, o acesso da maquinaria de reparo ao sítio da lesão. Os estágios subsequentes são similares em GGR e TCR. O passo seguinte é o relaxamento do DNA ao redor da lesão e, para atingir essa conformação, contamos com duas DNA helicases, XPB e XPD, componentes do TFIIH (um complexo proteico que atua também como fator de transcrição da RNA-polimerase II), além do complexo RPA-XPA, responsável pela estabilização da região de DNA simples fita formada e das proteínas do reparo no sítio da lesão. Ocorrem, então, cortes nas regiões flanqueadoras da lesão, realizados pelas endonucleases específicas ERCC1-XPF (incisão 5') e XPG (incisão 3'), sendo que a incisão 5' precede a incisão 3'. Após a excisão do oligonucleotídeo (com cerca de 30 nucleotídeos) contendo a lesão, a ressíntese do DNA tem início, promovida pela ação dos fatores de replicação RPA, RFC, PCNA e DNA-polimerases, empregando como molde a fita complementar intacta do DNA. A região lesada é, portanto, removida e a molécula de DNA tem a sua integridade restaurada.[17-19]

## Câncer, neurodegeneração e envelhecimento precoce em síndromes humanas relacionadas ao NER

A importância dos sistemas de reparo de DNA na manutenção do genoma é revelada de forma dramática em síndromes humanas que apresentam deficiência em NER. De forma geral, essa deficiência promove manifestações clínicas que podem ser resumidas em alta incidência de tumores (resultantes da permanência de lesões não reparadas no DNA) e sintomas que podem ser associados ao envelhecimento precoce. De fato, deficiências no NER foram constatadas em diferentes doenças autossômicas recessivas, como xeroderma *pigmentosum* (XP), síndrome de Cockayne (CS), tricotiodistrofia (TTD), síndrome cérebro-oculofácioesquelética (COFS), síndrome XP combinada com DeSanctis-Cacchione (XP-DSC), síndrome progeroide XFE (associada a XPF-ERCC1), além

da síndrome UV-sensível (UVSS). De forma geral, essas doenças são muito raras e apresentam em comum a alta fotossensibilidade.[18-21]

XP foi originalmente descrita, em 1874, pelos dermatologistas Hebra e Kaposi, que batizaram a síndrome. Em 1932, de Sanctis e Cacchione foram os primeiros a associar XP com anormalidades neurológicas.[22] Mas foi somente no final dos anos 1960, quase um século após a primeira descrição da síndrome, que o então estudante de medicina James Cleaver verificou que as células desses pacientes, após exposição à luz UV, apresentavam deficiência na síntese de DNA decorrente do reparo.[23] Essa foi a primeira vez que uma síndrome humana foi relacionada com deficiências no reparo de DNA e abriu caminho para o promissor campo de investigação que procura estabelecer a relação entre danos no DNA, reparo, mutagênese e câncer.

Os anos que se seguiram à descoberta da deficiência de reparo na síndrome XP foram marcados por grandes avanços na área de reparo de DNA. Uma das etapas importantes foi a determinação dos grupos de complementação, de modo a identificar quais genes estavam mutados nesses pacientes. Para isso, foram realizados ensaios que envolviam a fusão de células provenientes de diferentes pacientes, em uma busca de células fusionadas capazes de recuperar a capacidade de reparo de DNA.[24] Células de grupos de complementação diferentes (deficientes em genes distintos), quando fusionadas, recuperam a síntese de DNA ligada ao reparo (Figura 16.4A). Nos casos contrários, isto é, quando não ocorre a recuperação do reparo de DNA, os resultados indicam que o mesmo gene está envolvido na deficiência de reparo e, portanto, os pacientes pertencem ao mesmo grupo de complementação (Figura 16.4B).

Por meio desses estudos e com a posterior clonagem dos genes de reparo, verificou-se que defeitos em sete diferentes genes que codificam para proteínas que participam do NER (grupos de complementação XP-A a G), e mais um grupo variante (XP-V), que apresenta capacidade de remoção normal de lesões, porém é deficiente para uma polimerase de síntese translesão, a pol h,[25] resultam no fenótipo clínico de XP.

XP é uma síndrome rara e hereditária, transmitida por um trato autossômico e recessivo. A frequência varia ao redor do mundo, tendo a estimativa de 1:1 milhão na Europa e Estados Unidos[26] e com incidências maiores em algumas regiões, como o Japão, onde a

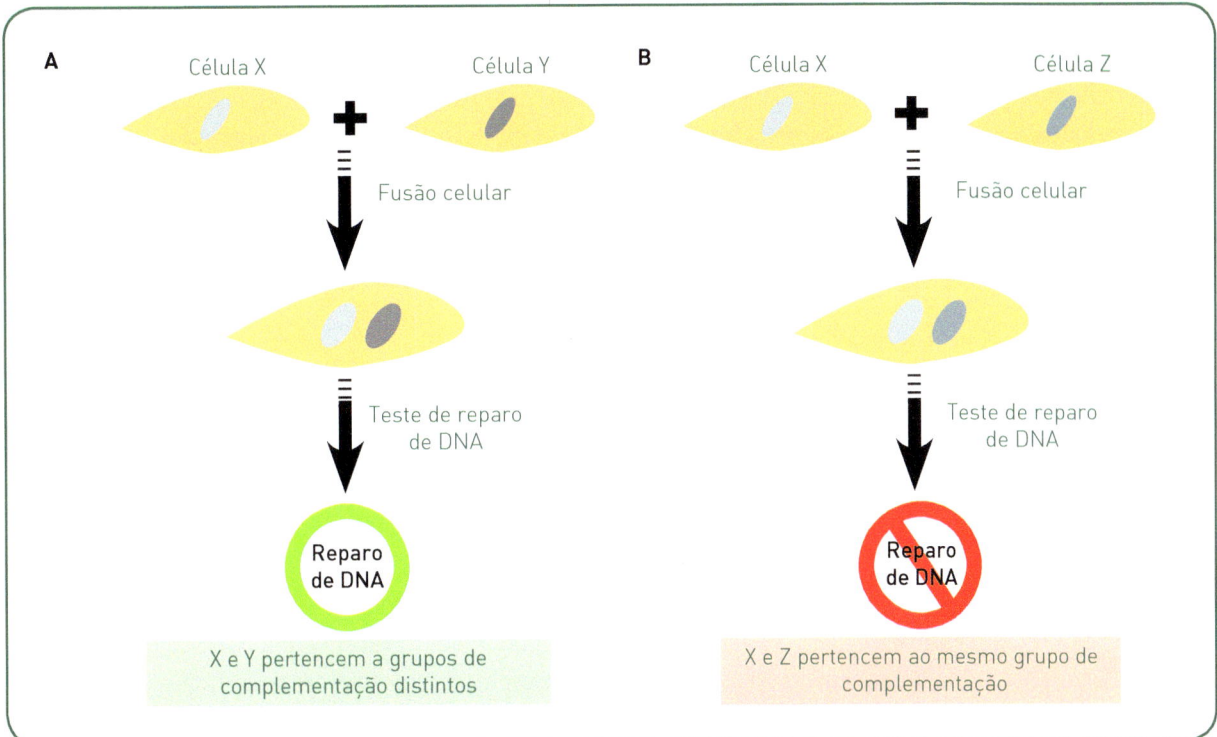

**FIGURA 16.4 –** Teste de complementação para a verificação dos grupos de complementação em xeroderma *pigmentosum* (XP). Esse teste envolve a fusão celular de diferentes células, obtidas mediante biópsia da pele de pacientes XP. No exemplo, a célula X, ao ser fusionada com uma célula Y, produz um heterocarion (derivado dessa fusão celular e que tem os núcleos de ambas as células) capaz de reparar o DNA após este ser exposto à luz UV, o que pode ser observado por meio de testes de reparo de DNA (**A**). Essa retomada da capacidade de reparo resulta da presença, no núcleo da célula Y, da proteína que é deficiente no núcleo da célula X, e vice-versa, indicando que essas células, e consequentemente os pacientes, não pertencem ao mesmo grupo de complementação. Já quando fusionada com uma célula Z (**B**), não se observa a retomada dos processos de reparo de DNA, indicando que ambas as células pertencem ao mesmo grupo de complementação, uma vez que são deficientes na mesma proteína nuclear necessária para que o reparo ocorra. Fonte: Desenvolvida pela autoria.

estimativa é de 1:100.000[27] No Brasil, apesar de as estimativas serem de 1:1 milhão, foi encontrada uma região (no município de Faina, Goiás) onde a incidência é altíssima (1:400) em virtude de casamentos consanguíneos.[28]

Os primeiros sinais de XP aparecem precocemente na infância, quando os indivíduos apresentam severas queimaduras após uma mínima exposição solar. Um ponto crítico para os pacientes XP é evitar a luz solar em razão da sua baixa capacidade de reparar as lesões genotóxicas geradas pelo componente de luz UV, e essa prevenção pode incluir a mudança das atividades dos pacientes para o período noturno, motivo pelo qual muitas vezes são chamados de "crianças da lua". O diagnóstico precoce é de grande importância, e a prevenção extrema da exposição do indivíduo à luz do Sol deve ser indicada ao paciente pelo médico dermatologista. Além disso, a família do paciente deve tomar cuidados especiais, como o

monitoramento de fontes luminosas artificiais a que os pacientes estão expostos habitualmente, evitando aquelas que emitem luz UVA ou UVB.

As principais características clínicas usadas no diagnóstico de XP são a severa fotossensibilidade, hiperpigmentação da pele (poiquilodermia), pele excessivamente seca (xerose), envelhecimento precoce da pele e presença de tumores (carcinomas basocelulares e espinocelulares e, em menor frequência, os melanomas), sobretudo nas regiões da pele normalmente expostas à luz solar. Alguns pacientes XP apresentam também problemas em seu desenvolvimento e sintomas como manifestações neurológicas e oftalmológicas.[29] A incidência de câncer de pele é cerca de mil vezes maior do que a média da população, e muitos pacientes XP morrem de neoplasia, diminuindo a expectativa de vida em cerca de 30 anos.[30]

Além de câncer de pele, muitos pacientes XP apresentam ainda um aumento de 10 a 20 vezes no risco de desenvolver diversos tipos de tumores internos antes de completarem 20 anos.[31] Existe uma heterogeneidade muito grande no grau de manifestações clínicas: enquanto alguns pacientes apresentam fenótipo moderado de sensibilidade à luz solar (mas ainda com incidência elevada de câncer de pele), outros podem apresentar manifestações epidérmicas mais severas e, eventualmente, comprometimento da capacidade neurológica (sobretudo em razão de processos de neurodegeneração). Essa heterogeneidade decorre em especial de qual gene está afetado e do tipo de mutação observada no paciente, sendo que os casos mais graves, em geral, implicam pacientes do grupo de complementação XP-A (esses casos são conhecidos geralmente como síndrome de Sanctis-Cacchione) e em indivíduos que apresentam o fenótipo XP combinado com CS (XP/CS). Pesquisas com as células desses pacientes ajudaram a elucidar diversas respostas aos estresses genotóxicos, assim como as consequências destes para o organismo, e uma visão resumida pode ser encontrada na Figura 16.5.

A CS é predominantemente ligada a deficiências neurológicas e de desenvolvimento. Além de fotos-sensibilidade, esses pacientes apresentam, em geral, nanismo, perda de visão (retinopatia) e audição, além de outras características de envelhecimento precoce. Existem dois grupos de complementação principais relacionados a essa síndrome, envolvendo os genes CSA ou CSB, mas vários pacientes apresentam também características clínicas de XP, e esse fenótipo combinado (XP/CS) envolve mutações nos genes XPB, XPD ou XPG. No nível celular, linhagens CS-A e CS-B são deficientes em TCR, enquanto células obtidas de pacientes XP/CS são NER-deficientes, seja para TCR ou GGR[18]. Curiosamente, apesar do defeito em reparo de lesões no DNA, pacientes CS-A e CS-B não apresentam frequências anormais de câncer.

TTD também é uma síndrome que apresenta anormalidades neurológicas e de desenvolvimento, além dos pacientes apresentarem cabelos quebradiços, característica marcante dessa síndrome, resultante da deficiência em cisteína nas proteínas que compõem o fio capilar. Até o momento, quatro genes foram identificados como responsáveis pelo fenótipo TTD: ERCC2/XPD; ERCC3/XPB; GTF2H5/TTDA; RNF113A; MPLKIP/TTDN1; e GTFE2/TTD6. Enquanto a função

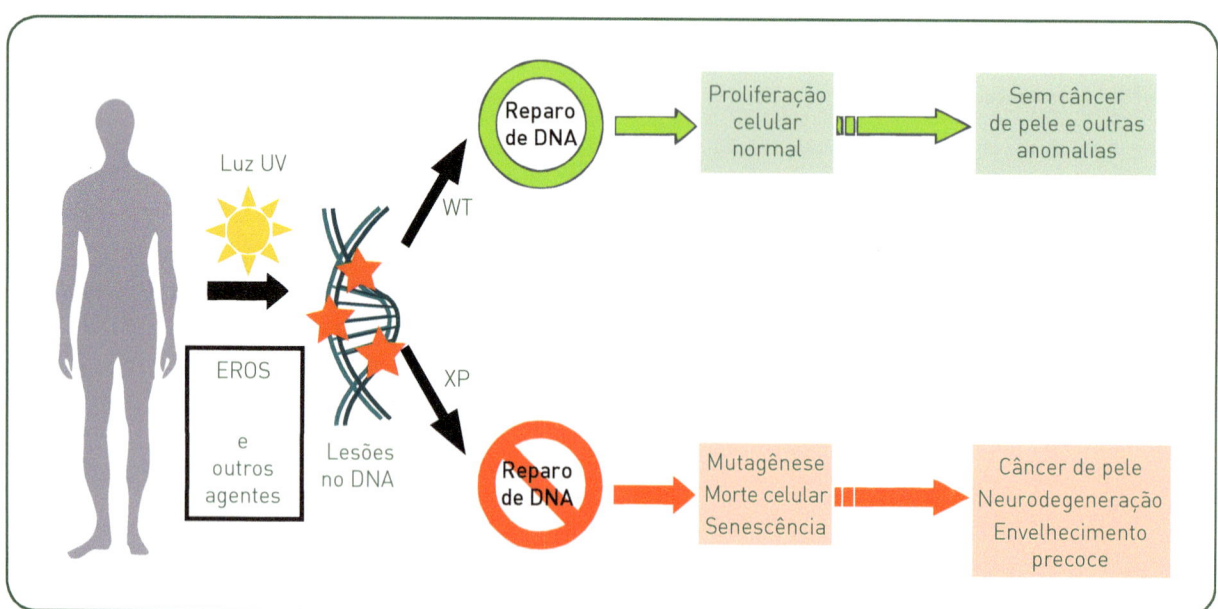

**FIGURA 16.5 –** As consequências do reparo defectivo do DNA em pacientes com xeroderma *pigmentosum*. Pacientes XP apresentam um reparo deficiente decorrente de mutações encontradas nos genes que codificam para proteínas que participam da via NER. Alguns pacientes XP exibem NER funcional, porém apresentam mutação no gene POLH, que codifica uma DNA-polimerase de síntese translesão. O defeito molecular ocasiona sensibilidade à luz solar, com severas manifestações epidérmicas, incluindo câncer de pele. Alguns pacientes também apresentam outras características clínicas, como envelhecimento precoce e neurodegeneração, que podem ter sua causa na exposição a outros agentes genotóxicos, como as espécies reativas de oxigênio.

Fonte: Adaptada de Lima-Bessa KM, Soltys DT, Marchetto MC, et al. Xeroderma pigmentosum: living in the dark but with hope in therapy. Drugs of the Future. 2009;34:665-72.

de TTDN1 ainda é desconhecida, sabe-se que as demais proteínas (XPB, XPD e TTD-A) são subunidades de TFIIH, fator de transcrição também envolvido em NER, ou TFIIE, o que sugere uma síndrome ligada à transcrição.[32] Muitos aspectos de XP, CS e TTD se sobrepõem, enquanto outros são característicos de cada síndrome, como podemos observar no Quadro 16.1.

Por um lado, alguns pacientes apresentam apenas fotossensibilidade anormal (síndrome UV-sensível, UVSS), sendo que, nesses casos, foram encontradas mutações nos genes *CSA* e *CSB*. Por outro lado, recentemente foi identificado que pacientes com a síndrome COFS também apresentam deficiência em NER. Esses pacientes são afetados no desenvolvimento e apresentam distúrbios neurológicos, o que pode ser diagnosticado logo ao nascimento. Os genes *XPD* e *CSB* estão, em geral, mutados nesses pacientes, indicando que, de fato, COFS parece ser uma versão mais severa de CS. Além disso, uma mutação em homozigose no gene *XPF* foi identificada em um paciente que não apresenta os problemas de pele descritos para XP, mas sim vários sintomas relacionados à progeria, o que foi denominado "síndrome XFE". As células obtidas desse paciente, assim como os modelos de camundongos,

## Quadro 16.1. Características clínicas e celulares de XP, CS e TTD

| CARACTERÍSTICA | XP | CS | TTD |
|---|---|---|---|
| Genes | XPA-G e POLH (XP-V) | CSA, CSB, XPB, XPD e XPG | XPB, XPD, TTDN1 e TTDA |
| Fotossensibilidade cutânea | ++ | + | – ou + |
| Distúrbios na pigmentação | + | – | – |
| Anormalidades na córnea e oral | + | – | – |
| Xerose | + | – | – |
| Câncer de pele | ++ | – | – |
| Neurodegeneração | – ou + | ++ | – |
| Baixa taxa de crescimento | – ou+ | ++ | ++ |
| Desenvolvimento sexual comprometido | – ou + | + | – ou + |
| Surdez | – ou + | – ou + | ++ |
| Retardo mental | – ou + | ++ | ++ |
| Icitiose | – | – | – ou+ |
| Cabelo quebradiço | – | – | ++ |
| Expressão da face alterada | – | + | + |
| Retinopatia | | ++ | - |
| Cárie dental | – | ++ | + |
| Expectativa de vida | Reduzida | 12,25 anos (média) | 6 anos (mediana) |
| Hipermutabilidade | ++ | nd | nd |
| Deficiência em GGR | ++ | – | – ou + |
| Deficiência em TCR | ++ | ++ | – ou + |
| Sensibilidade à radiação UV | ++ | + | + |
| Sensibilidade às eros | – | + | nd |

GGR: reparo de genoma global; TCR: reparo acoplado à transcrição; UV: ultravioleta. Os símbolos correspondem à ausência (–) ou presença (+) da característica; (++) significa que é uma das características mais marcantes da síndrome; nd: não determinado.
Fonte: Adaptado de Cleaver JE, Lam ET, Revet I. Disorders of nucleotide excision repair: the genetic and molecular basis of heterogeneity. Nat Rev Genet. 2009;10:756-68.

demonstraram uma extrema sensibilidade aos agentes capazes de causar *crosslink*s, indicando uma função do dímero XPF-ERCC1 no reparo desse tipo de lesão, além da conhecida participação em NER, uma vez que esses modelos também são sensíveis à luz UV.

No momento não existe cura para XP, assim como para CS, TTD ou para as demais síndromes que foram aqui descritas, e os tratamentos disponíveis são limitados. Diagnosticar precocemente e evitar a exposição solar continuam sendo as principais defesas dos pacientes XP. Algumas estratégias terapêuticas estão sendo empregadas ou desenvolvidas,[33] como a correção genotípica por meio do uso de vetores virais e terapia celular (ainda em fase de investigação pré-clínica), que visam a melhora da qualidade de vida desses pacientes e de suas famílias, que tanto contribuíram para o avanço de nosso conhecimento sobre o aparecimento de tumores no ser humano.

## OUTRAS VIAS DE REPARO DE DNA

Como comentado anteriormente, as células dispõem de vários outros mecanismos de reparo, além de NER, que podem também atuar na proteção da integridade do genoma e da sobrevivência celular. A seguir, faremos uma descrição sucinta de outros mecanismos conhecidos. Deficiências genéticas que afetam essas outras vias de reparo também têm consequências sérias para o ser humano, o que é revelado por várias outras síndromes genéticas, descritas ao final do presente capítulo.

Algumas lesões são objetos de reparo por reversão direta, e a fotorreativação é um exemplo desse mecanismo simples e direto. A fotorreativação foi o primeiro mecanismo de reparo descrito, sendo descoberta simultaneamente por Kelner e Dulbecco. É um mecanismo direto e envolve a participação de uma única proteína, denominada "fotoliase". Em razão dessa natureza, esse processo é mais rápido e econômico, e menos propenso a erros. Seu mecanismo de ação envolve a ligação da fotoliase ao dímero (num passo independente de luz), seguida pela absorção de um fóton de luz azul (cujo comprimento de onda varia de 350 nm a 450 nm) e a posterior clivagem das ligações covalentes formadas entre as pirimidinas adjacentes, restaurando os nucleotídeos à sua forma nativa; após a clivagem, a enzima se dissocia do DNA.[34] É importante ressaltar que as fotoliases apareceram precocemente na evolução, sendo encontradas nos três domínios da vida: arqueia; bactéria; e eucária. Porém, durante a evolução, essa preciosa enzima foi perdida, não sendo encontrada em mamíferos placentários, incluindo o homem.[35] Nesse grupo de seres vivos, foram encontrados parálogos das fotoliases, os criptocromos, que estão envolvidos na regulação do ritmo circadiano.[36]

Outro exemplo de reparo direto depende da proteína $O_6$-metilguanina-DNA metiltransferase (MGMT), que atua de forma "suicida", transferindo o grupo alquil de uma base metilada para um resíduo de cisteína da própria proteína de reparo, que se torna inativa.[37] Ainda, a via de reparo oxidativa, dependente da proteína AlkB, também remove grupos metila de bases por meio de sua oxidação, produzindo formaldeído.[38] No reparo conhecido como *mismatch repair* (MMR), a detecção de emparelhamentos errôneos ou de inserções/deleções, que podem decorrer de erros replicativos ou alterações da base, ocasiona a incisão da fita lesionada, que, depois, é resolvida por nucleases, polimerases e ligases.[39]

Para o reparo de duplas quebras da fita de DNA (DSB, do inglês *double-stranded breaks*), existem dois mecanismos principais: junção de extremidades não homólogas (NHEJ, do inglês *non homologous end joining*); e recombinação homóloga (HR, do inglês *homologous recombination*). No reparo conhecido como NHEJ, as duplas quebras são reconhecidas pela proteína Ku, que, por sua vez, ativa a quinase dependente de DNA (DNA-PK), e estas resultam no recrutamento e na ativação de proteínas de processamento, polimerases e DNA ligase IV.[40] Esse é um mecanismo passível de erro, mas com a vantagem de possibilitar o reparo independentemente da fase do ciclo na qual a célula se encontra. Já o HR é um mecanismo mais acurado, porém, uma vez que depende de mecanismos de recombinação, acontece somente em células que estejam em fase S ou G2, já que apenas nessas células é possível utilizar a sequência da cromátide-irmã para a realização do reparo. Existem diversas subvias de HR, mas, basicamente, o processo ocorre da seguinte forma: acontece a geração de DNAsf (DNA simples fita); essa extremidade é utilizada na invasão da fita não danificada que tem a sequência homóloga; segue-se a ação de polimerases e de helicases, entre outros componentes, para a resolução da junção do tipo Holliday formada; e finaliza-se com a ligação do DNA e restauração da integridade da dupla fita.

É importante ressaltar que a maquinaria de HR não é somente importante no reparo de lesões, uma vez que também participa da resolução de forquilhas de replicação bloqueadas, da segregação cromossômica que ocorre durante a meiose, assim como da manutenção dos telômeros.[41]

O reparo por excisão de bases (BER, do inglês *base excision repair*) é provavelmente a via de reparo utilizada com maior frequência e é responsável pela restauração de diversos tipos de lesão, incluindo bases modificadas e sítios AP.[6] Essa via de reparo foi descoberta por Lindahl há mais de três décadas quando este, em sua procura por alguma atividade catalítica capaz de remover a base mutagênica uracila do DNA, identificou uma atividade enzimática que catalisa a remoção da uracila como base livre,[42] resultando na descoberta da uracil DNA glicosilase. Posteriormente, foram descobertas diversas glicosilases, que reconhecem tipos específicos de lesões, sendo que algumas lesões são reconhecidas por mais de uma glicosilase, conferindo um grau de redundância ao processo.[43] Essas proteínas participam do eixo central desse mecanismo de reparo, juntamente do AP-endonucleases (ou AP-liases), DNA-polimerases e DNA-ligases.[44]

## Outras síndromes de instabilidade genômica

Como já mencionado, as funções celulares dependem da preservação da integridade do genoma de células somáticas. Uma série de mecanismos é responsável pela manutenção dessa integridade, como as vias de reparo de lesões no DNA, os sistemas de tolerância ao dano e de checagem do ciclo celular, e as maquinarias responsáveis por desencadear morte celular ou senescência quando o genoma já se encontra muito danificado. Os mecanismos que controlam a segregação dos cromossomos antes da divisão celular são também importantes para a manutenção da integridade genômica, garantindo que as células-filhas tenham o mesmo número de cromossomos que as células parentais. Quando algum desses mecanismos de controle falha, aumentam os níveis de instabilidade genômica.

A instabilidade genômica pode ocorrer na forma de alterações nucleotídicas (p. ex., uma troca de base durante a replicação); ou na forma de graves rearranjos cromossomais, em que uma célula ganha ou perde regiões cromossômicas, ou até cromossomos inteiros. As duas formas de instabilidade genômica mais bem caracterizadas são a instabilidade microssatélite (MSI, do inglês *microsatellite instability*) e a instabilidade cromossômica (CIN, do inglês *chromosome instability*). MSI é caracterizada por alterações em pequenas sequências repetidas de DNA, enquanto CIN é caracterizada por anormalidades cromossômicas mais graves (p. ex., alterações no número esperado de cromossomos). Tumores MSI-positivos em geral não apresentam as alterações características de CIN e vice-versa.[45]

Várias síndromes relacionadas a deficiências em vias de reparo de DNA levam à instabilidade genômica. Entre essas síndromes, algumas estão relacionadas ao aumento de tipos específicos de tumores (síndrome de Lynch e câncer de mama hereditário); e existem ainda outras em que há aumento tanto da incidência de tumores como de certos aspectos do envelhecimento (anemia de Fanconi – FA, ataxia telangiectasia – AT e síndrome de Bloom). Além das síndromes caracterizadas por instabilidade genômica descritas, alterações em vias de reparo de DNA estão relacionadas com diversos tumores esporádicos: mutações e polimorfismos no gene XRCC1, da via BER, estão associados com câncer de pulmão, carcinoma de células escamosas de cabeça e pescoço e câncer de mama esporádico; polimorfismos dos genes ERCC1 e XPD, de NER, estão associados com o risco aumentado de adenocarcinoma esofágico e de câncer de pulmão.[2]

## SÍNDROME DE LYNCH

Anualmente, em todo o mundo, mais de 1 milhão de pessoas manifestam câncer colorretal (CCR), sendo que, destas, aproximadamente 3% apresentam a forma hereditária da doença conhecida como "síndrome de Lynch" (anteriormente denominada "CCR hereditário não poliposo" ou "HNPCC", do inglês *hereditary non-polyposis colorectal cancer*). Essa é uma doença autossômica dominante associada a uma maior incidência de CCR, que se manifesta por volta dos 45 anos de idade (*versus* 69 anos na população em geral). Portadores da síndrome de Lynch apresentam também uma maior incidência de outros tipos de câncer, entre eles, ovário, endométrio, cérebro (variante de Turcot), estômago e pâncreas. De fato, entre as portadoras da síndrome, em torno de 40% a 60% manifestarão câncer endometrial.[46]

Primeiramente descrita em 1913, por Warthin, essa síndrome apresenta mutações em um ou mais genes participantes da via de reparo de emparelhamento errôneo (MMR). Entre as já descritas, encontram-se mutações nos genes MSH2, MLH1, MSH6 e PMS2, e predominam mutações nos dois primeiros. Coerente com o defeito genético nessa via de reparo, uma das características dos tumores causados pela síndrome de Lynch é a presença de MSI, e o teste para MSI é uma das ferramentas diagnósticas que pode ser utilizada. Outra ferramenta diagnóstica é o AC-I (*Amsterdam Criteria I*), em que o histórico familiar do portador em potencial é avaliado. No entanto, em aproximadamente 40% dos tumores AC-I positivos, nem MSI e nem mutações em genes da via MMR são detectados. Nesse caso, o paciente não é portador da síndrome de Lynch, mas sim de CCR familiar do tipo X (FCCTX, do inglês *familial colorectal cancer type X*).

## AT, SÍNDROME DE QUEBRAS DE NIJMEGEN E DOENÇA AT-SEMELHANTE

AT (ataxia–telangiectasia) é uma síndrome caracterizada pelo aparecimento precoce de telangiectasia oculocutânea, ataxia cerebelar progressiva (neurodegeneração), suscetibilidade a doenças broncopulmonares e predisposição ao câncer, especialmente aos tumores linfoides (que surgem em aproximadamente 30% dos pacientes AT). Outras anormalidades associadas a essa síndrome são imunodeficiência, diabetes resistente à insulina e sensibilidade clínica à radiação gama. Células provenientes desses pacientes também apresentam sensibilidade à radiação ionizante, instabilidade cromossômica e defeitos nos pontos de checagem do ciclo celular. Apesar de ser uma doença autossômica recessiva, indivíduos heterozigotos apresentam algumas características de AT: células com sensibilidade à radiação intermediária entre células de indivíduos normais e indivíduos AT; e estudos epidemiológicos indicam que indivíduos heterozigotos apresentam predisposição de duas a quatro vezes maior para o desenvolvimento de câncer de mama.[47]

O gene que, quando alterado, causa AT é denominado ATM (ataxia telangiectasia mutado). ATM é membro da família das proteínas quinases relacionadas à fosfatidilinositol 3-quinase (PIKKs). Ativada pela presença de duplas quebras no DNA, ATM sinaliza tanto para a maquinaria de reparo de DNA como para os pontos de checagem do ciclo celular, de modo a atrasar a passagem pelo ciclo e facilitar o reparo das lesões. Como parte de seu processo de ativação, ATM associa-se com o complexo MRN (MRE11-RAD50-NBS1), e alterações nesse complexo ocasionam o aparecimento de outras síndromes que compartilham com AT alguns sintomas clínicos e características celulares. Mutações no gene NBS1 causam a síndrome de quebras de Nijmegen (NBS, do inglês *Nijmegen breakage syndrome*), e mutações no gene MRE11 causam a doença AT-semelhante (ATLD, do inglês AT-like disorder).

As três síndromes apresentam instabilidade cromossômica, defeitos nos pontos de checagem do ciclo celular e sensibilidade à radiação ionizante, ainda que essa sensibilidade seja mais intensa em AT. Em ATLD, os sintomas aparecem mais tardiamente, na primeira década de vida, enquanto em AT e em NBS os sintomas aparecem já na infância. Além disso, a progressão da doença é mais lenta no caso de ATLD, sendo esta a única das três síndromes que não é caracterizada por imunodeficiência ou por predisposição ao câncer.

## FA E CÂNCER DE MAMA HEREDITÁRIO

A síndrome denominada "anemia de Fanconi" (FA, do inglês *Fanconi Anemia*) foi primeiramente descrita por Guido Fanconi, em 1927. Essa síndrome é uma doença rara caracterizada por falência progressiva da medula óssea, diversas anormalidades congênitas, instabilidade cromossômica, sensibilidade aos agentes intercalantes do DNA (p. ex., mitomicina C) e predisposição ao câncer, sendo que pacientes FA são altamente suscetíveis tanto aos tumores sólidos como aos hematológicos. A sensibilidade aos agentes intercalantes, comumente usada como um teste diagnóstico para FA, é um indicativo de que essas células são defeituosas na via de reparo de *crosslinks* no DNA. Apesar de ainda pouco conhecida, a via que repara esse tipo de lesão provavelmente depende das proteínas codificadas pelos genes mutados FA,[45,48] assim como do dímero XPF-ERCC1.

FA é uma doença genética altamente heterogênea que consiste em pelo menos 21 grupos de complementação, cada um associado a defeitos em um determinado gene, de FANCA até FANCV.[49] Entre os mais comuns, os grupos de complementação A, C, D1, D2 e G, correspondem, respectivamente, a defeitos nos genes FANCA, FANCC, FANCD1 (BRCA2), FANCD2 e FANCG (XRCC9). Desses genes, apenas um está localizado no cromossomo X (FANCB), o que faz de FA uma doença basicamente autossômica e, muito raramente, uma doença ligada ao cromossomo X. Entre os pacientes FA, o grupo de complementação mais comum é o A (aproximadamente 66%). A heterogeneidade de FA reflete-se também na clínica: pacientes do grupo de complementação D2 apresentam, em geral, uma forma mais severa da doença, com manifestações mais precoces de tumores hematológicos e uma maior frequência de anormalidades congênitas.

Mutações nos genes FANCD1 (BRCA2), FANCJ (BRIP1/BACH1) e FANCN (PALB2), quando em homozigose, causam FA. No entanto, quando em heterozigose, essas mutações resultam na predisposição genética ao câncer de mama. BACH1 interage com BRCA1 e, apesar de mutações no gene BRCA1 não causarem FA, portadores dessas mutações são também predispostos ao câncer de mama. Os genes BRCA, envolvidos no reparo de duplas quebras no DNA por meio do processo de recombinação homóloga, também resultam na predisposição ao câncer de ovário quando mutados. Pacientes FA, no entanto, não apresentam maior incidência de câncer de mama e de ovário. Porém, alterações em alguns genes FA em indivíduos que não desenvolvem FA estão aparentemente relacionados com vários tumores esporádicos: o silenciamento epigenético de FANCF foi detectado em câncer cervical (30%); de mama (17%); e de ovário (21%).

## SÍNDROME DE BLOOM, SÍNDROME DE WERNER E SÍNDROME DE ROTHMUND THOMSON

A família RecQ de DNA-helicases é um grupo de proteínas altamente conservadas composto, em humanos, por cinco membros: WRN; BLM; RECQ4; RECQ1; e RECQ5, sendo as duas primeiras as mais bem caracterizadas. Essas helicases têm diversas funções em vários processos metabólicos, como replicação, recombinação e reparo de DNA, principalmente no reparo de quebras duplas. Defeitos em três dessas helicases estão associados a doenças genéticas autossômicas recessivas raras: WRN está associada à síndrome de Werner (WS); BLM, à síndrome de Bloom (BS); e RECQ4, à síndrome de Rothmund Thomson (RTS). Essas três síndromes caracterizam-se por instabilidade cromossômica, predisposição ao câncer e envelhecimento precoce.[11,50]

WS e BS apresentam algumas manifestações clínicas em comum: crescimento lento, feições faciais anormais, infertilidade e alta incidência e/ou começo precoce de doenças relacionadas ao envelhecimento. O fenótipo de envelhecimento precoce é mais pronunciado em pacientes WS, sendo estes também altamente suscetíveis ao surgimento precoce de tumores mesenquimais como sarcomas. Células de pacientes WS entram prematuramente em senescência e apresentam diversos tipos de aberrações cromossômicas, como deleções, translocações, rearranjos e mutações espontâneas. Pacientes BS, por sua vez, apresentam tanto sensibilidade à luz solar como numerosas aberrações cromossômicas em suas células, sendo os altos níveis de trocas entre cromátides-irmãs e cromossomos homólogos, com perda de heterozigosidade, uma característica marcante usada para fins diagnósticos.

RTS é caracterizada por aberrações cromossômicas (p. ex., trissomias, aneuploidias e rearranjos) e, clinicamente, por manifestações na pele (poiquilodermia), retardo no crescimento, catarata juvenil, envelhecimento precoce e predisposição aos tumores malignos, especialmente osteossarcomas. Além de RTS, mutações em RECQ4 causam duas outras síndromes: síndrome de Rapadilino; e síndrome de Baller-Gerold. No entanto, estas não estão fortemente associadas ao envelhecimento precoce ou câncer.

## CONCLUSÕES

Nesse capítulo, mostramos a extrema importância da manutenção da integridade do genoma de uma célula, e dos mecanismos de reparo de DNA responsáveis por esse processo. Ao contrário de RNA e proteínas, o DNA nuclear é uma macromolécula não renovável e, portanto, insubstituível, o que torna danos ao DNA, quando não reparados, permanentes, podendo gerar sérias consequências para o organismo e para a manutenção da descendência.

As proteínas participantes dos diversos mecanismos de reparo são, em geral, bastante conservadas, refletindo sua importância evolutiva. Quando mecanismos responsáveis por reparar o DNA não funcionam de modo apropriado, surge uma série de síndromes, previamente descritas, relacionadas com o aparecimento de câncer, neurodegeneração e/ou progeria, assim como de vários tumores esporádicos. As síndromes descritas neste capítulo podem, no entanto, ser apenas a ponta de um *iceberg*, pois é provável que vários outros casos de câncer com predisposição familiar e de síndromes humanas que afetam o desenvolvimento ou resultam em deficiências neurológicas, cujas causas não estão estabelecidas, envolvam deficiências no processamento de lesões no genoma. Devemos também ter em mente, porém, que, apesar da estreita relação com o processo de tumorigênese, o mau funcionamento das vias de reparo de DNA pode melhorar a resposta de certos tumores ao tratamento quimioterápico, ou mesmo orientar a escolha do tratamento a ser utilizado para um determinado paciente.

Por fim, cabe enfatizar que muitos processos aqui descritos ainda não são completamente entendidos. Assim, a melhor compreensão dos processos brevemente discutidos neste capítulo pode, no futuro, trazer benefícios aos pacientes portadores das síndromes de instabilidade genômica, assim como auxiliar nos processos de tratamento de tumores.

## REFERÊNCIAS

1. Menck CF, Meneghini R. Prêmio Nobel de Química 2015: os mecanismos de reparo de DNA. Quim Nova Esc. 2015;37:264-269.

2. Garinis GA, van der Horst GT, Vijg J, et al. DNA damage and ageing: new-age ideas for an age-old problem. Nature Cell Biology. 2008;10:1241-7.

3. d'Adda di Fagagna F, Teo SH, Jackson SP. Functional links between telomeres and proteins of the DNA-damage response. Genes & Development. 2004;18:1781-99.

4. Harper JW, Elledge SJ. The DNA damage response: ten years after. Molecular Cell. 2007;28:739-45.

5. Hoeijmakers JH. Genome maintenance mechanisms for preventing cancer. Nature. 2001;411:366-74.

6. Friedberg EC, Walker GC, Siede W, et al. DNA repair and mutagenesis. 2 ed. Washington, D.C.: ASM Press; 2006.

7. Lindahl T. Instability and decay of the primary structure of DNA. Nature. 1993;362:709-15.

8. Schuch AP, Yagura T, et al. DNA damage profiles induced by sunlight at different latitudes. Environ. Mol. Mutagen. 2012;53:198-206.

9. de Oliveira AN, Vessoni AT, et al. Biomass burning in the Amazon region causes DNA damage and cell death in human lung cells. Sci Rep. 2017;7:10937.

10. Marteijn JA, Lans H, Vermeulen W, Hoeijmakers JH. Understanding nucleotide excision repair and its roles in cancer and ageing. Nat Rev Mol Cell Biol. 2014;15:465-81.

11. Batista LF, Kaina B, Meneghini R, Menck CF. How DNA lesions are turned into powerful killing structures: insights from UV-induced apoptosis. Mutat Res. 2009;681:197-208.

12. Sugasawa K. Xeroderma pigmentosum genes: functions inside and outside DNA repair. Carcinogenesis. 2008;29:455-65.

13. Nouspikel T. DNA repair in differentiated cells: some new answers to old questions. Neuroscience. 2007;145:1213-21.

14. Misteli T, Soutoglou E. The emerging role of nuclear architecture in DNA repair and genome maintenance. Nat Rev Mol Cell Biol. 2009;10:243-54.

15. Hanawalt PC, Spivak G. Transcription-coupled DNA repair: two decades of progress and surprises. Nat Rev Mol Cell Biol. 2008;9:958-70.

16. Bohr VA, Smith CA, Okumoto DS, et al. DNA repair in an active gene: removal of pyrimidine dimers from the DHFR gene of CHO cells is much more efficient than in the genome overall. Cell. 1985;40:359-69.

17. Costa RM, Chigancas V, da SGR, et al. The eukaryotic nucleotide excision repair pathway. Biochimie. 2003;85:1083-99.

18. Rocha CR, Lerner LK, Okamoto OK, Marchetto MC, Menck CF. The role of DNA repair in the pluripotency and differentiation of human stem cells. Mutat Res. 2013;752:25-35.

19. Menck CF, Munford V. DNA repair diseases: what do they tell us about cancer and aging? Genet Mol Biol. 2014;37:220-33.

20. Andressoo JO, Hoeijmakers JH. Transcription-coupled repair and premature ageing. Mutat Res. 2005;577:179-94.

21. Cleaver JE, Lam ET, Revet I. Disorders of nucleotide excision repair: the genetic and molecular basis of heterogeneity. Nat Rev Genet. 2009;10:756-68.

22. Cleaver JE. Historical aspects of xeroderma pigmentosum and nucleotide excision repair. Adv Exp Med Biol. 2008;637:1-9.

23. Cleaver JE. Defective repair replication of DNA in xeroderma pigmentosum. Nature. 1968;218:652-6.

24. De Weerd-Kastelein EA, Keijzer W, Bootsma D. Genetic heterogeneity of xeroderma pigmentosum demonstrated by somatic cell hybridization. Nat New Biol. 1972;238:80-3.

25. Masutani C, Kusumoto R, Yamada A, et al. The XPV (xeroderma pigmentosum variant) gene encodes human DNA polymerase eta. Nature. 1999;399:700-4.

26. Moriwaki S, Kraemer KH. Xeroderma pigmentosum--bridging a gap between clinic and laboratory. Photodermatol Photoimmunol Photomed. 2001;17:47-54.

27. Takebe H, Nishigori C, Satoh Y. Genetics and skin cancer of xeroderma pigmentosum in Japan. Jpn J Cancer Res. 1987;78:1135-43.

28. Munford V, Castro LP, et al. A genetic cluster of xeroderma pigmentosum variant patients with two different founder mutations. Br J Dermatol. 2017;176:1270-8.

29. Hengge UR, Emmert S. Clinical features of xeroderma pigmentosum. Adv Exp Med Biol. 2008;637:10-8.

30. Cleaver JE. Common pathways for ultraviolet skin carcinogenesis in the repair and replication defective groups of xeroderma pigmentosum. J Dermatol Sci. 2000;23:1-11.

31. de Boer J, Hoeijmakers JH. Nucleotide excision repair and human syndromes. Carcinogenesis. 2000;21:453-60.

32. Yew YW, Giordano CN, Spivak G, Lim HW. Understanding photodermatoses associated with defective DNA repair: Photosensitive syndromes without associated cancer predisposition. J Am Acad Dermatol. 2016;75:873-882.

33. Lima-Bessa KM, Soltys DT, Marchetto MC, et al. Xeroderma Pigmentosum: Living in the Dark but with Hope in Therapy. Drugs of the Future. 2009;34:665-72.

34. Medvedev D, Stuchebrukhov AA. DNA repair mechanism by photolyase: electron transfer path from the photolyase catalytic cofactor FADH(-) to DNA thymine dimer. J Theor Biol. 2001;210:237-48.

35. Menck CF. Shining a light on photolyases. Nat Genet. 2002;32:338-9.

36. Lucas-Lledo JI, Lynch M. Evolution of mutation rates: phylogenomic analysis of the photolyase/cryptochrome family. Mol Biol Evol. 2009;26:1143-53.

37. Shrivastav N, Li D, Essigmann JM. Chemical biology of mutagenesis and DNA repair: cellular responses to DNA alkylation. Carcinogenesis. 2010;31:59-70.

38. Drablos F, Feyzi E, Aas PA, et al. Alkylation damage in DNA and RNA – repair mechanisms and medical significance. DNA Repair (Amst). 2004;3:1389-407.

39. Jiricny J. The multifaceted mismatch-repair system. Nat Rev Mol Cell Biol. 2006;7:335-46.

40. Chang HHY, Pannunzio NR, Adachi N, et al. Non-homologous DNA end joining and alternative pathways to double-strand break repair. Nat Rev Mol Cell Biol. 2017;18:495-506.

41. Prado F. Homologous recombination: to fork and beyond. Genes (Basel). 2018;9(12)pii:E603.

42. Lindahl T. An N-glycosidase from Escherichia coli that releases free uracil from DNA containing deaminated cytosine residues. Proc Natl Acad Sci U S A. 1974;71:3649-53.

43. Maynard S, Schurman SH, Harboe C, et al. Base excision repair of oxidative DNA damage and association with cancer and aging. Carcinogenesis. 2009;30:2-10.

44. Robertson AB, Klungland A, Rognes T, et al. DNA repair in mammalian cells: base excision repair: the long and short of it. Cell Mol Life Sci. 2009;66:981-93.

45. Rocha CRR, Silva MM, Quinet A, Cabral-Neto JB, Menck CFM. DNA repair pathways and cisplatin resistance: an intimate relationship. Clinics. 2018;73:e478s.

46. Lynch HT, Lynch PM, Lanspa SJ, et al. Review of the Lynch syndrome: history, molecular genetics, screening, differential diagnosis, and medicolegal ramifications. Clin Genet. 2009;76:1-18.

47. Lavin MF. Ataxia-telangiectasia: from a rare disorder to a paradigm for cell signalling and cancer. Nat Rev Mol Cell Biol. 2008;9:759-69.

48. Wang W. Emergence of a DNA-damage response network consisting of Fanconi anaemia and BRCA proteins. Nat Rev Genet. 2007;8:735-48.

49. Gueiderikh A, Rosselli F, Neto JBC. A never-ending story: the steadily growing family of the FA and FA-like genes. Genet Mol Biol. 2017;40:398-407.

50. Singh DK, Ahn B, Bohr VA. Roles of RECQ helicases in recombination based DNA repair, genomic stability and aging. Biogerontology. 2009;10:235-52.

# 17

# Lesões Oxidativas em DNA – Formação, Reparo e Envolvimento em Carcinogênese

Mateus Prates Mori
Carolina Domeniche Romagna
Nadja Cristhina de Souza Pinto

## DESTAQUES

- Uma pequena parcela do $O_2$ utilizado no metabolismo normal de nossas células é liberada como radical ânion superóxido livre, como subproduto do transporte de elétrons na mitocôndria ou produto de reações enzimáticas específicas. Essas espécies radicalares do oxigênio reagem com diferentes moléculas, como o DNA. Modificações oxidadas em DNA são abundantes em amostras de indivíduos saudáveis, elevando-se em condições fisiopatológicas como doenças neurodegenerativas e câncer.
- Essas modificações são frequentemente reparadas pelas vias de reparo de excisão de bases, ativas no núcleo e na mitocôndria, mantendo a estabilidade dos genomas nucleares e mitocondriais.
- Duas subvias compõem a via de reparo por excisão de bases: (i) subvia de único nucleotídeo; (ii) subvia de fragmento longo. Uma ampla variedade de modificações pode ser gerada pelas lesões oxidativas. DNA-glicosilases reconhecem essas modificações e hidrolisam a ligação glicosídica da base nitrogenada. Na dependência da atividade da glicosilase, segue-se a subvia de fragmento curto ou subvia de fragmento longo. O processo segue com a atividade de endonucleases, polimerases e DNA ligases específicas, como o complexo LIG3/XRCC1, por exemplo.
- Diferentemente do que ocorre com genes da via NER e genes da via de reparo de emparelhamentos errôneos, não há clássicos exemplos de síndromes hereditárias associadas ao reparo por excisão de bases. Há duas exceções entre as variantes mutadas da adenina DNA-glicosilase (MYH) e nth-*like* DNA-glicosilase (NTH) em câncer colorretal e gástrico.
- Polimorfismos na DNA-glicosilase OGG1 têm sido associados a elevado risco de desenvolvimento de vários cânceres, incluindo pulmão. Variantes polimórficas de Xrcc1 estão associadas ao elevado risco de desenvolvimento do câncer de próstata e pulmão, além de parecerem envolvidas no padrão de resposta a agentes quimioterápicos. Alta atividade do reparo por excisão de bases pode estar relacionado à resistência a tratamentos com alguns agentes quimioterápicos.

## INTRODUÇÃO

O oxigênio molecular é o principal aceptor de elétrons em oxirreduções biológicas. Entretanto, em virtude de sua peculiar distribuição eletrônica, o $O_2$ é reduzido em transferências de um elétron, gerando espécies radicalares altamente reativas, de acordo com o esquema a seguir.[1]

A maioria do $O_2$ consumido durante o metabolismo normal é reduzido à água no sítio ativo da enzima citocromo c-oxidase, na mitocôndria, sem a liberação desses intermediários reativos, conhecidos como "espécies reativas de oxigênio" (ERO). Uma parcela pequena do $O_2$ utilizado é, entretanto, liberada como radical ânion superóxido ($O_2^{\cdot-}$) livre, como subproduto do transporte de elétrons na mitocôndria ou como produto de reações enzimáticas específicas.[1] Essas ERO, principalmente $O_2^{\cdot-}$ e $H_2O_2$, podem desempenhar papéis fisiológicos importantes, como na função fagocitária ou em sinalização celular, mas podem também ter efeitos deletérios em decorrência de sua alta reatividade com biomoléculas. Em particular, a reatividade do radical hidroxila ($^\cdot OH$) com moléculas biológicas é limitada apenas por sua taxa de difusão.[2]

Entre as biomoléculas suscetíveis ao ataque de ERO, o DNA é um alvo bastante importante por sua função biológica de armazenamento de informação e também pelo baixo potencial redox e, portanto, fácil oxidação, de seus componentes, como a desoxirribose e as bases nitrogenadas. De fato, modificações oxidadas são abundantes em amostras de DNA de indivíduos normais e estão elevadas em várias condições patológicas como câncer, neurodegenerações e envelhecimento.[3] Neste capítulo, discutiremos os mecanismos de formação e de reparo de modificações oxidativas em DNA, e as principais evidências que sugerem que essas lesões podem desempenhar um papel causal nos mecanismos moleculares de transformação celular e carcinogênese.

## LESÕES OXIDATIVAS AO DNA

Espécies radicalares, como o $^\cdot OH$, podem ser adicionadas a moléculas em sítios eletrodensos ou abstrair $^-H$, gerando espécies radicalares secundárias que precisam se rearranjar para acomodar o elétron. Esses rearranjos geralmente implicam reações com outras moléculas e perda do caráter radicalar. Em ácidos nucleicos, ERO podem reagir tanto com as bases nitrogenadas como com a 2'-desoxirribose,[3] o que causa a formação de produtos bastante distintos. Para efeito didático, diferenciaremos oxidações de bases de oxidações do esqueleto fosfodiéster; no entanto, é importante lembrar que abstrações de prótons nas bases nitrogenadas podem também gerar alterações no açúcar por rearranjo intramolecular.

### Oxidação de bases nitrogenadas

O $^-OH$ é adicionado a ligações duplas de purinas e pirimidinas com velocidades limitadas por difusão da ordem de $4,5 \times 10^9$ a $9 \times 10^9$ $M^{-1}s^{-14}$. Pirimidinas têm a maioria da adição de C5 (mais eletrodenso) seguida de adição ao C6. Timina pode ainda sofrer remoção de um dos $^-H$ do grupo metila. Já as purinas sofrem adição gerando as espécies radicalares centradas em C4, C5 e C8. Essas reações podem gerar um número elevado de bases oxidadas distintas, dependendo do sítio de abstração e da presença ou ausência de oxigênio durante o período de estabilização. As estruturas dos nucleotídeos não modificados e de algumas das modificações oxidativas mais comuns estão apresentadas na Figura 17.1.

### Oxidação do açúcar

A abstração de $^-H$ da desoxirribose por $^\cdot OH$ ocorre a velocidades ligeiramente mais baixas do que a adição às bases, mas ainda limitada por difusão. Os produtos de rearranjo e estabilização desses radicais são quebra da fita simples com abertura do anel da ribose e perda da base, ou manutenção do esqueleto e do anel e perda da base, gerando sítios abásicos.[3]

## CONSEQUÊNCIAS BIOLÓGICAS DE LESÕES OXIDATIVAS

A função de carreador de informação genética da molécula de DNA depende de sua integridade química. Assim, as modificações químicas introduzidas pelo ataque de ERO podem ter severas consequências bioló-

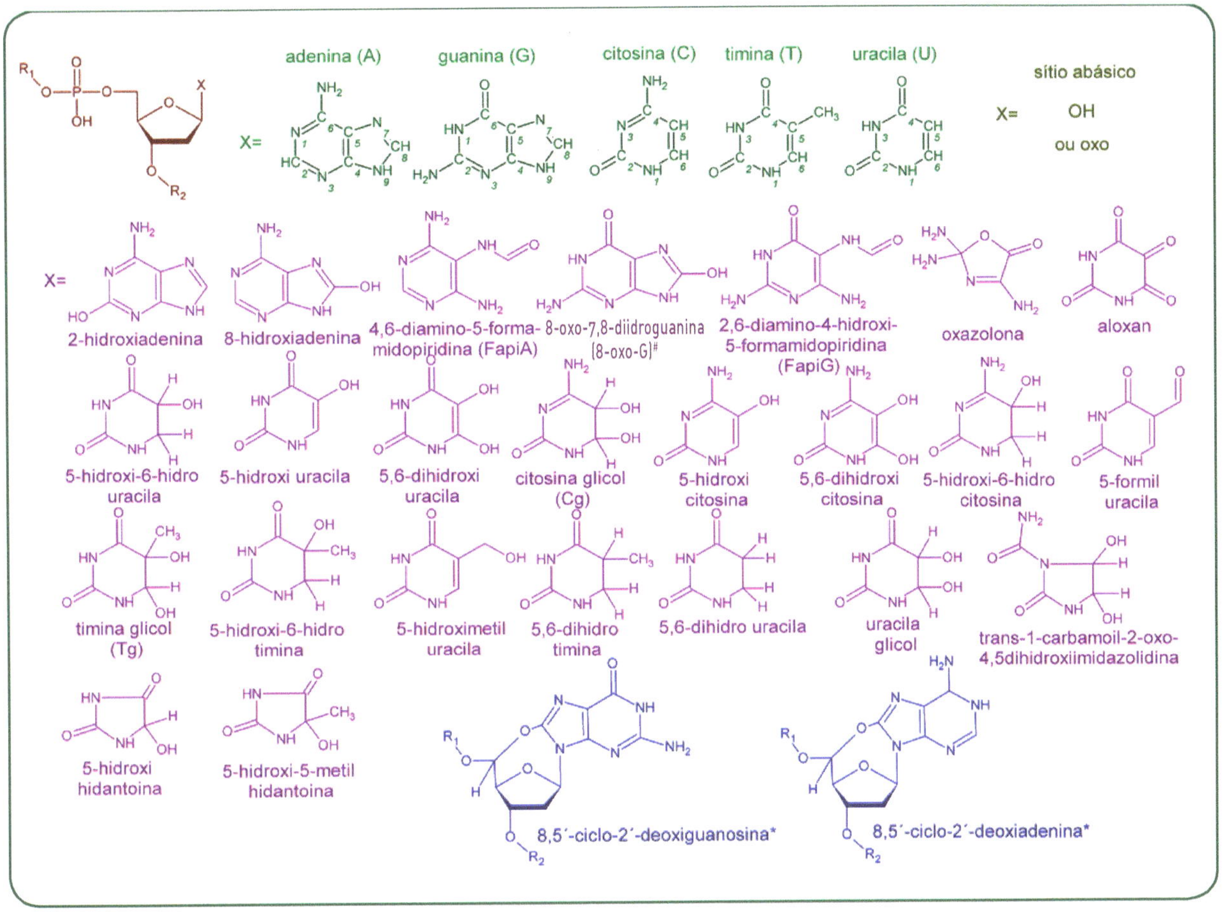

**FIGURA 17.1 –** Estrutura de nucleosídeos normais e modificados encontrados em sistemas biológicos.

#Dupla ligação no oxigênio do C8. *Essas estruturas são reparadas por uma via (NER), discutida no Capítulo 16 – Reparo de DNA, Instabilidade Genômica e Câncer.

Fonte: Desenvolvida pela autoria.

gicas. Essa perda funcional decorre primariamente da capacidade dessas modificações induzirem mutações durante a replicação do DNA ou a transcrição ou de bloquearem a progressão normal de polimerases.[5,6]

## Modificações mutagênicas

A mutagenicidade de modificações oxidativas decorre do fato de que várias dessas modificações são reconhecidas por DNA-polimerases replicativas como uma base normal, mas podem formar pares estáveis com bases que não sejam o par canônico da base não modificada. Um exemplo clássico desse efeito é observado com a 8-oxoguanina (8-oxo-dG), uma das bases oxidadas mais abundantes em DNA celular.[7] Em sua conformação nativa anti, 8-oxo-dG pareia com dC, no entanto, quando a fita dupla é desfeita (seja para replicação ou transcrição), a base pode adquirir a conformação sin, que pareia estavelmente com dA, gerando um par 8-oxo-dG:dA.[8] No segundo ciclo de replicação, a replicação da dA ocasiona a incorporação de seu par canônico, T. O resultado final disso é uma mutação de um par G:C para um par T:A.

Além de 8-oxo-dG, várias outras bases oxidadas são mutagênicas, como as formamidopirimidinas.[9] De fato, assinaturas mutagênicas de lesões oxidativas, como as transversões G:C – T:A descritas anteriormente, são observadas em várias condições patológicas, incluindo câncer.[10]

É importante ressaltar que também o *pool* intracelular de que desoxinucleotídeos-trifosfato podem ser oxidado pro ERO. Dessa forma, a incorporação de um nucleotídeo oxidado, como 8-oxo-dGTP, pode resultar em um evento mutagênico, análogo ao que foi descrito anteriormente para bases oxidadas no DNA.[11]

## Modificações citotóxicas

Algumas bases oxidadas, assim como sítios abásicos e quebras de fita simples, não são reconhecidas pelas polimerases, tanto DNA-polimerase como RNA-polimerases. Dessa forma, quando as enzimas mencionadas encontram no DNA as modificações descritas, estas ficam, efetivamente, bloqueadas nos sítios das lesões.

Em caso de DNA-polimerases replicativas, esse bloqueio acarreta uma desmontagem do aparato de replicação e as fitas nascentes do DNA são liberadas como quebras de fita dupla.[12] Essas quebras são lesões bastante tóxicas e resultam na ativação de vias de sinalização e resposta celular envolvendo ativação de *checkpoints* e parada do ciclo celular. Se o número de quebras é extenso, ou o reparo dessas lesões é ineficiente, vias apoptóticas podem ser ativadas, e a célula morre.[13]

RNA-polimerases também podem ser parcialmente bloqueadas por lesões oxidativas, como quebras de fita simples, sítios abásicos e timinaglicol. Esse bloqueio causa perda da atividade transcricional total das células, mas o efeito biológico desse bloqueio pode ser limitado, uma vez que fatores de transcrição acessórios podem aliviar esse bloqueio.[14]

### Modificações que impedem associações com proteínas

Finalmente, evidências experimentais indicam que a presença de lesões oxidativas, como 8-oxo-dG, podem alterar a afinidade de proteínas que ligam DNA. Isso pode ser relevante em situações como em regiões promotoras (ricas em GC), nas quais a presença das lesões impede a ligação de fatores de transcrição,[15] alterando o controle da expressão dos genes em questão. Além disso, 8-oxo-dG em sequências teloméricas diminui a afinidade de proteínas que se ligam nessas sequências, como TRF1 e 2,[16] o que pode culminar na perda da integridade dos telômeros, um fenômeno observado durante o envelhecimento.[17]

### 8-OXOGUANINA (8-oxo-dG)

#### Ocorrência e acúmulo de lesões oxidativas em câncer

Em virtude de seu caráter mutagênico, há tempo se propõe um papel causal do acúmulo de lesões oxidativas em DNA no processo de transformação maligna.[18] De fato, bases oxidadas acumulam em DNA com o envelhecimento,[19] que é o principal fator de risco para o desenvolvimento de câncer.[20,21] Além disso, o acúmulo de lesões oxidativas foi observado em diversos tipos de câncer como câncer gástrico, hematopoiético, de pulmão, de cérebro, de ovário, de colo retal, de mama, de fígado, de rim, de colo do útero e ginecológicos.[22]

Por um lado, alguns estudos não encontraram correlações significativas entre os níveis de bases oxidadas e a presença de tumores, indicando que o acúmulo de lesões pode, também, ser um evento secundário à tumorigenese.[22] Por outro lado, mutações de transversão de G:C para T:A, características de 8-oxo-dG, observadas no oncogene *Ras* e no gene supressor de tumor *p53* em cânceres de pulmão e fígado, indicam uma potencial participação de lesões oxidativas mutagênicas.[23,24]

### REPARO DE LESÕES OXIDATIVAS

O DNA é sujeito a vários tipos de alterações químicas, como as oxidações descritas aqui, mas também outras como alquilações, quebras de fita dupla, formação de ligações cruzadas entre bases na mesma fita ou fitas opostas e de adutos com moléculas reativas, como hidrocarbonetos poliaromáticos.[25] Dessa forma, lesões quimicamente distintas requerem vias de reparo distintas.[26] Modificações pequenas e que não distorcem excessivamente a dupla fita, como as oxidações de bases, são reparadas pela via de reparo de excisão de bases (BER, do inglês *base excision repair*).[27] O reparo de danos induzidos por agentes oxidantes e alquilantes e da deaminação espontânea começou a ser descrito em meados dos anos 1960 e, em 1974, Thomas Lindahl descreveu a primeira DNA-glicosilase, uracil-DNA-glicosilase, que é a enzima que inicia a via BER, liberando a base modificada.[28] Outro grupo, liderado por Larry Grossman, já havia demonstrado o reparo de dímeros de pirimidina induzidos por irradiação UV por um mecanismo alternativo aos de fotorreativação ou de excisão de nucleotídeos, mas sem estabelecer a atividade de DNA-glicosilase.[29] O termo, "reparo por excisão de base" foi mencionado pela primeira vez em 1979, por Hayakawa & Sekigushi.[30] No mesmo ano, Lindahl diferenciou a via de reparo por excisão de nucleotídeo (NER, do inglês *nucleotide excision repair*) – responsável por reparar danos que distorcem a dupla fita – da via BER.[31] Finalmente, em 1994, Dianov & Lindahl reconstituíram *in vitro* as etapas da via a partir dos componentes isolados.[32] Pela descoberta e descrição da via BER, em 2015, Thomas Lindahl ganhou o prêmio Nobel em Química.

## A VIA DE REPARO POR EXCISÃO DE BASE PASSO A PASSO

O reparo por excisão de base constitui um mecanismo essencial de manutenção da estabilidade do genoma. Essa via é altamente conservada, desde bactérias até o homem, e necessária para a manutenção da vida. De fato, a perda de qualquer uma das proteínas que catalisam quatro das cinco reações enzimáticas da via é incompatível com a vida e resulta em letalidade embrionária em camundongos.[7]

## Reparo por excisão de base: subvia de único nucleotídeo

A via de BER clássica consiste em cinco reações enzimáticas catalisadas por quatro proteínas: uma DNA-glicosilase, uma AP-endonuclease de sítio abásico ou AP-liase (*apurinic/apyrimidic* – AP), uma DNA-polimerase e uma DNA-ligase, como representado na Figura 17.2. A primeira etapa da via envolve o reconhecimento da base modificada por uma DNA-glicosilase. Essas enzimas catalisam a reação de hidrólise da ligação

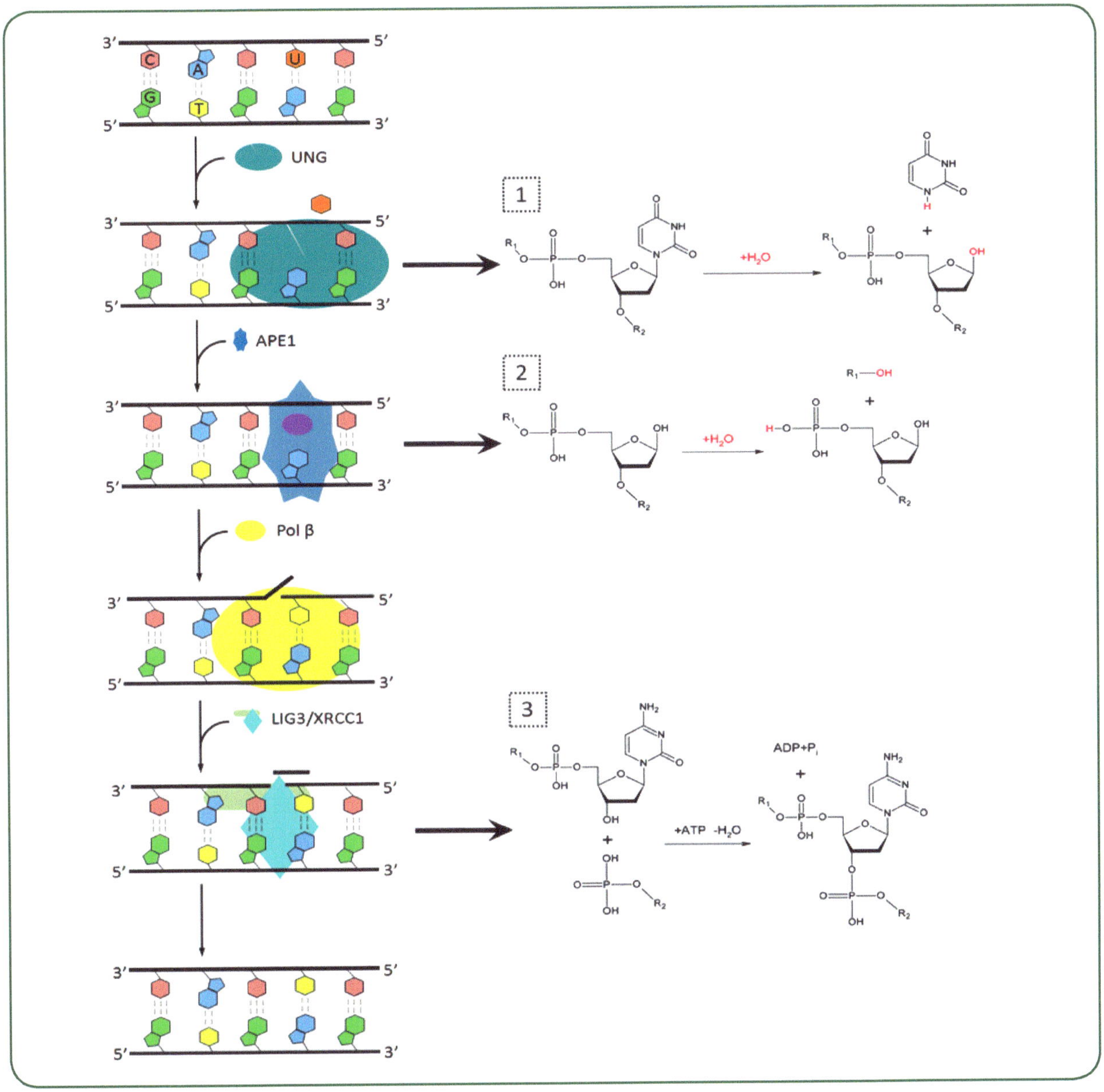

**FIGURA 17.2 –** Reparo por excisão de base subvia de fragmento curto. A deaminação da citosina em uracila é reconhecida pela UNG que hidrolisa a ligação *N*-β-glicosídica, como mostrado em na reação 1. O sítio abásico gerado é reconhecido pela APE1, uma enzima que cliva a ligação fosfodiéster a montante (reação 2). Uma DNA-polimerase (Pol β) preenche a lacuna com um novo nucleotídeo e remove o resíduo de dRP deslocado da fita de DNA. O complexo LIG3/XRCC1 une as extremidades 5'-PO4$^{-2}$ e 3'-OH selando a fita de DNA (reação 3).
Fonte: Desenvolvida pela autoria.

*N*-β-glicosídica que une a desoxirribose à base nitrogenada no DNA (Figura 17.2, reação 1), liberando-a para o meio e gerando um sítio abásico no DNA. Em virtude de sua importância na via BER, as DNA-glicosilases serão discutidas em mais detalhes adiante. O esqueleto de carbonofosfato do DNA é, então, clivado pela proteína AP-endonuclease 1 (APE1), que hidrolisa a ligação fosfodiéster na extremidade 5' do sítio abásico, criando um terminal 3'-hidroxila e 5'-dRP (5'-desoxirribosefosfato ou resíduo de nucleotídeo abásico). Em seguida, uma DNA-polimerase (tipicamente Pol β, δ ou ε, no núcleo; e Pol γ na mitocôndria) adiciona um novo nucleotídeo a partir da hidroxila 3', deslocando a dRP que, em seguida, é removida pela própria DNA-polimerase por meio da atividade de 5'-desoxirribofosfatase (5'-dRP liase). Enfim, as extremidades são unidas pela DNA-ligase III (LIG3) auxiliada pela proteína não catalítica XRCC1 (*X-ray repair cross-complementing protein 1*), em uma reação dependente de ATP.

## Reparo por excisão de base: subvia de fragmento longo

Alternativamente, o sítio abásico pode ser clivado por uma atividade AP-liase associada a uma DNA-glicosilase. Diferente da APE1, essas DNA-glicosilases bifuncionais catalisam a clivagem da ligação fosfodiéster na extremidade 3' do sítio abásico, podendo formar um aldeído 3'-α,β-insaturado (e.g. OGG1) ou um terminal 3'-fosfato (p. ex., NEIL1) refratário à atividade da DNA-polimerase.[33] Esses terminais requerem, geralmente, uma subvia alternativa de BER, a subvia de fragmento longo (LP-BER, do inglês *long patch*). Nessa subvia, a DNA-polimerase adiciona de dois a seis novos nucleotídeos a partir do sítio de clivagem, em vez de substituir somente o resíduo de dRP no DNA, e outras proteínas, tanto efetoras como acessórias, estão envolvidas na terminação da via. A decisão entre as subvias baseia-se na natureza química da extremidade 3' formada após a atividade de AP endonuclease ou AP liase: caso o terminal seja refratário a atividade de dRP-liase da DNA-polimerase, a via que se segue preferencialmente é a de LP-BER. A Figura 17.3 traz uma representação esquemática dessa subvia.

O processamento de uma base modificada por DNA-glicosilases bifuncionais pode gerar:

- um terminal 3'-fosfato obstrutivo, que é processado pela polinucleotideoquinase 3'-fosfatase (PNKP); ou
- o aldeído 3'-a,b-insaturado, que, por sua vez, é processado pela APE1.

Como resultado desse passo extra da via, antecedendo a polimerização de um novo nucleotídeo na fita de DNA, a proteína fator de replicação celular (RFC) recruta uma segunda proteína denominada "antígeno nuclear de proliferação celular" (PCNA), para que, enfim, ela sirva de suporte para a troca de Pol β por Pol δ/ε (DNA-polimerases replicativas mais processivas do que Pol β). Então, a Pol δ/ε insere de dois a seis nucleotídeos, deslocando a fita de DNA antiga em uma estrutura na forma de uma alça suspensa (*flap*), que permanece ligada à fita de DNA (Figura 17.3). Essa estrutura, ao contrário de um único dRP suspenso na via SP-BER, não é substrato para atividade de liase da DNA-polimerase, sendo processada pela flap-endonuclease (FEN1) que libera o fragmento deslocado. Por fim, os terminais 3'-hidroxila e 5'-fosfato são unidos pela DNA-ligase I, diferentemente do complexo LIG3/XRCC1 visto em SP-BER.

## DNA glicosilases – reconhecendo um universo de bases modificadas no DNA

O número de possíveis modificações de bases de DNA é bastante alto, incluindo as modificações oxidativas discutidas anteriormente. Além das oxidações, as bases do DNA são suscetíveis a:

- deaminação, como na hidrólise espontânea do grupamento amina da citosina, formando a uracila;
- alquilação, como na transferência de radicais alquilas (metil ou etil) – a partir de carcinógenos como o metilmetanosulfonato (MMS) ou do doador intracelular de grupo metil, a S-adenosilmetionina – para átomos de nitrogênio nas bases do DNA.[34]

Na via de BER, diferentes bases modificadas recrutam DNA-glicosilases distintas, apesar de existir alguma sobreposição no reconhecimento desses danos entre enzimas análogas.[35] Isso pôde ser demonstrado tanto por meio de ensaios bioquímicos de especificidade de substrato como em modelos genéticos de animais *knock-out* para uma determinada DNA-glicosilase. Mesmo havendo sobreposição no reconhecimento de bases modificadas, conforme mostrado na Tabela 17.1, algumas dessas enzimas exercem funções tecido-específicas, além de poderem ser encontradas em mais de uma isoforma (p. ex., α-OGG1 e β-OGG1), geralmente associada à localização celular distinta.[36]

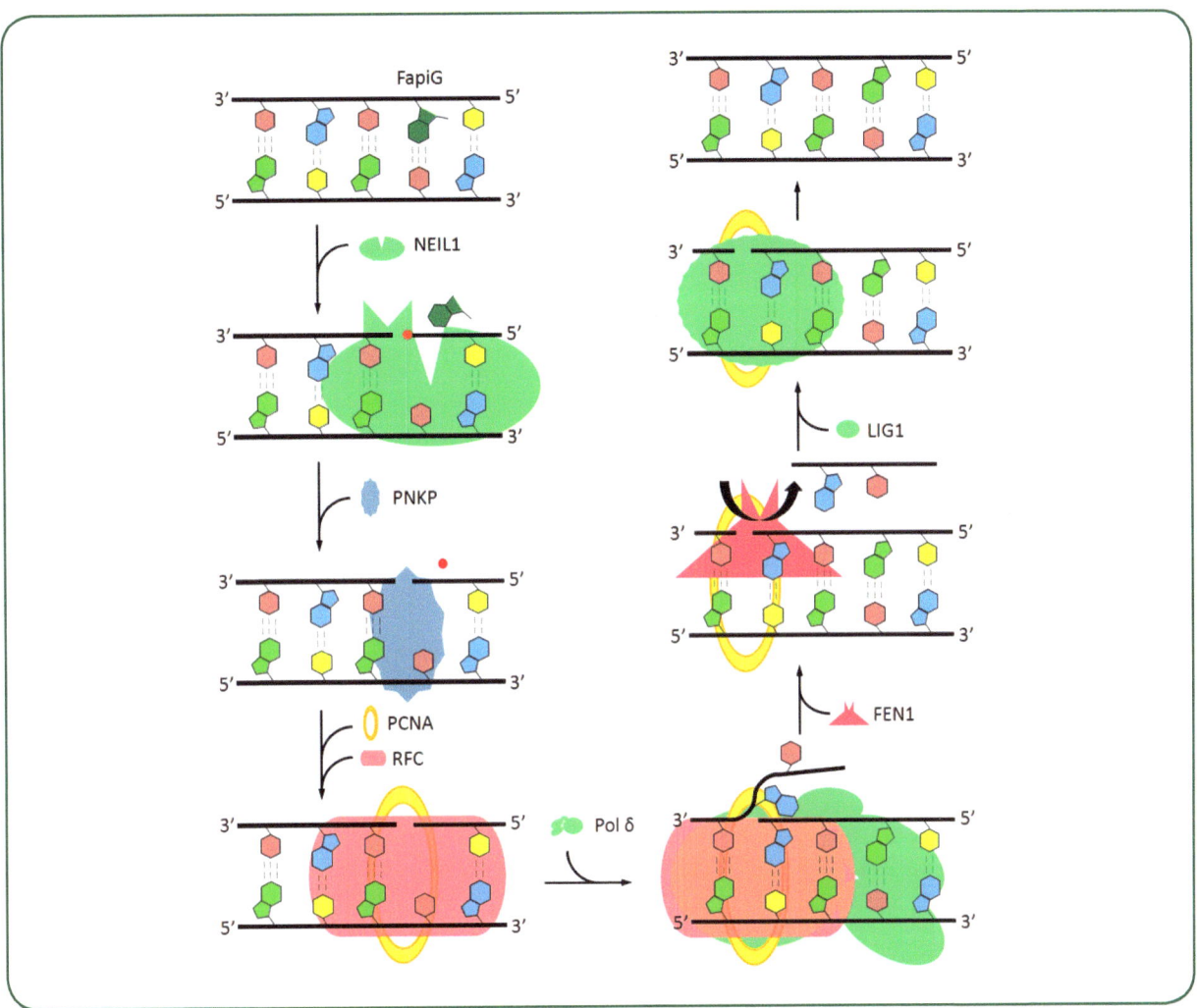

**FIGURA 17.3 –** Reparo por excisão de base subvia de fragmento longo. O rompimento do anel da G produz uma FapiG, que é reco- nhe- cida pela NEIL1; uma DNA-glicosilase bifuncional, que hidrolisa a ligação *N*-β-glicosídica e a ligação fosfodiéster a jusante do sítio abásico. A atividade de AP-liase dessa enzima gera um terminal 3'-PO4$^{-2}$ refratário (círculo vermelho) à atividade da DNA-polimerase. Esse fosfato é removido pela atividade de fosfatase da PNKP. RFC e PCNA recrutam Pol δ que preenche a lacuna e adiciona mais alguns nucleotídeos (2 a 6 nt), deslocando a fita original em uma estrutura suspensa na forma de alça, denominada *flap*. Esse *flap* é removido pela FEN1, uma endonuclease específica para esse tipo estrutura. A DNA-ligase I catalisa a reação de junção das extremidades 5'-PO4$^{-2}$ e 3'-OH com o gasto de um ATP, finalizando o reparo.

Fonte: Desenvolvida pela autoria.

## Tabela 17.1. DNA-glicosilases de mamíferos

| Enzima | Localização cromossomal (humano) | Localização celular (nuclear ou mitocondrial) | Principais substratos |
|---|---|---|---|
| UNG | 12q23-24.1 | N e M | U em DNA fita simples ou dupla |
| SMUG1 | 12q13.3-11 | N | U em DNA fita simples ou dupla, 5-OH–meU |
| TDG | 12q24.1 | N | 5-hmC, 5-fmC, 5-caC, T, U ou etenoC pareadas com G (em sítios CpG) |
| MBD4 | 3q21-22 | N | T ou U pareadas com G em sítios CpG, T pareada com O$_6$-meG |
| MYH | 1p32.1-34.3 | N e M | A pareada com 8-oxo-dG, 2-OH-A pareada com G |
| OGG1 | 3p26.2 | N e M | 8-oxo-dG pareada com C, FapiG |

Continua >>

>> Continuação

## Tabela 17.1. DNA-glicosilases de mamíferos

| Enzima | Localização cromossomal (humano) | Localização celular (nuclear ou mitocondrial) | Principais substratos |
|---|---|---|---|
| NTH1 | 16p13.3 | N e M | Tg, DHU, FapiG, 5-OH-U 5-OH-C |
| NEIL1 | 15q22-24 | N e M | Mesmo de NTH, e também FapiA, Tg (isomero 5S, 6R), 8-oxoG |
| NEIL2 | 8p23 | N | Sobrepõe e difere em alguns substratos com NTH1/NEIL1 |
| NEIL3 | 4q34.2 | N | FapiG, FapiA, Sp, Gh, principalmente em DNA fita simples e bolhas |
| MPG | 16p13.3 | N | 3-meA, hipoxantina, etenoA |

5-OH-meU: 5-hidroximetil-uracila; etenoC: etenocitosina; O6meG: O6-metilguanina; 8-oxo-dG: 8-oxo-7,8-diidroguanina; 2-OH-A: 2-hidroxiadenina; FapiG: 2,6-diamino-4-hidroxi-5-formamidopirimidina; DHU: 5,6-diidrouracila; Tg: timina glicol; 5-OH-U: 5-hidroxiuracila; 5-OH-C: 5-hidroxicitosina; FapiA: 4,6-diamino-5-formamidopirimidina; Sp: spiroimino-diindantoína; Gh: guanidino-hindatoína; 3-meA: 3-metiladenina.
Fonte: Adaptada de Barnes DE, Lindahl T. Repair and genetic consequences of endogenous DNA base damage in mammalian cells. Annu Rev Genet. 2004;38:445-76.

A seguir, discutimos as principais DNA-glicosilases humanas, com especial atenção àquelas envolvidas em reparo de lesões oxidativas.

## UNG e SMUG1: duas DNA-glicosilases para reparar uracila no DNA

A presença de desoxiuracila em DNA é a modificação mais comum em genomas eucariotos.[32] A uracil-DNA-glicosilase (UNG) humana (hUNG) foi surpreendentemente conservada durante a evolução, demonstrando um alto grau de homologia no domínio catalítico (55% de identidade de aminoácidos).[44] A UNG é uma DNA-glicosilase monofuncional, ou seja, sem atividade de AP-liase associada, capaz de remover uracila mal pareada com guanina em virtude da deaminação da citosina *in situ*, além de dUMP incorporada em oposição à adenina durante a síntese de DNA. Porém, ao contrário do fenótipo mutador observado em bactérias ung⁻, camundongos Ung-null apresentam apenas um leve aumento na taxa de mutação do genoma, indicando que UNG não é a única e nem a principal DNA-glicosilase responsável em remover dU no genoma de mamíferos.[45] Essa atividade em excisar dU é desempenhada principalmente pela SMUG1 (*single-strand-selective monofuncional uracil DNA glycosylase*).[46] Ademais, essa enzima também é capaz de remover 5-hidroximetil-uracil (5-OH-meU), um produto da oxidação da timina, ou da oxidação e deaminação da 5-metil-citosina (5-meC)[47] que, por sua vez, consiste em uma modificação fisiológica de C encontrada em ilhas CpGs (regiões no genoma que permitem o controle epigenético da expressão gênica).

Em mamíferos, a UNG, em parceria com a proteína AID (*activation-induced cytidine deaminase*) que é expressa somente em linfócitos B ativados, exerce um papel fundamental para o padrão de mutação somática das regiões hipervariáveis dos genes de imunoglobulinas, sendo um dos mecanismos responsáveis pela natureza da diversidade imune.[48] De fato, camundongos Ung-null apresentam alterações no padrão de mutação de genes de imunoglobulinas e mutações no gene UNG em humanos foram associadas a um tipo de linfoma de células B.

## TDG: onde BER encontra o mecanismo epigenético de desmetilação no DNA

Uma DNA-glicosilase interessante é a timina DNA-glicosilase (TDG). Por muito tempo, imaginou-se que a principal função de TDG era remover T em pareamento T:G que se originava da deaminação oxidativa de 5-meC, a principal modificação epigenética no DNA. Contudo, o painel de substratos de TDG aumentou quando se descobriu um mecanismo fisiológico de oxidação de 5-meC que gera 5-hidroximetilC, 5-formilC e 5-carboxilC (5-hmC, 5-fC e 5-caC) mediado por oxidases denominadas TET (*ten-eleven translocation protein*).[49] Essa oxidação de 5-meC é o mecanismo molecular pelo qual regiões metiladas tornam-se desmetiladas, permitindo o recrutamento de outros reguladores epigenéticos, como modificadores de histonas e remodeladores de cromatina, e da maquinaria de transcrição.

A importância de TDG é evidenciada pelo seguinte fato: ao contrário de todas as outras DNA-glicosilases, o gene *Tdg* é essencial tendo em vista que camundongos knock-out causam letalidade embrionária. De modo inusitado, o mecanismo molecular alterado na ausência de *Tdg* é a via de regulação epigenética da expressão gênica. Embriões Tdg-null apresentam hipermetilação em regiões promotoras enriquecidas com ilhas CpG, acarretando o silenciamento de genes envolvidos no desenvolvimento embrionário.[50] Isso porque, após a oxidação de 5-meC pelas oxidase TET, TDG é responsável pela remoção de 5-hmC, 5-fC ou 5-caC e, após as três etapas subsequentes da via BER, uma C é reintroduzida substituindo a modificação epigenética 5-meC e atenuando o silenciamento gênico. Na ausência de TDG, essa via se encontra completamente bloqueada.

### DNA-glicosilases que removem danos oxidativos: a importância do reparo de bases oxidadas

Em mamíferos, a 8-oxoguanina DNA-glicosilase (OGG1) é a principal enzima responsável pelo reparo dos pares de base 8-oxo-dG:C. Essa enzima é altamente conservada em eucariotos, de fungos a homens, mas não apresenta alta homologia de sequência com proteínas bacterianas envolvidas em reparo de DNA.[49]

Camundongos knock-out para o gene *Ogg1* apresentam um acúmulo de 8-oxo-dG no DNA (particularmente no fígado) associado a um leve aumento (três vezes) na frequência de mutação espontânea.[50,51] Em fígado, esse aumento nos níveis de 8-oxo-dG é mais pronunciado no DNA mitocondrial (mtDNA) do que no DNA nuclear (nDNA); o mtDNA de animais deficientes em *Ogg1* contém cerca de 20 vezes mais 8-oxo-dG em relação aos camundongos normais, indicando que o reparo de 8-oxo-dG nessa organela depende tão somente dessa proteína.[52] Apesar desse aumento, mitocôndrias isoladas de vários órgãos desses animais não apresentam nenhum déficit bioenergético.[53]

Ao contrário do observado em mitocôndrias, uma atividade de *back-up* para a remoção de 8-oxo-dG é observada no núcleo desses camundongos,[50] mediada, principalmente, pela DNA-glicosilase NEIL1 (*endonuclease VIII-like protein 1*),[54] que será discutida adiante. Além disso, a proteína CSB (*Cockayne syndrome group B*), produto de um gene mutado em síndrome de Cokayne e que também é um componente da via NER, participa do reparo de lesões de 8-oxo-dG no nDNA[55] e mtDNA,[56,57] por meio de interações proteicas com os componentes da via BER.

### Adenina DNA-glicosilase (MYH): um componente de um sistema elegante de reversão de bases pareadas incorretamente

Como a base oxidada 8-oxo-dG pode ser pareada com adenina durante a replicação,[58] outra importante DNA-glicosilase na prevenção de mutações causadas por 8-oxo-dG é a proteína MYH [mutY homologue (*E. coli*) ou adenina DNA-glicosilase], que reconhece e remove adenina pareada com 8-oxo-dG, evitando a fixação do dano genotóxico como mutação.[59] O processo para a correção do par 8-oxo-dG:A envolve, além da MYH na etapa inicial de reconhecimento, enzimas relacionadas à subvia LP-BER e, ainda, a troca de DNA-polimerases. Esse mecanismo molecular mais complexo é justificado pela incapacidade que a Pol β apresenta de incorporar C em oposição a 8-oxo-dG após a excisão da A. Em outras palavras, essa DNA-polimerase adicionaria novamente A em oposição a 8-OHdG, o que resultaria em um ciclo fútil de reparo.[60] Para que essa lesão possa ser revertida, após a hidrólise da ligação N-glicosídica da A pela MYH e posterior incisão na direção 5' do sítio abásico pela APE1, a lacuna de um nucleotídeo é protegida pela ligação de proteína de replicação A (RPA) e PCNA. Juntamente, essas duas proteínas promovem a troca de DNA-polimerase, recrutando a Pol l que incorpora corretamente um dCTP em oposição a 8-oxo-dG via LP-BER.[61] Em seguida, FEN1 excisa a alça de nucleotídeos deslocados e, por fim, os terminais 3'-hidroxila e 5'-fosfato são selados pela DNA-ligase I. Esse processo produz um par 8-oxo-dG:C que, por sua vez, é substrato da OGG1 que segue pela subvia SP-BER.[62] A Figura 17.4 apresenta um esquema dessa via.

A importância da glicosilase MYH para a manutenção da integridade do genoma e seu caráter como supressor tumoral são demonstrados pela observação de que mutações hereditárias no gene *MUTYH* predispõem os carreadores ao desenvolvimento de câncer de estômago e colorretal.[63,64] Esses pacientes apresentam um aumento significativo na frequência de transversões G > T (carac-

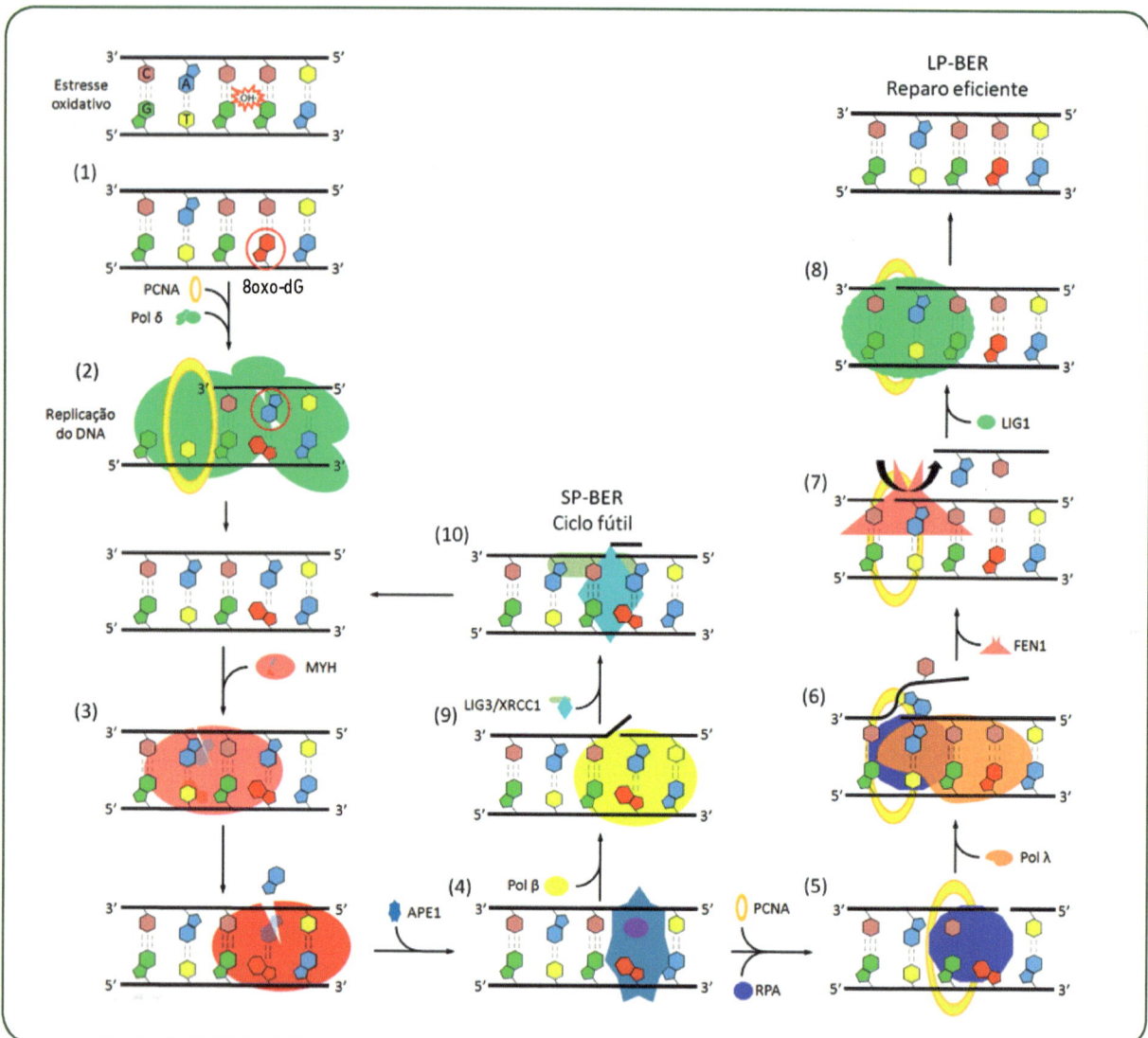

**FIGURA 17.4 –** Modelo de reparo eficiente para o reparo do pareamento incorreto A:8-oxo-dG iniciada por MYH. **[1]** A guanina é atacada pelo radical hidroxila gerando 8-oxo-dG que, **[2]** após a replicação do DNA, acarreta a incorporação errônea de A. **[3]** MYH reconhece o pareamento incorreto e remove a A, formando um sítio abásico. **[4]** APE1 cliva a ligação fosfodiéster 5' do sítio. **[5]** RPA e PCNA protegem a lacuna gerada e **[6]** recrutam a Pol λ, que preenche a lacuna com precisamente com um dCTP. **[7]** PCNA recruta FEN1 que remove o *flap*. **[8]** O corte é selado pela LIG1 restaurando o par C:8-oxo-dG que pode ser reparado pela OGG1 via SP-BER. Alternativamente, no ciclo fútil, **[9]** Pol β incorpora novamente uma A em oposição a 8-oxo-dG e **[10]** O complexo LIG3/XRCC1 não discrimina esse A:8-oxo-dG como pareamento incorreto e fecha a cadeia fosfodiéster, retornando ao par pró-mutagênico inicial.

Fonte: Adaptada de van Loon B, Hübscher U. An 8-oxo-guanine repair pathway coordinated by MUTYH glycosylase and DNA polymerase lambda. Proc Natl Acad Sci U S A. 2009;106:18201-6.

terísticas de lesões oxidativas), em particular no gene da polipose adenomatose familiar (APC), um supressor tumoral, e no proto-oncogogene HRAS (K-ras).[63]

### DNA-glicosilases homólogas a nth e nei de *E. coli*: reparo de pirimidinas oxidadas e *back-up* da atividade de OGG1

Enquanto OGG1 especificamente reconhece e remove oxidações de purinas, a nth-like 1 (NTH1), uma DNA-glicosilase bifuncional homóloga à endonuclease III de *E. coli*, é a principal responsável em remover pirimidinas oxidadas em mamíferos.[65] Entre essas modificações, algumas (p. ex., 5-hidroxicitosina (5-OH-C) e 5-hidroxiuracila (5-OH-U) são mutagênicas por alterar o pareamento canônico; outras (p. ex., timinaglicol (Tg) e 5,6-diidrouracila (DHU)) podem induzir a morte celular por meio de sua habilidade em bloquear a DNA e RNA-polimerases.[66] Essa enzima tem um amplo espectro de substratos, e sua atividade catalítica é estimulada pela proteína XPG (*xeroderma pigmentosum complementation group G*),[67] o que poderia explicar a sensibilidade a agentes oxidantes em linhagens de pacientes XP-G.

A DNA-glicosilase NTH, assim como MYH, também é caracterizada por exercer uma importante função na manutenção da integridade genômica. Isso decorre da caracterização de mutações hereditárias no gene *NTHL1*[68,69] em indivíduos com polipose adenomatosa e câncer colorretal. Indivíduos portadores de mutações patogênicas apresentam um aumento significativo na frequência de transições C > T, uma assinatura mutacional encontrada em tumores contendo mutações somáticas em *NTHL1.70*

Outras três enzimas, NEIL1, NEIL2 e NEIL3 (nei-like), homólogas à endonuclease VIII de *E. coli*, também removem pirimidinas oxidadas.[68,69] A principal atividade desempenhada por NEIL1, porém, é a remoção de formamidopirimidinas, um produto da degradação oxidativa do anel de purinas. Interessantemente, a ablação de NEIL1 em modelo animal resulta em um fenótipo semelhante à síndrome metabólica, caracterizada por obesidade severa, dislipidemia, esteatose hepática e tendência de desenvolvimento de hiperinsulinemia[70] e intimamente relacionada com disfunções mitocondriais, nas quais NEIL1 também foi detectada.[71] NEIL2 e NEIL3 apresentam uma especificidade por substrato semelhante à sua paráloga NEIL1. Todavia, NEIL3 apresenta uma afinidade pronunciada por formamidopirimidinas e produtos da oxidação adicional da 8-oxo-dG, especialmente em DNA de fita simples e em estruturas na forma de bolhas.[72]

### DNA-glicosilases para outras modificações de bases

Danos no DNA causados por agente alquilantes são pronunciadamente citotóxicos, apesar de pouco mutagênicos. Em mamíferos, a MPG é a única DNA-glicosilase capaz de remover danos alquilantes no DNA. Essa enzima reconhece, particularmente, 3-metiladenina (3-meA), uma modificação de base altamente citotóxica capaz de bloquear a replicação e a transcrição.[73]

Assim como UNG e SMUG1, timina-DNA-glicosilase (TDG) e a proteína domínio de ligação com metil-CpG 4 (MBD4) também removem U mal pareada com G. No entanto, a principal função biológica de ambas parece ser o reparo de timina pareada com G. A re-levância desse mecanismo de reparo origina-se do fato de citosinas metiladas (5-meC) em sítios CpG poderem sofrer deaminação gerando T, encontrada normalmente no DNA.[74]

De maneira semelhante, MDB4 repara T:G ou U:G, além de T pareada incorretamente com O⁶-metil-guanina (O⁶-meG). A afinidade por esse último substrato (T:O⁶-meG), somada à capacidade dessa DNA-glicosilase em interagir com a proteína domínio de morte associada à Fas (FADD), pode explicar a alta resistência a agentes antineoplásicos (especificamente aqueles que induzem citotoxicidade por meio da metilação da posição O⁶ da guanina) observada em tumores contendo mutações em *MBD4*.[75] Essa glicosilase tem um domínio aminoterminal de ligação com metil-CpG, o que restringe a atividade de MBD4 a regiões de sítios de metilação CpG.

## MUTAÇÕES E POLIMORFISMOS EM GENES DE BER E CÂNCER

Enquanto mutações em genes de outras vias de reparo de DNA, como os genes *XP* da via NER e genes da via de reparo de pareamentos errôneos, são diretamente associadas ao aumento da suscetibilidade dos portadores a vários tipos de câncer,[76] as duas únicas proteínas da via BER para a qual uma relação direta entre algumas mutações (de linhagem parental) e o aparecimento de tumores foi observada são as proteínas MYH e NTH (genes MUTYH e NTHL1), mutada em polipose adenomatose e câncer colorretal,[63,64] câncer gástrico[77] e outras neoplasias. Mesmo para esse gene, associações de mutações com outros tipos de cânceres, como câncer de pulmão, são fracas.[78]

Para outros genes de proteínas da via BER, algumas evidências sugerem que polimorfismos relativamente abundantes na população podem contribuir como fatores de risco para o desenvolvimento de tumores.[79] Um polimorfismo no gene que codifica a DNA-glicosilase OGG1, Ser326Cis, em particular, tem sido associado com elevado risco de desenvolvimento de vários tumores, incluindo pulmão.[80] A variante cisteína 326, de fato, apresenta alterações significativas nas suas propriedades catalíticas, o que poderia explicar sua associação com o desenvolvimento de tumores.[81]

Outro gene de uma proteína essencial da via BER que apresenta variações polimórficas associadas ao risco aumentado de desenvolvimento de tumores é o *Xrcc1*, que codifica a proteína XRCC1. Essa proteína não tem atividade catalítica conhecida, mas coordena as diferentes etapas da via BER por meio de interações proteicas com os diferentes componentes enzimáticos da via.[82] Por um lado, o variante Gln/Gln do lócus polimórfico Arg399Gln é associado com elevado risco de câncer de próstata[83] e de pulmão em algumas populações, mas não em outras.[84] Por outro lado, ao passo que, sozinho, o genótipo Gln/Gln de XRCC1 não aumenta o risco de desenvolvimento de leucemia linfoblastoide aguda em crianças, em combinação com variantes polimórficos em OGG1 e MYH, o risco é significativamente elevado.[85]

Essas observações sugerem que alterações nas proteínas envolvidas na via BER podem desempenhar papéis importantes na suscetibilidade ao desenvolvimento de tumores, assim como na resposta a agentes quimioterápicos. De fato, estratégias de diminuição da capacidade de BER para a sensibilização de tumores a agentes quimioterápicos têm sido propostas recentemente.[86,87] Portanto, o melhor entendimento dos mecanismos de formação e do reparo de lesões oxidativas em DNA possibilitará o desenvolvimento de estratégias mais eficazes e específicas tanto para a prevenção como para o manejo de tumores.

## REFERÊNCIAS

1. Kowaltowski AJ, de Souza-Pinto NC, Castilho RF, et al. Mitochondria and reactive oxygen species. Free Radic Biol Med. 2009;47:333-43.

2. Felix K, Lengfelder E, Hartmann HJ, et al. A pulse radiolytic study on the reaction of hydroxyl and superoxide radicals with yeast Cu(I)-thionein. Biochim. Biophys Acta. 1993;1203:104-8.

3. Cooke MS, Evans MD, Dizdaroglu M, et al. Oxidative DNA damage: mechanisms, mutation, and disease. FASEB J. 2003;17;1195-214.

4. Evans MD, Dizdaroglu M, Cooke MS. Oxidative DNA damage and disease: induction, repair and significance. Mutat Res. 2004;567;1-61.

5. Moriya MC, Bodepudi V, et al. Site-specific mutagenesis using a gapped duplex vector: a study of translesion synthesis past 8-oxodeoxyguanosine in E. coli. Mutat Res. 1991;254:281-8.

6. Aller P, Rould MA, Hogg M, et al. A structural rationale for stalling of a replicative DNA polymerase at the most common oxidative thymine lesion, thymine glycol. Proc Natl Acad Sci U S A. 2009;104:814-8.

7. Maynard S, Schurman SH, Harboe C, et al. Base excision repair of oxidative DNA damage and association with cancer and aging. Carcinogenesis. 2009;30:2-10.

8. Kuchino Y, Mori F, Kasai H, et al. Misreading of DNA templates containing 8-hydroxydeoxyguanosine at the modified base and at adjacent residues. Nature. 1987;327:77-9.

9. Kalam M A, Haraguchi K, Chandani S, et al. Genetic effects of oxidative DNA damages: comparative mutagenesis of the imidazole ring-opened formamidopyrimidines (Fapy lesions) and 8-oxo-purines in simian kidney cells. Nucleic Acids Res. 2006;34;2305-15.

10. Tsuzuki T, Nakatsu Y, Nakabeppu Y. Significance of error-avoiding mechanisms for oxidative DNA damage in carcinogenesis. Cancer Sci. 2007;98:465-70.

11. Colussi C, Parlanti E, Degan P, et al. The mammalian mismatch repair pathway removes DNA 8-oxodGMP incorporated from the oxidized dNTP pool. Curr Biol. 2002;12:912-8.

12. Gorbunova V, Seluanov A, Mao Z. Changes in DNA repair during aging. Nucleic Acids Res. 2007;35:7466-74.

13. Sancar A, Lindsey-Boltz LA, Unsal-Kacmaz K. Molecular mechanisms of mammalian DNA repair and the DNA damage checkpoints. Annu Rev Biochem. 2004;73:39-85.

14. Charlet-Berguerand N, Feuerhahn S, Kong SE, et al. RNA polymerase II bypass of oxidative DNA damage is regulated by transcription elongation factors. EMBO J. 2006;25:5481-91.

15. Ghosh R, Mitchell DL. Effect of oxidative DNA damage in promoter elements on transcription factor binding. Nucleic Acids Res. 1999;27:3213-8.

16. Opresko PL, Fan J, Danzy S, et al. Oxidative damage in telomeric DNA disrupts recognition by TRF1 and TRF2. Nucleic Acids Res. 2005;33:1230-9.

17. Wang Z, Rhee DB, Lu J, et al. Characterization of oxidative Guanine damage and repair in mammalian telomeres. PLoS Genet. 2010;6:e1000951.

18. Loft S, Poulsen HE. Cancer risk and oxidative DNA damage in man. J Mol Med. 1996;74:297-312.

19. Hudson E K, Hogue BA, Souza-Pinto NC, et al. Age-associated change in mitochondrial DNA damage. Free Radic Res. 1998;29:573-79.

20. Crawford J, Cohen HJ. Relationship of cancer and aging. Clin Geriatr Med. 1997;3:419-32.

21. Ames BN, Gold LS. The causes and prevention of cancer: gaining perspective. Environ Health Perspect. 1997;105(4):865-73.

22. Loft S, Moller P. Oxidative DNA damage and human cancer: need for cohort studies. Antioxid Redox Signal. 2006;8:1021-31.

23. Xie Y, Yang H, Cunanan C, et al. Deficiencies in mouse Myh and Ogg1 result in tumor predisposition and G to T mutations in codon 12 of the K-ras oncogene in lung tumors. Cancer Res. 2004;64:3096-102.

24. Park JH, Gelhaus S, Vedantam S, et al. The pattern of p53 mutations caused by PAH o-quinones is driven by 8-oxo-dGuo formation while the spectrum of mutations is determined by biological selection for dominance. Chem Res Toxicol. 2008;21:1039-49.

25. Lindahl T. Instability and decay of the primary structure of DNA. Nature. 1993;362:709-15.

26. Friedberg EC, Aguilera A, Gellert M, et al. DNA repair: from molecular mechanism to human disease. DNA Repair (Amst). 2006;5:986-96.

27. Seeberg E, Eide L, Bjoras M. The base excision repair pathway. Trends Biochem Sci. 1995;20:391-7.

28. Lindahl T. An N-glycosidase from Escherichia coli that releases free uracil from DNA containing deaminated cytosine residues. Proc. Natl. Acad. Sci. U S A. 1974;71:3649-53.

29. Kaplan JC, Kushner SR, Grossman L. Enzymatic repair of DNA, 1. Purification of two enzymes involved in the excision of thymine dimers from ultraviolet-irradiated DNA. Proc Natl Acad Sci U SA. 1969;63:144-51.

30. Hayakawa H, Sekiguchi M. [A new repair pathway which involves direct excision of bases from DNA (author's transl)]. Tanpakushitsu Kakusan Koso. 1979;24:639-51.

31. Lindahl T. DNA glycosylases, endonucleases for apurinic/apyrimidinic sites, and base excision-repair. Prog. Nucleic Acid Res Mol Biol. 1979;22:135-92.

32. Dianov G, Lindahl T. Reconstitution of the DNA base excision-repair pathway. Curr Biol. 1994;4:1069-76.

33. Frosina G, Fortini P, Rossi O. Two pathways for base excision repair in mammalian cells. J Biol Chem. 1996;271:9573-8.

34. Sobol RW, Watson DE, Nakamura J, et al. Mutations associated with base excision repair deficiency and methylation-induced genotoxic stress. Proc Natl Acad Sci U S A. 2002;99:6860-5.

35. Dizdaroglu M. Base-excision repair of oxidative DNA damage by DNA glycosylases. Mutat Res. 2005;591:45-9.

36. Nakabeppu Y. Regulation of intracellular localization of human MTH1, OGG1, and MYH proteins for repair of oxidative DNA damage. Prog Nucleic Acid Res Mol Biol. 2001;68:75-94.

37. Olsen LC, Aasland R, Wittwer CU, et al. Molecular cloning of human uracil-DNA glycosylase, a highly conserved DNA repair enzyme. EMBO J. 1989;8:3121-5.

38. Nilsen H, Rosewell I, Robins P, et al. Uracil-DNA glycosylase (UNG)-deficient mice reveal a primary role of the enzyme during DNA replication. Mol Cell. 2000;5:1059-65.

39. Nilsen H, Haushalter KA, Robins P, et al. Excision of deaminated cytosine from the vertebrate genome: role of the SMUG1 uracil-DNA glycosylase. EMBO J. 2001;20:4278-86.

40. Masaoka A, Matsubara M, Hasegawa R, et al. Mammalian 5-formyluracil-DNA glycosylase. 2. Role of SMUG1 uracil--DNA glycosylase in repair of 5-formyluracil and other oxidized and deaminated base lesions. Biochemistry. 2003;42:5003-12.

41. Di Noia JM, Neuberger MS. Molecular mechanisms of antibody somatic hypermutation. Annu Rev Biochem. 2007;76:1-22.

42. Ide H, Kotera M. Human DNA glycosylases involved in the repair of oxidatively damaged DNA. Biol Pharm Bull. 2004;27:480-5.

43. Klungland A, Rosewell I, Hollenbach S, et al. Accumulation of premutagenic DNA lesions in mice defective in removal of oxidative base damage. Proc Natl Acad Sci U S A. 1999;96:13300-5.

44. Minowa O, Arai T, Hirano M, et al. Mmh/Ogg1 gene inactivation results in accumulation of 8-hydroxyguanine in mice. Proc Natl Acad Sci U S A. 2000;97:4156-61.

45. de Souza-Pinto NC, Eide L, Hogue BA, et al. Repair of 8-oxodeoxyguanosine lesions in mitochondrial dna depends on the oxoguanine DNA glycosylase (OGG1) gene and 8-oxoguanine accumulates in the mitochondrial DNA of OGG1-defective mice. Cancer Res. 2001;61:5378-81.

46. Stuart JA, Bourque BM, de Souza-Pinto NC, et al. No evidence of mitochondrial respiratory dysfunction in OGG1-null mice deficient in removal of 8-oxodeoxyguanine from mitochondrial DNA. Free Radic Biol Med. 2005;38:737-45.

47. Morland I, Rolseth V, Luna L, et al. Human DNA glycosylases of the bacterial Fpg/MutM superfamily: an alternative pathway for the repair of 8-oxoguanine and other oxidation products in DNA. Nucleic Acids Res. 2002;30:4926-36.

48. Osterod M, Larsen E, Le PF, et al. A global DNA repair mechanism involving the Cockayne syndrome B (CSB) gene product can prevent the in vivo accumulation of endogenous oxidative DNA base damage. Oncogene. 2002;21:8232-9.

49. Aamann MD, Sorensen MM, Hvitby C, et al. Cockayne syndrome group B protein promotes mitochondrial DNA stability by supporting the DNA repair association with the mitochondrial membrane. FASEB J. 2010;24:2334-46.

50. Kamenisch Y, Fousteri M, Knoch J, et al. Proteins of nucleotide and base excision repair pathways interact in mitochondria to protect from loss of subcutaneous fat, a hallmark of aging. J Exp Med. 2010;207:379-90.

51. Shibutani S, Takeshita M, Grollman AP. Insertion of specific bases during DNA synthesis past the oxidation--damaged base 8-oxodG. Nature. 1991;349:431-4.

52. Shinmura K, Yamaguchi S, Saitoh T, et al. Adenine excisional repair function of MYH protein on the adenine:8--hydroxyguanine base pair in double-stranded DNA. Nucleic Acids Res. 2000;28:4912-8.

53. Hashimoto K, Tominaga Y, Nakabeppu Y, et al. Futile short-patch DNA base excision repair of adenine:8-oxo-guanine mispair. Nucleic Acids Res. 2004;32:5928-34.

54. Maga G, Crespan E, Wimmer U, et al. Replication protein A and proliferating cell nuclear antigen coordinate DNA polymerase selection in 8-oxo-guanine repair. Proc Natl Acad Sci U S A. 2008;105:20689-94.

55. van Loon B, Hübscher U. An 8-oxo-guanine repair pathway coordinated by MUTYH glycosylase and DNA polymerase lambda. Proc Natl Acad Sci U S A. 2009;106:18201-6.

56. Al-Tassan N, Chmiel NH, Maynard J, Fleming N, Livingston AL, Williams GT, et al. Inherited variants of MYH associated with somatic G:C-->T:A mutations in colorectal tumors. Nat Genet. 2002;30:227-32.

57. Sieber O M, Lipton L, Crabtree M, et al. Multiple colorectal adenomas, classic adenomatous polyposis, and germ--line mutations in MYH. N Engl J Med. 2003;348:791-9.

58. Dizdaroglu M, Karahalil B, Senturker S, et al. Excision of products of oxidative DNA base damage by human NTH1 protein. Biochemistry. 1999;38:243-6.

59. Barnes DE, Lindahl T. Repair and genetic consequences of endogenous DNA base damage in mammalian cells. Annu Rev Genet. 2004;38:445-76.

60. Klungland A, Hoss M, Gunz D, et al. Base excision repair of oxidative DNA damage activated by XPG protein. Mol Cell. 1999;3:33-42.

61. Weren RD, Ligtenberg MJ, Kets CM, et al. A germline homozygous mutation in the base-excision repair gene NTHL1 causes adenomatous polyposis and colorectal cancer. Nat Genet. 2015;47:668-71.

62. Grolleman J, de Voer RM, Elsayed FA, et al. Mutational Signature Analysis Reveals NTHL1 Deficiency to Cause a Multi-tumor Phenotype. Cancer Cell. 2019;35:256-66.

63. Drost J, van Boxtel R, Blokzijl F, et al. Use of CRISPR-modified human stem cell organoids to study the origin of mutational signatures in cancer. Science. 2017;358:234-38.

64. Rosenquist TA, Zaika E, Fernandes AS, et al. The novel DNA glycosylase, NEIL1, protects mammalian cells from radiation-mediated cell death. DNA Repair (Amst). 2003;2:581-91.

65. Dou H, Mitra S, Hazra TK. Repair of oxidized bases in DNA bubble structures by human DNA glycosylases NEIL1 and NEIL2. J Biol Chem. 2003;278:49679-84.

66. Vartanian V, Lowell B, Minko IG, et al. The metabolic syndrome resulting from a knockout of the NEIL1 DNA glycosylase. Proc Natl Acad Sci U S A. 2006;103:1864-9.

67. Hu J, de Souza-Pinto NC, Haraguchi K, et al. Repair of formamidopyrimidines in DNA involves different glycosylases: role of the OGG1, NTH1, and NEIL1 enzymes. J Biol Chem. 2005;280:40544-51.

68. Liu M, Bandaru V, Bond JP, et al. The mouse ortholog of NEIL3 is a functional DNA glycosylase in vitro and in vivo. Proc Natl Acad Sci U S A 2010;107:4925-30.

69. Chakravarti D, Ibeanu GC, Tano K, et al. Cloning and expression in Escherichia coli of a human cDNA encoding the DNA repair protein N-methylpurine-DNA glycosylase. J Biol Chem. 1991;266:15710-5.

70. Visnes T, Doseth B, Pettersen HS, et al. Uracil in DNA and its processing by different DNA glycosylases. Philos Trans R Soc Lond B Biol Sci. 2009;364:563-8.

71. Cortellino S, Turner D, Masciullo V, et al. The base excision repair enzyme MED1 mediates DNA damage response to antitumor drugs and is associated with mismatch repair system integrity. Proc Natl Acad Sci U S A. 2003;100:15071-6.

72. Hoeijmakers JH. Genome maintenance mechanisms for preventing cancer. Nature. 2001;411:366-74.

73. Zhang Y, Liu X, Fan Y, et al. Germline mutations and polymorphic variants in MMR, E-cadherin and MYH genes associated with familial gastric cancer in Jiangsu of China. Int J Cancer. 2006;119:2592-6.

74. Al-Tassan N, Eisen T, Maynard J, et al. Inherited variants in MYH are unlikely to contribute to the risk of lung carcinoma. Hum Genet. 2004;114:207-10.

75. Tudek B. Base excision repair modulation as a risk factor for human cancers. Mol Aspects Med. 2007;28:258-75.

76. Hatt L, Loft S, Risom L et al. OGG1 expression and OGG1 Ser326Cys polymorphism and risk of lung cancer in a prospective study. Mutat Res. 2008;639:45-54.

77. Hill JW, Evans MK. Dimerization and opposite base--dependent catalytic impairment of polymorphic S326C OGG1 glycosylase. Nucleic Acids Res. 2006;34:1620-32.

78. Campalans A, Marsin S, Nakabeppu Y et al. XRCC1 interactions with multiple DNA glycosylases: a model for its recruitment to base excision repair. DNA Repair (Amst). 2005;4:826-35.

79. Ritchey JD, Huang WY, Chokkalingam AP, et al. Genetic variants of DNA repair genes and prostate cancer: a population-based study. Cancer Epidemiol. Biomarkers Prev. 2005;14:1703-9.

80. Kiyohara C, Takayama K, Nakanishi Y. Association of genetic polymorphisms in the base excision repair pathway with lung cancer risk: a meta-analysis. Lung Cancer. 2006;54:267-83.

81. Stanczyk M, Sliwinski T, Cuchra M, et al. The association of polymorphisms in DNA base excision repair genes XRCC1, OGG1 and MUTYH with the risk of childhood acute lymphoblastic leukemia. Mol Biol Rep. 2011;38(1):445-51.

82. Adhikari S, Choudhury S, Mitra PS, et al. Targeting base excision repair for chemosensitization. Anticancer Agents Med Chem. 2008;8:351-7.

83. Comen EA, Robson M. Inhibition of poly(ADP)-ribose polymerase as a therapeutic strategy for breast cancer. Oncology (Williston. Park). 2010;24:55-62.

84. Wei B, Zhou Y, Xu Z, Ruan J, Zhu M, Jin K, et al. XRCC1 Arg399Gln and Arg194Trp polymorphisms in prostate cancer risk: a meta-analysis. Prostate cancer and prostatic diseases, 2011;14(3):225-231.

85. Stanczyk M, Sliwinski T, Cuchra M, Zubowska M, Bielecka-Kowalska A, Kowalski , et al. The association of polymorphisms in DNA base excision repair genes XRCC1, OGG1 and MUTYH with the risk of childhood acute lymphoblastic leukemia. Molecular biology reports, 2011;38(1):445-451.

86. Adhikari S, Choudhury S, Mitra PS, Dubash JJ, Sajankila SP, Roy R. Targeting base excision repair for chemosensitization. Anti-Cancer Agents in Medicinal Chemistry (Formerly Current Medicinal Chemistry-Anti-Cancer Agents), 2008;8(4), 351-357.

87. Leguisamo NM, Gloria HC, Kalil AN, Martins TV, Azambuja DB, Meira LB, et al. Base excision repair imbalance in colorectal cancer has prognostic value and modulates response to chemotherapy. Oncotarget, 2017;8(33):54199.

# Vias de Transdução de Sinais

Marília Meira Dias
José Barreto Campello Carvalheira

## DESTAQUES

- A transdução de sinal é o mecanismo no qual as células empregam mensageiros secundários para se comunicarem, coordenando as diferentes atividades nos diversos tipos de tecidos e órgãos.
- A comunicação entre as células é realizada por meio de sinais químicos que atravessam a membrana plasmática ou interagem com os receptores presentes na superfície celular. Grande parte dos receptores são proteínas transmembrana que se ligam a moléculas sinalizadoras e geram segundos mensageiros no interior celular.
- Os segundos mensageiros são moléculas capazes de amplificar os estímulos transmitidos pelas moléculas sinalizadoras e disparar respostas celulares.
- As moléculas de sinalização intracelulares funcionam como interruptores moleculares que permitem oscilar entre dois estados dependendo da natureza do sinal: ligadas, quando atuam como sinais no desencadeamento dos eventos celulares, ou desligadas, quando não favorecem a propagação do sinal.

## INTRODUÇÃO

A arquitetura apropriada de um tecido depende da manutenção correta das proporções de seus diferentes constituintes celulares por meio da reposição de células perdidas e do descarte de células extras ou não mais necessárias. O sucesso dos organismos multicelulares em criar tecidos e órgãos harmônicos e funcionais depende da capacidade das células individualizadas de se comunicarem umas com as outras, não apenas provendo fatores de crescimento que estimulem sua proliferação, mas liberando fatores inibidores do crescimento que desencorajam tal ação, garantindo a manutenção do equilíbrio local.

As células recebem sinais do ambiente interno e externo por meio de moléculas capazes de iniciar cascatas de sinalização, os ligantes. Uma grande variedade de ligantes regula a atividade celular incluindo proteínas, aminoácidos, lipídeos, nucleotídeos e gases. Esses sinais são, então, processados e integrados por complexos circuitos no interior celular.

A necessidade de receber sinais extracelulares na superfície celular e de transferi-los para o citoplasma criou um problema bioquímico desafiador, uma vez que os espaços intra e extracelular são separados por uma bicamada lipídica, a membrana plasmática. Assim, as células vivas percebem o ambiente por meio de seus receptores, que podem ser transmembrana ou intracelulares. Os receptores tornam-se ativos ao se ligarem a moléculas sinalizadoras, o mensageiro primário, e geram sinais secundários por segundos mensageiros presentes no interior da célula. Os segundos mensageiros, por sua vez, têm sua concentração aumentada no interior celular, em resposta ao sinal recebido, e o passam adiante ao alterar o estado de proteínas celulares específicas. O processo pelo qual uma célula converte o sinal extracelular em uma resposta é denominado "transdução de sinal". As vias de transdução de sinais podem ser divididas em três etapas: recepção, transdução/propagação do sinal e indução da resposta.

## A RECEPÇÃO DO SINAL

Grande parte dos sinais extracelulares, como os fatores de crescimento, liga-se a receptores presentes na membrana plasmática enquanto outros, como o cortisol, difundem-se dentro da célula e ligam-se a receptores presentes no citoplasma e núcleo. A união do receptor com o ligante induz a ativação de cascatas de sinalização variadas no interior da célula. Em meados de 1980, diversos receptores celulares de metazoários foram descritos e classificados em famílias distintas de acordo com os ligantes que reconhecem, as respostas biológicas que induzem e suas estruturas primárias.

### Receptores tirosina-quinases

Os receptores tirosina-quinases (RTKs) estão entre os primeiros a serem identificados e relacionados à tumorigênese e são responsáveis por catalisar a transferência do fosfato do trifosfato de adenosina (ATP) para os resíduos tirosina de suas proteínas-alvo. Os RTKs têm papel importante no controle dos processos celulares mais fundamentais como ciclo, migração, metabolismo e sobrevivência celular, assim como na proliferação e diferenciação da célula.[1,2]

Os RTKs caracterizam-se por apresentar um domínio de ligação extracelular conectado a um domínio citoplasmático por uma simples hélice transmembrana. A porção citoplasmática contém um domínio tirosina-quinase conservado e sequências regulatórias adicionais sujeitas à transfosforilação e fosforilação por proteínas quinase heterólogas.[1,2]

Com a exceção das famílias do receptor de insulina (IR) e do receptor do fator de crescimento análogo à insulina (IGF), todas as RTKs (como o receptor do fator de crescimento epidérmico, EGF, e o receptor do fator de crescimento derivado de plaquetas, PDGF) presentes na membrana celular são monômeros. Os membros da família IR apresentam-se como dímeros de duas cadeias polipeptídicas, formando um heterodímero $\alpha2\beta2$. A ligação da insulina ao domínio externo $\alpha$ do IR induz o rearranjo da estrutura heterotetramérica, levando ao aumento da transfosforilação do domínio citoplasmático $\beta$. Como as formas ativas do IR e dos RTKs monoméricos são ambas diméricas, os mecanismos de sinalização desses receptores são similares.

Diversos ligantes são também descritos como dímeros, sendo compostos por duas subunidades proteicas idênticas (homodímeros), como o PDGF, ou por subunidades semelhantes, mas não idênticas (heterodímeros). Na ausência de um ligante, os receptores dos fatores de crescimento apresentam-se dispersos na membrana plasmática sob a forma monomérica. Quando em contato com seu ligante, o complexo ligante-receptor vaga pela membrana plasmática até encontrar outra molécula receptora na qual a segunda subunidade do ligante irá se associar, resultando em uma ligação cruzada das duas moléculas receptoras. Assim, cada um dos domínios quinase dos receptores fosforilam os resíduos tirosina presentes da porção citoplasmática do outro receptor. Essa fosforilação bidirecional e recíproca recebe o nome de transfosforilação. A transfosforilação em tirosina do domínio quinase do receptor leva a um estado de alta atividade, estimulando a fosforilação de outros sítios do receptor, e criando sítios de ligação para o domínio homólogo a Src 2 (SH2) e fosfotirosina. Os domínios SH2 e fosfotirosina servem como locais de ancoragem para o reconhecimento e recrutamento de proteínas contendo domínio SH2, (como Ras-proteína ativadora da GTPase – GAP) ou proteínas adaptadoras (como a proteína ligada ao receptor do fator de crescimento 2 – Grb2 e Shc). Essas proteínas, por sua vez, pelos domínios SH2 e domínio homólogo a Src 3 (SH3) podem se ligar a outras moléculas ou cascatas de sinalização, como Ras/proteinoquinase ativada por mitógenos (MAPK).[3]

O modelo de dimerização de receptores explica como os receptores de fatores de crescimento podem participar na formação de cânceres quando suas moléculas receptoras encontram-se hiperexpressas. Uma vez que esses receptores encontram-se livres para moverem-se lateralmente pela membrana plasmática, quantidades elevadas fazem com que se colidam frequentemente. Esses encontros, como a dimerização gerada pela união com os ligantes, podem iniciar a transfosforilação dos receptores, acarretando em sua ativação e emissão do sinal. Além disso, a expressão aumentada dos receptores pode fazer com que células tumorais tornem-se hiper-responsivas mesmo às baixas concentrações dos fatores de crescimento.

Em células tumorais, inúmeros RTKs, incluindo as famílias de receptores ErbB e dos fatores de crescimento endotelial vascular (VEGFs), tornam-se ativos por diversos mecanismos como mutações que geram ativação constitutiva dos receptores, hiperexpressão e produção autócrina ou parácrina de seus respectivos ligantes.

## Receptores associados a tirosina-quinases

Alguns receptores, como os receptores de eritropoietina, os receptores de trombopoietina e os receptores de interferon, não apresentam atividade enzimática intrínseca, mas estimulam moléculas tirosina-quinases associadas a eles. Nesse caso, as enzimas responsáveis, denominadas "Janus quinases" (Jaks), são polipeptídeos separados que se associam aos domínios citoplasmáticos desses receptores por meio de ligações não covalentes. Quando as moléculas receptoras dessa classe dimerizam-se em resposta à união com o ligante, as Jaks associadas também se dimerizam e ativam umas as outras. As Jaks ativadas, então, procedem a fosforilação das caudas C-terminais desses receptores, criando receptores que são ativados para emitirem sinais, assim como os RTKs. Recentemente, essa família de receptores tem sido relacionada na carcinogênese de diversos tumores por meio da ativação da família dos transdutores de sinal e ativadores de transcrição (STATs). A JAK1, por exemplo, é a principal ativadora da STAT3. Uma vez fosforilada, a STAT3 dimeriza-se e migra para o núcleo, onde atua na ativação de inúmeros genes alvo. A expressão de importantes mediadores da angiogênese como VEGF, fator 1α induzível por hipóxia (HIF1α) e fator de crescimento fibroblástico básico (bFGF) é controlada pela STAT3.[4,5] Normalmente, a atividade da STAT3 é finamente regulada por meio de diversos mecanismos de retroalimentação e sua atividade prolongada tem sido relacionada a diversos cânceres como mama, cólon, pulmão, pele e próstata.[6-8] A regulação da STAT3 é mediada pela fosfatase SHP e pelo produto do gene induzido pela própria STAT3, o supressor 3 da sinalização de citocinas (SOCS3).[9]

## Receptores serina-treonina quinases

Os receptores do fator de transformação de crescimento-β (TGF-β) são proteínas transmembrana que apresentam domínio quinase intracelular capaz de fosforilar resíduos de serina e treonina. Os receptores de TGF-β são subdivididos em dois tipos: receptores do tipo I e tipo II. A interação com o ligante induz a associação dos receptores dos tipos I e II, e favorece a fosforilação unidirecional do receptor tipo I pelo receptor tipo II, ativando seu domínio quinase. O receptor tipo I ativado é, então, capaz de propagar sinais por meio dos mediadores intracelulares da família Smad e MAPK.

As proteínas Smad são funcionalmente divididas em três classes: a Smad regulada pelo receptor (R-Smad), a Smad comediadora (Co-Smad) e a Smad inibitória (I-Smad).[10] As R-Smads são diretamente fosforiladas e ativadas pelos receptores TGF-β do tipo I, sofrendo homotrimerização e formando um complexo com a co-Smad. O complexo ativado, por sua vez, transloca-se para o núcleo e, em conjunto com outros cofatores nucleares, regula a transcrição de genes-alvo. As I-Smads regulam negativamente a sinalização do TGF-β por meio da competição com R-Smad pelo receptor ou pela interação com co-Smad e pela marcação do receptor para degradação.

Os membros da família do TGF-β regulam diversas funções celulares como proliferação, diferenciação, migração e deposição da matriz extracelular. Durante o processo de tumorigênese, as células malignas transformadas geralmente não respondem aos efeitos supressores do TGF-β, que passa a agir como fator autócrino de promoção tumoral, aumentando a capacidade de invasão e metástase da célula.[11]

## Receptores tirosina fosfatases

Os receptores tirosina fosfatases (RPTPs) são proteínas transmembrana que apresentam uma porção extracelular variável e um domínio transmembrana único. A atividade catalítica desses receptores reside nos motivos fosfatase presentes no domínio intracelular. Mais de 30 diferentes RPTPs foram caracterizados e agrupados conforme seus diferentes tipos estruturais, baseados nas sequências de seus domínios extracelulares diversificados. Muitos RPTPs são considerados receptores órfãos, uma vez que seus ligantes fisiológicos não são conhecidos. É sabido, entretanto, que grande parte dos sinais gerados pelos RPTPs para as células envolve desfosforilação de resíduos tirosina específicos. O RPTP CD45 pode se ligar e desfosforilar diretamente a proteína JAK, sugerindo um papel dos RPTPs na regulação da sinalização mediada por receptores de citocinas.[12] Diversos RPTPs apresentam como substratos proteínas envolvidas na adesão celular.

## Receptores da família *Notch*

A via de sinalização *Notch* é ativada por meio do contato célula-célula como resultado da interação entre os receptores *Notch* e seus ligantes Delta ou Jagged. Após se unir ao ligante, a *Notch* é sucessivamente clivada por duas proteases. Um dos fragmentos de *Notch* resultantes, o domínio intracelular da *Notch*, pode, então, translocar-se para o núcleo e atuar como parte de um complexo de fatores transcricionais que ativa a expressão de uma série de genes. O domínio da *Notch* não pode se ligar diretamente ao DNA, mas pode heterodimerizar com o fator transcricional CLS, que se liga ao DNA, e ativar a transcrição de genes-alvo. Na ausência do ligante, o CLS é também responsável por reprimir os genes-alvo da *Notch* por meio do recrutamento de complexos correpressores. Devido à aparente ausência de mensageiros secundários, acredita-se que a família de receptores *Notch* e seus ligantes façam parte de um dos mecanismos mais primitivos de sistema de sinalização transmembrana. A sinalização mediada por *Notch* apresenta papel importante na regulação de processos celulares fundamentais como proliferação, manutenção das células-tronco e diferenciação celular durante a embriogênese e o desenvolvimento adulto. Mutações na sinalização *Notch* têm sido associadas às leucemias de células T e aos cânceres de cólon e mama.[13-17]

## Receptores ligados à proteína G

Os receptores ligados à proteína G heterotrimérica (GPCRs) constituem a maior classe de receptores localizados na superfície celular e representam mais de 2% de todos os genes codificados pelo genoma humano. Essa presença elevada se explica uma vez que esses genes codificam os receptores para funções fisiológicas-chave, como neurotransmissão, liberação de hormônios e enzimas de glândulas endócrinas e exócrinas, contração muscular, regulação da pressão sanguínea, entre outras.[18] Os ligantes para GPCRs são quimicamente diversos e incluem neurotransmissores, hormônios e fosfolipídios. Células malignas, entretanto, empregam as funções fisiológicas normais dos GPCRs para sobreviver, proliferar de maneira autônoma, evadir o sistema imune, aumentar o suprimento sanguíneo, invadir os tecidos adjacentes e disseminar para outros órgãos.

Os GPCRs são regulados por diversos agonistas, mas todos têm como característica um núcleo composto por sete $\alpha$-hélices transmembrana que se projetam para dentro e para fora da membrana plasmática. Após interação com o ligante, os GPCRs expõem sítios intracelulares envolvidos na interação com a proteína G heterotrimérica, que são constituídas pelas subunidades G$\alpha$, G$\beta$ e G$\gamma$. Essa ligação catalisa a dissociação do difosfato de guanosina (GDP) ligado à subunidade G$\alpha$ e sua posterior substituição por trifosfato de guanosina (GTP). A ligação ao GTP, por sua vez, leva à dissociação funcional da proteína G heterotrimérica em seus componentes G$\alpha$ e G$\beta\gamma$, todos capazes de estimular diversos componentes celulares incluindo a adenilato ciclase, fosfolipases, fosfodiesterases de nucleotídeos cíclicos e vários canais iônicos.[19-21] Além da regulação dos sistemas de mensageiros secundários clássicos, as subunidades G$\alpha$ e G$\beta\gamma$ também controlam a atividade de moléculas de sinalização intracelulares-chave como Ras, Rho e MAPK. Assim, a associação da proteína G heterotrimérica a um receptor específico determina a natureza de seus alvos moleculares. O efeito da ativação das proteínas G heterotriméricas, entretanto, é de curta duração, uma vez que a subunidade G$\alpha$ é também uma GTPase, molécula responsável por hidrolisar GTP em GDP. Assim, novamente associada ao GDP, a proteína G heterotrimérica volta à sua conformação inativa.

## Receptores nucleares

Os receptores nucleares são fatores de transcrição que participam em diferentes processos biológicos, incluindo embriogênese, diferenciação e manutenção da homeostase. Assim, os receptores nucleares têm sido empregados como ferramentas no entendimento do controle transcricional de diferentes doenças como o câncer e doenças inflamatórias.

Os receptores nucleares regulam a expressão de genes de forma ligante-dependente. A superfamília dos receptores nucleares é dividida em três classes. A classe I de receptores envolve os receptores de androgênio, os receptores de estrógeno, e os receptores de glicocorticoides, todos receptores de hormônios esteroides ativados pelos hormônios esteroides testosterona, estrógeno e glicocorticoides como o cortisol. Os receptores de hormônios não esteroides formam a classe II, que inclui o receptor para ácido retinoico e o receptor de hormônio da tiroide. Os receptores nucleares que não apresentam ligantes identificados são classificados no terceiro grupo, denominado receptores nucleares órfãos.

Os receptores nucleares podem funcionar como monômeros, homodímeros (como os receptores esteroides de estrógeno e androgênio) e heterodímeros. Uma vez ativos, esses receptores podem se ligar aos elementos responsivos presentes nas regiões promotoras do DNA por meio de seus domínios de ligação, regulando a atividade transcricional de genes específicos que podem estar envolvidos no desenvolvimento tumoral ou em sua supressão. Assim, a sinalização por meio dos receptores nucleares pode ser utilizada pelos tumores para reprimir supressores tumorais e/ou ativar oncogenes, garantindo sua sobrevivência.

## Receptores de *Hedgehog*

Na via de sinalização *Hedgehog* (Hh), o receptor transmembrana *Patched* (Ptch) inibe a atividade da proteína transmembrana *Smoothened* (Smo), e a via se encontra inativa.[22,23] O fator de transcrição Gli, um dos componentes da via de sinalização Hh, é mantido no citoplasma por meio da interação com proteínas citoplasmáticas como Fused e supressor de *Fused* (Sufu). Como consequência, a ativação dos genes alvos da Hh é reprimida. A ativação da via é iniciada após interação do receptor Ptch com um dos seus três ligantes – *Sonic Hh* (Shh), *Desert Hh* ou *Indian Hh*.[20] A interação resulta em liberação da Smo,[24,25] ativando a cascata que gera a translocação da forma ativa do fator transcricional Gli para o núcleo (Figura 18.1). O Gli nuclear ativa a expressão de genes-alvo, incluindo Ptch e Gli, assim como *Hip*. Alguns dos genes-alvo importantes para a função oncogênica da via Hh são os envolvidos no controle da proliferação (ciclina D, ciclina E, Myc)[26,27] e da angiogênese (componentes da via do PDGF e do VEGF).[26-29]

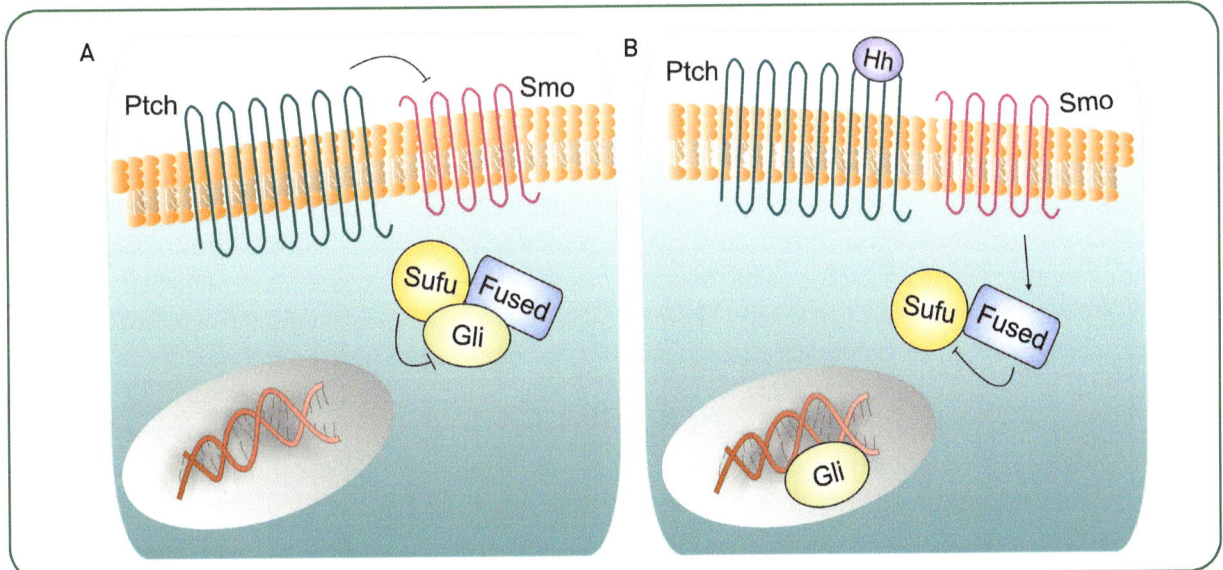

**FIGURA 18.1 –** Modelo da via de sinalização *Hedgehog*. O receptor transmembrana Ptch inibe a atividade da proteína Smo, e a via encontra-se inativa. O fator de transcrição Gli é, então, mantido no citoplasma por meio da interação com proteínas citoplasmáticas como Fused e Sufu. A ativação da via é iniciada após interação do receptor Ptch com um dos seus três Hh. A interação resulta em liberação da Smo, ativando a cascata que gera a translocação da forma ativa do fator transcricional Gli para o núcleo.
Hh: *Hedgehog*; Ptch: *Patched*; Smo: *Smoothened*; Sufu: supressor de *Fused*.

Fonte: Desenvolvida pela autoria.

A ativação constitutiva da via de sinalização Hh induz a tumorigênese, e diversos cânceres responsivos ao Hh apresentam mutações nos componentes da via. Mutações no gene que codifica a proteína Shh foram identificadas em carcinomas basocelulares (BCC) e meduloblastomas e mutações que ativam constitutivamente o gene SMO têm sido encontradas em 10 a 20% dos BCCs.[30-32] O fator transcricional GLI1, por sua vez, foi originalmente identificado como um gene amplificado em gliomas humanos.

### Receptores do fator de necrose tumoral

O fator de necrose tumoral $\alpha$ (TNF-$\alpha$ é uma citocina envolvida na inflamação, imunidade, homeostase celular e progressão tumoral.[33] O TNF-$\alpha$ exerce os seus efeitos através de dois diferentes receptores: o receptor de TNF-$\alpha$ I (TNF-R1), universalmente expresso em todos os tipos celulares e que apresenta importante função na ativação do *fator nuclear $\kappa B$* (NF$\kappa$B), e o receptor de TNF-$\alpha$ II (TNF-R2), expresso apenas em células imunes e endoteliais.[34]

A associação entre inflamação e câncer tem sido descrita em diversos tipos de tumores e a inflamação é hoje reconhecida como um dos sete fundamentos do câncer.[35,36] Várias evidências demonstram que o TNF-$\alpha$ é um dos principais mediadores dos cânceres relacionados à inflamação, agindo como um fator de promoção tumoral envolvido nas diversas etapas da tumorigênese: transformação, proliferação, angiogênese, invasão e metástase.[33,37] A produção constitutiva de TNF-$\alpha$ no microambiente tumoral é característica de vários tumores malignos e sua presença é frequentemente associada a um pior prognóstico. Uma vez que o TNF-R é expresso tanto em células epiteliais quando estromais, o TNF-$\alpha$ pode favorecer diretamente o desenvolvimento do câncer por meio da regulação da proliferação e sobrevivência das células neoplásicas, assim como exercer efeitos indiretos por meio das células endoteliais e das células inflamatórias presentes no microambiente tumoral. As células do estroma tumoral, incluindo macrófagos, células dentríticas e fibroblastos, geram diversas citocinas inflamatórias como TNF-$\alpha$, interleucina-1 e interleucina-6. Essas citocinas atraem e recrutam mais células inflamatórias para o microambiente tumoral, aumentando a proliferação e a sobrevivência das células tumorais geneticamente alteradas. Além disso, a natureza inflamatória do microambiente tumoral pode gerar alterações genéticas adicionais nas células, frequentemente associadas com malignidade.

A interação do TNF-$\alpha$ com seu receptor induz o recrutamento da proteína adaptadora TRADD (proteína associada ao domínio de morte do receptor TNF) ao domínio de morte citoplasmático do TNF-R1. A TRADD recruta, então, o fator 2 associado ao receptor TNF (TRAF2) e ativa a quinase IkB (IKK) por meio da proteína que interage com o receptor (RIP). A proteína RIP é ubiquitinada durante a ativação do TNF-R1 de forma TRAF2-dependente e é essencial para a ativação do IKK e do NF$\kappa$B. A via de sinalização do NF$\kappa$B é a principal mediadora da atividade de promoção tumoral pelas citocinas inflamatórias. Diversos tumores sólidos e linfoides apresentam atividade constitutiva do NF$\kappa$B por meio de mutações que ativam moléculas responsáveis por sua regulação ou por estímulos extracelulares presentes no microambiente tumoral. Uma vez no núcleo, o NF$\kappa$B ativa genes cujos produtos inibem a morte celular, estimulam a proliferação da célula e promovem fenótipos migratórios e invasivos, que são associados com a progressão tumoral. Além disso, em células imunes o NF$\kappa$B e a STAT3 são necessários para a produção de citocinas pró-inflamatórias como interleucina-1, TNF, interleucina-6 e interleucina-23, responsáveis por mediar a ativação do NF$\kappa$B e da STAT3 nas células tumorais.[38-40]

## PROPAGAÇÃO DO SINAL

A modificação pós-traducional é uma das maneiras mais eficazes que a evolução encontrou para aumentar a versatilidade das funções das proteínas empregando um número restrito de genes. Diferentes tipos de modificações pós-traducionais de aminoácidos foram descritas e a adição de grupos químicos simples, como a fosforilação dos resíduos de serina, treonina e tirosina, a metilação de arginina e a hidroxilação dos resíduos de prolina, assim como a ligação de pequenas proteínas, incluindo a SUMOilação e ubiquitinação dos resíduos de lisina. As modificações covalentes, como fosforilação, acetilação e ubiquitinação, contam com a capacidade das enzimas de se ligarem e se desligarem de forma reversível e são essenciais para a regulação dos processos celulares de forma dinâmica.

As moléculas de sinalização intracelulares funcionam como interruptores moleculares que permitem oscilar entre dois estados dependendo da natureza do sinal: ativas ou ligadas, quando atuam como sinais no desencadeamento dos eventos celulares, e inativas ou desligadas, quando não favorecem a propagação do sinal.

### Fosforilação e desfosforilação

A primeira evidência de que a fosforilação e a desfosforilação de proteínas eram mecanismos críticos para a regulação da atividade proteica veio em meados de 1950, com a descoberta de que a fosforilase α enzimaticamente ativa e a fosforilase β enzimaticamente inativa eram na verdade as formas fosforilada e desfosforilada da mesma enzima.[41] Após essa descoberta, inúmeras proteínas foram caracterizadas como ativas ou inativas por meio da fosforilação de seus resíduos de serina, treonina e tirosina. Assim, apesar de apenas um grupamento fosfato ser adicionado a um determinado resíduo, o fato de a fosforilação ocorrer em múltiplos sítios de uma proteína aumenta o número teoricamente possível de isoformas de fosfoproteínas. Aproximadamente 30% de todas as proteínas celulares são substratos de proteínas quinases, uma das maiores famílias de genes em eucariotos e que correspondem a aproximadamente 2% das proteínas codificadas pelo genoma.

Assim, as proteínas quinases são interruptores moleculares cujo mecanismo de liga-desliga envolve a adição ou a remoção de um ou mais grupamentos fosfato de alta energia de seus substratos, gerando uma cascata fosforilativa no processo de propagação do sinal. Nesse mecanismo, a especificidade de substrato se baseia em duas propriedades: colocalização da quinase com seu substrato e a presença de sequências específicas no substrato potencial que pode ser fosforilado pela quinase.

Grande parte das vias de transdução de sinal ativa tirosina-quinases e mesmo os receptores que não são tirosina-quinases utilizam tirosina-quinases citoplasmáticas como as famílias Src, Syc e Jak para emitirem seus sinais. A fosforilação das proteínas em tirosina pode resultar não apenas em ativação/ inibição de sua atividade enzimática, mas também gerar sítios para interações proteína-proteína. Outras vias de sinalização também ativam serina-treonina quinases, que constituem aproximadamente 80% das quinases, apesar de ser observado um grande nível de fosforilação constitutiva de proteínas em serina e treonina. As interações de ancoragem são mais prevalentes no grupo de serina-treonina quinases, enquanto a tirosina-quinase utiliza interações modulares de seus domínios para aumentar a especificidade a seus substratos.

A desfosforilação, catalisada por fosfatases, opõe-se ao processo gerado pelas quinases e também são responsáveis por regular as vias de transdução de sinal, assim como o metabolismo de mensageiros secundários.[42] Algumas fosfatases são específicas e removem grupamentos fosfato de proteínas restritas, enquanto outras são mais abrangentes e regulam uma ampla gama de proteínas. As serina-treonina proteinofosfatases mais abundantes nas células são membros da família PP1 e PP2, designadas fosfatases de fosfoproteínas (PPPs). Entre os substratos da PP1 temos a proteína retinoblastoma (Rb).[43] Já entre os substratos de PP2 e PP4 temos as proteínas APC, p53 e c-MYC.[44-46]

Uma das características das famílias PPPs é serem enzimas multiméricas. Enquanto apenas 13 genes humanos codificam as subunidades catalíticas das PPP, estas se encontram associadas com numerosas subunidades regulatórias.

A ligação das fosfatases com seus substratos diminui a especificidade destes com seus alvos, limitando-os a desfosforilar alguns dos aminoácidos fosforilados. Ao contrário das proteínas quinases, a família de proteína-fosfatases não reconhece uma sequência linear ou motivos consenso de seus substratos. Isso se deve ao fato das sequências dos peptídeos-alvo interagirem tanto com a subunidade regulatória quanto com a subunidade catalítica. Assim, as subunidades regulatórias das PPPs são responsáveis por proverem os determinantes essenciais de sublocalização celular, especificidade de substrato e controle fino de sua atividade. Assim, a atividade catalítica é capaz de realizar diversas funções específicas como resultado da ação de diferentes subunidades regulatórias.[47]

### Proteínas ligadoras de GTP

A segunda classe de interruptores moleculares são as proteínas ligadoras de GTP, que compreende duas classes estruturalmente distintas de GTPases: proteínas triméricas ligadoras de GTP (proteínas-G heterotriméricas) e as proteínas monoméricas ligadoras de GTP (GTPases monoméricas). As proteínas G heterotriméricas ligam seus receptores a enzimas ou canais iônicos na membrana plasmática e, em geral, ativam cadeias de eventos que alteram a concentração de mensageiros secundários. Já as GTPases monoméricas auxiliam na transmissão dos sinais intracelulares e regulam o tráfego vesicular, além de outros processos celulares.

No estado quiescente, as GTPases encontram-se ligadas a GDP e estão inativas. Ao receberem sinais extracelulares, as GTPases são ligadas e tornam-se ativas ao dissociarem-se da GDP e substituí-la por GTP. O interruptor é desligado quando a proteína G hidrolisa a GTP ligada a ela, convertendo-a novamente em GDP após liberação do fosfato. Nas células, duas classes de proteínas sinalizadoras são responsáveis pela regulação da atividade das proteínas ligadoras de GTP, influenciando na transição entre os estados ativo e inativo. As GAPs atuam no aumento da taxa de hidrólise do GTP, inativando as proteínas. Esses reguladores negativos, por sua vez, são neutralizados pelas proteínas que liberam guanina nucleotídeo (GNRPs), que promovem a troca do nucleotídeo fixado, estimulando a perda da GDP e a posterior captação de GTP do citosol.

As proteínas Ras pertencem a superfamília Ras de GTPases monoméricas, e são moléculas-chave em várias vias de sinalização. As proteínas Ras auxiliam na transmissão de sinais recebidos pelos RTKs ao núcleo para estimular a diferenciação ou a proliferação celular. Entretanto, as fosforilações de tirosina e a ativação da Ras estimulada pelos RTKs da membrana plasmática são de tempo curto: as fosforilações são rapidamente revertidas por fosfatases específicas e a Ras ativada inativa a si própria por meio da hidrólise do GTP ligado em GDP. Para estimular o processo de proliferação e diferenciação celulares, esses eventos de curta duração podem ser convertidos em mecanismos mais duradouros, quem mantém o sinal e o transmitem ao núcleo. O sistema de transmissão envolve cascatas múltiplas interativas de fosforilação serina-treonina, que são muito mais duradouras do que as fosforilações em tirosina. Entre essas serina-treonina quinases, destacam-se as MAPKs, também denominadas quinases reguladas por sinais extracelulares (ERKs).

Assim, a cascata Ras/Raf/MEK/ERK (Figura 18.2) é ativada por meio da associação do ligante ao receptor, provocando modificações pós-traducionais da Ras e seu translocamento para a membrana celular. Após a ligação de citocinas, fatores de crescimento ou mitógenos aos seus receptores específicos, a ati-

vação do complexo Shc/Grb2/SOS ocorre, fazendo com que a Ras inativa troque GDP por GTP, gerando alteração conformacional e tornando-se ativa. A Ras-GTP ativa pode então recrutar a quinase Raf para a membrana celular, atuando como sítio de ancoragem. A localização da Raf na membrana é crucial para sua atividade biológica.[48] Além da cascata Raf/quinase da proteinoquinase ativada por mitógenos (MEK)/ERK, as proteínas Ras também participam das vias de sinalização fosfatidilinositol 3´-quinase (PI3-QUINASE)/Akt e fosfolipase C (PLC)/diacilglicerol (DAG)/proteína-quinase C (PKC).

## Pequenos mensageiros secundários

Pequenas moléculas presentes no citoplasma transmitem sinal por meio da ligação não covalente a proteínas-alvo, afetando sua atividade. Essas moléculas são denominadas mensageiros secundários, uma vez que são geradas no interior da célula em resposta a um mensageiro primário, como um fator de crescimento ligado a um receptor de superfície da célula.

A síntese e a degradação dos mensageiros secundários são reguladas por diversas enzimas expressas nas células de mamíferos, como a adenilato ciclase, que sintetiza o monofosfato de adenosina cíclico (cAMP), guanilato ciclase, que sintetiza o monofosfato de guanosina cíclico (cGMP), fosfodiesterase de nucleotídeo cíclico que hidrolisa a cAMP e a cGMP e a PLC, que hidrolisa fosfatidilinositol (4,5)-bisfosfato ($PIP_2$) em inositol (1,4,5)-trifosfato ($IP_3$) e DAG. Cada grupo dessas enzimas consiste de uma grande variedade de isoformas, oferecendo às células uma iemnsa diversidade de ferramentas para regular com precisão os níveis de mensageiros secundários nos diferentes compartimentos celulares e os diferentes estímulos recebidos pela célula.

A interação de um primeiro mensageiro e um receptor provoca a ligação de uma proteína-G ao receptor. Essa ligação libera uma porção da proteína-G que pode agora interagir com a enzima adenilato ciclase. A enzima adenilato ciclase ativa é responsável por catalisar a conversão do ATP em ADP, que é, então, metabolizado para cAMP, o mensageiro secundário. Em 1959, o cAMP foi descrito como mediador intracelular de ação de hormonal e, desde então, tem-se mostrado atuar como molécula sinalizadora intracelular em todas as células procarióticas e animais estudadas. O

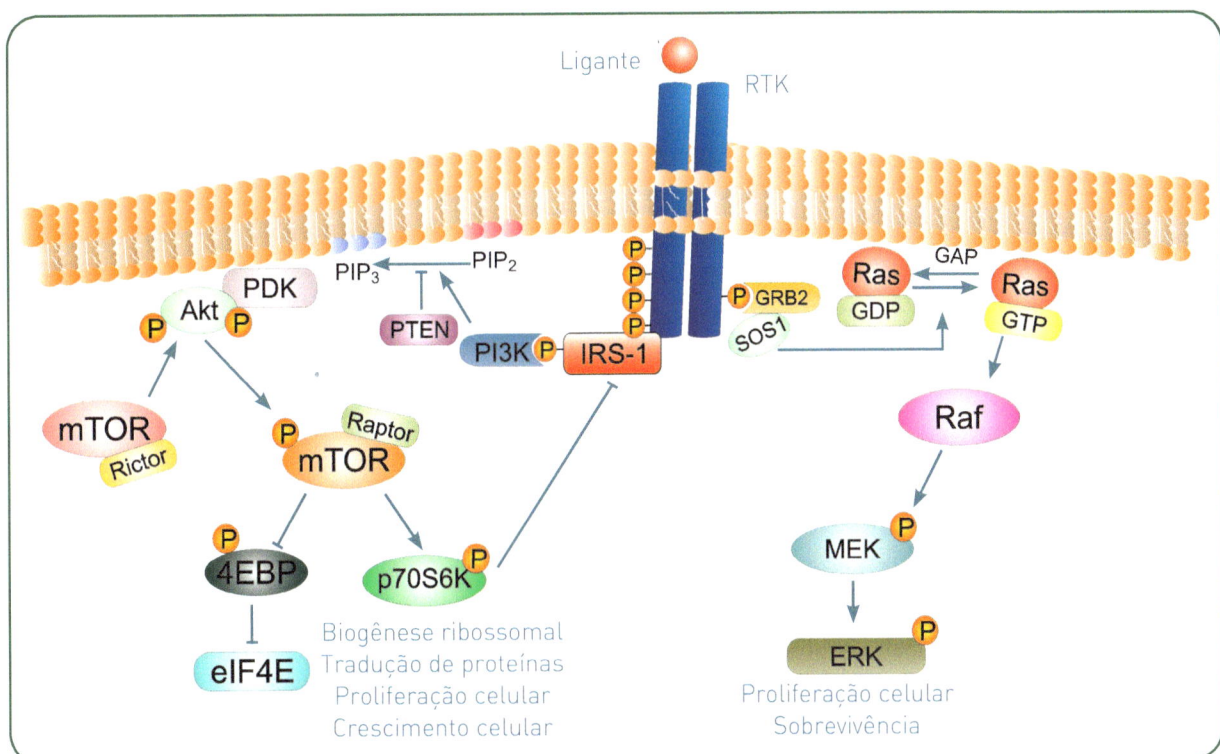

**FIGURA 18.2 –** Modelo da via de sinalização da (a) mTOR e PI3-quinase/Akt e suas interconexões e da (b) via de sinalização da MAPK. (a) A ligação de fatores de crescimento aos receptores de superfície celular ativa a PI3-quinase, responsável por gerar PIP3, e recruta a quinase PDK1 e a Akt para a membrana plasmática. A Akt é ativada pela fosforilação em dois sítios diferentes: o complexo rictor-mTOR fosforila a Akt em serina 473 e facilita a fosforilação pela PDK1 em treonina 308. Como o complexo rictor-mTOR é regulado ainda é desconhecido. A Akt ativa então uma série de proteínas que leva ao acionamento do complexo raptor-mTOR. O complexo raptor-mTOR regula o crescimento celular através da fosforilação da proteína 4E-BP, favorecendo a tradução cap-dependente do RNA mensageiro pelo eIF4E, e da proteína p70S6K, que participa da biogênese ribossomal. (b) Ao interagir com o ligante, o RTK dimeriza-se e serve como local de ancoragem para proteínas adaptadoras contendo domínios SH2 como a GRB2. A proteína adaptadora recruta a proteína efetora SOS, responsável por catalisar a conversão de Ras-GDP para Ras-GTP. As GAPs também catalisam a hidrólise do GTP, fazendo com que a Ras-GTP volte para o seu estado inativo, ligada ao GDP. Ao ligar-se ao GTP, a Ras ativa a proteína Raf. A Raf, por sua vez, fosforila e ativa as quinases MAPK/ERK (MEK) com a subsequente ativação da ERK1 e da ERK2. mTOR, alvo da rapamicina em mamíferos; PI3-quinase, fosfatidilinositol 3-quinase; MAPK, proteinoquinase ativada por mitógenos; Rictor, companhia da mTOR insensível à rapamicina; Raptor, proteína regulatória associada à mTOR; 4E-BP, proteína ligadora do eIF4E; eIF4E, fator 4E de iniciação eucariótico; RTK, receptor tirosina-quinase; SH2, domínio homólogo à Src 2; GRB2, proteína ligada ao receptor de fator de crescimento 2; GDP, difosfato de guanosina; GAPS, proteínas ativadoras de GTPase; GTP, trifosfato de guanosina; ERK, quinase regulada por sinal extracelular; PIP2, fosfatidilinositol (4,5)-bisfosfato; PIP3, fosfatidilinositol (3,4,5)-trifosfato.

Fonte: Desenvolvida pela autoria.

cAMP ativa as enzimas quinases de proteínas, canais iônicos e fatores transcricionais, modificando sua expressão ou função.

Sendo assim, a fim de que o cAMP atue como um mediador de resposta intracelular, é necessário que sua concentração diminua e aumente em resposta aos sinais extracelulares. Ou seja, ela deve ser continuamente e rapidamente destruída pelas fosfodiesterases de cAMP, enzimas responsáveis por hidrolisar cAMP em AMP. Muitas moléculas sinalizadoras extracelulares atuam controlando os níveis de cAMP por meio da alteração da atividade da enzima adenilato ciclase. A enzima guanilato ciclase atua de forma semelhante a adenilato ciclase, regulando a conversão de GDP para GTP, que é, então, convertido a cGMP.

Em 1970, tornou-se aparente que as células eucarióticas exploravam alguns componentes fosfolipídicos associados à membrana para propósitos não relacionados à manutenção da estrutura de membrana. Os fosfatidilinositóis são fosfolipídios de membrana que apresentam em suas porções hidrofílicas grupamentos inositóis. Esses grupamentos inositóis podem ser modificados pela incorporação de fosfato em suas posições 3, 4 e 5, gerando diferentes fosfoinositídios. Os fosfoinositídios são compostos de três partes: duas cadeias de ácidos graxos inseridas na membrana plasmática, glicerol e inositol, ligado ao glicerol por uma ligação fosfodiéster. O fosfoinositol pode, então, ser liberado da porção hidrofóbica restante da molécula fosfolipídica e vagar livremente pelo citoplasma da célula.

As PI-quinases são as enzimas responsáveis pela adição de grupamentos fostato às hidroxilas 4´ e 5´ do inositol, gerando fosfatidilinositol (4,5)-bifosfato ($PIP_2$). O $PIP_2$, ao ser clivado pela PLC, é precursor de dois mensageiros secundários cruciais: o inositol-1,4,5-trifosfato ($IP_3$) e a DAG:

- inositol trifosfato: uma vez que é puramente hidrofílico, o $IP_3$ pode se difundir para longe da membrana, servindo como um mensageiro intracelular que espalha sinais da membrana plasmática para o restante da célula por meio do aumento da concentração de cálcio ($Ca^{2+}$) no interior da célula. A concentração de $Ca^{2+}$ é finamente regulada nos compartimentos celulares para manutenção de uma regulação sensível das vias de sinalização celulares capazes de responder de forma precisa aos diversos estímulos. Em células não estimuladas, o $Ca^{2+}$ intracelular é mantido a níveis baixos comparado aos níveis extracelulares. No interior da célula, também há um gradiente diferenciado de $Ca^{2+}$ entre as porções citoplasmáticas e algumas organelas como o retículo endoplasmático e sarcoplasmático, que atuam como reservatório de $Ca^{2+}$ devido à existência de proteínas ligadoras de $Ca^{2+}$ em seus interiores. A $IP_3$ liga-se a canais de $Ca^{2+}$ presentes no retículo endoplasmático e estimula a liberação de cálcio dos estoques intracelulares. O aumento inicial do $Ca^{2+}$ citoplasmático é seguido por um influxo de cálcio extracelular por meio dos canais de $Ca^{2+}$ da membrana plasmática, aumentando a concentração citoplasmática. O $Ca^{2+}$ retorna aos níveis basais após defosforilação do $IP_3$ e remoção do $Ca^{2+}$ citoplasmático por seu bombeamento para os compartimentos intracelulares e o exterior da célula. O $Ca^{2+}$ regula diversos processos celulares através da ativação e inibição de vias de sinalização específicas e da regulação de proteínas. O acúmulo de $Ca^{2+}$ no interior das mitocôndrias, por exemplo, inicia processos apoptóticos. Esses processos variam de contração muscular e transmissão sináptica até proliferação celular e apoptose.[49] Algumas vias de sinalização mediadas por $Ca^{2+}$ são relacionadas à tumorigênese e progressão tumoral por meio de mecanismos como metástase, invasão e angiogênese;[50]

- DAG: o segundo produto da clivagem do $PIP_2$ pela fosfolipase C é o DAG. Assim, ao mesmo tempo que o $IP_3$ aumenta a concentração de $Ca^{2+}$ no citosol, o DAG está produzindo diferentes efeitos no interior da célula. O DAG apresenta duas funções potenciais na sinalização celular: ser clivado para liberação de ácido araquidônico (que pode atuar diretamente como segundo mensageiro ou ser empregado na síntese de eicosanoides) e ativar uma quinase sinalizadora chave da célula, a serina-treonina proteinoquinase denominada proteinoquinase C (PKC). A PKC é dependente de $Ca^{2+}$, e sua presença altera a quinase fazendo com que se transloque para a face citoplasmática da membrana celular. Na membrana plasmática, a PKC é ativada pela combinação do DAG, do $Ca^{2+}$ e da membrana fosfolipídica fosfatidilserina. A PKC regula uma variedade de processos celulares, incluindo proliferação, apoptose, sobrevivência celular e migração, e há várias evidências associando a PKC à tumorigênese. Entretanto, uma vez que o DAG é rapidamente metabolizado, ele não é capaz de manter a ativação da PKC por tempo suficiente para que respostas de longa duração, tais como diferenciação e proliferação celular, ocorram. A ativação prolongada da PKC depende de uma fase posterior de produção do DAG, catalisada por fosfolipases que clivam fosfatidilcolina, principal fosfolipídio de membrana.

Alternativamente ao processo de clivagem pela PLC, o $PIP_2$ pode ser fosforilado pela PI3-quinase, gerando fosfatidilinositol (3,4,5)-trifosfato ($PIP_3$), lipídio que apresenta funções-chave na sinalização e no controle da sobrevivência, crescimento e proliferação celulares.[51] A $PIP_3$ atua na atração de proteínas contendo domínio homólogo à plecstrina (PH), que se ligam à porção interna da membrana plasmática, como as serina-treonina quinases Akt e PDK1.[52] A rápida produção de $PIP_3$ pela PI3-quinase em resposta a estímulos celulares é revertida pela 3'-fosfatase homóloga à fosfatase e tensina (PTEN), gerando $PIP_2$ novamente.[53,54]

### Ubiquitinação

As ubiquitinas (UBs) são mensageiras de sinalização que controlam diferentes funções celulares como proliferação, ciclo celular e reparo do DNA por mecanismos que não empregam a adição ou a remoção de grupamentos fosfato. Entre as diferentes possibilidades de modificações pós-traducionais, a ubiquitinação é uma das mais abundantes, sendo resultado da ligação covalente de pequenas proteínas UBs aos resíduos de lisina das proteínas. A ligação das UBs aos seus substratos requer ações sequenciais de três enzimas: a enzima ativadora de Ub (E1), a enzima conjugadora de Ub (E2) e a ligase de Ub (E3).[55] Esse processo pode ser revertido por enzimas de-ubiquitinantes (DUBs) que removem a UB de seus substratos.

Os tipos de modificações por UBs são diversos, assim como suas funções. A ligação de uma molécula única de UB, definida como monoubiquitinação, é envolvida em diversos processos incluindo endocitose, regulação de histonas e reparo do DNA. Por outro lado, um substrato que apresenta diversos resíduos de lisina pode ser marcado com inúmeras moléculas isoladas de UB, modificação relacionada aos processos de endocitose. As UBs também apresentam sete resíduos de lisina (Lys) em sua estrutura que podem se associar e formar cadeias de Ub. A ligação por meio dos resíduos de Lys48 representa um sinal para degradação via proteossomo do substrato modificado. Já as ligações por meio de Lys63 sinalizam funções independentes da degradação, como processos envolvidos no reparo do DNA e triagem de proteínas.

### SUMOilação

A SUMOilação, diferentemente da ubiquitinação, geralmente conta com a conjugação de uma molécula única. A ligação covalente da SUMO está envolvida na regulação da função e atividade proteica por meio de alterações conformacionais e novas interfaces para interações de proteínas. As proteínas mono-SUMOiladas são participantes fundamentais em múltiplos processos celulares, como a estabilidade genômica, progressão do ciclo celular e transporte subcelular.

### S-nitrosação

Estudos recentes têm demonstrado a versatilidade do óxido nítrico, um gás altamente reativo, como importante mensageiro biológico na regulação de diversas funções vitais. A síntese biológica do NO a partir do aminoácido L-arginina é catalisada pela família de óxido nítrico sintases (NOSs), que apresenta três isoformas distintas: NOS neuronal (nNOS ou NOS-I), NOS induzível (iNOS ou NOS-II) e NOS endotelial (eNOS ou NOS-III).[56] Entre as inúmeras reações biológicas capazes de serem geradas pelo NO no interior da célula, a S-nitrosação vem ganhando espaço como mecanismo de regulação da atividade de proteínas. A S-nitrosação é um mecanismo de modificação pós-traducional de proteínas caracterizado pela ligação covalente de um grupamento de monóxido de nitrogênio à cadeia lateral de tiol de um resíduo de cisteína. É um mecanismo empregado em células de mamíferos para transmitir uma série de sinais específicos gerados pelo NO.[57]

## REGULAÇÃO DOS NÍVEIS PROTEICOS

Além de influenciar a atividade das proteínas celulares, as vias de transdução de sinal também regulam o tipo e os níveis de expressão proteica das células. A transcrição é responsável por definir se uma determinada proteína será expressa na célula, enquanto a tradução e proteólise determinam a quantidade da proteína presente na célula.

Várias vias de transdução de sinal regulam a transcrição gênica, ou seja, o nível e o tipo de proteína que serão expressos. A habilidade de um gene ser transcrito é regulada em diferentes níveis, incluindo a estrutura da cromatina presente na região do gene, modificações na região promotora e atividade dos fatores transcricionais e dos coativadores. As vias de transdução de sinal regulam as acetilases e deacetilases de histonas, que determinam a acessibilidade do aparato transcricional à cromatina.

A tradução do RNA mensageiro é regulada nos passos iniciais por meio da modulação de diversos fatores eucarióticos de iniciação (eIFs), incluindo eIF4E e eIF2.[58,59] A exposição das células aos estímulos extracelulares, como hormônios, mitógenos e fatores de crescimento, ativa a PI3-quinase e inicia o recrutamento da Akt para a membrana plasmática, na qual é fosforilada em treonina e serina pelas proteínas PDK1 e pelo complexo rictor-mTOR (companhia da mTOR insensível à rapamicina – alvo da rapamicina em mamíferos).[60,61] A Akt ativa tem diversos alvos, entre eles o complexo proteína regulatória associada à mTOR (raptor)-mTOR, que apresenta papel fundamental no crescimento celular e proliferação.[62] A ativação do complexo raptor-mTOR induz a síntese de proteínas por mediar, diretamente ou indiretamente, a fosforilação de diversas proteínas relacionadas com o controle traducional da expressão gênica.[63] A fosforilação da proteína ligadora do eIF4E (4E-BP) contribui para a estimulação da tradução do RNA mensageiro por meio do enfraquecimento da interação da 4E-BP com a proteína eIF4E, aumentando a iniciação da tradução cap-dependente.[58] A fosforilação da 4E-BP tem sido documentada em diversos tipos de tumores humanos e é considerada alvo potencial na intervenção quimioterápica[64] (Figura 18.2).

Os níveis de determinadas proteínas na célula são regulados por mecanismos de proteólise, que ocorre via proteossomo ou lisossomo. A função das proteases intracelulares nas cascatas de sinalização é geralmente associada à remoção de produtos danificados ou indesejados. Inicialmente descritas como responsáveis pelo catabolismo não específico das proteínas, as proteases têm se mostrado agir como

enzimas de processamento que apresentam capacidade de clivagem de substratos específicos e influenciam o comportamento celular, sobrevivência e morte por meio da habilidade de hidrolisar as ligações peptídicas.

Um exemplo clássico da degradação proteica por proteossomo é o controle da atividade do NFκB. O NFκB é ativo no núcleo, mas encontra-se inibido quando sequestrado no citoplasma pelo IκB. O IκB, por sua vez, é alvo de uma série de cascatas fosforilativas que ativam a IKK. Uma vez ativa, a IKK fosforila resíduos-chave do IκB, resultando em sua subsequente ubiquitinação e degradação via proteossomo. O NFκB livre pode, então, migrar para o núcleo, no qual atuará como fator transcricional e na regulação de seus genes alvo (Figura 18.3).

Em células eucarióticas, os lisossomos são as organelas responsáveis pela degradação de proteínas velhas e organelas danificadas por meio de hidrolases ácidas como proteases, nucleases e fosfolipases. Os autofagossomos, vesículas de membrana dupla, envolvem as proteínas e demais moléculas desnecessárias e transportam seus conteúdos para os lisossomos. A membrana externa no autofagossomo se funde com

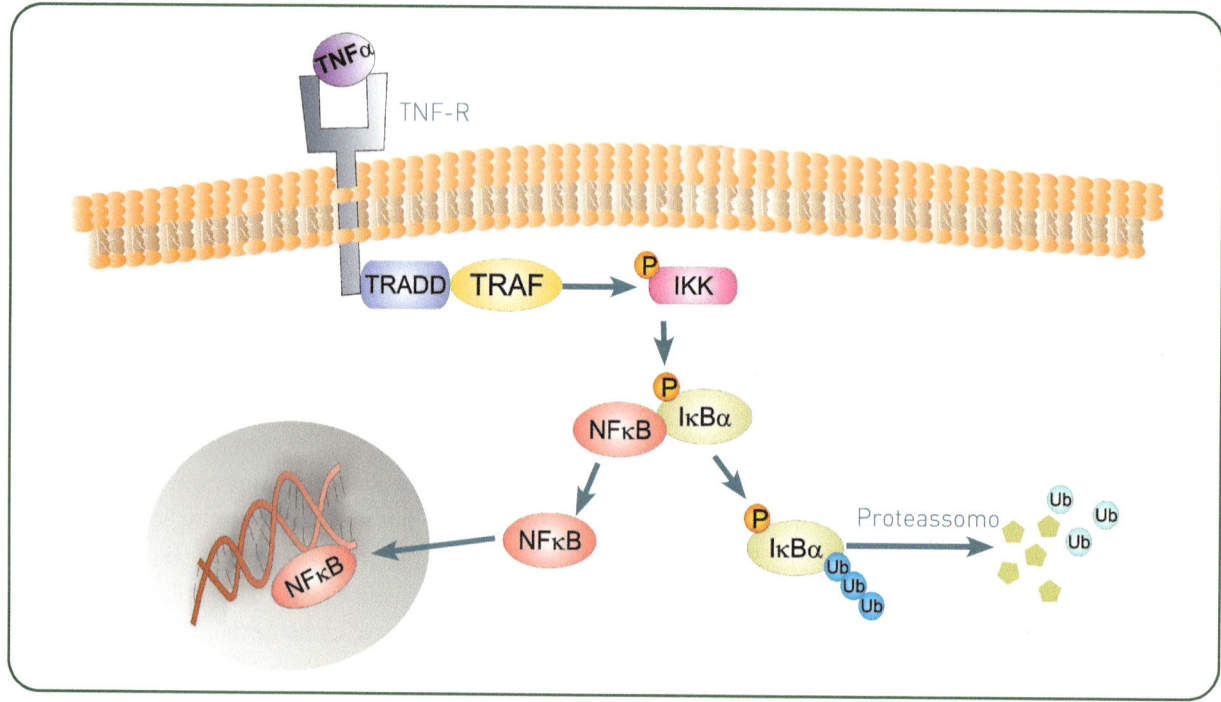

**FIGURA 18.3 –** Modelo da cascata de sinalização do NFκB. O NFκB é ativo no núcleo, mas se encontra inibido quando sequestrado no citoplasma pelo IκB. A interação do TNF-α com seu receptor induz o ancoramento da proteína adaptadora TRADD. A TRADD recruta então o TRAF2 com subseqüente ativação da IKK. Uma vez ativa, a IKK fosforila resíduos chave do IκB, resultando em sua ubiquitinação e degradação via proteossomo. O NFκB livre pode então migrar para o núcleo, onde atuará como fator transcricional e na regulação de seus genes-alvo. NFκB, *fator nuclear* κB; IκB, inibidor do κB; TNF-α, fator de necrose tumoral α; TRADD, proteína associada ao domínio de morte do receptor TNF; TRAF2, fator 2 associado ao receptor TNF; IKK, quinase IκB.

Fonte: Desenvolvida pela autoria.

a membrana lisossomal e a vesícula interna, juntamente de seu conteúdo, é degradada. As moléculas resultantes podem, então, ser recicladas pela célula. O mau funcionamento dos mecanismos de autofagia é responsável por doenças como câncer, neurodegeneração e desordens cardiovasculares uma vez que a remoção dos componentes celulares danificados ou desnecessários é crucial para a sobrevivência celular e o bom funcionamento da célula.

A associação das proteases como câncer teve início em 1946, quando Fisher propôs que a atividade proteolítica associada aos tumores poderia ser a responsável pela degradação da matriz celular e subsequente invasão do tumor nos tecidos normais adjacentes. Esse conceito tinha como foco a proteólise extracelular e pericelular, a degradação dos componentes de matriz e a facilitação da invasão e metástase tumorais. Atualmente, porém, as enzimas proteolíticas têm sido reconhecidas em todos os estágios da progressão tumoral, não apenas nos estágios mais tardios. As proteases intracelulares e extracelulares funcionam como moléculas sinalizadoras em vários processos celulares essenciais para a biologia do câncer como proliferação, adesão, migração, angiogênese, senescência, autofagia, apoptose e evasão do sistema imune.

### Eficiência e especificidade

As proteínas são as principais perpetuadoras dos processos biológicos, e a sincronização e a regulação de suas funções por meio de complexas interações transitórias são críticas para o funcionamento harmonioso da célula. Assim, as proteínas raramente atuam isoladas e grande parte das funções biológicas é realizada por grandes associações proteicas que necessitam ser perfeitamente orquestradas. Apesar dos processos celulares e sua regulação serem baseados na interação de múltiplas proteínas, a biofísica dessas interações são bastante diferentes.

Maquinarias moleculares maiores (como os ribossomos e as polimerases de RNA) são geralmente construídas ao redor de um conjunto proteico estável, raramente encontrado isolado na célula, responsável por definir a função básica do complexo. As rotas metabólicas, por sua vez, exigem o relacionamento direto de proteínas por meio de seus domínios globulares. Esses domínios são caracterizados por apresentar uma ligação forte, garantida por uma ampla interface de contato. A interação dessas proteínas pode ser permanente, quando as proteínas envolvidas encontram-se preferencialmente unidas; ou transitória, quando as proteínas encontram-se para completar uma função concreta. Assim, faz-se necessário atingir uma ligação forte e estável entre essas proteínas e que haja uma posição relativamente fixa dos componentes proteicos que seja capaz de favorecer uma orientação ótima dos diversos sítios ativos e aumentar a eficiência global do processo.

Nas vias de sinalização e regulação celulares essa situação é radicalmente diferente, uma vez que as interações envolvidas nesses processos precisam ser extremamente dinâmicas e versáteis para serem capazes de responder rapidamente aos estímulos e se adaptarem às diferentes respostas ao longo do tempo. Assim, ao invés de utilizarem grandes interfaces de interação de domínios, as interações nas vias de sinalização são caracterizadas por pequenas interfaces, com alguns poucos contatos moleculares envolvidos, no qual um pequeno peptídeo de uma proteína liga-se ao domínio regulatório de outra.

A interação transitória de proteínas é geralmente mediada por um domínio globular composto de 50 a 150 resíduos que se liga a um peptídeo linear, caracterizado por um motivo consenso comum de 3 a 10 resíduos. Apesar de apresentarem padrões semelhantes, geralmente apenas poucas posições desse motivo são fixas, permitindo certa flexibilidade na composição do aminoácido.

O domínio SH2 de ligação a fosfotirosina foi o primeiro tipo de domínio de reconhecimento de peptídeo descrito.[65] O domínio SH2 reconhece tirosinas fosforiladas e permite a ligação das proteínas que o possuem aos RTKs ativados e demais proteínas sinalizadoras intracelulares fosforiladas em tirosina transitoriamente. Além de se ligarem à tirosina fosforilada, diferentes SH2 reconhecem preferencialmente três dos cinco resíduos C-terminal da fosfotirosina. Em domínios que reconhecem resíduos modificados pós-traducionalmente, grande parte da energia de ligação provém da interação com o resíduo modificado. Assim, os resíduos de ligação podem ser menores do que os necessários em domínios que reconhecem peptídeos não modificados.

Já o domínio SH3 liga-se a peptídeos ricos em prolina. O motivo consenso clássico do SH3 é PxxP, em que x são resíduos arbitrários de aminoácidos. Apesar da interação entre domínios e peptídeos envolverem apenas poucos resíduos, eles são reconhecidamente específicos *in vivo*. Além disso, mesmo mutações pontuais nas posições arbitrárias dos motivos (x) afetam a especificidade de ligação. Isso indica que as interações mediadas por peptídeos foram desenvolvidas para evitar reações-cruzadas, ou seja, para aumentar especificidade. Entretanto, ainda há domínios que apresentam perfis de especificidade que se sobrepõem, e o número de contatos relativamente pequeno entre domínio e peptídeo não consegue explicar totalmente como eles conseguem diferenciar seus parceiros de interação. Assume-se, então, que informações adicionais de especificidade são determinadas pelo contexto celular, como o ambiente no qual as interações ocorrem. Fatores como localização subcelular e padrão de expressão exemplificam esse contexto.[66,67]

A modularidade observada nos domínios de reconhecimento de peptídeos também possibilita combinações que geram respostas específicas. Assim, as sinalizações complexas e altamente específicas que geram respostas não lineares nos eucariotos são alcançadas pela combinação de múltiplos domínios de ligação peptídica na mesma molécula ou complexo. Proteínas adaptadoras permitem alta especificidade pela ligação a diversas proteínas e favorecem a aproximação destas, para que interajam. Muitas proteínas regulatórias apresentam domínios de reconhecimento de peptídeo que servem como localizadores de substratos. Assim, considerando que a habilidade da via de transdução de sinal em transmitir uma determinada informação depende da probabilidade de uma proteína encontrar seu alvo, o recrutamento de uma proteína para um compartimento específico da célula aumenta consideravelmente a concentração da mesma no local e a possibilidade de interagir com outras proteínas e moléculas recrutadas para o mesmo local ou geradas nele.[68] Do mesmo modo, separar proteínas e mensageiros secundários em compartimentos distintos desliga a via de sinalização. Os receptores de superfície da célula, por exemplo, podem ser direcionados a compartimentos específicos da membrana plasmática por meio da ligação seletiva dos seus motivos C-terminais aos domínios PDZ de proteínas de polarização. Portanto, a localização do ligante e do receptor controla quando e onde a sinalização deve ocorrer.[66,67] A perda da polaridade celular ou a superexpressão de um receptor como o

ErbB2 nos tumores mamários podem impedir o controle fino imposto pelas restrições espaciais, ativando vias de sinalização na hora e no lugar errado.

Tendo em vista que a duração do sinal também pode ser crítica para a natureza da resposta celular, são necessários mecanismos para atenuar a sinalização por meio dos receptores. Assim, uma vez ativados, os RTKs são internalizados em vesículas revestidas de clatrina e podem trafegar por endossomos para corpos multivesiculares e, então, para os lisossomos, nos quais são degradados. Esse processo envolve uma série de interações proteína-proteína e proteína-lipídios finamente reguladas que formam uma maquinaria sofisticada. Alteração na composição ou na quantidade dos complexos enzimáticos ao longo do tempo também modula os eventos celulares. Essas alterações, em geral, envolvem fosforilação, degradação mediada por Ub e translocação do componente de sinalização para compartimentos como o núcleo celular.

## REFERÊNCIAS

1. Gschwind A, Fischer OM, Ullrich A. The discovery of receptor tyrosine kinases: targets for cancer therapy. Nat Rev Cancer. 2004;4:361-70.

2. Schlessinger J. Cell signaling by receptor tyrosine kinases. Cell. 2000;103:211-25.

3. Guarino M. Src signaling in cancer invasion. J Cell Physiol. 2010;223:14-26,

4. Kim DJ, Chan KS, Sano S et al. Signal transducer and activator of transcription 3 (Stat3) in epithelial carcinogenesis. Mol Carcinog. 2007;46:725-31.

5. Kujawski M, Kortylewski M, Lee H et al. Stat3 mediates myeloid cell-dependent tumor angiogenesis in mice. J Clin Invest. 2008;118:3367-77.

6. Bromberg JF, Wrzeszczynska MH, Devgan G et al. Stat3 as an oncogene. Cell. 1999;98:295-303.

7. Sansone P, Storci G, Tavolari S et al. IL-6 triggers malignant features in mammospheres from human ductal breast carcinoma and normal mammary gland. J Clin Invest. 2007;117:3988-4002.

8. Yu H, Jove R. The STATs of cancer--new molecular targets come of age, in Nat Rev Cancer. 2004.

9. Kubo M, Hanada T, Yoshimura A. Suppressors of cytokine signaling and immunity. Nat Immunol. 2003;4:1169-76.

10. Shi Y, Massague J. Mechanisms of TGF-beta signaling from cell membrane to the nucleus. Cell2003;113:685-700.

11. Leivonen SK, Kahari VM. Transforming growth factor-beta signaling in cancer invasion and metastasis. Int J Cancer. 2007;121:2119-24.

12. Irie-Sasaki J, Sasaki T, Matsumoto W et al. CD45 is a JAK phosphatase and negatively regulates cytokine receptor signalling. Nature. 2001;409:349-54.

13. Koch U, Radtke F. Notch and cancer: a double-edged sword. Cell Mol Life Sci. 2007;64:2746-62.

14. Mungamuri SK, Yang X, Thor AD et al. Survival signaling by Notch1: mammalian target of rapamycin (mTOR)-dependent inhibition of p53. Cancer Res. 2006;66:4715-24.

15. Nair P, Somasundaram K, Krishna S. Activated Notch1 inhibits p53-induced apoptosis and sustains transformation by human papillomavirus type 16 E6 and E7 oncogenes through a PI3K-PKB/Akt-dependent pathway. J Virol. 2003;77:7106-12.

16. Palomero T, Dominguez M, Ferrando AA. The role of the PTEN/AKT Pathway in NOTCH1-induced leukemia. Cell Cycle. 2008;7:965-70.

17. Roy M, Pear WS, Aster JC. The multifaceted role of Notch in cancer. Curr Opin Genet Dev. 2007;17:52-9.

18. Pierce KL, Premont RT, Lefkowitz RJ. Seven-transmembrane receptors. Nat Rev Mol Cell Biol. 2002;3(9):639-50.

19. Dorsam RT, Gutkind JS. G-protein-coupled receptors and cancer. Nat Rev Cancer. 2007;7:79-94.

20. Ingham PW, McMahon AP. Hedgehog signaling in animal development: paradigms and principles. Genes Dev. 2001;15:3059-87.

21. Neves SR, Ram PT, Iyengar R. G protein pathways. Science. 2002;296:1636-9.

22. Lum L, Beachy PA. The Hedgehog response network: sensors, switches, and routers. Science. 2004;304:1755-9.

23. Ruiz i Altaba A, Sanchez P, Dahmane N. Gli and hedgehog in cancer: tumours, embryos and stem cells. Nat Rev Cancer. 2002;2:361-72.

24. Kalderon D. Transducing the hedgehog signal. Cell. 2000;103:371-4.

25. Pasca di Magliano M, Hebrok M. Hedgehog signalling in cancer formation and maintenance. Nat Rev Cancer. 2003;3:903-11.

26. Duman-Scheel M, Weng L, Xin S et al. Hedgehog regulates cell growth and proliferation by inducing Cyclin D and Cyclin E. Nature. 2002;417:299-304.

27. Kenney AM, Cole MD, Rowitch DH. Nmyc upregulation by sonic hedgehog signaling promotes proliferation in developing cerebellar granule neuron precursors. Development. 2003;130:15-28.

28. Berman DM, Karhadkar SS, Hallahan AR et al. Medulloblastoma growth inhibition by hedgehog pathway blockade. Science. 2002;297:1559-61.

29. Xie J, Aszterbaum M, Zhang X et al. A role of PDGFRalpha in basal cell carcinoma proliferation. Proc Natl Acad Sci U S A. 2001;98:9255-9.

30. Fan H, Oro AE, Scott MP et al. Induction of basal cell carcinoma features in transgenic human skin expressing Sonic Hedgehog. Nat Med. 1997;3:788-92.

31. Kinzler KW, Bigner SH, Bigner DD et al. Identification of an amplified, highly expressed gene in a human glioma. Science. 1987;236:70-3.

32. Oro AE, Higgins KM, Hu Z et al. Basal cell carcinomas in mice overexpressing sonic hedgehog. Science. 1997;276:817-21.

33. Balkwill F. Tumour necrosis factor and cancer. Nat Rev Cancer. 2009;9:361-71.

34. Aggarwal BB. Signalling pathways of the TNF superfamily: a double-edged sword. Nat Rev Immunol. 2003;3:745-56.

35. Mantovani A. Cancer: Inflaming metastasis. Nature. 2009;457:36-7.

36. Mantovani A, Allavena P, Sica A et al. Cancer-related inflammation. Nature. 2008;454:436-44.

37. Sethi G, Sung B, Aggarwal BB. TNF: a master switch for inflammation to cancer. Front Biosci. 2008;13:5094-107.

38. Greten FR, Eckmann L, Greten TF et al. IKKbeta links inflammation and tumorigenesis in a mouse model of colitis-associated cancer. Cell. 2004;118:285-96.

39. Grivennikov SI, Karin M. Inflammation and oncogenesis: a vicious connection. Curr Opin Genet Dev. 2010;20:65-71.

40. Maeda S, Kamata H, Luo JL et al. IKKbeta couples hepatocyte death to cytokine-driven compensatory proliferation that promotes chemical hepatocarcinogenesis. Cell. 2005;121:977-90.

41. Krebs EG, Graves DJ, Fischer EH. Factors affecting the activity of muscle phosphorylase b kinase. J Biol Chem. 1959;234:2867-73.

42. Ostman A, Hellberg C, Bohmer FD. Protein-tyrosine phosphatases and cancer. Nat Rev Cancer. 2006;6:307-20.

43. Durfee T, Becherer K, Chen PL et al. The retinoblastoma protein associates with the protein phosphatase type 1 catalytic subunit. Genes Dev. 1993;7:555-69.

44. Arnold HK, Sears RC. Protein phosphatase 2A regulatory subunit B56alpha associates with c-myc and negatively regulates c-myc accumulation. Mol Cell Biol. 2006;26:2832-44.

45. Seeling JM, Miller JR, Gil R et al. Regulation of beta--catenin signaling by the B56 subunit of protein phosphatase 2A. Science. 1999;283:2089-91.

46. Shouse GP, Cai X, Liu X. Serine 15 phosphorylation of p53 directs its interaction with B56gamma and the tumor suppressor activity of B56gamma-specific protein phosphatase 2A. Mol Cell Biol. 2008;28:448-56.

47. Virshup DM, Shenolikar S. From promiscuity to precision: protein phosphatases get a makeover. Mol Cell. 2009;33:537-45.

48. Adjei AA. Blocking oncogenic Ras signaling for cancer therapy. J Natl Cancer Inst. 2001;93:1062-74.

49. Monteith GR, McAndrew D, Faddy HM et al. Calcium and cancer: targeting Ca2+ transport. Nat Rev Cancer. 2007;7:519-30.

50. Bunney TD, Katan M. Phosphoinositide signalling in cancer: beyond PI3K and PTEN. Nat Rev Cancer. 2010;10:342-52.

51. Katso R, Okkenhaug K, Ahmadi K et al. Cellular function of phosphoinositide 3-kinases: implications for development, homeostasis, and cancer. Annu Rev Cell Dev Biol. 2001;17:615-75.

52. Engelman JA, Luo J, Cantley LC. The evolution of phosphatidylinositol 3-kinases as regulators of growth and metabolism. Nat Rev Genet. 2006;7:606-19.

53. Chalhoub N, Baker SJ. PTEN and the PI3-kinase pathway in cancer. Annu Rev Pathol. 2009;4:127-50.

54. Suzuki A, Nakano T, Mak TW et al. Portrait of PTEN: messages from mutant mice. Cancer Sci. 2008;99:209-13.

55. Hershko A, Heller H, Elias S et al. Components of ubiquitin-protein ligase system. Resolution, affinity purification, and role in protein breakdown. J Biol Chem. 1983;258:8206-14.

56. Nathan C, Xie QW. Nitric oxide synthases: roles, tolls, and controls. Cell. 1994;78:915-8.

57. Fukumura D, Kashiwagi S, Jain RK. The role of nitric oxide in tumour progression. Nat Rev Cancer. 2006;6:521-34.

58. Sonenberg N, Hinnebusch AG. Regulation of translation initiation in eukaryotes: mechanisms and biological targets. Cell. 2009;136:731-45.

59. Silvera D, Formenti SC, Schneider RJ. Translational control in cancer. Nat Rev Cancer. 2010;10:254-66,

60. Guertin DA, Sabatini DM. Defining the role of mTOR in cancer. Cancer Cell. 2007;12:9-22.

61. Liu P, Cheng H, Roberts TM et al. Targeting the phosphoinositide 3-kinase pathway in cancer. Nat Rev Drug Discov. 2009;8:627-44.

62. Manning BD, Cantley LC. AKT/PKB signaling: navigating downstream. Cell. 2007;129:1261-74.

63. Ma XM, Blenis J. Molecular mechanisms of mTOR--mediated translational control. Nat Rev Mol Cell Biol. 2009;10:307-18.

64. Graff JR, Konicek BW, Carter JH et al. Targeting the eukaryotic translation initiation factor 4E for cancer therapy. Cancer Res. 2008;68:631-4.

65. Pawson T, Raina M, Nash P. Interaction domains: from simple binding events to complex cellular behavior. FEBS Lett. 2002;513:2-10.

66. Scott JD, Pawson T. Cell signaling in space and time: where proteins come together and when they're apart. Science. 2009;326:1220-4.

67. Stein A, Pache RA, Bernado P et al. Dynamic interactions of proteins in complex networks: a more structured view. Febs. 2009;J 276:5390-405.

68. Kholodenko BN. Cell-signalling dynamics in time and space. Nat Rev Mol Cell Biol. 2006;7:165-76.

# 19

# Fatores de Transcrição e Regulação da Expressão Gênica

João Paulo de Biaso Viola
Renata Ramalho Oliveira
Giuliana Patricia Mognol

## DESTAQUES

- Este capítulo abordará os mecanismos de regulação da expressão gênica, focando nos fatores de transcrição e nos processos epigenéticos. No presente Capítulo, serão descritos os principais mecanismos moleculares que regulam estes processos tanto na fisiologia celular como no câncer. Serão discutidos os mecanismos de regulação da transcrição gênica, incluindo os fatores transcricionais basais e específicos, a metilação do DNA, as modificações de histona, o movimento de nucleossomos e a alteração de expressão de genes regulados por microRNA. Finalmente, serão abordadas as principais vias de regulação da expressão de genes mais frequentemente envolvidos na ativação de diferentes oncogenes e genes supressores tumorais e sua relação com os processos de transformação celular.

*O câncer talvez seja a suprema perversão da genética: um genoma que, de forma patológica, se torna obcecado por se reproduzir.*
*Siddhartha Mukherjee em*
*O gene: uma história íntima (2016)*

## INTRODUÇÃO

A ativação de diferentes vias de sinalização pela ligação de mediadores solúveis a seus receptores, pela interação célula-célula ou mesmo pela interação célula com a matriz extracelular, culmina com a ativação de diferentes fatores de transcrição. Esses fatores transcricionais desencadearão uma reprogramação gênica pela regulação positiva ou negativa da expressão de genes relacionados à fisiologia celular. A principal característica do câncer é o descontrole nas vias de sinalização que regulam a proliferação e morte celular, afetando a homeostase tecidual. O desenvolvimento de uma célula tumoral ocorre por uma sucessão de eventos mutacionais cumulativos de origem hereditária e/ou ambiental. Além de alterações genéticas, atualmente está bem estabelecido que ocorrem também alterações epigenéticas, caracterizadas pela metilação do DNA, modificações de histona, movimento de nucleossomos e alteração de expressão de genes regulados por microRNA. Todas essas alterações podem produzir oncogenes, caracterizados por um ganho de função dominante; ou gerar a perda de função de genes supressores tumorais, com característica recessiva. Em determinado momento, a célula perde o controle dos processos de divisão, diferenciação e morte celular; tornando-se uma célula transformada.

A tumorigênese é um processo multifatorial, em que a aquisição de sucessivas alterações genéticas faz a célula normal adquirir progressivamente um fenótipo de transformação e malignização. Hanahan e Weinberg (2011)[1] sugeriram oito alterações essenciais na fisiologia celular que caracterizariam a transformação maligna: 1) autossuficiência a sinais de crescimento celular; 2) insensibilidade a sinais inibitórios de crescimento celular; 3) evasão dos programas de morte celular programada (apoptose); 4) potencial replicativo ilimitado; 5) angiogênese sustentada; 6) invasão tecidual e metástase; 7) reprogramação do metabolismo energético; e 8) evasão do sistema imune. A instabilidade genômica e o estado inflamatório do microambiente tumoral contribuem para o aumento da diversidade genética e promoção das diferentes características tumorais.[1] Observações da biologia de tumores humanos e experimentais indicam que o processo de desenvolvimento tumoral ocorre de maneira análoga à teoria da evolução das espécies de Darwin, segundo a qual a aquisição de sucessivas alterações genéticas confere à célula tumoral diferentes vantagens adaptativas perante as células normais, causando um grande distúrbio da homeostase tecidual.[2] Neste Capítulo, abordaremos os principais mecanismos de regulação da reprogramação gênica, com atenção nos fatores de transcrição e nos processos epigenéticos mais frequentemente envolvidos na tumorigênese, descrevendo os principais mecanismos moleculares que regulam esse processo tanto na fisiologia celular como no câncer.

## REGULAÇÃO GERAL DA TRANSCRIÇÃO EM EUCARIOTOS

Os genes que codificam proteínas em eucariotos são transcritos pelo complexo da holoenzima RNA-polimerase II (Pol II). Para iniciar a transcrição, a Pol II, que não é capaz de se ligar diretamente ao DNA, é recrutada para a região promotora no início do gene por meio de interação com os chamados fatores gerais de iniciação da transcrição. Dessa forma, é montada uma maquinaria enzimática na região promotora, o que constitui o complexo de pré-iniciação da transcrição.[3] Uma das funções dessa maquinaria é

posicionar o início da transcrição relativo à sequência codificante. Embora necessário para a transcrição, a ligação dos fatores de transcrição ao promotor basal não gera, por si só, níveis significativos de mRNA (RNA mensageiro), já que a maioria das proteínas que se liga ao promotor basal é expressa de forma ubíqua e confere pouca especificidade regulatória. Essas proteínas são conhecidas como "fatores gerais da transcrição".[4,5]

Um promotor típico é constituído por uma região central e domínios regulatórios. Alguns elementos podem ser encontrados estruturando-se um promotor, como o TATA box, normalmente localizado entre 25 pb e 30 pb a 5' do sítio de início da transcrição; GC box, CCAAT box, BRE e INR box. Um promotor pode ser formado por combinações dessas sequências ou por todas elas.[2,4,6] A classificação dos promotores baseia-se na sequência motivo e em parâmetros estruturais, como flexibilidade e posicionamento de nucleossomos. Contudo, frequentemente eles são classificados em dois grupos principais: promotores ricos em CpG; ou contendo TATA box.[4]

Estudos de reconstituição da transcrição *in vitro* demonstraram que o processo requer os seguintes fatores gerais de iniciação da transcrição (TF, *Transcription Factor*): TFIIB; TFIID, constituído por 14 subunidades; TFIIE, TFIIF, ambos compostos por duas subunidades; TFIIH, que apresenta dez subunidades; e o complexo coativador, denominado "mediador", composto por cerca de 35 subunidades. Primeiramente, ocorre o reconhecimento do promotor pelo TFIID, um complexo contendo a proteína ligadora da sequência TATA, TBP (*TATA binding protein*) e pelo menos outros 14 fatores associados.[3,6] O fator TFIIB faz a ponte entre Pol II e promotor. TFIIF estabiliza TFIIB e o complexo de pré-iniciação, seguido de TFIIE e TFIIH. O TFIIH promove a abertura do DNA, que é catalisada pela DNA-translocase XPB, uma de suas subunidades, e promove o escape do promotor. TFIIE ativa THIIH e estabiliza o complexo promotor aberto.[3,6] O complexo mediador faz a ponte entre fatores de transcrição e o complexo de pré-iniciação, além de poder atuar na regulação do início da elongação.[3] Este processo, que pode ser modulado positiva ou negativamente por fatores de transcrição ligados a outros sítios, é um dos pontos principais da regulação transcricional[2,3,5] (Figura 19.1).

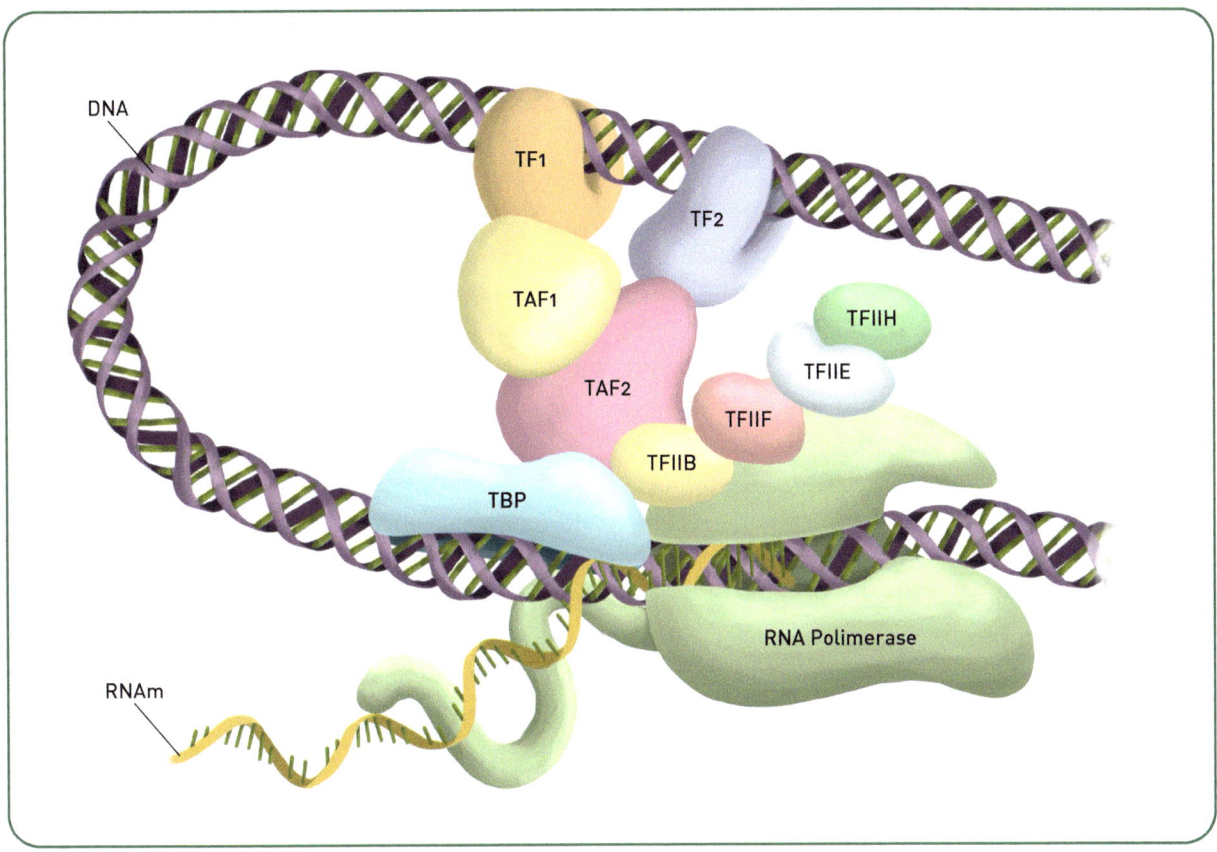

**FIGURA 19.1 –** Formação do complexo de iniciação da transcrição. A sequência TATA é reconhecida pela proteína TBP (_TATA box binding protein_), que faz parte do complexo TFIID, representado pela TBP e pelas TAF (_TBP associated factors_). O fator TFIIB recruta a RNA-polimerase II, sendo a associação dos fatores TFIIF, E e H necessária para o início da transcrição. Outros fatores de transcrição (TF, _transcription factor_) se ligam às sequências distantes no promotor, podendo interagir com os fatores de iniciação da transcrição por meio de um dobramento do DNA, ativando ou reprimindo este processo.

Fonte: Desenvolvida pela autoria.

A especificidade da transcrição é conferida pela presença de diversos sítios de ligação para fatores de transcrição dentro e fora do promotor basal,[7] o que permite a produção de níveis significativos de mRNA.[6,8] As sequências de nucleotídeos desses sítios de ligação determinam quais fatores podem se associar com o promotor de um dado gene, o que também depende de quais fatores estão presentes no núcleo na forma ativa e, em muitos casos, da presença de cofatores. Os fatores de transcrição ativos diferem durante o desenvolvimento, em reposta a estímulos e condições ambientais e entre os tipos celulares.[7]

Os fatores de transcrição contêm pelo menos dois domínios funcionais distintos: o domínio de ligação ao DNA (DBD, _DNA Binding Domain_), que reconhece as sequências específicas no promotor de genes específicos, às quais se liga, e o domínio de ativação ou repressão da transcrição, que influencia a razão de

transcrição por interagir diretamente com os componentes da maquinaria basal de transcrição, facilitando ou inibindo sua associação com o promotor basal; ou pela interação com outros cofatores, fatores de transcrição e/ou proteínas envolvidos na acessibilidade ou no silenciamento da cromatina.[3,5] A presença de domínios de interação proteína-proteína encontrados nos TF dita em grande parte qual será seu efeito na transcrição, uma vez que o fenótipo induzido por um TF que se liga ao DNA como homodímero ou heterodímero varia de acordo com a proteína parceira com a qual o TF está formando esse dímero.[5]

Outra forma comum de regulação da transcrição ocorre por interações proteína-proteína mediante um dobramento do DNA. Esse tipo de interação ocorre com todos os sítios de orientação que estão a mais de algumas dezenas de pares de bases do promotor basal, podendo estar distante até mais de 1 milhão de pares de bases.[3,5] Existem elementos em *cis* na região promotora dos genes, que contêm sequências ativadoras denominadas *enhancers* e sequências repressoras denominadas *silencers*. Nas duas sequências, existe um grupamento de sítios de ligação para fatores de transcrição. Essas regiões do DNA se dobram e os fatores de transcrição ligados a elas podem interferir com a transcrição de várias maneiras. Os fatores de transcrição que se ligam aos *enhancers* regulam a transcrição positivamente e os que ligam aos *silencers* regulam-na negativamente.[2]

Diferentes fatores de transcrição se ligam a diferentes matrizes no DNA. O DBD da maioria dos fatores de transcrição é um motivo curto, comumente de alfa-hélice, que se insere no sulco maior do DNA. A substituição de um único aminoácido dentro desse domínio pode alterar a especificidade de ligação e dado que cada quilobase de DNA genômico contém dezenas de supostos sítios de ligação, a identificação dos sítios que realmente ligam proteínas requer testes bioquímicos e experimentais.[5]

## FATORES DE TRANSCRIÇÃO COMO ONCOGENES E GENES SUPRESSORES DE TUMOR

Diversos fatores de transcrição que desempenham funções fisiológicas apresentam ganho de função no câncer e, portanto, são produtos dos chamados oncogenes. Os genes precursores desses oncogenes ativos são denominados "proto-oncogenes". Eles podem se tornar um oncogene ativado pelo processo de mutagênese insercional, amplificação gênica, translocação cromossômica e, inclusive, por mutações pontuais. Um segundo grupo de genes frequentemente alterados no câncer é denominado "genes supressores de tumor". Estes operam para reprimir ou suprimir a proliferação celular, e seu envolvimento na formação do tumor ocorre quando esses genes são inativados ou perdidos, ou seja, quando há perda de função.[5,9] Os mecanismos de ação de alguns dos principais TF que se enquadram nessas categorias estão descritos a seguir.

O supressor de tumor p53 é considerado o guardião do genoma por prevenir a progressão do ciclo celular e a replicação do DNA em resposta aos danos de DNA causados por diferentes agentes (p. ex., luz ultravioleta, radiação ionizante e carcinógenos químicos) e

por desordens metabólicas (p. ex., hipóxia, depleção de metabólitos e choque térmico).[9] Nessas condições, p53 também induz a expressão de enzimas de reparo de DNA e, caso o dano não seja reparado, emite sinais para causa a apoptose da célula. Assim, as respostas mediadas por p53 previnem a razão de acumulação das mutações no genoma.[9,10]

p53 se liga ao DNA nas sequências contendo Pu-Pu-Pu-C-A/T-T/A-G-Py-Py-Py duas vezes *in tandem*, sendo que as duas sequências podem estar separadas por até 13 nucleotídeos. A proteína p53 exerce suas funções na forma de homotetrâmeros, em que quatro subunidades idênticas interagem por meio do domínio de oligomerização formando o complexo protéico ativo. Alelos mutantes de p53 são comuns em diversos tipos de câncer e a maioria deles codifica apenas substituições de aminoácidos em seu DBD, o que causa a perda da função da proteína, apesar de não interferir na formação dos tetrâmeros. Assim, subunidades mutantes podem interagir com uma selvagem formando um tetrâmero e inibindo as funções de p53. Uma parcela pequena dos tumores ainda apresenta superexpressão do gene HDM2 codificante da proteína de mesmo nome, que causa a degradação de p53 via proteossoma. Diferentes vias de sinalização ocasionam ativação ou aumento dos níveis de HDM2, como a hiperativação da via de PI3K-Akt/PKB, a sinalização de receptores de tirosinaquinase, como Ras, e a inativação do supressor de tumor PTEN.[10,11]

Diferentes estudos em larga escala do genoma apresentam até mais de 3 mil genes como possíveis alvos de p53. Entre eles, 116 genes foram destacados incluindo alvos já bem conhecidos, como: 1) *p21^CIP1*, que induz o arresto de ciclo celular por ser um inibidor das CDK e, consequentemente, da atividade dos complexos ciclina/CDK. *p21* também bloqueia a síntese de DNA por se ligar a um fator essencial para a replicação do DNA, o PCNA (*proliferating cell nuclear antigen*); 2), PGF, TGFA e KITLG codificam fatores de crescimento que estimulam a proliferação celular; 3) proteínas que regulam a transição G2/M, como a GADD45A e SFN (14-3-3 ʃ), que sequestra o complexo ciclina B/CDK2 no citoplasma, prevenindo sua migração para o núcleo, onde é necessária para a mitose; 4) *DDB2* e *XPC*, que codificam proteínas relacionadas com o reparo de lesão no DNA por excisão de nucleotídeo; 5) BAX, BBC3 (PUMA) e PMAIP1

(NOXA), que ocasiona a liberação do citocromo c e, consequentemente, a apoptose, além de *APAF1*, que participa da formação do apoptossomo, todos da via intrínseca da apoptose; 6) FAS e TNFRSF10A-D, receptores de FasL ou TNF-alfa, que são ligantes de morte extracelulares e causam a apoptose pela via extrínseca; e 7) *HDM2* que codifica ubiquitinaligase de mesmo nome e medeia a degradação de p53.[10] Assim, a proteína p53 atua na regulação de ciclo celular, apoptose, reparo do DNA, metabolismo e autofagia, suportando a viabilidade celular.[11]

Por todos esses mecanismos, quando p53 está mutada, as células continuam a proliferação em circunstâncias em que normalmente entrariam em arresto de ciclo ou em apoptose. A perda do reparo induzida por p53 gera células defeituosas, que transmitem esses defeitos para as células-filhas e propiciam o acúmulo de mutações, o que pode resultar no fenótipo cancerígeno. A inativação de p53 também contribui para a transformação mediada por oncogenes como E2F1-3 e c-Myc.[11,12]

A família de TFs E2F é constituída por seis proteínas (E2F1-6). As proteínas E2F1-3 ocasionam a expressão gênica por recrutarem a RNA-polimerase II e proteínas envolvidas na acessibilidade da cromatina, enquanto as E2F4-6 reprimem a transcrição por atraírem repressores transcricionais para os promotores.[12]

Todas as proteínas E2F formam heteroproteínas com DP1 ou DP2 e o complexo E2F-DP reconhece e a sequência T-T-T-C-C-C-G-C ou as variações dela, às quais se liga, no promotor de genes envolvidos com o crescimento e a proliferação celular, como as ciclinas A e E, c-Myc, genes envolvidos na replicação do DNA e genes que codificam proteínas envolvidas na síntese de nucleotídeos. No início e meio da fase $G_1$, além de estarem ligadas com as proteínas DP, as E2F1-3 também estão associadas às proteínas *pocket* (pRB [proteína Retinoblastoma], p107 ou p130), que previnem que as E2F atuem como estimuladores da transcrição, mantendo reprimidos os genes responsivos a E2F. Contudo, frente à estimulação mitogênica, os complexos de CDK contendo as ciclinas D e E hiperfosforilam as proteínas *pocket*, liberando E2F para estimular a transcrição. Os produtos desses genes, por sua vez, levam as células de $G_1$ para a fase S do ciclo celular.[9]

A superexpressão de E2F1 é suficiente para superar o bloqueio de ciclo celular induzido por pRB e a ativação forçada dos promotores responsivos a E2F faz as células quiescentes entrarem na fase S e, de certas células, inclusive causa a transformação. É interessante notar que todos os tumores derivados de mutações de *pRb* perderam sua habilidade de ligar E2F, deixando E2F livre para induzir a proliferação celular. A desregulação de E2F, contudo, pode resultar em morte celular, o que parece ser mediado por p53, pela indução da transcrição do gene *p14ARF*, o qual inibe *HDM2*, resultando no acúmulo de p53. Essa via, portanto, elimina as células que têm *pRb* desregulado e limita a transformação mediada pelo aumento de atividade/expressão de E2F,[9,12] entretanto, a concomitante mutação ou inativação de *p53* facilita a transformação mediada pela inativação de *pRB* e/ou aumento de E2F.

O proto-oncogene *c-Myc* exerce papéis importantes no crescimento, na progressão do ciclo celular, diferenciação e na indução da apoptose e da angiogênese.[13] Sua expressão está intimamente ligada com o potencial proliferativo da célula.[14] Sob estimulação de soro ou mitogênica, há uma rápida e transiente expressão da proteína c-Myc, que também é regulada por fosforilações, que modulam sua funcionalidade e estabilidade.

A proteína c-Myc tem um motivo para dimerização, responsável pela heterodimerização com seu principal parceiro de ligação MAX (*MYC-Associated Factor X*). Os heterodímeros MYC-MAX reconhecem e se ligam ao elemento E-box C-A-C-(A/G)-T-G e ativam a transcrição.[14] c-Myc-MAX também podem se ligar a sequências que não E-box por se associarem com outras proteínas, como TR-AP, YY1, TFII-I, AP-2 e MIZ-1, aumentando a gama de genes regulados por estes TF. A função de regular a transcrição de c-Myc não é completamente dependente da dimerização com MAX. Essa função está mantida em célula PC12, por exemplo, que não expressam MAX. Outros parceiros de Myc são: Che-1/AATF atuando no controle da proliferação de precursores de células B em ALL; INI/SNF5 atuando na regulação de genes do ciclo celular; o remodelador de cromatina BPTF, YAP e HSF1.[15]

c-Myc dirige a progressão do ciclo celular regulando positivamente E2F, as ciclinas D2,[16] E e A,[13] CDK4 e Cdc25, uma fosfatase que ativa CDK. Além disso, reprime ou sequestra CKI, como p15$^{INK4}$, p27$^{KIPI}$ e p21$^{CIP1}$, cuja expressão resulta no bloqueio do ciclo celular e ativa enzimas da biossíntese e produção metabólica de poliaminas, pirimidinas e lactato, essenciais para o crescimento e divisão celular.[14] c-Myc também regula a transcrição de genes de RNA ribossomal[15] e de genes envolvidos no metabolismo de nucleotídeos.[16]

Existem mecanismos que limitam a transformação por c-Myc e precisam ser inativados para a formação do tumor ocorrer, como sua habilidade em induzir a apoptose.[9] A inibição da apoptose pode ocorrer pelo aumento da expressão de fatores antiapoptóticos, como Bcl-2 e NFkB, e/ou inativação dos supressores de tumor p19[ARF] e p53.[16]

A desregulação de c-Myc é encontrada em torno de 30% de todos os casos de câncer humano e esse TF contribui para a tumorigênese por meio da promoção do crescimento celular e da proliferação descontrolados e, também, por exercer efeitos na adesão celular, metabolismo, angiogênese e instabilidade genômica.[13]

Outro mecanismo diretamente relacionado com o desenvolvimento do câncer é a inflamação. No microambiente tumoral, a inflamação contribui para a proliferação, sobrevivência, angiogênese e metástase das células malignas. Os orquestradores-chave na interseção das vias que ocasionam inflamação relacionada ao câncer são fatores de transcrição, como AP-1 e NFkB, que induzem a produção das citocinas pró-inflamatórias TNF-α, IL-1β, IL-6 e IL-8.[17]

NFkB é o nome dado a complexos homodiméricos e heterodiméricos de membros de cinco famílias de proteínas [RelA, RelB, c-Rel, p50/p105 (NFkB1) e p52/p100 (NFkB2)]. Todos os membros compartilham um domínio de 300 aminoácidos denominado "domínio de homologia a Rel", responsável pela ligação ao DNA à sequência decamérica G-G-G-Pu-N-N-Py-Py-C-C (onde N é qualquer nucleotídeo), dimerização e interação com seus inibidores IkB. Depois do sinal gerado por citocinas, fatores de crescimento, sinais de estresse e oncoproteínas, o IkB é fosforilado e removido, permitindo a translocação do NFkB para o núcleo, onde esse TF é capaz de regular genes envolvidos no ciclo celular, sobrevivência e respostas imunes inatas e adaptativas.[18]

O NFkB induz a proliferação por potencializar a sinalização de PI3K-AKT-mTOR, que regula proteínas envolvidas no processo de tradução, biogênese de ribossomos, biossíntese de aminoácidos e organização do citoesqueleto de actina e por induzir a expressão de ciclina D1, c-Myc e de CDK. O NFkB suprime a apoptose por induzir genes que codificam enzimas antioxidantes, por inibir a cascata de JNK e por induzir os genes antiapoptóticos Bcl-2, Bcl-x e IAP. Na carcinogênese, o NFkB medeia a angiogênese por regular VEGF, COX-2, IL-6, VCAM-1 e ICAM-1 (moléculas de adesão) e metaloproteinases de matriz, que coletivamente facilitam a progressão para um fenótipo metastático.[17,18]

O fator de transcrição NFkB é um mediador central da resposta inflamatória, pois induz diferentes genes de citocinas pro-inflamatórias, como IL-1, IL-6, TNF-α. Por um lado, o acúmulo dessas citocinas no sítio do tumor contribui para o estabelecimento de um microambiente pró-tumorigênico. Por outro lado, o microambiente inflamatório do tumor favorece a progressão tumoral, por exemplo, ao recrutar células supressoras, entre elas, as T regulatórias (Treg), que são determinadas pela expressão de FOXP3, que, por sua vez, é diretamente ativada por NFkB via enhancer. A infiltração das células Treg promove o escape imune e ainda favorece a angiogênese contribuindo para o desenvolvimento e progressão tumoral.[19,20,21]

A inativação funcional do NFkB em vários tipos de tumor induz a apoptose e antagoniza o fenótipo oncogênico. As primeiras evidências que relacionaram o NFkB com a tumorigênese vieram da observação de que a proteína viral v-Rel é extremamente oncogênica em modelos animais.[18] Da mesma forma que ocorre com o oncogene *c-Myc*, são encontradas translocações cromossômicas, amplificações, superexpressão e rearranjos dos genes que codificam NFkB em vários tumores sólidos e hematopoiéticos. Mutações das subunidades inibitórias IkB, que então mantêm o NFkB constitutivamente ativo, também são encontradas no câncer.[18,21]

AP-1 é um TF dimérico contendo proteínas de várias famílias que apresentam domínios básicos de zíper de leucina (bZIP), essenciais para a dimerização e ligação ao DNA. As famílias de Jun (c-jun, junB e junD) e Fos (c-Fos, FosB, Fra-1 e Fra-2) são as principais proteínas envolvidas, mas também são encontradas as proteínas ATF (*Activating Trancription Factor*) LRF1/ATF3, B-ATF, JDP1 e JDP2 e proteínas da subfamília Maf (c-Maf, MafB, MafA, MafG/F/K e Nr1). Esses TF podem formar duplexes entre eles mesmos e com outras proteínas bZIP. Os heterodímeros Jun-Fos se ligam preferencialmente à sequência consenso conhecida como "elemento responsivo a TPA, T-G-A-(C/G)-T-C-A", enquanto Jun-ATF se ligam com maior afinidade à sequência conhecida como "elemento responsivo ao AMPc (CRE), T-G-A-C-G-T-C-A". Além disso, as sequências nas quais AP-1 se liga podem diferir dependendo de sua interação com outras proteínas, como NFAT, Smad ou Ets.[22,23]

As proteínas AP-1 participam na resposta celular imediata a vários estímulos fisiológicos e patológicos, como fatores de crescimento, citocinas pró-inflamatórias, sinais de estresse, infecções e sinais oncogênicos, regulando genes que participam de cascatas inflamatórias e da angiogênese, como VEGF, EGFR e COX-2,[12] contribuindo, assim, para a transformação. No entanto, as funções de AP-1 variam conforme a duração e o tipo de estímulo, podendo aumentar a expressão da ciclina D1 e induzir a progressão do ciclo celular, ou atuar como um fator anti-apoptótico via modulação negativa de p53, por aumentar a transcrição de HDM2 e induzir os genes antiapoptóticos *Bcl-3* e *Bim-1*. Dependendo do estímulo, AP-1 ainda pode regular FasL e promover a apoptose.[12] Por último, AP-1 também tem um papel na indução da resposta de reparo de DNA, em que aumenta a expressão de p21 (ver em p53) e dos supressores de tumor p14[ARF] e p19[ARF].[23]

Outro fator de transcrição que desempenha um papel central na regulação gênica durante a resposta imune e a inflamação é o NFAT (_nuclear factor of activeted T cells_). As proteínas da família NFAT são fatores de transcrição induzíveis que se ligam à sequência consenso G-(G/A)-A-A-(A/C). Essa família compreende quatro proteínas distintas reguladas pela via de sinalização cálcio/calcineurina, denominadas NFAT1, NFAT2, NFAT3 e NFAT4; e uma que é regulada por estresse osmótico, NFAT5.[24] Os fatores de transcrição da família NFAT são reguladores ubíquos da expressão gênica em vários tipos celulares, não estando restritos somente na resposta imune. Apesar de ser bem conhecido o papel dessas proteínas na regulação da expressão de citocinas, foi demonstrado que os fatores de transcrição da família NFAT também estão relacionados com a regulação de genes que controlam a progressão no ciclo celular, diferenciação celular e apoptose, sugerindo um envolvimento mais abrangente desses fatores de transcrição na manutenção da fisiologia celular. Além disso, vários trabalhos

demonstraram a participação das proteínas NFAT na transformação maligna e no processo de tumorigênese.[25,26] Entretanto, funções divergentes para as proteínas NFAT1 e NFAT2 como supressor tumoral ou oncogene, respectivamente, já foram descritas, apesar de terem sido pouco caracterizadas. Em adição a essas evidências, alguns trabalhos demonstram que a proteína NFAT1 induz a expressão de VEGF, regulando o processo de angiogênese em tumor de cólon; além de modular a expressão de VEGFR1 e ativar a expressão de COX-2 pró-angiogênico, que resulta na síntese de PGE2. Na presença de VEGF em células endoteliais, NFAT também induz o fator pró-angiogênico formador de colônias de macrófagos e granulócitos (GM-CSF).[28] Além disso, estudos recentes também demonstraram que tanto a habilidade de invadir como o potencial metastático de células tumorais estão sob a influência de membros da família NFAT em tumores de cólon e de mama. Em vários tipos de cânceres, as isoformas de NFAT têm sido detectadas e modelos murinos de leucemia e linfoma revelam hiperativação de NFAT. Essa hiperativação resulta na migração celular via sinalização parácrina envolvendo macrófagos infiltrantes que secretam EGF e fator estimulante de formação de colônia (CSF1) e células tumorais expressando EGFR.[28] Diversos estudos têm demonstrado que os fatores de transcrição da família NFAT desempenham um papel central na tumorigênese,[25,26,27,28,29] indicando que essas proteínas podem definir novos biomarcadores e/ou ser utilizadas como alvos para o desenvolvimento de novas terapias para os pacientes com câncer.

A dependência do contexto para determinar o fenótipo induzido por diferentes fatores de transcrição ocorre, em última instância, no nível transcricional. Algumas mudanças na cromatina se fazem necessárias para torná-la acessível à maquinaria e aos fatores de transcrição. Essas modificações são ordenadas e sequenciais, em que cada uma das classes de modificação de cromatina tem funções precisas que são executadas em tempos específicos. Alguns fatores de transcrição precisam se ligar para recrutar os remodeladores dependentes de ATP, seguido da acetilação de histonas e de alterações finais na estrutura dos nucleossomos para então outros TF se ligarem e ocorrerem o início e a potenciação da transcrição. Além disso, a ligação dos fatores de transcrição às sequências regulatórias no DNA também é afetada por sua concentração, modificações pós-traducionais e localização subcelular, que dependem das vias de sinalização ativadas.

## MODIFICAÇÕES DA CROMATINA E SEUS MECANISMOS DE AÇÃO

O empacotamento do DNA na cromatina tem consequências importantes para a regulação dos genes transcritos pela RNA-polimerase II.[30] Essa organização do genoma em uma estrutura compacta influencia enormemente a habilidade de os genes serem ativados ou silenciados. O DNA genômico em eucariotos está associado com proteínas histonas para formar os nucleossomos, que são as unidades estruturais da cromatina. Cada nucleossomo é formado por 146 pb de DNA que dão 1,7 voltas em torno do octâmero de histonas, o qual contém duas de cada histona H2A, H2B, H3 e H4. Os nucleossomos são unidos entre si por uma região de aproximadamente 50 pb que, em geral, está associada à histona H1. Os resíduos de aminoácidos carregados positivamente das histonas (lisinas e argininas) fazem contato com os fosfatos (carregados negativamente) do DNA a cada 10,4 pb, formando 14 contatos de histona-DNA por nucleossomo, contatos estes que são fracos individualmente, mas que, juntos, fazem do nucleossomo um dos complexos DNA-proteína mais estáveis em condições fisiológicas.[31,32,34] Apesar disso, o nucleossomo não é uma unidade estática. Ele tem propriedades dinâmicas finamente reguladas por vários complexos proteicos,[32] os quais serão discutidos mais adiante.

A epigenética envolve o entendimento da estrutura da cromatina e o seu impacto na função gênica. O conceito atual de epigenética é "o estudo das mudanças herdáveis na expressão gênica, que ocorrem independentemente de mudanças na sequência primária do DNA". A maioria dessas mudanças herdáveis é estabelecida durante a diferenciação e mantida estável por meio dos múltiplos ciclos de divisão celular, permitindo que as células de diferentes tecidos tenham identidades distintas mesmo contendo a mesma informação genética. As modificações epigenéticas incluem quatro categorias principais: a metilação das bases citosina no DNA; as modificações pós-traducionais das proteínas histonas; o remodelamento dos nucleossomos e a incorporação de variantes de histonas; e os RNA não codificantes, incluindo os micro RNA (miRNA). Essas modificações trabalham juntas para regular o funcionamento do genoma, uma vez que alteram localmente a dinâmica estrutural da cromatina, primariamente regulando sua acessibilidade e compactação. Falhas na manutenção dessas modificações podem resultar em ativação ou inibição inapropriada de várias vias de sinalização e culminar em doenças, como o câncer.[35]

### Metilação de sítios CpG

Em mamíferos, a metilação do DNA ocorre por uma modificação covalente de um resíduo de citosina em dinucleotídeos CpG (citosina seguida por guanina) em um processo catalisado por enzimas denominadas "DNA–metiltransferases" (Dnmt), que estabelecem e mantêm o padrão de metilação no genoma. A metilação resulta no recrutamento de proteínas que restringem o acesso da maquinaria envolvida na transcrição gênica, sendo assim um eficiente mecanismo epigenético de repressão. Independentemente desse recrutamento, por um lado, a metilação por si só modifica quimicamente o DNA, influenciando sua flexibilidade e, por consequência, sua afinidade pelos nucleossomos. Por outro lado, a atividade de demetilação permanece incerta. Acredita-se que existam DNA-demetilases não descritas atuando nesse processo.[34,35]

Os dinucleotídeos CpG são concentrados em regiões de grandes sequências repetitivas onde normalmente se encontram metilados[24] e em regiões denominadas "ilhas CpG", definidas como sequências de pelo menos 500 pb associadas com a região 5' de genes, com conteúdo de GC acima de 55% e frequência de CpG acima de 0,65,[36] em que as citosinas geralmente se mantêm não metiladas. Além disso, a metilação do DNA também é importante para a regulação dos promotores que não têm ilhas CpG.[35]

A metilação das sequências genômicas repetitivas previne a instabilidade cromossômica por silenciar o DNA não codificante e os elementos transponíveis de DNA. Da mesma forma, a metilação das ilhas CpG está relacionada com a repressão gênica. Essas ilhas ocupam aproximadamente 60% dos promotores de genes humanos,[35] além de estarem envolvidas na função de sequências reguladoras distais, como *enhancers* e *insulators*.

A repressão e o silenciamento gênico associados à metilação do DNA ocorrem mediante mecanismos diretos e indiretos. Diretamente, pela inibição da ligação de fatores de transcrição que não reconhecem sítios CpG metilados e indiretamente pela ligação de proteínas como a MeCP1 e MeCP2 (*Methyl-CpG-binding Protein*) às citosinas metiladas. Essas proteínas impedem a ligação de fatores de transcrição ao DNA e podem recrutar histonadesacetilases, histonametiltransferases (ver adiante) e outros fatores que tornam a cromatina compacta e, consequentemente, inacessível aos fatores de transcrição.[35]

## Modificações de histonas

A cauda N-terminal das histonas pode sofrer várias modificações covalentes pós-traducionais, incluindo metilação, acetilação, ubiquitinação, ribosilação e sumoilação de lisinas e fosforilação de serinas e treoninas.[31,32] Essas modificações afetam as interações das histonas com o DNA e servem de sinais para ligação de complexos proteicos associados com ativação ou silenciamento transcricional. As modificações de histona mais bem caracterizadas são a metilação e a acetilação. Diferentemente da metilação de DNA, a metilação de histonas pode ocasionar tanto a ativação como a repressão dependendo do resíduo modificado e da extensão da metilação. Por exemplo, a trimetilação da lisina 4 da histona H3 (H3K4m3) é enriquecida nos promotores de genes transcricionalmente ativos, enquanto a H3K9m3 e a H3K27m3 estão presentes nos promotores de genes reprimidos. Entretanto, a acetilação de lisinas sempre se correlaciona à ativação transcricional.[31,35]

Os padrões de modificação de histonas são ativamente regulados por enzimas que adicionam e removem essas modificações. Histonaacetiltransferases (HAT) e histonametiltransferases (HMT) adicionam grupos acetil e metil, respectivamente, enquanto as histonadeacetilases (HDAC) e histonademetilases (HDM) removem esses grupos.[24] A acetilação de histonas tipicamente ocorre em múltiplos resíduos de lisina e é um processo dinâmico, uma vez que as HAT e as HDAC podem adicionar e remover grupos acetil rapidamente. Porém, a metilação de histonas é uma modificação mais estável e, assim como a fosforilação e a ubiquitinação de histonas, é catalisada em um sítio específico.[32]

Quanto à sua função, a acetilação neutraliza as cargas positivas dos resíduos de lisina das caudas N-terminais das histonas e diminui sua afinidade pelo DNA, o que facilita o acesso dos fatores de transcrição ao DNA; torna as interações internucleossomais mais fracas, aumentando a mobilidade dos nucleossomos no DNA;[30,33] promove a processividade da polimerase pelos nucleossomos[33] e funciona como coativador transcricional, ligando-se aos promotores por meio da ligação a fatores de transcrição que se ligam ao DNA.[30,33] Todos esses mecanismos estão relacionados com uma estrutura de cromatina mais relaxada e permissiva à transcrição.

Além das histonas, as HAT também modificam fatores de transcrição, aumentando sua atividade de ligação ao DNA,[31] possivelmente por criar uma superfície que facilita o reconhecimento da proteína-DNA.[33] p300 e CBP são fosfoproteínas nucleares com função de HAT qu,e além de acetilarem todas as histonas *in vitro,*[33] têm como substratos diversos fatores de transcrição envolvidos no controle do ciclo celular, como E2F, p53 e GATA1,[31] Além disso, p300/CBP conectam diversos TF com a maquinaria basal de transcrição por intermédio da interação com componentes dessa maquinaria, como TBP, TFIIB, TFIIE e TFIIF.[33]

Realizando-se de forma oposta à das HAT, a atividade das HDAC envolve a remoção de grupos acetil dos resíduos de lisina das histonas, restabelecendo a carga positiva dessas proteínas. Consequentemente, esses resíduos sofrem forte atração pelos grupos fosfatos do DNA, resultando na compactação da cromatina, o que impede a ligação de TF, complexos regulatórios e da RNA-polimerase, impedindo a transcrição.[31]

## Movimentos de nucleossomos

O espaçamento e o posicionamento dos nucleossomos em regiões críticas como os promotores funcionam como um controle em *cis* para a regulação apropriada do *locus*.[34] Os nucleossomos atuam como repressores da transcrição, afetando desde a ligação dos ativadores e a formação do complexo de pré-iniciação até a elongação,[30,32] mas, como já foi dito, os nucleossomos têm propriedades dinâmicas reguladas por vários complexos proteicos.

Existe uma competição entre os nucleossomos e os TF pelos sítios-alvo de ocupação e o resultado dessa competição depende das afinidades relativas dos nucleossomos e dos TF pelo DNA em dado momento e de suas concentrações. Os TF podem se ligar na região espaçadora de DNA que separa nucleossomos adjacentes,[32] mas os nucleossomos podem esconder importantes elementos em *cis* e impedir que muitos TF se liguem ao seu sítio.[34] Nesses casos, a associação do DNA com as histonas pode ser quebrada para que as proteínas ligadoras do DNA de sequência específica acessem seus sítios dentro dos nucleossomos.[32] Apenas a face interna para o octâmero é ocluída no nucleossomo; assim, se o sítio está orientado para fora do octâmero, o TF pode se ligar ao DNA com alta afinidade. Além disso, quanto mais perto a sequência de DNA está dos pontos de entrada e de saída do nucleossomo, mais acessível ela é. Isso ocorre porque poucos contatos entre as histonas e o DNA devem ser quebrados. Assim, um primeiro fator que se liga a um sítio nas extremidades do nucleossomo precisa romper apenas poucos contatos histona-DNA para facilitar a ligação de um segundo fator a um sítio dentro do nucleossomo. Dessa forma, o posicionamento preciso dos pontos de entrada e de saída dos nucleossomos em relação aos sítios de fatores de transcrição pode controlar a afinidade de ligação e introduzir a necessidade para a ligação de múltiplos fatores.[34,35]

Os complexos de remodelamento de cromatina utilizam a hidrólise do ATP para alterar os contatos entre as histonas e o DNA e suas principais funções são: a organização da cromatina, ou seja, a manutenção do espaçamento constante entre os nucleossomos; o acesso da cromatina, dado pelo deslocamento ou pela excisão dos nucleossomos para o acesso ao DNA; e a reestruturação da cromatina, que é a inserção de variantes de histonas para especializar uma região da cromatina,[32,34] como as histonas H2A.Z e H3.3, que são preferencialmente inseridas nos promotores de genes ativos e podem mediar a ativação gênica por serem facilmente dissociadas dos nucleossomos[34,35,36] Existem quatro famílias de complexos remodeladores dependentes de ATP: SWI/SNF; ISWI; CHD e INO80, e cada família é especializada em contextos biológicos particulares.[34,37]

A transição da cromatina para o estado ativo requer a ação de ativadores transcricionais de ligação ao DNA, complexos remodeladores de cromatina e histona-acetiltransferases,[30,32,33] os quais levam ao rompimento ou ao deslocamento dos contatos histona-DNA, nos nucleossomos tanto no promotor como na região codificante, e ao aumento de acetilação das histonas.[34] Todas essas modificações tornam os elementos nucleossomais de DNA mais acessíveis para os fatores de transcrição.[32] A acetilação de histonas por p300 facilita a transferência dos dímeros de H2A-H2B dos nucleossomos para chaperonas, como a NAP-1,[30] um mecanismo que acopla diretamente a acetilação dos nucleossomos com o seu remodelamento na regulação transcricional, o que permite a passagem da RNA pol II.[32] Já no processo de remodelamento da cromatina pelo complexo SWI/SNF, um nucleossomo pode colidir com um vizinho formando estruturas não usuais chamadas "altossomo" ou "sobreposição dinucleossomo", processoem que um dímero H2A-H2B é perdido. Essa sobreposição ocorre predominantemente em regiões *downstream* próximas ao sítio de iniciação da transcrição. Isso é consistente com a ideia de que o remodelamento de cromatina ocorre permitindo a formação de uma região livre de nucleossomo no sítio de iniciação da transcrição em genes transcricionalmente ativos, o que é seguido pelo recrutamento da maquinaria de transcrição.[36] No remodelamento ativo, frequentemente um dímero H2A-H2B é perdido, porém estudos também relatam que ambos podem permanecer no nucleossomo, mas a interação do DNA com um dos dímeros é perdida.[36] É importante ressaltar que o promotor não é completamente livre de nucleossomos durante a ativação gênica. A diminuição da interação do DNA com os dímeros H2A-H2B diminui o nível de enovelamento da cromatina, o que é necessário para a passagem da RNA-polimerase II, mas as histonas H3 e H4 acetiladas podem permanecer durante a transcrição.[32,36]

A integração da metilação do DNA, das modificações de histona e do remodelamento de cromatina é um processo complexo que depende da colaboração de vários componentes da maquinaria epigenética. Transições entre diferentes estados da cromatina são dinâmicos e parecem depender do balanço entre os fatores que sustentam um estado silenciado, como HDAC e metiltransferases, e aqueles que promovem um estado transcricionalmente ativado, como HAT. Mudanças nesses componentes podem alterar o balanço entre a conformação ativa e silenciada da cromatina, resultando numa alteração do estado transcricional[32,34,35,36] (Figura 19.2).

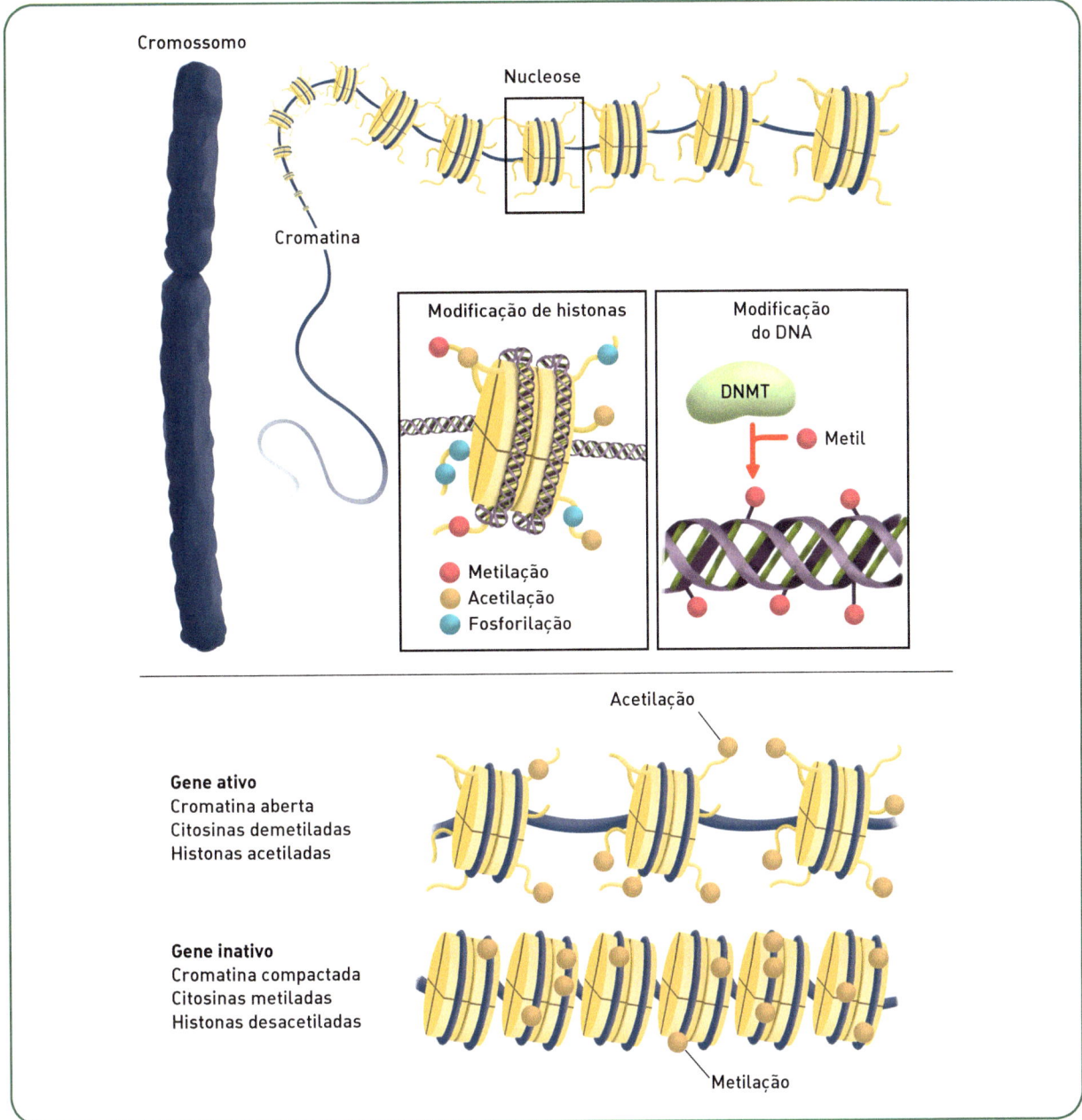

**FIGURA 19.2 –** Representação esquemática das modificações epigenéticas. [**A**] As fitas de DNA são enroladas no octâmero de histonas, formando os nucleossomos: as unidades estruturais da cromatina, que é organizada em blocos para formar os cromossomos. Modificações reversíveis na cauda de histonas ocorrem em múltiplos sítios específicos, principalmente por meio de acetilação, metilação e fosforilação. A metilação do DNA ocorre nos resíduos de citosina em uma reação catalisada pelas DNA-metiltransferases (DNMT). Juntas, essas modificações provêm uma assinatura epigenética única, que regula a organização da cromatina e a expressão gênica. [**B**] Esquema das mudanças reversíveis na organização da cromatina que influenciam a expressão gênica: os genes são expressos quando a cromatina está aberta [ativa] e inativados quando a cromatina está compactada [silenciada]. Círculos vermelhos representam grupos metil, os amarelos representam grupos acetil e os azuis, grupos fosfato.
Fonte: Desenvolvida pela autoria.

## RNA não codificantes

Hoje está claro que 98% do genoma não codifica proteínas. Estudos recentes vêm demonstrando que pelo menos 80% do genoma humano é biologicamente ativo, contudo, apenas uma pequena parte codifica proteínas. Uma massiva quantidade é transcrita, porém não traduzida em proteína, e pode ser classificada em RNA *housekeeping* (p. ex., tRNA, RNA ribossomal) e regulatório (p. ex., miRNA, lncRNA).[38] Assim, de forma geral, é possível separar os RNA em dois grupos: os que contêm a informação que será traduzida em proteínas (os mRNAs); e os que não contêm, denominados "RNAs não codificadores de proteínas" ou "RNA não codificantes" (ncRNA). As regiões não codificantes são compostas por íntrons e por sequências intergênicas.

Entre os ncRNA, os mais estudados e caracterizados são os pequenos RNA (*small RNA*), com destaque à classe dos microRNA (miRNA), que são sequências curtas de RNA de 20 nt a 25 nt,[35,39] que regulam a expressão gênica por intermédio do silenciamento pós-transcricional dos genes-alvo.[40] Há também longos RNA não codificadores (lncRNA) capazes de atuar na regulação da expressão gênica por meio de interação com *enhancers*, promotores e complexos modificadores de cromatina. Alguns lncRNA, como o *H19,* são capazes de atuar em múltiplos níveis da regulação. Além disso, diferentes estudos têm apresentado que a atuação dos lncRNA depende mais da estrutura secundária assumida do que da sequência primária. Evidências apontam nesse sentido, uma vez que já se observou pobre conservação de sequência primária, mas com conservação funcional, como já demonstrado para o lncRNA *HOTAIR* em humanos e camundongos.[41]

Há ainda os RNA circulares (circRNA), recentemente reconhecidos como nova classe, que apresentam configuração circular em virtude de uma ligação 5' – 3' fosfodiéster. Estes apresentam diversas funções celulares e a expressão desregulada têm papel crítico no desenvolvimento de muitas doenças humanas, como o câncer.[42,43] A descoberta e o estudo de milhares de ncRNA, nos últimos anos, têm apresentado que eles são importantes reguladores de diferentes processos celulares, como remodelamento de cromatina, transcrição, modificações pós-traducionais e transdução de sinal.[43]

Em mamíferos, há predições em que os miRNA controlam a atividade de mais de 60% dos genes codificadores de proteínas. As moléculas de miRNA interagem com seus alvos de mRNA por meio do pareamento de base; e, com raras exceções, os híbridos mRNA-miRNA formados em metazoários são imperfeitos. Na maioria das vezes, o pareamento ocorre com a região 3'UTR dos mRNA, mas ele pode ocorrer com a região 5'UTR ou, ainda, com as regiões codificantes dos mRNA. Os miRNA atuam tipicamente em *trans* (sobre RNA de diferentes *loci*), direcionando de forma específica a degradação ou a inibição da tradução dos mRNA.[40] Esses processos envolvem a via de interferência de RNA, ou RNAi, na qual os miRNA se associam a complexos de silenciamento que contêm endonucleases ou impedem o recrutamento dos fatores gerais da tradução.

Para a biossíntese dos miRNA, longos ncRNA primários (pri-miRNA) de várias kilobases são transcritos pela RNA pol II. Esses pri-miRNAs geralmente são semelhantes aos mRNA, tendo um cap 5' e uma cauda poli(A) a 3'.[39] Os pri-miRNA formam estruturas secundárias específicas, com regiões intramoleculares de dupla fita de RNA (grampos) e entram num complexo microprocessor que consiste da Drosha (uma endonuclease-RNase III) e do cofator essencial DGCR8/Pasha. Nesse complexo, eles são processados em pré-miRNA de 60 a 70 nucleotídeos. Os pré-miRNA são transportados para o citoplasma pela exportina-5, onde são, posteriormente, processados pela Dicer (outra endonuclease do tipo RNase III) em um dúplex de ~22 nt com 2 nt não pareados nas extremidades 3' de cada fita. Finalmente, o dúplex é desenrolado em um miRNA maduro por uma helicase. Os miRNA maduros são assimetricamente incorporados ao complexo de silenciamento induzido por RNA (RISC, *RNA Induced Silencing Complex*), em que uma fita regula a expressão gênica, enquanto a outra é rapidamente degradada.[39]

O complexo ribonucleoproteico formado pelo miRNA e RISC é denominado "miRISC" (*miRNA-induced silencing complex*). O miRISC é composto por diversas proteínas, entre elas, as das famílias Argonauta e GW182 e, é na forma desse complexo que o miRNA executa suas funções. O complexo miRISC pode reprimir a expressão proteica por meio da deadenilação seguida de remoção do cap 5' e degradação do mRNA; da inibição da iniciação ou da elongação da tradução; da terminação prematura da tradução e da degradação proteica. Além disso, os miRNA animais podem silenciar seus alvos sequestrando os mRNA em *foci* citoplasmáticos conhecidos como "corpos de processamento de mRNA" ou "corpos P" (*P bodies*), os quais excluem a maquinaria de tradução.[40]

Trabalhos mais recentes vêm mostrando que a repressão mediada pelos miRNA é um processo regulado, podendo ser prevenido ou revertido sob condições celulares específicas.[40,43] Da mesma forma que ocorre com os mRNA, a expressão dos miRNA pode ser modulada espacial, temporal[44,45] e mesmo epigeneticamente.[35] Interessantemente, os próprios miRNA podem modular os mecanismos epigenéticos, por terem como alvo enzimas responsáveis pela metilação do DNA (Dnmt3A e 3B) e pelas modificações de histona (EZH2). Os alvos dos miRNA são genes envolvidos em praticamente todos os processos celulares, incluindo proliferação celular, apoptose, diferenciação[35] e, inclusive, tumorigênese. Além disso, um miRNA pode ter muitos alvos e um RNA pode ser alvo de vários miRNAs, ampliando, assim, sua influência nas redes de regulação da expressão gênica.[41,43]

## MODIFICAÇÕES DE CROMATINA E MICRORNAS NO CÂNCER

As múltiplas mudanças das células cancerosas, incluindo instabilidade cromossomal, ativação de oncogenes, silenciamento dos genes supressores de tumor e inativação dos sistemas de reparo de DNA não são causadas apenas por anormalidades genéticas, mas também epigenéticas. As alterações epigenéticas são caracterizadas por mudanças globais na metilação do DNA e nos padrões de modificação de histonas, assim como perfis alterados de expressão das enzimas modificadoras de cromatina. Os eventos que levam ao início dessas anormalidades epigenéticas não são totalmente conhecidos. Apesar disso, uma vez que as alterações epigenéticas são mitoticamente herdáveis, elas conferem uma vantagem seletiva para a célula tumoral incipiente.[35]

O câncer é marcado por hipometilação geral do genoma e hipermetilação das ilhas CpG em sítios específicos dos promotores. A hipometilação das sequências repetitivas resulta no aumento da instabilidade genômica por promover rearranjos cromossomais. Além disso, por um lado, a hipometilação do DNA também pode ocasionar a ativação de oncogenes, como Ras. Por outro lado, a hipermetilação de sítios específicos contribui para a tumorigênese por silenciar genes supressores de tumor, como o promotor de Rb, que é hipermetilado no retinoblastoma. Esse silenciamento também envolve mudanças distintas no posicionamento dos nucleossomos, resultando na ocupação de nucleossomos nos sítios de início de transcrição.[35]

A expressão das HAT, HDAC e HMT está frequentemente alterada no câncer. As consequências dessas desregulações vão desde a repressão gênica, causada pela perda global da acetilação de H4K16 por superex-

pressão das HDAC até o silenciamento gênico aberrante de genes supressores de tumor, como resultado, por exemplo, da alteração nos padrões de metilação de H3K9 e H3K27 por desregulação das HMT.[35]

O padrão de expressão dos miRNA também difere no câncer quando comparado com o dos tecidos normais, além de diferir entre os tipos de câncer. Mais de 50% dos genes de miRNA estão localizados em sítios frágeis e em regiões de perda de heterozigosidade ou em regiões de quebras comuns geneticamente alteradas nos tumores humanos. Os miRNA podem funcionar como oncogenes ou supressores de tumor, dependendo dos genes-alvo.[39]

Aqueles miRNA cuja expressão está aumentada nos tumores podem ser considerados oncogenes. Eles, geralmente, promovem o desenvolvimento do tumor por inibirem genes supressores de tumor e/ou genes que controlam a diferenciação celular ou a apoptose.[39] Como exemplos, há o miR-21 e o miR-17-92, que têm como alvo o gene supressor de tumor PTEN,[35] que promove a apoptose. Por um lado, a expressão do cluster miR-17-92 está aumentada em câncer de pulmão e em vários tipos de linfomas.[39]

Por outro lado, a expressão de alguns miRNA está diminuída em células cancerosas, sendo esses miRNA considerados genes supressores de tumor por inibirem oncogenes e/ou genes antiapoptóticos. Entre os exemplos desses miRNA, estão os miR-15 e -16, localizados em uma região deletada em mais da metade dos casos de leucemias linfocíticas crônicas e que induzem a apoptose por terem como alvo o mRNA do gene antiapoptótico Bcl-2.[39] Outro exemplo é a redução da expressão do miRNA let-7, que regula a expressão dos oncogenes Ras e c-Myc.[46]

Assim, a desregulação dos diferentes mecanismos epigenéticos contribui para a transformação oncogênica. O fato de as aberrações epigenéticas, diferentemente das mutações genéticas, serem potencialmente reversíveis, torna o campo da terapia epigenética promissor e terapeuticamente relevante. Várias drogas epigenéticas revertem a metilação do DNA e as modificações aberrantes de histonas. Duas drogas que ocasionam a inibição da metilação do DNA, a azacitidina (5-azacitidina) e a decitabina (5-aza-2'-deoxicitidina) foram aprovadas pela agência Food and Drug Administration (FDA), dos Estados Unidos, para o uso no tratamento de síndromes mielodisplásticas e têm apresentado bons resultados. Um inibidor de HDAC

(SAHA, _suberoylanilide hydroxamic acid_) também foi aprovado para o uso na clínica para o tratamento de linfoma cutâneo de células T, e vários outros inibidores de HDAC estão em testes clínicos. Em relação aos miRNA, o tratamento de uma linhagem de carcinoma de bexiga com um inibidor da metilação do DNA e um inibidor de HDAC provocou a reativação do miRNA supressor de tumor miR-127 e a diminuição de um alvo em potencial, o oncogene _Bcl-6_. Esse e outros resultados sugerem que a manipulação dos miRNA também é promissora no tratamento do câncer. O desafio atual nesse aspecto é viabilizar a introdução de miRNA sintéticos que simulem miRNA supressores de tumor para reprimir diferentes oncogenes.[35] Além disso, vários ncRNA têm sido reportados como bons biomarcadores de detecção precoce de câncer ou resposta ao tratamento.[38] Por fim, todos esses exemplos mostram como o conhecimento dos mecanismos de regulação da expressão gênica pelas modificações de cromatina pode ser útil no tratamento do câncer.

## CONSIDERAÇÕES FINAIS

O câncer é um importante problema de saúde em todo o mundo e apresenta uma alta taxa de mortalidade. As células neoplásicas se caracterizam por apresentarem uma desregulação na taxa de proliferação e morte celular que decorrem de eventos mutacionais e de alterações epigenéticas em vias de sinalização que regulam esses processos. Essas alterações levam a célula transformada a perder o controle de divisão, morte e diferenciação celular em consequência de uma reprogramação de expressão de diferentes genes. Entretanto, para gerar doença, as células tumorais devem escapar da resposta imune antitumoral do organismo. O grande desafio atual na área da oncologia molecular é o desenvolvimento de terapias-alvo baseadas na terapia celular e gênica que podem minimizar ou mesmo corrigir esse desbalanço na fisiologia celular. Essas terapias têm como objetivo principal a correção das vias de sinalização desreguladas, resultando na reprogramação da expressão gênica da célula transformada.

Atualmente, várias estratégias estão sendo utilizadas para o desenvolvimento de terapias gênicas, mas o tratamento direcionado para células e tecidos específicos ainda é um desafio. Entretanto, grandes avanços no aprimoramento de técnicas em Genética,

Biologia Molecular e Bioquímica têm impulsionado a aquisição de novos conhecimentos em Oncologia Molecular. Avanços nas áreas de genômica e proteômica propiciam a caracterização de diferentes alvos em larga escala, possibilitando o desenvolvimento de novas abordagens em terapia celular e gênica ou no desenvolvimento de novas ferramentas moleculares. Vários estudos vêm demonstrando que o desenvolvimento de novas abordagens em terapêutica molecular, em associação com as imunoterapias, é o caminho a ser seguido para o desenvolvimento de terapias específicas e mais eficazes para as doenças neoplásicas.

## REFERÊNCIAS

1. Hanahan D, Weinberg RA. Hallmarks of cancer: the next generation. Cell. 2011;144:646-674.
2. Lee TI, Young RA. Transcription of eukaryotic protein-coding genes. Annu Rev Genet. 2000;34:77-137.
3. Cramer P. Organization and regulation of gene transcription. Nature. 2019;573 (7772):45–54.
4. Gagniuc P, Ionescu-Tirgoviste C. Eukaryotic genomes may exhibit up to 10 generic classes of gene promoters. BMC Genomics. 2012;13:512.
5. Lemon B, Tjian R. Orchestrated response: a symphony of transcription factors for gene control. Genes Dev. 2000;14:2551-69.
6. Roeder RG. 50+ years of eukaryotic transcription: an expanding universe of factors and mechanisms. Nat Struc Mol Biol. 2019;26(9):783–791.
7. Smale ST, Kadonaga JT. 2003. The RNA polymerase II core promoter. Annu Rev Biochem. 2003;72:449-479.
8. Wray GA, Hahn MW, Abouheif E, Balhoff JP, Pizer M, Rockman MV, et al. The evolution of transcriptional regulation in Eukaryotes, Mol Biol Evol. 2003;20(9):1377-1419.
9. Weinberg RA. The biology of CANCER. Garland Science, Taylor & Francis Group, LLC:273-284; 2007;310-333.
10. Fisher M. Census and evaluation of p53 target genes. Oncogene. 2017;36: 3943-3956.
11. Olivares-Illana V, Fåhraeus R. p53 isoforms gain functions. Oncogene. 2010;29(37):5113-9.
12. Kaelin WG Jr. Alterations in G1/S cell-cycle control contributing to carcinogenesis. Ann. N. Y. Acad. Sci. 1997;29(833):29-33.
13. Facchini LM, Penn LZ. The molecular role of Myc in growth and transformation: recent discoveries lead to new insights. FASEB J. 1998;12:633-51.
14. Coller HA, Grandori C, Tamayao P, Colbert T, Lander ES, Eisenman RN, Golub TR. Expression analysis with

oligonucleotide microarrays reveals that MYC regulates genes involved in growth, cell cycle, signaling and adhesion. PNAS. 2000;97:3260-65.

15. Wang XN, Su XX, Cheng SQ, Sun ZY, Huang ZS, Ou TM. MYC modulators in cancer: a patent review. Expert Opinion on Therapeutic Patents. 2019;29:353-367.

16. Einsenman R. Deconstructing Myc. Genes Dev. 2001;15:2023-30.

17. Vaiopoulos AG, Papachroni KK, Papavassiliou AG. Colon carcinogenesis: learning from NF-kappaB and AP-1. Int J Biochem Cell Biol. 2010;42(7):1061-5.

18. Rayet B, Gélinas C. Aberrant rel/nfkb genes and activity in human cancer. Oncogene. 1999;18(49):6938-47.

19. Xia Y, Shen S, Verma IM. NF-κB, an active player in human canceres. Cancer Immunology Research. 2014;2(9):823-30.

20. Liu T, Zhang L, Joo D, Sun SC. NF-κB signaling in inflammation. Signal Transduction and Target Therapy. 2017;2:17023.

21. Xia L, Tan S, Zhou Y, Lin J, Wang H, Oyang L, et al. Role of the NFκB-signaling pathway in cancer. Oncotargets and Therapy. 2018;11:2063-73.

22. Shaulian E. AP-1 – the jun proteins: oncogenes or tumor suppressors in disguise? Cell Signal. 2010;22(6):894-9.

23. Trop-Steinberg S, Azar Y. An important biomarker? AP-1 expression and its clinical relevance in immune disorders and cancer. The American Journal of the Medical Sciences. 2017;19.

24. Macian F. NFAT proteins: key regulators of T-cell development and function. Nat Rev Immunol. 2005;5:472-484.

25. Mancini M, Toker A. NFAT proteins: emerging roles in cancer progression. Nat. Rev. Cancer. 2009;9(11):810-20.

26. Müller MR, Rao A. NFAT, immunity and cancer: a transcription factor comes of age. Nat Rev Immunol. 2010;10(9):645-56.

27. Medyouf H, Ghysdael J. The calcineurin/NFAT signaling pathway: a novel therapeutic target in leukemia and solid tumors. Cell Cycle. 2008;7(3):297-303.

28. Qin JJ, Nag S, Wang W, Zhou J, Zhang Wd, Wang H, et al. NFAT as cancer target: mission possible? Biochimica Et Biophysica Acta. 2014;1846:297-311.

29. Mognol GP, Carneiro FR, Robbs BK, Faget DV, Viola JP. Cell cycle and apoptosis regulation by NFAT transcription factors: new roles for an old player. Cell Death Disease. 2016;21(7):e2199.

30. Ito T, Ikehara T, Nakagawa T, Kraus WL, Muramatsu M. p300-mediated acetylation facilitates the transfer of histone H2A-H2B dimers from nucleosomes to a histone chaperone. Genes Dev. 2000;14(15):1899-907.

31. Acharya MR, Sparreboom A, Venitz J, Figg WD. Rational development of histone deacetylase inhibitors as anticancer agents: a review. Mol Pharmacol. 2005;68(4):917-32.

32. Li B, Carey M, Workman JL. The role of chromatin during transcription. Cell. 2007;128(4):707-19.

33. Iyer NG, Ozdag H, Caldas C. p300/CBP and cancer. Oncogene. 2004;23(24):4225-31.

34. Clapier CR, Cairns BR. The biology of chromatin remodeling complexes. Annu Rev Biochem. 2009;78:273-304.

35. Sharma S, Kelly TK, Jones PA. Epigenetics in cancer. Carcinogenesis. 2010;31(1):27-36.

36. Kobayashi W, Kurumizaka H. Structural transition of the nucleosome during chromatin remodeling and transcription. Current Opinion in Structural Biology. 2019;59:107-114.

37. Gokbuget D, Blelloch R. Epigenetic control of transcriptional regulation in pluripotency and early differentiation. Development. 2019;146(19).

38. Romano G, Veneziano D, Acunzo M, Croce CM. Small non-coding RNA and cancer. Carcinogenesis. 2017;38(5):485-91.

39. Zhang B, Pan X, Cobb GP, Anderson TA. MicroRNAs as oncogenes and tumor suppressors. Developmental Biology. 2007;302:1-12.

40. Fabian MR, Sonenberg N, Filipowicz W. Regulation of mRNA translation and stability by microRNAs. Annu Rev Biochem. 2010;79:351-79.

41. Dykes IM, Emanueli C. Transcriptional and post-transcriptional gene regulation by long non-coding RNA. Genomics Proteomics Bioinformatics. 2017;15:177-186.

42. Hsiao KY, Sun HS, Tsai SJ. Circular RNA – new member of noncoding RNA with novel functions. Experimental Biology and Medicine. 2017;242:1136-41.

43. Anastasiadou E, Jacob LS, Slack FJ. Non-coding RNA networks in cancer. Nature Review Cancer. 2018;18(1):5-18.

44. Liu CG, Calin GA, Meloon B, Gamliel N, Sevignani C, Ferracin M, et al. An oligonucleotide microchip for genome-wide microRNA profiling in human and mouse tissues. PNAS. 2004;101:9740-4.

45. Wienholds E, Kloosterman WP, Miska E, Alvarez-Saavedra E, Berezikov E, Bruijn E, et al. MicroRNA expression in zebrafish embryonic development. Science. 2005;309:310-1.

46. Johnson JM, Edwards S, Shoemaker D, Schadt EE. Dark matter in the genome: evidence of widespread transcription detected by microarray tiling experiments. Trends Genet. 2005;21:93-102.

# Homeostasia dos Tecidos

Anneliese Fortuna de Azevedo Freire da Costa
Danielle Cabral Bonfim
Maria Isabel Doria Rossi
Radovan Borojevic

## DESTAQUES

- Homeostasia é um processo dinâmico que visa manter equilibrada a organização estrutural e funcional dos tecidos.
- Tal processo depende da interação e do diálogo de uma população de células-tronco residentes com seu nicho.
- A exposição a fatores ambientais potencialmente nocivos e alterações nas populações celulares que constituem os nichos de células-tronco adultas poderiam ter impacto na manutenção e na diferenciação destas ao longo da vida, com implicações no envelhecimento e no surgimento de malignidades.

## INTRODUÇÃO

Homeostasia é um processo dinâmico no qual a organização estrutural e funcional dos tecidos é mantida. No período de crescimento, a taxa de formação de novas células se sobrepõe à taxa de perda de células maduras, o que permite o desenvolvimento do organismo. Na vida adulta, com o crescimento estabilizado, há manutenção equilibrada das taxas de renovação dos diversos tecidos, que é determinada de acordo com sua função específica no organismo. Por exemplo, a epiderme, os epitélios digestivos e o sistema hematopoiético se renovam constantemente, enquanto os tecidos nervoso e muscular estriado pouco se renovam. Já na faixa de senectude, observa-se um balanço negativo posterior à menopausa ou à andropausa, o que contribui para o processo de envelhecimento.

No caso de tecidos com alta taxa de renovação, qualquer desvio no balanço entre perda *versus* reposição de células pode ser catastrófico. Neste contexto, dois aspectos relacionados à cinética de proliferação celular merecem atenção. O primeiro refere-se a situações de lesões teciduais agudas, com perda de células que podem atingir extensões substanciais. Neste caso, o sistema deve ser capaz não apenas de responder imediatamente e aumentar amplamente a produção celular, mas também de retornar, de maneira controlada, à situação de homeostase após o reparo da lesão. Mas como operam estes mecanismos de controle, a ponto de reconhecer tais situações e coordenar a reposição celular de forma específica?

Já o segundo aspecto está relacionado às mutações que ocorrem durante a replicação do DNA. Independentemente de qualquer agressão genotóxica, a probabilidade de ocorrer um erro aleatório na sequência de bases da fita recém-sintetizada do DNA é da ordem de uma a cada $10^9$ bases inseridas. Os sistemas de verificação (*proof reading*) e de correção posterior das sequências diminuem consideravelmente este número, mas mesmo assim estima-se que os eventos de dano ao DNA podem ser da ordem de $10^6$ por dia em uma única célula.[2] Portanto, um sistema de replicação sequencial e linear teria como consequência o acúmulo progressivo dessas mutações na linhagem celular proliferativa, que poderia contribuir para o desenvolvimento de neoplasias. No entanto, a frequência de neoplasias observada nas populações é menor do que os cálculos estimativos[3] e, considerando o número estimado de células no corpo humano na ordem de $10^{13,4}$ a questão que se impõe é: por quê?

Sistemas de células-tronco adultas, encontrados em organismos multicelulares, contribuem para equacionar os problemas levantados.[1] Células-tronco adultas são definidas como uma população relativamente indiferenciada, originadas durante a organogênese, no final do período de desenvolvimento embrionário.[5] Por apresentarem ampla capacidade de autorrenovação associada à capacidade de gerar as células maduras que formam o tecido no qual residem, garantem a sua manutenção.[6-8] Deve ser enfatizado que a própria ontogenia das células-tronco adultas as define como tecido-específicas. Ou seja, com limitada capacidade de diferenciação, o que significa que não são pluripotentes (Quadro 20.1), como alguns estudos desenvolvidos no início do século XXI chegaram a propor e que foi posteriormente contestado.[9-13]

A manutenção dos tecidos se dá por meio da proliferação controlada das células-tronco, gerando um conjunto intermediário de progenitores, que, por sua vez, geram um número finito de células terminalmente diferenciadas. No entanto, estudos mais recentes sugerem certa plasticidade nos sistemas baseados em células-tronco, principalmente quando extensas lesões ocorrem.[14-17] O termo "plasticidade" se refere à habilidade das células de adotar um destino alternativo em resposta a estímulos. No contexto de lesão, isso envolve a perda temporária de restrições homeostáticas e a aquisição de novas características que permitem a

## Quadro 20.1. Classificação das células-tronco quanto ao potencial de diferenciação

**Totipotentes:** só a célula ovo, formada após fertilização, é totipotente, pois é capaz de gerar tanto as estruturas extraembrionárias como o próprio embrião

**Pluripotentes:** células com capacidade de originar todos os tecidos do embrião. O exemplo típico é o das células da massa interna do blastocisto, de onde as células-tronco embrionárias são isoladas. Recentemente, foi possível induzir pluripotência em células diferenciadas pela introdução de genes específicos que se mostraram capazes de induzir uma reprogramação celular. Essas células foram denominadas iPS (do inglês *inducible pluripotent stem cell*)

**Multipotentes:** células-tronco que originam todas as linhagens celulares de um tecido. As células-tronco hematopoiéticas são o exemplo clássico. Outras células-tronco multipotentes descritas no adulto incluem as localizadas no bulbo do folículo piloso e as da zona subventricular do encéfalo

**Oligopotentes:** células-tronco que originam somente uma ou duas linhagens celulares, como as localizadas na camada basal da epiderme que geram somente queratinócitos

Fonte: Desenvolvido pela autoria.

reprogramação de células diferenciadas, ocasionando sua desdiferenciação e posterior rediferenciação, para promover a regeneração tecidual.[18] Nesses casos, como essas modificações nos mecanismos homeostáticos de reposição celular são controladas e quais suas implicações para a manutenção tecidual? Outro ponto importante que deve ser considerado é o impacto das forças seletivas e instrutivas do microambiente no controle da expansão e do destino final das populações de células-tronco e de sua progênie.

Além das inúmeras questões relativas ao controle da atividade de células-tronco e dos mecanismos de manutenção tecidual na homeostasia, destaca-se também a grande atenção que continua sendo dada a essas células nas áreas da Medicina Regenerativa, em função do seu potencial de promover regeneração e/ou reparo tecidual. Esse interesse também se estendeu ao campo da Oncologia, em face das evidências de que o declínio fisiológico observado no envelhecimento ocorre paralelamente às alterações das propriedades biológicas das células-tronco teciduais e do microambiente, que podem estar associadas a maior incidência de malignidades.[18] Essa atenção justifica-se em função dos avanços médicos que permitiram aumentar tremendamente a expectativa de vida da população dos países industrializados e trouxeram, como consequência, um grande aumento na incidência de patologias associadas à idade, como doenças cronicodegenerativas e câncer.

## HISTÓRICO

A hipótese de um sistema hierárquico dependente de uma população de células-tronco é atribuída ao pesquisador russo Alexander A. Maximow, que, ao estudar o sistema hematopoiético, propôs, em 1906, que todas as linhagens do sangue derivavam de uma única célula.[8,19] No entanto, o hematologista alemão Pappenheim parece ter sido o primeiro a denominar esta célula, da qual derivariam todas as demais células do sangue, de "célula-tronco" (*Stemmzelle* em alemão e *stem cell* em inglês).[8] Digno de nota, Maximow propôs ainda que a diferenciação destas células ocorreria por influência do estroma da medula óssea,[19] antecipando o conceito de que as propriedades das células-tronco hematopoiéticas dependem de microambientes específicos, denominados "nichos".[20]

A primeira demonstração experimental da existência de uma população de células-tronco hematopoiéticas (HSC, do inglês *hematopoietic stem cell*) ocorreu na década de 1960 com o trabalho clássico de McCulloch & Till que, ao injetarem diferentes concentrações de células da medula óssea em camundongos subletalmente irradiados, observaram a formação de colônias formadas por células da linhagem sanguínea no baço dos animais receptores. Esses pesquisadores verificaram ainda que o número de colônias no baço se correlacionava diretamente com o número de células injetadas, que foram denominadas "unidades formadoras de colônias esplênicas" (CFU-S, *colony forming unit-spleen*).[21] Alguns anos após, foi introduzido o conceito de células-tronco como uma população capaz de se manter ao longo da vida do indivíduo e que se dividia mais infrequentemente que sua progênie, um pool amplificador transitório de progenitores.[8,22]

Nas décadas de 1980 e 1990, a recentemente introduzida técnica de separação de células por citometria de fluxo (FACS, do inglês *fluorescent activated cells*

*sorter*)[23] permitiu caracterizar fenotipicamente HSC murinas e humanas, cujas propriedades de reconstituição da hematopoiese foram avaliadas em ensaios nos quais as células selecionadas eram injetadas em animais subletalmente irradiados. Este ensaio funcional só foi possível, no caso das HSC humanas, após o desenvolvimento de camundongos imunocomprometidos.[6,24-27] O ensaio de reconstituição do sistema hematopoiético de hospedeiros irradiados se tornou paradigmático para avaliar a capacidade de autorrenovação, embora diferenças espécie-específicas no caso dos ensaios de xenoenxerto possam influenciar o resultado final e não devam ser menosprezadas.[26,28] As décadas seguintes foram marcadas, neste campo, pela demonstração das propriedades biológicas das HSC. Os dados obtidos corroboraram o conceito e o modelo hierárquico propostos, em que, em condições de homeostasia, uma pequena população de células-tronco quiescentes com capacidade de autorrenovação origina, por divisão assimétrica, progenitores que constituem o *pool* de amplificação transitório. Esse *pool* se caracteriza pela atividade mitótica e progressiva perda da capacidade de autorrenovação e de diferenciação para as diferentes linhagens celulares do tecido. Os progenitores geram precursores linhagem-específicos e, finalmente, as células diferenciadas (Figura 20.1).[7,8,25,26]

Ainda nas décadas de 1980 e 1990, foi proposto que células-tronco fossem responsáveis pela manutenção dos diversos tecidos no adulto.[8,29] Células com aspectos de células-tronco foram caracterizadas como tecidos que se renovam frequentemente, como epiderme e seus anexos e o epitélio intestinal. Mas mesmo naqueles considerados antes incapazes de renovação, como os tecidos nervoso e muscular esquelético e cardíaco, foram identificadas células-tronco.

Células-tronco responsáveis pela homeostasia de domínios específicos da epiderme e seus anexos foram identificadas na camada basal da epiderme interfolicular, na região do bulbo do folículo piloso e na raiz do folículo piloso, onde também foram caracterizadas células-tronco da linhagem de melanócitos.[30-34] A pele é, assim, um exemplo interessante, pois apresenta diferentes populações de células-tronco que contribuem para a manutenção de suas estruturas e que se localizam em sítios específicos.

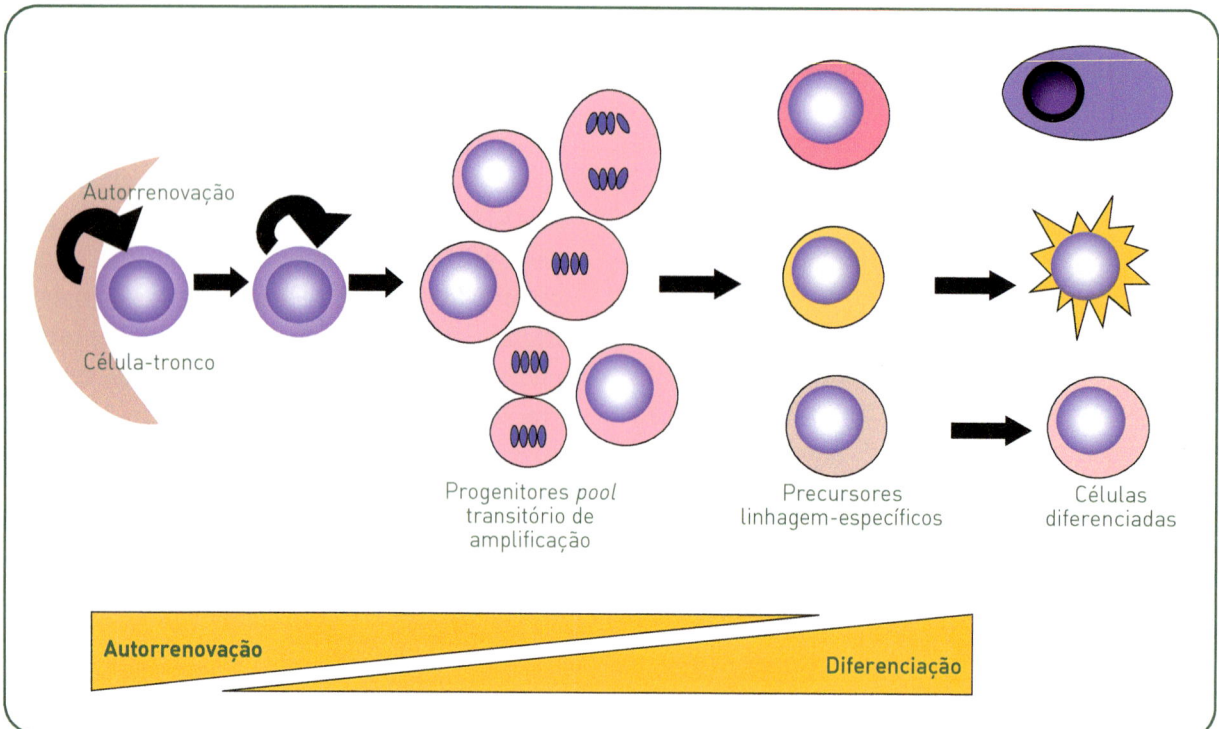

**FIGURA 20.1 –** Modelo hierárquico clássico de manutenção dos tecidos a partir de células-tronco. Células-tronco relativamente quiescentes e com ampla capacidade de autorrenovação geram um pool de progenitores de amplificação transitória que estão ativamente em ciclo. Esses progenitores têm autorrenovação limitada e sofrem, ao longo do processo, restrição no potencial de diferenciação, gerando células maduras linhagem-específicas. Estas últimas originam as células diferenciadas dos tecidos.
Fonte: Desenvolvida pela autoria.

Células-tronco, capazes de originar as diversas populações celulares que formam o epitélio da mucosa do intestino delgado, células absortivas (enterócitos) e células secretoras (células caliciformes, células de Paneth e células enteroendócrinas), foram identificadas nas criptas do intestino delgado de murinos e humanos. O desenvolvimento de modelos *in vitro* tridimensionais (3D) do tipo organoide permitiu comprovar experimentalmente a capacidade das células isoladas das criptas de formar estruturas que mimetizam o epitélio intestinal (*mini-guts*).[35-37] No músculo esquelético, demonstrou-se que as células satélites, assim denominadas por sua localização próxima às células musculares, compartilhando a lâmina basal destas, constitui uma população heterogênea com capacidade de autorrenovação e geração de mioblastos (progenitores das células musculares esqueléticas).[38,39] No miocárdio, células-tronco multipotentes, capazes de originar múltiplas linhagens celulares além de cardiomiócitos e células da parede vascular, também foram identificadas.[40-43]

O dogma do sistema nervoso como um tecido formado por células terminalmente diferenciadas, que não se renovam, foi desafiado na década de 1980 com as observações de neurogênese em aves canoras. Posteriormente, zonas de neurogênese ativa foram observadas em mamíferos adultos, e células capazes de se diferenciar *in vitro* em diversas linhagens do tecido nervoso foram isoladas da zona subventricular do encéfalo. Deve ser dito que o entusiasmo inicial em relação à neurogênese no adulto foi arrefecido por estudos posteriores que sugerem que esse fenômeno é extremamente limitado em mamíferos adultos, mas o assunto ainda tem sido alvo de muita discussão.[44]

Portanto, admite-se que todos os tecidos no organismo adulto, com raras exceções,[8] dependem de uma população de células-tronco que seria responsável por sua manutenção ao longo da vida. Os mecanismos envolvidos no controle do destino desta população são alvo de intensa investigação, por sua implicação nos processos regenerativos, de envelhecimento e de carcinogênese.

## CÉLULAS-TRONCO ADULTAS, MODELO HIERÁRQUICO E QUIESCÊNCIA

Os resultados dos estudos do sistema hematopoiético pavimentaram, como falado anteriormente, o conceito de células-tronco como uma população rara e quiescente que se autorrenova e gera um *pool* amplificador transitório de progenitores. Estes, após ciclos de divisão, geram as células terminalmente diferenciadas (Figura 20.1). No entanto, diversos aspectos deste dogma têm sido questionados, uma vez que heterogeneidades tecido-específicas têm sido observadas com o desenvolvimento de novas técnicas, como os ensaios de rastreamento *in vivo* da progênie de uma população celular (ensaio de *lineage tracing*). O princípio utiliza uma enzima DNA-recombinase (Cre) que permite a expressão permanente de uma molécula identificadora (usualmente fluorescente) controlada por promotor de um gene linhagem-específico.[7,8,27,45,46]

Quiescência, um estado reversível em que as células saem do ciclo celular, entrando na fase $G_0$, mas podendo reentrar no ciclo, é considerada uma propriedade das células-tronco. Este paradigma baseou-se, principalmente, mas não exclusivamente, nos resultados de ensaios *in vivo* de retenção de longa duração (*long-term label retention*) de um análogo sintético da timidina, o BrdU (5-bromo-2-deoxiuridina) ou o EdU (5-etinil-2--deoxiuridina), que é incorporado ao DNA durante a fase S do ciclo celular. Para identificar células que retêm o marcador, denominadas LRC (*label retaining cell*), uma exposição prolongada ao BrdU/EdU é seguida de retirada deste por longos períodos (Figura 20.2). Utilizando-se este tipo de ensaio, observou-se que as HSC retinham o marcador por longos períodos e a presença de LRC nas criptas intestinais e na pele de camundongos adultos foi demonstrada e associada à propriedade de células-tronco.[30,35,47,48] Coletivamente, esses resultados levaram à conclusão de que a propriedade de quiescência é comum a todas as populações de células-tronco adultas e é fundamental para garantir a homeostasia dos diversos tecidos. No entanto, diferenças quanto ao estado de quiescência têm sido observadas nas diferentes populações de células-tronco adultas. As HSC, por exemplo, transitam, dependendo das condições

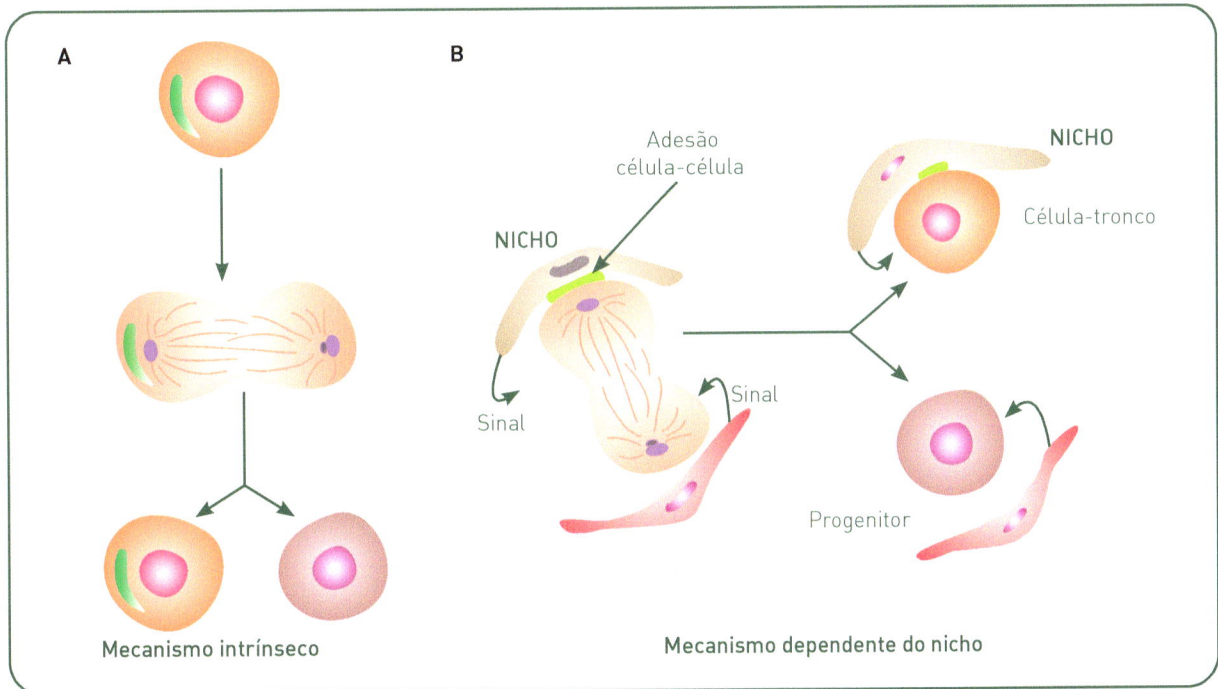

**FIGURA 20.2 –** Modelos de divisão assimétrica. **(A)** Mecanismo intrínseco: fatores determinantes são segregados na célula polarizada e a divisão ocorre com organização do fuso mitótico que garante a divisão assimétrica dos determinantes e gerando duas células que diferem nas suas propriedades biológicas. **(B)** Modelo dependente do nicho: moléculas de adesão celular e fatores secretados pelas células vizinhas mantêm a propriedade de célula-tronco da célula que permaneceu no nicho após a divisão mitótica, enquanto a progênie sofre influência de microambiente estimulador da proliferação e da diferenciação. O nicho pode ainda determinar a orientação do fuso mitótico e, portanto, segregação de fatores determinantes intracelulares que promoverão a manutenção da propriedade de célula-tronco.
Fonte: Desenvolvida pela autoria.

de homeostasia ou de estímulo, de um estado de "dormência" em que estão fora do ciclo (em $G_0$) para um estado ativado, formando um *pool* de células na fase $G_1$ do ciclo. Células-tronco dos folículos pilosos regularmente alternam ciclos de quiescência e de atividade proliferativa, dependendo de estarem ou não na fase de crescimento (anagênica). Nas criptas do intestino delgado, células-tronco, identificadas pela expressão de Lgr5+ (*leucine-rich repeat containing G-protein coupled receptor 5*) e capacidade de gerar as células do epitélio intestinal, ciclam a cada 24 horas.[27,35,45,48-51] Ou seja, embora diversas células-tronco adultas passem por longos períodos de quiescência, esta não parece ser uma propriedade comum a todas elas.

A organização dos tecidos em sistemas hierárquicos requer, para manter sua homeostasia, que as células-tronco sejam capazes de manter seu próprio número e de gerar as células diferenciadas. Nesse sentido, um equilíbrio entre divisão simétrica e assimétrica é necessário. A divisão simétrica de uma célula-tronco gera duas células iguais que podem ou não manter as propriedades de célula-tronco. A divisão assimétrica gera uma célula que mantém a propriedade de célula-tronco e outra que se diferencia. Dois mecanismos regulam a divisão assimétrica: (i) influência das células vizinhas, ou seja, as células geradas imediatamente após a divisão seriam semelhantes, mas, encontrando-se em microambientes específicos, teriam destinos próprios; e (ii) mecanismo intrínseco, em que a polarização e a segregação de fatores determinantes da diferenciação durante a divisão mitótica gerariam células diferentes. Nesse caso, há inicialmente uma polarização da célula que é seguida da segregação de fatores específicos num dos seus polos. A orientação do fuso mitótico garante a distribuição diferenciada desses fatores e das cromátides irmãs durante a citocinese. Aparentemente excludentes, esses mecanismos, na verdade, não o são. A polarização durante a divisão mitótica pode ser determinada pelo contato com células vizinhas ou com as membranas basais, garantindo a manutenção do centrossomo mais antigo (da célula-mãe) no polo da adesão celular, enquanto o centrossomo mais novo migra para o polo oposto (Figura 20.3), orientando o fuso mitótico.[52-55]

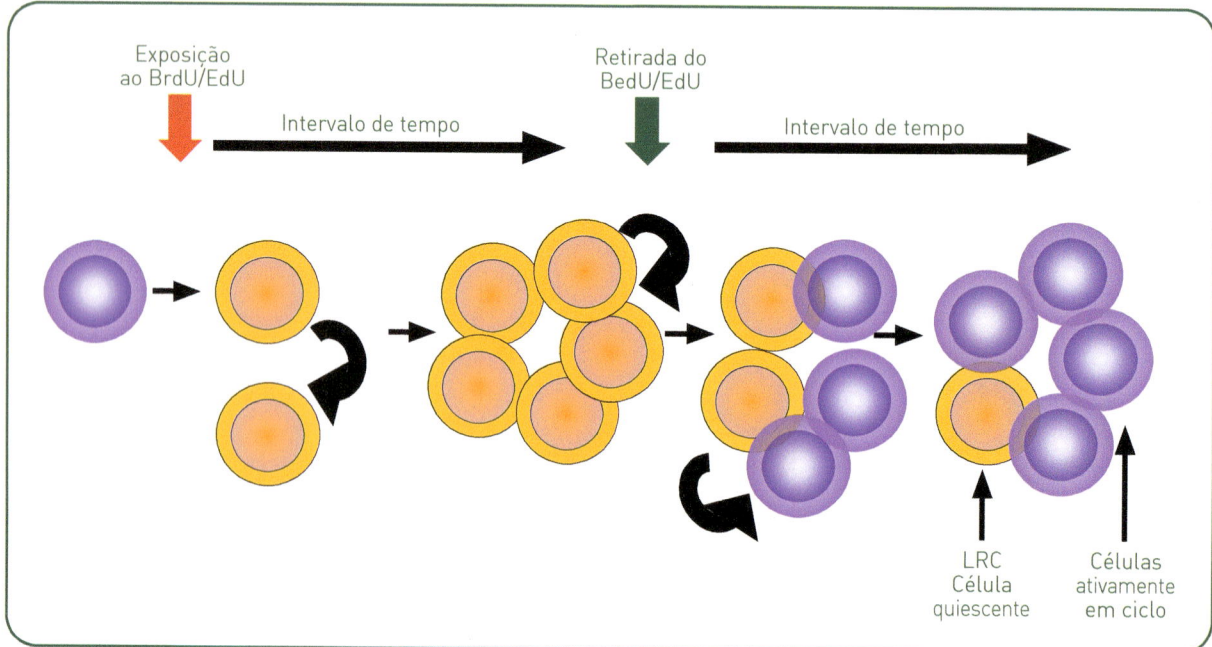

**FIGURA 20.3 –** Ensaio *in vivo* de retenção de longa duração com análogo de timidina. Os análogos sintéticos de timidina (BrdU-5-
-bromo-2-deoxiuridina ou o EdU-5-etinil-2-deoxiuridina) são administrados por um período de tempo e incorporados por células em
ciclo. A administração é interrompida e os animais mantidos por período de tempo igual ou maior. As células em ciclo perderão o
marcador dependendo da velocidade de proliferação, enquanto as células quiescentes retêm o marcador por longos períodos (LRC).
Fonte: Desenvolvida pela autoria.

Considerando-se o necessário equilíbrio no número de células-tronco em situações de homeostasia, foi proposto que elas obrigatoriamente se dividiriam assimetricamente. No entanto, essa hipótese tem sido contestada neste início de século XXI. A divisão, pelo menos de algumas populações de células-tronco, parece se enquadrar num modelo estocástico, em que a divisão assimétrica e a divisão simétrica, gerando células que mantém as propriedades de células-tronco ou células que entram no *pool* de progenitores, podem ocorrer.[8,45] As consequências são nitidamente distintas. No modelo de divisão assimétrica obrigatória, diversos clones seriam mantidos ao longo da vida. Já no modelo estocástico, alguns clones podem ser perdidos se as células-tronco, ao se dividirem, gerarem progenitores mais diferenciados (Figura 20.4). Pode, ainda, haver expansão do número de células-tronco derivadas de uma única célula que se divide simetricamente mantendo as propriedades de célula-tronco, o que, obviamente, tem implicações na homeostasia do tecido.

Os ensaios de *lineage tracing* em tecidos que se renovam rapidamente, como o epitélio intestinal e a epiderme, sugerem que a divisão das células-tronco tem uma variação neutra, resultando em predominância de alguns clones e perda de outros.[8,56,57] Interessantemente, dados obtidos com ensaios de *lineage tracing* e modelagem matemática sugerem que o padrão de divisão das HSC varia ao longo da vida. Nas fases de adulto jovem e de idoso, as divisões seriam determinísticas e intrinsecamente reguladas. Entre

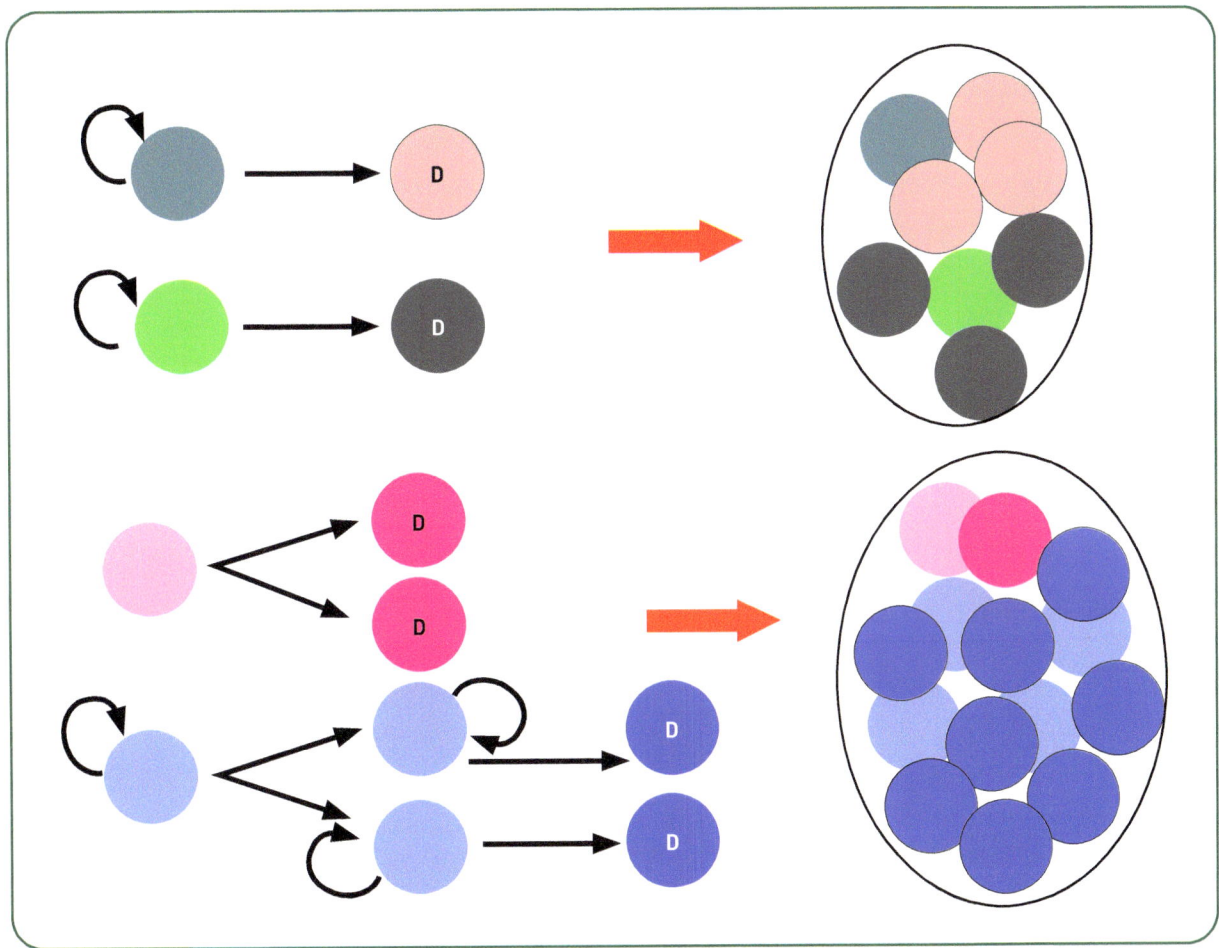

**FIGURA 20.4 –** Modelos de divisão assimétrica obrigatória ou estocástica de células-tronco. (**A**) A divisão assimétrica obrigatória de uma célula-tronco gera uma célula que mantém a propriedade de célula-tronco e outra que entra no *pool* de progenitores mais diferenciados e, assim, os diversos clones são mantidos ao longo da vida. (**B**) Modelo estocástico: neste modelo, divisões simétricas e assimétricas das células-tronco ocorrem simultaneamente. Ao se dividirem simetricamente, as células-tronco podem gerar progenitores mais diferenciados (**D**) e, assim, alguns clones ficam sub-representados e podem desaparecer com o tempo. Consecutivos ciclos de divisão simétrica de uma única célula-tronco, que mantém as propriedades de células-tronco, podem ocasionar a expansão de um único clone (células azul-claras).

Fonte: Desenvolvida pela autoria.

esses dois períodos da vida do indivíduo, as divisões ocorreriam de forma estocástica, com grande influência do nicho. Ou seja, haveria certa flutuação de fatores de transcrição envolvidos na manutenção das propriedades de células-tronco ou de diferenciação e, nesse caso, sinais do nicho determinariam o destino final das HSC. No entanto, o número de divisões de cada HSC parece ter impacto sobre a capacidade de autorrenovação, que declina com a idade.[58] É interessante que, utilizando-se a técnica de sequenciamento de mRNA de uma única célula (*single cell RNA-seq*), observou-se a expressão, em baixos níveis, de fatores de transcrição linhagem-específicos na população de HSC humanas,[59] o que parece confirmar os achados aqui já descritos. No entanto, essas observações ainda precisam ser validadas por outros grupos de pesquisa.

Outro desafio na compreensão da manutenção dos tecidos se impôs com os resultados observados após lesão extensa das criptas intestinais, da mucosa gástrica, do epitélio respiratório de brônquiolos e da epiderme. Diferentes grupos notaram que células mais diferenciadas destes epitélios são capazes de regenerar o tecido.[45,51,60-62] Ou seja, alguma plasticidade dos sistemas hierárquicos baseados em células-tronco (Figura 20.5) parece ser importante na manutenção da integridade de diversos epitélios após lesões extensas e é tentador questionar se este processo é restrito aos epitélios e qual seu impacto no desenvolvimento de neoplasias.[18]

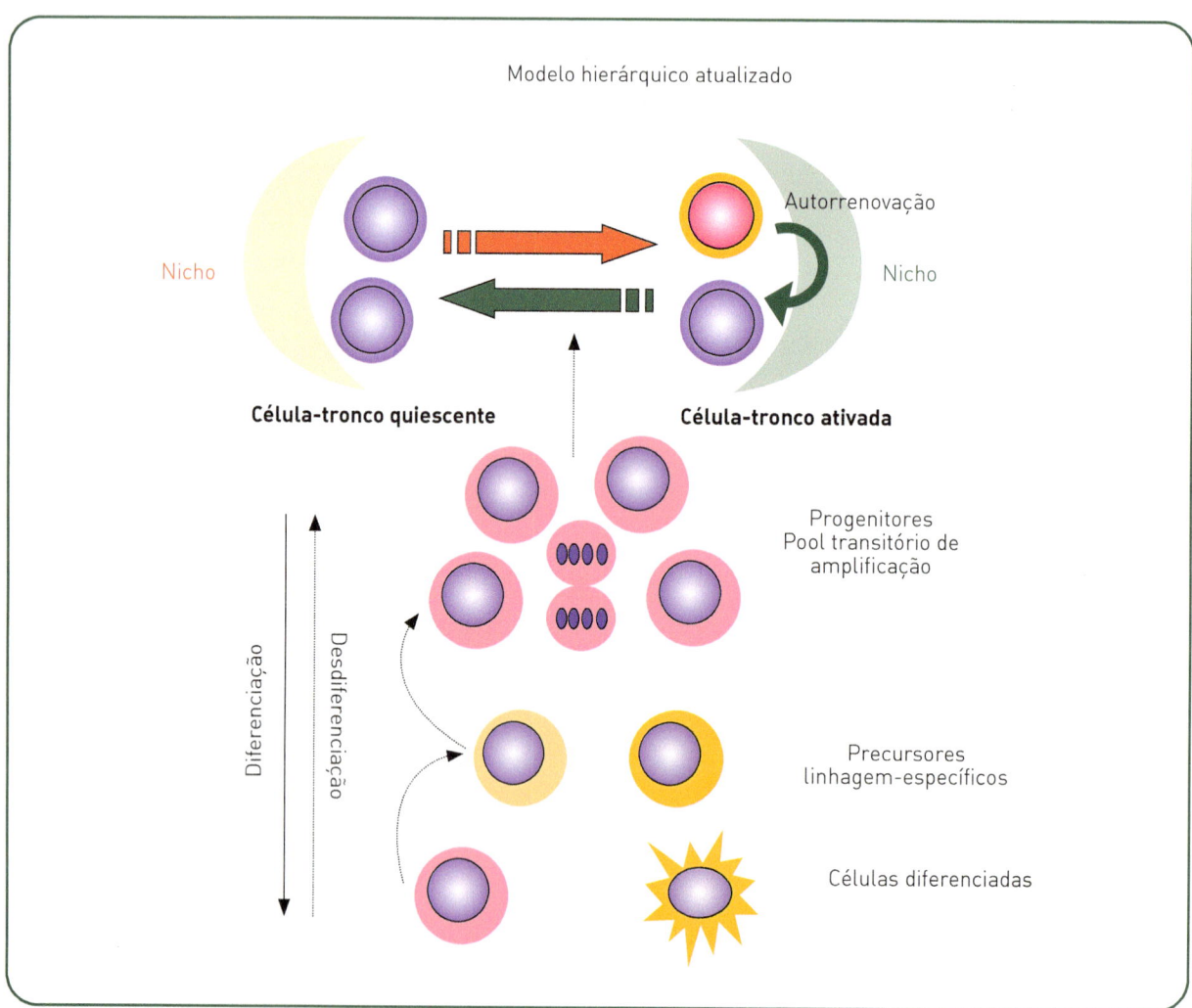

**FIGURA 20.5 –** Modelo alternativo de manutenção dos tecidos a partir de células-tronco. Duas populações de células-tronco, uma quiescente, localizada em nicho inibidor da proliferação e outra que se encontra em nicho indutor de proliferação, são responsáveis pela manutenção dos tecidos. As células-tronco poderiam se deslocar de um nicho para outro, o que determinaria o seu estado quiescente ou ativo. Ainda, diferentemente do modelo hierárquico, células mais diferenciadas apresentam plasticidade, podendo retornar a um estado indiferenciado durante, por exemplo, situações de lesões extensas e, desta forma, auxiliar na regeneração tecidual.
Fonte: Desenvolvida pela autoria.

## NICHO DE CÉLULAS-TRONCO E MANUTENÇÃO DE AUTORRENOVAÇÃO

As células-tronco adultas localizam-se em sítios específicos nos tecidos que foram denominados "nichos". Esse microambiente especializado, formado pelas próprias células-tronco e por uma população heterogênea de células vizinhas, que inclui a progênie das células-tronco, regula as propriedades biológicas das células-tronco adultas por interações celulares justácrinas e parácrinas e célula-matriz extracelular. A comunicação celular envolve, além do contato célula-célula, a secreção de fatores solúveis e a produção de vesículas extracelulares (microvesículas e exossomos). Estas são envoltas por dupla membrana lipídica e contêm diversas moléculas, presentes nas células que as secretam, incluindo micro RNA. Por sua vez, a matriz extracelular organiza domínios informativos não só bioquimicamente, mas também mecanicamente. Além disso, vasos sanguíneos e terminações nervosas garantem a integração da função dos nichos com as condições fisiopatológicas e as demandas sistêmicas.[63-72]

O conceito de nicho, como vimos anteriormente, foi introduzido por Schoffield, em 1978, ao estudar as HSC de mamíferos. No entanto, 20 anos se passariam até que esta hipótese fosse confirmada pela observação de que a manutenção das células-tronco da linhagem germinativa do ovário de *Drosophila melanogaster* era dependente de uma população celular especializada.[31,73] A associação das células-tronco com seus nichos é, portanto, um fenômeno conservado durante a evolução, mas é intrigante que esteja presente inclusive em plantas,[74] pois animais e plantas parecem ter evoluído independentemente a partir de um ancestral unicelular comum, o que levanta questionamentos sobre os genes envolvidos e os mecanismos evolutivos em ambos os reinos.

Levando-se em consideração a hipótese de que o surgimento das células-tronco presentes nos tecidos adultos ocorra durante a organogênese, é possível que os nichos também se estabeleçam neste momento.[5] Ou seja, a interação de uma população celular com as células vizinhas favoreceria a manutenção de sua propriedade de autorrenovação e impediria sua diferenciação, estabelecendo a relação entre nicho e célula-tronco. Compreender os mecanismos envolvidos nestas interações e a organização espaço-temporal dos diversos nichos de células-tronco tem implicações clínicas para o tratamento de diversas doenças cronicodegenerativas e do câncer. Ensaios de *lineage tracing* e microscopia intravital, culturas 3D do tipo organoide e sequenciamento de RNA genômico a partir de células isoladas (*single cell RNA-seq*) têm trazido enorme contribuição para esta tarefa: entender a complexa interação entre células-tronco e seu nicho.[66,68] Apesar dos avanços, inúmeras questões permanecem por esclarecer.

As células-tronco do intestino delgado residem na base das criptas e produzem uma progênie que, com exceção das células de Paneth que permanecem nas criptas, migra ao longo do eixo em direção ao topo das vilosidades. As células de Paneth e o tecido conjuntivo (mesênquima) circunvizinho à base das criptas formam o nicho das células-tronco Lgr5+.[27,51] O papel das células de Paneth na organização do nicho é um bom exemplo da interação entre células-tronco e sua progênie para manutenção das suas propriedades. Por meio de técnicas de *lineage tracing* e microscopia intravital, foi possível observar o comportamento e a posição, nas criptas, das células Lgr5+ individualmente. As células localizadas na base da cripta (células centrais) parecem apresentar uma vantagem sobre aquelas localizadas na posição mais superior (células da borda), no limite do nicho, próximo aos progenitores que compõem o *pool* amplificador transitório. As células Lgr5+ da borda são deslocadas para a região do *pool* de progenitores, após divisão das células vizinhas. Ou seja, o destino das células-tronco parece ser dependente de sua localização, mas independente de divisão celular. A regulação do *pool* de células-tronco ocorreria, assim, por competição entre estas para ocupar o limitado espaço do nicho. Notou-se ainda que células na borda da cripta podem mover-se de volta para a região da base e, assim, manter o potencial de célula-tronco.[75,76] Este aspecto poderia explicar a capacidade de células mais diferenciadas de regenerarem o epitélio do intestino delgado após lesão.[27,51] Nesse contexto, é possível questionar se a propriedade de célula-tronco é intrínseca e as possíveis consequências para a homeostasia dos tecidos de um microambiente modificado.

Associando técnicas de *lineage tracing* e microscopia intravital também foi possível observar o comportamento das células-tronco dos folículos pilosos. O início do crescimento do folículo se caracteriza por divisões confinadas espacialmente à sua raiz, na interface com o nicho mesenquimal da papila dérmica. As divisões formam um eixo orientado perpendicularmente à papila dérmica e paralelamente ao eixo maior do folículo piloso. Curioso que, na fase de regressão, observou-se morte das células indiferenciadas, iniciando-se na região próxima ao nicho da papila dérmica e estendendo-se para as células epiteliais basais remanescentes. Além disso, somente as células próximas ao nicho eram as que se mostravam capazes de contribuir para a geração de novas células diferenciadas durante a fase de crescimento. Ou seja, a propriedade de célula-tronco se correlacionava diretamente com a proximidade do nicho, indicando uma regulação importante deste sobre as células-tronco. O modelo do folículo piloso é interessante, pois envolve uma sinalização entre as células-tronco e seu nicho que se modifica nas diferentes fases do ciclo, de crescimento e regressão, garantindo a morfologia e a função do tecido.[77-79]

As interações entre células-tronco e as células que organizam o nicho devem envolver sinalização bidirecional. Tanto o nicho modula as células-tronco, quanto estas modificam seu nicho.[67] Embora esta forma de sinalização não seja imediatamente lembrada em condições fisiológicas, ela é considerada fundamental nas malignidades, dada às fartas evidências de que células tumorais, em especial aquelas com capacidade de manter e originar um novo tumor (*cancer stem cells* ou *cancer initiating cells*), são capazes de modificar o microambiente peritumoral (nicho). No epitélio respiratório, as células secretoras, derivadas das células-tronco basais, formam o *pool* de amplificação transitório e diferenciam-se terminalmente em células ciliadas. Observou-se que a manutenção das células secretoras depende da expressão de ligante de Notch pelas células-tronco. Na ausência dessa sinalização, as células secretoras se diferenciam terminalmente.[80] Portanto, as células-tronco basais do epitélio respiratório regulam a manutenção de sua progênie de células secretoras. Outro exemplo interessante de regulação do microambiente por células-tronco foi observado no sistema nervoso. Células-tronco neurais da região subventricular neonatal liberam vesículas extracelulares que regulam células da micróglia. Estas vesículas contêm microRNA e são captadas pelas células da micróglia modificando sua morfologia e fisiologia. As vesículas induzem a transição das células da micróglia para um fenótipo ativado (em que as projeções citoplasmáticas são retraídas), que secreta um padrão de citocinas que regula negativamente a proliferação das células-tronco neurais.[69] A modulação do nicho pelas células-tronco implica que estas tenham mecanismos intrínsecos de manutenção das suas propriedades e, durante a ontogenia, como proposto,[8] se estabeleceriam as interações que permitiram a organização do nicho. O grupo da Dra. Elaine Fuchs observou que, durante o desenvolvimento embrionário da pele e seus anexos, a população de células-tronco da epiderme se forma independentemente de um nicho físico preestabelecido. Uma sinalização recíproca entre células epiteliais se dividindo assimétrica ou simetricamente induziu a especificação das células-tronco.[81] Em complemento, observou-se que a organização do nicho do folículo piloso ocorre a partir da especificação de precursores mesenquimais, induzida por sinalização das células da epiderme.[82] A compreensão dos mecanismos moleculares por trás da interdependência no destino final das células-tronco e das células que organizam o nicho durante a ontogenia poderia contribuir para intervenções terapêuticas no caso de reparo de lesões cutâneas e de câncer.

O nicho das HSC na medula óssea é um bom exemplo dos desafios para a compreensão das interações celulares que regulam a homeostasia dos sistemas. Embora a ideia de nicho de células-tronco tenha se desenvolvido a partir das observações do sistema hematopoiético, como já falado, e, portanto, tenha sido alvo de intensa investigação, muitas interrogações ainda permanecem. Questiona-se, ainda, sua localização na medula óssea e as populações celulares organizadoras, além da hipótese de existência de diferentes nichos controlando, distintamente quiescência e proliferação. As HSC foram inicialmente identificadas na região subendosteal[83] e, como células da linhagem osteogênica, formam o endósteo, foi proposto por dois grupos independentes que osteoblastos desta região controlariam o *pool* de HSC.[86,85] No entanto, estudos posteriores observaram células com características de HSC associadas a células perivasculares.[86] Deve ser ressaltado que o microambiente da medula óssea é consideravelmente complexo, com populações celulares das diversas linhagens hematopoiéticas, em diferentes etapas da diferenciação e residentes (que recircularam, como linfócitos T e B de memória e plasmócitos), em íntimo contato com uma população estromal que compreende células da parede vascular, células de Schwann, que envolvem terminações nervosas simpáticas, e células das linhagens adipogênica e osteogênica, derivadas de uma população heterogênea denominada "célula-tronco mesenquimal" ou "célula mesenquimal do estroma" (MSC, *mesenchymal stem/stromal cells*) em diferentes estágios da sua diferenciação.[87-96]

De acordo com o conceito vigente, mas ainda carente de confirmação, as células-tronco mesenquimais residiriam ao redor de capilares sinusoides, que formam uma extensa rede na medula óssea. Ao receber estímulos para a provisão de novas células para a manutenção do estroma da medula óssea (células reticulares e adipócitos) e do tecido ósseo, sua progênie migraria até seus sítios finais, respondendo a moléculas sinalizadoras que também proveriam informações que induziriam seu processo de diferenciação. Dessa forma, supõe-se que, além do nicho perivascular, diversos "micronichos" podem ser formados na extensão desta intricada rede celular, controlando a formação de linhagens sanguíneas específicas. No entanto, tanto a identidade da célula-tronco mesenquimal como da sua progênie ainda é pouco conhecida. Assim, embora diversos estudos realizados na última década tenham confirmado a dependência das HSC pela interação com diversas populações de origem estromal, ainda não se sabe o papel específico de cada uma dessas diversas populações e como essas células se autorregulam dentro de contextos diversos do microambiente.[87-97]

Os principais desafios para o avanço no entendimento de tão complexo sistema se relacionam com as características do próprio tecido. Situada no interior dos ossos, um tecido mineralizado, observações *in vivo*, com microscopia intravital, das células na medula óssea não são simples e análises morfológicas requerem muitas etapas de preparação técnica dos espécimes.[96-99] Além disso, as análises *ex-vivo* esbarram na baixa frequência das populações estromais que parecem se dever ao método de obtenção (aspirados com auxílio de agulha e seringa).[96] No entanto, por meio de técnicas mais sofisticadas e recém-disponibilizadas de mapeamento de RNA de uma única célula (*single-cell RNA-seq*), novos conhecimentos acerca desse nicho começam a ser descortinados.[98-100] Nessa estratégia, as células são isoladas do tecido, mapeadas individualmente quanto ao seu perfil de RNA e depois comparadas. Recentemente, utilizando-se esta técnica, foram identificadas 17 subpopulações estromais em camundongos, englobando desde fibroblastos até células da linhagem osteoblástica em diversos níveis de diferenciação. Essas diferentes populações apresentaram perfis distintos de expressão de genes que regulam a atividade das células hematopoiéticas. Além disso, observou-se que células mieloides tumorais foram capazes de inibir a diferenciação dessas subpopulações osteogênicas, reduzindo, consequentemente, a oferta de moléculas regulatórias necessárias à hematopoese. Dessa forma, obteve-se também, por um lado, um exemplo de como células malignas podem alterar o nicho hematopoético, desfavorecendo a manutenção de células estromais normais, que passam a ser substituídas por células que favorecem a colonização das células tumorais.[101,102] Por outro lado, alterações primárias do microambiente podem causar malignidades.

Portanto, um melhor entendimento da identidade dessas diversas populações que compõem o sistema estromal e de suas inter-relações com as células-tronco hematopoiéticas, controlando sua manutenção, proliferação e diferenciação, será de fundamental importância não apenas para a compreensão dos mecanismos homeostáticos de regulação da hematopoese, mas também no entendimento do desenvolvimento e expansão de neoplasias sanguíneas e formas terapêuticas mais efetivas para tratá-las.

Neste contexto, alterações nas populações celulares que constituem os nichos de células-tronco adultas poderiam ter impacto na manutenção e na diferenciação destas ao longo da vida, com implicações no envelhecimento e no surgimento de malignidades.[103-105]

## HOMEOSTASIA DOS TECIDOS E ENVELHECIMENTO: ENVELHECEMOS PORQUE AS CÉLULAS-TRONCO "ENVELHECEM"?

O envelhecimento traz um declínio funcional de todos os tecidos. Este declínio é sistêmico, embora certos tecidos o acusem de maneira mais clara, o que é frequentemente relacionado com a exposição crônica aos agentes ambientais adversos. O envelhecimento acelerado da pele exposta à irradiação solar, frequentemente associado com o aparecimento de neoplasias cutâneas, é um dos exemplos clássicos desse fenômeno. Os mecanismos moleculares por trás deste declínio, caracterizado por uma diminuição da capacidade de manutenção da homeostasia tecidual e de resposta adequada aos estímulos regenerativos, são alvo de investigação. Mecanismos celulares intrínsecos, de comunicação célula-célula e sistêmicos, como inflamação sistêmica leve e alterações hormonais, estão envolvidos no envelhecimento.[106,107] Um aspecto interessante é a possibilidade de o envelhecimento ser um mecanismo adaptativo selecionado ao longo da evolução.[108]

Estudos independentes mostrando um encurtamento dos telômeros, o "relógio mitótico", em leucócitos, após o nascimento, e uma diminuição do número de células-tronco da linhagem de melanócitos do bulbo capilar que ocasionava o surgimento do cabelo grisalho, levantaram a hipótese de que o declínio no potencial regenerativo dos tecidos, que caracteriza o envelhecimento, fosse decorrente da diminuição das propriedades biológicas das células-tronco teciduais.[107-114] A diminuição do vigor funcional das células-tronco pode resultar de mecanismos intrínsecos e ao envelhecimento de seus nichos, que, por ser integrado via redes de vasos e de nervos periféricos ao resto do organismo, explicaria a sincronia global do envelhecimento.[106,107,115-117]

Ao mesmo tempo, essas alterações podem estar relacionadas à maior incidência de neoplasias malignas que acompanha o envelhecimento. Por exemplo, no sistema hematopoiético, as alterações observadas durante o envelhecimento incluem modificação do potencial de diferenciação das HSC para as diferentes linhagens, com um declínio da linfopoiese e expansão de células mieloides, o que resulta em acúmulo de células T e B de memória, anemia e maior incidência de leucemias mieloides.[118-120] Além disso, o risco de falha de enxertia associado à idade dos doadores de progenitores hematopoiéticos é amplamente reconhecido.[121] Essas alterações, diminuição da capacidade de reconstituir a hematopoiese e desvio para mieloipoiese, são semelhantes às observadas nos modelos murinos de transplante sequencial de medula óssea, em que um encurtamento dos telômeros é visto.[122]

O encurtamento abrupto dos telômeros é um dos mecanismos mais conhecidos de limite da proliferação celular, um fenômeno denominado "senescência replicativa". A erosão dos telômeros gera instabilidade genética em decorrência de eventos de quebra e fusão de cromossomos, que disparam a ativação de p53 com consequências que incluem parada do ciclo celular e reparo do DNA ou indução de senescência ou, ainda, apoptose.[112-114,123] Observações em uma variedade de desordens degenerativas geneticamente hereditárias correlacionaram o comprimento dos telômeros e a capacidade de manutenção da homeostasia dos tecidos e, portanto, da longevidade. Por exemplo, pacientes com disqueratose congênita, uma desordem que cursa com sinais de envelhecimento precoce e disfunção da medula óssea apresentam mutações que comprometem a atividade da telomerase, enzima responsável pelo alongamento dos telômeros.[123] Fato curioso, a herança genética do comprimento dos telômeros tem sido sugerida e o encurtamento destes nas gerações de camundongos deficientes em telomerase parece confirmar isso. Ou seja, o comprimento dos telômeros da prole é determinado pelo dos pais, na presença de atividade normal da telomerase, que o mantém estável, mas não é capaz de alongá-lo. O mecanismo envolve o encurtamento dos telômeros nas células germinativas, o que gera gametas com telômeros mais curtos e, consequentemente, uma prole com células-tronco teciduais que também apresentam telômeros curtos ao nascimento. Estas células-tronco teciduais teriam um número reduzido de divisões, o que compromete a renovação dos tecidos, justificando o aparecimento precoce, nestes modelos, de doenças associadas ao envelhecimento.[124] A disfunção da telomerase em camundongos geneticamente modificados pode induzir a ativação de *checkpoints* dependentes de p21 (um alvo *downstream* de p53), ocasionando a parada do ciclo celular e consequente redução da vida útil proliferativa de células-tronco. A deleção de p21 nestes animais prolongou sua sobrevida e melhorou a proliferação de células-tronco e progenitores intestinais bem como a autorrenovação de HSC. Uma vez que a deleção de p21, diferentemente da deleção de p53, não acelera o processo de carcinogênese, p21 tem sido proposta como potencial alvo terapêutico em doenças crônicas e outras desordens associadas com a disfunção de telômeros.[124] Outra doença progressiva associada ao envelhecimento, a sarcopenia, pode estar ligada a alterações da função das células-tronco do tecido muscular esquelético. Por intermédio de um modelo de camundongo geriátrico, verificou-se que as células-tronco do músculo esquelético (células satélites) são incapazes de manter seu estado de quiescência em condições de homeostasia do tecido. As células satélites mudam para um estado irreversível de pré-senescência consequentemente à expressão de p16 INK4a, uma proteína inibidora de cinase dependente de ciclina, que está relacionada com o fenótipo de senescência em diferentes tipos celulares.[125] Esses dados reforçam a hipótese de que o envelhecimento e as patologias associadas a este sejam consequência de um declínio das propriedades funcionais das células-tronco.

As observações descritas sugerem que fenômenos intrínsecos das células-tronco estejam envolvidos em seu processo de envelhecimento. No entanto, a função das células-tronco pode ser modulada de modo determinante pelo envelhecimento das células que compõem seu nicho.[106,114,115,126,127] Por exemplo, alterações na localização na medula óssea após infusão intravenosa de HSC, foram registradas em animais idosos.[128]

Alterações locais, como produção elevada de FGF2 (*fibroblast growth factor-2*) pelas células que compõem o nicho das células satélites, o que faz um subgrupo dessas células-tronco deixar o estado de quiescência e perca sua capacidade de autorrenovação, foram observadas no envelhecimento.[129] A regeneração do epitélio intestinal também pode declinar durante o envelhecimento, o que parece estar relacionado com uma redução da sinalização da via canônica de Wnt tanto nas células-tronco intestinais como nas células que compõem o seu nicho, como células de Paneth e mesenquimais.[130] Ainda, a reativação da sinalização da via canônica de Wnt em células-tronco intestinais murinas e humanas melhora o fenótipo associado ao envelhecimento. Outro exemplo interessante é o aumento da quiescência das células-tronco do sistema nervoso central (SNC) durante o envelhecimento, que é induzida por sinais inflamatórios e por antagonistas da sinalização de Wnt derivados de células do nicho. A neutralização desses fatores foi capaz de aumentar a ativação de células-tronco "velhas", tanto na homeostase como após um dano tecidual, o que figura como uma forma de ativar as células-tronco do SNC para o reparo deste no envelhecimento.[131]

Células senescentes secretam citocinas pró-inflamatórias, quimiocinas e proteínas que degradam a matriz extracelular. Esse perfil secretor associado à senescência (SASP, senescence-associated secretory phenotype) tem efeitos deletérios parácrinos e sistêmicos. Em modelo murino, a remoção de células senescentes melhorou a função de células-tronco, a manutenção do tecido, o metabolismo e o tempo de vida dos animais.[132] O tratamento com agentes capazes de eliminar células senescentes (senolíticos) pode ser eficiente na melhora da função de células-tronco de diferentes tecidos mediante a redução de ROS e de sinalizações inflamatórias.[107]

Em consonância com o exposto até aqui, fatores sistêmicos poderiam modificar o nicho e as propriedades biológicas de células-tronco durante o envelhecimento. As observações de Townsley e colaboradores[133] são interessantes, pois, ao administrarem um esteroide sintético, o danazol, a pacientes com disqueratose congênita, verificaram aumento da atividade da telomerase com consequente alongamento dos telômeros de leucócitos e melhora do quadro de aplasia da medula óssea.[133]

## CONCLUSÃO

Em conjunto, as evidências acumuladas sugerem que a homeostasia dos tecidos ao longo da vida depende da interação e do diálogo de uma população de células-tronco residentes com seu nicho. No entanto, esta relação é dinâmica e o estímulo continuado para a renovação tecidual, com crescente exposição a fatores ambientais potencialmente nocivos, exerce pressão replicativa sobre as células-tronco e alterações do microambiente, que terminam por comprometer as propriedades biológicas das células-tronco, resultando no declínio funcional observado na senectude e em maior risco de aparecimento de malignidades.

## REFERÊNCIAS

1. Biteau B, Hochmuth CE, Jasper H. Maintaining tissue homeostasis: dynamic control of somatic stem cell activity. Cell Stem Cell. 2011;9:402-11. DOI:10.1016/j.stem.2011.10.004.
2. Tsai RYL. Balancing self-renewal against genome preservation in stem cells: How to have the cake and eat it too? Cell Mol. Life Sci. 2016;73:1803-823. DOI:10.1007/s00018-016-2152-y.
3. Bissell MJ, Hines WC. Why don't we get more cancer? A proposed role of the microenvironment in restraining cancer progression. Nat. Med. 2011;17:320-29.
4. Bianconi E, Piovesan A, Facchin F, et al. An estimation of the number of cells in the human body. Ann. Hum. Biol. 2013;40:463-71. DOI:10.3109/03014460.2013.807878.

5. Slack J M W. Origin of stem cells in organogenesis. Science. 2008;322:1498-501.

6. Weissman IL. Stem cells: Units of development, units of regeneration, and units in evolution. Cell. 2000;100:157-68.

7. Clevers H. What is an adult stem cell? Science. 2015;350:1319-20.

8. Slack JMW. What is a stem cell. WIREs Dev. Biol. 2018;7:e323. DOI:10.1002/wdev.323.

9. Krause DS, Theise ND, Collector MI, Henegariu O, Hwang S, Gardner R, et al. Multi-organ, multi-lineage engraftment by a single bone marrow-derived stem cell. Cell. 2001;105: 369-77.

10. Lagasse E, Shizuru JA, Uchida N, Tsukamoto A, Weissman IL. Toward regenerative medicina. Immunity. 2001;14:425-36.

11. Wulf GG, Jackson KA, Goodell MA. Somatic stem cell plasticity: current evidence and emerging concepts. Exp. Hematol. 2001;29:1361-70.

12. Wagers AJ, Sherwood R, Christensen JL, Weissman IL. Little evidence for developmental plasticity of adult hematopoietic stem cells. Science. 2002;297:2256-59.

13. Camargo FD, Chambers SM, Goodell MA. Stem cell plasticity: from transdifferentiation to macrophage fusion. Cell Prolif. 2004;37:55-65.

14. Parry L, Young M, El Marjou F, Clarke AR. Evidence for a crucial role of Paneth cells in mediating the intestinal response to injury. Stem Cells. 2013;31:776-85. DOI:10.1002/stem.1326.

15. Jessen KR, Mirsky R, Arthur-Farraj P. The role of cell plasticity in tissue repair: adaptive cellular reprogramming. Dev. Cell. 2015;34:613-20. DOI:10.1016/j.devcel.2015.09.005.

16. Donati G, Rognoni E, Hiratsuka T, et al. Wounding induces dedifferentiation of epidermal Gata6$_+$ cells and acquisition of stem cell properties. Nat. Cell Biol. 2017;19:603-13. DOI:10.1038/ncb3532.

17. Sanz-Navarro M, Seidel K, Sun Z, Bertonnier-Brouty L, Amendt BA, Klein OD,, et al. Plasticity within the niche ensures the maintenance of a Sox2$_+$ stem cell population in the mouse incisor. Development. 2018;145:dev155929. DOI: 10.1242/dev.155929.

18. Wells JM, Watt FM. Diverse mechanisms for endogenous regeneration and repair in mammalian organs. Nature. 2018;557:322-28. DOI:10.1038/s41586-018-0073-7.

19. Konstantinov IE. In search of Alexander A. Maximow: the man behind the unitarian theory of hematopoiesis. Perspect. Biol. Med. 2000;43:269-76.

20. Schofield R. The relationship between the spleen colony-forming cell and the haematopoietic stem cell. Blood Cells. 1978;4:7-25.

21. Till JE, McCulloch EA. A direct measurement of the radiation sensitivity of normal mouse bone marrow cells. Radiat. Res. 1961;14:213-22.

22. Lajtha LG. Stem cell concepts. Differentiation. 1979;14:23-34.

23. Herzenberg LA, Parks D, Sahaf B, Perez O, Roederer M. The history and future of the fluorescence activated cell sorter and flow cytometry: a view from Stanford. Clin. Chem. 2002;48:1819-27.

24. Bryder D, Rossi DJ, Weissman IL. Hematopoietic stem cells. The paradigmatic tissue-specific stem cell. Am. J. Pathol. 2006;169:338-46.

25. Weissman IL, Shizuro JA. The origins of the identification and isolation of hematopoietic stem cells, and their capability to induce donor-specific transplantation tolerance and treat autoimmune diseases. Blood. 2008;112:3543-53.

26. Doulatov S, Notta F, Laurenti E, Dick JE. Hematopoiesis: a human perspective. Cell Stem Cell. 2012;10:120-36.

27. Visvader JE, Clevers H. Tissue-specific designs of stem cell hierarchies. Nat. Cell. Biol., 2016;18:349-55. DOI:10.1038/ncb3332.

28. Rossi MID, Medina KL, Garrett K, et al. Relatively normal human lymphopoiesis but rapid turnover of newly formed B cells in transplanted nonobese diabetic/SCID mice. J. Immunol. 2001;167:3033-42.

29. Potter CS, Loeffler M. Stem cells: attributes, cycles, spirals, pitfalls and uncertainties. Lessons for and from the crypt. Development. 1990;110:1001-20.

30. Cotsarelis G, Sun TT, Lavker RM. Label-retaining cells reside in the bulge area of pilosebaceous unit: implications for follicular stem cells, hair cycle, and skin carcinogenesis. Cell. 1990;61:1329-37.

31. Nishimura EK, Jordan SA, Oshima H, Yoshida H, Osawa M, Moriyama M et al. Dominant role of the niche in melanocyte stem-cell fate determination. Nature, 2002;416:854-60.

32. Yan X, Owens DM. The skin: a home to multiple classes of epithelial progenitor cells. Stem Cell Rev. 2008;4:113-18.

33. Blanpain C, Fuchs E. Plasticity of epithelial stem cells in tissue regeneration. Science. 2014;344:1242281. DOI:10.1126/science.1242281.

34. Watt FM. Mammalian skin cell biology: at the interface between laboratory and clinic. Science. 2014;346:937-40. DOI: 10.1126/science.1253734.

35. Scoville DH, Sato T, He XC, Li l. Current view: Intestinal stem cells and signaling. Gastroenterol. 2008134:849-64.

36. Snippert HJ, Clevers H. Tracking adult stem cells. EMBO reports. 2011;12:113-22. DOI:10.1038/embor.2010.216.

37. Sato T, Clevers H. Growing self-organizing mini-guts from a single intestinal stem cell: mechanism and applications. Science, 2013;340:1190-94.

38. Rocheteau P, Gayraud-Morel B, Siegl-Cachedenier I, Blasco MA, Tajbakhsh S. A subpopulation of adult skeletal muscle stem cells retains all template DNA strands after cell division. Cell. 2012;148:112-25. DOI:10.1016/j.cell.2011.11.049.

39. Yin H, Price F, Rudnicki MA. Satellite cells and the muscle stem cell niche. Physiol. Rev. 2013;93:23-67. DOI:10.1152/physrev.00043.2011.

40. Torella D, Ellison GM, Méndez-Ferrer S, Ibanez B, Nadal-Ginard B. Resident human cardiac stem cells: role in cardiac cellular homeostasis and potential for myocardial regeneration. Nat. Clin. Pract. Cardiovasc Med. 2006;3:S8-S13. DOI:10.1038/ncpcardio0409.

41. Braun T, Martire A. Cardiac stem cells: paradigm shift or broken promise? A view from developmental biology. Trends Biotechnol. 2007;25: 441-7.

42. Bergmann O, Bhardwaj RD, Bernard B, et al. Evidence for cardiomyocyte renewal in humans. Science, 2009;324:98-102. DOI:10.1126/science.1164680.

43. Silva SA, Borojevic R. Células-tronco cardíacas endógenas. In: Han SW, Souza CF, Carvalho ACC (org.). Células-tronco: nova perspectiva terapêutica em cardiologia. Belo Horizonte: Atheneu; 2011; p. 85-93.

44. Oppenheim RW. Adult hippocampal neurogenesis in mammals (and Humans): the death of a central dogma in neuroscience and its replacement by a new dogma. Develop. Neurobiol. 2019;79:268-80. DOI:10.1002/dneu.22674.

45. Klein AM, Simons BD. Universal patterns of stem cell fate in cycling adult tissues. Development. 2011;138:3103-111. DOI:10.1242/dev.060103.

46. Kretzschmar K, Watt FM. Lineage tracing. Cell. 2012;148:33-45. DOI:10.1016/j.cell.2012.01.002.

47. Chesier SH, Morrison SJ, Liao X, Weissman IL. In vivo proliferation and cell cycle kinetics of long-term self-renewing hematopoietic stem cells. Proc. Natl. Acad. Sci. USA. 1999;96:3120-25.

48. van Velthoven CTJ, Rando, TA. Stem cell quiescence: dynamism, restraint, and cellular idling. Cell Stem Cell. 2019;24:213-25. DOI:10.1016/j.stem.2019.01.001.

49. Wilson A, Laurenti E, Oser G, et al. Hematopoietic stem cells reversibly switch from dormancy to self-renewal during homeostasis and repair. Cell. 2008;135:1-12. DOI 10.1016/j.cell.2008.10.048.

50. Li L, Clevers H. Coexistence of quiescent and active adult stem cells in mammals. Science. 2010;327:542-45.

51. Gehart H, Clevers H. Tales from the crypt: new insights into intestinal stem cells. Nat. Rev. Enterol. Hepatol. 2019;16:19-34. DOI:10.1038/s41575-018-0081-y.

52. Cheng J, Türkel N, Hemati N, Fuller MT, Hunt AJ, Yamashita YM. Centrosome misorientation reduces stem cell division during ageing. Nature, 2008;456:599-605.

53. Gönczy P. Mechanisms of asymmetric cell division: flies and worms pave the way. Nat. Rev. Mol. Cell Biol. 2008;9:355-66.

54. Wang X, Tsai J-W, Imai JH, Lian W-N, Vallee RB, Shi S-H. Asymmetric centrosome inheritance maintains neural progenitors in the neocortex. Nature. 2009;461:947-56.

55. Venkei ZG, Yamashita YM. Emerging mechanisms of asymmetric stem cell division. J. Cell Biol. 2018;217:3785-795. DOI: 10.1083/jcb.201807037.

56. Lopez-Garcia C, Klein AM, Simons BD, Winton DJ. Intestinal stem cell replacement follows a pattern of neutral drift. Science, 2010;330:822-25. DOI:10.1126/science.1196236.

57. Snippert HJ, van der Flier LG, Sato T, et al. Intestinal crypt homeostasis results from neutral competition between symmetrically dividing Lgr5 stem cells. Cell, 2010;143:134-44. DOI:10.1016/j.cell.2010.09.016.

58. Arai F, Stumpf PF, Ykushima YM, et al. Cell division history determines hematopoietic stem cell potency. BioRxiv: 2019. DOI:10.1101/503813.

59. Velten L, Haas SF, Raffel S, et al. Human hematopoietic stem cell lineage commitment is a continuous process. Nat. Cell Biol. 2017;19:271-81.

60. Stange DE, Koo B-K, Huch M, et al. Differentiated troy+ chief cells act as reserve stem cells to generate all lineages of the stomach epithelium. Cell. 2013;155:357-68.

61. Blanpain C, Fuchs E. Plasticity of epithelial stem cells in tissue regeneration. Science, 2014;344:1242281. DOI:10.1126/science.1242281.

62. Leushacke M, Tan HS, Wong A, et al. Lgr5-expressing chief cells drive epithelial regeneration and cancer in the oxyntic stomach. Nat. Cell Biol. 2017;19:774-86.

63. Fuchs E, Tumbar T, Guasch G. Socializing with the neighbors: stem cells and their niche. Cell. 2004;116:769-78.

64. Scadden DT. Nice neighborhood: emerging concepts of the stem cell niche. Cell. 2014;157:41-50.

65. Morrison SJ, Scadden DT. The bone marrow niche for haematopoietic stem cells. Nature, 2014;505:327-34. doi: 10.1038/nature12984.

66. Kirkeby A, Perlmann T, Pereira CF. The stem cell niche finds its true north. Development. 2016;143:2877-881. DOI:10.1242/dev.140095.

67. Chacón-Martınez CA, Koester J, Wickström SA. Signaling in the stem cell niche: regulating cell fate, function and plasticity. Development, 2018;145:dev165399. DOI:10.1242/dev.165399.

68. Heitman N, Saxena N, Rendl M. Advancing insights into stem cell niche complexities with next-generation technologies. Curr. Op. Cell Biol. 2018;55:87-95. DOI: 10.1016/j.ceb.2018.06.012.

69. Morton MC, Neckles VN, Seluzicki CM, Holmberg JC, Feliciano DM. Neonatal subventricular zone neu-

ral stem cells release extracellular vesicles that act as a microglial morphogen. Cell Rep. 2018;23:78-89. DOI:10.1016/j.celrep.2018.03.037.

70. Singh A, Yadav CB, Tabassum N, Bajpeyee AK, Verma V. Stem cell niche: Dynamic neighbor of stem cells. Eur. J. Cell Biol. 2019;98:65-73. DOI:10.1016/j.ejcb.2018.12.001.

71. Stik G, Crequit S, Petit L, Durant J, Charbord P, Jaffredo T, Du C. Extracellular vesicles of stromal origin target and support hematopoietic stem and progenitor cells. J. Cell Biol., 2019;216:2217-230. DOI:10.1083/jcb.201601109.

72. Bebelman MP, Smit MJ, Pegtel DM, Baglio SR. Biogenesis and function of extracellular vesicles in cancer. Pharmacol. Ther., 2018;188:1-11. DOI:10.1016/j.pharmthera.2018.02.013.

73. Xie T, Spradling AC. decapentaplegic is essential for the maintenance and division of germline stem cells in the Drosophila ovary. Cell. 1998;94:251-60.

74. Scheres B. Stem-cell niches: nursery rhymes across kingdoms. Nat. Rev. Mol. Cell Biol. 2007;8:345-54.

75. Ritsma L, Ellenbroek SIJ, Zomer A, et al. Intestinal crypt homeostasis revealed at single stem cell level by in vivo live-imaging. Nature, 2014;507:362-65. DOI:10.1038/nature12972.

76. Walther V, Graham TA. Location, location, location! The reality of life for an intestinal stem cell in the crypt. J. Pathol., 2014;234:1-4. DOI:10.1002/path.4370.

77. Rompolas P, Greco V. Stem cell dynamics in the hair follicle niche. Semin. Cell Dev. Biol., 2014;25-26:34-42. DOI:10.1016/j.semcdb.2013.12.0.

78. Mesa KR, Rompolas P, Greco V. The dynamic duo: Niche/Stem cell interdependency. Stem Cell Rep., 2014;4:961-966. DOI:10.1016/j.stemcr.2015.05.001.

79. Park S, Greco V, Cockburn K. Live imaging of stem cells: answering old questions and raising new ones. Curr. Op. Cell Biol. 2016;43:30-37. DOI:10.1016/j.ceb.2016.07.004.

80. Pardo-Saganta A, Tata PR, Law BM, et al. Parent stem cells can serve as niches for their daughter cells. Nature, 2015;523: 597-601. DOI:10.1038/nature14553.

81. Ouspenskaia T, Matos I, Mertz AF, Fiore VF, Fuchs E. WNT-SHH antagonism specifies and expands stem cells prior to niche formation. Cell. 2016;164(1):56-69. DOI:10.1016/j.cell.2015.11.058.

82. Mok KW, Saxena N, Heitman N, et al. Dermal condensate niche fate specification occurs prior to formation and is placode progenitor dependent. Dev Cell, 2019;48:32-48.e5. DOI:10.1016/j.devcel.2018.11.034.

83. Nilsson SK, Johnston HM, Coverdale JA. Spatial localization of transplanted hemopoietic stem cells: inferences for the localization of stem cell niches. Blood. 2001;97:2293-99.

84. Calvi LM, Adams GB, Weibrecht KW, Weber JM, Olson DP, Knight MC, et al. Osteoblastic cells regulate the haematopoietic stem cell niche. Nature. 2003;425:841-46.

85. Zhang J, Niu C, Ye L, Huang H, He X, Tong W-G, et al. Identification of the haematopoietic stem cell niche and control of the niche size. Nature, 2003;425:836-41.

86. Crane GM, Jeffrey E, Morrison SJ. Adult haematopoietic stem cell niches. Nat. Rev. Immunol. 2017;17:573-90. DOI:10.1038/nri.2017.53.

87. Balduino A, Hurtado SP, Frazão P, Takiya CM, Alves LM, Nasciutti LE, et al. Bone marrow subendosteal microenvironment harbours functionally distinct haemosupportive stromal cell populations. Cell Tissue Res., 2005;319:255-66.

88. Sacchetti B, Funari A, Michienzi S, et al. Self-renewing osteoprogenitors in bone marrow sinusoids can organize a hematopoietic microenvironment. Cell, 2007;131:324-36.

89. Méndez-Ferrer S, Battista M, Frenette PS. Cooperation of beta(2)-and beta(3)-adrenergic receptors in hematopoietic progenitor cell mobilization. Ann. N. Y. Acad. Sci. 2010;1192:139-44. DOI:10.1111/j.1749-6632.2010.05390.x.

90. Ding L, Saunders TL, Enikolopov G, Morrison SJ. Endothelial and perivascular cells maintain haematopoietic stem cells. Nature, 2012;481:457-62. DOI:10.1038/nature10783.

91. Bianco P, Robey PG. Skeletal stem cells. Development. 2015;142:1023-27. DOI:10.1242/dev.102210.

92. Kfoury Y, Scadden DT. Mesenchymal cell contributions to the stem cell niche. Cell Stem Cell, 2015;16:239-53. DOI: 10.1016/j.stem.2015.02.019.

93. Yu VW, Scadden DT. Hematopoietic stem cell and its bone marrow niche. Curr. Top. Dev. Biol., 2016;118:21-44. DOI:10.1016/bs.ctdb.2016.01.009.

94. Galán-Díez M, Kousteni S. The osteoblastic niche in hematopoiesis and hematological myeloid malignancies. Curr. Mol. Biol. Rep., 2017;3:53-62. DOI:10.1007/s40610-017-0055-9.

95. Wei Q, Frenette PS. Niches for hematopoietic stem cells and their progeny. Immunity, 2018;48:632-48. DOI:10.1016/j.immuni.2018.03.024.

96. Gomariz A, Helbling PM, Isringhausen S, et al. Quantitative spatial analysis of haematopoiesis regulating stromal cells in the bone marrow microenvironment by 3D microscopy. Nat. Commun., 2018;9:2532. DOI:10.1038/s41467-018-04770-z |.

97. Chan CK, Lindau P, Jiang W, et al. Clonal precursor of bone, cartilage, and hematopoietic niche stromal cells. Proc. Natl. Acad. Sci. USA., 2013;110:12643-48. DOI:10.1073/pnas.1310212110.

98. Roson-Burgo B, Sanchez-Guijo F, Del Cañizo C, De Las Rivas J. Insights into the human mesenchymal stromal/

stem cell identity through integrative transcriptomic profiling. BMC Genomics, 2016;17:944.

99. Chen KG, Johnson KR, Robey PG. Mouse genetic analysis of bone marrow stem cell niches: technological pitfalls, challenges, and translational considerations. Stem Cell Reports, 2017;9:1343-58. DOI:10.1016/j.stemcr.2017.09.014.

100. Tikhonova AN, Dolgalev I, Hu H, et al. The bone marrow microenvironment at single-cell resolution. Nature. 2019;569:222-28. DOI: 10.1038/s41586-019-1104-8.

101. Baryawno N, Przybylski D, Kowalczyk MS. A cellular taxonomy of the bone marrow stroma in homeostasis and leukemia. Cell, 2019;177(7):1915-1932.16. DOI: 10.1016/j.cell.2019.04.040.

102. Duarte D, Hawkins ED, Akinduro O. Inhibition of endosteal vascular niche remodeling rescues hematopoietic stem cell loss in AML. Cell Stem Cell, 2018;22:64-7.e6. DOI:10.1016/j.stem.2017.11.006.

103. Borojevic R, Roela RA, Rodarte RS, et al. Bone marrow stroma in childhood myelodysplastic syndrome composition, ability to sustain hematopoiesis in vitro, and altered gene expression. Leuk. Res. 2004;28:831-44.

104. Larsson J, Chishi M, Garrison B, et al. Nf2/Merlin regulates hematopoietic stem cell behavior by altering microenvironmental architecture. Cell Stem Cell, 2008;3:221-27.

105. Raaijmakers MHGP, Mukherjee S, Guo S, et al. Bone progenitor dysfunction induces myelodysplasia and secondary leukaemia. Nature. 2010;464:852-59.

106. López-Otín C, Blasco MA, Partridge L, Serrano M, Kroemer G. The hallmarks of aging. Cell. 2013;153:1194-217. DOI:10.1016/j.cell.2013.05.039.

107. Ermolaeva M, Neri F, Ori A, Rudolph KL. Cellular and epigenetic drivers of stem cell ageing. Nat. Rev. Mol. Cell Biol. 2018;19:594-610. DOI:10.1038/s41580-018-0020-3.

108. Singer MA. The origins of aging: Evidence that aging is an adaptive phenotype. Curr. Aging Sci. 2016;9:95-115.

109. Vaziri H, Dragowska W, Allsopp RC, Thomas TE, Harley CB, Lansdorp PM. Evidence for a mitotic clock in human hematopoietic stem cells: loss of telomeric DNA with age. Proc. Natl. Acad. Sci. USA, 1994;91:9857-60.

110. Nishimura EK, Granter SR, Fisher DE. Mechanisms of hair graying: incompletemelanocyte stemcell maintenance in the niche. Science, 2005;307:720-24.

111. Aubert G, Lansdorp PM. Telomeres and aging. Physiol. Rev., 2008;88:557-59.

112. Lansdorp PM. Telomeres and disease. EMBO J. 2009;28:2532-40.

113. Sahin E, DePinho RA. Linking functional decline of telomeres, mitochondria and stem cells during ageing. Nature, 2010;464:520-28.

114. Fathi E, Charoudeh HN, Sanaat Z, Farahzadi R. Telomere shortening as a hallmark of stem cell senescence. Stem Cell Investig., 2019;6:7. DOI:10.21037/sci.2019.02.04.

115. Signer RAJ, Morrison SJ. Mechanisms that regulate stem cell aging and life span. Cell Stem Cell. 2013;12:152-65. DOI:10.1016/j.stem.2013.01.001.

116. Schultz MB, Sinclair DA. When stem cells grow old: Phenotypes and mechanisms of stem cell aging. Development, 2016;143:3-14. DOI:10.1242/dev.130633.

117. Morrow CS, Moore DL. Stem cell aging? Blame it on the niche. Cell Stem Cell. 2019;24:353-54. DOI:10.1016/j.stem.2019.02.011.

118. Rossi MID, Yokota T, Medina KL, Garrett KP, Comp PC, Shipul AH, et al. B lymphopoiesis is active throughout human life, but there are developmental age related changes. Blood. 2003;101:576-84.

119. Beerman I, Bhattacharya D, Zandi S, Sigvardsson M, Weissman IL, Bryder D, et al. Functionally distinct hematopoietic stem cells modulate hematopoietic lineage potential during aging by a mechanism of clonal expansion. Proc. Natl. Acad. Sci. U S A. 2010;107:5465-70. DOi:10.1073/pnas.1000834107.

120. Dykstra B, Olthof S, Schreuder J, Ritsema M, de Haan G. Clonal analysis reveals multiple functional defects of aged murine hematopoietic stem cells. J Exp. Med. 2011;208: 2691-703. DOI:10.1084/jem.20111490.

121. Calado RT. Telomeres and marrow failure. Hematology Am Soc Hematol Educ Program:338-43, 2009.

122. Allsop R, Cheshier S, Weissman IL. Telomere shortening accompanies increased cell cycle activity during serial transplantation of hematopoietic stem cells. J. Exp. Med. 2001;193:917-24.

123. Aubert G, Baerlocher GM, Vulto I, Poon SS, Lansdorp PM. Collapse of telomere homeostasis in hematopoietic cells caused by heterozygous mutations in telomerase genes. PLoS Genet, 2012;8:e1002696.

124. Chiang YJ, Calado RT, Hathcock KS, Lansdorp PM, Young NS, Hodes RJ. Telomere length is inherited with resetting of the telomere set-point. Proc. Natl. Acad. Sci. USA. 2010;107:10148-53.

125. Choudhury AR, Ju Z, Djojosubroto MW, et al. Cdkn1a deletion improves stem cell function and lifespan of mice with dysfunctional telomeres without accelerating cancer formation. Nat Genet. 2007;39:99-105.

126. Sousa-Victor P, Gutarra S, García-Prat L, et al. Geriatric muscle stem cells switch reversible quiescence into senescence. Nature. 2014;506:316-21.

127. Rossi DJ, Bryder D, Zahn JM, Ahlenius H, Sonu R, Wagers AJ, et al. Cell intrinsic alterations underlie hematopoietic stem cell aging. Proc. Natl. Acad. Sci. USA, 2005;102:9194-99.

128. Ju Z, Jiang H, Jaworski M, Rathinam C, Gompf A, Klein C, Trumpp A, Rudolph LK. Telomere dysfunction induces environmental alterations limiting hematopoietic stem cell function and engraftment. Nat. Med. 2007;13:742-47.

129. Chakkalakal JV, Jones KM, Basson MA, Brack AS. The aged niche disrupts muscle stem cell quiescence. Nature, 2012;490:355-60.

130. Nalapareddy K, Nattamai KJ, Kumar RS, et al. Canonical Wnt signaling ameliorates aging of intestinal stem cells. Cell Rep. 2017;18:2608-621.

131. Kalamakis G, Brüne D, Ravichandran S, et al. Quiescence modulates stem cell maintenance and regenerative capacity in the aging brain. Cell. 2019;176:1407-19. DOI:10.1016/j.cell.2019.01.040.

132. Acosta JC, Banito A, Wuestefeld T, et al. A complex secretory program orchestrated by the inflammasome controls paracrine senescence. Nat.Cell Biol. 2013;15:978–90. DOI:10.1038/ncb2784.

133. Townsley DM, Dumitriu B, Liu D, et al. Danazol treatment for telomere diseases. N. Engl. J. Med. 2016;374:1922-31. DOI:10.1056/NEJMoa1515319.

# Controle do Ciclo Celular

Hugo Aguirre Armelin
Marcelo da Silva Reis
Marcelo Santos da Silva

## DESTAQUES

- O ciclo celular envolver diversas vias que se comunicam, visando um controle adequado do crescimento celular, replicação do genoma e segregação equitativa dos cromossomos entre as células filhas.
- "Pontos de checagem" permitem a vigilância das diferentes etapas do ciclo celular, interrompendo a continuidade do ciclo para reparos quando necessário.
- As vias de resposta ao estresse replicativo agem constantemente para reparar danos no DNA que podem ocasionar o desenvolvimento de cânceres.
- Atualmente, a inibição de moléculas envolvidas no ciclo celular tem sido utilizada como estratégia terapêutica em algumas neoplasias.

## INTRODUÇÃO

O ciclo celular compreende o crescimento da célula em massa e volume, a replicação do genoma com ênfase na duplicação fidedigna do DNA e a segregação equitativa dos cromossomos entre as células-filhas.

Em mamíferos, o ciclo celular segue um único padrão de organização que consiste nas seguintes fases: G1 (fase de crescimento pré-replicação do DNA), S (fase de replicação do DNA), G2 (fase de crescimento pós-replicação do DNA), mitose (fase da divisão dos cromossomos replicados) e citocinese (fase da divisão citoplasmática efetivando a separação das duas células-filhas). A fase G0 (fase quiescente), por vezes, é incluída como parte do ciclo celular. Contudo, vale ressaltar que células quiescentes não estão estimuladas a entrar em divisão e, por consequência, ainda não estão comprometidas com a replicação do genoma e divisão celular (Figura 21.1). O conjunto G1, S e G2 é frequentemente denominado "interfase", enquanto a mitose e a citocinese são comumente denominadas apenas como "mitose". Assim, o ciclo de vida das células pode ser referido como uma alternância entre interfase e mitose (Figura 21.1).

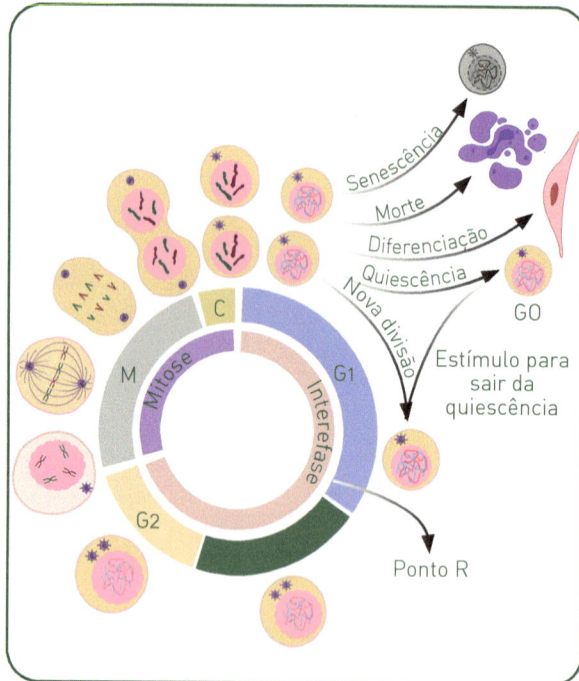

**FIGURA 21.1 –** Esquema ilustrando as fases do ciclo celular de uma célula eucariótica hipotética. Ao final de um ciclo celular, as células-filhas resultantes podem seguir diferentes caminhos, por exemplo, entrar em senescência, morrer por apoptose, autofagia ou necrose, diferenciar-se, entrar em quiescência (G0), ou entrar novamente em divisão. Vale destacar que a estimulação para uma célula quiescente entrar em divisão é realizada por fatores específicos chamados fatores de crescimento. O ponto R (ponto de restrição) pode ser definido simplificadamente como um ponto hipotético em G1 em que a célula fica irreversivelmente comprometida com a replicação do genoma e divisão celular.

Fonte: Desenvolvida pela autoria.

### A proliferação celular é abundante e obrigatória para manter a homeostase do organismo adulto.

Um humano adulto com massa corpórea constante replica suas células cerca de $10^{12}$ vezes por dia e $10^{17}$ vezes durante a vida. Alguns tecidos normalmente mostram multiplicação celular contínua e abundante, como os queratinócitos da pele, as células hematopoiéticas e as células epiteliais do revestimento intestinal. Além disso, todos os tecidos e órgãos têm um grande potencial proliferativo para reparar lesões e ferimentos decorrentes de traumatismos, agressões tóxicas ou infecções, e esse elevado grau de proliferação celular implica maiores chances para ocorrência de erros na replicação do DNA e segregação dos cromossomos que, apesar dos mecanismos conhecidos de prevenção e reparo, podem resultar

no acúmulo de mutações e de aberrações cromossômicas de consequências perniciosas. Por conseguinte, a elucidação dos mecanismos bioquímicos, moleculares e celulares do controle do ciclo celular é um importante desafio científico da atualidade.

Neste capítulo, com base em descobertas recentes utilizando modelos experimentais eucarióticos, daremos ênfase ao controle do ciclo celular e possíveis estratégias para inibir a proliferação descontrolada exibida pelos tumores. Vale destacar que a organização do ciclo celular é muito conservada na escala evolutiva, desde leveduras até metazoários. Como os mecanismos de controle do ciclo celular compreendem uma vasta literatura acumulada nas últimas décadas para diversos organismos, a proposta do presente Capítulo é fornecer uma síntese atualizada desse tema com foco em mamíferos, sobretudo humanos.

## O CONTROLE DO CICLO CELULAR ENVOLVE UMA INTRINCADA REDE MOLECULAR DE MÚLTIPLAS VIAS DE SINALIZAÇÃO

### As células iniciam a divisão celular a partir de um nicho de células quiescentes (G0) para entrar no ciclo celular por meio da transição G1 → S sob o estímulo de fatores de crescimento extracelulares.

A intensa atividade de proliferação celular do organismo em estado estacionário envolve múltiplos tipos celulares, mas o fenômeno básico comum a todos é bem representado pelo esquema da Figura 21.1, que pode ser acompanhado de maneira quantitativa em culturas celulares. Células-tronco ou células progenitoras quiescentes são estimuladas por fatores de crescimento para deixar o estado G0 e iniciar a fase G1 do ciclo celular. No final da fase G1, a célula atinge um estágio crítico e ultrapassa o chamado ponto de restrição (ponto R) para se tornar independente de fatores reguladores extracelulares e ficar irreversivelmente comprometida com a replicação do genoma e divisão celular. Por um lado, no período anterior ao ponto R, a célula, em resposta a sinais regulatórios extracelulares, pode interromper o ciclo celular e retornar ao estado quiescente (G0). Por outro lado, após o ponto R, o processo só pode ser interrompido transitoriamente para reparar danos eventuais de alto risco, por exemplo, lesões na molécula de DNA. Caso o reparo não seja possível em curto prazo, a célula se autodestrói por disparo de mecanismos de morte celular, como por apoptose. O esquema representado na Figura 21.1 também inclui outro destino importante para as células na fase G0/G1: a senescência replicativa, termo que designa o fenômeno de perda progressiva da capacidade proliferativa à medida que as células envelhecem.

As células estão permanentemente em contato com o ambiente extracelular, internalizando e integrando os sinais externos por meio de uma complexa rede molecular de sinalização intracelular com o objetivo de coordenar todas as atividades celulares. O controle do ciclo celular compreende um subsistema dessa rede molecular de sinalização intracelular, cuja arquitetura e dinâmica vêm sendo progressiva e experimentalmente elucidada ao longo das últimas décadas.

### A transição G0 → G1 é disparada por fatores mitogênicos e a progressão no ciclo celular é ordenada por um conjunto de CDKs.

As células respondem a sinais externos, desencadeando vias de sinalização internas que decidem se haverá transição entre fases, garantindo uma divisão celular correta. Além disso, as células dispõem de subsistemas moleculares de vigilância, também denominados "pontos de checagem", os quais serão extensivamente abordados adiante. Na atualidade, acredita-se que as transições de fase do ciclo celular são determinadas por limiares de concentração e atividade de quinases dependentes de ciclinas (CDK – *cyclin dependent kinases*) específicas, cujo esquema reduzido é mostrado na Figura 21.2.

A primeira etapa da sinalização para estimular uma célula a sair da quiescência compreende o subsistema de disparo tipificado por EGF/EGFR que ativa a cascata de ERK-MAPKs (*externally regulated kinase--mitogen activated protein kinases*) para induzir, independentemente de síntese proteica, a transcrição de genes de resposta imediata que codificam múltiplos fatores de transcrição, cuja expressão induzirá a segunda onda de transcrição gênica, resultando na expressão de ciclinas-D, que ativarão quinases dependentes de ciclinas D, particularmente CDK4 e CDK6. De maneira sucinta, ao fim de G1, após a passagem pelo ponto R, o complexo ativado ciclina-E/CDK2 determinará a transição G1/S; ciclina-A/CDK1 e ciclina-A/CDK2 ordenarão a progressão em S (replicação do DNA), enquanto ciclina-B/CDK1 promoverá o desenvolvimento ordenado da mitose, garantindo a segregação correta dos cromossomos entre as duas células-filhas.[1]

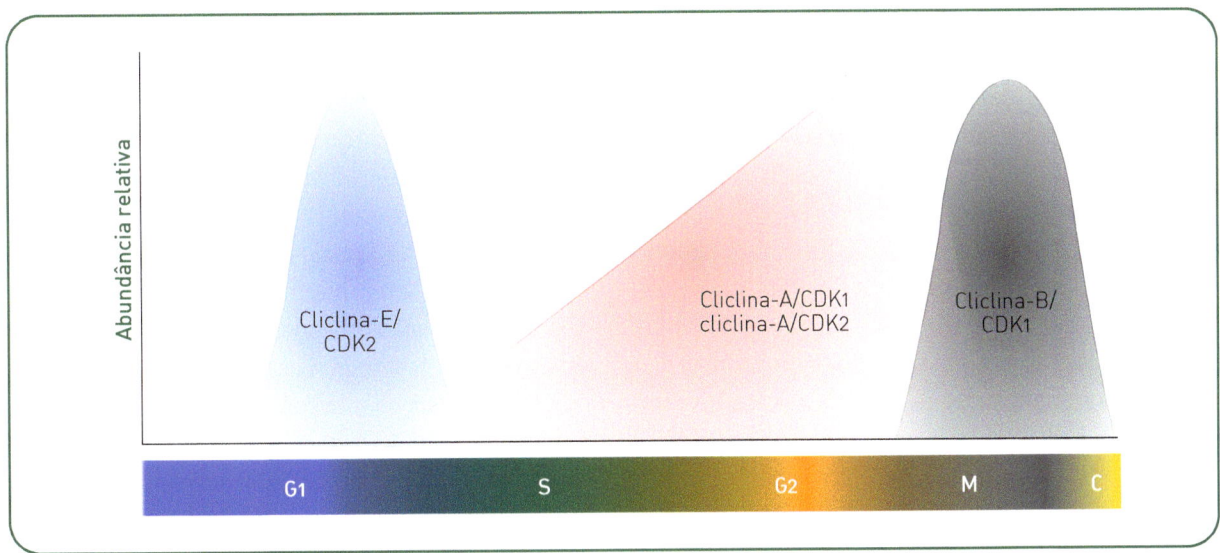

**FIGURA 21.2 –** Esquema ilustrando um modelo de controle do ciclo celular de uma célula eucariótica hipotética. Ciclinas do tipo D e CDK4 ou CDK6 regulam eventos na fase G1 inicial (não mostrado). Ao fim de G1, após a passagem pelo ponto R, o complexo ativado ciclina-E/CDK2 determinará a transição G1/S, ciclina-A/CDK1 e ciclina-A/CDK2 ordenarão a progressão em S (replicação do DNA), enquanto ciclina-B/CDK1 promoverá o desenvolvimento ordenado da mitose, garantindo a segregação correta dos cromossomos.
Fonte: Parcialmente adaptada de Hochegger, *et al.*,2008.[1]

Cabe destacar que uma etapa crítica na progressão celular ao longo da fase G1 é a fosforilação da proteína retinoblastoma (Rb – *retinoblastoma protein*), por meio da qual a célula ultrapassa o ponto R e compromete-se irreversivelmente com a divisão celular. Rb é uma proteína-chave na regulação negativa do ciclo celular, pois sequestra e bloqueia os fatores de transcrição de uma família denominada E2F. À medida que a célula avança na fase G1, há aumento do complexo de ciclinas D/CDK4/6 e E/CDK2, que vão fosforilar Rb, liberando E2F para disparar a entrada na fase S. Essa função explica por que Rb é uma importante proteína supressora de tumor.[2,3]

### A replicação do DNA (fase S) é pré-ordenada na fase G1 por meio do licenciamento das origens de replicação.

A replicação do DNA ocorre na fase S, após o licenciamento das origens de replicação pelo complexo pré-replicativo (pré-RC – *pre-replication complex*). O complexo pré-RC é composto por $ORC_{1-6}$ (*origin recognition complex*), Cdc6 (*cell division cycle 6*), Cdt1 (*Cdc10 dependent transcript 1*) e $MCM_{2-7}$ (*mini chromossome maintenance*). A montagem do pré-RC é um processo ordenado conforme esquematizado na Figura 21.3, que se desenvolve no fim da mitose do ciclo anterior e início da fase G1 do ciclo seguinte, momentos nos quais ocorre uma redução crítica da atividade das CDK (Figura 21.2). No fim da fase G1, o DNA genômico contém muitas origens de replicação licenciadas. Mas os pré-RC só são ativados na transição G1/S por meio de múltiplas fosforilações catalisadas por CDK e DDK, promovendo a abertura da dupla fita do DNA e permitindo o início da replicação. Na fase S, uma série de DNA-polimerases se associam ao pré-RC licenciado e ativado para catalisar a síntese de DNA, pela adição de desoxirribonucleotídeos 5'-trifosfato (dNTP) às cadeias em elongação no sentido 5' → 3'.[4-6] Vale ressaltar que o processo de migração da forquilha de replicação, ocasionando a elongação fidedigna de ambas as cadeias do DNA, compreende um conjunto intrincado de reações, que é sumariamente esquematizado na Figura 21.3, mas cujo detalhamento não é abordado neste texto.

Cabe lembrar que os dNTP são sintetizados no fim da fase G1, imediatamente antes do início da fase S, e suas concentrações estacionárias são mantidas muito baixas. Além disso, de modo geral, a biossíntese de todos os dNTP se inicia com redução dos respectivos 5'-ribonucleotídeos monofosfatos catalisados por redutases específicas. Mas para a obtenção do 5'-TMP (timidilato), uma reação adicional é necessária para metilar o anel pirimídico do 5'-dUMP na posição 5. Em meados da década de 1950, foram sintetizados análogos fluorados de uracila (5'-FU) e de desoxiuridina (5'-FUdR), que inibem especificamente a síntese do timidilato, causando bloqueio da replicação do DNA e, consequente, morte celular. Ambos 5'-FU e 5'-FUdR são exemplos dos primeiros antimetabólitos citotóxicos desenhados e sintetizados para uso na quimioterapia do câncer, mas é sabido que têm efeitos colaterais danosos, pois são igualmente tóxicos para células normais em proliferação.[7,8]

### O eixo EGF/EGFR ativa uma complexa rede de sinalização.

A família de receptores de EGF (EGFR) compreende quatro proteínas cuja nomenclatura é um pouco confusa. São chamados de EGFR1 a 4, mas também de Erb-B1 a 4 (derivado do oncogene viral de leucemia eritroblástica v-erb-B) ou ainda de HER-1 a 4 (*human EGF receptor*). Frequentemente, a sigla EGFR se restringe ao EGFR1 ou Erb-B1, enquanto Erb-B é usado como nome genérico da família. O EGFR (ou Erb-B) é um receptor transmembrana com um multidomínio N-terminal extracelular de ligação e um domínio intracelular enzimático com atividade de proteína-tirosinaquinase. A interação entre um ligante e um receptor promove homodimerização ou heterodimerização, formando um complexo com estequiometria de dois ligantes para dois receptores, que ativa a tirosinaquinase intracelular, ocasionando a autofosforilação cruzada de resíduos de tirosina do domínio C-terminal. Entre os receptores, Erb-B2 (HER-2) não tem ligante conhecido, enquanto Erb-B3 é deficiente em tirosinaquinase; estes receptores são ativados na forma de heterodímeros.

Além do EGF, originalmente descoberto e caracterizado por S. Cohen,[9] hoje são conhecidos diversos ligantes dos Erb-Bs: TGF-α; HB-EGF (heparin-binding-EGF); BTC (betacellulin); ER (epiregulin); AR (amphiregulin); NRG 1-6 (neuregulins). Todas essas proteínas têm um domínio EGF conservado

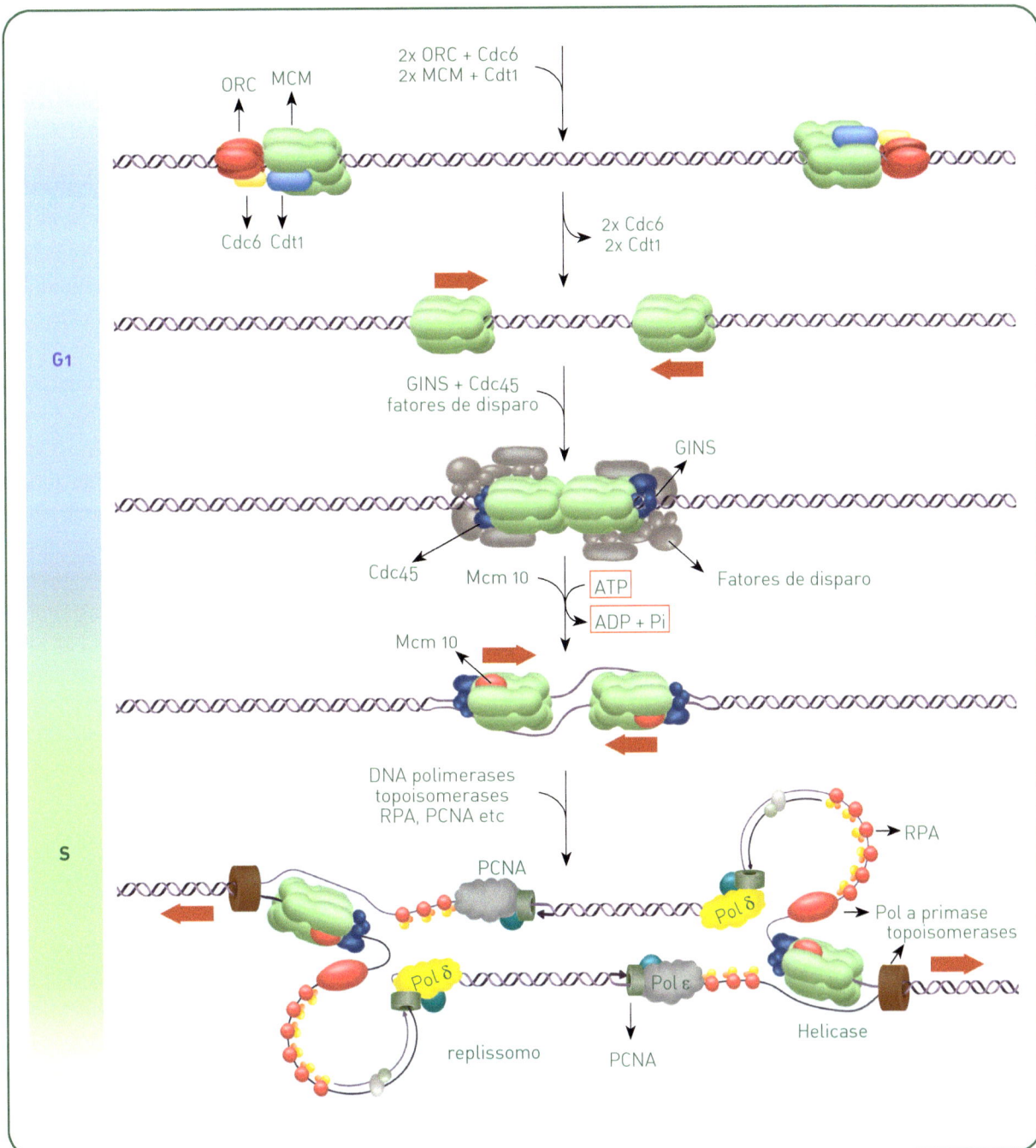

**FIGURA 21.3 –** Esquema ilustrando o mais recente modelo para recrutamento e montagem do complexo de pré-replicação (pré-RC) e disparo de origem de replicação em eucariotos. Este é um processo que se inicia na fase G1 e estende-se até a fase S do ciclo celular, determinando a transição G1 → S. Vale ressaltar que outras origens de replicação também podem ser disparadas no meio ou no final da fase S e não exclusivamente no seu início. O complexo de reconhecimento de origem (ORC) e as proteínas Cdc6 e Cdt1 são essenciais para o recrutamento do hexâmero MCM (MCM$_{2-7}$), que é considerado o "motor" do complexo helicase. A transição G1/S se dá quando o disparo da replicação se inicia com o recrutamento de Mcm10 para o pré-RC, estabilizando o complexo helicase no DNA, concomitante à energia fornecida pela quebra de ATP. Na fase S, em cada origem de replicação disparada, há a formação de uma "bolha" em virtude do rompimento das ligações de hidrogênio, originando uma desnaturação localizada do DNA. A elongação de novas cadeias é, então, iniciada pelo recrutamento de outros componentes essenciais da replicação (p. ex., DNA-polimerase, topoisomerase, RPA, PCNA etc.), originando duas forquilhas que migram em sentidos opostos.

Fonte: Desenvolvida pela autoria.

com seis cisteínas que formam três pontes dissulfeto em posições idênticas. Há uma especificidade de ligação entre ligantes e Erb-Bs – Erb-B1 liga EGF, TGF-α, HB-EGF, AR e ER –, enquanto Erb-B3 e B-4 ligam as NRG1-6. Todos esses ligantes e Erb-Bs são sintetizados na forma inativa de um percursor, que é uma proteína de membrana com um ou mais domínios extracelulares similares a EGF. Esses precursores apresentam um sítio de clivagem hidrolítica, que é catalisada por metaloproteinases de membrana (ADAM – *a disintegrin and metaloproteinases*), liberando EGF-símiles na forma solúvel que podem agir de maneira autócrina, parácrina ou mesmo endócrina.[10]

O disparo do ciclo celular por meio do eixo EGF/EGFR ocorre por meio da ativação de diversas vias de sinalização com múltiplos componentes que, coordenadamente, induzirão a transcrição gênica no núcleo, promovendo eventos como a entrada no ciclo celular, sobrevivência e crescimento das células, adesão e migração celular. A Figura 21.4 mostra um esquema sumário de algumas das várias vias de sinalização disparadas por EGF/EGFR. Contudo, esse esquema não leva em conta a complexidade da rede de sinalização acionada e a interação com outros eixos de receptores tirosinaquinase, como FGF/FGFR, PDGF/PDGFR, IGF/IGFR e VEGF/VEGFR, entre outros que ativam as mesmas vias de sinalização e promovem a transição G0 → G1.[10,11]

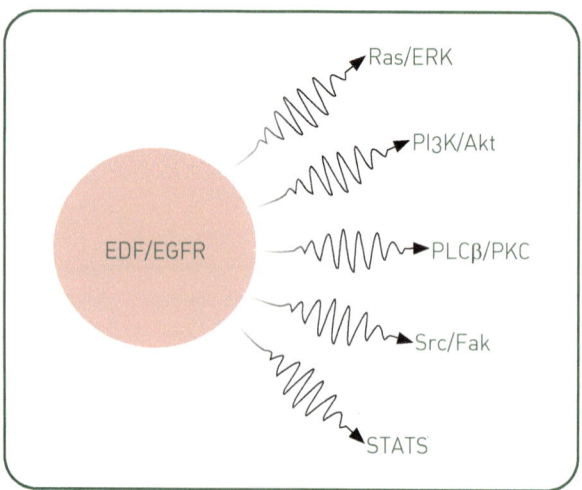

**FIGURA 21.4 –** Esquema ilustrando as principais vias de sinalização ativadas pelo eixo EGF/EGFR. O agente mitogênico *EGF/EGFR* é capaz de ativar diversas vias de sinalização (*Ras/ERK, PI3K/Akt, PLCβ/PKC, Src/Fak, STATS* etc.) que disparam a entrada no ciclo celular (transição G0 → G1). Esse eixo também promove sobrevivência, adesão e migração celular.
Fonte: Desenvolvida pela autoria.

A via mitogênica de *ERK1/2* é essencial, mas não suficiente para disparar o crescimento celular. O crescimento da massa celular depende da disponibilidade de nutrientes (aminoácidos, glicose etc), $O_2$ e concentração relativa de ATP. Vale destacar que todo este processo é coordenado pelo complexo enzimático conhecido como mTORC1/2 (*mammalian target of rapamycin complex 1 e 2*), o qual envolve duas distintas serina/treoninaquinases, sendo consideradas por diversos pesquisadores as quinases mestre da proliferação e crescimento celular.[12,13]

A descoberta do eixo EGF/EGFR como paradigma de sinalização mitogênica teve um impacto inovador na terapia do câncer quando, em 1981, Gordon Sato e John Mendelsohn postularam que anticorpos monoclonais contra epítopos dos domínios extracelulares de *EGFR* humano poderiam bloquear o crescimento de tumores humanos dependentes da atividade de *EGFR* (revisado em Kumar, et al., 2019). Essa noção ocasionou o desenvolvimento do anticorpo monoclonal C225 que, muito posteriormente, na forma do monoclonal humanizado cetuximabe, foi aprovado pela agência federal norte-americana FDA (Food and Drug Administration) para tratamento de câncer colorretal (em 2004), e para câncer de cabeça e pescoço (em 2006). Depois dessa iniciativa pioneira, nos fins da década de 1980, pesquisadores da Genentech desenvolveram o anticorpo monoclonal muMAB4D5 contra o receptor-2 do fator de crescimento epidérmico humano (HER-2 – *human epidermal growth factor receptor-type 2*). Em 1992, muMAB4D5 foi humanizado, originando o monoclonal quimérico transtuzumabe. Transtuzumabe (disponível no mercado farmacêutico com o nome de Herceptina®) foi aprovado pela FDA, em 1998, para tratamento de câncer de mama e, desde então, vem sendo comercializado pelo mundo afora. Além desses anticorpos monoclonais, na década de 1990 foram desenvolvidos inibidores químicos das tirosinaquinases dos Erb-B de alta especificidade – gefitinibe (Iressa) e erlotinibe (Tarceva) –, ambos inibidores de EGFR, que foram aprovados para uso clínico em 2003 e 2004, respectivamente; lapatinibe (Tykerb), inibidor de EGFR e Erb-B2, foi aprovado em 2007.[15]

É oportuno destacar que o desenvolvimento dos monoclonais inativadores dos receptores de tirosinaquinase e dos inibidores químicos desses mesmos receptores foi um enorme avanço na terapia do câncer, pois garantiram altíssima precisão molecular no bloqueio específico de mecanismos bioquímicos centrais ao controle da proliferação celular maligna. No entanto, esse admirável progresso terapêutico manteve o paradigma há muito adotado na terapia do câncer, ou seja, refinar a especificidade e a eficácia do bloqueio das vias promotoras do crescimento celular. Mais adiante neste Capítulo, consideraremos uma alternativa à terapia do câncer que não segue esse paradigma tradicional.

O esclarecimento tanto mecanístico como funcional das vias de resposta a estresses tem ocasionado nova conceituação da arquitetura da rede molecular de sinalização que coordena os mecanismos fundamentais de sobrevivência, morte, diferenciação e proliferação celular.

As vias de resposta a estresses podem ser definidas como mecanismos moleculares que visam resistir aos efeitos desagregadores de uma variedade de estressores naturais de origem interna ou externa à célula. Essas vias têm coordenação requintada para integrar múltiplos estímulos e acionar específicos mecanismos moleculares alternativos. Os estressores biológicos são de origem múltipla, por exemplo: erros aleatórios inerentes aos mecanismos bioquímicos da replicação do DNA; desequilíbrio na síntese e maturação da estrutura tridimensional nativa das proteínas, gerando estados proteotóxicos; aumentos suprafisiológicos acidentais nas concentrações de reagentes oxidantes naturais do metabolismo, criando estresse oxidativo; variações de temperatura e equilíbrio iônico, resultando em estresses térmico e osmótico, respectivamente etc. A evolução selecionou respostas específicas para cada um desses estresses visando a manutenção do equilíbrio homeostático.[16,17] De maneira generalista, podemos dizer que as vias de resposta a estresses são vias de reforço e resgate de etapas vulneráveis das redes moleculares homeostáticas subjacentes à fisiologia celular. Aqui, enfatizaremos a resposta ao estresse frequentemente encontrado no desenvolvimento de tumores, a via de resposta ao estresse causado por danos no DNA, surgidos durante sua replicação ou oriundos de agressões externas, sejam químicas, sejam físicas. Esta é, historicamente, a primeira via molecular de resposta a estresse que foi reconhecida e esclarecida.

As vias de resposta ao estresse replicativo agem constantemente para reparar danos no DNA que podem ocasionar o desenvolvimento de cânceres.

Danos no DNA apresentam diversas origens: físicas (p. ex., irradiação gama, irradiação ultravioleta etc.), químicas (p. ex., ação de agentes intercalantes e/ou alquilantes de DNA, ação de espécies reativas de $O_2$) e biológicas (p. ex., ação de enzimas que modificam as bases do DNA, ação de vírus etc.). Entre as principais consequências dos danos no DNA, destacam-se: inibição da transcrição; alteração da expressão gênica e rearranjos cromossômicos, que podem levar a mutações permanentes, instabilidade genômica, morte ou transformação celular e desenvolvimento de tumores. Desse modo, as lesões no DNA (que são inerentes ao ciclo de vida de uma célula) não podem ser toleradas e exigem sofisticados, eficientes e diversificados sistemas de reparo para garantir a sobrevivência celular. Esses sistemas de reparo, que envolvem múltiplas vias de sinalização, são denominados "respostas a dano de DNA" (DDR – *DNA damage response*).

Uma célula pode sofrer danos no DNA em qualquer fase do ciclo celular. Contudo, a fase S, *i.e.*, durante a replicação do DNA, é o momento em que a célula fica particularmente vulnerável a danos decorrentes de falhas nos mecanismos de ação da maquinaria de replicação, apesar de esses mecanismos moleculares terem sido progressivamente aprimorados pela evolução para fazerem cópias fidedignas do DNA. Assim, por exemplo, quebras de fita e adutos de DNA, assim como pareamento errôneo, são potencialmente prejudiciais durante a ação da forquilha de replicação, resultando em falhas substanciais durante a síntese do DNA. Diante desse risco, mecanismos moleculares de vigilância orquestrados para coordenar a detecção de danos no DNA, culminam no impedimento da progressão normal do ciclo celular em pontos específicos, denominados "pontos de checagem de dano" (*DNA damage checkpoints*). Uma vez impedido de progredir, o ciclo celular só é reiniciado se as lesões do DNA forem reparadas e a estrutura da dupla hélice for restaurada.

Caso esse processo não reponha a integridade do DNA de forma rápida, a própria DDR inclui mecanismos de disparo de morte celular programada, como apoptose. De modo geral, esse impedimento da progressão normal do ciclo celular (*DNA damage checkpoint*) pode ocorrer em diversos momentos: na fase G1, impedindo que novas células entrem na fase S; na fase S, de forma a diminuir a velocidade da replicação, evitando o colapso de forquilhas de replicação; ou após a fase S, majoritariamente em G2, prevenindo que danos no DNA causem erros na montagem e na dinâmica do fuso mitótico.

Um exemplo frequente de lesão perigosa é a quebra dupla das duas fitas do DNA (DSB – *double strand breaks*) que, se não for reparada, pode ocasionar o desenvolvimento de tumores. DSB podem surgir de diversos modos, por exemplo, por radiação ionizante, ação de vírus ou ainda espécies reativas de oxigênio produzidas normalmente pelo metabolismo respiratório. Para combater essa lesão grave e relativamente comum durante o ciclo celular, as células eucarióticas têm dois mecanismos de reparo: 1) recombinação homóloga (HR – *homologous recombination*), que age predominantemente no final da fase S e G2, pois requer uma sequência homóloga como molde; e 2) junção de pontas não homólogas (NHEJ – *non-homologous end joining*), que pode agir em qualquer fase do ciclo celular, já que não depende da presença de uma sequência homóloga, atuando principalmente em G1 e início de S (Figura 21.5).

A via clássica de reparo por NHEJ é iniciada pelo reconhecimento da DSB pelo heterodímero proteico Ku70/80, que isola a DSB e, junto à subunidade catalítica da proteína quinase dependente de DNA (DNA-PKcs), forma o complexo DNA-PK. Após a ativação deste complexo, as proteínas XRCC4, XLF e DNA-ligase IV são recrutadas para alinhar e ligar as extremidades de DNA, independentemente de homologia.[18] Já a via de reparo por HR envolve a ligação do complexo MRE11-RAD50-NBS1 (MRN) para manter as extremidades da DSB unidas e ao mesmo tempo recrutar e ativar a quinase ATM (*ataxia telangiectasia mutated*). Junto com a proteína supressora de tumor CtIP, o complexo MRN promove a ressecção da DSB produzindo extremidades de fita simples de DNA (ssDNA), que são protegidas contra degradação por nucleases pela proteína RPA (*replication protein* A). A RPA é, então, substituída pela recombinase RAD51 que, juntamente com outras proteínas, intermedia a invasão das fitas utilizando como molde uma sequência homóloga para permitir o reparo sem erros.[19] Cabe destacar que a associação correta da recombinase RAD51 ao ssDNA requer a ação

das proteínas supressoras de tumor *BRCA1* e *BRCA2* (*breast cancer susceptibility gene* 1 e 2), além de proteínas acessórias, cujas ausências causam defeitos na HR e predisposição a diversos tipos de cânceres.[20] A Figura 21.5 mostra um esquema reduzido das principais vias de resposta a DSB, ou seja, HR e NHEJ.

Nas células de mamíferos, uma resposta-chave para o reparo eficaz das DSB é a rápida fosforilação da H2AX, uma variante da histona H2A. Isso ocorre em grandes regiões da cromatina ao redor das DSB e a fosforilação é efetuada na serina 139 (S139) pela ação das quinases ATM, DNA-PKc ou ATR (*ataxia telangiectasia mutated-and Rad3-related*). H2AX fosforilada (denominada γH2AX) é uma "etiqueta" para a iniciação subsequente da cascata de sinalização da DDR próxima às DSB, estabelecendo um "domínio cromatina" de resposta a danos no DNA para recrutamento, interações e modificações das proteínas supracitadas.[21,22] Vale ressaltar que as quinases ATM, DNA-PKc e ATR também são fundamentais na resposta aos mais diversos tipos de estresses que envolvam lesões em DNA.[23–25]

**Na rede molecular sistêmica de controle da sinalização e do metabolismo celular, a robustez homeostática depende do equilíbrio entre vias reguladoras de sobrevivência, morte, diferenciação e proliferação, de um lado, e vias de resposta a estresses, do outro.**

A rede molecular sistêmica atualmente conhecida é vasta e complexa, mas com certeza não deve conter a totalidade da rede que integra toda a atividade celular. Na concepção reducionista adotada neste Capítulo, a rede molecular sistêmica compreende dois lados, as vias reguladoras de sobrevivência, morte, diferenciação e proliferação e as vias de resposta a estresses. Em células de mamíferos, o estado do conhecimento das vias de resposta a estresses certamente ainda tem lacunas importantes. Para uma visão do conjunto das vias de resposta a estresses, cabe consultar a revisão de H. Kitano e colaboradores, restrita a leveduras.[17] Embora restrito a leveduras, esse trabalho oferece uma ideia realista da complexidade do conjunto das vias de resposta a estresses que devem atuar em mamíferos. Apesar de essas limitações do conhecimento atual, estamos explorando uma abordagem à terapia do câncer que envolve vias de controle de estresses e que foge ao paradigma terapêutico tradicional, sendo descrito e discutido nos parágrafos seguintes.

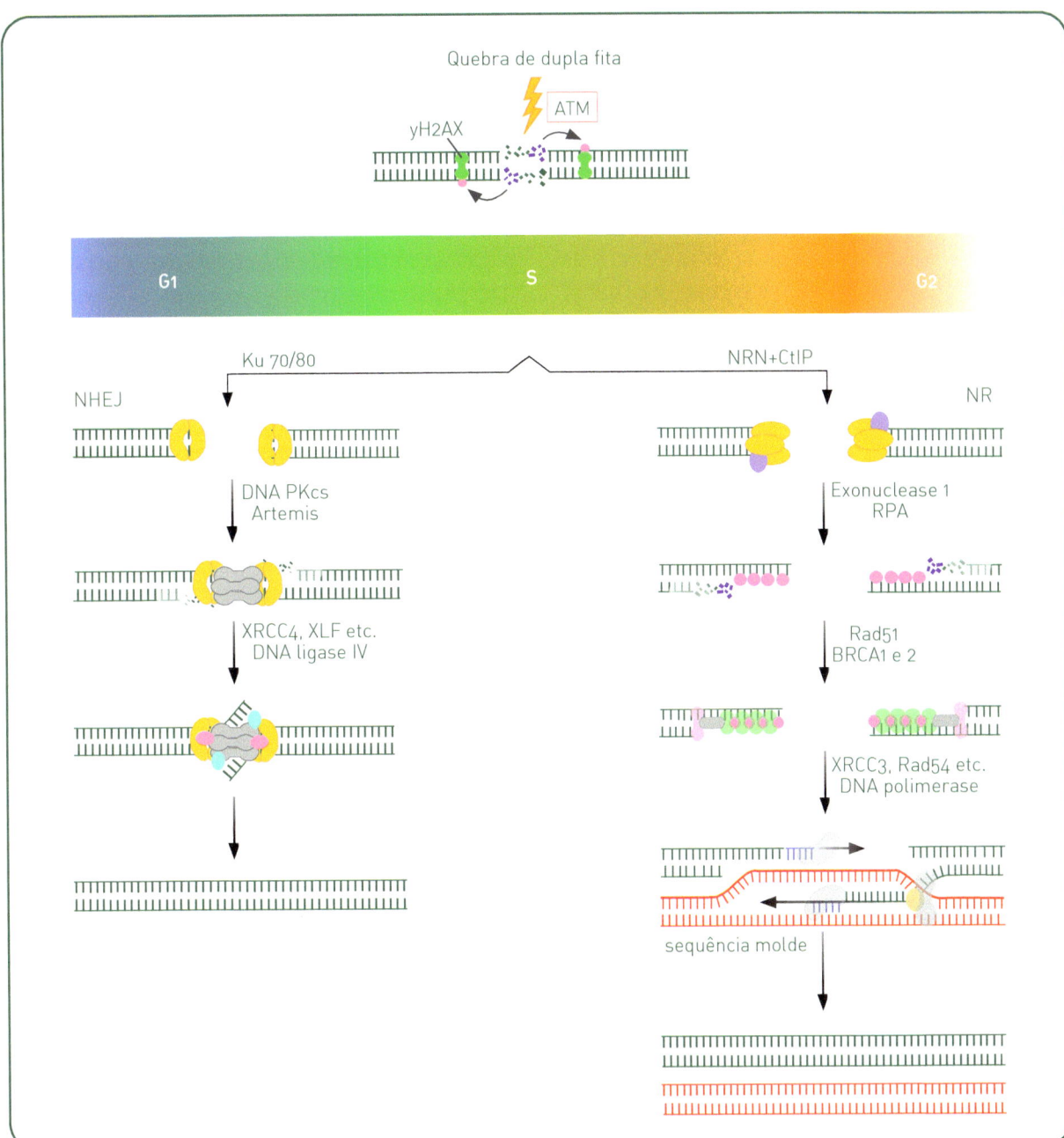

**FIGURA 21.5 –** Esquema reduzido ilustrando as duas principais vias de resposta à quebra de DNA na forma de dupla fita: junção de ponta não homólogas (NHEJ); e recombinação homóloga (HR). O reparo por NHEJ une as duas extremidades quebradas diretamente. Esse mecanismo requer a proteína Ku, que, em células de mamíferos, forma um complexo com DNA-PKc. Outras etapas deste processo envolvem o complexo MRN (Mre11-Rad50-Nbs1), que também está envolvido na recombinação homóloga, e o complexo envolvendo as proteínas XRCC4 e DNA-ligase IV. Vale destacar que esse tipo de reparo resulta em considerável perda de material genético e ocorre predominantemente na fase G1/início de S do ciclo celular. O reparo por recombinação homóloga, que ocorre sobretudo no final da fase S e G2 do ciclo celular, envolve a invasão das cadeias de DNA quebradas em uma sequência de DNA homóloga à região danificada. Esse processo requer a presença da recombinase Rad51, DNA-polimerases e outros fatores ainda não totalmente caracterizados. As extremidades do DNA são ligadas por uma DNA-ligase, sem perda de informação genética. Apenas um dos muitos possíveis produtos de recombinação é ilustrado aqui.

Fonte: Desenvolvida pela autoria.

**As vias de sinalização mitogênica podem ser exploradas para reduzir a robustez das células cancerígenas, sensibilizando-as para terapias direcionadas à inibição das vias de resposta a estresses.**

Há décadas, é largamente conhecido que múltiplos tumores malignos humanos são dependentes de hormônios e fatores peptídicos de crescimento para crescer e invadir tecidos normais adjacentes ao tumor ou desenvolver metástases em órgãos distantes do tumor primário. Exemplos importantes dessa categoria são, na mulher, câncer mamário dependente de estrógenos e, no homem, câncer de próstata dependente de andrógenos. Tumores malignos equivalentes também são encontrados em roedores, os quais têm sido modelos experimentais muito explorados na busca por inovações na terapia do câncer.

Dez anos atrás, relatamos resultados que, à primeira vista, pareceram-nos enigmáticos: FGF2, um reconhecido fator de crescimento oncogênico, bloqueava o ciclo celular em cultura e inibia o crescimento de tumores subcutâneos em camundongos originados por células adrenais murinas funcionais da linhagem maligna Y1.[26] Na mesma época, outros autores publicaram resultados semelhantes, mostrando que FGF2 também bloqueava a proliferação de linhagens de células malignas humanas derivadas de sarcomas de Ewing.[27]

Um exame acurado do efeito inibitório de FGF2 na proliferação das células Y1 sugeriu uma explicação simples para esse aparente enigma: um traço fenotípico característico de células malignas é suscetibilidade à superestimulação mitogênica por tratamento sustentado com FGF2, gerando estresses proteotóxico e replicativo. Mais ainda, quando a amplificação do oncogene K-Ras, lesão oncogênica bem conhecida nas células Y1, foi eliminada pela técnica do CRISPR-Cas9 de editoração de genoma, a sublinhagem filha não é tumorigênica e é resistente à ação tóxica de FGF2.[28] Essas observações nos levaram à seguinte conjectura: células malignas como as murinas Y1 e as humanas de sarcoma de Ewing não devem sobreviver a um tratamento combinado de um agente mitogênico definido associado a inibidores de vias controladoras de estresse proteotóxico e/ou replicativo. Testes experimentais em cultura celular provaram que essa conjectura é correta.[29] Logo, uma combinação adequada de um mitógeno mais um inibidor de via controladora de estresse provavelmente dispara "letalidade sintéti-ca" em células malignas, sem afetar sobrevivência e proliferação de células normais (Figura 21.6). Essa proposta oferece as bases para uma terapia do câncer que foge ao modelo terapêutico tradicional que visa neutralizar a fonte de estímulo mitogênico que, por sua vez, promove o crescimento do tumor.

Atualmente em nosso laboratório, células malignas murinas e humanas de tumores malignos oriundos de múltiplos tecidos estão sendo examinadas em testes pré-clínicos em camundongos imunocompetentes ou Nude imunodeprimidos para testar a proposta terapêutica acima descrita.

## MAPAS ESTÁTICOS DA REDE MOLECULAR SISTÊMICA QUE CONTROLA O CICLO CELULAR PRECISAM SER REDUZIDOS A MODELOS DINÂMICOS PARA SE TORNAREM PREDITIVOS

Análises qualitativas de mapas moleculares estáticos são limitadas para fazer previsões importantes como novos alvos moleculares de interesse na terapia de câncer. Essas limitações se devem sobretudo ao fato de que interações entre espécies químicas, em uma rede de sinalização complexa, é altamente não linear. Dessa forma, faz-se necessário, a partir dos mapas estáticos, desenvolver modelos dinâmicos suficientes para fazer previsões confiáveis sobre o comportamento da rede em resposta a diferentes tipos de intervenção. Entre os formalismos matemáticos possíveis para esse fim, um bastante interessante é fornecido pela cinética química, pois permite incorporar ao processo de desenho do modelo dinâmico informações físico--químicas disponíveis sobre o sistema estudado (p. ex., constantes de velocidades das reações químicas, concentrações intracelulares de metabólitos e enzimas). Para montar um sistema dinâmico a partir das reações químicas presentes num mapa estático, fazemos essencialmente o encadeamento das correspondentes reações de primeira e de segunda ordem conforme apresentado na seção seguinte.

### Construindo modelos dinâmicos a partir de encadeamento de reações químicas.

Uma solução contém duas espécies químicas A e B que participam de uma **reação de primeira ordem** representada pela equação química:

$$A \xrightarrow{k} B, \qquad \text{(Eq. 21.1)}$$

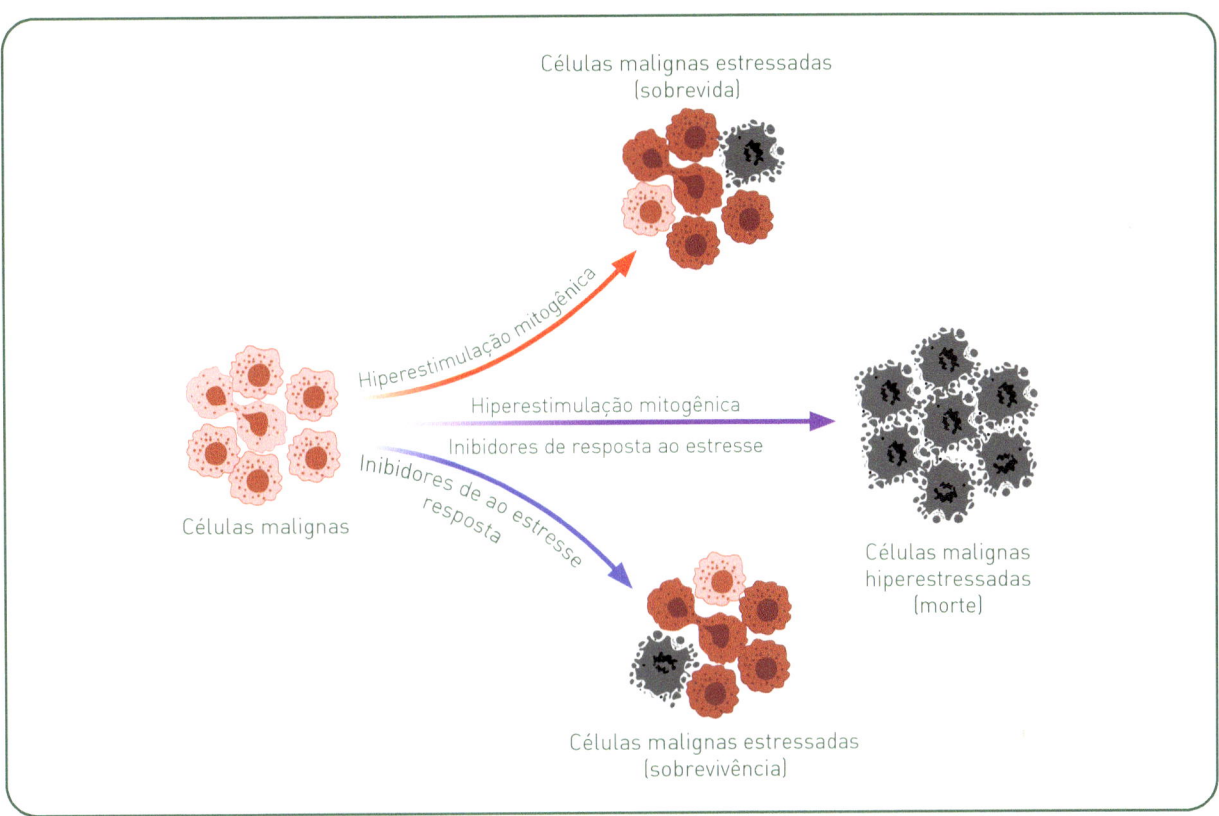

**FIGURA 21.6 –** Esquema mostrando um modelo para aplicação da estratégia denominada letalidade sintética. De maneira sucinta, a hiperestimulação mitogênica (realizada, por exemplo, com FGF2 exógeno) aumenta o disparo de origens de replicação causando um estresse replicativo e proteotóxico, aumentando a dependência das vias de resposta ao estresse em células malignas. Ao inibir essas vias, por exemplo com inibidores do proteassoma ou inibidores de ATM/ATR, essas células são levadas à morte por hiperestresse. Esse modelo, bem como a abordagem metodológica, foi baseado no artigo publicado por Dias et al. (2018).[29]

Fonte: Fonte: Desenvolvida pela autoria.

pela qual o reagente A origina o produto B segundo uma constante de velocidade k.

No tempo t após o início da reação (t > 0), os valores das concentrações de A ([A]) e de B ([B]) podem ser calculados pelas seguintes equações diferenciais ordinárias (EDO):

$$\frac{d[A]}{dt} = -k[A] \qquad \text{(Eq. 21.2a)}$$

$$\frac{d[B]}{dt} = +k[A]. \qquad \text{(Eq. 21.2b)}$$

Agora, considere uma solução com três espécies químicas, B, C e D que estão envolvidas na seguinte **reação de segunda ordem:**

$$B + C \xrightarrow{k'} D, \qquad \text{(Eq. 21.3)}$$

pela qual B e C, reagem para produzir D a uma velocidade k'. Num instante de tempo t > 0, as concentrações

de B, C e D podem ser calculadas pelas seguintes equações diferenciais:

$$\frac{d[B]}{dt} = -k'[B][C] \qquad \text{(Eq. 21.4a)}$$

$$\frac{d[C]}{dt} = -k'[B][C] \qquad \text{(Eq. 21.4b)}$$

$$\frac{d[D]}{dt} = -k'[B][C] \qquad \text{(Eq. 21.4c)}$$

À semelhança do que foi feito anteriormente para calcular [A] e [B] na reação (1). Observe-se que podemos combinar as duas reações (1) e (3), resultando no seguinte encadeamento de reações:

$$A \xrightarrow{k} B + C \xrightarrow{k'} D, \qquad \text{(Eq. 21.5)}$$

A cinética desse encadeamento é descrita pelo seguinte sistema de EDO:

$$\frac{d[A]}{dt} = -k[A] \qquad \text{(Eq. 21.6a)}$$

$$\frac{d[B]}{dt} = +k[A] - k'[B][C] \qquad \text{(Eq. 21.6b)}$$

$$\frac{d[C]}{dt} = -k'[B][C] \qquad \text{(Eq. 21.6c)}$$

$$\frac{d[D]}{dt} = -k'[B][C]. \qquad \text{(Eq. 21.6d)}$$

Podemos generalizar esse procedimento para várias reações. Utilizando essa abordagem, é possível descrever uma reação enzimática simples, na forma:

$$E + S \xrightarrow{k_f} ES \xrightarrow{k_r} E + S \qquad \text{(Eq. 21.7a)}$$

$$ES \xrightarrow{k_{cat}} E + P, \qquad \text{(Eq. 21.7b)}$$

na qual E representa uma enzima, S um substrato, ES o complexo enzima-substrato e P o produto. O sistema de EDO que descreve a cinética dessas reações é dado por:

$$\frac{d[S]}{dt} = -k_f[S][E] + k_r[ES] \qquad \text{(Eq. 21.8a)}$$

$$\frac{d[E]}{dt} = -k_f[S][E] + k_r[ES] + k_{cat}[ES] \qquad \text{(Eq. 21.8b)}$$

$$\frac{d[ES]}{dt} = +k_f[S][E] - k_r[ES] - k_{cat}[ES] \qquad \text{(Eq. 21.8c)}$$

$$\frac{d[P]}{dt} = +k_{cat}[ES]. \qquad \text{(Eq. 21.8d)}$$

Uma simplificação importante pode ser feita nesse sistema, ao assumirmos que o complexo enzima-substrato se mantém num estado estacionário, ou seja, que d[ES]/dt = 0, assim como a quantidade de enzima livre em um dado instante de tempo mantém uma relação de conservação de massa entre a concentração total $[E_0]$ disponível e [ES]:

$$\frac{d[ES]}{dt} = -k_f[S][E] + k_r[ES] + k_{cat}[ES] \text{(Eq. 21.9a)}$$

$$0 = -k_f[S][E] + k_r[ES] + k_{cat}[ES] \qquad \text{(Eq. 21.9b)}$$

$$[ES] = \frac{+k_f[S][E]}{(k_r + k_{cat})} \qquad \text{(Eq. 21.9c)}$$

$$[ES] = \frac{+k_f[S]([E_0] - [ES])}{(k_r + k_{cat})}. \qquad \text{(Eq. 21.9d)}$$

Rearranjando o último passo acima, obtemos:

$$[ES] = \frac{[E_0][S]}{K_m + [S]}, \qquad \text{(Eq. 21.10)}$$

onde $K_m = (k_r + k_{cat})/k_f$ e é conhecida como **constante de Michaelis**. Dessa forma, podemos descrever a formação do produto P por:

$$\frac{d[P]}{dt} = k_{cat}[ES] = k_{cat}\frac{[E_0][S]}{K_m + [S]}, \qquad \text{(Eq. 21.11)}$$

numa equação conhecida por **equação de Michaelis-Menten**. Em livros texto de bioquímica, frequentemente o termo $k_{cat}[ES]$ é chamado v (velocidade da reação), ou seja, v = d[P]/dt; além disso, analogamente, $k_{cat}[E_0] = V_{max}$, significando velocidade máxima da reação. Podemos utilizar um encadeamento entre diversas reações químicas, enzimáticas ou não, empregando ou não a equação de Michaelis-Menten, para descrever a cinética de redes de sinalização celular. Constantes de velocidades já medidas e reportadas na literatura podem ser utilizadas nesse processo; todavia, para constantes cujas velocidades são desconhecidas, é preciso estimar seus valores a partir de ajuste do modelo a medidas experimentais.[30]

Uma vez definido o modelo dinâmico e suas constantes de velocidade, um próximo passo seria a avaliação do comportamento do modelo quando este atinge estado estacionário. Para isso, selecionamos um conjunto de concentrações iniciais das espécies químicas, definimos como zero o lado esquerdo de cada uma das equações diferenciais e resolvemos o sistema não linear resultante para soluções com concentrações não negativas. Os estados estacionários encontrados são robustos quando estes são estáveis, ou seja, quando não são alterados por perturbações mínimas do sistema.

Para ilustrar os conceitos introduzidos até agora, apresentaremos, no restante desta seção, resultados de um exercício que fizemos em nosso laboratório envolvendo a análise de um modelo dinâmico que descreve a cinética do interruptor molecular K-Ras em células tumorais adrenocorticais murinas Y1.

**Dinâmica do interruptor molecular K-Ras está por trás do fenótipo maligno de células adrenocorticais murinas Y1.**

Atualmente, a superfamília de proteínas Ras compreende mais de 150 proteínas monoméricas pequenas distribuídas em cinco famílias (Ras, Rho, Ran, Rab, Arf), entre as quais se encontra a família Ras, por sua vez, dividida em sete subfamílias (Ras, Ral, Rit, Rap, Rheb, Rad, Rib), sendo uma delas a subfamília Ras, que, em mamíferos, é constituída das proteínas H-Ras, K-Ras e N-Ras. As primeiras proteínas Ras conhecidas foram H-Ras e K-Ras, descobertas na forma dos oncogenes murinos virais Harvey e Kirsten,[31] que progressivamente se transformaram no protótipo da superfamília Ras. Todas as proteínas Ras dispõem de um domínio G comum que lhes confere a função de enzimas catalisadoras da hidrólise de GTP (trifosfato de guanosina) em GDP (difosfato de guanosina), ou seja, são GTPases. Todavia, a atividade GTPásica de Ras é latente, necessitando da ação de proteínas conhecidas como ativadoras de GTPase (GAP) para atingir níveis significativos. Ao estimular a hidrólise, GAP atuam "desativando" Ras, que é ativa na forma de Ras-GTP. Já a alta afinidade de Ras por seu produto (GDP) exige estimulação por proteínas conhecidas como fatores de troca de guanosinas (GEF) para liberar GDP. Assim, ao liberar GDP, Ras provavelmente se ligará a uma molécula de GTP (muito mais abundante na célula que GDP); portanto, GEF agem na prática como "ativadoras" de Ras. Por conta dessas características, Ras funciona na fisiologia celular como um interruptor molecular, interligando e modulando a transdução de sinal em múltiplas e importantes vias de sinalização celular. Apresentamos um esquema desse ciclo na Figura 21.7A.

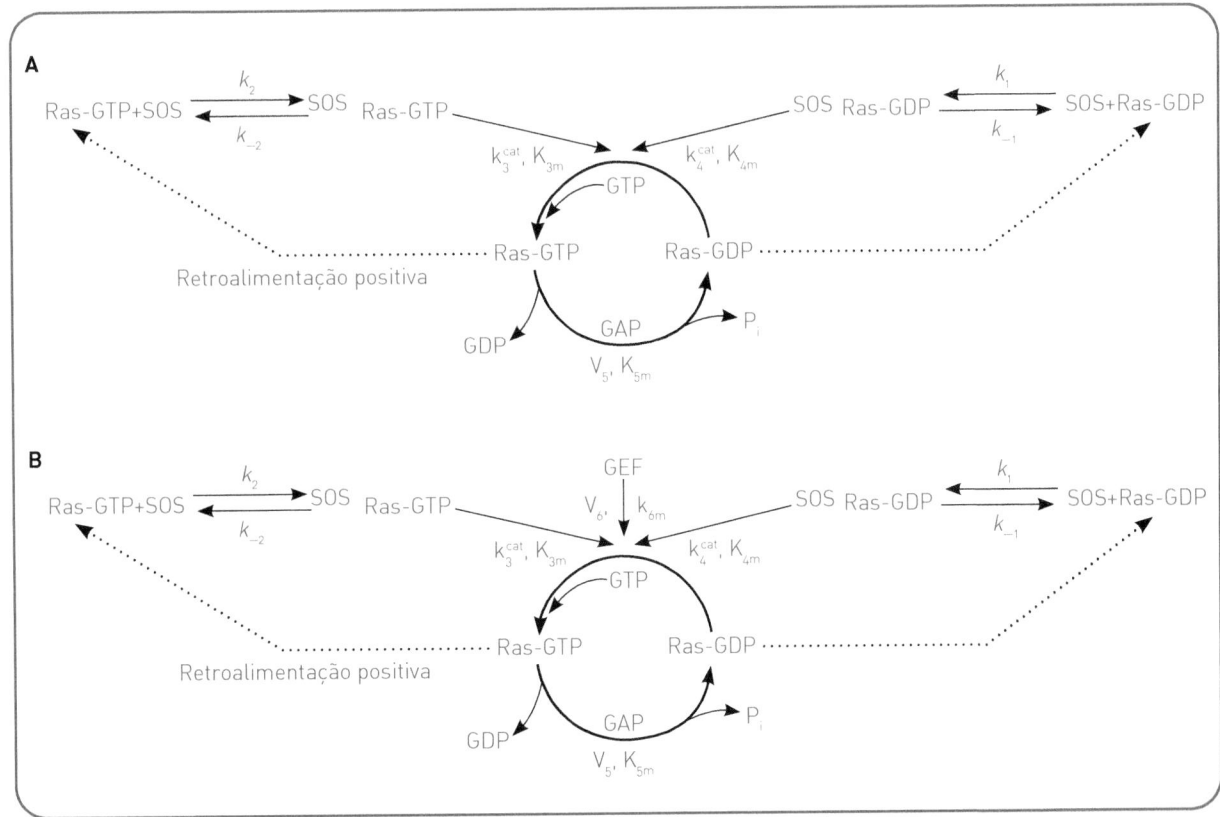

**FIGURA 21.7 –** Espécies e reações químicas que compõem o interruptor molecular Ras. Constantes de velocidade das reações estão indicadas ao lado destas. Ras alterna entre um estado ativo (RasGTP), catalisado por GEF tal como SOS, e inativo (RasGDP), catalisado por GAP. SOS é regulado alostericamente tanto por RasGTP como por RasGDP, o que ocasiona elevação de sua atividade catalítica. Como a regulação alostérica por RasGTP aumenta a atividade catalítica de SOS em 75 vezes (contra um aumento de 15 vezes proporcionado pela mesma regulação por RasGDP), o interruptor molecular apresenta uma retroalimentação positiva. **A.** Interruptor molecular Ras com apenas SOS como GEF; **B.** O mesmo interruptor com a inclusão de uma GEF adicional, que não apresenta retroalimentação positiva.

Fonte: Desenvolvida pela autoria.

O interruptor molecular Ras desempenha papel fundamental nos mecanismos moleculares que mantêm a homeostase celular e sua desregulação está na base de diversas patologias importantes, notavelmente em muitos tipos de câncer.[32] Mutações dos oncogenes H-Rras e K-Ras foram descobertas e extensivamente estudadas, particularmente aquelas que tornam H-Ras-GTP e/ou K-Ras-GTP resistentes à ação desativadora das GAP. Além de mutações, amplificações gênicas de H-Ras e K-Ras foram descobertas e caracterizadas. Nesse sentido, um caso interessante é o do interruptor molecular K-Ras em células adrenocorticais tumorais murinas Y1. Essas células apresentam uma lesão resultante de amplificação gênica que gerou um elevado número de cópias do gene K-Ras na sua forma selvagem, acarretando níveis basais de K-Ras-GTP constitutivamente muito elevados. Não obstante, células Y1 apresentam capacidade de manter um estrito controle da transição quiescência/proliferação; isto é, o interruptor molecular K-Ras, apesar da alta concentração nessa linhagem, ainda tem capacidade de alternar entre os estados ativo e inativo.[26] Além disso, já foi demonstrado, por meio da eliminação de cópias do oncogene K-Ras, utilizando a técnica CRISPR/Cas9, que o fenótipo maligno das células Y1 depende dessa amplificação gênica.[28] Portanto, é relevante investigar os mecanismos moleculares por trás do funcionamento do ciclo de K-Ras nas células Y1, para compreendermos melhor como essa GTPase pequena modula sinalizações para o interior da célula, em particular em resposta a estímulos mitogênicos como os necessários na nova proposta de terapia de câncer mencionada em seções anteriores. Iniciamos o processo de construção de um modelo dinâmico de K-Ras em células Y1 definindo uma lista de espécies químicas e de reações que compõem o sistema. Para esse fim, escolhemos utilizar as espécies e as reações descritas anteriormente,[33] que levam em consideração a regulação alostérica de SOS (uma GEF) por RasGDP e RasGTP, neste último caso configurando uma retroalimentação positiva (Figura 21.7A). Repetindo os passos da seção anterior, a partir desse conjunto de reações, derivamos o seguinte sistema de EDO:

$$\frac{d[SOS]}{dt} = -k_1[SOS][RasGDP] + k_{-1}[SOS_{RasGDP}] - \\ -k_2[SOS][RasGDP] + k_{-2}[SOS_{RasGDP}]$$

(Eq. 21.12a)

$$\frac{d[SOS_{RasGDP}]}{dt} = +k_1[SOS][RasGDP] - \\ -k_{-1}[SOS_{RasGDP}]$$

(Eq. 21.12b)

$$\frac{d[SOS_{RasGTP}]}{dt} = +k_2[SOS][RasGTP] - \\ -k_{-2}[SOS_{RasGTP}]$$

(Eq. 21.12c)

$$\frac{d[RasGDP]}{dt} = -k_1[SOS][RasGDP] + k_{-1}[SOS_{RasGDP}] - \\ -k_{3cat}\frac{[RasGDP][SOS_{RasGTP}]}{K_{3m} + [RasGDP]} - \\ -k_{4cat}\frac{[RasGDP][SOS_{RasGDP}]}{K_{4m} + [RasGDP]} + \\ + V_5\frac{[RasGTP]}{K_{5m} + [RasGTP]}$$

(Eq. 21.12d)

$$\frac{d[RasGTP]}{dt} = -k_2[SOS][RasGTP] + k_{-2}[SOS_{RasGTP}] - \\ -k_{3cat}\frac{[RasGDP][SOS_{RasGTP}]}{K_{3m} + [RasGDP]} - \\ -k_{4cat}\frac{[RasGDP][SOS_{RasGDP}]}{K_{4m} + [RasGDP]} + \\ + V_5\frac{[RasGTP]}{K_{5m} + [RasGTP]},$$

(Eq. 21.12e)

no qual $SOS_{RasGDP}$ e $SOS_{RasGTP}$ denotam SOS regulado alostericamente por RasGDP e RasGTP, respectivamente. As constantes de velocidade foram definidas com valores medidos experimentalmente encontrados na literatura.[33] Assim, exploramos o modelo recém-definido para diferentes concentrações totais de K-Ras e de SOS, aumentando o primeiro para até 20 vezes a concentração medida experimentalmente em células HeLa,[33] procurando, assim, mimetizar os basais altos de K-RasGTP verificados em Y1. Todavia, observamos que, para diferentes concentrações totais de K-Ras, não foi possível encontrar um valor de SOS total capaz de explicar os níveis basais constitutivamente elevados de K-RasGTP verificados em Y1. O sistema ou entrava em um estado estacionário com níveis negligenciáveis de K-Ras-GTP ou todo o K-Ras ficava na forma de K-Ras-GTP; portanto, resultados incompatíveis com os encontrados experimentalmente nas células Y1.

Por isso, especulamos que provavelmente faltavam ao modelo dinâmico reações críticas para explicar o funcionamento do interruptor molecular K-Ras em células Y1. Como nosso grupo reportou anos atrás o envolvimento de GEF na manutenção de níveis basais elevados de K-RasGTP em Y1,[34] decidimos incluir uma GEF adicional no modelo dinâmico, cuja presença nessa linhagem celular era ainda desconhecida; isso foi feito incluindo-se o termo

$$V_6 \frac{[\text{RasGDP}]}{K_{6m} + [\text{RasGDP}]} \qquad \text{(Eq. 21.13)}$$

no lado direito da equação (12e) do sistema de EDO e esse mesmo termo com sinal negativo no lado direito da equação (12d) (Figura 7B). Com essas modificações, foi possível obter um basal elevado estável de K-RasGTP. Vale ressaltar que o interruptor manteve a capacidade de alternar entre "desligado" e "ligado", embora tenha perdido a bistabilidade verificada no primeiro ensaio (comparar Figuras 21.8A e 21.8B). Posteriormente, uma validação experimental, com ensaios de RT-qPCR, confirmou a presença em Y1 de outras GEF além das duas isoformas de SOS (SOS1/2), como também demonstrou que RasGRP4 é a GEF mais abundante dessa linhagem celular, cerca de 10 vezes mais expressa do que SOS1 (resultados não publicados). Interessantemente, com a inclusão de uma GEF adicional, o interruptor molecular precisa de menor quantidade de SOS total para alternar entre "desligado" e "ligado" mantendo altos níveis basais estacionários de K-RasGTP (Figuras 21.8A e 21.8B), o que vai ao encontro do resultado experimental.

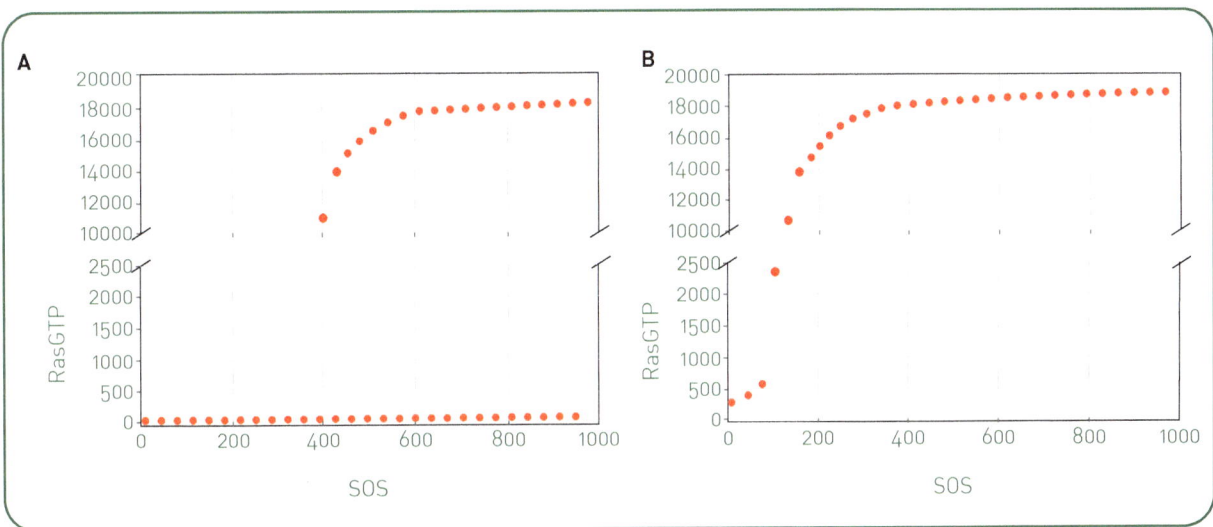

**FIGURA 21.8 –** Níveis basais elevados de [RasGTP] dependem de outra GEF além de SOS. Para uma dada concentração de Ras total, estados estacionários foram computados para diferentes concentrações de SOS, tomando como leitura de saída a concentração de RasGTP. Para computar esses estados estacionários, foi utilizado o sistema de EDO contando somente com SOS como GEF (**A**) ou, então, incluindo uma GEF adicional (**B**).

Fonte: Desenvolvida pela autoria.

## REFERÊNCIAS

1. Hochegger H, Takeda S, Hunt T. Cyclin-dependent kinases and cell-cycle transitions: Does one fit all? Nat Rev Mol Cell Biol. 2008;9(11):910-16.

2. Desvoyes B, De Mendoza A, Ruiz-Trillo I, Gutierrez C. Novel roles of plant RETINOBLASTOMA-RELATED (RBR) protein in cell proliferation and asymmetric cell division. J Exp Bot. 2014;65(1):2657-66.

3. Antonucci LA, Egger J V, Krucher NA. Phosphorylation of the retinoblastoma protein (RB) on serine-807 is required for association with Bax. Cell Cycle. 2014;13(22):3611-17.

4. Coster G, Diffley JFX. Bidirectional eukaryotic DNA replication is established by quasi-symmetrical helicase loading. Science. 2017;357(6348):314-8.

5. Burgers PMJ, Kunkel TA. Eukaryotic DNA replication fork. Annu Rev Biochem. 2017;86(1):417-38.

6. Douglas ME, Ali FA, Costa A, Diffley JFX. The mechanism of eukaryotic CMG helicase activation. Nature. 2018; 555(7695):265-8.

7. Danenberg PV. Thymidylate synthetase – a target enzyme in cancer chemotherapy. Biochim Biophys Acta – reviews on cancer. 1977;473(2):73-92.

8. Hardy LW, Finer-Moore JS, Montfort WR, Jones MO, Santi D V, Stroud RM. Atomic structure of thymidylate synthase: target for rational drug design. Science. 1987;235(4787):448-55.

9. Cohen S. Origins of growth factors: NGF and EGF. Ann N Y Acad Sci. 2004;1038(1):98-102.

10. Hudson LG, Moss NM, Stack MS. EGF-receptor regulation of matrix metalloproteinases in epithelial ovarian carcinoma. Future Oncol. 2009;5(3):323-38.

11. Rodríguez-Berriguete G, Torrealba N, Fraile B, Paniagua R, Royuela M. Epidermal growth factor induces p38 MAPK-dependent G0/G1-to-S transition in prostate cancer cells upon androgen deprivation conditions. Growth Factors. 2016;34(1–2):5-10.

12. Nandagopal N, Roux PP. Regulation of global and specific mRNA translation by the mTOR signaling pathway. Translation. 2015;3(1):e983402.

13. Tee AR. The target of rapamycin and mechanisms of cell growth. Int J Mol Sci. 2018;19(3):880.

14. Kumar R, de Vijver M Van, Tortora G, Ciardiello F, Goldkorn T, Miller WH, et al. A tribute to John Mendelsohn: a pioneer in targeted cancer therapy. Cancer Res. 2019;79(17):4315-23.

15. Ghedini GC, Ronca R, Presta M, Giacomini A. Future applications of FGF/FGFR inhibitors in cancer. Expert Rev. Anticancer Ther. 2018;18(9):861-72.

16. Miller DL, Horsman J, Heinis FI. Stress response pathways. Ageing: lessons from C. elegans.191–217,2017.

17. Kawakami E, Singh VK, Matsubara K, Ishii T, Matsuoka Y, Hase T, et al. Network analyses based on comprehensive molecular interaction maps reveal robust control structures in yeast stress response pathways. NPJ Syst Biol Appl. 2016;2(1):1-11.

18. Chang HHY, Pannunzio NR, Adachi N, Lieber MR. Non-homologous DNA end joining and alternative pathways to double-strand break repair. Nat Rev Mol Cell Biol. 2017;18(8):495-506.

19. Wright WD, Shah SS, Heyer WD. Homologous recombination and the repair of DNA double-strand breaks. J Biol Chem. 2018;293(27):10524-10535.

20. Zhang J, Fujiwara Y, Yamamoto S, Shibuya H. A meiosis-specific BRCA2 binding protein recruits recombinases to DNA double-strand breaks to ensure homologous recombination. Nat Commun. 2019;10(1):1-14.

21. Mariotti LG, Pirovano G, Savage KI, Ghita M, Ottolenghi A, Prise KM, et al. Use of the $\gamma$-H2AX assay to investigate DNA repair dynamics following multiple radiation exposures. PLoS One. 2013;8(11):e79541.

22. Feng YL, Xiang JF, Liu SC, Guo T, Yan GF, Feng Y, et al. H2AX facilitates classical non-homologous end joining at the expense of limited nucleotide loss at repair junctions. Nucleic Acids Res. 2017;45(18):10614-33.

23. Osborn AJ, Elledge SJ, Zou L. Checking on the fork: the DNA-replication stress-response pathway. Trends Cell Biol. 2002;12(11):509-16.

24. Blackford AN, Jackson SP. ATM, ATR, and DNA-PK: the trinity at the heart of the dna damage response. Mol Cell. 2017;66(6):801-17.

25. Balmus G, Pilger D, Coates J, Demir M, Sczaniecka-Clift M, Barros AC, et al. ATM orchestrates the DNA-damage response to counter toxic non-homologous end-joining at broken replication forks. Nat Commun. 2019;10(1):1-18.

26. Costa ET, Forti FL, Matos TGF, Dermagos A, Nakano F, Salotti J, et al. Fibroblast growth factor 2 restrains Ras-driven proliferation of malignant cells by triggering RhoA-mediated senescence. Cancer Res. 2008;68(15):6215-23.

27. Prior IA, Lewis PD, Mattos C. A comprehensive survey of Ras mutations in cancer, Cancer Res. 2012;72(10):2457-67.

28. Dias MH, Fonseca CS, Zeidler JD, Albuquerque LL, da Silva MS, Cararo-Lopes E, et al. Fibroblast Growth Factor 2 lethally sensitizes cancer cells to stress-targeted therapeutic inhibitors. Mol Oncol. 2019;13(2):290-306.

29. Singh A, Greninger P, Rhodes D, Koopman L, Violette S, Bardeesy N, et al. A gene expression signature associated with "K-Ras addiction" reveals regulators of emt and tumor cell survival. Cancer Cell. 2009;15(6):489-500.

30. Reis MS, Noël V, Dias MH, Albuquerque LL, Guimarães AS, Wu L, et al. An interdisciplinary approach for designing kinetic models of the Ras/MAPK signaling pathway. Methods Mol Biol. Kinase Signaling Networks. 2017;1636:455-74.

31. Anderson GR, Robbins KC. Rat sequences of the Kirsten and Harvey murine sarcoma virus genomes: nature, origin, and expression in rat tumor RNA. J Virol. 1976;17(2):335-51.

32. Adjei AA. Blocking oncogenic Ras signaling for cancer therapy. J Natl Cancer Inst. 2001;93(14):106274.

33. Das J, Ho M, Zikherman J, Govem C, Yang M, Weiss A, et al. Digital signaling and hysteresis characterize Ras activation in lymphoid cells. Cell. 2009;36(2):337-51.

34. Forti FL, Costa ET, Rocha KM, Moraes MS, Armelin HA. c-Ki-Ras oncogene amplification and FGF2 signaling pathways in the mouse Y1 adrenocortical cell line. An Acad Bras Ciênc. 2006;78(2):231-9.

# 22

# Oncogenes e Genes Supressores de Tumor

Maria Aparecida Nagai

## DESTAQUES

- Alterações na função de oncogenes e genes supressores de tumor desempenham papel crítico no desenvolvimento e progressão do câncer.
- A ativação de oncogenes com atividade tirosinaquinase, como o HER2, ou de oncogenes com atividade GTPásica, como os oncogenes da família RAS, provoca a ativação da via de sinalização que conferem vantagens proliferativas para as células tumorais.
- Produtos de oncogenes como BCL-2, BAX e CMYC e de genes supressores de tumor como TP53 atuam no controle da apoptose e, quando alterados, favorecem a sobrevida celular e o aumento da taxa proliferativa.
- O bloqueio de oncogenes e de vias tumorigênicas constituem a base das terapias alvo, que são hoje importante opção terapêutica para diversas neoplasias.

## INTRODUÇÃO

O desenvolvimento e a progressão do câncer, com poucas exceções, derivam da expansão clonal de uma única célula somática que adquire uma série de alterações genéticas e epigenéticas que resultam na alteração da atividade de múltiplos genes.[1] Interação entre fatores exógenos (carcinógenos químicos, radiações, viroses) e fatores endógenos (susceptibilidade inter-individual, idade, estado hormonal), que provoca aumento do estresse oxidativo, pode resultar em danos ao DNA e atua como importante fator de risco para a iniciação e a progressão da doença. A manutenção da capacidade das células em responder aos insultos externos e ao estresse celular é fundamental para prevenir o desenvolvimento e a progressão do câncer. As alterações genéticas adquiridas durante a expansão clonal resultam na perda da homeostase celular e tecidual com alteração progressiva nos mecanismos de controle da proliferação, diferenciação, morte celular e na instabilidade genômica (Figura 22.1).

No processo de transformação maligna e formação do tumor, a perda de controle homeostático ocasiona a proliferação celular descontrolada, invasão do tecido normal adjacente e disseminação das células malignas a sítios secundários à distância, que caracterizam o

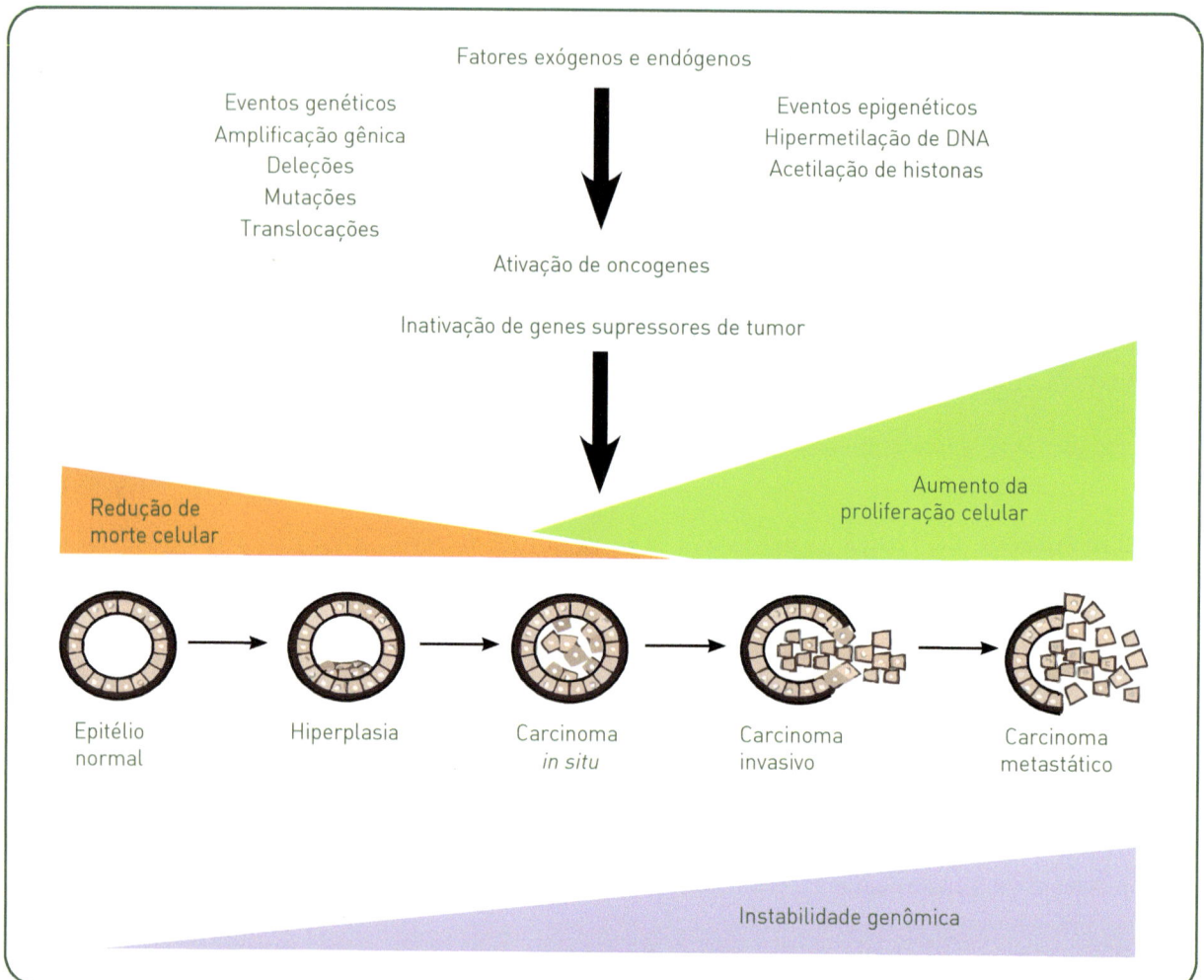

**FIGURA 22.1 –** Ilustração esquemática dos estágios de progressão tumoral associados à ativação de oncogenes e inativação de genes supressores de tumor. Fatores exógenos e endógenos provocam alterações genéticas e epigenéticas, que resultam na ativação de oncogenes e na inativação de genes supressores de tumor com consequente redução de morte celular, aumento de proliferação e instabilidade genômica.

Fonte: Desenvolvida pela autoria.

câncer como uma doença fatal. Ao longo do processo de tumorigênese, as células adquirem pelo menos seis funções influenciadas pelo microambiente tumoral:[2,3] autossuficiência em sinais proliferativos, insensibilidade a sinais antiproliferativos, evasão da apoptose, potencial proliferativo ilimitado, manutenção da angiogênese e potencial de invasão e metástase. No âmbito molecular, as alterações que resultam na aquisição dessas diferentes funções e no ganho de vantagens proliferativas e formação de metástase devem ocorrer em três classes de genes: oncogenes; genes supressores de tumor; e genes de reparo de DNA. Neste Capítulo, discutiremos o papel dos oncogenes e dos genes supressores de tumor no processo de tumorigênese.

## ONCOGENES

### Identificação e mecanismos de ativação

A ideia de que os tumores se desenvolvem em decorrência de alterações genéticas se originou no século XX, no início dos anos 1900. Theodor Bovari, em 1914, propôs que o desenvolvimento do câncer decorria de alterações no número e da combinação de cromossomos. A aneuploidia é comumente observada nos tumores sólidos humanos; entretanto, ainda hoje se discute se ela é causa ou consequência do processo de transformação maligna.[4,5]

O conceito de que genes alterados poderiam ser os agentes causais em câncer, ou seja, oncogênicos, foi resultado de estudos com retroviroses. Os retrovírus são vírus cujo genoma é constituído por RNA e foram reconhecidos como agentes oncogênicos, em 1911, por Peyton Rous, que demonstrou que o filtrado de sarcoma de galinhas continha um fator transformante, que, quando injetado, era capaz de causar sarcomas em galinhas normais.[6] Verificou-se posteriormente que a sequência denominada *src*, responsável pelo desenvolvimento do sarcoma de Rous, era similar a sequências também presentes no genoma de outros vertebrados.[7,8] Em virtude de seu modo de atuação dominante no processo de tumorigênese, a maioria dos oncogenes foi identificada por ensaio de transformação celular. No ensaio clássico de transformação celular fragmentos de DNA ou cDNA gerados a partir do RNA total de um determinado tumor, são transfectados em células de fibroblasto de camundongo NIH3T3 para avaliar sua capacidade de conferir a essas células propriedades características de células tumorais como a perda de inibição por contato e o potencial proliferativo ilimitado.

Os proto-oncogenes e genes supressores de tumor são genes celulares normais altamente conservados durante a evolução, sendo encontrados, em sua maioria, em desde as leveduras até no homem. O termo "oncogene", que será adotado ao longo deste texto, refere-se à forma ativada de proto-oncogenes. Os oncogenes podem ser classificados com base na sua função em receptores com atividade tirosinaquinase (RTK), proteínas adaptadoras, segundos mensageiros ou pequenas proteínas com atividade GTPásica, proteinaquinases ativadas por mitógenos e fatores de transcrição. A conversão de proto-oncogenes em oncogenes pode ocorrer por diversos mecanismos genéticos, como translocação, amplificação gênica e mutação, ou por eventos epigenéticos que resultam em ativação ou ganho de função. O mecanismo de translocação cromossômica é bastante comum em leucemias e linfomas e resulta na ativação de um proto-oncogene por meio da desregulação da transcrição gênica ou por alteração na proteína final. São exemplos clássicos do mecanismo de translocação a ativação dos oncogenes CMYC no linfoma de Burkitt e a ativação do gene ABL na formação do cromossomo Philadelphia, que é resultado da translocação recíproca entre os cromossomos 9 e 22. O cromossomo Philadelphia foi uma das primeiras anomalias cromossômicas associadas às neoplasias humanas. O proto-oncogene ABL codifica para uma proteína tirosinaquinase, a translocação t(9;22) resulta na justaposição dos genes BCR e ABL na configuração 5'-3' e produção de uma proteína quimérica com atividade tirosinaquinase constitutiva e aumentada em relação à proteína abl normal.[9] O mecanismo de amplificação gênica, ou aumento do número de cópias de um oncogene,

é um evento frequente observado em tumores sólidos.[10] Amplificação gênica associada ao aumento de expressão e pior prognóstico é observada em neuroblastomas com a ativação do NMYC e em diversos tipos de tumores com a ativação dos oncogenes CMYC e ERBB2.[11-16] A ativação dos membros da família de proto-oncogenes *ras* (Ha-*ras*, Ki-*ras* e N-*ras*) é o exemplo clássico de ativação de proto-oncogenes por mutação puntiforme. Mutações nos oncogenes R*as* têm sido associadas ao desenvolvimento de cerca de 25% de todos os tumores humanos, essas mutações mantêm a proteína Ras em estado ativado, ou seja, ativando a cascata de transdução de sinal *raf*, MAPK/ERK-quinases de maneira constitutiva.[17,18]

## GENES SUPRESSORES DE TUMOR

### Identificação e mecanismos de inativação

Nos genes supressores de tumor, as mutações e eventos epigenéticos, como a hipermetilação de DNA, culminam na redução da atividade das proteínas codificadas por esses genes com inativação e perda de função. Por estarem inativos ou ausentes nas células tumorais, a existência dos genes supressores de câncer foi primeiramente evidenciada de forma indireta. Estudos avaliando o comportamento do fenótipo tumorigênico de células híbridas produziram as primeiras evidências da existência dos genes supressores de câncer. A fusão de células normais com diferentes linhagens de células neoplásicas resultava na redução ou eliminação do fenótipo tumorigênico, que era revertido durante a expansão dessas células híbridas em cultura em decorrência da perda de segmentos cromossômicos específicos. Esses estudos indicavam que as células normais expressavam genes capazes de suprimir o fenótipo tumorigênico e que a perda ou inativação desses genes estava associada ao processo de tumorigênese.[19]

Estudos epidemiológicos com pacientes com retinoblastoma da forma esporádica e familial levaram Knudson, em 1971, a propor o seu famoso modelo de dois passos para a inativação de um gene supressor de tumor. Knudson propôs que o desenvolvimento do retinoblastoma, tanto da forma esporádica como da forma familial, está associado à ocorrência de dois eventos mutacionais, que resultam na inativação do gene supressor de câncer RB1.[20] Nos casos familiais, mutação germinativa de um dos alelos é acompanhada por mutação somática, resultando na inativação ou perda do alelo selvagem do gene RB1. Nos casos de retinoblastoma da forma esporádica, ambos os alelos do gene RB1 são inativados por eventos somáticos.

Estudos posteriores mostraram que, tanto na forma familial como na esporádica, o primeiro evento (primeiro passo) são mutações puntiformes ou pequenas deleções e inserções, seguido por grandes deleções (segundo passo) provocando a perda do alelo selvagem.[21] Esses dados impulsionaram as pesquisas utilizando mapas de deleção e ligação genética, o que ocasiona a identificação e a posterior clonagem de diversos genes supressores de câncer, incluindo os genes RB1.[22] Entretanto, há divergências entre a frequência e os mecanismos de inativação de genes supressores em tumores esporádicos e familiais. Mais recentemente, demonstrou-se que a hipermetilação de regiões promotoras é um evento epigenético com frequência associado à inativação monoalética ou bialélica de genes supressores de câncer.[25] Deleções e hipermetilação da região promotora que provocam a inativação dos genes supressores de câncer p16[26,27] são observadas em tumores esporádicos.

## CÂNCER FAMILIAL

Podemos definir o câncer como uma doença genética. De maneira geral, entretanto, a maioria dos eventos genéticos ocorre nas células somáticas e estão associados ao desenvolvimento dos tumores da forma esporádica, que corresponde a cerca de 90% de todos os tipos de tumores. Mutações germinativas ocorrem com menor frequência e aumentam a susceptibilidade de um indivíduo desenvolver tumores da forma hereditária ou familial. Uma pequena parcela dos tumores, menos de 1% de todos os cânceres humanos, é da forma hereditária ou familial. Nas famílias com síndrome de câncer hereditário, mutações germinativas, usualmente em genes supressores de tumor e, menos frequentemente em oncogenes (Quadros 22.1 e 22.2), são segregadas de forma mendeliana, em geral de maneira autossomal-dominante.

### Quadro 22.1. Exemplos de oncogenes associados ao processo de tumorigênese

| Lócus | Função | Tumores associados | Síndrome | Padrão de herança* |
|---|---|---|---|---|
| BCL2 | Apoptose | Linfomas, leucemias | ND | |
| BAX | Apoptose | Cólon, estômago | ND | |
| BRAF | Sinalização intracelular | Colorretal, melanoma da tireoide | ND | |
| CCND1 | Ciclo celular | Mama, cólon, estômago, cabeça e pescoço | ND | |
| EGFR | Receptor com atividade tirosinaquinase | Mama, pulmão, glioblastoma, cabeça e pescoço, cólon | ND | |
| ERBB2 (HER-2) | Receptor com atividade tirosinaquinase | Mama, ovário | ND | |
| K-RAS, NRAS | Sinalização intracelular | Pâncreas, colorretal, pulmão | ND | |
| MAP2K4 | Sinalização intracelular | Pâncreas, mama, cólon | ND | |
| MET | Receptor com atividade tirosinaquinase | Rim | Carcinoma renal hereditário | Autossomal dominante |
| CMYC, NMYC | Regulação de transcrição | Mama, neuroblastoma, pulmão | ND | |
| PDGFRA | Receptor com atividade tirosinaquinase | Gastrintestinal, tumores estromais | Tumores gastrointestinais hereditários | Autossomal dominante |
| PI3KCA | Sinalização intracelular | Mama, endométrio, cabeça e pescoço | ND | |
| RET | Receptor com atividade tirosinaquinase | Tireoide, paratireoide, adrenal | Neoplasia endócrina múltipla tipo II (MEN-2 e MEN-2B) | Autossomal dominante |

*Padrão de herança, autossomal-dominante.
Fonte: Desenvolvido pela autoria.

## Quadro 22.2. Exemplos de genes supressores de tumor associados ao processo de tumorigênese

| Lócus | Função | Tumores associados | Síndrome | Padrão de herança* |
|---|---|---|---|---|
| APC | Sinalização celular | Cólon, tireoide, estômago, intestino | FAP (polipose adenomatosa familial) | Dominante |
| CDH1 | Adesão celular, sinalização celular | Estômago, mama, ovário, endométrio, cabeça e pescoço | Carcinoma gástrico familial | Dominante |
| VHL | Regulação de transcrição, elongação | Rim, sistema nervoso central | Síndrome de Von Hippel-Lindau | Dominante |
| TP$_{53}$ | Estabilidade genômica, regulação de transcrição, regulação do ciclo celular, apoptose | Mama, sarcoma, adrenal, cérebro, leucemias | Síndrome de Li-fraumeni | Dominante |
| WT1 | Regulação de transcrição | Rim | Tumor de Wilms familial | Dominante |
| STK11 (LKB1) | Sinalização celular, resposta a estresse | Intestinal, ovário, pancreático | Síndrome de Peutz-Jeghers | Dominante |
| PTEN | Fosfatase, regulação de sinalização celular | Próstata, mama, tireoide, endométrio, hamartoma, glioma, útero | Síndrome de Cowden | Dominante |
| CDKN2A (p16 NK4A, p14ARF) | Inibição de quinase dependente de ciclina | Cabeça e pescoço, cérebro, melanoma, pâncreas | Melanoma familial | Dominante |
| RB1 | Regulação do ciclo celular | Retinoblastoma, pulmão, sarcomas, mama, pâncreas | Retinoblastoma familial | Dominante |
| NF1 | Regulação de sinalização celular | Neurofibroma, pele | Neurofibromatose tipo 1 | Dominante |
| MEN-1 | Inibição de JunD, inibição de proliferação | Paratireoide, pituitária | Neoplasia endocrina múltipla tipo 1 (MEN-1) | Dominante |
| ATM | Estabilidade genômica | Leucemias, linfomas, cérebro | Síndrome de ataxiatelangiectasia | Recessiva |
| BRCA1 | Estabilidade genômica, regulação de transcrição, regulação de ciclo celular | Mama, ovário | Câncer de mama hereditário | Dominante |
| BRCA2 | Reparo de DNA | Mama, ovário | Câncer de mama hereditário | Dominante |
| FANCA, CV, D2, E, F, G | Reparo de DNA | Leucemias | Anemia Fanconi | Recessiva |
| MSH2, MLH1, MSH6, PMS2 | Reparo de DNA | Cólon, útero | HNPCC (carcinoma colônico não poliposo) | Dominante |
| XPA, C; ERCC2-5; DDB2 | Reparo de DNA | Pele | Xeroderma pigmentoso | Recessiva |

Fonte: Desenvolvido pela autoria.

Um número significativo de síndromes de câncer hereditário já foi descrito, incluindo síndromes comuns, como as associadas ao desenvolvimento de tumores coloretal (FAP e HNPCC) e de mama e ovário, e as síndromes menos frequentes ou raras como as de Li-Fraumeni e a neoplasia endócrina múltipla (MEN1 e MEN2).[31-34] Nessas famílias, os portadores de mutações germinativas, que conferem aos indivíduos susceptibilidade ao câncer, desenvolvem tumores bilaterais ou múltiplos tumores em sítios associados em idade jovem em relação aos indivíduos da população em geral. Uma grande parcela das síndromes de câncer hereditário decorre de mutações germinativas em genes envolvidos no reparo de DNA e na estabilidade genômica como os genes TP53, ATM, BRCA1, BRCA2, MSH1 e MSH2.[35]

A necessidade do acúmulo de alterações genéticas e epigenéticas para o desenvolvimento dos tumores esporádicos também se aplica aos tumores da forma familial, cujo processo de tumorigênese é também complexo e multigênico. A busca pela identificação de genes associados à susceptibilidade ao desenvolvimento dos tumores familiais mostra que a predisposição hereditária ao câncer é altamente heterogênea. Exemplo claro dessa heterogeneidade é a predisposição hereditária ao câncer de mama, que está associada a mutações em pelo menos 13 genes.[32]

## ONCOGENES E GENES SUPRESSORES DE TUMOR NA REGULAÇÃO DO CICLO CELULAR E APOPTOSE

Nas últimas décadas, foi identificado e caracterizado um grande número de oncogenes e genes supressores de tumor. Os oncogenes e genes supressores de tumor já identificados, incluindo os exemplos já citados, codificam para proteínas que participam das diferentes vias de transdução de sinal celular (Quadros 22.1 e 22.2). De fato, tanto oncogenes como genes supressores de tumor integram vias de sinalização celular comuns, que controlam diferentes processos biológicos como o ciclo celular, apoptose, angiogênese, diferenciação celular e integridade genômica. Como apresentado a seguir, de maneira geral, alterações que resultam na ativação de oncogenes e na inativação de genes supressores de tumor podem ter efeitos fisiopatológicos semelhantes, ou seja, iniciação e progressão tumoral com aumento de proliferação e redução de morte celular.

## Ativação da via de sinalização das MAPK (proteinaquinases ativadas por mitógenos)

A ativação da via de sinalização celular das MAPK (proteinaquinases ativadas por mitógenos) tem papel importante na transformação maligna e é foco de intensos estudos como alvo terapêutico em câncer. Essa via de sinalização celular normalmente regula a proliferação celular, sobrevida, migração e invasão. Os componentes dessa via de sinalização estão alterados em diversos tipos de tumores humanos. A sinalização intracelular via MAPK pode ser ativada diretamente por proteínas com atividade tirosinaquinase, como diversos membros da família de receptores para fatores de crescimento celular, que desempenham atividade quinase-específica para resíduos de tirosina (RTK) ou pelas integrinas. Como ilustrado na Figura 22.2, os receptores para fatores de crescimento ou integrinas fazem a ponte entre moléculas sinalizadoras externas e as moléculas transdutoras de sinal no interior das células como as pequenas GTPases da família dos oncogenes RAS e moléculas efetoras, que atuam como fatores de transcrição, como os oncogenes c-myc e c-fos, resultando na expressão de genes envolvidos na regulação da proliferação celular. Diversas evidências revelam que, de maneira geral, a ativação dos RTK envolve a dimerização induzida pelo ligante. A dimerização aproxima os domínios com atividade de quinase dos receptores, promovendo a autofosforilação, que tem como função manter o domínio com atividade de quinase na sua forma ativa, permitindo a ligação e a ativação de moléculas sinalizadoras envolvidas na transdução de sinal celular.[36] Essas moléculas sinalizadoras incluem a fosfolipase C (PLC-γ), a fosfatidilinositol-3-quinase (PI3K), as proteínas src e src-like e a proteína ativadora de GTPase (GAP) associada à via de sinalização da proteína ras. Diversas proteínas adaptadoras estão envolvidas na transdução de sinais mitogênicos. Essas moléculas geralmente contêm domínios SH2 e SH3, que se associam a múltiplas tirosinas. As proteínas adaptadoras, como a GBR1 e a GBR2, se associam a aminoácidos específicos nos RTK fosforilados e a outras proteínas moduladoras. O domínio SH3 da GRB2 se liga a SOS (fator de troca de nucleotídeo de guanina), que catalisa a troca de GDP para GTP na proteína as, ocasionando a ativação das MAPK/MEK-quinases.[37] O gene supressor PTEN, também denominado MMAC (mutado em múltiplos cânceres), atua principalmente inibindo a fosforilação

de AKT pela PI3K e a ativação da FAK, e sua inativação resulta em acúmulo de PIP3. Mutações resultando na inativação do PTEN são observadas em diversos tipos de tumores como os de endométrio, sistema nervoso central (SNC), pele e próstata.[38]

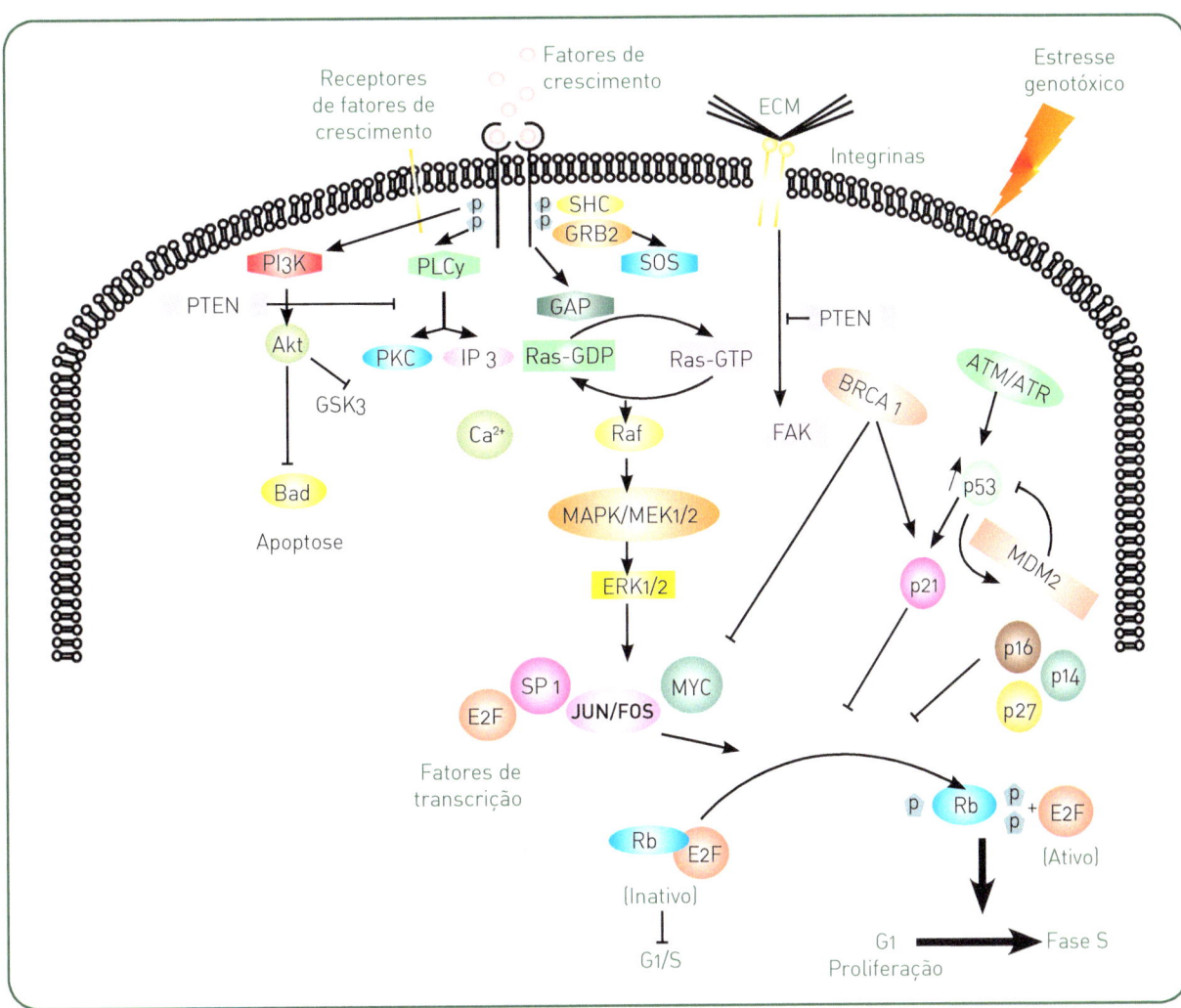

**FIGURA 22.2 –** Envolvimento de oncogenes e genes supressores de tumor na regulação de sinalização celular via fatores de crescimento, integrinas e em resposta a danos no DNA. A ligação de fatores de crescimento a seus receptores com atividade de tirosinaquinase resulta na ativação de vias de sinalização intracelular, que inclui a ativação da fosfolipase C (PLCg), da fosfatidilinositol-3-quinase (PI3K) e das proteínas quinase ativadas por mitógenos (MAPK/MEK1/2), que resultam no aumento de proliferação e sobrevivência celular. A ligação das integrinas a componentes da matriz extracelular (ECM) causa a ativação da via RAF/MPK/ERK com estímulo proliferativo. Já, frente a danos no DNA decorrentes da ação de fatores que causam estresse genotóxico, as proteínas envolvidas na manutenção da estabilidade genômica (ATM, ATR, BRCA1 e p53) atuam de forma a bloquear a proliferação celular.

↓ indica regulação positiva; ⊥ indica regulação negativa; EGFR: receptor do fator de crescimento epidermal; FGFR: receptor do fator de crescimento de fibroblasto; HER-2: receptor membro da família do EGFR; PI3K: fosfatidilinositol-3-quinase; PTEN: proteína fosfatase e tensina; AKT: proteína serina/treonina quinase; BAD: proteína de morte associada ao BCL-2; GSK3: glicogênio quinasessintase; PLCg: fosfolipase C-gama; PKC: proteína quinase C; SHC: proteína adaptadora; GAP: proteína ativadora de GTPase; SOS: fator de troca de nucleotídeos de guanina; RAS: oncoproteína Ras; GDP: guanosinadifosfato; GTP: guanosinatrifosfato; RAF: proto-oncogene serina/treonina quinase; MAPK: proteína quinase ativada por mitógenos; MEK1/2: proteinaquinase ativada por mitógenos; FAK: proteinaquinase de adesão focal; E2F: fator transcrição da família E2F; SP1: fator de transcrição Sp1; JUN: fator de transcrição c-Jun; FOS: fator de transcrição c-fos; MYC: fator de transcrição c-myc; RB: retinoblastoma; PTEN: proteína fosfatase e tensina; BRCA1: mutado em câncer de mama 1; ATM: mutado na ataxia talangiectasia; ATR: ataxiatalangiectasia Rad3; p53: proteína p53; p21: inibidor de ciclina-CDK; MDM2: proteína ligante de p53; CDK: quinase-dependente de ciclina; P16: inibidor de CDK; P27: inibidor de CDK; P14: ARF inibidor de MDM2.

Fonte: Desenvolvida pela autoria.

Mutações resultando na ativação dos membros da família dos oncogenes RAS (H-*ras*, N-*ras* e K-*ras*) são frequentemente observadas em tumores humanos.[39] Quando mutada nos codons 12, 13 ou 61, a proteína *ras* permanece em seu estado ativado e passa constantemente a ativar a via MAPK/MEK1/2-quinase. Mutações no oncogene k-*ras* estão presentes em 90% dos tumores de pâncreas[17] e em 50% dos carcinomas de cólon[40] e são frequentemente observadas nas leucemias.[41] Mutações em membros da família de proteínas serina/treoninaquinases (A-RAF, B-RAF e C-RAF), que são ativadas por *ras*, foram também identificadas mutadas em diversos tipos de tumores. Mutações no oncogene BRAF (B-raf), principalmente envolvendo a substituição de valina por ácido glutâmico no códon 600 (V600E), que afeta o domínio com atividade quinase da proteína B-*raf* foram observados em melanomas, carcinomas de tireoide e de cólon.[40,42,43] Mutações no oncogene BRAF são observadas em cerca de 80% das lesões benignas de pele (nevos), sugerindo que este seja um evento inicial no processo de desenvolvimento do melanoma.[44] Nos tumores de tireoide, as mutações em BRAF estão associadas a um fenótipo mais agressivo e a um pior prognóstico da doença.[45]

## Regulação do ciclo celular

O ciclo celular envolve uma série de eventos que resultam na duplicação do DNA e na divisão celular. Nas células normais, esse processo é cuidadosamente controlado, mas, nas células tumorais, mutações nos genes associados ao controle do ciclo celular resultam em progressão das células por meio do ciclo celular. São frequentemente observadas alterações genéticas ocasionando a ativação de oncogenes e inativação de genes supressores de tumor, que participam do controle do ciclo celular (Quadros 22.1 e 22.2). Na célula normal, as ciclinas funcionam essencialmente como subunidades reguladoras da família de proteinaquinases denominadas "quinases dependentes de ciclinas" (CDK), que são negativamente reguladas pelos inibidores de quinases dependentes de ciclinas ou CDKI. Essa última classe de proteínas é dividida em duas categorias: a família da INK4 (apresenta repetições de ankirina), que inclui as proteínas p15, p16, p18 e p19, inibidoras de CDK4 e CDK6 por formarem complexos com essas CDK; e a família Cip/Kip, que inclui as proteínas p21cip1/waf1, p27kip1 e a p57kip2, inibidoras dos complexos ciclina-CDK e da progressão do ciclo celular.[46]

Fatores de crescimento *via* seus receptores com atividade tirosinaquinase, como os membros da família do EGFR (HER1, HER2, HER3 e HER4), funcionam como estímulos mitogênicos ativando a via das MAPK. Sinalização via MAPK resulta em aumento da expressão do oncogene c-myc, que induz o aumento de expressão de ciclinas, resultando em aumento da atividade dos complexos ciclinas-CDK (ciclina D-CDK4 e ciclina E-CDK2) e progressão no ciclo celular da fase G1 para S (Figura 22.2). Eventos genéticos como translocações e amplificação gênica, levando ao aumento de expressão dos oncogenes HER2, c-myc, ciclina D1 (CCDN1) ou CDK, podem resultar em proliferação celular exacerbada. Amplificação e aumento de expressão de c-myc e CCDN1 são observados em diferentes tipos de tumores como carcinomas de mama, ovário, esôfago e cabeça e pescoço.[47-51] Os membros da família do EGFR são importantes mediadores da proliferação e de desenvolvimento de diferentes tecidos.[52,53] Alteração na expressão de EGFR e HER2 tem sido associada ao desenvolvimento e à progressão de diferentes tipos de tumores. No câncer de mama, amplificação e ou aumento de expressão de HER2 são observados em 15% a 30% dos tumores e têm importância clínica. Nesses tumores, aumento de expressão de HER2 está associado a um pior prognóstico das pacientes e à resistência a hormônio e quimioterapias.[54,55] Em virtude de seu modo de ação e de seu papel na tumorigênese, os membros da família do EGFR são considerados excelentes alvos terapêuticos.[56] O trastuzumab, um anticorpo monoclonal humanizado dirigido contra o domínio extracelular do HER2, mostra alta efetividade no tratamento dos tumores de mama metastáticos com expressão aumentada de HER2.[57,58] O uso combinado do trastuzumab com outras drogas citotóxicas, como as antraciclinas, vinorelbina e os taxanos, também se mostra efetivo no tratamento do câncer de mama metastático com expressão de HER2.[57] Entretanto, muitos tumores com aumento de expressão de HER2 apresentam resistência ao tratamento com o trastuzumab. Com o objetivo de aumentar a efetividade do tratamento, novas drogas dirigidas contra o HER2 foram desenvolvidas, como o anticorpo monoclonal pertuzumab, que atua inibindo a dimerização do receptor, agentes que atuam como inibidores da atividade tirosinaquinase do receptor, e drogas que inibem a HSP90 e, assim, aceleram a degradação do receptor. Os resultados pré-clínicos e clínicos utilizando essas novas terapias se mostram promissores.[56,59]

A progressão de uma célula eucariótica pelas diferentes fases do ciclo celular é regulada por pontos de restrição. Esses pontos de restrição são necessários para assegurar que a célula resultante da divisão celular mantenha a informação genética completa e inalterada. Os principais pontos de restrição do ciclo celular estão localizados nas transições das fases G1/S e G2/M. Os genes supressores de tumor RB, TP53 e p16 (CDKN2A) têm papel importante nos pontos de restrição do ciclo celular. A transição da fase G1/S é mediada pelos complexos ciclina D-CDK4 e ciclina E-CDK2, que atuam fosforilando e inibindo a ação da proteína RB (Figura 22.2).

A proteína Rb inibe a progressão no ciclo celular principalmente por se ligar e inibir os fatores de transcrição da família E2F, cuja atividade é necessária para a progressão da fase G1 para S.[60] A inativação da proteína Rb libera o fator de transcrição E2F para ativar a transcrição de genes importantes para a fase S do ciclo celular. Mutações resultando na inativação do gene RB resultam na perda de controle do ciclo celular nas transições das fases G1/S e G2/S.[61] Como descrito anteriormente, mutações no gene RB estão associadas ao desenvolvimento do retinoblastoma das formas familial e esporádica e a diversos tipos de tumores humanos.

A fosfoproteína p53 codificada pelo gene supressor de tumor TP53 é um fator de transcrição que desempenha importante papel na regulação da proliferação, reparo e morte celular, e sua inativação tem papel central no processo de tumorigênese. A proteína p53 tem 393 resíduos de aminoácidos e apresenta, em sua estrutura, domínios de função de transativação de transcrição, ligação ao DNA, oligomerização (atua na forma de tetrâmero) e múltiplos domínios de sinais regulatórios.[62,63] A p53 é expressa na maioria dos tecidos e é ativada em resposta a diferentes formas de estresse genotóxicos e não genotóxicos. Como ilustrado na Figura 22.2, frente a estresses genotóxicos que causam danos no DNA celular, a proteína p53 sofre modificações pós-traducionais pela ação de diversas quinases, como ATM, ATR, DNA-PK, CHK1 e CHK2.[64-66] A ativação da p53 ocasiona a sua estabilização, a ligação a sequências específicas no DNA e a regulação da transcrição de genes envolvidos na parada do ciclo celular (p21waf1, GADD45), na apoptose (PUMA, BAX, FAZ/CD95), no reparo de DNA (PolB, O6MGMT, MSH2) e na angiogênese (TSP1).[67,68] A oncoproteína MDM2, que é induzida por p53 é o principal repressor da atividade da p53. MDM2 se liga à p53, levando-a à sua degradação.[66,69] TP53 é o gene supressor de tumor mais frequentemente inativado em tumores humanos. Alterações genéticas incluindo perdas de heterozigose (de alelos) e mutações do tipo substituição de bases levando a inativação da p53 são observadas em todos os tipos de tumores humanos, variando de 40% a 55% nos tumores de ovário, esôfago, colorretal e de cabeça e pescoço; de 20% a 35% dos tumores de cérebro, mama, estomago e fígado; em cerca de 5% a 10% das leucemias, sarcomas, cérvix uterino, carcinomas de testículo e melanomas <http://www-p53.iarc.fr>. Estudos experimentais e clínicos mostram que as mutações no TP53 apresentam associação com o fenótipo maligno e, de maneira geral, estão associadas a um pior prognóstico e à resistência a drogas.[63]

Alterações nos inibidores de quinases dependentes de ciclinas (CDKI) estão associadas ao processo de tumorigenese.[46] O gene supressor de tumor p16 (CDKN2A) localizado no cromossomo 9p é um importante mediador da via ciclinaD-CDK4/6-Rb no controle do ciclo celular na transição G1/S. O gene CDKN2A é constituído por duas ORF (frentes de leitura) que codificam para as proteínas p14$^{ink4b}$ (ARF) e p16$^{ink4a}$, que atuam como genes supressores de tumor. As proteínas p14 e p16 atuam por diferentes vias inibindo a ação das quinases dependentes de ciclinas e regulam principalmente a progressão das fases G1/S do ciclo celular. A proteína p14 pode se ligar à proteína MDM2 ocasionando a estabilização da p53 e consequente parada do ciclo nas fases G1 e G2. A proteína p16 se liga diretamente às proteínas CDK4 e CDK6 e impede a formação do complexo ciclina-CDK4/6 ativo e, consequentemente, inibe a fosforilação da proteína Rb. Aumento da expressão de p16 resulta em parada do ciclo celular em G1/S dependente da função da proteína Rb.[70] Inativação do gene p16 por deleção, mutação e hipermetilação têm sido observadas em diversos tipos de tumores como os de pâncreas, próstata, mama e cabeça e pescoço. Mutações no p16 estão também associadas ao desenvolvimento de melanomas e tumores de pâncreas hereditários.[71,72] Mutações puntiforme e pequenas deleções e inserções estão associadas a cerca de 40% dos melanomas familiais, mas são raramente observadas nos melanomas esporádicos.[73]

## Regulação da apoptose

Evasão da apoptose é um dos eventos-chave no processo de tumorigênese.[2] A apoptose ou morte celular programada é um processo altamente regulado para a remoção de células em excesso ou de células alteradas e que desempenha um papel crítico na manutenção da homeostase tecidual.[74,75] Como ilustrado na Figura 22.3, a indução da apoptose na maioria das células pode ocorrer pelas vias extrínseca e intrínseca. A via extrínseca é iniciada pela ligação de moléculas sinalizadoras específicas (FasL, TNF-α, TRAIL) a receptores de morte na membrana celular (CD95/Faz/Apo1, TNFR1, TNFR2) e a via intrínseca ou mitocondrial é controlada por membros da família do oncogene BCL-2, que codificam para proteínas com atividade pro-apoptótica (Bax, Bak, Bid, bim, Bad, Puma) e antiapoptótica (Bcl-2, Bcl-xl).[76,77] Na via extrínseca, a ligação de ligantes específicos aos receptores de morte induz a dimerização das molécu-las receptoras, recrutamento da proteína adaptadora FADD (domínio de morte associada a Fas), formação do complexo DISC (complexo de morte induzido) com ativação das caspases iniciadoras (caspase 8) e efetoras (caspases 3 e 7). A via intrínseca é a principal via de morte celular programada em resposta a fatores de crescimento ou sobrevida celular, diversas formas de estresse celular e a danos no DNA.[78,79] A permeabilidade da membrana mitocondrial determina o balanço entre a expressão dos membros da família de oncogenes BCL-2 com atividade pro-apoptótica bax/bak ou antiapoptótica bcl-2/bcl-xl. Aumento de expressão das proteínas pro-apoptóticas bax/bak provoca a permeabilização da mitocôndria e a liberação de fatores pró-apoptóticos com citocromo c e Apaf-1, que ativam a cascata proteolítica via caspase 9, resultando na ativação das caspases efetoras 3 e 7.[77]

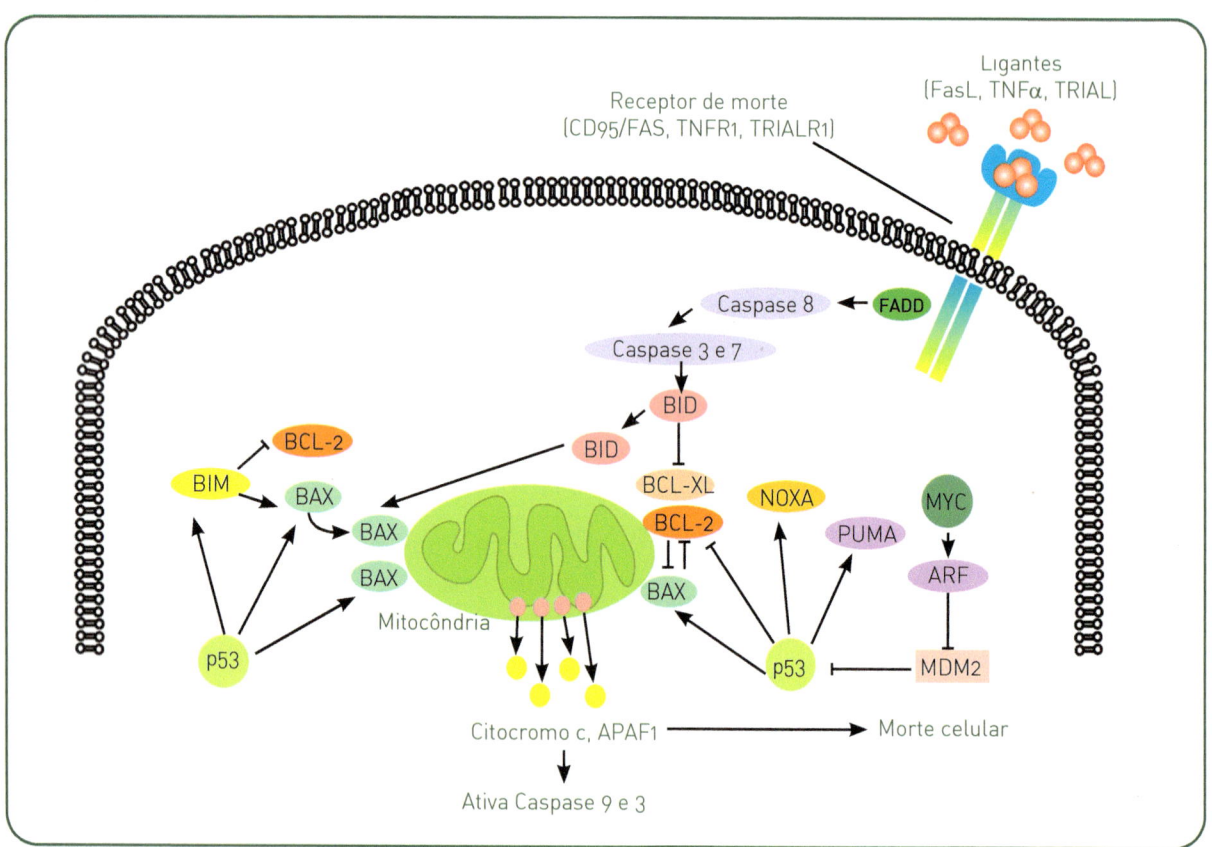

**FIGURA 22.3** – Envolvimento de oncogenes e genes supressores de tumor na regulação de morte celular por apoptose. Ilustração esquemática mostra componentes-chave das vias extrínseca (via estímulo dos receptores de morte) e intrínseca (via mitocondrial) da apoptose. ↓ indica regulação positiva; ⊥ indica regulação negativa; FasL: ligante do antígeno mediador de apoptose; TNF-α: fator de necrose tumoral-α; TRAIL: ligante da família do fator de necrose tumoral; CD95/FAS: receptor mediador de morte; TNFR1: receptor de fator de necrose tumoral; TRIALR1: receptor de fator de necrose tumoral; FADD: proteína adaptadora FADD; BID: proteína com domínio contra morte por apoptpse; BCL2, oncogene associado a linfoma de células B 2; BCL-XL, membro da família do BCL2; BAK: proteína reguladora de apoptose; BIM: mediador de morte celular; BAX: proteína reguladora de apoptose; NOXA: proteína Noxa; PUMA: modulador de morte regulado por p53; P53: proteína p53; MYC: fator de transcrição c-myc; ARF: proteína p14ink4b; MDM2: proteína ligante de p53; APAF-1: peptidase ativadora de apoptose 1.
Fonte: Desenvolvida pela autoria.

A oncoproteína c-myc é um importante fator de transcrição e regula, em associação com as proteínas max, mix e mid, a expressão 10% a 15% do total de genes de uma célula.[80,81] A proteína c-myc tem papel celular múltiplo atuando no controle positivo do ciclo celular e na indução da apoptose (Figuras 22.2 e 22.3). Frente a diversas formas de estresse, como ausência de fatores de sobrevida e presença de danos no DNA, a proteína *c-myc* atua como um importante indutor de apoptose.[82] Myc tem efeito sobre a mitocondria induzindo a liberação de citocromo c e a ativação de caspase 9, e essa ação é inibida por bcl-2/bcl-xl. MYC também aumenta a sensibilidade das células à ativação dos receptores de morte CD95 e TRAIL. A apoptose mediada por c-myc pode se dar de forma p53-dependente ou p53-independente.[82] A presença de danos no DNA ativa a via ATM/ATR, que resulta na ativação da p53, que, por sua vez, induz parada no ciclo ou apoptose. p53 promove apoptose regulando a transcrição de diversas proteínas pró-apoptóticas como os membros da família do oncogene BCL-2, incluindo noxa, puma, bid e bax.[83,84] Em determinadas situações de estresse, o aumento de c-myc induz a expressão de ARF (p14$^{ink4b}$), que inativa a oncoproteína MDM2 resultando na ativação de p53.[85,86]

### O papel de oncogenes e genes supressores de câncer na regulação das células imunes e câncer

Evasão da defesa imune pelo câncer é um dos principais mecanismos envolvidos na carcingênese e as estratégias baseadas em immunoterapia têm mostrando eficácia em diferentes tipos de câncer, porém apenas um subconjunto de pacientes apresenta resposta clínica à terapia.[87] A associação entre oncogenes e genes supressores de tumor e os defeitos no sistema imunológico ainda não foi totalmente investigada; entretanto, entender essa relação pode abrir novas perspectivas sobre a disfunção imune associada ao câncer com implicações na combinação de terapias-alvo dirigida para oncogenes e imunoterapia.

A ativação de oncogenes como Myc e MET pode interferir nos mecanismos de imunidade. A expressão de Myc poderia iniciar e sustentar a tumorigênese em parte pela regulação de componentes do sistema imune. O oncogene Myc regula a expressão de duas proteínas importantes de *checkpoint* do sistema imune

na superfície celular, CD47 e PD-L1. A inativação de Myc, em modelos de câncer em camundongos, resultou em menor expressão de CD47 e PD-L1, aumentando a resposta imune antitumoral.[88] Além disso, o c-Myc está envolvido na via de sinalização da IL-15, que é fundamental para a maturação e a homeostase das células NK e a superexpressão de c-Myc durante o desenvolvimento das células NK contribui para a transcrição geral de múltiplos genes KIR (*killer cell immunoglobulin-like receptor*).[89,90] A expressão de c-Myc diminuiu significativamente nas células NK em todos os pacientes com câncer, independentemente da localização do tumor, estádio da doença ou presença de metástases.[91] Modelo de câncer em murinos mostra que a a inibição do oncogene MET, um receptor com atividade tirosinaquinase, reduziu a mobilização reativa e o recrutamento de neutrófilos para o local do tumor e drenou os linfonodos em resposta à imunoterapia. Na ausência de inibição da c-MET, os neutrófilos recrutados para áreas ricas em células T adquiriram rapidamente propriedades imunossupressoras, impedindo a expansão dos linfócitos T e suas funções efetoras.[92] Alterações na expressão de outros oncogenes, como c-kit e STAT3, são também encontradas em células NK. A expressão de c-Kit nas células NK apresenta diminuição em todos os pacientes com câncer. Em contraste, a expressão de STAT3 nas células NK aumenta significativamente em pacientes com câncer de pulmão em comparação com doadores saudáveis. As alterações na expressão de c-kit e c-Myc nas células NK podem causar a viabilidade reduzida das células NK, o que pode contribuir para a diminuição da citotoxicidade antitumoral das células NK em pacientes com câncer.[93]

Vários genes supressores de tumor, incluindo TP53, PTEN, RB1 e ARF, têm sido implicados na resposta imune. A proteína p53 contribui para a resposta imune pela transativação direta dos principais reguladores das vias de sinalização imunológica. Vários genes alvo de p53 foram identificados nas vias envolvidas na detecção de patógenos, produção de citocinas e inflamação.[94,95,96,97,98] Além disso, a ausência de p53 em camundongos reduziu a imunidade inata e adaptativa ao vírus influenza A.[99] Além disso, p53 ativa diretamente a expressão de genes responsivos à imunidade, incluindo o CCL2 (ligante 2 da quimiocina-CC, também conhecido como MCP1), IRF5 (fator regulador IFN 5), IRF9 (fator regulador de interferon

9), PKR (proteinaquinase ativada por RNA), TLR3 (receptor 3 do tipo Toll) e ISG15 que são centrais no início das respostas antivirais.[97,100,101,102] Membros da família TLR (*toll-like receptor*) foram identificados como alvos diretos da p53 em humanos, mas não nos roedores.[100,103] Os TLR são expressos em vários tipos de células imunes humanas, incluindo esplenócitos, linfócitos T e B, células dendríticas (DCs) e macrófagos.[100,103] Os TLR são glicoproteínas de membrana que reconhecem uma variedade de moléculas distintas associadas a patógenos.[104,105,106] A expressão e a atividade desreguladas dos TLR estão associadas a doenças inflamatórias autoimunes e crônicas, incluindo lúpus eritematoso sistemático (LES), doença inflamatória intestinal, diabetes tipo I, esclerose múltipla e artrite reumatoide.[105,106] Portanto, a regulação positiva da expressão de TLR, dependente de p53, pode contribuir para respostas imunológicas inatas aprimoradas, embora essas relações funcionais ainda estejam em investigação.

A perda de PTEN, um supressor de tumor, também tem sido implicada na resistência à imunoterapia. PTEN codifica para uma fosfatase lipídica, que regula a sinalização intracelular de PI3K, reduzindo, assim, a proliferação e a sobrevivência celulares. As células mutantes para PTEN transfectadas com o PTEN do tipo selvagem apresentam maior suscetibilidade à lise induzida pelas células T, evidenciando a importância da função de PTEN na associação à imunoterapia.[107] Em modelos experimentais de camundongos de melanomas, o silenciamento do PTEN diminuiu a atividade das células T contra células tumorais, tanto *in vitro* como *in vivo*, demonstrando resistência à morte de células tumorais mediada por células T.[108] Peng et al. (2016) também mostraram que a perda de PTEN se correlaciona com a diminuição da infiltração de células T, nos locais do tumor, redução de expansão das células T e redução na efetividade da terapia com inibidores de PD-1. A perda de PTEN nas células tumorais aumentou a expressão de citocinas imunossupressoras, resultando em menor infiltração de células T nos tumores e inibiu a autofagia, que diminuiu a morte celular mediada por células T. O tratamento com um inibidor seletivo de PI3Kβ melhorou a eficácia dos anticorpos anti-PD-1 e anti-CTLA-4 em modelos murinos. Juntos, esses resultados demonstram que a perda de PTEN promove resistência imune e corrobora a proposta para explorar combinações de imunoterapias

e inibidores da via PI3K-AKT.[108] Além disso, a perda da expressão de PTEN em melanoma reduziu a citólise mediada por células T CD8+ *in vitro*. Os tumores com expressão reduzida de PTEN também foram resistentes à infiltração linfocitária *in vivo*.[108] Em pacientes com glioblastoma multiforme, a expressão de PD-L1 foi aumentada em amostras de tumor com deleções ou mutações de PTEN.[107] A perda da função supressora de tumor de PTEN aumenta a expressão de B7H1 (CD274) e a imunorresistência em glioma. Portanto, os modelos pré-clínicos e os dados dos pacientes indicam que a deleções ou mutações no PTEN estão associadas à regulação negativa da imunidade antitumoral.

## CONSIDERAÇÕES FINAIS

A tumorigênese é um processo de múltiplas etapas e envolve o acúmulo de alterações genéticas e epigenéticas, que conferem às células tumorais diversas funções e potencial replicativo ilimitado. Alterações na função de oncogenes e genes supressores de tumor desempenham papel crítico no desenvolvimento e progressão do câncer. A ativação de oncogenes com atividade tirosinaquinase, como HER2 da família do EGFR, que funcionam como receptores para fatores de crescimento, ou de oncogenes com atividade GTPásica, como os oncogenes da família RAS, provoca a ativação da via de sinalização RAF/MAPK/MEK e confere vantagens proliferativas para as células tumorais. Produtos de oncogenes como BCL-2, BAX e CMYC e de genes supressores de tumor como TP53 atuam no controle da apoptose e, quando alterados, promovem a sobrevida celular e aumento da taxa proliferativa.

Foram necessárias décadas de estudos para começarmos a entender com mais detalhe as moléculas e os mecanismos envolvidos no processo de tumorigênese. Muitos dos oncogenes e genes supressores de tumor identificados mostram potencial para serem utilizados como alvos terapêuticos. Passaram-se, entretanto, duas décadas entre a identificação do HER2 e sua associação com o câncer de mama e a aprovação e aplicação clínica do anticorpo monoclonal trastuzumab no tratamento do câncer de mama metastático. O tratamento com trastuzumab se mostra efetivo em uma parcela dos tumores de mama metastático com indicação do uso dessa terapia, mas como ocorre com outras drogas antitumorais, o tratamento contra alvos moleculares também enfrenta o problema da resistência intrínseca ou adquirida à droga. Existem atualmente diversas drogas promissoras dirigidas a alvos moleculares, incluindo inibidores de tirosina-quinase para EGFR e HER2, e inibidores dirigidos para outras moléculas-alvo como RAS, RAF, MAPK e PI3K/AKT já em estudos pré-clínicos e clínicos.

Muita expectativa foi gerada logo após o sequenciamento completo do genoma humano com relação ao desenvolvimento de novos tratamentos, mais específicos e mais efetivos, contra o câncer. Nos últimos anos da era pós-sequencimanto do genoma humano, a utilização de novas tecnologias de sequenciamento de DNA, que permitem a análise de mutações, deleções, rearranjos e polimorfismos em larga escala, eêm gerado uma enorme quantidade de dados e permitido desvendar em tempo recorde a genética de doenças complexas e multigênicas como o câncer. Uma série de estudos utilizando plataformas de sequenciamento de última geração tem identificado um grande número de novos genes e vias de sinalização celular associados ao processo de tumorigênese. Além disso, esses estudos têm confirmado que a heterogeneidade genética do câncer é altamente complexa. As diferenças no perfil de mutações, polimorfismos e expressão gênica têm alta variabilidade, não só entre diferentes tipos de tumores, mas também entre tumores do mesmo tipo e entre o tumor primário e a metástase em um mesmo indivíduo.[109]

Na atualidade, estão disponíveis milhões de dados genômicos e epigenômicos gerados por tecnologias de alto desempenho em diferentes tipos de tumores, de diferentes populações, plataformas e laboratórios, contendo informações consistentes e que permitem investigar um único gene ou um conjunto de genes em um dado tumor levando à geração de novos conhecimentos e formulação de hipóteses. Esses bancos permitem a mineração de dados individuais e integrados em diferentes tipos de tumores, para responder perguntas clínicas que exigiriam pesquisas de alto custo usando métodos tradicionais.[110] TCGA (*The Cancer Genome Atlas*) é um dos principais e mais conhecidos na comunidade científica.[111] O TCGA inclui dados de CNA, mRNA, miRNA, mutação, metilação, proteína e dados clínicos relacionados à sobrevida, que podem ser acessados por ferramentas de bioinformática *online* disponíveis de forma gratuita para o uso da comunidade científica, como cBioportal, PROGgeneV2, KM Plotter e UCSC Cancer browser. A perspectiva atual é que, com o acesso às informações geradas e o desenvolvimento e a utilização de novas plataformas baseadas em linhagens celulares de modelos animais, para a elaboração de estudos funcionais e a descoberta de novas drogas em larga escala,[112] o tempo entre a identificação de novos genes associados ao câncer e a prática clinica seja reduzido.

## REFERÊNCIAS

1. Nowell PC. Tumor progression: a brief historical perspective. Semin Câncer Biol. 2002;12(4):261-6.
2. Hanahan D, Weinberg RA. The hallmarks of cancer. Cell. 2000;100(1):57-70.
3. Pietras K, Ostman A. Hallmarks of cancer: interactions with the tumor stroma. Exp Cell Res. 2010;316(8):1324-31.
4. Holland AJ, Cleveland DW. Boveri revisited: chromosomal instability, aneuploidy and tumorigenesis. Nat Rev Mol Cell Biol. 2009;10(7):478-87.
5. Weaver BA, Cleveland DW. Does aneuploidy cause cancer? Curr Opin Cell Biol. 2006;18(6):658-67.
6. Peyton Rous. The challenge to man of the neoplastic cell. Science 1967;157:24-28.
7. Spector DH, Varmus HE, Bishop JM. Nucleotide sequences related to the transforming gene of avian sarcoma virus are present in DNA of uninfected vertebrates. Proc Natl Acad Sci U S A. 1978;75(9):4102-6.
8. Spradling AC, Mahowald AP. Amplification of genes for chorion proteins during oogenesis in Drosophila melanogaster. Proc Natl Acad Sci USA. 1980;77(2):1096-100.
9. Pane F, Intrieri M, Quintarelli C, Izzo B, Muccioli GC, Salvatore F. BCR/ABL genes and leukemic phenotype: from molecular mechanisms to clinical correlations. Oncogene. 2002;21(56):8652-67.
10. Savelyeva L, Schwab M. Amplification of oncogenes revisited: from expression profiling to clinical application. Cancer Lett. 2001;167(2):115-23.
11. Schwab M. MYCN in neuronal tumours. Cancer Lett. 2004;204(2):179-87.
12. Chen Y, Olopade OI. MYC in breast tumor progression. Expert Rev Anticancer Ther. 2008;8(10):1689-98.
13. Chen Y, Olopade OI. MYC in breast tumor progression. Expert Rev Anticancer Ther. 2008;8(10):1689-98.
14. Calcagno DQ, Leal MF, Assumpcao PP, Smith MA, Burbano RR. MYC and gastric adenocarcinoma carcinogenesis. World J Gastroenterol. 2008;14(39):5962-8.
15. Prochownik EV. c-Myc: linking transformation and genomic instability. Curr Mol Med. 2008;8(6):446-58.
16. Albertson DG. Gene amplification in cancer. Trends Genet. 2006;22(8):447-55.

17. Hynes NE, MacDonald G. ErbB receptors and signaling pathways in cancer. Curr Opin Cell Biol. 2009;21(2):177-84.

18. Friday BB, Adjei AA. K-ras as a target for cancer therapy. Biochim Biophys Acta. 2005;1756(2):127-44.

19. Fehrenbacher N, Bar-Sagi D, Philips M. Ras/MAPK signaling from endomembranes. Mol Oncol. 2009;3(4):297-307.

20. Anderson MJ, Stanbridge EJ. Tumor suppressor genes studied by cell hybridization and chromosome transfer. FASEB J. 1993;7(10):826-33.

21. Knudson AG Jr. Mutation and cancer: statistical study of retinoblastoma. Proc Natl Acad Sci U S A. 1971;68(4):820-3.

22. Fearon ER. Human cancer syndromes: clues to the origin and nature of cancer. Science. 1997;278(5340):1043-50.

23. Cavenee WK, Hansen MF, Nordenskjold M, Kock E, Maumenee I, Squire JA, et al. Genetic origin of mutations predisposing to retinoblastoma.Science. 1985;228(4698):501-3.

24. Solomon E, Voss R, Hall V, Bodmer WF, Jass JR, Jeffreys AJ, et al. Chromosome 5 allele loss in human colorectal carcinomas. Nature. 1987;328(6131):616-9.

25. Miki Y, Swensen J, Shattuck-Eidens D, Futreal PA, Harshman K, Tavtigian S, et al. A strong candidate for the breast and ovarian cancer susceptibility gene BRCA1. Science. 1994;266(5182):66-71.

26. Baylin SB, Ohm JE. Epigenetic gene silencing in cancer – a mechanism for early oncogenic pathway addiction? Nat Rev Cancer. 2006;6(2):107-16.

27. Braggio E, Maiolino A, Gouveia ME, Magalhães R, Souto Filho JT, Garnica M, et al. Methylation status of nine tumor suppressor genes in multiple myeloma. Int J Hematol. 2010;91(1):87-96.

28. Guida M, Sanguedolce F, Bufo P, Di Spiezio Sardo A, Bifulco G, et al. Aberrant DNA hypermethylation of hMLH-1 and CDKN2A/p16 genes in benign, premalignant and malignant endometrial lesions. Eur J Gynaecol Oncol. 2009;30(3):267-70.

29. Marsit CJ, Posner MR, McClean MD, Kelsey KT. Hypermethylation of E-cadherin is an independent predictor of improved survival in head and neck squamous cell carcinoma. Cancer. 2008;113(7):1566-71.

30. De Schutter H, Geeraerts H, Verbeken E, Nuyts S. Promoter methylation of TIMP3 and CDH1 predicts better outcome in head and neck squamous cell carcinoma treated by radiotherapy only. Oncol Rep. 2009;21(2):507-13.

31. Tapia T, Smalley SV, Kohen P, Muñoz A, Solis LM, Corvalan A, et al. Promoter hypermethylation of BRCA1 correlates with absence of expression in hereditary breast cancer tumors. Epigenetics. 2008;3(3):157-63.

32. Varley JM. Germline TP53 mutations and Li-Fraumeni syndrome. Hum Mutat. 2003;21(3):313-20.

33. Walsh T, King MC. Ten genes for inherited breast cancer. Cancer Cell. 2007;11(2):103-5.

34. Lakhani VT, You YN, Wells SA. The multiple endocrine neoplasia syndromes. Annu Rev Med. 2007;58:35.1-35.113.

35. Al-Sukhni W, Aronson M, Gallinger S. Hereditary colorectal cancer syndromes: familial adenomatous polyposis and lynch syndrome. Surg Clin North Am. 2008;88(4):819-44.

36. Negrini S, Gorgoulis VG, Halazonetis TD. Genomic instability – an evolving hallmark of cancer. Nat Rev Mol Cell Biol. 2010;11(3):220-8.

37. Mitsudomi T, Yatabe Y. Epidermal growth factor receptor in relation to tumor development: EGFR gene and cancer. FEBS J. 2010;277(2):301-8.

38. Brown MD, Sacks DB. Protein scaffolds in MAP kinase signalling. Cell Signal. 2009;21(4):462-9.

39. Chalhoub N, Baker SJ. PTEN and the PI3-kinase pathway in cancer. Annu Ver Pathol. 2009;4:127-50.

40. Young A, Lyons J, Miller AL, Phan VT, Alarcón IR, McCormick F. Ras signaling and therapies. Adv Cancer Res. 2009;102:1-17.

41. Nagasaka T, Koi M, Kloor M, Gebert J, Vilkin A, Nishida N, et al. Mutations in both KRAS and BRAF may contribute to the methylator phenotype in colon cancer. Gastroenterology. 2008;134(7):1950-60.

42. Sabnis AJ, Cheung LS, Dail M, Kang HC, Santaguida M, Hermiston ML, et al. Oncogenic Kras initiates leukemia in hematopoietic stem cells. PLoS Biol. 2009;7(3):e59.

43. Yancovitz M, Yoon J, Mikhail M, Gai W, Shapiro RL, Berman RS, et al. Detection of mutant BRAF alleles in the plasma of patients with metastatic melanoma. J Mol Diagn. 2007;9(2):178-83.

44. Zou M, Baitei EY, Alzahrani AS, Al-Mohanna F, Farid NR, Meyer B, et al. Oncogenic activation of MAP kinase by BRAF pseudogene in thyroid tumors. Neoplasia. 2009;11(1):57-65.

45. Pollock PM, Harper UL, Hansen KS, Yudt LM, Stark M, Robbins CM, et al. High frequency of BRAF mutations in nevi. Nat Genet. 2003;33(1):19-20.

46. Xing M, Westra WH, Tufano RP, Cohen Y, Rosenbaum E, Rhoden KJ, et al. BRAF mutation predicts a poorer clinical prognosis for papillary thyroid cancer. J Clin Endocrinol Metab. 2005;90(12):6373-9.

47. Abukhdeir AM, Park BH. P21 and p27: roles in carcinogenesis and drug resistance. Expert Rev Mol Med. 2008;10:19.

48. Myo K, Uzawa N, Miyamoto R, Sonoda I, Yuki Y, Amagasa T. Cyclin D1 gene numerical aberration is a predictive marker for occult cervical lymph node metastasis in TNM Stage I and II squamous cell carcinoma of the oral cavity. Cancer. 2005;104(12):2709-16.

49. Jin Y, Jin C, Law S, Chu KM, Zhang H, Strombeck B, et al. Cytogenetic and fluorescence in situ hybridization characterization of clonal chromosomal aberrations and CCND1 amplification in esophageal carcinomas. Cancer Genet Cytogenet. 2004;148(1):21-8.

50. Ormandy CJ, Musgrove EA, Hui R, Daly RJ, Sutherland RL. Cyclin D1, EMS1 and 11q13 amplification in breast cancer. Breast Cancer Res Treat. 2003;78(3):323-35.

51. Kandel R, Zhu XL, Li SQ, Rohan T. Cyclin D1 protein overexpression and gene amplification in benign breast tissue and breast cancer risk. Eur J Cancer Prev. 2001;10(1):43-51.

52. Masciullo V, Scambia G, Marone M, Giannitelli C, Ferrandina G, Bellacosa A, et al. Altered expression of cyclin D1 and CDK4 genes in ovarian carcinomas. Int J Cancer. 1997;74(4):390-5.

53. Burden S, Yarden Y. Neuregulins and their receptors: a versatile signaling module in organogenesis and oncogenesis. Neuron. 1997;18(6):847-55.

54. Chan R, Hardy WR, Laing MA, Hardy SE, Muller WJ. The catalytic activity of the ErbB-2 receptor tyrosine kinase is essential for embryonic development. Mol Cell Biol. 2002;22(4):1073-8.

55. Yu D, Hung MC. Role of erbB2 in breast cancer chemosensitivity. Bioessays 2000;2:673-80.

56. Chen JS, Lan K, Hung MC. Strategies to target HER2/neu overexpression for cancer therapy. Drug Resist Updat 2003;6:129-36.

57. Jones KL, Buzdar AU. Evolving novel anti-HER2 strategies. Lancet Oncol. 2009;10(12):1179-87.

58. Tokuda Y, Suzuki Y, Saito Y, Umemura S. The role of trastuzumab in the management of HER2-positive metastatic breast cancer: an updated review. Breast Cancer. 2009;16(4):295-300.

59. Garnock-Jones KP, Keating GM, Scott LJ. Trastuzumab: a review of its use as adjuvant treatment in human epidermal growth factor receptor 2 (HER2)-positive early breast cancer. Drugs. 2010;70(2):215-39.

60. Baselga J, Swain SM. Novel anticancer targets: revisiting ERBB2 and discovering ERBB3. Nat Rev Cancer. 2009;9(7):463-75.

61. Attwooll C, Lazzerini Denchi E, Helin K. The E2F family: specific functions and overlapping interests. EMBO J. 2004;23(24):4709-16.

62. Dick FA. Structure-function analysis of the retinoblastoma tumor suppressor protein – is the whole a sum of its parts? Cell Div. 2007;2:26.

63. Olivier M, Hollstein M, Hainaut P. TP53 mutations in human cancers: origins, consequences, and clinical use. Cold Spring Harb Perspect Biol. 2010;2(1):a001008.

64. Brosh R, Rotter V. When mutants gain new powers: news from the mutant p53 field. Nat Rev Cancer. 2009;9(10):701-13.

65. Roos WP, Kaina B. DNA damage-induced cell death by apoptosis. Trends Mol Med. 2006;12(9):440-50.

66. Efeyan A, Serrano M. p53: guardian of the genome and policeman of the oncogenes. Cell Cycle. 2007;6(9):1006-10.

67. Cheng Q, Chen J. Mechanism of p53 stabilization by ATM after DNA damage. Cell Cycle. 2010;9(3):472-8.

68. Yee KS, Vousden KH. Complicating the complexity of p53. Carcinogenesis. 2005;26(8):1317-22.

69. Zilfou JT, Lowe SW. Tumor suppressive functions of p53. Cold Spring Harb Perspect Biol. 2009;1(5):a001883.

70. Perry ME. The regulation of the p53-mediated stress response by MDM2 and MDM4.Cold Spring Harb Perspect Biol. 2010;2(1):a000968.

71. Caldon CE, Daly RJ, Sutherland RL, Musgrove EA. Cell cycle control in breast cancer cells. J Cell Biochem. 2006;97(2):261-74.

72. Borg A, Sandberg T, Nilsson K, Johannsson O, Klinker M, Måsbäck A, et al. High frequency of multiple melanomas and breast and pancreas carcinomas in CDKN2A mutation-positive melanoma families. J Natl Cancer Inst. 2000;92(15):1260-6.

73. Eliason MJ, Larson AA, Florell SR, Zone JJ, Cannon-Albright LA, Samlowski WE, et al. Population-based prevalence of CDKN2A mutations in Utah melanoma families. J Invest Dermatol. 2006;126(3):660-6.

74. Meyle KD, Guldberg P. Genetic risk factors for melanoma. Hum Genet. 2009;126(4):499-510.

75. Degterev A, Boyce M, Yuan J. A decade of caspases. Oncogene. 2003;22(53):8543-67.

76. Parsons MJ, Green DR. Mitochondria in cell death. Essays Biochem. 2010;47:99-114.

77. Johnstone RW, Frew AJ, Smyth MJ. The TRAIL apoptotic pathway in cancer onset, progression and therapy. Nat Rev Cancer. 2008;8(10):782-98.

78. Kroemer G, Galluzzi L, Brenner C. Mitochondrial membrane permeabilization in cell death. Physiol Rev. 2007;87(1):99-163.

79. Cory S, Huang DC, Adams JM. The Bcl-2 family: roles in cell survival and oncogenesis. Oncogene. 2003;22(53):8590-607.

80. Danial NN, Korsmeyer SJ. Cell death: critical control points. Cell. 2004;116(2):205-19.

81. Rottmann S, Lüscher B. The Mad side of the Max network: antagonizing the function of Myc and more. Curr Top Microbiol Immunol. 2006;302:63-122.

82. Knoepfler PS. Myc goes global: new tricks for an old oncogene. Cancer Res. 2007;67(11):5061-3.

83. Hoffman B, Liebermann DA. Apoptotic signaling by c-MYC. Oncogene. 2008;27(50):6462-72.

84. Fridman JS, Lowe SW. Control of apoptosis by p53. Oncogene. 2003;22(56):9030-40.

85. Riley T, Sontag E, Chen P, Levine A. Transcriptional control of human p53-regulated genes. Nat Rev Mol Cell Biol. 2008;9(5):402-12.

86. Ries S, Biederer C, Woods D, Shifman O, Shirasawa S, Sasazuki T, et al. Opposing effects of Ras on p53: transcriptional activation of mdm2 and induction of p19ARF. Cell. 2000;103(2):321-30.

87. Murphy DJ, Junttila MR, Pouyet L, Karnezis A, Shchors K, Bui DA, et al. Distinct thresholds govern Myc's biological output in vivo. Cancer Cell. 2008;14(6):447-57.

88. Allard B, Aspeslagh S, Garaud S, Dupont FA, Solinas C, Kok M, et al. Immuno-oncology-101: overview of major concepts and translational perspectives. Semin Cancer Biol. 2018;52(Pt 2):1-11.

89. Casey SC, Tong L, Li Y, et al. MYC regulates the antitumor immune response through CD47 and PD-L1. Science. 2016;352(6282):227-31.

90. Bianchi T, Gasser S, Trumpp A, MacDonald HR. c-Myc acts downstream of IL-15 in the regulation of memory CD8 T-cell homeostasis. Blood. 2006;107(10):3992-9.

91. Cichocki F, Hanson RJ, Lenvik T, Pitt M, McCullar V, Li H, et al. The transcription factor c-Myc enhances KIR gene transcription through direct binding to an upstream distal promoter element. Blood. 2009;113(14):3245-53.

92. Zakiryanova GK, Kustova E, Urazalieva NT, et al. Alterations of onco-genes expression in NK cells in patients with cancer. Immun Inflamm Dis. 2017;5(4):493-502.

93. Glodde N, Bald T, van den Boorn-Konijnenberg D, et al. Reactive neutrophil responses dependent on the receptor tyrosine kinase c-MET limit cancer immunotherapy. Immunity. 2017;47(4):789-802.e9.

94. Park KU, Jin P, Sabatino M, et al. Gene expression analysis of ex vivo expanded and freshly isolated NK cells from cancer patients. J Immu-nother. 2010;33(9):945-55.

95. Ak P, Levine AJ. p53 and NF-kappaB: different strategies for responding to stress lead to a functional antagonism. FASEB J. 2010;24:3643-52.

96. Menendez D, Shatz M, Resnick MA. Interactions between the tumor suppressor p53 and immune responses. Curr Opin Oncol. 2013;25:85-92.

97. Rivas C, Aaronson SA, Munoz-Fontela C. Dual Role of p53 in Innate Antiviral Immunity. Viruses. 2010;2:298-313.

98. Mori T, Anazawa Y, Iiizumi M, Fukuda S, Nakamura Y, Arakawa H. Identification of the interferon regulatory factor 5 gene (IRF-5) as a direct target for p53. Oncogene. 2002;21(18):2914-18.

99. Muñoz-Fontela C, Pazos M, Delgado I, et al. p53 serves as a host antiviral factor that enhances innate and adaptive immune responses to influenza A virus. J Immunol. 2011;187(12):6428-36.

100. Shatz M, Menendez D, Resnick MA. The human TLR innate immune gene family is differentially influenced by DNA stress and p53 status in cancer cells. Cancer Res. 2012;72:3948-57.

101. Taura M, Eguma A, Suico MA, et al. p53 regulates Toll-like receptor 3 expression and function in human epithelial cell lines. Mol Cell Biol. 2008;28(21):6557-67.

102. Iannello A, Thompson TW, Ardolino M, Lowe SW, Raulet DH. p53-dependent chemokine production by senescent tumor cells supports NKG2D-dependent tumor elimination by natural killer cells. J Exp Med. 2013;210:205769.

103. Yan W, Wei J, Deng X, et al. Transcriptional analysis of immune-related gene expression in p53-deficient mice with increased susceptibility to influenza A virus infection. BMC Med Genomics. 2015;8:52.

104. Gay NJ, Symmons MF, Gangloff M, Bryant CE. Assembly and localization of Toll-like receptor signalling complexes. Nat Rev Immunol. 2014;14:546-58.

105. Mills KH. TLR-dependent T cell activation in autoimmunity. Nat Rev Immunol. 2011;11:807-22.

106. O'Neill LA, Golenbock D, Bowie AG. The history of Toll-like receptors – redefining innate immunity. Nat Rev Immunol. 2013;13:453-60.

107. Parsa AT, Waldron JS, Panner A, Crane CA, Parney IF, Barry JJ, et al. Loss of tumor suppressor PTEN function increases B7-H1 expression and immunoresistance in glioma. Nat. Med. 2007;13:84-8.

108. Peng W, Chen JQ, Liu C, Malu S, Creasy C, Tetzlaff MT, et al. Loss of PTEN promotes resistance to T cell–mediated immunotherapy. Cancer Discov. 2016;6:202-16.

109. Pleasance ED, Cheetham RK, Stephens PJ, McBride DJ, Humphray SJ, Greenman CD, et al. A comprehensive catalogue of somatic mutations from a human cancer genome. Nature. 2010;463(7278):191-6.

110. Jurca G, Addam O, Aksac A, Gao S, Özyer T, Demetrick D, Alhajj R. Integrating text mining, data mining, and network analysis for identifying genetic breast cancer trends. BMC Res Notes. 2016;9:236.

111. Deng M, Brägelmann J, Schultze JL, Perner S. Web-TCGA: an online platform for integrated analysis of molecular cancer data sets. BMC Bioinformatics. 2016;17:72.

112. Sharma SV, Haber DA, Settleman J. Cell line-based platforms to evaluate the therapeutic efficacy of candidate anticancer agents. Nat Rev Cancer. 2010;10(4):241-53.

# 23

# Controle de Expressão de Genes Associados a Câncer por MicroRNA

Diana Noronha Nunes
Emmanuel Dias-Neto

## DESTAQUES

- A partir do DNA, transcrevem-se RNAs como os mensageiros (mRNA), ribossomais (rRNA) e transportadores (tRNA). Uma quarta família de RNAs transcritos a partir do DNA foi descoberta em 1993: são RNAs curtos, contendo entre 18 e 24 nucleotídeos que foram chamados de microRNAs.

- MicroRNAs não codificam proteínas; porém interferem como moduladores da expressão gênica, atuando principalmente como reguladores pós-transcricionais. Estima-se que haja algo em torno de 1.000 diferentes microRNAs, que podem atuar no controle da expressão de um grande número de genes de um mesmo genoma.

- O mapeamento dos genes cuja expressão é modificada por um dado microRNAs reforça a noção de que estes são reguladores pleiotrópicos de diferentes processos biológicos. Sua desregulação, decorrente de variações estruturais do genoma ou por alterações epigenética, está assim associada a vários processos fisiopatológicos, incluindo cânceres.

- MicroRNAs podem interferir na transcrição de genes que codificam proto-oncogenes e genes supressores de tumor, definindo-se, assim, microRNAs oncogênicos e microRNAs supressores de tumor, respectivamente.

- Antecipa-se que microRNAs possam ser úteis na taxonomia molecular de cânceres, bem como já há estudos utilizando seu perfil de expressão como parte de assinaturas moleculares para sobrevida livre de doença e sobrevida global.

- Além de regularem processos relacionados à proliferação e sobrevivência celulares, microRNAs estão envolvidos em redes de controle de processos como angiogênese. Assim, sua expressão passa a ser alvo de interesse para potenciais estratégias terapêuticas.

## INTRODUÇÃO

A identificação de alterações moleculares envolvidas com o câncer tem sido o objetivo principal de centenas de grupos de pesquisa ao redor do mundo. Essas alterações têm diversas implicações em Oncologia, estando no cerne da oncogênese, com papel central no desenho de estratégias terapêuticas e da resposta ao tratamento, além do prognóstico das mais diversas doenças neoplásicas. Deste modo, a geração e a utilização de informações moleculares podem resultar em aplicações clínicas diversas, com grande relevância na prática oncológica, incluindo a identificação de moléculas úteis no diagnóstico mais precoce e preciso, a determinação dos processos patogênicos da doença, a identificação de marcadores de evolução e agressividade (p. ex., malignidade e potencial de metastatização e resistência ao tratamento), o desenvolvimento de novas terapias ou mesmo a indicação da melhor abordagem terapêutica e/ou cirúrgica.

Até poucos anos atrás, a imensa maioria dos trabalhos voltados para a identificação de alterações moleculares no câncer envolveu basicamente o estudo de três tipos de moléculas: o DNA genômico presente na maioria das células do corpo, podendo ser encontrado em fluidos biológicos e eventualmente encontrando-se mutado em pacientes com câncer; os RNA mensageiros (mRNA) codificadores de proteínas, e as proteínas propriamente ditas, que constituem os efetores finais da maioria dos processos biológicos hoje conhecidos. Alterações no DNA genômico podem influenciar quantitativa ou qualitativamente os genes expressos (mRNA), que, por sua vez, podem alterar o conjunto de proteínas expressas, desencadeando as alterações fenotípicas/biológicas que são características da doença.

Mais recentemente, com a descoberta, em 1993, dos microRNA (miRNA) – pequenas moléculas de RNA regulatórios, capazes de controlar a produção de proteínas ao se ligarem a moléculas de RNA mensageiros –, uma nova frente foi aberta na genética molecular. Esses pequenos RNA regulatórios são muito curtos, contêm entre 18 e 24 nucleotídeos e, ao se ligarem aos mRNA, são capazes de regulá-los negativamente, como será descrito adiante.

Por interagirem com os mRNA maduros, após o processo de transcrição do DNA em RNA, os miRNA são conhecidos como reguladores pós-transcricionais.

O mais completo banco de dados de miRNA é mantido pela Universidade de Manchester e contém 1.982 entradas para miRNA humanos (versão 22.1, de junho de 2022), conforme o *site* <http://www.mirbase.org/>. Predições computacionais indicam que cada um desses miRNA pode estar envolvido na regulação de 500 a 800 diferentes RNA mensageiros, o que sugere que os miRNA sejam um dos mais importantes e mais amplos reguladores pós-transcricionais já descritos. Deste modo, os miRNA têm hoje um papel central em praticamente todos os processos biológicos de eucariotos.[1]

## HISTÓRICO, BIOGÊNESE E MATURAÇÃO DOS miRNA

O trabalho original da descoberta dos miRNA foi publicado, em 1993, pelo grupo de Victor Ambros, nos Estados Unidos, durante o estudo do papel do gene lin-14 no desenvolvimento do nematódeo *Caenorhabditis elegans*.[2] Esse grupo descobriu que a abundância da proteína codificada pelo gene lin-14 era regulada por uma molécula curta de RNA, de apenas 22 nucleotídeos, que apresentava uma complementaridade parcial a uma região da porção não codificadora de proteínas do gene lin-14. De algum modo, até então não conhecido, a presença dessa pequena molécula parcialmente complementar a uma região desse gene era suficiente e necessária para inibir a tradução do mRNA de lin-14, resultando em um forte bloqueio na produção da proteína. Apesar de essa descoberta ter sido publicada em uma revista científica de alto impacto, o estudo passou relativamente despercebido, e a descrição de outro miRNA foi feita apenas cerca de 7 anos depois, pelo grupo de Gary Ruvkun, na Universidade de Harvard. O miRNA descrito por esse grupo, denominado "let-7", também foi descrito em *C. elegans* e confirmou as propriedades de reguladores negativos desses RNA curtos.[3] Pela primeira vez, foi demonstrado que um único miRNA pode regular diversos genes diferentes. Ainda no ano 2000, esse mesmo grupo demonstrou a presença de miRNA em diversos organismos, sugerindo que esse tipo de regulação pós-transcricional poderia ser um fenômeno amplo, importante em diversas espécies, incluindo o homem.[4]

Cerca de 50% dos miRNA humanos se localizam dentro de unidades transcricionais, sendo a maioria dentro de genes codificadores de proteínas.[5] Quando estão dentro de genes, em geral, se localizam nos introns e fazem parte de um mesmo transcrito, sendo, nesse caso, frequentemente regulados junto com os genes dentro dos quais se localizam.[6]

A biogênese dos miRNA envolve uma série de clivagens enzimáticas que, ao final, produzem o miRNA maduro. Em geral, os miRNA são transcritos por uma RNA polimerase de tipo II, e o RNA resultante recebe as modificações usuais na sua porção 5′ (cap) e 3′ (inserção de uma cauda de adeninas) e também passa pela remoção de introns, usando o mesmo mecanismo de *splicing* descrito para mRNA. A molécula processada recebe a denominação de microRNA primário e tem tamanho variável que vai de centenas a milhares de bases. Cada molécula de um miRNA primário pode conter de um até seis diferentes miRNA que se organizam em um mesmo bloco do genoma como um grupo, ou *cluster*, organização esta que acontece com aproximadamente 30% dos miRNAs humanos.[7] Por sua vez, miRNA que compartilham sequências de reconhecimento (*seed sequences*) conservadas e também compartilham sequências-alvo se organizam em famílias. Em geral, os membros de famílias se originam a partir de eventos de duplicação gênica, mas também podem surgir pelo fenômeno de convergência. Quando alterações na sequência nucleotídica do miRNA provocam mudanças no alvo reconhecido, esses miRNA passam a ser classificados em diferentes famílias.[8]

Ainda durante os passos iniciais de seu processamento, no núcleo celular, os miRNA primários passam pela primeira clivagem enzimática, feita pela enzima Drosha (uma RNAse de tipo III), gerando o microRNA precursor que forma uma estrutura secundária similar a um grampo, com cerca de 70 nucleotídeos. Com o auxílio da exportina-5, o miRNA precursor é enviado para o citoplasma e processado pela enzima Dicer (uma outra RNAse de tipo III), responsável pela maturação final dos miRNA. Quando Dicer cliva o miRNA precursor, são produzidas duas fitas curtas e parcialmente complementares de RNA. Apesar de ambas as fitas poderem gerar miRNA funcionais, em geral uma delas é degradada e a outra se mantém como um miRNA ativo.[9] A molécula ativa de miRNA a partir da dupla fita pode variar entre tecidos e estado de desenvolvimento ou em um processo patológico. De qualquer modo, a nomenclatura das moléculas fitas-simples recebe a denominação 5′ ou 3′ conforme sua posição na molécula de RNA fita-dupla, sendo também usada a adição de um asterisco (*) quando níveis diferentes dos miRNA produzidos a partir do mesmo miRNA precursor.

## MECANISMOS DE REGULAÇÃO PÓS-TRANSCRICIONAL POR microRNA

Para exercer as suas atividades regulatórias, a fita ativa de miRNA é integrada ao complexo de silenciamento induzido por RNA, ou RISC (do inglês *RNA-induced silencing complex*). Esse complexo é formado pelo miRNA e uma série de proteínas, incluindo a enzima Dicer e membros da família de proteínas argonautas. Foi demonstrado que alguns argonautas, incluindo o Argonauta-2 (Ago2) humano, são capazes de clivar os mRNA-alvo diretamente. Sabe-se ainda que argonautas são responsáveis por recrutar as proteínas capazes de promover o silenciamento da tradução dos mRNA.[9] O complexo proteico auxilia a ligação do miRNA aos seus mRNA-alvo, resultando no silenciamento da produção de proteínas ou na degradação do mRNA. Assim, ao se ligar aos mRNA, o miRNA dentro do complexo RISC exerce sua atividade regulatória graças a uma complementaridade parcial, geralmente ao redor de 7 a 8 bases, com seus alvos. A sequência nucleotídica que permite o reconhecimento do mRNA-alvo pelos miRNA é denominada *seed sequence*.[9]

A regulação dos mRNA pelos miRNA é um processo similar ao descrito para os fatores de transcrição, que se ligam especificamente na região-alvo do DNA e regulam o início de transcrição de um gene. No entanto, a ligação dos miRNA ao mRNA-alvo não acontece com a mesma precisão nas regiões franqueadoras da sequência de reconhecimento, e o pareamento imperfeito e parcial das bases nucleicas dos miRNA com o mRNA-alvo, fora da sequência de reconhecimento, também parece ser importante para determinar a especificidade da ligação e a amplitude de alvos potencialmente regulados, algo que adiciona mais um nível de complexidade a esse processo. Assim como vários fatores de transcrição podem ser necessários no início de transcrição gênica, também vários miRNA podem regular um determinado transcrito.[1]

De acordo com o conhecimento atual, a principal atividade dos miRNA se dá nos processos de regulação gênica por intermédio do silenciamento gênico pós-transcricional. Em animais, os miRNA apresentam uma complementaridade parcial com sítios localizados na região 3' não traduzida dos mRNA que são por eles regulados.[10] Nas plantas, os miRNA apresentam, em geral, uma complementaridade total com alvos dentro da região codificadora dos mRNA. Enquanto um pareamento perfeito ou quase perfeito, em geral, promove a degradação do mRNA, um pareamento parcial – que, em geral, envolve o pareamento perfeito apenas das bases 2 a 7 dos miRNA– promove uma aceleração da remoção da cauda poli-A (com consequente desestabilização do mRNA), além de uma inibição da síntese da proteína codificada pelo gene-alvo.[1]

Os miRNA ainda são moléculas muito pouco conhecidas, e isso pode ser demonstrado pela extrema fluidez de alguns conceitos que temos sobre a biogênese e a capacidade regulatória dessas moléculas. A cada dia, novos artigos são publicados, demonstrando novos mecanismos de ação, ou novos caminhos utilizados para o processamento de miRNA. Por exemplo, já foi demonstrado que Dicer, já aqui descrita como uma enzima fundamental no processo de maturação das moléculas de miRNA, talvez não seja tão essencial assim. Em 2010, foi identificada uma via da biogênese de miRNA, que é independente de Dicer, e parece utilizar a atividade catalítica de Ago2 para gerar a molécula madura.[11] Outro mecanismo alternativo foi descrito no caso da proteína reguladora de *splicing* do tipo KH (KSRP), que se liga ao complexo de Drosha e Dicer, regulando a síntese de subgrupos específicos de miRNA,[12] assim como outros mecanismos independentes da presença das proteínas Drosha e Dicer.[13] No entanto, sabemos hoje que miRNA que se ligam à região codificadora e promovem a degradação dos mRNA também estão presentes em animais. Do mesmo modo, miRNA complementares a regiões não traduzidas, que, ao se ligarem a seus alvos, promovem uma inibição da síntese proteica, são mais frequentes em animais, mas também ocorrem em plantas.[1]

## miRNA E CÂNCER

Por estarem entre os mais importantes reguladores da produção de proteínas, os miRNA têm sido estudados em diversas áreas, incluindo a Oncologia. Seu impacto na Oncologia foi tremendo, e o respectivo conjunto da literatura disponível totaliza hoje cerca de 70 mil publicações (julho 2022), em um intervalo de apenas 20 anos desde a publicação do primeiro artigo que tratou deste tema 2002.[14] Nas próximas páginas deste capítulo, apresentaremos o papel dos miRNA em diversos aspectos do câncer, concluindo com as perspectivas de sua utilização.

Os miRNA já foram associados com a iniciação e com a progressão tumoral, além de sua expressão alterada também ser um fator prognóstico para alguns tipos de câncer (Tabela 23.1). De acordo com o contexto celular, alguns miRNA podem funcionar como oncogenes ou genes supressores de tumor. Seu padrão de expressão em diversos tumores é capaz de identificar neoplasias distintas e segregá-las de maneira mais precisa do que o observado para o padrão de expressão de mRNA.[15,16] Além disso, uma grande parcela dos miRNA conhecidos se localiza em sítios frágeis de quebra de DNA, ou em áreas do genoma associadas com o câncer, como no caso de regiões de perda de heterozigose, e sua expressão diferencial tem enorme potencial no diagnóstico de neoplasias.[14-19] De modo geral, como sugerido por diversos artigos, em tumores humanos, observa-se uma diminuição geral na expressão dos miRNA (Tabela 23.1).[20-78]

## Tabela 23.1. Exemplos de miRNA alterados em alguns tumores humanos[20-78]

| Tecido | miRNA | Expressão | Referências |
|---|---|---|---|
| Pulmão | Let-7, -17-92, -155, -10, -21 | Aumentada | 20-32 |
| | Família miR-29; -221 e -222; -1; -15a e -16; -183; -125a-5p; -212; -34a | Reduzida | |
| Cólon | miR-21 | Aumentada | 33-45 |
| | miR-145; -133b; -107; -143; -34b/c | Reduzida | |
| Mama | miR-9; -155; -10; Let-7; miR-103/107 | Aumentada | 46-64 |
| | miR-335 e -126; Família miR-200 e -205g; -146; -31; -200c; -193c; -17-5; -17/20; -30 | Reduzida | |

Continua >>

>> Continuação

## Tabela 23.1. Exemplos de miRNA alterados em alguns tumores humanos[20-78]

| Tecido | miRNA | Expressão | Referências |
|---|---|---|---|
| Próstata | miR-221 e -222; -125b; -21; -106b-25 cluster e -32 | Aumentada | 65-78 |
| | miR-15a; -16-1; -101; -23a/b; -205; -449a; -330; -143; -145 | Reduzida | |

Fonte: Desenvolvida pela autoria.

## miRNA COMO ONCOGENES E GENES SUPRESSORES DE TUMOR

O primeiro estudo que descreveu alterações na expressão em miRNA em tumore, mostrou uma diminuição de expressão de miR-15 e -16 em pacientes com leucemia linfocítica crônica de células-B.[14] Esses miRNA estão localizados no cromossomo 13q14, uma região deletada em cerca de 70% dos pacientes com essa malignidade.[79] Como comentado anteriormente, a presença de genes que codificam miRNA em sítios frágeis de quebra ou em regiões de perda de heterozigose é bastante comum, e a localização desses miRNA em regiões de perda frequente em tumores os classifica como genes supressores de tumor. Os miRNA da família let-7 regulam vários oncogenes, como RAS, MYC e HMGA2, que também são exemplos de genes supressores de tumor, sendo pouco expressos em tumores de pulmão,[80] glioblastoma,[81] tumores de próstata[82] e outros. Sua expressão diferencial é inclusive correlacionada com um pior prognóstico em pacientes com câncer de pulmão e com quimiorresistência em câncer de ovário.[83]

De maneira oposta, miRNA também podem atuar como oncogenes, como no caso do *cluster* de miR-17~92 (miR-17-5p, -17-3p, -18a, -19a, -19b-1, -20 e -92-1), que se mostrou superexpresso em vários tipos de linfomas,[84] câncer de pulmão,[21] carcinoma renal[85] e outros. Esse grupo de miRNA, juntamente com o oncogene MYC, parece controlar o crescimento de adenocarcinomas.[86] Outros miRNA que atuam como oncogenes são miR-221 e -222, que regulam a expressão de p27– um gene importante no controle negativo de ciclo celular nestes tumores – em glioblastomas.[87]

## PERFIL DE EXPRESSÃO DE miRNA NA CLASSIFICAÇÃO TUMORAL

O padrão de expressão de miRNA é capaz de estratificar corretamente diferentes tipos e graus de tumores. O padrão de expressão dos miRNA também pode ser correlacionado com prognóstico e pode auxiliar na escolha da terapêutica mais adequada. Um dos mais importantes artigos iniciais mostrou que o perfil de expressão de 217 miRNA foi capaz de agrupar corretamente os tumores com a mesma origem tecidual, incluindo a separação correta de amostras de origem epitelial ou de origem hematopoiética.[16] Como exemplo, a expressão de miRNA em 73 amostras de leucemia linfoblástica aguda (ALL) permitiu distinguir três grupos:

1. composto pelas cinco amostras positivas para a fusão BCR/ABL, além de 10 das 11 amostras contendo a fusão gênica TEL/AML1;
2. composto por 15 das 19 amostras de ALL de linfócitos-T; e
3. todas, exceto uma amostra com o rearranjo gênico do gene MML (leucemia mieloide/ linfoide ou leucemia de linhagem mista). Esses resultados sugerem que os miRNA são úteis na classificação tumoral e refletem as alterações moleculares centrais na gênese tumoral, incluindo aquelas geradas por fusões e rearranjos gênicos.

Nesse mesmo trabalho, esse grupo confirmou que amostras do trato gastrointestinal, que são derivadas do mesmo folheto embrionário, também mostraram um padrão similar de expressão de miRNA, permitindo o agrupamento dos tecidos do cólon, pâncreas, fígado e estômago. No entanto, a avaliação da expressão de 16 mil mRNA desses mesmos tecidos não permitiu esse agrupamento, sugerindo que miRNA podem ser marcadores mais eficientes do que mRNA, tendo, inclusive, o potencial de identificar a origem de amostras metastáticas indiferenciadas quando o tumor primário não é conhecido. Esse artigo também mostra que a maioria dos miRNA é menos expressa em tumores quando comparados a tecidos normais correspondentes, independentemente do tecido avaliado. Resultados similares também são observados em linhagens celulares tumorais em relação a linhagens normais correspondentes. Desse modo, a expressão de miRNA pode ser associada com a diferenciação tecidual, como observado nas células de leucemia mieloide HL-60, que, quando diferenciadas em neutrófilos por meio de ácido retinoico, apresentam um menor número de miRNA expressos.

O avanço dos estudos permitiu estabelecer perfis de miRNA característicos de tecidos diferentes, incluindo tecidos saudáveis e neoplásicos. Desse modo, temos hoje no mercado painéis diagnósticos úteis na prática clínica oncológica. Os primeiros painéis comercializados foram voltados para a identificação de tumores com origem da lesão primária desconhecida, com acurácia acima de 90% (Rosetta *genomics*) e para doença tireoidiana, gerando reduções de 85% de cirurgias de remoção de tireoide que seriam desnecessárias (*Interpace diagnostics*) (ver referência – 88). Por se tratar de moléculas de pequeno tamanho, estas são menos sujeitas a efeitos da degradação, algo que em diversos momentos inviabiliza o potencial marcador baseado em moléculas de RNA.

## miRNA COMO MARCADORES DE SOBREVIDA, METÁSTASES E CÂNCER

Dezenas de miRNA já foram descritos por estarem envolvidos com os mais diversos processos biológicos de tumores humanos. Esse número deve crescer consideravelmente com a expansão dos estudos em miRNA e pela descoberta de miRNAs relacionados a outros eventos associados à metástase, como a transição epitélio-mesênquima, apoptose e angiogênese. Em 2010,[89] autores demonstraram que a expressão de miR-196a encontra-se aumentada no glioblastoma multiforme se comparado a astrocitomas anaplásicos ou a amostras cerebrais sem câncer. Além disso, pacientes com maior expressão deste miRNA mostraram uma sobrevida menor em curvas de Kaplan-Meier (p = 0,0073) e análises multivariadas demonstraram que o nível de expressão de miR-196a é, por si só, um fator preditivo independente de sobrevida global em todos os 39 pacientes avaliados (p = 0,021, HR = 2,81).

Diversos trabalhos mostram que miR-21 está envolvido com processos biológicos importantes na carcinogênese, incluindo migração e proliferação celular e apoptose, possivelmente por ser capaz de regular múltiplos genes associados a esses processos, incluindo RECK e TIMP3. Um aumento de miR-21, achado frequente em diversos tumores, ocasiona o bloqueio da produção dessas proteínas, que atuam inibindo metaloproteases e estão associadas a uma menor malignidade. Gabriely *et al.*, 2008,[90] demonstraram que a inibição específica de miR-21, utilizando moléculas antissenso, permitiu o aumento de RECK e de TIMP3, reduzindo a atividade das metaloproteases tanto *in vitro* como *in vivo*, resultando em menores migração e invasão em células *in vitro* e em modelos animais. Mais recentemente, a diminuição de miR-21, com o simultâneo aumento da expressão miR-7 usando vetores lentivirais e vírus adeno-associados mostrou-se capaz de induzir apoptose mediada por caspases em modelos animais de glioblastoma multiforme.[91]

O papel de miRNA como supressores de metástases vem sendo consolidado por diversos artigos. Um dos primeiros e mais importantes trabalhos que demonstraram a ação de miRNA no desenvolvimento de metástases foi publicado pelo grupo liderado pelo Dr. Joan Massagué, do Memorial Sloan-Kettering em Nova York.[56] Esse trabalho avaliou a expressão de miRNA em linhagens celulares de câncer de mama que formam metástase em osso (MDA-MB-1833 ou MDA-MB-2287) ou em pulmão (MDA-MB-4175, MDA-MB-4173). Interessantemente, o padrão de expressão dos miRNA foi capaz de agrupar essas linhagens conforme o órgão para o qual essas lesões metastatizam. Entre os miRNA estudados, apenas 20 já foram suficientes para segregar corretamente as linhagens celulares. Quando seis miRNA de expressão reduzida em linhagens que metastatizam para o pulmão (miR-335, -126, -206, -122, -199a* e -489) tiveram sua expressão restituída por retrovírus recombinantes, houve diminuição de cinco vezes na colonização dessas células nesse órgão. Já a reeexpressão de miR-122a, -199a*, ou -489 gerou a redução da colonização pulmonar apenas nos estágios iniciais da metástase, sugerindo um papel sequencial e coordenado da expressão desses reguladores. A regulação da expressão de miRNA específicos em células que geram metástases pulmonares ou ósseas sugere um papel determinante dessas moléculas no mecanismo de metástase do câncer de mama, com uma pressão seletiva que resulta na perda da expressão desses miRNA durante o processo de metástase.

Nesse mesmo trabalho, células tumorais derivadas de fluido pleural de uma paciente com câncer de mama metastático foram inoculadas para gerar lesões metastáticas em camundongos. As células dessas lesões, que não expressavam miR-335, -206 e -126, tiveram a sua capacidade invasiva significantemente diminuída quando a expressão desses miRNA foi restituída pela sua reintrodução usando-se vetores virais. Estudos funcionais mostraram que o miR-126 suprime tumorigênese e metástase por meio da inibição de proliferação celular, ao passo que miR-335 e -206 não afetam a proliferação celular ou apoptose, *in vitro* ou *in vivo*, mas ocasionam uma alteração da morfologia celular de maneira que reduziu sua mobilidade, limitando a invasão metastática.

Uma avaliação da expressão de miR-335 e -126 em 20 tumores de mama primários mostrou que pacientes com baixa expressão desses miRNA desenvolveram metástases mais rapidamente e tiveram menor sobrevida livre de metástase, quando comparados com pacientes em que esses miRNA eram mais expressos, de modo independente do *status* do receptor de estrógeno ou o *status* de amplificação do gene HER-2.

A forte correlação entre a perda da expressão de miR-335 e a presença de metástases levou esses autores a investigarem a relação desse miRNA com a iniciação do processo metastático. Desse modo, sua expressão foi restituída nas linhagens que produzem metástases pulmonares e o perfil de expressão gênica global foi avaliado. Os autores verificaram um grupo de 756 genes com expressão reduzida após a expressão de miR-335 ter sido restaurada e compararam esses genes com 116 genes cuja expressão encontrava-se aumentada em pelo menos duas vezes nas duas linhagens que geram metástases pulmonares ou ósseas. A sobreposição desses dois conjuntos de genes revelou seis genes com expressão elevada em células altamente metastáticas, que tiveram sua expressão suprimida pelo miR-335. Esses genes, aparentemente regulados por miR-335, estão envolvidos com matriz extracelular e citoesqueleto, como o colágeno tipo I (COL1A1); em transdução de sinal, como o receptor de tirosinafosfatase PTPRN2; a tirosinaquinase c-Mer (MERTK) e a fosfolipase PLCB1. Além disso, um desses genes mostrou codificar uma proteína envolvida com migração celular (Tenascina C (TNC)) e um que codificava para o fator de transcrição SOX4, envolvido com desenvolvimento embrionário, determinação de destino celular, tumorigênese e controle de apoptose. Segundo análises *in silico*, todos esses genes têm possíveis sítios de ligação do miR-335 na sua região 3' não traduzida (3'UTR). Em um experimento complementar, a expressão de miR-335 foi inibida pelo uso de uma molécula antissenso complementar à sequência desse miRNA. Na linhagem MDA-MB-231, isso resultou no aumento da expressão dos genes SOX4, PTPRN2 e MERTK, sugerindo que SOX4, PTPRN2, MERTK e TNC possam ser alvos diretos de miR-335. A deleção de expressão dos genes SOX4 e TNC nas linhagens que metastatizam para o pulmão aboliu significativamente a capacidade invasiva dessas linhagens celulares. Quando SOX4 foi deletado nessas células, a fração de células alongadas diminuiu, de maneira similar ao observado quando a expressão de miR-335 é restaurada. Essas mudanças também se refletem na capacidade de migração celular, que se mostra diminuída. O mesmo fenômeno de diminuição de migração celular foi observado quando a expressão do gene TNC foi abolida. Em experimentos *in vivo*, a inibição da expressão de ambos os genes TNC e SOX4 diminuiu significativamente a metastatização dessas linhagens celulares para o pulmão, demonstrando que miR-335 regula o processo de metástase mediante a supressão da expressão desses genes. Em um passo seguinte, nesse mesmo trabalho, os autores avaliaram a expressão dos seis genes regulados por miR-335 (COL1A1, PTPRN2, MERTK, PLCB1, SOX4 e TNC) em amostras tumorais de pacientes com câncer de mama primário. Quando a expressão desses genes excedeu o desvio-padrão da média observada nas amostras testadas, estas eram classificadas como miR-335 negativas e derivavam de pacientes com sobrevida livre de metástase significativamente menor.

Os resultados marcantes desse trabalho tão completo, principalmente no que se refere à forte relação entre a perda de expressão de miR-335 e miR-126 e o significativo aumento de metástases de tumores primários de mama, reforçam o importante papel dos miRNA em Oncologia e demonstram seu potencial como marcadores de prognóstico, sugerindo ainda que estes possam em breve ser usados como drogas.

## O PAPEL DE VARIANTES GENÔMICAS – MUTAÇÕES, SNP, *SPLICING* E POLIADENILAÇÃO ALTERNATIVA – NA REGULAÇÃO GÊNICA POR miRNA E SUA ASSOCIAÇÃO COM O CÂNCER

A partir de um trabalho que mostrou que uma mutação no sítio de ligação de miR-189 no gene SLITRK1 estava associada à síndrome de Tourette,[92] diversos grupos começaram a buscar mutações ou polimorfismos de base única (chamados de "SNP", do inglês *single nucleotide polymorphisms*) em miRNA ou nos seus sítios de ligação, que pudessem estar associados com risco de desenvolvimento do câncer.

SNP nos genes codificadores de miRNA podem influenciar a produção do transcrito primário do miRNA afetando a geração do miRNA precursor ou a interação entre o miRNA maduro e seus genes-alvo. SNP em miRNA primários podem causar alterações dos níveis dos miRNA durante seu processamento ou afetar os níveis de expressão dos miRNA maduros, como observado para miR-16 e let-7, que, quando alterados pela presença de SNP, são produzidos em menor quantidade na forma de miRNA maduros.[93] A busca por mutações e SNP nos genes que codificam os miRNA ou em seus sítios de ligação nos genes alvo mostrou que esses eventos são raros, provavelmente em virtude de pressões evolutivas[94] decorrentes da grande amplitude de alvos potenciais. Todavia, vários estudos mostram a associação entre SNP em miRNA primários e o maior ou menor risco de desenvolvimento de câncer. Como exemplo, um SNP na região do *loop* terminal do precursor do miR-27a mostrou uma redução do risco de desenvolvimento de câncer de mama em famílias com histórico de câncer de mama não relacionado a BRCA e também em famílias com BRCA2 mutado.[95,96] Mais recentemente, um estudo com mais de 1.400 mulheres chinesas sugere que polimorfismos genéticos localizados na região promotora de miR-219a (rs107822) ou no pre-miR-149 estão associados com o risco de desenvolvimento de câncer cervical,[97] o que reforça a importância de moléculas regulatórias e efetoras no desenvolvimento de neoplasias.

Do mesmo modo, SNP localizados em genes que codificam enzimas envolvidas com o processamento dos miRNA também devem ser estudados. Por exemplo, foi demonstrado que a enzima DROSHA, que atua no processamento de miRNA primários, interage com p68 e p53. Diante de todo o histórico de associação de mutações em p53 e câncer, é possível que mutações em p53 modifiquem a capacidade catalítica de DROSHA e, com isso, haja um desbalanço na produção de miRNA. Essa questão é também importante diante da relação existente entre p53 e predisposição genética ao desenvolvimento de alguns tipos de cânceres, como no caso da síndrome de Li-Fraumeni, em que pode haver uma diminuição no processamento de miRNA ou alteração de suas funções.[98] Fenótipos também podem existir por causa de polimorfismos ou mutações em mRNA,

criando ou abolindo sítios de ligação de miRNA, ocasionando uma regulação anômala. O miRNA let-7 se liga na 3' UTR de KRAS e regula sua expressão, sendo que ambos let-7 e KRAS estão implicados na carcinogênese de pulmão.[99] Existem dez sítios de ligação de let-7 na região 3'UTR de KRAS, sendo que um SNP em um desses sítios se mostrou associado com 20% dos casos de câncer de pulmão quando comparado com 5% da população-controle.[100] Esse mesmo SNP foi associado com um aumento do risco de desenvolvimento de câncer de pulmão de 2,3 vezes em fumantes moderados.[101] É possível que a presença de SNP, juntamente com a presença de mutação no gene KRAS, amplifique o potencial oncogênico. Assim, ambas as alterações têm o potencial de ser usadas na identificação de pacientes com alto risco de desenvolvimento de câncer de pulmão.

Outras alterações também podem afetar a regulação dos miRNA envolvendo processamento que provoque uma redução ou criação de sítios de ligação dos miRNA às moléculas-alvo. Esses eventos incluem dois tipos principais de alteração: o *splicing* alternativo de mRNA (a inserção ou retirada de blocos de nucleotídeos que podem conter sítios regulatórios) e a poliadenilação alternativa (inserção de cauda poli-A em local alternativo do transcrito, propiciando a redução da região 3'UTR onde ocorre a maior parte dos sítios regulatórios). Existem evidências claras na literatura demonstrando a diminuição no tamanho das 3'UTR de alguns mRNA em células tumorais, muitas vezes abolindo os sítios de ligação de miRNAs e permitindo o escape da regulação pelos miRNAs o que produz um aumento de até dez vezes na produção das proteínas codificadas por esses genes.[102]

Outro conceito importante a ser discutido é a busca de SNP em sítios de ligação de miRNA na região 5' não traduzida (5'UTR) dos mRNA, em vez da região 3'UTR que classicamente carrega os principais sítios de ligação. Já existem exemplos descritos na literatura de ligação de miRNA nestas regiões, como no caso do miR-10a que se liga na 5'UTR de genes codificadores de proteínas ribossomais, aumentando sua tradução.[103] Outro exemplo é o miR-148, que regula a expressão do gene DNMT3B por meio de ligação em um sítio conservado dentro da região codificante dessa proteína.[104] Daí a importância da busca de mutações ou SNP em toda a extensão dos genes de interesse, incluindo não apenas alterações em possíveis sítios de ligação na região 3'UTR, mas também nas regiões 5'UTR, nas molduras abertas de leitura e eventualmente nas regiões promotoras ou outras regiões regulatórias de transcritos. Em conjunto, essas observações reforçam o conceito de que variantes genômicas, sejam elas germinativas (polimorfismos), sejam elas somáticas (mutações) nas sequências dos miRNA (maduros ou moléculas precursoras) ou ainda em suas regiões-alvo, e podem ter um papel na oncogênese ou ter impacto relevante no prognóstico de diversos tumores. Por se localizarem em regiões não codificadoras de proteínas, essas regiões, em geral, não são alvo de painéis gênicos, e nem mesmo de estudos-padrão de exomas. Assim, essas regiões e variantes com enorme potencial funcional ainda têm sido desconsideradas na imensa maioria dos estudos atuais. No entanto, essas variantes podem alterar a gênese e a maturação de miRNA ou afetar sítios de ligação dos miRNA, ou, ainda, criar sítios novos que podem sequestrar miRNA de modo eficiente. Essas variações, com frequência, ocorrem nas regiões regulatórias e não codificadoras dos transcritos e podem impactar fortemente os processos regulatórios que atuam nas neoplasias.[105,106] Apesar de o estudo das alterações genômicas que não causam modificações na sequência primária de proteínas ser mais desafiador – desde sua identificação como algo relevante até a validação funcional –, essas regiões não podem ficar de fora dos estudos, pois têm enorme potencial de impacto funcional.

## miRNA E ANGIOGÊNESE

miRNAs têm um importante papel modulador de diversas funções e processos vasculares incluindo diferenciação, migração, proliferação e apoptose. Em vasos sanguíneos que participam de processos patológicos, a expressão de miRNA encontra-se alterada de modo a permitir uma expressão proteica diferencial compatível com a patologia, incluindo a angiogênese que permite o maior aporte circulatório requerido para o crescimento dos tumores. A angiogênese é um processo de desenvolvimento de novos vasos sanguíneos a partir de vasculatura preexistente, um processo normal e vital, importante no crescimento, desenvolvimento normal de órgãos e na cicatrização. A angiogênese ocorre em momentos e locais precisos e,

desse modo, é um processo fisiológico extremamente controlado, desencadeado pela produção e secreção de uma série de fatores de crescimento e de transcrição produzidos pelos tumores. Durante o crescimento de tumores sólidos, o processo de angiogênese é crucial para o fornecimento de sangue que permitirá o desenvolvimento tumoral. Ao que parece, angiogênese e miRNA estão intimamente relacionados e uma série de artigos têm demonstrado essa associação.

Como já discutido, a biogênese dos miRNA é dependente das enzimas Drosha e Dicer e, aparentemente, de Argo2. A importância dos miRNA na biologia dos mamíferos foi em parte demonstrada pela inativação do gene que codifica para a proteína Dicer em camundongos. A deleção ou mutação dos alelos de Dicer causa letalidade embriônica associada com a perda de células-tronco pluripotentes e defeitos na formação de vasos sanguíneos. A inativação de Dicer em tecidos demonstrou que essa proteína é essencial em vários processos, como a morfogênese de membros, de pulmão e de pele; a manutenção de folículos de cabelo; o desenvolvimento e diferenciação de células T; e na sobrevivência neuronal, um indício de que miRNA devem atuar em várias vias e processos metabólicos. Como esperado, o silenciamento dessa enzima afeta diretamente a produção dos miRNA. Uma das consequências foi a alteração de função das células endoteliais (EC), que formam a barreira interna da vasculatura e são fundamentais no desenvolvimento vascular e em patologias como a inflamação e o câncer. A deleção de Dicer em células endoteliais de camundongos demonstrou que os miRNA dessas células são necessários na angiogênese pós-natal e ocasionou grande redução de resposta angiogênica a vários estímulos como a isquemia de membros, na formação de tumores ou pela adição de fator de crescimento endotelial vascular (VEGF) exógeno.

Alguns miRNA específicos foram relacionados com a angiogênese em experimentos feitos em animais. Um bom exemplo é o miR-126, que é expresso em EC e, quando deletado em camundongos, afeta os vasos sanguíneos, tornando-os menos estruturados, propensos a vazamento, a hemorragias e à morte embrionária.[107] Esses animais também têm problemas de vascularização cerebral e da retina e não respondem a fatores de crescimento que promovem a angiogênese. Quando esses mesmos animais sofrem um infarto do miocárdio, sua sobrevivência é menor e o surgimento de novos vasos cardíacos é diminuído.

Aparentemente, a via de p53 pode regular a angiogênese, e foi demonstrado que p53 é capaz de regular a sinalização a partir de um sinal de hipóxia por meio do controle transcricional de miR-107. Os autores mostraram que miR-107 reduz a sinalização hipóxica ao suprimir o fator induzido por hipóxia 1b (HIF-1beta). Animais nocaute para miR-107 têm maior expressão de HIF-1b e maior sinalização após hipóxia em células de câncer de cólon humano. A superexpressão de miR-107 inibiu a expressão de HIF-1b e a sinalização celular induzida por hipóxia. A superexpressão de miR-107 em células tumorais suprimiu a expressão tumoral de VEGF e a angiogênese tumoral. Finalmente, em amostras de câncer de cólon humanas, a expressão de miR-107 se mostrou inversamente proporcional à expressão de HIF-1b e, em conjunto, esses dados sugerem que miR-107 possa mediar a regulação do sinal hipóxico mediado por p53 além da angiogênese tumoral.[108] Outros fatores críticos para a resposta anti-hipóxica que induz a angiogênese, como HIF1a, regulado por miR-20b,[109] miR-519c[110] e VEGFa regulado por miR-20b,[109] miR-126,[111,112] reforçam a importância dos miRNA no controle da angiogênese.

Cabe notar um trabalho de nosso grupo, em que observamos a regulação conjunta e sincrônica de cinco miRNA localizados em três diferentes cromossomos humanos e de camundongos, todos eles membros da família do miR-17. Os miRNA dessa família compartilham suas *seed-sequences* de modo que os diferentes membros da família podem regular um conjunto similar de genes. Nesses experimentos, realizados em condições de simulação de hipóxia em camundongos neonatos, o momento compatível com a estimulação do crescimento dos novos vasos sanguíneos coincide com a queda da expressão de todos os cinco miRNAs da família de miR-17, o que faz sentido já que a manutenção dos níveis de expressão fisiológica de apenas um dos miRNA da família teria o potencial de impedir a expressão dos genes-alvo e, consequentemente, da angiogênese.[113] Nessa análise, observamos que esses miRNA regulam dois genes-chave no processo de angiogênese – o fator de transcrição HIF1A e um de seus genes-alvo, o VEGFA (além de outros genes importantes na cascata angiogênica) –, ambos com papel central na vascularização que permite o crescimento de tumores primários e de lesões metastáticas. Uma

das mensagens do artigo é o potencial dos miRNA para atuar em processos regulatórios complexos; nesse caso, a angiogênese, em que os mesmos miRNA regulam a produção de um fator de transcrição (HIF1A) e de um de seus genes-alvo (VEGFA), em um mecanismo que realiza e amplifica o potencial regulatório de modo a disparar e manter o processo angiogênico.

## miRNA COMO AGENTES REGULADORES CENTRAIS EM REDES GÊNICAS

Além da importância indiscutível da regulação de mRNA pelos miRNA, hoje, acredita-se que o processo de regulação dos miRNA é ativo também em RNA não codificadores e envolve moléculas diversas, incluindo RNA longos não codificadores de proteínas (lncRNAs – que têm mais de 200 nt de tamanho). Em 2011, foi apresentada uma proposta unificadora em que diversas categorias de transcritos – envolvendo pseudogenes transcritos, lncRNAs –, que compartilham elementos responsivos a miRNA, formam uma ampla rede de RNA endógenos que competem pelos miRNA[114] e, deste modo, regulam a atividade dos miRNA.

Uma das mais instigantes classes de moléculas nessa rede de RNA não codificadores de proteínas é formada pelos RNA-circulares (circRNA). Após alguns anos da descrição inicial dessas moléculas em vírus, o que ocorreu ao fim dos anos 1970,[115] hoje, vemos diversos grupos explorando o potencial de circRNA em Oncologia, conforme revisões recentes.[116,117]

Os circRNA consistem em um *loop* de RNA fita-simples, produzido pelo *splicing* reverso que gera um círculo covalentemente fechado – circRNAs apresentam um alto grau de conservação e uma maior estabilidade –, pelo menos 2,5 vezes maior em comparação a mRNA lineares.[118] Os circRNA são resistentes à degradação pela RNAse R, o que, em conjunto com as ausência de extremidades livres (chave para mecanismos de decaimento normalmente presentes nas células), os torna mais estáveis e permite que suas ações biológicas sejam exercidas por mais tempo. A resistência à RNAse R permite ainda o estudo dirigido a essas moléculas, após digestão seletiva dos RNA lineares e sequenciamento em larga escala. Mais de cem mil circRNA humanos já foram descritos e vários apresentam especificidade de expressão conforme o tecido de origem e o estado patológico. Relevante para este capítulo, diversos grupos sugerem que os circRNA teriam a capacidade de atuar como esponjas seletivas de certos miRNA, servindo como alvos de ligação alternativos, competindo com os RNA lineares. Um dos circRNA mais bem estudados é o CDR1as (ciRS-7). Essa molécula tem seus níveis regulados pelo miR-671, para o qual tem um sítio de ligação com complementaridade quase perfeita – indicando capacidade deste miRNA em modular a sua clivagem. Esse circRNA tem ainda 73 sítios potenciais de ligação do miR-7[119] – algo que pode sugerir seu potencial, assim como o de outros circRNA, de regular os níveis dos miRNA intracelulares a eles ligados, ao os mobiliz, inativa-los e/ou degradá-los. Experimentos com *knockouts* mostram que o CDR1as modula os níveis de miR-7, afetando de modo subsequente os níveis dos seus alvos e sugerem, de modo interessante, que sinais específicos podem causar a liberação de miRNA ligados aos RNA circulares, os quais poderiam funcionar como um estoque de miRNA intracelular e de rápido acesso.[120] No entanto, a atividade biológica dos circRNA ainda não é totalmente conhecida e sua atuação em conjunto com os miRNA ainda não é consenso.[121]

## miRNAS CODIFICADOS EM GENOMAS VIRAIS E SEU IMPACTO NA ONCOGÊNESE

Diante da capacidade regulatória dos miRNA, é possível imaginar que, durante a evolução, alguns patógenos pudessem apresentar moléculas regulatórias similares. Com o avanço das ferramentas de sequenciamento e análise, foi possível descobrir a presença de miRNA codificados nos genomas de vírus de DNA e de RNA e que têm papel importante em processos de replicação viral, evasão imune e persistência da infecção nos mais diversos hospedeiros. O primeiro miRNA viral foi descoberto no vírus de Epstein-Barr (EBV), ainda em 2004.[122] Hoje, mais de 500 miRNA virais já foram descritos, a maioria codificada em vírus com genomas de DNA em que parecem ter papel relevante na biogênese, na interação vírus-hospedeiro e na patogênese viral.

Alguns desses aspectos foram estudados no EBV cujo genoma codifica para > 80 genes e 48 miRNA.[123,124] Os miRNA de EBV têm valor prognóstico em câncer gástrico, em que o ebv-miR-BART20-5p foi associado a uma menor sobrevida,[125] e podem ainda ser marcadores relevantes em tumores nasofaríngeos, com a avaliação de níveis plasmáticos do ebv-miR-BART7.[126]

De modo relevante, miRNA codificados pelo genoma de EBV parecem ter ainda um papel na promoção da expressão de PD-L1 (*programmed death ligand 1* – uma molécula central na revolucionária imunoterapia antitumoral), promovendo, assim, mecanismos de escape do sistema imune que favorecem não apenas as partículas virais, mas também os tumores positivos para EBV.[127,128] De modo complementar, recentemente foi descrita a expressão de um circRNA codificado no genoma de EBV, que se mostrou significativamente associado com a formação de metástases e com o pior prognóstico de câncer gástrico em modelos animais.[129]

## PERPECTIVAS

### miRNAs na prevenção do câncer?

Até os dias de hoje, poucos trabalhos descrevem o uso de miRNA na prevenção de tumores malignos. No entanto, em alguns casos específicos, é possível que miRNA ou anti-miRNAs possam ser úteis na prevenção de alguns tipos de tumores. Um exemplo claro pode ser dado pela evolução no conhecimento de miRNA hepáticos, sua relação com a infecção pelo vírus da hepatite C (HCV) e câncer de fígado e seu impacto no desenvolvimento de terapias específicas que podem reduzir o desenvolvimento desses tumores.[130]

O vírus da hepatite C (HCV) infecta 170 milhões de pessoas ao redor do mundo. Infelizmente, além de o tratamento disponível ser muito tóxico e só funcionar em cerca de 50% dos pacientes, o desenvolvimento de câncer de fígado é comum nos indivíduos infectados. Foi descoberto que o miRNA-122, abundantemente expresso no fígado, é essencial para o acúmulo do RNA do HCV em células hepáticas em cultura. Estudos demonstraram que esse miRNA se liga ao genoma do HCV e facilita a replicação do RNA viral,[131] em um claro exemplo de seleção natural. Deste modo, se o miR-122 é essencial para a replicação viral, talvez a sua redução fosse capaz de regular negativamente a multiplicação do HCV. Com base nesses princípios, Lanford *et al.*, 2010,[130] utilizaram oligonucleotídeos capazes de bloquear o miR-122 e avaliaram seu impacto nos níveis desse vírus. Os autores demonstraram que, em chimpanzés experimentalmente infectados com o HCV, o bloqueio usando oligonucleotídeos complementares ao miR-122 ocasionou uma redução de 2 ordens de magnitude na carga viral, com tratamentos semanais feitos por 12 semanas. Interessantemente, além de nenhum efeito colateral ter sido observado, o tratamento não promoveu mutações nos poucos vírus restantes e foi capaz de induzir uma significativa melhora na patologia hepática induzida pelo HCV. Posteriormente, moléculas modificadas do miR-122 antissenso (denominado "miravirsen") foram usadas em conjunto com outras substâncias (incluindo interferon), demonstrando ampla atividade antiviral e pequena resistência induzida por mutações do vírus,[132] permitindo o início de ensaios clínicos. Deste modo, abordagens similares a esta são promissoras não apenas como estratégia antiviral geral, mas também como um uma intervenção com potencial de reduzir a incidência de câncer hepático induzido por HCV. Com o avanço das pesquisas nesta área, esperamos que novos exemplos surjam para esta aplicação.

### O uso terapêutico de miRNA e anti-miRNA

Se um dado miRNA está elevado em um tumor, a princípio, o retorno de sua concentração para os níveis fisiológicos poderia ter algum impacto na evolução da doença. Do mesmo modo, se um dado miRNA encontra-se reduzido no processo tumoral, a recomposição da sua concentração normal poderia ter um efeito benéfico. Consequentemente, a capacidade de enviar um dado miRNA ou um anti-miRNA ao tecido de interesse promete se transformar em uma nova ferramenta terapêutica.

### Utilização de miRNA ou anti-miRNA *in vitro* e *in vivo*

Um exemplo prático da aplicação terapêutica de miRNA pode ser dado por um artigo que avaliou os efeitos da recomposição dos níveis de miR-326 em glioblastomas. A transfecção desse miRNA, que normalmente encontra-se reduzido nesses tumores, elevou a morte celular programada em células em cultura. Quando células de gliomas foram transfectadas com o miR-326 e injetadas em animais para a formação de tumores, houve significativa diminuição do potencial tumorigênico, sugerindo potencial para o uso de miRNA na terapêutica.[133]

Uma alternativa utilizada com sucesso em culturas celulares de glioblastoma foi a administração de quimioterapia associada a oligonucleotídeos antissenso específicos para a inibição de um dado miRNA. O miRNA em questão foi o miR-21, que geralmente encontra-se com expressão aumentada em glioblastomas. No trabalho de Ren *et al.*, um oligonucleotídeo antissenso para o miR-21 administrado juntamente com 5-fluorouracil (5-FU), uma droga quimioterápica utilizada em alguns tipos de câncer, foi usado em culturas celulares de glioblastoma em conjunto com dendrímeros PAMAM (polímeros utilizados como veículos de entrega de drogas). A diminuição da expressão de miR-21, graças à molécula antissenso, propiciou a redução do crescimento celular, o aumento de apoptose e a parada do ciclo celular. A introdução do antimiR-21 aumentou bastante a citotoxidade de 5-FU e diminuiu a capacidade de migração celular, sugerindo o uso desse sistema combinado de quimioterapia e oligonucleotídeos antissenso em glioblastomas com superexpressão de miR-21.[133]

Outra abordagem de possível interesse clínico futuro é a combinação de uma formulação de nanopartículas baseadas em lipossomos. Essa formulação, utilizando um fragmento de um anticorpo específico, permitiu a introdução do miR-34a na lesão metastática da linhagem de melanoma B16F10, o que levou a uma inibição da ação da proteína survivina (relacionada com a resistência à apoptose) e, deste modo, induziu a morte celular programada, gerando redução da massa tumoral.[134] O miR-34a, que já teve a sua redução de sua expressão demonstrada em diversos tipos de câncer,[32] também foi alvo de uma terapia específica de reintrodução, utilizando outro sistema com base em lípides.[135] Nesse sistema, partículas sintéticas de miR-34a foram dirigidas às células tumorais em um modelo de câncer de pulmão, usando vesículas lipídicas, o que resultou em bloqueio do crescimento tumoral. Essa estratégia, de certo modo, mimetiza as vesículas extracelulares que normalmente carreiam proteínas, mRNA e miRNA que atuam na homeostase e na sinalização neoplásica e pré-metastática.[136-139] A reposição desse miRNA, seja por via oral, seja por via sistêmica, reduziu as proteínas codificadas pelos genes-alvo desse miRNA e causou efeitos antioncogênicos associados à reposição dos seus níveis fisiológicos.[135]

Um dos principais aspectos que determinam falha terapêutica em glioblastoma é a resistência à apoptose.[136] Aparentemente, a resistência à apoptose após o tratamento é modulada pelo aumento da expressão de miR-21.[137] Em 2007, um grupo demonstrou o uso terapêutico de miRNA mediado por lentivírus, para o tratamento de glioblastomas, buscando suprimir

miR-21 utilizando oligonucleotídeos de maior estabilidade, do tipo LNA (do inglês, *locked nucleic acid*), complementares à fita madura do miR-21.[138] Os resultados demonstraram que a supressão desse miRNA aumentou a atividade de caspases, o que aumentou a apoptose celular *in vitro* e também *in vivo*, após a injeção intracraniana de células tratadas e não tratadas em modelos animais. Esses resultados sugerem que uma terapia complementar com base miR-21 possa ser usada com sucesso no tratamento deste e de outros tipos tumorais.

Alguns dos estudos de entrega de miRNA foram feitos em tecido hepático, utilizando o método de injeção hidrodinâmica. Esse procedimento é altamente eficiente em camundongos e ratos, sendo realizado, pela injeção na veia caudal, de solução salina contendo as moléculas de interesse. Essa injeção é feita rapidamente (5 a 7 segundos), em um volume elevado que corresponde a 10% do volume corporal do animal (aproximadamente 2 mL em um camundongo). Essa rápida injeção de um grande volume acarreta uma alteração da dinâmica circulatória do fígado, o que faz com que os ácidos nucleicos sejam introduzidos nas células hepáticas (ver referência – 139). Diante da capacidade de atingir células hepáticas, esse método foi usado para modular, *in vivo*, o miR-122 (que, como já comentado, consegue controlar a replicação dos vírus das hepatites B e C).[140] Além de favorecer o contato entre os ácidos nucleicos de interesse e as células a serem transfectadas, esse protocolo causa alterações reversíveis na membrana plasmática, permitindo a entrada dos ácidos nucléicos. Esse protocolo, apesar de bastante eficiente, apresenta limitações para seu uso na prática clínica. Uma extrapolação do protocolo usado em murinos indica que seu uso em humanos adultos deveria requerer a injeção de litros de solução em poucos segundos, possivelmente com consequências danosas.

Métodos biológicos têm sido os mais utilizados para a entrega de miRNA nas células e tecidos de interesse. Normalmente, esses métodos incluem o uso de vetores virais (principalmente retrovírus, lentivírus e vírus adeno-associados), que normalmente são bastante eficientes na transferência do DNA para o alvo desejado. Alguns dos problemas associados com essa abordagem incluem a dificuldade de atingir seletivamente as células ou tecidos de interesse; além disso, adenovírus são imunogênicos e podem causar transformação celular, podendo eventualmente resultar o desenvolvimento do câncer.

Diante de algumas limitações existentes, como a dificuldade de atingir de modo específico o tecido desejado, a busca de alternativas é fundamental para a construção de sistemas de fato eficientes. Uma possível alternativa é utilizar elementos genômicos de organismos que tenham um tropismo natural para determinados órgãos. Graças ao seu tropismo pelos gânglios da raiz dorsal, vetores com base no genoma do herpesvírus simples (HSV) foram modificados de modo a serem capazes de carregar moléculas de interesse (shRNA ou mesmo miRNA) e transportá-las até os neurônios do gânglio basal.[141] Essa abordagem utilizou vetores baseados em um genoma defectivo do HSV, incapaz de se replicar *in vivo*, e permitiu obter silenciamento gênico efetivo ao levar miRNA dirigidos a genes-alvo específicos à região cerebral desejada. Esse protocolo se consistiu em uma única injeção semanal que resultava em silenciamento gênico por pelo menos 1 semana.

A possibilidade de utilização de promotores indutíveis ou tecido-específicos, no controle da expressão de miRNA ou anti-miRNA, além da possibilidade de silenciamento simultâneo de diferentes genes-alvo, tem claras vantagens que estimulam a utilização de vetores com base em miRNA para uma série de diferentes aplicações. Uma abordagem tentadora seria a clonagem de miRNA em vetores tipo AAVP (vetores híbridos formados por elementos de fagos e de vírus adeno-associados), que têm grande especificidade de entrega (graças a características de fagos) associados a uma boa capacidade de transdução (características de adenovírus).[142] No entanto, a utilização destes vetores para esta aplicação ainda não foi demonstrada.

O potencial terapêutico de moléculas sintéticas que mimetizam miRNA (*RNA mimics*) ou que são complementares aos miRNA, tendo o potencial de inativá-los (anti-miRNAs), é muito grande. e diversos grupos têm trabalhado de modo intenso no desenvolvimento de alternativas que possam restaurar a expressão reduzida ou reduzir uma expressão elevada de miRNA em condições patológicas. Alternativas diversas, empregando vetores virais e não virais, são discutidas em revisões recentes sobre o tema[143-145] que deixam claras as perspectivas favoráveis e os desafios ainda existentes para a aplicação clínica da modulação de miRNA.

## CONCLUSÃO

A descoberta dos miRNA e de seu papel regulatório foi certamente um dos achados biológicos mais importantes dos últimos anos. A revolução gerada por essas moléculas pode ser observada não apenas pelos milhares de artigos publicados nesse curto intervalo de tempo, mas também pelo desenvolvimento de reagentes e *kits* específicos para o estudo de miRNA e pela criação de laboratórios inteiramente dedicados ao seu estudo.

O impacto dos miRNA ainda será sentido, de modo muito mais contundente, por alguns motivos básicos e simples:

1. essas moléculas, por serem pequenas, são mais resistentes à degradação e permitem o estudo de amostras biológicas não adequadas para estudos de mRNA ou de proteínas, o que aumenta o seu valor como ferramenta no diagnóstico/prognóstico/teranóstico;

2. diferentemente do estudo de proteínas ou de mRNA, miRNA podem ser reintroduzidos ou bloqueados de modo muito mais simples, inclusive na forma de LNA, gerando efeitos biológicos duradouros e efetivos.

A revolução dos miRNA está apenas no seu primórdio. Seus mecanismos de ação certamente ainda não foram totalmente desvendados e restam ainda inúmeros processos a serem descobertos. Hoje, vemos o surgimento dos primeiros *kits* de diagnóstico clínico com base em miRNA e começamos a entender o papel dos miRNA virais e dos circRNA na regulação e nas atividades fisiológicas dos miRNA. Ainda não sabemos determinar os alvos dos miRNA de modo inequívoco e ainda não compreendemos bem como funcionam as redes regulatórias de miRNA onde diversos miRNAs, que têm o mesmo alvo, podem competir ou reforçar o efeito regulatório dos demais. Ainda não somos capazes de enviar esses miRNA aos tecidos de interesse, *in vivo,* mas quando esse processo for dominado, as terapias com base em miRNA podem se tornar uma realidade impactante na Oncologia do futuro.

## REFERÊNCIAS

1. Bartel DP. MicroRNAs: target recognition and regulatory functions. Cell. 2009;136:215-33.

2. Lee RC, Feinbaum RL, Ambros V. The C. elegans heterochronic gene lin-4 encodes small RNAs with antisense complementarity to lin-14. Cell. 1993;75,843-54.

3. Reinhart BJ, Slack FJ, Basson M, Pasquinelli AE, Bettinger JC, Rougvie AE, et al. The 21-nucleotide let-7 RNA regulates developmental timing in Caenorhabditis elegans. Nature. 2000;403,901-6.

4. Pasquinelli AE, Reinhart BJ, Slack F, Martindale MQ, Kuroda MI, Maller B, et al. Conservation of the sequence and temporal expression of let-7 heterochronic regulatory RNA. Nature. 2000;408:86-9.

5. Rodriguez A, Griffiths-Jones S, Ashurst JL, Bradley A. Identification of mammalian microRNA host genes and transcription units. Genome Res. 2004;14:1902-10.

6. Baskerville S, Bartel DP. Microarray profiling of microRNAs reveals frequent coexpression with neighboring miRNAs and host genes. RNA. 2005;11:241-7.

7. Yu J, Wang F, Yang GH, Wang FL, Ma YN, Du ZW, et al. Human microRNA clusters: Genomic organization and expression profile in leukemia cell lines. Bioch Bioph Res Commun. 2006;349:59-68.

8. Bartel DP. Metazoan MicroRNAs. Cell. 2018;173:20-51.

9. Pratt A, MacRae I. The RNA-induced silencing complex: a versatile gene-silencing machine. J Biol Chem. 2009;284:17897-901.

10. Williams AE. Functional aspects of animal miRNAs. Cell Moll Life Sci. 2008;65:545-62.

11. Cifuentes D, Xue H, Taylor DW, Patnode H, Mishima Y, Cheloufi S, et al. A Novel miRNA processing pathway independent of dicer requires argonaute2 catalytic activity. Science. 2010;328:1694-8.

12. Trabucchi M, Briata P, Garcia-Mayoral M, Haase AD, Filipowicz W, Ramos A, et al. The RNA-binding protein KSRP promotes the biogenesis of a subset of microRNAs. Nature. 2009;459:1010-4.

13. Yang JS, Lai EC. Alternative miRNA biogenesis pathways and the interpretation of core miRNA pathway mutants. Mol Cell. 2011;43:892-903.

14. Calin GA, Dumitru CD, Shimizu M, Bichi R, Zupo S, Noch E, et al. Frequent deletions and down-regulation of micro-RNA genes miR15 and miR16 at 13q14 in chronic lymphocytic leukemia. Proc Natl Acad Sci USA. 2002;99:15524-9.

15. Esquela-Kerscher A, Slack FJ. Oncomirs – microRNAs with a role in cancer. Nat Rev Cancer. 2006;6:259-69.

16. Lu J, Getz G, Miska EA, Alvarez-Saavedra E, Lamb J, Peck D, et al. MicroRNA expression profiles classify human cancers. Nature. 2005;435:834-8.

17. Moss EG. MicroRNAs: hidden in the genome. Curr Biol. 2002;12:R138-40.

18. Calin GA, Sevignani C, Dumitru CD, Hyslop T, Noch E, Yendamuri S, et al. Human microRNA genes are frequently located at fragile sites and genomic

regions involved in cancers. Proc Natl Acad Sci USA. 2004;101:2999-3004.

19. Marquardt S, Richter C, Pützer BM, Logotheti S. miRNAs targeting double strand DNA repair pathways lurk in genomically unstable rare fragile sites and determine cancer outcomes. Cancers (Basel). 2020;12:876.

20. Takamizawa J, Konishi H, Yanagisawa K, Tomida S, Osada H, Endoh H, et al. Reduced expression of the let-7 microRNAs in human lung cancers in association with shortened postoperative survival. Cancer Res. 2004;64:3753-6.

21. Hayashita Y, Osada H, Tatematsu Y, Yamada H, Yanagisawa K, Tomida S, et al. A polycistronic microRNA cluster, miR-17-92, is overexpressed in human lung cancers and enhances cell proliferation. Cancer Res. 2005;65:9628-32.

22. Yanaihara N, Caplen N, Bowman E, Seike M, Kumamoto K, Yi M, et al. Unique microRNA molecular profiles in lung cancer diagnosis and prognosis. Cancer Cell. 2006;9:189-98.

23. Shi Y, Liu C, Liu X, Tang DG, Wang J. The microRNA miR-34a inhibits non-small cell lung cancer (NSCLC) growth and the CD44hi stem-like NSCLC cells. PLoS One. 2014;9:e90022.

24. Chen DQ, Huang JY, Feng B, Pan BZ, De W, Wang R, et al. Histone deacetylase 1/Sp1/microRNA-200b signaling accounts for maintenance of cancer stem-like cells in human lung adenocarcinoma. PLoS One. 2014;9:e109578.

25. Fabbri M, Garzon R, Cimmino A, Liu Z, Zanesi N, Callegari E, et al. MicroRNA-29 family reverts aberrant methylation in lung cancer by targeting DNA methyltransferases 3A and 3B. Proc Natl Acad Sci USA. 2007;104:15805-10.

26. Garofalo M, Quintavalle C, Di Leva G, Zanca C, Romano G, Taccioli C, et al. MicroRNA signatures of TRAIL resistance in human non-small cell lung cancer. Oncogene 2008;27:3845-55.

27. Nasser MW, Datta J, Nuovo G, Kutay H, Motiwala T, Majumder S, et al. Down-regulation of micro-RNA-1 (miR-1) in lung cancer. Suppression of tumorigenic property of lung cancer cells and their sensitization to doxorubicin-induced apoptosis by miR-1. J Biol Chem. 2008;283:33394-405.

28. Wang G, Mao W, Zheng S. MicroRNA-183 regulates Ezrin expression in lung cancer cells. FEBS Lett. 2008;582:3663-8.

29. Bandi N, Zbinden S, Gugger M, Arnold M, Kocher V, Hasan L, et al. miR-15a and miR-16 are implicated in cell cycle regulation in a Rb-dependent manner and are frequently deleted or down-regulated in non-small cell lung cancer. Cancer Res. 2009;69:5553-9.

30. Wang G, Mao W, Zheng S, Ye J. Epidermal growth factor receptor-regulated miR-125a-5p-a metastatic inhibitor of lung cancer. FEBS J. 2009;276:5571-8.

31. Incoronato M, Garofalo M, Urso L, Romano G, Quintavalle C, Zanca C, et al. miR-212 increases tumor necrosis factor-related apoptosis-inducing ligand sensitivity in non-small cell lung cancer by targeting the anti-poptotic protein PED. Cancer Res. 2010;70:3638-46.

32. Lodygin D, Tarasov V, Epanchintsev A, Berking C, Knyazeva T, Körner H, et al. Inactivation of miR-34a by aberrant CpG methylation in multiple types of cancer. Cell Cycle. 2008;7:2591-600.

33. Asangani IA, Rasheed SA, Nikolova DA, Leupold JH, Colburn NH, Post S, et al. MicroRNA-21 (miR-21) post-transcriptionally downregulates tumor suppressor Pdcd4 and stimulates invasion, intravasation and metastasis in colorectal cancer. Oncogene 2008;27:2128-36.

34. Schetter AJ, Leung SY, Sohn JJ, Zanetti KA, Bowman ED, Yanaihara N, et al. MicroRNA expression profiles associated with prognosis and therapeutic outcome in colon adenocarcinoma. Jama. 2008;299:425-36.

35. Shi B, Sepp-Lorenzino L, Prisco M, Linsley P, deAngelis T, Baserga R. Micro RNA 145 targets the insulin receptor substrate-1 and inhibits the growth of colon cancer cells. J Biol Chem. 2007;282:32582-90.

36. Hu G, Chen D, Li X, Yang K, Wang H, Wu W. miR-133b regulates the MET proto-oncogene and inhibits the growth of colorectal cancer cells in vitro and in vivo. Cancer Biol Ther. 2010;10:190-7.

37. Bitarte N, Bandres E, Boni V, Zarate R, Rodriguez J, Gonzalez-Huarriz M, et al. MicroRNA-451 is involved in the self-renewal, tumorigenicity, and chemoresistance of colorectal cancer stem cells. Stem Cells. 2011;29:1661-71.

38. Zhou S, Zhu C, Jin S, Cui C, Xiao L, Yang Z, et al. The intestinal microbiota influences the microenvironment of metastatic colon cancer by targeting miRNAs. FEMS Microbiol Lett. 2022;369(1):fnac023.

39. Zhao J, Wang Y, Wang Y, Gao J, Wu X, Li H. miR-194-3p represses the docetaxel resistance in colon cancer by targeting KLK10. Pathol Res Pract. 2022;236:153962.

40. Bartolomeu AR, Romualdo GR, Lisón CG, Besharat ZM, Corrales JAM, Chaves MÁG, et al. Caffeine and chlorogenic acid combination attenuate early-stage chemically induced colon carcinogenesis in mice: Involvement of oncomiR miR-21a-5p. Int J Mol Sci. 2022;23:6292.

41. Yamakuchi M, Lotterman CD, Bao C, Hruban RH, Karim B, Mendell JT, et al. P53-induced microRNA-107 inhibits HIF-1 and tumor angiogenesis. Proc Natl Acad Sci USA. 2010;107:6334-9.

42. Borralho PM, Kren BT, Castro RE, da Silva IB, Steer CJ, Rodrigues CM. MicroRNA-143 reduces viability and

increases sensitivity to 5-fluorouracil in HCT116 human colorectal cancer cells. FEBS J. 2009;276:6689-700.

43. Toyota M, Suzuki H, Sasaki Y, Maruyama R, Imai K, Shinomura Y, et al. Epigenetic silencing of microRNA--34b/c and B-cell translocation gene 4 is associated with CpG island methylation in colorectal cancer. Cancer Res. 2008;68:4123-32.

44. Martello G, Rosato A, Ferrari F, Manfrin A, Cordenonsi M, Dupont S, et al. A MicroRNA targeting dicer for metastasis control. Cell. 2010;141:1195-207.

45. Ma L, Young J, Prabhala H, Pan E, Mestdagh P, Muth D, et al. miR-9, a MYC/MYCN-activated microRNA, regulates E-cadherin and cancer metastasis. Nat Cell Biol. 2010;12:247-56.

46. Ma L, Teruya-Feldstein J, Weinberg RA. Tumour invasion and metastasis initiated by microRNA-10b in breast cancer. Nature. 2007;449:682-8.

47. Yu F, et al. Let-7 regulates self-renewal and tumorigenicity of breast cancer cells. Cell. 2007;131:1109-23.

48. Gregory PA, Bert AG, Paterson EL, Barry SC, Tsykin A, Farshid G, et al. The miR-200 family and miR-205 regulate epithelial to mesenchymal transition by targeting ZEB1 and SIP1. Nat Cell Biol. 2008;10:593-601.

49. Shimono Y, Zabala M, Cho RW, Lobo N, Dalerba P, Qian D, et al. Downregulation of miRNA-200c links breast cancer stem cells with normal stem cells. Cell. 2009;138:592-603.

50. Jiang S, Zhang HW, Lu MH, He XH, Li Y, Gu H, et al. MicroRNA-155 functions as an OncomiR in breast cancer by targeting the suppressor of cytokine signaling 1 gene. Cancer Res. 2010;70:3119-27.

51. Ma L, Teruya-Feldstein J, Weinberg RA. Tumour invasion and metastasis initiated by microRNA-10b in breast cancer. Nature. 2007;449:682-8.

52. Yu F, Yao H, Zhu P, Zhang X, Pan Q, Gong C, et al. let-7 regulates self-renewal and tumorigenicity of breast cancer cells. Cell. 2007;131:1109-23.

53. Yu F, et al. Let-7 regulates self renewal and tumorigenicity of breast cancer cells. Cell. 2007;131:1109-23.

54. Gregory PA, Bert AG, Paterson EL, Barry SC, Tsykin A, Farshid G, et al. The miR-200 family and miR-205 regulate epithelial to mesenchymal transition by targeting ZEB1 and SIP1. Nat Cell Biol. 2008;10:593-601.

55. Shimono Y, Zabala M, Cho RW, Lobo N, Dalerba P, Qian D, et al. Downregulation of miRNA-200c links breast cancer stem cells with normal stem cells. Cell. 2009;138:592-603.

56. Tavazoie SF, Alarcón C, Oskarsson T, Padua D, Wang Q, Bos PD, et al. Endogenous human microRNAs that suppress breast cancer metastasis. Nature. 2008;451:147-52.

57. Gregory PA, Bert AG, Paterson EL, Barry SC, Tsykin A, Farshid G, et al. The miR-200 family and miR-205 regulate epithelial to mesenchymal transition by targeting ZEB1 and SIP1. Nat Cell Biol. 2008;10:593-601.

58. Bhaumik D, Scott GK, Schokrpur S, Patil CK, Campisi J, Benz CC. Expression of microRNA-146 suppresses NF-kappaB activity with reduction of metastatic potential in breast cancer cells. Oncogene. 2008;27:5643-7.

59. Valastyan S, Reinhardt F, Benaich N, Calogrias D, Szász AM, Wang ZC, et al. A pleiotropically acting microRNA, miR-31, inhibits breast cancer metastasis. Cell. 2009;137:1032-6.

60. Shimono Y, Zabala M, Cho RW, Lobo N, Dalerba P, Qian D, et al. Downregulation of miR-200c links breast cancer stem cells with normal stem cells. Cell. 2009;138:592-603.

61. Li XF, Yan PJ, Shao ZM. Downregulation of miR-193b contributes to enhance urokinase-type plasminogen activator (uPA) expression and tumor progression and invasion in human breast cancer. Oncogene. 2009;28:3937-48.

62. Hossain A, Kuo MT, Saunders GF. Mir-17-5p regulates breast cancer cell proliferation by inhibiting translation of AIB1 mRNA. Mol Cell Biol. 2006;26:8191-201.

63. Yu Z, Willmarth NE, Zhou J, Katiyar S, Wang M, Liu Y, et al. MicroRNA 17/20 inhibits cellular invasion and tumor metastasis in breast cancer by heterotypic signaling. Proc Natl Acad Sci USA. 2010;107:8231-6.

64. Yu F, Deng H, Yao H, Liu Q, Su F, Song E. Mir-30 reduction maintains self-renewal and inhibits apoptosis in breast tumor-initiating cells. Oncogene. 2010;29:4194-204.

65. Galardi S, Mercatelli N, Giorda E, Massalini S, Frajese GV, Ciafrè SA, et al. MiR-221 and miR-222 expression affects the proliferation potential of human prostate carcinoma cell lines by targeting p27Kip1. J Biol Chem. 2007;282:23716-24.

66. Shi XB, Xue L, Yang J, Ma AH, Zhao J, Xu M, et al. An androgen-regulated miRNA suppresses Bak1 expression and induces androgen-independent growth of prostate cancer cells. Proc Natl Acad Sci USA. 2007;104:19983-8.

67. Lu Z, Liu M, Stribinskis V, Klinge CM, Ramos KS, Colburn NH, et al. MicroRNA-21 promotes cell transformation by targeting the programmed cell death 4 gene. Oncogene 2008;27:4373-9.

68. Ambs S, Prueitt RL, Yi M, Hudson RS, Howe TM, Petrocca F, et al. Genomic profiling of microRNA and messenger RNA reveals deregulated microRNA expression in prostate cancer. Cancer Res. 2008;68:6162-70.

69. Bonci D, Coppola V, Musumeci M, Addario A, Giuffrida R, Memeo L, et al. The miR-15a-miR-16-1 cluster controls prostate cancer by targeting multiple oncogenic activities. Nat Med. 2008;14:1271-7.

70. Varambally S, Cao Q, Mani RS, Shankar S, Wang X, Ateeq B, et al. Genomic loss of microRNA-101 leads to

overexpression of histone methyltransferase EZH2 in cancer. Science. 2008;322:1695-9.

71. Gao P, Tchernyshyov I, Chang TC, Lee YS, Kita K, Ochi T, et al. c-Myc suppression of miR-23a/b enhances mitochondrial glutaminase expression and glutamine metabolism. Nature. 2009;458:762-5.

72. Gandellini P, Folini M, Longoni N, Pennati M, Binda M, Colecchia M, et al. miR-205 Exerts tumor-suppressive functions in human prostate through down-regulation of protein kinase C epsilon. Cancer Res. 2009;69:2287-95.

73. Noonan EJ, Place RF, Pookot D, Basak S, Whitson JM, Hirata H, et al. miR-449a targets HDAC-1 and induces growth arrest in prostate cancer. Oncogene. 2009;28:1714-24.

74. Lee KH, Chen YL, Yeh SD, Hsiao M, Lin JT, Goan YG, et al. MicroRNA-330 acts as tumor suppressor and induces apoptosis of prostate cancer cells through E2F1-mediated suppression of Akt phosphorylation. Oncogene. 2009;28:3360-70.

75. Clapé C, Fritz V, Henriquet C, Apparailly F, Fernandez PL, Iborra F, et al. miR-143 interferes with ERK5 signaling, and abrogates prostate cancer progression in mice. PLoS One. 2009;4:e7542.

76. Chen X, Gong J, Zeng H, Chen N, Huang R, Huang Y, et al. MicroRNA145 targets BNIP3 and suppresses prostate cancer progression. Cancer Res. 2010;70:2728-38.

77. Liu C, Kelnar K, Liu B, Chen X, Calhoun-Davis T, Li H, et al. The microRNA miR-34a inhibits prostate cancer stem cells and metastasis by directly repressing CD44. Nat Med. 2011;172:211.

78. Zoni E, van der Horst G, van de Merbel AF, Chen L, Rane JK, Pelger RC, et al. miR-25 Modulates Invasiveness and Dissemination of Human Prostate Cancer Cells via Regulation of αv- and α6-Integrin Expression. Cancer Res. 2015;75:2326-36.

79. Calin GA, Ferracin M, Cimmino A, Di Leva G, Shimizu M, Wojcik SE, et al. A MicroRNA signature associated with prognosis and progression in chronic lymphocytic leukemia. N Engl J Med. 2005;353:1793-801.

80. Kumar MS, Erkeland SJ, Pester RE, Chen CY, Ebert MS, Sharp PA, et al. Suppression of non-small cell lung tumor development by the let-7 microRNA family. Proc Natl Acad Sci USA. 2008;105:3903-8.

81. Lee ST, Chu K, Oh HJ, Im WS, Lim JY, Kim SK, et al. Let-7 microRNA inhibits the proliferation of human glioblastoma cells. J Neurooncol. 2010;102:19-24.

82. Dong Q, Meng P, Wang T, Qin W, Qin W, Wang F, et al. MicroRNA let-7a inhibits proliferation of human prostate cancer cells in vitro and in vivo by targeting E2F2 and CCND2. PLoS One. 2010;5:e10147.

83. Ferneza S, Fetsych M, Shuliak R, Makukh H, Volodko N, Yarema R, et al. Clinical significance of microRNA-200 and let-7 families expression assessment in patients with ovarian cancer. Ecancermedicalscience. 2021;15:1249.

84. He L, Thomson JM, Hemann MT, Hernando-Monge E, Mu D, Goodson S, et al. A microRNA polycistron as a potential human oncogene. Nature. 2005;435:828-33.

85. Chow TF, Mankaruos M, Scorilas A, Youssef Y, Girgis A, Mossad S, et al. The miR-17-92 cluster is over expressed in and has an oncogenic effect on renal cell carcinoma. J Urol. 2010;183:743-51.

86. Dews M, Homayouni A, Yu D, Murphy D, Sevignani C, Wentzel E, et al. Augmentation of tumor angiogenesis by a Myc-activated microRNA cluster. Nat Genet. 2006;38:1060-5.

87. Zhang C, Kang C, You Y, Pu P, Yang W, Zhao P, et al. Co-suppression of miR-221/222 cluster suppresses human glioma cell growth by targeting p27kip1 in vitro and in vivo. Int J Oncol. 2009;34:1653-60.

88. Bonneau E, Neveu B, Kostantin E, Tsongalis GJ, De Guire V. How close are miRNAs from clinical practice? A perspective on the diagnostic and therapeutic market. EJIFCC. 2019;30:114-27.

89. Guan Y, Mizoguchi M, Yoshimoto K, Hata N, Shono T, Suzuki SO, et al. MiRNA-196 is up-regulated in glioblastoma but not in anaplastic astrocytoma and has prognostic significance. Clin Cancer Res. 2010;16:4289-97.

90. Gabriely G, Wurdinger T, Kesari S, Esau CC, Burchard J, Linsley PS, et al. MicroRNA 21 promotes glioma invasion by targeting matrix metalloproteinase regulators. Mol Cell Biol. 2008;28:5369-80.

91. Bhere D, Arghiani N, Lechtich ER, Yao Y, Alsaab S, Bei F, et al. Simultaneous downregulation of miR-21 and upregulation of miR-7 has anti-tumor efficacy. Sci Rep. 2020;10:1779.

92. Abelson JF, Kwan KY, O'Roak BJ, Baek DY, Stillman AA, Morgan TM, et al. Sequence variants in SLITRK1 are associated with Tourette's syndrome. Science. 2005;310:317-20.

93. Wu M, Jolicoeur N, Li Z, Zhang L, Fortin Y, L'Abbe D, et al. Genetic variations of microRNAs in human cancer and their effects on the expression of miRNAs. Carcinogenesis. 2008;29:1710-6.

94. Saunders MA, Liang H, Li WH. Human polymorphism at microRNAs and microRNA target sites. Proc Natl Acad Sci USA. 2007;104:3300-5.

95. Yang R, Schlehe B, Hemminki K, Sutter C, Bugert P, Wappenschmidt B, et al. A genetic variant in the pre-miR-27a oncogene is associated with a reduced familial breast cancer risk. Breast Cancer Res Treat. 2010;121:693-702.

96. Kontorovich T, Levy A, Korostishevsky M, Nir U, Friedman E. Single nucleotide polymorphisms in miRNA binding sites and miRNA genes as breast/ovarian cancer risk

modifiers in Jewish high-risk women. Int J Cancer. 2010;127:589-97.

97. Chen K, Yan Z, Dong X, Liang Y, Yao Y, Zhang S, et al. Genetic polymorphisms in microRNA genes targeting PI3K/Akt signal pathway modulate cervical cancer susceptibility in a chinese population. Front Genet. 2022;13:856505.

98. Ryan BM, Robles AI, Harris CC. Genetic variation in microRNA networks: the implications for cancer research. Nat Rev Cancer. 2010;10:389-402.

99. Johnson SM, Grosshans H, Shingara J, Byrom M, Jarvis R, Cheng A, et al. RAS is regulated by the let-7 microRNA family. Cell. 2005;120:635-47.

100. Chin LJ, Ratner E, Leng S, Zhai R, Nallur S, Babar I, et al. A SNP in a let-7 microRNA complementary site in the KRAS 3' untranslated region increases non-small cell lung cancer risk. Cancer Res. 2008;68:8535-40.

101. Nelson HH, Christensen BC, Plaza SL, Wiencke JK, Marsit CJ, Kelsey KT. KRAS mutation, KRAS-LCS6 polymorphism, and non-small cell lung cancer. Lung Cancer. 2009;69:51-3.

102. Sandberg R, Neilson JR, Sarma A, Sharp PA, Burge CB. Proliferating cells express mRNAs with shortened 3' untranslated regions and fewer microRNA target sites. Science. 2008;320:1643-7.

103. Ørom UA, Nielsen FC, Lund AH. MicroRNA-10a binds the 5'UTR of ribosomal protein mRNAs and enhances their translation. Mol Cell. 2008;30:460-71.

104. Duursma AM, Kedde M, Schrier M, Le-Sage C, Agami R. miR-148 targets human DNMT3b protein coding region. RNA. 2008;14:872-7.

105. Preskill C, Weidhaas JB. SNPs in microRNA binding sites as prognostic and predictive cancer biomarkers. Crit Rev Oncog. 2013;18:327-40.

106. El-Huneidi W, Eladl MA, Muhammad JS. Single nucleotide polymorphisms in microRNA binding sites on the HOX genes regulate carcinogenesis: An in-silico approach. Biochem Biophys Rep. 2021;27:101083.

107. Mishra PK, Tyagi N, Kumar M, Tyagi SC. MicroRNAs as a therapeutic target for cardiovascular diseases. J Cell Mol Med. 2009;13:778-89.

108. Yamakuchi M, Lotterman CD, Bao C, Hruban RH, Karim B, Mendell JT, et al. P53-induced microRNA-107 inhibits HIF-1 and tumor angiogenesis. Proc Natl Acad Sci USA. 2010;107:6334-9.

109. Lei Z, Li B, Yang Z, Fang H, Zhang GM, Feng ZH, et al. Regulation of HIF-1alpha and VEGF by miR-20b tunes tumor cells to adapt to the alteration of oxygen concentration. PLoS One. 2009;4:e7629.

110. Cha ST, Chen PS, Johansson G, Chu CY, Wang MY, Jeng YM, et al. MicroRNA-519c suppresses hypoxia-inducible factor-1alpha expression and tumor angiogenesis. Cancer Res. 2010;70:2675-85.

111. Wang S, Aurora AB, Johnson BA, Qi X, McAnally J, Hill JA, et al. The endothelial-specific microRNA miR-126 governs vascular integrity and angiogenesis. Dev Cell. 2008;15:261-71.

112. Nicoli S, Standley C, Walker P, Hurlstone A, Fogarty KE, Lawson ND. MicroRNA-mediated integration of haemodynamics and Vegf signalling during angiogenesis. Nature. 2010;464:1196-200.

113. Nunes DN, Dias-Neto E, Cardó-Vila M, Edwards JK, Dobroff AS, Giordano RJ, et al. Synchronous down-modulation of miR-17 family members is an early causative event in the retinal angiogenic switch. Proc Natl Acad Sci USA. 2015;112:3770-5.

114. Salmena L, Poliseno L, Tay Y, Kats L, Pandolfi PP. A ceRNA hypothesis: the rosetta stone of a hidden RNA language? Cell. 2011;146:353-8.

115. Sanger HL, Klotz G, Riesner D, Gross HJ, Kleinschmidt AK. Viroids are single-stranded covalently closed circular RNA molecules existing as highly base-paired rod-like structures. Proc Natl Acad Sci USA. 1976;73:3852-6.

116. Kristensen LS, Hansen TB, Venø MT, Kjems J. Circular RNAs in cancer: opportunities and challenges in the field. Oncogene. 2018;37:555--65.

117. Patop IL, Kadener S. CircRNAs in cancer. Curr Opin Genet Dev. 2018;48:21-127.

118. Enuka Y, Lauriola M, Feldman ME, Sas-Chen A, Ulitsky I, Yarden Y. Circular RNAs are long-lived and display only minimal early alterations in response to a growth factor. Nucleic Acids Res. 2016;44:1370-83.

119. Hansen TB, Wiklund ED, Bramsen JB, Villadsen SB, Statham AL, Clark SJ, et al. miRNA-dependent gene silencing involving Ago2-mediated cleavage of a circular antisense RNA. EMBO J. 2011;30:4414-22.

120. Piwecka M, Glažar P, Hernandez-Miranda LR, Memczak S, Wolf SA, Rybak-Wolf A, et al. Loss of a mammalian circular RNA locus causes miRNA deregulation and affects brain function. Science. 2017;357:eaam8526.

121. Denzler R, Agarwal V, Stefano J, Bartel DP, Stoffel M. Assessing the ceRNA hypothesis with quantitative measurements of miRNA and target abundance. Mol Cell. 2014;54:766-76.

122. Pfeffer S, Zavolan M, Grasser FA, Chien M, Russo JJ, Ju J, et al. Identification of virus-encoded microRNAs. Science. 2004;304:734-6.

123. Caetano BFR, Jorge BAS, Müller-Coan BG, Elgui de Oliveira D. Epstein-Barr virus microRNAs in the pathogenesis of human cancers. Cancer Lett. 2021;499:14-23.

124. Jasinski-Bergner S, Blümke J, Bauer M, Skiebe SL, Mandelboim O, Wickenhauser C, et al. Novel approach to identify putative Epstein-Barr-virus microRNAs regulating host cell genes with relevance in tumor biology and immunology. Oncoimmunology. 2022;11:2070338.

125. Kang BW, Choi Y, Kwon OK, Lee SS, Chung HY, Yu W, et al. High level of viral microRNA-BART20-5p expression is associated with worse survival of patients with Epstein-Barr virus-associated gastric cancer. Oncotarget. 2017;8:14988-94.

126. Chan JY, Gao W, Ho W-K, Wei WI, Wong T-S. Overexpression of Epstein-Barr virus-encoded microRNA-BART7 in undifferentiated nasopharyngeal carcinoma. Anticancer Res. 2012;32:3201-10.

127. Wang J, Ge J, Wang Y, Xiong F, Guo J, Jiang X, et al et al. EBV miRNAs BART11 and BART17-3p promote immune escape through the enhancer-mediated transcription of PD-L1. Nat. Commun. 2022;13:866.

128. Münz C. Immune escape by non-coding RNAs of the epstein barr virus. Front Microbiol. 2021;12:657387.

129. Gong LP, Chen JN, Dong M, Xiao ZD, Feng ZY, Pan YH, et al. Epstein-Barr virus-derived circular RNA LMP2A induces stemness in EBV-associated gastric cancer. EMBO Rep. 2020;21:e49689.

130. Lanford RE, Hildebrandt-Eriksen ES, Petri A, Persson R, Lindow M, Munk ME, et al. Therapeutic silencing of microRNA-122 in primates with chronic hepatitis C virus infection. Science. 2010;327:198–201.

131. Jopling CL, Yi M, Lancaster AM, Lemon SM, Sarnow P. Modulation of hepatitis C virus RNA abundance by a liver-specific MicroRNA. Science. 2005;309:157781.

132. Ottosen S, Parsley TB, Yang L, Zeh K, van Doorn LJ, van der Veer E, et al. In vitro antiviral activity and preclinical and clinical resistance profile of miravirsen, a novel anti-hepatitis C virus therapeutic targeting the human factor miR-122. Antimicrob Agents Chemother. 2015;59:599-608.

133. Kefas B, Comeau L, Floyd DH, Seleverstov O, Godlewski J, Schmittgen T, et al. The neuronal microRNA miR-326 acts in a feedback loop with notch and has therapeutic potential against brain tumors. J Neurosci. 2009;29:15161-8.

134. Ren Y, Kang CS, Yuan XB, Zhou X, Xu P, Han L, et al. Co-delivery of as-miR-21 and 5-FU by poly(amidoamine) dendrimer attenuates human glioma cell growth in vitro. J Biomater Sci Polym Ed. 2010;21:303-14.

135. Chen Y, Zhu X, Zhang X, Liu B, Huang L. Nanoparticles modified with tumor-targeting scFv deliver siRNA and miRNA for cancer therapy. Mol Ther. 2010;18:1650-6.

136. Wiggins JF, Ruffino L, Kelnar K, Omotola M, Patrawala L, Brown D, et al. Development of a lung cancer therapeutic based on the tumor suppressor microRNA-34. Cancer Res. 2010;70:5923-30.

137. Lattmann E, Levesque MP. The role of extracellular vesicles in melanoma progression. Cancers (Basel). 2022;14:3086.

138. Prieto-Vila M, Yoshioka Y, Ochiya T. Biological functions driven by mRNAs carried by extracellular vesicles in cancer. Front Cell Dev Biol. 2021;9:620498.

139. Amorim M, Fernandes G, Oliveira P, Martins-de-Souza D, Dias-Neto E, Nunes D. The overexpression of a single oncogene (ERBB2/HER2) alters the proteomic landscape of extracellular vesicles. Proteomics. 2014;14:1472-9.

140. Peinado H, Alečković M, Lavotshkin S, Matei I, Costa-Silva B, Moreno-Bueno G, et al. Melanoma exosomes educate bone marrow progenitor cells toward a pro-metastatic phenotype through MET. Nat Med. 2012;18:883-91.

141. Lino M, Merlo A. Translating biology into clinic: the case of glioblastoma. Curr Opin Cell Biol. 2009;21:311-6.

142. Cho WC. OncomiRs: the discovery and progress of microRNAs in cancers. Mol Cancer. 2007;6:60.

143. Corsten MF, Miranda R, Kasmieh R, Krichevsky AM, Weissleder R, Shah K. MicroRNA-21 knockdown disrupts glioma growth in vivo and displays synergistic cytotoxicity with neural precursor cell delivered S-TRAIL in human gliomas. Cancer Res. 2007;67:8994–9000.

144. Sawyer GJ, Rela M, Davenport M, Whitehorne M, Zhang X, Fabre JW. Hydrodynamic gene delivery to the liver: theoretical and practical issues for clinical application. Curr Gene Ther. 2009;9:128-35.

145. Ely A, Naidoo T, Mufamadi S, Crowther C, Arbuthnot P. Expressed anti-HBV primary microRNA shuttles inhibit viral replication efficiently in vitro and in vivo. Mol Therapy. 2008;16:1105-12.

146. Anesti AM, Coffin RS. Delivery of RNA interference triggers to sensory neurons in vivo using herpes simplex virus. Expert Opin Biol Ther. 2010;10:89-103.

147. Hajitou A, Trepel M, Lilley CE, Soghomonyan S, Alauddin MM, Marini FC 3rd, et al. A hybrid vector for ligand-directed tumor targeting and molecular imaging. Cell. 2006;125:385-98.

148. Dasgupta I, Chatterjee A. Recent advances in miRNA delivery systems. Methods and Protocols. 2021;4:10.

149. Chen Y, Gao D-Y, Huang L. In vivo delivery of miRNAs for cancer therapy: challenges and strategies. Advanced drug delivery reviews. 2015;81:128-41.

150. Forterre A, Komuro H, Aminova S, Harada M. A comprehensive review of cancer MicroRNA therapeutic delivery strategies. Cancers. 2020;12:1852.

# 24

# Apoptose e Outras Formas de Morte Celular Regulada

Luciana Barreto Chiarini
Cinthya Sternberg
Rafael Linden

## DESTAQUES

- Indução seletiva de morte celular é uma meta de modalidades terapêuticas antineoplásicas disponíveis no momento. Na radioterapia, por exemplo, objetiva-se induzir lesões no DNA acima do limite tolerado pelos mecanismos de reparo e na quimioterapia são acionados diversos mecanismos que levam à morte celular.
- Uma das principais características dos cânceres é a aquisição ou a ativação de mecanismos de evasão à morte celular. O processo de morte celular pode ser executado de maneiras distintas, ativando-se diferentes vias de transdução de sinal, organizadas em uma complexa rede.
- Citoproteção/sobrevivência e morte celular são extremos de resposta celular a lesões ou condições de estresse, aos quais as células podem se adaptar.
- Apresentam-se as características e os mecanismos moleculares de diferentes formas de morte celular regulada: (I) apoptose; (II) necroses reguladas como necroptose, piroptose, ferroptose e partanatos; (III) morte celular dependente de autofagia e (IV) outras mortes celulares, como cornificação, oncose e paraptose, etose e anecose.
- Discutem-se: (I) o envolvimento da família Bcl-2, que tem membros cuja função é pró-apoptótica, como Bax, e outros cuja função é antiapoptótica, como o próprio Bcl-2 no processo de apoptose; (II) mecanismos de ativação de membros da família das caspases; (III) mecanismos moleculares de autofagia na sobrevivência e morte celular.
- Discute-se a resposta a proteínas desenoveladas, que é uma resposta a uma condição de estresse celular conhecido como "estresse de retículo endoplasmático". Nessa discussão, enfatiza-se como as vias de transdução de sinais são integradas pelas células, levando a diferentes resultados, como adaptação ou morte celular.

## MORTE CELULAR E CÂNCER

A homeostasia orgânica depende de um balanço adequado entre proliferação e morte celular. Esse equilíbrio é crucial tanto no desenvolvimento embrionário, fisiologia e envelhecimento normais, como em doenças degenerativas e no câncer. Em particular, o câncer pode ser entendido como o resultado de uma plataforma composta pela desregulação de mecanismos de proliferação celular aliada a uma redução na morte celular. Essa plataforma é comum à expansão de populações celulares específicas, que caracteriza os mais diversos e heterogêneos tipos de câncer.[1]

Morte celular é frequentemente detectada em neoplasias. Em certos casos, necrose maciça de tumores pode levar à síndrome de lise tumoral, evento ainda pouco compreendido na prática clínica, particularmente quando, em raros casos, ocorre de forma aparentemente espontânea.[2] Entretanto, em tecido tumoral removido cirurgicamente, é comum a detecção de células esparsas em degeneração, cuja análise quantitativa oferece um indicador histopatológico que se adiciona a marcadores tradicionais de estadiamento. O chamado "índice apoptótico" se refere à quantificação de uma forma específica de morte celular detectada com relativa facilidade à histopatologia. Seu significado na história natural da doença bem como seu valor prognóstico são, no entanto, ainda controversos e podem variar entre tipos distintos de câncer.[3-5]

Contudo, os tratamentos do câncer visam essencialmente à indução seletiva de morte celular em células tumorais.[6,7] A radioterapia destina-se à indução de lesões no DNA além do limite tolerado pelos mecanismos celulares de reparo, enquanto a quimioterapia pode ser baseada também na indução de lesões de DNA, bem como na modulação da atividade de moléculas envolvidas com o ciclo celular ou no próprio reparo de DNA, de modo a sobrepor-se aos checkpoints e desviar o metabolismo para vias de execução de morte celular regulada[8-10] Novas terapias antiangiogênicas, por seu turno, destinam-se a produzir necrose isquêmica de tumores.[11,12]

À parte os mecanismos de resistência a múltiplas drogas, que se contrapõem ao estabelecimento de concentrações intracelulares eficazes de quimioterápicos,[13] as principais dificuldades no tratamento do câncer residem na relativa fragilidade das diferenças de sensibilidade à radiação e a agentes quimioterápicos entre órgãos distintos ou entre células normais e tumorais,[14] bem como em alterações genéticas específicas de vias de sinalização celular, de componentes dos mecanismos de morte celular, ou ainda dos mecanismos de citoproteção.[15] Assim, a elucidação de mecanismos de morte celular é essencial para o desenvolvimento de tratamentos mais eficazes.

A investigação dos processos degenerativos vem, nos últimos anos, enfatizando a multiplicidade de formas de morte celular regulada.[8,16-20] Presume-se, por um lado, que o progresso nessa área de pesquisa virá a explicar controvérsias relativas ao uso de indicadores de morte celular restritos a uma entre várias formas de degeneração, como é o caso do índice apoptótico. Por outro lado, a compreensão dos múltiplos mecanismos de morte celular regulada deverá contribuir para melhor entendimento do papel da morte celular no contexto da biologia dos tumores, da ação de drogas citotóxicas conhecidas; para o desenho de esquemas terapêuticos mais bem informados quanto a seus alvos terapêuticos e para o desenvolvimento de novas drogas seletivas e mais eficazes para tratamento de neoplasias.

## MORTE CELULAR REGULADA

As primeiras observações de morte celular remontam a meados do século XIX, ao final do qual histologistas já admitiam que a degeneração celular não era necessariamente acidental e podia ser parte de eventos fisiológicos.[21-23] O interesse em mecanismos de regulação começou a se consolidar a partir da década de 1950, com a catalogação de exemplos de morte celular associados a determinadas funções, reais ou presumíveis,[24] seguida da análise experimental, a qual resultou no reconhecimento de que o processo de morte celular poderia já estar determinado e latente em células ainda vivas.[25]

Ainda nos anos 1960, o embriologista norte-americano Richard Lockshin detectou a ativação de lisossomos por hormônios, ocasionando morte de células musculares na metamorfose de insetos,[26] bem como a necessidade de síntese proteica para esses eventos,[26] de forma semelhante a outros exemplos de morte celular durante o desenvolvimento embrionário.[27] Lockshin interpretou seus resultados como evidência de que a morte celular consistia de uma sequência regular e reprodutível de eventos, compatível com um processo ou programa, o que o levou a cunhar o termo "morte celular programada". Esse conceito tornou-se, desde então, um dos fundamentos da Biologia moderna aplicado a praticamente todos os campos do conhecimento biológico e médico.

Ao final dos anos 1960, um grupo de patologistas identificou características comuns a vários exemplos de morte celular programada.[28] O termo "apoptose" foi usado para se referir a um evento de natureza homeostática, oposto ao nascimento de uma célula (este último, consequência da mitose) e caracterizado morfologicamente, em células individuais, por meio de microscopia eletrônica (ME).

No contexto original, essa forma de morte celular (que anos antes fora, por um dos autores, denominada "necrose por encolhimento") era claramente distinta da necrose conhecida dos patologistas, um evento tecidual em que populações de células vizinhas apresentavam degeneração acompanhada por reação inflamatória imediata, em resposta a agentes químicos altamente tóxicos, extremos de temperatura ou trauma mecânico direto. Mais tarde foi descrito um padrão característico de degradação do DNA durante a morte celular com morfologia apoptótica,[29] que foi o primeiro marcador bioquímico da apoptose.

O advento do conceito de apoptose revolucionou praticamente todas as áreas de Biologia. A identificação de um padrão morfológico que, em certas preparações de células isoladas ou linhagens celulares, podia ser acompanhado de um marcador bioquímico, ofereceu um objeto concreto para detectar de forma sistemática a morte celular em material histológico ou histopatológico. Biologia do Desenvolvimento, Patologia e Imunologia foram particularmente beneficiadas e, entre outras consequências, tornou-se comum utilizar o índice apoptótico para caracterizar a taxa relativa de morte celular em material histopatológico de câncer.[30]

A existência de um marcador definido acelerou a pesquisa na área e, a partir da década de 1990, dois desenvolvimentos foram particularmente significativos: a descoberta da associação de uma cisteinaprotease à execução da morte celular[31] e a formulação de uma técnica para detecção *in situ* de degradação apoptótica de DNA.[32] O primeiro impulsionou de forma explosiva os estudos de mecanismos moleculares de execução de morte celular, associando-se aos clássicos estudos de fatores de crescimento, oncogenes e citoproteção,[33-35] enquanto o segundo foi o precursor do uso de métodos histoquímicos e imunoistoquímicos para detecção de apoptose em material histopatológico, inclusive no câncer.

A rápida expansão do conhecimento dos mecanismos de apoptose, bem como sua identificação sistemática em numerosas circunstâncias fisiológicas ou patológicas, teve um preço. Aos poucos, o conceito de morte celular programada e a definição de apoptose foram se confundindo.[36,37] Numerosas publicações acabaram por influenciar seus leitores de forma que cada vez mais autores passaram a negligenciar a distinção entre os dois termos. Essa confusão teve duas consequências. Uma delas, de natureza acadêmica, foi a relativa falta de interesse e de investimento no estudo experimental de outras formas de morte celular. É compreensível que a facilidade de detectar células em apoptose, durante o processo de degeneração, tenha enviesado a pesquisa, como costuma acontecer com novos métodos de análise experimental. Recentemente, no entanto, o reconhecimento e a identificação de marcadores de formas de morte celular programada distintas da apoptose vêm ampliando o conhecimento sobre múltiplos mecanismos de morte celular.[8,16-19]

Outra – e mais grave – consequência é a tendência de examinar morte celular apenas pelo prisma da apoptose e, em particular, a generalização acrítica da confiança em marcadores caracterizados em situações experimentais ou observações específicas. Conquanto o índice apoptótico possa ter valor prognóstico[3] ou indicativo de resposta terapêutica,[38] a multiplicidade de programas de morte celular, com morfologias e mecanismos moleculares distintos, aconselha cautela no uso exclusivo de marcadores convencionais de apoptose e, principalmente, de um único marcador para nortear conclusões experimentais e aplicações clínicas.[39]

O conceito de morte celular programada como uma sequência regular e reprodutível de eventos que resulta na degeneração celular implicou a necessidade de identificar moléculas e interações moleculares componentes desses programas. Com base no progresso dos estudos mecanísticos, um comitê internacional formulou uma classificação de morte celular para uniformizar as definições e a terminologia para fins acadêmicos e de aplicação biomédica.[19,20] A versão mais recente dessa classificação redefine o termo "morte celular programada" e passa a utilizar o termo "morte celular regulada" (RCD – *regulated cell death*), cujo conceito é descrito em contraposição à morte celular acidental.[19]

A morte celular acidental ocorre de forma instantânea e incontrolável diante da exposição a estímulos extremos de natureza química, mecânica ou física, como alta pressão, temperatura, força osmótica, variação extrema de pH etc. Já a morte celular regulada é controlada por um mecanismo molecular e, portanto, pode ser modulada por intervenção farmacológica ou genética. A morte celular regulada pode ocorrer em resposta a diferentes estímulos de estresse ou por estímulos fisiológicos. Quando a morte celular regulada ocorre por sinais fisiológicos, com ausência de perturbação ambiental exógena, é considerada morte celular programada.[19] Portanto, são exemplos de morte celular programada a morte celular que ocorre durante a embriogênese, o desenvolvimento e também a morte celular que é importante para a manutenção da homeostase em organismos adultos.[19] Assim, pelo conceito atual, a morte celular programada não é induzida por estresse. Já a morte celular regulada, além da sinalização fisiológica – incluindo, portanto, a morte celular programada como uma morte celular regulada –, pode ser disparada por estímulos estressores, que geram perturbações no microambiente extracelular e/ou intracelular, como ocorre, por exemplo, na quimioterapia e na radioterapia.

Entre as diferentes formas de morte celular regulada estão descritas a apoptose (intrínseca e extrínseca), diversos tipos de necrose regulada[40] (como necroptose, piroptose, ferroptose e partanatos), morte celular dependente de autofagia e cornificação.[18,19,40] Como a cornificação é restrita a uma circunstância específica e existem outras formas de morte celular com características ou ocorrência peculiares, o presente texto apresenta um exame mais detalhado dos mecanismos moleculares da apoptose e de tipos de necrose regulada (Figura 24.1). Além disso, como a autofagia é um processo importante para a sobrevivência celular, este tópico foi discutido neste contexto, seguido de uma análise do estresse de retículo endoplasmático e das vias de resposta a este estresse, cuja interação com os mecanismos de regulação de sobrevivência e morte celular vem sendo progressivamente enfatizada.

Devem-se notar, em particular, as evidências crescentes de que mecanismos de execução de formas distintas de morte celular interagem no que tudo indica constituir uma complexa rede de eventos moleculares de alcance amplo.[19] Essa rede envolve citoproteção e degeneração como extremos de respostas a lesões ou estresse celulares, moduladas por estados determinados por diversas condições intrínsecas e vias de transdução de sinais extracelulares.

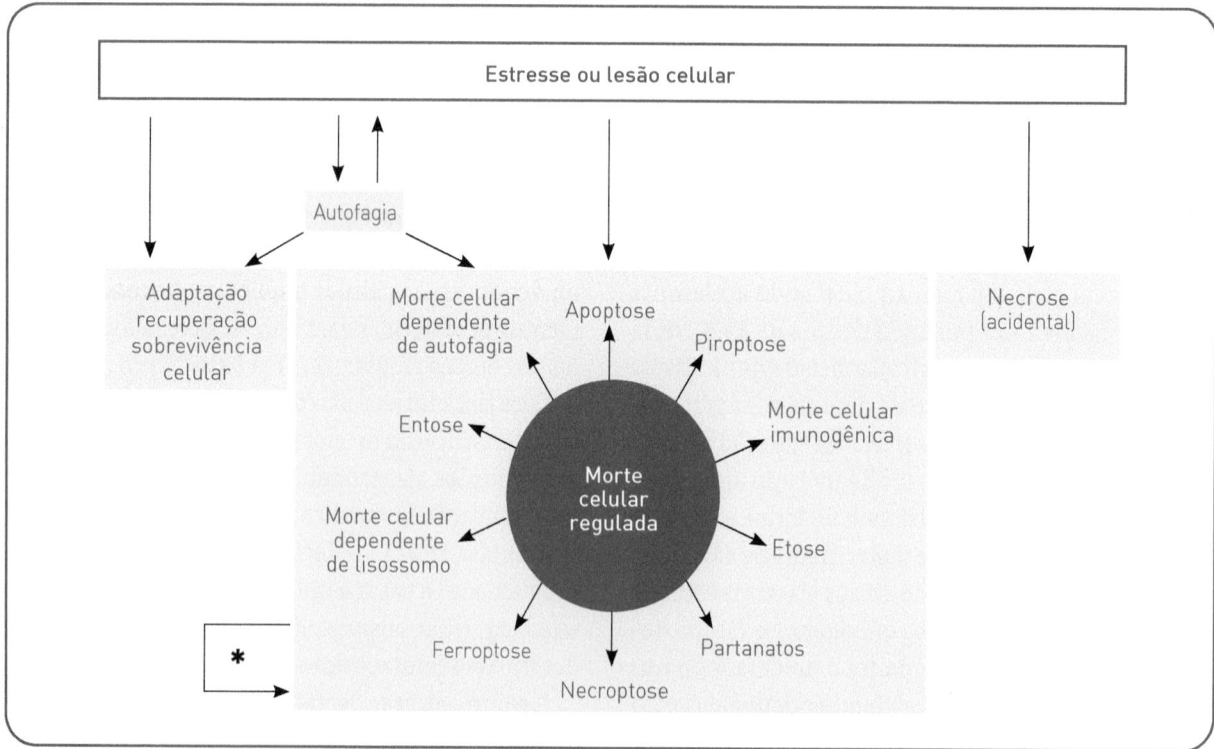

**FIGURA 24.1 –** Diagrama das múltiplas formas de morte celular. A partir de estresse ou lesão celular, uma ou mais, entre múltiplas vias de execução, pode causar a morte celular. Indutores extremos podem provocar necrose tecidual, porém, em geral, células individuais sofrem morte celular por meio de apoptose, necroptose, piroptose, ferroptose, partanatos, morte celular dependente de autofagia, entre outras.[19] A autofagia pode ter papel protetor, resultando na recuperação ou na morte celular.

*Além disso, vias de execução interagem positiva ou negativamente, enquanto o bloqueio de uma via de execução de morte celular pode disparar ou permitir a continuidade de eventos alternativos, provocando, ainda assim, a morte celular por meio de outros processos degenerativos.

Fonte: Adaptada de Chiarini, *et al.*

## APOPTOSE

### Características da morte celular por apoptose

A apoptose é caracterizada pelo encolhimento do citoplasma, condensação e marginação da cromatina nuclear, relativa preservação de organelas, circunvoluções na membrana plasmática sem sua ruptura, bem como pela formação dos chamados corpos apoptóticos, os quais podem conter porções de organelas.[41] Além disso, ocorre a exposição de fosfatidilserina no folheto externo da membrana plasmática, o que é um sinal para a eferocitose, um processo de fagocitose de células mortas, reconhecido por fagócitos profissionais ou, dependendo do tecido, por células vizinhas.[42]

Durante a degeneração com características morfológicas de apoptose, certas populações celulares sofrem degradação de seu DNA de forma peculiar, na qual um gel de agarose revela um padrão típico em escada, com bandas de massa molecular em múltiplos de 180 a 200 pares de bases, indicando clivagem internucleossomal catalisada por uma endonuclease.[29]

Via de regra, não há resposta inflamatória local imediata e a apoptose é encontrada em células isoladas, cercadas por células com aparência morfológica normal. A condensação e a fragmentação da cromatina podem ser facilmente detectadas à microscopia óptica, embora sem os demais componentes.

### Mecanismos moleculares de apoptose

Uma família de proteases denominadas "caspases" é a principal responsável pelas diferentes características morfológicas da apoptose, por meio da clivagem de diversas proteínas celulares do citoesqueleto, da membrana plasmática e do núcleo.[41] As caspases são cisteinaproteases, evolutivamente conservadas, que clivam após resíduos de ácido aspártico e apresentam uma cisteína crítica para sua atividade proteolítica.[41,43] Essas enzimas têm substratos específicos e sua especificidade é dada por uma sequência de quatro aminoácidos. A família de caspases é dividida em caspases não inflamatórias e caspases inflamatórias. Diversas proteínas são substratos das caspases, como as proteínas laminas que circundam o núcleo celular, o inibidor de DNases ativadas por caspases denominado "I-CAD" (*inhibitor of caspase-activated DNase*) e proteínas do citoesqueleto.

As caspases não inflamatórias, envolvidas com a apoptose, são classificadas como caspases iniciadoras e caspases efetoras. As caspases iniciadoras clivam pró-caspases efetoras. A ativação das caspases iniciadoras se efetiva por aproximação e homodimerização, após o que ocorre a clivagem. As caspases efetoras, por sua vez, formam dímeros mesmo sem estarem ativas e são ativadas por clivagem.[44] A ativação das pró-caspases iniciadoras na apoptose é disparada por duas vias principais de sinalização: uma via extrínseca e uma via intrínseca mitocondrial[8] (Figura 24.2).

A via extrínseca é ativada quando receptores de morte (*death receptors*) presentes na membrana plasmática interagem com seus ligantes. Os receptores de morte são membros da superfamília do receptor de fator de necrose tumoral (TNF) e a proteína Fas/CD95 que interage com Fas ligante (Fas L). O engajamento desses receptores induz o recrutamento de proteínas adaptadoras, como a *Fas-associated death domain* (FADD), que, por sua vez, recrutam pró-caspase-8, formando-se, assim, uma plataforma proteica que resulta na aproximação de moléculas de pró-caspases iniciadoras, sua dimerização e ativação. O complexo formado pelos receptores de morte, proteínas adaptadoras e pró-caspases iniciadoras é denominado "DISC" (*death inductor signal complex*). Além da caspase-8, a via extrínseca também pode resultar na ativação de outra caspase iniciadora, a caspase-10.

A via intrínseca é ativada pela liberação de citocromo C da mitocôndria. Essa proteína está localizada no espaço intermembranar da mitocôndria e, após aumento da permeabilidade da membrana mitocondrial externa (MOMP, do inglês mitochondrial outer membrane permeabilization), o citocromo C é liberado no citosol, no qual induz a formação do complexo denominado "apoptossomo".[43-47] O apoptossomo é formado quando o citocromo C, no citosol, liga a proteína Apaf-1, o que provoca uma mudança conformacional desta última, de forma que ocorre a exposição do domínio de ligação a outras moléculas de Apaf-1 e ao ATP. Há, então, a formação de um heptâmero de Apaf-1, permitindo a exposição do domínio de recrutamento de caspases (CARD) das proteínas Apaf-1.[44] Ocorre, então, a ligação de pró-caspases-9 ao domínio CARD de Apaf-1 no apoptossomo. Esse complexo proteico é a plataforma que permite a aproximação de moléculas de pró-caspase-9, provocando sua dimerização e posterior clivagem de pró-caspase-9 em caspase-9

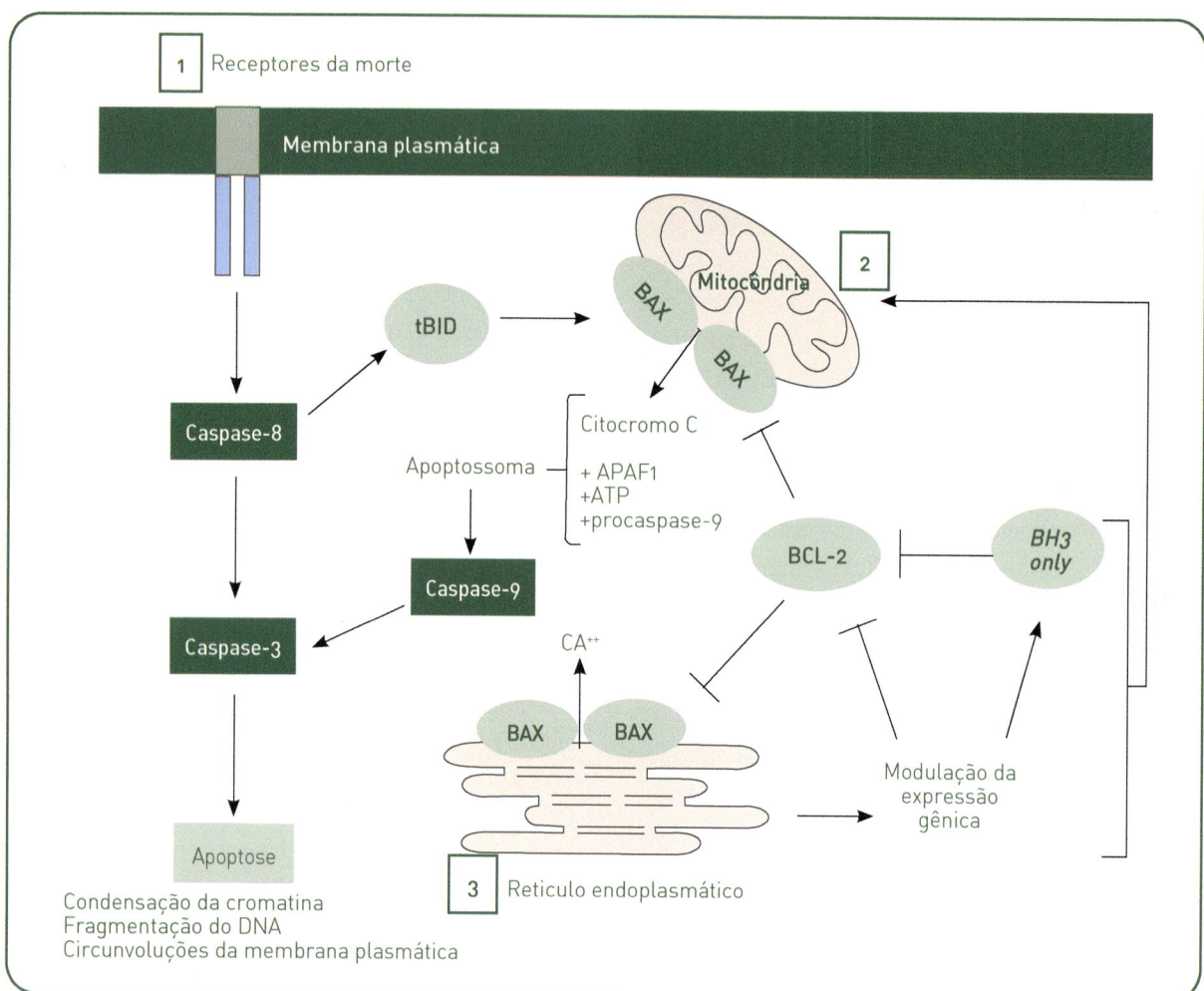

**FIGURA 24.2 –** Esquema das vias de ativação de caspases na apoptose. (**1**) Via extrínseca de ativação de caspases: após ativação de receptores de morte, ocorrem recrutamento e ativação de caspases iniciadoras (caspase-8 ou caspase-10). A caspase-8 cliva e ativa a caspase-3 efetora. A via extrínseca interage com a via intrínseca mitocondrial por meio da clivagem pela caspase-8 da proteína *BH3-only Bid*, gerando t-Bid pró-apoptótica, que ativará a via intrínseca mitocondrial. (**2**) Via intrínseca mitocondrial: oligômeros de Bax ou Bak na membrana mitocondrial externa permitem a liberação de citocromo C da mitocôndria. No citosol, o citocromo C interage com a proteína APAF-1, ocasionando a formação do apoptossomo e a ativação de caspase-9. A caspase-9 iniciadora cliva e ativa a caspase-3. (**3**) Vias de sinalização ativadas a partir do retículo endoplasmático (RE) modulam a expressão de genes antiapoptóticos e pró-apoptóticos da família Bcl-2, resultando na formação de oligômeros de Bax (ou Bak) nas membranas do retículo endoplasmático e da mitocôndria, promovendo a saída de cálcio do RE e de citocromo C da mitocôndria, ambos eventos que culminarão na ativação de caspases. As proteínas pró-apoptóticas Bax ou Bak formam oligômeros nas membranas da mitocôndria e do RE, favorecendo a apoptose. A proteína antiapoptótica Bcl-2 impede que Bax e Bak formem oligômeros nessas organelas, bloqueando a apoptose. As proteínas *BH3-only* (p. ex., tBid, Bim, Bad) atuam inibindo as proteínas antiapoptóticas Bcl-2 e/ou ativando as proteínas pró-apoptóticas Bax ou Bak. Fonte: Adaptada de Chiarini, *et al.*

ativada. Tanto as caspase-8 e caspase-10, ativadas pela via extrínseca, como a caspase-9, ativada pela via intrínseca mitocondrial, clivam e ativam caspases efetoras como a caspase-3.

Como descrito, a ativação das caspase-9 pela via intrínseca mitocondrial é dependente da liberação de citocromo C para o citosol através da membrana mitocondrial externa. Essa liberação de citocromo C é controlada por membros da família Bcl-2.[45-49]

A proteína Bcl-2, que dá o nome à família, foi a primeira a ser descrita e sua superexpressão foi detectada em linfoma folicular. A família Bcl-2 é composta por proteínas bloqueadoras ou indutoras da liberação de citocromo C da mitocôndria.[48-49] A família Bcl-2 é subdividida em três subfamílias, com base em características estruturais e funcionais.[49-50] Os membros da família Bcl-2 são reconhecidos pela presença de um ou mais domínios BH, de homologia a Bcl-2. Fazem parte da subfamília de proteínas antiapoptóticas a Bcl-2 e as proteínas que apresentam quatro domínios de homologia a Bcl-2 (domínios BH1-4) e papel antiapoptótico, como a Bcl-2, Bcl-XL, Mcl-1, Bcl-w, A1. As proteínas pró-apoptóticas da família Bcl-2 são divididas entre a subfamília formada pelas proteínas multidomínios BH (têm os domínios BH1-3), como Bax, Bak e Bok, e a subfamília que só apresenta o domínio BH3, conhecida como "BH3-only" (Bim, Puma, Bid, Bad, Bik, Bmf, Hrk, Noxa). As proteínas multidomínios Bax e Bak ativam o aumento da MOMP, permitindo a saída de citocromo C da mitocôndria. Assim, ocasionam disparo da via intrínseca de ativação de caspases.[8,49-50]

Foi descrito que a apoptose de células de mamíferos, que pode ser bloqueada por proteínas antiapoptóticas da família Bcl-2, é dependente da presença de Bax ou Bak. Membros antiapoptóticos da família Bcl-2, como a própria Bcl-2 e as proteínas Bcl-XL e MCL-1, interagem com as proteínas pró-apoptóticas e impedem que estas aumentem a permeabilização da membrana mitocondrial externa. Dessa forma, impedem a saída de citocromo C da mitocôndria e bloqueiam o disparo da via intrínseca de ativação de caspases. As proteínas BH3-only podem se ligar às proteínas Bax e Bak, ativando-as e induzindo, via Bax e Bak, o aumento da permeabilização da mitocôndria. No entanto, o papel pró-apoptótico das proteínas BH3-only pode também ser exercido sem a ativação de Bak e Bax, pela ligação direta às proteínas antiapoptóticas Bcl-2, Bcl-XL, e Mcl-1. Estas últimas, quando sequestradas por Bim ou Bid, não podem interagir e bloquear Bax e Bak. Nesse caso, as proteínas Bax e Bak formam oligômeros na membrana mitocondrial externa, aumentando a permeabilidade da membrana mitocondrial externa e permitindo a saída de citocromo C.

Portanto, a família Bcl-2 controla a liberação de citocromo C da mitocôndria por meio de interações entre membros pró e antiapoptóticos (Figura 24.2). Dessa forma, os mecanismos que regulam o conteúdo intracelular de cada proteína da família Bcl-2, assim como sua ativação e localização subcelular, são cruciais para o controle da apoptose. Vários fatores de transcrição, sinais extracelulares e vias de transdução de sinais, bem como modificações pós-traducionais por fosforilação e clivagem, estão envolvidos na regulação da expressão gênica e da degradação de proteínas da família Bcl-2. Alguns exemplos são descritos a seguir.

A proteína Bad é um exemplo de proteína da família Bcl-2 regulada por fosforilação. Bad é uma proteína pró-apoptótica BH3-only e, quando fosforilada, desliga-se das proteínas antiapoptóticas da família Bcl-2 e se liga à proteína 14-3-3. Portanto, a fosforilação de Bad favorece a sobrevivência, uma vez que as proteínas antiapoptóticas Bcl-2 ou Bcl-XL, livres da ligação com Bad, ficam disponíveis para interagir e bloquear as proteínas pró-apoptóticas Bax e Bak. A proteína Bad é alvo de fosforilação por diferentes proteína cinases, como a PKA e a AKT/PKB. Essas vias de sinalização são ativadas por fatores tróficos que sinalizam, entre outros eventos, a manutenção da sobrevivência celular. Na ausência do fator trófico extracelular, a proteína Bad ficará desfosforilada e ligar-se-á às proteínas antiapoptóticas da família Bcl-2, o que favorecerá a ocorrência de apoptose.

A proteína Bid, da subfamília BH3-only, é alvo de clivagem pela caspase-8 que, como descrito previamente, é uma caspase iniciadora ativada pela via extrínseca. A clivagem de Bid pela caspase-8 origina a forma truncada de Bid, denominada "tBid", que contém o domínio BH3 e liga-se a outros membros da família Bcl-2 para promover a liberação de citocromo C da mitocôndria (Figura 24.2). Foi descrito que a liberação de citocromo C induzida pela clivagem de tBid depende de Bax e Bak.

A proteína pró-apoptótica BH3-only Bim tem localização subcelular controlada por sua fosforilação pela proteinaquinase JNK, a qual é ativada em diversas situações de estresse celular. Uma vez fosforilada pela JNK, a proteína Bim se desliga do citoesqueleto e fica livre para se ligar às proteínas antiapoptóticas. Portanto, a fosforilação de Bim pala JNK favorece a ocorrência de apoptose, ao permitir que Bim antagonize os efeitos das proteínas antiapoptóticas da família Bcl-2.[51] Por outro lado, a fosforilação de Bim por ERK sinaliza a degradação de Bim pelo sistema de ubiquitina-proteassoma (UPS, do inglês *ubiquitin-proteasome system*).[51] Superativação da via de ERK já foi descrita em vários tumores,[52] o que pode favorecer não só a proliferação celular como também a sobrevivência celular, por exemplo, por meio do aumento da degradação da proteína pró-apoptótica Bim.[51]

A expressão de genes que codificam as proteínas antiapoptóticas da família Bcl-2, como a Mcl-1, pode ser induzida por citocinas e fatores de crescimento. A expressão de vários membros da família Bcl-2 é regulada por micro-RNA. Algumas proteínas da subfamília BH3-only, como NOXA e PUMA, são pouco expressas em células saudáveis. A transcrição dos genes que codificam as proteínas NOXA e PUMA é ativada após estímulos pró-apoptóticos, como danos no DNA que ativam a proteína p53. Esse supressor de tumor, por sua vez, atua se ligando a sequências específicas nos genes de PUMA e NOXA, e elevando a expressão dessas proteínas pró-apoptóticas. Além dessas proteínas BH3-only, p53 aumenta a transcrição do gene que codifica a proteína pró-apoptótica Bax e diminui o da proteína antiapoptótica Bcl-2.

Mutações nos genes de membros da família Bcl-2, que conferem maior expressão de proteínas antiapoptóticas, favorecem a ocorrência de câncer. Foi mostrado, por exemplo, que o bloqueio de vias de apoptose pela superexpressão de genes antiapoptóticos pode provocar o desenvolvimento de câncer em modelos experimentais e em humanos. A translocação no cromossomo t(14,18), que ativa a expressão do gene de Bcl-2, foi identificada em linfoma folicular humano. Foi verificado também que a superexpressão de Bcl-2 em modelos experimentais pode causar câncer ou acelerar o desenvolvimento de câncer causado por oncogenes, como c-Myc. Células tumorais que apresentam alta expressão de membros antiapoptóticos da família Bcl-2 apresentam maior resistência ao tratamento com radiação e quimioterapia, as quais visam a indução de apoptose.[53,54]

A permeabilização da membrana mitocondrial externa (MOMP) provoca, junto da liberação de citocromo C, a saída da mitocôndria para o citosol de outras proteínas indutoras de apoptose, como Smac/DIABLO e OMI/HTRA2. No citosol, essas proteínas bloqueiam as proteínas inibidoras de caspases conhecidas como IAP (do inglês *inhibitor of apoptosis proteins*). A proteína XIAP (do inglês *X-linked inhibitor of apoptosis*) é um membro da família de IAP, e a ligação de Smac/DIABLO a XIAP impede que XIAP se ligue e iniba a caspase-9, a caspase-7 e a caspase-3. Portanto, a liberação conjunta de Smac/DIABLO e de citocromo C da mitocôndria para o citosol favorece a ativação de caspases, tanto pela inibição de IAP como pela ativação da caspase-9 iniciadora após formação do apoptossomo. A caspase-9, por sua vez, cliva e ativa as caspases efetoras caspase-3 e caspase-7.

Uma terceira via que resulta na ativação de caspases e morte celular tem origem no retículo endoplasmático. Oligômeros de Bax presentes na membrana do RE provocam a saída de cálcio do RE para o citosol. Esse aumento de cálcio no citosol ativa calpaínas, que, por sua vez, ativam caspases-4 e caspases-12. Embora tenha sido descrita a associação de caspase-4 e caspase-12 com a morte celular induzida por estresse de RE, também foi verificado que a apoptose induzida por estresse de RE pode ocorrer independentemente da ativação dessas caspases, que são inflamatórias. A resposta ao estresse de retículo endoplasmático (RE), descrita mais adiante neste Capítulo, induz a modulação da expressão de genes da família Bcl-2. O estresse de RE causa inibição da expressão do gene de bcl-2, que codifica a proteína anti apoptótica Bcl-2 que dá nome à família. Além disso, sob estresse de RE também pode ocorrer a indução da transcrição de genes pró-apoptóticos como a de genes de bim e puma, que codificam proteínas BH3-only pró-apoptóticas da família Bcl-2. A alteração da expressão desses genes favorece um balanço das interações de proteínas da família Bcl-2, que resultará na formação de oligômeros de proteínas pró-apoptóticas Bax (ou Bak), ativando a via intrínseca mitocondrial. Portanto, estresse de RE pode provocar a ativação de caspase-9 e caspase-3 pela ativação da via intrínseca mitocondrial. O estresse de RE implica não apenas a indução de apoptose, mas também de outros tipos de morte celular regulada, bem como de respostas citoprotetoras, incluindo autofagia.

## NECROSES REGULADAS

### Necrose tecidual *versus* necroses reguladas

Numerosos estudos identificaram redes de sinalização que causam morte celular por apoptose. No entanto, pouca atenção foi dedicada à necrose. Historicamente, isso se deu porque se pensava que a necrose ocorria sempre de forma não regulada, apenas como resultado de eventos extremos, incluindo exposição a radioisótopos, radiação ultravioleta ou quimiotoxinas. Atualmente, é reconhecido que, além da necrose passiva, acidental, existem diferentes tipos de necroses reguladas como a necroptose, piroptose e ferroptose.[55,56] Em oncologia, a necrose é observada espontaneamente em tumores, mas também é induzida por uma série de terapias de uso comum, como radioterapia e quimioterapia utilizando agentes alquilantes de DNA ou ligantes da família de receptores de morte celular.

A necrose (do grego *nekros*, cadáver) tem sua definição fundamentada mais detalhadamente em parâmetros morfológicos, pelos quais a observação de células por microscopia óptica ou eletrônica revela inchaço de organelas, ruptura de membranas e extravasamento de conteúdo intracelular. O termo "oncose" é preferido por alguns pesquisadores, e "necrose oncótica" também tem sido utilizado.[57] O comprometimento das membranas de organelas observado nesse processo de morte celular permite que enzimas proteolíticas escapem de lisossomos, atingindo o citosol e causando destruição celular. Em geral, a necrose é decorrente da falência metabólica que coincide com o rápido esgotamento de ATP, evento este que classicamente ocorre em processos isquêmicos. Nesse caso, a necrose é considerada acidental, passiva (ou seja, não programada; necrose tecidual), e ocorre em resposta à hipóxia aguda ou ao dano isquêmico, como infarto do miocárdio ou acidente vascular cerebral. A necrose tecidual pode ocorrer espontaneamente em neoplasias quando a capacidade proliferativa de tumores supera a capacidade de indução de angiogênese por eles. Além disso, a exposição de células a condições suprafisiológicas/ambientais (p. ex., força mecânica, calor, frio e toxinas que induzem permeabilização de membranas) também induz necrose tecidual.

## Morfologia da necrose e ativação do sistema imune

A morte celular por necrose é morfologicamente caracterizada por aumento no volume celular (oncose), inchaço de organelas, ruptura da membrana plasmática e extravasamento de conteúdo intracelular, o que pode causar inflamação. Quando células morrem por necrose, moléculas da classe DAMP (do inglês *damage-associated molecular pattern)*, como a HMGB1 (do inglês *high mobility group*), entram na circulação e ativam células do sistema imune inato.[58] Assim, as primeiras células que morrem por trauma ou infecção podem funcionar como sensores, alertando o organismo para o disparo de respostas defensivas ou reparadoras. A ultraestrutura de células necróticas demonstra inchaço mitocondrial, com densidade da matriz granulada, algumas, inclusive, apresentando pontos eletrolucentes e cristas rompidas. O RE rugoso se torna dilatado e sem ribossomos, a cromatina tem uma agregação focalizada, acompanhada de marginalização. O citoplasma também sofre dilatação,

observando-se ruptura das organelas e da membrana plasmática.[59] Nesse caso, a fragmentação celular é uma fase tardia que resulta de mudanças degradativas provocadas pela autólise (causada pela ativação e liberação de enzimas lisossomais e outras enzimas), bem como pela heterólise (por meio da ação de células inflamatórias que invadem o tecido necrótico) que se segue à morte celular.[60]

## Necroptose

A necroptose é uma forma bem orquestrada de morte celular regulada, ativa, independente de caspases e que requer a ativação de serina/treoninaquinases específicas, como a RIPK3 (*receptor interacting protein kinase*).[61-62] A via de necroptose induzida pela ativação do receptor de TNF-alfa é a mais bem detalhada. Uma vez que as células são estimuladas por ligantes como TNF-alfa ou TRAIL, o recrutamento de proteínas adaptadoras pelo domínio citoplasmático de seus respectivos receptores interage com FADD e ativa a caspase-8. Esse conjunto multiproteico citosólico é denominado "complexo II" e induz a execução do programa de morte celular por apoptose.[63] No entanto, quando há inativação da caspase-8, células morrem com características de necrose,[8,61,64] decorrente da ativação do programa de necroptose[56] (Figura 24.3).

A proteinaquinase RIPK3 foi descrita como mediadora, junto com RIPK1, da necroptose induzida por receptores de morte. As proteínas RIPK1 e RIPK3 interagem por meio de domínios RHIM, formam o complexo denominado "necrossomo" e medeiam a necroptose.[65-67] A identificação de inibidores farmacológicos de RIPK1, como a necrostatina-1, evidenciou o caráter regulado dessa forma de morte celular necrótica e ajudou a cunhar o termo "necroptose".

Foi descrito que a proteína MLKL (*mixed lineage kinase domain-like pseudokinase)* é um substrato de RIPK3 e efetor da necroptose.[66-68] O complexo proteico necrossomo, composto pela RIPK1 e RIPK3, serve de plataforma para fosforilação de proteína MLKL pela RIPK3. Poros de oligômeros de fosfo-MLKL são formados na membrana plasmática, resultando na sua permeabilização e na liberação de DAMPs.[68-70]

Embora a descrição de necroptose induzida pelo TNF-alfa inclua a RIPK1 no seu mecanismo, estudos sugerem que RIPK3, mas não RIPK1, funcione como um sensor molecular para determinar se as células sucumbirão à apoptose ou à necroptose em resposta

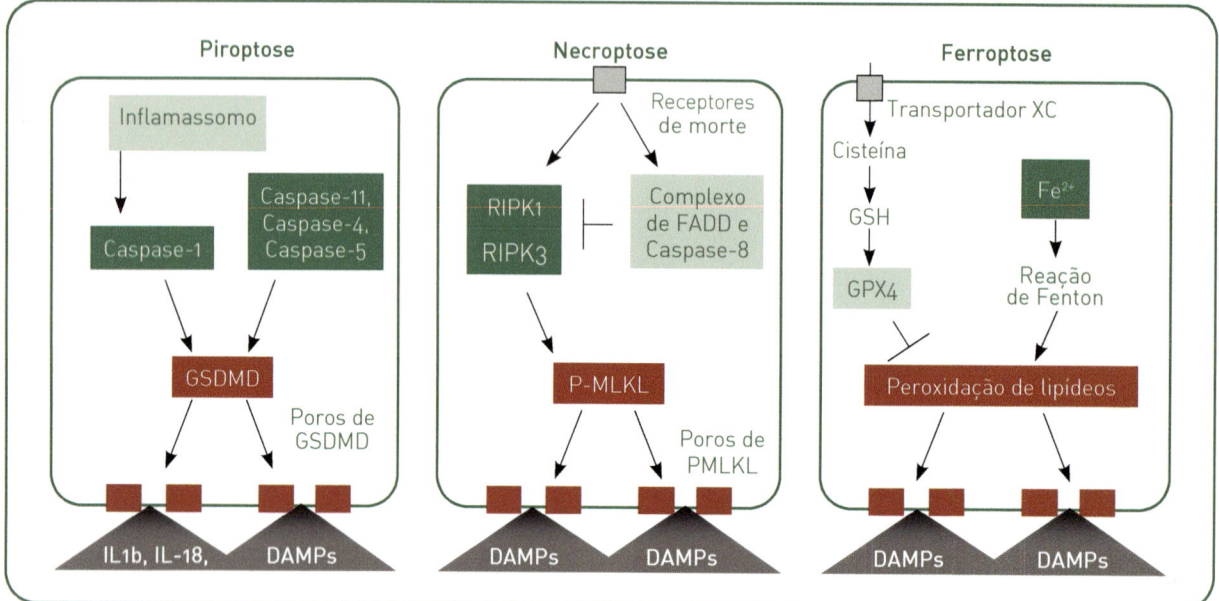

**FIGURA 24.3 –** Esquemas de mecanismos moleculares envolvidos na piroptose, necroptose e ferroptose. Na piroptose, inflamassomos causam a ativação de caspase inflamatórias, que clivam proteínas gasdermina D (GSDMD) e estas, por sua vez, formam poros na membrana plasmática ocasionando a liberação de IL-1beta, IL-18, e DAMPS (como HMGB1 e ATP). A necroptose depende da proteinaquianse RIPK3. O TNF-alfa, via seu receptor na membrana, induz a formação do complexo de RIPK1-RIPK3, denominado "necrossomo". A RIPK3 fosforila proteínas MLKL, que, fosforiladas (P-MLKL), formam poros na membrana plasmática, permitindo a saída de DAMP. A necroptose é inibida pelo complexo FADD/caspase-8. A ferroptose envolve a peroxidação de lipídeos. O ferro favorece a ocorrência da peroxidação de lipídeos. A GPX4 reduz lipídeos oxidados, protegendo as células contra a ferroptose. A ferroptose pode ser induzida pela inibição do transportador de cistina, depleção de glutationa (GSH) ou inibidores de GPX4. Sem o funcionamento adequado da GPX4, ocorre a ferroptose, em que subprodutos da peroxidação de lipídeos danificam e permeabilizam a membrana plasmática.
Fonte: Adaptada de Chiarini, *et al.*

a estímulos externos. Esse conceito é apoiado pela demonstração de que RIPK1 é capaz de induzir apoptose na ausência de RIPK3, enquanto a ativação de necroptose só é possível quando a expressão de RIPK3 é restabelecida.[61,62] Foi descrito que a necessidade da inibição de caspases para que um receptor de morte ative a necroptose se deve ao fato que a caspase-8 inibe a RIPK3. Vários agentes estressores podem levar a essa forma de morte celular.

## Piroptose

O termo "piroptose" foi usado originalmente para designar a morte de macrófagos infectados por bactérias, dependente da atividade da enzima conversora de interleucina-1b (ICE ou caspase-1). A ativação da caspase-1 causa a liberação de IL-1b e de IL-18 antes do aparecimento de sinais morfológicos de degeneração nos macrófagos e implica intensas respostas inflamatórias, mediadas pelas interleucinas-1b e -18, bem como IL-1a, IL-6 e TNF-alfa.[71,72]

Atualmente, já foi descrito que a piroptose é induzida pela ativação de inflamassomas, com envolvimento de outras caspases inflamatórias além da caspase-1, como caspase-11, caspase-4, caspase-5, e que pode ocorrer em outros tipos celulares.[8,18,19,73-75]

Assim, tanto a apoptose ciomo a piroptose são tipos de morte celular dependentes de caspases. Na piroptose, ocorre a ativação de caspases inflamatórias. Porém, diferentemente do que ocorre na apoptose, na piroptose há o rompimento da membrana plasmática em razão de proteínas da família de gasderminas (p. ex., GSDM-D), que são clivadas por caspases e causam a formação de poros na membrana plasmática, provocando lise osmótica da célula e ruptura da membrana com características semelhantes à necrose.[18,19] Assim, piroptose pode ser denominada como "morte celular dependente de caspases" que resulta na inflamação em virtude da família de gasderminas.[73,74]

Todas as caspases inflamatórias clivam a gasdermina D. Foi descrito que fragmentos da porção N terminal da gasdermina D, resultante da clivagem por caspases, formam poros na membrana plasmática, podendo mediar a saída de IL-1b, e permitir um influxo de $H_2O$, culminando na ruptura da membrana plasmática e no extravasamento do conteúdo intracelular[73,74] (Figura 24.3).

A clivagem de gasdermina D é necessária tanto para a liberação de IL-1b como para a piroptose. Foi descrito que a liberação de IL-1b, mediada pela gasdermina D, pode ocorrer mesmo sem o rompimento celular. Acredita-se que exista um limiar no qual a ativação do inflamassoma é tolerada pela célula sem a ocorrência de piroptose. Poros de gasdermina D podem ser removidos por reparo de membrana mediado pela proteína ESCRT-III, o que permite a célula se recuperar de estágios iniciais da piroptose.

Outras proteínas da família de gasderminas podem ser clivadas por outras caspases, normalmente ativadas no processo de apoptose. Por exemplo, a caspase-3 pode clivar a gasdermina E. Portanto, uma vez que caspases podem clivar gasderminas, e estas podem formar poros na membrana plasmática resultando no rompimento desta e extravasamento do conteúdo intracelular, este mecanismo tem como consequência a alteração de uma morte não imunogênica para uma morte celular que ativa o sistema imune. O conhecimento das interconexões entre os diferentes tipos de morte celular e mecanismos moleculares envolvidos nesta regulação poderá favorecer a manipulação de ativação do sistema imune de acordo com o que for de maior interesse para tratamentos de diversas doenças, incluindo o câncer.

## Ferroptose

A ferroptose foi inicialmente descrita como uma morte celular não apoptótica, dependente de ferro.[76] Conforme os mecanismos moleculares que regulam a ferroptose foram desvendados, verificou-se que a ferroptose é uma necrose regulada dependente de peroxidação de lipídeos.[8,18,9,75-80]

A ferroptose ocorre quando o nível de peroxidação de lipídeos excede o limiar de redução dos subprodutos desta reação. A enzima glutaminaperoxidase-4 (GPX4) reduz hidroperóxidos de lipídeos e atua, portanto, como uma proteína protetora contra a ferroptose (Figura 24.3). Foi descrito que inibidores de GPX4, ou o bloqueio da expressão de GPX4 podem induzir a ferroptose.[79] Foi descrito também que a depleção de glutationa (GSH) induz a ferroptose.[79] A depleção de GSH pode ocorrer pela inibição do transportador de CTx, que troca glutamato por cistina. Normalmente há entrada de cistina nas células por este sistema e, em seguida, a cistina é reduzida à cisteína e forma a GSH. Quando há inibição deste transportador XC, há depleção de cisteína e, consequentemente, depleção de GSH. Como a GPX4 necessita de GSH para a sua função protetora, esta não funcionará e a ferroptose será induzida em condições de depleção de GSH.

Os lipídeos mais propensos à peroxidação lipídica são os ácidos graxos poli-insaturados (PUFA). A expressão de genes críticos para a síntese e s inclusão de PUFA na membrana plasmática foram relacionados com a suscetibilidade |à ferroptose. Por exemplo, foi descrito que células que não expressam genes que codificam as enzimas ACSL4 (*acyl-CoA synthetase long-chain family member 4*) ou LPCAT3 (*lysophosphatidylcholine acyltransferase* 3) são mais resistentes à ferroptose.

O ferro ($Fe^{+2}$) colabora para a peroxidação de lipídeos, pois ocasiona a produção de radicais de hidroxila (pela reação de Fenton), que reagem com PUFA, e é também um cofator de lipoxigenases, as quais catalisam as reações de geração de hidroperóxidos de lipídeos.

Estudos sobre a sensibilidade à ferroptose em células cancerosas, resistentes a outros tipos de morte celular regulada, vêm surgindo na literatura sugerindo uma aplicação de indução de ferroptose na quimioterapia anticâncer.[75,77,79,80]

## Partanatos

Partanatos é uma forma de necrose regulada que envolve a hiperativação da poli-ADP-ribose (PAR) polimerase-1 (PARP-1) e a depleção de ATP.[81-83] Desde os relatos iniciais sobre mecanismos moleculares de morte celular, a importância da disponibilidade de ATP foi destacada como determinante dos tipos de morte celular, uma vez que a apoptose exige elevados níveis de ATP, enquanto a incidência de necrose pode resultar da depleção de ATP.

PARP-1 foi inicialmente descrita como uma enzima de reparo de DNA. Múltiplos danos no DNA ocorrem fisiologicamente e podem ser reparados pela PARP-1. Porém, danos no DNA são exacerbados por terapias antineoplásicas, como a quimioterapia, com uso de agentes alquilantes e pela radioterapia, hiperativando PARP-1, que pode depletar os estoques celulares de ATP, resultando na necrose regulada denominada "partanatos". Inibidores específicos de PARP-1 podem inibir este tipo de morte celular.

A PARP-1 hiperativada causa a liberação de AIF (*apoptosis-inducing factor*) da mitocôndria para o citosol e, em seguida, ocorre a translocação para o núcleo, onde AIF provoca a fragmentação de DNA e a morte celular.[82] A translocação de AIF é um processo que depende de PAR. Esse processo é negativamente regulado pelas proteínas ARH3, uma hidrolase que pode diminuir os níveis de PAR, e por IDUNA (ou E3-ligase de ubiquitina RNF146), uma proteína citosólica que se liga a polímeros de PAR. PARP-1 também atua por meio de PARilação da proteína hexokinase (HK), bloqueando a atividade glicolítica, o que favorece a depleção de ATP.

Durante o processo de apoptose, PARP-1 sofre clivagem e inativação (a detecção de PARP-1 clivada é um teste diagnóstico de apoptose) e, assim, os estoques de ATP são preservados. A disponibilidade de ATP é necessária para que os numerosos processos efetores da apoptose possam ser disparados e, assim, a execução da morte celular programada pode ser desviada de apoptose para necrose, dependendo da disponibilidade de ATP.

## AUTOFAGIA E MORTE CELULAR DEPENDENTE DE AUTOFAGIA

### O que é autofagia?

Autofagia é um processo de degradação de proteínas e organelas importante para a reciclagem de componentes celulares.[84-100] Existem vários tipos de autofagia, como a macroautofagia, a microautofagia e autofagia mediada por chaperona (CMA, do inglês *chaperone mediated autophagy*). As duas últimas não são discutidas nesteCcapítulo, e a macroautofagia é referida apenas como "autofagia".

Uma vez que o processo de autofagia se inicia, uma estrutura vesicular de dupla membrana engloba porções do citoplasma e forma o autofagossoma. Em seguida, ocorre a fusão do autofagossoma, que contém componentes celulares envoltos em dupla membrana, com um lisossoma preexistente. Este, por sua vez, contém proteases lisossomais que degradarão os componentes celulares presentes no interior do autofagossoma. Esse evento é importante não só para reciclagem de componentes celulares, mas também para o processamento de antígenos, um processo importante para a defesa imune inata contra a invasão de micro-organismos. Tanto a autofagia como o bloqueio desse processo têm sido associados a doenças neurodegenerativas e ao câncer.[96-100]

### Mecanismos moleculares da autofagia

Uma família de genes denominados "Atg" (genes relacionados à autofagia), que codificam proteínas que controlam a autofagia, foi identificada inicialmente no modelo de levedura *Saccharomyces cerevisiae* e, em seguida, em mamíferos e humanos e vem sendo amplamente estudada nesse contexto.[86,98]

A primeira etapa da autofagia é a nucleação vesicular, que consiste na formação do pré-autofagossoma (denominado "fagóforo" ou "membrana isolada"). Uma questão muito debatida diz respeito à origem da membrana do autofagossoma. Atualmente, há demonstrações de que a membrana é originária do retículo endoplasmático (RE) e pode ter contribuições de reciclagem de endossomos e de mitocôndrias.

As proteínas ULK1 e ATG13 são necessárias para o início da formação dos autofagossomas, e a fosforilação dessas proteínas é um evento importante de regulação da autofagia. Um dos reguladores da autofagia é o mTORC1 (mTOR complex 1) que inibe o início da formação de autofagossomas. O mTORC1 atua mediando a fosforilação de ULK1 e ATG13, o que ocasiona a inibição dessas proteínas na autofagia. O mTORC1 também inibe a autofagia por intermédio da fosforilação e da inibição do fator de transcrição TFEB, que tem papel na biogênese de lisossomas.

O mTORC1, regulador negativo da autofagia, pode ser inibido pela proteinaquinase ativada por AMP (AMPk). Essa inibição favorece o disparo da autofagia, pois com mTORC1 inibido, há ativação de ULK1. O acúmulo de AMP que ocorre quando os níveis de ATP baixam, ativa a AMPK, que inibe mTORC1, impedindo que ULK1 e Atg13 continuem inibidos, e ocorra o início da formação dos autofagossomas.

A beclina-1 (BECN1, homóloga da Atg6 de leveduras) é um componente crítico na formação de autofagossomas. Indutores da autofagia promovem a ativação de beclina-1 e também sua ligação à PI3-quinase classe III (PI3KC3). As PI3K são classificadas em três classes e cada uma delas tem substratos preferenciais. Distintos membros da família das PI3K-quinases regulam positiva e negativamente a autofagia em diferentes fases do processo. O estímulo da PI3K classe I (PI3KC1) inibe a atividade de autofagia na fase de sequestro de componentes citoplasmáticos, enquanto a atividade da PI3KC3 é necessária para acionar a etapa de sequestro desses componentes durante a autofagia.[85]

O pré-autofagossoma se alonga e engloba componentes celulares para formar o autofagossoma. Para essa formação inicial do pré-autofagossoma, é requerida a ligação das proteínas Atg12 e Atg5. Inicialmente, a proteína Atg7 ativa a Atg12, que é transferida para a Atg10 e só então ocorre a ligação irreversível desta com Atg5 (esse processo exibe similaridades com a conjugação de ubiquitina a substratos celulares). Assim, Atg7 e Atg10 promovem a conjugação de Atg12 e Atg5. A proteína Atg16 se liga ao complexo Atg12-Atg-5 e este complexo Atg12-Atg-5/Atg16 se associa à estrutura de membrana isolada. Essa associação é necessária para a ligação de fosfatidiletanolamina (PE) à proteína conhecida como "LC3" (ou MAP1LC3B, *microtubule-associated protein 1 light chain 3 beta*, ortólogo de Atg8 de levedura). A LC3 lipidada, denominada "LC3-II", fica inserida na membrana do autofagossoma.

Os processos de formação, maturação e fusão de vesículas autofágicas com lisossomas preexistentes obedecem uma sequência bastante regulada e, se o processo de fusão começa antes da conclusão da formação das vesículas de dupla membrana, o conteúdo a ser degradado permanecerá no citosol. Acredita-se que o revestimento das vesículas formadas pelo complexo Atg12-Atg-5/Atg16 impede a fusão prematura da vesícula em formação com lisossomas, e a proteína LC3 (Atg8) conjugada à PE, localizada na superfície externa da vesícula autofágica, pode servir ao mesmo propósito. LC3 (Atg8) é posteriormente clivado por Atg4, o que permite sua dissociação da vesícula autofágica, enquanto Atg18 e Atg21 parecem proteger LC3 (Atg8) de sua clivagem prematura.

O autofagossoma eventualmente se funde com um lisossomo, que contém uma variedade de enzimas que podem degradar os diversos componentes celulares. A fusão é regulada por proteínas localizadas na vesícula autofágica, assim como proteínas associadas ao lisossomo, como LAMP-2. As enzimas lisossomais só funcionam em um ambiente muito ácido e, portanto, o pH no interior dessa organela é muito menor do que o pH neutro no resto da célula. Uma vez que o conteúdo do autofagossoma é endereçado aos lisossomos, as enzimas lisossômicas degradam o conteúdo destes, que, podem ser, então, reciclados e reutilizados.

Essa descrição constitui uma simplificação, uma vez que mais de 20 proteínas participam diretamente na autofagia e sua associação às estruturas formadas ao longo do processo é transitória. Além disso, em humanos, já foram descritos múltiplos homólogos funcionais de componentes moleculares do processo de autofagia, como o do Atg8 (LC3).

## Marcadores morfológicos de autofagia

A autofagia foi detectada pela primeira vez por microscopia eletrônica (ME). A observação de degradação de áreas focais citoplasmáticas isoladas pelos fagóforos de dupla membrana, que evolui para o autofagossomo e sua posterior fusão com o lisossomo, é a marca da autofagia. Portanto, o uso de ME é um método válido e importante tanto para a análise qualitativa como quantitativa das mudanças em várias estruturas autofágicas. Entretanto, a ME é também uma das técnicas mais propensas a erros de interpretação e, assim, a seleção cuidadosa dos parâmetros de quantificação e a análise morfométrica são essenciais. Por exemplo, é mais apropriado contar autofagossomos do que apenas registrar a presença ou ausência destes em uma célula. No entanto, o método preferencial é quantificar o volume ocupado por autofagossomos em relação ao volume citoplasmático da célula.[86]

O LC3, o ortólogo de mamíferos de Atg8 de levedura, é o mais bem caracterizado marcador de autofagossomos. O LC3-I é uma proteína citosólica (18KDa) e, uma vez conjugado à PE, é convertido em LC3-II, o que permite seu ancoramento à membrana dos autofagossomos. A proteína LC3-II (16 KDa) se ancora tanto do lado interno como do externo dos autofagossomos. A função do Atg8/LC3-II na membrana dos autofagossomos não está definida, porém, como a diminuição na expressão de Atg8 gera autofagossomos menores, é sugerido que Atg8/LC3-II desempenhe um papel na expansão dos autofagossomos. Como moléculas de LC3-II estão presentes no autofagossoma e LC3-I no citosol, a detecção de LC3 com anticorpos específicos por imunofluorescência e a posterior análise por microscopia permitem a identificação de autofagossomos e, portanto, a ocorrência de autofagia. Além disso, a expressão exógena de proteína GFP (proteína fluorescente verde) conjugada a LC3 também é uma ferramenta valiosa para a identificação de autofagia,[84-86] e pode ser utilizado em conjunto com outras abordagens e inibidores específicos, para a análise do fluxo autofágico.[84-85]

## A função citoprotetora da autofagia

A autofagia é considerada predominantemente um mecanismo de sobrevivência celular, uma resposta adaptativa ao estresse ao qual uma célula está submetida. A autofagia ocorre em situações de falta de nutrientes, privação de fatores tróficos, hipóxia, acúmulo de agregados proteicos no citosol, estresse oxidativo e infecção. O próprio estresse de RE pode provocar a autofagia.

Em situações de falta de nutrientes, a autofagia tem importante papel na manutenção de sobrevivência celular, por permitir a utilização de componentes celulares para geração de ATP. Como descrito anteriormente, trata-se de um sistema de tráfego de membranas que direciona porções do citoplasma para degradação em compartimentos lisossomais. Dessa forma, ocorre a reciclagem de componentes celulares, uma vez que os aminoácidos, nucleotídeos e ácidos graxos livres podem ser reutilizados pelas células para produzir ATP e também para síntese de macromoléculas.

Outro papel importante da autofagia que favorece a sobrevivência celular é o de controle da qualidade de proteínas, pois remove e degrada proteínas com estruturas aberrantes.[87] Em doenças neurodegenerativas ou miodegenerativas, ocorre o acúmulo de agregados proteicos que podem ser tóxicos para as células. A degradação de agregados proteicos tóxicos favorece a sobrevivência celular.[88] A descrição de que, na doença de Alzheimer, além de ocorrer o acúmulo de agregados da proteína beta-amiloide, ocorre defeito na maturação de autofagolisossomos reforça a relação da atividade autofágica e a degradação de agregados proteicos.[89] Algumas doenças genéticas que limitam a autofagia foram relacionadas à causa de miopatias. Por exemplo, a deficiência de LAMP-2, que é importante para a fusão entre o autofagossomo e o lisossomo, resulta em miopatia degenerativa.

Embora a redução da autofagia promova certos aspectos na formação de tumores, um nível mínimo de autofagia parece contribuir para a sobrevivência das células tumorais sob vários níveis de estresse. Como as células transformadas têm alta demanda por nutrientes e oxigênio para dar suporte à sua alta taxa de proliferação, elas se deparam frequentemente com condições de estresse metabólico e hipóxia, especialmente em tumores sólidos pobremente vascularizados. Assim, as células localizadas no interior de um tumor têm níveis mais elevados de autofagia em comparação com células situadas na borda do tumor, e a indução de autofagia nesse caso protege as células tumorais tanto da apoptose como da necrose.

Além disso, esse efeito citoprotetor da autofagia pode promover estágios posteriores da progressão do câncer, como disseminação e metástase. Por exemplo, o destacamento das células tumorais da sua respectiva matriz extracelular (ECM) induz autofagia em células epiteliais, protegendo-as da morte celular conhecida como "anecose", possibilitando o estabelecimento de metástases.[66]

A via de sinalização central que coordena essa resposta celular autofágica é o eixo IGF-1-Akt-mTOR (IGF-1, *insulin-like growth factor I;* mTOR, *mammalian target of rapamycin*). Fatores de crescimento celular ativam a cascata da proteinaquinase Akt, que é dependente da ativação de PI3-K (PI3-cinase) e provoca a ativação da mTOR. mTOR regula a atividade dos processos anabólicos e catabólicos para sustentar a sobrevivência celular, crescimento e proliferação, permitindo a adaptação da célula às diversas condições nutricionais do microambiente. Por sua vez, a privação de nutrientes ou energia pode ativar a AMPK (quinase ativada por AMP), que regula negativamente mTOR. Sob condições normais, mTOR suprime autofagia, enquanto a privação de nutrientes inibe a atividade de mTOR, ativando, assim, o processo autofágico. Assim, o processo catabólico de autofagia constitui um componente-chave da resposta adaptativa celular ao estresse metabólico, que é regulada pela sinalização de mTOR entre outros eventos.[67]

A mTOR, uma serina/treoninaquinase que forma dois tipos de complexos macromoleculares em células de mamíferos, em cujo monitoramento da disponibilidade de nutrientes, sinais mitogênicos e estado de energia celular o complexo mTOR1 (mTORC1) desempenha um papel central. Assim, esse complexo controla o crescimento celular, a tradução de proteínas e a proliferação celular. A atividade de mTORC1 é inversamente correlacionada com a indução de autofagia e a rapamicina, um inibidor de mTORC1, induz autofagia mesmo na presença de nutrientes. Sendo um dos principais reguladores do crescimento celular, o complexo mTORC1 encontra-se desregulado na maioria dos cânceres humanos.[94] Já a superexpressão do supressor tumoral PTEN, uma fosfatase que regula negativamente a via PI3K/AKT, induz autofagia.

Um grande número de estudos demonstra que a autofagia serve também como um importante mecanismo de sobrevivência para células tumorais submetidas a terapias anticâncer. Foi descrito que muitos quimioterápicos aumentam a quantidade de vacúolos autofágicos no interior de células tumorais. O bloqueio da autofagia, nesses casos, diminui o número de células viáveis, portanto a autofagia está resultando na sobrevivência celular. Na ausência do processo de autofagia, as células podem ficar mais sensíveis ao quimioterápico. É aceito que, uma vez que um tumor está estabelecido, a inibição da autofagia, e não a indução desta, pode ser útil no tratamento antitumoral.

## Morte celular dependente de autofagia ou com marcadores de autofagia?

Embora não tenha sido relacionado historicamente com a morte celular programada, recentemente o compartimento autofágico-lisossomal tem sido implicado na iniciação de morte celular, tanto de forma independente da via de sinalização das caspases como ocasionando a sua ativação. Esse tipo de evento é muitas vezes designado "tipo II de morte celular programada" ou "morte celular autofágica". Como descrito, o papel da autofagia na manutenção da sobrevivência celular já é bem estabelecido, porém o envolvimento da maquinaria autofágica em processos de morte celular não é bem compreendido. Além disso, observa-se na literatura o emprego confuso do termo "morte celular autofágica", que tem sido utilizado tanto para descrever a morte celular que ocorre associada à autofagia como a morte celular que requer autofagia como parte do processo de degeneração celular. A morte celular associada à autofagia é caracterizada pelo acúmulo de vacúolos autofágicos no interior das células mortas; enquanto o núcleo se mantém intacto até fases tardias, não ocorre fragmentação do DNA e caspases não são ativadas. Uma interpretação possível é a de que o acúmulo de vacúolos característicos de autofagia significa que essa morte celular ocorreu pelo excesso de autofagia. Por outro lado, a ocorrência de autofagia como resposta ao estresse resulta no acúmulo de vacúolos autofágicos, mas estes podem representar uma resposta protetora das células via autofagia e não a causa da morte celular.

A presença de características morfológicas de autofagia não é suficiente para implicar uma relação causal entre a ocorrência de autofagia e a manifestação de um programa de morte celular programada. Assim, uma questão crucial a ser respondida é se a autofagia poderia ser apenas um efeito colateral do estresse imposto sobre as células, ou se existe uma ligação funcional entre a autofagia e a execução do programa de morte celular. A ligação funcional entre autofagia e morte celular foi demonstrada por uma série de experimentos utilizando diferentes abordagens para inibir a autofagia, como uso de inibidores farmacológicos de diferentes etapas da autofagia e bloqueio da expressão de genes *Atg*, que são requeridos para o processo autofágico. Essas abordagens são utilizadas para verificar experimentalmente se a morte celular é dependente do processo de autofagia ou não.[84-85] Os efeitos protetores do bloqueio da autofagia mostram que há morte celular dependente de autofagia, em que uma extensiva degradação de organelas, dependente do fluxo autofágico, culmina na morte da célula.[84,85]

## Morte celular dependente da autofagia e câncer

Defeitos na via de autofagia estão associados ao aumento da tumorigênese em diversos tipos de câncer, como mama, ovário e próstata.[69] Esses tumores têm alta frequência de perda alélica do gene BECN1, que codifica a beclina-1, proteína essencial para o funcionamento da via autofágica. A beclina-1 é considerada um supressor de tumor. Foi descrito ainda que as proteínas Bcl-2 e Bcl-XL se ligam à beclina-1, inibindo essa proteína que é necessária para a ocorrência de autofagia. Dessa forma, Bcl-2 e Bcl-XL, que estão superexpressas em diversos tumores, protegem não só da apoptose, como também podem inibir a morte celular dependente de autofagia.

Além disso, a via da proteinaquinase PI3K de classe I/Akt, que ativa a mTOR e causa a inibição da autofagia, está, em geral, mais ativada em células tumorigênicas do que em células normais, reforçando o papel supressor de tumor da autofagia. Outros supressores de tumor, como p53, PTEN, TSC1 e TSC2, inibem a ativação de mTOR e, consequentemente, estimulam a autofagia. Mutações nos genes codantes dessas proteínas, que impedem o desempenho de suas funções, favorecem a formação do tumor, implicando a autofagia como um evento protetor antitumoral.

Células epiteliais imortalizadas BECN1+/−, que apresentam suscetibilidade aumentada a estresse metabólico, são também mais oncogênicas do que as células BECN1+/+ homólogas, sendo essa tumorigenicidade amplificada quando a via de morte celular apoptótica encontra-se bloqueada. Assim, por um lado, a insuficiência no aumento da resposta ao estresse e a tumorigenicidade resultantes da deficiência na autofagia estão provavelmente ligadas. Além disso, a sinergia com defeitos na via apoptótica pode promover o crescimento tumoral. Por outro lado, inibidores de autofagia podem aumentar a instabilidade no genoma das células tumorais sobreviventes, podendo também promover progressão tumoral e acelerar a recaída de pacientes com câncer. No entanto, o uso do inibidor geral de caspases Z-VAD radiossensibilizou linhagens celulares de câncer de mama e pulmão em ensaios clonogênicos, o que foi acompanhado da indução de autofagia. Dessa forma, estudos mais detalhados do mecanismo de morte celular autofágica são necessários para que essa via de fato constitua um alvo de intervenção terapêutica, e agentes que induzam esse tipo de morte celular programada possam ser utilizados na clínica.

## ESTRESSE DE RETÍCULO ENDOPLASMÁTICO

### Origem do estresse de retículo endoplasmático

As proteínas secretadas pelas células e as proteínas de membrana são sintetizadas e enoveladas no retículo endoplasmático (RE). Essa organela, além de ser o local de estoque de cálcio e síntese de lipídeos, desempenha funções importantes que garantem o enovelamento correto das proteínas ali sintetizadas. No RE, existe um rigoroso controle de qualidade de proteínas para garantir que apenas proteínas corretamente enoveladas sigam a rota em direção ao complexo de Golgi.[101] Proteínas denominadas "chaperonas", presentes no lúmen do RE, são responsáveis pelo enovelamento das proteínas ali sintetizadas. A proteína BiP/GRP78 é uma chaperona do RE que se liga às proteínas não enoveladas recém-sintetizadas e favorece o enovelamento correto destas. Além disso, as proteínas recém-sintetizadas podem ser N-glicosiladas e prosseguir seu enovelamento pelo ciclo de interações com as chaperonas calnexina e calreticulina. Uma vez que a proteína sintetizada no RE esteja corretamente enovelada, ela é encaminhada ao complexo de Golgi e prossegue até a membrana plasmática ou a outras organelas.

As proteínas que, após algumas passagens no ciclo de calnexina-calrreticulina, não tenham sido eno-veladas corretamente, sendo, portanto, proteínas mal-enoveladas, são encaminhadas para o citosol para degradação pelo UPS. O aumento da síntese proteica no RE aumenta a quantidade de proteínas não enoveladas no lúmen dessa organela. Esse acúmulo de proteínas não enoveladas representa um estresse para o RE e ativa uma resposta adaptativa denominada "resposta a proteínas desenoveladas" (UPR, do inglês *unfolded protein response*).[101-109] A ativação da UPR resulta na ativação de fatores de transcrição responsáveis pelo aumento da expressão de genes que codificam chaperonas e proteínas do UPS. Além disso, a ativação da UPR inibe a síntese proteica, de forma que, temporariamente, menos proteínas sejam sintetizadas no RE.

A UPR foi inicialmente descrita como uma resposta ativada após estresse essencialmente proteico. No entanto, atualmente foi comprovado que ao menos as vias da PERK e da IRE1 podem ser ativadas em resposta a alterações na composição dos lipídeos na membrana do RE. Assim, o acúmulo de proteínas não/mal-enoveladas no RE, ou alterações na composição de lipídeos da membrana do RE, ou seja, o estresse de RE proteico ou lipídico, causa a ativação de UPR e pode favorecer a sobrevivência celular ou ativar diferentes tipos de morte celular regulada, incluindo apoptose. Diversas situações como hipóxia, hipoglicemia, expressão de proteínas mutantes, superexpressão de proteínas no RE, inibição da N-glicosilação, diminuição de cálcio no interior do RE e inibição do UPS podem resultar no acúmulo de proteínas não enoveladas ou mal-enoveladas no lúmen do RE e, assim, na ativação dos sensores do estresse de RE e da UPR.

### Resposta ao estresse de retículo endoplasmático

Os sensores do estresse de RE são as proteínas transmembranares IRE1, PERK e ATF6, que estão presentes na membrana do RE. O domínio luminal dessas proteínas se liga a proteínas não enoveladas presentes no lúmen do RE e detecta o estresse de RE. Existem modelos que propõem mecanismos de ativação dessas vias. Um modelo é que as proteínas sensoras estão continuamente inibidas pela ligação com a proteína BiP/GRP78. Sob situação de estresse de RE, quando ocorre acúmulo de proteínas não enoveladas, a proteína BiP/GRP78 se desliga dos sensores e liga-se às proteínas não enoveladas presentes no lúmen do RE. Uma vez desligadas da proteína BiP/GRP78, as proteínas PERK, ATF-6 e IRE1, sensores do estresse de RE, são ativadas. Coletivamente, as vias da PERK, ATF-6 e IRE1 compõem a UPR (Figura 24.4). Os monômeros de PERK, livres de BiP/GRP78, formam dímeros e essa dimerização ativa PERK que, agora com atividade de proteinaquinase, fosforila a proteína eIF2-alfa. Essa proteína é inibida pela fosforilação e, como seu papel é necessário para a síntese proteica, esta é inibida. Portanto, a ativação da via da PERK reduz temporariamente a síntese de proteínas. O fator eIF2alfa também pode ser fosforilado por outras quinases na resposta integrada ao estresse (IRS, *integrated stress response*).[110]

Já a fosforilação de eIF2-alfa favorece o aumento da tradução de mRNA específicos, como o ATF-4. Essa proteína atua como fator de transcrição e aumenta a expressão de genes que codificam chaperonas, como a própria chaperona BiP/GRP78. A via de IRE1 também é ativada pela formação de complexos de proteínas IRE1 livres de BiP/GRP78. Além disso, a ativação de IRE1 é favorecida pela interação de IRE1 com proteínas não enoveladas. Uma vez ativada, IRE1 se autofosforila e adquire atividade de endorribonuclease, clivando mRNA de XBP1. Após esse *splicing* não convencional, é formado um mRNA que codifica a proteína XBP1 mais estável e ativa, a qual desempenha papel de fator de transcrição aumentando a expressão de diversos genes responsivos a UPR, como genes relacionados com expressão de chaperonas e proteassomas. IRE1 também desempenha uma função denominada "RIDD", que causa a degradação de mRNA.

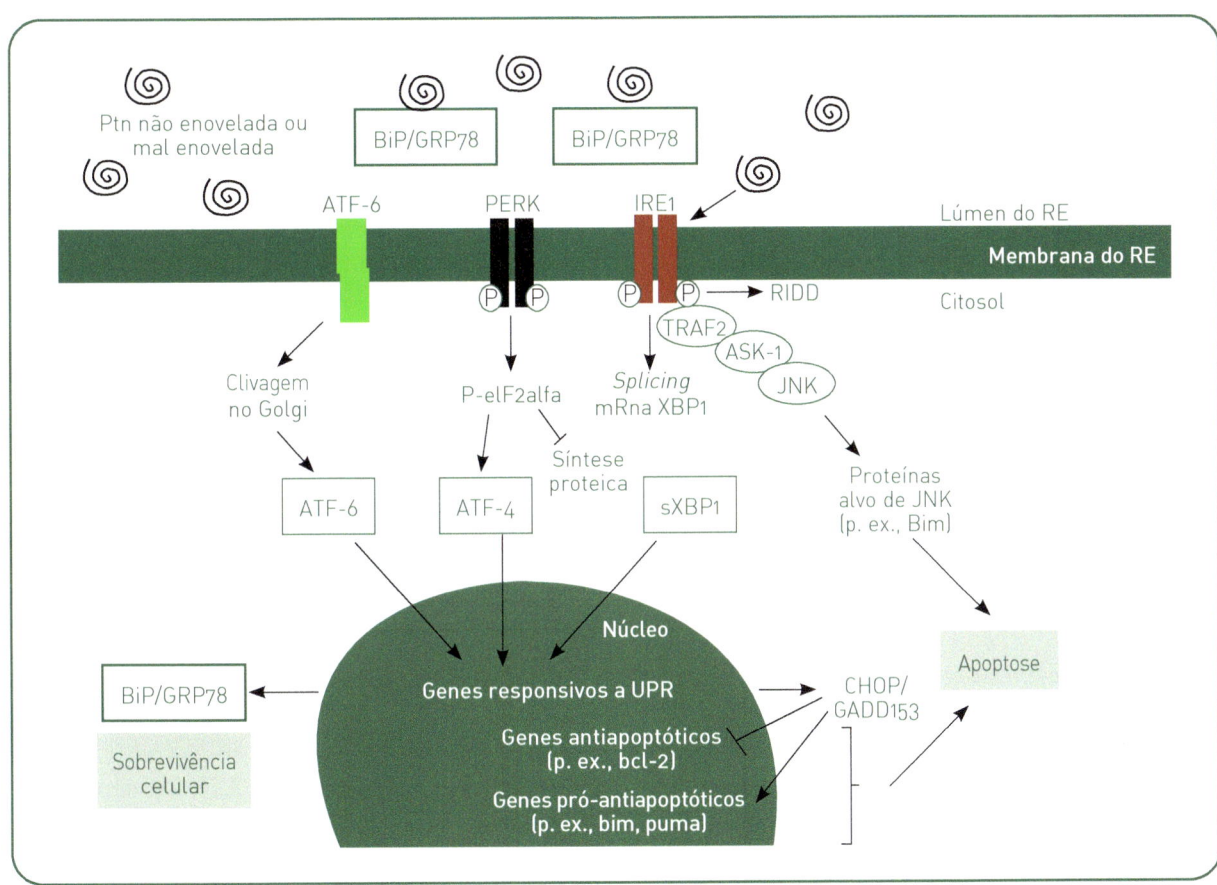

**FIGURA 24.4 –** Esquema de vias de resposta ao estresse de retículo endoplasmático (RE) e relação com apoptose. As vias da PERK, IRE1 e ATF6, em conjunto, são denominadas "resposta a proteínas desenoveladas" (UPR). O disparo das vias de ATF-6, IRE1 e PERK ativa, respectivamente, os fatores de transcrição ATF-6, XBP1 e ATF-4. Estes, no núcleo, controlam a transcrição de genes responsivos a UPR. A ativação da UPR pode resultar na sobrevivência ou na morte celular. Em condições de estresse de RE contínuo ou extremo, ocorre o aumento da expressão do gene chop/gadd153. A proteína CHOP/GADD153 modula a expressão gênica, por exemplo, aumentando a transcrição dos genes pró-apoptóticos Bim e Puma e diminuindo a transcrição do gene antiapoptótico bcl-2. A via da IRE1 também pode ativar a proteinaquinase JNK, que tem papel pró-apoptótico. O conteúdo reduzido de Bcl-2 e aumentado de proteínas BH3-only, como Bim e Puma, favorece a formação de oligômeros de Bax ou Bak na membrana do RE e da mitocôndria.

Fonte: Adaptada de Chiarini, *et al.*

O terceiro sensor do estresse de RE é o ATF-6. Após se desligar de BiP/GRP78, ATF-6 migra para o complexo de Golgi, onde é alvo das proteases S1P e S2P e, após clivagem por essas proteases, o fragmento clivado de ATF-6 migra para o núcleo e atua como fator de transcrição. Os genes responsivos a UPR tem sua transcrição ativada pelos fatores de transcrição ATF-6, XBP1 e ATF-4. Assim, ocorre aumento da expressão de chaperonas e de proteínas envolvidas com a degradação de proteínas, de forma tal que as proteínas não enoveladas sejam enoveladas pelas chaperonas e as proteínas mal-enoveladas sejam degradadas pelo sistema de degradação de proteínas associado ao RE (ERAD). Desse modo, ocorre diminuição de proteínas mal/não enoveladas no lúmen do RE e a proteína BiP/GRP 78 volta a se ligar nos sensores PERK, ATF-6 e IRE-1, bloqueando-os. Em consequência, o estresse de RE é aliviado e é retomada a homeostase da organela.[103]

### Estresse de RE e morte celular programada

Como descrito no item anterior, a UPR é uma resposta adaptativa ativada pelo acúmulo de proteínas mal/não enoveladas no lúmen do RE, o que configura o estresse de RE. Essa resposta, portanto, favorece a restauração pelo RE do enovelamento eficiente das proteínas recém-sintetizadas. No entanto, o estresse de RE e a ativação da UPR podem causar as mortes celulares apoptótica e autofágica (Figuras 24.2 e 24.4). A seguir, estão descritos mecanismos de morte celular ativados pelo estresse de RE.[104,105]

A caspase-12 e a caspase-4 são as caspases inicialmente ativadas no processo de morte celular induzido pelo estresse de RE. Camundongos modificados geneticamente, que não expressam a procaspase-12, apresentam maior resistência à morte celular induzida por agentes que induzem estresse de RE. Não é bem conhecido como ocorre a ativação de caspase-12. Foi descrito que após a fosforilação de IRE1, sensor de estresse de RE, ocorre recrutamento de TRAF2 pela IRE1, e esse evento favorece a ativação de caspase-12.[75] Além disso, foi descrito que a saída de cálcio do RE provoca a ativação da calpaína, e essa protease, então, cliva a procaspase-12, resultando na ativação da caspase-12.[106]

A saída de cálcio do RE, por sua vez, pode ocorrer por formação de poros pela oligomerização das proteínas pró-apoptóticas Bax ou Bak. Foi descrito que o estresse de RE induz oligomerização dessas proteínas na membrana do RE. Além disso, foi descrito que fibroblastos de camundongos que não expressam Bax e Bak não apresentam caspase-12 clivada após tratamento com indutor de estresse de RE e são resistentes à morte celular induzida por estresse de RE. No entanto, se essas mesmas células passam a expressar Bax ou Bak, a capacidade de clivar procaspase-12 após indução de estresse de RE é restaurada. Esses resultados indicam que Bax ou Bak são necessários para a ativação de caspase-12 após estresse de RE. Em humanos, foi verificada a ativação de caspase-4 após estresse de RE. Porém, foi verificado que o estresse de RE pode induzir morte celular dependente de caspases de forma independente das caspase-12 e caspase-4.

A ativação da UPR induz a transcrição do gene que codifica a proteína CHOP, também denominada "GADD153" (Figura 24.4). Foi também verificado que células que não expressam CHOP/GADD153 são mais resistentes à morte celular induzida por agentes que induzem estresse de RE. Essa proteína é um fator de transcrição que participa do controle da expressão de genes da família Bcl-2. É descrito que a proteína CHOP/GADD153 bloqueia a transcrição do gene de Bcl-2 e aumenta a transcrição de genes que codificam proteínas pró-apoptóticas da subfamília BH3-only Bim e Puma. A ativação da UPR, portanto, mediada pela expressão de CHOP/GADD153, aumenta a expressão de genes pró-apoptóticos de forma a favorecer interações de proteínas da família Bcl-2 presentes em membranas das organelas, culminando na saída de citocromo C da mitocôndria e de cálcio do RE.

O supressor de tumor p53 é ativado após dano no DNA e pode induzir arresto do ciclo celular, permitindo reparo do DNA ou induzir a morte celular. Células que não expressam p53 apresentam menor incidência de morte celular após indução de estresse de RE. Foi descrito aumento da expressão de PUMA e NOXA após estresse de RE dependente de p53. No entanto, mesmo na ausência de p53, ocorre degeneração induzida por estresse de RE, sugerindo que a via de morte celular induzida pelo estresse de RE possa ser uma alternativa para induzir morte celular em células tumorais mutantes em p53. Por outro lado, foi descrito que estresse de RE pode levar ao aumento de degradação da proteína p53, o que pode favorecer a sobrevivência e a proliferação celular. Assim, dependendo das circunstâncias, o estresse de RE pode proteger ou favorecer a morte celular.

A morte celular induzida por estresse de RE também é reduzida na ausência de Apaf-1, indicando a comunicação da indução de morte celular após estresse de RE com a via intrínseca mitocondrial de ativação de caspases e morte celular apoptótica. No entanto, células que não expressam Apaf-1 são sensíveis à morte celular induzida por estresse de RE, indicando que a via mitocondrial de ativação de caspases pode, em alguns casos, não ser necessária neste programa de morte celular.

Foi também descrito que, após ativação de IRE1, a porção citoplasmática de IRE1 recruta a TRAF2 e essa proteína, por sua vez, interage com ASK1 que fosforila e ativa a JNK e a proteinaquinase p38 (Figura 24.4). Experimentos com inibidores da via da JNK já relacionaram a ocorrência da morte celular induzida por estresse de RE com atividade dessa proteinaquinase.

É conhecido que a proteína Bim é alvo de fosforilação pela JNK e que a fosforilação de Bim pela JNK ativa a função pró-apoptótica dessa proteína, pois a desliga de proteínas do citoesqueleto, permitindo que Bim sequestre proteínas antiapoptóticas como Bcl-2 e Bcl-XL. Foi verificado experimentalmente que a proteína Bim superexpressa endereçada para o RE pode provocar a ativação de caspase-12. Já a proteinaquinase p38 fosforila a proteína CHOP/GADD153 e essa fosforilação aumenta a atividade transcricional de CHOP/GADD153, favorecendo, assim, a morte celular apoptótica.

A busca de novas alternativas de tratamento e de combinações de quimioterápicos que tornem o tratamento mais eficaz na indução de morte das células tumorais é constante. Nesse sentido, a indução de estresse de RE em tumores, já há alguns anos, vem sendo explorada como uma alternativa para ativar diferentes tipos de morte celular regulada em células cancerosas que têm como característica a resistência à indução de morte celular.[107] Porém, dependendo do contexto, a inibição ou ativação do estresse de RE pode inibir ou aumentar o crescimento do tumor.[107] A ativação da UPR após hipóxia favorece a formação de tumores sólidos.[108] O aumento da expressão da chaperona do RE Bip/GRP78, que é induzida pelas vias da UPR, favorece a sobrevivência celular.[109] Por fim, o estresse de RE pode ativar a autofagia, que pode aumentar a sobrevivência e a morte celular, além de ter uma participação, ainda não totalmente esclarecida, na tumorigênese.[106-108]

## MORTES CELULARES ESPECIAIS

### Cornificação

A camada córnea da pele tem propriedades de proteção mecânica, elasticidade, impermeabilidade à água e estabilidade estrutural e é constantemente renovada por meio da descamação de queratinócitos da superfície, compensada por proliferação na camada basal da epiderme. A cornificação dos queratinócitos foi reconhecida recentemente como uma forma distinta de morte celular programada e incluída na classificação proposta pelo comitê internacional de nomenclatura.[18] Trata-se de um processo específico da epiderme, caracterizado pela diferenciação terminal dos queratinócitos, durante o qual a membrana plasmática e o citosol dessas células são gradualmente substituídos por um envelope e uma massa rígidos, compostos por queratina embebida em uma matriz de lipídeos e de outras proteínas, entre as quais loricrina, involucrina, filagrina e uma família de proteínas ricas em prolina, amalgamadas por ação de transglutaminases.[111]

Os mecanismos de execução da morte celular propriamente ditos não estão, no entanto, resolvidos no caso do processo de cornificação. Há indícios de ativação de diversas caspases iniciadoras e executoras de apoptose em estágios precoces, bem como de ativação específica de caspase-14 em etapas tardias da cornificação,[112] além da participação de outras moléculas associadas ao controle da apoptose.[113] São ainda desconhecidos, no entanto, os sinais que disparam a ativação de parte da maquinaria de apoptose, os que induzem a eliminação do núcleo e mitocôndrias dos queratinócitos, bem como os mecanismos de regulação do processo de síntese das proteínas cornificadoras.[113]

### Oncose e paraptose

Alguns autores utilizam o termo "oncose" para designar o mecanismo que causa necrose, incluindo eventos que produzem aumento do volume celular e eventual ruptura da membrana plasmática, e distinguindo os dois termos por definir a necrose como o estágio em que a célula já está morta.[114-117] A distinção entre o mecanismo e o estado final é sutil e não vem mostrando utilidade para compreensão da morte celular.

Já o termo "paraptose" foi utilizado para designar uma forma de morte celular não apoptótica, caracterizada por vacuolização citoplasmática e independência de ativação de caspases, porém requerendo transcrição gênica e tradução, observada após ativação de receptores para IGF-1 e substância P. Essa forma de morte celular depende da ativação de MAP-quinases, arrestina 2 e da ativação do fator de transcrição Nur77, e é bloqueada pela proteína AIP1/Alix, que interage com uma proteína ligante de cálcio denominada "ALG-2". AIP1/ALix não tem, no entanto, efeito sobre morte celular tipicamente apoptótica.[118-120]

Apesar do relato de baixa suscetibilidade da paraptose à Nec-1, um potente inibidor da necroptose, as semelhanças entre paraptose e necrose programada são extensas e a distinção entre exemplos das duas denominações é pouco convincente. Os dados disponíveis recomendam considerar paraptose uma variante de um conjunto de mecanismos que constituem a classe de morte celular abrigada sob o termo "necrose programada".

### Etose

A definição de uma forma peculiar de morte celular, originalmente denominada "netose" e rebatizada como "etose", foi consequência da descoberta de redes viscosas, compostas por DNA, histonas, enzimas e peptídeos antimicrobianos, extrudidas por neutrófilos (daí o nome "NET", do inglês *neutrophil extracellular traps*), quando estes são ativados por IL-8, LPS, bactérias, fungos ou plaquetas ativadas. Micro-organismos aderem a essas NET e são mortos por mecanismos eficientes que incluem a ação das enzimas e peptídeos antimicrobianos extrudidos.[122] O rebatismo como etose (sem o n de neutrófilo) foi proposto a partir da constatação de que mastócitos *in vitro* também são capazes de extrudir redes extracelulares semelhantes às NET.[123]

Os mecanismos de extrusão das NET ainda são pouco conhecidos. O estímulo mais efetivo para sua produção parece envolver o engajamento simultâneo de vários receptores de superfície celular, resultando na ativação de proteinaquinase C e do complexo de NADPH-oxidase, bem como produção de espécies reativas de oxigênio. O processo envolve a dissolução do envelope nuclear e a desintegração de grânulos citoplasmáticos característicos dos neutrófilos. Conteúdos nuclear e granular, misturados no citoplasma, são extrudidos quando ocorre ruptura da membrana plasmática. Há controvérsias sobre o curso temporal relativo da morte

celular e da extrusão das NET, bem como evidência recente de extrusão de DNA mitocondrial na formação de NET por neutrófilos viáveis.[124] Entretanto, a morte celular é independente da ação de caspases e não é acompanhada de fragmentação regular de DNA. O papel da etose *in vivo* ainda não está claro, embora alguns estudos tenham demonstrado evidências de participação de NET em modelos experimentais de infecção bacteriana e sepse.

### Anecose

O termo "anoikis" (anecose) foi criado para designar morte celular causada por perda de contato de uma célula com seu microambiente normal. Os mecanismos de execução da morte celular por anecose têm sido descritos como os mesmos da apoptose dependente de caspases, incluindo ativação tanto de via mitocondrial como de via extrínseca.[125] A anecose é um importante mecanismo de homeostasia, por evitar a imigração e sobrevivência de células em ambientes inadequados, a qual pode resultar, entre outras alterações patológicas, na metastatização de tumores.[126]

A forma geométrica de células consequente a níveis variados de adesão a substratos é um determinante da sobrevivência ou morte celular, independentemente da natureza do substrato adesivo.[127] Estudos recentes implicam fortemente integrinas e suas vias de sinalização intracelular na anecose, incluindo tanto alterações no conteúdo de integrinas específicas na superfície celular como a perda de sinais citoprotetores provenientes da adesão de integrinas a proteínas da matriz extracelular. Mecanismos de transdução de sinais envolvem componentes do citoesqueleto, bem como vias de sinalização intracelular, como as FAK, ILK, proteínas adaptadoras, tirosinaquinases solúveis, PI3-quinase e MAP-quinases.

Embora os mecanismos de execução sejam atribuídos às mesmas redes moleculares que governam a apoptose em outras circunstâncias, o conceito de anecose enfatiza a dependência de características teciduais na morte celular.

### BIOLOGIA TECIDUAL DA MORTE CELULAR PROGRAMADA

Em paralelo ao conceito de que os programas de morte celular são contidos integralmente nas próprias células vivas (*cell autonomous*), uma implicação crucial tanto dos trabalhos clássicos como do conhecimento acumulado em décadas é a de que a morte celular programada é um evento tipicamente tecidual. Os mecanismos de morte celular dependem de propriedades dinâmicas das células individuais, bem como de suas interações características de cada tecido. Por exemplo, em linhagens tumorais, a sensibilidade à morte celular varia com o estágio de diferenciação, por sua vez dependente de agentes externos;[128,129] a ocorrência de necrose secundária em células que sofrem apoptose, rotineiramente detectada *in vitro*, é bloqueada por fagocitose dos corpos apoptóticos efetuada por macrófagos ou outras células com propriedade fagocítica no tecido afetado,[130,131] acarretando consequências importantes relacionadas a processos inflamatórios; e, mais importante, a sobrevivência celular é mantida por uma barragem de sinais de seu microambiente, provenientes de células na vizinhança imediata, da matriz extracelular e de fatores solúveis liberados por células relativamente próximas no mesmo tecido.[132]

A natureza tecidual da morte celular programada é reforçada pelas evidências de regulação de componentes dos mecanismos de execução por sinais extracelulares, tanto no nível de expressão gênica como no de modificações pós-traducionais.[133] Numerosos fatores de crescimento, citocinas, componentes variados da matriz extracelular e outras moléculas afetam a sensibilidade à morte celular.[134-136]

Portanto, a morte celular resulta de uma rede de eventos bioquímicos, muitos dos quais se superpõem a outras vias metabólicas da célula viva.[137] Tanto a sensibilidade à morte celular como as transições para mecanismos de execução são determinadas pelo estado de vias de sinalização ativas na fisiologia celular normal. O comportamento discriminativo de uma célula em degeneração, em meio a seus vizinhos, é uma consequência de sensibilidade seletiva a múltiplos fatores, grande parte dos quais é fornecida por suas vizinhas em tecidos complexos.

Tumores são tecidos complexos, compostos por múltiplos tipos celulares, vascularizados em maior ou menor grau, cercados por células e tecidos saudáveis ou em transição e, portanto, os mecanismos de morte celular no câncer, assim como em outras circunstâncias, devem ser examinados sob o ponto de vista de redes de mecanismos histotípicos. A análise da morte celular, especialmente em tumores sólidos, deve ser mais informativa se baseada em uma perspectiva te-

cidual, tanto no âmbito experimental[138] como no da correlação de índices e marcadores de morte celular com características teciduais nos tumores *in situ*.

## STAT ROMA PRISTINA NOMINE, NOMINA NUDA TENEMUS

"A Roma de outrora permanece como nome, restam-nos meros nomes." Assim o monge Bernard de Cluny (século XII), em seu poema *De contemptu mundi* ("Desprezo pelo mundo"), coroa uma sequência de versos nos quais o autor pergunta retoricamente "onde estão" figuras emblemáticas da outrora fulgurante de Roma, satirizando a efemeridade dos homens e de seus atos.[139,140] E, a seguir, lê-se o verso quam *cito labilis arque volubilis orbita sphaerae* (... quão rapidamente desliza e gira o circuito do globo...). Hélas! Pode-se perguntar "onde estão" os significados originais de "morte celular programada", "apoptose", "necrose" e outros, massacrados pelo uso avassalador e, frequentemente, descuidado em mais de 350 mil publicações sobre variados aspectos de morte celular registradas na base de dados PubMed.

Nesse caso, a preocupação acadêmica com o rigor terminológico não é mero diletantismo, mas tem razões ligadas ao cotidiano da prática médica. Ainda hoje é comum a noção de que "a morte celular pode ser acidental (necrose) ou programada (apoptose)", que prevaleceu até o final da década de 1980. Em certas oportunidades, essa distinção é suficiente e não atrapalha, por exemplo, as conclusões obtidas pela aplicação de técnicas histopatológicas ou a avaliação do potencial terapêutico de uma droga quimioterápica. No entanto, há riscos significativos na adoção acrítica de termos como "apoptose", cuja definição vem sendo aplicada ou modificada de modo voluntarioso e caótico por diversos autores, à medida que avança o conhecimento e modernizam-se as técnicas de detecção de moléculas reguladoras.[141-143]

Um índice apoptótico obtido com o emprego da técnica de TUNEL não é necessariamente o mesmo do estimado com coloração por anilinas básicas, ou com emprego de imunoistoquímica para marcadores moleculares. Essas técnicas podem, inclusive, gerar resultados distintos, dependendo de métodos de fixação, idade dos espécimes, qualidade dos anticorpos e outras variáveis.[142-147] Portanto, tanto na prática médica como na pesquisa de novas drogas ou na avaliação de medicamentos em uso clínico, equacionar o índice apoptótico com a taxa de degeneração pode ser traiçoeiro por negligenciar os múltiplos mecanismos de apoptose e as outras formas de morte celular.[148-153]

A volatilidade das definições de mortes celulares, em que pese o esforço do Comitê Internacional de Nomenclatura, recomenda atenção ao uso e à interpretação de nomes comuns na prática médica. É, aliás, notável que as recomendações ou, pelo menos, as preocupações do próprio Comitê tenham mudado substancialmente nos últimos 15 anos.[19,110] A solução para esses dilemas não é trivial e é importante utilizar descrições inequívocas de técnicas e procedimentos de avaliação, evitando o nome fácil.

Não obstante, a pesquisa dos mecanismos de morte celular é intensa e envolve grande número de cientistas em todos os continentes. Avanços como os registrados nas últimas décadas tendem a aprimorar a compreensão dos mecanismos de morte celular e, embora seja provável que classificações e definições de mecanismos de morte celular sejam, ainda por algum tempo, controversas e sujeitas à reavaliação periódica, espera-se que eventualmente se tornem, de fato, consensuais e isentas de ambiguidades.

## REFERÊNCIAS

1. Green DR, Evan GI. A matter of life and death. Cancer Cell. 2002;1:19-30.

2. Opyrchal M, Figanbaum T, Ghosh A, et al. Spontaneous tumor lysis syndrome in the setting of B-cell lymphoma. Case Report Med. 2010;2010:610969.

3. Tanaka F, Kawano Y, Li M, et al. Prognostic significance of apoptotic index in completely resected non-small-cell lung cancer. J Clin Oncol. 1999;17:2728-36.

4. de Bruin EC, van de Velde CJ, van de Pas S, et al. Prognostic value of apoptosis in rectal cancer patients of the dutch total mesorectal excision trial: radiotherapy is redundant in intrinsically high-apoptotic tumors. Clin Cancer Res. 2006;12:6432-6.

5. Dworakowska D, Jassem E, Jassem J, et al. Prognostic value of the apoptotic index analysed jointly with selected cell cycle regulators and proliferation markers in non-small cell lung cancer. Lung Cancer. 2009;66:127-33.

6. Upadhyay S, Neburi M, Chinni SR, et al. Differential sensitivity of normal and malignant breast epithelial cells to genistein is partly mediated by p21(WAF1). Clin Cancer Res. 2001;7:1782-9.

7. Cuddihy AR, Bristow RG. The p53 protein family and radiation sensitivity: yes or no? Cancer Metastasis Rev. 2004;23:237-57.

8. Kist M, Vucic D. Cell death pathways: intricate connections and disease implications. EMBO J. 2021;40(5):e106700.

9. Collins I, Garrett MD. Targeting the cell division cycle in cancer: CDK and cell cycle checkpoint kinase inhibitors. Curr Opin Pharmacol. 2005;5:366-73.

10. Lieberman HB. DNA damage repair and response proteins as targets for cancer therapy. Curr Med Chem. 2008;15:360-7.

11. Gridelli C, Rossi A, Maione P, et al. Vascular disrupting agents: a novel mechanism of action in the battle against non-small cell lung cancer. Oncologist. 2009;14:612-20.

12. Reinmuth N, Steins M, Kreuter M, et al. New strategies for NSCLC: is inhibition of tumour vasculature useful? Pneumologie. 2010;64:376-86.

13. Baguley BC. Multidrug resistance in cancer. Methods Mol Biol. 2010;596:1-14.

14. Albini A, Pennesi G, Donatelli F, et al. Cardiotoxicity of anticancer drugs: the need for cardio-oncology and cardio-oncological prevention. J Natl Cancer Inst. 2010;102:14-25.

15. Ruzzo A, Graziano F, Canestrari E, et al. Molecular predictors of efficacy to anti-EGFR agents in colorectal cancer patients. Curr Cancer Drug Targets. 2010;10:68-79.

16. Assunção Guimarães C, Linden R. Programmed cell deaths. Apoptosis and alternative deathstyles. Eur J Biochem. 2004;271:1638-50.

17. Lockshin RA, Zakeri Z. Apoptosis, autophagy, and more. Int J Biochem Cell Biol. 2004;36:2405-19.

18. Tang D, Kang R, Berghe TV, Vandenabeele P, Kroemer G. The molecular machinery of regulated cell death. Cell Res. 2019;29(5):347-364.

19. Galluzzi L, Vitale I, Aaronson S, et al. Molecular mechanisms of cell death: recommendations of the Nomenclature Committee on Cell Death 2018. Cell Death Differ. 2018;25:486-541.

20. Kroemer G, Galluzzi L, Vandenabeele P, Abrams J, Alnemri ES, Baehrecke EH, et al. Nomenclature Committee on Cell Death 2009. Classification of cell death: recommendations of the Nomenclature Committee on Cell Death 2009. Cell Death Differ. 2009;16:3-11.

21. Clarke PGH, Clarke S. Nineteenth century research on naturally occurring cell death and related phenomena. Anatomy and Embryology. 1996;193:81-99.

22. Zakeri Z, Lockshin RA. Cell death: history and future. Adv Exp Med Biol. 2008;615:1-11.

23. Glucksmann A. Cell deaths in normal vertebrate ontogeny. Biol Rev Cambridge kPhil Soc Dev. 1951;26:27.

24. Saunders JW Jr. Death in embryonic systems. Science. 1966;154:604-12.

25. Lockshin RAW, Williams CM. Programmed cell death. II. Endocrine potentiation of the breakdown of the intersegmental muscles of silkmoths. J Insect Physiol Dev. 1964;10:7.

26. Lockshin RA. Programmed cell death. Activation of lysis by a mechanism involving synthesis of protein. Journal of Insect Physiology. 1969;15:1505-16.

27. Tata JR. Requirement for RNA and protein synthesis for induced regression of the tadpole tail in organ culture. Dev Biol. 1966;13:77-94.

28. Kerr JF, Wyllie AH, Currie AR. Apoptosis: a basic biological phenomenon with wide-ranging implications in tissue kinetics. Br J Cancer. 1972;26:239-57.

29. Wyllie AH. Glucocorticoid-induced thymocyte apoptosis is associated with endogenous endonuclease activation. Nature. 1980;284:555-6.

30. Gerstl B, Wong S, Yesner R. Quantitative microscopy of epidermoid lung carcinoma: correlation with survival time. J Natl Cancer Inst. 1976;56:463-9.

31. Miura M, Zhu H, Rotello R, et al. Induction of apoptosis in fibroblasts by il-1-beta-converting enzyme, a mammalian homolog of the C-elegans cell-death gene Ced-3. Cell. 1993;75:653-60.

32. Gavrieli Y, Sherman Y, Bensasson SA. Identification of programmed cell-death in situ via specific labeling of nuclear-dna fragmentation. Journal of Cell Biology. 1992;119:493-501.

33. Metcalf D. Humoral regulators in the development and progression of leukemia. Adv Cancer Res. 1971;14:181-230.

34. Sinkovics JG. Kaposi's sarcoma: its 'oncogenes' and growth factors. Crit Rev Oncol Hematol. 1991;11:87-107.

35. Lurje G, Lenz HJ. EGFR signaling and drug discovery. Oncology. 2009;77: 400-10.

36. Lockshin RA, Zakeri Z. Programmed cell death and apoptosis: origins of the theory. Nat Rev Mol Cell Biol. 2001;2:545-50.

37. Sloviter RS. Apoptosis: a guide for the perplexed. Trends in Pharmacological Sciences. 2002;23:19-24.

38. Matsuhashi N, Saio M, Matsuo A, et al. Expression of p53 protein as a predictor of the response to 5-fluorouracil and cisplatin chemotherapy in human gastrointestinal cancer cell lines evaluated with apoptosis by use of thin layer collagen gel. Int J Oncol. 2004;24:807-13.

39. Holder MJ, Barnes NM, Gregory CD, et al. Lymphoma cells protected from apoptosis by dysregulated bcl-2 continue to bind annexin V in response to B-cell receptor engagement: a cautionary tale. Leuk Res. 2006;30:77-80.

40. Conrad M, Angeli JP, Vandenabeele P, Stockwell BR. Regulated necrosis: disease relevance and therapeutic opportunities. Nat Rev Drug Discov. 2016;15(5):348-66.

41. Taylor RC, Cullen SP, Martin SJ. Apoptosis: controlled demolition at the cellular level. Nat Rev Mol Cell Biol. 2008;9:231-41.

42. Boada-Romero E, Martinez J, Heckmann BL, et al. The clearance of dead cells by efferocytosis. Nat Rev Mol Cell Biol. 2020;21:398-414.

43. Riedl S, Shi Y. Molecular mechanisms of caspase regulation during apoptosis. Nat Rev Mol Cell Biol 2004;5:897-907.

44. Riedl SJ, Salvesen GS. The apoptosome: signalling platform of cell death. Nat Rev Mol Cell Biol. 2007;8:405-13.

45. Carneiro BA, El-Deiry WS. Targeting apoptosis in cancer therapy. Nat Rev Clin Oncol. 2020;17(7):395-417.

46. Van Delft MF, Huang DC. How the Bcl-2 family of proteins interact to regulate apoptosis. Cell Res. 2006;16:203-13.

47. Garrido C, Galluzzi L, Brunet M, et al. Mechanisms of cytochrome c release from mitochondria. Cell Death Differ. 2006;13:1423-33.

48. Singh R, Letai A, Sarosiek K. Regulation of apoptosis in health and disease: the balancing act of BCL-2 family proteins. Nat Rev Mol Cell Biol. 2019;20:175-93.

49. Youle RJ, Strasser A. The BCL-2 protein family: opposing activities that mediate cell death. Nat Rev Mol Cell Biol. 2008;9:47-59.

50. Czabotar P, Lessene G, Strasser A, et al. Control of apoptosis by the BCL-2 protein family: implications for physiology and therapy. Nat Rev Mol Cell Biol. 2014;15:49-63.

51. Ley R, Ewings KE, Hadfield K, et al. Regulatory phosphorylation of Bim: sorting out the ERK from the JNK. Cell Death Differ. 2005;12:1008-14.

52. Balmanno K, Cook SJ. Tumour cell survival signalling by the ERK1/2 pathway. Cell Death Differ. 2009;16(3):368-77.

53. Adams JM, Cory S. The Bcl-2 apoptotic switch in cancer development and therapy. Oncogene. 2007;26:1324-37.

54. Igney FH, Krammer PH. Death and anti-death: tumour resistance to apoptosis. Nat Rev Cancer. 2002;2:277-88.

55. Galluzzi L, Kroemer G. Necroptosis: a specialized pathway of programmed necrosis. Cell. 2008;135:1161-3.

56. Vandenabeele P, Galluzzi L, Vanden Berghe T, Kroemer G. Molecular mechanisms of necroptosis: an ordered cellular explosion. Nat Rev Mol Cell Biol. 2010;11(10):700-714.

57. G, Joris I. Apoptosis, oncosis, and necrosis. An overview of cell death. Am J Pathol. 1995;146:3-15.

58. Lotze MT, Tracey KJ. High-mobility group box 1 protein (HMGB1): nuclear weapon in the immune arsenal. Nat Rev Immunol. 2005;5:331-42.

59. Buja LM, Eigenbrodt ML, Eigenbrodt EH. Apoptosis and necrosis. Basic types and mechanisms of cell death. Arch Pathol Lab Med. 1993;117:1208-14.

60. Hitomi J, Christofferson DE, Ng A, et al. Identification of a molecular signaling network that regulates a cellular necrotic cell death pathway. Cell. 2008;135:1311-23.

61. Zhang DW, Shao J, Lin J, et al. RIP3, an energy metabolism regulator that switches TNF-induced cell death from apoptosis to necrosis. Science. 2009;325(5938):332-6.

62. He S, Wang L, Miao L, et al. Receptor interacting protein kinase-3 determines cellular necrotic response to TNF-alpha. Cell. 2009;137:1100-11.

63. Micheau O, Tschopp J. Induction of TNF receptor I-mediated apoptosis via two sequential signaling complexes. Cell. 2003;114:181-90.

64. Vercammen D, Beyaert R, Denecker G, et al. Inhibition of caspases increases the sensitivity of L929 cells to necrosis mediated by tumor necrosis factor. J Exp Med. 1998;187(9):1477-85.

65. Sun L, Wang H, Wang Z, He S, Chen S, Liao D, et al. Mixed lineage kinase domain-like protein mediates necrosis signaling downstream of RIP3 kinase. Cell. 2012;148(1-2):213-27.

66. Zhao J, Jitkaew S, Cai Z, Choksi S, Li Q, Luo J, et al. Mixed lineage kinase domain-like is a key receptor interacting protein 3 downstream component of TNF-induced necrosis. Proc Natl Acad Sci U S A. 2012;109(14):5322-7.

67. Cai Z, Jitkaew S, Zhao J, Chiang HC, Choksi S, Liu J, et al. Plasma membrane translocation of trimerized MLKL protein is required for TNF-induced necroptosis. Nat Cell Biol. 2014;16(1):55-65.

68. Weber K, Roelandt R, Bruggeman I, Estornes Y, Vandenabeele P. Nuclear RIPK3 and MLKL contribute to cytosolic necrosome formation and necroptosis. Commun Biol 2018;1:6.

69. Wang H et al. Mixed lineage kinase domain-like protein MLKL causes necrotic membrane disruption upon phosphorylation by RIP3. Mol. Cell, 2014;54:133-46.

70. Chen X, Li W, Ren J, Huang D, He WT, Song Y, et al. Translocation of mixed lineage kinase domain-like protein to plasma membrane leads to necrotic cell death. Cell Res. 2014;24(1):105-21.

71. Meng Y, Sandow JJ, Czabotar PE, et al. The regulation of necroptosis by post-translational modifications. Cell Death Differ. 2021;28(3):861-883.

72. Broz P, Pelegrin P, Shao F. The gasdermins, a protein family executing cell death and inflammation. Nat. Rev. Immunol. 2020;20:143-57.

73. Bergsbaken T, Fink SL, Cookson BT. Pyroptosis: host cell death and inflammation. Nat Rev Microbiol. 2009;7:99-109.

74. Vande Walle L, Lamkanfi M. Pyroptosis. Curr Biol. 2016;26(13):R568-R572.

75. Shi J, et al. Pyroptosis: gasdermin-mediated programmed necrotic cell death. Trends Biochem Sci. 2017;42:245-54.

76. Evavold CL, Ruan J, Tan Y, Xia S, Wu H, Kagan JC. The pore-forming protein gasdermin D regulates interleukin-1 secretion from living macrophages. Immunity. 2018;48(1):35-44.e6.

77. Chen X, Comish PB, Tang D, Kang R. Characteristics and biomarkers of ferroptosis. Front Cell Dev Biol. 2021;9:637162.

78. Dixon SJ, Lemberg KM, Lamprecht MR, et al. Ferroptosis: an iron-dependent form of nonapoptotic cell death. Cell. 2012;149(5):1060-72.

79. Jiang X, Stockwell BR, Conrad M. Ferroptosis: mechanisms, biology and role in disease. Nat Rev Mol Cell Biol. 2021;22:266-282. Doi:10.1038/s41580-020-00324-8.

80. BR Stockwell, et al. Ferroptosis: a regulated cell death nexus linking metabolism, redox biology, and disease. Cell. 2017;171:273-85.

81. Yang WS, SriRamaratnam R, Welsch ME, et al. Regulation of ferroptotic cancer cell death by GPX4. Cell. 2014;156(1-2):317-331.

82. Viswanathan VS, et al. Dependency of a therapy-resistant state of cancer cells on a lipid peroxidase pathway. Nature. 2017;547:453-7.

83. David KK, Andrabi SA, Dawson TM, Dawson VL. Parthanatos, a messenger of death. Front Biosci (Landmark Ed). 2009;14:1116-28.

84. Moubarak RS, Yuste VJ, Artus C, et al. Sequential activation of poly(ADP-ribose) polymerase 1, calpains, and Bax is essential in apoptosis-inducing factor-mediated programmed necrosis. Mol Cell Biol. 2007;27:4844-62.

85. Zielke S, Meyer N, Mari M, et al. Loperamide, pimozide, and STF-62247 trigger autophagy-dependent cell death in glioblastoma cells. Cell Death Dis. 2018;9(10):994.

86. Klionsly DJ, Abdel-Aziz, Abdelfatah, S et al Guidelines for the use and interpretation of assays for monitoring autophagy (4th edition) Autophagy, 2021;8:1-382.

87. Mizushima N. The ATG conjugation systems in autophagy. Curr Opin Cell Biol. 2020;63:1-10.

88. Petiot A, Ogier-Denis E, Blommaart EF, et al. Distinct classes of phosphatidylinositol 3'-kinases are involved in signaling pathways that control macroautophagy in HT-29 cells. J Biol Chem. 2000;275:992-8.

89. Klionsky DJ, Abeliovich H, Agostinis P, et al. Guidelines for the use and interpretation of assays for monitoring autophagy in higher eukaryotes. Autophagy. 2008;4:151-75.

90. Mizushima N. The pleiotropic role of autophagy: from protein metabolism to bactericide. Cell Death Differ. 2005;12(2):1535-41.

91. Rubinsztein DC. The roles of intracellular protein-degradation pathways in neurodegeneration. Nature. 2006;443:780-6

92. Yu WH, Kumar A, Peterhoff C, et al. Autophagic vacuoles are enriched in amyloid precursor protein-secretase activities: implications for beta-amyloid peptide over-production and localization in Alzheimer's disease. Int J Biochem Cell Biol. 2004;36:2531-40.

93. Fung C, Lock R, Gao S, et al. Induction of autophagy during extracellular matrix detachment promotes cell survival. Molecular Biology of the Cell. 2008;19:797-806.

94. Diaz-Troya S, Perez-Perez ME, Florencio FJ, et al. The role of TOR in autophagy regulation from yeast to plants and mammals. Autophagy. 2008;4:851-65.

95. Guertin DA, Sabatini DM. Defining the role of mTOR in cancer. Cancer Cell. 2007;12:9-22.

96. Qu X, Yu J, Bhagat G, Furuya N, et al. Promotion of tumorigenesis by heterozygous disruption of the beclin 1 autophagy gene. J Clin Invest. 2003;112:1809-20.

97. Colletti M, Ceglie D, Di Giannatale A, Nazio F. Autophagy and exosomes relationship in cancer: friends or foes? Front Cell Dev Biol. 2021;8:614178.

98. Bialik S, Dasari SK, Kimchi A. Autophagy-dependent cell death – where, how and why a cell eats itself to death. J Cell Sci. 2018;131(18):jcs215152.

99. Galluzzi L, Baehrecke EH, Ballabio A, et al. Molecular definitions of autophagy and related processes. EMBO J. 2017;36(13):1811-36.

100. Fulda S. Autophagy in Cancer Therapy. Front Oncol. 2017;7:128.

101. Noguchi M, Hirata N, Tanaka T, Suizu F, Nakajima H, Chiorini JA. Autophagy as a modulator of cell death machinery. Cell Death Dis. 2020;11(7):517.

102. Schröder M. Endoplasmic reticulum stress responses. Cell Mol Life Sci. 2008;65:862-94.

103. Ron D, Walter P. Signal integration in the endoplasmic reticulum unfolded protein response. Nat Rev Mol Cell Biol. 2007;8:519-29.

104. Malhotra JD, Kaufman RJ. The endoplasmic reticulum and the unfolded protein response. Semin Cell Dev Biol. 2007;18:716-31.

105. Boelens J, Lust S, Offner F, et al. Review. The endoplasmic reticulum: a target for new anticancer drugs. In Vivo. 2007;21:215-26.

106. Rutkowski DT, Kaufman RJ. A trip to the ER: coping with stress. Trends Cell Biol. 2004;14:20-8.

107. Schleicher SM, Moretti L, Varki V, et al. Progress in the unraveling of the endoplasmic reticulum stress/ autophagy pathway and cancer: implications for future therapeutic approaches. Drug Resist Updat. 2010;13:79-86.

108. Ma Y, Hendershot LM. The role of the unfolded protein response in tumour development: friend or foe? Nat Rev Cancer. 2004;4:966-77.

109. Hetz C, Papa FR. The unfolded protein response and cell fate control. Mol Cell. 2018;69(2):169-81.

110. Hetz C, Zhang K, Kaufman RJ. Mechanisms, regulation and functions of the unfolded protein response. Nat Rev Mol Cell Biol. 2020;21(8):421-38.

111. Green DR. The coming decade of cell death research: five riddles. Cell. 2019;177(5):1094-1107.

112. Candi E, Schmidt R, Melino G. The cornified envelope: a model of cell death in the skin. Nat Rev Mol Cell Biol. 2005;6:328-40.

113. Chaturvedi V, Sitailo LA, Bodner B, et al. Defining the caspase-containing apoptotic machinery contributing to cornification in human epidermal equivalents. Exp Dermatol. 2006;15:14-22.

114. Sitailo LA, Jerome-Morais A, Denning MF. Mcl-1 functions as a major epidermal survival protein required for proper keratinocyte differentiation. J Invest Dermatol. 2009;129:1351-60.

115. Trump BF, Berezesky IK, Chang SH, et al. The pathways of cell death: oncosis, apoptosis, and necrosis. Toxicol Pathol. 1997;25:82-8.

116. Van Cruchten S, Van Den Broeck W. Morphological and biochemical aspects of apoptosis, oncosis and necrosis. Anat Histol Embryol. 2002;31:214-23.

117. Sperandio S, de Belle I, Bredesen DE. An alternative, nonapoptotic form of programmed cell death. Proceedings of the National Academy of Sciences of the United States of America. 2000;97:14376-81.

118. Castro-Obregón S, Del Rio G, Chen SF, et al. A ligand-receptor pair that triggers a non-apoptotic form of programmed cell death. Cell Death Differ. 2002;9:807-17.

119. Sperandio S, Poksay K, de Belle I, et al. Paraptosis: mediation by MAP kinases and inhibition by AIP-1/ Alix. Cell Death and Differentiation. 2004;11:1066-75.

120. Castro-Obregón S, Rao RV, del Rio G, et al. Alternative, nonapoptotic programmed cell death – Mediation by arrestin 2, ERK2, AND Nur77. Journal of Biological Chemistry. 2004;279:17543-53.

121. Asare N, Landvik NE, Lagadic-Gossmann D, et al. 1-Nitropyrene (1-NP) induces apoptosis and apparently a non-apoptotic programmed cell death (paraptosis) in Hepa1c1c7 cells. Toxicol Appl Pharmacol. 2008;230:175-86.

122. Asare N, Låg M, Lagadic-Gossmann D, et al. 3-Nitrofluoranthene (3-NF) but not 3-aminofluoranthene (3-AF) elicits apoptosis as well as programmed necrosis in Hepa1c1c7 cells. Toxicology. 2009;255:140-50.

123. Brinkmann V, Zychlinsky A. Beneficial suicide: why neutrophils die to make NETs. Nat Rev Microbiol. 2007;5:577-82.

124. Wartha F, Henriques-Normark B. ETosis: a novel cell death pathway. Sci Signal. 2008;1(21):pe25.

125. Yousefi S, Mihalache C, Kozlowski E, et al. Viable neutrophils release mitochondrial DNA to form neutrophil extracellular traps. Cell Death Differ. 2009;16:1438-44.

126. Chiarugi P, Giannoni E. Anoikis: a necessary death program for anchorage-dependent cells. Biochem Pharmacol. 2008;76:1352-64.

127. Simpson CD, Anyiwe K, Schimmer AD. Anoikis resistance and tumor metastasis. Cancer Lett. 2008;272:177-85.

128. Chen CS, Mrksich M, Huang S, et al. Geometric control of cell life and death. Science. 1997;276:1425-8.

129. McCarthy JV, Fernandes RS, Gotter TG. Increased resistance to apoptosis associated with HL-60 myeloid differentiation status. Anticancer Res. 1994;14:2063-72.

130. Bhatia U, Traganos F, Darzynkiewicz Z. Induction of cell differentiation potentiates apoptosis triggered by prior exposure to DNA-damaging drugs. Cell Growth & Differentiation. 1995;6:937-44.

131. de Almeida CJG, Linden R. Phagocytosis of apoptotic cells: a matter of balance. Cellular and Molecular Life Sciences. 2005;62:1532-46.

132. Erwig LP, Henson PM. Clearance of apoptotic cells by phagocytes. Cell Death Differ. 2008;15:243-50.

133. Raff MC. Social controls on cell survival and cell death. Nature. 1992;356:397-400.

134. Linden R. In: Apoptosis in the Retina. Torriglia AC-L. Transworld Research Network, Kerala, India: 13-41,2006.

135. Brumatti G, Salmanidis M, Ekert PG. Crossing paths: interactions between the cell death machinery and growth factor survival signals. Cell Mol Life Sci. 2010;67(10):1619-30.

136. Marastoni S, Ligresti G, Lorenzon E, et al. Extracellular matrix: a matter of life and death. Connective Tissue Research. 2008;49:203-6.

137. Linden R, Martins RA, Silveira MS. Control of programmed cell death by neurotransmitters and neuropeptides in the developing mammalian retina. Prog Retin Eye Res. 2005;24:457-91.

138. Evan G, Harrington E, Fanidi A, et al. Integrated control of cell proliferation and cell death by the c-myc oncogene. Philos Trans R Soc Lond B Biol Sci. 1994;345:269-75.

139. Griffith LG, Swartz MA. Capturing complex 3D tissue physiology in vitro. Nat Rev Mol Cell Biol. 2006;7:211-24.

140. Eco U. In: The Tanner Lectures on Human Values. Utah, U.o. Cambridge: The University of Utah; 1990, p. 62,1.

141. Pepin RE. Bernard de Cluny: De contemptu mundi – the Latin text with English translation and an Introduction: 1991.

142. Hockenbery D. Defining apoptosis. Am J Pathol. 1995;146:16-9.

143. Kane AB. Redefining cell death. Am J Pathol. 1995;146:1-2.

144. Diamantis A, Magiorkinis E, Sakorafas GH, et al. A brief history of apoptosis: from ancient to modern times. Onkologie. 2008;31:702-6.

145. Darzynkiewicz Z, Traganos F. Measurement of apoptosis. Adv Biochem Eng Biotechnol. 1998;62:33-73.

146. Vagunda V, Kalabis J, Vagundova M. Correlation between apoptotic figure counting and the TUNEL technique. Anal Quant Cytol Histol. 2000;22:307-10.

147. Garrity MM, Burgart LJ, Riehle DL, et al. Identifying and quantifying apoptosis: navigating technical pitfalls. Mod Pathol. 2003;16:389-94.

148. Dahmoun M, Backstrom T, Boman K, et al. Apoptosis, proliferation, and hormone receptors in endometrial carcinoma: results depending on methods of analysis. Int J Oncol. 2003;22:115-22.

149. Cho YK, Kim Y, Rhim H. Pitfalls in the radiological and pathological correlation of tumour response rates of hepatocellular carcinoma following radiofrequency ablation. J Clin Pathol. 2009;62:1071-3.

150. O'Sullivan-Coyne G, O'Sullivan GC, O'Donovan TR, et al. Curcumin induces apoptosis-independent death in oesophageal cancer cells. Br J Cancer. 2009;101:1585-95.

151. Tardito S, Isella C, Medico E, et al. The thioxotriazole copper(II) complex A0 induces endoplasmic reticulum stress and paraptotic death in human cancer cells. J Biol Chem. 2009;284:24306-19.

152. Tao J, Zhang P, Liu G, et al. Cytotoxicity of Chinese motherwort (YiMuCao) aqueous ethanol extract is non-apoptotic and estrogen receptor independent on human breast cancer cells. Journal of Ethnopharmacology. 2009;122:234-9.

153. Polito L, Bortolotti M, Farini V, et al. Saporin induces multiple death pathways in lymphoma cells with different intensity and timing as compared to ricin. Int J Biochem Cell Biol. 2009;41:1055-61.

# 25

# Mecanismos de Resistência à Morte Celular

Sara Teresinha Olalla Saad
Katia Borgia Barbosa Pagnano
Ada Congrains Castillo

## DESTAQUES

- A morte celular é o resultado de uma complexa rede de sinalização. Produtos de genes supressores de tumor, como P53, induzem a transcrição de genes pró-apoptóticos como Bax; produtos de proto-oncogenes, como Bcl-2, são eles mesmos antiapoptóticos. O balanço entre essas vias é alvo de terapias antineoplásicas, que visam a normalização das vias dependentes de p53 ou então inibição da atividade de Bcl-2.

- As células tumorais adaptam-se a condições de hipóxia, em parte pela estabilização do fator transcricional HIF-1, um heterodímero composto por HIF-1b e HIF-1a. Essa última está associada à indução de resistência à morte celular. Outro mecanismo de adaptação inclui braços da resposta a proteínas não enoveladas.

- O processo autofágico constitui uma das respostas de adaptação a condições de estresse; ultrapassado um limite homeostático, deflagra-se morte celular. Em cânceres, a ativação do processo autofágico parece associar-se à sobrevivência da célula tumoral.

- Transdução de sinais por quinases e fosfatases é criticamente modificada no processo neoplásico. A identificação de vias preferencialmente associadas a um ou outro tipo de câncer fundamenta algumas das mais promissoras estratégias de tratamento alvo-dirigido em cânceres. O exemplo clássico dessa estratégia foi o desenvolvimento do mesilato de imatinibe, inibidor de quinases como BCR-ABL (oncogene associado à leucemia mieloide crônica), PDGFR e c-KIT.

- Mecanismos de resistência a inibidores de quinases incluem a seleção de células com mutações que conferem resistência ao inibidor, ou então células com alterações que a ativem, porém a jusante do ponto de inibição.

- A heterogeneidade genética e epigenética do tumor é uma fonte importante de resistência à terapia. A heterogeneidade preexistente facilita o aparecimento de clones resistentes que causarão recidiva da doença. Outro tipo de resistência transitória recentemente descoberta pode ter um forte impacto nas estratégias terapêuticas.

- O microambiente tumoral fornece uma barreira protetora contra agentes terapêuticos e molda o fenótipo de vários componentes celulares para a geração de um ambiente mais permissivo à progressão do tumor.

## VIAS DE CONTROLE DA MORTE CELULAR

Um equilíbrio entre proliferação celular e morte celular é necessário para a renovação dos tecidos e a homeostase do organismo. Aproximadamente 60 bilhões de células são geradas por dia no corpo humano adulto e o mesmo número de células danificadas são constantemente eliminadas para dar lugar às células saudáveis. A morte celular é um processo rigidamente controlado por uma complexa rede de sinalização celular. Células cometem suicídio, ativando o mecanismo de apoptose quando notam alguma alteração grave, como danos ao DNA ou simplesmente frente à privação de sinais de sobrevivência. Embora outras formas de morte celular tenham sido descritas, a apoptose é a mais fisiologicamente relevante. Instabilidade genômica, entre outros sinais de estresse, em condições normais, desencadeia apoptose; no entanto, as células cancerosas, para sobreviverem, evitam esses mecanismos naturais, resultando na progressão da doença. A quimioterapia e a radiação ionizante dependem desta maquinaria para induzir citotoxicidade e morte celular e, portanto, o desequilíbrio de vias da apoptose está envolvido na quimiorresistência.

### Família de proteínas BCL-2

Apoptose é controlada pela família de proteínas BCL-2, que inclui tanto proteínas antiapoptóticas (BCL-2, BCL-XL, BCL-W, MCL1 e BCL-2A1) como pró-apoptóticas (BAK, BAX e proteínas BH3). Para entender o papel desta família de proteínas na morte celular, temos de lembrar que a permeabilização da membrana mitocondrial (pela formação de poros) é o ponto irreversível na morte celular por apoptose. BAX e BAK são as proteínas formadoras de poros capazes de interromper a continuidade da bicamada lipídica quando ativados. As proteínas BH3 podem ser ativadoras ou sensibilizadoras segundo as proteínas que elas têm capacidade de ligar. As **ativadoras** (BIM, PUMA e BID) podem ligar tanto a proteínas antiapoptóticas BCL-2 ou podem diretamente ativar BAK/BAX

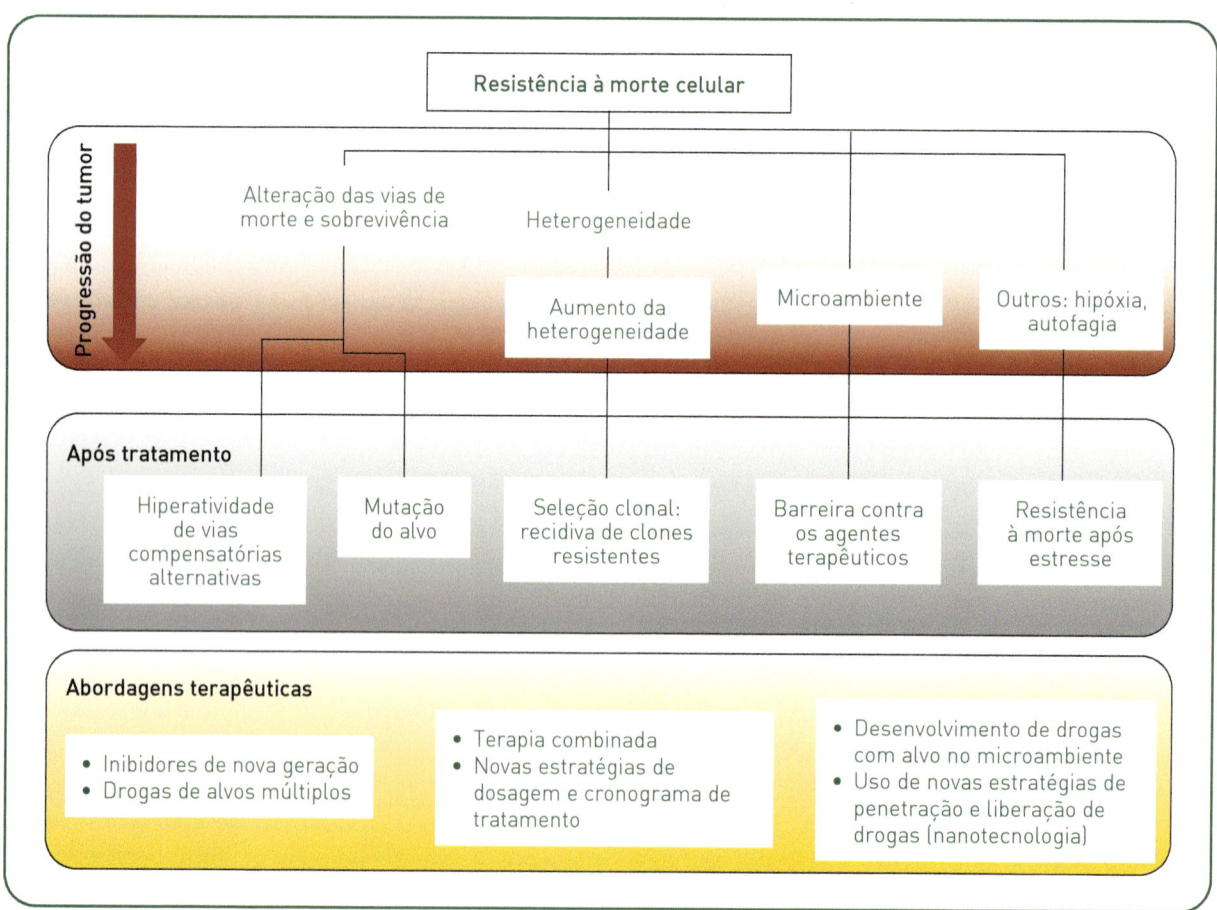

**FIGURA 25.1 –** Resumo do capítulo.

Fonte: Desenvolvida pela autoria.

e, consequentemente, apoptose. As **sensibilizadoras** (BAD, Noxa, Hrk, entre outras) só podem se ligar a proteínas antiapoptóticas (BCL-2, BCL-XL etc.) e, portanto, estas proteínas sensibilizam as células ao efeito das proteínas ativadoras, mas não desencadeiam apoptose por elas mesmas.

Os sinais pró-apoptóticos (privação de citocinas ou nutrientes, lesão ao DNA, ativação de oncogenes etc.) desencadeiam cascatas de sinalização que induzem a produção de proteínas BH3. Se as proteínas BCL2 antiapoptoticas estiverem ausentes ou saturadas pelas proteinas BH-3, o excesso de proteínas **ativadoras** BH-3 ativa BAK ou BAX. A ativação de BAK/BAX pró-apoptóticos resulta na sua polimerização e formação de poros na membrana mitocondrial (permeabilização da membrana externa mitocondrial), liberação do citocromo c, formação do apoptossoma, ativação de caspases e morte celular. A BAX e BAK também dimerizam-se com as proteínas pró-sobrevivência (p. ex., BCL-2, MCL1 etc.) impedindo a autodimerização e a formação do poro. Os sinais de estresse também regulam a expressão de outros membros da família BCL2, aumentando os pontos de regulação

da via. O balanço entre a expressão dos membros pró e antiapoptóticos da família BCL-2 parece ser mais relevante do que sua expressão isolada. Isso explica por que a razão Bax/Bcl-2 está inversamente correlacionada com o prognóstico na Leucemia mieloide aguda (LMA).

O gene BCL-2, membro fundador da família Bcl-2, foi identificado por meio da descoberta de uma translocação cromossômica característica t (14;18), presente em 85% dos linfomas foliculares e em 20% dos linfomas difusos de grandes células B, resultando numa expressão desregulada do gene. A alta expressão de BCL-2 ou BCL-XL tem sido associada a um fenótipo maligno mais agressivo e/ou à resistência a drogas quimioterápicas em neoplasias hematológicas e em tumores sólidos. Superexpressão de BCL-2 tem sido observada nas leucemias mieloide e linfoide agudas (LMA e LLA, respectivamente). Muitos tumores, em especial aqueles refratários à terapia, expressam altos níveis de um ou mais membros antiapoptóticos da família ou têm mutações da proteína p53 que impedem a ativação transcricional de PUMA e NOXA (proteínas BH3).

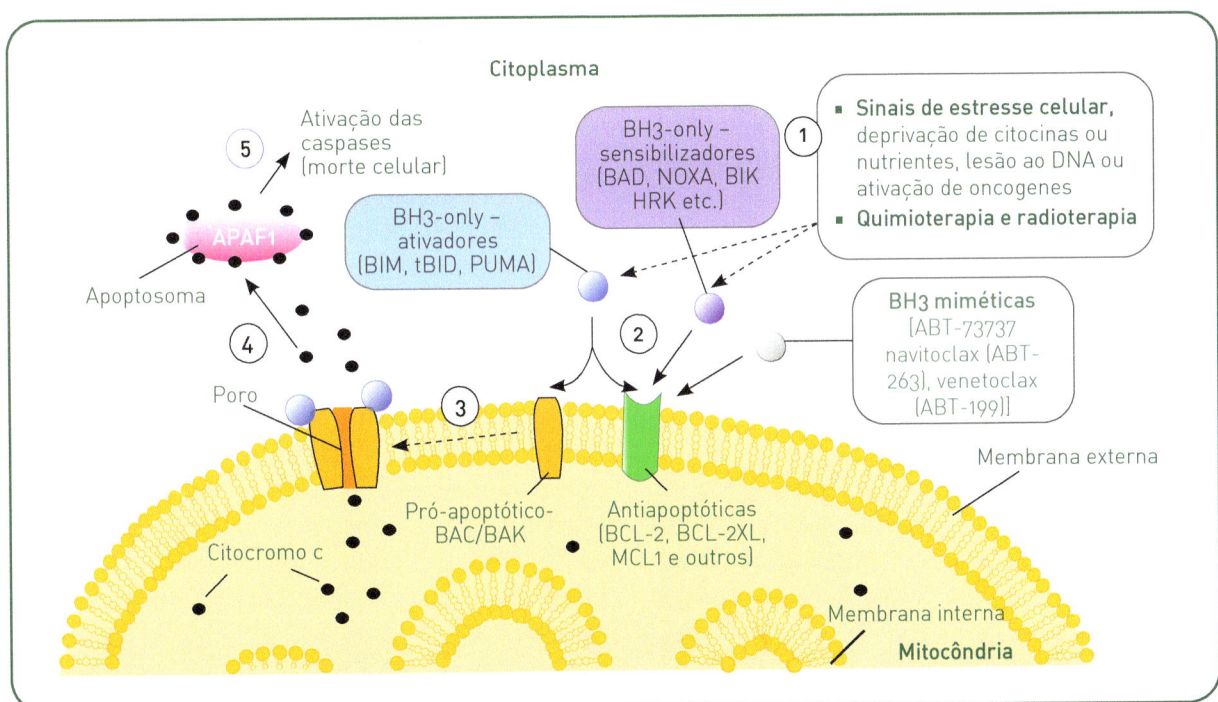

**FIGURA 25.2 –** Resumo das funções das proteínas da família BCL2. (1) Um sinal de estresse (mediado pela p53 ou outras vias) ativa a expressão das proteínas BH3-only ativadores e sensibilizadores. (2) O aumento das proteínas BH3 induz ativação de BAX/BAK, esta função é mimetizada pelas drogas BH3 miméticas. (3) BAX/BAK ativado polimeriza para formar o poro. (4-5) A formação do poro permeabiliza a membrana mitocondrial e permite a liberação do citocromo c, desencadeando a formação do apoptosoma, ativação de caspases e morte celular.

Fonte: Desenvolvida pela autoria.

## Alvos terapêuticos – recentes desenvolvimentos

Uma nova classe de drogas direcionadas à via de regulação da apoptose foi desenvolvida nos últimos anos. As BH3 miméticas (*BH3 mimetics*) mimetizam a função das proteínas BH3, cujo alvo são vários membros pró-sobrevivência da família BCL-2. Em muitos tumores, as proteínas BCL2 pró-sobrevivência estão ligadas às proteínas BH3 na membrana mitocondrial, impedindo a ativação de BAX/BAK e apoptose. As drogas BH3 miméticas conseguem deslocar as proteínas BH3, liberando-as para ativação direta de BAX ou BAK.

O primeiro composto deste tipo foi o ABT-73737, seguido pelo navitoclax (ABT-263), composto de uso oral, ambos com alta afinidade ao BCL-2, BCL-X(L) e BCL-W. Como ambos controlam a vida útil das plaquetas, provocaram, como toxicidade, trombocitopenia aguda. O navitoclax mostrou-se eficaz em associação com o anticorpo anti-CD20 (rituximabe), com boas taxas de resposta em leucemia linfoide crônica (LLC) e linfoma (LNH) folicular. O composto venetoclax (ABT-199) foi desenvolvido nesse contexto, com o benefício de não causar trombocitopenia. Sua ação na LLC recidivada e refratária foi demonstrada em estudos clínicos de fases 1 e 2, independentemente do *status* mutacional do p53. Outros linfomas B com alta expressão de BCL-2 respondem ao venetoclax como monoterapia, a exemplo de linfoma de células do manto, linfoma folicular e, menos frequentemente, em mieloma e alguns linfomas difusos de grandes células B. O venetoclax também foi eficaz em LMA recidivada ou refratária. A eficácia é maior quando usado em combinação com outras terapias, como em 1ª linha de tratamento de LMA associado à azacitidina ou decitabina, com 38% de remissão completa. A combinação de venetoclax com rituximabe foi eficaz na LLC refratária e também tem sido estudada em combinação com ibrutinibe na LLC e linfoma de células do manto, além do mieloma múltiplo, associado ao bortezomibe e dexametasona. Na LMC, a combinação com nilotinibe em modelo de camundongo mostrou-se eficaz em erradicar as células precursoras leucêmicas e aumentar a sobrevida desses animais. Em tumores não hematológicos, há diversos estudos clínicos em andamento. O venetoclax foi o primeiro BH3 mimético a ser aprovado na prática clínica e é aprovado atualmente no tratamento da LLC ou linfoma linfocítico com ou sem deleção do 17p, em pacientes que receberam pelo menos uma linha terapêutica prévia e no tratamento da LMA em combinação com agentes hipometilantes ou citarabina em baixas doses, em pacientes com mais de 75 anos ou sem *performance* para tratamento com quimioterapia em dose convencional.

## Perspectivas

Outras drogas que mimetizam a função das proteínas BH3 estão em desenvolvimento, como o inibidor específico de BCL-2 da Servier (S55746); o inibidor especifico de BCL-XL WEHI-539 e seus derivados mais potentes (A-1155463 e A-1331852) e, mais recentemente, os inibidores específicos de MCL-1 (S63845). Esse inibidor mostrou sinergia com drogas para câncer de mama em modelos pré-clínicos. A droga AMG 176 (Amgen) mostrou-se potente em modelos pré-clínicos de mieloma múltiplo (MM), LMA e LNH. Outra droga em desenvolvimento em MM é o AZD5991.

Outras potenciais drogas BH3 miméticas têm sido desenvolvidas para aplicação em tumores sólidos, como o A-1331852, inibidor seletivo de BCL-XL. O desenvolvimento dos BH3 miméticos representa um grande avanço no tratamento do câncer, com múltiplas aplicações em tumores sólidos e hematopoiéticos.

## P53

P53 é o guardião do genoma e é ativado em resposta a danos no DNA e, embora exista apoptose independente de p53, a inativação de p53 é de longe o evento mais comum em neoplasias humanas. O gene p53 codifica uma proteína de 53kD (por isso o nome da proteína P53 ou TP53), que bioquimicamente age como um fator de transcrição regulando a expressão de muitos genes importantes no controle do ciclo celular e apoptose.

A TP53 é um supressor tumoral. As alterações genéticas de p53 nos tumores humanos incluem perdas alélicas, mutações com troca de um aminoácido ou desvio de leitura e deleções intragênicas. Mutações do p53 são encontradas em aproximadamente 50% das neoplasias humanas, sendo a maioria delas constituída por substituições de bases, que resultam na produção de uma proteína incapaz de se ligar ao DNA ou de ativar a transcrição de genes alvos. Presença de mutação em TP53 tem sido associada com pior prognóstico em vários tumores incluindo os de mama, cabeça e pescoço, fígado e hematopoiéticos. Essa análise pode ser vista mais detalhadamente no banco de dados p53 Database R193 Release da International Agency for Research on Cancer (IARC, <http://www-p53.iarc.fr>), atualizado com dados de 29 mil mutações somáticas, 8 mil variantes reportadas em bancos de dados de SNP, 1.200 mutações germlines relacionadas a síndrome de Li-Fraumeni, 2.700 linhagens celulares, 900 mutações induzidas experimentalmente e dados funcionais de 4.400 proteínas mutantes.

A p53 é regulada pela proteína MDM2 por um mecanismo de regulação negativa. A transcrição do gene Mdm2 é induzida pela p53 após sua estabilização. A MDM2, por sua vez, liga-se a p53 e inibe sua capacidade de agir como fator de transcrição e supressor tumoral, pelo bloqueio do domínio de transativação, além de promover degradação da p53, por ubiquitinização. Outras E3 ubiquitinaligases, também implicadas na degradação da p53 pelo proteassomo, são Pirh2 e COP1. MDMX, a proteína homóloga à MDM2, também inibe a atividade transcricional mediada pela TP53.

A proteína P53 responde a uma ampla variedade de estresses celulares, incluindo danos genotóxicos, ativação de oncogenes e hipóxia. É ativada por modificações pós-traducionais, tais como fosforilação, acetilação, ubiquitinação e metilação. A P53 ativada tem duas funções biológicas bem conhecidas: indução de apoptose; e interrupção do ciclo celular.

A apoptose induzida pela P53 é mediada pela via mitocondrial por meio de vários mecanismos. TP53 induz a transcrição de PUMA, NOXA (proteínas BH3) e BAX e é responsável pela supressão de genes pró-apoptóticos, como BCL2, MCL-1, survivina, IGFR e PIK3CA, entre outros.

A interrupção do ciclo celular se dá por hiperexpressão de p21, Gadd45, 14-3-3s e PTGFb, entre outras. Outros mecanismos antitumorais envolvidos incluem indução de senescência celular, inibição de angiogênese e regulação de autofagia. A interrupção no ciclo celular em resposta aos estímulos citotóxicos permite o reparo dos danos ao DNA e é fundamental para a estabilidade genética e viabilidade de células danificadas. Quando o dano é irreparável, P53 ativa genes pró-apoptóticos, que conduzirão a célula à apoptose.

## Alvos e perspectivas

Diversas estratégias terapêuticas cujo alvo é o p53 têm sido desenvolvidas com o objetivo de restaurar sua função normal. A maioria das mutações no gene p53 são *missense*, que culminam na substituição de resíduos no domínio de ligação ao DNA (p. ex., mutante p53-R273H) ou afetam a conformação da proteína (p. ex., p53R175H mutante) e interferem na capacidade de TP53 para se ligar ao DNA e regular a transcrição de genes-alvo. Os compostos CP-31398, APR-246 (análogo metilado do PRIMA-1), PK083, PK11007, NSC319726 e *Stictic acid* têm como objetivo principal estabilizar a conformação nativa da P53 e, assim, permitir a indução de apoptose para eliminar as células tumorais. Um estudo pré-clínico recente em LLA com TP53 mutada, mostrou que o APR-246 é capaz de reduzir a carga tumoral leucêmica e teve efeito sinérgico quando associado à doxorrubicina com aumento da sobrevida livre de doença in vivo.

A segurança do composto APR-246 foi investigada em um estudo de fase 1/2 em pacientes com leucemias, linfomas e câncer de próstata, mostrando que a droga tem um perfil de segurança aceitável. Em termos de eficácia, houve redução do número de blastos em um paciente com LMA e diminuição do volume tumoral em um paciente com LNH. Em um estudo de extensão, foi observada eficácia clínica em cinco de seis pacientes com LMA e LLC que tinham mutação do p53. Nenhum paciente com TP53 selvagem teve resposta clínica. O estudo PiSARRO, que incluiu pacientes com câncer ovariano com mutações da TP53, compara APR-246 em combinação com carboplatina e doxorrubicina peguilada em doses convencionais *versus* doses convencionais de carboplatina ou doxorrubicina peguilada isolada. O estudo de fase 1b precedente mostrou uma taxa de resposta de 75%. Outro estudo de fase Ib/II, que usou APR-246 em combinação com azacitidina em pacientes com SMD com TP53 mutada, está em andamento.

As drogas em desenvolvimento cujo alvo é p53 poderão revolucionar o tratamento atual do câncer, combinando, por exemplo, quimioterapia ou radioterapia em tumores com p53 selvagem com drogas que ativem o TP53. De modo semelhante, a combinação de quimio ou radioterapia com drogas que ativem a p53 selvagem ou eliminem o p53 mutante poderia ser mais eficaz. Outras abordagens incluem terapia gênica para introduzir o p53 selvagem nas células tumorais, adenovírus modificados para eliminar as células com p53 mutante e uso de peptídeos sintéticos ou pequenas moléculas para ativar o TP53 selvagem. Além disso, com o conhecimento das outras vias interligadas com o p53, abrem-se caminhos para novos alvos, acima ou abaixo do p53, nos quais poderão atuar novos compostos. No Quadro 25.1, estão descritas resumidamente as abordagens atuais que utilizam o p53 como alvo terapêutico.

## Quadro 25.1. Abordagens terapêuticas direcionadas a P53

| Composto | Modo de descoberta | Nome químico e/ou classe | Mecanismo | Desenvolvimento clínico | Ano da primeira publicação |
|---|---|---|---|---|---|
| **Compostos direcionados à cisteína** | | | | | |
| CP-31398 | Triagem de proteínas | Stirile quinazolina | Aceptor de Michael (na reação de Michael) | Experimental e/ou pré-clínico | 1999 |
| PRIMA-1 | Triagem celular | Quinuclidinona | Convertido a 2 metileno-3-quinuclidinona (MQ) liga-se a p53 por meio de uma reação Michael | Experimental e/ou pré-clínico | 2002 |
| APR-246 | Triagem celular | Quinuclidinona | Convertido a MQ, liga-se a p53 por meio de uma reação Michael | Fase Ib/II para câncer de ovário SMD e câncer de esôfago | 2005 |
| MIRA-1 | Triagem celular | Maleimida | Aceptor de Michael | Experimental e/ou pré-clínico | 2005 |
| STIMA-1 | Triagem celular | Stirile quinazolina | Aceptor de Michael | Experimental e/ou pré-clínico | 2008 |
| Ácido 3-Benzoilacrilico | Triagem de proteína baseada em termoestabilidade de p53 | Benzoilacrilato | Liga-se a p53 por meio de reação Michael | Experimental e ou pré-clínico | 2010 |
| KSS-9 | Desenho racional de drogas (*rational design*) | Piperlongumina | Toxicidade para o microtúbulo; redox; Aceptor de Michael | Experimental e/ou pré-clínico | 2016 |
| PK11007 | Triagem de proteína | Pirimidina sulfonil | Liga-se a p53 por meio de uma substituição nucleofílica aromática | Experimental e/ou pré-clínico | 2016 |
| **Quelantes de Zn2 +** | | | | | |
| ZMC1 | Análise de base de dados | Tiosemicarbazona | Quelantes de Zn2 | Experimental e/ou pré-clínico | 2012 |
| COTI-2 | *Triagem in silico* | Tiosemicarbazona | Quelantes de Zn2 | Fase I para tumores ginecológicos e câncer de cabeça e pescoço | 2016 |
| **Peptídeos** | | | | | |
| pCAP | A expressão de peptídeos na superfície de bacteriófagos (*phage display*) | Peptídeo | Ligar-se a p53; promover o reenovelamento da proteína | Experimental e/ou pré-clínico | 2016 |
| Reacp53 | Desenho racional de drogas (*rational design*) | Peptídeo | Desfaz os agregados de p53 mutantes | Experimental e/ou pré-clínico | 2016 |

Continua >>

>> Continuação

## Quadro 25.1. Abordagens terapêuticas direcionadas a P53

| Composto | Modo de descoberta | Nome químico e/ou classe | Mecanismo | Desenvolvimento clínico | Ano da primeira publicação |
|---|---|---|---|---|---|
| **Outros tipos de compostos** | | | | | |
| RETRA | Triagem celular | 2-(4,5 Di-hidro 1,3-tiazol 2-iltio)- -1-(3,4-di-hidroxifenil) etanona | Desfaz os complexos de -p53-p73 mutantes | Experimental e/ou pré-clínico | 2008 |
| PK083 | Ancoragem molecular e/ou Desenho racional de drogas | Carbazole | Liga e estabiliza p53-Y220C | Experimental e/ou pré-clínico | 2008 |
| P53R3 | Ensaio de ligação ao DNA (DNA-binding assay) | Quinazolina | Restaura o DNA ligando-se a p53 mutante | Experimental e/ou pré-clínico | 2008 |
| SCH529074 | Ensaio de ligação ao DNA (DNA-binding assay) | Piperazinil Quinazolina | Liga-se a p53 | Experimental e/ou pré-clínico | 2010 |
| PK7088 | Desenho racional de drogas (Rational design) | Pirazol | Liga-se a p53-Y220C e o estabiliza | Experimental e/ou pré-clínico | 2013 |
| Ácido Estítico | Modelagem | 1,4 Di-hidroxi 10 metoxi 5,8 dimetil 3,7 dioxo 1,3 di-hidro 7H 2,6,12 trioxabenzo [5,6] ciclohepta [1,2 e] indeno 11 carbaldeo | Liga-se a p53 in silico | Experimental e/ou pré-clínico | 2013 |
| Quetomina | Triagem de células reporter | Epidithiodioxopiperazina | Reenovelamento de p53-R175H mediado por HSP40 | Experimental e/ou pré-clínico | 2015 |

Fonte: Adaptado com permissão de Nature Springer do artigo "Targeting mutant p53 for efficient cancer therapy" Vladimir J. N. Bykov, Sofi E. Eriksson, Julie Bianchi & Klas G. Wiman da revista Nature Reviews Cancer, 2018 Feb;18(2):89-10.

## RESISTÊNCIA INDUZIDA POR TRANSPORTADORES DE EFLUXO E "DESINTOXICADORES" DE DROGAS

Embora muitos tipos de câncer sejam inicialmente suscetíveis à quimioterapia, com o tempo eles podem desenvolver resistência por meio de vários mecanismos. Um dos mecanismos mais estudados de resistência do câncer à quimioterapia é a multirresistência (MDR do inglês *multidrug resistance*), que consiste na aquisição de resistência a múltiplos compostos estruturalmen-te não relacionados. Esse mecanismo, diferente da resistência a drogas com alvos específicos, envolve o aumento do efluxo da droga, prevenindo seu acúmulo e ação dentro da célula. Não é por acaso que os principais genes de multirresistência pertencem à superfamília de receptores transmembranares, cuja atividade envolve o efluxo de compostos para fora da célula, os transportadores ABC. As proteínas ABC têm funções fisiológicas, farmacológicas e toxicológicas importantes em diversos tipos celulares, como células do fígado, rins, cérebro, epitélios gastrointestinais e das barreiras hematoteciduais, garantindo o transporte de lipídeos, sais biliares e o controle da distribuição de substâncias tóxicas, protegendo esses sistemas.

Atualmente há 48 genes humanos descritos como pertencentes à família ABC, entre eles os que codificam as proteínas PgP (glicoproteína P, produto do gene MDR1 ou ABCB1), MRP1, MRP3 e BCRP são os mais bem caracterizados. A glicoproteína P (ou MDR1) foi o primeiro transportador ABC identificado como hiperexpresso em linhagens tumorais resistentes a drogas.

Após a descoberta da MDR1, há mais de 30 anos, vários inibidores foram identificados e adicionados aos esquemas quimioterápicos em ensaios clínicos. Apesar dos promissores resultados *in vitro* e de alguns poucos sucessos clínicos iniciais, a maioria dos ensaios clínicos com inibidores da MDR1, mesmo inibidores de 3ª geração, não confirmou o benefício clínico desses fármacos. Essa discrepância na eficácia *in vitro* e no cenário clínico dos inibidores de MDR1 pode resultar do uso de linhagens celulares com alta expressão do transportador ABC enquanto ensaios clínicos foram conduzidos sem seleção de pacientes. No futuro, o uso crescente de abordagens terapêuticas personalizadas pode permitir a seleção de tumores susceptíveis da inibição de transportadores ABC. Embora a falta de sucesso dos inibidores da MDR1 nos ensaios clínicos tenha reduzido o interesse cientifico em proteínas ABC, estudos recentes mostraram que MDR1, MRP1 e ABCG2 têm um papel excretor ao transportar substratos através da barreira hematoencefálica, hematotesticular e hematoplacentária. A inibição desses transportadores pode melhorar o transporte de quimioterápicos a órgãos protegidos, como o cérebro. O desenvolvimento de novas tecnologias e a evidência de um papel desses transportadores na distribuição de drogas em órgãos de difícil acesso podem reabrir a possibilidade de uso clínico desses transportadores como alvos terapêuticos no futuro.

Polimorfismos genéticos em enzimas multifuncionais glutationatransferases (GST) relacionadas com o metabolismo de drogas parecem também envolvidos no desenvolvimento de quimiorresistência. Essa superfamília de enzimas exibe extraordinária promiscuidade de substrato responsável pela desintoxicação de numerosos quimioterápicos convencionais, ao mesmo tempo regulando vias de sinalização envolvidas na proliferação celular e apoptose. Células neoplásicas mostram padrão especifico de expressão gênica de GST e, deste modo, permitem seletividade direcionada para determinados fármacos. Em vista desses resultados, alguns inibidores de GST vêm sendo testados em ensaios clínicos. Como parte da contribuição pura dessas isoenzimas na quimioresistência, tem-se descrito a sua associação com transportadores de efluxo potencializando a resistência aos fármacos.

## RESISTÊNCIA INDUZIDA POR HIPÓXIA

A hipóxia, ou seja, a redução da tensão de oxigênio nos tecidos, é um evento característico da maior parte dos tumores sólidos, pois o crescimento da massa tumoral excede a capacidade de formação de novos vasos. Apesar de a hipóxia ser tóxica tanto para células normais como para células neoplásicas, estas últimas desenvolveram mecanismos genéticos e adaptativos para contornar essa toxicidade. Tais respostas adaptativas das células cancerígenas em resposta à hipóxia incluem a ativação de vias que promovem a sobrevivência dessas células, largamente mediadas pelo fator de transcrição induzido por hipóxia (HIF-1, do inglês *hypoxia inducing factor*).

HIF-1 é uma molécula heterodimérica formada pela subunidade constitutivamente expressa Hif-1b e pela subunidade sensível ao oxigênio Hif-1a. Na presença de oxigênio, proteínas prolil-hidroxilases modificam Hif-1a, permitindo que essa molécula interaja com o complexo Von Hippel-Lindau (VHL). Essa interação resulta na ubiquitinação e consequente degradação de Hif-1a pelo proteassomo. Além disso, em condições normóxicas, Hif-1a sofre hidroxilação por uma enzima inibidora de HIF-1 (FIH), o que inibe a mediação da transcrição gênica de HIF-1. Em contraste, durante a hipóxia, os níveis de asparaginas e prolinas hidroxiladas caem, VHL não se liga mais à Hif-1a e, assim, essa proteína se mantém estável. Hif-1b estável se transloca para o núcleo no qual interage com os coativadores de transcrição Hif-1b e p300/CBP, para ativar a transcrição de vários genes, entre eles pró-angiogênese (p. ex., fator de crescimento endotelial de vasos (VEGF), angiopoietina (ANG1 e 2) etc.), induzir a expressão de fatores de crescimento (por exemplo: fator de crescimento similar à insulina II – IGF-II), no transporte de glicose (p. ex., GLUT-1 e GLUT3) e componentes da via glicolítica (p. ex., aldolases (ALDO A e C), enolase 1 (ENO1), lactatodesidrogenase (LDH) etc.), que permitem uma conversão de metabolismo aeróbico para anaeróbico de geração de ATP. O ambiente hipóxico das células tumorais limita a disponibilidade de oxigênio para a síntese de ATP e, então, força as células a se adaptarem a vias metabólicas alternativas, como a glicólise anaeróbia. A resposta à hipóxia, mediada por HIF-1, desencadeia angiogênese e adaptações metabólicas para suprir a demanda energética do tumor em crescimento. Independentemente do tratamento e do tipo de câncer, a hipóxia está associada com pior prognóstico do paciente e resistência à quimioterapia.

Há uma interação complexa entre hipóxia, vias de resposta ao estresse de ER e autofagia no microambiente hipóxico do tumor que determinam sua agressividade e resistência às terapias. Hipóxia acentuada e prolongada, presente em tumores, afeta o retículo endoplasmático (RE), causando danos aos mecanismos de maturação e de formação de pontes dissulfeto de proteínas secretadas ou direcionadas à membrana plasmática que lá ocorrem. O estresse no retículo endoplasmático (RE) desencadeia a chamada "resposta a proteínas não enoveladas" (UPR, do inglês *unfolded protein response*), que se inicia com a acumulação de proteínas mal enoveladas (ou não enoveladas). A agregação proteica é detectada

pela proteína PERK (do inglês *RNA-dependente protein kinase-like ER kinase*) e resulta na ativação de uma série de eventos que culminam na inibição da síntese proteica e na ativação do ATF-4. A ativação do ATF-4 é capaz de induzir o mecanismo autofágico para aliviar o excesso de proteína acumulado, regular genes de resistência ao estresse oxidativo e inibir apoptose. Dependendo do nível do estresse do ER, as células ativarão os programas de morte celular e esses mecanismos mediados pelo ATF-4 existem para restabelecer a homeostase e proteger as células de apoptose. Portanto, não é surpreendente que a ativação da via PERK/ATF4 esteja envolvida na redução da atividade antitumoral de fármacos quimioterápicos e desenvolvimento de quimiorresistência em várias neoplasias.

## Alvos e perspectivas

Vários inibidores de HIF-1 foram desenvolvidos e investigados em estudos pré-clínicos e clínicos. No entanto, até o momento, nenhum fármaco que inibe diretamente as proteínas HIF foi aprovado para o tratamento de câncer em virtude da toxicidade ou da limitada eficácia terapêutica. Existem duas categorias

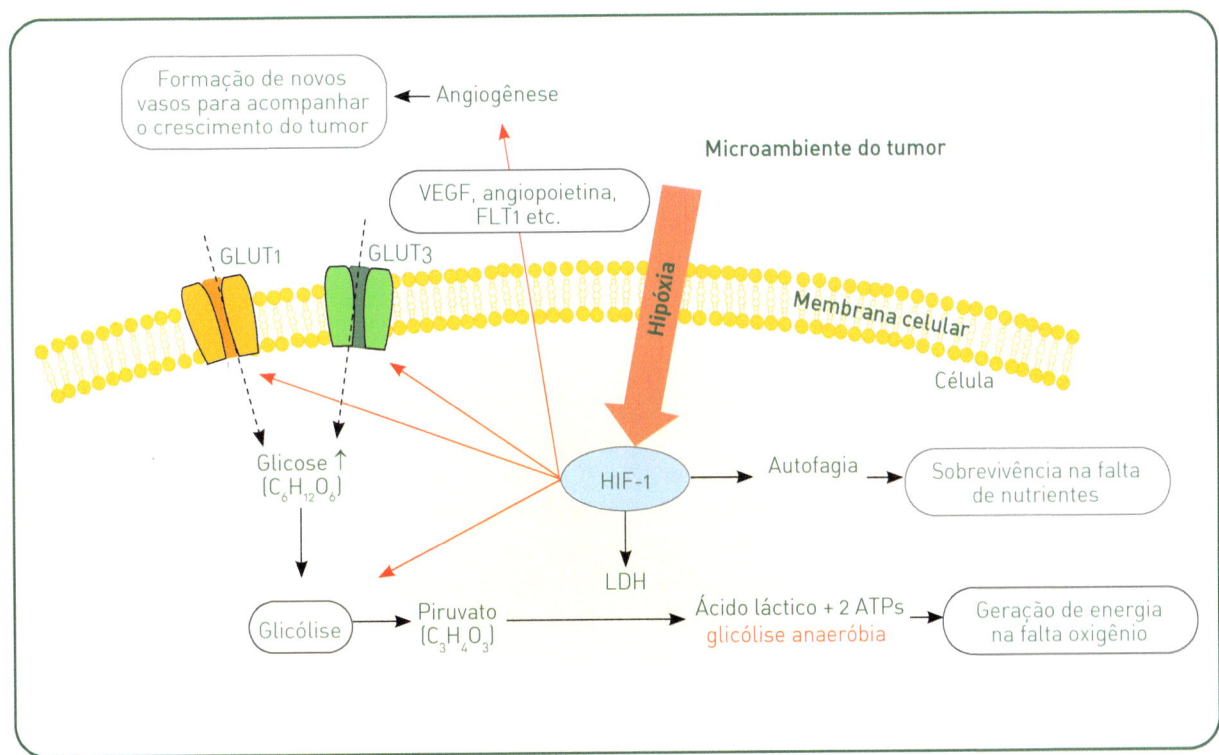

**FIGURA 25.3 –** Principais mecanismos de resposta à hipóxia mediados pelo HIF-1.

Fonte: Desenvolvida pela autoria.

principais de inibidores do HIF: inibidores diretos do HIF que afetam sua expressão ou função; e inibidores indiretos do HIF que regulam outras moléculas nas vias *upstream* ou *downstream* e, indiretamente, têm as proteínas HIF como um dos alvos. Uma classe de inibidores indiretos de HIF amplamente utilizada são os inibidores de mTOR, como everolimus e temsirolimus, que tem sido amplamente estudada e considerada eficaz no tratamento do carcinoma de células renais metastático (CCR). Avanços recentes na tecnologia de modelagem molecular computacional e *high throughput screening* podem permitir a descoberta de inibidores de HIF mais específicos e a otimização de compostos existentes. Existem atualmente vários inibidores de HIF em estudos clínicos para o tratamento de uma ampla variedade de tumores.

O desenvolvimento de inibidores de PERK e ATF-4 representaria um estratégia atrativa para aumentar a eficácia de quimioterápicos já em uso. Não há moléculas pequenas descritas capazes de se ligarem diretamente ao ATF-4 e inibi-lo. No entanto, as quinases que regulam sua ativação poderiam oferecer uma estratégia viável de inibição da via. O uso de modelos computacionais permitiu a identificação de vários inibidores de PERK; entretanto, sua eficácia e utilidade clínica ainda precisam ser determinadas.

## AUTOFAGIA COMO MECANISMO DE SOBREVIVÊNCIA

O processo de autofagia constitui um mecanismo fisiológico conservado evolutivamente de degradação, via lisossomo, de proteínas de longa meia-vida, macromoléculas, ribossomos e organelas (p. ex., RE, complexo de Golgi e mitocôndria). Esse mecanismo constitui uma forma de defesa temporária das células em situações de falta de nutrientes, hipóxia ou estresse metabólico para gerar energia da reciclagem das biomoléculas. Porém, se o estresse celular for muito prolongado, a excessiva indução da autofagia pode resultar em morte celular.

Atualmente, a morte por autofagia é classificada como um processo de morte celular programada do tipo II, no qual não há o envolvimento de caspases. A literatura ainda é controversa com relação ao papel da autofagia nos tumores, parecendo ser este dependente do contexto e do tipo celular. Por um lado, algumas

células totalmente transformadas apresentam baixa expressão de proteínas indutoras de autofagia, LC3-II e beclina-1, de forma que esse processo pode constituir um mecanismo de supressão tumoral (p. ex., tumores de próstata, mama, cérebro, entre outros); por outro lado, em outros tipos de células tumorais, a autofagia parece atuar como protetora às células imersas no microambiente tumoral altamente inóspito (hipóxico e ácido). De fato, várias terapias antineoplásicas, incluindo radioterapia e quimioterapia (p. ex., doxorubicina, temozolomide e etoposide), inibidores de histonadeacetilases, trióxido de arsênico, TNF-a, IFN-g, imatinibe, rapamicina e terapia anti-hormonal, demonstraram induzir autofagia como forma de proteção e como mecanismo de pró-sobrevivência de células tumorais *in vitro*. Nesses casos, ações terapêuticas prévias inibindo a autofagia que protege as células tumorais poderiam tornar terapias convencionais mais eficientes.

Estudos mostraram que sinais citotóxicos podem induzir autofagia em células resistentes à apoptose, como aquelas que expressam altos níveis de BCL-2 ou BCL-XL ou aquelas que não expressam BAX e BAK (membros da família BCL-2 de ação pró-apoptótica). Outros estudos também sugerem que certas proteínas efetoras são comuns às vias de apoptose e de morte por autofagia, como BCL-2, BCL-XL, MCL-1, ATG5 e TP53, e que algumas vias de sinalização também são partilhadas pelos dois mecanismos de morte celular (p. ex., PI3K, AKT, mTOR, NFkB, ERK). Portanto, há muitas propostas atuais de terapias que atuam na indução da morte celular por autofagia em tumores resistentes à morte por apoptose.

### Alvos e perspectivas

Como a autofagia é um mecanismo multicomponente e dinâmico, ela apresenta vários potenciais alvos para intervenção terapêutica. Por um lado, o controle da expressão da proteína supressora tumoral beclina-1, já que a autofagia limita a instabilidade genética em tumores em formação, pode barrar o desenvolvimento de tumores em pacientes com alto risco para tal. Por outro lado, em tumores já estabelecidos e nos quais haja estresses metabólico e terapêutico elevados, e a autofagia atue como mecanismo de escape à morte celular, a combinação de drogas indutoras de apoptose e inibidoras de autofagia pode melhorar a regressão tumoral e aumentar a sobrevida dos pacientes. Até o momento, os únicos inibidores de autofagia que apresentam propriedades farmacológicas favoráveis são os derivados da droga antimalária cloroquina. As cloroquinas são eficientes inibidores de autofagia cujas características químicas favorecem sua acumulação em compartimentos ácidos, como os lisossomos. Isso causa aumento do pH lisossomal e o consequente acúmulo de vesícula autofágicas no citoplasma, levando as células à morte celular. Vários estudos clínicos vêm sendo conduzidos e, apesar de preliminares, apresentam resultados positivos da combinação de drogas pró-apoptóticas (p. ex., temozolomide) e cloroquinas no aumento da sobrevida de pacientes com glioblastoma multiforme.

## DESEQUILÍBRIO EM QUINASES E FOSFATASES

### Mutações em quinases e fosfatases

Quinases estão intimamente envolvidas no crescimento, proliferação e sobrevivência de células do câncer. De fato, as quinases e seus reguladores diretos, como as fosfatases, estão entre os oncogenes e supressores de tumores que mais frequentemente sofrem mutação. Exemplos conhecidos incluem as quinases oncogênicas PIK3CA (a subunidade p110a de PI3K); o receptor do fator de crescimento epidermal (EGFR) e BRAF; a família Ras de oncogenes, que ativam tanto PI3K quanto Raf; e o supressor de tumor PTEN, que inibe a sinalização de PI3K.

A desregulação genômica de quinases no câncer pode se apresentar de diversas formas: como resultado de uma translocação cromossômica balanceada, levando ao surgimento de uma proteína de fusão com superexpressão ou ativação constitutiva de uma proteína tirosinaquinase, como descrito para LMC (proteína BCR-ABL); uma mutação que rompe a autorregulação da quinase, como descrito em LMA, policitemia vera, câncer de pulmão e outros; expressão aberrante de um receptor da tirosinaquinase, seu ligante ou ambos, como ocorre no câncer de mama; atividade deteriorada das tirosinafosfatases ou expressão diminuída de proteínas inibidoras de TK, como descrito na leucemia aguda. Portanto, a inibição das proteínas de tirosinaquinase tem sido a estratégia usada ultimamente nos tratamentos das neoplasias.

Várias moléculas pequenas foram sintetizadas para inibir proteínas tirosinaquinase especificamente. A primeira droga testada com sucesso em humanos foi o mesilato de imatinibe, um composto 2-fenilaminopirimidina, que é um inibidor específico de ABL, c-Kit e do receptor de PDGF. É importante mencionar que esse composto induz remissão hematológica e citogenética completa na maioria dos pacientes com LMC e iniciou uma nova era no curso letal dessa doença. O imatinibe vem sendo utilizado desde 1998 e, desde então, surgiram várias drogas com uso potencial nas neoplasias, porém com muito menos sucesso do que o imatinibe. Entre elas, temos inibidoras de FLT3 (FLT3 é um receptor TK expresso em células leucêmicas); a droga SU5416, um inibidor dos receptores do fator de crescimento endotelial vascular (VEGFR); e gefitinib e erlotinibe que inibem EGFR.

Apesar do sucesso do imatinibe no tratamento de LMC, alguns pacientes desenvolvem resistência ao medicamento. Esse problema foi associado primariamente à mutação de pontos que tornaram a quinase ABL resistente à droga ou, menos frequentemente, a resistência pode estar associada à amplificação do gene BCR-ABL. Vários mutantes BCR-ABL resistentes ao imatinibe foram relacionados à resistência à droga e, em alguns casos, relacionados à progressão da doença.

De modo geral, mutações em quinases ou fosfatases resultam em descontrole de cascatas de fosforilação, com ativação constitutiva de vias de sinalização que acabam por tornar a célula resistente à morte celular. Por exemplo, a fosforilação de PI3K resulta na subsequente fosforilação de AKT, que tem importante papel na ativação de proteínas da família Bcl-2, resultando em resistência à apoptose.

### Quinases e ciclo celular

Sinalizações desencadeadas por fatores de crescimento e mitógenos promovem a progressão do ciclo celular, da fase G1 a S, e requerem a fosforilação e a inativação do produto do gene retinoblastoma (Rb), um supressor de tumor crítico para o controle da fase G1. A inativação do Rb é o resultado de sua fosforilação pelas quinases serina/treonina, conhecidas como "quinases ciclina-dependentes". Pelo menos nove diferentes quinases ciclina-dependentes foram identificadas até hoje e estas, em conjunto com as proteínas conhecidas como ciclinas, formam complexos. A maior parte dos cânceres em humanos apresenta aberração em algum componente da via de Rb, que pode ser o resultado de mutação na própria proteína Rb, expressão aumentada dos inibidores de quinases ciclina-dependentes; hiperativação da quinase ciclina-dependente, amplificação ou superexpressão de ciclinas e de outros fatores positivos e/ou a hipoexpressão de fatores negativos.

## ALVOS TERAPÊUTICOS

### Sítio de ATP das quinases

A síntese de compostos químicos capazes de competir com o ATP na ligação deste com proteínas tirosinaquinase, impedindo, assim, a fosforilação de substratos, resultou num grande avanço ao tratamento alvo-específico de neoplasias. Esses compostos, ou inibidores tirosinaquinase, inativam oncogenes e impedem a cascata de fosforilação de substratos que acabam por induzir ao aumento da proliferação celular e resistência à apoptose.

Apesar do entusiasmo a respeito desses alvos, o progresso clínico não tem sido uniforme. Os inibidores de quinases revolucionaram o tratamento de um grupo seleto de doenças, como a LMC e tumores estromais gastrointestinais (GIST), que são conduzidos por uma única quinase oncogênica. Nesses casos, os inibidores de quinase possibilitaram vários anos de acréscimo de sobrevida. Respostas menores, porém significativas, foram observadas em alguns cânceres altamente dependentes de angiogênese e, portanto, sensíveis à sinalização da inibição do VEGF, como o carcinoma de células renais.

Inibidores de quinase têm se mostrado de menor eficácia no tratamento de tipos de câncer com altos índices de mortalidade, como câncer de pulmão, mama, colorretal, de pâncreas e de próstata. Ensaios clínicos demonstram que os inibidores de quinase mais efetivos prolongam a sobrevida em apenas alguns meses nesses tipos de câncer. A identificação de marcadores em pacientes que possibilitassem maior probabilidade de responder à terapia de inibidor de quinase – como mutações EGFR em câncer de pulmão, superexpressão de ERBB2 em câncer de mama e o tipo selvagem K-RAS em câncer de pulmão e colorretal ajudaram a melhorar os resultados; mas, mesmo entre esses subgrupos, recidivas são inevitáveis em pacientes com doença disseminada (Quadro 25.2).

## Quadro 25.2. Inibidores quinase (pequenas moléculas e anticorpos monoclonais) aprovados pela Food and Drug Administration (FDA)

| Droga | Alvos terapêuticos | Indicação aprovada pela FDA |
|---|---|---|
| Imatinibe | BCR-ABL, PDGFR e KIT | LMC e GIST |
| Dasatinibe | BCR-ABL | LMC |
| Nilotinibe | BCR-ABL | LMC |
| Gefitinibe | EGFR | Câncer de pulmão |
| Erlotinibe | EGFR | Câncer de pulmão e de pâncreas |
| Lapatinibe | EGFR e ERBB2 | Câncer de mama |
| Sunitinibe | VEGFR2, PDGFR e KIT | Câncer de rim e GIST |
| Sorafenibe | VEGFR2 e PDGFR | Câncer de rim e fígado |
| Pazopanibe | VEGFR2, PDGFR e KIT | Câncer de rim |
| Everolimus | mTOR | Câncer de rim |
| Ceritinibe | ALK | Câncer do pulmão NSCLC |
| Crizotinibe | ALK | Câncer do pulmão NSCLC |
| Vemurafenibe | BRAF-V600 (mutado) | Melanoma |
| Alectinibe | ALK | Câncer do pulmão (NSCLC |
| Regorafenibe | VEGFR, EGFR | Tumores estromais GIST, HCC, CRC |
| Neratinibe | HER2 | Câncer de mama |
| Ponatinibe | Multi-alvo, alvo principal BCR-ABL | LMC |
| Vandetanibe | RET, VEGFR2-3, e EGFR | Carcinoma medular de tireoide |
| Cabozantinibe | Multi-alvo, MET, RET, VEGFR, KIT, FLT-3, TIE-2 TEK, TRKB e AXL | Carcinoma medular de tireoide, câncer de Rim |
| Idelalisibe | PI3Kδ | LLC e linfoma folicular |

Continua >>

>> Continuação

**Quadro 25.2. Inibidores quinase (pequenas moléculas e anticorpos monoclonais) aprovados pela Food and Drug Administration (FDA)**

| Droga | Alvos terapêuticos | Indicação aprovada pela FDA |
|---|---|---|
| Lenvatinibe | VEGFR 1–3, FGFR1–4, PDGFRa, KIT, e RET | HCC |
| Brigatinibe | ALK | Câncer do pulmão NSCLC |
| Anticorpo | | |
| Trastuzumabe | ERBB2 | Câncer de mama |
| Cetuximabe | EGFR | Câncer de pescoço, cabeça e CCR |
| Panitumumabe | EGFR | CCR |
| Bevacizumabe | VEGF | CCR, de pulmão e de mama |
| Pertuzumabe | HER2 | Câncer de mama |
| Denosumabe | RANKL | Tumor ósseo de células gigantes |
| Ramucirumabe | VEGFR-2 | Câncer gástrico, câncer do pulmão de NSCLC, CCR |
| Ado-trastuzumabe emtansine | Domínio extracelular do HER2 | Câncer de mama |

FDA: Food and Drug Administration; NSCLC: não pequenas células; HCC: carcinoma hepatocelular; CRC: câncer colorretal; LMC: leucemia mieloide crônica; GIST: tumor estromal gastrointestinal; EGFR: receptor do fator de crescimento epidérmico; PDGFR: receptor de fator de crescimento derivado de plaquetas; VEGFR2: receptor 2 de fator de crescimento endotelial vascular.
Fonte: Desenvolvido pela autoria.

## MECANISMOS DE RESISTÊNCIA AOS INIBIDORES TIROSINAQUINASE

A maioria dos tumores consegue escapar da inibição de qualquer quinase única. Isso ficou claro quando foi descoberta a resistência das mutações de BCR-ABL em pacientes com LMC resistentes a imatinibe e, recentemente, mutações similares foram detectadas em outras quinases após o tratamento com inibidores de quinase.

Alternativamente, tumores ficam resistentes a drogas por meio de mecanismos que não envolvem a mutação do alvo. Esses mecanismos incluem a atividade de quinases alternativas que sejam substitutos do alvo da droga e a inativação de fosfatases para amplificar a atividade de quinase residual que persiste durante o tratamento com drogas. É claro também que vários tumores têm resistência intrínseca aos inibidores de quinase no início da terapia. Isso pode ser resultado da ativação de múltiplas vias de sinalização de quinase redundante ou pela presença de mutações de ativação em componentes na via a jusante, como K-RAS ou PTEN, que permitem ao tumor desviar do alvo da droga.

Em resumo, podemos dizer que os mecanismos de resistência aos inibidores de quinases são os que se seguem.

### Adquiridos

Tratamentos com inibidores de quinase podem selecionar as mutações que bloqueiam a ligação a drogas. Isso foi demonstrado inicialmente para a mutação T315 no BCR-ABL em LMC.

- Tratamento com um inibidor de quinase pode induzir o aumento da expressão de uma segunda quinase que substitui o alvo da droga. Foi demonstrado que o receptor de tirosinaquinase MET (também conhecido como "receptor de fator de crescimento do hepatócito") é superexpresso em células de câncer de pulmão que adquirem resistência ao inibidor do EGFR.
- Células tumorais podem responder ao tratamento com inibidor de quinase pela diminuição da expressão da fosfatase que normalmente desfosforila os substratos daquela quinase. Isso tem como efeito a diminuição do potencial do inibidor de quinase. Esse mecanismo já foi observado na resistência adquirida aos inibidores de EGFR em células de câncer de mama.

### Intrínsecos

- Muitos tumores expressam várias quinases oncogênicas que sinalizam de forma redundante para promover a sobrevivência celular. Por exemplo, alguns gliomas demonstram ativação constitutiva de múltiplos receptores tirosinaquinases.
- Ativação mutacional de componente de vias a jusante pode reduzir a eficácia do inibidor de quinase. Mutações de K-RAS estão associadas à resistência aos inibidores de EGFR em câncer colorretal e de pulmão.

A Figura 25.4 apresenta um esquema dos mecanismos de resistência adquirida e intrínseca.

## As quinases dependentes de ciclina

Inibidores de quinases dependentes de ciclina também representam uma estratégia atraente para o tratamento de tumores. Entre estes, o flavopiridol, um flavonoide semissintético derivado de uma planta da Índia, foi desenvolvido e tem se mostrado um potente inibidor de todas as quinases dependentes de ciclina. Esse agente também reduz a expressão de ciclina D1, um oncogene hiperexpresso em muitos cânceres; e de MCL-1, importante proteína antiapoptótica da família Bcl-2. A modulação da expressão dessas proteínas pelo flavopiridol tem contribuído para reduzir a resistência à morte celular em leucemias e linfomas, e também, diminuir a resistência de alguns tumores sólidos à quimioterapia ou aos inibidores de quinase.

## O sistema ubiquitina-proteassoma

O sistema de ubiquitina é uma rede de proteínas dedicadas à ubiquitinação de proteínas que serão degradadas pelos proteassomas. Proteassoma é um grande complexo de proteínas multicatalíticas dependentes de ATP que degrada proteínas ubiquitinadas. O ubiquitina-proteassoma degrada várias proteínas intracelulares reguladoras de vida curta, que governam algumas vias de sinalização críticas envolvidas no ciclo celular, ativação de fator de transcrição, apoptose, angiogênese, tráfego intracelular, invasão e metástase. É importante mencionar que esse sistema faz a mediação das proteólises de IkB, o inibidor endógeno de NFkB. A degradação de IkB pelo proteassoma provoca a ativação de NFkB, que resulta na estimulação de crescimento celular, inibição de apoptose e indução à resistência celular a drogas.

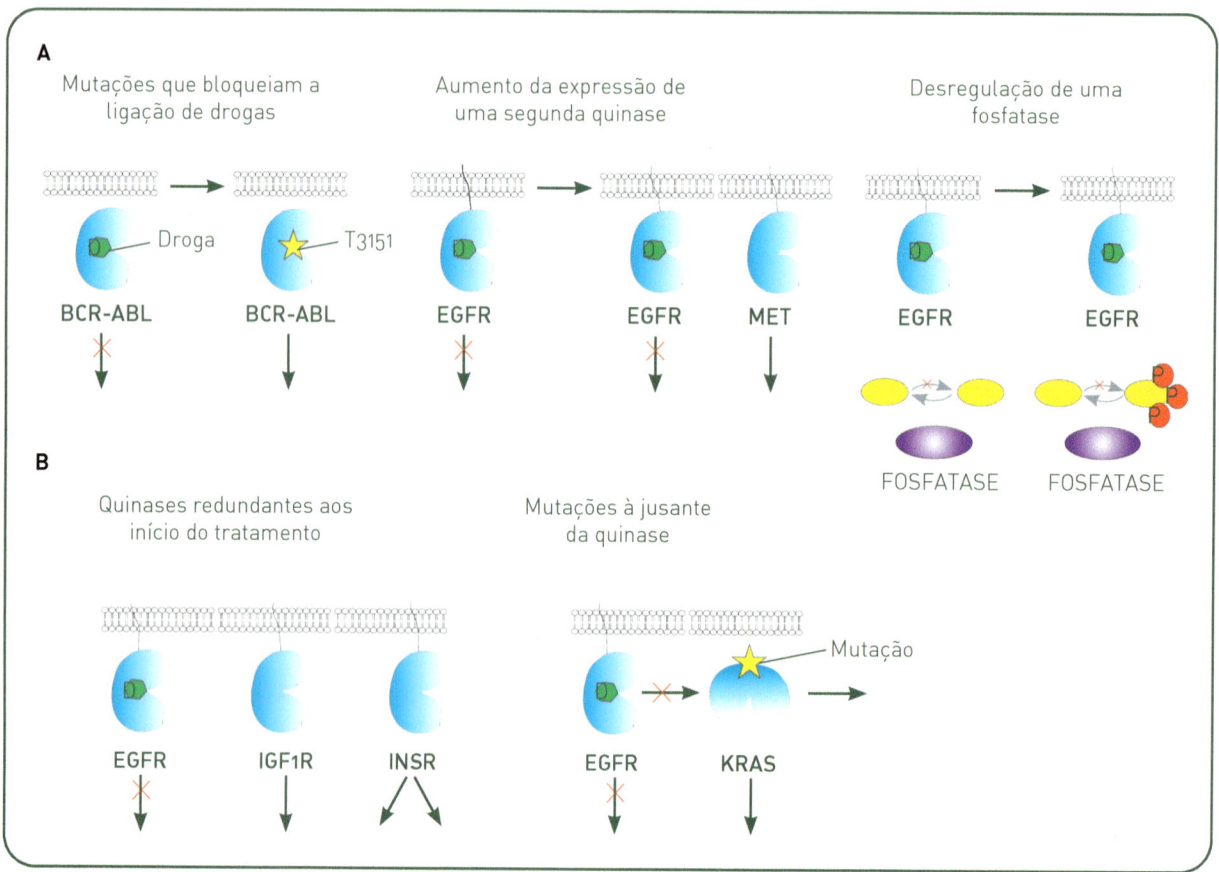

**FIGURA 25.4 –** Resistência a inibidores de quinase. (**A**) Exemplos de mecanismos de resistência adquirida. (**B**) Exemplos de mecanismos de resistência intrínseca (ver texto para detalhes dos mecanismos).

IGFR1R: Insulin-like growth Factor 1 receptor; INSR: receptor de insulina, P: fosforilação.

Fonte: Adaptada com permissão de Macmillan Publishers Ltda. de artigo da revista Nature Reviews Cancer: Knight ZA, Lin H, Shokat KM. Targeting the cancer kinome through polypharmacology. Nature Reviews Cancer 10:130-7, 2010.

A inibição de NFkB representa a abordagem racional para se intensificar ou restabelecer a quimiossensibilidade na terapia antitumoral. Bortezomibe (PS-341) é um ácido dipeptidil borônico que inibe reversivelmente a atividade similar à quimotripsina do proteassoma em células de mamíferos.

A inibição por bortezomibe do complexo multienzimático proteassoma causa a inibição da degradação de múltiplas proteínas celulares críticas e o resultado é a suspensão do ciclo celular, a indução de apoptose e a restauração da quimiossensibilidade. Essa droga vem sendo utilizada com muito sucesso no tratamento de pacientes com mieloma múltiplo, sendo capaz de induzir a apoptose das células neoplásicas, reduzir a adesão das células do mieloma às células estromais da medula óssea e bloquear a produção e a sinalização intracelular da interleucina-6.

Recentemente, as ubiquitinaligases têm se mostrado um alvo interessante para o tratamento de câncer. As E3 ligases são consideradas os componentes mais importantes da maquinaria de conjugação de ubiquitinas porque elas se ligam diretamente à proteína-alvo e, assim, são específicas para o substrato. Um exemplo destas é a MDM2, cuja inativação em tumores pode ativar a via de p53 com consequente apoptose e parada do ciclo celular. O composto mais ativo testado *in vitro* é o Nutlin que compete com o p53 na região específica de ligação da MDM2, mas os resultados *in vitro* apontaram para a necessidade da síntese de compostos mais eficientes.

### Perspectivas

Para superar esses mecanismos de resistência, será necessário atingir as células tumorais em diversos níveis, por meio de drogas únicas que se liguem a múltiplas proteínas ou de coquetéis de inibidores altamente seletivos. O desafio para a comunidade de investigadores do câncer é aprender como predizer quais são as melhores combinações de alvos e, então, priorizar as combinações para testes clínicos. Essa é uma tarefa ainda difícil, pois o número de combinações possíveis de alvos é praticamente incontável e os ensaios clínicos são lentos e caros.

## HETEROGENEIDADE COMO FONTE DE RESISTÊNCIA

Embora os patologistas tenham reconhecido a heterogeneidade fenotípica e citológica em câncer há décadas, o advento de técnicas de sequenciamento de nova geração tem aumentado muito a nossa compreensão das subpopulações de células genética e fenotipicamente diversas (clones) dentro do tumor. O processo de malignização de células normais ocorre por meio da aquisição sequencial de alterações genéticas e epigenéticas e, mesmo após transformação, a diversificação clonal continua evoluindo. Essa evolução contínua, juntamente com a instabilidade genômica, característica das células cancerosas, gera células cancerígenas portadoras de assinaturas moleculares distintas com níveis diferenciais de sensibilidade às terapias antineoplásicas.

Alguns tipos de câncer são dependentes de alterações genéticas-chave, muitas vezes referidos como "condutores oncogênicos" (*oncogenic drivers*), e essa vulnerabilidade pode ser explorada usando-se terapias direcionadas. No entanto, apesar das respostas positivas iniciais, quase todos os cânceres desenvolvem resistência a terapias direcionadas. Essa resistência é impulsionada pela heterogeneidade genética e epigenética e pela dinâmica evolução clonal dentro do tumor. Em geral, os resultados de vários estudos demonstram que níveis mais altos de heterogeneidade intratumoral estão associados com uma pior resposta ao tratamento e com o desenvolvimento de resistência, inclusive no uso de terapias direcionadas.

### Heterogeneidade genética tumoral e evolução clonal

O conceito de evolução clonal no câncer foi introduzido por Nowell, em 1976. Desde então, vários modelos têm sido propostos para explicar como a diversidade clonal é gerada e mantida. A evolução clonal pode ser definida como o acúmulo contínuo de alterações genéticas (ou epigenéticas) gerando clones, expansão dos clones e seleção clonal sob a pressão adaptativa do ecossistema tumoral.

O modelo de evolução linear tradicional propõe que o tumor se inicia com uma alteração em uma célula saudável que lhe dá vantagem de crescimento ou sobrevivência, resultando em proliferação neoplásica. A instabilidade genômica introduz mais variabilidade que é submetida à forte pressão de seleção evolutiva, e os clones que carregam as mutações mais vantajosas tomam o lugar dos clones ancestrais. À luz de recentes estudos genômicos, um novo modelo surgiu, propondo uma evolução ramificada desde o início da doença até a metástase. Esse modelo propõe a propagação de múltiplas populações geneticamente (ou fenotipicamente) distintas a partir de um clone ancestral comum e, subsequentemente, o surgimento de múltiplos subclones divergindo em diferentes momentos. O modelo ramificado gera uma arquitetura tumoral mais complexa e as evidências sugerem que a evolução ramificada reflete mais precisamente o comportamento da maioria dos tipos de câncer.

Além disso, a suposição de que os clones competem e estão sob constante seleção no tumor pode nem sempre ser o caso, pois evidências recentes mostram que a cooperação entre clones aumenta o crescimento do tumor. Esse tipo de cooperatividade foi demonstrado no glioblastoma multiforme (GBM), em que os clones EGFR$^{mut}$ induzem o crescimento de clones EGFR selvagem (wt), e no câncer de mama em que as células basais Hras$^{mut}$ Wnt1$^{low}$ e as células luminais Hras$^{wt}$ Wnt1$^{high}$ cooperam para induzir um fenótipo mais agressivo.

O modelo de célula-tronco do câncer propõe que a progressão dos cânceres é impulsionada por pequenas subpopulações de células-tronco cancerígenas. Embora os estudos tenham mostrado evidências da existência

desses clones "condutores" em várias malignidades, a visão atual apoia um papel complementar, e não mutuamente exclusivo, desse modelo na explicação da heterogeneidade intratumoral.

## Heterogeneidade epigenética

O câncer é tipicamente considerado uma doença genética e a fonte da heterogeneidade no tumor é geralmente entendida como o surgimento de mutações. No entanto, estados epigenéticos adquiridos podem ser mantidos por meio de divisões celulares, dando origem a "clones" epigenéticos adaptativos que contribuem para a heterogeneidade intratumoral. A metilação do DNA é uma modificação epigenética de particular interesse como mediador da heterogeneidade não genética.

As perturbações na assinatura epigenética são, em alguns casos, causadas por alterações genéticas, como mutações em genes reguladores da cromatina (p. ex., mutações EZH2 frequentes em linfoma). No entanto, há evidências que sustentam a existência de eventos oncogênicos puramente epigenéticos. Alguns tumores surgem com pouca ou nenhuma mutação recorrente (p. ex., ependimomas), ou apresentam heterogeneidade

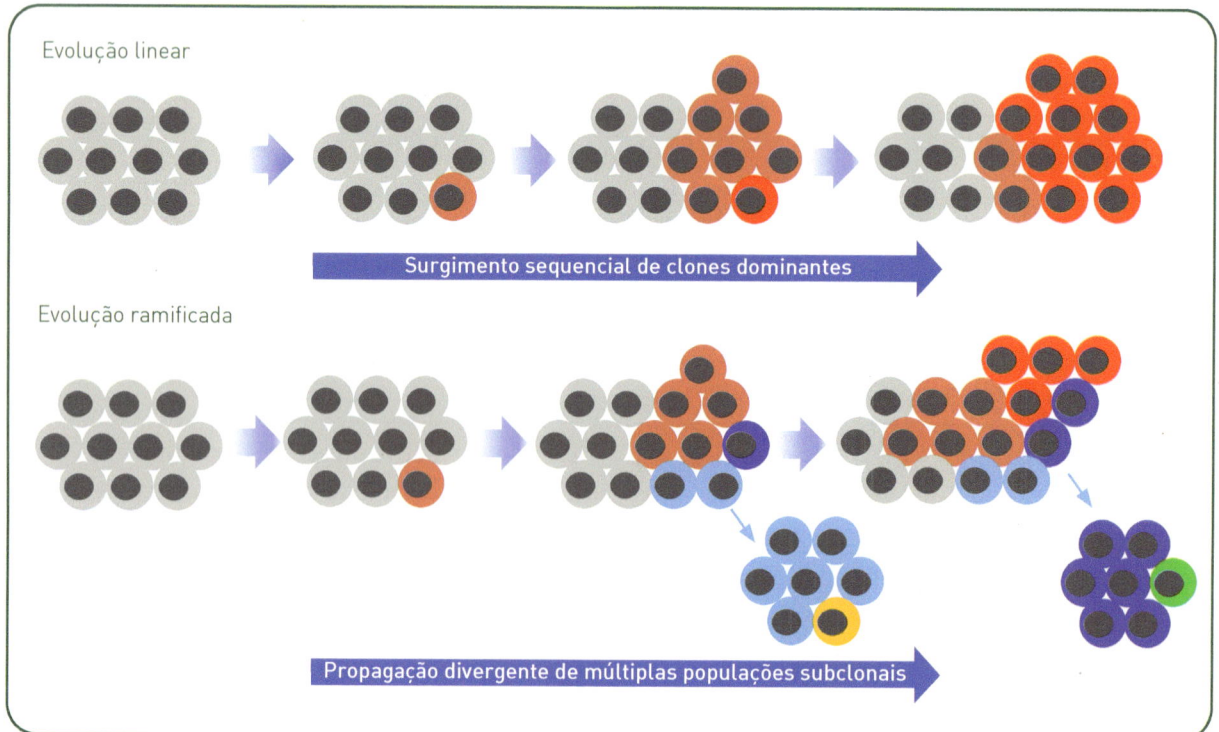

**FIGURA 25.5 –** Ilustração dos modelos de evolução clonal (linear e ramificado).
Fonte: Desenvolvida pela autoria.

intratumoral sem explicação genética. Um exemplo são as alterações de metilação do DNA, características do câncer colorretal, que são detectadas em pólipos hiperplásicos antes que as mutações genéticas apareçam. Além disso, foi estabelecido que estímulos metabólicos e ambientais podem desencadear distúrbios epigenéticos sem alterações genéticas subjacentes.

Outro tipo de heterogeneidade não genética de particular importância foi recentemente descrito. Estudos de transcriptômica de células individuais (*single-cell transcriptomics*) revelaram a existência de variabilidade transcricional transitória reversível entre as células cancerígenas. Essas alterações transcricionais transitórias que conferem resistência a drogas ocorrem espontaneamente em uma porcentagem muito pequena das células antes do tratamento. O tratamento em longo prazo causa a fixação dessas alterações por mecanismos epigenéticos. O regulador epigenético KDM5A (histonadesmetilase) está envolvido neste processo. Curiosamente, após a curta exposição ao fármaco, se a exposição cessar, as células perdem essa resistência transcricional. Isso poderia explicar por que alguns pacientes com câncer, que inicialmente respondem bem ao tratamento, podem ter um período em que a terapia se tornar ineficaz, seguido por uma segunda resposta após a interrupção do tratamento por algum tempo. Um exemplo bem documentado desta "resposta ao retratamento" é a resistência transitória aos inibidores da tirosinaquinase EGFR no câncer de pulmão de células não pequenas. Embora as células transitoriamente resistentes tenham sido observadas em várias linhagens celulares malignos, a sua importância na resistência do melanoma ao vemurafenib foi estabelecida experimentalmente.

A pesquisa atual sobre o câncer é voltada para o estudo de lesões genéticas, identificação de mutações oncogênicas e a dinâmica clonal intratumoral. Estamos apenas começando a entender o papel da heterogeneidade epigenética na iniciação do câncer e quimiorresistência. Uma compreensão mais completa da resistência causada pela heterogeneidade epigenética e transcricional contribuirá para a identificação de biomarcadores epigenéticos e novas abordagens terapêuticas direcionadas a alterações epigenéticas específicas.

## Perspectivas

O advento da tecnologia de sequenciamento de nova geração aumentou consideravelmente a escala e a resolução na detecção de heterogeneidade genética e epigenética. O monitoramento longitudinal das mudanças de heterogeneidade genética (e epigenética) do tumor poderia permitir a detecção de recidivas antes que os exames de imagem pudessem detectá-las. Embora o uso dessa tecnologia seja uma grande promessa na prática da Medicina Oncológica, existem vários obstáculos a serem resolvidos antes de chegar à clínica. Por exemplo, biópsias teciduais repetidas não são viáveis para alguns órgãos e biópsias de tumor sólido não refletiriam a heterogeneidade do tumor como um todo e de suas metástases. A biópsia líquida usando células circulantes, exossomos plasmáticos ou DNA tumoral circulante (ctDNA) tem o potencial de superar esses problemas, permitir o monitoramento frequente de mutações e espelhar a heterogeneidade dos tumores. Embora as aplicações atuais de ctDNA tenham sido desenvolvidas e testadas apenas para fins de pesquisa, há uma grande expectativa nas futuras aplicações clínicas.

## O MICROAMBIENTE É UM MEDIADOR DE RESISTÊNCIA

Como discutido anteriormente, a resistência ao câncer envolve mecanismos intrínsecos que incluem alterações genéticas/epigenéticas em células malignas que podem aumentar o efluxo da droga, prejudicar a sinalização apoptótica, inativar oncogenes específicos etc. Entretanto, também existem mecanismos extrínsecos mediados pelo microambiente do tumor. A importância do papel do microambiente tumoral na iniciação e progressão do câncer tem sido recentemente ressaltada. Os tumores são circundados pela matriz extracelular, composta por colágenos, lamininas, fibronectinas, proteoglicanos, hialuronanos, fatores de crescimento, citocinas, anticorpos e metabólitos; e por células como fibroblastos, adipócitos, células do sistema vascular, células neuroendócrinas e células imunes. Esses componentes celulares e não celulares que rodeiam o tumor compreendem o microambiente tumoral.

O microambiente é um participante ativo em todas as etapas do câncer desde a iniciação até a metástase. Vários estudos demonstraram um papel crítico do microambiente em múltiplos aspectos da progressão do câncer e, particularmente, na resistência terapêutica. O microambiente tumoral demonstrou reduzir a penetração de drogas quimioterápicas, induzir sinalização proliferativa e antiapoptótica e facilitar a resistência à terapia.

As células do microambiente tumoral e matriz extracelular (ECM) estão envolvidas em uma infinidade de complexas interações. Essas interações reprogramam as células para um fenótipo pró-tumorigênico e criam um ambiente permissivo ao câncer. Abordagens farmacêuticas para atingir alguns componentes do microambiente já estão em desenvolvimento e podem ter impacto significativo no sucesso do tratamento.

Discutiremos a seguir diferentes elementos do microambiente tumoral e sua relevância na resistência do câncer à terapia.

### A matriz extracelular

A matriz extracelular (ECM, do inglês *extracelular matrix*) do microambiente tumoral é uma rede intricada de proteínas (colágenos, fibronectinas etc.) e citocinas, fatores de crescimento e hormônios secretados por células do tumor e do microambiente. Além de sua composição bioquímica, tem propriedades biofísicas que também alteram sua função celular. O ECM não apenas fornece suporte estrutural, mas também integra sinais locais e regula o movimento, proliferação e diferenciação celular. Demonstrou-se que a matriz extracelular de um tecido pode induzir a diferenciação de células-tronco para o tipo de tecido do qual veio.

A interação entre as células cancerosas e os elementos da ECM mostrou facilitar a resistência ao câncer. Especificamente, a **resistência induzida por moléculas de adesão celular** (CAM-DR, *cell adhesion mediated-drug resistance*) depende da associação de subunidades de integrina a componentes da matriz, incluindo o colágeno, laminina e fibronectina. A ativação das vias de sinalização da integrina ativa as vias pró-sobrevivência. Como consequência, o aumento na produção ou as alterações biofísicas da matriz extracelular, como o enrijecimento (em virtude das ligações cruzadas de colágeno), hiperativam a sinalização da integrina e promovem a malignidade. Esses efeitos da ativação da sinalização da integrina não afetam apenas a sensibilidade do tumor à quimioterapia, mas também à radiação. A ECM também fornece uma barreira física para a liberação de fármacos ao local do tumor, particularmente em tumores com pouca vascularização. Em um modelo murino de câncer de pâncreas, uma intervenção farmacológica, capaz de perturbar o estroma, aumentou a penetração da droga no tumor e a resposta ao tratamento.

### Células do microambiente tumoral

O microambiente tumoral tem um importante componente celular. Os fibroblastos no entorno do tumor são transformados em **fibroblastos associados ao câncer**, funcionalmente distintos dos fibroblastos normais. Os fibroblastos mostram um fenótipo alterado por fatores de crescimento e citocinas presentes no microambiente tumoral, como fator de crescimento de fibroblastos (FGF), proteína quimiotáxica de monócitos 1 (MCP-1), fator de crescimento derivado de plaquetas (PDGF), inibidor de tecido metaloproteinase 1 (TIMP-1). **Fibroblastos associados ao câncer** mostram aumento da proliferação e produção exacerbada de ECM. Esses fibroblastos ativados, por sua vez, secretam fatores de crescimento, incluindo o VEGF-A, que promove a angiogênese e os fatores pró-inflamatórios que culminam na infiltração de leucócitos.

A infiltração de células do sistema imune em condições fisiológicas saudáveis teria um papel supressor do tumor; no entanto, os macrófagos associados a tumores (TAM) e as células supressoras derivadas da linhagem mieloide (MDSC) orquestram um efeito imunossupressor e pró-angiogênico. As MDSC inibem a proliferação, ativação e migração de células T efetoras, prevenindo sua função antitumoral. Além disso, essas células mieloides imunossupressoras induzem a angiogênese por intermédio da produção do fator de crescimento de fibroblastos (bFGF), TGF-β e VEGFA. Mais importante, as células imunes infiltradas, particularmente TAM, podem modular a resposta das células malignas a várias terapias anticâncer. Os TAM medeiam a quimiorresistência à gemcitabina em células de câncer do ducto pancreático e ao paclitaxel no câncer de mama.

As células endoteliais do microambiente tumoral mostraram ter um perfil de expressão diferente das células endoteliais normais. Células endoteliais associadas a tumores induzem angiogênese, crescimento tumoral e quimiorresistência, pelo menos parcialmente, pela ativação do CXCR7.

### Exossomos derivados do microambiente tumoral

Os exossomos são vesículas extracelulares secretadas por vários tipos de células, circulam nos fluidos corporais e são incorporadas por outras células. Uma vez que essas pequenas vesículas extracelulares contêm ácidos nucleicos, lipídeos e proteínas funcionais, podem exercer respostas fisiológicas importantes nas células receptoras. Evidências mostram que alguns dos conteúdos dos exossomos são selecionados e adquiridos especificamente. Além disso, evidências recentes revelaram que elas são críticas na comunicação célula a célula e medeiam várias condições patológicas. No contexto do câncer, esse novo mecanismo parácrino está envolvido na comunicação entre o estroma e o tumor. Vários exemplos desse tipo de sinergismo foram documentados. Exossomos liberados pelo melanoma moldam o comportamento de progenitores da medula óssea; células de leucemia secretam miRNA em exossomos (principalmente da família miR-17-92) que podem induzir a migração de células endoteliais; fibroblastos associados ao câncer de próstata secretam exossomos que causam alterações metabólicas no microambiente. Além disso, exossomos com origem em células cancerígenas podem se ligar a anticorpos terapêuticos, como o rituximabe e o trastuzumabe, e impedir sua ação. Esse tipo de mecanismo de resistência ao câncer foi descrito em células de câncer de mama e linfoma de células B. Curiosamente, os transportadores ABC, já discutidos neste capítulo, também estão presentes nos exossomos e medeiam o influxo de drogas em exossomos, reduzindo a disponibilidade do agente terapêutico. Demonstrou-se que os exossomos ricos em transportadores encapsulam os fármacos antitumorais topotecano, imidazoacridinona e metotrexato.

Os exossomos parecem mediar também a resistência à imunoterapia celular. Por exemplo, os exossomos de células leucêmicas inibem a atividade terapêutica das células NK-92 (uma linha de células NK dependente de IL-2 humana aprovada pela FDA para uso em seres humanos). Após exposição dessas células aos exossomos derivados de LMA, foram observadas alterações fenotípicas e perda de sua atividade citolítica.

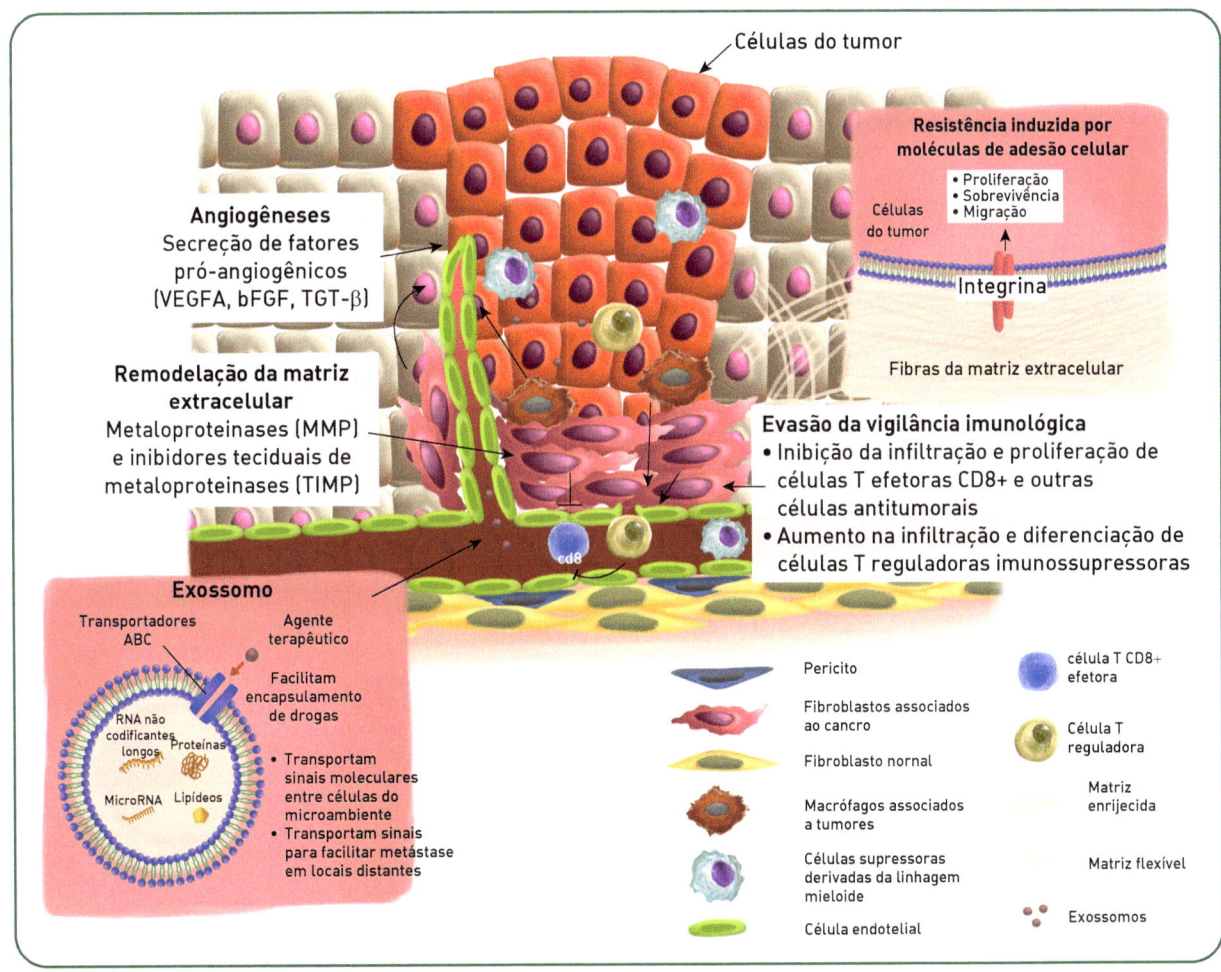

**FIGURA 25.6 –** Principais mecanismos pelos quais o microambiente tumoral regula crescimento, resistência à morte e quimiorresistência no tumor.

Fonte: Desenvolvida pela autoria.

## Perspectivas

Vários estudos pré-clínicos mostraram o potencial dos exossomos como veículos de entrega para fármacos antitumorais. Demonstrou-se que exossomos fabricados entregam eficientemente compostos quimioterápicos convencionais, como doxorrubicina e paclitaxel, especificamente ao tecido tumoral, com toxicidade reduzida. Um dos estudos pioneiros neste tipo de abordagem propôs a encapsulação do fármaco por eletroporação e adição de modificações na composição da membrana do exossomo para fornecer especificidade. Várias modificações foram propostas para melhorar a especificidade dos exossomos, atingir tecidos tumorais de vários tipos e reduzir alvos inespecíficos.

Além de sua baixa imunogenicidade e potencial de manipulação para a especificidade do alvo, os exossomos são veículos muito flexíveis que podem ser usados para distribuir pequenas moléculas, proteínas e ácidos nucleicos. O progresso em nossa compreensão da engenharia de exossomos aumentará a eficiência e permitirá a aplicação clínica de terapias derivadas de exossomos. Eles são uma alternativa promissora na terapia do câncer e na superação da resistência.

## BIBLIOGRAFIA CONSULTADA

Adams JM, Cory S. The BCL-2 arbiters of apoptosis and their growing role as cancer targets. Cell Death and Differentiation. 2018;25(1):27-36.

Amaravadi RK, Thompson CB. The roles of therapy-induced autophagy and necrosis in cancer treatment. Clinical Cancer Research. 2007;13(24):7271-9.

Anderson MA, Deng J, Seymour JF, et al. The BCL2 selective inhibitor venetoclax induces rapid onset apoptosis of CLL cells in patients via a TP53-independent mechanism. Blood. 2016;127(25):3215-24.

Ashkenazi A, Fairbrother WJ, Leverson JD, et al. From basic apoptosis discoveries to advanced selective BCL-2 family inhibitors. Nature Reviews Drug Discovery. 2017;16(4):273-84.

Azeredo FJ, Uchôa FT, Costa TD. Papel da glicoproteína-P na farmacocinética e nas interações medicamentosas. Revista Brasileira de Farmácia. 2009;90(4):321-6.

Barker HE, Paget JTE, Khan AA, et al. The tumour microenvironment after radiotherapy: mechanisms of resistance and recurrence. Nature Reviews Cancer. 2015;15(7):409-25.

Brown CE, Mackall CL. CAR T cell therapy: inroads to response and resistance. Nature Reviews Immunology. 2019;19:73-4.

Bykov VJN, Eriksson SE, Bianchi J, et al. Targeting mutant p53 for efficient cancer therapy. Nature Reviews Cancer. 2018;18(2)89-102.

Carter BZ, Mak PY, Mu H, et al. Combined targeting of BCL-2 and BCR-ABL tyrosine kinase eradicates chronic myeloid leukemia stem cells. Sci Transl Med. 2016;118(24):6072-8.

Choudhury H, Pandey M, Yin TH, et al. Rising horizon in circumventing multidrug resistance in chemotherapy with nanotechnology. Materials Science and Engineering C. 2019;101:596-613.

Dagogo-Jack I, Shaw AT. Tumour heterogeneity and resistance to cancer therapies. Nature Reviews Clinical Oncology. 2018;15(2):81-94.

Dalby KN, Tekedereli I, Lopez-Berestein G, et al. As novel therapeutic strategies in cancer. Autophagy. 2010;6(3):322-9.

Demir S, Boldrin E, Sun Q, et al. Therapeutic targeting of mutant p53 in pediatric acute lymphoblastic leukemia. Haematologica. Published: 2019.

Flavahan WA, Gaskell E, Bernstein BE. Epigenetic plasticity and the hallmarks of cancer. Science. 2017;357:6348.

Fulda S, Debatin KM. HIF-1-regulated glucose metabolism: a key to apoptosis resistance? Cell Cycle. 2007;6(7)790-2.

Gascoigne KE, Taylor SS. How do anti-mitotic drugs kill cancer cells? Journal of Cell Science. 2009;122(15):2579-85.

Gharwan, H. and Groninger, H. Kinase inhibitors and monoclonal antibodies in oncology: clinical implications. Nature Reviews Clinical Oncology. 2015, 13, 4, 209-27.

Greaves M, Maley CC. Clonal evolution in cancer. Nature. 2012;481(7381):306-13.

Gross S, Rahal R, Stransky N et al. Targeting cancer with kinase inhibitors.The Journal of Clinical Investigation. 2015;125(5):1780-9.

Harjes U. Therapeutic resistance: Ironing it out. Nature Reviews Cancer. 2017;17(9):510-510.

Hemann M, Lowe S. The p53–Bcl-2 connection. Cell Death Differ. 2006;13(8):1256-9.

Herr I, Debatin K. Cellular stress response and apoptosis in cancer therapy. Blood. 2001;98(9):2603-14.

Holland AJ, Cleveland DW. Beyond genetics: surprising determinants of cell fate in antitumor drugs. Cancer Cell. 2008;14(2):103-5.

Holohan C, Van Schaeybroeck S, Longley DB, et al. Cancer drug resistance: An evolving paradigm. Nature Reviews Cancer. 2013;13(10):714-26.

Hong CS, Sharma P, Yerneni SS, et al. Circulating exosomes carrying an immunosuppressive cargo interfere with cellular immunotherapy in acute myeloid leukemia. Scientific Reports. 2017;7(1):1-10.

Jiao Q, Bi L, Ren Y, et al. Advances in studies of tyrosine kinase inhibitors and their acquired resistance. Molecular cancer. 2018;17(36):1-12.

Knight ZA, Lin H, Shokat KM. Targeting the cancer kinome through polypharmacology. Nat Rev Cancer. 2010;10(2):130-7.

Lopez J, Tait SWG. Mitochondrial apoptosis: killing cancer using the enemy within. British Journal of Cancer. 2015;112(6):957-62.

Mason KD, Vandenberg CJ, Scott CL, et al. In vivo efficacy of the Bcl-2 antagonist ABT-737 against aggressive Myc-driven lymphomas. Proceedings of the National Academy of Sciences. 2008;105(46):17961-6.

McIntyre A, Harris AL. Metabolic and hypoxic adaptation to anti-angiogenic therapy: a target for induced essentiality. EMBO Molecular Medicine. 2015;7(4):368-79.

Mitchell KO, Ricci MS, Miyashita T, et al. Bax is a transcriptional target and mediator of c-Myc-induced apoptosis. Cancer Research. 2000;60(22):6318-25.

Muthalagu N, Junttila M, Wiese KE, et al. BIM is the primary mediator of MYC-induced apoptosis in multiple solid tissues. Cell Rep. 2014;8(5):1347-53.

Onorati AV, Dyczynski M, Ojha R, et al. Targeting autophagy in cancer. Cancer. 2018;124(16):3307-18.

Roberts AW, Advani RH, Kahl B, et al. Phase 1 study of the safety, pharmacokinetics, and antitumour activity of the BCL2 inhibitor navitoclax in combination with rituximab in patients with relapsed or refractory CD20+ lymphoid malignancies. Br J Haematol. 2016;118(24):6072-8.

Roberts AW, Seymour JF, Brown JR, et al. Substantial susceptibility of chronic lymphocytic leukemia to BCL2 inhibition: Results of a phase I study of navitoclax in patients with relapsed or refractory disease. Journal of Clinical Oncology. 2012;30(5):488-96.

Robey RW, Pluchino KM, Hall MD, et al. Revisiting the role of ABC transporters in multidrug-resistant cancer. Nature Reviews Cancer. 2018;18(7):452-64.

Rzymski T, Milani M, Singleton DC, et al. Role of ATF4 in regulation of autophagy and resistance to drugs and hypoxia. Cell Cycle. 2009;8(23):3838-47.

Shaffer SM, Dunagin MC, Torborg SR, et al. Rare cell variability and drug-induced reprogramming as a mode of cancer drug resistance. Nature. 2017;546(7658):431-5.

Sharma SV, Lee DY, Li B, et al. A chromatin-mediated reversible drug tolerant state in cancer cell subpopulations. Cell. 2010;141(1):69-80.

Singh R, Letai A, Sarosiek K. Regulation of apoptosis in health and disease: the balancing act of BCL-2 family proteins. Nature Reviews Molecular Cell Biology. 2019;20(3):175-93.

Souers AJ, Leverson JD, Boghaert ER, et al. ABT-199, a potent and selective BCL-2 inhibitor, achieves antitumor activity while sparing platelets. Nature Medicine. 2013;19(2):202-8.

Sun Y. Tumor microenvironment and cancer therapy resistance. Cancer Letters. 2016;380(1):205-15.

Vandenberg C, CoryS. ABT-199, a new Bcl-2-specific BH3 mimetic, has in vivo efficacy against aggressive Myc-driven mouse lymphomas without provoking thrombocytopenia. Blood. 2013;121(12):2285-9.

Wilson WH, Connor OO, Czuczman MS, et al. Safety, pharmacokinetics, pharcodynamics, and activity of navitoclax, a targeted high affinity inhibitor of BCL-2, in lymphoid malignancies. Lancet Oncol. 2010;11(12)1149-59.

Zeng W, Liu P, Pan W, et al. Hypoxia and hypoxia inducible factors in tumor metabolism. Cancer Letters. 2015;356(2):263-7.

# 26

# O Ciclo Celular como Alvo da Terapia Gênica do Câncer

Eugenia Costanzi-Strauss
Bryan Eric Strauss

## DESTAQUES

- Terapias gênicas são estratégias de transferência de material genético, com o objetivo de modificar o perfil de expressão gênica em um conjunto de células, buscando restaurar sua função normal, ou impor nova função, com fins terapêuticos. Estudos pré-clínicos e clínicos vêm aperfeiçoando os protocolos de terapia gênica ao longo dos últimos 30 anos. Em contextos clinicoexperimentais, cânceres são o alvo mais frequentemente estudados.
- Estratégias de terapia gênica se somam às outras estratégias, como cirurgia, quimio, imuno e radioterapia, mas não as substituem.
- A transferência de material genético pode ser feita usando-se carreadores, entre os quais destacam-se os vetores virais, vetores não virais, como os lipossomos de carga positiva (catiônicos); e, por fim, estratégias usando-se o DNA desnudado (*naked DNA*).
- Discutem-se os vetores virais mais estudados e que incluem: (i) retrovirais; (ii) adenovirais; (iii) lentivirais; (iv) adenoassociados.
- O ciclo celular é apresentado como alvo para estratégias de terapia gênica, com ênfase em vias dependentes do produto de dois genes-chave para o controle da proliferação celular: pRb e p53. Além de alvo para terapia, esses genes podem também dirigir a transcrição de genes terapêuticos. Aqui, discute-se a base das estratégias da utilização de vírus oncolíticos.
- A nova versão deste Capítulo também introduz recentes conhecimentos do impacto do ciclo celular sobre a resposta ao tratamento com imunoterapias baseadas nos antibloqueadores de pontos de vigilância imunológica.

## INTRODUÇÃO

Mundialmente, quase 3 mil protocolos clínicos de terapia gênica (TG) foram aprovados, realizados ou se encontram em andamento <http://www.abedia. com/wiley/>. Dois terços de todos os protocolos clínicos de TG são voltados para o tratamento do câncer. A maioria (85%) dos protocolos clínicos de TG estáz sendo realizada nos Estados Unidos ou na Europa <http://www.abedia.com/wiley/>. No Brasil, existe um número crescente de pesquisadores trabalhando na área de TG e os primeiros protocolos clínicos estão começando a ser desenvolvidos, inclusive na área de câncer.[1,2] Neste momento, no mundo temos 11 medicamentos para terapias gênicas aprovados e licenciados comercialmente. O Quadro 26.1 mostra os produtos de terapia gênica aprovados para consumo e respectivas indicações

## Quadro 26.1. Produtos de terapia gênica aprovados para comercialização

| Nome Comercial | Nome Formulação | Substância Ativa | Indicação | Data de Aprovação | Agência Reguladora | Fabricante |
|---|---|---|---|---|---|---|
| Gendicine | AdRSV-p53 | Ad portador de sequência do cDNA de p53 | Carcinoma de cabeça de pescoço | Outubro 2003 | FDA-República da China | Shenzhen SiBiono GeneTech (Shenzhen, China) |
| Oncorine (H101) | | Ad Oncolítico | Carcinoma de cabeça de pescoço | Novembro 2005 | FDA-República da China | Shenzhen SiBiono GeneTech (Shenzhen, China) |
| Glybera | Alipogene tiparvovec | AAV portador da sequência do cDNA de LPL | LPLD | Novembro 2012 | EMA | uniQure |
| Zalmoxis | | Células T autólogas transduzidas com Rv que codifica para versão truncada dos genes LNGFR e HSV-TKMut2 | Pacientes que sofreram transplante haloidêntico de células-tronco hematopoiéticas | Maio 2016 | EMA | MolMed SpA |
| Strimvelis | | Células CD34+ autólogas transduzidas com Rv portador do cDNA de ADA | Deficiência de ADA-SCID | Junho 2016 | EMA | GlaxoSmithKline |
| Kymriah | Tisagenlecleucel | Células T autólogas transduzidas com vetor Lv que codifica para o CAR anti-CD19 | Leucemia lifoblástica aguda de célula B (ALL) NHL | Agosto 2017 | FDA-EUA e EMA | Novartis |
| Yescarta | Axicabtagene ciloleucel | Células T autólogas transduzidas com vetor Lv que codifica para o CAR anti-CD19 | Linfoma de células B | Outubro 2017 | FDA-EUA e EMA | Kite Pharma, Incorporated |
| Luxturna | Voretigene neparvovec-rzyl | AAV portador do gene RPE65 | Distrofia na retina | Dezembro 2017 | FDA e EUA | Spark Therapeutics, Inc. |
| Imlygic | Talimogene laherparepvec | HSV-GM-CSF Oncolitico | Melanoma | Março 2018 | FDA-EUA, e EMA | Amgen |
| Zolgensma | Onasemnogene abeparvovec | AVV portador da sequência do cDNA de SMN1 | Atrofia muscular espinhal | Maio 2019 | EMA | AveXis, Inc |
| Zynteglo | | Células CD34+ autólogas transduzidas com Lv portador do cDNA de Beta A-T87Q-globina | Betatalassemia | Junho 2019 | EMA | Bluebird Bio |

FDA: Food Drug Administration; EMA: European Medicines Agency; LPLD: deficiência de lipoproteína lipase; ADA-SCID: adenosine deaminase; NHL: linfoma não Hodgkin; CAR: *coxsackievirus and adenovírus receptor*; Rv: retrovírus; Ad: adenovírus; AAV: vírus adenoassociado.
Fonte: Adaptado do site: <www.genetherapyne>.

Câncer é uma doença complexa e, diferentemente de anomalias genéticas autossômicas monogênicas, as células tumorais apresentam múltiplas mutações. Um dos principais desafios da TG do câncer está na escolha do gene terapêutico. Na última década, esforços centrados na análise do genoma ou "assinatura" da célula tumoral ocasionaram a descrição de inúmeras sequências de DNA úteis para o diagnóstico e o prognóstico dos pacientes. Entretanto, atrás da grande quantidade de amostras e dados analisados pela genômica descritiva do câncer, está o claro reconhecimento de que esses esforços têm contribuído pouco na busca de genes com potencial terapêutico ou anticâncer. Genômica descritiva e genômica terapêutica são distintas e conceitualmente diferentes. A principal implicação da identificação da assinatura genômica (conjunto de mutações) da célula tumoral está na personalização do diagnóstico, e conhecer a função das sequências usadas para o diagnóstico e prognóstico não é necessário. Em direção oposta, para a TG do câncer, é essencial o conhecimento detalhado das funções e dos alvos das sequências terapêuticas. A escolha de genes terapêuticos com posição central no processo de tumorigênese, como é o caso dos genes de controle do ciclo celular, resulta no desenvolvimento de estratégias de tratamento mais abrangentes e universalizadas, nas quais o mesmo gene terapêutico pode ser usado para tratar diversos tipos diferentes de tumores.

Coletânea de dados de mais do que 40 publicações de genômica descritiva de tumores mostrou que 62% das mutações, independentemente do tipo histológico do tumor, atingem genes envolvidos com proliferação celular. A conclusão foi de que a única assinatura genômica da célula tumoral que faz sentido é a da proliferação celular.[3] Estudos publicados nos anos 1950 já tinham chegado à mesma conclusão, ou seja, de que o câncer é uma doença mitótica ou, traduzindo para linguagem contemporânea, que o câncer é uma doença de ciclo celular e que a proliferação celular descontrolada e exagerada é a característica comum a todos os tipos de tumores. Também na década de 1950 foram descritos os primeiros trabalhos mostrando que venenos mitóticos são eficazes para o tratamento de tumores. Inibir a proliferação das células tumorais é um componente central da terapia do câncer.[4,5] Essas considerações têm implicações teóricas e práticas, como apontam para a existência de importantes alvos terapêuticos dentro das vias de controle do ciclo celular.

Neste Capítulo, daremos enfoque à TG do câncer envolvendo articuladores-chave de regulação do ciclo celular, como as vias pRb/Ciclina/CDK/CDKN e p53/p14ARF/p21Waf1. Apesar de distintas, ambas apresentam importantes interações e sobreposições funcionais. O gene p53 é o "anjo da guarda" do genoma e controlador da resposta celular a estresse e danos no DNA, enquanto pRb/E2F controla a proliferação celular do início ao fim. As vias pRb e p53 são indispensáveis e versáteis alvos para TG do câncer.

## TG: CONCEITOS E DEFINIÇÕES

Originalmente, estratégias de TG se baseiam na transferência de sequência de DNA ou RNA para células com o objetivo de tratamento de uma doença. O propósito fundamental da TG é a produção de uma proteína terapêutica na forma mais natural possível no organismo do paciente.[6-8] Hoje, podemos expandir esse conceito e incluir também a transferência de sequências que não codificam proteínas, mas sim RNA de interferência em ensaios clínicos de TG.[9,10]

TG tem como meta o tratamento ou a eliminação da causa da doença, enquanto muitos dos medicamentos disponíveis tentam abolir ou minimizar os sintomas. Em comparação com outras formas de tratamento, TG pode trazer benefícios importantes, especialmente para doenças, sem ou com tratamento ineficiente. A premissa da TG é baseada na correção da doença pela raiz – o gene anormal.[11] Para isso, classicamente é apresentada como um processo que envolve a introdução de versão normal do gene defeituoso nas células-alvo, com o objetivo de reestabelecer a função do gene anormal. Alternativamente, a tecnologia de RNA de interferência (RNAi) oferece a oportunidade de também reduzir, se não inibir completamente, a expressão de um gene endógeno com efeito deletério. Edição genômica, especialmente com o sistema CRISPR/Cas9, tem a capacidade de eliminar genes deletérios ou corrigir o defeito no nível de expressão de sequência de DNA.[11] Apesar de recente, 12 protocolos clínicos experimentais estão utilizando o sistema CRISPR/Cas9, sendo 11 voltados para o tratamento do câncer (dados coletados do site <http://www.abedia.com/wiley> em julho de 2019). As estratégias de TG são muito versáteis, as células transduzidas nem sempre precisam ser as "doentes"; por exemplo, no caso de expressão de um hormônio ou de um antígeno, podem servir para expressar, secretar, expor a proteína terapêutica em diferentes tecidos do organismo. Os principais métodos de administração utilizados na TG são o *ex vivo* e o *in vivo*. No método *ex vivo*, células são removidas do corpo do paciente ou de um doador compatível e, no laboratório, o gene terapêutico, tecnicamente denominado "transgene", é introduzido utilizando-se vetores especialmente desenvolvidos para ensaios de transferência gênica. O passo seguinte é transplantar estas células, agora geneticamente modificadas, também chamadas "células transduzidas", para o corpo do paciente. Esse protocolo oferece como vantagem uma acentuada eficiência do processo de transferência gênica e a possibilidade de propagação das células "tratadas" antes de sua implantação no corpo do paciente, o que viabiliza a administração de grande número de células transduzidas. Contudo, o protocolo *ex vivo* tem algumas desvantagens, como ser paciente/doador-específico (em virtude da imunogenicidade celular), processo com intensa manipulação *in vitro* e com difícil controle de qualidade das células geneticamente modificadas, o que eleva o custo e o risco do procedimento. O método *in vivo* envolve a administração do vetor de transferência gênica diretamente, *in situ*, no corpo do paciente. Por não ser paciente-específico, os requerimentos de logística e infraestrutura são mais simples do que os exigidos para a realização de protocolos *ex vivo* – em geral, os protocolos *in vivo* apresentam custo final reduzido. Entretanto, como será discutido neste capítulo, ainda não existe um veículo ou vetor capaz de transferir *in vivo* um gene terapêutico com a mesma eficiência do método *ex vivo*.[12]

Hoje, após 30 anos de experiência clínica, a TG começa a ser consolidada. A comparação entre o número de protocolos clínicos de TG em progresso nos primeiros quatro meses de 2019 com o do mesmo período de 2018 mostrou crescimento de 17% <https://www.genengnews.com/a-lists/25-up-and-coming-gene-therapies-of-2019>. No início, o público e os pesquisadores tinham a expectativa de que a TG seria a solução rápida para o tratamento de muitas doenças, inclusive o câncer. Como visto no Quadro 26.2, um grande número de estratégias tem sido desenvolvido para a TG do câncer. Porém, o desempenho de alguns tratamentos experimentais não atingiu ainda o patamar esperado. Citamos aqui três possíveis explicações para as frustrações com a TG do câncer.

### Quadro 26.2. Estatégias e mecanismos de terapia gênica do câncer

| ESTRATÉGIA | EXEMPLO | MECANISMO |
|---|---|---|
| Reposição | Supressor de tumor p53, p16INK4A | Reestabelecer vias normais de controle de proliferação e morte |
| Inibição | RNAi, antissenso, CRISPR/Cas9 | Diminuir expressão de um gene celular deletério |
| Suicida | tk/GCV, CD/5-FC | Conversão de uma pró-droga inativa para a forma tóxica da droga |
| Antiangiogênese | Trombostatina, angiostatina, endostatina | Inibição da formação de vasos sanguíneos |
| Resposta imunológica | IL-2, IL-12, IFNs, GM-CSF, antígenos tumorais | Transferência *in situ* ou *ex vivo* de fatores que estimulam uma resposta imunológica contra o tumor. Inclui a aplicação de vacinas de células geneticamente modificadas |
| Redirecionamento de células T | Receptor recombinante de célula T | Transferência *ex vivo* de um receptor específico para um antígeno tumoral |
| Quimioproteção | MDR1 | Transferência *ex vivo* de um gene que confere proteção contra quimioterápicos no sistema hematopoietico, premitindo a utilização de altas doses de drogas |
| Vírus oncolítico | E1B, E1A | Morte da célula tumoral por ciclo lítico viral. Vírus capaz de replicar e destruir apenas células tumorais. Também considerado uma imunoterapia porque ativa a resposta adaptativa |

Continua >>

>> Continuação

### Quadro 26.2. Estratégias e mecanismos de terapia gênica do câncer

| ESTRATÉGIA | EXEMPLO | MECANISMO |
|---|---|---|
| Vírus oncolítico armado | Vírus oncolítico portador de um gene terapêutico (p. ex., TK) | Destruição das células infectadas pela ação do vírus e das células não infectadas pelo efeito *bystander* do gene terapêutico. A escolha do transgene é uma oportunidade de reforçar a resposta imunológica |
| Combinada | TK + IL-2 Gene terapêutico + terapia convencional (p. ex., p53 + quimioterapia) | Sinergismo entre os genes ou entre a TG e a terapia convencional |

RNAi: RNA de interferência; TK: timidinaquinase; GCV: ganciclovir; CD: citosinadeaminase; IFN: interferon; TG: terapia gênica.
Fonte: Desenvolvido pela autoria.

Primeiro, por motivos éticos, os pacientes selecionados nos protocolos de TG geralmente já passaram pelos tratamentos convencionais (quimioterapia, radioterapia e cirurgia) sem resposta positiva e em avançado estágio de progressão da doença neoplásica. Nessa situação, é muito difícil avaliar a eficácia de qualquer tratamento. Em segundo lugar, está a própria natureza do câncer, que envolve a seleção de células tumorais que, ao longo da dinâmica constituição do genoma transformado, adquiriram a capacidade de proliferar e sobreviver em condições extraordinariamente adversas Quando a TG é aplicada, é possível que as alterações genéticas da célula transformada não permitam a ação do transgene terapêutico. Alternativamente, uma nova pressão seletiva pode ser criada pelo transgene, forçando a célula tumoral a continuar se proliferando para escapar do tratamento. Terceiro, o veículo (ou vetor) utilizado para introduzir o transgene precisa chegar até a célula certa, transferir e direcionar a expressão do gene terapêutico. A aplicação clínica da TG no tratamento do câncer encontra barreiras significantes tanto do lado da biologia tumoral como do lado dos vetores e transgenes. Temos a esperança de que, futuramente, a TG do câncer será oferecida aos pacientes durante estágios iniciais da doença, sendo esta uma escolha plausível e justificada, considerando-se os benefícios e a segurança da TG experimental com baixíssimos efeitos colaterais.

Alguns conceitos são essenciais para não se inflacionarem as expectativas da TG do câncer. Por exemplo, a TG não está sendo promovida como substituta para os tratamentos convencionais. Ao contrário, a TG é parceira da quimio, radio e imunoterapia, o que pode criar um sinergismo, especialmente quando o transgene, o vetor e o tratamento convencional agem de forma complementar. Na realidade, um vetor consegue transferir o gene terapêutico para relativamente poucas células do tumor. E essa limitação se deve às barreiras do organismo, incluindo o grande número de células na massa tumoral, atividade do sistema imunológico, membrana basal que impede a passagem do vetor, entre outras. Algumas características dos vetores também interferem na eficiência do processo de transferência gênica, como a imobilidade dos vetores, possível dependência da presença de um receptor específico ou proteína de interação na célula-alvo e sua curta meia-vida. Em geral, a aplicação do vetor é realizada diretamente no tumor e não por administração sistêmica. Em termos gerais, ainda não é conhecido o melhor procedimento para localizar e guiar a aplicação, *in vivo*, do vetor na massa tumoral. Aplicação intratumoral requer menos vírus e minimiza a dependência na vasculatura tumoral. A administração intravenosa de vetores resulta no sequestro do vetor pelo fígado, o que dificulta e reduz a quantidade de vetor que chega até o tecido-alvo.[13]

O conceito da TG é claro e fácil de entender, mas seu uso apresenta desafios significantes. No restante deste Capítulo, apresentamos as tecnologias dos vetores e as estratégias de tratamento que visam superar algumas barreiras da TG do câncer.

## VETORES VIRAIS

Existem dois sistemas distintos de vetores de transferência gênica: os vetores virais e os vetores não virais. Diversos vírus naturais têm sido modificados e adaptados para serem utilizados como vetores ou veículos de transferência gênica. Os sistemas de vetores virais de transferência gênica incluem retrovírus (Rv), lentivírus (Lv), adenovírus (Ad) e vírus adenoassociado (AAV) são os mais estudados e eficientes. No grupo dos sistemas não virais, destacam-se duas categorias:

DNA plasmideal complexado com lipídeos catiônicos; e *naked* DNA. O Quadro 26.3 resume as principais vantagens e desvantagens dos diferentes sistemas de vetores de transferência gênica. É interessante notar que os Rv, por exemplo, foram muito utilizados durante os anos 1990; depois, veio o pico de uso de Ad. Os Lv e AAV são vetores muito promissores e começam a ganhar espaço nos estudos clínicos. A Figura 26.1

### Quadro 26.3. Características gerais dos mais comuns vetores de transferência gênica

| Característica | Oncorretrovírus | Lentivírus | Adenovírus | Vírus adenoassociado | Plasmídeo |
|---|---|---|---|---|---|
| Título (partículas/mL) | Anfotrópico: $10^6$/mL Pseudotipado: $10^9$/mL[a] | $10^9$/mL[a] | $10^{12}$/mL | $10^{12}$/mL | NA |
| Integração | Sim | Sim | Não | Baixa frequência | Não |
| Resposta imune | Não | Não | Sim | Variável, não aguda | Não |
| Tamanho (máx.) de inserto tolerado | 5 kb | 5 kb | 7 kb (1ª geração) | 4,7 kb | Grande[b] |
| Genoma | RNA fita simples, 8,3 kb | RNA fita simples, 9,18 kb | DNA dupla fita, 36 kb | DNA fita simples, 4,7 kb | DNA dupla fita |
| Nível de biossegurança (NB) vetor recombinante[c] | NB-2 | NB-2 | NB-2 | NB-2 | NB-1 |
| Nível de biossegurança (NB) vírus selvagem | Ecotrópico: NB-1 Anfotrópico: NB-2 | NB-3 | NB-2 | NB-1 | NA |
| Número de protocolos clínicos | 514 | 278 | 541 | 238 | 571 |

a: título máximo quando a preparação viral for concentrada por ultracentrifugação; b: inserto em plasmídeo pode ser relativamente grande, acima de 10 kb. Trabalhos com cromossomos artificiais podem suportar insertos acima de 40 kb; c: trabalho com vírus recombinante contendo cDNA para oncogenes necessita NB-3; NA: não aplicável.
Fonte: Adaptado de <http://www.abedia.com/wiley>.

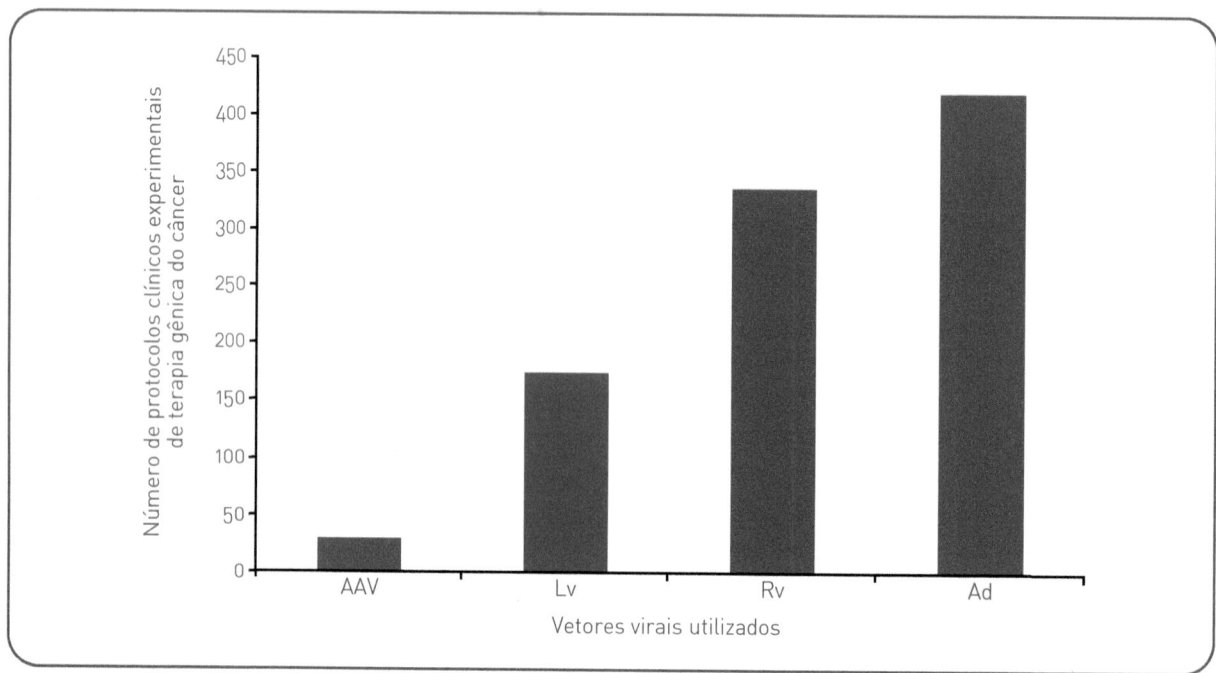

**FIGURA 26.1 –** Uso dos vetores virais durante os 30 anos de experiência clínica de terapia gênica do câncer. O gráfico mostra o número de protocolos clínicos que utilizaram vetores de AAV, Lv, Rv, Lv e Ad.
Fonte: Adaptada de <http://www.abedia.com/wiley>.

mostra o número de protocolos clínicos de terapia gênica realizado com cada um dos mais populares vetores virais. O enfoque deste Capítulo será concentrado nos vetores virais porque estes são utilizados para uma gama maior de estratégias de tratamento, principalmente nos protocolos de TG do câncer.

Em qualquer ensaio de TG, são fundamentais a escolha do vetor, a sequência terapêutica e a maneira como a expressão é controlada e/ou direcionada.

O desenho e a construção do vetor são cruciais para o sucesso do ensaio pré-clínico ou clínico. O vetor de transferência entrega e controla a expressão do transgene, por exemplo, o vetor pode conter um promotor específico que age em um único tipo celular ou condições-alvo, como delineado no Quadro 26.4. Especialmente para TG do câncer, a especificidade no alvo de tratamento é uma vantagem importante porque concentra o efeito do gene terapêutico na célula-alvo.

**Quadro 26.4. Opções de promotores para controlar expressão do transgene nos vetores de transferência gênica**

| CATEGORIA | EXEMPLOS | DESCRIÇÃO | VANTAGENS | DESVANTAGENS |
|---|---|---|---|---|
| Constitutivo | | Amplo tropismo, expressão forte e sustentada | Alto nível de expressão, confiável na maioria dos tipos celulares | Transgene tóxico expresso em células não alvos que podia ser uma limitação para adiministração sistêmica |
| | CMV | Potencializador pecoce do Citomegalovírus/promotor | Idem | Idem |
| | Ubiquitina C | Promotor do gene humanoubiquitina C | Idem | Idem |
| | EF1α | Elongation factor 1α | Idem | Idem |
| | LTR | Repetição terminal longa, MoMLV | Idem | Silenciamento no sistema hematopoiético por metilação e remodelagem de cromatina |
| Tecido específico | | Direcionar expressão preferencialmente para células de um tecido ou órgão | Evitar expressão em células não alvos | Possível baixo nível de expressão |
| | GFAP | Promotor do gene da proteína fibrilar ácida da glia | Direcionar expressão para glia | Não tumor específico |
| | PSA | Promotor do antígeno prostático específico | Expressão em células da próstata | Nível de expressão proporcional com PSA endógeno que nem sempre acompanha o grau do tumor |
| | alfa-miosina | Promotor do gene da cadeia pesada alfa da miosina | Expressão em cadiomiócitos | Expressão fraca em comparação com promotor constitutivo |
| Induzível | | Expressão do transgene iniciada ou apagada com adição de um agente farmacológico | Bom controle de expressão proporcional com a dose do agente indutor | Necessita de dois cassetes de expressão: um para o receptor do agente (tTA, rtTA) e outro que codifica o promotor responsivo (TRE) e o gene terapêutico |
| | TetOn | tTA ativa transcrição a partir do TRE na presença de doxiciclina (derivado de tetraciclina) | Idem | Idem |

Continua >>

>> Continuação

### Quadro 26.4. Opções de promotores para controlar expressão do transgene nos vetores de transferência gênica

| Categoria | Exemplos | Descrição | Vantagens | Desvantagens |
|---|---|---|---|---|
| | TetOff | rtTA não consegue ativar transcrição a partir do TRE na presença de doxiciclina (derivado de tetraciclina) | Idem | Idem |
| Condicional | | Promotor ativo somente sob condições fisiológicos específicos | Permite que o vetor aja como vigia, iniciando expressão junto da resposta celular | Não tecido específico, possível baixo nível de expressão |
| | E2F-1 | Promotor de gene E2F-1 | Ativo especificamente em células em divisão, útil para câncer e restinose | Idem |
| | HIF1 A | Promotor do gene para fator induzível por hipóxia 1 A | Ativo em resposta à condição de hipóxia, como tecido isquêmico | Idem |
| | Telomerase | Promotor de gene humano para telomerase | No adulto, atividade predominante em células tumorais | Idem |

Fonte: Desenvolvido pela autoria.

## Rv

Rv recombinantes derivados do vírus da leucemia murina de Moloney (MoMLV, um oncorretrovírus) estão entre os mais conhecidos vetores de transferência gênica. A Figura 26.3 mostra a estrutura básica dos Rv e o processo de produção de Rv recombinantes. Mesmo não sendo perfeitos, a biologia do ciclo de vida dos Rv favorece o desenvolvimento de vírus recombinantes com o propósito de administrar genes terapêuticos, principalmente pelo método *ex vivo*.[14,15] O genoma de RNA do Rv utiliza a enzima transcriptase reversa para produzir uma cópia de DNA viral, denominada "provírus", capaz de integrar ao acaso no genoma da célula infectada. O processo de transdução é feito por proteínas virais e não depende de síntese de novas proteínas. A presença de receptores celulares é essencial para a infecção por Rv; a endocitose e a descapsularização do vírus têm início após a ligação da partícula viral com receptor na membrana plasmática da célula-alvo.[13,14] Os Rv recombinantes derivados MoMLV transduzem apenas células em divisão, uma característica que atribui seletividade aos Rv.

Por razões de segurança, a maioria dos vírus recombinantes utilizados em protocolos de TG é incapaz de replicar nas células-alvos. Esse fato previne e limita a disseminação da infecção e restringe a expressão do transgene às células transduzidas. No laboratório, o genoma do Rv aparece dividido entre dois (ou mais) vetores distintos, mas complementares (Figura 26.2). O vetor de empacotamento, por exemplo, o pCL-Anfo,[16] contém os genes essenciais para a estrutura e a função da partícula viral; são as sequências denominadas gag, pol e env. Esse vetor não tem o sinal de empacotamento; assim, o transcrito não pode ser encapsulado. Um segundo vetor, nesse caso pCL (de transferência),[16] contém o sinal de empacotamento e o gene terapêutico, mas não os genes que suportam a replicação do vírus. Os Rv são produzidos quando os dois vetores estão presentes na mesma célula, ou seja, na linhagem empacotadora. Esse sistema garante que os vírus produzidos sejam incapazes de replicar.[14] Alternativamente, em alguns sistemas de produção de Rv recombinante, as sequências gag, pol e env podem ser oferecidas em trans pela própria célula de empacotamento.[16]

Em geral, vetores retrovirais são bem capacitados para transferência *ex vivo*. Quando aplicado *in situ*, no organismo do paciente, o vetor é rapidamente eliminado pelo sistema de complemento.[18] Hoje, os Rv são frequentemente utilizados para modificação de células hematopoiéticas, por exemplo, transferência de um receptor para células T criando especificidade para

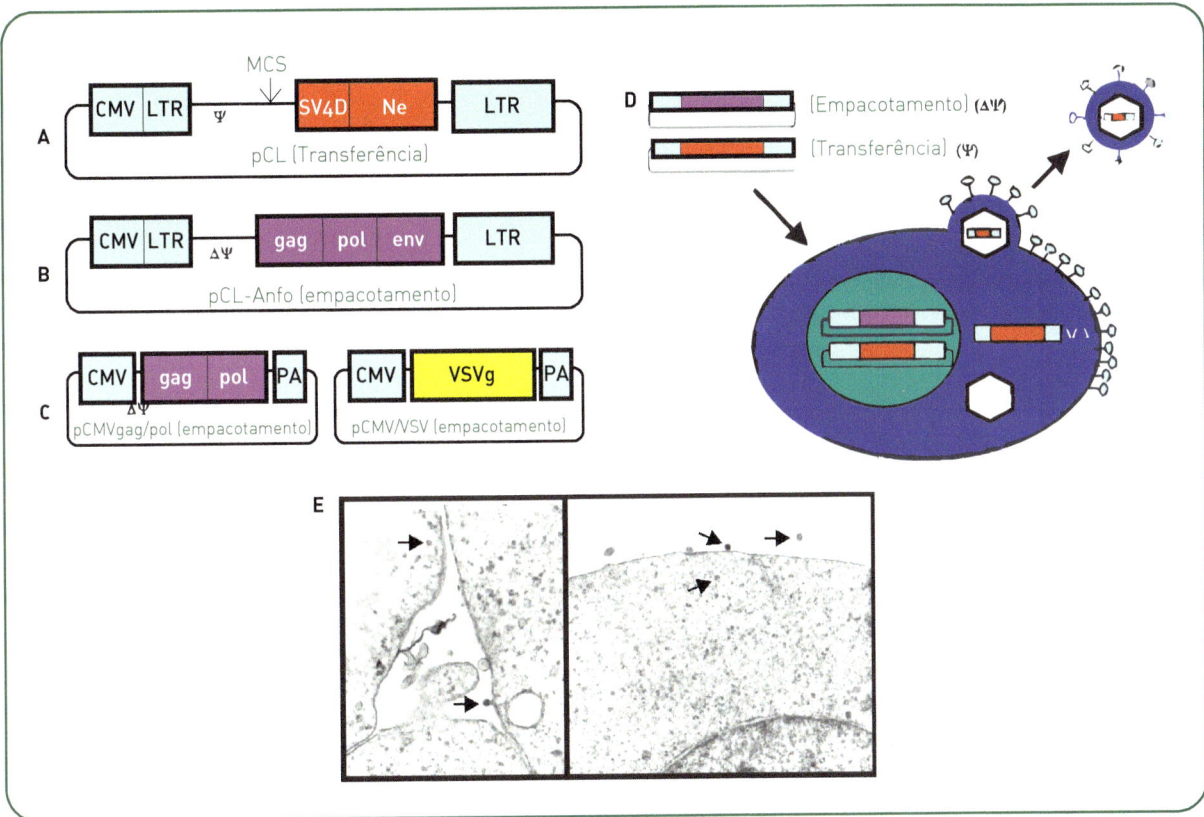

**FIGURA 26.2 –** Sistema pCL, exemplo de retrovírus recombinante. Vetor de transferência, pCL (**A**) e vetor de empacotamento, pCL-Anfo (**B**). Como alternativa, os vetores pCMVgag/pol e pCMV-VSVg (**C**) podem ser utilizados, junto com pCL, para gerar as partículas pseudoti-padas. (**D**) Produção de Rv por meio da cotransfecção de A + B (anfotrópico) ou A + C (pseudotipado), expressão dos componentes virais, montagem e brotamento da progênie. (**E**) Fotos de microscopia eletrônica mostrando a produção de vírus pCL em células HEK293T. MCS: multiple cloning site; ψ: sinal de empacotamento; Δψ: deleção do sinal de empacotamento; SV40: promotor heterólogo interno; NeoR: gene de resistência à neomicina; pA: sinal de poliadenilação. Flechas indicam partículas virais.
Fonte: Acervo da Dra. Eugenia Costanzi-Strauss e do Dr. Sergio Oliveira, ICB-USP.

células tumorais.[19] Mesmo assim, avanços na aplicação de Rv *in situ* têm sido relatados, este é o caso do Toca 511, um Rv que replica somente em células tumorais.[20]

## Lv

Os vetores lentivirais são originalmente derivados do vírus HIV (*Human immunodeficiency virus*), o que imediatamente nos leva a considerar os perigos potenciais em manipular esse vírus. Todavia, hoje, considerando-se as extensivas modificações e deleções introduzidas no vetor lentiviral recombinante, não existe a possibilidade de que uma doença como a aids seja desenvolvida. Somente os genes gag, pol e rev derivados do HIV são utilizados na montagem de Lv recombinante, demonstrando que esses vetores não têm as informações necessárias para alterar a função celular e, posteriormente, criar uma doença de origem viral no pesquisador ou no paciente (Figura 26.3).

Também existem vetores lentivirais derivados dos vírus SIV (*Simian immunodeficiency virus*), FIV (*Feline immunodeficiency virus*) e EIV (*Equine influenza virus*), mas esses não são popularmente aplicados em ensaios clínicos de TG ou terapia celular envolvendo reprogramação celular, por exemplo.

Nossa discussão será centrada nos vetores lentivirais recombinantes derivados do HIV, os quais representam a maioria dos Lv em uso. A manipulação de vetores lentivirais envolve a separação de sequências virais em vários plasmídeos (Figura 26.3). O genoma viral é codificado pelo vetor de transferência e as sequências necessárias para a montagem da partícula são inseridas em dois ou mais plasmídeos diferentes que compõem os vetores do sistema de empacotamento. O vetor de transferência, que carrega o transgene, evoluiu para oferecer expressão estável e para minimizar as sequências do HIV. Os sistemas de empacotamento também evoluíram para elevar a segurança na produção viral.

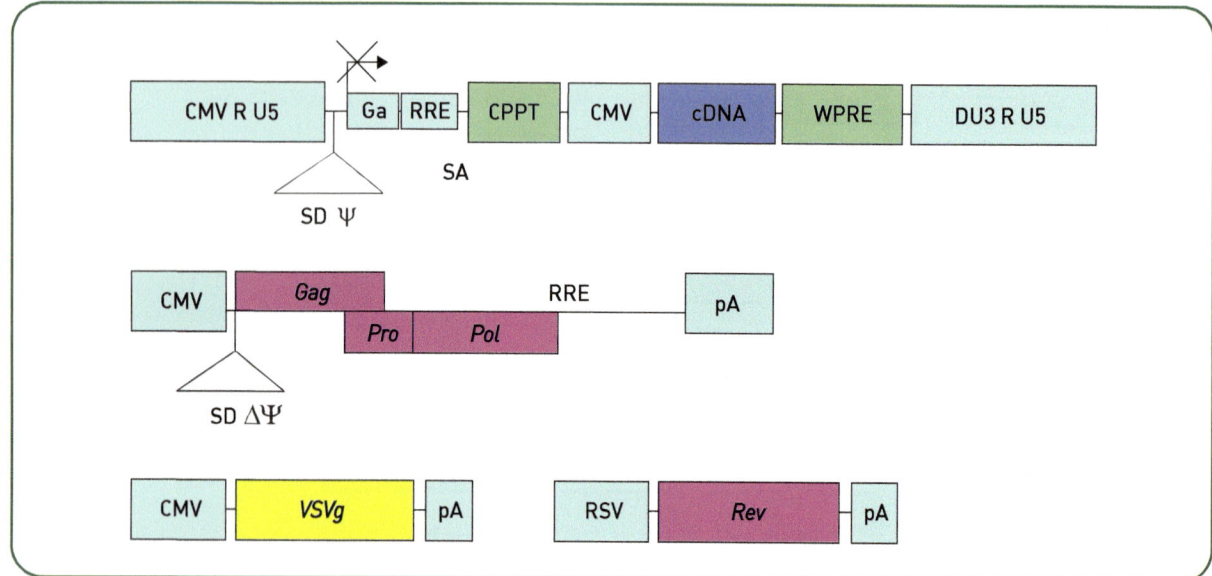

**FIGURA 26.3 –** Vetores lentivirais. Vetor de transferência aprimorado contendo os elementos cPPT (*central polypurine tract* ou *Flap*) e WPRE (*woodchuck hepatitis virus posttranscritptional regulatory element*) e sistema de empacotamento dividido em três plasmídeos. De maneira parecida com os Rv, produção de Lv é realizada a partir da cotransfecção desses plasmídeos em células HEK293T e coleta do sobrenadante contendo as partículas virais.

Fonte: Desenvolvida pela autoria.

O empacotamento de Lv recombinante necessita da expressão dos genes gag, pol e rev derivados do HIV. Os genes gag e pol codificam as proteínas estruturais e as enzimas transcriptase reversa e integrase. Em vez de usar o env do HIV, as partículas são pseudotipadas com a glicoproteína do *vesicular stomatitis virus* (VSVg), ampliando o tropismo do vírus para uma grande variedade de células-alvo. A proteína Rev é importante para o processamento e o transporte de transcritos virais, incluindo aqueles originados dos genes gag e pol. O Rev é o único fator regulatório derivado do HIV, que faz parte do sistema lentiviral recombinante discutido aqui, mas não representa um risco porque Rev não participa do processo patogênico do HIV.

Considerando-se os quesitos de segurança para a construção de um vetor lentiviral recombinante, a presença do LTR (*long terminal repeat*), sequência que regula a expressão do HIV, no vetor de transferência, não é desejável. A remoção da região U3 (que contém o promotor e os enhancers) torna os vetores lentivirais mais seguros em vários aspectos. Em primeiro lugar, esses vetores devem conter o mínimo possível de sequência original do HIV para reduzir a probabilidade de recombinação homóloga e geração de vírus capaz de replicar. Um segundo ponto relevante, no caso de haver alguma recombinação, a ausência de um promotor

viral deve diminuir a expressão do vírus resultante. Terceiro, a expressão do Lv recombinante não será ativada em células contendo HIV. Quarto, a deleção do potencializador viral deverá impedir a promoção da expressão de genes celulares no caso de mutagênese insercional. Tipicamente, o LTR 3' é inativado com a deleção da região U3 que, após transcrição reversa, tem como resultado a inativação do LTR 5'. Esse processo, conhecido como "autoinativação" (SIN, *self-inactivation*) pode ser utilizado tanto para vetores lentivirais como para vetores oncorretrovirais. Com essa modificação, a utilização do LTR viral como promotor do transgene é inviabilizada e, como resultado, o Lv recombinante se torna um vetor mais seguro.[21]

Como os Rv, os Lv são bem capacitados para transferência *ex vivo* e são frequentemente utilizados para redirecionamento de células T.[22] No laboratório, vetores Lv são veículos interessantes para transferência de RNAi em razão da simplicidade de sua manipulação.[22,23] Também, os vetores Lv permitem a geração de animais transgênicos por um protocolo mais rápido e eficiente em comparação com protocolos que utilizam plasmídeo.[24,25]

## AVV

Os vetores recombinantes de AAV oferecem algumas vantagens para ensaios de TG. Os AAV são capazes de transferir material genético para células teminalmente diferenciadas de forma estável e sem toxidade ou reação inflamatória. A replicação dos AAV selvagens requer a presença de um vírus auxiliar, na forma de um Ad que fornecerá os fatores necessários para complementar o AAV. Dê maneira parecida, os AAV recombinantes também precisam de sequências auxiliadores, sendo um vírus ou plasmídeos, que apoiam a replicação do vírus no laboratório.

Os AAV pertencem à família dos parvovírus. O genoma do AAV selvagem tem 4.679 bases de DNA que codificam para duas importantes famílias de proteínas, denominadas "Rep" e "Cap" (Figura 26.4). As proteínas Rep participam do processo de replicação e inserção viral e são essenciais para a integração do AAV no genoma do hospedeiro. As proteínas do grupo Cap são estruturais e responsáveis pela construção da cápsula viral. A presença das proteínas Rep e Cap não é suficiente para a replicação do AAV e os fatores que complementam a maquinaria de replicação são fornecidos pelo vírus auxiliar.[27-29]

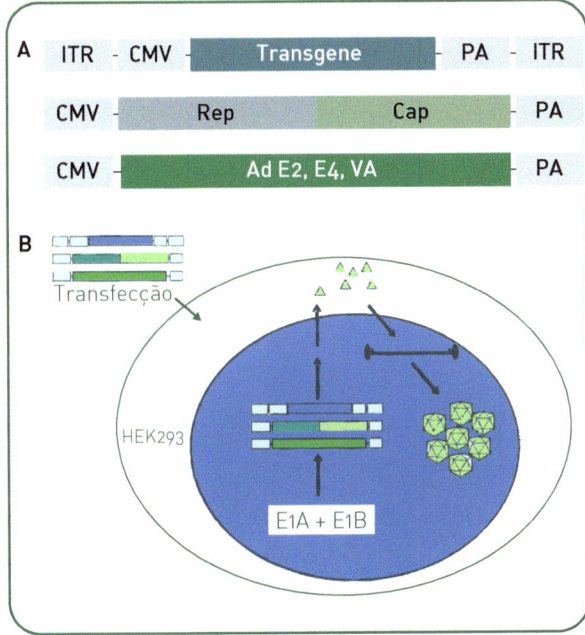

**FIGURA 26.4 –** Vetores e produção de AAV recombinantes. (A) Representação esquemática dos plasmídeos utilizados para a produção de AAV. O cassete de expressão é flanqueado por ITR e os genes Rep e Cap (do AAV) e E2, E4 e VA (do Ad) são fornecidos por intermédio de um ou mais plasmídeos. (B) A produção de AAV depende da transfecção transitório das sequências (A) em células HEK293. As funções de Ad E1A e E1B são necessárias e fornecidas pela HEK293. As partículas virais se acumulam no núcleo das células para, então, serem coletadas e purificadas pelo gradiente de cloreto de césio ou cromatografia em coluna. Fonte: Desenvolvida pela autoria.

Em geral, um sistema com dois ou mais plasmídeos é utilizado para a produção de AAV.[30-31] E as preparações de AAV recombinantes podem atingir títulos superiores a $10^{12}$ partículas virais/mL. O primeiro vetor viral carrega o promotor e a sequência do gene terapêutico que estão cercados por elementos ITR (*inverted terminal repeat sequences*). Os ITR servem de origem de replicação para o DNA viral e apenas as sequências flanqueadas pelos motivos ITR podem ser empacotadas.[30] O segundo vetor codifica para as proteínas Rep e Cap sob controle de um promotor heterólogo sem o motivo ITR. Dessa forma, os genes Rep e Cap são excluídos do vírus recombinante maduro.[31] As sequências auxiliadoras são fornecidas num terceiro plasmídeo ou podem estar contidas no mesmo plasmídeo que codifica Rep e Cap.[32-34]

O tamanho do fragmento de DNA de interesse que pode ser inserido nos AAV deve ter no máximo 4,7Kb.[35] Esse fator limita a aplicação dos AAV, por exemplo, o cDNA correspondente ao gene do fator VIII de coagulação sanguínea tem 8,5 kb, sendo este muito grande para protocolos de transferência gênica mediados por AAV.[36,37]

Os AAV apresentam tropismo por diversos tipos celulares, incluindo células de músculo (esquelético, cardíaco e liso), córnea, retina, endotélio, nervosas, CD34+, entre outras.[27] Existem vários sorotipos de AAV, nos quais cada sorotipo difere nas propriedades das proteínas Cap e seu reconhecimento por receptores celulares. Então, a escolha do sorotipo certo pode alterar a afinidade e especificidade no ensaio de transferência gênica.

Na ausência do vírus auxiluar, os AAV integram preferencialmente na região AAVS1, localizada na banda cromossômica 19q13.3-qter.[38] A transdução por AAV pode ocorrer via integração do genoma no lócus cromossômico AAVS1, pela presença de formas epissomais do genoma (concatemerizadas em formato linear ou circular) ou via recombinação homóloga com sequências cromossomais (o que poderia ocasionar deleções ou rearranjos no DNA do hospedeiro). A inserção do AAV no genoma do hospedeiro ocorre com frequência de 0,05% (uma vez em cada 2 mil células). Em decorrência da ausência de uma integrase viral, a integração do AAV depende da presença de quebras no DNA celular e também dos processos relativos ao reparo do DNA. Estudo analisando os sítios de integração demonstrou um padrão não aleatório, com preferência para certos cromossomos, especialmente em ilhas de CpG ou na porção inicial do gene dentro do alcance de 1 kb.[39]

Apesar de a integração de AAV ser um evento raro, a expressão do transgene é extremamente estável para os vetores de AAV. A expressão sustentada do AAV resulta predominantemente da replicação de formas epissomais do genoma do AAV na célula transduzida.[40] Até o momento, o impacto dos eventos de integração do AAV na célula-alvo não é conhecido, suportando a expectativa de que o AAV possa representar uma alternativa mais segura do que Rv para tratamentos crônicos.

Vetores de AAV recombinantes aparecem como veículos de transferência gênica em 25 protocolos clínicos de TG do câncer <http://www.abedia.com/wiley/>. O exemplo mais conhecido é o protocolo da vacina GVAX, voltado para tratamento de câncer da próstata e pulmão. Nessa estratégia, linhagens de células derivadas de câncer de próstata foram modificadas com um AAV portador do gene para GM-CSF (*granulocyte macrophage colony stimulating factor*) e posteriormente irradiadas para bloquear a proliferação, mas não o metabolismo.[41] Essas células, conhecidas como "GVAX" foram implantadas no paciente com ou sem coadministração de células tumorais autólogas, resultando em uma vacina de células intactas. Resultados favoráveis de protocolos clínicos de fase I/II propiciaram a realização de protocolos de fase III, atualmente em andamento.[42,43]

## Ad e vírus oncolítico

Os Ad representam um protótipo para vírus de DNA que pode ser utilizado como vetor de transferência de material genético. Entre as vantagens dos Ad, estão a capacidade de tolerar e transportar grandes sequências de DNA e as preparações de Ad atingem altos títulos, ao redor de $10^{12}$ partículas virais/mL.[8,44,45]

O mais sério problema dos vetores adenovirais está na forte resposta imunológica induzida pelas proteínas do Ad.[8,45] A reação imunológica é potente, tanto ao nível celular como humoral.[34,46] A resposta celular mediada por linfócitos T citolíticos elimina as células tratadas, ou seja, as células infectadas. A resposta humoral promove a produção de anticorpos contra as proteínas do Ad recombinante. As células transduzidas não sobrevivem por muito tempo *in vivo*

e, como resultado, a expressão do gene terapêutico é limitada, tornando o Ad mais apropriado para tratamento de doenças que não requerem expressão duradora do transgene, como TG do câncer.

Como os demais vetores, os Ad recombinantes são deficientes para replicar. Os vetores da primeira geração de Ad não têm os genes E1A e E1B, essenciais para a replicação do vírus (Figura 26.5). Em virtude do tamanho do genoma do Ad, ao redor de 36 kb, a manipulação desse vetor é difícil. Para facilitar, o gene terapêutico é subclonado em um plasmídeo pequeno, enquanto o genoma viral (menos os genes essenciais E1A e E1B) são inseridos em um segundo plasmídeo de aproximadamente 40 kb. O genoma completo do Ad recombinante é reconstituído por meio de recombinação homóloga entre os vetores ou por métodos especiais de clonagem. Em seguida, o genoma viral recombinante é introduzido em células HEK293, iniciando a produção de partículas virais. Esse processo é necessário apenas para produção da primeira amostra de Ad, os passos seguintes utilizam essa amostra primária como uma "semente" para infectar novas células empacotadoras e, assim, amplificar a preparação e atingir produção em larga escala. A célula HEK293 fornece os genes E1A e E1B em trans, permitindo a replicação do vírus por meio de um processo lítico que mata todas as células HEK293 produtoras de Ad. A progênie viral tem a capacidade de transferir o gene terapêutico para a célula-alvo, mas o vírus não se replica em razão da ausência dos genes E1A e E1B. Os Ad podem infectar tanto células em divisão como células pós-mitóticas.[8,44,45,47]

Tentativas para diminuir a resposta imunológica contra o Ad incluem o desenvolvimento de sistemas com vetores de Ad nos quais todos os genes virais estão deletados. Esses novos sistemas pertencem à 3ª geração de Ad e são denominados "sistemas *helper-dependent*" ou *gutted Ad*. Os genes codificadores das proteínas estruturais e catalíticas dos vírus são fornecidos em trans, na forma de um vírus auxiliar, ao passo que o gene terapêutico se encontra em um segundo vetor. O genoma do vírus auxiliar não é empacotado pelo Ad recombinante, apenas o genoma do vírus de transferência é encapsulado. Os Ad recombinantes de 3ª geração não carregam nenhum gene de Ad selvagem.[47-49] Como esses vírus não expressam genes virais, sua toxicidade e seu potencial para induzir a resposta imunológica são baixos.[50]

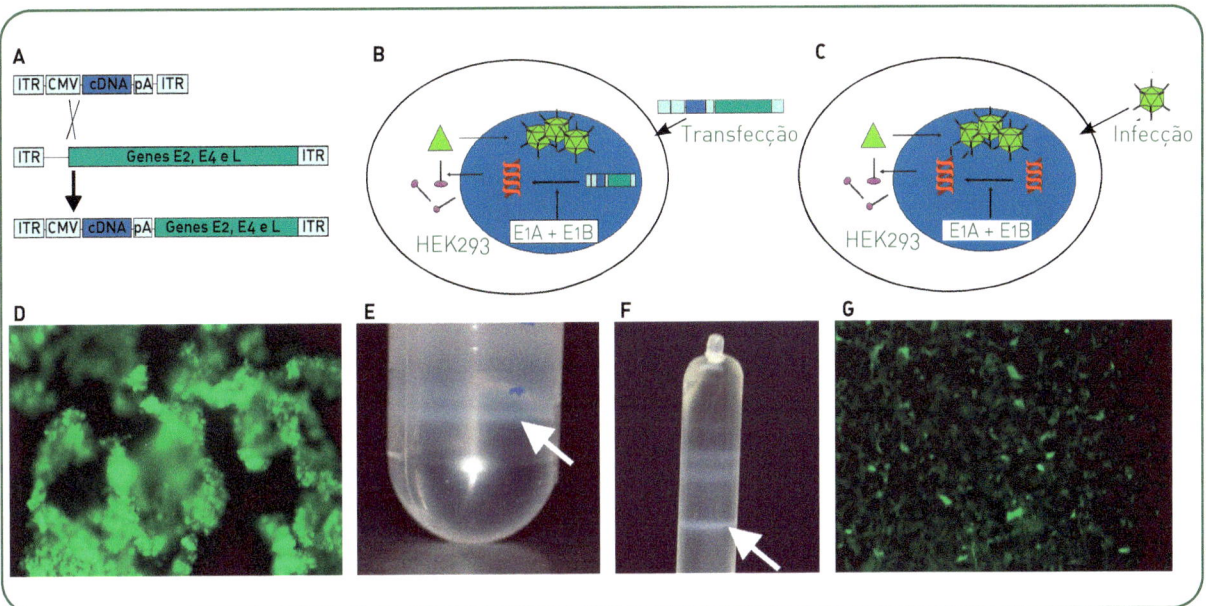

**FIGURA 26.5 –** Produção de Ad recombinante. (**A**) Recombinação homóloga entre o vetor de transferência (contendo o cassete de expressão) e o vetor viral (portador das sequências necessárias para replicação viral, com exceção das sequências E1A e E1B), gera um plasmídeo de aproximadamente 40 kb. (**B**) O plasmídeo gerado por recombinação é linearizado e transfectado em células HEK293 e o resultado é a produção de partículas virais. (**C**) A amplificação do vírus ocorre por meio da infecção de células HEK293 produzindo, assim, grandes quantidades de Ad. (**D**) Foto de microscopia de fluorescência monstrando a produção de AdGFP em células HEK293. A purificação da preparação viral é feita por intermédio da coluna de gradiente de cloreto de césio (**E**, primeiro bandeamento e **F**, segundo bandeamento, flechas indicam banda de Ad). (**G**) Foto de microscopia de fluorescência monstrando células HT1080 transduzidas com AdGFP.

Fonte: Acervo do Dr. Bryan E. Strauss, Laboratório de Vetores Virais, ICESP-FMUSP; e da Dra. Eugenia Costanzi-Strauss, Laboratório de Terapia Gênica, ICB-USP.

A biologia do Ad oferece muitas oportunidades para aplicação terapêutica. Como mencionado, a replicação do Ad resulta na destruição da célula hospedeira. O direcionamento da replicação de Ad apenas nas células tumorais, sem replicação nas células normais, torna o próprio Ad uma atraente arma anticâncer. Esses vetores, denominados "adenovírus oncolítico" ou "Ad com replicação condicional", têm sido usados como viroterápicos em vários protocolos clínicos de tratamento do câncer.

A chave para o desenvolvimento de um Ad oncolítico envolve os genes virais E1A e E1B. As proteínas E1A e E1B do Ad selvagem inativam respectivamente as proteínas supressoras de tumor pRb e p53, o que permite a replicação de Ad em células normais. Ou seja, Ad deficiente em E1A ou E1B não consegue replicar em células normais. Porém, a célula cancerosa, em geral, é deficiente na atividade de pRb e/ou p53. Um Ad oncolítico pode ser criado, por exemplo, pela inativação de E1A e esse vetor deve replicar apenas em células pRb-negativas, proporcionando unicamente a lise das células tumorais. A liberação da progênie viral no ambiente tumoral fornece novos Ad, que infectam as células vizinhas amplificando o efeito do processo oncolítico.

Ad oncolítico também pode ser criado com a inativação do E1B. Isso foi feito originalmente com o objetivo de direcionar a replicação viral para células p53-negativas.[51] Porém, E1B apresenta funções além da inativação de p53 que são essenciais para replicação viral. E1B está envolvido com o processo de exportação nuclear dos transcritos virais, uma atividade que encontra barreiras em células normais. Em contraste, células tumorais permitem o processamento de transcritos virais mesmo na ausência de E1B.[52] Independentemente do mecanismo, um Ad oncolítico com modificação no gene E1B, denominado "Genicidine", capaz de replicar seletivamente em células neoplásicas foi aprovado para comercialização e tratamento de câncer na China.[53]

Genes terapêuticos também podem ser inseridos nos vírus oncolíticos. Esses vetores são conhecidos como "vírus oncolítico armado" ou "Ad replicativo armado". Em princípio, nesses vetores, o transgene tem um efeito adicional como promover a morte da célula-alvo ou controlar uma possível resposta imunológica ou ainda ajudar no direcionamento da replicação viral.[54-56] Um dos benefícios dessa estratégia é que o transgene pode atuar nas células tumorais não infectadas por meio do chamado efeito *bystander*. Assim, a replicação e a expressão viral pode eliminar não só a célula que recebeu o vírus, mas também células vizinhas não infectadas.

## O CICLO CELULAR

Uma característica típica de células em proliferação é a atividade dos fatores de transcrição da família E2F. Essas moléculas são os principais responsáveis pela transcrição de genes da maquinaria de replicação do DNA.[57]

A família E2F é composta por oito membros, E2F1-8, que têm a capacidade de promover proliferação e também apoptose, constituindo um mecanismo bastante complexo e antagônico.[58-60]

Acredita-se que E2F1, E2F2 e E2F3 são ativadores de transcrição e os E2F4 ao 8 são repressores. Todos os membros têm em comum um domínio proteico de ligação ao DNA. Os fatores E2F1 até E2F6 necessitam formar dímeros com outra proteína, denominada "DP1", "DP2/3" ou "DP4", para serem funcionais. Já E2F7 e 8 têm um domínio próprio de ligação ao DNA, não precisando se associar à proteína DP.[60]

O ciclo de divisão celular é produto de sequencial transição entre as fases G1, S, G2 e M. Em cada fase do ciclo celular, moléculas de E2F são especificamente ativadas. Um sistema de fosforilação da proteína do retinoblastoma, pRb, controla a sequencial atividade de E2F. Em células que não estão se dividindo, as moléculas de E2F estão associadas a pRb não fosforilado. Essa interação inibe a atividade transcricional de E2F. No estado não fosforilado, pRb exerce sua função supressora de tumor porque sequestra/inativa E2F e, consequentemente, inibe a proliferação celular.[58-60]

A entrada e a progressão do ciclo de divisão celular requerem a liberação de E2F da associação com pRb. Na presença de sinais mitogênicos, um grupo especial de quinases que tem pRb como substrato começa a ser ordenadamente ativado. As quinases de pRb são conhecidas como "CDK" (*cyclin dependent kinases*) porque a atividade quinásica depende da associação com moléculas de ciclinas.[61]

O processo sequencial de fosforilação de pRb permite a liberação de ondas de E2F, que agora podem controlar a transcrição de genes especificos de cada fase do ciclo celular. Simplificadamente, a 2/3 de G1, a sinalização mediada por fatores de crescimento celular é interpretada com expressão de ciclina D; nesse instante, pRb começa a ser fosforilado pelos complexos ciclina D-CDK4, provendo a liberação da primeira onda de E2F, que, por sua vez, ativa a expressão de vários genes, incluindo o gene de ciclina E. O complexo ciclina E-CDK2 marca a transição G1/S e uma nova etapa de fosforilação de pRb com liberação de mais moléculas de E2F, que, então, promovem a expressão de ciclina A, dando início à fase S. O complexo ciclina A-CDK2, como os demais complexos, também fosforila pRb liberando moléculas de E2F capazes de coordenar e sustentar a expressão de genes da maquinaria de replicação do DNA e manter pRb hiperfosforilado. A fase G2/M acontece com a formação do último complexo ciclina B-CDK1 (cdc2), completando a inativação de pRb. Ao final da mitose, fosfatases removem os fosfatos de pRb, que volta à forma hipofosforilada capaz de sequestrar E2F.[61]

Perda da regulação do ciclo celular em virtude da ausência de pRb é comum em alguns tipos de tumores humanos, como retinoblastoma, osteossarcoma, carcinoma de pequenas células de pulmão. Nessa situação, os fatores E2F estão sempre livres para agir e o sistema de cascata ciclina-CDK não é mais necessário porque falta o substrato pRb.[61]

Dois clássicos exemplos de inibidores de CDK são as proteínas p16INK4a (CDKN2A) e p21Waf1 (CDKN1A). A proteína p16INK4a liga-se especificamente na quinase CDK4, inibindo a fosforilação de pRb pelo complexo ciclina D-CDK4, bloqueando o ciclo celular na fase G1.[55] O aumento de expressão de p16INK4a é um dos principais condutores do processo de envelhecimento celular (senescência). Sinais de estresse celular, desde encurtamento de telômeros, presença de danos no DNA, acúmulo de radicais livres, quimioterápicos, entre outros, ativam a expressão de p16INK4a. Em células tumorais, a perda de expressão de p16INK4a, em virtude da deleção do gene em si ou da metilação do promotor gênico, ocorre com alta frequência (nos glioblastomas e carcinomas de células não pequenas de pulmão, atinge mais do que 60%).[62]

O inibidor p21Waf1 é responsável pela formação de complexos quartenários funcionalmente ativos durante a progresssão do ciclo celular. Grande parte da expressão de p21WAf1 é controlada por p53, novamente em situações de estresse que comprometem a integridade do ciclo celular, o nível de p53 aumenta e, consequentemente, também a transcrição de p21Waf1. Em excesso, p21Waf1 passa a inibir todas as CDK, deslocando o equilíbrio do sistema na direção de bloqueio da divisão celular. A parada do ciclo permite a ação do sistema de reparo de danos; por exemplo, no DNA e, se bem-sucedido, a retomada do ciclo celular. Caso o defeito não possa ser corrigido, p21Waf1 em conjunto com p53 ativa vias de induçnao de apoptose. p21WAf1 é conhecido como um inibidor universal de CDK porque interage com todos os complexos ciclina-CDK.[63] Um dos eventos transformantes mais frequentes nos tumores é a perda de atividade de p53 por mutação, deleção ou degradação, o que provoca uma queda de expressão de p21Waf1, impedindo a parada do ciclo de divisão. Na célula transformada, a perda funcional do gene supressor de p53 tem impacto direto no controle da fosforilação de pRb, é por meio de p21Waf1 que p53 se comunica com o controle do ciclo celular.

A via de pRb também pode se comunicar com a via p53. O gene p16INK4a compartilha um de seus éxons com o gene p19ARF (p14ARF na versão murina), um inibidor da via de degradação de p53. A deleção no lócus INK4a resulta na perda de ambos os genes, p16INK4a e p19ARF.[64] Nesse cenário, a resposta de p53 não é eficiente porque a meia-vida curta da molécula de p53 não favorece a ativação da transcrição de p21Waf1. Em resumo, deleções no lócus INK4a praticamente inviabilizam a inibição de fosforilação de pRb pelos complexos ciclina-CDK e mantêm os fatores E2F de progressão do ciclo de divisão livres e ativos.

## CAPITALIZANDO NA ATIVIDADE DE E2F1 PARA TG DO CÂNCER

### Uso do promotor gênico de E2F1 para direcionar expressão do transgene

Como mencionado, o promotor do fator de transcrição E2F1 direciona a expressão de E2F1 de maneira dependente do ciclo celular.[65] Ou seja, a forma livre de E2F1 presente nas células em divisão liga no próprio promotor e promove a transcrição do RNA mensageiro de E2F1.[65] O promotor do gene E2F1 mantém esse perfil de expressão dependente da divisão celular mesmo quando isolado e inserido num vetor viral ou plasmideal, mas, agora, esse promotor é empregado para direcionar a expressão do transgene de interesse. Isso cria a oportunidade para o desenvolvimento de estratégias de TG que empregam o promotor gênico de E2F1 para dirigir expressão do gene terapêutico.

Os primeiros exemplos do uso de promotor gênico de E2F1 para direcionar a expressão de um gene terapêutico em células tumorais foram publicados nos anos 1990.[60,65] Os respectivos autores inseriram o promotor de E2F1 em um vetor adenoviral e utilizaram-no para direcionar a expressão do gene LacZ (gene repórter) ou do gene terapêutico TK, timidinaquinase. Esse estudo, realizado em um modelo de glioma em rato, mostrou expressão viral de LacZ ou TK somente em células em divisão e com padrão tumor-específico, o tecido normal não foi afetado pelo tratamento. A enzima timidinaquinase é capaz de converter a pró-droga ganciclovir em sua forma ativa, a forma fosforilada agora com ação citotóxica.

Nosso laboratório desenvolveu um vetor lentiviral com expressão controlada pelo promotor de E2F1. Nós modificamos o vetor lentiviral FUW[66] com a inserção do promotor gênico de E2F1. Ensaios repórter demonstraram que o promotor E2F1 foi ativo apenas em células em divisão, mas não em células em repouso, quer induzido com carenciamento de soro, quer por tratamento com drogas ou por inibição de contato.[66] Esse vetor é especialmente apropriado para o desenvolvimento de sistemas de detecção de proliferação *in vivo*, uma estratégia útil para o tratamento de doenças proliferativas em geral, não só de câncer. Os Lv são apropriados para esse tipo de abordagem e são estáveis na célula transduzida; assim, o vetor, já presente na célula, pode iniciar a expressão do gene terapêutico somente quando a célula entra em divisão.

Um promotor sintético responsivo a E2F1 também foi desenvolvido e oferece algumas vantagens em comparação com o promotor nativo do gene E2F1.[68] O elemento responsivo a E2F1 foi isolado do promotor adenoviral E2a, multimerizado, ligado com um promotor mínimo e, posteriormente, utilizado para dirigir expressão de um gene repórter ou um gene terapêutico em vetores plasmidiais. Esse arranjo do promotor ofereceu expressão dependente de E2F1 e cinco a oito vezes mais forte do que o promotor nativo de E2F1. Num modelo de tumor em camundongo, vetores contendo o promotor sintético derivado de E2F1 foram empregados para dirigir a expressão de

IL-2 e de citosinadeaminase. Esse modelo mostrou que o controle transcricional do promotor sintético permite uma expressão maior especialmente em células em que pRb foi deletado, mas que esse promotor não é ativo em células que estão em divisão na presença de pRb funcional.[65] Isso sugere que o promotor sintético oferece uma especificidade mais refinada para células tumorais em vez de células não tumorais em divisão.

## Vetores oncolíticos que utilizam o promotor de E2F1

Apresentamos anteriormente o conceito do vetor oncolítico, o uso de um vetor adenoviral capaz de replicar e matar células tumorais pelo processo lítico viral. Nesse caso, é necessário que a replicação viral aconteça apenas nas células tumorais. Uma maneira de criar especificidade desejada é o uso do promotor E2F1 para dirigir a expressão do gene adenoviral E1A. Vários grupos têm desenvolvido Ad oncolíticos que utilizam E2F1 para controlar expressão e conferir seletividade para células tumorais. O trabalho de Tsukuda et al.[69] utilizou o promoter de E2F1 para dirigir a expressão de E1A em vetor oncolítico. Resultados de estudo com modelos animais revelaram que o vírus AdE2F1 é eficaz e específico para a eliminação de câncer de ovário e pulmão. O vetor AdE2F1 não forneceu expressão de E1A em células normais[69] Jakubczak et al.[70] utilizaram uma abordagem parecida na qual também foi observada a replicação viral seletiva para células tumorais.

No trabalho de Johnson et al.,[71] o promotor do gene E2F1 foi utilizado para controlar a expressão não só de E1A, mas também de E4 no vetor replicativo denominado "ONYX-411". A função da proteína E4 é essencial para replicação viral e controla translocação de transcritos virais, além de apoptose e transformação da célula hospedeira. Sem E4, a replicação viral é impedida. O controle da expressão de ambos, E1A e E4, sugere que ONYX-411 tem especificidade maior para células deficientes em pRb. Esses autores descreveram que, após cinco aplicações sistêmicas de ONYX-411 em camundongos portadores de células C-33A (derivadas de câncer cervical humano), houve redução do volume tumoral e aumento de sobrevida dos animais.[71]

ONYX-411 também foi armado com shRNA contra o oncogene Ras.[72] Esse vírus, denominado "Internavec", foi dez vezes mais potente do que o vetor não armado

em inibir a proliferação de células em cultura portadores de Ras ativado. Modelo animal de tratamento com Internavec mostrou redução de 85% do volume tumoral, enquanto o ONYX-411 parental ou ONYX-411 armado com um shRNA-controle reduziram em apenas 45% o volume do tumor. Essa é uma estratégia combinada para tratamento de câncer, utilizando não só a via E2F1 para direcionar a replicação viral, mas também a inativação do oncogene Ras.

A replicação do Ad oncolítico também pode ser controlada por meio da alteração do gene E1A em si, no qual seu produto proteico não é capaz de interagir com pRb. Esses vírus, denominados "Ad-Delta24", são capazes de replicar somente em células com ausência de pRb funcional.[73] Diversos pesquisadores têm investido no aprimoramento do sistema Ad-Delta24. Por exemplo, Fueyo et al.[73] armaram o Ad-Delta24 com o gene de citosina deaminase, unindo o vetor oncolítico com a conversão do composto não tóxico 5-fluorocitosina no quimioterápico 5-fluorouracil.[74] Abordagem semelhante foi utilizada para armar o Ad-Delta24 com o gene TK ou carboxil-esterase.[75] Em células de glioma, a eficácia do Ad-Delta24 foi melhor quando administrada junto de um Ad expressando p53, independentemente do estado de p53 endógeno das células.[76] O reconhecimento das células-alvo por Ad depende da presença de um receptor específico denominado "CAR" (coxsackievirus and adenovirus receptor). Na ausência de CAR, a célula é resistente à transdução por vetores Ad. Para resolver esse problema, o tropismo do Ad-Delta24 foi modificado. U anticorpo recombinante foi utilizado para mediar a interação do Ad-Delta24 com EGFR (epitelial growth factor receptor), um receptor superexpresso em vários tipos de tumores, permitindo maior transdução.[77] Alternativamente, infecção independente de CAR foi obtida após introdução do motivo RGD (Arg-Gly-Asp) de integrina na proteína Knob (proteína viral que interage com CAR) e o resultado foi o aumento na gama de células suscetíveis à transdução.[78] Nesse caso, ampliação do tropismo pode implicar a perda de especificidade para células tumorais. Para remediar esse problema, o vetor Ad-Delta24RGD foi modificado para ter expressão controlada pelo promotor E2F1, denominado agora "E1A-Delta24", reforçando a dependência de expressão e replicação viral na ausência de pRb.[79] O vetor E1A-Delta24 otimizado com maior especificidade tumoral está em fase de testes pré-clínicos.[80]

O vírus oncolítico CG0070 é um adenovírus em que a expressão de E1A é controlada por um promotor responsivo a E2F1 e ainda armado com GM-CSF. Em protocolo clínico de fase 2, o CG0070 foi utilizado para tratamento de câncer de bexiga que não responderam ao tratamento com BCG. Resultados promissores foram vistos para pacientes com carcinoma *in situ*, em que a resposta completa foi atingida 6 meses após tratamento em 50% dos pacientes. Efeitos adversos incluírem hematúria, disúria e sintomas de gripe em 28%, 25% e 12% dos casos, respetivamente.[81]

Como detalhado aqui, o vírus oncolítico pode ser direcionado para células com defeito na proteína Rb e com níveis elevadas de E2F1. Então, pacientes portadores de retinoblastoma seriam alvos ideais para tratamento com um vetor deste tipo. Um trabalho recente descreve teste clinico de um adenovírus oncolítico que utiliza o promotor E2F1 para direcionar expressão de E1A-Delta24 em pacientes portadores de retinoblastoma refratário à quimioterapia e para quem a terapia recomendada foi enucleação.[82] Esse vetor, conhecido como "VCN-01", replicou somente em células tumorais e foi correlacionado com infiltrado de células T CD8+ ou CD4+, enquanto isso não foi evidente em tecido normal adjacente. Não houve nenhum efeito adverso decorrente do tratamento. Resposta imune contra o vírus foi evidenciada por meio da identificação de anticorpos neutralizantes do vírus, presentes no sangue e no líquido humoral. A resposta imune pode ser interpretada como um bom sinal, indicando que o sistema imune foi atraído para o sítio tumoral.

## Transferência do gene E2F1 para a indução de apoptose em células tumorais

É conhecido que a superexpressão de E2F1 promove apoptose[83,84] e, por esse motivo, seu uso em TG tem sido explorado. Como E2F1 está envolvido com a resposta celular a quimioterápicos, a combinação de transferência do gene E2F1 com quimioterapia tem sido examinada em modelos animais.

Um dos primeiros exemplos de TG com E2F1 mostrou que Ad pode ser utilizado para introduzir o gene E2F1 e induzir apoptose em ampla variedade de linhagens, independentemente do estado de p16INK4a, p53 ou pRb.[85] Células previamente tratadas com p16INK4a

ou p21Waf1, que responderam com parada do ciclo celular, ainda foram suscetíveis à apoptose induzida por E2F1. Ad-E2F1 também foi capaz de provocar apoptose em células resistentes ao tratamento com p53 exógeno. Mais importante ainda, Ad-E2F1 proporcionou a redução significante do tamanho de tumores em modelos animais.[85]

A atividade de E2F1 pode ser considerada um paradoxo: a proteína E2F1 promove tanto proliferação como morte celular. Por esse motivo, experimentos têm sido realizados para demonstrar a segurança e o mecanismo de ação de Ad-E2F1. Indução de apoptose por Ad-E2F1 não requer a atividade do gene bax (um gene pró-apoptótico).[86] E2F1 também pode induzir expressão de Bcl-2 (um antagonista de apoptose), demonstrando o possível papel oncogênico de E2F1. O aumento no nível de E2F1 endógeno está associado à capacidade de invasão de células de carcinoma da cabeça e pescoço, e a transferência de E2F1 exógeno recapitula esse fenômeno.[87] Em contraste, Liu *et al.* concluíram que TG com E2F1 pode induzir apoptose em linhagens de carcinoma de cabeça e pescoço em cultura ou em modelos animais.[88] Outro estudo observou que a superexpressão de E2F1 diminui os níveis de expressão de mdm2 e aumenta apoptose,[89] demonstrando que a transferência de E2F1 oferece algumas vantagens em comparação com p53. Porém, o efeito de E2F1 sobre morte celular é variável e, talvez, precise da coadministração de outro agente terapêutico, como p53 ou quimioterapia.

Como a indução de apoptose por p53 ou E2F1 utiliza mecanismos distintos, é razoável acreditar que TG combinando E2F1 e p53 pode resultar em efeito aditivo, se não sinérgico. Porém cotransdução de tumores de cabeça e pescoço com Ad expressando p53 ou E2F1 não revelou efeito aditivo no controle de proliferação ou indução de apoptose; na verdade, esse tratamento foi menos eficiente do que a introdução de p53 sozinho.[90] Efeito cooperativo entre E2F2 e p53 foi descrito em modelo de glioma.[91] Em modelo de câncer do esôfago, a combinação de E2F1 e p53 foi mais eficiente em induzir apoptose do que o tratamento individual com um desses genes, mas apenas quando a transferência gênica foi realizada sequencialmente.[92] Ad portador do cDNA para p53 foi administrado e, 24 horas depois, foi seguido pelo tratamento com Ad codificando E2F1, resultando em aumento no nível de expressão de p53 e apoptose.

Em contraste, tratamento simultâneo ou em ordem inversa não foi vantajoso e até resultou na diminuição no nível de expressão de p53.[92]

A transferência de E2F1 em conjunto com quimioterapia também tem sido analisada em vários modelos experimentais com o objetivo de se aumentar a frequência de morte nas células tumorais. O quimioterápico precisa ser escolhido com cuidado em razão da possibilidade de que a droga iniba a atividade de E2F1.[93] Tratamento com E2F1 e camptotecina (um inibidor de topoisomerase-I) ou etoposide ou doxorrubicina (inibidores de topoisomerase-II) resultou em potente indução de morte.[94,95] Aumento na frequência de apoptose também foi observada quando a transferência gênica de E2F1 foi realizada em combinação com olomoucina ou roscovitina, ambos inibidores de CDK.[96] A análise do perfil de expressão gênica por microarranjo e qPCR de células de melanoma tratadas com o gene E2F1 e doxorrubicina resultou na identificação de novos alvos e vias que podem contribuir com mecanismos de apoptose.[97]

## CICLO CELULAR SENSIBILIZA IMUNOTERAPIAS

Como visto até agora, o eixo CDK/Rb/E2F é um ponto focal de grande importância para TG do câncer. Mas não podemos ignorar o fato de que outras abordagens também podem ser influenciadas pelo eixo CDK/Rb/E2F. Recentemente, o conhecimento sobre as vias de controle do ciclo celular tem propiciado a identificação de novas correlações; por exemplo, a participação da via pRb/Ciclina D-CDK4/p16INK4a nos protocolos de imunoterapia anticâncer. Desregulação do ciclo celular e fuga da vigilância do sistema imune são eventos essenciais no desenvolvimento do câncer e representam importantes eixos para intervensão terapêutica. Então, o estado da via CDK/RB/E2F também deve ser levado em consideração quando imunoterapias estão sendo aplicadas.

A via pRb/Ciclina D-CDK4-6/p16INK4a dispara o circuito de proliferação celular liberando o primeiro estágio de fatores E2F da associação com pRb. Em direção oposta, a associação CDK4/6-p16INK4a inibe a divisão celular. Aumento da atividade de CDK4/6 é frequentemente observada no câncer e pode ocorrer por meio de diversos mecanismos, incluindo superexpressão de ciclina D, amplificação de CDK4/6 ou perda de p16INK4a.

Como já mencionado aqui, as proteínas pRb, E2F, p53, INK4a ou p21Waf1 não são consideradas "drogáveis" pela indústria farmacêutica sintética, mas as CDK são enzimas e podem servir de alvos para novos medicamentos. Inspirados em p16INK4a, no ano de 2017, os primeiros inibidores sintéticos específicos de CDK4/6 – palbociclib (PD-0332991-Ibrace® Pfiser); ribociclib (LEE011-Verzenio® Eli Lilly); e abemaciclib (LY2835219-Kisqali® Novartis) – receberam aprovação para uso no tratamento de pacientes com câncer de mama ER+ (receptor de estrógeno +). Esses inibidores de CDK4/6 têm forte efeito citopático (não são citotóxicos) e sua ação depende da presença de pRb funcional, situação analóga à do gene p16INK4a. Atualmente, os inibidores de CDK4/6 também estão sendo aplicados no tratamento de glioblastoma, melanoma, câncer de rim, pulmão, entre outros. Palbociclib, ribociblib e abemaciclib têm sido administrados como monoterapia oral ou em combinação com quimioterápicos, radioterápicos ou tratamento hormonal.[98]

Goel *et al.*[99] observaram que abermaciclib, além de induzir inibição da divisão celular, também promove a resposta imune contra o tumor, estimulando produção de interferon tipo III e aumentando a apresentação de antigenos tumorais. Mecanisticamente, inibição de CDK4/6 bloqueia a proliferação de células tumorais e de linfócitos T reguladores, esses eventos estão associados com a redução da atividade de E2F. Inibição de CDK4/6 aumenta imunogenicidade do tumor e pode trazer maior benefício quando combinada com imunoterapias anticâncer. A partir de então, a combinação de CDK4/6 inibidor com imunoterapia começou a ganhar destaque.

Imunoterapias têm sido consideradas uma das mais promissoras estratégias para o tratamento do câncer. A descoberta de que a interação entre PD-1 (*progammed cell death protein*) e de seu receptor PD-L1 (*ligand of progammed cell death protein* 1) reprime a atividade antitumoral de células T resultou no desenvolvimento de anticorpos contra as proteínas PD-1 (pembrolizumab e nivolumab) e PD-L1 (atezolizumab e durvalumab) capazes de bloquear a ligação PD-1/PD-L1. Esses anticorpos são conhecidos como bloqueadores de pontos de vigilância imunológica (*checkpoint blockade immunotherapy*). Apesar do sucesso da estratégia, apenas um pequeno grupo de pacientes responde bem ao tratamento imunológico. Uma das explicações possíveis está no nível de expressão de PD-L1 nas células tumorais, portanto intervensão na quantidade de PDL-1 pode elevar a eficácia terapêutica.

Estudo recente de Zhang *et al.*[100] mostrarou que a abundância de PD-L1 é regulada pelo complexo ciclina D1-CDK4/6 de modo dependente do ciclo celular. Os pesquisadores, então, combinaram os novos inibidores específicos sintéticos de CDK4/6 com anticorpos anti-PD-1 e anti-PD-L1. Goel *et al.*,[99] Zhang *et al.*,[100] Schaer *et al.*[101] e Deng *et al.*[102] mostraram que a exposição aos inibores de CDK4/6 em combinação com os bloqueadores de pontos de vigilância imunológica aumenta significativamente a ativação de células T e as respostas inata e adaptativa.

Esse conjunto de dados mostra um ponto vulnerável das imunoterapias baseadas em bloqueadores de pontos de vigilância imunológica. Entretanto, esse "ponto fraco" pode ser uma nova oportunidade para aumentar a eficiência da intervesão anticâncer quando combinada com inibição do ciclo celular. Todos os inibidores sintéticos de CDK4/6 são especificamente direcionados para bloquear a fosforilação de pRb pelo complexo ciclina D1-CDK4/6 e a liberação da primeira onda ativa dos fatores de transcrição E2F. As drogas inidoras de CDK4/6, da mesma forma que p16Ink4a, precisam de pRb funcional. É lógico propor que a terapia gênica com pRb pode sensibilizar tumores pRb- ao tratamento combinado de drogas bloquadoras de CDK4/6 com os anticorpos anti-PD-1 e anti-PD-L1.

Em um trabalho recente, o vetor oncolitico Ad5/3-delta24 foi testado em células de câncer de mama em cultura. Nesse caso, a replicação viral foi constatada em células ER-negativas ou positivas. Porém, o tratamento combinado com palbociclib forneceu maiores níveis de replicação viral e morte celular somente nas linhagens ER-positivas em razão de sua resistência a palbociclib e, então, baixa expressão de interferon tipo 1, condição que favorece replicação viral. Ou seja, palbociclib contribui para o aumento de interferon tipo 1 em câncer de mama ER-negativa.[103]

## TG DO CÂNCER BASEADA NA RESTAURAÇÃO DE P53: EXEMPLOS DE PROTOCOLOS CLÍNICOS

Os fatos de que quase 100% dos tumores humanos têm mutações que, direta ou indiretamente, neutralizam as funções do gene supressor de tumor p53 e de que tanto quimio como a radioterapia são mais eficazes em tumores com p53 selvagem e têm provocado o desenvolvimento de tratamentos anticâncer baseados na óbvia estratégia de transferir p53 selvagem para células tumorais.[104] O gene supressor de tumor p53 codifica para uma crítica proteína celular responsável pela regulação da integridade da célula e capaz de induzir inibição do ciclo celular, senescência ou apoptose dependendo da origem do estresse. A Figura 26.6 mostra um de nossos ensaios experimentais de transferência do gene supressor de tumor p53, mediada por Ad, em modelo *in vivo* (intratumoral) aprimorado no qual utilizamos três sistemas de vetores virais diferentes: Lv-eGFP marcador fluorescente verde para identificar células do organismo transgênico, Rv-cherry marcador fluorescente vermelho para identificar as células tumorais e Adp53 como veículo terapêutico. Redução do tamanho e intensa marcação TUNEL (*terminal deoxynucleotidyl transferase-mediated biotin UTP nick end labeling*) no tumor tratado com Adp53 em comparação com tumor-controle tratado com AdLacZ indica o efeito supressor de tumor resultado da remediação de p53.

Apesar de p53 ser funcionalmente um atraente alvo para a terapia do câncer, a principal questão é se p53 pode ser considerada uma proteína "drogável". Com base no processo clássico de desenvolvimento de medicamentos, p53 não é um alvo ou droga ideal, p53 não é um receptor e tampouco uma enzima. Para piorar, p53 é um fator de transcrição nuclear homotetramérico que ocupa posição central no sistema de proteção da estabilidade genômica e controle da proliferação, envelhecimento e morte celular. Para complicar, a forma diversa como p53 é inativada, incluindo deleção do gene p53, inibição de p53 por mdm2 ou proteínas virais. Mais de 2 mil tipos diferentes de mutações em p53 já foram identificadas em amostras de tumores humanos.[105] O desenvolvimento de terapia baseada em p53 não enfrenta apenas desafios tecnológicos, mas também precisa a discreta manipulação dos alvos de p53 para atingir a eficácia terapêutica desejada sem os efeitos adversos. Mas o impressionante volume de conhecimento sobre p53 acumulado nos últimos 30 anos faz dessa ambição uma realidade.

Dados estatísticos publicados pelo *Journal of Gene Medicine*, em julho de 2019 <http://www.abedia.com/wiley/>, mostram que, entre os 187 protocolos clínicos experimentais de TG do câncer que utilizam genes supressores de tumor, 105 (56%) administram

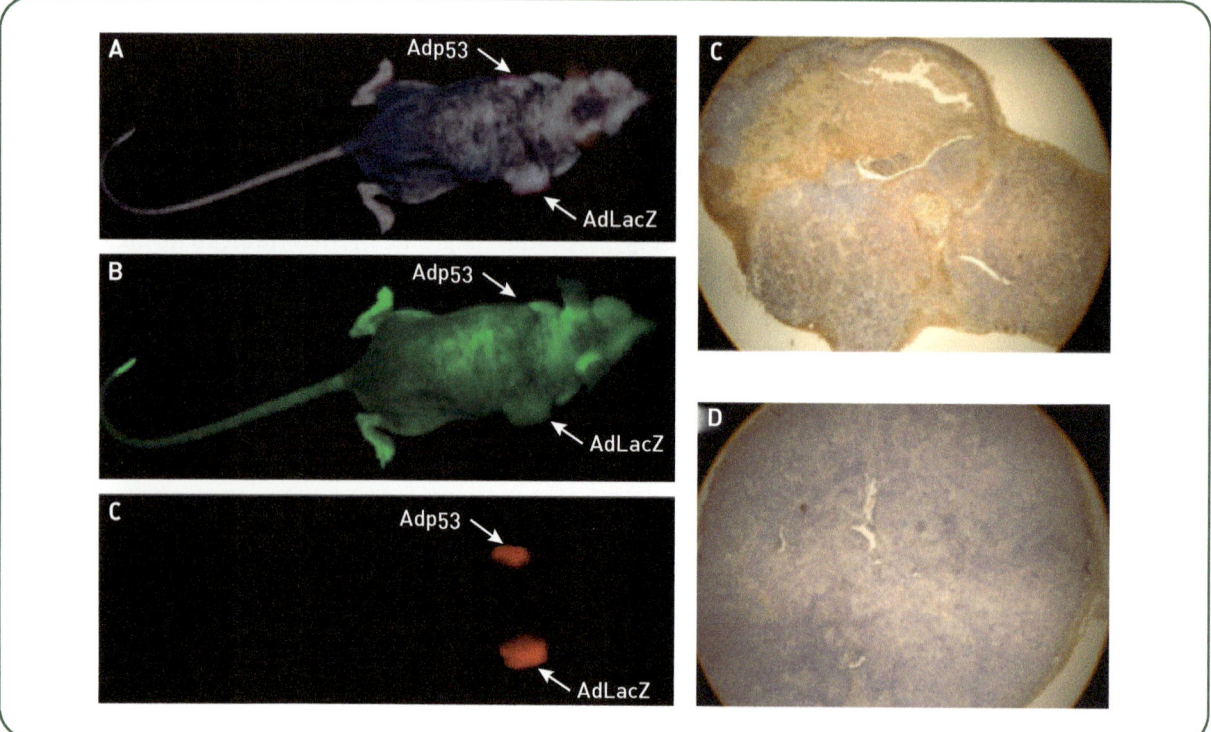

**FIGURA 26.6 –** Tratamento *in vivo* (intratumoral) de tumor derivado de células de carcinoma de pulmão humano com Adp53. Modelo animal com duas marcações ópticas distintas, o que permite a clara distinção entre estroma do animal e tecido tumoral. Células derivadas de carcinoma de pulmão humano foram transduzidas com Rv-cherry e implantadas em ambos os flancos de camundongo imunodeficiente (C57Bl6/nude/Lv-eGFP). Esse animal foi gerado no nosso laboratório a partir de cruzamento de camundongo Nude C57Bl6 com camundongo transgênico C57Bl6/Lv-eGFP, ilustrado na Figura 26.5. Uma vez formados, os tumores foram tratados com injeção intratumoral de Adp53 ou AdLacZ. Uma semana após tratamento, o mesmo animal foi fotografado em campo claro (**A**), campo escuro sob epifluorescência verde (**B**) e vermelha (**C**). Preparados histológicos dos tumores foram analisados após ensaio de TUNEL revelando intensa marcação positiva, indicativo de apoptose, na amostra tratada com Adp53 (**D**) e ausência de marcação positiva para TUNEL no corte de tumor tratado com AdLacZ (**E**). Aumento: 4X.
Fonte: Desenvolvida pela autoria.

p53 com fins terapêuticos. Nesse grupo, oito protocolos atingiram a fase III, e dois protocolos, a fase IV. Essas informações apontam para os ensaios clínicos que transferem p53 como um dos mais promissores e em avançada fase de testes clínicos. Nesta parte do Capítulo, focalizaremos as estratégias de TG do câncer baseadas na reparação e nos mecanismos de p53 porque esta incorpora o verdadeiro conceito de TG, ou seja, utilizar um gene humano selvagem para remediar defeito genético.

Jack Roth foi o primeiro a utilizar p53 para o tratamento de pacientes com câncer. Em 1996, ele aplicou injeções intratumoral de Rv expressando p53 humano selvagem sob comando do promotor de actina em sete pacientes com carcinoma de células não pequenas de pulmão. Durante 4 semanas após injeção com Rv carregando p53, três pacientes responderam com regressão do tumor e, em dois pacientes, nenhuma evidência de tumor viável foi observada. Biópsias dos tumores antes e depois da administração de p53 também foram analisadas e mostraram número maior de células apoptóticas, TUNEL-positivas, nas amostras dos tumores tratamentos. Em muitos casos, a porcentagem de células TUNEL-positivas foi maior do que a porcentagem de células com DNA viral, apontando para existência de efeito *bystander*, provavelmente em decorrência de fagocitose de corpos apoptóticos, inibição de angiogênese e estímulo da resposta imunológica.[106] Assim, pela primeira vez na clínica, a remediação de um gene supressor de tumor foi usada como método para tratamento do câncer, fornecendo importante prova de princípio para TG do câncer.

Em novo protocolo clínico, o grupo liderado por Jack Roth passou a aplicar Ad como veículo para transferência e expressão de p53, agora sob comando de promotor de citomegalovírus. O efeito da administração de Ad p53 (Adp53) foi analisado em dois protocolos clínicos de fase I também direcionados para o tratamento de pacientes portadores de carcinoma de células não pequenas de pulmão. A administração intratumoral do vírus Adp53 foi guiada por tomografia computadorizada ou broncoscopia com agulha flexível. Dos 25 pacientes tratados, todos resistentes aos tratamentos convencionais e em estágio avançado da doença neoplásica, o Adp53 proporcionou quadro estável da doença por mais de 14 meses, tendo sido observada regressão do tumor maior do que 50% em dois pacientes. O Adp53 induziu apoptose de células tumorais, enquanto células normais se mostraram insensíveis à superexpressão de p53. Os pacientes não relataram efeito indesejado significante após administração de Ap53, além de ligeira febre e dor no local da injeção. Esses resultados suportam o excelente perfil de segurança de Adp53.[107,108] O óbvio problema com essa estratégia é a inabilidade para infectar todas as células tumorais, em associação com os problemas de administração sistêmica e resposta imunológica do hospedeiro, a qual limita o número de doses do vetor adenoviral. Entretanto, na prática da clínica experimental, o Adp53 induz forte efeito *bystander* e ativação da resposta imunológica que ultrapassa a inabilidade de infectar todas as células do tumor. E a presença de anticorpos neutralizadores de Ad que podem reduzir a infectividade não tem sido um grande problema na clínica, como antecipado.

Estudo clínico de fase I envolvendo administração de Adp53 em 33 portadores de câncer de cabeça e pescoço também revelou significante resposta clínica e baixa toxicidade.[109] Esse protocolo observou presença transiente de DNA de Adp53, no período de 48 horas após tratamento, em amostras de sangue e urina. Estudo de fase II incluindo mais de 200 pacientes mostrou completa ou parcial regressão do tumor em 10% dos casos de carcinoma de cabeça e pescoço, todos refratários para tratamentos convencionais ou recorrentes. A porcentagem de pacientes na qual foi evidenciada atividade antitumoral atingiu o valor de 60%.[99]

A baixa toxicidade de Adp53, com incidência de efeitos adversos menor do que 5%, favorece a combinação de Adp53 com outros tipos de tratamentos anticâncer sem significante aumento da toxicidade relativa ao tratamento.[110] Nemutaitis *et al.*[111] trataram 24 pacientes portadores de carcinoma de células não pequenas de pulmão com Adp53 em combinação com cisplatina. O Adp53 foi administrado 3 dias após a cisplatina e os pacientes receberam múltiplas doses de Adp53. Dezessete pacientes responderam ao tratamento com estabilização do tumor por mais do que 2 meses. Em 79% das biópsias, foi observado aumento no número de células apoptóticas. Esse estudo progrediu subsequentemente para protocolo multicêntrico de fase II. Novos estudos multicêntricos de aplicação clínica de Adp53 para o tratamento de tumores de células não pequenas de pulmão em combinação com quimioterapia também têm sido explorados.

A associação entre Adp53 e radioterapia também foi avaliada pioneiramente em protocolo de fase I para tratamento de carcinoma de pulmão em estágio avançado. Nesse grupo experimental com 17 pacientes, 56% dos casos atingiram valores de sobrevida superiores a 1 ano.[112]

Sem dúvida, os métodos de administração de vírus terapêuticos precisam ser otimizados e a injeção, por si, já é um grande desafio para a TG do câncer. O Adp53 foi administrado por vias alternativas, como lavagem broncoalveolar, em 14 pacientes com tumor de pulmão broncoalveolar. Mais do que 20% dos pacientes apresentaram melhora em relação à capacidade de difusão de monóxido de carbono.[110] Recentemente, Kawahira *et al.*[103] descreveram resultados de administração de Adp53 no trato digestório para o tratamento de câncer de esôfago. Esse estudo observou a presença de fragmentos de DNA de Adp53 em amostras de saliva e fezes dos pacientes até 12 dias após o tratamento, mostrando as implicações da via de administração viral na biodistribuição do vetor terapêutico. Apesar das antecipadas dificuldades para administração de Adp53, existe o especial valor das tentativas de aplicação de Adp53 em tumores localizados em sítios inoperáveis.[114]

Esse conjunto de resultados encorajadores obtidos com grupos de pacientes com estado tão adiantado e grave de doença oncológica estimulou a realização de diversos outros protocolos clínicos com Adp53, ampliando o número de pacientes e tipos de tumores, incluindo carcinomas de células pequenas de pulmão, de cabeça e pescoço, de bexiga, de ovário, de mama, de próstata, gliomas, entre outros.[115-117]

Hoje, milhares de pacientes já receberam p53 como parte de tratamento, principalmente nos Estados Unidos, Europa e China. Os vírus Adp53 receberam os nomes comerciais de Advexin® (Introgen) nos Estados Unidos; e Gendicine® (Shenzen Si Biono GenTech), na versão chinesa. Ambos apresentaram resultados antitumoral associados com expressão de p53 funcional e insignificante efeitos adversos.[110,118] Na China, desde 2003, o uso de Gendicine está aprovado/liberado para o tratamento de câncer de cabeça e pescoço. Resultados preliminares de protocolo clínico de fase III envolvendo administração de Advexin em 63 pacientes com câncer de cabeça e pescoço também mostraram melhora dos pacientes e aumento de sobrevida dos pacientes com tumores portadores de deleção de p53 ou então mutantes de baixa expressão, quando comparados à resposta de tumores com p53 mutante de alta expressão.[119] Na maioria dos protocolos clínicos com Adp53 realizados até o momento, o fenótipo de p53 dos tumores não é critério de inclusão ou exclusão dos pacientes nos grupos experimentais. Esses dados sugerem, pelo menos no caso dos tumores de cabeça e pescoço, uma correlação entre expressão do gene p53 endógeno e o efeito terapêutico do gene p53 exógeno. A integridade funcional de p53 pode ser um crítico determinante na resposta terapêutica dos pacientes. Uma das mais notáveis áreas é a manipulação terapêutica de p53 nos tecidos saudáveis (não tumorais) dos pacientes no contexto de aumentar o potencial de recuperação do paciente após tratamento quimio ou radioterápico.[120] Terapia gênica com p53 também tem sido realizada utilizando-se nanopartículas administradas de forma sistêmica, resultando em melhora dos pacientes com tumores em estágios avançados.[121]

### O vírus ONYX-015 nos ensaios clínicos de TG do câncer

Um exemplo de terapia mecanisticamente direcionada por p53, mas não verdadeira TG do ponto de vista de remediação ou reparação gênica, é o vetor ONYX-015. Numa tentativa de explorar a perda de função de p53 como marcador seletivo, Frank McCormick *et al.* desenvolveram o brilhante conceito de construir um vírus capaz de replicar apenas em células p53 negativas.[51] Utilizando um vetor adenoviral com conhecida deleção na região E1B, a empresa ONYX Pharmaceuticals criou e levou a testes clínicos o vírus oncolítico ONYX-015, hoje licenciado para a empresa chinesa Shenzhen Si Biono.

Em 2001, Nemutaitis *et al.* realizaram protocolo clínico fase II para tratamento de 36 pacientes com câncer de cabeça e pescoço recorrente com injeção intratumoral de vírus ONYX-015.[122] Quatro pacientes responderam com regressão do tumor superior a 50%, enquanto em 13 pacientes o tumor permaneceu estável. Esse estudo também investigou diferentes regimes de administração de ONYX-015: regime padrão de duas doses de $2 \times 10^{11}$ cfu durante 5 dias consecutivos ou regime fracionado – duas doses, duas vezes por semana. Regressão tumoral foi observada em 14% e 10% dos pacientes tratados respectivamente com regime padrão ou fracionado. Novo protocolo de fase II, também visando avaliar ação de ONYX-015 em portadores de câncer de cabeça e pescoço, mas agora em combinação com dois quimioterápicos foi executado por Khuri *et al.*[123] Entre os 30 pacientes engajados nesse estudo, 25 responderam com redução do volume tumoral, tumores de oito deles apresentaram completa regressão e, em 11 pacientes, a regressão foi parcial. Após 6 meses do tratamento, os tumores responsivos ainda mantinham o efeito terapêutico; contudo, no grupo dos pacientes tratados apenas com quimioterapia convencional, todos os tumores progrediram. Nemunaitis *et al.*[124] descreveram resultados de protocolo clínico experimental de TG na qual 146 portadores de câncer de células não pequenas de pulmão foram tratados com o vírus ONYX-015.

Resultados promissores estimularam a aplicação dos vírus ONYX-015 em estudos clínicos voltados para o tratamento de tumores de diferentes origens histológicas, incluindo fígado, pâncreas, pulmão, entre outros.[125,126] Enxaguatório bucal com solução de vírus ONYX-015 foi utilizado no tratamento de pacientes com carcinoma oral.

Protocolo clínico de fase II avaliou uma versão nova de ONYX-015, denominada "H101", desenvolvida pela empresa Shanghai Sunway Biotech, para terapia de tumores de cabeça e pescoço. Cerca de 30,4% dos pacientes responderam positivamente à administração intratumoral de H101 em combinação com quimioterapia. Em 2005, o uso e a comercialização do vírus H101 foram aprovados na China.[127]

O uso de vírus com replicação restrita às células p53 negativas pode ultrapassar muitas dificuldades, por exemplo, permite administração sistêmica e o tratamento de metástases. Recentemente, Nemunaitis *et al.*[124] publicaram resultados da administração intravenosa de ONYX-015 em combinação com a droga enbrel no tratamento de pacientes com diversos tipos de tumores sólidos. ONYX-015 também tem sido usado em conjunto com mitomicina C, doxorubicina e cisplatina com o objetivo de tratar pacientes com sarcomas em estágio avançado.[128] Os protocolos clínicos em andamento mostram que ONYX-015 não tem efeito adverso e produz significante efeito anticâncer especialmente quando administrado em associação com radioterapia ou quimioterapia.[129,130]

O conceito dos vírus oncolíticos seletivos tem sido discutido intensamente.[131] Modificar os vírus tornando-os capazes de replicar apenas nas células tumorais é uma das mais ativas áreas de pesquisa em TG do câncer. Vírus podem ser reprogramados em vetores oncolíticos. A ideia é de que esse vírus replique apenas nas células tumorais, destruindo a célula hospedeira e, ao mesmo tempo, liberando novas cópias de vírus que infectarão as células tumorais vizinhas, amplificando, assim, o campo de ação e o efeito do tratamento. Diversos vírus, diferentes de Ad, estão sendo investigados como candidatos a veículos oncolíticos em ensaios clínicos de TG do câncer. Na Inglaterra e nos Estados Unidos, estão em andamento dez protocolos clínicos experimentais de fase I/II e II com o agente Reolysin (Oncolytics Biotech), um reovírus humano não modificado que replica apenas em células com a via do oncogene Ras ativada, uma característica comum a 75% dos cânceres e também envolvendo um importante gene regulador das vias de sinalização do ciclo celular. O agente Reosylin está sendo testado para o tratamento de tumores sólidos e metástases, tanto como uma monoterapia quanto em combinação com quimioterapia e radioterapia. Imlygic (talimogene laherparepvec, T-Vec), um herpesvírus oncolítico armado com GM-CSF, mostrou-se eficaz em aumentar o tempo de sobrevida de pacientes com melanoma avançado[132] e já foi aprovado para comercialização nos Estados Unidos em 2015. Apesar dos riscos da aplicação de vírus replicativos, dentro da TG do câncer, essa área está crescendo, impulsionada principalmente pelo poder de ação desses vírus como "medicamentos". A cada célula infectada por um vírus oncolítico, 10 mil novos vírus são produzidos e liberados, o que amplia o potencial de ação do agente terapêutico em milhares de vezes.

### Cruzando as vias

Não restam mais dúvidas de que as vias de p53 e de pRb são alvos potentes e atraentes para terapia do câncer. Além disso, essas vias têm interligação entre si e certamente interações com outros sistemas de controle vitais do organismo. O trabalho realizado no Laboratório de Terapia Gênica (ICB-USP) e no Laboratório de Vetores Virais (ICESP-FMUSP) tem como meta realizar a terapia gênica de maneira que múltiplas vias de controle do ciclo celular em conjunto com vias promotoras de resposta imunológica sejam atingidas.

Uma das estratégias adotadas em nossos laboratórios utiliza um vetor adenoviral bicistrônico para transferência simultânea dos cDNA de p53 e CDKN2a (neste Capítulo, p16Ink4a). Em modelo, *in vitro* ou *in vivo*, de câncer de pulmão, foi demonstrado que a combinação induz morte celular em níveis maiores do que visto com a transferência de somente um desses genes. Deve-se ressaltar que o estado de p53 endógeno não foi um fator determinante para a resposta ao tratamento, sendo que morte celular foi induzida mesmo na presença de mutantes de p53. Terapia gênica *in situ* realizada em modelo xenográfico revelou abolição total do tumor quando tratado uma única vez com o vetor bicistrônico, enquanto a aplicação de Adp53 ou AdCDKN2a inibiu progressão tumoral, mas não completamente[133]. Esse estudo mostra que a combinação de dois fortes reguladores do ciclo celular traz um efeito colaborativo, resultando em eliminação do tumor.

Em paralelo, foi desenvolvida uma série de vetores virais de transferência gênica em que a expressão do transgene é controlada por um promotor responsivo a p53.[134-136] Quando o transgene é o próprio p53, um sistema de retroalimentação positiva fornece altos níveis de expressão da proteína p53.[137] Quando aplicado em modelo de carcinoma de próstata, foi observada a indução de morte celular somente quando o vetor melhorado foi aplicado.[138,139] Interessante notar que a combinação de terapia gênica com p53 e tratamento como cabazitaxel resultou na eliminação total do tumor. Esses resultados foram obtidos por meio da terapia gênica *in situ* em modelo xenográfico sem induzir efeitos colaterais.[140]

Em outra abordagem, o vetor adenoviral foi utilizado para transferir o p19Arf (*alternate reading frame* codificado pelo gene CDKN2a, parceiro funcional de p53) em combinação com interferon-β (IFN-β, citocina pleiotrópica). Em modelo de melanoma murino, foi mostrado que a combinação conferiu maiores níveis de morte celular do que visto com a transferência de um único gene.[141,142] Interessante que a morte imunogênica induzida pelo tratamento com p19Arf + IFNβ conferiu de fato uma resposta imunológica anti-tumoral.[143,144] Ou seja, a terapia gênica com p19Arf + IFNβ também pode ser considerada uma imunoterapia.

## CONSIDERAÇÕES FINAIS

Neste Capítulo, mostramos como o conhecimento dos mecanismos de ação e das vias de controle do ciclo celular comandadas por pRb/ciclina/CDK/CDKI e p53/p14ARF pode resultar no desenvolvimento de novas estratégias de tratamento do câncer, como a TG. Hoje, é difícil desenhar um novo candidato a medicamento anticâncer sem considerar o envolvimento das vias pRb e p53 em seu mecanismo de ação. Estratégias de remediação funcional de p53 estão entre as mais promissoras, resultado dos 40 anos de pesquisas voltadas à descoberta de como o p53 toma conta, "cuida" do genoma, protegendo as células da transformação. Na via pRb, as terapias baseadas em E2F1 são mais recentes e ainda com poucos protocolos clínicos experimentais, todavia o perfil ativador e destruidor celular, aponta para E2F1 como um atraente alvo terapêutico.

As consequências da manipulação genética das vias pRb e p53 não estão restritas ao tratamento do câncer. Entre vários exemplos, está o impacto da inibição da fosforilação de pRb pelo complexo CDK4/6 na sensibilidade a imunoterapias baseadas nos bloqueadores de *checkpoints* imunológicos.

Os tratamentos convencionais utilizados na clínica oncológica incluem quimio e radioterapia, ambas com efeito tóxico forte e sistêmico. O objetivo da TG do câncer, entre outras estratégias de vanguarda, é usar o conhecimento da biologia do câncer para desenvolver drogas com excelente seletividade para células tumorais e sem efeito iatrogênico. Sem dúvida, no coração do sistema de controle do ciclo celular, existem genes com fantástico potencial e úteis arquétipos para o desenvolvimento de seletivos medicamentos anticâncer.

## REFERÊNCIAS

1. Victora GD, Socorro-Silva A, Volsi EC, et al. Immune response to vaccination with DNA-Hsp65 in a phase I clinical trial with head and neck cancer patients. Cancer Gene Ther. 2009;16:598-608.

2. Michaluart P, Abdallah KA, Lima FD, et al. Phase I trial of DNA-hsp65 immunotherapy for advanced squamous cell carcinoma of the head and neck. Cancer Gene Ther. 2008;15:676-84.

3. Whitfield ML, et al. Common markers of proliferation. Nat Rev Cancer. 2006;6:99-106.

4. Bullough WS. Mitotic activity and carcinogenesis. Br J Cancer. 1950;4:329-36.

5. Mac CR. Effects of mitotic inhibitors on tumor cells. Ann N Y Acad Sci. 1951;51:1489-96.

6. Friedmann T, Roblin R. Gene therapy for human genetic disease? Science. 1972;175:949-55.

7. Friedmann T, Stanfield R. Insights into virus vectors and failure of an early gene therapy model. Mol Ther. 2001;4:285-8.

8. Verma IM, Somia N. Gene therapy – promises, problems and prospects. Nature. 1997;389:239-42.

9. Ashihara E, Kawata E, Maekawa T. Future prospect of RNA interference for cancer therapies. Curr Drug Targets. 2010;11:345-60.

10. Kim D, Rossi J. RNAi mechanisms and applications. Biotechniques. 2008;44:613-6.

11. Yin H, Xue W, Anderson DG. CRISPR-Cas: a tool for cancer research and therapeutics. Nat Rev Clin Oncol. 2019;16(5):281-95.

12. Mountain A. Gene therapy: the first decade. Trends Biotechnol. 2000;18:119-28.

13. Shayakhmetov DM, Li ZY, Ni S, et al. Analysis of adenovirus sequestration in the liver, transduction of hepatic cells, and innate toxicity after injection of fiber-modified vectors. J Virol. 2004;78:5368-536881.

14. Robbins PD, Tahara H, Ghivizzani SC. Viral vectors for gene therapy. Trends Biotechnol. 1998;16:35-40.

15. Coffin JM, Hughes SH, Varmus HE. Retroviruses. Plainview, NY: Cold Spring Harbor Press: 1991.

16. Naviaux RK, Costanzi E, Haas M, et al. The pCL vector system: rapid production of helper-free, high--titer, recombinant retroviruses. Journal of Virology. 1996;70:5701-5.

17. Swift S, Lorens J, Achacoso P, et al. Rapid production of retroviruses for efficient gene delivery to mammalian cells using 293T cell-based systems. Curr Protoc Immunol. 2001;10:10.17C.

18. Coffin JM, Hughes SH, Varmus HE. Retroviruses. Plainsview, New York, Cold Spring Harbor Laboratory Press: 1997.

19. Imai C, Campana D. Genetic modification of T cells for cancer therapy. J Biol Regul Homeost Agents. 2004;18:62-71.

20. Cloughesy TF, Landolfi J, Hogan DJ, et al. Phase 1 trial of vocimagene amiretrorepvec and 5-fluorocytosine for recurrent high-grade glioma. Sci Transl Med. 2016;8(341):341-75.

21. Naldini L, Verma IM. Lentiviral vectors. Adv Virus Res. 2000;55:599-609.

22. Bobisse S, Zanovello P, Rosato A. T-cell receptor gene transfer by lentiviral vectors in adoptive cell therapy. Expert Opin Biol Ther. 2007;7:893-906.

23. Miest T, Saenz D, Meehan A, et al. Intensive RNAi with lentiviral vectors in mammalian cells. Methods. 2009;47;298-303.

24. Singer O, Verma IM. Applications of lentiviral vectors for shRNA delivery and transgenesis. Curr Gene Ther. 2008;8:483-8.

25. Park F. Lentiviral vectors: are they the future of animal transgenesis? Physiol Genomics. 2007;31:159-73.

26. Hofmann A, Kessler B, Ewerling S, et al. Efficient transgenesis in farm animals by lentiviral vectors. EMBO Rep. 2003;4:1054-60.

27. Snyder RO. Adeno-associated virus-mediated gene delivery. J Gene Med. 1999;1:166-75.

28. Ponnazhagan S, Curiel DT, Shaw DR, et al. Adeno-associated virus for cancer gene therapy. Cancer Res. 2001;61:6313-21.

29. Owens RA. Second generation adeno-associated virus type 2-based gene therapy systems with the potential for preferential integration into AAVS1. Curr Gene Ther. 2002;2:145-59.

30. McLaughlin SK, Collis P, Hermonat PL, et al. Adeno-associated virus general transduction vectors: analysis of proviral structures. J Virol. 1988;62:1963-73.

31. Samulski RJ, Chang LS, Shenk T. Helper-free stocks of recombinant adeno-associated viruses: normal integration does not require viral gene expression. J Virol. 1989;63:3822-8.

32. Ferrari FK, Samulski T, Shenk T, et al. Second-strand synthesis is a rate-limiting step for efficient transduction by recombinant adeno-associated virus vectors. J Virol. 1996;70:3227-34.

33. Xiao X, Li J, Samulski RJ. Production of high-titer recombinant adeno-associated virus vectors in the absence of helper adenovirus. J Virol. 1998;72:2224-32.

34. Yang Q, Chen F, Trempe JP. Characterization of cell lines that inducibly express the adeno-associated virus Rep proteins. J Virol. 1994;68:4847-56.

35. Dong JY, Fan PD, Frizzell RA. Quantitative analysis of the packaging capacity of recombinant adeno-associated virus. Hum Gene Ther. 1996;7:2101-12.

36. Duan D, Yue Y, Yan Z, et al. A new dual-vector approach to enhance recombinant adeno-associated virus-mediated gene expression through intermolecular cis activation. Nat Med. 2000;6:595-8.

37. Yan Z, Zhang Y, Duan D, et al. Trans-splicing vectors expand the utility of adeno-associated virus for gene therapy. Proc Natl Acad Sci U S A. 2000;97:6716-21.

38. Kotin RM, Linden RM, Berns KI. Characterization of a preferred site on human chromosome 19q for integration of adeno-associated virus DNA by non homologous recombination. Embo J. 1992;11:5071-8.

39. Miller DG, Trobridge GD, Petek LM, et al. Large-scale analysis of adeno-associated virus vector integration sites in normal human cells. J Virol. 2005;79:11434-42.

40. Lu Y. Recombinant adeno-associated virus as delivery vector for gene therapy – a review. Stem Cells Dev. 2004;13:133-45.

41. Nemunaitis J. Vaccines in cancer: GVAX, a GM-CSF gene vaccine. Expert Rev Vaccines. 2005;4:259-74.

42. Higano CS, Corman JM, Smith DC, et al. Phase 1/2 dose-escalation study of a GM-CSF-secreting, allogeneic, cellular immunotherapy for metastatic hormone-refractory prostate cancer. Cancer. 2008;113:975-84.

43. Nemunaitis J. A review of vaccine clinical trials for non-small cell lung cancer. Expert Opin Biol Ther. 2007;7:89-102.

44. Chang PL. Somatic gene therapy. Boca Raton, FL: CRC Press; 1995.

45. Anderson WF. Human gene therapy. Nature. 1998;392(6679):25-30.

46. Dai Y, Schwarz EM, Gu D, et al. Cellular and humoral immune responses to adenoviral vectors containing factor IX gene: tolerization of factor IX and vector antigens allows for long-term expression. Proc Natl Acad Sci USA. 1995;92:1401-5.

47. Russell WC. Update on adenovirus and its vectors. J Gen Virol. 2000;81(11):2573-604.

48. Parks RJ, Chen L, Anton M, et al. A helper-dependent adenovirus vector system: removal of helper virus by Cre-mediated excision of the viral packaging signal. Proc Natl Acad Sci U S A. 1996;93:13565-70.

49. Parks RJ, Graham FL. A helper-dependent system for adenovirus vector production helps define a lower limit for efficient DNA packaging. J Virol. 1997;71:3293-8.

50. Amalfitano A, Parks RJ. Separating fact from fiction: assessing the potential of modified adenovirus vectors for use in human gene therapy. Curr Gene Ther. 2002;2:111-33.

51. Bischoff JR, Kirn DH, Williams A, et al. An adenovirus mutant that replicates selectively in p53-deficient human tumor cells. Science. 1996;274:373-6.

52. O'Shea CC, Johnson L, Bagus B, et al. Late viral RNA export, rather than p53 inactivation, determines ONYX-015 tumor selectivity. Cancer Cell. 2004;6:611-23.

53. Yamamoto M, Curiel DT. Current issues and future directions of oncolytic adenoviruses. Mol Ther. 2010;18:243-50.

54. Crompton AM, Kirn DH. From ONYX-015 to armed vaccinia viruses: the education and evolution of oncolytic virus development. Curr Cancer Drug Targets. 2007;7:133-9.

55. Cody JJ, Douglas JT. Armed replicating adenoviruses for cancer virotherapy. Cancer Gene Ther. 2009;16:473-88.

56. Kaur B, Cripe TP, Chiocca EA. "Buy one get one free": armed viruses for the treatment of cancer cells and their microenvironment. Curr Gene Ther. 2009;9:341-55.

57. Sherr CJ, McCormick F. The RB and p53 pathways in cancer. Cancer Cell. 2002;2:103-12.

58. Chen HZ, Tsai SY, Leone G. Emerging roles of E2Fs in cancer: an exit from cell cycle control. Nat Rev Cancer. 2009;9:785-97.

59. Minato Y. Involvement of E2F in cellular proliferation by regulating growth factor receptor expression. In: Yaoshida K (ed.). Control of cellular physiology by E2F transcription factors. Research Signpost, Kerala: 153-65,2008.

60. Taneja P. Control of cellular physiology by transcription factors E2F and their reles in carcinogenesis. In: Yaoshida K (ed.). Control of cellular physiology by E2F transcription factors. Research Signpost, Kerala: 179-97, 2008.

61. Kent LN, Leone G. The broken cycle: E2F dysfunction in cancer. Nat Rev Cancer. 2019;19(6):326-338.

62. Strauss BE, Fontes RB, Lotfi CF, et al. Retroviral transfer of the p16INK4a cDNA inhibits C6 glioma formation in Wistar rats. Cancer Cell Int. 2002;2:2.

63. el-Deiry WS, Tokino T, Velculescu VE, et al. WAF1, a potential mediator of p53 tumor suppression. Cell. 1993;75:817-25.

64. Ko A, Han SY, Song J. Regulatory Network of ARF in Cancer Development. Mol Cells. 2018;41(5):381-389.

65. Neuman E, Flemington EK, Sellers WR, et al. Transcription of the E2F-1 gene is rendered cell cycle dependent by E2F DNA-binding sites within its promoter. Mol Cell Biol. 1995;15:4660. Erratum for Mol Cell Biol. 1994;14:6607-15.

66. Strauss BE, Patrício JR, de Carvalho AC, et al. A lentiviral vector with expression controlled by E2F-1: apotential tool for the study and treatment of proliferative diseases. Biochem Biophys Res Commun. 2006;348:1411-8.

67. Parr MJ, Manome Y, Tanaka T, et al. Tumor-selective transgene expression in vivo mediated by an E2F-responsive adenoviral vector. Nature Medicine. 1997;3:1145-9.

68. Lim MJ, Min SH, Lee JJ, et al. Targeted therapy of DNA tumor virus-associated cancers using virus-activated transcription factors. Mol Ther. 2006;13:899-909.

69. Tsukuda K, Wiewrodt R, Molnar-Kimber K, et al. An E2F-responsive replication-selective adenovirus targeted to the defective cell cycle in cancer cells: potent antitumoral efficacy but no toxicity to normal cell. Cancer Res. 2002;62:3438-47.

70. Jakubczak JL, Ryan P, Gorziglia M, et al. An oncolytic adenovirus selective for retinoblastoma tumor suppressor protein pathway-defective tumors: dependence on E1A, the E2F-1 promoter, and viral replication for selectivity and efficacy. Cancer Res. 2003;63:1490-9.

71. Johnson L, Shen A, Boyle L, et al. Selectively replicating adenoviruses targeting deregulated E2F activity are potent, systemic antitumor agents. Cancer Cell. 2002;1:325-37.

72. Zhang YA, Nemunaitis J, Samuel SK, et al. Antitumor activity of an oncolytic adenovirus-delivered oncogen small interfering RNA. Cancer Res. 2006;66:9736-43.

73. Fueyo J, Gomez-Manzano C, Alemany R, et al. A mutant oncolytic adenovirus targeting the Rb pathway produces anti-glioma effect in vivo. Oncogene. 2000;19:2-12.

74. Conrad C, Miller CR, Ji Y, et al. Delta24-hyCD adenovirus suppresses glioma growth in vivo by combining oncolysis and chemosensitization. Cancer Gene Ther. 2005;12:284-94.

75. Oosterhoff D, Pinedo HM, Witlox MA, et al. Gene-directed enzyme prodrug therapy with carboxylesterase enhances the anticancer efficacy of the conditionally replicating adenovirus AdDelta24. Gene Ther. 2005;12:1011-8.

76. Mitlianga PG, Sioka C, Vartholomatos G, et al. p53 enhances the Delta-24 conditionally replicative adenovirus anti-glioma effect. Oncol Rep. 2006;15:149-53.

77. van Beusechem VW, Mastenbroek DC, van den Doel PB, et al. Conditionally replicative adenovirus expressing a targeting adapter molecule exhibits enhanced oncolytic potency on CAR-deficient tumors. Gene Ther. 2003;10:1982-91.

78. Lamfers ML, Grill J, Dirven CM, et al. Potential of the conditionally replicative adenovirus Ad5-Delta24RGD in the treatment of malignant gliomas and its enhanced effect with radiotherapy. Cancer Res. 2002;62:5736-42.

79. Majem M, Cascallo M, Bayo-Puxan N, et al. Control of E1A under an E2F-1 promoter insulated with the myotonic dystrophy locus insulator reduces the toxicity of oncolytic adenovirus Ad-Delta24RGD. Cancer Gene Ther. 2006;13:696-705.

80. Cascallo M, Alonso MM, Rojas JJ, et al. Systemic toxicity-efficacy profile of ICOVIR-5, a potent and selective oncolytic adenovirus based on the pRB pathway. Mol Ther. 2007;15:1607-15.

81. Packiam VT, Lamm DL, Barocas DA, et al. An open label, single-arm, phase II multicenter study of the safety and efficacy of CG0070 oncolytic vector regimen in patients with BCG-unresponsive non-muscle-invasive bladder cancer: interim results. Urol Oncol. 2018;36(10):440-7.

82. Pascual-Pasto, et al. Therapeutic targeting of the RB1 pathway in retinoblastoma with the oncolytic adenovirus VCN-01. Science Translational. 2019.

83. Johnson DG, Degregori J. Putting the oncogenic and tumor suppressive activities of E2F into context. Curr Mol Med. 2006;6:731-8.

84. DeGregori J, Johnson DG. Distinct and overlapping roles for E2F family members in transcription, proliferation and apoptosis. Curr Mol Med. 2006;6:739-48.

85. Fueyo J, Gomez-Manzano C, Yung WK, et al. Overexpression of E2F-1 in glioma triggers apoptosis and suppresses tumor growth in vitro and in vivo. Nat Med. 1998;4:685-90.

86. Mitlianga PG, Gomez-Manzano C, Kyritsis AP, et al. Overexpression of E2F-1 leads to bax-independent cell death in human glioma cells. Int J Oncol. 2002;21:1015-20.

87. Zhang SY, Liu SC, Johnson DG, et al. E2F-1 gene transfer enhances invasiveness of human head and neck carcinoma cell lines. Cancer Res. 2000;60:5972-6.

88. Liu TJ, Wang M, Breau RL, et al. Apoptosis induction by E2F-1 via adenoviral-mediated gene transfer results in growth suppression of head and neck squamous cell carcinoma cell lines. Cancer Gene Ther. 1999;6:163-71.

89. Yang HL, Dong YB, Elliott MJ, et al. Adenovirus-mediated E2F-1 gene transfer inhibits MDM2 expression and efficiently induces apoptosis in MDM2-overexpressing tumor cells. Clin Cancer Res. 1999;5:2242-50.

90. Frank DK, Liu TJ, Frederick MJ, et al. Combination E2F-1 and p53 gene transfer does not enhance growth inhibition in human squamous cell carcinoma of the head and neck. Clin Cancer Res. 1998;4:2265-72.

91. Mitlianga PG, Kyritsis AP, Gomez-Manzano C, et al. Co-expression of E2F-2 enhances the p53 anti-cancer effect in human glioma cells. Int J Oncol. 2001;18:343-7.

92. Itoshima T, Fujiwara T, Waku T, et al. Induction of apoptosis in human esophageal cancer cells by sequential transfer of the wild-type p53 and E2F-1 genes: involvement of p53 accumulation via ARF-mediated MDM2 down-regulation. Clin Cancer Res. 2000;6:2851-9.

93. Kaelin WG Jr. E2F1 as a target: promoter-driven suicide and small molecule modulators. Cancer Biol Ther. 2003;2(4-1):S48-54.

94. Dong YB, Yang HL, McMasters KM. E2F-1 overexpression sensitizes colorectal cancer cells to camptothecin. Cancer Gene Ther. 2003;10:168-78.

95. Yang HL, Dong YB, Elliott MJ, et al. Additive effect of adenovirus-mediated E2F-1 gene transfer and topoisomerase II inhibitors on apoptosis in human osteosarcoma cells. Cancer Gene Ther. 2001;8:241-51.

96. Atienza C Jr, Elliott MJ, Dong YB, et al. Adenovirus-mediated E2F-1 gene transfer induces an apoptotic response in human gastric carcinoma cells that is enhanced by cyclin dependent kinase inhibitors. Int J Mol Med. 2000;6:55-63.

97. Hao H, Dong YB, Bowling MT, et al. Alteration of gene expression in melanoma cells following combined treatment with E2F-1 and doxorubicin. Anticancer Res. 2006;26:1947-56.

98. Hamilton E, Infante, JR.Targeting CDK4/6 in patients with cancer. Cancer Treatment Reviews. 2016;45:129-38.

99. Goel S, DeCristo MJ, Watt AC, et al. CDK4/6 inhibition triggers anti-tumour immunity. Nature. 2017;548: 471-5.

100. Zhang J, Bu X, Wang H, et al. Cyclin D–CDK4 kinase destabilizes PD-L1 via cullin 3–SPOP to control cancer immune surveillance. Nature. 2018;553:91-5.

101. Schaer DA, Beckmann RP, Dempsey JA. The CDK4/6 Inhibitor abemaciclib induces a t cell inflamed tumor microenvironment and enhances the efficacy of PD-L1 checkpoint blockade. Cell Reports. 2018;22:2978-94.

102. Deng J, Wang ES, Jenkins RW. CDK4/6 inhibition augments antitumor immunity by enhancing T-cell activation.Can Discov. 2018:217-33.

103. Lypova N, Lanceta L, Gibson A, et al. Targeting palbociclib-resistant estrogen receptor-positive breast cancer cells via oncolytic virotherapy. Cancers (Basel). 2019;11(5):E684.

104. Lane DP, Cheok CF, Lain S. p53-based cancer therapy. Cold Spring Harb Perspect Biol. 2010;2:a001222.

105. Chen F, Wang W, El-Deiry WS. Current strategies to target p53 in cancer. Biochem Pharmacol. 2010;80:724-30.

106. Roth JA, Nguyen D, Lawrence DD, et al. Retrovirus-mediated wild-type p53 gene transfer to tumors of patientswith lung cancer. Nat Med. 1996;2:985-91.

107. Roth JA, Swisher SG, Merritt JA, et al. Gene therapy for non-small cell lung cancer: a preliminary report of a phase I trial of adenoviral p53 gene replacement. Semin Oncol. 1998;25(3-8):33-7.

108. Swisher SG, Roth JA, Nemunaitis J, et al. Adenovirus-mediated p53 gene transfer in advanced non-small-cell lung cancer. J Natl Cancer Inst. 1999;91:763-71.

109. Clayman GL, el-Naggar AK, Lippman SM, et al. Adenovirus-mediated p53 gene transfer in patients with advanced recurrent head and neck squamous cell carcinoma. J Clin Oncol. 1998;16:2221-32.

110. Roth JA. Adenovirus p53 gene therapy. Expert Opin Biol Ther. 2006;6:55-61.

111. Nemunaitis J, Swisher SG, Timmons T, et al. Adenovirus-mediated p53 gene transfer in sequence with cisplatin to tumors of patients with non-small-cell lung cancer. J Clin Oncol. 2000;18:609-22.

112. Swisher SG, Roth JA, Komaki R, et al. Induction of p53-regulated genes and tumor regression in lung cance patients after intratumoral delivery of adenoviral p53 (INGN 201) and radiation therapy. Clin Cancer Res. 2003;9:93-101.

113. Kawahira H, Matsushita K, Shiratori T, et al. Viral shedding after p53 adenoviral gene therapy in 10 cases of esophageal cancer. Cancer Sci. 2018;101:289-91.

114. Tian G, Liu J, Sui J. A patient with huge hepatocellular carcinoma who had a complete clinical response to p53

gene combined with chemotherapy and transcatheter arterial chemoembolization. Anticancer Drugs. 2009;20:403-7.

115. Edelman J, Edelman J, Nemunaitis J. Adenoviral. p53 gene therapy in squamous cell cancer of the head and neck region. Curr Opin Mol Ther. 2003;5:611-7.

116. Olivier M, Petitjean A, Marcel V, et al. Recent advances in p53 research: an interdisciplinary perspective. Cancer Gene Ther. 2009;16:1-12.

117. Wang Z, Sun Y. Targeting p53 for Novel Anticancer Therapy. Transl Oncol. 2010;3:1-12.

118. Nemunaitis J, Cunningham C, Tong AW, et al. Pilot trial of intravenous infusion of a replication-selective adenovirus (ONYX-015) in combination with chemotherapy or IL-2 treatment in refractory cancer patients. Cancer Gene Ther. 2003;10:341-52.

119. Nemunaitis J, Clayman G, Agarwala SS, et al. Biomarkers predict p53 gene therapy efficacy in recurrent squamous cell carcinoma of the head and neck. Clin Cancer Res. 2009;15:7719-25.

120. Haupt S, Haupt Y. Importance of p53 for cancer onset and therapy. Anticancer Drugs. 2006;17:725-32.

121. Pirollo KF, Nemunaitis J, Leung PK, et al. Safety and efficacy in advanced solid tumors of a targeted nanocomplex carrying the p53 gene used in combination with docetaxel: a phase 1b study. Mol Ther. 2016;24(9):1697-706.

122. Nemunaitis J, Khuri F, Ganly I, et al. Phase II trial of intratumoral administration of ONYX-015, a replication-selective adenovirus, in patients with refractory head and neck cancer. J Clin Oncol. 2001;19:289-98.

123. Khuri FR, Nemunaitis J, Ganly I, et al. A controlled trial of intratumoral ONYX-015, a selectively-replicating adenovirus, in combination with cisplatin and 5-fluorouracil in patients with recurrent head and neck cancer. Nat Med. 2000;6:879-85.

124. Nemunaitis J, Senzer N, Sarmiento S, et al. A phase I trial of intravenous infusion of ONYX-015 and enbrel in solid tumor patients. Cancer Gene Ther. 2007;14:885-93.

125. Hecht JR, Bedford R, Abbruzzese JL, et al. A phase I/II trial of intratumoral endoscopic ultrasound injection of ONYX-015 with intravenous gemcitabine in unresectable pancreatic carcinoma. Clin Cancer Res. 2003;9:555-61.

126. Moon C, Oh Y, Roth JA. Roth, Current status of gene therapy for lung cancer and head and neck cancer. Clin Cancer Res. 2003;9:5055-67.

127. Jia H, Kling J. China offers alternative gateway for experimental drugs. Nat Biotechnol. 2006;24:117-8.

128. Opyrchal M, Aderca I, Galanis E. Phase I clinical trial of locoregional administration of the oncolytic adenovirus ONYX-015 in combination with mitomycin-C, doxorubicin, and cisplatin chemotherapy in patients with advanced sarcomas. Methods Mol Biol. 2009;542:705-17.

129. Lu C, El-Deiry WS. Targeting p53 for enhanced radio- and chemo-sensitivity. Apoptosis. 2009;14:597-606.

130. Nemunaitis J, Nemunaitis J. Head and neck cancer: Response to p53-based therapeutics. Head Neck. 2011;33:131-4.

131. Bazan-Peregrino M, Carlisle RC, Purdie L, et al. Factors influencing retention of adenovirus within tumours following direct intratumoural injection. Gene Ther. 2008;15:688-94.

132. Andtbacka RH, Kaufman HL, Collichio F, et al. Talimogene laherparepvec improves durable response rate in patients with advanced melanoma. J Clin Oncol. 2015;33(25):2780-8.

133. Xande JG, et al. Bicistronic transfer of CDKN2A and p53 culminates in synergistic killing human lung cancer cells in vitro and in vivo. Gene Therapy. In press: 2019.

134. Strauss BE, E. Costanzi-Strauss. pCLPG: a p53-driven retroviral system. Virology, 2004;321(2):165-72.

135. Bajgelman MC, BE Strauss. Development of an adenoviral vector with robust expression driven by p53. Virology, 2008;371(1):8-13.

136. Bajgelman MC, et al. AAVPG: a vigilant vector where transgene expression is induced by p53. Virology, 2013;447(1-2):166-71.

137. Strauss BE, MC Bajgelman, E Costanzi-Strauss. A novel gene transfer strategy that combines promoter and transgene activities for improved tumor cell inhibition. Cancer Gene Ther, 2005;12(12):935-46.

138. Tamura RE, et al. Autoregulated expression of p53 from an adenoviral vector confers superior tumor inhibition in a model of prostate carcinoma gene therapy. Cancer Biol Ther, 2016;17(12):1221-30.

139. Tamura RE, et al. Induction of oxidants distinguishes susceptibility of prostate carcinoma cell lines to p53 gene transfer mediated by an improved adenoviral vector. Hum Gene Ther, 2017;28(8):639-53.

140. Tamura RE, et al. Combination of cabazitaxel and p53 gene therapy abolishes prostate carcinoma tumor growth. Gene Therapy, In press: 2019.

141. Merkel CA, et al. Combined p19Arf and interferon-beta gene transfer enhances cell death of B16 melanoma in vitro and in vivo. Cancer Gene Ther, 2013;20(5):317-25.

142. Hunger A, et al. Reestablishment of p53/Arf and interferon-beta pathways mediated by a novel adenoviral vector potentiates antiviral response and immunogenic cell death. Cell Death Discov, 2017;3:17017.

143. Medrano RF, et al. Vaccination using melanoma cells treated with p19arf and interferon beta gene transfer in a mouse model: a novel combination for cancer immunotherapy. Cancer Immunol Immunother, 2016;65(4):371-82.

144. Catani JP, et al. Intratumoral immunization by p19arf and interferon-beta gene transfer in a heterotopic mouse model of lung carcinoma. Transl Oncol, 2016;9(6):565-74.

# 27

# Invasão e Metástases

Marinilce Fagundes dos Santos
Ruy Gastaldoni Jaeger
Cilene Rebouças de Lima

## DESTAQUES

- Principais etapas na formação das metástases a partir de um tumor primário.
- Transição epitélio-mesenquimal (para tumores de origem epitelial).
- Invasão: formação dos invadopódios, ruptura da membrana basal e atividade proteolítica.
- Dissociação das células neoplásicas do tumor de origem, migração celular através dos tecidos circundantes.
- Invasão e transporte vascular das células neoplásicas até alcançar os sítios metastáticos para formação de tumores secundários.

## INTRODUÇÃO

O câncer tem sua origem em uma única célula que adquire alteração genética e/ou epigenética em um ou mais genes que controlam programas essenciais, como proliferação, morte e diferenciação celular. Durante a evolução tumoral, novas alterações ocorrem, podendo conferir às células neoplásicas características típicas de tumores malignos, resumidas no trabalho seminal de Hanahan e Weinberg (2000), são elas: autossuficiência em fatores de crescimento; insensibilidade a fatores antiproliferativos; evasão à apoptose; potencial ilimitado de replicação; angiogênese sustentada; invasão tecidual; e metástase. Recentemente, Senga e Grose (2021) propuseram o acréscimo de quatro mecanismos a essa lista, com base na sua importância para a tumorigênese: desdiferenciação e transdife-renciação; desregulação epigenética; microbioma alterado; e sinalização neuronal alterada. Em células normais, esses processos ocorrem de forma altamente regulada, tanto por sinais celulares intrínsecos como por informações provenientes do microambiente. Por sua vez, células tumorais apresentam ruptura desses mecanismos de controle, manipulando as vias moleculares e celulares existentes para contornar os mecanismos de proteção do organismo que estão em vigor. Apesar do conhecimento crescente sobre mutações específicas em células tumorais, é preciso considerar que essas células constituem a base do câncer, mas o microambiente tumoral é bastante complexo e também contribui para a manifestação completa da doença.

Neste capítulo, abordaremos invasão e metástases, que podem ser entendidas como o resultado final do processo neoplásico. Tomando-se como exemplo um tumor epitelial, ou carcinoma, a via clássica da cascata metastática inclui as seguintes etapas:

- perda de moléculas de adesão e transição epitélio-mesenquimal (TEM);
- ruptura da membrana ou lâmina basal;
- dissociação das células neoplásicas do tumor de origem;
- invasão vascular,
- transporte vascular de êmbolos e células tumorais;
- extravasamento das células neoplásicas;
- estabelecimento das células tumorais nos sítios metastáticos.

Em todas essas etapas, o organismo lança barreiras para impedir a progressão tumoral. Desta forma, durante o processo de invasão e metástases, a célula tumoral deve vencer todas essas sete barreiras de resistência. Adicionalmente, o elegante trabalho do grupo de Lyden (2005) demonstrou existir um estágio anterior, determinado pela formação de nichos no alvo metastático, antes de a primeira célula tumoral atingir esse sítio. Esses autores observaram que células derivadas da medula óssea expressando o receptor 1 do fator de crescimento endotelial vascular (VEGFR1) colonizavam sítios pulmonares após 12 a 14 dias da sua inoculação. Entretanto, após 23 dias, foi constatada a colocalização de células de carcinoma com as células medulares observadas aos 12 dias. Esse dado mostrou a necessidade do estabelecimento de nichos pré-metastáticos antes da colonização tumoral. Atualmente, sabe-se que esses nichos criam, em órgãos secundários selecionados, um ambiente fértil para a colonização por células tumorais. Acredita-se que sejam determinados pelos tumores primários, que modificam seletivamente o microambiente de órgãos distantes por meio da produção de vesículas extracelulares, que entregam várias moléculas funcionais a células receptoras nos órgãos-alvo. O nicho pré-metastático é caracterizado por um aumento da permeabilidade vascular, remodelação da matriz extracelular, recrutamento de células derivadas da medula óssea, angiogênese e imunossupressão. Uma vez alcançado o nicho pré-metastático, células tumorais estabelecem o nicho metastático, interagindo dinamicamente com o microambiente. Essa interação frequentemente envolve cooperação com células do sistema imunológico e células estromais, assim como modificações da matriz extracelular.

Neste capítulo, descreveremos as principais etapas do processo metastático.

## PERDA DE MOLÉCULAS DE ADESÃO E TRANSIÇÃO EPITÉLIO-MESENQUIMAL (TEM)

Tumores epiteliais, como carcinomas, podem ser visualizados como cordões, ilhotas ou massas compactas. A característica fenotípica comum dessas estruturas é a justaposição celular, determinada por diferentes junções, como oclusivas, aderentes, desmossomos e comunicantes. Ao longo do desenvolvimento tumoral, no entanto, as células cancerígenas sofrem transições dinâmicas e reversíveis entre múltiplos estados fenotípicos, cujos extremos são definidos pela expressão de fenótipos epiteliais e mesenquimais. Essa plasticidade é possibilitada por uma regulação epigenética complexa, que envolve a indução de modificações em histonas associadas à cromatina para alterar a expressão gênica. Um número restrito de fatores de transcrição controla a expressão de um grupo de genes-alvo chave para as alterações fenotípicas observadas.

Em tumores epiteliais, um dos fenômenos mais importantes e que antecedem a ruptura da membrana basal é a chamada "transição epitélio-mesenquimal" (TEM). Nessa transição, o epitélio perde a polarização e as células adquirem fenótipo mesenquimal, num processo semelhante ao que ocorre durante a morfogênese embrionária. As interações célula-célula e célula-matriz extracelular são remodeladas, o que resulta no destacamento das células epiteliais umas das outras e da membrana basal subjacente, e um novo programa de transcrição é ativado para promover o destino mesenquimal. A TEM confere às células tumorais propriedades de iniciação de tumor, motilidade, capacidade de disseminação e elevada resistência à morte por métodos quimioterápicos comumente empregados.

Durante a tumorigênese, a ativação da TEM geralmente envolve sinalização entre células tumorais e células do estroma. Fibroblastos, miofibroblastos, granulócitos, macrófagos, células mesenquimais indiferenciadas e linfócitos são recrutados pelas células tumorais para o estroma do tumor, criando, assim, um microambiente inflamatório. Os sinais derivados do estroma reativo associado ao tumor atuam nas células do carcinoma, por sinalização justácrina e parácrina, para induzir a expressão de fatores de transcrição específicos, que, por sua vez, orquestram a expressão de genes relacionados à TEM. Diferentes vias de sinalização estão envolvidas com a TEM, como receptores tirosinaquinase, Wnt-β-catenina, Hedgehog, Notch, fator de crescimento transformante-β (TGF-β), proteína morfogenética óssea (BMP) e o fator nuclear capa B (NF-kappaB). Essas vias são ativadas por vários estímulos do microambiente como fatores de crescimento, matriz extracelular, citocinas e hipóxia.

Células de carcinoma que expressam marcadores associados à TEM, por sua vez, podem modular as atividades de vários componentes celulares do estroma que, juntos, constituem o microambiente tumoral. Entende-se, assim, que a TEM não é apenas um produto direto das alterações genéticas e epigenéticas do tumor primário, mas também representa adaptações a sinais que surgiram após a formação deste tumor primário.

A TEM é caracterizada por perda de polaridade epitelial e também diminuição da expressão de moléculas juncionais, em especial a caderina-E das junções aderentes. Essa molécula não somente promove adesão celular, mas também forma um complexo citoplasmático com a δ-catenina, sequestrando-a na região juncional do epitélio. Com a perda da caderina-E, ocorre liberação da δ-catenina, que ativa GTPases de baixo peso molecular pertencentes à subfamília Rho (de *Ras-Homology*, pertencentes à grande família dos oncogenes Ras), envolvidas na regulação do citoesqueleto e migração celular. Além disso, a caderina-E também modula a atividade de β-catenina, que pode ser translocada para o núcleo e estimular fatores de transcrição como o fator de células T (Tcf, *T-cell factor*) e o fator estimulador de linfócitos (Lef, *lymphoid enhancing factor*). Esses fatores de transcrição induzem a expressão de genes relacionados aos programas de TEM da célula tumoral. A perda de caderina-E também tem sido associada à resistência a diversos fatores de crescimento e inibidores de quinases em diferentes tipos de carcinoma. Adicionalmente à perda de caderina-E, ocorre reduzida expressão de proteínas das junções oclusivas, como ocludina e claudina, além da inibição da expressão de citoqueratinas e cateninas. Células epiteliais que sofreram TEM passam a ter morfologia fusiforme, apresentam maior capacidade migratória e passam a exibir aumento da expressão de marcadores mesenquimais, por exemplo, vimentina, caderina-N, fibronectina, laminina, determinadas integrinas e metaloproteinases da matriz (MMP).

A TEM pode estimular a progressão tumoral de diferentes maneiras. Por exemplo, a presença de proteases nas células que sofreram essa transformação facilita a disseminação por entre as barreiras mecânicas que se fazem presentes nos tecidos circunjacentes. Proteases remodelam a matriz, liberando e processando potenciais agentes migratórios e mitógenos que influenciam o comportamento das células tumorais. Conforme descrito com mais detalhes adiante, a clivagem de componentes da matriz extracelular por proteases libera fatores que estimulam diferentes propriedades tumorais, como proliferação, invasão, apoptose e secreção de proteases, entre outros. A resistência aumentada à apoptose, característica de células que sofreram TEM, é crítica para que as células do carcinoma resistam durante o trajeto do tumor primário até o sítio de disseminação e, chegando lá, possam estabelecer novas colônias de células tumorais.

Estudos recentes indicaram que as células submetidas à TEM também são capazes de regular a imunidade antitumoral. Especificamente, essas células apresentam maior resistência à eliminação pelas células do sistema imune adaptativo, muitas das quais estão presentes no estroma associado ao tumor. Assim, a TEM tem implicações importantes para a oncologia clínica, pois confere resistência elevada a vários regimes terapêuticos, incluindo quimioterapia e imunoterapia.

Vários estudos demonstraram uma associação entre a TEM e a aquisição de propriedades semelhantes às de células-tronco; em carcinomas, estas células são frequentemente definidas como células-tronco cancerígenas (CTC) e, em geral, formam uma subpopulação minoritária dentro dos tumores. As CTC têm elevado potencial de iniciação de tumores e podem se autorrenovar e dar origem a tipos celulares bem diferenciados que formam a maior parte do tumor. Frequentemente, essas células apresentam fenótipo intermediário ao longo do espectro epitelial-mesenquimal. Por apresentar elevada resistência à eliminação por vários regimes terapêuticos, elas podem persistir após terapias anticâncer e fundar colônias metastáticas que resultam na recidiva tumoral. As vias de sinalização que causam a geração e a manutenção de CTC após a ativação de TEM ainda não estão totalmente esclarecidas.

O processo contrário, denominado "transição mesênquima-epitelial" (TME), pode estar envolvido no estabelecimento de tumores secundários com aparência epitelial nos locais de metástase. A expressão de caderina-E em um sítio metastático é empregada como possível evidência para MET, supondo-se que há uma reexpressão de caderina-E após TEM (no sítio metastático) ou que, alternativamente, a TEM tenha ocorrido de forma parcial (fenótipo intermediário) e que as células tumorais nunca tenham perdido a expressão de caderina-E completamente.

## INVADOPÓDIOS, RUPTURA DA MEMBRANA BASAL E METALOPROTEINASES DA MATRIZ

Após a TEM, ocorre a ruptura da membrana ou lâmina basal. Nessa etapa, destacam-se dois eventos importantes: a formação de invadopódios pelas células tumorais; e a ação de metaloproteinases da matriz (MMP).

Para que ocorra o processo de metástase, primeiramente, por um lado, as células devem se separar do tumor parental para invadir e migrar para tecidos subjacentes e vasos sanguíneos. A etapa inicial dos processos de migração e de invasão é a extensão de protrusões da membrana na direção do movimento da célula. Por outro lado, a habilidade de degradar a matriz é uma característica marcante de tumores invasivos e é considerada essencial para o movimento dessas células através de barreiras teciduais. Essa atividade de degradação de matriz tem sido relacionada com protrusões de membrana digitiformes denominadas invadopódios.

Invadopódios são estruturas relacionadas às adesões focais (junções entre células e matriz extracelular, que envolvem integrinas e o citoesqueleto de actina) e podossomos (protrusões com atividade de degradação da matriz extracelular), desempenhando papel fundamental na invasão e na disseminação de tumores malignos. Sendo assim, os invadopódios aparecem como protrusões citoplasmáticas ricas em actina e com atividade de degradação da matriz pericelular. Em células que repousam sobre uma membrana basal, originam-se na região ventral, estendendo-se verticalmente para a matriz extracelular. Invadopódios são ricos em microfilamentos de actina e proteínas associadas à actina, com papel estrutural e/ou regulatório, como cortactina, Arp 2/3

e N-WASP (*neural-Wiskott Aldrich syndrome protein*). Além disso, exibem proteínas de adesão (integrinas), proteinases de matriz (especialmente MT1-MMP) e moléculas sinalizadoras que regulam o citoesqueleto de actina e a remodelação da membrana.

Estudos mostram que etapas iniciais da formação de invadopódios podem ser estimuladas pela ativação (induzida por ligantes) de receptores com atividade tirosinaquinase (p. ex., EGFR, AXL), ativação subsequente de vias de sinalização envolvendo quinases Src e proteína cinase C (PKC), assim como de reguladores do citoesqueleto de actina como a GTPase Cdc42, N-WASP e cofilina, que nucleiam a polimerização de actina, recrutando diversas proteínas para o local, direta ou indiretamente. Entre as proteínas recrutadas estão NCK1 e cortactina, que ativam a polimerização local de actina e recrutam a metaloproteinase MT1-MMP (MMP-14), dando início à degradação da matriz. Logo após a montagem do núcleo de actina inicial, as integrinas (principalmente aquelas contendo a subunidade β1) e outras moléculas de adesão com papel estrutural e de sinalização (p. ex., paxilina, vinculina, zixina, ILK, Src, PYK2) são recrutadas e formam um anel adesivo ao redor do núcleo de actina. A formação da protrusão digitiforme deve-se à polimerização persistente da actina junto à membrana celular, efetivamente empurrando a matriz em degradação.

A rigidez mecânica no microambiente tumoral está associada à progressão da agressividade tumoral, já que promove a formação e a atividade dos invadopódios, sugerindo um papel para essas estruturas na mecanossensibilização celular. As tensões de tração geradas pelo citoesqueleto contrátil de actina e miosina são transduzidas da matriz por meio de complexos de adesão contendo integrinas β1, que ativam a sinalização com Src, EGFR e/ou FAK. Além disso, as integrinas β1 localizadas nos anéis de adesão invadopodiais aumentam a taxa de secreção de MT1-MMP, promovendo uma degradação mais ativa da matriz. De acordo com modelos matemáticos, as células se movem de forma otimizada numa matriz de rigidez intermediária; estudos demonstraram que as células tumorais remodelam ativamente o microambiente para aumentar sua rigidez a um limiar que favorece a motilidade. Essa remodelação da matriz é possibilitada pelas MMP, ocasionando o alinhamento das fibras de colágeno e aumentando as adesões célula-matriz extracelular.

Conforme enfatizado, a partir do estabelecimento de invadopódios, a célula tumoral passa a degradar a matriz extracelular. A degradação da membrana basal abre caminho até o estroma circundante e a migração através deste estroma permite às células alcançar vasos sanguíneos e chegar à circulação. Para isso, é necessária extensiva degradação de componentes da matriz, incluindo colágeno, fibronectina, laminina e proteoglicanos. Células neoplásicas, assim como células normais, podem realizar esses procedimentos porque são providas de uma bateria de metaloendopeptidases que digerem várias proteínas da matriz.

A classificação atual das peptidases mostra as MMP agrupadas no Clan MA, Subclan MA(M), Família M10 (MEROPS database, <http://merops.sanger.ac.uk>). Mais de 20 peptidases compõem a família das MMP, sendo 23 expressas em humanos.

Estruturalmente, as MMP pertencem ao grupo das metzincinas, caracterizadas pela presença de três histidinas (H) que se ligam ao zinco, intercaladas por regiões variáveis (X), um peptídeo de assinatura (Z) HEXXHXXGXXZ e de uma alça de metionina.

Além das MMP, as metzincinas são representadas por outras proteases que apresentam as mesmas características descritas anteriormente: astacinas; serralisinas; esnapalisinas; leishmanolisinas; e as adamalisinas (ou reprolisinas). Fazem parte das adamalisinas ADAM e ADAMT. Essas enzimas têm, além do domínio MMP, domínios disintegrina (ADAM), ou domínios disintegrina e trombospondina (ADAMT). ADAM são, na sua maioria, proteínas ancoradas na membrana, com função no espaço pericelular, enquanto ADAMT são secretadas. ADAM e ADAMT atuam sobre um grande painel de substratos associados à membrana e extracelulares e controlam várias funções celulares como adesão, migração, proliferação e angiogênese. Das 22 ADAM que se acredita serem funcionais em humanos, apenas metade tem atividade de protease do tipo MMP; no entanto, diferentemente das MMP, que degradam preferencialmente matriz extracelular, os principais substratos de ADAM são os ectodomínios de proteínas transmembranares como os precursores e os receptores de fator de crescimento/citocinas e proteínas de adesão. Várias ADAM diferentes, em especial ADAM17, demonstraram desempenhar um papel no desenvolvimento e progressão de vários tipos de câncer. ADAM e ADAMT foram abordadas de modo adequado por Mullooly *et al.* (2016) e Cal e López-Otín (2015), respectivamente. Neste capítulo, enfatizaremos as MMP.

Quando se aborda a relação entre MMP e câncer, pode existir a falsa ideia de que essas proteases são secretadas somente por células tumorais. Sabe-se, no entanto, que células do estroma tumoral também são fontes de MMP. Entre essas células destacamos os fibroblastos, macrófagos, neutrófilos, células endoteliais e células dendríticas.

MMP são compostas por diferentes domínios. Todas as enzimas apresentam uma configuração mínima, a saber: peptídeo, sinal a ser clivado quando da entrada da proteína no retículo endoplasmático; pró-domínio, contendo um grupo tiol (-SH) e um sítio de clivagem por furina e sítio catalítico, contendo regiões de ligação para zinco e íons cálcio, necessários para sua estabilidade e atividade enzimática. MMP com essa estrutura são representadas pela matrilisina (MMP7) e MMP26. Adicionalmente a essa configuração mínima, MMP podem ter um domínio hemopexina ligado ao sítio catalítico através de região dobradiça (*hinge*). MMP com domínio hemopexina são numerosas, destacando-se MMPs 1, 3, 8, 10, 12, 13, entre outras. As MMP 2 e 9 (gelatinases) têm domínios hemopexina e repetições fibronectina, que aumentam a especificidade da enzima a determinados substratos. Independentemente da estrutura, MMP também podem ser classificadas como secretadas (MMP 1, 2, 3, 7, 8, 9, 10, 11, 12, 13, entre outras) e ancoradas na membrana (MT-MMP ou *membrane type* MMP, MMP 17 e 25). Essa ancoragem na membrana pode ocorrer por domínios transmembrana (MT-MMP) ou âncoras glico-osfatidilinositol (GPI, como ocorre nas MMP 17 e 25).

O domínio pró-peptídico das MMP tem uma sequência conservada dotada de um aminoácido cisteína, o qual se liga ao domínio catalítico de zinco através de um grupo tiol. A interação entre o pró-domínio e o domínio catalítico "esconde" o domínio catalítico e mantém a enzima inativa, por não ter como fazer hidrólise das ligações peptídicas presentes nos aminoácidos. Para que a enzima seja ativada, é necessária a clivagem do pró-domínio, com posterior exposição do sítio catalítico. A clivagem, na maioria dos casos, é extracelular, podendo ser realizada por outras proteases (plasminas, furinas e MMP) ou mesmo por agentes químicos caotrópicos como organomercuriais. Por sua vez, a ativação da pró-enzima pode também ser mediada por proteases intracelulares que reconheçam o motivo de furina, entre o pró-domínio e o sítio catalítico.

No intuito de evitar danos teciduais indesejáveis, um controle acurado da atividade de proteases é crucial. Esse controle ocorre em diferentes níveis: expressão gênica e transcrição; compartimentalização celular; conversão de pró-enzima em enzima ativa; e presença de inibidores teciduais específicos, ou TIMP. A maioria das MMP é expressa em baixos níveis ou não é expressa em tecidos adultos. No entanto, várias citocinas, fatores de crescimento e domínios matricrípticos da matriz extracelular (que são expostos após clivagem da proteína) podem induzir rápida expressão de MMP. A ativação dessas enzimas foi discutida anteriormente.

Por um lado, a inibição das MMP pode acontecer por mecanismos de retroalimentação negativa. Esse é o caso das MMP 2, 3, 7, 9 e 12. Uma vez ativadas, essas enzimas podem emitir um sinal negativo que bloqueia a conversão de plasminogênio em plasmina ativa; a diminuição de plasmina nos tecidos reduz a ativação dessas MMP, controlando a sua função. Por outro lado, MMP podem ter sua atividade diminuída por inibidores fisiológicos. Entre eles, destaca-se a família dos inibidores teciduais de metaloproteinases, conhecidos como TIMP. Essas proteínas ligam-se não covalentemente a MMP ativas, cobrindo o sítio catalítico e, consequentemente, inibindo a atividade das enzimas. Quatro tipos de TIMP, denominados TIMP 1, 2, 3 e 4, já foram descobertos, sendo produzidos por diferentes células como fibroblastos, queratinócitos, células endoteliais e osteoblastos. TIMP são moléculas com massa molecular entre 20 e 30 kDa, sendo, em sua maioria, fortes inibidores de todas as MMP. A exceção seria TIMP 1, que apresenta baixa atividade inibitória de MT-MMP. Esses inibidores não redundantes regulam a proteólise pericelular de uma vasta gama de proteínas da matriz e da superfície celular, gerando efeitos simultâneos na arquitetura tumoral e na sinalização celular, em especial ligada à proliferação e à apoptose. A desregulação de TIMP ocorre em diversos tipos de câncer em humanos, seja em células tumorais, seja no estroma. Por exemplo, a superexpressão de TIMP1 ou o silenciamento de TIMP3 está consistentemente associado à progressão do câncer ou prognóstico ruim para o paciente.

Metaloproteinases da matriz atuam sobre diferentes substratos, como colágenos, gelatinas, fibronectina, elastina, laminina, proteoglicanos e fatores de crescimento. Uma mesma MMP pode degradar diferentes substratos, existindo grande redundância entre os efeitos dessas enzimas. Dessa forma, a classificação de MMP de acordo com o substrato deve ser desencorajada.

Dois dos fatores mais importantes para o crescimento invasivo e para as metástases são a destruição e a remodelação da arquitetura da matriz extracelular, já que a proteólise ajuda a formar "canais" para a migração celular através de rompimento da membrana basal e da degradação da matriz. No entanto, as MMP cumprem um papel muito mais complexo do que o de simplesmente abrir caminhos na matriz. Essas enzimas também regulam o acesso a fatores de crescimento, promovem angiogênese e migração celular. Podem regular a arquitetura celular por intermédio de efeitos na matriz e nas junções intercelulares, bem como afetar funções das células, controlando as proteínas de matriz com as quais elas interagem. As MMP também podem ativar, desativar ou modificar moléculas de sinalização e são importantes na manutenção da homeostase em resposta a eventos como reparação e infecção.

Adicionalmente, o processamento proteolítico controlado de proteínas da matriz extracelular expõe domínios moleculares que anteriormente estavam ocultos em virtude do dobramento proteico. Esses domínios são denominados "sítios matricrípticos", pois estavam ocultos na molécula intacta da matriz, passando a apresentar efeito biológico, uma vez que essa molécula foi posteriormente degradada. Exemplos clássicos de sítios matricrípticos são os fatores antiangiogênicos derivados dos colágenos IV, XV e XVIII. Outro exemplo são os fragmentos e peptídeos bioativos da laminina, que regulam diferentes fases da tumorigênese, como proliferação, migração, invasão e secreção de proteases. Sendo assim, a degradação proteolítica de componentes da matriz em tumores pode ser tanto pró-tumorigênica quanto antitumorigênica (Tabela 27.1). É importante mencionar também que o tipo de câncer pode ser determinante para os efeitos resultantes de uma desregulação de MMP. Por exemplo, a superexpressão de MMP8, que degrada os colágenos tipo I, II e III, está associada ao aumento da sobrevida em pacientes com carcinoma epidermoide oral, mas com pior evolução em pacientes com câncer ovariano ou hepatocelular.

## Tabela 27.1. Processos da tumorigênese

| PROCESSOS DA TUMORIGÊNESE | EFEITO PRÓ-TUMORAL | EFEITO ANTITUMORAL |
|---|---|---|
| Proliferação | MMP 2, 3, 9 e 14 | MMP 16 |
| Invasão | MMP 1, 2, 3, 7, 13, 14 e 15 | MMP 26 |
| Nichos metastáticos | MMP 3, 9 e10 | |
| Resposta inflamatória | MMP 2, 3, 7, 9 e 12 | MMP 2 e 8 |
| Sobrevivência celular | MMP 7, 9 e 11 | MMP3 |
| Angiogênese | MMP 1, 2, 7, 9 e 14 | MMP 2, 9 e 12,16 |

MMP: metaloproteinases da matriz.

Fonte: Desenvolvida pela autoria.

Em decorrência de sua importância nas diversas fases da tumorigênese, as MMP passaram a ser alvos moleculares para fármacos terapêuticos. Apesar de dados pré-clínicos promissores que apoiam o bloqueio de MMP como tratamento para o câncer, os testes de câncer de fase III desenvolvidos até agora falharam, resultando em uma visão negativa das MMP como alvos terapêuticos. No entanto, os resultados obtidos no passado podem estar associados ao desenho de ensaio clínico inadequado, às características dos inibidores de MMP usados, ao baixo conhecimento sobre a complexidade das MMP (especialmente em relação à elevada homologia entre elas e aos seus papéis variados em órgãos diferentes) e às discrepâncias entre os modelos de camundongos e os pacientes participantes de ensaios clínicos, induzindo a conclusões errôneas. A geração mais recente de inibidores de MMP tem seletividades desejáveis e farmacocinética aprimorada, resultando em menor toxicidade. Por exemplo, a aplicação de inibidores seletivos de MMP levou à conclusão de que MMP-2, MMP-9, MMP-13 e MT1-MMP não estão envolvidas na síndrome musculoesquelética, um efeito colateral comum observado com inibidores de MMP de amplo espectro. Atividades específicas dentro de uma única MMP podem agora ser inibidas, e alguns estudos indicam que a modulação da atividade das MMP pode melhorar a imunoterapia, por exemplo.

## DISSOCIAÇÃO DAS CÉLULAS NEOPLÁSICAS DO TUMOR DE ORIGEM: INVASÃO E MIGRAÇÃO CELULAR

Quando se observam cortes histológicos de neoplasias, verifica-se que determinado tumor invade na forma de ilhotas, cordões, massas sólidas ou células isoladas. Do ponto de vista de migração e invasão, a presença de células isoladas significa migração individual. Por sua vez, ilhotas, cordões ou massas sólidas celulares caracterizam a migração coletiva. Nesse tópico, as estratégias celulares de migração individual e coletiva serão comentadas.

Nos tópicos anteriores, foram tratadas a TEM e a quebra da membrana basal por meio de invadopódios e MMP. A migração individual pode se valer desses mecanismos; células epiteliais de carcinoma sofrem TEM e comportam-se como células de origem mesenquimal. Alternativamente, células tumorais que exibem migração individual podem se comportar como leucócitos.

Nas células que sofrem TEM, observam-se características essenciais desse fenômeno: perda de junções intercelulares; morfologia fusiforme semelhante a fibroblastos; aumento das interações com a matriz extracelular; diminuição da proliferação; e, frequentemente, maior resistência à morte celular. Adicionalmente, invadopódios existentes nessas células degradam a matriz pericelular inicialmente, seguindo-se a liberação de diferentes MMP que formam numerosos canais na matriz extracelular. A célula com morfologia de fibroblasto agora deverá utilizar esses espaços para migrar.

A migração celular envolve uma sequência coordenada de eventos relacionados ao rearranjo do citoesqueleto e à montagem e desmontagem de adesões entre a célula e a matriz extracelular. Resumidamente, células aderem à matriz por meio de adesões com diferentes graus de complexidade. Uma célula que migra emite, na direção do movimento, projeções citoplasmáticas finas, achatadas e sem organelas, denominadas "lamelipódios". Um lamelipódio forma-se graças à polimerização em rede de filamentos de actina junto à membrana celular. Algumas vezes, os lamelipódios são precedidos, ou acompanhados, de projeções digitiformes de caráter exploratório, denominadas "filopódios", também dependentes da polimerização de actina. Os filopódios funcionam como sensores de fatores solúveis ou insolúveis presentes na matriz extracelular com função de atrair ou repelir a célula; são, portanto, estruturas muito relevantes na determinação da direção do movimento celular.

Lamelipódios e filopódios recém-formados estabelecem adesões nascentes junto à matriz extracelular, que contém majoritariamente integrinas como receptores de adesão. Essas adesões nascentes também agregam diversas moléculas sinalizadoras que ativam GTPases pertencentes à família Rho e regulam o citoesqueleto de actina. À medida que a protrusão avança, algumas adesões se desfazem enquanto outras amadurecem, transformando-se em complexos focais e, posteriormente, em adesões ou contatos focais. O amadurecimento envolve alterações estruturais e de sinalização, com mudanças na composição dos receptores e inserção de componentes do citoesqueleto constituídos principalmente por feixes contráteis de actina, miosina II e outras moléculas associadas. Esses feixes são denominados "fibras de estresse", cuja extremidade oposta insere-se em diferentes componentes celulares, inclusive na rede de filamentos intermediários distribuída pelo corpo celular. A contração das fibras de estresse inseridas nas adesões focais (utilizando, portanto, o substrato como ponto de apoio) auxilia na propulsão do corpo celular. Simultaneamente, por intermédio de mecanismos variados que envolvem proteases e microtúbulos, as adesões localizadas na parte traseira da célula de desfazem ou são "abandonadas" pelas células, na medida em que há retração da porção posterior.

Além dos filamentos de actina e microtúbulos, filamentos intermediários também participam da migração celular de forma cooperativa, para controlar com precisão cada etapa da migração, incluindo polarização celular, formação de processos (lamelipódios, filopódios), adesão, contratilidade e transmissão de força. Essa coordenação depende de cascatas de sinalização comuns, frequentemente envolvendo GTPases Rho.

Durante a migração celular, essa sequência de eventos ocorre ciclicamente, regulada pela atividade localizada de diferentes proteínas de baixo peso molecular (21 a 25 KDa) com atividade GTPásica intrínseca pertencentes à família Rho, já mencionadas anteriormente. A família Rho tem atualmente cerca de 20 proteínas identificadas; as GTPases típicas ciclam entre uma forma ativa (ligada ao GTP) e uma forma inativa (ligada ao GDP). A proteína inativa fica no citoplasma, complexada com uma proteína inibitória (GDI). A ativação envolve a separação do GDI, translocação para uma membrana (plasmática ou subcelular) e a troca de GDP por GTP, regulada por fatores de troca de nucleotídeos de guanina (*guanine nucleotide exchange factors*, ou GEF). Os GEF podem ser ativados em cascatas de sinalização originadas em receptores para fatores de crescimento, integrinas, caderinas, receptores de citocinas, entre outros. Uma vez associada ao GTP, a proteína Rho sofre alteração conformacional que lhe permite a interação com diferentes proteínas efetoras, que deverão efetivamente exercer sua função. Proteínas efetoras regulam não apenas a movimentação celular, mas também outros processos relevantes no câncer como proliferação celular, transformação, diferenciação e apoptose. A especificidade tecidual das proteínas efetoras permite que a ação das GTPases em vários tecidos seja diferenciada. A inativação das GTPases envolve sua interação com proteínas que catalisam a hidrólise de GTP, denominadas "proteínas ativadoras da atividade GTPásica" (*GTPase-activating proteins*, GAP). Quando o GTP é hidrolisado a GDP, a proteína Rho inativa volta a se complexar com o GDI. Sabe-se que as 20 GTPases Rho são reguladas por três GDI, 85 GEF e 66 GAP e, eventualmente, interagem com mais de 70 efetores. Adicionalmente, tornou-se evidente que as proteínas Rho são também reguladas por uma gama diversificada de modificações pós-traducionais (fosforilação, ubiquitilação e sumoilação, pelo menos), que alteram sua localização, atividade e estabilidade. Os reguladores canônicos GDI, GEF e GAP são regulados de forma semelhante, o que afeta sua atividade, estabilidade e capacidade de formar complexos proteicos. Essas alterações afetam onde e quando as Rho GTPases são ativadas.

Algumas das GTPases Rho convencionais mais conservadas, amplamente distribuídas e estudadas são Rho (isoformas A, B e C), Rac1 e Cdc42. Na movimentação celular individual, Cdc42 é importante para a direcionalidade celular e formação de filopódios, Rac1 é essencial para a formação de lamelipódios e Rho A e C para a formação de fibras de estresse e amadurecimento das adesões. Na invasão, sabe-se que Rac1 e Cdc42 são importantes na formação de invadopódios, além de RhoC. As proteínas N-WASP e Arp 2/3, já mencionadas anteriormente, são efetoras destas GTPases. Adicionalmente, em ambientes tridimensionais (3D), nos quais a atividade proteolítica é mais relevante para a migração, Rac1 pode regular a ativação de MMP 2 e a expressão de MT1-MMP, facilitando a invasão.

Diferentemente das GTPases Rho típicas, os membros atípicos da família Rho apresentam substituições de aminoácidos que alteram sua capacidade de interagir com GTP/GDP e, portanto, são regulados por diferentes mecanismos. Tanto as GTPases Rho típicas como as atípicas contribuem para a progressão do câncer e metástases. Em alguns cânceres, RhoA ou Rac1 são mutados, mas, na maioria dos cânceres, os níveis de expressão e/ou atividade de GTPases Rho e seus reguladores são alterados. A regulação de GDI, GEF e GAP por microRNAs, pequenos RNA não codificantes que regulam negativamente a expressão gênica, tem se mostrado relevante na formação de metástases. Em suma, a sinalização via GTPases Rho poderia ser terapeuticamente direcionada no tratamento do câncer.

O que foi descrito até agora diz respeito à migração individual de células que sofreram TEM, ou células de origem mesenquimal; este modo de migração é denominado, portanto, de "mesenquimal". Células individuais também podem migrar, no entanto, de uma forma "leucocitária" ou "ameboide". Esse tipo de movimento foi evidenciado em experimentos *in vitro* empregando matrizes 3D ou *in vivo*, utilizando microscopia intravital. É comumente observado em neoplasias do sangue e neuroendócrinas, mas também em outros tipos de tumores como carcinomas e melanoma. As células apresentam formato arredondado e empregam movimentos ameboides para migrar, deformando-se e explorando os espaços na matriz. Utilizam como força propulsora a contratilidade cortical com base em actina e miosina II, regulada por Rho e seu efetor Rho-cinase (ROCK); a atividade de Rac1 não é importante para esse tipo de migração. Trata-se de um movimento mais rápido do que aquele observado na migração mesenquimal, não dependendo de integrinas nem de degradação da matriz. Todas as características que diferenciam os dois modos de migração, no entanto, resultam em grande parte de um equilíbrio diferente entre as forças adesivas, contráteis e protrusivas geradas pelas células em um ambiente específico, e não de moléculas reguladoras diferentes.

Células tumorais são particularmente capacitadas para se adaptar a mudanças ambientais. Essa habilidade se estende à capacidade de utilizar diferentes estratégias para migrar em ambientes 3D, denominada "plasticidade celular". A migração através de ambientes 3D é um desafio porque exige que a célula se deforme através de estruturas extracelulares complexas ou densas, o que requer adaptações celulares específicas às características mecânicas da matriz extracelular ou sua remodelação (inclusive por meio da proteólise, conforme já discutido). Um exemplo dessa plasticidade é a própria TEM, que capacita células epiteliais, originalmente não migratórias, a fazer migração mesenquimal. Outro exemplo de plasticidade é a capacidade de células de fazer uma transição mesenquimal-ameboide (TMA), que lhes permite disseminar mais rapidamente. A TMA pode ser induzida por fatores do microambiente ou epigenéticos. Já foi demonstrado, por exemplo, que a inibição de integrinas ou da atividade proteolítica induz TMA em células de sarcoma e melanoma, sustentando a migração celular sob essas condições. Aparentemente, TMA está relacionada a tumores de pior prognóstico. Vale ressaltar que trabalhos experimentais tentando bloquear a invasividade celular mediante inibidores de MMP falharam justamente porque as células tumorais assumiram movimento ameboide.

Além do movimento migratório individual, células tumorais também podem exibir migração coletiva. Esse tipo de migração é observado em preparados anatomopatológicos como ilhotas, cordões ou massas sólidas e é observado, por exemplo, em câncer de mama, próstata, pulmão, em melanomas, rabdomiossarcomas e carcinomas epidermoides. Em modelos experimentais de células vivas, todos os tipos de movimentos coletivos podem ser adotados pelas células tumorais, incluindo folhas ou fitas coesivas (frequentes em carcinomas), aglomerados isolados destacados da lesão primária ou metastática (como tumores epiteliais e melanoma), redes do tipo neuronal de células conectadas (detectadas em tumores neuroectodérmicos, como glioblastoma), como grupamentos adensados, induzidos pelo confinamento em espaços estreitos etc.

Em geral, neoplasias com migração coletiva exibem TEM intermediária ou ausente. No entanto, a TEM também contribui para a invasão coletiva, incluindo fenótipos intermediários, como aglomerados destacados ou grupos de migração vagamente conectados. Com a reprogramação associada à TEM, ou TEM parcial, células tumorais agrupadas em movimento ainda podem manter contatos célula-célula e simultaneamente adquirir capacidades vantajosas para migração 3D. Assim, a adaptabilidade dos programas de invasão coletiva permite uma série de estratégias de enfrentamento para a invasão e metástase do câncer em diferentes condições do microambiente.

Nesse tipo de migração, as células permanecem unidas entre si por junções e há assimetria de movimento, comparando-se a frente de invasão com as demais células do grupo. As células localizadas na frente dependem de adesões junto à matriz mediadas por integrinas e degradam a matriz por proteólise, criando canais de passagem para as células restantes do grupo, que teriam movimentação mais passiva. Enzimas como MT1-MMP, MMP 2 e o ativador do plasminogênio tipo uroquinase (uPA) têm papel importante nessa frente de movimentação. A regulação coordenada do sinergismo entre a frente de migração e as demais células presentes na migração coletiva permanece complexa. Uma análise dos diversos tipos de movimento coletivo encontra-se em Friedl & Mayor (2017).

As junções célula-célula exercem um papel regulador central que determina a eficiência e o destino dos movimentos celulares coletivos; a modulação da composição dessas junções torna os movimentos coletivos adaptáveis em resposta a sinais solúveis e estruturais derivados dos tecidos, assim como a suas propriedades geométricas. Assim, os modos de migração coletiva podem se interconverter e adaptar-se aos sinais locais e globais. A plasticidade das células tumorais se estende também à transição entre migração individual e coletiva e vice-versa. Em determinado momento, células unidas podem sofrer TEM e passar a migrar individualmente pelos mecanismos já descritos dependentes de adesão e proteólise (mesenquimal), ou por movimentos ameboides independentes desses fatores.

## MIGRAÇÃO CELULAR – IMPORTÂNCIA DO MICROAMBIENTE E DAS PROPRIEDADES DA MATRIZ EXTRACELULAR

A organização 3D e a arquitetura da matriz extracelular no estroma tumoral e circundante ao tumor é dinâmica. O equilíbrio entre síntese e degradação das proteínas da matriz influencia o comportamento das células tumorais e a progressão de metástases, não só pelos aspectos relacionados à proteólise, já mencionados, mas também pelas alterações físicas do microambiente tumoral. De maneira geral, os tumores agressivos aproveitam a remodelação da matriz para criar um microambiente que promove a tumorigênese e a metástase. Essas alterações causadas pelo tumor suportam o seu crescimento, aumentam a migração de células tumorais e remodelam a matriz em órgãos distantes para permitir a progressão metastática.

As alterações na matriz são resultado de diferentes mecanismos de remodelação, como:

1. deposição de moléculas (alterando a composição e quantidade de diferentes componentes, afetando também as propriedades bioquímicas e mecânicas da matriz);
2. modificação pós-traducional de componentes da matriz (alterando suas propriedades bioquímicas e características estruturais);
3. degradação proteolítica, que libera fragmentos bioativos de matriz e fatores de crescimento ligados à matriz; e
4. remodelação física mediada por força, que afeta a organização da matriz, alinhando as fibras colágenas e abrindo passagens para a migração celular.

Alterações da matriz têm implicações em redes de sinalização celular complexas em células tumorais e do estroma, uma vez que os componentes da matriz servem como ligantes para vários receptores de superfície celular, como integrinas, sindecans e receptores com atividade tirosinaquinase.

Os fibroblastos são as células predominantes no estroma tumoral, responsáveis pela síntese da maioria dos componentes da matriz, assim como de MMP, seus inibidores e vários fatores de crescimento. A alteração tumorigênica mais comum da matriz é o aumento da deposição de colágeno fibrilar, o que aumenta a rigidez do tumor, com implicações diretas na formação de metástases, já que algumas evidências sugerem que a rigidez tecidual pode estar relacionada a alterações fenotípicas e à progressão de tumores. Outras moléculas depositadas incluem fibronectina, ácido hialurônico e tenascina C, produzindo um fenótipo fibrótico denominado "desmoplasia", comum em câncer de mama e adenocarcinoma ductal pancreático e associado a um mau prognóstico.

Em tumores, de forma geral, os fibroblastos são influenciados pelas células tumorais e por células inflamatórias presentes, tornando-se mais proliferativos, diferenciando-se em miofibroblastos e secretando maior quantidade de colágeno e fatores de crescimento. No entanto, existe nos tumores uma população heterogênea de fibroblastos ativados, denominados "fibroblastos associados ao câncer" (CAF), cuja origem é, aparentemente, variada (células-tronco mesenquimais, fibroblastos quiescentes etc.). Vários estudos mostraram que os CAF podem promover o crescimento do tumor de várias maneiras: secretando proteínas da matriz; induzindo inflamação e neovascularização; aumentando a angiogênese; aumentando a incidência de células iniciadoras de tumor; afetando a sinalização de células cancerosas; alterando o metabolismo e o epigenoma das células cancerosas; estabelecendo um microambiente imunossupressor; conferindo resistência à quimioterapia e à radioproteção; promovendo a invasão tumoral, formação de metástases e TEM; secretando moléculas pró-tumorigênicas; contribuindo para efeitos sistêmicos, como caquexia, anemia e imunossupressão e estimulando o crescimento do câncer ao fornecer metabólitos, como aminoácidos, ácidos graxos e lactato.

A matriz extracelular mais rígida, percebida pelas células por meio de complexos adesivos, promove a invasividade tumoral aumentando a atividade de invadopódios, num efeito dependente do aumento da contratilidade celular. Outros efeitos também observados são o aumento da proliferação e da sobrevivência celular. As vias envolvidas nesta "sensibilidade" celular, denominadas "vias de mecanotransdução", envolvem a transmissão de forças externas (p.ex., rigidez da matriz) para as integrinas e outros componentes das adesões focais (FAK, p130Cas), citoesqueleto e moléculas sinalizadoras, como GTPases Rho, aumentando a contratilidade celular.

Além da rigidez, outras características da matriz extracelular, como a densidade (que se reflete no tamanho dos poros), ligações cruzadas entre proteínas (que também influenciam na rigidez), orientação de fibras e topografia da matriz também influenciam a efetividade da migração celular durante a invasão. Já foi demonstrado, em câncer de mama, que a presença de feixes de fibras colágenas esticados e alinhados perpendicularmente à massa tumoral, na borda do tumor, está relacionada a um prognóstico pobre. Esse fato está associado à facilitação da migração de células tumorais para fora do tumor utilizando esses feixes como uma via de saída. A migração celular sobre fibras em uma matriz razoavelmente organizada, aliás, é mais rápida e efetiva do que através de um estroma desorganizado, no qual as células devem digerir a matriz ou encontrar vias de menor resistência. Além disso, as fibras facilitam a organização espacial das GTPases da família Rho na direção principal do alinhamento, mantendo, assim, a migração persistente. O resultado é o movimento celular coordenado que, em última análise, leva a taxas mais altas de metástase *in vivo*.

## INVASÃO VASCULAR, TRANSPORTE VASCULAR DE ÊMBOLOS E CÉLULAS TUMORAIS, EXTRAVASAMENTO DAS CÉLULAS NEOPLÁSICAS

O transporte de células tumorais ocorre por vasos linfáticos ou sanguíneos, caracterizando metástases linfáticas e hematogênicas. Tumores liberam milhares de células por dia na circulação. No entanto, é consensual que apenas a minoria das células tumorais liberadas terá sucesso em formar metástases em órgãos distantes. A maioria dessas células sofre fagocitose, apoptose ou anoiquis (morte celular determinada pela falta de adesão). Esse último mecanismo serve para detectar e inativar células que perderam a adesão célula-célula ou célula-matriz, prevenindo, assim, a progressão tumoral. No entanto, sabe-se que as células metastáticas vencem as barreiras de anoiquis.

Para que as células tumorais metastatizem, deve ser formada proeminente rede vascular que suporte migração e invasão celular direcionadas aos vasos. Sabe-se que, sem suporte vascular, neoplasias não teriam mais de 1 mm de tamanho. Essa neoformação vascular é denominada "angiogênese", e depende fundamentalmente da liberação do fator de crescimento endotelial vascular (VEGF). Outros fatores envolvidos são os fatores de crescimento epidérmico (EGF), fibroblástico (FGF) e derivado de plaquetas (PGDF). A angiogênese tem também moléculas inibitórias como trombospondina, angiostatina, tumstatina e endostatina. A tumstatina e a endostatina são moléculas matricrípticas derivadas do colágeno, após processamento por MMP. O balanço entre estimuladores e inibidores determina a formação do leito vascular para suprir o tumor que está se desenvolvendo.

O processo de invasão vascular é pobremente compreendido, podendo ser o resultado de processo ativo de migração ou simples brotamento passivo de células para dentro e para fora dos vasos. Evidências mostram que o processo ativo envolve migração orientada de células tumorais em direção aos vasos da região. Células tumorais secretariam potenciais quimioatraentes como CCR 7 e seus ligantes CCL 19 e 21. Esses ligantes seriam drenados até o sistema linfático, atraindo as células tumorais. A migração direcionada também envolve macrófagos associados a tumores. São células do estroma tumoral que apresentam receptores para fatores liberados por células neoplásicas, o que determina a migração direcionada aos vasos. Destacam-se o receptor do fator estimulador de colônia 1 (CSF 1) e os receptores do fator de crescimento epidérmico (EGFR).

Uma vez atraída, a célula migra, individual ou coletivamente, em direção aos vasos. Essa migração ocorre por degradação do substrato e interação mediada por integrinas, principalmente aquelas contendo a subunidade $\beta 1$. No entanto, experimentos com imageamento intravital mostraram que células com proteases inibidas também exibem movimento migratório. Ainda está no campo especulativo como a célula tumoral entra no vaso. Evidências sugerem que a migração transendotelial ocorra pelas vias paracelular (junções célula-célula) e transcelular (células endoteliais individuais), com importante participação da contratilidade celular, mediada pela GTPase RhoA, neste processo.

Diferentes tumores se disseminam para sítios secundários específicos. Metástases não são explicadas por peculiaridades anatômicas da vascularização das regiões onde o tumor se localiza. Stephen Paget (1889), filho do conceituado patologista Sir James Paget, estudou diferenças no padrão de disseminação de neoplasias e propôs a teoria da "semente e do solo". Para que ocorresse metástase, a escolha do sítio secundário não seria somente determinada pela célula tumoral ("semente"), mas também por fatores presentes no sítio à distância (solo). Nesse século, os elegantes experimentos de Lyden (2005) confirmaram a impressão inicial de Paget, mas também demonstrando a contribuição das células tumorais para a preparação do sítio receptor à distância.

Uma vez estabelecido o sítio secundário, as células devem sair do leito vascular para colonizar o novo órgão. As células tumorais imitam os leucócitos para permitir a transmigração da barreira endotelial no local metastático. A fixação de células cancerosas ao endotélio é mediada por várias moléculas de adesão (p. ex., VCAM), diferentes daquelas no local do tumor primário. Nesse processo de adesão, as integrinas $\beta 1$ e seus ligantes estão envolvidos centralmente nas interações moleculares que governam a transmigração. Plaquetas também participam desse fenômeno, por vários mecanismos. Por um lado, células tumorais poderiam aderir a plaquetas, que serviriam como escudo mecânico contra os mecanismos de defesa do indivíduo. Por outro lado, plaquetas facilitariam a adesão da célula tumoral ao endotélio, permitindo o extravasamento. Além disso, o PDGF derivado de plaquetas é um fator angiogênico, que facilitaria a futura implantação do tumor no sítio a ser colonizado. Outro fator importante no extravasamento de células é a angiopoietina, liberada por células tumorais. Essa molécula rompe a integridade endotelial, facilitando a saída das células tumorais. Recentemente, utilizando um modelo microfluídico organotípico da vasculatura humana para investigar o papel de fatores solúveis resultantes de interações vasculares cancerígenas durante o extravasamento de células de câncer de mama, Humayun *et al.* (2021) identificaram as interleucinas 6 e 8 (IL-6 e IL-8) e MMP-3 como importantes mediadores secretados, correlacionados positivamente com a agressividade tumoral. Diferentemente de outras metodologias utilizadas até hoje, a metodologia utilizada nesse estudo permite o controle preciso sobre componentes celulares, constituintes extracelulares e forças físicas, enquanto facilita a análise microscópica detalhada do processo metastático.

As GTPases Rho também participam do extravasamento de células tumorais nos sítios de metástase, tanto em células tumorais, da forma já discutida neste capítulo, como em células endoteliais. No endotélio, a atividade de Rac1 modulando as junções intercelulares mediadas por VE-caderinas (estimulada por fatores como IL-8 e VEGF) e de RhoA estimulando a contratilidade das células endoteliais são essenciais para o extravasamento.

Uma vez extravasadas, as células tumorais devem resistir a anoiquis e sofrer implantação no sítio a ser colonizado. Nesse momento, a célula deve se adaptar a baixas tensões de oxigênio existentes no local. A baixa tensão de oxigênio existente em um ambiente tumoral deixa o nível de oxigênio abaixo de 1%. Vale ressaltar que os níveis de oxigênio em condições fisiológicas estão entre 2% e 10%, ao passo que, no ar, esse gás está em torno de 20%. Em hipóxia, a célula tumoral expressa o fator induzido por hipóxia 1 (*hypoxia-inducible factor-1*, Hif-1), que induz adaptação da célula tumoral a baixas tensões de oxigênio. O fator Hif-1 pode ser liberado em qualquer momento que a célula tumoral necessite. Uma vez rompida essa barreira, ocorre angiogênese pelos mecanismos anteriormente expostos, suportando o crescimento tumoral em tensões mais altas de oxigênio.

Em resumo, neste capítulo, abordaram-se as principais etapas da via clássica da cascata metastática, que são a transição epitélio-mesenquimal (para tumores de origem epitelial), a invasão (ruptura da membrana basal), a dissociação das células neoplásicas do tumor de origem através do estroma circundante, a invasão e transporte vascular das células tumorais até alcançar os sítios metastáticos. Técnicas modernas de microscopia intravital e o advento de novos modelos *in vitro* utilizando novos materiais que sejam mais próximos daqueles observados *in vivo* deverão continuar proporcionando, durante os próximos anos, um avanço significativo no conhecimento sobre o papel da topografia da matriz extracelular, da plasticidade tumoral, do microambiente tumoral e da cooperação entre células neoplásicas e células do sistema imunológico na invasividade do tumor e formação de metástases.

## BIBLIOGRAFIA CONSULTADA

Bakir B, Chiarella AM, Pitarresi JR, Rustgi AK. EMT, MET, plasticity, and tumor metastasis. Trends Cell Biol. 2020;30(10):764-76. DOI: 10.1016/j.tcb.2020.07.003.

Berton S, Belletti B, Wolf K, Canzonieri V, Lovat F, Vecchione A, et al. The tumor suppressor functions of p27(kip1) include control of the mesenchymal/amoeboid transition. Mol Cell Biol. 2009;29:5031-45.

Biffi G, Tuveson DA. Diversity and biology of cancer-associated fibroblasts. Physiol Rev. 2021;101(1):147-76. DOI: 10.1152/physrev.00048.2019.

Cal S, López-Otín C. ADAMTS proteases and cancer. Matrix Biol. 2015;44-6:7-–85. DOI: 10.1016/j.matbio.2015.01.013.

Conklin MW, Eickhoff JC, Riching KM, Pehlke CA, Eliceiri KW, Provenzano PP, et al. Aligned collagen is a prognostic signature for survival in human breast carcinoma. Am J Pathol. 2011;178(3):1221-32.Conlon GA, Murray GI.
Recent advances in understanding the roles of matrix metalloproteinases in tumour invasion and metastasis. J Pathol. 2019;247(5):629-40. DOI: 10.1002/path.5225.

Cox TR. The matrix in cancer. Nat Rev Cancer. 2021;21(4):217-38. DOI: 10.1038/s41568-020-00329-7.

Cui N, Hu M, Khalil RA. Biochemical and biological attributes of matrix metalloproteinases. In: Progress in molecular biology and translational. Science. 2017;147:1-73. https://doi.org/10.1016/bs.pmbts.2017.02.005.

Dong Q, Liu X, Cheng K, Sheng J, Kong J, Liu T. Pre-metastatic niche formation in different organs induced by tumor extracellular vesicles. Front. Cell Dev. Biol. 20 Sep 2021. Sec Cellular Biochemistry. https://doi.org/10.3389/fcell.2021.733627.

Dongre A, Weinberg RA. New insights into the mechanisms of epithelial-mesenchymal transition and implications for cancer. Nat Rev Mol Cell Biol. 2019;20(2):69-84. DOI: 10.1038/s41580-018-0080-4.

Eble JA, Niland S. The extracellular matrix in tumor progression and metastasis. Clin Exp Metastasis. 2019;36(3):171-98. DOI: 10.1007/s10585-019-09966-1.

Fields GB. Rebirth of matrix metalloproteinase inhibitors: moving beyond the dogma Cells. 2019;8(9):984. DOI: 10.3390/The cells8090984.

Friedl P. Prespecification and plasticity: shifting mechanisms of cell migration. Curr Opin Cell Biol. 2004;16:14-23.

Friedl P, Mayor R. Tuning collective cell migration by cell-cell junction regulation. Cold Spring Harb Perspect Biol. 2017. DOI: cshperspect.a029199v1.

Hanahan D, Weinberg RA. The hallmarks of cancer. Cell. 2000;100:5-70.

Humayun M, Ayuso JM, Brenneke RA, et al. Elucidating cancer-vascular paracrine signaling using a human organotypic breast cancer cell extravasation model. Biomaterials. 2021;270(120640). DOI: 10.1016/j.biomaterials.2020.120640.

Humphries BA, Wang Z, Yang C. MicroRNA regulation of the small rho GTPase regulators-complexities and opportunities in targeting cancer metastasis. Cancers (Basel). 2020;12(5):1092. DOI: 10.3390/cancers12051092.

Jackson HW, Defamie V, Waterhouse P, Khokha R. TIMPs: versatile extracellular regulators in cancer. Nat Rev Cancer. 2017;17(1):38-53. DOI: 10.1038/nrc.2016.115.

Kalluri R. The biology and function of fibroblasts in cancer. Nat Rev Cancer. 2016;16(9):582-98. DOI: 10.1038/nrc.2016.73.

Kaplan RN, Riba RD, Zacharoulis S, Bramley AH, Vincent L, Costa C, et al. VEGFR1-positive haematopoietic bone marrow progenitors initiate the premetastatic niche. Nature. 2005;438:820-7.

Kechagia JZ, Ivaska J, Roca-Cusachs P. Integrins as biomechanical sensors of the microenvironment. Nat

Rev Mol Cell Biol. 2019;20(8):457-73. DOI: 10.1038/s41580-019-0134-2.

Kessenbrock K, Plaks V, Werb Z. Matrix metalloproteinases: regulators of the tumor microenvironment. Cell. 2010;141(1):52-67.

Lawson CD, Ridley AJ. Rho GTPase signaling complexes in cell migration and invasion. J Cell Biol. 2018;217(2):447-57. DOI: 10.1083/jcb.201612069.

Mierke CT. The matrix environmental and cell mechanical properties regulate cell migration and contribute to the invasive phenotype of cancer cells. Rep Prog Phys. 2019. DOI: 10.1088/1361-6633/ab1628.

Mosaddeghzadeh N, Ahmadian MR. The RHO Family GTPases: Mechanisms of regulation and signaling. Cells. 2021;10(7):1831. DOI: 10.3390/cells10071831.

Mullooly M, McGowan PM, Crown J, Duffy MJ. The ADAMs family of proteases as targets for the treatment of cancer. Cancer Biol Ther. 2016;17(8):870-80. DOI: 10.1080/15384047.2016.1177684.

Parekh A, Weaver AM. Regulation of invadopodia by mechanical signaling. Exp Cell Res. 2015;343(1):89–95. DOI: 10.1016/j.yexcr.2015.10.038.

Parri M, Taddei ML, Bianchini F, Calorini L, Chiarugi P. EphA2 reexpression prompts invasion of melanoma cells shifting from mesenchymal to amoeboid-like motility style. Cancer Res. 2009;69:2072-81.

Qing-Xiang AS. Matrix metalloproteinase-26/matrilysin 2 (homo sapiens). Em: Handbook of Proteolytic Enzymes; 2002;3(1):162,p.795-800.

Revach OY, Grosheva I, Geiger B. Biomechanical regulation of focal adhesion and invadopodia formation. J Cell Sci. 2020;133(20):jcs244848. DOI: 10.1242/jcs.244848.

Rivier P, Mubalama M, Destaing O. Small GTPases. 2021;12(5-6):429-39. DOI: 10.1080/21541248.2021.1877081.

Rodenburg WS, van Buul JD. Rho GTPase signalling networks in cancer cell transendothelial migration. Vasc Biol. 2021;3(1):R77-R95. DOI: 10.1530/VB-21-0008.

Seetharaman S, Etienne-Maneville S. Cytoskeletal crosstalk in cell migration. Trends Cell Biol. 2020;30(9):720-35. DOI: 10.1016/j.tcb.2020.06.004.

Sen Gupta S, Parent CA, Bear JE. The principles of directed cell Migration. Nat Rev Mol Cell Biol. 2021;22(8):529–547. DOI: 10.1038/s41580-021-00366-6.

Senga SS, Grose RP. Hallmarks of cancer – the new testament. Open Biology. Jan 2021. https://doi.org/10.1098/rsob.200358.

Sökeland G, Schumacher U. The functional role of integrins during intra-and extravasation within the metastatic cascade. Mol Cancer 18, article 12. 2019. https://doi.org/10.1186/s12943-018-0937-3.

Winkler J, Abisoye-Ogunniyan A, Metcalf KJ, Werb Z. Concepts of extracellular matrix remodelling in tumour progression and metastasis. Nat Commun. 2020;11(1):5120. DOI: 10.1038/s41467-020-18794-x.

Wortzel I, Dror S, Kenific CM, Lyden D. Exosome-mediated metastasis: Communication from a distance. Review Dev Cell. 2019;49(3):347-60. DOI: 10.1016/j.devcel.2019.04.011.

Yamada KM. Mechanisms of 3D cell migration. Nat Rev Mol Cell Biol. 2019;20(12):738-52. DOI: 10.1038/s41580-019-0172-9.

# 28

# Vasculogênese na Angiogênese

Sérgio Jerónimo Rodrigues Dias
Francisco Caiado

## DESTAQUES

- A capacidade de indução da formação de novos vasos a partir de vasos já existentes (angiogênese) é uma das capacidades extrínsecas adquiridas pelas células cancerosas, dependendo da interação dessas células com vários elementos microambientais e até mesmo sistêmicos.
- A formação de novos vasos depende em grande parte da proliferação de células endoteliais pré-existentes no leito vascular. Evidências se acumulam quanto a uma segunda origem possível e não excludente de células endoteliais: células precursoras endoteliais da medula óssea, participantes do processo de desenvolvimento da vasculatura embrionária (vasculogênese).
- O processo de angiogênese é controlado por um equilíbrio dinâmico entre ativadores e inibidores de angiogênese. Os mais populares ativadores da angiogênese são membros da família VEGF, alvo terapêutico de anticorpos monoclonais humanizados, cujo uso clínico foi registrado para tratamento adjuvante de alguns cânceres.
- Subpopulações celulares apresentam diferentes receptores para VEGF. Assim, por exemplo, precursores endoteliais residentes no leito vascular expressam o receptor VEGF-R1. Já os precursores de células endoteliais recrutados a partir da medula óssea, circulantes no sangue periférico e que se alojam em tumores, favorecendo o processo de vasculogênese na angiogênese, expressam o receptor VEGF-R2. Células precursoras mesenquimais também são mobilizadas da medula óssea e, alojando-se no leito vascular de tumores, podem diferenciar-se em pericitos ou fibroblastos associados a tumor.
- As células derivadas da medula óssea circulantes são passíveis de quantificação. A determinação de seu número tem mostrado associações de potencial interesse e aplicabilidade clínica, a ser confirmada por estudos adequadamente delineados.

## INTRODUÇÃO

As neoplasias (cânceres) caracterizam-se e são definidas tendo por base várias propriedades, elegantemente enunciadas e definidas por Hanahan e Weinberg.[1] Dentro destas, separam-se em dois grupos: as intrínsecas e as extrínsecas às células tumorais. As intrínsecas são "próprias" das células cancerosas, tais como capacidade proliferativa, resistência à apoptose, por exemplo, e as extrínsecas, que dependem da interação da célula cancerosa com o meio ambiente, tais como a capacidade de induzir a formação de uma nova vasculatura, que permita oxigenar e nutrir a massa tumoral (processo denominado por angiogênese). Por ser uma propriedade comum a todos os tumores e por representar uma ponte entre a fisiologia e a patologia, a investigação em angiogênese tem recebido atenção crescente nas últimas décadas. Os mecanismos básicos do processo de angiogênese, quer em situações fisiológicas quer durante o crescimento tumoral, tais como os principais fatores de crescimento, vias de sinalização por eles ativados e respectivos inibidores, foram já definidos com algum rigor.[2,3] Esses estudos levaram inclusive ao desenvolvimento recente de inibidores do processo de angiogênese, prontamente testados na clínica para o tratamento de diferentes cânceres.[4,5] No entanto, os resultados obtidos nos diversos ensaios clínicos realizados revelaram uma inesperada ineficácia dos diferentes agentes ou, nos melhores casos, eficácia clínica semelhante aos agentes já existentes. Esses resultados levaram a comunidade de investigadores a reavaliar os modelos e conclusões tiradas anteriormente, e ao desenvolvimento de novos paradigmas de estudo que possam levar à descoberta de outros alvos, ou à aplicação dos diferentes agentes em cenários clínicos adequados. No campo da angiogênese, uma das questões ainda por resolver – e que tem gerado alguma controvérsia – diz respeito à origem celular das células que constituirão os novos vasos sanguíneos. Enquanto a maioria de investigadores crê na proliferação das células pré-existentes como a única fonte de novas células endoteliais em tumores, outros têm explorado a hipótese de uma possível origem extratumoral das células endoteliais que constituem os vasos sanguíneos tumorais, nomeadamente o recrutamento e a diferenciação de células precursoras endoteliais (EPCs) da medula óssea (MO). Subjacentes a essa hipótese

global estão os estudos que revelaram a importância de EPCs e outras células de origem sanguínea durante o desenvolvimento da vasculatura embrionária, um processo conhecido por vasculogênese.[6,7]

O presente capítulo discute o possível papel de células derivadas da MO na angiogênese tumoral. Assim, propomos discutir de forma resumida os exemplos de estudos contra e a favor de um papel relevante do processo de vasculogênese na angiogênese.

## ANGIOGÊNESE: OS ATORES PRINCIPAIS

O processo de angiogênese representa um dos melhores exemplos biológicos nos quais mudanças de estado de equilíbrio molecular desencadeiam uma alteração/reação morfológica e funcional. Em concreto, a vascularização tecidual é controlada por um equilíbrio que se crê dinâmico entre ativadores e inibidores de angiogênese. Esse equilíbrio dinâmico é ainda explicado, molecular e celularmente, pela manutenção da homeostase vascular ou da criação de instabilidade, permitindo a formação de novos vasos em situações de reduzido aporte de oxigênio ou de nutrientes.[8] A lista de ativadores e inibidores é extensa, constituída por mais de cem elementos, mas a maioria de investigadores centra sua atenção em quatro a cinco famílias de fatores. Por serem produzidos pela maior parte dos cânceres conhecidos e por terem sido dos primeiros factores angiogênicos identificados, as proteínas da família do fator de crescimento de endotélio vascular (VEGF, do inglês *vascular endothelial growth factor*) têm, em concreto, recebido grande parte da atenção dos investigadores interessados em angiogênese.[9,10] VEGF-A, por exemplo, produzido pelas células tumorais, liga-se aos seus receptores tirosina quinase específicos, ativando uma cascata de sinalização intracelular que leva à proliferação e diferenciação das células endoteliais dos vasos sanguíneos, resultando na formação de novos capilares.[11-13] No entanto, para que VEGF possa comunicar com as células endoteliais dos vasos sanguíneos e induzir esses efeitos, estas têm que deixar de receber parte dos sinais de estabilidade/homeostase. Aí, perda de sinais de adesão à matriz extracelular das membranas basais, perda de sinais transmitidos pelas células perivasculares, tais como pericitos ou células da musculatura lisa, entre outros, desempenham um papel crucial.[14] Ao perder os sinais de estabilidade/homeostase, as células endoteliais sobre-expressam receptores de fatores pró-angiogênicos como VEGF, respondendo, assim, de forma exuberante à presença desses fatores.

Assim, o processo de angiogênese tumoral crê-se começar pela indução da produção de fatores pró-angiogênicos, como VEGF, por parte de células tumorais em situação de reduzido oxigênio ou privação nutricional, e pela redução de sinais homeostáticos que atuam nas células endoteliais. No caso de angiogênese fisiológica, após a geração de uma nova rede capilar, sinais contrários aos anteriores, inibidores do processo angiogênico, serão ativados quer nas células perivasculares (induzindo sua aproximação ao endotélio recém-formado, entre outros) quer nas células endoteliais dos novos vasos.[15] Em contraste com os processos de angiogênese fisiológica, tais como a cicatrização de feridas, a angiogênese tumoral não parece "saber quando parar".[16] Assim, o crescimento e eventual metastização tumorais são processos que se creem contínuos.

Como referido, para além das células endoteliais preexistentes e das células perivasculares, tais como pericitos que estabilizam os vasos sanguíneos, há cerca de 15 anos, vários investigadores propuseram que parte do endotélio que constitui os vasos sanguíneos pudesse resultar de células derivadas da MO.

Esses estudos pioneiros iniciaram um novo ramo de estudo em angiogênese, que têm cativado a atenção mas também a repulsa de inúmeros investigadores.

## VASCULOGÊNESE EM TUMORES: OS PRIMEIROS ESTUDOS

Durante o desenvolvimento embrionário, a formação da primeira entidade vascular funcional (a aorta dorsal) implica uma interação molecular e celular próxima entre elementos hematopoiéticos (que irão constituir as células sanguíneas) e células que futuramente farão parte dos neovasos[17-19]. Baseados nesses estudos em biologia do desenvolvimento, vários investigadores testaram a hipótese de que – no adulto – pudesse existir uma fonte de precursores/progenitores vasculares, recrutada em situações de neoangiogênese fisiológica e/ou patológica, independente das células endoteliais preexistentes nos vasos.

Seguindo o mesmo raciocínio aplicado ao estudo de precursores hematopoiéticos, os primeiros estudos publicados sobre a possível existência de progenito-

res endoteliais em adultos utilizaram citocinas com propriedades quimiotácticas, e ensaios funcionais *in vitro* e *in vivo*. Assim, Asahara et al. e Shi et al. publicaram, em 1997 e 1998, respectivamente, que existiam células circulantes derivadas da MO que podiam ser isoladas e cultivadas *in vitro* dando origem a células endoteliais; ambos os estudos demonstraram ainda que essas células progenitoras endoteliais tinham a capacidade de induzir a neovascularização fisiológica e também tumoral *in vivo*.[20-22] Após esses estudos pioneiros, muitos laboratórios iniciaram trabalhos de investigação nessa nova e excitante área. Vários aspectos perturbavam os investigadores, refletindo, desde logo, o imenso potencial de estudo dessas células derivadas da MO, mas também demonstrando a resistência normal a novas descobertas:

- quantas células progenitoras endoteliais derivadas da MO se conseguem isolar?
- quais os marcadores de superfície específicos das células progenitoras endoteliais que as permitem distinguir de outras células derivadas da MO ou mesmo das células endoteliais preexistentes?
- qual a contribuição real das células derivadas da MO para a neovascularização fisiológica ou tumoral?
- quais os principais fatores que recrutam e promovem a diferenciação das células progenitoras endoteliais?

Entre muitas outras questões, algumas delas estão por resolver até hoje...

As próximas seções explorarão em mais detalhe essas diferentes preocupações/questões de todos os investigadores interessados nos mecanismos que regulam a angiogênese tumoral.

## IDENTIDADE DOS EPCS

Obsessão científica, ou preciosismo de definição, tem havido uma crescente tentativa de identificar os mais específicos (ou, idealmente, únicos) marcadores moleculares que definam a(s) população(ões) de célula(s) da MO com funções durante a angiogênese, quer fisiológica quer tumoral. Assim, desde os estudos primordiais sobre o hemangioblasto (origem comum aos elementos hematopoiéticos e vasculares), supostamente positivo para receptores de VEGF, a outros que levaram à identificação da molécula de superfície AC133 (CD133) como "específica" de células progenitoras endoteliais, sendo perdida em células maduras, muitos estudos têm tentado definir os marcadores que identificam progenitores vasculares/endoteliais. O racional subjacente a todos esses estudos defende que, por um lado, devemos nos focar em células que sejam razoavelmente imaturas ("estaminais") mas que, por outro lado, devemos procurar encontrar marcadores de linhagem (isto é, endoteliais). Em concreto, nesse momento é razoavelmente consensual que uma população de células derivadas da MO que expresse (no humano) CD34, c-kit, sca-1, VEGFR2 e AC133, e que seja negativa para CD45 e CD11b, possa ser considerada como representando progenitores endoteliais.[23-27] No entanto, é nossa opinião que mais importante que marcadores de superfície, a identificação e o desenvolvimento de ensaios funcionais que permitam testar de forma rigorosa a função de células derivadas da MO durante a angiogênese resolverá eventuais dúvidas e controvérsias. Nesse sentido, torna-se menos importante definir de forma estanque uma população de células "progenitoras" de endotélio, independentemente dos marcadores moleculares que se usem, do que um conjunto de células derivadas da MO que, de uma forma direta (originando endotélio) ou indireta (ativando o endotélio pré-existente ou originando células perivasculares), realmente desempenhe um papel relevante durante a angiogênese tumoral.[28-31]

## A CONTROVÉRSIA

Recentemente, em reação óbvia ao impacto científico que os primeiros artigos sobre a eventual contribuição de células derivadas da MO durante a angiogênese, alguns grupos questionaram fortemente essa contribuição, mostrando por meio de modelos próprios que as células derivadas da MO não desempenham qualquer papel durante a angiogênese tumoral.[32-35] Essa publicação levou à troca de correspondência algo pessoal e pouco científica, tendo-se chegado ao "consenso" de que a ser real, a contribuição de células derivada da MO para a angiogênese tumoral está ainda longe de ser totalmente compreendida. Outra interpretação mais cínica poderá advogar que tem havido sobrevalorização de resultados científicos que claramente variam consoante os modelos utilizados, dos marcadores escolhidos, ou da análise mais ou menos tendenciosa dos resultados.

## A VASCULOGÊNESE NA ANGIOGÊNESE: VÁRIAS POSSIBILIDADES

O conceito de uma eventual regulação de processos essenciais à reparação tecidual e ao crescimento tumoral ser feita de forma sistêmica é atraente do ponto de vista biológico e mesmo clínico. De certa forma, a integração dos conhecimentos das diferentes áreas biológicas e médicas sobre os diferentes órgãos e sistemas tem levado a uma compreensão do crescimento de tumores como um evento não catastrófico, como chegou a ser considerado, mas como um conjunto complexo de interações locais e sistêmicas que resulta numa substituição de um estado de homeostase por outro, mais dinâmico e menos estável. O estudo dos mecanismos que regulam a angiogênese tumoral tem contribuído para essa noção sistêmica do processo de carcinogênese. Nesse enquadramento, poderíamos ainda advogar que o estudo da eventual contribuição de células derivadas da MO para a formação de novos vasos sanguíneos representa o "braço mais sistêmico" dos estudos focados em angiogênese tumoral. No entanto, como todos os conceitos e teorias inovadoras e experimentais, muito há ainda a fazer para esclarecer todas as dúvidas que cientistas e clínicos colocam. Nomeadamente, várias questões pertinentes continuam por resolver: qual a contribuição quantitativa de células derivadas de MO para a formação de novos vasos sanguíneos? As células derivadas da MO poderão originar outras células essenciais para a formação de vasos sanguíneos funcionais, tais como pericitos? A detecção e a quantificação de células derivadas da MO poderão ter aplicação clínica?

Apenas relativamente a esse último ponto podemos responder de forma afirmativa. Vários estudos revelaram que a quantificação de células derivadas da MO, circulantes ou infiltradas em tecidos, correlaciona-se com a resposta terapêutica a fármacos antiangiogênicos;[36,37] a resposta de diferentes doentes a agentes quimioterapêuticos comumente utilizados;[38-40] a progressão tumoral (a agressividade do tumor).[41-52]

Assim, não só do ponto de vista biológico, mas também do ponto de vista clínico estritamente prático, a medição e quantificação de células derivadas da MO pode ser utilizada com diversos objetivos e finalidades. Propomos, na Figura 28.1, as possíveis funções desempenhadas por células derivadas da

MO durante a angiogênese tumoral. Essa figura não deve ser entendida como estanque ou definitiva, mas sim como um diagrama que se pretende dinâmico e passível de modificações.

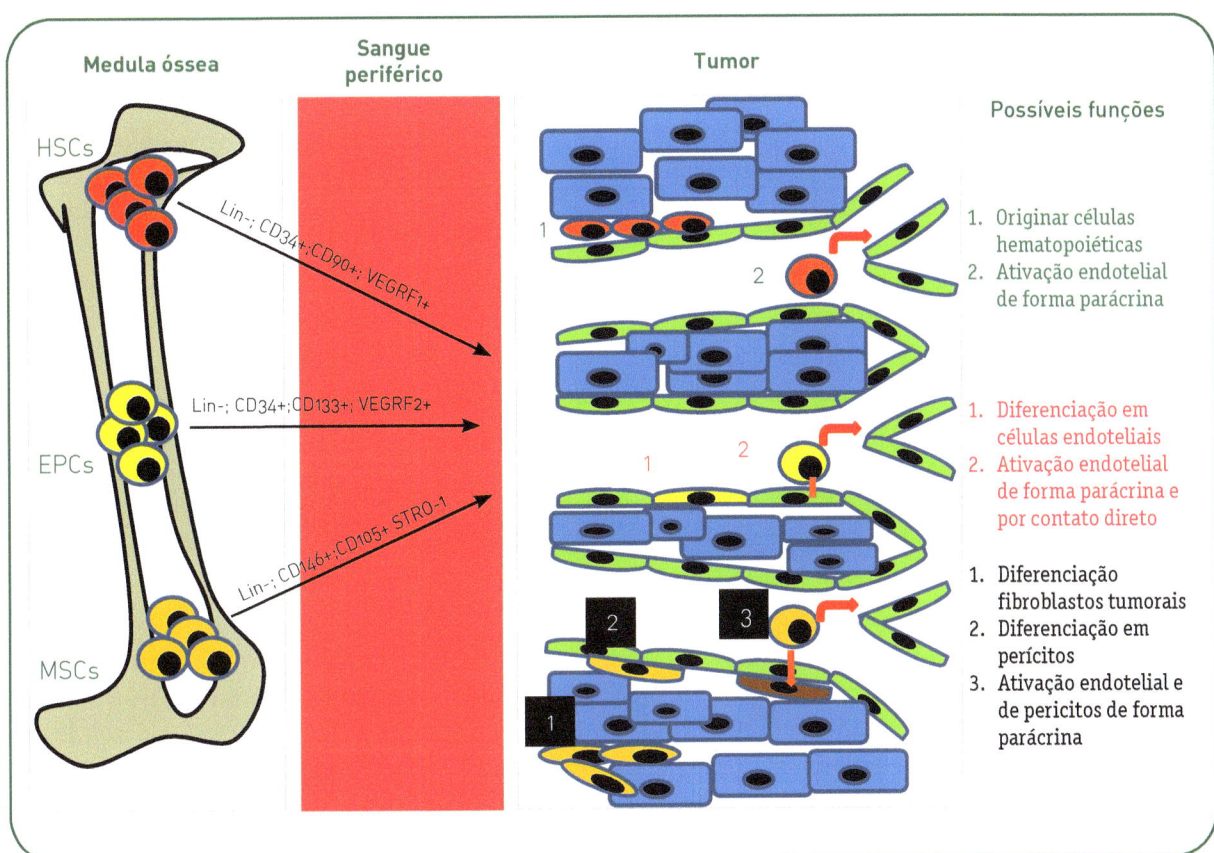

**FIGURA 28.1 –** Representação esquemática das células derivadas de medula óssea e que compõem diferentes elementos do microambiente tumoral.

HSCs: *hemathopoetic stem cells*; EPCs: *endothelial stem cells*; MSCs: *mesenchymal stem cells*.

Fonte: Desenvolvida pela autoria.

## REFERÊNCIAS

1. Hanahan D, Weinberg RA. The hallmarks of cancer. Cell. 2000;100:57-70.

2. Folkman J, Klagsbrun M. Angiogenic factors. Science. 1987;235:442-7.

3. Bergers G, Benjamin LE. Angiogenesis: tumorigenesis and the angiogenic switch. Nature Rev Cancer. 2003;3:401-10.

4. Folkman J. Tumor angiogenesis: therapeutics implications. N Engl J Med. 1971;285:1182-6.

5. Chung AS, Ferrara JLN. Targeting the tumour vasculature: insights from physiological angiogenesis. Nature Reviews Cancer. 2010;10;505-14.

6. Flamme I, Frölich T, Risau W. Molecular mechanisms of vasculogenesis and embryonic angiogenesis. J Cell Physiol. 1997;173:206-10.

7. Patan S. Vasculogenesis and angiogenesis. Cancer Treat Res. 2004;117: 3-32.

8. Fraisl P, Mazzone M, Schmidt T et al. Regulation of angiogenesis by oxygen and metabolism. Dev Cell. 2009;16:167-79.

9. Carmeliet P, Ferreira V, Breier G et al. Abnormal blood vessel development and lethality in embryos lacking a single VEGF allele. Nature. 1996;380:435-9.

10. Ferrara N, Carver-Moore K, Chen H et al. Heterozygous embryonic lethality induced by targeted inactivation of the VEGF gene. Nature. 1996;380:439-42.

11. Olsson AK, Dimberg A, Kreuger J et al. VEGF receptor signalling - in control of vascular function. Nat Rev Mol Cell Biol. 2006;7:359-71.

12. Shalaby F, Rossant J, Yamaguchi TP et al. Failure of blood-island formation and vasculogenesis in Flk-1-deficient mice. Nature. 1995;376:62-6.

13. Fong GH, Rossant J, Gertsenstein M et al. Role of the Flt-1 receptor tyrosine kinase in regulating the assembly of vascular endothelium. Nature. 1995;376:66-70.

14. Jain RK. Molecular regulation of vessel maturation. Nat.Med. 2003;9:685-93.

15. Carmeliet P. Angiogenesis in life, disease and medicine. Nature. 2005;15438:932-6.

16. Nagy JA, Benjamin L, Zeng H et al. Vascular permeability, vascular hyperpermeability and angiogenesis. Angiogenesis. 2008;11:109-19.

17. Pelosi E, Valtieri M, Coppola S et al. Identification of the hemagioblast in postnatal life. Blood. 2002;100:3203-8.

18. Orkin SH, Zon LI. Hematopoiesis: an evolving paradigm for stem cell biology. Cell. 2008;132:631-44.

19. Zovein AC, Hofmann JJ, Lynch M et al. Fate tracing reveals the endothelial origin of hematopoietic stem cells. Cell Stem Cell. 2008;3:625-36.

20. Asahara T, Murohara T, Sullivan A et al. Isolation of putative progenitor endothelial cells for angiogenesis. Science. 1997;275:964-7.

21. Shi Q, Rafii S, Wu MH et al. Evidence for circulating bone marrow-derived endothelial cells. Blood. 1998;92:362-7.

22. Asahara T, Masuda H, Takahashi T et al. Bone marrow origin of endothelial progenitor cells responsible for postnatal vasculogenesis in physiological and pathological neovascularization. Circ Res. 1999;85:221-8.

23. Gehling UM, Ergün S, Schumacher U et al. In vitro differentiation of endothelial cells from AC133-positive progenitor cells. Blood. 2010;95:3106-12.

24. Peichev M, NAiyer AJ, Pereira D et al. Expression of VEGFR-2 and AC133 by circulating human CD34(+) cells identifies a population of functional endothelial precursors. Blood. 2000;95:952-8.

25. Bertolini F, Shaked Y, Mancuso P et al. The multifaceted circulating endothelial cell in cancer: towards marker and target identification. Nat Rev Cancer. 2006;6:835-45.

26. Hirschi KK, Ingram DA, Yoder MC. Assessing identity, phenotype, and fate of endothelial progenitor cells. Arterioscler Thromb Vasc Biol. 2008;28:1584-95.

27. Rafii S, Lyden D. Therapeutic stem and progenitor cell transplantation for organ vascularization and regeneration. Nat Med. 2003;9:702-12.

28. Urbich C, Dimmeler S. Endothelial progenitor cells: characterization and role in vascular biology. Circ Res. 2004;95:343-53.

29. Peters BA, Dias LA, Polyak K et al. Contribution of bone marrow-derived endothelial cells to human tumor vasculature. Nat Med. 2005;11:261-2.

30. Nolan DJ, Ciarrochi A, Mellick AS et al. Bone marrow-derived endothelial progenitor cells are a major determinant of nascent tumor neovascularization. Genes Dev. 2007;21:1546-58.

31. Ahn GO, Brown JM. Role of endothelial progenitors and other bone marrow-derived cells in the development of the tumor vasculature. Angiogenesis. 2009;12:159-64.

32. Case J et al. Human CD34+ AC133+ VEGFR-2+ cells are not endothelial progenitor cells but distinct, primitive hematopoietic progenitors. Exp Hematol. 2007;35:1109-18.

33. Gohert JR et al. Genetically tagging endothelial cells in vivo: bone marrow derived cells do not contribute to tumor endothelium. Blood. 2004;104:1769-77.

34. Kerbel RS, Benezra R, Lyden DC et al. Endothelial progenitor cells are cellular hubs essential for neo-angiogenesis of certain aggressive adenocarcinomas and metastatic transition but not adenomas. Proc Natl Acad Sci USA. 2008;105.

35. Purhonen S, Palm J, Rossi D et al. Bone marrow-derived circulating endothelial precursors do not contribute to vascular endothelium and are not needed for tumor growth. Proc Natl Acad Sci USA. 2008;105:6620-5.

36. Shaked Y, Henke E, Roodhart JM et al. Rapid chemotherapy-induced acute endothelial progenitor cell mobilization: implications for antiangiogenic drugs as chemosensitizing agents. Cancer Cell. 2008;14:263-73.

37. Shaked Y, Tang T, Woloszynek J et al. Contribution of granulocyte colony-stimulating factor to the acute mobilization of endothelial precursor cells by vascular disrupting agents. Cancer Res. 2009;69:7524-8.

38. Bertolini F et al. Maximum tolerable dose and low-dose metronomic chemotherapy have opposite effects on the mobilization and viability of circulating endothelial progenitor cells. Cancer Res. 2003;63:4342-6.

39. Murakami J, Li TS, Ueda K et al. Inhibition of accelerated tumor growth by blocking the recruitment of mobilized endothelial progenitor cells after chemotherapy. Int J Cancer. 2009;124:1685-92.

40. Shaked Y, Ciarrocchi A, Franco M et al. Therapy-induced acute recruitment of circulating endothelial progenitor cells to tumors. Science. 2006;313:1785-7.

41. Lyden D, Hattori K, Dias S et al. Impaired recruitment of bone marrow-derived endothelial and hematopoietic precursor cells blocks tumor angiogenesis and growth. Nat Med. 2001;7:1194-201.

42. Dome B, et al. Identification and clinical significance of circulating endothelial progenitor cells in human non-small cell lung cancer. Cancer Res. 2006;66:7314-7.

43. Gao D, Nolan DJ, Mellick AS et al. Endothelial progenitor cells control the angiogenic switch in mouse lung metastasis. Science. 2008;319:195-8.

44. Rafat N, Beck GCH, Schulte J et al. Circulating endothelial progenitor cells in malignant gliomas. J Neurosurg. 2010;112:43-9.

45. Naik RP et al. Circulating endothelial correlate to stage in patients with invasive breast cancer. Breast Cancer Res Treart. 2008;107:133-8.

46. Igreja C, Courinha M, Cachaço AS et al. Characterization and clinical relevance of circulating and biopsy-derived endothelial progenitor cells in lymphoma patients. Haematologica. 2007;92:469-77.

47. Zhang HR et al. Incorporation of endothelial progenitor cells into the neovasculature of malignant glioma xenograft. J Neurooncol. 2008;93:165-74.

48. Ria R, Piccoli C, Cirulli T et al. Endothelial differentiation of hematopoietic stem and progenitor cells from patients with multiple myeloma. Clin Cancer Res. 2008;15:1678-85.

49. Yu D et al. Identification and clinical significance of mobilized endothelial progenitor cells in tumor vasculogenesis of hepatocellular carcinoma. Clin Cancer Res. 2007;13:3814-24.

50. Lin EH et al. Elevated circulating endothelial progenitor marker CD133 messenger RNA levels predict colon cancer recurrence. Cancer. 2007;110:534-42.

51. Oki Y, Younes A. Endothelial progenitor cells in non-Hodgkin´s lymphoma. Haematologica. 2007;92:433-4.

52. Cortelezzi A, Francchiolla NS, Mazzeo LM et al. Endothelial precursors and mature cells are increased in the peripheral blood of myelodysplastic syndromes. Leuk Lymphoma. 2005;46:1345-51.

# 29

# Metástase

Maria do Rosário André
Bruno Costa da Silva
Maria Rita Dionísio
David Lyden

## DESTAQUES

- Metástases são responsáveis por até 90% da letalidade de cânceres. O modelo atual de metástases sugere que esse seja um processo estocástico e sequencial, no qual células do tumor primário adquirem progressivamente características que as fariam adquirir a capacidade de migrar pelo organismo, invadir a circulação sanguínea e/ou linfática, sobreviver em circulação, alojar-se em um território tecidual à distância do tumor primário, invadi-lo e proliferar.

- Resultados de pesquisas mais recentes desafiam essa noção e sugerem que o fenótipo metastático não é necessariamente adquirido de maneira progressiva. Discute-se a participação de diferentes tipos celulares, que não a célula tumoral, no desenvolvimento da metástase.

- Células epiteliais podem passar a expressar genes cujos produtos as capacitam a migrar, sobreviver e remodelar ativamente a matriz extracelular, como células de origem mesenquimal. Esse processo, reminiscente do que ocorre no período embrionário, foi caracterizado como transição epitelial-mesenquimatosa.

- Na circulação, a sobrevivência da célula circulante parece estar associada à sua capacidade de interação com outras células (tumorais, propriamente ditas, leucócitos e plaquetas).

- Identificaram-se genes cujos produtos constituem elementos do fenótipo metastático. Esses genes têm sido agrupados em três classes: (i) iniciação; (ii) progressão; (iii) virulência. Genes cujos produtos estão associados ao processo de motilidade, invasão e angiogênese são agrupados na primeira classe. Genes cujos produtos são necessários tanto no tumor primário como no processo de colonização são classificados na segunda classe. Genes cujos produtos são necessários somente na metástase e não no tumor primário são agrupados na terceira classe.

- Discutem-se as interações das células tumorais com células do microambiente tumoral nos sítios primário e secundário (metástase), como, por exemplo, os macrófagos associados a tumor e células derivadas da medula óssea.

Continua >>

>> Continuação

## DESTAQUES

- Evidências experimentais têm sugerido que as células tumorais se alojam em nichos pré-metastáticos formados na vigência do tumor, ou induzidos paracrinamente por fatores derivados do tumor. Participam da formação desse nicho células que são mobilizadas da medula óssea, com um fenótipo definido, que se alojam em regiões de estroma modificado no interior do órgão que será sede de metástase. Esse estroma modificado expressa variantes de fibronectina, produzida por células estromais ativadas. Esses nichos ("o solo") são férteis e favorecem o alojamento da célula tumoral circulante ("a semente").
- Implicações desses conceitos para o diagnóstico, estadiamento e tratamento de pacientes com câncer e doença metastática são discutidas.
- Evidências experimentais têm sugerido que as células tumorais se alojam em nichos pré-metastáticos formados na vigência do tumor, ou induzidos paracrinamente por fatores derivados do tumor. Participam da formação desse nicho células que são mobilizadas da medula óssea, com um fenótipo definido, que se alojam em regiões de estroma modificado no interior do órgão que será sede de metástase. Esse estroma modificado expressa variantes de fibronectina, produzida por células estromais ativadas. Esses nichos ("o solo") são férteis e favorecem o alojamento da célula tumoral circulante ("a semente").
- Implicações desses conceitos para o diagnóstico, estadiamento e tratamento de pacientes com câncer e doença metastática são discutidas.

## INTRODUÇÃO

A metástase, que é responsável por mais de 90% das mortes por câncer, é uma doença sistêmica definida como o desenvolvimento de tumores secundários a certa distância do local primário do câncer. Os tumores malignos primários podem frequentemente ser removidos cirurgicamente; no entanto, os tumores metastáticos podem migrar para todo o corpo, semeando e proliferando em órgãos distantes. A metástase representa um grande desafio para as atuais estratégias terapêuticas contra o câncer, uma vez que produz os efeitos mais nocivos. Essas terapias, que geralmente são eficazes para controlar tumores localmente circunscritos, frequentemente não são bem sucedidas no tratamento dos cânceres metastáticos, por vezes, imprevisíveis e inacessíveis.

A maioria das pesquisas sobre câncer tem-se concentrado apenas nos tecidos derivados dos locais de tumor primários. Após o complexo processo de metástase ter sido concluído, essa pesquisa nem sempre pode revelar a biologia do tumor metastático em locais distantes. Apenas recentemente, os estudos têm-se voltado para o campo mais complexo e menos compreendido da metástase de tumores. Os mecanismos celulares e moleculares subjacentes a essas tendências diferentes são tema de debate constante e intensos esforços de investigação porque têm implicações importantes na determinação da capacidade de prever, identificar e erradicar a doença metastática ameaçadora da vida.

Geralmente, acredita-se que o processo de metástase segue uma cascata estocástica, sequencial, que envolve intravasamento de células tumorais, disseminação através do sangue e/ou vasos linfáticos, extravasamento para órgão secundário, angiogênese e, finalmente, crescimento de tumor secundário. No entanto, nos últimos anos, estudos têm proposto perspectivas novas e interessantes sobre a natureza da doença metastática, impulsionando uma mudança conceitual na teoria metastática canônica. Esses modelos têm rompido com a estrutura de progressão do tumor aceita e levantam questões difíceis e intrigantes para os pesquisadores no campo da terapêutica do câncer.

As áreas de progresso incluem não apenas a natureza das células tumorais que iniciam a metástase, quando e como elas migram da massa tumoral primária, como sobrevivem e proliferam em locais secundários, mas também os locais secundários para os quais elas migram preferencialmente e porquê. Por exemplo, evidências de estudos de perfil de expressão gênica sugeriram que a capacidade metastática pode ser uma característica intrínseca dos tumores que é adquirida muito mais cedo na progressão da doença do que se pensava anteriormente. Além disso, estudos recentes têm fornecido evidências crescentes não apenas com relação ao grau até o qual as células tumorais são dependentes de células normais no microambiente imediato, mas também em relação à importância do sistema imunológico na progressão da doença — informações vitais necessárias para aperfeiçoar novos modelos.

Neste capítulo, vamos explorar algumas das descobertas recentes mais importantes desses e de outros estudos no âmbito das três grandes fases de metástase – início, migração e crescimento em um local distante – e discutir o estado atual da pesquisa sobre metástase.

## CONCEITOS BÁSICOS

Uma das primeiras referências para a disseminação do câncer foi feita em 1595 por Nicolas Abraham de la Framboisiere, que descreveu que um tumor pode desenvolver "delitescência", ou seja, uma disseminação para os órgãos internos. Mais tarde, em 1757, Henri Ledran reforçou esse conceito. Ele definiu o câncer em seu início como uma doença local, que, em fases posteriores, dissemina para os linfonodos locais e para a corrente sanguínea, podendo envolver os pulmões. Em uma tentativa de descrever os mecanismos

envolvidos na metástase, Rudolf Ludwig Carl Virchow (1821-1902), que é considerado o pai da patologia celular, não descreveu a metástase como uma doença gerada pela disseminação das células cancerosas.

Em contradição direta com o que poderia ser esperado, afirmou que a metástase é causada por agentes infecciosos ou venenos de cânceres primários. Esses agentes são transportados através do sangue ou linfa para locais distantes do corpo, nos quais, após a interação com os tecidos conjuntivos, formam-se as metástases.

Atualmente, acredita-se que as metástases são derivadas de células cancerosas que escaparam da massa do tumor primário. Esse processo, também conhecido como cascata metastática, é composto por uma série de etapas que devem ser concluídas por uma célula tumoral para que seja atingido seu nicho metastático. Essas medidas incluem mudanças na migração e propriedades de adesão célula-célula, degradação e invasão da membrana basal (MB) e da matriz extracelular (MEC), entrada (também conhecida como intravasamento) na corrente sanguínea e sobrevida em seu interior, identificação de um órgão adequado no qual se estabelecer e extravasamento seguido pela invasão do órgão metastático. Esse processo também depende do desenvolvimento de novos vasos sanguíneos no local alvo (angiogênese) (Figura 29.1).

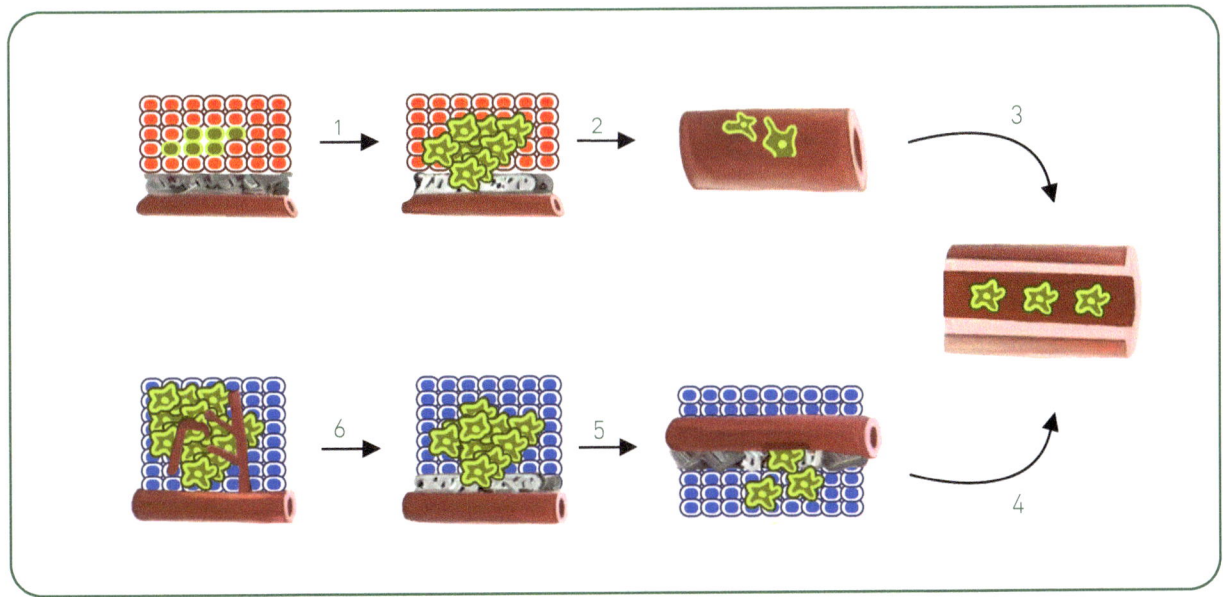

**FIGURA 29.1 -** Cascata de metástase: (1) alterações na migração e adesão célula-célula (transição epitelial-mesenquimatosa), degradação e invasão da membrana basal; (2) intravasamento; (3) sobrevida na corrente sanguínea; (4) extravasamento; (5) formação de micrometástase; (6) angiogênese e crescimento de tumor secundário.

Fonte: Desenvolvida pela autoria.

É importante ter em mente, porém, que nem todos os tumores são metastáticos e nem todas as células no interior dos chamados tumores metastáticos são capazes de sofrer metástase. A fim de se superarem os controles de crescimento homeostático, o ataque imunológico e as restrições ambientais, características como instabilidade genética e fenotípica, juntamente de uma seleção do tipo darwinista – sobrevivência dos mais aptos – são cruciais para o desenvolvimento de células tumorais resistentes. Além disso, seguindo a hipótese de Steven Paget da "semente e solo" que afirma que é necessário um microambiente receptivo para as células malignas enxertarem tecidos distantes e formarem metástase, as pesquisas atuais têm destacado a importância crucial de eventos que podem ocorrer simultaneamente ou até antes dessa cascata, como a formação de nichos pré-metastáticos tornados mais adequados para alojar células metastáticas pelos fatores liberados pela massa tumoral primária.

## TRANSIÇÃO EPITELIAL-MESENQUIMATOSA NO DESENVOLVIMENTO DO CÂNCER

A arquitetura do tecido fisiológico evita a migração, necessária para a invasão da célula tumoral e metástase. Isso é particularmente evidente em órgãos epiteliais e seus carcinomas derivados. A adesão célula-célula determina a assimetria celular, que oculta a função do órgão. Em muitos órgãos epiteliais, tais como as glândulas mamárias e da próstata, essa assimetria da célula é refletida por comunicações extracelulares locais específicas. Originalmente descrito como um dos mecanismos embriológicos mais importantes para a remodelagem do tecido, como a gastrulação e a formação do segmento, o processo de transição epitelial-mesenquimatosa (TEM) também tem sido associado à progressão do câncer e a metástases. Esse processo consiste em várias etapas: desintegração da adesão célula-célula (com a perda de marcadores epiteliais, como E-caderina e do ganho de marcadores mesenquimatosos, como vimentina), perda de polarização basoapical e aquisição de polarização frente-costas, e a remodelagem do citoesqueleto com alterações na actina cortical e fibras de actina sob estresse. Além de mobilidade aumentada, as células induzidas a passar por TEM podem apresentar resistência à apoptose, outro requisito fundamental para metástase bem-sucedida. Muito semelhante àquele observado no desenvolvimento embrionário, o processo de TEM na progressão do câncer envolve a ativação de vias de sinalização relacionadas com TEM observadas durante o desenvolvimento, como o TGF-β e repressores transcricionais de E-caderina como proteínas dedo de zinco (ZEB1 e ZEB2), proteína bHLH (*Twist*) e a família *snail* das proteínas dedo de zinco (*Snail, Slug*). Assim, as análises moleculares baseadas em TEM em embriologia foram aplicadas na progressão do câncer. Durante o desenvolvimento, TEM depende de atividades adicionais altamente controladas, espacial e temporalmente, de moléculas de sinalização distintas e específicas que não ocorrem sob circunstâncias normais. No câncer, a TEM pode ocorrer por meio de uma ativação oncogênica autônoma de moléculas sinalizadoras sem estímulos adicionais.

## REMODELAGEM DA MB E MEC

Outro passo importante na formação de cânceres localmente invasivos e suas metástases subsequentes é a invasão e o rompimento da MB e da MEC que circunda as células tumorais. Pode ocorrer, seja por forças mecânicas ou por degradação enzimática da MEC, um processo que acontece quando colágeno, laminina, fibronectina (FN) e vitronectina são degradados por metaloproteinases (MMP), catepsinas e/ou serinoproteases secretadas por células tumorais e células hospedeiras especialmente recrutadas pelo tumor, por exemplo, macrófagos, células endoteliais e fibroblastos. Além disso, a MEC que circunda as células do tumor funcionam como um repositório de fatores de crescimento essenciais para a progressão maligna. Fisiologicamente, a degradação da matriz é controlada pela secreção de enzimas em sua forma inativa, que pode ser ativada localmente, inibidores de protease e receptores da superfície celular para proteases (como u-PA), e enzimas associadas à membrana (como o MT-MMPs) que modulam onde a enzima vai agir. Por outro lado, a perda desse equilíbrio entre as MMP e seus inibidores é uma das principais características dos tumores invasivos e metastáticos. Esse processo, juntamente da TEM, contribui para a migração das células cancerosas da massa do tumor para o estroma do tecido conjuntivo reativo onde finalmente sofrem disseminação, passando através da parede endotelial dos vasos linfáticos para a circulação linfática e sistêmica.

## INTRAVASAMENTO, RESISTÊNCIA À APOPTOSE, EXTRAVASAMENTO E INVASÃO SECUNDÁRIA

Após as células tumorais invadirem a MB epitelial e MEC, e migrarem através do estroma local, elas podem entrar em contato com a microvasculatura associada ao tumor. Por meio de processos mediados pela integrina, as células tumorais podem interagir e atravessar (especialmente pela dissolução mediada por enzimas proteolíticas) as células endoteliais da MB, aderir e passar entre as células do endotélio vascular e, depois, entrar na circulação sistêmica. As células de câncer metastático também devem se esquivar dos efetores imunológicos ou cooptar células imunes/inflamatórias para ajudá-las a concluir as etapas subsequentes da cascata metastática e resistir a forças de cisalhamento hidrostáticas (ou seja, a turbulência dentro dos vasos). Como as células tumorais são mais suscetíveis a serem destruídas do que as células que trafegam em grupos, acredita-se que contatos com plaquetas, leucócitos e endotélio vascular podem cobrir e proteger as células tumorais de destruição imune e mecânica durante o processo metastático.

Outra etapa importante a ser superada pelas células tumorais circulantes é a apoptose, um mecanismo que pode proteger micro-organismos multicelulares de células duvidosas fixando-se fora de sua localização anatômica correta. Como as células epiteliais normais em geral sofrem *anoikis*, uma forma especializada de apoptose que ocorre quando a adesão ao substrato correto é interrompida, as células metastáticas devem desenvolver mecanismos de resistência a esse processo. Alguns desses mecanismos, para citar apenas alguns, são a ativação de vias de sobrevivência (por exemplo: PI3 quinase AKT), suprarregulação de MMP (que regula os receptores de morte para baixo, liberam fatores de crescimento e condicionam a MEC para a invasão), superexpressão de proteínas antiapoptóticas (Bcl-2 e BCL-XL) ou quinases de adesão focal e inativação de p53. As células tumorais podem, então, aderir, estimular a reação celular e passar através do endotélio microvascular, degradando a MB subjacente por meio da secreção de proteases e, em seguida, estabelecendo um tumor secundário em um novo local.

Finalmente, trabalhos recentes indicam que fatores secretados por tumores primários podem promover, mesmo antes da chegada das células metastáticas, a migração de células progenitoras derivadas da medula óssea para futuros tecidos metastáticos (nichos pré-metastáticos), fornecendo não só o "solo" promotor de crescimento para as células tumorais disseminadas, mas também tropismo metastático local para um determinado tipo de tumor primário.

## DETERMINANTES GENÉTICOS

Nas últimas décadas, muitos pesquisadores têm se esforçado para entender e identificar as alterações moleculares que transformam uma célula normal em cancerosa. Em 1960, a primeira anormalidade cromossômica associada ao câncer foi identificada com a detecção de um cromossomo minúsculo anormal em células de leucemia mieloide crônica. Nowell e Hungerford nomearam essa anomalia cromossômica de "cromossomo Filadélfia". Desde então, milhares de outras alterações cromossômicas, tais como deleções e duplicações foram identificadas em vários tumores malignos, uma indicação de que o câncer origina-se de células individuais que começam a proliferar e expandem devido a essas modificações genéticas. Além disso, a identificação de mutações de ganho-de-função de proto-oncogenes e de genes supressores tumorais de perda da função durante a progressão do tumor têm reforçado o conceito de que alterações genéticas sequencialmente adquiridas são necessárias e são responsáveis não só pelo desenvolvimento do câncer, mas também pelas transições entre os estágios do tumor progressivo.

Embora uma relação entre essas anormalidades genéticas e a proliferação das células tumorais tenha sido claramente demonstrada, a identidade de determinados genes que, especificamente, medeiam e induzem metástase, somente foi determinada recentemente. A primeira evidência de que o desenvolvimento de metástase era dependente das características intrínsecas das células tumorais veio de uma série de experimentos específicos nos quais células clonais de melanoma murino foram repetidamente injetadas por via intravenosa em camundongos. Colônias metastáticas foram colhidas de seus pulmões, resultando em clones com capacidade metastática diferente. Esse estudo mostrou também que a primeira linha celular era heterogênea com clones altamente metastáticos já presentes nessa população parental. Esses resultados contribuíram para a teoria de que a progressão metastática é uma consequência de mutações somáticas sequenciais que produzem populações de células variantes, juntamente de uma seleção de subpopulações agressivas e altamente metastáticas de células no interior do tumor – o "modelo de progressão somática". Recentemente, perfis de expressão gênica dos tumores mostraram que "assinaturas" moleculares preditivas de metástase já estão presentes em amostras de tumor primário. Isso parece contradizer o modelo mencionado anteriormente, que defende que as assinaturas metastáticas somente devem ser evidentes mais tarde na progressão do tumor, pois o tempo é essencial para o acúmulo de mutações somáticas e para a produção de clones altamente metastáticos. No entanto, um modelo que se baseia apenas em características genéticas pré-determinadas também é insuficiente. Ele não consegue fornecer uma explicação de por que as células latentes subsequentemente dão origem a metástases completas, nem da existência de genes que são expressos em células metastáticas, mas não nos tumores primários. Para preencher essas lacunas, foi proposto um modelo integrador, que postula que a capacidade metastática é adquirida quando o tumor primário está crescendo e tornando-se localmente invasivo, enquanto o crescimento de células tumorais em órgãos distantes implica em outra seleção de subpopulações heterogênicas genéticas subsequentes. Esse processo é motivado por alterações genéticas que conferem propriedades metastáticas a essas células cancerosas, que lhes conferem uma vantagem em várias etapas na jornada ao seu destino metastático.

Os genes da metástase podem ser agrupados em três classes: iniciação, progressão e virulência (Tabela 29.1). Os genes de iniciação da metástase conferem uma vantagem ao tumor primário ao facilitar a entrada das células tumorais na circulação e a chegada a seus locais metastáticos. Genes que estão envolvidos na motilidade, invasão ou angiogênese celular estão incluídos nessa classe. Os genes de progressão da metástase são definidos como genes que estão envolvidos em funções no tumor primário e também são fundamentais para a colonização metastática. O fator de crescimento endotelial vascular (VEGF, do inglês *vascular endotelial growth fator*) é um bom representante desse grupo, porque tem propriedades angiogênicas e também pode promover o recrutamento de células derivadas da medula óssea VEGFR1-positivas para nichos pré-metastáticos, influenciando a colonização de locais distantes. Os genes de virulência da

metástase estão envolvidos na colonização metastática, mas não no desenvolvimento do tumor primário. Eles acentuam a capacidade metastática de células de câncer que atingiram com êxito os estágios de iniciação e progressão metastáticas. Isso significa que sua expressão alterada torna-se evidente apenas nas células tumorais em locais distantes.

## Tabela 29.1. Classes de genes de metástase

| CLASSES DE GENES DE METÁSTASE | FUNÇÕES | GENES |
|---|---|---|
| Genes de iniciação da metástase | Descolamento Motilidade Invasão Recrutamento de células progenitoras da medula óssea Angiogênese Transição TEM | LOX CSF-1 ID1 TWIST1 MMP-9 NEDD9 |
| Genes de progressão da metástase | Remodelagem vascular Evasão imunológica Extravasamento | VEGF EREG COX-2 MMP-1 ANGPTL4 |
| Genes de virulência da metástase | Extravasamento Colonização órgão-específica Surgimento a partir da latência | CXCR4 RANKL IL-11 |

TEM: transição epitelial-mesenquimatosa.
Fonte: Desenvolvida pela autoria.

Os mecanismos exatos que transformam genes específicos em mediadores de metástase estão ficando cada vez mais claros. Qualquer alteração que resulte na ativação de genes pró-metastáticos ou na supressão dos genes que interferem nas metástases pode estar envolvida, desde que confira uma vantagem seletiva para a célula cancerosa. Isso significa que rearranjos cromossômicos, aberrações ou mutações numéricas, bem como alterações epigenéticas, micro-RNA ou mecanismos translacionais ou pós-translacionais alterados, possam estar envolvidos. Nesse momento, existem poucos exemplos clinicamente validados para a maioria desses processos. Descobriu-se que o NEDD9, um gene que codifica uma proteína que aumenta a formação de contato focal e invasão, é amplificado em um modelo de melanoma metastático de camundongo e em melanomas humanos metastáticos. CDH1 é um gene supressor de tumor que codifica um receptor de adesão celular, E-caderina. A perda de função desse receptor é típica da transição epitelial para mesenquimatosa, um fenótipo que é fundamental para o comportamento invasivo das células cancerosas. Mutações inativadoras foram descritas, por exemplo, no câncer de mama e no gástrico. No entanto, o principal mecanismo de perda de E-caderina é o silenciamento epigenético por meio de hipermetilação do DNA. Outro exemplo de regulação epigenética da metástase é hipometilação do S100A4, uma proteína de ligação ao cálcio que está envolvida na regulação da progressão do ciclo celular e diferenciação, e que também está envolvida na metástase. Essa modificação epigenética está associada à ativação do gene em uma variedade de cânceres, como o meduloblastoma, o adenocarcinoma do pâncreas e o carcinoma endometrial. Além disso, vários micro-RNAs que promovem metástase foram descritos. miR-10b promove a migração e invasão celular em câncer de mama e miR-373 e miR-520C modulam metástase por meio da supressão de CD44. A família do miR-200 inibe a transição epitelial-a-mesenquimatosa, modulando também o desenvolvimento de metástase.

Há indícios crescentes de que as alterações genéticas da célula cancerosa isoladamente não podem explicar o complexo processo metastático. Fatores genéticos do hospedeiro também podem ser um fator determinante, influenciando e modulando a colonização de locais distantes por células tumorais e formação de metástases. Estudos populacionais genéticos mostraram claramente a importância de fatores hereditários no desenvolvimento do câncer. Um exemplo é a associação de mutações de BRCA1 ao câncer de mama e de ovário familiar. Recentemente, experimentos usando o modelo murino de tumor mamário transgênico induzido pela expressão do oncogene do antígeno T médio do poliomavírus (PyMT) têm trazido evidências de que os polimorfismos constitucionais modulam não só a iniciação do câncer, mas também a progressão metastática. Os camundongos PyMT desenvolvem tumores palpáveis com uma penetração de 100% e 85 a 95% dos camundongos desenvolvem metástase pulmonar em cem dias. Quando camundongos do sexo masculino PyMT foram cruzados com diferentes estirpes puras, a progressão metastática foi significativamente modulada, sendo que alguns dos animais desenvolveram menos metástases pulmonares, enquanto outros tiveram um aumento de duas a três vezes da metástase pulmonar. Esses resultados sugerem que os *loci* polimórficos que modulam a eficiência metastática estão presentes na linha germinativa. Além disso, estudos posteriores demonstraram que a expressão de genes de assinatura da metástase foi diferente entre os tecidos mamários normais derivados de diferentes linhagens PyMT, sugerindo que essa variação genética hereditária que modifica e modula a metástase é visível até mesmo antes do aparecimento da doença. A tradução desses resultados para os seres humanos é muito difícil devido à heterogeneidade altamente genética na população humana. No entanto, já há alguns resultados promissores que mostram uma associação entre Sipa1, identificado no modelo PyMT como um gene modificador de eficiência da metástase, e a metástase em pacientes com câncer de mama. Uma importante implicação do efeito da origem genética é o fato de que ele não influencia somente o tumor primário, mas também todos os tecidos do corpo. Isso poderia potencialmente afetar o microambiente da metástase. A importância do microambiente na formação de metástases tem sido enfatizada ao longo dos últimos anos e ainda será discutida neste capítulo.

À luz dos recentes avanços, os conceitos tradicionais sobre a natureza em desenvolvimento das células cancerosas geneticamente instáveis e sobre a importância da seleção de características pró-metastáticas em diferentes pontos da progressão do tumor estão sendo reavaliados. Ainda existem muito poucos exemplos clinicamente relevantes dos diferentes tipos de determinantes metastáticos – genéticos e epigenéticos, somáticos e hereditários – mas esses exemplos devem servir como precedentes para estimular a futura identificação de mais genes de metástase, sendo que cada um deles pode ser um alvo potencial para a terapia.

## REGULAÇÃO MICROAMBIENTAL DE PROGRESSÃO METASTÁTICA

Para que ocorra a metástase, as células cancerosas têm de se soltar, de maneira bem-sucedida, do tumor primário, intravasar para vasos sanguíneos ou linfáticos, sobreviver na circulação, disseminar para vasos capilares de órgãos distantes, extravasar para o parênquima e proliferar no órgão-alvo.

Alterações isoladas autônomas de células tumorais não são suficientes para que esse processo seja eficiente; o microambiente também desempenha um papel crucial. De fato, durante o desenvolvimento do câncer, ocorre um cruzamento de informações entre as células tumorais e as do estroma, não apenas mediadas pela interação célula-célula, mas também por citocinas parácrinas e sinalização do fator de crescimento. Os tumores primários são compostos por células de câncer, juntamente de um estroma de suporte composto por vários tipos de células não malignas, como fibroblastos, células endoteliais, células-tronco mesenquimatosas, células do sistema imune inatas, incluindo macrófagos, neutrófilos, células supressoras derivadas de mieloide, dendríticas e adaptativas do sistema imunológico, como linfócitos T e B. Embora o microambiente possa exercer efeitos inibitórios sobre as células malignas, as células cancerosas podem superar esses sinais inibitórios durante a progressão do tumor e, em vez disso, explorar e modificar essas células circundantes, resultando não apenas em um maior desenvolvimento do tumor primário, mas também na invasão e no processo de disseminação metastática. A importância das interações entre as células metastáticas e o microambiente foi claramente indicada por Paget, em 1889, em sua hipótese "semente e solo". Paget concluiu, a partir de seus estudos de casos de câncer de mama avançado, que determinados órgãos pareciam ser mais propensos à metástase do que outros, e que isso não poderia ser explicado por fatores mecânicos, tais como o fluxo sanguíneo apenas. Ele sugeriu que o microambiente (solo) desses órgãos era mais receptivo, possibilitando assim a células tumorais (sementes) enxertarem e evoluírem para macrometástases. Ou, numa versão mais moderna, para produzir metástase, as células cancerosas precisam adquirir mutações que conferem a capacidade de se soltar do tumor primário, para sobreviver no sistema hematógeno ou linfático, e formar metástase em órgãos distantes. Esse órgão-alvo deve ter características que possibilitem que as células cancerosas enxertem e proliferem, enquanto outros órgãos podem permanecer não receptivos. Nos últimos anos, a atenção para o solo metastático voltou a crescer, e diversos grupos têm explorado e caracterizado o microambiente local e as células estromais, tanto no tumor primário como nos locais metastáticos.

## O MICROAMBIENTE NO LOCAL PRIMÁRIO

A presença de células derivadas da medula óssea nos tumores primários foi observada pela primeira vez no século XIX e, durante muitos anos, foi considerada como uma simples consequência de uma falha na resposta imune às células tumorais. No entanto, logo ficou claro que os tumores não apenas são capazes de evadir da resposta imune, mas que também recrutam ativamente e modificam as células derivadas da medula óssea, transformando-as em promotoras de tumores, e não supressoras do tumor. Células do sistema imune nem sempre são acopladas com a detecção de antígenos do câncer, mas são frequentemente associadas ao rompimento do tecido causado pela inflamação. Além disso, vários estudos recentes têm mostrado uma associação entre determinados tipos de células inflamatórias no tumor primário que se correlacionam com o desfecho do paciente. Por exemplo, a infiltração de macrófagos está correlacionada com um prognóstico pobre em diversos tipos de cânceres, incluindo câncer de mama e câncer de tireoide, e a presença de células dendríticas maduras é associada a um bom resultado no câncer colorretal e de cabeça e pescoço. Além disso, células derivadas da medula óssea desempenham um papel importante na angiogênese do tumor, um processo fundamental para o crescimento do tumor primário e disseminação de células tumorais. Macrófagos, neutrófilos ou monócitos Tie2-positivos produzem fatores de crescimento, citocinas ou proteases (VEGF-A, MMPs etc.) que contribuem para a angiogênese do tumor. Macrófagos associados ao tumor (MAT) são as células imunes mais frequentemente encontradas no microambiente do tumor. Macrófagos, como as células T, podem ser classificados em tipos M1 e M2. Os macrófagos M1 expressam altos níveis de citocinas pró-inflamatórias e complexo maior de histocompatibilidade (MHC) e são capazes de iniciar respostas antitumorais. Por outro lado, os macrófagos M2 expressam níveis mais altos de arginase e IL-10, uma citocina anti-inflamatória. Acredita-se que a maioria dos MAT tem um fenótipo M2. Entretanto, a maioria das citocinas promotoras de tumor é derivada de MAT M1. Ao contrário das células

Th1 e Th2, os macrófagos são células inerentemente plásticas e seu fenótipo é definido por seu perfil de expressão gênica. Essa propriedade pode ser utilizada pelo tumor para desenvolver diferentes funções em diferentes estágios de progressão do tumor. MAT têm mostrado estar envolvidos em várias etapas de desenvolvimento do tumor, ou seja, angiogênese, invasão e intravasamento. Propõe-se que diferentes subpopulações de MAT estão envolvidas especificamente em cada uma dessas funções. Esses MAT podem mudar sua prevalência ao longo do tempo, um processo que sempre resulta em um equilíbrio entre supressão do tumor e funções de promoção do tumor. Vários estudos mostraram a importância do MAT na progressão do tumor. Diferentes abordagens, manipulação genética ou depleção farmacológica, demonstram que, quando há uma redução nos macrófagos do tumor primário, há uma inibição da angiogênese do tumor, com uma consequente redução do crescimento do tumor. Além disso, as células cancerosas existem em associação com MAT durante todo o curso de progressão do tumor aumentando a motilidade das células tumorais e sua capacidade de invadir os vasos sanguíneos. O intravasamento de células cancerosas exige uma ruptura dos contatos de células endoteliais e uma degradação da MB vascular, que é, em parte, mediada por proteases secretadas por macrófagos. Na verdade, os modelos de tumor geneticamente modificados para ter uma redução da infiltração de macrófagos em tumores mostram uma redução na circulação de células tumorais.

Outro tipo de células derivadas da medula óssea associado à progressão do tumor é a célula mieloide supressora (MDSC). As MDSC são um grupo heterogêneo de células mieloides imaturas, genericamente definidas como CD11b+GR1+. Essas células são elevadas no sangue, baço e medula óssea de camundongos portadores de tumor, e seus níveis aumentam com a progressão deste. As MDSC inibem a resposta imunológica por meio do bloqueio da função das células CD4+ e CD8+, aumentando as células T regulatórias e inibindo a ativação das células NK. As vias envolvidas no acúmulo dessas células com a progressão do tumor não são completamente compreendidas. No entanto, a inflamação parece desempenhar um papel, e os estudos mostraram que as proteínas S100 pró-inflamatórias podem estar envolvidas nesse processo.

Depois de as células tumorais intravasarem com sucesso em vasos sanguíneos, elas precisam sobreviver, trafegar por meio do sistema circulatório e atingir seu local secundário. A fim de realizar isso, as células cancerosas ativam a cascata de coagulação e fundem-se com microtrombos de plaquetas que as protegem da resposta imune e da destruição mecânica causada pela força de cisalhamento da circulação sanguínea. Existem alguns estudos que mostram que o tratamento com anticoagulantes leva a uma diminuição na metástase. As células cancerosas circulantes que são capazes de sobreviver são confrontadas com um novo desafio: elas precisam encontrar um ambiente receptivo, no qual podem extravasar, estabelecer-se e proliferar.

## O NICHO METASTÁTICO

O modelo de nicho metastático sugere que, para que as células tumorais enxertem e formem lesões metastáticas em locais secundários, um microambiente adequado deve evoluir nesses órgãos pré-metastáticos. Essa teoria defende que a proliferação metastática não depende apenas das características e alterações genéticas das células do câncer em si, mas que a formação desse nicho pré-metastático é também essencial para que a metástase ocorra. Esses nichos são formados em decorrência dos fatores de crescimento, por exemplo, VEGF-A ou fator de crescimento placentário (PIGF), secretado pelo tumor primário. Padrões de metástase resultam de fatores solúveis específicos que são secretados pelo tumor primário. Isso foi comprovado por uma série de experimentos nos quais os meios condicionados de culturas de células de melanoma B16 são injetados por via intraperitoneal em camundongos portadores de carcinoma pulmonar de Lewis (CPL). Após esse procedimento, encontra-se uma alteração do padrão de metástase com lesões secundárias em órgãos típicos de melanomas B16. Em resposta a esses fatores solúveis, as células associadas ao tumor, tais como células progenitoras hematopoiéticas ou macrófagos, são mobilizadas para os nichos pré-metastáticos. Na verdade, as células da medula óssea positivas para o receptor do fator de crescimento endotelial vascular 1 (VEGFR1) são observadas nos locais pré-metastáticos, antes da chegada das células tumorais (Figura 29.2).

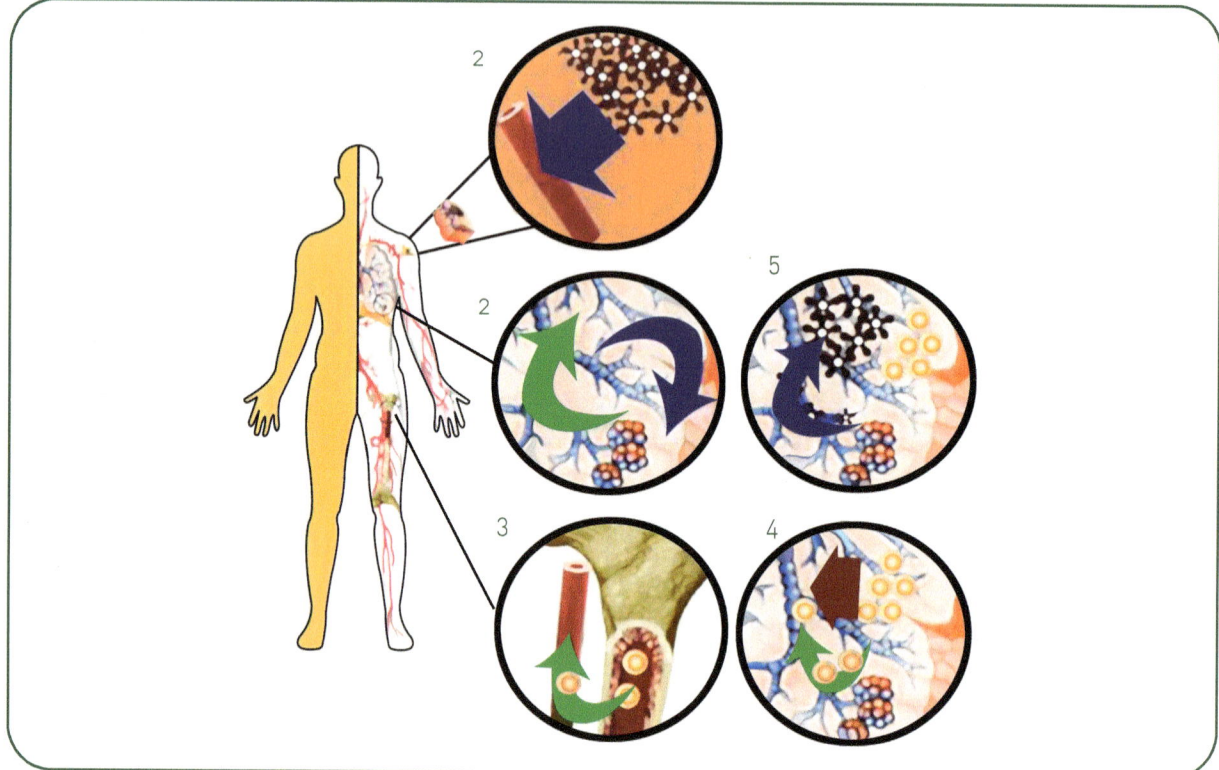

**FIGURA 29.2 -** Nicho pré-metastático: (1) secreção de fatores de crescimento pelo tumor primário; (2) fatores de crescimento do tumor primário (seta azul) promovendo a secreção de citocinas inflamatórias em nichos pré-metastáticos (seta verde); (3) recrutamento de células progenitoras hematopoiéticas da medula óssea; (4) células progenitoras hematopoéticas imigrando e modificando o nicho pré-metastático; (5) chegada de tumores circulantes.

Fonte: Desenvolvida pela autoria.

Essas células são de linhagem mieloide e preservam a expressão de marcadores imaturos, tais como o KIT e SCA-1. Além disso, elas expressam o receptor da FN VLA-4. FN é uma glicoproteína envolvida em diferentes processos celulares, tais como a migração das células embrionárias e desenvolvimento vascular, e é expressa nos pulmões pré-metastáticos perto dos bronquíolos terminais e veias bronquiolares, locais comuns para o enxerto de células tumorais. Isso leva à hipótese de que aglomerados de células mieloides imaturas e FN servem como locais de ancoragem para as células tumorais de órgãos pré-metastáticos. O recrutamento de células mieloides imaturas não só foi induzido por fatores solúveis secretados pelo tumor primário, mas também por citocinas inflamatórias, incluindo S100A8 e S100A9 ou a proteína soroamiloide A3 (SAA3). Essas citocinas são suprarreguladas nos órgãos pré-metastáticos em resposta aos fatores de crescimento secretados pelas células tumorais, incluindo o VEGF-A, fator de crescimento transformador β (TGF-β) e fator α de necrose tumoral (TNF-α). Além de células mieloides imaturas, outras células também estão envolvidas ativamente na formação do nicho pré-metastático. As plaquetas, fibroblastos residentes e as células endoteliais também são importantes nesse processo. No nicho pré-metastático, as células derivadas da medula óssea mobilizadas juntamente das células residentes produzem quimiocinas, fatores de crescimento e proteínas degradantes da matriz (por exemplo: MMP9). Esses alteram o microambiente ao redor, tornando-o mais adequado para o enxerto de células tumorais e formação de lesões metastáticas. Como exemplo, TNF-α é secretado por células mieloides em resposta a fatores derivados do tumor; estudos recentes utilizando células LLC em um modelo de metástase em veia caudal mostraram que a ausência dessa citocina leva a uma diminuição significativa de metástase nos pulmões. As células tumorais chegam a esses locais de destino de futura metástase, extravasam para os tecidos locais, enxertam no nicho pré-metastático e crescem progressivamente em micrometástase e, possivelmente, macrometástase. As células tumorais localizam-se preferencialmente nas áreas de deposição de FN e em aglomerados de células mieloides. Entretanto, o mecanismo exato de enxerto ainda não está completamente compreendido. Estudos anteriores mostraram uma associação entre as assinaturas genéticas das células do tumor e sua propensão a metástases para determinados órgãos. A maioria desses genes está envolvida na interação das células tumorais com seu microambiente, reforçando novamente a importância das interações bem sucedidas com o solo dos futuros órgãos metastáticos. Após o enxerto, as células começam a proliferar e formar metástases. Para que essas lesões progridam para macrometástases, é necessário um suprimento vascular bom e funcional. Células progenitoras endoteliais derivadas da medula óssea (CPE), bem como as células hematopoiéticas e mesenquimatosas, são reguladores essenciais na ativação da mudança angiogênica (*angiogenic switch*). Essas células são recrutadas para as metástases pela sinalização de VEGF-A e as CPE em si expressam uma variedade de moléculas angiogênicas que sugere que seu recrutamento potencializa ainda mais a angiogênese e o crescimento das metástases. Suspeita-se também que as metástases latentes não conseguem crescer devido à sua falta de vascularização. Duas áreas que exigem ainda mais esclarecimentos são as vias moleculares que estão envolvidas no recrutamento de CPE, bem como na mudança angiogênica e na progressão para macrometástase no contexto da micrometástase latente. Estudos adicionais são necessários para determinar se a latência da célula tumoral resulta de nichos latentes ou se as células tumorais regulam a ativação dos nichos em que elas se encontram.

## LATÊNCIA DO TUMOR

Mesmo após adquirir autossuficiência na sinalização do crescimento, insensibilidade a sinais anticrescimento, resistência à apoptose, uma capacidade para divisões celulares ilimitadas e tumorigenicidade, as células tumorais podem permanecer assintomáticas, não detectáveis e quiescentes durante toda a vida de uma pessoa em um estado conhecido como latência do tumor. Nesse estado, as células podem permanecer em um fenótipo quase "normal" por muitos anos, geralmente fugindo da agressão imunológica e terapêutica, que tem como alvo as células tumorais em rápida multiplicação. Levantou-se a hipótese de que essas células também podem emigrar a partir da massa

tumoral primária, invadir e, então, ficar latentes em um tecido receptivo (em geral, formando micrometástases). Aqui, as células tumorais, sob a influência de microambientes distintos daqueles presentes na massa tumoral primária, são propensas a gerar clones fenotipicamente diferentes de células metastáticas. A fim de iniciar o desenvolvimento de um fenótipo altamente maligno e mortal, essas células devem recrutar e manter seu próprio suprimento sanguíneo por meio da promoção de angiogênese e/ou cooptação de vaso sanguíneo no processo de gatilho angiogênico. Assim, essas células quiescentes podem iniciar uma fase de taxa de crescimento muito rápida e evoluir para uma doença macroscópica deletéria.

A latência tumoral tem sido descrita em pacientes que foram tratados para câncer primário e que, em seguida, apresentaram recidiva após um período livre de doença. Estudos envolvendo indivíduos que morreram de causas não cancerosas mostraram que o carcinoma de mama *in situ* está presente em 39% das mulheres de 40 a 50 anos que morrem de traumatismo *versus* 1% dos casos que são diagnosticados na mesma faixa etária. Além disso, carcinoma de próstata *in situ* é encontrado em 46% dos homens de 60 a 70 anos que morrem de traumatismo, mas esse tipo de câncer somente foi identificado em 1 a 1,5% de pessoas da mesma idade vivas. O mais impressionante, o carcinoma microscópico é encontrado na glândula tireoide de mais de 98% dos indivíduos entre 50 e 70 anos que morrem de traumatismo, mas é diagnosticada em apenas 0,1% dos indivíduos nessa faixa etária.

Os sinais que mantêm ou interrompem a latência são mal compreendidos. No entanto, alguns mecanismos potenciais foram descobertos. Observações empíricas sugerem que esse fenômeno de latência pode ser desencadeado em períodos de estresse ou doença. Esses traumatismos modificam o equilíbrio entre os sinais estimulatórios e inibitórios, além de desencadearem a liberação da latência para um início de cascata metastática. Essa mudança pode ser desencadeada por aumento da expressão de proteínas angiogênicas (por exemplo: VEGF, bFGF, IL-8, HGF/SF e angiopoietinas) pelas células tumorais ou do estroma (por exemplo: fibroblastos do estroma), pela diminuição da expressão de inibidores angiogênicos endógenos (por exemplo: trombospondina-1 e TSP1) tanto em células tumorais como do estroma, e em alguns tumores, por meio do recrutamento de precursores endoteliais derivados da medula óssea. Também é sugerido que a difusão do oxigênio limitada em células tumorais com pouca irrigação sanguínea pode, por si só, aumentar a produção de fator induzível de hipóxia (HIF), levando a regulação para cima de proteínas pró-angiogênicas, como VEGF, PDGF e NOS, bem como a promoção subsequente da angiogênese e interrupção da latência.

Outro importante mecanismo envolvido na latência do tumor é imunodependente. Tem sido proposto que um estado de equilíbrio entre o sistema imunológico e o tumor, denominado "imunovigilância" ou "edição do câncer", pode controlar o crescimento da massa tumoral, promovendo a morte das células tumorais pela ação de células T citotóxicas. Além disso, por meio da liberação de IFN-γ e IL-12, células do sistema imunológico também podem atuar por meio da inibição da angiogênese e manutenção da latência do tumor. A literatura recente sobre transplante de órgãos tem demonstrado que os órgãos de doadores aparentemente livres de doença podem transmitir cânceres aos receptores imunocomprometidos quando o doador já teve câncer invasivo em uma variedade de órgãos (por exemplo: rins, coração, pulmões e fígado). Esse fenômeno ilustra como as células cancerosas latentes podem tornar-se ativas por meio de alterações no sistema imunológico causadas pelas terapias imunossupressoras administradas em pacientes transplantados, por exemplo.

## METÁSTASE COMO ALVO TERAPÊUTICO

A doença metastática é a principal causa de mortalidade relacionada ao câncer. Apesar dos avanços no diagnóstico e tratamento do câncer, o prognóstico geral do paciente com metástase continua muito precário. Assim, melhorias na sobrevida ao câncer só serão baseadas em um conhecimento mais profundo do processo de metástase e na melhor gestão da disseminação metastática. Atualmente, o uso da quimioterapia e da hormonoterapia diminui o risco de metástases à distância em cerca de um terço. No entanto, um grande número de pacientes que receberam tratamento adjuvante ainda teria sobrevivido sem essas terapias. Pelo fato de não podermos identificar com precisão quais pacientes correm o risco de metástases, alguns deles foram tratados em excesso desnecessariamente. No futuro, os ensaios moleculares serão utilizados para dividir os pacientes com câncer em

três grupos: aqueles que têm um risco muito baixo de metástase não exigindo tratamento adicional; aqueles de alto risco, sem doença metastática detectável; e aqueles com metástases estabelecidas. É facilmente compreensível que o segundo grupo será aquele que se beneficiará mais dos tratamentos que visam especificamente ao desenvolvimento de metástase. Os dados do *National Cancer Institute Surveillance Epidemiology and End Result* (SEER) indicam que um grupo importante de pacientes pode ser incluído nessa categoria no momento do diagnóstico inicial: mais de 20% dos pacientes com câncer de mama, rim e do pâncreas; mais de 30% dos pacientes com câncer de cólon, colo do útero, pulmão e estômago; e mais de 40% dos pacientes com câncer bucal. É importante compreender que, devido ao processo de metástase, nem todas as etapas componentes podem ter benefício terapêutico comparável. No momento do diagnóstico, a cascata metastática já começou e, nesse momento, é demasiado tarde para interromper determinados aspectos da metástase, como a invasão. É a evolução da micrometástase distante para metástase clinicamente detectável, grande, ameaçadora da vida que ainda precisa ser concluída nessa fase e, portanto, pode ser a mais promissora em termos terapêuticos.

Além de contribuir para o desenvolvimento de ferramentas de prognóstico, a expressão do gene também lança luz sobre genes e vias importantes que estão envolvidas especificamente na metástase. Os tratamentos clássicos para a metástase, por exemplo, quimioterapia ou radioterapia, são voltados principalmente para as células que se dividem rapidamente, por meio da inibição da replicação do DNA e do reparo do DNA. Atualmente, os tratamentos-alvos baseiam-se nos mecanismos moleculares de metástases. Sustentados pelo conhecimento prevalecente dos elementos envolvidos no crescimento do tumor e na metástase, algumas abordagens farmacológicas que têm como alvo etapas específicas da cascata metastática, tais como a angiogênese, *anoikis*, interações tumor-hospedeiro/estromal e motilidade celular, já foram testadas tanto em experimentos clínicos como pré-clínicos (Tabela 29.2).

Em princípio, cada gene específico de metástase é um alvo potencial para o tratamento. Os genes supressores de metástase representam os exemplos principais de regulação específica da metástase. A maioria dos supressores de metástases é identificada com base

**Tabela 29.2.Tratamentos atuais e futuros para doença metastática**

| Funções celulares | Alvos moleculares | Agentes terapêuticos no desenvolvimento clínico e pré-clínico |
|---|---|---|
| Angiogênese | VEGF, VEGF-R, integrinas, tubulina | Bevacizumabe, semaxanibe, vatalanibe, vitaxina, cilengitida, combretastatinas, endostatina, angiostatina |
| Proteólise/invasão | uPA, metaloproteinases da matriz | Amilorida, marimastat, prinomastat, BMS-275291 |
| Motilidade celular | C-MET, SRC, ROCK, PLCγ, SDF1-CXCR4 | PHA665752, AMD3100 |
| Linfangiogênese | VEGFR-3 | PTK/ZK |
| Hipóxia/glicólise | HIF1α, NFκB, LOX | YC-1, PX-478 |
| Eventos epigenéticos | Acetilação, metilação | Vorinostat, LAQ824 |
| Anoikis/sobrevida | TRKB, PI3K, AKT | CEP751, PI103, ZSTK474 |

Fonte: Desenvolvida pela autoria.

em sua expressão reduzida em linhas de células ou tecidos altamente metastáticos. A transfecção de um gene supressor de metástase em uma linhagem de células metastáticas diminui sua capacidade metastática sem afetar significativamente o crescimento do tumor primário. Por exemplo, a expressão dos genes supressores de metástase KISS1 e MKK4 por células tumorais está associada a uma diminuição de macrometástase no pulmão em relação aos transfectantes controles. Vias de sinalização específicas acometidas por supressores de metástase no desenvolvimento metastático incluem a modulação de Nm23 da via ERK, alteração do Brms1 para sinalização de fosfoinositídeo e ativação por MKK4 das vias de estresse Jnk e p38. Demonstrou-se que alta dose de acetato de medroxiprogesterona (MPA) aumenta a expressão de Nm23-H1 em linhas de células de câncer de mama. In

vivo, o tratamento com MPA resultou em uma redução de 33 a 62% no desenvolvimento de metástases em um modelo de carcinoma de mama. O uso de doses elevadas de MPA em pacientes com câncer metastático de mama está atualmente sob estudo. Também foram identificadas proteínas que sofreram regulação para cima em linhagens de células quando o gene supressor de metástase foi regulado para baixo. A análise de microarrajnos de linhas de células de carcinoma da bexiga identificou ET-1 como um correlato de expressão baixa de RhoGDI2, um gene supressor de metástase recentemente identificado em modelos de câncer de bexiga. Atrasentano, um antagonista do receptor de ET-1, inibiu a metástase pulmonar de RhoGDI2 baixo que expressa linha celular do câncer de bexiga em 80%. Um ensaio clínico adjuvante que utilizou o antagonista do receptor de ET-1 está atualmente sendo preparado. Ensaios clínicos em andamento têm como alvo o gene de iniciação metastática c-MET e seu ligando fator de crescimento do hepatócito (HGF), ligando RANK e TGF-β. É crucial entender se os compostos que são ativos em refrear a colonização metastática podem ser eficazes no caso de doença metastática estabelecida. Estudos com partenolídeo, um inibidor da via do NF-kB, mostram que esse composto é ineficaz em um modelo terapêutico pré-clínico de metástase osteosarcoma, mas impede a colonização metastática em um modelo profilático. Além disso, o tratamento com o anticorpo monoclonal trastuzumabe em camundongos que haviam sido injetados com células de carcinoma de mama com superexpressão de HER-2 resulta em uma redução de lesões ósseas. No entanto, se a terapia com trastuzumabe for adiada até que as lesões ósseas sejam evidentes, há estabilização do tamanho das lesões existentes. Tendências semelhantes são visíveis em testes clínicos.

Está claro que os ensaios clínicos envolvendo fármacos antimetastáticos são complexos. Em primeiro lugar, a fim de avaliar a recorrência da doença metastática, muitos pacientes devem estar inscritos em um experimento devido à infrequência e ao intervalo de tempo de progressão da doença metastática em diversos tipos de cânceres. Em segundo lugar, tecidos de locais metastáticos são essenciais para avaliar e compreender os resultados de tais estudos. No entanto, esses tecidos metastáticos são muitas vezes difíceis de ser obtidos devido à sua inacessibilidade. Essas barreiras precisam ser superadas. É o momento de os agentes que têm a metástase e, em particular, a colonização metastática, como alvo, entrarem em desenvolvimento clínico e testes finais. A adição desses agentes ao arsenal atual acabará por aumentar a eficácia dos esquemas atuais de tratamento. Ainda há muito trabalho a ser feito, como a seleção de combinações ideais de fármacos e a maximização cumulativa de múltiplos aspectos do desenho do estudo. Mas agora estamos mais perto do que nunca de alcançar nosso objetivo: controlar a doença metastática e considerar o câncer como uma doença crônica.

## BIBLIOGRAFIA CONSULTADA

1. Biswas S et al. Inhibition of TGF-beta with neutralizing antibodies prevents radiation-induced acceleration of metastatic cancer progression. J Clin Invest. 2007. 117, 1305-1313.

2. Brooks SA, Lomax-Browne HJ, Carter TM, et al. Molecular interactions in cancer cell metastasis. Acta Histochem. 2010. 112(1), 3-25.

3. Chiang AC, Massague J. Molecular Basis of Metastasis. N Engl J Med. 2008. 359, 2814-23.

4. Coghlin C, Murray GI. Current and emerging concepts in tumour metastasis. Journal of Pathology, [Epub ahead of print], 2010.

5. Crawford NP et al. Polymorphisms of SIPA1 are associated with metastasis and other indicators of poor prognosis in breast cancer. Breast Cancer Res. 2006. 8, R16

6. Crawford NP, Hunter KW. New perspectives on hereditary influences in metastatic progression. Trends in Genetics. 2006. 22, 10.

7. Eccles SA, Welch DR. Metastasis: recent discoveries and novel treatment strategies. Lancet. 2007. 369(9574), 1742-57.

8. Fearon ER, Vogelstein BA. A genetic model for colorectal tumorigenesis. Cell. 1990. 61, 759-767.

9. Feldmann G et al. Blockade of hedgehog signaling inhibits pancreatic cancer invasion and metastases: a new paradigm for combination therapy in solid cancers. Cancer Res. 2007. 67, 2187-2196.

10. Fidler LJ, Kripke ML. Metastasis results from preexisting variant cells within a malignant tumor. Science. 1977. 197, 893-895.

11. Giubellino A et al. Inhibition of tumor metastasis by a growth factor receptor bound protein 2 Src homology 2 domain-binding antagonist. Cancer Res. 2007. 67, 6012-6016.

12. Grivennikov SI, Greten FR, Karin M. Immunity, Inflammation, and Cancer. Cell. 2010. 140, 883-899.

13. Gupta GP and Massague J Cancer metastasis: building a framework. Cell. 2006. 127, 679-695.

14. Hiratsuka S, Watanabe A, Aburatani H, Maru Y. Tumour-mediated upregulation of chemoattractants and recruitment of myeloid cells predetermines lung metastasis. Nature Cell Biol. 2008. 8, 1369-1375.

15. Hunter KW, Crawford NP, Alsarraj J. Mechanisms of metastasis. Breast Cancer Research. 2008. 10(Suppl 1), S2.

16. Iwatsuki M, Mimori K, Yokobori T, et al. Epithelial-mesenchymal transition in cancer development and its clinical significance. Cancer Science. 2010.101(2), 293-9.

17. Jiang WG, Mansel RE. Cancer metastasis, molecular and cellular mechanisms and clinical intervention. New York, Kluwer Academic Publishers, 2004.

18. Joyce JA, Pollard JW. Microenvironmental regulation of metastasis. Nature Rev Cancer. 2009. 9, 239-252.

19. Khalili P et al. Effect of Herceptin on the development and progression of skeletal metastases in a xenograft model of human breast cancer. Oncogene. 2005. 24, 6657-6666.

20. Kaplan RN et al. VEGFR1-positive haematopoietic bone marrow progenitors initiate the pre-metastatic niche. Nature. 2005. 438, 820-827.

21. Leong, S. From local invasion to metastatic cancer: involvement of distant sites through the lymphovascular system. New York, Humana press. 2009.

22. Lifsted T et al. Identification of inbred mouse strains harboring genetic modifiers of mammary tumor age of onset and metastatic progression. Int J Cancer. 1998. 77, 640-644.

23. Lujambio A, Esteller M. How epigenetics can explain human metastasis. A new role for microRNAs. 2009. Cell Cycle. 8, 377-382.

24. Ma L, Teruya-Feldstein J, Weinberg RA. Tumour invasion and metastasis initiated by microRNA-10b in breast cancer. Nature. 2007. 449, 682-688.

25. Nash KT et al. Requirement of KISS1 secretion for multiple organ metastasis suppression and maintenance of tumor dormancy. J Natl Cancer Inst. 2007. 99, 309-321.

26. Naumov GN, Akslen LA, Folkman J. Role of angiogenesis in human tumor dormancy: animal models of the angiogenic switch. Cell Cycle. 2006. 5(16), 1779-87.

27. Nguyen DX, Massague J. Genetic determinants of cancer metastasis. Nat Rev Genet. 2007. 8, 341-52.

28. Noguera-Troise I et al. Blockade of Dll4 inhibits tumour growth by promoting non-productive angiogenesis. Nature. 2006. 444, 1032-1037.

29. Nowell P, Hungerford D. A minute chromosome in human chronic granulocytic leukemia. Science 1960. 132, 1497.

30. Ossowski L, Aguirre-Ghiso JA. Dormancy of metastatic melanoma. Pigment Cell Melanoma Research. 2010. 23(1), 41-56.

31. Paget S. The distribution of secondary growths in cancer of the breast. 1889. Cancer Metastasis Rev. 1989. 8, 98-101.

32. Palmieri D et al. The biology of metastasis to a sanctuary site. Clin Cancer Res. 2007. 13, 1656-1662.

33. Palmieri D et al. Medroxyprogesterone acetate elevation of Nm23-H1 metastasis suppressor expression in hormone receptor-negative breast cancer. J Natl Cancer Inst. 2005. 97, 632-642.

34. Pollard JW. Tumour-educated macrophages promote tumour progression and metastasis. Nature Rev Cancer. 2004. 4, 71-78.

35. Psaila B, Lyden D. The metastatic niche: adapting the foreign soil. Nature reviews cancer. 2009. 9(4), 285-93.

36. Ramaswamy S, Ross KN, Lander ES, Golub TR. A molecular signature of metastasis in primary solid tumors. Nature Genet. 2003. 33, 49-54.

37. Slamon D et al. Use of chemotherapy plus a monoclonal antibody against HER2 for metastatic breast cancer that overexpresses HER2. N Engl J Med. 2001. 344, 783-792.

38. Steeg PS Tumor metastasis: mechanistic insights and clinical challenges. Nat Med. 2006. 12, 895-904.

39. Suzuki M, Tarin D. Gene expression profiling of human lymph node metastases and matched primary breast carcinomas: clinical implications. Mol Oncol. 2007. 1, 172-180.

40. Udagawa T. Tumor dormancy of primary and secondary cancers. Acta pathologica, microbiologica, et immunolocica Scandinavica. 2008. 116(7-8), 615-28.

41. Van de Vijver, MJ et al. A gene-expression signature as a predictor of survival in breast cancer. 2002. N Engl J Med. 2002. 347, 1999-2009.

42. Van den Eynden GG et al. Differential expression of hypoxia and (lymph) angiogenesis-related genes at different metastatic sites in breast cancer. Clin Exp Metastasis. 2007. 24, 13-23.

43. Wang L et al. Comparison of gene expression profiles between primary tumor and metastatic lesions in gastric cancer patients using laser microdissection and cDNA microarray. World J Gastroenterol. 2006. 12, 6949-6954.

44. Weiss L. Concepts of Metastasis. Cancer and Metastasis Reviews. 2000.19, 219–234.

45. Wells A. Cell Motility in Cancer Invasion and Metastasis. Dordrecht, Springer, 2006.

46. Wels J, Kaplan RN, Rafii S, Lyden D. Migratory neighbors and distant invaders: tumor-associated niche cells. Genes Dev. 2008. 22, 559-574.

47. Zhang H, Li Y, Lai M. The microRNA network and tumor metastasis. Oncogene. 2010. 29, 937-948.

# 30

# Distúrbios Trombóticos no Câncer

Luize Gonçalves Lima
Daniella de Moraes Mizurini
Ernesto de Meis (*in memoriam*)

Marcos José Pereira Renni
Robson de Queiroz Monteiro

## DESTAQUES

- A cobertura endotelial dos vasos se constitui em uma superfície anticoagulante. A exposição de elementos do plasma a outras superfícies, como a das matrizes extracelulares subendoteliais, ativa um sistema de proteases que culmina na transformação de fibrinogênio em fibrina, que se polimeriza formando o coágulo sanguíneo.
- Diversas evidências vêm apontando para a associação entre câncer e estados de hipercoagulação sanguínea. Eventos de trombose (trombose venosa profunda e tromboembolismo pulmonar) são a segunda causa de morte de pacientes com câncer.
- Evidências sugerem que a sobrevida de pacientes com câncer que tenham trombose é significativamente menor do que a sobrevida daqueles pacientes com câncer, porém sem trombose.
- Discutem-se os possíveis biomarcadores da trombose associada ao câncer.
- Diferentes mecanismos são propostos para explicar o aumento da propensão à trombose nos pacientes com câncer.
- Discutem-se aspectos da profilaxia, diagnóstico e tratamento dos fenômenos tromboembólicos associados ao câncer.

## Coagulação sanguínea

A ideia de que o sangue coagula é extremamente antiga, uma vez que era uma situação evidente quando uma pessoa se feria e sangrava. No entanto, somente no século XIX tal evento fisiológico começou a ser estudado com o uso de métodos científicos.

Em 1834, Blaineville (e, posteriormente, Buchanan, em 1845) percebeu que, após injetar extratos de tecidos na circulação de ratos, estes rapidamente morriam como consequência da coagulação do sangue, ocorrida de forma maciça no leito vascular. A partir de então, vários estudos contribuíram para a descrição de diferentes elementos envolvidos nesse processo. Já no início do século XX, Morawitz introduziu a primeira teoria da coagulação, na qual havia quatro componentes: (i) "trombocinase", que era a substância promotora de coágulos presente nos tecidos; (ii) cálcio; (iii) protrombina; e (iv) fibrinogênio. Mais tarde, em 1935, Howell substituiu o termo "trombocinase" por "fator tecidual" (FT) e, somente em 1981, o FT foi purificado, quando, então, confirmou-se sua natureza proteica.

Entre 1935 e 1962, outros fatores da coagulação foram identificados, principalmente em virtude da observação de pacientes com alterações nos exames laboratoriais vigentes e sua associação (ou não) à ocorrência de distúrbios hemorrágicos. Movendo-se, então, nessa direção, foi criada a teoria da "cascata da coagulação".

Atualmente, a cascata de coagulação sanguínea pode ser explicada de maneira simplificada como uma série de reações de ativação de zimogênios (enzimas em sua forma inativa), que culmina com a geração de grande quantidade de trombina e consequente formação de uma massa insolúvel de fibrina a partir de uma proteína solúvel do plasma denominada "fibrinogênio" (Figura 30.1). Esse processo é considerado parte integrante de um importante mecanismo fisiológico denominado "sistema hemostático", cuja função primordial consiste em reconhecer danos vasculares e recrutar uma apropriada combinação de células e enzimas que levam à produção de um "tampão" insolúvel nos locais de lesão (constituído de plaquetas e fibrina), interrompendo, assim, a perda de sangue. A coagulação envolve, de forma geral, três importantes pilares: fatores de coagulação plasmáticos; íons cálcio; e superfícies celulares pró-coagulantes. Quando devidamente combinados, esses três grupos formam os diferentes complexos pró-coagulantes, que representam os efetores centrais do processo de coagulação. Em cada caso, uma enzima ativa se liga ao seu cofator, na presença de íons cálcio, de maneira a formar um complexo enzimático em uma superfície celular. Em situações de dano vascular, a enzima fator VIIa, presente no plasma, entra em contato com o FT, uma proteína transmembranar constitutivamente expressa na camada subendotelial e em alguns tecidos extravasculares. Dessa forma, o complexo iniciador "tenase-extrínseco" (FT/fator VIIa) é formado, convertendo o zimogênio fator X em uma enzima ativa, o fator Xa. Este se dissocia desse complexo e associa-se ao seu cofator fator Va, íons cálcio e superfícies celulares ricas em fosfolipídios aniônicos, para formar o complexo "protrombinase", que ativa o zimogênio

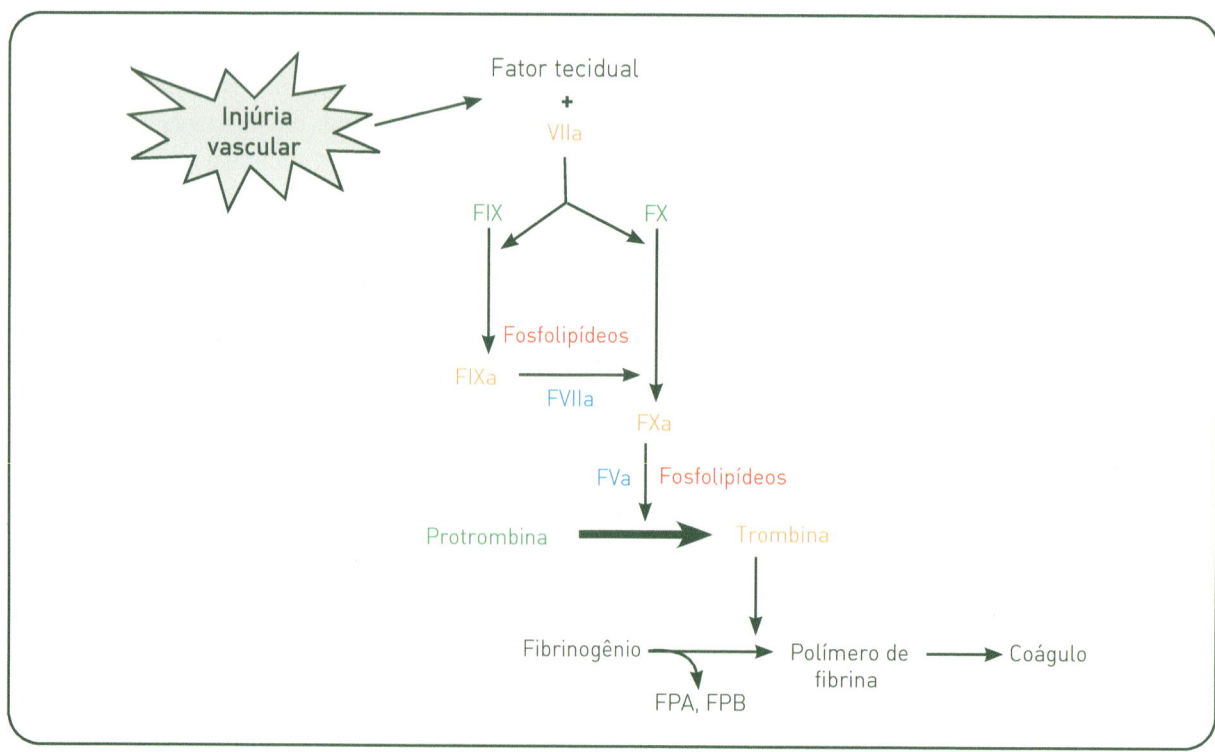

**FIGURA 30.1 –** Cascata de coagulação sanguínea. Esquema simplificado do processo de coagulação *in vivo*. Cores indicam: zimogênios, verde; enzimas ativas, laranja; cofatores, azul. FVIIa, FIX, FIXa, FX, FXa, FVIIIa, FVa, FPA e FPB representam, respectivamente, os fatores VIIa, IX, IXa, X, Xa, VIIIa e Va, e os fibrinopeptídeos A e B.
Fonte: Desenvolvida pela autoria.

protrombina em trombina. Finalmente, a trombina promove a clivagem de fibrinogênio, permitindo a formação de polímeros de fibrina, que, por sua vez, darão origem ao coágulo de fibrina. O complexo tenase-extrínseco converte ainda o zimogênio fator IX em sua forma ativa, fator IXa, que, associado ao cofator fator VIIIa, íons cálcio e fosfolipídios, forma o complexo "tenase-intrínseco" e também catalisa a ativação do fator X.

A conservação da integridade do sistema vascular – e, consequentemente, o bom funcionamento do sistema hemostático – é essencial para a manutenção da vida humana, uma vez que ele é responsável por funções vitais que incluem o transporte de oxigênio e nutrientes para os tecidos e restos metabólicos para vias de excreção adequadas. Contudo, apesar da existência de mecanismos complexos de regulação, o processo hemostático pode acontecer também na ausência de dano vascular, ocasionando a formação patológica de um coágulo (trombo) no interior do vaso sanguíneo. O trombo pode obstruir o fluxo sanguíneo no local de sua geração ou, ainda, desprender-se da parede do vaso, originando um êmbolo. Essa ativação não específica do sistema hemostático está relacionada ao desenvolvimento de diversas doenças tromboembólicas, como a trombose venosa profunda (TVP) e o embolismo pulmonar, e ocorre em maior frequência em diferentes patologias, como diabetes, aterosclerose, sepse e câncer.

### Trombose e câncer

Cerca de mil anos antes de Cristo, um cirurgião indiano chamado Sushruta descreveu que pacientes com câncer podiam apresentar trombose, o que resultava provavelmente da alteração do fluxo sanguíneo consequente à compressão vascular causada pelo tumor. Mas como isso poderia justificar o fato de um paciente com câncer no pulmão ou intestino apresentar um evento de trombose na perna, ou até em outros locais, como cérebro e coração? O primeiro sinal de ruptura desse dogma ocorreu em Paris, no Hospital Hôtel-Dieu, proveniente das observações de um recém-empossado médico chamado Armand Trousseau. Trousseau publicou, na década de 1860, uma famosa série de trabalhos que marcou o início da mudança de uma mentalidade relacionada ao aparecimento da trombose em pacientes com câncer. No entanto, 70 anos se passaram até que

as observações de Trousseau fossem confirmadas e, somente em 1938, Sproul mostrou uma alta frequência de trombose durante a avaliação *post mortem* de pacientes com câncer.

Desde então, essa importante associação entre câncer e estados de hipercoagulação sanguínea foi sendo corroborada por diversos estudos e amplamente discutida na literatura médica. Vale ressaltar que os eventos tromboembólicos em pacientes com neoplasias incluem diferentes complicações trombóticas venosas e arteriais. Contudo, a maioria dos estudos epidemiológicos sobre a associação bidirecional entre trombose e câncer envolve manifestações de trombose venosa como a TVP dos membros inferiores e/ou o tromboembolismo pulmonar (TEP) (Figura 30.2). Os dados discutidos neste Capítulo estarão, assim, principalmente relacionados a ambas as patologias, as quais poderão ser tratadas de forma geral por "tromboembolismo venoso" (TEV).

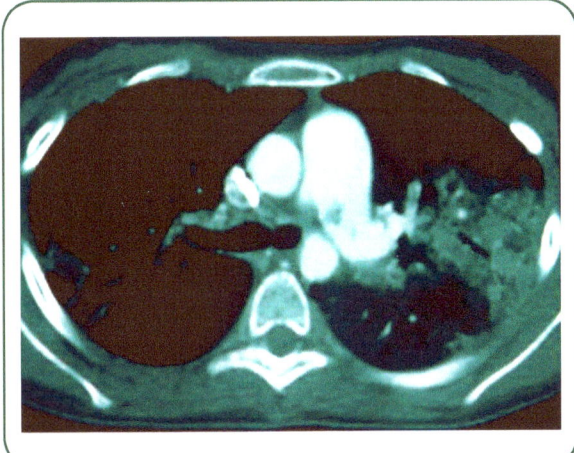

**FIGURA 30.2 –** Tomografia computadorizada evidenciando embolia pulmonar maciça em paciente portador de neoplasia. Fonte: Desenvolvida pela autoria.

### Considerações clínicas

A ocorrência de trombose é comumente observada em indivíduos com neoplasias, sendo essa incidência variável de acordo com o tipo de câncer e particularmente alta em tumores de pâncreas, gliomas e algumas leucemias, seguidos de perto por tumores de pulmão, além de tumores de fígado, estômago, bexiga, útero e rins.

De maneira geral, quando comparados a outros tipos de pacientes, indivíduos com câncer apresentam um risco seis a sete vezes maior de desenvolverem TEV sintomático – com frequências similares para ambas as patologias TVP e TEP. Além disso, pacientes portadores de neoplasia, quando submetidos a procedimentos cirúrgicos, apresentam um risco de aparecimento de eventos trombóticos cerca de duas vezes maior do que indivíduos que não têm câncer. Calcula-se que cerca de 15% dos pacientes com neoplasia terão o diagnóstico de evento trombótico durante a evolução da doença. Esta, no entanto, pode ser uma avaliação subestimada, uma vez que estudos em necrópsias constataram a presença de trombose em 50% dos pacientes que não tiveram o diagnóstico clínico de distúrbios trombóticos no ante *mortem*. A incidência de trombose também está amplamente relacionada à evolução da neoplasia, sendo considerada a segunda causa de morte em pacientes com câncer. Uma meta-análise de estudos ainda com necrópsias mostrou que o TEP foi causa de óbito em 8% a 35% dos pacientes e contribuiu para o êxito fatal em pelo menos 45%.

Os principais determinantes para o aparecimento de trombose nos pacientes oncológicos são, além do tipo de tumor: estadiamento; terapia antitumoral; cirurgias; e infecções associadas à neoplasia. É importante ressaltar que, com o objetivo de obter melhores respostas no tratamento dos cânceres, as terapias utilizadas têm sido cada vez mais agressivas – como no caso de tratamentos imunossupressivos (facilitando infecções) – e envolvendo mais procedimentos invasivos (colocação de cateteres venosos de longa permanência e próteses que, além de aumentar o risco de infecção, por si só, aumentam o risco de trombose). Finalmente, em virtude da evolução dos cuidados com os pacientes e dos tratamentos paliativos, os portadores de neoplasias avançadas têm uma sobrevida mais prolongada e, com isso, um risco maior de desenvolver eventos trombóticos (p. ex., pacientes com metástase parecem ter uma frequência de 4 a 13 vezes maior de TEV do que aqueles com doença localizada).

Outro achado bastante interessante foi o fato de que a trombose podia preceder o aparecimento da neoplasia. Estima-se que pacientes com diagnóstico de trombose sem causa aparente (idiopática) têm um risco até seis vezes maior de ter o diagnóstico de câncer no ano seguinte (12% *versus* 2% na população geral). Um total de 19 estudos (17 de coorte e 2 baseados em populações) indicou ainda uma incidência de 4% a 10% de casos de câncer oculto em pacientes com TEV (esses números se mostraram maiores para indivíduos com TEV idiopático quando comparados àqueles com

trombose secundária). Isso pode estar relacionado ao fato de que são necessárias aproximadamente $10^9$ células tumorais para que o câncer seja clinicamente detectado. No entanto, com uma quantidade menor, já existiria o efeito trombogênico da neoplasia.

Por fim, cabe destacar que as evidências que suportam a relação entre trombose e neoplasia não se restringem à frequência de eventos trombóticos em indivíduos com câncer – ou à incidência de câncer em pacientes com trombose –, mas também ao fato de que estes têm uma evolução clínica na qual a neoplasia assume um comportamento mais agressivo do que aqueles que não apresentaram fenômenos de trombose (o evento trombótico pode ser um marcador de agressividade do câncer). Publicações importantes de Sørensen *et al.* e de um amplo estudo MEDCARE, no qual foi avaliado um grande número de pacientes portadores de neoplasia com e sem trombose, mostraram que, naqueles pacientes que tinham câncer e trombose, sua sobrevida era inferior, se comparados à daqueles com neoplasia, porém sem trombose, ou com trombose sem neoplasia. De modo surpreendente, observou-se que os pacientes com trombose e câncer não morriam necessariamente do evento trombótico, mas apresentavam um câncer com características mais agressivas, o que consequentemente ocasionava uma sobrevida menor. Esses estudos deram subsídios à atual teoria de que episódios de TEV, além de estarem associados com frequências a um estágio avançado do câncer, também estão relacionados a um pior prognóstico para o paciente.

## Bases moleculares e celulares da trombose no câncer

Corroborando os diversos dados clínicos que indicam uma íntima associação entre a progressão tumoral e o desenvolvimento de um estado de predisposição a distúrbios trombóticos, em nível molecular e celular também existem várias evidências de uma hipercoagulabilidade nos pacientes com câncer. Análises histopatológicas demonstram a presença de depósitos de fibrina e de agregados de plaquetas dentro e em torno de diferentes tumores, indicando uma ativação local da coagulação. Além disso, alterações hemostáticas são encontradas em 60% a 100% dos portadores de neoplasias (incluindo aqueles sem quadro clínico de trombose), quando analisadas por testes laboratoriais, sendo caracterizadas por diferentes níveis de anormalidades na coagulação sanguínea, como: redução do tempo de tromboplastina parcial ativada; níveis elevados de proteínas da coagulação (fibrinogênio, fatores V, VIII, IX e X); trombocitose; aumento dos produtos de degradação de fibrina e fibrinogênio, entre outros.

Esses achados podem ser parcialmente explicados pela própria resposta do hospedeiro à neoplasia (inflamação), pela mudança no metabolismo proteico e pela estase venosa. No entanto, cada vez mais evidências têm demonstrado a importância da atividade pró-coagulante específica das células tumorais. Diversos mecanismos têm sido propostos para explicar o estado pró-trombótico do paciente com câncer, entre os quais citam-se como mais importantes:

- a síntese de citocinas pró-inflamatórias, por células de algumas neoplasias, ou em virtude da resposta imunológica antitumoral. Essas citocinas podem, por exemplo, ativar células endoteliais e monócitos a expressarem moléculas pró-coagulantes em sua membrana externa;
- a interação direta entre as células tumorais e as células vasculares, resultando na ativação dessas últimas;
- a síntese de moléculas pró-coagulantes pelas células tumorais;
- a exposição do fosfolipídio fosfatidilserina (PS) na parte externa da membrana das células tumorais, permitindo a geração de superfícies lipídicas que suportam a formação dos complexos da coagulação sanguínea;
- o aumento nos níveis plasmáticos de fragmentos celulares, denominados "microvesículas" (MV) ou "micropartículas" (MP), com atividade pró-coagulante;
- o aumento nos níveis circulantes de plaquetas;
- o aumento nos níveis circulantes de neutrófilos e formação das redes extracelulares de neutrófilos (NET).

## Ativação de células vasculares

As células neoplásicas, assim como a resposta imunológica antitumoral, produzem e liberam uma variedade de citocinas pró-inflamatórias, incluindo o fator de necrose tumoral alfa (TNF-a), interleucina-1 beta (IL-1b) e interferon gama (IFN-g). Esses mediadores podem estimular o endotélio e células circulantes (monócitos) a expressarem FT, além de diminuir a expressão da trombomodulina (molécula importante para ativação da via

anticoagulante da proteína C). Além disso, estimulam a produção de inibidores da fibrinólise, como o inibidor do ativador do plasminogênio (PAI-1), aumentando ainda mais o potencial trombótico.

Outra característica das citocinas supracitadas é sua capacidade de induzir a expressão de moléculas de adesão, aumentando a capacidade de recrutamento de leucócitos e plaquetas circulantes pelo endotélio. No entanto, esse aumento de interação celular gerado pela indução de moléculas de adesão não é exclusivo de células inflamatórias, uma vez que as células neoplásicas podem também ser estimuladas por esse mecanismo. Isso permite sua interação direta com as células do sangue, propiciando a ativação destas últimas e, consequentemente, à modulação do sistema hemostático.

As citocinas, ao gerar a resposta inflamatória, também podem atrair e ativar células polimorfonucleares, que liberarão espécies reativas de oxigênio e proteases, capazes de induzir efeitos pró-coagulantes no endotélio e nas plaquetas.

Contudo, mediadores inflamatórios não são os únicos produtos envolvidos na associação entre desenvolvimento neoplásico e coagulação. As células malignas podem também produzir (ou induzir a produção) do fator de crescimento endotelial vascular (VEGF), que, por sua vez, tem a capacidade de modular as funções endoteliais próximas ao tumor (Figura 30.3), atrair macrófagos e induzir a expressão de FT em monócitos e células endoteliais, podendo estar implicado ainda na produção de novos vasos sanguíneos (neoangiogênese) que alimentarão o crescimento neoplásico.

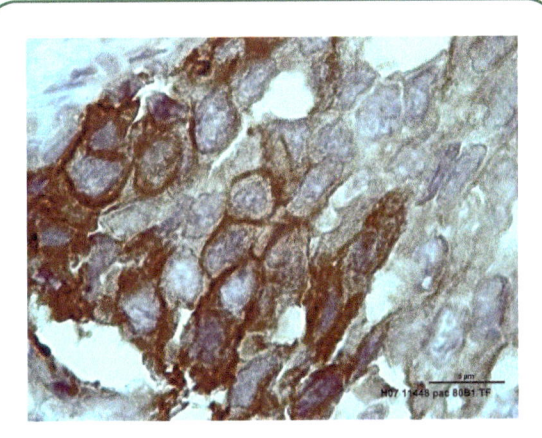

**FIGURA 30.3 –** Expressão de fator tecidual em adenocarcinoma de pulmão, analisada por imunoistoquímica.
Fonte: Acervo da autoria.

## Produção de fatores pró-coagulantes próprios das células tumorais

Os fatores pró-coagulantes produzidos diretamente pelas células tumorais mais bem conhecidos são o FT e o pró-coagulante neoplásico (CP).

O FT, que tem papel de iniciador do processo de coagulação sanguínea, encontra-se, em geral, expresso na superfície de células malignas, diferentemente das células normais (Figura 30.4).

O FT tem sido identificado em diversos tipos de tumores, o que inclui grande parte dos carcinomas e outras neoplasias como gliomas, sendo seu grau de expressão, em muitos casos, relacionado ao grau de invasividade tumoral, resistência a drogas, prognóstico e metástase.

O CP é uma protease expressa apenas em extratos de células tumorais (animais e humanos) e em tecido fetal humano. Essa enzima tem a capacidade de ativar diretamente o fator X (independente do fator VII) e está presente no soro de pacientes com diferentes tipos de neoplasias – o que inclui pulmão, ovário, próstata, mama, rim e leucemias. Curiosamente, sua frequência é maior em neoplasias em estágios iniciais (cerca de 70%), quando comparada à frequência em estágios mais avançados (20%). A exceção se faz na leucemia pró-mielocítica, que normalmente ocasiona um quadro de coagulação intravascular

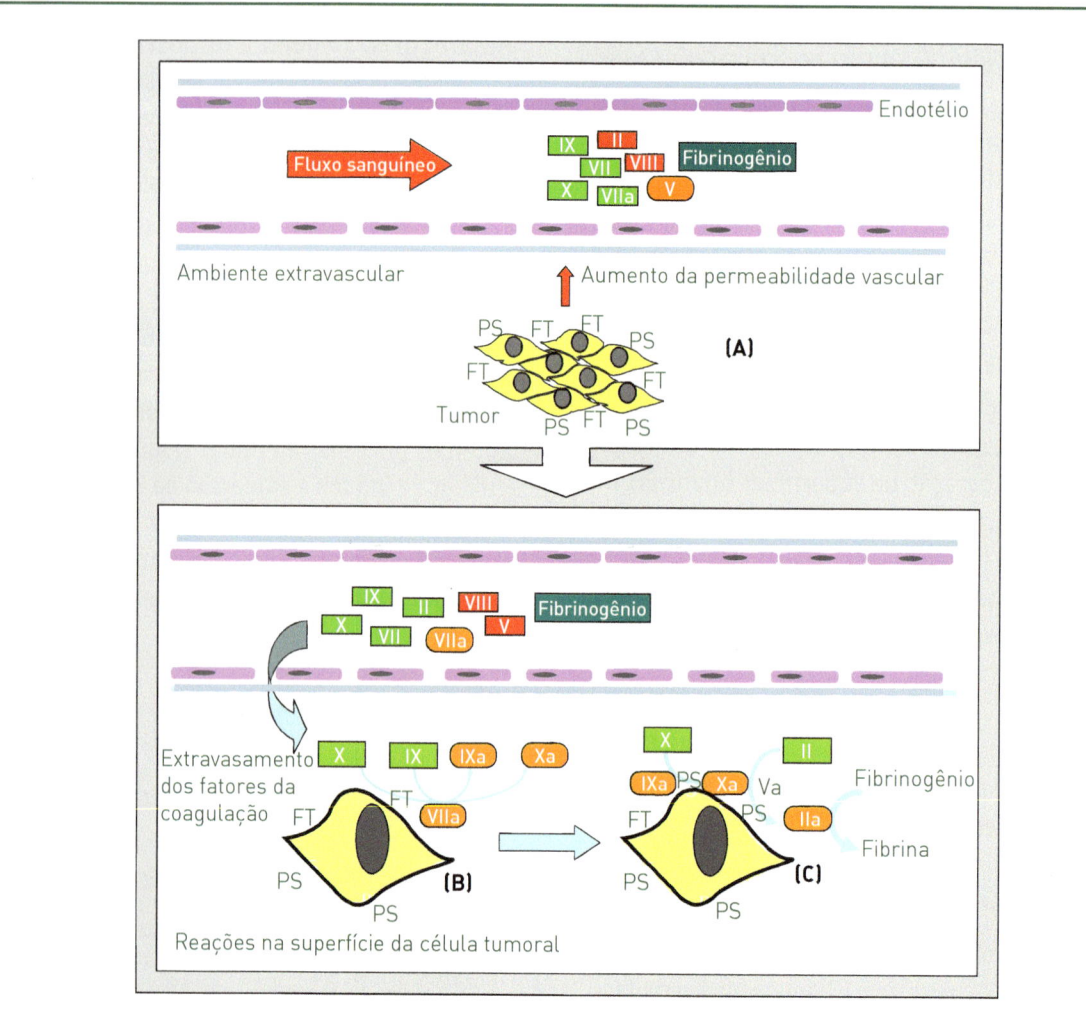

**FIGURA 30.4 –** Ativação extravascular da coagulação no câncer. (**A**) O tumor é capaz de induzir um aumento da permeabilidade do endotélio vascular adjacente, por meio da produção de fatores como VEGF. Dessa forma, fatores plasmáticos da coagulação alcançam o microambiente tumoral (extravascular), entrando em contato com a membrana plasmática das células tumorais, rica em moléculas pró-coagulantes como fator tecidual (FT) (**B**) e fosfatidilserina (PS). (**C**) A montagem eficiente dos diferentes complexos da coagulação culmina, então, na geração de depósitos de fibrina dentro e em torno do tumor.

Fonte: Desenvolvida pela autoria.

disseminada (CIVD), no qual tanto o FT como a CP são hiperexpressos em todos os casos, e a atividade de CP pode ser um marcador precoce de recidiva da doença. Contudo, a função exata do CP na indução do estado hipercoagulável de pacientes com câncer ainda não é totalmente conhecida e continua a ser especulativa.

Como já mencionado, células tumorais expõem altos níveis do fosfolipídio PS na parte externa de sua membrana (se comparadas às células normais), sendo capazes de suportar a formação dos complexos da coagulação sanguínea dependentes de membranas carregadas negativamente. Dessa forma, as células tumorais, por apresentarem FT e PS, podem funcionar como superfícies para a ligação de diferentes proteínas da cascata de coagulação – como os fatores VIIa, VIIIa, IXa, Va e Xa – e consequente montagem dos complexos tenase e protrombinase, contribuindo, assim, para a geração de fibrina no ambiente extravascular.

## MP pró-coagulantes

MP, também conhecidas como MV, são fragmentos liberados a partir da membrana plasmática de células normais ou malignas, quando submetidas a certos estímulos fisiológicos (o que inclui ativação ou apoptose). O interesse pelo papel das MP na evolução tumoral deve-se ao achado de grande quantidade de vesículas extracelulares em fluidos de pacientes portadores de neoplasias em estado avançado e à

escassez ou ausência nos fluidos corporais de indivíduos normais. De fato, observa-se que o acúmulo dessas estruturas ocorre frequentemente em culturas de células neoplásicas não estimuladas.

Os mecanismos exatos da produção das MP ainda são desconhecidos, porém ela se caracteriza como um processo ativo da célula, com demanda energética, e é parte integrante do processo de remodelamento de membranas plasmáticas, no qual a distribuição assimétrica de seus fosfolipídios é perdida com consequente externalização de PS.

As MP, de forma geral, transportam antígenos de membrana de seu tecido de origem. Assim, o FT presente nas MP tumorais tem sido apontado como responsável, pelo menos em parte, pela atividade pró-coagulante e pelo estado pró-trombótico observados em linhagens tumorais e em pacientes com câncer, respectivamente. Além da presença do FT, a exposição de PS nas MP tumorais possibilita a montagem dos complexos pró-coagulantes dependentes de membranas carregadas negativamente. Uma vez que os mecanismos pró-coagulantes intrínsecos das células neoplásicas não conseguem esclarecer completamente a base da ativação intravascular da coagulação no paciente oncológico, MP circulantes parecem ser os principais fatores envolvidos na patogênese da trombose associada ao câncer (Figura 30.5), além de explicar o fato de que o paciente pode apresentar um evento trombótico em sítio afastado do local de desenvolvimento da neoplasia.

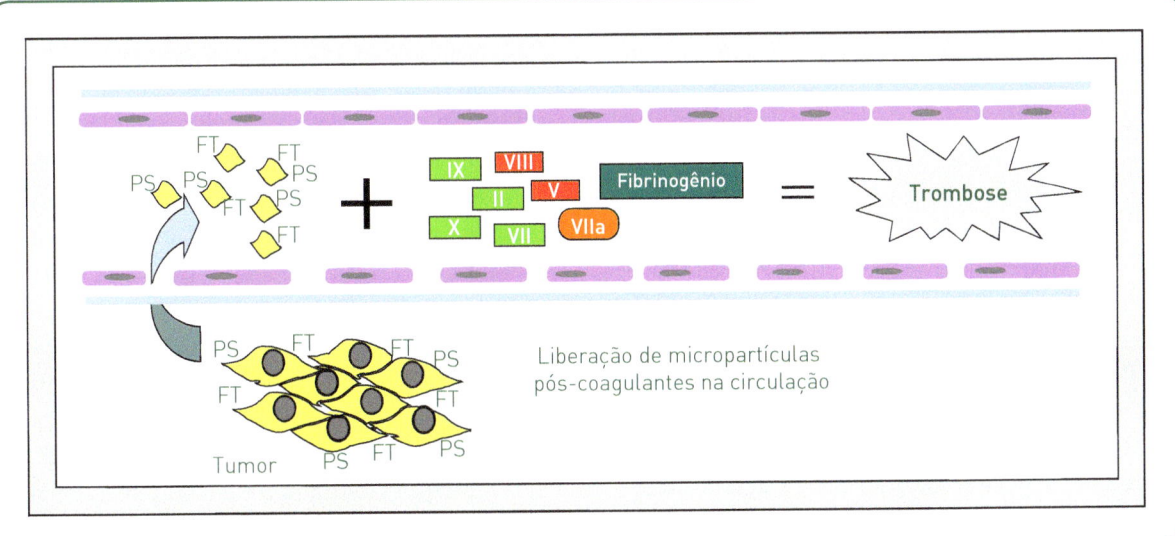

**FIGURA 30.5 –** Ativação intravascular da coagulação no câncer. Micropartículas pró-coagulantes liberadas pelo tumor, ricas em fator tecidual (FT) e fosfatidilserina (PS), podem alcançar a circulação e provocar a ativação da cascata de coagulação sanguínea, com consequente formação de trombos no interior dos vasos sanguíneos.

Fonte: Desenvolvida pela autoria.

Da mesma forma, quando submetidas a um estímulo pró-coagulante, pró-inflamatório ou apoptótico, a maioria das células do compartimento vascular também apresenta esse fenômeno de perda da assimetria da membrana plasmática, tendo como consequência a exposição de PS e concomitante liberação de MP, que podem conter, além de PS, outras proteínas que sejam expressas por essas células de origem. MP derivadas de plaquetas, células endoteliais e leucócitos já demonstraram apresentar propriedades pró-coagulantes ao interagirem com fatores da cascata de coagulação. MP originadas de plaquetas podem fornecer, por exemplo, uma superfície adequada para a geração de trombina em virtude da presença de PS na membrana vesicular. Já as MP derivadas de monócitos, que apresentam FT, podem ser superfícies adequadas à interação com FVII e também são capazes de se ligar às plaquetas nos locais de injúria por meio da interação entre a glicoproteína ligante de P-selectina (PSGL-1) e a P-selectina, presente nas plaquetas ativadas. Finalmente, essas MP podem ainda fundir-se às plaquetas, em um processo dependente de PSGL-1 e PS. Ao se fundirem, ocorre a transferência de FT e de outras proteínas à membrana plaquetária, aumentando a atividade FT-fator VIIa, geração de trombina e deposição de fibrina.

Desse modo, MP produzidas tanto por células tumorais como por células vasculares ativadas parecem contribuir para a indução de um aumento na tendência à trombose, por meio da manutenção de PS externalizada e da presença de outras moléculas, como o FT. É importante ressaltar, no entanto, que a identificação das MP em pacientes com câncer, assim como sua função na progressão tumoral, ainda é pouco compreendida.

## Trombocitose

Além do FT, o tumor secreta ainda outros fatores solúveis que podem contribuir para o aumento do número de plaquetas circulantes. A trombocitose tem sido observada em diversas neoplasias malignas, incluindo câncer gastrointestinal, de endométrio, de pâncreas e colorretal. Khorana e colaboradores foram o primeiro grupo a descrever a associação entre a trombocitose e a ocorrência de TEV em um estudo observacional, em que foram analisados dados de 3 mil pacientes com câncer no início do tratamento quimioterápico. A taxa de TEV nos pacientes com contagem de plaquetas $\geq 350 \times 10^3/\mu l$, medida antes da quimioterapia, foi de

4% comparada com uma taxa de 1,2% nos pacientes que tiveram uma contagem de plaqueta $< 200 \times 10^3/\mu l$. De fato, a trombocitose tem sido considerada um fator de risco independente para TEV em pacientes com câncer. O estudo de coorte CATS (*Cancer and Thrombosis Study*) de Viena, que teve como objetivo identificar novos parâmetros preditivos para a ocorrência de TEV em pacientes com câncer recém-diagnosticados ou em recidiva, mostrou que pacientes com contagem de plaquetas $> 443 \times 10^3/\mu l$ eram 3,5 vezes mais propensos a desenvolver TEV comparados aos indivíduos com contagem abaixo do valor de corte. Outro estudo prospectivo de base populacional analisou a contagem de plaquetas em indivíduos antes do diagnóstico de câncer, observando que pacientes com uma contagem de plaquetas acima do percentil 80 (definido como $295 \times 10^3/\mu l$) apresentaram um risco duas vezes maior de TEV comparado aos pacientes que tiveram uma contagem abaixo do percentil 40 ($235 \times 10^3/\mu l$).

Os mecanismos envolvidos na trombocitose induzida pelo tumor não estão completamente elucidados. Como citado anteriormente, é descrito na literatura que células tumorais podem produzir e secretar fatores humorais que aumentam a produção de plaquetas por meio do estímulo à megacariopoiese. Entre os fatores mais bem estudados, podemos citar o VEGF, o fator estimulador de colônia de granulócitos (G-CSF), o fator estimulador de colônia de granulócitos e macrófagos (GM-CSF), a IL-6 e a trombopoietina (TPO). Foi demonstrado que tumores primários, por exemplo, podem produzir e secretar G-CSF e GM-CSF na circulação, resultando na estimulação da megacariopoiese e trombopoiese em pacientes com câncer.

Os mecanismos de trombocitose paraneoplásica têm sido investigados em diferentes neoplasias e, no câncer de ovário, esse efeito tem sido atribuído à secreção de IL-6 pelas células tumorais. Estudos em animais mostraram que a IL-6 derivada do tumor estimula a síntese hepática de TPO e a trombopoiese. Ao analisar os dados clínicos de 619 pacientes com câncer de ovário, foi observado que a trombocitose paraneoplásica também é mediada por TPO e IL-6 em humanos. Nesses pacientes, a trombocitose foi associada à progressão tumoral e a uma pior sobrevida.

O efeito do tumor sobre as plaquetas não se restringe à trombocitose. As células tumorais podem promover a ativação das plaquetas circulantes, seja por interação direta com estas, seja por um mecanismo indireto por meio de MP ou fatores solúveis secretados pelo tumor.

Foi demonstrado que células de câncer de cólon podem promover ativação de plaquetas humanas de maneira dependente da expressão de FT pelas células tumorais, com consequente geração de trombina e ativação do receptor ativado por protease do tipo 4 (PAR-4) nas plaquetas, induzindo formação de trombos *in vitro*. Além disso, observou-se que plaquetas circulantes de pacientes com câncer expressam altos níveis de P-selectina, um marcador da ativação plaquetária.

Tanto a P-selectina como outros biomarcadores relacionados à ativação plaquetária, a exemplo do ligante de CD40 solúvel (CD40L), o fator plaquetário 4 (PAF4), trombospondina-1 e betatrombomodulina estão elevados em pacientes com câncer. No entanto, poucos estudos têm determinado se os níveis elevados desses biomarcadores plaquetários são capazes de predizer a ocorrência de TEV em pacientes com câncer.

### Neutrofilia e formação de NETs

Além do FT, presente tanto em células tumorais como em vesículas extracelulares derivadas do tumor e de biomarcadores de ativação plaquetária citados anteriormente, novos biomarcadores para o risco de TEV em pacientes portadores de neoplasia, como contagem elevada de plaquetas e leucócitos, têm sido discutidos. Diversos estudos têm apontado a leucocitose como fator de risco independente para o TEV. O estudo CATS Viena identificou a leucocitose (considerando contagem de leucócitos maior que 11.000/ mm³) como fator de risco independente para o TEV. Segundo um estudo prospectivo de base populacional conduzido por pesquisadores da Universidade de Tromsø, indivíduos apresentando leucocitose antes do diagnóstico de câncer (20% dos pacientes estudados) apresentaram um risco 2,4% maior de desenvolver TEV comparados àqueles com uma baixa contagem de leucócitos. Além de representar um fator de risco para TEV em pacientes com neoplasia, a leucocitose tem sido frequentemente associada com um pior prognóstico. Connolly e colaboradores conduziram um estudo multicêntrico observacional para avaliar a relação entre leucocitose, VET e mortalidade em pacientes com câncer antes do tratamento quimioterápico. A taxa de mortalidade de pacientes com TEV ou leucocitose apenas foi de 2,9% e 6,9%, respectivamente, enquanto aqueles com ambos, leucocitose e TEV, apresentaram uma mortalidade de 20%.

Segundo dados da literatura, pacientes oncológicos, especialmente aqueles em estágio avançado da doença, apresentam concentrações elevadas de neutrófilos na circulação periférica, o que tem sido frequentemente associado a um pior prognóstico da doença. A neutrofilia observada em pacientes oncológicos é resultante da produção e secreção, pelo tumor, da G-CSF. Tem sido demonstrado que esses pacientes apresentam concentrações aumentadas de G-CSF na circulação, o que, por sua vez, acarreta o aumento do número de neutrófilos no sangue periférico, além de induzir a ativação dessas células.

A presença de neutrófilos em trombos tem sido demonstrada há algumas décadas. Análises histológicas de trombo venoso de humanos mostram a presença de neutrófilos, além de plaquetas e fibrina, nessas amostras. No entanto, só recentemente começaram a surgir estudos demonstrando os mecanismos pelos quais essas células podem contribuir para a fisiopatologia da trombose. Modelos experimentais de trombose mostram que tanto a ativação das células endoteliais quanto a isquemia resultante da diminuição do fluxo sanguíneo local promovem o recrutamento de neutrófilos e plaquetas. von Brühl e colaboradores observaram, através de microscopia eletrônica de varredura, que a estenose da veia cava em camundongos, apesar de não promover lesão morfológica do endotélio, é capaz de desencadear o rolamento de neutrófilos sobre ele, demonstrando que essas células desempenham papel importante nos estágios iniciais do desenvolvimento de trombos intravasculares. Além de se acumularem nos sítios de lesão vascular, os neutrófilos interagem com o endotélio e promovem a ativação da cascata de coagulação pela via do FT. No entanto, esse não seria o único mecanismo pelo qual os neutrófilos contribuem para a formação de trombos. Mecanismos pro-trombóticos mediados por neutrófilos têm sido recentemente associados com a formação de NET (do inglês *neutrophil extracellular traps*).

As NET são estruturas extracelulares compostas de DNA, histonas e proteínas derivadas de grânulos do citoplasma, liberadas pelos neutrófilos por meio de um mecanismo ativo e altamente regulado chamado de NETose. As NET foram inicialmente caracterizadas pelas suas funções antimicrobianas e atualmente têm sido observadas em diversos processos patológicos, entre eles a trombose. As NET apresentam características pró-coagulantes tanto *in vitro* como *in vivo*, e sua contribuição para a trombose tem sido evidenciada ao longo dos últimos anos. Estudos mostram que a destruição das NET promovida pela enzima DNAse, que promove a quebra da rede de DNA, previne a formação de trombos. Camundongos deficientes para a enzima PAD4, essencial no processo de formação das NET, apresentam trombos significativamente menores em relação aos trombos formados em animais selvagens.

Alguns estudos têm sugerido que as NET desempenhariam papel importante no estabelecimento de um estado pró-trombótico em indivíduos com doença neoplásica. As NET associadas ao tumor funcionariam como um arcabouço para o recrutamento de plaquetas e deposição de fibrina. As NET podem promover a ativação das plaquetas mediante a atividade proteolítica das enzimas contidas nos grânulos, como elastase e catepsina G, que ativam receptores plaquetários. Histonas associadas às NET podem ativar células endoteliais e aumentar a secreção de fator de von Willebrand, uma glicoproteína importante para a adesão e agregação plaquetária. Além disso, os componentes das NET podem ativar proteínas do sistema de coagulação do sangue. É descrito que ácidos nucleicos – encontrados nas NET – potencializam a atividade proteolítica de fatores da coagulação promovendo a geração de trombina. A superfície negativamente carregada das NET resulta na ativação de proteínas do sistema de coagulação, como o fator XII. As NET também agem inativando localmente inibidores fisiológicos da coagulação sanguínea como o inibidor da via do fator tecidual (TFPI), que regula a interação do FT com outros fatores.

## PROFILAXIA, DIAGNÓSTICO E TRATAMENTO DA TROMBOSE ASSOCIADA AO CÂNCER

O diagnóstico de tromboembolismo em pacientes oncológicos pode ser difícil, entretanto algumas rotinas são utilizadas visando facilitar sua confirmação clínica e orientação quanto a abordagem terapêutica inicial. A utilização de um algoritmo para nortear o diagnóstico e o tratamento de TEV nos setores de emergência e ambulatórios pode facilitar a prescrição mais adequada da terapia anticoagulante no paciente com trombose associada ao câncer (TAC). Nesse sentido, desenvolveu-se, no Instituto Nacional de Câncer José Alencar Gomes da Silva (INCA), um algoritmo conforme apresentado na Figura 30.6, o qual sugere uma conduta inicial que poderá promover maiores eficácia e segurança para o paciente.

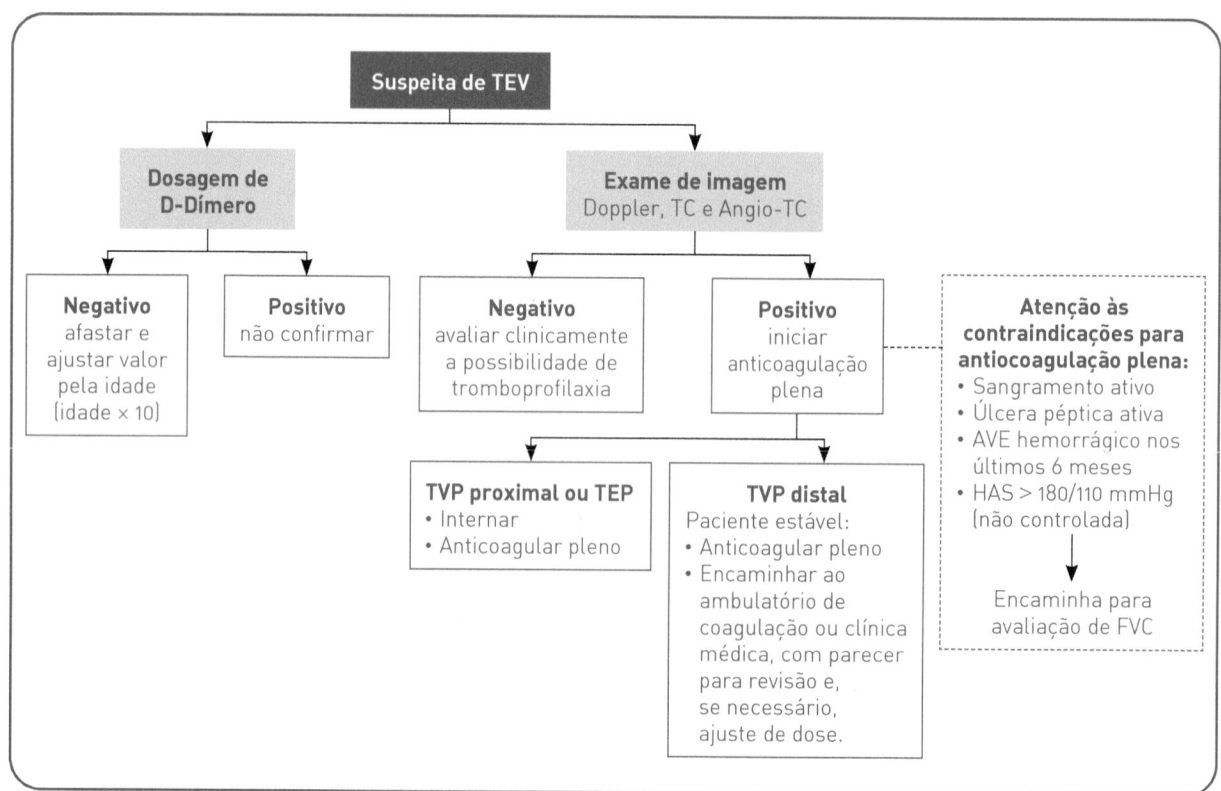

**FIGURA 30.6 –** Algoritmo para diagnóstico e tratamento da TAC.
Fonte: Desenvolvida pela autoria.

Ao prescrevermos a terapia anticoagulante para o paciente com TAC, entretanto, devemos avaliar os aspectos clinicoepidemiológicos daquele paciente e em qual momento do seu tratamento oncológico ele se encontra. Devemos também considerar os procedimentos a que poderá vir a ser submetido, o curso de quimioterapias, em que se avaliam a interação droga-droga com os anticoagulantes orais diretos e a presença de tumores ativos nos tubos gastroentérico ou geniturinário, com potencial risco hemorrágico.

A partir da avaliação inicial do paciente, bem como de seu risco hemorrágico, faz-se necessária a sua concordância com a terapia prescrita, em que deverão ser explicitados os riscos hemorrágicos, a importância da adesão ao tratamento e os riscos de complicações da trombose. O paciente deverá ser reavaliado regularmente por conta do dinamismo na sua evolução clínica durante o tratamento oncológico. O paciente se encontra sujeito a múltiplas intercorrências e a mudanças na sua situação clínica, como filtração renal, anemias, trombocitopenia e a introdução de novas drogas que poderão apresentar interação com as terapias em curso.

Segundo as recomendações das sociedades médicas, a heparina de baixo peso molecular (HBPM) é ainda considerada padrão-ouro para o tratamento de TAC. Entretanto, com o surgimento dos anticoagulantes orais diretos (ACOD) na última década e sua utilização para o tratamento de TEV nos pacientes oncológicos, houve uma corrida por parte dos pesquisadores e da própria indústria farmacêutica a fim de avaliar e comprovar sua eficácia e segurança nesta população de pacientes. O primeiro ACOD comercializado em nossos país foi a dabigatrana (inibidor da trombina), seguida da rivaroxabana, da apixabana e, por último, da edoxabana, todas inibidoras do FXa. Estudos clínicos foram realizados buscando-se comprovar a eficácia e a segurança dessas drogas para o tratamento de TAC. Quando falamos em eficácia, estamos falando sobre a recorrência de TEV, que nesses pacientes é elevada. Outro ponto importante é a segurança da droga com relação a eventos hemorrágicos a que esses pacientes estão suscetíveis.

Ressaltamos que a interação do ACOD com agentes quimioterápicos pode alterar a farmacodinâmica do primeiro, aumentando o risco hemorrágico ou trombótico. A duração do tratamento com ACOD foi maior comparada à do tratamento com HBPM, o que pode refletir as preferências dos pacientes por agentes orais e pelo seu baixo custo. Quase todos os estudos relataram baixas taxas de recorrências nos grupos tratados com ACOD comparadas às taxas dos que usaram HBPM. Com relação a sangramentos graves ou menos importantes, foram encontrados dados heterogêneos. Entende-se que os estudos observacionais apresentam vieses que limitam algumas inferências sobre os dados descritos. Os pacientes relataram como fatores mais importantes a eficácia e a segurança dos anticoagulantes orais, assim como sua preferência pela administração por via oral no lugar da via parenteral. Dessa forma, sugere-se que a utilização dos ACOD como opção terapêutica permite uma maior comodidade no tratamento e maior adesão dos pacientes.

Até o momento, apenas a rivaroxabana e a edoxabana apresentam estudos com pacientes oncológicos. O estudo *Select-D Trial* teve como objetivo a avaliação da rivaroxabana como alternativa terapêutica para o tratamento de TAC. Foram recrutados pacientes em vários centros com câncer ativo e que tiveram TEP e TVP. Em um braço dos estudos, foram alocados pacientes para tratamento com dalteparina, na dose de 200 UI/kg, diariamente, por 1 mês; para os meses seguintes, a dose foi ajustada para 150 UI/kg. Em outro braço, foram alocados pacientes tratados com rivaroxabana na dose de 15 mg, duas vezes ao dia, por 21 dias; e, a seguir, a dose foi ajustada para 20 mg, uma vez ao dia. O desfecho primário foi recorrência de trombose durante 6 meses de acompanhamento. A segurança foi avaliada por sangramento maior e sangramento não significativo clinicamente relevante. O estudo foi realizado com um tamanho amostral de 400 pacientes. A taxa de recorrência de trombose em 6 meses no braço dalteparina foi de 11% e, no braço rivaroxabana, 4%. A taxa cumulativa de sangramento e de sangramento maior foi de 4% para dalteparina, e 6% para rivaroxabana. O estudo concluiu que a administração de rivaroxabana foi associada a uma recorrência relativamente baixa de TVP; entretanto, com um concomitante aumento de sangramento.

Outro estudo desenhado especificamente para avaliar anticoagulação em pacientes com câncer foi o *Hokusai-Cancer*, no qual a droga edoxabana, também um inibidor direto do FXa, foi comparada à dalteparina. A proposta foi de tratamento por 6 a 12 meses. No braço edoxabana, foi iniciada a anticoagulação com dalteparina subcutânea na dose de 200 UI/kg, uma vez ao dia, por 5 dias; a seguir, edoxabana foi introduzida na dose de 60 mg/dia. O braço dalteparina foi iniciado com a dose de 200 UI/kg por dia, por 1 mês; e, a seguir, a dose foi reduzida para 150 UI/kg por dia, até o término do tratamento. O resultado primário foi o desfecho composto por recorrência de trombose ou hemorragia grave durante os 12 meses de tratamento. Neste contexto, a escolha da terapia anticoagulante no paciente oncológico deverá ser individualizada e dinâmica, pois, a qualquer momento, podem ocorrer mudanças na evolução clínica do paciente, tanto em termos de complicações, procedimentos, intervenções, como em mudanças no plano terapêutico, necessitando da reavaliação do paciente. A interação droga-droga, funções renal e hepática, contagem de plaquetas e demais índices hematimétricos, risco de sangramentos maiores ou de recorrência de trombose devem ser considerados.

A partir da avaliação individual do paciente e da decisão compartilhada, sugere-se ACOD específicos, edoxabana e rivaroxabana, para os pacientes com TAC. Entretanto, para aqueles pacientes com trombose aguda e alto risco hemorrágico, sugere-se HBPM, incluindo os pacientes com tumores luminais gastrointestinais intactos; ou seja, sem terem sido submetidos à ressecção, bem como naqueles com tumores do trato geniturinário, nefrostomias, úlceras duodenais ativas, esofagites ou colite. Outro ponto importante para refletir são aqueles pacientes com extremos de peso e redução acentuada da depuração renal, em que se faz necessária cautela tanto para a prescrição de HBPM como para a de ACOD.

## PROPOSTAS TERAPÊUTICAS PARA O TRATAMENTO DE TAC

### ISTH 2018

- Sugere-se a utilização de HBPM em pacientes com câncer ativo e alto risco de sangramento.
- ACOD específicos (rivaroxabana e edoxabana) são aceitos como alternativas caso não exista risco de interação droga-droga com as terapias em curso.
- A escolha do tratamento deverá ser compartilhada com o paciente, considerando-se os riscos hemorrágicos e de recorrência.
- O foco está na redução do risco de sangramentos maiores e no menor risco de recorrência de TEV.

- Os ACOD (especialmente rivaroxabana e edoxabana) podem ser uma opção de 1ª linha para o tratamento de TAC.

### NCCC 2018

- Opções de terapias anticoagulantes recomendadas para o manejo do paciente com TEV e câncer incluem regimes envolvendo um agente (opção de monoterapia) bem como regimes que envolvem mais de um agente (opção de terapia combinada).
- Opções de terapia combinada:
  - HBPM+edoxabana (categoria 1)
  - HNF+edoxabana
  - HBPM+dabigatrana
  - HNF+dabigatrana
- Opções de monoterapia:
  - Dalteparina (categoria 1)
  - Enoxaparina
  - Fondaparinux
  - HNF
  - Apixabana
  - Rivaroxabana

### ASCO 2019

- A anticoagulação inicial pode envolver HBPM < HNF, fondaparinux ou rivaroxabana. Para os pacientes com anticoagulação parenteral HBPM é preferível à heparina não fracionada para anticoagulação inicial de 5 a 10 dias nos pacientes com câncer com diagnóstico recente de TEV que não apresentem disfunção renal severa.
- Existe um risco maior de sangramentos com ACOD, particularmente observado nos tumores de tubo gastrointestinal e potencialmente nas neoplasias geniturinário. ACOD também deve ser usado com cautela em tumores com alto risco de sangramento, mucosites, interações droga-droga devem ser checadas antes de prescrevê-los.

### ESC 2019

- Nos pacientes com TEP e câncer, HBPM para tratamento nos primeiros 6 meses classe IIa nível a.
- Edoxabana pode ser considerada como uma alternativa a HBPM nos pacientes sem tumores gastrointestinais. Classe IIa nível b.

- Rivaroxanana pode ser considerada uma alternativa à HBPM nos pacientes sem tumores gastrointestinais. Classe IIa nível c.
- Nos pacientes com TEP e câncer, a anticoagulação estendida além de 6 meses pode ser considerada indefinidamente ou enquanto houver câncer ativo. Classe IIa nível b.
- Nos pacientes oncológicos, a conduta da TEP incidental é a mesma que a da TEP sintomática. Caso envolva TEP segmentares, múltiplas subsegmentares ou ainda uma única subsegmentar associada à TVP. Classe IIa nível b.

Os ACOD podem ser considerados uma opção de tratamento mais fácil, conveniente e econômica no tratamento de TAC. A utilização de doses fixas, sem necessidade de controle laboratorial e ainda de uso parenteral, facilita a adesão por partes dos pacientes. Uma vez bem selecionada e individualizada, a terapia anticoagulante torna-se segura e eficaz, reduzindo, assim, os riscos e morbidade. A profilaxia de trombose para os pacientes oncológicos, muitas vezes, é controversa e deve ser reservada a situações especiais. A utilização de escores de riscos foi instituída visando facilitar e adequar as rotinas a esta população de pacientes (Figura 30.7).

Em razão do estado de hiperativação pós-operatória da coagulação no paciente com câncer, as orientações internacionais têm dado cada vez mais ênfase à profilaxia prolongada (30 dias) em cirurgias de médio e grande porte. Em pacientes internados, a profilaxia deve ser realizada tanto no paciente clínico como no cirúrgico.

Outros escores tentaram aprimorar a avaliação do risco trombótico na população de pacientes oncológicos.

## Escores de risco × candidatos à profilaxia

- Vienna CATS – Khorana + dímeros-D e P-selectina.
- COMPASS-CAT (mama, colorretal, pulmão, ovário) – tipo de tratamento, tempo desde diagnóstico, cateter, estadiamento, fatores cardiovasculares, hospitalização recente, trombose pregressa, contagem de plaquetas.
- ONKOTEV – Khorana > 2 + metástase, trombose pregressa, compressão linfática.
- Outros – TiC-Onco, Vienna simplificado, ThroLy, mieloma.

## Recomendações de profilaxia

### ISTH 2019 – inclusão de anticoagulantes orais diretos

- Avaliação de risco de trombose × de sangramento para decisão.
- Khorana = ou > 2, em início de quimioterapia, sem alto risco de sangramento e sem interação medicamentosa.
- Apenas apixabana (2,5 mg duas vezesv/dia) ou rivaroxabana (10 mg/dia) com evidência clínica, por até 6 meses a partir do início da quimioterapia.
- Monitorização recomendada – contagem de plaquetas e risco de sangramento.

| | CARACTERÍSTICAS | RISCO |
|---|---|---|
| Khorana Escore (2008) 0 – baixo risco 1 a 2 – risco intermediário 3 ou mais – alto risco ▪ Validado ▪ Tipo de neoplasia ▪ Baixa sensibilidade para risco intermediário | **Local da neoplasia** | |
| | ▪ Risco muito elevado (estômago, pâncreas) | 2 |
| | ▪ Risco elevado (pulmão, linfoma, vesícula, ginecológico, testículo) | 1 |
| | Contagem de plaquetas antes de QT > 350.000/mm³ | 1 |
| | Hemoglobina antes de QT < 10 g/dL ou uso de EPO | 1 |
| | Contagem de leucócitos antes de QT > 11.000/mm³ | 1 |
| | IMC > ou = 35 kg/m² | |

**FIGURA 30.7 –** Escore proposto para avaliação da propensão à TAC.

Fonte: Desenvolvida pela autoria.

- Em paciente com alto risco de TAC e risco de sangramento e/ou interação medicamentosa com anticoagulante oral direto – HBPM (enoxaparina – 1 mg/kg/dia ou dalteparina em dose plena), por 12 semanas a partir do início de um novo tratamento.

## Outras recomendações de profilaxia

### ITAC 2019

- Perioperatório – HBPM uma vez/dia, na maior dose profilática, desde 2 a 12 horas antes até 7 a 10 dias após a cirurgia.
  - Profilaxia por 4 semanas se laparotomia ou laparoscopia.
  - HNF se *clearance* de creatinina < 30 mL/min
- Em paciente hospitalizado – HBPM
  - HNF se *clearance* de creatinine < 30 mL/min
- Profilaxia primária se câncer pancreático metastático e baixo risco de sangramento
  - HBPM, apixabana ou rivaroxabana (mesmos critérios de escolha da ISTH)
- Profilaxia primária em mieloma tratado com talidomida ou lenalidomida, em ausência de contraindicação à anticoagulação
  - HBPM, ácido acetilsalicílico (AAS) ou varfarina em dose baixa
  - Fondaparinux, filtro em veia cava inferior, medidas mecânicas exclusivas – não
- Cateter – cuidados

Estudos adicionais têm sido realizados de modo a identificar a necessidade do uso de profilaxia em outros esquemas quimioterápicos. Os eventos trombóticos podem ocorrer muitas vezes de maneira assintomática, sendo possível o diagnóstico durante a realização de exames de rotina para controle e estadiamento ou, ainda, quando ocorre piora e surgimento de sintomas. O tratamento do paciente com trombose inclui anticoagulação plena, que deverá ser utilizada enquanto o paciente estiver com doença em atividade ou fazendo tratamento oncológico, tendo como período mínimo 6 meses.

Considerando-se o custo da terapia anticoagulante por períodos prolongados na população de pacientes com câncer, foi realizado um estudo visando avaliar o custo-efetividade da rivaroxabana comparando-a à terapia-padrão com enoxaparina. Levaram-se em conta as dificuldades no manejo, desconforto para os pacientes e o impacto orçamentário para os ges-

tores de saúde, em que a proposta de utilização de anticoagulantes orais diretos tornou-se uma opção atraente. Foram considerados não somente os custos, mas também a segurança, efetividade e a facilidade de manejo por parte da equipe e dos pacientes.

A rivaroxabana apresentou não inferioridade comparada à enoxaparina e demonstrou um custo total do tratamento de cerca de um quinto da terapia-padrão com HBPM. A partir dessa perspectiva, a substituição da enoxaparina pelos ACOD, sempre que clinicamente possível, é uma importante estratégia econômica e com potencial benefício para os pacientes e serviços hospitalares.

## CONSIDERAÇÕES FINAIS

No paciente oncológico, os riscos de trombose e sangramentos são elevados. As condições clínicas de cada paciente devem sempre ser avaliadas, bem como se deve considerar o momento clínico em que ele se encontra e as terapias em curso. A conduta terapêutica individualizada minimiza os riscos de recorrências de trombose e de hemorragias. Deve-se ter atenção aos pacientes com lesão no trato gastrointestinal e geniturinário, pelo grande risco hemorrágico e, finalmente, compartilhar com o paciente a decisão a ser tomada com relação à terapia anticoagulante.

## BIBLIOGRAFIA CONSULTADA

Amin AN, Lin J, Johnson BH, et al. Clinical and economic outcomes with appropriate or partial prophylaxis. Thromb Res. 2010;125:513-7.

Avraham H, Banu N, Scadden DT, et al. Modulation of megakaryocytopoiesis by human basic fibroblast growth factor. Blood. 1994;83:2126-32.

Ay C, Pabinger I, Cohen AT. Cancer-associated venous thromboembolism: burden, mechanisms, and management. Thromb Haemost. 2017;117(2):219-30.

Bächli E. History of tissue factor. Br J Haematol. 2000;110:248-55.

Baranyai Z, Josa V, Toth A, et al. Paraneoplastic thrombocytosis in gastrointestinal cancer. Platelets. 2016;27:269-75.

Bick RL, Strauss JF, Frenkel EP. Thrombosis and hemorrhage in oncology patients. Haematol Oncol Clin North Am. 1996;10:876-907.

Blix K, Jensvoll H, Braekkan SK, Hansen JB. White blood cell count measured prior to cancer development is associated with future risk of venous thromboembolism – the Tromso study. PLoS One. 2013;8:e73447.

Brill A, Fuchs TA, Savchenko AS, et al. Neutrophil extracellular traps promote deep vein thrombosis in mice. J Thromb Haemost. 2012;10(1):136-44.

Brinkmann V, Reichard U, Goosmann C, et al. Neutrophil Extracellular Traps Kill Bacteria. Science. 2004;303:1532-5.

Brinkmann V, Zychlinsky A. Beneficial suicide: why neutrophils die to make NETs. Nat Rev Microbiol. 2007;5:577-82.

Buller HR, van Doormaal FF, van Sluis GL, et al. Cancer and thrombosis: from molecular mechanisms to clinical presentations. J Thromb Haemost. 2007;5(1):246-54.

Casella I, Feccia T, Chelucci C, et al. Autocrine-paracrine VEGF loops potentiate the maturation of megakaryocytic precursors through Flt1 receptor. Blood. 2003;101:1316-23.

Chadha AS, Kocak-Uzel E, Das P, et al. Paraneoplastic thrombocytosis independently predicts poor prognosis in patients with locally advanced pancreatic cancer. Acta Oncol. 2015;54:971-8.

Cohen AT, Tapson VF, Bergmann JF, Goldhaber SZ, Kakar AK, Deslandes B et al. for the ENDORSE investigators. Venous thromboembolism risk and prophylaxis in the acute hospital care setting (ENDORSE study): a multinational cross-sectional study. Lancet 2008;371:387-94.

Connolly GC, Khorana AA, Kuderer NM, et al. Leukocytosis, thrombosis and early mortality in cancer patients initiating chemotherapy. Thromb Res. 2010;126:113-8.

Darbousset R, Thomas GM, Mezouar S, et al. Tissue factor-positive neutrophils bind to injured endothelial wall and initiate thrombus formation. Blood. 2012;120:2133-43.

De Cicco M. The prothrombotic state in cancer: pathogenic mechanisms. Crit Rev Oncol Hematol. 2004;50:187-96.

Demers M, Krause DS, Schatzberg D, et al. Cancers predispose neutrophils to release extracellular DNA traps that contribute to cancer-associated thrombosis. Proc Natl Acad Sci U S A. 2012;109(32):13076-81.

Demers M, Wagner DD. NETosis: a new factor in tumor progression and cancer-associated thrombosis. Semin Thromb Hemost. 2014;40(3):277-83.

Demers M, Wagner DD. Neutrophil extracellular traps: a new link to cancer-associated thrombosis and potential implications for tumor progression. Oncoimmunology. 2013;2(2):e22946.

Elting LS, Escalante PE, Cooksley C, et al. Outcomes and costs of deep vein thrombosis among patients with cancer. Arch Int Med. 2004;164:1653-61.

Faraday N, Schunke K, Saleem S, et al. Cathepsin G-dependent modulation of platelet thrombus formation in vivo by blood neutrophils. PLoS One. 2013;8:e71447.

Farge D, Debourdeau P, Beckers M, et al. International clinical practice guidelines for the treatment and prophylaxis of venous thromboembolism in patients with cancer. J Thromb Haemost 2013;11:56–70.

Farge, D et al. Lancet Oncol 2019.l. Blood Rev 2018;32 (2)144-58.

Fernandes RS, Kirszberg C, Rumjanek VM, et al. On the molecular mechanisms for the highly procoagulant pattern of C6 glioma cells. J Thromb Haemost. 2006;4:1546-52.

Ferrando A, Pagano E, Scaglione L, et al. A decision-tree model to estimate the impact on cost-effectiveness of venous thromboembolism prophylaxis guideline. Qual Saf Health Care. 2009;18:309-13.

Fuchs TA, Brill A, Duerschmied D, et al. Extracellular DNA traps promote thrombosis. Proc Natl Acad Sci U S A. 2010;107(36):15880-5.

Gucer F, Moser F, Tamussino K, et al. Thrombocytosis as a prognostic factor in endometrial carcinoma. Gynecol Oncol. 1998;70:210-4.

Hillen HF. Thrombosis in cancer patients. Ann Oncol. 2001;11(3):273-6.

Hoffman M, Monroe III DM. A cell based model of hemostasis. Thromb Haemost. 2001;85(1):958-65.

Hoffman R, Haim N, Brenner B. Cancer and thrombosis revisited. Blood Rev. 2001;15:61-7.

Jensvoll H, Blix K, Braekkan SK, Hansen JB. Platelet count measured prior to cancer development is a risk factor for future symptomatic venous thromboembolism: the Tromso Study. PLoS One. 2014;9:e92011.

Joshita S, Nakazawa K, Sugiyama Y, et al. Granulocyte-colony stimulating factor-producing pancreatic adenosquamous carcinoma showing aggressive clinical course. Intern Med. 2009;48:687-91.

Kakkar AK, Davidson BL, Haas JK. Compliance with recommended prophylaxis for venous thromboembolism: improving the use and rate of uptake of clinical practice guidelines. J Thromb Haemost. 2004;2:221-7.

Kannemeier C, Shibamiya A, Nakazawa F, et al. Extracellular RNA constitutes a natural procoagulant cofactor in blood coagulation. Proc Natl Acad Sci U S A. 2007;104(15):6388-93.

Kapoor S, Opneja A, Nayak L. The role of neutrophils in thrombosis. Thromb Res. 2018;170:87-96.

Kawaguchi M, Asada Y, Terada T, et al. Aggressive recurrence of gastric cancer as a granulocyte-colony-stimulating factor-producing tumor. Int J Clin Oncol. 2010;15(2):191-5.

Khorana AA, Francis CW, Culakova E, Lyman GH. Risk factors for chemotherapy-associated venous thromboembolism in a prospective observational study. Cancer. 2005;104:2822-9.

Khorana AA, Noble S, Lee AYY et al. Role of direct oral anticoagulants in the treatment of cancer-associated venous thromboembolism: guidance from the SSC of the ISTH. J Thromb Haemost. 2018;16(9):1891-4.

Khorana AA. Risk assessment for cancer-associated thrombosis: what is the best approach? Thromb Res. 2012;129(1):S10-5.

Kirszberg C, Lima LG, Da Silva de Oliveira A, et al. Simultaneous tissue factor expression and phosphatidylserine exposure account for the highly procoagulant pattern of melanoma cell lines. Melanoma Res. 2009;19:301-8.

Konstantinides SV, Meyer G, Becattini C, Bueno H, Geersing GJ, Harjola VP, et al. ESC Scientific Document Group. 2019 ESC Guidelines for the diagnosis and management of acute pulmonary embolism developed in collaboration with the European Respiratory Society (ERS). Eur Heart J. 2020;41(4):543-603.

Lam F, Cruz M, Parikh K, Rumbaut R. Histones stimulate von Willebrand factor release in vitro and in vivo. Haematologica. 2016;101:e277-9.

Lanzo-Langner A, Goss GD, Spaans JN, et al. The effect of low-molecular-weight heparin on cancer survival. A systematic review and meta-analysis of randomized trials. J Thromb Haemost. 2007;5:729-37.

Lee AYY. The effects of low molecular weight heparins on thromboembolism and survival in patients with cancer. Thromb Res. 2007;120(2):121-7.

Mantur M, Kemona H, Kozlowski R, Kemona-Chetnik I. Effect of tumor stage and nephrectomy on CD62P expression and sP-selectin concentration in renal cancer. Neoplasma. 2003;50:262-5.

Martinod K, Demers M, Fuchs TA, et al. Neutrophil Histone Modification by Peptidylarginine Deiminase 4 Is Critical for Deep Vein Thrombosis in Mice. Proc Natl Acad Sci U S A. 2013;110:8674-79.

Massberg S, Grahl L, von Bruehl ML, et al. Reciprocal coupling of coagulation and innate immunity via neutrophil serine proteases. Nat Med. 2010;16(8):887-96.

Micota FA. Bridging the GAP between evidence and practice in Venous Thromboembolism prophylaxis: the quality improvement process. J Gen Intern Med. 2007;22:1762-70.

Mitrugno A, Tassi Yunga S, Sylman JL, et al. The role of coagulation and platelets in colon cancer-associated thrombosis. Am J Physiol Cell Physiol. 2019;316:C264-73.

Monreal, M, Fernandez-Llamazares J, Pinol M, et al. Platelet count and survival in patients with colorectal cancer–a preliminary study. Thromb Haemost. 1998;79:916-8.

Mosarla RC, Vaduganathan M, Qamar A, et al. Anticoagulation strategies in patients with cancer: JACC review topic of the week. J Am Coll Cardiol. 2019;73(11):1336-49.

Mulder FI, Candeloro M, Kamphuisen PW, Di Nisio M, Bossuyt PM, Guman N, et al. CAT-prediction collaborators. The Khorana score for prediction of venous thromboembolism in cancer patients: a systematic review and meta-analysis. Haematologica. 2019;104(6):1277-87.

Pabinger I, Posch F. Flamethrowers: blood cells and cancer thrombosis risk. Hematology. 2014;2014(1):410-7.

Piccioli A, Lensing AW, Prins MH, Falanga A, Scannapieco GL, Ieran M, et al. PROMIT investigators Group. Extensive screening for occult malignant disease in idiopathic venous thromboembolism: a prospective randomized clinical trial. J Thromb Haemost. 2004;2:884-9.

Plantureux L, Mege D, Crescence L, et al. Impacts of Cancer on Platelet Production, Activation and Education and Mechanisms of Cancer-Associated Thrombosis. Cancers. 2018;10:e441.

Prandoni P, Piccioli A, Girolami A. Cancer and venous thromboembolism: an overview. Haematol. 1999;84:437-45.

Renni MJP, Cerqueira MH, Trugilho IA, et al. Mecanismos do tromboembolismo venoso no câncer: uma revisão da literatura. J Vasc Bras. 2017;16(4):308-13.

Renni MJP, Marinho TAS, Souza MC de. Tratamento do tromboembolismo venoso em pacientes com câncer: atualização quanto ao papel dos anticoagulantes orais diretos nesse cenário. Revista Brasileira de Cancerologia 2019;65(3):e-04387.

Rickles FR, Edwards RL. Activation of blood coagulation in cancer: Trousseau's syndrome revisited. Blood. 1983;62:14-31.

Riedl J, Pabinger I, Ay C. Platelets in cancer and thrombosis. Hamostaseologie. 2014;34: 54-62.

Sampaio TBP, Renni MJP, Costa SR da. Análise de custo-efetividade e impacto orçamentário de anticoagulantes no tratamento da trombose venosa profunda em pacientes oncológicos. Revista Brasileira de Cancerologia 2019;65(3):e-01295.

Sasaki Y, Takahashi T, Miyazaki H, et al. Production of thrombopoietin by human carcinomas and its novel isoforms. Blood. 1999;94:1952-60.

Schmidt H, Bastholt L, Geertsen P, et al. Elevated neutrophil and monocyte counts in peripheral blood are associated with poor survival in patients with metastatic melanoma: a prognostic model. Br J Cancer. 2005;93(3):273-8.

Simanek R, Vormittag R, Ay C, et al. High platelet count associated with venous thromboembolism in cancer patients: results from the Vienna Cancer and Thrombosis Study (CATS). J Thromb Haemost. 2010;8:114-20.

Si-Tahar M, Pidard D, Balloy V, et al. Human neutrophil elastase proteolytically activates the platelet integrin alpha IIb beta 3 through cleavage of the carboxyl terminus of the alpha IIb subunit heavy chain. J Biol Chem. 1997;272:11636-47.

Sørensen HT, Mellemkjaer L, Olsen JH, et al. Prognosis of cancers associated with venous thromboembolism. N Engl J Med. 2000;343:1846-50.

Stewart GJ, Ritchie WG, Lynch PR. Venous endothelial damage produced by massive sticking and emigration of leukocytes. Am J Pathol. 1974;74:507-32.

Stewart GJ. Neutrophils and deep venous thrombosis. Haemostasis 1993;23:127-40.

Stone RL, Nick AM, McNeish IA, et al. Paraneoplastic thrombocytosis in ovarian cancer. N Engl J Med. 2012;366(7):610-8.

Suzuki A, Takahashi T, Nakamura K et al. Thrombocytosis in patients with tumors producing colony-stimulating factor. Blood. 1992;80:2052-9.

Swistun LL, Mukherjee S, Liaw PC. Breast cancer chemotherapy induces the release of cell-free DNA, a novel procoagulant stimulus. J Thromb Haemost. 2011;9:2313-21.

Tagalakis V, Blostein M, Robinson-Cohen C, et al. The effect of anticoagulants on cancer risk and survival: systematic review. Cancer Treat Rev. 2007;33:358-68.

Trugilho IA, Renni MJP, Medeiros GC, et al. Incidence and factors associated with venous thromboembolism in women with gynecologic cancer. Thromb Res. 2020;185:49-54.

Varki A. Trousseau's syndrome: multiple definitions and multiple mechanisms. Blood. 2007;110:1723-9.

von Brühl ML, Stark K, Steinhart A, et al. Monocytes, neutrophils, and platelets cooperate to initiate and propagate venous thrombosis in mice in vivo. J Exp Med. 2012;209(4):819-35.

Yang C, Sun W, Cui W, et al. Procoagulant Role of Neutrophil Extracellular Traps in Patients with Gastric Cancer. Int J Clin Exp Pathol. 2015;8:14075-86.

# 31

# Inflamação e Câncer

Maria Cecília Mathias Machado

## DESTAQUES

- A relação entre inflamação e câncer já é reconhecida desde 1863 quando Rudolph Virchow sugeriu a associação causal entre a presença de inflamação crônica e o surgimento de neoplasias.
- A inflamação é reconhecida atualmente uma das quatorze principais características do câncer e sua participação se relaciona a uma gama de fatores que propiciam o crescimento tumoral.
- a inflamação pode auxiliar na promoção, desenvolvimento e perpetuação do processo neoplásico por meio de diferentes mecanismos e desfechos com intensidade variável.

## INTRODUÇÃO

A cascata inflamatória é considerada uma das 14 principais características do câncer e sua participação se relaciona a uma gama de fatores que propiciam o crescimento tumoral: desregulação da energética celular; resistência à apoptose; instabilidade genômica; indução de angiogênese; ativação de mecanismos de invasão e metástase; aquisição da capacidade de imortalidade replicativa; inibição de destruição imune; evasão de vias supressoras; sinalização sustentada do crescimento celular; desbloqueio de plasticidade fenotípica; reprogramação epigenética; senescência celular; e microbiomas polimórficos[1,2] (Figura 31.1), exercendo papel importante na gênese e manutenção do processo neoplásico. A resposta inflamatória normal e muitos dos componentes nela evolvidos têm papel importante nas demais principais características do câncer.

Em alguns tipos de neoplasias, a ativação da resposta inflamatória acaba por induzir a presença de um microambiente propício à proliferação celular; já em outras situações, mudanças oncogenéticas acabam sendo responsáveis por esse efeito. Nesse contexto, a inflamação pode auxiliar na promoção, no desenvolvimento e na perpetuação do processo neoplásico por meio de diferentes mecanismos e desfechos com intensidade variável[3] (Figura 31.2). Sabidamente, a inflamação exerce influência no contexto de infecções crônicas, como a por *Helicobacter pylori,* fortemente ligada ao linfoma de tecido linfoide associado à mucosa (MALT) e considerada o fator de risco mais bem estudado de adenocarcinoma gástrico.[4]

Também já é estabelecida a relação entre doenças inflamatórias autoimunes e o surgimento de neoplasias, como a associação entre doença inflamatória

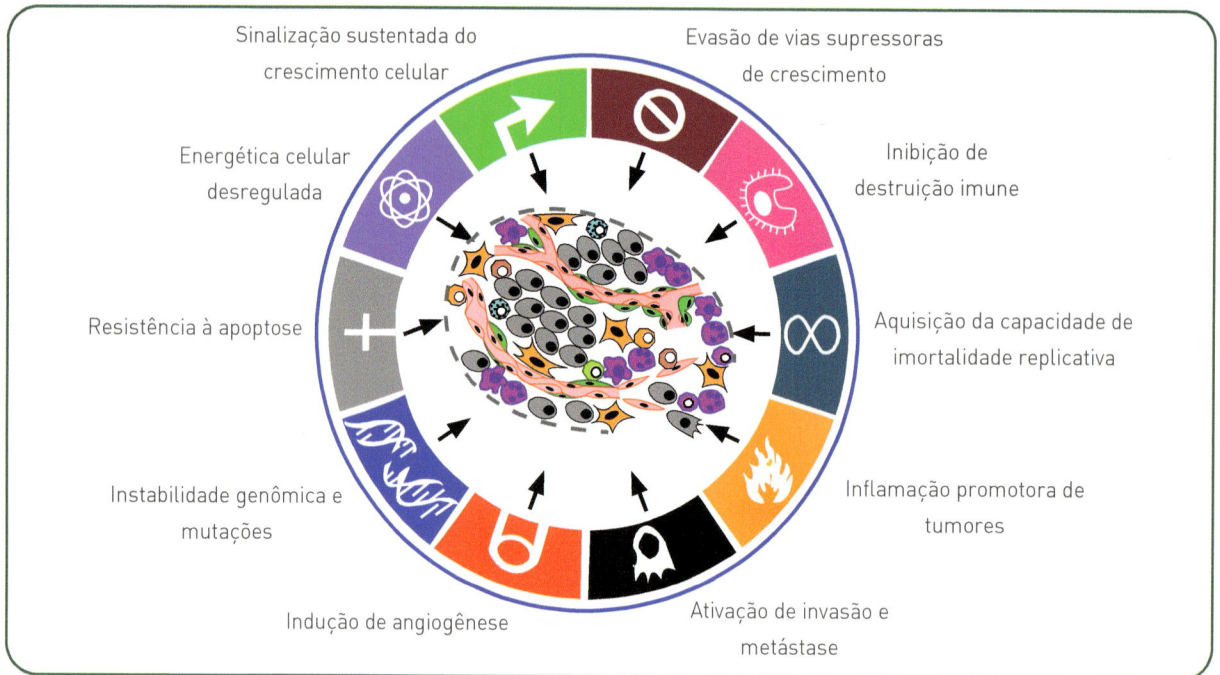

**FIGURA 31.1 –** Características do câncer.

Fonte: Adaptada de:Hanahan D, Weinberg RA, 2011.[1]

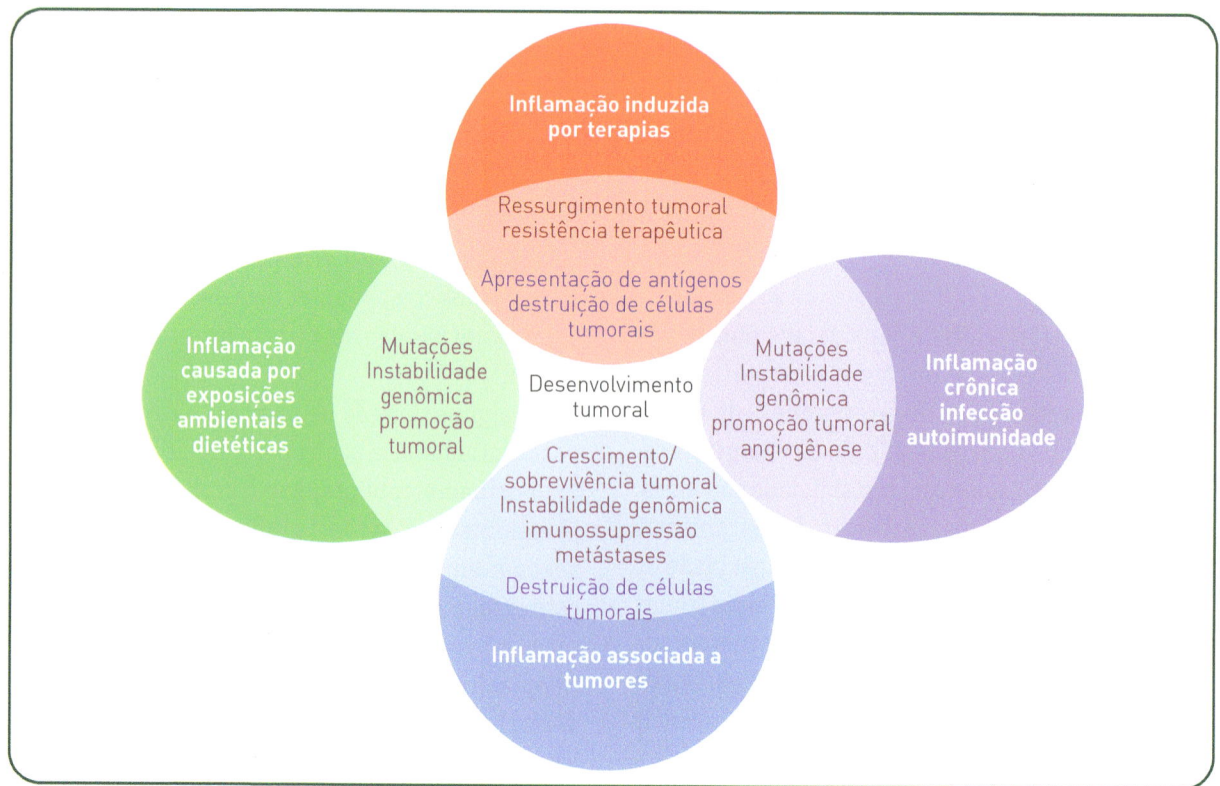

**FIGURA 31.2 –** Diversos subtipos de processos inflamatórios envolvidos no desenvolvimento tumoral.

Fonte: Adaptada de: Grivennikov SI, Greten FR, Karin M, 2010.

intestinal e tumores do cólon.[3] Além disso, sabe-se que uma grande parte dos tumores sólidos é capaz de gerar ativação da cascata inflamatória intrínseca, consequentemente, ampliando o microambiente pró-tumoral.[3]

Menos de 10% dos tumores malignos são essencialmente causados por mutações germinativas, sendo as demais causas relacionadas a mutações somáticas adquiridas ou influenciadas por fatores ambientais.[5] Estima-se que cerca de 25% das causas de neoplasias sejam relacionadas a infecções e situações de inflamação crônica (Quadro 31.1).[6]

A relação entre inflamação e câncer já é reconhecida desde 1863, quando o médico patologista alemão Rudolph Virchow sugeriu a associação causal entre a presença de inflamação crônica e o surgimento de neoplasias.[7] Este racional foi elaborado com base na hipótese de que alguns estímulos irritativos associados à lesão tecidual (e a consequente reação inflamatória resultante) poderiam induzir proliferação celular. Virchow descreveu infiltrados leucocitários ao redor de células tumorais, o que viria a ser considerado um dos grandes marcos histopatológicos do câncer.[2] Inicialmente, a agregação leucocitária foi encarada como indicativa da reação imunológica à infiltração neoplásica bem como da resposta antitumoral. No entanto, já se sabe que células do sistema imune podem exercer funções tanto supressoras como promotoras de crescimento.[5]

Apesar de a proliferação celular isolada não ser suficiente para causar câncer,[8] a proliferação celular sustentada associada a um microambiente rico em células inflamatórias, fatores de crescimento e promotores de lesão direta ao DNA, pode promover ou potencializar o risco do surgimento de células cancerosas.

## Resposta inflamatória e proliferação neoplásica

A inflamação pode ser dividida em duas categorias de acordo com a duração do processo inflamatório: aguda e crônica. A inflamação aguda é a resposta primária a estímulos deletérios e costuma durar dias a semanas e a célula mais envolvida neste processo é o granulócito. No entanto, a inflamação crônica é caracterizada pela degradação e cicatrização tecidual ocorrendo de forma simultânea e a maior parte das células envolvidas neste processo é formada por linfócitos e macrófagos. No entanto, a inflamação crônica se caracteriza por um processo continuado, em que o estímulo pró-inflamatório

### Quadro 31.1. Condições inflamatórias associadas com processos neoplásicos

| INFLAMAÇÕES OU INFECÇÕES | NEOPLASIA ASSOCIADA |
|---|---|
| Sílica, asbesto, silicose ou bronquite associada ao tabagismo | Carcinoma de pulmão |
| Doença inflamatória pélvica | Carcinoma de ovário |
| Uso crônico de onda vesical de demora | Carcinoma de bexiga |
| Pancreatite associada à mutação TRYP1 ou associada ao etilismo | Carcinoma pancreático |
| Inflamação de pele associada a raios UV | Melanoma |
| Asbestos | Mesotelioma |
| Ácidos biliares | Colangiosarcoma e carcinoma colorretal |
| Esofagite de refluxo e esôfago de Barret | Carcinoma esofágico |
| Colecistite associada à colelitíase | Carcinoma de vesícula biliar |
| Doença inflamatória intestinal | Carcinoma colorretal |
| Tireoidite de Hashimoto e síndrome de Sjögren | Linfoma associado ao tecido linfoide de mucosa |
| Gengivite e líquen plano | Carcinoma escamocelular de boca |
| Sialadenite | Carcinoma de glândulas salivares |

Fonte: Adaptado de Elinav E, *et al.*, 2013.

não é eliminado por completo durante a inflamação aguda, resultando em um processo de autoimunidade, fibrose tecidual e necrose.

No tecido saudável, por um lado, lesões de diversas naturezas deflagram uma série de sinais celulares que, por meio da ativação, proliferação e migração leucocitárias, secreção de citocinas e fatores de crescimento, culmina em uma resposta satisfatória durante a qual há o reparo tecidual e a resolução da inflamação. Esses estímulos regridem à medida que a resposta acontece, desde que a causa primária da lesão tenha sido controlada, resultando em um processo autolimitado.

Por outro lado, células em proliferação que sustentam danos e/ou mutações ao DNA podem perpetuar a proliferação celular desordenada em microambientes ricos em fatores de crescimento e outros componentes inflamatórios. No mesmo sentido, um processo inflamatório desregulado que se perpetua pode gerar anormalidades celulares, aumentando a proliferação tumoral. Células neoplásicas têm a capacidade de produzir uma gama de citocinas e quimiocinas com propriedades replicativas, assim como fatores estimuladores de granulócitos, mastócitos, macrófagos, fibroblastos e células endoteliais.[8] Fibroblastos ativados e células inflamatórias presentes no microambiente tumoral secretam enzimas proteolíticas e outras substâncias citocínicas capazes de auxiliar na proliferação das próprias células tumorais e também estimular células endoteliais envolvidas na angiogênese e linfangiogênese. Esses fatores, além de potencializarem o crescimento neoplásico, também podem estimular a disseminação metastática.[5,8]

Desta forma, há similaridade entre o surgimento da proliferação neoplásica e "uma ferida que não cicatriza".[9] No câncer, a forma desgovernada de proliferação celular com perda da arquitetura tecidual normal acaba envolvendo as mesmas citocinas, fatores de crescimento e células reguladoras de um processo inflamatório qualquer. Portanto, um processo prolongado de reparo celular em reposta à perda da homeostase tecidual tem relação com a proliferação neoplásica estabelecendo uma relação clara entre a inflamação crônica e o desenvolvimento tumoral.[10] Esse evento é evidenciado em múltiplos fatores causais com relação bem estabelecida com o câncer: tabagismo; infecções crônicas; obesidade; poluentes; e autoimunidade.

Neste capítulo, serão explorados os principais mecanismos moleculares e celulares que interligam inflamação e câncer com foco na carcinogênese induzida pela inflamação e as vias envolvidas nesta relação.

A inflamação crônica está envolvida com estado de imunossupressão e, portanto, promovendo um microambiente propício para proliferação de células tumorais, invasão e metástases. Além disso, inflamação crônica no microambiente tumoral induzida por terapias também pode promover resistência terapêutica e progressão tumoral. No entanto, o cenário de inflamação aguda, com a ativação de células dendríticas e apresentação de antígenos, acaba por incitar uma resposta antitumoral com morta celular.[11]

## DE FORA PARA DENTRO – INFLAMAÇÃO COMO PROMOTOR DO CÂNCER

A carcinogênese resulta da integração de mecanismos celulares intrínsecos e extrínsecos, entre eles: instabilidade genômica; anormalidades na proliferação; reprogramação do estroma; e diferenciação anormal entre epitélio e mesênquima.[5] Uma característica interessante e marcante da inflamação é a capacidade de mobilizar todo ou quase todo o maquinário celular e molecular necessário para a gênese de células neoplásicas.[2] Células tumorais têm a capacidade de se beneficiar dos fatores de crescimento celular usando várias estratégias como alteração de expressão de receptores celulares e de endocitose, inibição de mecanismos de *feedback* negativo e ativação das vias de sinalização de proliferação celular usando receptores do tipo tirosinaquinase.[12-16] Na série de moléculas envolvidas na cascata inflamatória relacionada ao câncer, alguns componentes endógenos merecem destaque: fatores de transcrição (como os dos membros da família do transdutores de sinais e ativadores da transcrição (STAT) e o fator nuclear κB (NF-κB)) e as citocinas inflamatórias interleucinas (IL)-1β, 6 e 22 e TNFα.

Receptores de fatores de crescimento ligados à tirosinaquinase integram uma gama de sinais intracelulares que convergem para algumas das maiores vias de sinalização intracelular, culminando em proliferação, adesão, migração, metabolismo e diferenciação celulares.[17] Entre essas vias, a ativação dos membros da família dos STAT, em especial o STAT3, tem grande relação com o crescimento de tumores em vários sítios e guarda importante associação com processos inflamatórios como já descrito em tumores de estômago, cólon, fígado, pulmão e pâncreas.[18-23] Esse fator pode ser ativado tanto por estímulo inflamatório como por mutações oncogênicas, resultando na expressão de genes que favoreçam estados pró-inflamatórios, proliferativos e de sobrevivência celular.[28-30] NF-κB foi a primeira ligação molecular descrita entre inflamação e câncer em tumores hepáticos[31] e de cólon[32] e tem exemplificado a importância do microambiente tumoral como fonte de citocinas inflamatórias pró-tumorais. NF κB age também de forma a estimular sinalização autócrina de células neoplásicas já formadas, que contribui para a manutenção da progressão do tumor. Em tumores de cólon, por exemplo, o efeito do gene RAS (um dos oncogenes mais mutados nos tumores em humanos) nos queratinócitos estabelece uma ativação autócrina das células neoplásicas por meio da interação entre citocinas e seus receptores (como IL-1R e IL-1α), o que acaba provocando a ativação do NF-κB.[33] Além disso, mutações do gene RAS e a ativação da via de sinalização RAS-RAF podem, por si só, induzirem a produção de citocinas e quimiocinas inflamatórias.[34-36]

Considerando que a formação de citocinas inflamatórias seja essencial para o processo de crescimento tumoral, situações que resultam na liberação de citocinas inflamatórias tornam-se cruciais.[5] Por exemplo, em resposta ao dano tecidual, tem-se a liberação de citocinas inflamatórias incluindo IL-22, que é essencial para a proliferação de células epiteliais.[37] IL-22 também é produzida por leucócitos presentes em carcinomas hepatocelulares (CHC) e promove a proliferação celular por meio da ativação de STAT3 e outros genes ligados à sobrevivência celular.[38]

Além de toda a ativação de cascatas de sinalização celular envolvendo citocinas inflamatórias no processo de formação tumoral, a capacidade de burlar mecanismos de destruição celular também pode surgir por intermédio da "desdiferenciação" de células pré-malignas e da aquisição de propriedades comparáveis às de células-tronco. Mais uma vez, STAT3 mostra-se intimamente ligado à proliferação de células neoplásicas ao se demonstrar a ligação desse fator de ativação celular com a regulação de propriedades de células-tronco em tumores de bexiga, por exemplo.[39] Em outro exemplo, usando modelos murinos, a liberação de IL-1β e IL-6 em situações inflamatórias induziu a

ativação e migração de células progenitoras da cárdia, o que resulta na transformação maligna de esôfago de Barret e adenocarcioma de esôfago.[40] Desta maneira, situações inflamatórias que ganham propriedades de células-tronco e a consequente expansão celular podem criar um microembiente propício para a proliferação neoplásica.

Entre os muitos fatores de transcrição envolvidos na gênese tumoral, NF-κB e STAT3 estão ativados na maioria dos tumores e podem agir como oncogenes sem, no entanto, resultar em mutações genéticas diretas e, sim, depender de sinais expressos por células vizinhas ou até de mutações ativadoras em vias de sinalização. Desta maneira, NF-κB e STAT3 acabam por ativar genes que fazem o controle de sobrevivência, proliferação e crescimento celular assim como de angiogênese, produção de citocinas e quimiocinas e capacidade de mobilidade e invasão.[24,28]

Outra forma de proliferação tumoral que merece menção é a interrupção de estímulos antitumorais como fatores promotores de crescimento neoplásico. O envelhecimento celular é um desses mecanismos mediados por interrupções no ciclo celular reguladas por RB e p53, por exemplo.[41,42] Um dos principais fatores na regulação de senescência celular, p53, funciona como regulador contra a proliferação tumoral. Todavia, na ausência de p53, inflamação de moderada a baixa intensidade associada ao envelhecimento celular promove a proliferação tumoral.[43] Esses achados, demonstram que existe um balanço delicado entre a capacidade de promoção de crescimento tumoral e de estímulos antitumorais associados à inflamação.

## Instabilidade genômica

A proliferação tumoral apresenta tanto um componente de proliferação celular anormal como um antiapoptótico. No entanto, outro componente significativo na gênese do câncer é a instabilidade genômica em combinação com mutações genéticas. A cascata inflamatória se insere nesse contexto à medida que propicia um aumento na capacidade de causar dano ao DNA celular bem como compromete mecanismos de reparo de DNA capazes de retomar a homeostase celular e manter a integridade genômica.

Existem inúmeras causas para as mutações somáticas que são induzidas durante a inflamação e estas podem ter ação em células epiteliais de forma direta ou indireta e também em caráter celular intrínseco e extrínseco. Alguns dos mais importantes agentes causadores de instabilidade genômica e de danos ao DNA são as espécies reativas de oxigênio (ROS) e espécies reativas de nitrogênio liberadas nos tecidos por macrófagos e neutrófilos em resposta ao estresse oxidativo. No entanto, também podem ser produzidas de forma intracelular em células consideradas "pré-malignas" por meio da produção de citocinas inflamatórias causando quebras no DNA, mutações de base única e até lesões mais complexas ao DNA.[3,44,45] Diversas citocinas, incluindo TNF, IL-1β, IL 4, IL-13, TGFβ, também têm mostrado capacidade de induzir a expressão ectópica da citidina deaminase ativação-induzida (AID), um membro da família das citocinadeaminases de DNA e RNA capaz de introduzir mutações cruciais em genes associadas ao câncer como TP53 (gene que codifica o p53) e MYC e, portanto, promovendo a carcinogênese.[46-48]

Adicionalmente e, talvez com importância direta, a inflamação pode também aumentar a susceptibilidade celular a mutações e aumentar, de forma indireta, a instabilidade genômica mediante a redução ou inibição de vias de reparo do DNA bem como mediante a alteração de *checkpoints* do ciclo celular resultando no acúmulo de alterações genéticas.[44,49-51] Nesse contexto, as enzimas de reparo do DNA (*mismatch repair* – MMR) caracterizam um importante grupo de proteínas cada vez mais estudas e, atualmente, com aplicação terapêutica, responsáveis por prevenir instabilidade genética em decorrência de instabilidade microssatélite. No entanto, situações inflamatórias podem inibir as enzimas de MMR por meio de diversos mecanismos causando um aumento na taxa de erros de replicação do DNA, a saber: mediadores inflamatórios (TNF, IL-1β, prostaglandina E2 e ROS) induzem o fator hipóxia-induzido 1α (HIF1α) a reduzir a expressão dos genes dos MMR MSH2 e MSH6.[49]

Outra forma de silenciar os genes da proteína MLH1 e também de outros genes supressores de tumor, a exemplo do p53, pode ser induzida pela hipermetilação de DNA causada pelo processo inflamatório. A cascata inflamatória com todo o seu maquinário também é capaz de induzir a inativação da ação protetora do p53 e a hiperexpressão dos genes BCL2 e MYC, que culminam na supressão do reparo do DNA e na aceleração da capacidade mutagênica do DNA.[3,50]

Assim, existem diversas vias pelas quais a cascata inflamatória pode causar instabilidade genética e propiciar a proliferação desregulada de células tumorais a partir de danos induzidos no DNA, inativação de enzimas de reparo, escape a pontos de checagem e metilações inativadoras do DNA.

### Indução de invasão e metástase

Ainda que a instabilidade genômica e a proliferação celular aberrante determinem características iniciais e marcantes da proliferação tumoral, a simples perda da homeostase tumoral com proliferação local ainda não está bem correlacionada com morbimortalidade na grande maioria dos casos. Cerca de 90%[5] das causas de morte se por meio da disseminação metastática do tumor primário e de suas consequências. No entanto, a disseminação metastática é um processo altamente ineficiente, sendo que apenas 0,01% das células tumorais que ganham a circulação são capazes de estabelecer sítios metastáticos viáveis.[52]

O processo metastático se desdobra em múltiplas etapas (Figura 31.3)[3] que envolvem invasão local pelas células neoplásicas, invasão angiolinfática, trânsito e sobrevivência das células neoplásicas e colonização de sítios à distância.[2,53]

Pode-se dividir o processo de metastatização em quatro principais etapas que culminam na disseminação tumoral para sítios distantes da origem do tumor primário.

A primeira etapa é representada pela transição epitéio-mesenquimal (EMT), em que células tumorais adquirem características semelhantes às de fibroblastos, aumentando sua mobilidade intercelular e permitindo-lhes invadir membranas basais e o epitélio a fim de ganhar acesso à circulação sanguínea e linfática.[54] A EMT pode ter sua atividade aumentada por meio da produção de TGFβ como fator estimulador.[54-56] Além disso, esse processo pode se dar mediante ativação de NF-κB e STAT3 (pela circulação de TNF, IL-6 e IL-1) que provocam, então, a inibição da E-caderina,[56] uma das moléculas responsáveis pela adesão celular.

A segunda etapa da disseminação metastática acontece à medida que células tumorais ganham a capacidade de invadir vasos sanguíneos e linfáticos por meio da produção de mediadores capazes de aumentar a permeabilidade vascular. Um dos envolvidos neste processo é o receptor de quimiocina CXCR4 e seu ligante CXCL12 que, juntos, são importantes para a movimentação celular tanto em situações de homeostase como em situações de doença. CXCR4 é frequentemente

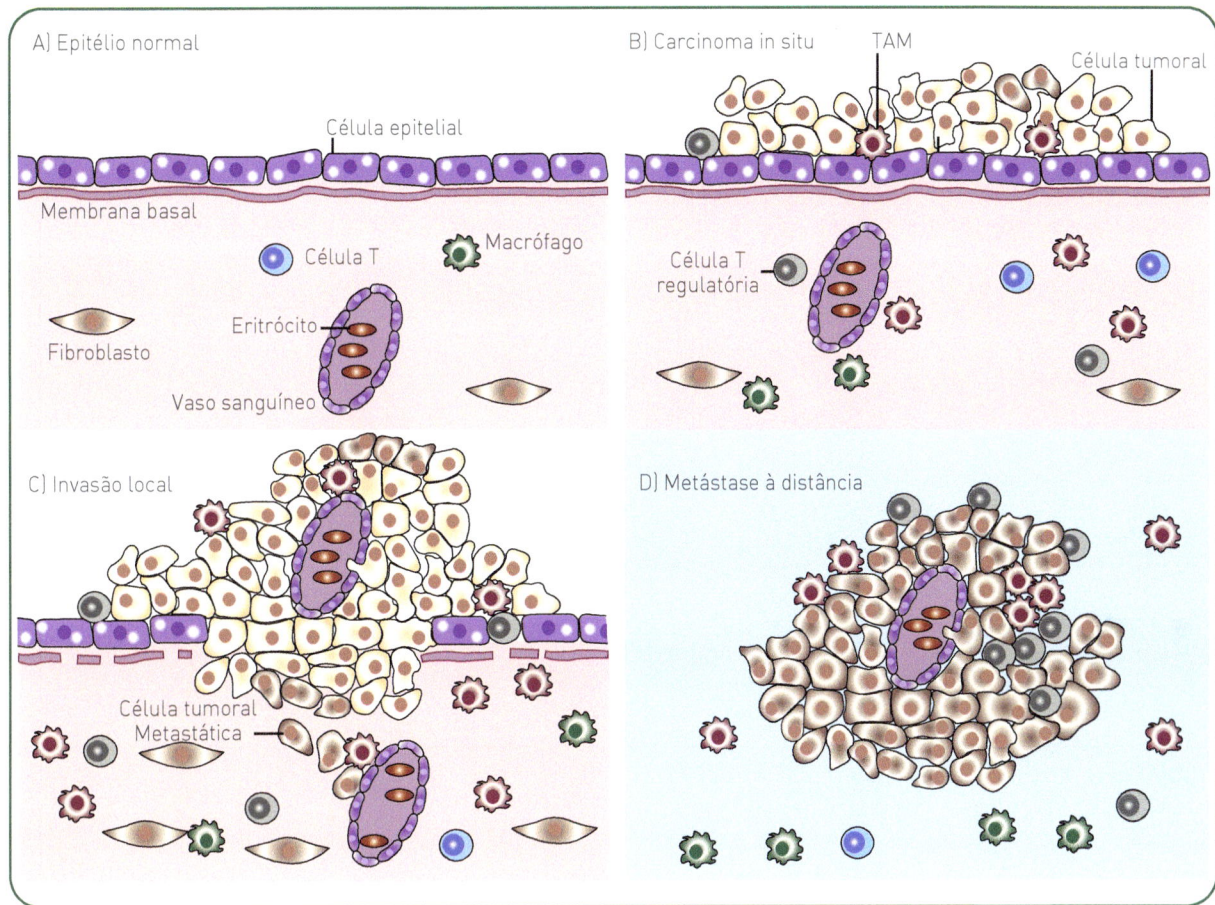

**FIGURA 31.3 –** Inflamação e progressão maligna através do epitélio.

TAM: Macrófago Associado a Tumores.

Fonte: Adaptada de Mantovani A, *et al.*, 2008.

expressa em células neoplásicas[57] e a intensidade de expressão desta em tumores primários tem correlação com a extensão de invasão metastática para linfonodos em tumores de cólon, mama, fígado e esôfago.[58-60]

A terceira etapa acontece a partir do momento em que células neoplásicas adentram a circulação e ganham a capacidade de sobreviver, circulantes, distantes do tumor primário.

Por fim, a quarta etapa envolve a interação destas células neoplásicas com células imunes, inflamató-rias e estromais e a iniciação de sua proliferação à distância.[61] Algumas dessas células podem, de fato, já terem sítios distantes pré-definidos em resposta a sinais inflamatórios gerados pelas células tumorais antes mesmo da chegada das células tumorais metas-táticas.[62] Esses mediadores inflamatórios aumentam a sobrevida de células tumorais na circulação por intermédio da estimulação de moléculas de adesão a sítios à distância.[3,63]

Assim, a inflamação está intimamente ligada às etapas de disseminação metastática dos tumores ao envolver a utilização de citocinas inflamatórias, quimiocinas e a inibição ou estimulação de células envolvidas na resposta natural à inflamação.

## Macrófagos associados a tumores – a contribuição da plasticidade de macrófagos para o crescimento tumoral

Entre a gama de células inflamatórias presen-tes no microambiente tumoral, pode-se elencar os fibroblastos, células endoteliais e os leucócitos, estes últimos representando o grupo mais participativo (Figura 31.4).[64] Essas células imunes adquirem a capacidade de interação com células tumorais in-fluenciando a iniciação tumoral, o crescimento e, finalmente, o surgimento de metátases.[65] Incluídos nas células imunes com atividade no microambiente tumoral, estão os macrófagos associados a tumores

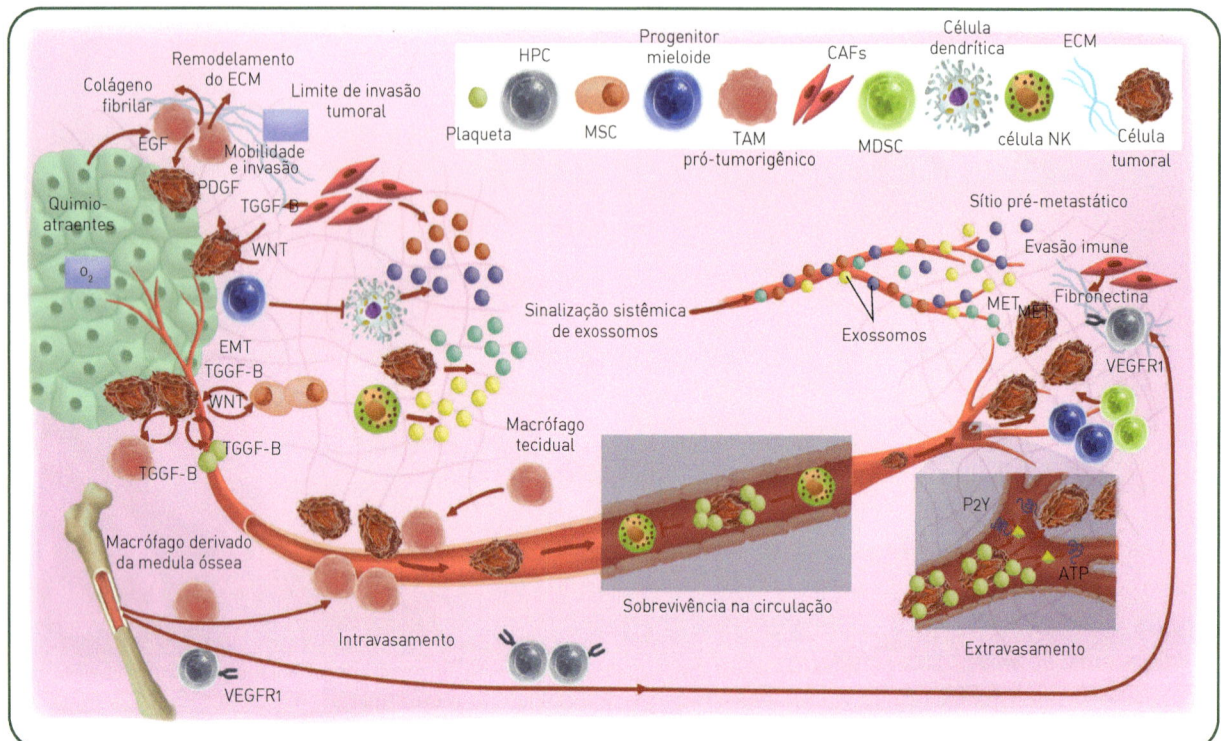

**FIGURA 31.4 –** Ações locais e à distância de TAMs.

EMT: Transição Epitélio Mensenquimal; ECM: Matriz Extra-celular; MET: metástase; CAF: Fibroblastos associados a tumores; HPC: célula progenitora hematopoiética; MDSC: células supressoras mieloide derivadas ; MSC: células tronco mesenquimais.
Fonte: Adaptada de Quail DF, Joyce JA. Nat Med., 2013.

(*tumor-associated macrophages* (TAM)), que têm função fundamental em conectar a inflamação ao câncer. Os TAM já foram descritos como "parceiros obrigatórios para migração, invasão e metástase tumoral"[66] e têm a capacidade de promover proliferação, invasão e metástase, estimular angiogênese e inibir a resposta imune mediada por células T, seguida de promoção de progressão tumoral.[28] A ação dos TAM se inicia a partir de citocinas e fatores de crescimento celular secretados no microambiente tumoral por células estromais circundantes que têm a capacidade de recrutar monócitos da medula óssea para se diferenciarem em TAM com ação no local da proliferação neoplásica.[67] Esta diferenciação se dá por estímulos locais que auxiliam na proliferação tumoral, incluindo estímulos como hipóxia celular.[68]

A ação dos TAM, células derivadas de macrófagos, vem da característica plástica deste subtipo celular, capaz de alterar sua polarização de acordo com a condição fisiológica vigente.[64] Os TAM podem ser caracterizados como macrófagos do tipo M2, apresentando uma maior expressão de citocinas anti-inflamatórias, fatores angiogênicos e proteases.[67] As citocinas secretadas

têm a capacidade, dentro do microambiente tumoral, de reprogramação de estímulos imunossupressores e promover, então, a progressão tumoral associada a estímulos angiogênicos e proteases.

Entre as citocinas liberadas pelos TAM e envolvidas no processo de proliferação tumoral, pode-se incluir IL-6 envolvida no desenvolvimento de CHC via sinalização de STAT3,[69] o que sugere que os TAM têm papel na iniciação e na promoção do câncer. Além disso, IL-10 produzida pelos TAM pode induzir a expressão de PD-L1 em monócitos que promovem a inibição da ação de linfócitos T citotóxicos, o que favorece também a progressão de doença e proliferação celular como demonstrado em CHC.[70]

Outra propriedade notável dos TAM é a capacidade de promoção de fatores para disseminação metastática e o estabelecimento à distância de nichos pré-malignos.[67] Os TAM têm participação ativa em uma das características mais marcantes das células tumorais, a transição epitélio-mesenquimal, principalmente na iniciação e promoção desta a fim de promover a migração e a disseminação de células tumorais.[71] Neste processo, células tumorais perdem a expressão de marcadores de células epiteliais e ganham características mesenquimais, as quais lhe conferem propriedades de células-tronco e um fenótipo de células com capacidade de migração.[72] Desta maneira, dando-lhes a capacidade de invasão tumoral para além do sítio primário. No entanto, esta propriedade ainda é pouco estudada e seu mecanismo, pouco elucidado.

Quanto ao estabelecimento de nichos pré-malignos à distância do tumor primário, baseado em estudos com modelos animais, percebe-se que os TAM se encontram envolvidos na secreção de fatores como TNFα, VEGF e TGFβ na corrente sanguínea e que, ao estimularem macrófagos nos órgãos de destino, estimulam o recrutamento de novos macrófagos e células tumorais, promovendo, assim a formação de um foco metastático.[73]

Observa-se que os TAM não estão envolvidos apenas na promoção de crescimento tumoral local, mas também influenciam diretamente a disseminação de células neoplásicas. Desta maneira, com a maior elucidação da relação direta entre TAM e tumores, há um reconhecimento do possível uso de TAM como biomarcadores para diagnóstico e prognóstico do câncer, assim como de potencial terapêutico.[67]

## DE DENTRO PARA FORA – A MODULAÇÃO IMUNE DO CÂNCER

Dentro do microambiente tumoral, pode-se perceber que a progressão tumoral depende de uma cadeia de interações entre células tumorais e o estroma circundante, sítios à distância e a rede vascular.[5] Um aspecto importante da interação de células tumorais com o seu microambiente é a capacidade das células neoplásicas de modular a resposta inflamatória por meio da influência sobre células imunes.

O efeito de células cancerígenas sobre a resposta imune inata e adaptativa inclui alteração da resposta adquirida de células T helper (TH1), a indução da expressão de células T regulatórias (T Reg) imunossupressoras, mudança de fenótipo de macrófagos e neutrófilos (a exemplo dos TAM) e a indução de células supressoras mieloide-derivadas (do inglês *myeloid-derived supressor cells* (MDSC)). A imunomodulação das células tumorais se dá por intermédio da capacidade de interferir na resposta inflamatória antitumoral a partir da secreção de mediadores solúveis capazes de bloquear ações efetoras de células

imunes e reprogramá-las para um fenótipo regulatório (imunossupressor).[5]

A primeira reação imune ao crescimento tumoral acontece com a aquisição do antígeno tumoral por células apresentadores de antígenos. Esses antígenos podem ser antígenos indicativos da origem tumoral, antígenos hiperexpressos ou antígenos mutados.[74] Para burlar esse mecanismo de reconhecimento imune, as células tumorais exercem diversos efeitos sobre as células apresentadores de antígenos. A exemplo da expressão do fator de crescimento vascular endotelial A (VEGFA) como supressor da função e maturação de células dendríticas.[75] De forma similar, também já foi descrita a secreção tumoral de TGFβ, IL-10 e IL-6[76,77] para influenciar o funcionamento de células apresentadores de antígeno e, então, manipular a habilidade do sistema imune de desenvolver uma resposta antitumoral.

Outra forma de modulação do microambiente tumoral acontece com o recrutamento ativo de células T Reg por células tumorais como no linfoma de Hodgkin e câncer de ovário, o que promove o redirecionamento da ação de células T efetoras e promove angiogênese.[78]

## INFLAMAÇÃO INIBE O CÂNCER

Apesar de todos os estudos e direcionamento científico para a participação deletéria da cascata inflamatória no câncer e na sua característica pró-tumoral, algumas evidências provam que existem exceções à regra, como a intensa resposta inflamatória identificada na psoríase que não se prova ter relação com um maior risco do surgimento de câncer de pele.[79] Além disso, em alguns tumores, pode-se perceber a presença de células inflamatórias associadas a um melhor prognóstico, como a infiltração eosinofílica em tumores de cólon.[3] Achados como esses levantam a hipótese de que a inflamação pode também ter a capacidade de combater o surgimento de células neoplásicas e evidências indicam que o NF-κB tem importância na determinação da ação macrofágica para vias pró ou antitumorais.[80,81]

O conceito de ativação da resposta imune contra o câncer já foi descrito no século XIX por Willam Coley.[82] Ele observou que alguns pacientes com infecções pós-operatórias no sítio tumoral tinham sua consequente regressão sustentada e, então, documentou que a aplicação intra e peritumoral de culturas de bactérias provoca regressão tumoral. Mais recentemente, o mesmo princípio foi aplicado para o tratamento de tumores de bexiga com a administração intravesical da vacina de *Mycobacterium bovis* – Bacillus Calmette-Guérin (BCG). Esses tratamentos mostram um lado positivo na reação inflamatória contra o câncer provavelmente por meio da ativação de macrófagos com fenótipos efetores e da promoção de uma resposta imune adaptativa sustentada em resposta ao crescimento tumoral.[3]

## CONCLUSÕES

Alguns questionamentos sobre a relação entre a cascata inflamatória e o câncer ainda ficam por ser respondidas: a inflamação isoladamente é suficiente para o surgimento de neoplasias? Apesar dos diferentes tumores, existe uma via comum de inflamação relacionada ao câncer? Qual é a melhor forma de usar o conhecimento e as evidências científicas sobre os mecanismos envolvidos na cascata inflamatória do câncer como alvo terapêutico?

O tratamento do câncer pode ser comparado à tentativa de se atingir um alvo em movimento com células tumorais em constante mudança, efetivando novos mecanismos de burlar terapias e o surgimento de terapias cada vez mais personalizadas para tais fins. No entanto, ao se estabelecer a relação estreita entre inflamação e câncer, é possível lançar mão de drogas que têm como alvo componentes da cascata inflamatória. Essas drogas já demonstraram eficácia como quimioprevenção a exemplo dos antagonistas de receptores de quimiocinas e de citocinas e inibidores das ciclo-oxigenases (COX), particularmente o ácido acetilsalicílico (AAS) e também as estatinas que mostraram uma redução no risco de desenvolvimento de tumores de mama, câncer colorretal e hepatocarcinoma.[11]

Além disso, drogas direcionadas à inflamação relacionada ao câncer podem ter o potencial de "reeducar" o infiltrado inflamatório do microambiente tumoral ou até mesmo prevenir a migração de células secretoras de fatores de crescimento e citocinas, transformando o microambiente tumoral de promotor da proliferação neoplásica para inibidor.

Outros aspectos notáveis são a relação direta entre os TAM e a proliferação tumoral e o potencial papel deste subtipo de macrófagos como biomarcador para diagnóstico e prognóstico do câncer, bem como seu potencial terapêutico. Buscar associar terapias que visam a ação dos TAM no microambiente tumoral pode auxiliar no controle (e consequente ação antitumoral) após a ação de terapias bem estabelecidas como quimio e radioterapia que provocam necrose, hipóxia e reações inflamatórias nos sítios tumorais.

O conhecimento molecular das bases da cascata inflamatória permite o aparecimento de vários alvos terapêuticos, e a aplicação de novos métodos de estudo possibilitará novas possibilidades terapêuticas voltadas, inclusive, para a prevenção das neoplasias.

## REFERÊNCIAS

1. Hanahan D. Hallmarks of Cancer: new dimensions. Cancer Discov. 2022;12(1):31-46.

2. Hanahan D, Weinberg RA. Hallmarks of cancer: the next generation. Cell. 2011;144(5):646-74.

3. Mantovani A, Allavena P, Sica A, Balkwill F. Cancer-related inflammation. Nature. 2008;454:436.

4. Polk DB, Peek Jr RM. Helicobacter pylori: gastric cancer and beyond. Nat Rev Cancer. 2010;10:403.

5. Elinav E, Nowarski R, Thaiss CA, Hu B, Jin C, Flavell RA. Inflammation-induced cancer: crosstalk between tumours, immune cells and microorganisms. Nat Rev Cancer. 2013;13(11):759-71.

6. Hussain SP, Harris CC. Inflammation and cancer: an ancient link with novel potentials. Int J Cancer. 2007;121(11):2373-80.

7. Balkwill F, Mantovani A. Inflammation and cancer: back to Virchow? The Lancet. 2001;357(9255):539-45.

8. Coussens LM, Werb Z. Inflammation and cancer. Nature. 2002;420(6917):860-7.

9. Dvorak HF. Tumors: wounds that do not heal. Similarities between tumor stroma generation and wound healing. N Engl J Med. 1986;315(26):1650-9.

10. Punt S, Dronkers EAC, Welters MJP, Goedemans R, Koljenovic´ S, Bloemena E, et al. A beneficial tumor microenvironment in oropharyngeal squamous cell carcinoma is characterized by a high T cell and low IL-17(+) cell frequency. Cancer Immunol Immunother CII. 2016;65(4):393-403.

11. Zhao H, Wu L, Yan G, Chen Y, Zhou M, Wu Y, et al. Inflammation and tumor progression: signaling pathways and targeted intervention. Signal Transduct Target Ther. 2021;6(1):263.

12. Amit I, Citri A, Shay T, Lu Y, Katz M, Zhang F, et al. A module of negative feedback regulators defines growth factor signaling. Nat Genet. 2007;39(4):503-12.

13. Mosesson Y, Mills GB, Yarden Y. Derailed endocytosis: an emerging feature of cancer. Nat Rev Cancer. 2008;8:835.

14. Wilson TR, Fridlyand J, Yan Y, Penuel E, Burton L, Chan E, et al. Widespread potential for growth-factor-driven resistance to anticancer kinase inhibitors. Nature. 2012;487(7408):505-9.

15. Straussman R, Morikawa T, Shee K, Barzily-Rokni M, Qian ZR, Du J, et al. Tumour micro-environment elicits innate resistance to RAF inhibitors through HGF secretion. Nature. 2012;487(7408):500-4.

16. Prahallad A, Sun C, Huang S, Di Nicolantonio F, Salazar R, Zecchin D, et al. Unresponsiveness of colon cancer to BRAF(V600E) inhibition through feedback activation of EGFR. Nature. 2012;483:100.

17. Casaletto JB, McClatchey AI. Spatial regulation of receptor tyrosine kinases in development and cancer. Nat Rev Cancer. 2012;12:387.

18. Fukuda A, Wang SC, Morris JP IV, Folias AE, Liou A, Kim GE, et al. Stat3 and MMP7 Contribute to Pancreatic Ductal Adenocarcinoma Initiation and Progression. Cancer Cell. 2011;19(4):441-55.

19. Lesina M, Kurkowski MU, Ludes K, Rose-John S, Treiber M, Klöppel G, et al. Stat3/Socs3 Activation by IL-6 Transsignaling Promotes Progression of Pancreatic Intraepithelial Neoplasia and Development of Pancreatic Cancer. Cancer Cell. 2011;19(4):456-69.

20. Bollrath J, Phesse TJ, von Burstin VA, Putoczki T, Bennecke M, Bateman T, et al. gp130-mediated Stat3 activation in enterocytes regulates cell survival and cell-cycle progression during colitis-associated tumorigenesis. Cancer Cell. 2009;15(2):91-102.

21. Grivennikov S, Karin E, Terzic J, Mucida D, Yu GY, Vallabhapurapu S, et al. IL-6 and Stat3 are required for survival of intestinal epithelial cells and development of colitis-associated cancer. Cancer Cell. 2009;15(2):103-13.

22. Bronte-Tinkew DM, Terebiznik M, Franco A, Ang M, Ahn D, Mimuro H, et al. Helicobacter pylori cytotoxin-associated gene A activates the signal transducer and activator of transcription 3 pathway in vitro and in vivo. Cancer Res. 2009;69(2):632-9.

23. Gao SP, Mark KG, Leslie K, Pao W, Motoi N, Gerald WL, et al. Mutations in the EGFR kinase domain mediate STAT3 activation via IL-6 production in human lung adenocarcinomas. J Clin Invest. 2007;117(12):3846-56.

24. Yu H, Pardoll D, Jove R. STATs in cancer inflammation and immunity: a leading role for STAT3. Nat Rev Cancer. 2009;9:798.

25. Li Q, Verma IM. NF-κB regulation in the immune system. Nat Rev Immunol. 2002;2(10):725-34.

26. Mayo MW, Baldwin AS. The transcription factor NF-κB: control of oncogenesis and cancer therapy resistance. Biochim Biophys Acta BBA - Rev Cancer. 2000;1470(2):M55-62.

27. Lin A, Karin M. NF-κB in cancer: a marked target. Semin Cancer Biol. 2003;13(2):107-14.

28. Grivennikov SI, Greten FR, Karin M. Immunity, Inflammation, and Cancer. Cell. 2010;140(6):883-99.

29. Karin M, Greten FR. NF-κB: linking inflammation and immunity to cancer development and progression. Nat Rev Immunol. 2005;5(10):749-59.

30. Ben-Neriah Y, Karin M. Inflammation meets cancer, with NF-κB as the matchmaker. Nat Immunol. 2011;12:715.

31. Pikarsky E, Porat RM, Stein I, Abramovitch R, Amit S, Kasem S, et al. NF-κB functions as a tumour promoter in inflammation-associated cancer. Nature. 2004;431(7007):461-6.

32. Greten FR, Eckmann L, Greten TF, Park JM, Li ZW, Egan LJ, et al. IKKβ links inflammation and tumorigenesis in a mouse model of colitis-associated cancer. Cell. 2004;118(3):285-96.

33. Cataisson C, Salcedo R, Hakim S, Moffitt BA, Wright L, Yi M, et al. IL-1R–MyD88 signaling in keratinocyte transformation and carcinogenesis. J Exp Med. 2012;209(9):1689-702.

34. Guerra C, Schuhmacher AJ, Cañamero M, Grippo PJ, Verdaguer L, Pérez-Gallego L, et al. Chronic Pancreatitis Is Essential for Induction of Pancreatic Ductal Adenocarcinoma by K-Ras Oncogenes in Adult Mice. Cancer Cell. 2007;11(3):291-302.

35. Sparmann A, Bar-Sagi D. Ras-induced interleukin-8 expression plays a critical role in tumor growth and angiogenesis. Cancer Cell. 2004;6(5):447-58.

36. Sumimoto H, Imabayashi F, Iwata T, Kawakami Y. The BRAF–MAPK signaling pathway is essential for cancer-immune evasion in human melanoma cells. J Exp Med. 2006;203(7):1651.

37. Zenewicz LA, Yancopoulos GD, Valenzuela DM, Murphy AJ, Stevens S, Flavell RA. Innate and adaptive interleukin-22 protects mice from inflammatory bowel disease. Immunity. 2008;29(6):947-57.

38. Jiang R, Tan Z, Deng L, Chen Y, Xia Y, Gao Y, et al. Interleukin-22 promotes human hepatocellular carcinoma by activation of STAT3. Hepatology. 2011;54(3):900-9.

39. Ho PL, Lay EJ, Jian W, Parra D, Chan KS. Stat3 Activation in urothelial stem cells leads to direct progression to invasive bladder cancer. Cancer Res. 2012;72(13):3135-42.

40. Quante M, Bhagat G, Abrams JA, Marache F, Good P, Lee MD, et al. Bile acid and inflammation activate gastric cardia stem cells in a mouse model of Barrett-like metaplasia. Cancer Cell. 2012;21(1):36-51.

41. Campisi J, d'Adda di Fagagna F. Cellular senescence: when bad things happen to good cells. Nat Rev Mol Cell Biol. 2007;8:729.

42. Xue W, Zender L, Miething C, Dickins RA, Hernando E, Krizhanovsky V, et al. Senescence and tumour clearance is triggered by p53 restoration in murine liver carcinomas. Nature. 2007;445:656.

43. Pribluda A, Elyada E, Wiener Z, Hamza H, Goldstein RE, Biton M, et al. A senescence-inflammatory switch from cancer-inhibitory to cancer-promoting mechanism. Cancer Cell. 2013;24(2):242-56.

44. Campregher C, Luciani MG, Gasche C. Activated neutrophils induce an hMSH2-dependent G2/M checkpoint arrest and replication errors at a (CA)13-repeat in colon epithelial cells. Gut. 2008;57(6):780-7.

45. Mills KD, Ferguson DO, Alt FW. The role of DNA breaks in genomic instability and tumorigenesis. Immunol Rev. 2003;194:77-95.

46. Takai A, Toyoshima T, Uemura M, Kitawaki Y, Marusawa H, Hiai H, et al. A novel mouse model of hepatocarcinogenesis triggered by AID causing deleterious p53 mutations. Oncogene. 2008;28:469.

47. Okazaki I, Kotani A, Honjo T. Role of AID in tumorigenesis. in: advances in immunology [Internet]. Academic Press; [2019 Jun 12]. 2007;94:245-73. Disponível em: http://www.sciencedirect.com/science/article/pii/S0065277606940085.

48. Endo Y, Marusawa H, Kou T, Nakase H, Fujii S, Fujimori T, et al. Activation-induced cytidine deaminase links between inflammation and the development of colitis--associated colorectal cancers. Gastroenterology. 2008;135(3):889-898.e3.

49. Colotta F, Allavena P, Sica A, Garlanda C, Mantovani A. Cancer-related inflammation, the seventh hallmark of cancer: links to genetic instability. Carcinogenesis. 2009;30(7):1073-81.

50. Schetter AJ, Heegaard NHH, Harris CC. Inflammation and cancer: interweaving microRNA, free radical, cytokine and p53 pathways. Carcinogenesis. 2010;31(1):37-49.

51. Singh B, Vincent L, Berry JA, Multani AS, Lucci A. Cyclooxygenase-2 expression induces genomic instability in MCF10A breast epithelial cells. J Surg Res. 2007;140(2):220-6.

52. Chambers AF, Naumov GN, Varghese HJ, Nadkarni KV, MacDonald IC, Groom AC. Critical steps in hematogenous metastasis: an overview. Surg Oncol Clin N Am. 2001;10(2):243-55, vii.

53. Talmadge JE, Fidler IJ. AACR centennial series: the biology of cancer metastasis: historical perspective. Cancer Res. 2010;70(14):5649-69.

54. Kalluri R, Weinberg RA. The basics of epithelial-mesenchymal transition. J Clin Invest. 2009;119(6):1420-8.

55. Bates RC, Mercurio AM. Tumor necrosis factor-$\alpha$ stimulates the epithelial-to-mesenchymal transition of human colonic organoids. Mol Biol Cell. 2003;14(5):1790-800.

56. Sullivan NJ, Sasser AK, Axel AE, Vesuna F, Raman V, Ramirez N, et al. Interleukin-6 induces an epithelial–mesenchymal transition phenotype in human breast cancer cells. Oncogene. 2009;28:2940.

57. Balkwill F. Cancer and the chemokine network. Nat Rev Cancer. 2004;4(7):540-50.

58. Kaifi JT, Yekebas EF, Schurr P, Obonyo D, Wachowiak R, Busch P, et al. Tumor-cell homing to lymph nodes and bone marrow and CXCR4 Expression in esophageal cancer. JNCI J Natl Cancer Inst. 2005;97(24):1840-7.

59. Salvucci O, Bouchard A, Baccarelli A, Deschenes J, Sauter G, Simon R, et al. The role of CXCR4 receptor expression in breast cancer: a large tissuemicroarray study. Breast Cancer Res Treat. 2006;97(3):275-83.

60. Kim J, Takeuchi H, Lam ST, Turner RR, Wang HJ, Kuo C, et al. Chemokine receptor CXCR4 expression in colorectal cancer patients increases the risk for recurrence and for poor survival. J Clin Oncol. 2005;23(12):2744-53.

61. Polyak K, Weinberg RA. Transitions between epithelial and mesenchymal states: acquisition of malignant and stem cell traits. Nat Rev Cancer. 2009;9:265.

62. Kaplan RN, Psaila B, Lyden D. Bone marrow cells in the "pre-metastatic niche": within bone and beyond. Cancer Metastasis Rev. 2006;25(4):521-9.

63. McDonald B, Spicer J, Giannais B, Fallavollita L, Brodt P, Ferri LE. Systemic inflammation increases cancer cell adhesion to hepatic sinusoids by neutrophil mediated mechanisms. Int J Cancer. 2009;125(6):1298-305.

64. Quail DF, Joyce JA. Microenvironmental regulation of tumor progression and metastasis. Nat Med. 2013;19:1423.

65. Chen Y, Zhang S, Wang Q, Zhang X. Tumor-recruited M2 macrophages promote gastric and breast cancer metastasis via M2 macrophage-secreted CHI3L1 protein. J Hematol OncolJ Hematol Oncol. 2017;10(1):36.

66. Condeelis J, Pollard JW. Macrophages: obligate partners for tumor cell migration, invasion, and metastasis. Cell. 2006;124(2):263-6.

67. Yang L, Zhang Y. Tumor-associated macrophages: from basic research to clinical application. J Hematol OncolJ Hematol Oncol. 2017;10(1):58.

68. Doedens AL, Stockmann C, Rubinstein MP, Liao D, Zhang N, DeNardo DG, et al. Macrophage expression of hypoxia-inducible factor-1$\alpha$ suppresses t-cell function and promotes tumor progression. Cancer Res. 2010;70(19):7465-75.

69. Kong L, Zhou Y, Bu H, Lv T, Shi Y, Yang J. Deletion of interleukin-6 in monocytes/macrophages suppresses the initiation of hepatocellular carcinoma in mice. J Exp Clin Cancer Res. 2016;35(1):131.

70. Kuang DM, Zhao Q, Peng C, Xu J, Zhang JP, Wu C, et al. Activated monocytes in peritumoral stroma of hepatocellular carcinoma foster immune privilege and disease progression through PD-L1. J Exp Med. 2009;206(6):1327-37.

71. Deng YR, Liu WB, Lian ZX, Li X, Hou X. Sorafenib inhibits macrophage-mediated epithelial-mesenchymal transition in hepatocellular carcinoma. Oncotarget. 2016;7(25):38292-305.

72. Mani SA, Guo W, Liao MJ, Eaton EN, Ayyanan A, Zhou AY, et al. The epithelial-mesenchymal transition generates cells with properties of stem cells. Cell. 2008;133(4):704-15.

73. Tomita T, Sakurai Y, Ishibashi S, Maru Y. Imbalance of Clara cell-mediated homeostatic inflammation is involved in lung metastasis. Oncogene. 2011;30:3429.

74. Robbins PF, Lu YC, El-Gamil M, Li YF, Gross C, Gartner J, et al. Mining exomic sequencing data to identify mutated antigens recognized by adoptively transferred tumor-reactive T cells. Nat Med. 2013;19:747.

75. Gabrilovich DI, Chen HL, Girgis KR, Cunningham HT, Meny GM, Nadaf S, et al. Production of vascular endothelial growth factor by human tumors inhibits the functional maturation of dendritic cells. Nat Med. 1996;2(10):1096-103.

76. Steinbrink K, Jonuleit H, Müller G, Schuler G, Knop J, Enk AH. Interleukin-10 – treated human dendritic cells induce a melanoma-antigen–specific anergy in CD8+ T cells resulting in a failure to lyse tumor cells. Blood. 1999;93(5):1634-42.

77. Menetrier-Caux C, Montmain G, Dieu MC, Bain C, Favrot MC, Caux C, et al. Inhibition of the differentiation of dendritic cells from CD34+ progenitors by tumor cells: role of interleukin-6 and macrophage colony-stimulating factor. Blood. 1998;92(12):4778-91.

78. Facciabene A, Motz GT, Coukos G. T-regulatory cells: key players in tumor immune escape and angiogenesis. Cancer Res. 2012;72(9):2162-71.

79. Nickoloff BJ, Ben-Neriah Y, Pikarsky E. Inflammation and Cancer: Is the link as simple as we think? J Invest Dermatol. 2005;124(6):x-xiv.

80. Saccani A, Schioppa T, Porta C, Biswas SK, Nebuloni M, Vago L, et al. p50 nuclear factor-κB overexpression in tumor-associated macrophages inhibits M1 inflammatory responses and antitumor resistance. Cancer Res. 2006;66(23):11432–40.

81. Hagemann T, Lawrence T, McNeish I, Charles KA, Kulbe H, Thompson RG, et al. "Re-educating" tumor-associated macrophages by targeting NF-κB. J Exp Med. 2008;205(6):1261-8.

82. Coley WB. The treatment of malignant tumors by repeated inoculations of erysipelas: with a report of ten original cases. Am Jounal Med Sci. 1893;105(5):487-511.

# 32

# Resposta Inflamatória Sistêmica e Caquexia no Paciente Oncológico

Fabiano Pinheiro da Silva
Joanna Darck Carola Correia Lima

## DESTAQUES

- A inflamação sistêmica exerce um papel central no desenvolvimento e progressão do câncer, bem como na caquexia.
- Embora até os dias atuais não se saiba de fato a etiologia da caquexia, foi visto que microambiente tumoral exerce um papel fundamental no desenvolvimento da caquexia.
- A melhor forma de se manipular a resposta imune e inflamatória relacionada ao tumor e desenvolvimento da caquexia é o uso de estratégias multimodais, contemplando atividades físicas, estratégias nutricionais e farmacológicas.

## INTRODUÇÃO

Apesar dos estudos intensivos e da extensa literatura versando sobre o papel de processos inflamatórios das mais variadas causas (infecciosas, autoimunes ambientais, relacionadas a hábitos nutricionais, sedentarismo e estilo de vida etc.), atuando como fatores de risco para o surgimento de tumores malignos, conforme discutido no capítulo anterior, é importante entender o papel da resposta inflamatória induzida pelo microambiente tumoral na resposta e evolução clínica do paciente. Diante disso, independentemente de a resposta inflamatória ser indireta (produzida pela resposta do hospedeiro ao tumor) ou direta (pelas próprias células tumorais), o processo de inflamação crônica no paciente oncológico desempenha um papel importante no desenvolvimento e progresso do câncer. A inflamação sistêmica nos pacientes com câncer tem sido relatada por aumentar significativamente a morbidade, resistência aos processos quimioterápicos e mortalidade. Além disso, a inflamação sistêmica crônica está presente na maioria dos pacientes com pior prognóstico que desenvolvem caquexia.

O objetivo deste capítulo é abordar o papel da inflamação sistêmica crônica na caquexia associada ao câncer, revisando o conhecimento adquirido no assunto nas últimas décadas.

## RESPOSTA INFLAMATÓRIA SISTÊMICA E CÂNCER

A presença de resposta inflamatória sistêmica, evidenciada pelo desbalanço de fatores inflamatórios, como citocinas, quimiocinas e fatores de transcrição, conforme explicados no capítulo anterior, é frequente em pacientes com câncer. Todos esses fatores inflamatórios têm uma variedade de efeitos biológicos e participam no controle de infecções integrando a resposta inflamatória, frente às mais variadas situações. Apesar da extrema importância na manutenção da homeostasia, a produção exagerada, ou seja, desbalanço do processo inflamatório, pode gerar efeitos deletérios para o hospedeiro.

A intrínseca relação da inflamação com o desenvolvimento do câncer é atualmente mais amplamente aceita, no entanto, muitas questões moleculares e celulares que medeiam essa relação permanecem obscuras. É atualmente bem descrito na literatura que o ambiente inflamatório no hospedeiro pode aumentar as taxas de mutações e a proliferação das células mutadas. Além disso, o processo de iniciação tumoral é também uma resposta à ativação das células inflamatórias. Esse processo de ativação da inflamação funciona como uma fonte de fatores que podem induzir inúmeros danos ao DNA, produção de exacerbada de fatores de crescimento tumoral e citocinas, gerando um microambiente tumoral propicio à proliferação e à progressão. É importante entender que a progressão do tumor depende do aumento do processo de proliferação celular, como mencionado anteriormente, mas também necessita da diminuição da morte celular, sendo que ambos processos são mediados pelos mecanismos inflamatórios.[1]

Como visto em capítulos anteriores, um importante e comum mecanismo inflamatório promotor do tumor é a produção de citocinas, que, entre as clássicas no processo inflamatórios são IL-6, TNF-$\alpha$, IL1-$\beta$ e IFN-$\gamma$ que atuam diretamente na ativação de fatores de transcrição, sendo estes o NF-kB, STAT-3, descritos por estarem ativados na maioria dos cânceres e atuam como oncogenes (promotores de tumor).[2] Um ponto importante para ser discutido é que essa cascata de sinalização inflamatória tem sido discutida por estar diretamente relacionada com o aumento da vascularização tumoral, processo conhecido como "angiogênese".

O processo de aumento de vasos sanguíneos no microambiente tumoral é mediado por hipóxia, aumentando, assim, a possibilidade de metástase. O ambiente tumoral hipóxico, ou seja, ativação do fator indutor de hipóxia (HIF) induz a produção de fatores pró-angiogênicos, sendo o mais comum o fator vascular endotelial de crescimento (VEGFA).[3]

Um fato bem curioso e interessante é que cânceres que liberam baixo volume de citocinas induzem resposta inflamatórias discreta, que, mediante a literatura, parece ser acompanhada por pouca vascularização e consequentemente pouco crescimento do tumoral. Já a resposta inflamatória exagerada com infiltração monocítica está associada com citotoxicidade e regressão/eliminação do tumor. Macrófagos associados a tumores são cruciais na deflagração da resposta inflamatória e produzem diversos fatores de crescimento para células epiteliais e endoteliais, assim como citocinas inflamatórias e quimiocinas que afetam a angiogênese, aumentando a proliferação celular e o crescimento do tumor. Além disso, mediadores anti-inflamatórios liberados pelo tumor inibem a resposta imune antitumoral, facilitando sua progressão.[4,5]

Embora a resposta inflamatória sistêmica abranja inúmeros fatores; em termos clínicos, a identificação desse processo tem sido baseada primordialmente na análise de proteínas de fase aguda e contagem de neutrófilos, linfócitos e outras células imunitárias. As proteínas de fase aguda são liberadas como me- diadores da cascata inflamatória e, fisiologicamente, o seu aumento é relacionado à lesão, de modo que aumentam rapidamente em resposta ao processo inflamatório. Entre os marcadores utilizados, a proteína C-reativa (PCR) e a proteína amiloide sérica A são marcadores mais comuns e acessíveis.

Nos últimos anos, tem ficado claro que a resposta inflamatória elevada está relacionada com ruim prognostico no câncer.[6,7] Segundo a International Agency for Research on Cancer/Organização Mundial, estimava-se para o biênio 2018-2019 a ocorrência de 600 mil casos novos de câncer para cada ano. Diante disso, mesmo com os avanços médicos aumentando a expectativa de vida, a tendência mostra dados alarmantes para o aumento no número de pacientes com câncer. É importante ressaltar que a idade avançada é também um fator de relacionado a câncer, embora não seja um fator determinante, a incidência dessa doença aumenta com o avançar da idade até atingir um platô aos 90 anos de idade, quando começa a cair vertiginosamente.[8] Um ponto pertinente nessa relação entre idade e câncer é que mesmo os idosos saudáveis apresentam com frequência uma resposta inflamatória sistêmica basal, representada por níveis acima do normal de proteínas de fase aguda e citocinas inflamatórias[9,10] e, com isso, é de se prever que idosos com câncer apresentem repercussões clinicas com maior frequência do que ocorre em pacientes jovens, resultando em um prognóstico adverso em diversos tipos de câncer.[11,12]

Paralelamente, é interessante observar que, apesar de apresentarem resposta inflamatória sistêmica com certa frequência representada por níveis acima do normal de citocinas pró-inflamatórias e proteínas de fase aguda, pacientes com câncer são, em geral, imunodeprimidos (Figura 32.1). Esse fato decorre de particularidades da resposta imune no microambiente tumoral já que o infiltrado celular de células imunes no tumor secreta mediadores importantes para crescimento e proliferação tumoral, enquanto o tumor, propriamente dito, apresenta diversos mecanismos de evasão, por meio dos quais se protege do ataque do sistema imune.[13,14] Na periferia, contribuindo para o padrão de imunodepressão, ocorre liberação sistêmica de citocinas anti-inflamatórias, como interleucina (IL)10 e TGF-β, concomitantemente à resposta pró-

inflamatória, e observa-se diminuição no número absoluto de subgrupos de linfócitos T.[15]

Entre os principais sintomas comumente desenvolvidos nos pacientes com câncer, estão fadiga, dor, depressão, perda do funcionamento físico, baixa qualidade de vida, falta de apetite e perda involuntária de peso. A literatura tem demonstrado que esses grupos de sintomas manifestados pelos pacientes com câncer estão significativamente associados com marcadores do processo inflamatório sistêmico, como proteína C-reativa (PCR), bem como com baixa qualidade de vida, incluindo funções emocionais, sociais e cognitivas.[16] Essas comorbidades associadas ao câncer, principalmente relacionadas com a perda de peso involuntária dos pacientes, é a característica marcante do desenvolvimento da caquexia.[17]

## Caquexia associada ao câncer

A caquexia é uma síndrome multifatorial definida pela perda involuntária de massa muscular, com ou sem perda de tecido adiposo, e frequentemente associada com anorexia, resistência à insulina, alterações no metabolismo de macromoléculas e aumento da degradação proteica.[18,19] Um ponto marcante na síndrome da caquexia é que ela não pode ser revertida completamente com tratamento nutricional, sendo assim, a doença resulta no declínio funcional

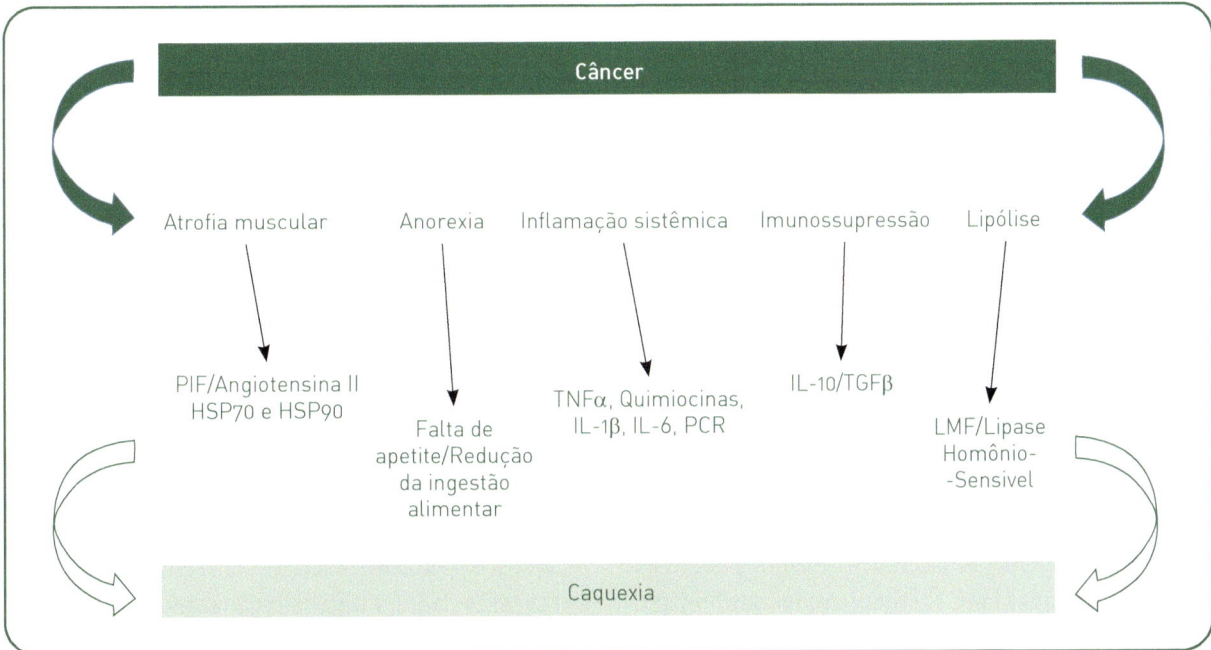

**FIGURA 32.1** – Esquema representativo dos mecanismos fisiopatológicos da caquexia associada ao câncer.
Fonte: Desenvolvida pela autoria.

progressivo dos pacientes.[20] A incidência da caquexia entre os diversos tipos de cânceres é variada, sendo considerada a causa de morbidade e mortalidade afetando até 85% dos pacientes com câncer gástrico e média de 25% dos pacientes com câncer de mama. Em torno de 20% de todas as mortes por câncer são causadas diretamente pela caquexia em virtude da imobilidade ou da falência cardiorrespiratória.[21]

Os mecanismos que ocasionam a caquexia são obscuros e multifatoriais; porém, para esclarecer os mecanismos moleculares envolvidos na etiologia da síndrome, é necessário esclarecer a comunicação entre o tecido musculoesquelético, tecido adiposo, microambiente tumoral e os outros tecidos.

Entre todas as questões que medeiam o surgimento da caquexia, sabe-se que a inflamação sistêmica exerce um papel central na gênese da síndrome. Por um lado, as citocinas liberadas pelas células tumorais e diversos fatores inflamatórios ativam células imunológicas, gerando um *feedback* inflamatório positivo.[22] Estudos demonstraram que citocinas, como IL-6 e TNF-$\alpha$, podem ativar o fator de transcrição 3 (STAT3) no musculoesquelético, induzindo a degradação proteica.[23,24] Por outro lado, já foi demonstrado na literatura que a via do NF-$\kappa$B, como também os seus genes alvos inflamatórios, estavam alterados no tecido adiposo de pacientes com caquexia associada ao câncer, sugerindo um papel importante da inflamação na regulação e desenvolvimento da síndrome.[25]

Além dos diversos mediadores inflamatórios, algumas outras importantes moléculas derivadas do tumor foram descritas por induzir a caquexia. O fator indutor de proteólise (PIF) e o fator indutor de lipólise (LMF) foram descritos por atuarem na degradação muscular e lipídica, respectivamente. Esses fatores produzidos pelo tumor foram detectados aumentados no plasma em modelos animais e pacientes com caquexia.[26,27] Um mecanismo molecular comum na perda de tecido adiposo é o aumento na lipólise em virtude da expressão aumentada de lipase hormoniossensível. Recentemente, um estudo em modelo animal com caquexia associada ao câncer descobriu que proteínas de choque térmico, conhecidas como "Hsp70" e "Hsp90", atualmente definidas como as principais "caquexinas", estimulando o catabolismo muscular. Os dados desse estudo sugerem que o tumor secreta Hsp70 e Hsp90 e essas proteínas são os principais agentes inflamatórios no meio tumoral,

ativando vias de sinalização específicas da degradação muscular.[28] Para uma visão mais ampla do tema, leia também o Capítulo 34 – Alterações Metabólicas da Célula Cancerosa. Em adição, atualmente estudos com camundongos têm implicado a angiotensina II como um fator catabólico importante na perda muscular do paciente caquético.[29]

Por muito tempo, acreditou-se que a presença da caquexia estava diretamente relacionada com o tamanho e o estádio tumoral, sendo assim, era considerada sua manifestação apenas em cânceres avançados. Atualmente, estudos já demonstraram que a presença de caquexia em alguns tipos específicos de cânceres, bem como os mediadores inflamatórios, não estão relacionadas com o estadiamento tumoral, ou seja, pacientes que apresentaram estágios iniciais do câncer também podem manifestar a síndrome.[30,31] Um estudo com uma coorte de 23 pacientes com câncer gastrointestinal demonstrou que tumores de pacientes com caquexia apresentam níveis aumentados de fatores inflamatórios, alterações no fenótipo de macrófagos infiltrantes no microambiente tumoral e uma associação entre fatores de origem tumoral e alterações inflamatórias no tecido adiposo.[32] No que medeia a relação entre o microambiente tumoral e o desenvolvimento da caquexia, o tumor primário foi demonstrado como a fonte principal de diversos mediadores inflamatórios, como TNF-$\alpha$, IL-6, óxido nítrico e prostaglandina E (PGE2). Além disso, um estudo com corte moderada de 74 pacientes brasileiros mostrou um aumento no processo de fibrose no tumor daqueles com caquexia. Foi também demonstrado que remodelamento tecidual tumoral, mediado principalmente pela alteração dos fibroblastos associados ao câncer, induzido pelo fator de crescimento transformador (TGF-$\beta$), gera um acentuado desequilíbrio de fatores inflamatórios, induz a vascularização tumoral mediada por hipóxia, bem como alterações no remodelamento de componentes da matriz extracelular.[30]

Um ponto comum na maioria dos trabalhos que abordam a caquexia associada ao câncer é a elevação na produção de proteínas de fase aguda no momento do diagnóstico. Níveis elevados de PCR no momento do diagnóstico em 102 pacientes com câncer de pâncreas foram associados a uma redução na sobrevida média de 222 para 66 dias.[33] Níveis de PCR têm sido correlacionados com um prognóstico adverso em tumores gastrointestinais, pulmonares, mieloma múltiplo, melanoma, linfomas, tumores de ovário e rins. Essa elevação tem sido associada com hipermetabolismo, anorexia e maior perda de peso em pacientes com câncer. PCR, o protótipo da proteína de fase aguda, pode ser usada como um marcador indireto da atividade de citocinas pró-inflamatórias[34] e também faz parte do conjunto de marcadores utilizados e sugeridos pelo Consenso Internacional de Diagnóstico da Caquexia.[20]

Em resumo, o processo inflamatório local e sistêmico associado com a perda de peso nos pacientes com câncer é um fator de mau prognóstico.[18] Porém, é importante salientar que a perda de peso na caquexia é diferente da que ocorre por jejum, na depressão primária, no processo de envelhecimento e na síndrome de má absorção. A caquexia cursa com um conjunto de alterações multiorgãos e multifatoriais, relacionadas diretamente a alterações em níveis de citocinas inflamatórias, proteínas de fase aguda e resistência à insulina. Lipólise acelerada, em vez de diminuição na lipogênese, tem sido aceita como o fator mais importante na perda de tecido adiposo do paciente caquético.

A caquexia produz uma depleção marcante da musculatura esquelética, com queda de 75% da massa proteica e 30% de perda de peso, sendo que o compartimento de proteínas não musculares permanece relativamente preservado. Atrofia muscular decorre da diminuição da síntese proteica, com aumento de sua degradação. Um estudo com 220 pacientes com câncer de esôfago ou gástrico identificou redução da ingestão alimentar, níveis elevados de proteína C-reativa (PCR) e estágio da doença, como fatores independentes de risco para o desenvolvimento de caquexia.[34]

## Tratamento

No que medeia a abordagem terapêutica do câncer, uma gama de tratamentos foi tentada visando aa reversão da disfunção linfocitária. Entre eles, cabe citar linfodepleção seguida de transfusão de células T[35] como também administração de citocinas, como IL-2, IL-7, IL-12 e IL-15.

No que se refere ao tratamento da caquexia associada ao câncer, como discutido no começo do capítulo, um ponto marcante na síndrome da caquexia é a falha na reversão da síndrome com tratamento nutricional. Tendo em vista que a caquexia é primordialmente uma síndrome inflamatória, discutiremos algumas estratégias terapêuticas com foco anti-inflamatório que têm sido adotadas na síndrome.

Uma estratégia importante que está em andamento é a intervenção como hormônios orexigênicos, como a grelina, a qual é produzida no fundo gástrico e estimula o apetite. Em pacientes com caquexia associada a câncer gástrico, existe uma correlação negativa entre os níveis séricos de grelina e a perda de massa corporal.[36] Outro estudo em modelo animal com tratamento oral utilizando um antagonista da grelina demonstrou que o tratamento foi capaz de aumentar a ingestão alimentar e aumentar a massa magra e gorda, porém o tratamento não influenciou os parâmetros inflamatórios.[37] Outra estratégia que vem sendo estudada é o bloqueio da ação da melanocortina, um hormônio anorexigênico, por meio de antagonistas de seu receptor no hipotálamo.[38]

Tratamentos utilizando agentes como óleo de peixe, anticorpos monoclonais anticitocinas, anti-inflamatórios esteroidais e não esteroidais já foram utilizados para atenuação da inflamação sistêmica e para influenciar a perda de peso do paciente com câncer.

Um estudo utilizando indometacina demonstrou diminuição nos valores de marcadores de resposta inflamatória (PCR e velocidade de hemossedimentação) e diminuição no gasto energético em repouso, com preservação da massa adiposa no grupo que recebeu tratamento.[39] O mesmo grupo também demonstrou que suporte nutricional confere benefício adicional ao uso de anti-inflamatórios não esteroidais.[40] Estudos com inibidores seletivos de ciclo-oxigenase 2 (COX-2) demonstraram estabilização ou aumento no peso corporal e nos valores de IL-6 no grupo que recebeu tratamento.[41]

Em alguns estudos, a administração de ácidos graxos ômega-3, encontrados em óleo de peixe, incluindo o ácido eicosapentoenoico (EPA), demonstrou diminuir tanto a perda de peso, tanto quanto a intensidade da resposta inflamatória de fase aguda em pacientes com câncer.[42] Esses resultados, entretanto, são ainda controversos com estudos clínicos demonstrando resultados opostos.

O melhor regime encontrado foi uma combinação incluindo medroxiprogesterona, EPA, L-carnitina e talidomida.[43]

Estudos clínicos com antagonistas de TNF-α falharam em demonstrar benefício no tratamento de caquexia. O agente quelante D-mio-inositol-1,2,6-trifosfato demonstrou atenuar perda de massa corpórea em camundongos com câncer, por meio de um aumento na síntese proteica e diminuição na degradação da musculatura esquelética.[44]

Outro aspecto interessante que foi testado é o tratamento especifico com o uso de canabinoides (THC) para testar o seu potencial efeito como estimulante do apetite para o tratamento da caquexia associada ao câncer. De modo geral, os estudos mostraram que os indivíduos tratados tiveram melhoras significativas no que refere à dor (potencial analgésico), porém não houve efeitos nos principais parâmetros relacionados à caquexia, como apetite, qualidade do sono e alteração no peso dos pacientes.[45,46]

Por fim, tendo em vista as características centrais da caquexia associada ao câncer, que são a perda da massa magra e também o processo inflamatório, o exercício físico tem sido utilizado como uma estratégia terapêutica na manutenção e no ganho de massa muscular, como também um potente anti-inflamatório.[47,48] Os resultados do uso dessa estratégia terapêutica têm sido promissores e satisfatórios no tratamento da caquexia. Têm sido demonstrados os efeitos positivos do exercício físico na redução do processo inflamatório crônico em animais portadores de tumor, com diminuição de citocinas e fatores inflamatórios circulantes, bem como gerando um ambiente anti-inflamatório no tecido adiposo. De modo bem interessante, o treinamento físico mostrou-se capaz de reduzir proteínas de fase aguda em um modelo pré-clínico de tumorigênese mamária.[49]

Atualmente, acredita-se que a melhor estratégia terapêutica para os pacientes com caquexia associada ao câncer é uma intervenção multimodal, que engloba estratégias de atividades físicas, bem como intervenções nutricionais e farmacológicas.[50] Embora tenha sido demonstrado o potente efeito do exercício físico isolado para os pacientes com câncer, não se sabe ao certo o efeito dessa estratégia para pacientes com caquexia associada ao câncer com grandes limitações físicas. É importante salientar que, em virtude da ampla diversidade dos tipos de câncer, limitações físicas durante a progressão da síndrome, bem como diferenças nos desfechos clínicos, acredita-se serem necessáriios mais estudos com atividades multimodais, incluindo atividade física individual para os pacientes para garantir o efeito positivo desse tratamento na caquexia associada ao câncer.

## CONCLUSÃO

Sabe-se que a inflamação sistêmica exerce um papel central no desenvolvimento e progressão do câncer, bem como na caquexia. Resta dúvida no que diz respeito ao papel inicial dessa inflamação, se ela surge com função protetora, impedindo o crescimento do tumor ou, ao contrário, deletéria, induzindo a progressão tumoral. Estudos necessitam ser conduzidos para esclarecer esse fato.

O paciente com câncer, apesar de apresentar resposta inflamatória sistêmica, envolvendo tanto a imunidade inata como a adquirida (produção de linfócitos T e anticorpos voltados à destruição do tumor), é um imunodeprimido.

Embora até os dias atuais não se saiba de fato a etiologia da caquexia, foi visto que microambiente tumoral exerce um papel fundamental no desenvolvimento da caquexia, bem como na contribuição da resposta inflamatória sistêmica dos pacientes. Diversos tratamentos vêm sendo propostos para a caquexia do câncer. Alguns estudos tentaram restaurar a atividade linfocitária, mas a intervenção sobre a imunidade inata permanece tema bastante mais complexo. A resposta inflamatória sistêmica, resultante na caquexia, é obviamente deletéria. Por fim, acredita-se que a melhor forma de se manipular a resposta imune e inflamatória relacionada ao tumor e desenvolvimento da caquexia é o uso de estratégias multimodaiscontemplando atividades físicas, estratégias nutricionais e farmacológicas.

## REFERÊNCIAS

1. Grivennikov SI, Greten FR, Karin M. Grivennikov SI, Greten FR, Karin M. Immunity, inflammation, and cancer. Cell 2010;140:883-99.

2. Multhoff G, Molls M, Radons J. Chronic inflammation in cancer development. Front. Immunol. 2012;2:1-17.

3. Al Tameemi W, Dale TP, Al-Jumaily RMK, Forsyth NR. Hypoxia-modified cancer cell metabolism. Front. Cell Dev. Biol. 2019;7:1-15.

4. Allavena P, Garlanda C, Borrello MG, Sica A, Mantovani A. Pathways connecting inflammation and cancer. Curr. Opin. Genet. Dev. 2008;18:3-10.

5. Witz IP. Yin-Yang activities and vicious cycles in the tumor microenvironment. Cancer Res. 2008;68:9-13.

6. Allin KH, Nordestgaard BG. Elevated C-reactive protein in the diagnosis, prognosis, and cause of cancer. Crit. Rev. Clin. Lab. Sci. 2011;48:55-170.

7. Sack Jr GH. Serum amyloid A – a review. Mol. Med. 2018;24:1-27.

8. Schmidt R et al. Early inflammation and dementia: a 25-year follow-up of the Honolulu-Asia Aging Study. Ann. Neurol. 2002;52:168-174.

9. Vasto S, et al. Inflammation, ageing and cancer. Mech. Ageing Dev. 2009;130:40-5.

10. Miki C, et al. Remodeling of the immunoinflammatory network system in elderly cancer patients: implications of inflamm-aging and tumor-specific hyperinflammation. Surg. Today 2008;38:873-78.

11. Culig Z, Steiner H, Bartsch G, Hobisch A. Interleukin-6 regulation of prostate cancer cell growth. J. Cell. Biochem. 2005;95:497-505.

12. Hong DS, Angelo LS, Kurzrock R. Interleukin-6 and its receptor in cancer: Implications for translational therapeutics. Cancer: 2007;110:1911-28.

13. Whiteside TL. Immune suppression in cancer: effects on immune cells, mechanisms and future therapeutic intervention. Semin. Cancer Biol. 2006;16:3-15.

14. Mantovani A, Romero P, Palucka AK, Marincola FM. Tumour immunity: effector response to tumour and role of the microenvironment. Lancet. 2008;371:771-83.

15. Kuss I, Hathaway B, Ferris RL, Gooding W, Whiteside TL. Imbalance in absolute counts of t lymphocyte subsets in patients with head and neck cancer and its relation to disease1. Curr. Res. Head Neck Cancer. 2004;10:161-72.

16. Roxburgh CSD, McMillan DC. Cancer and systemic inflammation: Treat the tumour and treat the host. Br. J. Cancer. 2014;110:1409-12.

17. Petruzzelli M, Wagner EF. Mechanisms of metabolic dysfunction in cancer-associated cachexia. Genes Dev. 2016;30:489-501.

18. Evans WJ, et al. Cachexia: a new definition. Clin. Nutr. 2008;27:793-99.

19. Fearon KCH, Glass DJ, Guttridge DC. Cancer cachexia: Mediators, signaling, and metabolic pathways. Cell Metab. 2012;16:153-66.

20. Fearon K, et al. Definition and classification of cancer cachexia: An international consensus. Lancet Oncol. 2011;12:489-495.

21. Sun L, Quan XQ, Yu S. An epidemiological survey of cachexia in advanced cancer patients and analysis on its diagnostic and treatment status. Nutr. Cancer. 2015;67:1056-62.

22. Argilés JM, Stemmler B, López-Soriano FJ, Busquets S. Inter-tissue communication in cancer cachexia. Nat. Rev. Endocrinol. 2018;15:9-20.

23. Bonetto A, et al. JAK/STAT3 pathway inhibition blocks skeletal muscle wasting downstream of IL-6 and in experimental cancer cachexia. Am. J. Physiol. Metab. 2012;303:E410-E421.

24. Zimmers TA, Fishel ML, Bonetto A. STAT3 in the systemic inflammation of cancer cachexia. Semin. Cell Dev. Biol. 2016;54:28-41.

25. Camargo RG et al. Nf-κbp65 and expression of its pro-inflammatory target genes are upregulated in the subcutaneous adipose tissue of cachectic cancer patients. Nutrients. 2015;7:4465-79.

26. Tisdale MJ. Are tumoral factors responsible for host tissue wasting in cancer cachexia? Futur. Oncol. 2010;6:503-13.

27. Bing C, Mracek T, Gao D, Trayhurn P. Zinc-α2-glycoprotein: An adipokine modulator of body fat mass. Int. J. Obes. 2010;34:1559-65.

28. Zhang G, et al. Tumor induces muscle wasting in mice through releasing extracellular Hsp70 and Hsp90. Nat. Commun. 2017;8:589.

29. Penafuerte CA et al. Identification of neutrophil-derived proteases and angiotensin II as biomarkers of cancer cachexia. Br. J. Cancer. 2016;114, 680-87.

30. Lima JDCC, et al. Tumour-derived transforming growth factor-β signalling contributes to fibrosis in patients with cancer cachexia. J. Cachexia. Sarcopenia Muscle. 2019;10(5):1045-59.

31. Loumaye A, et al. Role of activin A and myostatin in human cancer cachexia. J. Clin. Endocrinol. Metab. 2015;100:2030-38.

32. de Matos-Neto EM, et al. Systemic inflammation in cachexia – is tumor cytokine expression profile the culprit? Front. Immunol. 2015;6:629.

33. Falconer JS, et al. Acute-phase protein response and survival duration of patients with pancreatic cancer. Cancer 1995;75:2077-82.

34. Deans C, Wigmore SJ. Systemic inflammation, cachexia and prognosis in patients with cancer. Curr. Opin. Clin. Nutr. Metab. Care. 2005;8:265-9.

35. Dudley ME, et al. Cancer regression and autoimmunity in patients after clonal repopulation with antitumor lymphocytes. Science. 2002;298(5594):850-4.

36. Neary NM, et al. Ghrelin increases energy intake in cancer patients with impaired appetite: aAcute, randomized, placebo-controlled trial. J. Clin. Endocrinol. Metab. 2004;89:2832-6.

37. Villars FO, Pietra C, Giuliano C, Lutz T A, Riediger T. Oral treatment with the ghrelin receptor agonist HM01 attenuates cachexia in mice bearing colon-26 (C26) tumors. Int. J. Mol. Sci. 2017;18:1-18.

38. Weyermann P, et al. Orally available selective melanocortin-4 receptor antagonists stimulate food intake and reduce cancer-induced cachexia in mice. PLoS One. 2009;4(3):e4774.

39. Lundholm K, Daneryd P, Körner U, Hyltander A, Bosaeus I. Evidence that long-term COX-treatment improves energy homeostasis and body composition in cancer patients with progressive cachexia. Int. J. Oncol. 2004;24:505-12.

40. Lundholm K, Daneryd P, Bosaeus I, Körner U, Lindholm E. Palliative nutritional intervention in addition to cyclooxygenase and erythropoietin treatment for patients with malignant disease: effects on survival, metabolism, and function: a randomized prospective study. Cancer. 2004;100:1967–1977.

41. Davis TW et al. Celecoxibe Reverte alguns parametros metabólico. Pdf. 2004;308:929-34.

42. Wigmore SJ, Fearon KCH, Maingay JP, Ross JA. Down-regulation of the acute-phase response in patients with pancreatic cancer cachexia receiving oral eicosapenta-enoic acid is mediated via suppression of interleukin-6. Clin. Sci. 1997;92:215-21.

43. Mantovani G, et al. Randomized phase III clinical trial of five different arms of treatment for patients with cancer cachexia: interim results. Nutrition. 2008; 24:305-13.

44. Wiedenmann B, Malfertheiner P, Friess H, Ritch P, Arseneau J, Mantovani G, Caprioni F, et al. A multicenter, phase II study of infliximab plus gemcitabine in pancreatic cancer cachexia. J. Support. Oncol. 2008;1:18-25.

45. Strasser F, et al. Comparison of orally administered cannabis extract and delta-9-tetrahydrocannabinol in treating patients with cancer-related anorexia-cachexia syndrome: a multicenter, phase III, randomized, double-blind, placebo-controlled clinical trial from the Cannabis-In-Cachexia-Study-Group. J. Clin. Oncol. 2006;24:3394-400.

46. Brisbois TD, et al. Delta-9-tetrahydrocannabinol may palliate altered chemosensory perception in cancer patients: results of a randomized, double-blind, placebo-controlled pilot trial. Ann. Oncol. 2011;22:2086-93.

47. Scott JM, et al. Therapy and cardiovascular toxicity in cancer. 2019;137:1176-91.

48. Idorn M, thor Straten P. Exercise and cancer: from "healthy" to "therapeutic"? Cancer Immunol. Immunother. 2017;66:667-71.

49. Jose GA, et al. Exercise for cancer cachexia in adults. Cochrane Database Syst. Rev. 2014(6). doi: 10.1002/14651858.CD010804.pub2

50. Maddocks M, et al. Practical multimodal care for cancer cachexia. Curr. Opin. Support. Palliat. Care. 2016;10:298-305.

# 33

# Imunologia do Câncer

José Alexandre Marzagão Barbuto
Cristina Beatriz C. Bonorino

## DESTAQUES

- O controle do crescimento tumoral pelo sistema imune é tão eficaz que hoje constitui o foco das terapias oncológicas mais promissoras, e com maior taxa de resposta.
- O sistema imune baseia-se em reconhecimento molecular, realizado por receptores altamente polimórficos distribuídos em linfócitos B e T. Cada célula portadora de um receptor codificado por uma determinada sequência gênica é denominada "clone". Enquanto nos linfócitos B o receptor clonal é representado por uma imunoglobulina ou anticorpo; nos linfócitos T, o receptor clonal é conhecido como receptor das células T (TCR, do inglês *T cell receptor*).
- Toda molécula que interage especificamente com um desses receptores é denominada "antígeno", independentemente de sua origem ou natureza química. Nem todas as interações entre antígeno e receptores clonais deflagram o que se convencionou chamar de "resposta imune". Muitas vezes, elas podem dar início a outro tipo de resposta: a tolerância imunológica. Alças reguladoras, que envolvem principalmente as células chamadas de "células apresentadoras de antígeno" e linfócitos T reguladores modificam a probabilidade de desenvolvimento de uma resposta imune, que seja efetora.
- A resposta imune adquirida efetora pode se manifestar como uma "resposta humoral" ou como "resposta celular" e, muito frequentemente, os dois tipos coexistem diante de um estímulo antigênico. Quase sempre, antecedendo às respostas adquiridas, observam-se respostas da imunidade inata, que dependem de diferentes fagócitos, fatores plasmáticos, como o sistema do complemento e de um número crescente de "células linfoides inatas" – *innate lymphoid cells* (ILC) –, entre as quais se destacam as células NK (do inglês *natural killer*, naturalmente citotóxicas).
- Os cânceres apresentam quantidades apreciáveis de antígenos. Esses antígenos são classificados como antígenos associados a tumor (TAA) e específicos tumorais (TSA).
- Inúmeras evidências experimentais e clínicas apontam para a existência de uma vigilância imunológica contra tumores ativos, capaz de eliminar tumores incipientes ao reconhecer e destruir células que sofreram mutações carcinogenéticas antes de darem origem a tumores propriamente ditos.

Continua >>

>> Continuação

- Entretanto, nem sempre todas as células mutadas são eliminadas e, neste caso, os clones tumorais residuais permaneceriam, primeiramente, num estado de "equilíbrio" com o sistema imune, havendo eliminação de apenas parte das células da neoplasia. Nesse estado, o sistema imune exerceria uma pressão seletiva sobre o tumor, ocasionando a aparente "edição" de clones neoplásicos até que, em dado momento, a população de células cancerosas restantes escaparia do controle imune e daria origem a um tumor progressivo.
- Mesmo na fase de evasão, em que o sistema imune parece não ser mais capaz de controlar o crescimento tumoral, observa-se que, muitas vezes, persistem elementos do sistema imune com atividade antitumoral potencial. Esta, no entanto, está bloqueada por mecanismos homeostáticos de controle da resposta imune persistente, que acabam por facilitar o crescimento de tumores. As terapias imunes que revolucionaram a Oncologia atuam desbloqueando esses sinais.

## O SISTEMA IMUNE

O sistema imune é um sistema de reconhecimento molecular, reconhecimento este que ocorre por meio de receptores extremamente polimórficos distribuídos clonalmente numa população celular identificada, em termos morfológicos, como de "linfócitos" (o nome vem do fato de essas células terem tido sua presença inicialmente detectada na linfa). Na verdade, essas células, embora morfologicamente semelhantes, são separadas em diversas subpopulações, com origem, distribuição no organismo e função bastante diversas. Essas subpopulações são identificadas por marcadores moleculares característicos.

A primeira divisão em subpopulações tem como base o tipo de receptor clonal que permite ao sistema o reconhecimento molecular específico: os linfócitos B (de origem medular) e linfócitos T (de origem tímica). Os primeiros têm como receptor clonal os anticorpos (Ac) ou imunoglobulinas (Ig), moléculas inicialmente identificadas em solução no plasma, e não na membrana das células. Já os linfócitos T demoraram mais tempo a terem seus receptores clonais identificados, exatamente por não os secretarem e pela restrição de ligação destes às moléculas por eles reconhecidas. Quando o foram, receberam o nome de "receptores das células T" (*T cell receptors* (TCR)). Toda molécula que interage especificamente com um desses tipos de receptores clonais (Ig ou TCR) é classificada como "antígeno", independentemente de sua origem ou natureza química.

Na verdade, quando se considera o repertório de reconhecimento dos receptores clonais do sistema imune, chama a atenção sua amplitude. Esta é tamanha que se pode até considerar o repertório existente no sistema imune como "completo", isto é, capaz de reconhecer especificamente qualquer molécula. Assim, uma das principais questões que ocuparam a imunologia foi o mecanismo pelo qual se gera a diversidade dos receptores clonais. Finalmente, acabou-se por determinar a existência do mecanismo capaz de gerar os receptores: a recombinação somática de segmentos gênicos.[1,2] Os genes que codificam os receptores não existem como tais em quaisquer células, mas apenas nos linfócitos (B e T), após sua diferenciação. Isso porque durante a diferenciação dessas células, enzimas ativadas exclusivamente nessa fase e nessas células promovem um rearranjo gênico aleatório, que "seleciona", entre uma gama numerosa, mas limitada, diferentes segmentos, capazes de codificar todo receptor. No rearranjo dos segmentos, ainda se podem detectar outros mecanismos capazes de aumentar ainda mais a diversidade dos receptores, de modo que, no final, partindo-se de um número de segmentos gênicos, relativamente pequeno (na ordem inferior das centenas) chega-se a um repertório potencial, no sistema imune humano, da ordem de $10^{16}$ possíveis sítios de ligação específica aos antígenos.

Os mecanismos de geração do repertório do sistema são, por sua natureza, aleatórios e, frente à sua amplitude, torna-se evidente que são necessários mecanismos de seleção desse repertório para que apenas respostas "desejadas" tenham possibilidade de ocorrer. Assim, de um lado, têm-se os receptores clonais, de outro, o "mundo antigênico" – ambos "completos" –, mas é fácil perceber que nem todas as interações possíveis nesse contexto devem dar origem ao que se convencionou chamar-se de "resposta imune". Não se espera que moléculas próprias induzam "respostas", nem que substâncias inócuas, como os alimentos, o façam. Assim, não é surpreendente a identificação de mecanismos de seleção ativos desde o estabelecimento inicial do repertório, que eliminam as células expressando receptores autorreativos, ao lado de outros cuja atividade se dá já sobre os linfócitos maduros. Neste último caso, existem mecanismos que dependem da ação de um segundo grupo de células fundamentais no sistema – as células apresentadoras de antígenos (APC)[3] – ao lado de outros que dependem de linfócitos especializados no controle da resposta, hoje denominados "linfócitos T reguladores" (Tregs).[4] As APC regulam a resposta ao darem, ou não, os sinais necessários à ativação completa dos linfócitos T, cujo reconhecimento de antígenos só é possível no contexto de moléculas codificadas pelo complexo principal de histocompatibilidade (o HLA, nos seres humanos) expressas pelas APC. Já os Tregs, ao reconhecerem determinado antígeno, são capazes de sinalizar negativamente para outros linfócitos, impedindo que uma resposta imune efetora se desenvolva.

Havendo, assim, uma apresentação adequada de um antígeno aos linfócitos T, a resposta imune pode se estabelecer. Entenda-se por apresentação "adequada" aquela realizada no contexto de moléculas HLA e, quando se consideram linfócitos T naive, por um tipo especializado de APC, as células dendríticas (DC, do inglês, *dendritic cell*).[5] Além do mais, essas DC devem ter sido capazes de captar, no microambiente no qual capturaram o antígeno, sinais de desequilíbrio tecidual que as levaram a um estado funcional de ativação. Linfócitos T, assim estimulados, são ativados e podem assumir diversas funções na resposta imune. De modo geral, essas funções podem ser identificadas como funções "auxiliares" dos mecanismos efetores finais, e, por isso, esses linfócitos denominam-se "linfócitos T auxiliares" (Th, do inglês, *T helper*). Essas células expressam, na maioria das vezes, a molécula de membrana CD4 e reconhecem os antígenos no contexto de moléculas de classe II do HLA (as moléculas HLA-DR, HLA-DQ e HLA-DP). Essas moléculas são caracteristicamente expressas por APC e sua expressão por outros tipos celulares aos quais faltem outras características das APC podem levar linfócitos T, que reconheçam antígenos em seu contexto, a um estado de anergia, em razão da falta dos sinais coestimuladores necessários à sua ativação.

Os linfócitos T auxiliares poderão, dependendo do contexto de sua ativação (dos sinais coestimuladores recebidos), interagir com outras células, resultando no estabelecimento de diferentes padrões de resposta. *In vitro*, na verdade, podem-se identificar diferentes subpopulações de linfócitos T CD4+,[6-7] com diferentes padrões de secreção de citocinas (as moléculas de comunicação intercelular responsáveis por muitos dos fenômenos da resposta imune). Entre essas subpopulações, as células Th1, Th2 e Th17 parecem ser as principais responsáveis pelo estabelecimento de respostas efetoras.[6]

Entre os mecanismos efetores do sistema imune, chama a atenção uma dicotomia inicial clara: as respostas humorais e as respostas celulares. Enquanto as primeiras dependem de fatores específicos presentes no soro (os Ac), as outras dependem diretamente da ação de células, que podem ser tanto linfócitos T com ação citotóxica direta (em geral expressando a molécula CD8), como macrófagos ativados (por citocinas secretadas por linfócitos T que reconheceram especificamente determinado Ag). É importante notar que o reconhecimento antigênico pelos linfócitos T CD8+ também se faz no contexto de moléculas codificadas pelo HLA, mas estas classificadas como de classe I. Estas são expressas em todas as células nucleadas humanas e apresentam peptídeos de moléculas de origem intracelular, em contraste com as moléculas de classe II, que apresentam peptídeos de moléculas de origem extracelular.

Antecedendo o estabelecimento das respostas adquiridas, que dependem dos linfócitos T e B, já ocorre, diante do rompimento da homeostasia tecidual, uma série de respostas que se agrupam sob o termo "respostas da imunidade inata". Estas incluem uma série de mecanismos "inespecíficos" (ou inatos), que dependem de vários elementos. Um primeiro grupo desses elementos (de complexidade cada vez mais reconhecida como crescente) é composto pelas "células linfoides inatas" (ILC, do inglês, *innate lymphoid cells*), as quais, diante de estímulos-"padrão", reagem secretando um conjunto de moléculas de comunicação celular (citocinas e quimiocinas), que favorecerão o estabelecimento dos diferentes padrões da resposta imune adquirida.[8] As células naturalmente citotóxicas (os linfócitos NK), cujo papel na imunidade contra os tumores foi reconhecido há muito[9] – embora de significado até hoje em debate[10] –, constituem um desses grupos das ILC. Além das ILC, fagócitos (monócitos, macrófagos, neutrófilos etc.), fatores plasmáticos (p. ex., do sistema complemento) e mesmo células epiteliais compõem o quadro de participantes das respostas imunes inatas. As interações entre os componentes da resposta inata, os mecanismos humorais e celulares da resposta adquirida, juntamente com o papel (muitas vezes esquecido) das barreiras físico-químicas e biológicas (estas representadas pela microbiota do organismo, outro componente do quadro cujo papel vem sendo, cada vez mais, reconhecido como essencial), compõem o quadro complexo e muito variável da resposta imune diante de qualquer estímulo. Assim, frente a um determinado estímulo e dependendo da participação de cada um desses elementos, a resposta imune pode assumir padrões bastante diversos, sendo, às vezes, eficaz para a eliminação de determinada ameaça à integridade do organismo, mas também, muito frequentemente, contribuindo para a lesão do organismo induzida por aquele estímulo. Além de assumir diferentes padrões, a resposta imune efetora pode também não ocorrer frente a determinado estímulo, sendo "substituída" pela tolerância imunológica. Se este é um fenômeno esperado quando o estímulo é componente do próprio organismo ou inócuo,[11] ele é exatamente o oposto do "desejável", quando, por exemplo, o estímulo é dado pela presença de uma neoplasia no organismo.

## A RESPOSTA IMUNE CONTRA O CÂNCER

A ideia de que o sistema imune poderia reconhecer e atacar células neoplásicas foi proposta originalmente por Paul Ehrlich no início do século XX. Contudo, a evidência experimental para essa ideia só foi apresentada 50 anos mais tarde, quando Burnet demonstrou que células dependentes do timo, os linfócitos T, mediavam a regressão de tumores e propôs a teoria da vigilância imunológica contra o câncer[12] e Lloyd Old apresentou evidências de que existiam antígenos específicos de tumores.[13] Com a observação de Lewis Thomas, de que a imunossupressão estava, de fato, associada à maior incidência de câncer,[14] a "teoria da vigilância imunológica contra tumores" ganhou força, sendo reforçada a hipótese de que esta vigilância seria uma das principais funções do sistema imune. De acordo com essa ideia, o sistema imune identificaria modificações que ocorrem nas células, que lhes conferissem o potencial de gerar tumores

e, distinguindo-as de células normais, as eliminaria. Assim, apenas células capazes de escapar dessa vigilância dariam origem a tumores. Apesar de essa teoria encontrar suporte em dados experimentais e epidemiológicos, mostrando o potencial da resposta imune contra tumores e a alta incidência de câncer em pacientes imunossuprimidos, ela acabou por perder espaço no estudo das neoplasias, que se concentrou na biologia da própria célula tumoral. Apenas mais recentemente se voltou a valorizar o papel do sistema imune na história natural das neoplasias, papel este que ficou evidente pelo sucesso de novas estratégias de imunoterapia do câncer,[15] com base no conhecimento que se veio adquirindo sobre a própria fisiologia do sistema imune e de suas relações com as neoplasias.

A formação de um tumor a partir de uma célula inicialmente normal depende da aquisição de uma série de mutações que aumentam sua capacidade de proliferação e sua resistência ao controle tecidual e à morte programada. Esse é o princípio do modelo Vogelstein, em que podemos associar as modificações em genes como p53 e Kras a alterações histológicas detectáveis à medida que a neoplasia se torna mais agressiva. As mutações acumuladas pelas células tumorais podem dar origem a antígenos tumorais. Quando o antígeno aparece por uma mutação numa determinada proteína, denomina-se "antígeno específico tumoral" (TSA). Quando a mutação causa aumento da expressão de uma proteína não diretamente alterada, ele é denominado "antígeno de associado ao tumor" (TAA). Alguns desses antígenos constituem marcadores de neoplasias e são, inclusive, usados em diagnóstico de câncer. Exemplos de TAA e TSA estão no Tabela 33.1.

A imunidade adaptativa aos tumores depende do reconhecimento dos antígenos tumorais. Entretanto, a existência de linfócitos capazes de reconhecer um determinado antígeno não garante o estabelecimento de uma resposta efetora, por exemplo, de linfócitos T CD8+ citotóxicos, que, reconhecendo os antígenos tumorais apresentados no contexto de moléculas do HLA de classe I, podem resultar na destruição das células neoplásicas e no controle (ou eliminação) da carga tumoral. Para que essa resposta ocorra, é preciso que diversos elementos do sistema interajam de maneira coordenada, como ocorre na resposta a qualquer antígeno no organismo. Foi a compreensão dessa característica "fisiológica" da resposta antitumoral que veio a permitir que se desenvolvessem novas e eficientes estratégias de imunoterapia.

## Tabela 33.1. Exemplos de antígenos tumorais

| TAA | | | TSA | | |
|---|---|---|---|---|---|
| ANTÍGENO | ORIGEM | TUMOR | ANTÍGENO | ORIGEM | TUMOR |
| MAGE-1 | Proteína testicular | Melanoma | Mutação na p53 | Proteína reguladora do ciclo celular | Diferentes tumores |
| MUC-1 | Mucina com baixa glicosilação | Mama | Mutação no Ras | Proteína reguladora de transdução de sinal | Pulmão, intestino, cérebro |
| Tirosinase | Enzima na rota da produção de melanina | Melanoma | Bcr-ABL | Proteína resultante da fusão de dois genes por translocação gênica | Leucemia mieloide crônica |

TAA: antígenos associados a tumores; TSA: antígenos específicos de tumores.
Fonte: Desenvolvida pela autoria.

Assim, uma etapa essencial para o estabelecimento de uma resposta imune contra as células neoplásicas é a ativação da imunidade inata no microambiente em que elas se encontram. O reconhecimento, por células da imunidade inata, de ligantes endógenos de "receptores de reconhecimento de padrões moleculares" (PRR, do inglês, *pattern recognition receptors*), característicos do "desequilíbrio tecidual", é a primeira etapa para ativação da resposta imune inata.[16-17] Nessa resposta às células neoplásicas, merecem menção as células NK, hoje classificadas como pertencentes ao grupo 1 das "células linfoides inatas" (ILC, do inglês, *innate lymphoid cells*) caracterizadas pela secreção de interferon gama. Essa citocina tem papel muito relevante na determinação do padrão da resposta adaptativa, favorecendo o estabelecimento de respostas com predomínio da resposta celular, com ativação de linfócitos T citotóxicos e de macrófagos – respostas efetoras com reconhecida atividade antitumoral. As células NK, além do mais, também são capazes de exercer atividade citotóxica direta contra células neoplásicas (e vem exatamente daí, o seu nome), podendo, portanto, desde antes mesmo do estabelecimento da resposta adaptativa, participar dos mecanismos de vigilância antitumoral. Além do interferon (IFN)gama, outras citocinas, como o fator de necrose tumoral alfa (TNF-alfa), também podem ser produzidas durante a resposta inata ao desequilíbrio tecidual causado pela presença das células neoplásicas e podem atuar contra o tumor. Neste ponto, vale a pena chamar a atenção, porém, para o pleiotropismo das citocinas em geral e citar, por exemplo, que, embora o TNF-alfa possa causar a necrose de tumores, ele pode, também, atuar como fator de crescimento para as células tumorais em determinados tipos de câncer.

Esta resposta inata à presença das células neoplásicas no tecido inclui também a ativação das células apresentadoras de antígeno ali presentes, que, desta forma, serão capazes de "traduzir" o desequilíbrio tecidual em sinais de ativação para a imunidade adaptativa. Esta função é exercida, principalmente, pelas células dendríticas (DC) locais, que identificam perturbações homeostáticas causadas pela presença das células tumorais. Isso resulta em sua diferenciação para um estado "maduro", aumentando os níveis de expressão de moléculas de HLA e CD80/86. Essas células migram para os órgãos linfoides, onde poderão apresentar (no contexto de moléculas de HLA de classe II) os antígenos tumorais a linfócitos T CD4+ específicos, ocasionando sua ativação e dando início à resposta imune adaptativa. Esses linfócitos T CD4+, além de cruciais para o estabelecimento da resposta inicial e do "licenciamento" das DC para ativação citotóxica dos linfócitos CD8+, serão também fundamentais para a manutenção das respostas antitumorais de memória.

Muitas vezes, também, observa-se, em portadores de neoplasias, a produção de Ac contra os tumores. Embora o papel da resposta humoral na história natural das neoplasias ainda seja objeto de debate, sua existência inspirou o uso de Ac monoclonais dirigidos contra antígenos tumorais para o tratamento, eficaz, de diferentes tipos de câncer. Mais recentemente, ferramentas de engenharia genética permitiram que se acoplasse a capacidade de reconhecimento antigênico direto, dos anticorpos (independentemente, portanto, de processamento e apresentação, como é o dos TCR), com a função efetora muito eficaz dos linfócitos T, pela construção de células T com receptores quiméricos (CAR-T, do inglês, *chimeric antigen receptor* T), que utilizam porções antígeno-específicas de anticorpos contra tumores e moléculas de transdução de sinais de ativação de linfócitos T.[18-19]

Esta participação dos vários elementos do sistema imune no reconhecimento e na resposta às neoplasias, embora inicialmente "oculta", persiste e manifesta-se pela infiltração de tumores sólidos por leucócitos. Não obstante, as interações entre células tumorais e imunes são altamente dinâmicas; e, nos tumores que se desenvolvem, a resposta imune acaba selecionando variantes tumorais que foram capazes de escapar do controle imune. De fato, observa-se as neoplasias apresentarem várias estratégias imunossupressoras, algumas dependentes das células tumorais e outras dependentes do próprio sistema imune, cujo viés tolerogênico predomina em situações de estimulação crônica, como o da presença de um tumor. Essas interações moldam estágios diversos do desenvolvimento tumoral e constituem um desafio importante para a eficácia e a longevidade da imunoterapia para o câncer. A identificação da presença e da participação de DC e de suas subpopulações, assim como dos linfócitos T reguladores (Tregs) no infiltrado tumoral e na resposta aos tumores, ampliou significativamente as percepções de como a imunoterapia deveria ser desenhada, levando-se em conta não só mecanismos efetores, como também os reguladores.

## A imunoedição e os três "E" (eliminação, equilíbrio e evasão)

A hipótese da imunoedição, que é uma extensão/ complementação da teoria original da vigilância imunológica contra os tumores, postula que as interações entre células neoplásicas e imunes podem ocorrer de três maneiras ou estágios.[20] No primeiro estágio, que seria a eliminação, equivalente à imunovigilância, o sistema imune detecta e elimina células tumorais. O processo de eliminação seria realizado por respostas imunes inatas e adaptativas contra as células tumorais. Na resposta inata, diferentes células efetoras, como NK, NKT, e linfócitos T gama-delta são ativadas pelo reconhecimento de padrões moleculares associados ao dano tecidual (DAMP, do inglês, "*damage-associated molecular patterns*") ou por citocinas inflamatórias

produzidas pelos macrófagos e células do estroma que cercam o tumor, além de pelas próprias células tumorais. A ativação destas células e a consequente produção local de citocinas e quimiocinas recrutam mais células imunes e favorecem o estabelecimento da imunidade adaptativa, dirigida pela presença de citocinas como a interleucina-12 (IL-12) e o IFN-gama para um padrão Th1, bastante eficaz contra neoplasias. Antes mesmo da resposta adaptativa, as células NK exercem citotoxicidade celular contra células tumorais por meio de seus grânulos contendo perforina e granzimas, além de por suas moléculas indutoras de apoptose, FasL e TRAIL. A morte das células neoplásicas libera antígenos tumorais, que serão capturados por DC no tecido, as quais, também detectando a presença dos DAMP, estarão sofrendo um processo de maturação, enquanto migram para os linfonodos drenantes. Nesses órgãos, as DC apresentam os antígenos tumorais para células T CD4+ e CD8+, que se expandirão e diferenciar-se-ão em células T efetoras e de memória. As células T ativadas e específicas para antígenos tumorais, voltarão à circulação e, atingindo o sítio tumoral, complementarão a eliminação das células neoplásicas. As células T CD4+ fornecerão ajuda na forma de citocinas, que poderão agir diretamente sobre as células tumorais, ou indiretamente, ativando macrófagos, células T CD8+ e, eventualmente, outras células com potencial antitumoral. Os linfócitos T CD8+, reconhecendo os antígenos tumorais no contexto de moléculas HLA de classe I nas células neoplásicas, serão capazes de causar a morte destas por mecanismos equivalentes aos das células NK. Contribui ainda para a eliminação das células tumorais, o IFN-gama, que, além de seus efeitos imunomoduladores, tem efeitos antiproliferativos e antiangiogênicos no microambiente tumoral, além de poder induzir apoptose das células neoplásicas. A eliminação de células com potencial de dar origem a tumores, embora difícil de detectar, parece ocorrer com relativa frequência, a se julgar pelo nítido aumento da incidência de tumores em situações de imunossupressão. Por outro lado, o aparecimento de tumores em indivíduos imunocompetentes torna claro que, nestes, a eliminação das células neoplásicas não foi completa, o que permite que outro padrão de interações entre o sistema imune e a neoplasia se estabeleça: o "equilíbrio".

Esse estado de equilíbrio entre a resposta imune e o tumor é temporário. Durante o equilíbrio, as células tumorais ou permaneceriam dormentes ou continuariam a evoluir sob a pressão seletiva da resposta imune, acumulando novas modificações, como mutações no DNA ou alterações pós-transcricionais, que modulam os TSA. Sob a pressão seletiva do sistema imune, células tumorais com baixa imunogenicidade ou capazes de resistir aos mecanismos efetores atuantes em seu microambiente acabariam predominando. Esse processo pode ocorrer ao longo de anos no ser humano. Vários estudos experimentais demonstram que contribuem para a pressão seletiva do sistema imune, os linfócitos T e o IFN-gama. Sarcomas induzidos em camundongos deficientes para o receptor do IFN-gama são altamente imunogênicos quando comparados com sarcomas induzidos em camundongos normais, e o mesmo acontece com sarcomas induzidos em animais nude (sem timo, portanto, sem linfócitos T) e SCID (sem linfócitos T e B). Isso sugere que as células tumorais que crescem em animais normais são selecionadas por linfócitos T a crescer em animais com um sistema imune competente e, portanto, perdem as características que ativariam essas células. Isso não acontece, contudo, nos animais em que os mecanismos de controle tumoral mediados por células T estão deficientes. Uma demonstração interessante de dormência/equilíbrio foi documentada utilizando o modelo de leucemia/linfoma B em camundongos BALB/c (modelo BCL1), em que os animais são imunizados com o antígeno tumoral e, após, desafiados com as células BCL-1. Após 25 a 30 dias, os animais não imunizados desenvolveram esplenomegalia em virtude do tumor e morreram, enquanto 70% dos animais imunizados foram protegidos da esplenomegalia por mais de 2 meses. Contudo, baixos números das células BCL1 ainda podiam ser detectados nesses animais, que, nos 600 dias posteriores, apresentaram algum tipo de expansão tumoral. Outros estudos mostraram que as células de linfoma nesses casos são mantidas em pequenos números na medula óssea por causa de células T de memória, tanto CD4+ como CD8+, que se coordenam na resposta. A transferência adotiva de células T CD8+ específicas para tumor induzido por raios ultravioletas B (UVB) protegeu camundongos por um longo tempo, assim como em modelo de câncer de próstata, e a análise histológica demonstrou que os tumores não eram completamente eliminados, mas se restringiam a pequenos focos.

A atividade antitumoral pelo sistema imune durante essa fase poderia ser suficiente para controlar a progressão tumoral, mas a persistência das células neoplásicas no organismo e a consequente seleção de variantes que podem resistir, evitar ou suprimir as respostas imunes antitumorais, ou seja, as "células editadas", podem acabar "desembocando" no último modo de interação sistema imune-tumor: a evasão ou escape. Durante essa fase, o sistema imune não é mais capaz de controlar o crescimento tumoral, e a doença se manifesta clinicamente. Mesmo nesses casos, porém, não se pode ignorar a participação do sistema imune na história natural do câncer. Talvez o exemplo mais convincente desta participação seja a evolução clínica de pacientes portadores de carcinomas colorretais, nos quais a presença de infiltrado imune tem peso maior do que outros parâmetros classicamente utilizados para seu estadiamento.[21] Pacientes com tumores com estadiamento I, se apresentarem infiltrado linfocitário pequeno no tumor, terão evolução clínica significativamente pior do que pacientes em estádio III, mas com infiltrado. Não surpreendentemente, o escape das células tumorais frente à resposta imune se dá por mais de um mecanismo – que variam de indivíduo para indivíduo. A análise *in situ* de vários tumores evidencia variantes que perdem a expressão do MHC classe I ou outras moléculas da rota de classe I como TAP – dessa forma, o tumor torna-se indetectável para as células T CD8+. Outros estudos mostram alterações nas rotas de sinalização tornando as células tumorais refratárias aos efeitos do IFN-gama ou TNF-alfa. Respostas por Ac selecionam variantes com baixa expressão dos epitopos antigênicos.

Além dos mecanismos de escape, que dependem de características das células neoplásicas, hoje é bastante evidente que parte do escape se deve, essencialmente, à própria fisiologia da resposta imune. Toda vez que se ativam linfócitos, ativam-se também mecanismos de regulação dessa resposta. Alguns destes dependem da ação de tipos celulares especializados, como os linfócitos Tregs, mas outros são intrínsecos aos linfócitos: os *checkpoints* da resposta imune. Entre estes, as duas vias mais estudadas são a da molécula CTLA-4 e a via PD-1/PD-L1, PD-L2.

A molécula CTLA-4 é expressa logo após a ativação do linfócito T e "substitui" o CD28 na interação com as moléculas CD80 e CD86 das APC. Todavia, ao contrário do CD28, CTLA-4 inibe a proliferação linfocitária e, por outro lado, favorece a atividade de Tregs. A via do PD-1 e seus ligantes depende do aumento da expressão de PD-1, que ocorre no linfócito T, também logo após sua ativação, mas também do aumento da expressão de PD-L1 (e PD-L2) pelas APC após sua interação com os linfócitos T. O engajamento de PD-1 ocasiona a "inativação" funcional dos linfócitos T. Desta forma, nota-se que, de fato, o escape tumoral é fenômeno complexo, que envolve múltiplos fatores, considerados tanto no diagnóstico como no desenho da terapia antitumoral. Os recentes sucessos de abordagens de imunoterapia de tumores ilustram muito bem como o conhecimento e exploração desses fatores é relevante na oncologia.

A Figura 33.1 sumariza as interações da imunoedição.

## O infiltrado tumoral

A Figura 33.2 mostra a infiltração de um melanoma por células imunes. Esse é fenômeno bem documentado na maioria, senão em todos os cânceres. Os mais novos estudos revelam que a infiltração ocorre muito cedo no curso da doença. Alguns estudos observaram uma associação entre o infiltrado (os TIL, ou tumor *infiltrating lymphocytes*) e um prognóstico favorável, em que os pacientes com altos níveis de infiltração de melanoma por linfócitos T CD8+ sobreviveram por mais tempo do que os pacientes com poucos leucócitos infiltrantes. Outros estudos demonstraram que a presença de TIL poderia ser um fator prognóstico para prever sobrevivência em diferentes tipos de câncer, como câncer de cólon, esôfago, carcinoma oral escamoso, mama e câncer de ovário.

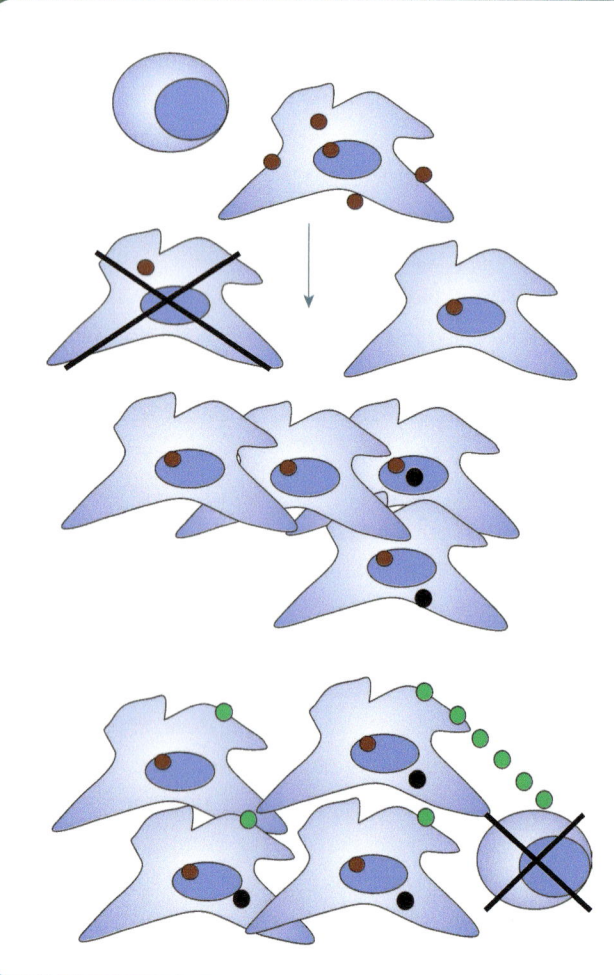

Eliminação: o sistema imune reconhece as modificações tumorais e elimina as células modificadas, deixando apenas variantes pouco identificáveis como tumor

Equilíbrio: lento crescimento das células tumorais que são pouco detectáveis pela resposta imune ativada inicialmente. Pode ocorrer ao longo de vários anos. O tumor acumula novas mutações, inclusive com habilidade de suprimir a resposta imune

Escape: o tumor adquire capacidade de escape da resposta imune, que não é mais eficiente contra o tumor, o qual prolifera e adquire características agressivas

**FIGURA 33.1 –** A imunoedição e os três "E": eliminação, equilíbrio e evasão.
Fonte: Desenvolvida pela autoria.

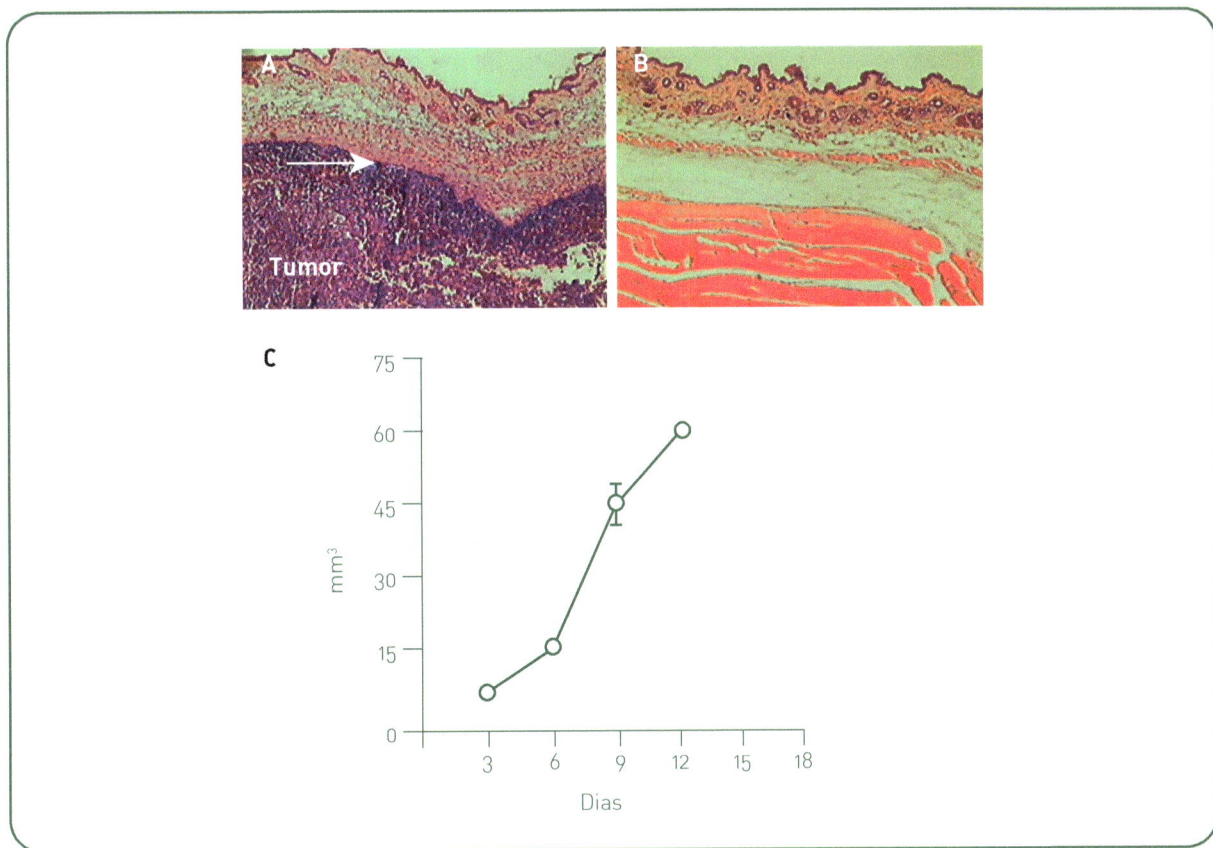

**FIGURA 33.2 –** O infiltrado tumoral. (**A**) Secção de melanoma murino corado com hematoxilina e eosina, mostrando abaixo da derme a massa tumoral (seta mostra a interface derme: tumor). Entre a derme e o tumor, está o infiltrado de leucócitos em um tumor de 6 dias. (**B**) Seção histológica de pele normal, na qual se visualizam derme, tecido conjuntivo e músculo, todos normais. (**C**) Crescimento tumoral em dias, a partir da injeção subcutânea de 5 x 10⁵ células de melanoma murino B16F10.

Fonte: Adaptada de Maito *et al.*

Contudo, a infiltração do tumor por algumas células do sistema imune, como as Tregs, pode, na verdade, fornecer suporte ao crescimento tumoral. As Tregs estão aumentadas em pacientes com neoplasias malignas epiteliais e, em modelos experimentais, a depleção de Tregs propicia a recuperação da imunidade antitumoral. A infiltração por Tregs é mais comum em lesões de melanoma avançadas e pode ser a razão pela qual as células T CD8+, que são isoladas dessas massas tumorais, não respondem ao desafio com antígenos do tumor. Algumas células Treg expressam o fator de transcrição FOXP3+ e um infiltrado positivo para essas células em câncer colorretal se correlaciona com menor sobrevida.

Além das células Treg, o infiltrado de DC também pode ser de valor ambíguo. Quando as DC têm fenótipo imaturo, isso pode refletir uma resposta à modulação supressora exercida pelo tumor. As DC imaturas expressam baixos níveis de HLA-DR, baixos níveis das moléculas coestimuladoras CD86 e CD80 e

podem produzir IL-10 e TGF-beta, ambas citocinas com função imunossupressora. Assim, infiltração por DC imaturas ou com fenótipo semelhante pode ser um mau prognóstico para o paciente. Consequentemente, a fenotipagem dos TIL, em vez de apenas detectar sua presença, pode constituir uma ferramenta importante para diagnóstico e previsão de sobrevivência em pacientes de câncer. Assim, em 2014, foi proposto o uso de um "escore imunológico" para, eventualmente, substituir o sistema TNM atual de gravidade tumoral.[22]

## A PRESENÇA DE UMA RESPOSTA PRÉVIA ANTITUMORAL PROTEGE DO DESENVOLVIMENTO DE TUMORES

Além das respostas antitumorais locais infiltrantes, respostas imunes sistêmicas contra os tumores podem ser detectadas em amostras de sangue e essas respostas podem ser correlacionas ao desfecho da doença. Por exemplo, foi demonstrado que pacientes em estágios III-IV de câncer ovariano que apresentam Ac específicos para p53 tiveram a mediana de sobrevivência em 51 meses, comparados aos 24 meses para pacientes com níveis indetectáveis desses Ac. A presença de células T específicas para vários outros antígenos tumorais, como HER-2/neu, CEA, e NY-ESO-1, foi demonstrada em diferentes estudos. Alguns tumores exibem um tipo de instabilidade genética denominada "instabilidade por microssatélites" (MSI), em que defeitos no reparo de DNA resultam na duplicação ou na deleção de pequenas sequências de DNA conhecidas como "microssatélites". A alta taxa de MSI em tumores resulta em vários antígenos novos que podem ser reconhecidos por linfócitos B, T CD4+ e T CD8+, e isso é associado a um prognóstico favorável. A MSI é, portanto, um fenótipo molecular que gera uma carga mutacional muito elevada em células tumorais. Hoje, utilizamos a análise de MSI como preditor de resposta à imunoterapia com anticorpos anti-PD-1, bloqueadores do *checkpoint* imunológico, em pacientes com câncer colorretal. Um achado importante foi o de que pacientes com câncer de mama, pulmão e cabeça e pescoço reconhecem a ciclina B1, expressa aberrantemente nesses tumores, por meio de Ac e linfócitos T. Em pessoas saudáveis, esses Ac e linfócitos foram encontrados e mostraram efeito protetor em modelos animais de câncer. Assim, as respostas imunes sistêmicas geradas por pacientes com câncer e mesmo por pessoas saudáveis podem proteger contra o desenvolvimento de tumores. Como as respostas imunes são organizadas nos órgãos linfoides secundários, como os linfonodos, é importante determinar se o linfonodo drenante do tumor está comprometido.

Sabe-se que se uma célula tumoral conseguir chegar a um linfonodo, ela pode chegar a qualquer outro órgão do corpo através da corrente sanguínea ou do fluxo linfático. Consequentemente, o *status* do linfonodo drenante é um fator prognóstico importante para os pacientes com câncer e está associado tanto com tamanho tumoral como com metástases distantes, o que é avaliado pelo sistema TNM. Essa classificação permite ordenar tumores em estágios, adequando o tratamento para torná-lo mais eficiente e menos invasivo para o paciente. A dissecção do linfonodo drenante durante a remoção cirúrgica do tumor é usada há mais de cem anos. O primeiro linfonodo drenante é denominado "linfonodo sentinela" e, até recentemente, dissecção do tumor era acompanhada da remoção total dos linfonodos adjacentes ao sítio tumoral. Sabe-se, hoje, que essa abordagem está associada com alta morbidade e diminuição da qualidade de vida dos pacientes. O uso de corantes intraoperatórios para mapeamento linfático e identificação do primeiro linfonodo drenante revolucionou o tratamento cirúrgico do câncer, permitindo que se remova apenas o linfonodo sentinela – que é aquele que indica a maioria das metástases, comparado com os demais.

O fato é que o linfonodo comprometido não é apenas um foco potencial de metástase. Estudos nas células de linfonodos sentinela revelam que as interações celulares nesses órgãos estão alteradas, de um modo que o potencial de desencadeamento de respostas imunes efetoras locais estão diminuídas. Menores números de células T CD4+ e produção aumentada de TGF-beta foram descritos em linfonodos sentinelas, criando um ambiente imunossupressor, particularmente quando células metastáticas são detectadas ali. Todos esses estudos indicam que o linfonodo sentinela é um sítio crucial para o controle do crescimento tumoral mediado pelo sistema imune.

## Mecanismos de escape do câncer frente ao sistema imune

Inúmeros estudos mostram que tumores podem se beneficiar de diferentes mecanismos imunossupressores para crescer e, dentro da hipótese da imunoedição, esses mecanismos se estabeleceriam durante a fase de equilíbrio e manifestar-se-iam plenamente na fase do escape ou evasão. Essas estratégias incluem alterações em moléculas de superfície, citocinas, fatores de transcrição ou recrutamento de populações celulares imunossupressoras. Por exemplo, as células tumorais podem expressar moléculas que inibem a ativação tumoral, como as moléculas inibidoras de células T B7-H1, HLA-G, HLA-E e indoleamina 2,3-dioxigenase (IDO). Além disso, células tumorais podem resistir à lise por células T CD8+ e células NK por meio de mutações no gene codificador da molécula FAS, no gene codificador do receptor de morte TRAIL DR5 ou, ainda, superexpressando as moléculas antiapoptóticas FLIP e BCL-XL. Já mencionamos que os tumores secretam citocinas imunossupressoras como TGF-beta, VEGF, e IL-10, além de gangliosídeos, recrutando para o microambiente tumoral outras células com atividade imunossupressora. O recrutamento de células T CD4+CD25+FoxP3+ (Tregs) e CD1d-restritas suprime a atividade antitumoral. A secreção de prostaglandina E2 (PGE2) aumenta a atividade Treg.

Os tumores também podem recrutar e causar a expansão de populações de células mieloides imunossupressoras. As células supressoras de derivação mieloide (MSDC) são caracterizadas pela expressão de CD11b, CD33, CD34, sendo negativas para HLA DR e CD14. Essas células suprimem a função de células efetoras imunes, como as DC, os macrófagos, células T CD8+ e T CD4+ por meio da produção de IL-10 e indução de Tregs. As MDSC foram observadas em diversos estudos associadas com uma profunda supressão de células T tanto em camundongos como em humanos, facilitando a progressão tumoral e as metástases. Substâncias capazes de reduzir a frequência de MDSC, como o ácido retinoico, aumentam a eficácia da imunoterapia, a ativação de células T e NK. Os mecanismos pelos quais as MSDC exercem sua função imunossupressora são complexos e parecem envolver a síntese induzível de óxido nítrico (iNOS, ou NOS2) ou a arginase 1 (ARG1). As rotas de sinalização ativadas por essas moléculas capacitam as MSDC a inibir as respostas T de várias maneiras, incluindo indução de apoptose, inibição da proliferação, ou indução de fenótipo regulatório. Outro tipo de célula, o chamado "macrófago tipo 2", também foi implicado na supressão da imunidade tumoral. Macrófagos tipo 2 seriam aqueles que, ativados via o receptor Fc-gama, produzem IL-10 e IL-4 e, quando encontrados em sítios tumorais, foram associados à supressão da imunidade tumoral. A partir desses exemplos, fica evidente que os tumores que progridem no organismo são aqueles que foram selecionados para modular o microambiente, de modo que a resposta imune é "desviada", permitindo o escape tumoral.

Outro fenômeno observado em neoplasias é a alteração de populações de DC. DC com um fenótipo imaturo (baixa expressão de HLA e de moléculas coestimuladoras) favorecem a geração de respostas reguladoras – algo que, na fisiologia do sistema imune, é essencial para evitar respostas autoagressivas, mas que, diante de um tumor, se torna um "defeito", pois impede a resposta efetora antitumoral. DC imaturas são encontradas não apenas dentro de tumores, mas também nos linfonodos drenantes tumorais de pacientes de câncer. Mais ainda, existem registros de que o fenótipo e as funções das DC circulantes em pacientes com câncer estão alteradas. O número de DC circulantes em pacientes pode estar diminuído em comparação a controles saudáveis, e as DC de pacientes com tumores avançados teriam um fenótipo imaturo, com baixa expressão de CD86, CD80 e HLA-DR. O tratamento com imunoterapia pode recuperar o fenótipo ativado em DC de pacientes tumorais.

Todos esses exemplos de mecanismos imunossupressores encontrados em pacientes com câncer reforçam a hipótese da imunoedição e mostram o papel do sistema imune na história natural do câncer. Assim, quanto mais se compreender das relações entre os tumores e o sistema imune, melhor se poderá interferir de maneira terapêutica na doença. Qualquer desenho de terapia antitumoral deve, portanto, considerar o uso de adjuvantes para a reversão da imunossupressão tumoral. Contudo, é preciso ainda considerar a dinamicidade dessas interações, uma vez que a seleção de variantes tumorais é inevitável. Dessa forma, podemos imaginar que a eficácia de terapias antitumorais está ligada à combinação de estratégias que prevejam essas transformações.

## Imunoterapia

Dado o efeito devastador que muitas drogas quimioterápicas podem exercer sobre o sistema imune dos pacientes com câncer, a imunoterapia apresenta uma alternativa atraente em razão das suas características – baixa toxicidade, alta especificidade e potencial para a geração de uma resposta de memória. A imunoterapia pode ser passiva, por exemplo, como na transferência passiva de Ac para os pacientes; e pode ser ativa, como uma vacina que gere uma resposta antitumoral in vivo. O principal exemplo de imunoterapia passiva para o câncer hoje em dia é o uso de Ac monoclonais. Na imunoterapia ativa, em virtude de inúmeros exemplos de estratégias imunossupressoras tumorais dirigidas às DC, os tratamentos baseados nessas células constituem, hoje em dia, uma das mais prolíficas áreas de investigação e promessa na imunoterapia anticâncer.

### AC MONOCLONAIS

Em 1997, o primeiro anticorpo monoclonal (mAb) para o tratamento de câncer foi desenvolvido – o rituximabe, que reconhece CD20, presente nas células B, para leucemia linfocítica crônica. Desde então, muitos outros mAb tornaram-se disponíveis para o uso em humanos: trastuzumabe (1998); gemtuzumabe ozogamicn (2000); alemtuzumab (2001); Ibritumomab tiuxetan (2002); I-tositumomab (2003); bevacizumab (2004); cetuximabe (2005); panitumumab (2007); ofatumumab (2009). I-tositumomab e Ibritumomab são Ac humanos. Trastuzumabe, alemtuzumab, gemtuzumab ozogamicin e bevacizumab são mAbs humanizados. Os Ac humanizados têm parte ou toda a cadeia pesada substituída por sequências humanas para evitar reações do tipo III no tratamento.

Anticorpos monoclonais reconhecem proteínas específicas expressas por determinados tumores e ativam mecanismos efetores, como a cascata do complemento, lisando diretamente as células tumorais, ou engajando receptores Fc na superfície de fagócitos ou células NK, resultandona destruição das células tumorais por fagocitose ou toxicidade direta, respectivamente. Além disso, podem atuar como antagonistas e bloquear efeitos de receptores e suas rotas de sinalização (Figura 33.3).

Cetuximabe, panitumumab, necitumumab, e zymed têm como alvo o receptor do fator do crescimento de epiderme (EGFR, do inglês *epidermal growth factor receptor*). O cetuximabe é usado em combinação com agentes imunoterápicos. Os dois primeiros são usados como 2ª e 3ª linhas de tratamento para câncer colorretal metastático. Já o zymed reconhece e age contra formas truncadas do EGFR: EGFRvIII, que tem deleções dos éxons II-IV da molécula EGFR, encontrado em câncer de cabeça e pescoço, câncer de células não pequenas e glioblastoma.

Trastuzumabe (também chamado Herceptin) é um anticorpo IgG1 humanizado usado para tratamento de câncer invasivo de mama, nas células que expressam o marcador HER2-neu. Nem todos os mecanismos de ação do trastuzumabe já foram completamente elucidados. Os mecanismos conhecidos incluem a ativação de citotoxicidade dependente de anticorpo, bloqueio da sinalização intracelular, inibição da clivagem do domínio extracelular do Her2-neu e redução de angiogênese. Foi reportada uma melhoria no prognóstico de mulheres com câncer HER2-positivo que receberam trastuzumabe e um estudo recente sugere o trastuzumabe como neoadjuvante.

**Atualmente, a terapia oncológica passa por uma revolução:** o uso de anticorpos monoclonais desbloqueadores da resposta imune tem respostas inéditas

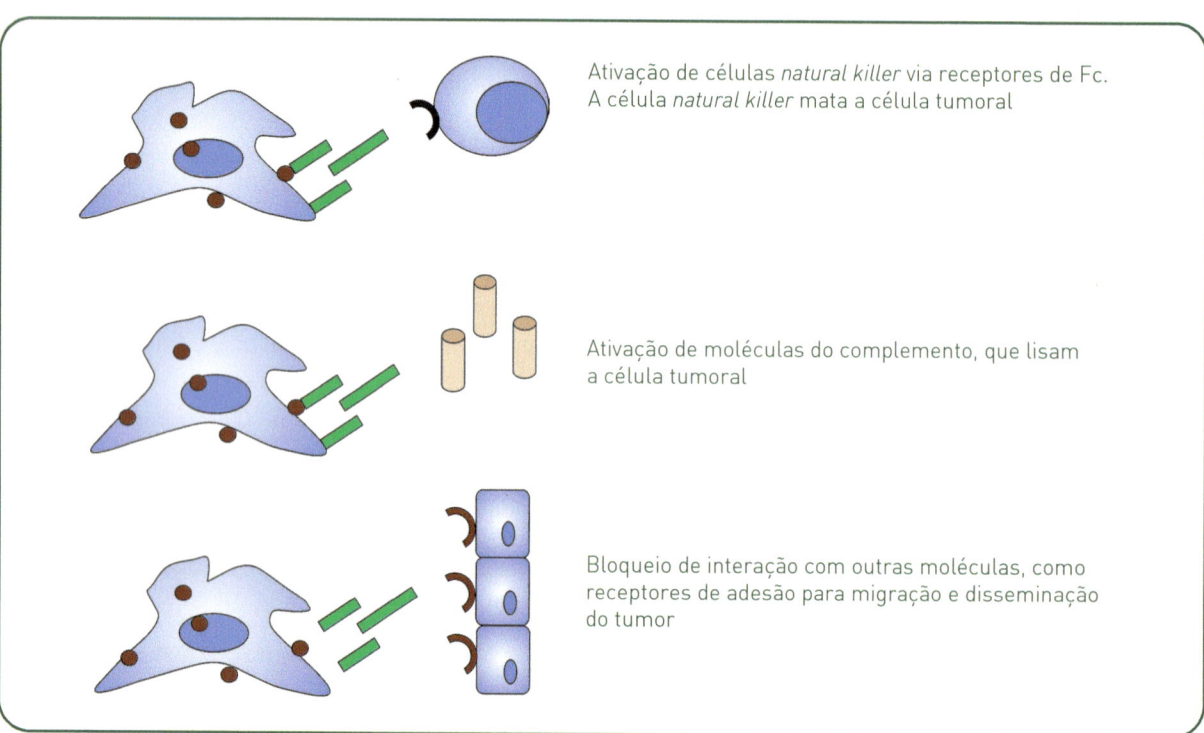

Ativação de células *natural killer* via receptores de Fc. A célula *natural killer* mata a célula tumoral

Ativação de moléculas do complemento, que lisam a célula tumoral

Bloqueio de interação com outras moléculas, como receptores de adesão para migração e disseminação do tumor

**FIGURA 33.3 –** Mecanismos de ação de anticorpos monoclonais no tratamento de tumores.
Fonte: Desenvolvida pela autoria.

e históricas que podem ir de 20% a 40%, podendo alcançar mais de 50% quando drogas imunoterápicas são conjugadas, em pacientes de diversos tipos de tumor, incluindo cânceres metastáticos. Jim Allison e Tasuko Honjo receberam o Prêmio Nobel em 2018 pelo desenvolvimento dos primeiros desse grupo de medicamentos, conhecidos como desbloqueadores de *checkpoints*. Desbloqueadores imunológicos agem nas moléculas coestimulatórias ou coinibitórias e/ou em seus receptores localizados nas membranas de células do sistema imune envolvidas na resposta ao tumor, restabelecendo a atividade de células imunológicas efetoras que eliminarão os tumores. Esse bloqueio imune é naturalmente usado pelo corpo, para evitar efeitos colaterais da reação do sistema imune ativado contra infecções, contra os próprios tecidos saudáveis. Entretanto, em pacientes com tumores clinicamente detectáveis, muitas vezes, houve ativação desses mecanismos bloqueadores, impedindo a resposta imune, que poderia controlar o crescimento tumoral, ou erradicá-lo. Consequentemente, no caso do câncer, a remoção deste bloqueio imune permite retomar a atividade de resposta imune no microambiente tumoral, resultando na ativação de células T citotóxicas,[23] além de outros mecanismos efetores.

O primeiro desbloqueador a ter sua eficácia comprovada em ensaios clínicos foi um anticorpo monoclonal anti-CTLA-4. O antígeno de linfócito T citotóxico 4 (CTLA-4) é membro de uma importante superfamília de moléculas regulatórias, a CD28-B7. O CTLA-4 liga-se ao CD80 (B7.1) e ao CD86 (B7.2) com maior afinidade que o CD28. A ligação de CTLA-4 ao CD80 ou CD86 promove a anergia de células T, inibição da produção de IL-2 por células T e de sua proliferação. Quando CTLA-4 é bloqueado, seus receptores (CD80 and CD86) ficam livres para se ligarem ao CD28 e iniciar a ativação das células T. Anticorpos anti-CTLA-4 podem também opsonizar e destruir células Treg.[65] Dois Ac monoclonais específicos para o CTLA-4 estão aprovados: tremelimumab (CP-675, 206; Pfizer) (IgG2) e ipilimumab (MDX-010; Bristol-Meyers Suqibb/Medarex) (IgG1). Hoje, a imunoterapia com anti-CTLA-4 é a 1ª linha para pacientes de melanoma metastático.

O segundo desbloqueador com ação demonstrada em diferentes tipos de tumor foi um anticorpo monoclonal anti-PD-1. O PD-1 (*programmed cell death-1*) é uma molécula que transmite um sinal negativo ao ativar uma fosfatase, a SHP2, que desfosforila tanto o TCR como o CD28. O PD-1 tem sua expressão aumentada à medida que o linfócito T passa por ciclos de encontro com o antígeno específico, ativação e divisão. Ele, assim, controla a ação da célula T, evitando danos patológicos e mantendo a resposta imune em homeostase. Ele tem dois ligantes conhecidos, o PD-L1 e o PD-L2, que podem ser expressos tanto em células apresentadoras de antígenos como em células tumorais. Anticorpos monoclonais anti-PD-1 desligam esse sinal negativo, reativando a função efetora dos linfócitos T. A alta expressão de PD-L1 em tumores mostrou ser um bom preditor da resposta reativada com anti-PD-1. O estudo KEYNOTE-001 em pacientes de câncer de pulmão de células não pequenas (NSCLC) mostrou que, se os tumores forem positivos em mais de 50% das suas células para PD-L1, o benefício com o tratamento por anti-PD-1 é de 45% comparado com 16% se os pacientes expressarem menos de 50% de células positivas para PD-L1. Esse teste é realizado atualmente por imuno-histoquímica, sendo hoje o requisito para o uso dessa terapia em pacientes de câncer de pulmão. Em 2019, a agência Food and Drug and Administration (FDA), dos Estados Unidos, aprovou pembrolizumab (Keytruda, Merck), um anti-PD-1, como 1ª linha para pacientes com câncer de pulmão de células não pequenas em estadiamento III (ou *stage III non-small cell lung cancer* (NSCLC)) que for PD-L1-positivo, não tratável por cirurgia e resistente à quimioterapia. Contudo, isso não significa que pacientes cujos tumores sejam negativos para PD-L1 não possam se beneficiar do tratamento com anti-PD-1. É possível que existam outros ligantes para o PD-1. Além disso, o PD-1 pode sinalizar de maneira tônica (independentemente de ligante). Por fim, o fato de o tumor não expressar PD-L1 no momento da biópsia não garante que ele não possa expressar o marcador mais tarde.

O **atezolizumabe**, um anticorpo monoclonal anti-PD-L1, tem eficácia comprovada como tratamento para CPNPC (câncer de pulmão de não pequenas células) metastático, apresentando desempenho superior à platina, que era usada tradicionalmente. Ele é recomendável para pacientes com alta expressão de PD-L1, definida como ≥ 50% das células tumorais ou ≥ 10% das células imunes infiltrantes de tumor.

Um aspecto interessante da imunoterapia de desbloqueadores é a de que *checkpoints* têm mecanismos diferentes. Assim, é possível combinar o anti-CTLA-4, por exemplo, com o anti-PD-1; isso aumenta o benefício clínico sem grande adição de efeitos adversos. Finalmente, diferentes estudos clínicos abordam hoje a possibilidade de combinar esses medicamentos com outras terapias oncológicas, como radioterapia, ou mesmo quimioterapia. Existem outros receptores inibitórios (p. ex., LAG-3 e TIGIT) e ativatórios (p. ex., OX-40 e CD27), sendo hoje estudados como alvos de terapias de *checkpoint*. Os mecanismos de benefício dessas terapias começam recentemente a ser elucidados, mas seu estudo revigorou definitivamente a terapia oncológica.

## Citocinas

Outro instrumento que veio possibilitar a exploração da resposta imune na tentativa de terapia do câncer foram as citocinas, cuja produção por engenharia genética disponibilizou quantidades farmacológicas para uso clínico.[24] Essas moléculas são proteínas com papel central na comunicação intercelular no sistema imune (mas não restritas ao mesmo). Elas atuam como fatores tróficos, de crescimento e de diferenciação sobre os diversos tipos celulares, tendo efeitos pleiotrópicos, controlados por receptores específicos distribuídos nas células, e cuja expressão e função são, muitas vezes, controladas pela ação de outras citocinas. Assim, os efeitos de uma determinada citocina podem ser muito diversos, dependendo da célula-alvo e do momento, na mesma célula em que a citocina age. Talvez o exemplo mais nítido desse pleiotropismo (e de quanto uma nomenclatura pode ser fonte de confusão) seja o efeito da citocina TNF sobre linhagens celulares tumorais. De maneira condizente com seu nome, o TNF é citotóxico para algumas linhagens tumorais, ao mesmo tempo em que boa parte das linhagens testadas não é afetada pelo TNF, havendo outras ainda, que utilizam o mesmo TNF como fator de crescimento![25]

Uma vez, portanto, que cada citocina tem diferentes efeitos, dependendo de sua concentração, da célula-alvo e da presença e ação de outras citocinas, não é surpreendente notar que o uso clínico das citocinas ainda está longe de atingir os objetivos buscados. De maneira geral, só se tem conseguido determinar a "dose máxima tolerada" dessas moléculas, algo semelhante ao que se faz com agentes quimioterápicos. Entretanto, é muito possível que os efeitos máximos de molécu-las, tão pleiotrópicas quanto as citocinas, não sejam atingidos com altas doses delas, mas sim com "doses biológicas ótimas", isto é, aquelas que maximizam as interações e ações no sentido terapêutico desejado. Infelizmente, porém, a determinação dessas doses ótimas depende de muito mais informação e análise do que se têm no momento, forçando, na prática clínica, o uso das doses máximas toleradas. É de se esperar, porém, que, eventualmente, possam ser determinadas, de maneira muito específica para cada caso, as doses ótimas para se conseguir o máximo efeito biológico do uso dessas moléculas imunomoduladoras.

Contudo, mesmo sem que se tenha atingido o ideal para seu uso clínico, as citocinas vêm sendo empregadas na clínica há um bom tempo. Na imunoterapia do câncer, a primeira citocina a se mostrar efetiva foi o IFN-alfa.[26] Na verdade, essa citocina começou a ser usada antes mesmo da engenharia genética produzi-la em grandes quantidades, pois ela pode ser purificada a partir do creme leucocitário de bolsas de sangue. Essa citocina mostrou-se muito eficaz no tratamento da *hairy cell leukemia*, atingindo alta porcentagem de respostas completas e duradouras.[27] Entretanto, já com ela, começou-se a notar o grande empecilho ao uso clínico das citocinas: os efeitos colaterais adversos. É verdade que o IFN-alfa não apresenta os efeitos colaterais dramáticos que podem ser notados com o uso de outras citocinas, mas também ele traz diversos efeitos adversos. Embora a maioria desses efeitos seja controlável e não impeça seu uso continuado, o IFN-alfa pode também provocar estados depressivos severos, que forçam a interrupção de seu uso. Hoje, há outras opções para o tratamento da *hairy cell leukemia*, mas o IFN continua a ser uma alternativa para seu tratamento, bem como para o tratamento do sarcoma de Kaposi na aids, do carcinoma renal, do melanoma e, em combinação, de outros tumores sólidos.[28]

Outra citocina que foi explorada há muito na terapia do câncer é a IL-2. Essa foi descrita inicialmente como o "fator de crescimento de linfócitos T" e logo se notou que o tratamento de células mononucleares do sangue com doses elevadas dessa citocina era capaz de induzir o aparecimento de células com capacidade citotóxica muito alta, que foram chamadas de *limphokine-activated killer* (LAK) *cells*.[29] Essas células LAK são capazes de levar à morte, *in vitro*, praticamente qualquer célula tumoral e surgiam, portanto, como um instrumento muito promissor para o tratamento do câncer. Logo se notou, também, que as células LAK precisavam, para manter sua atividade, das altas concentrações de IL-2, o que propiciou a aplicação direta da IL-2 *in vivo*. Experimentos animais comprovaram a atividade da IL-2 contra tumores experimentais,[30] com grande eficácia, o que abriu as portas aos ensaios clínicos. Nestes, foi imediatamente notada a alta toxicidade da IL-2.[31] Os efeitos colaterais observados foram inúmeros e muito severos, tendo como principal alvo o pulmão e restringindo muito os pacientes aos quais essa forma de tratamento poderia ser aplicada. Além de sua toxicidade (de certa forma já esperada), outro ponto negativo desses ensaios foi a observação de que os efeitos terapêuticos não foram observados em todos os tumores, como se poderia esperar pelo efeito das células LAK sobre qualquer célula tumoral, mas ficaram restritos, basicamente, a dois tipos: o carcinoma renal; e o melanoma. Entretanto, nesses dois tipos de câncer, o uso da IL-2 conseguiu um efeito até então inusitado: a remissão completa e duradoura da doença. Embora esse tipo de resposta seja restrito a cerca de 10% dos pacientes tratados, ele é muito significativo em doenças que, quando metastáticas, respondem muito mal a outras formas de tratamento e nunca de forma duradoura.

Além do IFN e da IL-2, outra citocina que foi testada inicialmente na terapia do câncer foi o TNF. Este, porém, foi muito mais desapontador. Embora em modelos animais o TNF tenha se mostrado eficaz no o controle de tumores experimentais, seu uso em seres humanos não alcançou, a princípio, nada semelhante.[32] Também aqui o fator limitante parece ter sido a toxicidade, que impede por completo o uso, em seres humanos, de doses equivalentes às usadas nos modelos experimentais. Hoje, tem-se a explicação para essa discrepância: as diferentes afinidades dos dois receptores celulares para o TNF entre células murinas (dos modelos experimentais) e células humanas. De qualquer modo, o emprego sistêmico do TNF não conseguiu produzir efeitos antitumorais que justificassem seu uso amplo, mas em determinadas situações o TNF encontra aplicação clínica. Essas são aquelas em que a vasculatura dos tumores pode ser acessada isoladamente, como a de tumores localizados em membros ou no fígado. Nesses casos, a localização tumoral permite sua perfusão isolada com combinações terapêuticas nas quais o TNF tem um papel significativo,[33-36] provavelmente aumentando a sensibilidade dos tumores aos agentes quimioterapêuticos a ele associados.

Além dessas citocinas, cujo emprego na imunoterapia do câncer já é relativamente de longa data, diversas outras vêm sendo testadas à medida que suas ações vão sendo descritas. De maneira geral, o que tem orientado esses testes é a aparente redundância de ações entre diferentes citocinas, o que, ao lado do pleiotropismo destas, abre a possibilidade de que uma nova citocina mantenha o efeito terapêutico de outra, sem ter os efeitos tóxicos da anteriormente testada. Até o momento, porém, nenhuma nova citocina demonstrou ações inequivocamente superiores às já conhecidas, embora tenha havido indicações de que isso possa vir a ocorrer com citocinas como a IL-12 e a IL-18.[37-38] Todavia, têm ganhado muito mais atenção e espaço na clínica, novas modalidades de imunoterapia, como os anticorpos monoclonais (tanto antitumorais como bloqueadores de *checkpoints*), e as células CAR-T, que, ao contrário das citocinas, exploram uma das características mais atraentes da imunoterapia, a especificidade da resposta imune.

### Terapias celulares adotivas

Outra forma de imunoterapia para o câncer que teve seus primórdios quase simultaneamente ao uso das citocinas foi a terapia celular adotiva. Nessa forma de tratamento, transfere-se ao paciente uma população celular gerada ou enriquecida *in vitro*, com atividade antitumoral. O exemplo mais claro dessa abordagem foi o uso das células LAK. Essas células surgem em cultura, quando células mononucleares do sangue periférico são expostas a elevadas concentrações de IL-2 e, também *in vitro*, apresentam citotoxicidade celular clara contra praticamente qualquer célula tumoral.[29] Ora, essas observações ocasionaram sua avaliação clínica. Infelizmente, porém, a atividade das células LAK em pacientes humanos foi muito menor do que o esperado. Apenas uma porcentagem dos pacientes respondia e, basicamente, apenas os portadores de melanomas ou carcinomas renais.

Uma hipótese para explicar essa discrepância entre o observado in vitro com o notado nos pacientes poderia ser o fato de que a atividade das células LAK *in vitro* depende apenas de sua atividade citotóxica, enquanto *in vivo*, essas células precisam, antes de tudo, localizar as células tumorais. Ora, tumores são, com frequência, infiltrados por células mononucleares – células que obviamente foram capazes de localizar os tumores. Assim, desenhou-se uma nova abordagem, em que os *tumor-infiltrating lymphocytes* (TIL) passaram a ser empregados.[39] Uma amostra tumoral de um paciente, dissociada, cultivada e mantida em cultura num meio rico em IL-2 dará origem a uma população de células LAK, que exercerão sua atividade citotóxica contra as células tumorais, de modo que após certo período, apenas as células LAK, derivadas dos TIL, estarão presentes na cultura. Ora, a inoculação dessas células remanescentes na cultura (dos TIL) pareceria um aperfeiçoamento ao emprego de LAK "convencionais", uma vez que se trata de células que já teriam sido capazes de localizar e infiltrar os tumores *in vivo*. De fato, nos modelos experimentais nos quais se procurou verificar essa hipótese, isso aconteceu. Todavia, de maneira infelizmente usual nesse tipo de situação, a transposição do fenômeno experimental para a clínica não confirmou a superioridade das TIL sobre o emprego das LAK, ou da IL-2, diretamente nos pacientes. Assim, por ser mais seguro e muito menos trabalhoso, o uso da IL-2 foi a única forma de tratamento baseada nessas observações experimentais que "sobreviveu" no uso clínico.

Apesar de inicialmente desapontador, o uso da terapia celular adotiva não foi abandonado como linha de investigação. Foi possível obter resposta clínica completa em alta porcentagem de pacientes portadores de melanoma metastático tratados com linfócitos T expandidos *in vitro* pelo estímulo com antígenos tumorais.[23] A novidade maior nessa abordagem foi a associação da transferência das células com um condicionamento prévio, em que se submeteram os pacientes a um regime quimioterápico semiablativo da medula óssea. Aparentemente, esse "minitransplante" de medula óssea cria condições melhores para a sobrevivência e ação das células transferidas. Embora como abordagem geral, a complexidade e o custo dessa estratégia a tornem pouco prática e de difícil generalização, a obtenção de resultados tão bons prova o conceito de que, ao menos para o melanoma, a resposta imune é capaz de provocar regressão tumoral mesmo em doenças avançadas, o que dá suporte significativo à continuidade do esforço no sentido de se aperfeiçoar a imunoterapia.

Ainda dentro da estratégia geral da terapia celular adotiva, o uso das células CAR-T veio revolucionar a área. Os primeiros estudos nessa direção procuravam usar TCR específicos para tumores,[34] mas a construção de receptores quiméricos, associando os potenciais de reconhecimento antigênico dos anticorpos e de ativação das células T, numa única molécula, sobrepujou esta primeira estratégia.[18-19] Hoje a produção de células CAR-T, sua expansão e transferência para pacientes é uma estratégia clínica aprovada para determinadas neoplasias hematológicas. Contudo, ainda não se conseguiu produzir células CAR-T eficazes para tratamento de tumores sólidos, embora esta seja uma área de intensa investigação e progresso contínuo.

## Vacinas

Embora as diversas abordagens para o tratamento de neoplasias explorando a resposta imune venham dando, ao longo dos anos, resultados promissores (conquanto nunca tanto quanto se poderia esperar), a estratégia que mais se aproxima – ao menos teoricamente – da "ideal" é a indução de resposta imune ativa contra o tumor nos pacientes: a vacinação.

A eficácia da vacinação (preventiva) é indiscutível nas doenças infecciosas. A varíola, graças à vacinação ampla, é hoje uma doença extinta; a poliomielite se aproxima do mesmo destino; o sarampo, ao menos em amplas regiões do mundo, é uma doença de muito baixa prevalência, e assim por diante. Todas essas doenças têm em comum o fato de que a infecção natural protege de uma segunda infecção. Infelizmente, outras doenças infecciosas, que não parecem induzir, naturalmente, esta imunidade duradoura (esterilizante ou a ela tendendo), não são, ainda, alvo de vacinas eficazes. Nesse ponto, as neoplasias a elas se assemelham. Também nas neoplasias é possível detectar a mobilização do sistema imune, reconhecendo antígenos específicos e estabelecendo respostas capazes de controlar – ao menos parcialmente – a evolução da doença. Entretanto, características da doença e da resposta por ela induzida resultam no "escape" da doença e na sua contínua progressão na maior parte das vezes. Assim, o desenho e a aplicação de estratégias vacinais efetivas contra esse tipo de doenças dependem do aumento do conhecimento (e, consequentemente, da possibilidade de intervenção) tanto da doença como da biologia da resposta imune, algo que vem ocorrendo continuamente.

Do ponto de vista do conhecimento da biologia das neoplasias, avanços significativos na determinação de alvos antigênicos para a resposta imune têm ocorrido continuamente.[42-48] Hoje são bem conhecidos inúmeros antígenos tumorais – alguns de papel biológico bem determinado na célula neoplásica, outros nem tanto – restritos a determinados tipos de neoplasia ou de distribuição ampla em diferentes neoplasias. Com esse conhecimento, hoje, podem se definir estratégias de imunização contra esses alvos e avaliar com precisão o aparecimento e a evolução de respostas imunes a eles dirigidas. Todavia, a definição de alvos específicos esbarra em duas dificuldades básicas quando se procura estabelecer uma estratégia terapêutica com base na indução de respostas imunes contra eles dirigida. De um lado, a heterogeneidade tumoral possibilita que mesmo uma resposta muito eficaz, capaz de eliminar células expressando esses antígenos, deixe escapar populações celulares que não expressem esses antígenos e, portanto, deixe de controlar a doença neoplásica. Esse comportamento é, de certa forma, muito semelhante ao que ocorre com o uso da quimioterapia e que se procura evitar com a combinação de diferentes drogas. Da mesma forma, a vacinação com um conjunto de antígenos tumorais poderia mimetizar a combinação de drogas quimioterápicas, o que, de certo modo, é conseguido em estratégias nas quais se usam as próprias células tumorais na imunização.[49-51]

Embora a definição de alvos antigênicos seja importante e possa ajudar a dirigir a pesquisa no sentido de se obter imunização terapêutica efetiva nas neoplasias, o maior obstáculo contra tal objetivo está na própria biologia da resposta imune antitumoral. Em indivíduos que desenvolvem uma neoplasia clinicamente detectável, o sistema imune e a neoplasia atingiram um estado de relativo "equilíbrio", caracterizado basicamente pela tolerância ao tumor – mesmo que não absoluta. Assim, romper esse equilíbrio deveria ser o objetivo principal de qualquer estratégia de vacinação antitumoral. Se até recentemente esse era mais um desiderato teórico, uma vez que não se dispunham do conhecimento e nem de instrumentos capazes de fazê-lo, cada vez mais é possível considerá-lo um objetivo alcançável. Nesse sentido, talvez um dos pontos que mais tenham tornado isso possível foi a descrição da DC e de seu papel na resposta imune.[52-54]

As DC são as principais APC na fisiologia da resposta imune e são capazes de tanto induzir resposta efetoras como modulá-las ou, até mesmo, direcionar a resposta do sistema no sentido da tolerância ao antígeno por elas apresentado. Com a possibilidade de geração desse tipo celular in vitro, a partir de precursores facilmente obtidos,[55] a utilização de seu poder indutor e modulador da resposta imune abriu caminho para grande variedade de abordagens de imunização contra as neoplasias.[56] Assim, onde antes apenas se dispunham de alvos, mas não se conseguia romper um equilíbrio desfavorável à resposta, hoje é possível, pelo uso das DC, romper o equilíbrio e desencadear respostas eficazes contra esses alvos.[57-61]

Naturalmente, a heterogeneidade dos alvos e das estratégias de "carregamento" desses alvos na DC, aliada à grande heterogeneidade também das DC e, significativamente, os mecanismos reguladores da resposta imune que estão muito ativos nos pacientes com câncer ainda impedem que se consiga atingir todo o potencial vislumbrado com a exploração dessas células.[62] Apesar disso, já há uma série de relatos na literatura mostrando que esta é uma estratégia com grande potencial, já tendo conseguido induzir resposta clínicas significativas em alguns casos.[63]

## CONCLUSÃO

A relação do sistema imune com as neoplasias é uma área de estudo fascinante, que pode tanto explicar parte do comportamento biológico do câncer como oferecer caminhos para aprimoramento de estratégias terapêuticas contra ele. Evidentemente, porém, ainda há muito que se conhecer, determinar e analisar quanto a essas relações, antes de se poder considerar estar se aproximando de todo o potencial contido neste estudo. Isso, porém, não impede que, já hoje, se tenha, na exploração da resposta imune contra o câncer, instrumentos capazes de contribuir de maneira efetiva para o manejo dessa doença.

## REFERÊNCIAS

1. Jerne NK. The somatic generation of immune recognition. Eur J Immunol. 1971;1(1):1-9.
2. Tonegawa S. Somatic recombination and mosaic structure of immunoglobulin genes. Harvey Lect. 1979;75:61-83.
3. Unanue ER, Cerottini JC. Antigen presentation. FASEB J. 1989;3:2496-502.
4. Sakaguchi S, Yamaguchi T, Nomura T, et al. Regulatory T cells and immune tolerance. Cell. 2008;133:775-87.

5. Steinman RM. The dendritic cell system and its role in immunogenicity. Annu Rev Immunol. 1991;9:271-96.

6. Zhu J, Paul WE. Heterogeneity and plasticity of T helper cells. Cell Res. 2010;20:4-12.

7. Mousset CM, et al. Comprehensive phenotyping of T cells using flow cytometry. Cytom Part A. 2019;95:647-54.

8. Spits H, et al. Innate lymphoid cells – a proposal for uniform nomenclature. Oncogene. 2013;13:145-9.

9. Kärre K, Ljunggren HG, Piontek G, Kiessling R. Selective rejection of H-2-deficient lymphoma variants suggests alternative immune defence strategy. Nature. 1986;319:675-8.

10. Silva LHR, Catharino LCC, Silva VJ, Evangelista GCM, Barbuto JAM. The war is on: the immune system against glioblastoma – how can nk cells drive this battle? Biomed. 2022;10:400.

11. Eberl, G. Immunity by equilibrium. Nature Reviews Immunology. 2016;16:524-32.

12. Burnet M. Cancer – a biological approach. Brit Med J. 1957;1:779.

13. Old LJ. Cancer immunology: the search for specificity. Natl Cancer Inst Monogr. 1982;60:193-209.

14. Thomas L. On immunosurveillance in human cancer. Yale J Biology Medicine. 1982;55:329-33.

15. Couzin-Frankel J. Cancer immunotherapy. Science. 2013;342:1432-3.

16. Li D, Wu M. Pattern recognition receptors in health and diseases. Signal Transduct Target Ther. 2021;6,291.

17. Brown M. Cancer immunotherapies, solid tumors and hematologic malignancies. Canc Treat. 2022;183:91-129.

18. Brentjens RJ, et al. Safety and persistence of adoptively transferred autologous CD19-targeted T cells in patients with relapsed or chemotherapy refractory B-cell leukemias. Blood. 2011;118(18):4817-28. DOI: 10.1182/blood-2011-04-348540. Epub 2011 Aug 17.

19. Finck AV, et al. Engineered cellular immunotherapies in cancer and beyond. Nat Med. 2022;28(4):678-89. DOI: 10.1038/s41591-022-01765-8. Epub 2022 Apr 19.

20. Dunn GP, Old LJ, Schreiber RD. The three Es of cancer immunoediting. Annual review of immunology. 2004;22:329-60.

21. Galon J, et al. Type, density, and location of immune cells within human colorectal tumors predict clinical outcome. Science. 2006;313:1960-4.

22. Galon J, et al. Towards the introduction of the "Immunoscore" in the classification of malignant tumours. The Journal of pathology. 2014;232:199-209.

23. Pardoll DM. The blockade of immune checkpoints in cancer immunotherapy. Nature reviews. Cancer. 2012;12:252-64.

24. Barbuto JAM, Hersh EM. Role of cytokines in cancer therapy. In: Aggarwal B, Puri R, editors. Human cytokines: their role in disease and therapy. Cambridge: Blackwell Scientific Publications; 1995. 503-24 p.

25. Haranaka K, Satomi N. Cytotoxic activity of tumor necrosis factor (TNF) on human cancer cells in vitro. J Exp Med. 1981;51:191-4.

26. Gutterman JU, Blumenschein GR, Alexanian R, et al. Leukocyte interferon-induced tumor regression in human metastatic breast cancer, multiple myeloma, and malignant lymphoma. Ann Intern Med. 1980;93:399-406.

27. Quesada JR, Reuben J, Manning JT, et al. Alpha interferon for induction of remission in hairy cell leukemia. New Engl J Med. 1984;310:15-8.

28. Kirkwood J. Cancer immunotherapy: the interferon-alpha experience. Semin Oncol. 2002;29(3-7):18-26.

29. Grimm EA, Mazumder A, Zhang HZ, et al. Lymphokine-activated killer cell phenomenon: lysis of natural killer-resistant fresh solid tumor cells by interleukin-2 activated autologous human peripheral blood lymphocytes. J Exp Med. 1982;155:1823-41.

30. Mazumder A, Rosenberg SA. Successful immunotherapy of NK-resistant established pulmonary melanoma metastases by the intravenous adoptive transfer of syngeneic lymphocytes activated in vitro by interleukin-2. J Exp Med. 1984;159:495-507.

31. Rosenberg SA, Lotze MT, Muul LM, Leitman S, Chang AE, Ettinghausen SE, et al. Observations on the systemic administration of autologous lymphokine-activated killer cells and recombinant interleukin-2 to patients with metastatic cancer. New Engl J Med. 1985;313:1485-92.

32. Hersh EM, Metch BS, Muggia FM, et al. Phase II studies of recombinant human tumor necrosis factor alpha in patients with malignant disease: a summary of the Southwest Oncology Group experience. J Immunother. 1991;10:426-31.

33. Alexander HR Jr, Bartlett DL, Libutti SK, et al. Analysis of factors associated with outcome in patients undergoing isolated hepatic perfusion for unresectable liver metastases from colorectal center. Ann Surg Oncol. 2009;16:1852-9.

34. Verhoef C, de Wilt JH, Grunhagen DJ, et al. Isolated limb perfusion with melphalan and TNF-alpha in the treatment of extremity sarcoma. Curr Treat Options Oncol. 2007;8:417-27.

35. Grunhagen DJ, de Wilt JH, van Geel AN, et al. Isolated limb perfusion for melanoma patients – a review of its indications and the role of tumour necrosis factor-alpha. Eur J Surg Oncol. 2006;32:371-80.

36. van HR, ten Hagen TL, Eggermont AM. TNF-alpha in cancer treatment: molecular insights, antitumor effects, and clinical utility. Oncologist. 2006;11:397-408.

37. Atkins MB. Cytokine-based therapy and biochemotherapy for advanced melanoma. Clin Cancer Res. 2006;12(7-2):2353s-8s.

38. Weiss JM, Subleski JJ, Wigginton JM, et al. Immunotherapy of cancer by IL-12-based cytokine combinations. Expert Opin Biol Ther. 2007;7:1705-21.

39. Rosenberg SA, Spiess PJ, Lafreniere R. A new approach to the adoptive immunotherapy of cancer with tumor-infiltrating lymphocytes. Science. 1986;233:1318-21.

40. Powell DJ Jr, Dudley ME, Hogan KA, et al. Adoptive transfer of vaccine-induced peripheral blood mononuclear cells to patients with metastatic melanoma following lymphodepletion. J Immunol. 2006;177:6527-39.

41. Hughes MS, Yu YY, Dudley ME, et al. Transfer of a TCR gene derived from a patient with a marked antitumor response conveys highly active T-cell effector functions. Hum Gene Ther. 2005;16:457-72.

42. Lucas S, Coulie PG. About human tumor antigens to be used in immunotherapy. Semin Immunol. 2008;20:301-7.

43. Parmiani G, De FA, Novellino L, et al. Unique human tumor antigens: immunobiology and use in clinical trials. J Immunol. 2007;178:1975-9.

44. Jager D. Potential target antigens for immunotherapy identified by serological expression cloning (SEREX). Methods Mol Biol. 2007;360:319-26.

45. Dalgleish A, Pandha H. Tumor antigens as surrogate markers and targets for therapy and vaccines. Adv Cancer Res. 2007;96:175-90.

46. Finn OJ. Human tumor antigens, immunosurveillance, and cancer vaccines. Immunol Res. 2006;36:73-82.

47. Singh-Jasuja H, Emmerich NP, Rammensee HG. The tubingen approach: identification, selection, and validation of tumor-associated HLA peptides for cancer therapy. Cancer Immunol Immunother. 2004;53:187-95.

48. Scanlan MJ, Gure AO, Jungbluth AA, et al. Cancer/testis antigens: an expanding family of targets for cancer immunotherapy. Immunol Rev. 2002;188:22-32.

49. Barbuto JA, Ensina LF, Neves AR, et al. Dendritic cell-tumor cell hybrid vaccination for metastatic cancer. Cancer Immunol Immunother. 2004;53:1111-8.

50. Schroten-Loef C, de Ridder CM, Reneman S, et al. A prostate cancer vaccine comprising whole cells secreting IL-7, effective against subcutaneous challenge, requires local GM-CSF for intra-prostatic efficacy. Cancer Immunol Immunother. 2009;58:373-81.

51. Simons JW, Sacks N. Granulocyte-macrophage colony-stimulating factor-transduced allogeneic cancer cellular immunotherapy: the GVAX vaccine for prostate cancer. Urol Oncol. 2006;24:419-24.

52. Ward S, Casey D, Labarthe MC, et al. Immunotherapeutic potential of whole tumour cells. Cancer Immunol Immunother. 2002;51:351–7.

53. Steinman R, Inaba K. Immunogenicity: role of dendritic cells. Bioessays. 1989;10:145-52.

54. Steinman RM, Witmer MD. Lymphoid dendritic cells are potent stimulators of the primary mixed leukocyte reaction in mice. Proc Natl Acad Sci USA. 1978;75:5132-6.

55. Steinman RM, Cohn ZA. Identification of a novel cell type in peripheral lymphoid organs of mice. I. Morphology, quantitation, tissue distribution. J Exp Med. 1973;137:1142-62.

56. Sallusto F, Lanzavecchia A. Efficient presentation of soluble antigen by cultured human dendritic cells is maintained by granulocyte/macrophage colony-stimulating factor plus interleukin 4 and downregulated by tumor necrosis factor alpha. J Exp Med. 1994;179:1109-18.

57. Berzofsky JA, Terabe M, Oh S, et al. Progress on new vaccine strategies for the immunotherapy and prevention of cancer. J Clin Invest. 2004;113:1515-25.

58. Liau LM, Prins RM, Kiertscher SM, et al. Dendritic cell vaccination in glioblastoma patients induces systemic and intracranial T-cell responses modulated by the local central nervous system tumor microenvironment. Clin Cancer Res. 2005;11:5515-25.

59. Mu LJ, Kyte JA, Kvalheim G, et al. Immunotherapy with allotumour mRNA-transfected dendritic cells in androgen-resistant prostate cancer patients. Br J Cancer. 2005;93:749-56.

60. Yamanaka R, Homma J, Yajima N, et al. Clinical evaluation of dendritic cell vaccination for patients with recurrent glioma: results of a clinical phase I/II trial. Clin Cancer Res. 2005;11:4160-7.

61. Hirschowitz EA, Foody T, Kryscio R, et al. Autologous dendritic cell vaccines for non-small-cell lung cancer. J Clin Oncol. 2004;22:2808-15.

62. Patente TA, et al. Human dendritic cells: Their heterogeneity and clinical application potential in cancer immunotherapy. Frontiers in immunology. 2018;9:3176.

63. Dall'Oglio M, Srougi M, Barbuto JA. Complete response of metastatic renal cancer with dendritic cell vaccine. Int Braz J Urol. 2003;29:517-9.

64. Maito FLDM, Souza APDD, Pereira L, et al. Intratumoral TLR-4 agonist injection is critical for modulation of tumor microenvironment and tumor rejection. International Scholarly Research Notices, 2012.

65. Simpson TR, Li F, Montalvo-Ortiz W, et al. Fc-dependent depletion of tumor-infiltrating regulatory T cells co-defines the efficacy of anti–CTLA-4 therapy against melanoma. Journal of Experimental Medicine. 2013;210(9):1695-1710.

# 34

# Alterações Metabólicas da Célula Cancerosa

Alison Colquhoun

## DESTAQUES

- Discutem-se aqui as principais características metabólicas das células tumorais, com ênfase: (i) no metabolismo da glicose; (ii) no metabolismo de purinas e pirimidinas; (iii) no metabolismo da glutamina; (iv) no metabolismo de ácidos graxos.
- Diferentemente do que ocorre em células normais, que em condições aeróbicas, metabolizam a glicose via ciclo dos ácidos tricarboxílicos (ciclo de Krebs), em células tumorais, em condições aeróbicas, o metabolismo da glicose ocorre preferencialmente pela via glicolítica (efeito Warburg).
- A base do efeito Warburg reside na superexpressão de enzimas glicolíticas, como hexoquinase; o efeito é mantido pela alta expressão de transportadores de glicose, membros da família GLUT. Hexoquinase interage com proteínas mitocondriais como canal iônico dependente de voltagem, aumentando a resistência da célula tumoral à apoptose.
- Essas características das células tumorais são exploradas no diagnóstico de tumores, usando-se traçadores emissores de pósitrons, como o 18F-deoxiglicose.
- Além da glicose, a segunda maior fonte de energia para a célula tumoral é o metabolismo da glutamina, que ocorre preferencialmente em condições normóxicas.
- As implicações terapêuticas das alterações metabólicas das células tumorais são apresentadas neste capítulo. A interface do metabolismo celular com vias desreguladas nas células tumorais, como a via PI3K/AKT/mTOR e a via AMPK/mTOR, já tem sido utilizada na prática clínica.

## INTRODUÇÃO

O processo de proliferação celular requer uma duplicação do material genético e um aumento no conteúdo intracelular de organelas, membranas, proteínas e metabólitos, entre outros, compatível com a subsequente divisão da célula em duas células-filhas. Essa síntese coloca uma demanda intensa sobre as vias de geração de energia intracelular na forma de adenosina trifosfato (ATP). As células tumorais exibem modificações metabólicas em vários níveis que permitem uma taxa extremamente elevada de proliferação celular mesmo em condições desfavoráveis, como microambientes ácidos contendo um baixo nível de oxigênio.

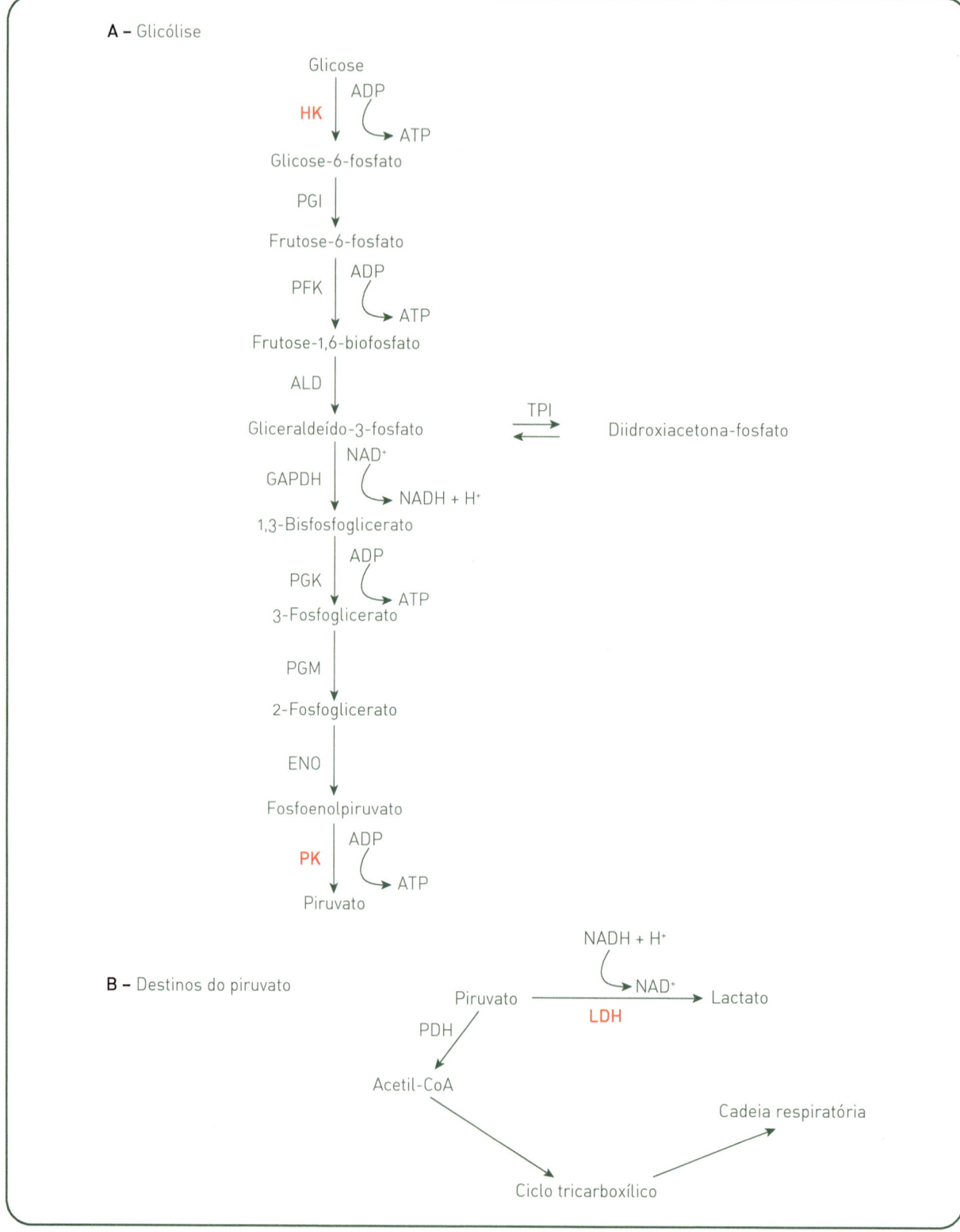

**FIGURA 34.1 –** Metabolismo de glicose e destinos de piruvato em células tumorais. As enzimas em vermelho têm sua atividade aumentada na maioria das células tumorais.

HK: hexoquinase; PGI: fosfoglicose isomerase; PFK: fosfofrutoquinase; ALD: aldolase; TPI: triose fosfato isomerase; GAPDH: gliceraldeído-3-fosfato desidrogenase; PGK: fosfogliceratoquinase; PGM: fosfogliceratomutase; ENO: enolase; PK: piruvatoquinase; PDH: piruvatodesidrogenase; LDH: lactatodesidrogenase.

Fonte: Desenvolvida pela autoria.

## METABOLISMO DE GLICOSE

A maioria das células normais utiliza glicose (contendo seis carbonos) como a principal fonte energética, convertendo-a em piruvato (três carbonos) por meio de uma sequência de reações enzimáticas denominada "glicólise" (ou via de Embden-Meyerhof), conforme Figura 34.1. O piruvato produzido é transportado para dentro da mitocôndria, na qual é convertido em acetilcoenzima A (CoA) (dois carbonos). O acetil-CoA é oxidado no ciclo tricarboxílico (ou de Krebs), resultando em uma eficiente produção de ATP pelo processo de fosforilação oxidativa por meio da cadeia respiratória e o complexo ATP-sintase. Durante esse processo, ocorrem a liberação de $CO_2$ e de $H_2O$ e o consumo de oxigênio (Figura 34.2). Suficiente energia é liberada de cada molécula de glicose metabolizada até $CO_2$ e $H_2O$ para sintetizar um total de 32 a 36 moléculas de ATP após subtrair do total absoluto os dois ATP gastos durante o processo de glicólise.

Quando necessário, o piruvato produzido durante a glicólise pode ser metabolizado até lactato no citoplasma em vez de entrar na mitocôndria para oxidação. Desde o século XIX, sabe-se que a conversão de glicose em piruvato e, depois, em lactato, em vez de sua oxidação completa, pode ser estimulada pela ausência de oxigênio. Esse fenômeno foi descrito pelo pesquisador Louis Pasteur e, hoje, é conhecido como "efeito Pasteur". Somente durante condições anaeróbias, de hipóxia (baixo nível de oxigênio) ou de estresse energético,

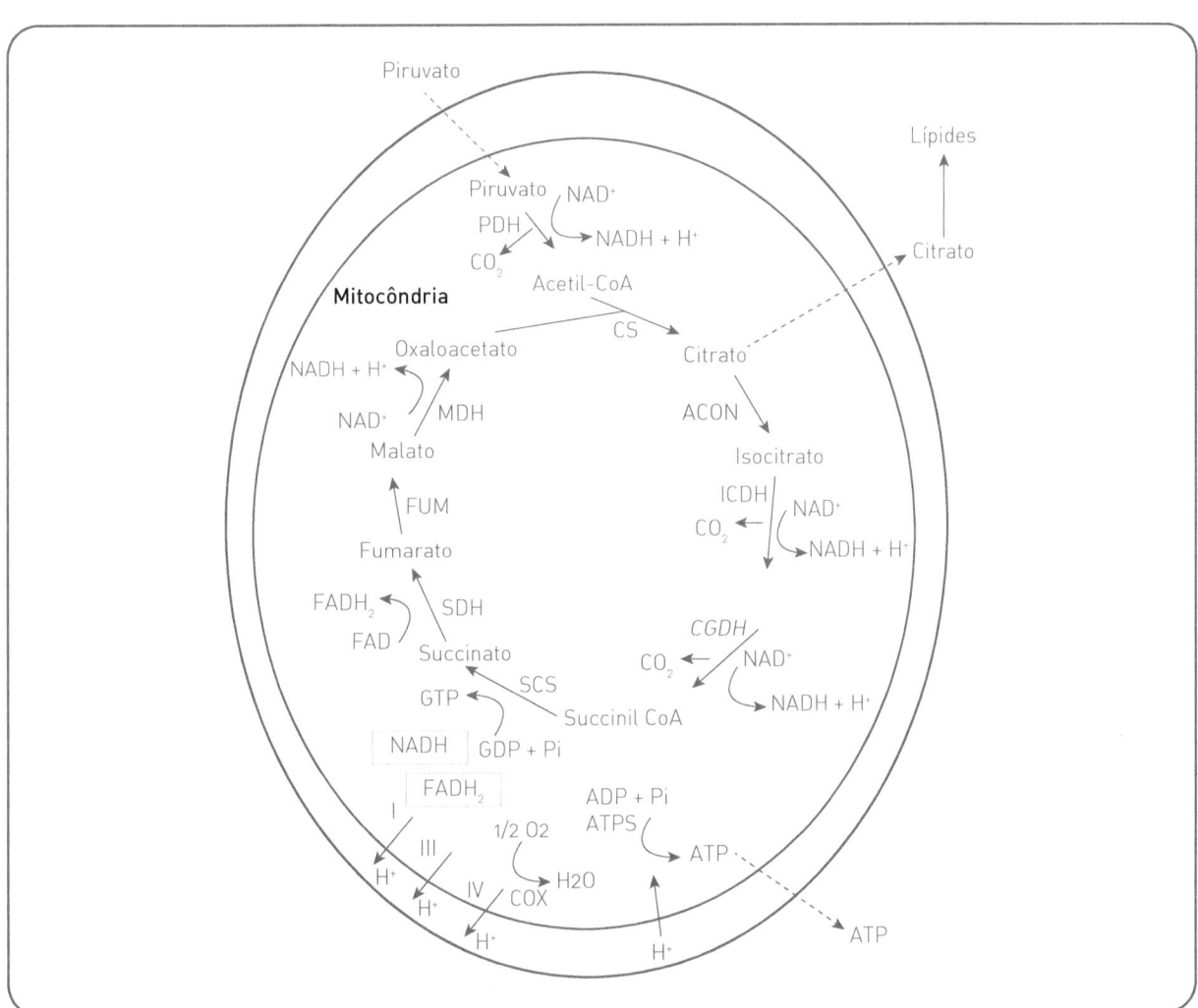

**FIGURA 34.2 –** Ciclo tricarboxílico e cadeia respiratória.

PDH: piruvatodesidrogenase; CS: citratossintase; ACON: aconitase; ICDH: isocitratodesidrogenase; CGDH: alfacetoglutarato-desidrogenase; SCS: succinil–CoA-sintase; SDH: succinato-desidrogenase; FUM: fumaratodesidrogenase; MDH: malatodesidrogenase; COX: citocromo-oxidase; ATPS: ATP sintase.

Fonte: Desenvolvida pela autoria.

a conversão de glicose até lactato procede em taxas elevadas na maioria das células. De cada molécula de glicose metabolizada até lactato, somente duas moléculas de ATP são formadas. Assim, a metabolização de glicose até lactato é muito menos eficiente para a produção de energia quando comparada à sua oxidação completa pelo ciclo tricarboxílico (Figura 34.1B). O lactato produzido é liberado da célula e, depois, pode ser metabolizado no fígado. Estudos recentes utilizando a infusão de C-lactato em pacientes têm mostrado que o lactato pode contribuir para a formação de metabólitos do ciclo tricarboxílico no tecido tumoral. Além disso, o lactato pode ligar às histonas e esse processo de lactilação pode alterar o padrão de expressão gênica nas células tumorais.

Durante a década de 1920, o pesquisador Otto Warburg mostrou que células tumorais derivadas do fígado não eram sensíveis ao efeito Pasteur. Essas células continuavam a converter glicose em lactato mesmo na presença de oxigênio. Warburg nomeou esse fenômeno de "glicólise aeróbica" e, hoje, o fenômeno leva seu nome: "efeito Warburg". A alta taxa de glicólise aeróbica não é exclusiva das células tumorais, sendo encontrada em algumas células normais, incluindo linfócitos, enterócitos e células medulares do rim. A descoberta de Warburg o levou a propor a hipótese de que células tumorais teriam uma deficiência em sua cadeia respiratória mitocondrial. Essa suposta deficiência não foi adequadamente comprovada e a teoria proposta por Warburg de que o câncer era resultante de um desvio do metabolismo mitocondrial normal caiu em desuso por décadas.

Além de sua importância na geração de ATP, a glicose pode ser considerada uma das mais importantes precursoras de carbono para a biossíntese celular (anabolismo). Com isso, a falta de glicose tem efeitos dramáticos sobre a capacidade proliferativa e até de sobrevivência de células tumorais.

Um número considerável de estudos tem avaliado as atividades enzimáticas das vias de metabolismo de glicose em células tumorais derivadas de diversos tumores. O intuito desses estudos foi identificar as diferenças entre as atividades de enzimas-chave do metabolismo de carboidratos entre células normais e tumorais. A busca por possíveis correlações entre a atividade enzimática e o grau de malignidade dos tumores foi proposta como uma maneira de identificar marcadores tumorais entre as décadas de 1960 e 1980.

A atividade máxima de uma enzima medida *in vitro* pode ou não refletir sua atividade dentro da via metabólica *in vivo*. Isso depende em grande parte da escolha cuidadosa das enzimas a serem estudadas, dando preferência para a avaliação da atividade de enzimas que catalisam reações-chave distantes do equilíbrio nas vias metabólicas de interesse. Uma enzima-chave tem uma atividade baixa quando comparada a outras enzimas da mesma via. Com isso, a atividade máxima de uma enzima-chave é normalmente parecida com o valor do fluxo máximo de substratos pela via metabólica *in vivo*. Exemplos de enzimas-chave no metabolismo de carboidratos incluem hexoquinase (HK), fosfofrutoquinase (PFK) e alfacetoglutarato-desidrogenase (CGDH).

Dos estudos que analisaram a atividade enzimática das vias de metabolismo de glicose em câncer, os tumores em destaque foram os de mama e de cólon. Tipicamente, essas células tumorais tiveram atividades elevadas de várias enzimas, incluindo HK, PFK, piruvatoquinase (PK), lactatodesidrogenase (LDH), glicose-6-fosfato desidrogenase (G6PDH) e 6-fosfogluconato desidrogenase (6PGDH). Uma correlação entre o grau de malignidade e a atividade máxima de PK e LDH foi encontrada em alguns estudos.

As atividades elevadas das enzimas G6PDH e 6PGDH refletem o aumento do fluxo de glicose pela via das pentoses encontrado em várias células tumorais (Figura 34.3). O motivo desse fluxo aumentado é justamente para fornecer precursores importantes para os processos de biossíntese intracelular. A atividade aumentada tanto da via glicolítica como da via das pentoses eleva a disponibilidade de precursores para a síntese de fosfolipídeos, colesterol, ácidos graxos e ácidos nucleicos, todos essenciais para sustentar as altas taxas de proliferação celular dos tumores.

Um aumento na expressão de HK e sua associação com a membrana mitocondrial por meio do canal iônico dependente de voltagem (VDAC) permitem uma proximidade maior de HK com a fonte de ATP mitocondrial, assim aumentando a eficiência de fosforilação de glicose e estimulando a via de glicólise. A presença de HK ligado ao VDAC diminui a capacidade de indução de apoptose por ocupar um sítio de ligação de proteínas pró-apoptóticas no VDAC, protegendo as células tumorais com altas taxas de glicólise da morte celular por apoptose.

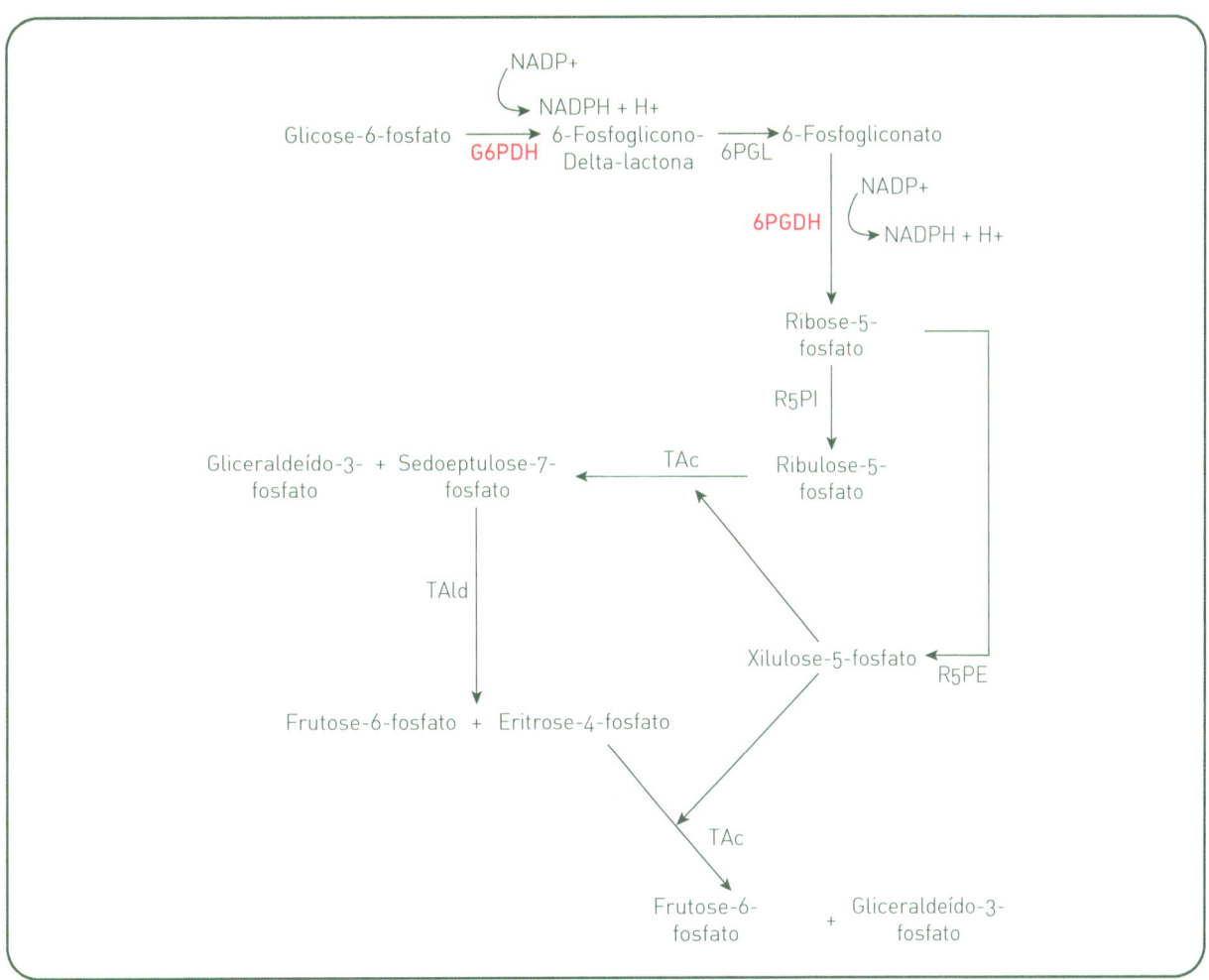

**FIGURA 34.3 –** Via das pentoses. As enzimas em vermelho têm sua atividade aumentada na maioria das células tumorais.
G6PDH: glicose-6-fosfato-desidrogenase; 6PGL: 6-fosfogliconolactonase; 6PGDH: 6-fosfogliconato desidrogenase; R5PI: ribose-5-
-fosfato isomerase; R5PE: ribose-5-fosfato epimerase; TAc: transacetilase; Tald: transaldolase.
Fonte: Desenvolvida pela autoria.

O próprio transporte de glicose em células tumorais é aumentado em virtude do aumento na expressão de várias isoformas de transportadores de glicose (GLUT). Os oncogenes Ras e Src são associados à capacidade de aumentar a expressão de GLUT. A mutação do gene supressor de tumor p53 também pode causar um aumento na expressão de GLUT. Com esse aumento de expressão de GLUT, as células tumorais têm uma alta capacidade de incorporar glicose em detrimento às células normais ao seu redor (Figura 34.4).

Um dos fatores induzido pela hipóxia, HIF-1 alfa, tem efeitos sobre vários aspectos do metabolismo celular. HIF-1 alfa pode estimular o transporte de glicose por meio de GLUT1 e pode aumentar a expressão de HK, PFK, aldolase, enolase e LDH. Além disso, HIF-1 alfa pode aumentar a atividade do inibidor de piruvato desidrogenase, piruvatodesidrogenase-

-quinase 1 (PDK1), assim reduzindo o metabolismo mitocondrial de piruvato (Figura 34.4). O oncogene Myc, por sua vez, pode controlar a expressão de LDH, assim contribuindo para o aumento na atividade da via glicolítica nas células tumorais.

O metabolismo intenso de glicose pela via glicolítica nas células tumorais tem grande importância na clínica por fornecer uma ferramenta diagnóstica por imagem para a identificação de tumores (Figura 34.5). Uma ferramenta análoga tem sido estudada para o aminoácido glutamina, mas ainda não está aceito para uso rotineiro.

## METABOLISMO DE PURINAS E PIRIMIDINAS

A via das pentoses tem duas funções importantes sendo: (i) a produção citoplasmática de NADPH

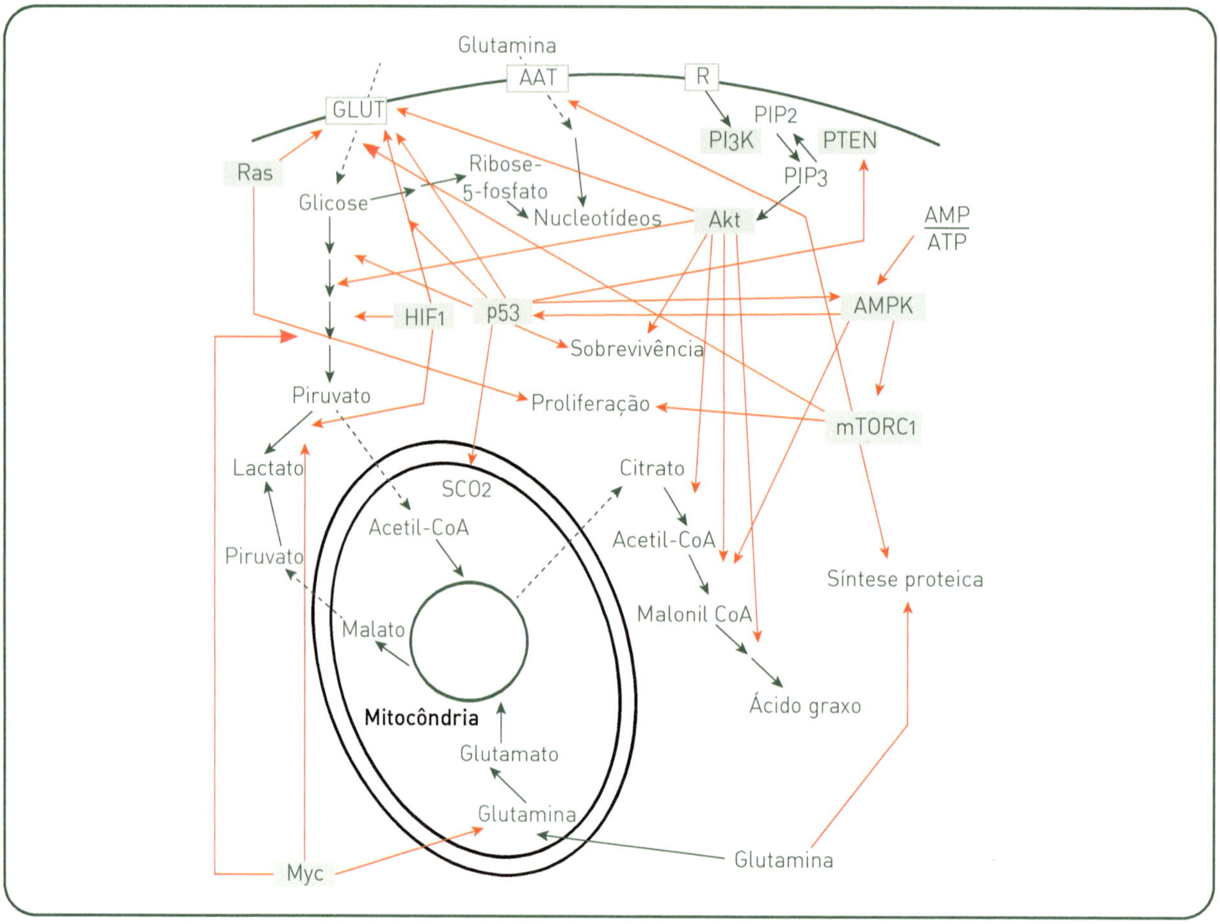

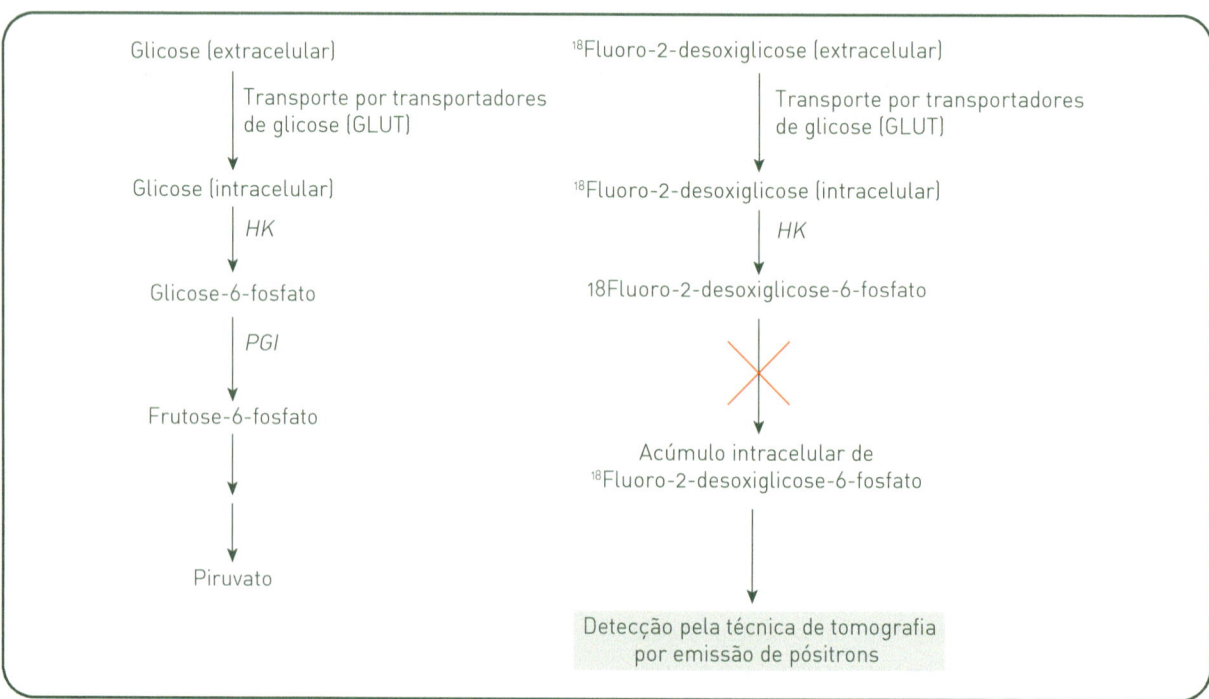

**FIGURA 34.4 –** Relação entre oncogenes, genes supressores de tumores e metabolismo energético em células tumorais.

Fonte: Desenvolvida pela autoria.

**FIGURA 34.5 –** Importância de glicólise para o diagnóstico de tumores malignos.

HK: hexoquinase; PGI: fosfoglicoseisomerase.

Fonte: Desenvolvida pela autoria.

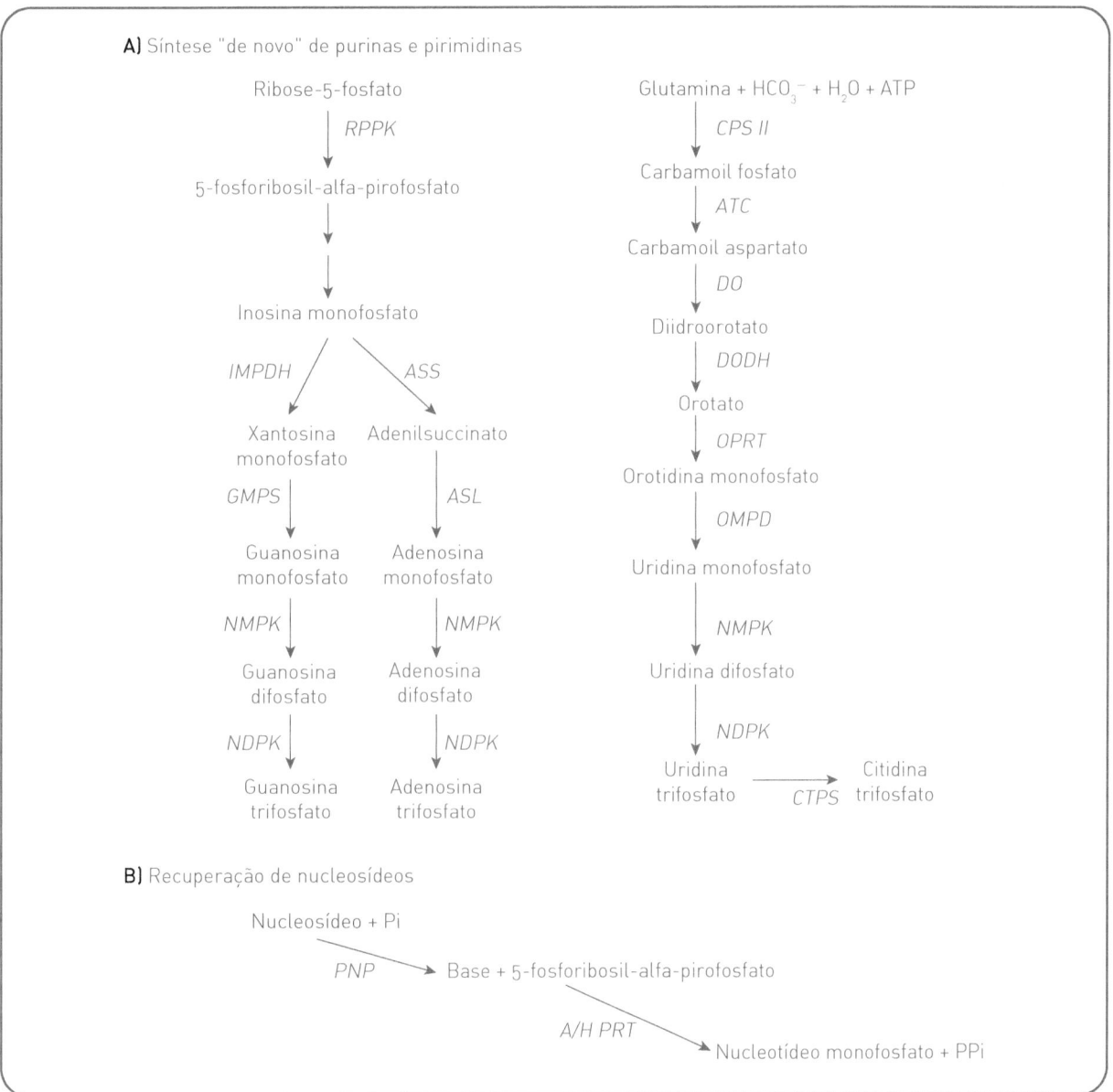

**A)** Síntese "de novo" de purinas e pirimidinas

Ribose-5-fosfato
↓ *RPPK*
5-fosforibosil-alfa-pirofosfato
↓
Inosina monofosfato

*IMPDH* / *ASS* \

Xantosina monofosfato    Adenilsuccinato
↓ *GMPS*    ↓ *ASL*
Guanosina monofosfato    Adenosina monofosfato
↓ *NMPK*    ↓ *NMPK*
Guanosina difosfato    Adenosina difosfato
↓ *NDPK*    ↓ *NDPK*
Guanosina trifosfato    Adenosina trifosfato

Glutamina + $HCO_3^-$ + $H_2O$ + ATP
↓ *CPS II*
Carbamoil fosfato
↓ *ATC*
Carbamoil aspartato
↓ *DO*
Diidroorotato
↓ *DODH*
Orotato
↓ *OPRT*
Orotidina monofosfato
↓ *OMPD*
Uridina monofosfato
↓ *NMPK*
Uridina difosfato
↓ *NDPK*
Uridina trifosfato → *CTPS* → Citidina trifosfato

**B)** Recuperação de nucleosídeos

Nucleosídeo + Pi
*PNP* → Base + 5-fosforibosil-alfa-pirofosfato
*A/H PRT* → Nucleotídeo monofosfato + PPi

**FIGURA 34.6 –** Síntese de purinas e pirimidinas.

RPPK: ribosefosfato-pirofosfoquinase; IMPDH: inosinamonofosfato-desidrogenase; ASS: adenilsuccinato-sintetase; GMPS: guanosina-
-monofosfatossintase; ASL: adenilsuccinatoliase; NMPK: nucleosídeo monofosfatoquinase; NDPK: nucleosídeo difosfatoquinase; CPSII:
carbamoilfosfatossintetase II; ATC: aspartato-transcarbamoilase; DO: diidro-orotase; DODH: diidro-orotatodesidrogenase; OPRT:
orotato-fosforribosiltransferase; OMPD: orotato-monofosfatodescarboxilase; CTPS: citidina-trifosfatossintetase; PNP: purina/pirimidina
nucleosídeo fosforilase; A/H PRT: adenina/hipoxantina fosforibosil-transferase.

Fonte: Desenvolvida pela autoria.

necessária para a síntese de ácidos graxos e lípides; e (ii) a produção de ribose-6-fosfato (Figura 34.3). A produção de ribose-6-fosfato é essencial para a síntese dos nucleotídeos purínicos (ATP e GTP) e pirimidínicos (CTP e UTP). Esses nucleotídeos são constituintes do ácido ribonucleico (RNA) e, após sua modificação em desoxirribonucleotídeos, são constituintes do ácido desoxirribonucleico (DNA). Além disso, a formação de ADP e GDP é de grande importância para o funcionamento de inúmeras reações intracelulares, incluindo glicólise e o ciclo tricarboxílico previamente mencionados.

A síntese de purinas e pirimidinas é um processo complexo que depende do fornecimento de precursores advindos de diversas fontes incluindo os aminoácidos glicina, aspartato e glutamina, além de formato e bicarbonato (Figura 34.6A). Os trabalhos pioneiros de Harry Eagle, na década de 1950, mostraram a importância de um grupo de aminoácidos essenciais para a proliferação de células tumorais em cultivo. Desses aminoácidos, a glutamina sempre foi necessária em concentrações maiores no meio de cultivo quando comparada com os outros aminoácidos (0,5 mM a 2 mM *versus* 0,03 mM a 0,3 mM). Eagle sugeriu que o papel provável de glutamina nas células tumorais era o de fornecer átomos de nitrogênio e carbono para a síntese de purinas e pirimidinas. De fato, as células tumorais necessitam de uma elevada taxa de metabolismo de glutamina e de produção de aspartato para suprir as vias de síntese de nucleotídeos durante a proliferação celular. Estudos adicionais confirmaram a importância de glutamina para a síntese de nucleotídeos. Na ausência de glutamina, células tumorais podem proliferar a taxas normais quando suplementadas com uma fonte externa de nucleosídeos ou nucleotídeos.

Nas células tumorais, os nucleosídeos mono e difosfatos são reutilizados para a síntese de nucleotídeos em altas taxas em comparação com a maioria das células normais. Essas vias de recuperação de nucleosídeos permitem que as células tumorais aproveitem de produtos de metabolismo de células vizinhas e delas mesmas para produzir nucleotídeos com um gasto energético menor do que na via de síntese de novo (Figura 34.6B). Estudos mais recentes têm mostrado que o oncogene Myc pode controlar as vias de síntese de nucleotídeos. Também foi mostrado que alterações na expressão de algumas enzimas das vias de síntese de precursores, como carbamoil-fosfatossintase 1 e argininosuccinato-sintase, podem contribuir para a manutenção da alta taxa de síntese de nucleotídeos em células tumorais.

## METABOLISMO DE GLUTAMINA

As células tumorais, quase sem exceção, utilizam glutamina como sua segunda maior fonte de precursores biossintéticos após a glicose. Como mencionado, esse aminoácido pode doar átomos de nitrogênio para a síntese de nucleotídeos.

No caso de células normais, os produtos típicos do metabolismo de glutamina são amônia, glutamato, aspartato e dióxido de carbono. Em células tumorais, geralmente o substrato mais oxidado entre glutamina e glicose é a glutamina, mas, mesmo assim, a principal fonte energética é o metabolismo de glicose até lactato. O metabolismo de glicose ocorre em taxas de quatro a sete vezes maiores que o de glutamina, sugerindo que realmente a glicose é o substrato energético mais importante para manter as taxas elevadas de proliferação celular. A glutamina é uma importante fonte de precursores anapleróticos para o ciclo de Krebs em células tumorais. Glutamina também serve como precursor para a síntese de vários aminoácidos não essenciais e para a síntese de hexosaminas e glutationa.

O metabolismo de glutamina até lactato em células tumorais é denominado "glutaminólise" (Figura 34.7). Seu metabolismo depende inicialmente da atividade de glutaminase mitocondrial para produzir glutamato. O glutamato pode ser metabolizado para alfacetoglutarato por meio das atividades de glutamato desidrogenase (GDH), alanina aminotransferase (AlaAT) ou aspartato aminotransferase (AspAT). A produção de aspartato ou alanina pode servir para fins sintéticos ou, em condições de excesso, esses aminoácidos podem até ser liberados da célula para metabolismo em outros locais como o fígado. O alfacetoglutarato pode, então, seguir o ciclo tricarboxílico produzindo NADH e $FADH_2$ que passará pela fosforilação oxidativa, produzindo ATP (Figuras 34.2 e 34.7).

Estudos avaliando as atividades enzimáticas das vias de metabolismo de glutamina em células tumorais mostraram atividades aumentadas de glutaminase (GLS), GDH, AspAT e AlaAT. Uma correlação entre o grau de malignidade e a atividade máxima de GLS foi encontrada em alguns estudos, mas não em outros (Figura 34.7).

Um ponto extremamente relevante para o metabolismo energético é o fato de que, em vários períodos, uma célula tumoral pode se encontrar em condições metabólicas adversas como microambientes ácidos e/ou hipóxicos. A oxidação completa de glutamina não ocorre em condições de hipóxia porque a geração de energia a partir de glutamina necessita da fosforilação oxidativa, cujo funcionamento não ocorre em condições de baixa concentração de oxigênio. Frente a condições hipóxicas, a célula tumoral dependerá exclusivamente da glicólise para gerar ATP, produzindo grandes quantidades de lactato que serão liberados para o espaço extracelular, aumentando, assim, a acidez do microambiente tumoral.

Quando a glutamina está presente em concentrações circulantes normais (em torno de 0,6 mM), lembrando que se trata do aminoácido mais abundante

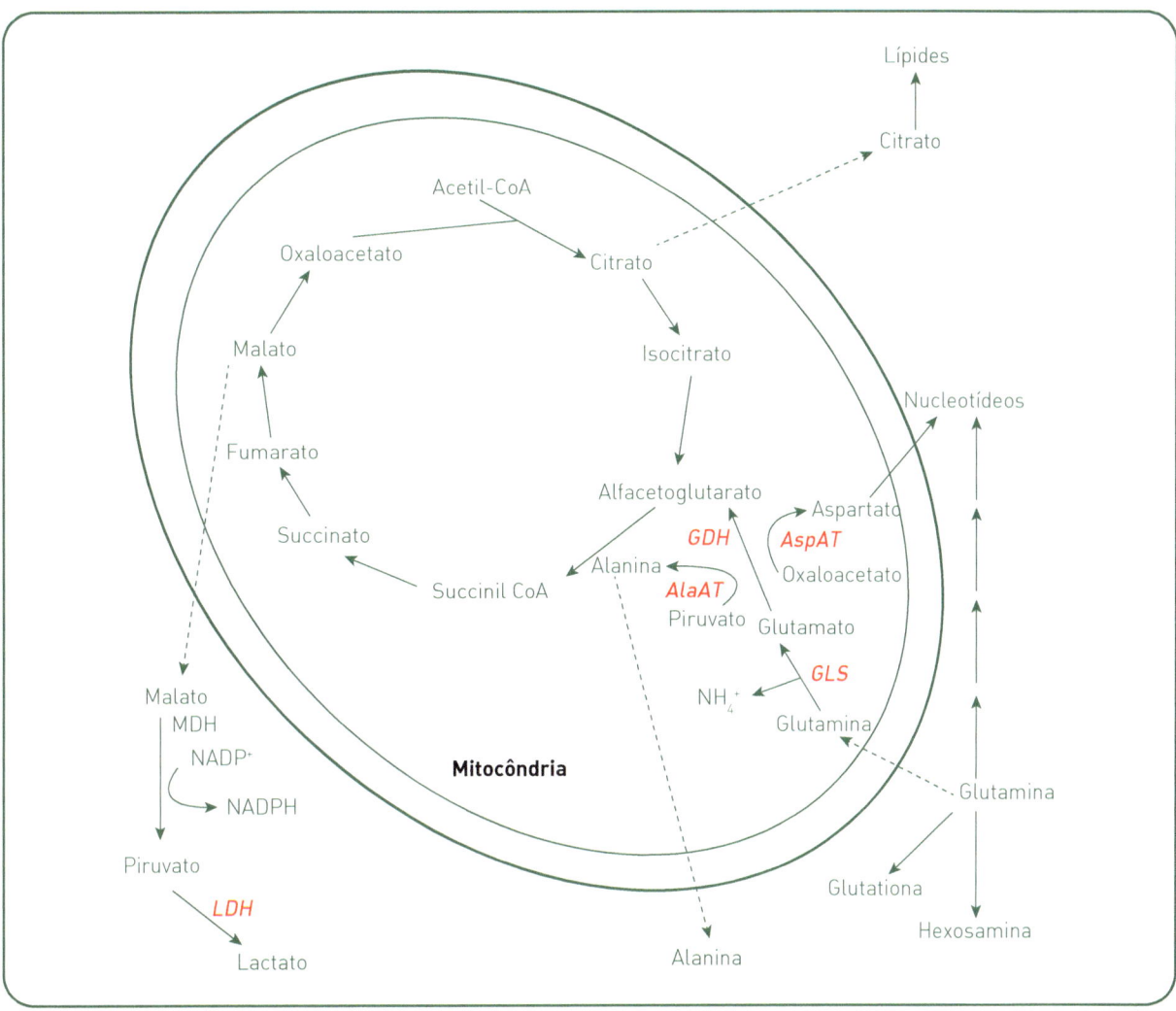

**FIGURA 34.7 –** Metabolismo de glutamina em células tumorais. As enzimas em vermelho têm sua atividade aumentada na maioria das células tumorais.

GLS: glutaminase; AlaAT: alanina-aminotransferase; AspAT: aspartato-aminotransferase; GDH: glutamatodesidrogenase; MDH: malatodesidrogenase; LDH: lactatodesidrogenase.

Fonte: Desenvolvida pela autoria.

na circulação sanguínea, as células tumorais mostram pouco ou nenhuma capacidade de expressar a enzima glutaminassintase (GS) necessária para a síntese desse aminoácido. Mas em condições de baixo nível de glutamina, várias células tumorais podem aumentar sua expressão de GS para suprir suas necessidades.

O oncogene Myc tem sido relacionado a um aumento no catabolismo de glutamina acima do nível necessário somente para síntese de proteínas e nucleotídeos sugerindo que oncogenes podem estar envolvidos no controle do metabolismo de glutamina em células tumorais. De fato, Myc pode controlar a expressão gênica do transportador de glutamina, de GDH e das aminotransferases nas células tumorais e outros oncogenes como Her2 podem controlar Myc e assim influenciar o metabolismo de glutamina.

## METABOLISMO DE ÁCIDOS GRAXOS

As células tumorais têm uma alta demanda de ácidos graxos, colesterol e fosfolipídeos para a síntese de membranas durante a proliferação celular (Figura 34.8). A atividade máxima das enzimas da via de síntese de ácidos graxos é aumentada incluindo a sintase de ácido graxo (FAS), acetil-CoA-carboxilase (ACC) e citratoliase (CL) ATP-dependente. CL tem um papel adicional na célula tumoral controlando a

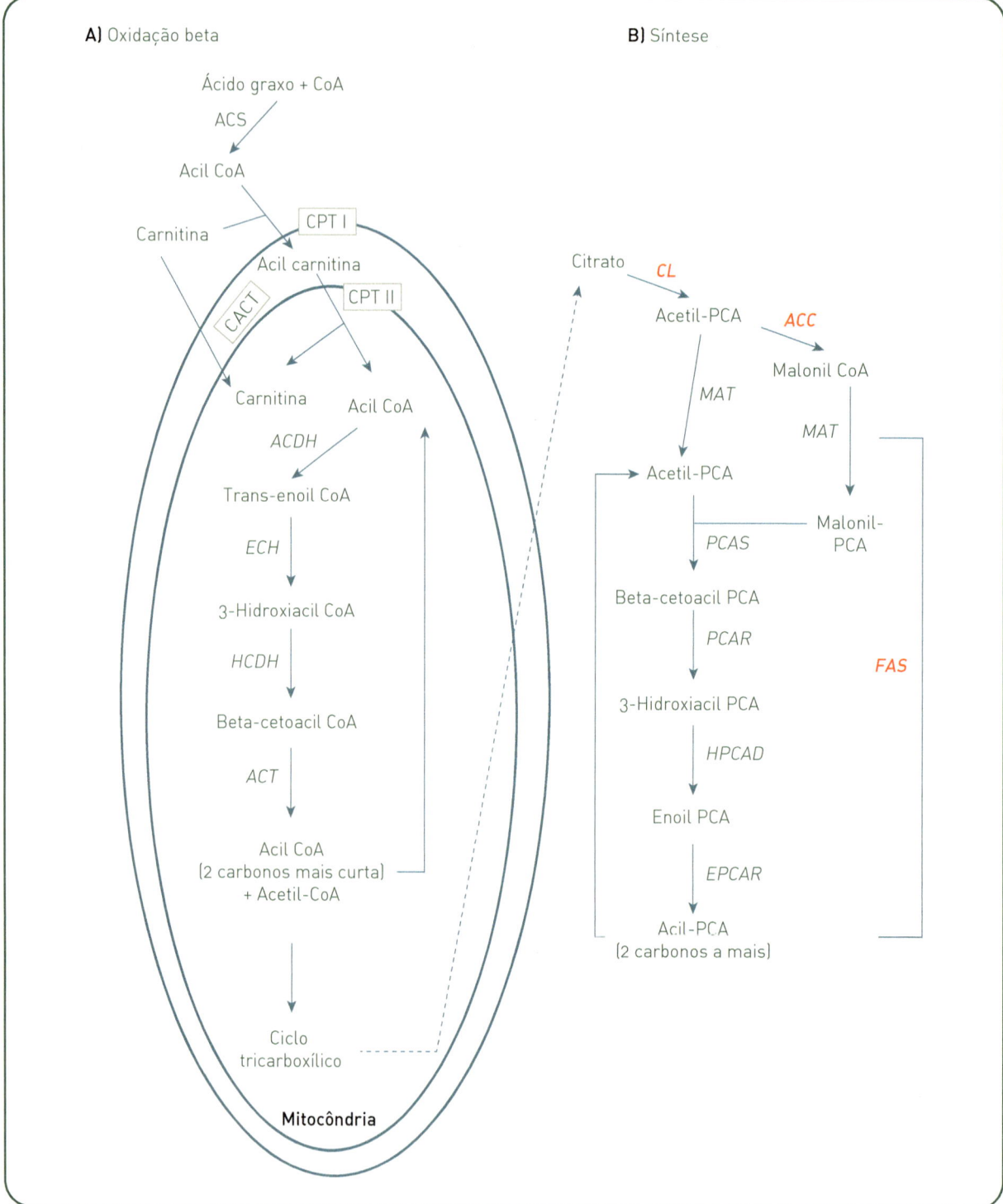

**FIGURA 34.8 –** Oxidação e síntese de ácidos graxos. As enzimas em vermelho têm sua atividade aumentada na maioria das células tumorais.

ACS: acil-CoA-sintase; CPTI: carnitina-palmitoiltransferase I; CPTII: carnitina-palmitoiltransferase II; CACT: carnitina-acilcarnitina-translocase; ACDH: acil–CoA-desidrogenase; ECH: enoil-CoA-hidratase; HCDH: 3-hidroxiacil-CoA-desidrogenase; ACT: betacetoacil-
-CoA-tiolase; CL: citratoliase ATP-dependente; ACC: acetil-CoA-carboxilase; FAS: sintase de ácidos graxos (PCA: proteína carreadora de acil; MAT: malonil/acetil-CoA PCA-transacilase; PCAS: PCA-sintase; PCAR: PCA-redutase; HPCAD: hidroxiacil-PCA-desidratase; EPCAR: enoil-PCA-redutase).

Fonte: Desenvolvida pela autoria.

concentração citoplasmática de citrato, que poderia inibir a via glicolítica em concentrações elevadas. O citrato é desviado do ciclo tricarboxílico mitocondrial para a síntese de ácidos graxos, removendo, assim, carbonos do ciclo e transportando-os até o citoplasma. Esse desvio de carbonos tem de ser compensado para evitar que o ciclo pare por falta de oxalacetato. O metabolismo de glutamina fornece alfacetoglutarato como uma fonte de carbonos anapleróticos para o ciclo tricarboxílico (Figura 34.7).

Na vigência desse desvio de citrato, ocorre a síntese de ácidos graxos, o que é um processo dependente de NADPH. O desvio de glicose para a via das pentoses fornece essa importante molécula (Figura 34.3). Em alguns tumores, a enzima malatodesidrogenase (MDH) citoplasmática também está ativa, oferecendo, assim, outra maneira de sintetizar NADPH por meio da conversão de malato em piruvato (Figura 34.7).

As condições do microambiente tumoral podem influenciar o metabolismo lipídico das células tumorais. Em certas circunstâncias as células tumorais podem obter colesterol pelo processo de endocitose mediado pelo receptor de LDL ou obter lípides extracelulares por meio do processo de macropinocitose.

A oxidação de ácidos graxos para a produção de energia depende da disponibilidade de ácidos graxos dentro da matriz mitocondrial. Em decorrência da impermeabilidade da membrana interna da mitocôndria, os ácidos graxos de cadeia longa só podem entrar na mitocôndria por meio da atividade do complexo carnitina-palmitoiltransferase (CPT I e II) e carnitina-acilcarnitinatranslocase (CACT). Nas células tumorais, a oxidação de ácidos graxos por meio da betaoxidação mitocondrial geralmente ocorre em taxas reduzidas em virtude da demanda considerável para a síntese, e não em decorrência da oxidação de ácidos graxos. Apesar disso, vários tipos de células tumorais contêm atividades adequadas de CPT, de CACT e das enzimas de betaoxidação de ácidos graxos mostrando que o uso de ácidos graxos como fonte energética seria possível e, de fato, estudos *in vivo* têm mostrado a capacidade de vários tipos de tumor de oxidar ácidos graxos em condições favoráveis.

Tem sido sugerido que, em alguns tipos tumorais, as altas taxas de glicólise poderiam servir para sustentar a oxidação de ácidos graxos. Assim, as células tumorais teriam maiores taxas de oxidação de glutamina e ácidos graxos em detrimento da oxidação de piruvato.

A síntese de ácidos graxos também é estimulada pelas alterações na expressão e atividade de oncogenes incluindo os da via fosfatidilinositol-3'-quinase (PI3K) e Akt (ou proteína quinase B). A via PI3K/Akt interage também com mTOR (alvo de rapamicina de mamíferos), influenciando a síntese proteica e a proliferação celular.

Essa via sofre mutações com frequência em câncer causando um aumento em sua atividade por meio da ativação constitutiva de PI3K. A via também pode ser ativada pela deleção do supressor de tumor PTEN, que normalmente tem a função de inibir a via, convertendo $PIP_3$ em $PIP_2$ (Figura 34.4). Finalmente, a via pode ser ativada pela ativação constitutiva de Akt, que é um evento comum em células tumorais.

A ativação da via PI3K/Akt estimula a expressão dos genes FAS, ACC e CL por meio da proteína SREBP-1, assim estimulando a síntese de ácidos graxos (Figuras 34.8 e 34.4). A ativação de mTOR também pode causar um aumento na quantidade de transportadores de glicose na superfície celular permitindo um aumento na capacidade de captação de glicose para os processos biossintéticos estimulados pela própria via PI3K/Akt/mTOR. A ativação da via também fornece sinais de sobrevivência por meio de Akt, evitando a indução de apoptose nas células tumorais.

## METABOLISMO COMO ALVO TERAPÊUTICO

Recentemente tem ressurgido um interesse crescente no metabolismo de células tumorais. Isso resulta, em grande parte, das descobertas relacionando mutações em genes supressores de tumor e oncogenes com alguns aspectos do controle do metabolismo energético. Um bom exemplo é da proteína SCO2, um fator envolvido na montagem do citocromo c-oxidase (COX) presente na cadeia respiratória da mitocôndria (complexo IV) (Figuras 34.2 e 34.4). Sua expressão se encontra bastante reduzida em células em que a proteína p53 sofreu mutações. Outros exemplos incluem mutações encontradas diretamente em enzimas envolvidas em metabolismo energético incluindo succinatodesidrogenase, fumarato-hidratase, fosfoglicerato-desidrogenase e isocitratodesidrogenase (Figura 34.2). O acúmulo dos metabólitos succinato e fumarato ou a síntese de metabólitos alternativos como 2-hidroxiglutarato podem inibir enzimas incluindo as dioxigenases dependentes de alfacetoglutarato. Esses efeitos podem regular a expressão gênica por intermédio de modificações epigenéticas no padrão de metilação de histonas e DNA. O desenvolvimento de inibidores de isocitratodesidrogenase mutada mostrou que é possível reduzir a síntese de oncometabólitos como 2-hidroxiglutarato e, com isso, reverter algumas das modificações epigenéticas encontradas nesses tumores.

Em resumo, a plasticidade metabólica das células tumorais frente às variações no microambiente tumoral e no meio intracelular, que depende das mutações genéticas que acometem cada célula tumoral individualmente, fornece uma capacidade adaptativa que permite crescimento e proliferação celular nas mais diversas condições. Essa plasticidade é evidente no processo de metástase tumoral, quando as células são obrigadas a adaptar suas capacidades metabólicas para sobreviver em condições muitas vezes adversas, incluindo a corrente sanguínea e o microambiente presente no nicho metastático. Quando chegam ao nicho metastático, as células tumorais podem ficar dormentes até que as condições do microambiente estejam mais propícias para o crescimento da micrometástase. Ainda existem poucos estudos na área de metabolismo e metástase, mas já está evidente que as demandas metabólicas diversas durante cada etapa do processo de metástase exigem adaptações celulares que, se mais bem compreendidas, podem apontar para novos alvos terapêuticos no futuro. A capacidade de adaptação metabólica das células tumorais exige cada vez mais o desenvolvimento de estratégias terapêuticas que têm como alvo múltiplas vias metabólicas e que são personalizadas para cada paciente, assim aumentando a probabilidade de sucesso no tratamento.

## BIBLIOGRAFIA CONSULTADA

Altman BJ, Stine ZE, Dang CV. From krebs to clinic: glutamine metabolism to cancer therapy. Nat Rev Cancer. 2016;16(10):619-34.

Balinsky D, Platz CE, Lewis Isozyme patterns of normal, benign, and malignant human breast tissues. J Nat Cancer Inst. 1984;72:217-24.

Bi J, Chowdhry S, Wu S, Zhang W, Masui K, Mischel PS. Altered cellular metabolism in gliomas – an emerging landscape of actionable co-dependency targets. Nat Rev Cancer. 2020;20(1):57-70.

Board M, Colquhoun A, Newsholme EA. High Km glucose--phosphorylating (glucokinase) activities in a range of tumour cell lines and inhibition of rates of tumour growth by the specific enzyme inhibitor mannoheptulose. Cancer Res. 1995;55:3278-85.

Board M, Humm S, Newsholme EA. Maximum activities of key enzymes of glycolysis, glutaminolysis, pentose phosphate pathway and tricarboxylic acid cycle in normal, neoplastic and suppressed cells. Biochem J. 1990;265:503-9.

Brooks-Robey R, Hay N. Is Akt the "warburg kinase"? – Akt-energy metabolism interactions and oncogenesis. Semin Cancer Biol. 2009;19:25-31.

Coles NW, Johnstone RM. Free-ion, crystal-field, and spin--correlated crystal-field parameters for lanthanide ions in Cs2NaLnCl6 and Cs2NaYCl6:Ln3+ systems. Biochem J. 1962;83:3831.

Colquhoun A. Gamma-linolenic acid alters the composition of mitochondrial membrane subfractions, decreases outer mitochondrial membrane binding of hexokinase and alters carnitine palmitoyltransferase I properties in the Walker 256 rat tumour. Biochim Biophys Acta. 2002;1583:74-84.

Colquhoun A. Induction of apoptosis by polyunsaturated fatty acids and its relationship to fatty acid inhibition of carnitine palmitoyltransferase I activity in Hep2 cells. Biochim Mol Biol Int. 1998;45:331-6.

Colquhoun A. Lipids, mitochondria and cell death: implications in neuro-oncology. Mol Neurobiol special edition Cell Death Signalling. 2010. DOI:10.1007/s12035-010-8134-4.

Colquhoun A, Alaluf S, Bradley A, et al. Novel monosaccharides as potent inhibitors of cell proliferation. Cell Biochem Funct. 1997;15:243-9.

Colquhoun A. Cell biology-metabolic crosstalk in glioma. Int J Biochem Cell Biol. 2017;89:171-81.

Colquhoun A, Newsholme EA. Pects of glutamine metabolism in human tumour cells. Biochemistry and Molecular Biology International. 1997;41:583-96.

Colquhoun A, Newsholme EA. Inhibition of human tumour cell proliferation by analogues of adenosine. Cell Biochemistry and Function. 1997;15:135-9.

Crabtree B, Newsholme EA. A quantitative approach to metabolic control. Curr Topics Cell Regul. 1985;25:21-76.

Danhier P, Bański P, Payen VL, Grasso D, Ippolito L, Sonveaux P, et al. Cancer metabolism in space and time: Beyond the Warburg effect. Biochim Biophys Acta Bioenerg. 2017;1858(8):556-72.

DeBerardinis RJ, & Cheng,T. Q's next: the diverse functions of glutamine in metabolism, cell biology and cancer. Oncogene. 2010;29(3):313-324.

DeBerardinis RJ, Mancuso A, Daikhin E, et al. Beyond aerobic glycolysis: transformed cells can engage in glutamine metabolism that exceeds the requirement for protein and nucleotide synthesis. Proceedings of the National Academy of Sciences. 2007;104(49): 19345-19350.

DeBernardinis RJ, Sayed N, Ditsworth D, et al. Curr Opin Gen Dev. 2008;18:54-61.

Deshpande N, Mitchell I, Maltinti M, et al. The effects of the administration of tamoxifen, ethynyloestradiol, and prednisolone on the activities of certain enzymes of carbohydrate metabolism in primary human breast carcinomas in vivo. Br J Cancer. 1985;52:241-4.

Eagle H. A general method for the isolation of RNA complementary to DNA. Science. 1959;130:432.

Eagle H. Nutrition needs of mammalian cells in culture. Science. 1955;122:501.

Eagle H. The Specific amino acid requirements of a mammalian cell (Strain L) in tissue culture. J Biol Chem. 1955;214:839-52.

Eigenbrodt E, Glossmann H. Glycolysis—one of the keys to cancer?. Trends in pharmacological sciences. 1980;1(2): 240-245.

Frezza C, Gottlieb E. Mitochondria in cancer: not just innocent bystanders. Semin Cancer Biol. 2009;19:4.

Gouw AM, Margulis K, Liu NS, Raman SJ, Mancuso A, Toal GG, et al. The MYC oncogene cooperates with sterol-regulated element-binding protein to regulate lipogenesis essential for neoplastic growth. Cell Metab. 2019;30(3):556-572.e5.

Hennipman A, Smits J, van Oirschot B, et al. Glycolytic enzymes in breast cancer, benign breast disease and normal breast tissue. Tumour Biol. 1987;8:251-63.

Hilf R, Wittliff JL, Rector WD, et al. Studies on certain cytoplasmic enzymes and specific estrogen receptors in human breast cancer and in nonmalignant diseases of the breast. Cancer Research. 1973;33(9):2054-2062.

Ibsen KH, Orlando RA, Garratt KN, et al. Expression of multimolecular forms of pyruvate kinase in normal, benign, and malignant human breast tissue. Cancer Res. 1982;42:888-92.

Jones RG, Thompson CB. Tumor suppressors and cell metabolism: a recipe for cancer growth. Genes Dev. 2009;23:537.

Knox WE, Horowitz ML, Friedell GH. The proportionality of glutaminase content to growth rate and morphology of rat neoplasms. Cancer Res. 1969;29:669-80.

Knox WE, Tremblay GC, Spanier BB, et al. TGH Glutaminase activities in normal and neoplastic tissues of the rat. Cancer Res. 1967;27:1456-58.

Kowalczyk T, Ciborowski M, Kisluk J, Kretowski A, Barbas C. Mass spectrometry based proteomics and metabolomics in personalized oncology. Biochim Biophys Acta Mol Basis Dis. 2020;1866(5):165690.

Kuenzi BM, Ideker T. A census of pathway maps in cancer systems biology. Nat Rev Cancer. 2020;20(4):233-46.

Kvamme E, Svenneby G. Biochem biophys. Acta. 1960;42:187.

Lehninger AL. Princípios de bioquímica. São Paulo: Savier; 2006.

Linder-Horowitz M, Knox WE, Morris HP. Glutaminase activities and growth rates of rat hepatomas. Cancer Res. 1969;29:1195-99.

Majors BS, Betenbaugh MJ, Chiang GG. Links between metabolism and apoptosis in mammalian cells: Applications for anti-apoptosis engineering. Metabolic Engineering. 2007;9:317-326.

Mathupala SP, Ko YH, Pedersen PL. Semin Cancer Biol. 2009;19:17-24.

Martínez-Reyes I, Chandel NS. Cancer metabolism: looking forward. Nat Rev Cancer. 2021;2(10):669-80.

Newsholme EA, Board M. Application of metabolic-control logic to fuel utilization and its significance in tumor cells. Advances in enzyme regulation. 1991;31:225-246.

Newsholme EA, Crabtree BB. Soc Symp. 1976;41:61.

Olovnikov IA, Kravchenko JE, Chumakov PM. Homeostatic functions of the p53 tumor suppressor: regulation of energy metabolism and antioxidant defense. In Seminars in cancer biology. Academic Press. 2009;19(1):32-41.

Parry-Billings M, Leighton B, Dimitriadis GD, et al. The effect of tumour bearing on skeletal muscle glutamine metabolism. The International journal of biochemistry. 1991;23(9):933-937.

Pavlova NN, Zhu J, Thompson CB. The hallmarks of cancer metabolism: Still emerging. Cell Metab. 2022;34(3):355-77.

Pedersen PL. Hexokinase 2: multiple discoveries of key molecular events underlying one of cancer's most common phenotypes, the "Warburg Effect", i.e., elevated glycolysis in the presence of oxygen. J Bioenerg Biomembr. 2007;39:211-22.

Ramos KL, Colquhoun A. Protective role of glucose-6-phosphate dehydrogenase activity in the metabolic response of C6 rat glioma cells to polyunsaturated fatty acid exposure. Glia. 2003;43(2):149-166.

Samudio I, Fiegl M, Andreeff M. Mitochondrial uncoupling and the Warburg effect: molecular basis for the reprogramming of cancer cell metabolism. Cancer research. 2009;69(6):2163-2166.

Schwartzenberg-Bar-Yoseph F, Armoni M, Karnieli E. The tumor suppressor p53 down-regulates glucose transporters GLUT1 and GLUT4 gene expression. Cancer research. 2004;64(7):2627-2633.

Semenza GL. Regulation of cancer cell metabolism by hypoxia-inducible factor 1. In Seminars in cancer biology. Academic Press. 2009;19(1)12-16.

Semenza GL . HIF-1 mediates the Warburg effect in clear cell renal carcinoma. Journal of bioenergetics and biomembranes. 2007;39(3):231-234.

Smith JA, King RJ, Meggitt BF, et al. Biochemical studies on human and rat breast tissues. British Journal of Cancer. 1966;20(2):335.

Stryer L. Bioquímica. Rio de Janeiro: Guanabara Koogan; 2008.

Tardito S, Oudin A, Ahmed SU, Fack F, Keunen O, Zheng L, et al. Glutamine synthetase activity fuels nucleotide bio-synthesis and supports growth of glutamine-restricted glioblastoma. Nat Cell Biol. 2015;17(12):1556-68.

Tasdogan A, Faubert B, Ramesh V, Ubellacker JM, Shen B, Solmonson A, et al. Metabolic heterogeneity confers differences in melanoma metastatic potential. Nature. 2020;577(7788):115-20.

Vander Heiden MG, DeBerardinis RJ. Understanding the intersections between metabolism and cancer biology. Cell. 2017;168(4):657-69.

Warburg O. On the origin of cancer cells. Science. 1956;123(3191:309-314.

Warburg O. Metabolism of tumours. London: Arnold Constable; 1930.

# 35

# Proteômica em Câncer

José César Rosa

## DESTAQUES

- A efetiva manifestação fenotípica de genomas alterados se dá pelo conjunto de genes transcritos a um dado momento e, pelo menos em parte, pela tradução de transcritos codificadores em proteínas. Essas proteínas, por sua vez, podem ser alvos de várias modificações estruturais que interferem na sua função. O conjunto completo de proteínas presentes em uma dada célula (portanto, relacionado a um dado genoma) é denominado "proteoma".
- Enquanto uma célula, em geral, apresenta um único genoma, dependendo de seu estado de ativação e/ou diferenciação, seu proteoma varia dinamicamente no tempo.
- A identificação de proteínas, ou de seus fragmentos, contidas em misturas complexas, como as amostras biológicas, é realizada por técnicas de espectrometria de massas. Métodos de análise dos fragmentos de proteínas (peptídeos) frequentemente utilizam processos de ionização, que conferem cargas elétricas aos fragmentos proteicos, como o método de *eletrospray* e a ionização por desorção por *laser* (MALDI) propiciando a análise destes peptídeos por espectrometria de massas (*shotgun proteomics)* como estratégia para descobrimento de novos biomarcadores de diagnóstico, prognóstico e alvos terapêuticos.
- Métodos qualitativos e quantitativos têm sido desenvolvidos para análise de proteomas, permitindo, assim, a análise comparativa de diferentes amostras de tumores e linhagens celulares.
- Além do grande potencial para a descoberta de biomarcadores em proteômica, a espectrometria de massas por cromatografia líquida acoplada por *electrospray* em modo de *Selected/multiple reaction monitoring* (LC-ESI-SRM/MRM-MS) permite selecionar alvos proteicos qualitativa e quantitativamente para validação de biomarcadores em estratégia conhecida como *targeted proteomics*.
- Definição de biomarcador (National Cancer Institute, Estados Unidos). Molécula biológica encontrada no sangue, outros fluidos corporais ou tecidos que pode ser medida por alguma técnica que represente um sinal de um processo normal ou anormal, ou de uma condição ou doença. Um biomarcador pode ser usado para auxiliar quão bem o corpo responde a um tratamento para uma doença ou condição. Também chamado "marcador molecular" e "assinatura molecular" (múltiplos biomarcadores).

Continua >>

>> Continuação

- Conjuntamente, métodos qualitativos e quantitativos de análise proteômica com base em espectrometria de massas permitem identificar padrões de composição de fluidos biológicos ou células associados com diferentes estados fisiológicos/patológicos, constituindo-se em uma plataforma de grande potencial para o desenvolvimento de novos biomarcadores.

### Introdução à proteômica: uma nova área da biologia

O câncer é uma das principais causas de morte no mundo e a segunda principal doença que afeta pessoas em países desenvolvidos. O número de novos casos de câncer atingiu 14,1 milhões em 2012 e espera-se que suba para 23,6 milhões de novos casos em 2030.[1] Apesar do notável progresso na pesquisa e no desenvolvimento de medicamentos, o incremento na sobrevivência da maioria dos pacientes com câncer ainda permanece baixo. Na maioria dos casos, isso é atribuído ao diagnóstico em estágio avançado das neoplasias e à orientação limitada sobre o tratamento ideal. Para enfrentar esse desafio clínico, os esforços de pesquisa são direcionados para a identificação de biomarcadores para o diagnóstico precoce, o prognóstico e a previsão de resposta terapêutica. Embora nosso conhecimento sobre mecanismos e genes direcionadores de câncer tenha se expandido, com subsequente avanços na biologia dos tumores, novos biomarcadores ainda não são utilizados em rotinas na prática clínica.[2]

A genômica tem sido, durante muitos anos, alvo de muitos investimentos e estudos, com o objetivo de que, ao se conhecerem a estrutura e a organização do código genético, assim como a sequência do DNA dos organismos, seja possível desvendar todos os processos biológicos que estão envolvidos no funcionamento dos organismos vivos. Assim, reunindo esforços da comunidade científica, foi realizado o sequenciamento de um grande número de genomas. Atualmente, existem mais de 180 genomas completamente sequenciados, entre eles o genoma humano e de muitos organismos utilizados como modelo para estudos em Biologia, como *Mus musculus, Saccharomyces cerevisiae, Drosophila melanogaster, Caenorhabditis elegans* entre outros.

Nos últimos anos, entretanto, tem sido reconhecido que o genoma somente representa a primeira camada de complexidade. A função biológica não é conduzida somente pelo genoma, mas também pela dinâmica população de proteínas codificadas pelos genes, determinada pela combinação entre genes e regula-

ção pós-transcrição e pós-tradução, as quais sofrem influências extracelulares, processo também denominado "epigenética". O perfil de mRNA por meio de microarranjos, por exemplo, oferece imenso potencial para o aumento do entendimento de mudanças moleculares que ocorrem durante os processos fisiológicos e patológicos, incluindo a progressão de doenças como câncer. No entanto, por meio desse tipo de análise, não é possível entender os mecanismos de regulação que envolve mudanças em localização celular, sequestro por padrão de interação, proteólise e reciclagem de proteínas. Além disso, as proteínas maduras sofrem *splicing* diferencial e modificações pós-tradução, informações que não podem ser diretamente obtidas do genoma. Existem numerosos exemplos de *splicing* diferencial e modificações pós-tradução de proteínas que podem governar o comportamento de proteínas mais efetivamente do que as taxas diferenciais de síntese ou degradação.[3] Assim, são as proteínas que agem efetivamente como blocos de construção celular, pois representam a função dos genes por meio de catálise enzimática, sinalização molecular e interações físicas. O câncer é uma doença do genoma, frequentemente demonstrada por alterações na instabilidade genômica em células tumorais introduzindo mutações e anormalidades cromossomais, que podem ser elucidadas no nível de proteínas por meio da proteogenômica, responsável por ligar ilhas de conhecimento entre as alterações genômicas e as alterações fenotípicas de células e organismos, pela análises genômicas e proteômicas em um mesmo tipo de tumor.[4]

O termo "proteoma" foi mencionado pela primeira vez em 1995, por Marc Wilkins, que o definiu como o conjunto de proteínas expressas por um genoma. O proteoma pode ser definido como o constituinte proteico de uma célula caracterizado em termos de localização, modificação pós-tradução, interações e síntese/degradação de proteínas.[5] Assim, percebe-se que o proteoma, em virtude da enorme quantidade de permutações pós-tradução, resulta em um grande número de proteoformas e é muito mais complexo do que o genoma, e as alterações que envolvem doenças, como o câncer, podem ocorrer em vias que não podem ser preditas por análises de tradução isoladas.[6] Por essa razão, há um interesse crescente pela área proteômica ou pelo estudo de proteínas em grande escala, como complemento às técnicas genômicas e à genômica funcional. As ferramentas proteômicas são capazes de estudar populações selecionadas de proteínas em circunstâncias específicas, contribuindo diretamente para as questões funcionais e dos mecanismos envolvidos em processos biológicos.[7] O desenvolvimento de novas tecnologias tem ditado novas direções na Oncologia. Assim, a proteômica baseada em espectrometria de massas tem sido cada vez mais usada para resolver questões biológicas básicas e clínicas por meio de estudos de expressão diferencial de proteínas, interações proteína-proteína e modificações pós-tradução. A espectrometria de massas usa a análise de massas moleculares para a caracterização de proteínas e é uma ferramenta versátil para os estudos proteômicos em grande escala, independentemente da existência de reagentes especializados como anticorpos. A análise proteômica por espectrometria de massas requer diferentes abordagens, e as estratégias como a preparação, seleção e classificação clínica de amostras tumorais e aquisição e análises estatísticas de dados direcionam o sucesso sobre o fluxo de informações genômicas para o proteoma no esclarecimento de questões inexploradas em biologia do câncer. A espectrometria de massas s*hotgun proteomics* tem papel fundamental para a descoberta de novos biomarcadores tumorais; porém, na área clínica, *targeted proteomics* baseado em espectrometria de massas por *selected reaction monitoring* (SRM) apresenta-se como método potencial para a validação de alvos proteicos descobertos por *shotgun proteomics*.

O termo "proteoma" refere-se à totalidade de proteínas em uma célula, tecido ou organismo. A proteômica é o estudo dessas proteínas quanto a suas identidades, propriedades bioquímicas e funcionais, bem como suas quantidades e estruturas, que mudam durante o desenvolvimento e em resposta a estímulos endógenos e exógenos. O proteoma humano é muito maior e mais complexo do que o genoma; estima-se que o organismo humano produza mais de 1 milhão de espécies de proteínas diferentes (proteoformas) a partir de 20 mil a 25 mil genes em humanos. Ademais, sabe-se que o corpo humano tem aproximadamente 250 diferentes tipos de células com diferentes padrões de expressão proteica temporal e espacial, variantes de *splicing* alternativo, modificações pós-tradução e interações transientes proteína-proteína, além de interações macromoleculares de proteínas, lipídeos e ácidos nucleicos. Logo, enquanto o genoma apresenta a primeira camada de complexidade, o proteoma adiciona mais informações pela sua dinâmica, mudando constantemente em resposta às necessidades do organismo, portanto difere amplamente entre indivíduos na dependência de fatores como idade, sexo, dieta, níveis de exercícios físicos e ciclos biológicos. O proteoma também muda em resposta ao câncer e a outras doenças, tornando as mudanças nos níveis proteicos de enorme interesse para a área de investigação médica. A maioria dos marcadores de doenças já utilizadas na prática clínica é formada por proteínas. A investigação genômica/proteômica propicia as ferramentas adequadas para encontrar novos caminhos para o diagnóstico precoce do câncer, identificar um tratamento individualizado de pacientes acometidos com tipos específicos da doença e determinar a eficácia de tratamentos para evitar sua remissão. Entretanto, muitos desafios técnicos precisam ser ultrapassados antes de que técnicas genômicas/proteômicas possam ser utilizadas na clínica. Existe grande comunicabilidade entre genoma e proteoma e vice-versa. Os avanços genômicos foram propiciados por técnicas de biologia molecular como reação em cadeia pela polimerase (PCR) sem correspondente aos seus produtos, as proteínas.

A investigação proteômica é presentemente limitada pelas tecnologias disponíveis para a análise de proteínas. A proteômica depende fundamentalmente de métodos de isolamento e separação de proteínas e análise espectral por espectrometria de massas. Por exemplo, o espectrômetro de massas pode medir com muita exatidão pequenas quantidades de proteínas, porém os níveis de expressão de proteínas são extremamente variáveis, de 2 a 4 ordens de magnitude no mesmo tecido ou em fluidos corpóreos, atingindo até 12 ordens de magnitude como soro ou plasma, e bem mais diluídas em urina, saliva, líquido cefalorraquidiano (LCR) etc. Essas diferenças na abundância das proteínas torna desafiante a análise quantitativa para a validação de biomarcadores. As células neoplásicas, com frequência, secretam proteínas específicas ou fragmentos de proteínas na corrente circulatória e em outros fluidos corpóreos, como urina e saliva, porém é pouco provável que as células neoplásicas secretem muito de uma única proteína, de tal forma que o diagnóstico precoce ou acompanhamento do tratamento seja mais informativo se um padrão ou grupo específico de proteínas, uma assinatura molecular baseada em proteínas/genes, seja indicativo de um dos muitos tipos de câncer. Nessa direção, o único tipo de teste baseado em descoberta proteômica até a presente data aprovado para uso na clínica diagnóstica é o OVA-1, diagnóstico para câncer de ovário, que utiliza cinco marcadores proteicos modulados em conjunto durante a evolução do câncer de ovário. A essas proteínas detectadas por ensaios imunológicos é conferido um escore de 1 a 10, utilizando-se algoritmo proprietário que auxilia na decisão de um tratamento cirúrgico ou discriminação para formação de massa pélvica de natureza benigna.[8]

Novos marcadores para o diagnóstico precoce, exata determinação de prognóstico e previsão de resposta ao tratamento podem garantir melhor tratamento individualizado em câncer. Visto que a proteômica pode representar um atalho entre as alterações genéticas e epigenéticas envolvidas no desenvolvimento de câncer e fisiologia celular, muito é esperado das análises proteômicas para a detecção de marcadores proteicos mais sensíveis e específicos para a estratificação dos diferentes tipos de câncer.

## Estratégias proteômicas para o estudo do câncer

Conforme destacado na seção anterior, proteômica depende fundamentalmente de métodos de separação de proteínas e análise por espectrometria de massas para a identificação das proteínas e suas modificações pós--tradução como fosforilações, glicosilações, acetilação, ubiquitinilação etc. Todas as alterações pós-traducionais alteram as propriedades físico-químicas das proteínas, indicando que não existe uma única estratégia para a caracterização dessa biomolécula. Em proteômica, podemos explorar processos denominados *top-down*, que consistem em estudar as proteínas intactas mediante a espectrometria de massas de alta resolução, podendo inferir sobre modificações por mutação gênica ou pós--tradução, por exemplo, fosforilação, mas apresentam limitações a proteínas de baixa massa molecular e solúveis. A estratégia mais usada é denominada *bottom-up*, que consiste em transformar proteínas em misturas complexas em centenas de milhares de peptídeos por meio do uso de proteases, como tripsina, e identificá--las pela espectrometria de massas que será abordada com mais detalhes neste capítulo.

A técnica pioneira na separação de proteínas aplicada à proteômica foi a eletroforese em gel bidimen-

sional (2 DE) em combinação com espectrometria de massas MALDI-TOF-MS, que consiste na separação por eletrofocalização de proteínas baseada em seus pontos isoelétricos (pI), nos quais as proteínas migram em um campo elétrico sobre um suporte de gel de poliacrilamida em um gradiente de pH pré-formado. Dessa forma, as proteínas migrarão até encontrarem a região de pH na qual suas cargas se anulam – seu pI. Após a focalização isoelétrica das proteínas em uma plataforma horizontal, o gel de poliacrilamida é colocado sobre um segundo gel na posição vertical contendo detergente SDS, que confere carga negativa às proteínas propiciará a separação destas segundo suas massas moleculares aparentes, e elas são, então, detectadas por meio de coloração específica como azul de Coomassie, impregnação por sais de prata e reagentes fluorescentes, como Sypro Ruby para a estimativa de abundância da proteína em determinado 2DE-spot (Figura 35.1). Essa técnica permite a separação de milhares de proteínas em uma única plataforma, é intensamente laboriosa e depende da habilidade individual para sua execução de forma consistente e reprodutiva, especialmente com misturas proteicas complexas oriundas de tecidos tumorais ou de fluidos como plasma ou soro. Um grande número de investigações em câncer tem utilizado a técnica de 2 DE para obter o proteoma de tecidos tumorais. Em uma sofisticação da metodologia, denominada "DIGE" (do inglês *differential gel electrophoresis*), é realizada uma marcação de proteínas com substâncias fluorescentes, como Cy2, Cy3 e Cy5, em resíduos de aminoácido lisina. A marcação com distintos reagentes fluorescentes permite a análise de até três amostras simultaneamente em um único gel 2 DE. As medidas de expressão diferencial de proteínas são realizadas em escâner especializado, utilizando-se as propriedades de emissão de fluorescência de cada marcador em conjunto com um *software* especializado de análise de imagem. A seleção dos *spots* de proteínas diferencialmente expressos pelo programa de imagem é posteriormente identificado por espectrometria de massas após hidrólise enzimática por tripsina realizada no gel (*in situ*). Esses spots de proteínas são tratados com tripsina, uma protease que especificamente hidrolisa ligações peptídicas ao C-terminal de lisina e arginina e qualquer outro aminoácido, exceto sequencialmente a prolina. Os aminoácidos lisina e arginina são localizados ao longo da cadeia polipeptídica de uma proteína, criando, assim, uma mistura de peptídeos de tamanho médio de 9 a 12 resíduos de aminoácidos. Esses peptídeos são depositados em uma placa misturados a uma matriz, ionizados por protonação e analisados por espectrometria de massas MALDI-TOF-MS, na qual a massa do peptídeo (íon precursor) é medida com exatidão (< 5 ppm). O peptídeo ionizado é

automaticamente selecionado para fragmentação, produzindo uma série de íons (íons produtos) que permitem a dedução da sequência de aminoácidos e consequente identificação da proteína naquele 2DE-spot. Os espectros de massas fornecem a informação necessária para a identificação da proteína conforme demonstrado na Figura 35.1.

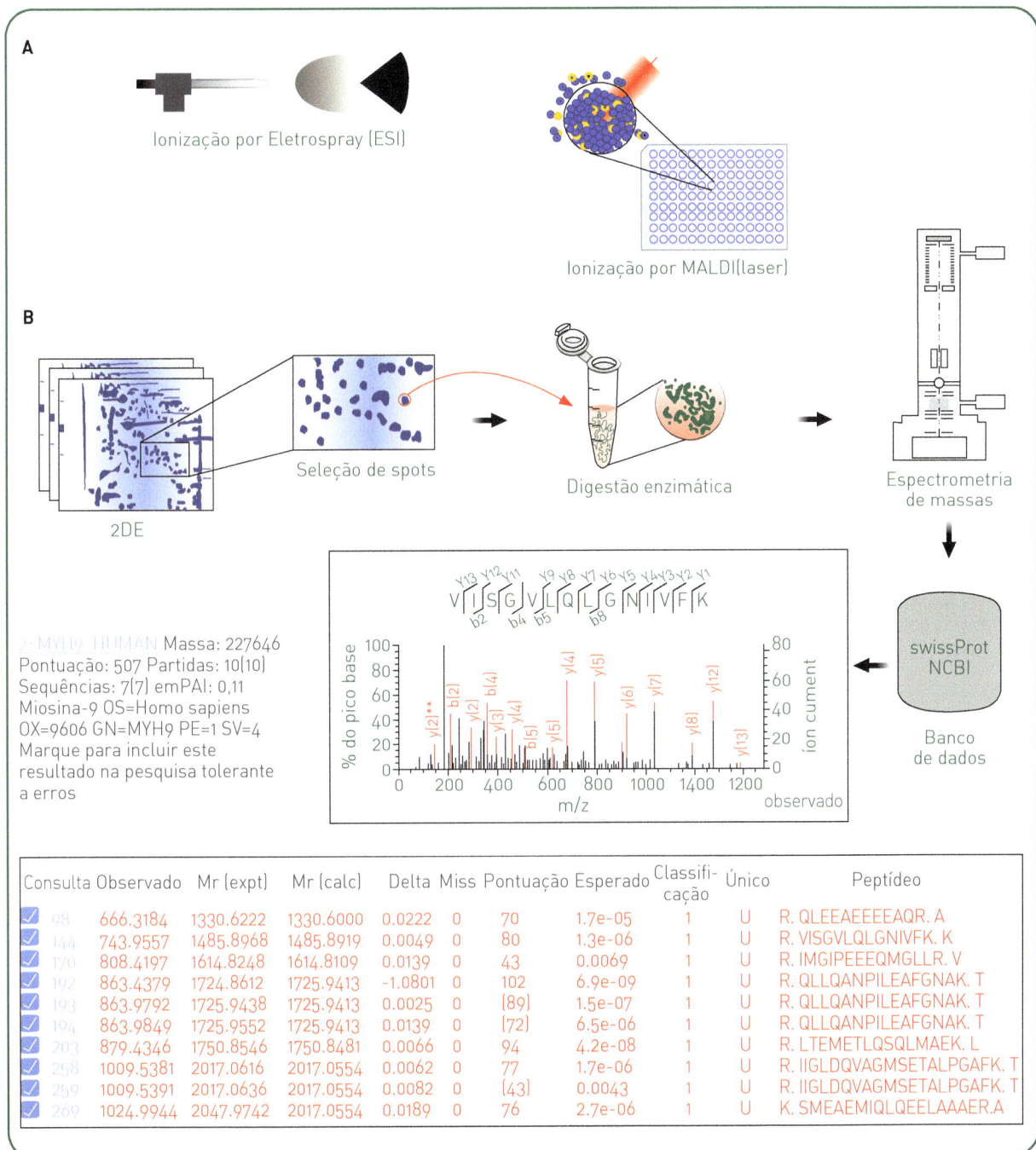

| Consulta | Observado | Mr (expt) | Mr (calc) | Delta | Miss | Pontuação | Esperado | Classificação | Único | Peptídeo |
|---|---|---|---|---|---|---|---|---|---|---|
| 08 | 666.3184 | 1330.6222 | 1330.6000 | 0.0222 | 0 | 70 | 1.7e-05 | 1 | U | R. QLEEAEEEEAQR. A |
| 144 | 743.9557 | 1485.8968 | 1485.8919 | 0.0049 | 0 | 80 | 1.3e-06 | 1 | U | R. VISGVLQLGNIVFK. K |
| 170 | 808.4197 | 1614.8248 | 1614.8109 | 0.0139 | 0 | 43 | 0.0069 | 1 | U | R. IMGIPEEEQMGLLR. V |
| 192 | 863.4379 | 1724.8612 | 1725.9413 | -1.0801 | 0 | 102 | 6.9e-09 | 1 | U | R. QLLQANPILEAFGNAK. T |
| 193 | 863.9792 | 1725.9438 | 1725.9413 | 0.0025 | 0 | (89) | 1.5e-07 | 1 | U | R. QLLQANPILEAFGNAK. T |
| 194 | 863.9849 | 1725.9552 | 1725.9413 | 0.0139 | 0 | (72) | 6.5e-06 | 1 | U | R. QLLQANPILEAFGNAK. T |
| 203 | 879.4346 | 1750.8546 | 1750.8481 | 0.0066 | 0 | 94 | 4.2e-08 | 1 | U | R. LTEMETLQSQLMAEK. L |
| 258 | 1009.5381 | 2017.0616 | 2017.0554 | 0.0062 | 0 | 77 | 1.7e-06 | 1 | U | R. IIGLDQVAGMSETALPGAFK. T |
| 259 | 1009.5391 | 2017.0636 | 2017.0554 | 0.0082 | 0 | (43) | 0.0043 | 1 | U | R. IIGLDQVAGMSETALPGAFK. T |
| 269 | 1024.9944 | 2047.9742 | 2017.0554 | 0.0189 | 0 | 76 | 2.7e-06 | 1 | U | K. SMEAEMIQLQEELAAAER.A |

**FIGURA 35.1 –** Plataforma de investigação em proteômica. [A] Métodos de ionização de proteínas e peptídeos por *eletrospray* e MALDI. [B] Fluxograma comum a partir de gel 2D-PAGE e uso da espectrometria de massas na identificação de proteínas e suas modificações pós-traducional.

Fonte: Desenvolvida pala autoria.

Abordagens metodológicas em proteoma avançaram para contornar as limitações de 2 DE, e diversas alternativas se apresentaram como soluções que serão delineadas brevemente. Enquanto a análise de gel 2 DE analisa proteínas intactas, *shotgun proteomics bottom-up*, sem uma tradução equivalente para o português, consiste em converter uma mistura de proteínas de células ou tecidos em uma mistura de peptídeos, ainda mais complexa, obtida por tratamento com a enzima tripsina. Esses peptídeos são separados por cromatografia líquida em uma forma multidimensional, combinando-se uma separação cromatográfica por resina de troca iônica (propriedade de carga) seguida de uma separação em resina de fase reversa (propriedade hidrofóbica), conforme Figura 35.2A. Os peptídeos separados são analisados por espectrometria de massas para a identificação das proteínas.[9,10] Na estratégia de *shotgun proteomics bottom-up*, algumas limitações na análise proteômica foram solucionadas, que eram limitantes em gel 2 DE, como: i) identificação de proteínas hidrofóbicas (proteínas de membrana) e de pI alcalino;[11-12] ii) possibilidade de automação da análise proteômica; e iii) aumento da velocidade de análise proteômica. Entretanto, algumas informações foram perdidas, como a localização das proteínas pelo ponto isoelétrico e a massa molecular. Isso torna essa técnica excelente para a identificação de proteínas pela espectrometria de massas em larga escala, criando um inventário do proteoma, porém eliminando a possibilidade de caracterizar proteoformas de proteínas originadas por processamento proteolítico (pré-pro-proteínas) ou por modificações pós-tradução como fosforilações e glicosilações, geralmente apresentadas em gel 2 DE por múltiplos *spots*. Na literatura da área proteômica, esta estratégia foi denominada "MULTPID" e hoje existe uma miríade de variações nessa técnica, com utilização de outros tipos de cromatografia líquida como hidrofílica em fase normal e ou em pH alcalino em fase reversa. Em suma, não existe uma metodologia única em proteoma e todas as plataformas desenvolvidas podem ser utilizadas isoladamente ou em complementação para a elucidação de processos biológicos complexos. Uma alternativa atraente para preservar as informações de massa molecular foi a utilização de uma separação de proteínas por eletroforese unidimensional SDS-PAGE, digestão por tripsina de frações do gel e separação dos peptídeos obtidos por cromatografia de fase reversa (Figura 35.2B). Nesta estratégia, o proteoma de *Saccharomyces cerevisiae* na forma diploide e haploide foi quase totalmente elucidado em uma única análise proteômica, demonstrando um avanço na área.[13] Depois de alguns anos, com o melhoramento da eficiência da cromatografia líquida e dos instrumentos de espectrometria de massas, o proteoma da levedura foi determinado em 1 hora, significando avanços instrumentais para a consolidação da área proteômica baseada em espectrometria de massas.[14]

Recentemente, um número maior de plataformas proteômicas está disponível como arsenal aos investigadores, pelo uso da marcação de peptídeos por reagentes isobáricos ativos (iTRAQ ou TMT), isotópicos (ICAT) e a incorporação metabólica de aminoácidos pesados de arginina e lisina (SILAC).[15-16] Todos esses reagentes propiciam um experimento completo de diferentes amostras convergindo para uma única análise proteômica, utilizando o princípio da diluição isotópica. Diferentemente da marcação por DIGE em gel 2 DE, que utiliza um escâner de fluorescência para medir a expressão das proteínas, esses métodos citados produzem medidas de expressão das proteínas diretamente obtidas da espectrometria de massas. Um exemplo é a utilização do reagente iTRAQ® (Applied Biosystems, CA, Estados Unidos), que consiste em um reagente isobárico adicionado por reação química ao aminoterminal de cada peptídeo e ao épsilon–amino, grupo do aminoácido lisina. Esse reagente apresenta um grupo químico repórter, um grupamento de balanço das massas e um grupo reativo para aminas (Figura 35.3). Ao ser submetido à espectrometria de massas, durante o processo de fragmentação de íons (CID-MS/MS), são produzidos íons específicos (íons repórteres) de baixa massa (113, 114, 115 e 116 Da) da proteína identificada, que possibilita medir a abundância relativa dessa proteína em até quatro amostras simultaneamente. A metodologia é detalhada na Figura 35.3. Atualmente, esses isóbaros foram estendidos para até oito íons repórteres, possibilitando a análise simultânea de oito amostras. Por exemplo, na comparação de amostras de tumores cerebrais de astrocitomas de diferentes graus, glioblastomas (GBM) de pacientes com curta e longa sobrevida e oligodendrogliomas. A análise proteômica quantitativa por iTRAQ detectou a tríade molecular NPM1, GRP78 e RKIP, participando juntamente com NCL e HSP27/HSPB1, em uma rede relacionada à progressão tumoral. Além disso, dois novos alvos importantes

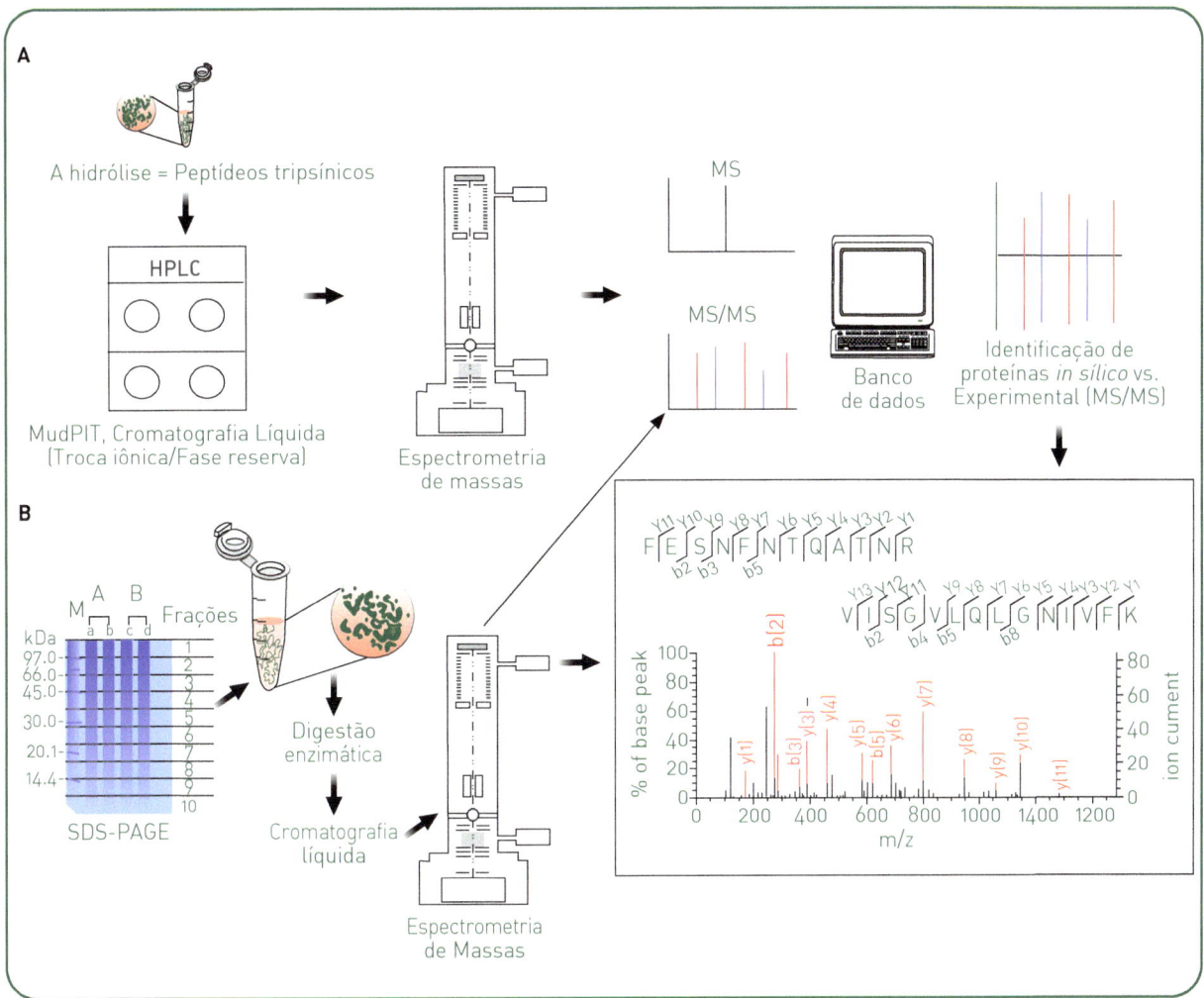

**FIGURA 35.2 –** Estratégias de shotgun *bottom-up* em proteômica. (**A**) Separação de peptídeos por cromatografia líquida. (**B**) Separação de proteínas por SDS-PAGE e cromatografia líquida dos peptídeos. Ambas as estratégias providenciam formas de simplificar misturas complexas de proteínas em íons peptídeos que são resolvidos por MS1 e MS/MS, finalizando com a identificação e a quantificação das proteínas no material biológico (células, tecidos e organismos inteiros).
Fonte: Desenvolvida pela autoria.

foram descobertos: NOVA1, útil para o refinamento diagnóstico, diferenciando astrocitoma de baixo grau de oligodendroglioma; e HSPB1/HSP27, como fator preditivo de pior prognóstico para GBM.[17]

O reagente para marcação química pioneiro em proteômica foi ICAT (*isotope-coded affinity tagging*) tem duas formas: uma leve (com hidrogênio); e outra pesada (com deutério), contendo uma molécula de biotina, que permite isolar por cromatografia de afinidade por estreptavidina, peptídeos tripsínicos. ICAT reage especificamente com resíduos de cisteínas, simplificando, assim, a mistura de peptídeos tripsínicos e adicionando uma modificação por biotina, que permite a captura dos peptídeos marcados tanto com a forma leve hidrogenada como com a forma pesada

deuterada (8 átomos de Deutério, com diferença de 8 Da). A medida de expressão relativa da proteína é obtida pela intensidade dos íons de peptídeos que reagiram com ICAT leve e ICAT pesado por intemédio da medida da intensidade dos íons peptídeos precursores ou seja em MS1. A fragmentação por CID-MS/MS produz como resultado a sequência de aminoácidos e consequente identificação da proteína da qual o peptídeo tripsina faz parte. SILAC (*stable isotope labeling amino acid in cell culture*) usa os aminoácidos lisina e arginina que são enriquecidos com isótopos de $^{13}C$ e/ou $^{15}N$ podendo, de acordo com a combinação, produzir proteínas em que seus peptídeos tripsínicos têm desvios de 4 a 8 Da para lisina e de 6 a 10 Da para arginina em relação aos aminoácidos leves. Lisina e

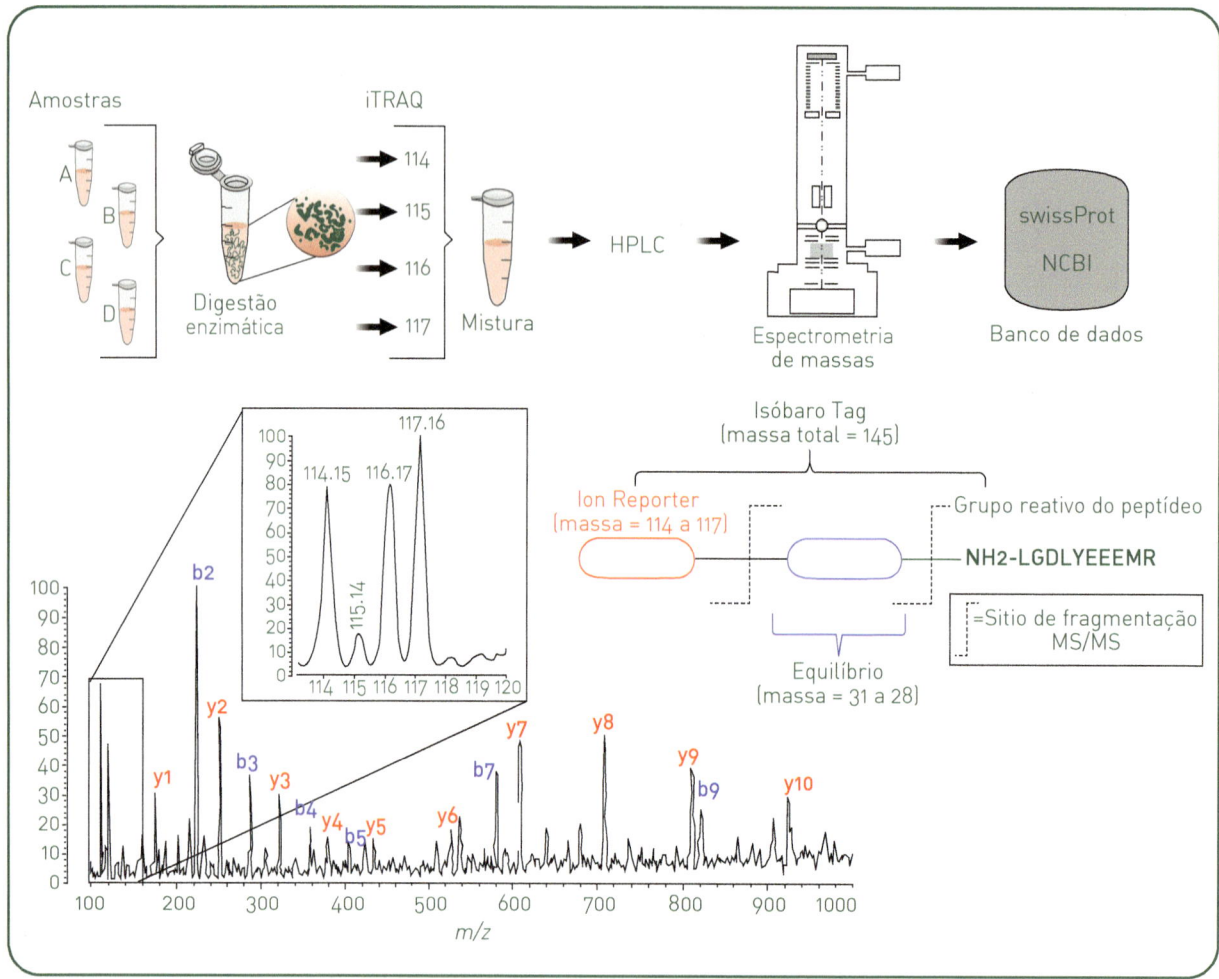

**FIGURA 35.3 –** Uso de isóbaros estáveis para quantificação da expressão relativa e identificação de proteínas por espectrometria de massas em proteômica.

Fonte: Desenvolvida pela autoria.

arginina são utilizadas para incorporação metabólica em culturas de células utilizando-se a maquinaria normal de síntese de proteínas das células. A mistura de amostras contendo SILAC e aquelas preparadas com aminoácidos de abundância natural são diretamente analisadas por espectrometria de massas que detectará esses desvios de massas propiciados pela adição dos aminoácidos enriquecidos com isótopos de carbono e nitrogênio. A comparação da intensidade de cada um desses componentes resulta em caracterização da expressão diferencial das proteínas. O mais comum uso de SILAC é para a comparação de duas amostras, porém combinações de arginina e lisina contendo $^{13}$C ou $^{15}$N permitem a mistura de mais do que duas amostras. Isso resulta em maior complexidade de análise e na dependência de espectrômetros de massas com mais altas resolução e exatidão na determinação dessas massas e, como consequência, uma análise de mais

alto custo. O uso de um método denominado "super--SILAC" para quantificar com precisão os proteomas de tumores combina uma mistura de cinco marcadores de isótopos estáveis por aminoácidos em várias linhagens celulares derivadas de carcinoma, que são incorporados metabolicamente em cultura de células. Este processo produz centenas de milhares de peptídeos isotopicamente marcados em quantidades apropriadas para servir como padrões internos para análises baseadas em espectrometria de massas de tumores. Embora o super-SILAC tenha suas limitações, pode oferecer oportunidades para quantificar proteínas em diversos tipos de tumores.[18]

A técnica de SELDI-TOF-MS (do inglês *surface enhance laser desorption ionization time of flight mass spectrometry*), que é uma variação da técnica de ionização MALDI-TOF-MS (*matrix assisted-laser desorption ionization time of flight mass spectro-*

*metry*), é uma das mais promissoras estratégias que podem contribuir para o diagnóstico, o prognóstico e o acompanhamento do tratamento de câncer. Desenvolvido no Instituto Nacional do Câncer dos Estados Unidos, essa tecnologia tem reais chances de trazer a espectrometria de massa da bancada de laboratórios acadêmicos para os laboratórios de auxílio ao diagnóstico do câncer em hospitais.[19] SELDI-TOF-MS consiste na imobilização de proteínas séricas em uma plataforma hidrofóbica e a varredura das massas dessas proteínas por espectrometria de massas. Os espectros de massas demonstram um perfil complexo de proteínas não identificadas contidas no soro de pacientes que pode fornecer um diagnóstico para câncer e outras doenças. Quando os espectros de massas são comparados a amostras de voluntários saudáveis, podem apresentar uma assinatura molecular de proteínas que se correlacionam a um estado de doença. SELDI-TOF analisa proteínas intactas em uma plataforma em que os espectros de massas fornecem intensidade de íons de proteínas pela massa/carga (m/z) em uma faixa de 1 mil a 20 mil Da. Esses espectros de massas propiciando "coordenadas intensidade *vs.* m/z", que podem, por intermédio da informática, criar uma espécie de "código de barras", comparando centenas de milhares dessas representações de espectros de massas de voluntários saudáveis a pacientes com doenças, o que auxilia no diagnóstico e no prognóstico, além de promover a formação de um banco de dados baseado em SELDI-TOF-MS. Embora essa metodologia esteja ainda em desenvolvimento, hoje ela seria a única plataforma entre as técnicas proteômicas que poderia transferir diretamente assinaturas moleculares como biomarcadores de câncer para a aplicação direta na clínica. A estratégia de SELDI-TOF-MS ainda continua limitada no desenvolvimento de *software* para a interpretação dos dados de espectrometria de massas e a difícil tarefa de padronização da técnica entre diferentes laboratórios ao redor do mundo. No entanto, em futuro próximo, após a criação de um banco de dados ou biblioteca espectral do câncer com base em SELDI-TOF-MS, a padronização na coleta e na preparação de espécime como plasma ou soro e a análise por espectrometria de massas propiciariam um método diagnóstico poderoso. Todo processo de análise poderia ser realizado em 1 ou 2 horas, o que possibilitaria a análise de centenas de amostras por dia. Entre as técnicas proteômicas, SELDI-TOF-MS

seria a única que não dependeria de ensaios imunoenzimáticos para uma completa validação e contabilizaria centenas de moléculas de natureza proteica no sangue como marcadores de câncer. SELDI-TOF-MS foi utilizado para discriminar câncer de ovário maligno de massa pélvica benigna culminando OVA1, um teste diagnóstico aprovado pela agência americana Food and Drug Administration (FDA). Um esquema da plataforma proteômica de SELDI-TOF-MS está demonstrado na Figura 35.4.

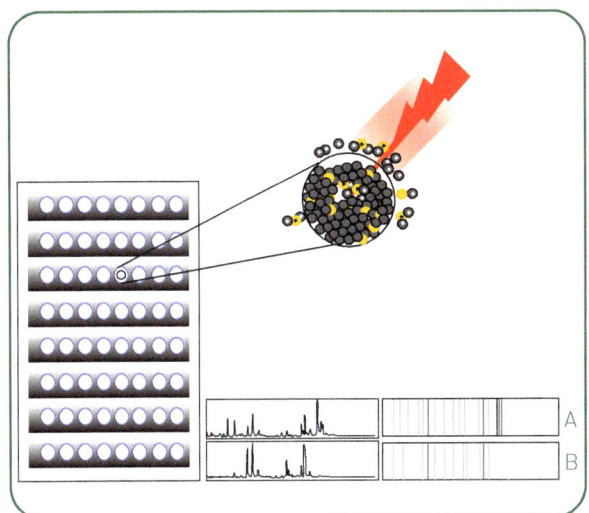

**FIGURA 35.4 –** Plataforma de descoberta de biomarcadores em proteômica baseada em SELDI-TOF-MS.
Fonte: Desenvolvida pela autoria.

Nesses anos recentes de grande revolução tecnológica na área de análise por espectrometria de massas de proteínas e peptídeos, emerge uma nova abordagem que permite a análise direta e a detecção da distribuição de moléculas em cortes histológicos, denominada "imagem por espectrometria de massas" (MSI). As moléculas biológicas como proteínas, peptídeos, lipídeos, xenobióticos e metabólitos são analisadas de forma rápida e com especificidade molecular não disponível por outros meios sem a necessidade de reagentes como anticorpos. A análise intacta de tecidos por espectrometria de massas, principalmente por MALDI-TOF-MS, produz informações sobre a distribuição espacial de proteínas sem a necessidade de nenhum tipo de reagente específico e pode ser utilizada como ferramenta para o auxílio de análises histopatológicas. Imagens moleculares obtidas por IMS correlacionam bem com histopatologia ao mesmo tempo que produz informações de massa molecular específica. Para ilustrar o potencial da aplicação de IMS, recente publicação demonstra a análise de uma amostra de baço humano coletado em 1899 e estocado em formaldeído. O material foi submetido à digestão enzimática por tripsina realizada *in situ* no tecido e, em seguida, à espectrometria de massas, que detectou diversos íons peptídicos que identificaram proteína amiloide sérica, indicando que o paciente foi acometido de amiloidose.[20] A técnica MALDI IMS é realizada revestindo-se primeiro uma seção de tecido com uma matriz MALDI, que auxilia na dessorção e ionização de biomoléculas endógenas durante a irradiação com laser. Os espectros de massa individuais são, então, coletados nas coordenadas distintas x, y, permitindo que os mapas de intensidade de sinal sejam plotados na área da amostra, criando imagens de íons. Um único experimento MALDI IMS pode produzir milhares de imagens de íons, fornecendo contexto molecular à análise histológica clássica. Os dados de fragmentação são, em geral, coletados em experimentos separados, diretamente do tecido ou por LC-MS/MS após a extração desses peptídeos. MALDI-MSI tem como alvo a melhora na seletividade e resolução de *laser* para produzir proteínas/peptídeos em fase gasosa. Material histológicos são depositados em biobancos oferecendo enorme alternativas para estudos de estadiamento e biomarcadores em vários tipos de tumores sólidos produzindo um maior conhecimento para uma nova área que surge denominada "histopatologia molecular".[21]

## FUNDAMENTOS DA ESPECTROMETRIA DE MASSAS DE PROTEÍNAS/PEPTÍDEOS

A espectrometria de massas é uma instrumentação versátil que tem como princípio a análise de íons em fase gasosa, fornecendo informações sobre massa de tipos moleculares distintos. Espectrômetros de massas geralmente são constituídos por uma fonte de ionização, um analisador de massas, um detector de íons e um sistema eletrônico de processamento de dados. O princípio fundamental da espectrometria de massa implica geração de compostos ionizados. Um dos mais importantes desenvolvimentos da espectrometria de massas foi a introdução de métodos de ionização, que permitiram a análise de proteínas e peptídeos, que são polares, não voláteis e termicamente instáveis e que requerem uma forma de ionização que transfira

o produto analisado para um estado gasoso, sem provocar uma extensiva degradação. Duas técnicas de ionização abriram caminho para a análise proteômica: *matrix-assisted laser desorption ionization* (MALDI); e ionização por eletrospray (ESI). Ambas as técnicas de ionização tiveram sua importância reconhecida em 2002 por resultarem no prêmio Nobel de Química a dois investigadores, John Fenn (ESI) e Koichi Tanaka (MALDI). MALDI consiste na cocristalização de uma matriz, geralmente ácido alfaciano-4-hydroxicinamico (HCCA) ou ácido sinapínico, com proteínas ou peptídeos em uma placa de aço inoxidável subdividida em pequenos alvos para deposição de amostras e a incidência pulsada e repetitiva de *laser*, produzindo um ganho de energia pela matriz e transferência dessa energia para proteínas e peptídeos na forma de transferência de prótons. Como todo processo é realizado sob pressão negativa (vácuo), as moléculas ionizadas são levadas ao estado gasoso e são passíveis de análise por espectrometria de massas. As proteínas e os peptídeos ionizam geralmente pela adição de um único próton. Outro método de ESI compatível com proteínas e peptídeos consiste em dirigir a amostra de proteínas ou peptídeos em solução de solvente orgânico/aquoso, geralmente metanol ou acetonitrila, em presença de ácido, como o fórmico ou o acético, por meio de um tubo capilar submetido à alta voltagem (2 kVolts a 5 kVolts) e a aquecimento. Nesse processo de ESI, gotículas de solvente-proteína/peptídeos são eletricamente carregados, forçando uma concentração muito alta de cargas positivas que se repelem e que, para garantir estabilidade, dividem-se em gotículas cada vez menores, até que proteínas ou peptídeos adquiram prótons e sejam transferidos para o estado gasoso na forma ionizada por evaporação do solvente. Esses íons entram no espectrômetro de massas, no qual são separados por campo elétrico e suas razões de massa/carga (m/z) são medidas. O processo de *eletrospray* produz, em geral, proteínas e peptídeos, contendo múltiplos prótons, o que resulta em um espectro de massas mais complexo do que a técnica de ionização por MALDI.

O uso da espectrometria de massas na área biológica se expandiu a partir dessas formas de ionização não destrutivas que permitiram analisar proteínas intactas para a determinação de massa molecular exata e sequenciamento de aminoácidos de peptídeos por meio de processos de fragmentação controlada do íon precursor. Enfim, as aplicações de espectrometria de massas atingem todos os tipos de biomoléculas e qualquer tipo de modificação estável que implique ganho ou perda de massa. A instrumentação avança todos os anos e diversos tipos de analisadores de massas e combinações desses analisadores em sistemas híbridos são comercialmente disponíveis. Os tipos de analisadores de massa acoplados aos métodos de ionização ESI e MALDI compreendem filtros de massa como quadrupolos, *ion trap, time of flight* (TOF). *ion ciclotron resonance* (ICR) e *orbitrap*. Em geral, os analisadores de massa são encontrados em combinação de formas híbridas, como *triple-quadrupoles, quadrupole ion trap, quadrupole-time of flight, TOF-TOF, quadrupole-ICR, linear trap-orbitrap* e *quadrupole--orbitrap*. Cada um dos espectrômetros de massa é categorizado por seu poder de resolução de isótopos e exatidão de determinação de massa, em uma faixa de 0,001 a 0,3 Da, sendo que facilmente discriminam a adição/remoção de prótons (1 Da) e a discriminação de massas monoisotópicas (p. ex., para peptídeos, a massa monoisotópica implica principalmente componente enriquecido de isótopo de $^{12}C$).[19,22,25]

Para a área proteômica aplicada à descoberta de marcadores para estudo do câncer, é fundamental a identificação das proteínas, que é realizada com o auxílio de sequências de aminoácidos dessas proteínas depositadas em banco de dados genômicos (Swiss-Prot, Trembl, NCBInr e outros). Esse processo de identificação implica utilização de software especializado, que converte as sequências de aminoácidos dos peptídeos obtidos por proteólise limitada, por exemplo, por tripsina, em dados de massa molecular calculada e confronta-os aos resultados experimentalmente obtidos da espectrometria de massas. Os espectros de massas contêm uma série de íons (identificados pela razão massa/carga – m/z) correspondentes aos íons precursores (massa do peptídeo) e aos seus fragmentos obtidos por colisão do íon precursor com um gás inerte (hélio, argônio ou nitrogênio) sob determinada energia cinética, o que é conhecido como *collision induced dissociation mass spectrometry* (CID-MS/MS). Esse processo fornece massa do peptídeo e fragmentação do peptídeo. Os íons obtidos por fragmentação receberam uma tipificação: íons que se originam a partir do N-terminal dos peptídeos são denominados "íons tipo *b*" e fornecem informação da ordem dos aminoácidos a partir do N-terminal, e íons do tipo *y* fornecem informação da ordem dos aminoácidos a partir do C-terminal, de tal forma que são complementares, identificando a ordem dos aminoácidos no peptídeo, culminando com a identificação da proteína da qual os peptídeo(s) fazem parte (Figuras 35.1 e 35.2). A série de fragmentos foram denominadas *a,b,c* no lado N-terminal dos peptídeos e no lado C-terminal dos peptídeos *x, y, z*.[23] A identificação das proteínas em proteômica é, então, baseada no menor desvio de massa do íon precursor (peptídeo) e na maior cobertura de sequenciamento providenciada pelos íons fragmentos *b* e *y* obtidos por CID-MS/MS. O espaçamento de massa entre fragmentos da mesma série, por exemplo, tipo *y*, correspondente à massa residual do aminoácido (massa molecular do aminoácido menos uma molécula de água, sendo o menor aminoácido glicina igual a 57 Da, e o maior triptofano igual a 186 Da). Embora ocorram outros tipos de subfragmentos e outros processos de fragmentação de peptídeos para elucidação estrutural, isso está além da abrangência deste capítulo e, para conhecimento mais aprofundado sobre o assunto, a literatura especializada pode ser consultada.[10] Então, dados experimentais obtidos por espectrometria de massas são confrontados com dados obtidos por cálculos de massa a partir das sequências de proteínas depositadas em bancos de dados, como National Center for Biotechnology Information (NCBI), por exemplo. Em virtude do intenso uso de informática para providenciar a interpretação de espectros de massas, a espectrometria de massas é algumas vezes confundida como uma instrumentação de informática, porém a fundamentação dos processos físicos envolvidos em analisadores de massas quadrupolos, ion trap, TOF, ICR e orbitrap começou a ser desenvolvida desde o início do século XX. O físico J. J. Thomson construiu o primeiro espectrômetro de massas. Em experimentos de proteômica, as proteínas são convertidas a peptídeos pela ação de proteases (mais comum, a tripsina). Os peptídeos ionizados são isolados em um espectrômetro de massas e, posteriormente, fragmentados por colisão com um gás inerte, produzindo íons menores que são informativos da sequência de aminoácidos. Esses espectros de massas são confrontados com banco de dados de proteínas e um resultado da identificação da proteína é obtido por cálculos de probabilidade e estatística. A proteômica, então, depende fundamentalmente dos bancos genômicos e, por isso, foram muito importantes os esforços desenvolvidos na última década para completar o sequenciamento do genoma humano e de outros organismos considerados modelos para a biologia.

A espectrometria de massas tem evoluído em resolução, velocidade de análise e capacidade de exatidão na determinação de moléculas ionizadas e contribui muito para o descobrimento de novos marcadores em muitos tipos de câncer, isso não tem alcançado o uso na prática clínica, como antecipado e em uma evolução bem mais lenta do que métodos de biologia molecular aplicados à genômica, tal que ainda existe um grande desafio para alçar marcadores de câncer ao uso na prática clínica.

Para a obtenção de métodos de espectrometria de massas com potencial para serem aplicados à prática clínica, foi aqui descrito o SELDI-TOF-MS. No entanto, outro método surge como alternativa de levar biomarcadores da bancada de laboratório para a prática no auxílio ao tratamento de pacientes com câncer. A partir de biomarcadores de natureza proteica descobertos pela análise proteômica de tumores denominado de *shotgun proteomics bottom-up*, podem ser selecionados candidatos a biomarcadores para um processo de validação denominado *targeted proteomics,* cujo método de espectrometria de massas mais amplamente utilizado para detecção e quantificação de proteínas conhecidas é denominado de *selected reaction monitoring-mass spectrometry* (SRM-MS) ou *multiple reaction monitoring-mass spectrometry* (MRM-MS) (Figura 35.5). Os estudos proteômicos com base em SRM-MS são geralmente realizados por cromatografia líquida acoplada a instrumento tipo triplo-quadrupolo (LC-ESI-3Q), em que o primeiro quadrupolo seleciona um íon precursor que representa um peptídeo da proteína de interesse, o segundo quadrupolo fragmenta o peptídeo e o terceiro quadrupolo seleciona um íon de fragmento específico, que é passado para o detector de massas. Os pares de íons precursor-produto são características únicas de peptídeos específicos, contendo uma sequência de aminoácidos único para determinada proteína, denominados "proteotípicos" (peptídeos únicos e sem modificações pós-tradução) e são usados para detecção e quantificação de peptídeos e suas proteínas parentais por extrapolação da área gausiana de picos cromatográficos. Na Figura 35.5, é

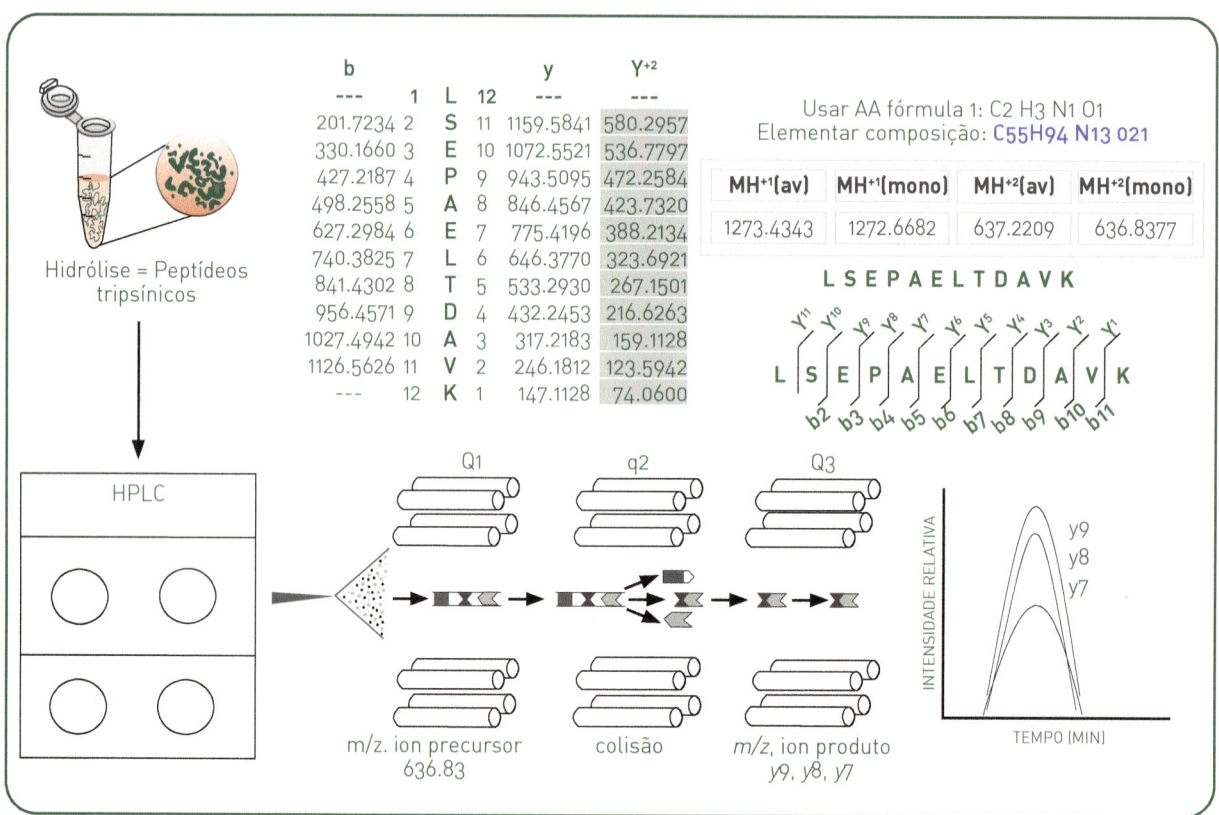

**FIGURA 35.5 –** Plataforma de validação de biomarcadores em proteômica baseada em SRM/MRM-ESI-MS.

Fonte: Desenvolvida pela autoria.

apresentado como exemplo um peptídeo proteotípico de antígeno específico da próstata (PSA) cuja m/z é 636.8[+2], duplamente protonado, que foi selecionado como íon precursor em transição com fragmentos ou íons-produtos m/z 943,5 (y9), 846,4 (y8) e 775,4 (y7) denominados "transição íon-precursor/íon-produto", permitindo uma detecção ultraespecífica e uma quantificação do peptídeo tripsínico parte integrante de PSA e, portanto, extrapolado para a abundância de PSA no soro humano. SRM-MS tem potencial para quantificar proteínas via seus peptídeos tripsínicos na faixa de 10 ng/mL a 30 ng/mL em soro humano, sendo correlacionado com ensaios imunoenzimáticos como ELISA. As limitações de SRM-MS no presente momento são a reprodutibilidade entre diferentes laboratórios e uma melhor e padronizada forma de preparação do material biológico (soro, urina e outros). No entanto, SRM-MS sem necessidade de anticorpos como reagentes de detecção, permite que a área de proteômica clínica selecione um painel de proteínas (50 a 100 peptídeos tripsínicos/em subgrupos de dois peptídeos/proteína) a serem quantificadas em matrizes biológicas complexas.[24]

## PROTEÔMICA NA DESCOBERTA DE NOVOS MARCADORES DE CÂNCER

A área proteômica é considerada tecnologia fundamental para a descoberta de biomarcadores de câncer, porém, por definição, um biomarcardor pode ser uma molécula de qualquer natureza, que possa ser medida e avaliada como um indicador dos processos biológicos normais, processos patogênicos e respostas farmacológicas a agentes terapêuticos, de forma a refletir o estado alterado de determinado órgão ou tecido no organismo humano e não estar alterado em organismos saudáveis. Nos últimos 50 anos, vários biomarcadores estão sendo utilizados no auxílio ao diagnóstico clínico do câncer; entre eles, antígeno carcinoembriônico (CEA), alfafetoproteína (AFP), antígeno de superfície da próstata (PSA) e antígenos de câncer 125 (CA-125), CA-15-3 e CA-19-9. Entretanto, esses biomarcadores não têm especificidade e sensibilidade suficientes para utilização na detecção precoce de câncer. Portanto, a descoberta de novos marcadores é necessária para melhorar as ações de diagnóstico precoce do câncer. A análise de marcadores no sangue é sempre ideal, por alcançar todos os órgãos e tecidos por perfusão e obviamente por ser um procedimento não invasivo. Nessa direção, existem investigações em curso aplicando tecnologia proteômica em larga escala para uma grande diversidade de amostras, tanto em sangue como em fluidos proximais (aspirado de mama, líquido pleural, escarro e suco pancreático) focalizando em proteínas secretadas.[26-28] Entretanto, vários obstáculos têm prejudicado a identificação de marcadores de câncer circulantes porque o proteoma do sangue é uma mistura complexa de proteínas. No sangue, a identificação de proteínas pouco abundantes é dificultada pela presença de proteínas muito abundantes, como a albumina, que está presente a 30 mg/mL, enquanto muitos marcadores estão no nível de pg/mL, em uma faixa dinâmica de 12 ordens de magnitude, que é limitada pela detecção dos espectrômetros de massas, restritos a 3 a 4 ordens de magnitude. Outra dificuldade encontrada é que o câncer é frequentemente associado à inflamação e a reações de fase aguda. Adicionalmente, o proteoma do sangue é uma entidade dinâmica extremamente sensível a mudanças ambientais (como variações na dieta alimentar), dificultando o controle de triagens populacionais em grande escala. Nos dias de hoje, a descoberta de marcadores tem sido feita por espectrometria de massas, porém a validação é realizada por métodos imunológicos. Embora a tecnologia proteômica seja capaz de identificar centenas de candidatos a biomarcadores, a validação é limitada a um grupo de proteínas para as quais existem ou podem ser produzidos anticorpos de alta qualidade.[29]

Alguns dos biomarcadores, como o PSA, apresentam sensibilidade e especificidade para a detecção de alterações da próstata, porém apenas um em quatro pacientes com alteração nos níveis de PSA tem câncer de próstata confirmado por exames clínicos e, na maioria dos casos, o diagnóstico é confirmado somente após biópsia. Isso quase sempre reflete a detecção de câncer de próstata em estágios tardios e, em geral, acompanhado de metástase, o que complica muito o tratamento. Muitos candidatos a marcadores de câncer de próstata foram identificados recentemente com auxílio de estratégias proteômicas em soro e plasma como PSA, C4a, PCI, PEDF, ZAG, FST, CXCL16, PTX3, SPON2, AFP; em urina, FPA, SEMG1-isoform b preproteína; líquido seminal como calgranulin B/MRP14, PSA, ZAG, PAP, PG e diretamente em extratos proteicos de tecido como Gp96, AMACR, PSMA. Entretanto, muitos desses candidatos estão limitados ao estágio de descoberta e ainda aguardam a validação como biomarcadores em uma amostragem clinicamente relevante.[30]

Outro marcador é o CA125, um marcador de câncer de ovário, mas não apresenta grande especificidade para a discriminação entre tumores de natureza maligna ou benigna. Conforme mencionado, um novo conjunto de marcadores, OVA-1, que inclui diversas proteínas como indicadores de câncer de ovário (CA125, 2-microglobulin, transferrin, apolipoprotein A1 e transthyretin), foi aprovado, em 2009, pela FDA para uso no diagnóstico e representa um método diagnóstico de múltiplos componentes que apresenta uma especificidade maior do que 90% para os casos positivos e discrimina casos negativos com especificidade maior do que 90%, conforme determinado em mais de 600 indivíduos em uma triagem multi-institucional. Embora esses marcadores fossem descobertos por métodos proteômicos, SELDI-TOF-MS, o ensaio para uso clínico foi desenvolvido por método imunoenzimático e que deve auxiliar na detecção precoce de câncer de ovário.[31] Outros tipos de câncer, como pulmão, mama, colorretal, pancreático, glioma e melanoma são intensivamente estudados por abordagem proteômica, e inúmeros candidatos a marcadores foram descobertos, porém aguardam estudos de validação para estabelecimento de suas utilidades no diagnóstico e prognóstico do câncer.[26]

No entanto, embora os estudos proteômicos tenham contribuído com uma longa lista de potenciais biomarcadores de câncer, a grande maioria deles não foi implementada com sucesso em estudos clínicos. Recente revisão traz uma lista de 19 proteínas como candidatas a biomarcadores em observadas em pelo menos dois tipos de câncer obtidos de 72 estudos independentes em proteômica.[32]

Estratégias proteômicas descritas neste capítulo poderão contribuir para as fases de descoberta, validação e aplicação de novos marcadores de câncer para uso na clínica, mas para isso muitos esforços multiprofissionais deverão ser congruentes, incluindo médicos e profissionais envolvidos na área biomédica, além de profissionais nas áreas de química analítica de proteínas, espectrometria de massas, estatística e bioinformática.

## REFERÊNCIAS

1. Ferlay J, Soerjomataram I, Dikshit R, Eser S, Mathers C, Rebelo M, Parkin DM, et al. Cancer incidence and mortality worldwide: sources, methods and major patterns in GLOBOCAN 2012. Int J Cancer. 2015;136(5):E359-86.

2. Vogelstein B, Papadopoulos N, Velculescu VE, Zhou S, Diaz LA Jr, Kinzler KW. Cancer genome landscapes. Science. 2013;339(6127):1546-58.

3. Ong SE, Mann M. Mass spectrometry-based proteomics turns quantitative. Nat Chem Biol. 2005;1:252-62.

4. Zhang B, Whiteaker JR, Hoofnagle AN, Baird GS, Rodland KD, Paulovich AG. Clinical potential of mass spectrometry-based proteogenomics. Nat Rev Clin Oncol. 2019;16(4):256-268.

5. Cristea IM, Gaskell SJ, Whetton AD. Proteomics techniques and their application to hematology. Blood. 2004;103:3624-34.

6. Gulmann C, Sheehan KM, Kay EW, et al. Array-based proteomics: mapping of protein circuitries for diagnostics, prognostics, and therapy guidance in cancer. J Pathol. 2006;208:595-606.

7. Mann M, Jensen ON. Proteomic analysis of post-translational modifications. Nat. Biotechnol. 2003;21:255-61.

8. Zhang Z, Bast RC Jr, Yu Y, et al. Three biomarkers identified from serum proteomic analysis for the detection of early stage ovarian cancer. Cancer Res. 2004;64:5882-90.

9. Liao L, McClatchy DB, Yates JR. Shotgun proteomics in neuroscience. Neuron. 2009;63:2-26.

10. Yates JR, Ruse CI, Nakorchevsky A. Proteomics by Mass Spectrometry: approaches, Advances, and Applications. Annu Rev Biomed Eng. 2009;11:49-79.

11. Gygi SP, Rist B, Gerber SA, et al. Quantitative analysis of complex protein mixtures using isotope-coded affinity tags. Nat Biotechnol. 1999;17:994-9.

12. Oda Y, Huang K, Cross FR, et al. Accurate quantitation of protein expression and site-specific phosphorylation. Proc Natl Acad Sci USA. 1999;96:6591-6.

13. de Godoy LM, Olsen JV, Cox J, Nielsen ML, Hubner NC, Fröhlich F, Walther TC, et al. Comprehensive mass-spectrometry-based proteome quantification of haploid versus diploid yeast. Nature. 2008;455(7217):1251-4.

14. Hebert AS, Richards AL, Bailey DJ, Ulbrich A, Coughlin EE, Westphall MS, et al. The one hour yeast proteome. Mol Cell Proteomics. 2014;13(1):339-47.

15. Ong SE, Blagoev B, Kratchmarova I, et al. Stable isotope labeling by amino acids in cell culture, SILAC, as a simple and accurate approach to expression proteomics. Mol Cell Proteomics. 2002;1:376-86.

16. Petricoin EF, Ardekani AM, Hitt BA, et al. Use of proteomic patterns in serum to identify ovarian cancer. Lancet. 2002;359:572-7.

17. Gimenez M, Marie SK, Oba-Shinjo S, Uno M, Izumi C, Oliveira JB, Rosa JC. Quantitative proteomic analysis shows differentially expressed HSPB1 in glioblastoma as a discriminating short from long survival factor and

NOVA1 as a differentiation factor between low-grade astrocytoma and oligodendroglioma. BMC Cancer. 2015;15:481.

18. Geiger T, Cox J, Ostasiewicz P, Wisniewski JR, Mann M. Super-SILAC mix for quantitative proteomics of human tumor tissue. Nat Methods. 2010;7(5):383-5.

19. Kulasingam V, Diamandis EP. Strategies for discovering novel cancer biomarkers through utilization of emerging technologies. Nat Clin Pract Oncol. 2008;5:588-99.

20. Seeley EH, Caprioli RM. Molecular imaging of proteins in tissues by mass spectrometry. Proc Natl Acad Sci U S A. 2008;105:18126-31.

21. Ryan DJ, Spraggins JM, Caprioli RM. Protein identification strategies in MALDI imaging mass spectrometry: a brief review. Curr Opin Chem Biol. 2019;48:64-72.

22. Eliuk S, Makarov A. Evolution of Orbitrap Mass Spectrometry Instrumentation. Annu Rev Anal Chem (Palo Alto Calif). 2015;8:61-80.

23. Steen H, Mann M. The ABC's (and XYZ's) of peptide sequencing. Nat Rev Mol Cell Biol. 2004;5:699-711.

24. Ebhardt HA, Root A, Sander C, Aebersold R. Applications of targeted proteomics in systems biology and translational medicine. Proteomics. 2015;15(18):3193-20.

25. Aebersold R, Mann M. Mass spectrometry-based proteomics. Nature. 2003;422:198-207.

26. Pavlou MP, Diamandis EP. The cancer cell secretome: A good source for discovering biomarkers? J Proteomics: 2010.

27. Kulasingam V, Pavlou MP, Diamandis EP. Integrating high-throughput technologies in the quest for effective biomarkers for ovarian cancer. Nat Rev Cancer. 2010;10:371-8.

28. Pavlou MP, Kulasingam V, Sauter ER et al. Nipple aspirate fluid proteome of healthy females and patients with breast cancer. Clin Chem. 2010;56:848-55.

29. Hung KE, Yu KH. Proteomic approaches to cancer biomarkers. Gastroenterology. 2010;138:46-64.

30. Goo YA, Goodlett DR. Advances in proteomic prostate cancer biomarker discovery. J Proteomics: 2010.

31. Fung ET. A recipe for proteomics diagnostic test development: the OVA1 test, from biomarker discovery to FDA clearance. Clin Chem. 2010;56:327-9.

32. Belczacka I, Latosinska A, Metzger J, Marx D, Vlahou A, Mischak H et al. Proteomics biomarkers for solid tumors: Current status and future prospects. Mass Spectrom Rev. 2019;38(1):49-78.

# 36

# Genômica Funcional em Oncologia

Marcos Angelo Almeida Demasi
Ana Claudia Oliveira Carreira
Henrique César de Jesus Ferreira
Luciana Rodrigues Gomes
Aline Ramos Maia Lobba
Marina Trombetta Lima
Túlio Felipe Pereira

Camila Leal-Lopes
Fernando Henrique Lojudice
Christian Colin
Wagner Ricardo Montor
André Fujita
Mari Cleide Sogayar

## DESTAQUES

- Ilustram-se aqui linhas de pesquisa que refletem algumas das prioridades de pesquisa na área de Oncologia Molecular na atualidade. O avanço na área na última década, após a conclusão do sequenciamento do genoma humano, embute vários desafios e oportunidades.

- No momento, dispõe-se de um catálogo crescente das alterações moleculares que acompanham, causalmente ou não, o processo de carcinogênese. Desse catálogo, sairão assinaturas moleculares que poderão encontrar seu lugar no diagnóstico e, eventualmente, na predição de resposta terapêutica. Antecipam-se que novos alvos terapêuticos sejam identificados. Para tanto, estudos funcionais são necessários para se avaliar o envolvimento de produtos de genes específicos em diversos aspectos do câncer.

- Entre os novos paradigmas da era pós-genômica, figuram os RNA não codificadores; frequentemente encontrados entre os transcritos das células tumorais. Embora ainda não esteja claro qual a fração desses transcritos é de fato funcional, a perspectiva de que essas moléculas exerçam papel regulatório tem várias implicações que serão avaliadas ao longo dos próximos anos e que poderão se traduzir em aplicações de interesse clínico.

- A identificação das assinaturas moleculares de transcritos será útil também para se avaliar criticamente em que situações o modelo de células-tronco tumorais efetivamente se aplica.

- A interpretação dos dados obtidos a partir das tecnologias de larga escala contemporâneas demanda aumento da capacidade de processamento dessas informações. Os dados "-ômicos" têm revelado níveis de complexidade maiores envolvendo produtos de genes associados ao câncer: produtos gênicos participam de vias, que se organizam em redes regulatórias, que, por sua vez, controlam funções celulares específicas.

## BASES MOLECULARES DO CÂNCER REVELADAS PELA GENÔMICA FUNCIONAL

Um dos maiores desafios na pesquisa sobre o câncer é descrever os mecanismos moleculares que governam o processo de formação de tumores (carcinogênese) e, dessa forma, buscar alternativas de intervenção terapêutica mais eficientes. Basicamente, o câncer é um processo patogênico associado a alterações genéticas sucessivas, relacionadas à modificação ou à perda da função de diversos produtos gênicos, culminando com a transformação progressiva de células normais em células cancerosas.

O processo de isolamento e de análise funcional de genes associados ao câncer experimentou um grande avanço nos últimos 50 anos. Inicialmente, as bases moleculares da patogênese de vários cânceres começaram a ser elucidadas a partir de estudos com vírus tumorais de RNA associados com a incidência de alguns tipos de tumores em animais. Ainda que esses vírus estejam associados a um número relativamente pequeno de cânceres humanos, esses estudos pioneiros forneceram os primeiros indícios de como uma classe de genes, conhecidos como "oncogenes", quando mutados ou inapropriadamente expressos, promove a proliferação celular descontrolada, que é uma das principais características das células cancerosas. A partir desses estudos, foi demonstrado que alguns retrovírus tumorais carregam, em seu genoma, uma cópia de um gene celular importante para o controle da proliferação celular e reintroduzem-na nas células por eles infectadas. Como resultado da amplificação e/ou da expressão elevada desse gene, ou de suas versões mutadas, pode ocorrer a transformação maligna das células infectadas.[1]

Um dos oncogenes descobertos dessa forma foi o gene conhecido como "RAS". Duas variantes desse oncogene foram primeiramente identificadas nos vírus do sarcoma de rato (Ras – Rat Sarcoma) de Harvey (HRAS) e Kirsten (KRAS). Posteriormente, foi demonstrado que a superexpressão artificial das versões virais desses genes em células imortalizadas em cultura era suficiente para a transformação maligna destas células *in vitro*. Alguns anos depois, foi descrita a presença de "mutações ativadoras" do gene RAS em carcinoma de bexiga humano.[1,2]

Nas décadas de 1970 e 1980, foi descrita outra classe de genes associados ao câncer, conhecida como "genes supressores de tumor" (GST). Diferentemente do que ocorre com os oncogenes, as alterações nesses genes geralmente envolvem a perda de função dos mesmos, e não o ganho ou a exacerbação de sua função como é o caso dos oncogenes. Essa classe de GST foi identificada, primeiramente, por meio do estudo de cânceres familiares raros.[3]

O primeiro gene dessa classe a ser identificado, conhecido como RB1 (retinoblastoma 1), está associado a um tipo raro de tumor da retina que acomete sobretudo crianças, o retinoblastoma. Inicialmente, observações de Alfred Knudson quanto à cinética de aparecimento do retinoblastoma unilateral, a forma esporádica da doença, e da bilateral, que é a forma familiar da doença, o levaram a postular que a forma unilateral estava associada à ocorrência de dois eventos mutagênicos, enquanto a forma bilateral estava associada à ocorrência de um único evento mutagênico. Essas observações indicavam que os alelos, do ainda desconhecido gene RB1, que aumentavam a predisposição ao retinoblastoma, tinham um caráter recessivo, ou seja, as duas cópias selvagens desse gene deveriam ser perdidas durante o processo de formação do retinoblastoma.[4] Assim, segundo esse conceito, apesar de indivíduos heterozigotos para o alelo selvagem apresentarem um desenvolvimento embrionário normal, a ocorrência de um evento posterior que acarretasse na perda de heterozigosidade desse lócus e a perda do alelo selvagem em parte de suas células seriam suficientes para que o processo de tumorigênese, associado ao retinoblastoma, se iniciasse. Desde que essa relação entre eventos de perda de heterozigosidade em regiões cromossômicas citogeneticamente associadas à formação de tumores foi estabelecida, a descrição desses eventos em amostras tumorais se tornou uma ferramenta importante na identificação de genes supressores de tumor putativos.[3]

Em estudos citogenéticos subsequentes, utilizando amostras de retinoblastoma e de tecido normal do mesmo paciente e de seus familiares, foram identificadas deleções no braço longo do cromossomo 13. As deleções apresentavam tamanhos variados, mas resultaram na perda de uma região em comum, ou seja: a quarta banda da 1ª região do braço longo desse cromossomo (banda 13q14).[5] Estudos moleculares, utilizando marcadores genéticos mapeados nessa região, permitiram a identificação e a caraterização do gene RB1, em 1986.[6,7] Análises posteriores, em amostras de retinoblastoma, demonstraram que, frequentemente, esse gene sofria perda de heterozigosidade nesses tumores. Além disso, camundongos geneticamente modificados, heterozigotos para o gene Rb1 (Rb1[+/-]), apresentam maior suscetibilidade ao câncer, embora o mais comum seja câncer da pituitária, diferentemente do que ocorre em humanos. Vários estudos subsequentes demonstraram que o gene RB1 é um dos mais frequentemente mutados ou alterados em diversos tipos de cânceres, sendo considerado um fator de suscetibilidade a tumores. Estudos funcionais do gene RB1, utilizando modelos animais e células em cultura, consolidaram sua posição como um dos principais genes supressores de tumor descritos até hoje.[3,8]

Esses exemplos de estudos pioneiros, já aqui descritos, conduzidos entre as décadas de 1970 e 1990, propiciaram a identificação dos primeiros genes associados ao câncer e estabeleceram as bases conceituais que norteiam as estratégias de isolamento e validação funcional de genes associados ao processo de carcinogênese utilizadas atualmente. A elucidação da função molecular e celular de vários desses primeiros genes, descritos como associados ao processo de carcinogênese, revelou a diversidade e a complexidade dos mecanismos moleculares relacionados a funções celulares, as quais, ao serem modificadas ou perdidas, contribuem para as características fundamentais do câncer. As propriedades fundamentais das células tumorais são, basicamente: a autossuficiência quanto a sinais mitogênicos extracelulares; a insensibilidade a sinais inibitórios da proliferação; a perda da capacidade de execução da morte celular programada (apoptose); o potencial replicativo ilimitado; a capacidade de promover angiogênese; a evasão do sistema imune ou indução de tolerância imunológica; e a capacidade de invasão tecidual, resultando no estabelecimento de sítios metastáticos.[9]

O reconhecimento de que o processo de carcinogênese é iniciado por mutações somáticas que resultam na alteração ou perda da função de genes determinados motivou o surgimento de iniciativas destinadas ao sequenciamento do genoma de células cancerosas. O objetivo era obter um panorama do espectro de mutações encontradas no câncer, e, desta forma, identificar novos alvos terapêuticos. Assim, com a publicação da sequência completa do genoma humano

no início dos anos 2000,[10] aliada ao surgimento e aprimoramento das tecnologias de sequenciamento de DNA em larga escala, iniciou-se uma nova fase no processo de identificação e no estudo funcional de genes associados ao câncer. Ao longo dos últimos 15 anos, a sequência de todos os éxons de genes codificadores de proteínas foi determinada em dezenas de milhares de amostras de câncer, e milhões de mutações somáticas foram descritas. Entretanto, apenas uma pequena fração destas mutações ocorre em genes condutores (*driver genes*), ou seja, genes que, quando mutados, conferem às células tumorais uma vantagem proliferativa frente às células normais adjacentes. A maior parte das mutações encontradas em células tumorais é denominada "mutação passageira" (*passengers mutations*), ocorrendo de maneira incidental durante a longa jornada do processo de carcinogênese, mas que não apresenta implicações funcionais no estabelecimento do tumor. Determinar quais mutações são condutoras e passageiras nesta enorme quantidade de dados é extremamente desafiador e requer a utilização de diversas ferramentas de bioinformática e abordagens experimentais.[11,12]

Na última década, o ambicioso projeto Atlas do Genoma do Câncer (TCGA – The Cancer Genome Atlas), uma iniciativa conjunta entre o Instituto Nacional do Cancer (NCI – National Cancer Institute) e o Instituto Nacional de Pesquisa do Genoma Humano (NHGRI – National Human Genome Research Institute), envolvendo cerca de 20 laboratórios espalhados pelos Estados Unidos e Canadá, gerou um gigantesco volume de dados genômicos e transcriptômicos a partir de cerca de 11 mil amostras de câncer, representativas dos 33 tipos de câncer mais comuns.[13] Mais recentemente, um esforço conjunto de vários grupos de pesquisa, destinado à investigação de vários aspectos da biologia do câncer oriundos dos dados gerados pelo TCGA, batizado de "Pan-Cancer Atlas", permitiu uma visão mais ampla e integrada dos diferentes aspectos da biologia tumoral. Particularmente, as análises moleculares abrangentes realizadas a partir deste grande número de casos forneceram um panorama da diversidade de aberrações genômicas e de possibilidades de alterações na atividade de vias de sinalização celulares e de processos oncogênicos.[14] A partir de iniciativas como o Pan-Cancer Atlas, começou a se vislumbrar a possibilidade de se catalogarem todas as mutações associadas aos mais diversos tipos de câncer. Baseando-se apenas em eventos de mutações pontuais e pequenas inserções e deleções, foi possível a identificação de cerca de 300 genes condutores do câncer, mas esta lista deve ser maior se considerarmos variações no número de cópias, fusões gênicas e eventos de alterações epigenéticas do DNA.[14] Adicionalmente, a identificação de padrões de similaridade de alterações moleculares tem permitido a reclassificação de vários tipos de cânceres humanos, com importantes implicações para o desenho de estudos clínicos no futuro.

Todo este acúmulo de conhecimento quanto às bases moleculares do processo de tumorigênese está associado ao surgimento de uma nova era no diagnóstico e tratamento do câncer, a Oncologia de precisão ou personalizada. Esta abordagem tem revolucionado o tratamento do câncer, proporcionando a utilização de drogas específicas apenas em pacientes que apresentem mutações em genes que são alvos de uma droga particular. Os principais alvos moleculares ou processos celulares almejados pelas terapias-alvo disponíveis atualmente estão relacionados com a interferência sobre alvos moleculares que controlam os processos de divisão celular e morte celular programada e de proteção contra danos ao DNA. Mais especificamente, as terapias-alvo envolvem a utilização de pequenas moléculas ou anticorpos monoclonais com atividade inibitória sobre alvos celulares específicos, basicamente oncogenes. Por exemplo, os anticorpos monoclonais terapêuticos são amplamente utilizados no tratamento de tumores de mama positivos para alterações na expressão ou atividade do receptor do fator de crescimento epidermal (EGF – *epidermal growth gactor*), conhecido como HER-2 (*human epidermal growth fator receptor-type 2*). Um exemplo desses anticorpos é o trastuzumabe, que foi o primeiro monoclonal utilizado nas chamadas terapias-alvo, que age blindando especificamente a porção extracelular do receptor HER2, impedindo que este se ligue ao fator de crescimento epidermal o que, por sua vez, inibe vias de sinalização intracelulares específicas que controlam a proliferação celular, culminando com um efeito citostático e também citotóxico; neste último caso, o efeito citotóxico é dependente da ação do sistema imunológico, sendo conhecido como "citotoxicidade mediada por células dependente de anticorpos".[15]

Outros casos de sucesso ilustram o potencial da Oncologia de precisão, por exemplo:

a) o uso do farmoquímico imatinibe para o tratamento da leucemia mieloide crônica associada ao rearranjo gênico BCR-ABL (*breakpoint cluster region-abelson murine leukemia viral oncogene homolog 1*);

b) o uso do farmoquímico dabrafenibe para o tratamento de melanomas positivos para mutações no gene RAF (*rapidly accelerated fibrosarcoma*);

Uma limitação importante das terapias-alvo é o rápido aparecimento de células tumorais resistentes, acarretando respostas clínicas de curto prazo. Os mecanismos moleculares associados ao aparecimento de resistência frente às terapias-alvo envolvem basicamente: a) alterações na atividade de vias de sinalização celular não alvejadas pela terapia-alvo original; b) alterações no alvo molecular da terapia-alvo, associadas a mutações, eventos de amplificação gênica ou de *splicing* alternativo; e c) alterações adicionais não associadas ao alvo molecular da terapia-alvo, mas que acarretem a reativação da via de sinalização almejada. Estão em andamento estudos que avaliam alternativas de lidar com o aparecimento de resistência e aumentar a eficácia das terapias-alvo, como a utilização de múltiplos agentes que atuam em diferentes membros de uma determinada via de sinalização, ou o bloqueio simultâneo de diferentes vias de sinalização celular. Existe ainda a exploração do conceito de letalidade sintética, que envolve a interferência em processos celulares específicos essenciais, geralmente complementares a processos celulares dependentes da atividade dos GST alterados em tipos específicos de câncer, como a interferência sobre os mecanismos moleculares de reparo ao DNA.[15]

Entretanto, é questionável se estratégias terapêuticas baseadas nas terapias-alvo serão de fato curativas algum dia. A grande instabilidade genética e epigenética das células tumorais que ocorre ao longo do processo de carcinogênese promove uma grande variabilidade fenotípica na massa tumoral. Toda esta heterogeneidade genética intratumoral e plasticidade fenotípica das células tumorais que ocorrem durante a evolução da massa tumoral e mesmo ao longo do tratamento se traduzem numa gama de possibilidades de mecanismos de resistência que talvez seja muito difícil de ser atacada, mesmo empregando-se combinações de terapias-alvo diferentes.

O entendimento dos mecanismos moleculares de outro aspecto da biologia tumoral, a evasão do sistema imunológico, também experimentou um grande avanço nas últimas três décadas, com implicações importantes para o tratamento do câncer. Em particular, elucidaram-se os princípios básicos de inativação dos linfócitos T especificamente no microambiente tumoral. Classicamente, na resposta imunológica adaptativa, a ativação das células T efetoras CD4⁺ e CD8⁺ envolve a apresentação antigênica pelas células apresentadoras de antígeno, via complexo principal de histocompatibilidade (MHC – *major histocompatibility complex*) e o reconhecimento antigênico pelo receptor das células T (TCR – *T-cell receptors*). Entretanto, para que a ativação dos linfócitos T ocorra de maneira efetiva, é necessário que a apresentação e o reconhecimento antigênico ocorram num contexto estimulatório, o que é proporcionado pela ação de moléculas coestimuladoras. No caso da apresentação antigênica realizada pelas células dendríticas, um dos possíveis contextos estimulatórios é proporcionado pela interação entre as proteínas de superfície B7 (B7-1 e B7-2), localizadas na superfície das células dendríticas, e o seu ligante CD28, localizado na superfície dos linfócitos T. A ativação dos linfócitos T envolve o desencadeamento de vários processos celulares que culminam na produção de citocinas, indução da proliferação celular e diferenciação funcional dos linfócitos T. Uma grande descoberta ocorrida entre meados da década de 1990 e inícios dos anos 2000 é que a coestimulação dos linfócitos T pode ser modulada negativamente ou até mesmo ser inibida, e estes mecanismos de inibição são particularmente operantes no contexto do microambiente tumoral.[16]

Um destes mecanismos é consequência do próprio processo de ativação dos linfócitos T. Parte dos programas de ativação genéticos acionados durante a ativação dos linfócitos T inclui a transcrição de genes cuja função é modular negativamente o processo de ativação linfocitária. Um destes genes é o CTLA-4 (*cytotoxic T-lymphocyte-associated protein-4*), que codifica uma proteína homóloga à proteína CD28 e que também é capaz de se ligar à proteína B7. Uma vez presente na sinapse imunológica, a proteína CTLA-4 se liga com grande afinidade à proteína B7, inibindo a ativação linfocitária. Outro mecanismo alternativo de inativação linfocitária envolve a proteína de superfície

PD-1 (*programmed death-1*), que é expressa apenas na superfície de linfócitos T ativados, e o seu ligante PD-L1 (*programmed death-ligand 1*), que pode ser expresso em alguns tipos celulares, incluindo células do estroma tumoral e nas próprias células tumorais. A ligação entre PD-1 e PD-L1 inibe a ativação linfocitária através da interferência na cascata de sinalização celular associada ao receptor TCR.[16]

O desvendamento destes dois mecanismos de inibição da atividade linfocitária no microambiente tumoral permitiu que fossem desenvolvidos anticorpos monoclonais terapêuticos, conhecidos como inibidores do ponto de controle imune (*immune checkpoint inhibitors*), e que interferem na função de CTLA-4 e de PD-1/PD-L1. Na última década, foram liberados para o tratamento de alguns tumores os monoclonais anti-CTLA-4, como o ipilimumabe e o pembroluzimabe, principalmente em casos de melanoma avançados, e anti-PD-1, como o nivolumabe, para o tratamento de melanoma metastático e câncer de pulmão de células não pequenas. As respostas clínicas frente a estes monoclonais são heterogêneas, mas, em parte dos casos, os resultados são excepcionais, com aumento da mediana de sobrevida, e, principalmente, um aumento expressivo na duração do tempo livre de doença. Atualmente, existe muita expectativa quanto ao potencial terapêutico da combinação das terapias-alvo e dos inibidores do ponto de controle imune, ou mesmo na identificação de novos inibidores do ponto de controle imune e, consequentemente, novos alvos.[17]

A seguir, serão descritas as principais estratégias utilizadas para a identificação de genes associados ao câncer, os modelos e as principais ferramentas utilizados para entender a função molecular desses genes no processo de carcinogênese.

## Identificação e estudo funcional de genes associados ao câncer

As estratégias de isolamento e a validação funcional de genes associados ao processo de carcinogênese envolvem basicamente:

- uma extensa análise comparativa entre o DNA, o mRNA e as proteínas provenientes de amostras de cânceres, em relação aos tecidos normais humanos correspondentes, em busca de mutações, alterações cromossômicas e alterações no perfil de expressão gênica, associados com uma maior suscetibilidade ou a alguma das propriedades do câncer;

- a validação, em modelos animais, dessa maior suscetibilidade associada a alterações num gene específico;
- a caracterização funcional e o estabelecimento do mecanismo molecular do potencial tumorigênico ou antitumorigênico do gene de interesse em ensaios funcionais em animais e cultura de células.

Para caracterização de alterações genéticas estruturais, as principais metodologias empregadas são: a hibridização *in situ* fluorescente (FISH, do inglês *fluorescence in situ hybridization*) e suas variantes como o SKY (do inglês *spectral karyotyping*); e o M-FISH (do inglês *multiplex* FISH), a hidridização genômica comparativa por microarranjos de DNA (aCGH, do inglês *array comparative genomic hybridization*), a análise de polimorfismos de base única por microarranjos de DNA (array SNP, do inglês *single nucleotide polymorfism*) e o sequenciamento de DNA em larga escala.[18-20] A utilização, em conjunto, dessas tecnologias, permite a análise comparativa entre o material genético das células tumorais e normais e, assim, a identificação de mutações, e de vários tipos de alterações cromossômicas por exemplo, as variações do número de cópias gênicas, as amplificações e deleções (inclusive duplicações e microdeleções) de regiões cromossômicas, os rearranjos intercromossomais e as aneuplodias.

Outras alterações estruturais no DNA frequentemente avaliadas são as modificações epigenéticas, em especial a adição de um grupo metil (-CH3) a citosinas, denominada "metilação", em regiões conhecidas como "ilhas CpG", que geralmente estão associadas ao controle da atividade de regiões promotoras da transcrição gênica. A hipermetilação dessas ilhas CpG está associada ao silenciamento da expressão gênica, constituindo um importante mecanismo de inativação de genes supressores de tumor.[21] Técnicas como a reação em cadeia da polimerase (PCR) de metilação específica (MSP, do inglês *methylation-specific polymerase chain reaction*) e os arranjos para análise de metilação em larga escala (*methylation arrays*) permitem o mapeamento desses eventos de hipermetilação em amostras de DNA provenientes de tumores e de linhagens celulares tumorais.

Além dessa análise comparativa entre o material genético das células tumorais e normais, várias estratégias empregam a análise comparativa em larga escala do perfil de expressão de mRNA e proteínas entre as células provenientes de tumores e tecidos normais ou, ainda, entre modelos celulares tumorais e normais, para a identificação de novos genes envolvidos com o câncer. O racional por trás dessa estratégia é que a expressão elevada ou ausência de expressão de um determinado gene pode refletir uma possível alteração genética ou epigenética nesse gene ou, ainda, indicar uma possível relação funcional desse gene com algum aspecto da biologia tumoral. Nesse sentido, várias técnicas de expressão em larga escala têm sido empregadas para a análise da expressão diferencial de mRNA e proteínas, como:

- microarranjos de DNA, análise serial de expressão gênica (SAGE, do inglês *serial analysis of gene expression*) e sequenciamento de DNA em larga escala para a análise de expressão diferencial de mRNA, micro-RNA e RNA longos não codificadores;
- técnicas de análises proteômicas, como microarranjos de proteínas e cromatografia multidimensional associada à espectrometria de massas.

Muitas destas abordagens "ômicas" geram uma quantidade gigantesca de dados, sendo fundamental o emprego de ferramentas estatísticas e de bioinformática poderosas que permitam a extração de informações. No caso de estudos envolvendo amostras clínicas, para se extraírem informações confiáveis, é fundamental que as informações associadas às amostras de tecidos normais e tumorais sejam muito bem anotadas e o mais completas possíveis, e que dados gerados a partir das análises realizadas nestas amostras sejam de altíssima qualidade.

Quanto à validação funcional de genes associados ao câncer, uma estratégia muita utilizada envolve a utilização de ferramentas de manipulação genética de camundongos e/ou de modelos celulares em cultura. Em modelos celulares, essa manipulação envolve: a) a utilização de metodologias para a internalização de material genético nas células em cultura, por meio de transfecção celular e transdução viral, e vetores de transferência gênica que permitam expressão ectópica da região codificadora do gene em estudo em células que não expressam ou expressam baixos níveis desse gene; e b) silenciamento da expressão do gene em estudo em células que expressam altos níveis desse gene por meio da exploração do fenômeno de silenciamento de expressão gênica dependente de RNA, conhecido como "RNA de interferência", ou, mais recentemente, pela técnica de edição genômica conhecida como "CRISPR-Cas9" (*clustered regularly interspaced short palindromic repeats* – CRISPR *associated protein 9*). O objetivo dessas abordagens é avaliar o impacto do ganho de função ou restabelecimento da expressão ou, ainda, da inibição da expressão do gene de interesse no fenótipo de determinada linhagem celular, por exemplo, o impacto sobre as características de proliferação celular ou, ainda, a capacidade dessas linhagens geneticamente modificadas de formar tumores quando são xenotransplantadas em animais modelo.[22,23]

Outra ferramenta importante para a validação funcional de genes associados ao câncer é a manipulação genética de camundongos. Muitos aspectos da biologia de cânceres humanos podem ser mimetizados nesses animais manipulados geneticamente. A demonstração que esses animais passam a apresentar uma maior, ou, dependendo do desenho experimental, uma menor suscetibilidade à formação de tumores é uma evidência muito contundente quanto ao possível papel desse gene no processo de carcinogênese. A manipulação genética de camundongos explora o processo natural de recombinação homóloga para a introdução de modificações genéticas específicas no genoma do animal. Essas modificações são realizadas em células-tronco embrionárias de camundongo em cultura, as quais, após a manipulação genética, são utilizadas para a geração de animais nocaute (com determinado gene nocauteado ou inativado) ou transgênicos, que apresentam a expressão artificial do gene em estudo em todos os tecidos ou em tecidos definidos do animal, dependendo do tipo de promotor gênico utilizado.[24]

Quando aplicadas isoladamente, cada uma das abordagens aqui discutidas tem suas limitações, fornecendo, no máximo, indícios do possível papel de determinado gene no processo de carcinogênese. Assim, para que o papel de um determinado gene no processo de carcinogênese seja consolidado, é necessário um conjunto de observações e validações funcionais que permitam relacionar, mecanisticamente, a função desse gene no processo de desenvolvimento tumoral. A utilização de linhagens celulares tumorais em cultura ou xenotransplantadas em camundongos, associada às ferramentas de manipulação genética descritas anteriormente e, ainda, a utilização de modelos do processo de carcinogênese humana em animais geneticamente modificados têm servido como base para caracterização extensa da função molecular de vários genes envolvidos com o desenvolvimento tumoral. Por meio da utilização de uma diversidade de metodologias, esses modelos têm sido fundamentais para a determinação das funções bioquímicas e das ações biológicas de diversos genes. No Quadro 36.1, são encontrados alguns exemplos de genes cuja associação com o desenvolvimento tumoral apresenta uma sólida comprovação experimental.

## Quadro 36.1. Exemplos de alguns genes com evidências sólidas de associação com desenvolvimento tumoral

| Nome do Gene | Função da proteína | Tumores associados |
| --- | --- | --- |
| TP53 | Fator de transcrição | Síndrome de Li-Fraumeni (câncer familiar) e diversos tumores esporádicos |
| RB1 | Correpressor transcricional | Retinoblastoma (câncer familiar) e diversos tumores esporádicos |
| APC | Facilitador da degradação da proteína β-catenina | Polipose adenomatosa familiar (câncer familiar); carcinomas pancreáticos, gástricos e do cólon |
| H-RAS | Transdução de sinais mitogênicos | Síndrome de Costello (síndrome familiar); cânceres esporádicos na bexiga e tireoide |
| BRCA-1 | Reparo do DNA | Cânceres de mama e de ovário (familiares e esporádicos) |
| PTEN | Fosfatase de lipídios e proteínas – modulação da via de sinalização da quinase PI3K | Doença de Cowden e carcinomas de mama e gastrointestinais (cânceres familiares); glioblastoma e carcinomas de próstata, mama e tireoide (cânceres esporádicos) |
| PDGFR | Receptor do tipo tirosinaquinase – sinalização mitogênica | Tumores estromais do trato gastrointestinal (cânceres familiares); glioblastoma e tumores gastrointestinais (cânceres esporádicos) |

Continua >>

>> Continuação

## Quadro 36.1. Exemplos de alguns genes com evidências sólidas de associação com desenvolvimento tumoral

| NOME DO GENE | FUNÇÃO DA PROTEÍNA | TUMORES ASSOCIADOS |
|---|---|---|
| CDKN2A | Inibidor de quinases dependentes de ciclinas (CDK) – sinalização mitogênica | Melanoma maligno familiar; melanoma e diversos tumores esporádicos |
| NF-1 | Transdução de sinais mitogênicos | Neurofibromatose tipo 1 (doença familiar); sarcomas diversos e gliomas (cânceres esporádicos) |
| SMAD4 | Fator de transcrição – via de sinalização da proteína TGF-β | Polipose familiar juvenil (câncer familiar); cânceres de cólon e pancreático (cânceres esporádicos) |

Fonte: Adaptado em parte de Sherr CJ. Principles of tumor formation. Cell. 2004;161:235-46 (3); em parte de Vogelstein B, Kinzler KW. Cancer genes and the pathway they control. Nature Medicine. 2004;10:789-99 (8) e em parte de Weinberg RA. The biology of cancer. New York: Garland Science, 2007.

## FUNÇÃO DOS GENES ASSOCIADOS AO CÂNCER PERSPECTIVAS FUTURAS

Apesar de todos esses avanços conceituais e mecanísticos, observados nas últimas décadas, muitas questões ainda permanecem em aberto relacionadas ao processo de patogênese do câncer. Algumas dessas questões são listadas a seguir.

1. Como mutações em determinados genes estão associadas à formação de tumores em tecidos específicos?
2. Quais os fatores genéticos associados à heterogeneidade da resposta clínica e ao aparecimento de resistência a quimioterápicos?
3. Quais os papéis e os mecanismos moleculares que governam as interações entre as células tumorais, alteradas geneticamente, e as células normais (células do sistema imune, epiteliais e fibroblastos) que compõem o estroma tumoral?
4. Existem genes associados exclusivamente com o fenótipo de invasão e metástase ou esse fenótipo é uma consequência das alterações funcionais dos oncogenes e genes supressores de tumor?
5. Por que alguns tipos de células cancerosas apresentam um aparente tropismo por certos tecidos no processo de metástase?
6. Quais são as implicações clínicas relacionadas às similaridades dos perfis de alterações observadas em genes condutores em diferentes tipos de cânceres?
7. Quais mutações estão associadas com o início do processo de carcinogênese e quais estão associadas com a progressão da doença? A sequência na qual as mutações condutoras ocorrem tem implicação clínica?
8. Quais as implicações clínicas de diferentes mutações condutoras que afetam o mesmo gene?
9. Como as nuances do microambiente imune tumoral estão relacionados aos diferentes perfis de resposta clínica frente aos inibidores do ponto de controle imune?

Respostas para algumas dessas questões exigirá uma análise mais profunda e extensiva das alterações genéticas relacionadas ao câncer e, também, do desenvolvimento de novos modelos celulares e animais mais refinados, que mimetizem essas propriedades.

Nós próximos itens, discutiremos, de forma mais detalhada, alguns aspectos da análise da expressão gênica no nível transcricional (transcriptoma) e proteico (proteômica), ilustraremos nossa experiência com a análise funcional de alguns genes estudados em nosso laboratório e discutiremos alguns conceitos mais recentes referentes à Oncogenômica Funcional, mais especificamente o papel dos RNA não codificadores de proteínas, as células-tronco tumorais e as redes regulatórias no câncer.

### Transcritômica do câncer

Na era pré-genômica, os estudos se limitavam a pequenos segmentos de DNA, utilizando-se técnicas como a PCR, a clonagem desse fragmento de DNA em vetores de clonagem, seu sequenciamento e sua expressão. O primeiro genoma completamente sequenciado foi aquele da bactéria *Haemophilus influenzae*, no ano de 1995. Atualmente, há mais de mil genomas completos de procariotos e 380 genomas de eucariotos, incluindo o genoma humano, todos depositados no banco de dados público GenBank. No entanto, o principal objetivo desses projetos era a obtenção da sequência completa do genoma humano.

O Projeto Genoma Humano teve início em 1988, com duração prevista de 15 anos. Tomado como iniciativa do setor público, diversos laboratórios do mundo participaram do projeto com recursos tanto do National Institutes of Health (NIH) como do Departamento de Energia dos Estados Unidos (DOE). No entanto, após o anúncio da empresa privada Celera Genomics, de que terminaria o sequenciamento completo do genoma humano antes do prazo proposto pelo consórcio público, a corrida para decifrá-lo se acirrou. Em fevereiro de 2001, essas duas iniciativas anunciaram a publicação do primeiro rascunho do genoma humano, com resultados semelhantes, sendo o Consórcio Público, liderado pelo pesquisador Francis Collins, na revista *Nature* e a iniciativa privada, liderada por Craig Venter da Celera Genomics, na revista *Science*.[26,27]

O termo **genoma** representa o conjunto completo dos genes (DNA) de um organismo e, por analogia, o termo **transcriptoma** representa o conjunto completo dos transcritos (RNA) presentes em células e tecidos, em determinadas condições fisiológicas ou patológicas. O recurso mais importante, que se tornou disponível para o estudo do transcriptoma, constitui-se nas bibliotecas de DNA complementares (cDNA), ou seja, um conjunto de clones (de fagos ou de plasmídeos ou de bactérias recombinantes), que abrigam cópias, na forma de cDNA, de todos os RNA mensageiros presentes numa linhagem celular, conjunto de células, tecidos ou órgãos. Inúmeros projetos de sequenciamento de cDNA completos, em larga escala, realizados em diversos centros de pesquisa do mundo, contribuíram para a obtenção desses dados. Além disso, pequenas sequências de cDNA, denominada "EST" (do Inglês *expressed sequence tags*), foram também muito úteis na análise da expressão gênica.

Posteriormente, a tecnologia mais utilizada para o estudo dos transcriptomas foi a de microarranjos de DNA (*DNA-microarrays*). No entanto, as tecnologias disponíveis não eram capazes de abranger todos os transcritos humanos em virtude da peculiaridade das técnicas utilizadas e da existência de transcritos de baixa abundância, além de transcritos tecido-específicos. Nesse contexto, em 1999, graças ao apoio do consórcio Fundação de Amparo à Pesquisa do Estado de São Paulo (FAPESP)/Instituto Ludwig, surgiu, no Brasil, uma importante iniciativa, o Projeto Genoma do Câncer Humano (HCGP, do inglês *Human Cancer Genome Project*). Inúmeros tecidos tumorais humanos foram analisados para identificação de genes expressos por meio do sequenciamento de EST geradas pelo método Orestes (do inglês *open reading frame expressed sequence tags*), uma metodologia desenvolvida pelo pesquisador brasileiro Emmanuel Dias Netto, que detecta as regiões centrais de genes expressos, enquanto as EST tradicionais são derivadas das extremidades 3' e 5' dos genes.[28] Os dados gerados no projeto HCGP permitiram a identificação de diversos genes envolvidos com o câncer humano, além da expressão gênica diferencial em diferentes tecidos, revelando as estruturas dos transcritos variantes. Baseados nos dados gerados pelo HCGP, outros projetos, denominados "TFI" e "HNTI", foram desenvolvidos, com apoio do consórcio FAPESP/Ludwig. Os objetivos principais do Projeto TFI (*Transcript Finishing Initiative*) eram a identificação e a caracterização de novos transcritos humanos. O projeto gerou sequências que auxiliaram na definição da estrutura de 211 novos transcritos humanos, contribuindo para a definição do catálogo completo do transcriptoma humano.[29] O objetivo do projeto *Head & Neck Transcriptome Initiative* (HNTI) era a determinação do transcriptoma de tumores de cabeça e pescoço a partir dos dados gerados pelo HCGP, tendo identificado novos genes, que são candidatos a genes supressores de tumor ou oncogenes e, também, a estrutura de novos transcritos variantes.[30] Atualmente, a tecnologia de NGS (do Inglês *Next-Generation Sequencing*) foi estabelida como ferramenta poderosa para análise, em larga escala, de genomas e transcriptomas. Em comparação às metodologias anteriores, como as de sequenciamento por Sanger e microarranjos de DNA, o sequenciamento de RNA (RNA-Seq) fornece cobertura e resolução muito maiores por um custo menor. A tecnologia de RNA-Seq permite análises qualitativas e quantitativas do transcriptoma, desde a expressão diferencial de genes à identificação de *splicing* alternativo, de variantes de sequência e de novos transcritos, além do estudo de diferentes populações de RNA, incluindo mRNA (RNA mensageiro) e RNA não codificantes, como microRNA e lncRNA (do Inglês *long non-coding RNA*). Para melhorar o potencial uso do grande volume de dados gerados por plataformas de NGS para diagnóstico, tratamento e prevenção do câncer, foi gerado, por meio do esforço conjunto do National Cancer Institute e do National Human Genome Research Institute, o TCGA (do Inglês *The Cancer Genome Atlas*), um banco público que disponibiliza, gratuitamente, dados genômicos, epigenômicos, transcriptômicos e proteômicos, da ordem de *petabytes*, para mais de 30 tipos de câncer.

Apesar do grande avanço, ainda pouco se sabe sobre a organização e o funcionamento dos genes e de seus produtos proteicos. O transcriptoma e o proteoma (que representa o conjunto completo das proteínas presentes em células, tecidos e órgãos) são de extrema importância para a compreensão e interpretação dos processos pelos quais a informação contida numa sequência genômica é utilizada pelas diversas células que compõem o ser humano, num processo denominado **genoma funcional**. Para a compreensão do genoma funcional, as seguintes etapas devem ser cumpridas:

1. identificação das unidades transcricionais;
2. determinação do nível de expressão de cada unidade transcricional;
3. determinação da expressão de genes em determinadas condições (fisiológicas ou patológicas) das células, do tipo celular ou dos tecidos;
4. identificação das possíveis diversidades dos transcritos (isoformas resultantes da ocorrência de *splicing* alternativo, início de transcrição alternativa e locais de poliadenilação);
5. identificação dos fatores proteicos que controlam o cassete transcricional nas células/tecidos e seu mecanismo de ação.

O genoma funcional do câncer visa à descoberta da função dos genes, mutações genéticas e rearranjos estruturais cromossomais, que resultam na comparação das interações de genomas com o ambiente, e a comparação dos níveis de expressão gênica durante o desenvolvimento normal e patológico, ao longo do processo de instalação e progressão do câncer.

### NRPB-ENC1

A proteína NRP/B (*nuclear restricted protein/brain*), também conhecida como ENC1 (*ectodermal-cortex protein 1*), foi inicialmente descrita em murinos,[31] e, mais tarde, foi identificado seu ortólogo humano.[32] A expressão de NRP/B foi observada na região prospectiva da ectoderme neural do epiblasto durante os estágios iniciais da gastrulação, tendo sido associada à diferenciação neural durante o desenvolvimento do sistema nervoso.[31] Funcionalmente, NRP/B foi inicialmente caracterizada como uma proteína capaz de interagir com o citoesqueleto celular por meio de

seu domínio de ligação à actina, denominado *Kelch-like domain*, mas outras propriedades envolvendo os processos tumorigênicos têm sido atribuídas à NRP/B.[31,32] Em humanos adultos, NRP/B não é expressa em astrócitos e oligodendrócitos, mas é fartamente expressa em neurônios.[32,33] Porém, altos níveis de NRP/B são encontrados em glioblastomas (gliomas grau IV), que se originam, na grande maioria, a partir de astrócitos e oligodendrócitos, bem como em astrocitomas e oligodendrocitomas (gliomas de graus II e III).[34] Além disso, a expressão aberrante de NRP/B tem sido reportada em tumores de diferentes origens, como adenomas pituitários, carcinomas colorretais, carcinomas de ovário, meduloblastoma, câncer de mama e leucemia.

NRP/B é membro da superfamília Kelch, que compreende um grande número de proteínas funcionalmente diversas, caracterizadas pela presença de um ou mais domínios Kelch.[35] Os membros da família Kelch estão envolvidos em uma variedade de processos celulares e moleculares, como migração, organização do citoesqueleto, regulação da morfologia celular, degradação de proteínas e modulação da expressão gênica. Além de domínios Kelch, NRP/B apresenta um domínio BTB/POZ na região aminoterminal. Este domínio tem sido proposto como mediador de interações proteicas associadas a estruturas de alta complexidade, mediadoras de rearranjos de cromatina e organização de citoesqueleto.[32]

Estudos de genômica funcional indicam que NRP/B apresenta propriedades supressoras de tumor.[36-38] Há evidências de ação antiproliferativa, embora os mecanismos moleculares ainda não estejam totalmente esclarecidos. Em experimento realizado em células de câncer colorretal, foi observado um aumento na transcrição de NRP/B em resposta à superexpressão de p53.[36] Posteriormente, outro trabalho bastante alinhado a este demonstrou que NRP/B inibe a proliferação celular pela inibição dos genes-alvos de E2F, necessários para entrada na fase S do ciclo celular.[37] Além disso, resultados prévios do nosso grupo de pesquisa revelaram que a superexpressão de NRP/B provoca a redução das propriedades tumorigênicas de células C6 de glioma de rato.[38] Estes trabalhos demonstram a importância da Genômica Funcional na Oncologia e propõem que NRP/B seja uma proteína importante na modulação do potencial tumorigênico de células neoplásicas.

## RECK

O gene RECK (do inglês *reversion-inducing cysteine--rich protein with Kazal motifs*) é um exemplo de gene cujo processamento alternativo de seu RNA mensageiro (*splicing* alternativo) dá origem a transcritos e proteínas distintas com funções muitas vezes antagônicas. Inicialmente, um transcrito de 4Kb, que denominamos "RECK canônico", foi isolado e caracterizado como um supressor de tumor por induzir, quando superexpresso, a reversão do fenótipo maligno paranormal da linhagem DT, uma sublinhagem de células de fibroblastos normais NIH-3T3 transformadas com o oncogene *n-K-ras*.[39] A proteína RECK originária da tradução desse transcrito é amplamente expressa em diversos tecidos humanos normais, porém não é detectável em diversas linhagens celulares derivadas de tumores e em células transformadas por diferentes oncogenes.[39,40]

Na maioria dos pacientes que apresentam tumores sólidos, o óbito decorre, principalmente, de complicações derivadas da doença metastática, ou seja, colonização de sítios secundários ao tumor primário. Entre as diversas etapas da cascata metastática, tem-se a degradação dos componentes da matriz extracelular (MEC), que atua não só como uma barreira física para a migração, mas, também, como reservatório de fatores que estimulam a proliferação e motilidade celular. Foi demonstrado que RECK canônico regula negativamente a atividade de, pelo menos, quatro membros da família de metaloproteinases de matriz (MMPs), a saber: MMP-2; MMP-7; MMP-9; e MT1-MMP.[39,40] Os membros dessa família são proteases dependentes de zinco, essenciais para a degradação local dos componentes da MEC. Dessa forma, RECK canônico é descrito como um supressor de tumor e metástase decorrente de sua capacidade de inibir importantes enzimas remodeladoras da MEC.

As funções biológicas de *RECK in vivo* foram exploradas por meio de experimentos com camundongos *knock-out*, nos quais a proteína RECK funcional está ausente. Esses animais morrem em torno do 10º dia da fase embrionária com deficiências e anormalidades em fibras de colágeno, desorganização da lâmina basal e comprometimento do desenvolvimento vascular (angiogênese). No entanto, esse fenótipo foi parcialmente suprimido pelo *knock-out* do gene MMP-2, sugerindo o importante papel dessa enzima no mecanismo molecular induzido por *RECK*.[41]

Desde sua descrição e caracterização como inibidor de MMP e, consequentemente, do potencial angiogênico, invasivo e metastático de diferentes modelos celulares, diversos trabalhos na literatura apresentaram uma série de evidências do importante papel do uso do perfil de expressão de RECK canônico como biomarcador molecular da agressividade de tumores.

Foi demonstrado que, para cânceres derivados de diferentes tecidos, a expressão de mRNA de RECK canônico é diminuída ao longo da progressão tumoral, sendo inversamente correlacionada com a expressão e a atividade de vários membros da família das MMP.[40,42] Dessa forma, o uso da expressão de RECK como indicador de bom prognóstico vem sendo validado para vários tipos de câncer, entre os quais, mama,[43] hepatocarcinoma, câncer de pâncreas, pulmão, colorretal e próstata.

Entretanto, recentemente, diferentes grupos, inclusive o nosso, descreveram que o gene RECK também dá origem a transcritos menores em razão do processamento alternativo de seu RNA mensageiro.[44] Esses transcritos, por sua vez, dão origem a proteínas distintas da proteína canônica, as quais, ao contrário desta, não inibem a atividade de MMP. Curiosamente, essas variantes alternativas de RECK promovem um comportamento mais agressivo das células tumorais, com aumento da migração celular e crescimento livre de ancoragem, ou seja, apresentam ações pró-oncogênicas[44] (TROMBETTA-LIMA, 2019, submetido à publicação). Além disso, o balanço entre a expressão dessas isoformas e o RECK canônico é importante, e uma maior abundância de RECK canônico em relação a suas isoformas alternativas está associada a um melhor prognóstico.

Este caso ilustra como o processamento alternativo dos RNA mensageiros adiciona uma camada de complexidade ao dogma central da Biologia, aumentando a diversidade das proteínas presentes nas células e a complexidade dos mecanismos de regulação das vias moleculares. O padrão de *splicing* alternativo varia entre diferentes tecidos, sendo alterado profundamente no tumor, representando, portanto, um ponto estratégico para o desenvolvimento de futuras terapias antitumorais.

## CHD7

Certos genes codificadores de fatores remodeladores de cromatina (família SWI/SNF SWItch/Sucrose Non-Fermentable de fatores remodeladores), conservados na evolução a partir de leveduras, têm sido extensivamente implicados como genes supressores de tumores em humanos. Esses produtos gênicos são essenciais para a atividade transcricional de várias outras proteínas supressoras de tumor, sendo a proteína Rb1 a primeira a ser mapeada como dependente do complexo SWI/SNF em mamíferos para atividade de supressão tumoral.[45]

Dado o papel desses genes, utilizamos uma abordagem de "gene candidato" e investigamos os níveis de expressão relativos de mRNA para uma série de novos genes potencialmente codificadores de novos fatores de remodelamento de cromatina, com homologia aos genes da família SWI/SNF, mas que eram desconhecidos até então. Especificamente, foram investigados os níveis de expressão de genes na época incompletos, mas que, atualmente, se sabe que correspondem aos genes CHD7, CHD8, CHD9 e FANCM. Os níveis de expressão relativos desses genes foram verificados em linhagens de glioma de rato responsivas/refratárias a glicocorticoides (o modelo C6/ST1/P7), assim como um painel de linhagens estabelecidas derivadas de glioblastoma humano. Para a nossa surpresa, o gene CHD7 se mostrou dramaticamente superexpresso em linhagens de glioma humano, o que foi posteriormente confirmado quando os níveis relativos de expressão foram medidos, comparando-se gliomas humanos a amostras de cérebro humano normal. Coerentemente com esses achados, o gene CHD7 também foi identificado por outros grupos como um antígeno tumoral em amostras humanas de câncer de cólon,[46] e, mais recentemente, também foi identificado como superexpresso como parte de uma translocação cromossômica em um subgrupo de tumores de pulmão.[47]

Em nosso estudo,[45] a inativação deste gene via CRISPR/Cas9 resultou na diminuição dos fenótipos de migração e invasão in vitro em linhagens de glioma humano que naturalmente superexpressam CHD7, assim como uma redução em crescimento de tumores in vivo gerados por injeção estereotática em cérebros de camundongos imunossuprimidos. Já a superexpressão ectópica de CHD7 em linhagens de glioma humano que não expressam CHD7 resultou na exacerbação dos fenótipos de migração e invasão in vitro e na formação de tumores maiores in vivo, em comparação aos tumores gerados pela linhagem parental controle.

Dado que genes remodeladores de cromatina afetam a expressão de um grande número de genes, utiliza-mos análise transcriptômica, pior meio de RNAseq, com o intuito de desvendar os alvos moleculares de CHD7 em gliomas humanos. Interessantemente, observamos que a perturbação dos níveis de CHD7, por intermédio de knock-out gênico ou superexpressão ectópica, em linhagens de glioma humano, propicia a modulação da expressão de "assinaturas" gênicas associadas com migração e invasão, mesmo em linhagens oriundas de pacientes diferentes, consistente com os achados funcionais anteriores. Estudos adicionais são necessários para se verificar a "drogabilidade" de CHD7 e/ou de seus alvos moleculares como novas propostas terapêuticas de Medicina de precisão para o tratamento de gliomas.

## PCP4

Técnicas de genômica molecular já foram utilizadas também na elucidação de novos genes envolvidos em processos malignos. Num estudo sobre diferenciação de células-tronco embrionárias murinas em células-beta produtoras de insulina, foi possível realizar a comparação do perfil de expressão de células indiferenciadas e diferenciadas, utilizando-se a técnica de microarranjos de DNA (microarrays). Foram identificados cerca de 600 genes superexpressos nas células diferenciadas, com um cut off acima de cinco vezes. Entre estes, o gene PCP4 (purkinje cell protein 4) apresentava um dos maiores índices de indução. Numa análise mais aprofundada desse gene, descobriu-se que ele é superexpresso também numa linhagem de insulinoma murino (MIN-6), demonstrando, assim, que uma mesma técnica de rastreamento gênico pode ser efetiva na descoberta de novos genes relacionados com câncer. O gene PCP4 corresponde a um peptídeo denominado "PEP19" de 61 aminoácidos (7,6 kDa), classicamente descrito como estando presente em neurônios,[48] sendo superexpresso durante fases da embriogênese, sobretudo durante a diferenciação neuronal. Em células neuronais, a proteína PCP4 tem a função de aumentar a associação e a dissociação de cálcio com a calmodulina, participando, assim, de vias de secreção de inúmeros fatores. De acordo com os dados do Unigene (NCBI), esse gene também é expresso em pâncreas de indivíduos adultos, podendo, portanto, ter um papel importante na malignização de células-beta, gerando o insulinoma. Além disso, PCP4 é descrito como fator que pode inibir a apoptose e aumentar a migração e a invasão de linhagens celulares humanas de câncer de mama.[49,50]

## TXNIP

No mesmo estudo sobre diferenciação de células-tronco embrionárias murinas em células-beta produtoras de insulina, mais de mil genes foram identificados como regulados negativamente, entre os quais, o gene *thioredoxin interacting protein* (TXNIP) foi um dos genes mais reprimidos durante este processo de diferenciação. TXNIP é parte do sistema tiorredoxina (TXN), um sistema antioxidante essencial para a proteção de células contra o estresse oxidativo mediante sua atividade dissulfetorredutase. TXNIP interage com TRX no citoplasma e na mitocôndria, impedindo a redução de proteínas oxidadas, contribuindo para o aumento do estresse oxidativo e susceptibilidade à apoptose.[51] Em células betapancreáticas, a expressão de TXNIP é altamente regulada, sendo TXNIP o gene mais induzido na resposta de ilhotas humanas à glicose, daí ser considerado o elo entre glucotoxicidade e apoptose de células beta.[52] De fato, TXNIP é inibido em linhagens de insulinoma murino (MIN-6)[53] e, por inibir a proliferação celular por meio da ativação de sinais apoptóticos, TXNIP é descrito como um gene supressor tumoral que, normalmente, é silenciado por mecanismos genéticos e epigenéticos em células cancerígenas.[54] A expressão de TXNIP em muitas linhagens cancerígenas é fortemente inibida e, além disso, em estudos clínicos, os níveis de expressão de TXNIP diminuem conforme haja progressão dos estágios de malignidade em diversos tipos de câncer, como no gástrico, no melanoma e no de bexiga.[55]

## ANÁLISE FUNCIONAL DOS RNAS NÃO CODIFICADORES DE PROTEÍNAS

### RNA não codificadores de proteínas

Até a realização dos projetos genomas, era sabido que o câncer é causado por alterações genéticas e/ou epigenéticas em genes supressores de tumores ou oncogenes codificadores de proteínas. A maior parte dos tumores é iniciada por alterações genéticas, porém muitos tumores sofrem alterações na expressão dos genes supressores de tumor em razão de alterações epigenéticas, como metilação de ilhas CpG nos seus promotores, culminando na perda da função.

Acreditava-se que o transcriptoma dos eucariotos era composto por RNA mensageiros (mRNA), RNA transportadores (tRNA), RNA ribossomais (rRNA), e pequenos RNA nucleares (*small nuclear RNA*, snRNA; *small nucleolar RNA*, snoRNA), que exercem funções estruturais e catalíticas no processamento do mRNA ou na tradução das proteínas.

Entretanto, após o desenvolvimento dos projetos de sequenciamento do genoma humano, diversos outros projetos surgiram e análises de expressão gênica em larga escala demonstraram a atividade transcricional em regiões não codificadoras. Apenas cerca de 20 mil genes foram descritos como codificadores de proteínas, representando menos do que 2% das sequências genômicas totais.[56] Entretanto, ao longo dos anos, diversos trabalhos mostraram a presença de regiões codificadoras e não codificadoras de proteínas no genoma, tendo sido estimado que pelo menos 90% do genoma é ativamente transcrito em RNA. A utilização de microarranjos de alta densidade (*tiling arrays*) permitiu a análise da atividade transcricional de toda a porção não repetitiva do genoma humano. Foram identificadas regiões transcritas, porém não codificadoras, contendo, por exemplo, num mesmo lócus, a expressão de diferentes transcritos e suas variantes de *splicing*, alguns com sobreposição total ou parcial, sendo na mesma orientação ou não e incluindo, também, uma parcela expressiva de RNA não codificadores (ncRNA), os quais podem desempenhar papéis biológicos importantes no desenvolvimento celular e no metabolismo.[57] Essas regiões não codificadoras de proteínas, identificadas a partir de estudos de transcriptoma do genoma, ainda não foram bem estudadas ou foram relatadas como sem função conhecida; porém, há evidências de terem significância biológica, tendo sido classificadas de duas formas, de acordo com o tamanho: RNA não codificadores de proteína (ncRNA) pequenos e longos. Diversas dessas regiões têm sido descritas como relacionadas à expressão de transcritos não codifcadores de proteínas, alguns incluindo *enhancers* e regiões intergênicas conservadas. A descrição da regulação da tradução por RNA não codificadores é uma das descobertas-chaves do século XXI na Biologia Molecular, mudando o dogma central do fluxo da informação genética RNA-DNA-proteína.

A extensão da conservação evolutiva de sequências não codificadoras em mamíferos é muito mais alta do que aquela das sequências codificadoras. Esta conservação inclui sequências ultraconservadas e regiões longas livres de transposons, que têm permanecido refratárias às inserções de transposons por meio da evolução dos mamíferos, observações estas difíceis de conciliar com os conceitos ortodoxos da regulação gênica baseados em proteína.

### ncRNA pequenos

Os ncRNA pequenos têm sido associados a diversos processos regulatórios na célula (revisto por[58]). Entre estes, destaca-se a classe de RNA pequenos não codificadores, denominados "microRNA" (miRNA), RNA fita simples contendo cerca de 21 nucleotídeos, sendo potentes moduladores da regulação gênica no câncer, agindo por intermédio da degradação dos transcritos-alvos ou da supressão da tradução.[59,60]

Os miRNA emergiram como uma nova classe de moléculas terapêuticas e como alvos para o tratamento de diversas doenças, incluindo o câncer. Recentemente, diferentes experimentos de *microarray* utilizando diversos tecidos tumorais mostraram que os miRNA apresentam função tanto de oncogenes como de gene supressor de tumor. A literatura tem mostrado a ligação direta entre miRNA e as vias de genes supressores de tumor, como p53 e a família de miRNA-34, com p53 induzindo diretamente a expressão de miRNA34a e miRNA34b/c, mediante bloqueio dos sítios de ligação de p53 para os sítios de início transcricional. Os miRNA-34 causam a parada do ciclo celular em G1, senescência e apoptose, dependendo das condições celulares testadas.

Outras classes de ncRNA pequenos foram descritas como RNA regulatórios, sendo importantes para a produção de proteínas, com papel no processo de *splicing*, os *Small Nuclear RNA* (snRNA), e função na biossíntese de ribossomos, os *Small Nuclear RNA* (snoRNA).

Outra classe importante de RNA regulatórios é composta pelos *Short Interfering RNA* (siRNA), moléculas com 22 nucleotídeos, produzidas a partir de longas duplas fitas de RNA endógeno ou exógeno e que atuam na sinalização para a degradação e inibição da tradução de RNA-alvo em *cis* ou em *trans*.

Outras classes de pequenos RNA têm sido descritas, como os *Piwi-interacting RNA* (piRNA), que formam complexos RNA-proteínas por meio da interação com as proteínas Argonauta da subfamília Piwi.

Estes complexos piRNA têm sido ligados ao silenciamento gênico transcricional de retrotransposons e a outros elementos genéticos em células da linhagem germinativa, no processo de espermatogênese.

### ncRNAs longos

A outra classe de RNA não codificadores de proteínas engloba cerca de milhares de transcritos longos, maiores que mil bases, incluindo padrões complexos de ligação e sobreposição de transcritos sensos e antissensos, com funções desconhecidas. Transcritos que apresentam um reduzido potencial codificador de proteínas também são classificados como ncRNA, mesmo que possam codificar pequenos peptídeos. A literatura tem descrito a expressão tecido-específica de diversos ncRNA humanos e murinos e, também, a expressão em resposta a drogas e a sinais ambientais. A correlação da expressão de ncRNA intrônicos longos com o grau de diferenciação de tumores tem sido relatada em diversos modelos de estudo.[60,61]

Embora muitos lncRNA estejam presentes no genoma eucariótico, ainda é muito difícil classificá-los a partir de um único método de classificação. Uma das classificações mais comumente utilizadas é aquela relacionada ao seu contexto genômico, ou seja, a posição no cromossomo a partir da qual o lncRNA é transcrito. De acordo com essa classificação, esses RNA têm sido classificados em sete grandes grupos:

1) lncRNA intergênicos (lincRNA): localizados entre dois genes codificadores de proteínas;
2) lncRNA intrônicos: localizados dentro de íntrons de genes codificadores de proteínas;
3) lncRNA bidirecionais: localizados dentro de 1kb de promotores na direção oposta em relação ao transcrito que codifica a proteína;
4) lncRNA senso: transcritos a partir da fita senso de genes codificadores de proteínas, podendo sobrepor-se a um ou vários íntrons e éxons;
5) lncRNA antissenso: transcritos a partir da fita antissenso de genes codificadores de proteínas, podendo sobrepor-se a um ou vários íntrons e éxons da sequência senso;
6) lncRNA *Enhancers* (ElncRNA): geralmente menores do que 2kb e transcritos a partir de regiões de *enhancers* do genoma;

(7) LncRNA associados a promotores: transcritos a partir de regiões promotoras de genes codificadores de proteína.[62]

Outra classificação importante é baseada nos efeitos exercidos pelos lncRNA sobre sequências de DNA. Com base nesta classificação, os lncRNA podem ser: (1) de ação *cis* (*cis*-lncRNA), quando o lncRNA regulador e o gene-alvo são ambos transcritos a partir do mesmo lócus; (2) de ação *trans* (trans-lncRNA), quando o lncRNA regulador deixa o local da transcrição e interage com proteínas, com outras moléculas de RNA ou com regiões da cromatina, distantes do seu sítio de transcrição.[63]

Por fim, os lncRNA podem ainda ser classificados de acordo com o seu mecanismo de ação nas categorias:

1) sinal: apresentam expressão celular tecido-específica e regulam a expressão gênica em resposta a diversos estímulos;

2) *decoy*: envolvem a ligação de microRNA a lncRNA, a titulação de fatores de transcrição distantes da cromatina ou o recrutamento de fatores proteicos em subdomínios nucleares;

3) guia: medeiam o recrutamento de enzimas modificadoras da cromatina para genes-alvo em *cis* ou *trans*, a remodelação da cromatina e a regulação epigenética de genes-alvos;

4) *scaffold*: servem como plataformas centrais para unir múltiplas proteínas, formando complexos ribonucleoproteicos.[64]

No entanto, atualmente, esses métodos de classificação permanecem inadequados e relativamente não transparentes. O objetivo geral, a longo prazo, é desenvolver uma estrutura unificada, sistemática e abrangente de classificação e anotação de lncRNA. Além disso, é necessário o desenvolvimento de ferramentas aperfeiçoadas para a integração de dados complexos de vários tipos de experimentos, revelando associações entre transcritos codificadores e não codificadores. Essa classificação de lncRNA seria um pré-requisito para uma visão geral melhorada e mais efetivo acesso e uso de dados de lncRNA em larga escala em vários campos e aplicações.

Independentemente de sua classificação, cresce, na literatura, o número de lncRNA relacionados ao processo de carcinogênese. Os lncRNA regulam diversos oncogenes e genes supressores tumorais nos níveis transcricional e pós-transcricional, afetando a proliferação, a apoptose, a angiogênese, a invasão, a migração e a metástase das células tumorais.

## Genômica funcional dos ncRNA

A genômica funcional dos ncRNA[65] constitui-se num grande desafio para o entendimento da expressão gênica, e a Bioinformática vem sendo e deverá continuar a ser fundamental para identificar as principais moléculas das redes regulatórias de RNA, permitindo apontar para novos alvos terapêuticos para o câncer e novas estratégias de análises de prognóstico e até mesmo de terapia antitumoral.

Estas moléculas têm sido alvos de estudos como alvos terapêuticos para o câncer como moléculas que podem ser utilizadas diretamente ou após interferência. Cerca de 168 estudos envolvendo microRNA estão em investigação clínica como terapia em câncer e quatro para lncRNA (<https://clinicaltrials.gov>/consulta em 18/07/2019).

Para miRNA com capacidade oncogênica, terapias potenciais incluem os itens a seguir, sendo que diversos alvos já são objetos de patentes (revisto por[66]):

- oligonucleotídeos anti-miRNA;
- "miRNA sponges", que é definido como um mRNA sintético contendo múltiplos sítios para um miRNA endógeno, para prevenir a interação entre o miRNA e seu alvo endógeno;
- "miRNA masking", partindo do princípio que cada miRNA deve regular centenas de genes e cada gene pode ser regulado por múltiplos miRNA, esta estratégia refere-se a uma sequência com perfeita complementariedade ao sítio de ligação para um miRNA endógeno no gene-alvo, que pode formar um duplex com o mRNA-alvo com afinidade maior, além disso, bloqueando o acesso do miRNA endógeno no seu sítio de ligação, sem os potenciais efeitos colaterais da degradação de RNA por oligonucleotídeos anti-miRNA;
- pequenas moléculas inibidoras contra miRNA específicos.

Para miRNA com capacidade supressora de tumor, restaurar esses alvos por meio da sua expressão nas células tumorais pode ser uma estratégia útil na terapia antitumoral. Diversos estudos com miRNA supressores de tumor comprovaram isso: a superexpressão de Let-7 em linhagens celulares de câncer de pulmão inibiu o crescimento celular; a terapia com inserção de *mir-15* e *mir-16*, que têm como alvo o BCL2, geralmente estão deletados em pacientes com CLL, resultando na redução do nível da proteína BCL2 e aumento da apoptose em linhagens de células tumorais. A restauração da expressão do gene com o uso de vetores virais tem sido testada, por exemplo, na administração sistêmica do *miR-26a* utilizando um vírus adenoassociado em modelo animal de carcinoma hepatocelular, resultando na inibição da proliferação do câncer, indução da apoptose tumor-específica e em significativa proteção contra a progressão da doença, na ausência de toxicidade.

Os lncRNA desempenham papel importante na patogênese do câncer,[67] podendo ter ação de diversas formas citadas a seguir, sendo possíveis alvos terapêuticos alguns dos quais já foram patenteados:

- degradação pós-transcricional de RNA por meio de siRNA, que sinalizarão para a maquinaria de clivagem dependente de Dicer e Argonauta;
- uso de oligonucleotídeos *antisense* com modificações químicas que podem ter ação em um RNA de interesse, visando à degradação via um mecanismo dependente de RNA;
- modulação de outros genes de lncRNA, promovendo bloqueio estérico do promotor ou por meio de técnicas de edição genômica como o CRISPR-Cas9;
- perda de função pela criação de uma inibição estérica de interações RNA-proteína ou prevenindo a formação de estruturas secundárias, com o uso, por exemplo, de moléculas ligantes de RNA ou oligonucleotídeos *antisense* com modificações químicas.

## PROTEÔMICA DO CÂNCER (TECNOLOGIA E APLICAÇÕES)

Na era pós-genômica, ao se verificar que os resultados obtidos por meio dos projetos genoma estavam trazendo grande quantidade de informações, as quais ainda não eram suficientes para a compreensão dos mecanismos de tumorigênese, da progressão tumoral e da resposta dos pacientes aos tumores, um grande investimento foi feito na área de **proteômica**, já que as proteínas são os efetores moleculares finais no contexto celular.[68-70]

Por meio de projetos de transcriptoma, a abundância proteica relativa e suas variações, induzidas por processos fisiológicos, patológicos ou intervenções farmacológicas, pode, muitas vezes, ser inferida a partir da análise dos RNA mensageiros correspondentes; porém, esta correlação quantitativa nem sempre é verdadeira, além de não ser capaz de fornecer informações sobre modificações pós-traducionais ou sobre localização subcelular, turnover proteico, tempo de meia-vida, parceiros nas interações proteína-proteína ou função – dados estes fundamentais para se compreender o papel dessas moléculas em um contexto mais amplo.[71]

Foi por meio do desenvolvimento de métodos de Espectrometria de Massas para a identificação de proteínas, como MALDI-TOF e suas inúmeras variantes, bem como do estabelecimento de protocolos para produção e imobilização de proteínas em forma de microarranjos/matrizes, permitindo, assim, ensaios em larga escala, que, a partir do ano 2000, a proteômica floresceu em paralelo ao desenvolvimento metodológico, passando a contribuir para a obtenção de informações importantes sobre fenômenos biológicos fundamentais para a área de Oncologia Molecular.

Atualmente, em virtude da facilidade na identificação de proteínas por meio dessas técnicas de espectrometria de massas, seja em misturas complexas, seja isoladamente, é possível comparar: o proteoma de células tumorais, em cultura, antes e depois do tratamento com determinados quimioterápicos; tecido tumoral com tecido normal da própria margem cirúrgica; tecido tumoral em diferentes fases de progressão, entre outros, descrevendo diferenças que podem ser dramáticas, como o desaparecimento de um conjunto de proteínas, até diferenças bastante sutis, como a fosforilação de um único resíduo de aminoácido de uma proteína. Para tanto, basta que se utilize uma técnica que tenha sensibilidade e resolução suficientes para separar as diferentes proteínas presentes em uma mistura complexa, como um extrato celular gerando os perfis proteicos e permitindo, assim, a comparação dos sistemas de interesse, além da identificação de proteínas que apresentam abundância diferencial. As técnicas de separação de proteínas que há 10 ou mais anos se baseavam, principalmente, em eletroforese bidimensional (2D-PAGE), tendo sido substituídas por métodos cromatográficos como o HPLC, que são acoplados em fluxo a sistemas de espectrometria de massa em *tandem*, o que garante melhores resolução e exatidão, com diversas metodologias desenvolvidas para permitir comparação entre amostras, dispensando, assim, plataformas em gel. Exemplos de métodos que dispensam os géis são o iTRAQ (*isobaric tagging for relative and absolute quantification*) e o TMT (*tandem mass tags*), em que *tags* de massas diferentes são utilizados para identificar se as proteínas identificadas são provenientes de uma amostra ou de outra, permitindo quantificação relativa.[69,71]

Estudos proteômicos permitem detectar proteínas precocemente produzidas em uma condição especial, como frente a um estímulo químico, podendo ser realizados por métodos como o SILAC (*stable isotope labelling by/with aminoacids in cell culture*) e suas variantes, baseados também em espectrometria de massas. É possível descrever interações proteína-proteína, ou mesmo DNA-proteína, no contexto celular, nos chamados estudos de interactoma, que são de grande importância para descrever as vias de transdução de sinal, que podem estar desreguladas em processos de tumorigênese, abrindo portas para o desenvolvimento farmacológico, que visa à revelação dessas vias e suas conexões e à busca de novas ferramentas terapêuticas.[69,71]

Ao produzir proteínas em larga escala e imobilizá-las em uma matriz sólida, inúmeros projetos vêm sendo desenvolvidos com o objetivo de rastrear o soro de pacientes com câncer, na busca de anticorpos antitumorais potencialmente utilizáveis como biomarcadores, podendo indicar a presença de um tumor muito antes que haja massa detectável em exames de imagem. A busca é não apenas por anticorpos circulantes, mas também por proteínas e outras moléculas, por intermédio de diversas metodologias, com o objetivo de traduzir estes conhecimentos em métodos diagnósticos muito pouco ou nada invasivos que possam ser utilizados na clínica.[68,70]

No entanto, com todo este desenvolvimento metodológico das últimas décadas, o aprendizado mais importante foi que os tumores são absolutamente heterogêneos. Para dez pacientes que recebam uma classificação anatomopatológica idêntica para seus tumores, seguramente teremos dez tumores distintos do ponto de vista molecular. As variações ocorrem entre diferentes tumores e em diferentes regiões de mesmo tumor, o que explica a resistência tumoral a terapias, baixas sensibilidade e especificidade de marcadores tumorais e os desfechos diferentes para uma mesma condição. O reconhecimento dessas variantes moleculares de um mesmo tumor na classificação anatomopatológica vem permitindo que se faça correlação entre padrões moleculares e os desfechos clínicos prováveis, além dos padrões esperados de resposta aos diferentes fármacos do arsenal terapêutico disponível, abrindo caminho para a Medicina personalizada, o que não seria possível antes dos diversos estudos moleculares incluindo aqueles de proteômica.[69,72,73]

## CÉLULAS-TRONCO TUMORAIS E GENÔMICA FUNCIONAL

O conceito de células-tronco tumorais (CSC, do Inglês *cancer stem cells*) emergiu como um modelo de estudo para explicar a formação e a programação do tumor. Esse conceito parte do princípio de que uma subpopulação de células tumorais, assim como as células-tronco, apresentm habilidade de se dividir tanto simétrica (autorrenovação), originando duas células filhas iguais, como assimetricamente, originando uma célula filha mais diferenciada, sendo, assim, responsável tanto pelo desenvolvimento como pela manutenção e heterogeneidade celulares típicas do tecido tumoral.[74] De acordo com diversos estudos, alguns tipos de tumores podem surgir a partir de células normais que apresentam atividade intrínseca de autorrenovação, as células-tronco ou progenitoras, ou de células diferenciadas que tiveram a capacidade de autorrenovação ativada por mutações ou sinalizações. O quanto as CSC são células-tronco presentes nos tecidos que sofreram alguma mutação ou foram originadas de células normais que adquiriram características de células-tronco ainda é objeto de estudo em diversas pesquisas.

Apesar da hipótese de CSC ter sido formulada no início do século XX, pelo embriologista John Beard, os primeiros relatos de sua identificação ocorreram em 1994 quando John Dick isolou, a partir de leucemia mieloide aguda, células com a capacidade de se autorrenovarem e diferenciarem-se *in vitro* e de reproduzirem o tumor primário em camundongos imunodeficientes.[75] Desde então, utilizando anticorpos específicos para proteínas de membrana normalmente encontradas em células-tronco, denominados "marcadores", foram identificadas populações celulares com características de CSC em alguns tipos de tumores, como carcinoma mamário (CD44+/CD24-, ALDH1 e CD90+), melanoma (CD20+), neuroblastoma (CD133+), câncer de cólon

(CD133+), pancreático (CD44+/EpCam+/CD24+) e câncer de próstata (CD44+/21+/CD133+).

Com a identificação dos marcadores que permitem isolar eficientemente CSC a partir de tumores, é possível caracterizar suas propriedades moleculares e biológicas, buscando entender questões importantes como:

1. Quais vias de sinalização estão envolvidas no processo de autorrenovação e de diferenciação das CSC?;
2. Há genes diferencialmente expressos nestas células que possam permitir o desenvolvimento de terapia-alvo?;
3. Quais os mecanismos pelos quais CSC escapam das terapias convencionais?

O primeiro passo para responder essas questões é comparar o perfil de expressão gênica entre CSC, células normais e células não-tronco tumorais, utilizando-se as tecnologias de genômica, transcriptômica e proteômica. Têm sido descritas vias específicas de sinalização com papel funcional na renovação das CSC e/ou em sua diferenciação e, ainda, que CSC estão associadas com um nicho do microambiente tumoral. Um exemplo desse tipo de análise foi realizado em células-tronco tumorais isoladas de carcinoma mamário, utilizando os marcadores CD44 e CD24, tendo sido encontrados genes associados com células-tronco e células progenitoras, que são diferencialmente expressos em CSC.[76] Além disso, foi demonstrado que a via de sinalização de TGF-ß, conhecida por ter um importante papel em células-tronco embrionárias, bem como na tumorigênese, está ativada em CSC. Recentemente, demonstramos que as células tumorais de mama que expressam o marcador de células-tronco CD90, além de apresentarem o fenótipo mais agressivo e metastático, também têm a via de sinalização de EGF (fator de crescimento epidérmico) ativada e funcional, independentemente de estímulos externos.[77] A descoberta dessas vias de sinalização e seus fatores é extremamente importante, abrindo perspectivas terapêuticas, uma vez que, conhecendo-se a via, é possível o desenvolvimento de inibidores químicos e bioquímicos para inativá-la. Esses estudos têm gerado dados sobre as propriedades funcionais das células-tronco tumorais, os quais podem, futuramente, ser utilizados no desenho de estratégias para um tratamento mais eficiente dos pacientes portadores de câncer.

## REDES REGULATÓRIAS E CÂNCER

O controle da transcrição de milhares de genes na célula é um sistema complexo que inclui a interação de uma numerosa gama de constituintes celulares, como DNA, RNA, proteínas e outras moléculas. Esse sistema é denominado "rede regulatória de genes", na qual as proteínas formam complexos multiproteicos, os quais são os sinais atuantes no sistema de controle celular. Esses complexos interagem com outros complexos multiproteicos, tanto no nível intracelular como no extracelular, controlando vias metabólicas e recebendo *feedbacks* dos processos por eles controlados. Sinais são enviados para os níveis de transcrição e tradução. Esses sinais modificam os padrões futuros de expressão gênica e, consequentemente, a produção das proteínas. Dessa forma, esses complexos multiproteicos formam uma rede de sinalização que controla as atividades da célula.

Por meio de estudo minucioso da dinâmica dessas redes regulatórias, é possível identificar como a sequência genômica comanda a regulação da expressão de um conjunto de genes, fornecendo informações sobre os múltiplos estados da proliferação e diferenciação celular e sua subversão, que leva à transformação maligna.

Quando partes dessas redes regulatórias entram em colapso, em decorrência de mutações nos genes-chave e/ou estímulos externos como drogas, o controle da rede regulatória é perdido/subvertido, resultando, muitas vezes, na multiplicação descontrolada das células e dando origem às células tumorais.

A modelagem matemática das redes regulatórias tem sido fundamental para uma melhor compreensão das bases moleculares das neoplasias e, também, para a identificação de biomarcadores informativos para o uso no diagnóstico, prognóstico e acompanhamento terapêutico, além do desenho de novas drogas antitumorais. Com o advento de técnicas ômicas, principalmente baseadas em tecnologias recentes de sequenciamento em larga escala, é possível obter uma visão geral dos níveis de transcrição dos genes nas células e, utilizando modelos computacionais, inferir vias de sinalização celular no sistema, interações DNA-proteína e proteína-proteína e bases biológicas importantes do processo de tumorigênese. Em alguns casos, esses modelos têm se mostrado bastante úteis na predição, sugerindo novos alvos a serem explorados, os quais não poderiam ser identificados em tempo hábil com os atuais protocolos de experimentos laboratoriais. Os modelos mais comumente empregados são baseados em lógicas booleanas,[78] teorias bayesianas,[79] vetores autorregressivos[80] e modelos gráficos gaussianos.[81] Todos esses apresentam vantagens e desvantagens, e a escolha da melhor abordagem depende das características dos dados e do tipo de informação que se deseja obter.

Após a modelagem da rede, é importante analisar sua estrutura. Estudos teóricos na área de Network Science têm demonstrado que ela é livre de escala,[82] ou seja, (1) a rede é esparsa (o número de conexões/regulações é da mesma ordem do número de genes) e (2) uma pequena quantidade de genes se liga funcionalmente com muitos outros enquanto uma grande quantidade de genes se ligam com poucos (i.e., a conectividade da rede segue uma distribuição de potência). Essas características sugerem que alterações na expressão de poucos genes "importantes" podem causar grandes perturbações no restante da rede. Alguns exemplos de genes importantes seriam aqueles que apresentam alta conectividade ou ligam duas sub-redes (genes-ponte). A identificação desses genes importantes pode ser feita pelo cálculo de diversas medidas de centralidade, como as centralidades de grau, de autovetor, *betweenness*, entre outros.[83]

Outro ponto importante a ser considerado na análise estrutural de redes é a flutuação intrínseca (ruído). Por exemplo, mesmo redes regulatórias de genes de indivíduos pertencentes ao mesmo grupo (p. ex., grupo-controle ou doente) apresentam diferenças estruturais. Isso motivou o surgimento de uma nova área, conhecida como Network Statistics,[84] i.e., a análise de redes baseadas em métodos que integram conceitos estatísticos formais em redes. Alguns exemplos desses métodos são a comparação de redes (Fujita A, Lira E, Santos SS, Soares GE, Bando SY, Takahashi DY. A semiparametric statistical test to compare complex networks. *Journal of Complex Networks*. (no prelo)), como também o conceito de correlação entre dois vetores de redes.[85]

Todas essas novas abordagens estatístico-computacionais de análise têm demonstrado que genes com alta capacidade de discriminação entre as classes normal e tumoral podem não estar necessariamente relacionados à diferença de expressão gênica, mas à diferença de conectividade. Esse resultado dá indícios de que alterações substanciais na estrutura da rede podem estar envolvidas no processo neoplásico.

## REFERÊNCIAS

1. Bishop JM. Viral oncogenes. Cell. 1985;42(1):23-38.

2. Taparowsky E, Suard Y, Fasano O, Shimizu K, Goldfarb M, Wigler M. Activation of the T24 bladder carcinoma transforming gene is linked to a single amino acid change. Nature. 1982;300(5894):762-5.

3. Sherr CJ. Principles of tumor suppression. Cell. 2004;116(2):235-46.

4. Knudson AG Jr. Mutation and cancer: statistical study of retinoblastoma. Proceedings of the National Academy of Sciences of the United States of America. 1971;68(4):820-3.

5. Francke U. Retinoblastoma and chromosome 13. Birth defects original article series. 1976;12(7):131-4.

6. Sparkes RS, Murphree AL, Lingua RW, Sparkes MC, Field LL, Funderburk SJ, et al. Gene for hereditary retinoblastoma assigned to human chromosome 13 by linkage to esterase D. Science. 1983;219(4587):971-3.

7. Friend SH, Bernards R, Rogelj S, Weinberg RA, Rapaport JM, Albert DM, et al. A human DNA segment with properties of the gene that predisposes to retinoblastoma and osteosarcoma. Nature. 1986;323(6089):643-6.

8. Vogelstein B, Kinzler KW. Cancer genes and the pathways they control. Nat Med. 2004;10(8):789-99.

9. Hanahan D, Weinberg RA. Hallmarks of cancer: the next generation. Cell. 2011;144(5):646-74.

10. Senn on the Healing of Aseptic Bone Cavities by Implantation of Antiseptic Decalcified Bone. Annals of Surgery. 1889;10(5):352-68.

11. Vogelstein B, Kinzler KW. The path to cancer – three strikes and you're out. N Engl J Med. 2015;373(20):1895-8.

12. Vogelstein B, Papadopoulos N, Velculescu VE, Zhou S, Diaz LA Jr., Kinzler KW. Cancer genome landscapes. Science. 2013;339(6127):1546-58.

13. Hutter C, Zenklusen JC. The Cancer Genome Atlas: creating lasting value beyond its data. Cell. 2018;173(2):283-5.

14. Bailey MH, Tokheim C, Porta-Pardo E, Sengupta S, Bertrand D, Weerasinghe A, et al. Comprehensive Characterization of Cancer Driver Genes and Mutations. Cell. 2018;174(4):1034-5.

15. Ke X, Shen L. Molecular targeted therapy of cancer: the progress and future prospect. Frontiers in Laboratory Medicine. 2017;1(2):69-75.

16. Thorsson V, Gibbs DL, Brown SD, Wolf D, Bortone DS, Ou Yang TH, et al. The Immune Landscape of Cancer. Immunity. 2018;48(4):812-30 e14.

17. Sharma P, Allison JP. Immune checkpoint targeting in cancer therapy: toward combination strategies with curative potential. Cell. 2015;161(2):205-14.

18. Speicher MR, Carter NP. The new cytogenetics: blurring the boundaries with molecular biology. Nature Reviews Genetics. 2005;6(10):782-92.

19. Shendure J, Mitra RD, Varma C, Church GM. Advanced sequencing technologies: methods and goals. Nature reviews Genetics. 2004;5(5):335-44.

20. Kallioniemi A. CGH microarrays and cancer. Curr Opin Biotechnol. 2008;19(1):36-40.

21. Feinberg AP, Tycko B. The history of cancer epigenetics. Nat Rev Cancer. 2004;4(2):143-53.

22. Gaither A, Iourgenko V. RNA interference technologies and their use in cancer research. Curr Opin Oncol. 2007;19(1):50-4.

23. Langdon SP. Cancer cell culture – Methods and protocols New Jersey: Humana Press.; 2003.

24. Anisimov VN, Ukraintseva SV, Yashin AI. Cancer in rodents: does it tell us about cancer in humans? Nat Rev Cancer. 2005;5(10):807-19.

25. Weinberg RA. The Biology of Cancer. New York: Garland Science. New York: Garland Science; 2007.

26. Lander ES, Linton LM, Birren B, Nusbaum C, Zody MC, Baldwin J, et al. Initial sequencing and analysis of the human genome. Nature. 2001;409(6822):860-921.

27. Venter JC, Adams MD, Myers EW, Li PW, Mural RJ, Sutton GG, et al. The sequence of the human genome. Science. 2001;291(5507):1304-51.

28. Dias Neto E, Correa RG, Verjovski-Almeida S, Briones MR, Nagai MA, da Silva W Jr., et al. Shotgun sequencing of the human transcriptome with ORF expressed sequence tags. Proceedings of the National Academy of Sciences of the United States of America. 2000;97(7):3491-6.

29. Sogayar MC, Camargo AA, Bettoni F, Carraro DM, Pires LC, Parmigiani RB, et al. A transcript finishing initiative for closing gaps in the human transcriptome. Genome research. 2004;14(7):1413-23.

30. Reis EM, Ojopi EP, Alberto FL, Rahal P, Tsukumo F, Mancini UM, et al. Large-scale transcriptome analyses reveal new genetic marker candidates of head, neck, and thyroid cancer. Cancer Research. 2005;65(5):1693-9.

31. Hernandez MC, Andres-Barquin PJ, Martinez S, Bulfone A, Rubenstein JL, Israel MA. ENC-1: a novel mammalian kelch-related gene specifically expressed in the nervous system encodes an actin-binding protein. The Journal of Neuroscience: the official Journal of the Society for Neuroscience. 1997;17(9):3038-51.

32. Kim TA, Lim J, Ota S, Raja S, Rogers R, Rivnay B, et al. NRP/B, a novel nuclear matrix protein, associates with p110(RB) and is involved in neuronal differentiation. The Journal of Cell Biology. 1998;141(3):553-66.

33. Zhang Y, Sloan SA, Clarke LE, Caneda C, Plaza CA, Blumenthal PD, et al. Purification and characterization of progenitor and mature human astrocytes reveals transcriptional and functional differences with mouse. Neuron. 2016;89(1):37-53.

34. Liang XQ, Avraham HK, Jiang S, Avraham S. Genetic alterations of the NRP/B gene are associated with human brain tumors. Oncogene. 2004;23(35):5890-900.

35. Gupta VA, Beggs AH. Kelch proteins: emerging roles in skeletal muscle development and diseases. Skeletal muscle. 2014;4:11.

36. Polyak K, Xia Y, Zweier JL, Kinzler KW, Vogelstein B. A model for p53-induced apoptosis. Nature. 1997;389(6648):300-5.

37. Choi J, Yang ES, Cha K, Whang J, Choi WJ, Avraham S, et al. The nuclear matrix protein, NRP/B, acts as a transcriptional repressor of E2F-mediated transcriptional activity. Journal of Cancer Prevention. 2014;19(3):187-98.

38. Degaki TL, Demasi MA, Sogayar MC. Overexpression of NRP/b (nuclear restrict protein in brain) suppresses the malignant phenotype in the C6/ST1 glioma cell line. The Journal of Steroid Biochemistry and Molecular Biology. 2009;117(4-5):107-16.

39. Takahashi C, Sheng Z, Horan TP, Kitayama H, Maki M, Hitomi K, et al. Regulation of matrix metalloproteinase-9 and inhibition of tumor invasion by the membrane-anchored glycoprotein RECK. Proceedings of the National Academy of Sciences of the United States of America. 1998;95(22):13221-6.

40. Noda M, Takahashi C. Recklessness as a hallmark of aggressive cancer. Cancer science. 2007;98(11):1659-65.

41. Oh SH, Kim TH, Lee JH. Creating growth factor gradients in three dimensional porous matrix by centrifugation and surface immobilization. Biomaterials. 2011;32(32):8254-60.

42. van der Jagt MF, Sweep FC, Waas ET, Hendriks T, Ruers TJ, Merry AH, et al. Correlation of reversion-inducing cysteine-rich protein with kazal motifs (RECK) and extracellular matrix metalloproteinase inducer (EMMPRIN), with MMP-2, MMP-9, and survival in colorectal cancer. Cancer letters. 2006;237(2):289-97.

43. Figueira RC, Gomes LR, Neto JS, Silva FC, Silva ID, Sogayar MC. Correlation between MMPs and their inhibitors in breast cancer tumor tissue specimens and in cell lines with different metastatic potential. BMC cancer. 2009;9:20.

44. Trombetta-Lima M, Winnischofer SM, Demasi MA, Astorino Filho R, Carreira AC, Wei B, et al. Isolation and characterization of novel RECK tumor suppressor gene splice variants. Oncotarget. 2015;6(32):33120-33.

45. Machado RAC, Schneider H, DeOcesano-Pereira C, Lichtenstein F, Andrade F, Fujita A, et al. CHD7 promotes glioblastoma cell motility and invasiveness through

transcriptional modulation of an invasion signature. Scientific reports. 2019;9(1):3952.

46. Scanlan MJ, Welt S, Gordon CM, Chen YT, Gure AO, Stockert E, et al. Cancer-related serological recognition of human colon cancer: identification of potential diagnostic and immunotherapeutic targets. Cancer research. 2002;62(14):4041-7.

47. Pleasance ED, Stephens PJ, O'Meara S, McBride DJ, Meynert A, Jones D, et al. A small-cell lung cancer genome with complex signatures of tobacco exposure. Nature. 2010;463(7278):184-90.

48. Erhardt JA, Legos JJ, Johanson RA, Slemmon JR, Wang X. Expression of PEP-19 inhibits apoptosis in PC12 cells. Neuroreport. 2000;11(17):3719-23.

49. Hamada T, Souda M, Yoshimura T, Sasaguri S, Hatanaka K, Tasaki T, et al. Anti-apoptotic effects of PCP4/PEP19 in human breast cancer cell lines: a novel oncotarget. Oncotarget. 2014;5(15):6076-86.

50. Yoshimura T, Hamada T, Hijioka H, Souda M, Hatanaka K, Yoshioka T, et al. PCP4/PEP19 promotes migration, invasion and adhesion in human breast cancer MCF-7 and T47D cells. Oncotarget. 2016;7(31):49065-74.

51. Shalev A. Minireview: thioredoxin-interacting protein: regulation and function in the pancreatic beta-cell. Molecular endocrinology. 2014;28(8):1211-20.

52. Shalev A. Lack of TXNIP protects beta-cells against glucotoxicity. Biochemical Society Transactions. 2008;36(Pt 5):963-5.

53. Rani S, Mehta JP, Barron N, Doolan P, Jeppesen PB, Clynes M, et al. Decreasing Txnip mRNA and protein levels in pancreatic MIN6 cells reduces reactive oxygen species and restores glucose regulated insulin secretion. Cellular physiology and biochemistry. International Journal of Experimental Cellular Physiology, Biochemistry, and Pharmacology. 2010;25(6):667-74.

54. Zhou J, Chng WJ. Roles of thioredoxin binding protein (TXNIP) in oxidative stress, apoptosis and cancer. Mitochondrion. 2013;13(3):163-9.

55. Yoshihara E, Masaki S, Matsuo Y, Chen Z, Tian H, Yodoi J. Thioredoxin/Txnip: redoxisome, as a redox switch for the pathogenesis of diseases. Frontiers in Immunology. 2014;4:514.

56. Ponting CP, Belgard TG. Transcribed dark matter: meaning or myth? Hum Mol Genet. 2010;19(R2):R162-8.

57. Wilkinson L, Kolle G, Wen D, Piper M, Scott J, Little M. CRIM1 regulates the rate of processing and delivery of bone morphogenetic proteins to the cell surface. The Journal of Biological Chemistry. 2003;278(36):34181-8.

58. Mattick JS, Makunin IV. Non-coding RNA. Hum Mol Genet. 2006;15(1):R17-29.

59. Bartel DP. MicroRNAs: genomics, biogenesis, mechanism, and function. Cell. 2004;116(2):281-97.

60. DeOcesano-Pereira C, Velloso FV, Oliveira CAC, Ribeiro CSP, Winnischofer SMB, Sogayar MC, et al. Post-transcriptional control of RNA expression in cancer. Capítulo do livro *Intech – post-transcriptional control of RNA Expression in cancer*. Chapter 7. In: Gene Regulation and Expression in Mammalian Cells: transcription from general aspects. Uchiumi F (ed.). InTech; 2018.

61. DeOcesano-Pereira C, Machado RAC, Jesus-Ferreira HC, Marchini T, Pereira TF, Carreira ACO, et al. Functional impact of the long non-coding RNA MEG3 deletion by CRISPR/Cas9 in the human triple negative metastatic Hs578T cancer cell line. Oncology Letters. 2019.

62. Hauptman N, Glavac D. Long non-coding RNA in cancer. International Journal of Molecular Sciences. 2013;14(3):4655-69.

63. Kopp F, Mendell JT. Functional classification and experimental dissection of long noncoding RNAs. Cell. 2018;172(3):393-407.

64. Ma L, Li A, Zou D, Xu X, Xia L, Yu J, et al. LncRNAWiki: harnessing community knowledge in collaborative curation of human long non-coding RNAs. Nucleic acids research. 2015;43:D187-92.

65. Mattick JS, Makunin IV. Small regulatory RNAs in mammals. Hum Mol Genet. 2005;14(1):R121-32.

66. Chakraborty C, Sharma AR, Sharma G, Doss CGP, Lee SS. Therapeutic miRNA and siRNA: Moving from Bench to Clinic as Next Generation Medicine. Molecular therapy Nucleic acids. 2017;8:132-43.

67. Huarte M. The emerging role of lncRNAs in cancer. Nat Med. 2015;21(11):1253-61.

68. Anderson KS, Sibani S, Wallstrom G, Qiu J, Mendoza EA, Raphael J, et al. Protein microarray signature of autoantibody biomarkers for the early detection of breast cancer. Journal of Proteome Research. 2011;10(1):85-96.

69. Hristova VA, Chan DW. Cancer biomarker discovery and translation: proteomics and beyond. Expert Review of Proteomics. 2019;16(2):93-103.

70. Ramachandran N, Anderson KS, Raphael JV, Hainsworth E, Sibani S, Montor WR, et al. Tracking humoral responses using self assembling protein microarrays. Proteomics Clinical Applications. 2008;2(10-11):1518-27.

71. Mardamshina M, Geiger T. Next-generation proteomics and its application to clinical breast cancer research. Am J Pathol. 2017;187(10):2175-84.

72. de Melo FHM, Oliveira JS, Sartorelli VOB, Montor WR. Cancer Chemoprevention: classic and epigenetic mechanisms inhibiting tumorigenesis. What have we learned so far? Frontiers in Oncology. 2018;8:644.

73. Montor WR, Salas A, Melo FHM. Receptor tyrosine kinases and downstream pathways as druggable targets for cancer treatment: the current arsenal of inhibitors. Molecular Cancer. 2018;17(1):55.

74. Reya T, Morrison SJ, Clarke MF, Weissman IL. Stem cells, cancer, and cancer stem cells. Nature. 2001;414(6859):105-11.

75. Lapidot T, Sirard C, Vormoor J, Murdoch B, Hoang T, Caceres-Cortes J, et al. A cell initiating human acute myeloid leukaemia after transplantation into SCID mice. Nature. 1994;367(6464):645-8.

76. Shipitsin M, Campbell LL, Argani P, Weremowicz S, Bloushtain-Qimron N, Yao J, et al. Molecular definition of breast tumor heterogeneity. Cancer cell. 2007;11(3):259-73.

77. Lobba ARM, Carreira ACO, Cerqueira OLD, Fujita A, DeOcesano-Pereira C, Osorio CAB et al. High CD90 (THY-1) expression positively correlates with cell transformation and worse prognosis in basal-like breast cancer tumors. PloS One. 2018;13(6):e0199254.

78. Shmulevich I, Dougherty ER, Kim S, Zhang W. Probabilistic boolean networks: a rule-based uncertainty model for gene regulatory networks. Bioinformatics. 2002;18(2):261-74.

79. Perrin BE, Ralaivola L, Mazurie A, Bottani S, Mallet J, d'Alche-Buc F. Gene networks inference using dynamic Bayesian networks. Bioinformatics. 2003;19(2):ii138-48.

80. Fujita A, Sato JR, Ferreira CE, Sogayar MC. GEDI: a user-friendly toolbox for analysis of large-scale gene expression data. BMC bioinformatics. 2007;8:457.

81. Wille A, Zimmermann P, Vranova E, Furholz A, Laule O, Bleuler S, et al. Sparse graphical Gaussian modeling of the isoprenoid gene network in Arabidopsis thaliana. Genome Biol. 2004;5(11):R92.

82. Ouma WZ, Pogacar K, Grotewold E. Topological and statistical analyses of gene regulatory networks reveal unifying yet quantitatively different emergent properties. PLoS Computational Biology. 2018;14(4):e1006098.

83. Koschutzki D, Schreiber F. Centrality analysis methods for biological networks and their application to gene regulatory networks. Gene regulation and systems biology. 2008;2:193-201.

84. Takahashi DY, Sato JR, Ferreira CE, Fujita A. Discriminating different classes of biological networks by analyzing the graphs spectra distribution. PloS One. 2012;7(12):e49949.

85. Fujita A, Sato JR, Angelo M, Demasi A, Yamaguchi R, Shimamura T, et al. Inferring contagion in regulatory networks. IEEE/ACM transactions on computational biology and bioinformatics. 2011;8(2):570-76.

# 37

# Obesidade e Câncer

Felipe Osório Costa
Ademar Dantas da Cunha Júnior
Maria Carolina Santos Mendes
José Barreto Campello Carvalheira

## DESTAQUES

- Até cerca de 4% de todas as neoplasias são causadas por sobrepeso e obesidade, havendo associação com pelo menos 13 tipos diferentes de neoplasias.
- Como neoplasias relacionadas a obesidade, destacam-se os cânceres de mama, endométrio e colorretal entre mulheres e os cânceres de fígado, colorretal e rim entre os homens.
- Os principais mecanismos fisiopatológicos propostos para a associação entre obesidade e câncer incluem inflamação subclínica, adipocinas (leptina e adiponectina), hiperinsulinemia e biodisponibilidade do insulin-growth-factor-1 (IGF-1) e alterações no metabolismo dos hormônios sexuais.

## INTRODUÇÃO

Desde o início deste século, vasta evidência epidemiológica associa obesidade ao aumento de incidência e de mortalidade para diversos tipos de câncer. Estima-se que, em 2012, em torno de meio milhão de casos (3,6% a 3,9% do total) tenha sido causads por sobrepeso e obesidade. Atualmente, a International Agency for Research on Cancer (IARC) e o World Cancer Research Fund (WCRF) reconhecem, ambos, a associação de excesso de peso com as seguintes neoplasias: colorreta:, vesícula biliar; pâncreas; fígado; adenocarcinoma de esôfago e fundo gástrico; mama na pós-menopausa; endométrio; ovário; rim; tireoide; mieloma múltiplo.

A prevalência de sobrepeso e obesidade aumentou expressivamente desde o fim do século 20 em praticamente todas as regiões do mundo. Mantidas as proporções atuais em que aproximadamente 2,01 bilhões de adultos (40% da população) e 340 milhões de crianças e jovens de 5 a 19 anos (18% do total) apresentam excesso de peso, a perspectiva de aumento da incidência de câncer associado à obesidade nos próximos anos é alarmante em todo o mundo. Os determinantes que explicam esta epidemia são múltiplos, sendo que hábitos inicialmente associados a regiões mais desenvolvidas economicamente, como o maior consumo de alimentos processados e com alto valor calórico e o menor gasto energético em atividades diárias pela maior mecanização das mesmas, se disseminaram mesmo em áreas menos desenvolvidas. Atualmente a obesidade é considerada o principal fator de risco para doenças crônicas não comunicáveis, sendo implicada como causa em cerca de 30% das neoplasias evitáveis (Figura 37.1).

No Brasil, onde a prevalência de obesidade na população urbana atingiu 51% da população, estima-se para 2025 a incidência de aproximadamente 30 mil (4,6% do total) casos novos de câncer atribuídos à obesidade. De grande impacto também é o aumento desproporcional na incidência em faixa etária mais jovem, de 25 a 49 anos, observado em metade das neoplasias associadas à obesidade, o que pode amplificar ainda mais o impacto social e econômico deste fenômeno.

Dessa forma, o interesse pela melhor compreensão dos mecanismos fisiopatológicos da carcinogênese associada à obesidade, a identificação de marcadores intermediários e as estratégias de prevenção ganharam enorme relevância para formulação de políticas de saúde pública. Resposta inflamatória sustentada, além de aumento dos níveis de insulina, fator de crescimento semelhante à insulina (IGF) e hormônios sexuais são consistentemente implicados na carcinogênese. De forma ainda mais complexa, a observação de que em algumas neoplasias pacientes com índice de massa corporal (IMC) acima do normal apresentam melhor prognóstico em relação aqueles com peso normal estabelece um paradoxo da obesidade cuja compreensão é extremamente desafiadora no planejamento do cuidado centrado no paciente

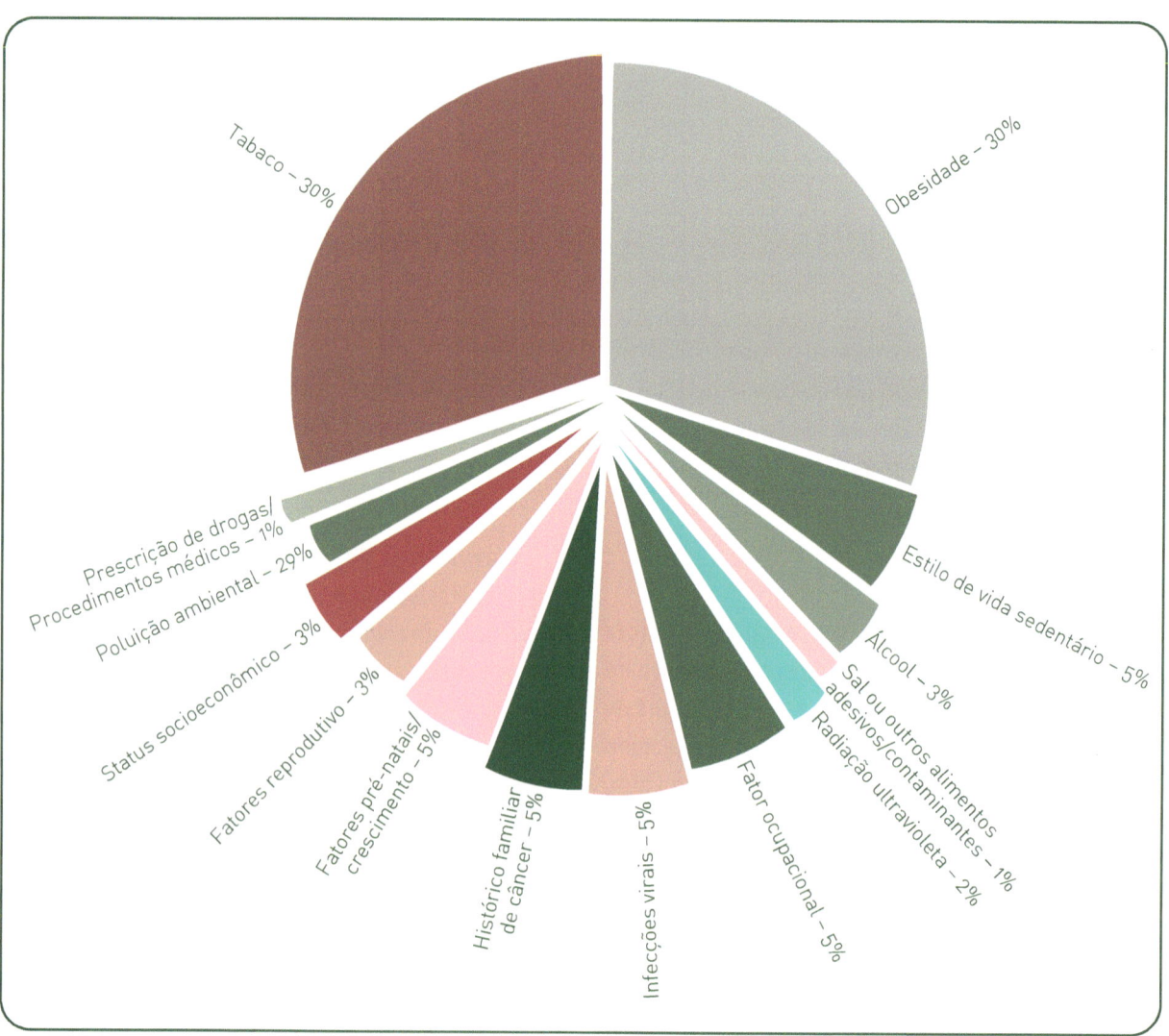

**FIGURA 37.1 –** Estimativa da proporção de neoplasias evitáveis em câncer esporádico.
Fonte: Adaptada de Wolin K, Carson, K, Colditz G, 2010.

em tratamento oncológico. Neste capítulo, apresentaremos evidências epidemiológicas que confirmam associação de obesidade e risco de neoplasia bem como os mecanismos fisiopatológicos envolvidos na carcinogênese.

## DEFINIÇÃO E AVALIAÇÃO DE OBESIDADE

O IMC, definido como peso corpóreo dividido pelo quadrado da altura ($kg/m^2$), é a principal medida antropométrica utilizada para definição de sobrepeso e obesidade. A Organização Mundial de Saúde (OMS) recomenda seu uso e categoriza seus valores nas seguintes classificações: abaixo do peso ($< 18,5 \, kg/m^2$), peso normal (entre $18,5 \, kg/m^2$ e $24,9 \, kg/m^2$), sobrepeso (entre $25 \, kg/m^2$ e $29,9 \, kg/m^2$), obesidade ($\geq 30 \, kg/m^2$). A obesidade é graduada em classe 1 (entre $30 \, kg/m^2$ e $34,9 \, kg/m^2$), classe 2 (entre $35 \, kg/m^2$ e $39,9 \, kg/m^2$) e classe 3 ($\geq 40 \, kg/m^2$). Na população pediátrica, sobrepeso e obesidade são definidos em relação aos percentis de altura e peso por faixa etária. O IMC é amplamente empregado para caracterização da composição corporal por se tratar de um marcador intermediário de massa gorda e por sua boa correlação com o método padrão-ouro para avaliação de adiposidade, a densitometria por dupla emissão de raios X (DEXA), especialmente nos indivíduos que estejam nas classes 2 e 3 de obesidade. No entanto, o IMC é impreciso para caracterizar a razão entre massa gorda e massa magra, tornando a predição de adiposidade variável conforme etnia, faixa etária, gênero ou hábito de atividade física. Além disso, o IMC também é falho para avaliação da distribuição de gordura central, associada com resistência à insulina e com a síndrome metabólica, ou periférica. Outros marcadores antropométricos como circunferência abdominal e relação cintura-quadril, além da quantificação de ganho de peso ao longo da vida expresso pelo aumento de 5 kg/m2, já demonstraram valor na avaliação clínica de indivíduos com síndrome metabólica e suas complicações, embora também estimem massa gorda de forma indireta.

O interesse pela maior acurácia na mensuração da distribuição de gordura corporal, assim como pela adiposidade em órgãos e sítios específicos, tornou a imagem por tomografia computadorizada ou ressonância magnética de grande interesse na atualidade. O acúmulo de gordura local tem sido considerado de grande importância na promoção de um microambiente favorável à carcinogênese mamária, como também em outros sítios, entre eles fígado e pâncreas. Entretanto, em virtude de seus custos e fs dificuldade de acesso, esdas avaliações até o momento foram mais utilizadas em estudos centrados no cuidado clínico dos pacientes, como nos obesos com fenótipo sarcopênico, sendo um grande desafio sua incorporação em grandes estudos epidemiológicos.

## PREVALÊNCIA E IMPACTO DO CÂNCER ASSOCIADO À OBESIDADE

A IARC reconheceu, em 2016, a partir de robusta evidência epidemiológica e de estudos experimentais que exploram causas do efeito, a associação entre obesidade e aumento do risco de 13 neoplasias: mama (pós-menopausa); endométrio; ovário; colorretal; vesícula biliar; fígado; pâncreas; adenocarcinoma de esôfago; gástrico (cardia); rim; tireoide; mieloma múltiplo. Mais recentemente, a WCRF indicou que esta associação também é provável para câncer de próstata avançado e de boca, faringe e laringe. Estimativas do impacto do câncer associado ao excesso de peso a partir da utilização da fração atribuível à população (FAP) apresentaram resultados para o Brasil semelhantes ao do resto do mundo em 2012, 3,8% e 3,6% do total de casos (15 mil e 500 mil respectivamente). Rezende e colaboradores apresentaram projeções que indicam aproximadamente 30 mil casos novos de câncer associado à obesidade no Brasil para o ano de 2025 (4,6% do total) (Figura 37.2).

A força da associação entre obesidade e risco de câncer é distinta por sítio de neoplasia e gênero. O risco relativo (RR) pode variar desde cerca de 30% para endométrio e adenocarcinoma de esôfago a 4% em câncer de ovário. Em relação ao gênero, o número de casos atribuídos à obesidade é duas vezes maior entre as mulheres ($368.500 \times 175.800$), sendo as neoplasias de mama, endométrio e colorretal (31%, 27% e 12%, respectivamente) as mais incidentes no gênero feminino e de fígado, colorretal e rim (31%, 24% e 21%, respectivamente) no masculino. Já a associação entre perda de peso e diminuição do risco de neoplasia ainda não é bem estabelecida, apesar de as reduções significativas terem sido observadas principalmente em câncer de mama, na pós-menopausa, e de endométrio. Há um acumulado de evidência que associa obesidade a pior prognóstico. No entanto, outros

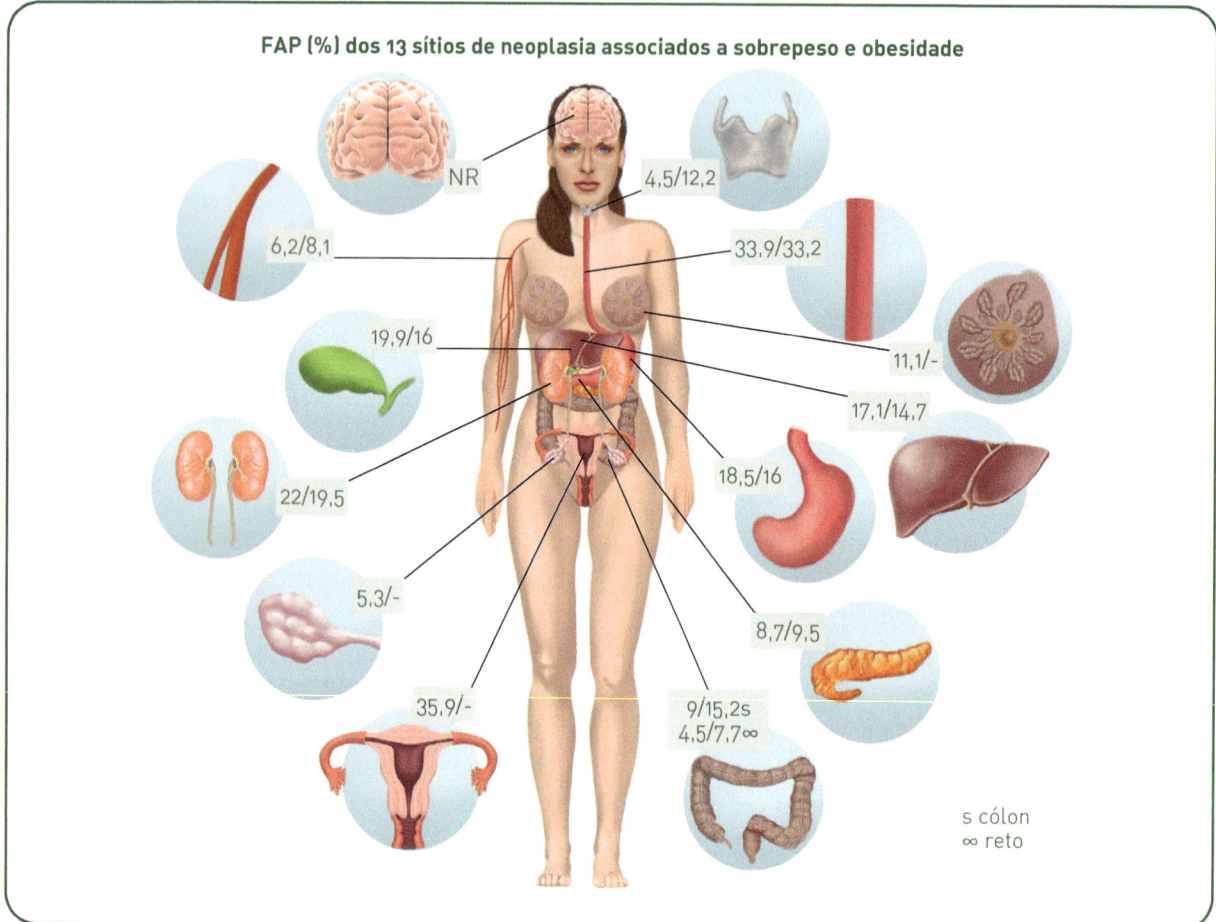

**FIGURA 37.2 –** Fração atribuível à população (FAP) de obesidade estimada para o Brasil no ano de 2025, expressa como percentagem (%). À esquerda da barra no sexo feminino e à direita no masculino.

NR: não reportado; S Cólon; ∞Reto.

Fonte: Dados extraídos de Rexende L, Arnord M, Rabacow F, Levy R, Claro R, Giovanucci E, et al. The increasing burden of cancer attributable to high body mass index in brazil. Cancer Epidemiology 2018;54:63-70.

estudos observaram melhor sobrevida em pacientes com IMC elevado em relação àqueles na faixa de normalidade, sugerindo a existência de um paradoxo da obesidade ainda não completamente compreendido em relação aos pacientes oncológicos.

## NEOPLASIAS COM ASSOCIAÇÃO EVIDENTE PARA AUMENTO DO RISCO

### Câncer Colorretal (CCR)

A obesidade está associada a 7% e 5,8% dos casos de CCR em mulheres e homens, respectivamente, no ano de 2012. O ganho de 5 kg/m² corresponde por 4% do aumento do risco de CCR, sendo este efeito mais exuberante no gênero masculino em relação ao feminino (8% × 5% para cada aumento de 5 kg/m²) e em câncer de cólon em relação ao reto (8% a 5% × 2%).

Estudos observacionais com mensuração por imagem de adiposidade visceral constataram correlação direta com a formação de adenomas colorretais, sugerindo sua importância na carcinogênese.

O crescente conhecimento em fisiopatologia molecular tem permitido classificar o CCR em diferentes subtipos. Evidências iniciais em relação à associação de obesidade com risco de câncer, segundo o *status* de instabilidade microssatélite (MSI) e mutação de BRAF, sugerem relação com fenótipo microssatélite estável (MSS) e BRAF selvagem. Ainda de forma exploratória, avaliação em relação a outros marcadores biológicos de carcinogênese revelou maior proporção de CCR sem expressão de *fattyacidsynthase* (FASN) ou β-catenina em pacientes com IMC elevado. Essas recentes evidências em epidemiologia molecular sugerem um papel específico do metabolismo energético na carcinogênese colorretal.

### Adenocarcinoma de esôfago

A obesidade está associada a 29,5% e a 28,7% dos casos de adenocarcinoma esofágico em mulheres e homens, respectivamente, no ano de 2012. Ganho de 5 kg/m², circunferência abdominal e relação cintura-quadril aumentadas correspondem por aumento do risco de câncer em 48%, 34% e 38%, respectivamente.

### Cárdia gástrico

A associação de obesidade ao risco de câncer de estômago é restrito à região do cárdia. A obesidade está associada a 11,2% e 8,8% dos casos de adenocarcinoma esofágico em mulheres e homens, respectivamente, no ano de 2012. Ganho de 5 kg/m² corresponde por aumento do risco de câncer em 23%.

### Vesícula biliar

A obesidade está associada a 12,9% e 9,7% dos casos de tumores da vesícula biliar em mulheres e homens, respectivamente, no ano de 2012. Ganho de 5 kg/m² corresponde por aumento do risco de câncer em 25%.

### Fígado

A obesidade está associada a 21,3% e 18% dos casos de câncer hepático em mulheres e homens, respectivamente, no ano de 2012. Ganho de 5 kg/m², circunferência abdominal e relação cintura-quadril aumentadas correspondem por aumento do risco de câncer em 30,11% e 26%, respectivamente.

### Pâncreas

A obesidade está associada a 7,1% e 5,8% dos casos de câncer de pâncreas em mulheres e homens, respectivamente, no ano de 2012. Ganho de 5 kg/m², circunferência abdominal e relação cintura-quadril aumentadas correspondem por aumento do risco de câncer em 10%, 11% e 19%, respectivamente.

### Rim

A obesidade está associada a 21,3% e 18% dos casos de câncer renal em mulheres e homens, respectivamente, no ano de 2012. Ganho de 5 kg/m², circunferência abdominal e relação cintura-quadril aumentadas correspondem por aumento do risco de câncer em 30,11% e 26%, respectivamente.

### Mama pós-menopausa

A obesidade está associada a 6,9% dos casos de câncer de mama na pós-menopausa no ano de 2012. Ganho de 5 kg/m² e circunferência abdominal aumentada correspondem por aumento do risco de câncer em 12% e 6%, respectivamente. Esse efeito não foi observado em mulheres na pré-menopausa.

Com relação aos diferentes subtipos moleculares, a associação entre obesidade e câncer de mama é mais exuberante em neoplasias com expressão de receptores hormonais, sendo menos evidente na sua ausência.

A obesidade também está associada a pior prognóstico (IMC ≥ 40 kg/m²: RR = 2,12); enquanto, com relação à reversão do efeito pela perda de peso, evidências observacionais e de cortes de cirurgia bariátrica sugerem que o risco de câncer em pacientes com câncer de mama na pós-menopausa possa ser reduzido.

### Endométrio

A obesidade está associada a 31% dos casos de câncer de endométrio, respectivamente, no ano de 2012. Ganho de 5 kg/m², circunferência abdominal e relação cintura-quadril aumentadas correspondem a aumento do risco de câncer de 50%, 30% e 21%, respectivamente. A correlação apresenta efeito dose-resposta entre as diferentes classes de sobrepeso e obesidade, observando-se aumento de duas vezes o risco em mulheres com IMC > 30 kg/m². Em relação aos subtipos histológicos, esta associação é mais evidente para o tipo 1, adenocarcinoma endometrioide.

Com relação à reversão do efeito pela perda de peso, evidências observacionais e de coortes de cirurgia bariátrica sugerem que o risco de câncer em pacientes com câncer de endométrio possa ser reduzido, assim como observado para o câncer de mama. Atividade física também apresentou relação inversa com risco de câncer de endométrio.

### Ovário

A obesidade está associada a 3,9% dos casos de câncer de ovário no ano de 2012.[51] O ganho de 5 kg/m² corresponde a aumento do risco de câncer em 6%.

A obesidade também está associada a um pior prognóstico, tendo sido observada hiperexpressão de genes relacionados à obesidade e ao metabolismo lipídico em pacientes com adenocarcinoma seroso de alto grau.

### Tireoide

A obesidade está associada a 6,5% e 5,8% dos casos de câncer de tireoide em mulheres e homens respectivamente no ano de 2012. Ganho de 5 kg/m² corresponde a aumento de 6% do risco de câncer.

O aumento do risco foi observado especialmente nos subtipos papilares e foliculares. Em indivíduos magros que se tornaram obesos, o risco de câncer de tireoide aumentou em 15%, enquanto obesos que emagreceram apresentaram redução de 11%.

### Meningioma

O meningioma é a forma mais comum de tumor cerebral, afetando aproximadamente 1% da população adulta. Indivíduos com sobrepeso e obesidade apresentam aumento do risco de meningioma em 20% e 50% respectivamente. Pouco se sabe sobre sua etiologia, embora obesidade e suas comorbidades sejam consideradas fatores de risco.

### Mieloma múltiplo (MM)

A obesidade está associada a 8,9% e 7,2% dos casos de MM em mulheres e homens, respectivamente, no ano de 2012. Ganho de 5 kg/m² corresponde a aumento de 12% do risco de câncer.

O excesso de peso se correlacionou com mortalidade em 15% e 54% para sobrepeso e obesidade, respectivamente. Além disso, foi demonstrado aumento do risco de progressão de gamopatia de significância indeterminada (MGUS) para MM de 55% em pacientes com sobrepeso e de 100% em obesos.

## NEOPLASIAS COM ASSOCIAÇÃO PROVÁVEL

Evidências recentes têm demonstrado possível associação entre obesidade e risco de câncer para as seguintes neoplasias: próstata avançado; boca faringe; laringe; linfoma não Hodgkin (LNH) e leucemia, embora ainda não haja este reconhecimento pela WCRF e IARC.

### Câncer de próstata avançado

Ganho de 5 kg/m², circunferência abdominal e relação cintura-quadril aumentadas corresponderiam a aumento do risco de câncer avançado em 8%, 12% e 15%, respectivamente.

### Câncer de boca, faringe e laringe

Ganho de 5 kg/m², circunferência abdominal e relação cintura-quadril aumentadas corresponderiam a aumento do risco de câncer avançado em 15%, 4% e 7 %, respectivamente; sendo que, para os índices que avaliam obesidade visceral, o efeito foi independente do hábito de tabagismo.

### Linfoma não Hodgkin e leucemia

Ganho de 5 kg/m² corresponde a aumento do risco e de mortalidade para LNH em 7% e 14%, respectivamente; e para leucemia de 26% e 29%.

## MECANISMOS FISIOPATOLÓGICOS

Os principais mecanismos fisiopatológicos propostos para a associação entre obesidade e câncer incluem inflamação subclínica, adipocinas (leptina e adiponectina), hiperinsulinemia e biodisponibilidade do *insulin-growth-factor-1* (IGF-1) e alterações no metabolismo dos hormônios sexuais. Recentemente, o papel da microbiota intestinal na regulação do metabolismo tem sido explorado como outro fator de contribuição para carcinogênese (Figura 37.3).

### Citocinas inflamatórias

Hanahan e Weinberg, elegantemente, reconheceram inflamação como mecanismo fisiopatológico de carcinogênese em virtude da promoção de mecanismos de sobrevivência celular, proliferação e metástase. O tecido adiposo hiperplásico e hipertrófico do obeso caracteriza-se por proliferação de adipócitos progenitores na fração estroma-vascular, promovendo angiogênese e infiltração de macrófagos no microambiente tumoral, denominados "macrófagos associados ao tumor" (TAM). A infiltração de TAM aumenta a concentração de espécies reativas de oxigênio e óxido nítrico (ROS e NOS), promovendo alterações na função de supressores tumorais e proto-oncogenes. A liberação de citocinas inflamatórias, de interleucina-6 (IL-6) e do fator de necrose tumoral (TNF) ativa fatores de transcrição como *nuclear-factor-kappa-B* (NFκB) e *signal-transducer-and-activation-transcriptor-3* STAT3, que interferem nos mecanismos de reparo

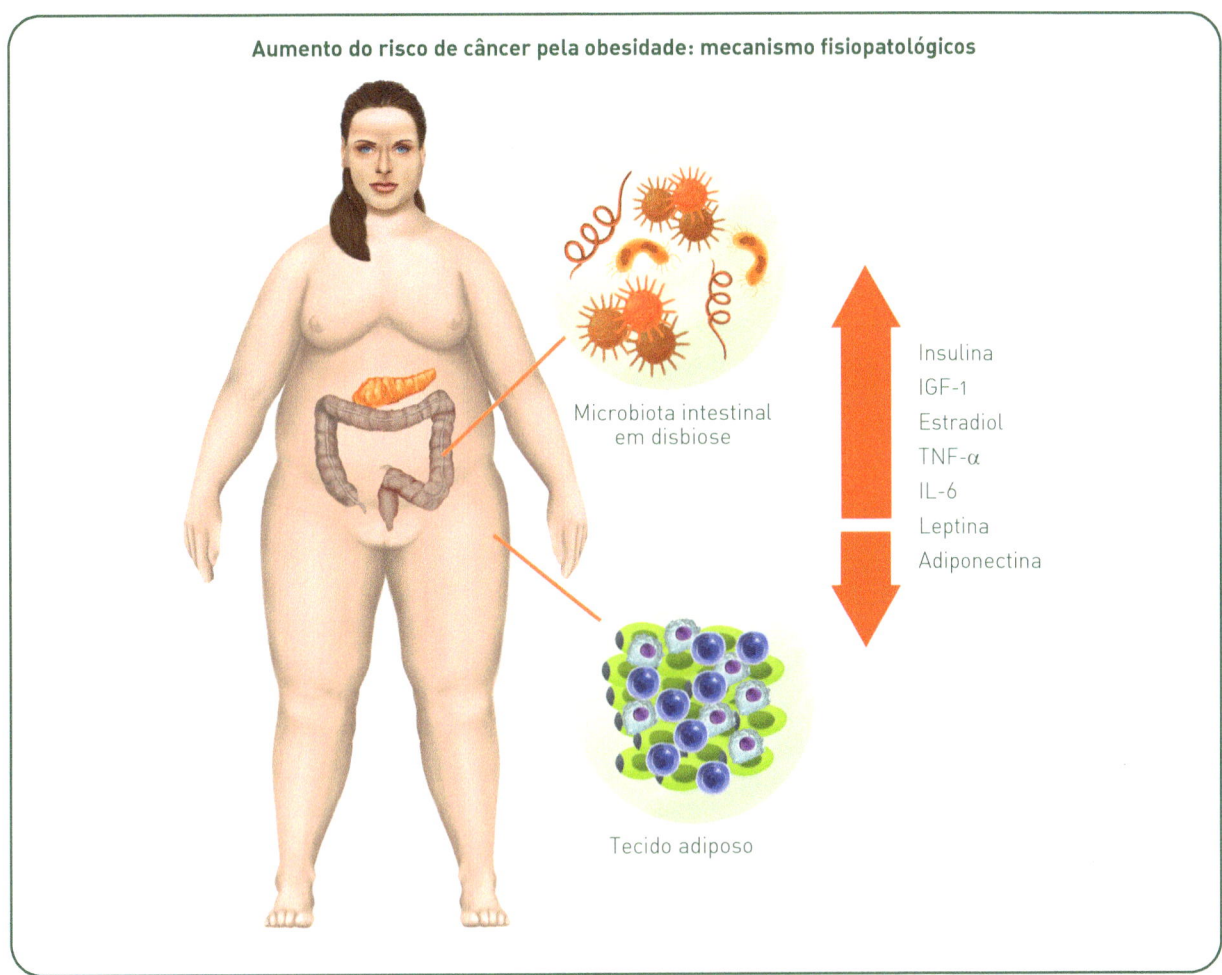

**FIGURA 37.3 –** Representação esquemática dos principais mecanismos relacionados ao aumento do risco de incidência de câncer causado pela obesidade.

IGF: Fator de crescimento associado à insulina; IL: Interleucina; TNF: fator de necrose tumoral.

Fonte: Desenvolvida pela autoria.

do DNA, resultando na ineficiência de apoptose e promovendo proliferação celular persistente. As citocinas inflamatórias também modulam os processos de invasão tecidual, angiogênese e metástase, o que poderia justificar o diagnóstico de tumores em estágio avançado e pior prognóstico nos obesos.

A inflamação subclínica presente na obesidade se correlaciona com outras alterações presentes na regulação do metabolismo energético como as adipocinas, hiperglicemia e dislipidemia, clinicamente definida como "síndrome metabólica". Células neoplásicas têm maior ativação de vias de síntese de lipídios, avaliada pela maior expressão da proteína FASN, e esse fato está associado ao pior prognóstico da doença. Em estudo com pacientes com câncer de próstata, verificou-se interação entre o IMC e a expressão de FASN. Os mecanismos pelos quais FASN estaria associada a maiores

crescimento e sobrevivência da célula tumoral ainda são objeto de investigação.

## Adipocinas

Leptina e adiponectina são as adipocinas mais conhecidas em relação ao risco de câncer. Leptina apresenta importante papel na supressão do apetite e tem atividade inflamatória. Apresenta importantes ações pró-carcinogênicas como estímulo à proliferação celular e angiogênese, além de inibição de apoptose e supressão imunológica. Leptina ativa PI3K, MAPK e STAT ocasionam a sobrevivência celular, sua proliferação e diferenciação. Seus níveis circulantes apresentam correlação direta com o volume de gordura e vários estudos têm associado esse hormônio ao aumento do risco de câncer em indivíduos obesos.

Adiponectina tem como ação principal a regulação da sensibilidade à insulina no músculo e no fígado. Suas atividades anti-inflamatórias e de sensibilização à insulina podem explicar a associação com redução do risco de câncer. Como ação direta, a ativação da AMPK e a consequente inibição da via de sinalização da mTOR resultam em redução de proliferação celular e no estímulo à apoptose exercendo ação anticarcinogênica. Seus níveis circulantes apresentam correlação inversa com o volume de gordura e vários estudos têm associado sua concentração reduzida ao aumento do risco de câncer em indivíduos obesos.

### Hiperinsulinemia e sinalização via IGF-1

A resistência à insulina e a hiperinsulinemia são comuns em indivíduos obesos. A hiperinsulinemia exerce ação carcinogênica por meio de seu efeito direto de sinalização promotora do crescimento e pelo eixo insulina-IGF. A hiperinsulinemia reduz a produção de *insulin-growth-factor-binding-proteins* (IGFBP1) e (IGFBP2), resultando no aumento da concentração de IGF1 livre. Ativação dos receptores de insulina (IR) e de IGF1 (IGF1R) desencadeiam sinalização de cascatas intracelulares, com destaque para as vias PI3K/Akt/mTOR e RAS/MAPK/ERK1/2, que estimulam a angiogênese e a proliferação celular e inibem a apoptose, que favorece o desenvolvimento de neoplasias. Diversas evidências relacionam concentrações elevadas de IGF1 com risco de neoplasia. Além disso, a hiperinsulinemia e o aumento da biodisponibilidade do IGF-1 estão associados a maior agressividade tumoral e pior resposta ao tratamento.

As células neoplásicas são reconhecidamente mais ávidas por glicose. A preferência da célula neoplásica pela glicólise não oxidativa para geração de energia é conhecida como efeito Warburg. Restrição dietética, em geral, reduz aparecimento e crescimento de tumores, no entanto ativação constitutiva da via da PI3K causa a proliferação de células em cultura mesmo na ausência de insulina e IGF-1. Em concordância com esses resultados, estudos epidemiológicos indicam maior risco de desenvolvimento do câncer em pacientes diabéticos.

### Hormônios sexuais

Na pós-menopausa, os níveis aumentados de estrogênios decorrentes de excessiva atividade de aromatização do tecido adiposo ocasionam maiores concentrações de estrogênios em mulheres obesas.

Estrogênios podem estimular a proliferação celular, inibir a apoptose e induzir a angiogênese. Além disso, a obesidade ainda está associada a maior circulação de citocinas inflamatórias como o TNF, que pode induzir a expressão de aromatase em células estromais do tecido adiposo; e a hiperinsulinemia que afeta a síntese hepática das globulinas ligantes aos hormônios sexuais, e o consequente aumento da biodisponibilidade destes. A alta incidência das neoplasias de mama na pós-menopausa e do endométrio, mediadas pelo estrogênio, pode explicar a maior associação da obesidade com o câncer no gênero feminino.

As concentrações elevadas do estradiol no endométrio, além de aumentar a proliferação celular, estimulam a produção local de IGF1. A progesterona diminui a ação estrogênica no endométrio por meio do estímulo ao seu metabolismo e à síntese de IGFBP1 com inibição de IGF1. A obesidade apresenta correlação positiva com concentrações de testosterona em mulheres. Assim, na carcinogênese endometrial, além da exposição estrogênica sustentada, hiperandogenismo ovariano com redução dos níveis de progesterona também pode influenciar o processo. Em relação à resistência à insulina, acredita-se que os níveis de estrogênio elevados associados a baixos níveis de progesterona promovam aumento na bioatividade do IGF-1 no tecido endometrial que leva ao desenvolvimento e crescimento de tumores endometriais.

### Microbiota intestinal

A microbiota é formada por vírus, procariotos (archae e bactéria) e eucariotos (microfungos, protozoários e helmintos). Recentemente, a inter-relação entre seus diferentes micro-organismos e as células do hospedeiro assumiu grande destaque em diversas condições de saúde. Múltiplas barreiras são responsáveis pela separação entre micro-organismos da flora intestinal e células do hospedeiro necessárias à simbiose desta relação. Indivíduos obesos apresentam desequilíbrio na composição de sua microbiota, resultando em disbiose da relação hospedeiro-parasita, inflamação e suas consequentes implicações metabólicas.

Múltiplos receptores de reconhecimento de padrão (PRR) monitoram o *status* microbiano e a integridade da barreira, ativando citocinas promotoras de proliferação e sobrevivência em caso de alterações. Além disso, a disbiose intestinal pode promover carcinogênese mediante a liberação de moléculas genotóxicas, em grande parte provenientes da metabolização de nutrientes pelas bactérias intestinais.

A ingestão de grandes quantidades de fibras, amidos resistentes, parede celular de plantas e de polissacarídeos aumenta a produção de ácidos graxos de cadeia curta (AGCC) (acetato, butirato e propionato) com ativação de seus receptores específicos (GPR41 e GPR43) e ação regulatória no metabolismo. Os Os AGCC aumentam a capacidade da célula adiposa em estocar gordura e diminuem a expressão de citocinas inflamatórias e quimiocinas. No músculo, aumentam a oxidação de ácidos graxos, melhoram a ação da insulina e diminuem mioesteatose. No fígado também aumentam a oxidação de ácidos graxos e diminuem a esteatose hepática. Os AGCC também apresentam efeito direto na modulação de células imunes, tendo resultado anti-inflamatório.

## CONCLUSÃO

O impacto do câncer atribuído à obesidade é um grande problema de saúde pública, e o controle do aumento da obesidade em adultos e crianças é uma das metas propostas pela Organização Mundial de Saúde para reduzir o impacto das doenças não comunicáveis, entre elas o câncer (who.int). As evidências epidemiológicas demonstraram especificidades em relação ao gênero, sítios de neoplasia e formas de mensuração de massa corporal, indicando a inexistência de um único mecanismo que explique a carcinogênese associada à obesidade. O acúmulo de gordura no sítio de neoplasia com intensa ação parácrina poderá ser mais bem explorado no futuro por meio da utilização mais frequente de exames de imagem em estudos epidemiológicos. As possibilidades de caracterização de biomarcadores intermediários associados às alterações metabólicas observadas na obesidade têm o potencial de melhorar a compreensão fisiopatológica das neoplasias e contribuir para o desenvolvimento de estratégias de prevenção e tratamento do câncer.

## BIBLIOGRAFIA CONSULTADA

Arnold M, Pandeya N, Byrnes G, et al. Global burden of cancer attributable to high body-mass index in 2012: a population-based study. Lancet Oncol. 2015;16:36-46.

Aune D, Navarro Rosenblatt DA, Chan DS, et al. Anthropometric factors and endometrial cancer risk: a systematic review and dose-response meta-analysis of prospective studies. Ann Oncol. 2015;1635-48.

Bandera EV, Fay SH, Giovannucci E, et al. The use and interpretation of anthropometric measures in cancer epidemiology: a perspective from the world cancer research fund international continuous update project. Int J Cancer. 2016;139:2391-7.

Birmann BM, Andreotti G, De Roos AJ, et al. Young adult and usual adult body mass index and multiple myeloma risk: a pooled analysis in the International Multiple Myeloma Consortium (IMMC). Cancer Epidemiol Biomarkers Prev. 2017;26:876-85.

Caan BJ, Cespedes Feliciano EM, Prado CM, et al. Association of muscle and adiposity measured by computed tomography with survival in patients with nonmetastatic breast cancer. JAMA Oncol 2018;4:798-804.

Calle EE, Rodriguez C, Walker-Thurmond K, et al. Overweight, obesity, and mortality from cancer in a prospectively studied cohort of U.S. adults. N Engl J Med 2003;348:1625-38.

Calle EE, Kaaks R. Overweight, obesity and cancer: epidemiological evidence and proposed mechanisms. N Engl J Med 2004;4:579-91.

Campbell MJ, Tonlaar NY, Garwood ER, Huo D, Moore DH, Khramtsov AI, et al. Proliferating macrophages associated with high grade, hormone receptor negative breast cancer and poor clinical outcome. Breast Cancer Res Treat. 2011;128:703-11.

Campbell PT, Jacobs ET, Ulrich CM, et al. Case-control study of overweight, obesity, and colorectal cancer risk, overall and by tumor microsatellite instability status. J Natl Cancer Inst 2010;17:391-400.

Cespedes Feliciano EM, Kroenke CH, Bradshaw PT, et al. Postdiagnosis WEIGHT CHANGE AND SURVIVAL FOLLOWING A DIAGNOSIS OF EARLY-STAGE BREAST CANCer. Cancer Epidemiol Biomarks Prev 2017;26:44-50.

Chang SH, Luo S, Thomas TS, et al. Obesity and the transformation of monoclonal gammopathy of undetermined significance to multiple myeloma: a population-based cohort study. J Natl Cancer Inst. 2017;109.

Collaborative Group on Epidemiological Studies of Ovarian Cancer. Ovarian cancer and body size: individual participant meta-analysis including 25,157 women with ovarian cancer from 47 epidemiological studies. Plos Med 2012;9:e1001200.

da Cunha LP, Silveira MN, Mendes MCS, et al. Sarcopenia as an independent prognostic factor in patients with metastatic colorectal cancer: a retrospective evaluation. Clin Nutr ESPEN 2019;32:107-12.

Dalamaga M, Diakopoulos KN, Mantzoros CS. The role of adiponectin in cancer: a review of current evidence. Endocr Rev. 2012;33:547-94.

de Onis M, Onyango AW, Borghi E, et al. Development of a WHO growth reference for school-aged children and adolescents. Bull World Ref Organ 2007;85:660-7.

Delzenne NM, Neyrinck AM, Bäckhed F, et al. Targeting gut microbiota in obesity: effects of prebiotics and probiotics. Nat Rev Endocrinol. 2011;7:639-46.

Dienstmann R, Vermeulen L, Guinney J, et al. Consensus molecular subtypes and the evolution of precision medicine in colorectal cancer. Nat Rev Cancer 2017;17:79-92.

Gaudet MM, Kitahara CM, Newton CC, et al. Anthropometry and head and neck cancer:a pooled analysis of cohort data. Int J Epidemiol 2015;44:673-81.

Hanahan D, Weinberg RA. Hallmarks of cancer: the next generation. Cell 2011;144:646-74.

Hopkins BD, Goncalves MD, Cantley LC. Obesity and Cancer mechanisms: cancer metabolism. J Clin Oncol. 2016;34:4277-83.

Hori M, Takahashi M, Hiraoka N, et al. Association of pancreatic Fatty infiltration with pancreatic ductal adenocarcinoma. Clin Transl Gastroenterol 2014;13:e53.

Hughes LA, Williamson EJ, van Engeland M, et al. Body size and risk for colorectal cancers showing BRAF mutations or microsatellite instability: a pooled analysis. Int J Epidemiol 2012;41:1060-72.

Iyengar NM, Zhou XK, Gucalp A, et al. Systemic correlates of white adipose tissue inflammation in early-stage breast cancer. Clin Cancer Res 2016;22:2283-9.

Jackson SE, Heinrich M, Beeken RJ, et al. Weight loss and mortality in overweight and obese cancer survivors: a systematic review. Plos One 2017;12:e0169173-93.

Jiang Y, Wang L, Gong W, Wei D, Le X, Yao J, et al. A high expression level of insulin-like growth factor I receptor is associated with increased expression of transcription factor Sp1 and regional lymph node metastasis of human gastric cancer. Clin Exp Metastasis. 2004;21:755-64.

Kaaks R, Lukanova A, Kurzer MS. Obesity, endogenous hormones, and endometrial cancer risk: a synthetic review. Cancer Epidemiol Biomarkers Prev. 2002;11:1531-43.

Kaaks R, Rinaldi S, Key TJ, et al. Postmenopausal serum androgens, oestrogens and breast cancer risk: the European prospective investigation into cancer and nutrition. Endocr Relat Cancer 2005; 12:1071-82.

Kalaany N, Sabatini D. Tumours with PI3K activation are resistant to dietary restriction. Nature 2009;458:725-31.

Keum N, Lee DH, Kim R, et al. Visceral adiposity and colorectal adenomas: dose-response meta-analysis of observational studies. Ann Oncol 2015;26:1101-9.

Key TJ, Appleby PN, Reeves GK, et al. Body mass index, serum sex hormones, and breast cancer risk in post-menopausal women.

Khandekar MJ, Cohen P, Spiegelman BM. Molecular mechanisms of cancer development in obesity. Nat Rev Cancer. 2011;11:886-95.

Kitahara CM, McCullough ML, Franceschi S, et al. Anthropometric factors and thyroid cancer risk by histological subtype: pooled analysis of 22 prospective studies. Thyroid. 2016;26:306-18.

Kroenke CH, Neugebauer R, Meyerhardt J, et al. Analysis of body mass index and mortality in patients with colorectal cancer using causal diagrams. JAMA Oncol 2016;2:1137-45.

Kuchiba A, Morikawa T, Yamauchi M, et al. Body mass index and risk of colorectal cancer according to fatty acid synthase expression in the nurses' health study. J Natl Cancer Inst 2012;104:415-20.

Kwon H, Han KD, Park CY. Weight change is significantly associated with risk of thyroid cancer: a nationwide population-based cohort study. Sci Rep. 2019;9(1):1546.

Larsson SC, Wolk A. Obesity and risk of non-Hodgkin's lymphoma: a meta-analysis. Int J Cancer. 2007;121:1564-70.

Lauby-Secretan B, Scoccianti C, Loomis D, et al. Body fatness and cancer – viewpoint of the IARC Working Group. N Engl J Med 2016;375:794-8.

Lear SA, Humphries KH, Kohli S, et al. Visceral adipose tissue accumulation differs according to ethnic background: results of the multicultural community health assessment trial (M-CHAT). Am J Clin Nutr 2007;86:353-9.

Lennon H, Sperrin M, Badrick E, et al. The obesity paradox in cancer: a review. Curr Oncol Rep. 2016;18:56-63.

Leo QJ, Ollberding NJ, Wilkens LR, et al. Obesity and non--Hodgkin lymphoma survival in an ethnically diverse population: the multiethnic cohort study. Cancer Causes Control. 2014;25:1449-59.

Lichtman MA. Obesity and the risk for a hematological malignancy: leukemia, lymphoma, or myeloma. Oncologist. 2010;15:1083-101.

Marinac CR, Birmann BM, Lee IM, et al. Body mass index throughout adulthood, physical activity, and risk of multiple myeloma: a prospective analysis in three large cohorts. Br J Cancer. 2018;118:1013-9.

Morikawa T, Kuchiba A, Lochhead P, et al. Prospective analysis of body mass index, physical activity, and colorectal cancer risk associated with □-catenin (CTNNB1) status. Cancer Res 2013;73:1600-10.

Müller MJ, Braun W, Enderle J, et al. Beyond BMI: Conceptual Issues Related to Overweight and Obese Patients. Obes Facts. 2016;9:193-205.

NCD Risk Factor Collaboration (NCD-RisC). Worldwide trends in body-mass index, underweight, overweight, and obesity from 1975 to 2016: a pooled analysis of 2416 population-based measurement studies in

128·9 million children, adolescents, and adults. Lancet 2017;390:2627-42.

Ng M, Fleming T, Robinson M, et al. Global, regional, and national prevalence of overweight and obesity in children and adults during 1980-2013: a systematic analysis for the global burden of disease study 2013. Lancet 2014;384:766-81.

Nguyen PL, Ma J, Chavarro JE, et al. Fatty acid synthase polymorphisms, tumor expression, body mass index, prostate cancer risk, and survival. J Clin Oncol. 2010;28:3958-64.

Niedermaier T, Behrens G, Schmid D, et al. Body mass index, physical activity, and risk of adult meningioma and glioma: a meta-analysis. Neurology 2015;85:1342-50.

Olsen CM, Nagel CM, Whiteman DC, et al. Obesity and risk of ovarian cancer subtypes: evidence from the Ovarian Cancer Association Consortium. Endocr relat Cancer 2013;20:251-62.

Park J, Morley TS, Kim M, Clegg DJ, Scherer PE. Obesity and cancer – mechanisms underlying tumour progression and recurrence. Nat Rev Endocrinol. 2014;10:455-65.

Pearson-Stuttard J, Zhou B, Kontis V, et al. Worldwide burden of cancer attributable to diabetes and high body-mass index: a comparative risk assessment. Lancet Diabetes Endocrinol 2018;6:e6-e15.

Péqueux C, Raymond-Letron I, Blacher S, Boudou F, Adlanmerini M, Fouque MJ, et al. Stromal estrogen receptor-α promotes tumor growth by normalizing an increased angiogenesis. Cancer Res. 2012;72:3010-9.

Pischon T, Boeing H, Hoffmann K, et al. General and abdominal adiposity and risk of death in Europe. N Engl J Med 2008;359:2105-20.

Pollard JW. Tumour-educated macrophages promote tumour progression and metastasis. Nat Rev Cancer. 2004;4:71-8.

Qin J, Li R, Raes J, Arumugam M, Burgdorf KS, Manichanh C, et al. A human gut microbial gene catalogue established by metagenomic sequencing. Nature. 2010;464:59-65.

Reeves GK, Pirie K, Beral V, et al. Cancer incidence and mortality in relation to body mass index in the million women study: cohort study. BMJ 2007;335:1134-44.

Renehan AG, Tyson M, Egger M, et al. Body-mass index and incidence of cancer: a systematic review and meta-analysis of prospective observational studies. Lancet 2008;371:569-78.

Renehan AG, Zwahlen M, Egger M. Adiposity and cancer risk: new mechanistic insights from epidemiology. Nat Rev Cancer. 2015;15:484-98.

Renehan AG, Zwahlen M, Minder C, et al. Insulin-like growth factor (IGF)-I, IGF binding protein-3, and cancer risk: systematic review and meta-regression analysis. Lancet. 2004;363:1346-53.

Rezende LFM, Arnold M, Rabacow FM, et al. The increasing burden of cancer attributable to high body mass index in Brazil. Cancer Epidemiol. 2018;54:63-70.

Roberts DL, Dive C, Renehan AG. Biological mechanisms linking obesity and cancer risk: new perspectives. Annu Rev Med 2010;61:301-16.

Rose DP, Komninou D, Stephenson GD. Obesity, adipocytokines, and insulin resistance in breast cancer. Obes Rev. 2004;5:153-65.

Schauer DP, Feigelson HS, Koebnick C, et al. Bariatric Surgery and the Risk of Cancer in a Large Multisite Cohort. Ann Surg. 2019;269(1):95-101.

Schlesinger S, Lieb W, Koch M, et al. Body weight gain and risk of colorectal cancer: a systematic review and meta-analysis of observational studies. Obes Rev 2015;16:607-19.

Schlesinger S, Lieb W, Koch M, et al. Body weight gain and risk of colorectal cancer: a systematic review and meta-analysis of observational studies. Obes Rev 2015;16:607-19.

Schmidhuber J, Sur P, Fay K, et al. The global nutrient database: availability of macronutrients and micro-nutrients in 195 countries from 1980 to 2013. Lancet Planet Health. 2018;2:e353-68.

Schmidt JA, Allen NE, Almquist M, Franceschi S, Rinaldi S, Tipper SJ, et al. Insulin-like growth factor-i and risk of differentiated thyroid carcinoma in the European prospective investigation into cancer and nutrition. Cancer Epidemiol Biomarkers Prev. 2014;23(6):976-85.

Schwabe RF, Jobin C. The microbiome and cancer. Nat Rev Cancer. 2013;13(11):800-12.

Setiawan VW, Yang HP, Pike MC, et al. Type I and II endometrial cancers: have they different risk factors? J Clin Oncol 2013;31:2607-18.

Shah AD, Kandula NR, Lin F, et al. Less favorable body composition and adipokines in South Asians compared with other US ethnic groups: results from the MASALA and MESA studies. Int J Obes. 2016;40:639-45.

Simpson ER, Mahendroo MS, Means GD, Kilgore MW, Hinshelwood MM, Graham-Lorence S, et al. Aromatase cytochrome P450, the enzyme responsible for estrogen biosynthesis. Endocr Rev. 1994;15:342-55.

Sjöström L, Gummesson A, Sjöström CD, et al. Effects of bariatric surgery on cancer incidence in obese patients in Sweden (Swedish obese subjects study): a prospective, controlled intervention trial. Lancet Oncol 2009;10:653-62.

Sung H, Siegel RL, Torre LA, et al. Global patterns in excess body weight and the associated cancer burden. CA Cancer J Clin. 2019;69:88-112.

Sung H, Siegel RL, Rosenberg PS, et al. Emerging cancer trends among young adults in the USA: analysis of a population-based cancer registry. Lancet Public Health. 2019;4:e137-47.

Thanassoulis G, Massaro JM, Hoffmann U, et al. Prevalence, distribution, and risk factor correlates of high pericardial and intrathoracic fat depots in the Framingham heart study. Circ Cardiovasc Imaging. 2010;3:559-66.

Thoresen L, Frykholm G, Lydersen S, et al. Nutritional status, cachexia and survival in patients with advanced colorectal carcinoma. Different assessment criteria for nutritional status provide unequal results. Clin Nutr. 2013;32:65-72.

Who Expert Consultation. Appropriate body-mass index for Asian populations and its implications for policy and intervention strategies. Lancet. 2004;363:157-63.

Wolin K, Carson K, Colditz GA. Obesity and Cancer. Oncologist. 2010;15:556-65.

World Cancer Research Fund-American Institute for Cancer Research. Continuous update project report: diet nutrition physical activity and oesophageal cancer. 2016. Disponível em: wcrf.org/oesophageal-cancer-2016. Acessado em: 4 maio 2022.

World Cancer Research Fund-American Institute for Cancer Research. Continuous update report 2018. Body fatness and weight gain and the risk of cancer. UK: World Cancer Research Fund International; 2018. Disponível em: wcrf.org/sites/default/files/Bodyfatness-and-weight-gain.pdf.wcrf.org.sites. Acessado em: 4 maio 2022.

Yager JD, Davidson NE. Estrogen carcinogenesis in breast cancer. N Engl J Med. 2006;354:270-82.

# 38

# Exercício e Câncer

Patricia Chakur Brum
Carlos Eduardo Negrão

## DESTAQUES

- A atividade física tem papel comprovado como fator protetor contra o desenvolvimento de algumas neoplasias, com destaque para o câncer de cólon, mama e endométrio.
- Para pacientes sobreviventes de câncer, alguns estudos sugerem também diminuição de risco de recidiva em tipos específicos de câncer, como o câncer de mama.
- O exercício físico deve ser recomendado para o paciente oncológico durante e após o tratamento. Essa conduta não farmacológica atenua a cardiotoxicidade e a caquexia, evita a queda na capacidade física e melhora a qualidade de vida, com consequente impacto na evolução da doença e nos efeitos dos medicamentos.

## INTRODUÇÃO

O câncer é caracterizado pelo crescimento desordenado de células que invadem os tecidos e órgãos. Essas células se dividem e crescem rapidamente formando tumores. O câncer é uma das principais causas de morte por doenças.[1] Portanto, ele representa um grande desafio para a rede de saúde pública mundial. Esse cenário se torna mais alarmante quando o Centro Americano de Controle de Doenças prevê um aumento significativo na incidência do câncer. A estimativa é que o número de indivíduos com câncer dobrará no período de 2002 a 2030: serão 20 milhões de novos casos por ano no mundo comparados aos 10 milhões em 2002. O impacto econômico dessa situação é enorme uma vez que as despesas com o tratamento do câncer crescem proporcionalmente à incidência de novos casos. Enquanto o câncer de próstata é o mais frequente no homem; na mulher, o câncer de mama é identificado no topo da lista.[2] Em ambos os sexos, o câncer de pulmão ocupa a segunda posição, o que representa 13% dos casos em homens e 13% em mulheres.

Segundo a Organização Mundial de Saúde (OMS), um terço dos casos de câncer decorre de obesidade, maus hábitos alimentares, baixo grau de atividade física, tabagismo e do consumo excessivo de álcool. Portanto, iniciativas de conscientização da população para mudanças no hábito de vida são muito importantes e podem contribuir de forma significativa para a redução da incidência do câncer.

É fato que as novas estratégias de tratamento têm contribuído muito para o aumento da sobrevida de pacientes portadores de câncer. Técnicas mais evoluídas de cirurgia, tratamento com quimioterápicos, radioterapia e, mais recentemente, imunoterapia têm aumentado o número de sobreviventes dessa doença. Paradoxalmente, esse cenário tem elevado o risco de outras doenças, quer pelo fato dos pacientes estarem vivendo mais, quer pelo próprio efeito dos medicamentos. Algumas classes de tratamento podem provocar agressão ao coração e vasos sanguíneos, elevando o risco de doença cardiovascular.[3]

Nos últimos anos, tem crescido o interesse pelo exercício físico na prevenção do câncer e no tratamento do paciente oncológico. Essa ideia fundamenta-se nos efeitos da prática de atividade física nos fatores de risco que predispõem o surgimento do câncer e nos efeitos benéficos do exercício físico durante e após o tratamento dessa doença. Esses assuntos serão apresentados e discutidos a seguir.

## MUTAÇÕES E MICROAMBIENTE TUMORAL – INTRODUÇÃO AOS HALLMARKS DO CÂNCER

Em linhas gerais, o câncer é um conjunto de mais de cem doenças que surgem a partir de células que sofrem uma sequência de mutações ou alterações genética.*

Essas alterações genéticas podem ocorrer por fatores intrínsecos, a exemplo de mutações genéticas herdadas ou erros aleatórios na replicação do DNA, assim como por fatores a exemplo de dano e instabilidade genética induzidos por radiação, por substâncias químicas ou por infecção viral. O acúmulo de mutações e alterações genéticas provocam mudanças no ambiente intracelular, que induzem vantagens na proliferação dessas células, bem como maior resistência aos mecanismos de morte celular programada (apoptose). Um aglomerado disfuncional dessas células é classicamente conhecido como "tumor".[4]

Apesar de as alterações genéticas ocorrerem primariamente nas células cancerígenas, o microambiente tumoral é constituído por conjunto de interações entre as células cancerígenas e as células normais do sistema imune e endoteliais e fibroblastos, e diferentes moléculas produzidas localmente ou provenientes da irrigação local. Essa interação é determinante para a progressão tumoral.

Na progressão da doença, as células tumorais desenvolvem uma série de alterações biológicas fundamentais conhecidas como "marcas características do câncer" (hallmarks).[5,6] Inicialmente, Hanahan e Weinberg haviam proposto seis hallmarks que compõem uma estrutura lógica comum a todas as diferentes neoplasias. Em 2011, foram adicionadas a essa lista duas outras alterações além de dois hallmarks emergentes, totalizando dez alterações fundamentais comumente observadas para sustentar uma neoplasia:[6] sinalização de proliferação sustentada; resistência a supressores de crescimento; resistência à apoptose; potencial replicativo ilimitado; angiogênese sustentada; invasão tecidual e metabolismo energético; e evasão da destruição pelo sistema imune.

O entendimento do microambiente tumoral e dos hallmarks do câncer ocasionou vários progressos no tratamento do câncer e no desenvolvimento de diferentes fármacos. Uma enorme quantidade de ensaios clínicos em curso pode ser consultada na base de dados aberta do National Cancer Institute (NCI), dos Estados Unidos,* e do Registro Brasileiro de Ensaios Clínicos do Ministério da Saúde** (Rebec). Nessa base de dados, é possível identificar os principais clinical trials que estão sendo conduzidos para cada tipo de tumor. Além disso, as técnicas de biologia molecular, em especial o sequenciamento de RNA de tumores, têm auxiliado no conhecimento específico da biologia de um tumor, o que propicia o tratamento personalizado de diferentes tipos de neoplasias, apesar de o custo ainda muito elevado.

Mesmo com todos os avanços no tratamento farmacológico das neoplasias, há ainda que se considerar dois aspectos importantes: o crescimento da prevalência e da incidência de casos de câncer na população; e o outro é relacionado à saúde e à qualidade de vida do paciente, uma vez que a cirurgia, os quimioterápicos e os radioterápicos podem gerar comorbidades, como cardiotoxicidade e caquexia (síndrome relacionada à perda de massa corpórea não intencional). Nesse sentido, estratégias de prevenção e tratamento adjuvantes ao tratamento farmacológico emergem como imprescindíveis. A se-

---

* <http://www.cancer.gov/about-cancer/treatment/clinical-trials>.
** <http://www.ensaiosclinicos.gov.br/>.

guir, será discutido o papel preventivo e terapêutico do exercício físico no câncer e nas suas duas comorbidades prevalentes, a cardiotoxicidade e a caquexia.

## Exercício Físico na Prevenção do Câncer

A prevenção deve encabeçar a lista de condutas no controle do câncer. Fatores como o tabagismo, o consumo de álcool, os hábitos alimentares inadequados, a obesidade e a inatividade física devem ser vigorosamente combatidos.[7] A associação entre o tabaco e o câncer de pulmão tem sido descrita desde 1952, quando Essenberg demonstrou que animais expostos ao tabaco apresentavam incidência de neoplasia,[8] o que foi posteriormente confirmado na prática clínica.[9] A associação entre o consumo exagerado de álcool e o câncer de fígado é igualmente verificada.[10-12] A obesidade está associada a vários tipos de câncer.[13] Hábito alimentar pouco saudável com baixa ingestão de cereais, vegetais, frutas, castanhas, azeite de oliva e elevado consumo de ácidos graxos saturados e de carne vermelha pode favorecer o ganho de peso e a obesidade e, em consequência, o surgimento de câncer.[14] Estudos realizados nas últimas décadas apontam para o fato de que uma baixa capacidade física em decorrência de inatividade física está associada a um pior prognóstico.[15] Portanto, condutas educativas e de esclarecimento devem ser adotadas em larga escala para evitar o que sabidamente é uma das principais causas de morte entre todas as doenças.

Embora ainda faltem evidências definitivas da relação de causa e efeito entre a atividade física e o câncer, alguns estudos fortalecem essa associação. Uma metanálise envolvendo mais de um milhão de pessoas mostrou que a prática de atividade física diminui o risco de vários tipos de câncer, independentemente do índice de massa corporal.[16] Segundo alguns pesquisadores,[17] o câncer de cólon, mama e endométrio é aquele com mais forte correlação inversa com a atividade física. Uma redução de 24% de câncer de cólon foi verificada em indivíduos ativos.[18] Essa relação também tem sido verificada no câncer de cólon distal e proximal. Indivíduos ativos são menos suscetíveis a esses tipos de câncer.[19] Uma metanálise mostrou que a prática de atividade física diminui em 12% a incidência de câncer de mama.[20] Essa prática reduz também o risco de recorrência desse tipo de câncer.[21] Finalmente, uma diminuição de 20% foi observada em neoplasia de endométrio em praticantes de atividade física.[22]

## Exercício Físico no Tratamento do Câncer

Como evidenciado anteriormente, atividade física está associada à melhora na saúde e à redução na incidência de diferentes tipos de câncer.[16] Em contrapartida, a inatividade física tem se configurado como uma epidemia mundial.[23] Nesse sentido, o exercício físico (subcategoria da atividade física realizada forma planejada, estruturada e repetitiva)[24] tem um papel importante no combate ao câncer.

Estudos em modelos animais indicam que o exercício físico atenua o crescimento tumoral em diversos modelos experimentais,[25-32] e os mecanismos associados a essa resposta estão sob intensa investigação.

Em relação aos *hallmarks* do câncer, pode-se dizer que tanto o exercício físico agudo (uma única sessão de exercício) como o crônico (treinamento físico) modulam alterações na sinalização prómitótica, antimitótica e apoptótica. Em modelos murinos de câncer, o treinamento físico reduz os níveis circulantes do fator de crescimento semelhante à insulina (IGF-1) que ativa vias mitóticas,[33,34] assim como aumenta a expressão de proteínas antimitóticas.[35,36] Em modelo de xenotransplante de células tumorais humanas de câncer de pâncreas e próstata em camundongos,[37] o treinamento físico aeróbio reduz o crescimento tumoral e aumenta a expressão da caspase-3 ativada, sugerindo aumento da sinalização apoptótica. Da mesma forma, aumento na atividade da caspase-3 foi observado em carcinoma mamário em ratos submetidos a treinamento físico.[38] O treinamento físico parece aumentar também a expressão de p53 em adenocarcinoma de pulmão em camundongos.[39] Estudos em cultura de células tumorais condicionadas com soro de animais treinados reforçam os achados de redução no sinal proliferativo e anti-apoptótico observado em animais.[40]

Outro efeito contrarregulador do treinamento físico sobre os *hallmarks* do câncer diz respeito à sua ação sobre a perfusão sanguínea e a vascularização tumoral. Betof e colaboradores (2015)[28] demonstraram que o treinamento físico aeróbico prévio reduziu o crescimento tumoral e essa resposta estava associada ao aumento da cobertura pericítica dos vasos tumorais, além de aumentar a microvascularização e promover apoptose no microambiente tumoral. Em conjunto, essas respostas indicam que o exercício aeróbio melhora a função dos vasos tumorais, tornando mais efetiva a oferta de oxigênio, de fármacos e de nutriente. Essa adaptação pode contribuir para a manutenção da resposta imune antitumoral no microambiente tumoral e também auxiliaria na entrega de agentes farmacológicos aumentando a eficácia de terapias sistêmicas como quimioterapia, hormonoterapia e imunoterapia.

Em relação aos efeitos do exercício físico na metástase e evasão do sistema imunológico, resultados de estudos recentes conduzidos por Pedersen e colaboradores (2016)[31] e Hojman e colaboradores[32] apontam para a eficácia tanto do exercício físico prévio como do exercício realizado ao longo do desenvolvimento do câncer em vários modelos experimentais.[31] O exercício físico aeróbio reduz o crescimento tumoral e diminui a formação de nódulos metastáticos. Além disso, uma única sessão de exercício físico aumenta a mobilização e redistribuição das células NK para o microambiente tumoral em resposta a um aumento de IL-6 e epinefrina circulantes, sugerindo uma combinação entre miocinas (IL-6 liberada pelo músculo em atividade), hormônios induzidos pelo exercício (epinefrina) e o sistema imune inato (células NK) nessa resposta. O aumento de células NK (provenientes do baço) no microambiente tumoral é proposto como o principal mecanismo induzido pelo exercício aeróbio aeróbico prévio para a atenuação do crescimento tumoral. Os autores demonstraram também que o exercício físico aumenta a quantidade de linfócitos T infiltrantes no microambiente tumoral, sugerindo a participação do sistema imune adaptativo na atenuação do crescimento tumoral.

Em outro estudo em animais tratados com agentes carcinogênicos, submetidos a treinamento físico, mostrou-se que eles apresentavam polarização de macrófagos peritoneais provenientes do baço para um perfil antitumoral (M1) associado à produção de células T helper 1 (Th1) e citocinas pró-inflamatórias (interleucina 12 (IL-12), interferon gama (IFN-$\gamma$) e fator de necrose tumoral alfa (TNF-$\alpha$)).[41,42] Dados ainda não publicados de nosso laboratório mostram também que o baço tem um papel importante nas respostas ao treinamento físico em modelo experimental de câncer.[43] O treinamento físico reduz a esplenomegalia observada em camundongos com carcinoma CT26 de cólon e a expressão de genes relacionados à resposta antitumoral. Em conjunto, esses estudos indicam que o exercício físico agudo e crônico age sobre alguns dos *hallmarks* do câncer, favorecendo a ideia de que o exercício físico é um adjuvante no tratamento do câncer. Um resumo dos efeitos do exercício físico nos *hallmarks* do câncer pode ser observado na Figura 38.1.

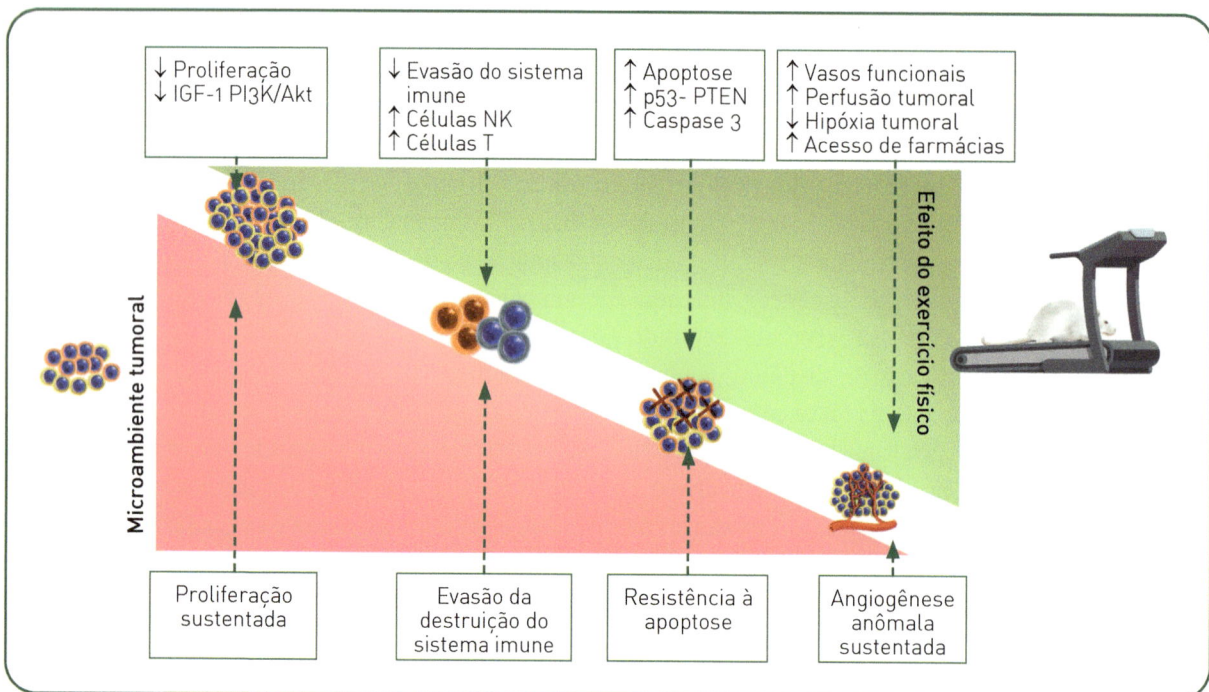

**FIGURA 38.1 –** Efeitos do exercício físico sobre alguns *hallmmarks* do câncer no microambiente tumoral.

Fonte: Os autores agradecem à Smart Servier Medical Art por fornecer as imagens que compuseram a Figura.

Em relação aos estudos realizados em humanos, a literatura mostra que o exercício físico pode ter um papel importante em pacientes sobreviventes do câncer. Ao longo de muitos anos, oncologistas recomendaram que pacientes com câncer repousassem e evitassem qualquer tipo de atividade física, pois parecia um contrassenso que pacientes debilitados fossem submetidos a um estresse como o esforço físico. No entanto, assim como na Cardiologia, os estudos científicos têm promovido uma mudança de paradigma e têm apoiado a prática de exercício baseada em evidências científicas. Em uma revisão sistemática, seguida de metanálise de cem estudos, Cormie P e colaboradores (2017) demonstraram que o treinamento físico em pacientes diagnosticados com câncer estava associado a um menor risco de mortalidade e recidiva, além da redução de efeitos adversos.[44]

Holmes e colaboradores (2005) verificaram que prática de exercício físico em intensidade moderada (3 a 5 horas semanais de caminhada) melhora a sobrevida e a resposta à hormonoterapia, em mulheres que foram diagnosticadas com câncer de mama.[45] Já em homens com câncer de próstata avançado recebendo terapia de supressão androgênica, o treinamento físico aeróbio combinado com o resistido melhora a tolerância ao esforço físico e reduz a fadiga. Essas mudanças foram observadas mesmo não sendo alterados os marcadores séricos do câncer de próstata.[46,47]

Em estudo epidemiológico, Hampras e colaboradores (2012) demonstraram que mulheres saudáveis treinadas apresentavam melhora no perfil de células imunológicas circulantes (redução de células Tregs+/CD25+/FOXP3+) quando comparadas às mulheres sedentárias.[48] De fato, o treinamento físico em indivíduos saudáveis reduz a imunosenescência de células do sistema imunológico e a resposta a vacinas.[49] Esses conhecimentos sugerem um efeito potencial benéfico do treinamento físico aeróbio no sistema imune, o que pode ter implicações clínicas na prevenção e na terapia do câncer.

Cabe também ressaltar o papel do treinamento físico aeróbio nos efeitos adversos da quimioterapia. Dimeo e colaboradores (1997) verificaram que sessões de exercício físico aeróbio atenuavam os efeitos colaterais da quimioterapia e diminuíam o tempo de neutropenia, trombopenia, intensidade da diarreia e intensidade da dor. Ademais, diminuía o tempo de hospitalização.[50] Esses resultados são extremamente promissores e requerem intensa investigação.

## EXERCÍCIO FÍSICO E FATORES DE RISCO CARDIOVASCULAR ASSOCIADOS AO CÂNCER

O impacto do tratamento do câncer no sistema cardiovascular foi inicialmente descrito em 1968.[51] Naquela época foi identificado que a administração de antraciclinas poderia provocar arritmias cardíacas e até morte relacionada a eventos cardíacos súbitos, em pacientes com leucemia. Esses conhecimentos levaram muitos a investigar e controlar um fenômeno hoje conhecido como "cardiotoxicidade". Esta movimentação deu origem a uma subespecialidade denominada "Cardio-Oncologia".

Ao longo das últimas cinco décadas, é cada vez mais evidente que, além da agressão ao sistema cardiovascular, o tratamento do câncer provoca intolerância aos esforços e piora na qualidade de vida do paciente oncológico – características que muitas vezes não são revertidas com a interrupção dos medicamentos.[52] Hoje sabemos também que o tratamento para o câncer está associado a fatores de risco cardiovascular.[52] Estudo observacional com mais de 30 mil sobreviventes ao câncer por mais de 2 anos mostrou que eles apresentam um número duas vezes maior de fatores de risco de doença cardiovascular que indivíduos não portadores de câncer.[53] Ademais, os pacientes com câncer têm um risco 3,78 vezes maior de morte. Essas informações têm desencadeado uma busca intensa por estratégias para cuidar do paciente oncológico submetido a drogas cardiotóxicas inerentes ao tratamento do câncer.

Por sua ação benéfica na capacidade cardiorrespiratória e na qualidade de vida, comprovada inclusive em pacientes com doença cardiovascular em estágio avançado,[54] o exercício físico tem se tornado uma alternativa cada vez mais aceita no tratamento oncológico. Estudos mostram que o exercício físico praticado regularmente melhora a capacidade física e a qualidade de vida do paciente sobrevivente do câncer. Alguns pesquisadores verificaram que um programa de exercício físico aumenta o consumo de oxigênio de pico em pacientes tratados com antraciclinas e ciclofosfamida.[55] Neste estudo, ficou evidenciado também que o programa de exercício físico melhora a função endotelial.

Os benefícios do exercício físico são também verificados após o término do tratamento adjuvante do câncer. Há evidência de que um programa de exercício físico melhora a capacidade física em pacientes oncológicos previamente tratados. Uma metanálise de 27 estudos mostra que um programa de reabilitação com exercício físico em pacientes oncológicos aumenta o consumo de oxigênio de pico em 2,45 mL.kg$^{-1}$min$^{-1}$ quando comparado àquele observado com seguimento clínico.[56]

O exercício físico tem um papel importante nos fatores de risco cardiovascular associados ao câncer. O exercício físico e a dieta hipocalórica diminuem o peso corporal, preservando a massa magra.[57] Essa conduta não medicamentosa auxilia também no controle glicêmico.[58] Durante um teste oral de tolerância à glicose, os níveis de insulina e de glicose são significativamente menores após um programa de exercício físico.[57] O papel do exercício tem sido demonstrado também no controle lipídico. Aumento nos níveis de HDL-colesterol são descritos em indivíduos treinados. Embora alterações nos níveis de LDL-colesterol plasmático sejam raramente influenciadas pela prática de exercício físico, observa-se melhora significativa na funcionalidade dessa subfração do colesterol em indivíduos treinados. O exercício físico aumenta a velocidade de entrada e saída do LDL-colesterol da circulação[59] e o tempo que essa subfração permanece na forma reduzida na circulação. Em conjunto, essas respostas diminuem o poder aterogênico LDL-colesterol. Poucas condutas não medicamentosas são tão eficientes quanto o exercício no controle da taxa de triglicérides. Ele provoca queda significativa nos níveis plasmáticos de triglicérides.[57] O exercício físico tem sido amplamente recomendado a pacientes com hipertensão arterial. Um programa de exercício físico moderado por um período de 4 meses reduz os níveis tensionais, o que tem sido atribuído, em parte, à melhora da controle barorreflexo arterial da atividade nervosa simpática[60] associado ao aumento da sensibilidade do nervo depressor aórtico.[61]

Todos esses benefícios do exercício físico na capacidade física, qualidade de vida e fatores de risco cardiovascular levaram o National Cancer Institute (NCI), dos Estados Unidos, e o American College of Sports Medicine (ACSM),[24] além de outras associações e grupos, a sugerir essa conduta no tratamento adjuvante do câncer.

## Exercício Físico e Cardiotoxicidade

O bloqueio dos receptores ErbB é uma importante alternativa de tratamento de alguns tipos de câncer.[3] Entretanto, essa terapia-alvo no tratamento de células tumorais provoca alterações na síntese de proteínas de miofilamentos via fosfatidilinositol-3-quinase/serinatreoninaquinase (PI3K/Akt), na hipertrofia celular via proteinaquinases ativadas por mitógenos (MAPK) e na sobrevivência celular via proteinaquinase de adesão focal (Fak).[62] Por um lado, essas respostas têm claras implicações na biologia molecular do miócioto cardíaco, o que constitui a base da cardiotoxicidade.[3]

Por outro lado, o exercício físico, por sua ação moduladora na síntese de proteínas, na hipertrofia celular e na sobrevivência celular, representa uma excelente estratégia de proteção do miócito cardíaco à ação de terapia molecular-alvo no tratamento do câncer.[62] Há evidências de que o exercício aeróbio aumenta a síntese e a liberação de neuregulina-1β (Nrg1), o que resulta em ativação das vias de PI3K/Akt, MAPK e Fak. O exercício age também na cardioproteção inibindo o fator de crescimento de transformação β (TGF-β1) que modula a proteína-mãe contra decapentaplégico-gic (Smad) e Fak envolvidos na degradação de proteínas e sobrevivência celular, respectivamente. Finalmente, o exercício físico aumenta a regulação do fator de transcrição GATA4 (GATA4), envolvido na síntese de proteína e ativação da proteinaquinase ativada por AMP (AMPK) que regula a biogênese mitocondrial.

O exercício físico também atua como agente protetor de cardiotoxicidade provocada pela terapia antiangiogênica.[62] O exercício aeróbio aumenta a expressão do fator de crescimento endotelial vascular (VEGF), aumenta células progenitoras endoteliais dependentes de oxido nítrico e estimula fatores de transcrição ativados por tirosinaquinases (STAT3), o que causa secreção de eritropoietina e combinação com células progenitoras cardíacas, cujo resultado é a diferenciação em células endoteliais.

## Exercício Físico e Caquexia

A palavra "caquexia" deriva do grego "*kakos hexis*", que significa "condição ruim". A caquexia pode ser definida como uma síndrome multifatorial com perda progressiva e contínua de massa musculoesquelética com ou sem perda de massa gorda e que não é revertida por aporte nutricional.[63] A caquexia está associada à diminuição na expectativa de vida[64,65] e ao mau prognóstico tanto em neoplasias como em outras doenças sistêmicas, entre elas a insuficiência cardíaca, a aids, a doença pulmonar obstrutiva crônica e a insuficiência renal crônica [63,64,66,67]

Cerca de 50% a 80% dos pacientes com câncer podem vir a desenvolver a caquexia.[66,68] Estudos evidenciam que a caquexia associada ao câncer está relacionada a comprometimentos funcionais e distúrbios na barreira intestinal e alimentares, como a anorexia, além de alterações metabólicas. Em conjunto, essas alterações provocam piora na qualidade de vida.[63-66,69,70-75]

Embora a perda de massa gorda contribua para a redução da massa corporal em pacientes caquéticos, a perda de massa muscular (atrofia muscular) é o principal fator responsável pela intolerância aos esforços físicos do cotidiano, contribuindo para redução da qualidade de vida e sobrevida. A atrofia muscular nos pacientes caquéticos é progressiva, podendo chegar a uma perda de até 75% da massa muscular e, consequentemente, causar fadiga extrema e imobilidade.[76,77] Cabe ressaltar que a atrofia muscular é resultado de um desequilíbrio no *turnover* proteico, em virtude da ativação exacerbada de sistemas proteolíticos que envolve diversas vias e mediadores intracelulares discutidos em mais detalhes no Capítulo 34 – Alterações Metabólicas da Célula Cancerosa.

A caquexia é um cenário pouco atrativo para tratamentos farmacológicos, uma vez que afeta diretamente a resposta ao agente quimioterápico.[78,79] Um estudo, em que foram investigados 1.473 pacientes, mostrou que dos 966 pacientes que morreram, a maioria apresentava perda acentuada de massa muscular.[80] Em modelo experimental de caquexia do câncer em ratos, Das Neves e colaboradores (2016) verificaram uma correlação elevada entre a diminuição da força e a sobrevida.[81]

Além da atrofia muscular, observa-se resistência à insulina e disfunção do metabolismo energético muscular associada a um menor conteúdo mitocondrial e/ou menor capacidade de fosforilação oxidativa das mitocôndrias.[82] Contudo, há um aumento exacerbado do metabolismo associado à demanda competitiva no suprimento de substratos energéticos para as necessidades orgânicas e para o tumor. Essas respostas resultam em aumento da lactacidemia e do desacoplamento mitocondrial com produção exacerbada de espécies reativas de oxigênio.

Muitos estudos em modelos experimentais e, mais recentemente, alguns em ensaios clínicos vêm sendo conduzidos com o objetivo de buscar ou testar alvos terapêuticos que ajam na produção de mediadores, bloqueando vias catabólicas ou estimulando vias anabólicas no músculo esquelético. Alvos terapêuticos já foram identificados em modelos experimentais de caquexia do câncer (p. ex., grelina, entre outros). Entretanto, há ainda muito a ser desvendado sobre a segurança e a eficácia de potencias terapêuticos com aplicação na clínica.

Considerando-se a caquexia do câncer uma síndrome complexa, um tratamento multimodal que inclua intervenções nutricionais e treinamento físico são muito promissoras. O treinamento físico melhora a qualidade de vida de pacientes com caquexia do câncer.[69,79,27] Um estudo clínico demonstrou benefícios do treinamento físico na caquexia do câncer em pacientes com câncer de cabeça e pescoço após a radioterapia.[83] O treinamento físico resistido para fortalecimento muscular (12 semanas: 2 a 3 séries de 8 a 15 repetições de 7 diferentes grupos musculares) aumentou a massa magra em 4,2%, melhorou a força muscular e a qualidade de vida. De maneira similar, McNeely e colaboradores (2015) demonstraram que o treinamento físico resistido melhorou a função muscular em membros superiores, em pacientes com câncer de cabeça e pescoço.[84]

Efeitos anti-inflamatórios e redução do estresse oxidativo no músculo esquelético, bem como ativação de vias de síntese proteica e melhora na sensibilidade à insulina, têm sido descritas em modelos animais treinados.[27] Além disso, em modelo experimental com a inoculação do tumor de Walker 256,[30] o treinamento físico aeróbio melhorou a resposta imunológica. Em adição a esses estudos, resultados preliminares do nosso laboratório demonstram que diversos marcadores de estresse oxidativo estão exacerbados no músculo esquelético em ratos com caquexia induzida por injeção de células tumorais Walker 256 na medula óssea. O treinamento físico aeróbio preveniu essa resposta, resultando em uma maior sobrevida.[79] Essas investigações são importantes na medida em que auxiliam a melhor entender o papel do treinamento físico na caquexia do câncer.

Em paralelo aos estudos direcionados aos mecanismos envolvidos nos efeitos do treinamento físico, estudos clínicos com terapia multimodal estão sendo propostos para o tratamento da caquexia do câncer. Muscaritoli e colaboradores (2015) propõem uma estratégia denominada "TARGET", que integra, em um único programa, pesquisa e intervenções que incluem ensino (alterações nutricionais e metabólicas no câncer), conscientização (sobre impacto negativo da caquexia), reconhecimento (diagnóstico e estádio), genética (susceptibilidade e herança genética), exercício físico e tratamento farmacológico.[85] O ensaio clínico MENAC, acrônimo do inglês *Multimodality Exercise/Nutrition Anti-inflammatory Treatment for Cachexia Trial*, está em andamento (recrutamento) em pacientes com câncer de pulmão e pâncreas, incluindo aconselhamento nutricional, suplementação nutricional, um programa de exercício físico e tratamento com anti-inflamatórios (ibuprofeno).* Outra grande preocupação nos estudos clínicos é a detecção precoce de alterações que resultam em caquexia. Nesse sentido, o estudo de biomarcadores associados à caquexia e que sejam modificados por intervenções, como o treinamento físico ou intervenção nutricional, são de grande relevância clínica.

## CONSIDERAÇÕES FINAIS

Conhecimentos adquiridos evidenciam que o exercício físico tem um papel muito importante na prevenção de vários tipos de câncer. O exercício físico deve ser recomendado para o paciente oncológico durante e após o tratamento. Essa conduta não farmacológica atenua a cardiotoxicidade e a caquexia, evita a queda na capacidade física e melhora a qualidade de vida, com consequente impacto na evolução da doença e nos efeitos dos medicamentos. Embora estudos em animais de experimentação apontem para o fato de o exercício físico atenuar o crescimento tumoral, ainda faltam evidências desse efeito em pacientes com câncer. Este é um tópico de muito interesse que deve nortear futuras investigações na oncologia clínica.

## REFERÊNCIAS

1. McGuire S. World Cancer Report 2014. Geneva, Switzerland: World Health Organization, International Agency for Research on Cancer, WHO Press, 2015. Adv Nutr. 2016;7(2):418-9.

2. Jemal A, Siegel R, Ward E, Murray T, Xu J, Thun MJ. Cancer Statistics, 2007. CA Cancer J Clin. 2007;57(1):43-66.

3. Moslehi JJ. Cardiovascular toxic effects of targeted cancer therapies. N Engl J Med: 2016.

4. Onuchic AC, Chammas R. Câncer e o microambiente tumoral. Revista De Medicina. 2010;89(1):21-31.

5. Hanahan D, Weinberg RA. The hallmarks of cancer review evolve progressively from normalcy via a series of pre. 2000(100).

6. Hanahan D, Weinberg RA. Hallmarks of cancer: The next generation. Cell. 2011.

7. World Health Organization. Cancer control : knowledge into action : WHO guide for effective programmes. WHO; 2006.

8. Essenberg JM. Cigarette smoke and the incidence of primary neoplasm of the lung in the albino mouse. Science (80- ). 1952;116(30121):561-2.

9. Regan EA, Lowe KE, Make BJ, Lynch DA, Kinney GL, Budoff MJ, et al. Identifying smoking-related disease on lung cancer screening CT scans: increasing the value. Chronic Obstr Pulm Dis J COPD Found [Internet]. 2019;6(3):233-45. Disponível em: https://journal.copdfoundation.org/jcopdf/id/1236/Identifying-Smoking-Related-Disease-on-Lung-Cancer-Screening-CT-Scans-Increasing-the-Value. Acessado em: 4 maio 2022.

10. Leon D, Leon DA, Mccambridge J. Liver cirrhosis mortality rates in Britain from 1950 to 2002. 2006;(367). Disponível em: www.thelancet.com. Acessado em: 4 maio 2022.

11. Williams R, Aspinall R, Bellis M, Camps-Walsh G, Cramp M, Dhawan A, et al. Addressing liver disease in the UK: a blueprint for attaining excellence in health care and reducing premature mortality from lifestyle issues of excess consumption of alcohol, obesity, and viral hepatitis. The Lancet. Lancet Publishing Group: 2014(384):1953-97.

12. Case A, Deaton A. Rising morbidity and mortality in midlife among white non-Hispanic Americans in the 21st century. Proc Natl Acad Sci. 2015;112(49):15078-83.

13. Lauby-Secretan B, Scoccianti C, Loomis D, Grosse Y, Bianchini F, Straif K. Body fatness and cancer – viewpoint of the IARC Working Group. N Engl J Med. 2016;375(8):794-8.

14. Mourouti N, Panagiotakos DB, Kotteas EA, Syrigos KN. Optimizing diet and nutrition for cancer survivors: a review. Maturitas. Elsevier Ireland Ltd: 2017(105):33-6.

15. Myers J, Prakash M, Froelicher V, Do D Partington S, Atwood J. Exercise capacity and mortality among men referred for exercise testing a bstract. N Engl J Med [Internet]. 2002;346(11):793-801. Disponível em: www.nejm.org. Acessado em: 4 maio 2022.

16. Moore SC, Lee IM, Weiderpass E, Campbell PT, Sampson JN, Kitahara CM, et al. Association of leisure-time physical activity with risk of 26 types of cancer in 1.44 million adults. JAMA Intern Med: 2016.

---

* Multimodal Intervention for Cachexia in Advanced Cancer Patients Undergoing Chemotherapy – Full Text View – ClinicalTrials.gov. <https://clinicaltrials.gov/ct2/show/NCT02330926>. (24 jul. 2019).

17. Hoff PMG, Santos LS, Testa L, Harada G. Exercício físico na prevenção do câncer. In: Negrão CE, Barretto ACP, MUPBR (eds.). Cardiologia do Exercício do Atleta ao Cardiopata. 4 ed. São Paulo: Manole; 2019; p. 562-7.

18. Wolin KY, Yan Y, Colditz GA, Lee IM. Physical activity and colon cancer prevention: a meta-analysis. Br J Cancer. 2009;100(4):611–6.

19. Boyle T, Keegel T, Bull F, Heyworth J, Fritschi L. Physical activity and risks of proximal and distal colon cancers: a systematic review and meta-analysis. Journal of the National Cancer Institute. 2012(104):1548-61.

20. Wu Y, Zhang D, Kang S. Physical activity and risk of breast cancer: a meta-analysis of prospective studies. Breast Cancer Res Treat. 2013;137(3):869-82.

21. Dieli-Conwright CM, Lee K, Kiwata JL. Reducing the risk of breast cancer recurrence: an evaluation of the effects and mechanisms of diet and exercise. Vol. 8, Current Breast Cancer Reports. Current Medicine Group LLC 1: 2016(8):139-50.

22. Schmid D, Behrens G, Keimling M, Jochem C, Ricci C, Leitzmann M. A systematic review and meta-analysis of physical activity and endometrial cancer risk. European Journal of Epidemiology. Kluwer Academic Publishers; 2015(30):397-412.

23. Hallal PC, Andersen LB, Bull FC, Guthold R, Haskell W, Ekelund U, et al. Global physical activity levels: surveillance progress, pitfalls, and prospects. Vol. 380. The Lancet. Lancet Publishing Group: 2012(308):247-57.

24. Schmitz KH, Courneya KS, Matthews C, Demark-Wahnefried W, Galvão DA, Pinto BM, et al. American College of Sports Medicine roundtable on exercise guidelines for cancer survivors. Medicine and Science in Sports and Exercise: 2010.

25. Ruiz-Casado A, Martín-Ruiz A, Pérez LM, Provencio M, Fiuza-Luces C, Lucia A. Exercise and the hallmarks of cancer. Trends in Cancer: 2017.

26. Deuster PA, Morrison SD AR. Endurance exercise modifies cachexia of tumor growth in rats. Med Sci Sport Exerc. 1985;17(3):385-92.

27. Lira FS, Antunes BDMM, Seelaender M, Neto JCR. The therapeutic potential of exercise to treat cachexia. Current Opinion in Supportive and Palliative Care. Lippincott Williams and Wilkins; 2015(9):317-24.

28. Betof AS, Lascola CD, Weitzel D, Landon C, Scarbrough PM, Devi GR, et al. Modulation of murine breast tumor vascularity, hypoxia and chemotherapeutic response by exercise. J Natl Cancer Inst. 2015;107(5):1-5.

29. Ferreira JCB, Bacurau A V, Bueno CR, Cunha TC, Tanaka LY, Jardim MA, et al. Aerobic exercise training improves Ca2+ handling and redox status of skeletal muscle in mice. Exp Biol Med (Maywood). 2010;235(4):497-505.

Disponível em: http://www.ncbi.nlm.nih.gov/pubmed/20407082. Acessado em: 4 maio 2022.

30. Bacurau AVN, Belmonte MA, Navarro F, Moraes MR, Pontes FL, Pesquero JL, et al. Effect of a high-intensity exercise training on the metabolism and function of macrophages and lymphocytes of walker 256 tumor-bearing rats. Exp Biol Med. 2007;232(10):1289-99.

31. Pedersen L, Idorn M, Olofsson GH, Lauenborg B, Nookaew I, Hvass Hansen R, et al. Voluntary running suppresses tumor growth through epinephrine-and IL-6-dependent NK cell mobilization and redistribution: 2016. Disponível em: http://dx.doi.org/10.1016/j.cmet.2016.01.011. Acessado em: 4 maio 2022.

32. Hojman P, Gehl J, Christensen JF, Pedersen BK. Molecular mechanisms linking exercise to cancer prevention and treatment. Vol. 27, Cell Metabolism. Cell Press; 2018(27):10-21.

33. Xie L, Jiang Y, Ouyang P, Chen J, Doan H, Herndon B, et al. Effects of dietary calorie restriction or exercise on the PI3K and Ras signaling pathways in the skin of mice. J Biol Chem. 2007;282(38):28025-35.

34. Zhu Z, Jiang W, Zacher JH, Neil ES, McGinley JN, Thompson HJ. Effects of energy restriction and wheel running on mammary carcinogenesis and host systemic factors in a rat model. Cancer Prev Res. 2012;5(3):414-22.

35. Kalaany NY, Sabatini DM. Tumours with PI3K activation are resistant to dietary restriction. Nature. 2009;458(7239):725-31.

36. Standard J, Jiang Y, Yu M, Su X, Zhao Z, Xu J, et al. Reduced signaling of PI3K-Akt and RAS-MAPK pathways is the key target for weight-loss-induced cancer prevention by dietary calorie restriction and/or physical activity. J Nutr Biochem. 2014;25(12):1317-23.

37. Zheng X, Cui X-X, Huang M-T, Liu Y, Shih W-J, Lin Ybc, et al. Inhibitory effect of voluntary running wheel exercise on the growth of human pancreatic Panc-1 and prostate PC-3 xenograft tumors in immunodeficient mice. Oncol Rep. 2008;19(6):1583-8.

38. Jiang W, Zhu Z, Thompson HJ. Effects of physical activity and restricted energy intake on chemically induced mammary carcinogenesis. Cancer Prev Res. 2009;2(4):338-44.

39. Higgins KA, Park D, Lee GY, Curran WJ, Deng X. Exercise-induced lung cancer regression: mechanistic findings from a mouse model. Cancer. 2014;120(21):3302-10.

40. Hojman P, Dethlefsen C, Pedersen BK. Exercise-induced muscle-derived cytokines inhibit mammary cancer cell growth. Med Sci Sport Exerc. 2010;42:11.

41. Abdalla DR, Murta EFC, Michelin MA. The influence of physical activity on the profile of immune response cells and cytokine synthesis in mice with experimental breast

tumors induced by 7,12-dimethylbenzanthracene. Eur J Cancer Prev. 2013;22(3):251-8.

42. Abdalla DR, Rocha Aleixo AA, Murta EFC, Michelin MA. Innate immune response adaptation in mice subjected to administration of DMBA and physical activity. Oncol Lett. 2014;7(3):886-90.

43. Tobias G. Contribuição da atividade física aeróbia para a resposta imune antitumoral. USP: 2017. Disponível em: http://www.teses.usp.br/teses/disponiveis/39/39135/tde-08012018-102525/pt-br.php. Disponível em: 4 maio 2022.

44. Cormie P, Zopf EM, Zhang X, Schmitz KH. The impact of exercise on cancer mortality, recurrence, and treatment-related adverse effects. Epidemiol Rev. 2017;39(1):71-92.

45. Holmes MD, Chen WY, Feskanich D, Kroenke CH, Colditz GA. Physical activity and survival after breast cancer diagnosis [internet]. Disponível em: https://jamanetwork.com/. Acessado em: 4 maio 2022.

46. Galvão DA, Taaffe DR, Spry N, Joseph D, Newton RU. Combined resistance and aerobic exercise program reverses muscle loss in men undergoing androgen suppression therapy for prostate cancer without bone metastases: a randomized controlled trial. J Clin Oncol. 2010;28(2):340-7.

47. Bourke L, Doll H, Crank H, Daley A, Rosario D, Saxton JM. Lifestyle intervention in men with advanced prostate cancer receiving androgen suppression therapy: a feasibility study. Cancer Epidemiol Biomarkers Prev. 2011;20(4):647-57.

48. Hampras SS, Nesline M, Wallace PK, Odunsi K, Furlani N, Davis W, et al. Predictors of immunosuppressive regulatory T lymphocytes in healthy women. J Cancer Epidemiol: 2012.

49. Turner JE, Brum PC. Does regular exercise counter T cell immunosenescence reducing the risk of developing cancer and promoting successful treatment of malignancies? Oxid Med Cell Longev. 2017;2017.

50. Dimeo F, Fetscher S, Lange W, Mertelsmann R, Keul J. Effects of aerobic exercise on the physical performance and incidence of treatment-related complications after high-dose chemotherapy. Blood. 1997;90(9):3390-4. Disponível em: http://www.ncbi.nlm.nih.gov/pubmed/9345021. Acessado em: 4 maio 2022.

51. Malpas JS SR. Rubidomycinin acute leukaemia in adults. Canad. 7. Physiol. Pharmacol. 1963(2).

52. Gilchrist SC, Barac A, Ades PA, Alfano CM, Franklin BA, Jones LW, et al. Cardio-oncology rehabilitation to manage cardiovascular outcomes in cancer patients and survivors: a scientific statement from the American Heart Association. Circulation. 2019;139(21). Disponível em: https://www.ahajournals.org/doi/10.1161/CIR.0000000000000679. Acesado em: 4 maio 2022.

53. Armenian SH, Xu L, Ky B, Sun C, Farol LT, Pal SK, et al. Cardiovascular disease among survivors of adult-onset cancer: a community-based retrospective cohort study. J Clin Oncol. 2016;34(10):1122-30.

54. Roveda F, Middlekauff HR, Rondon MUPB, Reis SF, Souza M, Nastari L, et al. The effects of exercise training on sympathetic neural activation in advanced heart failure: a randomized controlled trial. J Am Coll Cardiol. 2003;42(5):854-60.

55. Jones LW, Fels DR, West M, Allen JD, Broadwater G, Barry WT, et al. Modulation of circulating angiogenic factors and tumor biology by aerobic training in breast cancer patients receiving neoadjuvant chemotherapy. Cancer Prev Res. 2013;6(9):925-37.

56. Scott JM, Nilsen TS, Gupta D, Jones LW. Exercise therapy and cardiovascular toxicity in cancer. Circulation: 2018.

57. Trombetta IC, Batalha LT, Rondon MUPB, Laterza MC, Kuniyoshi FHS, Gowdak MMG, et al. Weight loss improves neurovascular and muscle metaboreflex control in obesity. Am J Physiol Circ Physiol. 2003;285(3):H974-82.

58. Boulé NG, Haddad E, Kenny GP, Wells GA, Sigal RJ. Effects of exercise on glycemic control and body mass in type 2 diabetes mellitus. JAMA. 2003;286(10):1218.

59. Vinagre CGC, Ficker ES, Finazzo C, Alves MJN, de Angelis K, Irigoyen MC, et al. Enhanced removal from the plasma of LDL-like nanoemulsion cholesteryl ester in trained men compared with sedentary healthy men. J Appl Physiol. 2007;103(4):1166-71.

60. Laterza MC, De Matos LDNJ, Trombetta IC, Braga AMW, Roveda F, Alves MJNN, et al. Exercise training restores baroreflex sensitivity in never-treated hypertensive patients. Hypertension. 2007;49(6):1298-306.

61. Brum PC, Justo Da Silva GJ, Dias Moreira E, Ida F, Negrão CE, Krieger EM. Exercise training increases baroreceptor gain sensitivity in normal and hypertensive rats. Hypertension. 2000;36(6).

62. Scott JM, Lakoski S, Mackey JR, Douglas PS, Haykowsky MJ, Jones LW. The potential role of aerobic exercise to modulate cardiotoxicity of molecularly targeted cancer therapeutics. Oncologist. 2013;18(2):221-31.

63. Fearon K, Strasser F, Anker SD, Bosaeus I, Bruera E, Fainsinger RL, et al. Definition and classification of cancer cachexia: an international consensus. Lancet Oncol. 2011;12(5):489-95.

64. Tisdale MJ. Cachexia in cancer patients. Nat Rev Cancer. 2002;2(11):862-71.

65. Argilés JM, Busquets S, Stemmler B, López-Soriano FJ. Cancer cachexia: understanding the molecular basis. Nat Rev Cancer. 2014;14(11).

66. Stephens NA, Fearon KCH. Anorexia, cachexia and nutrition. Medicine (Baltimore). 2008;36(2):78-81.

67. Tisdale MJ. Mechanisms of cancer cachexia. Physiol Rev [Internet]. 2009 Apr;89(2):381-410. Disponível em: http://www.physiology.org/doi/10.1152/physrev.00016.2008. Acessado em: 4 maio 2022.

68. Morley JE, Anker SD, von Haehling S. Prevalence, incidence, and clinical impact of sarcopenia: facts, numbers, and epidemiology-update 2014. J Cachexia Sarcopenia Muscle. 2014;5(4):253-9.

69. Alves CRR, Da Cunha TF, Da Paixão NA, Brum PC. Aerobic exercise training as therapy for cardiac and cancer cachexia. Life Sci. 2015;125.

70. Barkhudaryan A, Scherbakov N, Springer J, Doehner W. Cardiac muscle wasting in individuals with cancer cachexia. ESC Hear Fail. 2017;4(4):458-67.

71. Bruera E. ABC of palliative care Anorexia, cachexia, and nutrition. Clin Rev. 1997;315:1219-22.

72. Dewys WD, Begg C, Lavin PT, Band PR, Bennett JM, Bertino JR, et al. Prognostic effect of weight loss prior tochemotherapy in cancer patients. Am J Med. 1980;69(4):491-7.

73. Gould DW, Lahart I, Carmichael AR, Koutedakis Y, Metsios GS. Cancer cachexia prevention via physical exercise: molecular mechanisms. J Cachexia Sarcopenia Muscle. 2013;4(2):111-24.

74. Tan BH, Fearon KC. Cachexia: prevalence and impact in medicine. Curr Opin Clin Nutr Metab Care. 2008;11(4):400-7.

75. Costa RGF, Caro PL, Matos-Neto EM, Lima JDCC, Radloff K, Alves MJ, et al. Cancer cachexia induces morphological and inflammatory changes in the intestinal mucosa. J Cachexia Sarcopenia Muscle. 2019; JCSM.12449. Disponível em: https://onlinelibrary.wiley.com/doi/abs/10.1002/jcsm.12449. Acessado em: 4 maio 2022.

76. Acharyya S, Butchbach MER, Sahenk Z, Wang H, Saji M, Carathers M, et al. Dystrophin glycoprotein complex dysfunction: a regulatory link between muscular dystrophy and cancer cachexia. Cancer Cell. 2005;8(5):421-32.

77. Tisdale MJ. Reversing cachexia. 2010;142:511-2.

78. das Neves WS, Barreto RFP, Brum PC, Castro Jr. G. Caquexia relacionada ao câncer. In: Negrão CE, Barretto ACB, MUPBR (eds.). Cardiologia do Exercício do Atleta ao Cardiopata. 4 ed. São Paulo: Manole; 2019; p. 584-95.

79. Alves CRR, Brum P. Caquexia do câncer: um novo desafio para o treinamento aeróbio. In: Bertuzzi R, Brum PC, Alves CRR, Adriano Eduardo Lima-Silva (eds.). Aptidão aeróbia. São Paulo: Manole; 2017; p. 42440.

80. Martin L, Birdsell L, MacDonald N, Reiman T, Clandinin MT, McCargar LJ, et al. Cancer cachexia in the age of obesity: skeletal muscle depletion is a powerful prognostic factor, independent of body mass index. J Clin Oncol. 2013;31(12):1539-47.

81. das Neves W, Alves CRR, de Almeida NR, Guimarães FLR, Ramires PR, Brum PC, et al. Loss of strength capacity is associated with mortality, but resistance exercise training promotes only modest effects during cachexia progression. Life Sci. 2016;163.

82. Fermoselle C, García-Arumí E, Puig-Vilanova E, Andreu AL, Urtreger AJ, de Kier Joffé EDB, et al. Mitochondrial dysfunction and therapeutic approaches in respiratory and limb muscles of cancer cachectic mice. Exp Physiol. 2013;98(9):1349-65.

83. Lønbro S, Dalgas U, Primdahl H, Johansen J, Nielsen JL, Aagaard P, et al. Progressive resistance training rebuilds lean body mass in head and neck cancer patients after radiotherapy – results from the randomized DAHANCA 25B trial. Radiother Oncol. 2013;108(2):314-9.

84. McNeely ML, Parliament MB, Seikaly H, Jha N, Magee DJ, Haykowsky MJ, et al. Sustainability of outcomes after a randomized crossover trial of resistance exercise for shoulder dysfunction in survivors of head and neck cancer. Physiother Canada. 2015;67(1):85-93.

85. Muscaritoli M, Molfino A, Lucia S, Rossi Fanelli F. Cachexia: a preventable comorbidity of cancer. A T.A.R.G.E.T. approach. Critical Reviews in Oncology/Hematology. Elsevier Ireland Ltd; 2015(94):251-9.

# 39

# Oncologia Teórica

Alexandre Ferreira Ramos
Alan Utsuni Sabino
Alexandre Sarmento Queiroga
Mauro César Cafundó de Morais

## DESTAQUES

- A Oncologia Teórica é disciplina destinada a estabelecer os princípios fundamentais subjacentes aos processos tumorais das escalas molecular à populacional.
- Neste capítulo, são apresentados diferentes modelos que ilustram o crescimento tumoral e da resposta ao tratamento.
- Enquanto o modelo exponencial estabelece uma dinâmica de nascimento e morte celular constantes, o modelo logístico leva em consideração uma capacidade de suporte do ambiente até K indivíduos. O modelo de Gompetz também leva em conta uma capacidade de suporte e propõe uma desaceleração da taxa de crescimento baseada no logaritmo natural da razão entre a população celular e a capacidade de suporte.

## INTRODUÇÃO

Recentemente, a pesquisa em Oncologia incorporou uma nova maquinaria ao seu repertório de técnicas: os métodos teóricos oriundos da Física, Engenharia, Computação e Matemática Aplicada. Essa maquinaria ampliou nosso entendimento acerca, por exemplo, dos mecanismos de invasão, da heterogeneidade tumoral (metabólica, genética e epigenética), dos processos evolutivos ocorridos no microambiente tumoral e propiciou o desenvolvimento de novas estratégias diagnósticas ou terapêuticas. A abordagem teórica provê os oncologistas de um rico arcabouço de sistematização de dados experimentais e formulação conceitual, além de ferramentas quantitativas de diagnóstico e prognóstico que aperfeiçoam as correlações estatísticas. Sua melhor precisão advém dos mecanismos subjacentes à progressão tumoral serem formulados matematicamente por relações causais não lineares validáveis experimentalmente. A era da Oncologia Teórica, no entanto, ainda está em sua infância, como é exemplificado pela existência de um capítulo exclusivamente dedicado ao tema neste Tratado. Constataremos a maturação do tópico quando apresentarmos nosso entendimento dos fenômenos oncológicos combinando resultados experimentais e teóricos, suas premissas e condições de (in)aplicabilidade. Visamos contribuir para esse amadurecimento discutindo sete modelos dedicados à investigação de processos tumorais.

Os fenômenos concernentes à Oncologia abrangem das escalas molecular à epidemiológica e seria impossível descrever num capítulo todas as teorias já propostas ou por desenvolver. Então, apresentamos alguns modelos quantitativos propostos para investigar o crescimento da população de células tumorais (PCT) dentro do tumor ou após a invasão da região de interface (RI) entre o tumor e suas adjacências. Ao investigarmos a dinâmica da PCT na RI, trataremos sua competição com a população de células saudáveis (PCS) já presente na região e a evolução do fenótipo das células tumorais. Nossa abordagem presume homogeneidade espacial, isto é, que os processos que governam o crescimento das populações celulares independem de sua posição. Ademais, consideramos a condição em que as flutuações aleatórias inescapáveis a qualquer processo biológico não sejam grandes o bastante para transformar qualitativamente a dinâmica das PCS e PCT. Assim, a descrição do comportamento da média do sistema, denominada "abordagem determinística", é suficiente para entendermos os fenômenos que investigamos.

Estruturamos este capítulo visando: aumentar gradualmente a complexidade biológica e matemática; demonstrar a conexão entre essas disciplinas e seu potencial sinérgico para gerar conhecimento; introduzir conceitos e técnicas básicas de modelagem matemática. Presumimos familiaridade com a disciplina de Cálculo I e disponibilizamos *online* os programas que utilizamos.* No restante deste capítulo, apresentaremos as bases fenomenológicas da abordagem determinística; o modelo exponencial, logístico, Gompertz, Gompertz a capacidade de suporte (CS) variável sem e com tratamento, e logístico a duas espécies celulares em evolução sem e com tratamento. Nas conclusões, discutimos o material aqui apresentado e arrolamos alguns tópicos ausentes por limitação de espaço.

## Modelos determinísticos

Com esta abordagem, visamos predizer a dinâmica da PCT durante dado intervalo de tempo representando fenomenologicamente processos como divisão, quiescência, morte, competição e evolução do fenótipo celular. A pletora de processos bioquímicos governando a dinâmica de crescimento da PCT é representada por seu efeito resultante. Assim, consideramos que os processos celulares ocorrem a taxas constantes se assumirmos que o interior celular varia lentamente durante os intervalos de tempo de nosso interesse. Por exemplo, a conjunção de todos os processos bioquímicos que resultam na divisão celular pode ser assumida como cíclica a período constante. Ademais, assumimos que todas as células da população são assíncronas. No que segue, medimos o tempo em dias e a população, em números de células por mm$^3$. A PCT no instante $t$ será denotada por $x(t)$, a menos que diferentemente definido.

## Modelo exponencial

O mais rudimentar modelo de crescimento da PCT estabelece a dinâmica de nascimento e morte de células tumorais ocorridas a taxas constantes (efetivas). Nesta abordagem, fenômenos como angiogênese, heterogeneidade, competição intercelular ou efeitos de tratamentos são descritos pelas suas resultantes nas taxas médias de nascimento e morte celular, denotadas por $\alpha$ e $\beta$, respectivamente, e medidas em mm$^{-3}$dia$^{-1}$. Ao nos restringirmos ao estudo dos processos ocorridos no interior do tumor, podemos negligenciar fenômenos dependentes da posição, como a migração celular, invasão, extravasão e metástase. Por não haver sincronia ou comunicação entre as células cancerosas, assumimos que são independentes entre si e, se todas tiverem a mesma taxa de nascimento, durante um *intervalo de tempo infinitesimal* qualquer, *dt*, haverá uma probabilidade $\alpha$ dt (ou $\beta$ dt) de ocorrência de nascimento (ou morte) de uma célula. Assim, no instante *t* teremos $ax(t)$ possibilidades distintas de ocorrência de divisão celular. Aplicando raciocínio análogo à morte celular, podemos dizer que durante *dt*, haverá um *incremento infinitesimal* dx = ($\alpha$ – $\beta$)xdt na PCT. Se dividirmos os dois lados desse incremento por *dt* (um procedimento sem rigor matemático), obteremos a *taxa de variação instantânea* de *x* em relação à *t*, que relaciona a variável dependente, $x(t) \equiv x$, à sua taxa de variação em relação à variável independente, denotada por $\frac{dx}{dt}$. Essa relação, denominada *equação diferencial ordinária* (EDO), pode ser escrita como:

---

* <https://github.com/amphybio/oncologia-teorica>.

$$\frac{dx}{dt} = (\alpha - \beta)x = \lambda x, \text{ em que } \lambda = \alpha - \beta; \quad \text{(Eq. 39.1)}$$

é um poderoso instrumento matemático para analisar a dinâmica de um sistema.

A *solução analítica* (daqui em diante denominada apenas "solução") de uma EDO é a função relacionando suas variáveis dependente e independente que, substituída na EDO, produz a igualdade entre os lados direito e esquerdo após efetuarmos as devidas operações matemáticas. Supondo que no instante $t = 0$ a PCT seja $x_0 = x(0) > 0$, escrevemos a solução dependente do tempo da Equação 39.1 como:

$$x(t) = x_0 e^{\lambda t}, \quad \text{(Eq. 39.2)}$$

conforme se pode verificar por substituição direta da Equação 39.2 na EDO 39.1. Um dos grandes desafios que temos ao escrever uma EDO para modelar um determinado fenômeno é obter sua solução* e, apesar de haver muitos métodos para isso, são raras – e celebradas! – as EDO exatamente solúveis como a Equação 39.1. As EDO exatamente solúveis constituem importante plataforma para estabelecer dinâmicas paradigmáticas de sistemas físicos ou biológicos e, por isso, são de suma importância quando validadas experimentalmente.

A solução da EDO permite classificar o comportamento do sistema por ela descrito para conjuntos de valores de seus parâmetros ou condições iniciais. Essa análise matemática pode motivar conhecimento oncológico relevante. Por exemplo, se inspecionarmos a Equação 39.2, notaremos que a densidade tumoral será constante, crescerá ou decrescerá exponencialmente se tivermos $\lambda = 0$, $\lambda > 0$ ou $\lambda < 0$, respectivamente. Para $\lambda > 0$ podemos definir o chamado *tempo de duplicação*, $\tau_D = \ln 2 / \lambda$, de que se pode computar o período do ciclo celular usado em experimentos de cultura.

Na Figura 39.1, mostramos $x(t)$ para uma dada condição inicial $x_0$, considerando uma PCT constante (*i.* $\alpha = \beta$); crescente (*ii.* $\alpha > \beta$); e decrescente (*iii.* $\alpha < \beta$). O cenário *i.*, que representa uma PCT

cujas divisões celulares compensam as mortes, é interpretado como um tumor em estado quiescente. O cenário *ii.* corresponde a um tumor em crescimento, com as divisões celulares sendo mais frequentes que as mortes, enquanto um tumor em encolhimento é indicado no cenário *iii.*

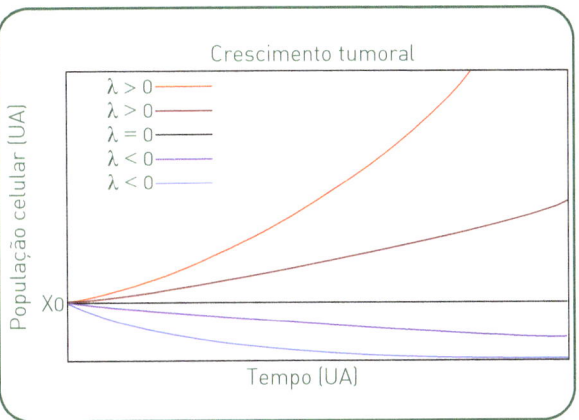

**FIGURA 39.1 –** Crescimento exponencial da população de células tumorais.
Fonte: Desenvolvida pela autoria.

Em virtude de sua simplicidade, a aplicação do modelo exponencial é limitada ao estudo de processos tumorais ocorridos durante breves intervalos de tempo, quando as taxas de nascimento e morte são aproximadamente constantes. Cabe questionar se esses intervalos de tempo são significativos do ponto de vista experimental e clínico, isto é, se é possível usar esse modelo para descrever dados experimentais e quais as condições de sua validade. Por exemplo, se $\lambda > 0$, a população de células tumorais tende ao infinito, o que é impossível, pois os recursos existem em quantidade finita.

### Modelo logístico

Oriundo dos estudos de dinâmica de populações em Ecologia, esse modelo visa descrever o crescimento de uma PCT situada num ambiente quem tem capacidade de suporte (CS) de até $K$ indivíduos. A CS é uma representação efetiva, por exemplo, da insuficiência dos vasos em irrigar toda a PCT com recursos necessários ao seu crescimento ou das limitações do espaço disponível ao tumor, ou seja, a finitude dos recursos necessários ao crescimento da PCT. Assim, podemos reformular a Equação 39.1 supondo $\lambda > 0$ e

---

* O cálculo da solução das EDO exatamente solúveis que apresentarmos neste capítulo será sempre mostrado como nota de rodapé. A Equação 39.2 foi obtida pelo *Método das Equações Separáveis*, que consiste em separar a EDO em duas componentes dependentes apenas de $x$ ou $t$ e em integrá-la em relação a essas variáveis. Assim, a EDO 39.1 foi reescrita como $\frac{dx}{x} = \lambda dt$, e integrada, $\int_{x_0}^{x} \frac{dx'}{x'} = \int_{0}^{t} \lambda dt'$, com os símbolos $dx'$, $x'$ e $dt'$ sendo usados para evitar confusão com os limites de integração. A PCT e o tempo são finitos, assim, o resultado das duas integrais fica $\ln(x) - \ln(x_0) = \lambda t$. Se, em sequência, somamos $\ln(x_0)$ e aplicamos o operador exponencial aos dois lados da igualdade, obteremos a expressão para $x(t)$ da Equação 39.2.

uma CS $K$ constante, para escrever a EDO denominada modelo logístico:

$$\frac{dx}{dt} = \lambda x \left(1 - \frac{x}{K}\right). \qquad \text{(Eq. 39.3)}$$

O termo entre parêntesis modula a constante $\lambda$ induzindo um crescimento (ou decrescimento) da PCT quando $x < K$ (ou $x > K$). Quando $x \to K$, a taxa de variação de $x$ se aproxima de zero. No limite em que $x \ll K$, o termo entre parêntesis da Equação 39.3 é aproximadamente igual à unidade e a PCT cresce exponencialmente até que $x/K$ assuma um valor não desprezível. A partir de então, o crescimento da PCT se torna subexponencial e, em $x = K/2$, atinge um ponto de inflexão a partir do qual a taxa de crescimento da PCT é desacelerada tendo zero como limite assimptótico. Nessa etapa, a derivada temporal da PCT é nula e o sistema atinge o *regime estacionário*, *i.e.*, a PCT atinge um platô.

Essa análise pode ser vislumbrada graficamente utilizando-se a solução da Equação 39.3, obtida via método das equações separáveis:*

$$x(t) = K \frac{x_0}{x_0 + (K - x_0)e^{-\lambda t}}, \qquad \text{(Eq. 39.4)}$$

em que $x_0 = x(0)$ é a PCT em $t = 0$. A Figura 39.2 mostra a dinâmica da taxa *per capita* de crescimento da PCT, obtida a partir da expressão $1 - x/K = (K - x_0)/(x_0 e^{\lambda t} + K - x_0)$ e indica como $\lambda$ modula o tempo de chegada ao regime estacionário do sistema. Na Figura 39.3, mostramos a dinâmica da PCT obtida a partir da Equação 39.4 fixando valores arbitrários para $K$ e $x_0$, e tomando três valores distintos de $\lambda$. Cada curva pode também ser denotada como a trajetória da PCT e, por seu perfil semelhante à letra grega $\sigma$, a denominamos "sigmoidal". As curvas sigmoidais são caracterizadas por um crescimento rápido nos instantes iniciais, seguido de uma redução da taxa de crescimento que paulatinamente aproxima-se de zero à medida que a PCT atinge o máximo suportado pelo ambiente.

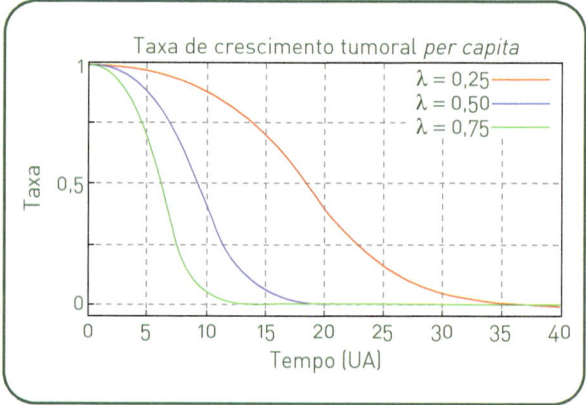

**FIGURA 39.2 –** Modelo logístico. Taxa de crescimento da população de células tumorais.

Fonte: Desenvolvida pela autoria.

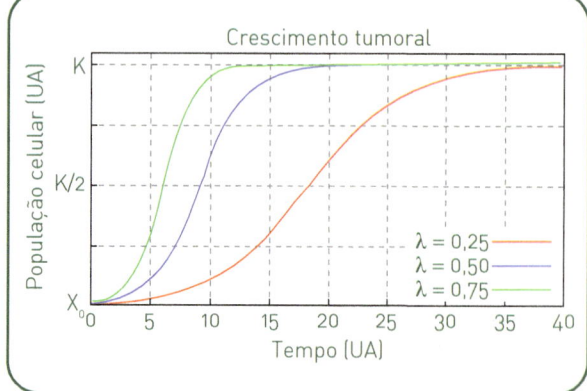

**FIGURA 39.3 –** Modelo logístico. Dinâmica da população de células tumorais.

Fonte: Desenvolvida pela autoria.

Vamos analisar o regime estacionário do modelo cuja interpretação biológica é clara: o crescimento da PCT até atingir $K$ é certo desde que exista ao menos uma célula tumoral. No regime estacionário, a Equação 39.3 fica $0 = x_e(1 - x_e/K)$, com $x_e$ denotando a PCT do regime estacionário, e suas soluções são: $x_e = 0$, chamada trivial; e $x_e = K$, que também pode ser obtida da Equação 39.4 no limite em que $t \to \infty$. Portanto, a solução apresentada na Equação 39.4 é válida somente se $0 < x_0 \le K$. Se $x_0 = 0$, o sistema já estará num de seus regimes estacionários e a PCT não mudará. Denominamos as soluções $x_e = 0$ e $x_e = K$ de "estados estacionários" ou "pontos fixos estáveis" da EDO, pois, uma vez estando nestes estados, o sistema permanece neles a menos que seja perturbado.

## Modelo de Gompertz

Apresentamos uma abordagem alternativa ao modelo logístico para descrever o crescimento de uma PCT

---

\* Descrevemos os passos para obtenção dessa solução. *i)* reescrevemos a Equação 39.3 na forma $\frac{dx}{(1 - x/K)x} = \lambda\,dt$; *ii)* sabendo que $\frac{1}{(1 - x/K)x} = \frac{1}{x} + \frac{1}{K - x}$, aplicamos a integral a ambos os lados da igualdade e, se para todo $t$ temos $x \le K$, obtemos $\ln(x) - \ln(K - x) = \lambda t + C$, em que $C$ é a constante de integração; *iii)* a seguir, rearranjamos os termos da esquerda da igualdade e aplicamos a exponencial a ambos os lados, tal que $\frac{x}{K - x} = e^{\lambda t + C}$; *iv)* e isolando $x$ temos $x(t) = \frac{Ke^{\lambda t + C}}{1 + Ke^{\lambda t + C}}$, de que resulta a Equação 39.4 após substituirmos $C$ obtido de $x_0 = x(0) = \frac{Ke^C}{1 + Ke^C}$.

em ambiente com CS finita. A desaceleração da taxa de crescimento na EDO 39.3 é dada pelo logaritmo natural da razão entre a população celular e a CS tal que, assumindo $\lambda > 0$, escrevemos:

$$\frac{dx}{dt} = -\lambda x \ln\left(\frac{x}{K}\right). \qquad \text{(Eq. 39.5)}$$

Quando $x \ll K$, a população cresce sobre-exponencialmente, pois $ln(x/K) \ll 1$. O crescimento é exponencial somente no instante em que $x = K/e$, com e denotando o nº de Euler, e torna-se sub-exponencial até atingir o regime estacionário. Como no modelo logístico, os pontos fixos* da EDO 39.5 são $x_e = 0$ e $x_e = K$, mas suas dinâmicas são bastante diferentes.

A solução** da Equação 39.5, é escrita como

$$x(t) = K\left(\frac{x_0}{K}\right)^{e^{-\lambda t}}, \qquad \text{(Eq. 39.6)}$$

em que $x_0 = x(0)$ é a população celular no instante $t = 0$.

Na Figura 39.4, mostramos a dinâmica da taxa *per capita* de crescimento da PCT, obtida a partir da expressão $\ln(x/K) = \ln(x_0/K)\, e^{-\lambda t}$, que indica a desaceleração exponencial da taxa de crescimento da PCT. Na Figura 39.5, mostramos a dinâmica das PCT para três valores de $\lambda$ usando as trajetórias obtidas a partir da Equação 39.6. Quanto maior o valor da taxa efetiva de nascimento, mais rapidamente a PCT atinge o regime estacionário.

Embora as curvas de Gompertz e de logística tenham ambas o formato sigmoidal, elas resultam em dinâmicas distintas para um mesmo conjunto de parâmetros $(\lambda, K, x_0)$, como inferimos da impossibilidade de obter a Equação 39.6 a partir da Equação 39.4, e vice-versa. Na Figura 39.6, mostramos a razão entre essas duas soluções e o crescimento mais rápido da curva de Gompertz. O ponto de inflexão da PCT no modelo de

Gompertz é $K/e$ e $K/2$ no logístico. Analisamos também o *tempo de crescimento tumoral*, $\tau_G$ ou $\tau_L$, que indica quando a PCT atinge tamanho $\in K$ se governada pelo modelo de Gompertz ou logístico, respectivamente, tomando-se $x_0 < \in K$ e $0 < \in < 1$. Admitindo-se $x(\tau_G) = \in K$ e $x(\tau_L) = \in K$ nas Equação 39.4 e 39.6, respectivamente, e isolamos $\tau_G$ e $\tau_L$, e obtemos

$$\tau_G = \frac{1}{\lambda}\ln\left(\frac{\ln \in_0}{\ln \in}\right), \text{ e } \tau_L = \frac{1}{\lambda}\ln\left(\frac{1 - \in_0}{1 - \in}\frac{\in}{\in_0}\right) \text{(Eq. 39.7)}$$

em que $\in_0 = x_0/K$. As Equação 39.7 explicitam $\lambda$ como modulador do tempo de alcance do regime estacionário, pois os argumentos das funções logarítmicas são constantes dadas *a priori*. A razão entre $\tau_G$ e $\tau_L$ possibilita verificar a maior rapidez do crescimento da PCT governada pelo modelo de Gompertz, como indicado na Figura 39.7 em que $\tau_G/\tau_L < 1$ para todo par $(\in_0, \in)$.

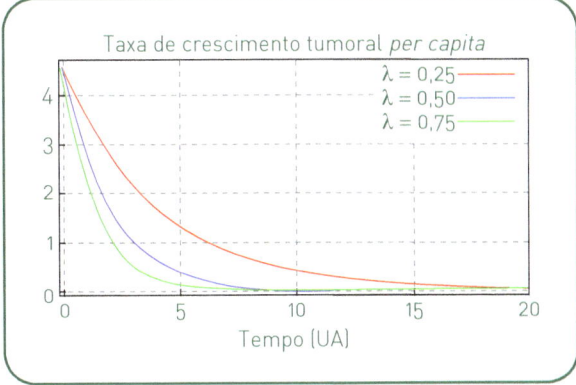

**FIGURA 39.4** – Modelo de Gompertz. Taxa de crescimento da população de células tumorais.

Fonte: Desenvolvida pela autoria.

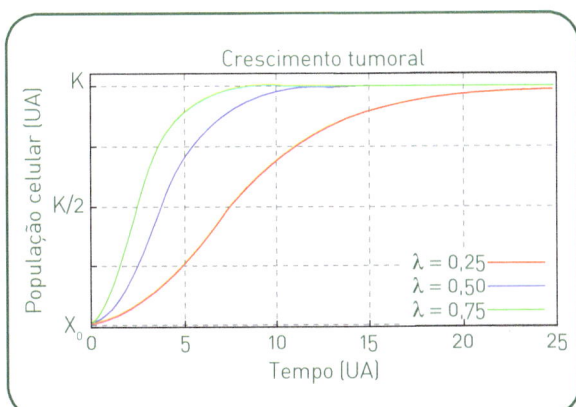

**FIGURA 39.5** – Modelo de Gompertz. Dinâmica da população de células tumorais.

Fonte: Desenvolvida pela autoria.

* Os pontos fixos do modelo de Gompertz resultam da equação $x_e \ln(x_e/K) = 0$, que é satisfeita para $x_e = 0$ e quando argumento da função logaritmo é igual à unidade e $x_e = K$.

** A solução apresentada é obtida propondo um *ansatz* (palavra alemã que indica o uso de palpite baseado em intuição) e o uso do método das equações separáveis. Supondo, $x(t) = Ke^{y(t)}$ na Equação 39.5 obtemos a EDO $\frac{dy}{dt} = -\lambda y$, cuja solução é $y(t) = Ce^{-\lambda t}$, conforme mostrado para o modelo exponencial. Assim, reescrevemos $x(t)$ como $x(t) = K\,e^{Ce^{-\lambda t}}$. A constante de integração $C$ é obtida a partir da condição inicial, $x(0) = x_0 = Ke^C$, que resulta $C = \ln\frac{x_0}{K}$ tal que $x(t) = Ke^{\ln\left(\frac{x_0}{K}\right)e^{-\lambda t}}$, de onde obtemos a Equação 39.6.

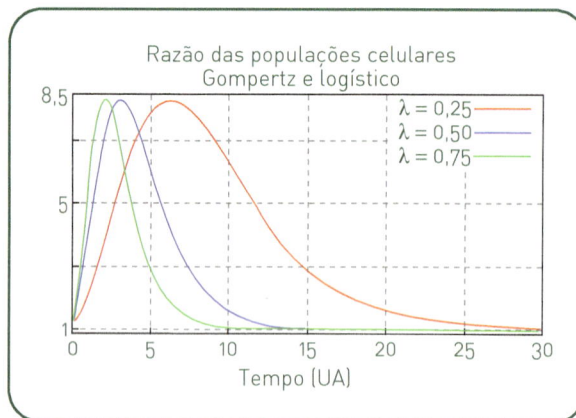

**FIGURA 39.6 –** Análise comparativa da população de células tumorais.

Fonte: Desenvolvida pela autoria.

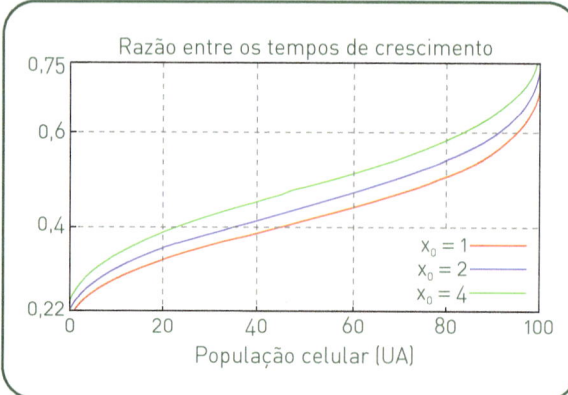

**FIGURA 39.7 –** Análise comparativa dos tempos de crescimento nos modelos de Gompertz e logístico.

Fonte: Desenvolvida pela autoria.

## Modelo de Gompertz a capacidade variável

A descrição da PCT a CS constante pode ser demasiado limitada se considerarmos os longos intervalos de tempo pertinentes ao crescimento tumoral. Em tecidos normais, recursos como oxigênio e glicose são distribuídos uniformemente entre células pelos vasos sanguíneos. No tumor, a distribuição não uniforme de vasos inviabiliza essa distribuição equitativa e favorece uma sobreativação da componente anaeróbica do metabolismo celular. O ácido lático expelido no ambiente tumoral ocasiona a seleção de células tumorais aptas a neutralizar sua ação e corrói a matriz celular aumentando a região disponível ao tumor. A irrigação irregular pelos vasos também causa a hipóxia à que as células tumorais respondem expressando genes pró-angiogênese. Esses fenômenos exemplificam o acoplamento das dinâmicas da CS e da PCT.

Essa conexão pode ser representada matematicamente por um *sistema de EDO acopladas* governando a dinâmica da PCT denotada por $x(t) \equiv x$ e da CS, denotada por $K(t) \equiv K$:

$$\frac{dx}{dt} = \lambda x \ln\left(\frac{x}{K}\right), \qquad \text{(Eq. 39.8)}$$

$$\frac{dK}{dt} = \phi x - \psi K x^{2/3}, \qquad \text{(Eq. 39.9)}$$

em que $\phi$ denota a influência da população celular no crescimento da capacidade suporte e $\psi$ é um fator de inibição do crescimento da CS. A Equação 39.9 é uma representação efetiva de como a liberação de fatores anti e pró-angiogênese afetam a vascularização tumoral de forma a contribuir para o seu crescimento. Dizemos que as Equação 39.8 e 39.9 formam um sistema de EDO acopladas por combinarem termos dependentes de $K$ e $x$.

As Equações 39.8 e 39.9 têm dois regimes estacionários,* o primeiro dado por $x_e = 0$, $K_e = K_0$, e o segundo dado por $x_e = K_e = (\phi/\psi)^{3/2}$. Diferente do que ocorreu previamente, não obtivemos a solução analítica do sistema de EDO acopladas 39.8 e 39.9. Portanto, as trajetórias $x(t)$ e $K(t)$, para cada condição inicial $x(0) = x_0$ e $K(0) = K_0$ e conjunto de valores dos parâmetros $\lambda$, $\phi$, $\psi$, devem ser obtidas numericamente. Há diversos métodos numéricos de cálculo das soluções de um sistema de EDO acopladas, cada um destes com uma certa precisão, isto é, gerando trajetórias com maior ou menor proximidade numérica de uma solução analítica desconhecida. Nos programas usados para obter as soluções numéricas apresentadas neste capítulo, utilizamos o método de Runge-Kutta de 4ª ordem.

Na Figura 39.8, apresentamos as trajetórias de $x(t)$ e $K(t)$ obtidas a partir da solução numérica das Equação 39.8 e 39.9. O crescimento da PCT segue o da CS até que no regime estacionário ambas chegam à $(\phi/\psi)^{3/2}$. As trajetórias têm aspectos similares às curvas sigmoidais. A falta de solução analítica para as Equação 39.8 e 39.9 torna o cálculo do ponto de inflexão complicada e, por isso, não o apresentaremos aqui.

---

* No regime estacionário, denotamos a PCT e a capacidade de suporte por $x_e$ e $K_e$, tal que $0 = -\lambda x_e \ln(x_e/K_e)$ e $x_e(\phi - \psi K_e x_e^{-1/3}) = 0$. A primeira solução fica $x_e = 0$, $K_e = K_0$ e a segunda é obtida resolvendo $\phi - \psi K_e x_e^{-1/3} = 0$ para $K_e$, que resulta em $K_e = (\phi/\psi)x_e^{1/3}$ e, considerando que $x_e/K_e = 1$, temos $(\phi/\psi)x_e^{2/3} = 1$ que é revolvido para $x_e$ de forma a obtemos o segundo regime estacionário. Note que $K > 0$ para todo $t$.

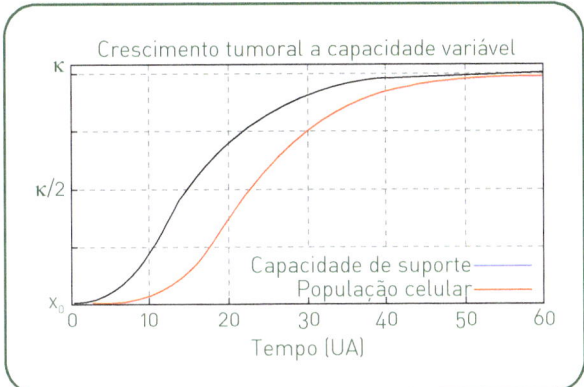

**FIGURA 39.8 –** Modelo de Gompertz. Capacidade de suporte variável sem tratamento.

Fonte: Desenvolvida pela autoria.

## Modelando tratamento via modelo de Gompertz a capacidade variável

O modelo de crescimento tumoral a capacidade variável sugere tratamento visando a degradação de uma célula cancerosa à taxa $\xi$ ou a redução da CS a uma taxa $v$. Os mecanismos de degradação das células cancerosas ou de redução da CS são específicos para as estratégias de tratamento utilizadas. Como exemplo, apresentamos um tratamento baseado no bloqueio da angiogênese que é representado efetivamente como um redutor da CS dependente da quantidade de droga presente no microambiente tumoral, denotada por $g(t)$. Essa droga também degrada, fracamente, as células tumorais. Descrevamos os efeitos do tratamento usando o modelo de Gompertz a CS variável da seção anterior, assim:

$$\frac{dx}{dt} = -\lambda x \ln\left(\frac{x}{K}\right) - \xi x, \qquad \text{(Eq. 39.10)}$$

$$\frac{dK}{dt} = \phi x - \psi K x^{2/3} - vKg(t). \qquad \text{(Eq. 39.11)}$$

A solução do par de EDO acopladas 39.10 e 39.11 pode ser obtida numericamente após estabelecermos uma forma funcional para $g(t)$. Suponhamos que droga antiangiogênese seja ministrada periodicamente, que sua quantidade no instante $t$ seja indicada por $a(t)$ e que sua efetividade decaia exponencialmente à taxa $\rho$. Então, temos

$$g(t) = \int_0^t dt'\, a(t')\, exp(-\rho(t-t')), \qquad \text{(Eq. 39.12)}$$

e, se o tratamento consistir em ministrar uma dose $D$ da droga nos instantes $t_0, ..., t_{n-1}$, teremos

$a(t') = \sum_{i=0}^{n-1} D\delta(t-t_i)$, em que $\delta(t-t_i)$ denota a função delta de Dirac.* Essa função possibilita representarmos o tratamento periódico utilizando um fármaco cuja funcionalidade decaia exponencialmente e uma quantidade residual permanece ativa quando ocorre a próxima aplicação. Assim, usarmos $a(t')$ conforme demonstrado e integrarmos a Equação 39.12 utilizando as propriedades da função delta de Dirac obteremos

$$g(t) = D \sum_{i=0}^{n-1} H(t-t_i)\, exp(-\rho(t-t_i)), \qquad \text{(Eq. 39.13)}$$

em que $H(t-t_i)$ denota a função de Heaviside.**

Se o tratamento é descrito pela Equação 39.11, o regime estacionário ocorre quando $g(t) \to 0$. São dois os cenários pós-tratamento: *i)* $x = 0$, o sistema estará em um ponto fixo e a PCT não crescerá; *ii)* $x \neq 0$, e a PCT volta a crescer segundo uma nova dinâmica de Gompertz a CS variável e regimes estacionários $x_e = (\phi/\psi)^{\frac{3}{2}} e^{-\frac{3\xi}{2\lambda}}$ e $K_e = (\phi/\psi)^{\frac{3}{2}} e^{-\frac{\xi}{2\lambda}}$.

Na Figura 39.9, mostramos uma condição de tratamento em que a droga é insuficiente para reduzir a CS a zero e, assim, induzir a eliminação da PCT. O tratamento é periódico e, mesmo a grandes doses e bruscas quedas na CS, há uma rápida recuperação e a PCT é pouco afetada. Na Figura 39.10, mostramos uma condição em que os tratamentos periódicos são bem-sucedidos em reduzir a CS e, por extensão, a PCT.

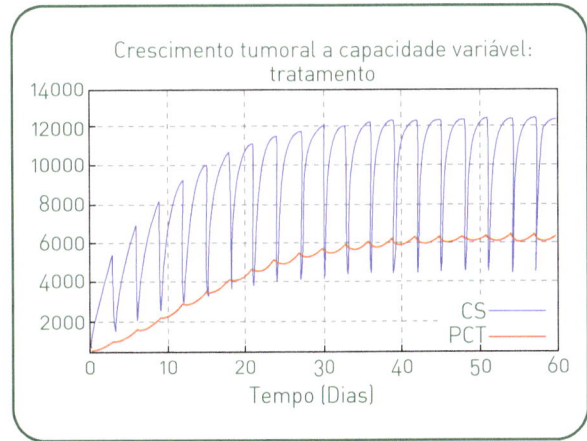

**FIGURA 39.9 –** Modelo de Gompertz. Capacidade de suporte variável e tratamento periódico.

Fonte: Desenvolvida pela autoria.

---

\* Abrindo mão do rigor matemático, podemos escrever as propriedades da função delta de Dirac como segue: $\delta(t-t_i) = \begin{cases} 0, & t \neq t_i \\ \infty, & t = t_i \end{cases}$, tal que $\int_{-\infty}^{\infty} dt\, \delta(t-t_i) = 1$ e $\int_{-\infty}^{\infty} dt\, f(t-t_i) = f(t)$.

\*\* A função de Heaviside é definida como $H(t-t_i) = \begin{cases} 0, & t < t_i \\ \infty, & t \geq t_i \end{cases}$.

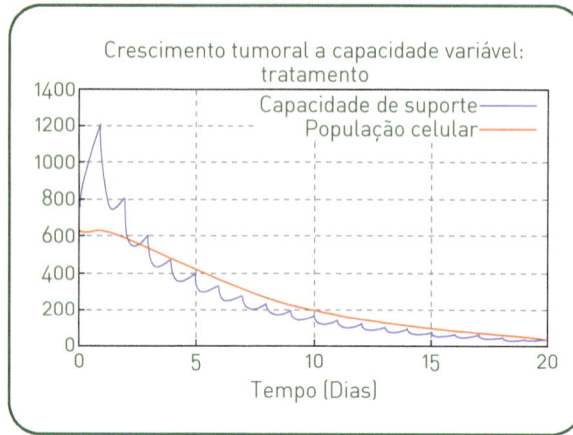

**FIGURA 39.10 –** Modelo de Gompertz. Capacidade de suporte variável e tratamento periódico.

Fonte: Desenvolvida pela autoria.

## Modelo logístico para dois tipos celulares

Até aqui, modelamos o crescimento de uma PCT confinada a um tumor e pudemos considerar apenas um tipo celular. Essa fase inicial, embora importante para entender o desenvolvimento tumoral, é menos relevante clinicamente, uma vez que a letalidade do câncer decorre da metástase, que pode ser retardada via tratamentos específicos para bloquear a invasão. Para ser bem-sucedida, a invasão requer a chegada das células tumorais à região de interface entre o tumor e adjacências (RI), onde elas competirão pelos recursos ali disponíveis com a população de células saudáveis (PCS) previamente presente. Dessa competição, podem resultar: a extinção da PCT; a coexistência entre as PCS e PCT, interpretada como um tumor benigno; a eliminação da PCS; e a tomada da região pela PCT, interpretada como o sucesso da invasão. A competição entre as PCS e a PCT envolve diversos processos bioquímicos como a ação do sistema imune sobre as células tumorais ou a acidificação da RI pelas células tumorais, acarretando a degradação das células saudáveis. Representemos efetivamente a "estratégia" utilizada por uma célula para competir com outra como um número real denotado por $u_i$, $u_j$ ou $v$. Assim, podemos representar o efeito de uma célula com estratégia $u_i$ sobre uma célula com estratégia $u_j$ no modelo logístico a duas espécies por $\alpha(u_i, u_j)$, em que $\alpha(u_i, u_i) = 1$, conforme se depreende da Equação 39.3. O uso da estratégia $u_i$ por uma população celular confere a esta uma CS $K(u_i)$ na RI. Denotamos o tamanho da PCS e da PCT por $x_1(t) \equiv x_1$ e $x_2(t) \equiv x_2$, e suas estratégias por $u_1(t) \equiv u_1$ e $u_2(t) \equiv u_2$, respectivamente, e:

$$\frac{dx_i}{dt} = x_i G_i(v, u, x)\big|_{v=u_i}, \qquad \text{(Eq. 39.14)}$$

em que $i = 1, 2$, $u = (u_1, u_2)$, $x = (x_1, x_2)$ e $v$ é uma variável auxiliar usada para denotar uma estratégia arbitrária.* O lado direito da Equação 39.14 é escrito de maneira que $G_i(v, u, x)$ modula a taxa de crescimento populacional e, nesse modelo, é interpretada como o fitness do $i$-ésimo tipo celular cuja constante proliferativa é dada por $\lambda_i$. Aqui, formulamos a competição entre células via modelo de Lotka-Volterra** e, considerando a hipótese de tratamento,

$$G_i(v, u, x) = \lambda_i \left( 1 - \frac{1}{K(v)} \sum_{j=1}^{2} \alpha(v, u_j) x_j \right) - \theta_\mu(v), \text{ (Eq. 39.15)}$$

em que $\theta_0(v) = 0$ indica a ausência de tratamento e $\theta_1(v) > 0$ denota o efeito do tratamento sobre a célula utilizando uma estratégia $v$. A solução da Equação 39.14 é obtida numericamente para $\alpha(v, u_j)$, $K(v)$ e $\theta_\mu(v)$ dados. O programa para $\alpha(v, u_j)$, $K(v)$ e $\theta_\mu(v)$ constantes e $\mu = 0$ (modelo de Lotka-Volterra) está disponível *online*, mas os gráficos não serão mostrados.

Na RI, as PCS e a PCT interagem entre si gerando pressões que podem induzir um processo evolutivo no fenótipo dessas células representado efetivamente pela evolução das estratégias. Exemplos de mecanismos dessas pressões são o aumento da acidez da RI ou a ação do sistema imune. A evolução da estratégia $u_i$ de adaptação a modificações na RI é descrita em termos da derivada da função $G_i(v, u, x)$ em relação à variável auxiliar $v$ como:

$$\frac{du_i}{dt} = \sigma_i \frac{\partial G_i}{\partial v}\bigg|_{v=u_i}, \qquad \text{(Eq. 39.16)}$$

em que $\sigma_i$ é a taxa de evolução da estratégia.*** Em nossas simulações, assumiremos $\sigma_i = 0$, por conta da maior estabilidade das células normais em comparação às células cancerosas. A dinâmica do sistema de EDO 39.14, 39.15, e 39.16 é obtida fixando:

---

\* O símbolo $G_i(v, u, x)\big|_{v=u_i}$ indica que efetuamos a função $G_i(v, u, x)$ assumindo que $v = u_i$.

\*\* O modelo Lotka-Volterra trata da interação entre duas espécies competindo entre si pelos recursos disponíveis no ambiente que habitam.

\*\*\* $\frac{\partial G_i}{\partial v}\big|_{v=u_i}$ indica a derivada parcial da função $G_i(v, u, x)$ apenas em relação a $v$, assumindo que as outras variáveis sejam constantes e impondo, em seguida, $v = u_i$.

$$K(v) = k_m \, e^{-\frac{v^2}{2\sigma_h^2}} \, ,$$

$$\alpha(v, u_j) = 1 + e^{-\frac{(v - u_j + \beta)^2}{2\sigma_\alpha^2}} - e^{-\frac{\beta^2}{\sigma_\alpha^2}} \, , \qquad \text{(Eq. 39.17)}$$

$$\theta_\mu(v) = \mu k_h e^{-\frac{(v - \bar{u})^2}{2\sigma_h^2}} \, ,$$

em que a presença (ou ausência) de tratamento é indicada por $\mu = 1$ (ou $\mu = 0$), $\bar{u}$ é a estratégia celular sobre a qual o tratamento tem máxima efetividade e $\beta$ é um número real que fixa a máxima vantagem competitiva da célula usando a estratégia $v$ sobre a célula que usa $u_j$, que ocorre quando $\beta + v - u_j = 0$, tal que $\alpha(u_j - \beta, u_j) = 2 - e^{-\frac{\beta^2}{2\sigma_\alpha^2}}$ .

A Figura 39.11 mostra um exemplo de dinâmica na RI sem tratamento, as linhas contínuas indicam as PCS e PCT cujos valores são representados no eixo vertical esquerdo. A evolução das estratégias das células saudáveis (ECS) e tumorais (ECT) é representada pelas linhas tracejadas e seus valores são indicados nos eixos verticais à direita. Escolhemos os parâmetros e condições iniciais de forma a obter um regime estacionário em que há coexistência entre a PCS e a PCT, com pequeno predomínio das últimas. Na Figura 39.12, mostramos o reinício dessa dinâmica, após a introdução de um tratamento contínuo do tumor. O fármaco fictício induz a evolução da estratégia das células tumorais resultando num regime estacionário com eliminação da PCS e predomínio da PCT.

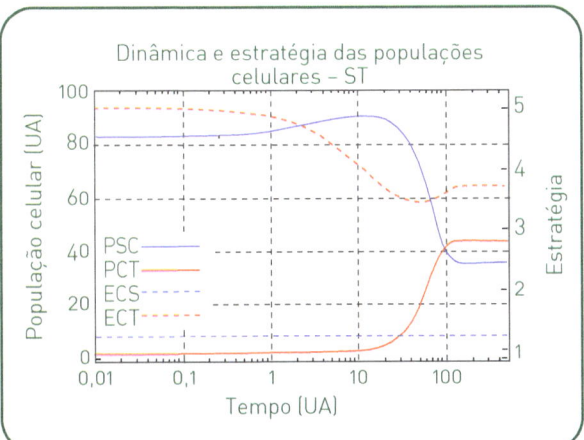

**FIGURA 39.11 –** Modelo logístico a duas populações celulares e suas estratégias.
Fonte: Desenvolvida pela autoria.

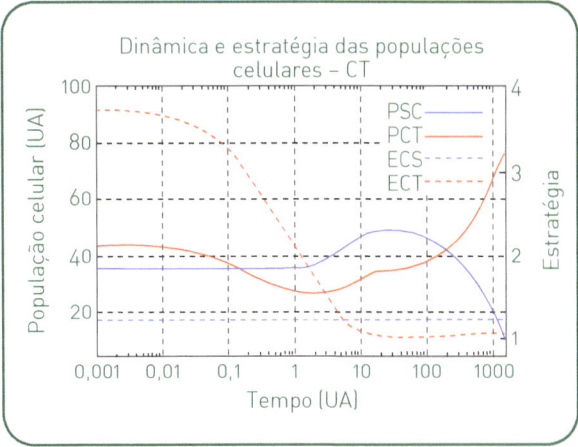

**FIGURA 39.12 –** Modelo logístico a duas populações celulares e evolução e tratamento.
Fonte: Desenvolvida pela autoria.

## CONCLUSÕES

Neste capítulo, apresentamos uma breve introdução à Oncologia Teórica, disciplina destinada a estabelecer os princípios fundamentais subjacentes aos processos tumorais das escalas molecular à populacional. Apresentamos uma maquinaria quantitativa e, especialmente, uma estratégia de análise fenomenológica e de condições de admissibilidade/inadmissibilidade de seu emprego. Optamos por discutir os modelos determinísticos comumente utilizados na abordagem fenomenológica ao crescimento das populações de células tumorais. As hipóteses simplificadoras utilizadas são cruciais pois viabilizam uma análise detalhada das soluções das EDO propostas e sua interpretação biológica. Essa metodologia implica utilizar parâmetros matemáticos cujos valores são efetivos, isto é, representam a resultante de um grande conjunto de processos bioquímicos ocorridos no interior celular. Esses processos definem o estado de uma dada célula em certo tecido, de um dado indivíduo, num determinado instante, de tal maneira que cada população celular terá valores de parâmetros distintos durante certo intervalo de tempo. Ou seja, os valores desses parâmetros não devem ser tomados como constantes universais, e sim como quantidades a serem otimizadas a cada experimento.

Uma estratégia para aumentar a complexidade dos modelos matemáticos foi apresentada ao introduzirmos a capacidade de suporte dependente do tempo no modelo de Gompertz. Isso possibilita uma descrição mais detalhada dos processos biológicos investigados, mas nos custou a perda da solubilidade analítica das EDO e impôs a necessidade de usar soluções numéricas. O método de transformação de um parâmetro em variável dependente também pode ser usado quando a premissa de homogeneidade espacial se torna inválida, como é o caso da invasão quando formulada em termos de equações diferenciais parciais. Nesse caso, são usados modelos de reação-difusão com a eliminação das células saudáveis ocorrendo por acidificação do meio pelas células tumorais.

Outra limitação dos modelos aqui apresentados é sua descrição do comportamento celular médio. Por exemplo, ao apresentarmos o modelo de evolução da estratégia, consideramos que todas as células da PCT ou PCS adotam estratégia idêntica. Todavia, uma característica intrínseca dos processos biológicos são as flutuações aleatórias, decorrentes dos pequenos números de cópias de moléculas reagentes no interior celular. Esse processo ocasiona uma heterogeneidade manifesta, por exemplo, em nível epigenético pela significativa variação, entre células tumorais, dos níveis de expressão de genes específicos que pode resultar numa distribuição de estratégias. Eventualmente, a diferença de estratégia é grande o bastante para que, em situação de tratamento, ocorra uma subpopulação resistente. Ou seja, as flutuações assumem função biológica e faz-se mister utilizar uma abordagem estocástica baseada na predição da dinâmica das probabilidades de ocorrência dos estados celulares em vez da dinâmica dos estados propriamente ditos.

A despeito de limitarmo-nos a apresentar a modelagem de processos celulares, há vasta literatura devotada à aplicação de métodos teóricos a fenômenos ocorridos em diversas escalas oncológicas. Um tópico de relevância clínica e científica é estabelecer uma compreensão sobre o acoplamento entre essas múltiplas escalas estabelecendo, por exemplo, uma conexão entre o aspecto de um tumor, sua composição celular e seu potencial metastático. Análises teóricas desses fenômenos empregam os chamados "modelos híbridos", destinados a descrever fenômenos das escalas celular e molecular concomitantemente. Nessa estratégia, alguns parâmetros vinculados aos fenômenos celulares se tornam dependentes do tempo e/ou espaço e refletem a dinâmica de algum composto molecular que possa ser observado experimentalmente.

## BIBLIOGRAFIA CONSULTADA

Al-Hajj M, Wicha MS, Benito-Hernandez A, Morrison SJ, Clarke MF. Prospective identification of tumorigenic breast cancer cells. Proc Natl Acad Sci USA. 2003;100:3983-8.

Anderson ARA. A hybrid mathematical model of solid tumour invasion: the importance of cell adhesion. Math Med Biol. 2005;22:163-86.

Bassanezi RC. Ensino-aprendizagem com modelagem matemática: uma nova estratégia. São Paulo: Contexto; 2002.

Brú A, Albertos S, Subiza JL, García-Asenjo JL, Brú I. The universal dynamics of tumor growth. Biophys J. 2003;85:2948-61.

Cohen JE. Mathematics is biology's next microscope, only better; biology is mathematics' next physics, only better. PLoS biology. 2004;2:e439.

Damaghi M, Tafreshi NK, Lloyd MC, Sprung R, Estrella V, Wojtkowiak JW, et al. Chronic acidosis in the tumour microenvironment selects for overexpression of LAMP2 in the plasma membrane. Nat Commun. 2015;6:8752.

Drasdo D, Höhme S. A single-cell-based model of tumor growth in vitro: monolayers and spheroids. Phys Biol. 2005;2:133-47.

Enderling H, Anderson ARA, Chaplain MAJ, Beheshti A, Hlatky L, Hahnfeldt P. Paradoxical dependencies of tumor dormancy and progression on basic cell kinetics. Cancer Res. 2009;69:8814-21.

Gatenby RA, Gawlinski ET. A reaction-diffusion model of cancer invasion. Cancer Res. 1996;56:4740-3.

Gatenby RA, Maini PK. Cancer summed up. Nature, 2003;421:321.

Gatenby RA, Vincent TL. Application of quantitative models from population biology and evolutionary game theory to tumor therapeutic strategies. Mol Cancer Ther: 2003;2:919-927.

Gerlee P, Anderson ARA. A hybrid cellular automaton model of clonal evolution in cancer: the emergence of the glycolytic phenotype. J Theor Biol. 2008;250:705-22.

Gerlee P. The model muddle: in search of tumor growth laws. Cancer Res. 2013;73:2407-11.

Haefner JW. Modeling biological systems: principles and applications. Springer Science & Business Media: 2012.

Hahnfeldt P, Panigrahy D, Folkman J, Hlatky L. Tumor development under angiogenic signaling: a dynamical theory of tumor growth, treatment response, and postvascular dormancy. Cancer Res: 1999;59:4770-5.

Ibrahim-Hashim A, Robertson-Tessi M, Enriquez-Navas PM, et al. Defining cancer subpopulations by adaptive strategies rather than molecular properties provides novel insights into intratumoral evolution. Cancer Res. 2017;77: 2242-54.

Martínez-Zaguilán R, Seftor EA, Seftor RE, Chu YW, Gillies RJ, Hendrix MJ. Acidic pH enhances the invasive behavior of human melanoma cells. Clin. Exp Metastasis. 1996;14: 176-86.

Martins ML, Ferreira SC, Vilela MJ. Multiscale models for the growth of avascular tumors. Phys Life Rev. 2007;4:128-56.

Morais MCC, Stuhl I, Sabino AU, et al. Stochastic model of contact inhibition and the proliferation of melanoma in situ. Scientific Rep. 2017;7:8026.

Norton K-A, Wininger M, Bhanot G, Ganesan S, Barnard N, Shinbrot T. A 2D mechanistic model of breast ductal carcinoma in situ (DCIS) morphology and progression. J Theor Biol. 2010;263:393-406.

Robey IF, Baggett BK, Kirkpatrick ND, Roe DJ, Dosescu J, Sloane BF, et al. Bicarbonate increases tumor pH and inhibits spontaneous metastases. Cancer Res. 2009;69:2260-8.

Rodriguez-Brenes IA, Komarova NL, Wodarz D. Tumor growth dynamics: insights into evolutionary processes. Trends Ecol Evol: 2013;28:597-604.

Sanga S, Frieboes HB, Zheng X, Gatenby R, Bearer EL, Cristini V. Predictive oncology: a review of multidisciplinary, multiscale in silico modeling linking phenotype, morphology and growth. Neuroimage. 2007;37(1):S120-34.

Shraiman BI. Mechanical feedback as a possible regulator of tissue growth. Proc Natl Acad Sci USA. 2005;102:3318-23.

Shumate SD, El-Shenawee M. Computational model of ductal carcinoma in situ: the effects of contact inhibition on pattern formation. IEEE Trans Biomed Eng. 2009;56:1341-7.

Silva AS, Gatenby RA. A theoretical quantitative model for evolution of cancer chemotherapy resistance. Biology Direct. 2010;5:25. http://dx.doi.org/10.1186/1745-6150-5-25.

Sottoriva A, Verhoeff JJC, Borovski T, McWeeney SK, Naumov L, Medema JP, et al. Cancer stem cell tumor model reveals invasive morphology and increased phenotypical heterogeneity. Cancer Res. 2010;70:46-56.

Tomasetti C, Vogelstein B. Variation in cancer risk among tissues can be explained by the number of stem cell divisions. Science. 2015;347:78-81.

Tracqui P. Biophysical models of tumour growth. Rep Prog Phys. 2009;72:056701.

Zhang L, Strouthos CG, Wang Z, Deisboeck TS. Simulating brain tumor heterogeneity with a multiscale agent-based model: linking molecular signatures, phenotypes and expansion rate. Math Comput Model. 2009;49:307-19.

# 40

# Microbiota e Câncer

Estefanía Simoes Fernández
Marcella Cipelli
Niels Olsen Câmara

## DESTAQUES

- Na última década, há um crescente interesse no comportamento da microbiota como patobionte e sua capacidade para desencadear certas patologias, como o câncer.
- Onze agentes infecciosos com potencial carcinogênico nos humanos já foram identificados: Helicobacter pylori; vírus da hepatite B (HBV); vírus da hepatite C (HCV); vírus de imunodeficiência humana (HIV-1); vírus do papiloma humano (HPV); vírus Epstein-Barr (VEB ou herpesvírus humano 4 (HHV-4)); herpes-vírus asso- ciado ao sarcoma de Kaposi (KSHV ou herpesvírus humano 8 (HHV-8)); vírus linfotrópico da célula T humana (HTLV-1); Opisthorchis viverrini; Clonorchis sinensis; e Schistosoma haematobium.
- Diferentes ações da microbiota influenciam sua relação com carcinogênese e com seu efeito em resposta a tratamentos, incluindo a influência no metabolismo celular, o dano ao DNA e a regulação de resposta imune e inflamação.
- Estudos recentes mostram que a microbiota, especialmente a microbiota intestinal, modificam a eficácia das terapias contra o câncer, como a quimioterapia e imunoterapia.

## INTRODUÇÃO

A microbiota humana é uma comunidade ecológica que abrange uma ampla variedade de micro-organismos, sendo composta principalmente por bactérias e menor escala por fungos, protistas e vírus que habitam as barreiras epiteliais do organismo. Estima-se que o número de micro-organismos que habitam nosso trato gastrointestinal exceda o valor de 10,[14] o que equivale a aproximadamente 10 vezes mais células bacterianas que células humanas.[1] A microbiota encontra-se em uma íntima associação com o seu hospedeiro, criando um superorganismo sinérgico denominado "holobionte", formado como resultado das relações interespecíficas de comensalismo, simbiose e mutualismo que acontecem entre as diversas espécies que o integram.[2] A microbiota contribui substancialmente para o fenótipo metabólico dos seres humanos, como na síntese de vitaminas e na fermentação de carboidratos, lipídios e proteínas. Além disso, os micro-organismos comensais também desempenham um importante papel na modulação do sistema imune do hospedeiro.[3]

A exposição do hospedeiro à microbiota começa no útero e expande-se rapidamente após o nascimento. Recentemente, bactérias intestinais maternas foram detectadas no líquido amniótico de camundongos prenhes e também já foram isoladas nas fezes de bebês humanos prematuros. Após o nascimento, a composição da microbiota é inicialmente derivada da colonização oportunista pelos primeiros tipos de bactérias às quais um bebê é exposto em seu ambiente, que em conjunto com outros fatores ambientais, como a dieta, podem afetar substancialmente a entrada de outra variedade de micro-organismos, subsequente na colonização dos vários nichos das mucosas e pele.[1] Assim, além do fator genético do hospedeiro, o modo de nascimento e o contato com o ambiente também influenciam na composição do microbioma, o que refletirá na vida adulta do indivíduo.[4]

Uma das principais consequências que esses eventos geram está associada ao sistema imune. Estudos recentes têm sugerido que os efeitos imunológicos induzidos pela microbiota durante esse período inicial da vida podem ser duráveis, tendo uma relação com a educação adequada (ou não) do sistema imune, favorecendo a resistência ou susceptibilidade a certas doenças também na vida adulta.[3] Desta forma, além de ser tolerada pelos componentes imunológicos do indivíduo, a microbiota normal ainda garante a vigilância imunológica contra patógenos invasores, por meio dos sinais constantemente produzidos pelos microrganismos colonizadores.

Ainda, pesquisadores têm demonstrado que o desenvolvimento adequado dos componentes do sistema imune requer a presença de um microbioma intestinal, o que reflete em um alto grau de coevolução entre as espécies envolvidas.[5] Por exemplo, utilizando-se o modelo de camundongos *Germ-free* (GF – livres de germes), foi observado que a ausência de colonização microbiana resulta num sistema imunológico profundamente subdesenvolvido, de caráter imaturo. Esse fenótipo pode ser facilmente revertido nos adultos após a indução de colonização pela microbiota considerada normal da espécie.[3] Embora os mecanismos moleculares pelos quais a microbiota é capaz de controlar a ontogenia e modulação do sistema imune do hospedeiro (e consequentemente sua susceptibilidade a doenças) ainda não tenham sido totalmente elucidados, algumas interações já foram descritas relacionando metabólitos bacterianos específicos com a regulação do desenvolvimento e diferenciação de células imunes.

Assim, na vida adulta, uma constituição mais estável da microbiota, os micro-organismos que compõem a microbiota são considerados benignos, no denominado estado de eubiose (equilíbrio saudável da microbiota).[6] No entanto, essa composição pode ser afetada por perturbações geradas por determinados fatores como infecções adquiridas, uso de antibióticos, estresse, injúrias e, especialmente, a dieta, ocasionando um processo conhecido como "disbiose".

Por meio de métodos cada vez mais sofisticados, a disbiose tem sido correlacionada a diversas doenças extraintestinais. Por exemplo, comunicações como o denominado "eixo microbiota-intestino-cérebro", que tem sido associado a doenças como Alzheimer e Parkinson, indicam a existência de uma interação fisiológica sistêmica entre os metabólitos microbianos e a susceptibilidade a doenças.[7]

Neste capítulo, discutiremos como as relações ecológicas mantidas entre micro-organismos comensais e os seres humanos são fundamentais para manter o bem-estar do organismo e em quais situações podem se tornar patogênicas, enfatizando sua contribuição na biologia do câncer e o seu efeito na modulação das respostas às terapias contra o câncer.

## A microbiota e sua contribuição na carcinogênese

Como abordado em outros capítulos, o câncer é um uma das principais causas de morbidade e mortalidade no mundo, com cerca de 17 milhões de novos casos por ano e com perspectiva de aumentar sua incidência até 70% nas próximas duas décadas, de acordo com a Organização Mundial da Saúde (OMS).[8] Considera-se uma doença multifatorial causada ou influenciada, principalmente, por fatores genéticos, fatores ambientais e componentes do estilo de vida. No entanto, na última década há um crescente interesse no comportamento da microbiota como patobionte e sua capacidade para desencadear certas patologias, como o câncer.[9,10]

## Microrganismos patogênicos

Muitos estudos revelaram que 15,4% dos novos casos de câncer estão relacionados a infecções microbianas.[11] A International Agency for Cancer Research (IACR) identificou 11 agentes infecciosos com potencial carcinogênico nos humanos: *Helicobacter pylori*; vírus da hepatite B (HBV); vírus da hepatite C (HCV); vírus de imunodeficiência humana (HIV-1); vírus do papiloma humano; vírus Epstein-Barr (VEB ou herpesvírus humano 4 (HHV-4)); herpesvírus associado ao sarcoma de Kaposi (KSHV ou herpesvírus humano 8 (HHV-8)); vírus linfotrópico da célula T humana (HTLV-1); *Opisthorchis viverrini*; *Clonorchis sinensis*; e *Schistosoma haematobium*.[12] Os patógenos descritos, a grande maioria vírus, podem desencadear o câncer por intermédio de diversos mecanismos, como *Helicobacter pylori* e o vírus da hepatite C, que promovem a carcinogênese por meio de dano epitelial seguido de inflamação, culminando no adenocarcinoma gástrico e no carcinoma hepatocelular, respetivamente. Um outro exemplo dessa interação direta é também a infecção pelo vírus do papiloma humano (HPV), o qual está associado a 70% dos casos de câncer cervical.[13]

No entanto, grande parte da população é colonizada por esses micro-organismos oncogênicos de forma assintomática. A predisposição e a susceptibilidade ao desenvolvimento do câncer dependem do estado em que se encontra o hospedeiro no momento em que é infectado pelo agente cancerígeno. Ainda assim, evidências recentes sugerem que a doença não está relacionada apenas aos agentes infecciosos, mas também às mudanças globais em nossa dieta e no estilo de vida, fatores que afetam diretamente a nossa microbiota.

A infecção por esses e outros patógenos se dá fundamentalmente através da pele e mucosas, tecidos ainda que se encontram sujeitos a outras lesões e traumas resultantes de hábitos de vida do hospedeiro (dieta, tabagismo ou consumo de álcool, entre outros). Portanto, a manutenção da integridade desses tecidos é de vital importância para a saúde do organismo e a conservação da microbiota residente, o que faz com que esses tecidos tenham um *turn over* de celular extremamente rápido. Apesar disso, a persistente quebra da homeostase tecidual pode ocasionar uma permanente falha na restauração das barreiras e pode promover uma disbiose microbiana que facilita o desenvolvimento e a progressão do câncer.[14] Nessas condições, a microbiota humana contribui na carcinogênese, seja aumentando, seja diminuindo o risco do hospedeiro, com sua capacidade de modular características fundamentais do câncer, mediante diversos

mecanismos conforme mostrado na (Figura 40.1): (I) sustentando a sinalização proliferativa e alterando a morte celular do hospedeiro; (II) evitando e desregulando severamente a resposta imune do hospedeiro e promovendo a inflamação no microambiente tumoral; (III) influenciando o metabolismo do hospedeiro; e (IV) gerando instabilidade genômica, mutação e danos no DNA do hospedeiro [15].

## Microbiota sustentando a proliferação celular

A homeostase, função e arquitetura tecidual é mantida quando sinais que promovem a proliferação ou morte celular se regulam corretamente. Desajustes no controle desses sinais podem ocasionar um crescimento anormal, exacerbado e descontrolado que resulta em neoplasias teciduais que podem desenvolver certos tipos de câncer. A microbiota humana desencadeia quebras da barreira epitelial afetando inúmeros alvos, entre os quais encontramos a via Wnt/β-catenina implicada em processos como organogênese, diferenciação, polarização e migração celular.[16,17] Bactérias residentes e agentes infecciosos têm a capacidade de promover a proliferação epitelial influenciando a via Wnt/β-catenina de diversas formas. Por exemplo, *Helicobacter pylori* expressa fatores de virulência citotóxicos associados ao gene A (CagA) ou a citotoxina A vacuolizante (VacA) que induzem o câncer gastrointestinal. Os fatores citotóxicos se injetam diretamente no citoplasma das células do hospedeiro e alteram a β-catenina, inibindo a via apoptótica das células epiteliais e causando aberrações morfológicas, incluindo alongamento e perda da polaridade celular.[18,19] Outro mecanismo seria o empregado pela microbiota simbionte *Bacteroides fragilis enterotoxigênicos* (ETBF) que ocasiona hiperplasia epitelial do cólon secretando a toxina *B. fragilis* (Btf).[20,21] Btf promove a proteólise da molécula de adesão intercelular E-caderina que induz a translocação de β-catenina para o núcleo que ativa a transcrição e tradução do proto-oncogene c-myc, ocasionando a proliferação celular.[22,23] Por meio de um mecanismo similar, o *Fusobacterium nucleatum* expressa FadA, uma adesina que se acopla com a E-caderina do hospedeiro e ativa a β-catenina, favorecendo o desenvolvimento de câncer colorretal (CCR).[24] Outro fator AvrA, secretado pela *Salmonella typhi*, também ativa a sinalização de β-catenina e encontra-se relacionado com a tumorigênese colônica.[25]

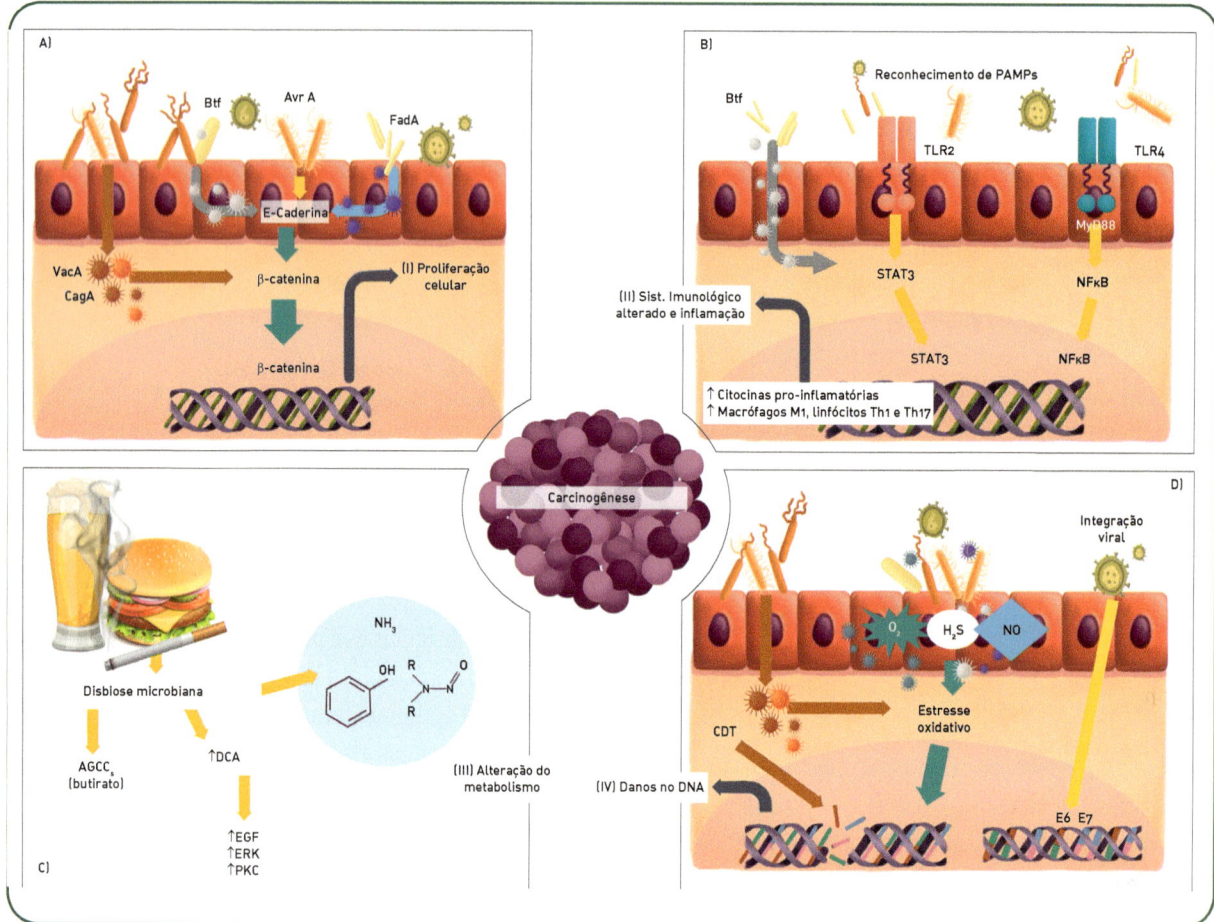

**FIGURA 40.1 –** A microbiota e sua contribuição na carcinogênese, por meio de quatro mecanismos: (**A**) Toxinas microbianas podem alterar a via da -catenina de formas diversas que sustentam a sinalização proliferativa e modificam a morte celular do hospedeiro (I). (**B**) Receptores do tipo Toll-like (TLR) reconhecendo PAMPS microbianos ou toxinas secretadas pela microbiota desencadeiam estímulos pró-inflamatórios mediados pela ativação do NFκB e STAT3 que desregulam severamente a resposta imune do hospedeiro e promovem a inflamação no microambiente tumoral (II). (**C**) O desequilíbrio da microbiota pode desencadear a produção de metabolitos que ativam vias pró-carcinogênicas e influenciam o metabolismo do hospedeiro (III). (**D**) Genotoxinas, sulfeto de hidrogênio, espécies reativas de oxigênio e nitrogênio, ou a integração viral de oncoproteínas geram instabilidade genômica, mutação e danos no DNA do hospedeiro (IV). TLR: receptores do tipo Toll-like; AGCC: ácidos graxos de cadeia curta; DCA: ácido dicloroacético; EGF: fator de crescimento epidérmico; ERK: quinase regulada por sinal extracelular; PKC: proteinaquinase C.
Fonte: Desenvolvida pela autoria.

No entanto, os mecanismos pelos quais a microbiota exerce um papel importante na carcinogênese não se baseiam exclusivamente em potencializar vias proliferativas. A colibactina produzida por *Escherichia coli* estimula de forma indireta a progressão tumoral, induzindo as células em senescência, células que não se encontram em divisão, a produzir fatores de crescimento que geram maior crescimento tumoral.[26] Em resumo, a microbiota residente em disbiose e agentes infecciosos podem causar uma quebra das barreiras epiteliais do organismo e promover a proliferação celular e a tumorigênese (Figura 40.1a).

## Microbiota regulando a resposta imune e a inflamação

Como mencionamos anteriormente, a colonização das superfícies mucosas é caracterizada por mudanças na diversidade microbiana durante os primeiros anos de vida, até atingir um ponto de equilíbrio que permanece relativamente estável ao longo da vida adulta na ausência de injúrias ambientais. Inicialmente, existe uma "janela" em que há maior sensibilidade a produtos da microbiota capazes de modular o desenvolvimento, expansão e educação do sistema imune do hospedeiro. Assim, o desempenho imunológico do hospedeiro contra infecções e susceptibilidade a doenças é intimamente ligado à composição da microbiota formada nos primeiros anos de vida.

Da mesma forma que a microbiota tem grande influência na formação do sistema imune, este também desempenha um papel fundamental preservando, na vida adulta, os nichos ecológicos moldados durante a infância, por meio do reconhecimento e resposta a micro-organismos. O sistema imunológico reconhece diversos antígenos próprios e não próprios, monitorando, coordenando e respondendo a mudanças no cenário microbiano da pele e mucosas. Para que essa relação ocorra de forma homeostática, uma estratégia central utilizada pelo hospedeiro é minimizar o contato entre os microrganismos e a superfície epitelial, minimizando a inflamação do processo e a translocação microbiana.

Como proteção mecânica, a pele apresenta uma camada de queratina denominada "estrato córneo", que protege os tecidos subjacentes; o tubo gastrointestinal e componentes dos tratos respiratórios e urogenitais apresentam uma camada de muco que serve de revestimento. Além disso, para o controle das populações bacterianas existem células específicas em cada epitélio (p. ex., queratinócitos na pele ou células de Paneth no intestino) que secretam peptídeos antibacterianos que ajudam a manter a eubiose.[27,28]

Também, as barreiras se enriquecem pela presença de células do sistema imune específicas de cada epitélio como o tecido linfoide associado às mucosas (MALT) ou as células dendríticas específicas, denominadas "células de Langerhans", na epiderme, entre outras.[29] Finalmente, os receptores de reconhecimento de padrões (PRR) monitoram o *status* microbiano, protegendo a integridade das barreiras de possíveis alterações no conteúdo da microbiota comensal ou da presença de agentes patogênicos que podem desencadear certas doenças. Câncer e outros distúrbios inflamatórios podem surgir quando as barreiras se rompem levando micro-organismos e células do sistema imune a se encontrarem em locais e situações diferentes daqueles em que a relação coevolutiva foi galgada. Assim, a translocação de componentes da microbiota pode influenciar ainda mais as respostas imunes no microambiente tumoral, induzindo respostas pró-inflamatórias crônicas juntamente com fatores imunossupressores. Desta forma, a disbiose causa

ativação persistente dos PRR que provoca um estado de inflamação e modula negativamente a imunidade epitelial, favorecendo a translocação bacteriana, contribuindo no desarranjo das barreiras epiteliais e, consequentemente, dando início à carcinogênese.[30]

Os PRR detectam padrões moleculares de origem bacteriana, fúngica e viral (PAMP), incluindo lipopolissacarídeo (LPS), flagelina, peptidoglicano, peptídeos formil e estruturas únicas de ácido nucleico. Os PRR transmembranares e citoplasmáticos iniciam cascatas de sinalização conservadas que conduzem respostas efetoras estimuladoras ou reguladoras cruciais para a defesa do hospedeiro.[31] A ativação dessas vias resulta na produção dos peptídeos antimicrobianos (AMP), citocinas, quimiocinas e fatores apoptóticos; como consequência, interrupções ou alterações na sinalização podem contribuir para a patogênese de várias doenças (Figura 40.1b). Portanto, elucidar como os inúmeros produtos microbianos influenciam as respostas mediadas por PRR é fundamental para entender o mutualismo entre micro-organismos e hospedeiros e, com isso, gerar novas abordagens terapêuticas para doenças inflamatórias. Por exemplo, os receptores Toll-like (TLR) podem promover angiogênese produzindo fator de crescimento endotelial vascular (VEGF)[32] ou aumentando estímulos pró-inflamatórios mediados pela ativação do fator nuclear κB (NFκB) e do transdutor de sinal e ativador de transcrição 3 (STAT3).[33] O receptor Toll-like 2 (TLR2) promove câncer gástrico hiperativando STAT3;[34] ou TLR4 é crucial para a polarização de macrófagos e, quando dependente de MyD88, promove o fenótipo de macrófago M1 e a expressão de citocinas pró-inflamatórias (interleucinas (IL)1, 6, 17 e 23 e o fator de necrose tumoral alfa (TNF-α)).[35] A sua vez, os macrófagos M1 promovem a diferenciação de linfócitos T inflamatórios, incluindo os linfócitos T auxiliares – Th1 e Th17.[36] No intestino, *Bacteroides fragilis* enterotoxigênicos (ETBF) modulam a inflamação dentro do cólon ativando STAT3, e a sua toxina Btf promove a infiltração de células Th17 no colón, contribuindo no desenvolvimento de câncer colorretal.[37] Também, o polissacarídeo A (PSA), um dos oito polissacarídeos capsulares estruturalmente distintos que são produzidos e exportados por *Bacteroides fragilis*, interage com o receptor TLR2 nas células dendríticas (DC), sendo também amostrado, processado e apresentado às células T CD4+.[38] Como foi demonstrado em modelos de colite, o PSA pode suprimir a inflamação impulsionando a produção de IL-10 por meio do aumento na frequência de linfócitos T reguladores CD25+ FOXP3+, o que pode ser associado a uma proteção contra a tumorigênese no cólon.[39]

Por outro lado, motivos conservados do peptídeo N-formil, que são reconhecidos por receptores de peptídeo formil (FPRs), são encontrados em bactérias e também em mitocôndrias. A estimulação dos FPR propicia o recrutamento de leucócitos e a produção de citocinas, enzimas e superóxidos pró-inflamatórios importantes no combate a infecções.[40] Os FPR são expressos por células imunes inatas, células epiteliais, células endoteliais, células musculares e células neurais, e estudos recentes sugerem que a ativação exagerada de FPR está associada a doenças autoimunes, distúrbios neurodegenerativos e também ao câncer.[31]

Esses receptores já foram amplamente observados em tumores: o FPR1 demonstrou ser seletivamente expresso por células de glioblastoma humano altamente malignas e promover a progressão da doença, juntamente com a alta expressão de FPR1 no neuroblastoma, que foi documentada e significativamente associada à piora na sobrevida dos pacientes.[41] Além disso, o aumento na expressão tem sido significativamente associado com a doença em estágio IV, invasão submucosa, invasão serosa e diagnóstico clínico de câncer gástrico.[42] Da mesma forma, foi relatado que a FPR1 é altamente expressa no câncer colorretal primário progressivo e associada a pacientes com prognóstico desfavorável, em comparação com tecidos normais distantes e tecidos adjacentes aos tumores.[43] E, ainda, tanto o FPR1 como o FPR2 foram associados a uma progressão excessiva: correlacionada com o mau prognóstico e com promoção de invasão e metástase em câncer de ovários.[44]

Além dos componentes estruturais mencionados, produtos do metabolismo bacteriano também podem influenciar a educação das células do sistema imune (abordado na secção III). Nos mamíferos, as bactérias são essenciais para a decomposição dos componentes alimentares indigestos, como fibras, e uma classe importante de metabólitos resultantes desse processo são os ácidos graxos de cadeia curta (AGCC), produtos de fermentação bacteriana que circulam de forma sistêmica no organismo. Além de fornecer uma fonte de energia para os enterócitos, os AGCC ativam os receptores acoplados à proteína G expressos por células epiteliais e hematopoiéticas e

podem inibir histonas desacetilases (HDAC), podendo atuar diretamente em diversas células imunológicas, ajustando sua função.[31]

Outro mecanismo conhecido da modulação do sistema imune por metabólitos comensais é via receptor de hidrocarboneto de aril (AhR) é um fator de transcrição dependente de ligantes que detecta componentes endógenos e xenobióticos, incluindo fatores derivados da microbiota. O catabolismo dos componentes da dieta que contêm triptofano para derivados de indol por bactérias comensais desempenha um papel fundamental no fortalecimento da homeostase mediada por AhR nas mucosas. No trato gastrointestinal, a ativação de AhR promove a produção de IL-22 pelas células linfoides inatas do grupo 3 (ILC3) e células T auxiliares do tipo 17 (Th17).[31] Os ligantes AhR derivados da dieta promovem a manutenção de linfócitos intraepiteliais no intestino, mas também na epiderme da pele, demonstrando um vasto alcance sistêmico desses metabólitos condicionados à microbiota.[31]

Evidências recentes sugerem que a capacidade dos comensais de modular a imunidade sistêmica tem consequências profundas no contexto da terapia tumoral. A irradiação total do corpo, usada em contextos definidos de imunoterapia e transplante de medula óssea, está associada a danos no intestino e translocação microbiana, proporcionando um efeito adjuvante às células T antitumorais. A ciclofosfamida (CTX), um quimioterápico amplamente usado na clínica, também provoca danos intestinais, translocação microbiana e subsequente indução das respostas Th17 e Th1 que, coletivamente, contribuem para a resposta antitumoral.[31] Durante o tratamento, a translocação de *Enterococcus hirae* aumenta a razão intratumoral de células TCD8+/Treg, enquanto *Barnesiella intestinihominis* se acumula no cólon e promove a infiltração tumoral de linfócitos γδ produtores de IFN-γ. Após tratamento com quimioterapia, as respostas da memória celular Th1 contra essas bactérias foram associadas a maior sobrevida livre de doença em pacientes com câncer avançado de pulmão e ovários. Além disso, foi demonstrado que a interrupção da flora intestinal por meio de tratamento com antibióticos ou em camundongos *Germ-free* também prejudica a capacidade do hospedeiro de controlar tumores subcutâneos durante a imunoterapia.

Recentemente, a terapia do câncer foi transformada pelo advento do bloqueio de um importante *check point* do sistema imune: a molécula de CTLA4, presente em linfócitos T reguladores e cuja função é a supressão da resposta inflamatória adaptativa.[45] Estudos de caráteres experimentais e clínicos têm elucidado uma influência da microbiota no controle da resposta ao tratamento. Experimentalmente, os efeitos antitumorais do bloqueio de CTLA-4 dependem de espécies distintas de Bacteroides. Ademais, em camundongos e pacientes, as respostas de células T específicas para *B. thetaiotaomicron* ou *B. fragilis* estão associadas à maior eficácia do bloqueio do CTLA-4.[45-47] Portanto, com evidências cada vez mais robustas, podemos inferir que micro-organismos comensais e seus metabólitos são responsáveis por controlar vários aspectos da imunidade associados a respostas antitumorais e pró-tumorais, processos estes que geram profundas implicações clínicas e que têm sido cada vez mais explorados como ferramentas terapêuticas (Figura 40.2).

## Microbiota influenciando o metabolismo celular

O metabolismo celular humano resulta da combinação do metabolismo da microbiota que o coloniza e da própria atividade enzimática do organismo. O metagenoma microbiano está constituído por genes com funcionalidades metabólicas diferentes das que o ser humano apresenta, proporcionando o desempenho de funções fundamentais na fisiologia do hospedeiro. Entre as funções, encontramos a biossíntese e o catabolismo de vários compostos (como ácidos biliares derivados do hospedeiro, vitaminas e nutrientes da dieta e xenobióticos) que podem favorecer ou inibir a carcinogênese.[48]

No microambiente tumoral, as células tumorais apresentam um metabolismo alterado conhecido como "efeito Warburg", que permite realizar a glicólise e produzir lactato como fonte de energia, independentemente da disponibilidade de oxigênio, poten-

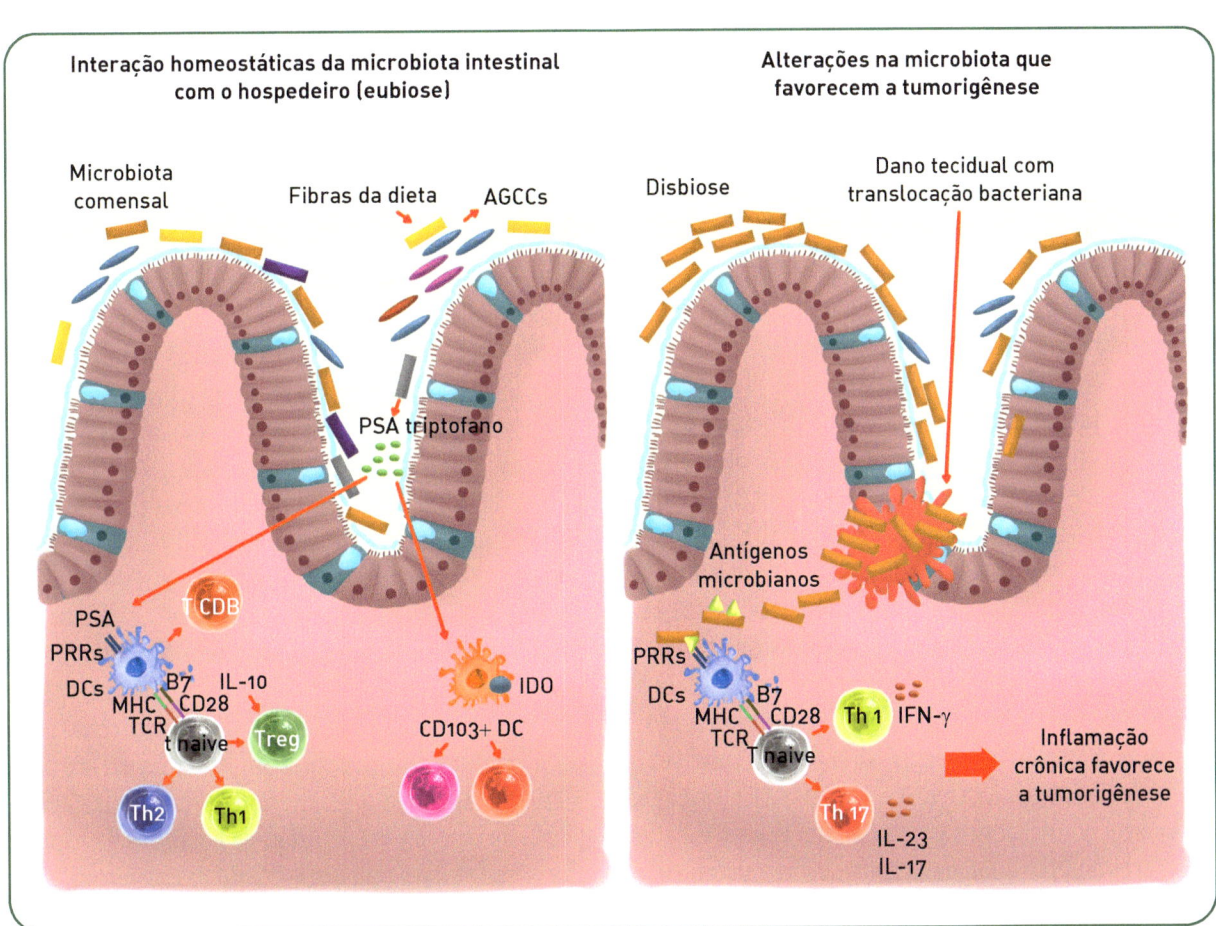

**FIGURA 40.2 –** Regulação do sistema imune pelos compostos microbianos em condições homeostáticas e os efeitos da desregulação comensal sobre a tumorigênese.

Fonte: Desenvolvida pela autoria.

cializando o crescimento tumoral (ver Capítulo 34 – Alterações Metabólicas da Célula Cancerosa).[49] Além disso, a microbiota residente gera energia por meio da fermentação de fibras alimentares (carboidratos), gerando ácidos graxos de cadeia curta (AGCC) como o butirato. Por um lado, o butirato apresenta efeito anti-inflamatório promovendo a diferenciação das células T reguladoras que diminui a atividade de vias como a do NF-κB e STAT3. Ainda, AGCC medeiam a supressão do tumor promovendo apoptose em células relacionadas com câncer de mama ou colorretal, entre outros.[50] Consequentemente, quando ocorre um desequilíbrio da microbiota intestinal, causado especialmente por uma dieta desequilibrada, provocando uma diminuição do metabólito microbiano butirato e desencadeia o desenvolvimento de câncer colorretal.[51]

Por outro lado, a microbiota residente também pode produzir metabolitos potencialmente cancerígenos (fenóis, amônia, sulfetos e nitrosaminas) tanto em dietas ricas em proteína, realizando a fermentação de proteínas, como em dietas ricas em gordura.[52] Por exemplo, a microbiota que regula o metabolismo dos ácidos biliares, quando se encontra em disbiose, aumenta os níveis de ácido dicloroacético (DCA). Altos níveis de DCA induzem a hiperproliferação epitelial, ativando a sinalização de vias relacionadas com o fator de crescimento epidérmico (EGF), quinase regulada por sinal extracelular (ERK) ou a proteinaquinase C (PKC).[53,54] Contudo, observou-se que o aumento de DCA se correlaciona com câncer gástrico, câncer de fígado, câncer de colón e de esôfago.[55]

O microbioma também consegue metabolizar xenobióticos (compostos químicos estranhos ao organismo humano) que procedem de nossa dieta e estilo de vida. A microbiota contribui no metabolismo de álcool, considerado responsável direto de 3,6% de câncer nas cavidades orofaríngeas e no trato gastrointestinal. A atividade enzimática da microbiota que regula a formação e a degradação do acetaldeído influencia a incidência de câncer. Para um melhor entendimento, em um processo inflamatório o estômago diminui seus níveis de ácido levando a um desequilíbrio da microbiota estomacal que desencadeia uma produção exacerbada de acetaldeído e promove o câncer de estomago.[56,57]

Além disso, os microrganismos residentes em eubiose têm a capacidade de sintetizar ou degradar compostos pouco absorvidos derivados de alimentos vegetais como isoprenóides, polifenóis (incluindo flavonóides) ou fitoestrógenos (como a lignana) controlando seus efeitos locais e sistêmicos como antioxidantes e anticancerígenos.[58,59]

Diante disso, o metabolismo humano depende da atividade enzimática da microbiota residente para metabolizar os componentes procedentes da dieta e do estilo de vida. Quando a microbiota se encontra em equilíbrio, traz benefícios para a fisiologia do organismo e o seu desequilíbrio pode desencadear a produção de metabolitos e a ativação de vias pró-carcinogênicas (Figura 40. 1c).

## Microbiota danificando e alterando o DNA

Para sobreviver no mundo microbiano, muitas bactérias evoluíram com a capacidade de danificar o DNA com o objetivo primordial de superar os competidores. No entanto, quando se encontram em simbiose com o ser humano, podem ocasionar danos irreparáveis para o hospedeiro. Desse modo, os micro-organismos residentes e agentes infecciosos danificam o DNA de forma direta ou indireta e influenciam o desenvolvimento e a progressão do câncer.

Por um lado, entre os mecanismos diretos encontramos a produção de toxinas bacterianas. A colibactina é um tipo de genotoxina, produzida por *Escherichia coli*, *Klebsiella pneumoniae*, *Enterobacter aerogenes*, *Citrobacter kosericausa* e outras enterobacteríáceas, que provoca a parada do ciclo celular, aneuploidia, quebra a fita dupla do DNA e resulta na senescência das células do hospedeiro.[60,61] Outras cepas patogênicas como Salmonella, Campylobacter e Escherichia sintetizam a toxina distensiva citoletal (CDT) que está composta por três subunidade: CdtA, CdtB e CdtC, com CdtB carregando uma DNase. Após a infecção, as subunidades CdtA e CdtC criam uma forte ligação entre a bactéria e a célula do hospedeiro para possibilitar a entrada da subunidade CbtB no citoplasma. Por último, CbtB é translocada para o núcleo e sua DNase gera danos no DNA e instabilidade genômica.[62,63] Por outro lado, temos os mecanismos indiretos, como pode ser a produção de sulfeto de hidrogênio ou espécies reativas de oxigênio e hidrogênio. Associadas à neoplasia de colón, encontraram-se bactérias da espécie *Porphyromonas* que geram radicais superóxido ou Bilophila e Fusobacterium, produzindo sulfeto de hidrogênio e causando um aumento na metilação do DNA, o que comprometendo o reparo do DNA, silenciando genes supressores e assim, permitindo a carcinogênese.[64,65] Finalmente, agentes infecciosos como o vírus do papiloma humano (HPV) expressam oncoproteínas como E6 e E7, que, integradas aleatoriamente no genoma do hospedeiro, conseguem a imortalização celular e, principalmente, a progressão e o desenvolvimento de câncer cervical ou carcinomas orofaríngeos.[66]

Podemos concluir que os micro-organismos conseguem danificar o DNA humano e desencadeiam uma proliferação celular descontrolada por intermédio da produção de genotoxinas (colibactina e CDT), sulfetos de hidrogênios, radicais superóxidos ou integrando DNA viral no genoma do hospedeiro (Figura 40.1d).

## A MICROBIOTA E SUA RELAÇÃO COM DIFERENTES TIPOS DE CÂNCER

Como foi mencionado nas seções anteriores, a microbiota residente e os agentes infecciosos são de grande importância para manter o organismo humano em equilíbrio. O desequilíbrio nos ecossistemas de micro-organismos que nos colonizam pode alterar as vias que regulam a homeostase dentro do hospedeiro e aumentar o risco de desencadear o desenvolvimento de diferentes tipos de câncer. Até o presente momento, o tipo de câncer mais amplamente estudado é o câncer colorretal, visto que, no trato gastrointestinal, encontramos aproximadamente 99% dos micro-organismos que constituem o microbioma humano. No entanto, é conhecido que cada órgão apresenta uma abundância de micro-organismos diferentes, motivo que pode alterar a susceptibilidade a desenvolver certos tipos de câncer. Além disso, devemos levar em consideração que os efeitos da microbiota na carcinogênese não são simplesmente locais e também podem afetar órgãos distais por meio da inflamação sistêmica, do estresse oxidativo e da genotoxidade que causam ao alterar as barreiras que habitam.[67] De modo resumido, o Quadro 40.1 apresenta os tipos de micro-organismos característicos nos diferentes tipos de câncer e as principais vias de sinalização que podem desencadear a carcinogênese.

## Quadro 40.1. Microbiota e alterações associadas a diversos tipos de câncer

| TIPOS DE CÂNCER | MICRO-ORGANISMOS ASSOCIADOS | MECANISMOS E VIAS ALTERADAS |
|---|---|---|
| Câncer colorretal[20,24,37,60,65,68] | *Helicobacter pylori*<br>*Fusobacterium nucleatum*<br>*Bacteroides fragilis enterotoxigênicos (ETBF)*<br>*Salmonelle typhi*<br>*Campylobacter jejuni*<br>*Escherichia coli*<br>*Streptococcus gallolyticus*<br>*Peptostreptococcus anaerobius* | ▪ Ativação de Wnt/β-catenina<br>▪ Liberação de toxinas (CagA, Vac A, FadA, Btf, AvrA)<br>▪ Promoção da inflamação (Instigação de TLR, ativação de NF-κB, STAT3 e Th17)<br>▪ Alteração da resposta imune (Fap2+TIGIT)<br>▪ Danos no DNA (genotoxinas (CDT, colibactina); ROS, $H_2S$) |
| Câncer gástrico[34,69] | *Helicobacter pylori*<br>Vírus Epstein-Barr<br>Citrobacter spp.<br>Clostridium spp.<br>Lactobacillus spp.<br>Achromobacter spp.<br>Rhodococcu spp. | ▪ Ativação de Wnt/β-catenina<br>▪ Liberação de toxinas (CagA, VacA)<br>▪ Promoção da inflamação (TLR2 hiperativando STAT3) |
| Câncer de cabeça e pescoço[70,71] | Streptococcus spp.<br>Peptostreptococcus sp.<br>Prevotella sp.<br>*Capnocytophaga gingivalis*<br>Vírus do papiloma humano (HPV)<br>Dialister spp.<br>Veillonella spp.<br>Neisseria spp.<br>Haemophilus spp.<br>Leptotrichia spp.<br>Corynebacterium spp.<br>Kingella spp. | ▪ Promoção da inflamação (NF-κB, STAT3; Liberação de citocinas pro-inflamatórias (IL-1, IL-6))<br>▪ Induzindo apoptose<br>▪ Danos no DNA (Integração viral (oncoproteína E6 e E7)) |

Continua >>

>> Continuação

### Quadro 40.1. Microbiota e alterações associadas a diversos tipos de câncer

| TIPOS DE CÂNCER | MICRO-ORGANISMOS ASSOCIADOS | MECANISMOS E VIAS ALTERADAS |
|---|---|---|
| Câncer pancreático[72,73] | *Pseudomonas aeruginosa*<br>*Porphyromonas gingivalis*<br>*Aggregatibacter actinomycetemcomitans*<br>Leptotrichia spp.<br>*Helicobacter pylori* do trato gastrointestinal | • Promoção da inflamação (Instigação de TLR2 e TLR4; ativação de NF-κB, STAT3)<br>• Alteração da resposta imune (aumento macrófagos M1 e linfócitos Th1)<br>• Induzindo apoptose ($H_2S$) |
| Câncer cervical[74,75] | HPV<br>Cofatores do HPV: Fusobacterium spp.<br>Chlamydia trachomatis<br>*Mycoplasma genitalium*<br>*Lactobacillus iners*<br>Sneathia spp. | • Imunossupressão<br>• Ativação de E-caderina/β-catenina<br>• Liberação de citocinas pró-inflamatórias<br>• Danos no DNA (Integração viral (oncoproteína E6 e E7), $H_2S$) |
| Câncer de ovário[76,77] | Mycoplasma sp.<br>*Chlamydia pneumonia*<br>Herpesvírus<br>HPV<br>Vírus do tumor do macaco Yaba<br>Trichomonas spp.<br>Cladosporium spp. | • Estado avançado de infeção<br>• Promoção da inflamação (Instigação de TLR, liberação de citocinas)<br>• Mutação BRCA1 |
| Câncer de mama[78,79] | Alistipes spp.<br>Sphingomonadaceae spp.<br>*Staphylococcus epidermidis*<br>*Streptococcus thermophilus* | • Promoção da inflamação (aumento de Th1 e Th17)<br>• Instabilidade genômica (genotoxina colibactina) |
| Câncer de pulmão[80,81] | Bacillus sp.<br>Mycoplasma sp.<br>*Staphylococcus epidermis*<br>Disbiose da microbiota da cavidade orofaríngea | • Liberação de toxinas (CagA)<br>• Danos no DNA (ROS)<br>• Promoção da inflamação (Instigação de TLR4/ MyD88; ativação de Th17; liberação de citocinas pró-inflamatórias (IL-1, IL-23) |

Fonte: Desenvolvido pela autoria.

## MICROBIOTA NO CÂNCER: FATOR DE RISCO OU ESTRATÉGIA TERAPÊUTICA?

No decorrer do capítulo, discorremos sobre como os componentes da microbiota humana podem ser patogoênicos e favorecer a carcinogênese. A disbiose causa a quebra de barreiras epiteliais, modula a proliferação celular, iniciando respostas inflamatórias exacerbadas, altera o metabolismo do hospedeiro e causa danos no DNA do organismo. Além disso, estudos recentes mostram que a microbiota, especialmente a microbiota intestinal, afeta a eficácia das terapias contra o câncer, como a quimioterapia e imunoterapia. Embora os medicamentos anticancerígenos citotóxicos, bem como os chamados agentes direcionados, atuem principalmente por efeitos diretos nas células cancerígenas, muitos desses agentes têm efeitos adicionais no sistema imunológico que podem contribuir para sua eficácia terapêutica, o que, como pudemos ver neste capítulo, tem uma relação direta também com a microbiota do indivíduo.

Por exemplo, a ciclofosfamida é um composto citotóxico que pode ser usado em doses baixas para exercer efeitos antiangiogênicos e imunoestimuladores (p. ex., em combinação com vacinas anticâncer ou transferência de células T adotiva) ou com administração de alta intensidade para descolamento de tumor. Tanto em camundongos como em humanos, a ciclofosfamida induz respostas imunológicas robustas Th1 e Th17.[82] Entretanto, nem todas as respostas de células T induzidas por ciclofosfamida encontradas na circulação ou nos órgãos linfoides secundários têm como alvo antígenos associados a tumores. Um estudo recente demonstrou que células T efetoras e de memória, geradas em resposta à ciclofosfamida, são capazes de reconhecer diversas bactérias comensais, o que é capaz de modular os efeitos antitumorais da droga.[18] Utilizando o modelo experimental de tumores desenvolvidos em camundongos livres de patógenos específicos (SPF), o grupo mostrou que ao usar antibióticos de amplo espectro, como vancomicina e colistina, inibe a atividade terapêutica da ciclofosfamida. Além disso, ao compararem os camundongos SPF, que apresentam uma considerável variedade de micro-organismos comensais, com os camundongos completamente livres de micro-organismos (*Germ-free*), também observaram um melhor desempenho da droga nos animais que tinham a microbiota preservada.[82] O mecanismo levantado por esses pesquisadores é de que o efeito antitumoral da ciclofosfamida depende microbiota intestinal, que resulta na produção de citocinas e de outros fatores que viabilizam a proliferação de células Th1 e Th17, células que desempenham um papel crucial no combate ao tumor. Primeiro, a ciclofosfamida comprometeu a integridade do epitélio intestinal, aumentando a sua permeabilidade e reduzindo a frequência de DC e células Th17. Em seguida, a ciclofosfamida promoveu a translocação de várias bactérias Gram-positivas (principalmente *Lactobacillus johnsonii* e *Enterococcus hirae*) pela parede intestinal. Finalmente, o grupo observou que a ciclofosfamida induziu uma disbiose profunda no intestino delgado dos camundongos portadores de tumores, caracterizada principalmente por uma profunda redução nas bactérias produtoras de butirato (do grupo *Clostridium XIVa*).[82]

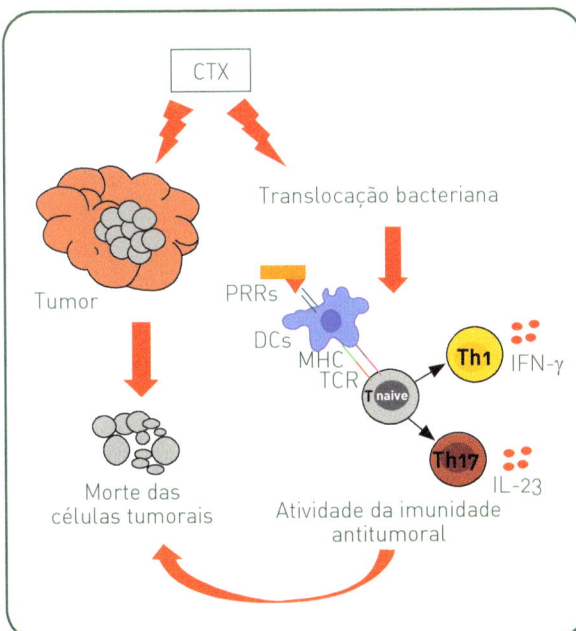

**FIGURA 40.3 –** Efeitos da ciclofosfamida sobre a composição da microbiota e integridade epitelial dos intestinos podem favorecer a ativação da imunidade antitumoral.

Fonte: Desenvolvida pela autoria.

Deste modo, existe uma busca crescente de possíveis estratégias para modular composição do microbioma com o objetivo de aperfeiçoar as terapias antitumorais, já que se acredita que, para se obter uma boa resposta do organismo, é necessário que a microbiota residente no hospedeiro esteja em equilíbrio. Entre as novas estratégias propostas, encontramos o transplante de microbiota fecal, o controle da dieta e o estilo de vida, a administração de prebióticos, probióticos, simbióticos e alguns antibióticos. O objetivo principal é promover a colonização e expansão controlada de micro-organismos benéficos (p. ex., Biofobacteria spp., *Akkermansia muciniphilia, E. hirae* e Bacteroides spp), assim como eliminar aqueles com caráter patogênico.[6,9,83] Sabe-se que ainda é necessário aprimorar as estratégias, caracterizar os alvos adequados para os tratamentos, buscar doadores com as características desejadas e esclarecer seus efeitos a longo prazo.

Portanto, a microbiota é uma comunidade ecológica que tem um papel imprescindível na saúde do ser humano. Desequilíbrios da microbiota humana residente resultam em severas alterações no organismo do hospedeiro e induzem de forma direta e indireta numerosas patologias, como o câncer. Futuras descobertas na caracterização da microbiota e o entendimento da sua contribuição na carcinogênese poderão trazer abordagens novas para o diagnóstico, a prevenção e o tratamento do câncer.

## REFERÊNCIAS

1. Gensollen T, Blumberg RS. Correlation between early-life regulation of the immune system by microbiota and allergy development. J Allergy Clin Immunol. 2017;139:1084-91.

2. Costello EK, Stagaman K, Dethlefsen L, Bohannan BJM, Relman DA. The Application of ecological theory toward an understanding of the human microbiome. Science. 2012;336:1255-62.

3. Belkaid Y, Harrison OJ. Homeostatic immunity and the microbiota. Immunity. 2017;46:562-76.

4. Francino MP. Birth mode-related differences in gut microbiota colonization and immune system development. Ann Nutr Metab. 2018;73:12-6.

5. Brestoff JR, Artis D. Commensal bacteria at the interface of host metabolism and the immune system. Nat Immunol. 2013;14:676-84.

6. Helmink BA, Khan MAW, Hermann A, Gopalakrishnan V, Wargo JA. The microbiome, cancer, and cancer therapy. Nat Med. 2019;25:377-88.

7. Fung TC, Olson CA, Hsiao EY. Interactions between the microbiota, immune and nervous systems in health and disease. Nat Neurosci. 2017;20:145-55.

8. Bray F, Ferlay J, Soerjomataram I, Siegel RL, Torre LA, Jemal A. Global cancer statistics 2018: GLOBOCAN estimates of incidence and mortality worldwide for 36 cancers in 185 countries. CA Cancer J Clin. American Cancer Society; 2018;68:394-424.

9. Roy S, Trinchieri G. Microbiota: a key orchestrator of cancer therapy. Nat Rev Cancer. 2017;17:271-85.

10. Chow J, Tang H, Mazmanian SK. Pathobionts of the gastrointestinal microbiota and inflammatory disease. Curr Opin Immunol. 2011;23:473-80.

11. Plummer M, de Martel C, Vignat J, Ferlay J, Bray F, Franceschi S. Global burden of cancers attributable to infections in 2012: a synthetic analysis. Lancet Glob Heal 2016;4:e609-16.

12. IARC. IARC Monographs on the evaluation of carcinogenic risks to humans – IARC. 2012;100B:1-475.

13. Crosbie EJ, Einstein MH, Franceschi S, Kitchener HC. Human papillomavirus and cervical cancer. Lancet. Elsevier; 2013;382:889-99.

14. Garrett WS. Cancer and the microbiota. 2015;348:80-6.

15. Fulbright LE, Ellermann M, Arthur JC. The microbiome and the hallmarks of cancer. PLOS Pathog. 2017;13:e1006480.

16. Clevers H, Nusse R. Wnt/β-catenin signaling and disease. Cell. 2012;149:1192-205.

17. Krishnamurthy N, Kurzrock R. Targeting the Wnt/beta-catenin pathway in cancer: Update on effectors and inhibitors. Cancer Treat Rev. 2018;62:50-60.

18. Ohnishi N, Yuasa H, Tanaka S, Sawa H, Miura M, Matsui A, et al. Transgenic expression of Helicobacter pylori CagA induces gastrointestinal and hematopoietic neoplasms in mouse. 2008.

19. Weng M-T, Chiu Y-T, Wei P-Y, Chiang C-W, Fang H-L, Wei S-C. Microbiota and gastrointestinal cancer. J Formos Med Assoc. Elsevier; 2019;118:S32-41.

20. Zakharzhevskaya NB, Tsvetkov VB, Vanyushkina AA, Varizhuk AM, Rakitina D V, Podgorsky V V, et al. Interaction of bacteroides fragilis toxin with outer membrane vesicles reveals new mechanism of its secretion and delivery. Front Cell Infect Microbiol. Frontiers: 2017;7:2.

21. Remacle AG, Shiryaev SA, Strongin AY. Distinct Interactions with cellular E-cadherin of the two virulent metalloproteinases encoded by a bacteroides fragilis pathogenicity island. McDowell A, editor. PLoS One. 2014;9:e113896.

22. Wu S, Morin PJ, Maouyo D, Sears CL. Bacteroides fragilis enterotoxin induces c-Myc expression and cellular proliferation. Gastroenterology. 2003;124:392-400.

23. Sears CL. Enterotoxigenic bacteroides fragilis: a rogue among symbiotes. Clin Microbiol Rev. American Society for Microbiology Journals; 2009;22:349-69.

24. Rubinstein MR, Wang X, Liu W, Hao Y, Cai G, Han YW. Fusobacterium nucleatum promotes colorectal carcinogenesis by modulating E-cadherin/β-catenin signaling via its FadA adhesin. Cell Host Microbe. 2013;14:195-206.

25. Lu R, Wu S, Zhang Y, Xia Y, Liu X, Zheng Y, et al. Enteric bacterial protein AvrA promotes colonic tumorigenesis and activates colonic beta-catenin signaling pathway. Oncogenesis. 2014;3:e105-e105.

26. Faïs T, Delmas J, Barnich N, Bonnet R, Dalmasso G. Colibactin: more than a new bacterial toxin. Toxins (Basel). Multidisciplinary Digital Publishing Institute (MDPI); 2018;10.

27. Schoenborn AA, von Furstenberg R, Valsaraj S, Hussain FS, Stein M, Shanahan M, et al. The enteric microbiota regulates paneth cell number and function without affecting intestinal stem cells. Gastroenterology. Elsevier; 2017;152:S13.

28. Burger E, Araujo A, Rico Ló Pez-A, Hooper L V, Burstein E, Correspondence FY. Loss of paneth cell autophagy causes acute susceptibility to toxoplasma gondii-mediated inflammation in brief. Cell Host Microbe. 2018;23.

29. Macpherson AJ, Slack E, Geuking MB, McCoy KD. The mucosal firewalls against commensal intestinal microbes. Semin Immunopathol. Springer-Verlag; 2009;31:145-9.

30. Pandey S, Singh S, Anang V, Bhatt AN, Natarajan K, Dwarakanath BS. Pattern Recognition Receptors in Cancer Progression and Metastasis. Cancer Growth Metastasis. 2015;8:25-34.

31. Rooks MG, Garrett WS. Gut microbiota, metabolites and host immunity. Nat Rev Immunol. 2016;16:341-52.

32. Osherov N, Ben-Ami R. Modulation of Host Angiogenesis as a Microbial Survival Strategy and Therapeutic Target. Sheppard DC, editor. PLOS Pathog. Public Library of Science; 2016;12:e1005479.

33. Liu T, Zhang L, Joo D, Sun S-C. NF-κB signaling in inflammation. Signal transduct target ther. 2017;2:17023.

34. Tye H, Kennedy CL, Najdovska M, McLeod L, McCormack W, Hughes N, et al. STAT3-driven upregulation of TLR2 promotes gastric tumorigenesis independent of tumor inflammation. Cancer Cell. 2012;22:466-78.

35. Guijarro-Muñoz I, Compte M, Álvarez-Cienfuegos A, Álvarez-Vallina L, Sanz L. Lipopolysaccharide activates Toll-like receptor 4 (TLR4)-mediated NF-κB signaling pathway and proinflammatory response in human pericytes. J Biol Chem. 2014;289:2457-68.

36. Wang N, Liang H, Zen K. Molecular mechanisms that influence the macrophage M1-M2 polarization balance. Front Immunol. 2014;5:614.

37. Amicarella F, Muraro MG, Hirt C, Cremonesi E, Padovan E, Mele V, et al. Dual role of tumour-infiltrating T helper 17 cells in human colorectal cancer. Gut. BMJ Publishing Group; 2017;66:692-704.

38. Wang Q, McLoughlin RM, Cobb BA, Charrel-Dennis M, Zaleski KJ, Golenbock D, et al. A bacterial carbohydrate links innate and adaptive responses through Toll-like receptor 2. J Exp Med. The Rockefeller University Press; 2006;203:2853-63.

39. Round JL, Lee SM, Li J, Tran G, Jabri B, Chatila TA, et al. The Toll-like receptor 2 pathway establishes colonization by a commensal of the human microbiota. Science. NIH Public Access; 2011;332:974-7.

40. Liu M, Chen K, Yoshimura T, Liu Y, Gong W, Le Y, et al. Formylpeptide receptors mediate rapid neutrophil mobilization to accelerate wound healing. Ryffel B, editor. PLoS One. Public Library of Science; 2014;9:e90613.

41. Weiß E, Kretschmer D. Formyl-peptide receptors in infection, inflammation, and cancer. Trends Immunol. 2018;39:815-29.

42. Cheng T-Y, Wu M-S, Lin J-T, Lin M-T, Shun C-T, Hua K-T, et al. Formyl peptide receptor 1 expression is associated with tumor progression and survival in gastric cancer. Anticancer Res. 2014;34:2223–9.

43. Li S-Q, Su N, Gong P, Zhang H-B, Liu J, Wang D, et al. The expression of formyl peptide receptor 1 is correlated with tumor invasion of human colorectal cancer. Sci Rep. 2017;7:5918.

44. Xie X, Yang M, Ding Y, Yu L, Chen J. Formyl peptide receptor 2 expression predicts poor prognosis and promotes invasion and metastasis in epithelial ovarian cancer. Oncol Rep. Spandidos Publications; 2017;38:3297-308.

45. Vétizou M, Pitt JM, Daillère R, Lepage P, Waldschmitt N, Flament C, et al. Anticancer immunotherapy by CTLA-4 blockade relies on the gut microbiota. Science. NIH Public Access; 2015;350:1079-84.

46. Kamio K, Azuma A, Usuki J, Matsuda K, Inomata M, Nishijima N, et al. XPLN is modulated by HDAC inhibitors and negatively regulates SPARC expression by targeting mTORC2 in human lung fibroblasts. Pulm Pharmacol Ther. 2017;44:61-9.

47. Wang F, Yin Q, Chen L, Davis MM. Bifidobacterium can mitigate intestinal immunopathology in the context of CTLA-4 blockade. Proc Natl Acad Sci U S A. National Academy of Sciences; 2018;115:157-61.

48. Scott alasdair J, alexander J, Merrifield claire, cunningham D, Jobin christian, Brown robert, et al. Gut microbiota International Cancer Microbiome Consortium consensus statement on the role of the human microbiome in carcinogenesis. Gut. 2018;0:1-9.

49. Schwartz L, Supuran CT, Alfarouk KO. The warburg effect and the hallmarks of cancer. Anticancer Agents Med Chem. 2017;17:164-70.

50. Chen J, Zhao KN, Vitetta L. Effects of intestinal microbial-elaborated butyrate on oncogenic signaling pathways. Nutrients. 2019;11:1-26.

51. Wu X, Wu Y, He L, Wu L, Wang X, Liu Z. Effects of the intestinal microbial metabolite butyrate on the development of colorectal cancer. J Cancer. Ivyspring International Publisher; 2018;9:2510-7.

52. Windey K, De Preter V, Verbeke K. Relevance of protein fermentation to gut health. Mol Nutr Food Res. 2012;56:184-96.

53. Phelan JP, Reen FJ, Caparros-Martin JA, O'Connor R, O'Gara F. Rethinking the bile acid/gut microbiome axis in cancer. Oncotarget. Impact Journals, LLC; 2017;8:115736-47.

54. Degirolamo C, Modica S, Palasciano G, Moschetta A. Bile acids and colon cancer: solving the puzzle with nuclear receptors. Trends Mol Med. 2011;17:564-72.

55. Kelly PN. Bile acids and liver cancer. Science. American Association for the Advancement of Science; 2018;360:870.8-871.

56. Seitz HK, Becker P. Alcohol metabolism and cancer risk. Alcohol Res Health. National Institute on Alcohol Abuse and Alcoholism; 2007;30:38-41/44-7.

57. Seitz HK, Stickel F. Acetaldehyde as an underestimated risk factor for cancer development: role of genetics in ethanol metabolism. Genes Nutr. BioMed Central; 2010;5:121-8.

58. Clarke G, Sandhu K V, Griffin BT, Dinan TG, Cryan JF, Hyland NP. Gut reactions: breaking down xenobiotic-microbiome interactions. Pharmacol Rev. American Society for Pharmacology and Experimental Therapeutics; 2019;71:198-224.

59. Koppel N, Maini Rekdal V, Balskus EP. Chemical transformation of xenobiotics by the human gut microbiota. Science. American Association for the Advancement of Science; 2017;356:eaag2770.

60. Bossuet-Greif N, Vignard J, Taieb F, Mirey G, Dubois D, Petit C, et al. The colibactin genotoxin generates DNA interstrand cross-links in infected cells: 2018.

61. Wilson MR, Jiang Y, Villalta PW, Stornetta A, Boudreau PD, Carrá A, et al. The human gut bacterial genotoxin colibactin alkylates DNA. Science. American Association for the Advancement of Science; 2019;363:eaar7785.

62. Rosadi F, Fiorentini C, Fabbri A. Bacterial protein toxins in human cancers. Pathog Dis. 2016;74:ftv105.

63. He Z, Newsome RC, Pope JL, Dougherty MW, Tomkovich S, Pons B, et al. Campylobacter jejuni promotes colorectal tumorigenesis through the action of cytolethal distending toxin. Gut. 2018;0:1-12.

64. Kumari S, Badana AK, G MM, G S, Malla R. Reactive Oxygen Species: A key constituent in cancer survival. Biomark Insights. 2018;13:1177271918755391.

65. Attene-Ramos MS, Wagner ED, Plewa MJ, Gaskins HR. Evidence that hydrogen sulfide is a genotoxic agent. Mol Cancer Res. American Association for Cancer Research; 2006;4:9-14.

66. Tomaić V. Functional roles of E6 and E7 oncoproteins in HPV-induced malignancies at diverse anatomical sites. Cancers. Multidisciplinary Digital Publishing Institute (MDPI): 2016;8.

67. Yamamoto ML, Maier I, Dang AT, Berry D, Liu J, Ruegger PM, et al. Intestinal bacteria modify lymphoma incidence and latency by affecting systemic inflammatory state, oxidative stress, and leukocyte genotoxicity. Cancer Res.2013;73:4222-32.

68. Russell WR, Gratz SW, Duncan SH, Holtrop G, Ince J, Scobbie L, et al. High-protein, reduced-carbohydrate weight-loss diets promote metabolite profiles likely to be detrimental to colonic health. Am J Clin Nutr. 2011;93:1062-72.

69. Meng C, Bai C, Brown TD, Hood LE, Tian Q. Human gut microbiota and gastrointestinal cancer. Genomics, Proteomics Bioinforma. Beijing Institute of Genomics, Chinese Academy of Sciences and Genetics Society of China: 2018;16:33-49.

70. Lim Y, Fukuma N, Totsika M, Kenny L, Morrison M, Punyadeera C. The performance of an oral microbiome biomarker panel in predicting oral cavity and oropharyngeal cancers. Front Cell Infect Microbiol. Frontiers: 2018;8:267.

71. Hayes RB, Ahn J, Fan X, Peters BA, Ma Y, Yang L, et al. Association of oral microbiome with risk for incident head and neck squamous cell cancer. JAMA Oncol. American Medical Association: 2018;4:358.

72. Archibugi L, Signoretti M, Capurso G. The microbiome and pancreatic cancer. J Clin Gastroenterol. 2018;52:S82-5.

73. Pushalkar S, Hundeyin M, Daley D, Zambirinis CP, Kurz E, Mishra A, et al. The pancreatic cancer microbiome promotes oncogenesis by induction of innate and adaptive immune suppression. Cancer Discov. 2018;8:403-16.

74. Mitra A, MacIntyre DA, Marchesi JR, Lee YS, Bennett PR, Kyrgiou M. The vaginal microbiota, human papillomavirus infection and cervical intraepithelial neoplasia: what do we know and where are we going next? Microbiome. Microbiome: 2016;4:1-15.

75. Audirac-Chalifour A, Torres-Poveda K, Bahena-Román M, Téllez-Sosa J, Martínez-Barnetche J, Cortina-Ceballos B, et al. Cervical microbiome and cytokine profile at various stages of cervical cancer: a pilot study. PLoS One. Public Library of Science: 2016;11:e0153274.

76. Zhou B, Sun C, Huang J, Xia M, Guo E, Li N, et al. The biodiversity composition of microbiome in ovarian carcinoma patients. Sci Rep. Nature Publishing Group: 2019;9:1691.

77. Banerjee S, Tian T, Wei Z, Shih N, Feldman MD, Coukos G, et al. The ovarian cancer oncobiome. Oncotarget. Impact Journals: 2017;8:36225-45.

78. Fernández MF, Reina-Pérez I, Astorga JM, Rodríguez-Carrillo A, Plaza-Díaz J, Fontana L. Breast cancer and its relationship with the microbiota. Int J Environ Res Public Health. 2018;15:1-20.

79. Xuan C, Shamonki JM, Chung A, DiNome ML, Chung M, Sieling PA, et al. Microbial dysbiosis is associated with human breast cancer. PLoS One. 2014;9:1-7.

80. Peters BA, Hayes RB, Goparaju C, Reid C, Pass HI, Ahn J. The microbiome in lung cancer tissue and recurrence-free survival. Cancer Epidemiol Biomarkers Prev. American Association for Cancer Research; 2019;28:731-40.

81. Jin C, Lagoudas GK, Zhao C, Bullman S, Bhutkar A, Hu B, et al. Commensal microbiota promote lung cancer development via $\gamma\delta$ T cells. Cell. 2019;176:998-1013.e16.

82. Ahlmann M, Hempel G. The effect of cyclophosphamide on the immune system: implications for clinical cancer therapy. Cancer Chemother Pharmacol. 2016;78:661-71.

83. Gopalakrishnan V, Helmink BA, Spencer CN, Reuben A, Wargo JA. The influence of the gut microbiome on cancer, Immunity, and cancer immunotherapy. Cancer Cell. 2018;33:570-80.

# Metabolismo Lipídico, Inflamação e Câncer

Miriam B. F. Werneck
Patricia T. Bozza

## DESTAQUES

- As alterações do metabolismo lipídico celular e o acúmulo de corpúsculos lipídicos citoplasmáticos são caracteristicamente observados em diferentes tipos tumorais.
- O acúmulo e o catabolismo dos corpúsculos lipídicos estão intimamente ligados ao metabolismo energético, inflamação e sinalização celular e são críticos para a proliferação, resistência à morte e agressividade de células tumorais.
- A reprogramação do metabolismo lipídico nas células tumorais e os corpúsculos lipídicos podem ser explorados como biomarcadores, bem como potenciais alvos para intervenções terapêuticas.

## INTRODUÇÃO

Alterações no metabolismo lipídico celular e o acúmulo de corpúsculos lipídicos citoplasmáticos estão entre as alterações metabólicas mais proeminentes no câncer. Os lipídios formam um grupo diverso e complexo de biomoléculas com funções importantes no metabolismo energético, na formação das membranas biológicas e também como moléculas de sinalização e mediadores inflamatórios. Hanahan e Weinberg, elegantemente, dividiram os processos mais relevantes na evolução tumoral em dez, sendo eles: 1. sustentação de processos proliferativos; 2. evasão de supressores de crescimento; 3. imortalidade replicativa; 4. invasão e colonização de novos sítios; 5. indução da formação de novos vasos; 6. resistência à morte celular; 7. evasão do reconhecimento pelo sistema imune; 8. instabilidade genética; 9. promoção da inflamação; e 10. desregulação de vias de geração de energia.[1] Apesar de serem facilmente divididos em eventos intrínsecos e extrínsecos à célula tumoral, o processo inflamatório e as alterações metabólicas transpõem essa classificação à medida que modificam tanto processos particulares à célula como sua comunicação com o microambiente em que se encontra. A imunovigilância diminui a incidência de tumores ao eliminar células transformadas. Porém, como será detalhado a seguir, eventos crônicos inflamatórios, em vez de combater o tumor, geram sítios com alto teor genotóxico e, portanto, um viés para a introdução de novas mutações que aumentam a probabilidade de transformação celular. Somadas a isso, alterações metabólicas que incluem o processamento de açúcares, essencial para a biosíntese de macromoléculas, e de lipídios, que culminam com a formação de corpúsculos lipídicos e mediadores inflamatórios, têm como produto elementos imunomodulatórios que diminuem a atividade efetora de células imunes e contribuem para a cronicidade da doença.

Buscamos, então, neste capítulo, expor as alterações no metabolismo lipídico nas células tumorais e o impacto dessas alterações no metabolismo lipídico para processos inflamatórios na carcinogênese e suas contribuições para o crescimento tumoral. Discutiremos como alterações no metabolismo lipídico da célula em transformação modifica a fisiologia celular e impacta na homeostase do tecido, induzindo processos inflamatórios que fomentam a própria transformação celular por meio da biossíntese de mediadores imunoativos. Potenciais estratégias da avaliação das alterações do metabolismo lipídico como biomarcadores prognósticos e como alvos terapêuticos no câncer também serão abordadas.

## LIPÍDIOS E CORPÚSCULOS LIPÍDICOS NO METABOLISMO CELULAR

As principais fontes de carbono e energia para mamíferos são açúcares (glicose e glutamina) e lipídios. Durante o processo de transformação celular, células passam por profundas alterações que incluem uma reestruturação metabólica condizente com o perfil anabólico necessário para a carcinogênese. Alterações na metabolização de glicose, inicialmente descritas por Otto Warburg em fenômeno que leva seu nome (o efeito Warburg),[2] estimulam a glicólise aeróbica, ou seja, na presença de oxigênio, e a biossíntese de macromoléculas em detrimento da alta produção energética (32 moléculas de ATP) conseguida pela fosforilação oxidativa.[3,4] Apesar de carboidratos serem a fonte mais usualmente utilizada, a completa degradação de lipídios pela oxidação de ácidos graxos gera mais de duas vezes a energia obtida pelo consumo de açúcares.[5] A incorporação de lipídios, sintetizados ou absorvidos na dieta, é essencial para o aumento do tamanho e número de células e suas organelas. Os lipídios são divididos em: 1. fosfolipídios; 2. triglicerídeos; 3. cerídeos; e 4. esteroides, de acordo com o tamanho e complexidade de sua cauda e são classificados de acordo com o número de carbonos presentes em suas cadeias.[6] Podem estar disponíveis como ácidos graxos (AG) livres, conjugados à albumina ou sob a forma de triglicerídeos. Sua característica apolar e insolubili-

dade em os tornam uma forma eficiente de estocagem de energia. Por não interagirem com moléculas de água, geralmente assumem uma conformação mais compacta no meio aquoso celular formando organelas citoplasmáticas especializadas, como é facilmente evidenciado não só em adipócitos, mas também em tipos celulares em geral. A essas estruturas dá-se a denominação de "corpúsculos lipídicos" (CL) ou gotas lipídicas, compostos por lipídios neutros como triacilgliceróis, diacilgliceróis, éster de colesterol, éster de retinil e colesterol livre; bem como por um conjunto variável e diverso de proteínas que conferem diferentes funções a essas organelas.[7]

Durante a proliferação, diferenciação e morte, a célula deve orquestrar processos anabólicos e catabólicos que envolvem a síntese e quebra de macromoléculas. O mesmo é verdade em resposta à ativação por elementos externos (p. ex., via receptores do tipo Toll (TLR)) ou parácrino (por meio de citocinas) (Figura 41.1). Para que ácidos graxos de origem exógena sejam metabolizados, eles precisam ser internalizados e alcançar o citoplasma celular. Isso acontece pela interação com receptores acoplados à proteína G, membros da família de transportadores de AG, CD36 ou proteína transportadoras de AG (FATP, do inglês *fatty acid transporter proteins*).[6] Os níveis destes receptores são finamente regulados. De fato, aumento na expressão de CD36 ou na de membros da família FATP resulta em aumento na internalização de ácidos graxos em tecidos normais e transformados e está associado com uma maior capacidade proliferativa em tipos tumorais como leucemia mieloide aguda e melanoma.[8]

Já os AG gerados por neogênese advêm da carboxilação do acetil CoA gerando malonil CoA, uma reação irreversível que provoca o consequente desvio do catabolismo da glicose do ciclo do ácido cítrico para a síntese de ácidos graxos e geração de palmitato pela atividade da ácido graxo sintase (FASN, do inglês *Fatty Acid Synthase*), única enzima com essa função em células eucariotas (Figura 41.1). Apenas tecidos adipogênicos expressam FASN constitutivamente, e estes são o tecido adiposo e o fígado, tecido mamário durante a lactação e o pulmão fetal. Alterações que aumentam a expressão e a função de FASN também já foram descritas em câncer e estão associadas com uma maior capacidade proliferativa e de produção de mediadores inflamatórios de atividade autócrina, especialmente em tumores de cólon, gliomas e tumor de mama, como será discutido em mais detalhes a seguir.

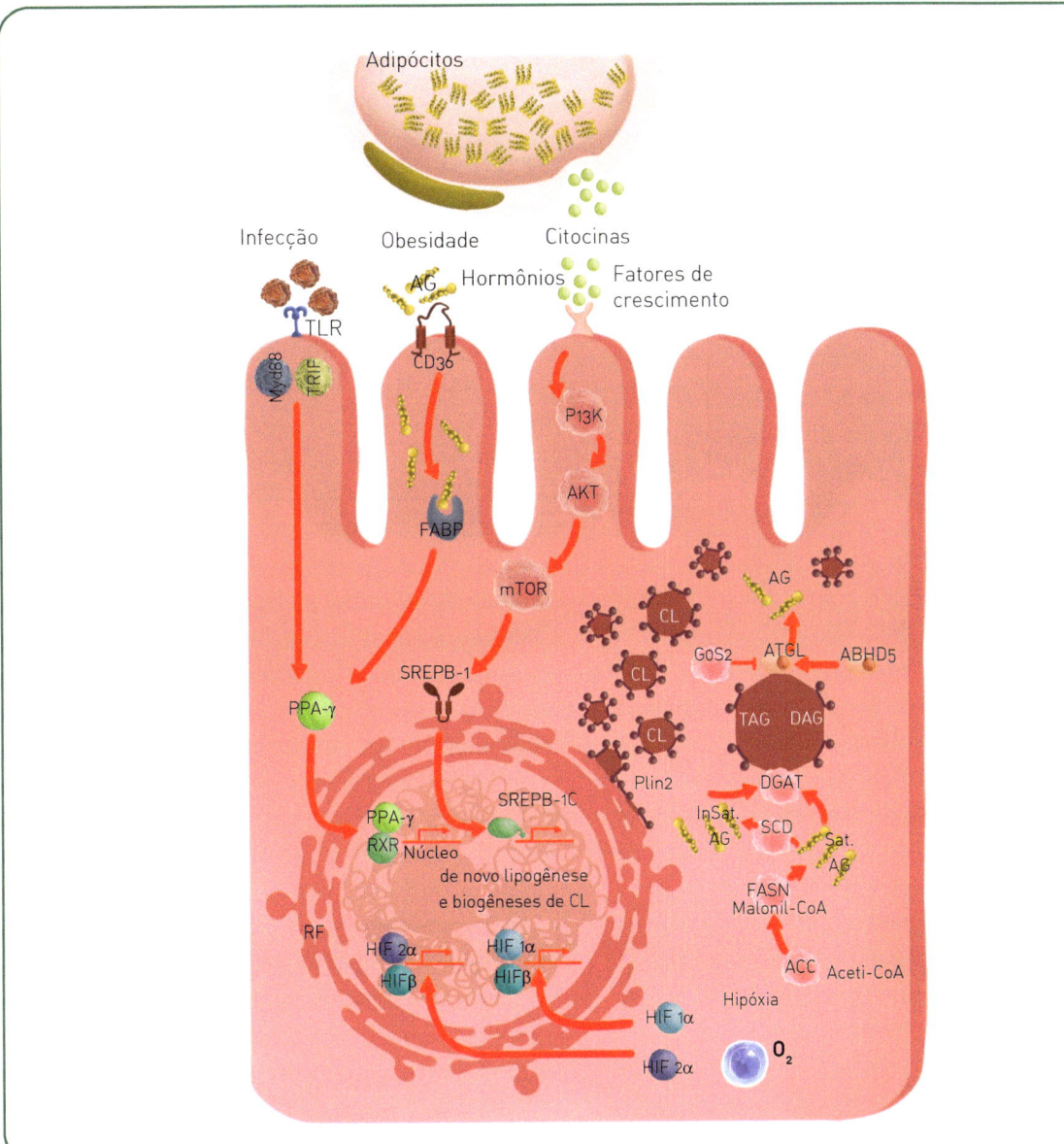

**FIGURA 41.1 –** Mecanismos de biogênese de corpúsculos lipídicos na inflamação e câncer. A biogênese de CL é dinâmica e intimamente regulada por desvios na homeostase como hipóxia, infecções, alteração em moléculas sinalizadoras extracelulares e no metabolismo relacionada à obesidade. Esses processos induzem modificação no padrão de expressão gênica que culminam com o aumento do número de CL fruto da síntese *de novo* de lipídeos não essenciais, assim como aumento da absorção de lipídeos extracelulares. CL formados após estes estímulos são distintos, dispondo composição específica, além de terem enzimas relacionadas à lipogênese como FASN e DGAT. Enzimas lipolíticas como ATGL também podem ser identificadas e participam da mobilização de ácidos graxos após estímulo. AG: ácidos graxos; CL: corpúsculos lipídicos; DAG: diacilglicerol; TAG: triacilglicerol; RE: retículo endoplasmático; e do inglês ABHD5 α-β: *hydrolase domain containing 5* (também conhecida como CGI-58: *comparative gene identification-58*); ACC: *acetyl-CoA carboxylase*; ATGL: *adipose triglyceride lipase*; DGAT: *diacylglycerol oacyltransferase*; FABP: *fatty acid-binding protein*; FASN: *fatty acid synthase*, G0S2: *G0/G1 switch 2*; HIF: *hypoxia-inducible factors*; mTOR: *mammalian target of rapamycin*; PI3K: *phosphoinositide 3-kinase*; PLIN2: *perilipin-2*; PPARγ: *peroxisome proliferator-activated receptor gamma*; RXR: *retinoid X receptor*; SCD: *stearoyl-CoA desaturase*; SREBP: *sterol regulatory element-binding protein*; TLR: *Toll-like receptor*; TRIF: *TIR-domain-containing adapter-inducing interferon*-β; CD36: *fatty acid translocase*; SRB1: *scavenger receptor class B type*.
Fonte: Desenvolvida pela autoria.

Lipídios originados da dieta ou da biogênese podem ser metabolizados diretamente ou estocados. Em mamíferos, o tecido especializado na estocagem de lipídios é o adiposo, onde adipócitos acumulam grandes organelas repletas de lipídeos envoltas por uma monocamada fosfolipídica similar à membrana que envolve o retículo endoplasmático, as gotas lipídicas ou corpúsculos lipídicos.[9]

Essas organelas, no entanto, não são exclusividade de adipócitos. Muito pelo contrário. Todas as células do organismo podem apresentar corpúsculos lipídicos. Seu número e tamanho são finamente regulados em função dos estados de diferenciação da célula e nutricional do organismo. Mais do que isso, a importância dessas organelas para processos de sinalização celular e a produção de mediadores inflamatórios já foi demonstrada em diversos modelos.[10] Para tanto, diversas proteínas se associam aos corpúsculos. As de função estrutural são conhecidas como "proteínas PAT" ou "perilipina/PLIN", uma família nomeada a partir dos três primeiros membros descritos, a *perilipin/PLIN1*, a *adipose differentiation-related protein* (ADRP)/PLIN2 e a *tail-interacting protein of 47 kDa* (TIP47)/PLIN3, mas composta por cinco membros (além destas, a S3-12/PLIN4 e a OXPAT/PLIN5).[11,12]

Além de armazenarem lipídios neutros, os corpúsculos lipídicos são enriquecidos em enzimas envolvidas na biossíntese, no transporte e no catabolismo de lipídios, sugerindo um papel importante para essas organelas na regulação do metabolismo lipídico celular e homeostase energética. De forma mais surpreendente, proteínas envolvidas no intercâmbio de membrana e transporte vesicular, incluindo proteínas Rab e caveolina, são encontradas em abundância em corpúsculos lipídicos, além de proteínas envolvidas na sinalização celular e na produção de mediadores inflamatórios, incluindo enzimas formadoras eicosanoides, fosfolipases e proteinaquinases. Seu nível de expressão difere de acordo com o tipo celular, seu estado de diferenciação e com as condições de ativação. Portanto, é sugestivo que corpúsculos lipídicos atuem como organelas citoplasmáticas indutíveis especializadas que, além da regulação do metabolismo lipídico, têm papel na sinalização e ativação celular, tráfico de membranas e controle da síntese e da secreção de mediadores inflamatórios.[8]

## LIPÍDIOS E CORPÚSCULOS LIPÍDICOS NA PROLIFERAÇÃO CELULAR

A dinâmica de manutenção de corpúsculos lipídicos nas células está intimamente relacionada ao seu estado proliferativo, mudando conforme estas entram em ciclo celular.[13,14] O aumento no tamanho e número destas organelas está relacionado ao início da proliferação, apesar de não induzir diretamente a entrada da célula em ciclo.[14] Curiosamente, a transformação celular *in vitro* usando oncoproteína H-RasV12 foi associada ao acúmulo de CL e aumento dos níveis de proteína ADRP/PLIN2,[14,15] embora a superexpressão da ADRP/PLIN2 por si só não tenha sido suficiente para induzir a transformação celular em fibroblastos murinos.[14] Células com alta capacidade proliferativa tendem a ter um aumento no número de corpúsculos lipídicos, como observado em linhagens de tumor de cólon humanas,[15] fenômeno que pode estar relacionado a dois aspectos importantes da fisiologia celular: manutenção da integridade celular durante a replicação de seu genoma; e percepção de estímulos pró-proliferativos.

No primeiro caso, é sabido que o processo de retirada de nucleosomos para duplicação do DNA celular é minuciosamente controlado, já que desbalanço na presença de histonas durante a replicação pode causar erros de enovelamento, expressão gênica alterada e, eventualmente, comprometimento da viabilidade celular.[16] Parte desse controle se dá pelo sequestro de tipos específicos de histonas em corpúsculos lipídicos. A dinâmica de inclusão e de recrutamento dessas proteínas no cerne neutro dos corpúsculos garante a integridade celular em diversos organismos como leveduras, nematodos (*C. elegans*), insetos (*D. melanogaster*), ratos, camundongos e humanos. É, então, possível que a associação entre ciclo celular e aumento no número e no tamanho dos corpúsculos lipídicos observado em células transformadas também implique estabilização do processo proliferativo durante a duplicação do genoma.

No segundo caso, destacamos que os corpúsculos lipídicos são organelas intimamente conectadas com vias de sinalização celular associadas à entrada em ciclo celular, sobrevivência e produção de fatores com atividade autócrina e parácrina.[10,17] Estruturalmente, os corpúsculos lipídicos concentram diversas proteínas diferentes, entre elas caveolinas, importantes no tráfego intracelular e que participam modulando vias de sinalização de forma contexto-específica.[7] Realmente, hepatócitos de camundongos deficientes em caveolin-1 exibem um número reduzido de corpúsculos lipídicos e retardo na resolução da perda tecidual induzida por hepatectomia parcial em função de parada no ciclo celular na fase G1.[18] De forma interessante, neste caso a administração da glicose foi capaz de restabelecer a progressão do ciclo celular,[18] remetendo à observação de que, pelo menos em hepatócitos, estas organelas parecem regular o conteúdo de triglicerídeos celulares. Hepatócitos deficientes em ADRP/PLIN2 têm número reduzido de corpúsculos lipídicos, e animais deficientes para ADRP/PLIN2 exibem similar retardo da regeneração hepática.[19]

No entanto, os corpúsculos lipídicos também funcionam como plataformas de biossíntese de mediadores inflamatórios, sendo importantes para a produção de eicosanoides e prostaglandinas em diversos tipos celulares.[10] Sua associação com o câncer e com a transformação celular é notória em tumor de cólon, mas também já foi descrita em diversos outros tumores como carcinoma hepatocelular, carcinoma renal de células claras, glioblastoma e linfoma de Burkitt. A produção de prostaglandina $E_2$ ($PGE_2$), em especial, tem um papel autócrino e parácrino de estimulação que promove sobrevivência, proliferação e migração celulares, além de favorecer processos inflamatórios que contribuem tanto para a carcinogênese como para a progressão tumoral ao contribuírem para a formação do microambiente tumoral.[13]

## METABOLISMO LIPÍDICO NA TRANSFORMAÇÃO CELULAR

A produção e a secreção de mediadores lipídicos pró-inflamatórios são capazes de promover um ambiente propício para a transformação celular e para o crescimento tumoral. No entanto, modificações no metabolismo lipídico e estímulo à expressão de enzimas como a ciclooxigenase-2 (COX-2) e FASN proporcionam uma vantagem intrínseca para a célula em transformação.[8] No carcinoma de cólon, a $PGE_2$ atua autócrina e paracrinamente em células do epitélio colônico, favorecendo proliferação e sobrevivência da célula transformada. Um aumento na sua produção está associada a um aumento no número de corpúsculos lipídicos e da proliferação além da confluência por ausência da inibição por contato célula-célula, enquanto sua redução por meio da inibição de COX-2 ou FASN (por tratamento com o ácido acetilsalicílico (AAS) ou o composto C75, respectivamente) reverte esse quadro.[13]

A expressão de COX-2 e de FASN pode ser estimulada por hormônios associados ao balanço lipídico, também denominados "adipocinas", como a leptina. Leptina é a adipocina responsável por inibir o apetite e regular o balanço energético mediante alimentação e acúmulo de tecido adiposo, também produzida em menores quantidades por tecidos normais e transformados como o epitélio mamário e tumores de mama.[13,20] Refratariedade à leptina resulta em obesidade e sua alta concentração sérica é capaz de estimular o desenvolvimento de doenças autoimunes como o diabetes em virtude de seu papel pró-inflamatório. Portanto, alterações da resposta imune têm grande impacto nas patologias associadas à obesidade e têm sido foco de estudo para melhoria do quadro de indivíduos obesos.

Várias células do sistema imune inato e adaptativo respondem diretamente à leptina sérica. Leptina é importante para a homeostase tímica e para o desenvolvimento de células T e células NK, além de regular a atividade de macrófagos, neutrófilos, das próprias células NK, de células endoteliais e induzir a expressão de Cox-2 e a produção de mediadores inflamatórios como leucotrieno $B_4$ e óxido nítrico. Entre seus efeitos, a leptina estimula a formação de CL, importantes na síntese de mediadores inflamatórios e lipídios do sangue.[21] Em macrófagos, isso acontece mediante ativação de PI3K (*phosphatidylinositol 3-kinase*) e mTOR (*mammalian target of rapamycin*) (Figura 41.1), proteínas importantes no controle de ativação, sobrevivência e ciclo celular.[21]

Como em macrófagos, a sinalização via receptor de leptina em linfócitos T causa a ativação de PI3K e mTOR [22]. Células T CD4+ estimuladas na presença de leptina produzem interferon gama (IFN-γ) e deixam de expressar interleucina 4 (IL-4), favorecendo o fenótipo Th1. Além disso, trabalhos recentes demonstraram que sinais provenientes do receptor de células T (TCR), de citocinas e de quimiocinas também provocam ativação desta via. Foi visto que tanto IL-2, que em altas concentrações favorece diferenciação de células T efetoras, como IL-15, que causa a diferenciação de células de memória, ativam mTOR em células T CD8+.[23] No entanto, alta concentração de IL-2 gera uma ativação prolongada de mTOR, enquanto a ativação induzida por IL-15 é mais efêmera, similar à ativação de células T CD8[+] na presença de baixas concentrações de IL-2.[23] Esses resultados se refletem na susceptibilidade desses sinais à rapamicina e à diferenciação majoritária de células T CD8[+] em células de memória na presença da droga.[22] Ainda, células com características autoimune transferidas para animais que não expressam leptina perdem a capacidade de causar doença,[22] demonstrando a importância desta adipocina não só no direcionamento da resposta imune iniciada como também da sua manutenção. Consistente com esses dados, animais deficientes para leptina são resistentes à indução de doenças autoimunes em modelos como o de artrite induzida por antígeno, encefalomielite autoimune experimental e colite, entre outras, em virtude de um importante viés Th2.

## LIPÍDIOS E CORPÚSCULOS LIPÍDICOS MODULAM INFLAMAÇÃO E CÂNCER

A conexão entre inflamação e câncer está bem documentada na literatura, tendo sido, aliás, incluída entre os quatro novos pilares do câncer em 2011.[1] O perfil inflamatório do indivíduo guiado por sua predisposição genética e o balanço estabelecido com a flora intestinal determinam a instauração do microambiente pró-transformação, propiciando o acúmulo de agentes genotóxicos antibacterianos (p. ex., mediante a expressão de óxido nítrico sintase); assim como mediadores inflamatórios com notória capacidade pró-tumoral. Esse é o caso da expressão de COX-2 e síntese de PGE$_2$. Logo, o acúmulo de lipídios pela modificação na expressão ou na atividade de enzimas lipolíticas ou lipogênicas tem a capacidade de favorecer o desenvolvimento tumoral. Por exemplo, diversas linhagens de células de câncer humanas agressivas adquirem a capacidade de liberar ácidos graxos (AG) a partir de seus corpúsculos lipídicos como consequência da expressão aumentada da lipase monoacilglicerol (MAGL). Esse aumento também acarreta produção elevada de PGE$_2$ e ácido lisofosfatídico, que contribuem para a inflamação local e promovem migração, invasão, sobrevivência e crescimento de tumores *in vivo*. A superexpressão da MAGL aumenta a patogenicidade das linhagens celulares tumorais não agressivas, enquanto o uso de um inibidor específico de MAGL induz a reversão desse fenótipo.[24]

A descoberta da troca direta de lipídios entre células estromais e cancerosas desvendou um novo mecanismo para o acúmulo de lipídios em células tumorais e, por consequência, de impacto positivo no crescimento e metástase tumoral induzidos pelo seu microambiente. A produção de IL-6, IL-8, MCP-1 e de inibidor tecidual de metaloproteinases 1 (TIMP-1) por adipócitos locais fomenta o perfil inflamatório do tecido, sendo capaz de promover metástase do câncer de ovário ao omento.[25] O aumento de corpúsculos lipídicos que se segue à transferência de AG aumenta a atividade e expressão de enzimas-chave para β-oxidação e, por consequência, o desenvolvimento em massas tumorais maiores. Notavelmente, fenômeno semelhante foi identificado em células malignas da mama e do cólon e respalda o crescimento sustentado de focos de metástase ricos em adipócito.[25]

Outro exemplo evidenciando o impacto da inflamação da transformação celular e progressão tumoral envolve a proteína de ligação ao ácido graxo 4 (FABP4), proteína com atividade chaperona descrita em macrófagos como uma enzima fundamental para o tráfego de colesterol e sua consequente inflamação. A diminuição da expressão de FABP4 em macrófagos está associada à redução de expressão de Cox-2 e à menor produção de PGE2, impactando negativamente a capacidade inflamatória dessas células. Em células tumorais, FABP4 contribui de forma positiva para a metástase do câncer de ovário ao aumentar o número de corpúsculos lipídicos e induzir alterações metabólicas nestas células e, indiretamente, tornando adipócitos mais propensos a sustentar a metástase e o crescimento deste tumor.[25]

## METABOLISMO LIPÍDICO EM CÉLULAS-TRONCO TUMORAIS

Entre as diferentes populações que compõem a heterogênea massa tumoral, estão as células-tronco tumorais. Estas foram originalmente identificadas em amostras de leucemia mieloide aguda no final da década de 1990,[26] mas depois descritas em diversos tipos de tumores, tanto sólidos como hematopoéticos.[27,28] Assemelham-se às células-tronco teciduais pela sua capacidade de autorrenovação e pela expressão de marcadores de superfície como CD24 (HSA, do inglês *heat stable antigen*), CD34, CD44 (receptor de ácido hialurônico) e CD133 (Prominin-1), entre outros.[27]

Mantêm sua proporção de células totipotentes por divisão simétrica, enquanto as mais diferenciadas e abundantes populações tumorais provêm da divisão assimétrica, dessa forma mantendo e propagando o tumor em toda a sua complexidade.[28] Por terem uma grande capacidade migratória, acredita-se que a proporção de CSC impacte positivamente na invasividade e no potencial metastático do tumor primário como visto em câncer de mama e de ovário, em que tumores mais agressivos apresentam maior número de CSC.[28] Por serem, de forma geral, resistentes ao tratamento oncológico, contribuem para recidiva pós-terapia e, por esse motivo, são bons candidatos para alvo de terapias modernas.

Tumores, de forma geral, apresentam aumento na produção e na absorção de lipídios que, como descrito no início deste capítulo, são importantes para a biossíntese de membrana celular e intermediários essenciais para o crescimento da célula.[4] Células-tronco tumorais têm um número ainda maior de corpúsculos lipídicos, podendo ser vista uma correlação positiva entre o número destas organelas e a expressão de proteínas associadas ao fenótipo-tronco, como CD133 no caso de células-tronco tumorais de carcinoma de cólon.[8] O mecanismo pelo qual essas alterações são reguladas ainda precisa de mais estudos, mas a inibição de SDC1 (do inglês *stearoyl-CoA desaturase 1*), enzima envolvida na síntese de ácidos graxos monoinsaturados e cuja expressão está aumentada em células-tronco tumorais isoladas de carcinoma de ovário, ocasiona redução no potencial totipotente destas células.[8] A enzima FASN também tem papel crucial nas CSC. Sua inibição em CSC de gliomas propicia redução na invasividade e no potencial formador de esferoides, além de acarretar mudança no padrão de expressão gênica que culmina com diminuição de marcadores comuns às células-tronco e expressão de proteínas associadas ao perfil mais diferenciado.[28] Alguns genes, quando têm sua expressão forçada, são capazes de induzir o fenótipo-tronco em tipos celulares diferenciados e foram, por esse motivo, denominados "genes indutores de pluripotência' (Oct4, Sox2, Klf4, c-Myc e NANOG).[29] De forma interessante, a expressão de NANOG por CSC de hepatocarcinoma está associada à diminuição de fosforilação oxidativa e ao aumento da oxidação de ácidos graxos (FAO, do inglês *fatty acid oxidation*), coordenando o fenótipo-tronco para o aumento do metabolismo lipídico por estas células. A redução da FAO resulta na diminuição da capacidade de formar esferoides e de aspectos relacionados à transformação celular.[28]

A função dos corpúsculos lipídicos em células-tronco tumorais ainda é muito debatida,[28] mas alguns pontos devem ser considerados. Os lipídios são usualmente utilizados como fonte de energia e matéria-prima para a biossíntese de membranas,[30] ambos aspectos essenciais para o crescimento celular e muito vantajosos para células transformadas. Apesar de terem um ritmo proliferativo menos acelerado do que a maioria das células que compõem o tumor, esse elevado número de corpúsculos lipídicos serve como estoque de lipídios neutros para a síntese de glicerofosfolipídeos anfipáticos, esfingolipídeos, esteróis e ácidos graxos, passo essencial para o crescimento que viabiliza a divisão celular.[4,31] Podem ainda facilitar a sobrevivência destas células no cerne do tumor ou em regiões de baixa concentração de açúcares ou pressão de oxigênio, ao favorecerem a β-oxidação de ácidos graxos estocados e consequente geração de energia.[28] Ainda, em tumores como o carcinoma de cólon, corpúsculos lipídicos atuam como plataformas organizadoras de sinalização celular, em específico da via PI3K/AKT/mTOR, e de produção de mediadores inflamatórios, como $PGE_2$.[10,13] A grande distribuição de corpúsculos lipídicos nestas células pode contribuir, então, para a manutenção do estímulo autócrino à proliferação e ao crescimento tumorais, favorecendo a atividade de COX-2 com produção de $PGE_2$ e a sinalização via fatores de crescimento. A grande concentração de corpúsculos lipídicos pode também contribuir para a notória resistência a drogas observada em células-tronco tumorais.[4,31]

## METABOLISMO LIPÍDICO E CORPÚSCULOS LIPÍDICOS COMO BIOMARCADORES NO CÂNCER

As crescentes observações das alterações da expressão das enzimas de metabolismo lipídico nas células tumorais e a indicação dos números aumentados de corpúsculos lipídicos no câncer aumentaram a possibilidade de usar a detecção dos corpúsculos lipídicos como biomarcadores para diagnóstico e prognóstico tumoral. A maioria dos estudos correlaciona a expressão de proteínas PAT, principalmente ADRP/PLIN2, com características clinicopatológicas. De fato, a superexpressão de proteínas relacionadas aos corpúsculos lipídicos foi correlacionada com a diferenciação entre tecidos malignos e benignos, estadiamento clínico, invasão e sobrevivência em diferentes tipos tumorais.[8] Além disso, a composição lipídica dos corpúsculos lipídicos e seu grau de oxidação também podem apresentar valor prognóstico no câncer.

## METABOLISMO LIPÍDICO E CORPÚSCULOS LIPÍDICOS COMO ALVOS NA TERAPIA ANTITUMORAL

A terapia antitumoral clássica busca interferir em etapas importantes para a proliferação celular, tendo como alvos processos básicos como a biossíntese de bases nitrogenadas, dinâmica de microtúbulos, integridade da dupla fita de DNA e síntese proteica. Por serem processos amplamente utilizados por tipos celulares não transformados, a toxicidade destes protocolos é alta e geralmente debilitante. Buscam-se, então, novas metodologias e alvos mais específicos que limitem a atuação do tratamento antitumoral às células transformadas, as chamadas "terapias direcionadas".

O reconhecimento de que alterações de metabolismo são um dos pilares do câncer sedimentou a relevância de intervir nessas vias específicas.[1] Enquanto células não transformadas tendem a favorecer a internalização de lipídeos provenientes da dieta, as exceções sendo o tecido adiposo, fígado e as glândulas mamárias durante a lactação, células tumorais priorizam a síntese *de novo* dessas macromoléculas.[4,32] Funcionalmente, essa alteração no balanço lipídico da célula tumoral acarreta mudanças na composição de suas membranas, com ênfase na incorporação de ácidos graxos saturados à membrana plasmática, alteração que confere resistência à célula contra estresse oxidativo.[4] O aumento no número de corpúsculos lipídicos também favorece proteção contra espécies reativas de oxigênio (ROS, do inglês *reactive oxygen species*) geradas pelo aumento da atividade mitocondrial encontrado em células transformadas e pela ionização da água após radioterapia tradicional. Essa proteção acontece pela diminuição da peroxidação de lipídios.[31] Sem esquecer que, como já mencionado, corpúsculos lipídicos têm, associadas à sua membrana, moléculas sinalizadoras capazes de estimular vias de crescimento e proliferação celular. Modificações em lipídios têm um importante papel na sinalização celular e na ativação de vias anabólicas, em especial fruto da ativação de receptores do tipo tirosinaquinase envolvendo PI3K, fosforilação de fosfatidil inositolbifosfato[4,5] em fosfatidil-inositoltrifosfato[3-,5] e consequente ativação de AKT e mTOR.[33] Além disso, metabolização do conteúdo lipídico dessas organelas serve como substrato para a biossíntese de mediadores inflamatórios como PGE$_2$,[10] capaz de nutrir de forma autócrina e parácrina células tumorais, por exemplo, de carcinoma de cólon,[13] além de suprimir a imunovigilância tumoral. Como já mencionado, MAGL é encontrada superexpressa em diversos tipos de tumores com alta taxa de agressividade. Não só isso, mas a superexpressão do MAGL aumenta a patogenicidade das linhas celulares tumorais não agressivas, enquanto o uso de um inibidor específico de MAGL é suficiente para reverter esse fenótipo, identificando MAGL como um potencial alvo farmacológico na terapia contra o câncer.[24]

## CONCLUSÕES

Como discutido neste capítulo, lipídios e corpúsculos lipídicos são essenciais para a fisiologia celular, e desregulação no processo de proliferação e morte celular estão intimamente ligados a alterações na biogênese e homeostase de corpúsculos lipídicos, eventos que podem ser correlacionados com o processo de transformação celular de forma direta ou mediante exacerbação de processos inflamatórios.

Logo, usar o processamento lipídico como alvo terapêutico no combate ao câncer é uma ferramenta promissora, uma vez que, interferindo pontualmente com enzimas importantes para a síntese de mediadores lipídicos ou para a biogênese de ácidos graxos, tem o potencial de prejudicar o crescimento tumoral.[32] Alternativamente, o aumento do catabolismo lipídico, que culmina na promoção do consumo dos CL e na sua consequente redução em tamanho e número, pode igualmente ter efeitos antitumorais.

## REFERÊNCIAS

1. Hanaha, D, Weinberg RA. Hallmarks of cancer: the next generation. Cell 2011;144:646-74. doi: S0092-8674(11)00127-9 [pii]10.1016/j.cell.2011.02.013.

2. Warburg O. On respiratory impairment in cancer cells. Science. 1956;124:269-70.

3. Hsu MC, Hung WC. Pyruvate kinase M2 fuels multiple aspects of cancer cells: from cellular metabolism, trans-

criptional regulation to extracellular signaling. Molecular cancer 2018;17:35. DOI:10.1186/s12943-018-0791-3.

4. Pavlova NN, Thompson CB. The emerging hallmarks of cancer metabolism. Cell Metabolism 2016;23:27-47. DOI:10.1016/j.cmet.2015.12.006.

5. Livesey G. A perspective on food energy standards for nutrition labelling. The British Journal of Nutrition 2001;85:271-87. DOI:10.1079/bjn2000253.

6. Howie D, Ten Bokum A, Necula AS, Cobbold SP, Waldmann H. The role of lipid metabolism in T lymphocyte differentiation and survival. Frontiers in Immunology 2017;8:1949. doi:10.3389/fimmu.2017.01949.

7. Olzmann JA, Carvalho P. Dynamics and functions of lipid droplets. Nature Reviews. Molecular Cell Biology. 2019;20:137-155. DOI:10.1038/s41580-018-0085-z.

8. Cruz ALS, Barreto EA, Fazolini NPB, Viola JPB, Bozza PT. Lipid droplets: platforms with multiple functions in cancer hallmarks. Cell Death Dis. 2020;11:105. DOI:10.1038/s41419-020-2297-3.

9. Thiam AR, Farese RV Jr., Walther TC. The biophysics and cell biology of lipid droplets. Nature Reviews. Molecular Cell Biology. 2013;14:775-786. DOI:10.1038/nrm3699.

10. Bozza PT, Bakker-Abreu I, Navarro-Xavier RA, Bandeira-Melo C. Lipid body function in eicosanoid synthesis: an update. Prostaglandins, leukotrienes, and essential fatty acids 2011;85: 205-13. DOI:10.1016/j.plefa.2011.04.020.

11. Bickel PE, Tansey JT, Welte MA. PAT proteins, an ancient family of lipid droplet proteins that regulate cellular lipid stores. Biochim Biophys Acta 2009;1791:419-40.

12. Pereira-Dutra FS, Bozza PT. Lipid droplets diversity and functions in inflammation and immune response. Expert Rev Proteomics. 2021;18:809-25. DOI:10.1080/14789450.2021.1995356.

13. Bozza PT, Viola JP. Lipid droplets in inflammation and cancer. Prostaglandins Leukot Essent Fatty Acids. 2010;82:243-250. doi:S0952-3278(10)00049-9 [pii]10.1016/j.plefa.2010.02.005.

14. Cruz ALS, et al. cell cycle progression regulates biogenesis and cellular localization of lipid droplets. Molecular and Cellular Biology. 2019;39. DOI:10.1128/MCB.00374-18.

15. Accioly MT, et al. Lipid bodies are reservoirs of cyclooxygenase-2 and sites of prostaglandin-$E_2$ synthesis in colon cancer cells. Cancer Res. 2008;68:1732-40.

16. Singh RK, et al. Excess histone levels mediate cytotoxicity via multiple mechanisms. Cell Cycle. 2010;9:4236-4244. DOI:10.4161/cc.9.20.13636.

17. Bozza PT, Magalhaes KG, Weller PF. Leukocyte lipid bodies – biogenesis and functions in inflammation. Biochim Biophys Acta 2009;1791:540-51.

18. Fernandez MA, et al. Caveolin-1 is essential for liver regeneration. Science. 2006;313:1628-32. DOI:10.1126/science.1130773.

19. Kohjima M, et al. Delayed liver regeneration after partial hepatectomy in adipose differentiation related protein--null mice. Journal of Hepatology 2013;59:1246-54. DOI:10.1016/j.jhep.2013.07.025.

20. Sulkowska M, et al. Leptin--from regulation of fat metabolism to stimulation of breast cancer growth. Pathol Oncol Res 2006;12:69-72. DOI:PAOR.2006.12.2.0069.

21. Maya-Monteiro CM, et al. Leptin induces macrophage lipid body formation by a phosphatidylinositol 3-kinase and mammalian target of rapamycin-dependent mechanism. J Biol Chem. 2008;2832203-2210.

22. Peter C, Waldmann H, Cobbold SP. mTOR signalling and metabolic regulation of T cell differentiation. Curr Opin Immunol. 2010;22:655-61. DOi:S0952-7915(10)00119-6 [pii] 10.1016/j.coi.2010.08.010.

23. Pipkin ME, et al. Interleukin-2 and inflammation induce distinct transcriptional programs that promote the differentiation of effector cytolytic T cells. Immunity 2010;32:79-90. DOI:S1074-7613(10)00010-5 [pii] 10.1016/j.immuni.2009.11.012.

24. Nomura DK, et al. Monoacylglycerol lipase regulates a fatty acid network that promotes cancer pathogenesis. Cell. 2010;140:49-61. DOI:S0092-8674(09)01439-1 [pii] 10.1016/j.cell.2009.11.027.

25. Nieman KM, et al. Adipocytes promote ovarian cancer metastasis and provide energy for rapid tumor growth. Nat Med. 2011;17:1498-1503. DOI:10.1038/nm.2492nm.2492 [pii].

26. Bonnet D, Dick JE. Human acute myeloid leukemia is organized as a hierarchy that originates from a primitive hematopoietic cell. Nat Med. 1997;3:730-7.

27. Kusoglu A, Biray Avci C. Cancer stem cells: a brief review of the current status. Gene. 2019;681:80-85. DOI:10.1016/j.gene.2018.09.052.

28. Yadav UP, et al. Metabolic adaptations in cancer stem cells. Frontiers in Oncology. 2020;10:1010. DOI:10.3389/fonc.2020.01010.

29. Werneck MB. Endogenous anticancer mechanism: differentiation. Front Biosci (Schol Ed). 2012;4:1518-1538. DOI:349 [pii].

30. Beloribi-Djefaflia S, Vasseur S, Guillaumond F. Lipid metabolic reprogramming in cancer cells. Oncogenesis. 2016;5:e189. DOI:10.1038/oncsis.2015.49.

31. Shyu P Jr., Wong XFA, Crasta K, Thibault G. Dropping in on lipid droplets: insights into cellular stress and cancer. Biosci Rep. 2018;38. doi:10.1042/BSR20180764.

32. Currie E, Schulze A, Zechner R, Walther TC, Farese RV Jr. Cellular fatty acid metabolism and cancer. Cell Metab. 2013;18:153-161. DOI:10.1016/j.cmet.2013.05.017.

33. Nagarajan SR, Butler LM, Hoy AJ. The diversity and breadth of cancer cell fatty acid metabolism. Cancer Metab. 2021;9:2. DOI:10.1186/s40170-020-00237-2.

# Princípios da Oncologia

# Princípios da Oncologia Cirúrgica

Cary Hsu
Barry W. Feig

## DESTAQUES

- Os avanços mais recentes em oncologia cirúrgica geralmente podem ser classificados em duas grandes categorias:
    - aumento da extensão e da complexidade das cirurgias de câncer;
    - minimização da extensão das operações, sem comprometer o desfecho oncológico.
- Deve estar integrada a um processo de avaliação e um tratamento multidisciplinar.
- O melhor conhecimento da história natural das diferentes neoplasias e de seus respectivos padrões de metastização permitiu o emprego de técnicas minimamente invasivas e o desenvolvimento de cirurgias laparoscópicas e de avaliação de linfonodos sentinelas.

## INTRODUÇÃO

O oncologista cirúrgico desempenha um papel fundamental no tratamento de muitas neoplasias malignas nos cuidados oncológicos modernos. Avanços nas técnicas cirúrgicas, ampliação da compreensão da biologia do câncer e a crescente aplicação de cuidados multidisciplinares e multimodalidade têm transformado o ambiente clínico. Além dos conhecimentos técnicos necessários para realizar os procedimentos de extirpação, o cirurgião do câncer deve ter uma compreensão aprofundada do comportamento biológico dos cânceres isolados, da utilidade e dos inconvenientes de outras modalidades de terapia, e dos desfechos esperados do tratamento cirúrgico, a fim de otimizar o tratamento de pacientes que se apresentam com a neoplasia maligna. A evolução da especialidade de oncologia cirúrgica e os princípios de sua prática são discutidos neste capítulo.

## PERSPECTIVA HISTÓRICA

A cirurgia é a terapia de câncer mais antiga e continua sendo uma das mais eficazes. Sua evolução aconteceu por milhares de anos. No entanto, ao examinar o campo a partir de uma perspectiva histórica, a maioria das inovações que incluem modernas terapias cirúrgicas para o câncer foi desenvolvida no século passado. A cirurgia continua sendo um esteio para o tratamento de uma variedade de neoplasias malignas, mas é importante observar que o que constitui o tratamento cirúrgico adequado, isto é, as filosofias e as técnicas que compõem a arte da cirurgia, está em constante evolução. Um breve exame de marcos importantes na cirurgia do câncer reforça que o padrão de atendimento está sendo continuamente refinado e redefinido.

Os primeiros escritos documentados que discutem o tratamento cirúrgico de cânceres estão contidos no papiro de Edwin Smith, transcrito na época do Império Médio do Egito (por volta de 1600 a.C.). O escritor era ambivalente e cauteloso no que diz respeito ao tratamento de tumores. Essa apreensão foi também predominante na época de Hipócrates (460-375 a.C.), na qual os sintomas associados ao câncer foram detalhados e o pensamento dominante era de que a qualidade de vida seria mais bem preservada sem intervenção cirúrgica. Galeno (129-217 d.C.) acreditava que o câncer era uma doença sistêmica causada por um excesso de bile negra e não acreditava que fosse uma condição tratável com cirurgia. Esse conceito foi difundido até que cirurgiões medievais reconheceram a possibilidade de curar cânceres com procedimentos extirpativos extensos. Guilhelmus Fabricius Hildanus (1560-1624) descreveu a mastectomia total e a dissecção axilar que aparentemente resultou na cura de um câncer de crescimento lento da mama. Em 1809, Ephraigm MacDowell foi pioneiro na realização da cirurgia abdominal eletiva, na fronteira americana, com a primeira ovariotomia.[1,2]

Ao longo de grande parte da história, a aplicação da cirurgia foi limitada pelo extremo desconforto que os pacientes experimentavam durante os procedimentos e a morbidade e mortalidade proibitivas associadas a infecções pós-operatórias. A era moderna da cirurgia foi precedida por dois acontecimentos importantes. O primeiro foi a aplicação da anestesia inalatória com éter por John Collins Warren, em 1846, e a segunda foi a introdução de técnicas de assepsia por Joseph Lister, em 1867. Esses avanços aumentaram consideravelmente a amplitude e a extensão das cirurgias de câncer. Durante os 50 anos seguintes, foram relatadas as primeiras gastrectomia, laringectomia, esofagectomia, mastectomia radical, prostatectomia radical, histerectomia radical e ressecção abdominoperineal. No final do século XIX e início do século XX, os cirurgiões trataram as neoplasias malignas com ressecções cada vez mais radicais, que produziram desfechos oncológicos satisfatórios, mas frequentemente resultaram em significativa deformidade e incapacidade. O desenvolvimento de tratamentos complementares, nomeadamente a radioterapia na década de 1920 e a quimioterapia após a década de 1940, mudou o rumo do progresso em direção à preservação do órgão e restabelecimento do estado pré-mórbido, tanto quanto possível. As terapias do câncer modernas, de multimodalidades, evoluíram maximizando a segurança, a eficácia, a preservação da função e a qualidade de vida.

Os avanços mais recentes em oncologia cirúrgica geralmente podem ser classificados em duas grandes categorias:
- aumentar a extensão e a complexidade das cirurgias de câncer;
- minimizar a extensão das operações, sem comprometer o desfecho oncológico.

No caso da primeira, os exemplos incluem transplante de fígado para carcinoma hepatocelular, embolização da veia porta antes da ressecção hepática extensa para metástases hepáticas, retalhos livres microvascularizados para reconstrução de defeitos de tecido grandes e ressecção da veia porta e reconstrução para tumores pancreáticos. Igualmente importante, os avanços em todas as disciplinas de oncologia possibilitaram que os procedimentos cirúrgicos se tornassem menos invasivos, mórbidos e desfigurantes. Exemplos incluem a biópsia do linfonodo sentinela para o melanoma e câncer de mama, as estratégias de conservação da mama para câncer de mama, a preservação do membro para sarcoma, a laparoscopia para estadiamento para neoplasias malignas gastrintestinais, a cirurgia de preservação do esfíncter para câncer retal e a cirurgia oncológica minimamente invasiva.

## CIRURGIA ONCOLÓGICA

Nos últimos 30 anos, tem havido um crescente reconhecimento de que o cirurgião que trata de câncer deve ter experiência em todos os aspectos do tratamento do câncer: uma profunda compreensão da biologia do câncer, familiaridade com todas as modalidades de terapia contra essa doença, incluindo quimioterapia e radioterapia, e proficiência técnica em cirurgias de câncer especializadas. A oncologia cirúrgica inclui também a prevenção do câncer, o aconselhamento genético, a reabilitação e os cuidados de acompanhamento. Isso está além do âmbito da formação em cirurgia geral padrão. Mundialmente, existem pelo menos 20 sociedades de oncologia cirúrgica. Essas organizações partilham os objetivos de difusão de conhecimentos e habilidades, o desenvolvimento de pesquisa sobre o câncer, a educação dos profissionais de saúde e do público, e a liderança em oncologia. Os centros médicos reconhecem cada vez mais a oncologia cirúrgica como uma disciplina exclusiva e importante dentro dos departamentos de cirurgia.

Nos Estados Unidos, as raízes da oncologia cirúrgica podem ser atribuídas ao *Memorial Hospital*, na cidade de Nova Iorque, e sua associação com o notável patologista James Ewing. A *James Ewing Society* foi fundada em 1940 como uma associação de ex-alunos do *Memorial Hospital*. Em 1975, essa sociedade foi renomeada Sociedade de Oncologia Cirúrgica (SSO, do inglês *Society of Surgical Oncology*). A SSO reconheceu a necessidade de formar especialistas em todos os aspectos do cuidado do câncer e estabeleceu diretrizes educacionais formais desde seu início. Atualmente, existem 19 programas de treinamento em oncologia cirúrgica aprovados pela SSO na América do Norte. Todos os membros em oncologia cirúrgica da SSO são cirurgiões gerais treinados. A experiência da sociedade destina-se a apresentar uma exposição abrangente de atendimento multidisciplinar do paciente com câncer e os princípios científicos de sua biologia. Oferece-se educação em oncologia clínica, oncologia da radiação, patologia, diagnóstico e prevenção de câncer, cuidados paliativos, ética, profissionalismo e pesquisa do câncer. Os membros passam no mínimo 12 meses se dedicando a atividades clínicas e obtêm conhecimentos na abordagem cirúrgica do câncer. Embora uma grande experiência em cirurgia seja imprescindível, também há uma ênfase na familiarização com práticas baseadas em evidências provenientes de ensaios clínicos. A curiosidade intelectual e a investigação científica são incentivadas.[3,4]

O desenvolvimento da especialização em cirurgia oncológica não tem sido direto e o campo tem se esforçado para definir seu papel ao longo dos anos.[5] Os oncologistas cirúrgicos são treinados para tratar pacientes com neoplasias malignas raras e complexas, e, ocasionalmente, são chamados a prestar procedimentos exclusivos e tecnicamente exigentes. Houve estudos de desfechos em determinadas doenças que sugerem um benefício quando os especialistas realizam uma cirurgia de câncer.[6,7] No entanto, a definição de um especialista permanece mal esclarecida. O fato é que os cirurgiões com diversas formações, em última instância, prestam os cuidados cirúrgicos aos pacientes com câncer. O cirurgião geral trata a maioria dos pacientes com câncer, especialmente aqueles com afecções simples. A incidência do câncer continua a aumentar e tem-se projetado que haverá uma maior necessidade de procedimentos oncológicos, além de escassez de cirurgiões no futuro próximo.[8] Os pacientes com câncer colorretal podem ter suas operações realizadas por cirurgiões colorretais, cirurgiões oncologistas ou gerais. Há esforços para se oferecer um sistema de saúde que forneça atendimento cirúrgico competente e adequado, independentemente de qual cirurgião realiza a cirurgia. O papel do oncologista cirúrgico é praticar a cirurgia com os mais elevados padrões e o fornecimento de cuidados terciários para doenças incomuns ou avançadas, além de contribuir para a saúde pública por meio de atividades de ensino e de pesquisa translacional e clínica, e da liderança acadêmica. Por todas essas vias, os esforços do oncologista cirúrgico podem ter benefícios de grande alcance para além do paciente individual.

## PLANEJAMENTO PRÉ-OPERATÓRIO

A abordagem ao tratamento do câncer é exclusiva para cada doença cirúrgica. Muitas vezes, as doenças apresentam-se de uma maneira que o exame físico, a informação diagnóstica limitada e a avaliação do médico fornecem informações suficientes para orientar a intervenção cirúrgica. Além disso, muitas doenças exigem intervenção imediata ou de semiurgência. Em tais casos, exames diagnósticos desnecessários ou deliberação excessiva podem ser prejudiciais para o desfecho do paciente. Em contraste, a neoplasia maligna geralmente não se apresenta como uma emergência e, com frequência, exige uma preparação intelectualmente complexa e geralmente multidisciplinar, para desenvolvimento de um plano de tratamento ideal. Antes de qualquer intervenção cirúrgica, existe um período de planejamento em que todas as informações adequadas são meticulosamente recolhidas e processadas, antes de se iniciar o tratamento.

## DIAGNÓSTICO POR IMAGEM

Os exames radiográficos desempenham um papel central na terapia do câncer. A radiologia é um componente do estadiamento clínico da maioria dos cânceres. As diretrizes sobre realização de imagens foram bem estabelecidas para as neoplasias malignas mais comuns. Essas diretrizes são baseadas nos padrões mais comuns de crescimento e propagação de cânceres específicos. O objetivo é documentar, com precisão, o tamanho, a localização e a extensão do câncer antes da terapia. Os achados de imagem frequentemente vão influenciar a estratégia de tratamento e a ordem em que as diferentes terapias serão aplicadas. A imagem seriada é utilizada para avaliar a resposta durante o curso do tratamento e na vigilância de recorrência da doença após o tratamento ser concluído.

Para o cirurgião, os achados radiográficos fornecem a base para a avaliação da ressecabilidade do tumor e o planejamento da extensão da operação. Há inúmeros exemplos em que a imagem de local específico adicional é valiosa. Para o câncer de pâncreas, a tomografia computadorizada de alta resolução, a colangiopancreatografia por ressonância magnética e a ultrassonografia endoscópica podem prever com precisão o envolvimento vascular e influenciam significativamente a decisão a favor ou contra da cirurgia. Para cânceres retais, tomografia computadorizada, ressonância magnética e ultrassonografia endorretal são utilizadas para determinar se as metástases de linfonodos regionais estão presentes e são informativas sobre a invasão maligna de órgãos pélvicos adjacentes. Essa informação influencia decisões a respeito da terapia neoadjuvante e também auxilia no planejamento cirúrgico, se houver suspeita de que um procedimento exenterativo pode ser necessário para alcançar as margens negativas. Para sarcomas, tomografia computadorizada, ressonância magnética e ultrassonografia são frequentemente usadas para avaliar o envolvimento de estruturas neurovasculares

importantes; novamente, isso influencia a tomada de decisões sobre o uso das terapias neoadjuvantes e se a cirurgia poupadora de membro/função pode ser empreendida. Todas as modalidades de diagnóstico por imagem são invocadas fortemente na tomada de decisão cirúrgica, e o cirurgião deve estar familiarizado com as indicações para cada modalidade de imagem e ser experiente na interpretação dos exames.

## AVALIAÇÃO ENDOSCÓPICA

A endoscopia desempenha um papel diagnóstico importante e cada vez mais terapêutico no tratamento do câncer. Trata-se de um dos principais meios de obtenção de biópsias de tumores gastrintestinais. A ultrassonografia endoscópica é utilizada no estadiamento de cânceres de esôfago, estômago e reto. A ultrassonografia endoscópica é extremamente sensível na localização de tumores no pâncreas e pode ser utilizada para orientar biópsias com agulha para fins de diagnóstico. No câncer colorretal, a avaliação endoscópica é importante para a obtenção de diagnóstico do tecido e para a detecção de lesões síncronas. As técnicas endoscópicas têm sido usadas para tratar o esôfago de Barrett, alcançar a hemostasia de sangramento de tumores e é de utilidade para o tratamento paliativo da obstrução das vias biliares e aerodigestivas. As técnicas de ressecção endoscópica estão sendo desenvolvidas para os cânceres esofágicos, gástricos e iniciais.

## ESTADIAMENTO LAPAROSCÓPICO

A laparoscopia é utilizada principalmente no estadiamento de neoplasias malignas gastrintestinais e ginecológicas. Às vezes, ela é usada para obter o tecido para análise patológica, a fim de ajudar com os dilemas de diagnóstico. Esse cenário é frequentemente observado com linfoma. Implantes tumorais peritoneais ou metástases hepáticas subcentimétricas são difíceis de detectar por exame radiológico. A laparoscopia possibilita a visualização direta da cavidade peritoneal, a biópsia de lesões suspeitas e a amostragem do líquido peritoneal para estudo citológico. A ultrassonografia laparoscópica é superior à ultrassonografia transabdominal para avaliação das lesões hepáticas e pode ser usada em biópsias com agulha diretas. Quando a laparoscopia é utilizada para avaliar a extensão da doença, procedimentos adicionais adjuvantes também podem ser realizados, como a colocação de tubos de alimentação; isso pode ajudar no apoio aos pacientes submetidos a terapias neoadjuvantes difíceis. O diagnóstico laparoscópico de carcinomatose poupa o paciente de laparotomia não terapêutica. O verdadeiro valor desses procedimentos é percebido quando informações importantes podem ser obtidas com morbidade mínima.

## ESTABELECIMENTO DE DIAGNÓSTICO DO TECIDO

Com poucas exceções, um diagnóstico de tecido consistente é obrigatório antes do início da terapia para a maioria dos tumores malignos. Mesmo quando relatórios patológicos externos estão disponíveis, todos os esforços devem ser feitos para obter o tecido para análise na instituição onde o tratamento deve ser administrado. O oncologista cirúrgico é frequentemente solicitado para fornecer orientações na aquisição de tecidos, para fins de diagnóstico, e deve estar familiarizado com as diversas técnicas bem como sua utilização adequada. As técnicas comuns incluem biópsia com agulha, incisional e excisional.

As técnicas de biópsia com agulha possibilitam a coleta de amostra de pequenas porções de tumores com um mínimo de traumatismo para os tecidos circundantes. As técnicas de biópsia com agulha orientada por imagem são capazes de obter amostras de tecido de praticamente todos os locais, incluindo aqueles de acesso relativamente difícil, como tumores profundos viscerais ou retroperitoneais. A punção aspirativa por agulha fina refere-se à aspiração de um tumor usando uma agulha de pequeno calibre e uma seringa. O aspirado pode ser analisado de imediato para garantir sua adequação. O citologista pode, então, examinar o material celular para detecção de características anormais. A principal desvantagem é que os detalhes da arquitetura do tumor não podem ser avaliados com esse tipo de biópsia, pois as amostras consistem em células desagregadas. Se as informações sobre a arquitetura e o grau forem necessárias para o planejamento do tratamento, pode--se realizar biópsia com agulha grossa. Isso se refere à utilização de uma agulha oca de maior calibre, que corta um cilindro de tecido. As principais vantagens dessa técnica são a preservação das características arquitetônicas e a aquisição de maiores quantidades

de tecido para análise. À medida que as técnicas de biópsia por agulha eram desenvolvidas e aplicadas, houve uma preocupação com relação à semeadura do canal da agulha com células tumorais. Atualmente está bem estabelecido que isso raramente ocorre e que certamente acontece com menos frequência do que quando as biópsias são retiradas por meio de técnicas cirúrgicas abertas. No entanto, para os tumores superficiais, os locais para biópsia por agulha devem ser posicionados onde elas possam ser extirpadas em bloco com o tumor e, inversamente, faz-se um esforço para incluir o trato da biópsia na ressecção definitiva, se isso for razoável.

A biópsia incisional refere-se à remoção de parte de uma massa tumoral maior para análise patológica. Esse tipo de biópsia raramente é indicado. Na maioria dos casos, as biópsias com agulha são suficientes e, quando não o são, a primeira medida é repetir a biópsia por agulha. A biópsia incisional tem um grande potencial para complicações e é fonte de muita consternação, quando aplicada de maneira descuidada. Por exemplo, as biópsias de raspagem para melanomas suspeitos confirmam o diagnóstico de melanoma, porém informações valiosas são perdidas para sempre, pois o patologista não é capaz de determinar a espessura do melanoma. Além disso, muitas vezes, esquece-se de que a orientação das incisões deve ser planejada cuidadosamente. Por exemplo, as biópsias incisionais realizadas para sarcomas de partes moles das extremidades devem ser posicionadas longitudinalmente, de modo que possam ser facilmente retiradas durante a ressecção definitiva. Cada plano aberto durante uma biópsia incisional deve ser considerado potencialmente contaminado com células tumorais. Por esse motivo, os espaços comuns não devem ser violados durante a execução de uma biópsia incisional. Além disso, a hemostasia deve ser meticulosa. Um hematoma pós--operatório pode expandir ao longo de um plano fascial inteiro e disseminar as células tumorais, tornando as tentativas subsequentes de extirpação curativa extremamente difíceis ou mesmo impossíveis. Antes do desenvolvimento da técnica de biópsia com agulha grossa, as biópsias incisionais eram frequentemente utilizadas para grandes sarcomas de tecidos moles. Atualmente, a indicação mais comum é para a obtenção de tecido adequado para uma análise detalhada no caso de linfomas volumosos, uma doença para a qual a cirurgia não é uma terapia primária.

A biópsia excisional envolve a remoção completa e macroscópica de uma massa, com pouca ou nenhuma margem. Essa técnica é normalmente usada para massas pequenas, dispersas, cuja remoção completa não interfe na excisão subsequente mais ampla que pode ser necessária. A principal vantagem dessa técnica é que toda a massa está disponível para análise, eliminando, teoricamente, as preocupações com relação a erro de amostragem ou tecido inadequado para diagnóstico. As biópsias excisionais são comumente realizadas nos casos em que houver pouca suspeita de malignidade. No entanto, é importante orientar adequadamente a amostra patológica e marcar o local da biópsia de tal maneira que uma excisão adicional possa ser devidamente orientada caso a patologia retorne com o achado de malignidade. A biópsia excisional é mais comumente utilizada para as lesões de pele, nódulos indeterminados da tiroide, lesões polipoides do cólon e amostragem de linfonodo. O posicionamento cuidadoso das incisões de biópsia é de grande importância. As lesões cutâneas pigmentadas das extremidades devem ser retiradas com uma incisão longitudinal, o que facilita a excisão local larga subsequente, em caso de ser diagnosticado um melanoma. As incisões de biópsia de linfonodo sentinela devem ser posicionadas em uma orientação tal que a cicatriz possa ser facilmente extirpada em bloco caso se considere necessária uma linfadenectomia regional. Antigamente, era comum usar biópsias excisionais para diagnosticar nódulos mamários. Isso já não é uma prática aceita, já que as técnicas de biópsia por agulha evoluíram, tendo excelente sensibilidade, especificidade e precisão. Além disso, existem inúmeros perigos potenciais associados à biópsia excisional. Tais procedimentos podem prejudicar as chances do paciente de excisão de margem negativa e de conservação da mama, comprometer os retalhos de pele da mastectomia ou interromper os canais linfáticos e interferir na biópsia subsequente do linfonodo sentinela.

## AVALIAÇÃO PRÉ-OPERATÓRIA

O cirurgião tem a responsabilidade suprema de oferecer ou não a terapia cirúrgica de câncer e essa decisão depende de determinar se os benefícios da cirurgia compensam o potencial de morbidade e mortalidade. Esse é um processo altamente complexo e inexato. A avaliação inicial inclui um exame geral de saúde do paciente. Existem várias ferramentas utilizadas com a finalidade de quantificar esse parâmetro indescritível. As mais comuns incluem a classificação da *American Society of Anesthesiologists* e a escala de desempenho do *Eastern Cooperative Oncology Group*. Essas ferramentas são objetivas e reprodutíveis, de fácil aplicação, úteis para a comunicação entre os profissionais de saúde e têm aplicação na investigação clínica. Em segundo lugar, o cirurgião deve ter uma compreensão completa da história natural da neoplasia maligna de apresentação. Os padrões de disseminação, a taxa de crescimento, a probabilidade de ressecção curativa devem ser considerados. Finalmente, o cirurgião deve ter igualmente em conta o risco do procedimento proposto e ter uma compreensão do que será necessário para o paciente durante a cirurgia. Os relatos da maioria das séries cirúrgicas incluem uma descrição dos desfechos de sobrevida, complicações operatórias e mortalidade. Essa informação, combinada ao conhecimento do estado de saúde geral do paciente, fornece uma estimativa razoável dos riscos e benefícios de qualquer tratamento cirúrgico.

A relação de causa e efeito entre o estado nutricional precário e os desfechos cirúrgicos adversos foi claramente estabelecida na literatura. A desnutrição coloca o paciente em risco aumentado para infecções, deiscência da anastomose, deiscência da ferida e morte. Os cânceres obstrutivos gastrintestinais, cânceres avançados e toxicidade da terapia sistêmica podem contribuir para a desnutrição no paciente com câncer. No cenário multidisciplinar, frequentemente recai sobre o cirurgião assegurar que o paciente seja nutricionalmente otimizado antes da cirurgia. É importante reconhecer a desnutrição crítica em tempo hábil, porque as intervenções muitas vezes podem ser realizadas para reverter ou melhorar a situação. Se o trato gastrintestinal do paciente está em funcionamento, deve-se iniciar alimentação enteral. Caso contrário, a nutrição parenteral total e seus riscos inerentes podem ser considerados. O objetivo é restaurar pelo menos o equilíbrio positivo de nitrogênio antes de embarcar em grandes procedimentos cirúrgicos.

Frequentemente, há situações em que a probabilidade de sobrevida do paciente é provavelmente diminuída com a cirurgia, mesmo em face de malignidade evidente. Nesses casos, não se deve propor a cirurgia; essa é uma decisão muito difícil e, muitas vezes, frustrante tanto para o paciente como para o cirurgião. Em outros momentos, a condição do paciente exige desvio do padrão de atendimento cirúrgico. Por exemplo, para um paciente com cardiomiopatia irreversível grave proibitiva de anestesia geral e um melanoma fungoso da face, haveria benefício questionável com linfadenectomia cirúrgica devido aos riscos da anestesia e da expectativa de vida limitada do paciente. Portanto, o linfonodo sentinela deve ser omitido e o paciente deve simplesmente ser submetido à excisão local, com anestésico local, tendo em consideração a radiação adjuvante para as bacias linfáticas em risco. A operação deve ser adaptada a cada paciente.

## PLANEJAMENTO MULTIDISCIPLINAR

Nos Estados Unidos, as origens da abordagem multidisciplinar podem estar na colaboração de William Stewart Halsted e seu colega *Sir* William Osler, da *Johns Hopkins University*. Oncologistas pediátricos são pioneiros na moderna terapia com combinação de modalidades para o tratamento de uma variedade de neoplasias na infância, incluindo retinoblastoma, neuroblastoma e tumor de Wilms; os desfechos foram drasticamente melhorados com tal abordagem. Até recentemente, o benefício da terapia multidisciplinar era apenas ocasionalmente demonstrável para neoplasias de adultos. Nos últimos 30 anos, tem havido progresso constante em termos de avanços de cirurgia, radioterapia e terapia sistêmica. Além disso, tem havido um crescente reconhecimento do valor de rigorosos ensaios clínicos em oncologia clínica. Para muitos cânceres, houve ensaios clínicos demonstrando o valor da terapia multimodal. O resultado é que a eficácia da terapia do câncer foi ampliada, mas os algoritmos de tratamento são agora mais complexos do que nunca, e o tratamento ideal exige a união de esforços de vários especialistas. Equipes multidisciplinares tipicamente consistem em radiologistas, patologistas, cirurgiões oncologistas, oncologistas clínicos e radio-oncologistas.

Familiaridade e conforto, dentro do contexto multidisciplinar, são aspectos singulares da prática da oncologia cirúrgica. Normalmente, isso envolve conferências de trabalho, nas quais especialistas de diversas disciplinas trazem seus conhecimentos em uma discussão sobre o tratamento de doenças complexas e dos pacientes. O objetivo da conferência multidisciplinar é solicitar opiniões de todos os especialistas envolvidos antes de se dar qualquer passo irreversível. Na maioria das vezes, isso ocorre no caso de neoplasias malignas, para as quais uma combinação de terapias é necessária para o tratamento ideal; exemplos disso são o câncer de mama, os tumores malignos hepatobiliares, o câncer do esôfago, o câncer gástrico e o câncer retal. O cuidado multidisciplinar também é vantajoso no tratamento de doenças raras, como melanoma e sarcoma, para as quais há poucas diretrizes consensuais. No tratamento de muitas neoplasias malignas tem sido demonstrado que os desfechos dos pacientes melhoram com o tratamento multidisciplinar. Um benefício adicional deste é que a terapia orientada por protocolo e a provisão das bases de dados prospectivas do paciente são facilitadas. Idealmente, isso promove o cuidado de última geração para o paciente, ao mesmo tempo em que avança a nossa compreensão dessas doenças complexas.

Cada membro da equipe multidisciplinar tem um papel definido. O oncologista cirúrgico normalmente fornece aconselhamento sobre métodos de biópsia do tumor e faz análises sobre a ressecabilidade de tumores primários, bem como sobre a probabilidade de se alcançar uma margem de ressecção negativa. O cirurgião deve tomar a decisão final quanto à conveniência ou não de uma cirurgia quando existem locais distantes da doença. O oncologista cirúrgico tem um papel intelectual, cognitivo, no tratamento moderno do câncer e deve ter uma compreensão clara do momento ideal da cirurgia, do grau adequado de extensão cirúrgica e da execução tecnicamente adequada de terapia extirpativa definitiva, potencialmente curativa. O oncologista cirúrgico deve compreender os inconvenientes e as complicações associados à quimioterapia e à radioterapia, no que se refere ao paciente cirúrgico. O oncologista cirúrgico é plenamente empenhado, desde o início dos exames de diagnóstico até a vigilância pós-tratamento de câncer. A função do oncologista cirúrgico vai muito além da capacidade de simplesmente executar a cirurgia.

## TERAPIA NEOADJUVANTE

Classicamente, a ressecção cirúrgica foi a primeira na sequência de terapias para tumores sólidos ressecáveis. Evidências crescentes sugerem que há situações em que a cirurgia é mais eficaz quando aplicada mais tarde no plano de tratamento. A terapia neoadjuvante refere-se à quimioterapia ou à radioterapia administrada antes da cirurgia. Isso tem aplicação no tratamento de uma variedade de neoplasias malignas, como câncer esofágico, câncer gástrico, sarcomas, câncer de mama, metástases hepáticas colorretais e câncer retal. Os detalhes estão fora do escopo deste capítulo, mas as vantagens potenciais incluem facilitar as cirurgias, minimizando a extensão da ressecção necessária, e melhorando o controle local e a sobrevida.

Além de parâmetros clínicos, existem várias vantagens práticas, teóricas e filosóficas da terapia neoadjuvante. O tratamento com quimioterapia antes da cirurgia deixa a vasculatura primária íntegra para a distribuição do fármaco, ao passo que a hemostasia cirúrgica envolve a ligadura ou a coagulação dos vasos sanguíneos. A administração de terapia sistêmica, primeiramente, é sensível em situações nas quais há uma alta probabilidade de doença micrometastática, eliminando, assim, qualquer atraso no tratamento de locais distantes, que podem abrigar o câncer. Da mesma maneira, para situações em que a doença metastática está presente, a terapia sistêmica geralmente prevalece, pois possíveis complicações da cirurgia podem resultar em um atraso no poder de administração da terapia sistêmica. É o controle da doença distante que, em última instância, determina a sobrevida. A administração de quimioterapia, enquanto o tumor primário está em vigor, possibilita o monitoramento da resposta e a mudança dos esquemas (se não houver resposta). Além disso, a presença ou a ausência de resposta patológica à quimioterapia tem se mostrado valiosa como um fator prognóstico em metástases hepáticas de câncer colorretal, no câncer de mama e no sarcoma. A resposta patológica tem utilidade como um desfecho substituto em ensaios clínicos de agentes quimioterápicos. No que diz respeito à radiação neoadjuvante, sabe-se que o efeito do tratamento é parcialmente dependente da disponibilidade de oxigênio, portanto, geralmente, uma dose menor é necessária no cenário pré-operatório, no qual a vascularização em torno do tumor não foi comprometida. O volume de tratamento pré-operatório é mais facilmente definido e, desse modo, radiação neoadjuvante é normalmente administrada a um volume-alvo menor (extensão pré-operatória com margem *versus* leito cirúrgico completo com margem), que potencialmente limita a toxicidade. Tanto a quimioterapia quanto a radioterapia neoadjuvantes podem reduzir o estágio do tumor. Tal fato tem os benefícios potenciais de facilitar a ressecção final, limitando a extensão da ressecção e possibilitando a preservação de nervos, vasos sanguíneos e órgãos adjacentes.

As estratégias neoadjuvantes são frequentemente aplicadas em estados avançados da doença, quando há dúvidas sobre se a cirurgia será capaz ou não de controlar a doença ou influenciar de maneira significativa no desfecho do paciente. O período durante o qual as terapias neoadjuvantes são administradas pode fornecer um "teste de tempo" valioso para fazer inferências sobre a biologia do câncer. Se disseminado, as metástases ocultas tornam-se aparentes no novo estadiamento após a terapia neoadjuvante; pode-se raciocinar que é pouco provável que a intervenção cirúrgica inicial teria fornecido qualquer benefício para o paciente. Por outro lado, o paciente que apresenta uma resposta drástica à terapia neoadjuvante e apenas um número limitado de locais da doença pode ser avaliado para a extirpação cirúrgica agressiva, mesmo na presença de doença metastática. Nesses casos, a ressecção pode ser realizada com o objetivo de prolongar a sobrevida ou, em alguns casos, com intenção curativa.

Se a terapia neoadjuvante for utilizada, a precisão da imagem radiológica é fundamental para a avaliação objetiva da resposta terapêutica. Isso é feito com imagens em série. A ferramenta mais comumente utilizada para avaliar a resposta são os critérios RECIST, que definem regras para a medição do tamanho das lesões malignas usando a imagem axial. É necessário ressaltar que os critérios para avaliação da resposta continuam sendo investigados. Em algumas doenças, suspeita-se que outras medidas radiográficas podem ser mais precisas na avaliação da resposta tumoral. Por exemplo, foi demonstrado que a mudança na morfologia do tumor é útil na avaliação da resposta patológica em metástases hepáticas colorretais tratadas com a terapia baseada no bevacizumabe, embora se tenha demonstrado que a mudança na captação de glicose é preditiva do efeito do tratamento em sarcomas e tumores estromais gastrintestinais. Para terapias em que uma resposta radiográfica completa é uma possibilidade, é importante marcar a localização do tumor para o planejamento cirúrgico futuro, caso a ressecção cirúrgica seja considerada um componente importante do tratamento. Isso normalmente é realizado com a colocação de clipes marcadores nas imagens guiadas em tumores sólidos ou tatuagens endoscópicas para lesões intraluminais do trato gastrintestinal.

## INTERVENÇÃO CIRÚRGICA

Há muitos papéis para a cirurgia em pacientes com câncer. A cirurgia pode ser uma terapia simples, segura e curativa para pacientes com tumores restritos à localização anatômica de origem. Para algumas doenças, é conveniente estender a ressecção, incluindo bacias linfáticas regionais para fins de estadiamento e controle local. Em determinados pacientes, a doença metastática pode ser ressecada com a intenção de prolongar a sobrevida. Os procedimentos cirúrgicos também podem ser necessários para aliviar sintomas em pacientes com câncer avançado.

## TRATAMENTO CIRÚRGICO DEFINITIVO

A melhor chance de sucesso da ressecção é no momento da primeira cirurgia. As neoplasias malignas são frequentemente envoltas por uma pseudocápsula composta por tecido normal comprimido entremeada com células neoplásicas. Idealmente, o cirurgião deve operar através de tecidos normais em todos os momentos e nunca encontrar diretamente o tumor no campo operatório, para evitar a disseminação de células tumorais. Quando é viável fazer isso, incluem-se locais para biópsia com agulha grossa ou incisões para biópsia incisional/excisional em uma ressecção ampla. Para a maioria das histologias, uma margem positiva é um indicador importante de recorrência local e pode ter consequências negativas para a sobrevida global. A ressecção em bloco do tumor primário tenta abranger todo o tumor macroscópico e microscópico, de maneira contígua.

## EXTENSÃO DA RESSECÇÃO

No final do século XIX, Halsted e Handley formularam sua hipótese de que a dissecção em bloco era obrigatória no tratamento do câncer de mama para maximizar o controle loco-regional e limitar a mortalidade relacionada ao câncer. A mastectomia radical incluía ressecção do músculo peitoral maior, linfonodos axilares de níveis I a III e, frequentemente, o nervo torácico longo e o feixe neurovascular toracodorsal. Em retrospecto, é surpreendente que essa cirurgia continue como prática padrão há quase 70 anos. Em 1907, Sir. Sampson Handley propôs uma margem de 5 cm para ressecção de melanoma, com base em uma autópsia em que o paciente teve uma metástase subcutânea a "aproximadamente 5 centímetros" de distância do tumor primário. A margem de 5 cm de ressecção de melanoma foi considerada tratamento padrão por mais de cinco décadas após esse relato. Em 1908, Miles descreveu a ressecção abdominoperineal. Para os cirurgiões que realizavam esse procedimento, havia a crença disseminada de que a ressecção era de extensão inadequada caso o paciente não manifestasse disfunção urinária ou sexual. Os princípios de ressecção radical foram estendidos para outros órgãos, e derivações cada vez mais radicais das cirurgias estabelecidas foram empregadas até hemicorpectomias. Os procedimentos cirúrgicos oncológicos descritos anteriormente tiveram longevidade surpreendente. Talvez isso reflita a natureza da cirurgia; existe um grande respeito pela história e pela tradição. Apesar disso, importantes avanços científicos nos últimos 30 anos revolucionaram a prática da oncologia cirúrgica.[9] Embora os princípios gerais da cirurgia radical permaneçam intactos, a interpretação atual desses princípios e a prática real são muito diferentes.

A escolha da cirurgia adequada varia com o tipo de câncer individual e a extensão anatômica do tumor. Medidas de rotina excessivas, para ganhar o controle local, são agora consideradas inadequadas.[10] Há várias razões para isso. Com a evolução das estratégias de exame para detecção de câncer, as neoplasias malignas são detectadas em fases mais iniciais; a maioria dos pacientes apresenta-se com tumores menores e mais localizados. Avanços no diagnóstico por imagem têm sido verdadeiramente revolucionários; as cirurgias são atualmente realizadas com a compreensão detalhada da extensão da neoplasia em milímetros. Os patologistas têm refinado a precisão da avaliação da margem e são até mesmo capazes de fornecer uma avaliação intraoperatória relativamente precisa das margens para muitas histologias. Refinamentos nas técnicas cirúrgicas continuam a ser importantes. Um excelente exemplo disso é na mobilização do reto para cânceres retais. Heald et al. descreveram a excisão total do mesorreto para câncer de reto em 1982 e, posteriormente, a adoção da excisão total do mesorreto adequada diminuiu as taxas de recorrência local e as lesões do nervo pélvico, bem como aumentou a preservação da função.[11] As pesquisas atuais procuram melhorar nesse aspecto, com o uso de técnicas laparoscópica e robótica. Como mencionado, o uso de radioterapia ou quimioterapia, antes ou após a cirurgia, muitas vezes possibilita uma menor magnitude da ressecção cirúrgica. Em 1982, os cirurgiões no *National Institutes of Health* relataram um estudo randomizado de referência que demonstrou sobrevida comparável em pacientes com sarcoma submetidos à amputação ou cirurgia poupadora de membro com radioterapia adjuvante.[12] As diretrizes atuais para a extensão da ressecção são estabelecidas no contexto de terapias modernas multimodais. Nos últimos 30 anos, a extensão da ressecção para a maioria dos cânceres foi redefinida por meio de rigorosa investigação clínica e ensaios clínicos randomizados, como exemplificado pelo projeto *National Surgical Adjuvant Breast and Bowel Project*. Com o progresso científico, foram validadas e incorporadas cirurgias que antigamente seriam consideradas inadequadas. As práticas aceitas incluem agora uma excisão local larga de 1 a 2 cm para melanoma, gastrectomia subtotal para câncer gástrico inicial, preservação do membro para o sarcoma, conservação da mama por carcinoma da mama e cirurgia de preservação do esfíncter para câncer retal baixo. Para a maioria dos cânceres, o objetivo da cirurgia é a obtenção de margens negativas com morbidade mínima e máxima preservação de função.

A extensão da dissecção linfonodal continua sendo uma área ativa de investigação e um ponto de controvérsia para muitos cânceres. Muitas neoplasias têm um padrão consistente de disseminação para as bacias linfáticas regionais e as cirurgias foram concebidas para remover todos esses tecidos em continuidade. Para muitas doenças, a avaliação de metástases linfonodais é um componente importante do estadiamento e foi adotada como uma medida de controle de qualidade em alguns casos. Para os cânceres de mama e melanoma, a biópsia do linfonodo sentinela está agora bem estabelecida como um procedimento preciso de baixa morbidade para a detecção de metástases nodais regionais. Na ausência de linfonodos sentinelas envolvidos, os pacientes não necessitam de conclusão da linfadenectomia. Quando há presença de metástases linfáticas, acredita-se que a linfadenectomia regional seja importante para o controle local.

No entanto, nossa atual compreensão da biologia do câncer sugere que o modelo de Halstedian de disseminação do câncer é falho. As bacias linfonodais deixam de ser consideradas como uma barreira mecânica para metástases que devem ser extirpadas exaustivamente para evitar a propagação do câncer. O grau de comprometimento dos linfonodos parece ser um indicador da agressividade da doença e o grau de envolvimento dos linfonodos correlaciona-se diretamente com a probabilidade de metástases distantes. A linfadenectomia radical extensa tem sido reiteradamente investigada para detecção de uma variedade de neoplasias malignas e continua tendo benefício questionável. O desfecho final para todo o paciente é governado quase exclusivamente pela presença ou ausência de doença sistêmica distante.[10]

O oncologista cirúrgico frequentemente encontra pacientes com estados de doença mais avançada ou recorrência de neoplasias malignas sólidas. Avanços na técnica cirúrgica, anestesia, cuidados de suporte e cuidados intensivos possibilitam que procedimentos cirúrgicos radicais, extensos e prolongados sejam realizados com mais segurança do que nunca. Há situações em que os procedimentos verdadeiramente radicais podem ser justificados, mas os pacientes devem ser cuidadosamente selecionados. Essas situações merecem ser consideradas para discussão multidisciplinar e terapia multimodal. Frequentemente, os esforços coordenados de várias equipes de cirurgia são necessários. Especialistas como cirurgiões vasculares, urológicos, ortopédicos e plásticos devem estar envolvidos desde o início, caso haja previsão de que seus serviços são necessários. Essas cirurgias somente devem ser realizadas por cirurgiões oncológicos experientes e dedicados. Como exemplo, os sarcomas retroperitoneais podem crescer a tal ponto que são quase irressecáveis, requerendo ressecção multivisceral para a remoção completa do tumor. Outro exemplo é a exenteração pélvica para tumores pélvicos localmente avançados. Essa cirurgia envolve a remoção de todos os órgãos pélvicos (bexiga, útero e reto) e tecidos moles da pelve, com uma extensa reconstrução. Outros exemplos incluem diminuição do volume peritoneal por carcinomatose, ressecção da veia porta e reconstrução durante a duodenopancreatectomia, hemipelvectomia e amputação do quarto dianteiro. Esses procedimentos frequentemente exigem recuperação e reabilitação prolongadas, que são coordenadas pelo oncologista cirúrgico.

## METASTASECTOMIA

Para a maior parte da história da cirurgia, havia pouco papel para a terapia cirúrgica depois da disseminação do câncer para locais distantes. O valor da cirurgia no tratamento de pacientes com doença metastática é frequentemente negligenciado e esta tem sido uma área ativa de investigação. Em pacientes cuidadosamente selecionados, a remoção de depósitos metastáticos pode resultar na sobrevida em longo prazo e é ocasionalmente curativa. Em geral, a metastasectomia é considerada quando o paciente teve um intervalo de tempo longo livre da doença, locais limitados de doença que podem ser completamente ressecados, com baixa morbidade, e estado funcional adequado. Os pacientes com metástases hepáticas completamente ressecadas de carcinoma colorretal têm taxas de sobrevida muito superiores às expectativas para doença de estágio IV[13]. A metastasectomia é especialmente adequada para os cânceres que não respondem bem à quimioterapia sistêmica e tem sido descrita no tratamento de pacientes com sarcoma, melanoma, tumores neuroendócrinos e câncer adrenocortical metastáticos. É conceitualmente difícil para os pacientes e muitos médicos entender que a biologia do câncer e a seleção do paciente são de extrema importância para determinar se a metastasectomia é razoável ou não bem como se há ou não a probabilidade de ser benéfica. Isso tem sido bem reconhecido por oncologistas cirúrgicos e exemplificado por um trabalho considerável, que descreve os fatores prognósticos que preveem sobrevida após a cirurgia para ressecção de metástases hepáticas em carcinomas colorretais.[14,15]

## CIRURGIA PALIATIVA

Pacientes com câncer avançado frequentemente apresentam sintomas atribuídos ao seu tumor. O uso adequado da cirurgia nesses casos pode melhorar a qualidade de vida para pacientes com câncer; essas cirurgias não são realizadas com a expectativa de prolongar a sobrevida. As cirurgias paliativas podem ser justificadas para aliviar dor, e tratar hemorragia,

obstrução ou infecção. A cirurgia paliativa é tipicamente considerada quando medidas não cirúrgicas foram esgotadas. Há uma escassez de dados de qualidade de vida com relação aos procedimentos paliativos; no entanto, sabe-se que, em pacientes cuidadosamente selecionados, a maioria apresenta alívio dos sintomas. Infelizmente, esta é, muitas vezes, à custa de morbidade e mortalidade.[16] Os procedimentos paliativos, por natureza, têm durabilidade limitada e os pacientes frequentemente desenvolvem sintomas recorrentes ou novos sintomas com a progressão da doença. A decisão de intervenção deve ser tomada no contexto da situação de cada paciente individualmente. Exemplos de procedimentos cirúrgicos paliativos incluem:

- colostomia, enteroenterostomia ou gastrojejunostomia para aliviar a obstrução;
- hepaticojejunostomia ou coledocojejunostomia para aliviar o prurido e obstrução das vias biliares;
- amputação para a dor intratável e/ou infecção secundária a tumores de extremidades.

## REFERÊNCIAS

1. Hill GJ 2nd. Historic milestones in cancer surgery. Semin Oncol. 1979;6:409-27.
2. Horn L, Johnson DH. Ephraim McDowell, the first ovariotomy, and the birth of abdominal surgery. J Clin Oncol. 2010;28:1262-8.
3. O'Shea JS. Specialization in surgical oncology: historical perspectives. Ann Surg Oncol. 2004;11:462-4.
4. Pollock RE. Surgical oncology: training for multidisciplinary cancer care. J Surg Oncol. 2008;97:3-4.
5. Lawrence W Jr. Is surgical oncology really a specialty? Arch Surg. 1979;114:659-61.
6. Bentrem DJ, Brennan MF. Outcomes in oncologic surgery: does volume make a difference? World J Surg. 2005;29:1210-6.
7. Birkmeyer JD, Stukel TA, Siewers AE et al. Surgeon volume and operative mortality in the United States. N Engl J Med. 2003;349:2117-27.
8. Etzioni DA, Liu JH, Maggard MA et al. Workload projections for surgical oncology: will we need more surgeons? Ann Surg Oncol. 2003;10:1112-7.
9. Bremers AJ, Rutgers EJ, van de Velde CJ. Cancer surgery: the last 25 years. Cancer Treat Rev. 1999;25:333-53.
10. Cady B. Basic principles in surgical oncology. Arch Surg. 1997;132:338-46.

11. Heald RJ, Husband EM, Ryall RD. The mesorectum in rectal cancer surgery--the clue to pelvic recurrence? Br J Surg. 1982;69:613-6.

12. Rosenberg SA, Tepper J, Glatstein E et al. The treatment of soft-tissue sarcomas of the extremities: prospective randomized evaluations of (1) limb-sparing surgery plus radiation therapy compared with amputation and (2) the role of adjuvant chemotherapy. Ann Surg. 1982;196:305-15.

13. Kopetz S, Chang GJ, Overman MJ et al. Improved survival in metastatic colorectal cancer is associated with adoption of hepatic resection and improved chemotherapy. J Clin Oncol. 2009;27:3677-83.

14. Blazer DG 3rd, Kishi Y, Maru DM et al. Pathologic response to preoperative chemotherapy: a new outcome end point after resection of hepatic colorectal metastases. J Clin Oncol. 2008;26:5344-51.

15. Fong Y, Fortner J, Sun RL et al. Clinical score for predicting recurrence after hepatic resection for metastatic colorectal cancer: analysis of 1001 consecutive cases. Ann Surg. 1999;230:309-18; discussion 18-21.

16. Miner TJ, Brennan MF, Jaques DP. A prospective, symptom related, outcomes analysis of 1022 palliative procedures for advanced cancer. Ann Surg. 2004;240:719-26; discussion 26-7.

# 43

# Cirurgia Laparoscópica para o Câncer

Pedro Averbach
Pedro Popoutchi
Celso Augusto Milani Cardoso Filho
Marcelo Averbach

## DESTAQUES

- Vantagens em relação à cirurgia convencional: melhor efeito cosmético, menos dor pós-operatória, retorno mais rápido da função intestinal, menor tempo de hospitalização, retorno precoce às atividades e menor incidência de infecção de ferida operatória.
- Permite melhor estadiamento pré-operatório para avaliação de extensão de doença em tumores gastrointestinais, permitindo a visualização de disseminação metastática indetectável por outros métodos propedêuticos.
- A atual literatura tem tornado mais evidente a equivalência de resultados de longo prazo entre a cirurgia tradicional e a laparoscópica em diversos sítios do aparelho digestivo, com inquestionáveis benefícios a curto e médio prazo.

## INTRODUÇÃO

Apesar de o tratamento oncológico ser multidisciplinar, a cirurgia permanece como importante fase terapêutica para grande parte dos tumores do aparelho digestivo e melhor opção de tratamento paliativo em diversas situações. A evolução tecnológica no ambiente cirúrgico, incluindo a anestesia e o aprimoramento da técnica operatória, possibilitou a ressecção de praticamente qualquer tipo de tumor abdominal. Entretanto, o conhecimento ainda limitado sobre o comportamento biológico dos tumores torna o resultado de algumas ressecções cirúrgicas radicais (R0) insatisfatório no que tange à evolução e ao prognóstico de doentes que potencialmente estariam curados.

A evolução da técnica operatória convencional, fundamentada nos princípios de Halsted, teve impacto importante durante a década de 1960 com a introdução da fibra ótica na endoscopia e, na década de 1980, com os primórdios da cirurgia laparoscópica (LP). O desenvolvimento da videolaparoscopia diagnóstica e terapêutica nos moldes tecnológicos atuais teve início na França, com a realização das primeiras colecistectomias videolaparoscópicas por Philippe Mouret e Francois Dubois, em 1987.[2] Concomitantemente, ocorreram avanços consideráveis em procedimentos com tecnologia semelhante, como a toracoscopia, a microcirurgia endoscópica transanal (TEM, do inglês *transanal endoscopic microsurgery*), a cirurgia robótica e, mais recentemente, ainda em caráter experimental, a cirurgia endoscópica por orifícios naturais (NOTES, do inglês *natural orifice transluminal endoscopic surgery*). Todas essas técnicas vêm ganhando espaço de forma progressiva na área da oncologia. A real preocupação em se obedecerem os princípios que norteiam a cirurgia oncológica, associada à curva de aprendizado muitas vezes longa, explica a pequena aceitação dessas técnicas entre os cirurgiões que tratam os tumores abdominais.[3] As vantagens já consagradas da laparoscopia, como melhor efeito cosmético, menos dor pós-operatória, retorno mais rápido da função intestinal, menor tempo de hospitalização, retorno precoce às atividades e menor incidência de infecção de ferida operatória, são válidas somente se houver uma equivalência também nos resultados sob o ponto de vista oncológico a longo prazo,[3-5] como taxas de recidiva local, metástases à distância, sobrevida livre de doença e global, de implantes tumorais nos sítios de colocação dos trocartes iguais ou menores em comparação à cirurgia convencional.

As indicações e os benefícios da laparoscopia diagnóstica para o estadiamento dos tumores do aparelho digestivo recebem respaldo cada vez maior de trabalhos bem conduzidos para o tratamento cirúrgico da maioria das lesões. Inicialmente, a cirurgia laparoscópica ganhou força nos tumores colorretais e urológicos, com grandes estudos controlados, prospectivos, randomizados e multicêntricos, que demonstravam a equivalência dos resultados oncológicos comparando a cirurgia aberta (CA) e a laparoscópica (LP). Para as demais afecções malignas abdominais, seja pela baixa prevalência, seja pela dificuldade técnica principalmente das cirurgias com necessidade de reconstruções, foi necessário maios tempo para reproduzir os resultados favoráveis. Por razões multifatoriais, que incluem a dificuldade técnica e o custo de equipamentos e acessórios, a laparoscopia ainda não foi amplamente incorporada na cirurgia oncológica do esôfago, estômago, pâncreas, fígado e via biliar.

A tecnologia avança em alta velocidade, ampliando as indicações e melhorando os resultados da cirurgia minimamente invasiva. Deveremos chegar a um ponto de real benefício da laparoscopia, com um custo aceitável para o sistema e para o paciente, no tratamento cirúrgico da maioria dos tumores do aparelho digestivo.

## CÂNCER GÁSTRICO

### Laparoscopia para o estadiamento do câncer gástrico

O câncer de estômago permanece uma das neoplasias malignas do aparelho digestivo mais agressivas, tendo sido estimados 21.230 novos casos com 14.314 mortes no Brasil para o ano de 2020,[6] permanecendo o tratamento cirúrgico o fator prognóstico mais importante para a doença ressecável.[7] Em termos gerais, mais de 30% dos pacientes apresentam-se já em estágio IV, com sobrevida média em 5 anos de 40% e capacidade de realização de ressecções curativas em 20% a 30% dos pacientes.[8,9]

A laparoscopia tem papel fundamental como método no estadiamento do câncer gástrico,[9,10] estratificando os pacientes em portadores de doença locorregional (estágios I a III) ou com comprometimento sistêmico (estágio IV), pois até 20% a 30% dos pacientes com tumores acima de T1 ao exame de ultrassom (US) endoscópico podem apresentar metástases peritoneais, mesmo com tomografia computadorizada (TC) de abdome normal.[9] A laparoscopia reveste-se de especial importância nos pacientes cujo estadiamento inicial considera a possibilidade de tratar-se de um tumor estádio IV.[11] A possibilidade de realização de citologia peritoneal nos pacientes sem evidência visível de doença é outro benefício do método, pois pode predizer mau prognóstico e maior chance de recidiva,[12] porém ainda é controversa a indicação cirúrgica com intuito curativo nos casos com achado positivo na citologia do lavado peritoneal.[13]

### Tratamento do câncer gástrico por laparoscopia

Em 1994, Kitano *et al.* realizaram as primeiras gastrectomias distais videoassistidas para o tratamento do câncer gástrico precoce.[14] A cirurgia minimamente invasiva para o tratamento do câncer gástrico, nos tumores precoces, foi oficialmente aprovada pela Associação Japonesa para o Câncer Gástrico em 2001.[4]

Os primeiros estudos comparativos e prospectivos foram publicados em 2005 com seguimento de até

5 anos, apresentando resultados satisfatórios, mas com poucos pacientes estudados, em média menos de 50 casos.[15,16]

Desde então, neste quarto de século, a abordagem minimamente invasiva para o tratamento do câncer de estômago tem sido cada vez mais empregada, principalmente na Ásia, onde a doença tem incidência mais elevada. Em decorrência do rastreamento do câncer gástrico, realizado no Japão e na Coreia do Sul, esta neoplasia é frequentemente diagnosticada em fase precoce aumentando a experiência com a abordagem minimamente invasiva. Metanálise e estudos randomizados controlados têm mostrado que esta abordagem se relaciona a menores perdas sanguíneas e redução das taxas de complicações.[17,18]

Beyer *et al.* publicaram uma metanálise que incluiu um número maior de casos, 2.157 pacientes portadores de câncer gástrico localmente avançado. Seu estudo concluiu que a gastrectomia D2 por via laparoscópica pode ser realizada com resultados equivalentes aos da cirurgia convencional no que tange à mortalidade e morbidade.[19]

O *KLASS Trial*, trabalho sul-coreano multicêntrico randomizado, incluindo 1.416 pacientes com adenocarcinoma gástrico distal estádio I (705 designados para LP e 711 para via aberta). É talvez o maior estudo comparando a gastrectomia subtotal aberta e LP para o tratamento do câncer gástrico distal até o momento. Os resultados provenientes dessa série sugerem que, apesar do maior tempo cirúrgico na abordagem LP, esta propicia menor perda sanguínea, menor taxa de complicação pós-operatória e menor tempo de internação em comparação à abordagem tradicional com resultados anatomopatológico de obtenção de margens e de dissecção linfonodal semelhantes.[20] Além disso, ambos os grupos apresentaram sobrevidas globais e livre de doença em 5 anos semelhantes, atestando a segurança oncológica da abordagem minimamente invasiva.[21]

Merecem destaque ainda dois outros grandes estudos multicêntricos randomizados comparando a via aberta e a laparoscópica no câncer gástrico. O estudo chinês *CLASS Trial* comparou a gastrectomia subtotal laparoscópica e aberta no tratamento de adenocarcinoma gástrico localmente avançado (T2-4aN0-3M0), com 528 pacientes em cada braço do estudo. Nesse trabalho também houve melhores resultados no curto prazo com menor tempo de hospitalização, menor perda sanguínea, menor taxa de complicações, sem comprometer as sobrevidas global e livre de doença em 3 anos ou nas taxas de recorrência ou o número de linfonodos dissecados.[22,23] O estudo japonês intitulado *JCOG0912* randomizou 921 pacientes com adenocarcinoma gástrico estádio I para gastrectomias subtotal aberta (n = 459) e LP (n = 462), também com achados que favorecem a LP a curto prazo, sem diferenças significativas no que diz respeito à sobrevida ou à taxa de recorrência em 5 anos.[24]

Em contraste com a população oriental, estudada nestes grandes *trials*, a população ocidental apresenta peculiaridades como maior prevalência de sobrepeso e obesidade. Embora a abordagem laparoscópica possa também ser empregada em pacientes obesos, ela acarreta, nesses casos, maior tempo cirúrgico, hospitalização mais prolongada e obtenção de um menor número de linfonodos, mas sem aumento das taxas de complicações.[25]

Dados atuais demonstram que a cirurgia laparoscópica para o câncer gástrico é segura e pode ter os mesmos resultados oncológicos do que a cirurgia convencional,[26] séries randomizadas e controladas são necessárias para definir a eventual superioridade da gastrectomia total minimamente invasiva quando comparada à gastrectomia total por laparotomia para o tratamento do câncer gástrico proximal e para validá-la em populações ocidentais.[27]

## TUMORES MALIGNOS DO PÂNCREAS

### Laparoscopia para o estadiamento do câncer de pâncreas

O adenocarcinoma de pâncreas é o décimo tipo de tumor mais comum entre homens e mulheres, constituindo a quarta causa mais comum de morte por câncer. No Brasil, é responsável por cerca de 2% de todos os tipos de câncer diagnosticados e por 4% do total de mortes causadas pela doença o que representa 9.464, sendo 4.654 homens e 4.808 mulheres.[6] O tratamento cirúrgico é a única modalidade de tratamento que pode resultar na cura. Porém, a maioria dos pacientes apresenta doença avançada e é inoperável ao diagnóstico. Apenas cerca de 20%

dos pacientes são candidatos ao tratamento cirúrgico curativo, pois 40% a 50% apresentam metástases à distância e outros 40% têm doença localmente avançada ao diagnóstico.[28] A sobrevida global em 5 anos é menor do que 10% e de 10% a 18% após a ressecção cirúrgica de caráter curativo.[29,30]

O caráter agressivo e o mau prognóstico da doença, mesmo após o tratamento cirúrgico radical, tornam indispensável uma correta seleção dos doentes potencialmente ressecáveis para o tratamento cirúrgico. A tomografia computadorizada (TC), seguindo protocolo específico para pâncreas, deve ser o exame inicial de imagem a ser solicitado na suspeita de uma neoplasia de pâncreas.

Apesar da melhora dos exames de imagem no estadiamento desta neoplasia, as técnicas de estadiamento não invasivas são insuficientes para avaliar a extensão retroperitoneal ou o comprometimento peritoneal. A laparoscopia de estadiamento tem maior acurácia para prever a ressecabilidade detectando doença metastática (implantes menores do que 1 cm ou invasão vascular) não diagnosticada nos exames de imagem, poupando-os de uma cirurgia não terapêutica e de morbidade considerável. Além disso, faz uma melhor seleção dos pacientes com doença localmente avançada para o tratamento paliativo evitando-se laparotomia desnecessária e permitindo o início de quimioterapia com melhores resultados e maior sobrevida.[31,32,33] É estimado que 21% dos pacientes cuja tomografia não evidencie critérios de irressecabilidade tenham achados na laparoscopia diagnóstica que contraindiquem a ressecção, muitas vezes poupando-os de uma laparotomia não terapêutica.[34]

## Tratamento cirúrgico dos tumores do pâncreas por laparoscopia

A cirurgia do pâncreas é, sem dúvida, uma das mais complexas entre as operações do aparelho digestivo. Sua localização no retroperitônio, sua proximidade com vasos importantes e sua propensão à formação de fístulas são motivos que explicam o pequeno entusiasmo dos cirurgiões com as técnicas minimamente invasivas. Entretanto, desde a primeira descrição de uma pancreatectomia distal por Gagner *et al.*,[35] em 1996, houve aumento substan-

cial no número de casos operados com a técnica. A melhoria do material de laparoscopia e o aumento da especialização dos cirurgiões tornaram essa via de acesso uma realidade nos dias atuais. Além da ressecção pancreática, cirurgias paliativas para o câncer de pâncreas, como a colecisto ou hepaticojejunostomia em Y de Roux, têm sido realizadas com sucesso pela via LP.[36]

## Pancreatectomia esquerda (distal)

A pancreatectomia distal é considerada, a princípio, a cirurgia pancreática com menor dificuldade técnica porque não há necessidade de reconstrução. A cirurgia pode ser realizada com ou sem a preservação do baço. A preservação do baço tem como vantagem a redução do risco das infecções por bactérias capsuladas pós-esplenectomia que ocorrem em 5% durante a vida dos pacientes esplenectomizados. Habitualmente, a pancreatectomia distal sem esplenectomia é reservada aos pacientes portadores de doenças pancreáticas benignas em que a dissecção linfonodal não é importante.

Existem várias boas metanálises e bons artigos de revisão que demonstram que a pancreatectomia laparoscópica é factível e segura. Os resultados apontam para menor perda de sangue, menor tempo de jejum pós-operatório e menor tempo de internação hospitalar quando comparada à pancreatectomia por laparotomia.[37]

Tecnicamente, a cirurgia pode ser realizada totalmente por laparoscopia ou com auxílio de um portal para auxílio manual (*hand assisted*), com resultados semelhantes.[38]

A fístula pancreática é uma temida e frequente complicação da pancreatectomia. Na CA, a incidência da fístula pancreática varia de 5% a 36%. Estudo randomizado comparando as duas vias de acesso (51 LP e 57 CA) demonstrou menor tempo de hospitalização, menor incidência de gastroparesia e melhores índices de qualidade de vida no grupo submetido à LP, sem aumentar, no entanto, as taxas de fístula e outras complicações.[39]

A Tabela 43.1 reúne as principais séries que comparam a via LP com a CA.

**Tabela 43.1. Comparação entre pancreatectomia esquerda laparoscópica e cirurgia aberta**

| Série | N | | Tempo (min.) | | Perda sangue (ml) | | Estadia (dias) | | Morbidade (%) | | Mortalidade (%) | |
|---|---|---|---|---|---|---|---|---|---|---|---|---|
| | LP | CA | LP | CA | LP | CA | LP | CA | LP | CA | LP | CA |
| Kooby[40] | 142 | 200 | 230 | 216 | 357 | 588 | 6 | 9 | 40 | 57 | 0 | 1 |
| Chen K[41] | 115 | 82 | 193,6 | 217,5 | 195 | 210 | 12 | 15 | 10,6 | 16,7 | 0 | 0 |
| Bauman MD, 2017[42] | 33 | 46 | 234 | 252 | 310 | 597 | 7,6 | 9 | 52 | 70 | 3 | 0 |
| Zhang AB, 2017[43] | 22 | 76 | 188 | 160 | 210 | 240 | NR | NR | 36,4 | 31,5 | 0 | 0 |
| de Rooij T, 2019[39] | 51 | 57 | 217 | 179 | 150 | 400 | 6 | 8 | 25 | 38 | 0 | 2 |

LP: via laparoscópica; CA: cirurgia aberta; NR: não referido.
Fonte: Desenvolvida pela autoria.

## Enucleação pancreática

Algumas neoplasias benignas ou malignas bem diferenciadas podem ser ressecadas por enucleação, poupando parênquima saudável e evitando procedimentos de maior porte. Lesões pequenas, encapsuladas e de comportamento indolente, como os insulinomas, são as melhores indicações. A primeira enucleação LP foi descrita por Amikura *et al.*, em 1995 e, depois, por Gagner *et al.*, em 1996.[35,44] Algumas séries de casos, principalmente com insulinomas, sugerem que a via de acesso é factível e segura para a enucleação de lesões pequenas, superficiais e que se localizam afastadas do ducto principal e de estruturas vasculares importantes. Assim como na pancreatectomia esquerda, as taxas de fístulas podem ser elevadas, variando de 0% a 78%. Evidências atuais suportam a superioridade da laparoscopia sobre a cirurgia aberta nestes casos com menores tempos de hospitalização, menores taxas de complicação e menor tempo cirúrgico sem acarretar aumento na incidência de fístulas.[45]

A Tabela 43.2 reúne algumas das mais importantes séries que comparam a cirurgia aberta à laparoscópica na enucleação pancreática.

## Duodenopancreatectomia (cirurgia de Whipple)

A duodenopancreatectomia é uma das mais trabalhosas operações do aparelho digestivo e considerada por muitos a última fronteira da cirurgia minimamente invasiva. A complexidade da dissecção e a necessidade de reconstrução com anastomoses intestinais, biliares e pancreáticas exigem do cirurgião muito treinamento e destreza. O primeiro relato da cirurgia, realizada por laparoscopia por Gagner *et al.* em 1996, questionou os benefícios da via de acesso pelo longo tempo operatório, grande número de complicações e tempo de internação comparável à técnica aberta. Além disso, a radicalidade do procedimento, com adequada linfadenectomia, era questionada.[50]

**Tabela 43.2. Comparação entre enucleação pancreática laparoscópica e cirurgia aberta**

| Série | N | | Tempo (min.) | | Fístulas (%) | | Complicações (%) | | Hospitalização (dias) | |
|---|---|---|---|---|---|---|---|---|---|---|
| | LP | CA | LP | CA | LP | CA | LP | CA | LP | CA |
| Tian, 2016[46] | 60 | 60 | 117 | 150 | 10,0 | 16,6 | 13,3 | 26,7 | 12 | 13,5 |
| Song, 2015[47] | 30 | 35 | 123 | 158 | 10,0 | 8,6 | 10,0 | 14,3 | 7,8 | 11,9 |
| Jin, 2016[48] | 31 | 25 | 100 | 146 | 74,2 | 84,0 | 7,6 | 19,3 | 13,0 | 20,7 |
| Brient, 2012[49] | 10 | 42 | NR | NR | 30,0 | 26,2 | NR | NR | NR | NR |

LP: via laparoscópica; CA: cirurgia aberta; NR: não referido.
Fonte: Desenvolvida pela autoria.

Porém, séries com maior número de casos foram publicadas recentemente, com margens livres nas peças e aceitável morbidade. Diversas técnicas foram propostas para o procedimento, incluindo o uso do portal *hand assisted*, cirurgia robótica (Da Vinci) e minilaparotomias para a reconstrução.

A Tabela 43.3 mostra as principais publicações que descrevem os resultados com a duodenopancreatectomia LP para tumores com os seguintes anatomopatológicos: adenocarcinomas ampulares e periampulares; colangiocarcinomas; adenocarcinoma de duodeno; cistoadenocarcinoma mucinoso; tumores neuroendócrinos; e cistoadenomas serosos.

Uma revisão recentemente publicada[54] analisou comparativamente os dados de oito estudos em que 15.278 pacientes portadores de adenocarcinoma ductal de pâncreas foram submetidos à duodenopancreatectomia por via laparoscópica ou aberta. Não houve diferença na sobrevida de 5 anos entre as duas abordagens. Pacientes submetidos ao procedimento por via laparoscópica tiveram maior índice de procedimentos considerados R0 em relação à via aberta, um número maior de linfonodos obtidos, menor tempo de hospitalização e menor perda de sangue. Quanto a fístula pancreática e sangramento pós-operatórios, as taxas foram semelhantes.

Outra recente metanálise que incluiu 28 estudos e 39.771 pacientes (3.543 por via laparoscópica e 36.228 por via convencional) mostrou que não há diferenças significativas entre os dois grupos no que tange a complicações maiores, fístula pancreática, retardo do esvaziamento gástrico, sangramento, fístula biliar e gastroentérica, abscesso intra-abdominal, obstrução intestinal, íleo paralítico, reoperações e mortalidade pós-operatória. No seguimento até 5 anos, não houve diferença significativa na sobrevida entre os dois grupos.[55]

A duodenopancreatectomia laparoscópica mostrou-se segura mesmo em pacientes idosos apesar dos maiores custos e do tempo cirúrgico mais elevado, não havendo diferenças significativas nos resultados quando comparada à via laparotômica.[56]

Em resumo, as séries publicadas até o momento mostram que a via LP é factível no tratamento cirúrgico das neoplasias do pâncreas, com resultados comparáveis aos da via convencional. Porém, estudos prospectivos com seguimento oncológico a longo prazo são necessários para excluir o viés da seleção dos casos e definir o real impacto da cirurgia minimamente invasiva no tratamento dos tumores do pâncreas.

## TUMORES DO FÍGADO E VIAS BILIARES

### Laparoscopia para o estadiamento do câncer primário do fígado

O hepatocarcinoma (HCC) é uma das neoplasias malignas mais comuns abdominais, intimamente relacionadas à cirrose hepática por álcool, vírus e outras toxinas. A cirurgia é o tratamento de escolha e o que apresenta o melhor resultado de qualidade de vida e de sobrevida. Infelizmente, a maioria dos pacientes se apresenta com metástases extra-hepáticas ou com lesões multifocais hepáticas ao diagnóstico. Além disso, a presença e a extensão da cirrose hepática são fatores que influenciam a ressecabilidade desses tumores. Séries recentes demonstram que aproximadamente 25% a 33% dos pacientes potencialmente candidatos à ressecção por exames de imagem são considerados não ressecáveis à laparotomia. Os achados mais frequentes são a doença hepática bilobar, a doença linfonodal, o acometimento vascular e a cirrose com parênquima hepático insuficiente.[31]

Apesar de não rotineiramente utilizada na maior parte dos centros, a laparoscopia com uso do US

## Tabela 43.3. Maiores séries de duodenopancreatectomias laparoscópicas

| SÉRIE | N | CONVERSÃO (%) | TEMPO (MIN) | INTERNAÇÃO (DIAS) | MORBIDADE (%) | MORTALIDADE (%) | LN (MÉDIA) | MARGENS POSITIVAS (%) |
|---|---|---|---|---|---|---|---|---|
| Wang X 2020[51] | 550 | 2,9 | 323 | 13 | 38,5 | 0,9 | 15 | 1,6 |
| Song KB 2020[52] | 500 | 2,3 | 402 | 13,3 | 37,2 | 0,6 | 16,4 | 12,2 |
| Senthilnathan P 2020[53] | 130 | 0,8 | 310 | 15 | 29,7 | 1,5 | 18 | 3,23 |

Fonte: Desenvolvida pela autoria.

laparoscópico apresenta maior sensibilidade do que a TC para detecção de tumores intra-hepáticos. No entanto, com o maior desenvolvimento dos métodos por imagem e de biópsias radioguiadas, o impacto da LE tem sido minimizado. Em estudo com 56 paciente, quatro (7,1%) tiveram diagnóstico de irressecabilidade após LE com uso de ultrassom, evitando uma possível laparotomia desnecessária. No entanto, sua acurácia é, ainda assim, baixa e ainda há uma carência de maiores estudos que justifiquem seu uso.

## Laparoscopia para o estadiamento do câncer da via biliar

Apesar dos importantes avanços nos métodos radiológicos, o estadiamento das neoplasias de vias biliares permanece um desafio, sendo que uma considerável parte dos pacientes submetidos à laparotomia para tratamento dessa condição tem achados intraoperatórios de irressecabilidade. Nesse contexto, a laparoscopia de estadiamento tem papel em evitar laparotomias desnecessárias naqueles pacientes que têm metástase hepática ou peritoneal oculta, ou seja que não são visualizadas pelos exames de imagem convencionais.

Existem aparentes benefícios com a indicação da laparoscopia em pacientes com carcinoma da vesícula biliar e colangiocarcinoma hilar considerados potencialmente ressecáveis pelos exames de imagem pré-operatórios. Com desprezível morbidade (0,47%) e mortalidade (0,09%), o método diminuiu a indicação de laparotomias não terapêuticas em 32,4% dos casos de colangiocarcinoma hilar e 27,6% dos pacientes com carcinoma da vesícula biliar, sendo sugerido como rotina na avaliação desses pacientes previamente a laparotomia.[57]

Quando disponível, o US laparoscópico deve ser usado em conjunto à LP de estadiamento. O uso do US permite estudar lesões intra-hepáticas, os limites tumorais e as relações do tumor com os vasos adjacentes podendo aumentar a sensibilidade de 55,9% para 65,7%.[57] Entretanto, um número maior de estudos é necessário para validar seu uso.

## Tratamento cirúrgico dos tumores malignos do fígado por laparoscopia

As ressecções hepáticas abertas ou por laparoscopia, assim como as pancreáticas, são consideradas as mais complexas operações do aparelho digestivo. O risco de sangramento de grande volume, a dificuldade de hemostasia, a necessidade de ressecções com margens adequadas e a morbidade causada pelas fístulas biliares e embolias afastaram os cirurgiões digestivos das ressecções hepáticas por técnicas minimamente invasivas. Entretanto, desde a primeira hepatectomia LP realizada em 1992, o interesse pela técnica aumentou de forma lenta e progressiva. O desenvolvimento do US laparoscópico e de dispositivos mais eficientes para hemostasia, como o bisturi harmônico e os grampeadores lineares, tornou as ressecções hepáticas LP factíveis e seguras nas mãos de cirurgiões com ampla experiência em laparoscopia e na CA do fígado.[58]

Uma metanálise conduzida por Simillis et al.[59] examinou os resultados a curto prazo de 409 ressecções hepáticas (40,3% LP e 59,7% CA) para tumores benignos e malignos (HCC e metástases colorretais). No total, oito estudos não randomizados foram incluídos. Encontraram-se algumas diferenças significativas para a via LP comparativamente com a via aberta, como menor perda sanguínea (123 versus 179 mL), menor estadia hospitalar (2,6 versus 3,8 dias) e mais rápida aceitação da dieta (0,5 versus 1 dia). Não houve diferenças significativas na morbidade e na mortalidade pós-operatórias e no resultado oncológico. Os autores concluíram que a ressecção LP dos tumores do fígado é uma alternativa segura e factível à CA. Concordam ainda que, pela qualidade e pelo viés das séries analisadas, novos estudos devem ser conduzidos.

O tratamento dos hepatocarcinoma frequentemente envolve ressecções regradas do parênquima hepático. Apesar das dificuldades técnicas relacionadas às grandes hepatectomias, estas também já foram estudadas quanto à segurança e aos resultados oncológicos por via LP. Apesar do maior tempo cirúrgico, a laparoscopia permite uma cirurgia com menor perda sanguínea, menor incidência de complicações, menor tempo de internação em relação à via convencional. Além disso, não houve prejuízo em relação ao tamanho das margens, taxa de ressecção R0, recidivas tumorais, sobrevida livre de doença ou sobrevida global.[60]

O estudo randomizado OSLO-COMET, recentemente publicado, comparou o resultado de ressecções abertas e laparoscópicas no tratamento de metástases colorretais em 280 pacientes. Os achados mostraram menores taxas de complicação (19% versus 31%, P = 0,021), menor tempo de internação hospitalar (53 versus 96 horas, P < 0,001) e melhor qualidade de vida, sem prejuízos em relação a custos em 90 dias, perda sanguínea, tempo cirúrgico ou comprometimento das margens de ressecção.[61] Os resultados oncológicos a longo prazo tendem a se equivaler com taxas semelhantes de sobrevida livre de doença em 3 e 5 anos, de recidiva tumoral e de sobrevida global em 5 anos.[62]

Os resultados descritos sugerem que o tratamento dos tumores hepáticos (HCC e metástases colorretais) pela via LP apresenta melhores resultados a curto prazo e similar resultado oncológico quando comparado à cirurgia convencional. Pela complexidade do procedimento, os cirurgiões que se propõem a esse tipo de ressecção devem ter habilidades avançadas em laparoscopia e na cirurgia hepática aberta, além do centro estar equipado com todo o aparato tecnológico necessário.

## CÂNCER DE CÓLON

### Laparoscopia para o estadiamento do câncer de cólon e reto

No Brasil, o CCR é o segundo tipo de câncer mais comum em mulheres e terceiro em homens. Foram estimados, para o ano de 2020, 40.990 casos novos no Brasil, sendo 17.760 homens e 20.470 mulheres.[6] Em 2017, houve 18,867 mortes decorrentes desta neoplasia, sendo 9.207 de homens e 9.660 de mulheres.[6] A cirurgia nos tumores colorretais permanece a principal modalidade terapêutica curativa e paliativa na maior parte dos casos, sendo empregada em até 90% a 92% dos casos de tumores primários de cólon e 84% dos de reto.[63] A alta incidência do CCR associada ao alto índice de paciente com estas neoplasias que necessitam de abordagem cirúrgica impulsionou o rápido desenvolvimento das técnicas para realização de cirurgia oncológica minimamente invasivas.

A era da videolaparoscopia colorretal tem início com a publicação da primeira operação por Moises Jacobs *et al.*, em 1991.[64] Com relação à realização de cirurgia oncológica com intenção curativa, alguns critérios, devem ser preenchidos, como a qualidade oncológica do espécime ressecado, ligadura vascular alta, dissecção linfonodal e margens cirúrgicas adequadas.[65]

O achado de implantes tumorais em feridas operatórias e nos locais de colocação dos trocartes levou a preocupações iniciais, mas o cuidado na proteção da peça cirúrgica durante sua retirada e os resultados atuais deixam claro que tais preocupações não procedem.[63,65-67]

O uso da laparoscopia para o estadiamento do CCR é restrito, dado que a ressecção cirúrgica do tumor primário com consequente análise histopatológica se faz necessária na maior parte dos casos. Sua indicação está principalmente ligada à avaliação de pacientes com metástases hepáticas restritas pelo estadiamento inicial. O estadiamento por videolaparoscopia inclui a avaliação de metástases hepáticas, implantes em superfície peritoneal, extensão tumoral através da parede intestinal e invasão de estruturas adjacentes, sendo que o estadiamento linfonodal somente é possível após a ressecção cirúrgica.[68] Comparando-se US e TC pré-operatórios com o US intraoperatório, este método apresenta a maior sensibilidade para a detecção de metástase hepática e pode ser realizado por via LP, além de poder detectar metástases ocultas em até 15% dos pacientes, com até 5% das lesões solitárias e ressecáveis.[68] A importância se reflete no avanço da fronteira na ressecabilidade hepática com intenção curativa, com dados recentes mostrando que mais de 20% dos pacientes com metástases hepáticas de origem colorretal agora podem ser considerados ressecáveis, com sobrevida em 5 e 10 anos de até 50% e 25%, respectivamente.[69]

### Tratamento cirúrgico dos tumores de cólon por laparoscopia

Atualmente, o câncer de cólon pode ser considerado a neoplasia maligna gastrointestinal com maior número de pacientes estudados em ensaios clínicos randomizados, multicêntricos e prospectivos de qualidade já publicados no que diz respeito ao tratamento videolaparoscópico. Desde 2002, destacam-se quatro importantes ensaios clínicos randomizados, sendo o primeiro estudo chefiado por Lacy, *Barcelona trial*;[70] Heidy Nelson chefiou o clássico estudo *COST*, publicado em 2004;[71] em 2005, foi publicado o estudo *COLOR*;[72] e, também em 2005, houve o estudo do grupo de Leeds, *UK MRC CLASICC*.[73] Apesar de a maior parte dos serviços ocidentais não realizar rotineiramente a dissecção linfonodal à D3, essa abordagem pode também ser realizada por LP com segurança oncológica, trazendo benefícios na recuperação a curto e médio prazo, conforme recente estudo prospectivo multicêntrico randomizado.[74]

Bonjer *et al.* realizaram uma metanálise dos quatro ECR com total de 796 pacientes operados por videolaparoscopia e 740 operados por via convencional e seguimento de 3 anos,[75] cujos detalhes e resultados estão agrupados na Tabela 43.4. Recentemente, resultados semelhantes também foram encontrados na literatura japonesa,[64] em estudo retrospectivo com 2.036 pacientes.

**Tabela 43.4. Ensaios clínicos randomizados e metanálises comparando ressecções laparoscópicas e convencionais em pacientes com câncer colorretal**

| SÉRIE | LACY ET AL.[70] | | COST[71] | | COLOR[72] | | CLASSIC (JAYNE ET AL.[73]) | | BONJER ET AL.[75] | | KITANO S ET AL.[74] | |
|---|---|---|---|---|---|---|---|---|---|---|---|---|
| | VL (N=111) | C (N=108) | VL (N=435) | C (N=428) | VL (N=627) | C (N=621) | VL (N=526) | C (N=268) | VL (N=796) | C (N=740) | VL (N=529) | C (N=528) |
| Linfonodos retirados (média) | 11,1 | 11,1 | 12 | 12 | 10 | 10 | 12 | 13,5 | 11,8 | 12,2 | 22 | 21 |
| Margens positivas (%) | NR | NR | NR | NR | 2 | 2 | 7 | 5 | 13 | 2,1 | NR | NR |
| Tempo de operação (minutos) | 142 | 118 | 150 | 95 | 145 | 115 | 180 | 135 | NR | NR | NR | NR |
| Conversão (%) | 11 | | 21 | | 17 | | 25 | | 19 | | | 5 |
| Tempo de internação (dias) | 5,2 | 7,9 | 5 | 6 | 8,2 | 9,3 | 9 | 11 | NR | NR | NR | NR |
| Morbidade (%) | 10,8 | 28,7 | 21 | 20 | 21 | 20 | 13 | 11 | NR | NR | 10 | 13 |
| Mortalidade (%) | 0,9 | 2,9 | 0,5 | 1 | 1 | 2 | 4 | 5 | 1,4 | 1,6 | 0 | 0,3 |
| Implantes tumorais nos portais (%) | 0,9 | 0 | 1 | 0,9 | NR | NR | 2,5 | 0,6 | NR | NR | NR | NR |
| Recorrência local (%) | 6,6 | 13,7 | 2,3 | 2,6 | NR | NR | 7,3 | 6,0 | 4,9 | 6,5 | NR | NR |
| Sobrevida livre de doença (%) | 83 | 73 | 69,2 | 68,4 | NR | NR | NS | NS | 75,8 | 75,3 | 79 | 80 |
| Sobrevida global (%) | 18 | 26 | 76,4 | 74,6 | NR | NR | NR | NR | 82,2 | 83,5 | 91,8 | 90,4 |

VL: ressecções laparoscópicas; C: ressecções convencionais; NR: não relatado; NS: não significativo.

Fonte: Desenvolvida pela autoria.

Os dados obtidos nesses estudos permitem inferir que a via laparoscópica possibilita melhor recuperação funcional, menor tempo de internação, menor morbidade e resultados oncológicos equivalentes aos da técnica clássica. Assim, a LP é a via de escolha no caso de tumores localizados não complicados operados por cirurgiões experientes, reservando a CA para casos mais complexos ou com laparotomias extensas prévias ou na ausência de recursos materiais ou técnicos para a abordagem minimamente invasiva.

A partir dos resultados obtidos, a Sociedade Americana de Cirurgiões Colorretais publicou uma homologação autorizando a realização de colectomia curativa videolaparoscópica para câncer de cólon por cirurgiões experientes,[76] havendo os cirurgiões dos estudos COST e COLOR realizado previamente pelo menos 20 operações.[71,72]

## CÂNCER DE RETO

### Tratamento cirúrgico dos tumores do reto por laparoscopia

Em virtude das características anatômicas da localização do reto, protegido por um arcabouço ósseo que dificulta seu manuseio, a dissecção precisa com excisão total do mesorreto (ETM) associada à preservação do plexo neuronal autônomo é decisiva na redução da recidiva local e no aumento da sobrevida,[66,77] os limites de angulação dos grampeadores mecânicos, além de outras variáveis como sexo do paciente, índice de massa corporal, tamanho, extensão e localização do tumor para definição das margens aceitáveis, fazem a cirurgia LP do câncer de reto ser considerada peculiar, necessitando de mais preparo e habilidade por parte da equipe cirúrgica.

Quatro grandes estudos prospectivos multicêntricos randomizados estudam a comparação dos resultados oncológicos entre as abordagens aberta e laparoscópica no câncer de reto: o *Colorectal Cancer Laparoscopic Or Open Resection* [COLOR II], estudo europeu com 1.044 pacientes; o *COREAN*, estudo sul-coreano com 340 pacientes; o *ACOSOG Z6051*, estudo envolvendo instituições americanas e canadenses com 486 pacientes; e o *Australian Laparoscopic Cancer of the Rectum Trial* (AlaCaRT), estudo australiano envolvendo 475 pacientes. Em todos esses estudos, os resultados de sobrevida em 2 e 3 anos foram semelhantes em ambos os grupos.[79-82] No entanto, esses estudos são confli-

tantes na comparação de desfechos intermediários como obtenção de margens adequadas e número de linfonodos ressecados.

Numa metanálise de 16 estudos prospectivos randomizados, incluindo os aqui já citados, os achados indicam taxas semelhantes de comprometimento da margem distal (RR, 1,12; 95% CI, 0,34-3,67; P=0,86), comprometimento da margem radial (RR, 1,17; 95% CI, 0,89-1,53; P=0,26), número de linfonodos comprometidos (diferença média, 0,05; 95% CI, 0,86-0,77; P=0,91). No entanto, houve diferença significante nas taxas de ressecção não completa do mesorreto (RR, 1,31; 95% CI, 1,05-1,64; P=0,02).[83] Porém, essa metanálise não analisa o impacto desse achado histopatológico na sobrevida desses pacientes.

Estudo randomizado prospectivo, comparando cirurgia de Miles (amputação abdominoperineal de reto) videoassistida à cirurgia convencional, em pacientes com neoplasia do reto distal, foi realizado por NG *et al.*,[77] com 99 pacientes randomizados e 51 operados por laparoscopia, com seguimento médio de 90 meses e sem diferença nos resultados oncológicos (SV de 75,2% *versus* 76,5%).[83] Além disso, uma recente metanálise demonstrou que, em comparação à via aberta, a abordagem laparoscópica propicia menor perda sanguínea com menor necessidade transfusional, menor tempo de internação, menor taxa de complicações perioperatórias, especialmente infecção de ferida, além de apresentar tempo operatórios comparáveis. Os resultados de recorrência e de sobrevida em 3 e 5 anos também foram semelhantes.[84]

Deste modo, a abordagem minimamente invasiva vem ganhando mais espaço no tratamento do câncer de reto conforme mais trabalhos atestam suas vantagens em relação à via tradicional e semelhante eficácia oncológica. No entanto, dada as dificuldades técnicas inerentes à anatomia da pelve, a abordagem por via laparoscópica deve ser realizada preferencialmente em centros com grande volume desta cirurgia e por cirurgiões experientes.[85,86]

## CÂNCER DE ESÔFAGO

### Laparoscopia para estadiamento do câncer de esôfago

De maneira geral, o tratamento cirúrgico do câncer de esôfago constitui a principal chance de cura nos pacientes com adenocarcinoma localizados em terço médio e distal;[7] entretanto, um grande número de pacientes apresenta-se em condições irressecáveis ao diagnóstico. Após a cirurgia, o prognóstico é reservado, com sobrevida no 1º ano pós-operatório de 60% e sobrevida média livre de doença em 5 anos de menos de 30%.[7]

O estadiamento do câncer de esôfago não está totalmente definido e continua a evoluir. Vários exames podem ser realizados e incluem a realização de TC, US endoscópico, mais recentemente o uso do PET-CT e também a laparoscopia/toracoscopia, ainda que menos caracterizada.[87-89]

A laparoscopia/toracoscopia diagnóstica tem como principal indicação aumentar a detecção de metástases ocultas aos exames de imagem, naqueles pacientes em estágio M1b, nos quais se modificariam o estadiamento e o tratamento.[89] Seu papel é mais bem estabelecido em pacientes com tumores distais ou da transição esofagogástricos pela maior probabilidade de metástases intra-abdominais ocultas.[90] Sua realização inclui a visualização direta do tumor, o envolvimento de estruturas adjacentes, biópsias de irregularidades nas superfícies peritoneal e/ou hepática (positiva em 7% a 20% dos casos), além de possibilitar a realização de biópsias de linfonodos suspeitos, identificando comprometimento em 0% a 21% dos casos.[89] A incidência de complicações perioperatórias é de até 5%.[89]

### Laparoscopia para tratamento do câncer de esôfago

O tratamento do câncer de esôfago é bastante heterogêneo, uma vez que abrange a possibilidade de realização de cirurgia isolada, quimiorradioterapia também isolada, cirurgia associada com tratamento neo e/ou adjuvante, além das diversas variações entre todos os tratamentos citados: técnica operatória e via de acesso; planejamento, dose e extensão da radioterapia; diferentes agentes, esquemas e ciclos quimioterápicos e melhor momento de realizá-los.[87] Todos esses fatores dificultam a realização de estudos clínicos e randomizados, diminuindo a força de impacto de seus resultados.[87]

A melhor abordagem técnica para a realização de esofagectomia permanece controversa,[91] sendo as operações mais realizadas a esofagectomia trans-hiatal, popularizadas por Orringer, nos Estados Unidos, e Pinotti, no Brasil, e a esofagectomia transtorácica.[91]

A esofagectomia minimamente invasiva também pode ser realizada em centros de referência, permitindo a dissecção do esôfago torácico e a mobilização do estômago, podendo-se realizar anastomoses cervicais ou intratorácicas.[91] Todavia, essas técnicas estão associadas à longa curva de aprendizado e à alta morbidade relacionada ao aprendizado, devendo ser realizadas sempre em centros de grande volume e por cirurgiões experientes nestas vias.[92]

Estudo prospectivo, multicêntrico randomizado com 115 pacientes, encontrou menores taxas de complicações perioperatórias em pacientes submetidos a procedimentos minimamente invasivos em comparação à via aberta.[93] As melhores evidências no que diz respeito aos resultados oncológicos a longo prazo vêm do estudo europeu prospectivo multicêntrico randomizado intitulado *TIME Trial*, cujos resultados preliminares indicam sobrevida semelhante em 3 anos.[94] Outros estudos vão na mesma direção, indicando que os resultados oncológicos e de sobrevida a longo prazo são semelhantes. Além disso, as vias minimamente invasivas apresentaram menor permanência no hospital e maior número de linfonodos dissecados.[95]

### CONCLUSÕES

A cirurgia minimamente invasiva está presente em praticamente todos os campos da cirurgia abdominal, incluindo a oncologia. As cirurgias LP do fígado e do pâncreas, consideradas as últimas fronteiras, já são uma realidade em virtude do avanço tecnológico e da maior experiência dos cirurgiões. Entretanto, a exemplo da cirurgia para o CCR, estudos prospectivos e randomizados devem ser realizados para que se definam a equivalência dos resultados oncológicos e o real benefício da via de acesso para os pacientes com câncer do aparelho digestivo.

### REFERÊNCIAS

1. Lau WY, Leow CK, Li AKC. History of endoscopic and laparoscopic surgery. World J Surg. 1997:444-53.
2. Riskin DJ, Longaker MT, Gertner M, et al. Innovation in surgery: a historical perspective. Ann Surg. 2006;244:686-93.
3. Reed M. Principles of cancer treatment by surgery. Surgery. 2009;27:178-81.

4. Greene FL, Kercher KW, Nelson H, et al. Minimal access cancer management. CA Cancer J Clin. 2007;57:130-46.

5. Agha R, Muir G. Does laparoscopic surgery spell the end of the open surgeon? J R Soc Med. 2003;96:544-6.

6. Instituto Nacional de Câncer. Ministério da Saúde. Disponível em: https://www.inca.gov.br/tipos-de--cancer/. Acessado em: 24 abr 2020.

7. Choh MS, Madura JA. The role of minimally invasive treatments in surgical oncology. Surg Clin N Am. 2009;89:53-77.

8. Sugarbaker PH, Yu W, Yonemura Y. Gastrectomy, peritonectomy, and perioperative intraperitoneal chemotherapy: the evolution of treatment strategies for advanced gastric cancer. Semin Surg Oncol. 2003;21:233-48.

9. Sarela AI, Lefkowitz R, Brennan MF, et al. Selection of patients with gastric adenocarcinoma for laparoscopic staging. Am J Surg. 2006;191:134-8.

10. Possik RA, Franco EL, Pires DR, Wohnrath DR, Ferreira EB. Sensitivity, specificity, and predictive value of laparoscopy for the staging of gastric cancer and for the detection of liver metastases. Cancer. 1986;58(1):1-6. DOI:10.1002/1097-0142(19860701)58:1<1::aid-cncr2820580102>3.0.co;2-k.

11. Coburn N, Cosby R, Klein L, et al. Staging and surgical approaches in gastric cancer: a systematic review. Cancer Treat Rev. 2018;63:104-115. DOI:10.1016/j.ctrv.2017.12.006.

12. Leake PA, Cardoso R, Seevaratnam R, et al. A systematic review of the accuracy and utility of peritoneal cytology in patients with gastric cancer. Gastric Cancer. 2012;15 Suppl 1:S27-S37. DOI:10.1007/s10120-011-0071-z.

13. Yepuri N, Bahary N, Jain A, Dhir M. Review and update on the role of peritoneal cytology in the treatment of gastric cancer. J Surg Res. 2019;235:607-614. DOI:10.1016/j.jss.2018.10.049.

14. Shiraishi N, Yasuda K, Kitano S. Laparoscopic gastrectomy with lymph node dissection for gastric cancer. Gastric Cancer. 2006;9:167-76.

15. Dulucq JL, Wintringer P, Stabilini C, et al. Laparoscopic and open gastric resections for malignant lesions: a prospective comparative study. Surg Endosc. 2005;19:933-8.

16. Huscher CG, Mingoli A, Sgarzini G, et al. Laparoscopic versus open subtotal gastrectomy for distal gastric cancer: five-year results of a randomized prospective trial. Ann Surg. 2005;241:232-7.

17. Vinuela EF, Gonen M, Brennan MF, Coit DG, Strong VE. Laparoscopic versus open distal gastrectomy for gastric cancer: a meta-analysis of randomized controlled trials and high-quality nonrandomized studies. Ann Surg. 2012;255:446-56. DOI: 10.1097/SLA.0b013e31824682f4.

18. Deng Y, Zhang Y, Guo TK. Laparoscopy-assisted versus open distal gastrectomy for early gastric cancer: a meta-analysis based on seven randomized controlled trials. Surg Oncol. 2015;24:71-7. DOI: 10.1016/j.suronc.2015.02.003.

19. Beyer K, Baukloh AK, Kamphues C, et al. Laparoscopic versus open gastrectomy for locally advanced gastric cancer: a systematic review and meta-analysis of randomized controlled studies. World J Surg Oncol. 2019;17(1):68. Published 2019 Apr 15. DOI:10.1186/s12957-019-1600-1.

20. Kim W, Kim HH, Han SU, et al. Decreased morbidity of laparoscopic distal gastrectomy compared with open distal gastrectomy for stage I gastric cancer: Short-term outcomes from a multicenter randomized controlled trial (KLASS-01). Ann Surg. 2016;263(1):28-35. DOi:10.1097/SLA.0000000000001346.

21. Kim HH, Han SU, Kim MC, et al. Effect of laparoscopic distal gastrectomy vs open distal gastrectomy on long-term survival among patients with stage I gastric cancer: the KLASS-01 randomized clinical trial. JAMA Oncol. 2019;5(4):506-513. DOI:10.1001/jamaoncol.2018.6727.

22. Yu J, Huang C, Sun Y, et al. Effect of laparoscopic vs open distal gastrectomy on 3-year disease-free survival in patients with locally advanced gastric cancer: the CLASS-01 randomized clinical trial. JAMA. 2019;321(20):1983-1992. DOI:10.1001/jama.2019.5359.

23. Hu Y, Huang C, Sun Y, et al. Morbidity and mortality of laparoscopic versus open D2 distal gastrectomy for advanced gastric cancer: a randomized controlled trial. J Clin Oncol. 2016;34(12):1350-7. DOI:10.1200/JCO.2015.63.7215.

24. Katai H, Mizusawa J, Katayama H, et al. Survival outcomes after laparoscopy-assisted distal gastrectomy versus open distal gastrectomy with nodal dissection for clinical stage IA or IB gastric cancer (JCOG0912): a multicentre, non-inferiority, phase 3 randomised controlled trial. Lancet Gastroenterol Hepatol. 2020;5(2):142-151. DOI:10.1016/S2468-1253(19)30332-2.

25. Liu M, Xing J, Arslan A, et al. Safety and efficacy of laparoscopic gastrectomy in obese patients with gastric cancer. Medicine (Baltimore). 2019;98(47):e17991. DOI:10.1097/MD.0000000000017991.

26. Chevallay M, Jung M, Berlth F, Seung-Hun C, Morel P, Mönig S. Laparoscopic surgery for gastric cancer: the European point of view. J Oncol. 2019;2019:8738502. Published 2019 May 12. DOI:10.1155/2019/8738502.

27. Costantino CL, Mullen JT. Minimally invasive gastric cancer surgery. Surg Oncol Clin N Am. 2019;28(2):201-13. doi:10.1016/j.soc.2018.11.007.

28. Khorana AA, Mangu PB, Berlin J, et al. Potentially curable pancreatic cancer: American Society of Clinical Oncology clinical practice guideline update. J Clin Oncol. 2017;35(20):2324-2328. doi:10.1200/JCO.2017.72.4948.

29. Katz MH, Wang H, Fleming JB, et al. Long-term survival after multidisciplinary management of resected pancreatic adenocarcinoma. Ann Surg Oncol. 2009;16(4):836-47. DOi:10.1245/s10434-008-0295-2.

30. Siegel RL, Miller KD, Jemal A. Cancer statistics, 2019. CA Cancer J Clin. 2019;69(1):7-34. doi:10.3322/caac.21551.

31. Kim HJ, D'Angelica M, Hiotis SP, et al. Laparoscopic staging for liver, biliary, pancreas, and gastric cancer. Curr Probl Surg. 2007;44:228-69.

32. Yamamura K, Yamashita YI, Yamao T, et al. Efficacy of staging laparoscopy for pancreatic cancer. anticancer res. 2020;40(2):1023-1027. DOI:10.21873/anticanres.14037.

33. De Rosa A, Cameron IC, Gomez D. Indications for staging laparoscopy in pancreatic cancer. HPB. 2016;18:13-20.

34. Allen VB, Gurusamy KS, Takwoingi Y, Kalia A, Davidson BR. Diagnostic accuracy of laparoscopy following computed tomography (CT) scanning for assessing the resectability with curative intent in pancreatic and periampullary cancer. Cochrane Database Syst Rev. 2013:0.

35. Gagner M, Pomp A, Herrera MF. Early experience with laparoscopic resections of islet cell tumors. Surgery. 1996;120:1051-4.

36. Mori T, Abe N, Sugiyama M, et al. Laparoscopic pancreatic surgery. J Hepatobiliary Pancreat Surg. 2005;12:451-5.

37. Umemura A, Nitta H, Takahara T, Hasegawa Y, Sasaki A. Current status of laparoscopic pancreaticoduodenectomy and pancreatectomy. Asian J Surg. 2018;41(2):106-114. DOI:10.1016/j.asjsur.2016.09.003.

38. Kooby DA, Chu CK. Laparoscopic management of pancreatic malignancies. Surg Clin North Am. 2010;90:427-46.

39. de Rooij T, van Hilst J, van Santvoort H, et al. Minimally invasive versus open distal pancreatectomy (LEOPARD): a multicenter patient-blinded randomized controlled trial. Ann Surg. 2019;269(1):2-9. DOI:10.1097/SLA.0000000000002979.

40. Kooby DA, Gillespie T, Bentrem D, et al. Left-sided pancreatectomy: a multicenter comparison of laparoscopic and open approaches. Ann Surg. 2008;248:438-46.

41. Chen K, Pan Y, Hu GY, Maher H, Zheng XY, Yan JF. Laparoscopic versus open major hepatectomy for hepatocellular carcinoma: a meta-analysis. Surg Laparosc Endosc Percutan Tech. 2018;28(5):267-274. DOI:10.1097/SLE.0000000000000567.

42. Bauman MD, Becerra DG, Kilbane EM, et al. Laparoscopic distal pancreatectomy for pancreatic cancer is safe and effective. Surg Endosc. 2018;32(1):53-61. DOI:10.1007/s00464-017-5633-7.

43. Zhang AB, Wang Y, Hu C, Shen Y, Zheng SS. Laparoscopic versus open distal pancreatectomy for pancreatic ductal adenocarcinoma: a single-center experience. J Zhejiang Univ Sci B. 2017;18(6):532-538. DOI:10.1631/jzus.B1600541.

44. Amikura K, Alexander HR, Norton JA, et al. Role of surgery in management of adrenocorticotropic hormone-producing islet cell tumors of the pancreas. Surgery. 1995;118:1125-30.

45. Guerra F, Giuliani G, Bencini L, Bianchi PP, Coratti A. Minimally invasive versus open pancreatic enucleation. Systematic review and meta-analysis of surgical outcomes. J Surg Oncol. 2018;117(7):1509-1516. DOI:10.1002/jso.25026.

46. Tian F, Hong XF, Wu WM, et al. Propensity score-matched analysis of robotic versus open surgical enucleation for small pancreatic neuroendocrine tumours. Br J Surg. 2016;103:1358-64.

47. Song KB, Kim SC, Hwang DW, et al. Enucleation for benign or low-grade malignant lesions of the pancreas: single-center experience with 65 consecutive patients. Surgery. 2015;158:1203-10.

48. Jin JB, Qin K, Li H, et al. Robotic enucleation for benign or borderline tumours of the pancreas: a retrospective analysis and comparison from a high-Volume centre in asia. World J Surg. 2016;40:3009-20.

49. Brient C, Regenet N, Sulpice L, et al. Risk factors for postoperative pancreatic fistulization subsequent to enucleation. J Gastrointest Surg. 2012;16:1883-7.

50. Gagner M, Pomp A. Laparoscopic pancreatic resection: Is it worthwhile? J Gastrointest Surg. 1997;1:20-5.

51. Wang X, Cai Y, Jiang J, Peng B. Laparoscopic pancreaticoduodenectomy: outcomes and experience of 550 patients in a single institution [Acesso 2020 maio 7]. Ann Surg Oncol. 2020;10.1245/s10434-020-08533-3. DOI:10.1245/s10434-020-08533-3.

52. Song KB, Kim SC, Lee W, et al. Laparoscopic pancreaticoduodenectomy for periampullary tumors: lessons learned from 500 consecutive patients in a single center. Surg Endosc. 2020;34(3):1343-52. doi:10.1007/s00464-019-06913-9.

53. Senthilnathan P, Srivatsan Gurumurthy S, Gul SI, et al. Long-term results of laparoscopic pancreaticoduodenectomy for pancreatic and periampullary cancer-experience of 130 cases from a tertiary-care center in South India. J Laparoendosc Adv Surg Tech A. 2015;25(4):295-300. DOI:10.1089/lap.2014.0502.

54. Jiang YL, Zhang RC, Zhou YC. Comparison of overall survival and perioperative outcomes of laparoscopic pancreaticoduodenectomy and open pancreaticoduodenectomy for pancreatic ductal adenocarcinoma: a systematic review and meta-analysis. BMC Cancer. 2019;19(1):781. Published 2019 Aug 7. DOI:10.1186/s12885-019-6001-x.

55. Zhang H, Lan X, Peng B, Li B. Is total laparoscopic pancreaticoduodenectomy superior to open procedure? A meta-analysis. World J Gastroenterol. 2019;25(37):5711-31. DOI:10.3748/wjg.v25.i37.5711.

56. Tan Y, Tang T, Zhang Y, et al. Laparoscopic vs. open pancreaticoduodenectomy: a comparative study in elderly people [published online ahead of print, 2020 Mar 9]. Updates Surg. 2020;10.1007/s13304-020-00737-2. DOI:10.1007/s13304-020-00737-2.

57. Tian Y, Liu L, Yeolkar NV, Shen F, Li J, He Z. Diagnostic role of staging laparoscopy in a subset of biliary cancers: a meta-analysis. ANZ J Surg. 2017;87(1-2):22-27. DOI:10.1111/ans.13762.

58. Choh MS, Madura JA 2nd. The role of minimally invasive treatments in surgical oncology. Surg Clin North Am. 2009;89:53-77.

59. Simillis C, Constantinides VA, Tekkis PP, et al. Laparoscopic versus open hepatic resections for benign and malignant neoplasms ☐ a meta-analysis. Surgery. 2007;141:203-11.

60. Chen K, Pan Y, Hu GY, Maher H, Zheng XY, Yan JF. Laparoscopic versus open major hepatectomy for hepatocellular carcinoma: a meta-analysis. Surg Laparosc Endosc Percutan Tech. 2018;28(5):267-274. DOI:10.1097/SLE.0000000000000567.

61. Fretland ÅA, Dagenborg VJ, Bjørnelv GMW, et al. Laparoscopic versus open resection for colorectal liver metastases: the OSLO-COMET randomized controlled trial. Ann Surg. 2018;267(2):199-207. DOI:10.1097/SLA.0000000000002353.

62. Zhang XL, Liu RF, Zhang D, Zhang YS, Wang T. Laparoscopic versus open liver resection for colorectal liver metastases: a systematic review and meta-analysis of studies with propensity score-based analysis. Int J Surg. 2017;44:191-203. DOI:10.1016/j.ijsu.2017.05.073.

63. Inomata M, Yasuda K, Shiraishi N, et al. Clinical evidences of laparoscopic verus open surgery for colorectal cancer. JPN J Clin Oncol 2009;39:471-7.

64. Jacobs M, Verdej JC, Goldstein HS. Minimally invasive colon resection (laparoscopic colectomy). Surg Laparosc Endosc. 1991;1:144-50.

65. Aziz O, Darzi AM. Laparoscopic resection for colorectal cancer: evidence to date. Surg Oncol Clin N Am. 2008;17:519-31,viii.

66. Jackson TD, Kaplan GG, Arena G, et al. Laparoscopic versus open resection for colorectal cancer: a metaanalysis of oncologic outcomes. J Am Coll Surg. 2007;204:439-46.

67. Fleshman J, Sargent DJ, Green E, et al. Laparoscopic colectomy for cancer is not inferior to open surgery based on 5-year data from COST study group trial. Ann Surg. 2007;246:655-62.

68. Labianca R, Beretta GD, Kildani B, et al. Colon cancer. Crit Rev Oncol Hematol. 2010;74:106-33.

69. Poston GJ. Staging of advanced colorectal cancer. Surg Oncol Clin N Am. Surg Oncol Clin N Am. 2008;17:503-17,viii.

70. Lacy AM, Garcia-Valdecasas JC, Delgado S, et al. Laparoscopy-assisted colectomy versus open colectomy for treatment of non-metastatic colon cancer, a randomized trial. Lancet. 2002;359:2224-9.

71. The Clinical Outcomes of Surgical Therapy (COST) Study Group. A comparision of laparoscopically assisted and open colectomy for colon cancer. N Eng J Med. 2004;350:2050-9.

72. The COLOR Study Group. Laparoscopic surgery versus open surgery for colon cancer: short term outcomes of a randomized trial. Lancet Oncol. 2005;6:477-84.

73. Jayne DG, Guillou PJ, Thorpe H, et al. Randomized trial of laparoscopic-assisted resection of colorectal carcinoma: 3-year results of the UK MRC CLASICC trial group. J Clin Oncol. 2007;25:3061-8.

74. Kitano S, Inomata M, Mizusawa J, et al. Survival outcomes following laparoscopic versus open D3 dissection for stage II or III colon cancer (JCOG0404): a phase 3, randomised controlled trial. Lancet Gastroenterol Hepatol. 2017;2(4):261-268. DOI:10.1016/S2468-1253(16)30207-2.

75. Bonjer HJ, Hop WC, Nelson H, et al. Laparoscopically assisted vs open colectomy for colon cancer: a meta-analysis. Arch Surg. 2007;142:298-303.

76. American Society of Colon and Rectal Surgeons [Internet]. Laparoscopic Colectomy for Curable Cancer. 2004 [Acesso 2011 Jun. 17]. Disponível em: http://www.fascrs.org/physicians/position_statements/laparoscopic_colectomy/. Acessado em: 5 maio 2022.

77. Ng SS, Leung KL, Lee JF, et al. Laparoscopic-assisted versus open abdominoperineal resection for low rectal cancer: a prospective randomized trial. Ann Surg Oncol. 2008;15(9):2418-25.

78. Stevenson ARL, Solomon MJ, Brown CSB, et al. Disease-free survival and local recurrence after laparoscopic-assisted resection or open resection for rectal cancer: the Australasian laparoscopic cancer of the rectum randomized clinical trial. Ann Surg. 2019;269(4):596-602. doi:10.1097/SLA.0000000000003021.

79. Fleshman J, Branda ME, Sargent DJ, et al. Disease-free survival and local recurrence for laparoscopic resection compared with open resection of stage II to III rectal cancer: follow-up results of the ACOSOG Z6051 randomized controlled trial. Ann Surg. 2019;269(4):589-595. DOI:10.1097/SLA.0000000000003002.

80. Jeong SY, Park JW, Nam BH, et al. Open versus laparoscopic surgery for mid-rectal or low-rectal cancer after neoadjuvant chemoradiotherapy (COREAN trial): survival outcomes of an open-label, non-inferiority, randomised controlled trial [published correction appears in Lancet Oncol. 2016;17(7):e270.

Lancet Oncol. 2014;15(7):767-74. DOI:10.1016/S1470-2045(14)70205-0.

81. Bonjer HJ, Deijen CL, Abis GA, et al. A randomized trial of laparoscopic versus open surgery for rectal cancer. N Engl J Med. 2015;372(14):1324-32. DOI:10.1056/NEJMoa1414882.

82. Martínez-Pérez A, Carra MC, Brunetti F, de'Angelis N. Pathologic outcomes of laparoscopic vs open mesorectal excision for rectal cancer: a systematic review and meta-analysis. JAMA Surg. 2017;152(4):e165665. DOI:10.1001/jamasurg.2016.5665.

83. Heald RJ. Total mesorectal excision is optimal surgery for rectal cancer: a Scandinavian consensus. Br J Surg. 1995;82:1297-9.

84. Zhang X, Wu Q, Hu T, Gu C, Bi L, Wang Z. Laparoscopic versus conventional open abdominoperineal resection for rectal cancer: an updated systematic review and meta-analysis. J Laparoendosc Adv Surg Tech A. 2018;28(5):526-539. DOI:10.1089/lap.2017.0593.

85. Row D, Weiser MR. An update on laparoscopic resection for rectal cancer. Cancer Control. 2010;17:16-24.

86. Wu Y, Sun X, Qi J, et al. Comparative study of short- and long-term outcomes of laparoscopic-assisted versus open rectal cancer resection during and after the learning curve period. Medicine (Baltimore). 2017;96(19):e6909. DOI:10.1097/MD.0000000000006909.

87. Barnett SA, Rizk NP. Randomized clinical trials in esophageal carcinoma. Surg Oncol Clin N Am. 2010;19:59-80.

88. Krasna MJ, Reed CE, Nedzwiecki D, et al. CALGB 9380: a prospective trial of the feasibility of thoracoscopy/laparoscopy in staging esophageal cancer. Ann Thorac Surg. 2001;71:1073-9.

89. Yoon HH, Lowe VL, Cassivi SD, et al. The role of FDG-PET and staging laparoscopy in the management of patients with cancer of the esophagus or gastroesophageal junction. Gastroenterol Clin North Am. 2009;38:105-20.

90. Convie L, Thompson RJ, Kennedy R, Clements WD, Carey PD, Kennedy JA. The current role of staging laparoscopy in oesophagogastric cancer. Ann R Coll Surg Engl. 2015;97(2):146-150. DOI:10.1308/003588414X14055925061270.

91. Maloney JD, Weigel TL. Minimmaly invasive esophagectomy for malignant and premalignant diseases of the esophagus. Surg Clin N Am. 2008;88:979-90.

92. van Workum F, Fransen L, Luyer MD, Rosman C. Learning curves in minimally invasive esophagectomy. World J Gastroenterol. 2018;24(44):4974-4978. DOI:10.3748/wjg.v24.i44.4974.

93. Biere SS, van Berge Henegouwen MI, Maas KW, et al. Minimally invasive versus open oesophagectomy for patients with oesophageal cancer: a multicentre, open-label, randomised controlled trial. Lancet. 2012;379(9829):1887-1892. DOI:10.1016/S0140-6736(12)60516-9.

94. Straatman J, van der Wielen N, Cuesta MA, et al. Minimally invasive versus open esophageal resection: three-year follow-up of the previously reported randomized controlled trial: the TIME trial. Ann Surg. 2017;266(2):232-236. DOI:10.1097/SLA.0000000000002171.

95. Espinoza-Mercado F, Imai TA, Borgella JD, et al. Does the approach matter? Comparing survival in robotic, minimally invasive, and open esophagectomies. Ann Thorac Surg. 2019;107(2):378-85. DOI:10.1016/j.athoracsur.2018.08.039.

# 44

# Cirurgia Robótica

Antonio Luiz de Vasconcellos Macedo
Vladimir Schraibman

Marina Gabrielle Epstein
Luis Roberto Manzione Nadal

## DESTAQUES

- Cirurgia robótica é uma tecnologia recente, com a realização de sua primeira aplicação prática na década de 1990.
- As principais vantagens da assistência robótica são: visão em três dimensões; maior ergonomia na realização do procedimento a partir do console; ampliação do campo visual; e eliminação do tremor e movimentos involuntários.
- As principais desvantagens são: maior complexidade na manipulação da unidade cirúrgica; ausência da sensibilidade tátil e custo elevado; e equipe especializada no manuseio do robô.

## INTRODUÇÃO

Introduzida como acesso cirúrgico nas duas últimas décadas do século XX, a laparoscopia hoje é rotineiramente utilizada a fim de se minimizar a morbidade cirúrgica com relação à via de acesso laparotômica convencional. Com isso, novas tecnologias foram desenvolvidas com rapidez e ferramentas cada vez mais sofisticadas são criadas, progressivamente superando as limitações e permitindo aos cirurgiões realizarem cirurgias laparoscópicas mais refinadas. Nesse contexto, os sistemas robóticos foram criados com o objetivo de melhorar ainda mais o conceito de cirurgia minimamente invasiva.

O primeiro sistema robótico criado para ser utilizado em ambiente laparoscópico, em 1994, nos

Estados Unidos, foi o *Automated Endoscopic System for Optimal Positioning*™ (AESOP™). Tratava-se de um braço mecânico para sustentação da câmera e óptica laparoscópicas controlado pelo cirurgião por pedais ou por comando de voz, com o benefício de eliminação dos movimentos indesejáveis do assistente.

Com os avanços tecnológicos dos dispositivos de imagem, os sistemas de visualização melhoraram; porém, a habilidade do cirurgião em cirurgia laparoscópica permaneceu um limitante crucial na realização de procedimentos complexos. Movimentos em três dimensões (3D) conduzidos com visão bidimensional (2D) e instrumentos laparoscópicos com apenas 4 graus de liberdade de movimentação são fatores determinantes para o desenvolvimento de cirurgias laparoscópicas complexas. A partir dessa necessidade, sistemas robóticos mais sofisticados surgiram com o objetivo de facilitar os movimentos do cirurgião.

Em 1995, Fredrick Moll, Robert Younge e John Freund fundaram o Intuitive Surgical. O potencial de difusão de aplicações clínicas dos equipamentos robóticos foi reconhecido pela primeira vez em 1997, quando o robô por eles criado, nomeado *da Vinci®*, foi utilizado para realizar a primeira colecistectomia robótica, por Himpens *et al.*, na Bélgica, por telepresença.[1] Hoje está aprovado pela agência americana Food and Drug Administration (FDA) e, no Brasil, pela Agência Nacional de Vigilância Sanitária (Anvisa) para utilização clínica em procedimentos urológicos, cardiológicos, ginecológicos e de cirurgia geral, o *da Vinci Surgical System®* é o sistema mais difundido para cirurgia robótica no mundo. Estima-se que mais de 7.500 *da Vinci* estejam em funcionamento em todo o mundo, realizando mais de 1 milhão de procedimentos cirúrgicos por ano. A última versão até agora no Brasil, a versão Xi, surgiu em 2014, mas outros dispositivos da empresa, como o SP (*Single Port,* portal único) já estão disponíveis em outros países.

A Intuitive dominou o mercado de cirurgia robótica por mais de 20 anos, porém desde 2016, com a quebra de patentes de alguns dos componentes do *da Vinci*, outras empresas vêm desbravando esse mercado. Espera-se que nos próximos anos, mais de 10 empresas com dispositivos robóticos para cirurgia sejam lançadas, e o acesso à cirurgia robótica, bem como o leque de possibilidades dessas tecnologias, sofra um aumento exponencial. No momento, no Brasil estão autorizados pela Anvisa o *da Vinci* e o *Versius®*, da empresa britânica CMR Surgical.

## FERRAMENTAS

De modo geral, as principais vantagens da assistência robótica à laparoscopia são:
- visão em 3D com ampliação do campo visual;
- maior ergonomia na realização do procedimento a partir do console;
- eliminação do tremor e outros movimentos involuntários acarretando maior precisão para a realização dos movimentos cirúrgicos;
- maior liberdade de movimentação visto que a ponta da pinça funciona como uma mão (Figura 44.1).

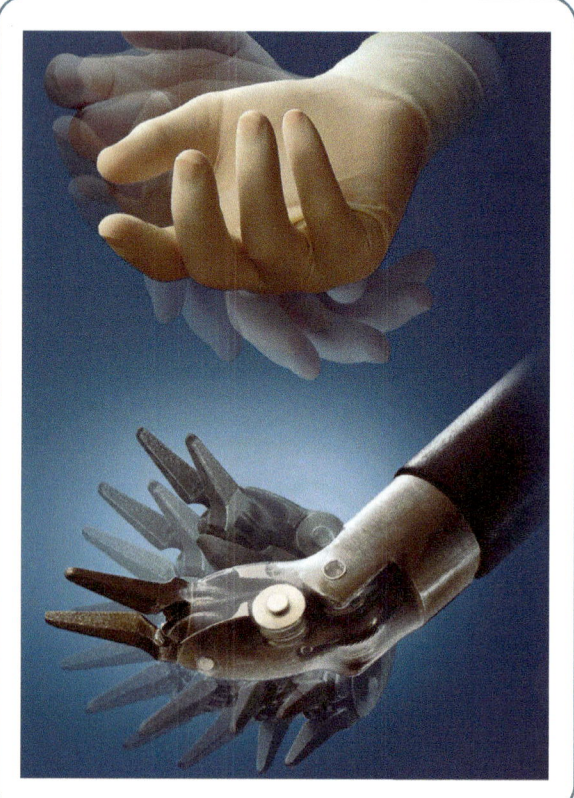

**FIGURA 44.1 –** Movimentação da pinça conforme a de uma mão. Fonte: Acervo da autoria.

O sistema *da Vinci*, o mais utilizado atualmente, é composto por um console cirúrgico e uma torre automatizada controlada por esse console, composta por três ou quatro braços cirúrgicos (Figura 44.2).

Dispõe de diversas pinças de tamanhos variados (5 mm e 8 mm) e oferece a possibilidade de acoplamento de ferramentas como eletrocautérios, pinças de energia ultrassônica e grampeadores cirúrgicos. Oferece também a possibilidade de ajustar a mesa cirúrgica sem desencaixar o sistema, encurtando o tempo cirúrgico.

Os robôs cirúrgicos utilizam câmeras binoculares que transmitem imagens em 3D de alta definição com magnificação de 10 a 15 vezes (Figura 44.3), possibilitando melhor visão de nervos, maior detalhe nas linfadenectomias, em especial, e melhor hemostasia pela visualização de vasos delicados e pequenos. O *software* de realidade aumentada permite a avaliação da perfusão intestinal ou simulação anatômica tridimensional (3D) em tempo real de estruturas abdominais.[2]

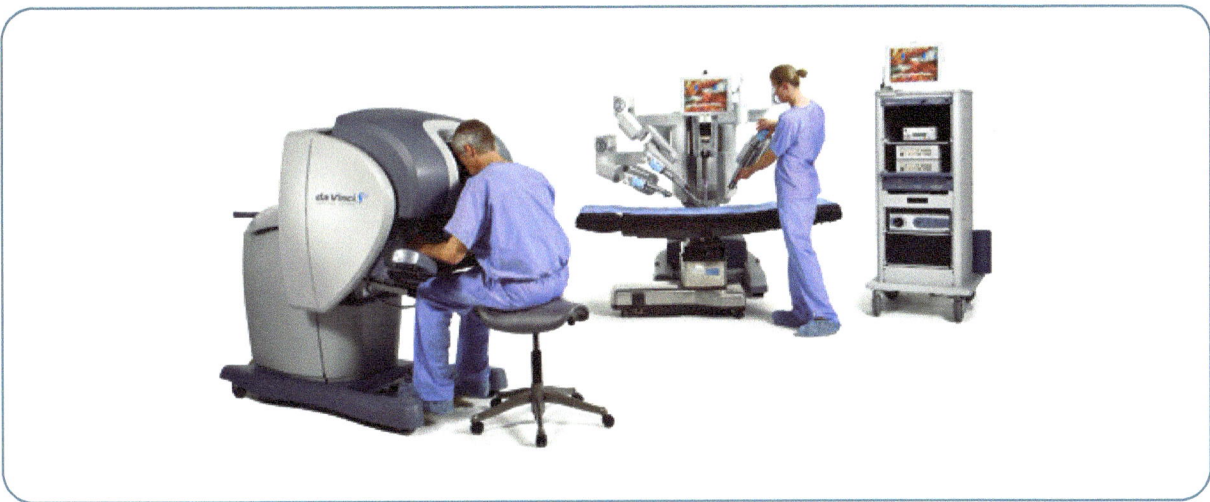

**FIGURA 44.2 –** Equipamento robótico da Vinci®.
Fonte: Acervo da autoria.

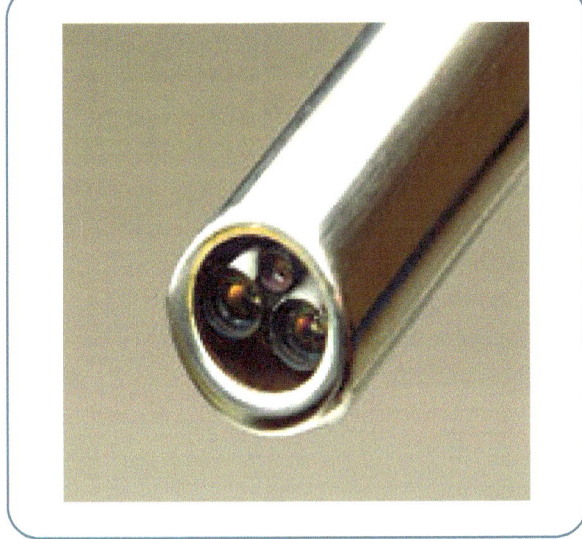

**FIGURA 44.3 –** Duas câmeras compõem o sistema de vídeo do equipamento.
Fonte: Acervo da autoria.

O sistema capta o movimento do cirurgião cerca de 1.300 vezes por segundo e o transmite para os braços robóticos, filtrando tremores. As pinças cirúrgicas são multiarticuladas e se movem em três eixos, o que permite ao cirurgião múltiplos graus de liberdade de movimentação escalonada e manipulação delicada dos tecidos.[1] Dados clínicos já publicados documentam similaridades e/ou resultados clínicos superiores com melhor função pós-operatória, menor perda sanguínea, menor tempo de internação hospitalar e uma curva de aprendizado mais favorável para o cirurgião recém-treinado.

Nos últimos anos, a cirurgia robótica tem sido associada à prática cirúrgica por diferentes especialidades, como ginecologia, gastrocirurgia e urologia. Essa parece ser uma opção e uma ferramenta para o desenvolvimento da laparoscopia, colaborando para bons resultados. Concorda-se, ainda, sobre o fato de que, para poder ser largamente aceita pelos cirurgiões, uma nova tecnologia deve mostrar não ter complicadores, incluindo a montagem do sistema e a continuidade ao longo do procedimento cirúrgico, de modo a não expor o paciente a riscos aumentados ou desconforto pós-operatório, comparativamente a outros procedimentos. A seguir, são descritos os principais procedimentos cirúrgicos do aparelho digestivo realizados na área oncológica com sistemas robóticos.

## Cirurgias colorretais

O sistema robótico tem sido indicado em todos os casos de colectomias e retossigmoidectomias por tumores de cólon sigmoide e de reto alto e baixo, com excisão total do mesorreto (ETM), cuja principal vantagem em relação à cirurgia laparoscópica é o melhor acesso aos tumores de reto baixo.

Inúmeros estudos clínicos, incluindo uma variedade de estudos randomizados, estudos prospectivos não randomizados e uma metanálise[3,4] têm demonstrado que a ressecção do reto laparoscópico resulta em resultados pós-operatórios superiores quando comparados à cirurgia aberta. Ainda, a linfadenectomia, as margens cirúrgicas, a recorrência local e a sobrevida parecem ser similares nos pacientes submetidos à proctectomia tradicional *versus* a laparoscópica.[4-6] Contudo, existe pouca dúvida sobre o fato de a ETM laparoscópica ser extremamente desafiadora e a curva de aprendizado para esse procedimento ser superior, mais longa e mais trabalhosa do que a própria colectomia laparoscópica. Índices de conversão de até 34% foram relatados no estudo CLASSICC britânico, um trabalho prospectivo randomizado comparando a cirurgia colorretal laparoscópica à tradicional.[3]

As maiores falhas da cirurgia laparoscópica colorretal são a complexidade anatômica e a técnica na pelve estreita, o que resulta em manobras de difícil *performance* em virtude da limitação de movimentação de instrumentos não articulados, falta de visão 3D e dificuldade de coordenação motora e visual. A tecnologia robótica foi desenvolvida com o intuito de diminuir as limitações da cirurgia laparoscópica convencional.[7-9] Nos últimos anos, a cirurgia laparoscópica robótica assistida tem surgido com a promessa de melhorar a visão, a destreza e o conforto do cirurgião. Essa técnica é especialmente concebida para dissecção em espaços restritos que necessitam de movimentos precisos e dissecção tecidual minuciosa, especialmente na pelve.[7]

Uma das maiores vantagens do sistema robótico é o controle da estabilidade da câmera em 3D, permitindo visão estável do campo operatório. Os instrumentos multiarticulados permitem dissecções em todos os sentidos, facilitando o acesso pelos dois lados da pelve, permitindo um esforço menor ao cirurgião e uma qualidade superior de dissecção.[9-12] Essa mobilidade é particularmente útil nos casos oncológicos e sobretudo de ETM, visto que a linfadenectomia e a preservação de inervação autonômica pélvica são potencializadas com a visão 3D. De fato, alguns autores demonstram esse benefício;[13] entretanto, o ensaio clínico randomizado ROLARR não encontrou diferença quanto à disfunção geniturinária entre a laparoscopia convencional e a robótica,[13] ou quanto aos resultados funcionais incluídos na síndrome da ressecção anterior do reto.[14] Outros estudos recentes não demonstram diferenças entre procedimentos abertos, laparoscópicos convencionais ou robóticos quanto a margens de ressecção, resultados funcionais, número de linfonodos ressecados ou sobrevida global, nem resultados robustos a respeito de complicações pós-operatórias.[15]

Com as novas plataformas robóticas, a gama de possibilidades de ressecções colorretais complexas e refinadas está se ampliando exponencialmente. Os aparelhos de portal único e robôs endoscópicos vêm trazendo a possibilidade de ressecções transanais locais ou com ETM, procedimentos atualmente limitados a grandes centros em decorrência de sua complexidade técnica com os materiais convencionais.

## Pancreatectomias

Até recentemente, a cirurgia pancreática pertencia exclusivamente ao campo das cirurgias abertas. Constitui-se, sem dúvida, em um dos procedimentos mais desafiadores e complexos encontrados pelos cirurgiões gerais. Necessita tradicionalmente de grandes exposições por meio de incisões amplas, dissecção precisa, manipulação minuciosa, largo conhecimento anatômico e de variações de reconstruções intestinais e pancreáticas.[16]

A morbidade dessas cirurgias chega a 40% e a mortalidade, a cerca de 5% em centros de excelência.[16] As grandes incisões com maior perda de calor, a idade dos pacientes e as manobras de dissecção com a consequente perda sanguínea contribuem para o alto índice de morbidade desse tipo de cirurgia.[16]

A primeira duodenopancreatectomia laparoscópica foi relatada por Gagner e Pomp, em 1994,[17] e a primeira ressecção pancreática robótica foi descrita e publicada em 2003, por Coratti *et al.*[18] Por um lado, o acesso laparoscópico a esses procedimentos não ganhou ampla aceitação em virtude de sua complexidade, da técnica refinada necessária para se realizá-lo e da longa curva de aprendizado necessária para se tornar apto a efetuar esse tipo de procedimento. Por outro lado, a tecnologia robótica traz inúmeras vantagens sobre a técnica laparoscópica, tornando procedimentos tecnicamente desafiadores em cirurgias minimamente invasivas seguras e factíveis.[11]

A pancreatectomia robótica está associada a menor complicação de ferida operatória, perda sanguínea mínima intraoperatória e menor tempo de internação hospitalar,[19,20] com resultados oncológicos semelhantes aos da cirurgia aberta.[1,21] A possibilidade de ressecção R0 juntamente de um baixo nível de complicações perioperatórias torna o ganho de sobrevida a longo prazo similar ao obtido com a cirurgia aberta.[22] Entre as grandes vantagens do uso da cirurgia robótica pancreática, merecem destaque a minimização do trauma criado pela boa exposição e a manipulação delicada das estruturas dissecadas. O custo dessa via, ainda um fator impeditivo em boa parte dos casos até o momento, vem se reduzindo, e a boa experiência adquirida por cirurgiões ao longo dos anos está trazendo o robô para uso mais frequente na cirurgia oncológica pancreática.

As pancreatectomias distais são procedimentos tecnicamente menos complexos do que as ressecções da cabeça pancreática. Entretanto, muitas vezes envolve necessidade de ressecção esplênica por envolvimento do baço ou da artéria ou veia esplênicas, ou pela dificuldade técnica da preservação desses vasos. Esplenectomias podem aumentar infecção pós-operatória e complicações cardiovasculares a longo prazo.[21,23] Apesar de as taxas de preservação do baço na robótica até o momento serem semelhantes às da laparoscopia convencional, a preservação dos vasos esplênicos é maior na robótica.[24]

Para a duodenopancreatectomia, alguns tempos da cirurgia pancreática robótica são superiores ao do acesso laparoscópico: a dissecção da glândula pancreática; a criação do túnel retropancreático; a dissecção e a ressecção do processo uncinado; e a reconstrução pancreática e biliar. Um dos pontos cruciais para a dificuldade em se realizar esse tipo de cirurgia pela via laparoscópica é a anastomose pancreática. Na maioria das vezes, o ducto de Wirsung tem menos de 0,5 cm, o que dificulta, em muito, a anastomose do remanescente pancreático com o jejuno. Nessas situações, os índices de fístula são superiores a 20%, o que justifica se discutirem a indicação e os resultados do acesso videolaparoscópico.[25]

Com o advento dos sistemas robóticos e seus refinamentos técnicos, existe um maior auxílio na dissecção e no controle de pequenos e grandes vasos em consequência da visão 3D do campo operatório e dos instrumentos com pontas articuláveis, permitindo grande amplitude de movimentação e liberdade de dissecção.

O tempo operatório da anastomose biliodigestiva e pancreatojejunal é facilitado e torna-se factível mesmo em ductos menores de 0,5 cm.[25] O índice de fístulas pancreáticas (13%) é não inferior ao da cirurgia aberta,[21] apesar de o uso da plataforma robótica estar associado a um risco menor de desenvolver fístula.[20] A robótica também confere melhor índice de mortalidade (4%) e de complicações pós-operatórias graves (29%).[21]

## Hepatectomias

Houve resistência pelos cirurgiões de fígado na implementação da via laparoscópica para as hepatectomias, parte causada por preocupações como a impossibilidade de compressão manual de vasos sangrantes e o risco de embolização de $CO_2$ no caso de lesão de veias hepáticas. Com o ganho de experiência no método e no procedimento em si, algumas metanálises mostraram que a ressecção hepática laparoscópica é não inferior à aberta[26] em termos de perda sanguínea e de tempo de internação hospitalar e sem diferenças em relação a eventos pós-operatórios adversos ou quanto à radicalidade oncológica.[27] Ainda, preconiza-se atualmente que a via de escolha para hepatectomia lateral esquerda seja a laparoscópica independentemente da etiologia da indicação.[28] Em 2008, um painel de especialistas chegou ao consenso de que a laparoscopia tradicional era mais adequada para a ressecção de tumores localizados nos segmentos II, III, IVb, V e VI, nos inferiores a 5 cm e nas lesões da periferia do fígado.[26]

Giulianotti publicou a primeira série de casos em 2003[18] e, em 2011, relatou 71 casos de lobectomias e segmentectomias hepáticas robóticas, em sua maior parte por procedimentos maiores (63%), com resultados muito favoráveis: 8,4% de complicações relevantes e nenhum óbito.[10]

A introdução da hepatectomia robótica vem abrir um novo horizonte de estratégias de tratamento e superar as limitações da cirurgia laparoscópica, como tumores mais volumosos e de localização posterior, procedimentos dificultados pelos instrumentais laparoscópicos convencionais rígidos. Estudos comparativos mostraram não haver diferença entre perda sanguínea, comprometimento oncológico da peça cirúrgica ou complicações pós-operatórias entre o uso da plataforma robótica e da laparoscopia convencional, com tempo cirúrgico mais prolongado quando do uso do robô, porém menor conversão para cirurgia aberta nesse grupo.[26,29,30] A ressecção hepática por videolaparoscopia necessita frequentemente de grampeadores para controle de grandes vasos. O robô permite suturas com muita rapidez e agilidade, o que possibilita o controle de grandes vasos sem uso de grampeadores endoscópicos, reduzindo o custo do procedimento.

Em 2018, o primeiro consenso internacional em cirurgia hepática robótica foi publicado.[29] O grupo reconhece que os resultados pós-operatórios e oncológicos são semelhantes aos das hepatectomias abertas e as laparoscópicas, apesar de um tempo cirúrgico mais prolongado. Acreditamos que, com a padronização da técnica laparoscópica, um encurtamento desse tempo deve ocorrer, resultando em uma provável preferência pela via robótica. [29]

Novas tecnologias dignas de nota estão sendo agregadas aos procedimentos cirúrgicos e farão diferença nas ressecções hepáticas. A realidade aumentada associada à robótica tem potencial de promover a reconstrução da imagem hepatobiliar, sobrepondo informações anatômicas obtidas previamente com exames de imagem ao fígado visualizado durante o procedimento,[31] por meio apenas de atualizações de *software* da plataforma, uma vez que esta já dispõe de dispositivos para localização das pinças para o procedimento a todo o tempo. O uso de indocianina verde endovenosa com imagem otimizada por fluorescência de infravermelho próximo já é feito atualmente para visualização mais acurada dos nódulos hepáticos e da irrigação, e estudos estão em andamento para definir seu benefício na segurança das margens oncológicas e nos resultados pós-operatórios.

### Esofagectomia

A esofagectomia é uma cirurgia tecnicamente difícil e que necessita de um cirurgião e de um time cirúrgico habilidosos e experientes. Sua realização carrega como inerente uma alta morbimortalidade de 4,8% em centros de grande experiência a 19% em centros de baixo volume.[32] Por necessidade de abordagem em duas ou três localidades – abdome, tórax e cervical –, diversas técnicas são propostas, das quais as mais utilizadas são a de McKeown, que inclui dissecção abdominal, em hemitórax direito e cervical com anastomose cervical; a de Ivor-Lewis, com abordagem abdominal e de hemitórax direito com anastomose na última; e a trans-hiatal ou trans-mediastinal, com abordagem abdominal adentrando o hiato e mediastino por essa via, e cervical, em que é realizada a anastomose.

No final da década de 1980, as técnicas minimamente invasivas foram introduzidas para o tratamento do câncer esofágico. De Paula,[33] em 1995, e Swanstrom,[34] em 1997, foram os primeiros a relatar a abordagem por via laparoscópica trans-hiatal; Horgan *et al.*,

em 2003, realizaram a primeira robótica.[35] Curtos tempos cirúrgicos, menor perda sanguínea, menor tempo em unidade de terapia intensiva (UTI) e menor tempo de internação foram relatados.[36] O uso do sistema robótico permite ao cirurgião trabalhar em um espaço estreito como o mediastino, superando a limitação espacial experimentada pelo uso da técnica laparoscópica ou toracoscópica. Os instrumentos 7,5 cm mais longos do que os laparoscópicos tornam o acesso ao mediastino alto factível, juntamente da articulação dos instrumentos, de modo similar a uma mão humana.[40] As complicações encontradas foram as mesmas da esofagectomia videolaparoscópica.[37,38]

Preferencial como rotina em alguns serviços e primeira opção para tumores volumosos, as esofagectomias transtorácicas com linfadenectomia extensa estão associadas com alta morbidade, em relação à esofagectomia trans-hiatal. A taxa de morbidade pode ser reduzida utilizando técnicas minimamente invasivas, tornando-se uma opção cirúrgica a mais para os pacientes. O *trial* TIME, que randomizou 115 indivíduos em procedimentos abdominais e torácicos abertos e laparoscópicos, encontrou os mesmos resultados cirúrgicos a longo prazo, porém conferiu à técnica minimamente invasiva menores taxas de pneumonias (9% *versus* 29%) e de internação hospitalar.[32] Avaliando a robótica, o ROBOT randomizou 112 pacientes para esofagectomia robótica laparoscópica ou aberta, com menos complicações graves (59% *versus* 80% $p = 0,02$) e menor índice de complicações de sítio cirúrgico, pulmonares e cardíacas, com iguais resultados oncológicos e de sobrevida.[39]

Em resumo, a via minimamente invasiva vem conferindo à esofagectomia, um procedimento de alta morbidade, melhores resultados a curto prazo, com o mesmo rigor oncológico e sobrevida dos procedimentos abertos. O desenvolvimento de novas ferramentas para a robótica, devem otimizar ainda mais esses desfechos.

### Gastrectomias

A ressecção cirúrgica é a única abordagem curativa no tratamento do câncer gástrico, tanto a endoscópica para tumores precoces como as gastrectomias para os que invadem a lâmina própria da mucosa. Assim como nas esofagectomias, a gastrectomia e a linfadenectomia robótica podem ser consideradas seguras. Entretanto, uma vez que a laparoscopia convencional está suficientemente estabelecida no tratamento do câncer gástrico, o uso da robótica para a gastrectomia ainda não teve o crescimento esperado. A cirurgia robótica não veio para eliminar a cirurgia aberta ou laparoscópica no tratamento do câncer, mas agrega ainda mais no tratamento do paciente oncológico.

Em 2016, o Korean Laparoscopic Study Group (KLASS) publicou seus achados de estudo randomizado multicêntrico comparando 1.426 gastrectomias distais abertas ou laparoscópicas para tumores gástricos precoces.[40] Os procedimentos minimamente invasivos tiveram taxa global de complicações menores (13% versus 19%, $p < 0,001$) primariamente por menor número de complicações incisionais e um número total de linfonodos adequado (deve ser maior do que 15) apesar do número menor de linfonodos menor (40,5 versus 43,7, p < 0,001).[40] Outros grupos mostraram que, em determinadas estações linfonodais, a visão tridimensional e a maior articulação do robô proporcionaram melhor dissecção, com maior número de linfonodos ressecados: a suprapancreática; e a do hilo esplênico.[41,42]

Metanálise publicada por Chen, em 2017, incluiu 19 estudos, grande parte do leste asiático, com 5.953 pacientes submetidos a gastrectomias laparoscópicas ou robóticas, sem inferioridade do último em relação à morbimortalidade, ressecção linfonodal ou aos índices de recidiva.[43] Mais adiante, Ojima, em estudo randomizado prospectivo, encontrou menor número de complicações clinicamente relevantes no grupo das gastrectomias robóticas do que nas laparoscópicas (8,8% versus 19,7%, $p = 0,02$).[44] E para solidificar a implementação da gastrectomia robótica no dia a dia da Medicina japonesa, Suda realizou um estudo retrospectivo de mundo real com 9.981 pacientes com gastrectomias minimamente invasivas, 2.675 deles pela via robótica. Nessa avaliação, não houve diferenças significativa entre as abordagens, à exceção de um tempo cirúrgico mais longo (354 versus 298 min, $p < 0,001$), maior incidência de reoperação (2,2% versus 1,2%, $p = 0,004$), porém com menos dias de internação hospitalar (10 versus 11, $p < 0,001$) no grupo que utilizou o robô.[45] O maior índice de reoperações se deu por herniações de intestino delgado por orifícios dos trocartes do robô, de 8 mm a 12 mm, complicação que pode ser reduzida com a rotina de fechamento da aponeurose desses acessos.[45]

Para o cirurgião com habilidades laparoscópicas preestabelecidas, com os benefícios da imagem tri-dimensional e os instrumentos articulados, a curva de aprendizado necessária para a realização de gastrectomia robótica com proficiência tende a ser menor do que a da laparoscopia convencional. A maior vantagem da gastrectomia oncológica robótica sobre a laparoscópica até o momento é a sua menor curva de aprendizado, que chega a ser um terço do número de procedimentos laparoscópicos convencionais.[45] E a introdução das novas plataformas robóticas agregará ainda mais na segurança e na eficiência do tratamento cirúrgico.

## REFERÊNCIAS

1. Oshiro EO, Fernández-Represa JÁ. Estado actual de la cirugía robótica digestiva a la luz de la medicina basada en la evidencia. Cirugía Española. 2009;85(3):132-9.

2. Sebastián-Tomás JC, Santarrufina-Martínez S, Navarro-Martínez S, Gonzálvez-Guardiola P, Martínez-López E, Payá-Llorente C, et al. Robotic total mesorectal excision: state of the art. Mini-invasive Surgery. 2021;13(8):834-847.

3. Guillou PJ, Quirke P, Thorpe H, Walker J, Jayne DG, Smith AMH, et al. Short-term endpoints of conventional versus laparoscopic-assisted surgery in patients with colorectal cancer (MRC CLASICC trial): multicentre, randomised controlled trial. The Lancet. 2005;365(9472):1718-26.

4. Leung KL, Kwok SPY, Lam SCW, Lee JFY, Yiu RYC, Ng SSM, et al. Laparoscopic resection of rectosigmoid carcinoma: prospective randomised trial. The Lancet. 2004;363(9416):1187-92.

5. Rubino F, Mutter D, Marescaux J, Leroy J, Jamali F, Forbes L, et al. Laparoscopic total mesorectal excision (TME) for rectal cancer surgery: long-term outcomes. Surgical Endoscopy. 2004;18(2):281-9.

6. Ballantyne GH, Moll F. The da Vinci telerobotic surgical system: the virtual operative field and telepresence surgery. Surgical Clinics of North America. 2003;83(6):1293-304.

7. Rawlings AL, Woodland JH, Crawford DL. Telerobotic surgery for right and sigmoid colectomies: 30 consecutive cases. Surgical Endoscopy. 2006;20(11):1713-8.

8. Ntourakis D, Marzano E, Penza PAL, Bachellier P, Jaeck D, Pessaux P. Robotic distal splenopancreatectomy: bridging the gap between pancreatic and minimal access surgery. Journal of Gastrointestinal Surgery. 2010;14(8):1326-30.

9. Gagner M, Pomp A. Laparoscopic pylorus-preserving pancreatoduodenectomy. Surgical Endoscopy. 1994;8(5):408-10.

10. Giulianotti PC, Coratti A, Sbrana F, Addeo P, Bianco FM, Buchs NC, et al. Robotic liver surgery: Results for 70 resections. Surgery. 2011;149(1):29-39.

11. Hanly EJ, Talamini MA. Robotic abdominal surgery. The American Journal of Surgery. 2004;188(4):19-26.

12. Giuratrabocchetta S, Formisano G, Salaj A, Opocher E, Ferraro L, Toti F, et al. Update on robotic total mesorectal excision for rectal cancer. Journal of Personalized Medicine. 2021;11(9):900.

13. Jayne D, Pigazzi A, Marshall H, Croft J, Corrigan N, Copeland J, et al. Effect of robotic-assisted vs conventional laparoscopic surgery on risk of conversion to open laparotomy among patients undergoing resection for rectal cancer. JAMA. 2017;318(16):1569.

14. Bolton WS, Chapman SJ, Corrigan N, Croft J, Collinson F, Brown JM, et al. The Iicidence of low anterior resection syndrome as assessed in an international randomized controlled trial (MRC/NIHR ROLARR). Annals of Surgery. 2021;274(6):e1223-9.

15. Ruiz MG, Escribano ML, Fernández CC, Poch LC, Martínez SS. Robotic surgery for colorectal cancer. Annals of Gastroenterological Surgery. 2020;4(6):646-51.

16. Fernández-Cruz L, Cosa R, Blanco L, Levi S, López-Boado MA, Navarro S. Curative laparoscopic resection for pancreatic neoplasms: a critical analysis from a single institution. Journal of Gastrointestinal Surgery. 2007;11(12):1607-22.

17. Gagner M, Pomp A. Laparoscopic pancreatic resection: is it worthwhile? Journal of Gastrointestinal Surgery. 1997;1(1):20-6.

18. Giulianotti PC. Robotics in general surgery. Archives of Surgery. 2003;138(7):777.

19. Zureikat AH, Beane JD, Zenati MS, Abbas AI al, Boone BA, Moser AJ, et al. 500 Minimally invasive robotic pancreatoduodenectomies. Annals of Surgery. 2021;273(5):966-72.

20. Girgis MD, Zenati MS, King JC, Hamad A, Zureikat AH, Zeh HJ, et al. Oncologic outcomes after robotic pancreatic resections are not inferior to open surgery. Annals of Surgery. 2021;274(3):e262-8.

21. Millan MT, Zureikat AH, Hogg ME, Kowalsky SJ, Zeh HJ, Sprys MH, et al. A propensity score – matched analysis of robotic vs open pancreatoduodenectomy on incidence of pancreatic fistula. JAMA Surgery. 2017;152(4):327.

22. Pierce RA, Spitler JA, Hawkins WG, Strasberg SM, Linehan DC, Halpin VJ, et al. Outcomes analysis of laparoscopic resection of pancreatic neoplasms. Surgical Endoscopy. 2007;21(4):579-86.

23. Weledji EP. Benefits and risks of splenectomy. International Journal of Surgery. 2014 Jun;12(2):113-9.

24. Aiolfi A, Lombardo F, Bonitta G, Danelli P, Bona D. Systematic review and updated network meta-analysis comparing open, laparoscopic, and robotic pancreaticoduodenectomy. Updates in Surgery. 2021;73(3):909-22.

25. Palanivelu C, Jani K, Senthilnathan P, Parthasarathi R, Rajapandian S, Madhankumar MV. Laparoscopic pancreaticoduodenectomy: technique and outcomes. J Am Coll Surg. 2007;205(2):222-30.

26. Buell JF, Cherqui D, Geller DA, O'Rourke N, Iannitti D, Dagher I, et al. The international position on laparoscopic liver surgery. Annals of Surgery. 2009;250(3):825-30.

27. Simillis C, Constantinides VA, Tekkis PP, Darzi A, Lovegrove R, Jiao L, et al. Laparoscopic versus open hepatic resections for benign and malignant neoplasms – a meta-analysis. Surgery. 2007;141(2):203-211.e4.

28. Chang S, Laurent A, Tayar C, Karoui M, Cherqui D. Laparoscopy as a routine approach for left lateral sectionectomy. British Journal of Surgery. 2007;94(1):58-63.

29. Liu R, Wakabayashi G, Kim HJ, Choi GH, Yiengpruksawan A, Fong Y, et al. International consensus statement on robotic hepatectomy surgery in 2018. World Journal of Gastroenterology. 2019;25(12):1432-44.

30. Wakabayashi G, Cherqui D, Geller DA, Han HS, Kaneko H, Buell JF. Laparoscopic hepatectomy is theoretically better than open hepatectomy: preparing for the 2nd International Consensus Conference on Laparoscopic Liver Resection. Journal of Hepato-Biliary-Pancreatic Sciences. 2014;21(10):723-31.

31. Soler L, Nicolau S, Pessaux P, Mutter D, Marescaux J. Real-time 3D image reconstruction guidance in liver resection surgery. Hepatobiliary Surg Nutr. 2014;3(2):73-81.

32. Straatman J, van der Wielen N, Cuesta MA, Daams F, Garcia JR, Bonavina L, et al. Minimally invasive versus open esophageal resection. Annals of Surgery. 2017;266(2):232-6.

33. DePaula AL, Hashiba K, Ferreira EA, de Paula RA, Grecco E. Laparoscopic transhiatal esophagectomy with esophagogastroplasty. Surg Laparosc Endosc. 1995;5(1):1-5.

34. Swanstrom LL. Laparoscopic total esophagectomy. Archives of Surgery. 1997;132(9):943.

35. Jacobsen G, Elli F, Horgan S. Robotic surgery update. Surgical Endoscopy. 2004;18(8):1186-91.

36. Nguyen NT, Roberts P, Follette DM, Rivers R, Wolfe BM. Thoracoscopic and laparoscopic esophagectomy for benign and malignant disease: lessons learned from 46 consecutive procedures. J Am Coll Surg. 2003;197(6):902-13.

37. Parry K, Ruurda JP, van der Sluis PC, van Hillegersberg R. Current status of laparoscopic transhiatal esophagectomy for esophageal cancer patients: a systematic review of the literature. Diseases of the Esophagus. 2017;30(1):1-7.

38. Mederos MA, de Virgilio MJ, Shenoy R, Ye L, Toste PA, Mak SS, et al. Comparison of clinical outcomes of robot-assisted, video-assisted, and open esophagectomy for esophageal cancer. JAMA Network Open. 2021;4(11):e2129228.

39. van der Sluis PC, Ruurda JP, van der Horst S, Verhage RJJ, Besselink MGH, Prins MJD, et al. Robot-assisted minimally invasive thoraco-laparoscopic esophagectomy versus open transthoracic esophagectomy for resectable esophageal cancer, a randomized controlled trial (ROBOT trial). Trials. 2012;13(1):230.

40. Kim W, Kim HH, Han SU, Kim MC, Hyung WJ, Ryu SW, et al. Decreased morbidity of laparoscopic distal gastrectomy compared with open distal gastrectomy for stage I gastric cancer. Annals of Surgery. 2016;263(1):28-35.

41. Kim YW, Reim D, Park JY, Eom BW, Kook MC, Ryu KW, et al. Role of robot-assisted distal gastrectomy compared to laparoscopy-assisted distal gastrectomy in suprapancreatic nodal dissection for gastric cancer. Surgical Endoscopy. 2016;30(4):1547-52.

42. Solaini L, Avanzolini A, Pacilio CA, Cucchetti A, Cavaliere D, Ercolani G. Robotic surgery for gastric cancer in the west: a systematic review and meta-analyses of short--and long-term outcomes. International Journal of Surgery. 2020;83:170-5.

43. Chen K, Pan Y, Zhang B, Maher H, Wang X, Cai X. Robotic versus laparoscopic gastrectomy for gastric cancer: a systematic review and updated meta-analysis. BMC Surgery. 2017;17(1):93.

44. Ojima T, Nakamura M, Hayata K, Kitadani J, Katsuda M, Takeuchi A, et al. Short-term outcomes of robotic gastrectomy vs laparoscopic gastrectomy for patients with gastric cancer. JAMA Surgery. 2021;156(10):954.

45. Suda K, Yamamoto H, Nishigori T, Obama K, Yoda Y, Hikage M, et al. Safe implementation of robotic gastrectomy for gastric cancer under the requirements for universal health insurance coverage: a retrospective cohort study using a nationwide registry database in Japan. Gastric Cancer. 2022;25(2):438-49.

# 45

# Princípios da Radioterapia

Fabio Biagini Cury
Luis Souhami

## DESTAQUES

- Como consequência ao efeito direto ou indireto da radiação, diferentes danos podem ser provocados no DNA celular, visando à destruição das células tumorais.
- Modalidades comumente empregadas:
  - Teleterapia: a fonte de radiação situa-se longe do tumor, fora do corpo do paciente e, por isso, também é chamada radioterapia externa; fótons e elétrons são os tipos de radiação mais utilizados na radioterapia externa atualmente; feixe de radiação ionizante pode ser manipulado e focalizado à região de interesse de forma a tratar o tumor com altas doses e, ao mesmo tempo, proteger os tecidos normais adjacentes.
  - Braquiterapia: a fonte de radiação é colocada próximo ou dentro do tumor a ser tratado; os principais isótopos radioativos utilizados são irídio-192, iodo-125, paládio-103, césio-137, e ouro-198; a colocação de fontes de radiação próximas ao tumor determina uma queda brusca da dose fora do volume alvo e, com isso, o volume da irradiação em doses mais elevadas se limitará a uma pequena área, menor do que aquela irradiada pela fonte externa de radiação ou teleterapia.

## INTRODUÇÃO

A radioterapia é uma disciplina da Medicina que envolve conhecimentos clínicos, de Física Médica e de Biologia (Radiobiologia) com a finalidade de utilizar radiações ionizantes no tratamento de tumores malignos e, ocasionalmente, de tumores benignos. Seu objetivo é destruir células tumorais por meio da deposição de uma dose precisa de irradiação no volume-alvo a ser tratado, com mínimo dano aos tecidos normais vizinhos.

A história da radiação ionizante é relativamente recente. O físico Wilhelm Conrad Roentgen descobriu os raios X em 1895, enquanto trabalhava com um tubo de raios catódicos na Universidade de Wuerzburg, Alemanha. Estes raios X tinham a capacidade de atravessar diversos materiais, incluindo tecidos humanos, mas eram parados por objetos metálicos e ossos. Pouco tempo depois, os novos raios já eram utilizados nos campos de batalha, auxiliando os médicos de campanha a localizar balas alojadas em soldados feridos.[1]

Henri Becquerel descobriu, de maneira acidental, uma nova forma de irradiação, inicialmente denominada "raios Becquerel", com capacidade de penetrar alumínio e cobre, partindo de sais de urânio em repouso. Pela descoberta da radioatividade espontânea, Becquerel recebeu o prêmio Nobel de Física em 1903. Esse prêmio foi divido com Pierre e Marie Curie, que, em suas pesquisas, isolaram, entre outras substâncias radioativas, o rádio – o material com a maior radioatividade espontânea do que todos os outros até então.[2,3]

Apesar de muitas controvérsias e diversos relatos, a primeira pessoa a utilizar irradiação no tratamento de lesões cancerosas foi Emil Grubbé, um médico de Chicago, Estados Unidos, que empregou os raios recém-descobertos por Roentgen na tentativa de controlar um câncer de mama recidivado após cirurgia, em janeiro de 1896, e acabou recebendo o título histórico de "primeiro radio-oncologista do mundo".[4] Após essa primeira tentativa de se utilizar a radiação no tratamento do câncer, diversos outros relatórios surgiram nos anais da medicina,[5-7] e a radioterapia tornou-se conhecida como uma especialidade médica e científica no início do século XX.

É correto afirmar que, no início de sua utilização, muitos tratamentos foram realizados de forma empírica, sem fundamentos científicos ou racionais bem esclarecidos. Porém, como mencionado por Jack Fowler, em 1966, "se os radioterapeutas tivessem esperado por uma completa base científica antes de tratar o primeiro paciente, a radioterapia ainda não teria sido iniciada".[8] Um exemplo de tal empiricismo é a forma como os pacientes eram tratados no início do século passado – uma única dose intensa de radiação, geralmente com 1 hora de duração, e com terríveis efeitos colaterais. Após uma sugestão, inicialmente considerada controversa, em 1914, de que o tratamento poderia funcionar melhor se "fracionado", apenas em 1922 foi comprovado que múltiplas pequenas doses de radiação são tão efetivas quanto o tratamento em dose única, porém com menos efeitos secundários. Iniciaram-se, desta maneira, os estudos radiobiológicos, ou dos efeitos das radiações ionizantes (i.e., aquelas que causam ejeção de elétrons orbitais do átomo/molécula do meio irradiado) sobre o tumor e tecidos normais de pacientes com câncer, ganhando força nos anos 1950 e formando a base da Radiobiologia moderna.[9]

## FORMAS DE RADIOTERAPIA

A radioterapia pode ser classificada em diferentes tipos dependendo da posição da fonte de radiação em relação ao paciente. A forma a ser escolhida para um determinado tratamento dependerá de fatores como o tipo de câncer, a localização do tumor, o estádio do tumor, além da saúde geral do paciente, entre outros.

### Radioterapia externa ou teleterapia

O termo "teleterapia" (do grego *tele*: distante) refere-se ao posicionamento da fonte de radiação longe do tumor, fora do corpo do paciente, e por isso também denomina-se "radioterapia externa". É utilizado em tratamentos com finalidade curativa e paliativa. O feixe de radiação ionizante pode ser manipulado e focalizado à região de interesse de forma a tratar o tumor com altas doses e, ao mesmo tempo, proteger os tecidos normais adjacentes. Fótons e elétrons são os tipos de radiação mais utilizados na radioterapia externa atualmente.

Durante a primeira metade do século XX, a radioterapia externa era realizada apenas com fótons de baixa energia (até 500 kiloVolts – kV), com limitado poder de penetração, provenientes de tubos geradores de raios X.[5] Esse tipo de irradiação ficou conhecido como "radioterapia superficial" ou "ortovoltagem". Além disso, o planejamento do tratamento era bastante rudimentar e o primeiro método de mensuração de dose foi implantado somente nos anos 1920. Apenas em 1948, em Londres, Inglaterra, foi desenvolvido o primeiro acelerador linear de elétrons, operando com energia de 8 megavolts (MV). Em 1956, nos Estados Unidos, na Universidade de Stanford, Califórnia, um acelerador linear de 6 MV foi instalado e utilizado clinicamente. Alguns anos antes, em 1951, a primeira máquina de teleterapia utilizando um radionuclídeo artificial foi instalada em London, Ontário, Canadá. Esse sistema com cobalto-60 emite fótons de alta energia (1,25 MV) e ainda é utilizado, principalmente em países em desenvolvimento. A utilização dessas novas energias de irradiação originou a radioterapia de megavoltagem, isto é, aparelhos com energia superior a 1 MV. Alem disso, a utilização dessas máquinas de tratamento com fótons e elétrons de megavoltagem permitiu a redução significativa no tempo de tratamento de horas para minutos.

Nessa época, o planejamento dos tratamentos era realizado utilizando-se radiografias das áreas de interesse, somadas a cálculos baseados no desenho da superfície do paciente. A introdução da tecnologia por imagem com capacidade de visualização em três dimensões (3D), por meio inicialmente da tomografia axial computadorizada (TAC), associada com o desenvolvimento de sistemas sofisticados de planejamento por computação, permitiu a reconstrução e a visualização apropriada das estruturas anatômicas, facilitando uma melhor definição dos volumes de tratamento e deu início à radioterapia moderna. Esses avanços possibilitaram um aumento da dose de irradiação para o sítio tumoral, limitando significativamente a dose nos tecidos normais adjacentes.

Essa evolução tecnológica culminou com o desenvolvimento de equipamentos extremamente sofisticados, com precisão milimétrica, para o tratamento radioterápico. O Gamma Knife foi um dos primeiros aparelhos a utilizar a ideia de multifeixes de irradiação focalizados sobre o volume-alvo e minimizando a dose nos tecidos normais vizinhos à lesão. Utilizando 201 fontes de cobalto, esse equipamento foi criado especificamente para uso na radiocirurgia estereotática intracraniana (discutida a seguir).

A utilização em larga escala da radioterapia conformal 3D (3DCRT) ocorreu nos anos 1990 com o desenvolvimento de sistemas de planejamento mais rápidos e com a introdução de aceleradores lineares dotados de colimadores multifolhas (multi-leaf). Esses avanços permitiram o emprego de doses mais altas de radiação de maneira segura, utilizando campos de tratamento individualmente criados para os formatos específicos dos volumes-alvo de tratamento, sem aumentar significativamente a dose nos tecidos vizinhos. O sucesso do tratamento 3DCRT propiciou o desenvolvimento de complexos equipamentos de teleterapia cada vez mais precisos e sofisticados. A tomoterapia (do grego tomo: cortes), por exemplo, é um sistema de tratamento no qual o acelerador linear está localizado dentro de um aparelho semelhante ao da TAC e o tratamento é realizado de forma a tratar pequenas frações do tumor conforme a mesa de tratamento move o paciente dentro do anel que contém o acelerador linear. Utilizando colimadores multifolhas dinâmicos, antes da realização do tratamento, imagens de TAC são obtidas e o paciente é adequadamente reposicionado, minimizando, assim, erros de posicionamento e de movimentação de órgãos entre frações. O Cyber Knife, outro desenvolvimento moderno, é um sistema robótico de radioterapia no qual um acelerador linear foi montado em um robô industrial. Desta forma e utilizando colimadores de tungstênio ("cones" com 5 mm a 60 mm de diâmetro) para definir a espessura do feixe de tratamento, o trabalho conjunto entre o braço robótico e a mesa robótica permite o tratamento de lesões em diversos ângulos, utilizando o princípio de radiocirurgia, isto é, altas doses de radiação por fração, com um numero reduzido de frações. A Figura 45.1 mostra alguns desses aparelhos em uso corrente nos departamentos de radioterapia.

## Radiações eletromagnéticas

As formas mais comuns de radiação ionizante eletromagnética são os raios X e raios gama, ambos com propriedades físicas bastante semelhantes (ondas oscilantes de energia elétrica e magnética) denominados "fótons". Os raios X são produzidos pela colisão de elétrons acelerados em um tubo contra um alvo, e a energia cinética dos elétrons será transformada em calor e raios X, que, dependendo da sua energia, serão utilizados para irradiação de tumores superficiais (50 kV a 500 kV) ou profundos (1 MV a 25 MV). Os raios X superficiais são produzidos por máquinas de ortovoltagem, com funcionamento semelhante aos sistemas de raios X de diagnóstico, enquanto os raios X de megavoltagem são produzidos por aceleradores lineares. Os raios gama são produzidos por isótopos radioativos, isto é, materiais com excesso de energia (forma instável), que, na tentativa de alcançar sua forma estável, emitem energia na forma de radiações eletromagnéticas que podem provocar ionização do meio irradiado. O isótopo mais utilizado atualmente em radioterapia externa é o cobalto-60, que produz feixes de raios gama de 1,25 MV, permitindo irradiação de tumores profundos.

## Radiações particuladas

Diferentemente dos fótons, que são puramente ondas de energia eletromagnética, a radiação particulada consiste de partículas atômicas e subatômicas que carregam energia na forma de energia cinética ou massa em movimento. Fazem parte deste grupo de partículas utilizadas em radioterapia elétrons, prótons, partículas alfa, nêutrons e íons pesados.

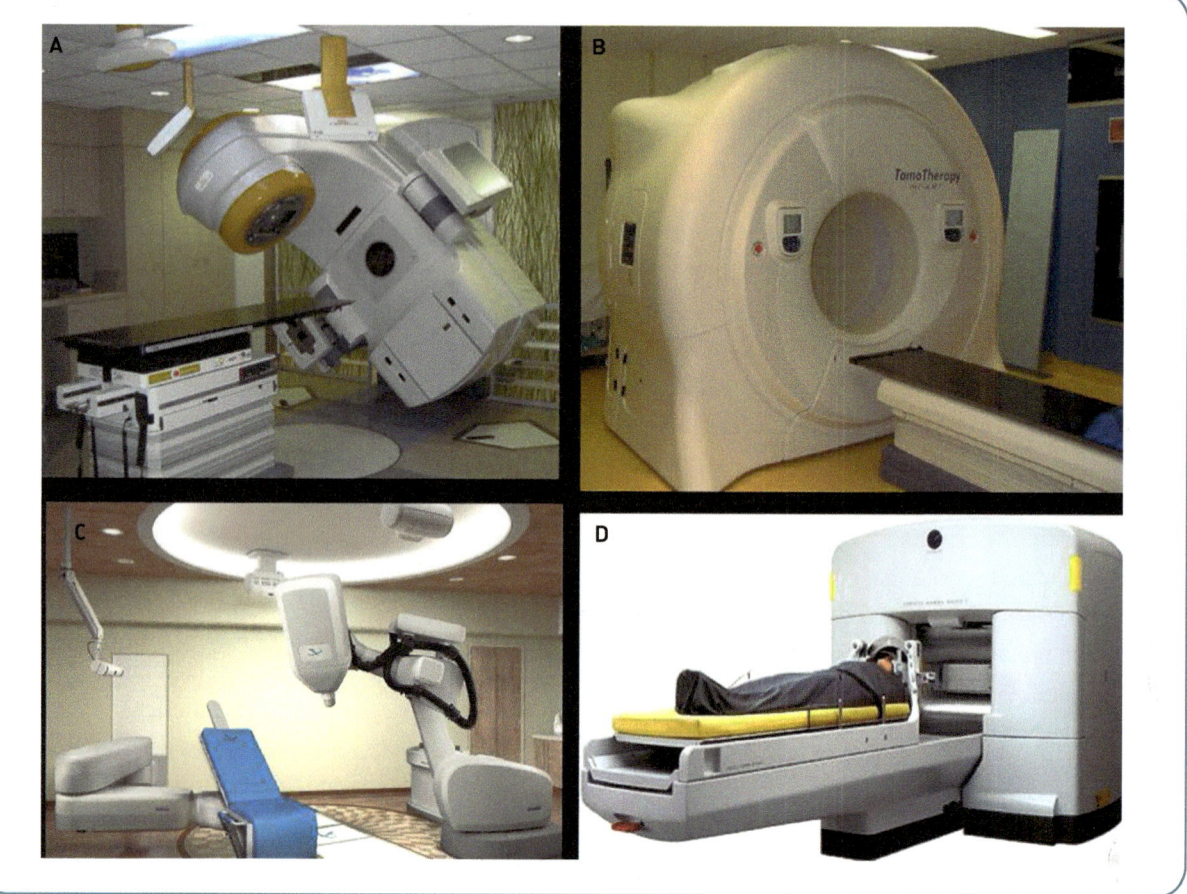

**FIGURA 45.1** – Exemplos de aparelhos modernos de radioterapia. (**A**) Acelerador linear de última geração capacitado para realizar, simultaneamente com a irradiação, o controle do posicionamento do volume-alvo (*image guided radiation therapy*). (**B**) Tomoterapia. (**C**) Cyber Knife. (**D**) Gamma Knife.
Fonte: Acervo da autoria.

Os raios X são formados pelo bombardeamento de um alvo com elétrons acelerados. Se este alvo é retirado, os elétrons acelerados a altas energias (4 a 25 megaeletronvolts (MeV)) poderão formar um feixe que, em virtude de suas características físicas, quando direcionado ao paciente, será bastante útil no tratamento de lesões localizadas a menos de 5 cm da superfície cutânea. Elétrons são pequenas partículas carregadas negativamente que depositam sua energia na superfície da matéria irradiada, perdendo sua energia a um índice aproximado de 2 MeV/cm na água ou em tecido semelhante.

Outra forma de radiação particulada que está ganhando popularidade na radioterapia são os prótons. Os prótons são partículas carregadas positivamente com massa cerca de 2 mil vezes maior do que os elétrons e que, consequentemente, requerem tecnologia mais complexa e mais cara para acelerá-los às energias úteis, entre 50 e 250 MeV. As características físicas dos prótons (*bragg peak*) permitem que a deposição de energia ocorra de maneira a melhor proteger os tecidos normais adjacentes ao volume tumoral, fazendo da protonterapia um tratamento promissor, especialmente de tumores que necessitem de altas doses próximo a estruturas nobres, como sarcomas em base de crânio, e tumores em crianças e adultos jovens.

## Braquiterapia

Quando a fonte de radiação é colocada perto ou dentro do tumor a ser tratado, o tratamento denomina-se "braquiterapia" (do grego *brachi/o*: curto). Com a colocação de fontes de radiação próximas ao tumor, ocorre uma queda brusca da dose fora do volume-alvo e, com isso, o volume da irradiação em doses mais elevadas se limitará a uma pequena área, menor do que aquela irradiada pela fonte externa de radiação, ou teleterapia. Assim, os efeitos da radiação ocorrerão particularmente no volume-alvo reduzindo a quantidade de irradiação dos tecidos normais e, consequentemente, a toxicidade relacionada a esse tratamento. A desvantagem é que a braquiterapia pode ser utilizada apenas em casos de tumores pequenos e bem localizados. Por esse motivo, muitas vezes a braquiterapia é utilizada como complementação de dose à radioterapia externa, aumentando, assim, a dose de irradiação em uma área específica e limitada. Uma comparação entre distribuições de dose para radioterapia externa e braquiterapia é apresentada na Figura 45.2.

O implante do material radioativo pode ser realizado através de cateteres plásticos, dentro dos quais o material radioativo será inserido, ou então através da inserção direta do material radioativo no paciente. Dependendo do local de inserção das fontes, a braquiterapia pode ser classificada como *intersticial*, quando o implante é realizado diretamente no tumor, como no caso de câncer de próstata; *intraluminal*, quando o implante é colocado dentro de um aplicador, o qual está inserido em uma passagem natural do corpo humano, como o esôfago ou brônquios; *intracavitária*, quando o implante é colocado dentro de uma cavidade do corpo humano, por exemplo na vagina ou no colo uterino; ou *de superfície*, quando o implante é posicionado na superfície do tumor, como

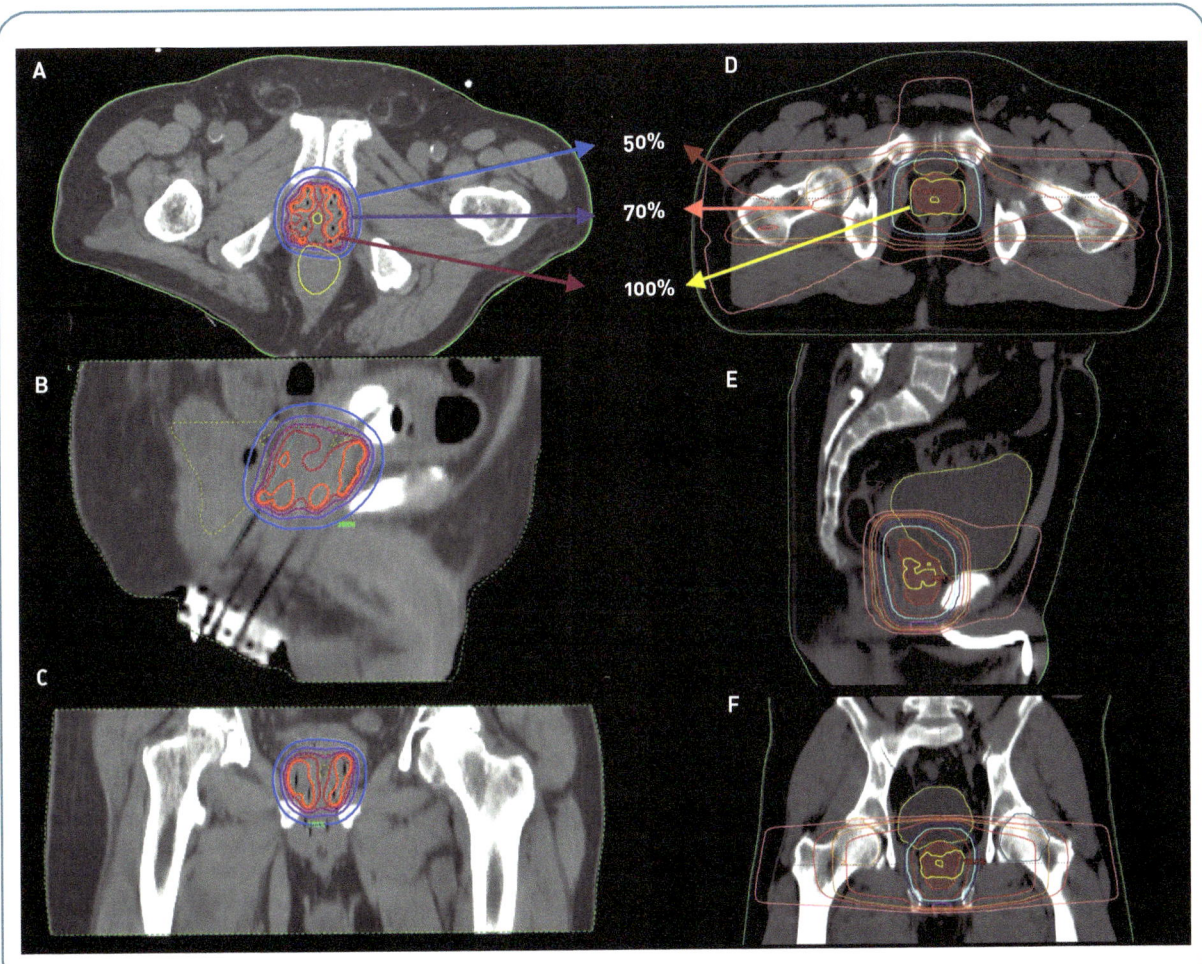

**FIGURA 45.2 –** Distribuições de dose para um caso de câncer de próstata utilizando braquiterapia de alta taxa de dose (**A**, **B** e **C**) e radioterapia externa (**D**, **E** e **F**). No caso da braquiterapia, as curvas de isodose têm uma queda mais abrupta em relação à radioterapia externa. Isso é observado nos cortes axial, sagital e coronal à esquerda, onde a proximidade das curvas de 50%, 70% e 100% é muito maior do que nas imagens da direita. Além disso, observam-se, com o uso da radioterapia externa, uma maior quantidade de tecidos normais irradiados na entrada e saída dos campos de irradiação e também a redução lenta e gradativa da dose ao redor da próstata (CTV: vermelho). Dependendo da situação clínica, pode-se escolher entre radioterapia externa exclusiva, braquiterapia exclusiva, ou uma combinação entre ambas.
Fonte: Acervo da autoria.

no melanoma ocular. Implantes intersticiais podem ser temporários ou permanentes, dependendo da retirada ou não dos implantes do corpo do paciente, ao passo que implantes intracavitários, intraluminais, ou de superfície são temporários.

Os materiais normalmente utilizados na braquiterapia são isótopos radioativos. Alguns dos isótopos utilizados são irídio-192, iodo-125, paládio-103, césio-137 e ouro-198. Dependendo do índice de dose emitido pela fonte de braquiterapia, o tratamento pode ser classificado como de *baixa taxa de dose* (sigla em inglês: LDR), quando 0,4 Gy a 2 Gy são emitidos por hora; de média taxa de dose, quando 2 a 12 Gy/hora são emitidos; ou de alta taxa de dose (sigla em inglês: HDR), se doses superiores a 12 Gy/hora são emitidas. A principal forma de irradiação utilizada em braquiterapia são fótons. Em algumas situações específicas, podem-se utilizar também nêutrons ou partículas beta. As fontes emissoras de fótons podem ser econtradas em diversas formas, como sementes (Ir-192, I-125, Pd-103, Au-198), agulhas e tubos (Cs-137). Além de diferentes formatos, cada radioisótopo apresenta características físicas específicas, o que auxiliará na decisão sobre qual isótopo utilizar em cada situação. Alguns exemplos podem ser encontrados na Tabela 45.1.

## Tabela 45.1. Exemplos de isótopos utilizados em braquiterapia e algumas de suas características físicas

| Isótopo | Energia média (MeV) | Meia-vida | HVL no chumbo (mm) |
|---------|---------------------|-----------|--------------------|
| Césio-137 | 0,66 | 30 anos | 6,5 |
| Irídio-192 | 0,38 | 73,8 dias | 3 |
| Iodo-125 | 0,028 | 60 dias | 0,02 |
| Paládio-103 | 0,021 | 17 dias | 0,01 |

MeV: megaeletronvolt; HVL, (*half-value layer*) – espessura de chumbo necessária para atenuar a energia incidente à sua metade.
Fonte: Desenvolvida pela autoria.

Recentemente, uma minifonte de raios X pequena o suficiente para ser colocada dentro do corpo humano de forma minimamente invasiva (Figura 45.3) foi desenvolvida para realização de braquiterapia sem que isótopos radioativos sejam necessários.[10] Sua aplicabilidade

ainda é limitada a alguns sítios, como mama, cerébro e tumores ginecolócos, mas seu futuro é promissor em razão do grande interesse pela redução da utilização de isótopos radioativos e pela maior facilidade para seu manuseio, em termos de radioproteção.

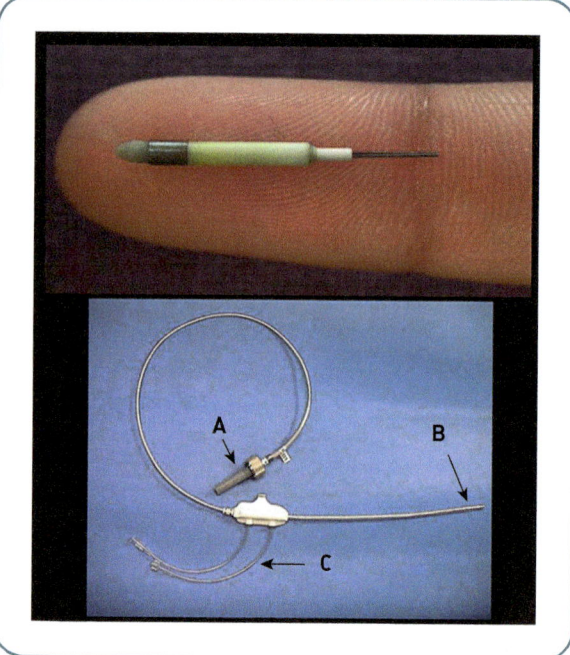

**FIGURA 45.3 –** Fonte de raios X em miniatura para utilização em braquiterapia. A imagem superior mostra a fonte miniatura e a imagem inferior, o aplicador para braquiterapia endocavitária, com (**A**) conexão com o painel de controle, (**B**) extremidade onde a fonte está inserida e (**C**) a conexão para o sistema de resfriamento da fonte.
Fonte: Acervo da autoria.

## EFEITOS DA IRRADIAÇÃO

### Interação da Radiação com a Matéria

Os efeitos biológicos da radioterapia ocorrem por internmédio da deposição de energia da radiação ionizante nos tecidos irradiados, com consequente quebra do DNA das células tumorais e também das células normais. Essa energia, proveniente de isótopos radioativos ou de aceleradores lineares de partículas, poderá promover a quebra do DNA de maneira direta ou indireta. A primeira ocorre quando a radiação incidente (fótons, elétrons, nêutrons, prótons), ou os elétrons do meio, que são colocados em movimento pela radiação ionizante incidente, atingem e danificam o DNA celular. O dano direto é responsável por aproximadamente um terço dos danos promovidos pelas radiações ionizantes mais comumente utilizadas na atual prática da radioterapia (fótons e elétrons). A forma indireta de dano provocada por fótons e elétrons é responsável pelos dois terços restantes de danos ao DNA e ocorre quando os elétrons colocados em movimento promovem a hidrólise da água, o principal constituinte do corpo humano. Essas alterações nas moléculas de água resultam na formação de radicais livres ($H_2O \leftrightarrow H^+ + OH^-$), principalmente o radical hidroxil ($OH^-$), que reagirão com o DNA celular, danificando-o e podendo causar diversas alterações (Quadro 45.1).[48]

## Quadro 45.1. Destino das células mamíferas, normais ou tumorais, após irradiadas

| | |
|---|---|
| Ausência de efeito | Todas as células irradiadas sobrevivem e continuam suas funções normais. |
| Atraso na divisão | A entrada no processo de divisão celular é atrasada, mas ele ocorre normalmente, sem consequências para as células filhas. |
| Mutação | Não causa a morte celular, mas a célula sobrevivente apresentará uma mutação. |
| Transformação | A célula que sobrevive com uma mutação propicia modificações fenotípicas e, possivelmente, carcinogênese. |
| Instabilidade genômica | Pode causar falha reprodutiva tardia e, consequentemente, morte celular. Ou a instabilidade genômica pode ser transmitida para células-filhas, que poderão, entre outras coisas, morrer ou resultar em carcinogênese. |
| Efeitos *bystander* | Uma célula irradiada envia sinais a células adjacentes que não foram irradiadas, induzindo alterações genéticas nestas. |
| Resposta adaptativa | A célula irradiada é estimulada e torna-se resistente a radiações subsequentes. |
| Falha reprodutiva | Perda da integridade reprodutiva, ocorrendo morte celular na tentativa da primeira ou segunda mitose. |
| Apoptose | Morte celular ao entrar em divisão, ou logo após a divisão, provocada por alterações bioquímicas que produzem alterações morfológicas e fragmentação celular. |

Fonte: Adaptado de Suntharalingam N, Podgorsak EB, Hendry JH. Basic Radiobiology. Vienna: Interantional Atomic Energy Agency; 2005.

## Consequências Biológicas da Irradiação

Como consequência dos efeitos direto ou indireto da radiação, diferentes danos podem ser provocados no DNA celular,[11,12] por exemplo:

- Quebra da hélice de DNA: pode ser de uma única hélice ou de ambas as hélices de DNA. A primeira pode ocorrer na ponte fosfodiéster ou na ponte entre a base e o açúcar, e a maioria delas é causada pelos radicais hidroxil. A de dupla hélice é diretamente proporcional à dose de radiação e é, em geral, a responsável pela morte celular radioinduzida, apesar de nem todas as quebras da dupla hélice serem necessariamente letais.

- Modificações dos pares de bases: a radiação pode causar excisão, danificação ou destruição de bases do DNA, sendo as pirimidinas (T, C) mais sensíveis do que as purinas. Têm significado biológico menos importante que o dano provocado na hélice de DNA.

Entretanto, nem todo dano ao DNA resultará em morte celular, e o sucesso terapêutico (também denominado "índice terapêutico") será uma equação entre morte e sobrevivência de células tumorais *versus* células normais. Diversos fatores podem alterar essa relação e as diferenças de respostas entre tumor e tecidos normais são consequências do tipo de dano ao DNA e da capacidade de reparo dos danos, da oxigenação tumoral, da velocidade de crescimento tumoral e da proporção de células clonogênicas e da radiossensibilidade inerente das células tumorais, entre outros.[13-17] Esses fatores citados são conhecidos didaticamente como "os 5 R da Radiobiologia", a saber: reparo; reoxigenação; repopulação; redistribuição; e radiossensibilidade.

a) Reparo

A combinação entre as diferentes aberrações de DNA ocasionará danos celulares, que podem ser subdivididos em:

- letais: irreversíveis e irreparáveis, culminando em morte celular;
- subletais: tipo de dano que, sob circunstâncias normais, será reparado. Entretanto, mudanças no meio como uma nova dose de radiação, ou quimioterapia, poderão induzir danos subletais adicionais, ocasionando danos letais e morte celular;

- **dano potencialmente letal:** tipo de dano que, sob circunstâncias normais, ocasionará morte celular, mas que pode ser reparado opor meio de mudanças no meio,[18] de forma a evitar que as células se dividam por 6 horas ou mais após a irradiação.

A frequência com que as aberrações cromossômicas letais ocorrem é uma função linear-quadrática da dose de radiação e, portanto, diretamente proporcional ao aumento da dose utilizada no tratamento.[19]

Células irradiadas, como as dos tecidos normais, têm habilidade de reparar danos. Como resultado, nem todos os efeitos da radiação serão irreversíveis, e, em alguns casos, as células serão capazes de reparar completamente todo e qualquer tipo de dano e continuar a funcionar normalmente. Obviamente, isso dependerá do tipo de dano causado à estrutura das células.[20] Em alguns casos, a célula morrerá imediatamente. Em outros, a célula danificada sobreviverá e será capaz de reproduzir – entretanto, as células-filhas poderão ter um dano a algum componente vital à sua sobrevivência e morrerão. Em resumo, as células irradiadas poderão seguir diversos caminhos, como ilustrado na Tabela 45.1.

b) Reoxigenação

Com o crescimento da massa tumoral, o aporte sanguíneo é reduzido e algumas regiões do tumor tornam-se hipóxicas e, até mesmo, necróticas em virtude da ausência de oxigenação apropriada. Células tumorais hipóxicas são, em geral, mais resistentes à radioterapia, uma vez que o efeito biológico da irradiação pode ser influenciado positiva ou negativamente, dependendo de uma maior ou menor concentração de oxigênio molecular no momento da radiação de células e tecidos. Para efeitos didáticos, diz-se que o oxigênio pode ser adicionado após a irradiação – porém, o intervalo de tempo de 5 milissegundos não é significativo clinicamente e, portanto, podemos afirmar que sua presença é importante durante o tratamento.[21]

O oxigênio é um potente radiossensibilizador, aumentando a efetividade de uma dose de radiação em duas ou três vezes, em comparação aos tecidos hipóxicos. Experimentos *in vitro* demonstraram que a ação radiossensibilizadora do oxigênio ocorre junto aos radicais livres pro-duzidos durante o efeito indireto da radiação, mencionado anteriormente. O oxigênio fixa o dano promovido pelos radicais livres, impedindo seu reparo imediato, ocasionando aumento da mortalidade celular.

Em um tumor sólido, existem dois diferentes tipos de hipóxia: aguda; e crônica. A primeira é resultado de um fechamento transitório da microvasculatura tumoral, enquanto a segunda decorre do desequilíbrio entre a necessidade de aporte sanguíneo e a ausência de capilares sanguíneos em virtude do rápido crescimento do tumor.[22] Em ambos os tipos de hipóxia, os níveis celulares de oxigênio são altos o suficiente para manterem a atividade clonogênica das células cancerosas e, ao mesmo tempo, baixos o suficiente para manterem as células cancerosas protegidas dos efeitos da irradiação.

Reoxigenação é o fenômeno pelo qual células tumorais hipóxicas têm sua oxigenação melhorada depois que uma ou mais frações de irradiação provocam a morte de células com oxigenação normal, geralmente mais periféricas ou próximas de capilares sanguíneos. Por consequência, as células antes consideradas radiorresistentes tornam-se radiossensíveis em virtude da normalização dos seus níveis de oxigênio.

Apesar de o impacto negativo da hipóxia sobre o controle tumoral em pacientes tratados com radioterapia ser bastante estudado em tumores de cabeça e pescoço e de colo uterino e sarcomas, o conhecimento clínico sobre reoxigenação após radioterapia sempre foi embasado em estudos laboratoriais e, até recentemente, extrapolado para o cenário clínico, sendo considerada impossível a mensuração em tumores humanos. Porém, com o desenvolvimento de novas tecnologias de imagem, como a tomografia por emissão de pósitrons (PET-Scan) e novos marcadores biológicos, incluindo marcadores de hipóxia (18F-fluoromisonidazole), estudos recentes mostram evidências clínicas de reoxigenação durante o tratamento radioterápico,[23-25] permitindo não apenas melhorar o conhecimento radiobiológico sobre reoxigenação, mas também abrindo portas para se utilizarem as imagens obtidas para guiar o tratamento irradiante sobre as áreas de maior radiorresistência.[26-28]

c) Repopulação

É o aumento no número total de células com base na multiplicação celular de células-tronco (*stem cells*) ou clonogênicas, compensando a morte celular radioinduzida durante o tratamento fracionado. O fracionamento da dose total de radiação permite que a repopulação, também conhecida como "regeneração", dos tecidos normais irradiados ocorra de modo a evitar alguns dos efeitos secundários severos e limitantes. O início da repopulação e a velocidade com que esta ocorre dependem do tipo de tecido irradiado. Em tecidos de resposta precoce, como mucosas e pele, o início da repopulação é rápido, podendo levar de horas a dias após a irradiação, dependendo do tempo necessário para a diferenciação celular.[29] Ao mesmo tempo, as células tumorais também passam por um processo de repopulação como resposta à irradiação que, da mesma forma que as células normais, aparenta estar relacionado a um aumento no índice de proliferação das células clonogênicas. Essa repopulação tumoral denomina-se "acelerada" quando o índice de proliferação durante o tratamento é maior do que aquele apresentado antes do tratamento. Nesses casos, mesmo que o tumor apresente uma regressão inicial adequada durante a irradiação, uma repopulação tumoral rápida estimulada pelo próprio tratamento pode reduzir suas chances de cura completa dependendo do tempo total de tratamento. O melhor exemplo para essa situação são os tumores de cabeça e pescoço, cuja repopulação clonogênca pode se tornar acelerada aproximadamente após 28 dias do início do tratamento, devendo ser levada em consideração durante o planejamento do tempo total de tratamento e na reavaliação de pacientes que porventura necessitaram interromper o tratamento antes do previsto.

d) Redistribuição

Quando uma população de células é exposta a doses citotóxicas de radiação, a maioria das células que morrerão localiza-se nas fases mais radiossensíveis do ciclo celular (i.e., final de G2 e M). A progressão das células sobreviventes dentro do ciclo celular ocorre de forma mais sincronizada em relação às fases do ciclo, após a morte das células que se encontravam nas fases mais sensíveis do ciclo durante a fração anterior de radiação. Teoricamente, com doses diárias de radiação, um número crescente de células tumorais se sincronizará, de forma a alcançar as fases sensíveis durante a próxima fração, aumentando a morte celular.

e) Radiossensibilidade

Apesar de não ser universalmente aceita como um dos "R" da radiobiologia, a radiossensibilidade deve ser considerada um fator à parte na avaliação dos fatores responsáveis pelo sucesso terapêutico. Durante muito tempo, tumores considerados radiossensíveis eram aqueles que reduziam rapidamente de tamanho após irradiação. Entretanto, aprendeu-se que a resposta tumoral não é um bom marcador da radiossensibilidade das células cancerosas de um determinado tumor, uma vez que a regressão da massa tumoral depende de outros fatores além da morte celular, como a quantidade de matriz extracelular presente no tumor, a tendência de células tumorais morrerem rapidamente (carcinomas escamocelulares de cabeça e pescoço, carcinoma de pulmão de pequenas células) ou lentamente (adenocarcinoma de próstata, sarcomas, tumores de rim, melanoma), ou a reabsorção do material morto/inativado pela radiação.[13] Radiossensibilidade, portanto, indica a chance da erradicação de todas as células tumorais que possam originar um novo tumor, está relacionada à radiossensibilidade celular ou intrínseca das células constituintes do tumor e é independente dos demais "R" radiobiológicos. Em termos práticos, durante o tratamento radioterápico, objetiva-se o maior dano celular tumoral possível ao mesmo tempo que se poupam as células dos tecidos normais dos efeitos letais da radiação. Os tecidos tumorais, bem como os tecidos normais, apresentam uma curva de dose-resposta de formato sigmoide (Figura 45.4). Por um lado, um tratamento favorável, ou sucesso terapêutico, ocorre quando a resposta tumoral é maior do que a resposta dos tecidos normais à mesma dose – neste caso, temos um "índice terapêutico" alto. Por outro lado, uma resposta desfavorável ocorre quando a resposta do tumor é semelhante ou inferior à resposta dos tecidos normais – baixo "índice terapêutico". Portanto, uma dose ideal de irradiação é aquela que maximiza a diferença entre o maior controle tumoral e o menor dano aos tecidos normais.

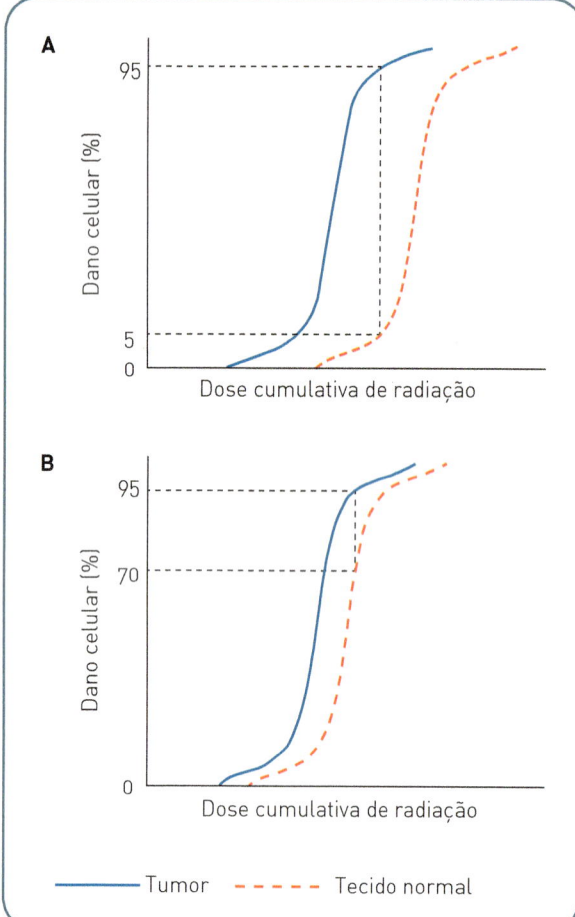

**FIGURA 45.4 –** Índices terapêuticos em relação à dose de irradiação. Em **A**, observa-se uma situação de alto índice terapêutico, na qual a dose necessária para induzir controle tumoral adequado não provocará danos significativos nos tecidos normais. Por exemplo, a dose necessária para promover o controle tumoral em 90% do tumor acarretara uma taxa de complicação de aproximadamente 5%. Em **B**, para promover o mesmo controle tumoral (95%), esta mesma dose provocará danos importantes aos tecidos normais (aproximadamente 70%).
Fonte: Desenvolvida pela autoria.

Outra consideração importante é que os tecidos normais também respondem de forma diferente aos efeitos da radiação, em comparação aos tecidos tumorais. Uma importante distinção é feita em relação ao tempo de ocorrência da resposta: tecidos de resposta precoce, como pele e mucosas, demonstram reações aos efeitos da radiação em horas a poucos dias após a irradiação, ao passo que os tecidos de resposta tardia como a medula espinhal podem levar dias a meses para reagir. Essa diferença decorre da proliferação celular de cada tipo de tecido.

O modelo linear-quadrático é um conceito amplamente utilizado em radioterapia que define as curvas de sobrevivência celular em função da dose de radiação para cada tipo de tumor e também para tecidos normais. Esse modelo sugere que o efeito (E) é uma função linear-quadrática da dose (d) – $E = \alpha d + \beta d^2$, onde "$\alpha$" representa a radiossensibilidade intrínseca da célula e, portanto, um tipo de dano não reparável. Por ser linearmente dependente da dose ("$\alpha$" = $\log_e$ células mortas/ Gy), o "$\alpha$" é responsável pela queda inicial da curva de sobrevida celular. "$\beta$" representa um tipo de dano reparável, responsável pelas alterações relacionadas a diferentes doses por fração e índices de dose. É proporcional ao quadrado da dose ("$\beta$" = $\log_e$ células mortas/Gy$^2$) e responsável pela curvatura da curva de sobrevida celular. Uma vez que o formato da curva de sobrevida celular depende dessas duas características (queda inicial e curvatura), a soma dos seus efeitos representa a radiossensibilidade global de qualquer tipo de célula submetida à irradiação. A razão entre "$\alpha$" e "$\beta$" (índice $\alpha/\beta$) representa a dose na qual a quantidade de morte celular provocado por "$\alpha d$" é igual à quantidade de morte celular provocada por "$\beta d^2$". Tecidos de resposta tardia, com proliferação celular lenta, apresentam baixo índice $\alpha/\beta$, entre 0,5 Gy e 5 Gy, em virtude da predominância de "$\beta$", e suas curvas de sobrevida celular apresentam uma queda inicial mais retificada, com queda abrupta da curvatura; esses tecidos são muito sensíveis ao aumento na doses por fração e índice de dose. Já os tecidos de resposta precoce e tumores em geral, com rápida proliferação celular, têm um alto índice $\alpha/\beta$, geralmente acima de 8 Gy, pela predominância de "$\alpha$", e suas curvas de sobrevida apresentam-se com uma queda inicial rápida e curvatura menos acentuada; esses tecidos não são muito sensíveis a alterações na dose por fração ou no índice de dose.

## ETAPAS DE UM TRATAMENTO DE RADIOTERAPIA

### Definição do Objetivo do Tratamento

A radioterapia pode ser usada com intenção curativa, paliativa e profilática. O tratamento curativo é reservado para os tumores localizados, tanto benignos como malignos. Nestas situações, uma dose radical de RT é empregada com o intuito de se controlar a doença locorregional sem danificar os tecidos normais adjacentes e, possivelmente, obter-se a cura. A radioterapia curativa pode ser utilizada como modalidade única de tratamento ou combinada com cirurgia (antes ou depois da cirurgia) ou quimioterapia (de forma sequencial ou concomitante). O tratamento paliativo é usado com o objetivo de se controlarem sintomas do paciente, visando melhorar a sua qualidade de vida. Em raras situações, o tratamento paliativo pode resultar em aumento da sobrevida. O tratamento profilático é utilizado com o intuito de se controlar possível doença subclínica fora do sítio primário do tumor como na irradiação profilática do cérebro em pacientes com tumores de pequenas células do pulmão. Mais recentemente, o uso da radioterapia ablativa (SBRT, descrita a seguir) no tratamento de pacientes com doença oligometástatica ou com oligoprogressão, durante tratamento sistêmico, tem ganhado popularidade em virtude do ganho de sobrevida em relação ao tratamento paliativo sintomático.[30]

### Doses

De acordo com o Sistema Internacional de Unidades, a dose de radiação absorvida por um meio é expressa em *gray* (Gy), que corresponde a J/kg, isto é, a quantidade de radiação necessária para depositar 1 joule (J) de energia em 1 quilo de matéria. O *rad*, utilizado durante muitos anos como unidade de absorção de dose de radiação, é hoje considerado por muitos uma unidade obsoleta e diversas entidades desencorajam sua utilização.[31]

As doses de irradiação a serem utilizadas em um determinado tratamento dependerão de diversos fatores como o objetivo do tratamento, o tipo histológico do tumor, a localização do tumor, as tecnologias de planejamento e o tratamento disponíveis, além de fatores relacionados à prática da oncologia em uma determinada localização geográfica, evidências clínicas no tratamento do mesmo tipo de tumor e utilização de tratamento sistêmico concomitante. As doses de radiação mais comumente utilizadas nos tratamentos paliativos mais frequentes são de 8 Gy em 1 fração, 20 Gy em 5 frações diárias, ou 30 Gy em 10 frações diárias. Já tratamentos curativos utilizam uma gama maior de doses e esquemas de fracionamento.

Convencionalmente, a utilização de doses diárias de 1,8 Gy ou 2 Gy por fração, realizadas cinco vezes por semana por 5 a 8 semanas, é conhecida como "fracionamento convencional". Esse fracionamento foi desenvolvido em uma base empírica e com base nas reações dos tecidos normais ao tratamento. A seleção do fracionamento e a definição da dose total ideais (relação dose/tempo) são ações complexas, controversas e motivo de vários estudos no campo da radioterapia. Tendo em vista a heterogeneidade biológica e anatômica dos tumores, não existe uma única e ótima prescrição universalmente efetiva no tratamento de todos os tumores. A escolha da dose total, da fração/dose diária e do tempo total de duração do tratamento depende do tipo do tumor, da sua radiossensibilidade e da sua localização anatômica. Enquanto tumores ultrarradiossensíveis como o seminoma não requerem doses maiores do que 25 Gy em 15 frações, os glioblastomas apresentam alto índices de recidiva local mesmo quando doses acima de 70 Gy são realizadas de forma convencional.

Ao longo dos últimos anos e com o avanço da tecnologia envolvendo o uso de radioterapia, vários esquemas de fracionamento diferentes do convencional foram desenvolvidos em uma tentativa de melhorar o índice terapêutico ou de diminuir a duração total do tratamento. O hiperfracionamento emprega um número maior de doses mais baixas de irradiação diárias com uma duração total do tratamento semelhante ao tratamento convencional. Classicamente, doses diárias de 1,2 Gy a 1,5 Gy são realizadas duas vezes por dia. Desta maneira, a dose total de radiação é aumentada, mas a tolerabilidade dos tecidos normais é preservada em decorrência do emprego de menores doses diárias. A racionalidade do hiperfracionamento baseia-se no conhecimento biológico de que doses diárias menores de irradiações resguardariam preferencialmente os tecidos de reação tardia em virtude de sua melhor capacidade para reparar o dano subletal, permitindo, então, que o uso de uma dose total maior de irradiação provocasse maior mortalidade celular no tumor. Além disso, o hiperfracionamento permitiria uma maior reoxigenação dos tecidos e uma melhor redistribuição das células tumorais durante a irradiação para uma fase mais sensível do ciclo celular com a consequente maior mortalidade celular pela radiação. Apesar da apropriada racionalidade, os estudos randomizados comparando essa forma de fracionamento ao fracionamento convencional não mostraram os resultados esperados e essa forma de fracionamento não é utilizada rotineiramente na prática.

O esquema de irradiação com uma forma acelerada de tratamento é outro tipo de fracionamento alterado. Esse fracionamento é conhecido como hipofracionamento, regime no qual o tempo total de tratamento é reduzido, a dose diária é aumentada, e a dose total, reduzida; porém com dose biológica semelhante ao fracionamento convencional. Classicamente, usam-se doses maiores diárias de irradiação do que no fracionamento convencional, geralmente entre 2,5 Gy e 4 Gy, com o intuito de prevenir a repopulação tumoral acelerada. Com o advento das novas tecnologias no campo da radioterapia, o hipofracionamento foi comparado ao fracionamento convencional por meio de inúmeros estudos randomizados, que demonstram a segurança e a eficácia deste tipo de fracionamento, o qual foi aceito como tratamento padrão no manejo de diversos tipos de tumores, como câncer de mama,[32] próstata,[33] glioblastoma[34] e melanoma.[35]

## Planejamento

O planejamento de todo tratamento radioterápico inicia-se com a definição das áreas a serem tratadas. Independentemente da forma de planejamento utilizada, é necessário que três volumes-alvos sejam definidos (Figura 45.5), conforme estabelecido pelo ICRU 50:[36]

- GTV (*gross tumour volume*): volume de tumor "grosseiro", ou aquele que pode ser visualizado ao exame físico ou com o auxílio de técnicas de imagem diagnóstica (tomografia, ressonância nuclear magnética (RNM) etc.) ou palpado durante o exame físico.
- CTV (*clinical target volume*): volume de alvo clínico. Margem ao redor do GTV que engloba a doença não visível ou não palpável, mas com elevada chance de conter doença microscópica, sabendo-se da história natural da doença em questão. Também se refere à área de doença microscópica (leito tumoral) após ressecção cirúrgica do tumor primário. Por exemplo, a inclusão das cadeias linfáticas por possível envolvimento microscópico faz parte do CTV.
- PTV (*planning target volume*): volume de alvo de planejamento. Margem ao redor do CTV que levará em consideração as incertezas do tratamento, como erros de posicionamento e movimentação de órgãos.

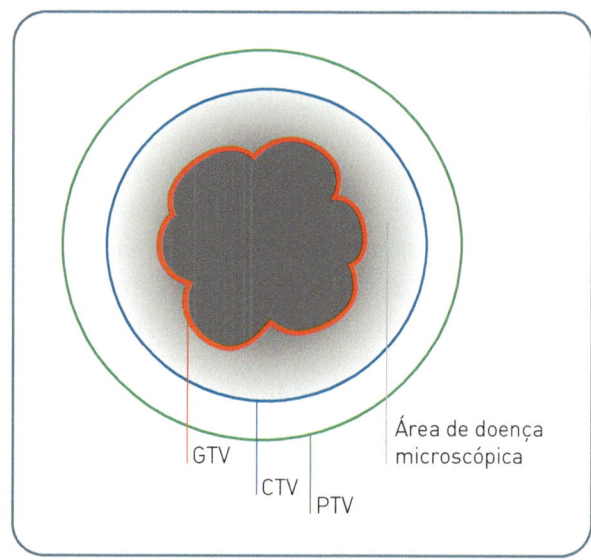

**FIGURA 45.5 –** Representação esquemática dos volumes a serem definidos durante o planejamento do tratamento radioterápico. GTV: volume tumoral grosseiro; CTV: volume de alvo clínico; PTV: volume de alvo de planejamento.
Fonte: Desenvolvida pela autoria.

## Formas de Planejamento e Tratamento

Excetuando-se casos de tumores superficiais, como no câncer de pele, o planejamento do tratamento radioterápico sempre se baseia em imagens para localizar adequadamente a área a ser tratada e para a proteção de tecidos normais. A simulação virtual com base em raios X ou fluoroscopia é conhecida como *planejamento 2D* – nessa situação, tecidos moles não são visualizados, ou são visualizados com o auxílio de contraste (intravesical, endorretal, deglutição de contraste), e o tratamento acaba por englobar uma quantidade maior de tecidos normais para se evitarem erros de localização, o que limita a dose total a ser utilizada no tratamento de tumores próximos a estruturas sensíveis (Figura 45.6).

Como previamente mencionado, com a popularização da TAC e ressonância magnética, e com a evolução dos computadores e sistemas de planejamento, tornou-se possível realizar planejamentos radioterápicos baseados na segmentação e reconstrução em três dimensões (3D) do alvo a ser irradiado (Figura 45.6), bem como das estruturas normais adjacentes a serem protegidas. Esse tipo de planejamento originou a *radioterapia conformacional 3D* (3D-CRT), dando início aos tratamentos com maior liberdade de angulação e melhor conformalidade dos campos de tratamento, o que permitiu melhorar

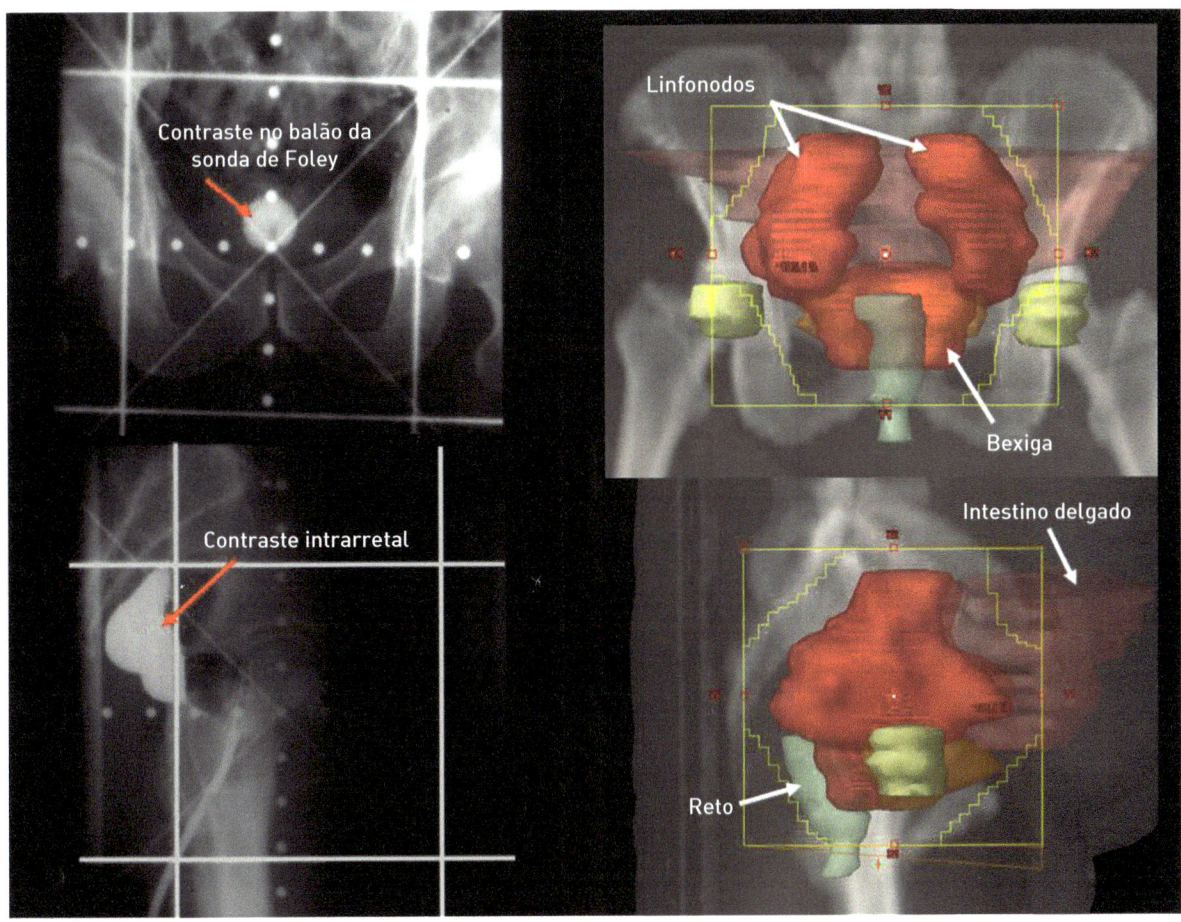

**FIGURA 45.6 –** Planejamento 2D (à esquerda) e 3D (à direita) para um caso de câncer de bexiga. No exemplo do planejamento 2D, observa-se a limitação da visualização do tumor e dos órgãos normais vizinhos, sendo o planejamento realizado com base no conhecimento anatômico, auxiliado pela inserção de contraste no reto e no balão da sonda de Foley. Com a reconstrução das imagens em 3D, a visualização das estruturas importantes para o planejamento é possível e o tratamento, individualizado para a anatomia específica do paciente.

Fonte: Acervo da autoria.

as distribuições de doses, aumentando as doses de irradiação nos volumes tumorais, enquanto as doses aos tecidos normais são mantidas dentro das doses de tolerância estabelecidas.[37,38] No caso da radioterapia conformacional 3D, o formato dos campos de tratamento é moldado de forma desejada por meio do uso de colimadores de multifolhas, com formato preestabelecido durante o planejamento, enquanto o feixe de irradiação emitido pelo acelerador linear tem intensidade constante.

Uma forma mais avançada de 3D-CRT é a radioterapia com intensidade modulada (*intensity modulated radiation therapy* (IMRT)).[39] Diferentemente da 3D-CRT, cujo feixe de irradiação é emitido de maneira constante, em IMRT o feixe, coplanar ou não coplanar, é modulado de maneira a conformar a distribuição de dose a estruturas com formato irregular, principalmente estruturas com formato côncavo (Figura 45.7). Essa forma avançada de radioterapia é possível graças a modernos sistemas computadorizados de controle do acelerador linear e do colimador de multifolhas que permitem que, dentro de um mesmo campo de irradiação, existam diferentes intensidades de dose. Algumas diferenças entre radioterapia convencional 2D, radioterapia conformacional 3D e IMRT são demonstradas na Tabela 45.3. Mais recentemente, foi desenvolvida uma forma mais avançada de IMRT denominada Arcoterapia Volumétrica Modulada (VMAT); nesta o acelerador linear irradia o volume de tratamento de forma contínua, com intensidades variáveis, enquanto ele roda em torno do paciente. Isso permite uma maior conformidade dos feixes de irradiação, com um tratamento mais preciso e acurado.

**Tabela 45.2. Diferenças entre radioterapia 2D, 3D e IMRT/VMAT (o sinal "+" varia entre + e ++++, sendo que + é o menor valor e ++++, o maior)**

| | 2D | 3D | IMRT/VMAT |
|---|---|---|---|
| Técnica de planejamento | Raios X/fluoroscopia | TAC | TAC |
| Base do planejamento | Anatomia óssea – utilização de contrastes e marcadores de superfície | Partes moles | Partes moles |
| Margem entre CTV-PTV | ++++ | ++ | +/++ |
| Número de campos | + | ++/+++ | ++++ |
| Distribuição de campos | Coplanares | Coplanares e não coplanares | Não coplanares/arcos |
| Complexidade do planejamento | + | ++/+++ | ++++ |
| Complexidade do tratamento | + | ++ | ++++ |
| Distribuição de dose | | | |
| ▪ anatomia simples | + | +++ | +++ |
| ▪ anatomia complexa | + | ++ | ++++ |
| Custo | | | |
| ▪ implementação | + | +++ | ++++ |
| ▪ tratamento | + | ++/+++ | +++ |

CTV, volume de alvo clínico (clinical target volume); PTV, volume de alvo de planejamento (planning target volume); TAC, tomografia axial computadorizada.

Fonte: Acervo dos autores.

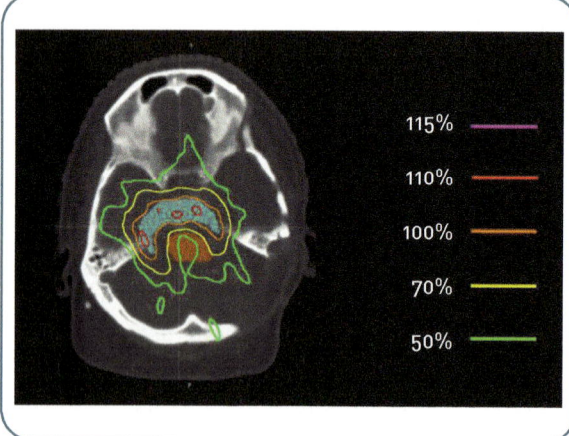

115%
110%
100%
70%
50%

**FIGURA 45.7 –** Um exemplo da proteção de estruturas normais promovida pela utilização de IMRT. Observa-se, em marrom, o tronco cerebral recebendo menos de 70% da dose prescrita no tumor (em azul), o qual está recebendo cobertura adequada pela curva de 100% (laranja).

Fonte: Acervo da autoria.

A radioterapia esterotática (SRT) é outra forma de tratamento utilizando radioterapia externa e planejamento 3D, com volume-alvo definido por TAC e/ou ressonância magnética, que tem por objetivo o tratamento de pequenas lesões com doses elevadas de radiação, de maneira tal que a dose fora do volume--alvo é mínima em virtude da redução abrupta da dose. Também é conhecida como "radioterapia estereotática intracraniana" quando utilizada para o tratamento de tumores cerebrais, benignos ou malignos, ou então como radioterapia estereotática corpórea (SBRT) ou radioterapia estereotática ablativa (SABR), quando utilizada para tratar lesões em outras partes do corpo que não o cérebro. A SRT geralmente é empregada no tratamento de lesões com tamanho inferior a 4 ou 6 cm. Seu princípio fundamental é a realização de tratamentos com alta precisão sobre a área tumoral, utilizando doses de irradiação substancialmente mais altas em um número reduzido de frações (geralmente em 1 ou 5 frações), em comparação às demais formas de radioterapia externa. Tendo em vista a alta precisão da técnica, a sua característica física da rápida redução da dose fora do volume alvo, bem como as margens reduzidas empregadas (1 a 5 mm), esse tipo de tratamento tornou-se bastante popular nas lesões cerebrais, benignas e malignas, e agora vem sendo também empregado com sucesso nas lesões extracranianas. O tratamento pode ser realizado em acelerador linear especialmente modificado, tomo-terapia, Gamma Knife, ou Cyber Knife, entre outros.

Com utilização de métodos de imagem que permitem melhor visualização de alvos e órgãos normais e a maior precisão da radioterapia, as margens dos campos de tratamento tornaram-se mais ajustadas aos volumes a serem tratados. Com a redução dos campos de trata-mento e a utilização de doses de radiação mais altas, essas margens reduzidas tornaram o tratamento mais suscetível a erros geométricos. Isto é, pequenos erros de posicionamento, ou movimentação de órgãos em virtude da fisiologia normal do corpo humano (res-piração, enchimento vesical, enchimento retal etc.) podem provocar deslocamento do alvo de tratamento para fora do campo de tratamento. Para reduzir um potencial impacto negativo dessa movimentação sobre a qualidade do tratamento, métodos de imagem em 2D ou 3D são utilizados imediatamente antes e du-rante o tratamento para localizar a área a ser tratada e corrigir a movimentação entre frações de radiação, de forma que o volume-alvo de tratamento esteja na mesma posição do dia em que a TAC de simulação foi realizada. Esse processo é denominado "radioterapia guiada por imagem" (*image guided radiation therapy* (IGRT)) e é sempre utilizado em combinação com 3DCRT, IMRT ou radiocirurgia.

## RADIOTERAPIA NA PRESERVAÇÃO DOS ÓRGÃOS

Preservação de órgãos pode ser definida como a prevenção da retirada cirúrgica de um órgão e a subsequente perda da sua função. A preservação dos órgãos envolvidos por um câncer é um dos maiores desafios da oncologia moderna. A preservação de órgãos inclui, geralmente, uma combinação de moda-lidades terapêuticas de modo a preservar a anatomia e a função do órgão, sem, no entanto, colocar em risco o controle tumoral e a sobrevida, ao se comparar com os resultados obtidos com o tratamento radical. Infelizmente nem todos os tumores podem ser tratados com a preservação de órgãos, e alguns dos fatores que têm um papel importante na decisão por um tratamento conservador são: órgão a ser tratado; função atual do órgão; tipo histológico do tumor; estadiamento do tumor; preferência do paciente; experiência do centro; entre outros.

Com a importante evolução tecnológica ocorrida na radioterapia nas últimas décadas, que possibilitou a utilização de doses mais elevadas de irradiação com consequente aumento do controle da doença locor-regional, associada a novos conhecimentos sobre a história natural do câncer, o tratamento oncológico com as modalidades de preservação de órgãos uti-lizando a radioterapia está se popularizando. Um dos melhores exemplos é a mudança de paradigma ocorrida no tratamento do câncer de mama, sítio no qual foi comprovado que o tratamento com cirurgia conservadora removendo apenas o tumor ("tumorec-tomia") seguido de radioterapia para a mama provê a mesma sobrevida global proporcionada pela amputação cirúrgica da mama, estádios I e II, com a vantagem de melhor índice de controle local[39] e um superior efeito cosmético. Alguns outros tumores eficientemente tratados com radioterapia, com objetivos de preser-var e manter as funções fisiológicas do órgão, são o câncer de próstata, bexiga, sarcomas de partes moles, tumores da pele, melanoma de coroide, reto e câncer de laringe de estádio inicial (I e II), entre outros.

Em paralelo com os avanços tecnológicos na ra-dioterapia, o desenvolvimento de novos agentes quimioterápicos e agentes biológicos, com melhor potencial radiossensibilizador e menor toxicidade quando utilizado em combinação com radioterapia, permitiu novas estratégias terapêuticas na preservação de órgãos. Em tumores como os de cabeça e pescoço,[41-43] esôfago,[44] bexiga,[45-47] por exemplo, o uso combinado da radioterapia moderna e de alta tecnologia com a quimioterapia e/ou cirurgia conservadora resultou em tratamentos com melhor tolerância, melhor qualidade de vida, sem comprometimento do controle tumoral ou sobrevida global, preservando adequadamente a funcionalidade do órgão.

O avanço tecnológico em todas as áreas da onco-logia proporcionou a possibilidade de diagnósticos e tratamentos mais precoces e precisos permitindo mais frequentemente uma individualização terapêutica. Desta forma, o tratamento multidisciplinar e, sempre que possível, com base em evidência, e a colaboração entre as especialidades tornaram-se fundamentais para o sucesso no tratamento do câncer.

## REFERÊNCIAS

1. Ramoutsaki IA, Giannacos EN, Livadas GN. Birth of battlefield radiology: Greco-Turkish War of 1897. Radiographics, 2001;21:263-66.

2. Diamantis A, Magiorkinis E, Papadimitriou A, et al. The contribution of Maria Sklodowska-Curie and Pierre Curie to nuclear and medical physics. A hundred and ten years after the discovery of radium. Hell J Nucl Med 2008;11:33-8.

3. Mould RF. The discovery of radium in 1898 by Maria Sklodowska-Curie (1867-1934) and Pierre Curie (1859-1906) with commentary on their life and times. Br J Radiol 1998;71:1229-54.

4. Hodges PC. Dr. Emil H. Grubbe, pioneer Chicago radiologist. Postgrad Med 1964;35:A85-87.

5. Bernier J, Hall EJ, Giaccia A. Radiation oncology: a century of achievements. Nat Rev Cancer 2004;4:737-47.

6. Kogelnik HD. Inauguration of radiotherapy as a new scientific speciality by Leopold Freund 100 years ago. Radiother Oncol 1997;42:203-11.

7. Leszczynski K, Boyko S. On the controversies surrounding the origins of radiation therapy. Radiother Oncol 1997;42:213-7.

8. Fowler JF. Radiation biology as applied to radiotherapy. New Holland; 1966;2.

9. Stewart FA, Dorr W. Milestones in normal tissue radiation biology over the past 50 years: from clonogenic cell survival to cytokine networks and back to stem cell recovery. Int J Radiat Biol 2009;85:574-86.

10. Park CC, Yom SS, Podgorsak MB, et al. American Society for Therapeutic Radiology and Oncology (ASTRO) Emerging Technology Committee report on electronic brachytherapy. Int J Radiat Oncol Biol Phys 2010;76:963-72.

11. Mahaney BL, Meek K, Lees-Miller SP. Repair of ionizing radiation-induced DNA double-strand breaks by non-homologous end-joining. Biochem J 2009;417:639-50.

12. Reed AM, Fishel ML, Kelley MR. Small-molecule inhibitors of proteins involved in base excision repair potentiate the anti-tumorigenic effect of existing chemotherapeutics and irradiation. Future Oncol, 2009;5:713-26.

13. Suit HD. Radiation biology: the conceptual and practical impact on radiation therapy. Radiat Res 1983;94:10-40.

14. Fowler JF. Review: total doses in fractionated radiotherapy – implications of new radiobiological data. Int J Radiat Biol Relat Stud Phys Chem Med 1984;46:103-20.

15. 1Thames HD Jr., Withers HR, Peters LJ, et al. Changes in early and late radiation responses with altered dose fractionation: implications for dose-survival relationships. Int J Radiat Oncol Biol Phys 1982;8:219-26.

16. Thames HD Jr. Effect-independent measures of tissue responses to fractionated irradiation. Int J Radiat Biol Relat Stud Phys Chem Med 1984;45:1-10.

17. Hall EJ. Radiation biology. Cancer 1985;55:2051-7.

18. Iliakis G. Radiation-induced potentially lethal damage: DNA lesions susceptible to fixation. Int J Radiat Biol Relat Stud Phys Chem Med 1988;53:541-84.

19. Rutz HP, Coucke PA, Mirimanoff RO. A linear-quadratic model of cell survival considering both sublethal and potentially lethal radiation damage. Radiother Oncol, 1991;21:273-6.

20. Martin LM, Marples B, Coffey M, et al. DNA mismatch repair and the DNA damage response to ionizing radiation: making sense of apparently conflicting data. Cancer Treat Rev, 2010.

21. Hall EJ. Radiobiology for the Radiologist. 5. ed. Philadelphia: Lippincott Williams & Wilkins; 2000.

22. Wang K, Yorke E, Nehmeh SA, et al. Modeling acute and chronic hypoxia using serial images of 18F-FMISO PET. Med Phys, 2009;36:4400-8.

23. Thorwarth D, Eschmann SM, Paulsen F, et al. A model of reoxygenation dynamics of head-and-neck tumors based on serial 18F-fluoromisonidazole positron emission tomography investigations. Int J Radiat Oncol Biol Phys, 2007;68:515-21.

24. Lee NY, Mechalakos JG, Nehmeh S, et al. Fluorine-18-labeled fluoromisonidazole positron emission and computed tomography-guided intensity-modulated radiotherapy for head and neck cancer: a feasibility study. Int J Radiat Oncol Biol Phys, 2008;70:2-13.

25. Lee N, Nehmeh S, Schoder H, et al. Prospective trial incorporating pre-/mid-treatment [18F]-misonidazole positron emission tomography for head-and-neck cancer patients undergoing concurrent chemoradiotherapy. Int J Radiat Oncol Biol Phys, 2009;75:101-8.

26. Ford EC, Herman J, Yorke E, et al. 18F-FDG PET/CT for image-guided and intensity-modulated radiotherapy. J Nucl Med, 2009;50:1655-65.

27. Salama JK, Haddad RI, Kies MS, et al. Clinical practice guidance for radiotherapy planning after induction chemotherapy in locoregionally advanced head-and-neck cancer. Int J Radiat Oncol Biol Phys, 2009;75:725-33.

28. Thorwarth, D., & Alber, M. (2010). Implementation of hypoxia imaging into treatment planning and delivery. Radiotherapy and Oncology, 97(2), 172-175.

29. Willers H, Held KD. Introduction to clinical radiation biology. Hematol Oncol Clin North Am, 2006;20:1-24.

30. Palma D, Olson R, Harrow S, et al. Stereotactic ablative radiotherapy for the comprehensive treatment of oligometastatic cancers: long-term results of the SABR-COMET phase II randomized trial. J Clin Oncol, 2020;2. DOI:10.1200/JCO.20.00818.

31. Taylor BN, Thompson A. The International System of Units (SI). Washington, DC: U.S. Government Printing Office, 2008;330.

32. Freitas NMA, Rosa AA, Marta GN, et al. Recommendations for hypofractionated whole-breast irradiation. Rev Assoc Med Bras 2018;64(9):770-7.

33. 3Morgan SC, Hoffman K, Loblaw DA, et al. Hypofractionated radiation therapy for localized prostate cancer: an ASTRO, ASCO, and AUA evidence-based guideline. J Clin Oncol. 2018;36(34).

34. Shenouda G, Souhami L, Petrecca K, et al. A phase 2 trial of neoadjuvant temozolomide followed by hypofractionated accelerated radiation therapy with concurrent and adjuvant temozolomide for patients with glioblastoma. Int J Radiat Oncol Biol Phys 2017;97(3):487-94.

35. Henderson MA, Burmeister BH, Ainslie J, et al. Adjuvant lymph-node field radiotherapy versus observation only in patients with melanoma at high risk of further lymph-node field relapse after lymphadenectomy (ANZMTG 01.02/TROG 02.01): 6-year follow-up of a phase 3, randomised controlled trial. Lancet Oncol 2015;16(9):1049-60.

36. ICRU. Prescribing, recording and reporting photon beam therapy. ICRU Report 50 1993.

37. Emami B, Lyman J, Brown A, et al. Tolerance of normal tissue to therapeutic irradiation. Int J Radiat Oncol Biol Phys, 1991;21:109-22.

38. Bentzen SM, Constine LS, Deasy JO, et al. Quantitative analyses of normal tissue effects in the clinic (QUANTEC): an introduction to the scientific issues. Int J Radiat Oncol Biol Phys, 2010;76:S3-9.

39. Yu CX, Amies CJ, Svatos M. Planning and delivery of intensity-modulated radiation therapy. Med Phys, 2008;35:5233-41.

40. Fisher B, Anderson S, Bryant J, et al. Twenty-year follow-up of a randomized trial comparing total mastectomy, lumpectomy, and lumpectomy plus irradiation for the treatment of invasive breast cancer. N Engl J Med, 2002;347:1233-41.

41. Lango MN. Multimodal treatment for head and neck cancer. Surg Clin North Am, 2009;89:43-52, viii.

42. Bonner JA, Harari PM, Giralt J, et al. Radiotherapy plus cetuximab for locoregionally advanced head and neck cancer: 5-year survival data from a phase 3 randomised trial, and relation between cetuximab-induced rash and survival. Lancet Oncol, 2010;11:21-28.

43. Pignon JP, le Maitre A, Maillard E, et al. Meta-analysis of chemotherapy in head and neck cancer (MACH-NC): an update on 93 randomised trials and 17,346 patients. Radiother Oncol, 2009;92:4-14.

44. Stahl M, Walz MK, Stuschke M, et al. Phase III comparison of preoperative chemotherapy compared with chemoradiotherapy in patients with locally advanced adenocarcinoma of the esophagogastric junction. J Clin Oncol, 2009;27:851-6.

45. Rene NJ, Cury FB, Souhami L. Conservative treatment of invasive bladder cancer. Curr Oncol 2009;16:36-47.

46. Weiss C, Engehausen DG, Krause FS, et al. Radiochemotherapy with cisplatin and 5-fluorouracil after transurethral surgery in patients with bladder cancer. Int J Radiat Oncol Biol Phys, 2007;68:1072-80.

47. Kaufman DS, Winter KA, Shipley WU, et al. Phase I-II RTOG study (99-06) of patients with muscle-invasive bladder cancer undergoing transurethral surgery, paclitaxel, cisplatin, and twice-daily radiotherapy followed by selective bladder preservation or radical cystectomy and adjuvant chemotherapy. Urology, 2009;73:833-7.

48. Suntharalingam N, Podgorsak EB, Hendry JH. Basic radiobiology. Vienna: Interantional Atomic Energy Agency; 2005.

# 46

# Radioterapia com Feixe de Intensidade Modulada e Radiocirurgia

Karina Gondim Moutinho da Conceição Vasconcelos
Gabriel Faria Najas

## DESTAQUES

- A radioterapia com intensidade de feixe modulada permite 'moldar' a radiação e adaptá-la ao formato do sírio a ser tratado. Tal técnica permite atingir alta dose no alvo do tratamento, enquanto procura poupar o tecido sadio.
- Embora progressos no planejamento e na execução dos tratamentos de radioterapia tenham trazido grande impacto em termos de redução de toxicidade, a maior revolução, de fato, tem sido em permitir a realização de tratamentos hipofracionados com maiores doses por fração e com intuito curativo.
- A forma de hipofracionamento mais relevante no contexto clínico atual é, sem dúvida, a radiocirurgia ou radioterapia estereotática fracionada com doses ablativas (SBRT ou SAbR).

## INTRODUÇÃO – A EVOLUÇÃO DA RADIOTERAPIA

Em 1885, o físico alemão Wilhelm Conrad Röntgen apresentou uma nova forma de energia produzida a partir de reações em um tubo de descarga, na ocasião denominado raio X (RX), por ser a natureza daquele evento[1] de origem desconhecida. No ano seguinte, Leopold Freud, um cirurgião austríaco, realizou a primeira demonstração do uso terapêutico dos recém-descobertos raios X.[1] E ainda sem conhecer os efeitos físicos e biológicos, os RX foram utilizados em 1896, por Emil Herman Grubbe, para tratamento de um paciente com câncer de mama.[2]

Desde então, o emprego das radiações e seus efeitos biológicos foram amplamente estudados e difundidos na comunidade científica, principalmente após os estudos de Antoine-Henri Becquerel e de Marie e Pierre Curie, com emprego de radiação natural. Ainda nos primeiros anos do século 20, os tipos de radiação disponíveis proporcionavam doses apenas superficialmente (ortovoltagem e braquiterapia). Portanto, o tratamento de tumores mais profundos era desafiador.[1]

Apenas na década de 1950 as primeiras unidades de teleterapia com utilização de fótons (RX) de megavoltagem para uso clínico foram instaladas, o que permitiu o tratamento de tumores mais profundos. Nos anos de 1960, aceleradores lineares mais compactos, *grantry-based*, muito semelhantes estruturalmente aos que conhecemos hoje, ficaram disponíveis, assim como as unidades de cobalto-60, com menor custo relativo.[3]

Ainda na década de 1960, outra evolução memorável da radioterapia foi protagonizada pelo neurocirurgião sueco Lars Leksell, que combinou a entrega de dose de um acelerador linear com os princípios da neurocirurgia estereotáxica, o que possibilitou, assim, o tratamento de tumores cerebrais com radiação, com precisão cirúrgica, que desenvolveu a técnica de radiocirurgia ou radioterapia estereotática craniana.[1]

A evolução tecnológica, com o uso de inteligência artificial, e a introdução de exames de imagem tridimensionais (tomografia computadorizada) no planejamento da radioterapia permitiram a visualização das doses de radiação nas respectivas estruturas de forma volumétrica, a fim de possibilitar a melhor avaliação das doses limites nos órgãos de risco e, consequentemente, no arranjo dos campos de tratamento. Assim, uma nova era para tratamento com radiação ionizante se inicia: a radioterapia tridimensional. A evolução dos *softwares* e *hardwares* de planejamento de dose permitiu calcular planos de tratamento mais complexos, de modo a considerar as diferenças de comportamento das radiações nos diferentes tecidos, bem como modificações da intensidade e formato dos feixes de radiação, que trouxe o conceito de radioterapia com modulação da intensidade do feixe (IMRT). A execução de tratamentos com tal tecnologia é tão complexa que algoritmos de cálculo de planejamento inverso foram desenvolvidos, o que permite que o rádio-oncologista prescreva determinada dose de radiação para um volume alvo de tratamento, ao mesmo tempo que considera as doses aceitáveis nos tecidos normais circunjacentes. Com isso, distribuições de dose altamente conformadas são possíveis, com redução dos efeitos colaterais.

Paralelamente, a combinação entre estes avanços tecnológicos e os princípios estereotáxicos propostos por Leksell, 30 anos antes, propiciou o surgimento da radioterapia ablativa (ou radioterapia estereotática corpórea) para o tratamento de tumores extracranianos. Esta técnica, iniciada na Suécia (Universidade Karolinska) em 1991, trouxe o conhecimento acumulado das radiocirurgias cranianas para o tratamento de alvos extracranianos móveis (tumores em pulmão e fígado), com altas doses por fração, entregues num curto espaço de tempo.[4,5]

O emprego de doses tão elevadas de radiação em alvos circunscritos e móveis trouxe a necessidade de serem incorporados sistemas complexos de imobilização e de imagens em tempo real, o que inaugurou a era da radioterapia guiada por imagem (IGRT). Atualmente, a radioterapia passa por uma nova revolução tecnológica, com a incorporação de aparelhos de ressonância magnética, a evolução de inteligência artificial para a realização da chamada radioterapia adaptativa, quando cada planejamento é reavaliado durante a entrega de dose de radiação, de acordo com a anatomia em tempo real.

Além disso, o aperfeiçoamento e difusão de radioterapia com outras formas de radiação particulada (que não os fótons/RX), como prótons, nêutrons e partículas pesadas, também segue em rápida expansão, de modo a incorporar tecnologias disponíveis nos aceleradores lineares, mas com as vantagens físicas inerentes de cada partícula.

## RADIOTERAPIA COM MODULAÇÃO DA INTENSIDADE DO FEIXE

A radioterapia tradicional é realizada com feixes de fótons (RX) com intensidade uniforme no campo, e compensações podem ser feitas a partir de compensadores ou filtros, colocados fisicamente entre o feixe de radiação e o objeto a ser irradiado. Este processo de modificação do perfil de intensidade do feixe de fótons com o intuito de compor um planejamento é denominado de modulação da intensidade, portanto, filtros físicos e compensadores são formas simples de modulação de intensidade do feixe.

A radioterapia com intensidade modulada (IMRT) é uma técnica de radioterapia em que uma fluência é não uniforme, e este feixe de fótons resultante é entregue ao paciente de qualquer posição do equipamento, para otimizar a composição da distribuição de dose de radiação, para concentrar-se na área a ser tratada e minimizar dos tecidos normais ao seu redor.[6]

O conceito inicial de IMRT foi postulado em 1978,[7] porém, os cálculos matemáticos para estes planejamentos são tão complexos que não havia tecnologia (*hardware* e *software*) suficiente para implantar esta solução até a década de 1990, quando os primeiros algoritmos de planejamento foram testados para tornar esta técnica exequível.

O princípio da IMRT é diverso do que fora até então praticado para a execução dos tratamentos. Os tratamentos são realizados em múltiplos campos, com várias entradas diferentes, e cada um destes campos é segmentado em subcampos múltiplos para criar a fluência não uniforme (Figura 46.1). Enquanto para os tratamentos tradicionais (radioterapia convencional 2D e 3D) a lógica do planejamento é incluir os campos de tratamento e, então, avaliar o comportamento da distribuição de dose, para a IMRT o processo de otimização desta dose é inverso, ou seja, são definidos previamente critérios ideais de distribuição de dose, e o sistema de planejamento ajusta os pesos e número de segmentos de cada campo necessários para satisfazer esses pré-requisitos. (Figura 46.2)

Com tantas mudanças impostas pela popularização desta técnica, toda a comunidade de rádio-oncologistas do mundo precisou se readequar a esta nova realidade. Então, nas últimas décadas, uma série de estudos para redefinição dos alvos de tratamento, delineamento dos órgãos de risco (OAR)[8] e de parâmetros de prescrição,[9] bem como de determinação das restrições volumétricas de dose, têm sido publicados.[11]

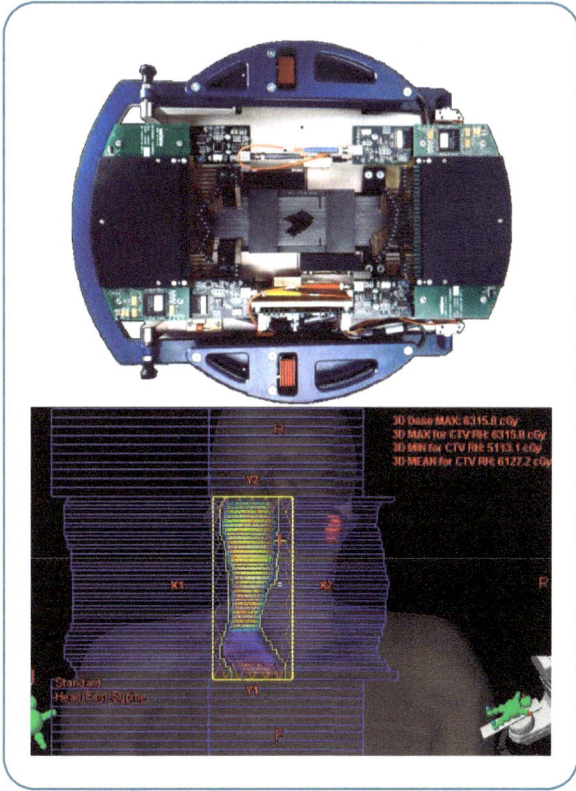

**FIGURA 46.1 –** Visão de um colimador multilâminas utilizado para controlar a fluência do feixe de radiação e em uma simulação de tratamento de paciente com câncer de cabeça e pescoço.
Fonte: Acervo de Hospital Israelita Albert Einstein.

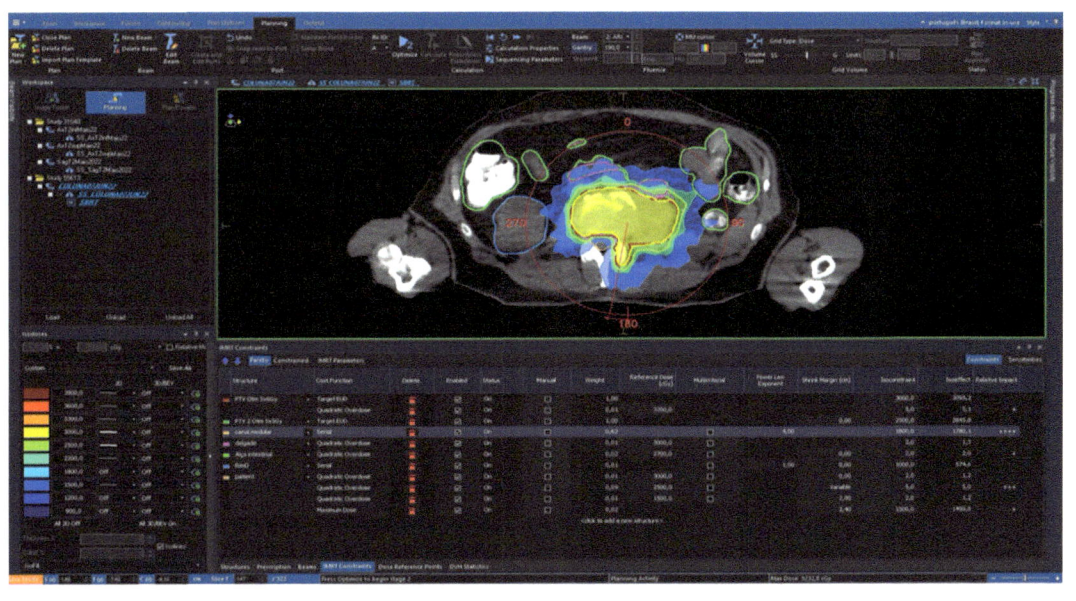

**FIGURA 46.2 –** Tela de otimização para planejamento de tratamento de radioterapia com arco modulado (VMAT) que demonstra as estruturas de interesse (retângulo verde) e a priorização de cada estrutura (*weight*) no processo de otimização para o algoritmo de cálculo e as doses de referência, baseadas em estudos clínicos (retângulo laranja). Sistema de planejamento Mônaco (Instituto do Câncer do Estado de São Paulo-ICESP), com algoritmo de cálculo Monte Carlo – Elekta (Suécia).
Fonte: Acervo da autoria.

Todo o interesse e disseminação desta técnica se deve às potenciais vantagens clínicas e dosimétricas. A alta conformidade da dose em torno dos alvos de tratamento, inclusive regiões anatomicamente côncavas, permite aumentar (escalonar) as doses para tratamento; além disso, é possível que haja o decaimento dessa dose abruptamente, o que permite poupar órgãos normais de doses tão elevadas de radiação. Outra vantagem deveras interessante é poder prescrever diferentes níveis de dose em regiões com riscos distintos simultaneamente, o que denominamos de *boost* integrado ou *dose painting* (Figura 46.3). Todas estas características trouxeram menos toxicidades relacionadas aos tratamentos e melhores desfechos a longo prazo.[12-14]

Para a entrega de tratamentos com perfis de fluência com intensidade modulada, seria necessário o desenvolvimento de aceleradores lineares equipados com sistemas que pudessem executar estas modificações durante a entrega dos tratamentos. Assim, foram desenvolvidos os colimadores de multifolhas (MLC) controlados por sistemas computacionais[6]. Os primeiros MLC disponíveis eram binários, de tungstênio, compostos por dois bancos de 20 folhas cada e com projeção de abertura no isocentro de 1x1 cm ou 1x2 cm, e para tratamentos de áreas maiores que 1 cm a 2 cm de espessura era necessário mover a mesa com o paciente. Obviamente, o maior risco destes sistemas era haver uma incompatibilidade entre a movimentação da mesa e a posição correta do feixe. Por isso, sistemas complexos e acurados de indexação dos pacientes na mesa de tratamento foram desenvolvidos para assegurar a reprodutibilidade das sessões de radioterapia.[6]

Considerando a evolução tecnológica na busca por redução dos erros na execução dos tratamentos, Mackie *et al.* (1993)[15] propuseram o conceito de IMRT rotacional, em que a mesa e o gantry do equipamento estão em movimento contínuo, tal qual um tomógrafo helicoidal, o que traz maior agilidade e segurança na execução dos tratamentos com IMRT (redução de artefatos quentes e frios na junção estre as "fatias" tratadas). Assim, um novo acelerador linear, com anel semelhante a uma tomografia, foi criado, denominado TomoTherapy (Figura 46.4).[16]

O IMRT nos aceleradores lineares em "C" surgiu, inicialmente, com cada lâmina (ou folha) do MLC movimentada por um motor independente controlado por computador. O sistema de planejamento após a otimização do tratamento cria o mapa de fluência daquele tratamento específico. Nos casos de IMRT *step-and-shoot,* os mapas de intensidade do feixe são criados por um algoritmo para definir as formas e sequência de cada subcampo, e o equipamento de forma automatizada movimenta até um determinado ângulo e interrompe o feixe de radiação enquanto se movimenta. Para a execução do IMRT dinâmico ou *sliding-window*, os algoritmos também calculam a melhor trajetória de movimentação, pois, nestes casos, enquanto as lâminas se movimentam para formar os subcampos, a emissão de radiação pelo equipamento não é interrompida.[17]

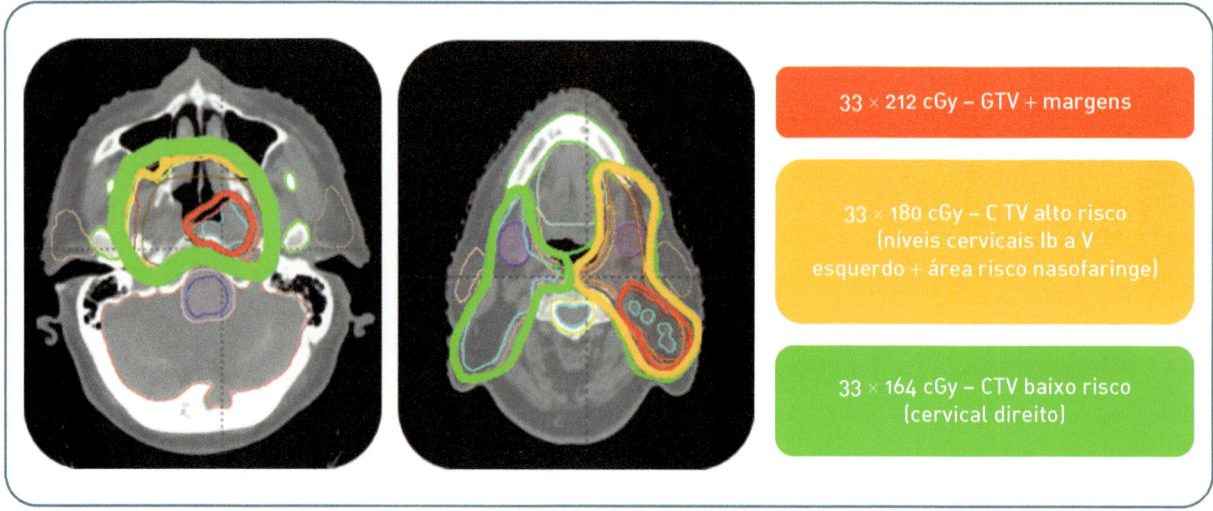

**FIGURA 46.3 –** Distribuição de dose em tratamento adjuvante de câncer de parótida com a utilização de IMRT.
Fonte: Acervo Hospital Alemão Oswaldo Cruz.

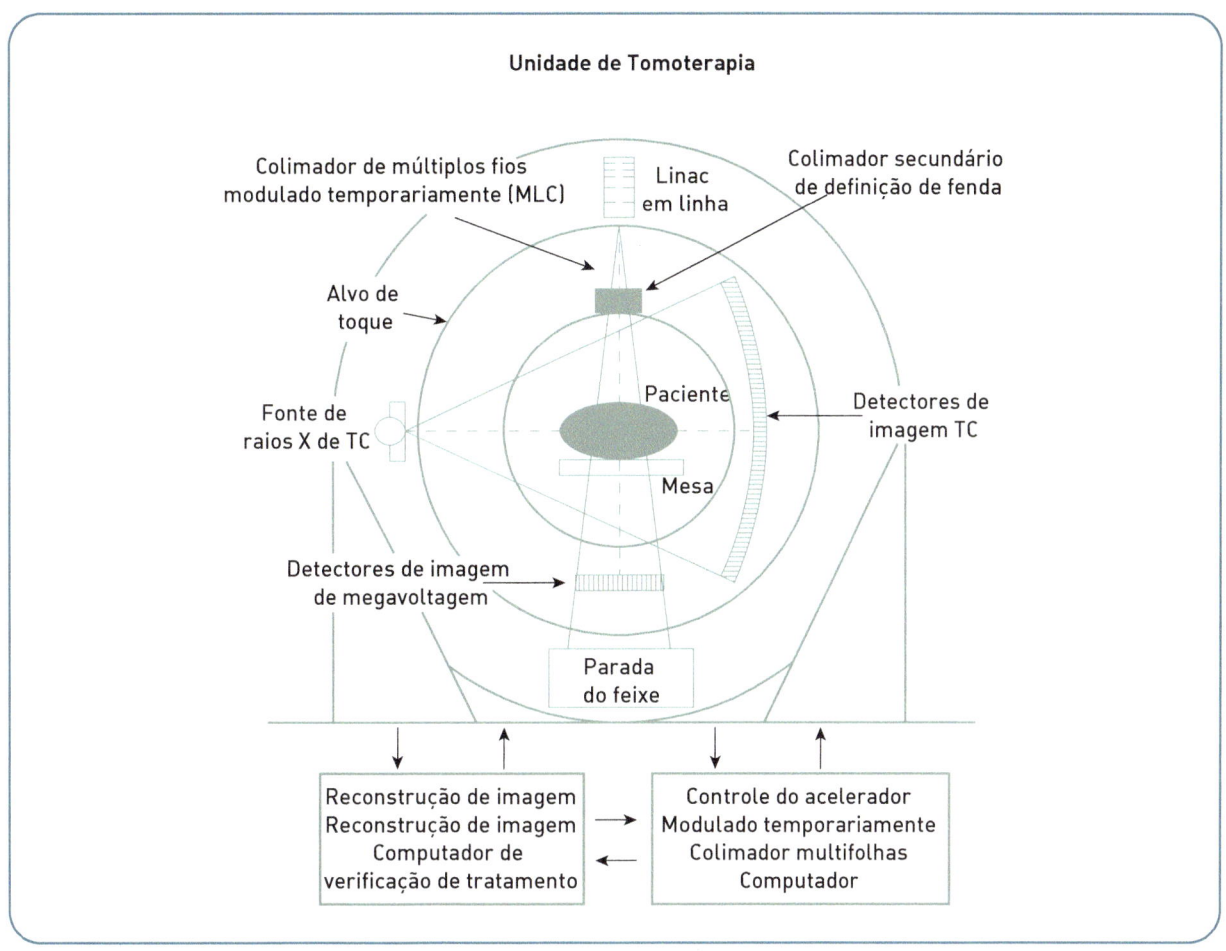

**FIGURA 46.4 –** Desenho conceitual da tomoterapia helicoidal no primeiro artigo descritivo, por Mackie et al, 1993. Nota-se no desenho já a idealização do *gantry* do acelerador linear em anel e a fonte geradora de RX rotatória e colimadores de multilâminas temporalmente modulados.

Fonte: Adaptada de Mackie, *et al.*, 1993.

Como a tomoterapia fornecia distribuições de dose altamente conformadas, Yu *et al.* (1995)[18] propuseram um tipo de IMRT com acelerador linear convencional "imitando" o arco helicoidal. A terapia em arco com intensidade modulada (IMAT) é um tipo de IMRT rotacional, cujo braço do equipamento e o MLC se movimentam enquanto a radiação é administrada continuamente. Este método de execução de tratamento foi aprimorado com terapia com arco volumétrico modulado (VMAT), em que a modulação do feixe de radiação é modificada pelos múltiplos subcampos formados pelo MLC, acrescido de variações na velocidade de rotação do braço do equipamento e das taxas de dose.[19] O VMAT incrementa a execução dos tratamentos de IMRT, pois, além das distribuições de dose altamente conformadas, os tratamentos são mais rápidos, o que minimiza os erros aleatórios relacionados a movimento.

## INTENSIDADE MODULADA E REPRODUTIBILIDADE

Com tratamentos altamente conformados em torno do alvo e decaimento das doses abruptamente, a definição minuciosa dos alvos de tratamento, bem como dos órgãos de risco, é imperial para um bom plano de tratamento, no intuito de evitar recidivas marginais ou pontos quentes em áreas críticas. Assim, a evolução também da qualidade das imagens diagnósticas tem sido fundamental para delineamento acurado dos tumores primários e drenagens.

A primeira etapa de um tratamento de radioterapia tridimensional é a tomografia computadorizada (TC) de simulação. A TC é ainda a imagem padrão para delineamento e cálculo de dose, pois a maioria dos sistemas de planejamento utiliza os graus de atenuação relativos destas imagens para calcular a dose absorvida pelos diferentes tecidos.[20] Essas imagens são eficazes na visualização de tecidos de alto número atômico, são de aquisição ágil e apresentam distorção uniforme em todo o campo de aquisição, características que minimizam artefatos de movimento. No entanto, a utilidade da TC é limitada para a visualização dos tecidos moles, o que pode dificultar a distinção entre os tumores e os tecidos circunjacentes saudáveis. Por isso, o uso de contrastes intravenosos pode auxiliar na distinção entre a lesão-alvo e tecidos normais.

Sequências múltiplas de imagens de acordo com o tempo de injeção do contraste (sequências dinâmicas) podem também ser de grande valia.[21] Para algumas situações, o uso de *dual-energy-CT* oferece a vantagem de melhorar a qualidade da imagem por separar materiais de maior número atômico, de modo a permitir redução de artefatos metálicos, o que é particularmente útil em casos em que o paciente é portador de próteses metálicas próximas à área de tratamento, por exemplo.[22]

Informações adicionais de sequências de ressonância magnética (RM) podem modificar o volume total de tratamento.[23-25] Em casos, por exemplo, de tumores de sistema nervoso central, o uso da RM aumentou os campos de tratamento,[23] enquanto para tumores de próstata a RM permitiu a redução dos volumes-alvo.[24]

Imagens funcionais, como o PET-CT, geralmente são combinadas com as imagens primárias de TC de simulação[26] em casos de tumores de cabeça e pescoço ou pulmão, pois permitem determinar volumes-alvo com maior nitidez. Estas imagens são ideais para o processo de planejamento de radioterapia, pois contêm informações metabólicas e estruturais, bem como os mapas de densidade eletrônica necessários para o cálculo das doses de radiação absorvidas.[27]

O uso das imagens secundárias precisa estar pareado de forma altamente acurada com a imagem primária (normalmente uma CT). Existem hoje *softwares* para fusão rígida disponíveis no próprio sistema de planejamento de radioterapia, utilizados para regiões com pouca variabilidade anatômica (p. ex., o sistema nervoso central). Porém, nas situações clínicas em que a imagem secundária é adquirida num tempo prolongado (como no caso de RM ou PET-CT), é necessário lançar mão do registro deformável de imagens, cujos *softwares* são capazes de adaptar anatomicamente as áreas de interesse.

Este processo de registro de imagens realizadas em momentos diferentes (como RM e TC de simulação) para planejamento do tratamento é deveras complexo e crítico. Nesse sentido, um programa completo de controle de qualidade é fundamental, inclusive para assegurar as fusões de imagens para delineamento de alvos e órgãos de risco.[28]

Fatores relacionados ao paciente podem também ter grande influência na acurácia do delineamento dos alvos de tratamento e na execução do tratamento. Os movimentos voluntários são geralmente minimizados com a utilização de acessórios de imobilização que restrinjam estes movimentos, como máscaras termoplásticas, *body-fix* ou compressores abdominais (Figura 46.5). Os movimentos involuntários, como o movimento interno dos órgãos, são mais difíceis de estimar e, inclusive, dificultam o delineamento acurado dos alvos de tratamento.

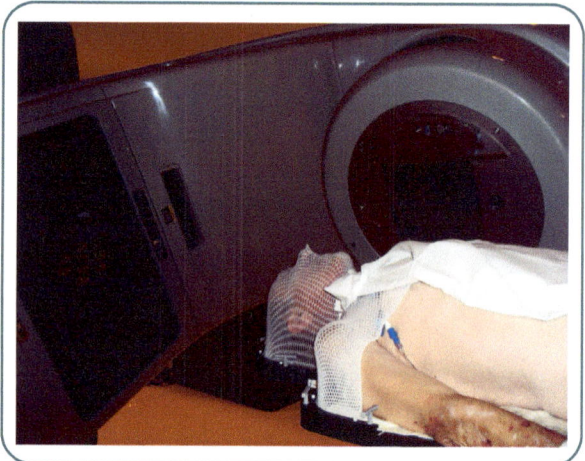

**FIGURA 46.5 –** Paciente com máscara termoplástica em um acelerador linear para radioterapia em tumor de orofaringe.
Fonte: Acervo Hospital Alemão Oswaldo Cruz.

Para este propósito, foi desenvolvida a TC de quatro dimensões (4DTC), uma série de imagens de TC tridimensionais (3D) correlacionadas com o ciclo respiratório do paciente ao longo do tempo, para produzir um modelo de movimento da área de interesse. Desta forma, um modelo de movimento individualizado é determinado para cada paciente, e isso pode ser utilizado para individualizar as margens em torno da área de tratamento e, assim, aumentar a acurácia.[26]

É claro que o delineamento dos alvos e dos órgãos de risco de maneira precisa, de modo a avaliar o movimento e considerar todas estas variáveis no cálculo de dose em sistemas de planejamento, com algoritmos cada vez mais acurados, permite um plano de tratamento seguro. Todavia, a reprodutibilidade destas variáveis no dia a dia de execução das sessões é condição *sine qua non* para que o tratamento seja efetivo. Assim, uma série de soluções para detectar modificações anatômicas imediatamente antes da execução dos tratamentos foram disponibilizadas nos últimos anos. Os aceleradores lineares convencionais passaram a ser equipados com sistemas de imagem *on-board,* assim como a tomoterapia.

A radioterapia guiada por imagem (IGRT) permite a identificação das áreas de tratamento e/ou órgão de risco é particularmente importante quando há um gradiente de dose abrupto, quando as doses empregadas são elevadas ou quando o movimento da área de tratamento traz risco ao tratamento. Tomografia com feixe cônico (*conebeamCT*), ultrassom com avaliação do movimento em tempo real e, mais recentemente, o uso de imagens de RM tem sido incorporado em plataformas de tratamento de megavoltagem.[29]

Estratégias para restringir o movimento do volume-alvo também são úteis para minimizar danos a tecidos normais. Estratégias simples como *breath hold radiotherapy* são simples de implementar, seja de maneira espontânea ou com suportes mecânicos como o *Active Breath Hold (ABC)*, enquanto o feixe de radiação é sincronizado com o momento da respiração considerado no planejamento.[30,31] Quando se associa monitoramento respiratório, há maior reprodutibilidade do movimento respiratório.[32]

O tratamento com "*respiratory gating*" é determinado por meio de uma 4DTC e a região do ciclo respiratório em que há movimento mínimo do volume-alvo. Os equipamentos mais modernos dispõem de feixe sincronizado com a fase do ciclo respiratório escolhido, o que minimiza, portanto, os erros na execução do tratamento.[33]

Outra forma de manejo de movimento é o *tracking system*. Hoje, este sistema é disponível apenas para o equipamento robótico CyberKnife (Accuray-Sunnyvale-Ca). Neste sistema, o movimento respiratório é continuamente monitorado e uma série de imagens planares são realizadas; o algoritmo de *tracking* correlaciona o posicionamento do alvo com o movimento respiratório por meio destas imagens e, caso haja modificações, o braço robótico se movimenta para compensar o erro

em tempo real. E se o movimento encontrado for diferente do esperado, fora das margens de segurança, o feixe é interrompido.[33]

Diante de todo o arsenal tecnológico disponível, é de suma importância avaliar não apenas qual o tratamento será realizado, mas a dose, número de frações, tecnologia disponível na execução desse tratamento. De acordo com tais informações, deve-se observar pontos críticos e riscos para a execução do tratamento, com objetivo de mitigar potenciais erros e garantir que haja métodos para controle de qualidade de cada tecnologia disponível.

## RADIOCIRURGIA E RADIOTERAPIA ABLATIVA INTRA E EXTRACRANIANA

Embora progressos no planejamento e na execução dos tratamentos de radioterapia tenham trazido grande impacto em termos de redução de toxicidade, a maior revolução, de fato, tem sido em permitir a realização de tratamentos hipofracionados com maiores doses por fração e com intuito curativo. A forma de hipofracionamento mais relevante no contexto clínico atual é, sem dúvida, a radiocirurgia ou radioterapia estereotática fracionada com doses ablativas (SBRT ou SAbR).

Inicialmente desenvolvida para o tratamento de lesões intracranianas[5], em que a mínima movimentação torna propícia a realização desta técnica, este tratamento pode hoje ser realizado em múltiplos sítios anatômicos. Segundo a Sociedade Americana de Rádio-oncologistas (ASTRO), SAbR, é um método de tratamento no qual são administradas altas doses de radiação numa única ou poucas frações, com alta precisão de direcionamento e gradientes de dose com rápido decaimento. Geralmente, manobras para limitar o movimento do volume-alvo durante o planejamento e a execução do tratamento são necessárias para alcançar tal precisão.[34]

Esta ainda é uma ciência em evolução e, portanto, o conhecimento acerca dos efeitos biológicos do emprego de altas doses de radiação em tecidos vivos ainda está em construção. Os modelos matemáticos comumente utilizados para estimar equivalência de dose para fracionamentos convencionais (1,8 a 2,5 Gy/fração) não explicam de forma abrangente a relação entre os efeitos biológicos da radiação de alta dose por fração e a eficácia clínica real.[35]

Os últimos estudos clínicos confirmaram que o SABR não apenas destrói células tumorais diretamente (efeito ablativo), como também induz efeitos indiretos, inclusive lesão endotelial vascular e ativação imune. A morte indireta de células tumorais por SABR pode desempenhar um papel crucial na morte do tumor[36]. A lesão endotelial vascular exacerba a agregação plaquetária e a formação de trombose, o que bloqueia os vasos sanguíneos. SAbR parece induzir lesão nos vasos sanguíneos e isquemia, de modo a levar, ainda, à necrose tumoral. Consequentemente, o efeito antitumoral pode ser potencializado. Aparentemente, este efeito parece surgir a partir de doses superiores a 8 Gy a 11 Gy.

A radioterapia em doses ablativas ativa direta ou indiretamente interleucinas inflamatórias, como por exemplo, a interleucina 1 (IL-1) e o fator de necrose tumoral (TNF), recruta algumas células imunes, o que resulta num intenso infiltrado tumoral de células T CD8(+). As células tumorais são destruídas e os antígenos tumorais são substancialmente liberados após altas doses de radiação, levando à morte celular imunogênica e liberação adicional em cascata de antígenos de necrose tumoral e adenosina trifosfato (ATP).[37] Existem evidências de que a radioterapia estimula respostas não apenas no local do tratamento, mas também nos depósitos tumorais não irradiados e remotos, o que é chamado de "efeito abscopal".[38]

Alguns estudos têm sido publicados, que demonstram benefícios clínicos com a técnica.[39-41] Os melhores esquemas de dose e fracionamento ainda necessitam ser determinados, pois estudos com comparações diretas são difíceis de serem executados, tendo em vista que cada paciente tem condições clínicas únicas.

Análises que buscam padronizar esquemas de dose, fracionamento e restrições de dose e correlacioná-los com desfechos clínicos de acordo com a histologia e região anatômica têm sido publicados[42]. Sabemos, até o momento, que SAbR pode trazer benefícios importantes para os pacientes[43-45] com perfis de toxicidade plenamente aceitáveis.

A evolução tecnológica adquirida nas últimas décadas nos tornou capazes de executar tratamentos com altas doses, num curto intervalo de tempo, com segurança e eficiência, que os resultados parecem melhores do que os controles históricos. Todavia, a evolução a longo prazo e os mecanismos biológicos envolvidos ainda não são completamente compreendidos. A verdade é que um novo e desconhecido universo está se revelando, e o futuro parece muito promissor.

## REFERÊNCIAS

1. Connell PP, Hellman S. Advances in Radiotherapy and Implications for the Next Century: A Historical Perspective. Cancer Res. 2009;69(2):383-392.

2. Grubbe EH. Priority in the therapeutic use of X-rays. Radiology. 1933(21):156–162.

3. Lederman M. THE EARLY HISTORY OF RADIOTHERAPY: 1895-1939. Int J Rad Oncol Biol Phis. 1981(7):639-648.

4. Lax I, Blomgren H, et al. Stereotactic radiotherapy of malignancies in the abdomen. Methodological aspects. Acts Oncol. 1994(33):677-683.

5. Lax I, et al. Extra cranial stereotactic radio surgery of localized targets. J Radiosurg. 1998(1):135-148.

6. Khan FM. Intensity Modulated Radiation Therapy. The Physics of Radiation Therapy. Philadelphia : Lipincott Williams & Wilkins, 2003,430-452.

7. Levene MB, et al. Computer-controlled radiation therapy. Radiology. 1978(129):769–75.

8. NRG Oncology. NRG Oncology. [2022 abr.2]. Disponível em: https://www.nrgoncology.org/ciro-lung.

9. The International Commission on Radiation Units and Measurements. PRESCRIBING, RECORDING, AND REPORTING PHOTON-BEAM IMRT – Report 83. Journal of the ICRU. 2010;10(1).

10. Marks LB, et al. Use of normal tissue complication probability models in the clinic. Int J Radiat Oncol Biol Phys. 2010;76(3):10-9.

11. Timmerman R. A Story of Hypofractionation and the Table on the Wall. Int J Radiation Oncol Biol Phys. 2022;112(1):4–21.

12. Lin SH, et al. Propensity score-based comparison of long-term outrcomes with 3-dimensional conformal radiotherapy vs intensity modulated radiation therapy for esophageal cancer. Int J Rad Oncol Biol Phys. 2012;84:1078-1085.

13. Chun SG, et al. Impact of intensity-modulated radiation therapy technique for locally advanced non-small-cell lung cancer: a secondary analysis of the NRG Oncology RTOG 0617 randomized clinical trial. J Clin Oncol. 2017;35:56-62.

14. Michalski JM, et al. Preliminary toxicity analysis of 3-dimensional conformal radiation therapy versus intensity modulated radiation therapy on the high-dose arm of the Radiation Therapy Oncology Group 0126 prostate cancer trial. Int J Radiat Oncol Biol Phys. 2013;87:932-938.

15. Mackie TR, et al. Tomotherapy: a nee concept for delivery of dynamic conformal radioltherapy. Med Phys. 1993;20:1709-1719.

16. Mackie TR. History of tomotherapy. Phys Med Biol. 2006;51:R427–R453.

17. Cho B. Intensity-modulated radiation therapy: a review with physics perspective. Radiat Oncol J. 2018:36(1):1-10.

18. Yu CX. Intensity-modulated arc therapy with dynamic multileaf collimation: an alternative to tomotherapy. Phys Med Biol. 1995;35:1625-1628.

19. Otto K. Volumetric modulated arc therapy: IMRT in a single gantry arc. Med Phys. 2008;35:310-317.

20. Saw C, et al. Determination of CT-to-density conversion relationship for image-based treatment planning systems. Med Dosim. 2005;30(3):145-148.

21. Jensen NK, et al. Dynamic contrast enhanced CT aiding gross tumor volume delineation of liver tumors: an interobserver variability study. Radiother Oncol. 2014;111(1):153-157.

22. Pessis E, et al. Reduction of metal artifact with dual-energy CT: virtual monospectral imaging with fast kilovoltage switching and metal artifact reduction software. Semin Musculoskelet Radiol. 2015;19(5):446-455.

23. Weltens C, et al. Interobserver variations in gross tumor volume delineation of brain tumors on computed tomography and impact of magnetic resonance imaging. Radiotherapy and Oncol. 2001;60:49-59.

24. Barkati M, et al. Magnetic resonance imaging for prostate bed radiotherapy planning: an inter- and intra-observer variability study. J Med Imaging Radiat Oncol. 2016;60(2):255-259.

25. Al-Hammadi N, et al. MRI reduces variation of contouring for boost clinical target volume in breast cancer patients without surgical clips in the tumour bed. Radiol Oncol. 2017;51(2):160-168.

26. Stieb S, et al. Imaging for Target Delineation and Treatment Planning in Radiation Oncology: Current and Emerging Techniques. Hematol Oncol Clinics of North Am. 2019;33(6):963-975.

27. McKay MJ, et al. Molecular imaging using PET/CT for radiation therapy planning for adult cancers: current status and expanding applications. Int J Radiat Oncol Biol Phys. 2018;102(4):783-791.

28. Brock KK, et al. Use of image registration and fusion algorithms and techniques in radiotherapy: Report of the AAPM Radiation Therapy Committee Task Group No. 132. Med Phys. 2017;44(7):e43-e76.

29. Chandra RA, et al. Contemporary radiotherapy: present and future. Lancet. 10 de July de 2021;398:171-184.

30. Rosenzweig KE et al. The deep inspiration breath-hold technique in the treatment of inoperable non-small-cell lung cancer. Int J Radiat Oncol Biol Phys. 2000;48(1):81-87.

31. Remouchamps VM, et al. Initial clinical experience with moderate deep-inspiration breath hold using an active breathing control device in the treatment of patients with left-sided breast cancer using external beam radiation therapy. Int J Radiat Oncol Biol Phys. 2003;56(3):704-715.

32. Cervino L, et al. Using surface imaging and visual coaching to improve the reproducibility and stability of deep-inspiration breath hold for left-breast-cancer radiotherapy. Phys Med Biol. 2009;54:6853-6865.

33. Moorrees J, Bezak E. Four dimensional radiotherapy: a review of current technologies and modalities. Australas Phys Eng Sci M. 2012;35:399-406.

34. Potters L, et al. American society for therapeutic radiology and oncology* and american college of radiology practice guideline for the performance of stereotactic body radiation therapy. American society for therapeutic radiology and oncology* and american college of radiology practice guideline for the performance of stereotactic body radiation therapy. 2004;60(4):1026-1032.

35. Wang JZ, et al. A generalized linear-quadratic model for radiosurgery, stereotactic body radiation therapy, and high-dose rate brachytherapy. Sci Transl Med. 2010;2:39-48.

36. Song CW, et al. Indirect tumor cell death after high-dose hypofractionated irradiation: implications for stereotactic body radiation therapy and stereotactic radiation surgery. Int J Radiat Oncol Biol Phys. 2015;93:166–172.

37. Filatenkov A, et al. Ablative tumor radiation can change the tumor immune cell microenvironment to induce durable complete remissions. Clin Cancer Res. 2015;21:3727–3739.

38. Herrera FG, Bourhis J, Coukos G. Radiotherapy combination opportunities leveraging immunity for the next oncology practice. Cancer J Clin. 2017;67:65-85.

39. Chang JY, Senan S, Paul MA, Mehran RJ, Louie AV, Balter P, et al. Stereotactic ablative radiotherapy versus lobectomy for operable stage I non-small-cell lung cancer: a pooled analysis of two randomised trials. Lancet Oncol. 2015;16(6):630-637.

40. Palma DA, Olson R, Harrow S, et al. Stereotactic ablative radiotherapy versus standard of care palliative treatment in patients with oligometastatic cancers (SABR-COMET): a randomised, phase 2, open-label trial. Lancet. 2019;93:2051.

41. Zelefsky MJ, Yamada Y, Greco C, et al. Phase 3 Multi-Center, Prospective, Randomized Trial Comparing Single-Dose 24 Gy Radiation Therapy to a 3-Fraction SBRT Regimen in the Treatment of Oligometastatic Cancer. Int J Radiat Oncol Biol Phys. 2021;110(3):672.

42. Grimm, Jimm, et al. High Dose per Fraction, Hypofractionated Treatment Effects in the Clinic (HyTEC): An Overview. 2021;110(1):1-10.

43. Brand DH, Tree AC, Ostler P, et al. Intensity-modulated fractionated radiotherapy versus stereotactic body radiotherapy for prostate cancer (PACE-B): acute toxicity findings from an international, randomised, open-label, phase 3, non-inferiority trial. Lancet Oncol. Nov de 2019;20(11):1531-1543.

44. Joe Y, Chang RJ, Mehran LF, et al. Stereotactic ablative radiotherapy in operable stage I NSCLC patients: Long-term results of the expanded STARS clinical trial. J Clin Oncol. 2021;39(15):8506.

45. Sahgal A, et al. Stereotactic body radiotherapy versus conventional external beam radiotherapy in patients with painful spinal metastases: an open-label, multi-centre, randomised, controlled, phase 2/3 trial. Lancet Oncol. 2021;22(7):1023-1033.

# 47

# Terapia com Prótons

João Victor Salvajoli
Bernardo Peres Salvajoli
José Carlos da Cruz
Crystian Wilian Saraiva

## DESTAQUES

- Radioterapia com partículas carregadas, em particular a terapia com prótons, tem a característica de liberar doses biologicamente equivalentes, com maior precisão e com menos morbidade do que a radioterapia convencional com fótons.
- As partículas carregadas diferem dos fótons em suas propriedades físicas e dosimétricas, sendo mais efetivas e requerendo doses menores para obter o mesmo efeito biológico.
- Pela possibilidade que oferece de se obter alto grau de conformidade na distribuição da dose ao volume--alvo, sem praticamente dose de saída aos tecidos normais, a radioterapia tem sido uma ótima opção para tumores próximos a estruturas críticas, como encéfalo, medula, olhos e nervos cranianos.
- Segundo o Particle Therapy Co-Operative Group (PTCOG), há 91 centros de tratamento utilizando partículas (prótons e/ou Cion) já atuantes ao redor do mundo, 44 em fase de construção e outros 28 em fase de planejamento.
- Algumas localizações tumorais nas quais essa modalidade terapêutica vem sendo avaliada incluem melanomas uveais grandes, tumores da base do crânio selecionados e algumas neoplasias pediátricas. Nessas situações, a radioterapia com partículas tem maior aceitação pela comunidade científica enquanto para outras localizações, como próstata e pulmão, permanece controversa.
- São necessários estudos prospectivos randomizados que comparem a terapia com partículas à radioterapia moderna com fótons, com foco nas suas respectivas eficácias, toxicidade e custos para que possam ser definidas suas principais indicações, o íon ideal a ser empregado, seu fracionamento e dose.

## INTRODUÇÃO

A radioterapia (RT) tem papel fundamental no tratamento do câncer, uma vez que cerca de 60% dos pacientes a utilizam, como modalidade exclusiva, muitas vezes associada à quimioterapia, cirurgia ou na paliação de sintomas para pacientes com doença recidivada ou metastática. Recentemente temos observado evidência crescente sobre o tratamento com altas doses de irradiação na doença oligometastática (pequeno número de metástases), demonstrando melhora nas taxas de controle local para vários sítios tumorais.[1]

Nos últimos anos, vários avanços tecnológicos relevantes ocorreram, muitos resultantes de melhora na qualidade das imagens, da engenharia da computação, o que proporcionou técnicas sofisticadas como a radioterapia com intensidade modulada (IMRT), guiada por imagem (IGRT), estereotáxica craniana (SR) ou corpórea (extracrânio/SBRT) e terapia com prótons (PBT), enfatizando-se cada vez mais o conceito de "radioterapia de alta precisão".[2]

Esses avanços têm permitido aprimorar a distribuição da dose, reduzir as margens no planejamento e liberar doses mais elevadas no tumor com consequente melhora no controle local.

A RT moderna também tem evoluído nos últimos anos por meio da busca de métodos que permitam melhorar os conhecimentos sobre a localização, o comportamento das células tumorais e sobre a deposição seletiva e frequentemente escalonada da dose de radiação, otimizando, dessa forma, a razão terapêutica dos tratamentos.

RT com feixes de partículas tem potencial aplicação terapêutica em virtude da liberação precisa e homogênea da dose ao tumor, de seu rápido decaimento ao atravessar os tecidos e dos atributos biológicos favoráveis das partículas como transferência linear de energia (TLE).[3]

Partículas atualmente empregadas na prática clínica são os nêutrons, que não são carregadas, têm características de alta TLE; os prótons e partículas alfa que são carregadas, mas têm a mesma propriedade radiobiológica de baixa TLE que os raios X; e as partículas pesadas carregadas como os íons carbono e neônio, que têm propriedades de alto TLE. À medida que as partículas pesadas atravessam os tecidos, gradualmente desaceleram e transferem energia a eles, promovendo excitação molecular e ionização, o que resulta em um pico de dose preciso e localizado, fenômeno conhecido como "pico de Bragg" (Figura 47.1).

Para prótons, a dose de radiação além do pico de Bragg decai rapidamente a 0 (zero), resultando em ausência de radiação além desse ponto (dose de saída), enquanto para partículas carregadas como os íons de carbono (C-íon), ocorre um rastro de radiação distal ao pico de Bragg secundário à deposição contínua da energia.[3] Em ambos os casos, a deposição da dose difere muito da irradiação com fótons, na qual o pico da distribuição no tecido é relativamente superficial, seguido por um decaimento gradual, tendo como resultante, muitas vezes, uma dose de saída substancial.

RT com partículas carregadas têm, assim, a expectativa de liberar doses biologicamente equivalentes, com maior precisão e com menos morbidade do que a RT convencional com fótons. Isso pode ser benéfico para crianças por serem mais suscetíveis aos efeitos colaterais da irradiação e com riscos de desenvolver neoplasia secundária.

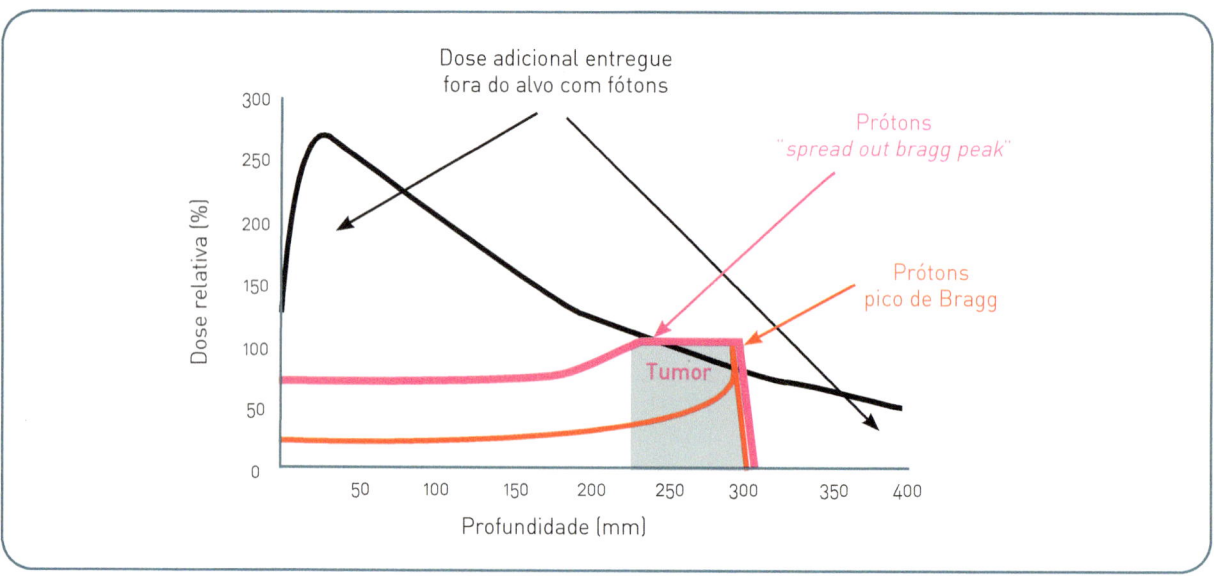

**FIGURA 47.1 –** Comparação entre as distribuições de dose de prótons e fótons.
Fonte: Desenvolvida pela autoria.

RTP é uma forma de RT externa que utiliza a radiação ionizante para danificar o DNA das células tumorais e, diferentemente de outras fontes, tem a propriedade de não liberar dose de radiação além do alvo, otimizando a razão terapêutica (diferença entre promover um benefício ou dano ao paciente). Dessa forma, muitos fatores influenciam a razão terapêutica como a dose total, o fracionamento, a razão biológica efetiva (RBE) da radiação e fatores modificadores como a idade e comorbidades do paciente e a associação com uma terapia sistêmica. Eentre eles, a distribuição da dose (dose tumoral/dose aos tecidos normais) é muito importante. Ao reduzirmos a exposição dos tecidos normais, reduzimos a toxicidade e facilitamos o escalonamento de dose, muitas vezes extremamente importante para o controle do tumor.

Estudos recentes tentam identificar, por meio de métodos de imagens moleculares, a presença de células tumorais viáveis e, consequentemente, onde é necessário depositar maiores doses de radiação. As partículas carregadas são ideais para essa finalidade em virtude de suas características de penetração tecidual, permitindo depositar doses diferenciadas (dose *painting*) para áreas com maior atividade de proliferação celular ou outras com maior resistência à radiação, como regiões hipóxicas.

Com a introdução de avanços tecnológicos no planejamento e liberação da radiação, como a RT com intensidade modulada com prótons (IMPT), torna-se possível aprimorar ainda mais a conformação obtida por meio de IMRT com fótons.

Argumentos contrários à expansão da RT com partículas são seu alto custo, quando comparados à terapia com fótons, e um número de centros relativamente reduzido, porém em franca expansão.

Embora a radioterapia com prótons (RTP) tenha sido desenvolvida nos anos de 1950, avanços tecnológicos recentes têm permitido o desenvolvimento de instalações hospitalares compactas para aplicação clínica da técnica.

Parte significativa da experiência clínica atual na RT com partículas tem sido com feixes de prótons na qual o presente capítulo pretende se concentrar.

## O PRÓTON

Apesar da recente implementação do uso de prótons no arsenal terapêutico da RT, sua história já tem quase um século desde sua descoberta. Em 1919, Ernest Rutherford, ganhador do prêmio Nobel em 1908, demonstrou a existência do próton.[4,5]

Prótons são partículas subatômicas que, junto de nêutrons e elétrons, são os principais constituintes dos átomos. Os prótons não são partículas primárias e, em análises teóricas, mostrou-se que eles têm uma meia-vida de aproximadamente $10^{32}$ anos. Quando o número de prótons é relativamente grande comparado ao número de nêutrons, o núcleo correspondente pode ser instável e o número de prótons pode ser diminuído pela transformação de um próton em um nêutron. Essa transformação é acompanhada da emissão de um pósitron (partícula idêntica ao elétron, exceto pela carga, que é positiva) e de um neutrino, conforme a equação: $p \rightarrow n + e^+ + n$.

Em 1899, Rutherford descobriu os raios "$\alpha$" e "$\beta$" a partir de urânio. Mais tarde, ele demonstrou que raios "$\alpha$" são os núcleos de átomos de hélio.[6,7] Em 1911, Rutherford descobriu que o núcleo de um átomo constitui um pequeno volume; porém, extremamente denso, e que os núcleos têm suas cargas positivas.[8,9] Com isso, formou-se a base do modelo atômico. Após a Primeira Guerra Mundial, ele demonstrou que a irradiação de gás de nitrogênio com partículas $\alpha$ produzia átomos de oxigênio e núcleos de átomos de hidrogênio.[3,5] Ele julgou que essas seriam partículas primárias e denominou-as "prótons"[3,5] Ele julgou que essa seria uma partícula primária e denominou-a "próton".[10] Em 1932, apenas 6 anos depois que James Chadwick descobriu os nêutrons,[11] Robert Stone começou protocolos clínicos de RT com nêutrons rápidos no laboratório Lawrence Berkeley (LBL); na época, os resultados encontrados mostraram altos índices de danos a tecidos sadios.[12]

## PROPRIEDADES FÍSICAS DOS FEIXES DE PARTÍCULAS PESADAS

As propriedades físicas e biológicas dos feixes de prótons diferem significativamente das outras partículas carregadas e, por isso, o tratamento com partículas pode ser dividido em duas categorias: terapia com prótons caracterizada por uma TLE baixa; e terapia com íons pesados com propriedades de alto TLE.

O termo "íons pesados" é utilizado para íons mais pesados do que os íons de hélio. Partículas carregadas, quando passam através dos tecidos, diminuem de velocidade, perdendo energia por meio de interações nucleares e atômicas. Isso reduz a energia das partículas e, consequentemente, aumenta a interação com os elétrons. A interação máxima ocorre no final do alcance, causando a máxima transferência de energia e, então, a máxima deposição de dose dentro da área do alvo.

O principal racional para a RT com partículas pesadas é essa forma de aumento da dose em uma profundidade bem definida (pico de Bragg) e o rápido decréscimo da dose além dessa profundidade máxima.[13]

A região inicial de baixa dose na curva de dose profunda, antes do pico de Bragg, é referida como o platô da distribuição de dose e é de 30% a 40% da dose máxima. Um único pico é muito estreito para tratar volumes tumorais médios. Para a irradiação de volumes-alvos típicos, a energia do feixe é modulada para espalhar o pico de Bragg, o que é conseguido pela superposição de vários feixes de energia muito próximos para criar uma região de dose uniforme referida como *spread-out bragg peak* (SOBP) (Figura 47.1).

Na prática clínica, o médico basicamente necessitaria saber a distribuição de energia do próton, ou seja, a profundidade em que ocorrerá o pico de Bragg, de modo que a área de maior energia seja suficiente para cobrir o tumor.

Se compararmos prótons com os aceleradores lineares que emitem fótons, fica claro que o excesso de dose dado principalmente fora da área do tumor é muito maior do que com prótons. A curva de distribuição de dose dos fótons, ao contrário da de prótons, eleva-se rapidamente, chegando a muito antes da região que deve ser tratada, e, após o tumor, decai lentamente, contribuindo com uma significativa área irradiada não desejada. Isso enfatiza a superioridade do próton em relação ao fóton, praticamente sem dose mais profunda do que o alvo e menos dose proximal ao alvo, exceto para lesões superficiais. Esses fatos se resumem em menos dose para tecidos normais no tratamento com prótons. Consequentemente, a tolerância do paciente é maior, permitindo o aumento de dose no tumor e maior controle tumoral.

## ALCANCE DO FEIXE DE PRÓTONS NO MEIO ABSORVEDOR

A superioridade da distribuição de dose do feixe de prótons relativo ao de raios X está baseada no fato físico de que seu alcance é finito. As profundidades de penetração são uma função da energia inicial dos feixes, da densidade e da composição atômica dos tecidos ao longo do caminho da partícula.[14]

O alcance do feixe é definido como a profundidade média de penetração medida ao longo de uma linha reta paralela à direção original de movimento dos prótons, do ponto no qual eles entram no meio até o ponto no qual um deslocamento adicional não é mais detectável. Se uma curva de dose em profundidade é considerada, o alcance corresponde à distância entre a superfície de entrada do feixe e o ponto distal da dose de 80%. Para aplicações clínicas, o alcance é geralmente expresso em g/cm² para ser independente da presença de heterogeneidades (Figura 47.2).

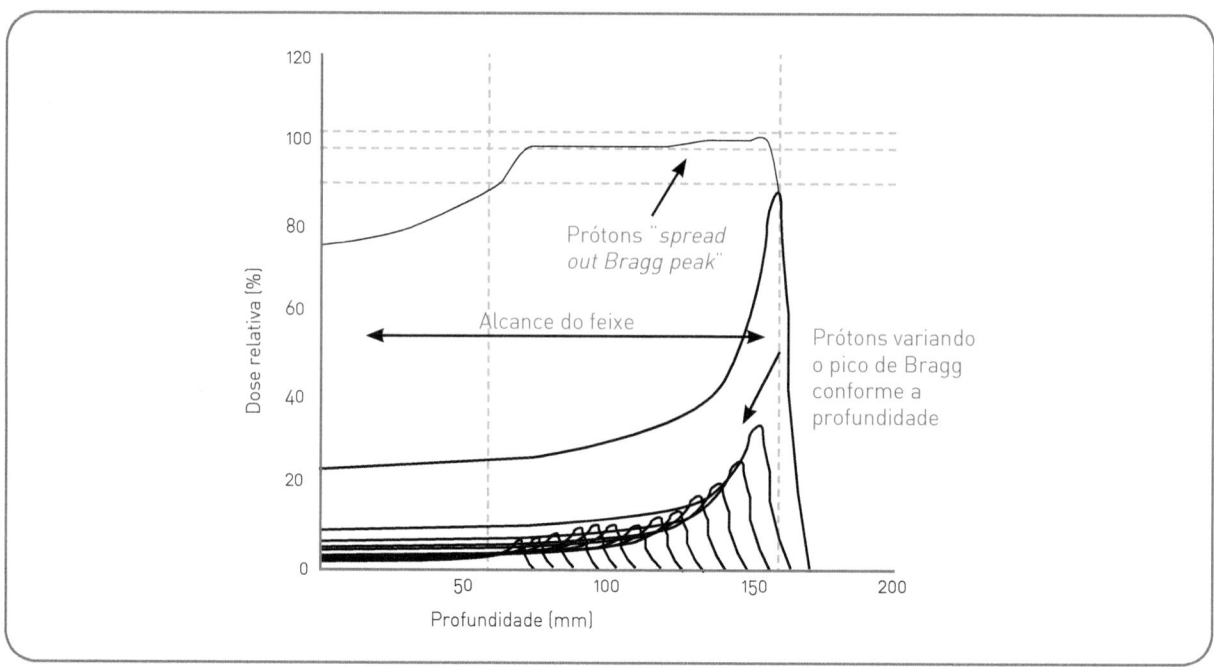

**FIGURA 47.2** – Alcance do feixe de prótons no meio.
Fonte: Desenvolvida pela autoria.

## ASPECTOS TÉCNICOS DA TERAPIA COM PARTÍCULAS PESADAS

### Tipos de aceleradores de partículas

A aceleração de partículas pode ser descrita pelas leis da força de Lorentz, ($\vec{F} = q.\vec{E}$) e ($\vec{F} = q.\vec{v} \times \vec{B}$), sendo que a primeira explica que um campo elétrico $\vec{E}$ produz uma força $\vec{F}$ numa partícula com carga q; enquanto a segunda explica que uma partícula carregada com velocidade $\vec{v}$ num campo magnético $B$ experimenta uma força $\vec{B}$ perpendicular à direção de movimento e ao campo magnético. Então, um campo elétrico aumenta a energia da partícula e um campo magnético descreve seu movimento. A tecnologia de entrega de uma partícula carregada de energia apropriada a um paciente envolve aceleração, desvio e focalização de um feixe de partículas na direção do alvo no paciente.

Um acelerador linear (LINAC) controla o campo elétrico para acelerar um feixe de partículas em um trajeto linear e, então, o comprimento do LINAC é proporcional à intensidade do campo elétrico e ao ganho em energia. Aceleradores convencionais não produzem campo elétrico suficiente para construir um sistema compacto para partículas pesadas, embora técnicas não convencionais estejam sendo investigadas.

Para acelerar partículas pesadas em uma máquina compacta. é eficiente reutilizar o campo elétrico. Equipamentos circulares, como cíclotrons e síncrotrons, são utilizados para repetidamente dirigir o feixe de partículas por meio do mesmo campo elétrico. Em virtude da energia requerida para uso clínico, esses aceleradores geralmente são máquinas enormes.[10]

### O cíclotron

O cíclotron é constituído por uma câmara de ionização de onde se originam as partículas que serão aceleradas; duas caixas metálicas cilíndricas semicirculares denominadas "D", por serem parecidas com a letra D, no interior das quais é feita a inversão do sentido do movimento das partículas e entre as quais as partículas são aceleradas; um alternador cuja função é alternar o potencial elétrico das D's de acordo com uma frequência constante e preestabelecida; e um campo magnético uniforme disposto perpendicularmente às bases das D. A trajetória de um feixe de partículas num cíclotron simples é mostrada na Figura 47.3.

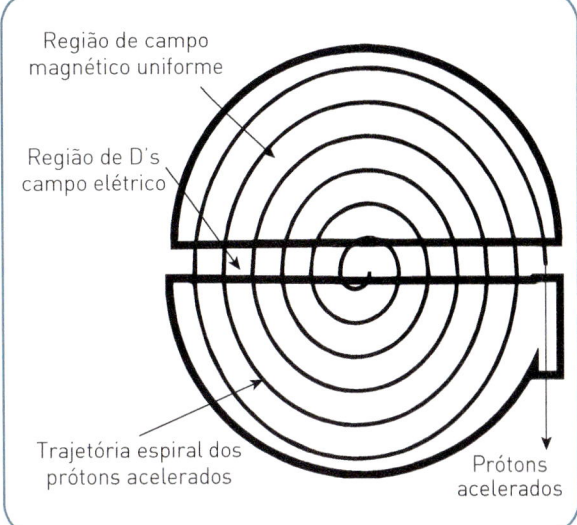

**FIGURA 47.3 –** Descrição simplificada de um feixe de prótons e os campos elétrico e magnético num cíclotron.
Fonte: Adaptada de Thomas FD, Hanne MK. Proton and charged particle radiotherapy. Massachusetts: Lippincott Williams & Wilkins, 2008. p. 28.

Um campo elétrico é aplicado por meio da separação entre as duas metades e um campo dipolo magnético cobre ambas as D. O feixe é injetado no centro do cíclotron e acelerado cada vez que atravessa o campo elétrico. Quando o feixe sai da região do campo elétrico, entra no campo magnético e é desviado 180°, reentra no campo elétrico no momento certo para ser acelerado na direção oposta. Uma vez que o campo magnético é aproximadamente constante, o raio da trajetória aumenta com a velocidade e a efetiva trajetória se parece com uma espiral. A partícula é extraída da borda do cíclotron, na qual o feixe alcança sua energia máxima e esta é transportada até a sala de tratamento.

### O síncrotron

O síncrotron é constituído por um tubo estreito mantido a vácuo no formato de anel (ou alguma forma fechada) contido por magnetos (Figura 44.4). O feixe de partículas é injetado no síncrotron por um acelerador linear com energia de cerca de 3 a 7 MeV. O feixe circula dentro do anel repetidamente por meio da estrutura aceleradora localizada em um determinado local do anel (cavidade de RF). Para manter o feixe dentro do anel fechado, o campo magnético dos magnetos precisa aumentar de intensidade em sincronia com o aumento da energia do feixe, daí a denominação "sincrotron". O feixe é extraído quando alcança a energia desejada.

A trajetória de uma partícula carregada em um síncrotron é mostrada na Figura 47.4.

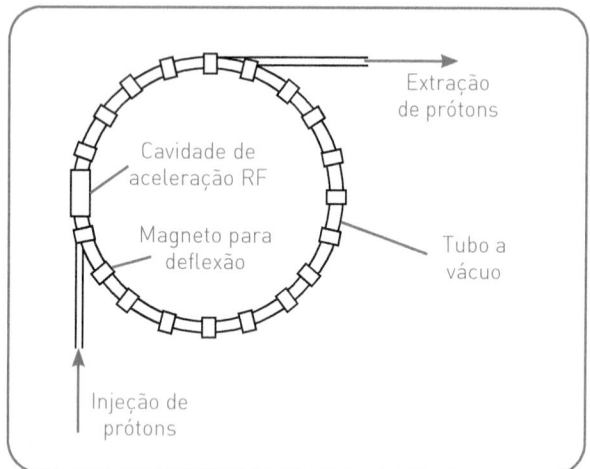

**FIGURA 47.4** – Esquema simplificado de um feixe de prótons e os campos elétrico e magnético em um síncrotron.
Fonte: Adaptada de Thomas FD, Hanne MK. Proton and charged particle radiotherapy. Massachusetts: Lippincott Williams & Wilkins, 2008. p. 29.

## Sistemas de liberação do feixe

Uma vez que o feixe acelerado é extraído, ele deve ser transportado até a sala de tratamento e dirigido apropriadamente para o paciente. Vários mecanismos podem ser utilizados, entre eles o tipo gantry, totalmente rotacional, que permite dirigir o feixe para o paciente de qualquer ângulo. Esse tipo de mecanismo, combinado com um sistema de posicionamento do paciente com 6° de liberdade, permite quase todo tipo de entrada do feixe em relação ao paciente. O tamanho de um gantry para prótons tem um diâmetro aproximado de 10 m.

## Sistemas de tratamento com prótons

Atualmente existem dois tipos de liberação do feixe de prótons: o chamado *passive beam scattering* (PBS), que inclui o espalhamento único e duplo; e de varredura ativa, conhecido como *active beam scanning* (ABS).

Nas técnicas de PBS, o feixe de prótons é espalhado colocando-se um material espalhador no caminho dos prótons. Um único espalhador amplia o feixe o suficiente para tratar pequenos campos.

Para campos maiores, um segundo espalhador é necessário para assegurar um perfil de dose unifor-me. Uma combinação de colimadores personalizados e compensadores conforma a dose ao volume-alvo.

Na técnica ABS, magnetos defletem e dirigem o feixe de prótons e, sob o controle de um computador, pintam o volume de tratamento (*voxel-by-voxel*), em camadas sucessivas. A profundidade de penetração do pico de Bragg é ajustada pela variação da energia do feixe. Essa técnica pode ser usada para liberar a IMPT, variando a intensidade do feixe de prótons e/ou a velocidade de varredura.

Em tratamentos de radioterapia, um dos desafios durante os planejamentos é administrar maior dose no volume-alvo protegendo ao máximo (redução máxima da dose) os tecidos adjacentes. O uso de radioterapia com modulação da fluência do feixe (*intensity modulated radiotherapy* (IMRT)) possibilita produzir distribuições de doses mais altas dentro do volume-alvo e um gradiente de dose mais elevado nas proximidades dos órgãos em risco (OAR). Para determinados planejamentos, as distribuições de dose obtida com feixes de fótons utilizando a modalidade de IMRT são comparáveis às distribuições obtidas com feixes de prótons em termos de: índice de conformidade (*conformity index* (CI)) e índice de gradiente de dose (*gradient index* (GI)), nas regiões com doses próximas à dose de prescrição.[15] No entanto, para os intervalos de doses baixas, doses médias e sobretudo para dose integral, a distribuição de dose obtida com feixes de prótons é menor se comparada à distribuição obtida com feixes de fótons. Essas informações referem-se à comparação feita entre feixes de prótons com a técnica PBS. Nessa técnica, à medida que são necessários campos maiores de tratamentos, a redução na fluência de prótons, com o primeiro sistema espalhador, pode comprometer a região de penumbra do feixe. Essa característica pode afetar a distribuição de dose, definido, assim, um perfil de dose não plano. Por essa razão, faz-se necessário o uso de um segundo sistema de espalhamento para que o feixe resultante seja mais plano e contribua para uma dose mais uniforme. Sabendo-se que os picos de Bragg não são largos o suficiente para cobrir toda a dimensão do volume alvo, é útil o uso de meios absorvedores com diferentes espessuras, em que cada absorvedor contribui para um pico de Bragg específico e a soma dos absorvedores define o *spread-out bragg peak* (SBOP). Com o SBOP, é possível obter uma região, de alta dose, com significativa conformidade (Figura 47.5).[16]

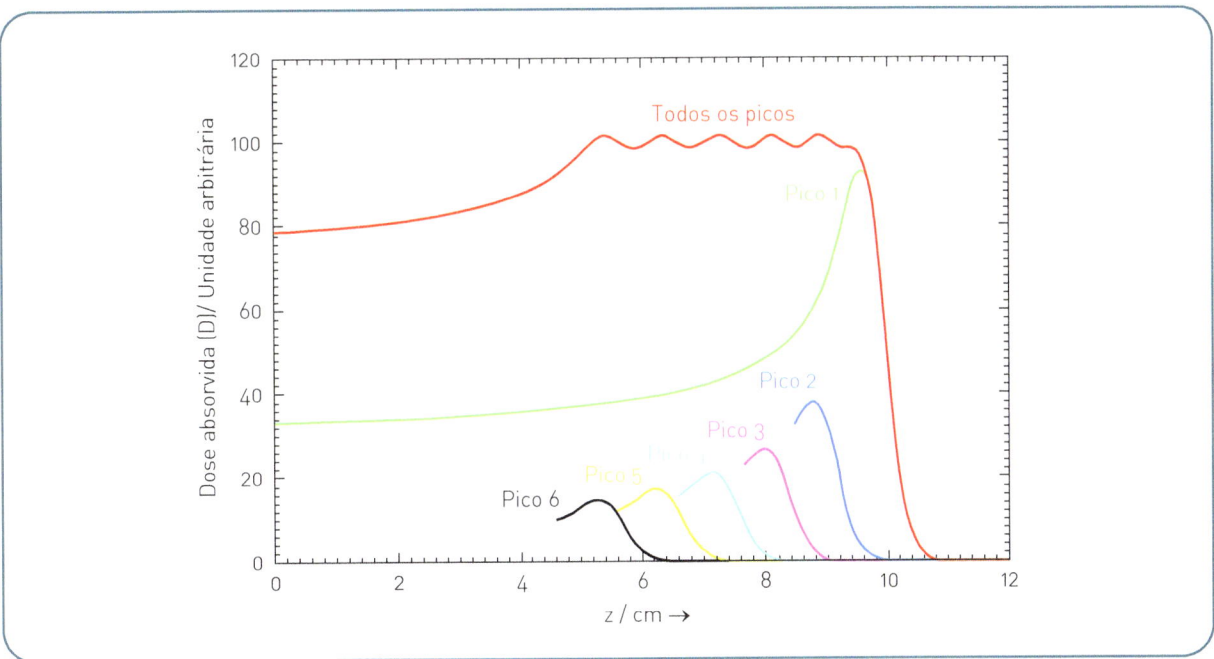

**FIGURA 47.5 –** Dose absorvida D em função da profundidade z na água de (SOBP).
Fonte: Adaptada de Newhauser WD, Zhang R. The physics of proton therapy. Physics in Medicine & Biology. 2015;60(8):R155.

Para alcançar a distribuição de dose que caracteriza um feixe "largo", uma alternativa é o uso de um feixe estreito *pencil beam* monoenergético e varrê-lo magneticamente por toda a extensão do volume-alvo. Normalmente, essa varredura é feita na forma de ziguezague no plano x-y perpendicular à direção do feixe. No que tange à varredura sobre o eixo Z do volume-alvo, esta é feita por meio de variação de energia. O aspecto interessante dessa técnica é o fato de não ser necessário o uso de materiais colimadores nem compensadores.[17]

Na prática, funciona da seguinte maneira: inicia-se com a camada mais profunda (energia mais alta) e faz-se uma varredura x-y. A energia é, então, reduzida, na próxima camada e assim sucessivamente, até que todas as camadas recebam a dose desejada. Em decorrência das variações de densidade no paciente, os picos de Bragg de uma camada geralmente não estão em um plano. Outro ponto importante é entender que, em virtude da forma da superfície distal do volume-alvo, as doses nas camadas distais do volume-alvo podem variar.[17]

Considerando-se a característica de ABS, várias técnicas de varredura de partículas foram criadas para feixes de prótons, como: *discrete spot scanning*; e *dynamics spot scanning*. Tendo em vista essas modalidades de varredura para feixes de partículas, a maior vantagem pode ser a grande flexibilidade, que

pode ser totalmente utilizada na terapia de prótons com intensidade modulada (IMPT, do inglês *intensity modulated próton therapy*).

A terapia com feixes de prótons com modulação da fluência do feixe, a IMPT, foi introduzida para explorar completamente o potencial físico da terapia com feixes de prótons. O termo que resulta na sigla IMPT é um tanto quanto complexo porque a modulação da intensidade é sempre necessária na terapia de prótons, mesmo para a geração de um SOBP. Por essa razão, faz-se necessário entender que a IMPT é uma modalidade de tratamento que, em analogia com o IMRT, fornece distribuições de dose não uniformes de cada campo de tratamento em uma determinada incidência. A dose desejada (geralmente uniforme) no volume-alvo é obtida após a sobreposição das contribuições da dose de todos os campos. A possibilidade de fazer uma composição desses campos de tratamento permite uma otimização da distribuição de dose de várias maneiras, descritas a seguir.[18]

Os planos de tratamento do IMPT são otimizados e a energia de cada *pencil beam* pode variar, bem como sua intensidade.

Lomax resumiu várias técnicas de IMPT cujas complexidades estão entre a técnica de espalhamento passivo convencional e a técnica mais geral (3D). Uma das técnicas mais simples é a técnica 2.5D, na qual, em cada plano do volume-alvo, são estabelecidos os pontos que definem suas bordas proximal e distal. Tendo definido esses pontos, os feixes de prótons são escolhidos com energias cujos picos de Bragg sejam adaptados a esses pontos, caracterizando, assim, feixes SOBP polinergéticos.[15] Com essa característica, a dose ao longo da profundidade do volume-alvo é "constante" (Figura 47.6).[17] Sendo diferente, em cada plano, o segmento que define a distância entre as bordas proximal (P) e distal (D), as contribuições (pesos) dos *pencil beams* SOBP são moduladas ao longo de todo o volume-alvo. Conforme ilustrado na Figura 47.6, os picos de Bragg são definidos para cada ponto ao longo do segmento, por essa razão, pode-se caracterizar uma escala de cores que caracteriza a posição de cada pico de Bragg.

Outra técnica foi desenvolvida por Deasy *et al.* e é denominada "rastreamento de borda distal" (*distal edge tracking* (DET)).[19] Nessa técnica, os picos de Bragg são definidos de tal forma que sejam colocados apenas na borda distal do volume-alvo e, assim, cria-se uma dose altamente não uniforme por campo de tratamento. No entanto, com o objetivo de tornar a dose homogênea no interior do volume-alvo, é necessário sobrepor vários campos com diferentes incidências, em combinação com a otimização da modulação da intensidade. Considerando-se as características já descritas, de sobreposição de campos e de modulação das intensidades, a técnica DET produz a menor dose integral possível porque cada feixe constituído por *pencil beams* oferece a melhor relação possível entre a dose-alvo e as estruturas normais (OAR) proximais. Com essas características, o uso da técnica DET permite alcançar planejamentos com gradientes de dose muito acentuados porque modela a distribuição da dose principalmente com a borda distal do pico de Bragg. Vale ressaltar que, em planejamentos com feixes de prótons, cuja técnica de DET é utilizada, torna-se complexa a obtenção de planos com distribuição uniforme da dose no interior do volume-alvo.[17]

Além disso, moldar as distribuições de doses com a borda distal do pico de Bragg, com seu alto LET e RBE, pode levantar algumas questões biológicas.[17]

Em resumo, os tratamentos IMPT podem ser adaptados para fornecer uma das seguintes vantagens:

- melhor conformidade da dose e de gradientes de dose mais acentuados,
- redução adicional da dose integral,
- menos suscetível a incertezas e a outras fontes de incerteza, ou uma combinação destas.

No entanto, nem todos eles podem ser alcançados ao mesmo tempo.[15,17]

## PRIMEIROS ESTUDOS BIOLÓGICOS COM PRÓTONS

Logo após a 2ª Guerra Mundial, E.Lawrence e associados construíram um cíclotron que produzia prótons de 340 MeV. A ideia da construção de um cíclotron já era de 1929, quando E.Lawrence leu um artigo escrito por Wideroe sobre aceleradores lineares.[14] Em 1930, Widereo e um de seus alunos, Edlefsen, construíram um cíclotron.[20]

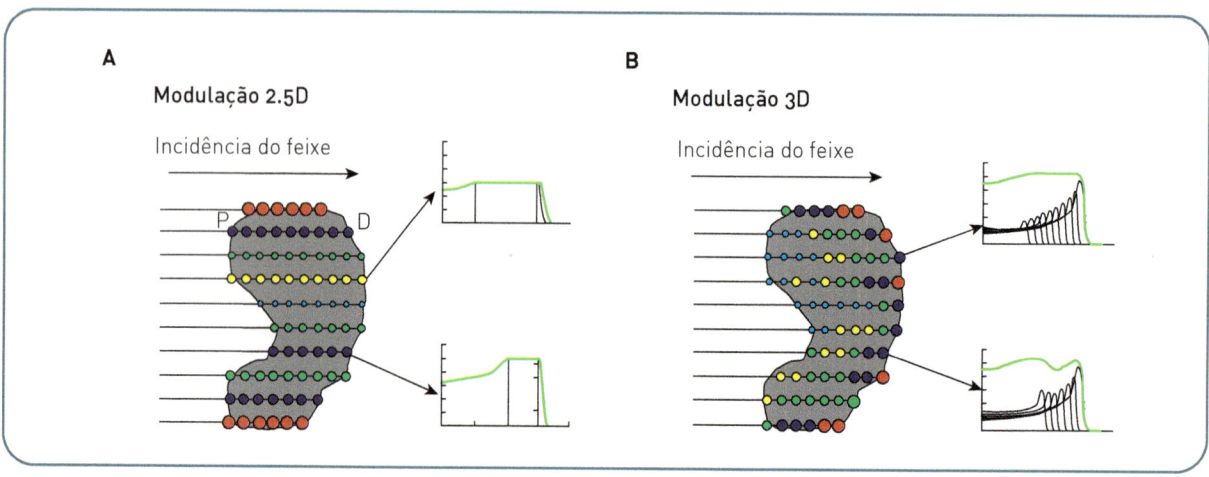

**FIGURA 47.6** – Comparação da técnica de modulação: (**A**) 2.5D IMPT. (**B**) 3D mais geral. Pesos diferentes são simbolizados por cores diferentes.

Fonte: Adaptada de Bortfeld T, Paganetti H, Kooy H. MO-A-T-6B-01: proton beam radiotherapy – the state of the art. Medical Physics. 2005;32(6Part13):2048-9.

A primeira investigação a respeito dos efeitos biológicos sobre prótons e dêuterons foi feita por Tobias et al.[21,22] Experimentos em animais seriados permitiram o desenvolvimento de uma sequência de níveis de dose que proveram material para a criação de curvas de dose-resposta. Os resultados obtidos dessas curvas mostram que qualquer aumento na dose fornece melhor controle tumoral, ou seja, causa mais hipóxia local e morte tumoral. Esses achados foram feitos em laboratório com ratos. Extrapolando-se esses dados, em virtude da semelhança de tecidos, histopatologia, graduação e tamanho, é possível inferir que resultados muito semelhantes poderiam ser observados nos homens.

## RADIOBIOLOGIA BÁSICA DA RT COM PARTÍCULAS

O termo "terapia com partículas" abrange RT com elétrons, píons e nêutrons, mas as publicações sobre o tema geralmente se restringem a partículas carregadas com massas igual ou maior que a do próton.

A Radiobiologia do próton é similar à do raio X e a Comissão Internacional de Unidades e Medidas (ICRU, do inglês International Commission on Radiation Units and Measurements) recomenda que as doses sejam expressas em Gy (eficácia biológica relativa, EBR) para fins de publicação.[23]

As partículas carregadas diferem dos fótons em suas propriedades radiobiológicas, sendo mais efetivas e requerendo doses menores para obter o mesmo efeito biológico. A dose biológica efetiva de um feixe de partícula pesada é definida como a dose do feixe de fóton dividida pela dose deliberada pelo feixe de partícula pesada necessária para se obter o mesmo efeito biológico. EBR é definida como a razão necessária para que dois tipos de radiação produzam o mesmo efeito biológico. O conceito de EBR advém de observações de que a radiação ionizante por partículas pode ser, muitas vezes, mais efetiva por unidade de dose do que os raios X ou da radiação gama na produção de efeitos biológicos.

Uma extensão desse conceito é o uso clínico da terminologia "dose Gray equivalente" (GyEq). A EBR para feixes de prótons de 160 a 230 MeV é considerada entre 1,1 e 1,2 para partículas pesadas (hélio, carbono, neônio e silicônio), a EBR varia entre 1,2 e 4,5.

Em geral, a EBR de um feixe de partícula pesada no tecido depende do tipo de partícula, espectro do TLE, tipo celular e nível de dose.[24] Um fator de correção equivalente a 1,1 é frequentemente utilizado para converter doses, isto é, 1 Gy de dose física deliberada com prótons é biologicamente equivalente a 1,1 Gy deliberada com raios X e formalmente denominada "cobalto 60 Gy equivalente" (CGE).

## O COMEÇO DA TERAPIA COM O USO DE PRÓTONS

Em julho de 1946, Robert Wilson, professor da Harvard University, fez a primeira proposta de que prótons acelerados poderiam ser usados para tratamento de pacientes.[25] Em 1997, Wilson publicou um livro sobre seu trabalho pioneiro e suas descobertas desde então.[26]

Lawrence e C.Huggins estavam extremamente interessados na dependência hormonal de certos tumores e acompanhando o trabalho do grupo de Neurocirurgia de Estocolmo. Na época, já havia estudos mostrando que a remoção cirúrgica da pituitária reduzia severamente as taxas hormonais no sangue.

J.Lawrence, C.Huggins e C.Tobias fizeram seu primeiro experimento de irradiação da glândula pituitária com dêuterons num cachorro com um extenso tumor ulcerado de mama. Eles usaram uma dose de 200 cGy a 300 cGy e observaram uma redução substancial no tamanho do tumor.[27,28] Seguindo os testes positivos de laboratório, Lawrence et al.[20] começaram um estudo fase I sobre irradiação da pituitária usando prótons com alta taxa de dose. O racional que eles usaram foi que uma grande proporção dos tumores de mama é hormônio-dependente e a eliminação dos hormônios pituitários resultaria em uma regressão tumoral em alguns pacientes. A radiação foi administrada em três frações por semana, por aproximadamente 2 semanas. O primeiro paciente foi tratado em 1954, apenas 8 anos depois do trabalho de Wilson.[25] Com esse estudo, ele conseguiu uma boa resposta clínica em grande parte dos 26 pacientes.[27,28]

Na Europa, a terapia com prótons começou em 1957, no sincrocíclotron de 185 MeV, da Universidade de Uppsala, na Suécia. Um pequeno número de pacientes foi tratado usando-se uma única dose ou no máximo dez frações, com diferentes diagnósticos, entre eles, glioblastomas multiformes, carcinoma de colo de útero, nasofaringe, cabeça e pescoço entre outros sítios. A resposta tumoral foi classificada como boa em alguns pacientes.[29,30]

Em 1960, foi comissionado o segundo cíclotron da Universidade de Harvard, que tinha uma energia de 160 MeV. Sob a direção de Robert Wilson, esse cíclotron foi desenvolvido, inicialmente, para pesquisas na área física e, em 1961, começou a ser usado para pesquisa clínica. Nesse momento, Kjellberg *et al.*, do Departamento de Neurocirurgia do Hospital Geral de Massachusetts, iniciaram um programa de tratamento estereotáxico com dose única (SRS) para adenomas pituitários e malformações arteriovenosas (MAV),[29,30] sendo obtidos bons resultados.

Em janeiro de 1974, Suit *et al.*[31,32] e Goitein *et al.*[33] implementaram um programa para estudar o uso de prótons no tratamento curativo de pacientes com câncer. A intenção era incluir pacientes com o objetivo de alcançar uma dose mais alta do que a obtida com o tratamento tradicional com feixe de fótons. Os tumores tratados mais comuns foram sarcomas de base de crânio, esqueleto e outros sítios. Com o desenvolver da técnica e ao ganhar experiência, a eles foram adicionando novos tipos de tumores e sítios anatômicos.

Além disso, um novo e importante uso da terapia com prótons foi para os melanomas da úvea. Constable *et al.*[34] desenvolveram a técnica para irradiação com prótons de pequenos segmentos de olhos de macacos. Goitein aprimorou a técnica para ser usada em humanos e os primeiros tratamentos clínicos começaram em 1976.[33,35-37]

Os resultados obtidos para controle local após 10 anos de tratamento foram de 95% para condrossarcoma e aproximadamente 45% para cordomas da base do crânio, segundo Muzenrider e Liebsch.[38] Para melanomas da úvea, o controle local foi de 95%.

Em 1984, 30 anos após o primeiro tratamento com uso de prótons no centro de Berkeley, já existiam programas de irradiação usando prótons em Uppsala, na Suécia, em 1969; Chiba e Tsukuba, no Japão, em 1979 e em 1983, respectivamente; e em Villigen, na Suíça, em 1984. Já existiam nove centros em 1984, mas todos eram laboratórios de pesquisa física, e não centros médicos específicos de tratamento.

Em 1990, foi criado o primeiro hospital de base de tratamento usando aceleradores de prótons, o Loma Linda Medical Center.[39] Pela primeira vez, o uso de prótons em RT deixou de ser exclusividade de laboratórios de Física, passou a ser integrado a um hospital e tornou-se um centro de tratamento.

## SITUAÇÃO CLÍNICA DA RTP

Os excelentes resultados obtidos com os trabalhos iniciais foram multiplicados ao redor do mundo em diversos centros, impulsionados por médicos e físicos que tiveram a oportunidade de visitar e acompanhar os centros pioneiros nessa técnica.[40-42] Em 1980, foi criado o Particle Therapy Co-Operative Group (PTCOG) para dividir informações e melhorar o uso da terapia, em especial o próton e, além disso, desenvolver centros hospitalares de RT com uso de prótons que, na época, ainda não existiam. Atualmente (outubro 2019), existem cerca de 91 instalações espalhadas pelo mundo fazendo uso de partículas aceleradas no tratamento oncológico, segundo informações do site <http://ptcog.web.psi.ch> (Tabela 47.1). Entre estas, 79 utilizam prótons e outras 12, íon carbono no tratamento. Existem ainda cerca de 45 centros em processo de planejamento ou construção, que, em breve, aumentarão a lista dos centros disponíveis. Além da instalação de novos centros de tratamento, o surgimento de melhorias técnicas nos equipamentos, como os gantries rotacionais (*pencil beam*, IMPT, CT *cone beam*), possibilitaram a expansão das indicações e a inclusão de novos sítios anatômicos e cenários clínicos diferentes. As Tabelas 47.1 e 47.2 mostram os centros em operação, ou desativados, assim como o total de pacientes tratados de 1954 a 2017.[42]

Hoje em dia, ainda existem poucos trabalhos prospectivos randomizados com uso de prótons. Para se realizarem estudos prospectivos randomizados, há algumas regras que devem ser seguidas. A principal delas é que nenhum dos dois braços do tratamento oferecido ao paciente seja sabidamente ou fortemente suspeito de ser inferior ao outro. Umas das grandes vantagens do uso de RTP, fisicamente conhecida, é que os tecidos não são irradiados após o pico de Bragg, ou seja, tecidos sadios são mais preservados em comparação ao uso de fótons. Por esses motivos, é muito difícil incluir alguns estudos em protocolos fase III de prótons *versus* fótons em razão de obstáculos éticos, como estudos de tumores em sistema nervoso central (SNC) em crianças em que a inclusão de áreas sadias pode causar danos irreversíveis.[43]

## Tabela 47.1. Centros de radioterapia com partículas, em funcionamento

| País | Quem, onde | Partícula | S/C/SC* máx. energia (MeV) | Direções do feixe | Início de tratamento | Total de pacientes tratados | Data do total |
|---|---|---|---|---|---|---|---|
| Áustria | MedAustron, Wiener Neustadt | p | S 253 | 2 horiz., 1 feixe fixo vertical, 1 gantry (em construção) | 2016 | 297 | Dez/18 |
| Áustria | MedAustron, Wiener Neustadt | C-ion | S 403/u | 2 horiz., 1 feixe fixo vertical | 2019 | 0 | Dez/18 |
| Canadá | TRIUMF, Vancouver | p | C 72 | 1 horiz. feixe fixo | 1995 | 204 | Dez/18 |
| República Tcheca | PTC Czech r.s.o., Praga | p | C 230 | 3 gantries, 1 horiz. feixe fixo | 2012 | 3.551 | Dez/18 |
| China | WPTC, Wanjie, Zi-Bo | p | C 230 | 2 gantries, 1 horiz. feixe fixo | 2004 | 1.444 | Dez/18 |
| China | IMP-CAS, Lanzhou | C-ion | S 400/u | 1 horiz. feixe fixo | 2006 | 213 | Dez/18 |
| China | SPHIC, Xangai | p | S 250 | 3 horiz. feixe fixo | 2014 | 123 | Dez/18 |
| China | SPHIC, Xangai | C-ion | S 430/u | 3 horiz. feixe fixo | 2014 | 723 | Dez/18 |
| China | SPHIC, Xangai | p&C-ion | S 250 & S 430/u | 3 horiz. fixed beams | 2014 | 887 | Dez/18 |
| China | Heavy Ion Cancer Treatment Center, Wuwei, Gansu | C-ion | S 400/u | 4 horiz. feixe fixo | 2019 | 1º paciente | Mar/19 |
| Dinamarca | Dansk Center for Partikelterapi, Aarhus | p | C 250 | 3 gantries, 1 horiz. feixe fixo | 2019 | 1º paciente | Jan/19 |
| Inglaterra | Clatterbridge | p | C 62 | 1 horiz. feixe fixo | 1989 | 3.450 | Dez/18 |
| Inglaterra | Proton Partner's Rutherford CC, Newport | p | C 230 | 1 gantry | 2018 | 1º paciente | Apr/18 |
| Inglaterra | The Christie Proton Therapy Center, Manchester | p | C 250 | 3 gantries | 2018 | 1º paciente | Jan/19 |
| França | CAL/IMPT, Nice | p | C65, SC 235 | 1 feixe fixo, 1 gantry | 1991, 2016 | 6.394 | Dez/18 |

Continua >>

>> Continuação

## Tabela 47.1. Centros de radioterapia com partículas, em funcionamento

| País | Quem, onde | Partícula | S/C/SC* Máx. energia (MeV) | Direções do feixe | Início de tratamento | Total de pacientes tratados | Data do total |
|---|---|---|---|---|---|---|---|
| França | CPO, Orsay | p | C 230 | 1 gantry, 2 horiz. feixe fixo | 1991, 2014 | 9.476 | Dez/18 |
| França | CYCLHAD, Caen | p | C 230 | 1 gantry | 2018 | 20 | Dez/18 |
| Alemanha | HZB, Berlin | p | C 250 | 1 horiz. feixe fixo | 1998 | 3.417 | Dez/18 |
| Alemanha | RPTC, Munique | p | C 250 | 4 gantries, 1 horiz. feixe fixo | 2009 | 3.798 | Dez/18 |
| Alemanha | HIT, Heidelberg | p | S 250 | 2 horiz. feixe fixo, 1 gantry | 2009, 2012 | 2.186 | Dez/18 |
| Alemanha | HIT, Heidelberg | C-ion | S 430/u | 2 horiz. feixe fixo, 1 gantry | 2009, 2012 | 3.016 | Dez/18 |
| Alemanha | WPE, Essen | p | C 230 | 4 gantries, 1 horiz. feixe fixo | 2013 | 1.471 | Dez/18 |
| Alemanha | UPTD, Dresden | p | C 230 | 1 gantry | 2014 | 721 | Dez/18 |
| Alemanha | MIT, Marburg | p | S 250 | 3 horiz., 1 45deg. feixe fixo | 2015 | 408 | Dez/18 |
| Alemanha | MIT, Marburg | C-ion | S 430/u | 3 horiz., 1 45 deg. feixe fixo | 2015 | 322 | Dez/18 |
| Índia | Apollo Hospitals PTC, Chennai | p | C 230 | 2 gantries, 1 horiz. feixe fixo | 2019 | 1º paciente | Jan/19 |
| Itália | INFN-LNS, Catania | p | C 60 | 1 horiz. feixe fixo | 2002 | 350 | Dez/18 |
| Itália | CNAO, Pavia | p | S 250 | 3 horiz., 1 vertical, feixe fixo | 2011 | 837 | Dez/18 |
| Itália | CNAO, Pavia | C-ion | S 480/u | 3 horiz., 1 vertical, feixe fixo | 2012 | 1.307 | Dez/18 |
| Itália | APSS, Trento | p | C 230 | 2 gantries, 1 horiz. feixe fixo | 2014 | 387 | Dez/17 |
| Japão | HIMAC, Chiba | C-ion | S 800/u | horiz., vertical, feixe fixo, 1 gantry | 1994, 2017 | 12.649 | Dez/18 |

Continua >>

>> Continuação

## Tabela 47.1. Centros de radioterapia com partículas, em funcionamento

| País | Quem, onde | Partícula | S/C/SC* Máx. energia (MeV) | Direções do feixe | Início de tratamento | Total de pacientes tratados | Data do total |
|---|---|---|---|---|---|---|---|
| Japão | NCC, Kashiwa | p | C 235 | 2 gantries | 1998 | 2.480 | Dez/16 |
| Japão | HIBMC, Hyogo | p | S 230 | 1 gantry | 2001 | 5.984 | Dez/18 |
| Japão | HIBMC, Hyogo | C-ion | S 320/u | horiz., vertical, feixe fixo | 2002 | 2.897 | Dez/18 |
| Japão | PMRC 2, Tsukuba | p | S 250 | 2 gantries | 2001 | 4.788 | Dez/16 |
| Japão | Shizuoka Cancer Center | p | S 235 | 3 gantries, 1 horiz. feixe fixo | 2003 | 1.965 | Dez/16 |
| Japão | STPTC, Koriyama-City | p | S 235 | 2 gantries, 1 horiz. feixe fixo | 2008 | 3.751 | Dez/16 |
| Japão | GHMC, Gunma | C-ion | S 400/u | 3 horiz., 1 vertical, feixe fixo | 2010 | 2.711 | Mar/18 |
| Japão | MPTRC, Ibusuki | p | S 250 | 3 gantries | 2011 | 2.909 | Dez/18 |
| Japão | Fukui Prefectural Hospital PTC, Fukui City | p | S 235 | 2 gantries, 1 horiz. feixe fixo | 2011 | 1.115 | Dez/18 |
| Japão | Nagoya PTC, Nagoya City, Aichi | p | S 250 | 2 gantries, 1 horiz. feixe fixo | 2013 | 1.496 | Dez/16 |
| Japão | SAGA-HIMAT, Tosu | C-ion | S 400/u | 3 horiz., vertical, 45 deg., feixe fixo | 2013 | 2.583 | Mar/18 |
| Japão | Hokkaido Univ. Hospital PBTC, Hokkaido | p | S 220 | 1 gantry | 2014 | 328 | Dez/18 |
| Japão | Aizawa Hospital PTC, Nagano | p | C 235 | 1 gantry | 2014 | 135 | Dez/16 |
| Japão | i-Rock Kanagawa Cancer Center, Yokohama | C-ion | S 430/u | 4 horiz., 2 vertical, feixe fixo | 2015 | 323 | Dez/17 |
| Japão | Tsuyama Chuo Hospital, Okayama | p | S 235 | 1 gantry | 2016 | 1º paciente | Abr/16 |
| Japão | Hakuhokai Group Osaka PT Clinic, Osaka | p | S 235 | 1 gantry | 2017 | 1º paciente | Nov/17 |
| Japão | Kobe Proton Center, Kobe | p | S 235 | 1 gantry | 2017 | 110 | Dez/18 |

Continua >>

>> Continuação

## Tabela 47.1. Centros de radioterapia com partículas, em funcionamento

| País | Quem, onde | Partícula | S/C/SC* Máx. energia (MeV) | Direções do feixe | Início de tratamento | Total de pacientes tratados | Data do total |
|------|------------|-----------|------------------|-------------------|---------------------|----------------------------|---------------|
| Japão | Narita Memorial Proton Center, Toyohashi | p | C 235 | 1 gantry | 2018 | 1º paciente | Oct/18 |
| Japão | Osaka Heavy Ion Therapy Center | C-ion | S 430/u | 3 rooms, 6 feixe fixo | 2018 | 1º paciente | Oct/18 |
| Polônia | IFJ PAN, Krakow | p | C 230 | 1 horiz. feixe fixo, 2 gantries | 2011, 2016 | 394 | Dez/18 |
| Rússia | ITEP, Moscou | p | S 250 | 1 horiz. feixe fixo | 1969 | 4.368 | Dez/16 |
| Rússia | JINR 2, Dubna | p | C 200**** | 1 horiz. feixe fixo | 1999 | 1.279 | Dez/18 |
| Rússia | MIBS, São Petersburgo | p | C 250 | 2 gantries | 2018 | 180 | Dez/18 |
| Rússia | MRRC, Obninsk | p | S 250 | 1 feixe fixo | 2016 | 147 | Dez/18 |
| África do Sul | NRF – iThemba Labs | p | C 200 | 1 horiz. feixe fixo | 1993 | 524 | Dez/17 |
| Coreia do Sul | KNCC, Ilsan | p | C 230 | 2 gantries, 1 horiz. feixe fixo | 2007 | 1.781 | Dez/15 |
| Coreia do Sulo | Samsung PTC, Seoul | p | C 230 | 2 gantries | 2016 | 275 | Dez/16 |
| Suécia | The Skandion Clinic, Uppsala | p | C 230 | 2 gantries | 2015 | 681 | Dez/18 |
| Suíça | CPT, PSI, Villigen | p | C 250 | 1 horiz. feixe fixo, 3 gantries | 1984, 1996, 2013, 2018 | 8.824 | Dez/18 |
| Taiwan | Chang Gung Memorial Hospital, Taipei | p | C 230 | 4 gantries, 1 horiz. feixe fixo exp. | 2015 | 1.695 | Dez/18 |
| Holanda | UMC PTC, Groningen | p | C 230 | 2 gantries | 2018 | 99 | Dez/18 |
| Holanda | HollandPTC, Delft | p | C 250 | 2 gantries, 1 horiz. feixe fixo | 2018 | 1º paciente | Nov/18 |
| Holanda | ZON PTC, Maastricht | p | SC 250 | 1 gantry | 2019 | 1º paciente | Feb/19 |
| Califórnia, Estados Unidos | J. Slater PTC, Loma Linda | p | S 250 | 3 gantries, 1 horiz. feixe fixo | 1990 | 20.000 | Sep/17 |

Continua >>

>> Continuação

## Tabela 47.1. Centros de radioterapia com partículas, em funcionamento

| País | Quem, onde | Partícula | S/C/SC* máx. energia (MeV) | Direções do feixe | Início de tratamento | Total de pacientes tratados | Data do total |
|---|---|---|---|---|---|---|---|
| Califórnia, Estados Unidos | UCSF-CNL, São Francisco | p | C 60 | 1 horiz. feixe fixo | 1994 | 2.052 | Dez/18 |
| Massachusestts, Estados Unidos | MGH Francis H. Burr PTC, Boston | p | C 235 | 2 gantries, 1 horiz. feixe fixo | 2001 | 10.374 | Dez/18 |
| Texas, Estados Unidos | MD Anderson Cancer Center, Houston | p | S 250 | 3 gantries, 1 horiz. feixe fixo | 2006 | 6.631 | Dez/15 |
| Flórida, Estados Unidos | UFHPTI, Jacksonville | p | C 230 | 3 gantries, 1 horiz. feixe fixo | 2006 | 8.053 | Dez/18 |
| Oklahoma, Estados Unidos | ProCure PTC, Oklahoma City | p | C 230 | 1 gantry, 1 horiz, 2 horiz&60deg., feixe fixo | 2009 | 2.725 | Dez/17 |
| Pensilvânia, Estados Unidos | Roberts PTC, UPenn, Filadélfia | p | C 230 | 4 gantries, 1 horiz.feixe fixo | 2010 | 5000 | Jan/18 |
| Illinois, Estados Unidos | Chicago Proton Center, Warrenville | p | C 230 | 1 gantry, 1 horiz, 2 horiz&60deg., feixe fixo | 2010 | 2.919 | Dez/16 |
| Virginia, Estados Unidos | HUPTI, Hampton | p | C 230 | 4 gantries, 1 horiz. feixe fixo | 2010 | 2.124 | Dez/17 |
| Nova Jersey, Estados Unidos | ProCure Proton Therapy Center, Somerset | p | C 230 | 4 gantries | 2012 | 4.000 | Mar/19 |
| Washington, Estados Unidos | SCCA ProCure Proton Therapy Center, Seattle | p | C 230 | 4 gantries | 2013 | 1.261 | Dez/16 |
| Missouri, Estados Unidos | S. Lee Kling PTC, Barnes Jewish Hospital, St. Louis | p | SC 250 | 1 gantry | 2013 | 661 | Dez/17 |
| Tennessee, Estados Unidos | ProVision Cancer Cares Proton Therapy Center, Knoxville | p | C 230 | 3 gantries | 2014 | 1.802 | Dez/17 |
| Califórnia, Estados Unidos | California Protons Cancer Therapy Center, San Diego | p | C 250 | 3 gantries, 2 horiz. feixe fixo | 2014 | 1.167 | Jan/17 |

Continua >>

>> Continuação

## Tabela 47.1. Centros de radioterapia com partículas, em funcionamento

| País | Quem, onde | Partícula | S/C/SC* MÁX. ENERGIA (MeV) | Direções do feixe | Início de tratamento | Total de pacientes tratados | Data do total |
|---|---|---|---|---|---|---|---|
| Los Angeles, Estados Unidos | Willis Knighton Proton Therapy Cancer Center, Shreveport | p | C 230 | 1 gantry | 2014 | 555 | Dez/18 |
| Flórida, Estados Unidos | Ackerman Cancer Center, Jacksonville | p | SC 250 | 1 gantry | 2015 | 738 | Dez/17 |
| Minnesota, Estados Unidos | Mayo Clinic Proton Beam Therapy Center, Rochester | p | S 220 | 4 gantries | 2015 | 2.268 | Dez/18 |
| Nova Jersey, Estados Unidos | Laurie Proton Center of Robert Wood Johnson Univ. Hospital, New Brunswick | p | SC 250 | 1 gantry | 2015 | 250 | Dez/17 |
| Texas, Estados Unidos | Texas Center for Proton Therapy, Irving | p | C 230 | 2 gantries, 1 horiz. feixe fixo | 2015 | 1.000 | Jun/18 |
| Tennessee, Estados Unidos | St. Jude Red Frog Events Proton Therapy Center, Memphis | p | S 220 | 2 gantries, 1 horiz. feixe fixo | 2015 | 150 | Jan/17 |
| Arizona, Estados Unidos | Mayo Clinic Proton Therapy Center, Phoenix | p | S 220 | 4 gantries | 2016 | 592 | Dez/17 |
| Maryland, Estados Unidos | Maryland Proton Treatment Center, Baltimore | p | C 250 | 4 gantries, 1 horiz. feixe fixo | 2016 | 1.425 | Dez/18 |
| Flórida, Estados Unidos | Orlando Health PTC, Orlando | p | SC 250 | 1 gantry | 2016 | 390 | Dez/18 |
| Ohio, Estados Unidos | UH Sideman CC, Cleveland | p | SC 250 | 1 gantry | 2016 | 1º paciente | Jul/16 |
| Ohio, Estados Unidos | Cincinnati Children's Proton Therapy Center, Cincinnati | p | C 250 | 3 gantries | 2016 | 239 | Dez/17 |
| Michigan, Estados Unidos | Beaumont Health Proton Therapy Center, Royal Oak, Detroit | p | C 230 | 1 gantry | 2017 | 1º paciente | Jul/17 |
| Flórida, Estados Unidos | Baptist Hospital's Cancer Insitute PTC, Miami | p | C 230 | 3 gantries | 2017 | 1º paciente | Nov/17 |

Continua >>

>> Continuação

## Tabela 47.1. Centros de radioterapia com partículas, em funcionamento

| País | Quem, onde | Partícula | S/C/SC* Máx. energia (MeV) | Direções do feixe | Início de tratamento | Total de pacientes tratados | Data do total |
|---|---|---|---|---|---|---|---|
| Distrito de Colúmbia, Estados Unidos | MedStar Georgetown University Hospital PTC, Washington D.C. | p | SC 250 | 1 gantry | 2018 | 1º paciente | Mar/18 |
| Tennessee, Estados Unidos | Provision CARES PTC, Nashville | p | C 230 | 2 gantries | 2018 | 1º paciente | Oct/18 |
| Geórgia, Estados Unidos | Emory Proton Therapy Center, Atlanta | p | C 250 | 3 gantries, 2 horiz. feixe fixo | 2018 | 1º paciente | Dez/18 |
| Oklahoma, Estados Unidos | Stephenson Cancer Center, Oklahoma | p | SC 250 | 1 gantry | 2019 | 1º paciente | Jan/19 |
| Michigan, Estados Unidos | McLaren PTC, Flint | p | S 250/330 | 3 gantries | 2019 | 1º paciente | Jan/19 |

\* S/C/SC: Synchrotron (S); Cyclotron (C); SynchroCyclotron (SC)
Fonte: Desenvolvida pela autoria.

## Tabela 47.2. Total de pacientes tratados em todas as instalações em operação ou desativadas, de 1954 a 2017[42]

| Sumário (1954-2017) | Partículas | Total de Pacientes | Data do total |
|---|---|---|---|
| Total de instalações (em operação ou desativada) | He | 2.054 | 1957-1992 |
| | Píons | 1.100 | 1974-1994 |
| | Íons de carbono | 27.905 | 1994-2018 |
| | Outros íons | 433 | 1975-1992 |
| | Prótons | 190.036 | 1954-2018 |
| | Total geral | 221.528 | 1954-2018 |

Fonte: Desenvolvida pela autoria.

O interesse crescente na terapia com partículas tem sido acompanhando por controvérsias relacionadas ao seu alto custo. Uma vez que prótons são 1.800 vezes mais pesados do que elétrons, sua aceleração e sua liberação ao paciente requerem construções mais complexas, maiores energias e magnetos mais pesados do que os aceleradores lineares de fótons, o que torna os aceleradores de partículas pesadas mais caros para construção e manutenção. Existem tecnologias emergentes que permitem acesso ao tratamento com partículas menos dispendiosos.[44]

## PRINCIPAIS APLICAÇÕES CLÍNICAS

Inicialmente, a terapia com prótons foi empregada para tratar tumores radiorresistentes como cordoma e melanoma. Com o aprimoramento técnico na entrega da dose, a terapia com feixes de prótons tem sido utilizada para tratar quase todos os tumores tradicionalmente abordados com raio X e elétrons como os tumores pediátricos, cerebrais, cabeça e pescoço, mama, pulmão, hepáticos, pancreáticos, ginecológicos, próstata e sarcomas.

Em razão de sua habilidade em obter alto grau de conformidade na distribuição da dose ao volume-alvo, sem praticamente dose de saída aos tecidos normais, tem sido uma ótima opção para tumores próximos a estruturas críticas, como encéfalo, medula, olhos e nervos cranianos. O potencial para reduzir a dose em estruturas não alvo e a consequente redução nos efeitos colaterais agudos e tardios permitem melhorar a tolerância ao tratamento, em especial para regimes que incluem quimioterapia associada.

Também pelo fato de liberar menor dose integral que fótons, tem surgido grande interesse em seu emprego em Oncologia Pediátrica em virtude da preocupação com o crescimento ósseo e o potencial desenvolvimento de segunda neoplasia.

Os tipos de tratamentos com prótons podem ser divididos em duas categorias:

- aqueles em que são desejáveis altas doses de radiação para o controle tumoral, isto é, escalonamento de dose, como os tumores oculares (melanoma uveal), tumores da base de crânio e paraespinhais (condrossarcoma e cordoma) e sarcomas irressecáveis;
- o segundo grupo de tumores corresponde àqueles em que a alta precisão da terapia com prótons pode ser usada para reduzir o risco de efeitos colaterais indesejáveis por limitar a dose aos tecidos normais vizinhos. Nesses casos, a dose aplicada ao tumor é a mesma que a empregada com técnicas convencionais sem, portanto, expectativa de aumento na probabilidade de cura, e sim de redução na dose integral aos tecidos normais. Alguns exemplos são as neoplasias pediátricas, como o meduloblastoma e o câncer da próstata.[46]

## Melanoma uveal

O melanoma uveal é o tumor primário ocular mais comum e, historicamente, a enucleação foi a terapêutica de escolha. A RT tem sido uma alternativa e a braquiterapia é a modalidade mais empregada. Vários radioisótopos têm sido empregados incluindo cobalto 60 (Co60), iodo 125 (I125), iridium 192 (Ir192), palladim 103 (Pd103) e ruthenium 106/rhodium 106 (Ru106/Rh106). Entre eles, o I25 é mais utilizado em virtude da acessibilidade e das características dosimétricas favoráveis.

Em decorrência da proximidade com estruturas críticas e dose limitantes, como córnea, cristalino, retina, fóvea e nervo óptico, a terapia com feixe de partículas (prótons e íons pesados) tem sido utilizada de forma crescente com o intuito de preservação da visão. A terapia com prótons tem a vantagem de liberar uma dose homogênea no tumor, enquanto na braquiterapia a base do tumor recebe doses muito superiores àquelas do ápice. Mais uma alternativa é a RT estereotáxica com acelerador linear (Al), Cyber Knife (CK) ou Gamma Knife (GK).[45,46]

A maioria dos oncologistas oftalmológicos trata de forma conservadora os melanomas oculares de tamanho médio e grande selecionados utilizando a braquiterapia com placas ou a RT externa.

A RT com partículas com prótons ou C-íon ou hélio tem sido empregada para tratar melanomas de coroide selecionados, em especial localizados no segmento posterior do olho, incluindo aqueles próximos à fóvea e ao disco óptico.

A primeira vez que um primeiro paciente portador de melanoma uveal foi tratado com prótons teve lugar em 1975, no cíclotron da Universidade de Harvard.[36]

Por suas propriedades físicas favoráveis (*Bragg peak*), tem sido possível obter altas taxas de controle local (95%) e baixa morbidade, além da capacidade de tratar tumores maiores do que aqueles ideais para braquiterapia.[47]

Um estudo randomizado fase III comparou a braquiterapia com placas de I-125 *versus* RT com íon hélio, para tumores posteriores de tamanho médio a grande. Taxas de controle local e de retenção do globo ocular foram maiores com a RT com partículas, às custas de complicações mais frequentes no segmento anterior.[48] Gragoudas *et al.*[49] relataram os resultados obtidos com 2.069 pacientes tratados no período de 1975 a 1997, no centro de terapia com prótons da Universidade de Harvard, e observaram taxas de controle local de 95% e de preservação ocular de 84%. Enucleação foi realizada em 179 olhos em razão de glaucoma neovascular (46%), desconforto em olho sem visão (31%) ou recidiva local (23%). Risco elevado de perda da visão (pior que 20/200) estava associado à localização do tumor próximo ao disco óptico e/ou à mácula, grandes em diâmetro e/ou espessura, acuidade visual pré-tratamento pobre, descolamento de retina e diabetes.

Em decorrência da observação de deterioração da visão em pacientes tratados com doses de 70 CGE, um estudo randomizado comparou 50 *versus* 70 CGE, para lesões de tamanho pequeno e intermediário localizadas até 6 mm do disco óptico ou da mácula. Em 5 anos após a terapia com prótons, não foi possível observar diferenças entre os dois grupos nas taxas de prejuízo na acuidade visual ou de maculopatia. As taxas de recidivas local e sistêmica foram equivalentes entre os dois grupos e de 2% e 3% (50 CGE) e 7% e 8% (70 CGE).[50]

Egger *et al.* relataram os resultados a longo prazo em 2.645 (2.648 olhos) pacientes tratados com terapia com prótons, no período de 1984 a 1999, no

Paul Scherrer Institute, na Suíça. As taxas de retenção ocular em 5, 10 e 15 anos foram de 89%, 86% e 83% respectivamente. A necessidade de enuclear esteve relacionada ao tamanho tumoral, à pressão ocular elevada, ao descolamento de retina e ao sexo masculino.[51] Desjardins *et al.*, em um estudo comparativo conduzido no período de 1989 a 1998, com 1.272 pacientes tratados com braquiterapia com placas de I-125 (346) ou terapia com prótons (926), observaram taxas de recidivas de 4% e 3,75% para próton e braquiterapia, respectivamente. A maioria dos pacientes tratados com braquiterapia tinha localização anterior ou junto ao equador, enquanto a maioria daqueles tratados com prótons tinha localização posterior. Os pesquisadores concluíram que a braquiterapia com iodo-125 pode obter resultados similares aos obtidos com prótons para tumores com localização anterior.[52]

A maioria das instituições utiliza a posição sentada com feixe fixo e imobilização com máscara e *bite block*, com doses de 70 CGE administradas em cinco frações.

Os resultados obtidos com a terapia com prótons ou hélio para melanomas uveais, que não podem ser tratados satisfatoriamente com braquiterapia com placa episcleral, em virtude de sua espessura ou proximidade com o nervo óptico, justificam sua recomendação terapêutica (Figura 47.7 e Tabela 47.3).

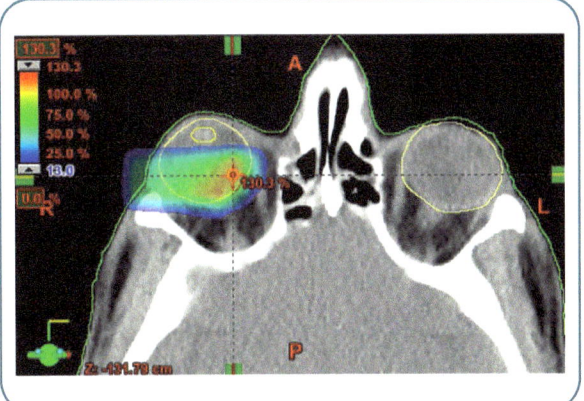

**FIGURA 47.7 –** Distribuição de dose no planejamento de terapia com prótons para melanoma ocular.

Fonte: Imagem cedida por: Varian Medical System of Paolo Alto, California. Varian Medical System all rights reserve.

## Tabela 47.3. Resultados de estudos utilizando prótons para melanoma uveal

| ESTUDO | ANO | INSTITUIÇÃO | TIPO DE ESTUDO | NÚMERO DE PACIENTES | MODALIDADE DE RT | RESULTADOS |
|---|---|---|---|---|---|---|
| Egger, et al.[51] | 2003 | PSI, Suíça | P | 2.645 | Próton RT | 5 a 10 anos preservação ocular: 88,9% a 86,2%; após optimização da técnica: 100% pequeno, 99,7% médio, 89,5% grandes tumores |
| Courdi, et al.[53] | 1999 | Nice, França | R | 538 | Próton RT, 57.2 CGE | LC: 89%; OS: 73,8%; taxas de metástases: 8% |
| Char, et al.[48] | 1993 | São Francisco, Califórnia, Estados Unidos | Fase III | 184 | Hélio íon RT v 125I BT; máximo diâmetro 15 mm; espessura 10 mm | Taxa de recorrência/ enucleação maiores após BT, mas mais complicações em segmento anterior após hélio íon |
| Fuss, et al.[54] | 2001 | LLUMC, Estados Unidos | R | 78 | Próton RT; médios e grandes tumores | 5 anos LC: 90,5% |
| Dendale, et al.[47] | 2006 | CPO, França | R | 1.406 | Próton RT, 60 CGE | 5 anos LC: 96%; 5 anos OS: 79% |
| Gragoudas, et al.[50] | 2000 | MGH, Boston, Estados Unidos | Fase III | 188 | Próton RT, 50 CGE v 70 CGE; pequenos e médios tumores, perto do disco óptico ou da mácula | Sem diferença na LC, menos perda de campo visual após 50 CGE |

Continua >>

>> Continuação

## Tabela 47.3. Resultados de estudos utilizando prótons para melanoma uveal

| Estudo | Ano | Instituição | Tipo de estudo | Número de pacientes | Modalidade de RT | Resultados |
|---|---|---|---|---|---|---|
| Desjardins, et al.[52] | 2003 | Paris, França | R, 2 braços | 1.272 | 125I BT para tumores anteriores pequenos; prótons para tumores medianos | 5 anos LC: 96% (prótons) v 96,25% (125I) |
| Castro, et al.[55] | 1997 | São Francisco, Califórnia, Estados Unidos | P | 347 | Hélio íon RT, 48-80 CGE; | 5 anos LC: 96%; 5 anos OS: 80%; com 48 CGE, 5 anos LC: 87% |
| Damato, et al.[56] | 2005 | Liverpool, Inglaterra | P | 88 | Próton RT, 53.1 CGE; melanoma de íris | 4 anos LC: 96,7% |
| Hocht, et al.[57] | 2004 | Berlin, Alemanha | P | 245 | Próton RT, 60 CGE | 3 anos LC: 95,5%; 3 anos preservação ocular: 87,5% |
| Tsujii, et al.[58] | 2006 | NIRS, Japão | P | 57 | Carbon RT, 60 a 85 GyE; grandes tumores | 3 anos LC: 97,4%; 3 anos preservação ocular: 91,1%; 3 anos OS: 88,2% |

RT: radioterapia; PSI: Paul Scherrer Institut; P: prospectivo não randomizado; R: retrospectivo não randomizado; CGE: cobalto Gray equivalente; LC: controle local; OS: sobrevida global; Fase III: estudo prospectivo fase III randomizado; 125I: iodo-125; BT: braquiterapia; LLUMC: Loma Linda University Medical Center; CPO: Centre de Protonthérapie d'Orsay; MGH: Massachusetts General Hospital Boston; NIRS: National Institute of Radiological Sciences, Chiba, Japão; GyE: Gray equivalente.

Fonte: Desenvolvida pela autoria.

### Tumores da base do crânio e coluna cervical

#### Cordomas e condrossarcomas de baixo grau

Os tumores localizados na base do crânio são de difícil abordagem em virtude da proximidade com estruturas críticas, particularmente tronco, medula, vias ópticas, frequentemente impossibilitando uma ressecção cirúrgica máxima que constitui a terapêutica-padrão.

Feixes de partículas pesadas, como prótons ou C-íon, permitem a liberação de doses elevadas de radiação ao tumor enquanto protegem os tecidos normais ao redor.

A terapia com prótons é aceita atualmente como a modalidade preferida na radioterapia para cordomas ou condrossarcomas da base do crânio após várias séries retrospectivas demonstrando resultados superiores quando comparados a séries históricas.

Entre os cordomas, 35% têm sua localização na base do crânio, onde a ressecção completa raramente é possível e são frequentes as recidivas locais. O controle local é essencial para a sobrevida a longo prazo, uma vez que terapêuticas de resgate são raramente bem-sucedidas.

RT adjuvante é frequentemente utilizada, porém com dificuldade, em razão das limitações, em especial da RT 2D ou 3D, em administrar doses tumoricidas (> 70 Gy CGE) sem lesar nervos cranianos ou tronco.

Para cordomas, são relatadas taxas de controle local entre 17% e 23%, com RT convencional com fótons e doses entre 50 Gy e 55 Gy.[59] A recente introdução na prática clínica das técnicas IMRT e estereotáxica, utilizadas de forma isolada ou associada à terapia com próton, tem permitido aprimorar a distribuição da dose nessa localização.

Com doses mais elevadas e empregando RT estereotáxica com fótons, têm sido obtidas taxas de controle local ≥ 50%.[60]

Embora não existam estudos randomizados, resultados de séries retrospectivas têm demonstrado melhores índices de controle local com o emprego de partículas pesadas. Amichetti et al. realizaram uma revisão sistemática da literatura sobre cordomas e terapêutica utilizando feixe de prótons ou outra técnicas de irradiação; encontraram 210 relatos (81 sobre prótons) e concluíram que, com o emprego de prótons, foi possível obter melhores resultados em

10 anos (controle local e complicações) do que os observados com RT convencional com fótons.[61]

Os dados publicados até o momento sobre a utilização da radiocirurgia ou da RT estereotáxica fracionada com fótons e sua comparação com a terapia com prótons são difíceis de interpretar. A maioria dos resultados relatados na literatura utiliza combinações de fótons e prótons, somando as vantagens da alta conformação com IMRT e fótons e a redução na dose integral com prótons. Há muita expectativa pelos resultados consistentes com a utilização da técnica IMRT com prótons (IMPT) que representa uma sofisticação em termos de planejamento e entrega de dose.

Munzenrider e Liebsch reportaram seus resultados em 290 pacientes com cordomas (159 homens e 131 mulheres) com idades entre 1 e 80 anos (mediana de 39 anos). A dose prescrita foi ≤ 83 Gy (EBR) e o tratamento geralmente composto por quatro frações de prótons (1,92 Gy [EBR]) e uma de raio X (1,8 Gy) de alta energia por semana. As taxas de sobrevida livre de recaída (SLR) em 5 e 10 anos foram de 73% e 54%, respectivamente, e de sobrevida global (SG) de 80% e 54%, respectivamente. A SLR foi melhor para homens do que para mulheres: 81% *versus* 65% e 65% *versus* 42% em 5 e 10 anos, respectivamente.[38]

As taxas de controle local são dependentes do volume tumoral residual após a cirurgia, como relatado por Berson *et al.*, com 80% *versus* 33% em 5 anos para volumes residuais menores ou maiores do que 20 cc, e por Hug *et al.*, com 100% *versus* 56% em 5 anos para tumores menores ou maiores do que 25 cc.[40,62]

Embora a terapia com prótons seja considerada de escolha para cordomas da base do crânio, a terapia com C-íon tem demonstrado excelentes resultados como relatado por Schulz-Ertner *et al.* em 96 pacientes tratados após ressecções parciais, com doses de 60 CGE (60 a 70) administradas em 20 frações. Observaram-se taxas de controle local em 5 anos de 70% e complicações grau 3% em 4,1%.[63]

Condrossarcomas são tumores cartilaginosos malignos, que correspondem a 11% das neoplasias malignas ósseas; 0,1% de todos os tumores intracranianos e a 6% dos tumores da base do crânio, a maioria originária da fossa média.[64]

A excisão completa é a terapêutica ideal para condrossarcomas que são tumores localmente invasivos, com crescimento lento, que tendem a recidivar localmente, em geral em 2 a 3 anos, quando não ressecados completamente, e podem ser letais. Metástases ocorrem em 10% dos casos e os pacientes geralmente falecem em decorrência da progressão local. Em geral, têm um prognóstico melhor do que os cordomas e algumas séries relatam taxas de SLR em 5 anos de 90% e de 65% respectivamente.[65] A abordagem terapêutica é controversa e a experiência clínica, limitada em virtude de sua relativa raridade.

RT pós-operatória com partículas pesadas após ressecção ampla é largamente aceita, mas não existem estudos controlados demonstrando sua necessidade e superioridade em comparação com fótons. Pode melhorar as taxas de controle local como relatado por Munzenrider com 229 pacientes (105 homens e 124 mulheres), e taxas de SLR em 5 anos de 98% e 94% e de sobrevida de 91% e 88%, respectivamente.[47] Amichetti *et al.* conduziram uma revisão sistemática no período de 1980 a 2008 e encontraram 49 relatos em 254 pacientes. Concluíram que o uso de terapia com próton pós-operatória, após ressecção cirúrgica máxima de condrossarcomas da base do crânio, pode promover alta probabilidade de cura a médio e longo prazos, com baixo risco de complicações.[66]

Os efeitos colaterais agudos e tardios dependem da localização do tumor na base do crânio. A irradiação da porção anterior da base do crânio pode expor estruturas como vias ópticas, hipotálamo, hipófise, lobos frontal e temporal, enquanto para lesões mais posteriores, como as de localização occipitocervical, as estruturas mais preocupantes são os pares cranianos baixos, o tronco, o cerebelo, e a medula cervical superior.

Durante a irradiação e algumas semanas após, alguns pacientes podem apresentar epilação temporal, cefaleia, perda do apetite, náusea ocasional e fadiga.

Considerando-se o comportamento devastador de uma progressão tumoral por falha ou recidiva, as doses elevadas necessárias para controle tumoral e a proximidade com estruturas críticas, a incidência de efeitos colaterais tardios com terapia com prótons é considerada aceitável. Inluem complicações endócrinas, auditivas, visuais e cerebrais como dano ao lobo temporal ou radionecrose (Figura 47.8).

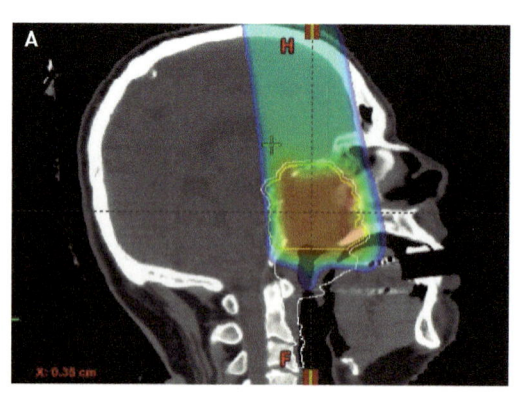
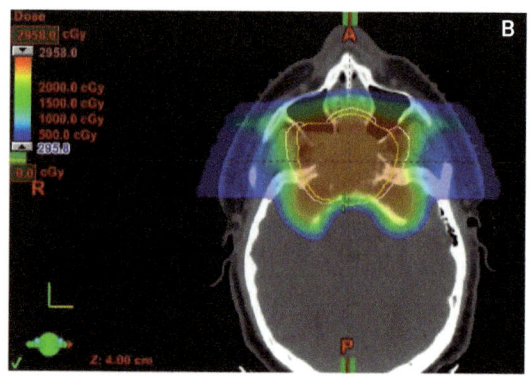

**FIGURA 47.8 –** Visão sagital (**A**) e axial (**B**) dose-volume histograma de planejamento de *boost* com prótons para lesão na base do crânio.
Fonte: Acervo da autoria.

## Outros tumores da base do crânio

A RTP também tem sido indicada para outras situações clínicas malignas ou benignas, localizadas na base do crânio como adenomas hipofisários, menigiomas, schwannoma vestibular, gliomas, MAV e craniofaringeomas.

A vantagem teórica para a utilização de prótons no lugar de radiocirurgia com fótons ou Gamma Knife se apoia na maior proteção do tecido cerebral e possibilidade de liberação de doses mais elevadas de radiação.

A maioria dos dados é retrospectiva e as taxas de controle local comparáveis àquelas obtidas com técnicas modernas de RT com fótons, como a RT estereotáxica (SRS/SRT). Embora a vantagem de minimizar a exposição a baixas doses em tecidos normais pareça muito importante em crianças, a documentação desse benefício em adultos é controversa e requer períodos de observação mais longos do que aqueles relatados nas séries retrospectivas atuais (Tabela 47.4).

## Tabela 47.4. Resultados dos últimos trabalhos de radioterapia com uso de prótons em outros tumores de base de crânio

| Estudo | Ano | Instituição | Tipo de estudo | Número de pacientes | Modalidade de RT | Resultados |
|---|---|---|---|---|---|---|
| **Meningioma** | | | | | | |
| Noel, et al.[67] | 2005 | CPO, França | R | 51 | Fótons + prótons, 60,6 CGE | 4 anos LC: 98%; 4 anos OS:100%; 2 de 51 pacientes tiveram toxicidade grau 3 |
| Noel, et al.[68] | 2002 | CPO, França | R | 17 | Fótons + prótons, 61 CGE | 4 anos LC: 87,5%; 4 anos OS: 88,9% |
| Vernimmen, et al.[69] | 2001 | Tygerberg, África do Sul | R | 27 | Próton RT | LC: 88%; 13% de déficit neurológico permanente |
| Wenkel, et al.[70] | 2000 | MGH, Boston | R | 46 | Fótons + prótons, 59 CGE | 10 anos OS: 77%; 10 anos LC: 88%; 10 anos ausência de toxicidade severa: 80% |
| Hug, et al.[71] | 2000 | MGH, Boston | R | 31 | Fótons + prótons; 62 CGE para AM; 58 CGE para MM | 8 anos LC: AM19%, MM 17%; melhores resultados para próton RT ≥ 60 Gy |

Continua >>

>> Continuação

## Tabela 47.4. Resultados dos últimos trabalhos de radioterapia com uso de prótons em outros tumores de base de crânio

| Estudo | Ano | Instituição | Tipo de estudo | Número de pacientes | Modalidade de RT | Resultados |
|---|---|---|---|---|---|---|
| **Meningioma** | | | | | | |
| Weber, et al.[72] | 2004 | PSI, Suíça | R | 16 | Próton RT, 52,2 a 64 CGE | 3 anos LC: 91,7%; 3 anos OS: 92,7%; |
| Gudjonsson, et al.[73] | 1999 | Uppsala, Suécia | R | 19 | Próton RT, 24 CGE, 4 frações | 3 anos LC: 100% |
| **Schwannoma vestibular** | | | | | | |
| Bush, et al.[74] | 2002 | LLUMC, Estados Unidos | R | 31 | Próton RT, 54-60 CGE | LC: 100%; sem toxicidade nervosa |
| **Craniofaringeoma** | | | | | | |
| Luu, et al.[75] | 2006 | LLUMC, Estados Unidos | R | 16 | Próton RT, 50,4-59,4 CGE | LC: 14 de 15 pacientes |
| Fitzek, et al.[76] | 2006 | MGH, Boston | R | 15 | Fótons + prótons, 56,9 CGE | 10 anos LC: 85%; 10 anos OS: 72% |
| **Adenoma de pituitária** | | | | | | |
| Ronson, et al.[77] | 2006 | LLUMC, Estados Unidos | R | 47 | Próton RT, 54 CGE | progressão local em 3 de 47 pacientes; < 10% de toxicidade tardia severa |
| **Glioma** | | | | | | |
| Fitzek, et al.[78] | 1999 | MGH, Boston | P | 23 | Fótons + prótons, 90 CGE; Glioblastoma multiforme | 2 a 3 anos OS: 34%/18%; necrose radioinduzida em 3 de 47 pacientes |
| Fitzek, et al.[79] | 2001 | MGH, Boston | P | 20 | Fótons + prótons; escalonamento de dose, Gliomas WHO II, 68,2 CGE; WHO III 79,7 CGE | 5 anos OS: 71% para WHO II e 23 % para WHO III; altas taxas de radionecrose |

AM: meningioma atípico; CGE: cobalto Gray equivalente; CPO: Centre de Protontherapie d'Orsay; LC: controle local; LLUMC: Loma Linda University Medical Center; MGH: Massachusetts General Hospital Boston; MM: meningioma maligno; P: prospectivo não randomizado; PSI: Paul Scherrer Institut; R: retrospectivo não randomizado; RT: radioterapia; OS: sobrevida global.

Fonte: Desenvolvida pela autoria.

## Meningiomas

Os meningiomas são os tumores benignos mais comuns do SNC em adultos, a maioria classificada como WHO I e geralmente com bom prognóstico. A cirurgia é o tratamento de escolha e a radioterapia é empregada após ressecções parciais, lesões de alto grau ou para lesões irressecáveis ou recidivadas. Taxas de controle local ≥ 90% são relatadas com radioterapia. Em virtude da longa sobrevida esperada e da proximidade com estruturas críticas dose-limitantes na base do crânio, é grande o interesse por técnicas sofisticadas na entrega da dose como IMRT, radioterapia estereotáxica ou protonterapia.

Em decorrência da maior probabilidade de recidivas, investigadores do Massachusetts General Hospital Boston (MGH) concluíram recentemente (resultados ainda pendentes) um estudo fase I/II prospectivo de escalonamento de dose com prótons e IMPT para pacientes com meningiomas atípicos ou grau III de WHO.[80]

### Tumores pituitários

Os adenomas pituitários são tumores benignos encontrados na sela turca. A radioterapia é tipicamente usada após falhas de terapias cirúrgica ou medicamentosa. Duas modalidades de RT são usualmente empregadas: dose única com técnica radiocirúrgica (SRS) com doses entre 15 Gy a 20 Gy ou esquemas fracionados com doses entre 45 Gy a 54 Gy em 5 a 6 semanas. A SRS apesar de poder proporcionar normalização dos níveis hormonais mais rapidamente que a radioterapia fracionada pode ter a sua indicação limitada para lesões próximas a estruturas críticas como o trato óptico. Algumas instituições têm demonstrado interesse pela SRS com prótons (PSRS) que, em virtude de sua reduzida dose de entrada e saída, poderia minimizar o risco de complicações.[81]

### Neurinomas do Acústico ou Schwannomas Vestibulares

Tumores benignos, frequentemente encontrados de forma incidental, com taxa de crescimento anual de 1,2 mm a 1,9 mm. Observação pode ser uma alternativa para tumores pequenos, em pacientes idosos e cirurgia ou radioterapia como 1ª linha de tratamento, com excelentes taxas de controle tumoral.

A cirurgia é geralmente indicada para lesões maiores e com efeito de massa, e a radioterapia é utilizada para lesões pequenas como terapia primária ou para lesões residuais após cirurgias parciais ou recidivadas.

Da mesma forma que para menigiomas, alguns centros têm utilizado a terapia com fótons para NA, em particular para lesões próximas a estruturas críticas.[82]

### Cabeça e pescoço

Neoplasias malignas da cabeça e pescoço correspondem a aproximadamente 3% (50 mil) dos cânceres nos Estados Unidos registrados anualmente, e sua abordagem é complexa, requerendo um time multidisciplinar.[83]

A RT tem um papel fundamental no tratamento dos tumores da cabeça e pescoço, em combinação com a cirurgia, quimioterapia ou como tratamento primário para casos selecionados.

O grande interesse da terapia com prótons e partículas pesadas para tumores da cavidade nasal e seios paranasais resultada da configuração irregular desses tumores e da invasão das estruturas faciais adjacentes; da proximidade com estruturas dose-limitantes como o globo ocular, nervos e quiasma ópticos, e encéfalo; da radiorresistência relativa de alguns desses tumores, requerendo doses elevadas e biologicamente efetivas para seu controle; e da alta taxa de recidiva local.

O National Comprhensive Cancer Network (NCCN) Clinical Practice Gudelines in Oncology para Cabeça e Pescoço agora reconhece a terapia com prótons como uma opção-padrão e pode ser considerada para múltiplas indicações.[84]

Os tumores malignos dos seios paranasais e cavidade nasal são relativamente raros, correspondendo a 2% a 3% de todos os cânceres da cabeça e pescoço. São mais comuns em homens do que em mulheres (2:1), acima dos 40 anos (exceto para linfomas e estesioneuroblastoma), e o seio maxilar é o local mais comum. Uma série de diferentes histologias tumorais pode se originar da mucosa, de estruturas ósseas ou de partes moles dos seios paranasais e da cavidade nasal, sendo o mais comum o carcinoma espinocelular (CEC), seguido pelo adenocarcinoma, carcinomas adenoide cístico e mucoepidermoide.[83]

A cirurgia, a mais ampla possível, é a terapêutica de escolha, nem sempre sendo possível uma ressecção ampla, com margens negativas, em decorrência da extensão desses tumores e das limitações impostas pelas estruturas da base do crânio. A RT adjuvante é empregada frequentemente associada à quimioterapia, em especial para tumores avançados. As doses necessárias para assegurar o controle local após ressecções subótimas podem promover complicações tardias, incluindo neuropatias e retinopatias. Séries utilizando RTE convencional citam taxas de retinopatia e neuropatia óptica em até 25% dos pacientes, enquanto a utilização de RT3D ou IMRT permite reduzir essas taxas e a sua severidade.[85]

A vantagem teórica de prótons e íons sobre fótons tem sido demonstrada em múltiplas comparações de planejamentos terapêuticos. Aprimoramentos dosimétricos e redução ainda maior no risco de efeitos colaterais tardios são possíveis com IMPT, um aprimoramento técnico na terapia com prótons[86] (Figura 47.9).

Terapia com partículas carregadas pode ser uma alternativa ao IMRT com fótons, especialmente quando empregado como *boost*.

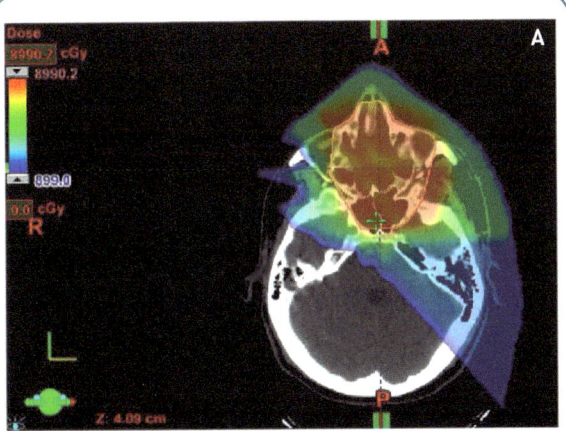

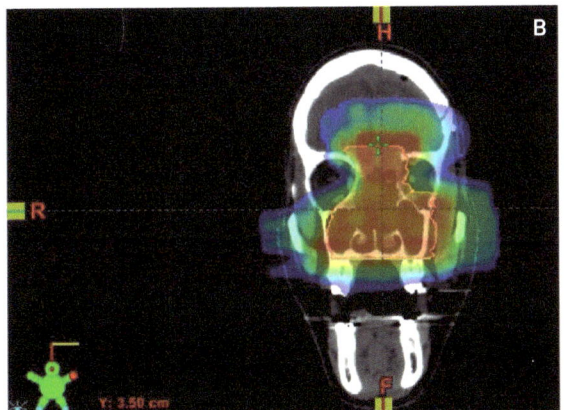

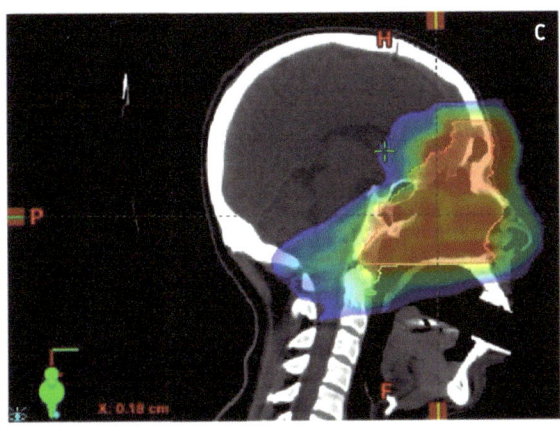

**FIGURA 47.9 –** (A) Visão axial. (B) Corona. (C). Sagital para esteseoneuroblastoma.

Fonte: Imagem cedida pela University of Florida Proton Therapy Institute.

O MGH relatou sua experiência com 102 pacientes portadores de tumores dos seios paranasais de diferentes histologias, tratados entre 1991 e 2002 com feixes de prótons, no cíclotron do laboratório de Harvard.[87]

O controle local em 5 anos foi de 82% para CEC e 90% para carcinoma com diferenciação neuroendócrina. As taxas de SG e livre de doença em 5 anos foram de 59% e 54%, respectivamente.

Pommier *et al.* relataram sua experiência com a associação de próton e fótons no MGH, em uma análise retrospectiva em 23 pacientes com carcinoma adenoide cístico e extensão para a base do crânio. A dose mediana ao tumor primário foi de 75,9 CGE; o controle local em 5 anos, com um seguimento mediano de 6,4 anos (para pacientes sobreviventes), 93%; e a SLD e a SG de 56 e 77%, respectivamente. A toxicidade tardia foi reduzida de forma significativa, quando comparada a séries históricas utilizando RT convencional.[88]

Chera *et al.*, do Florida Proton Therapy Institute, fizeram uma análise comparativa da relação dose-volume, para pacientes com carcinoma do seio maxilar (T4N0M0), entre RT3DP (RT conformada com próton) *versus* IMRT com fótons. Observaram que a distribuição de dose ao alvo foi similar entre as técnicas, ao passo que as doses integral e mediana aos tecidos vizinhos foram reduzidas com RT3DP.

Para carcinomas da nasofaringe, a técnica IMRT com fótons tem permitido aprimorar as taxas de controle local (~90%) e de manutenção da função salivar.[89] Tumores recidivados ou T4 na base de crânio permanecem um desafio mesmo com RT moderna, na busca de dose suficiente para sua erradicação, em função dos limites impostos pelas estruturas normais. Vários autores têm conseguido demonstrar melhor conformidade e homogeneidade com prótons,[90,91] como Noel *et al.*, na França, para carcinomas T4N0M0 de nasofaringe utilizando fótons e prótons; e Lin *et al.*, na Universidade Loma Linda, para tumores recidivados na nasofaringe, utilizando RT3D com prótons.

Widesott *et al.* compararam os planos de tratamento para câncer da nasofaringe, utilizando IMPT *versus* tomoterapia helicoidal, para seis pacientes previamente tratados com tomoterapia, e verificaram que o índice de conformidade foi melhor para próton, além de proporcionar melhor proteção aos tecidos normais para doses médias e baixas. A cobertura ao PTV foi similar entre as duas técnicas.[92]

Contrastando com tumores da cavidade oral, os tumores da orofaringe são tratados, em sua maioria, com abordagens visando à preservação de órgão, excluindo a cirurgia em razão da alta taxa de controle local e de bons resultados estético e funcional obtidos com a RT. A localização central dos tumores da orofaringe e sua proximidade com estruturas críticas dificultam o planejamento da RT. A técnica IMRT permite limitar a dose nas glândulas salivares, porém a combinação de sete a nove campos normalmente empregados resulta em doses altas na cavidade oral, glândulas submandibulares e tronco, que, somadas à adição frequente de agentes quimioterápicos, promovem toxicidade aguda para mucosas e necessidade de medidas de suporte. Existe pouca experiência relatada com prótons para câncer da orofaringe, mas estudos em andamento tentam provar melhora no índice terapêutico com RT3DP ou IMPT.

### Reirradiação para recidivas

Outra possível indicação para a terapia com prótons na região da CP é a reirradiação para recidivas locorregional ou para segundo tumor primário. Phan *et al.* relataram as taxas de controle local e sobrevida em 60 pacientes reirradiados no MD Anderson, sendo 15 com *passive scatter* e 45 com IMPT. Observaram taxas de sobrevida livre de recorrência e sobrevida global em 1 ano de 68% e 84% respectivamente, consideradas bastante satisfatórias.[93]

Em relação à toxicidade, o MD Anderson está conduzindo um estudo fase I/II de reirradiação comparando as taxas de toxicidade em 2 anos entre RT ablativa estereotáxica *versus* IMRT ou IMPT para pacientes previamente irradiados e inoeráveis.[94]

### Tumores Periorbitários

A terapia com prótons foi recentemente incluída nos *guidelines* da NCCN como uma opção terapêutica para pacientes selecionados com tumores periorbitários.[84]

Holliday *et al.* relataram recentemente os resultados em 20 pacientes submetidos à cirurgia (com preservação do globo/órbita) seguida por RT com prótons para pacientes com tumores epiteliais malignos da glândula lacrimal,[7] aparato nasolacrimal,[10] ou pálpebras,[3] sendo as histologias mais comuns o carcinoma adenoide cístico ou de células escamosas.

Com um *follow up* mediano de 27 meses, nenhum paciente apresentou recidiva local, um apresentou uma recidiva regional e um à distância. Três casos apresentaram epífora grau 3 crônica, e três, ceratopatias. Quatro pacientes apresentaram redução na acuidade visual.[95]

### Tumores das Glândulas Salivares

Os carcinomas adenoide císticos (CAC) originários nas glândulas salivares têm despertado interesse na terapia com prótons em virtude de sua tradicional resistência à radioterapia tradicional e de localização usual nas pequenas e grandes glândulas salivares da CP. O tratamento recomendado é a cirurgia, geralmente seguido por RT pós-operatória. Os CAC irressecáveis, geralmente envolvendo a nasofaringe e a base de crânio, são tratados com RT ou RT associada à quimioterapia (QT).

Pommier *et al.* relataram sua experiência com a associação de próton e fótons no MGH, em uma análise retrospectiva em 23 pacientes com carcinoma adenoide cístico e extensão para a base do crânio. A dose mediana ao tumor primário foi de 75,9 CGE; o controle local em 5 anos, com um seguimento mediano de 6,4 anos (para pacientes sobreviventes), 93%; e a SLD e a SG de 56% e 77%, respectivamente. A toxicidade tardia foi reduzida de forma significativa, quando comparada a séries históricas utilizando RT convencional.[88]

### Carcinoma da próstata

O emprego da terapia com prótons para o tratamento do câncer da próstata foi proposto originalmente por Wilson em 1946.[96]

Estudos recentes têm demonstrado que o escalonamento da dose de irradiação (doses maiores do que 76 Gy) melhorou as taxas de controle local e SLR bioquímica, em especial para pacientes dos grupos intermediário e de alto risco. Com doses tão elevadas, são necessárias técnicas modernas de RT como IMRT, para evitar efeitos colaterais tardios. Em razão da necessidade de doses tão elevadas para o controle do câncer da próstata, assume-se que essas células cancerosas sejam relativamente radiorresistentes e com razão a/b baixa, estimulando, dessa forma, estudos com regimes hipofracionados e com feixes de alto TLE.

Terapia com prótons pode apresentar vantagens no tratamento do câncer da próstata por dois motivos principais: redução na dose integral nos tecidos normais, o que pode ser importante na prevenção de neoplasias radioinduzidas, principalmente em homens jovens; e melhor escalonar a dose dentro da próstata (*dose painting*) do que a terapia com fótons.

Investigadores do Massachusetts General Hospital realizaram um *trial* fase III comparando 67,2 Gy com fótons *versus* 75,6 CGE, utilizando um *boost* com próton para a próstata, após RT pélvica com fótons. De 1982 a 1992, 202 pacientes com estádio clínico (EC) T3 ou T4 receberam 50,4 Gy com fótons para a região pélvica, seguido por um *boost* de 25,2 CGE com prótons ou 16,8 Gy com fótons. Não foram observadas diferenças na SG ou sobrevida livre de recidiva entre os grupos. A SLR para tumores indiferenciados (Gl 9 ou 10) foi de 85% no braço com próton e de 37% no braço com fótons. A toxicidade retal graus 1 e 2 foi maior no braço com próton (32% *versus* 12%) e também a estenose uretral (19% *versus* 8%).[97]

A Universidade de Loma Linda tem a maior experiência publicada, com 1.255 pacientes tratados entre 1991 e 1997, com feixes de prótons exclusivo ou associado a fótons, com técnica conformada 3D e dose de 75 CGE. Observaram-se uma taxa de SLR bioquímica (SLRbioq) de 73% (90% para PSAi < 4 ng/mL) e morbidade similar à esperada com fótons.[39]

Um estudo fase III conduzido pelo Proton Radiation Oncolgy Group incluiu 393 homens com estádio clínico T1b a T2b e PSA < 15 ng/mL, tratados no Loma Linda University Medical Center (LLUMC) ou no Massachusetts General Hospital (MGH). Comparou altas doses (79,2 CGE) a doses menores (70,2 CGE), utilizando técnica 3D e uma combinação de próton (*boost* de 28,8 CGE ou 19,8 CGE) com fótons (50,4 Gy para a próstata e vesículas seminais). Dessa forma, eram randomizados entre 79,2 CGE ou 70,2 CGE.

Com um *follow-up* mediano de 8,9 anos, a recaída bioquímica foi de 16,7% para dose de 79 CGE *versus* 32,4% no grupo de menor dose (p < 0,0001). Para pacientes de baixo risco (n = 227): 7,1% *versus* 28,2% (p < 0,0001); risco intermediário (n = 144): 30,4% *versus*

42,1% (p = 0,06). Não foram observadas diferenças na SG entre os dois grupos (83,4% *versus* 78,4%) e na morbidade aguda ou tardia, na qual 2% dos pacientes em ambos os grupos apresentaram toxicidade tardia gênito urinária ≥ G3. Entretanto, a contribuição do feixe de próton não pode ser esclarecida, uma vez que os resultados observados foram comparáveis aos relatados, utilizando-se fótons em dose escalonada.[98]

Esses resultados e outros relatados na literatura demonstram que a terapia com prótons para o câncer da próstata é efetiva e segura. Entretanto, em virtude da ausência de estudos randomizados comparando diretamente IMRT com protonterapia, é difícil afirmar a sua superioridade em termos de eficácia e de risco de efeitos colaterais.

Radioterapia com C-íon (C-íon RT) reúne a vantagem física do gradiente de dose com a vantagem biológica de alto TLE, teoricamente mais eficazes para tumores com baixo a/b. C-íon RT tem sido avaliada como uma alternativa terapêutica para câncer da próstata no Japão. Em um estudo fase II, conduzido entre 2000 e 2003, 175 homens com câncer da próstata receberam a dose de 66 CGE em 20 frações em 5 semanas, como monoterapia em pacientes e baixo risco (n = 33) e associada à hormonoterapia (ADT) para aqueles de alto risco (n = 142). Com um *follow-up* mediano de 46 meses, as taxas de SLRbioq foram de 87% e 88% para pacientes de baixo e alto risco. Não foram observadas toxicidade ≥ G3.[99]

Os resultados promissores obtidos com C-íon RT necessitam de confirmação em estudos controlados, com maior número de pacientes e comparação com IMRT com fóton e RT com próton, além de permanecer aberta a oportunidade para estudos com hipofracionamento.

Até o momento, a RTP para câncer da próstata conseguiu demonstrar que é possível liberar altas doses de radiação para a próstata e obter altas taxas de erradicação tumoral, Até o momento, a RTP para câncer da próstata conseguiu demonstrar que é possível liberar altas doses de radiação para a próstata e obter altas taxas de erradicação tumoral, sem aumentar de forma substan- cial a morbidade, com possíveis efeitos benéficos a longo prazo.

Não foi possível, até o momento, provar de forma incontestável que é superior a outras formas modernas de RT, em termos de erradicação tumoral ou morbidade (sexual, retal, urinária etc.) (Figura 47.10 e Tabela 47.5).

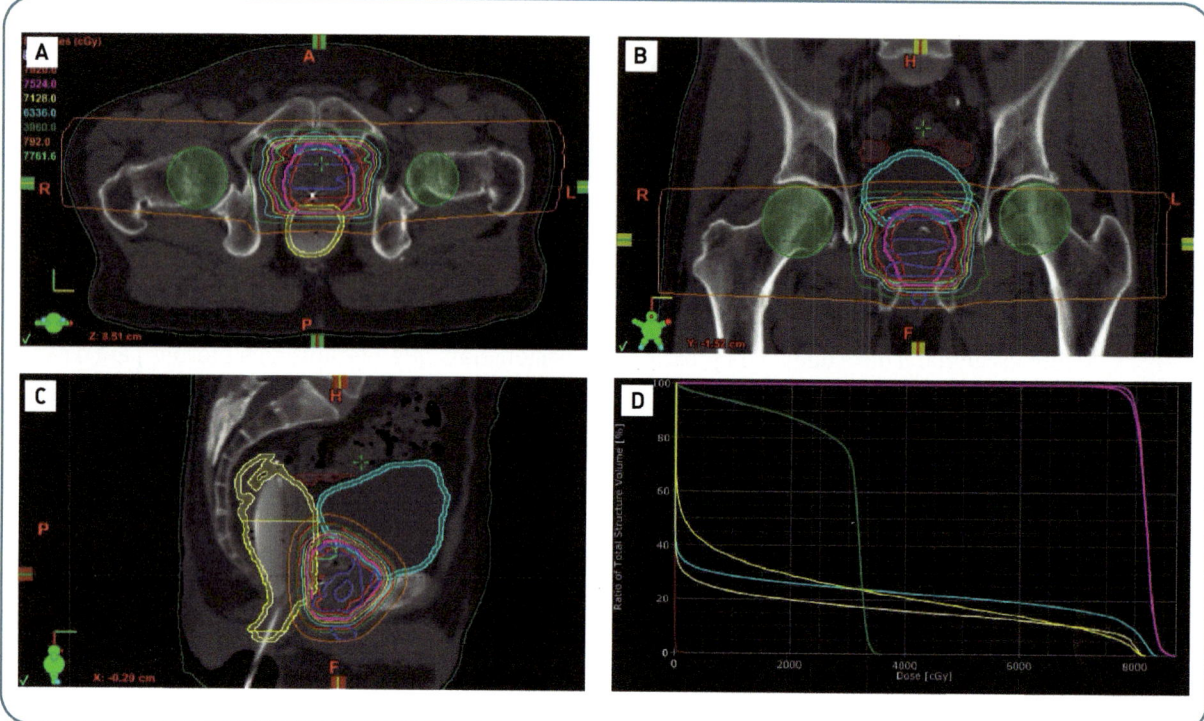

**FIGURA 47.10 –** (**A**) Visão axial. (**B**) Coronal. (**C**) Sagital. (**D**) Dose-volume histograma, para próstata.

Fonte: Imagem cedida pela University of Florida Proton Therapy Institute.

## Tabela 47.5. Resultados dos últimos trabalhos de radioterapia com uso de prótons em outros tumores de base de crânio

| Estudo | Ano | Instituição | Tipo de estudo | Número de pacientes | Modalidade de RT | Resultados |
|--------|-----|-------------|----------------|---------------------|------------------|------------|
| **Câncer de próstata** | | | | | | |
| Slater, et al.[39] | 2004 | LLUMC, Estados Unidos | R | 1.255 | Próton RT, 74 a 75 CGE; câncer de próstata localizado | DFS comparável com outras formas de tratamento local, morbidade mínima |
| Yonemoto, et al.[100] | 1997 | LLUMC, Estados Unidos | P, fase I/II | 106 | Fótons, 45 Gy pelve + prótons, 30 CGE próstata | 2 anos graus 1 e 2 toxicidade: 12%; sem graus 3 e 4; 2 anos normalização do PSA: 96% (PSA 4 a 10 ng/mL), 97% (PSA 10% a 20% ng/mL), 63% (PSA> 20 ng/mL); 2,8% de recorrência local |
| Zietman, et al.[101] | 2005 | MGH, Boston | P, randomizado fase III | 393 | Fóton RT, 70,2 Gy *versus* fóton + próton RT, 79,2 CGE; T1b a 2b, PSA < 15 ng/mL | 5 anos livre de recorrência bioquímica: 61,4% *versus* 80,4% (fótons + prótons); toxicidade tardia > grau 2: 2 *versus* 1% |

Continua >>

>> Continuação

## Tabela 47.5. Resultados dos últimos trabalhos de radioterapia com uso de prótons em outros tumores de base de crânio

| Estudo | Ano | Instituição | Tipo de estudo | Número de pacientes | Modalidade de RT | Resultados |
|---|---|---|---|---|---|---|
| **Câncer de próstata** | | | | | | |
| Slater, et al.[102-101] | 1999 | LLUMC, Estados Unidos | R | 119 | Prótons ou prótons + fótons, 74 a 75 CGE; T1-2b; PSA < 15 ng/mL | 5 anos livre de recorrência bioquímica: 88%; sem toxicidade severa; taxas de controle bioquímico semelhantes a prostatectomia radical; sem toxicidade significante |
| Shipley, et al.[97] | 1995 | MGH, Boston | P, randomizado fase III | 202 | Fótons, 67,2 Gy *versus* fótons 50,4 Gy + próton perineal *boost* 25,2 CGE; T3 e T4 | Seguimento de 61 meses; Melhora no controle local em pacientes com tumores pouco diferenciados tratados com RT em altas doses; maior taxa de sangramento retal grau 1 ou 2 com altas doses (32% *versus* 12%) e também estenose uretral (19% *versus* 8%) |
| Akakura, et al.[103] | 2004 | NIRS, Japão | P; não randomizado; fase I/II | 96 | Carbon-íon RT, 54 a 72 CGE; T1b-3 câncer de próstata localizado com ou sem hormônio terapia | 5 anos livre de recorrência bioquímica: 82,6%; dose ótima encontrada: 66 CGE |
| Tsuji, et al.[104] | 2005 | NIRS, Japão | Sumário de resultados de estudo fase I/II e fase II (1995-2003) | 201 | Carbon-íon hipofracionado RT; 66 CGE; câncer de próstata localizado, hormônio terapia nos pacientes de alto risco | 5 anos livre de recorrência bioquímica: 83,2%; sem toxicidade > grau 2; toxicidade grau 2 GU: 6%; toxicidade grau 2 GI: 1% |
| Ishikawa, et al.[99] | 2006 | NIRS, Japão | P; fase II (2000-2003) | 175 | Carbon-íon RT, 66 CGE; baixo risco (< T2b + PSA < 20 ng/ml, Gleason < 7), n = 33; alto risco n = a 142; terapia de deprivação hormonal | 4 anos livre de recorrência bioquímica: 87% ao todo; baixo risco 87%; alto risco 88%; sobrevida global em 4 anos: 91%; toxicidade tardia grau 2: GI, 2%; GU, 6%; sem toxicidade tardia Grau 3 |

Carbon íon: radioterapia baseado em íons de carbono; CGE, cobalt gray equivalents; GI: gastrointestinal; GU: geniturinário; LLUMC: Loma Linda Univesity Medical Center; NCCHE: National Cancer Hospital East, Chiba, Japan; NIRS: National Institute of Radiological Sciences, Chiba, Japan; P: estudo prospectivo; R: retrospectivo não randomizado; RT: radioterapia;

Fonte: Desenvolvida pela autoria.

## Pulmão

Cirurgia é a terapêutica-padrão para câncer de pulmão de células não pequenas (NSCLC, do inglês non-*small-cell lung carcinoma*) porém, 5% a 10% dos pacientes com EC I são considerados inoperáveis ou recusam a cirurgia, tornando a RT uma opção terapêutica. Em consequência da alta sensibilidade do pulmão normal, da radiação e da função pulmonar comprometida na maioria desses pacientes, o benefício da RT é frequentemente colocado em confronto com o risco de prejuízo na função pulmonar.

Altas doses de radiação, limitadas a pequenos volumes, podem ser administradas de forma segura, com métodos estereotáxicos (SBRT, do inglês *stereotactic body radiation therapy*) e guiados por imagens (IGRT, do inglês *image-guided radiation therapy*). Entretanto, lesões mais avançadas, de localização central, requerem grande atenção em termos de dose-volume, em especial quando a quimioterapia é utilizada de forma associada. A RTP oferece a vantagem teórica de maior proteção, em virtude de suas características físicas (*Bragg peak*), comparada à irradiação com fótons, reduzindo potencialmente os riscos de pneumonite e permitindo melhor tolerância aos regimes de concomitância com a quimioterapia.

Vários estudos relataram suas experiências e vantagens dosimétricas com o tratamento com prótons para o NSCLC. Bush *et al.*, em um estudo fase II, para avaliar a eficácia e a toxicidade, avaliaram 68 pacientes tratados com prótons em regime de hipofracionamento: 51 CGE/10 frações (22 pacientes) e 60 CGE/10 frações (46 pacientes). Com *follow-up* mediano de 30 meses, não foram observados casos de pneumonite sintomática, toxicidade cardíaca ou esofágica tardia. O controle local em 3 anos foi de 74%, sendo significativa a diferença entre T1 *versus* T2 (87% *versus* 49%), e a sobrevida câncer específica de 72%.[105]

Nihei *et al.* relataram sua experiência com prótons em 37 pacientes com NSCLC, EC I, tratados com doses entre 80 Gy e 88 Gy (EBR), em frações de 3,5 Gy a 4,9 Gy (EBR). As taxas de SLR local foram de 79% e 60% para T1 e T2, respectivamente, e a toxicidade pulmonar graus 2 e 3 aconteceu em seis casos, a maioria com tumores grandes.[106]

As taxas de recidiva local observadas em tumores T2 são consideravelmente mais elevadas e novos estudos com escalonamento de dose e/ou associação com quimioterapia têm sido discutidos.

Resultados recentes da RT com raio X utilizando SBRT e IGRT têm proporcionado resultados similares.[107]

Vantagens dosimétricas da irradiação com prótons sobre raio X, no tratamento de pacientes com envolvimento linfonodal mediastinal, têm sido demonstradas; tem sido estimulada a realização de estudos incorporando terapia com próton à quimioterapia concomitante para pacientes com doença localmente avançada. Resultados preliminares sugerem menores taxas de pneumonite.[108]

C-íon RT, em razão de sua alta capacidade de precisão e da concentração da dose no tumor, tem sido estudada no tratamento de NSCLC. Um estudo fase I/II, realizado em Chiba, tratou 50 pacientes com NSCLC EC I, com C-íon RT. Para pacientes tratados com 72 Gy (EBR) em nove frações em 3 semanas, a taxa de controle local em 5 anos foi 95% com *follow-up* mediano de 5 anos. Não foram observadas toxicidade pulmonar grau 3; em apenas dois pacientes ocorreu toxicidade pulmonar grau 2.[109]

Em um estudo subsequente, com 76 pacientes tratados com doses de 52,8 GyE em 4 frações para T1N0 e 60 GyE em 4 frações para T2N0, as taxas de controle local foram de 98% e 80% respectivamente, com um FW mediano de 3 anos.[110]

Existe uma clara necessidade de melhorar o controle local em pacientes com NSCLC, e boa evidência de que escalonar a dose pode auxiliar no controle local e ser administrada de maneira segura. Com base em estudos comparativos entre planos terapêuticos, parece haver um racional para a utilização de partículas carregadas com esse fim (Figura 47.11).

## Esôfago

O câncer de esôfago é a sexta causa de morte por câncer e a sua incidência varia de acordo com a região, sendo muito comum na Ásia e no oriente médio, onde há predominância do carcinoma espinocelular; enquanto nos países ocidentais é crescente o diagnóstico do adenocarcinoma muito relacionado com fatores como obesidade, esofagite de refluxo e Barrett.[111] A terapia neoadjuvante com quimioterapia e radioterapia tem substituído, com vantagens, a cirurgia exclusiva, com taxas de sobrevida mediana de 49,4 *versus* 24 meses respectivamente. Em virtude da proximidade do esôfago a estruturas como coração, pulmões e medula espinhal, a terapia com prótons pode promover maior concentração da dose de irradiação e reduzir o

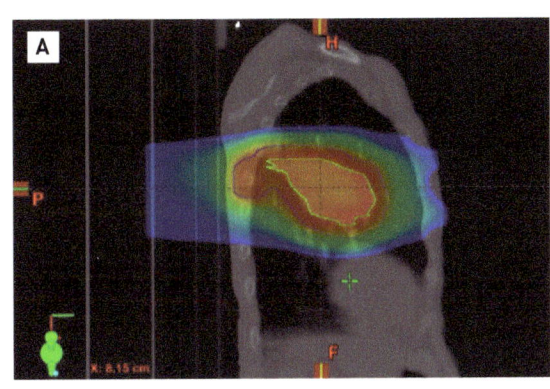
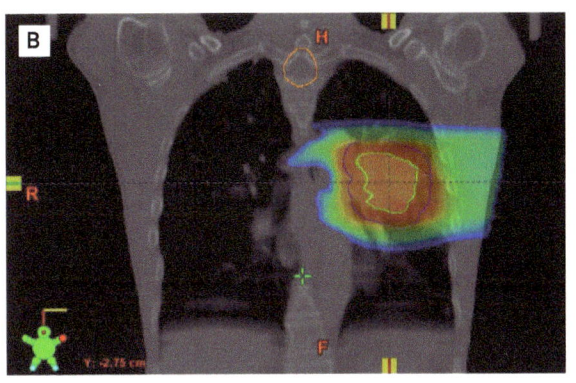

**FIGURA 47.11 –** [A] Visão o sagital. [B] Coronal para pulmão.
Fonte: Imagem cedida pela University of Florida Proton Therapy Institute.

risco de complicações. Um estudo randomizado, fase IIB recente, comparou RTP com IMRT para câncer de esôfago localmente avançado. Foram avaliados 107 pacientes (IMRT-61 e RTP-46). As taxas de SLP e SG em 3 anos foram similares, 50,8 *versus* 51,2% e 44,5% *versus* 44,5% respectivamente, mas as taxas de complicações foram 2,3 vezes maiores para IMRT.[112]

### Carcinoma Hepatocelular

Carcinoma hepatocelular (CHC) é um tumor agressivo, frequentemente associado à cirrose. A terapêutica principal é a ressecção cirúrgica, mas a reserva hepática do paciente auxilia na decisão entre as alternativas cirúrgica (ressecção, crioablação e transplante hepático) ou não cirúrgicas (injeção percutânea de etanol, ablação por radiofrequência, quimioembolização transarterial, RT e quimioterapia sistêmica).

A RT para CHC pode ser uma opção para tumores inoperáveis, mas tradicionalmente tem sido pouco utilizada em virtude da alta radiossensibilidade do parênquima hepático e consequente limitação de dose. Entretanto, pequenos volumes e técnicas de alta precisão como a IMRT, SRT (RT estereotáxica fracionada) ou RT com partículas têm sido empregadas.

Existe evidência crescente, particularmente na literatura japonesa, que suporta a utilização de terapia com prótons, em especial para pacientes com tumores maiores ou associados a trombo da veia porta.

A eficácia da RT com prótons para CHC foi demonstrada em duas séries retrospectivas[113,114] e em uma prospectiva não randomizada.[115] Taxas de controle local e SG em 5 anos situam-se entre 86,9% e 87,8%

e de 23,5% a 55,6%, respectivamente. A toxicidade foi baixa, mas a coexistência com cirrose hepática foi um fator negativo para a sobrevida.

Permanece ainda não resolvida a dúvida se RT com fótons e técnicas modernas pode promover os mesmos resultados obtidos com terapia com prótons.[116]

### Tumores Ginecolgicos

#### Carcinoma de colo uterino

A terapia-padrão para tumores localmente avançados é a associação de quimioterapia e RT externa e braquiterapia. A omissão da braquiterapia tem sido associada com redução na sobrevida. Entretanto, a braquiterapia pode não ser possível em algumas situações clínicas, despertando o interesse por técnicas avançadas de radioterapia como a terapia com prótons, IMRT, SBRT.

Kagei *et al.* relataram sua experiência com 25 pacientes portadoras de CEC de colo uterino avançado (EC II-B – IVA) tratadas com fótons (45 Gy) para a pelve e *boost* com prótons (em razão da anatomia desfavorável para braquiterapia). Com *follow-up* mediano de 139 meses, os pesquisadores observaram taxas de controle local em 10 anos de 100% (IIB) e 61% (IIIB/IVA) e de SG de 89% e 40%, respectivamente; 4% apresentaram toxicidade > grau 4 para intestino ou bexiga urinária.[117]

A RTP ou com C-íons, por suas vantagens dosimétricas e biológicas, pode ser uma alternativa para tumores avançados, com difícil geometria para a braquiterapia, ou tumores hipóxicos de reconhecida radiorresistência.

### Reirradiação

A melhor alternativa para pacientes com recidivas ou segundo tumor primário após radioterapia com dose plena é a cirurgia. Uma paciente com uma recorrência central de câncer de colo uterino pode ser candidata a uma exenteração pélvica, o que não é possível para recaídas junto à parede pélvica.

A decisão pela reirradiação pélvica depende de vários fatores como: intervalo com o tratamento prévio; *performance status*; opções terapêuticas; e extensão da doença.

A terapia com prótons ou C-íons pode ser uma alternativa em decorrência de suas características dosimétricas para casos selecionados.[118]

### Tumores ósseos e de partes moles

Tumores ósseos ou de partes moles irressecáveis representam um desafio para o controle local. Como os tumores da base do crânio, o tratamento dos tumores espinhais e paraespinhais é complicado em consequência da tolerância da medula, que está entre 45 Gy e 50 Gy – bem abaixo das doses necessárias para controle de doença microscópica subclínica (60 Gy), margens positivas microscópicas (66 Gy) ou doença residual macroscópica (≥ 70 Gy) desses tumores.

A RTP ou C-íon podem representar uma alternativa à RT com fótons em razão de suas propriedades dosimétricas e de vantagens biológicas, permitindo liberar doses mais eficazes de radiação.

A maioria dos resultados relatados na literatura é para cordomas, condrossarcomas e osteossarcomas em virtude da necessidade de doses elevadas para seu controle quando não ressecáveis.

Os cordomas e condrossarcomas são tumores localmente agressivos, que requerem doses elevadas de radiação para o controle local por causa de sua radiorresistência. As doses necessárias para o controle local excedem 70 Gy, muitas superando a tolerância dos tecidos normais ao redor. A RTP permite a entrega de doses elevadas, quebrando essa radiorresistência e promover taxas de controle local elevadas e duradouras.

Muzenrider e Liebsch relataram os resultados retrospectivos em mais de 600 pacientes com condromas e condrossarcomas na base do crânio e na coluna tratados com prótons e doses entre 66 CGE e 83 CGE, com taxas de controle local em 5 anos de 73% para a cordomas na base do crânio e 98% para condrossarcomas na mesma localização.[38]

Os sarcomas de partes moles (SPM) representam um grupo heterogêneo de tumores que podem ocorrer em todo o corpo e a radioterapia representa um componente importante no tratamento multimodal, colaborando para o controle local.

Os sarcomas de partes moles de retroperitôneo constituem aproximadamente 10% de todos os SPM e as histologias mais frequentes são lipossarcomas e leiomiossarcomas. A RTP, por suas propriedades dosimétricas, pode melhorar a razão terapêutica para casos selecionados nessa localização.

O grupo de Chiba utilizou terapia com íon carbono para tratar 57 pacientes com sarcomas ósseos e de partes moles irressecáveis, em um estudo fase I/II de escalonamento de dose. Com doses entre 52,8 GyE e 73,6 GyE, em 16 frações, e tamanho tumoral mediano de 559 cm$^3$, obteve-se controle local de 73% em 3 anos.[119]

### Neoplasias malignas pediátricas

A terapia com prótons é uma boa opção na abordagem radioterápica de muitas neoplasias curáveis em crianças e adolescentes.

A terapia com prótons tem o potencial de reduzir complicações em crianças por causa da redução na dose integral aos tecidos normais quando comparada com fótons. A RTP é teoricamente mais vantajosa na população pediátrica em virtude dos riscos de efeitos tardios para o crescimento e da indução de segunda neoplasia. Tumores que se originam em estruturas críticas ou próximos a elas são os melhores candidatos para a terapia com prótons, incluindo os gliomas, meduloblastomas, retinoblastomas, rabdomiossarcomas e sarcomas pélvicos.

As vantagens físicas do feixe de prótons em minimizar a dose para tecidos normais têm sido demonstradas em intercomparação de planos.[120] A RTP tem sido investigada em *trials* fases I e II e em séries retrospectivas para diferentes tumores pediátricos.

Os resultados preliminares parecem favoráveis à terapia com prótons, em especial na redução de doses intermediárias nos tecidos normais, mas os períodos de observação não são suficientes para avaliar toxicidade tardia entre as duas modalidades (Figura 47.12 e Tabela 47.6).

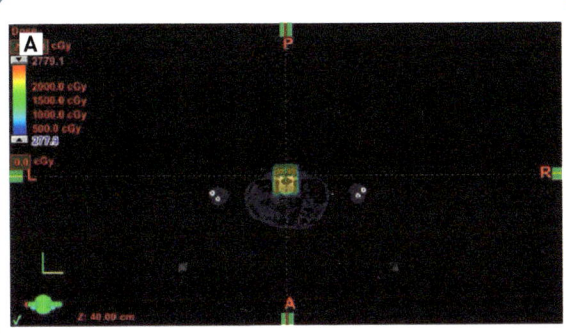

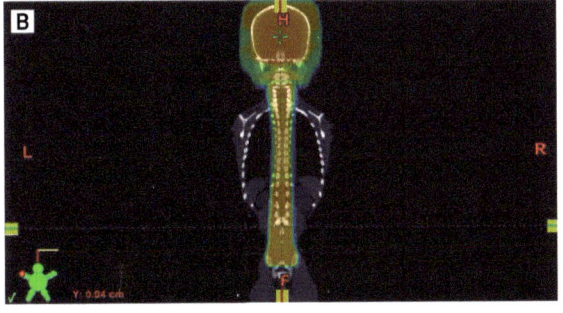

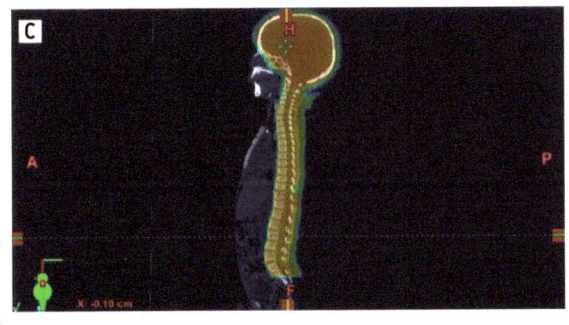

**FIGURA 47.12 –** Visão axial (**A**), coronal (**B**) e sagital (**C**) para neuroeixo.

Fonte: Cortesia da University of Florida Proton Therapy Institute.

## Meduloblastoma

Pacientes com meduloblastoma tratados com RTP têm muitas vantagens por não receberem doses de radiação nos órgãos anteriores à coluna quando da irradiação do neuroeixo com doses entre 23,4 Gy e 36 Gy. Estruturas como a glândula tireoide e tecido mamário são particularmente suscetíveis ao desenvolvimento de segundas neoplasias. O risco de toxicidade cardiológica tardia também pode ser minimizado.

Uma conferência de Consenso em Protonterapia, realizada em Estocolmo, identificou os seguintes tumores como os melhores candidatos à terapia com prótons: das vias ópticas; meduloblastomas; ependimomas; craniofaringeomas; tumores de células germinativas; tumores da pineal; retinoblastomas; rabdomiossarcomas; sarcoma de Ewing; cordoma/condrossarcomas.[121]

Os pacientes pediátricos que podem obter mais benefícios com a terapia com prótons são aqueles com tumores curáveis e com tumores próximos a estruturas críticas que não fazem parte do volume-alvo da radioterapia.

## Neoplasias Hematológicas

Desde 1970, a terapia com prótons tem sido considerada no tratamento das neoplasias hematológicas como na irradiação nodal total (TNI) para linfoma de Hodgkin (DH).[127,128]

### Tabela 47.6. Resultados dos últimos estudos de radioterapia com uso de prótons em tumores pediátricos

| Estudo | Ano | Instituição | Tipo de estudo | Número de pacientes | Modalidade de RT | Resultados |
|---|---|---|---|---|---|---|
| Yock, et al.[122] | 2005 | MGH, Boston | R | 7 | Próton RT + QT-padrão; rabdomiossarcoma orbital | LC comparável a estudos com uso de fótons, mas com redução de dose em tecidos sadios |
| McAllister, et al.[123] | 1997 | LLUMC, Estados Unidos | R | 28 | Próton RT; tumores pediátricos cerebrais de cabeça e pescoço | Baixa toxicidade aguda |
| Habrand, et al[124] | 1999 | CPO, França | R | 8 | Próton RT; tumores de SNC infantis | toxicidade relacionada ao tratamento em 4 de 8 tratados |

Continua >>

>> Continuação

## Tabela 47.6. Resultados dos últimos estudos de radioterapia com uso de prótons em tumores pediátricos

| Estudo | Ano | Instituição | Tipo de estudo | Número de pacientes | Modalidade de RT | Resultados |
|---|---|---|---|---|---|---|
| Yuh, et al.[125] | 2004 | LLUMC, Estados Unidos | P | 3 | Próton RT; Neuroeixo RT; meduloblastoma | Eliminação de dose em tecido sadio, redução de toxicidade em crianças com história de mielossupressão |
| Hug, et al.[126] | 2002 | LLUMC, Estados Unidos | R | 27 | Próton RT, 50,4 a 63 CGE astricitoma de baixo grau | Média de *follow-up*: 3,3 anos; taxa de controle comparável a fótons; menos toxicidade |
| Hug, et al.[40] | 2002 | MGH, Boston | R | 29 | Próton RT ou fótons + prótons; cordoma, n= 10; condrossarcoma, n= 3; RMS, n= 4; outros sarcomas, n= 3; tumores benignos, n= 9 | Média de *follow-up*: 40 meses; 5-anos LC: 72%; anos OS: 56%; efeitos colaterais severos: 7% |

CGE: cobalt gray equivalents; CPO: Centre de Próton Therapie d'Orsay; LC: controle local; LLUMC: Loma Linda Univesity Medical Center; MGH: Massachusetts General Hospital Boston; P: estudo prospectivo; QT: quimioterapia; RT: radioterapia; R: retrospectivo não randomizado; RMS: rabidomiossarcoma; SNC: sistema nervoso central.

Fonte: Desenvolvida pela autoria.

O tratamento da DH e de outras neoplasias hematológicas vem sofrendo grande evolução com o passar dos anos por meio da combinação de quimioterapia e radioterapia, agora com volumes e doses reduzidos.

A terapia com prótons por intermédio das suas propriedades físicas, que permitem reduzir as doses nos tecidos normais circunvizinhos, tem se mostrado uma alternativa interessante, sobretudo nessa população frequentemente acometida pela DH. Apesar de baixas doses de radiação serem utilizadas em pacientes com linfomas e outras neoplasias hematológicas, a alta sobrevida e a idade jovem dos pacientes ampliam o risco de desenvolvimento de segundas neoplasias com a utilização de quimioterapia e radioterapia. A radioterapia com prótons tem capacidade de reduzir os volumes irradiados, poupando órgãos sadios adjacentes (p. ex., pulmões, coração, mamas, testículos, ovários, tireoide etc.) e, simultaneamente, entregar a mesma eficácia de resultados.[128-130] Entretanto, ainda não temos estudos maduros de fase III que sugiram benefício clínico comprovado nestes tópicos, uma limitação que se soma ao alto custo do tratamento e à baixa acessibilidade da população em geral. De maneira geral, em países com acesso a este tipo de terapia, prótons têm sido usados em linfomas como opção em casos nos quais os órgãos em risco seriam exposto a um volume grande e à dose alta de radiação.

### Câncer de mama

Numerosos estudos de planejamento têm demonstrado dosimetria superior para radioterapia com prótons comparado com fótons, mesmo com técnicas mais sofisticadas como IMRT. A RTP pode reduzir de forma significativa a dose no coração e melhorar a cobertura no volume-alvo.[131] Entretanto, os dados clínicos traduzindo as vantagens dosimétricas em clínicas ainda são escassos. Um estudo randomizado em andamento (NCT02603341) tem como objetivo primário avaliar a toxicidade cardíaca entre as duas técnicas.[132]

### Segunda neoplasia

RTP e partículas pesadas potencialmente reduzem o risco de segunda neoplasia, em especial na população pediátrica. Períodos de observação mais longos são necessários para confirmar a extensão desse benefício. Mirabell *et al.*, em um estudo comparativo entre técnicas de RT (convencional IMRT, prótons e IMPT), estimaram o risco de desenvolvimento de segunda neoplasia baseado na distribuição de dose nos tecidos

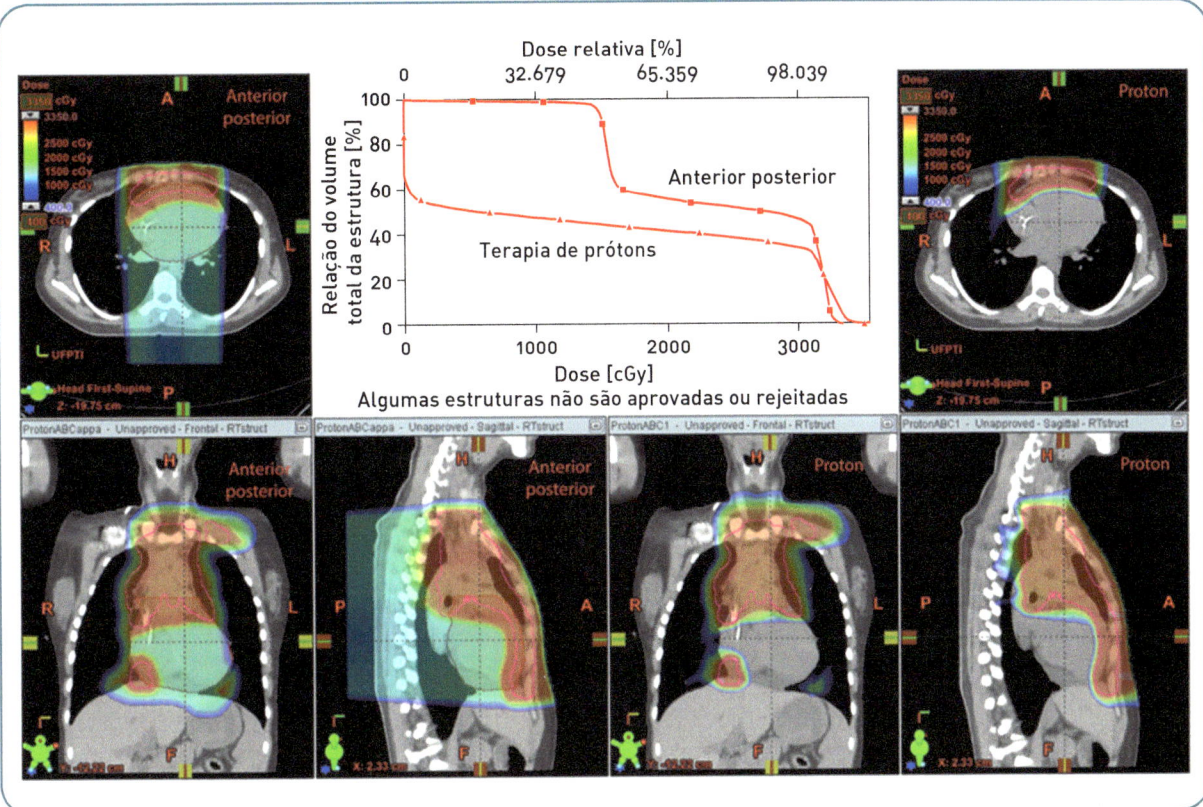

**FIGURA 47.13 –** Visão axial (**A**). Coronal (**B**). Sagital (**C**) comparativa de um planejamento de linfoma mediastinal com técnica 3D conformacionada à esquerda e prótons à direita. No centro, curva de DVH mostrando redução de dose em área cardíaca com a utilização de prótons.[129]
Fonte: Dabaja BS, Hoppe BS, Plastaras JP, *et al*,. 2018.

não alvo. A irradiação com prótons foi muito superior na redução do risco de desenvolvimento de segunda neoplasia nos exemplos empregados no estudo.[87] Chung *et al*. conduziram um estudo retrospectivo comparativo entre 1.450 pacientes tratados com prótons, em Harvard, e entre 1.591 pacientes do registro no Surveillance, Epidemiology and End Results Cancer Registry (SEER) e pareados por idade, ano de tratamento, histologia e local tratado. Observaram taxas de segunda neoplasia em 6,4% dos pacientes tratados com prótons *versus* 12,8% nos pacientes tratados com fótons após um *follow-up* mediano de 7,7 e 6,1 anos, respectivamente.[133]

## CONCLUSÃO

A RT com partículas de prótons ou com íons pesados oferece vantagens físicas e biológicas. Entretanto, é mais complexa e com custo mais elevado.

Para a transferência definitiva dessa nova modalidade do laboratório para a rotina clínica, é necessário provar sua superioridade em termos de benefícios diretos para o paciente, em especial após comparação com técnicas modernas de RT como IMRT, IGRT ou estereotáxica.

Para algumas localizações tumorais, como melanomas uveais grandes, tumores da base do crânio selecionados e algumas neoplasias pediátricas, a RT com partículas tem maior aceitação pela comunidade científica, enquanto outras localizações, como próstata e pulmão, permanecem controversas.

São necessários estudos prospectivos randomizados, comparando a terapia com partículas com RT moderna com fótons e, em seu planejamento, levar em consideração toxicidade e custos para esclarecer quais as principais indicações da terapia com partículas, íon ideal, seu fracionamento e dose.

## REFERÊNCIAS

1. Corbin KS, Hellman S, Weichselbaum RR. Extracranial oligometastases: a subset of metastases curable with stereotactic radiotherapy. J Clin Oncol. 2013;31(11):1384-90.

2. West CM, Huddart R. Biomarkers and imaging for precision radiotherapy. Clinical Oncology. 2015;27(10):545-6.

3. Kramer M, Weyrather WK, Scholz M. The increased biological effectiveness of heavy charged particles: from radiobiology to treatment planning. Technol Cancer Res Treat. 2003;2(5):427-36.

4. Rutherford E. LIII. Collision of α particles with light atoms III. Nitrogen and oxygen atoms. The London, Edinburgh, and Dublin Philosophical Magazine and Journal of Science. 1919;37(222):571-80.

5. Rutherford E. LIV. Collision of α particles with light atoms. IV. An anomalous effect in nitrogen. The London, Edinburgh, and Dublin Philosophical Magazine and Journal of Science. 1919;37(222):581-7.

6. Rutherford E, Grier S. Magnetic distractibility of the rays from radioactive substances. Physikalische Zeitschrift. 1901;3:385-90.

7. Rutherford E, Soddy F. XLI. The cause and nature of radioactivity – part I. The London, Edinburgh, and Dublin Philosophical Magazine and Journal of Science. 1902;4(21):370-96.

8. Rutherford E. LXXIX. The scattering of α and β particles by matter and the structure of the atom. The London, Edinburgh, and Dublin Philosophical Magazine and Journal of Science. 1911;21(125):669-88.

9. Rutherford E. LVII. The structure of the atom. The London, Edinburgh, and Dublin Philosophical Magazine and Journal of Science. 1914;27(159):488-98.

10. Rutherford E. Engineering Vol Cx Nº 2854. 1920.

11. Chadwick J. Possible existence of a neutron. Nature. 1932;129(3252):312.

12. Stone RS. Neutron therapy and specific ionization. American Journal of Roentgenology and Radium Therapy. 1948:Medium: X; Size: Pages: 771-85.

13. Schulz-Ertner D, Jakel O, Schlegel W. Radiation therapy with charged particles. Semin Radiat Oncol. 2006;16(4):249-59.

14. Suit H, DeLaney T, Goldberg S, Paganetti H, Clasie B, Gerweck L, et al. Proton vs carbon ion beams in the definitive radiation treatment of cancer patients. Radiother Oncol. 2010;95(1):3-22.

15. Lomax A. Intensity modulation methods for proton radiotherapy. Physics in Medicine & Biology. 1999;44(1):185.

16. Newhauser WD, Zhang R. The physics of proton therapy. Physics in Medicine & Biology. 2015;60(8):R155.

17. Bortfeld T, Paganetti H, Kooy H. MO-A-T-6B-01: Proton beam radiotherapy – the state of the art. Medical Physics. 2005;32(6-13):2048-9.

18. Paganetti H. Proton beam therapy. IOP Publishing Bristol; 2017.

19. Deasy JO, Mackie TR, DeLuca Jr PM. Method and apparatus for proton therapy. Google Patents; 1997.

20. Lawrence EO, Livingston MS. The production of high speed protons without the use of high voltages. Physical Review. 1931;38(4):834.

21. Tobias C, Anger H, Lawrence J. Radiological use of high energy deuterons and alpha particles. Am J Roengenol Radium Ther Nucl Med. 1952;67:1-27.

22. Tobias C, Van Dyke D, Simpson M. Irradiation of pituitary of the rat with high energy deuterons. Am j Roentgenol Radium Ther Nucl Med. 1954(72):1-21.

23. ICRU P. Recording, and reportingproton-beam therapy (ICRU Report 78). Journal of the ICRU. 2007;7.

24. Scholz M, Kellerer AM, Kraft-Weyrather W, Kraft G. Computation of cell survival in heavy ion beams for therapy. The model and its approximation. Radiat Environ Biophys. 1997;36(1):59-66.

25. Wilson RR. Radiological use of fast protons. Radiology. 1946;47(5):487-91.

26. Wilson RR. Foreword to the second international symposium on hadrontherapy. Advances in Hadrontherapy. 1997:9-13.

27. Lawrence JH. Proton irradiation of the pituitary. Cancer. 1957;10(4):795-8.

28. Tobias CA, Lawrence JH, Born JL, McCombs RK, Roberts JE, Anger HO, et al. Pituitary irradiation with high--energy proton beams a preliminary report. Cancer Research. 1958;18(2):121-34.

29. Castro JR, Quivey JM, Lyman JT, Chen GTY, Phillips TL, Tobias CA, et al. Current status of clinical particle radiotherapy at Lawrence Berkeley laboratory. Cancer. 1980;46(4):633-41.

30. Falkmer S, Fors B, Larsson B, Lindell A, Naeslund J, Stenson S. Pilot study on proton irradiation of human carcinoma. Acta radiol. 1962;58:33-51.

31. Suit H, Phil D, Goitein M, Munzenrider J, Verhey L, Blitzer P, et al. Evaluation of the clinical applicability of proton beams in definitive fractionated radiation therapy. International Journal of Radiation Oncology, Biology, Physics. 1982;8(12):2199-205.

32. Suit HD, Goitein M. Dose-limiting tissues in relation to types and location of tumours: implications for efforts to improve radiation dose distributions. European Journal of Cancer (1965). 1974;10(4):217-24.

33. Goitein M, Suit HD, Gragoudas E, Koehler AM, Wilson R. Potential for low-LET charged-particle radiation therapy in cancer. Radiation Research. 1985;104(2s):S297-S309.

34. Constable IJ, Goitein M, Koehler AM, Schmidt RA. Small-field irradiation of monkey eyes with protons and photons. Radiat Res. 1976;65(2):304-14.

35. Goitein M, Miller T. Planning proton therapy of the eye. Med Phys. 1983;10(3):275-83.

36. Gragoudas ES, Goitein M, Koehler AM, Verhey L, Tepper J, Suit HD, et al. Proton irradiation of small choroidal malignant melanomas. American Journal of Ophthalmology. 1977;83(5):665-73.

37. Gragoudas ES, Lane AM, Munzenrider J, Egan KM, Li W. Long-term risk of local failure after proton therapy for choroidal/ciliary body melanoma. Transactions of the American Ophthalmological Society. 2002;100:43.

38. Munzenrider JE, Liebsch NJ. Proton therapy for tumors of the skull base. Strahlentherapie und Onkologie. 1999;175(2):57-63.

39. Slater JD, Rossi CJ, Yonemoto LT, Bush DA, Jabola BR, Levy RP, et al. Proton therapy for prostate cancer: the initial Loma Linda University experience. International Journal of Radiation Oncology* Biology* Physics. 2004;59(2):348-52.

40. Hug EB, Loredo LN, Slater JD, Devries A, Grove RI, Schaefer RA, et al. Proton radiation therapy for chordomas and chondrosarcomas of the skull base. Journal of Neurosurgery. 1999;91(3):432-9.

41. Noël G, Feuvret L, Ferrand R, Boisserie G, Mazeron J-J, Habrand J-L. Radiotherapeutic factors in the management of cervical-basal chordomas and chondrosarcomas. Neurosurgery. 2004;55(6):1252-62.

42. Jermann M. Secretary of PTCOG [2022 maio 20]. Disponível em: http://ptcog.web.psi.ch/ptcentres.html.

43. Suit H, Kooy H, Trofimov A, Farr J, Munzenrider J, DeLaney T, et al. Should positive phase III clinical trial data be required before proton beam therapy is more widely adopted? No. Radiotherapy and Oncology. 2008;86(2):148-53.

44. Hede K. Research groups promoting proton therapy "lite". Journal of the National Cancer Institute. 2006;98(23):1682-4.

45. Muller K. Fractionated stereotactic radiotherapy for uveal melanoma. 2012.

46. Modorati G, Miserocchi E, Galli L, Picozzi P, Rama P. Gamma knife radiosurgery for uveal melanoma: 12 years of experience. British Journal of Ophthalmology. 2009;93(1):40-4.

47. Dendale R, Lumbroso-Le Rouic L, Noel G, Feuvret L, Levy C, Delacroix S, et al. Proton beam radiotherapy for uveal melanoma: results of Curie Institut–Orsay proton therapy center (ICPO). International Journal of Radiation Oncology* Biology* Physics. 2006;65(3):780-7.

48. Char DH, Quivey JM, Castro JR, Kroll S, Phillips T. Helium ions versus iodine 125 brachytherapy in the management of uveal melanoma: a prospective, randomized, dynamically balanced trial. Ophthalmology. 1993;100(10):1547-54.

49. Gragoudas E, Li W, Goitein M, Lane AM, Munzenrider JE, Egan KM. Evidence-based estimates of outcome in patients irradiated for intraocular melanoma. Archives of Ophthalmology. 2002;120(12):1665-71.

50. Gragoudas ES, Lane AM, Regan S, Li W, Judge HE, Munzenrider JE, et al. A randomized controlled trial of varying radiation doses in the treatment of choroidal melanoma. Arch Ophthalmol. 2000;118(6):773-8.

51. Egger E, Zografos L, Schalenbourg A, Beati D, Bhringer T, Chamot L, et al. Eye retention after proton beam radiotherapy for uveal melanoma. International Journal of Radiation Oncology* Biology* Physics. 2003;55(4):867-80.

52. Desjardins L, Lumbroso L, Levy C, Mazal A, Delacroix S, Rosenwald J, et al. Treatment of uveal melanoma with iodine 125 plaques or proton beam therapy: indications and comparison of local recurrence rates. Journal francais d'ophtalmologie. 2003;26(3):269.

53. Courdi A, Caujolle J-P, Grange J-D, Diallo-Rosier L, Sahel J, Bacin F, et al. Results of proton therapy of uveal melanomas treated in Nice. International Journal of Radiation Oncology* Biology* Physics. 1999;45(1):5-11.

54. Fuss M, Loredo LN, Blacharski PA, Grove RI, Slater JD. Proton radiation therapy for medium and large choroidal melanoma: preservation of the eye and its functionality. International Journal of Radiation Oncology* Biology* Physics. 2001;49(4):1053-9.

55. Castro JR, Char DH, Petti PL, Daftari IK, Quivey JM, Singh RP, et al. 15 years experience with helium ion radiotherapy for uveal melanoma. International Journal of Radiation Oncology* Biology* Physics. 1997;39(5):989-96.

56. Damato B, Kacperek A, Chopra M, Sheen MA, Campbell IR, Errington RD. Proton beam radiotherapy of iris melanoma. International Journal of Radiation Oncology* Biology* Physics. 2005;63(1):109-15.

57. Höcht S, Bechrakis NE, Nausner M, Kreusel K-M, Kluge H, Heese J, et al. Proton therapy of Uveal melanomas in Berlin. Strahlentherapie und Onkologie. 2004;180(7):419-24.

58. Tsuji H, Ishikawa H, Yanagi T, Hirasawa N, Kamada T, Mizoe JE, et al. Carbon-ion radiotherapy for locally advanced or unfavorably located choroidal melanoma: a Phase I/II dose-escalation study. Int J Radiat Oncol Biol Phys. 2007;67(3):857-62.

59. Catton C, O'Sullivan B, Bell R, Laperriere N, Cummings B, Fornasier V, et al. Chordoma: long-term follow-up after radical photon irradiation. Radiotherapy and oncology. 1996;41(1):67-72.

60. Debus J, Schulz-Ertner D, Schad L, Essig M, Rhein B, Thillmann CO, et al. Stereotactic fractionated radiotherapy for chordomas and chondrosarcomas of the skull base. International Journal of Radiation Oncology* Biology* Physics. 2000;47(3):591-6.

61. Amichetti M, Cianchetti M, Amelio D, Enrici RM, Minniti G. Proton therapy in chordoma of the base of the skull: a systematic review. Neurosurgical Review. 2009;32(4):403.

62. Berson AM, Castro JR, Petti P, Phillips TL, Gauger GE, Gutin P, et al. Charged particle irradiation of chordoma and chondrosarcoma of the base of skull and cervical spine: the Lawrence Berkeley Laboratory experience. International Journal of Radiation Oncology* Biology* Physics. 1988;15(3):559-65.

63. Schulz-Ertner D, Karger CP, Feuerhake A, Nikoghosyan A, Combs SE, Jäkel O, et al. Effectiveness of carbon ion radiotherapy in the treatment of skull-base chordomas. International Journal of Radiation Oncology* Biology* Physics. 2007;68(2):449-57.

64. Rassekh CH, Nuss DW, Kapadia SB, Curtin HD, Weissman JL, Janecka IP. Chondrosarcoma of the nasal septum: skull base imaging and clinicopathologic correlation. Otolaryngology – Head and Neck Surgery. 1996;115(1):29-37.

65. Gay E, Sekhar LN, Rubinstein E, Wright DC, Sen C, Janecka IP, et al. Chordomas and chondrosarcomas of the cranial base: results and follow-up of 60 patients. Neurosurgery. 1995;36(5):887-97.

66. 66. Amichetti M, Amelio D, Cianchetti M, Enrici RM, Minniti G. A systematic review of proton therapy in the treatment of chondrosarcoma of the skull base. Neurosurgical Review. 2010;33(2):155-65.

67. Noël G, Bollet MA, Calugaru V, Feuvret L, Haie-Meder C, Dhermain F, et al. Functional outcome of patients with benign meningioma treated by 3D conformal irradiation with a combination of photons and protons. International Journal of Radiation Oncology* Biology* Physics. 2005;62(5):1412-22.

68. Noël G, Habrand J-L, Mammar H, Haie-Meder C, Pontvert D, Dederke S, et al. Highly conformal therapy using proton component in the management of meningiomas preliminary experience of the Centre de Protonthérapie d'Orsay. Strahlentherapie und Onkologie. 2002;178(9):480-5.

69. Vernimmen FJ, Harris JK, Wilson JA, Melvill R, Smit B, Slabbert JP. Stereotactic proton beam therapy of skull base meningiomas. International Journal of Radiation Oncology* Biology* Physics. 2001;49(1):99-105.

70. Wenkel E, Thornton AF, Finkelstein D, Adams J, Lyons S, de la Monte S, et al. Benign meningioma: partially resected and recurrent intracranial tumors treated with combined proton and photon radiotherapy. International Journal of Radiation Oncology • Biology • Physics. 1998;42(1):271.

71. Hug EB, DeVries A, Thornton AF, Munzenrider JE, Pardo FS, Hedley-Whyte ET, et al. Management of atypical and malignant meningiomas: role of high-dose, 3D-conformal radiation therapy. Journal of Neuro-Oncology. 2000;48(2):151-60.

72. Weber DC, Lomax AJ, Rutz HP, Stadelmann O, Egger E, Timmermann B, et al. Spot-scanning proton radiation therapy for recurrent, residual or untreated intracranial meningiomas. Radiotherapy and Oncology. 2004;71(3):251-8.

73. Gudjonsson O, Blomquist E, Nyberg G, Pellettieri L, Montelius A, Grusell E, et al. Stereotactic irradiation of skull base meningiomas with high energy protons. Acta neurochirurgica. 1999;141(9):933-40.

74. Bush DA, McAllister CJ, Loredo LN, Johnson WD, Slater JM, Slater JD. Fractionated proton beam radiotherapy for acoustic neuroma. Neurosurgery. 2002;50(2):270-5.

75. Luu QT, Loredo LN, Archambeau JO, Yonemoto LT, Slater JM, Slater JD. Fractionated proton radiation treatment for pediatric craniopharyngioma: preliminary report. The Cancer Journal. 2006;12(2):155-9.

76. Fitzek MM, Linggood RM, Adams J, Munzenrider JE. Combined proton and photon irradiation for craniopharyngioma: long-term results of the early cohort of patients treated at Harvard Cyclotron Laboratory and Massachusetts General Hospital. International Journal of Radiation Oncology* Biology* Physics. 2006;64(5):1348-54.

77. Ronson BB, Schulte RW, Han KP, Loredo LN, Slater JM, Slater JD. Fractionated proton beam irradiation of pituitary adenomas. International Journal of Radiation Oncology* Biology* Physics. 2006;64(2):425-34.

78. Fitzek MM, Thornton AF, Rabinov JD, Lev MH, Pardo FS, Munzenrider JE, et al. Accelerated fractionated proton/photon irradiation to 90 cobalt gray equivalent for glioblastoma multiforme: results of a phase II prospective trial. Journal of Neurosurgery. 1999;91(2):251-60.

79. Fitzek MM, Thornton AF, Harsh IV G, Rabinov JD, Munzenrider JE, Lev M, et al. Dose-escalation with proton/photon irradiation for Daumas-Duport lower-grade glioma: results of an institutional phase I/II trial. International Journal of Radiation Oncology* Biology* Physics. 2001;51(1):131-7.

80. A Trial of Increased Dose Intensity Modulated Proton Therapy (IMPT) for High-Grade Meningiomas [2022 maio 20]. Disponível em: https://ClinicalTrials.gov/show/NCT02693990.

81. Petit JH, Biller BM, Yock TI, Swearingen B, Coen JJ, Chapman P, et al. Proton stereotactic radiotherapy for persistent adrenocorticotropin-producing adenomas. The Journal of Clinical Endocrinology & Metabolism. 2008;93(2):393-9.

82. Vernimmen FJ, Mohamed Z, Slabbert JP, Wilson J. Long-term results of stereotactic proton beam radiotherapy for acoustic neuromas. Radiotherapy and Oncology. 2009;90(2):208-12.

83. Siegel RL, Miller KD, Goding Sauer A, Fedewa SA, Butterly LF, Anderson JC, et al. Colorectal cancer statistics, 2020. CA: a Cancer Journal for Clinicians. 2020.

84. Colevas AD, Yom SS, Pfister DG, Spencer S, Adelstein D, Adkins D, et al. NCCN guidelines insights: head and neck cancers, version 1.2018. Journal of the National Comprehensive Cancer Network. 2018;16(5):479-90.

85. Hoppe BS, Stegman LD, Zelefsky MJ, Rosenzweig KE, Wolden SL, Patel SG, et al. Treatment of nasal cavity and paranasal sinus cancer with modern radiotherapy techniques in the postoperative setting – the MSKCC experience. International Journal of Radiation Oncology* Biology* Physics. 2007;67(3):691-702.

86. Frank SJ, Cox JD, Gillin M, Mohan R, Garden AS, Rosenthal DI, et al. Multifield optimization intensity modulated proton therapy for head and neck tumors: a translation to practice. International Journal of Radiation Oncology* Biology* Physics. 2014;89(4):846-53.

87. Chan A, Pommier P, Deschler D, Liebsch N, McIntyre J, Adams J, et al. Change in patterns of relapse after combined proton and photon irradiation for locally advanced paranasal sinus cancer. International Journal of Radiation Oncology • Biology • Physics. 2004;60(1):S320.

88. Pommier P, Liebsch NJ, Deschler DG, Lin DT, McIntyre JF, Barker FG, et al. Proton beam radiation therapy for skull base adenoid cystic carcinoma. Archives of Otolaryngology – Head & Neck Surgery. 2006;132(11):1242-9.

89. Lee N, Xia P, Quivey JM, Sultanem K, Poon I, Akazawa C, et al. Intensity-modulated radiotherapy in the treatment of nasopharyngeal carcinoma: an update of the UCSF experience. International Journal of Radiation Oncology* Biology* Physics. 2002;53(1):12-22.

90. Lin R, Slater JD, Yonemoto LT, Grove RI, Teichman SL, Watt DK, et al. Nasopharyngeal carcinoma: repeat treatment with conformal proton therapy—dose-volume histogram analysis. Radiology. 1999;213(2):489-94.

91. Noel G, Boisserie G, Dessard-Diana B, Ferrand R, Hasboun D, Gasowski M, et al. Comparison with dose-volume histograms of two conformal irradiation techniques used for the treatment of T2N0M0 nasopharyngeal cancer, one with association of photons and protons and another with photons alone. Cancer Radiotherapie: Journal de la Societe Francaise de Radiotherapie Oncologique. 2002;6(6):337-48.

92. Widesott L, Pierelli A, Fiorino C, Dell'Oca I, Broggi S, Cattaneo GM, et al. Intensity-modulated proton therapy versus helical tomotherapy in nasopharynx cancer: planning comparison and NTCP evaluation. International Journal of Radiation Oncology* Biology* Physics. 2008;72(2):589-96.

93. Phan J, Sio TT, Nguyen TP, Takiar V, Gunn GB, Garden AS, et al. Reirradiation of head and neck cancers with proton therapy: outcomes and analyses. International Journal of Radiation Oncology* Biology* Physics. 2016;96(1):30-41.

94. Stereotactic Body Radiation Therapy or Intensity Modulated Radiation/Proton Therapy in Treating Patients With Recurrent Head and Neck Cancer 2022 maio 20]. Disponível em: https://ClinicalTrials.gov/show/NCT03164460.

95. 95. Holliday EB, Esmaeli B, Pinckard J, Garden AS, Rosenthal DI, Morrison WH, et al. A multidisciplinary orbit-sparing treatment approach that includes proton therapy for epithelial tumors of the orbit and ocular adnexa. International Journal of Radiation Oncology* Biology* Physics. 2016;95(1):344-52.

96. Wilson RR. Radiological use of fast protons. Radiology. 1946;47(5):487-91.

97. Shipley WU, Verhey LJ, Munzenrider JE, Suit HD, Urie MM, McManus PL, et al. Advanced prostate cancer: the results of a randomized comparative trial of high dose irradiation boosting with conformal protons compared with conventional dose irradiation using photons alone. International Journal of Radiation Oncology* Biology* Physics. 1995;32(1):3-12.

98. Zietman AL, Bae K, Slater JD, Shipley WU, Efstathiou JA, Coen JJ, et al. Randomized trial comparing conventional-dose with high-dose conformal radiation therapy in early-stage adenocarcinoma of the prostate: long-term results from proton radiation oncology group/American College of Radiology 95-09. J Clin Oncol. 2010;28(7):1106.

99. Ishikawa H, Tsuji H, Kamada T, Yanagi T, Mizoe J-E, Kanai T, et al. Carbon ion radiation therapy for prostate cancer: results of a prospective phase II study. Radiotherapy and Oncology. 2006;81(1):57-64.

100. Yonemoto LT, Slater JD, Rossi Jr CJ, Antoine JE, Loredo L, Archambeau JO, et al. Combined proton and photon conformal radiation therapy for locally advanced carcinoma of the prostate: preliminary results of a phase III study. International Journal of Radiation Oncology* Biology* Physics. 1997;37(1):21-9.

101. Zietman AL, DeSilvio ML, Slater JD, Rossi CJ, Miller DW, Adams JA, et al. Comparison of conventional-dose vs high-dose conformal radiation therapy in clinically localized adenocarcinoma of the prostate: a randomized controlled trial. Jama. 2005;294(10):1233-9.

102. Slater JD, Rossi Jr CJ, Yonemoto LT, Reyes-Molyneux NJ, Bush DA, Antoine JE, et al. Conformal proton therapy for early-stage prostate cancer. Urology. 1999;53(5):978-83.

103. Akakura K, Tsujii H, Morita S, Tsuji H, Yagishita T, Isaka S, et al. Phase I/II clinical trials of carbon ion therapy for prostate cancer. The Prostate. 2004;58(3):252-8.

104. Tsuji H, Yanagi T, Ishikawa H, Kamada T, Mizoe J-e, Kanai T, et al. Hypofractionated radiotherapy with

carbon ion beams for prostate cancer. International Journal of Radiation Oncology* Biology* Physics. 2005;63(4):1153-60.

105. Bush DA, Slater JD, Shin BB, Cheek G, Miller DW, Slater JM. Hypofractionated proton beam radiotherapy for stage I lung cancer. Chest. 2004;126(4):1198-203.

106. Nihei K, Ogino T, Ishikura S, Nishimura H. High-dose proton beam therapy for Stage I non–small-cell lung cancer. International Journal of Radiation Oncology* Biology* Physics. 2006;65(1):107-11.

107. Lo SS, Fakiris AJ, Papiez L, Abdulrahman R, McGarry RC, Henderson MA, et al. Stereotactic body radiation therapy for early-stage non-small-cell lung cancer. Expert Review of Anticancer Therapy. 2008;8(1):87-98.

108. Cox J, Sejpal S, Komaki R. Proton therapy with concurrent chemotherapy can reduce toxicity and allow higher radiation doses in advanced non-small cell lung cancer. J Thorac Oncol. 2008;3:S303-4.

109. Miyamoto T, Baba M, Yamamoto N, Koto M, Sugawara T, Yashiro T, et al. Curative treatment of Stage I non–small-cell lung cancer with carbon ion beams using a hypofractionated regimen. International Journal of Radiation Oncology* Biology* Physics. 2007;67(3):750-8.

110. Miyamoto T, Baba M, Sugane T, Nakajima M, Yashiro T, Kagei K, et al. Carbon ion radiotherapy for stage I non-small cell lung cancer using a regimen of four fractions during 1 week. Journal of Thoracic Oncology. 2007;2(10):916-26.

111. 111.Siegel RL, Miller KD, Jemal A. Cancer statistics, 2020. CA: a Cancer Journal for Clinicians. 2020;70(1):7-30.

112. Lin SH, Hobbs BP, Verma V, Tidwell RS, Smith GL, Lei X, et al. Randomized phase IIB trial of proton beam therapy versus intensity-modulated radiation therapy for locally advanced esophageal cancer. J Clin Oncol. 2020;38(14):1569-79.

113. Chiba T, Tokuuye K, Matsuzaki Y, Sugahara S, Chuganji Y, Kagei K, et al. Proton beam therapy for hepatocellular carcinoma: a retrospective review of 162 patients. Clinical cancer research. 2005;11(10):3799-805.

114. Hashimoto T, Tokuuye K, Fukumitsu N, Igaki H, Hata M, Kagei K, et al. Repeated proton beam therapy for hepatocellular carcinoma. International Journal of Radiation Oncology* Biology* Physics. 2006;65(1):196-202.

115. Bush DA, Hillebrand DJ, Slater JM, Slater JD. High-dose proton beam radiotherapy of hepatocellular carcinoma: preliminary results of a phase II trial. Gastroenterology. 2004;127(5):S189-S93.

116. Dawson LA. Protons or photons for hepatocellular carcinoma? Let's move forward together. International Journal of Radiation Oncology • Biology • Physics. 2009;74(3):661-3.

117. Kagei K, Tokuuye K, Okumura T, Ohara K, Shioyama Y, Sugahara S, et al. Long-term results of proton beam therapy for carcinoma of the uterine cervix. International Journal of Radiation Oncology* Biology* Physics. 2003;55(5):1265-71.

118. Moningi S, Ludmir EB, Polamraju P, Williamson T, Melkun MM, Herman JD, et al. Definitive hyperfractionated, accelerated proton reirradiation for patients with pelvic malignancies. Clin Transl Radiat Oncol. 2019;19:59-65.

119. Kamada T, Tsujii H, Tsuji H, Yanagi T, Mizoe J-e, Miyamoto T, et al. Efficacy and safety of carbon ion radiotherapy in bone and soft tissue sarcomas. J Clin Oncol. 2002;20(22):4466-71.

120. Miralbell R, Lomax A, Cella L, Schneider U. Potential reduction of the incidence of radiation-induced second cancers by using proton beams in the treatment of pediatric tumors. International Journal of Radiation Oncology* Biology* Physics. 2002;54(3):824-9.

121. Indelicato DJ, Merchant T, Laperriere N, Lassen Y, Vennarini S, Wolden S, et al. Consensus report from the Stockholm pediatric proton therapy conference. International Journal of Radiation Oncology • Biology • Physics. 2016;96(2):387-92.

122. Yock T, Schneider R, Friedmann A, Adams J, Fullerton B, Tarbell N. Proton radiotherapy for orbital rhabdomyosarcoma: clinical outcome and a dosimetric comparison with photons. International Journal of Radiation Oncology* Biology* Physics. 2005;63(4):1161-8.

123. McAllister B, Archambeau JO, Nguyen MC, Slater JD, Loredo L, Schulte R, et al. Proton therapy for pediatric cranial tumors: preliminary report on treatment and disease-related morbidities. International Journal of Radiation Oncology Biology Physics. 1997;39(2):455-60.

124. Habrand J-L, Mammar H, Ferrand R, Pontvert D, Bondiau P-Y, Kalifa C, et al. Proton beam therapy (PT) in the management of CNS tumors in childhood. Strahlentherapie und Onkologie. 1999;175(2):91-4.

125. Yuh GE, Loredo LN, Yonemoto LT, Bush DA, Shahnazi K, Preston W, et al. Reducing toxicity from craniospinal irradiation: using proton beams to treat medulloblastoma in young children. The Cancer Journal. 2004;10(6):386-90.

126. Hug EB, Muenter MW, Archambeau JO, DeVries A, Liwnicz B, Loredo LN, et al. Conformal proton radiation therapy for pediatric low-grade astrocytomas. Strahlentherapie und Onkologie. 2002;178(1):10-7.

127. Archambeau JO, Bennett GW, Chen ST. Potential of proton beams for total nodal irradiation. Acta Radiologica: Diagnosis. 1974;13(5):393-401.

128. Sachsman S, Flampouri S, Li Z, Lynch J, Mendenhall NP, Hoppe BS. Proton therapy in the management of non-Hodgkin lymphoma. Leuk Lymphoma. 2015;56(9):2608-12.

129. Dabaja BS, Hoppe BS, Plastaras JP, Newhauser W, Rosolova K, Flampouri S, et al. Proton therapy for adults with mediastinal lymphomas: the International Lymphoma Radiation Oncology Group guidelines. Blood. 2018;132(16):1635-46.

130. Tseng YD, Cutter DJ, Plastaras JP, Parikh RR, Cahlon O, Chuong MD, et al. Evidence-based Review on the Use of Proton Therapy in Lymphoma From the Particle Therapy Cooperative Group (PTCOG) Lymphoma Subcommittee. Int J Radiat Oncol Biol Phys. 2017;99(4):825-42.

131. Kammerer E, Le Guevelou J, Chaikh A, Danhier S, Geffrelot J, Levy C, et al. Proton therapy for locally advanced breast cancer: a systematic review of the literature. Cancer Treatment Reviews. 2018;63:19-27.

132. Pragmatic Randomized Trial of Proton vs. Photon Therapy for Patients With Non-Metastatic Breast Cancer: A Radiotherapy Comparative Effectiveness (RADCOMP) Consortium Trial [2022 maio 20] Disponível em: https://ClinicalTrials.gov/show/NCT02603341.

133. Chung C, Keating N, Yock T, Tarbell N. Comparative analysis of second malignancy risk in patients treated with proton therapy versus conventional photon therapy. International Journal of Radiation Oncology• Biology• Physics. 2008;72(1):S8.

# 48

# Princípios da Terapia Sistêmica

Gabriel Yoshiuki Wataraj
Pedro Henrique Shimiti Hashizume

## DESTAQUES

- Os conceitos e conhecimentos que embasam o tratamento sistêmico remontam aos do ciclo celular e da biologia do câncer.
- Para se sobressaírem em meio ao organismo e prevalecerem ante a competição com demais populações celulares, o câncer apresenta mecanismos pró-proliferativos e supressores de inibição do crescimento e características adaptativas e de persistência denominadas "marcos-chave" (em inglês, hallmarks of cancer) do câncer. As terapias sistêmicas contra o câncer atuam sobre os diferentes marcos-chave.
- A quimioterapia, que foi, por muito tempo, o principal tratamento para diversas neoplasias, continua sendo importante opção terapêutica.
- Diferentes opções de terapia-alvo atuam em pontos-chaves da carcinogênese de tumores específicos. Já a imunoterapia utiliza a ativação do sistema imunológico para o combate às células neoplásicas.

## INTRODUÇÃO

O câncer é entidade de relevância cada vez maior em decorrência de seus números em crescimento por todo o mundo.[1] Consiste em doença complexa, representada pela sua multiplicidade de classificações anatômicas, histopatológicas e moleculares, além da variedade de formas de apresentação e nível de acometimento dos sistemas do corpo humano. Essa diversidade resulta na necessidade de abordagem multidisciplinar para elaboração da melhor proposta de tratamento em cada caso, muitas vezes consistindo em terapia multimodal.

A cirurgia e a radioterapia são ferramentas primordiais do tratamento. Entretanto, a compreensão do câncer e da sua capacidade de invadir tecidos e de se disseminar pelo corpo torna fundamental a terapia sistêmica, isoladamente ou em combinação com as anteriores, no planejamento terapêutico.

Os conceitos e conhecimentos que embasam o tratamento sistêmico remontam aos do ciclo celular e da biologia do câncer. A evolução no entendimento desses processos acompanha e permite o desenvolvimento de técnicas, cada vez mais efetivas e adequadas a cada doença e a cada paciente, como vem acontecendo nas últimas décadas.[23]

## CICLO CELULAR E "*HALLMARKS OF CANCER*"

O entendimento do ciclo celular e dos processos de crescimento e de desenvolvimento no nível básico foi, e é, peça chave na proposição das terapias antineoplásicas. As neoplasias malignas se caracterizam por seu potencial de rápida multiplicação, capacidade de disseminação, adaptação a tecidos inóspitos e evasão de defesas imunológicas,[4] portanto a atuação sobre esses pontos-chaves, que estão em evidência e são diferenciais das células cancerígenas, pode ter impacto profundo no sucesso da terapia.

O ciclo celular é composto por uma série de eventos ordenados e sequenciais que culminam na divisão e na multiplicação celulares. Simplificadamente, divide-se em interfase e na divisão celular propriamente dita. A interfase constitui-se em quatro fases: G0; G1; S;

e G2 (do inglês, G de *gap* e S de *syntesis*).[5] Quando em estado quiescente, a fase G0, os processos celulares que resultam na divisão celular encontram-se dormentes, embora outros eventos e reações estejam implicados em desenvolvimento e amadurecimento celulares nesse período. O início de mecanismos de crescimento celular indica a saída desse estado e a passagem para a fase G1, a qual prepara a célula para a fase S, de duplicação do material genômico. Após a síntese de DNA, a fase G2 representa o segundo período de crescimento, que perdura até a efetiva divisão celular por meio de mitose. Na mitose, o material genético, na forma de cromátides irmãs, é separado em dois organismos celulares, finalizando o ciclo, algo somente possível por todos os preparativos envolvidos nas fases anteriores.[6]

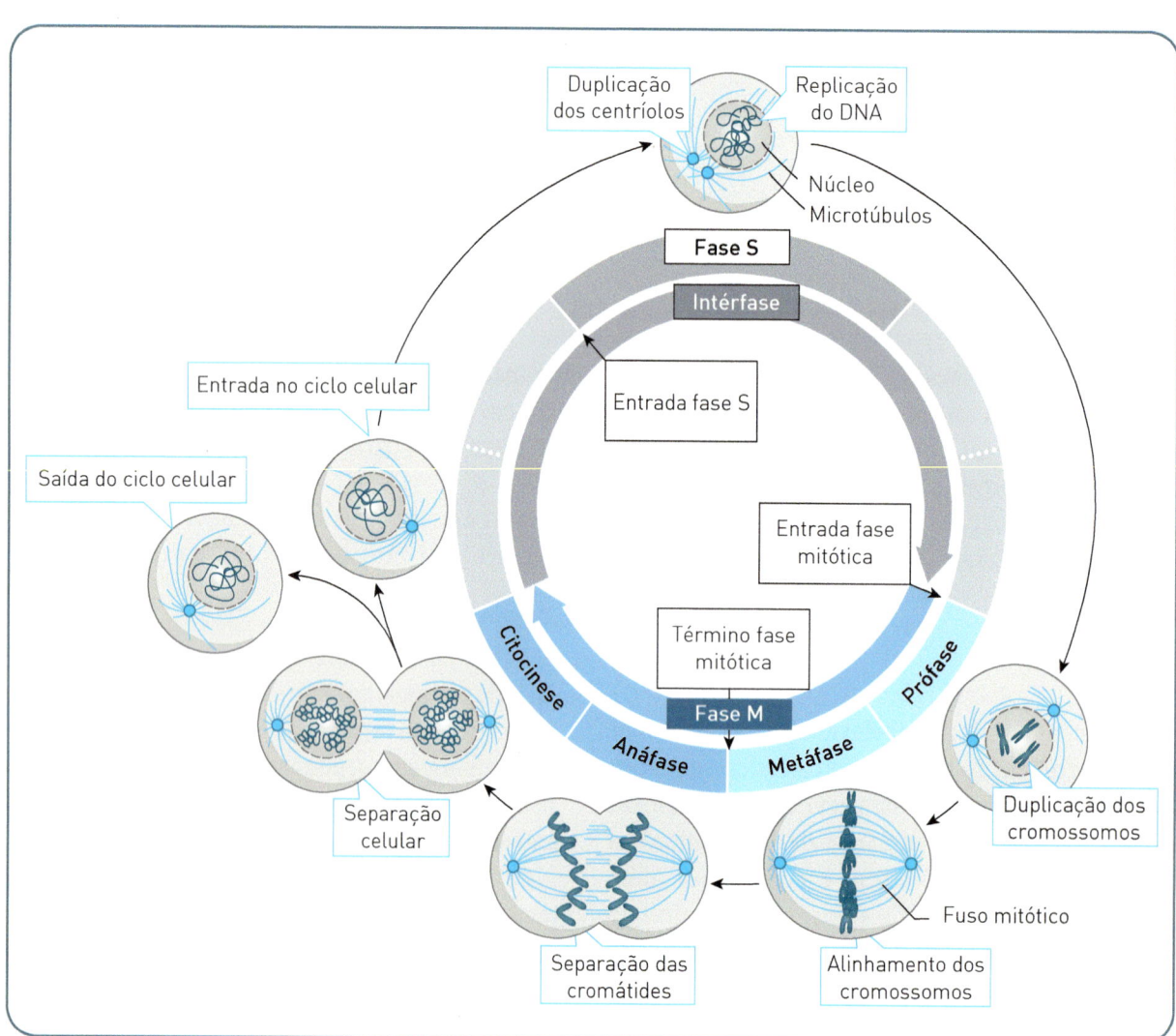

**FIGURA 48.1 –** Ciclo celular.

Fonte: Adaptada de Matthews HK, Bertoli C, de Bruin RAM, 2022.

Os eventos do ciclo celular, em geral, são comuns às células benignas e malignas. Para se sobressaírem em meio ao organismo e prevalecerem ante a competição com demais populações celulares, o câncer apresenta mecanismos pró-proliferativos e supressores de inibição do crescimento e características adaptativas e de persistência denominadas "marcos-chave" (em inglês, *hallmarks of cancer*) do câncer.[8]

Ao final do milênio 2000, foram descritos em publicações seminais mecanismos fundamentais que seriam diferenciais para a célula tumoral e permitiriam vantagem adaptativa sobre as demais. Os *hallmarks* originais são a "resistência à morte celular", "sinalização proliferativa sustentada", "insensibilidade a supressores de crescimento", "indução de angiogênese", "potencial replicativo ilimitado" e "capacidade de invasão tecidual e metástase".[8] Eles foram acrescidos de "desregulação energética celular", "evasão de destruição imunológica", "instabilidade genômica e mutação" e "inflamação promovida pelo tumor" em 2011[9] e, mais recentemente, de "desbloqueio de plasticidade fenotípica", "reprogramação epigenética não mutacional", "senescência celular" e "microbiomas polimórficos" em 2022.[10] Dessa forma, nota-se um cenário complexo de capacidades celulares adquiridas que permitem a predominância e diferenciam as neoplasias malignas das outras células ordinárias.

Além dessas características marcantes, dentro do próprio ciclo celular, uma gama vasta de proteínas e moléculas está envolvida, muitas vezes interagindo entre si, formando um processo confluente de vias de sinalização, estimulatórias e inibitórias, que resultam

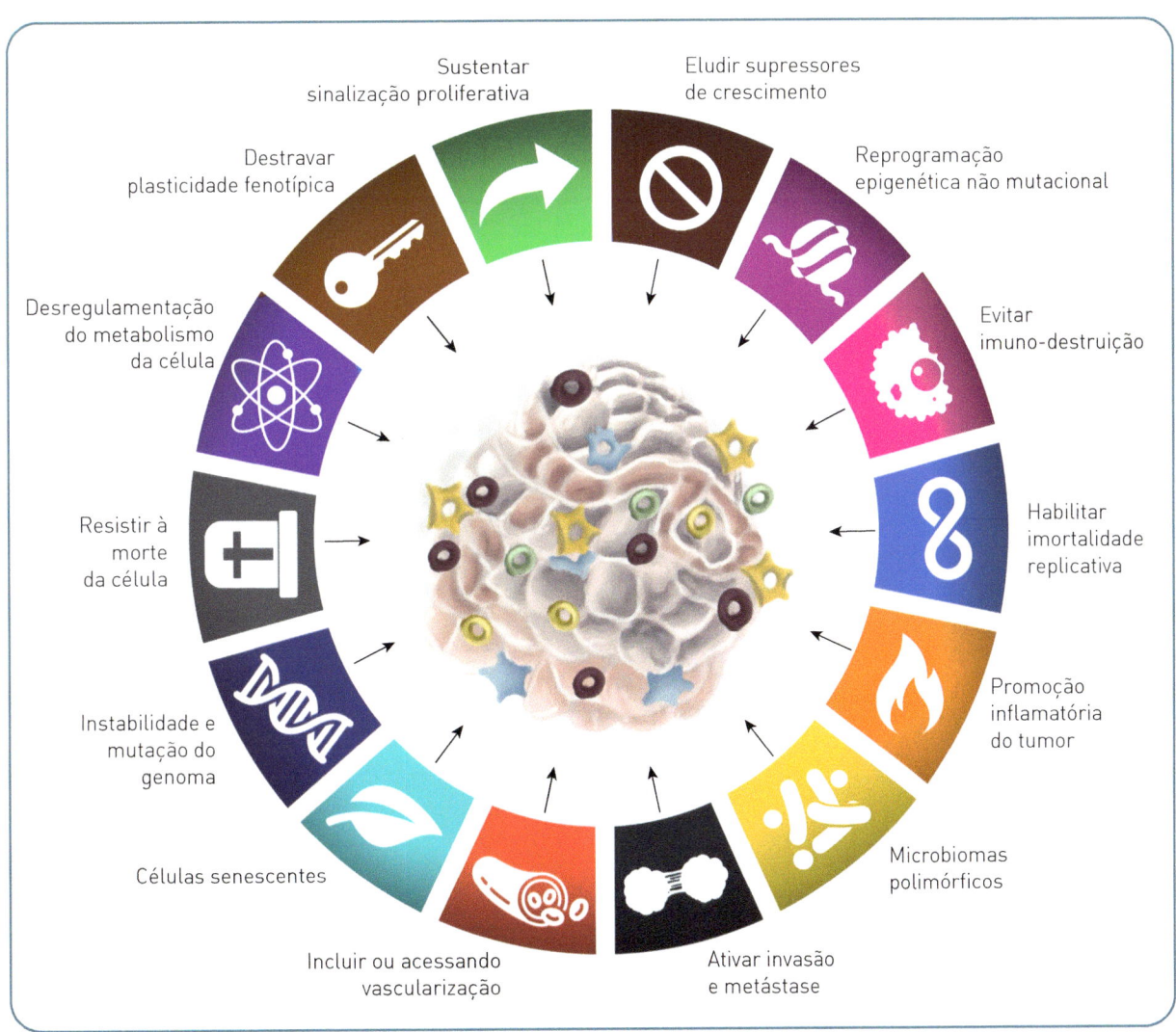

**FIGURA 48.2 –** *Hallmarks of cancer.*

Fonte: Adaptada de Douglas Hanahan; Hallmarks of Cancer: New Dimensions, 2022.

no controle da proliferação celular. A desregulação desses processos, fundamentalmente pelo excesso de estímulo ou redução da inibição, pode propiciar a manutenção de sinalização ao crescimento, ou imortalidade, celular, sendo um possível mecanismo de gênese tumoral.[11,12] Esse fenômeno, por vezes, é mediado por uma disfunção genômica caprichosa, com a participação de um gene ou proteína específica, denominada de "alteração molecular guiadora" (no inglês, *driver*), cuja participação na formação daquele tumor parece fundamental.

Levando em consideração, portanto, os processos implicados no ciclo celular e nos *hallmarks* e diferenciais da célula tumoral em relação às habituais, são concebidas e racionalizadas as terapias oncológicas sistêmicas. Durante boa parte do século XX, estas foram pautadas sobretudo por aspectos e fases do ciclo celular, dando origem à quimioterapia e aos seus diferentes protocolos. Tendo ação em fase específica, ou não, do ciclo celular, essa modalidade foi a principal arma do tratamento oncológico por décadas,[2]

com atividade principalmente em células em maior replicação – saudáveis ou tumorais – agregando toxicidades. Com o advento de técnicas alvo-direcionadas ou guiadas por processos e capacidades que distinguem a célula tumoral, foi possível aprimorar o tratamento ao bloquear os mecanismos sobre os quais a célula tumoral se apoia para sobrevivência e persistência. São exemplos, as terapias direcionadas às alterações guiadores, também reconhecidas como "terapias-alvo", inibidores de angiogênese, bloqueadores da evasão imunológica e estimuladores do sistema imune, moduladores de microbiota e outros que ampliam o arsenal terapêutico contra o câncer.[15,16]

## Cenários de tratamento

O estadiamento da doença oncológica ditará o tratamento a ser proposto. O tamanho do tumor, a quantidade de linfonodos acometidos e a presença ou não de metástase define o objetivo da terapia: curativo ou paliativo – a depender do cenário.[17]

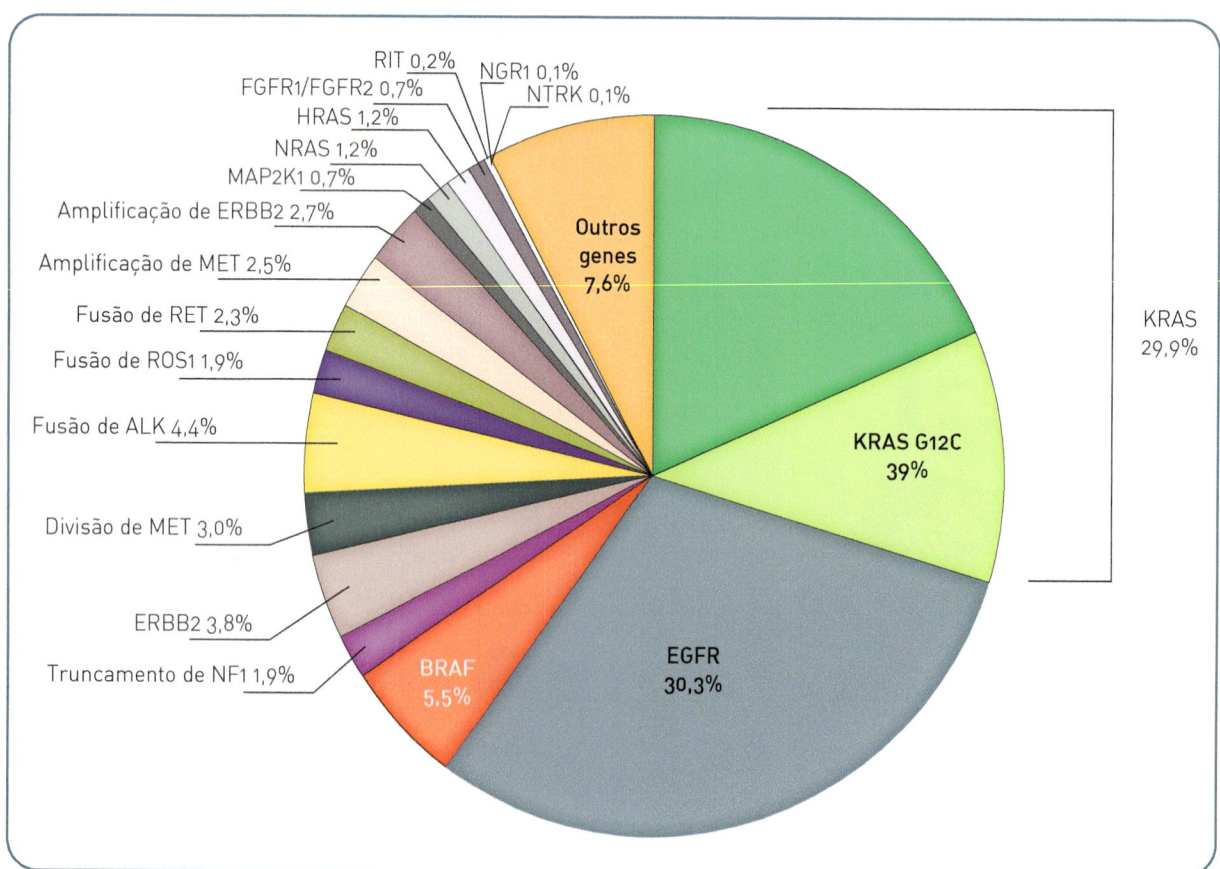

**FIGURA 48.3 –** Perfil de alterações moleculares em câncer de pulmão não pequenas células.

Fonte: Adaptada de Addeo A, Passaro A, Malapelle U, Luigi Banna G, Subbiah V, Friedlaender A, 2021; e Skoulidis F, Heymach JV, 2019.

Na doença inicial, os pilares terapêuticos são modalidades de abordagem localizada, fundamentalmente cirurgia e, em alguns casos, radioterapia. O tratamento sistêmico é empregado como complementar à terapia localizada definitiva em momentos distintos. Após o tratamento local, como adjuvância, com objetivo de eliminar micrometástases não extirpadas pelo procedimento manual; anterior à conduta local, como neoadjuvância, a fim de reduzir o volume tumoral e facilitar o procedimento cirúrgico, tratar precocemente doença com risco aumentado de disseminação e permitir modular a terapia adjuvante após; e concomitante, durante a radioterapia, em que se potencializa o efeito total.[18] Em casos específicos, como tumores germinativos ou neoplasias hematológicas, a terapia sistêmica pode ter papel de tratamento definitivo, sem a necessidade de outra terapia para o intuito curativo.

Na doença avançada, metastática ou não candidata a tratamento localizado, o tratamento sistêmico é a base da terapêutica, ainda que procedimentos cirúrgicos e radioterapia tenham papel em casos selecionados. Nesse contexto, conceitualmente, a doença é incurável e o objetivo volta-se para melhora de sobrevida com o máximo de qualidade de vida, tendo atenção especial aos efeitos tóxicos das medicações, os quais não devem se sobrepor aos benefícios visados.[17] Organizam-se em linhas de tratamento, que vão sendo modificadas após a falha ou intolerância a cada uma delas. A cada linha subsequente, o número de pacientes candidatos à terapia e a expectativa de eficácia se reduzem substancialmente, o que faz ressaltar a necessidade de elaboração de plano de tratamento cuidadoso e de sequenciamento de técnicas adequado.

## CONCEITOS MATEMÁTICOS

Em Medicina e, por consequência, no corpo humano, os processos biológicos são bastante dinâmicos e flutuantes, sendo, por vezes, imprevisíveis. Ainda que isso seja realidade, conceitos matemáticos são criados para explicar os fenômenos do organismo e isso também é aplicado em Oncologia.[19]

Estima-se que o número de células no corpo humano varie entre 10^13 a 10^14. Um tumor se torna visível a partir de 10^9 células. Assim, quando visível, a maior parte do crescimento tumoral já ocorreu em fase pré-clínica. A história natural da doença é de seguir com crescimento local e invasão de outros tecidos, inclusive corrente sanguínea e vias linfáticas, resultando no espalhamento e metástases.

Modelos matemáticos foram criados na tentativa de demonstrar a cinética tumoral, suas fases de crescimento e inclusive resistência aos tratamento e, apesar de antigos e serem uma representação apenas conceitual do comportamento dinâmico da biologia do câncer, foram utilizados para embasar conceitos que servem para explicar a aplicação do tratamento sistêmico.[20]

### Modelo de Skipper-Schabel-Wilcox

O modelo de *Skipper* ou modelo *log-kill* foi um dos primeiros a descreverem um padrão de crescimento do tumor e morte celular, utilizando um exemplo de leucemia murina. Considerava que o crescimento celular é exponencial e constante ao longo do tempo[21] e que uma fração constante de células neoplásicas era eliminada a cada dose de quimioterapia.[22]

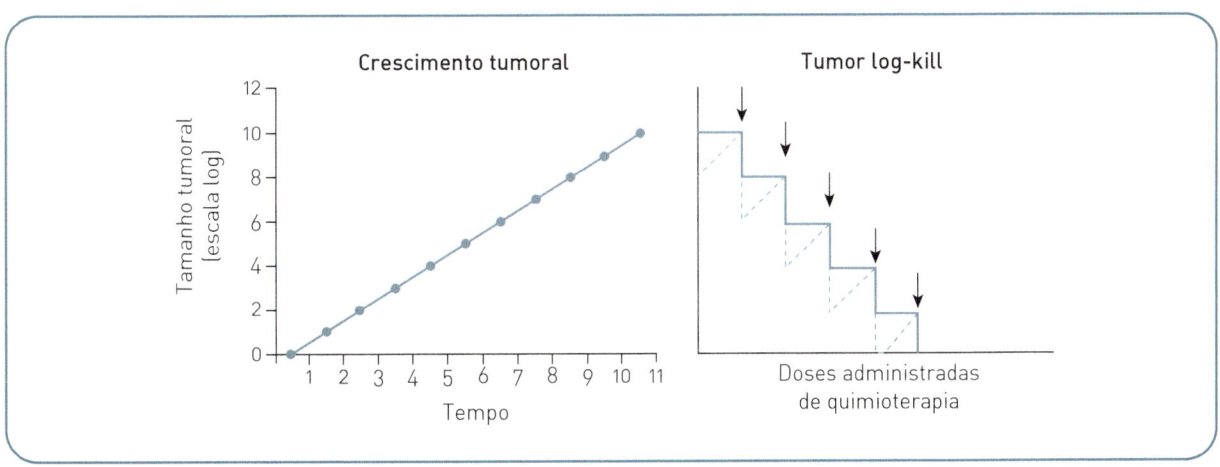

FIGURA 48.4 – Modelo de Skipper Schabel Wilcox.
Fonte: Adaptada de Traina TA, Norton L, 2011.

Graficamente, esse modelo traduz-se em uma linha reta, na qual a angulação depende da velocidade de crescimento e a redução tumoral seria a mesma a cada dose de tratamento, não importando o tamanho da lesão. Entretanto, a observação de que o crescimento neoplásico não é uniforme e de que nem sempre se atinge a cura com ciclos de quimioterapia repetidamente mostrou a não representatividade ideal da prática clínica.

## Modelo de Gompertz

Benjamin Gompertz foi um matemático que propôs um modelo não exponencial de crescimento celular ainda em 1825 posteriormente aplicado aos tumores. Embora presente, o crescimento exponencial não ocorre indefinidamente, uma vez que, ao atingir certo volume, a taxa de crescimento diminui de modo gradativo.[23]

Enquanto no modelo de Skipper a taxa de crescimento tumoral é exponencial e constante conforme o tempo; no modelo de Gompertz, o tempo para duplicação é cada vez maior com o aumento do volume tumoral. A desaceleração progressiva na curva indica que a quantidade de células se dividindo diminui com o aumento do volume do tumor.

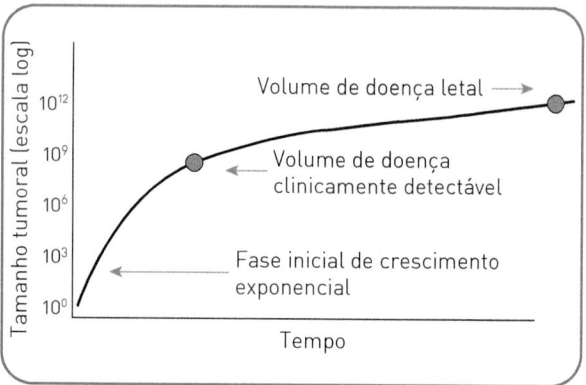

**FIGURA 48.5 –** Modelo gompertziano de curva de crescimento tumoral.
Fonte: Adaptada de Traina TA, Norton L, 2011.

## HIPÓTESE DE NORTON E SIMON E DOSE-INTENSIDADE

Com base no estudo desses modelos, Norton e Simon postularam que a citorredução causada pela terapia sofreria impacto da natureza não constante de crescimento e cinética tumoral, com a taxa de eliminação de células tumorais sendo proporcional à taxa de crescimento.[25] Dessa forma, levando em consideração a curva de Gompertz, tumores ainda pequenos com elevada taxa de proliferação teriam maior resposta à terapia, enquanto tumores maiores, próximos da fase de platô, sofreriam menor ação da quimioterapia.[24]

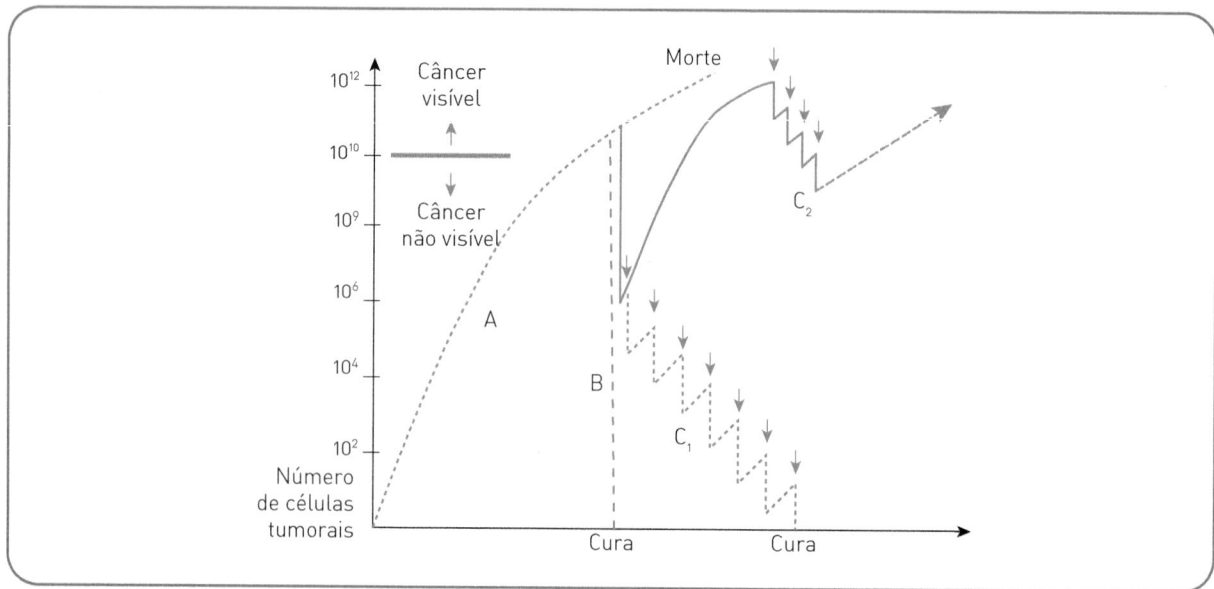

**FIGURA 48.6 –** Cinética tumoral. A história natural do câncer é crescer progressivamente até a morte (curva A). A cura pode ser atingida pela retirada completa de tumor sólido visível (curva B). Em cenário de doença localmente avançada, sem sinais de metástase à distância, o tratamento adjuvante, após a intervenção cirúrgica, é empregado para diminuir a probabilidade de recidiva e aumentar a de cura (curva C1). Nos casos de recidiva ou de doença metastática, o tratamento permite melhora de sintomas e de qualidade de vida e prolongamento de sobrevida, até inevitável nova progressão (curva C2).
Fonte: Desenvolvida pela autoria.

Caso não sejam eliminadas todas as células do tumor, o recrescimento tumoral em ritmo acelerado, pelo seu menor volume, é esperado. Considerando, então, que o tratamento é mais efetivo em fases precoces da doença e que a minimização da retomada de crescimento neoplásico aumentaria a morte celular cumulativa, foi elaborado que uma maior intensidade do tratamento traria maiores benefício clínicos.

Assim, o conceito de maior dose-intensidade, com a dose de quimioterapia máxima limitante, em menores intervalos, favoreceria um tratamento mais efetivo e possibilidade de erradicação tumoral.[26] Foram elaborados regimes de dose densa, de maior dose-intensidade, que foram comparados aos esquemas habituais na doença localizada, demonstrando, inclusive, benefício de sobrevida no tratamento adjuvante do câncer de mama.[27,28]

## HIPÓTESE DE GOLDIE E COLDMAN E HETEROGENEIDADE TUMORAL

O aparecimento de clones resistentes à terapia está ligado ao crescimento tumoral, como hipotetizado por Goldie e Coldman na década de 1980.[25] Ao se considerar que a chance de ocorrência de uma mutação de resistência aumenta a cada replicação celular, assume-se que mutações ocorrerão com a evolução da doença.[29] Assim, a realização do tratamento no início da doença, quando a quimioterapia citotóxica terá elevada ação, ainda mais em combinações, e menos alterações de resistência estão presentes, poderia se associar à maior probabilidade de cura.

Na mesma linha, torna-se natural a emergência de alterações de resistência ao tratamento na forma de clones neoplásicos diversos, o que explica a progressão tumoral e subsequentes falhas de terapia. O conceito do câncer como doença dinâmica e heterogênea foi se solidificando, e atualmente é impossível não considerar as diversas faces que a mesma doença pode apresentar ao longo do curso de seu tratamento.[30] Logo, a caracterização precisa e a identificação dos mecanismos de resistência se consolidam cada vez mais como fundamental na proposição da melhor terapia sistêmica.

## MODALIDADES DE TRATAMENTO SISTÊMICO

Conceituadas as bases para o emprego dos antineoplásicos e cenários de tratamento, não é surpresa que a terapia sistêmica em Oncologia seja composta por diversas modalidades, as quais vêm evoluindo rapidamente. Partindo de terapias genéricas e pouco específicas, com atuação fundamentalmente baseada no ciclo celular e nas proteínas envolvidas, os mais recentes tipos de tratamento estão sendo desenvolvidos para atuar sobre os diversos mecanismos de perpetuação e viabilidade tumoral, por vezes coexistentes, ampliando sua atividade e eficiência.

O uso combinado dessas terapias visa aumentar o espectro de atuação sobre o tumor e vem sendo estudado nos cenários de tratamento oncológico; em alguns casos, com resultados animadores.

Embora seja lógico que a adição de medicamentos que atuam sobre vias carcinogênicas diversas melhore o desempenho do tratamento, nem sempre isso se traduz em benefício em desfechos sólidos, como

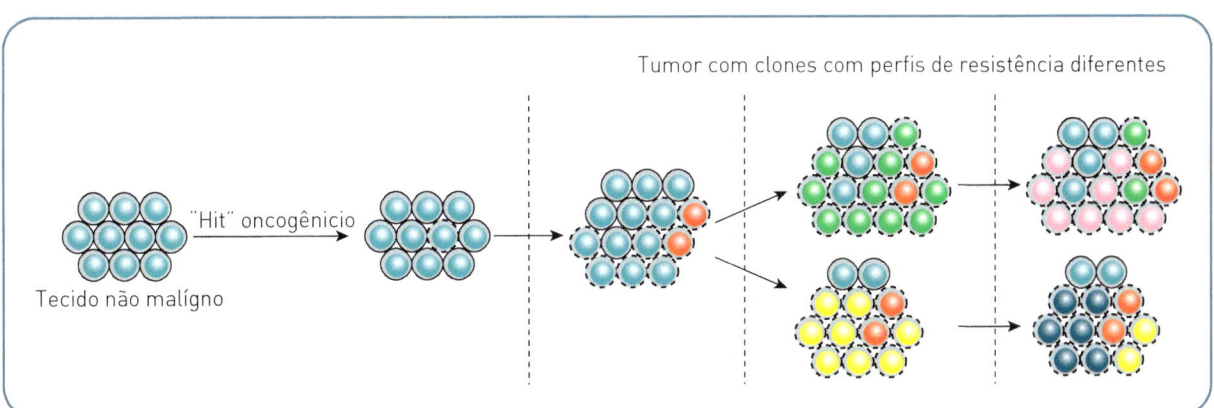

**FIGURA 48.7 –** Desenvolvimento de subpopulações variadas no processo de carcinogênese e heterogeneidade tumoral.
Fonte: Adaptada de Dagogo-Jack I, Shaw AT, 2017.

demonstrado em estudos clínicos com resultado negativo. Isso explicita ainda mais a complexidade do tratamento, sendo que apenas uma compreensão cada vez maior das doenças, e da particularidade de cada paciente, poderá clarificar quais tratamentos, e para quem, são os mais efetivos.

Neste capítulo, discorre-se brevemente a respeito das modalidades de tratamento sistêmico e da racionalização de seu uso de acordo com as particularidades da doença que é o câncer.

### Quimioterapia

A quimioterapia foi por muito tempo a principal e única modalidade de terapia efetiva contra o câncer. Apesar de a busca por tratamentos menos tóxicos e personalizados ter propiciado o desenvolvimento de outras medicações, a quimioterapia ainda exerce papel de fundamental importância na Oncologia.[31]

A atuação dessas drogas ocorre sobre os processos envolvidos na replicação e na divisão celulares, com ação citotóxica e/ou citostática, de acordo com o mecanismo de ação de cada medicamento.[32] As células tumorais, em geral, estão em intenso crescimento e reprodução, sendo majoritariamente afetadas pelo tratamento em questão, porém o fato de afetarem tecidos normais também contribui para a sua relevante toxicidade.

Assim, o limiar da faixa terapêutica é estreito, e os efeitos colaterais devem ser contrabalanceados na proposição terapêutica. Isso exige uma análise geral que compreende as propriedades da droga, perfil individual de cada paciente, condição clínica atual, procedimentos concomitantes, e outros. Esse cenário complexo representa um dos desafios do tratamento sistêmico oncológico.

### Alquilantes

Drogas que transferem grupo alquil para o DNA formando ligações cruzadas e impedindo a replicação celular.
- Mostardas nitrogenadas: melfalan, clorambucil, ciclofosfamida e ifosfamida;
- Etileniminas e metilmelaminas: tiotepa, hexametilmelamina;
- Nitrosureias: carmustina, estreptozotocina, lomustina;
- Triazenos: dacarbazina (agente alquilante não clássico), temozolomida.

### Platinas

Sais de platina formadores de ligação covalente entre as fitas do DNA, induzindo quebras de simples e dupla fita do material genético.
- Cisplatina, carboplatina, oxaliplatina, nedaplatina.

### Antimetabólitos

Substâncias análogas às presentes na célula, inibindo enzimas participantes do processo de síntese do DNA.
- Antifolato: metotrexato, pemetrexed, pralatrexate;
- Análogos de pirimidinas: 5-fluorouracil, capecitabina e TAS-102 (análogos de fluoropirimidinas); citarabina e gencitabina (análogos de deoxicitidina);
- Análogos de ourinas: mercaptopurina, tioguanina, fludarabina e cladribina.

### Antibióticos

Substâncias produzidas por outros organismos, no caso, bactérias e fungos, com propriedades antineoplásicas. Acabam somando propriedades de outras classes, com inibição de topoisomerase, intercalação no DNA e produção de radicais livres de oxigênio.
- Antraciclinas: doxorrubicina, epirrubicina, daurorrubicina, idarrubicina e mitoxantrona;
- Derivados de estreptomicetos: actinomicina, bleomicina, mitomicina C.

### Inibidores da topoisomerase

Inibição das enzimas responsáveis pelo desenovelamento do DNA condensado, impedindo sua disponibilidade para os processos celulares. As medicações dessa classe atuam fundamentalmente inibindo as topoisomerases I e II (existem ao menos quatro tipos dessas enzimas).
- Camptotencinas: irinotecano e topotecano;
- Epipodofilotoxinas: etoposídeo e teniposídeo.

### Agentes antimicrotúbulos

As drogas dessa classe atuam estabilizando ou rompendo os microtúbulos, estruturas participantes da separação das cromátides do DNA na divisão celular e em outros processos de sinalização e transporte da célula.
- Taxanos: paclitaxel, nab-paclitaxel, docetaxel, cabazitaxel;

- **Alcaloides de vinca:** vimblastina, vincristina, vinorelbine, vinflunina;
- **Epotilonas:** ixabepilona, estramustina, eribulina.

## TERAPIA-ALVO

O conceito de que uma terapia poderia se dirigir precisamente a um alvo terapêutico com efetividade máxima e reduzidos efeitos adversos já era concebido desde a proposição de uma "bala mágica" de Paul Ehrlich.[33] Seria essa a revolução vislumbrada pelas ditas terapias-alvo.

O início da utilização de drogas atuantes em pontos-chave da carcinogênese de alguns tumores se deu antes da compreensão de muitos desses sistemas. Porém, somente com o entendimento dos processos celulares, das vias de sinalização e dos receptores e enzimas neles implicados, é possível o desenvolvimento de medicações com ação em diferentes pontos dessas vias moleculares.

Atualmente, cada vez mais entende-se cada tumor, em cada paciente, como uma entidade distinta, com alterações moleculares próprias, explicitadas pelas informações trazidas pelos painéis multigênicos. Dessa forma, guiam-se tratamentos de acordo com alguns desses dados, consolidando a chamada "medicina de precisão".[34]

Embora a lógica aplicada a esse tipo de estratégia pareça ser infalível, existem diversas barreiras ao sucesso completo das terapias-alvo. O perfil complexo de coexistência de vias de proliferação e sobrevivência tumoral, emergência de mecanismos de resistência e alterações moleculares sem relevância clínica são alguns desses exemplos. Soma-se a isso, o fato de as toxicidades existentes, ainda que de perfil diferente da quimioterapia, serem frequentes e não desprezíveis.

### Hormonoterapia

O bloqueio da ação hormonal no organismo no contexto de tumores dependentes desse estímulo para seu crescimento pode ser entendido como a primeira aplicação de terapia-alvo direcionada.

- **Moduladores do receptor de estrogênio:** tamoxifeno, raloxifeno e fulvestranto;
- **Inibidores da aromatase:** anastrozol, letrozol e exemestano;
- **Análogos de GnRH:** goserelina e leuprorrelina;
- **Antagonistas de GnRH:** degarelix;
- **Progestágenos:** medroxi-progesterona e megestrol;
- **Antiandrogênicos:** bicalutamida, enzalutamida, apalutamida, darolutamida, abiraterona;
- **Análogos de somatostatina:** octreotide e lanreotide.

### Inibidores tirosinaquinase

Receptores tirosinoquinases são receptores transmembrana com domínio quinase intracelular capaz de fosforilar proteínas sucedendo uma série de reações enzimáticas de vias de sinalização implicadas no crescimento e no desenvolvimento celulares.[35] As medicações dessa classe podem atuar nos receptores, no domínio quinase e nas vias de sinalização a jusante.

- **Inibidores de receptores constitucionalmente ativos:** osimertinib, dacomitinib, gefitinib, erlotinib (anti-EGFR), tucatinib, neratinib (anti-HER2), sotorasib (anti-KRAS);
- **Inibidores de proteínas de fusão anômalas:** lorlatinib, brigatinib, alectinib, crizotinib (anti-ALK), anti-JAK2, larotrectinb, entrectinib (anti-TRK);
- **Inibidores de multiquinases:** cabozantinibe, sunitinibe, lenvatinibe;
- **Inibidores de quinases dependentes de ciclinas:** ribociclibe, palbociclibe, abemaciclibe.

### Anticorpos monoclonais

Anticorpos direcionados contra alvos específicos, geralmente moléculas de expressão anormalmente elevada por tumores ou indutores de resposta citotóxica mediada por linfócitos e complemento. Sua constituição pode ser quimérica, parcialmente humanizada ou humanizada, o que reflete no perfil de efeitos colaterais e reações infusionais contra a droga estranha ao organismo.[36] Os primeiros exemplos desse tipo de droga voltavam-se ante receptores de fatores de crescimento epitelial (EGFR e HER2), marcadores de diferenciação de superfície de leucócitos (CDs) e fatores de crescimento vascular (VEGFR).

- Cetuximab e panitumumab (anti-EGFR), tratuzumab (anti-HER2), Bevacizumab (anti-VEGFR), rituximab (anti-CD 20).

### Conjugados droga-anticorpo

A combinação de anticorpos monoclonais dirigidos a alvos específicos em combinação com quimioterápicos e agentes citotóxicos vem sendo aplicada mais recentemente e mostra-se promissora. O uso anticorpo, como maneira de entrega intracelular da droga associada, permite maior especificidade e ministrar drogas anteriormente proscritas pelo seu efeito tóxico demasiado.[37]

- Trastuzumab-emtansine, trastuzumab-deruxtecan, sacituzumab-govitecan, enfortumab-vedotin.

## Imunoterapia

O sistema imunológico tem papel fundamental no combate de infecções e alterações provenientes de estímulos e antígenos estranhos ao hospedeiro. A vigilância promovida por esse sistema, composto por granulócitos, linfócitos, tecidos especializados e citocinas, impede a consolidação e a persistência de processos patogênicos, inclusive displasias e atipias celulares precursoras de tumores.

A a ativação, ou estimulação, do sistema imune contra tumores foi pela primeira vez observada por William B. Coley ao notar a redução de lesões sarcomatosas após a indução de sepse, em 1893.[38] Outros exemplos de efeito bem-sucedido de estímulo imunológico no tratamento do câncer se deram por utilização de citocinas, como interferon e interleucinas,[39] e vacinas imunogênicas, como a BCG.[40]

Um dos mecanismos de escape tumoral da ação do sistema imune é por meio de moléculas constituintes de sinapse imunológica que sinalizam a parada da atividade de linfócitos. Logo, anticorpos dirigidos para inibição dessa sinalização negativa à ação do sistema imune poderiam ser úteis na terapia do câncer, sendo a base da imunoterapia moderna.[41,42]

Entretanto, esse sinal de inibição também é presente nas células normais de forma a preservar os tecidos próprios do organismo. O desligamento desse mecanismo de proteção pode resultar na reação cruzada contra células habituais do corpo e provocar reações adversas imunomediadas, como tireoidite, artrite, pneumonite, colite, nefrite, encefalite e outros.[43]

- Anti-PD1: pembrolizumab, nivolumab, cemiplimab, camrelizumab;
- Anti-PD-L1: atezolizumab, avelumab, durvalumab;
- Anti-CTLA4: ipilimumab, tremelimumab;
- Anti-LAG3: relatlimab.

## CONSIDERAÇÕES FINAIS

A terapia sistêmica soma-se às modalidades de tratamento presentes no combate ao câncer. Os princípios de sua utilização remontam a conceitos antigos, que se adicionam aos conhecimentos atuais, traduzindo-se na diversidade de cenários de aplicação e de tipos de

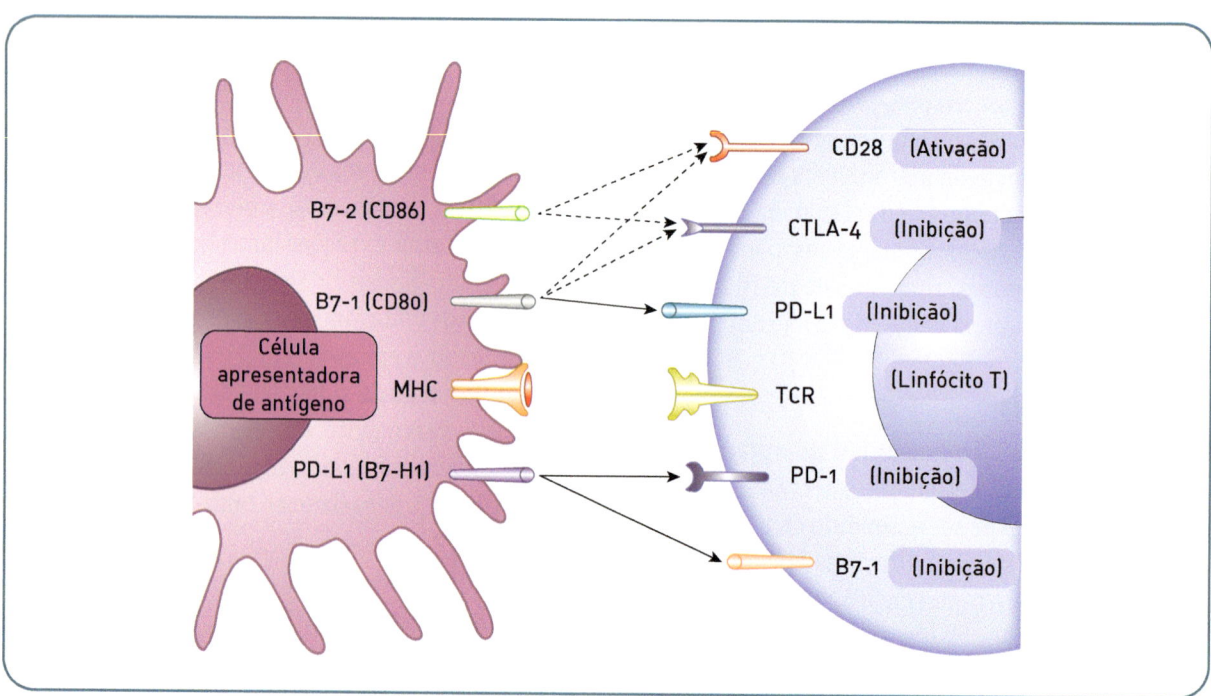

**FIGURA 48.8 –** Sinapse imunológica representada por alguns dos sinais ativadores e inibitórios entre células apresentadoras de antígeno e linfócitos T.[44]

Fonte: Adaptada de Silva R, Gullo I, Carneiro F, 2016.

fármacos empregados. A constante evolução no campo torna cada vez mais complexa a tarefa de elaborar a melhor combinação de terapias e seu sequenciamento e o manejo de efeitos colaterais, sendo que somente a compreensão mais aprofundada e individualizada dos processos celulares de cada tumor e paciente poderá contribuir para o ajuste fino do tratamento de cada doença.

## REFERÊNCIAS

1. Sung H, Ferlay J, Siegel RL, et al. Global Cancer Statistics 2020: GLOBOCAN Estimates of incidence and mortality worldwide for 36 cancers in 185 countries. CA Cancer J Clin. 2021;71(3):209-249. DOI:10.3322/CAAC.21660.

2. Devita VT, Rosenberg SA. N Engl J Med. 2012;366(10):2207-2221. DOI:10.1056/NEJMra1204479.

3. Mukherjee S. The emperor of all maladies. A Biography of Cancer. 2010.

4. DeVita H. Rosenberg's Cancer: principles & practice of oncology 11. ed. Cancer: Principles & Practice of Oncology. 11. ed.; 2018.

5. Baserga R. The relationship of the cell cycle to tumor growth and control of cell division: A review. Cancer Res. 1965;25:581-95. PMID 14347544.

6. Cell division: Stages of mitosis. Learn Science at Scitable. Disponível em: https://www.nature.com/scitable/topicpage/mitosis-and-cell-division-205/. Acessado em: 7 jun 2022.

7. Matthews HK, Bertoli C, de Bruin RAM. Cell cycle control in cancer. Nat Rev Mol Cell Biol 2021 231. 2021;23(1):74-88. DOI:10.1038/s41580-021-00404-3.

8. Hanahan D, Weinberg RA. The hallmarks of cancer. Cell. 2000;100(1):57-70. DOI:10.1016/S0092-8674(00)81683-9.

9. Hanahan D, Weinberg RA. Hallmarks of cancer: the next generation. Cell. 2011;144(5):646-674. DOI:10.1016/J.CELL.2011.02.013.

10. Hanahan D. Hallmarks of cancer: new dimensions. Cancer Discov. 2022;12(1):31-46. DOI:10.1158/2159-8290.CD-21-1059.

11. Gower A, Wang Y, Giaccone G. Oncogenic drivers, targeted therapies, and acquired resistance in non-small-cell lung cancer. J Mol Med (Berl). 2014;92(7):697. DOI:10.1007/S00109-014-1165-Y.

12. Brown JM, et al. The role of apoptosis in cancer development and treatment response. Nat Rev Cancer. 2005;(3;5):231-7. DOI:101038/nrc1560. PMID 15738985.

13. Skoulidis F, Heymach JV. Co-occurring genomic alterations in non-small cell lung cancerbiology and therapy. Nat Rev Cancer. 2019;19(9):495. DOI:10.1038/S41568-019-0179-8.

14. Addeo A, Passaro A, Malapelle U, Luigi Banna G, Subbiah V, Friedlaender A. Immunotherapy in non-small cell lung cancer harbouring driver mutations. Cancer Treat Rev. 2021;96:102179. DOI:10.1016/J.CTRV.2021.102179.

15. Falzone L, Salomone S, Libra M. Evolution of cancer pharmacological treatments at the turn of the third millennium. Front Pharmacol. 2018;9(nov):1300. DOI:10.3389/FPHAR.2018.01300.

16. Milestones in Cancer Research and Discovery - NCI. Disponível em: https://www.cancer.gov/research/progress/250-years-milestones. Acessado em: 8 jun 2022.

17. Khan FA, Akhtar SS, Sheikh MK. Cancer treatment objectives and quality of life issues. Malays J Med Sci. 2005;12(1):3. Disponível em: https://www.ncbi.nlm.nih.gov/pmc/articles/PMC3349406/. Acessado em: 7 jun 2022.

18. West H, Jin J. Neoadjuvant therapy. JAMA Oncol. 2015;1(4):550-550. DOI:10.1001/JAMAONCOL.2015.1241.

19. Tabassum S, Rosli NB, Binti Mazalan MSA. Mathematical modeling of cancer growth process: a review. J Phys Conf Ser. 2019;1366(1):012018. DOI:10.1088/1742-6596/1366/1/012018.

20. Yin A, Moes DJAR, van Hasselt JGC, Swen JJ, Guchelaar HJ. A review of mathematical models for tumor dynamics and treatment resistance evolution of solid tumors. CPT Pharmacometrics Syst Pharmacol. 2019;8(10):720. DOI:10.1002/PSP4.12450.

21. Skipper HE, Schabel FM Jr, et al. Experimental evaluation of potential anticancer agents. XIII. On the criteria and kinetics associated with "curability" of experimental leukemia. Cancer Chemother Rep. 1964;35,1-111.

22. Traina TA, Norton L. Log-kill hypothesis. In: Encyclopedia of Cancer. 2011;2074-75.

23. Gompertz B. On the nature of the function expressive of the law of human mortality, and on a new mode of determining the value of life contingencies. Philos Trans R Soc London. 1825;115:513-83.

24. Traina TA, Norton L. Norton-Simon hypothesis. In: Encyclopedia of Cancer. 2011;2557-9.

25. Norton L, Simon R, Brereton HD, Bogden AE. Predicting the course of Gompertzian growth. Nature. 1976;264(5586):542-545. DOI:10.1038/264542A0.

26. Alberto P. Intensité de dose en chimiothérapie anticancéreuse: définition, intensité de dose relative moyenne et intensité de dose effectivement reçue. Bull Cancer. 1995;82: 13s-8s.

27. Hudis C, Seidman A, Baselga J, et al. Sequential dose-dense doxorubicin, paclitaxel, and cyclophosphamide for resectable high-risk breast cancer: feasibility and

efficacy. J Clin Oncol. 1999;17(1):93-100. DOI:10.1200/jco.1999.17.1.93.

28. Citron ML, Berry DA, Cirrincione C, et al. Randomized trial of dose-dense versus conventionally scheduled and sequential versus concurrent combination chemotherapy as postoperative adjuvant treatment of node-positive primary breast cancer: first report of Intergroup Trial C9741/Cancer and Leukemia Group B Trial 9741. J Clin Oncol. 2003;21(8):1431-9. DOI:10.1200/JCO.2003.09.081.

29. Woodhouse JR, Ferry DR. The genetic basis of resistance to cancer chemotherapy. https://doi.org/103109/07853899509031953. 2009;27(2):157-167. doi:10.3109/07853899509031953.

30. Dagogo-Jack I, Shaw AT. Tumour heterogeneity and resistance to cancer therapies. Nat Rev Clin Oncol. 2017;15(2):81-94. DOI:10.1038/nrclinonc.2017.166.

31. DeVita VT, Chu E. A history of cancer chemotherapy. Cancer Res. 2008;68(21):8643-53. DOI:10.1158/0008-5472.CAN-07-6611.

32. De Almeida VL, Leitão A, Barrett Reina LDC, Montanari CA, Donnici CL, Lopes MTP. Câncer e agentes antineoplásicos ciclo-celular específicos e ciclo-celular não específicos que interagem com o DNA: uma introdução. Quim Nova. 2005;28(1):118-129. DOI:10.1590/S0100-40422005000100021.

33. Strebhardt K, Ullrich A. Paul Ehrlich's magic bullet concept: 100 years of progress. Nat Rev Cancer. 2008;8(6):473-480. DOI:10.1038/nrc2394.

34. Precision medicine & targeted therapy . MD Anderson Cancer Center. Disponível em: https://www.mdanderson.org/treatment-options/targeted-therapy.html. Acessado em: 9 jun 2022.

35. Hartmann J, Haap M, Kopp H-G, Lipp H-P. Tyrosine kinase inhibitors – a review on pharmacology, metabolism and side effects. Curr Drug Metab. 2009;10(5):470-81. DOI:10.2174/138920009788897975.

36. Zahavi D, Weiner L. Monoclonal antibodies in cancer therapy. Antibodies. 2020;9(3):34. DOI:10.3390/ANTIB9030034.

37. Khongorzul P, Ling CJ, Khan FU, Ihsan AU, Zhang J. Antibody-drug conjugates: a comprehensive review. Mol Cancer Res. 2020;18(1):3-19. DOI:10.1158/1541-7786.MCR-19-0582/82267/AM/ANTIBODY-DRUG-CONJUGATES-A-COMPREHENSIVE.

38. Coley WB. The treatment of malignant tumors by repeated inoculations of erysipelas. With a report of ten original cases. 1983. Clin Orthop Relat Res. 1991 Jan;(262)3-11 No Title. Published online 1991.

39. Berraondo P, Sanmamed MF, Ochoa MC, et al. Cytokines in clinical cancer immunotherapy. Br J Cancer. 2018;120(1):6-15. DOI:10.1038/s41416-018-0328-y.

40. Lobo N, Brooks NA, Zlotta AR, et al. 100 years of bacillus Calmette-Guérin immunotherapy: from cattle to COVID-19. Nat Rev Urol. 2021;18(10):611-22. DOI:10.1038/s41585-021-00481-1.

41. Robert C. A decade of immune-checkpoint inhibitors in cancer therapy. Nat Commun. 2020;11(1):1-3. DOI:10.1038/s41467-020-17670-y.

42. Jacob JB, Jacob MK, Parajuli P. Review of immune checkpoint inhibitors in immuno-oncology. Adv Pharmacol. 2021;91:111-139. DOI:10.1016/BS.APHA.2021.01.002.

43. Johnson DB, Nebhan CA, Moslehi JJ, Balko JM. Immune-checkpoint inhibitors: long-term implications of toxicity. Nat Rev Clin Oncol. 2022;19(4):254-267. DOI:10.1038/s41571-022-00600-w.

44. Silva R, Gullo I, Carneiro F. The PD-1:PD-L1 immune inhibitory checkpoint in Helicobacter pylori infection and gastric cancer: a comprehensive review and future perspectives. Porto Biomed J. 2016;1(1):4-11. DOI:10.1016/J.PBJ.2016.03.004.

# Desenvolvimento de Novas Drogas

Luana Guimarães de Sousa
Milena Perez Mak

## DESTAQUES

- Diversas etapas são necessárias no desenvolvimento de novas drogas, entre elas estão a fase de descoberta, o desenvolvimento pré-clínico e os estudos clínicos.
- Trata-se de processo complexo e demorado com milhares de compostos testados para poucas aprovações.
- Otimização de fases iniciais do desenvolvimento pode providenciar aprovações mais rápidas por meio do uso de populações pré-selecionadas.
- Diferentes desenhos de fase II podem auxiliar na identificação do melhor perfil de indicação de determinada medicação.
- Aprovação de drogas pelas agências regulatórias considera toda a sequência de dados pré-clínicos e clínicos, além de desfechos clínicos como a sobrevida global.
- Fases posteriores do desenvolvimento incluem a farmacovigilância, fundamental para determinar a segurança da droga em uma população de mundo real.

## INTRODUÇÃO

O desenvolvimento de novas drogas em Oncologia é um processo longo e complexo que envolve desde a identificação de um composto químico com atividade antitumoral até a sua transformação em um produto farmacêutico, aprovação por agências regulatórias e, por fim, comercialização como medicamento para o tratamento de determinada patologia.[1,2]

Esse processo ocorre em múltiplas etapas que incluem pesquisas básicas, objetivando identificação de substâncias promissoras, compreensão de suas propriedades farmacológicas, estudos clínicos para a comprovação da eficácia e efetividade e, por fim, aprovação de agências regulatórias (Figura 49.1). Essas etapas requerem tempo, tecnologia e alto investimento financeiro. Estima-se que para cada novo medicamento lançado no mercado, aproximadamente 2,6 bilhões de dólares são investidos, 10 mil compostos químicos são testados e, desses, apenas 100 são identificados como promissores e selecionados para estudos clínicos. Trata-se, portanto, de um processo de altíssimo custo e com envolvimento, em geral, das indústrias farmacêuticas. Em contrapartida, vale ressaltar a

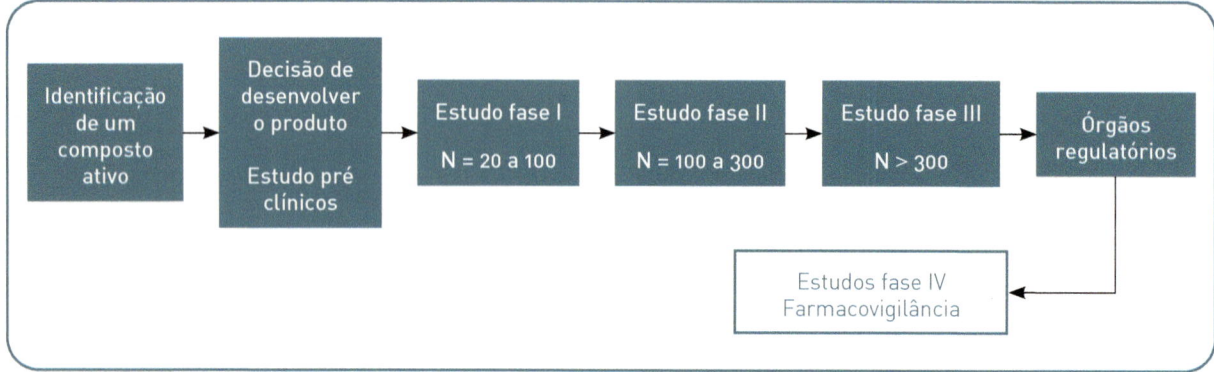

**FIGURA 49.1 –** Esquema das fases de desenvolvimento de novas drogas.
Fonte: Desenvolvida pela autoria.

importante iniciativa de alguns grupos médicos no desenvolvimento de pesquisas não financiadas por indústrias farmacêuticas e, portanto, menos exposto a conflitos econômicos, são exemplos o Nacional Cancer Institute (NCI), a American Society of Clinical Oncology (ASCO), a European Organisation for Research and Treatment of Cancer (ESMO), o Cancer and Leukemia Group B (CALG B), o Radiation Therapy Oncology Group (RTOG).[3-5]

Primeira etapa – identificação e desenvolvimento de novas drogas

A identificação de substâncias com atividade antitumorais pode ocorrer de diversas maneiras, entre elas destacam-se:

1. os avanços no conhecimento de mecanismos moleculares de determinada patologia, o que permite a busca e desenvolvimento de novas terapias alvomoleculares (p. ex., hiperexpressão de HER-2 em pacientes com câncer de mama e, posterior, desenvolvimento de inibidores da via da família HER, como o trastuzumabe e pertuzumabe).

2. testes empíricos de múltiplas substâncias com fim de identificar alguma com efeito citotóxico. Geralmente são feitos por meio da exposição de células de linhagens tumorais a painéis de compostos químicos e de extratos de produtos naturais. Destaca-se aqui o painel NCI-60, considerado o mais conhecido nesse contexto. Criado em 1990, é formado por linhagens celulares provenientes de 60 cânceres humanos e utilizado pelo NCI como rastreamento para identificação de compostos com atividade antitumoral.[6]

3. identificação de efeitos colaterais de drogas que eram utilizadas com objetivo distinto. Um exemplo clássico é o primeiro quimioterápico descoberto, o gás mostarda, utilizado como arma química na década de 1950, cujo um dos principais efeitos colaterais é a linfopenia. Esse fato chamou a atenção aos pesquisadores da época que desenvolveram o primeiro quimioterápico conhecido, utilizado para o tratamento de doenças hematológicas.[7]

4. melhor entendimento do mecanismo de resposta imunológica e da interação da célula tumoral com o sistema imunológico permitiu grandes avanços no desenvolvimento de novas drogas da classe dos imunoterápicos, cujo objetivo é estimular o sistema imunológico com consequente efeito citotóxico.

Nesse estágio, milhares de substâncias potencialmente eficazes são identificadas e selecionadas para pesquisas laboratoriais, conhecidos como "estudos pré-clínicos".

## Segunda etapa: estudos pré-clínicos

Uma vez que pesquisadores identifiquem uma substância promissora, esta passa para uma nova etapa, denominada "fase de desenvolvimento". Esta fase é composta por estudos pré-clínicos que visam trazer informações a respeito das propriedades farmacológicas desta substância, como as suas formas de absorção, distribuição, metabolização, excreção, solubilidade e estabilidade, além do seu mecanismo de ação e possíveis toxicidades. Essas informações auxiliam na escolha da melhor via para fornecimento da droga (p. ex., oral, intravenosa ou subcutânea), na definição da dose a ser testada em estudos clínicos com humanos e no entendimento de possíveis interações com outras medicações. Estudos pré-clínicos devem preceder qualquer teste de uma nova substância em seres humanos.[8]

Os estudos pré-clínicos podem ser realizados *in vitro*, como os testes laboratoriais em linhagens celulares; ou *in vivo*, utilizando-se de experimentos em animais que fornecem um melhor entendimento sobre o metabolismo da droga e suas potenciais toxicidades.

A fase de desenvolvimento de drogas é dispendiosa com custo crescente conforme a fase de desenvolvimento clínico. Mesmo quando uma substância ativa é identificada, múltiplos motivos podem resultar no fracasso de seu desenvolvimento, como toxidade inaceitável, ausência de atividade demonstrada *in vivo*, motivos comerciais, propriedade biofarmacológicas inadequadas, entre outros. Caso a substância seja aprovada após os estudos pré-clínicos, ela pode ser selecionada para a etapa seguinte de estudos clínicos.

### Terceira etapa: estudos clínicos

#### Estudo Clínico Fase I

O principal objetivo do estudo clínico fase I é determinar a dose da substância em investigação, o seu esquema posológico e os seus potenciais efeitos adversos e, dessa forma, garantir a segurança dos pacientes que serão tratados com este novo agente. Estima-se que 63% dos agentes testados em estudos de fase I prosseguem para avaliação em estudo fase II, mas apenas 5,1% dos agentes oncológicos chegarão à etapa de aprovação e comercialização.[9]

Em geral, trata-se de estudos pequenos, abertos e com braço único. Os pacientes recrutados, tradicionalmente, apresentam-se com boa *performance* clínica, com funções orgânicas preservadas e são portadores de doença refratária aos tratamentos convencionais disponíveis. O desenho de um estudo clínico fase I deve incluir a dose inicial a ser utilizada, a metodologia adotada para escalonamento da dose, definição da dose máxima tolerada (DMT) e número de pacientes por patamar de dose. O desfecho

principal desses estudos é, na maioria das vezes, a toxicidade. No entanto, nos estudos que envolvem agentes alvomoleculares e imunoterapia, outros desfechos que traduzem melhor a atividade biológica ótima da droga (p. ex., a ativação ou inativação do alvo molecular) devem ser utilizados como desfechos primários, já que, nesses casos, a toxicidade não está diretamente ligada ao efeito antitumoral desses agentes.[10,11]

Os efeitos adversos (EA) devem ser descritos de acordo com a dose-intensidade. Em estudos nos quais o novo agente é uma droga citotóxica, considera-se que a toxicidade é o fator limitante para elevações de dose e, consequentemente, a definição da dose final do novo agente é feita por meio de aumentos gradativos da dose acordo com os EA apresentados. Convenciona-se que, quando atingida a taxa de 33% de EA (p. ex., quando dois de seis pacientes apresentam EA), é identificada a chamada dose máxima tolerada (DMT) e interrompe-se o aumento de dosagem. A dose recomendada para estudos de fase 2 (DREF2) pode ser a própria DMT ou a dose do patamar logo abaixo da DMT.[10-12]

Diversas metodologias foram desenvolvidas para aplicação em estudo de fase 1 com o objetivo de se identificar a DREF2. Didaticamente, elas podem ser classificadas em dois grupos: (1) estudos baseados em regras; e (2) estudos baseados em modelos. Os estudo baseados em regras se utilizam de regras preestabelecidas que guiam o escalonamento e o descalonamento da dose do novo agente de acordo com os EA apresentados, a partir de uma dose inicial estabelecida em estudos pré-clínicos anteriores.

A metodologia mais utilizada na categoria de estudos baseados em regras é o "modelo 3+3". Este tem como racional o escalonamento de dose de acordo com a taxa de toxicidade apresentada, ou seja, considera a toxicidade um marcador de atividade antitumoral e/ou eficácia de uma agente citotóxico. Neste modelo, três pacientes são recrutados para a coorte inicial, já que um ou dois pacientes são insuficientes para determinar uma taxa de toxicidade de 33%, definidora da DMT. Se nenhum paciente apresentar toxicidade nessa coorte, recrutam-se mais três pacientes para a nova coorte que receberá um incremento da dose, e assim por diante. Quando em uma coorte, um paciente apresenta toxicidade, é realizada uma expansão dessa coorte com recrutamento de mais três pacientes a fim de confirmar se foi atingida a taxa de toxicidade de 33% (se dois de seis pacientes apresentarem toxicidade). Quando essa DMT é identificada, automaticamente é também definida dose recomendada para estudo fase 2 (DREF2) – na maioria dos estudos, definida como a dose logo abaixo da DMT (Figura 49.2). Por fim, é realizada uma expansão da coorte com a DREF2 com ao menos 15 pacientes, a fim de estabelecer dados preliminares de segurança. Críticas a esse modelo referem-se, principalmente, à quantidade de pacientes submetidos a coortes com doses subterapêuticas do novo agente, reduzindo a sua chance de obter algum benefício com o tratamento.[13]

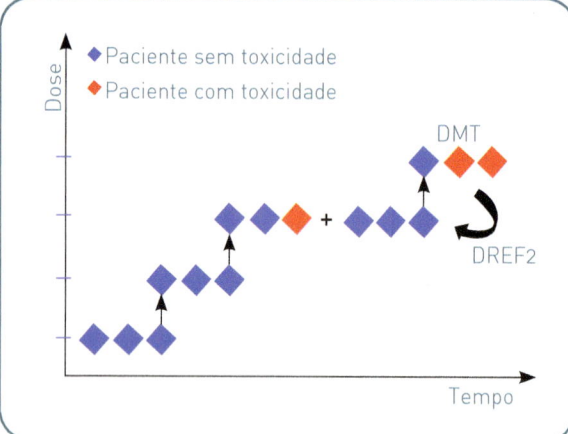

**FIGURA 49.2 –** Representação esquemática da metodologia de estudos de fase I, esquema "3+3", para determinação de dose máxima tolerada e dose recomendada para estudos de fase 2. DMT: dose máxima tolerada; DREF2: dose recomendada para estudo fase 2.
Fonte: Desenvolvida pela autoria.

Objetivando maior eficiência e rapidez dos estudos de fase I e menor exposição de pacientes a doses subterapêuticas, Simon *et al.* desenvolveram uma metodologia denominada "modelo de titulação acelerada", na qual utilizam-se coortes com um único paciente para o escalonamento das doses iniciais até se atingirem os primeiros EA, quando, então, inicia-se o escalonamento conforme o modelo "3+3". Nesse desenho, o escalonamento de dose intrapaciente é permitido caso nenhuma toxicidade tenha sido observada com a dose inicial. Esse modelo se distingue do modelo "3+3" pela rápida fase de dose-escalonamento inicial

e a possibilidade de escalonamento de dose intra e interpacientes.[14]

Na categoria dos estudos baseados em regras, um terceiro vale a pena ser citado: o modelo de escalonamento de doses guiado farmacologicamente, ou seja, por características farmacocinéticas e farmacodinâmicas do novo agente. O surgimento de novas opções terapêuticas, como a terapia alvomolecular e os imunoterápicos, trouxe a demanda por novos desfechos para os estudos clínicos de fase I já que, diferentemente dos quimioterápicos, a relação entre a dose do agente e a ocorrência de efeitos adversos não é linear e a presença de EA não necessariamente significa maior efeito antitumoral dessas novas terapias. Frente a isso, o modelo de escalonamento de dose guiado pelas propriedades farmacológicas do novo agente ganhou espaço para essas novas opções terapêuticas. O principal fator limitante deste modelo é a frequência com que se é necessário acessar a farmacocinética da droga, a variação interpacientes e a necessidade de biópsias tumorais durante o tratamento.[13,15]

Os estudos baseados em modelos utilizam estatísticas matemáticos a fim de prever uma curva de dose-toxicidade antes mesmo do recrutamento dos pacientes. Após o recrutamento dos pacientes, novas informações a respeito das toxicidades auxiliam na correção com maior refinamento dessa curva dose-toxicidade e na definição da DMT com maior eficiência. O primeiro modelo desta categoria a ser inventado foi o de reavaliação contínua (MRC).[16] Nele, os pacientes recrutados recebem a dose próxima à DMT estimada pela curva de dose-toxicidade calculada, com escalonamentos graduais de acordo com a tolerabilidade de cada paciente. Progressivamente, com o tratamento de sucessivos pacientes, a curva de dose-toxicidade é recalculada e atualizada utilizando-se os princípios bayesianos, a fim de se estabelecer a DMT. Outros modelos foram desenvolvidos para tentar aumentar a eficiência desse processo e evitar superestimar a DMT, um dos limitadores do MRC, entre eles estão o MRC modificado e o escalonamento com controle de superdosagem – este último utiliza curva dose-toxicidade para evitar a exposição de pacientes a doses altas e tóxicas do agente em estudo.[17]

## Tabela 49.1. Principais modelos de estudo fase I

| METODOLOGIA | CARACTERÍSTICAS | LIMITAÇÕES |
| --- | --- | --- |
| Convencional "3+3" | Escalonamento ocorre de acordo com taxa de toxicidade apresentada<br>Coortes de três pacientes para cada nível de dose | Potencialmente mais pacientes recebem dose subterapêutica<br>Maior chance de a DREF2 ser menor do que em outras metodologias |
| Titulação acelerada | Escalonamento de dose mais rápido<br>Coortes iniciais menores<br>Avaliação de toxicidade intra e interpacientes | Maior risco de toxicidade |
| Farmacologicamente guiado | Escalonamento de doses é guiado por níveis plasmáticos da droga | Logística complexa<br>Necessárias intervenções frequentes no paciente<br>Variabilidade farmacológica interpacientes |
| Modelo de reavaliação contínua | Modelo matemático prevê DMT e os pacientes iniciam tratamento com dose próxima à limitante | Maior risco de toxicidade<br>Curva de toxicidade deve ser atualizada frequentemente com novas informações colhidas |
| Escalonamento com controle de superdosagem | Curva de dose-toxicidade é estimada e guia o escalonamento de dose | A curva de toxicidade é continuamente recalculada com novos dados – necessita de maior suporte estatístico |

DREF2: dose recomendada para estudos de fase 2.

Fonte: Desenvolvida pela autoria.

Os modelos convencionais de escalonamento de dose utilizados no desenvolvimento de estudos de fase 1 são adequados para o estudo de agentes citotóxicos, apesar de suas limitações, como o longo período demandado e acurácia limitada para definição de DMT. No entanto, o desenvolvimento de novas drogas como tentativa de personalizar o tratamento de pacientes oncológicos a exemplo das terapias alvomoleculares (TAM) e os imunoterápicos vêm demandando novos modelos de estudos que não utilizem a toxicidade com um marcador para atividade biológica máxima e que levem em consideração o desenvolvimento de toxicidades tardias, já que em boa parte dos casos o tratamento se dá continuamente, sem intervalos preestabelecidos. Além disso, essas drogas apresentam potencial de atividade biológica em vários tipos de tumores, por exemplo, que apresentem determinado alvomolecular, no caso das TAM. Frente a isso, novos desenhos de estudos como guarda-chuva (*umbrela*) e cesta (*basket*) têm se tornado interessantes no cenário de estudos fase I (Figura 49.3).

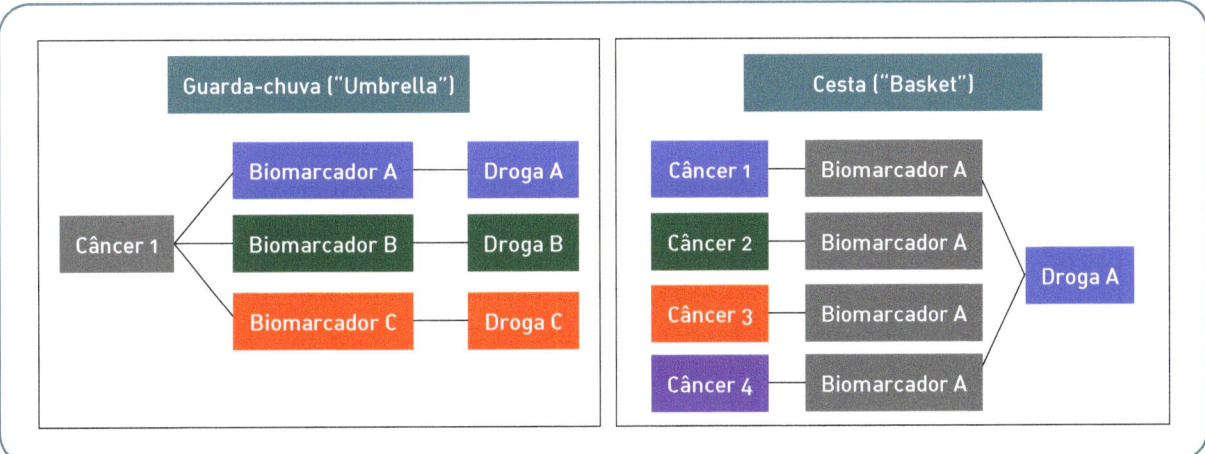

FIGURA 49.3 – Desenhos de estudos de fase I para avaliação de drogas segundo biomar.

Fonte: Desenvolvida pela autoria.

Historicamente, estudos fase têm pequeno número de pacientes e são desenhados para acessar segurança e tolerabilidade de um novo agente. No entanto, atualmente têm sido vistos estudos com desenhos adaptados para maior recrutamento de pacientes a fim de se expandirem as coortes com o objetivo de acessar desfechos pouco convencionais como avaliação preliminar de eficácia e, dessa forma, acelerar a aprovação de determinadas drogas ou mesmo evitar que drogas sem eficácia prossigam para estudos fase II e III.[8]

### Estudo Clínico Fase II

Uma vez estabelecidas a dose e a segurança do novo agente, o passo seguinte é determinar a eficácia deste numa população específica de pacientes (estudo de fase IIA) e identificar agentes promissores e suas doses ótimas para prosseguir com estudos de fase III (estudo de fase IIB). O principal objetivo dos estudos de fase II é analisar a atividade antitumoral do novo agente e selecioná-lo como agente isolado ou em combinações com outros agentes para subsequente estudo de fase III, além de continuar com as análises de toxicidade e de segurança que se iniciaram nos estudos anteriores.[18]

Esta etapa é determinante no desenvolvimento de uma nova droga já que é nela em que ocorre a maior taxa de falhas e descontinuação deste processo e, portanto, funciona como verdadeiro filtro para os estudos de fase III. Estima-se que mais de 30% das drogas que entram em estudo fase II falham e os principais motivos de falha nesta etapa são o não funcionamento da droga como previsto, o excesso de toxicidade apresentada e a comercialização não parece possível.[9,19]

Os estudos de fase II preveem recrutamento de um maior número de pacientes em comparação com os estudos de fase I, no entanto, esse número pode variar bastante a depender do desenho de estudo proposto. Eles são desenhados de acordo com a randomização em (1) não randomizados ou (2) randomizados. Os estudos não randomizados são pequenos e, muitas vezes, com braço único de pacientes. Os desfechos principais são classicamente comparados com controle histórico, ou seja, com dados já publicados de pacientes com a mesma patologia. Os autores definem um alvo objetivo que avaliará a eficácia mínima do novo agente – para agentes citotóxicos, é convencionalmente definido como efetividade pelo menos 20% maior do que os resultados históricos –, caso a droga alcance o desfecho pré-definido, ela prossegue para estudos de fase IIB ou III.

Vale ressaltar, no entanto, que a comparação com controle histórico apresentar sérias limitações já que, em geral, trata-se de populações com características e tratamentos diferentes e que se encontram em momentos distintos do tempo, o que pode dar origem a vieses que influenciam significativamente os resultados – por exemplo, estudos em décadas diferentes são influenciados pela evolução da medicina desta década como diagnósticos mais precoces em razão da melhora dos exames de imagem, melhores desfechos cirúrgicos decorrentes da evolução das técnicas cirúrgicas, melhor prognóstico em virtude da presença de outras linhas terapêuticas para tratamento da doença de base e melhor expectativa geral de vida resultante de melhor controle de outras comorbidades. Os estudos fase II de braço único, portanto, são limitados por maior quantidade de vieses que acabam por dificultar a interpretação dos resultados, pois estes nem sempre podem ser atribuídos diretamente ao medicamento em estudo.[20,21]

Os estudos de fase II randomizados contêm múltiplos braços que permitem a avaliação de vários regimes e doses de tratamento em um mesmo estudo, unindo o que seriam vários estudos de braço único em um só estudo de múltiplos braços e reduzindo o viés de seleção ao se recrutarem uniformemente os pacientes. Em geral, os pacientes são randomizados em diferentes braços de tratamento experimental sem braço-controle. Dessa forma, é possível analisar eficácia de cada braço separadamente e selecionar os mais promissores para estudo de fase III.

Os estudos de fase II randomizados e controlados apresentam um braço-controle de pacientes que recebem o tratamento-padrão disponível. A presença do braço-controle promove redução dos vieses de confusão e pode ser útil para analisar desfechos que sofrem muita influência do viés de seleção como o tempo para progressão e a sobrevida livre de progressão. Os estudos randomizados são mais trabalhosos e longos e requerem de três a quatro vezes mais pacientes. No entanto, trazem maior confiabilidade de que o efeito apresentado se deve ao tratamento experimental.[18]

Os principais desfechos dos estudos de fase II são taxa de resposta (TR), taxa de resposta objetiva

(TRO), sobrevida livre de progressão (SLP) e sobrevida global (SG). A TR e TRO costumavam ser os desfechos primários mais comumente escolhidos, a primeira é definida como o número de pacientes que apresentem resposta completa ou resposta parcial ao tratamento experimental e a TRO é definida como redução do tumor em pelo menos 30%.[22] No entanto, esses critérios não são adequados para a avaliação de drogas com efeitos citostáticos, como os biológicos, que trazem benefício clínico e prolongamento da sobrevida sem, no entanto, reduzir o tamanho das lesões-alvo propriamente ditas ou mesmo para avaliação de cânceres com lesões de difícil mensuração, como adenocarcinoma de próstata e glioblastoma multiforme.[19-21] Dessa forma, desfechos como SG e SLP são preferidos, principalmente para novos agentes como as terapias-alvo e os imunoterápicos.

O estudo de fase II convencional é aquele de braço único que testa a hipótese nula de ausência de eficácia *versus* a hipótese alternativa de que o tratamento apresenta eficácia suficiente para merecer investigação adicional. Com relação à metodologia estatística, os estudos fase II se baseiam em três parâmetros estatísticos: (1) $\alpha$, erro tipo I ou a probabilidade de um resultado falso-positivo; (2) $\beta$, erro tipo II ou probabilidade de resultado falso-negativo; (3) $\delta$, tamanho do efeito. O tamanho da amostra é calculado a fim de obtermos $\delta$ com significância estatística de $\alpha$ e poder de $(1-\beta)$ (Quadro 49.1). A maioria dos estudos de fase II é desenhada com ao menos 90% de poder, refletindo a importância de se controlar o erro tipo II. Nesta fase, controlar o erro tipo II pode ser mais importante do que controlar o erro tipo I, já que um resultado falso-negativo pode encerrar por completo o desenvolvimento de um determinado agente ao tempo que o resultado falso-positivo pode ser identificado em estudos fase II ou III posteriores. Frente ao número limitado de pacientes, os estudos de fase II, em geral, não têm poder estatístico para se fazer a comparação de eficácia dos braços de tratamento e, portanto, não devem substituir os estudos de fase III.[18,20]

A demanda por estudos de fase II aumentou consideravelmente na última década com o surgimento de muitos agentes promissores no cenário oncológico. O objetivo desses estudos é selecionar agentes potencialmente eficazes para os estudos de fase III, poupando tempo e recursos ao eliminarem drogas ineficazes. As principais limitações desse desenho é a dificuldade de determinar a eficácia de agentes citostáticos e de comparar os múltiplos braços entre si, quando a diferença entre eles é pequena. O desenvolvimento eficiente dos estudos de fase II é uma etapa fundamental no desenvolvimento de um novo agente terapêutico.

### Estudo Clínico Fase III

O principal objetivo do estudo fase III é determinar a eficácia de um novo agente ou regime de tratamento na prática clínica para posterior aprovação por órgãos regulatórios e, por fim, comercialização. São estudos randomizados, controlados e multicêntricos e, portanto, de maior complexidade, mais custosos (média de 53 milhões de dólares), longos e difíceis de projetar e executar.[23] Nesta etapa, entre 51% e 62% dos novos agentes falharão.[9,24]

O desenho dos estudos de fase III envolve, pelo menos, o braço experimental que contém o novo agente ou regime em estudo e o braço-controle que contém o tratamento-padrão aprovado para a patologia e/ou grupo de pacientes em estudo. Os estudos de fase III são tipicamente maiores do que os demais e requerem uma amostra que varia de 300 a poucos milhares de pacientes. O cálculo da amostra necessária a ser recrutada e os modelos estatísticos que serão empregados baseiam-se nos dados identificados previamente nos estudos de fase I e II e na escolha do desfecho primário do presente estudo.

## Quadro 49.1. Tipos de resultados e erros de análises estatísticas

| TIPO DE ERRO | | $H_0$ É VERDADEIRA | $H_0$ É FALSA |
|---|---|---|---|
| DECISÃO SOBRE A HIPÓTESE NULA ($H_0$) | $H_0$ não rejeitada | Decisão certa (corretamente negativo) | Erro tipo II (falso negativo; probabilidade = $\beta$) |
| | $H_0$ rejeitada | Erro tipo I (falso positivo; probabilidade = $\alpha$) | Decisão certa (corretamente positivo) |

Fonte: Desenvolvida pela autoria.

Nesta etapa, procura-se reduzir ao máximo a quantidade de vieses a fim de se obterem as maiores confiabilidade, acurácia e validade possíveis dos resultados que, por sua vez, devem ter poder estatístico suficiente para rejeitar ou confirmar a hipótese nula. Para isso, algumas técnicas são empregadas como a randomização e o mascaramento ou o cegamento do estudo. A randomização de pacientes garante grupos equilibrados em relação às variáveis conhecidas e desconhecidas de confusão e prognóstico e evita o viés de seleção. Uma comum variação da randomização simples é a randomização por estratificação que procura assegurar melhor balanceamento dos grupos ao randomizar pacientes de acordo com fatores que podem influenciar fortemente o resultado (p. ex., *performance status* e idade). O mascaramento ou cegamento do estudo pode ser aplicado aos participantes (estudo cego), pesquisadores e avaliadores do estudo (duplo-cego) com objetivo de evitar o viés de informação. Este é definido por uma alteração de conduta ou manejo da equipe médica ou do paciente, em geral de forma inconsciente e não intencional, de acordo com o grupo em que o paciente se encontra alocado, e pode interferir nos resultados.

A escolha do desfecho primários nos estudos de fase III é tema de intenso debate. O desfecho de SG continua sendo o padrão-ouro para todas as agências regulatórias uma vez que traduz diretamente o benefício clínico trazido pelo tratamento experimental, "sem interferência ou subjetividade do investigador". No entanto, requer um número de pacientes maior para a obtenção de significância estatística e maior duração até que os resultados fiquem maduros e envolve custos mais altos quando comparado a outros desfechos. Uma limitação importante deste desfecho é que ele pode sofrer influência de tratamentos subsequentes após descontinuação da terapia experimental, principalmente naquelas patologias em que existem múltiplas linhas subsequentes e SG mais longa, como pacientes com carcinoma de mama receptor hormonal positivo e adenocarcinoma colorretal.[23,25,26] Para essas patologias, a agência regulatória americana Food and Drug Administration (FDA) aceita desfechos substitutos como a SLP. Esta tem a vantagem de obter resultados mais rapidamente e permitir o *crossover* (após progressão, paciente do braço-controle pode ser recrutado para o braço experimental), o que incentiva o recrutamento (Quadro 49.2).

A análise mais aceita para os estudos de fase III é aquela por intenção de tratar (ITT). Ela inclui todos os pacientes que foram randomizados, independentemente do que ocorrer após a randomização (descontinuação do tratamento, *crossover* etc.) e reflete melhor a efetividade do tratamento, ou seja, sua eficácia na prática clínica real. Por exemplo, um novo

## Quadro 49.2. Prós e contras de desfechos em oncologia

| DESFECHOS | PRÓS | CONTRAS |
|---|---|---|
| Resposta tumoral | Fácil de mensurar<br>Rápido<br>Traduz atividade biológica<br>Revisado por comitê central<br>Não influenciado por tratamentos subsequentes | Inadequado para drogas citotóxicas<br>Inadequado para doença não mensurável<br>Insensível doença estável<br>Sujeito a viés se não houver revisão central |
| Sobrevida livre de progressão | Rápido<br>Reflete controle da doença<br>Não influenciado por tratamentos subsequentes<br>Provável impacto na sobrevida relacionado à qualidade de vida | Análise sujeita a vieses<br>Análise pode ser subjetiva |
| Sobrevida global | Padrão-ouro<br>Traduz diretamente a eficácia de uma droga<br>Objetivo | Requer amostra maior<br>Requer mais tempo para obter o resultado<br>*Follow-up* maior<br>Mais oneroso<br>Afetado por tratamentos subsequentes |

Fonte: Desenvolvido pela autoria.

agente potencialmente eficaz que apresente toxicidade limitante será prontamente reconhecido na análise por ITT como pouco efetivo na prática cínica já que a maioria dos pacientes descontinuaria o tratamento. Análises de resultado alternativas à análise por ITT, particularmente a análise por protocolo, podem ser consideradas; no entanto, elas devem ser cautelosas e considerar outros fatores, como o número de descontinuação e a interrupção de tratamento.[27,28]

Os estudos de fase III podem ser bastante longos e custosos. Sendo assim, quando se obtêm dados fortes o suficiente para afirmar que a droga experimental é muito superior ou inferior do que o tratamento-padrão disponível, ou mesmo que o estudo é fútil (inconclusivo), existe uma responsabilidade ética de interromper o estudo precocemente. Para obtermos dados clínicos antes do final programado para determinado estudo, uma ou mais análises interinas podem ser programadas durante o andamento do mesmo. A análise interina deve ter critérios bem definidos já no desenho do estudo e, em geral, é interpretada por um comitê de monitoramento independente do estudo para que se evitem vieses, cujo principal objetivo é avaliação de segurança. Em geral, a análise interina não tem poder para detectar pequenas diferenças nos desfechos de eficácia, apenas diferenças muito significativas são detectadas e podem tornar-se motivo para o encerramento precoce de um estudo clínico.[23,27,29,30]

Atualmente, os estudos de fase III são considerados padrão-ouro para determinar a eficácia e a segurança de um novo tratamento na prática clínica e, com raras exceções, fundamentais para aprovação deste por agências regulatórias.

### Estudo Clínico Fase IV

Estudos de fase IV ocorrem após a comercialização da droga e têm o objetivo de fornecer mais informações a respeito da eficácia e toxicidades (farmacovigilância) no contexto de prática clínica diária, principalmente em relação às toxicidades tardias e raras que são de detecção mais difícil em estudo fase III pelo relativo pequeno número da amostra. Além disso, podem avaliar interações com outras medicações e analisar eficácia em subpopulações ainda não testadas (p. ex., mulheres grávidas, idosos) com o fim de expandir as indicações terapêuticas do novo medicamento.[31,32]

Nesta etapa, não é necessária a randomização e envolve uma enorme quantidade de pacientes, profis-

sionais de saúde e instituições. A maioria dos estudos de fase IV era patrocinada e realizada pela indústria farmacêutica; no entanto, esse fato pode trazer vieses significativos, considerando o interesse comercial das indústrias nesse contexto. Aproximadamente 20% dos medicamentos recebem avisos de novos eventos adversos e, em média, 4% são retirados do mercado por questões de segurança.[32] A notificação de efeito adverso pode ser feita diretamente pelo médico prescritor ou pelo paciente que sofreu o evento. Um clássico exemplo de notificação de evento adverso após comercialização é a talidomida, na década de 1960. Após descrições de vários casos de teratogenia em todo o mundo, a medicação foi retirada de circulação demonstrando a importância da farmovigilância após a comercialização de determinada droga.

### Quadro 49.3. Estudos clínicos

| FASES DO ESTUDO CLÍNICO | OBJETIVOS |
| --- | --- |
| I | Primeira fase em humanos Análise das propriedades farmacológicas Determinação da dose toxicidade-limitante |
| II | Investigação inicial de atividade antitumoral e segurança da droga |
| III | Determinação da eficácia e da efetividade de uma droga ou regime experimental |
| IV | Vigilância pós-comercialização (eficácia, toxicidades tardias ou raras) e avaliação de novas indicações |

Fonte: Desenvolvido pela autoria.

### Aprovação de Drogas

Agências regulatórias ao redor do mundo desenvolveram diferentes processos para aprovação de drogas, porém todas se pautam na evidência coletiva da eficácia de uma determinada medicação. Em geral, resultados robustos de sobrevida global são favoráveis para aprovação, embora desfechos substitutos como sobrevida livre de progressão possam ser considerados em alguns casos, em especial em programas de aprovação acelerada. Além da análise das fases pré-clínicas, metodologia de desenvolvimento da medicação e evidências de eficácia e segurança dos estudos clínicos, fases de monitoramento pós-comercialização (farmacovigilância) são previstas.

Além disso, recentes esforços de agências regulatórias valorizam o desenvolvimento de drogas com base em racional biológico, com aprovação de drogas agnósticas (dirigidas por biomarcadores e não somente pelo sítio tumoral) [33] e modelos com dados de vida real, aproximando o benefício de um determinado tratamento para a população em geral e considerando variáveis farmacoeconômicas.[34]

## REFERÊNCIAS

1. Rang HP, Hill RG. Drug discovery and development: technology in transition. 2 ed. Edinburgh: Churchill Livingstone/Elsevier; 2013.

2. Food and drug administration (FDA) site. Disponível em: https://www.fda.gov/patients/drug-development-process/step-1-discovery-and-development. Acessado em: 2 abr 2020.

3. Van Norman G. Drugs, devices and the FDA: part 1. An overview of approval processes for drugs. J Am Coll Cardiol Basic Transl Sci 2016;1:170-9.

4. DiMasi JA, Grabowski HG, Hansen RW. Innovation in the pharmaceutical industry: new estimates of R&D costs. Journal of health economics, 2016;47:20-33.

5. Pammoli F, Magazzini L, Riccaboni M. The productivity crisis in pharmaceutical R&D. Nat Rev Drug Discov, 2011;10(6):429-38.

6. NCI. Nacional Cancer Institute, division of cancer treatment and diagnosis. Disponível em: https://dtp.cancer.gov/discovery_development/nci-60/default.htm. Acessado em: 2 abr 2020.

7. Moulton FR. Approaches to tumor chemotherapy. Washington (DC): American Association for the Advancement of Science; 1947.

8. Mansinho A, Boni V, Miguel M, Calvo E. New designs in early clinical drug development. Ann Oncol. 2019;30(9):1460-5.

9. Thomas DW, Burns J, Audette J, et al. Clinical development success rates 2006-2015. Biotechnology Innovation Organization, Washington DC. June: 2016. Disponível em: https://www.bio.org/sites/default/files/legacy/bioorg/docs/Clinical%20Development%20Success%20Rates%202006-2015%20-%20BIO,%20Biomedtracker,%20Amplion%202016.pdf. Acessado em: 3 maio 2020.

10. Ivy SP, Siu LL, Garrett-Mayer E, Rubinstein L. Approaches to phase 1 clinical trial design focused on safety, efficiency, and selected patient populations: a report from the clinical trial design task force of the National Cancer Institute Investigational Drug Steering Committee. Clin Cancer Res. 2010;16(6):1726-36.

11. Cabrera JR, Taylor JW, Molinaro AM. Phase I cancer clinical trials. Neurooncol Pract. 2017;4(1):67-72.

12. Eisenhauer EA, O'Dwyer PJ, Christian M, Humphrey JS. Phase I clinical trial design in cancer drug development. J Clin Oncol, 2000;18:684-92.

13. Hansen AR, Graham DM, Pond GR, Siu LL. Phase 1 trial design: is 3 + 3 the best?. Cancer Control. 2014;21(3):200-8.

14. Simon R, Freidlin B, Rubinstein L, et al. Accelerated titration designs for phase I clinical trials in oncology. J Natl Cancer Inst 1997;89:1138-47.

15. Collins JM, Zaharko DS, Dedrick RL, et al. Potential roles for preclinical pharmacology in phase I clinical trials. Cancer Treat Rep. 1986;70(1):73-80.

16. O'Quigley J, Pepe M, Fisher L. Continual reassessment method: a practical design for phase 1 clinical trials in cancer. Biometrics. 1990;46(1):33-48.

17. Babb J, Rogatko A, Zacks S. Cancer phase I clinical trials: efficient dose escalation with overdose control. Stat Med. 1998;17(10):1103-20.

18. Gray R, Manola J, Saxman S, et al. Phase II clinical trial design: methods in translational research from the Genitourinary Committee at the Eastern Cooperative Oncology Group. Clin Cancer Res. 2006;12(7-1):1966-9.

19. Lee JJ, Feng L. Randomized phase II designs in cancer clinical trials: current status and future directions. J Clin Oncol. 2005;23(19):4450-7.

20. Mandrekar SJ, Sargent DJ. Randomized phase II trials: time for a new era in clinical trial design. J Thorac Oncol. 2010;5(7):932-4.

21. Rubinstein L, Crowley J, Ivy P, et al. Randomized phase II designs. Clin Cancer Res. 2009;15(6):1883-90.

22. Eisenhauer EA, Therasse P, Bogaerts J, et al. New response evaluation criteria in solid tumours: revised RECIST guideline (version 1.1). Eur J Cancer. 2009;45(2):228-47.

23. Buyse M. Phase III design: principles. Chin Clin Oncol. 2016;5(1):10.

24. Gan HK, You B, Pond GR, Chen EX. Assumptions of expected benefits in randomized phase III trials evaluating systemic treatments for cancer. J Natl Cancer Inst. 2012;104(8):590-8.

25. Driscoll JJ, Rixe O. Overall survival: still the gold standard: why overall survival remains the definitive end point in cancer clinical trials. Cancer J. 2009;15(5):401-5.

26. Pazdur R. Endpoints for assessing drug activity in clinical trials. Oncologist. 2008;(2):19-21.

27. American Society of Clinical Oncology, Inc. ASCO-SEP, 6 ed. Alexandria; 2018.

28. Choi SC. Interim analyses and early termination of clinical trials. J Biopharm Stat. 1997;7(4):533-43.

29. Goldman B, LeBlanc M, Crowley J. Interim futility analysis with intermediate endpoints. Clin Trials. 2008;5(1):14-22.

30. Lachin JM. Futility interim monitoring with control of type I and II error probabilities using the interim Z-value or confidence limit. Clin Trials. 2009;6(6):565-73.

31. Anvisa. Disponível em: http://portal.anvisa.gov.br/farmacovigilancia. Acessado em: 2 abr. 2020.

32. Umscheid CA, Margolis DJ, Grossman CE. Key concepts of clinical trials: a narrative review. Postgrad Med. 2011;123(5):194-204.

33. Goldberg KB, Blumenthal GM, McKee AE, Pazdur R. The FDA Oncology Center of Excellence and Precision Medicine. Exp Biol Med. 2018;243(3):308-12.

34. Chan K, Nam S, Evans B, Deoliveira C, Chambers A, Gavura S, et al. Developing a framework to incorporate real--world evidence in cancer drug funding decisions: the Canadian Real-world evidence for value of cancer drugs (CanREValue) collaboration. BMJ Open. 2020;10(1).

# Ensaios Clínicos em Oncologia

Everardo Delforge Saad

## DESTAQUES

- Profissionais de saúde que participam do tratamento de pacientes com câncer devem fundamentar sua prática em conhecimento científico atualizado e relevante.
- Para que uma nova intervenção seja incorporada na prática clínica, sua eficácia e segurança devem ser avaliadas adequadamente por meio de estudos pré-clínicos e clínicos.
- A pesquisa clínica envolve basicamente dois tipos de estudos: os estudos observacionais e os estudos experimentais, sendo estes últimos os ensaios clínicos propriamente ditos.
- Cada uma das fases da pesquisa clínica (0 a IV) apresenta um objetivo e um papel específico no desenvolvimento de novos tratamentos; porém, atualmente existe tendência para uma demarcação menos clara entre as fases, e novos desenhos vêm sendo implementados para acompanhar o progresso resultante da oncologia de precisão e da imunoterapia.

## INTRODUÇÃO

O oncologista clínico e os outros profissionais de saúde que participam do tratamento de pacientes com câncer devem fundamentar sua prática em conhecimento científico atualizado e relevante. Para aquisição desses conhecimentos, é essencial compreender o objetivo e a metodologia dos ensaios clínicos, fonte básica de informação científica na atualidade. Da mesma forma, é essencial conhecer os fundamentos de bioestatística que permitem interpretar os resultados desses ensaios clínicos. O presente capítulo tem por objetivo apresentar os aspectos essenciais dos desenhos de estudos mais importantes utilizados na oncologia contemporânea. Ao leitor interessado em maior aprofundamento, são recomendados livros dedicados exclusivamente aos ensaios clínicos, alguns deles tratando especificamente da Oncologia.[1-8] Neste capítulo, a ênfase é dada aos aspectos metodológicos da pesquisa, sendo os aspectos éticos e regulatórios discutidos em outras fontes.

## VISÃO GERAL DA PESQUISA EM ONCOLOGIA

### Princípios gerais e definições

Para que uma nova intervenção seja incorporada na prática clínica, sua eficácia e segurança devem ser avaliadas adequadamente por meio de estudos pré-clínicos e clínicos. Os estudos pré-clínicos, realizados em laboratórios, envolvem modelos experimentais *in vitro, in vivo* ou *in silico* (em computadores). Os estudos clínicos são aqueles que envolvem seres humanos, sejam eles indivíduos saudáveis ou pacientes. Um estudo clínico pode ser definido como qualquer estudo feito em seres humanos com o objetivo de verificar os efeitos clínicos, farmacológicos ou deletérios de intervenções na área da saúde[9]. De maneira abrangente e prática, pode-se considerar que a pesquisa clínica envolve basicamente dois tipos de estudos – os observacionais e os experimentais –, sendo estes últimos os ensaios clínicos propriamente ditos (Figura 50.1).[10]

A diferença fundamental entre os estudos observacionais e os experimentais é que, no primeiro caso, os investigadores apenas observam o que ocorre com os sujeitos de pesquisa, que são submetidos a intervenções definidas – no passado ou no presente – por seu médico como parte da rotina terapêutica. Nos ensaios clínicos, a intervenção recebida pelos indivíduos é determinada *a priori* pelos investigadores.

Evidentemente, num estudo randomizado, isso não quer dizer que o investigador escolhe qual paciente recebe determinada intervenção, mas apenas que as intervenções em estudo são escolhidas, *a priori*, conforme o protocolo. Os estudos observacionais são muito frequentes na literatura médica e são muito importantes na oncologia, especialmente para o estudo da relação entre determinados fatores de risco e a ocorrência de desfechos de interesse, na avaliação de eventos raros e em situações em que a realização de um estudo clínico seria impraticável, seja por motivos éticos, seja por motivos econômicos. Contudo, os estudos experimentais fornecem maior nível de evidência, sendo eles o foco deste capítulo.

## Fases da pesquisa clínica

A pesquisa clínica em oncologia passa por fases, que são apresentadas de maneira resumida na Tabela 50.1. Essas fases têm objetivos distintos e complementares, fornecendo informações essenciais sobre a segurança, a toxicidade, o efeito farmacológico e a eficácia dos medicamentos usados em Oncologia. No Quadro 50.1, o termo *endpoint* é usado porque é difícil traduzi-lo para o português. Em nosso idioma, os termos "desfecho", "parâmetro" e "objetivo" têm seus correspondentes em

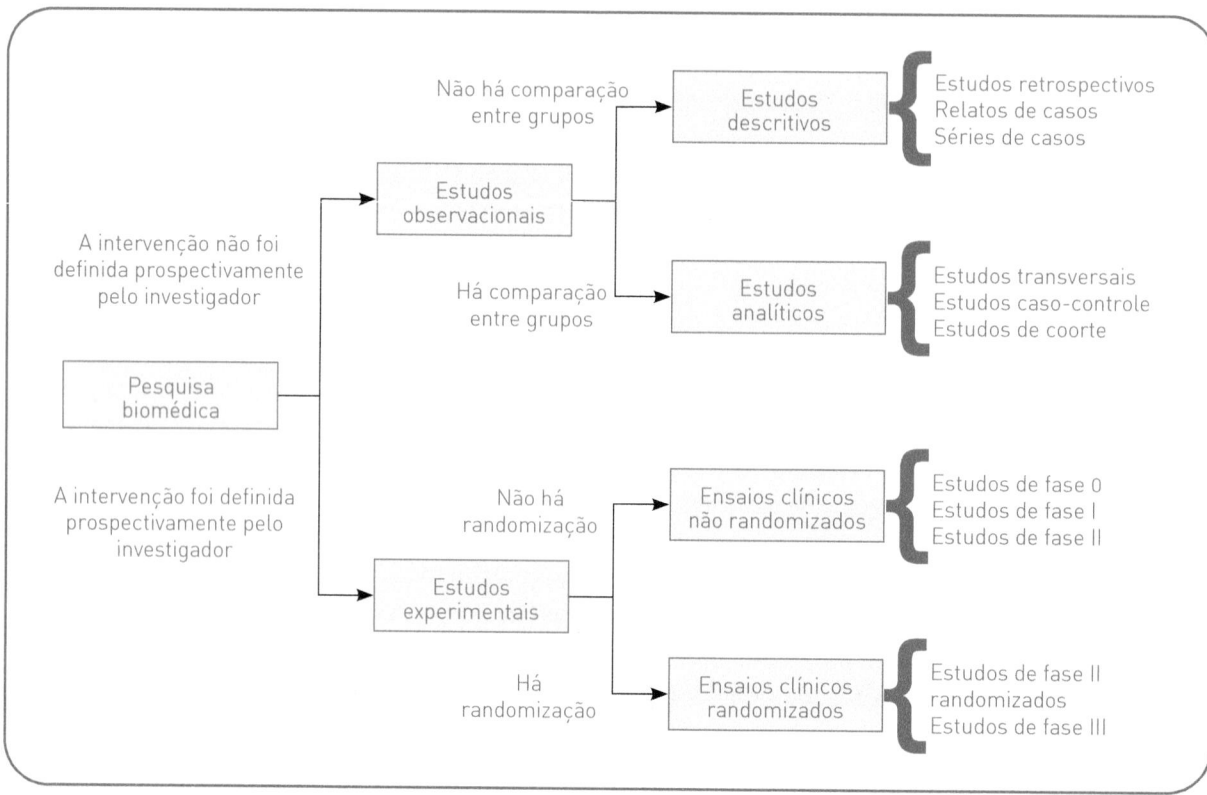

**FIGURA 50.1 –** Desenhos de estudos sob a óptica clinicoepidemiológica.
Fonte: Desenvolvida pela autoria.

inglês (*outcome*, *parameter* e *objective*), mas nenhum deles denota o que se convencionou usar, em pesquisa clínica, como o parâmetro específico que avalia o efeito das intervenções (*endpoint*). Na prática, pode-se definir *endpoint* como uma variável de desfecho que indica o efeito (benéfico ou maléfico) do tratamento.

Deve-se notar que a fase IV da pesquisa, denominada "vigilância pós-comercialização", é feita habitualmente fora do âmbito da pesquisa clínica, sendo de responsabilidade dos serviços de farmacovigilância dos fabricantes e de redes de pesquisa e agências governamentais dedicadas à avaliação dos efeitos dos medicamentos após sua aprovação por órgãos regulatórios. Ainda, em alguns casos, utiliza-se o termo "fase IV" para designar estudos sobre determinados medicamentos em indicações já aprovadas; tecnicamente falando, muitos desses estudos seriam de fase II ou de fase III, neste último caso fossem randomizados e tivessem por objetivo comparar os grupos. Portanto, a fase IV não apresenta características metodológicas únicas e não será discutida em profundidade.

## ESTUDOS DE FASE 0

Esta fase foi proposta inicialmente por pesquisadores do National Cancer Institute (NCI) dos Estados Unidos, com o intuito de avaliar doses subterapêuticas em número reduzido de pacientes com câncer, com a finalidade principal de estudar a farmacodinâmica desses medicamentos.[11] Apesar dos grandes avanços, a era das drogas de alvo molecular também foi marcada por diversos exemplos de fracasso, na fase III, de medicamentos aparentemente promissores.[12-18] Acredita-se que parte desse fracasso resulte do conhecimento insuficiente a respeito da farmacodinâmica dos medicamentos, motivo pelo qual se espera que os estudos de fase 0 possam contribuir para o aumento da taxa de sucesso na fase III.

Como exemplo, o primeiro estudo de fase 0 publicado em Oncologia avaliou o inibidor de poli-ADP-ribosepolimerase (PARP) ABT-888 em 13 pacientes com neoplasias avançadas.[19] Esses pacientes receberam uma única dose oral de 10 mg, 25 mg ou 50 mg do medicamento, para determinar o intervalo de tempo durante o qual há inibição da atividade de PARP em células mononucleares e nas amostras de tumor obtidas antes e após a administração de ABT-888; além disso, foi avaliada a farmacocinética do medicamento. Apesar do entusiasmo inicial, parece ter havido pouco interesse nesse tipo de estudo pela comunidade oncológica. Deve-se notar que diversas barreiras éticas foram apontadas em relação aos estudos de fase 0, que não oferecem perspectivas de benefício direto para os pacientes incluídos.[20,21]

| Características | Fases da pesquisa | | | | |
| | Fase 0 | Fase I | Fase II | Fase III | Fase IV |
|---|---|---|---|---|---|
| Participantes | Pacientes com tumor avançado sem tratamento padrão e expressando o alvo de interesse | Pacientes com qualquer câncer avançado sem tratamento padrão (às vezes, voluntários sadios) | Pacientes com mesmo tipo de câncer | Pacientes com mesmo tipo de câncer | Pacientes na prática clínica |
| N habitual por estudo | 10 a 15 | 15 a 30 | 20 a 80 | 100 a 1 mil | Milhares |
| Endpoints | Farmacodinâmica | Dose máxima tolerada, dose recomendada para a fase II, farmacocinética | Resposta objetiva, sobrevida livre de progressão, toxicidade | Sobrevida global, sobrevida livre de progressão ou de doença, toxicidade | Efetividade e segurança |
| Palavras-chave | Atingimento do alvo | Tolerabilidade | Atividade e toxicidade | Eficácia comparativa | Efeito na "vida real" |

**Quadro 50.1. Fases da pesquisa clínica em oncologia**

Fonte: Desenvolvido pela autoria.

## ESTUDOS DE FASE I

### Princípios gerais

Tradicionalmente, os estudos de fase I são o momento em que um novo medicamento ou uma nova combinação são utilizados pela primeira vez em seres humanos. Os estudos de fase I são desenhados para avaliação da tolerabilidade, da farmacocinética e, em alguns casos, da farmacodinâmica das drogas ou combinações em questão. Em outras palavras, os estudos de fase I permitem determinar as doses do novo medicamento ou combinação que podem ser administradas com segurança a seres humanos. Além disso, ao final da fase I, espera-se conhecer a dose recomendada para início dos estudos de fase II.

Em geral, os estudos de fase I em Oncologia incluem pacientes com neoplasias avançadas para os quais não há uma opção terapêutica estabelecida. Fora do âmbito da oncologia, os estudos de fase I são comumente realizados em voluntários sadios. Porém, a Oncologia representa uma exceção, uma vez que os quimioterápicos clássicos e provavelmente os imunoterápicos apresentam toxicidade inaceitável em pessoas saudáveis, incluindo o próprio risco de surgimento de neoplasias. No caso das drogas de alvo molecular, habitualmente menos tóxicas que os quimioterápicos, alguns dos estudos de fase I incluíram voluntários sadios.[22-24]

Nos estudos de fase I, avalia-se um número relativamente pequeno de indivíduos. Historicamente, esses pacientes tinham diferentes tipos de neoplasias, mas estudos mais recentes com drogas de alvo molecular e imunoterápicos vêm sendo dedicados a apenas um ou a poucos tumores, em geral selecionados com base em características moleculares. Essa mudança de perfil dos pacientes é apenas uma entre as várias mudanças que vêm sendo observadas nos estudos de fase I realizados na última década.[65,66] A dose do medicamento usada no início desses estudos é aquela determinada como segura, com base nos resultados de toxicidade observados na fase pré-clínica. Essa determinação é feita com base na observação de parâmetros farmacológicos e toxicológicos em diversas espécies animais e segue regras propostas por agências regulatórias. Os pacientes são incluídos no estudo em coortes sucessivas, com níveis de dose progressivamente maiores do medicamento ou combinação em questão. Cada novo nível constitui um incremento em relação à dose do nível anterior, e o escalonamento de dose geralmente não ocorre no mesmo paciente, mas em diferentes "coortes". Os principais *endpoints* dos estudos de fase I são a dose máxima tolerada (DMT), a dose recomendada para a fase II e a farmacocinética.

Existem preocupações éticas com os estudos de fase I, já que a taxa de resposta histórica nesses estudos é da ordem de apenas 5% a 10%; todavia, a taxa de mortalidade associada à medicação em estudo varia em torno de 0,5%, tornando pouco favorável a relação de risco e benefício nesses estudos.[25,26] Assim, grande parte dos pacientes incluída nos estudos de fase I não terá benefício direto pela participação no estudo, muito embora essa participação deva ser vista como fundamental para o avanço do conhecimento e para pacientes no futuro. Além disso, avaliações recentes sugerem que a chance de benefício em estudos de fase I seja consideravelmente maior no caso de estudos contemporâneos, sobretudo quando há seleção de pacientes com base em características moleculares.[66] Em casos raros, estudos de fase I podem até resultar na aprovação acelerada de medicamentos, uma vez que as práticas crescentes de emendas a protocolos em andamento e de uso de coortes de expansão permitem a realização de estudos de fase I com centenas de pacientes.[67] Infelizmente, ainda não existem alternativas aos estudos de fase I, e análises críticas sugerem que esses estudos devam continuar a ser feitos, desde que sigam padrões éticos e científicos contemporâneos.[27]

### Desenho convencional

Com base na premissa de que a eficácia dos quimioterápicos clássicos se correlaciona diretamente com sua dose, o objetivo principal dos estudos de fase I é determinar a DMT, comumente definida como a dose do medicamento que não causa toxicidade limitante de dose (TLD) em um terço ou mais dos pacientes. A TLD é definida como o conjunto de efeitos colaterais que ocorrem em níveis pré-especificados como inaceitáveis. Essa especificação segue uma das escalas de toxicidade disponíveis, mais comumente aquela conhecida como Common Terminology Criteria for Adverse Events (CTCAE), do NCI norte-americano.[28] Em geral, considera-se TLD qualquer toxicidade hematológica de grau 4 ou mais e qualquer toxicidade não hematológica de grau 3 ou mais. Contudo, existem exceções no caso de efeitos adversos para os quais o grau 2 pode ser inaceitável ou para efeitos cuja classificação máxima é o grau 3.

O desenho convencional para os estudos de fase I também é conhecido como 3+3 ou "Fibonacci modificado", sendo este último um termo inapropriado, porém consagrado.[29] A dose inicial do medicamento ou combinação experimental é aquela considerada segura com base nos resultados de toxicidade observados na espécie animal que foi mais sensível nos estudos pré-clínicos. Em geral, emprega-se como nível de dose inicial um terço a um décimo da chamada LD10, a dose letal para 10% da espécie animal mais sensível. A seguir, os pacientes recebem doses progressivamente maiores e pré-definidas do novo medicamento ou combinação.

Esses pacientes são incluídos em coortes pequenas, dentro das quais uma mesma dose é testada por um período de tempo, comumente um ciclo de tratamento. De acordo com a ocorrência de toxicidade, o estudo prossegue, com os pacientes de coortes sucessivas recebendo doses maiores. O escalonamento de dose geralmente não ocorre nos pacientes já inclusos, mas em diferentes pacientes que serão incluídos em coortes sucessivas. Um exemplo de escalonamento de dose é visto na Figura 50.2, na qual coortes sucessivas de três pacientes são ilustradas.

## Desenhos alternativos

Existem diversos desenhos alternativos que podem ser usados na fase I. Entre eles, os mais comuns incorporam parâmetros farmacocinéticos na escolha dos níveis de dose; seguindo essa lógica, o método mais conhecido é o de reavaliação continuada (CRM, do inglês *continual reassessment method*), em alguns casos com ligeiras modificações.[30] Da mesma forma, estudos de fase I incorporando conceitos de estatística bayesiana prometem reduzir o número final de pacientes e acelerar a fase I de desenvolvimento clínico. Por fim, estudos de fase I randomizados vêm sendo feitos, para que se possam testar, ao mesmo tempo, diferentes regimes e níveis de dose em maior número de pacientes, já que algumas das drogas de alvo molecular apresentam menor toxicidade potencial do que os quimioterápicos clássicos.[31,32]

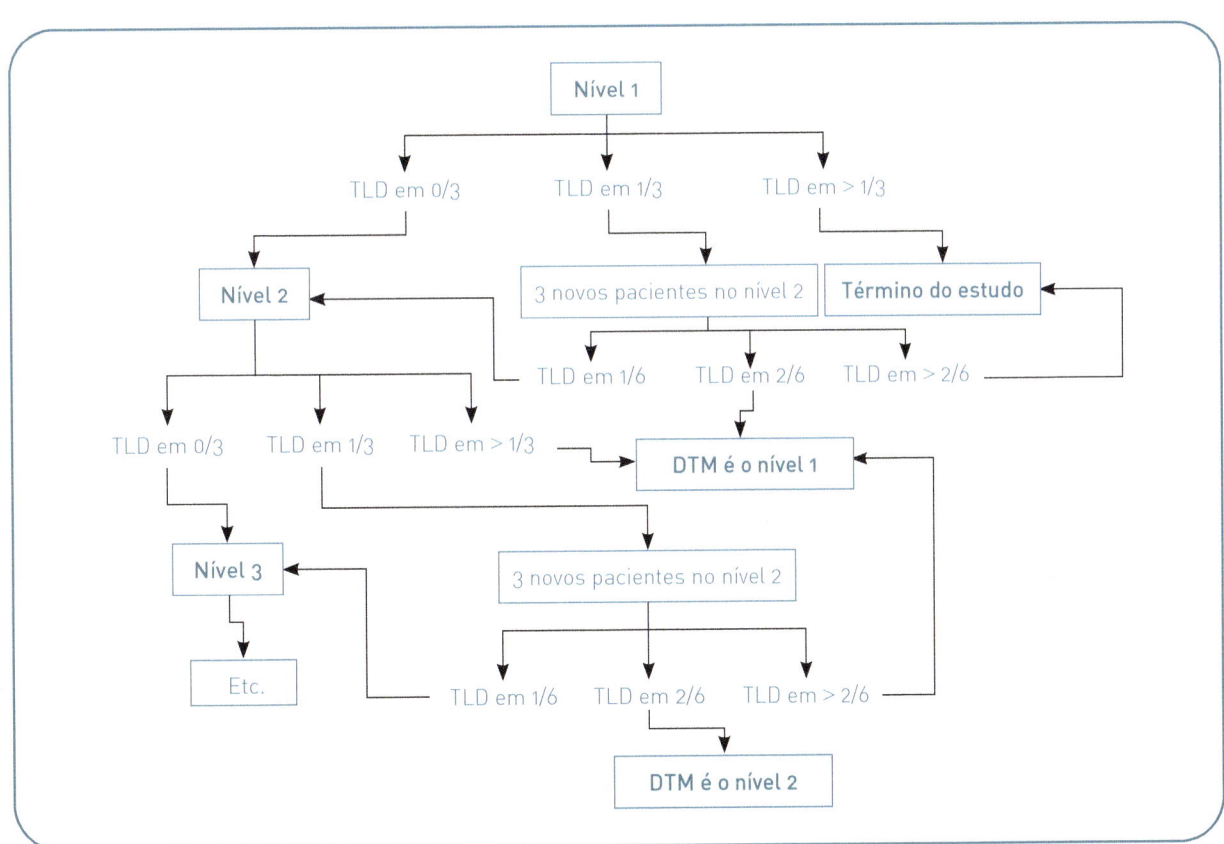

**FIGURA 50.2 –** Fluxograma de um estudo de fase I típico.
DMT: dose máxima tolerada; TLD: toxicidade limitante de dose.
Fonte: Desenvolvida pela autoria.

Na era das drogas de alvo molecular, foi observado que a relação entre a dose dos medicamentos e seus efeitos biológicos não seguia o mesmo padrão de comportamento conhecido para os agentes citotóxicos clássicos.[33] Em outras palavras, a DMT não foi atingida em diversos dos estudos de fase I que envolveram esses medicamentos.[34-36] Por um lado, isso não significa que as drogas de alvo molecular não tenham apresentado toxicidade na fase I, já que a ocorrência de eventos adversos foi o principal motivo para interrupção do escalonamento de dose nesses estudos.[37] Por outro lado, a constatação de que a DMT não é atingida em muitos dos estudos de fase I com drogas de alvo molecular vem ocasionando a exclusão desse *endpoint* em alguns dos estudos recentes,[38-40] que vêm concentrando seus esforços na avaliação farmacodinâmica e no perfil de tolerabilidade dos medicamentos, como forma de estimar a melhor dose para início da fase II. Essa prática, condenada por alguns,[41] é defendida por outros.[42] Ainda não há consenso em relação ao melhor desenho para os estudos de fase I sobre drogas de alvo molecular.

### Avaliação farmacocinética e farmacodinâmica

Além da determinação da DMT, na fase I também são feitos os estudos de farmacocinética em humanos.[43] Em alguns casos, também são realizados estudos de farmacodinâmica,[44] que têm por objetivo verificar se o medicamento promove o efeito biológico desejado em tecidos-alvo.

### *Avaliação de atividade*

Apesar de não ser esse um dos objetivos primordiais dos estudos de fase I, também é possível que se tenha uma ideia da atividade do novo medicamento, cujo efeito na fase I pode ajudar a identificar doenças nas quais ele poderia ser testado na fase II. Além disso, vem sendo frequente a utilização de coortes de expansão, que consistem na inclusão de um número maior de pacientes com características clínicas ou moleculares definidas, ainda no âmbito de um estudo de fase I, logo após a determinação da DMT.[68] A inclusão de um maior número de pacientes pode ser feita com base em premissas estatísticas, até mesmo garantindo ao estudo poder estatístico semelhante àquele obtido em estudos de fase II sem randomização. Havendo interesse, é até mesmo desejável que haja randomi-zação durante as coortes de expansão, uma vez que existem argumentos éticos e científicos para que a randomização ocorra o mais precocemente possível no desenvolvimento de um medicamento nesta era de oncologia de precisão.[69]

## ESTUDOS DE FASE II SEM RANDOMIZAÇÃO

### Princípios gerais

Os estudos de fase II procuram avaliar a atividade e a toxicidade de novos medicamentos ou novas combinações que foram considerados toleráveis na fase I.[45] Em um estudo de fase II convencional, os pacientes inclusos têm o mesmo tipo de doença, e a escolha dessa doença depende de arrazoado biológico, das evidências pré-clínicas e de eventuais respostas ou sugestão de atividade na fase I. Ao final da fase II, espera-se conhecer o suficiente a respeito da atividade do medicamento ou combinação, a ponto de se poder tomar a decisão a respeito de avaliar esse novo tratamento de maneira comparativa, na fase III.

Em geral, os estudos de fase II em Oncologia incluem pacientes com neoplasias avançadas. Em alguns casos, já não existem opções terapêuticas estabelecidas para esses pacientes. Em outros, os estudos são feitos em "janelas de oportunidade", situações em que a ausência de atividade em um determinado paciente ainda poderá ser seguida por tratamento comprovadamente eficaz. É preciso cautela na escolha de janelas de oportunidade, já que estudos desse tipo devem apresentar sólida base científica e ética, porque os pacientes receberão o tratamento experimental antes de outro tratamento, cuja eficácia já foi demonstrada.

Nos estudos de fase II, o número de indivíduos avaliados depende do nível de atividade esperada e do grau de confiança que se procura ter a respeito dessa atividade. Em outras palavras, estudos que procuram por grande atividade antineoplásica com amplos intervalos de confiança para a estimativa dessa atividade podem ser relativamente pequenos, com 14 a 20 pacientes.[46,47] No outro polo desse espectro, estão os estudos que procuram estimar com grande precisão (pequeno intervalo de confiança) uma atividade não muito superior à de um controle histórico; esses estudos podem incluir dezenas ou até uma centena de pacientes.[48]

A dose inicial dos medicamentos usada nos estudos de fase II é a mesma para todos os pacientes, em geral com base na experiência na fase I. O protocolo dos estudos de fase II comumente prevê ajustes de dose "intrapaciente", conforme a ocorrência de toxicidade. Esta última é comumente avaliada pela escala CTCAE,[28] enquanto a resposta é comumente avaliada pelos critérios RECIST (Response Evaluation Criteria in Solid Tumors)[49] ou, mais recentemente, no caso dos imunoterápicos, por um dos critérios criados para avaliação desses agentes.

### Desenho convencional

Os estudos de fase II mais comuns incluem os pacientes de maneira sequencial, por meio de recrutamento unicêntrico ou multicêntrico. Em geral, usa-se como *endpoint* a taxa de resposta ou uma variável de tempo, como a sobrevida livre de progressão (SLP). Em alguns casos, são usadas também a taxa de SLP em determinado ponto no tempo e a toxicidade. Em geral, esses estudos são conduzidos em apenas um estágio, ou seja, não é feita uma análise que objetiva interromper o estudo por falta de eficácia ou excesso

de toxicidade. Todavia, existem desenhos em dois ou mais estágios, nos quais se procura avaliar o efeito do tratamento e decidir se o estudo segue ou não até seu término com o número total de pacientes inicialmente programado.[50]

### O caso especial das drogas de alvo molecular

Pode-se dizer que os estudos de fase II com drogas de alvo molecular representam um desafio metodológico para a fase II, já que o *endpoint* mais comum nessa fase – a taxa de resposta objetiva – pode não ser útil como indicador da eficácia terapêutica para algumas das drogas dessa classe.[33] Assim, muitos dos estudos de fase II com drogas de alvo molecular utilizam a SLP ou suas variantes como *endpoints* primários. Além disso, drogas de alvo molecular para as quais existem biomarcadores com potencial ou comprovado papel preditivo deram origem, mais recentemente, a uma série de novos desenhos para a fase II[70] (Figura 50.3).

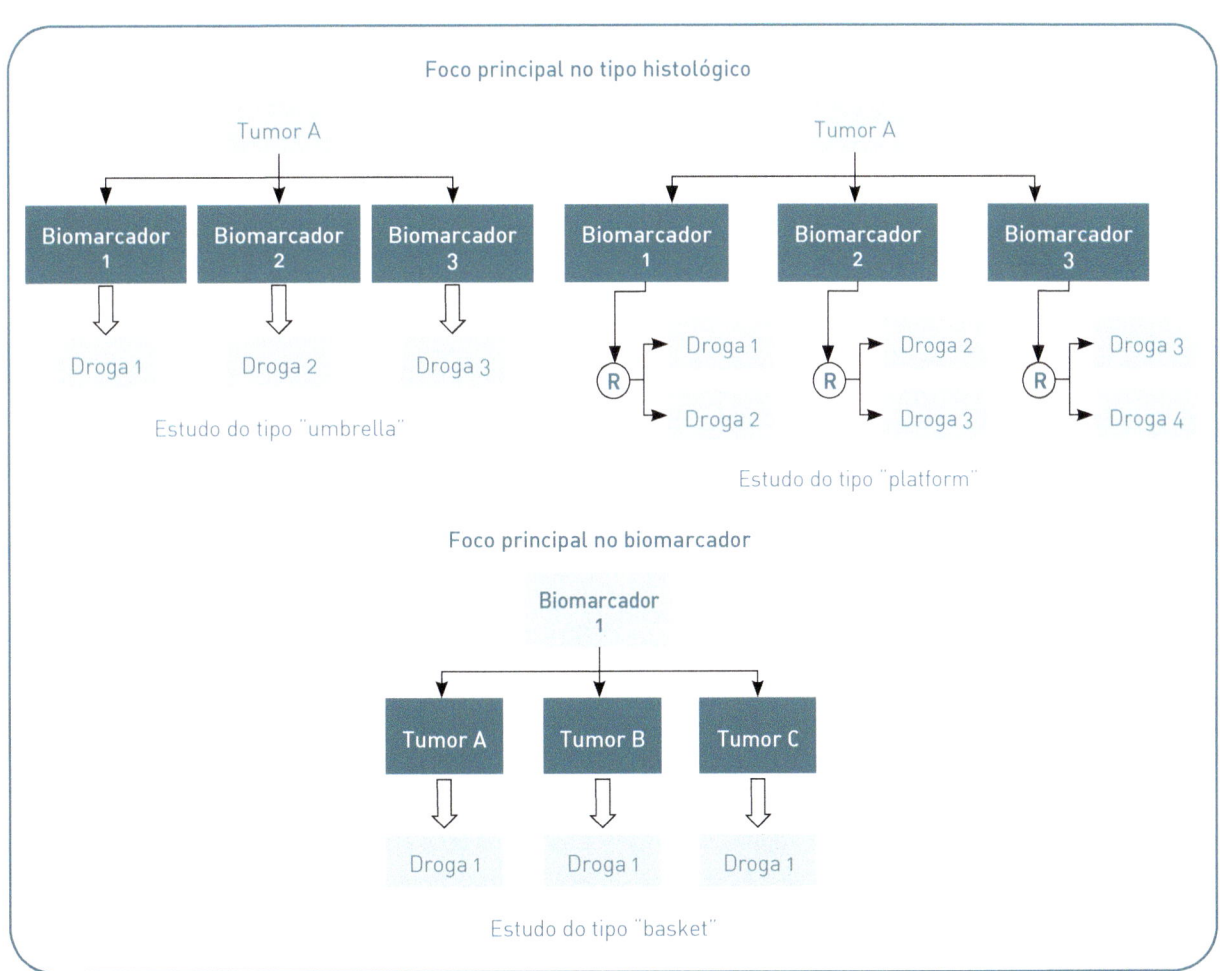

**FIGURA 50.3 –** Desenhos mais típicos em estudos de fase II em Oncologia de precisão.
Fonte: Desenvolvida pela autoria.

De maneira geral, esses estudos podem ser denominados *master protocols*, que podem ter foco no tipo histológico de tumor (*umbrella trials*, quando se assume que o par droga-biomarcador é conhecido, ou *platform trials*, quando essa premissa não existe, caso em que a randomização deve ser usada sempre que possível) ou no biomarcador (*basket trials*).

## ESTUDOS RANDOMIZADOS

### Aspectos gerais

Na hierarquia da medicina baseada em evidências, os estudos randomizados fornecem evidência científica de alto nível, especialmente quando os estudos são grandes e capazes de estimar com precisão (pequenos intervalos de confiança) as diferenças entre grupos no que diz respeito aos *endpoints* de interesse. Porém, nem todo estudo randomizado tem essa característica. Conforme mencionado, existem estudos de fase I randomizados;[31,32] obviamente, esses estudos não fornecem evidência de alto nível a respeito da eficácia terapêutica da intervenção em teste. Da mesma forma, níveis de evidência não tão altos são fornecidos pelos estudos de fase II randomizados, habitualmente com poder estatístico insuficiente para conclusões definitivas, conforme discutido a seguir.

Os estudos randomizados apresentam dois ou mais grupos, para os quais os pacientes serão designados de maneira aleatória. Pode-se dizer que a essência dos estudos randomizados está no desconhecimento prévio, tanto por parte do pesquisador como por parte do paciente, a respeito do grupo para o qual será designado o próximo paciente a ser incluído.[51] O objetivo da randomização é eliminar o viés de seleção, que poderia ser introduzido de maneira involuntária, caso o pesquisador pudesse escolher que pacientes seriam designados para quais grupos. Para que um estudo seja realmente considerado randomizado, o método usado para designar os pacientes para os grupos de estudo deve ser realmente aleatório, como seria uma moeda não viciada. Na prática, o método da moeda não é o mais recomendado simplesmente porque existem outros métodos adequados e passíveis de documentação e auditoria. O método mais usado é a randomização baseada numa lista de números aleatórios, que pode ser obtida por programas de computador.

A randomização simples não é recomendada porque pode causar desequilíbrio de fatores prognósticos entre os grupos.[52] As técnicas mais comumente usadas para contornar esse problema são a estratificação e o uso de blocos. A estratificação consiste em gerar listas separadas de randomização para cada um dos estratos, que são definidos por fatores prognósticos ou preditivos de resposta ao tratamento. Em estudos multicêntricos, o centro deve ser um fator de estratificação, já que a experiência dos médicos e do serviço é um fator prognóstico em muitas doenças. A randomização em blocos consiste em designar os pacientes para os grupos de tratamento em blocos, e não individualmente. Maiores detalhes a respeito desse processo podem ser obtidos em fontes para consulta.[1,67,52]

## ESTUDOS DE FASE II RANDOMIZADOS

### Princípios gerais

Com o número crescente de novos medicamentos e possíveis combinações, surge a necessidade de selecionar quais entre eles apresentam maior probabilidade de sucesso na fase III. Uma alternativa à condução de diversos estudos de fase II, cuja comparação indireta é sempre problemática, é o estudo de fase II randomizado, que vêm ficando cada vez mais frequentes em oncologia.[53] Nesses estudos, os pacientes são aleatoriamente designados para dois ou mais grupos de tratamento, não sendo obrigatória a existência de um grupo-controle.[54] Com isso, dois ou mais tratamentos são avaliados de maneira simultânea, com o benefício do equilíbrio e da comparabilidade entre os grupos em virtude da randomização. Isso não significa, necessariamente, que esses tratamentos serão comparados de maneira direta e formal, conforme será discutido a seguir.

### Aspectos estatísticos

Em sua concepção original, o estudo de fase II randomizado tinha por objetivo apenas selecionar, entre dois ou mais tratamentos sendo pesquisados, aquele que deve ser levado à fase III.[54] Em outras palavras, a comparação formal entre os grupos de um estudo de fase II randomizado não estava entre seus objetivos iniciais. Porém, uma avaliação mostrou que a inferência estatística, seja pela realização de testes de hipótese, seja pelo cálculo de intervalos de confiança para o *endpoint* primário, foi feita na maioria dos estudos de fase II randomizados contemporâneos.[55] Da mesma forma, essa revisão da literatura revelou que metade desses estudos apresenta um grupo-controle, funcionando como um pequeno estudo de fase III. De uma forma ou de outra, é importante que se tenha em mente que os estudos de fase II randomizados apresentam desempenho estatístico limitado, em função de seu menor tamanho amostral, em comparação com os estudos de fase III. Muitos deles, inclusive, são desenhados com erro do tipo alfa unicaudado de 10%, o que implica alta taxa de falso-positivos. A rigor, um estudo de fase II "positivo" deve ser seguido por um estudo de fase III confirmatório; muito embora os estudos de fase III tendam a confirmar resultados promissores de estudos de fase II randomizados, casos notórios como os do iniparibe e do olaratumabe servem de exemplos de que a confirmação nem sempre acontece.[71,72]

## ESTUDOS DE FASE III

### Desenho convencional

Para efeito da discussão seguinte, será considerado convencional o desenho de superioridade, ou seja, aquele com o qual se procura avaliar se uma nova intervenção é significativamente melhor que uma intervenção padrão. Mais comumente, um novo tratamento é adicionado ou comparado diretamente com a estratégia considerada padrão naquele momento. De acordo com a eficácia comparativa entre o novo tratamento e o padrão existente, pode haver interesse na aprovação do medicamento ou combinação para sua comercialização ou, então, em sua aprovação para uma nova indicação. Essas aprovações seriam a consequência desejada dos estudos chamados "pivotais", que representam um dos polos do espectro que vai dos estudos explanatórios aos estudos pragmáticos. Os estudos explanatórios, exemplificados pelos estudos pivotais conduzidos pela indústria farmacêutica, têm grande validade interna por apresentarem características de desenho e análise que garantem o maior controle possível das variáveis de interesse. Os estudos pragmáticos, que incluem os estudos tipicamente conduzidos por grupos cooperativos (comparando a eficácia de regimes terapêuticos já aprovados) e os estudos de efetividade comparativa (mais representativos da vida real) são estudos de maior validade externa, ou seja, seus resultados são mais generalizáveis para a prática clínica. Para doenças em que não há tratamento-padrão estabelecido, o novo tratamento pode ser comparado com placebo ou tratamento de suporte em estudos pivotais, algo menos frequente em Oncologia, ao menos em 1ª linha. Contudo, é frequente o uso de placebo como forma de se garantir o cegamento dos pacientes e dos investigadores.[13-17]

Os estudos de fase III incluem pacientes com ou sem evidência de doença, conforme o âmbito terapêutico (paliativo, adjuvante ou neoadjuvante). Com frequência, o recrutamento para estudos de fase III é feito de maneira multicêntrica. Muitos desses estudos são conduzidos em mais de um estágio, com uma ou mais análises interinas para avaliação de segurança e eficácia por comitês independentes, denominados *data and safety monitoring boards*. Essas análises requerem o cumprimento de premissas estatísticas complexas e podem resultar na recomendação da interrupção do estudo por evidência suficiente de diferença entre grupos, futilidade em sua continuação ou excesso de toxicidade.[56] Em vários casos, porém, usam-se desenhos de apenas um estágio.

Os *endpoints* mais usados nos estudos de fase III em Oncologia são a sobrevida global (SG) e a sobrevida livre de doença, nos estudos de tratamento adjuvante, e a SLP, a SG e a taxa de resposta objetiva, nos estudos em doença avançada. O Quadro 50.2 mostra a definição desses *endpoints*, ou seja, os eventos que os definem e os motivos para censura dos pacientes na análise de Kaplan-Meier, apresentada em maiores detalhes nos demais capítulos. Nos estudos de tratamento neoadjuvante, esses mesmos parâmetros são comumente acompanhados da taxa de resposta patológica completa. A importância dos *endpoints* depende muito da doença em questão, já que a existência de tratamentos eficazes em linhas subsequentes àquela investigada no estudo prejudica a avaliação de SG.[57] Em câncer de mama e câncer colorretal, por exemplo, a SLP já é o *endpoint* mais usado, sendo a SG raramente escolhida como *endpoint* primário.[57,58] Atualmente, é pouco provável que os estudos encontrem diferenças significativas em SG, ao menos nas doenças para as quais existe tratamento eficaz em linhas subsequentes, como é o caso do câncer de mama.[59]

### Quadro 50.2. *Endpoints* mais usados em oncologia

| ENDPOINT | EVENTO(S) DE INTERESSE | MOTIVOS PARA CENSURA |
|---|---|---|
| Sobrevida global | Morte por qualquer causa | Término do seguimento (com paciente ainda vivo) ou perda de seguimento |
| Sobrevida câncer-específica | Morte apenas pelo tumor em questão | Término do seguimento (com paciente ainda vivo), morte por outras causas ou perda de seguimento |
| Sobrevida livre de progressão | Progressão da doença ou morte por qualquer causa | Término do seguimento (com paciente ainda vivo e sem progressão da doença) ou perda de seguimento |
| Tempo até a progressão | Progressão da doença | Término do seguimento (com paciente ainda vivo e sem progressão da doença), morte sem documentação de progressão ou perda de seguimento |
| Sobrevida livre de doença | Recidiva da doença ou morte por qualquer causa | Término do seguimento (com paciente ainda vivo e sem recidiva da doença) ou perda de seguimento |
| Tempo até a falha do tratamento | Progressão, toxicidade inaceitável, morte ou retirada de consentimento | Término do seguimento (com paciente ainda vivo e sem os eventos de interesse) ou perda de seguimento |

Fonte: Desenvolvido pela autoria.

Independentemente dos *endpoints* escolhidos para um determinado estudo, as análises comparativas devem ser feitas com baixa taxa de resultados falso-positivos e com poder estatístico adequado. Em outras palavras, o estudo deve ser desenhado com base em erros dos tipos alfa e beta escolhidos de maneira a garantir resultados confiáveis, com número de pacientes não só suficientemente grande mas também viável, do ponto de vista prático. Com frequência, os estudos de superioridade empregam erros do tipo alfa bicaudados de 5%, sendo necessários ajustes desse valor no caso de comparações envolvendo mais que dois grupos ou quando há análises interinas de eficácia. O erro do tipo beta, por sua vez, em geral, varia entre 10% e 20%, garantindo aos estudos poder estatístico de 80% a 90%.

Idealmente, os estudos de fase III devem ser avaliados conforme o princípio *intention-to-treat* (ITT), segundo o qual os pacientes são analisados conforme o braço terapêutico para o qual foram randomizados, e não conforme o tratamento que receberam de fato. As análises denominadas ITT são importantes porque garantem a semelhança entre os grupos obtida pela randomização, evitando que desvios de protocolo ou a falta de aderência a um dos tratamentos introduza viés favorável a um dos grupos.

## DESENHOS ALTERNATIVOS

### Estudos de equivalência e não inferioridade

Em alguns casos, não se acredita que um novo tratamento será necessariamente superior, em termos de eficácia, a um tratamento disponível antes, mas sim que esse novo tratamento trará alguma vantagem em relação ao antigo, seja pela conveniência de aplicação, seja por outro motivo. Nesses casos, geralmente, o que se espera é que o novo tratamento seja, no mínimo, tão eficaz quanto o antigo, premissa que caracteriza os estudos de não inferioridade.[60] Nesse desenho de estudo, é feito cálculo de tamanho amostral com erro alfa unicaudado, e o teste de hipótese ao final do estudo procura avaliar se o intervalo de confiança para a diferença entre os dois tratamentos comparados tem limite superior menor do que um valor previamente estabelecido como o limite de não inferioridade. Em outras palavras, desde que as diferenças entre dois grupos não ultrapassem certo limite, consideram-se semelhantes esses dois grupos.

O desenho de equivalência segue os mesmos princípios; porém, nesse caso, existe preocupação também com a diferença em outro sentido, ou seja, procura-se verificar se o novo tratamento também não é significativamente superior ao antigo. Ou seja, em um estudo de equivalência a pergunta estatística é bicaudada, e não unicaudada, como no estudo de não inferioridade. De maneira geral, os verdadeiros estudos de equivalência se restringem a avaliações de bioequivalência em parâmetros farmacocinéticos.

### Estudos fatoriais

Os estudos fatoriais foram concebidos como forma de se incluir menor número de pacientes ao mesmo tempo que se avaliam duas ou mais perguntas científicas como objetivos primários.[61] O estudo fatorial clássico tem o desenho 2 × 2, no qual duas intervenções são avaliadas. Inicialmente, os pacientes são randomizados para receber ou não uma das intervenções ou controle, que pode ser observação ou placebo (p. ex., A versus controle). Na segunda randomização, os pacientes desses dois grupos são designados para receber ou não uma segunda intervenção (p. ex., B versus controle). Dessa maneira, serão formados quatro grupos de tratamento (A, B, AB e controle). A premissa estatística básica para o desenho fatorial é que não haja interação entre A e B, ou seja, seu efeito combinado é aditivo, não podendo ser sinérgico ou antagônico. Essa premissa é frequentemente difícil de ser comprovada, sendo essa comprovação substituída por raciocínio fisiopatológico ou evidência pré-clínica ou clínica anterior.

No estudo fatorial exemplificado anteriormente, a comparação não é feita entre os quatro grupos, mas sim em duas etapas, cada uma delas em relação a um dos fatores (A e B). Assim, os grupos são combinados, dois a dois, para que se verifique o efeito de cada fator separadamente. Ou seja, para avaliação do efeito de A, os grupos A e AB são comparados aos grupos B e controle, sendo cada um desses pares combinados nessas análises. Da mesma forma, para avaliação do efeito de B, os grupos B e AB são comparados aos grupos A e controle. O estudo ESPAC-1 é um exemplo clássico de desenho fatorial, no qual foram avaliados os efeitos da quimioterapia e da radioterapia no tratamento adjuvante de pacientes com câncer de pâncreas localizado.[62] Como ilustra esse exemplo, o estudo fatorial só é válido, do ponto de vista ético, se há dúvidas a respeito do papel dos dois fatores. Caso contrário, não seria adequado que fosse formado um grupo de pacientes que recebem apenas controle.

### Estudos de fase II/III

Os estudos de fase II/III são estudos randomizados cujo desenho faz parte da família de desenhos adaptativos.[63] Do ponto de vista mecânico, o estudo de fase II/III é um estudo de fase II randomizado no qual, após análise de resultados, opta-se por continuar a inclusão de pacientes nos dois braços, até que se conte com número suficiente de indivíduos para conclusões com nível de evidência e poder estatístico característicos de um estudo de fase III. Do ponto de vista estatístico, porém, esses são estudos complexos, já que a análise feita ao final da fase II funciona como análise interina, sendo necessário ajuste do valor P para que se possa tomar a decisão de proceder ou não com a fase III. Além disso, o desenho de fase II/III pode ser feito com base em estatística bayesiana.[64] A grande vantagem teórica desse desenho é a economia de recursos, uma vez que o número final de pacientes poderá ser o de um estudo de fase III, com a possibilidade de interrupção na fase II caso haja questões de eficácia ou segurança. Na situação mais comum, em que um estudo de fase II é seguido por um de fase III, essa vantagem está ausente, porque o número total de pacientes será teoricamente maior, já que esse número será a soma dos pacientes inclusos na fase II e aqueles inclusos na fase III. Além disso, a economia de tempo atualmente é vista como algo muito relevante, diante da competividade do mercado farmacêutico em Oncologia; quando se planeja um estudo de fase II/III, um dos objetivos é o ganho de tempo pela implementação de um único estudo em vez de dois.

### REFERÊNCIAS

1. Pocock SJ. Clinical trials: a practical approach. Chichester: John Wiley; 1983.
2. Meinert CL. Clinical trials: design, conduct, and analysis. New York: Oxford University Press; 1986.
3. Friedman LM, Furberg CD, DeMets DL. Fundaments of clinical trials. 3. ed. New York: Springer-Verlag; 1998.
4. Piantadosi S. Clinical trials: a methodological perspective. New York: John Wiley & Sons; 1997.
5. Buyse ME, Staquet MJ, Sylvester RJ. Cancer clinical trials: methods and practice. New York: Oxford University Press; 1984.
6. Green S, Benedetti J, Crowley J. Clinical trials in oncology. 2. ed. London: Chapman & Hall; 2003.

7. Girling D, Parmar M, Stenning S, et al. Clinical trials in cancer. Oxford: Oxford University Press; 2003.

8. Eisenhauer EA, Twelves C, Buyse M. Phase I cancer clinical trials: a practical guide. New York: Oxford University Press; 2006.

9. International Conference on Harmonisation of Technical Requirements for Registration of Pharmaceuticals for Human Use [Internet]. ICH Harmonised Tripartite Guideline for Good Clinical Practice E6(R1). Disponível em: http://www.ich.org/LOB/media/MEDIA482.pdf. Acessado em: 4 fev 2010.

10. Grimes DA, Schulz KF. An overview of clinical research: the lay of the land. Lancet: 2002;359:57-61.

11. Kummar S, Kinders R, Rubinstein L, et al. Compressing drug development timelines in oncology using phase '0' trials. Nat Rev Cancer. 2007;7:131-9.

12. Bramhall SR, Rosemurgy A, Brown PD, et al. Marimastat as first-line therapy for patients with unresectable pancreatic cancer: a randomized trial. J Clin Oncol. 2001;19:3447-55.

13. Bramhall SR, Schulz J, Nemunaitis J, et al. A double--blind placebo-controlled, randomised study comparing gemcitabine and marimastat with gemcitabine and placebo as first line therapy in patients with advanced pancreatic cancer. Br J Cancer. 2002;87:161-7.

14. Giaccone G, Herbst RS, Manegold C, et al. Gefitinib in combination with gemcitabine and cisplatin in advanced non-small-cell lung cancer: a phase III trial □ INTACT 1. J Clin Oncol. 2004;22:777-84.

15. Herbst RS, Giaccone G, Schiller JH, et al. Gefitinib in combination with paclitaxel and carboplatin in advanced non-small-cell lung cancer: a phase III trial--INTACT 2. J Clin Oncol. 2004;22:785-94.

16. Herbst RS, Prager D, Hermann R, et al. TRIBUTE: a phase III trial of erlotinib hydrochloride (OSI-774) combined with carboplatin and paclitaxel chemotherapy in advanced non-small-cell lung cancer. J Clin Oncol. 2005;23:5892-9.

17. Gatzemeier U, Pluzanska A, Szczesna A, et al. Phase III study of erlotinib in combination with cisplatin and gemcitabine in advanced non-small-cell lung cancer: the Tarceva Lung Cancer Investigation Trial. J Clin Oncol. 2007;25:1545-52.

18. Tol J, Koopman M, Cats A, et al. Chemotherapy, bevacizumab, and cetuximab in metastatic colorectal cancer. N Engl J Med. 2009;360:563-72.

19. Kummar S, Kinders R, Gutierrez ME, et al. Phase 0 clinical trial of the poly (ADP-ribose) polymerase inhibitor ABT-888 in patients with advanced malignancies. J Clin Oncol. 2009;27:2705-11.

20. Abdoler E, Taylor H, Wendler D. The ethics of phase 0 oncology trials. Clin Cancer Res. 2008;14:3692-7.

21. Arai RJ, Hoff PM, de Castro G Jr., et al. Ethical responsibility of phase 0 trials. Clin Cancer Res. 2009;15:1121-2.

22. Cantarini MV, McFarquhar T, Smith RP, et al. Relative bioavailability and safety profile of gefitinib administered as a tablet or as a dispersion preparation via drink or nasogastric tube: results of a randomized, open-label, three-period crossover study in healthy volunteers. Clin Ther. 2004;26:1630-6.

23. Lathia C, Lettieri J, Cihon F, et al. Lack of effect of ketoconazole-mediated CYP3A inhibition on sorafenib clinical pharmacokinetics. Cancer Chemother Pharmacol. 2006;57:685-92.

24. Bence AK, Anderson EB, Doukas MA, et al. Phase I pharmacokinetic studies evaluating single and multiple doses of oral GW572016, a dual EGFR-ErbB2 inhibitor, in healthy subjects. Invest New Drugs. 2005;23:39-49.

25. Estey E, Hoth D, Simon R, et al. Therapeutic response in phase I trials of antineoplastic agents. Cancer Treat Rep. 1986;70:1105-15.

26. Horstmann E, McCabe MS, Grochow L, et al. Risks and benefits of phase 1 oncology trials, 1991 through 2002. N Engl J Med. 2005;352:895-904.

27. Agrawal M, Emanuel EJ. Ethics of phase 1 oncology studies: reexamining the arguments and data. JAMA. 2003;290:1075-82.

28. US Department of Health and Human Services. National Institutes of Health. National Cancer Institute [Internet]. Cancer Therapy Evaluation Program. CTCAE Files. Disponível em: http://evs.nci.nih.gov/ftp1/CTCAE/About.html. Acessado em: 26 jun. 2019.

29. Omura GA. Phase 1 dose-finding trials and fibonacci. Clin Cancer Res. 2006;12:321.

30. Royce ME, Hoff PM, Dumas P, et al. Phase I and pharmacokinetic study of exatecan mesylate (DX-8951f): a novel camptothecin analog. J Clin Oncol. 2001;19:1493-500.

31. Burris HA 3rd, Hurwitz HI, Dees EC, et al. Phase I safety, pharmacokinetics, and clinical activity study of lapatinib (GW572016), a reversible dual inhibitor of epidermal growth factor receptor tyrosine kinases, in heavily pretreated patients with metastatic carcinomas. J Clin Oncol. 2005;23:5305-13.

32. Crump M, Hedley D, Kamel-Reid S, et al. A randomized phase I clinical and biologic study of two schedules of sorafenib in patients with myelodysplastic syndrome or acute myeloid leukemia: a NCIC (National Cancer Institute of Canada) Clinical Trials Group Study. Leuk Lymphoma. 2010;51:252-60.

33. Eisenhauer EA. Phase I and II trials of novel anti-cancer agents: endpoints, efficacy and existentialism. The Michel Clavel Lecture, held at the 10th NCI-EORTC Conference on New Drugs in Cancer Therapy, Amsterdam, 16-19 June 1998. Ann Oncol. 1998;9:1047-52.

34. Maloney DG, Grillo-López AJ, Bodkin DJ, et al. IDEC-C2B8: results of a phase I multiple-dose trial in patients with relapsed non-Hodgkin's lymphoma. J Clin Oncol. 1997;15:3266-74.

35. Wojtowicz-Praga S, Torri J, Johnson M, et al. Phase I trial of Marimastat, a novel matrix metalloproteinase inhibitor, administered orally to patients with advanced lung cancer. J Clin Oncol. 1998;16:2150-6.

36. Druker BJ, Talpaz M, Resta DJ, et al. Efficacy and safety of a specific inhibitor of the BCR-ABL tyrosine kinase in chronic myeloid leukemia. N Engl J Med. 2001;344:1031-7.

37. Parulekar WR, Eisenhauer EA. Phase I trial design for solid tumor studies of targeted, non-cytotoxic agents: theory and practice. J Natl Cancer Inst. 2004;96:990-7.

38. Tanaka C, O'Reilly T, Kovarik JM, et al. Identifying optimal biologic doses of everolimus (RAD001) in cancer patients based on the modeling of preclinical and clinical pharmacokinetic and pharmacodynamic data. J Clin Oncol. 2008;26:1596-602.

39. O'Donnell A, Faivre S, Burris III HA, et al. A phase I pharmacokinetic and pharmacodynamic study of the oral mTOR inhibitor everolimus (RAD001) in patients with advanced solid tumors. J Clin Oncol. 2008;26:1588-95.

40. Tabernero J, Rojo F, Calvo E, et al. Dose-and schedule-dependent inhibition of the mTOR pathway with everolimus: a phase I tumor pharmacodynamic study in patients with solid tumors. J Clin Oncol. 2008;26:1603-10.

41. Sleijfer S, Wiemer E. Dose selection in phase I studies: why we should always go for the top. J Clin Oncol. 2008;26:1576-8.

42. Haines IE. Dose selection in phase I studies: why we should always go for the most effective. J Clin Oncol. 2008;26:3650-2.

43. Hoff PM, Saad ED, Ajani JA, et al. Phase I study with pharmacokinetics of S-1 on an oral daily schedule for 28 days in patients with solid tumors. Clin Cancer Res. 2003;9:134-42.

44. Albanell J, Rojo F, Averbuch S, et al. Pharmacodynamic studies of the epidermal growth factor receptor inhibitor ZD1839 in skin from cancer patients: histopathologic and molecular consequences of receptor inhibition. J Clin Oncol. 2002;20:110-24.

45. Wittes RE, Marsoni S, Simon R, et al. The phase II trial. Cancer Treat Rep. 1985;69:1235-9.

46. Gehan EA. The determination of the number of patients required in a preliminary and follow-up trial of a new chemotherapeutic agent. J Chronic Dis. 1961;13:346-53.

47. Simon R. How large should a phase II trial of a new drug be? Cancer Treat Rep. 1987;71:1079-85.

48. Burstein HJ, Storniolo AM, Franco S, et al. A phase II study of lapatinib monotherapy in chemotherapy-refractory HER2-positive and HER2-negative advanced or metastatic breast cancer. Ann Oncol. 2008;19:1068-74.

49. Therasse P, Arbuck SG, Eisenhauer EA, et al. New guidelines to evaluate the response to treatment in solid tumors. European Organization for Research and Treatment of Cancer, National Cancer Institute of the United States, National Cancer Institute of Canada. J Natl Cancer Inst. 2000;92:205-16.

50. Simon R. Optimal two-stage designs for phase II clinical trials. Control Clin Trials. 1989;10:1-10.

51. Altman DG, Schulz KF. Statistics notes: concealing treatment allocation in randomised trials. BMJ. 2001;323:446-7.

52. Schulz KF, Grimes DA. Generation of allocation sequences in randomised trials: chance, not choice. Lancet. 2002;359:515-9.

53. Lee JJ, Feng L. Randomized phase II designs in cancer clinical trials: current status and future directions. J Clin Oncol. 2005;23:4450-7.

54. Simon R, Wittes RE, Ellenberg SS. Randomized phase II clinical trials. Cancer Treat Rep. 1985;69:1375-81.

55. Saad ED, Sasse EC, Borghesi G, et al. Formal statistical testing and inference in randomized phase II trials in medical oncology. Am J Clin Oncol. 2013;36(2):143-5.

56. Goss PE, Ingle JN, Martino S, et al. A randomized trial of letrozole in postmenopausal women after five years of tamoxifen therapy for early-stage breast cancer. N Engl J Med. 2003;349:1793-802.

57. Saad ED, Katz A, Hoff PM, et al. Progression-free survival as surrogate and as true end point: insights from the breast and colorectal cancer literature. Ann Oncol. 2010;21:7-12.

58. Saad ED, Katz A. Progression-free survival and time to progression as primary end points in advanced breast cancer: often used, sometimes loosely defined. Ann Oncol. 2009;20:460-4.

59. Saad ED, Katz A, Buyse M. Overall survival and post-progression survival in advanced breast cancer: a review of recent randomized clinical trials. J Clin Oncol. 2010;28:1958-62.

60. Kaul S, Diamond GA. Good enough: a primer on the analysis and interpretation of noninferiority trials. Ann Intern Med. 2006;145:62-9.

61. Montgomery AA, Peters TJ, Little P. Design, analysis and presentation of factorial randomised controlled trials. BMC Med Res Methodol. 2003;3:26.

62. Neoptolemos JP, Stocken DD, Friess H, et al. A randomized trial of chemoradiotherapy and chemotherapy after resection of pancreatic cancer. N Engl J Med. 2004;350:1200-10.

63. Chow SC, Chang M. Adaptive design methods in clinical trials. New York: Chapman and Hall/CRC Press, Taylor and Francis; 2006.

64. Inoue LY, Thall PF, Berry DA. Seamlessly expanding a randomized phase II trial to phase III. Biometrics. 2002;58:823-31.

65. Wong KM, Capasso A, Eckhardt SG. The changing landscape of phase I trials in oncology. Nat Rev Clin Oncol 2016;13(2):106-17.

66. Chakiba C, Grellety T, Bellera C, Italiano A. Encouraging Trends in Modern Phase 1 Oncology Trials. N Engl J Med 2018;378(23):2242-2243.

67. Khoja L, Butler MO, Kanq SP, Ebbinghaus S, Joshua AM. Pembrolizumab. J Immunother Cancer 2015;3:36

68. Manji A, Brana I, Amir E, Tomlinson G, Tannock IF, Bedard PL, Oza A, Siu LL, Razak AR. Evolution of clinical trial design in early drug development: systematic review of expansion cohort use in single-agent phase I cancer trials. J Clin Oncol 2013;31(33):4260-7.

69. Saad ED, Paoletti X, Burzykowski T, Buyse M. Precision medicine needs randomized clinical trials. Nat Rev Clin Oncol 2017;14(5):317-323.

70. Biankin AV, Piantadosi S, Hollingsworth SJ. Patient-centric trials for therapeutic development in precision oncology. Nature 2015;526:361-70 e Renfro LA, Sargent DJ. Statistical controversies in clinical research: basket trials, umbrella trials, and other master protocols: a review and examples. Ann Oncol 2017;28(1):34-43.

71. O'Shaughnessy J, Schwartzberg L, Danso MA, Miller KD, Rugo HS, et al. Phase III study of iniparib plus gemcitabine and carboplatin versus gemcitabine and carboplatin in patients with metastatic triple-negative breast cancer. J Clin Oncol 2014;32(34):3840-7.

72. Tap WD, Wagner AJ, Papai Z, Ganjoo KN, Yen C-C, Schoffski P, et al. ANNOUNCE: A randomized, placebo (PBO)-controlled, double-blind, phase (Ph) III trial of doxorubicin (dox) + olaratumab versus dox + PBO in patients (pts) with advanced soft tissue sarcomas (STS).J Clin Oncol 2019;37(suppl; abstr LBA3).

# 51

# Bases da Bioestatística

Everardo Delforge Saad

## DESTAQUES

- A Oncologia clínica é uma especialidade marcada por sutilezas metodológicas frequentes e importantes. Portanto, noções de Bioestatística são essenciais para quem "produz" e para quem "consome" estudos clínicos nesta área.
- Estatística é o ramo da matemática que se apoia em teorias e modelos probabilísticos e em raciocínio indutivo para encontrar explicações para o resultado de experimentos ou de observações numéricas.
- A Estatística tem por objetivo auxiliar na coleta, organização e análise de dados quantitativos, procurando correlações, fazendo inferência e fornecendo explicações para observações feitas no passado e previsões para fatos futuros.

## INTRODUÇÃO

É inevitável que o profissional de saúde interessado pela literatura biomédica precise "enfrentar" os aspectos estatísticos que permeiam as sessões "métodos" e "resultados" dos artigos científicos. Isso é particularmente evidente em Oncologia clínica, especialidade marcada por sutilezas metodológicas frequentes e importantes. Além disso, o conhecimento básico a respeito de Bioestatística complementa o que foi apresentado no Capítulo 50, sobre desenhos de estudo em Oncologia. Em outras palavras, noções de Bioestatística são essenciais para quem "produz" e para quem "consome" estudos clínicos.

No presente capítulo, são apresentados os aspectos fundamentais da Bioestatística, usando-se a Oncologia clínica como pano de fundo. Evidentemente, esse é um tema bastante vasto, e o leitor interessado em aprofundamento é aconselhado a consultar outras fontes, listadas na bibliografia ao final do capítulo.[1-8] Da mesma forma, o leitor interessado nos aspectos matemáticos e nas fórmulas que fundamentam a prática da Bioestatística deve buscar esses recursos em outras fontes, bem como suporte profissional especializado. Neste capítulo, a ênfase é dada aos princípios conceituais e à aplicação prática da Bioestatística para o médico ou profissional de saúde que cuida de pacientes com câncer. Em virtude da natureza do tema, grande parte do que é exposto neste capítulo é retirado de uma bibliografia básica,[1-8] sendo as referências a artigos científicos usadas apenas para exemplificar alguns dos assuntos abordados.

## DEFINIÇÕES FUNDAMENTAIS

### Bioestatística

A Estatística, ramo da Matemática aplicada, é uma disciplina que se apoia em teorias probabilísticas e em raciocínio indutivo para encontrar explicações para o resultado de experimentos ou de observações numéricas. Fala-se em "Bioestatística" quando as técnicas estatísticas são empregadas para o estudo de variáveis biológicas. Na prática, os dois termos são intercambiáveis quando se trata da Medicina, motivo pelo qual o termo "estatística" será usado na discussão seguinte. Historicamente, o que se denominou simplesmente "estatística" é, na verdade, um dos dois grandes ramos dessa disciplina. A rigor, esse ramo é denominado "estatística frequentista", sendo sua lógica baseada fortemente nos testes de hipóteses, no intervalo de confiança e em distribuições de probabilidades. O outro grande ramo é a estatística bayesiana, que se fundamenta em princípios distintos, incorporando probabilidades pré-teste e pós-teste na análise dos dados. A estatística bayesiana ainda é relativamente pouco usada em Medicina, mas acredita-se que seu emprego será cada vez mais frequente.[9] Os conceitos e métodos apresentados e discutidos a seguir se restringem à abordagem frequentista da Estatística.

A Estatística tem por objetivo auxiliar na coleta, organização e análise de dados quantitativos, procurando correlações, fazendo inferência e fornecendo explicações para observações feitas no passado e previsões para fatos futuros. A Estatística é essencial para o planejamento, a condução, a análise e a interpretação de estudos clínicos, sendo também fundamental para a prática da Epidemiologia e da Medicina baseada em evidências. Em editorial publicado no início do milênio, no prestigioso *New England Journal of Medicine*, o emprego de técnicas estatísticas foi considerado um dos grandes avanços da Medicina.[10] Nos dias atuais, é praticamente impossível prescindir de análises estatísticas, ao menos em alguma fase do avanço do conhecimento a respeito de um tema de interesse médico. Em outras palavras, aspectos qualitativos e lógica dedutiva ainda são úteis e importantes em Medicina, mas a prática dessa profissão depende, cada vez mais, da atenção a aspectos quantitativos e do emprego da lógica indutiva, que permite fazer generalizações a partir de observações particulares.

O profissional de saúde deve ter em mente algo que pode facilmente passar despercebido: a Estatística não é a última palavra na interpretação de um estudo clínico. A verdadeira compreensão dos resultados de um estudo, por mais simples que ele seja, requer conhecimento técnico profundo a respeito do tema, bom conhecimento de Estatística e uma dose considerável de bom senso e experiência. Em outras palavras, um valor $p < 0,05$ não deve ser entendido como sinônimo de alguma verdade científica. Em ciência, a verdade é sempre circunstancial e sujeita à verificação pelo teste do tempo, que derruba conceitos e modifica essa verdade. Como disse Santiago Jamon y Cajal, um dos maiores cientistas médicos do século XIX, "a ciência é construída sobre as ruínas de teorias previamente consideradas indestrutíveis".[11] Assim, a avaliação estatística pode ser vista como a penúltima etapa na interpretação de um estudo. A última etapa consiste em julgamento, algo que só pode ser feito pelo profissional que conhece a fundo a disciplina em que atua, compreende o suficiente de Estatística e tem muitos anos de dedicação à ciência e à profissão, o que terá lhe trazido o bom senso e a experiência necessários para colocar em perspectiva os resultados de um novo estudo clínico.

### Amostra e população

Seres humanos apresentam grande variabilidade em inúmeras características biológicas, psicológicas e sociais que podem ser avaliadas por pesquisadores. Essas características, denominadas "variáveis", podem ter influência no desfecho de interesse em um determinado estudo. Assim, é possível que a resposta a um tratamento dependa mais da variabilidade biológica entre os pacientes do que da eficácia desse tratamento. A variabilidade biológica subjacente aos indivíduos estudados gera um grau de incerteza relativa ao desfecho que está sendo mensurado (p. ex., a resposta ao tratamento). Uma das funções da Estatística é captar essa variabilidade (tecnicamente falando, por meio do intervalo de confiança ou por medidas de dispersão, vistas a seguir), calculando a probabilidade de que os achados sejam casuais, com base em uma hipótese nula formulada previamente ao experimento.

Em um mundo ideal, onde recursos de tempo, dinheiro e capacidade operacional não fossem obstáculos à realização de estudos, a Estatística não seria necessária. Bastaria avaliar todos os indivíduos com uma determinada condição clínica, administrar a eles um ou mais tratamentos de interesse e chegar a conclusões a respeito dessa doença e do(s) tratamento(s) em questão usando-se apenas recursos aritméticos, como as medidas de tendência central e de dispersão, vistas mais adiante. Na vida real, isso não é possível porque os recursos são limitados, e o pesquisador deve optar por estudar apenas alguns dos indivíduos com a condição clínica de interesse. Na prática, esses dois grupos de indivíduos – o todo e a parte – compõem, respectivamente, os universos denominados, em Estatística, "população" e "amostra".

A população é definida como o universo de indivíduos para os quais se quer determinar um parâmetro de interesse (p. ex., a resposta ao tratamento). A amostra é definida como membros da população que são incluídos em um estudo. É importante notar que o conceito de população, embora facilmente compreensível, é, na verdade, teórico. Em outras palavras, a população não existe na realidade, já que sua dimensão é dinâmica e mutável ao longo do tempo. Ao longo do período de duração do estudo, novos indivíduos podem receber diagnóstico da condição clínica de interesse, e pacientes anteriormente diagnosticados podem vir a falecer ou mudar de universo populacional por cura ou por progressão para outros estágios. Além disso, as intervenções são avaliadas em condições precisamente definidas, por exemplo, apenas em pacientes com doença em determinado estágio e recebendo uma determinada linha de tratamento. Por esses motivos, deve-se compreender a população como um conceito abstrato, tentando-se defini-la da melhor maneira possível, por meio dos critérios de elegibilidade usados para incluir os pacientes no estudo. A importância disso é evidente quando se considera que um estudo qualquer tem por objetivo fazer inferências para uma população de interesse, com base nas observações feitas em uma amostra. Em outras palavras, o pesquisador administra certo tratamento a determinados indivíduos para avaliar o que acontecerá com outros indivíduos, que não foram estudados, mas que receberão esse mesmo tratamento no futuro. Nesse sentido, pode-se dizer que o emprego da aritmética na avaliação do estudo permite ao pesquisador saber o que aconteceu no passado, enquanto o emprego da Estatística tem por objetivo prever o que seria mais provável de acontecer no futuro.

## Representatividade da amostra

Toda a teoria estatística se fundamenta no conceito da aleatoriedade da amostra. Na clássica analogia de uma urna com bolas de diversas cores, cada bola tem a mesma chance de ser selecionada. Na prática, isso é impossível em Medicina. Um estudo clínico é conduzido em centros de pesquisa, algo que, por si só, restringe a participação a indivíduos que têm contato com esses centros. Mesmo nesses locais, nem todos os pacientes com a condição clínica em questão têm a mesma chance de entrar no estudo. A propósito, esse mesmo problema existe na pesquisa básica, muito embora a presente discussão tenha como foco a pesquisa clínica. Na prática, diante da impossibilidade de se obter uma amostra aleatória da população, o que se aceita em Medicina é uma amostra de conveniência. Assim, o pré-requisito para emprego da Estatística em Medicina é que essa amostra de conveniência seja representativa da população.

Com exceção de casos para os quais o tamanho da amostra é muito pequeno ou se aproxima do tamanho da população, algo pouco provável em estudos clínicos, a representatividade de uma amostra não é uma função de seu tamanho. Infelizmente, é arraigada a noção errônea que equaciona a representatividade da amostra e o 'n' para o estudo. Essa representatividade depende, na realidade, da distribuição de determinadas características na amostra, sendo tão maior quanto mais essa distribuição na amostra refletir a distribuição dessas mesmas características na população.

A Figura 51.1 ilustra esse problema. Pode-se imaginar uma população qualquer, definida por limites imprecisos (linha pontilhada) e constituída por indivíduos com características biológicas variáveis. Para efeito de exemplo, considere-se que a população seja a de pacientes com câncer colorretal avançado, e essa característica seja a presença de mutações do gene KRAS nos tumores. Nesse caso, os indivíduos podem ter tumores com gene selvagem (bolas brancas) ou mutado (bolas pretas). Essa característica se distribui na população de maneira ainda desconhecida pelo pesquisador. Este, interessado em avaliar o efeito do cetuximabe no câncer colorretal avançado, mas ainda sem saber que existe correlação entre esse efeito e o *status* mutacional do gene,[12] pode obter inúmeras amostras dessa população. Considere-se, por exemplo, as amostras A e B, representadas pelas linhas cheias. É evidente que a taxa de resposta ao cetuximabe poderia variar conforme o pesquisador tivesse a capacidade de obter amostras representativas (A) ou não representativas (B) da população de interesse, no que diz respeito a essa única variável considerada no exemplo (o *status* mutacional de KRAS). Infelizmente, os problemas reais são bem mais complexos do que esse, já que o pesquisador deve lidar com numerosas variáveis conhecidas e, o que é pior, inúmeras variáveis desconhecidas, que poderiam influenciar a resposta ao tratamento.

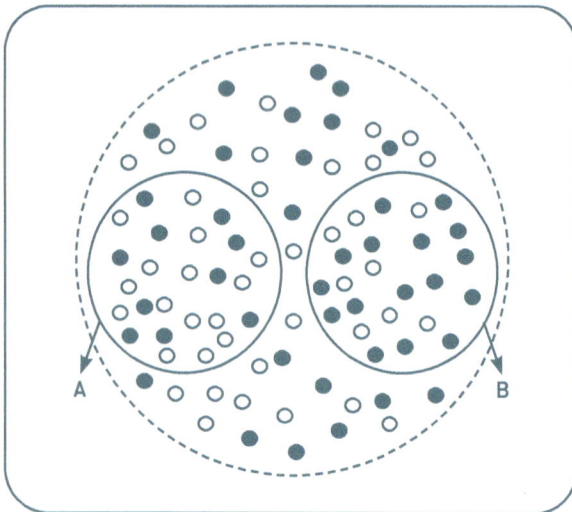

**FIGURA 51.1 –** Exemplo para ilustrar a representatividade de diferentes amostras obtidas de uma população de interesse (veja explicações no texto).
Fonte: Desenvolvida pela autoria.

Existem diversas maneiras de criar amostras representativas da população. No caso de um estudo clínico, a principal entre essas maneiras é a definição precisa dos critérios de elegibilidade para o estudo. Com isso, pretende-se que os resultados do estudo sejam generalizáveis para pacientes com as mesmas características definidas nos critérios de elegibilidade. Outra maneira de minimizar o risco de viés na representatividade da amostra é a inclusão de pacientes consecutivos. Isso significa que todos os pacientes elegíveis para inclusão em um estudo prospectivo ou retrospectivo devem ser, de fato, analisados. Infelizmente, isso nem sempre ocorre, sendo frequente a exclusão de casos pela ocorrência de dados faltantes ou por outros motivos. Por fim, a estratificação dos pacientes da amostra seguindo-se as proporções observadas na população, no que diz

respeito a uma ou mais variáveis de interesse, pode aumentar a chance de obter amostras representativas da população, já que o pesquisador pode fazer com que a amostra tenha uma distribuição de fatores prognósticos semelhante à da população.

## Medidas e estimativas

Uma vez que se entende que o papel principal da Estatística consiste na aquisição de conhecimento a respeito de características da população com base no estudo dessas mesmas características em indivíduos que compõem a amostra, é possível compreender que as medidas feitas na amostra representam apenas estimativas a respeito da população. Assim, taxas de resposta, medianas de sobrevida e outros desfechos avaliados em estudos clínicos são apenas estimativas desse mesmo desfecho, caso a população toda fosse estudada. Em termos técnicos, a característica da população que se deseja conhecer é um parâmetro, e o papel da Estatística é fazer estimativas a respeito desse parâmetro. Essa é uma noção importante e fundamental quando se estuda a estatística, disciplina que também pode ser vista como um conjunto de técnicas usadas para se quantificar a incerteza da ciência diante de sua limitação de estudar principalmente amostras, não populações. Essa incerteza é capturada e representada, do ponto de vista estatístico, pelo intervalo de confiança ou outras medidas de variabilidade para as estimativas.

## Riscos relativos e absolutos

O conceito de risco permeia toda a Estatística, confundindo-se com a noção de risco usada na linguagem do dia a dia. Do ponto de vista da Epidemiologia e da Estatística, risco é uma característica, associada a variáveis ou a intervenções, que indica variação da ocorrência de desfechos conforme a presença dessas mesmas variáveis ou intervenções. Dessa forma, a ausência de risco é constatada quando a ocorrência do desfecho de interesse não se correlaciona numericamente com a presença da variável em questão. Quando existe correlação numérica entre a presença da variável em questão e a ocorrência do desfecho de interesse, existe um risco, no sentido epidemiológico ou estatístico. Essa relação numérica pode ser direta ou inversa, ou seja, a presença da variável pode aumentar ou reduzir, respectivamente, a frequência da ocorrência do desfecho. Do ponto de vista estritamente epidemiológico, fala-se que uma determinada característica é um fator de risco quando sua presença promove aumento da ocorrência do desfecho. Inversamente, fala-se em um fator de proteção quando a presença da característica promove redução da ocorrência do desfecho.

Em certo sentido, risco é sempre uma noção relativa da frequência da ocorrência de desfechos, ou seja, o interesse é sempre em comparar essa ocorrência conforme a presença ou a ausência das variáveis ou intervenções de interesse. Porém, fala-se, de um lado, em risco relativo quando a comparação da frequência de ocorrência do desfecho é feita dividindo-se a frequência em um grupo (p. ex., com a variável de interesse presente) pela frequência no outro grupo (p. ex., sem a variável de interesse presente). Por outro lado, fala-se em risco absoluto para indicar a frequência com que ocorre o desfecho em cada grupo isoladamente ou quando a comparação da frequência de ocorrência é feita com foco na diferença entre os grupos. Neste último caso, a diferença se refere à subtração de uma taxa de risco da outra, no caso de dois grupos. As medidas de risco mais usadas em Medicina são o risco relativo (ou razão de riscos) e o *odds ratio* (ou razão de chances), no caso de variáveis não temporais, e o *hazard ratio*, no caso de variáveis temporais. Essas três são medidas de risco relativo porque sempre indicam a relação proporcional entre os riscos em um grupo e os riscos em outro grupo.

É muito importante perceber que riscos relativos e absolutos associados à mesma intervenção podem ser muito distintos entre si, o que dá margem a interpretações variáveis em alguns casos. A título de exemplo, pode-se citar um dos estudos que mostraram que o tratamento adjuvante com tras-tuzumabe é benéfico em pacientes com tumores positivos para HER-2.[13] Naquele estudo, a estimativa de sobrevida após 3 anos foi de 92,4% no grupo tratado com o anticorpo monoclonal e de 89,7% no grupo controle. O *hazard ratio* para sobrevida foi de 0,66%, representando 34% de redução relativa do risco de morte. Esse dado certamente impressiona, mas deve-se lembrar que a diferença de sobrevida entre os dois grupos aos 3 anos indica uma redução absoluta de apenas 2,7% do risco de óbito após 3 anos (92,4% menos 89,7%).

## ESTATÍSTICA DESCRITIVA

### Natureza das variáveis

Variáveis são as características demográficas, biológicas, psicológicas e sociais estudadas pelo pesquisador, podendo ser de vários tipos no que diz respeito à sua dimensão matemática e ao consequente tratamento estatístico. De maneira geral, as variáveis podem ser numéricas (também denominadas "quantitativas") ou categóricas (qualitativas). Variáveis contínuas são variáveis numéricas que podem assumir qualquer valor em uma escala, observados os limites de resolução do método empregado para quantificação desse valor. O peso, por exemplo, é uma variável contínua. Alguém que pesa 80 kg é mais pesado do que alguém de 79 kg, que, por sua vez, pesa mais do que alguém de 78,9 kg, que, por sua vez, é mais pesado do que alguém com 78,89 kg, desde que o pesquisador tenha à sua disposição uma balança capaz de discriminar o peso até a segunda casa decimal. Variáveis discretas são variáveis numéricas que podem assumir apenas alguns valores, em geral números inteiros. Pode-se citar como exemplo o número de lesões metastáticas em um paciente. Esse número pode ser apenas inteiro, não assumindo frações. Variáveis nominais são variáveis qualitativas sem ordem natural. O gênero, por exemplo, é uma variável nominal. Variáveis ordinais são variáveis qualitativas que podem ser ordenadas seguindo-se algum tipo de lógica. A resposta ao tratamento e o resultado da imunoistoquímica, por exemplo, são variáveis ordinais, assim como o são o estadiamento pelo sistema TNM e o escore prognóstico de Motzer.[14]

### Medidas de tendência central

É útil e frequente a sumarização de dados individuais relativos a variáveis numéricas por meio das chamadas "medidas de tendência central": média; mediana; e moda. Novamente, um exemplo pode ilustrar os conceitos subjacentes a essas medidas. A Tabela 51.1 ilustra um banco de dados fictício a respeito de 20 pacientes com um determinado tipo de tumor nos quais se avaliaram as variáveis sexo, idade, tamanho do tumor e número de linfonodos comprometidos.

## Tabela 51.1. Banco de dados fictício sobre um tipo de câncer

| IDENTIFICAÇÃO | SEXO | IDADE | T (CM) | LINFONODOS |
|---|---|---|---|---|
| 001 | F | 46 | 4,5 | 2 |
| 002 | M | 57 | 4,6 | 3 |
| 003 | F | 45 | 2,6 | 0 |
| 004 | M | 47 | 6,5 | 9 |
| 005 | F | 65 | 4,0 | 1 |
| 006 | F | 66 | 2,0 | 1 |
| 007 | M | 65 | 3,0 | 4 |
| 008 | F | 46 | 6,0 | 4 |
| 009 | M | 47 | 3,0 | 0 |
| 010 | F | 62 | 4,4 | 2 |
| 011 | M | 60 | 6,5 | 4 |
| 012 | M | 75 | 3,4 | 2 |
| 013 | M | 47 | 2,5 | 0 |
| 014 | M | 57 | 6,6 | 5 |
| 015 | M | 63 | 2,6 | 0 |
| 016 | F | 55 | 3,7 | 2 |
| 017 | F | 48 | 4,5 | 2 |
| 018 | M | 52 | 2,9 | 1 |
| 019 | M | 64 | 6,0 | 2 |
| 020 | M | 44 | 4,0 | 3 |

Fonte: Desenvolvida pela autoria.

Para sumarizar a idade, por exemplo, pode-se usar a aritmética, calculada simplesmente como a soma dos valores individuais de uma variável dividida pelo n, o tamanho da amostra. Neste caso, a média de idade é 55,6 anos (usando-se arredondamento para uma casa decimal). A média aritmética é um bom indicador de tendência central para variáveis cuja distribuição se assemelha à distribuição normal, que é uma das classes de distribuições simétricas e "em forma de sino".

Na dúvida em relação à natureza da distribuição ou em casos de distribuição não normal, é conveniente usar a mediana, que corresponde ao percentil 50 e divide a casuística em duas partes de igual tamanho em termos de número de casos. Para isso, estes devem ser ranqueados em ordem crescente ou decrescente em relação à variável de interesse. Em uma casuística de n ímpar, a mediana é o valor que divide a amostra em duas partes iguais. Em uma casuística de n par, a mediana é a média aritmética dos dois valores que ficam "no meio" da amostra, quando esta é listada em ordem crescente ou decrescente. No caso ilustrado na Tabela 51.1, a mediana é de 56,2 meses (usando-se arredondamento para uma casa decimal). A mediana tem a grande vantagem de não sofrer influência de valores extremos (também denominados "outliers"). O mesmo pode ser dito para dois tipos de médias usados com menos frequência, a média geométrica (o antilogaritmo da média aritmética dos logaritmos dos valores) e a média harmônica (a recíproca da média aritmética das recíprocas dos valores). A moda, o valor mais frequente em uma amostra, é menos usada em Medicina. Neste caso, a moda é de 47 anos.

### Medidas de dispersão

Além de sumarizar a amostra por meio de medidas de tendência central, é útil avaliar a dispersão dos valores da variável em torno dessas medidas. No caso da média aritmética, a medida de dispersão mais útil é o desvio-padrão, cuja definição requer a compreensão prévia do conceito de variância. A variância é a soma dos quadrados das diferenças entre o valor da variável em cada indivíduo e a média, sendo essa soma dividida pelo tamanho da amostra (ou, mais frequentemente, por N – 1, por questões matemáticas cuja demonstração é complexa). O quadrado é usado para evitar que o resultado da soma seja zero. O desvio-padrão é a raiz quadrada da variância, dando uma ideia do quanto os valores individuais se afastam da média. Assim, amostras com médias semelhantes podem ter desvios-padrão bastante diferentes, indicando a dispersão dessa variável na amostra. Em uma distribuição normal, cerca de 68% dos valores da variável se encontram a uma distância máxima de um desvio-padrão para cada lado da média, enquanto cerca de 96% dos valores se encontram a uma distância máxima de dois desvios-padrão para cada lado da média.

O desvio-padrão é medido na mesma unidade que a média. No exemplo mostrado na Tabela 51.1, o desvio-padrão da idade dos pacientes é de 9,2 anos. Outra forma de caracterizar a dispersão da amostra, dessa vez usando-se uma medida relativa em vez da unidade que mede a variável, é o coeficiente de variabilidade, que é calculado dividindo-se o desvio-padrão pela média. Dessa forma, o coeficiente de variabilidade é medido em porcentagem, sendo de 16,5% no exemplo citado

(9,2/55,6=16,5%). Outra medida de dispersão muito útil é o intervalo (em inglês, *range*), que representa a variação entre o menor e o maior valor da variável na amostra. No exemplo da Tabela 51.1, o intervalo de idade varia entre 44 e 75.

Por fim, quando se quer avaliar a dispersão usando-se a mediana, o intervalo interquartil é a medida mais apropriada. Esse intervalo é determinado entre 25% e 75% da amostra. Em outras palavras, os valores da variável são ordenados (de forma crescente ou decrescente) e aqueles que dividem a amostra em quatro partes iguais (ou seja, os percentis 25, 50 e 75) são identificados. Dessa forma, obtêm-se a mediana e o intervalo interquartil. No caso ilustrativo, o intervalo interquartil varia entre 46,9 e 63,5, o que indica que 50% dos pacientes têm idade entre estes dois valores, enquanto 25% têm idade abaixo de 46,9 anos e 25% têm idade acima de 53,5 anos.

## Proporções e categorização

Proporções são usadas para descrição de variáveis categóricas. A proporção de casos por sexo na casuística fictícia da Tabela 51.1 é de 8 mulheres (40%) e 12 homens (60%). Porém, em muitas situações são apresentadas proporções da frequência de certos valores de variáveis cuja natureza é quantitativa, sendo feita, nesses casos, a categorização dessa variável. Usando-se o banco de dados da Tabela 51.1, pode-se categorizar a variável "idade", por exemplo, em dois grupos: pacientes com menos que 50 anos e pacientes com 50 ou mais anos. Isso resultaria na criação de dois grupos, um contendo 8 casos (40%) e outro contendo 12 (60%). Categorizações são úteis quando realizadas com base em plausibilidade biológica ou conhecimento prévio a respeito da variável. Caso contrário, as categorizações podem favorecer o surgimento de resultados falso-positivos se forem feitos vários testes de hipótese com diferentes categorizações da mesma variável; além disso, categorizações podem ocasionar perda de informação, com consequente perda de poder estatístico.

## Gráficos

Os gráficos são escolhidos conforme o tipo de variável e o que se quer mostrar, sendo os tipos de gráficos mais comuns os vistos na Figura 51.2.

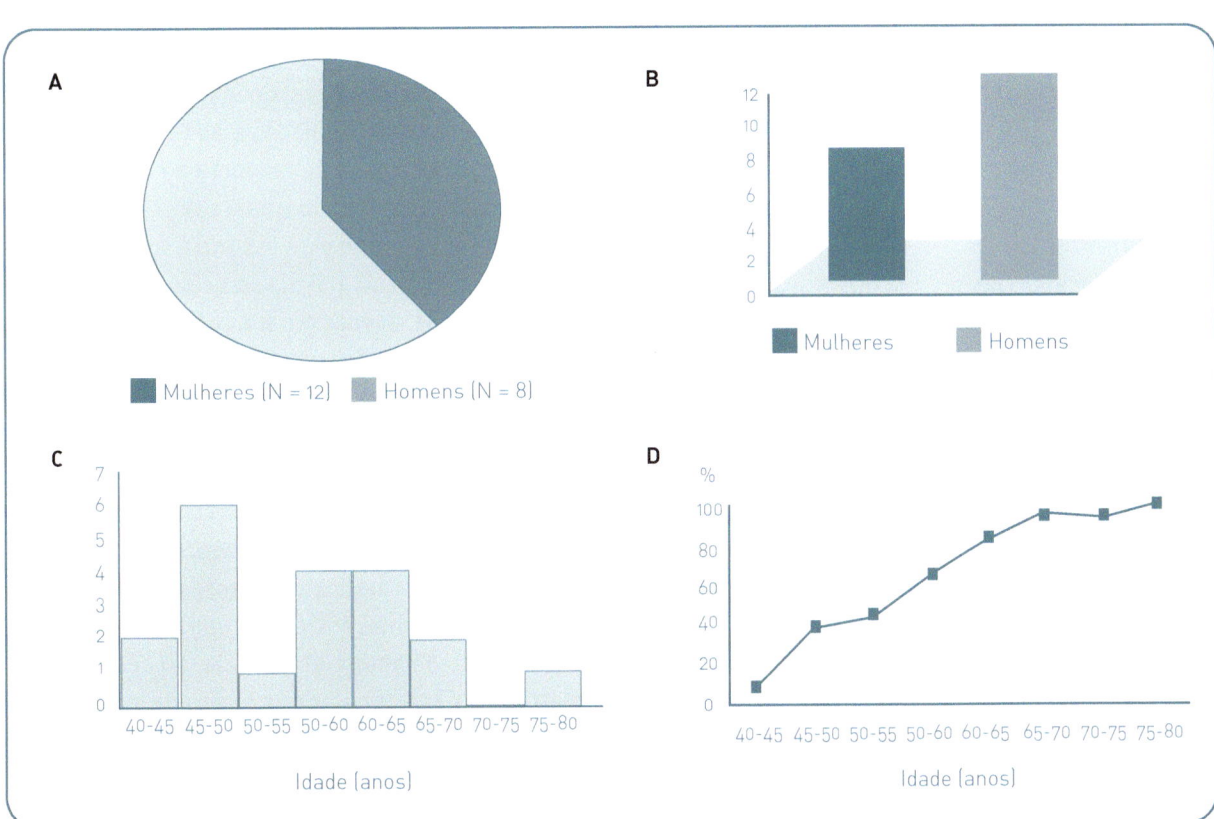

**FIGURA 51.2 –** Exemplos de gráficos, usando-se os dados da casuística fictícia mostrada na Tabela 51.1.
Fonte: Desenvolvida pela autoria.

Um dos gráficos mais simples é o de pizza (ou torta, em inglês, *pie*), usado para variáveis categóricas (nominais ou ordinais) cuja soma é 100%. No exemplo da Tabela 51.1, a distribuição por sexo pode dar origem à figura que aparece no painel A da Figura 51.2. Outra forma de representar a mesma variável seria usar um gráfico de barras, conforme ilustra o painel B da Figura 51.2. Não se deve confundir o gráfico de barras com o histograma, que deve ser usado quando a variável do eixo X é quantitativa. Essa distinção é importante porque, no histograma, a largura dos intervalos no eixo X reflete a magnitude da variável representada, algo que não ocorre no gráfico de barras. A título de exemplo, o painel C da Figura 51.2 mostra a distribuição da idade na casuística fictícia da Tabela 51.1. Esse tipo de dado também pode ser apresentado pelo gráfico de linhas, uma variação do histograma na qual a frequência de ocorrência dos diversos valores da variável é representada por pontos unidos por linhas, e não por barras. Um uso comum para o gráfico de linhas é o diagrama de frequência cumulativa, que tem em seu eixo Y a porcentagem (e não o número absoluto) de casos com valor igual ou menor ao do valor da variável mostrado no eixo X naquele ponto (Figura 51.2, painel D). Um tipo especial de gráfico, bastante usado em Oncologia, é a curva de sobrevida, vista em maiores detalhes mais adiante.

## ESTATÍSTICA INFERENCIAL

### Princípios

A inferência é o componente indutivo da Estatística, ou seja, a tentativa de tirar conclusões válidas para a população de interesse com base nos dados observados na amostra estudada. A inferência só é válida quando a amostra é representativa da população; caso contrário, pode-se estar diante de resultados falso-positivos ou falso-negativos. Uma população pode dar origem a inúmeras amostras. Embora todas elas possam ser representativas da população, elas não serão idênticas. Assim, a variabilidade amostral pode interferir nos resultados obtidos com a única amostra observada entre as inúmeras que poderiam ter sido estudadas. Pode-se pensar, portanto, que a inferência estatística é uma tentativa de quantificar a variabilidade amostral, verificando-se se os resultados obtidos decorrem apenas dessa variabilidade ou de diferenças reais entre diferentes grupos comparados com relação a variáveis de interesse. A comparação entre grupos é feita pelos testes de hipótese.

### Testes de hipótese

Para efeito de motivação, pode-se pensar no seguinte exemplo como forma de ilustrar o princípio da inferência estatística e a necessidade de usar esse recurso em pesquisa biomédica. Tannock *et al.* compararam a taxa de resposta (medida pelo antígeno prostático específico, PSA) obtida por dois tratamentos distintos contra o câncer de próstata metastático: o docetaxel a cada 3 semanas; e a mitoxantrona.[15] O primeiro promoveu resposta em 45% dos casos e a segunda, em 32%. Os autores lançaram mão de um teste estatístico, antes de afirmar que uma taxa era maior do que a outra ($p < 0,001$). Por que isso foi necessário? Não é óbvio que 45 é maior do que 32, ao menos do ponto de vista aritmético?

Embora, na Matemática, 45 seja sempre maior do que 32, em Estatística nem sempre é assim. Ao fazer comparações entre grupos, o que se quer é determinar se existe diferença suficiente entre os grupos, no que diz respeito à variável de interesse, ao ponto de se poder concluir que esses grupos representam amostras de populações diferentes (mais uma vez, no que diz respeito à variável de interesse). Em outras palavras, a pergunta subjacente ao teste de hipótese foi a seguinte: a taxa de resposta ao docetaxel foi nominalmente maior do que a taxa de resposta à mitoxantrona porque esse taxano é superior a essa antracenediona (no que diz respeito a respostas de PSA) ou porque, apenas por acaso, mais pacientes incluídos no grupo do docetaxel apresentaram respostas, sem que isso conotasse diferenças biológicas entre o docetaxel e a mitoxantrona? Quando à diferença encontrada não é suficientemente grande – ou seja, quando a diferença não é estatisticamente significativa, conclui-se que os grupos representam apenas amostras de uma mesma população e que, portanto, a diferença nominal entre os grupos se deve apenas à variabilidade amostral (ou seja, ao acaso, já que o estudo foi randomizado; no caso de estudos não randomizados, a primeira explicação a ser buscada não é a do acaso, mas sim a da influência de fatores de confusão). No exemplo usado anteriormente, o encontro de significância estatística indica que, no que diz respeito à variável "resposta de PSA", indivíduos tratados com docetaxel e com mitoxantrona constituem populações diferentes. Evidentemente, essa é uma conclusão estatística a respeito desse achado; a conclusão clínica desse mesmo achado é a de que esses dois quimioterápicos têm diferentes efeitos sobre o câncer de próstata, ao menos no que diz respeito a respostas de PSA.

Formalmente, o teste de hipótese consiste na formulação de uma hipótese nula (H0) e de uma hipótese alternativa (HA). A hipótese nula mais frequentemente usada é a de igualdade entre grupos, sendo a hipótese alternativa mais frequente a de diferença entre os grupos, sempre no que diz respeito à variável de interesse. Os testes de hipótese têm por objetivo ajudar o pesquisador na decisão entre aceitar a hipótese nula (ou seja, concluir que não há diferença entre os grupos comparados) ou refutar a hipótese nula (concluir que há diferença entre os grupos comparados).

Os testes de hipótese calculam a probabilidade de a hipótese nula estar sendo refutada de maneira incorreta, algo que também é chamado de erro do tipo I (ou erro alfa). Essa probabilidade, que representa o resultado do teste de hipótese, é o valor p. Em Estatística, é impossível provar que dois grupos são iguais, no que diz respeito à variável de interesse. O que se pode fazer é provar que os grupos não são diferentes, quando o teste de hipótese não fornece evidência suficiente para refutar a hipótese nula. Nesses casos, aceita-se a hipótese nula e refuta-se a hipótese alternativa. Quando a hipótese nula é erroneamente aceita, ou seja, quando se afirma que não há diferenças entre os grupos quando, na verdade, essa diferença existe, incorre-se no erro do tipo II (ou erro beta). Pensando-se no teste de hipótese como um método diagnóstico, pode-se dizer que o erro do tipo I corresponde ao resultado falso-positivo, enquanto o erro do tipo II corresponde ao falso-negativo.

Em geral, os testes de hipótese procuram diferenças entre dois ou mais grupos em qualquer sentido (ou seja, um grupo pode ter a estimativa maior ou menor que a do outro grupo). Nesses casos, o teste de hipótese é chamado de bicaudado (ou bilateral), o mesmo ocorrendo com o valor p encontrado. Em alguns casos, pode interessar ao pesquisador encontrar a diferença apenas em um sentido (p. ex., isso é o que se faz nos estudos de não inferioridade). Nesses casos, pode ser usado um teste unicaudado (ou unilateral). Para grande parte dos testes estatísticos, um valor p unicaudado é

metade do valor p bicaudado, considerando-se a mesma casuística e o mesmo teste estatístico. Assim, existe certo consenso na literatura de que o valor p reportado nos estudos deve ser o bicaudado, para que as eventuais comparações entre diferentes estudos seja feita com base no mesmo nível de significância estatística. Ocasionalmente, entretanto, esse fato é ignorado.[16]

Um problema recorrente em Estatística é o das múltiplas comparações. Como o limite de significância estatística é arbitrariamente definido na literatura, o pesquisador aumenta sua chance de encontrar um resultado falso-positivo se fizer múltiplos testes em uma mesma casuística. Essa chance chega a 30% no caso de 7 testes e 65% no caso de 20. Nos casos em que é necessário ou mesmo apropriado fazer múltiplas comparações, devem ser feitos ajustes estatísticos para o nível de significância, para que não haja inflação do erro do tipo I. Em outros casos, é mais apropriado recorrer a testes estatísticos para mais de dois grupos, já que eles fornecem um único valor p. Esse valor pode indicar que há diferença entre os grupos de maneira global, porém não indicará quais das diversas possíveis comparações entre dois dos três ou mais grupos apresentam diferença estatisticamente significativa.

Em geral, utiliza-se o valor de 5% bicaudado (ou 0,05) como o nível que divide o achado estatisticamente significativo (p < 0,05) do não significativo (p ≥ 0,05). Essa escolha tem fundamento histórico e arbitrário, sendo óbvio que um resultado de p = 0,051 não é muito diferente de um resultado de p = 0,049, muito embora apenas o segundo seja, do ponto de vista formal, estatisticamente significativo. Da mesma forma, um valor p próximo do limite de significância estatística pode se tornar significativo pelo simples aumento do tamanho da amostra, desde que a real diferença entre os grupos se mantenha.

É importante compreender que a significância estatística é apenas uma etapa na análise de um experimento. Tão importante quanto o valor p é o julgamento do pesquisador, que deve interpretar os resultados da pesquisa à luz do conhecimento vigente, colocando-os em perspectiva diante do restante da literatura a respeito do tema em estudo. Em outras palavras, algo pode ser estatisticamente significativo, mas clinicamente irrelevante, e vice-versa. Assim, o teste de hipótese deve ser interpretado no contexto de um experimento bem planejado e conduzido, livre de viés e coerente do ponto de vista científico.[28,29]

## Intervalo de confiança

Outra maneira de se fazer inferência estatística, sem uso de testes de hipótese formais, é usando o intervalo de confiança, mais comumente o de 95%. A escolha do intervalo de confiança de 95% não é fundamentada em teoria estatística, sendo tão somente reflexo da prática histórica do nível de significância de 5%. Como regra geral, o intervalo de confiança usado em um estudo deve ser o de 100 – alfa. O intervalo de confiança de 95% é o intervalo que conteria o parâmetro populacional que se está tentando estimar na amostra em 95% das vezes, caso essa amostra fosse representativa da população e o experimento fosse repetido inúmeras vezes. É evidente que esse é um conceito teórico, mas que pode ser demonstrado matematicamente.

A aplicação do intervalo de confiança de 95% tem duas consequências práticas. A primeira delas é a possibilidade de atribuir um grau de variabilidade à estimativa amostral. A segunda é fazer inferência estatística sem teste de hipótese. Isso é possível quando existem intervalos de confiança para a estimativa amostral em dois grupos que foram comparados com relação à mesma variável. No exemplo citado anteriormente, os intervalos de confiança de 95% para as taxas de resposta são de 40% a 51%, no caso do docetaxel, e de 26% a 37%, no caso da mitoxantrona.[15] A comparação entre esses dois grupos poderia ser feita, no nível de significância de 5%, de duas formas. A mais simples é verificar se existe sobreposição entre os dois intervalos de confiança de 95%. Não havendo sobreposição, como nesse caso, pode-se dizer que ambos os grupos diferem significativamente entre si (p < 0,05). Deve-se notar que o contrário não é necessariamente verdadeiro, ou seja, pode haver pequena sobreposição de intervalos de confiança de 95% mesmo na presença de significância estatística no nível de 5%. Outra maneira de comparar os grupos no nível de significância de 5% seria calcular o intervalo de confiança de 95% para a diferença entre as taxas de resposta, algo que pode ser feito por programas de Estatística. Se o intervalo de confiança de 95% para a diferença entre as taxas de resposta (45% – 32% = 13%) não incluísse 0%, seria possível afirmar que os grupos diferem significativamente entre si (p < 0,05).

No caso de estimativas amostrais para taxas de risco, como *odds ratio*, risco relativo e *hazard ratio*, o critério para afirmar que há diferença significativa entre os grupos é a não inclusão do valor 1,00 no intervalo de confiança de 95% para a razão entre as estimativas de risco nos dois grupos. Por exemplo, no estudo de Moore *et al.*, o *hazard ratio* para sobrevida é de 0,82, com intervalo de confiança de 95% de 0,69 a 0,99.[17] Com base nessa informação, é possível afirmar que os grupos tratados com gencitabina isolada ou com gemcitabina e erlotinibe diferem significativamente no nível de 5%. Evidentemente, o valor p (nesse caso, 0,038) complementa a análise, mas não é necessário se o objetivo for apenas o de declarar significância estatística no nível habitual de 5%.

## Análises univariadas e multivariadas

A discussão precedente e os exemplos empregados anteriormente dizem respeito a análises nas quais apenas uma variável é comparada entre diferentes grupos. Na prática, essas análises são denominadas "univariadas", muito embora a definição mais correta para esse tipo de comparação seja de análises bivariadas,[18] sendo este último termo pouco usado na literatura. A rigor, análises univariadas são aquelas que envolvem a descrição de uma única variável sem que haja comparação entre grupos, mas o termo é usado na literatura para denotar a comparação entre dois grupos no que diz respeito a uma variável por vez. Os principais tipos de análise univariadas usadas em Oncologia são descritos mais adiante.

As análises multivariadas, por sua vez, compreendem técnicas que procuram quantificar a influência de múltiplas variáveis – ditas "independentes" ou "explanatórias" – sobre uma variável de desfecho, também denominada "variável dependente". A rigor, essas análises deveriam ser denominadas "multivariáveis" porque estudam uma única variável de desfecho e diversas variáveis explanatórias; segundo essa definição mais rigorosa, análises multivariadas são aquelas que investigam o efeito de diversas variáveis explanatórias sobre múltiplas variáveis de desfecho, sendo esse tipo de análise ainda pouco usado em Medicina.[18] Em virtude de seu emprego corrente, o termo "análise multivariada" será empregado aqui para denotar situações em que há apenas uma variável de desfecho.

As análises multivariadas consistem em modelos matemáticos que procuram encontrar a equação que mais bem prevê, do ponto de vista quantitativo, o comportamento da variável de desfecho, dadas as mudanças das variáveis explanatórias. Análises multivariadas são muito úteis quando é preciso levar em conta o efeito de fatores de confusão, representando, portanto, uma das formas de ajuste estatístico para a presença de múltiplas variáveis que podem interferir no desfecho de interesse. Além disso, análises multivariadas são instrumentos valiosos para o desenvolvimento de escores e modelos prognósticos, atualmente muito usados em Oncologia. Outras formas de ajuste estatístico, não discutidas aqui, são o pareamento e as análises estratificadas.

## TESTES MAIS USADOS EM ONCOLOGIA

### Comparações entre proporções

#### Análises univariadas

Provavelmente, o tipo de teste de hipótese mais usado em Oncologia é a comparação entre proporções. Isso é feito, por exemplo, quando há interesse em comparar as taxas de resposta em dois grupos tratados de maneira distinta. Os testes de hipótese mais usados nesses casos são o do qui-quadrado e o exato de Fisher. O primeiro deve ser empregado quando há número suficientemente grande de observações; em geral, considera-se um número mínimo de cinco casos esperados na tabela 2 × 2 que dá origem a esse teste. Uma tabela 2 × 2 é um dos exemplos de tabelas de contingência, que são constituídas por células, dispostas em linhas e colunas, com cada célula exibindo o número de indivíduos nos quais estão presentes as características tanto da linha quanto da coluna, cujo cruzamento dá origem à célula. Uma tabela 2 × 2 baseada na literatura é mostrada na Tabela 51.2. Quando o número de casos é pequeno, deve-se optar pelo teste exato de Fisher, muito embora este seja ocasionalmente usado para casuísticas grandes.[19]

Quando se faz um teste de hipótese comparando proporções, a hipótese nula é a de que não há diferenças entre as distribuições dos valores da variável nas diversas categorias que a variável pode assumir nos dois ou mais grupos sendo comparados. Se a hipótese nula for rejeitada, pode-se concluir que, do ponto de vista da variável sendo comparada, as amostras representam duas populações diferentes. Outra forma de expressar a mesma conclusão é dizer que existe associação entre a variável da linha e a da coluna.

**Tabela 51.2. Exemplos de tabela 2 × 2, com base em dados de Miller et al[19]**

| TRATAMENTO | RESPOSTA OBJETIVA | |
|---|---|---|
| | SIM | NÃO |
| Paclitaxel | 69 | 257 |
| Paclitaxel + bevacizumabe | 128 | 219 |

Fonte: Adaptada de Miller K, Wang M, Gralow J, et al., 2007.

Quando a comparação é feita entre mais de dois grupos, habitualmente não se usa o teste exato de Fisher. Nesses casos, o teste do qui-quadrado é uma das alternativas, podendo ser empregado de duas maneiras. Na maneira habitual, que deve ser usada quando os grupos comparados não apresentam uma ordem natural, o teste do qui-quadrado é feito com graus de liberdade apropriados ao número de linhas (L) e colunas (C) na tabela L × C. Quando isso é feito, o teste fornece apenas um valor p, que indica haver diferença global entre os grupos, mas não especificamente entre um determinado grupo e os outros. Ou seja, quando isso é feito, não há risco de inflação do erro do tipo I, conforme discutido anteriormente.

Quando é possível ordenar os grupos conforme algum parâmetro natural (p. ex., data, gravidade, tipo de resposta etc.), pode-se recorrer ao teste do qui-quadrado para tendência, que é feito com apenas um grau de liberdade (como no caso da tabela 2 × 2) e que é mais sensível do que o teste do qui-quadrado convencional. Em um estudo sobre a produção científica brasileira, por exemplo, o teste do qui-quadrado para tendência foi usado para mostrar que a proporção de abstracts brasileiros apresentados nos encontros anuais da American Society of Clinical Oncology aumentou de maneira significativa ao longo dos 5 anos avaliados.[20]

Em alguns casos, proporções são comparadas por meio de outros testes. Para grupos não pareados, que podem ser comparados pelos testes do qui-quadrado ou exato de Fisher, também é possível empregar o teste de Cochran–Mantel–Haenszel, que permite ajuste para variáveis de confusão e, com isso, maior poder estatístico. Quando os grupos são pareados, deve-se usar o teste de McNemar, que é apenas válido nos casos de tabelas 2 × 2. A definição de pareamento é apresentada adiante.

## Análises multivariadas

Em muitos casos, é possível fazer comparações entre grupos levando-se em conta múltiplas variáveis categóricas. Cada uma dessas comparações pode ser feita, de maneira univariada, por meio dos testes descritos anteriormente. Porém, em alguns casos, pode ser útil verificar o papel preditivo de cada variável explanatória sobre uma única variável de desfecho, sendo esta última uma variável categórica. Com isso, é possível medir a influência de cada variável na presença das outras variáveis explanatórias de interesse.

No caso de variáveis de desfecho categóricas, a análise multivariada empregada é a regressão logística. As variáveis explanatórias podem ser contínuas ou categóricas; no caso de variáveis contínuas, elas podem ser avaliadas no modelo de regressão logística de maneira contínua ou após categorização. O modelo de regressão logística dá origem a uma equação que emprega logaritmos naturais dos *odds ratios* para cada variável, originando também coeficientes que indicam o quanto cada variável explanatória explica o valor da variável de desfecho.

Além de usado como estimativa de risco em estudos caso-controle, o *odds ratio* é útil como medida de associação entre variáveis explanatórias e variáveis de desfecho. No caso de variáveis explanatórias categóricas ou que foram categorizadas, o *odds ratio* indica o aumento do risco do desfecho diante da presença da categoria da variável em questão. Para variáveis explanatórias inclusas no modelo de maneira contínua, o *odds ratio* indica o aumento do risco do desfecho dado o aumento de uma unidade de medida da variável em questão.

O grupo do Princess Margaret Hospital conduziu um estudo prospectivo a respeito de potenciais interações medicamentosas em pacientes com câncer tratados em nível ambulatorial.[21] Entre as diversas variáveis identificadas como preditivas do desfecho, estavam a idade, o intuito do tratamento, o número e o tipo de medicamentos e o tipo de câncer. Para idade, o *odds ratio* foi de 1,03 (p = 0,009), o que indica que o risco do desfecho aumenta em 3% para cada ano de aumento da idade do paciente. Para o intuito do tratamento (curativo *versus* paliativo, sendo o primeiro a referência), o *odds ratio* foi de 2,40 (p = 0,003), indicando que o risco do desfecho aumenta em 140%

quando o paciente recebe tratamento paliativo. Após identificar uma série de outras possíveis variáveis explanatórias, os autores elaboraram um modelo de regressão logística, tendo como variável de desfecho o potencial para ao menos uma interação medicamentosa. Em análise multivariada por regressão logística, apenas o número de medicamentos, o tipo de medicamento e o tipo de câncer tiveram significância estatística. Para o número de medicamentos, por exemplo, o *odds ratio* foi de 1,4, indicando que para cada medicamento adicional na prescrição do paciente, o potencial para interação medicamentosa aumenta em 40%. Nesse modelo de regressão logística, por exemplo, as variáveis "idade" e "tipo de tratamento" perderam a significância estatística que apresentavam na análise univariada. Isso provavelmente significa que essas variáveis são confundidas por outras mais importantes, como o número de medicamentos. Em linguagem mais clínica, pode-se pensar que as variáveis "idade" e "tipo de tratamento" são apenas marcadores para o número de medicamentos, não tendo papel preditivo independente para a ocorrência do desfecho.

## Comparações entre médias e medianas

Comparações entre médias ou medianas são pouco usadas em Oncologia, simplesmente porque poucas são as variáveis numéricas empregadas como desfecho em Oncologia. Até mesmo marcadores tumorais, que são variáveis numéricas, têm seus valores frequentemente categorizados e tratados como proporções. Apesar da baixa frequência com que são usadas análises estatísticas para variáveis numéricas relativas a desfechos clínicos em Oncologia, é útil conhecer as técnicas usadas para comparações relativas a essas variáveis. Além disso, algumas das variáveis frequentemente encontradas na Tabela 51.2 dos estudos clínicos, entre elas a idade, têm natureza numérica e são ocasionalmente comparadas entre grupos.

## Análises univariadas

Existem diversos tipos de testes para comparação de variáveis numéricas entre grupos. Esses testes são escolhidos de acordo com o número de grupos, a distribuição da variável na população (normal ou não normal) e a existência de pareamento entre os grupos. O Quadro 51.1 mostra os tipos de testes que devem ser escolhidos conforme o número de grupos, o tipo de distribuição e a presença de pareamento.

### Quadro 51.1. Escolha dos testes de hipótese para variáveis numéricas. Essa escolha se aplica, em teoria, às variáveis contínuas, mas ocasionalmente esses mesmos testes são usados para variáveis discretas

| NÚMERO DE GRUPOS | DISTRIBUIÇÃO NORMAL | DISTRIBUIÇÃO NÃO NORMAL |
|---|---|---|
| Uma amostra *versus* a população | Teste t para uma amostra | Teste de Wilcoxon |
| Dois grupos amostrais não pareados | Teste t não pareado | Teste de Mann-Whitney |
| Dois grupos amostrais pareados | Teste t pareado | Teste de Wilcoxon |
| Três ou mais grupos amostrais não relacionados | ANOVA one-way | Teste de Kruskal-Wallis |

Fonte: Desenvolvido pela autoria.

A definição do tipo de distribuição da variável é relativamente simples, havendo testes estatísticos convencionais (p. ex., o de Kolmogorov-Smirnov e o de Shapiro-Wilk) que podem ser aplicados na amostra, tendo-se como hipótese nula a normalidade e como hipótese alternativa a não normalidade. Nos casos de distribuição normal, podem ser usados testes paramétricos, enquanto testes não paramétricos são os mais apropriados para distribuições não normais (não gaussianas). Em algumas situações, pode ser apropriado tentar fazer a transformação logarítmica de variáveis não normalmente distribuídas, o que pode permitir o uso de testes paramétricos caso essa transformação leve a uma distribuição normal (que seria, nesse caso, denominada "lognormal"). Por fim, em raros casos, uma distribuição pode parecer não normal em função da presença de valores extremos.

Situações em que há pareamento são aquelas em que os mesmos indivíduos fazem parte dos dois ou mais grupos comparados. O caso típico de pareamento é a situação antes e após o tratamento com determinada intervenção. Como os mesmos pacientes compõem os dois grupos (o grupo "pré" e o grupo "pós"), esta é uma situação pareada, assim como é pareada a comparação feita em estudos cruzados. Também pode ser considerado pareado o caso em que cada um dos membros de pares de irmãos gêmeos faz parte de um grupo distinto: como cada irmão gêmeo é bastante parecido com seu par em diversas características, em alguns casos pode ser apropriado tratar essa situação como pareada.

Os testes t compõem uma família de testes da qual também faz parte a análise de variância (ANOVA, do inglês *analysis of variance*), esta última mais usada quando mais de dois grupos são comparados ou quando as comparações são feitas em vários pontos ao longo do tempo. Embora seja possível empregar diversos testes t no caso de mais de uma comparação em um mesmo banco de dados, o uso de ANOVA evita o problema das múltiplas comparações, já discutido. Quando se faz um teste de hipótese para comparação entre médias de dois ou mais grupos, a hipótese nula é a de que não há diferenças entre essas médias. Para o caso de variáveis não normalmente distribuídas, os testes empregados são os não paramétricos, que não se valem da média e do desvio-padrão para verificação da hipótese nula, mas sim da ordem de ranqueamento dos valores da variável nos dois ou mais grupos, caso esses grupos fossem transformados em um só grupo. Assim, a hipótese nula é de que as médias dos rankings não diferem entre os grupos.

## Análises multivariadas

Dois grandes grupos de análises multivariadas podem ser considerados para o caso de variáveis numéricas: regressões simples e regressões múltiplas. Diz-se que duas variáveis se correlacionam quando a variação de uma acompanha a variação da outra. Isso não implica, necessariamente, relação de causa e efeito entre as duas variáveis. Em muitos casos, a correlação é apenas uma associação, como ocorreria, por exemplo, se fosse feito um diagrama de dispersão relacionando o tamanho do tumor e o número de linfonodos positivos para cada um dos pacientes da casuística fictícia mostrada na Tabela 51.1. Tal exercício resultaria na Figura 51.3.

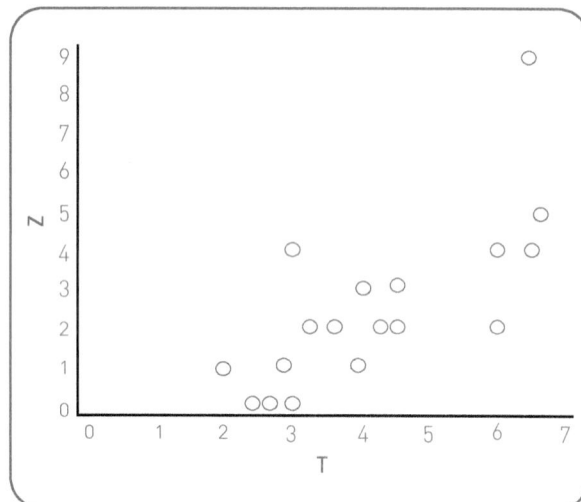

**FIGURA 51.3** – Diagrama de dispersão com dados relativos a tamanho de tumor e número de linfonodos comprometidos obtidos na Tabela 51.1.
Fonte: Desenvolvida pela autoria.

Denomina-se "regressão simples" a equação que correlaciona duas variáveis numéricas. Por meio de uma regressão simples, tenta-se explicar o comportamento de uma variável dependente usando-se a outra variável, nesse caso considerada independente. Em geral, representa-se no eixo Y a variável de desfecho, e no eixo X a variável explanatória. Na regressão linear, a forma mais comum usada em Medicina, tenta-se ajustar uma reta por meio dos pontos (X,Y) de tal modo que a posição dessa reta minimize a soma dos quadrados das distâncias entre cada ponto e a linha, sendo essa técnica denominada "regressão ordinária dos mínimos quadrados". Quando essa reta é ajustada, dois parâmetros emergem: um é o ponto em que a linha corta o eixo Y, denominado "intercepto da regressão" (o valor de Y quando X é igual a 0), e o outro é a inclinação da linha de regressão (a variação por unidade de Y conforme a variação por unidade de X). Como em uma equação do 1º grau, o intercepto é a variável 'a', e a inclinação é a variável 'b' na equação de regressão y = a + bx. Existem outras formas de regressão simples, empregando outros modelos matemáticos, como equações do 2º grau, exponenciais e logarítmicas, mas elas são menos usadas em Medicina.

Além da equação, é possível calcular um coeficiente de correlação entre as duas variáveis. Esse coeficiente, que pode ser paramétrico (de Pearson) ou não paramétrico (de Spearman), conforme a natureza das variáveis, é uma medida de quanto a variabilidade de uma variável explica a variabilidade da outra. O coeficiente é comumente elevado ao quadrado, situando-se entre 0 e 1. Quanto maior a correlação entre as variáveis, mais próximo de 1 será o coeficiente. A correlação pode ser positiva (direta) ou negativa (inversa). Também é possível calcular um valor p para essa correlação; nesses casos, a hipótese nula é de ausência de correlação. Deve-se considerar que a magnitude do coeficiente de correlação e o nível de significância estatística são duas medidas independentes. Em alguns casos, a correlação pode ser fraca, mas significativa do ponto de vista estatístico, e vice-versa. Como ocorre em outras áreas da Estatística, o tamanho da amostra será fundamental para determinar o nível de significância, desde que a correlação se mantenha inalterada.

Existem casos em que é preciso estudar a correlação de duas ou mais variáveis explanatórias numéricas e uma variável contínua numérica. Isso é feito pela técnica de regressão múltipla, que permite derivar uma equação do 1º grau com múltiplos termos, um para cada variável. Para cada termo, existe um coeficiente que é calculado pelo modelo de regressão múltipla e que indica o quanto aquela variável em particular explica o valor da variável de desfecho. Nesse caso, e diferentemente do modelo de regressão linear, a matemática é mais complexa, sendo difícil a visualização ou a representação gráfica do modelo de regressão múltipla. Por isso, um exemplo da literatura pode ser útil. Pesquisadores norte-americanos avaliaram 317 pacientes submetidos à prostatectomia retropúbica, procurando determinar se o número de biópsias pré-operatórias se correlacionava ao tamanho do tumor no espécime cirúrgico, já que o maior número de biópsias pode aumentar a taxa de detecção de tumores.[22] Na análise univariada, houve correlação estatisticamente significativa entre o número de biópsias e o volume tumoral: pacientes submetidos a seis biópsias tiveram tumores maiores do que aqueles submetidos a sete ou mais biópsias (3,85 *versus* 2,04 cm³; p = 0,0009). Essa correlação se manteve após ajuste para outras variáveis (escore de Gleason, PSA, ano da biópsia e ano da cirurgia) em um modelo de regressão múltipla.

### Análise de sobrevida

A análise de sobrevida é uma das técnicas mais usadas na literatura oncológica, em especial nos estudos de fase III. A análise de sobrevida é uma técnica especial, que tem por objetivo avaliar o tempo até a ocorrência de qualquer evento, não necessariamente o óbito. Esse evento deve ser categórico e dicotômico, assumindo apenas as possibilidades "não" e "sim". Porém, nos casos em que se faz análise de sobrevida, não basta apenas saber se o evento ocorre, sendo preciso saber também quando ele ocorre. Caso contrário, a análise poderia ser feita por outros métodos, como a comparação entre riscos de ocorrência do evento (pelo risco relativo), pela comparação entre as proporções de pacientes com determinado evento após um período definido de tempo (p. ex., pelo teste do qui-quadrado), ou pela comparação entre a média do tempo até o desfecho entre grupos diferentes de pacientes (p. ex., por testes paramétricos ou não paramétricos para variáveis numéricas). Se isso fosse feito, a dimensão tempo não seria levada em conta, havendo perda de informação e o risco de introdução de viés. Por esses motivos, todo desfecho para o qual interessa conhecer o tempo decorrido entre o início do acompanhamento e a ocorrência desse desfecho deve ser avaliado por análise de sobrevida.

### Análises univariadas

A técnica mais usada para análise univariada de sobrevida é aquela desenvolvido por Kaplan e Meier nos anos 1950. Para compreender como funciona a técnica de Kaplan-Meier, é essencial compreender o conceito de censura, a retirada proposital do paciente da análise estatística no exato momento em que ele ainda não sofreu o evento de interesse, mas a partir do qual não há mais dados em função do seguimento ainda curto para aquele indivíduo em particular. A censura permite usar as informações de um determinado paciente apenas durante o tempo em que aquele paciente permanece em seguimento (ou seja, ainda está sujeito a sofrer o evento de interesse). Portanto, a censura diz respeito apenas à análise dos dados naquele momento; na realidade, o paciente continua no estudo até que ocorra o evento ou o estudo termine, mas seus dados são usados apenas enquanto são informativos.

A técnica de Kaplan-Meier é baseada na tabela de sobrevida (não mostrada aqui), cujos dados numéricos são representados graficamente pela curva de Kaplan-Meier. A Figura 51.4 ilustra uma análise de sobrevida global fictícia, na qual são comparados dois

tratamentos (A e B). Ao início do seguimento, 100% dos pacientes estão vivos, e as curvas de Kaplan-Meier descem, em degraus, à medida que os eventos de interesse ocorrem ao longo do tempo. Cada degrau da curva indica a ocorrência de um ou mais eventos no período imediatamente anterior. O tamanho de cada degrau depende do número de eventos ocorridos no período e do número de pacientes censurados. A censura de cada paciente pode ser indicada na curva pelas pequenas marcas verticais (*tick marks*). Também é possível representar na curva de Kaplan-Meier a ocorrência de um desfecho de interesse que não existia no início do acompanhamento (p. ex., o desenvolvimento de câncer após um procedimento profilático). Nesse caso, a curva começa em 0% e sobe em degraus.

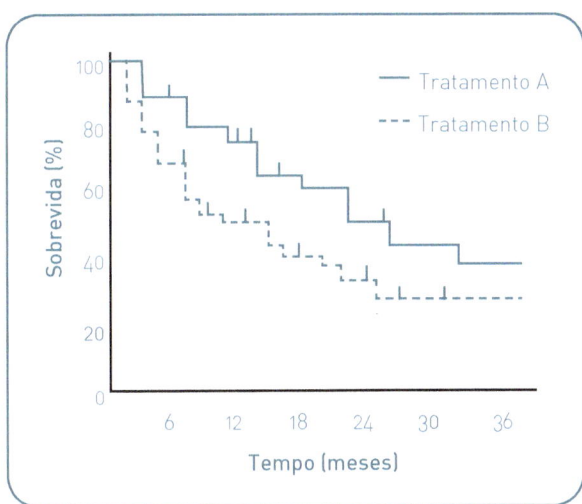

**FIGURA 51.4** – Curva de Kaplan-Meier hipotética, comparando tratamentos A e B (as marcas representam censuras).
Fonte: Desenvolvida pela autoria.

O método de Kaplan-Meier permite estimar, em qualquer ponto da curva, a chance de um paciente ter apresentado o desfecho de interesse até aquele momento. Portanto, a porcentagem indicada no eixo Y do gráfico é apenas uma estimativa, já que alguns pacientes foram censurados. Com isso, análises subsequentes de uma mesma casuística podem dar origem a curvas de Kaplan-Meier ligeiramente diferentes entre si. Quando existem comparações entre grupos, isso pode gerar resultados distintos em diferentes análises, o que vem sendo visto ocasionalmente em Oncologia.[16]

O lado direito da curva de Kaplan-Meier é sempre menos confiável, já que as estimativas são feitas com menor número de pacientes, em função do seguimento ainda curto por ocasião da análise ou pela ocorrência do evento nos outros pacientes. Em outras palavras, os intervalos de confiança de 95% para as estimativas de Kaplan-Meier em pontos do tempo mais distantes do tempo zero de acompanhamento são mais amplos.

Assim como acontece na Figura 51.4, um mesmo gráfico, em geral, mostra mais de uma curva de sobrevida. A comparação estatística entre essas curvas pode ser feita por diversos tipos de testes, mas o mais usado é denominado "logrank". A interpretação do teste de logrank segue os mesmos princípios já aqui delineados para outros tipos de variáveis e testes de hipótese.

Os resultados de uma análise de sobrevida podem ser descritos de várias maneiras. Os parâmetros mais usados são a sobrevida mediana e a proporção de pacientes sem o evento após um determinado tempo. Um parâmetro muito usado também é o *hazard ratio*, que é uma comparação matemática entre duas curvas de sobrevida. Diferentemente da comparação entre a mediana ou a proporção de pacientes vivos após um determinado tempo, o *hazard ratio* é uma razão entre os riscos do desfecho de interesse nos dois grupos comparados. Assim, o *hazard ratio* é um número puro, sem unidade de medida. No estudo de Bolla *et al.*, por exemplo, o *hazard ratio* para sobrevida foi de 0,51, quando pacientes com câncer de próstata localmente avançado tratados com radioterapia e gosserrelina foram comparados àqueles tratados com radioterapia apenas. Isso é equivalente a dizer que o risco de morte foi 49% menor no grupo tratado de forma combinada.[23] Mais recentemente, outras formas de avaliar sobrevida vêm sendo propostas e usadas, muitas delas motivadas por uma situação cada vez mais frequente em oncologia, a da ausência de riscos proporcionais.[30] Fala-se que o riscos são proporcionais quando o *hazard ratio* é relativamente constante ao longo do tempo. Em algumas situações em Oncologia, por exemplo, quando há cruzamento de curvas, separação tardia ou uma proporção de pacientes curados, os riscos não são proporcionais; nestes casos, o *hazard ratio* deixa de ser uma métrica confiável como forma de medir o efeito do tratamento.

### Análises multivariadas

Quando o desfecho é uma variável temporal que foi avaliada pela técnica de Kaplan-Meier, o modelo empregado para estudar a influência de mais de uma variável explanatória é o modelo de riscos proporcionais, ou modelo de Cox. O modelo de Cox dá origem a um *hazard ratio* para cada uma das variáveis, sendo o tratamento uma delas. Dessa forma, a análise do *hazard ratio* pelo modelo de Cox é um ajuste que leva em conta a influência de outras variáveis explanatórias sobre a variável de desfecho.

Apesar da randomização, que procurou garantir equilíbrio em fatores prognósticos entre os grupos de um estudo, é possível que a eventual diferença observada ao final do estudo decorra em parte do tratamento empregado em cada grupo, mas também em parte da distribuição desigual de fatores prognósticos nos dois grupos. Portanto, variáveis como o estágio da doença, *performance status* e outras características clínicas dos pacientes podem ter grande influência no desfecho e podem ser avaliadas pelo modelo de Cox. Da mesma forma, o modelo de Cox pode ser útil em estudos observacionais sobre fatores prognósticos.

Um exemplo da literatura pode ser útil para ilustrar o emprego do modelo de Cox. Em estudo multicêntrico internacional, foram avaliados os dados de 4.063 pacientes com câncer de rim.[24] A análise univariada a respeito do papel do subtipo histológico sugeriu que pacientes com tumores cromófobos, papilíferos e de células claras têm expectativas de sobrevida progressivamente piores, com diferenças de valor estatístico. Entretanto, quando a variável "histologia" foi incluída no modelo de Cox, que avaliou também o estadiamento, o grau histológico e *performance status*, apenas essas três últimas mantiveram significância estatística. Em outras palavras, o modelo de Cox demonstrou que pacientes com tipos histológicos distintos têm expectativas de sobrevida diferentes não porque a histologia é um fator prognóstico independente, mas sim porque a distribuição das outras variáveis não é homogênea entre os diferentes subtipos histológicos.

## SITUAÇÕES ESPECIAIS

### Análises de subgrupo

Os estudos randomizados são concebidos com poder estatístico para detectar diferenças em desfechos definidos, em especial o *endpoint* primário, quando se considera a amostra total do estudo. Entretanto, esses estudos geram grande quantidade de dados, sendo difícil para os autores resistir à tentação de fazer comparações envolvendo pacientes com determinadas características de interesse. Uma das formas de fazer isso é por meio de análises de subgrupo, uma prática frequente (especialmente em Oncologia[25]), porém perigosa do ponto de vista inferencial.[26,27]

A análise de subgrupo consiste na avaliação do benefício do tratamento conforme características de base dos pacientes. Na prática, as análises de subgrupo são relatadas reportando-se alguma estimativa de benefício (p. ex., o *hazard ratio* para sobrevida) separadamente nos subgrupos com e sem a característica em questão. Do ponto de vista estatístico, existem dois riscos básicos quando se faz uma análise de subgrupos: o erro do tipo II, motivado pelo pequeno poder estatístico (em função do número reduzido de pacientes no subgrupo de um estudo); e o erro do tipo I, já que a condução de múltiplas comparações aumenta a chance de um resultado falso-positivo. Por esses motivos, análises de subgrupos devem ser interpretadas com muita cautela. Análises de subgrupo são praticamente inevitáveis, mas deve-se ter em mente que elas geram (mas não testam) uma hipótese científica. A avaliação ideal do papel preditivo de uma característica de base, em relação ao efeito do tratamento, é o teste para interação entre determinada característica e determinado efeito. Interações podem ser quantitativas, que são as mais comuns e indicam que o efeito do tratamento varia em magnitude nos diferentes subgrupos, mas sempre na mesma direção (seja ela positiva, seja ela negativa), ou quantitativas, quando o efeito do tratamento tem direções diferentes em subgrupos distintos. Como exemplo de interação quantitativa, que são as mais relevantes embora mais raras, pode-se citar o benefício preferencial do gefitinibe em pacientes com mutações ativadoras do gene para o receptor do fator de crescimento epidérmico, e o benefício preferencial da quimioterapia nos pacientes sem essas mutações.[31]

## Análises interinas

Análises interinas são cada vez mais frequentes em Oncologia. Essas análises, em geral lideradas por um comitê independente de monitoramento e implementadas em estudos de fase III, têm por finalidade garantir, do ponto de vista ético e estatístico, que o estudo termine o quanto antes caso já exista evidência de eficácia diferente entre os tratamentos ou da futilidade de se continuar o estudo até o final.

Análises interinas são complexas do ponto de vista logístico porque muitas vezes acarretam interrupção temporária ou definitiva do estudo. Além disso, essas análises são sofisticadas do ponto de vista estatístico porque os valores pré-especificados de erros alfa e beta para o cálculo do tamanho da amostra não se aplicam ao número de pacientes inclusos em análises interinas, sendo necessários ajustes estatísticos complexos. Por isso o valor p considerado o limiar para significância estatística nas análises interinas não é o mesmo que aquele que será usado ao término do estudo.

## REFERÊNCIAS

1. Hill AB. Principles of medical statistics. 9. ed. London: Lancet, 1971.
2. Altman DG. Practical statistics for medical research. London: Chapman & Hall/CRC, 1991.
3. Bailar JC III, Mosteller F. Medical uses of statistics. 2. ed. Boston: NEJM Books, 1992.
4. Beiguelman B. Curso prático de bioestatística. 5. ed. Ribeirão Preto: Funpec, 2002.
5. Soares JF, Siqueira AL. Introdução à estatística médica. 2. ed. Belo Horizonte: Coopmed, 2002.
6. Kirkwood BR, Sterne JAC. Essential medical statistics. 2. ed. Oxford: Blackwell Science, 2003.
7. Katz MH. Multivariable analysis. 2. ed. Cambridge: Cambridge University Press, 2006.
8. Motulsky H. Intuitive biostatistics: a nonmathematical guide to statistical thinking. 2. ed. New York: Oxford University Press, 2010.
9. Biswas S, Liu DD, Lee JJ, Berry DA. Bayesian clinical trials at the University of Texas M. D. Anderson Cancer Center. Clin Trials. 2009;6:205-16.
10. Looking back on the millennium in medicine. N Engl J Med. 2000;342:42-9.
11. Ramón y Cajal S. Advice for a young investigator. Cambridge: MIT Press, 1999.
12. Karapetis CS, Khambata-Ford S, Jonker DJ, et al. K-ras mutations and benefit from cetuximab in advanced colorectal cancer. N Engl J Med. 2008;359:1757-65.
13. Smith I, Procter M, Gelber RD, et al. 2-year follow-up of trastuzumab after adjuvant chemotherapy in HER2-positive breast cancer: a randomised controlled trial. Lancet. 2007;369:29-36.
14. Motzer RJ, Mazumdar M, Bacik, J et al. Survival and prognostic stratification of 670 patients with advanced renal cell carcinoma. J Clin Oncol. 1999;17:2530-40.
15. Tannock IF, de Wit R, Berry WR, et al. Docetaxel plus prednisone or mitoxantrone plus prednisone for advanced prostate cancer. N Engl J Med. 2004;351:1502-12.

16. Katz A, Saad ED. CALGB 9633: an underpowered trial with a methodologically questionable conclusion. J Clin Oncol. 2009;27:2300-1.

17. Moore MJ, Goldstein D, Hamm J, et al. Erlotinib plus gemcitabine compared with gemcitabine alone in patients with advanced pancreatic cancer: a phase III trial of the National Cancer Institute of Canada Clinical Trials Group. J Clin Oncol. 2007:25:1960-6.

18. Feinstein AR. Multivariable analysis: an introduction. New Haven: Yale University Press, 1996.

19. Miller K, Wang M, Gralow J, et al. Paclitaxel plus bevacizumab versus paclitaxel alone for metastatic breast cancer. N Engl J Med. 2007;357:2666-76.

20. Saad ED, Pinheiro CM, Masson AL, et al. Increasing output and low publication rate of Brazilian studies presented at the American Society of Clinical Oncology Annual Meetings. Clinics. 2008;63:293-6.

21. Riechelmann RP, Tannock IF, Wang L, et al. Potential drug interactions and duplicate prescriptions among cancer patients. J Natl Cancer Inst. 2007;99:592-600.

22. Master VA, Chi T, Simko JP, et al. The independent impact of extended pattern biopsy on prostate cancer stage migration. J Urol. 2005;174:1789-93.

23. Bolla M, Collette L, Blank L, et al. Long-term results with immediate androgen suppression and external irradiation in patients with locally advanced prostate cancer (an EORTC study): a phase III randomised trial. Lancet. 2002;360:103-6.

24. Patard JJ, Leray E, Rioux-Leclercq N, et al. Prognostic value of histologic subtypes in renal cell carcinoma: a multicenter experience. J Clin Oncol. 2005;23:2763-71.

25. Wang R, Lagakos SW, Ware JH, et al. Statistics in medicine-reporting of subgroup analyses in clinical trials. N Engl J Med. 2007;357:2189-94.

26. Assmann SF, Pocock SJ, Enos LE, et al. Subgroup analysis and other (mis)uses of baseline data in clinical trials. Lancet. 2000;355:1064-9.

27. Oxman AD, Guyatt GH. A consumer's guide to subgroup analyses. Ann Intern Med 1992;116:78-84.

28. Pocock SJ, Stone GW. The primary outcome is positive – is that good enough? N Engl J Med 2016;375(10):971-9.

29. Pocock SJ, Stone GW. The primary outcome fails – what next? N Engl J Med 2016;375(9):861-70.

30. Saad ED, Zalcberg JR, Péron J, Coart E, Burzykowski T, Buyse M. Understanding and Communicating Measures of Treatment Effect on Survival: Can We Do Better? J Natl Cancer Inst 2018;110(3):232-240.

31. Mok TS, Wu YL, Thongprasert S, Yang CH, Chu DT, et al. Gefitinib or carboplatin-paclitaxel in pulmonary adenocarcinoma. N Engl J Med 2009;361(10):947-57.

# 52

# Desenvolvimento Não Clínico de Medicamentos para o Tratamento do Câncer

João Batista Calixto
Allisson Freire Bento
Camila Guimarães Moreira Zimmer
Rodrigo Marcon

## DESTAQUES

- Os ensaios não clínicos são etapa essencial do desenvolvimento de novos medicamentos, englobando ensaios in vitro e in vivo (com o emprego de animais de experimentação), para análises iniciais de eficácia, farmocinética e segurança, previamente aos estudos em humanos.
- Os resultados dos estudos exploratórios constituem a base para realização dos estudos regulados, pois fornecem os dados iniciais sobre a substância, no que diz respeito ao esquema de tratamento, doses e vias de administração, potencias efeitos toxicológicos e eficácia para o tratamento pretendido.
- As substâncias que avançam no desenvolvimento são submetidas a diferentes ensaios regulados (BPL) que podem compreender estudos de toxicidade de doses repetidas (até 28 dias) em duas espécies, genotoxicidade in vitro e in vivo, toxicocinética e farmacologia de segurança.
- Autoridades reguladoras sugerem uma bateria básica de testes, e, em adição, são relevantes programas de desenvolvimento personalizado, com testes específicos e relevantes que suportem a pretensão terapêutica e as particularidades de cada substância.

## DESCOBERTA E DESENVOLVIMENTO DE MEDICAMENTOS

O processo para a introdução de um novo medicamento no mercado engloba as fases de descoberta e desenvolvimento. A fase de descoberta contempla ensaios computacionais in silico, identificação de alvos farmacológicos, otimização de moléculas por meio da utilização da química medicinal (quando necessário) e também ensaios in vitro de triagem de substâncias, a fim de selecionar a molécula líder/candidata para as fases subsequentes de desenvolvimento não clínico e clínico.[1,2]

O desenvolvimento de um novo medicamento abrange os ensaios não clínicos, os quais compreendem ensaios in vitro e in vivo, com o emprego de animais de experimentação, e também os ensaios em humanos ou clínicos. Os ensaios não clínicos têm como objetivo avaliar a eficácia (prova de conceito/princípio), a farmacocinética e, especialmente, a segurança da molécula candidata sobre vários órgãos e sistemas. Dessa forma, o conjunto de ensaios não clínicos engloba uma gama de testes in vitro e in vivo que têm a finalidade de fornecer suporte científico para a realização dos ensaios clínicos.[1,2]

As fases de descoberta e de desenvolvimento de um novo medicamento são altamente complexas e demandam profissionais qualificados e equipamentos especializados, uma vez que são projetos de longa duração, demandam altos custos financeiros e apresentam risco elevado de insucesso. O projeto completo de descoberta e de desenvolvimento de um novo medicamento pode levar até 15 anos para ser finalizado, com um custo estimado de 800 milhões a 1,5 bilhão de dólares. Embora sejam necessários anos de avaliações e elevados recursos financeiros, as estimativas apontam que apenas 1 molécula, entre 5 a 10 mil avaliadas, acaba vencendo os obstáculos do desenvolvimento e pode ser aprovada pelas agências regulatórias para a comercialização.[1,2]

Mesmo diante de toda a dificuldade no desenvolvimento, o mercado global de medicamentos cresce a uma taxa de 3% a 5% ao ano e atualmente gira em torno de 1,2 trilhão de dólares. Neste contexto, o Brasil é um dos maiores mercados de consumo de medicamentos no mundo, ocupando a sétima posição mundial, ultrapassando países importantes da Europa. Contudo, ainda está à margem de países europeus, Estados Unidos, Japão, entre outros, no que tange às pesquisas e inovação visando a descoberta e o desenvolvimento de um novo medicamento. De fato, o Brasil é altamente dependente da importação de medicamentos acabados e de princípios ativos para a produção de genéricos.[3]

A elaboração do correto plano de desenvolvimento não clínico é essencial para o sucesso no desenvolvimento de uma nova entidade química (do inglês, New Chemical Entities (NCE)). Esse planejamento deve levar em consideração pelo menos os ensaios mínimos requeridos pelas agências regulatórias internacionais para que o dossiê com os estudos não clínicos da molécula candidata possa ser avaliado e a molécula seja aprovada para o início dos testes em humanos.

Esses ensaios são, em sua maioria, regulamentados e têm diretrizes específicas publicadas pelos órgãos competentes para a correta condução dos estudos. Atualmente, os guias regulatórios mais recomendados são os mencionados na Conferência Internacional de Harmonização (do inglês: International Conference on Harmonization (ICH)), que visam unificar as exigências dos ensaios entre diferentes agências regulatórias como Food and Drug Administration (FDA), European Medicine Agency (EMA), Japan's Pharmaceuticals and Medical Devices Agency (PMDA), entre outras agências com reconhecimento mútuo relacionados no ICH, como a Agência Nacional de Vigilância Sanitária (Anvisa).

Os guias regulatórios têm papel fundamental para subsidiar a realização dos ensaios não clínicos, pois apresentam as diretrizes gerais para auxiliar na realização destes testes, incluindo informações detalhadas sobre a espécie animal, faixa de idade e número de animais a serem utilizados, análises comportamentais e clínicas durante a realização dos experimentos, bem como órgãos, tecidos e sistemas que devem ser criteriosamente avaliados após a finalização da fase in vivo experimental. Como o desenvolvimento de novos medicamentos envolve diferentes ensaios, a sequência para a realização destes é de crucial importância para prevenir gastos desnecessários, evitar perda de tempo e, sobretudo, evitar a utilização indevida de animais. Sendo assim, o objetivo deste capítulo será discutir de forma bastante resumida as etapas não clínicas necessárias ao desenvolvimento de um novo medicamento.

## ABSORÇÃO, DISTRIBUIÇÃO, METABOLISMO, ELIMINAÇÃO (ADME) E PERFIL FARMACOCINÉTICO DE NOVAS SUBSTÂNCIAS

### Estudos de ADME in vitro

Os estudos de absorção, distribuição, metabolismo e eliminação (ADME) são comumente realizados nas fases iniciais do processo de desenvolvimento de novos medicamentos. Esses estudos são de extrema importância, pois podem reduzir o tempo e os custos dispendidos com o desenvolvimento de moléculas com características pouco promissoras do ponto de vista farmacocinético. Além disso, esses estudos podem fornecer informações importantes sobre modificações estruturais na molécula para otimização de suas propriedades farmacocinéticas e toxicológicas.[4,5]

As propriedades físico-químicas do composto, como solubilidade, coeficiente de dissolução, pKa, cristalinidade, lipofilicidade, polaridade e peso molecular, entre outras, podem influenciar diretamente na absorção, distribuição, biotransformação e eliminação de substâncias.[6,7] Essas propriedades são relativamente fáceis de mensurar e passíveis de cálculos e ensaios, permitindo a avaliação computacional de grande número de compostos.[8]

A determinação de log P/log D (Log P= coeficiente de partição da substância não ionizado entre as fases aquosa e orgânica no sistema octanol/água; Log D= coeficiente de partição de moléculas ionizadas, realizado em diferentes pH fisiológicos) é um fator essencial para a avaliação da absorção de substâncias e continua sendo o padrão-ouro dos ensaios para determinação da lipofilicidade e da dissolução de compostos.[7] Já a determinação do pKa permite avaliar a estabilidade de uma nova entidade química e deve ser realizada em soluções que mimetizam os diferentes pH fisiológicos do trato gastrointestinal humano (pH 1,7 a 8,0).[9]

Além das propriedades físico-químicas, muitos fatores fisiológicos afetam a absorção oral de compostos, como pH gastrointestinal, tempo de trânsito intestinal, conteúdo líquido e as propriedades da membrana do epitélio intestinal. É importante ressaltar que um dos maiores obstáculos para muitas terapias anticâncer é o sistema de transporte mediado pela glicoproteína P (P-gp), proteína expressa em muitos tecidos humanos, especialmente em células epiteliais que revestem o trato gastrointestinal, dutos biliares e as células endoteliais que formam a barreira hematoencefálica. Essa proteína, juntamente com a proteína de resistência ao câncer de mama (BCRP) e a de resistência a múltiplas drogas (MRP), pode reduzir a biodisponibilidade oral, bem como impactar diretamente na depuração dos compostos, levando, em alguns casos, à ocorrência de resistência aos medicamentos. Para evitar esse fenômeno, é fundamental identificar, já no início do processo de descoberta, compostos que não interajam com as proteínas de transporte de efluxo. Ensaios como o *binding*, ATPase, transporte e acúmulo, além de ensaios de efluxo (utilizados para identificar inibidores da P-gp), permitem selecionar compostos que não interagem com essas proteínas de transporte.

Após administração oral de uma substância, a taxa de absorção depende, primordialmente, da sua capacidade de atravessar o epitélio intestinal, seja por difusão passiva, seja por transporte ativo.[10] Diferentes métodos *in vitro* são utilizados para determinar a permeabilidade intestinal de uma nova substância incluindo utilização de células Caco-2 (célula intestinal proveniente de adenocarcinoma humano), células MDCK (do inglês: *Madin-Darby canine kidney*) e o uso de membrana artificial PAMPA (do inglês: *parallel artificial membrane permeability assay*). No entanto, as células Caco-2 são consideradas a melhor escolha, tendo em vista que há um processo espontâneo de diferenciação, resultando na formação de monocamada de enterócitos com características morfológicas e funcionais preservadas.[7]

Com relação à distribuição de um composto no organismo, a ligação de uma substância às proteínas plasmáticas, principalmente a albumina e $\alpha_1$-glicoproteína ácida, ocorre de forma rápida e reversível até o momento em que seja estabelecido o equilíbrio cinético entre a forma ligada e a não ligada (somente a forma não ligada atravessa capilares e atinge o órgão-alvo). A administração concomitante de mais de uma substância pode interferir na afinidade de ligação da outra, resultando na redução, no aumento ou na ausência do efeito terapêutico desejado. As principais técnicas *in vitro* utilizadas para os estudos de ligação de uma substância às proteínas plasmáticas englobam ultrafiltração e equilíbrio de diálise.[11]

Em relação ao metabolismo, os estudos de biotransformação possibilitam: i) avaliar o grau de estabilidade metabólica de uma substância; ii) permitem predizer a possível formação de metabólito(s) mais ativo(s) do que a substância parental (pró-droga); iii) auxiliam na avaliação referente à formação de um metabólito tóxico; iv) permitem avaliar a possibilidade de a substância parental ser metabolicamente instável e não atingir a concentração terapêutica necessária para produzir efeito farmacológico ou ainda; v) possibilitam determinar a provável interação entre duas substâncias administradas concomitantemente. O principal local de metabolização e de detoxificação de muitas substâncias no organismo é o fígado; entretanto, este processo pode ocorrer no pulmão, rins, intestino.[12-14]

Os estudos *in vitro* de metabolismo englobam a utilização de microssoma hepático (diferentes espécies), fração S9 hepática, enzimas recombinantes isoladas para identificação de enzimas do sistema CYP450 (responsáveis pelas reações de fase 1, cujo objetivo principal é tornar as substâncias mais hidrossolúveis para serem excretadas), utilização de diferentes cofatores para avaliação de outros sistemas enzimáticos (FMO; do inglês: *Flavin-containing monooxygenase* e UGT; do inglês: *UDP-glucuronosyltransferase*) e cultura de hepatócitos humanos, esta última considerada padrão-ouro para determinação da depuração (do inglês: *clearance)* hepática.[12,15,16]

## DETERMINAÇÃO DAS PROPRIEDADES FARMACOCINÉTICAS *IN VIVO*

Os parâmetros de ADME estabelecidos *in vitro* podem ajudar a entender o caminho percorrido por um composto candidato a medicamento anticâncer pelo organismo. Com o auxílio de ensaios de farmacocinética *in vivo*, obtêm-se dados relevantes para se verificar a absorção, determinar a melhor dose, bem como estabelecer o regime posológico adequado a ser utilizado nas fases de desenvolvimento não clínico.[17]

Os ensaios de farmacocinética podem ser realizados no início de um novo projeto de forma exploratória, com a utilização de poucos animais. No decorrer do desenvolvimento, pode-se realizar o ensaio de farmacocinética mais completo, esse, sim, capaz de fornecer um perfil global do caminho de um composto pelo organismo. Independentemente de qual ensaio de farmacocinética for realizado, o objetivo é fornecer informações para cooperar com os ensaios de eficácia (prova de conceito) e toxicologia, auxiliar na escolha da dose utilizada, na periodicidade do tratamento, além de se obterem informações sobre a necessidade de otimização da molécula.[18]

A partir da triagem inicial (farmacocinética exploratória), é possível realizar a seleção das substâncias que apresentem propriedades farmacocinéticas mais apropriadas e, assim, dar sequência ao projeto com o composto mais promissor. Em seguida, o composto selecionado é submetido a ensaios de farmacocinética de forma mais completa. Os modelos mais utilizados atualmente são: i) determinação da farmacocinética do tipo instantânea (do inglês, *snapshot PK);* ii) determinação da farmacocinética do tipo rápida (do inglês, *rapid PK);* e iii) determinação da farmacocinética do tipo completa (do inglês, *full PK).* Contudo, a escolha da estratégia final depende de inúmeros fatores, como material e instrumentos disponíveis, conhecimento dos pesquisadores e definição dos parâmetros farmacocinéticos que se deseja analisar.[17]

Os parâmetros farmacocinéticos normalmente avaliados são: i) área sob a curva (AUC); ii) concentração plasmática máxima ($C_{máx}$); iii) tempo para atingir a concentração máxima ($T_{máx}$); iv) tempo de meia-vida de eliminação ($t_{1/2}$); v) volume de distribuição; vi) depuração ou *clearance*; e vii) biodisponibilidade.[17,19]

A área sob a curva (do inglês, *area under the curve* (AUC)) representa a medida global de concentração da substância absorvida e é uma medida dependente da concentração plasmática alcançada e da duração de tempo de exposição, sendo determinada a partir do método da regra trapezoidal. A AUC pode ser determinada para qualquer via extravascular *versus* o tempo e comparada com a AUC observada na via de administração intravenosa. Com os dados de AUC de uma substância administrada pela via extravascular, com a AUC do mesmo composto administrado pela via intravenosa, pode-se calcular a biodisponibilidade do composto.[19-21]

A biodisponibilidade (*F*) é a taxa e a extensão na qual uma substância é absorvida, ou seja, é a fração da dose administrada que atinge a circulação sistêmica. A biodisponibilidade de uma substância administrada pela via intravenosa representa 100% (*F*=1), pois não passa pelo processo de absorção.[19-21] O cálculo da biodisponibilidade é realizado a partir da seguinte equação: $F(\%) = [(\text{Dose}_{intravenosa} \times \text{AUC}_{sistêmica})/(\text{Dose}_{sistêmica} \times \text{AUC}_{Intravenosa})] \times 100$.

A concentração máxima ($C_{máx}$) é a maior concentração plasmática alcançada pela substância após sua administração, sendo diretamente dependente da extensão e da velocidade de absorção e de eliminação. É importante conhecer o $C_{máx}$, uma vez que os efeitos colaterais agudos ocorrem normalmente de forma dependente da concentração plasmática elevada.[19,20]

O tempo para atingir a concentração máxima no plasma é denominado tempo máximo ($T_{máx}$) e está diretamente relacionado à velocidade de absorção da substância. O $T_{máx}$ ocorre quando a medida da velocidade de entrada da substância na circulação é excedida pelas velocidades de eliminação e distribuição.[19-21]

O tempo de meia-vida de eliminação ($t_{1/2}$) é outro fator importante que pode ser estimado por meio do ensaio de farmacocinética. O tempo de meia-vida de eliminação é definido como o tempo necessário para reduzir a concentração de uma substância pela metade (50%) da concentração anterior. Assim, após 4 tempos de meia-vida, o composto administrado já reduziu a concentração plasmática em mais de 90%. Para o tratamento com doses repetidas, o estado estacionário, no qual a taxa de absorção é igual à taxa de eliminação do composto, normalmente ocorre entre 3 e 5 tempos de meia-vida, sendo este dado importante para calcular o intervalo de administração das doses de um composto.[19-21]

A depuração ou *clearance* indica o volume plasmático em que o composto será removido por unidade de tempo, normalmente representada como litros/hora (L/h) ou mililitros/minuto (mL/min). Os principais órgãos de depuração são os rins e o fígado, e a depuração de uma substância depende da habilidade desses órgãos em metabolizar e excretar a substância, da taxa do fluxo sanguíneo para esses órgãos, sendo a depuração total a somatória das depurações dos rins, fígado e outras rotas de eliminação, como a respiração, o leite materno, bile, saliva etc. O valor de depuração poderá ser utilizado para calcular a taxa de infusão necessária para atingir o estado estacionário de um composto, quando administrado por infusão intravenosa.[19-21]

O volume de distribuição ou volume de distribuição aparente é definido como o volume teórico de líquido necessário para conter a quantidade total de um composto no organismo na mesma concentração presente no plasma.[22] Assim, se o composto permanecer no plasma (como é o caso de compostos mais hidrofílicos), o volume de distribuição aparente será próximo ao volume plasmático; porém, um alto volume de distribuição é característico de compostos amplamente distribuídos nos tecidos e apresentam baixa concentração plasmática (como ocorre normalmente em substâncias hidrofóbicas). O volume de distribuição aparente pode sofrer alteração em virtude da ligação a proteínas do plasma e dos tecidos, além de outros fatores como idade, sexo, doenças etc. A unidade utilizada para o volume de distribuição é litros ou mililitros.[19-21]

## PROVA DE CONCEITO (OU DE PRINCÍPIO)

O desenvolvimento de um novo medicamento anticâncer passa por várias etapas e uma delas engloba a avaliação de eficácia não clínica. A princípio, os ensaios são realizados sobre sistemas relativamente mais simples, em geral estudos *in vitro,* utilizando células tumorais humanas em cultura. Com o avanço do projeto, a eficácia é avaliada em organismos mais complexos, como é o caso de modelos animais (modelos *in vivo*).

O delineamento experimental para os ensaios não clínicos é, normalmente, realizado por intermédio de duas abordagens distintas. A primeira é baseada na identificação de um alvo farmacológico importante para a doença, sendo desenhadas, posteriormente, moléculas que possam modular/interagir com este alvo e, assim produzir efeitos diretos na fisiopatologia da doença. Na segunda abordagem, moléculas são selecionadas com base nas alterações fenotípicas observadas nos estudos de eficácia, por exemplo, moléculas que induzem morte de células tumorais.[23,24]

Normalmente, essas duas abordagens para triagem de compostos são realizadas com o emprego de ensaios *in vitro*, uma vez que estes permitem avaliar dezenas ou mesmo centenas de novas moléculas em um curto espaço de tempo e selecionar as mais promissoras.[25] Para as etapas posteriores, o emprego de ensaios *in vivo* utilizando modelos experimentais bem estabelecidos se faz necessário para avaliar a eficácia de um novo candidato a medicamento anticâncer.

Além dos ensaios anteriormente descritos, o uso de ferramentas como os modelos *in silico* e a triagem de alto rendimento (do inglês, *high throughput screening* (HTS)) têm se mostrado de extrema importância na seleção de moléculas candidatas nos estágios iniciais da descoberta e do desenvolvimento de medicamentos. Os estudos *in silico* são aqueles que se utilizam de modelos ou simulações digitais, contribuindo para selecionar e otimizar substâncias com potencial no que diz respeito aos perfis farmacocinético, farmacodinâmico, ou mesmo toxicológico, auxiliando, desta forma, no planejamento e na condução dos ensaios *in vitro* e *in vivo* posteriores. A tecnologia de HTS permite a exposição de milhares de moléculas a diversos alvos terapêuticos, mediante ensaios moleculares ou baseados em células, conferindo redução do tempo para seleção de moléculas promissoras.[26,27]

### Ensaios *in vitro* e *ex vivo*

Os modelos *in vitro* existentes e os que têm sido desenvolvidos mais recentemente levam em consideração os mecanismos relacionados ao crescimento tumoral, proliferação, migração, invasão, remodelamento de matriz extracelular (MEC), dormência, intravasamento, extravasamento, angiogênese e liberação do composto. Independentemente da complexidade do modelo, um dos componentes-chave é a correta seleção da fonte de células cancerígenas.[28-30]

As linhagens imortalizadas derivadas de diferentes tipos de tumor humanos ou murinos estão disponíveis comercialmente e permitem ao investigador ter condições controladas e reprodutíveis.[28,31] A vantagem do uso de linhagens é que elas são fáceis de manusear, permitem a comparação direta de resultados experimentais, derivam de pacientes com tipos de tumores específicos de interesse, sendo amplamente utilizadas para estudar mecanismos moleculares da biologia do tumor.[28-30]

As culturas primárias são derivadas de células isoladas do tumor ou de pequenos fragmentos de tecidos e/ou órgãos. Embora mimetizem o ambiente fisiológico e patológico, apresentam muitas limitações como: i) capacidade de crescimento reduzida; ii) vida útil limitada; iii) seleção celular ao longo das passagens; e iv) perda da sua estrutura.[32] O cultivo de *slices* tumorais derivados de pacientes englobam a heterogeneidade das células de um tumor e, em alguns casos, a histomorfologia tumoral, bem como o perfil de expressão genética.[28,31,33,34]

A tecnologia de células-tronco pluripotentes induzidas (iPSC) permite estudos de mecanismo de remodelação do câncer, triagem de novas drogas ou desenvolvimento de terapias baseadas em células de câncer humano, mediante edição genômica e diferenciação induzida de células 3D organoides.[35] As iPSC derivadas do câncer podem auxiliar na compreensão das características da tumorigênese, nos efeitos dos microambientes e como os eventos epigenéticos contribuem para o desenvolvimento dos vários tipos de câncer. Espera-se que, a partir dessa ferramenta, haja o estabelecimento de plataformas para o desenvolvimento de medicamentos e terapias mais precisas e menos tóxicas.[36]

As células podem ser usadas em modelos dimensionais (2D) ou tridimensionais (3D). Na cultura 2D: i) os custos são mais baixos; ii) os resultados experimentais são rápidos; iii) a fonte celular é praticamente ilimitada; iv) existem bases de dados disponíveis sobre muitas linhagens comerciais; v) podem ser geneticamente modificadas; vi) muitos compostos podem ser testados em concomitância; e vii) podem apresentar fenótipos semelhantes aos observados nos tumores. Como desvantagens, deve ser mencionado que pode haver mudança no genótipo e fenótipo das células durante a cultura. Além disso, o microambiente tumoral é inexistente.[28]

Alguns modelos de câncer *in vitro* mais complexos têm sido desenvolvidos com o intuito de mimetizar melhor o desenvolvimento de tecido normal e canceroso do que células mantidas em substratos 2D convencionais, permitindo, dessa forma, melhor precisão em relação à descoberta de drogas.[33] Cada vez mais, os modelos 3D têm sido escolhidos para avaliar a biologia de células tumorais *in vitro*: i) sua estrutura complexa induz a formação de camadas concêntricas com diferentes fenótipos, simulando a situação *in vivo*;[37-39] ii) há a possibilidade de cultivar diferentes tipos celulares, tumorigênicos ou não, com o intuito de explorar a interação entre elas; iii) podem ser geneticamente manipuladas, sendo consideradas com potencial para estabelecer um tratamento personalizado.[32] Entretanto, apresentam algumas desvantagens, como: i) mudanças genéticas e fenotípicas ao longo do tempo; ii) perda da arquitetura tumoral; iii) a alta qualidade do tecido nem sempre é possível; iv) podem necessitar de longos períodos para crescer; v) as matrizes têm um custo alto e somente são utilizadas na fase inicial de descoberta.[32] As principais plataformas de modelos em 3D para a pesquisa na área de câncer são: esferoides tumorais; organoides; abordagens baseadas em *scaffolds*; *slices* teciduais *ex vivo*; bioimpressão em 3D; *organ-on-a-chip*; entre outros.[32,33,40-45]

## Modelos experimentais *in vivo*

Os modelos animais para estudos de eficácia de compostos anticâncer têm complexidade e objetivos distintos e, diante disso, fazem-se necessários abordagem consciente e conhecimento prévio sobre as possíveis respostas que cada modelo fornecerá.[46] Esses ensaios normalmente são realizados em camundongos ou ratos. Há diversos modelos experimentais como: i) modelos de tumor espontâneo; ii) tumor induzido por vírus; iii) por radiação; e iv) por agentes químicos. Porém, os modelos experimentais mais usados no desenvolvimento de medicamentos anticâncer utilizam a técnica de xenoenxerto, que consiste na administração de células ou tecidos tumorais (humanos ou murinos) em animais. O processo de inoculação é realizado na região subcutânea (xenográfico) ou dentro dos órgãos-alvo (ortotópico).[23,47-49] Além disso, tem sido utilizada ampla variedade de animais geneticamente modificados (GEM), para superexpressar ou silenciar genes relacionados ao surgimento e/ou perpetuação de tumores humanos, permitindo desenvolver modelos experimentais de tumores específicos.

O modelo de xenoenxerto utilizando células tumorais humanas foi estabelecido usando camundongos ou ratos imunodeficientes, para que, após a inoculação das células, o tumor sólido possa crescer e desenvolver-se sem que haja rejeição ou ataque pelo sistema imune do animal.[50] Os animais utilizados para esses ensaios são camundongos atímicos BALB/c (Nu/Nu), camundongos NOD-SCID ou ratos nude atímicos (rnu/rnu). Esses animais apresentam severa imunodeficiência, afetando tanto os linfócitos T como os linfócitos B.

A indução do modelo de xenoenxerto é realizada pela inoculação de células tumorais, aplicadas subcutaneamente na pata traseira ou no dorso dos animais. Porém, o crescimento do tumor se dará em um local diferente do da origem do tumor (modelo ectópico), (p. ex., células tumorais de carcinoma de pâncreas injetadas no dorso dos animais desenvolver-se-ão apenas no local de aplicação, ou seja, sem apresentar correlação ou contato com o pâncreas do animal).[47-49]

Todavia, as células podem ser inoculadas diretamente no órgão-alvo correspondente, como a inoculação de células tumorais de carcinoma de pâncreas, diretamente dentro do pâncreas dos animais (modelo ortotópico), e o tumor sólido desenvolver-se-á no local de origem. Assim, o modelo ortotópico mimetiza melhor o microambiente tumoral comparado ao modelo ectópico.

Pelas simplicidade e facilidade de indução, o modelo de xenoenxerto ectópico é mais utilizado do que o ortotópico, e a avaliação do crescimento tumoral é facilitada em virtude de o tumor sólido se expandir de forma visível, permitindo que o volume tumoral seja mensurado pela largura e pelo comprimento. A avaliação do crescimento ou do volume tumoral em modelos de xenoenxerto ortotópico, muitas vezes, necessita de técnicas mais avançadas, como a tomografia computadorizada (CT), scanners PET e ressonância magnética (RM), com a grande vantagem de necessitar a eutanásia dos animais para a avaliação.[49] A utilização destes modelos experimentais permitiu o avanço considerável das pesquisas sobre a patologia das doenças, além de ter permitido o desenvolvimento de novos medicamentos anticâncer atualmente utilizados na clínica. Esses modelos são versáteis e utilizados principalmente para a avaliação da eficácia de compostos que apresentem atividade citotóxica, citostática ou antiproliferativa in vitro.

Embora, haja pontos positivos com a utilização do modelo experimental de xenoenxerto de células tumorais humanas em animais imunodeficientes, incluindo a facilidade de indução e os custos financeiros mais razoáveis, há também algumas desvantagens. Como os animais estão com o sistema imune comprometido, não há semelhança com o que ocorre em tumores humanos em que o sistema imune está operando. Outro ponto crítico sobre o modelo de xenoenxerto de células tumorais são o crescimento e a proliferação das células em cultura celular anteriormente à inoculação nos animais. Esta etapa é realizada em garrafas de plástico (cultura 2D), podendo ocasionar a proliferação de clones celulares, com o desenvolvimento de tumor sólido sem diversidade de células, diferentemente do que, em geral, ocorre em humanos, nos quais os tumores apresentam uma variedade de tipos celulares na massa tumoral. Além disso, outra desvantagem do modelo de xenoenxerto ectópico é a baixa probabilidade de formação de metástases.[51]

Assim, pelos motivos descritos, há a necessidade de se utilizarem diferentes modelos experimentais para que a avaliação da eficácia de moléculas candidatas a medicamentos anticâncer seja robusta e confiável, permitindo a tomada de decisão de continuar ou não o projeto.

Como já mencionado, o modelo experimental de xenoenxerto de células tumorais humanas apresenta várias limitações. Visando contornar o problema da utilização de células tumorais mantidas em cultura celular 2D e ampliar a avaliação da eficácia, foi desenvolvido o modelo de xenoenxerto ectópico por meio da inoculação de fragmentos de tecido tumoral humano retirado de pacientes e inoculados em animais imunodeficientes, como camundongos nude atímicos (Nu/Nu), conhecido como PDX, do inglês patient derived xenograft.[52,53]

Há vários pontos positivos relacionados a esse modelo experimental, como a presença de heterogeneidade das células que compõem o tumor; a preservação das características genéticas, histológicas e fenotípicas; além da presença dos componentes estromais e de células-tronco do tumor. Esse modelo experimental é uma valiosa ferramenta para o desenvolvimento de novos medicamentos anticâncer, mas também pode ser utilizado como um método para identificar o melhor tratamento para um determinado paciente. As desvantagens desse modelo animal incluem:

i) o tempo para que se consiga estabelecer o crescimento tumoral em animais; ii) a necessidade de extração do tecido mediante cirurgia; iii) o envio do material ao laboratório dentro de algumas horas para permitir a viabilidade do tecido; iv) a necessidade de cooperação entre o cirurgião, histologista e o pesquisador; v) o custo de todo o procedimento; e por fim, vi) os animais utilizados também são imunodeficientes, o que compromete a avaliação de medicamentos que possam atuar sobre o sistema imune.[54]

A inoculação de células ou de tecidos tumorais também pode ser realizada em animais imunocompetentes, como no caso do modelo singênico ectópico ou ortotópico, em que as células ou tecidos tumorais devem ser da mesma espécie utilizada. Como no modelo singênico, são utilizadas células ou tecidos de animais; embora haja similaridades entre células de animais e humanas, podem ocorrer alterações proteicas entre as espécies, alterando o alvo farmacológico e comprometendo a transposição da atividade para humanos.

Assim, a fim de se contornar a deficiência de um sistema imune adequado dos animais imunodeficientes ou de se substituírem os animais imunocompetentes no modelo singênico, foram desenvolvidos animais denominados "humanizados". Os animais humanizados apresentam as células do sistema imune humano e, por esse motivo, não apresentam rejeição de xenoenxertos de células humanas, tanto ectópica como ortotopicamente, obtendo-se, assim, um modelo experimental mais completo para a avaliação da eficácia de novos compostos anticâncer.[55]

Existem várias técnicas atualmente utilizadas para a criação dos animais humanizados, como o emprego de animais imunodeficientes NOG (NOD/Shi-scid/IL-2R$\gamma^{null}$), os quais são irradiados com radiação gama de 200 centigray (cGy) e, posteriormente, recebem pela via endovenosa, células do sistema imune CD34$^+$ humanas ou células mononucleares do sangue periférico, do inglês *peripheral blood mononuclear cell* (PBMC) humano. Esses animais humanizados podem ser inoculados com células tumorais humanas de forma ectópica ou ortotópica, bem como pela utilização do modelo PDX.[56] Assim, esse modelo parece contornar algumas das lacunas anteriormente descritas e tem se tornado uma valiosa ferramenta para o desenvolvimento de novos medicamentos anticâncer que têm como alvo principal as células do sistema imune.

Por fim, com o avanço na genômica e de novas tecnologias de biologia molecular, tem sido ampliado o leque de opções em relação aos modelos experimentais. As modificações genéticas realizadas nos animais parecem fornecer uma variedade de modelos e opções, as quais permitem o desenvolvimento de tumores específicos, permitindo a integridade do sistema imune dos animais, tornando-se um diferencial em relação aos modelos de xenoenxerto. As técnicas para a alteração genética são as mais diversas e permitem o desenvolvimento de tumores com estroma intrínseco, como modelos animais de câncer de mama (MMTV-*HER*$_2$), câncer de próstata (antígeno Pb-T), leucemia linfoide aguda (*EμSR*α-tTA; *tetO-cMYC*), melanoma (*Tyr-rtTA; tetO-Hras*$^{G,2V}$ *Ink4a/Arf*$^{/}$), adenocarcinoma de células B pancreáticas (plns-*cMycER*$^{TAM}$; RIP$_7$- *Bclx*$_L$ com tamoxifeno), câncer de pulmão de células não pequenas (*Kras*$^{LSL-G12D/+}$; *p53*$^{flox/flox}$ *com cre-vira*), leucemia mieloide aguda (Mll$^{loxp/+}$; Enl$^{loxp/+}$; Lmo2Cre/$^+$), entre outros.[57] A utilização de animais geneticamente modificados permitiu um refinamento para os modelos experimentais e tem ampliado o portfólio de ensaios não clínicos de eficácia, reduzindo as chances de insucessos nas fases clínicas no que diz respeito à falta de eficácia.

Os modelos animais para a avaliação da eficácia de novos compostos anticâncer devem ser usados com certa cautela, sendo crucial identificar o real propósito do modelo experimental, optando-se pela complementariedade dos modelos para resultados mais robustos.[49,58] De fato, a escolha do modelo experimental deve ser criteriosamente levada em consideração, uma vez que muitos candidatos a novos medicamentos anticâncer têm falhado em estudos clínicos, normalmente pela falta de eficácia clínica, indicando que os modelos experimentais utilizados nas fases não clínicas ainda apresentam pouca translação com os tumores humanos.

## ESTUDOS DE SEGURANÇA

### Estudos exploratórios para a avaliação da segurança de novas drogas

Como já comentado, nos estágios iniciais do desenvolvimento de medicamentos, as moléculas mais promissoras geralmente passam por ensaios exploratórios de segurança e de estudos de farmacocinética, que têm a finalidade de obter a maior quantidade possível de informações sobre a viabilidade do composto candidato nos estágios mais tardios do processo de desenvolvimento. Muitos estudos recentes têm confirmado que a inserção de *endpoints* de segurança em estudos iniciais de eficácia, ou mesmo a realização de estudos exploratórios *in vitro* e *in vivo* são cruciais na determinação do perfil toxicológico de novas drogas e previnem que drogas com toxicidade elevada passem para as fases seguintes do desenvolvimento de medicamentos.[58,59] Nesse contexto, o termo "falhar cedo", do inglês *fail early*, tem sido amplamente empregado no desenvolvimento de medicamentos, pois não somente auxilia no desenvolvimento de medicamentos mais seguros, como também evita gastos desnecessários de tempo, consumo de animais e de recursos financeiros com a progressão de moléculas aparentemente promissoras, mas que acabam falhando em razão da alta toxicidade observada em estágios tardios do desenvolvimento de medicamentos.

Entre os ensaios exploratórios para avaliação da toxicidade de uma nova substância, o teste preliminar de AMES é um dos mais utilizados. O teste de AMES é realizado para avaliar o possível efeito genotóxico e permite detectar alterações no material genético dos organismos expostos à substância. A realização desse teste é mandatória para a maioria das substâncias no processo de desenvolvimento de medicamentos, com exceção de moléculas biológicas. Apesar de ser um teste regulado e exigido pelas autoridades, a realização do ensaio preliminar é fundamental para a detecção antecipada de possíveis efeitos genotóxicos da substância-teste. Além do teste de AMES, outros ensaios *in vitro* para avaliação da citotoxicidade, especialmente hepatotoxicidade, são realizados como rotina durante a fase de descoberta de novas drogas, pois fornecem informações valiosas sobre a possível toxicidade da substância-teste em órgão e tecidos alvo.[18]

Testes exploratórios de toxicidade *in vivo* também são normalmente conduzidos nos estágios iniciais do processo de desenvolvimento de novas drogas. Um dos principais objetivos desses testes é fornecer informações sobre as doses a serem utilizadas e os possíveis efeitos adversos da administração aguda, ou mesmo subcrônica de uma substância. O teste da dose máxima tolerada (do inglês *maximum tolerated dose* (MTD)), bem como o escalonamento de doses, é comumente realizado para a seleção das doses a serem utilizadas nos estudos regulados de toxicologia subsequentes com duração de até 30 dias. O ensaio de MTD também pode incluir fases de tratamentos repetidos em um número reduzido de animais, com a finalidade de avaliar os possíveis efeitos toxicológicos por meio da administração repetida do composto candidato. A exposição repetida fornece informações importantes sobre sinais clínicos, parâmetros bioquímicos e hematológicos, análises histopatológicas, bem como sobre a bioacumulação da substância em órgãos e tecidos, permitindo, assim, uma avaliação mais ampla da toxicidade.[18]

Além dos estudos supracitados, uma gama de novos testes *in vitro* vem sendo desenvolvida e validada pelas indústrias e pela comunidade científica com o intuito de predizer a toxicidade de substâncias em humanos. Muitos testes que não utilizam animais têm demonstrado alta confiabilidade nos resultados e futuramente tendem a reduzir ou mesmo substituir a utilização de animais de experimentação nas fases iniciais do processo de desenvolvimento de medicamentos. No entanto, a realidade atual ainda requer a utilização de sistemas vivos complexos para melhor mimetizar a toxicidade em humanos; sendo assim, a grande maioria dos testes para avaliação da segurança realizados *in vitro* é aceita pelas agências reguladoras sob uma avaliação caso a caso.[18]

## Estudos regulados para a avaliação da segurança de novas drogas

No processo de desenvolvimento de medicamentos alguns estudos não clínicos são mandatórios e devem atender todas as exigências requeridas pelas agências reguladoras para que a molécula candidata possa ser testada em humanos. Os ensaios não clínicos regulados devem ser realizados em conformidade com as boas práticas de laboratório (BPL) e compreendem especialmente estudos para a avaliação da segurança de substâncias. Para a correta condução desses testes, as autoridades responsáveis têm guias regulatórios que apresentam orientações detalhas e específicas para cada tipo de estudo. Entre os principais estudos regulados que devem ser realizados em conformidade BPL, estão os de avaliação da toxicidade geral em doses agudas e/ou repetidas, estudos de toxicidade reprodutiva, carcinogenicidade, imunogenicidade, genotoxicidade e mutagenicidade, ensaios de toxicocinética e estudos de farmacologia de segurança.[18] A Figura 52.1 apresenta os estudos regulados necessários ao longo do processo de desenvolvimento de novas drogas.

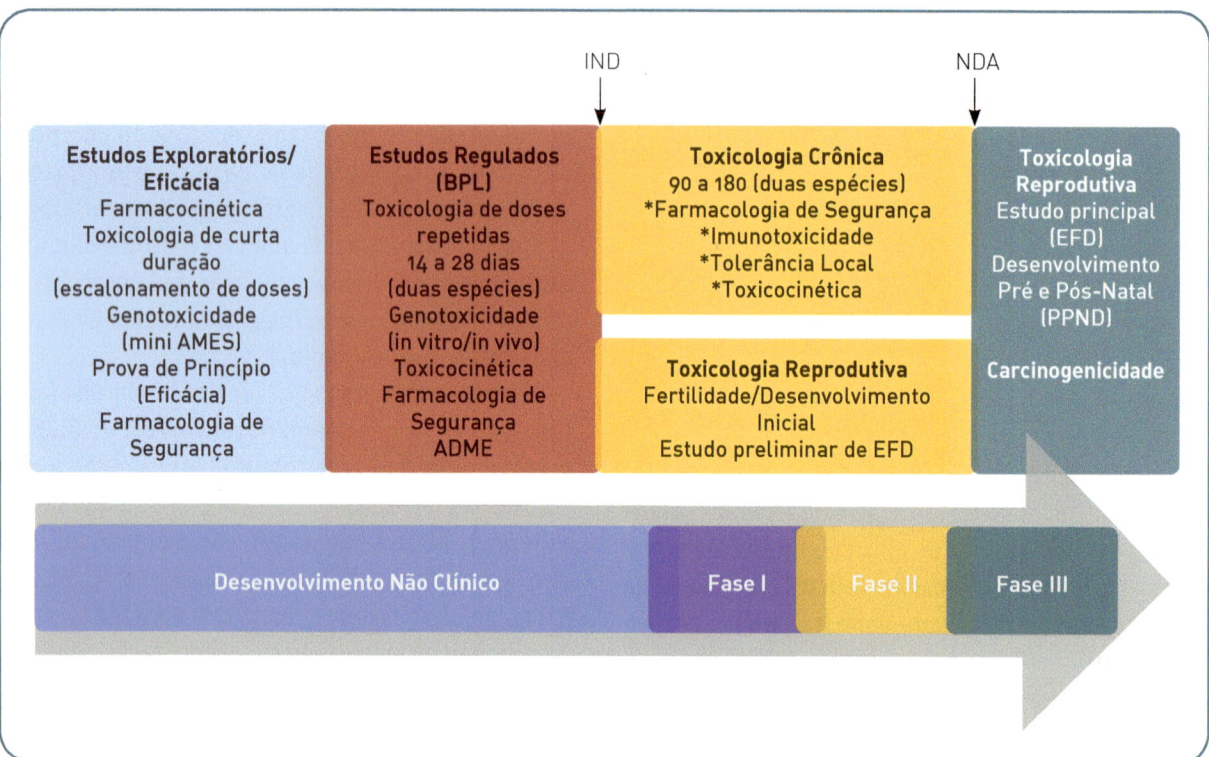

**FIGURA 52.1 –** Estudos não clínicos necessários ao desenvolvimento de medicamentos. O desenvolvimento de medicamentos envolve diferentes tipos de estudos realizados ao longo de um processo que engloba etapas distintas, mas ao mesmo tempo complementares. O planejamento dos estudos não clínicos é uma etapa fundamental para que uma substância tenha sucesso no processo de desenvolvimento, uma vez que os resultados gerados no decorrer dos estudos podem fornecer informações valiosas para a tomada de decisão sobre a continuação do projeto. Nesse contexto, apesar de não haver um plano padrão a ser seguido, alguns ensaios são sugeridos, ou mesmo mandatórios, antes que a droga candidata seja avaliada em estudos clínicos. Estudos de farmacocinética, eficácia, genotoxicidade *in vitro*, toxicologia para seleção de doses, farmacologia de segurança e estudos iniciais de ADME podem ser realizados ainda nas primeiras etapas do desenvolvimento. Esses estudos têm caráter exploratório e visam obter o máximo de informações preliminares sobre o efeito e a segurança da droga candidata. Assim como nas demais etapas do desenvolvimento, a fase de estudos exploratórios exige intenso planejamento e coordenação acerca dos resultados obtidos, pois estes podem impactar diretamente o planejamento proposto. Os resultados dos estudos exploratórios constituem a base para realização dos estudos regulados, pois fornecem os dados iniciais sobre a substância, no que diz respeito ao esquema de tratamento, doses e vias de administração, potencias efeitos toxicológicos e eficácia para o tratamento pretendido. As substâncias que avançam no desenvolvimento são submetidas a diferentes ensaios regulados (BPL) que podem compreender estudos de toxicidade de doses repetidas (até 28 dias) em duas espécies, genotoxicidade *in vitro* e *in vivo*, toxicocinética e farmacologia de segurança. Ademais, em alguns casos, nessa fase do desenvolvimento, estudos de toxicidade reprodutiva podem ser necessários, dependendo da população pretendida na clínica, além de estudos de ADME, que, embora não exijam conformidade com as BPL, podem ser conduzidos durante todo o processo de desenvolvimento de medicamentos. Após a condução dos estudos exploratórios e regulados, um dossiê sobre a droga candidata pode ser submetido à avaliação da autoridade reguladora, que, no caso da FDA, é um processo denominado "investigação de nova droga" (IND, do inglês *investigational new drug*). Esse processo tem o objetivo de avaliar se uma droga candidata está apta à realização de estudos em humanos (fase I-III), com base no conjunto de resultados obtidos dos estudos não clínicos realizados até o presente, e também de todo o planejamento não clínico e clínico para as fases subsequentes. Caso a droga seja aprovada para os primeiros ensaios em humanos, ensaios não clínicos como o de toxicologia subcrônica e crônica e estudos de toxicologia reprodutiva podem ser realizados de forma simultânea aos ensaios clínicos. Além disso, estudos para avaliação da carcinogenicidade também podem ser conduzidos nessa etapa, especialmente para drogas de administração crônica ou com conhecido potencial carcinogênico. O tempo de duração de cada ensaio é abordado em guias específicos publicados pelas principais autoridades reguladoras, como a FDA, a EMA e a ANVISA; no entanto, a decisão de quais estudos serão necessários para o desenvolvimento de um determinado medicamento dependerá de inúmeros fatores que vão desde a natureza química da substância ao tratamento pretendido. Os estudos não clínicos expostos na Figura 52.1 representam um esquema temporal sugerindo quais e quando esses testes podem ser realizados. Por fim, o conjunto dos dados obtidos dos estudos não clínicos, aliado aos resultados dos estudos clínicos, fornece as informações necessárias para o julgamento da autoridade reguladora sobre a comercialização do medicamento, processo conhecido nos Estados Unidos como aplicação de nova droga (NDA, do inglês *New Drug Application*).

*Estudos realizados como parte (*endpoints*) dos estudos principais de Toxicologia. ADME: administração, distribuição, metabolização e excreção. BPL: Boas práticas de laboratório.

Fonte: Desenvolvida pela autoria.

A bateria de testes de genotoxicidade, que compreende o estudo *in vitro* de AMES (nº 471; OECD, 1997) e o ensaio do micronúcleo *in vitro* (nº 487; OECD, 2014), deve ser realizada em conformidade com as normas de BPL, mesmo com dados exploratórios anteriores. Adicionalmente, o teste do micronúcleo *in vivo* (nº 474, OECD, 1997) também é requerido, o qual é especialmente relevante por fornecer dados sobre a genotoxidade de uma substância envolvendo processos ativos como o metabolismo, farmacocinética e reparo do DNA.[18]

Um passo importante no planejamento dos estudos não clínicos é a duração dos estudos de toxicidade de doses repetidas a serem realizados. Os estudos para a avaliação da toxicologia em animais são necessários para darem suporte à realização dos estudos em humanos, fornecendo informações como os níveis de doses a serem utilizados e possíveis efeitos adversos relacionados aos tratamentos. A duração recomendada é geralmente relacionada à duração na cínica, à indicação terapêutica e ao planejamento dos estudos clínicos propostos. De acordo com a legislação atual, os estudos de toxicologia devem ser conduzidos em duas espécies de mamíferos (uma roedora e uma não roedora), e a duração dos destes deve ser igual ou superior aos estudos pretendidos em humanos (ver Quadro 52.1).[59]

**Quadroa 52.1 Duração dos tratamentos em estudos de toxicidade de doses repetidas**

| MÁXIMA DURAÇÃO DO ESTUDO CLÍNICO | DURAÇÃO MÍNIMA RECOMENDADA DOS ESTUDOS DE TOXICIDADE DE DOSES REPETIDAS PARA SUPORTE AOS ESTUDOS CLÍNICOS | |
|---|---|---|
| | ROEDORES | NÃO ROEDORES |
| Até 2 semanas | 2 semanas* | 2 semanas |
| Entre 2 semanas e 6 meses | Mesmo do estudo clínico | Mesmo do estudo clínico |
| Mais que 6 meses | 6 meses | 9 meses |

*Estudos clínicos com duração menor do que 14 dias podem ser suportados por ensaios de toxicidade de mesma duração do estudo clínico.

Fonte: Adaptado de M3(R2).[58]

A avaliação da toxicidade de doses repetidas é mandatória e são os estudos que mais fornecem informações sobre a toxicidade da substância-teste para o início dos ensaios clínicos. Esses estudos têm guias com duração bem estabelecidas, como os guias nº 407 (toxicidade oral de doses repetidas de 28 dias em roedores), nº 408 (toxicidade oral de doses repetidas de 90 dias em roedores), nº 410 (toxicidade dermal de doses repetidas de 21/28 dias), nº 452 (estudos crônicos de toxicidade), entre outros.[60-65] Para permitir a primeira exposição de uma nova molécula em humanos, um estudo de toxidade de doses repetidas de 28 dias geralmente é o mais adequado. Esses estudos também devem ser realizados em conformidade com as normas de BPL, sendo que os dados obtidos são indispensáveis para a determinação do nível de dose na ausência de observação de efeito adverso (do inglês *no observed adverse effect level* (NOAEL)).[61]

Durante a realização dos estudos clínicos, outros estudos de toxicologia com maior tempo de duração são necessários, dependendo do esquema terapêutico pretendido para o composto na clínica. Os estudos subcrônicos (3 meses) ou crônicos (6 a 9 meses) são realizados geralmente antes do início das fases clínicas II e III, com o intuito de fornecer informações relevantes sobre a toxicidade de administração prolongada e dar suporte à realização dos estudos de longa duração em humanos.[18]

Ainda, durante os estudos clínicos, estudos de toxicidade reprodutiva são requeridos como pré-requisito para aprovação de novas drogas. Segundo o guia S5(R2),[66] os medicamentos podem afetar a atividade reprodutiva de três principais maneiras: fertilidade e desenvolvimento embriofetal inicial (implantação); desenvolvimento embriofetal ou teratogenicidade; e desenvolvimento pré e pós-natal, incluindo função maternal. Os estudos de toxicologia reprodutiva são geralmente realizados em roedores e coelhos, dependendo do protocolo; no entanto, é primordial definir a espécie mais relevante (com base no alvo terapêutico em humanos) para a obtenção de resultados mais robustos e confiáveis. Estudos em animais juvenis também podem fazer parte da bateria de estudos de toxicologia reprodutiva e do desenvolvimento, especialmente quando a população pretendida para o tratamento clínico incluir crianças e adolescentes.

Outra parte importante no desenvolvimento de novas drogas é a realização de estudos de carcinogenicidade. Esses estudos são normalmente exigidos para medicamentos que serão usados para tratamento contínuo, por um período de 6 meses ou mais, e/ou para compostos que pertencem à classe de substâncias com reconhecido potencial carcinogênico. Os estudos de carcinogenicidade devem ser realizados antes da aprovação do medicamento para comercialização e geralmente são realizados apenas em ratos em um protocolo que compreende um número elevado de animais (aproximadamente 80 animais/grupo/sexo) e com duração de 2 anos de tratamento.[67-69] Em certos casos, podem ser necessários ensaios *in vivo* adicionais para a avaliação da sensibilidade a substâncias carcinogênicas, como testes de curta duração em camundongos transgênicos, ou mesmo testes de carcinogenicidade de longa duração em outra espécie roedora (camundongos).

Além dos estudos já citados, outros podem fazer parte da bateria de testes exigidos para avaliação da segurança de uma nova droga, incluindo a imunotoxicidade (especialmente para medicamentos biológicos) e estudos de tolerância local (dependendo da via de administração do composto). No entanto, esses estudos são exigidos caso a caso dependendo da proposta de tratamento clínica e das características químicas e dos efeitos biológicos da substância.[18]

## FARMACOLOGIA DE SEGURANÇA

### Introdução

Sempre há uma integração entre várias áreas da farmacologia para se determinar o provável perfil de segurança de uma nova entidade química. Para isso, há que se levarem em consideração as características físico-químicas e farmacológicas do composto, achados toxicológicos, de ADME e farmacocinéticos para delinear os estudos de farmacologia de segurança. Essa é uma área em rápido desenvolvimento, que tem como objetivo principal avaliar o risco *versus* benefício de uma nova entidade química, por meio da detecção de efeitos adversos letais raros, auxiliando na decisão de se iniciarem ou não os testes em humanos.

Os testes contemplados na área de farmacologia de segurança são realizados para novas substâncias que serão administradas em humanos a fim de avaliar os riscos sobre funções fisiológicas vitais, especialmente sobre o sistema nervoso central (SNC), sistema cardiovascular e sistema respiratório;[70,71] entretanto, outros ensaios poderão ser introduzidos para avaliar outros sistemas.

De acordo com ICH S9 (Nonclinical Evaluation for Anticancer Pharmaceuticals), algumas avaliações devem ser incluídas e devem estar disponíveis antes dos estudos clínicos, principalmente sobre o sistema cardiovascular, sistema respiratório e SNC. Esses parâmetros podem ser incluídos nos estudos gerais de toxicologia, nos quais medidas eletrocardiográficas apropriadas em animais não roedores e sinais clínicos detalhados poderão ser considerados suficientes. Caso não sejam identificados riscos significativos nos ensaios clínicos, esses estudos não serão necessários. Caso surja risco aos pacientes durante as fases clínicas, devem ser considerados os estudos farmacológicos de segurança regulados, descritos no ICH S7A e/ou S7B. É importante ressaltar que esses estudos não são necessários para suportar estudos envolvendo pacientes com câncer avançado.[72,73]

### Estudos regulados de farmacologia de segurança

Os estudos de farmacologia de segurança têm como base os procedimentos descritos no guia ICH S7A e B e têm como objetivos: i) identificar efeitos farmacodinâmicos indesejáveis em órgãos específicos que podem ter relevância na segurança em humanos; ii) avaliar efeitos observados em estudos de toxicologia ou estudos clínicos e; iii) investigar os mecanismos através dos quais os efeitos adversos são gerados.[72,73]

Normalmente, esses estudos são realizados antes da realização do estudo clínico de fase I, por meio de administração única da nova entidade química, pela mesma rota de administração na qual os estudos de toxicologia convencionais foram conduzidos.[71]

O delineamento experimental dos estudos de segurança, em geral, segue uma sequência: i) bateria de testes fundamentais (avaliação do sistema cardiovascular, SNC e sistema respiratório); ii) bateria de estudos suplementares (englobam outros sistemas fisiológicos mais complexos, como sistema gastrointestinal, sistema renal, sistema imune etc.); e iii) estudos posteriores *follow up* (baseados em efeitos adversos observados na bateria de testes fundamentais).[74] Somente os estudos fundamentais definidos pelo guia ICH S7A são conduzidos de acordo com as normas BPL visando a submissão regulatória. Os estudos suplementares e posteriores não têm guia específico, mas devem ser o mais próximo possível dessas normas.

A escolha da espécie animal a ser utilizada deve levar em consideração a resposta farmacodinâmica, o perfil farmacocinético, espécie/gênero/idade dos animais, sensibilidade, reprodutibilidade, entre outros. Os estudos de farmacologia de segurança são realizados mediante utilização de modelos *in vivo*, *in vitro* ou *ex vivo*, órgãos e tecidos isolados, culturas de células, fragmentos celulares, organelas subcelulares, receptores, canais iônicos, transportadores e enzimas. Os modelos *in vivo* preferencialmente utilizam animais não anestesiados.[72]

No delineamento experimental, alguns pontos relevantes são o tamanho da amostra (suficiente para gerar dados que possibilitem interpretação científica), uso de controles negativos e positivos (estes poderão ser excluídos se o Sistema Teste for bem caracterizado) e via de administração (quando possível, será a mesma esperada para a clínica).[72]

As doses utilizadas em modelos *in vivo* são aquelas que permitem a caracterização de uma relação dose-resposta do efeito adverso observado. Além disso, devem incluir e exceder as doses terapêuticas. Geralmente, as doses que provocam efeito adverso devem ser comparadas com as doses que causam o efeito farmacodinâmico primário nas espécies que estão sendo testadas (quando possível), ou a dose proposta para uso terapêutico (em humanos). Vale ressaltar que existe diferença de sensibilidade farmacodinâmica entre espécies. O mesmo princípio deve ser observado em estudos *in vitro*, ou seja, há necessidade de testar diferentes concentrações que gerem uma relação concentração-resposta.[72]

De forma geral, a bateria de estudos leva em consideração apenas três sistemas vitais: SNC; sistema cardiovascular; e sistema pulmonar. Entretanto, dependendo de algumas circunstâncias racionais baseadas em fatos científicos, a bateria de estudos poderá ser suplementada.

Para o SNC, as técnicas utilizadas são: *functional observational battery* (FOB); e Teste de Irwin modificado. No sistema respiratório, há utilização extensiva da pletismografia, com o intuito de medir funções respiratórias, como a taxa respiratória.[18]

Com relação ao sistema cardiovascular, o guia ICH S7A estabelece que avaliações *in vivo*, *in vitro* e/ou *ex vivo*, incluindo métodos de repolarização e anormalidades de condutância. Essas avaliações estão descritas mais detalhadamente no guia ICH S7B e compreendem a avaliação *in vitro* da atividade da nova molécula sobre o canal iônico IKr (hERG) e *in vivo* sobre o intervalo QT (consideradas ferramentas complementares, entretanto ambos devem ser conduzidos).[75] O ensaio em fibras de Purkinje constitui um teste adicional importante e também é clinicamente preditivo;[74] entretanto, a abordagem *in vivo* em animais conscientes monitorados por telemetria continua a ser um componente essencial na avaliação do risco pró-arrítmico.[71] Assim, o conjunto de resultados desses estudos faz parte da avaliação integrada do risco e suporta o planejamento e a interpretação de estudos clínicos subsequentes.

## CONCLUSÃO

Diante do exposto, fica evidente que o processo de desenvolvimento de um novo medicamento é muito complexo, caro, de elevado risco, de longa duração, custoso e mutável. Cada planejamento deve ser preparado para uma molécula específica, pois as exigências podem mudar dependendo de suas características e resultados obtidos ao longo do processo de desenvolvimento. Nos dias atuais, tem se investido cada vez mais nas fases de *Drug Discovery* para permitir melhores otimização e caracterização da molécula, para se obterem, quando possível, moléculas mais seguras e mais eficazes, reduzindo-se, assim, a chance de falhas tardias no processo de desenvolvimento de medicamentos. Apesar de as autoridades reguladoras sugerirem uma bateria básica de testes, é de extrema importância a elaboração de um programa de desenvolvimento personalizado, que englobe não apenas o mínimo exigido, mas a realização de testes específicos e relevantes que suportem a pretensão terapêutica e as particularidades de cada substância. Além disso, o suporte das agências regulatórias durante todo o processo de desenvolvimento é muito importante, podendo economizar tempo, recursos humanos e financeiros.

## REFERÊNCIAS

1. Hughes JP, Rees S, Kalindjian SB, Philpott KL. Principles of early drug discovery. British Journal of Pharmacology. 2011;162:1239-49.
2. Mohs RC, Greig NH. Drug discovery and development: role of basic biological research. Alzheimers Dement (NY). 2017;3(4):651-7.
3. Tannoury M, Attieh Z. The influence of emerging markets on the pharmaceutical industry. Curr Ther Res Clin Exp. 2017;86:19-22.

4. Sheppard GS, Bouska JJ. Why optimize cancer drugs for ADMET? Drug Discov. Today Ther Strateg. 2005;2(4):343-9.

5. Stouch TR, Kenyon JR, Johnson SR, Chen XQ, Doweyko A, Li Y. In silico ADME/tox: why models fail. J Comput Aided Mol Des. 2003;17(2-4):83-92.

6. Meanwell NA. Improving drug candidates by design: a focus on physicochemical properties as a means of improving compound disposition and safety. Chem Res Toxicol. 2011;24(9):1420-56.

7. Wang J, Urban L. The impact of early ADME profiling on drug discovery and development strategy. Drug Discov World Fall. 2004;73-86.

8. Van de Waterbeemd H, Gifford E. ADMET in silico modelling: toward prediction paradise? Nat Rev Drug Discov. 2003;2:192-204.

9. Reijenga J, van Hoof A, van Loon A, Teunissen B. Development of methods for the determination of pKa values. Anal Chem Insights. 2013;8:53-71.

10. Komarova Y, Malik AB. Regulation of endothelial permeability via paracellular and transcellular transport pathways. Annu Rev Physiol. 2010;72:463-93.

11. Singh SS. Preclinical pharmacokinetics: an approach towards safer and efficacious drugs. Curr Drug Metab. 2006;7(2):165-82.

12. Baranczewski P, Stańczak A, Sundberg K, Svensson R, Wallin A, Jansson J, et al. Introduction to in vitro estimation of metabolic stability and drug interactions of new chemical entities in drug discovery and development. Pharmacol Rep. 2006;58(4):453-72.

13. Food and Drug Administration (FDA), 2012. Drug interaction studies – study design, data analysis, implications for dosing, and labeling recommendations.

14. Zhang Z, Tang W. Drug metabolism in drug discovery and development. Acta Pharmaceutica Sinica B. 2018;8(5):721-32.

15. Bjornsson TD, Callaghan JT, Einolf HJ, Fischer V, Gan L, Grimm S, et al. The conduct of in vitro and in vivo drug-drug interaction studies: a pharmaceutical research and manufacturers of America (PhRMA) perspective. Drug Metab Dispos. 2003;31(7):815-32.

16. Zhang D, Luo G, Ding X, Lu C. Preclinical experimental models of drug metabolism and disposition in drug discovery and development. Acta Pharm Sin B. 2012;2(6):549-61.

17. Li C, Liu B, Chang J, Groessl T, Zimmerman M, He YQ, et al. A modern in vivo pharmacokinetic paradigm: combining snapshot, rapid and full PK approaches to optimize and expedite early drug discovery. Drug Discov Today. 2013;18:71-8.

18. Andrade EL, Bento AF, Cavalli J, Oliveira SK, Schwanke RC, Siqueira JM, et al. Non-clinical studies in the process of new drug development – part II: good laboratory practice, metabolism, pharmacokinetics, safety and dose translation to clinical studies. Braz J Med Biol Res. 2016;49(12):e5646. DOI: 10.1590/1414-431X20165646.

19. Loftsson T. Basic concepts of pharmacokinetics. Chapter 2 – essential pharmacokinetics: a primer for pharmaceutical scientists. Academic Press; 2015.

20. Ducharme J, Dudley AJ, Thompson RA. Pharmacokinetic issue in drug discovery. In: Rang HP (Editor). Drug discovery and development. Philadelphia: Churchill Livingstone Elsevier; 2006.

21. Toutain PL, Bousquet-Mélou A. Volumes of distribution. J Vet Pharmacol Ther. 2004;27(6):441-53.

22. Lin JH, Lu AY. Role of pharmacokinetics and metabolism in drug discovery and development. Pharmacol Rev. 1997;49(4):403-49.

23. Gordon JL, Brown MA, Reynolds MM. Cell-based methods for determination of efficacy for candidate therapeutics in the clinical management of cancer. diseases. 2018;6(4)pii:E85. DOI: 10.3390/diseases6040085.

24. Moffat JG, Rudolph J, Bailey D. Phenotypic screening in cancer drug discovery – past, present and future. Nat Rev Drug Discov. 2014;13(8):588-602.

25. Zheng W, Thorne N, McKew JC. Phenotypic screens as a renewed approach for drug discovery. Drug Discov Today. 2013;18(21-22):1067-73.

26. Hu W, Dong H, Li YZ, Hu XT, Han GJ, Qu YB. A high-throughput model for screening anti-tumor agents capable of promoting polymerization of tubulin in vitro. Acta Pharmacol Sin. 2004; 25(6):775-82.

27. Pereira DA, Williams JA. Origin and evolution of high throughput screening. Br J Pharmacol. 2007; 152(1):53-61.

28. Barretina J, Caponigro G, Stransky N, Venkatesan K, Margolin AA, Kim S, et al. The cancer cell line encyclopedia enables predictive modelling of anticancer drug sensitivity. Nature. 2012;483:603-7.

29. Gordon JL, Brown MA, Reynolds MM. Cell-based methods for determination of efficacy for candidate therapeutics in the clinical management of cancer. diseases. 2018 Sep 22;6(4). pii: E85. DOI: 10.3390/diseases6040085.

30. Denayer T, Stöhr T, Vanroy M. Animal models in translational medicine: validation and prediction. New Horiz Transl Med. 2014;2:5-11.

31. DeRose YS, Wang G, Lin YC, Bernard PS, Buys SS, Ebbert MT, et al. Tumor grafts derived from women with breast cancer authentically reflect tumor pathology, growth, metastasis and disease outcomes. Nat Med. 2011;17:1514-20.

32. Aparicio S, Hidalgo M, Kung AL. Examining the utility of patient-derived xenograft mouse models. Nat Rev Cancer. 2015;15:311-6.

33. Bhatia SN, Ingber DE. Microfluidic organs-on-chips. Nat Biotechnol. 2014;32:760-72.

34. Greshock J, Nathanson K, Martin AM, Zhang L, Coukos G, Weber BL, et al. Cancer cell lines as genetic models of their parent histology: analyses based on array comparative genomic hybridization. Cancer Res. 2007; 67:3594-600.

35. Ohnuki M, Takahashi K. Present and future challenges of induced pluripotent stem cells. Philos Trans R Soc Lond B Biol Sci. 2015;370(1680):20140367. DOI: 10.1098/rstb.2014.0367.

36. Pan C-Y, Tsai M-H, Wuputra K, Ku C-C, Lin W-H, Lin Y-C, et al. Application of cancer cell reprogramming technology to human cancer research. Anticancer research. 2017;37:3367-77.

37. Khademhosseini A, Langer R, Borenstein JT, Vacanti JP. Microscale technologies for tissue engineering and biology. Proc Natl Acad Sci U S A. 2006;103:2480-7.

38. Prantil-Baun R, Novak R, Das D, Somayaji MR, Przekwas A, Ingber DE. Physiologically based pharmacokinetic and pharmacodynamic analysis enabled by microfluidically linked organs-on-chips. Annu Rev Pharmacol Toxicol. 2018;58:37-64.

39. Sontheimer-Phelps A, Hassell BA, Ingber DE. Modelling cancer in microfluidic human organs-on-chips. Nature Reviews Cancer. 2019;19:65-81.

40. Ibarrola-Villava M, Cervantes A, Bardelli A. Preclinical models for precision oncology. Biochim Biophys Acta Rev Cancer. 2018;1870(2):239-46.

41. Vanderburgh J, Sterling JA, Guelcher SA. 3D Printing of tissue engineered constructs for in vitro modeling of disease progression and drug screening. Ann Biomed Eng. 2017;45(1):164-79.

42. Weinstein JN, Collisson EA., Mills GB, Shaw KR, Ozenberger BA, Ellrott K, et al. The cancer genome atlas pan-cancer analysis project. Nat. Genet. 2013;45:1113-20.

43. Luca AC, Mersch S, Deenen R, Schmidt S, Messner I, Schafer KL, et al. Impact of the 3D microenvironment on phenotype, gene expression, and EGFR inhibition of colorectal cancer cell lines. PLoS ONE. 2013; 8:e59689. DOI:10.1371/journal.pone.0059689. Epub 2013 Mar 26.

44. Clevers H. Modeling development and disease with organoids. Cell. 2016;165:1586-97.

45. Mueller-Klieser W. Method for the determination of oxygen consumption rates and diffusion coefficients in multicellular spheroids. Biophys J. 1984;46:343-348.

46. Ruggeri BA, Camp F, Miknyoczki S. Animal models of disease: pre-clinical animal models of cancer and their applications and utility in drug discovery. Biochem Pharmacol. 2014;87(1):150-61.

47. Jung J. Human tumor xenograft models for preclinical assessment of anticancer drug development. Toxicol Res. 2014;30(1):1-5.

48. Day CP, Merlino G, Van Dyke T. Preclinical mouse cancer models: a maze of opportunities and challenges. Cell. 2015;163(1):39-53.

49. Workman P, Aboagye EO, Balkwill F, Balmain A, Bruder G, Chaplin DJ, et al. Committee of the National Cancer Research Institute. Guidelines for the welfare and use of animals in cancer research. Br J Cancer. 2010; 102(11):1555-77.

50. Rygaard J, Povlsen CO. Heterotransplantation of a human malignant tumour to "Nude" mice. Acta Pathol Microbiol Scand. 1969;77(4):758-60.

51. Nofiele JT, Cheng HL. Establishment of a lung metastatic breast tumor xenograft model in nude rats. PLoS One. 2014;9(5):e97950.

52. Koga Y, Ochiai A. Systematic review of patient-derived xenograft models for preclinical studies of anti-cancer drugs in solid tumors. Cells. 2019;8(5). pii: E418. DOI: 10.3390/cells8050418.

53. Cassidy JW, Batra AS, Greenwood W, Bruna A. Patient-derived tumour xenografts for breast cancer drug discovery. Endocr Relat Cancer. 2016;23(12):T259-T270.

54. Collins AT, Lang SH. A systematic review of the validity of patient derived xenograft (PDX) models: the implications for translational research and personalised medicine. PeerJ. 2018;6:e5981. DOI: 10.7717/peerj.5981. eCollection 2018.

55. Choi Y, Lee S, Kim K, Kim SH, Chung YJ, Lee C. Studying cancer immunotherapy using patient-derived xenografts (PDXs) in humanized mice. Exp Mol Med. 2018;50(8):99. DOI: 10.1038/s12276-018-0115-0.

56. Lampreht TU, Horvat S, Cemazar M. Transgenic mouse models in cancer research. Front Oncol. 2018;8:268. DOI: 10.3389/fonc.2018.00268. eCollection 2018.

57. Liu Z, Delavan B, Roberts R, Tong W. Lessons learned from two decades of anticancer drugs. Trends Pharmacol Sci. 2017; 38(10):852-72.

58. Hornberg JJ, Mow T. How can we discover safer drugs? Future Med. Chem. 2014;6(5):481-3.

59. International Conference on Harmonization (ICH), 2009. M3(R2): Non-clinical Safety Studies for the Conduct of Human Clinical Trials and Marketing Authorization for Pharmaceuticals.

60. Organization for Economic Cooperation and Development (OECD), 1997. Series on Principles of Good Laboratory Practice and Compliance Monitoring.

61. Organization for Economic Cooperation and Development (OECD), 2008. Test Guideline 407: repeated dose 28-day oral toxicity study in rodents. In: OECD Guidelines for the Testing of Chemicals.

62. Organization for Economic Cooperation and Development (OECD), 1998. Test Guideline 408: repeated dose 90-day oral toxicity study in rodents. In: OECD Guidelines for the Testing of Chemicals.

63. Organization for Economic Cooperation and Development (OECD), 1981. Test Guideline 410: repeated dose dermal

toxicity: 21/28-day study. In: OECD Guidelines for the Testing of Chemicals.

64. Organization for Economic Cooperation and Development (OECD), 2009. Test Guideline 452: chronic toxicity studies. In: OECD Guidelines for the Testing of Chemicals.

65. Organization for Economic Cooperation and Development (OECD), 2014. Test Guideline 487: in vitro mammalian cell micronucleus. In: OECD Guidelines for the Testing of Chemicals.

66. International Conference on Harmonization (ICH), 1993. S5(R2): Reproductive Toxicology: detection of toxicity to reproduction for human pharmaceuticals.

67. International Conference on Harmonization (ICH), 1995. S1A: The Need for Carcinogenicity Studies of Pharmaceuticals.

68. International Conference on Harmonization (ICH), 1997. S1B: Testing for Carcinogenicity of Pharmaceuticals.

69. International Conference on Harmonization (ICH), 2008. S1C(R2): dose selection for carcinogenicity studies of pharmaceuticals.

70. Pugsley MK, Authier S, Curtis MJ. Principles of safety pharmacology. Br J Pharmacol. 2008;154(7):1382-99.

71. Bass AS, Siegl PK, Gintant GA, Murphy D, Porsolt R. Preclinical development handbook: toxicology. Chichester: Wiley, 2008.

72. International Conference on Harmonization (ICH), 2001. S7A: Guidance for Industry: safety pharmacology studies for human pharmaceuticals.

73. International Conference on Harmonization (ICH), 2005. S7B: The nonclinical Evaluation of the Potential for delayed Ventricular Repolarization (QT Interval Prolongation) by Human Pharmaceuticals.

74. Dumotier BM, Adamantidis MM, Puisieux FL, Bastide MB, Dupuis BA. Repercussions of pharmacologic reduction in ionic currents on action potential configuration in rabbit Purkinje fibers: are they indicative of proarrhythmic potential? Drug Dev Res. 1999;47(2):63-76.

75. Picard S, Lacroix P. QT interval prolongation and cardiac risk assessment for novel drugs. Curr Opin Investig Drugs. 2003;4(3):303-8.

# 53

# Farmacogenômica

Ana Carolina Leite Vieira Costa Gifoni

## DESTAQUES

- A farmacogenômica reconhecimento de variantes germinativas ou adquiridas para predição do risco de efeitos colaterais e da resposta aos tratamentos.
- Pacientes com deficiência de diidropiridina desidrogenase (DPD) apresentam risco de toxicidades graves com fluoropirimidinas, havendo quatro variantes no gene DPYD com relevância clínica.
- A enzima CYP2D6 participa da metabolização do tamoxifeno em endoxifeno, de maior potência antiestrogênica. Cerca de 50% da variabilidade da concentração interindividual de endoxifeno é explicada pelo genótipo do CYP2D6.
- O SN-38, metabólito do irinotecano, é inativado pela enzima DP-glicuronil-transferase 1A1 (UGT1A1). Polimorfismos do gene UGT1A1 podem reduzir a função da enzima e resultar no acúmulo do SN-38, com aumento de toxicidades. A síndrome de Gilbert é uma deficiência hereditária da UGT1A1, com redução de cerca de 30% da função.

## INTRODUÇÃO

Os indivíduos respondem de maneiras diferentes ao mesmo medicamento. Em Oncologia, esta variabilidade tem uma relevância muito particular, pois se associa a um impacto potencial tanto no benefício do tratamento e no prognóstico oncológico como nos efeitos adversos e na qualidade de vida.

A heterogeneidade inter-individual na resposta aos medicamentos pode ser atribuída a inúmeros fatores (Figura 53.1) como sexo, raça, idade, função de órgãos, gravidez e interações medicamentosas.

Os fatores genéticos desempenham um papel central, determinando entre 20% e 95% da variação na disponibilidade da droga e no seu efeito no indivíduo.[1] A farmacogenômica dedica-se a compreender os mecanismos pelos quais as variações genômicas interferem na resposta aos tratamentos.

Nos últimos anos, a incorporação da genômica à prática tem revolucionado a Oncologia Clínica. Painéis moleculares germinativos informam melhor sobre o risco de câncer e orientam o manejo das síndromes de predisposição hereditária a câncer. Assinaturas genômicas somáticas (tumorais) possibilitam estratégias

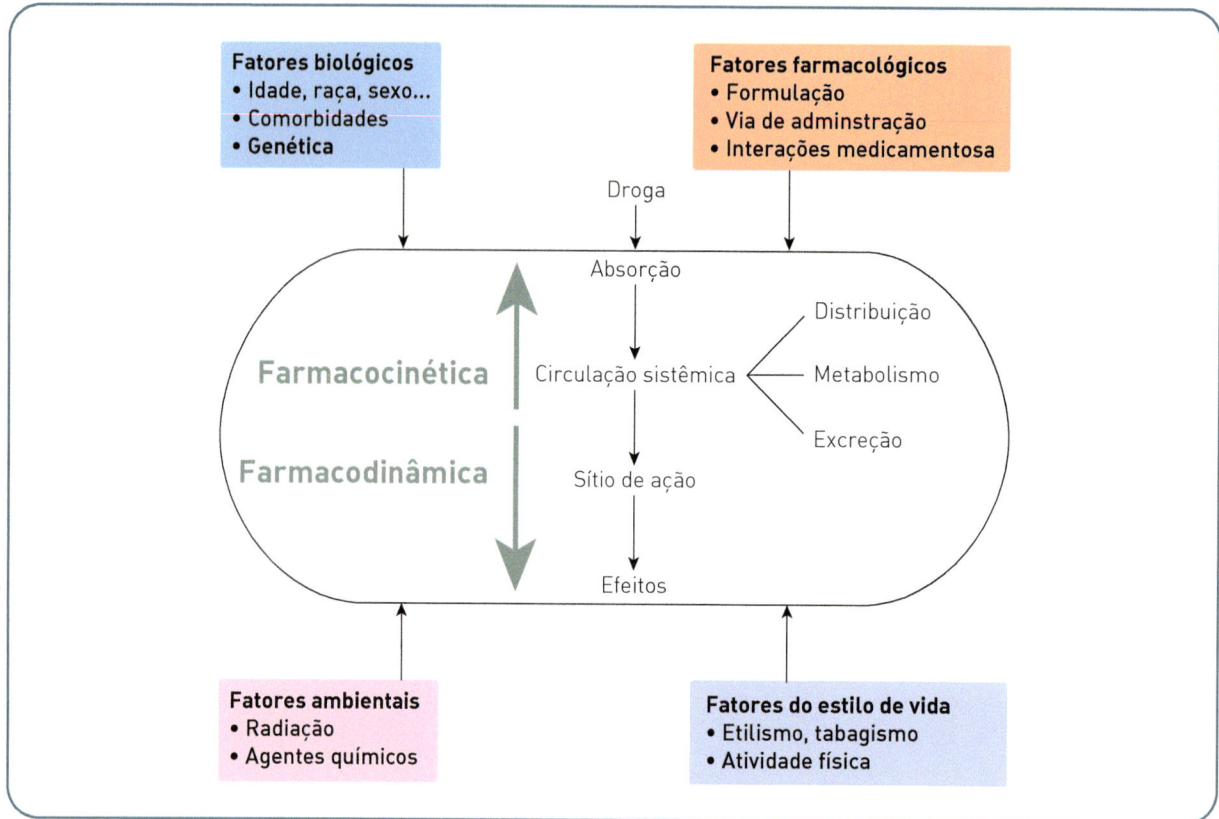

**FIGURA 53.1 –** Fatores que interferem nas etapas farmacológicas da ação medicamentosa.
Fonte: Adaptada de Poolsup *et al.*, 2000 e Franczyk *et al.*, 2022.

terapêuticas mais personalizadas. Uma função adicional da genômica, a farmacogenômica, envolve o reconhecimento de variantes germinativas ou adquiridas para predição do risco de efeitos colaterais e da resposta aos tratamentos. Desta forma, a farmacogenômica pode aprimorar o desempenho do tratamento oncológico, aumentando sua eficácia e reduzindo sua toxicidade. Adicionalmente, pode refinar o conhecimento dos mecanismos de ação das drogas e ainda contribuir para o desenvolvimento de novos agentes terapêuticos.[2] No entanto, a despeito do número crescente de estudos publicados nesta área, a incorporação da farmacogenômica à prática tem sido lenta, e muitos desafios precisam ainda ser superados.

Este capítulo trata do impacto das variações genômicas na farmacocinética, na farmacodinâmica e nas reações idiossincráticas aos agentes antineoplásicos. Também aborda as barreiras para o uso dessas informações na rotina de cuidado dos pacientes. A farmacogenômica dedicada aos biomarcadores tumorais preditivos de resposta a tratamentos oncológicos não será explorada neste texto por estar amplamente representada em outros capítulos.

## ASPECTOS HISTÓRICOS

As primeiras noções clínicas de farmacogenômica são atribuídas ao médico britânico Archibald Garrod, que em 1909 desenvolveu o conceito de "individualidade farmacológica": "em alguns indivíduos a dose que é inócua à maioria das pessoas tem efeitos tóxicos, enquanto em outros há uma excepcional tolerância à mesma droga".[3] Em 1923, ele, que também desenvolveu o conceito de erros inatos do metabolismo, especulou que o metabolismo aberrante de substâncias exógenas poderia causar reações incomuns a alimentos ou drogas.[4]

Nos anos 1950, três exemplos claros reforçaram a ideia da influência da atividade enzimática nas reações adversas proposta por Garrod. Durante a Segunda Guerra Mundial, cerca de 10% dos soldados afro-americanos, mas apenas uma pequena proporção de soldados caucasianos, desenvolviam crises hemolíticas agudas quando expostos a *antimaláricos*.[5] Mais tarde, constatou-se que essa sensibilidade estava associada à deficiência hereditária da enzima glicose-6-fosfato desidrogenase (G6DP).[6] O segundo exemplo veio em

1952, quando a *isoniazida* foi introduzida como primeiro tratamento eficiente contra tuberculose. Alguns autores observaram diferenças marcantes na excreção urinária da isoniazida inalterada. Posteriormente, estabeleceu-se uma correlação entre a excreção e a habilidade de converter isoniazida em acetil-isoniazida, sendo caracterizados dois grupos: os acetiladores rápidos; e os lentos.[7] Os acetiladores lentos apresentavam maior toxicidade, como a neuropatia periférica. Quase 40 anos depois, esse polimorfismo de acetilação foi atribuído a mutações no gene N-acetiltransferase-2, o *NAT-2*.[8] O terceiro exemplo foi ainda em 1956, quando paralisias musculares prolongadas com *succinilcolina* (também denominada "suxametônio", um bloqueador neuromuscular) foram atribuídas à alteração cinética de uma pseudocolinesterase (a butirilcolinesterase), uma deficiência de herança autossômica recessiva.[9]

Em 1957, Arno Motulsky reconheceu a importância desses achados e sugeriu que "a atividade enzimática controlada por genes herdados determinam a razão pela qual, com idêntica exposição, alguns indivíduos adoecem e outros não são afetados". Em outras palavras, ele sugeriu que a resposta a medicamentos é geneticamente condicionada.[10] Frederich Vogel, um geneticista alemão, inaugurou o termo "farmacogenética" em 1959,[11] que se refere ao estudo de variantes no DNA que afetam a resposta a fármacos. O uso crescente do termo "farmacogenômica" reflete a evolução da Farmacogenética em direção ao estudo de alterações em todo o genoma e suas consequências clínicas. De acordo com a agência norte-americana Food and Drug Administration (FDA),[12] Farmacogenômica é o estudo de variantes no DNA ou RNA relacionadas à resposta a medicamentos.

## ASPECTOS CONCEITUAIS

Variantes genéticas associadas a diferentes respostas terapêuticas entre os indivíduos geralmente são polimorfismos em genes que afetam a farmacocinética ou a farmacodinâmica.

Polimorfismos referem-se a segmentos do DNA para os quais duas ou mais formas alternativas podem ser encontradas em uma população. Os tipos mais comuns incluem indels (inserções/deleções), alterações no número de cópias e polimorfismos de nucleotídeo único (SNP, do inglês, *single nucleotide polymorphisms*).

SNP são a forma mais comum de variantes genéticas em seres humanos. Essencialmente, são substituições de um único nucleotídeo em uma localização específica do genoma. Ocorrem normalmente no DNA, aproximadamente a cada 300 a 1.000 nucleotídeos, o que significa que há de 4 a 5 milhões de SNP no genoma de um indivíduo – são 14 milhões descritos por todo o genoma humano.[13] A maioria dos SNP não tem impacto na saúde ou no desenvolvimento. Alguns, no entanto, são muito importantes, especialmente no campo da Farmacogenômica.

As variantes são reportadas por diferentes sistemas de nomenclatura na Farmacogenômica. O mais comum é o sistema de asteriscos (*), implementado nos anos 1990.[14] Na maioria dos casos, *1 denota o padrão de referência (selvagem ou totalmente funcional) do alelo ou haplótipo, enquanto outras descrições (p. ex., *2 ou *3) definem haplótipos com uma ou mais variantes. Este e outros sistemas não são considerados intuitivos para clínicos, pacientes ou pesquisadores, e muitas vezes trazem complexidade e inconsistência aos resultados. Assim, embora a nomenclatura em asteriscos persista, há um esforço significativo em padronizar a forma como as variantes farmacogenômicas são descritas e reportadas,[15] com um estímulo à adoção da nomenclatura HGVS (do inglês, Human Genome Variation Society) (Human Genome Variation Society (HGVS) nomenclature for the description of sequence variants. <http://www.hgvs.org/mut-nomen/>, considerada padrão nas demais áreas da genética no mundo todo (Quadro 53.1).

> ### Quadro 53.1. Glossário de termos genéticos comuns
>
> - Alelo: formas alternativas de um mesmo gene que ocupam o mesmo lócus em cromossomos homólogos e podem produzir genótipos diferentes
> - Haplótipo: combinação de alelos presentes em um mesmo cromossomo
> - Genótipo: combinação de dois alelos em uma localização genômica (lócus) – ou par de base
> - Fenótipo: característica categórica ou quantitativa relacionada ao organismo
> - Homozigose: dois alelos idênticos em um gene ou lócus
>
> Fonte: Kalman LV, Agúndez JAG, Appell ML, *et al.*, 2016.

A nomenclatura utilizada para caracterizar a função alélica e o fenótipo inferido, conceitos amplamente adotados na farmacogenômica, foi recentemente padronizada (Tabela 53.1).[54]

## Tabela 53.1. Padronização da nomenclatura para *status* de alelos funcionais e fenótipos

| Categoria | Termo | Definição funcional | Definição genética |
|---|---|---|---|
| *Status* funcional alélico | Função aumentada | Função maior que o normal | N/A |
| | Função normal | Função normal (selvagem) | N/A |
| | Função diminuída | Função menor que o normal | N/A |
| | Sem função | Não funcional | N/A |
| | Função desconhecida | Sem descrição da função na literatura ou alelo recém-descrito | N/A |
| | Função incerta | Literatura conflituosa ou frágil | N/A |
| Fenótipo: enzimas envolvidas no metabolismo de drogas (CYP2C19, CYP2D6, CYP3A5, CYP2C9, TPMT, DPYD, UGT1A1) | Metabolizador ultrarrápido | Atividade enzimática aumentada comparada ao metabolizado rápido | Dois alelos de ganho de função ou mais de dois alelos de função normal |
| | Metabolizador rápido | Atividade enzimática aumentada comparada ao metabolizado normal, mas menor do que o ultrarrápido | Combinações de alelos normais e apelos de ganho de função |
| | Metabolizador normal | Atividade enzimática totalmente funcional | Combinações de alelos de função normal e diminuída |
| | Metabolizador intermediário | Atividade enzimática diminuída | Combinações de alelos de função normal, diminuída e/ou alelos sem função |
| | Metabolizador pobre | Mínima ou nenhuma atividade enzimática | Combinações de alelos de função diminuída e/ou alelos sem função |
| Fenótipo: transportadores (SLCO1B1) | Função aumentada | Aumento da função do transportador em comparação à função normal | Um ou mais alelos de ganho de função |
| | Função normal | Função normal (Selvagem) | Combinações de alelos de função normal e diminuída |
| | Função diminuída | Função menor que o normal | Combinações de alelos de função normal, diminuída e/ou alelos sem função |
| | Função pobre | Mínima ou nenhuma função do transportador | Combinações de alelos de função diminuída e/ou alelos sem função |
| Fenótipo: *status* do genótipo de alto risco | Positivo | Alelo de alto risco detectado | Alelo de alto risco em heterozigose ou homozigose |
| | Negativo | Alelo de alto risco não detectado | Sem cópias do alelo de alto risco |

Fonte: Adaptada de Caudle KE *et al.*, 2018.[54]

## IMPACTO DAS VARIAÇÕES GENÉTICAS NA AÇÃO DOS ANTINEOPLÁSICOS

### Alterações farmacocinéticas

A farmacocinética define as etapas que a droga e seus metabólicos ativos sofrem desde a introdução do fármaco no organismo até a sua eliminação – absorção, distribuição, metabolismo (biotransformação) e excreção –, processo comumente denominado ADME. Na espécie humana, há duas fases no metabolismo das drogas controlado por centenas de enzimas:

- Fase 1 (modificação): durante a fase 1 do metabolismo, grupos polares são adicionados às moléculas lipofílicas por oxidação, redução ou hidrólise para facilitar a solubilidade em água. Este grupo de reações é catalisado predominantemente por enzimas da superfamília do citocromo P450;
- Fase 2 (conjugação): ao fim da fase 1, muitos compostos ainda são insuficientemente hidrofílicos, requerendo um processo adicional para possibilitar a excreção (reações de fase 2).

A maior parte da literatura farmacogenômica tem sido construída nessa área explorando especialmente as bases genéticas das variações no metabolismo enzimático e no transporte de drogas. Como exemplos clinicamente relevantes para a Oncologia, abordaremos neste capítulo: (1) fluoropirimidinas e di-hidropirimidina-desidrogenasse; (2) tamoxifeno e CYP2D6; e (3) irinotecano e UGT1A1.

### Fluoropirimidinas e di-hidropirimidina-desidrogenase

O gene DPYD codifica a di-hidropirimidina-desidrogenasse (DPD), enzima central do catabolismo das fluoropirimidinas. Esse gene localiza-se no cromossomo 1p22, tem 4.399 pares de bases e 23 exons codificantes.[16] Há quatro variantes no gene DPYD com relevância clínica, tanto pela frequência populacional como pela influência estabelecida na função enzimática e no risco de toxicidade. Duas delas têm grande impacto deletério na atividade da DPD: c.1905+1G > A (ou DPYD*2A) e c.1679T > G (ou DPYD*13); as outras duas têm impacto moderado: c.2846ª > T (ou rs67376798) e c.1129-5923C > G (rs75017182 ou HapB3). A prevalência dessas quatro

variantes combinadas alcança 4,8% na população europeia,[17] e a frequência global varia de 0,02% a 0,96%.[18] Diversas das outras variantes mais comuns do DPYD (p. ex., c.85T > G ou DPYD*9), c.1601G > A (ou DPYD*4), c.1627A > G (ou DPYD*5) e c.2194G > A (ou DPYD*6) têm evidência conflituosa acerca do seu efeito funcional.[19]

A avaliação molecular do gene DPYD pode ser realizada tanto de forma direcionada a variantes específicas como por sequenciamento de toda a região codificante do gene. A maioria dos testes comercialmente disponíveis atualmente foca nas variantes com risco clínico estabelecido (c.1905+1G > A, c.1679T > G, c.2846A > T e c.1129-5923C > G), o que resulta em valor preditivo positivo de cerca de 90% e valor preditivo negativo de aproximadamente 50%.[18] Estratégias para aumentar a sensibilidade da detecção de alterações na função da DPD incluem principalmente: a avaliação mais ampla do gene (variantes adicionais), da regulação epigenética do DPYD e ainda a investigação da influência de outros genes.[20] A avaliação do fenótipo da atividade enzimática da DPD e a monitorização da dosagem de fluoropirimidinas com ajuste de dose em tempo real são métodos alternativos à genotipagem do DPYD, mas requerem validação clínica, são menos rápidos e menos custo-efetivos.

A correlação genótipo-fenótipo segue o padrão CPIC descrito anteriormente. É determinada por meio de um escore de atividade (AS, do inglês *activity score*) do gene (DPYD-AS), calculado pela soma do escore de atividade das duas variantes do gene DPYD (Tabela 53.2). As variantes c.1905+1G > A e c.1679T > G são consideradas não funcionais e as variantes c.2846A > T e c.1129-5923C > G são de função diminuída. Assim, por exemplo, portadores de duas variantes não funcionais são classificados como pobres metabolizadores (deficiência completa de DPD, DPYD-AS: 0), portadores de uma variante não funcional e outra com função diminuída são considerados metabolizadores intermediários (atividade da DPD reduzida entre 30% e 70%, DPYD-AS: 1 ou 1,5) e aqueles com os dois alelos de função normais são classificados como metabolizadores normais (atividade normal da DPD, DPYD-AS: 2).

## Tabela 53.2. Correlação genótipo-fenótipo (DPYD-DPD)

| FENÓTIPO PROVÁVEL | ESCORE DE ATIVIDADE | GENÓTIPO | EXEMPLOS DE GENÓTIPOS |
|---|---|---|---|
| DPYD metabolizador normal | 2 | Indivíduo com dois alelos funcionais normais | c.[=];[=], ou<br>c.[85T > C];[=] ou<br>c.[1627A > G];[=] |
| DPYD metabolizador intermediário | 1 ou 1,5 | Indivíduo com um alelo normal e um alelo não funcional;<br>ou um alelo normal e um alelo de função diminuída;<br>ou dois alelos de função diminuída | c.[1905+1G > A];[=], ou<br>c.[1679T > G];[=], ou<br>c.[2846A > T];[=], ou<br>c.[1129-5923C > G];[=], ou<br>c.[1129-5923C > G];[1129-5923C > G], ou<br>c.[2846A > T];[2846A > T]; |
| DPYD metabolizador pobre | 0 ou 0,5 | Indivíduo com dois alelos não funcionais;<br>ou um alelo não funcional e um alelo de função diminuída | c.[1905+1G > A];[1905+1G > A], ou<br>c.[1679T > G];[1679T > G], ou<br>c.[1905+1G > A];[2846A > T], ou<br>c.[1905+1G > A];[1129-5923C > G] |

Fonte: Adaptada de Amstutz *et al.*, 2017. Clinical Pharmacogenetics Implementation Consortium (CPIC) Guideline.

A DPD é a primeira enzima e a etapa limitante de velocidade do metabolismo das fluoropirimidinas, catabolizando aproximadamente 85% do 5-fluorouracil (5-FU) administrado. O comprometimento da função da DPD (nos chamados metabolizadores intermediários ou pobres) resulta em *clearance* diminuído e aumento da meia-vida do 5-FU e pode causar toxicidade severa dose-relacionada.[21] Uma metanálise recente avaliando 13.929 pacientes, dos quais 4,1% apresentavam genótipo DPYD de risco, demonstrou que estes indivíduos apresentaram um risco 25,6 vezes maior de morte relacionada ao tratamento quando comparados àqueles com genótipo normal.[22] Vários estudos têm explorado a viabilidade, a segurança e a custo-efetividade da genotipagem do DPYD e da redução de dose das fluoropirimidinas (baseada na correlação genótipo-fenótipo) para mitigar estes riscos.[23,24]

Em 2020, a EMA (European Medicines Agency) passou recomendar formalmente o teste de DPYD antes de se iniciar tratamento com fluoropirimidinas (EMA, 2020).[55] O teste do DPYD pré-tratamento tem o potencial de identificar os estimados 1% da população com alelos relacionados com maior risco de toxicidade severa. Esses pacientes podem se beneficiar de ajustes de dose ou de regimes alternativos, não baseados em fluoropirimidinas. Diretrizes farmacológicas recentes do CPIC preconizam a individualização da dose das fluoropirimidinas de acordo com o escore de atividade enzimática e recomendam se reduzir de 25% a 50% a dose em metabolizadores intermediários e evitar o uso em metabolizadores pobres.[17] Dois estudos prospectivos mostraram que a genotipagem do DPYD com ajuste de dose de fluoropirimidinas é custo-efetiva e viável e que se associa à redução significativa do risco de toxicidade ≥ 3 em relação ao controle histórico.[23,25]

No entanto, considerando que as fluoropirimidinas são o pilar do tratamento do câncer colorretal (e de outros tumores, especialmente do trato gastrointestinal) e que variantes no gene DYPD não necessariamente determinam maior risco de toxicidade grave, diretrizes como as do National Comprehensive Cancer Network (NCCN v.1.2022)[54] e da Sociedade Americana de Oncologia Clínica (ASCO, do inglês American Society of Clinical Oncology) por ora não recomendam a genotipagem universal preventiva. Estudos prospectivos futuros devem resolver essas controvérsias.

### Tamoxifeno e CYP2D6

O tamoxifeno é um modulador seletivo do receptor de estrógeno com papel firmemente estabelecido em diversos cenários do tratamento do câncer de mama. É aprovado como estratégia de quimioprofilaxia, como tratamento de carcinoma ductal *in situ* e ainda nos tratamentos adjuvante e paliativo do carcinoma invasor (NCCN, v.4.2022).

O tamoxifeno é extensamente metabolizado no fígado pelas enzimas do sistema do citocromo P450.

A via metabólica predominante, que contribui com mais de 90% do metabolismo do tamoxifeno, é a desmetilação para N-desmetiltamoxifeno, primariamente mediada pela CYP3A4,[26] seguida da oxidação a 4-hidroxi-N-desmetiltamoxifeno (endoxifeno) mediada pela CYP2D6.[27] O endoxifeno tem potência antiestrogênica cerca de cem vezes maior do que o tamoxifeno.[28]

Variações interindividuais consideráveis têm sido descritas nos níveis séricos do tamoxifeno e de seus metabólitos. Cerca de 50% da variabilidade da concentração de endoxifeno é explicada pelo genótipo do CYP2D6.[29]

O gene CYP2D6 está localizado no braço longo do cromossomo 22 (22q13.1) e é constituído por nove éxons e 4.378 pares de bases.[30] Juntamente com dois pseudogenes altamente similares, CYP2D7 e CYP2D8, forma um cluster gênico.

O CYP2D6 é um gene altamente polimórfico, com mais de cem variações alélicas e subalélicas identificadas até o momento (ver <https://www.pharmvar.org>).[57] As frequências alélicas variam substancialmente entre populações.[31] Os laboratórios clínicos tipicamente analisam as variantes envolvidas nos haplótipos mais comuns (raramente sequenciam o gene inteiro) e usam o sistema de asteriscos para a nomenclatura das variantes detectadas. Os alelos mais comumente reportados são categorizados em grupos funcionais: função normal (p. ex., CYP2D6*1 e *2), função diminuída (p. ex., CYP2D6*9, *10, *17, *41) e

sem função (p. ex., CYP2D6*3, *4, *5, *6). Assim como em outros cenários de avaliação farmacogenômica, a análise molecular do CYP2D6 deve ser realizada em DNA não tumoral, podendo-se utilizar amostra de saliva, sangue periférico ou *swab* bucal. A genotipagem no tecido tumoral pode não refletir acuradamente o genótipo germinativo que determina a atividade da CYP2D6 no fígado, onde acontece o metabolismo do tamoxifeno.[32]

A correlação genótipo-fenótipo da CYP2D6 também segue o sistema de classificação do CPIC (Tabela 53.3): pacientes com AS 0 são considerados metabolizadores pobres; aqueles com AS 0,5 são considerados metabolizadores intermediários; e aqueles com AS 1,5 ou 2,0 são metabolizadores normais. Pacientes com AS > 2 são classificados como metabolizadores ultrarrápidos.[32]

A correlação entre a CYP2D6 e o prognóstico é conflituosa. Um estudo retrospectivo envolvendo 1.325 pacientes mostrou que o tempo para recorrência foi significativamente menor nos metabolizadores pobres.[33] No entanto, outros estudos como o BIG 1-98[34] e o ATAC[35] não evidenciaram associação entre o genótipo de CYP2D6 e os desfechos clínicos.

Mudanças na abordagem terapêutica de acordo com o fenótipo CYP2D6 também são controversas na literatura. As diretrizes do CPIC[32] recomendam fortemente, para metabolizadores pobres, uma terapia hormonal alternativa como inibidores da aromatase (IA) para pacientes na pós-menopausa ou IA com

## Tabela 53.3. Correlação genótipo-fenótipo (CYP2D6-CYP2D6)

| FENÓTIPO PROVÁVEL | ESCORE DE ATIVIDADE | GENÓTIPO | EXEMPLOS DE GENÓTIPOS |
|---|---|---|---|
| CYP2D6 metabolizador ultrarrápido | > 2 | Indivíduo com duplicação de alelos funcionais | *1/*1xN, *1/*2xN, *2/*2xN |
| CYP2D6 metabolizador normal | 1,5 e 2 | Indivíduo com dois alelos de função normal; ou um alelo de função normal e um alelo de função diminuída | *1/*1, *1/*2, *1/*9, *1/*41, *2/*2 |
| CYP2D6 metabolizador normal ou intermediário | 1 | Indivíduo com dois alelos de função diminuída; ou um alelo de função normal e um alelo sem função. | *1/*4, *1/*5, *41/*41 |
| CYP2D6 metabolizador intermediário | 0,5 | Indivíduo com um alelo de função diminuída e um alelo sem função | *4/*10, *4/*41, *5/*9 |
| CYP2D6 metabolizador pobre | 0 | Indivíduo com alelos não funcionais | *3/*4, *4/*4, *5/*5, *5/*6 |

Fonte: Adaptada de Goetz *et al.*, 2018.

supressão ovariana para aquelas na pré-menopausa. Se houver contraindicação aos IA, consideram o uso de tamoxifeno em dose mais alta, de 40 mg/dia. Para metabolizadores intermediários, recomendam moderadamente o uso alternativo de IA ou, se houver contraindicação, o uso de tamoxifeno na dose de 40 mg/dia. [32] As diretrizes da ASCO[36] e do NCCN (v.4.2022)[59] não recomendam a genotipagem do CYP2D6 como ferramenta para determinar a melhor estratégia de hormonoterapia.

### Irinotecano e UGT1A1

O irinotecano é um agente antineoplásico (uma pró-droga com atividade inibitória de topoisomerase I) extensamente utilizado no tratamento de tumores sólidos, incluindo o câncer colorretal e pancreático. Aproximadamente 20% a 54% dos pacientes tratados com irinotecano apresentam neutropenia severa, e 11% a 23% evoluem com diarreia severa.[37] A toxicidade induzida pelo irinotecano é mediada principalmente por seu metabólito ativo, o SN-38.[38]

O irinotecano é hidrolisado a SN-38 no fígado onde, em seguida, pela via da glicuronidação, o SN-38 é convertido pela UDP-glicuronil-transferase 1A1 (UGT1A1) no composto inativo SN-38 glicuronídeo (SN-38G). O SN-38G é um metabólito solúvel em água e assim é excretado na bile.[39] Polimorfismos do gene UGT1A1 podem reduzir a função da enzima UGT1A1 e resultar no acúmulo do SN-38 aumentando, consequentemente, o risco de toxicidade com o uso do irinotecano.[40]

Os polimorfismos clinicamente mais relevantes do UGT1A1 são UGT1A1*28, UGT1A1*6 e UGT1A1*93.

Eles podem interferir tanto na expressão como na atividade da enzima UGT1A1 (Tabela 53.4). A síndrome de Gilbert é uma deficiência hereditária da UGT1A1 (redução de cerca de 30% da função), causada por polimorfismos no gene UGT1A1 e caracterizada pelo aumento dos níveis séricos da bilirrubina indireta (não conjugada). A prevalência dessa condição na população americana é de 5% a 10%.[41]

Os polimorfismos UGT1A1*28 e *6 foram significativamente associados à toxicidade severa do irinotecano em inúmeras publicações. Em um estudo prospectivo (n = 66), pacientes com UGT1A1*28/*28 apresentaram risco aumentado de neutropenia grau 4 quando comparados àqueles UGT1A1*1/*1 ou UGT1A1*1/*28 (Risco Relativo 9,3, IC 95% 2,4-36,3).[40] Um estudo de vida real demonstrou uma taxa de toxicidade de 71% para pacientes heterozigotos para UGT1A1*28 tratados com regimes combinados contendo irinotecano.[42] Em outro estudo coreano prospectivo (n = 107), pacientes com UGT1A1*6/*6 também apresentaram maior risco de neutropenia grau 4 em relação aos UGT1A1*1/*1 ou UGT1A1*1/*6.[43]

Apesar dessas associações consistentes, as recomendações clínicas práticas para a incorporação e o manejo de polimorfismos do UGT1A1 ainda não estão estabelecidas. O Dutch Pharmacogenetics Working Group (DPWG) e o French National Network of Pharmacogenetics (RNPGx) recomendam o início do tratamento com redução de 30% da dose para pacientes portadores de UGT1A1*28/*28.[44] (Etienne-Grimaldi et al., 2015). O CPIC e a ASCO ainda não disponibilizam uma diretriz para o uso de irinotecano em relação à UGT1A1. A European Society for Medical Oncology (ESMO) reconhece os polimorfismos de UGT1A1 como

### Tabela 53.4. Correlação genótipo-fenótipo da UGT1A1

| FENÓTIPO PROVÁVEL | GENÓTIPO | IMPLICAÇÃO CLÍNICA |
| --- | --- | --- |
| Metabolizador normal | UGT1A1*1/*1 | Risco de toxicidade basal |
| Metabolizador intermediário (expressão reduzida) | UGT1A1*1/*28 | Risco de toxicidade aumentado |
| Metabolizador intermediário (atividade reduzida) | UGT1A1*1/*6 | Risco de toxicidade aumentado |
| Metabolizador pobre (expressão acentuadamente reduzida) | UGT1A1*28/*28 | Risco de toxicidade muito aumentado |
| Metabolizador pobre (atividade acentuadamente reduzida) | UGT1A1*6/*6 | Risco de toxicidade muito aumentado |
| Metabolizador pobre (expressão e atividade acentuadamente reduzidas) | UGT1A1*6/*28 | Risco de toxicidade muito aumentado |

Fonte: Adaptada de Karas SP, *et al.*, 2021.

marcadores preditivos de toxicidade incluindo diarreia, neutropenia e vômitos. Recomenda a genotipagem como uma opção, devendo ser realizada em pacientes com planejamento de dose > 180 mg/m² de irinotecano ou naqueles com suspeita de deficiência de UGT1A1, representada por níveis de bilirrubina conjugada < 20% da bilirrubina total (recomendação grau C [evidência insuficiente]).[45] O NCCN (v.1.2022) cita que o irinotecano deve ser usado com cautela em pacientes com síndrome de Gilbert ou elevação da bilirrubina sérica, mas não especifica uma indicação para a genotipagem do UGT1A1.

### Outros exemplos

A 6-mercaptopurina (6-MP) é um antimetabólito usado no tratamento de leucemias. O mecanismo de ação do 6-MP baseia-se na inibição da formação de nucleotídeos necessários à síntese de DNA e RNA. A conversão do 6-MP no seu metabólito inativo está associada à atividade da tiopurina-metiltransferase (TPMT). Polimorfismos no gene TMTP têm o potencial de afetar a biodisponibilidade da droga e sua toxicidade.[13] Cerca de 24 polimorfismos foram identificados, mas os dois mais comuns (TPMT*2 e *3) correspondem a mais de 95% da deficiência de TPMT.[46] A genotipagem do TPMT não é adotada na prática clínica.

O sunitinibe é um inibidor de tirosinaquinase multialvo usado no tratamento de carcinoma de células renais e nos tumores estrumais gastrointestinais. Em um estudo multicêntrico envolvendo 219 pacientes, a prevalência e a gravidade de efeitos colaterais, incluindo mucosite e síndrome mão-pé, foram significativamente superiores nos pacientes que herdaram haplótipos específicos nos genes ABCB1 e ABCB2, que codificam glicoproteínas transmembrana com função de bomba de efluxo.[47] Com o avanço da Farmacogenômica, espera-se um progresso significativo tanto da validade das associações entre variantes genéticas e eficiência/toxicidade do tratamento oncológico como da utilidade clínica desse diagnóstico.

### Alterações farmacodinâmicas

A Farmacodinâmica é o estudo dos efeitos farmacológicos de uma droga no organismo. Variações genéticas envolvendo a farmacodinâmica podem causar diferenças interindividuais na resposta às drogas não relacionadas a mudanças na concentração.[48] Em geral, afetam o alvo terapêutico ou os componentes da via do mecanismo de ação.

Os exemplos históricos de Farmacogenômica citados anteriormente neste capítulo envolvem mecanismos farmacodinâmicos. De forma similar, sabe-se também que polimorfismos no gene que codifica o complexo epoxirredutase da vitamina K (VKORC1) determinam aproximadamente 25% da variabilidade fenotípica da dose da varfarina, um anticoagulante oral cumarínico.[49] Exemplos envolvendo terapias antineoplásicas são mais raros e devem ser adequadamente distinguidos daqueles que refletem o conceito de biomarcadores preditivos de resposta terapêutica.

### Reações idiossincráticas

As toxicidades ao tratamento oncológico abordadas até aqui se relacionam a um efeito exagerado da droga, muitas vezes atribuído a uma concentração plasmática elevada. Algumas vezes, essas toxidades são referidas na literatura como reações adversas a drogas (ADR) tipo A. Reações idiossincráticas são consideradas ADR tipo B. São aquelas que não podem ser antecipadas pelo alvo de ação, que não estão relacionadas a um efeito conhecido ou intencional da droga e que eventualmente manifestam-se de forma independente da dose.[48]

### Ototoxicidade relacionada à cisplatina

A cisplatina é um agente quimioterápico amplamente utilizado em diversos cenários na Oncologia, especialmente no tratamento de tumores de ovário, colo uterino, pulmão, cabeça e pescoço, testículo, bexiga, entre outros. É também uma das drogas mais ototóxicas em uso clínico, causando perda auditiva neurossensorial ou mista bilateral permanente em um número substancial de pacientes (75% a 80%), considerada severa em cerca de 15%, com impacto em qualidade de vida.[59] A predisposição genética é um dos fatores de risco determinantes da frequência e da gravidade desse quadro.

Uma revisão sistemática e metanálise de 30 estudos evidenciou uma associação significativa da ototoxicidade da cisplatina com oito SNP de cinco genes diferentes envolvidos na regulação antioxidante, neurotransmissão e função auditiva:[50]

1. O gene ACYP2 codifica a 2-acilfosfatase expressa na cóclea, que hidrolisa fosfoenzimas envolvidas

na homeostase do cálcio iônico. O polimorfismo rs1872328 no gene ACYP foi identificado como o de maior risco (OR: 4.618), sugerindo um papel central neste mecanismo. No estudo de Xu *et al.*, em 2015, incluído nessa metanálise, todos os pacientes (n = 20) com esse alelo, tanto em heterozigose como em homozigose, desenvolveram ototoxicidade, comparados a 57% nos pacientes sem este alelo.

2. O gene LRP2 (previamente relacionado à síndrome de Donnai-Barrow, neuropatia diabética, síndrome de Lowe, doença de Alzheimer e cálculos de vesícula) também parece ser importante na mediação da ototoxicidade da cisplatina, com OR variando de 2.8 (SNP rs2075252) a 3.53 (SNP rs4668123).

3. O gene TPMT codifica a metiltransferase TPMT cuja função diminuída está associada com mielossupressão, intolerância gastrointestinal, pancreatite e hiperssensibilidade. Três SNP no TPMT foram associados à ototoxicidade da cisplatina, com OR de 2.472 (SNP rs1800460), 2.618 (SNP rs2.618) e 2.822 (SNP rs12201199).

4. Mutações no COMT associam-se à surdez neurossensorial severa, possivelmente pela proteção da dopamina no sistema auditivo. No entanto, o risco não parece ser muito acentuado, com OR:1.553 para o SNP rs9332377.

5. Outro SNP relevante é o rs4880 no gene SOD2, com OR:1.917. O SOD2 catalisa o metabolismo do ânion superóxido, altamente tóxico, para o peróxido de hidrogênio, menos tóxico. O rs4880 aumenta essa atividade catalítica, resultando no acúmulo de peróxido de hidrogênio e na geração de radicais livres.

6. Além destes, três SNP foram identificadas como protetores de ototoxicidade induzida por cisplatina nesta metanálise: ABCC3 rs1051640, GSTM3 rs1799735 e SLC22A2 rs316019.

O rastreamento genético para predisposição hereditária à ototoxicidade da cisplatina não é incorporado à prática oncológica. Estudos maiores, idealmente prospectivos, que aprofundem e ampliem nossa compreensão sobre este assunto são aguardados.

### Neuropatia periférica relacionada a taxanos

Os taxanos são muito comumente usados na Oncologia para tratamento de uma variedade de tumores malignos, e uma das suas toxicidades mais relevantes é a neuropatia periférica (TIPN, do inglês *taxane-induced peripheral neuropathy*). TPIN pode limitar o uso da droga, pode ser irreversível e pode impactar substancialmente na qualidade de vida. Inúmeros estudos têm explorado o papel de variantes germinativas no risco de TIPN, com resultados bem heterogêneos.

Uma metanálise de GWAS (*genome wide association study*) e TIPN foi conduzida em mulheres com câncer de mama de alto risco participantes dos estudos SWOG S0221 e CALGB 40101.[51] Dos 177 SNPs candidatos testados, a associação mais significativa com TIPN grau 3 foi o SNP rs1858826 no gene GNGT1, que determinou redução do risco com OR:0,29 (IC 95% 0,18-0,46).

A definição dos SNP associados à TIPN pode ter um valor significativo no *insight* biológico das causas dessa toxicidade e representar uma promessa para a identificação de indivíduos potencialmente de mais alto risco para a neuropatia induzida por taxanos.

### Reações musculoesqueléticas e inibidores de aromatase

Variantes herdadas no gene TCL1A têm sido associadas ao risco de efeitos colaterais musculoesqueléticos em mulheres com câncer de mama tratadas com inibidores de aromatase.[52] Entretanto, diversas limitações à tradução desses dados para a prática podem ser apontadas. A magnitude de risco é considerada pequena (OR 2,1, IC 95% 1,5-2,9), assim como o tamanho do efeito (apenas cerca de 11% dos efeitos musculoesqueléticos seriam atribuídos a essa variante) e o valor preditivo do efeito, estimado em 0,56.[53] Desta forma, estudos adicionais são necessários para replicar a associação do SNP em TCL1A com os efeitos musculoesqueléticos dos inibidores da aromatase e para identificar outras variantes relacionadas a essa toxicidade.

## DESAFIOS NA INCORPORAÇÃO DA FARMACOGENÔMICA

O avanço tecnológico e as evidências crescentes dando suporte à associação entre variantes genômicas e a reação a medicamentos trazem consigo os desafios da interpretação crítica e da contextualização dos achados no planejamento do tratamento oncológico. Algumas barreiras para a incorporação da Farmacogenômica à prática clínica são abordadas a seguir.

Antes de tudo, o acesso aos testes farmacogenômicos não está integrado à rotina da maioria dos centros e frequentemente envolve custos para o paciente. Outra limitação importante é que as plataformas farmacogenômicas não consideram a diversidade de raças e etnias. Assim, por exemplo, populações sub-representadas nos estudos podem ser enriquecidas de variantes diferentes daquelas incluídas nos testes, definidas como de risco com base nos indivíduos de ascendência europeia (Rezeine *et al.*, 2022).

Entretanto, o aspecto mais central é a utilidade clínica, ou o quanto é apropriado utilizar o resultado do teste genético para selecionar uma droga no cenário do mundo real, fora de estudos clínicos. As próprias associações envolvidas nesta área (PharmGKB (*Pharmacogenomics Knowledge Base*, do National Institutes of Health), Clinical Pharmacogenomics Research Network (CPIC), Food and Drug Administration (FDA)), assim como as sociedades profissionais (Royal Dutch Association for the Advancement of Pharmacy – Pharmacogenetics Working Group (DPWG), o Canadian Pharmacogenomics Network for Drug Safety (CPNDS), entre outras) eventualmente discordam em suas diretrizes, como reflexo da fragilidade de alguns dados e da falta de consenso na área. A preocupação fundamental com a possibilidade de reduzir peremptoriamente a dose de quimioterapia com base no genótipo é o possível comprometimento da eficácia do tratamento. O desenvolvimento de estudos prospectivos, randomizados, com doses guiadas pelo genótipo, pode fornecer uma evidência mais robusta para a implementação dessa prática. Um passo nesse caminho é o PREPARE (*PREemptive Pharmacogenomic Testting for Preventing Adverse Drug Reactions*), um estudo aberto, multicêntrico e internacional, prospectivo e randomizado, que avalia o impacto do teste farmacogenômico peremptório com um painel de variantes e do ajuste da conduta (conforme o DPWG) na incidência de efeitos adversos. Das 39 drogas incluídas para análise, os agentes antineoplásicos são capecitabina, fluorouracil, tegafur, irinotecano, mercaptopurina e tamoxifeno. O estudo completou o recrutamento de 6.950 participantes, e seus resultados devem ser publicados em breve (ver <https://clinicaltrials.gov/ct2/show/NCT03093818>).

O impacto da genética e da genômica na Oncologia Clínica tem sido profundo. Nos últimos anos, diversos aspectos foram transformados, desde a melhor estimativa de risco e manejo de predisposição hereditária a câncer até o reconhecimento de biomarcadores que guiam o próprio tratamento oncológico. A Farmacogenômica também pode contribuir nesse sentido de individualização do cuidado, propiciando um planejamento terapêutico de maior eficácia e menor toxicidade. O conhecimento sólido dos mecanismos pelos quais as variações genômicas interferem na resposta aos medicamentos e a compreensão clara de como melhor aplicar esses conhecimentos no contexto clínico são essenciais para que, espera-se que num futuro próximo, a Farmacogenômica seja definitivamente incorporada à rotina prática do cuidado ao paciente oncológico.

## REFERÊNCIAS

1. Evans WE, McLeod HL. Pharmacogenomics – drug disposition, drug targets, and side effects. N Eng J Med. 2003;348(6):538-549.

2. Wang L, McLeod HL, Weinshilboum RM. Genomics and drug response. N Engl J Med. 2011;364:1144-53.

3. Garrod AE. The inborn errors of metabolism. Oxford Uni. Press, London, UK; 1909.

4. Garrod AE. Inborn errors of metabolism. London; Henry Frowde and Holder Stroughton; 1923.

5. Clayman CB, Arnold J, Hockwald RS, Yount EH Jr, Edgcomb JH, Alving AS. Toxicity of primaquine in caucasians. J Am Med Assoc. 1952;149(17):1563-8.

6. Carson PE, Flanagan CL, Ickes CE, Alving AS. Enzymatic deficiency in primaquine-sensitive erythrocytes. Science. 1956;124:484-5.

7. Hughes HB, Biehl JP, Jones AP, Schmidt LH. Metabolism of isoniazid in man as related to the occurrence of peripheral neuritis. American Review of Tuberculosis. 1954;70(2):266-73.

8. Blum M, Demierre A, Grant DM, Heim M, Meyer UA. Molecular mechanism of slow acetylation of drugs and carcinogens in humans. Proc Natl Acad Sci USA. 1991;88(12):5237-41.

9. Kalow W. Familial incidence of low pseudocholinesterase level. Lancet. 1956;271:576.

10. Motulsky AG. Drug reactions, enzymes and biochemical genetics. J Am Med Assoc. 1957;165:835-37.

11. Vogel ES. Moderne problema der humangenetik. Ergeb Inn Med Kinderheilkd. 1959;12:52.

12. Food and Drug Administration, HHS. International Conference on Harmonisation. E15 Definitions for genomic biomarkers, pharmacogenomics pharmaco-genetics, genomic data and sample coding categories. Fed Regist. 2008;73:19074-76.

13. Franczyk B, Rysz J, Gluba-Brzózka AG. Pharmacogenetics of drugs used in the treatment of cancers. Genes. 2022;13:311.

14. Robarge JD, Li L, Desta Z, Nguyen A, Flockhart DA. The star-allele nomenclature: retooling for translational genomics. Clinical pharmacology ans therapeutics. 2007;82:244-48.

15. Kalman LV, Agúndez JAG, Appell ML, et al. Pharmacogenetic allele nomenclature: international workgroup recommendations for test result reporting. Clin Pharmacol Ther 2016;99(2):172-185. doi:10.1002/cpt.280.

16. Wei X, et al. Characterization of the human dihydropyrimidine dehydrogenase gene. Genomics 1998;51:391-400.

17. Amstutz U, Henricks LM, Offer SM, et al. Clinical Pharmacogenetics Implementation Consortium (CPIC) guideline for dihydropyrimidine dehydrogenase genotype and fluoropyrimidine dosing: 2017 update. Clinical Pharmacology & Therapeutics 2017. Advanced online publication. doi:10.1002/cpt.911.

18. Innocenti F, Mills SC, Sanoff H, Ciccolini J, Lenz HJ, Milano G. All you need to know about DPYD genetic testing for patients treated with fluorouracil and capecitabine: a practitioner-friendly guide. JCO Oncol Pract. 2020;16:793-798. doe:10.1200/OP.20.00553.

19. Lee AM, Sei Q, Pavey E, et al. DPYD variants as predictors of 5-fluorouracil toxicity in adjuvant colon cancer treatment (NCCTG N0147). JNCI J Natl Cancer Inst. 2014;106(12):dju298.

20. Reizine N, O'Donnell PH. Modern developments in germline pharmacogenomics for oncology prescribing, CA Cancer J Clin. 2022;0:1-18. doi.org/10.3322/caac.21722.

21. Meulendijks D, Henricks LM, Sonke GS, et al. Clinical relevance of DPYD variants c.1679T>G, c.1236G>A/HapB3, and c.1601G>A as predictors pd severe fluoropyrimidine-associates toxicity: a systematic review and meta-analysis of individual patient data. Lancet Oncol. 2015;(16):1639-50. doi: 10.1016/S1470-2045(15)00286-7.

22. Sharma BB, Rai K, Blunt H, Zhao W, Tosteson TD, Brooks GA. Pathogenic DPYD variants and treatment related mortality in patients receiving fluoropyrimidine chemotherapy: a systematic review and meta-analysis. Oncologist. 2021;26:1008-1016. Dot:10.1002/onco.13967.

23. Henricks LM, Lunenburg C, de Man FM, et al. DPYD genotype-guided dose individualisation of fluoropyrimidine therapy in patients with cancer: a prospective safety analysis. Lancet Oncol. 2018;19:1459-1467. Dot:10.1016/s1470-2045(18)30686-7.

24. Henricks LM, van Merendonk LN, Meulendijks D, et al. Effectiveness and safety of reduced-dose fluoropyrimidines therapy in patients carrying the DPYD*a variant: a matched pair analysis. Int J Cancer. 2019;144:2347-2354. Dot:10.1002/ijc.32022.

25. Deenen MJ, Meulendijks D, Cats A, et al. Upfront genotyping of DPYD*2A to individualize fluoropirimidine therapy: a safety and costo analysis. J Chin Oncol. 2016;34:227-234. Dot:10.1200/jco.2015.63.1325.

26. Tseng E, Walsky RL, Luzietti RA Jr, Harris JJ, Kosa RE, Goosen TC, et al. Relative contributions of cytochrome drugs CYP3A4 versus CYP3A5 for CYP3A-cleared drugs assessed in vitro using a CYP3A4-selective inactivator (CYPcide). Drug Metal Dispos. 2014;42(7):1163-73.

27. Desta Z, Ward BA, Soukhova NV, Flockhart DA. Comprehensive evaluation of tamoxifen sequential biotransformation by the human cytochrome P450 system in vitro: prominent roles for CYP3A and CYP2D6. J Pharmacy Exp There. 2014;310(3):1062-75.

28. Wu X, Hawse JR, Subramaniam M, Goetz MP, Igle JN, Spielberg TC. The tamoxifen metabolite, endoxifen, is a potent anti estrogen that targets estrogen receptor alpha for degradation in breast cancer cells. Cancer Res. 2009;69(5):1722-7.

29. Schroth W, Winter S, Murdter T, Schaeffeler E, Eccles D, Eccles B, et al. Improved prediction of endoxifen metabolism by CYP2D6 genotype in breast cancer patients treated with tamoxifen. Front Pharmacol. 2017;24;8:582.

30. Kimura S, Umeno M, Skoda RC, Meyer UA, Gonzalez FJ. The human debrisoquine 4-hydroxylase (CYP2D) locus: sequence and identification of the polymorphic CYP2D6 gene, a related gene, and a pseudogene. Am J Hum Genet. 1989;45:889-904.

31. Sistonen J, Sajantila A, Lao O, Corander J, Barbujani G, Fuselli S. CYP2D6 worldwide genetic variation shows high frequency of altered activity variants and continental structure. Pahrmacogenet Genomics. 2007;17(2):93-101.

32. Goetz MP, Sangkuhl K, Guchelaar HJ, Schwab M, Province M, Whirl-Carrillo M, et al. Clinical pharmacogenetics implementation consortium (CPIC) guideline for CYP2D6 and Tamoxifen therapy. Clin Pharmacol Ther. 2018;103(5):770-77.

33. Schroth W, Goetz MP, Hamann U, et al. Association between CYP2D6 polymorphisms and outcomes among women with early stage breast cancer treated with tamoxifen. JAMA. 2009;302:1429-36.

34. Leyland-Jones B, Regan M, Boozy M, et al. Outcome according to CYP2D6 genotype among postmenopausal women with endocrine-responsive early invasive breast

cancer randomized in the BIG 1-98 trial. Cancer Res. 2010;70(24): Abstract nr S1-8.

35. Rae J, Drury S, Hayes D, et al. Lack of correlation between gene variants in tamoxifen metabolizing enzymes with primary endpoints in the ATAC trial. Cancer Res 2010;70(24): Abstract S1-7.

36. Visvanathan K, Chlebowski RT, Hurley P, et al. American Society of Clinical Oncology clinical practice guideline update on the use of pharmacologic interventions including tamoxifen, raloxifene, and aromatase inhibitor for breast cancer risk reduction. J Clin Oncol. 2009;27:3235-3258.

37. Tam VC, Rask S, Koru-Sengul T, Dhesy-Thind S. Generalizability of toxicity data from oncology clinical trials to clinical practice: toxicity of irinotecan-based regimens in patients with metastatic colorectal cancer. Curt Oncol. 2009;16(6):13-20.

38. De Man FM, Goey AKL, van Schaik RHN, Mathijssen RH, Bins S. Individualization of irinotecan treatment: a review of pharmacokinetics, pharmacodynamics, and pharmacogenetics. Clin Pharmacokinet. 2018;57(10):1229-54.

39. Iyer L, King CD, Whitington PF, Green MD, Roy SK, Telphy TR, et al. Genetic predisposition to the metabolism of irinotecan (CPT-11). Role of uridine diphosphate glucuronosyltransferase isoform 1A1 in the glucuronidation of its active metabolite (SN-38) in human liver microsomes. J Clin Invest. 1998;101(4):847-54.

40. Innocenti F, Undevia SD, Iyer L, Chen PX, Das S, Kocherginsky M, et al. Genetic variants in the UDP-glucuronosyltransferase 1A1 gene predict the risk of severe neutropenia of irinotecan. J Clin Oncol. 2004;22(8):1382-8.

41. Karas S, Innocenti F. All you need to know about UGT1A1 genetic testing for patients treated with irinotecan: a practitioner-friendly guide. JCO Oncol Pract. 2021;18:270-7.

42. Hutchcraft ML, Lin N, Zhang S, Sears C, Zacholski K, Belcher EA, et al. Real-world evaluation of universal germline screening for cancer treatment-relevant pharmacogenes. Cancers. 2021;13(18):4524.

43. Han J-Y, Lim H-S, Park YH, Lee Sy, Lee JS. Integrated pharmacogenetic prediction of irinotecan pharmacokinetics and toxicity in patients with advanced non-small cell lung cancer. Lung Cancer. 2009;63:115-20.

44. KNMP: Pharmacogenetics Recommendations. Disponível em: https://www.knmp.nl/dossiers/farmacogenetica.

45. Van Cutsem E, Cervantes A, Adam R, Sobrero A, Van Krieken JH, Aderka D, et al. ESMO consensus guidelines for the management of patients with metastatic colorectal cancer. Ann Oncol. 2016;27(8):1386-422.

46. Evans WE, Hon YY, Bomgaars L, Coutre S, Holdsworth M, Janco R, et al. Preponderance of thiopurine S-methyltransferase deficiency and heterozygosity among patients intolerant to mercaptopurine or azathioprine. J Clin Oncol. 2001;19(8):2293-301.

47. van Erp NP, Eechoute K, van der Veldt AA, Haanen JB, Reyners AKL, Mathijssen RHJ, et al. Pharmacogenetic pathway analysis for determination of sunitinib-induced toxicity. J Clin Oncol. 2009;27(26):4406-12.

48. Roden DM, McLeod HL, Relling MV, Williams MS, Mensah GA, Peterson JF, et al. Genomics medicine 2: Pharmacogenomics. Lancet. 2019;394(10197):521-532. doi: 10.1016/S0140-6736(19)31276-0.

49. Reider MJ, Reiner AP, Gage BF, Nickerson DA, Eby CS, McLeod HL, et al. Effect of VKORC1 Haplotypes on Transcriptional Regulation and Warfarin Dose. N Eng J Med. 2005;352:2285-93.

50. Tserga E, Nandwani T, Edvall NK, et al. The genetic vulnerability to cisplatin ototoxicity: a systematic review. Scientific Reports. 2019;9:3455.

51. Sucheston-Campbell LE, Clay-Gilmour AI, Barlow WE, Budd GT, Stram DO, Haiman CA, et al. Genome-wide meta-analyses identifies novel taxane-induced peripheral neuropathy-associated loci. Pharmacogenet Genomics. 2018;28(2):49-55.

52. Ingle JN, Chad DJ, Goss PE, Liu M, Mushiroda T, Chapman JAW, et al. Genome-wide associations and functional genomic studies of musculoskeletal adverse events in women receiving aromatase inhibitors. J Clin Oncol. 2010;28(31):4674-82.

53. Offit K, Robson ME. New pharmacogenomic paradigm in breast cancer treatment. J Clin Oncol. 2010;38(31):4665-73.

54. Caudle KE, Dunnenberger HM, Freimuth RR, Peterson JF, Burlison JD, Whirl-Carrilo M, et al. Standartization terms for clinical pharmacogenetics test results: consensus terms from the Clinical Pharmacogenetics Implementation Consortium (CPIC). Genet Med. 2017;19:215-23.

55. European Medicines Agency (EMA). EMA recommendations on DPD testing prior to treatment with fluorouracil, capecitabine, tegafur and flucytosine. EMA;2020. Disponível em: https://www.ema.europa.eu/en/news/ema-recommendations-dpd-testing-prior-treatment-fluorouracil-capecitabine-tegafur-flucytosine. [2022 ago.]

56. National Comprehensive Cancer Network (NCCN) Clinical Practice Guidelines in Oncology. Colon Cancer. Version 1. 2022. Disponível em: https://www.nccn.org/professionals/physician_gls/pdf/colon.pdf. [2022 ago.]

57. PharmVar (Pharmacogene Variation Consortium). Disponível em: https://www.pharmvar.org/gene/CYP2D6. [2022 ago.]

58. National Comprehensive Cancer Network (NCCN) Clinical Practice Guidelines in Oncology. Breast Cancer. Version 4. 2022. Disponível em: https://www.nccn.org/professionals/physician_gls/pdf/breast.pdf. [2022 ago.]

59. Frisina RD, Wheeler HE, Fossa SD, et al. Comprehensive audiometric analysis of hearing impairment and tinnitus after cisplatin-based chemotherapy in survivors of adult-onset cancer. Journal of Clinical Oncology. 2016;34(23):2712.

# 54

# Agentes Alquilantes

Denis Leonardo Fontes Jardim
Diogo Assed Bastos
Luiza Lara Gadotti

## DESTAQUES

- Os agentes alquilantes têm como característica comum a formação de grupamentos alquil em sua estrutura capazes de promover ligações covalentes com sítios nucleofílicos de componentes intracelulares.
- Os agentes alquilantes podem ser classificados em cinco subgrupos principais, conforme a estrutura química de seu núcleo central e as características farmacológicas: alquilsulfonatos; aziridinas; triazenos; mostardas nitrogenadas; nitrosureias; e um grupo de agentes alquilantes não classificáveis.
- Essa classe de quimioterápicos depende da proliferação celular para exercer sua atividade, mas não é específica para nenhuma fase do ciclo celular. Por seu mecanismo de ação, essas drogas são consideradas citotóxicas, mutagênicas e carcinogênicas.
- A administração de agentes alquilantes requer cuidado, pois estes costumam atuar em uma estreita faixa terapêutica.

## INTRODUÇÃO

Os agentes alquilantes constituem um grupo de quimioterápicos cuja característica comum é a formação de grupamentos alquil em sua estrutura que são capazes de promover ligações covalentes com sítios nucleofílicos de componentes intracelulares. Representam os primeiros compostos de natureza não hormonal a obterem sucesso no tratamento do câncer. Do ponto de vista histórico, a Primeira Guerra Mundial representa um marco no qual foram observadas, pela primeira vez, as ações vesicantes do gás mostarda e, posteriormente, as toxicidades sistêmicas relacionadas à sua exposição, com destaque para as alterações hematológicas e ulcerações em trato gastrointestinal.[1]

Posteriormente, o estudo das propriedades químicas e biológicas das mostardas nitrogenadas se intensificou, com destaque para a observação da importante ação citotóxica em tecidos linfoides, culminando com o primeiro estudo clínico realizado em sarcoma linfoide de ratos,[2] que representou um marco na quimioterapia moderna. Os estudos subsequentes à Segunda Guerra Mundial trouxeram uma nova classificação das mostardas nitrogenadas e centenas de variantes com alterações na estrutura química básica desses compostos foram sintetizadas, dos quais penas alguns foram capazes de atingir relevância clínica.

Atualmente, os agentes alquilantes podem ser classificados em cinco subgrupos conforme a estrutura química de seu núcleo central e as características farmacológicas próprias dos diferentes agentes (Quadro 54.1). Mesmo com a atual ênfase na busca de terapias-alvo específicas e direcionadas para doenças neoplásicas, essa classe de agentes permanece como uma arma terapêutica importante no combate às malignidades.

### Quadro 54.1. Classificação dos agentes alquilantes e suas respectivas características farmacológicas

| CLASSES | FÁRMACOS |
| --- | --- |
| Alquilsulfonatos | Bussulfan |
| Aziridinas | Tiotepa |
| Triazenos | Dacarbazina, temozolamida |
| Mostardas nitrogenadas | Mecloretamina, ciclofosfamida, ifosfamida, melfalan, clorambucil, bendamustina |
| Nitrosureias | Carmustina, lomustina, fotemustina estreptozotocina |
| Não classificados | Procarbazina, altretamina |

Fonte: Desenvolvido pela autoria.

Este capítulo procurou resumir as características dos principais quimioterápicos alquilantes, com destaque para seus mecanismos de ação, principais utilidades terapêuticas e toxicidades.

### ESTRUTURA E MECANISMOS DE AÇÃO

Basicamente, as reações de alquilação consistem na ligação de grupamentos alquil presentes na estrutura química de compostos alquilantes com sítios nucleofílicos presentes em diferentes moléculas biológicas, principalmente o DNA. Essas reações são classificadas segundo sua propriedade cinética em dois tipos principais. As reações de substituição nucleofílica de 1ª ordem ($S_N1$) são exclusivamente dependentes da concentração do próprio agente alquilante, enquanto as reações de 2ª ordem ($S_N2$) dependem tanto do agente original como do substrato da reação de alquilação. A princípio, reagentes que apresentam ação por reações $S_N2$ tendem a ser mais seletivos do que agentes altamente reativos que atuam por reações $S_N1$. Entretanto, tanto a eficácia terapêutica como as toxicidades de um dado agente alquilante não estão diretamente relacionadas, na prática, com sua cinética de reação. Os atuais agentes alquilantes disponíveis podem atuar tanto por reações de 1ª ordem, como de 2ª ordem ou de ambas.

Apesar de a forma de metabolização e de os compostos intermediários formados a partir dos vários agentes alquilantes apresentarem diferenças entre si, ocorre basicamente uma perda de íons na molécula original com formação de compostos eletrofílicos com maior ou menor energia potencial conforme a polaridade de seus centros reativos.[3] Justamente esse potencial armazenado na molécula final resulta no poder de alquilação dos alvos intracelulares. Os produtos finais das reações de metabolismo apresentam grupamentos carbonoalquil ($-CH_2Cl$), em uma ou ambas as extremidades, que representam o ponto reativo com outras moléculas substratos das reações.

Esses grupamentos reativos dos agentes alquilantes podem formar ligações covalentes com outros grupamentos químicos pertencentes a diferentes moléculas biológicas que apresentem um excesso de elétrons (isto é, que sejam nucleofílicas), o que inclui grupamentos amino, fosfato, tióis e hidroxila. Ocorre, ainda, uma seletividade dos grupamentos alquil pelos nucleófilos celulares que respeita a seguinte sequência:[4]

- oxigênio presentes em grupamentos fosfato do RNA e DNA;
- oxigênio de bases purinas e pirimidinas;
- grupamentos amina de bases purinas;
- grupamentos amina de proteínas;
- átomos de enxofre da metionina;
- grupamentos tiol de resíduos de cisteína de proteínas e da glutationa.

Os agentes alquilantes podem apresentar um ou dois grupamentos reativos, sendo referidos como monofuncionais ou bifuncionais, respectivamente. Os agentes bifuncionais podem, consequentemente, formar pontes entre diferentes moléculas biológicas por apresentarem capacidades de produzir dois pontos de alquilação, o que pode ocorrer em uma mesma molécula ou não (Figura 54.1). As ligações cruzadas entre alças de DNA ou RNA de diferentes moléculas ou entre DNA e proteína são responsáveis pelo dano

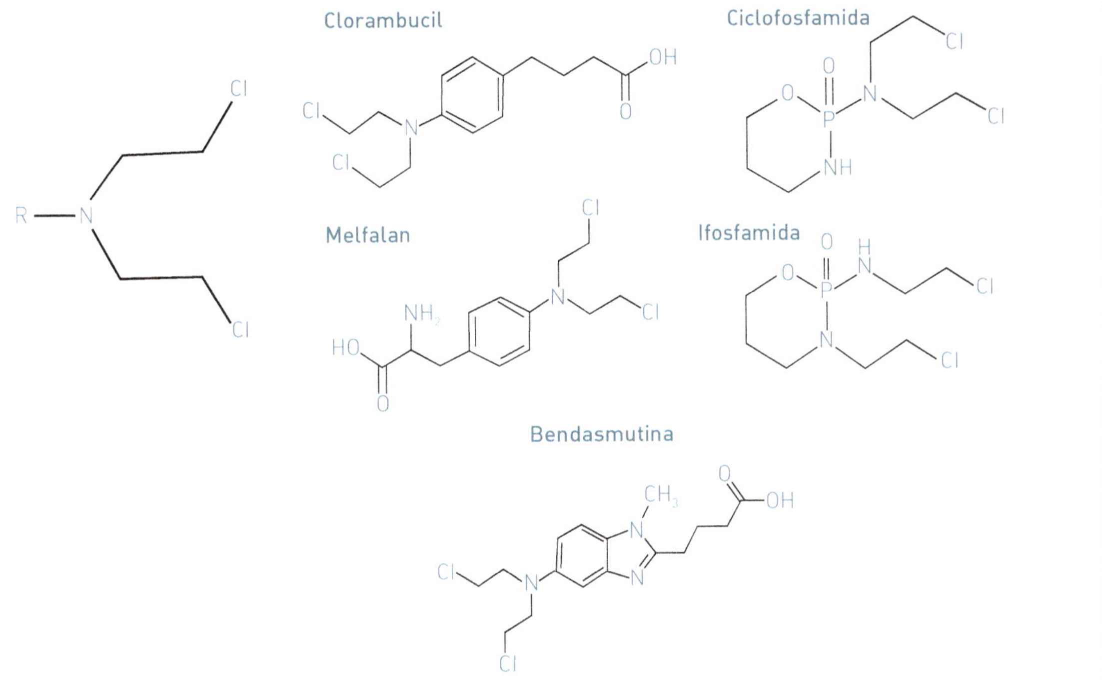

**FIGURA 54.1 –** Esquema com o mecanismo básico de alquilação dos agentes bifuncionais, no qual "R" representa o radical central do composto.
Fonte: Desenvolvida pela autoria.

letal à sua estrutura e pela inibição da síntese de DNA e RNA, resultando em apoptose e morte celulares.[5] Agentes monofuncionais atuam principalmente inibindo a duplicação de material genético ao formarem ligações covalentes em um único ponto da molécula de ácido ribonucleico. Em ambos os tipos de agentes, as ligações com o DNA ocorrem preferencialmente no nitrogênio 7 ou oxigênio 6 da guanina.[6] Em adição à alquilação, um mecanismo secundário que pode ocorrer com as nitrosureias envolve carbamoilação de resíduos de lisina de proteínas por meio da formação de isocianatos.

Essa classe de quimioterápicos depende da proliferação celular para exercer sua atividade, mas não é específica para nenhuma fase do ciclo celular. Por seu mecanismo de ação, essas drogas são consideradas citotóxicas, mutagênicas e carcinogênicas.

## CLASSES DE AGENTES ALQUILANTES

### Alquilsulfonatos

Esses compostos são derivados dos ésteres alquilsulfônicos e seu principal representante é o bussulfan.

Agem por meio de alquilação do tipo $S_N2$ e apresentam maior seletividade pelo grupamento tiol, possivelmente atuando de forma predominante sob proteínas.[7] Porém, o mecanismo exato pelo qual exercem seu efeito citotóxico não está totalmente elucidado.

### Bussulfan

Esse é um alquilante bifuncional[8] que, ao contrário das mostardas nitrogenadas, age de forma mais importante em células mieloides do que em linfoides, o que justifica seu uso no passado para tratamento da leucemia mieloide crônica (LMC) (Figura 54.2). A Tabela 54.1 resume algumas informações sobre esse agente.

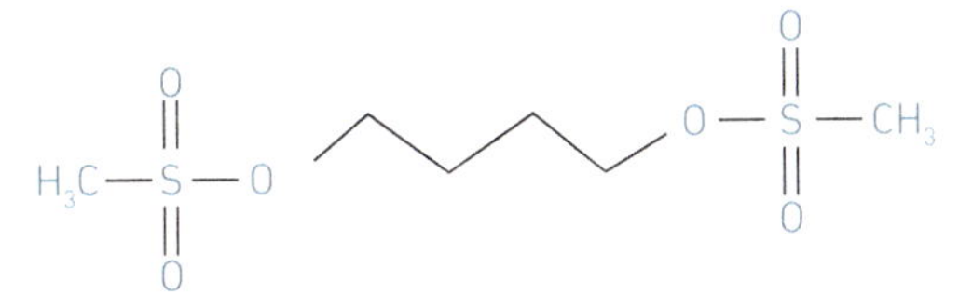

**FIGURA 54.2 –** Estrutura química do bussulfan.
Fonte: Desenvolvida pela autoria.

## Tabela 54.1. Características do bussulfan

| AGENTE | FARMACOLOGIA | USOS TERAPÊUTICOS | DOSES-PADRÃO | TOXICIDADES MAIORES |
|---|---|---|---|---|
| Bussulfan | Boa absorção VO atravessa BHE Vd: 0,6 a 1 L/kg Metabolismo hepático Eliminação urinária t1/2: 2,3 a 2,6 horas | LMC TMO | 4 mg a 8 mg VO/ dia TMO: 640 mg/m²/dia | Mielossupressão Hiperpigmentação cutânea Pneumonite Infertilidade |
| Tiotepa | Baixa absorção VO atravessa BHE Vd: 0,3 a 1,6 L/kg Metabolismo hepático Eliminação renal e cutânea t1/2:1,2 a 2,9 horas | TMO Leucemia/ linfomas Doença leptomeníngea Câncer de bexiga (intravesical) | 0,3 mg a 0,4 mg/kg IV 12 mg IT 60 mg (intravesical) | Mielossupressão Mucosite Fadiga |

BHE: barreira hematoencefálica; Vd: volume de distribuição; t1/2: tempo de meia-vida; LMC: leucemia mieloide crônica; TMO: transplante de medula óssea; VO: via oral; IV: intravenoso; IT: intratecal.

Fonte: Desenvolvida pela autoria.

Costuma ser uma droga de baixo potencial emetogênico em doses usuais, vesicante e pouco associada à ocorrência de alopecia. Entre suas principais toxicidades, a mais frequente é a mielossupressão, podendo ocorrer pancitopenia e hipoplasia medular com o uso contínuo da droga.[8,9] Por ser particularmente tóxico para as células precursoras hematopoiéticas, o tratamento com bussulfan pode ocasionar, em alguns casos, hipoplasia medular prolongada. Esse agente também pode causar hiperpigmentação da pele com predileção pelos joelhos, cotovelos e dobras, a qual pode persistir após terapias prolongadas. Em tratamentos estendidos, também é importante destacar a ocorrência de toxicidade pulmonar, caracterizada pelo início gradual de febre, tosse não produtiva e dispneia com progressão para insuficiência respiratória e, em alguns casos, óbito. Esse quadro ocorre em cerca de 3% dos pacientes que utilizam doses entre 500 mg e 5.700 mg de bussulfan.[10]

Doses mais elevadas da medicação, como aquelas utilizadas para transplante de medula óssea (TMO), podem ocasionar síndrome veno-oclusiva hepática em até 25% dos adultos, tornando imperiosa a monitorização de enzimas hepáticas durante o tratamento. Ademais, apresentam com maior frequência os seguintes sintomas: mucosite (85%); febre (83%); náuseas e vômitos (72%); *rash* (67%); e diarreia (58%).[8]

### Aziridinas

Aziridinas são heterociclos nitrogenados de três membros com menor potencial reativo do que as mostardas nitrogenadas[11] (Figura 54.3). O principal representante desse grupo, o tiotepa, proporciona a reação de alquilação pelo núcleo aziridínico com formação de um radical etilenimínico com interação com substratos biológicos.[12] Seu metabólito primário (TEPA), formado no fígado por meio da perda de um grupo sulfúrico, atua de forma semelhante. Um resumo desse agente também se encontra na Tabela 54.1.

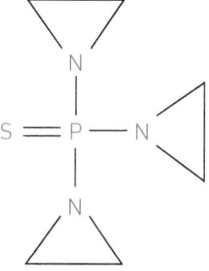

**FIGURA 54.3** – Estrutura química do tiotepa.
Fonte: Desenvolvida pela autoria.

Esse quimioterápico apresenta baixo potencial emetogênico e, a exemplo de outros alquilantes, a toxicidade mais proeminente e limitante é a mielossupressão de caráter cumulativa e, por vezes, prolongada. Quando administrado por via endovenosa, costuma apresentar dor no local de injeção. Fadiga, astenia e sintomas neurológicos como tonturas, visão turva e sonolência ocorrem em até 10% das ocasiões nas quais esse quimioterápico é utilizado. Administrações intracavitárias (pleural, pericárdica e intraperitoneal) desse agente suscitam uma reação inflamatória local com potencial esclerosante, representando uma alternativa terapêutica no controle de efusões serosas.

Sua utilização intratecal pode ser feita para tratamento da doença neoplásica leptomeníngea primária ou metastática, com boa segurança e tolerância, com aplicações semanais ou até duas vezes na semana.[13] As toxicidades sistêmicas são infrequentes nesses casos e toxicidades neurológicas, incluindo fraqueza, parestesias e até quadro de meningite asséptica, podem ocorrer. A administração intravesical do tiotepa é utilizada para tratamento de carcinoma de bexiga e a absorção sistêmica pode variar conforme a inflamação e a infiltração tumoral local. Cistite química dose-dependente ocorre em até 69% dos casos, porém a cistite hemorrágica propriamente dita é um evento raro.[14]

## Triazenos

Essa classe de alquilantes, composta pela dacarbazina (DTIC) e temozolamida (TMZ), caracteriza-se pela produção de um metabólito ativo denominado monometil triazeno imidazol carboxamido (MTIC) (Figura 54.4), cuja citotoxicidade é exercida por meio da metilação do DNA na posição 06 da guanina. Enquanto a DTIC necessita de metabolização hepática no citocromo p450 para formação de MTIC,

a TMZ sofre conversão espontânea em pH fisiológico para formação desse composto. Apesar de originarem o mesmo metabólito ativo, esses dois triazenos apresentam diferentes propriedades farmacológicas e usos terapêuticos, que se encontram resumidos na Tabela 54.2.

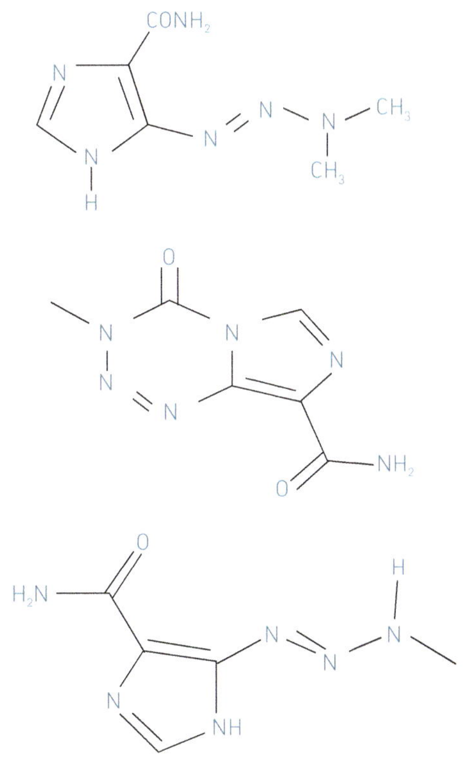

**FIGURA 54.4 –** Estrutura química da dacarbazina, da temozolamida e do MTIC.

Fonte: Desenvolvida pela autoria.

## Tabela 54.2. Características dos triazenos

| AGENTE | FARMACOLOGIA | USOS TERAPÊUTICOS | DOSES-PADRÃO | TOXICIDADES MAIORES |
|---|---|---|---|---|
| Dacarbazina | Baixa penetração BHE<br>Vd: 0,6 L/kg<br>Metabolismo hepático<br>Excreção renal<br>t1/2: 5 horas | Linfoma de Hodgkin<br>Sarcoma<br>Melanoma metastático | 150 mg/m²/dia<br>(administração<br>consecutiva)<br>375 a 850 mg/m²<br>(administração isolada) | Mielossupressão<br>Náuseas/vômito<br>Anorexia<br>*Flushing*<br>Hepatotoxicidade |
| Temozolamida | Excelente absorção VO<br>Penetra BHE<br>Vd: 15 L/m² a 18 L/m²<br>Metabolismo plasmático<br>Excreção renal<br>t1/2: 1,8 hora | Gliomas<br>Melanoma<br>Metástases SNC | 150 mg/m²/dia VO<br>D1-D5 | Mielossupressão<br>Náuseas/vômito<br>Fadiga<br>Cefaleia |

BHE: barreira hematoencefálica; Vd: volume de distribuição; t1/2: tempo de meia-vida; VO: via oral; SNC: sistema nervoso central.

Fonte: Desenvolvida pela autoria.

## DTIC

Esse agente é um análogo estrutural do carboxamido imidazólico, que é um precursor da purina.[15] Dessa forma, além da metilação em grupos nucleofílicos do DNA, a DTIC também inibe a síntese de DNA e RNA ao atuar como um análogo de purina. Atualmente, apresenta-se somente para uso endovenoso com destaque para seu papel no tratamento de linfoma de Hodgkin, melanoma metastático e sarcomas de partes moles.

Geralmente, esse agente produz dor e irritação na via de infusão endovenosa, estando apropriado o uso de linhas centrais para aplicações repetidas. Produz mielossupressão frequentemente, com leucopenia podendo apresentar-se de 10 até 30 dias após a aplicação. Caracteriza-se por seu alto poder emetogênico (produz vômitos em mais de 90% dos pacientes) associado à importante fadiga, estando indicado o uso prévio de esquemas antieméticos de alto poder terapêutico. Os sintomas gastrointestinais costumam ser mais agudos, ocorrendo desenvolvimento de tolerância nas doses subsequentes nos esquemas de 5 dias de administração. Apesar de pouco frequente, uma notável complicação do uso de DTIC é a hepatotoxicidade e oclusão vascular hepática de instalação típica no segundo ciclo de tratamento[16]. Dadas a eosinofilia e a presença de infiltrado eosinofílico que podem ocorrer nesses casos, um possível mecanismo de hipersensibilidade pode estar envolvido. Portanto, o uso dessa droga demanda a monitorização de função hepática.

## TMZ

Esse agente representa um importante progresso clínico na área dos agentes alquilantes, justamente em virtude de sua ativação espontânea com formação de MTIC. Por sua importante capacidade de penetrar a barreira hematoencefálica e atingir concentrações no líquido cefalorraquiano (LCR) de até 30% em relação à plasmática,[17] sua utilização no tratamento do glioblastoma e astrocitoma e, em menor monta, de metástases em sistema nervoso central (SNC) merece destaque. Além disso, em decorrência da rápida e completa absorção por via oral, esse quimioterápico é disponibilizado para uso por essa via.

A enzima de reparo de DNA O$^6$-metilguanina metiltransferase (MGMT) é capaz de reparar o dano causado ao DNA pela metilação proporcionada pela TMZ. Ao aproximar doses de TMZ e proporcionar maior exposição a esse agente, pode-se expor a droga a menores níveis de MGMT e melhora de resposta terapêutica. Da mesma forma, baixos níveis de MGMT estão associados a maior taxa de resposta em gliomas.[18] Esse agente está frequentemente associado ao desenvolvimento de linfopenia, que pode ocorrer em até 60% dos pacientes, havendo predileção pelos linfócitos do tipo CD4.[19] A TMZ apresenta como demais toxicidades hematológicas desenvolvimento de neutropenia em cerca de 5% dos casos com nadir mais tardio que o usual, ao redor do 21º a 28º dia. A plaquetopenia pode se apresentar com uma frequência um pouco maior. Essas toxicidades são cerca de três vezes mais frequentes em mulheres em razão do *clearance* da droga aproximadamente 5% menor. É um agente de potencial emetogênico moderado com melhora de sintomas de náuseas na ingestão em estômago vazio.

Pacientes que fazem uso de TMZ estão expostos a maior risco de infecção por *Pneumocystis jiroveci*, o que ocorre mais frequentemente com o uso prolongado da medicação e em esquemas de doses protraídas.[20] Essa associação decorre da depleção de linfócitos CD4 relacionada com o uso desse agente. Existe alguma controvérsia quanto à necessidade de adoção de esquemas profiláticos contra esse fungo durante o uso de TMZ. Em geral, eles devem ser considerados quando houver evidência de linfopenia no hemograma.[19]

## Mostardas nitrogenadas

As mostardas nitrogenadas constituem o protótipo dos agentes alquilantes. Apesar de a mecloretamina apresentar importância histórica, atualmente melfalan, clorambucil, ciclofosfamida (CTX), ifosfamida e bendamustina a substituíram como agentes terapêuticos. Estruturalmente, apresentam dois grupamentos cloroetilamina responsáveis pela formação de extremidades positivamente carregadas envolvida nas reações de alquilação, sendo o radical central da molécula variável conforme o agente em questão (Figura 54.5). Em virtude dessa natureza estrutural, atuam como agentes bifuncionais. A Tabela 54.3 resume algumas das características desses agentes.

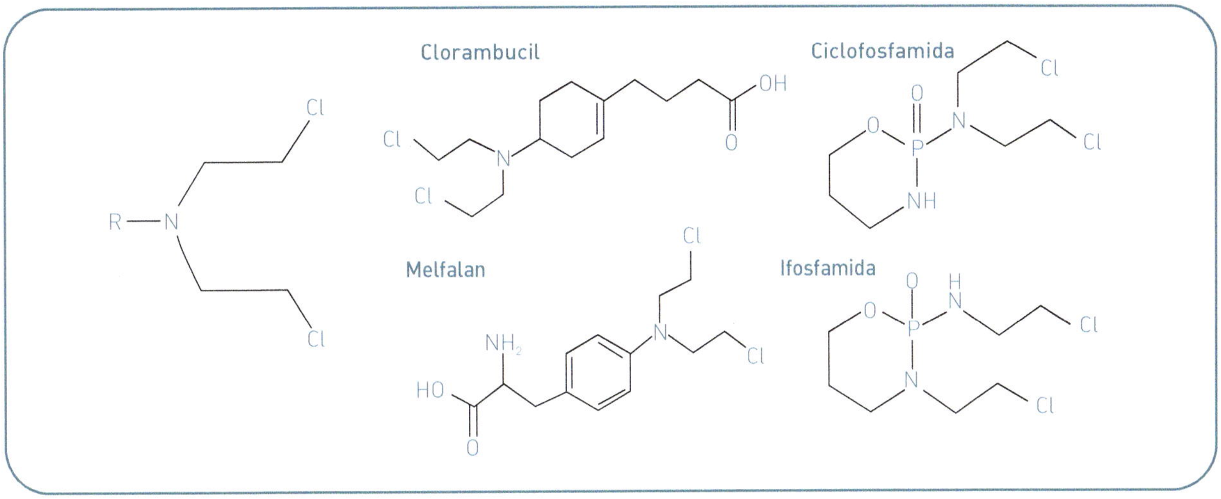

**FIGURA 54.5 –** Estrutura química básica das mostardas e seus principais representantes.
Fonte: Desenvolvida pela autoria.

## Tabela 54.3. Características das mostardas nitrogenadas

| AGENTE | FARMACOLOGIA | USOS TERAPÊUTICOS | DOSES-PADRÃO | TOXICIDADES MAIORES |
|---|---|---|---|---|
| Clorambucil | Excelente absorção VO Penetração BHE incerta Vd: 0,14 a 0,24 L/kg Metabolismo hepático, excreção renal t1/2: 1,5 hora | LLC Linfoma Hodgkin e não Hodgkin | 0,1 a 0,2 mg/kg/dia | Mielossupressão Reação de hipersensibilidade Pneumonia intersticial Infertilidade Neoplasia secundária |
| Melfalan | Variável absorção VO Penetração BHE reduzida Vd: 0,5 L/kg Metabolismo hepático e plasmático Excreção renal e fecal t1/2: 1,2 hora | Mieloma Múltiplo TMO Câncer de ovário Sarcomas Câncer testicular | 9 mg/m² VO D1-D4 16 mg/m² IV | Mielossupressão Vesicante Náuseas/vômitos Pneumonia intersticial Disfunção gonadal |
| Ciclofosfamida | Absorção VO > 75% Baixa penetração BHE Vd: 0,56 L/kg Metabolismo hepático Excreção renal t1/2: 6,5 horas | Câncer de mama Neoplasias ginecológicas Sarcomas Câncer de bexiga LH/LNH Mieloma Leucemias | 1 a 5 mg/kg/dia VO 500 a 1 mil mg/m² IV | Mielossupressão Cistite hemorrágica Cardiotoxicidade Náuseas/vômitos Fibrose pulmonar Carcinogênico Esterilidade |
| Ifosfamida | Absorção VO 90% Baixa penetração BHE Vd: 6 a 49 L/kg Metabolismo hepático Excreção renal t1/2: 4 a 8 horas | Sarcomas Tumor de células germinativas Leucemia linfoide Linfomas Cabeça/pescoço Câncer de ovário | 1,2 g/m² D1-D5 IV | Mielossupressão Cistite hemorrágica Neurotoxicidade Esterilidade |
| Bendamustina | Uso Intravenoso Vd: 20 a 40 L Metabolismo hepático Eliminação fecal (90%) e urinária; t1/2: 49 min | LLC Linfoma não Hodgkin agressivo e indolente Mieloma múltiplo Macroglobulinemia de Waldeström | ciclo de 4 semanas: 70 a 90 mg/m² D1 e D2 IV (dose total por ciclo: 140 a 200 mg/m²) ou ciclo de 3 semanas: 120 mg/m² D1 e D2 IV (dose total por ciclo: 240 mg/m²) | Mielossupressão Vesicante Náuseas/Vômitos Carcinogênico Síndrome de lise tumoral |

BHE: barreira hematoencefálica; IV: intravenoso; LH/LNH: linfoma de Hodgkin/linfoma não Hodgkin; LLC: leucemia linfocítica crônica; t1/2: tempo de meia-vida; TMO: transplante de medula óssea; Vd: volume de distribuição; VO: via oral.

Fonte: Desenvolvida pela autoria.

## Clorambucil

Além da propriedade alquilante, o clorambucil também demonstra atividade imunossupressora principalmente sob linfócitos. Sua principal utilização terapêutica ocorre no controle da leucemia linfoide crônica, com papel menos importante nos linfomas de Hodgkin e não Hodgkin. Apresenta-se disponível na formulação via oral com alta absorção e biodisponibilidade por essa via, devendo ser preferencialmente administrado em jejum.[21]

A principal toxicidade dessa medicação é a mielossupressão de caráter gradual, moderada e frequentemente reversível com doses cumulativas de até 6,5 mg/kg. Observa-se ocorrência de plaquetopenia em mais de 5% dos casos e há relatos de associação com anemia hemolítica.[22] Essa droga pode ocasionalmente causar *rash* cutâneo e reações de hipersensibilidade,[23] com progressão em raros casos para síndrome de Stevens-Johnson e necrólise epidérmica tóxica. Também importante é o desenvolvimento de fibrose pulmonar e pneumonia intersticial após exposição contínua ao clorambucil,[24] que, ainda assim, constitui um evento raro. Esse agente pode ocasionar infertilidade reversível ou permanente, apresentando, também, potencial carcinogênico após longo período de uso.

## Melfalan

Esse agente constitui o isômero-L da mecloretamina. Uma característica peculiar é que necessita de um transportador transmembrana para o influxo intracelular, no qual exerce seu efeito alquilante.[25] À exemplo do clorambucil, também apresenta propriedades imunossupressoras. Essa droga apresenta-se tanto para uso oral como endovenoso, com uso mais propagado para tratamento do mieloma múltiplo.

A formulação endovenosa apresenta importante propriedade vesicante, estando presente em mais de 50% das ocasiões de irritação, dor, ulceração ou ardor no sítio de injeção.[26] Além disso, produz com maior frequência reações de hipersensibilidade, raramente reportadas com o uso oral da medicação.

Assim como outros alquilantes, a toxicidade mais comum e limitante de dose é a supressão medular. Esta é de instalação gradual, geralmente moderada, reversível e mais intensa em pacientes que utilizam a apresentação endovenosa. Por sua variação interpaciente da biodisponibilidade com uso oral dessa medicação, pode-se ajustar a dose de melfalan até que ocorra algum grau de mielossupressão. Esse agente é moderadamente emetogênico quando utilizado por via intravenosa (IV), estando os efeitos gastrointestinais relacionados à dose empregada. O uso oral, quase sempre, produz náuseas ocasionais que normalmente não demandam medicações profiláticas. Quadros de toxicidade pulmonar também foram associados ao uso de melfalan.[24]

## CTX

Atualmente, a CTX é o agente alquilante mais utilizado com atividade descrita em uma série de neoplasias sólidas e hematológicas, em regimes de condicionamento para TMO e em doenças autoimunes. Tanto a CTX como a ifosfamida se apresentam como pró-drogas que necessitam de metabolização hepática no citocromo P450 subunidade 2B6 para liberar metabólitos com atividade alquilante.[27] Um dos metabólitos liberados nessa via é a acroleína, de importância clínica por relacionar-se com a ocorrência de cistite hemorrágica, que, juntamente de outros metabólitos ativos e inativos, é excretada na urina (Figura 54.6). Subsequente a essa ativação, o sistema

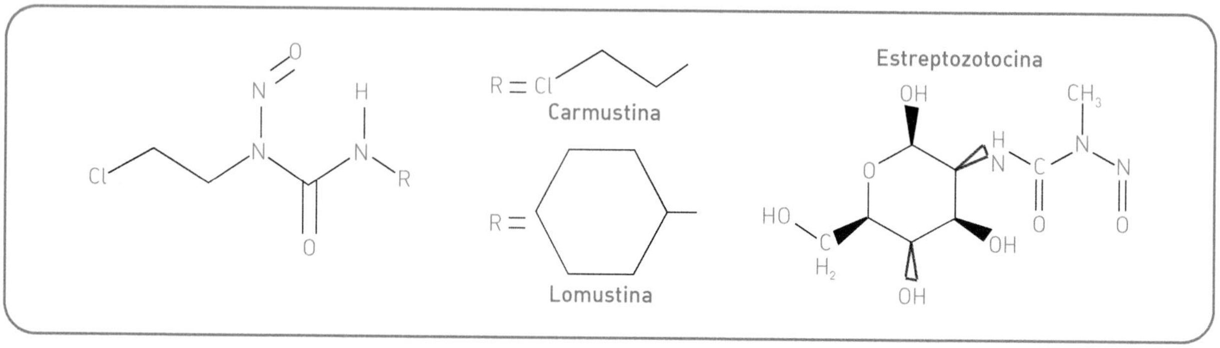

**FIGURA 54.6 –** Estrutura química básica das nitrosureias e seus principais representantes.
Fonte: Desenvolvida pela autoria.

da glutationa é responsável pela desintoxicação dos metabólitos ativos. Esse agente encontra-se tanto para uso endovenoso como via oral, apresentando estabilidade suficiente e absorção pronta e rápida quando utilizada por essa via.

Essa droga consiste em um dos quimioterápicos mais imunossupressores, causando supressão funcional e depleção de linfócitos B e supressão de função linfocitária mediada por células T.[4] Justamente por isso, é utilizada com frequência no tratamento de doenças cuja fisiopatologia possa envolver autoimunidade. Os regimes mais associados com grave depleção linfocitária e imunossupressão profunda consistem nos tratamentos sustentados, como nos regimes de quimioterapia metronômica, que podem se associar, não raramente, com infecções fúngicas, virais e por protozoários. Em relação à toxicidade medular, um dado interessante desse quimioterápico é a relativa pouca toxicidade plaquetária e também o fato de poupar as células precursoras hematopoiéticas do dano celular. Isso permite que a recuperação de células hematológicas ocorra em torno de 21 a 28 dias após uso e que o dano medular cumulativo raramente seja observado com o uso da CTX isolada.[4]

A ocorrência de efeitos gastrointestinais, principalmente náuseas, vômitos e estomatite, é bastante relacionada à dose empregada, estando presentes de forma marcante em regimes para condicionamento de TMO. Apesar de classicamente descrito como um agente de moderado efeito emetogênico, a CTX pode causar náuseas em mais de 90% dos casos quando utilizada em doses maiores que 1.500 mg/m² ou quando associada a outros quimioterápicos, particularmente antracíclicos.[28] Cerca de 50% dos pacientes apresentam alopecia com uso desse agente, iniciando-se aproximadamente 4 semanas após seu uso e em maior intensidade quando em associação a antracíclicos.

A administração endovenosa desse agente, sobretudo quando realizada de maneira rápida, associa-se à ocorrência de congestão nasal, rinorreia e de desconforto facial, o que muitas vezes gera bastante incômodo ao paciente. Nesses casos, pode-se reduzir a velocidade de infusão e associar anticolinérgicos e descongestionantes.[29]

Uma importante toxicidade da CTX, amplamente difundida e também vista com a ifosfamida, é a cistite hemorrágica. Essa complicação pode ocorrer em até 40% dos pacientes com uso de CTX em altas doses ou por períodos prolongados. Outros fatores que aumentam o risco dessa complicação são a desidratação, a redução na frequência de diurese, a exposição a outras drogas tóxicas para o sistema urinário e a presença de radioterapia local. Basicamente, essa complicação é gerada pelo dano direto ao urotélio ocasionado por um de seus metabólitos ativos, a acroleína (Figura 54.6). O quadro clínico associado consiste, frequentemente, em hematúria, disúria, urgência e polaciúria, além de complicações graves como perfuração vesical e insuficiência renal.[30] Tardiamente, contração e fibrose vesical, refluxo vesicoureteral e ocorrência de tumores de células transicionais estão associados ao passado de cistite hemorrágica.

A melhor forma de abordagem da cistite hemorrágica é a prevenção. Esta basicamente consiste em reconhecer as situações de risco para sua ocorrência, estimular a ingestão hídrica via oral e, frequentemente, prover hidratação endovenosa, a fim de se manter um fluxo urinário adequado. Também se devem evitar doses noturnas da medicação e preferir infusões intermitentes a infusões em dias múltiplos. O uso concomitante de Mesna (2-mecaptoetano sulfonato) geralmente está indicado em doses elevadas de CTX, por atuar como um inativador local da acroleína.[30] Existem vários protocolos de utilização desse agente preventivo, sendo, na maioria das vezes, realizada uma dose concomitante com a CTX e uma dose 4 horas após sua administração, totalizando de 60% a 100% da dose equivalente do quimioterápico. Outras medidas preventivas possíveis consistem na cateterização e irrigação vesical. Uma vez instalado o quadro de cistite hemorrágica, o tratamento envolve, como medida principal, a descontinuação da CTX e a hiper-hidratação endovenosa. Outras abordagens possíveis consistem no uso de irrigação vesical com sulfato de potássio aluminado e instilação local de prostaglandinas.[31]

Cardiotoxicidade pode ocorrer em pacientes que recebem doses aproximadas de 60 mg/kg ao dia ou de 120 a 270 mg/kg em poucos dias. O risco é aumentado com o uso concomitante de antracíclicos e/ou radioterapia mediastinal e em pacientes já portadores de disfunção ventricular ou fatores de risco para cardiopatias. Particularmente, a cardiotoxicidade da CTX não parece ser acumulativa e pode ter início mais precoce do que o quadro comumente associado aos antracíclicos.[32] O quadro varia de alterações eletrocardiográficas assintomáticas até miocardite fatal associada à necrose miocárdica.[33] O tratamento desses casos é de suporte. Nesse mesmo contexto de doses de CTX, pode-se associar quadro de fibrose pulmonar intersticial ocasionado pela injúria do epitélio pulmonar pelos metabólitos da droga. Normalmente, observa-se nesses casos um quadro de insuficiência respiratória crônica de instalação progressiva.[34]

Além da relação com câncer de bexiga, a CTX associa-se ao surgimento de leucemia não linfocítica e linfoma não Hodgkin secundários. Cabe ainda destacar que esse quimioterápico pode levar à esterilidade irreversível em alguns pacientes e falência ovariana precoce, mais frequente quanto mais avançada a idade da paciente, podendo acometer até 70% das mulheres.[35]

## Ifosfamida

A ifosfamida, assim como a CTX, é uma ozafosforina que necessita de ativação hepática para exercer sua atividade alquilante, produzindo, inicialmente, seus principais metabólitos, a 4-hidroxi-ifosfamida e isofosforamida. Outros metabólitos não alquilantes formados são os principais responsáveis pelas toxicidades relacionadas a essa droga.[36] Existe grande similaridade na estrutura, farmacologia e metabolismo em relação à CTX, porém algumas particularidades, como a presença de um grupamento cloroetil ligado isoladamente a um átomo de nitrogênio, facilitam reações de oxidação e formação de cloroacetaldeído, talvez relacionado à maior neurotoxicidade presente em virtude do uso da ifosfamida.[4,37] Em relação à CTX, a ifosfamida apresenta menor potencial emetogênico, ainda assim classificado como moderado-baixo. Apresenta importante capacidade de mielossupressão e de causar alopecia. Em decorrência da semelhança do metabolismo e da excreção, também está fortemente ligada à ocorrência de cistite hemorrágica, precedida em alguns casos pela presença de hematúria microscópica, a qual deve ser monitorizada durante o tratamento e, caso presente, alerta para a descontinuidade da droga. Como profilaxia e tratamento de cistite hemorrágica, as mesmas recomendações aplicadas à CTX devem ser seguidas, adotando-se o uso de mesna para todos os pacientes em uso de ifosfamida a despeito da dose utilizada.

Uma particularidade relacionada ao uso desse quimioterápico é a possível ocorrência de neuroto-xicidade, mais frequente em regimes que utilizam doses elevadas da medicação. A frequência de sua ocorrência pode chegar até a 24% dos pacientes, e seu mecanismo fisiopatológico não está bem esclarecido, havendo possível desbalanço na cadeia respiratória mitocondrial neuronal.[37] O quadro conhecido como "encefalopatia induzida pela ifosfamida" pode variar de uma leve sonolência intercalada ou não com agitação, até confusão mental, alucinações e coma. Esse quadro é mais comum com a utilização oral do agente e, no caso da utilização endovenosa, mais frequente com infusões curtas em relação a esquemas protraídos. A ocorrência de sintomas neurológicos demanda a suspensão da droga, e o uso de azul de metileno parece promover benefício na recuperação do quadro, além de prevenir recorrência dos sintomas em novas administrações.[37,38]

## Bendamustina

Estruturalmente, a bendamustina é composta por três elementos: um grupo mecloretamina com propriedades alquilantes; uma cadeia lateral do ácido butírico; e um anel benzimidazol. Essa droga é primariamente metabolizada via hidrólise do seu grupo mecloretamina em dois metabólitos com pouca ou nenhuma atividade: mono-hidroxibendamustina (HP1) e di-hidroxibendamustina (HP2). Entretanto, também sofre metabolização por meio das vias oxidativas catalisadas pelo citocromo P450, que resultam em dois metabólitos circulantes ativos: γ-hidroxibendaminina (M3) e N-desmetil-bendamustina (M4).[39]

Este é um agente alquilante multifuncional com atividade clínica demonstrada contra várias malignidades hematológicas quando usado como monoterapia ou em combinação com outros agentes quimioterápicos. Ao contrário de outros alquilantes, a bendamustina ativa uma via de reparo de DNA de excisão de bases em vez de um mecanismo de reparo de alquiltransferases. Acredita-se que esse seja um dos motivos, pelo menos em parte, pelos quais a resistência cruzada entre a bendamustina e outros fármacos alquilantes é apenas parcial, o que proporciona uma base racional para a potencial eficácia da bendamustina em pacientes com doença recidivante, refratária a outros agentes alquilantes. Outro aspecto relevante é que sua estrutura também parece fornecer maior estabilidade quando comparada a outras mostardas nitrogenadas.[40]

É uma droga de moderado potencial emetogênico, com padrão de toxicidade semelhante à dos alquilantes clássicos, incluindo mielossupressão, fadiga, alterações do hábito intestinal e mucosite, geralmente toleráveis no regime de 28 dias.[21] Tosse e febre são eventos relativamente comuns, podendo ocorrer em até 20% a 30% dos pacientes. Síndrome de lise tumoral também foi reportada como um dos efeitos adversos do uso da medicação. Convém assinalar que o uso concomitante de bendamustina e alopurinol, apesar de pouco frequente, pode aumentar o risco de toxicidade cutânea severa manifestada por *rash*, exantema bolhoso e síndrome de Stevens-Johnson. Não existem informações descritas sobre a penetração da droga na BHE.[41]

## Nitrosureias

As nitrosureias (Figura 54.6) formam uma classe à parte de agentes alquilantes já que necessitam ser biotransformadas em seus derivados com atividade alquilante por decomposição não enzimática espontânea. Subsequentes passos de dealogenação promovem a formação de espécies de isocianato com características eletrofílicas,[42] com seletividade maior para grupos tiol e amino, que, quando alquilados,

inibem uma série de enzimas relacionadas à síntese de ácidos nucleicos. Também alquilam o DNA e inibem a autorreparação do RNA como mecanismos adicionais de dano celular. Em razão da importante lipossolubilidade e da capacidade de atravessar a BHE, o grupo das cloroetilnitrosureias (carmustina – BCNU, lomustina – CCNU e fotemustina) é classicamente empregado no tratamento de tumores intracranianos. Um resumo das principais características da nitrosureias se apresenta na Tabela 54.4.

## Estreptozotocina

A estreptozotocina é uma metilnitrosureia de ocorrência natural produzida por meio da fermentação do *Streptomyces achromogenes*. Ao contrário das demais nitrosureias, esse agente apresenta afinidade por células pancreáticas exócrinas e do tipo beta,[43] o que o torna um quimioterápico com adequadas propriedades para tratamento de tumores de ilhota pancreática e neuroendócrinos de pâncreas. Apresenta-se em formulação endovenosa não disponível no Brasil para comercialização.

Constitui um quimioterápico de alto poder emetogênico, ocasionando náuseas e vômitos em quase 100% dos pacientes na ausência de profilaxias. Pode causar

### Tabela 54.4. Principais características da nitrosureias

| AGENTE | FARMACOLOGIA | USOS TERAPÊUTICOS | DOSES-PADRÃO | TOXICIDADES MAIORES |
|---|---|---|---|---|
| Estreptozotocina | Não cruza BHE<br>Metabolismo hepático e renal<br>Eliminação urinária<br>t1/2: 35 minutos | Tumores ilhota pancreática<br>Tumor carcinoide | 500 mg/m² D1-D5 IV | Nefrotoxicidade<br>Náuseas/vômitos<br>Alterações glicêmicas<br>Diarreia |
| Carmustina | Desconhecida absorção VO<br>Atravessa BHE<br>Vd: 3,25 L/kg<br>Metabolismo hepático<br>Eliminação renal<br>t1/2: 0,25 a 0,75 hora | Tumores SNC Linfoma Hodgkin e não Hodgkin<br>Melanoma<br>TMO | 150 a 200 mg/m² IV a cada 6 semanas | Mielossupressão<br>Náuseas/vômitos<br>Toxicidade pulmonar<br>Hepatotoxicidade<br>Infertilidade |
| Lomustina | Excelente absorção VO<br>Atravessa BHE<br>Metabolismo hepático<br>Eliminação renal<br>t1/2: 16 a 72 horas | Tumores SNC<br>Linfomas<br>Melanoma | 75 a 130 mg/m² VO a cada 6 semanas | Mielossupressão<br>Náuseas/vômitos<br>Nefrotoxicidade<br>Infertilidade |

BHE: barreira hematoencefálica; IV: intravenoso; SNC: sistema nervoso central; t1/2: tempo de meia vida; TMO: transplante de medula óssea; Vd: volume de distribuição; VO: via oral.

Fonte: Desenvolvida pela autoria.

mielossupressão de caráter acumulativo, usualmente discreta a moderada. Por sua maior afinidade com o tecido pancreático, usualmente produz intolerância à glicose, sendo raramente uma droga diabetogênica. Em contrapartida, pode suscitar, nas primeiras doses, maior liberação de insulina e consequente hipoglicemia grave.

A nefrotoxicidade constitui uma toxicidade limitante e cumulativa que pode acometer até 75% dos pacientes em uso desse agente. Pode se apresentar como insuficiência renal aguda, com oligúria ou anúria, proteinúria, alterações eletrolíticas e acidose renal proximal.[44] A função renal deve ser constantemente monitorizada e o tratamento, suspenso ao sinal de nefrotoxicidade. A hidratação e a diurese forçada podem apresentar algum benefício na abordagem dessa toxicidade.[45]

### BCNU e CCNU

Essas duas nitrosureias caracterizam-se pela alta lipossolubilidade e capacidade de penetração na barreira hematoencefálica. Enquanto a BCNU é um alquilante bifuncional disponível para uso endovenoso, a CCNU é monofuncional e utilizada por via oral, com rápida e excelente absorção por essa via.[46] A BCNU apresenta meia-vida curta em virtude de sua decomposição espontânea, produzindo, consequentemente, importante hiperemia e irritação no local de injeção ou ao longo do trajeto venoso e, em algumas situações, vasoespasmo venoso.

Justamente por seu caráter lipofílico, apresenta liberação prolongada e costuma produzir mielossupressão tardia, que pode ocorrer cerca de 4 a 6 semanas após administração. Leucopenia e plaquetopenia podem ser graves e limitantes da dose, sendo a toxicidade plaquetária frequentemente mais proeminente. Apresenta característica cumulativa, sendo que os intervalos de administração de ambos os quimioterápicos ocorrem, em geral, a cada 6 semanas, tempo normalmente suficiente para que ocorra a recuperação medular.[46]

Doses acumuladas também podem produzir importante toxicidade pulmonar. No caso da CCNU, a frequência de ocorrência é menor e associada com doses acumuladas maiores que 1.110 mg/m². Já a BCNU produz em até 30% dos pacientes, principalmente com doses acumuladas maiores que 1.400 mg/m², um quadro semelhante à fibrose pulmonar que se pode iniciar de 3 a até 17 anos após exposição à droga.[47]

Pacientes tabagistas, recebendo radioterapia torácica e portadores de enfermidade pulmonar prévia, representam o grupo de maior risco para essa ocorrência. No entanto, preferencialmente, todos os pacientes devem ser avaliados com função pulmonar ao início de tratamento e ao longo dele. Além disso, a BCNU pode desencadear um quadro de pneumonite grave, que pode ocorrer após uma única dose desse agente, com rápida progressão para insuficiência respiratória com necessidade de suporte, sendo eventualmente fatal.[48]

A infertilidade é comum com o uso dessas nitrosureias, bem como a elevação transitória de enzimas hepáticas e bilirrubinas. Ambos os agentes estão frequentemente associados à ocorrência de náuseas e vômitos sendo a BCNU classificada como um agente com alto poder emetogênico. Não raro, alguns efeitos neurológicos como ataxia, desorientação e disartria podem ser observados com o uso destes quimioterápicos.

O BCNU também se encontra disponível na forma de *wafer* implantável (Gliadel®) para liberação local da droga, ele é utilizado para tratamento de tumores primários de SNC. Essa via de administração permite concentrações elevadas da droga, sem depender da permeabilidade da barreira hematoencefálica. Para isso, utiliza-se de uma técnica chamada *convection-enhanced delivery*, na qual é realizada a infusão do fármaco em altas concentrações diretamente no cérebro ou no tumor através de microcateteres intraparenquimatosos.[49] Nessa situação, pode ocorrer uma reação inicial de piora do quadro, geralmente acompanhada de novos sintomas neurológicos. A maioria das complicações é local e relacionada ao implante da droga, como coleções e infecção, mesmo assim, não são frequentes.[50]

### Alquilantes não classificáveis

A altretamina é um alquilante de raro uso clínico estando atualmente indicado em câncer de ovário após progressão a outras linhas quimioterápicas prévias. Essa droga está disponível para uso oral, ocasionando como toxicidades principais mielossupressão, neurotoxicidade, náuseas e vômitos.

A procarbazina representa uma pró-droga derivada da hidrazina cujo mecanismo de ação não está claramente estabelecido. Além de inibir a síntese de DNA e RNA, esse quimioterápico é capaz de inibir a enzima monoamino-oxidase (MAO) produzindo alguns efeitos semelhantes a outros fármacos com essa característica, como alguns antidepressivos. Estes últimos não devem ser utilizados em conjunto com a procarbazina, assim como agentes com características simpatomiméticas. É uma droga com boa penetração através da barreira hematoencefálica, com alguma utilidade no tratamento de tumores intracranianos e do linfoma de Hodgkin.

Assim como outros alquilantes, é um quimioterápico potencialmente causador de mielossupressão, de caráter retardado. Pode ocasionar *rash* durante o uso e apresenta elevado poder emetogênico. Relaciona-se com importante supressão gonadal, podendo ocasionar infertilidade e, em virtude do poder de induzir carcinogênese, malignidades secundárias a longo prazo. Associado à inibição da MAO, observam-se possível desenvolvimento de hipertensão e sintomas neurológicos, como cefaleia, nervosismo e insônia.

### Conjugados alquilantes

Foram desenvolvidos alguns compostos que consistem em conjugados de agentes alquilantes com esteroides cujo objetivo é otimizar a entrega da droga em células portadoras de receptores para esses hormônios. Na prática, existem dois compostos com alguma relevância clínica. Um deles é a predmustina, que consiste em um conjugado de clorambucil e prednisolona, que atua como uma pró-droga proporcionando liberação prolongada desse agente alquilante.

O outro conjugado, a estramustina, é um complexo de uma mostarda não nitrogenada e 17-beta estradiol ligados por uma ponte de éster carbamato. Essa modificação estrutural dessa molécula torna presente uma nova farmacodinâmica, diferentemente de outros agentes alquilantes. Esse composto não atua com propriedades alquilantes, mas exerce seu efeito citotóxico ao se ligar com a tubulina e/ou com outras proteínas associadas aos microtúbulos, exercendo uma atividade predominantemente antimitótica.[51] Sua maior concentração em tecido tumoral em relação à plasmática demonstra uma ação mais direcionada ao tecido neoplásico, provavelmente secundária à presença de receptores esteroidais locais. Além disso, a estramustina é metabolizada em estradiol, podendo causar efeitos antigonadotróficos.

Justamente em virtude da liberação e da relação com hormônios estrogênicos, esse composto pode produzir retenção de fluidos, ginecomastia, mastalgia, impotência e redução de libido, além de associar-se com um pequeno aumento de eventos trombóticos, cardio e cerebrovasculares. É um agente de raro potencial emetogênico, podendo ocasionar diarreia em alguns casos. Apresenta maior importância clínica entre os conjugados alquilantes decorrente de seu papel no tratamento do câncer de próstata hormoniorrefratário.[52]

## MECANISMOS DE RESISTÊNCIA AOS ALQUILANTES

Os agentes alquilantes costumam atuar em uma estreita faixa terapêutica, já que apresentam citotoxicidade ótima e resultados terapêuticos satisfatórios em doses próximas daquelas associadas à mielossupressão limitante. Mecanismos intrínsecos ou adquiridos de resistência a esses agentes podem ocorrer, tornando ainda mais problemática a questão da eficácia em contrapartida às toxicidades comumente observadas. Dessa forma, existe importância clínica em reconhecer o surgimento de resistência aos alquilantes e os possíveis mecanismos nela envolvidos. A resistência adquirida aos alquilantes é um evento comum ao longo do tratamento e frequentemente, mas não sempre, impõe-se de maneira cruzada aos outros representantes da classe. Justamente por isso, existe justificativa, ao menos teórica, em se combinarem agentes alquilantes em altas doses.

Resumidamente, os mecanismos de resistência dividem-se naqueles pré-alvo, relacionados à redução do acúmulo intracelular da droga e ao aumento de detoxificação, e pós-alvo, nos quais estão envolvidos mecanismos de reparo de DNA e escape apoptótico.[53] Apesar de não completamente elucidados e controversos,[54] os principais mecanismos envolvidos são:[4,21]

- redução de permeabilidade de drogas ativamente transportadas (melfalan);
- aumento da produção de subtratos nucleofílicos, como a glutationa, capaz de detoxificar os intermediários eletrofílicos dos alquilantes;
- aumento na atividade de enzimas de reparo, como a guanina $O^6$-alquiltransferase;
- falha na ativação de pró-drogas relacionada com alguns alquilantes;
- aumento na metabolização de formas ativas dos agentes (CTX);
- alteração na expressão de genes envolvidos na apoptose celular.

Algumas estratégias foram delineadas com intenção de reverter a resistência aos agentes alquilantes e recuperar seu potencial terapêutico. Uma delas envolve a administração de compostos capazes de depletar os níveis intracelulares de glutationa ou inibir a sua biossíntese enzimática, permitindo maior ação dos intermediários eletrofílicos alquilantes. A redução da expressão de glutationa parece aumentar o efeito apoptótico de alguns alquilantes[55] e as alterações na glutationa S-transferase também podem apresentar algum papel.[56] Uma outra estratégia possível e avaliada consiste na utilização concomitante a alguns agentes alquilantes de $O^6$-benzilguanina, composto capaz de inativar a enzima de reparo guanina $O^6$-alquiltransferase,[57] maximizando a toxicidade desses agentes. Apesar de essas estratégias ainda não terem apresentado importância prática, continuam como alvos de desenvolvimento na melhoria da eficácia dos agentes alquilantes.

## CONCLUSÕES E PERSPECTIVAS

Conforme discutido neste capítulo, os agentes alquilantes representam uma importante classe de quimioterápicos por seu claro valor histórico e atividade terapêutica em uma série de neoplasias sólidas e hematológicas. Mesmo com o avanço de novas drogas que adotam o conceito de terapia-alvo e maior seletividade tumoral, esses quimioterápicos ainda representam alternativa eficaz no tratamento oncológico, sendo eles utilizados isoladamente ou associados a outros agentes. Apresentam efeito terapêutico crescente conforme a dose utilizada, com a limitação de uso relacionada principalmente à mielossupressão produzida. Esse conceito é, inclusive, utilizado com fins terapêuticos no caso de regimes de condicionamento para TMO, nos quais os alquilantes desempenham importante papel.

São agentes, no geral, pouco seletivos, apresentando importantes toxicidades que devem ser prontamente reconhecidas na prática clínica. Em virtude dessas características, poucas são as novidades esperadas em relação a esses agentes, em contrapartida ao grande furor científico associado com novas classes de quimioterápicos e agentes biológicos. Algumas linhas atuais estão direcionadas ao desenvolvimento de alquilantes conjugados com anticorpos direcionados a antígenos de superfície tumoral com o objetivo de aumentar a especificidade desses quimioterápicos. A utilização de um alquilante conjugado a um peptídeo similar à glutationa explora a expressão preferencial de glutationa-S-transferase em alguns tipos tumorais. Nesse caso, ocorre a clivagem do composto conjugado permitindo a liberação local do agente citotóxico e maior efeito antitumoral com menor toxicidade sistêmica.[4] A canfosfamida (TLK-286) é um agente que representa esse conceito, já que é uma pró-droga análoga à glutationa, com possível atividade sinérgica quando utilizada em conjunto com taxanos, carboplatina e antracícllicos.[58,59] Estudos de fase III demonstraram baixa toxicidade medular com esse agente, porém este foi falho em demonstrar boa atividade quando utilizado isoladamente.[60] Ainda neste contexto, a nanotecnologia está no centro das atenções da inovação terapêutica. A investigação de novas vias de administração e a encapsulação de moléculas bioativas dentro de sistemas inteligentes e multifuncionais de distribuição de drogas constituem estratégias promissoras para potencializar o índice terapêutico de agentes alquilantes, evitando a resistência a drogas. É o caso da BCNU em forma de *wafer* implantável (Gliadel®), a respeito do qual uma metanálise sugeriu redução do risco de morte em 37% em pacientes recém-diagnosticados com glioblastoma.[61] Entretanto, mais estudos devem ser elaborados para validar esses dados, ainda controversos.[62] Espera-se que novas estratégias com o desenvolvimento de pró-drogas e terapia gênica concomitante possam melhorar o índice terapêutico dos agentes alquilantes.

## REFERÊNCIAS

1. Krumbhaar EB, Krumbhaar HD. The blood and bone marrow in yelloe cross gas (mustard gas) poisoning: Changes produced in the bone marrow of fatal cases. J Med Res. 1919;40:497-508,3.

2. Gilman A. The initial clinical trial of nitrogen mustard. Am J Surg. 1963;105:574-8.

3. Coles B. Effects of modifying structure on electrophilic reactions with biological nucleophiles. Drug Metab Rev. 1984;15:1307-34.

4. Tew KH. Alkylating Agents. In: De Vita VTH, Rosenberg S (eds.). Cancer principles & practice of oncology. 8. ed. Philadelphia: Lippincott Willians & Wilkins; 2007:408-19.

5. Doroshow JH. Princípios de oncologia médica. In: Pollock RED, Khayat JH, Nakao D, et al. Manual de oncologia clínica da UICC. Hoboken: John Wiley and Sons, 2004:243-60.

6. Brookes P, Lawley PD. The reaction of mono-and di--functional alkylating agents with nucleic acids. Biochem J. 1961;80:496-503.

7. Hartley JA, Fox BW. Cross-linking between histones and DNA following treatment with a series of dimethane sulphonate esters. Cancer Chemother Pharmacol. 1986;17:56-62.

8. Compendium of Pharamceuticals and Specialties. Otawa, Ontario: Canadian Pharmacists Association, 2018.

9. Schuler US, Ehrsam M, Schneider A, et al. Pharmacokinetics of intravenous busulfan and evaluation of the bioavailability of the oral formulation in conditioning for haematopoietic stem cell transplantation. Bone Marrow Transplant. 1998;22:241-4.

10. Drug Facts and Comparisons. St. Louis, Missouri: Wolters Kluwer Health, 2003.

11. Bisol TBS. Recent advances in the preparation of aziridines and their application in organic synthesis. Química Nova. 2007;30:106-15.

12. BCCANCER Agency Cancer Drug Manual: Thiotepa. 2013. Disponível em: http://www.bccancer.bc.ca/drug-database-site/Drug%20Index/Thiotepa_monograph_1June2013_formatted.pdf. (10 maio 2019).

13. Berg SL, Chamberlain MC. Systemic chemotherapy, intrathecal chemotherapy, and symptom management in the treatment of leptomeningeal metastasis. Curr Oncol Rep. 2003;5:29-40.

14. Thrasher JB, Crawford ED. Complications of intravesical chemotherapy. Urol Clin North Am. 1992;19:529-39.

15. BCCANCER Agency Cancer Drug Manual: Dacarbazine. Dacarbazine. 2015. Disponível em: http://www.bccancer.bc.ca/drug-database-site/Drug%20Index/Dacarbazine_monograph_1June2013_formatted.pdf. (10 maio 2019).

16. McEvoy GK, et al. AHFS drug information 2009. Bethesda, MD: American Society of Health-System Pharmacists; 2009.

17. BCCANCER Agency Cancer Drug Manual: Dacarbazine. 2015. Disponível em: http://www.bccancer.bc.ca/drug-database-site/Drug%20Index/Dacarbazine_monograph_1June2013_formatted.pdf. (10 maio 2019).

18. Agarwala SS, Kirkwood JM. Temozolomide, a novel alkylating agent with activity in the central nervous system, may improve the treatment of advanced metastatic melanoma. Oncologist. 2000;5:144-51.

19. Stupp R, Hegi ME, Mason WP, et al. Effects of radiotherapy with concomitant and adjuvant temozolomide versus radiotherapy alone on survival in glioblastoma in a randomised phase III study: 5-year analysis of the EORTC-NCIC trial. Lancet Oncol. 2009;10:459-66.

20. Su YB, Sohn S, Krown SE, et al. Selective CD4+ lymphopenia in melanoma patients treated with temozolomide: a toxicity with therapeutic implications. J Clin Oncol. 2004;22:610-6.

21. Yu SKT, Chalmers, AJ. Patients receiving standard-dose temozolomide therapy are at risk of Pneumocystis carinii pneumonia. Clin Oncol (R Coll Radiol). 2007;19:631-2.

22. Chabner BAR, Paz-Ares L, Garcia-Carbonero R, et al. Antineoplastic agents. In: Hardman JGL, Gilman AG editors. The pharmacological basis of therapeutics. 12. ed. New York: The McGraw-Hill Companies, 2011:1489-498.

23. Thompson-Moya L, Martin T, Heuft HG, et al. Allergic reaction with immune hemolytic anemia resulting from chlorambucil. Am J Hematol. 1989;32:230-1.

24. Vaida I, Roszkiewicz F, Gruson B, et al. Drug rash with eosinophilia and systemic symptoms after chlorambucil treatment in chronic lymphocytic leukaemia. Pharmacology. 2009;83:148-9.

25. Kreisman H, Wolkove N. Pulmonary toxicity of antineoplastic therapy. Semin Oncol. 1992;19:508-20.

26. Vistica DT. Cytotoxicity as an indicator for transport mechanism: evidence that murine bone marrow progenitor cells lack a high-affinity leucine carrier that transports melphalan in murine L1210 leukemia cells. Blood. 1980;56:427-9.

27. BCCANCER Agency Cancer Drug Manual: Melphalan. 2015. Disponível em: <http://www.bccancer.bc.ca/drug-database-site/Drug%20Index/Melphalan_monograph_1June2015.pdf>. (10 maio 2019).

28. de Jonge ME, Huitema AD, Rodenhuis S, et al. Clinical pharmacokinetics of cyclophosphamide. Clin Pharmacokinet. 2005;44:1135-64.

29. BCCANCER Agency Cancer Drug Manual: Cyclophosphamide. 2013. Disponível em: <http://www.bccancer.bc.ca/drug-database-site/Drug%20Index/Cyclophosphamide_monograph_1June2013_formatted.pdf>. (10 maio 2019).

30. Kosirog-Glowacki JL, Bressler LR. Cyclophosphamide-induced facial discomfort. Ann Pharmacother. 1994;28:197-9.

31. West NJ. Prevention and treatment of hemorrhagic cystitis. Pharmacotherapy. 1997;17:696-706.

32. Miller LJ, Chandler SW, Ippoliti CM. Treatment of cyclophosphamide-induced hemorrhagic cystitis with prostaglandins. Ann Pharmacother. 1994;28:590-4.

33. Taniguchi I. Clinical significance of cyclophosphamide--induced cardiotoxicity. Intern Med. 2005;44:89-90.

34. Katayama M, Imai Y, Hashimoto H, et al. Fulminant fatal cardiotoxicity following cyclophosphamide therapy. J Cardiol. 2009;54:330-4.

35. Segura A, Yuste A, Cercos A, et al. Pulmonary fibrosis induced by cyclophosphamide. Ann Pharmacother. 2001;35:894-7.

36. Koyama H, Wada T, Nishizawa Y, et al. Cyclophosphamide-induced ovarian failure and its therapeutic significance in patients with breast cancer. Cancer. 1977;39:1403-9.

37. Kaijser GP, Beijnen JH, Bult A, et al. Ifosfamide metabolism and pharmacokinetics (review). Anticancer Res. 1994;14:517-31.

38. Pelgrims J, De Vos F, Van den Brande J, et al. Methylene blue in the treatment and prevention of ifosfamide-induced encephalopathy: report of 12 cases and a review of the literature. Br J Cancer. 2000;82:291-4.

39. Zulian GB, Tullen E, Maton B. Methylene blue for ifosfamide-associated encephalopathy. N Engl J Med. 1995;332:1239-40.

40. Darwish M, Bond M, Hellriegel E, Robertson P, Chovan JP. Pharmacokinetic and pharmacodynamic profile of bendamustine and its metabolites. Cancer Chemotherapy and Pharmacology, 2015;75(6):1143-54.

41. Leoni LM, Bailey B, Reifert J, Bendall HH, Zeller RW, Corbeil J, Niemeyer CC. Bendamustine (Treanda) displays a distinct pattern of cytotoxicity and unique mechanistic features compared with other alkylating agents. Clinical Cancer Research, 2008;14(1):309-17.

42. BCCANCER Drug Manual: Bendamustine. Bendamustine. 2013. Disponível em: http://www.bccancer.bc.ca/drug-database-site/Drug%20Index/Bendamustine_monograph.pdf. (10 maio 2019).

43. Brundrett RB, Cowens JW, Colvin M. Chemistry of nitrosoureas. Decomposition of Deuterated 1,3-bis(2-chloroethyl)-1-nitrosourea. J Med Chem. 1976;19:958-61.

44. Schein PS, O'Connell MJ, Blom J, et al. Clinical antitumor activity and toxicity of streptozotocin (NSC-85998). Cancer. 1974;34:993-1000.

45. Fennell JS, Falls WFJr. Streptozotocin nephrotoxicity: studies on the defect in renal tubular acidification. Clin Nephrol. 1981;15:97-101.

46. Tobin MV, Warenius HM, Morris AI. Forced diuresis to reduce nephrotoxicity of streptozotocin in the treatment of advanced metastatic insulinoma. Br Med J (Clin Res Ed). 1987;294:1128.

47. Weiss RB, Issell BF. The nitrosoureas: carmustine (BCNU) and lomustine (CCNU). Cancer Treat Rev. 1982;9:313-30.

48. Weinstein AS, Diener-West M, Nelson DF, et al. Pulmonary toxicity of carmustine in patients treated for malignant glioma. Cancer Treat Rep. 1986;70:943-6.

49. Alessandrino EP, Bernasconi P, Colombo A, et al. Pulmonary toxicity following carmustine-based preparative regimens and autologous peripheral blood progenitor cell transplantation in hematological malignancies. Bone Marrow Transplant. 2000;25:309-13.

50. Lajous H, Lelièvre B, Vauléon E, et al. 2019. Rethinking Alkylating (-Like) Agents for Solid Tumor Management. Trends in pharmacological sciences.

51. Attenello FJ, Mukherjee D, Datoo G, et al. Use of Gliadel (BCNU) wafer in the surgical treatment of malignant glioma: a 10-year institutional experience. Ann Surg Oncol. 2008;15:2887-93.

52. Tew KD, Glusker JP, Hartley-Asp B, et al. Preclinical and clinical perspectives on the use of estramustine as an antimitotic drug. Pharmacol Ther. 1992;56:323-39.

53. Sumiyoshi Y, Hashine K, Nakatsuzi H, et al. Oral estramustine phosphate and oral etoposide for the treatment of hormone-refractory prostate cancer. Int J Urol. 2000;7:243-7.

54. Damia G, D'Incalci M. Mechanisms of resistance to alkylating agents. Cytotechnology. 1998;27:165-73.

55. D'Incalci M, Bonfanti M, Pifferi A, et al. The antitumour activity of alkylating agents is not correlated with the levels of glutathione, glutathione transferase and O6-alkylguanine-DNA-alkyltransferase of human tumour xenografts. EORTC SPG and PAMM Groups. Eur J Cancer. 1998;34:1749-55.

56. Biroccio A, Benassi B, Fiorentino F, et al. Glutathione depletion induced by c-Myc downregulation triggers apoptosis on treatment with alkylating agents. Neoplasia. 2004;6:195-206.

57. Satyam A, Hocker MD, Kane-Maguire KA, et al. Design, synthesis, and evaluation of latent alkylating agents activated by glutathione S-transferase. J Med Chem. 1996;39:1736-47.

58. Friedman HS, Pluda J, Quinn JA, et al. Phase I trial of carmustine plus O6-benzylguanine for patients with recurrent or progressive malignant glioma. J Clin Oncol. 2000;18:3522-8.

59. Kavanagh JJ, Levenback CF, Ramirez PT, et al. Phase 2 study of canfosfamide in combination with pegylated liposomal doxorubicin in platinum and paclitaxel refractory or resistant epithelial ovarian cancer. J Hematol Oncol. 2010;113:9.

60. Sequist LV, Fidias PM, Temel JS, et al. Phase 1-2a multicenter dose-ranging study of canfosfamide in combination with carboplatin and paclitaxel as first-line therapy for patients with advanced non-small cell lung cancer. J Thorac Oncol. 2009;4:1389-96.

61. Xing, Wei-kang, et al. The role of Gliadel wafers in the treatment of newly diagnosed GBM: a meta-analysis. Drug design, development and therapy. 2015;9:3341.

62. Vergote I, Finkler N, del Campo J, et al. Phase 3 randomised study of canfosfamide (Telcyta, TLK286) versus pegylated liposomal doxorubicin or topotecan as third-line therapy in patients with platinum-refractory or-resistant ovarian cancer. Eur J Cancer. 2009;45:2324-32.

# Cisplatina e Seus Análogos

José Maurício Mota

## DESTAQUES

- As moléculas ativadas dos agentes platinantes ligam-se de forma covalente ao DNA, formando adultos entre bases vizinhas, o que altera a arquitetura do DNA, inibindo a replicação e a transcrição. Este é o principal mecanismo de ação da cisplatina e da carboplatina, enquanto o estresse na biogênese de ribossomos parece importante para a ação da oxaliplatina.
- A aplicação das platinas é ampla, com uso em diversas neoplasias. Como toxicidades da cisplatina, destacam-se o alto potencial emetogênico, a nefrotoxicidade e ototoxicidade. Já a carboplatina está associada a maior risco de mielotoxicidade, enquanto a neurotoxicidade (neuropatia) é comum com a oxaliplatina.

## INTRODUÇÃO

A cisplatina e seus análogos são quimioterápicos alquilantes que agem no DNA das células tumorais causando a morte celular por apoptose. Esses agentes, comumente denominados "platinas", são utilizados no tratamento contra vários tipos de câncer, compondo grande parte dos regimes quimioterápicos hoje utilizados. Neste capítulo, abordaremos aspectos relacionados ao mecanismo de ação, usos clínicos, principais toxicidades e mecanismos de resistência.

## CISPLATINA E SEUS ANÁLOGOS

A cisplatina (Figura 55.1) (cisdiaminodicloroplatina (CDDP)) foi sintetizada em 1844 e teve sua atividade biológica e antitumoral demonstrada em meados de 1960 por Barnett Rosenberg et al.[1,2] Foi inicialmente aprovada em 1977 pela agência américa Food and Drug Administration (FDA) para pacientes com tumores germinativos. Apesar de eficaz em um elevado espectro de neoplasias, a elevada incidência de toxicidades – principalmente renal, auditiva e neuronal – limita seu uso clínico.

O desenvolvimento dos análogos de cisplatina foi impulsionado pela necessidade de se identificarem agentes com melhor perfil de toxicidade. Dessa forma, a carboplatina (Figura 55.1) (cisdiaminociclobutano--dicarboxilatoplatina), foi aprovada e patenteada em 1972 e aprovada para uso clínico pela FDA em 1989. Seu perfil de toxicidade é considerado mais tolerável, com menor risco de toxicidade renal, auditiva e neuronal, mas com maior potencial para toxicidade medular.[3]

A oxaliplatina (Figura 55.1) (1,2-diaminociclohe-xano-oxalatoplatina) foi patenteada em 1976, tendo sido aprovada para uso clínico em 2002. Seu perfil de sensibilidade é diferente das outras platinas,[4,5] além de induzir menos toxicidades renais e auditivas do que a cisplatina. Entretanto, a neuropatia periférica pode ser dose-limitante.

Atualmente, existem outras platinas em desenvolvimento. Entre elas, a satraplatina (primeira platina de apresentação oral, em desenvolvimento clínico), a nedaplatina (aprovada apenas no Japão) e a picoplatina (em desenvolvimento clínico).[6,7] Apesar de terem reconhecida atividade antitumoral no cenário experimental, a satraplatina e a picoplatina ainda não demonstraram ganhos clínicos significativos e não foram aprovadas para uso em pacientes.[8-10] Outras platinas como a nedaplatina, a lobaplatina, e a heptaplatina foram aprovadas apenas no Japão, na China e na Coreia do Sul, respectivamente.

## Mecanismo de ação

A cisplatina entra na célula através de difusão passiva e por transportadores transmembrana, principalmente o receptor transportador de cobre 1 (CTR1).[11,12] Para tornar-se ativa, precisa passar por um processo intracelular não enzimático de aquação, no qual pelo menos um dos átomos de cloro é substituído por uma molécula de água (Figura 55.2). A cisplatina ativada

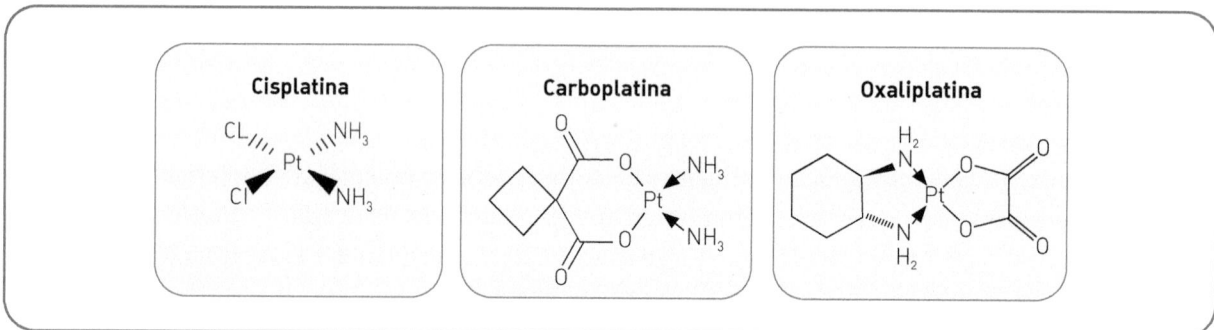

**FIGURA 55.1 –** Estrutura química da cisplatina e seus principais análogos.
Fonte: Desenvolvida pela autoria.

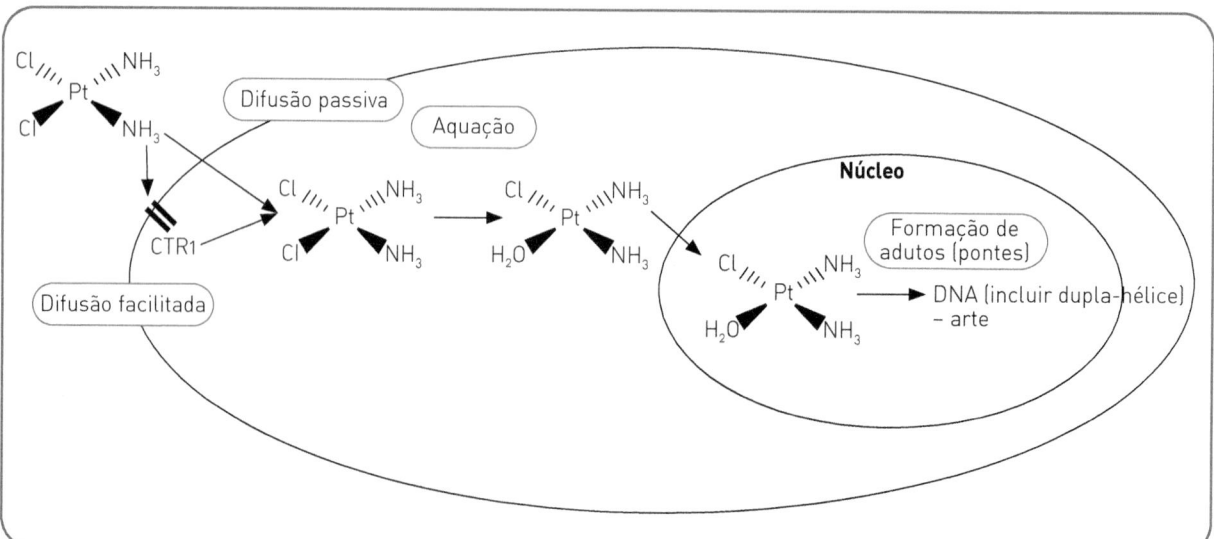

**FIGURA 55.2 –** Mecanismo de ação da cisplatina.
Fonte: Desenvolvida pela autoria.

difunde-se ao núcleo celular e liga-se de forma covalente ao DNA, mais especificamente na posição N7 do anel imidazólico das purinas (preferencialmente à guanina e, em menor frequência, à adenina). Essas ligações (Figura 55.3) formam adutos (pontes) de cisdiaminoplatina na mesma fita entre bases vizinhas (GpG 1,2 – em 60% a 65% dos adultos ou ApG 1,2 – 20% a 25% das vezes) ou entre bases não vizinhas da mesma fita (GpXpG 1,3 – aproximadamente 2% das vezes) ou entre as fitas da dupla-hélice (ligações cruzadas G-G – em aproximadamente 2% das vezes), alterando a arquitetura do DNA e inibindo os processos de replicação e transcrição. Esse processo pode resultar em apoptose caso o DNA não seja reparado em tempo hábil.[13-21] Foi proposto que o reconhecimento dos adutos de cisplatina no DNA por parte do sistema de *mismatch repair* pode contribuir no desencadeamento da apoptose.[22] A carboplatina tem mecanismo de ação semelhante ao da cisplatina, mas a velocidade para a formação de adutos de DNA é cerca de 10 vezes menor.[23]

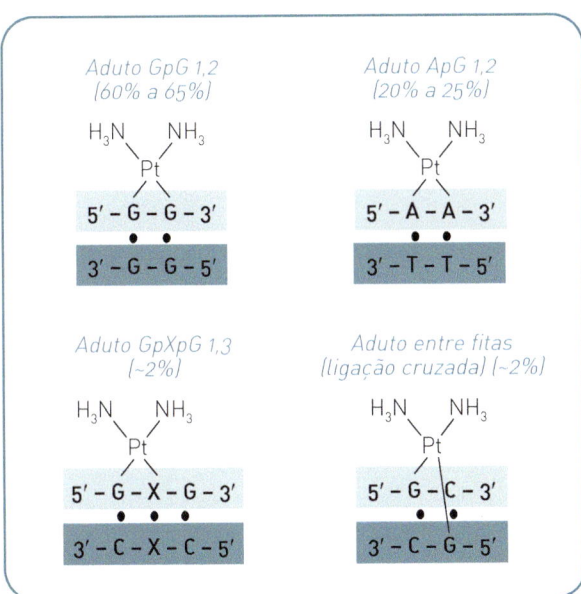

**FIGURA 55.3** – Formação de adutos (pontes) de cisdiamino-platina na mesma fita entre bases vizinhas.
Fonte: Desenvolvida pela autoria.

É interessante ressaltar que a oxaliplatina depende menos do transportador CTR1 e mais de transportadores de cátions orgânicos (OCT1-3) para seu acúmulo intracelular do que as outras platinas.[24] Após entrar na célula, a oxaliplatina também passa por uma conversão não enzimática mediante o processo de aquação para suas formas ativas: monocloro-DACH,

dicloro-DACH e mono-diaqua-DACH platina. As formas ativadas ligam-se ao DNA formando adutos trans-RR-diaminociclo-hexanoplatina. Ao contrário da cisplatina e da carboplatina, a oxaliplatina induz menos reparo do DNA, tendo em vista os seus adutos não serem reconhecidos pelo sistema de *mismatch repair*.[25] Foi recentemente demonstrado que o mecanismo de morte celular preferencial induzido pela oxaliplatina ocorre por intermédio de estresse na biogênese de ribossomos, e não por resposta ao dano no DNA.[26] Essa importante diferença em seu mecanismo de ação pode ser, em parte, responsável por seu diferente perfil de sensibilidade quando comparada às outras platinas.

## Aspectos Farmacocinéticos e Farmacodinâmicos

Aspectos farmacológicos e recomendações para administração da cisplatina e seus análogos encontram-se resumidos nos Quadros 55.1 e 55.2, respectivamente. As doses da cisplatina variam conforme o regime utilizado. Por exemplo, para câncer de testículo, a maior parte dos regimes utiliza cisplatina na dose de 20 mg/m² intravenosa (IV) dos dias 1 ao 5 a cada 21 dias.[27] Já para câncer de bexiga, a dose usual de cisplatina é de 70 mg/m² a cada 21 dias, como parte do esquema cisplatina/gemcitabina ou MVAC.[28,29] A dose deve ser ajustada para a função renal e pacientes em diálise devem receber dose reduzida em pelo menos 50%, tendo em vista a possibilidade de potencialização de efeitos colaterais não relacionados à nefrotoxicidade.[30] O uso de cisplatina pode reduzir a ação da fenitoína e ajuste de dose pode ser necessário. O uso concomitante de furosemida ou aminoglicosídeos pode aumentar a toxicidade auditiva ou renal.

Para a carboplatina, a dose em miligramas deve ser calculada de acordo com a fórmula de Calvert:

Área sobre a Curva ×
(Taxa de Filtração Glomerular + 25)[31]

A forma mais comum de se estimar a taxa de filtração glomerular é o cálculo do *clearance* de creatinina, o qual pode ser seguramente estimado pela fórmula de Cockcroft-Gault na maior parte dos pacientes. Em pacientes com ascite, obesidade severa, ou desnutrição grave, deve-se calcular o *clearance* utilizando-se o peso seco. Pacientes dialíticos não devem ter a dose da carboplatina calculada pela fórmula de Calvert, tendo em vista não ser possível determinar a taxa de filtração glomerular (TFG) com acurácia na maior parte dos casos. Recomenda-se o uso de doses em miligrama equivalentes à área sobre a curva desejada × 25, com administração no dia em que o paciente não dialise. A sessão de hemodiálise deve ser planejada para 12 a 24 horas após a infusão.[30] A excreção da carboplatina também é primariamente renal, com tempo de meia-vida mais prolongado do que a cisplatina. A carboplatina liga-se menos avidamente a proteínas plasmáticas e pode atravessar a barreira hematoencefálica. Importante salientar que a carboplatina pode ser dialisável, mas não por diálise peritoneal.

## Quadro 55.1. Aspectos farmacocinéticos da cisplatina e seus análogos

| | CISPLATINA | CARBOPLATINA | OXALIPLATINA |
|---|---|---|---|
| Absorção | Não há absorção por via oral | Não há absorção por via oral | Não há absorção por via oral |
| Distribuição | Distribui-se amplamente nos tecidos, concentração máxima nos rins e fígado; não cruza a barreira hematoencefálica; liga-se a proteínas plasmáticas e teciduais de forma irreversível | Distribui-se amplamente nos tecidos, cruza a barreira hematoencefálica; liga-se a proteínas plasmáticas e teciduais menos avidamente | Distribui-se amplamente nos tecidos, não há informação se cruza ou não a barreira hematoencefálica; liga-se a proteínas plasmáticas e teciduais de forma irreversível |
| Meia-vida | Inicial: 20 a 30 minutos; Terminal: 24 horas; Platina ligada a proteínas plasmáticas: > 5 dias | Inicial: 1,1 a 2 horas minutos; Terminal: 2,6 a 5,9 horas; Platina ligada a proteínas plasmáticas: > 5 dias | Meia-vida: 273 horas |
| Excreção | Primariamente renal | Primariamente renal | Primariamente renal, discreta quantidade pelas fezes (2%) |

Fonte: Adaptado de DOI: 10.2165/00003495-200059004-00003.

## Quadro 55.2. Recomendações para administração de cisplatina e seus análogos

| | CISPLATINA | CARBOPLATINA | OXALIPLATINA |
|---|---|---|---|
| Administração | Intravenosa (em soro fisiológico), evitar agulhas de alumínio pelo risco de precipitação | Intravenosa (em soro fisiológico ou glicosado), evitar agulhas de alumínio pelo risco de precipitação | Intravenosa (em soro glicosado), evitar agulhas de alumínio pelo risco de precipitação |
| Tempo de infusão | 1 a 4 horas* | 30 minutos a 1 hora | 2 horas |
| Risco de êmese | Alto | Moderado | Moderado |
| Esquema antiemético recomendado | 4 drogas: dexametasona, inibidor 5HT3, inibidor NK1, olanzapina | 3 drogas: dexametasona, inibidor 5HT3, inibidor NK1 | 3 drogas: dexametasona, inibidor 5HT3, inibidor NK1 |
| Dose habitual | 50 a 70 mg/m² a cada 21 a 28 dias | AUC 5 a 6 a cada 21 dias (fórmula de Calvert) | 85 mg/m² a cada 14 dias ou 130 mg/m² a cada 21 dias |
| Disfunção renal | Não se recomendada Clearance de creatinina < 40 mL/min; se clearance de creatinina 40 a 60 mL/min, considerar esquema com dose fracionada (split dose) | Utilizar fórmula de Calvert se paciente não dialítico | Reduzir dose para 65 mg/m² se ClCr < 40 mL/min |

Continua >>

>> Continuação

## Quadro 55.2. Recomendações para administração de cisplatina e seus análogos

| | CISPLATINA | CARBOPLATINA | OXALIPLATINA |
|---|---|---|---|
| Pacientes dialíticos | Reduzir dose em 50% | AUC desejado × 25 no dia em que o paciente não dialisa. Realizar sessão de hemodiálise 12 a 24 horas após a infusão | Sem dados de segurança |
| Disfunção hepática | Não é necessário reduzir dose | Não é necessário reduzir dose | Não é necessário reduzir dose |
| Uso na gravidez | Categoria D | Categoria D | Contraindicada |
| Lactação | Evitar | Evitar | Evitar |

\* Alguns esquemas utilizados em linfomas utilizam infusão contínua de 24 horas; AUC: área sobre a curva.

Fonte: Adaptado de DOI: 10.2165/00003495-200059004-00003, http://www.bccancer.bc.ca/.

Para a oxaliplatina, as doses variam conforme o regime, sendo geralmente utilizada a dose de 85 mg/m$^2$ por 2 horas a cada 2 semanas.[32-34] Alternativamente, pode-se utilizar a dose de 130 mg/m$^2$ a cada 3 semanas. Apesar de a excreção ser majoritariamente por via renal, uma pequena quantidade (aproximadamente 2%) pode ser excretada por via fecal. Portanto, recomenda-se a redução de dose em pacientes com *clearance* de creatinina reduzido (se menor que 30 mL/min, considerar reduzir a dose para 65 mg/m$^2$). Não há dados suficientes para se recomendar o uso de oxaliplatina em pacientes em hemodiálise.[30]

## Usos clínicos

A cisplatina foi testada em humanos pela primeira vez em 1971, por Hill *et al.*, apenas cerca de 6 anos após os primeiros estudos pré-clínicos terem demonstrado seu efeito biológico.[35] Um estudo de fase 1 conduzido por Higby *et al.*, no Roswell Park, mostrou respostas em 9 de 11 pacientes com tumores germinativos refratários a regimes contendo actinomicina-D.[36] Em 1974, Einhorn e Donahue iniciaram o estudo de fase 2 que resultou na aprovação da cisplatina pela agência americana Food and Drug Administration (FDA) em dezembro de 1978. Nesse estudo não randomizado, 47 pacientes com tumores germinativos de testículo receberam quimioterapia com cisplatina, vimblastina e bleomicina. Respostas completas foram alcançadas em 33 pacientes (70%), sendo que 64% dos pacientes estavam vivos em 5 anos, um resultado surpreendente para um tipo de câncer com opções de tratamento muito limitadas até então.[37]

Desde então, a cisplatina mostrou atividade contra várias neoplasias, incluindo câncer de testículo, ovário, bexiga, pulmão, pênis, endométrio, colo de útero, tumores de cabeça e pescoço. Em muitas circunstâncias, a cisplatina pode ser seguramente substituída pela carboplatina, haja vista seu perfil de toxicidade mais favorável. Entretanto, apesar de ter ação semelhante à da cisplatina na maior parte das neoplasias, a eficácia da carboplatina é considerada inferior em pacientes com câncer de bexiga e testículo.[38,39] De acordo com os critérios de Galsky, são considerados não elegíveis ao tratamento com cisplatina pacientes com reduzido *performance status* (ECOG ≥ 2), *clearance* de creatinina < 60 mL/min, perda audiométrica de base ≥ grau 2 (pelo Common Terminology Criteria for Adverse Events, versão 4.0), neuropatia periférica de base ≥ grau 2 (pelo Common Terminology Criteria for Adverse Events, versão 4.0), e insuficiência cardíaca classe III (pelos critérios da New York Heart Association).[40]

A cisplatina também tem sido utilizada como agente radiossensibilizante em câncer de bexiga e tumores de cabeça e pescoço.[41,42] Oxaliplatina é aprovada para o tratamento adjuvante ou paliativo do câncer de esôfago, estômago, colorretal e de pâncreas, em conjunto com outros quimioterápicos.[32-34,43] Atualmente, a cisplatina e seus análogos compõem vários regimes de tratamento e estima-se que cerca de 40% dos regimes quimioterápicos atuais empreguem derivados de platina.[44] As principais indicações estão resumidas no Quadro 55.3.

## Quadro 55.3. Principais usos clínicos da cisplatina e seus análogos

| Cisplatina | Carboplatina | Oxaliplatina |
|---|---|---|
| Tumores germinativos | Câncer de pulmão | Câncer colorretal |
| Câncer de bexiga | Câncer de ovário | Câncer de pâncreas |
| Tumores ginecológicos (colo de útero, endométrio, ovário) | Tumores ginecológicos (colo de útero, endométrio, ovário) | Câncer de estômago |
| Câncer de pulmão e cabeça/pescoço | Câncer de pulmão e cabeça/pescoço | Câncer de esôfago |
| Câncer de estômago | Câncer de mama (triplo negativo) | Linfomas |
| Câncer de esôfago | Câncer de estômago | Câncer de ovário |
| Câncer de canal anal | Câncer de esôfago | Tumores neuroendócrinos |
| Linfomas | Linfomas | Tumores germinativos |

Fonte: Desenvolvido pela autoria.

## EVENTOS ADVERSOS

### Cisplatina

- Reação infusional: reações de hipersensibilidade podem ocorrer durante a infusão, mas não se trata de evento comum. O tratamento é realizado com anti-histamínicos e corticosteroides.[45]
- Náuseas e vômitos: a cisplatina é um agente de alto potencial emetogênico (risco > 90%). O uso de agentes para prevenir a náusea e vômito reduz sobremaneira esse risco. Para pacientes tratados com cisplatina em dose fracionada por 5 dias, recomenda-se a utilização de esquema com três drogas (corticosteroide, anti-NK1 e anti-5HT3). Para pacientes tratados com cisplatina em dose não fracionada a cada 21 ou 28 dias, recomenda-se o uso de quatro drogas antieméticas (corticosteroide, anti-NK1, anti-5HT3 e olanzapina).[46]
- Mielotoxicidade: trata-se de evento adverso relativamente comum e dose-dependente, com anemia, leucopenia e trombocitopenia podendo ocorrer em até 30% a 40% dos casos. O nadir da queda de leucócitos e plaquetas é em torno de 18 a 23 dias
- Nefrotoxicidade: piora da função renal é um evento adverso clássico da cisplatina e ocorre por toxicidade celular direta ou por vasoconstrição.[47] As células do túbulo contorcido proximal são particularmente mais sensíveis à ação nefrotóxica da cisplatina, mas também células da alça de Henle e dos dutos coletores podem ser acometidas.[48,49] Trata-se de fenômeno dose-dependente e por vezes irreversível, podendo ocasionar a necessidade de suspensão do tratamento.

Clinicamente, a nefrotoxicidade induzida pela cisplatina pode resultar em piora da função renal, microangiopatia angiopática, hipomagnesemia e síndrome Fanconi-símile (glicosúria, aminoacidúria, hiperfosfatúria).[50] A função renal e os níveis eletrolíticos precisam ser continuamente monitorados em pacientes utilizando cisplatina e a droga deve ser evitada em pacientes com função renal prejudicada (clearance de creatinina < 40 a 60 mL/min). O uso concomitante de outros agentes nefrotóxicos é desencorajado.

Como estratégia de prevenção, recomenda-se realizar hiper-hidratação com soro fisiológico adicionado de cloreto de potássio e sulfato de magnésio antes e após a infusão da cisplatina, objetivando-se uma diurese igual ou maior a 100 mL por hora.[51] Não há evidência suficiente para se recomendar o uso de manitol ou de furosemida de rotina. Existe risco de congestão hídrica, particularmente maior em pacientes com baixa fração de ejeção ventricular ou com disfunções diastólicas.[51]

- Neurotoxicidade: decorre principalmente de toxicidade nos axônios dos gânglios dorsais sensoriais mielinizados. Neuropatia periférica é comum e dose-dependente. Mais comumente, manifesta-se como neuropatia periférica em extremidades bilateral e simétrica. Alteração dos reflexos tendíneos é mais rara relacionada a maior gravidade. A maior parte dos pacientes desenvolve a neuropatia após uma dose acumulada de pelo menos 300 mg/m². Apesar de irreversível em alguns casos, é comum ocorrer melhora após suspensão da droga. Em cerca de 30% dos pacientes a neuropatia pode piorar durante alguns meses mesmo após suspensão do tratamento.[52,53]

- **Ototoxicidade:** estima-se que algum grau de perda auditiva possa ocorrer em até 80% dos pacientes previamente tratados com cisplatina, 18% apresentando perdas auditivas mais pronunciadas.[54] Decorre de danos no órgão de Corti epitélio vascularizado da parede lateral da cóclea.[55] Trata-se de um fenômeno dose-dependente e o uso concomitante de drogas ototóxicas como furosemida ou aminoglicosídeos pode aumentar o risco. Resulta em perda auditiva para ruídos de alta frequência, quase sempre bilateral e irreversível, podendo associar-se a vertigem e zumbidos. Recomenda-se avaliar a função auditiva antes do tratamento e evitar o uso da cisplatina em pacientes com função comprometida, haja vista risco de perda auditiva irreversível.
- **Outros:** disgeusia (alteração do paladar) com relato de gosto metálico ocorre comumente com cisplatina.[56] Alopecia parcial pode ocorrer muito raramente. Enzimas hepáticas devem ser monitorados em virtude do risco de transaminite. Ainda, a cisplatina pode causar dano ao endotélio vascular, determinando eventos vasculares agudos como infarto do miocárdio, acidente vascular cerebral (AVC), tromboses venosa, fenômeno de Raynaud e arterite.[57-59]

## Carboplatina

- **Reação infusional:** hipersensibilidade (reação anafiláticas ou anafilactoides) pode ocorrer durante a infusão em aproximadamente 12% dos pacientes,[60] mas a incidência varia na literatura, aumentando com exposições repetidas ou com uso prévio de outras platinas.[61] Os principais sinais e sintomas são prurido, urticária, cólicas abdominais, rubor facial, náusea, vômito, febre, calafrios, tremores, edema na face e língua, dispneia, sibilos, taquicardia, hipertensão ou hipotensão. O tratamento e a profilaxia podem ser feitos com anti-histamínicos e corticosteroides.[61,62] Para casos moderados a graves, em que não se pode utilizar outro agente quimioterápico, recomenda-se a dessensibilização antes de cada aplicação. Existem diversos protocolos de dessensibilização, os quais nunca foram diretamente comparados. Um dos mais populares é o protocolo de 4 passos com duração aproximada de 6 horas (Tabela 55.1).

### Tabela 55.1. Protocolo de dessensibilização à carboplatina

| | |
|---|---|
| PRÉ-MEDICAÇÃO | Dexametasona 8 a 12 mg IV<br>Ondansetrona 8 mg IV |
| DILUIÇÃO DA CARBOPLATINA | Cada solução é diluída em 150 mL de soro glicosado a 5% |
| PASSO 1 | 1/1 mil da dose total em 1,5 hora |
| PASSO 2 | 1/100 da dose total em 1,5 hora |
| PASSO 3 | 1/10 da dose total em 1,5 hora |
| PASSO 4 | Restante da dose em 1,5 hora |

Fonte: Adaptada de Confino-Cohen R, Fishman A, Altaras M, et al., 2005.

- **Náuseas e vômitos:** a carboplatina é um quimioterápico de moderado potencial emetogênico. Recomenda-se tratamento com até três drogas (corticosteroide, anti-NK1 e anti-5HT3) para a prevenção de náuseas e vômitos para pacientes em uso de doses habituais de carboplatina.[46]
- **Mielotoxicidade:** evento adverso mais relevante no tratamento com carboplatina, atingindo nadir em aproximadamente 21 dias. Anemia pode ocorrer em 71% a 90% dos casos, leucopenia em até 85%, e trombocitopenia em até 62%. Pacientes idosos e previamente tratados com platinas são mais predispostos a desenvolver toxicidade medular.[61]
- **Nefrotoxicidade:** a carboplatina tem menor chance de induzir toxicidade renal, não sendo necessária a realização de hidratação com soro fisiológico e reposição eletrolítica de rotina.
- **Neurotoxicidade:** trata-se de um efeito incomum em doses convencionais, podendo ocorrer naqueles tratados com carboplatina em altas doses (AUC 24) como parte de quimioterapia com suporte de células-tronco hematopoiéticas.[64,65]
- **Ototoxicidade:** apesar de ser evento raro com a carboplatina, foram descritos casos de perda auditiva após tratamento com quimioterapia em altas doses.[65]
- **Outros:** pode ocorrer transaminite e os níveis de enzimas hepáticas precisam ser monitorados durante o tratamento. Alopecia ocorre raramente. Disgeusia ocorre menos frequentemente do que no tratamento com cisplatina.[61]

## Oxaliplatina

- **Reação infusional:** reação de hipersensibilidade pode ocorrer em até 2% dos casos e deve ser manejada com anti-histamínicos e corticosteroides.[63]

- Náuseas e vômitos: a oxaliplatina é um quimioterápico de moderado potencial emetogênico. Recomenda-se tratamento combinado com três drogas (corticosteroide, anti-NK1 e anti-5HT3) para a prevenção de náuseas e vômitos.[46]
- Mielotoxicidade: anemia (64%, graus 3/4: 4%) e trombocitopenia (41%, graus 3/4: 3%) são relativamente comuns com o uso da oxaliplatina. Neutropenia ocorre mais raramente (15%, graus 3/4: 3%).[66]
- Nefrotoxicidade: raramente ocorre perda de função renal com a oxaliplatina.[66]
- Neurotoxicidade: existem duas modalidades de neuropatia induzida por oxaliplatina – aguda; e crônica. A neurotoxicidade crônica manifesta-se na maioria dos pacientes (> 85%), com desconforto ao engolir alimentos frios/gelados, desconforto ao tocar superfícies frias/geladas, parestesias e disestesias nas mãos, pés, região perioral e câimbras. Redução de sensibilidade e dor em queimação podem ocorrer. Em geral, esses sintomas se reduzem após 1 a 4 dias da infusão.[67,68] Os pacientes devem ser orientados a utilizar luvas e meias e evitar tocar em superfícies geladas após a infusão de oxaliplatina. Uma pequena parcela (1% a 2%) pode desenvolver disestesia faringolaríngea após a infusão, possivelmente precipitada por ingestão de líquidos gelados. Os pacientes podem sentir uma grande dificuldade para engolir e respirar em decorrência da disestesia. Esse sintoma, apesar de não ser potencialmente letal, pode causar grande desconforto. Foi previamente descrito que o aumento do tempo de infusão de 2 para 6 horas pode reduzir o risco de neuropatia aguda, incluindo a disestesia faringolaríngea.[69]

Já a neurotoxicidade crônica associada à oxaliplatina é comparável àquela da cisplatina, ou seja, é dose dependente, cumulativa, predominantemente sensorial, envolvendo mais os nervos periféricos.[51] Em geral, melhora após meses da descontinuação, mas não é incomum a ocorrência de um breve período de piora após interrupção da droga. Existe correlação entre o desenvolvimento de neuropatia aguda e crônica.[70] Diversas tentativas de prevenção da neuropatia crônica foram previamente estudadas, não havendo um regime de tratamento específico capaz de prevenir a sua ocorrência. Suplementação com cálcio/magnésio provou-se ineficiente como medida preventiva da neuropatia induzida por oxaliplatina.[71] Estratégias de tratamento envolvendo suspensões programadas da oxaliplatina com interposição de tratamentos de manutenção (estratégia *stop-and-go*) podem ser tentadas como forma de poupar o acúmulo de dose da oxaliplatina.[72] Uma vez estabelecida, o tratamento da neuropatia induzida por platina pode envolver analgesia para dor neuropática com anticonvulsivantes como a duloxetina[73], assim como reabilitação com fisioterapia.

Um evento neurológico que pode ocorrer raramente com o uso da oxaliplatina é a leucoencefalopatia posterior reversível (< 0,1%), ocasionando alterações visuais, convulsões, confusão mental, cefaleia, com ou sem hipertensão associada.[74]

- Ototoxicidade: perda auditiva ocorre muito raramente com a oxaliplatina.[75,76]
- Outros: pode ocorrer transaminite e os níveis de enzimas hepáticas precisam ser monitorados durante o tratamento. Alopecia ocorre em 2% dos casos. Fibrose pulmonar, prolongamento do intervalo QT e *torsades de pointes* foram previamente relatados.[66,74] Síndrome de obstrução sinusoidal determinando hipertensão portal, esplenomegalia, trombocitopenia e varizes esofágicas pode ocorrer raramente.[45,77]

## MECANISMOS DE RESISTÊNCIA

A aquisição de resistência primária ou secundária ocorre na maior parte dos pacientes. Dessa forma, a compreensão dos mecanismos relacionados à resistência a essa classe de drogas (Quadro 55.4) é um passo importante para o desenho de novas ferramentas terapêuticas, assim como de biomarcadores preditivos de resposta. Um dos principais responsáveis pela resistência é a incapacidade da cisplatina chegar ao núcleo e ligar-se ao DNA. Essa dificuldade pode dar-se tanto por uma redução no influxo (p. ex., *downregulation* do CTR1)[78] como por aumento do transporte da cisplatina para fora da célula através de bombas de efluxo como ABCB1, ABCC1, ABCC2, ABCC3, ABCC5 e ATP7A.[79] A cisplatina pode sofrer inativação no citoplasma por compostos tióis, como a glutationa e as metalotioneínas, o que também é um mecanismo de resistência.[80] A picoplatina, um platina recentemente sintetizada, sofre menos inativação por tióis intracitoplastmáticos e pode reter atividade após desenvolvimento de resistência à cisplatina ou oxaliplatina.[81]

A incapacidade de ocasionar morte da célula, mesmo após a formação dos adutos de platina no DNA, também acarreta resistência às platinas. Isso pode ocorrer por meio da remoção dos adutos, do reparo do DNA, ou da tolerância ao dano do DNA. O DNA pode ser reparado por múltiplos mecanismos, como: (i) reparo por excisão de nucleotídeos; (ii) reparo por excisão de bases; (iii) reparo de pareamentos errados (*mismatch repair*); e (iv) recombinação homóloga. Vale salientar que o reparo por *mismatch repair* é um mecanismo que pode precipitar a morte celular induzida por cisplatina e carboplatina. Por um lado, deficiência de hMLH1 e hMSH2 foram descritas como potenciais mecanismos de resistência a essas drogas, mas não à oxaliplatina.[25] Por outro lado, deficiência em proteínas relacionadas ao reparo do DNA por excisão de nucleotídeos ou por recombinação homóloga pode aumentar a susceptibilidade às platinas em um grande espectro de doenças.[82-84] É proposto que a grande sensibilidade dos tumores germinativos à cisplatina resulte de uma intrínseca deficiência nos mecanismos de reparo por excisão de nucleotídeos (p. ex., XPA, ERCC1 e XPF) nesses tumores.[85-87] Já o aumento da expressão de genes que codificam enzimas dessa via (p. ex., ERCC1 e XPF) foi descrito como um mecanismo de resistência adquirida ou primária.[88]

| Quadro 55.4. Mecanismos de resistência à cisplatina e seus análogos | |
|---|---|
| **TRANSPORTE E ACÚMULO DA DROGA** | Redução do influxo da droga (p. ex., CTR1) Bombas de efluxo |
| **INATIVAÇÃO INTRACITOPLASMÁTICA** | Inativação por grupos tióis (p. ex., glutationa) |
| **REPARO DO DNA** | Superexpressão do sistema de reparo por excisão de nucleotídeos (p. ex., ERCC1) Reparo por recombinação homóloga |
| **DEFICIÊNCIA DO SISTEMA DE *MISMATCH REPAIR*** | Deficiência de hMLH1 ou hMSH2 |

Fonte: Adaptado de <https://sci-hub.do/10.1038/s41568-020-00308-y>.

## CONCLUSÕES

As platinas são uma classe de quimioterápicos com grande espectro de atividade, fazendo parte de vários regimes de tratamento empregados na Oncologia. É fundamental entender o seu mecanismo de ação, as características farmacológicas, os usos clínicos e o perfil de eventos adversos mais comuns. Apesar de um grande avanço na profilaxia da êmese e da náusea, ainda é necessário buscar estratégias para melhorar as toxicidades renal, auditiva, neuronal e medular. A melhor compreensão dos mecanismos de resistência tumoral às platinas e o desenvolvimento de fatores preditivos de resposta podem, no futuro, ocasionar a descoberta de novas estratégias e melhorar a eficiência do tratamento dos pacientes oncológicos.

## APÊNDICE

### Histórico

Em 1965, Barnett Rosenberg, Loretta Van Camp e Thomas Krigas publicaram um artigo de duas páginas na revista *Nature* demonstrando que sais de platina inibem a divisão celular da bactéria *Escherichia coli*.[1] Na realidade, eles estavam buscando investigar o possível papel do campo magnético na divisão celular, uma vez que Rosenberg havia observado que o aspecto microscópico de células em divisão lembrava o aspecto de limalhas de ferro quando submetidos a um campo magnético. A presença de eletrodos de platina inibia a divisão, mas não o crescimento celular, de forma a produzir bactérias com aspecto filamentar e tamanho até 300 vezes maior do que o usual. O efeito não era dependente do campo eletromagnético, mas de sais solúveis produtos da eletrólise da platina dos eletrodos utilizados para produzir o campo eletromagnético. Experimentos adicionais ocasionaram a identificação do complexo cis-$[PtCl_2(NH_3)_2]$ (Figura 55.4), mais tarde denominado "cisplatina" (cisdiaminodicloroplatina, (CDDP)),[1,89] o qual tinha sido descrito anteriormente pelo químico italiano Michele Peyrone, em 1844.[90] O clássico artigo de 1965 termina com uma hipótese plausível, quase como um corolário natural: "poderiam esses sais metálicos de platina também inibir a divisão celular de outras bactérias ou células?"[1]. Posteriormente, Rosenberg *et al.* demonstraram que os sais de platina, mais especificamente o cis-$Pt(IV)(NH_3)_2Cl_4$ e o cis-$Pt(II)(NH_3)_2Cl_2$ (cisplatina), administrados por via intraperitoneal, inibiam o crescimento de sarcoma em camundongos, assim como aumentavam a sobrevida de camundongos inoculados com células leucêmicas.[89] Ainda que naquela ocasião nada se soubesse a respeito do mecanismo de ação dessas moléculas no ciclo celular, estava aberto o caminho para o desenvolvimento de uma nova classe de drogas antitumorais.

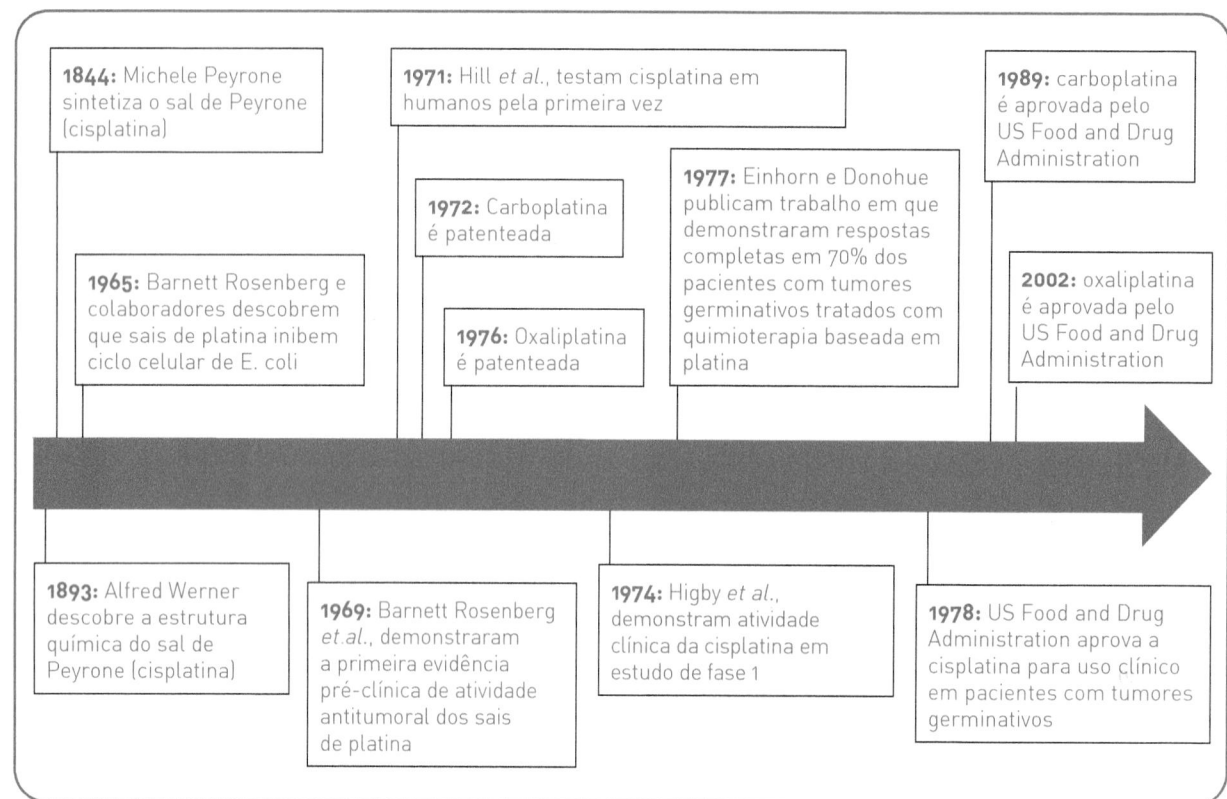

**FIGURA 55.4** – Identificação do complexo cis-[PtCl$_2$(NH$_3$)$_2$].
Fonte: Desenvolvida pela autoria.

## REFERÊNCIAS

1. Rosenberg B, Vancamp L, Krigas T. Inhibition of cell division in Escherichia coli by electrolysis products from a platinum electrode. Nature, 1965;205:698-9.

2. Rosenberg B, VanCamp L, Trosko JE, et al. Platinum compounds: a new class of potent antitumour agents. Nature, 1969;222:385-6.

3. Harrap KR. Preclinical studies identifying carboplatin as a viable cisplatin alternative. Cancer Treat Rev, 1985;12(A): 21-33.

4. Kidani Y, Inagaki K, Iigo M, et al. Antitumor activity of 1,2-diaminocyclohexane--platinum complexes against sarcoma-180 ascites form. J Med Chem, 1978;21:1315-8.

5. Rixe O, Ortuzar W, Alvarez M, et al. Oxaliplatin, tetraplatin, cisplatin, and carboplatin: spectrum of activity in drug-resistant cell lines and in the cell lines of the National Cancer Institute's Anticancer Drug Screen panel. Biochem Pharmacol, 1996;52:1855-65.

6. Kelland LR, Abel G, McKeage MJ, et al. Preclinical antitumor evaluation of bis-acetato-ammine-dichloro--cyclohexylamine platinum(IV): an orally active platinum drug. Cancer Res, 1993;53:2581-6.

7. McKeage MJ, Raynaud F, Ward J, et al. Phase I and pharmacokinetic study of an oral platinum complex given daily for 5 days in patients with cancer. J Clin Oncol, 1997;15:2691-700.

8. Sternberg CN, Whelan P, Hetherington J, et al. Phase III trial of satraplatin, an oral platinum plus prednisone vs. prednisone alone in patients with hormone-refractory prostate cancer. Oncology 2005;68:2-9.

9. Sternberg CN, Petrylak DP, Sartor O, et al. Multinational, double-blind, phase III study of prednisone and either satraplatin or placebo in patients with castrate-refractory prostate cancer progressing after prior chemotherapy: the SPARC trial. J Clin Oncol 2009;27:431-8.

10. Treat J, Schiller J, Quoix E, et al. ZD0473 treatment in lung cancer: an overview of the clinical trial results. *Eur J Cancer* 2002;38(8):S13-8.

11. Gately DP, Howell SB. Cellular accumulation of the anticancer agent cisplatin: a review. Br J Cancer, 1993;67:1171-6.

12. Holzer AK, Manorek GH, Howell SB. Contribution of the major copper influx transporter CTR1 to the cellular accumulation of cisplatin, carboplatin, and oxaliplatin. Mol Pharmacol, 2006;70:1390-4.

13. Davies MS, Berners-Price SJ, Hambley TW. Rates of platination of-AG-and-GA-containing double-stranded oligonucleotides: effect of chloride concentration. J Inorg Biochem, 2000;79:167-72.

14. Fichtinger-Schepman AM, van der Veer JL, den Hartog JH, et al. Adducts of the antitumor drug cis-diamminedichloroplatinum(II) with DNA: formation, identification, and quantitation. Biochemistry, 1985;24:707-13.

15. Takahara PM, Rosenzweig AC, Frederick CA, et al. Crystal structure of double-stranded DNA containing the major adduct of the anticancer drug cisplatin. Nature, 1995;377:649-52.

16. Huang H, Zhu L, Reid BR, et al. Solution structure of a cisplatin-induced DNA interstrand cross-link. Science, 1995;270:1842-5.

17. Teuben JM, Bauer C, Wang AH, et al. Solution structure of a DNA duplex containing a cis-diammineplatinum(II) 1,3-d(GTG) intrastrand cross-link, a major adduct in cells treated with the anticancer drug carboplatin. Biochemistry, 1999;38:12305-12.

18. Brouwer J, van de Putte P, Fichtinger-Schepman AM, et al. Base-pair substitution hotspots in GAG and GCG nucleotide sequences in Escherichia coli K-12 induced by cis-diamminedichloroplatinum (II). Proc Natl Acad Sci U S A, 1981;78:7010-4.

19. Johnson NP. Preliminary characterization of the adducts formed between the antitumor compounds cis-Pt(NH3)2Cl2 and DNA. Biochem Biophys Res Commun, 1982;104:1394-400.

20. Husain I, Chaney SG, Sancar A. Repair of cis-platinum-DNA adducts by ABC excinuclease in vivo and in vitro. J Bacteriol, 1985;163:817-23.

21. Chaney SG, Campbell SL, Temple B, et al. Protein interactions with platinum-DNA adducts: from structure to function. J Inorg Biochem, 2004;98:1551-9.

22. Chaney SG, Campbell SL, Bassett E, et al. Recognition and processing of cisplatin-and oxaliplatin-DNA adducts. Crit Rev Oncol Hematol, 2005;53:3-11.

23. Knox RJ, Friedlos F, Lydall DA, et al. Mechanism of cytotoxicity of anticancer platinum drugs: evidence that cis-diamminedichloroplatinum(II) and cis-diammine-(1,1-cyclobutanedicarboxylato)platinum(II) differ only in the kinetics of their interaction with DNA. Cancer Res, 1986;46:1972-9.

24. Buß I, Hamacher A, Sarin N, et al. Relevance of copper transporter 1 and organic cation transporters 1–3 for oxaliplatin uptake and drug resistance in colorectal cancer cells. Metallomics, 2018;10:414-25.

25. Riddell IA, Lippard SJ. Cisplatin and Oxaliplatin: Our Current Understanding of Their Actions. In: Sigel A, Sigel H, Freisinger E, et al. (eds) Metallo-Drugs: Development and Action of Anticancer Agents. Berlin, Boston: De Gruyter, 2018;5(18):1-42.

26. Bruno PM, Liu Y, Park GY, et al. A subset of platinum-containing chemotherapeutic agents kills cells by inducing ribosome biogenesis stress. Nat Med, 2017;23:461-71.

27. Williams SD, Birch R, Einhorn LH, et al. Treatment of Disseminated Germ-Cell Tumors with Cisplatin, Bleomycin, and either Vinblastine or Etoposide. N Engl J Med, 1987;316:1435-40.

28. Grossman HB, Natale RB, Tangen CM, et al. Neoadjuvant Chemotherapy plus Cystectomy Compared with Cystectomy Alone for Locally Advanced Bladder Cancer. N Engl J Med, 2003;349:859-66.

29. von der Maase H, Hansen SW, Roberts JT, et al. Gemcitabine and cisplatin versus methotrexate, vinblastine, doxorubicin, and cisplatin in advanced or metastatic bladder cancer: results of a large, randomized, multinational, multicenter, phase III study. J Clin Oncol, 2000;18:3068-77.

30. Janus N, Thariat J, Boulanger H, et al. Proposal for dosage adjustment and timing of chemotherapy in hemodialyzed patients. Ann Oncol Off J Eur Soc Med Oncol, 2010;21:1395-403.

31. Calvert AH, Newell DR, Gumbrell LA, et al. Carboplatin dosage: prospective evaluation of a simple formula based on renal function. J Clin Oncol, 1989;7:1748-56.

32. Conroy T, Hammel P, Hebbar M, et al. FOLFIRINOX or Gemcitabine as Adjuvant Therapy for Pancreatic Cancer. N Engl J Med, 2018;379:2395-406.

33. Conroy T, Desseigne F, Ychou M, et al. FOLFIRINOX versus gemcitabine for metastatic pancreatic cancer. N Engl J Med, 2011;364:1817-25.

34. de Gramont A, Figer A, Seymour M, et al. Leucovorin and fluorouracil with or without oxaliplatin as first-line treatment in advanced colorectal cancer. J Clin Oncol, 2000;18:2938-47.

35. Hanna N, Einhorn LH. Testicular cancer: a reflection on 50 years of discovery. J Clin Oncol, 2014;32:3085-92.

36. Higby DJ, Wallace HJ, Albert DJ, et al. Diaminodichloroplatinum: a phase I study showing responses in testicular and other tumors. Cancer. 1974;33:1219-5.

37. Einhorn LH, Donohue J. Cis-diamminedichloroplatinum, vinblastine, and bleomycin combination chemotherapy in disseminated testicular cancer. Ann Intern Med 1977;87:293-8.

38. Dreicer R, Manola J, Roth BJ, et al. Phase III trial of methotrexate, vinblastine, doxorubicin, and cisplatin versus carboplatin and paclitaxel in patients with advanced carcinoma of the urothelium. Cancer 2004;100: 1639-45.

39. Horwich A, Sleijfer DT, Fosså SD, et al. Randomized trial of bleomycin, etoposide, and cisplatin compared with bleomycin, etoposide, and carboplatin in good-prognosis metastatic nonseminomatous germ cell cancer: a Multiinstitutional Medical Research Council/European Organization for Research and. J Clin Oncol, 1997;15:1844-52.

40. Galsky MD, Hahn NM, Rosenberg J, et al. Treatment of Patients With Metastatic Urothelial Cancer "Unfit" for Cisplatin-Based Chemotherapy. J Clin Oncol, 2011;29:2432-8.

41. Coen JJ, Zhang P, Saylor PJ, et al. Bladder Preservation With Twice-a-Day Radiation Plus Fluorouracil/Cisplatin or Once Daily Radiation Plus Gemcitabine for Muscle-Invasive Bladder Cancer: NRG/RTOG 0712-A Randomized Phase II Trial. J Clin Oncol, 2019;37:44-51.

42. Nguyen-Tan PF, Zhang Q, Ang KK, et al. Randomized phase III trial to test accelerated versus standard fractionation in combination with concurrent cisplatin for head and neck carcinomas in the Radiation Therapy Oncology Group 0129 trial: long-term report of efficacy and toxicity. J Clin Oncol, 2014;32:3858-66.

43. André T, Boni C, Navarro M, et al. Improved overall survival with oxaliplatin, fluorouracil, and leucovorin as adjuvant treatment in stage II or III colon cancer in the MOSAIC trial. J Clin Oncol, 2009;27:3109-16.

44. Daley B. Happy 50th anniversary to cisplatin, the drug that changed cancer treatment. The Conversation, [2022 maio 10]. Disponível em: https://theconversation.com/happy-50th-anniversary-to-cisplatin-the-drug-that--changed-cancer-treatment-38382 (2015).

45. Kobayashi S, Okudaira S, Kobayashi K, et al. Peripheral hepatic sinusoidal obstruction syndrome due to oxaliplatin-based chemotherapy. Clin case reports, 2019;7:394-96.

46. Hesketh PJ, Kris MG, Basch E, et al. Antiemetics: American Society of Clinical Oncology Clinical Practice Guideline Update. J Clin Oncol 2017;35:3240-61.

47. Winston JA, Safirstein R. Reduced renal blood flow in early cisplatin-induced acute renal failure in the rat. Am J Physiol, 1985;249:F490-6.

48. Dobyan DC, Levi J, Jacobs C, et al. Mechanism of cis--platinum nephrotoxicity: II. Morphologic observations. J Pharmacol Exp Ther, 1980;213:551-6.

49. Kim SW, Lee JU, Nah MY, et al. Cisplatin decreases the abundance of aquaporin water channels in rat kidney. J Am Soc Nephrol, 2001;12:875-82.

50. Pabla N, Dong Z. Cisplatin nephrotoxicity: mechanisms and renoprotective strategies. Kidney Int 2008;73:994-1007.

51. Crona DJ, Faso A, Nishijima TF, et al. A Systematic Review of Strategies to Prevent Cisplatin-Induced Nephrotoxicity. Oncologist, 2017;22:609-19.

52. Glendenning JL, Barbachano Y, Norman AR, et al. Long-term neurologic and peripheral vascular toxicity after chemotherapy treatment of testicular cancer. Cancer, 2010;116:2322-31.

53. von Schlippe M, Fowler CJ, Harland SJ. Cisplatin neurotoxicity in the treatment of metastatic germ cell tumour: time course and prognosis. Br J Cancer, 2001;85:823-6.

54. Frisina RD, Wheeler HE, Fossa SD, et al. Comprehensive audiometric analysis of hearing impairment and tinnitus after cisplatin-based chemotherapy in survivors of adult-onset cancer. J Clin Oncol, 2016;34:2712-20.

55. Rybak LP, Whitworth CA, Mukherjea D, et al. Mechanisms of cisplatin-induced ototoxicity and prevention. Hear Res 2007;226:157-67.

56. IJpma I, Renken RJ, Gietema JA, et al. Changes in taste and smell function, dietary intake, food preference, and body composition in testicular cancer patients treated with cisplatin-based chemotherapy. Clin Nutr 2017;36:1642-8.

57. Seng S, Liu Z, Chiu SK, et al. Risk of venous thromboembolism in patients with cancer treated with Cisplatin: a systematic review and meta-analysis. J Clin Oncol 2012; 30: 4416-26.

58. Tomirotti M, Riundi R, Pulici S, et al. Ischemic cardiopathy from cis-diamminedichloroplatinum (CDDP). Tumori 1984; 70: 235-6.

59. Mohokum M, Hartmann P, Schlattmann P. The association of Raynaud's syndrome with cisplatin-based chemotherapy – a meta-analysis. Eur J Intern Med 2012; 23: 594-8.

60. Markman M, Kennedy A, Webster K, et al. Clinical features of hypersensitivity reactions to carboplatin. J Clin Oncol 1999; 17: 1141.

61. Vancouver: BC Cancer. Carboplatin. Cancer Drug Manual. Disponível em: http://www.bccancer.bc.ca/drug-database-site/Drug Index/Carboplatin_monograph_1Jan2014.pdf (2007).

62. Weidmann B, Mülleneisen N, Bojko P, et al. Hypersensitivity reactions to carboplatin. Report of two patients, review of the literature, and discussion of diagnostic procedures and management. Cancer 1994; 73: 2218-22.

63. Confino-Cohen R, Fishman A, Altaras M, et al. Successful carboplatin desensitization in patients with proven carboplatin allergy. Cancer 2005; 104: 640-3.

64. Heinzlef O, Lotz JP, Roullet E. Severe neuropathy after high dose carboplatin in three patients receiving multidrug chemotherapy. J Neurol Neurosurg Psychiatry 1998; 64: 667-9.

65. Cavaletti G, Bogliun G, Zincone A, et al. Neuro-and ototoxicity of high-dose carboplatin treatment in poor prognosis ovarian cancer patients. Anticancer Res; 18: 3797-802.

66. Vancouver: BC Cancer. Oxaliplatin, http://www.bccancer.bc.ca/drug-database-site/Drug Index/Oxaliplatin_monograph_1Dec2016.pdf (2001).

67. Argyriou AA, Cavaletti G, Briani C, et al. Clinical pattern and associations of oxaliplatin acute neurotoxicity: a prospective study in 170 patients with colorectal cancer. Cancer 2013; 119: 438-44.

68. Gamelin E, Gamelin L, Bossi L, et al. Clinical aspects and molecular basis of oxaliplatin neurotoxicity: current management and development of preventive measures. Semin Oncol 2002; 29: 21-33.

69. Petrioli R, Pascucci A, Francini E, et al. Neurotoxicity of FOLFOX-4 as adjuvant treatment for patients with colon and gastric cancer: a randomized study of two different schedules of oxaliplatin. Cancer Chemother Pharmacol 2008; 61: 105-11.

70. Pachman DR, Qin R, Seisler DK, et al. Clinical course of oxaliplatin-induced neuropathy: results from the randomized phase III trial N08CB (Alliance). J Clin Oncol 2015; 33: 3416-22.

71. Loprinzi CL, Qin R, Dakhil SR, et al. Phase III randomized, placebo-controlled, double-blind study of intravenous calcium and magnesium to prevent oxaliplatin-induced sensory neurotoxicity (N08CB/Alliance). J Clin Oncol 2014; 32: 997-1005.

72. Tournigand C, Cervantes A, Figer A, et al. OPTIMOX1: a randomized study of FOLFOX4 or FOLFOX7 with oxaliplatin in a stop-and-Go fashion in advanced colorectal cancer – a GERCOR study. J Clin Oncol 2006; 24: 394-400.

73. Smith EML, Pang H, Cirrincione C, et al. Effect of duloxetine on pain, function, and quality of life among patients with chemotherapy-induced painful peripheral neuropathy: a randomized clinical trial. JAMA 2013; 309: 1359-67.

74. Prochilo T, Abeni C, Bertocchi P, et al. Oxaliplatin-induced lung toxicity. Case report and review of the literature. Curr Drug Saf 2012; 7: 179-82.

75. Oh SY, Wasif N, Garcon MC, et al. Ototoxicity associated with oxaliplatin in a patient with pancreatic cancer. JOP 2013; 14: 676-9.

76. Yüce S, Seker MM, Koç S, et al. Oxaliplatin and ototoxicity: is it really safe for hearing? Turkish J Med Sci 2014; 44: 586-9.

77. Puente A, Fortea JI, Del Pozo C, et al. Porto-sinusoidal vascular disease associated to oxaliplatin: an entity to think about It. Cells; 8. Epub ahead of print 24 November 2019. DOI: 10.3390/cells8121506.

78. Holzer AK, Howell SB. The internalization and degradation of human copper transporter 1 following cisplatin exposure. Cancer Res 2006; 66: 10944-52.

79. Samimi G, Safaei R, Katano K, et al. Increased expression of the copper efflux transporter ATP7A mediates resistance to cisplatin, carboplatin, and oxaliplatin in ovarian cancer cells. Clin Cancer Res 2004; 10: 4661-9.

80. Mistry P, Kelland LR, Abel G, et al. The relationships between glutathione, glutathione-S-transferase and cytotoxicity of platinum drugs and melphalan in eight human ovarian carcinoma cell lines. Br J Cancer 1991; 64: 215-20.

81. Tang C-H, Parham C, Shocron E, et al. Picoplatin overcomes resistance to cell toxicity in small-cell lung cancer cells previously treated with cisplatin and carboplatin. Cancer Chemother Pharmacol 2011; 67: 1389-400.

82. Teo MY, Bambury RM, Zabor EC, et al. DNA Damage response and repair gene alterations are associated with improved survival in patients with platinum-treated advanced urothelial carcinoma. Clin Cancer Res 2017; 23: 3610-8.

83. Mota JM, Barnett E, Nauseef J, et al. Platinum-based chemotherapy in metastatic prostate cancer with alterations in DNA damage repair genes. J Clin Oncol 2019; 37: 5038.

84. Dann RB, DeLoia JA, Timms KM, et al. BRCA1/2 mutations and expression: response to platinum chemotherapy in patients with advanced stage epithelial ovarian cancer. Gynecol Oncol 2012; 125: 677-82.

85. Köberle B, Masters JR, Hartley JA, et al. Defective repair of cisplatin-induced DNA damage caused by reduced XPA protein in testicular germ cell tumours. Curr Biol 1999; 9: 273-6.

86. Welsh C, Day R, McGurk C, et al. Reduced levels of XPA, ERCC1 and XPF DNA repair proteins in testis tumor cell lines. Int J cancer 2004; 110: 352-61.

87. Ferry K V, Hamilton TC, Johnson SW. Increased nucleotide excision repair in cisplatin-resistant ovarian cancer cells: role of ERCC1-XPF. Biochem Pharmacol 2000; 60: 1305-13.

88. Dabholkar M, Bostick-Bruton F, Weber C, et al. ERCC1 and ERCC2 expression in malignant tissues from ovarian cancer patients. J Natl Cancer Inst 1992; 84: 1512-7.

89. Rosenberg B, Van Camp L, Grimley EB, et al. The inhibition of growth or cell division in Escherichia coli by different ionic species of platinum(IV) complexes. J Biol Chem 1967; 242: 1347-52.

90. Peyrone M. Ueber die Einwirkung des Ammoniaks auf Platinchlorür. Ann der Chemie und Pharm 1844; 51: 1-29.

# 56

# Antimetabólitos

Renata Ferrarotto

## DESTAQUES

- Os antimetabólitos correspondem a "falsos nucleotídeos" que atuam inibindo a síntese e a função do DNA.
- O 5-fluorouracil tem como principal alvo a enzima timidilato sintetase e é degradado pela enzima dihidropirimidina desidrogenase, cuja deficiência se traduz numa síndrome farmacogenética associada à toxicidade potencialmente fatal do 5-fluorouracil.
- A capecitabina corresponde a uma fluoropirimidina oral com atividade equivalente ao 5-fluorouracil, porém com diferente perfil de toxicidade, caracterizada sobretudo por eritrodistesia palmoplantar e diarreia.
- Pacientes em uso de gemcitabina que se apresentam com dispneia devem ser investigados para pneumonite intersticial relacionada à droga e tratados com esteroides.
- O metotrexato distribui-se amplamente nos fluidos acumulados no terceiro espaço, apresentando meia-vida prolongada e toxicidade imprevisível nessas situações. O pemetrexede, embora pertença a mesma classe do metotrexato, não apresenta essa característica.
- Os pacientes que farão uso do pemetrexede devem ser pré-medicados com ácido fólico e vitamina B12 7 dias antes da administração da primeira dose, já que essa medida diminui significativamente a incidência de efeitos colaterais, sobretudo mielotoxicidade, mucosite e diarreia.
- Os análogos da purina, como a 6-mercaptopurina, cladribina, fludarabina e pentostatina são potencialmente mielossupressores e utilizados primariamente no tratamento de neoplasias hematológicas.

## INTRODUÇÃO

Os antimetabólitos abrangem um diverso grupo de drogas que atuam inibindo a síntese e a função do DNA e do RNA de diferentes maneiras. O DNA é constituído de duas cadeias helicoidais de polinucleotídeos complementares compostos por um grupo fosfato, um açúcar pentose e uma base nitrogenada (purina ou pirimidina), que se associam por pontes de hidrogênio. As bases nitrogenadas pirimidínicas correspondem à timina e citosina; enquanto as bases nitrogenadas púricas correspondem à guanina e adenina. O RNA incorpora a uracila no lugar da tiamina.

As células em geral são capazes de sintetizar bases nitrogenadas utilizadas como substrato na síntese de DNA ,ou podem ainda reutilizar bases ou desoxinucleosídeos (pentose associada à base nitrogenada, sem o grupo fosfato) livres da circulação para a síntese de novas moléculas de ácidos nucleicos.

A uracila, guanina e seus análogos podem ser convertidos pelas células em desoxinucleotídeos pela adição da desoxirribose e do grupo fosfato; já a citosina, a timina e a adenina não podem ser ativadas pelas células humanas que são incapazes de adicionar a pentose necessária (ribose ou desoxirribose) a essas bases nitrogenadas. Entretanto, desoxinucleosídeos pré-formados contendo a desoxirribose ligada à citosina ou adenina são prontamente transportados ao intracelular e convertidos por enzimas intracelulares em desoxinucleotídeos.

As limitações de captação e conversão em trifosfatos ativos pelas células determinam a forma pela qual os antimetabólitos específicos foram sintetizados. Os análogos da uracila e guanina, como 5-fluorouracil (5-FU) e 6-tioguanina, são eficientemente capturados pela célula e convertidos à desoxinucleosídeo trifosfato (dNTP). Devido à incapacidade celular em ativar adenina e citosina, os análogos dessas bases nitrogenadas são sintetizados como nucleosídeos (Ara-C; gemcitabina); já o fosfato de fludarabina, um nucleotídeo, é rapidamente desfosforilado no plasma com liberação do nucleosídeo, que é rapidamente captado pela célula.[1]

Os mecanismos de ação bem como as principais informações sobre farmacocinética, farmacodinâmica, perfil de efeitos colaterais, interações medicamentosas e indicações de cada droga específica são sumarizados na Tabela 56.1, com ênfase para os antineoplásicos de maior aplicabilidade na Oncologia clínica.

## Tabela 56.1. Antimetabólitos

| CLASSE | DROGA |
|---|---|
| Análogos da pirimidina | Fluorouracil (5-FU)<br>Capecitabina<br>Citarabina (Ara-C)<br>Gemcitabina |
| Análogos do ácido fólico | Metotrexato<br>Pemetrexede<br>Raltitrexede |
| Análogos da purina e inibidores relacionados | 6-mercaptopurina<br>Cladribina<br>Fludarabina<br>Pentostatina |

Fonte: Adaptada de Goodman & Gilman's manual of pharmacology and therapeutics. 11 ed. Local: McGrawHill, 2008.

## ANÁLOGOS DA PIRIMIDINA

Os análogos da pirimidina se diferenciam das bases fisiológicas por alterações no anel de pirimidina, ou por alteração do açúcar ligado à base nitrogenada. A principal droga dessa classe é o 5-FU, que, por sua importância, é discutido em maior detalhe.

### 5-FU

O 5-FU foi sintetizado em 1957 por Heidenberger enquanto trabalhava para a empresa Hoffmann La-Rochede, quando descobriu que a fluorina do ácido fluoroacético inibia uma enzima vital e reportou, em 1957, a eficácia da nova droga contra tumores transplantados em cobaias.[2] O 5-FU corresponde a um análogo da uracila que contém um átomo de flúor no lugar do hidrogênio na posição 5 do carbono do anel de pirimidina (Figura 56.1) e exerce ação antitumoral na fase S do ciclo celular por meio de seus metabólitos ativos.[3]

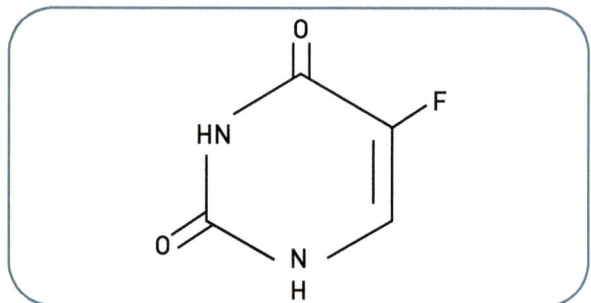

**FIGURA 56.1 –** Molécula de 5-fluorouracil.
Fonte: Desenvolvida pela autoria.

## Mecanismos de ação

A enzima timidilato sintetase (TS), principal alvo do 5-FU, catalisa a reação enzimática responsável pela produção de timidilato, precursor essencial na síntese do DNA. A dihidropirimidina desidrogenase (DPD) é o passo inicial e limitante no catabolismo do 5-FU, sendo responsável pela conversão irreversível de mais de 85% da droga administrada no metabólito inativo 5-fluorodihidrouracil (FUH2). O metabólito ativo fluorodeoxiuridina monofostafo (FdUMP) compete com o uracil para se ligar à enzima TS e ao cofator folato. A inibição da TS leva a uma diminuição na produção de desoxitimidina monofosfato (dTMP) e a um acúmulo da desoxiuridina monofosfato (dUMP), a qual é incorporada ao DNA por engano na forma de desoxiuridina trifosfato (dUTP), impedindo a síntese, a função e o reparo do DNA. O leucovorin (formilte-trahidrofolato) aumenta a atividade do 5-FU por meio da estabilização da ligação do FdUMP ao TS. Outro metabólito ativo do 5-FU, fluorodeoxiuridina trifosfato (FdUTP), é incorporado ao DNA interferindo em sua replicação. O metabólito fluorouridina-5-trifosfato (FUTP) é incorporado ao RNA no lugar da uridina trifosfato (UTP) produzindo um RNA fraudulento e interferindo com o processamento do RNA e a síntese proteica (Figura 56.2).[4]

## Mecanismos de resistência

Acredita-se que os principais mecanismos de resistência associados ao 5-FU incluam: superexpressão da enzima TS; diminuição dos níveis do substrato do folato reduzido, que atua como cofator nas reações mediadas pela TS; diminuição da incorporação dos metabólitos do 5-FU ao DNA ou RNA; aumento da atividade das enzimas de reparo do DNA; aumento das concentrações e da captação pelas células dos nucleosídeos fisiológicos incluindo a timidina; aumento da expressão da enzima DPD e alterações da TS com menor afinidade de ligação ao FdUMP.[5]

## Farmacologia

O 5-FU possui absorção oral variável e errática devido às altas concentrações da enzima DPD no trato gastrintestinal (TGI), estando disponível para uso endovenoso ou tópico. É amplamente distribuído nos tecidos atingindo altas concentrações na mucosa do TGI, medula óssea e fígado. Penetra em coleções líquidas no terceiro espaço (derrames cavitários) e é capaz de atravessar a barreira hematoencefálica. Possui um volume de distribuição de 8 a 11 L/m$^2$ e menos de 10% de ligação às proteínas plasmáticas.[5]

Aproximadamente 85% da droga é catabolizada, sobretudo pela enzima DPD, que é superexpressa no

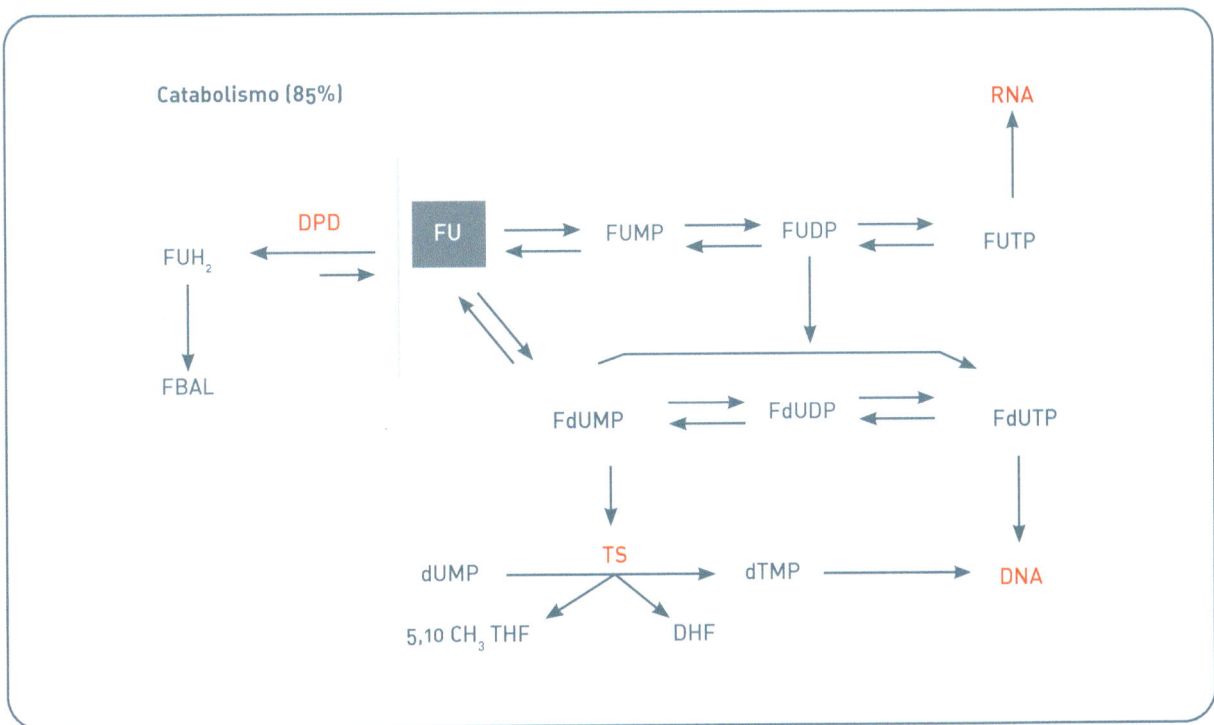

**FIGURA 56.2 –** Esquema simplificado do metabolismo e mecanismo de ação do 5-fluorouracil.
Fonte: Desenvolvida pela autoria.

fígado e em tecidos extra-hepáticos como a mucosa do TGI, leucócitos e rins. A excreção é principalmente pulmonar (60 a 80%) e, em menor proporção, renal e biliar. A meia-vida do 5-FU após injeção em *bolus* de 500 mg é de 8 a 14 minutos, aumentando com o incremento da dose administrada, uma vez que a farmacocinética do 5-FU é não linear, com degradação enzimática saturável, ou seja, há uma diminuição do *clearance* e do metabolismo hepático com o aumento progressivo da dose.[5,6]

Dessa maneira, a concentração plasmática do 5-FU é dependente tanto da dose quanto da taxa de administração. Infusões contínuas permitem a administração de doses totais maiores que a administração em *bolus*, atingindo maiores áreas sob a curva. A forma de infusão é de importância clínica, uma vez que a atividade antitumoral do 5-FU é mais dependente da área sob a curva alcançada (exposição tumoral ao 5-FU = concentração x tempo) que da dose administrada.[6] O racional para infusão contínua é ainda mais forte quando se leva em consideração a ação fase-específica do 5-FU. Diversos estudos clínicos sugerem que o 5-FU administrado em infusão contínua possui maior atividade antitumoral, trazendo benefício em sobrevida global e menor toxicidade quando comparado à infusão em *bolus*.[7,8] A modulação bioquímica com ácido folínico potencializa sobremaneira a inibição da TS, aumentando significativamente o efeito biológico e a toxicidade do 5-FU.[9]

### Aplicações clínicas

O 5-FU foi aprovado para uso clínico antes de 1984, período em que o *Food and Drug Administration* (FDA) não tinha controle sobre a data de aprovação dos medicamentos. No contexto oncológico, foi inicialmente utilizado no tratamento do câncer colorretal, permanecendo como a espinha dorsal dos principais esquemas quimioterápicos direcionados a essa doença. Com o passar dos anos, houve uma significativa ampliação das indicações do 5-FU, enumeradas na Tabela 56.2.[6,10]

### Principais interações medicamentosas

As interações medicamentosas mais frequentes estão listadas na Tabela 56.3.

### Toxicidade

Estudos de farmacocinética demonstraram que a via catabólica do metabolismo do 5-FU é importante na toxicidade sistêmica e eficácia do tratamento.

### Tabela 56.2. Principais aplicações clínicas do 5-fluorouracil

Câncer colorretal
Câncer de mama
Câncer de canal anal
Câncer de esôfago
Câncer gástrico
Câncer de pâncreas
Câncer de cabeça e pescoço
Câncer de ovário
Carcinoma basocelular de pele (5-FU tópico)

5-FU: 5-fluorouracil.
Fonte: Desenvolvida pela autoria.

### Tabela 56.3. Substâncias que interagem com o 5-fluorouracil[11]

| Droga | Efeito que pode estar associado | Conduta |
|---|---|---|
| Vacinas vírus vivo | ↓ efeito terapêutico e possível infecção | Evitar combinação |
| Vacinas inativadas | ↓ efeito terapêutico | Monitorizar terapia |
| Warfarin | ↑ ou ↓ do efeito anticoagulante | Considerar modificar terapia |
| Transtuzumabe | ↑ neutropenia associada ao 5-FU | Monitorizar terapia |
| Gemcitabina | ↑ concentração sérica do 5-FU | Monitorizar terapia |
| Leucovorin | ↑ efeito citotóxico e toxicidade do 5-FU | Monitorizar terapia |
| Sorafenibe | ↓ concentrações séricas do 5-FU | Monitorizar terapia |
| Natalizumabe | ↑ toxicidade do natalizumabe | Evitar combinação |
| Anfotericina B | ↑ toxicidade da anfotericina B | Monitorizar terapia |
| BCG | ↓ efeito terapêutico da BCG (vacina e intravesical) | Evitar combinação |
| Carvedilol | ↑ concentração sérica do carvedilol | Monitorizar terapia |
| Inibidores da CYP2C9* | ↓ metabolismo dos substratos | Considerar modificar terapia |
| Leflunomide | ↑ toxicidade do leflunomide | Considerar modificar terapia |
| Tacrolimus/ Pimecrolimus tópico | ↑ do efeito imunossupressor do 5-FU | Evitar combinação |

*Exemplos: celecoxibe, dapsona, fluoxetina, glimepirida, losartan, fenitoína, tamoxifeno, cetoconazol. 5-FU: 5-fluorouracil.
Fonte: Desenvolvida pela autoria.

A deficiência da DPD corresponde a uma síndrome farmacogenética associada a uma toxicidade potencialmente fatal do 5-FU quando administrado em doses habituais. Estima-se que aproximadamente 3 a 5% da população americana apresente uma alteração molecular no gene que codifica a DPD, o que pode resultar numa perda parcial ou total da atividade da enzima. Aproximadamente 40 a 50% dos pacientes com toxicidade graus 3 ou 4 ao 5-FU apresentam deficiência parcial (mais frequente) ou total de DPD. É possível identificar esses pacientes por meio de ensaio enzimático capaz de determinar a atividade da DPD por células mononucleares do sangue periférico, no entanto, o teste é complicado e não disponível para rastreamento na maioria dos centros.[12]

A deficiência de DPD se manifesta clinicamente por mielossupressão, sobretudo neutropenia, mucosite e diarreia; porém, as alterações mais características da síndrome, embora nem sempre presentes, são alopecia e toxicidade pulmonar. Podem ocorrer náusea, vômito, alterações de pele e anormalidades neurológicas, como ataxia cerebelar e alterações cognitivas. Se o paciente apresentar manifestação clínica sugestiva de deficiência de DPD, o mesmo não deve ser reexposto ao 5-FU ou a drogas relacionadas.[12]

A mielossupressão associada ao 5-FU tem nadir ao redor do 14º dia da administração, sendo mais frequente nos regimes em *bolus* que infusionais e nos esquemas com administração semanal. Neutropenia e plaquetopenia são mais comuns que anemia. Pacientes idosos, que receberam radioterapia prévia em bacia, foram tratados com agentes alquilantes ou estão em vigência de tratamento radioterápico, possuem maior chance de apresentarem toxicidade medular.[7,10]

A mucosite e a diarreia ocorrem, sobretudo, nos esquemas infusionais. Para pacientes que irão receber 5-FU em *bolus*, é recomendado 30 minutos de crioterapia oral durante a infusão, visando à indução de vasoconstrição e consequentemente menor concentração de 5-FU na mucosa oral, diminuindo a incidência e a gravidade da mucosite.[13]

Sintomas de náusea e vômito são geralmente discretos e raramente ocorrem com bloqueio antiemético adequado. A eritrodistesia palmoplantar (síndrome mão-pé) é caracterizada por eritema, edema, dor, descamação, parestesia, hiperpigmentação e alterações ungueais das mãos e pés. Ocorre com maior frequência nos esquemas de infusões contínuas e pode

ser manejada com piridoxina, embora sua eficácia não seja bem estabelecida.[5,14]

Depois dos antracíclicos, o 5-FU é o quimioterápico mais associado à cardiotoxicidade, com uma frequência de aproximadamente 8%, podendo se manifestar como dor torácica, alterações eletrocardiográficas ou infarto agudo do miocárdio. Acredita-se que o principal mecanismo indutor dos eventos cardiovasculares seja o vasoespasmo coronariano. Fatores que aumentam o risco de cardiotoxicidade induzida pelo 5-FU incluem: coronariopatia prévia, forma de administração (mais frequente nas infusões contínuas) e, possivelmente, a administração de antracíclico ou cisplatina concomitante. A toxicidade é revertida na maioria dos casos após o término da infusão do 5-FU ou com o uso de nitrato ou bloqueadores de canal de cálcio.[15]

A toxicidade neurológica, embora rara, pode se manifestar como desde sonolência até síndrome cerebelar aguda, convulsões e encefalopatia. Pode ocorrer toxicidade ocular como aumento do lacrimejamento, fotofobia, irritação ocular, blefarite, conjuntivite aguda ou crônica e estenose de ducto lacrimal. A aplicação de bolsa de gelo na região ocular durante a aplicação em *bolus* do 5-FU pode diminuir a toxicidade ocular. O 5-FU é considerado uma droga irritante e não vesicante, podendo ser administrado em veia periférica.[16] As principais toxicidades associadas ao 5-FU estão listadas na Tabela 56.4.

## Tabela 56.4. Principais toxicidades associadas ao 5-fluorouracil

Mielossupressão
Mucosite
Diarreia
Eritrodistesia palmoplantar
Náusea e vômito
Cardiotoxicidade

Fonte: Desenvolvida pela autoria.

### 5-FU TÓPICO

O 5-FU em forma de solução e creme tópico a 2 ou a 5% é recomendado para o tratamento de queratose actínica e carcinoma basocelular superficial. Os efeitos colaterais mais comumente observados são locais e incluem queimação, erosão, eritema, dermatite de contato, hiperpigmentação, dor, irritação, fotossensibilidade, prurido ou ulceração. O 5-FU tópico também não deve ser utilizado em pacientes com deficiência de DPD.[17]

## FLUOROPIRIMIDINAS ORAIS

As fluoropirimidinas orais representam um grande avanço na terapia anticâncer. Foram desenvolvidas com o objetivo de promover a administração protraída do 5-FU sem a necessidade de uma bomba de infusão contínua e internação ou visitas hospitalares frequentes, sendo potencialmente mais conveniente e trazendo melhor qualidade de vida ao paciente oncológico. Os principais agentes orais utilizados são a capecitabina e o UFT, os quais foram avaliados em estudos de fase III randomizados mostrando eficácia semelhante ao 5-FU com perfil de toxicidade favorável.[18] As fluoropirimidinas orais disponíveis foram enumeradas na Tabela 56.5 e as principais delas são descritas a seguir.

### Tabela 56.5. Fluoropirimidinas orais

| Droga | Descrição |
| --- | --- |
| Não inibidores da DPD: pró-droga verdadeira Atravessa a parede intestinal como uma molécula inativa | |
| Capecitabina | Ativada através de 3 reações enzimáticas, gerando 5-FU. A ativação final é intratumoral mediada pela timidina fosforilase, que é expressa em maior proporção nas células tumorais |
| Inibidores do DPD: melhora o perfil farmacocinético das fluoropirimidinas por meio da inibição da DPD | |
| UFT | Combinação da pró-droga tegafur com uracil. Uracil inibe o catabolismo do 5-FU por meio da inibição da DPD |
| S-1 | Combinação da pró-droga tegafur com CDHP e Oxo. CDHP é um potente inibidor da DPD. Oxo bloqueia a fosforilação do 5-FU na mucosa gastrintestinal diminuindo a diarreia |
| 5-FU/Eniluracil | Não envolve uma pró-droga. Eniluracil é um inibidor potente e irreversível da DPD |
| BOF-A2 | Combinação do EM-FU e CNDP. EM-FU é uma pró-droga do 5-FU e CNDP é um inibidor potente da DPD |

CDHP: 5-cloro-2,4-dihidroxipiridina; CNDP: 3-ciano-2,6-dihidropiridina; DPD: dihidropirimidina desidrogenase; EM-FU: 1-etoximetil 5-FU; Oxo: oxonato de potássio.
Fonte: Adaptada de Bono JS, Twelves CJ, 2001.

### Capecitabina

A capecitabina (Xeloda™) é uma fluoropirimidina oral tumor-seletiva que foi desenvolvida com o objetivo de diminuir a toxicidade gastrintestinal associada a 5'-deoxi-5-fluorouridina (5'DFUR) (Figura 56.3). Corresponde a uma pró-droga do 5-FU que é convertida no componente ativo preferencialmente nas células tumorais devido aos níveis mais altos de timidina fosforilase (TF) no tumor.[18] Foi primeiramente aprovada em 2005 para uso no tratamento do câncer colorretal.

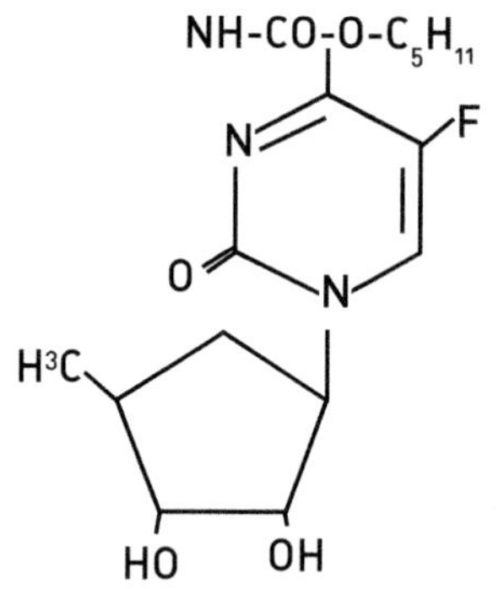

FIGURA 56.3 – Molécula de capecitabina.
Fonte: Desenvolvida pela autoria.

### Mecanismos de ação

A capecitabina é absorvida pela mucosa intestinal como uma molécula intacta, não sendo afetada, portanto, pela TF presente no TGI, o que deveria diminuir a incidência de diarreia. A pró-droga sofre, então, três reações enzimáticas, até gerar o 5-FU. É primeiramente metabolizada no fígado pela carboxilesterase (CE) a 5'-deoxi-5-fluorocitidina (5'DFCR), que é convertida pela citidina deaminase (CyD) a 5'DFUR, sobretudo no fígado e tecidos tumorais. Subsequentemente, o 5'DFUR é metabolizado a 5-FU pela TF expressa preferencialmente no tecido tumoral (Figura 56.4). O 5-FU é então convertido aos metabólitos ativos FdUMP, FUTP e FdUTP, que exercerão a atividade citotóxica antitumoral, conforme descrito anteriormente.[19]

### Mecanismos de resistência

Os mecanismos envolvidos na resistência à capecitabina se superpõem aos mecanismos de resistência ao 5-FU, enumerados a priori.[5]

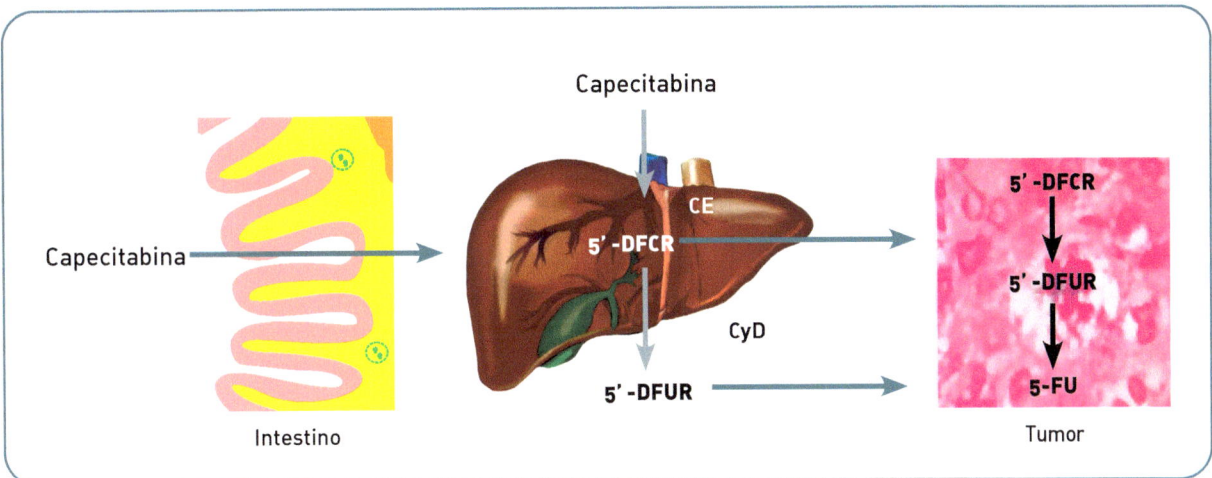

**FIGURA 56.4 –** Metabolização e ativação enzimática da capecitabina.
Fonte: Desenvolvida pela autoria.

### Farmacologia

A capecitabina é disponível na forma de comprimidos de 150 e 500 mg. É absorvida imediatamente pela mucosa do TGI e apresenta farmacocinética proporcional à dose administrada, porém com variabilidade interpessoal de até 85% na concentração máxima e área sob a curva do 5-FU. Os pacientes orientais, por exemplo, atingem menores concentrações séricas que os caucasianos quando ambos são expostos à mesma dosagem de capecitabina. A taxa de absorção oral e as concentrações máximas atingidas também são influenciadas pela alimentação. Quando administrada em jejum, a capecitabina atinge pico plasmático em 1,5 hora e o pico do 5-FU ocorre com 2 horas. Quando ingerida junto do alimento, há uma diminuição da taxa de absorção, e a concentração máxima e os picos plasmáticos da capecitabina e do 5-FU são atrasados em 1,5 hora. A maioria dos estudos clínicos avaliou a eficácia e a segurança da capecitabina administrada 30 minutos após as refeições, sendo esta a recomendação atual.[20,21]

A capecitabina e seus metabólitos se ligam em menos de 60% às proteínas plasmáticas, sobretudo à albumina. A excreção é predominante urinária (95%) e a meia-vida de eliminação é de 45 minutos. Algumas drogas citotóxicas, como taxanos e ciclofosfamida, são conhecidas por aumentarem a atividade da TF no tecido tumoral, oferecendo, assim, potencial ação sinérgica à capecitabina.[22,23]

O acúmulo preferencial do 5-FU no tecido tumoral em relação ao tecido normal foi investigado no carcinoma colorretal e mostrou ser três vezes maior, corroborando o conceito de droga tumor-seletiva. A dose terapêutica habitual de capecitabina é de 1.000 a 1.500 mg/m$^2$ dividas em 2 tomadas diárias por 2 semanas com 1 semana de descanso a cada 3 semanas.[22,23]

### Aplicações clínicas

A capecitabina tem indicação bem estabelecida no carcinoma colorretal, tanto no contexto adjuvante quanto metastático, e na neoplasia mamária metastática. É também utilizada no tratamento de segunda-linha do adenocarcinoma pancreático e nos carcinomas gastroesofágicos, substituindo o 5-FU. As neoplasias em que a capecitabina demonstrou atividade estão listadas na Tabela 56.6.[22,23]

| Tabela 56.6. Principais aplicações clínicas da capecitabina |
| --- |
| Câncer colorretal |
| Câncer de mama |
| Câncer de pâncreas |
| Câncer gástrico |
| Câncer esofágico |
| Câncer de ovário |
| Câncer renal metastático |
| Carcinoma neuroendócrino |

Fonte: Desenvolvida pela autoria.

### Interações medicamentosas

As interações medicamentosas da capecitabina são as mesmas citadas para o 5-FU. Vale relembrar as interações com as drogas mais comumente utilizadas na prática clínica como warfarin, que deve ser substituído por inibidores do anti-Xa quando possível, e a fenitoína, que deve ter seus níveis séricos monitorizados. O hidróxido de alumínio ou de magnésio utilizados como antiácidos estomacais podem aumentar a biodisponibilidade da capecitabina em até 35%.[23]

### Toxicidade

As principais toxicidades associadas ao uso da capecitabina estão listadas na Tabela 56.7. A eritrodistesia palmoplantar ou síndrome mão-pé acomete até 55% dos pacientes, sendo grave em 11 a 17% dos casos, quando a medicação deve ser descontinuada até atingir toxicidade grau 1 ou 2 e reiniciada numa dose menor. Manifesta-se como parestesia nas mãos e pés, acompanhada de edema doloroso e eritema, cursando nos casos mais graves com lesão de pele, descamação e interferência nas atividades da vida diária (Figura 56.5). As medidas recomendadas no tratamento e na prevenção da síndrome mão-pé, embora não tão bem estabelecidas, incluem: não utilizar sapatos apertados, evitar atividades extenuantes envolvendo as mãos e pés; aplicar cremes à base de lanolina com frequência nas áreas afetadas e o uso oral de piridoxina 50 a 150 mg.[24,25]

| Tabela 56.7. Principais toxicidades associadas à capecitabina |
| --- |
| Eritrodistesia palmoplantar |
| Diarreia |
| Náusea |
| Mucosite |
| Vômito |
| Mielossupressão |

Fonte: Desenvolvida pela autoria.

A diarreia também ocorre com frequência e pode ser dose-limitante. Deve ser manejada com loperamida e, se não houver controle adequado com o uso de antidiarreicos, considerar redução de dose da capecitabina. Náusea, vômito e mucosite também podem ser observados e devem ser tratados sintomaticamente quando possível, por exemplo, com a administração de antieméticos em horários pré-estabelecidos.[25]

Até 20% dos pacientes apresentam uma elevação significativa nas bilirrubinas séricas, associada ou não a um aumento na fosfatase alcalina e transaminases hepáticas. Esse efeito é geralmente transitório e assintomático, mas deve ser monitorizado e a dose da capecitabina deve ser reduzida nos casos graves ou persistentes.[25]

A capecitabina não é uma droga primariamente mielotóxica. Quando ocorre toxicidade medular, a série mais afetada é a linfocítica. A cardiotoxicidade ocorre em cerca de 3% dos pacientes, podendo se manifestar como alterações eletrocardiográficas isoladas, dor torácica, infarto agudo do miocárdio ou parada cardiorrespiratória. Doença arterial coronariana prévia constitui fator de risco importante. A capecitabina deve ser descontinuada na ocorrência de evento cardíaco clinicamente significativo.[26]

Outros efeitos colaterais que podem estar presentes, embora raros, e incluem: sintomas neurológicos como confusão mental, ataxia cerebelar ou encefalopatia e manifestações oculares como estenose do ducto lacrimal, conjuntivite aguda ou crônica.[23]

A capecitabina não deve ser utilizada em pacientes com hipersensibilidade ao 5-FU ou deficiência conhecida de DPD, pelo risco de toxicidade potencialmente fatal.

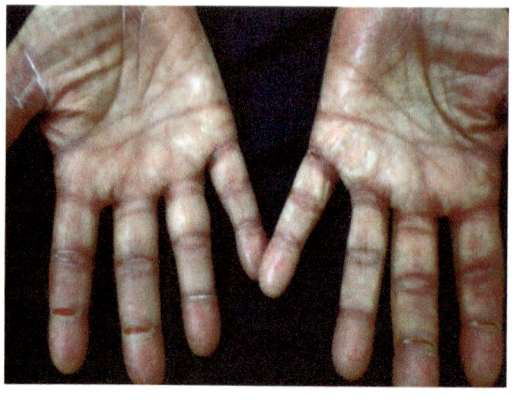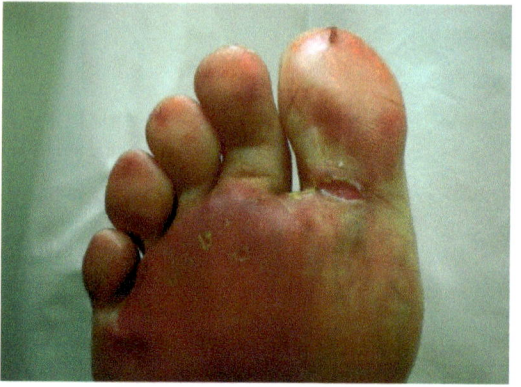

**FIGURA 56.5 –** Eritrodistesia palmoplantar em paciente com câncer de mama metastático recebendo capecitabina.

Fonte: Acervo da autoria.

## UFT

O UFT foi a primeira fluoropirimidina oral a ser registrada. Consiste na combinação de tegafur (FT), uma pró-droga que libera 5-FU continuamente, com o uracil, um substrato da DPD que inibe a degradação do 5-FU, promovendo altos níveis séricos de fluorouracil por períodos prolongados. Os primeiros estudos clínicos utilizando UFT foram realizados no Japão, país que desenvolveu a droga e que mais utiliza essa fluoropirimidina oral, demonstrando conveniência, segurança e eficácia quando administrado na dose entre 400 e 600 mg, duas a três vezes ao dia.[20,27]

As principais toxicidades associadas ao UFT são anorexia, náusea, diarreia, dor epigástrica, estomatite, pigmentação da pele, mielossupressão e tontura, acometendo 25 a 35% dos pacientes.

Apresenta atividade antitumoral no carcinoma colorretal, gástrico, mama, do pulmão de não pequenas células, e cabeça e pescoço. O UFT demonstrou melhor perfil de toxicidade em relação ao 5-FU infusional e à capecitabina no que diz respeito à neutropenia febril, diarreia, náusea, vômito e síndrome mão-pé.[27,28]

## S1

O S1 é mais um agente oral desenvolvido no Japão. Consiste na combinação do FT com dois moduladores do 5-FU: CDHP (cloro-2,4-dihidropirimidina) e oxonato de potássio. O CDHP é um inibidor da DPD 200 vezes mais potente que o uracil, enquanto o oxanato de potássio foi associado para reduzir a incidência de diarreia induzida pelo Tegafur. O S1 é administrado 2 vezes por dia por 4 semanas em ciclos de 5 ou 6 semanas. A principal toxicidade observada é a diarreia. Estudos de fase 2 mostraram atividade no câncer colorretal, gástrico e do pulmão de não pequenas células.[20,28]

## Eniluracil e 5-FU oral

O eniluracil corresponde a um análogo do uracil que exerce inativação intensa e irreversível da DPD, aumentando sobremaneira a biodisponibilidade e a meia-vida plasmática do 5-FU. A dose oral de 25 mg/m² de 5-FU associado ao eniluracil por 5 dias consecutivos atinge uma área sob a curva comparável àquela obtida com infusão contínua de 1.000 mg/m² de 5-FU. Estudos de fase II mostraram atividade no carcinoma de mama e colorretal, com perfil de toxicidade favorável.[20]

## Citarabina (Ara-C)

A citarabina, também conhecida como Ara-C (Arabinofuranosil citidina) é um análogo da desoxicitidina originalmente isolado da esponja *Cryptothethya crypta* na década de 1960. Foi aprovado pelo FDA em 1969 no tratamento de neoplasias hematológicas[29] (Figura 56.6).

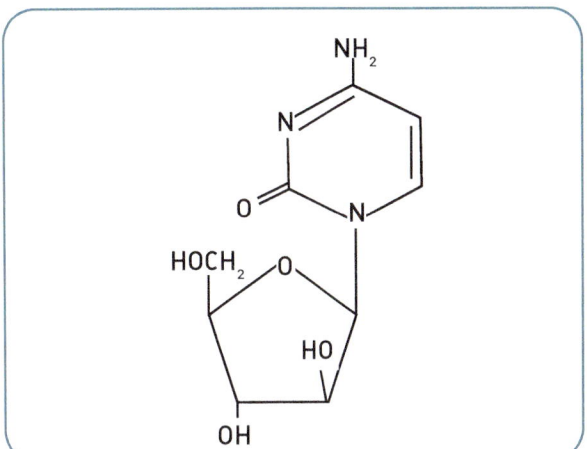

**FIGURA 56.6 –** Molécula de citarabina.
Fonte: Desenvolvida pela autoria.

### Mecanismo de ação

Requer ativação intracelular pela desoxicitidina quinase para o metabólito citarabina trifosfato (Ara-CTP). A atividade antitumoral resulta da inibição das enzimas DNA polimerase e ribonucleotídeo redutase, e da incorporação do Ara-CTP no DNA e RNA, interferindo, dessa maneira, na síntese, reparo e função do DNA. É um agente ciclo-celular específico, atuando na fase S da mitose.[29,30]

### Farmacologia

A citarabina apresenta baixa biodisponibilidade oral, estando disponível para administração via endovenosa ou intratrecal. Distribui-se rapidamente entre os tecidos e água corporal, após administração endovenosa, sendo capaz de atravessar a barreira hematoencefálica. Sofre extenso metabolismo pela enzima citidina desaminase no fígado, plasma e tecidos periféricos, com aproximadamente 70 a 80% da droga sendo recuperada em 24 horas na urina na forma do metabólito inativo uracil arabinosídeo (ara-U). A meia-vida após administração endovenosa é de 2 a 6 horas. No sistema nervoso central, a meia-vida é prolongada (2 a 11 horas) devido à baixa atividade da citidina desaminase no líquor. Existe uma formulação de liberação prolongada para administração intratecal (citarabina lipossomal) com meia-vida no sistema nervoso central de 100 a 263 horas.[31]

### Indicações

A citarabina é indicada no tratamento de neoplasias hematológicas, constituindo a base dos regimes de indução. Também é utilizada no tratamento de carcinomatose meníngea, quando administrada via intratecal.[30]

### Toxicidade

A mielossupressão é a toxicidade mais importante associada à citarabina, sendo dose-limitante. O nadir da leucopenia e plaquetopenia ocorre entre 7 e 10 dias, com recuperação em 14 a 21 dias. Anorexia, mucosite e diarreia também ocorrem entre o 7º e o 10º dia. Náusea e vômito geralmente são de intensidade leve a moderada. Pode haver aumento transitório de transaminases e bilirrubinas ou desenvolvimento de pancreatite aguda. Manifestações dermatológicas como eritema da pele, eritrodistesia palmoplantar, alopecia e hidradenite são pouco frequentes. A administração intratecal de Ara-C pode levar à aracnoidite aguda. A "síndrome da citarabina", caracterizada por sintomas gripais e alterações cutâneas, corresponde a uma reação de hipersensibilidade à medicação que ocorre em crianças e em pacientes recebendo altas doses de Ara-C (2.000 a 3.000 mg/m²). Outras toxicidades associadas aos regimes de altas doses incluem: neurotoxicidade, na forma de ataxia cerebelar, letargia e confusão; toxicidade pulmonar potencialmente fatal; toxicidade gastrintestinal, manifesta como colite necrotizante, úlceras mucosas ou pneumatose intestinal e conjuntivite e/ou ceratite, que devem ser tratados profilaticamente com colírios a base de hidrocortisona. Pacientes com leucemia mieloide aguda ou grande volume tumoral devem receber profilaxia para síndrome de lise tumoral. Durante a terapia com Ara-C, o hemograma, e as funções renal e hepática devem ser monitorizados; e a dose da medicação ajustada de acordo com o grau de toxicidade.[30,32].

## Gemcitabina

A gemcitabina (Gemzar®) é um análogo da pirimidina desoxicitidina que foi aprovado pelo FDA em 1996 para o tratamento do adenocarcinoma de pâncreas. É estruturalmente similar à citarabina, porém apresenta atividade antitumoral de espectro mais amplo. Atua inibindo a síntese de DNA e induzindo apoptose da célula tumoral[33] (Figura 56.7).

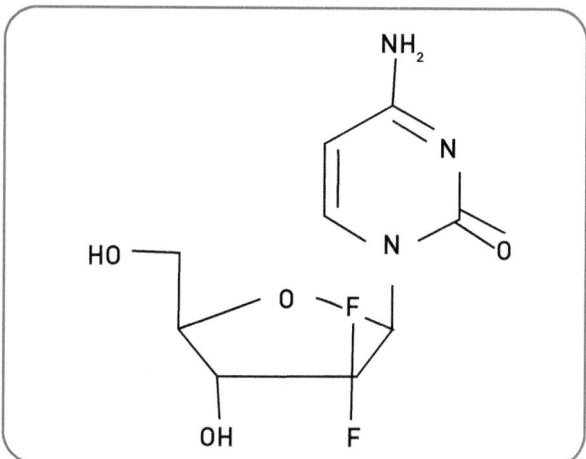

**FIGURA 56.7 –** Molécula de gemcitabina.
Fonte: Desenvolvida pela autoria.

### Mecanismos de ação

A gemcitabina é metabolizada intracelularmente pela desoxicitidina quinase e fosforilada a dois metabólitos ativos: difluorodesoxicitidina difosfato (dFdCDP) e difluorodesoxicitidina trifosfato (dFdCTP). O efeito citotóxico ocorre por meio da inibição pela dFdCDP da enzima ribonucleotídeo redutase, responsável por catalisar as reações que geram os dNTP necessários para a síntese de DNA, e por meio da competição da dFdCTP com os dNTP fisiológicos para serem incorporados ao DNA. Quando o dFdCTP se incorpora ao DNA, a DNA polimerase não á capaz de repará-lo, levando a célula à apoptose. Os metabólitos da gemcitabina também podem se incorporar ao RNA, inibindo sua síntese. A gemcitabina atua nas células tumorais na fase S da mitose e bloqueia a progressão da fase G1 para a fase S.[34,35]

### Mecanismos de resistência

A deficiência da enzima desoxicitidina quinase é o mecanismo de resistência à gemcitabina mais bem descrito, e acredita-se que seja o mais frequente.[36] Outros mecanismos de resistência relatados incluem: deficiência dos transportadores de nucleosídeos da membrana plasmática da célula tumoral; aumento do catabolismo da gemcitabina pela citidina desaminase e de seus metabólitos ativos pela desoxicitidilato desaminase; aumento da atividade da ribonucleotídeo redutase; e alterações nos genes que regulam a morte celular, sobretudo o p53.[37] Atualmente reconhece-se o gene RRM como um determinante celular da eficácia da gemcitabina. A expressão aumentada do RRM1 confere resistência tumoral ao tratamento com esse quimioterápico. É possível a determinação dos níveis de expressão do RRM1 por imunoistoquímica, no entanto, esse teste não está disponível na prática clínica rotineira.[38]

## Farmacologia

A gemcitabina é disponível exclusivamente para uso endovenoso. O volume de distribuição (Vd) e a meia-vida de eliminação plasmática variam de acordo com o tempo de administração da droga: em infusões de até 70 minutos, a droga atinge um Vd de $50L/m^2$ e meia-vida de 30 a 90 minutos; durante infusões mais prolongadas, a gemcitabina é distribuída amplamente entre os tecidos, alcançando um Vd de $370L/m^2$ e meia-vida de 4 a 10 horas. A ligação às proteínas plasmáticas é desprezível e a droga não atravessa a barreira hematoencefálica. Passa por extenso metabolismo no fígado, plasma e tecidos periféricos, principalmente pela enzima citidina desaminase, gerando o metabólito inativo difluorodeoxiuridina (dFdU), que é excretado na urina. O *clearance* plasmático é influenciado pelo gênero e idade, sendo 30% menor em mulheres e idosos.[39,40]

As doses e esquemas utilizados dependem da indicação clínica, variando entre 800 e 1.200 $mg/m^2$, 1 vez por semana, por 2 a 3 semanas, a cada 3 a 4 semanas. A velocidade de infusão recomendada é de aproximadamente 30 minutos.[39,40]

## Indicações

A gemcitabina possui amplo espectro de atividade contra tumores sólidos, conforme exemplificados na Tabela 56.8, e pode ser utilizada no tratamento de resgate de linfoma.[40]

### Tabela 56.8. Principais aplicações clínicas da gemcitabina

Câncer de pâncreas
Câncer de pulmão de não pequenas células
Câncer de mama
Câncer de ovário
Câncer de bexiga
Câncer de colo uterino
Câncer hepatobiliar
Sarcoma de partes moles
Linfoma

Fonte: Desenvolvida pela autoria.

## Interações medicamentosas

A gemcitabina apresenta sinergismo com a cisplatina. É considerada um agente radiossenssibilizante, devendo ser administrada pelo menos 7 dias antes ou após o tratamento radioterápico para evitar potencialização da toxicidade aguda associada à radioterapia. Os pacientes que foram expostos em algum momento à radioterapia estão sob risco de desenvolver toxicidade tardia no campo irradiado conhecida como *radiation recall*.

A principal interação medicamentosa da gemcitabina observada na prática clínica ocorre com dicumarínico, com aumento do efeito anticoagulante da warfarina. O INR deve ser monitorizado com frequência, sobretudo durante os 2 primeiros meses de tratamento. Sempre que possível, utilizar heparina de baixo peso molecular nos pacientes em quimioterapia.[11,33]

## Toxicidade

A mielossupressão é o principal efeito colateral dose-limitante, embora menos de 1% dos pacientes tenham que descontinuar o tratamento. A série mais atingida é a granulocítica seguida da megacariocítica; com nadir entre 10 e 14 dias e recuperação em 21 dias. Hipertermia ocorre em até 40% dos casos, geralmente 6 a 12 horas após a infusão e 20% dos pacientes apresentam sintomas gripais associados. Pode haver um aumento transitório das transaminases e bilirrubina, geralmente sem significância clínica. É recomendada uma avaliação da função hepática antes do início do tratamento e periodicamente.[33,41]

Náusea e vômito, quando ocorrem, são de intensidade leve a moderada. Reações infusionais como *flushing*, edema de face, cefaleia, dispneia e/ou hipotensão estão associadas à velocidade de infusão. *Rash* cutâneo maculopapular pruriginoso ocorre em até 30% dos pacientes, geralmente envolvendo o tronco e as extremidades, e pode ser tratado com anti-histamínicos ou corticoesteroides. Edema periférico pode ocorrer em até 20% dos pacientes. Alopecia é raramente observada.

A toxicidade pulmonar associada à gemcitabina geralmente se manifesta como dispneia aguda leve, autolimitada, mas pode se apresentar como edema pulmonar, pneumonite intersticial grave (Figura 56.8) ou síndrome da angústia respiratória aguda. O tratamento é basicamente de suporte com oxigenoterapia, broncodilatadores, diuréticos e corticoesteroides.

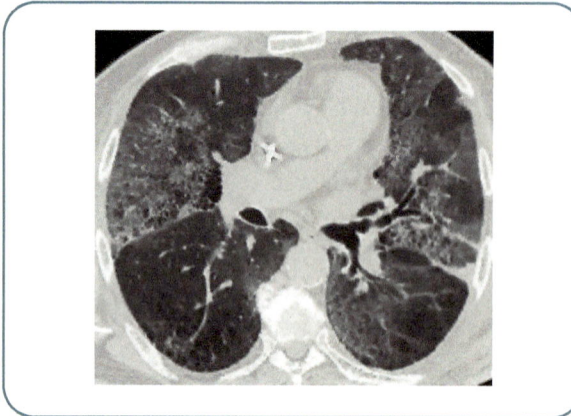

**FIGURA 56.8 –** Quadro de pneumonite grave por gemcitabina em paciente com adenocarcinoma de pâncreas.

Fonte: Acervo da autoria.

Toxicidade renal é rara e se manifesta principalmente na forma de proteinúria e hematúria leves, no entanto, 0,25% dos pacientes desenvolvem síndrome hemolítico urêmica. Geralmente ocorre durante ou logo após a infusão da gemcitabina e deve ser suspeitada precocemente pelo alto risco de desfecho fatal.[33,40,41]

## ANÁLOGOS DO ÁCIDO FÓLICO

O ácido fólico é um fator dietético essencial convertido enzimaticamente a uma série de cofatores tetra-hidrofolatos que fornecem grupos carbono para a síntese dos precursores do DNA e RNA. Os antifolatos ocupam um lugar especial na história da quimioterapia, uma vez que essa classe de drogas produziu a primeira remissão em leucemia[42] e a primeira cura de um tumor sólido, o coriocarcinoma,[43] provocando grande ímpeto para o desenvolvimento de novos agentes. Os inibidores do ácido fólico de maior aplicabilidade clínica são descritos a seguir.

### Metotrexato

O metotrexato (MTX) é um antimetabólito utilizado no tratamento de neoplasias e doenças autoimunes. Em 1947, um grupo de pesquisadores demonstrou que a aminopterina, um análogo do ácido fólico desenvolvido por Yellapragada Subbarao Lederle, era capaz de induzir remissão da leucemia linfoblástica aguda em crianças.[42] Estudos experimentais, a partir de então, demonstraram que o índice terapêutico do MTX era melhor que o da aminopterina, que foi substituída, dessa maneira, pelo MTX. A nova droga passou a ser investigada no tratamento de diversas neoplasias e de doenças autoimunes[43,44] (Figura 56.9).

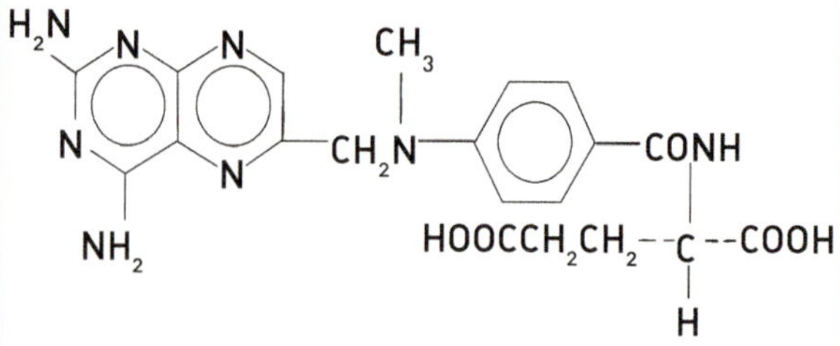

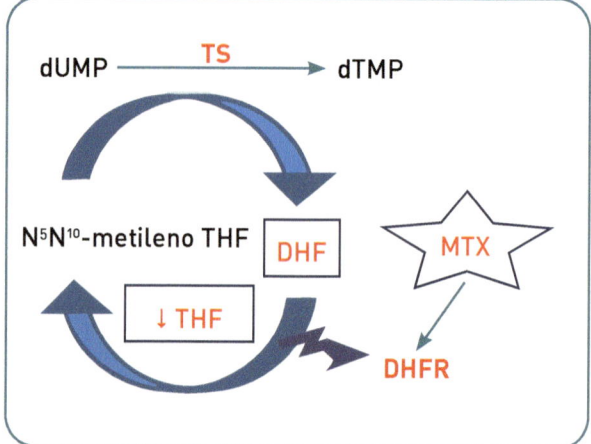

**FIGURA 56.9 –** Molécula de metotrexato.

Fonte: Desenvolvida pela autoria.

### Mecanismos de ação

O MTX atua na fase S do ciclo celular. Adentra a célula por meio de um sistema de transporte mediado pelo carreador do folato reduzido e pela proteína do receptor do folato. Requer poliglutamação pela enzima folilpoliglutamato sintetase (FPGS) para exercer atividade citotóxica. Atua, sobretudo, por meio da inibição da dihidrofolatoredutase (DHFR), mas também na timidilato síntetase e no transportador dos folatos reduzidos, resultando na depleção dos tetra-hidrofolatos que são utilizados na síntese de nucleotídeos purinas e timidilato. Dessa maneira, o MTX interfere na síntese e reparo do DNA e na replicação celular (Figura 56.10).

**FIGURA 56.10 –** Esquema exemplificando o principal mecanismo de ação do MTX: inibição da DHFR com consequente diminuição na síntese do folato reduzido, que atua como cofator da TS, interferindo, dessa maneira, na produção de nucleotídeos essenciais para a síntese de ácidos nucleicos (DNA e RNA).

Fonte: Desenvolvida pela autoria.

Os tecidos com alta taxa de proliferação como células neoplásicas, medula óssea, mucosa gastrintestinal e bexiga, são, em geral, mais sensíveis aos efeitos do MTX. Como as células tumorais normalmente apresentam maior velocidade de replicação, o MTX atua preferencialmente no tecido neoplásico. O MTX também apresenta atividade imunossupressora, possivelmente por interferir na multiplicação dos linfócitos.[44,45]

### Farmacologia

A absorção oral do MTX é dose-dependente, apresentando biodisponibilidade saturável e errática com doses maiores de 30 mg/m². O MTX é completamente absorvido via parenteral e atinge pico sérico em 30 a 60 minutos após administração intramuscular, com ampla distribuição entre os tecidos. Em doses convencionais, os níveis atingidos no sistema nervoso central correspondem a aproximadamente 5 a 10% dos níveis séricos. Quando o MTX é administrado em altas doses endovenosa ou diretamente via intratecal, atinge concentrações terapêuticas no sistema nervoso central. Distribui-se nos fluidos acumulados no terceiro espaço como derrame pleural e líquido ascítico, que devem ser drenados antes da administração do MTX, pois a meia-vida do quimioterápico é prolongada nessas situações com aumento substancial e imprevisível da toxicidade.

Aproximadamente 50% do MTX se liga às proteínas plasmáticas, sobretudo albumina. O volume de distribuição é de 0,4 a 0,8 L/kg. O MTX é extensivamente metabolizado à forma ativa poliglutamada no fígado e no intracelular pela FPGS. A excreção renal é a principal via de eliminação da droga e ocorre tanto pela filtração glomerular quanto pela secreção tubular. Aproximadamente 80 a 90% da droga administrada é eliminada de maneira inalterada pela urina em 24 horas. A meia-vida do MTX é de aproximadamente 3 a 10 horas para doses de até 30 mg/m² e de 8 a 15 horas para doses maiores.[10,45,46]

O *clearance* do MTX varia com a dose administrada, sendo a toxicidade nos tecidos normais dependente da duração da exposição à droga. O potencial de toxicidade dos regimes de altas doses (≥ 1.000 mg/m²) ou nos pacientes com excreção alterada é diminuído pela administração de leucovorin. A hidratação vigorosa e alcalinização da urina fazem-se necessárias quando o MTX é administrado em altas doses, bem como a monitorização dos níveis séricos da droga. A terapia de resgate com leucovorin deve ser iniciada 24 horas após a infusão do MTX e continuada até que o nível sérico do quimioterápico esteja menor que 50 nM.[47]

### Mecanismos de resistência

Os mecanismos de resistência ao MTX incluem: hiperexpressão da enzima-alvo DHFR por amplificação do gene que a codifica, alteração da afinidade de ligação entre DHFR e MTX; diminuição do transporte do MTX para dentro da célula por meio da redução da expressão ou atividade dos carreadores do folato reduzido e/ou proteínas receptoras de folato; diminuição na síntese das formas poliglutamadas do MTX, e diminuição na expressão das enzimas de reparo de DNA.[48]

### Indicações

O metotrexato apresenta atividade antitumoral contra diversas neoplasias, enumeradas na Tabela 56.9.[14,45,49]

### Tabela 56.9. Principais aplicações clínicas do metotrexato

Câncer de mama
Câncer de cabeça e pescoço
Leucemia linfocítica aguda
Sarcoma osteogênico
Linfoma não Hodgkin
Linfoma primário de sistema nervoso central
Carcinomatose meníngea
Câncer de bexiga
Neoplasia trofoblástica gestacional
Câncer gástrico

Fonte: Desenvolvida pela autoria.

### Principais interações medicamentosas

Alguns medicamentos habitualmente utilizados na prática clínica como aspirina, penicilina, probenecide, anti-inflamatórios não esteroidais, cefalosporina, omeprazol e fenitoína, inibem a excreção renal do MTX, aumentando seu efeito e toxicidade. O MTX pode potencializar a ação anticoagulante do warfarin, fazendo-se necessário o monitoramento periódico do INR.

O leucovorin resgata os efeitos tóxicos do MTX e pode interferir na atividade antitumoral, sendo utilizado após a administração do quimioterápico em altas doses. A suplementação com ácido fólico dificilmente atrapalha a ação do MTX uma vez que a afinidade da DHFR pelo antineoplásico é muito superior à afinidade dessa enzima pelo ácido fólico, no entanto, não se recomenda o uso concomitante dessas medicações. Como o potencial de interação medicamentosa do MTX é muito amplo, recomenda-se investigar possíveis interações medicamentosas antes da administração do mesmo.[11,45,49]

### Toxicidade

A toxicidade associada ao MTX é dependente da dose, da via de administração e do tempo de exposição à droga. A mielossupressão é um efeito colateral frequente e dose-limitante. O nadir da leucopenia e plaquetopenia geralmente é precoce, ocorrendo entre o 4º e 7º dia, com recuperação entre o 10º e 14º dia. Mucosite geralmente precede a queda dos leucócitos e plaquetas.

Náusea e vômito são pouco frequentes e dose-dependentes. *Rash* cutâneo, prurido, urticária, fotossensibilidade e hiperpigmentação da pele podem ocorrer independentemente da via de administração da droga. Quando o MTX é administrado em altas doses, é comum haver aumento transitório das transaminases hepáticas e da bilirrubina, sobretudo 12 a 24 horas após o início da infusão, retornando ao normal em 10 dias. Essas alterações não predizem hepatotoxicidade, no entanto, pacientes em uso prolongado de MTX podem desenvolver quadro de fibrose hepática e cirrose.[43,50]

Efeitos colaterais menos frequentes, porém potencialmente fatais, incluem toxicidade renal e pulmonar. A toxicidade renal resulta da precipitação intratubular do MTX e seus metabólitos e do efeito citotóxico direto do quimioterápico nos túbulos renais, podendo levar à insuficiência renal aguda. A nefrotoxicidade do MTX pode ser evitada com hidratação vigorosa e alcalinização da urina antes e após a infusão de altas doses.[50,51]

A toxicidade pulmonar, em analogia à toxicidade hepática, é mais frequente com exposições crônicas ao MTX. Geralmente se manifesta como febre e tosse associadas ao aparecimento de infiltrado pulmonar intersticial difuso no exame de imagem.

Pacientes que recebem MTX intratecal podem desenvolver aracnoidite química aguda em até 10% dos casos. Encefalopatia desmielinizante crônica pode ocorrer em crianças. Até 5 a 15% dos pacientes recebendo MTX em altas doses desenvolvem um quadro de disfunção cerebral aguda dentro dos 6 primeiros dias de tratamento, com melhora em 48 a 72 horas.

Neurotoxicidade crônica pode se desenvolver 2 a 4 meses após o término do tratamento.[10,50,52]

O MTX pode induzir aborto e óbito fetal. Durante seu uso, ocorrem irregularidades menstruais nas mulheres e oligospermia geralmente reversível nos homens.

Pacientes portadores de tumor altamente proliferativo e/ou grande volume tumoral podem desenvolver síndrome de lise tumoral, devendo a profilaxia ser instituída nessas situações. Infecções oportunistas, sobretudo por *Pneumocystis jiroveci*, podem ocorrer durante o tratamento com MTX. Quando o MTX é administrado concomitantemente à radioterapia, aumenta o risco de necrose de partes moles e osteonecrose.[43,50,52]

Em pacientes de alto risco para toxicidade grave secundária à eliminação prolongada do MTX, a carboxipeptidase-G2 (glucarpidase ou Voraxaze®), uma enzima bacteriana recombinante capaz de inativar o MTX extracelular, pode ser utilizada como "antídoto" em associação ao leucovorin. Essa droga é capaz de diminuir em 95% os níveis séricos do MTX 15 minutos após sua administração.[53]

### Pemetrexede

O pemetrexede dissodium (Alimta™) é um análogo do antifolato pirrolopirimidina que atua em múltiplos alvos enzimáticos interferindo na ligação dos cofatores do folato natural a importantes enzimas como a TS, DHFR, glicinamida ribonucleotídeo formil transferase (GARFT) e aminoimidazol carboxamida formil transferase (AICARFT), impedindo, dessa maneira, a síntese de nucleotídeos e consequentemente inibindo a formação de DNA e RNA (Figura 56.11).[54]

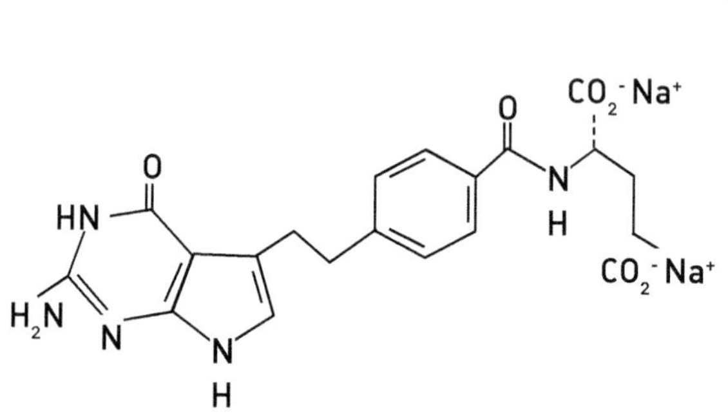

**FIGURA 56.11** – Molécula de pemetrexede.
Fonte: Desenvolvida pela autoria.

### Mecanismos de ação

O pemetrexede adentra o ambiente intracelular principalmente por meio do carreador do folato reduzido, no qual é poliglutamado pela folilpoliglutamato sintetase. O principal mecanismo de ação da droga consiste na inibição da enzima dependente do folato, a TS, inibindo, dessa forma, a produção de timidilato *de novo* e, portanto, a síntese e função do DNA. A forma pentaglutamada é cerca de 60 vezes mais potente na inibição da TS que a forma monoglutamato, uma vez que a glutamação aumenta a retenção da molécula no intracelular, aumentando o tempo de exposição e a concentração da droga no sítio de ação.

O pemetrexede também inibe a DHFR, que catalisa a síntese do tetra-hidrofolato e dos carreadores críticos para o metabolismo celular, e as enzimas GARFT e AICARFT, ambas envolvidas na biossíntese das purinas e timidina *de novo*. O pemetrexede é considerado uma droga radiossensibilizante e ciclo-específica, atuando na fase G1 e S da divisão celular.[55,56]

### Mecanismos de resistência

Os mecanismos de resistência ao pemetrexede incluem: superexpressão da enzima TS; alteração na afinidade de ligação da TS pelo pemetrexede, diminuição do transporte da droga para o intracelular por meio da expressão diminuída do carreador do folato, ou, ainda, uma diminuição na poliglutamação da droga.[14,55]

### Farmacologia

O pemetrexede deve ser administrado via endovenosa, na dose habitualmente recomendada de 500 mg/m² em 10 minutos a cada 3 semanas. A meia-vida plasmática é de 3 horas, com volume de distribuição de 6,8L/m² e *clearance* de 40 mL/min/m². O *clearance* do pemetrexede é pimariamente renal, com 70 a 90% da droga sendo recuperada inalterada na urina em 24 horas. O pemetrexede deve ser utilizado com cautela e ajuste de dose em pacientes com disfunção renal, sendo contraindicado em pacientes com *clearance* de creatinina menor que 45 mL/min.[54,55]

### Indicações

O pemetrexede foi aprovado para o tratamento do carcinoma de pulmão de não pequenas células, sobretudo no subtipo não epidermoide, e no mesotelioma maligno. No entanto, também possui atividade antitumoral no carcinoma de mama, colorretal, colo uterino, tumores de cabeça e pescoço, bexiga e pâncreas.[54,57]

### Interações medicamentosas

As interações medicamentosas mais importantes a serem consideradas incluem o 5-FU, que, quando associado ao pemetrexede, tem uma potencialização de sua atividade antitumoral; o leucovorin, que pode diminuir a atividade antitumoral do pemetrexede e os anti-inflamatórios não esteroidais e aspirina, que podem inibir a excreção renal do pemetrexede, resultando num aumento de toxicidade da droga.[11,54]

### Toxicidade

O pemetrexede é uma medicação usualmente bem tolerada e com perfil de toxicidade favorável. A fadiga é o principal efeito adverso observado, acometendo até 34% dos pacientes, sendo limitante em 5% dos casos. A toxicidade hematológica ocorre, sobretudo, pela atividade antifolato, com 20% dos pacientes apresentando anemia e 11% neutropenia, 5% graus 3 ou 4. Outros sintomas menos comuns incluem diarreia; mucosite; *rash* cutâneo maculopapular (prevenível com dexametasona); aumento transitório e assintomático das transaminases; anorexia; náusea e vômito.

A partir de 1999, a suplementação de 350 a 600 mcg de ácido fólico por dia e vitamina B12 1.000 mcg a cada 9 semanas foi considerada mandatória durante o tratamento com pemetrexede, baseado em estudos que sugeriam uma melhora no índice terapêutico com diminuição dramática dos efeitos colaterais, sobretudo mielotoxicidade, mucosite e diarreia, preservando a atividade antitumoral. A reposição de ácido fólico e vitamina B12 deve ser iniciada 7 dias antes da administração da 1ª dose de pemetrexede. O ácido fólico deve ser mantido diariamente até 21 dias após a aplicação da última dose do quimioterápico e a vitamina B12 deve ser administrada a cada 9 semanas.[55,57]

### Raltitrexed

O raltitrexede (Tomudex™) atua como um inibidor direto e específico da TS. Adentra a célula via carreador do folato reduzido, no qual é extensivamente poliglutamado, aumentando sua atividade antitumoral (Figura 56.12). Apresenta atividade similar ao 5-FU em pacientes com câncer colorretal metastático; no entanto, alguns estudos mostraram que os pacientes tratados com raltitrexede apresentaram menor tempo de progressão de doença e maior número de mortes relacionadas ao tratamento. Os principais efeitos colaterais associados a essa medicação incluem neutropenia, plaquetopenia, diarreia, mucosite, fadiga, náusea e vômito. Apesar de apresentar amplo espectro de ação com atividade no carcinoma colorretal metastático, mesotelioma, câncer gástrico, pancreático, cabeça e pescoço e do pulmão de não pequenas células, sua aplicabilidade clínica é restrita, sendo geralmente utilizado em pacientes que apresentam intolerância importante ao 5-FU e capecitabina, sobretudo deficiência de DPD.[58,59]

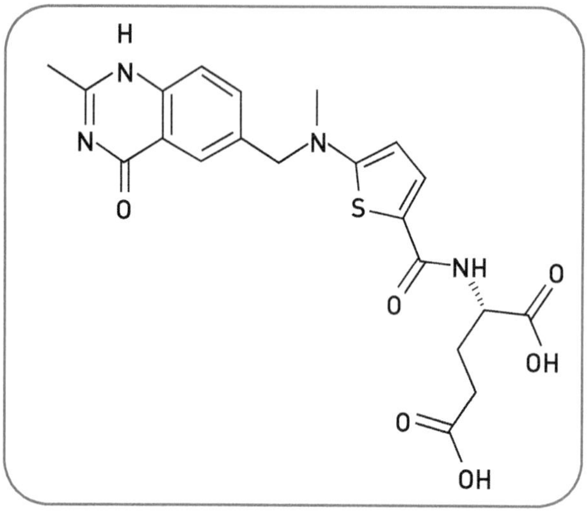

**FIGURA 56.12** – Molécula de raltitrexede.
Fonte: Desenvolvida pela autoria.

## ANÁLOGOS DA PURINA E INIBIDORES CORRELATOS

Os estudos pioneiros de Hitchings e Elions, em 1942, identificaram análogos naturais das bases purinas com propriedades antileucêmicas e imunossupressoras. O trabalho desses cientistas levou ao desenvolvimento de drogas com ação antineoplásica (mercaptopurina e tioguanina), imunossupressora (azatioprina) e antiviral (aciclovir e ganciclovir). As drogas com atividade antineoplásicas são utilizadas, sobretudo, no tratamento de neoplasias hematológicas por serem altamente mielotóxicas.[1]

### 6-mercaptopurina

A 6-mercaptopurina (6-MP) é uma pró-droga análoga da purina que exerce atividade na fase S do ciclo celular. Requer fosforilação no meio intracelular pela enzima hipoxantina-guanina fosforibosiltransferase (HGPRT) para a forma monofosfato (TIMP), que inibe a síntese de purinas *de novo*, sendo convertida *a*

*posteriori* para a forma trifosfato (TGTP), que exerce atividade antitumoral por meio de sua incorporação ao DNA e RNA, interferindo na síntese e função dos ácidos nucleicos[60] (Figura 56.13).

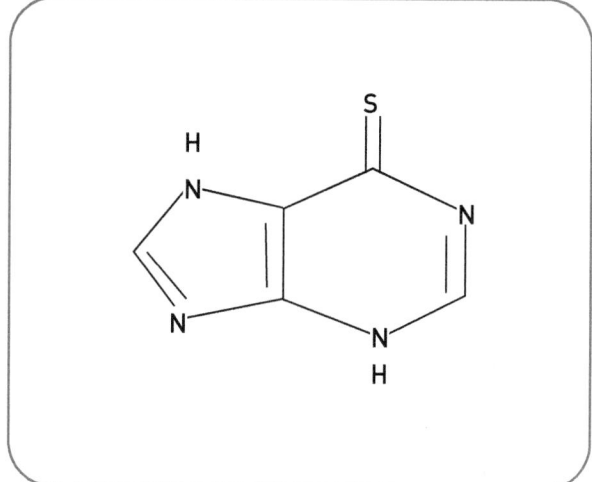

**FIGURA 56.13** – Molécula de 6-mercaptopurina.
Fonte: Desenvolvida pela autoria.

### Farmacologia

A 6-MP apresenta absorção oral errática e incompleta. É amplamente distribuída na água corporal, porém não atravessa a barreira hematoencefálica. Sofre metabolismo hepático no qual é convertida a metabólitos inativos principalmente pela xantina oxidase, a mesma enzima inibida pelo alopurinol, sendo necessária a redução da dose da 6-MP em 50 a 75% quando administrada concomitantemente ao alopurinol. A meia-vida plasmática após administração oral é de 1,5 hora; enquanto a meia-vida após administração endovenosa varia entre 20 e 50 minutos. Aproximadamente 50% da 6-MP e seus metabólitos são eliminados na urina em 24 horas. A dose deve ser ajustada de acordo com a função renal.[61]

### Indicações

É utilizada principalmente no tratamento de indução e manutenção da leucemia linfoblástica aguda, e com menor frequência no tratamento da leucemia mieloide aguda e crônica.[10,60]

### Toxicidade

A toxicidade hematológica é a mais frequente, sobretudo leucopenia, com nadir entre 10 e 14 dias e recuperação em 21 a 28 dias. Pacientes com atividade reduzida da tiopurina metiltransferase (TPMT) acumula altas concentrações de metabólitos citotóxicos da 6-MP, resultando em mielossupressão grave e maior risco de neoplasias secundárias. Estima-se que 3% das pessoas apresentem deleção homozigota no gene TPMT, enquanto 10% dos pacientes apresentam deleção ou mutação heterozigota. Os aminossalicilatos inibem a TPMT, podendo aumentar a toxicidade da 6-MP quando usados concomitantemente.[62,63]

Mucosite e diarreia podem ser observadas nos regimes em altas doses em até 10% dos pacientes. Náusea e vômito são geralmente leves. Pode haver toxicidade dermatológica manifestando-se na forma de pele seca, urticária e fotossenssibilidade.

A hepatotoxicidade ocorre em 30% dos pacientes, sobretudo nos regimes que excedem 2,5 mg/kg/dia. Os quadros mais graves são raros e se caracterizam por aumento de bilirrubinas e transaminases associados à icterícia clínica, ascite, encefalopatia, necrose ou até fibrose hepática. Os sintomas podem se instalar precoce ou tardiamente, após o término do tratamento. Os mecanismos envolvidos na gênese da toxicidade hepática incluem citotoxicidade direta da droga ou hipersenssibilidade. A função hepática, transaminases e bilirrubinas devem ser monitorizadas regularmente.[14,61]

### Cladribina

A cladribina corresponde a um análogo da desoxiadenosina com alta especificidade pelas células linfoides, exercendo atividade antitumoral e imunossupressora, tanto nas células em divisão quanto em repouso (Figura 56.14). É resistente à desaminação pela adenosina desaminase, permitindo seu acúmulo no intracelular, onde é metabolizada via desoxicitidina quinase para a forma ativa trifosfato (Cld-ATP). O metabólito trifosfato inibe a enzima ribonucleotídeo redutase e se incorpora ao DNA, interferindo em sua síntese e função.[64]

### Farmacologia

A absorção oral é variável, com biodisponibilidade de aproximadamente 50%. Aproximadamente 97% da droga é biodisponível após injeção subcutânea. É amplamente distribuída nos tecidos e atravessa a barreira hematoencefálica, atingindo concentrações equivalentes a 25% da concentração plasmática. É excretada preferencialmente por via renal devendo

ser utilizada com cautela em pacientes com disfunção renal. Apresenta meia-vida entre 5 e 7 horas e é normalmente utilizada na forma de infusão endovenosa contínua por 7 dias.[64,65]

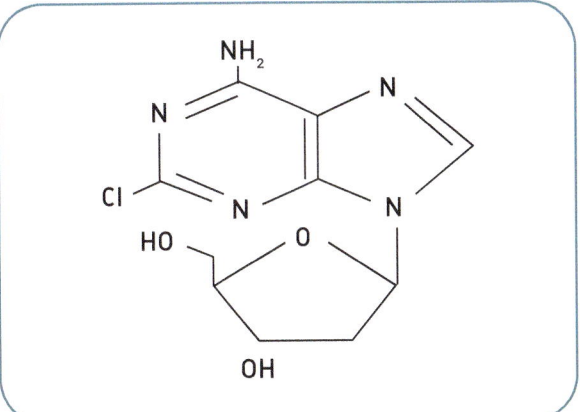

**FIGURA 56.14 –** Molécula de cladribina.
Fonte: Desenvolvida pela autoria.

### Indicações

Utilizada no tratamento de neoplasias hematológicas, sobretudo tricoleucemia, leucemia mieloide crônica e linfoma não Hodgkin de baixo grau.[66]

### Toxicidade

A cladribina provoca mielossupressão grave dose-dependente, sobretudo neutropenia, que ocorre em 70% dos casos, com nadir entre 7 e 14 dias e recuperação em 3 a 4 semanas. Aproximadamente 30% dos pacientes evoluem com neutropenia febril. Linfopenia também é frequente, podendo ser grave e prolongada. O paciente em tratamento com cladribina deve ter o hemograma monitorizado regularmente, sobretudo nas primeiras 4 a 8 semanas de tratamento. A imunossupressão associada à queda dos linfócitos CD4 e CD8 aumenta o risco de infecções oportunistas.

Febre ocorre em aproximadamente 50% dos pacientes, secundária à liberação de pirógenos e citocinas pelas células tumorais. Geralmente ocorre associada a fadiga, adinamia, artralgia, mialgia e calafrios. A incidência diminui com a continuidade do tratamento. Náusea e vômito geralmente são leves e ocorrem em menos de 30% dos casos. Pacientes com grandes volumes tumorais devem receber profilaxia adequada para síndrome de lise tumoral. Neurotoxicidade e nefrotoxicidade podem ocorrer nos regimes em altas doses.[64,65]

## Fludarabina

A fludarabina corresponde a um análogo do nucleosídeo arabinofuranosiladenosina (Ara-A) com alta especificidade por células linfoides (Figura 56.15). É uma pró-droga que é desfosforilada rapidamente após sua administração para 2-fluoro-ara-adenosina (F-ara-A). A F-ara-A adentra a célula e é, então, refosforilada primeiramente para a forma monofosfato e, eventualmente, para a forma ativa 5-trifosfato (F-ara-ATP), que interfere na síntese, função e reparo do DNA por meio de sua incorporação como falso nucleotídeo e pela inibição da ribonucleotídeo redutase e da DNA polimerase. Apresenta atividade tanto nas células em divisão quanto em repouso. É resistente à ação da adenosina desaminase.[67]

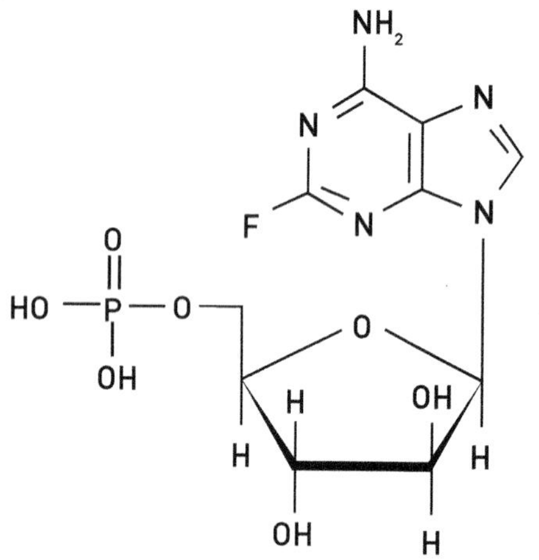

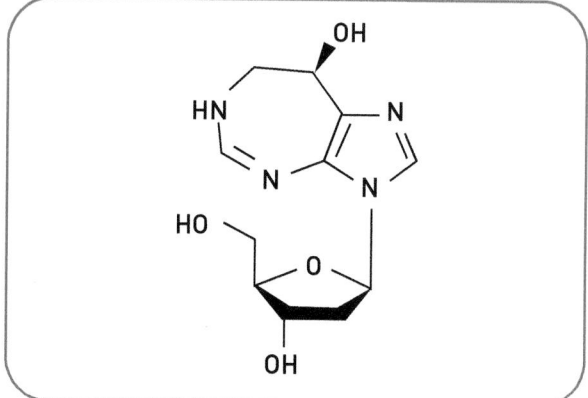

**FIGURA 56.15** – Molécula de fludarabina.
Fonte: Desenvolvida pela autoria.

### Farmacologia

É disponível na apresentação oral e endovenosa, com ampla distribuição entre os tecidos, atingindo altas concentrações no fígado, rins e baço. A principal via de excreção é renal, devendo a dose ser ajustada de acordo com o *clearance* de creatinina. A meia-vida é ao redor de 10 a 20 horas.[68]

### Indicações

Indicada no tratamento de neoplasias hematológicas, dentre elas leucemia linfocítica crônica, linfoma não Hodgkin de baixo grau e linfoma cutâneo de células T.[67,69]

### Toxicidade

Pacientes em tratamento com fludarabina podem apresentar mielossupressão, sobretudo leucopenia, com nadir entre 10 a 14 dias e recuperação em 14 a 21 dias. Fenômenos autoimunes, como síndrome de Evans, neutropenia imunomediada e pênfigo, podem ocorrer. É comum haver imunossupressão em função da depleção de linfócitos T CD4 e CD8, aumentando o risco de infecções oportunistas, sendo indicado o uso de sulfametoxazol-trimetropim profilático para evitar infecção por *P. jiroveci*. A recuperação da contagem dos linfócitos T CD4 é lenta, podendo levar mais de 1 ano. Pacientes com linfopenia grave podem apresentar reações transfusionais, sendo indicado o uso exclusivo de sangue e derivados irradiados.

Náusea e vômito, quando ocorrem, são leves. Febre associada a sintomas gripais incide em 20 a 30% dos pacientes, sendo bem controlada com antipiréticos. Síndrome de lise tumoral deve ser prevenida em pacientes com grande volume de doença.

Pacientes em tratamento com fludarabina em altas doses (maiores que 96 mg/m$^2$ por 5 a 7 dias) podem apresentar encefalopatia grave e irreversível caracterizada por convulsões, cegueira, paralisia, coma e, eventualmente, óbito. É contraindicado o uso concomitante de fludarabina com pentostatina pela alta incidência de toxicidade pulmonar fatal.[68,69]

## Pentostatina

A pentostatina é um análogo da purina produto da fermentação do *Streptomyces antibioticus*. Atua inibindo a enzima adenosina desaminase, o que resulta no acúmulo da desoxiadenosina trifosfato (dATP) que além de linfotóxica, inibe a ribonucleotídeo redutase, interferindo na síntese e função do DNA (Figura 56.16). Também atua na enzima S-adenosil-L-homocisteína hidrolase, resultando na inibição das reações metiladoras dependentes de um carbono.[70]

**FIGURA 56.16** – Molécula de pentostatina.
Fonte: Desenvolvida pela autoria.

## Farmacologia

A pentostatina não é biodisponível via oral, sendo rapidamente degradada em meio ácido. É disponível exclusivamente para administração endovenosa. Distribui-se amplamente na água corporal e não atravessa a barreira hematoencefálica. Mais de 90% da pentostatina e seus metabólitos são eliminados inalterados na urina, já que a droga é pouco metabolizada, havendo uma correlação significativa entre os níveis plasmáticos e o *clearance* de creatinina; portanto, a dose a ser administrada deve ser ajustada de acordo com a função renal e o paciente deve ser hiper-hidratado antes de receber a medicação para garantir um débito urinário suficiente e adequado. A meia-vida plasmática é de aproximadamente 5 a 6 horas.[70]

## Indicações

Utilizada no tratamento de neoplasias hematológicas, dentre elas tricoleucemia, leucemia linfocítica crônica, linfoma cutâneo de células T e leucemia linfoblástica aguda.[71,72]

## Toxicidade

A mielossupressão é a toxicidade mais comumente observada, sobretudo leucopenia, com nadir em 10 a 14 dias e recuperação entre 21 e 27 dias. A imunossupressão, tanto de linfócitos T quanto de linfócitos B, aumenta o risco de infecção viral, bacteriana, fúngica e parasitária. Náusea e vômito são efeitos colaterais comuns, mas geralmente de leve intensidade. Pode haver uma elevação transitória e sem repercussão clínica das transaminases hepática e bilirrubinas. Cefaleia, letargia e fadiga são dose-dependentes. Reações de hiper-sensibilidade podem ocorrer na forma de febre, calafrio, mialgia e artralgia. Conjuntivite, fotofobia, diplopia e ototoxicidade são raros. É totalmente contraindicado o uso combinado de pentostatina com fludarabina pelo risco de toxicidade pulmonar fatal.[73]

## REFERÊNCIAS

1. Buxton I, Parker K. Chemotherapy of neoplastic disease. In: Goodman & Gilman's manual of pharmacology and therapeutics. 11 ed. Local: McGrawHill, 2008. p. 853-908.

2. Heidelberger C, Chaudhuri NK, Danneberg P et al. Fluorinated pyrimidines, a new class of tumor-inhibitory compounds. Nature. 1957;179:663-6.

3. Tanaka F, Fukuse T, Wada H et al. The history, mechanism and clinical use of oral 5-fluorouracil derivative chemotherapeutic agents. Curr Pharm Biotechnol. 2000;1:137-64.

4. Grem JL. 5-Fluorouracil: forty-plus and still ticking. A review of its preclinical and clinical development. Invest New Drugs. 2000;18:299-313.

5. Grem JL. 5-Fluoropyrimidines. In: Chabner B, Longo DL, eds. Cancer chemotherapy and biotherapy. Philadelphia: Lippincott-Raven, 1996. p. 149-211.

6. Milano G, Etienne MC, Renee N et al. Relationship between fluorouracil systemic exposure and tumor response and patient survival. J Clin Oncol. 1994;12:1291-5.

7. Seifert P, Baker LH, Reed ML et al. Comparison of continuously infused 5-fluorouracil with bolus injection in treatment of patients with colorectal adenocarcinoma. Cancer. 1975 ;36:123-8.

8. de Gramont A, Louvet C, Andre T et al. A review of GERCORD trials of bimonthly leucovorin plus 5-fluorouracil 48-h continuous infusion in advanced colorectal câncer: evolution of a regimen. Eur J Cancer. 1998;34:619-26.

9. Borner MM, Castiglione M, Bacchi M et al. The impact of adding low-dose leucovorin to monthly 5-fluorouracil in advanced colorectal carcinoma: results of a phase III trial. Ann Oncol. 1998;9:535-41.

10. McEvoy GK, Snow EK, Kester L. AHFS 2006 drug information. Bethesda: American Society of Health-System Pharmacists, 2006.

11. Lexi-Comp Online Interaction monograph [Internet]. Hudson, Lexi Comp, Inc.; 2010 [cited 2011 Ago. 1]. Available from: http://online.lexi.com. Necessário assinatura para acesso.

12. Ezzeldin H, Diasio R. Dihydropyrimidine dehydrogenase deficiency, a pharmocogenetic syndrome associated with potentially life-threatening toxicity following 5-fluorouracil administration. Clin Colorectal Cancer. 2004;4:181-9.

13. Rubenstein EB, Peterson DE, Schubert M et al. Clinical practice guidelines for the prevention and treatment of cancer therapy-induced oral and gastrointestinal mucositis. Cancer. 2004;100:2026-46.

14. Chu E, DeVitta VT. Physicians' cancer chemotherapy drug manual. Massachussetts: Jones and Bartlett Publishers, 2010.

15. Floyd JD, Nguyen DT, Lobins RL. Cardiotoxicity of cancer chemotherapy. J Clin Oncol. 2005;23:7685-96.

16. Machover D. A comprehensive review of 5-Fluorouracil and leucovorin in patients with metastatic colorectal carcinoma. Cancer. 1997;80:1179-87.

17. Finley RS, Balmer CB. Concepts in Oncology Therapeutics. 2. ed. Bethesda American Society of Health-System Pharmacists, 1998.

18. de Bono JS, Twelves CJ. The oral fluorinated pyrimidines. Invest New Drugs. 2001;19:41-59.

19. Miwa M, Ura M, Nishida M et al. Design of a novel oral fluoropyrimidine carbamate, capecitabine, which generates 5-fluorouracil selectively in tumours by enzymes concentrated in human liver and cancer tissue. Eur J Cancer. 1998;34:1274-81.

20. Lamont EB, Schilsky RL. The oral fluoropyrimidines in cancer chemotherapy. Clin Cancer Res. 1999;5:2289-96.

21. Reigner B, Verwij J, Dirix L. Effect of food on the pharmacokinetics of capecitabine and its metabolites following oral administration in cancer patients. Clin Cancer Res. 1998;4:941-8.

22. Twelves C. Vision of the future: capecitabine. Oncologist. 2001;6:35-9.

23. Hoffman-La Roche. Xeloda product monograph. Mississauga, 2000.

24. Vukelja SJ, Lombardo FA, James WD et al. Pyroxidine for the palmar-plantar erythrodysesthesia syndrome. Annals of Internal Medicine. 1989;111:688.

25. Gosala N, Villanueva A. New guidelines for xeloda toxicity management (letter). Mississauga: Hoffman La-Roche, 2002.

26. Van Cutsem E, Hoff PM, Blum JL et al. Incidence of cardiotoxicity with the oral fluropyrimidine capecitabine is typical of that reported with 5-fluorouracil. Ann Oncol. 2002;13:484-5.

27. Takiuchi H, Ajani JA. Uracil-Tegafur in gastric carcinoma: a comprehensive review. J Clin Oncol. 1998;16:2877-85.

28. Tanaka F, Wada H, Fukushima M. UFT and S-1 for treatment of primary lung cancer. Gen Thorac Cardiovasc Surg. 2010;58:3-13.

29. Capizzi RL, White JC, Powell BL et al. Effect of dose on the pharmacokinetic and pharmacodynamic effects of cytarabine. Semin Hematol. 1991;28:54-69.

30. Mayne Pharma Inc. Cytarabine Injection Product Monograph. Montreal, Canada; 2003.

31. Hamada A, Kawaguchi T, Nakano M. Clinical pharmacokinetics of cytarabine Formulations. Clin Pharmacokinet. 2002;41:705-18.

32. Stentoft J. The Toxicity of Cytarabine. Drug Saf. 1990;5:7-27.

33. Gemcitabine. USP DI. Volume 1. Drug information for the health care professional. Update monographs. Micromedex, Inc., Englewood, USA, 1999.

34. Storniolo AM, Allerheiligen SR, Pearce HL. Preclinical, pharmacologic, and phase I studies of gemcitabine. Semin Oncol Semin Oncol. 1997;24:S7-2-S7-7.

35. Plunkett W, Huang P, Xu YZ et al. Gemcitabine: metabolism, mechanisms of action, and self-potentiation. Semin Oncol. 1995;22:3-10.

36. Galmarini CM, Clarke ML, Jordheim L et al. Resistence to gemcitabine in a human follicular lymphoma cell line is due to partial deletion of the deoxycitidine kinase gene. BMC Pharmacology. 2004;4:8.

37. Jordheim L, Galmarini CM, Dumontet C. Drug resistance to cytotoxic nucleoside analogues. Curr Drug Targets. 2003;4:443-60.

38. Carvalho L, Silva A, Andrade C et al. Os genes ERCC1 e RRM1 no carcinoma broncopulmonar. Rev Port Pneumol. 2009;15:683-96.

39. Guchelaar HJ, Richel DJ, van Knapen A. Clinical, toxicological and pharmacological aspects of gemcitabine. Cancer Treat Rev. 1996;22:15-31.

40. Gligorov J, André T, Epaud C et al. Updates on gemcitabine at the American Society of Clinical Oncology congress (ASCO, 2002). Bull Cancer. 2002;89 Spec No:S134-44.

41. Geen MR. Gemcitabine safety overview. Semion Oncol. 1996;23:32-5.

42. Meyer LM, Miller FR, Rowen MJ et al. Treatment of acute leukemia with amethopterin (4-amino, 10-methyl pteroyl glutamic acid). Acta Haematologica. 1950;4:157-67.

43. Cronstein BN, Bertino JR. Methotrexate: historical aspects. In: autoria? Methotrexate. Basel: Birkhäuser, 2009.

44. Longo-Sorbello GSA, Bertino JR. Current understanding of methotrexate pharmacology and efficacy in acute leukemias. Use of newer antifolates in clinical trial. Haematologica. 2001;86:121-7.

45. Mayne Pharma. Methotrexate injection product monograph. Montreal, Canada; 2003.

46. Huennekens FM. The methotrexate story: a paradigm for development of cancer chemotherapeutic agents. Adv Enzyme Regul. 1994;34:397-419.

47. Evans WE, Pratt CB, Taylor RH et al. Pharmacokinetic monitoring of high-dose methotrexate: early recognition of high-risk patients. Cancer Chemother Pharmacol. 1979;3:161-6.

48. Bertino JR, Mini E, Sobrero A et al. Methotrexate resistant cells as targets for selective chemotherapy. Adv Enzyme Regul. 1985;24:3-11.

49. Jolivet J, Cowan KH, Curt GA et al. The pharmacology and clinical use of methotrexate. N Engl J Med. 1983;309:1094-104.

50. Treon SP, Chabner BA. Concepts in use of high-dose methotrexate therapy. Clin Chem. 1996;42:1322-9.

51. Widemann BC, Adamson PC. Understanding and managing methotrexate nephrotoxicity. Oncologist. 2006;11:694-793.

52. Flombaum, CD, Meyers, PA. High-dose leucovorin as sole therapy for methotrexate toxicity. J Clin Oncol. 1999;17:1589-94.

53. Widemann BC, Hetherington ML, Murphy RF et al. Carboxypeptidase-G2 rescue in a patient with high dose methotrexate-induced nephrotoxicity. Cancer. 1995;76:521-6.

54. Lilly E, USA. Alimta Product Monograph. Indianapolis, 2004.

55. Paz-Ares L, Bezares S, Tabernero JM et al. Review of a promising new agent – pemetrexed disodium. American Cancer Society, Supll, 2003.

56. Bischof M, Weber K, Blatter J et al. Interaction of pemetrexed disodium and irradiation in vitro. Int J Radiat Oncol Biol Phys. 2002;52:1381-8.

57. Hanauske AR, Chen V, Paoletti P et al. Pemetrexed disodium: a novel antifolate clinically active against multiple solid tumors. Oncologist. 2001;6:363-73.

58. Wilson KS, Malfair Taylor SC. Raltitrexed: optimism and reality. Expert Opin Drug Metab Toxicol. 2009;5:1447-54.

59. Van Cutsem E, Cunningham D, Maroun J et al. Raltitrexed: current clinical status and future directions. Ann Oncol. 2002;13:513-22.

60. Elgemeie GH. Thioguanine, mercaptopurine: their analogs and nucleosides as antimetabolites. Curr Pharm Des. 2003;9:2627-42.

61. Lennard L. The clinical pharmacology of 6-Mercaptopurine. Eur J Clin Pharmacol. 1992;43:329-39.

62. Mosesso P, Palitti F. The genetic toxicology of 6-Mercaptopurine. Mutat Res. 1993;296:279-94.

63. Xin HW, Fischer C, Schwab M et al. Thiopurine S-methyltransferase as a target for drug interactions. Eur J Clin Pharmacol. 2005;61(5-6):395-8.

64. Beutler E. Cladribine (2-Chlorodeoxyadenosine). Lancet. 1992;340:952-6.

65. Janssen-Ortho Inc. Leustatin® Product Monograph. Toronto, Canada, 2006.

66. Baltz JK, Montello MJ. Cladribine for the treatment of hematologic malignancies. Clin Pharm. 1993;12:805-13.

67. Adkins JC, Peters DH, Markham A. Fludarabine. An update of Its pharmacology and use in the treatment of haematological malignancies. Drugs. 1997;53:1005-37.

68. Plunkett W, Gandhi V, Huang P et al. Fludarabine: pharmacokinetics, mechanisms of action, and rationales for combination therapies. Semin Oncol. 1993;20:2-12.

69. Berlex Canada. FLUDARA® product monograph. Pointe-Claire, Canada, 2003.

70. Brogden RN, Sorkin EM. Pentostatin. A Review of its pharmacodynamic and pharmacokinetic properties and therapeutic potential in lymphoproliferative disorders. Drugs. 1993;46:652-77.

71. Kane BJ, Kuhn JG, Roush MK. Pentostatin: an adenosine deaminase inhibitor for the treatment of hairy cell leukemia. Ann Pharmacother. 1992;26(7-8):939-47.

72. Sauter C, Lamanna N, Weiss MA. Pentostatin in chronic lymphocitic leukemia. Expert Opin Drug Metab Toxicol. 2008;4:1217-22.

73. Margolis J, Grever MR. Pentostatin (Nipent): A review of potential toxicity and itsm. Semin Oncol. 2000;27:9-14.

# 57

# Agentes Antitopoisomerases

Laura Testa
Pedro Galvão Freire

## DESTAQUES

- As topoisomerases são enzimas que atuam na manutenção da conformação espacial do DNA. A inativação de tais enzimas através de quimioterápicos pode gerar quebras irreparáveis no DNA, deflagrando vias apoptóticas de morte celular.
- Os análogos camptotecinas, irinotecano e topotecano, são inibidores da topoisomerase I. Recentemente, tais moléculas têm sido também utilizadas em associação a anticorpos monoclonais, os denominados, conjugados anticorpo-droga, tal como o trastuzumabe deruxtecan.
- As epipodofilotoxinas, sendo o etoposídeo o principal representante, inibem a topoisomerase tipo II.
- As antraciclinas inibem também a topoisomerase tipo II, além de formar espécies alquilantes. A cardiotoxicidade se destaca como um dos efeitos adversos dessa classe, com risco maior a depender da dose cumulativa.
- Um raro, porém, preocupante, efeito adverso dos inibidores de topoisomerase tipo II é o desenvolvimento de neoplasias mieloides secundárias.

As topoisomerases formam um conjunto heterogêneo de enzimas nucleares com papel na manutenção da conformação espacial do DNA. Etapas-chave para a replicação e transcrição gênica contam com o efeito remodelador desse complexo enzimático, garantindo que o DNA permaneça íntegro e livre de falhas estruturais.[1] Sabe-se que, durante esses processos, podem ocorrer torções e enrolamentos da dupla hélice que travam a continuidade da replicação ou transcrição. Por meio de quebras transitórias e religamentos da fita após esses pontos de torção, as topoisomerases reduzem o estresse de torção do DNA, garantindo a continuidade da divisão celular.[2]

No genoma humano, há seis genes responsáveis pela codificação de seis subtipos de topoisomerases, sendo a topoisomerase tipo I (Top1) e a topoisomerase tipo II (Top2) as mais relevantes para o processo de replicação. Para ambas, o mecanismo catalítico conta com a ligação nucleofílica de um resíduo enzimático de tirosina (Tyr-723) ao fosfodiéster do DNA, mediante hidrólise do ATP. A Top1 cliva apenas uma fita do DNA, permitindo à outra fita redimensionar-se, diminuindo giros do DNA sobre si mesma. O complexo enzimático da Top2 resulta na clivagem simultânea das duas fitas, religando-as posteriormente em uma posição livre de torções. Quando inativas ou disfuncionantes, as topoisomerases podem gerar quebras irreparáveis no DNA, deflagrando vias apoptóticas de morte celular.[1,2]

Tendo em vista que o mecanismo de morte celular decorre da disjunção mecânica das fitas, os sistemas de reparo do DNA podem estar relacionados a mecanismos de resistência dessas drogas.[3] O racional inverso também se aplica, aventando-se a hipótese de que pacientes com deficiência no maquinário de reparo do DNA seriam mais suscetíveis ao dano gerado por esses compostos. Estudos translacionais apontam que mutações inativadoras de BRCA 1/2, ATM, CHEK2 e RAD51C, por exemplo, além de conferirem a clássica sensibilidade aos platinantes, também aumentam a vulnerabilidade terapêutica à inibição da Top1. Resta saber como aplicar esse conceito à prática clínica, individualizando o tratamento de acordo com a sensibilidade individual de cada paciente.[4,5]

Diversas outras rotas de fuga aos inibidores de topoisomerases são relatadas. De maneira comum a todos, ativação exacerbada de vias antiapoptóticas e efluxo celular dos agentes por meio da glicoproteína-P, codificada por mutações no gene MDR-1 (*multidrug resistance*), figuram entre os principais mecanismos de resistência.[6,7]

## CAMPTOTECINAS

Em 1966, um grupo de pesquisadores japoneses isolou um agente derivado da *Camptotheca acuminata*, com demonstração de seu efeito antineoplásico em modelos murinos com leucemia. A camptotecina, contudo, apresentou inicialmente perfil de toxicidades medular e vesical (cistite hemorrágica) proibitivo para uso clínico. A elucidação de seu mecanismo de ação e o melhor domínio de suas propriedades farmacocinéticas durante a década de 1980 propiciaram o desenvolvimento de análogos sintéticos mais solúveis e menos tóxicos – como o irinotecano e o topotecano.[8] Esses agentes interferem no ciclo celular por meio da ligação ao complexo da Top1 após a clivagem da fita, estabilizando-o. Ainda que a ação de clivagem inicial da Top1 não seja prejudicada, a etapa de religação é inibida, gerando acúmulo de quebras de filamento único de DNA. A colisão de uma forquilha de replicação do DNA com esse filamento fragmentado incorre em uma quebra irreversível da dupla-fita. Acredita-se que, em virtude do dano gerado na replicação, o maquinário apoptótico seja ativado – fazendo das

camptotecinas agentes cicloespecíficos, notadamente da fase S, impedindo que a célula prossiga seu caminho natural para a fase G2.[9]

### Irinotecano

O irinotecano, também denominado CPT-11, é o análogo da camptotecina com maior abrangência de uso atualmente. Inicialmente desenvolvido para o tratamento do câncer de pulmão em países orientais, hoje também tem papel fundamental no câncer de cólon, estômago e gliomas de alto grau. O CPT-11 é uma pró-droga que requer a conversão hepática em SN-38 (7-etil-10-hidroxi-camptotecina), este, sim, um potente inibidor da Top1. A primeira reação de conversão do CPT-11 acontece mediante a atividade enzimática da carboxilesterase hepática (CES). A partir de então, o SN-38 sofre glicuronidação pela uridinadifosforo-glicuronosiltransferase (UGT)1A1, sendo inativado a SN-38 G, metabólito de excreção biliar. Quando liberado na luz intestinal junto com os sais biliares, o SN-38 G passa por nova reativação mediante a desconjugação pelas glicuronidases bacterianas.[10]

A hiperbilirrubinemia satura a atividade da UGT1A1, sendo este um fator independente associado a aumento de toxicidade do irinotecano. Em geral, para valores séricos entre 2 e 3 mg/dL, é aconselhável ajuste de dose entre 50% e 75%, sendo contraindicado para níveis superiores a 3 mg/dL. Mutações na região promotora do gene da UGT1A1, que causem perda parcial ou total de sua função, também estão associadas a um pior perfil de toxicidade do CPT-11, visto que mais SN-38 atinge a circulação, à medida que sua inativação é retardada nesses doentes. Homozigotos para esse gene apresentam a síndrome de Gilbert, encontrada em cerca de 10% da população ocidental. A heterozigose ocasiona aumento discreto da bilirrubina sérica entre 2 e 3 mg/dL e é encontrada em até 40% da população. No ocidente, o polimorfismo UGT1A*1/*28 em heterozigose parece ser o mais frequente, consistindo na inserção de um dinucleotídeo timidina-adenina (TA) na região promotora do gene. Esses pacientes experimentam um pior perfil de tolerância ao CPT-11, notadamente às custas de neutropenia e diarreia.[13,14] Estudos recentes buscam incorporar a genotipagem UGT1A1 para todos os pacientes candidatos a uso do irinotecano, já com algumas sociedades indicando protocolos de redução de dose a depender do polimorfismo encontrado. A estratégia de individualizar o tratamento com base na farmacogenômica parece segura e não implicar prejuízo nos desfechos de eficácia, além de melhorar o perfil de tolerância. Contudo, esses dados ainda são heterogêneos e carecem de robustez, até o momento com nível de evidência secundário.[20] O papel do ajuste de dose para indivíduos heterozigotos é incerto, não sendo indicadas reduções de rotina.[15,18,19]

Diarreia e mielossupressão representam as principais toxicidades dessa droga. Toxicidade medular pode ser dose-limitante, com maiores índices de neutropenia, principalmente quando bilirrubina total (BT) superior a 2,0 mg/dL.[16,17] A diarreia apresenta uma evolução bifásica, ocorrendo por dois mecanismos distintos: 1) fase aguda, nas primeiras 24 horas após a aplicação; e 2) fase crônica, ocorrendo de 5 a 10 dias após a infusão. Antes da conversão em SN-38, o CPT-11 promove inibição da acetilcolinesterase (AChE), podendo implicar uma síndrome colinérgica aguda com aumento da motilidade intestinal poucos minutos após a sua administração. Assim, outros comemorativos colinérgicos geralmente acompanham a diarreia aguda, como cólicas abdominais, rinite, hipersalivação, miose, lacrimejamento e sudorese. Esse evento ocorre em até 50% dos pacientes e é usualmente bem controlado com atropina intravenosa (IV) ou subcutânea (SC).[11] Após um primeiro episódio, recomenda-se administrar profilaticamente o anticolinérgico minutos antes das próximas exposições ao irinotecano. A diarreia tardia ocorre em 60% a 80% dos casos, sendo potencialmente mais grave e de etiologia multifatorial, cujo principal mecanismo parece ser o de enterotoxicidade direta do SN-38 à mucosa. Até o momento, não há estratégias sabidamente eficazes para a redução de sua incidência, com estudos negativos para probióticos e análogos da somatostatina. Esse é um evento imprevisível, não cumulativo e podendo ocorrer com qualquer dose. Parece ser mais frequente em esquemas de administração semanal, com menor incidência a cada 21 dias.[12] É fundamental orientar os pacientes quanto ao uso de 4 mg de loperamida após o primeiro episódio e 2 mg a cada 4 horas, se persistir o padrão diarreico. Na ausência de melhora, devem ser encorajados a procurar pronto atendimento imediato. Em casos refratários a altas doses de loperamida, octreotide SC ou IV deve ser empregado, com escalonamento rápido até a dose máxima de 500 mg a cada 8 horas.

## Topotecano

Ao contrário do CPT-11, o topotecano é o metabólito ativo, sendo convertido para carboxilato no pH plasmático e exercendo seus efeitos antitumorais.[21] Apresenta formulações VO e EV, sendo ativo no câncer de ovário,[22] câncer de pulmão pequenas células[23] e câncer de colo de útero[24] todos no cenário de resistência à platina. A despeito de também ser um inibidor da Top1, detém efeito biológico mais modesto e um diferente perfil farmacodinâmico. Por ser de excreção renal, necessita de ajuste de dose se disfunção renal leve e deve ser suspenso se ClCr < 20 mL/min, sendo o metabolismo hepático mínimo por meio do sistema microssomal. Destaca-se a mielotoxicidade, às custas de neutropenia marcante que muitas vezes requer suporte de G-CSF (fator estimulador de colônias de granulócitos, do inglês *granulocyte-colony stimulating factor*). Também implica alopecia em até 49% dos casos, com potencial emetogênico baixo a moderado.[21]

## Conjugados da camptotecina

Recentemente, novos agentes com atividade antitopoisomerase foram desenvolvidos utilizando-se da tecnologia dos conjugados anticorpo-droga ou ADCs (do inglês, *antibody-drug conjugate*). Essa estratégia promissora veio da ideia de unir a especificidade dos anticorpos monoclonais à atividade citotóxica de quimioterápicos, ligados por pequenas cadeias alquílicas passíveis de clivagem. Isso permite identificar a célula-alvo e internalizar, em seu citoplasma, o carreamento de agente citotóxico de maneira mais eficaz, em maiores concentrações e com menos toxicidades. O desdobramento desses imunoconjugados vem sendo explorado há mais de 50 anos, com dados animadores reportados nos últimos anos.[25]

Intitulada trastuzumabe-deruxtecan (DS-8201), uma nova molécula surgiu da junção do anticorpo monoclonal trastuzumabe, um agente anti-HER2, a um carregamento de SN-38 (do inglês *payload*).[26] Esse ADC detém uma elevada proporção droga-anticorpo, com cerca de oito moléculas de SN-38 por mAb, ligados através de uma cadeia tetrapeptídica clivável. Essa ligação permanece estável no pH plasmático, sofrendo uma reação de clivagem seletiva por catepsinas, proteases hiperexpressas na superfície de células tumorais-alvo. A quebra da ligação encurta o tempo de meia-vida do agente citotóxico liberado, de modo a minimizar sua exposição sistêmica. Outra propriedade que confere maior entrega do agente ao microambiente tumoral é a facilidade com que o SN-38 adentra a célula, admitindo-se um efeito parácrino por difusão através de membranas basolaterais próximas à celula-alvo. Assim, ainda que apresente elevadas concentrações de um agente citotóxico potente, mantém-se um perfil farmacocinético aceitável. Após dados de eficácia e segurança de fase I, o trastuzumabe-deruxtecan vem sendo testado em estudos maiores para o câncer de mama, estômago, cólon, pulmão e outras doenças com amplificações ou mutações no HER2, apresentando dados promissores.[26-28] Atualmente, figura entre as alternativas terapêuticas futuras para essas doenças, sendo inclusive testado em tumores com baixa expressão de HER2.[27] Sua dose varia entre 5,4 e 6,4 mg/kg a cada 21 dias, com reduções aceitáveis até 3,2 mg/kg. Fadiga, alopecia, náuseas, vômitos, mielossupressão e toxicidade gastrointestinal figuram entre as mais comuns, com cerca de 40% de toxicidades grau 3. Doença intersticial pulmonar foi relatada em cerca de 10% a 15% dos casos, sendo em sua maioria leve e assintomática, com 0,5% de pneumonite grau 3, evento que deve resultar na descontinuação definitiva da droga.[25]

Outro ADC desenvolvido no mesmo contexto foi o sacituzumabe-govitecan (IMMU-132), que conjuga o anticorpo monoclonal anti-Trop-2 (do inglês, *trophoblast cell-surface antigen-2*) a moléculas de SN-38. Mediante ligação covalente com o ligante CL2A, esse novo fármaco também apresenta elevadas proporções droga:anticorpo, da ordem de 7,6:1. Hiperexpresso em tumores de linhagem epitelial, o Trop-2 é um transdutor de sinal de cálcio transmembrana responsável por vias de crescimento celular, sendo reconhecido como fator de mau prognóstico no câncer de mama. Ao se ligar a células que exibem o Trop-2 em sua superfície, esse agente internaliza o SN-38 em grandes concentrações, sendo capaz de penetrar no microambiente tumoral pelos mesmos mecanismos de difusão passiva basolateral. Foi estudado em regimes de 10 mg/kg D1 e D8 a cada 21 ou 28 dias, exibindo atividade promissora no câncer de mama triplo-negativo e carcinomas uroteliais. Astenia, toxicidade hematológica, gastrointestinal e alopecia correspondem aos eventos adversos mais frequentes, com destaque para 20% a 30% de neutropenia graus 3 ou 4.[29]

## Epipodofilotoxinas

Extraídos da podofilina encontrada em plantas do gênero Podophyllum, os agentes semissintéticos etoposídeo e teniposídeo exibem atividade antineoplásica com um espectro mais amplo de alvos terapêuticos.[30] Esses fármacos formam um completo ternário com a Top2 e a dupla-fita de DNA após o seu ponto de quebra, resultando em acúmulo irreversível de quebras do DNA – motivo pelo qual são classicamente reconhecidos como agentes antitopoisomerase. Não obstante, estudos *in vitro* destacam seus efeitos antimicrotúbulo, sendo ativos também contra a replicação da célula tumoral na fase G2, em que ocorre o fuso mitótico.[31]

Como efeito de classe, a mielosupressão é a toxicidade aguda limitante, sobretudo às custas de leucopenia, mas também mucosite, alopecia e potencial emetogênico moderado a alto, a depender do regime utilizado. Entre as toxicidades tardias, merece destaque o risco de malignidade quimioinduzida, como as neoplasias mieloides secundárias (NMS). Algumas séries apontam para um risco cumulativo em 6 anos de 4% a 6%. Por meio da inibição da Top2, aumenta-se o tempo de exposição da dupla-fita quebrada, tornando seus fragmentos suscetíveis a translocações e formação de oncogenes de fusão. Leucemias mieloides agudas (LMA) secundárias a esses agentes apresentam a assinatura genética de translocações 11q23 e 21q22, manifestando-se de forma mais precoce e agressiva do que aquelas induzidas por agentes alquilantes, com período de latência entre 2 e 3 anos. Apesar de evento raro, correspondem a 7% de todas as LMA, com 30% apresentando histórico de exposição aos inibidores da topoisomerase II. A Tabela 57.1 exibe as principais diferenças entre as NMS induzidas por inibidores de topoisomerase das NMS por alquilantes.[32-34]

**Tabela 57.1. Principais diferenças clínico-moleculares entre neoplasias mieloides induzidas por alquilantes daquelas induzidas por inibidores da topoisomerase II**

| Neoplasias mieloides relacionadas à terapia | | |
|---|---|---|
| | **Alquilantes** | **Inibidores da topoisomerase II** |
| Citogenética | del (5q) -7/del (7q) mTP53 | t(11q23.3) – KMT2A t(21q22.1) – RUNX1 t(15;17) – PML-RARA |
| Frequência | 70% casos | 30% casos |

Continua >>

>> Continuação

## Tabela 57.1. Principais diferenças clínico--moleculares entre neoplasias mieloides induzidas por alquilantes daquelas induzidas por inibidores da topoisomerase II

NEOPLASIAS MIELOIDES RELACIONADAS À TERAPIA

|  | ALQUILANTES | INIBIDORES DA TOPOISOMERASE II |
|---|---|---|
| Período de latência | 5 a 7 anos | 2 a 3 anos |
| Apresentação | Síndrome mielodisplásica | Leucemia mieloide aguda |
| Drogas associadas | **Alquilantes:** Ciclofosfamida, Dacarbazina, Lomustina, Procarbazina **Platinas:** Carboplatina, Cisplatina | **Epipodofilotoxinas:** Etoposídeo **Antraciclinas:** Daunorrubicina, Epirrubicina, Doxorrubicina **Antracenedionas:** Mitoxantrona |

Fonte: Desenvolvida pela autoria.

### Etoposídeo

O etoposídeo é um derivado semissintético da podofilotoxina, também conhecido como VP-16.[35] Exerce um papel central no tratamento do câncer de pulmão pequenas células, tumores neuroendócrinos de alto grau, câncer de testículo, doença trofoblástica gestacional e neoplasias hematológicas. Disponível em formulações endovenosa (EV) e via oral (VO), esta última com metade da biodisponibilidade, motivo pelo qual a dose utilizada da formulação VO em geral é o dobro da parenteral. O etoposídeo é predominantemente distribuído no plasma sob a forma ligada a proteínas, com menos de 10% de fração livre – responsável pelos efeitos biológicos.[36] Assim, pacientes desnutridos e hipoalbuminêmicos podem sofrer maior toxicidade pelo aumento da sua forma livre no plasma. Além do ajuste recomendado para a função hepática, em que o etoposídeo passa pelas reações de glicuronidação, deve-se atentar para reduções de dose em pacientes com ClCr < 15 mL/min, visto que até 25% são excretados intactos pelos rins.

### Teniposídeo

Molecularmente, o teniposídeo difere do etoposídeo por substituir um grupamento metil por tiofeno, sendo também conhecido como VM-26. Tem indicações mais restritas, fazendo parte do tratamento de tumores pediátricos e neoplasia hematológicas. Merece destaque um maior percentual de reações de hipersensibilidade que os demais agentes em virtude do fato de ser veiculado pelo Cremophor EL (CrEL), o mesmo responsável pelas conhecidas reações aos taxanos.[37] O tratamento se faz com interrupção imediata do agente, anti-histamínicos, corticoesteroides e expansão volêmica, quando indicada.

### Antraciclinas

Isoladas de compostos da actinobactéria *Streptomyces peucetius* nos anos 1960, as antraciclinas são antibióticos antitumorais que demonstraram, desde cedo, um potente efeito antineoplásico com extensos alvos celulares.[38] Hoje, esta é uma das classes de quimioterápicos mais empregada na prática clínica.

Todos os agentes dessa classe apresentam uma estrutura de anel tetracíclico fixado a um açúcar incomum, a daunosamina. Agem por intermédio da inibição da Top2, mas também contribui para seu efeito antitumoral a formação de radicais livres de $O_2$ e de espécies alquilantes por meio de anéis aziridínicos. Por atuarem gerando um ambiente oxidativo, um dos mecanismos de resistência adquirida a essas drogas é o aumento de substâncias neutralizadoras no ambiente tumoral, sobretudo nos níveis de glutationa e seus complexos redutores. As antraciclinas têm, ainda, efeito inibidor sobre as helicases, enzimas responsáveis por clivar a dupla hélice em duas fitas simples para que possam replicar-se. Dessa maneira, trata-se de uma classe de drogas que contempla uma ampla gama de doenças, tidos os seus múltiplos alvos terapêuticos.[39,41]

Com o intuito de melhor selecionar os pacientes, marcadores preditivos de resposta às antraciclinas foram alvo de debate na Oncologia. Há muito, acreditou-se que o receptor do fator de crescimento epidérmico humano (HER-2, do inglês *human epidermal growth factor receptor 2*) seria um biomarcador para maior benefício dessas drogas. Hoje, após extensa investigação, essa teoria não foi comprovada na prática.[43,44] Outros preditores ainda vêm sendo estudados, como metaloproteinases e proteínas do estroma tumoral pesquisadas na peça ou no plasma, ainda sem comprovação do seu real papel.

Em virtude da multiplicidade de seus mecanismos de ação, o efeito antitumoral das antraciclinas vem às custas de toxicidades relevantes. Mielossupressão e mucosite figuram entre as principais toxicidades agudas, com nadir entre 7 e 14 dias e recuperação rápida com média de 5 dias. Outros eventos agudos incluem alopecia, potencial emetogênico moderado a alto, inapetência e febre. Em alguns casos, ocorre hipersensibilidade em regiões previamente irradiadas, fenômeno conhecido como *radiation recall*, tendendo a surgir após 3 a 7 dias e cursando com dor, eritema, vesículas ou mesmo ulcerações nessas regiões. Quando ocorre em regiões torácicas previamente irradiadas, pode cursar com pericardite e derrame pleural. O tratamento se faz com corticoesteroides tópicos e higiene local para se evitarem infecções secundárias.[42]

Tendo em vista sua metabolização hepática e excreção predominantemente biliar (até 80%), deve-se atentar para o ajuste de dose das antraciclinas para a função hepática e transaminases e, em alguns casos, também para a função renal. De maneira geral, omissões de dose são recomendadas quando a bilirrubinemia sérica ultrapassa os 5 mg/dL.

A longo prazo, o evento adverso de maior seriedade e relevância clínica é a cardiotoxicidade, podendo implicar aumento duradouro da morbidade. Muitos são os mecanismos em que a lesão miocárdica acontece, com destaque para o papel das espécies reativas de $O_2$ (ERO) e a inibição da síntese proteica secundária à parada na transcrição celular. Espécimes de biópsia subendocárdica exibem hipertrofia e degeneração de miócitos com perda de estrias, fibrose intersticial e vacuolização celular, sem sinais de miocardite.[40] O dano cardíaco gerado pelas antraciclinas é habitualmente irreversível (cardiotoxicidade tipo I), ao contrário de outros agentes conhecidamente cardiotóxicos, como o trastuzumabe e inibidores de tirosina quinase antiangiogênicos, em que a disfunção tende a ser transitória (cardiotoxicidade tipo II). A cardiopatia induzida pelas antraciclinas divide-se em: 1) formas aguda e subaguda, mais brandas e transitórias, com taquiarritmias paucissintomáticas de resolução espontânea em dias a semanas, sem predizer maior risco de desenvolvimento de danos crônicos; e 2) forma crônica, representada pela insuficiência cardíaca de fração de ejeção reduzida (ICFER), sendo a mais comum e com pico de incidência em 2 a 3 meses.[44] A ausência de critérios bem definidos para padronizar a ocorrência desse evento impacta em sua frequência e temporalidade do diagnóstico. Os danos crônicos

associam-se, sobretudo, à dose cumulativa, ao esquema de administração e a fatores de risco do paciente: comorbidades cardiovasculares ; radioterapia mediastinal prévia ou concomitante ; e uso combinado a outras drogas sabidamente cardiotóxicas (ciclofosfamida e trastuzumabe).[45] A Tabela 57.2 demonstra a relação dose-efeito entre a queda de FEVE, a incidência de ICFER e a dose cumulativa de antraciclinas, quando administradas em esquemas de bólus a cada 3 ou 4 semanas. No que concerne aos regimes, sabe-se que a infusão da doxorrubicina seguida do paclitaxel tem menor relação com toxicidade do que a ordem inversa, bem como a administração prolongada das antraciclinas apresenta menor frequência de eventos.[53] Esses conceitos podem ser aplicados, inclusive, para se atingirem doses cumulativas maiores do agente: o emprego de esquemas com dose baixa semanal ou por infusão contínua lenta em 96 horas parece ser mais seguro para desfechos cardiovasculares.[54] A avaliação inicial e o monitoramento da função cardíaca por intermédio de imagens seriadas, bem como o combate ativo dos fatores de risco, figuram entre as principais recomendações das sociedades de Cardio-Oncologia. A avaliação inicial deve contemplar eletrocardiograma e ecocardiograma 3D, preferencialmente. Pode-se complementar a investigação com ressonância cardíaca ou mesmo ventriculografia nuclear (MUGA, do inglês *multigated acquisition scan*). Após, aconselha-se seguimento periódico com, no mínimo, séries de ecocardiogramas com método de avaliação de *global longitudinal strain* (GLS), que estuda a deformidade do septo interventricular com base na torção de suas fibras durante os batimentos.[55] A disfunção septal é o marcador mais precoce de dano quimioinduzido, de modo que o GLS se provou uma ferramenta sensível e específica para detecção dos primeiros sinais de cardiotoxicidade.[47,56] Durante o tratamento, pacientes assintomáticos, com ejeção do ventrículo esquerdo (FEVE) normal, mas apresentando um declínio absoluto no GLS ≥ 5% ou ≥ 12% relativo ao basal, são considerados população de risco e devem ser referenciados ao cardio-oncologista para acompanhamento e início de medidas cardioprotetoras, cujas opções são mostradas no Quadro 57.1. O desenvolvimento de disfunção sistólica com declínio absoluto superior a 15% na fração de ejeção do ventrículo esquerdo (FEVE), queda superior a 10 pontos ocasionando FEVE < 40% ou sinais de insuficiência cardíaca congestiva são as principais definições de ICFER pelas antracicli-nas.[48-50] Diferentes estratégias foram desenvolvidas no intuito de reduzir a incidência desse evento, como a formulação de agentes lipossomais e o emprego de quelantes cardioprotetores, administrados junto à quimioterapia, como o dexrazoxano. Esse agente interfere nas reações de oxidação que ocorrem na membrana do cardiomiócito, por meio da quelação do cobre e do ferro presentes nas moléculas das antraci-clinas. Apesar de dados promissores na preservação da função cardíaca, é pouco disponível na prática e seu uso é reservado para situações em que a dose cumulativa da antraciclina exceda sobremaneira o risco de cardiotoxicidade grave.[51,52]

**Tabela 57.2. Incidência de disfunção ventricular esquerda e insuficiência cardíaca congestiva em função da dose cumulativa de antraciclinas**

| AGENTES CITOTÓXICOS (DOSE CUMULATIVA) | INCIDÊNCIA DE ICFER (%) | INCIDÊNCIA DE DECLÍNIO NA FEVE (%) |
|---|---|---|
| DOXORRUBICINA CONVENCIONAL | | |
| 100 mg/m² | 0 | 0,5 |
| 150 mg/m² | 0,2 | 7 |
| 300 mg/m² | 0,6 | 16 |
| 400 mg/m² | 3 a 5 | 32 |
| 550 mg/m² | 7 a 26 | 65 |
| 700 mg/m² | 18 a 48 | 86 |
| Idarrubicina (> 90 mg/m²) | 5 a 18 | |
| Epirrubicina (> 900 mg/m²) | 0,9 a 11,4 | |
| Mitoxantrona (> 120 mg/m²) | 2,6 | |
| Doxorrubicina lipossomal (> 900 mg/m²) | 2 | |

FEVE: fração de ejeção do ventrículo esquerdo. ICFER: insuficiência cardíaca de fração de ejeção reduzida.
Declínio na FEVE é definido como queda absoluta ≥ 15%, queda ≥ 10% ocasionando uma FEVE < 40% ou sinais de insuficiência cardíaca congestiva.
Fonte: Desenvolvida pela autoria.

As antraciclinas exibem propriedades vesicantes, cujo extravasamento pode causar sérios danos teciduais, podendo culminar em necrose, debridamento cirúrgico e mesmo perda do membro. Em virtude do conhecido

efeito duradouro, mesmo semanas após o evento, a melhor conduta a se adotar nesses casos é prontamente aspirar todo o fluido presente no subcutâneo, buscando--se reduzir a biodisponibilidade do agente, bem como resfriar a área afetada para redução do metabolismo local. Não se deve retirar o cateter de imediato, sendo recomendado mantê-lo no local até se aspirar todo o conteúdo nos entornos e administrar algum antídoto, se indicado. Após evidência de seu efeito cardioprote-tor, o dexrazoxano foi testado em formulações tópicas em casos de extravasamento, resultando em menor incidência de lesões graves e possibilidade de seguir a infusão em até 70% dos casos. Deve ser administra-do o quanto antes, tão logo haja a aspiração máxima do fluido extrasavado, em até no máximo 6 horas do evento. Formulações lipofílicas das antraciclinas po-dem prescindir do dexrazoano, visto que seu potencial vesicante é significativamente menor.[57-61] A gravidade de um evento de extravasamento justifica o emprego de acessos venosos centrais de longa permanência, como os cateteres totalmente implantáveis (CTI), nos pacientes que se beneficiarão do uso prolongado dessas drogas.

**Quadro 57.1. Estratégias terapêuticas cardiovasculares com evidência de benefício em estudos randomizados sugerindo cardioproteção durante tratamento antineoplásico**

| CLASSE DE AGENTES CARDIOPROTETORES | EXEMPLOS |
|---|---|
| IECA | Enalapril |
| BRA | Candesartan |
| Antagonistas mineralocorticoides | Espironolactona |
| Estatinas | Pravastatina, atorvastatina |
| Quelantes do ferro | Dexrazoxano |
| Antiplaquetários | Aspirina |
| Anticoagulantes | Enoxaparina, rivaroxabana, apixabana |
| Betabloqueadores | Carvedilol, nebivolol |
| Combinações iECA/Beta-bloq | Enapril + carvedilol |

IECA: inibidor da enzima conversora de angiotensina. BRA: antagonista dos receptores de angiotensina-II.
Cardioproteção: qualquer evidência que indique que a medicação atenua qualquer disfunção cardiovascular que possa ocorrer mediante potencial cardiotóxico de agentes antineoplásicos.
Fonte: Desenvolvida pela autoria.

## Doxorrubicina

Doxorrubicina e daunorrubicina foram as primeiras antraciclinas, ambas desenvolvidas nos anos 1960. Bastante similares entre si, apresentam coloração avermelhada característica, diferindo entre si apenas em um grupamento hidroxila a mais na posição C-14 da doxorrubicina – que confere a esta maior abrangência terapêutica. A doxorrubicina contempla uma ampla gama de doenças, entre as quais, tumores sólidos e neoplasias hematológicas. Merece destaque seu papel no tratamento do câncer de mama, sarcomas de partes moles, linfomas Hodgkin e não Hodgkin e tumores pediátricos, entre outros. Tipicamente, é administrada em regimes a cada 3 semanas, com dose variando entre 30 e 75 mg/m². Responde pelos principais eventos adversos das antraciclinas aqui já descritos, agudos e tardios. O aparecimento de estrias eritematosas próximo ao local de infusão, conhecido como "rubor da adriamicina", é uma reação alérgica local benigna e transitória, não devendo ser confundida com extravasamento.[59] Recomenda-se redução de dose em casos de hiperbilirrubinemia: 50% se BT entre 1,2 e 3 mg/dL ; 75% se BT entre 3,1 e 5 e descontinuar se BT > 5 mg/dL. De preferência, deve ser administrada em cateteres centrais pelo seu potencial vesicante.

Uma formulação peguilada da doxorrubicina, conhecida como doxorrubicina lipossomal, foi desenvolvida mediante sua ligação a uma molécula de polietilenoglicol. Esse composto apresenta maior aporte do agente à célula tumoral, além de estar associado com menor incidência de náuseas e vômitos, mielossupressão e cardiotoxicidade – mesmo em doses excedendo os 500 mg/m² cumulativos. Não tem efeitos vesicantes se extravasado. Todavia, apresenta outro perfil de eventos adversos, com ênfase na síndrome mão-pé (eritrodisestesia palmoplantar), além de uma reação infusional aguda – ambas podendo acometer até 50% dos pacientes. As reações parecem estar ligadas à velocidade de infusão, sendo recomendado iniciá-la à taxa de 1 mg/min nos primeiros 10 a 15 minutos, com aumento gradual até completar infusão em 60 min. Os pacientes podem experimentar desde rash cutâneo até manifestações anafilactoides, com dispneia e broncoespasmo, paradoxalmente cursando com hipertensão.[61,62] A doxorrubicina lipossomal tem emprego nas recidivas de câncer de ovário, no câncer de mama, sarcomas de partes moles, sarcoma de Kaposi e outros.

## Epirrubicina

Antes do advento da formulação lipossomal da doxorrubicina, este epímero intitulado "epirrubicina" já apresentava maior perfil lipofílico. Também detém propriedades moleculares que dependem da ação das sulfatases e glucoronidases hepáticas – motivo pelo qual, ajuste de dose pela função hepática é fundamental. Inicialmente investigado para o câncer de estômago, hoje sabe-se que seu arsenal terapêutico é similar ao da doxorrubicina, sendo uma boa opção na adjuvância do câncer de mama. É utilizada em doses que variam entre 60 e 120 mg/m² a cada 3 a 4 semanas. Doses totais superiores a 900 mg/m² aumentam acentuadamente o risco de lesão miocárdica. Apresenta menor emetogenicidade, alopecia, mielossupressão e cardiotoxicidade, sendo em geral mais bem tolerada que a doxorrubicina.

## Daunorrubicina

Apesar da similaridade com a doxorrubicina, seu espectro de ação é mais restrito para tumores sólidos, sendo um agente ativo para o tratamento de indução de leucemias agudas mieloides e linfoides. As toxicidades são bastante semelhantes aos efeitos de classe, com atenção especial ao risco de extravasamento. Requer ajuste para função renal se Cr > 3 mg/dL.

## Idarrubicina

A idarrubicina, um derivado sintético, também é conhecida pelo nome demetoxidaunorrubicina pela retirada de um grupamento 4-metoxi da daunorrubicina. Esse é mais um agente de uso da Onco-hematologia, sendo ativo em regimes de indução para LMA em combinação com a citarabina. Exibe o mesmo perfil de toxicidades das demais antraciclinas, também sendo recomendado ajuste de dose para a função hepática.

## Antracenedionas

Desenvolvidas nos anos 1970 com o propósito de serem agentes anti-Top2 menos cardiotóxicos do que as antraciclinas, hoje em dia, esse é um grupo de uso limitado na prática clínica. Por suas propriedades menos oxidativas, tendem a induzir menos lesão por ERO nos lipídios de membrana dos cardiomiócitos. No geral, apresentam também melhor tolerância e menor incidência de outras toxicidades, porém às custas de um efeito antitumoral limitado.

A mitoxantrona é o único representante desta classe nos dias atuais, mesmo que de uso restrito. Foi incorporada ao tratamento do câncer de próstata e de alguns regimes para LMA. Tende a ser rapidamente clareada do plasma e concentra-se nos tecidos, podendo ocorrer cardiotoxicidade em doses cumulativas superiores a 160 mg/m². Testada no cenário de câncer de próstata castraçãorresistente, não pareceu aumentar eventos cardiovasculares, com desfechos de eficácia apresentando ganhos modestos.[63,64] Um efeito curioso é a coloração azulada transitória da urina e esclera em 1 a 2 dias após a infusão.

## REFERÊNCIAS

1. Pommier Y, Sun Y, Huang SN, et al. Roles of eukaryotic topoisomerases in transcription, replication and genomic stability. Nat Rev Mol Cell Biol. 2016;17(11)703-721.

2. McClendona AK, Osheroffab N. DNA topoisomerase II, genotoxicity and cancer. Mutat Res. 2007;623:83-97.

3. Nitiss JL. Targeting DNA topoisomerase II in cancer chemotherapy. Nat Rev Cancer. 2009;9:338-350.

4. Zhang YW, Regairaz M, Seiler JA, et al. Poly(ADP-ribose) polymerase and XPF-ERCC1 participate in distinct pathways for the repair of topoisomerase I-induced DNA damage in mammalian cells. Nucleic Acids Res. 2011;39(9):3607-3620.

5. Pommier Y, Barcelo J, Sordet O, et al. Repair of Topoisomerase I-Mediatec DNA Damage. Prog Nucleic Acid Res Mol Biol. 2006;81:179-229.

6. Schneider E, Cowan KH. Multiple drug resistance in cancer therapy. Med J Aust. 1994;160(6):371-373.

7. Nielsen D, Skovsgaard T. P-glycoprotein as multidrug transporter: a critical review of current multidrug resistant cell lines. Biochim Biophys Acta. 1992;1139:169-183.

8. Wall ME, Wani MC, Nicholas AW, et al. Plant antitumor agents: the isolation and structure of camptothecin, a novel alkaloidal leukemia and tumor inhibitor from Camptotheca acuminata. J Am Chem Soc. 1966;88:3888-3890.

9. Hsiang YH, Liu LF. Arrest of replication forks by drug-stabilized topoisomerase I-DNA cleavable complexes as a mechanism of cell killing by camptothecin. Cancer Res. 1989;49:5077-82.

10. Iyer L, King CD, Whitington PDF, et al. Genetic predisposition to the metabolism of irinotecan (CPT-11). Role of uridine diphosphate glucuronosyltransferase isoform 1A1 in the glucuronidation of its active metabolite (SN-38) in human liver microsomos. J Clin Invest. 1998;101(4):847-854.

11. Hyatt JL, Tsurkan L, Morton CL, et al. Inhibition of acetylcholinesterase by the anticancer prodrug CPT-11. Chem Biol Interact. 2005;157-158:247-252.

12. Saliba F, Hagipantelli R, Misset JL, et al. Pathophysiology and therapy of irinotecan-induced delayed-onset diarrhea in patients with advanced colorectal cancer: a prospective assessment. J Clin Oncol. 1998;16:2745.

13. Premawardhena A, Fisher CA, Liu YT, et al. The global distribution of length polymorphisms of the promoters of the glucuronosyltransferase 1 gene (UGT1A1): hematologic and evolutionary implications. Blood Cells Mol Dis. 2003;31:98-101.

14. Hu ZY, Yu Q, Zhao YS. Dose-dependent association between UGT1A1*28 polymorphism and irinotecan-induced diarrhoea: a meta-analysis. Eur J Cancer. 2010;46:1856-1865.

15. Yang Y, Zhou M, Hu M, et al. UGT1A1*6 and UGT1A1*28 polymorphisms are correlated with irinotecan-induced toxicity: a meta-analysis. Asia Pac J Clin Oncol. 2020;14(5):e479-e489.

16. Hoskins JM, Goldberg RM, Qu P, et al. UGT1A1*28 genotype and irinotecan-induced neutropenia: dose matters. J Natl Cancer Inst. 2007;99:1290.

17. Innocenti F, Kroetz DL, Schuetz E, et al. Comprehensive pharmacogenetic analysis of irinotecan neutropenia and pharmacokinetics. J Clin Oncol. 2009;27:2604.

18. Argevani L, Hughes C, Schuh MJ, et al. Dosage adjustment of irinotecan in patients with UFT1A1 polymorphisms: a review of current literature. Innov Pharm. 2020;11(3):1-7.

19. Roncato R, Cecchin E, Montico M, et al. Cost evaluation of irinotecan-related toxicities associated with UGT1A1*28 patient genotype. Clin Pharmacol Ther. 2017;102(1):123-130.

20. Zhu J, Liu A, Sun X, et al. Multicenter, randomized, phase III trial of neoadjuvant vhemoradiation with capecitabine and irinotecan guided by UGT1A1 status in patients with locally advanced rectal cancer. J Clin Oncol. 2020;38(36):4231-9.

21. Basili S, Moro S. Novel camptothecin derivatives as topoisomerase I inhibitors. Expert Opin Ther Pat. 2009;19(5):555-74.

22. ten Bokkel Huinik W, Gore M, Carmichael J, et al. Topotecan versus paclitaxel for the treatment of recurrent epithelial ovarian cancer. J Clin Oncol. 1997;15(6):2183-93.

23. Ardizzoni A, Hansen H, Dombernowsky P, et al. Topotecan, a new active drug in the second-line treatment of small-cell lung cancer: a phase II study in patients with refractory and sensitive diseade. J Clin Oncol. 1997;15(5):2090-6.

24. Long HJ, Bundy BN, Grendys EC Jr., et al. Randomized phase III trial of cisplatin with or without topotecan in carcinoma of the uterine cervix: a gynecologic oncology group study. J Clin Oncol. 2005;23(21):4626-33.

25. Khongorzul P, Ling CJ, Khan FU, et al. Antibody-drug conjugates: a comprehensive review. Mol Cancer Res. 2020;18:3-19.

26. Modi S, Saura C, Yamashita T, et al. Trastuzumab deruxtecan in previously treated HER2-positive breast cancer. N Engl J Med. 2020;382:610.

27. Modi S, Park H, Murthy RK, et al. Antitumor activity and safety of trastuzumabe-deruxtecan in patietnts with HER2-low-expressing advanced breast cancer: results from a phase Ib study. J Clin Oncol. 2020;38(17):1887-95.

28. Shitara K, Bang YJ, Iwasa S, et al. Trastuzumab-deruxtecan in previously treated HER2-positive gastric cancer. N Eng J Med. 2020;382:2419-30.

29. Bardia A, Mayer IA, Vahdat LT, et al. Sacituzumab Govitecan-hziy in refractory metastatic triple-negative breast cancer. N Engl J Med. 2019;380:741.

30. Cancel C, Moraes RM, Dayan F, et al. Podophyllotoxin. Plytochemistry. 2000;54:115-20.

31. Ross W, Rowe T, Glisson B, et al. Role of topoisomerase Ii in mediating epipodophyllotoxin-induced DNA cleavage. Cancer Res. 1984;44(12):5857-60.

32. Smith MA, Rubinstein L, Anderson JR, et al. Secondary leukemia or myelodysplastic syndrome after treatment with epipodophyllotoxins. J Clin Oncol. 1999;17:569.

33. McNerney M, Godley LA, Le Beau MM, et al. Therapy-related myeloid neoplasms: when genetics and environment collide. Nat Rev Cancer. 2017;17(9):513-27.

34. Morton LM, Dores GM, Schonfeld SJ, et al. Association of chemotherapy for solid tumors with development of therapy-related myelodysplastic syndrome of acute myeloid leukemia in the modern era. JAMA Oncol. 2019;5(3):318-325.

35. Meresse P, Dechaux E, Monneret C, et al. Etoposide: discovery and medicinal chemistry. Curr Med Chem. 2004;11(18):2443-66.

36. Long BH, Musial ST, Brattain MG. Comparison of cytotoxicity and DNA breakage activity of congeners of podophyllotoxin including VP16-213 and VM-26: a quantitative structure-activity relationship. Biochemistry. 1984;23(6):1183-8.

37. Gelderblom H, Verweij J, Nooter K, et al. Cremophor EL: the drawbacks and advantages of vehicle selection for drug formulation. Eur J Cancer. 2001;(1)1590-8.

38. Arcamone F, Cassinelli G, Fantini G, et al. Adriamycin; 14-hydroxydaimomycin, a new antitumor antibiotic from S. peucetius var. caesius. Biotechnol Bioeng. 1969;11:1101-10.

39. Tewey KM, Rowe TC, Yang L, et al. Adriamycin-induced DNA damage mediated by mammalian DNA topoisomerase II. Science. 1984;226(4673):466-468.

40. Doroshow JH, Davies KJ. Redox cycling of anthracyclines by cardiac mitochondria. II. Formation of superoxide anion, hydrogen peroxide, and hydroxyl radical. J Biol Chem. 1986;261(7):3068-74.

41. Bachur NR, Lun L, Sun PM, et al. Anthracycline antibiotic blockade of SV40 T antigen helicase action. Biochem Pharmacol. 1998;55:1025-34.

42. Donaldson SS, Glick JM, Wilbur JR. Adriamycin activating a recall phenomenon after radiation therapy. Ann Intern Med. 1974;81:407-8.

43. Oakman C, Moretti E, Galardi F, et al. The role of topoisomerase II and HER-2 predicting sensitivity to anthracyclines in breast cancer patients. Cancer Treat Rev. 2009;35:662-7.

44. Bartlett JM, Munro AF, Dunn JA, et al. Predictive markers of anthracycline benefit: a prospectively planned analysis of the UK national epirubicin adjuvant trial (NEAT/BR9601). Lancet Oncol. 2010;121:615-24.

45. Curigliano G, Lenihan D, Fradley M, et al. Management of cardiac disease in cancer patients throughout oncological treatment: ESMO consensus recommendations. Ann Oncol. 2020;31(2):171-90.

46. Zamorano JS, Lancellotti P, Muñoz DR, et al. 2016 ESC position paper on cancer treatments and cardiovascular toxicity developed under the auspices of the ESC Committee for Practice Guidelines. The Task Force for cancer treatments and cardiovascular toxicity of the European Society of Cardiology (ESC). Eur Heart J. 2016;37(2):2768-801.

47. Armenian SH, Lanchetti C, Barac A, et al. Prevention and monitoring of cardiac dysfunction in survivors of adult cancers: American Society of Clinical Oncology Clinical Practice Guideline. J Clin Oncol. 2017;35(8):893-911.

48. Raj S, Franco VI, Lipshultz SE. Anthracycline-induced cardiotoxicity: a review of pathophysiology, diagnosis, and treatment. Current Treatment Options in Cardiovascular Medicine, 2014;16:315.

49. Jordan JH, Castellino SM, Meléndez GC, et al. Left ventricular mass change after anthracycline chemotherapy. Circulation and Heart Failure 2018;11:e004560.

50. Singal PK, Iliskovic N. Doxorubicin-induced cardiomyopathy. N Eng J Med. 1998;339:900.

51. Lyu YL, Kerrigan JE, Lin CP, et al. Topoisomerase IIbeta mediated DNA double-strand breaks: implications in doxorubicin cardiotoxicity and prevention by dexrazoxane. Cancer Res. 2007;67:8839.

52. Steinberg JS, Cohen AJ, Wasserman AG, et al. Acute arrhythmogenicity of doxorubicin administration. Cancer 1987;60:1213.

53. Legha SS, Benjamin RS, Mackay B, et al. Reduction of doxorubicin cardiotoxicity by prolonged continuous intravenous infusion. Ann Intern Med. 1982;96(2):133-9.

54. van Dahlen EC, van der Pal HJ, Caron HN, et al. Different dosage schedules for reducing cardiotoxicity in cancer patients receiving anthracycline chemotherapy. Cochrane Database Syst Rev. 2009;CD005008.

55. Thavendiranathan P, Poulin F, Lim KD, et al. Use of myocardial strain imaging by echocardiography for the early detection of cardiotoxicity in patients during and after cancer chemotherapy: a systematic review. J Am Col Cardiology. 2014;63:2751.

56. Sawaya H, Sebag IA, Plana JC, et al. Assessment of echocardiography and biomarkers for the extended prediction of cardiotoxicity in patients treated with anthracyclines, taxanes, and trastuzumab. Circ Cardiovasc Imaging, 2012;5:596.

57. Melo JMA, Oliveira PP, Souza RS, et al. Prevention and conduct against the Extravasation of antineoplastic chemotherapy: a scoping review. Rev Bras Enferm. 2020;73(4):1-10.

58. Dorr RT, Alberts DS, Stone A. Cold protection and heat enhancement of doxorubicin skin toxicity in the mouse. Cancer Treat Rep. 1985;69:431-7.

59. Kreidieh FY, Moukadem HA, Saghir NSE. Overview, prevention and management of chemotherapy extravasation. World J Clin Oncol. 2016;7(1):87-97.

60. Mouridsen HT, Langer SW, Buter J, et al. Treatment of anthracycline extravasation with Savene (dexrazoxane): results from two prospective clinical multicentre studies. Ann Oncol. 2007;18:546.

61. Curtit E, Chaigneau L, Pauchot J et al. Extravasation of liposomal doxorubicin induces irritant reaction without vesicant injury. Anticancer Res. 2012;32:1481.

62. von Moos R, Thuerlimann BJ, Aapro M, et al. Pegylated liposomal doxorubicin-associated hand-foot syndrome: recommendations of an international panel of experts. Eur J Cancer. 2008;44:781-90.

63. Tannock IF, Osoba D, Stockler ME, et al. Chemotherapy with mitoxantrone plus prednisona or prednisone alone for symptomatic hormone-resistant prostate cancer: a Canadian randomized trial with palliative end points. J Clin Oncol. 1996;14(6):1756-64.

64. Reece DE, Elmongy MB, Barnett MJ, et al. Chemotherapy with high-dose cytosine arabinoside and mitoxantrone for poor-prognosis myeloid leukemias. Cancer Invest. 1993;11(5):509-16.

# 58

# Agentes Antimicrotúbulos

Karime Kalil Machado
Maria Ignez Freitas Melro Braghirolli
Breno Jeha Araújo

Juliana Florinda de Mendonça Rêgo
Paulo Marcelo Gehm Hoff

## DESTAQUES

- Microtúbulos são filamentos proteicos que fazem parte do citoesqueleto celular.
- As principais classes de drogas com ação antimicrotúbulo são os alcaloides da vinca e os taxanos.
- A neurotoxicidade é comum a todos os alcaloides da vinca e pode se manifestar na forma de neuropatia periférica, central e autonômica.
- Os alcaloides da vinca se ligam à betatubulina e, em baixas concentrações, a polimerização da tubulina não ocorre, o que impede a formação do fuso mitótico e bloqueia a mitose na transição metáfase-anáfase. Sob maiores concentrações da droga, ocorrem modificações conformacionais na tubulina que resultam na despolimerização de microtúbulos já formados.
- Ao contrário dos alcaloides da vinca, os taxanos ligam-se à subunidade beta da tubulina, porém formam um complexo incapaz de se dissociar, o que causa estabilização do microtúbulo.
- Os taxanos tendem a causar neutropenia. O paclitaxel apresenta ainda uma elevada incidência de neuropatias, enquanto o docetaxel induz uma típica síndrome de retenção hídrica, não relacionada a mecanismos de disfunção renal, cardíaca ou hepática.

## INTRODUÇÃO

Microtúbulos são filamentos proteicos que fazem parte do citoesqueleto celular e têm importância na determinação da forma da célula, além de participarem do transporte intracelular, da motilidade e divisão celulares.[1]

São estruturas cilíndricas, rígidas e ocas, com cerca de 24 nm de diâmetro e comprimentos variados, formadas por 13 protofilamentos constituídos de dímeros de alfa e betatubulina, intercalados e organizados em paralelo em volta de um eixo cilíndrico – o centrossomo. Cada protofilamento tem uma polaridade estrutural, com uma subunidade alfatubulina na extremidade denominada "menos" e uma subunidade betatubulina na extremidade denominada "mais", na qual a polimerização da tubulina ocorre mais rapidamente. Os processos de polimerização e despolimerização da tubulina, assim como de alongamento e contração do microtúbulo, dependem de energia obtida a partir da hidrólise da guanosinatrifosfato (GTP) com formação de guanosinadifosfato (GDP).[2]

Por sua capacidade de polimerização única, os microtúbulos apresentam duas propriedades fundamentais: o *treadmilling,* em que subunidades de tubulina são adicionadas à extremidade "mais" e simultaneamente subtraídas da extremidade "menos",[3] e a instabilidade dinâmica, em que os microtúbulos se alternam entre estados de crescimento lento sustentado e um rápido encurtamento.[4]

Quando o processo de mitose se inicia, ocorre desagregação dos microtúbulos citoplasmáticos e, a seguir, seu rearranjo para a formação do fuso mitótico, mantido pelo equilíbrio entre a incorporação e a perda de subunidades de tubulina. Quando a adição de tubulina está bloqueada por agentes antineoplásicos, o fuso celular se desfaz rapidamente e a mitose é interrompida.

As principais classes de drogas com ação antimicrotúbulo são os alcaloides da vinca e os taxanos. Fazem também parte dessa categoria o fosfato de estramustina e as epotilonas. Neste capítulo, suas principais características são apresentadas.

## ALCALOIDES DA VINCA

Os alcaloides da vinca são compostos naturais ou semissintéticos derivados da vinca (*Catharanthus roseus*) que apresentam potente atividade antimicrotúbulo.[5] Sua estrutura química consiste em um núcleo indol (catarantina) e um núcleo diidroindol (vindolina). Apesar de os alcaloides da vinca terem estruturas químicas semelhantes, seus perfis de toxicidade e de eficácia são distintos, embora, na maioria dos estudos experimentais, se tenha verificado resistência cruzada entre as drogas.

Seus principais representantes são a vincristina (Figura 58.1) e a vimblastina (Figura 58.2), drogas de 1ª geração, e a vinorelbina (Figura 58.3), a vindesina (Figura 58.4) e a vinflunina, drogas semissintéticas de 2ª geração.

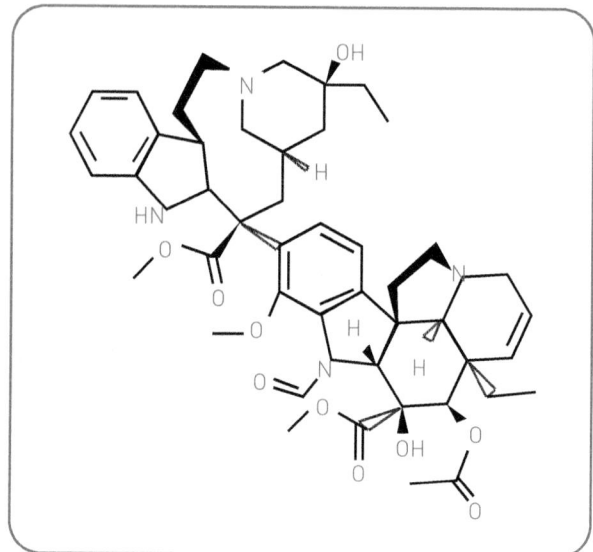

**FIGURA 58.1 –** Vincristina.
Fonte: Desenvolvida pela autoria.

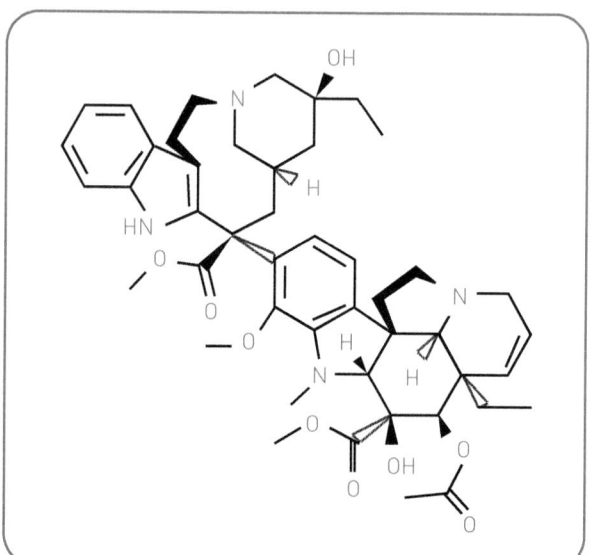

**FIGURA 58.2 –** Vimblastina.
Fonte: Desenvolvida pela autoria.

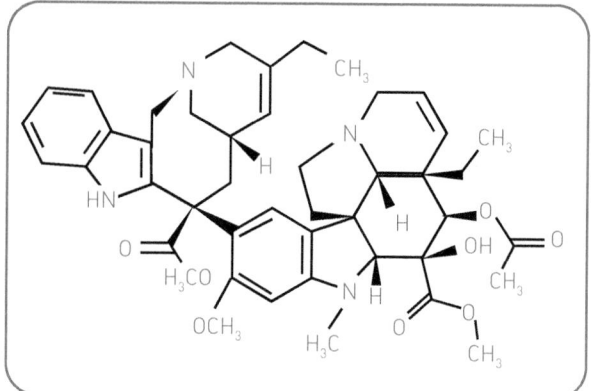

**FIGURA 58.3 –** Vinorelbina.
Fonte: Desenvolvida pela autoria.

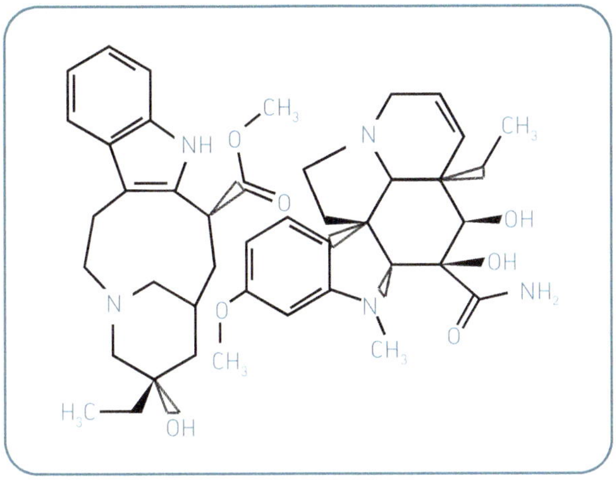

**FIGURA 58.4 –** Vindesina.
Fonte: Desenvolvida pela autoria.

## Mecanismos de ação

Os alcaloides da vinca se ligam à betatubulina em sítios denominados "domínios de ligação da vinca".[6] A ligação é feita com alta afinidade nas extremidades dos microtúbulos e com afinidade consideravelmente inferior ao longo da superfície dos microtúbulos.[7] Em baixas concentrações da droga, a polimerização da tubulina não ocorre e os microtúbulos ficam quiescentes, o que impede a formação do fuso mitótico e bloqueia a mitose na transição metáfase-anáfase, resultando na apoptose da célula.[8] Sob maiores concentrações da droga, ocorrem modificações conformacionais na tubulina que resultam na despolimerização de microtúbulos já formados.[9] As concentrações da droga, o tempo de tratamento e também o tempo de exposição a concentrações acima de um limite-gatilho parecem ser determinantes para o efeito antineoplásico.[10]

## Mecanismos de resistência

Dois mecanismos de resistência aos alcaloides da vinca foram descritos *in vitro*. A resistência a múltiplas drogas (*multidrug resistance* (MDR)), inata ou adquirida, é exercida principalmente por meio de proteínas transmembrana ATP-dependentes, como a glicoproteína-P (P-gp) e as proteínas MDR e MDR1, que promovem, entre outros, o efluxo das drogas para o meio extracelular e reduzem sua concentração intracelular.[11] Outro mecanismo de resistência envolve mutações nos genes da alfa e da betatubulina e alterações na expressão dos isômeros.[12] A relevância clínica desses mecanismos ainda não está bem esclarecida.

## Farmacologia clínica

Os alcaloides da vinca são mais comumente administrados por via endovenosa em infusões em bólus. Apresentam amplo volume de distribuição, altas taxas de *clearance* e meia-vida terminal longa, que refletem a avidez e a magnitude de sua ligação aos tecidos periféricos.[13] Há grande variabilidade inter e intraindividual quanto à farmacocinética, que pode ser atribuída a variações nas ligações a proteínas e aos tecidos, e no metabolismo hepático e na excreção biliar.[14] Não há dados que favoreçam o uso da infusão prolongada com finalidade de reduzir o pico de dose e a toxicidade.

## Interações medicamentosas

Seu uso em associação aos taxanos pode intensificar os sintomas de neurotoxicidade em virtude da ação de ambas as drogas nos microtúbulos axonais.

Como são metabolizados pela isoenzima CYP3A do citocromo P-450, sua administração concomitante aos inibidores da enzima, como a eritromicina, pode resultar em toxicidade severa.[15] Seu uso concomitante a indutores da enzima, como a carbamazepina, resulta em redução de suas concentrações séricas. A asparaginase, ao reduzir o *clearance* hepático desses quimioterápicos, provoca também aumento de sua toxicidade, razão pela qual se recomenda a administração destes cerca de 12 a 24 horas antes daquela.

*In vitro*, as concentrações intratumorais de metotrexato são aumentadas pelos alcaloides da vinca, ao passo que as concentrações de epipodofilotoxinas são diminuídas.[16]

A bleomicina, quando administrada após a vincristina, parece ter sua eficácia aumentada, possivelmente porque esta mantém a célula em metáfase, momento em que está mais suscetível à ação daquela. O uso de vincristina concomitante à ciprofloxacina está relacionado à redução de sua absorção oral e de seu efeito antimicrobiano.

Pode haver interação da vinorelbina com mitomicina causando dispneia aguda e broncoespasmo por mecanismos não esclarecidos.

## Efeitos adversos

A neurotoxicidade é comum a todos os alcaloides da vinca e pode se manifestar na forma de neuropatia periférica, central e autonômica. É mais frequente e severa com o uso da vincristina. Sua fisiopatologia envolve degeneração axonal e interferência nos mecanismos de transporte relacionados à função dos microtúbulos. Os pacientes já portadores de distúrbios neurológicos e idosos são mais suscetíveis à neurotoxicidade.

A neuropatia periférica é comum e caracteriza-se, inicialmente, por parestesia de extremidades. Com o uso continuado, há perda dos reflexos profundos, que pode ser acompanhada de dor neuropática, redução de força muscular, pé e punho caídos, ataxia e até paralisia. A eletroneuromiografia não evidencia redução na velocidade de condução, apesar de haver diminuição na amplitude do potencial de ação sensitivo e motor, com aumento no tempo de latência. Pode haver acometimento de pares cranianos, com sintomas como rouquidão, ptose palpebral, estrabismo, paralisia facial periférica e dor em território de inervação trigeminal.[17]

A neuropatia autonômica é também comum e manifesta-se na forma hipotensão ortostática,[18] cólicas abdominais, constipação e, ainda, retenção urinária, íleo adinâmico e paralisia da musculatura laríngea.[19]

Apesar de sua baixa penetração no sistema nervoso central (SNC), pode haver, mais raramente, neuropatia central manifestada por cefaleia, vertigem, distúrbios visuais, convulsões, psicose, coma e até secreção inapropriada do hormônio antidiurético (SIADH).

Na presença de neurotoxicidade limitante, deve-se suspender a droga ou reduzir a dose e a frequência do tratamento.[20]

Leucopenia é toxicidade limitante e ocorre após 7 a 10 dias da administração da droga, com recuperação hematológica completa em 14 a 21 dias. Anemia e trombocitopenia são menos comuns. A mielossupressão não é cumulativa e é mais frequente em pacientes com insuficiência hepática.

Essas drogas são potentes vesicantes e, em caso de extravasamento, deve-se descontinuar a infusão da droga, além de se tentar aspirá-la do local. Recomenda-se a aplicação de calor local após o evento, além de injeção subcutânea de hialuronidase. Avaliação quanto à necessidade de desbridamento deve ser feita precocemente.

Alopecia leve a moderada ocorre em cerca de 10% a 20% dos pacientes tratados.

Outros eventos adversos descritos, porém raros, são isquemia miocárdica aguda, febre de origem obscura, fenômeno de Raynaud, síndrome mão-pé e toxicidades pulmonar e hepática.

## Vincristina

A vincristina é habitualmente utilizada em doses semanais de 1,4 mg/m$^2$ e máximas de 2 mg/m², metabolizada e excretada pelo sistema hepatobiliar, principalmente pela isoenzima CYP3A do citocromo P-450.[21] Os picos de concentração sérica da droga parecem relacionar-se ao grau de neurotoxicidade observada. Emprega-se principalmente em regimes de tratamento de leucemias linfoblásticas agudas e linfomas.

## Vimblastina

É mais comumente utilizada em doses semanais de 6 mg/m$^2$ e tem propriedades farmacológicas semelhantes às da vincristina. Recomenda-se o início do tratamento com doses mais baixas e escalonamento a depender das toxicidades.[22] É principalmente utilizada em esquemas de tratamento com intenção curativa dos linfomas de Hodgkin.

## Vindesina

O esquema mais comum de administração da vindesina é em doses semanais ou quinzenais de 2 a 4 mg/m$^2$. Apresenta maior toxicidade hematológica se comparada à vincristina e já foi utilizada no tratamento de leucemias, linfomas e do câncer de pulmão de células não pequenas.

## Vinorelbina

É um derivado semissintético da vimblastina, em que a ligação entre o anel indol e o nitrogênio piperidino foi encurtada em um carbono e em que a água do anel piperidino foi eliminada. Está disponível nas formas endovenosa e oral.[23,24]

Utiliza-se em doses semanais ou quinzenais de 30 mg/m$^2$ para o tratamento do câncer de pulmão não pequenas células e na 3ª linha do câncer de mama. Recentemente, alguns estudos demonstraram resultados promissores com uso combinado de vinorelbina com trastuzumabe nas pacientes HER-2 positivas.[25]

## Vinflunina

A vinflunina é um derivado di-hidrodifluorado da vinorelbina que tem propriedades quantitativas diferentes dos demais alcaloides da vinca, uma vez que, para efeitos comparáveis aos alcaloides da vinca clássicos, são necessárias concentrações 3 a 17 vezes maiores dessa droga. Acredita-se que funcione como um inibidor da incorporação de tubulina distinto em virtude dessa característica.[26]

## Taxanos

Os principais representantes dessa classe de drogas são o paclitaxel (Figura 58.5) e o docetaxel (Figura 58.6). Apresentam uma estrutura química e mecanismo de ação únicos, sendo fundamentais no tratamento de diversos tipos de câncer.

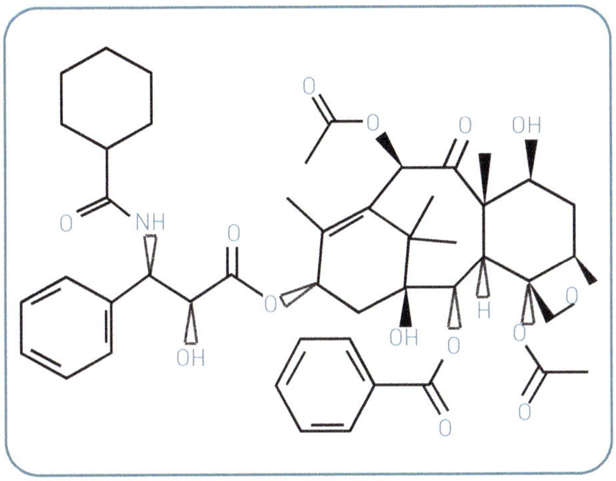

**FIGURA 58.5 –** Paclitaxel.
Fonte: Desenvolvida pela autoria.

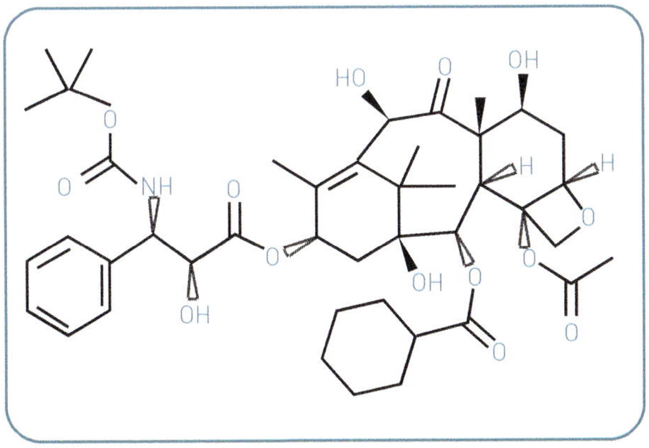

**FIGURA 58.6 –** Docetaxel.
Fonte: Desenvolvida pela autoria.

## Paclitaxel

O interesse pelos taxanos iniciou-se na década de 1960, quando se observou em estudos pré-clínicos que um extrato da casca do teixo do pacífico (*Taxus brevifolia*), apresentava atividade antitumoral em uma ampla variedade de tumores em murinos.[27] Em 1971, o paclitaxel foi identificado como o componente ativo desse extrato, porém o desenvolvimento da droga para uso em larga escala foi limitado pela escassez de fontes naturais.

O paclitaxel foi a primeira droga da classe dos taxanos a ser testada em estudos clínicos e é utilizado principalmente no tratamento das neoplasias de mama, ovário e pulmão. Além disso, pode ser utilizado também como tratamento de 2ª linha para sarcoma de Kaposi e neoplasias de sítio primário indeterminado.

### Mecanismos de ação

Ao contrário dos alcaloides da vinca, o paclitaxel liga-se à subunidade beta da tubulina, formando um complexo paclitaxel/microtúbulo incapaz de se dissociar, o que causa estabilização do microtúbulo,[28] com comprometimento de sua instabilidade dinâmica[29] e do *treadmilling*.[30] Em concentrações crescentes, o paclitaxel também promove polimerização desordenada de subunidades de tubulina ao microtúbulo de maneira não dependente de GTP e é capaz de distorcer o fuso mitótico, resultando em lesão cromossômica. Em semelhança aos alcaloides da vinca, a mitose é bloqueada na transição metáfase-anáfase.

Estudos mais recentes mostram que o paclitaxel é também capaz de induzir a apoptose ao induzir a fosforilação e, assim, a inativação de proteínas antiapoptóticas da família Bcl-xL/Bcl-2.[31]

Em concentrações inferiores às citotóxicas, tem efeitos antiangiogênicos, porém a contribuição desse fenômeno para seu efeito antitumoral é ainda pouco conhecida.

### Mecanismos de resistência

A MDR, anteriormente descrita, mediada pela P-gp e pelas proteínas MDR1 e MDR2, é o mecanismo de resistência aos taxanos mais bem caracterizado *in vitro*.[32]

Além disso, alterações estruturais na alfa e beta-tubulina foram observadas em diversas linhagens de células resistentes aos taxanos. Essas células não têm fusos mitóticos normais e apresentam velocidade de polimerização dos microtúbulos lentificada. No entanto, na presença dos taxanos, essa velocidade é normalizada, o que pode contribuir para sua resistência aos citotóxicos.[33]

Mutações e amplificações no gene da tubulina foram também descritas, porém seu efeito causal ainda necessita ser mais bem investigado.[34]

A regulação e a integridade de genes associados à apoptose, como p53, bcl-2, bcl-x e seus produtos, estão relacionadas à sensibilidade aos taxanos e, assim, podem estar envolvidas nos mecanismos de resistência a essas drogas.[35]

### Farmacologia

O paclitaxel tem baixa biodisponibilidade oral e é administrado por via endovenosa (EV), em doses que variam de 135 a 175 mg/m$^2$ em 24 horas a cada 3 semanas, 175 mg/m$^2$ em 3 horas a cada 3 semanas e 80 a 100 mg/m$^2$ em 1 hora, semanalmente.[36]

Sua metabolização é predominantemente hepática e acontece pelas isoenzimas CYP2C8/9 e CYP3A4 do citocromo P-450. Apenas 14% da droga é excretada pela urina. Sua meia-vida varia entre 3 e 52 horas, a depender da dose e do tempo de infusão da droga.

### Interações medicamentosas

O paclitaxel é substrato da isoenzima CYP2C8/9. Drogas indutoras dessa isoenzima (p. ex., carbamazepina, fenitoína e rifampicina) podem diminuir seus níveis séricos e efeitos, assim como drogas inibidoras (p. ex., fluconazol, cetoconazol, anti-inflamatórios não hormonais e sulfonamidas) podem aumentá-los. É também substrato da isoenzima CYP3A4. Da mesma forma, os indutores dessa enzima (p. ex., aminoglutetimida, carbamazepina, fenobarbital e fenitoína) diminuem seus níveis séricos, efeitos e toxicidades, e os inibidores (p. ex., imidazólicos, ciprofloxacina, eritromicina, doxiciclina, isoniazida, diclofenaco, inibidores de protease, propofol, imatinibe, quinidina e verapamil) os aumentam.

Recomenda-se que a infusão de paclitaxel preceda a infusão de cisplatina nas combinações das drogas, pois esta reduz o *clearance* daquele em cerca de 30%. Nas combinações do paclitaxel com a doxorrubicina, recomenda-se que a infusão desta preceda à daquele, pois o paclitaxel reduz o *clearance* de doxorrubicina e de seu metabólito doxorrubicinol em aproximadamente 32%. Essas recomendações se aplicam aos regimes de infusão de paclitaxel em 24 horas, mas não está claro se a mesma interação ocorre em outros regimes.

### Efeitos adversos

Neutropenia é sua toxicidade mais comum. Nos esquemas de administração a cada 3 semanas, o nadir ocorre por volta do 8° ao 10° dia e há recuperação medular completa entre 15 e 21 dias após a aplicação da droga.[37] O principal determinante da severidade da neutropenia é o tempo de duração dos níveis plasmáticos acima de níveis biologicamente ativos.

Neuropatia periférica ocorre em aproximadamente 60% dos casos e é caracterizada por parestesia em extremidades dos membros, em padrão de "bota e luva", podendo cursar com perda de sensibilidade periférica e dos reflexos tendíneos profundos.[37] Tem caráter cumulativo e parece estar relacionada aos picos de concentração plasmática da droga, sendo mais comum em esquemas com menor tempo de infusão. Em pacientes já portadores de neuropatia periférica por outras causas, há propensão à deterioração clínica. Nas combinações de paclitaxel e cisplatina, a neurotoxicidade é efeito adverso especialmente importante.

Mialgia e artralgia transitórias, com instalação 24 a 48 horas após a administração da droga, são também comuns e dose-dependentes.

Alopecia ocorre em cerca de 90% dos casos, é frequentemente completa e inicia-se de repente em 15 a 21 dias após a primeira aplicação do medicamento.

Reações de hipersensibilidade aguda podem ocorrer durante a infusão do paclitaxel e têm espectro variável de gravidade, desde quadros de prurido leve a choque anafilático.[38] Em geral, caracterizam-se por instalação súbita de dispneia, broncoespasmo, *rash* cutâneo e, eventualmente, dor torácica, com necessidade de suspensão da infusão da droga. São idiossincráticas e ocorrem usualmente na 1ª hora de infusão e, em 75% dos casos, nos primeiros 10 minutos. Ocorrem com maior frequência em infusões mais rápidas e nos dois primeiros ciclos. Em estudos de fase I, reações graves foram relatadas em até 30% dos casos. Após a padronização de profilaxia baseada em corticosteroides e anti-histamínicos H1 e H2,[39] ocorrem em cerca de 2% dos casos.[40]

A etiologia das reações de hipersensibilidade pode ser atribuída a mecanismos como degranulação de mastócitos IgE[41,42] e não IgE-mediada,[43] induzidas pelo paclitaxel[38] ou por seu veículo *Cremophor-ethanol* (CrEL) e ativação do complemento.[44] A profilaxia indicada é feita com dexametasona 20 mg via oral

(VO) ou EV, 12 e 6 horas antes da administração ou em dose única de 20 mg por EV 30 minutos antes do paclitaxel. Os antagonistas dos receptores H1 (p. ex., difenidramina 50 mg por EV) e H2 (p. ex., ranitidina 150 mg por EV) devem ser administrados 30 minutos antes do paclitaxel.

### Nab-paclitaxel

O nab-paclitaxel representa uma suspensão de paclitaxel homogeneizado com nanopartículas de albumina, sem presença de um solvente, o que reduz a apresentação de reações de hipersensibilidade.[45] Aprovado para uso inicialmente para câncer de mama metastático, no entanto é também utilizado em câncer de pulmão não pequenas células e em adenocarcinoma de pâncreas metastático.[46]

### Mecanismos de ação e resistência

Apresenta mecanismos de ação e resistência semelhantes aos das demais drogas das classes dos taxanos. Acredita-se, no entanto, que temha maior facilidade de transporte para o interior da célula por uma via mediada por um receptor de albumina.[47]

### Farmacologia

Realizado apenas pela via EV na dose de 260 mg/m², com duração de 30 minutos por infusão, a cada 3 semanas. Outro esquema também validado é o uso de 125 mg/m² semanal, nos dias 1, 8 e 15, a cada 28 dias.

Sua metabolização é predominantemente hepática, pelo citocromo P-450, em especial via CYP 2C8 e CYP 3A4, sendo necessário realizar correção da dose mediante valores de bilirrubina e transaminases. Tem meia-vida aproximada de 27 horas, com apenas 4% de excreção via urinária.[48]

Apresenta ainda um perfil farmacocinético favorável com maior volume de distribuição e máxima concentração de droga livre circulante, permitindo, após entrar na célula por um receptor específico de albumina, ligação direta a proteínas do interstício tumoral.[47] Essa propriedade, portanto, faz a droga ser entregue diretamente nas células tumorais, justificando um benefício farmacológico em potencial.

### Interações medicamentosas

Ainda não foram conduzidos estudos para identificar possíveis interações. Levando-se em consideração que sua via de metabolização envolve as isoenzimas CYP 2C8 e 3A4, devem-se utilizar com cautela medicações que sejam inibidoras ou indutoras dessas enzimas, conforme descritos anteriormente.

### Efeitos adversos

Reações de hipersensibilidade não são observadas durante o período de infusão, sendo dispensável a profilaxia com corticosteroides e duplo bloqueio anti-histamínico. As toxicidades dose-limitantes são neuropatia sensitiva e neutropenia.

A toxicidade medular é dose-dependente, com apresentação de neutropenia em até 80% dos casos, seguida de anemia. De maneira semelhante, a neuropatia pode se apresentar em aproximadamente 70% dos casos, sendo, por vezes, necessária interrupção do tratamento, com posterior redução de dose.[48]

Assim como o paclitaxel, a alopecia é evidenciada em 90% dos casos, com início evidente próximo ao 2º ciclo de tratamento, no regime a cada 21 dias. Apresenta baixo potencial emetogênico, além de cursar com astenia, artralgia e, raramente, distúrbios visuais como ceratite.

### Docetaxel

O docetaxel é uma droga semissintética derivada de um precursor extraído das folhas da *Taxus baccata*. Foi sintetizada em 1986 a partir da adição de uma cadeia lateral à 10-deacetilbacatina III, um precursor inativo dos taxanos encontrado nas folhas de algumas espécies de coníferas.[49]

### Mecanismos de ação e resistência

Seus mecanismos de ação e resistência são semelhantes aos do paclitaxel. Liga-se à tubulina no mesmo sítio, porém com afinidade cerca de duas vezes superior.

### Farmacologia

O docetaxel é administrado por via EV em doses de 60 a 100 mg/m², em infusões de 1 hora a cada 3 semanas. A dose mais frequentemente estudada é de 75 mg/m². Pode ser administrado em doses semanais, embora não haja evidências de maior atividade antitumoral, apesar de proporcionar melhor perfil de toxicidade medular.

A farmacocinética do docetaxel é semelhante à do paclitaxel. Apresenta baixa biodisponibilidade oral e a meia-vida é de aproximadamente 12 horas. Seu metabolismo é hepático, mediado por meio das isoenzimas CYP3A4 e CYP3A5 da via do citocromo P-450. Preconizam-se reduções de dose de pelo menos 25% em pacientes com elevação de transaminases hepáticas acima de 1,5 vezes o limite superior da normalidade e de fosfatase alcalina acima de 2,5 vezes o limite superior da normalidade. Reduções maiores ou suspensão podem ser necessárias em pacientes com hiperbilirrubinemia. Não são preconizados ajustes de dose em pacientes com alterações da função renal.

### Interações medicamentosas

Estudos *in vitro* mostram que o metabolismo do docetaxel, à semelhança do paclitaxel, pode ser modificado por drogas indutoras e inibidoras da isoenzima CYP3A.[50]

### Efeitos adversos

Neutropenia é sua principal toxicidade. Nos esquemas de administração a cada 3 semanas, o nadir e o tempo para recuperação medular são similares aos do paclitaxel.

O docetaxel induz uma típica síndrome de retenção hídrica, não relacionada a mecanismos de disfunção renal, cardíaca ou hepática, caracterizada por edema, ganho de peso e acúmulo de líquido em terceiro espaço. Tem intensidade dose-cumulativa, sendo mais comum com doses superiores a 400 mg/m². Sua prevenção é feita com corticosteroides em altas doses. Recomenda-se o uso de 8 mg de dexametasona, por via oral, duas vezes ao dia, por 3 dias consecutivos, com início 1 dia antes da administração da droga nos regimes a cada 3 semanas. Nos regimes semanais, podem-se utilizar três doses de 8 mg de dexametasona por VO, a cada 12 horas, com início 12 horas antes da quimioterapia, ou ainda 8 mg de dexametasona, por via EV, 1 hora antes da aplicação do docetaxel. A resolução dos quadros mais graves ocorre lentamente após a suspensão da droga e pode se completar em meses.

O docetaxel não tem o Cremophor EL como veículo, mas, ainda assim, pode provocar reações de hipersensibilidade menos severas e frequentes se comparadas às provocadas pelo paclitaxel. A administração prévia de corticosteroides contribui para sua menor incidência.

Toxicidades cutânea e ungueal são frequentes. Pode haver eritema cutâneo maculopapular e pruriginoso, que acomete predominantemente extremidades e há eventual descamação cutânea. As unhas podem apresentar descoloração, alterações texturais e podem se descolar.

A neurotoxicidade do docetaxel tem características semelhantes à do paclitaxel, porém cursa com menos alterações neurossensoriais e neuromusculares. Sendo assim, é a droga de escolha em pacientes de alto risco de desenvolvimento de neurotoxicidade que devam receber taxanos.

Artralgia, mialgia e astenia são frequentes, especialmente com doses cumulativas e em regimes semanais.

Estenose de ductos lacrimais, que cursa com lacrimejamento, é efeito adverso visto especialmente nos regimes de administração semanal.

## Cabazitaxel

O cabazitaxel é uma droga semissintética e, assim como o docetaxel, deriva da 10-deacetilbacatina III, precursor dos taxanos. O uso principal na prática clínica é na neoplasia de próstata metastática castração resistente refratária ao docetaxel, com aprovação para isso pela agência americana Food and Drug Administration (FDA), em 2010.[51] Apresenta ainda atividade contra diversas neoplasias, como mama, melanoma e rim.

### Mecanismos de ação e resistência

Apresenta, por um lado, um mecanismo de ação semelhante aos demais taxanos, com ligação da subunidade betatubulina, estabilização dos microtúbulos, com inibição da mitose e parada do ciclo celular na fase M.

Por outro lado, tem capacidade de atuar como inibidor da P-gp, proteína transmembrana envolvida no desenvolvimento de resistência aos taxanos, justificando, assim, sua atividade em tumores resistentes. Além disso, outras características distintas são penetração na barreira hematoencefálica e uma melhor resposta citotóxica, independentemente de receptor androgênico no câncer de próstata castração resistente.[52]

### Farmacologia

Apresenta administração EV exclusiva, com infusão de 1 hora de duração, na dose de 25 mg/m² a cada

3 semanas. Sua farmacocinética é semelhante ao docetaxel, no entanto apresenta maior volume de distribuição e maior meia-vida, de aproximadamente 77 horas.

Assim como os demais taxanos, apresenta metabolismo predominantemente hepático, em especial pela via CYP 3A4, mas também, em menor proporção, pela isoenzima CYP 2C8. Portanto, apenas 4% serão excretados pela via urinária, sendo o principal sítio de excreção as fezes. Apesar disso, não há indicação para correção de dose em situações de piora de função renal ou hepática.

### Interações medicamentosas

Por se tratar de um substrato da isoenzima CYP 3A4, inibidores dessa isoenzima podem aumentar concentrações plasmáticas do cabazitaxel, devendo ser usado com cautela. Da mesma maneira, indutores da CYP 3A4 podem reduzir seu nível sérico e potencial de ação.

Diversos medicamentos utilizados na prática clínica podem ser responsáveis por essas interações, como carbamazepina e fenitoína, indutores da CYP 3A4, além de anti-inflamatórios não hormonais e antifúngicos, que são inibidores, com potencial em reduzir o efeito da medicação.

### Efeitos adversos

O estudo fase III que fundamentou a aprovação do cabazitaxel para câncer de próstata castração resistente metastático evidenciou 82% de neutropenia grau 3 ou 4, sendo que aproximadamente 5% evoluíram para óbito após episódios de neutropenia febril.[53] Pacientes com pior *performance status,* idosos, com neutropenia febril prévia e múltiplas comorbidades apresentam risco aumentado, sendo importante considerar profilaxia com estimulador de colônias de granulócitos.

Pode cursar ainda com reações de hipersensibilidade, de maneira semelhante ao paclitaxel. Indica-se medicação com corticosteroides e duplo bloqueio anti-histamínico antes da aplicação para reduzir incidência e gravidade das reações.[54]

Além disso, pode cursar também com anemia, astenia, diarreia, náuseas e vômitos, apesar de um baixo potencial emetogênico.

### Fosfato de estramustina

O fosfato de estramustina (Figura 58.7) é um conjugado de 17-β-estradiol e de uma mostarda nor-nitrogenada, unidos por uma ponte éster de carbamato, que apresenta tanto atividade antigonadotrópica como citotóxica. Foi inicialmente desenvolvido para o tratamento do câncer de mama, pois se acreditava que a porção 17-β-estradiol se ligaria aos receptores de estrogênio expressos nas células tumorais e que, então, o alquilante seria liberado e exerceria seus efeitos citotóxicos especificamente nessas células. Entretanto, estudos clínicos posteriores não demonstraram atividade antitumoral significativa em neoplasias da mama, mas sim em neoplasias da próstata.

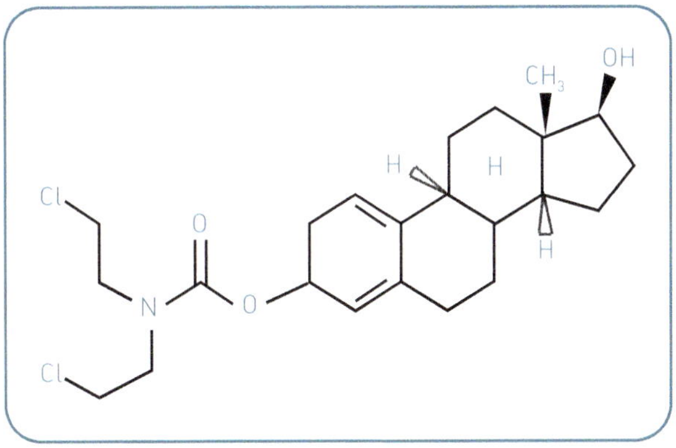

FIGURA 58.7 – Estramustina.
Fonte: Desenvolvida pela autoria.

O fosfato estramustina acumula-se seletivamente em células prostáticas em decorrência de sua ligação a uma proteína denominada "proteína ligadora de estramustina" (*estramustine-binding protein*, EMBP).[55] Atualmente, é utilizado no tratamento do câncer de próstata hormoniorrefratário.

### Mecanismos de ação e farmacologia

O fosfato de estramustina é uma pró-droga de alta biodisponibilidade oral, administrada em doses diárias de 10 a 16 mg/kg divididas em três a quatro tomadas. Após a ingestão, é rapidamente convertida a estramustina por fosfatases do trato gastrointestinal. A estramustina é em grande parte oxidada à estromustina, metabólito também ativo, e ambos exercem seus efeitos citotóxicos ligando-se à tubulina e a outras proteínas associadas ao microtúbulo, induzindo sua despolimerização, parada do ciclo celular em G2/M e, a seguir, apoptose.

No fígado, cerca de 10% a 20% da estramustina e da estromustina são metabolizados a estradiol e estrona, respectivamente, o que contribui para os efeitos antigonadotrópicos relatados, como redução dos níveis plasmáticos de testosterona, di-hidrotestosterona, gonadotropinas, colesterol e 17-hidroxiprogesterona, bem como aumento nas concentrações de prolactina e cortisol. As enzimas hepáticas CYP1A2 e CYP3A4 parecem ser as principais envolvidas nesse processo. As meias-vidas da estramustina e da estromustina são de 10 e 20 horas, respectivamente.

### Interações medicamentosas

O fosfato de estramustina diminui o *clearance* dos taxanos, sendo recomendadas doses menores de taxanos ao se utilizarem combinações das drogas.

Sua absorção intestinal é reduzida quando é administrado com alimentos, em especial derivados de leite. Recomenda-se sua administração em jejum de pelo menos 2 horas e restrição a alimentos ricos em cálcio, uma vez que estes fornecem substrato para a formação de complexos de cálcio pouco absorvíveis.

### Efeitos adversos

Náuseas e vômitos são sua principal toxicidade. Efeitos adversos associados ao seu efeito estrogênico, como retenção hídrica, ginecomastia e sensibilidade mamilar, são também comuns. Em até 10% dos casos pode haver eventos tromboembólicos, como trombose venosa profunda, tromboembolismo pulmonar, acidente vascular cerebral (AVC) e insuficiência coronariana. A hipercoagulabilidade é atribuída ao mecanismo de primeira passagem hepática da droga, que causaria elevação das concentrações intra-hepáticas de metabólitos de estrógenos e redução dos níveis séricos de antitrombina III.[56]

Elevações dos níveis séricos de transaminases hepáticas e hipocalcemia, raramente sintomática, podem também ocorrer.

### Epotilonas

As epotilonas são macrolídeos produzidos a partir da degradação da celulose pela mixobactéria *Sorangium cellulosum*. As epotilonas A e B foram primeiramente testadas como potenciais fungicidas e agrotóxicos[57] até que, em 1995, verificou-se sua potente atividade antitumoral, comparável à do paclitaxel.[58]

Seu mecanismo de ação é similar ao dos taxanos, uma vez que promovem a estabilização da tubulina. Entretanto, as epotilonas, assim como o cabazitaxel, são capazes de inibir a P-gp e, por essa razão, também apresentam atividade mesmo em tumores resistentes.

Após a descoberta da ação antineoplásica das epotilonas A e B, numerosas variantes semissintéticas vêm sendo desenvolvidas e estudadas. Atualmente, a epotilona B (patupilona, EPO960) e seus quatro derivados sintéticos: ixapepilona (B aza-epothilone, BMS-247550) (Figura 58.8); BMS-310705 (análogo hidrossolúvel da epotilona B); ZK-EPO (ZK-219477); 20-desmetil-20-metilsulfanil epotilona B (ABJ879); e epotilona D (B desoxi-epotilona, KOS-862) e seus derivados KOS-1584 estão sob investigação clínica para o tratamento de câncer.[59]

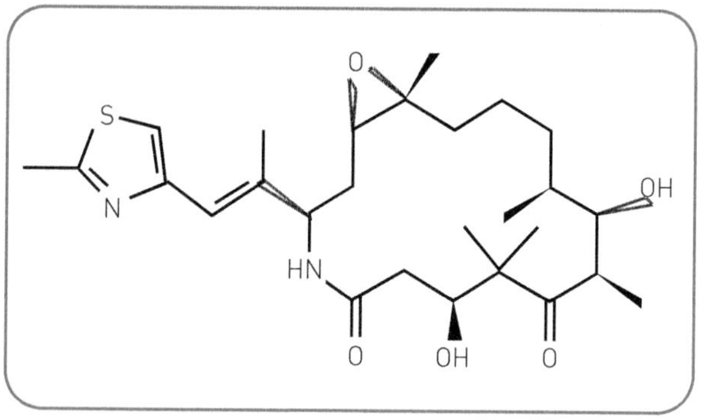

**FIGURA 58.8 –** Ixabepilona.
Fonte: Desenvolvida pela autoria.

A ixabepilona (BMS-247550) é aprovada para uso clínico nos Estados Unidos combinada à capecitabina para o tratamento do câncer de mama localmente avançado ou metastático, após falência terapêutica das antraciclinas e taxanos. Enquanto agente isolado, é utilizada após falência de antraciclinas, taxanos e da capecitabina.[60]

### Mecanismos de ação

As epotilonas ligam-se à subunidade betatubulina de um dímero alfa/betatubulina dos microtúbulos e, assim, causam polimerização e estabilização dos microtúbulos, ocasionando parada da divisão celular nas fases G2 e M, além de induzirem a apoptose. O mecanismo pelo qual suprimem a dinâmica dos microtúbulos é similar ao dos taxanos, porém a interação droga-tubulina é funcionalmente diferente e ocorre de forma independente.[59] Ao contrário dos taxanos e alcaloides da vinca, a superexpressão da P-gp não altera o efeito da droga.

## Farmacologia

As epotilonas têm metabolização e excreção pelo sistema hepatobiliar. Sua meia-vida de eliminação é de aproximadamente 52 horas.[61]

## Interações medicamentosas

A ixabepilona é metabolizada pela isoenzima CYP3A4 do citocromo P-450. Sendo assim, os inibidores dessa enzima (p. ex., cetoconazol, claritromicina e ritonavir) devem ser usados com cautela em virtude do potencial aumento de toxicidade. Recomenda-se redução de 50% da dose da ixabepilona na coadministração desses fármacos. A coadministração a indutores dessa enzima (p. ex., dexametasona e fenobarbital) pode resultar em níveis séricos subterapêuticos. Não há estudos sobre o ajuste de dose da ixabepilona nessa situação e, portanto, não deve ser feito, exceto em ensaios clínicos.[61]

## Efeitos adversos

Em estudos de fase I, as doses máximas toleradas são limitadas pela mielotoxicidade.[62] Em estudos fase II, com doses ajustadas, as toxicidades graus 3 e 4 relatadas são neuropatia periférica (14%), fadiga e astenia (13%), mialgia (8%) e mucosite (6%). Esses efeitos foram mais frequentes quando da terapia combinada à capecitabina. A neurotoxidade se mostrou reversível após mediana de 5,4 semanas do término da quimioterapia.[52] Considerando-se os casos de toxicidade graus 1 e 2, os principais efeitos adversos encontrados foram: neuropatia periférica (62%); fadiga (56%); mialgia e/ou artralgia (49%); alopecia (48%); náuseas (42%); leucopenia (36%); mucosite (29%); neutropenia (23%); anemia (6%); trombocitopenia (2%); e reação de hipersensibilidade (5%).[63] A dose inicial do ixabepilona se houver disfunção hepática e as doses subsequentes devem ser ajustadas de acordo com a tolerância de cada paciente. Recomenda-se a pré-medicação com antagonistas dos receptores H1 e H2.

## REFERÊNCIAS

1. Jordan MA, Wilson L. Microtubules as a target for anti-cancer drugs. Nat Rev Cancer. 2004;4:253-65.

2. Gelfand VI, Bershadsky AD. Microtubule dynamics: mechanism, regulation, and function. Annu Rev Cell Biol. 1991;7:93-116.

3. Margolis RL, Wilson L. Microtubule treadmilling: what goes around comes around. Bioessays. 1998;20:830-6.

4. Mitchison T, Kirschner M. Dynamic instability of microtubule growth. Nature. 1984;312:237-42.

5. Johnson IS, Armstrong JG, Gorman M, Burnett JP Jr. The Vinca alkaloids: a new class of oncolytic agents. Cancer Res. 1963;23:1390-427.

6. Gigant B, Wang C, Ravelli RB, et al. Structural basis for the regulation of tubulin by vinblastine. Nature. 2005;435:519-22.

7. Himes RH. Interactions of the catharanthus (Vinca) alkaloids with tubulin and microtubules. Pharmacol Ther. 1991;51:257-67.

8. Jordan MA, Thrower D, Wilson L. Mechanism of inhibition of cell proliferation by Vinca alkaloids. Cancer Res. 1991;51:2212-22.

9. Lobert S, Fahy J, Hill BT, et al. Vinca alkaloid-induced tubulin spiral formation correlates with cytotoxicity in the leukemic L1210 cell line. Biochemistry. 2000;39:12053-62.

10. Rahmani R, Zhou XJ. Pharmacokinetics and metabolism of vinca alkaloids. Cancer Surv. 1993;17:269-81.

11. Zaman GJ, Flens MJ, van Leusden MR, et al. The human multidrug resistance-associated protein MRP is a plasma membrane drug-efflux pump. Proc Natl Acad Sci USA. 1994;91:8822-6.

12. Hari M, Wang Y, Veeraraghavan S, et al. Mutations in alpha-and beta-tubulin that stabilize microtubules and confer resistance to colcemid and vinblastine. Mol Cancer Ther. 2003;2:597-605.

13. Zhou XJ, Martin M, Placidi M, et al. In vivo and in vitro pharmacokinetics and metabolism of vincaalkaloids in rat. II. Vinblastine and vincristine. Eur J Drug Metab Pharmacokinet. 1990;15:323-32.

14. Jackson DV Jr. The periwinkle alkaloids. Cancer chemotherapy by infusion. Chicago: Precept, 1990.

15. Tobe SW, Siu LL, Jamal SA, et al. Vinblastine and erythromycin: an unrecognized serious drug interaction. Cancer Chemother Pharmacol. 1995;35:188-90.

16. Chan JD. Pharmacokinetic drug interactions of vinca alkaloids: summary of case reports. Pharmacotherapy. 1998;18:1304-7.

17. Casey EB, Jellife AM, Le Quesne PM, et al. Vincristine neuropathy. Clinical and electrophysiological observations. Brain. 1973;96:69-86.

18. Gottlieb RJ, Cuttner J. Vincristine-induced bladder atony. Cancer. 1971;28:674-5.

19. Burns BV, Shotton JC. Vocal fold palsy following vinca alkaloid treatment. J Laryngol Otol. 1998;112:485-7.

20. Desai ZR, Van den Berg HW, Bridges JM, et al. Can severe vincristine neurotoxicity be prevented? Cancer Chemother Pharmacol. 1982;8:211-4.

21. Owellen RJ, Root MA, Hains FO. Pharmacokinetics of vindesine and vincristine in humans. Cancer Res. 1977;37(8-1):2603-7.

22. Owellen RJ, Hartke CA, Hains FO. Pharmacokinetics and metabolism of vinblastine in humans. Cancer Res. 1977;37(8-1):2597-602.n

23. Gralla RJ, Gatzemeier U, Gebbia V, et al. Oral vinorelbine in the treatment of non-small cell lung cancer: rationale and implications for patient management. Drugs. 2007;67:1403-10.

24. Aapro MS, Conte P, Esteban González E, et al. Oral vinorelbine: role in the management of metastatic breast cancer. Drugs. 2007;67:657-67.

25. Mano M. Vinorelbine in the management of breast cancer: new perspectives, revived role in the era of targeted therapy. Cancer Treat Rev. 2006;32:106-18.

26. Kruczynski A, Barret JM, Etiévant C, et al., Antimitotic and tubulin-interacting properties of vinflunine, a novel fluorinated Vinca alkaloid. Biochem Pharmacol. 1998;55:635-48.

27. Wani MC, Taylor HL, Wall ME, et al. Plant antitumor agents. VI. The isolation and structure of taxol, a novel antileukemic and antitumor agent from Taxus brevifolia. J Am Chem Soc. 1971;93:2325-7.

28. Schiff PB, Fant J, Horwitz SB. Promotion of microtubule assembly in vitro by taxol. Nature. 1979;277:665-7.

29. Derry WB, Wilson L, Jordan MA. Substoichiometric binding of taxol suppresses microtubule dynamics. Biochemistry. 1995;34:2203-11.

30. Derry WB, Wilson L, Jordan MA. Low potency of taxol at microtubule minus ends: implications for its antimitotic and therapeutic mechanism. Cancer Res. 1998;58:1177-84.

31. Ganansia-Leymarie V, Bischoff P, Bergerat JP, et al. Signal transduction pathways of taxanes-induced apoptosis. Curr Med Chem Anticancer Agents. 2003;3:291-306.

32. Lockhart AC, Tirona RG, Kim RB. Pharmacogenetics of ATP-binding cassette transporters in cancer and chemotherapy. Mol Cancer Ther. 2003;2:685-98.

33. Kavallaris M, Kuo DY, Burkhart CA, et al. Taxol-resistant epithelial ovarian tumors are associated with altered expression of specific beta-tubulin isotypes. J Clin Invest. 1997;100:1282-93.

34. Monzó M, Rosell R, Sánchez JJ, et al. Paclitaxel resistance in non-small-cell lung cancer associated with beta-tubulin gene mutations. J Clin Oncol. 1999;17:1786-93.

35. Tang C, Willingham MC, Reed JC, et al. High levels of p26BCL-2 oncoprotein retard taxol-induced apoptosis in human pre-B leukemia cells. Leukemia. 1994;8:1960-9.

36. Rowinsky EK. The taxanes: dosing and scheduling considerations. Oncology (Williston Park). 1997;11(3-2):7-19.

37. Rowinsky EK, Eisenhauer EA, Chaudhry V, et al. Clinical toxicities encountered with paclitaxel (Taxol). Semin Oncol. 1993;20(4-3):1-15.

38. Weiss RB, Donehower RC, Wiernik Pl-I, et al. Hypersensitivity reactions from taxol. J Clin Oncol. 1990;8:1263-8.

39. Bookman MA, Kloth DD, Kover PE, et al. Short-course intravenous prophylaxis for paclitaxel-related hypersensitivity reactions. Ann Oncol. 1997;8:611-4.

40. Eisenhauer EA, ten Bokkel Huinink WW, Swenerton KD, et al. European-Canadian randomized trial of paclitaxel in relapsed ovarian cancer: high-dose versus low-dose and long versus short infusion. J Clin Oncol. 1994;12:2654-66.

41. Weiss RB, Baker JR Jr. Hypersensitivity reactions from antineoplastic agents. Cancer Metastasis Rev. 1987;6:413-32.

42. Dye D, Watkins J. Suspected anaphylactic reaction to Cremophor EL. Br Med J. 1980;280:1353.

43. Gelderblom H, Verweij J, Nooter K, et al. Cremophor EL: the drawbacks and advantages of vehicle selection for drug formulation. Eur J Cancer. 2001;37:1590-8.

44. Szebeni J, Alving CR, Savay S, et al. Formation of complement-activating particles in aqueous solutions of taxol: possible role in hypersensitivity reactions. Int Immunopharmacol. 2001;1:721-35.

45. Chouhan J, Herrington J. Single premedication dose of dexamethasone 20 mg IV before docetaxel administration. J Oncol Pharm Pract 2011;17(3):155-9.

46. Von Hoff DD, Ervin T, Arena FP, et al. Increased survival in pancreatic cancer with nab-paclitaxel plus gemcitabine. N Engl J Med 2013;369(18):1691-703.

47. Yardley DA. nab-Paclitaxel mechanisms of action and delivery. J Control Release 2013;170(3):365-72.

48. BC Cancer Agency Cancer Drug Manual. Nab-paclitaxel (interim monograph). Vancouver, British Columbia: BC Cancer Agency; 2010.

49. Cortes JE, Pazdur R. Docetaxel. J Clin Oncol. 1995;13:2643-55.

50. Royer I, Monsarrat B, Sonnier M, et al. Metabolism of docetaxel by human cytochromes P450: interactions with paclitaxel and other antineoplastic drugs. Cancer Res. 1996;56:58-65.

51. Vrignaud P, Sémiond D, Lejeune P, et al. Preclinical antitumor activity of cabazitaxel, a semisynthetic taxane active in taxane-resistant tumors. Clin Cancer Res 2013;19(11):2973-83.

52. Mita AC, Denis LJ, Rowinsky EK, et al. Phase I and pharmacokinetic study of XRP6258 (RPR 116258A), a novel taxane, administered as a 1-hour infusion every 3 weeks in patients with advanced solid tumors. Clin Cancer Res 2009;15(2):723-30.

53. Bono JS, Oudard S, Ozguroglu M, et al. Prednisone plus cabazitaxel or mitoxantrone for metastatic castration-resistant prostate cancer progressing after docetaxel treatment: a randomised open-label trial. Lancet, 2010;376(9747):1147-54.

54. BC Cancer Agency Cancer Drug Manual. Cabazitaxel (interim monograph). Vancouver, British Columbia: BC Cancer Agency; 01 Dec, 2012.

55. Forsgren B, Björk P, Carlström K, et al. Purification and distribution of a major protein in rat prostate that binds estramustine, a nitrogen mustard derivative of estradiol-17 beta. Proc Natl Acad Sci USA. 1979;76:3149-53.

56. von Schoultz B, Carlström K, Collste L, et al. Estrogen therapy and liver function--metabolic effects of oral and parenteral administration. Prostate. 1989;14:389-95.

57. Gerth K, Bedorf N, Höfle G, et al. Epothilons A and B: antifungal and cytotoxic compounds from Sorangium cellulosum (Myxobacteria). Production, physico-chemical and biological properties. J Antibiot (Tokyo). 1996;49:560-3.

58. Bollag DM, McQueney PA, Zhu J, et al. Epothilones, a new class of microtubule-stabilizing agents with a taxol-like mechanism of action. Cancer Res. 1995;55:2325-33.

59. Fumoleau P, Coudert B, Isambert N, et al. Novel tubulin-targeting agents: anticancer activity and pharmacologic profile of epothilones and related analogues. Ann Oncol. 2007;18(5):v9-15.

60. Perez EA, Lerzo G, Pivot X, et al. Efficacy and safety of ixabepilone (BMS-247550) in a phase II study of patients with advanced breast cancer resistant to an anthracycline, a taxane, and capecitabine. J Clin Oncol. 2007;25:3407-14.

61. Michaud LB. The epothilones: how pharmacology relates to clinical utility. Ann Pharmacother. 2009;43:1294-309.

62. Mani S, McDaid H, Hamilton A, et al. Phase I clinical and pharmacokinetic study of BMS-247550, a novel derivative of epothilone B, in solid tumors. Clin Cancer Res. 2004;10:1289-98.

63. BC Cancer Agency Cancer Drug Manual. Ixabepilone (interim monograph). Vancouver, British Columbia: BC Cancer Agency; 2009.

# 59

# Outros Agentes Quimioterápicos

Markus Gifoni

## DESTAQUES

- Alguns agentes citotóxicos não se encaixam em classes específicas.
- A L-asparaginase catalisa a degradação de asparagina, aminoácido essencial para células leucêmicas, em amônia e aspartato, sendo utilizada para o tratamento em leucemia linfoide aguda.
- A hidroxiureia, também mais usada na hematologia, inibe a enzima ribonucleosídeo- -difosfatorredutase, necessária para a conversão de ribonucleosídeos em deoxirribonucleosídeos, reduzindo a disponibilidade de precursores da síntese de DNA
- A bleomicina, a dactinomicina e a mitomicina são antibióticos com propriedades antineoplásicas.
- O mitotano é um inibidor de esteroidogênese e antineoplásiuco citostático com ação seletiva muito utilizado no tratamento do carcinoma adrenal
- A trabectedina interfere no aparato enzimático de reparo por excisão de nucleotídeos e induz quebras de fita de DNA letais.

Embora a maior parte dos agentes citotóxicos antineoplásicos tenha seu mecanismo de ação definido como pertencente aos clássicos agentes antineoplásicos descritos nos capítulos anteriores, muitos dos fármacos frequentemente usados nos regimes de quimioterapia citotóxica antineoplásica não se encaixam em nenhuma das classes descritas previamente. Este capítulo busca fornecer a descrição de alguns destes de grande relevância no tratamento sistêmico do câncer.

## L-ASPARAGINASE

Um dos primeiros biofármacos utilizados em Oncologia, a enzima L-asparaginase catalisa a degradação de asparagina, aminoácido essencial para células leucêmicas, em amônia e aspartato. Inicialmente observada em soro de porcos-da-índia, em 1953, por Kidd,[1] a atividade antitumoral dessa enzima foi depois identificada, em 1966, por Boome.[2] Essa propriedade de inibir a síntese proteica seletivamente em linfoblastos explica a atividade da L-asparaginase para o tratamento em leucemia linfoide aguda (LLA). Tanto células normais como leucêmicas requerem o aminoácido asparagina para o metabolismo. Células normais, ao contrário dos linfoblastos, podem sintetizar sua própria asparagina utilizando as enzimas transaminases com conversão do oxalacetato em aspartato, que posteriormente recebe o grupamento amino do glutamato, resultando em cetoglutarato e aspartato. Em células saudáveis, o aspartato é convertido em asparagina pela enzima asparaginassintetase. Como esta última enzima está ausente nos linfoblastos, eles dependem do suprimento exógeno de asparagina para sobreviver. O mesmo pode acontecer com a glutamina, outro aminoácido essencial que pode ter o suprimento interrompido nas células tumorais pela presença da enzima. Portanto a L-asparaginase, limitando a disponibilidade destes aminoácidos, promove a morte celular das células leucêmicas.[3]

A enzima é obtida em larga escala a partir de micro-organismos que a produzam naturalmente.[4] A produção industrial se dá principalmente em biorreatores com *Escherischia coli* e Erwinia spp como espécies de bactérias produtoras, embora muitos outros micro-organismos possam ser utilizados. Em todos os casos, a obtenção da enzima com alto grau de pureza para uso farmacológico é o principal desafio para a sua produção. Uma formulação associada ao radical polietilenoglicol (PEG) também está disponível em alguns países.

A despeito de sua seletividade para atividade antileucêmica, a L-asparaginase pode produzir toxicidade em células normais. Eventos adversos como edema, *rash* cutâneo, febre, disfunção hepática, diabetes, pancreatite, leucopenia, convulsões e hemorragias, além de reações de hipersensibilidade desde leves reações alérgicas até o choque anafilático podem acontecer. O uso requer a monitoração prática dos níveis de amilase em função da alta frequência de pancreatite associada (15%).

Sem nenhuma absorção pelo trato digestório, a L-asparaginase deve ser administrada por via parenteral. A administração endovenosa (EV) deve ser precedida de cuidados relativos ao risco de hipersensibilidade com uso de doses teste e pré-medicações. A injeção intramuscular (IM) atinge picos plasmáticas em 24 a 48 horas e mantém meia-vida plasmática variável de acordo com a espécie produtora (*E. coli* significativamente mais longa

que Erwinia spp). Muitos estudos têm demonstrado a utilidade de se promover a monitoração do níveis séricos da droga com ajustes individuais das doses para minimizar efeitos de variabilidade individual do seu metabolismo.[5] A imunogenicidade é uma preocupação, pois a geração de anticorpos antiasparaginase é frequentemente descrita, sendo objeto da prevenção pela premedicação com corticosteroides e requerendo a modificação da origem do medicamento administrado, quando presente. Estudo recente[6] mostra que a detecção de anticorpos anti-PEG-asparaginase (PEG-L-ASP) do tipo IgG por ensaio de imunoabsrbância ligado à enzima (ELISA), caracterizados principalmente pela imunogenicidade do componente PEG, foi capaz de predizer o risco de reações alérgicas e também a falha à nova tentativa de infusão com PEG-L-ASP. A interação com o metrotexato (antagonismo de efeitos antineoplásicos) e com a vincristina (potencialização da neurotoxicidade) demanda precauções de administração com intervalos de pelo menos 24 horas entre os medicamentos.

A partir de 2012, os suprimentos internacionais de L-asparaginase sofreram desabastecimento e muitos países têm tido dificuldades em obter fontes de produção do biofármaco que atendam a demanda com segurança e eficácia. A L-asparaginase está na lista de medicamentos essenciais da Organização Mundial de Saúde (OMS)[7] – uma lista prioritária de medicamentos seguros e eficazes necessários a qualquer sistema de saúde.

## BLEOMICINA

A bleomicina é um antibiótico glicopeptídico com atividade antineoplásica isolado a partir de culturas de *Streptomyces verticillus*, uma bactéria Gram-positiva. Na verdade, o termo "bleomicinas" se refere a um grupo de glicopeptídeos com essas propriedades, de maneira que o termo consagrado para o fármaco de uso antineoplásico diz respeito a uma mistura dos subtipos de bleomicina $A_2$ e $B_2$.

A bleomicina é amplamente utilizada para o tratamento de diversos tipos de tumores malignos como tumores germinativos, linfomas, câncer de cabeça e pescoço, câncer de colo uterino e câncer de pulmão.[8] Em função de sua limitada absorção em superfícies serosas (< 50%), a bleomicina tem sido usada como agente terapêutico esclerosante para o tratamento de

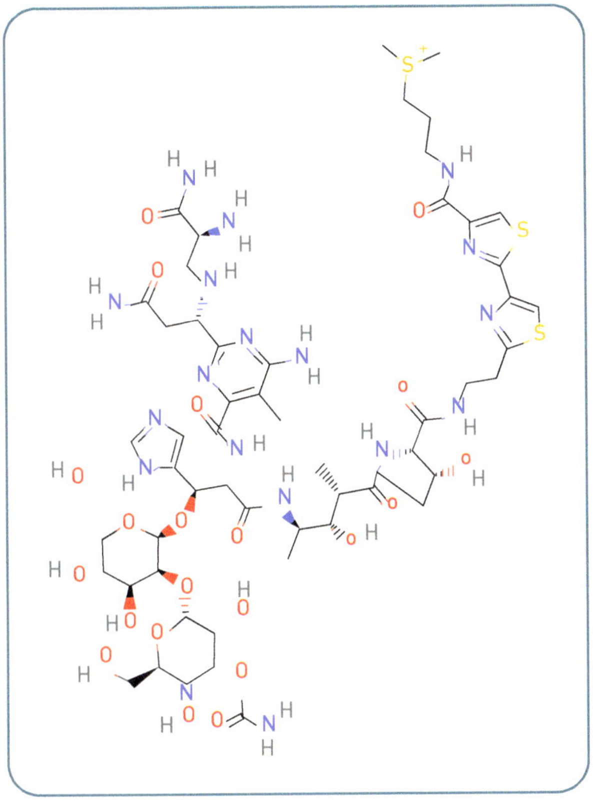

**FIGURA 59.1 –** Bleomicina.
Fonte: Acervo da National Library of Medicine.

derrames cavitários como ascite e derrame pleural. Sua atividade anti-neoplásica se dá na presença de cofatores (principalmente metais de transição como ferro (Fe) e cobre (Cu) em versões reduzidas). Após sofrer uma ativação eletrofílica que promove a geração de espécimes reativas de oxigênio e alterações como oxidação lipídica, hidrólise de grupamentos amino-terminal em resíduos proteicos e clivagem de fita simples ou dupla nas moléculas de DNA e RNA, tendo ação mais específica nas fases $G_2/$ M do ciclo celular.[9]

A absorção via trato digestório é desprezível, por isso sua via de administração deve ser parenteral. A droga é rapidamente absorvida via intramuscular (IM) ou subcutânea (SC), atingindo pico de concentração plasmática entre 30 e 60 minutos, com biodisponibilidade de 100% e 70%, respectivamente. Sua excreção é predominantemente urinária, o que resulta no acúmulo do fármaco em pacientes com disfunção renal e torna necessário o ajuste para pacientes com *clearence* de creatinina < 50 mL/min.

Ao contrário de grande parte das drogas citotóxicas com atividade antineoplásica, a bleomicina não causa toxicidade hematológica (mielossupressão) e

tem baixo potencial emetogênico, o que favorece seu uso em combinação com outros agentes nos regimes amplamente utilizados como o ABVD ou BEACOPP (linfoma Hodgkin) ou BEP (tumores germinativos). Sua toxicidade limitante ocorre sobretudo associada a eventos inflamatórios no pulmão. A pneumonite induzida por bleomicina ocorre em cerca de 10% dos pacientes[10] e tem relação dose-dependente. O risco é maior em pacientes acima de 70 anos e nos pacientes que recebem dose acima de 400 UI. São também fatores de risco a presença de doença pulmonar de base, a exposição prévia à radioterapia e o uso de oxigênio suplementar. O uso de G-CSF também foi associado à toxicidade pulmonar por bleomicina em alguns estudos em pacientes com linfoma Hodgkin.[11,12] Alguns serviços preconizam a realização de provas de função pulmonar (PFP) de rotina em pacientes que receberão bleomicina. A queda da capacidade de difusão de monóxido de carbono (CO) é o sinal mais precoce de pneumonite. Em fases mais avançadas, o quadro clínico de tosse seca, dispneia e sibilância, podendo cursar com febre e intolerância aos esforços. Preconiza-se a imediata suspensão da droga em casos de suspeita de pneumonite. O tratamento baseado em corticosteroides deve ser prontamente instituído.

Além da toxicidade pulmonar, eventos de pele e mucosas como eritema, mucosite, espessamento, xerodermia, hiperceratose e descamação da pele parecem estar associados de maneira dose-dependente à bleomicina. Especula-se que os baixos níveis de bleomicina-hidrolase presentes na pele e no pulmão justifiquem a toxicidade predominante nestes locais.

Reações infusionais são usualmente associadas à bleomicina. A febre pode ocorrer em até 50% dos pacientes[13] e reações de hipersensibilidade com *rash* cutâneo, eritema, prurido, urticária e broncoespasmo ocorrem em cerca de 20% dos pacientes, na maior parte das vezes com intensidade leve. Raramente, entretanto, alguns pacientes podem ter reações graves mesmo com baixas doses e o uso de doses teste (1 a 2 UI) antes das primeiras infusãoes é rotina em muitos serviços. Em relação aos mecanismos determinantes de ação citotóxica e antitumoral, são descritos pelo menos três mecanismos de resistência celular: a expressão da enzima catabólica que inativa a bleomcina (bleomicina-hidrolase), a expressão aumentada de enzimas de reparo ao DNA e expressão alterada de proteínas de transporte da molécula (*uptake* celular).

## DACTINOMICINA

A dactinomicina (actinomicina-D) é um antineo-plásico da classe dos antibióticos derivado de culturas de Streptomyces. A droga age formando pontes entre bases púricas (citidina e guanina) no DNA, desorganizando a estrutura molecular de dupla-hélice, inibindo sua replicação e a transcrição do código genético em RNA. Dessa maneira, a dactinomicina é um agente citotóxico não específico para as diferentes fases do ciclo celular.[14]

O uso da dactinomicina é bastante frequente em Oncologia Pediátrica, mas também é essencial em muitas indicações de quimioterapia para adultos. Seu uso é consagrado em indicções como tumores de Willms, rabdomiossarcomas, sarcomas da família Ewing, osteossarcomas e na neoplasia trofoblástica gestacional.[15] Também tem importância mais histórica no tratamento de tumores germinativos e outros tumores sólidos recorrentes. A dactinomicina está na lista de medicamentos essenciais da OMS.[7]

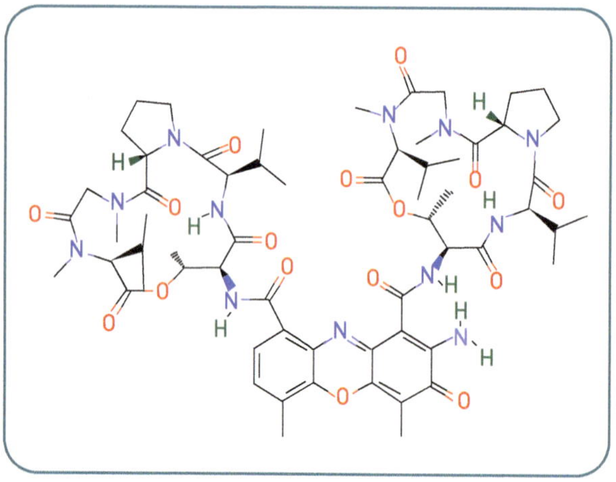

**FIGURA 59.2 –** Dactinomicina.
Fonte: Acervo da National Library of Medicine.

A via intravenosa (IV) é a única via de administração. De potencial vesicante, a droga deve ser administrada por profissional experiente e sob direta observação. Sua eliminação se dá por via urinária e hepática, com meia-vida de eliminação de 36 horas. Não há orientação específica para correção de dose por insuficiência renal e existe controvérsia sobre a indicação de correção de dose em pacientes ictéricos. Leucopenia e plaquetopenia podem ocorrer em graus severos após a sua administração, de maneira que os pacientes em uso da droga devem permanecer sob monitorização constante do hemograma e do risco de infecção. Além da toxicidade hematológica, são frequentes os relatos de mucosite oral e intestinal associadas à dactinomicina. Úlceras orais, diarreia, dor abdominal e vômitos podem acontecer de forma usual, sendo a toxicidade gastrointestinal, juntamente com a hematológica, a toxicidade limitante mais frequentemente observada. Há também relatos de obstrução sinusoidal hepática (doença veno-oclusiva) cuja evolução pode ser letal.[16]

A dactinomicina também tem marcante propriedade radiossensibilizante e seu uso concomitante à radioterapia deve ser cauteloso. O surgimento de erupção cutânea eritematosa e até exulceração da pele em áreas previamente irradiadas (*radiation recall*) é particularmente comum. Essa propriedade também pode se manifestar com diarreia/dor abdominal se a área previamente irradiada incluir alças intestinais. A dose deve ser calculada respeitando-se limites de peso ideal para pacientes obesos ou com edema.[17] Os mecanismos de resistência incluem seu transporte pela glicoproteína-P.[18] Mulheres com potencial para concepção, gestantes ou em aleitamento materno devem evitar o uso da droga.

## HIDROXIUREIA

Hidroxiureia (hidroxicarbamida) é uma molécula de ureia com uma monossubstituição por um radical hidroxila. Ela inibe a enzima ribonucleosídeo-difosfatorredutase, necessária para a conversão de ribonucleosídeos em deoxirribonucleosídeos, de modo que reduz a disponibilidade de precursores da síntese de DNA e impede a progressão de células em divisão além da fase $G_1/S$ do ciclo celular. Assim como outros agentes antimetabólicos, a hidroxiureia também atua como agente radiossensibilizante, já que promove a permanência das células em divisão nessa fase especificamente radiossensível do ciclo celular e interferindo com o reparo do DNA induzido pela radiação ou outros agentes quimioterápicos, o que oferece benefícios de sua combinação.[19]

A hidroxiureia é muito utilizada em síndromes mieloproliferativas como leucemia linfocítica crônica (LLC), leucemia mieloide crônica (LMC), trombocitose essencial e policitemia vera, tendo indicações aprovadas também em melanoma, câncer de ovário e de colo uterino (de importância histórica, mas de pouco uso atual). Em hematologia, também é bastante difundido o uso na prevenção de crises venoclusivas em anemia falciforme (pela indução de níveis mais elevados de hemoglobina fetal (HbF)). Psoríase e uso adjuvante com antirretrovirais para síndrome da imunodeficiência adquirida (SIDA/aids) associada ao vírus HIV são outras indicações. A hidroxiureia está na lista de medicamentos essenciais da OMS.[7]

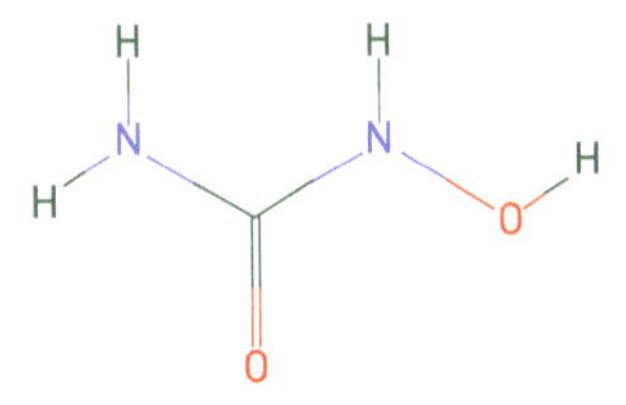

**FIGURA 59.3 –** Hidroxiuréia.
Fonte: Desenvolvida pela autoria.

Prontamente absorvida pelo trato digestório, a via oral é preferencial para a hidroxiureia. Concentrações plasmáticas de pico são atingidas entre 1 e 4 horas após a administração. A concentração no sangue cai rapidamente após este período sem efeito cumulativo após nova administração. Por isso, a droga é administrada em uma dose mais alta uma vez por dia. Por ser uma molécula pequena, a hidroxiureia atinge concentrações no líquido cefalorraquiano (LCR) cerca de 3 horas após sua administração com rápido declínio posterior, sendo considerada contraindicada a amamentação por mães em uso de hidroxiureia. O acúmulo em fluidos cavitários (ascite, derrame pleural) pode explicar toxicidade exacerbada em pacientes com estas condições e exige cuidados adicionais. A eliminação ocorre por duas vias, sendo aproximadamente 50% por via urinária e 50% por via metabólica hepática com excreção de $CO_2$ pelos pulmões e de ureia pelos rins.[20]

A toxicidade limitante ao uso da hidroxiureia é a mielossupressão. Pacientes em uso podem ter incidência aumentada de citopenias, o que requer a monitorização constante com hemograma, sobretudo na fase de escalonamento da dose. Diante do uso crônico, infecções secundárias são frequentes tanto por agentes virais como bacterianos. Um risco inerente de indução de neoplasias secundárias (sobretudo de leucemias aguda) é descrito, embora grandes estudos recentes tenham demonstrado que esse risco foi supe-

restimado durante muitos anos. Sonolência, náuseas e vômitos, cefaleia, diarreia, constipação, estomatite e mucosite também são efeitos descritos. Alterações cutâneas podem ser preponderantes como *rash* cutâneo, úlceras de pele, eritema facial e vasculite. Efeitos neurológicos centrais como convulsões e alterações psiquiátricas são consequência de sua passagem pela barreira hematoencefálica. Insuficiência hepática é rara, embora elevação transitória da bilirrubina seja descrita em uma pequena proporção dos pacientes com rápida resolução.[21]

## MITOMICINA C

A mitomicina C é um antibiótico com propriedades antineoplásicas isolado a partir de culturas da bactérias gram-positivas do gênero Streptomyces. Sua atividade antiproliferativa ocorre após a geração de sua forma reduzida, quando há formação de radicais livres, alquilação e formação de ligações cruzadas interfitas de DNA (com sítios preferenciais em resíduos de guanina e citosina), inibindo a sua duplicação. Preferencialmente tóxica para células em hipóxia, a mitomicina C em altas concentrações também inibe a síntese de RNA e de proteínas.[22]

Um dos agentes antineoplásicos mais antigos com cerca de 50 anos de sua descrição, a mitomicina C é usada em tratamento de neoplasias do trato digestivo, sendo descrito o uso em protocolos de neoplasias do esôfago, estômago, cólon, canal anal.[23] Em grande parte de suas indicações, seu uso foi substituído por fármacos mais eficazes e seguros. Entretanto seu uso em terapias locais também é preconizado em formulações intravesicais para o câncer de bexiga e na quimioterapia intraperitoneal (IP) com hipertermia em protocolos de tratamemto de neoplasia mucinosa de apêndice e pseudomixoma peritoneal.[24]

De absorção imprevisível pelo trato digestório, a mitomicina C deve ter a via IV com via sistêmica preferencial. Os picos plasmáticos são atingidos em poucos minutos e sua distribuição é ampla em quase todos os tecidos. Não são detectadas concentrações significativas no LCR. A eliminação é predominantemente hepática ou pelo metabolismo tecidual, com apenas 10% eliminados de maneira inalterada pela urina, de maneira que ajustes de dose não são necessários em pacientes com disfunção hepática ou renal.[25]

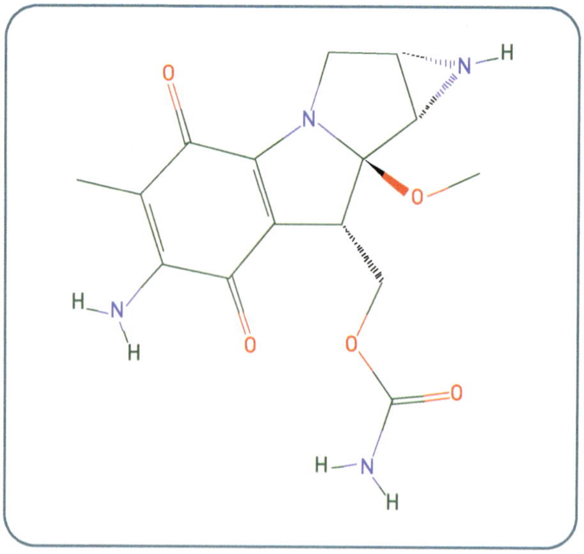

**FIGURA 59.4 –** Mitomicina.
Fonte: Desenvolvida pela autoria.

A mitomicina é um agente vesicante e sua administração requer cuidados adicionais com o acesso venoso. Úlceras e necrose da pele e de tecidos adjacentes são associadas ao extravasamento da droga. A mielossupressão pode ser tardia com intervalos de até 8 semanas após a administração da droga. Por essa razão, o intervalo entre os ciclos pode ser mais longo. Toxicidade pulmonar com broncoespasmo e pneumonite pode advir do uso do fármaco, recomendando-se cautela com o uso de oxigênio suplementar. Anemia microangiopática com síndrome hemoliticourêmica (SHU) pode ser um grave desfecho do uso da mitomicina C.

## MITOTANO

O mitotano é um inibidor de esteroidogênese e antineoplásiuco citostático com ação seletiva muito utilizado no tratamento do carcinoma adrenal. Mitotano é um derivado sintético do inseticida dicloroetiltricloroetano (DDT) com propriedades anti adrenocorticosteroides. Após sua degradação metabólica no córtex adrenal, intermediários reativos acilcloreto se ligam de maneira covalente a proteínas adrenais especificamente inibindo a produção hormonal adrenocortical e também efeito cistostátco por indução da via mitocondrial (indireta) da apoptose nos tumores adrenais.[26]

O efeito anti-hormonal do mitotano é estabelecido pela inibição do esteroidoma em diversos de seus catalisadores com a enzima de clivagem da cadeia lateral do colesterol (p450scc, CYP 11A!) e a beta-hidroxilase (CYP11B1), 18-hidroxilase (aldosteronassintase, CYP11B2), e 3-beta--hidroxisteroide-desidrogenasse (3B-HSD). Além disso, o estresse oxidativo provocado pelo seu metabólito anil-cloreto no aparato proteico e sua acção antimitocondrial específica ajudam a explicar parcialmente a seletividade do mitotano para os tecidos adernais.

Um importante estudo retrospectivo conduzido na Itália e Alemanha[27] estabeleceu o mitotano como tratamento-padrão adjuvante para carcinoma adrenal. Embora um estudo randomizado cooperativo esteja em execução,[28] e seu efeito seja considerado limitado, o mitiotano é usado de rotina para esta indicação além de também preconizado para o carcinoma adrenal avançado.

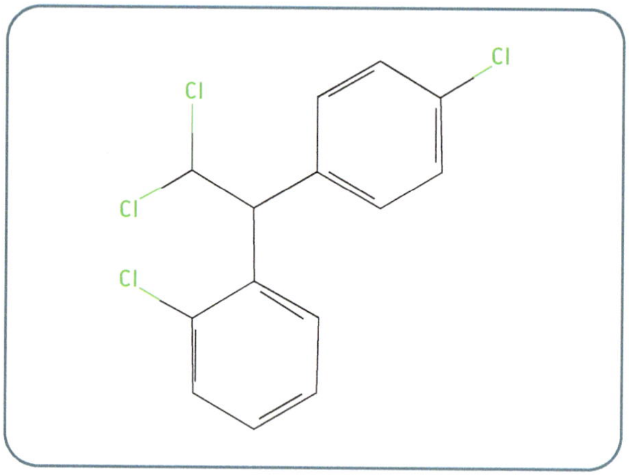

**FIGURA 59.5 –** Mitotano.
Fonte: Desenvolvida pela autoria.

De administração oral, a absorção enteral do mitotano é estimada em 40%. Seu metabolismo é predominantemente hepático, sendo frequente a elevação de transaminases (até 50% dos pacientes), o que pode exigir ajustes de dose. No entanto, a elevação de transaminases é raramente (< 1%) de cinco ou mais vezes os valores considerados normais e é incomum a necessidade de suspensão do tratamento por esse motivo. São muitos os efeitos adversos associados ao mitotano, sendo náuseas e vômitos (35%), sono-lência/letargia (25%), *rash* cutâneo (15%), diarreia (13%) alguns dos mais frequentemente observados. A reposição de glico e mineralocorticoides deve ser considerada em todos os casos pôs a insuficiência adrenal é um efeito clássico do mitotano. O tratamento deve ser prontamente suspenso em casos de infecções graves e traumas, uma vez que a produção endógena de esteroides pode estar prejudicada.

## TRABECTEDINA

Trabectedina é um alcaloide tetra-hidroisoqui-nolínico isolado a partir do tunicado *Ecteinascidia turbinata* com potencial ação antineoplásica. Em sua ligação ao sulco menor do DNA, a trabectedina interfere no aparato enzimático de reparo por excisão de nucleotídeos e induz quebras de fita de DNA letais, bloqueando o ciclo celular na fase G2.[29]

Indicada para o tratamento de sarcoma de partes moles e para tumores de ovário, a trabectedina tem aprovações para essas indicações em outros países, mas não tem registro no Brasil. De administração IV exclusiva e metabolismo predominantemente hepático, a droga pode provocar toxicidade hepática frequente, sendo necessário o ajuste para função hepática em caso de icterícia ou elevação de transaminases. Casos de lesão hepática induzida pela trabectedina com icterícia e insuficiência hepática grave foram descritos. A premedicação com dexametasona parece reduzir a incidência desses efeitos adversos sérios.[30,31]

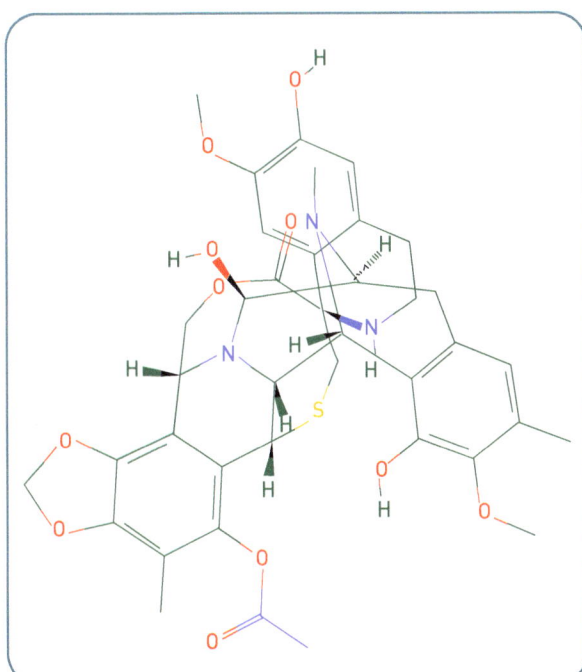

**FIGURA 59.6 –** Estrutura molecular da trabectedina.
Fonte: Desenvolvida pela autoria.

Com alto potencial emetogênico (náuseas 75% e vômitos 46%), a trabectedina pode promover fadiga (69%), constipação (37%), anorexia (37%) e diarreia (35%), sendo um agente antineoplásico de manejo particularmente difícil. Embora rara, há potencial para toxicidade musculoesquelética ou cardíaca com risco de rabdomiólise e de insuficiência cardíaca, sendo recomendada a dosagem de creatinofosfoquinase (CPK) intermitente. Também rara, a neurotoxicidade central tem espectro variado de manifestações que pode variar desde quadros cognitivos de déficit de atenção e memória, até síndromes convulsivas. Alopécia também tem frequência inferior a 10% dos pacientes.

## REFERÊNCIAS

1. Kidd JG. Regression of transplanted lymphomas induced in vivo by means of normal guinea pig serum. I. course of transplanted cancers of various kinds in mice and rats given guinea pig serum, horse serum or rabbit serum. Journal of Experimental Medicine, 1953;98:565-82.
2. Broome JD. Antilymphoma activity of L-asparaginase in vivo: clearance rates of enzyme preparations from guinea pig serum and yeast in relation to their effect on tumor growth. Journal of the National Cancer Institute, 1965;35:967-74.
3. Appel IM, Kazemier KM, Boos J, Lanvers C, Huijmans J, Veerman AJ, et al. Pharmacokinetic, pharmacodynamic and intracellular effects of PEG-asparaginase in newly diagnosed childhood acute lymphoblastic leukemia: results from a single agent window study. Leukemia 2008;22:1665-79.
4. Pieters R, Hunger SP, Boos J, Rizzari C, Silverman L, Baruchel A, et al. L-asparaginase treatment in acute lymphoblastic leukemia:a focus on Erwinia asparaginase. Cancer. 2011;117(2):238-49.
5. Schrey D, Borghorst S, Lanvers-Kaminsky C, Hempel G, Gerss J, Möricke A, et al. Therapeutic drug monitoring of asparaginase in the ALL-BFM 2000 protocol between 2000 and 2007. Pediatr Blood Cancer. 2010;54(7):952-8.
6. Liu Y, Smith CA, Panetta JC, et al. Antibodies predict Pegasparaginase allergic reactions and failure of re-challenge. J Clin Oncol, 2019;37(23):2051-59.
7. World Health Organization Model List of Essential Medicines, 21st List, 2019. Geneva: World Health Organization; 2019.
8. Chen J, Stubbe J, Bleomycins: towards better therapeutics, Nat Rev Cancer 2005;5(2):102-12.
9. Galm U, Hage MH, Van Lanen SG, Ju J, Thorson JS, Shen B, Antitumor antibiotics: bleomycin, enediynes, and mitomycin, Chem Rev 2005;105(2):739-58.
10. Della Latta V, Cecchettini A, Del Ry S, Morales MA. Bleomycin in the setting of lung fibrosis induction: From biological mechanisms to counteractions. Pharmacol Res. 2015;97:122-30.

11. Azoulay E, Herigault S, Levame M, Brochard L, Schlemmer B, Harf A, et al. Effect of granulocyte colony-stimulating factor on bleomycin-induced acute lung injury and pulmonary fibrosis. Crit Care Med, 2003;5:1442-8.

12. Martin WG, Ristow KM, Habermann TM, Colgan JP, Witzig TE, Ansell SM.Bleomycin pulmonary toxicity has a negative impact on the outcome of patients with Hodgkin's lymphoma J Clin Oncol 2005;23(30):7614-20.

13. Bond DA, Dotson E, Awan FT, Baiocchi RA, Blum KA, Maddocks K. Febrile hypotensive reactions following ABVD chemotherapy in patients with EBV-associated Classical Hodgkin lymphoma. Clin Lymphoma Myeloma Leuk, 2019;19(3):e123-e128.

14. Cragg GM, Newman DJ. Discovery and development of antineoplastic agents from natural sources. Cancer Invest, 1999;17(2):153-63.

15. Gaspar N, Hawkins DS, Dirksen U, Lewis IJ, Ferrari S, Le Deley MC, et al. Ewing Sarcoma: Current Management and Future Approaches Through Collaboration. J Clin Oncol. 2015;33(27):3036-46.

16. Shi Q, Yang X, Greenhaw JJ, et al. Drug-induced liver injury in children: clinical observations, animal models, and regulatory status. Int J Toxicol. 2017;36(5):365-379.

17. Langholz B, Skolnik JM, Barrett JS, Renbarger J, Seibel NL, Zajicek Al, et al. Dactinomycin and vincristine toxicity in the treatment of childhood cancer: a retrospective study from the Children's Oncology Group. Pediatr Blood Cancer, 2011;57(2):252-7.

18. Jiang B, Yan LJ, Wu Q. ABCB1 (C1236T) Polymorphism affects p-glycoprotein-mediated transport of methotrexate, doxorubicin, actinomycin d, and etoposide. DNA Cell Biol. 2019;38(5):485-49.

19. Mannargudi MB, Deb S. Clinical pharmacology and clinical trials of ribonucleotide reductase inhibitors: is it a viable cancer therapy? J Cancer Res Clin Oncol 2017;143(8):1499-529.

20. Wiczling P, Liem RI, Panepinto JA, Garg U, Abdel-Rahman SM, Keams GL, et al, Population pharmacokinetics of hydroxyurea for children and adolescents with sickle cell disease. J Clin Pharmacol. 2014;54(9):1016-22.

21. Platt OS. Hydroxyurea for the treatment of sickle cell anemia. N. Engl. J. Med. 2008;358(13):1362-9.

22. Kennedy KA, Rockwell S, Sartorelli AC. Preferential activation of mitomycin C to cytotoxic metabolites by hypoxic tumor cells. Cancer Res. 1980;40(7):2356-60.

23. Nigro ND, Seydel HG, Considine B, Vaitkevicius VK, Leichman L, Kinzie JJ. Combined preoperative radiation and chemotherapy for squamous cell carcinoma of the anal canal. Cancer. 1983;51(10):1826-9.

24. Sugarbaker PH, Alderman R, Edwards G, Marquardt CE, Gushchin V, Esquivel J, et al. Prospective morbidity and mortality assessment of cytoreductive surgery plus perioperative intraperitoneal chemotherapy to treat peritoneal dissemination of appendiceal mucinous malignancy. Ann Surg Oncol. 2006;13(5):635-44.

25. Kuzuya T, Yamauchi M, Ito A, Hasegawa M, Hasegawa T, Nabeshima T. Pharmacokinetic characteristics of 5-fluorouracil and mitomycin C in intraperitoneal chemotherapy. J Pharm Pharmacol. 1994;46(8):685-9.

26. Waszut U, Szyszka P, Dworakowska D. Understanding mitotane mode of action. J Physiol Pharmacol. 2017;68(1):13-26.

27. Terzolo M, Angeli A, Fassnacht M, Daffara F, Tauchmanova L, Conton PA. et al. Adjuvant mitotane treatment for adrenocortical carcinoma. N Engl J Med 2007;356:2372-80.

28. Postlewait LM, Ethun CG, Tran TB, Prescott JD, Pawlik TM, Wang TS, et al. Outcomes of adjuvant mitotane after resection of adrenocortical carcinoma: a 13-institution study by the US Adrenocortical Carcinoma Group. J Am Coll Surg, 2016;222:480-90.

29. Larsen AK, Galmarini CM, D'Incalci M. Unique features of trabectedin mechanism of action. Cancer Chemother Pharmacol. 2016;77(4):663-71.

30. Demetri GD, von Mehren M, Jones RL, Hensley ML, Schuetze SM, Staddon A, et al. Efficacy and safety of trabectedin or dacarbazine for metastatic liposarcoma or leiomyosarcoma after failure of conventional chemotherapy: results of a phase III randomized multicenter clinical trial. J Clin Oncol. 2016;34(8):786-93.

31. Demetri GD, Chawla SP, von Mehren M, Ritch P, Baker LH, Blay JY, et al. Efficacy and safety of trabectedin in patients with advanced or metastatic liposarcoma or leiomyosarcoma after failure of prior anthracyclines and ifosfamide: results of a randomized phase II study of two different schedules. J Clin Oncology, 2009;27(25):4188-96.

# 60

# Inibidores de Tirosina-Quinase

Milena Perez Mak
Tiago Kenji Takahashi
Anezka Carvalho Rubin de Celis Ferrari

## DESTAQUES

- Sabe-se hoje que muitas das vias envolvidas na oncogênese são dirigidas por tirosinaquinases.
- A partir do conhecimento dos oncogenes e da importância das tirosinaquinases na via de sinalização dos tumores, foram desenvolvidos agentes capazes de inibi-las.
- Ao longo dos últimos anos, diversos agentes foram desenvolvidos contra inúmeras vias e com resultados animadores em termos de aumento de sobrevida global.
- O uso destes agentes no cenário do tratamento adjuvante é restrito.
- Quando se utilizarem inibidores de tirosinaquinases, é importante checar interações medicamentosas, principalmente com drogas que atuam no citocromo CYP3A4.
- O conhecimento dos mecanismos de resistência a estes agentes auxilia na escolha de tratamentos subsequentes e no desenvolvimento de novas drogas.

## INTRODUÇÃO

As tirosinaquinases (TK) são um grupo de enzimas que catalisam a fosforilação de proteínas por meio da transferência de um grupo fosfato do ATP para resíduos de tirosina, culminando com a ativação de uma cascata responsável por diversos mecanismos regulatórios celulares, como crescimento, sobrevivência, diferenciação, função e motilidade celular. Há pelo menos 90 genes que codificam as TK no genoma humano e 43 genes que codificam enzimas TK-símile. Muitos desses genes são oncogenes (p. ex., o HER-2).[1] Estima-se que mais da metade dos produtos de proto-oncogenes e oncogenes tem atividade de proteínas TK e que sua expressão anormal resulta na desregulação da proliferação celular e da tumorigênese.[2]

O conhecimento do genoma humano e a descoberta dos oncogenes causaram grande impacto na Medicina, sobretudo no que diz respeito a novas perspectivas de tratamento para neoplasias. As drogas citotóxicas utilizadas usualmente apresentam graves efeitos colaterais, comprometendo por diversas vezes o sucesso do tratamento. Sabe-se hoje que muitas das vias envolvidas na oncogênese são dirigidas pelas TK. A partir desse racional, iniciaram-se pesquisas de agentes inibidores de TK (ITK), que apresentam alta seletividade para as células tumorais, poucos efeitos colaterais e potencial de alta efetividade. Esses agentes vêm sendo utilizados como monoterapia ou combinados com outros agentes quimioterápicos e correspondem a cerca de um quarto dos esforços atuais de descoberta e desenvolvimento de drogas em oncologia.[3]

## TK – ESTRUTURA, FUNÇÃO E CLASSIFICAÇÃO

As TK transferem fosfato do ATP para os resíduos de tirosina em polipeptídeos, catalisando diversas reações regulatórias celulares e são subdividas em TK não receptoras citoplasmáticas e TK receptoras transmembranas:

- TK não receptoras citoplasmáticas: têm cinco componentes ou domínios, sendo um deles o domínio quinase, que é responsável pela atividade catalítica. Esse domínio tem um pequeno lobo N-terminal, associado ao ATP, e um grande lobo C-terminal, associado a um peptídeo ou uma proteína. Um exemplo desse tipo de TK é a tirosinaquinase ABL (Abelson tirosinaquinase);
- TK receptoras: proteínas transmembrânicas ativadas por um ligante extracelular. Em sua forma inativa, estão sob a forma de monômeros e, após a ativação pelo ligante extracelular, são transformados em dímeros ou oligômeros, sua forma ativa. Os domínios intracelulares das TK sofrem, então, autofosforilação, o que os liga às proteínas celulares que ativam a cascata quinase. A primeira TK receptora a ser determinada foi o receptor de insulina. Porém, ao contrário dos outros receptores TK, o receptor de insulina é um dímero na forma inativa. Outros exemplos de TK receptoras são os receptores dos diversos tipos de fatores de crescimento.[1]

As TK não receptoras são mantidas em um estado inativo por proteínas e lipídios inibitórios e por meio da auto inibição intramolecular. São ativadas por numerosos sinais intracelulares, incluindo dissociação de inibidores, recrutamento de receptores transmembrana e transfosforilação de outras quinases. As TK receptoras, como descrito, são ativadas por ligantes extracelulares, que resultam na formação de receptores oligoméricos, interrupção da inibição justamembrana e autofosforilação da molécula tirosina regulatória dentro do círculo de ativação das quinases. Essas alterações servem para reorientar os resíduos críticos de aminoácidos, resultando em um aumento da atividade catalítica. Após essa ativação, a autofosforilação gera sítios de ligação para proteínas sinalizadoras, recrutando-as para a membrana celular e ativando múltiplas vias de sinalização. A ativação das TK é terminada por tirosinafosfatases que induzem sua inibição direta.[1,4]

Nos processos neoplásicos, o crescimento e a progressão tumorais dependem amplamente da atividade de receptores localizados na membrana celular, inclusive das TK, que controlam o sinal intracelular das vias regulatórias da transdução para proliferação, apoptose, angiogênese, adesão e motilidade. Há alguns mecanismos conhecidos que resultam na ativação anormal das TK. Como exemplo, tem-se o rearranjo genômico, incluindo translocação cromossomal que gera a fusão de proteínas contendo o domínio catalítico e uma proteína não relacionada que usualmente fornece a função ativação (dimerização), tal como a fusão dos genes bcr-ABL na leucemia mieloide crônica (LMC) e a translocação do ALK em câncer de pulmão não pequenas células (CPNPC). Outro mecanismo conhecido de desregulação da TK é a presença de mutações que perturbam a autorregulação da quinase, podendo resultar em TK ativadas constitucionalmente.[5] E, por fim, um terceiro mecanismo de desregulação da TK é a expressão aumentada ou aberrante do receptor TK, de seus ligantes ou de ambos. Como exemplo desse último mecanismo, é possível citar a superexpressão do receptor HER-2 no câncer de mama e a superexpressão de uma forma mutante do PDGF no dermatofibrossarcoma.[6]

Existem diversos tipos de fatores de crescimento, que são denominados de acordo com o tipo de tecido em que são expressos seus receptores. Esses fatores de crescimento atuam mediante a ativação de seus receptores, que usualmente são TKs. Entre os receptores de fatores de crescimento, é possível citar:[4,7]

- receptor do fator de crescimento vascular endotelial (VEGFR, do inglês vascular *endotelial growth factor receptor*): os receptores de VEGF são predominantemente expressos em células endoteliais vasculares. São três tipos de receptores de VEGF e a ativação seletiva de cada um deles resulta em diferentes respostas biológicas. A ativação do VEGFR-1 induz efeitos organizacionais na estrutura vascular; a ativação do VEGFR-2 induz a mitoses das células endoteliais vasculares; a ativação do VEGFR-3, expresso predominantemente em vasos linfáticos, induz linfoangiogênese;

- receptor de fator de crescimento derivado de plaquetas (PDGFR, de *platelet-derived growth factor receptor*): tem semelhança estrutural com a família dos VEGFR e incluI PDGFRa, PDGFRb, cKIT, CSF1R e Fit-3;
- receptor do fator de crescimento epitelial (EGFR, de *epidermal growth factor receptor*): também denominado "receptor do fator de crescimento epidérmico humano" (HER, de *humam epidermal growth factor receptor*) ou ErbB. É classificado nos subtipos HER-1, HER-2, HER-3 e HER-4, importantes mediadores do crescimento celular, diferenciação e sobrevivência. O HER-1 é o EGFR propriamente dito;
- receptor do fator de crescimento do fibroblasto (FGFR, de *fibroblast growth factor receptor*): as respostas biológicas de FGF são mediadas por quatro receptores de TK: FGFR-1; FGFR-2; FGFR-3; e FGFR-4.

## SERINATREONINAQUINASES

As serinatreoninaquinases constituem outra família de proteínas quinases, na qual ocorre a fosforilação de resíduos de treonina/serina, culminando com a ativação de uma cascata de reações responsáveis pela regulação de diversas funções celulares. Assim como as TK, também apresentam papel importante na regulação da proliferação celular, apoptose e diferenciação celular. Os principais exemplos, com maior relevância clínica, são as MAPK (*mitogen-activated protein kinases*), que respondem a estímulos extracelulares e regulam diversas funções celulares como mitose, apoptose e diferenciação celular; Mos/Raf, que fazem parte da família das MAPK-quinases e são ativadas por fatores de crescimento; AKT, também conhecida como "proteína quinase B"; e mTorOR (proteína-alvo da rapamicina em mamíferos), que em conjunto com a AKT compõe a via do PI3K/AKT/mTorOR, que apresenta importante papel na regulação da apoptose celular.

Já existem algumas drogas que inibem as serinatreoninaquinases, como o vemurafenibe, que é um inibidor de BRAF e os inibidores de mTOR, como o everolimo e tensirolimo, descritos em um capítulo à parte.

## INIBIDORES DE TK

A partir do conhecimento dos oncogenes e da importância das TK na via de sinalização dos tumores, descobriram-se agentes capazes de inibir as TK. Os quimioterápicos tradicionais não diferenciam células tumorais de células sadias, atacando preferencialmente células em divisão, o que acarreta grandes possibilidades de efeitos colaterais. Com o advento dos ITK, há maior seletividade para as células tumorais, limitando os efeitos colaterais e ampliando a janela terapêutica. O primeiro ITK a ser descrito foi a anilinoquinazolina, em 1990, que demonstrou alta seletividade e potência para inibição da TK, porém baixa biodisponibilidade por via oral *in vivo*.[8]

Existem basicamente duas formas de inibição da atividade TK: anticorpos anti-TK do tipo receptores, como o cetuximabe, que é um anticorpo monoclonal que bloqueia a ação do EGFR, e agentes que impedem a fosforilação do resíduo de tirosina intracelular por meio do bloqueio dos seus sítios de ligação de ATP. Esses agentes são chamados de pequenas moléculas inibidoras de TK, pois apresentam baixa massa molecular, e podem atuam tanto nas TK receptoras como nas TK não receptoras citoplasmáticas. Neste capítulo, abordaremos especificamente as pequenas moléculas inibidoras de TK (iTK), e os anticorpos monoclonais serão descritos em um capítulo.

A maioria dos iTK tem como alvo o sítio de ligação de ATP, ao passo que poucos iTK têm ação em novos sítios alostéricos. Consequentemente, a inibição da atividade quinase em pacientes tratados resulta em múltiplos mecanismos antiproliferativos e, por consequência, controle do tumor.

Há cinco tipos de inibidores de quinase:[3]

- tipo I: reconhecimento da forma ativa da quinase, com ligação ao sítio de ligação de ATP, apresentando de uma a três pontes de hidrogênio, normalmente formada por ATP. Há uma baixa seletividade de quinases uma vez que o sítio de ATP é conservado no kinoma, aumentando efeitos adversos extra--alvo. Isso pode resultar, por exemplo, em uma maior cardiotoxicidade. Um exemplo é o sunitinibe;
- tipo II: reconhecimento da forma inativa da quinase, com competição indireta com ATP, ocupando o bolso hidrofóbico diretamente adjacente ao sítio de ligação de ATP. Esses agentes apresentam

maior especificidade quando comparados ao tipo I. O agente multiquinase inibidor de Raf sorafenibe tem tal ação moduladora;

- tipo III: inibidores alostéricos, ocupam um sítio próximo ao bolso de ligação do ATP permitindo uma ligação simultânea do ATP e do inibidor alostérico à proteína. Tais agentes apresentam o maior grau de seletividade ao explorar sítios de ligação e mecanismos fisiológicos que são exclusivos a uma determinada quinase. Um exemplo é trametinibe.
- Tipo IV: inibidores direcionados a substratos, apresentam uma interação reversível fora do bolso de ATP e oferecem seletividade contra agentes-alvo quinase.
- tipo V: inibidores covalentes, desenvolvidos para apresentar ligação covalente a cisteínas em sítios específicos da quinase. Isso permite que o inibidor impeça a ligação de ATP à quinase e a ativação desta. Um exemplo dessa classe é o vandetanibe.

No Quadro 60.1, ilustramos os ITK aprovados pela agência regulatória americana Food and Drug Administration (FDA) até abril de 2020,[9] os seus alvos e substrato proteico.

## INIBIDORES DE ALK

### Mecanismo de ação

EML4-ALK é um oncogene de fusão causado por uma inversão no cromossomo 2, na qual ocorre junção da porção 5' do gene EML4 (*echinoderm microtubule-associated protein-like 4*) e a porção 3' do gene ALK (*anaplastic lymphoma kinase*). Ocorre em cerca de 5% dos adenocarcinomas de pulmão, além de linfomas

## Quadro 60.1. Drogas aprovadas pela Food and Drug Administration (2020)[9]

| Alvo | Substrato Proteico | Drogas |
|------|--------------------|--------|
| ALK | Tirosina | Crizotinibe, ceritinibe, alectinibe, brigatinibe, lorlatinibe |
| BCR-Abl | Tirosina | Bosutinibe, dasatinibe, imatinibe, nilotinibe, ponatinibe |
| B-Raf | Serina/treonina | Vemurafenibe, dabrafenibe, encorafenibe |
| BTK | Tirosina | Ibrutinibe |
| Inibidores de CDK | Serinatreonina | Palbociclibe, ribociclibe, abemaciclibe |
| c-Met | Tirosina | Crizotinibe, cabozantinibe, capmatinibe |
| Família EGFR | Tirosina | Geftinibe, erlotinibe, lapatinibe, vandetanibe, afatinibe, osimertinibe, dacomitinibe, tucanibe |
| Pan-FGFR | Tirosina | Erdafitinibe, Pemigatinibe |
| FLT-3 | Tirosina | Gilteritinibe |
| JAK | Tirosina | Ruxolitinibe |
| MEK ½ | Especificidade dual | Trametinibe, binimetinibe |
| PDGFR α/β | Tirosina | Axinibe, imatinibe, lenvatinibe, nitendanibe, pazopanibe, regorafenibe, sorafenibe, sunitinibe, Avapritinibe |
| RET | Tirosina | Vandetanibe, selpercatinibe |
| ROS1 | Tirosina | Crizotinibe, entrectinibe |
| Src | Tirosina | Bosutinibe, dasatinibe, ponatinibe |
| Trk | Tirosina | Larotrectinibe, entrectinibe* |
| VEGFR | Tirosina | Axitinibe, lenvatinibe, nitendanibe, regorafenibe, pazopanibe, sorafenibe, sunitinibe, cabozantinibe |

*Inibidor panquinase, outros alvos ROS1 e ALK.

Fonte: Desenvolvido pela autoria.

anaplásicos de grandes células e tumores miofibro-blásticos inflamatórios.[10,11]

A presença de genes de fusão ALK culmina com ativação anômala de diversas vias de transdução de sinal intracelulares, como a PIK3-AKT-TOR, a RAS-MEK-ERK e a PLC-PIP-IP3, que estimulam a proliferação celular. Inibidores de tirosinaquinase anti-ALK apresentam eficácia no controle desses tumores.

### Marcadores preditivos

Presença de gene de fusão ALK avaliado por FISH (*fluorescence in situ hybridization*), imuno-histo-química ou sequenciamento de última geração (NGS, *next-generation sequencing*).

### Drogas e indicações

Os inibidores de ALK são indicados como tratamento de 1ª linha para pacientes com carcinoma de pulmão não pequenas células com presença de gene de fusão ALK. Podem ser usados em linhas posteriores, caso o paciente tenha recebido quimioterapia como 1ª linha.

As principais drogas representantes desta classe são crizotinibe, ceritinibe, alectinibe, brigatinibe e lorlatinibe.

Estudo fase III demonstrou a superioridade do crizotinibe, o primeiro inibidor de ALK aprovado, em comparação à quimioterapia.[12] Posteriormente, surgiram inibidores de ALK de 2ª geração, como o alectinibe, que demonstrou superioridade ao crizotinibe em estudos

fase III, com melhor tolerabilidade.[13,14] Com o conhecimento dos mecanismos de resistência aos inibidores de 1ª e 2ª gerações, agentes de 3ª geração como o lorlatinibe foram desenvolvidos, apresentando altas taxas de resposta para pacientes com progressão aos agentes de gerações anteriores.[15] De nota, os agentes de 2ª e 3ª gerações apresentam maior penetração em sistema nervoso central (SNC), com taxas de resposta consideráveis neste sítio de doença.[13]

No Quadro 60.2 a seguir, encontram-se as características dos principais agentes desta classe.

### INIBIDORES DE BCR-ABL

### Mecanismo de ação

BCR-Abl é um oncogene formado pela translocação recíproca entre os cromossomos 9 e 22, que realoca uma porção do proto-oncogene c-ABL (no cromossomo 9) para o gene BCR (no cromossomo 22), codificando a proteína BCR-Abl que tem atividade de tirosinaquinase, presente em 95% dos pacientes com LMC.[16] Os inibidores de BCR-Abl, cujo primeiro representante é o imatinibe, prolonga significativamente a sobrevida global destes pacientes.[17] As principais drogas representantes dessa classe são: bosutinibe; dasatinibe; imatinibe; nilotinibe; e ponatinibe.

O metabolismo desses agentes é sumarizado no Quadro 60.3.

### Quadro 60.2. Inibidores de ALK

| DROGA | INDICAÇÕES | METABOLISMO | PRINCIPAIS EFEITOS ADVERSOS |
|---|---|---|---|
| Crizotinibe | ALK (1ª geração), ROS1 | Hepático, interação CY3A4, ajuste para disfunção renal e hepática | Bradicardia e prolongamento QTc, alterações oculares e pneumonite |
| Alectinibe | ALK (2ª geração) | Hepático, interação CY3A4, ajuste para disfunção hepática | Obstipação, edema mialgia, bradicardia, hepatotoxicidade |
| Brigatinibe | ALK (2ª geração) | Hepático, ajuste para disfunção renal e hepática; diminuição de efeito de hipoglicemiantes e anti-hipertensivos; | Hipertensão, bradicardia, hiperglicemia, elevação de CPK |
| Ceritinibe | ALK (2ª geração) | Hepático, ajuste para disfunção hepática | Diarreia, náuseas, prolongamento QTc, hepatotoxicidade |
| Lorlatinibe | ALK (3ª geração), ação em translocação ROS1 | Substrato CYP3A4 e indutor, interação com atorvastatina e sinvastatina | Hipercolesterolemia, hipertrigliceridemia, hiperglicemia prolongamento de PR, edema, neuropatia periférica |

Fonte: Desenvolvido pela autoria.

## Quadro 60.3. Metabolismo de agentes inibidores da via do c-Kit

| Droga | Metabolismo | Meia-vida | Ingestão com alimentos | Dose habitual | Ajuste |
|---|---|---|---|---|---|
| Imatinibe | Hepático via CY3A4* | 18 a 40 horas (metabólito ativo) | Ingerir com alimentos | Inicial 400 mg/d GIST e LMC Ph+ fase crônica | Função renal e hepática, mielotoxicidade |
| Dasatinibe | | 3 a 5 horas | Absorção não afetada | LMC Ph+ crônica 100 mg/d LMC acelerada; LLA Ph+ 140 mg/dia | Mielotoxicidade |
| Nilotinibe | | 15 a 16 horas | Ingerir em jejum (evitar prolongamento QTc) | 400 mg 2 vezes/dia | Função hepática e mielotoxicidade, prolongamento de QTc |
| Bosutinibe | Hepático via CY3A4 | 22 a 27 horas | Ingerir com alimentos | 500 mg uma vez ao dia | Função hepática e renal |
| Ponatinibe | Hepático via CY3A4 | 24 horas | Absorção não afetada | 45 mg uma vez ao dia | Função hepática, mielotoxicidade |

* Para imatinibe com uso de fortes indutores de CYP3A4 aumentar dose para 600 mg ao dia; GIST: tumor estromal gastrointestinal; LMC: leucemia mieloide crônica; LLA: leucemia linfoide aguda.

Fonte: Desenvolvido pela autoria.

## IMATINIBE

Em 1996, foi demonstrada a inibição da proliferação celular e a formação tumoral de células que hiperexpressavam bcr-ABL pelo imatinibe. Estudos *in vitro* demonstraram também a inibição da via do PDGFR alfa e beta, fator de células-tronco e c-Kit.[18]

### Indicação

Seu uso é aprovado no Brasil para LMC com mutação no cromossomo Filadélfia (Ph+), leucemia linfoblástica aguda Ph+ e sarcoma estromal gastrointestinal (GIST) tanto irressecável/metastático, quanto como tratamento adjuvante. Há indicação também para uso em síndromes mielodisplásicas e doenças mieloproliferativas, síndrome hipereosinofílica e leucemia eosinofílica crônica e dermatofibrossarcoma *protuberans*.

Em LMC Ph+ em fase crônica, houve resposta citogenética em 18 meses em 87,1% (76,2% de resposta completa) dos pacientes em uso de imatinibe e em 34,7% (14,5% de resposta completa) de pacientes em uso de citarabina com interferon em estudo fase III. Houve também menor progressão para fase acelerada ou crise blástica (3,3% e 8,5% respectivamente).[17]

A patogênese de GIST está ligada a mutações no proto-oncogene c-kit. Em 2001, foi publicado o primeiro relato de resposta com uso de imatinibe em GIST metastático.[19] Com o uso de imatinibe, observou-se um aumento de sobrevida de 18 para 57 meses, com sobrevida em 1 ano de 85%.[20]

### Mecanismos de resistência

Um mecanismo proposto são mutações secundárias de KIT em células cancerígenas de expansão clonal. Além disso, pode haver amplificação do gene BCR-ABL, superexpressão da proteína BCR-ABL, aumento da expressão de gene de resistência a multidrogas e ligação excessiva de proteínas a imatinibe. Em vista disso, outras drogas (a seguir descritas) foram desenvolvidas, com ação em linhagens celulares com mutações que conferem resistência ao imatinibe.

### Efeitos adversos

Observam-se mais comumente com incidência superior a 10%, em geral grau 1 ou 2: edema/retenção fluidos; fadiga (até 75%); *rash* (grau 3 ou 4 até 9%); náusea (42% a 73%); diarreia (25% a 59%); mielotoxicidade; hepatotoxicidade; e câimbras (até 62%). Eventos hemorrágicos, embora raros, podem ser graves.

## DASATINIBE

O dasatinibe tem ação multiquinase e apresenta uma inibição mais potente de BCR-ABL selvagem, sendo ativo na maioria dos mutantes BCR-ABL resistentes a imatinibe, por meio do reconhecimento de múltiplos estados da (enzima).[21] Apresenta inibição de SRC, c-KIT, EPHA2 e PDGFR beta. É indicado no tratamento de LMC fase crônica (100 mg ao dia), acelerada ou blástica (140 mg ao dia), além de LLA Ph+ (140 mg ao dia).

No Brasil, o dasatinibe está indicado para tratamento inicial de LMC Ph+ e para pacientes que tenham progredido a imatinibe. Também está indicado para LLA Ph+ com resistência ou intolerância a terapia anterior.

Em pacientes com LMC em fase crônica resistente ou intolerante ao imatinibe, obtêm-se cerca de 40% de resposta citogenética completa, sendo tal estratégia superior ao uso de imatinibe em altas doses.[22] A dose de 100 mg ao dia mostrou-se equivalente a 70 mg duas vezes ao dia, com diminuição em toxicidade e interrupção de tratamento (16% *versus* 23%).[59] Apresenta atividade em LMC fase acelerada refratária a imatinibe com sobrevida global em 2 anos de 63% a 72%.[23] Já em LLA Ph+ com falha ao imatinibe, há resposta hematológica maior de 32% a 38%.[24]

### Toxicidades

Efeitos adversos comumente observados incluem:
- retenção de fluidos (21% a 35% com até 8% dos casos grau 3 ou 4);
- fadiga em até 24% dos pacientes;
- *rash* em até 21%;
- distúrbios hidroeletrolíticos grau 3 ou 4, incluindo hipofosfatemia de 10% a 18% dos pacientes, hipocalemia em até 15% e hipocalcemia em até 12%;
- sintomas gastrointestinais como diarreia (18% a 31%) e vômitos (7% a 16%);
- mielotoxicidade graus 3 e 4 em até cerca de 80% dos pacientes;
- derrame pleural graus 3 e 4 em 2% a 11% dos pacientes.

São relatados como efeitos incomuns, embora graves, hemorragia fatal e prolongamento de QTc.

### NILOTINIBE

O nilotinibe é um ITK de 2ª geração, que atua na quinase BCR-ABL, c-kit e PDGFR, sem ação sobre a família SCR, sendo ativo nas mutações da quinase BCR-ABL resistentes a imatinibe. Em outubro de 2007, essa droga foi aprovada pela FDA para o tratamento de LMC Ph+ crônica e em fase acelerada, resistente ao imatinibe. Posteriormente, foi aprovado para tratamento de 1ª linha também. No Brasil, está aprovado tanto para tratamento inicial como para linhas subsequentes. A dose habitual é de 400 mg duas vezes ao dia.

### Indicações

Em LMC fase crônica com falha a tratamentos prévios, houve 40% de resposta citogenética e 26% de resposta hematológica em fase acelerada. Em GIST, com uso compassionado de nilotinibe em pacientes previamente tratados com imatinibe ou sunitinibe, houve taxa de resposta de 10% e doença estável em 37%, com boa tolerância ao tratamento.[25] Há estudos fase III em andamento para comprovar atividade da droga em tais pacientes.

### Toxicidades

Toxicidades grau 3 ou 4 com incidência superior a 10% são plaquetopenia, neutropenia, elevação de lipase, hiperglicemia e hipofosfatemia. Nota-se comumente *rash* cutâneo (28% a 33%), náuseas e diarreia (em até cerca de 20%) e artralgias.[64] Como efeito colateral grave, tem-se prolongamento de QTc, associado à morte súbita. Portanto, em pacientes com hipocalemia ou hipomagnesemia, o uso da droga é contraindicado.

### BOSUTINIBE

Inibidor de ITK de 2ª geração menos seletivo por BCR-ABL do que os demais, atualmente aprovado pela FDA para tratamento de 2ª linha de LMC Ph+.[16] Dados recentes sugerem que esta medicação pode ser uma boa alternativa ao imatinibe na 1ª linha, dado que apresenta alta taxa de resposta e de forma precoce.[26] Além de inibir BCR-ABL, o bosutinibe inibe também as quinases SRC.

### PONATINIBE

Inibidor de ITK de 3ª geração, sendo o único que inibe a mutação de resistência T315I. No Brasil, está indicado para LMC e LLA Ph+ que são resistentes a dasatinibe ou nilotinibe ou que apresente a mutação T315I.[27]

## Efeitos colaterais

Oclusão arterial aguda, como acidente vascular cerebral (AVC), infarto agudo do miocárdio (IAM) e oclusão de artéria periférica podem ocorrer em até 35% dos pacientes. Devem-se monitorizar ativamente sinais desses efeitos adversos e, caso ocorram, suspender imediatamente o tratamento. Além disso há risco aumentado de trombose venosa profunda (TVP), insuficiência cardíaca e hepatotoxicidade.

Outros efeitos colaterais são: hipertensão; fadiga; cefaleia; rash cutâneo; hiperglicemia; hipocalcemia; hiponatremia; constipação; e toxicidade ocular.

## INIBIDORES DE B-RAF E MEK

A via do MAPK está implicada na carcinogênese de diversos tumores. A ativação normal desta via se inicia com a conexão de um ligante (fator de crescimento, citocina ou hormônio) a um receptor transmembrana com atividade tirosinaquinase, que, então, se dimeriza e ativa a cascata de transdução de sinal intracelular. Inicialmente, ocorre ativação do RAS, que ativa sucessivamente BRAF e MEK, culminando com a ativação de MAPK, que se transloca para o núcleo, promovendo proliferação celular.

Cerca de 40% a 60% dos melanomas apresentam mutação ativadora de BRAF, sendo que em 80% a 90% dos casos essa mutação consiste na substituição glutamina por valina no lócus V600 (mutação V600E). Drogas inibidoras de BRAF apresentaram grande eficácia nos pacientes com melanoma metastático BRAF mutados. Os principais representantes dessa classe são o vemurafenibe, o dabrafenibe e o encorafenibe.[28]

Os inibidores de MEK, quando utilizados em conjunto com os inibidores de BRAF, apresentam uma atividade clínica significativa. Os principais inibidores de MEK são o trametinibe, cobimetinibe e binimetinibe.[29]

Os principais efeitos colaterais dos inibidores de BRAF são cutâneos (rash, hiperqueratose, hipersensibilidade), artralgia, fadiga, alopecia, náusea e diarreia. Até 25% dos pacientes podem desenvolver queratoacantomas e/ou carcinoma de células escamosas. Nestes casos, trata-se com excisão cirúrgica e não é necessário suspender a medicação. Essa toxicidade cutânea ocorre por ativação paradoxal da via do MAPK, realizando um by-pass no BRAF. O uso concomitante de inibidores de MEK pode reduzir a incidência dessas toxicidades cutâneas.[30] Para cada droga, há ajustes de dose conforme as toxicidades encontradas.

## VEMURAFENIBE

Vemurafenibe é um inibidor do domínio quinase no BRAF mutado e está indicado para o tratamento de pacientes com melanoma avançado irressecável ou metastático com mutação de BRAF V600E. Em estudo fase III, o vemurafenibe demonstrou aumento de sobrevida global e sobrevida livre de progressão quando comparado com dacarbazina.[31] Ultrapassa a barreira hematoencefálica e apresenta desempenho em metástases no SNC.

Além das toxicidades cutâneas já mencionadas, podem ocorrer outras toxicidades como prolongamento de Qt e hipertensão. Deve-se monitorizar com eletrocardiograma (ECG) e dosagem de eletrólitos antes do início e durante o tratamento. Há também relatos de ocorrência de paralisia facial, muitas vezes bilateral.[32] Amento da creatinina sérica pode ocorrer em mais de 10% dos pacientes.

O metabolismo do vemurafenibe é hepático, sendo substrato de CYP3A4. Deve-se evitar uso concomitante de outras drogas que prolonguem intervalo QT e com inibidores de CYP3A4.

## DABRAFENIBE

Dabrafenibe é um inibidor de BRAF que demonstrou em estudo fase III superioridade à quimioterapia (dacarbazina) no tratamento de melanoma avançado.[33] No Brasil, o dabrafenibe está indicado para o tratamento do melanoma localmente avançado irressecável/metastático com mutação de BRAF V600E.

Nos Estados Unidos, a FDA aprovou o dabrafenibe para outras indicações, como tratamento adjuvante do melanoma com comprometimento linfonodal em combinação de trabetinibe em paciente com mutação de BRAF V600E ou V600K, além do tratamento de carcinoma de pulmão não pequenas células metastático com mutação de BRAF V600E e carcinoma anaplásico de tireoide avançado com BRAF mutado (V600E).[9]

O metabolismo do dabrafenibe é hepático, sendo substrato de CYP3A4, devendo-se evitar associação de fortes indutores e inibidores de CYP3A4. O dabrafenibe está associado à hiperglicemia, podendo reduzir o efeito de agentes hipoglicemiantes orais.

Este agente está associado a reações febris em até 28% dos pacientes e hiperglicemia, além dos demais efeitos supracitados.[33]

## Encorafenibe

Encorafenibe é o mais novo dos inibidores de BRAF. Em estudo fase III, foi avaliada a ação de encorafenibe + binimetinibe (inibidor de MEK, ver adiante) em comparação com encorafenibe isolado e vemurafenibe isolado (três braços, 1:1:1). A associação demonstrou aumento de sobrevida global em relação às drogas isoladas,[34] com aprovação pela FDA para tratamento de melanoma metastático com mutação de BRAF V600E. Além disso, pela FDA, a associação encorafenibe + cetuximabe foi também aprovada para carcinoma de cólon metastático com mutação de BRAF V600E.[9]

Encorafenibe apresenta os mesmos efeitos colaterais comuns a todos os inibidores de BRAF. Toxicidade dermatológica graus 3 e 4 pode ocorrer em até 20% dos pacientes recebendo encorafenibe isolado, com queda para 2% na associação com binimetinibe.

Apresenta moderado potencial emético, podendo ser indicado antieméticos profiláticos.

Também está associado a prolongamento do intervalo QT e toxicidades oculares.

O metabolismo é hepático, sendo substrato de CYP3A4, devendo-se evitar o uso concomitante de inibidores potentes e moderados de CYPA4. Se não for possível evitar a concomitância, deve-se reduzir a dose de encorafenibe e monitorizar as toxicidades de perto.[35]

## TRAMETINIBE

Trametinibe é um potente inibidor de tirosinaquinase anti-MEK1 e 2. Inicialmente, demonstrou eficácia como monodroga em estudo fase 3 para tratamento de melanoma avançado, comparado à quimioterapia (dacarbazina).[29] Posteriormente, foi demonstrado que a combinação com o inibidor de BRAF dabrafenibe promove maior taxa de resposta e maior sobrevida.[36,37] Desta maneira, no Brasil, está indicada a combinação trametinibe + dabrafenibe para tratamento de melanoma irressecável/metastático com mutação de BRAF V600E. Essa combinação também está indicada

para tratamento adjuvante de melanoma totalmente ressecado com ECIII com mutação de BRAF V600E e para carcinoma de pulmão não pequenas células metastático com mutação de BRAF V600E.[38]

Toxicidade cutânea pode ocorrer em até 87% dos pacientes, podendo ser grave em cerca de 12% dos casos. No entanto, a combinação com inibidores de BRAF tende a minimizar a ocorrência de efeitos adversos dermatológicos.

Menos comum, porém preocupante, é a incidência de até 10% de cardiomiopatia e de disfunção de ventrículo esquerdo, com necessidade de ajuste de dose para quedas assintomáticas de fração de ejeção e suspensão permanente para quedas superiores a 20% ou sintomáticas.

Outras toxicidades são: toxicidade ocular (em geral retinopatia); eventos cardioembólicos; hipoalbuminemia; diarreia; anemia; linfedema; e aumento de transaminases.

O metabolismo do trametinibe não é conhecido. Sabe-se que ele pode potencializar os efeitos colaterais do dabrafenibe e, portanto, as toxicidades devem ser monitorizadas.

## COBIMETINIBE

Cobimetinibe é um inibidor altamente seletivo de MEK e está indicado para o tratamento de melanoma irressecável/metastático com mutação de BRAF V600E em combinação com vemurafenibe. Estudo fase III comparou a combinação vemurafenibe + cobinetinibe *versus* vemurafenibe + placebo para paciente com melanoma avançado em 1ª linha, demonstrando maior taxa de sobrevida livre de progressão, maior taxa de resposta e maior sobrevida global para pacientes que receberam a combinação.[36] A absorção da medicação não apresenta relação com a alimentação.

Cardiotoxicidade com queda de fração de ejeção de graus 2 e 3 pode ocorrer em até 26% dos pacientes. Outros efeitos incluem fotossensibilidade cutânea, hipofosfatemia, aumento de transaminases, diarreia, hemorragias, aumento de transaminases, aumento de creatinina sérica, reações febris e toxicidade ocular.[36]

O cobimetinibe é substrato de CYP3A4, com metabolismo hepático. Evitar o uso concomitante com inibidores moderados/fortes de CYP3A4. Se não for possível, reduzir dose para 20 mg uma vez ao dia (durante 3 semanas com pausa de 1 semana).

## BINIMETINIBE

Binimetinibe é inibidor de altamente seletivo de MEK, avaliado em estudo fase III em combinação com encorafenibe, conforme citado acima (ver encorafenibe).[34] Está liberado pela FDA para tratamento de melanoma irressecável/metastático com mutação de BRAF V600E ou V600K, em combinação com encorafenibe.

Hipertensão e edema periférico podem ocorrer em 11% a 13% dos pacientes, fadiga, *rash*, náuseas, vômitos, diarreia também ocorrem em mais de 10% dos pacientes. Aumento de creatinina sérica ocorre em mais de 90% dos pacientes e, de CPK, em até 58%.

O metabolismo do binimetinibe é hepático, sendo substrato de BCRP/ABCG2. Não há interações medicamentosas significativas.

## INIBIDORES DE BTK

A tirosinaquinase de Bruton, também conhecida como "BTK", desempenha importante papel na carcinogênese da leucemia linfocítica crônica (LLC) e sua inibição por agentes tirosinaquinase demonstrou aumento de sobrevida livre de progressão e aumento de sobrevida global quando comparado à quimioterapia monodroga (clorambucil).[39]

## IBRUTINIBE

Ibrutinibe é um inibidor de BTK indicado para tratamento de:[38]
- Linfoma de células do manto com no mínimo uma linha de tratamento prévia contendo rituximabe;
- Leucemia linfocítica crônica/linfoma linfocítico de pequenas células;
- Macroglublinemia de Waldenstrom: ibrutinibe isolado está indicado para pacientes que receberam pelo menos uma linha de tratamento prévia. Em combinação com rituximabe, é indicado para pacientes virgens de tratamento ou que receberam pelo menos uma linha de tratamento prévia;
- Linfoma de zona marginal recidivado ou refratário, que tenha recebido pelo menos uma linha anterior contendo rituximabe.
- Doença do enxerto contra o hospedeiro crônica, que tenha recebido pelo menos uma linha de tratamento prévia.

As toxicidades mais comumente observadas são: edema periférico (12% a 35%); hipertensão (12% a 16%); hiperuricemia; diarreia (até 59% dos pacientes); náuseas; vômitos; fadiga; dores musculares; e mielossupressão.

### Metabolismo e interação medicamentosa

Metabolismo hepático, sendo substrato de CYP3A4. Deve-se evitar uso concomitante de indutores e inibidores deste citocromo.

## ACALABRUTINIBE

Acalabrutinibe é um inibidor seletivo e irreversível de BTK. No Brasil, está aprovado para pacientes com linfoma das células do manto que receberam pelo menos uma terapia anterior, dada uma taxa de resposta em estudo de fase II de 80,6%.[40] Em estudo fase III, o acalabrutinibe demonstrou superioridade em comparação a clorambucil + obinutuzumabe em pacientes portadores de leucemias linfocíticas cônicas.[41]

Os efeitos colaterais mais comuns observados foram infecções, cefaleia, diarreia e náuseas. Eventos adicionais de interesse clínico incluem fibrilação atrial em cerca de 4% dos pacientes, hipertensão G3/4 em 2% dos pacientes e hemorragias em 2% dos pacientes.

Metabolismo hepático, sendo substrato de CYP3A4. Evitar uso concomitante com indutores e inibidores fortes deste citocromo.

## INIBIDORES DE CDK

As quinases dependentes de ciclinas (CDK) pertencem a uma grande família de serinatreoninaquinase que regulam a progressão do ciclo celular, tornando possível a passagem da fase G1 para a fase S.[42] Desde 2015, a FDA aprovou o uso de inibidores de CDK4/6 em associação com drogas antiestrogênicas (inibidores de aromatase e fulvestranto) para o tratamento de câncer de mama metastático RH+/HER2negativo. Palbociclibe, ribociclibe e abemaciclibe prolongam a sobrevida livre de progressão dessas pacientes, sendo que as duas últimas drogas também demonstraram benefício em sobrevida global.[43-45]

Os pacientes em uso dessa classe de medicação devem ser monitorizados quanto à possiblidade de doença intersticial pulmonar ou pneumonite. No caso de sintomas respiratórios, deve-se suspender a medicação e, se desenvolvimento de doença intersticial pulmonar/pneumonite severa, interromper o tratamento permanentemente.

Além disso, outros efeitos colaterais comuns a esta classe de medicamentos são fadiga, náuseas e diarreia. Hepatotoxicidade pode ocorrer com qualquer um dos agentes abaixo descritos. Pelo mecanismo de ação, estão associados à mielotoxicidade e há a necessidade de monitorização. Por exemplo, com palbociclibe pode se observar neutropenia superior a 80% dos casos.

### Palbociclibe

Foi o primeiro inibidor de CDK4/6 aprovado no mundo. Indicado para tratamento de câncer de mama RH+/HER2 negativo metastático em 1ª linha em combinação com inibidores de aromatase ou em 2ª linha combinação com fulvestranto.[43]

Além dos eventos adversos supradescritos, podem ocorrer alopecia e *rash*. Deve-se realizar hemograma no início de cada ciclo nos primeiros meses do tratamento. Deve-se evitar uso concomitante de inibidores e indutores fortes de CYP3A4. Se não for possível, reduzir a dose do palbociclibe para 75 mg ao dia. É necessário ajuste para função hepática.

### Ribociclibe

Também recomendado para tratamento de paciente com câncer de mama irressecável/metastático em combinação com inibidores de aromatase ou fulvestranto. Em mulheres pré/perimenopausa, deve-se utilizar concomitantemente agonista de LHRH.[44,46]

Pacientes em uso de ribociclibe podem apresentar prolongamento de intervalo QT em até 6% dos casos, com risco de síncopes em até 3% dos pacientes. Deve-se monitorizar o paciente com ECG durante o tratamento e este deve ser interrompido se houver aumento de intervalo Qt. Evitar o uso concomitante de tamoxifeno, que apresenta maior risco deste efeito adverso.

Em caso de toxicidade à medicação, deve-se reduzir paulatinamente a dose do ribociclibe de 600 mg para 400 mg e, depois, 200 mg. Caso o paciente não tolere a dose mínima de 200 mg, o tratamento deve ser descontinuado.

Deve-se evitar o uso concomitante de medicações que sejam fortes inibidoras de CYP3A4. Caso não seja possível, reduzir dose de ribociclibe para 400 mg uma vez ao dia. Em caso de disfunção renal ou hepática ajustes de dose devem ser realizados.

### Abemaciclibe

Indicado para tratamento de câncer de mama RH+/HER2 negativo metastático em 1ª linha em combinação com inibidores de aromatase ou em 2ª linha em combinação com fulvestranto.[45,47] É o único aprovado para tratamento como monoterapia para paciente com progressão após hormonoterapia e quimioterapia.

Pode ocorrer aumento da creatinina sérica. Pacientes com disfunção hepática necessitam de ajuste de dose.

## INIBIDORES DE C-MET

O receptor MET (receptor do fator de crescimento de hepatócitos) é uma proteína transmembrana com função tirosinaquinase que, quando ativada de forma anômala, desempenha papel no crescimento tumoral e angiogênese. As principais drogas representantes dessa classe são cabozantinibe (ver antiangiogênicos), crizotinibe (ver os já citados inibidores de ALK) e capmatinibe. A amplificação do MET é um dos mecanismos de resistência de inibidores de EGFR em pacientes com adenocarcinoma de pulmão com mutações ativadoras nesse gene. Além disso, cerca de 4% dos portadores de adenocarcinomas de pulmão apresentam mutações no Éxon 14 cuja inibição por agentes específicos, como o capmatinibe, apresentam altas taxas de resposta.[48] Edema, hepatotoxicidade, disfunção e hipoalbuminemia estão entre os eventos adversos mais comuns desta droga. Pode estar associado à pneumonite.

## INIBIDORES DO EGFR

### Mecanismo de ação

Inibe a fosforilação intracelular da TK associada ao EGFR.

### Marcadores preditivos

Mutações do EGFR (éxons 19 e 21) em câncer de pulmão não pequenas células.

Estudos publicados após a aprovação do erlotinibe pela FDA demonstraram que pacientes portadores de mutações ativadoras de EGFR, em particular nos éxons 19 (E746-A750) e 21 (L858R), são especialmente sensíveis à ação dos inibidores de EGFR de 1ª geração (erlotinibe e gefitinibe), 2ª geração (afatinibe e dacometinibe) e 3ª geração (osimertinibe).[49-51] Em 1ª linha, foi demonstrado ganho de sobrevida global com uso de osimertinibe quando comparado a agente de 1ª linha, chegando à mediana de 38,6 meses. Uma importante característica deste agente de 3ª geração é a ação em SNC, com maiores taxas de resposta neste sítio quando comparado a agentes de gerações anteriores.[52]

## MECANISMOS DE RESISTÊNCIA

Cerca de 40% a 50% dos casos expostos a inibidores de 1ª linha apresentam, na progressão, a mutação de resistência T790M, sobre a qual existe inibição pelo agente de 3ª geração, osimertinibe.[53]

Estudos recentes demonstram que os mecanismos de resistência aos agentes de 3ª linha incluem alterações da via do Met, mutações secundárias no EGFR como C797S e transformação para pequenas células de pulmão.[54]

### Efeitos colaterais

As incidências de eventos adversos dependem da classe e medicação e incluem alterações cutâneas como *rash* acneiforme, diarreia (mais pronunciada em agentes de 2ª geração) e xerodermia. Menos comumente, alterações hepáticas, prolongamento de QT e pneumonite podem ser observados. O uso de osimertinibe após imunoterapia está associado a maior incidência de pneumonite.[55]

### Interações

O Quadro 60.4 apresenta as interações entre ITKs e drogas que atuam na CYP3A4.

Inibidores e indutores da CYP3A4 devem sempre que possível ser evitados ou substituídos por drogas alternativas que não ajam nesse citocromo (Quadro 60.4).

### Inibidores HER2

Representam essa classe o lapatinibe e o tucatinibe. O lapatinibe é uma pequena molécula derivada da quinazolinamina, que tem a capacidade de inibir o EGFR e o HER-2 de forma reversível.[56] O tucatinibe é um inibidor seletivo do domínio quinase do HER2, com mínima ação sobre o EGFR. Essas drogas são indicadas para o tratamento do câncer de mama HER2 positivo metastático, em combinação a agentes como capecitabina e trastuzumabe. Um dado importante em relação ao tucatinibe é a ação em SNC, sítio frequente de progressão em pacientes com câncer de mama HER2 positivo metastático.[57]

## Quadro 60.4. Interações entre inibidores de tirosinaquinases e drogas que atuam na CYP3A4

| | Drogas | Impacto | Ajuste recomendado |
|---|---|---|---|
| Inibidores da CYP3A4 | Inibidores da protease (p. ex., atazanavir), claritromicina, itraconazol, cetoconazol e ciprofloxacino | Maiores níveis séricos dos ITK Atentar para efeitos colaterais Pode ser necessário redução da dose | Não descrito |
| Indutores da CYP3A4 | Rifampicina, fenitoína, carbamazepina e fenobarbital | Menores níveis séricos dos ITK Pode ser necessário aumento da dose dos ITK | O máximo estudado de 450 mg quando usado com rifampicina |
| Tabagismo | | Reduz o nível sérico do erlotinibe Pode ser necessário aumento da dose do erlotinibe | Aumentos lentos na dose até um total de 300 mg podem ser considerados |
| Ranitidina | | Há redução de 33% do AUC ao serem administrado simultaneamente ao erlotinibe | A ranitidina deve ser evitada, mas caso seja utilizada, o erlotinibe deve ser dado 10 horas após a dose da ranitidina |

AUC: área sob a curva; ITKs: inibidores de tirosinaquinases.
Fonte: Adaptado de Steeghs N, Nortier JW, Gelderblom H, 2007.

## Mecanismo de ação

O HER-2 é um membro da família dos EGFR, que é chamado de "receptor órfão" por não ser ativado por um ligante específico. Ele é ativado via heterodimerização com outros membros de sua família, agindo como uma subunidade receptora de outro EGFR.

No Quadro 60.5, a seguir, encontram-se as informações acerca de metabolismo, interações medicamentosas e toxicidades associadas ao lapatinibe e ao tucatinibe.

## PAN-FGFR

A desregulação da via do fator de crescimento de fibroblasto (FGFR) está implicada em uma série de neoplasias, incluindo tumores uroteliais, de vias biliares, hepatocarcinomas, ovário e pulmão. Esta família é composta de quatro membros, de FGFR1 a FGFR4. Em desenvolvimento, existem inibidores de tipos I e II.[59]

Estes agentes atuam em mutações ativadoras ou fusões envolvendo o gene FGFR. Essa via é ativada em tumores de bexiga, por exemplo, nos quais o erdafitinibe demonstrou benefício em estudo de fase II com pacientes com doença localmente avançada ou metastática com progressão a uma ou mais linhas de quimioterapia, atingindo uma taxa de resposta de 40%.[60]

Um evento adverso frequente é a hiperfosfatemia, também marcador de atividade destes agentes.[61]

## INIBIDORES DE FLT-3

Mutações nesta via são frequentes em pacientes com leucemias mieloides agudas (LMA). Em estudo de fase III com pacientes com LMA recidivada ou refratária o uso de gliteritinibe comparado à quimioterapia,

propiciou ganho de sobrevida global e maior taxa de remissão, além de menor incidência de eventos adversos. Eventos adversos incluem síndrome de diferenciação, encefalopatia posterior reversível, prolongamento do intervalo QT e pancreatite.[62]

## INIBIDORES DE JAK

A mutação de JAK2 é frequente em pacientes com mielofibrose. O uso do inibidor ruxolitinibe é eficaz independetemente da mutação, sugerindo uma ação multiquinase. Seu uso deve ser feito após rastreamento para tuberculose e ajustes de dose para pacientes em uso de inibidores de cyp3a4. O benefício observado da droga principal é em melhora de sintomas, conforme constatado em estudos de fase III.[63]

## INIBIDORES DE PDGFR

A via de fator de crescimento de plaquetas está associada ao desenvolvimento embrionário e ao processo de cicatrização. A ativação de expressão desta via envolve o estroma tumoral e tem ação pró-angiogênica. Os agentes desta classe apresentam ação multiquinase.[64] O lenvatinibe, que também apresenta ação anti-VEGF, é um representante desta classe. Seu uso está associado a altas taxas de resposta em carcinomas papilíferos de tireoide, com diminuição significativa do risco de progressão.[65] Há ação ainda em tumores endometriais, hepatocelulares e renais. Entre as principais toxicidades, destacam-se hipertensão, fadiga, disfunção cardíaca e diarreia, além de maior risco de sangramento.

## INIBIDORES DE RET

O proto-oncogene RET codifica receptores tirosinaquinase de linhagens celulares derivadas de fatores

## Quadro 60.5. Metabolismo, interações e toxicidades de inibidores de HER2

| Droga | Metabolismo | Interações medicamentosas | Toxicidades |
|---|---|---|---|
| Lapatinibe[58] | Hepático, citocromo P450 | Redução com uso concomitante de inibidores CYP3A4 | Diarreia, síndrome mão-pé, *rash*, fadiga |
| Tucatinibe[57] | Hepático, CYP2C8, CYP3A4 | Redução de dose com uso concomitante de inibidores de CYP2C8 | Ajuste para disfunção hepática, diarreia, náuseas, eritrodisestesia palmoplantar, *rash*, alterações eletrólitos, estomatite |

Fonte: Desenvolvido pela autoria.

neurotrópicos (GDNF). Mutações de ganho de função em linhagens germinativas está associada a neoplasias endócrinas múltiplas, incluindo o carcinoma medular de tireoide (CMT). Além disso, CMT esporádicos e tumores papilíferos de tireoide também podem apresentar alterações nessa via.[66] Cerca de 2% dos adenocarcinomas de pulmão podem apresentar fusões ativadoras de RET. Em estudo aberto de múltiplas coortes, o uso de selpercatinibe em pacientes com alterações de RET demonstrou taxas de resposta de 69% em CMT, 64% em adenocarcinoma de pulmão e 79% em papilífero de tireoide. A maior parte dos pacientes apresentou benefício superior a 6 meses. Eventos adversos incluem alteração de transaminases, hipocalcemia, boca seca, alterações gastrointestinais, edema e *rash*.[67,68]

## INIBIDORES DE SRC

Alterações da via da SRC podem ocorrer no contexto de resistência secundária a inibidores BCR-ABL1 em leucemias mieloides crônicas. Agentes como dasatinibe e bosutinibe são agentes multiquinases com ação BCR-ABL1 e SRC, entre outras. Esses agentes apresentam atividade em controle hematológico e citogenético na resistência ou intolerância a linhas prévias. Eventos adversos incluem os gastrointestinais e edema. O ponatinibe está associado oclusões arteriais e hepatotoxicidade.[69]

## INIBIDORES DE TRK

As fusões ativadoras de TRK ocorrem em cerca de 2% de todos os tumores sólidos e a indicação do uso dos inibidores frente a fusões de NTRK1, NTRK2 E NTRK3 é agnóstica, ou seja, independe do sítio primário. Em tumores pediátricos como o fibrossarcoma congênito infantil e nefroma mesoblástico congênito (tipo celular), essas fusões podem ocorrer em mais de 90% dos casos. Em tumores sólidos, maior prevalência é encontrada em tumor secretor análogo mamário (cerca de 90%) e em cerca de 10% dos carcinomas papilíferos de tireoide. A fusão pode ser detectada por meio de sequenciamento ou FISH. A imuno-histoquímica positiva sugere a presença da fusão e pode ser feita para investigação inicial, para posterior confirmação com sequenciamento genético.

Em estudos de fase II, inibidores de NTRK ocasionaram altas taxa de resposta (até 76%) e com duração prolongada (35 meses).[70]

Eventos adversos mais comuns incluem edema, alterações neurológicas, além de prolongamento de QTc. Hepatotoxicidade também foi observada, bem como insuficiência cardíaca. A interrupção desses agentes pode estar associada a fenômenos álgicos.

## AGENTES ANTIANGIOGÊNICOS

A angiogênese é o crescimento de microvasos necessário para o crescimento tumoral supramicroscópico, segundo hipotetizado por Judah Folkamn em 1971.[71] O VEGF é um fator de crescimento envolvido nesse processo, por meio da ativação de cascatas para viabilidade e resposta a outros fatores de crescimento, facilitando também a migração de células tumorais e promovendo o aumento da permeabilidade vascular. O VEGF se liga aos receptores 1 e 2 de VEGF e neuropilina 1, presente em múltiplas células. A maioria das células cancerosas humanas tem superexpressão de VEGF, induzido por hipóxia. Essa é uma característica em tumores sólidos, mediada por *hypoxia induced factor* (HIF) $1\alpha$ e $2\alpha$.[72,73]

Agentes multiquinases antiangiogênicos foram desenhados para agir como inibidores quinase competitivos de ATP, tendo como alvo o "bolso" de ligação de ATP do VEGF-2.[74]

Descrevem-se os agentes multiquinase antiangiogênicos aprovados para uso clínico no Quadro 60.6.

## SUNITINIBE

O maleato de sunitinibe é uma pequena molécula com atividade inibidora em múltiplas TK: VEGF 1, 2 e 3; fator receptor de células tronco (KIT); fator de crescimento derivados de plaquetas (PDGF) $\alpha$ e $\beta$; Fms-like TK 3; receptor de fator estimulador de colônia tipo 1; e o receptor de fator neutrotrófico derivado de linhagem de células gliais (RET).[32] Em fevereiro de 2007, foi aprovada nos Estados Unidos para tratamento de tumores gastrointestinais estromais (GIST) refratários a imatinibe e em 1ª linha de câncer renal metastático.[75]

### Indicações

Carcinoma de células renais metastático em 2ª linha após falha de citoquinas com taxa de resposta de 34% e sobrevida livre de progressão de 8,3 meses.[34] Em 1ª linha, houve um ganho de 6 meses em sobrevida livre de progressão e melhora em qualidade de vida.[76,77]

## Quadro 60.6. Metabolismo dos agentes multiquinases antiangiogênicos

| Droga | Metabolismo | Meia-vida | Ingestão com alimentos | Dose habitual |
|---|---|---|---|---|
| Sunitinibe | Hepático via CY3A4 | 40 a 60 horas; 80 a 110 horas (metabólito ativo) | Absorção não afetada | 50 mg/dia por 4 semanas a cada 6 semanas |
| Sorafenibe | | 25 a 48 horas | Ingerir em jejum | 400 mg 2 vezes/dia |
| Pazopanibe | | 31 horas | Aumento de biodisponibilidade com alimentos | 800 mg 1 vez/dia |
| Vandetanibe | | 19 dias | Absorção não afetada | 300 mg 1 vez/ dia |
| Axitinibe | | 2,5 a 6,1 horas | Absorção não afetada | 5 mg a 10 mg 2 vezes/dia |

Fonte: Adaptado de Chapman PB, Hauschild A, Robert C, *et al.*, 2011.

No tratamento de GIST com falha ao imatinibe, a substância apresenta aumento em relação a placebo de tempo de progressão de doença de 6,4 semanas para 27,3 semanas.[78] No tratamento de tumores neuroendócrinos pancreáticos, na dose de 37,5 mg diários, ganho em sobrevida livre de progressão de 5,5 meses para 11,4 meses.[79]

### Toxicidades

Em geral, há graus de toxicidade de leve a moderada. Alguns efeitos adversos observados são relacionados ao bloqueio da via do VEGF. A hipertensão, observada em 15% a 60% dos pacientes em uso de ITK antiangiogênicos, pode ser relacionada à diminuição da produção de vasodilatadores (óxido nítrico e prostaglandina I2), resultando no aumento da resistência vascular. Outro mecanismo é o desbalanço entre VEGF e endotelina, um potente vasoconstritor, cuja expressão é correlacionada àquela do VEGF.[80]

Outras toxicidades significativas observadas são:[81,82]

- diminuição de função ventricular: queda de fração de ejeção de ventrículo esquerdo em 5% a 11% dos pacientes;
- hipotireoidismo, em até 36% dos pacientes,[38] com possível contribuição do VEGF na redução de captação de iodo;[39]
- mielotoxicidade provavelmente relacionados à inibição de hematopoiese pelo efeito antiangiogênico;[37]
- fadiga (42% a 58%);
- alterações dermatológicas: hiperpigmentação cutânea (19% a 33%), descoloração da pele (19% a 30%), *rash* (14% a 27%), síndrome mão-pé (12% a 21%), xerodermia (17% a 18%) e mudança em coloração de cabelo (7% a 16%);

- gastrointestinal: diarreia (40% a 58%);
- renal: elevação de creatinina (12% a 66%).

Deve-se atentar ao uso concomitante de agentes que prolongam o intervalo QT corrigido (QTc), diminuindo-se, assim, a chance de arritmias fatais.

O uso na gestação é contraindicado, assim como em outros ITK inibidores da via do VEGF, com evidência de teratogênese em estudos animais.

### SORAFENIBE

Essa molécula apresenta um efeito inibitório dual na RAF quinase e fator de crescimento de VEGF, agindo na via RAF/MEK/ERK e RTK que promovem angiogênese tumoral. Nota-se ainda inibição dos fatores de crescimento beta de PDGF.[83] Em modelos murinos, além da inibição do crescimento celular por inibição angiogênica, notaram-se apoptose celular e necrose em modelo xenográfico deficiente em gene supressor de tumor de Von Hippel-Lindau.[84] É aprovado para uso em carcinoma de células renais e carcinoma hepatocelular irressecável.

### Indicações

A dose habitual é de 400 mg, duas vezes/dia.

Em carcinoma de células renais metastático resistente a citoquinas, há ganho em sobrevida livre de progressão de 2,8 meses para 5,5 meses (razão de risco 0,72; IC95%: 0,54 a 0,94; p = 0,02).[85] Em pacientes não tratados previamente, sorafenibe foi comparado a interferon em estudo fase II com melhora em qualidade de vida. Não houve diferença em sobrevida livre de progressão em 1 ano (5,7 meses e 5,6 meses respectivamente).[86]

Há também atividade em câncer hepatocelular avançado previamente não tratado. A sobrevida global de sorafenibe foi de 10,7 meses e em uso de placebo 7,9 meses, representando uma razão de risco de 0,69 (IC95%: 0,55 a 0,87).[87]

### Toxicidades

À semelhança do sunitinibe, os efeitos adversos mais comuns são: hipertensão (cerca 2,1% maior que grau 3); fadiga (37% a 46% dos pacientes); descamação/síndrome mão-pé até 30% dos pacientes (cerca de 2% maior que grau 3); alopecia; diarreia (cerca 6,2% maior que grau 3); e toxicidade medular. Cerca de 11% dos pacientes podem ter hipofosfatemia grau 3. O uso deve ser cauteloso em pacientes com doença cardiovascular, uma vez que pode causar isquemia miocárdica.

### PAZOPANIBE

É um composto oral inibidor da via do VEGF, PDGFR, cuja sinalização também está implicada na angiogênese tumoral, c-Kit,[88] além de fator de crescimento de fibroblasto (FGFR-1 e -3), receptor de quinase de célula T induzido por interleucina-2, proteína TK específica de leucócito (Lck) e glicoproteína receptora de TK transmembrânica (c-Fms).

### Indicações

Em câncer renal metastático refratário a citoquinas e sem tratamento prévio, estudou-se a dose de 800 mg/dia em estudo fase III. Houve um ganho em sobrevida livre de progressão quando comparado a placebo – 9,2 *versus* 4,2 meses, com um HR de 0,68 (IC95%: 0,43 a 0,62), além de maior taxa de resposta (30% e 3%, respectivamente). Não se atingiu a sobrevida global.[89] Em sarcoma de partes moles metastático, com progressão à quimioterapia, ocasionou ganho em sobrevida de progressão de 4,6 meses *versus* 1,6 meses para o braço placebo, com um [HR] 0,31, IC 95% 0,24 a 0,40; p < 0,0001.[90]

### Toxicidades

As toxicidades mais comumente observadas, com incidência superior a 20% são: diarreia; hipertensão;

descoloração de cabelos; náusea; anorexia; e vômitos. Os mais comuns efeitos grau 3 e 4, com incidência de 4%, são hipertensão e diarreia. Alterações laboratoriais encontradas são hipofosfatemia, hipomagnesemia, além de mielotoxicidade (neutropenia grau 4 em menos de 1% dos casos). À semelhança dos agentes previamente descritos, há ocorrência de 7% de hipotireoidismo. Há o potencial de alargamento do QTc e de eventos trombóticos arteriais (p. ex., acidentes vasculares encefálicos e isquemia coronariana). Há aumento de transaminases em até 53% dos pacientes, que, em geral, ocorre no início do tratamento, devendo-se monitorar a função hepática.[91]

### REGORAFENIBE

Inibidor oral anti-VEGF, com ação nos receptores de VEGF de 1 a 3. Apresenta inibição angiogênica estromal e receptores quinase oncogênicos. Aprovado pela FDA em 2013 para câncer colorretal refratário e tumores estromais gastrointestinais (GIST).

### Indicações

Em câncer colorretal refratário, pacientes com progressão a fluoropirimidinas, oxaliplatina, irinotecano, medicações anti-VEGF e a drogas anti-EGFR se RAS selvagem, foram avaliados em estudo de fase III. Um total de 760 pacientes foi randomizado, mostrando ganho em sobrevida global de 5 meses no braço placebo para 6,4 meses no braço regorafenibe (HR 0,77; IC 95% 0,64 a 0,94; p=0,0052).[92]

Outra indicação é em pacientes com GIST metastático, que progrediram a imatinibe e sunitinibe, dose de 160 mg por 21 dias, a cada 28 dias. Pacientes em uso de regorafaenibe apresentaram um ganho em sobrevida livre de progressão de 4,8 meses contra 0,9 meses no braço placebo (HR 0,27, IC 95% CI 0,19 a 0,39; p < 0,0001).[93]

Em estudo de fase 3 em pacientes com hepatocarcinoma metastáticos que progrediram a sorafenibe, atingiu-se sobrevida global de 10,6 meses com regorafenibe, comparado a 7,8 meses no braço placebo.[94]

### VANDETANIBE

Trata-se de uma pequena com ação antiangiogênica sobre os receptores VEGF1 e VEGF2. Apresenta também inibição sobre a via RET (rearranjo durante transfecção) e EGFR. Há também ação sobre proteína tirosinaquinase 6 (BRK), TIE2, receptores quinase membros da família EPH, e membros da família Scr de tirosinaquinases. Seu uso foi aprovado em 2011 pela FDA para o tratamento de carcinoma medular de tireoide localmente avançado ou metatastático sintomático ou em progressão.

## Ajuste de dose

Para pacientes com disfunção renal (clearance de creatinina inferior a 50 mL/min), deve-se iniciar com dose de 200 mg. Embora a disfunção hepática não tenha afetado a farmacocinética da droga, não há dados de segurança em casos de bilirrubinas totais maiores que 1,5 vez o limite superior da normalidade. O uso em paciente com escore de Child-Pugh B ou C não é recomendado.

Em caso de alargamento do intervalo QTc superior a 500 ms, a droga deve ser interrompida e reiniciada em dose reduzida quando houver retorno de QTc a 450 ms.

Em caso de toxicidades grau 3 ou superior, interromper a medicação até resolução ou toxicidade grau 1 e reiniciar em dose reduzida, inicialmente 200 mg e após 100 mg.

## Indicações

Dados de estudo randomizado placebo controlado de 331 pacientes com carcinoma medular de tireoide metastático ou localmente avançado em progressão demonstrou a superioridade do uso de vandetanibe em termos de sobrevida livre de progressão. Encontrou-se um HR de 0,35 (IC 95% 0,24 a 0,53 p < 0,001). Dados de sobrevida global não demonstraram diferença.[95]

## Toxicidades

Os efeitos mais comumente encontrados em estudos clínicos (> 20%) foram: diarreia, *rash*; acne; náusea; hipertensão; cefaleia; fadiga; inapetência; e dor abdominal. Como efeitos laboratoriais, hipocalcemia, elevação de transaminases e hipoglicemia foram reportadas, além de aumento de reposição de hormônio tiroidiano em 49% de pacientes com hipotireoidismo. Embora incomum, há relato de risco aumentado de sangramento, eventos isquêmicos, doença intersticial pulmonar, insuficiência cardíaca e alargamento de intervalo QT

## AXITINIBE

Este composto é indicado para o tratamento de câncer renal avançado, com progressão a uma linha de tratamento. Apresenta ação multiquinase, com inibição de VEGF1, 2 e 3.

## Ajuste de dose

A dose inicial de 5 mg duas vezes/dia deve ser escalonada a 10 mg duas vezes/dia.

Em pacientes com disfunção hepática em Child-Pugh B, a dose deve ser reduzida à metade. Não há estudos para pacientes com Child-Pugh C.

Não há estudos específicos em pacientes com disfunção renal, sendo recomendado uso com cautela em pacientes com *clearance* de creatinina inferior a 15 mL/min.

A interrupção da droga é indicada em caso de toxicidade, devendo-se reiniciar a droga em um patamar mais baixo – 3 mg duas vezes/dia. Caso nova redução seja indicada, recomenda-se dose de 2 mg duas vezes/dia.

## Indicações

A aprovação deste composto se deu pelos resultados favoráveis de estudo fase III aleatorizado de 723 pacientes com carcinoma renal avançado, em progressão a uma linha de tratamento. Comparado ao sorafenibe, axitinibe demonstrou ganho significativo em termos de sobrevida livre de progressão (6,7 *versus* 4,7 meses, HR 0,67 IC 95% 0.54 a 0,81 p < 0,0001). Esse resultado se manteve positivo na análise de subgrupo com pacientes com uso prévio de sunitinibe. Quanto ao desfecho secundário de sobrevida global, não houve diferença estatisticamente significativa (20,1 *versus* 19,2 meses, HR 0,97 IC 95% 0,80 a 1,17 p não significativo).[96]

## Toxicidades

Os eventos adversos mais comuns (superiores a 20%) são diarreia, hipertensão, fadiga, inapetência, náusea, disfonia, síndrome mão-pé, perda de peso, vômitos, astenia e constipação. Deve-se ter atenção ao desenvolvimento de hipotiroidismo, eventos tromboembólicos, proteinúria e elevação de transaminases e bilirrubinas.

## CABOZANTINIBE

Cabozantinibe inibe diversos receptores de tirosina-quinase, como c-MET, VEGF, AXL e outros. Nos Estados Unidos, a FDA aprovou o seu uso para o tratamento de carcinoma de células renais avançado, hepatocarcinoma avançado com progressão após sorafenibe e carcinoma medular de tireoide metastático.[9,97] No Brasil, está aprovado somente para tratamento de carcinoma de células renais avançado. É recomendado ajuste de dose para pacientes com insuficiência hepática, não devendo ser administrado para insuficiência hepática severa (Child C). Não há recomendação para ajuste de dose em caso de insuficiência renal.

### Efeitos colaterais

Síndrome mão-pé pode ocorrer em até metade dos pacientes, algumas vezes G3. Além disso, cabozantinibe apresenta moderado potencial emético e deve-se utilizar antieméticos. Outros efeitos colaterais dignos de nota são: diarreia; perfuração de TGI e fístulas (algumas vezes fatais); hemorragia; hipertensão; proteinúria; e eventos tromboembólicos. Embora raro, há risco aumentado de osteonecrose de mandíbula.

### Mecanismos de resistência aos ITK antiangiogênicos

A resistência pode ser intrínseca, com o uso de vasculatura preexistente para crescimento tumoral ou mesmo a ausência de receptores VEGF em tumores metastáticos e mutação na quinase-alvo. Outro mecanismo possível é a existência de um excesso de vias de sinalização envolvidas na angiogênese, como a sinalização Dll4/Notch. Há ainda a presença de vias alternativas na maturação vascular como os receptores Tie e seus ligantes angiopoietina 1 e 2, bem como a produção tumoral de fatores alternativos de fatores de crescimento angiogênicos. Além disso, a própria ação da droga pode ter um efeito "paradoxal", como com o uso de sunitinibe em que elevações dos níveis de fator de crescimento placentário (PlGF) e VEGF podem retornar ao normal no período livre da droga. Pode haver também a seleção de células com mutação de Tp53, criando-se resistência à hipóxia e menor dependência em VEGF para crescimento tumoral. A própria remodulação vascular pode resultar em vasos maduros, que são resistentes a drogas antiangiogênicas. O uso de agentes inibidores multiquinases ou combinação destes, embora com um maior risco de toxicidade, pode ter uma eficácia maior e evitar resistência.[72,74]

## OUTRAS PEQUENAS MOLÉCULAS NÃO INIBIDORAS DE TIROSINAQUINASE

Recentemente incorporados à prática clínica, os inibidores de PI3K demonstraram atividade em câncer de mama metastático sensível a hormônio, HER2 negativo. Mutações neste gene, em particular em PIK3CA, estão associados com a resistência à endocrinoterapia neste cenário. Para esses pacientes, em estudo de fase III, apelisibe associado a fulvestranto demonstrou ganho de SLP frente a fulvestranto isolado (11 *versus* 5,7 meses HR 0,65 IC 95% 0,50 a 0,85).[98] O alpelisibe apresenta ampla ligação proteica, com metabolismo enzimático. Toxicidades associadas a este agente incluem *rash*, diarreia, hiperglicemia, pancreatite e pneumonite.

## CONCLUSÃO

O estudo dos mecanismos moleculares envolvidos na carcinogênese permite o desenvolvimento de drogas direcionadas à inibição das vias de proliferação celular, trazendo surpreendentes resultados na terapia anticâncer. A particularização das vias de maior atividade nas diversas neoplasias, e não somente a hiperexpressão de sinalizadores celulares, permitirá uma maior acurácia no desenvolvimento desses agentes.

## REFERÊNCIAS

1. Schlessinger J. Cell signaling by receptor tyrosine kinases. Cell 2000;103(2):211-25.
2. Jiao Q, Bi L, Ren Y, Song S, Wang Q, Wang Y shan. Advances in studies of tyrosine kinase inhibitors and their acquired resistance [Internet]. Mol. Cancer. 2018;17(1):1–12. [2020 Jun 21]. Disponível em: https://molecular-cancer.biomedcentral.com/articles/10.1186/s12943-018-0801-5.
3. Bhullar KS, Lagarón NO, McGowan EM, et al. Kinase-targeted cancer therapies: progress, challenges and future directions. Mol. Cancer. 2018;17(1).
4. Krause DS, Van Etten RA. Tyrosine kinases as targets for cancer therapy. N Engl J Med 2005;353(2):172-87.
5. Smith KM, Yacobi R, Van Etten RA. Autoinhibition of Bcr-Abl through its SH3 domain. Mol Cell 2003;12(1):27-37.

6. Wells A. EGF receptor. Int J Biochem Cell Biol 1999;31(6):637-43.

7. Morin MJ. From oncogene to drug: development of small molecule tyrosine kinase inhibitors as anti-tumor and anti-angiogenic agents. Oncogene 2000;19(56):6574-83.

8. Steeghs N, Nortier JW, Gelderblom H. Small molecule tyrosine kinase inhibitors in the treatment of solid tumors: an update of recent developments. Ann Surg Oncol 2007;14(2):942-53.

9. Drugs@FDA: FDA-Approved Drugs [Internet]. [2020 Jun 21]; Disponivel em: https://www.accessdata.fda.gov/scripts/cder/daf/index.cfm.

10. Soda M, Choi YL, Enomoto M, et al. Identification of the transforming EML4-ALK fusion gene in non-small-cell lung cancer. Nature [Internet] 2007;448(7153):561-6. [2020 Jun 21]. Disponível em: https://pubmed.ncbi.nlm.nih.gov/17625570/.

11. Shaw AT, Solomon B. Targeting anaplastic lymphoma kinase in lung cancer. Clin cancer Res an Off J Am Assoc Cancer Res 2011;17(8):2081-6.

12. Solomon BJ, Mok T, Kim DW, et al. First-line crizotinib versus chemotherapy in ALK-positive lung cancer. N Engl J Med, 2014.

13. Hida T, Nokihara H, Kondo M, et al. Alectinib versus crizotinib in patients with ALK-positive non-small-cell lung cancer (J-ALEX): an open-label, randomised phase 3 trial. Lancet (London, England) 2017;390(10089):29-39.

14. Zhou C, Kim SW, Reungwetwattana T, et al. Alectinib versus crizotinib in untreated Asian patients with anaplastic lymphoma kinase-positive non-small-cell lung cancer (ALESIA): a randomised phase 3 study. Lancet Respir Med, 2019.

15. Solomon BJ, Besse B, Bauer TM, et al. Lorlatinib in patients with ALK-positive non-small-cell lung cancer: results from a global phase 2 study. Lancet Oncol, 2018;19(12):1654-67.

16. Rossari F, Minutolo F, Orciuolo E. Past, present, and future of Bcr-Abl inhibitors: from chemical development to clinical efficacy. J Hematol Oncol, 2018;11(1):84.

17. O'Brien SG, Guilhot F, Larson RA, et al. Imatinib compared with interferon and low-dose cytarabine for newly diagnosed chronic-phase chronic myeloid leukemia. N Engl J Med, 2003;348(11):994-1004.

18. Druker BJ, Tamura S, Buchdunger E, et al. Effects of a selective inhibitor of the Abl tyrosine kinase on the growth of Bcr-Abl positive cells. Nat Med 1996;2(5):561-6.

19. Joensuu H, Roberts PJ, Sarlomo-Rikala M, et al. Effect of the tyrosine kinase inhibitor STI571 in a patient with a metastatic gastrointestinal stromal tumor. N Engl J Med 2001;344(14):1052-6.

20. Verweij J, Casali PG, Zalcberg J, et al. Progression-free survival in gastrointestinal stromal tumours with high-dose imatinib: randomised trial. Lancet 2004;364(9440):1127-34.

21. Tokarski JS, Newitt JA, Chang CY, et al. The structure of Dasatinib (BMS-354825) bound to activated ABL kinase domain elucidates its inhibitory activity against imatinib-resistant ABL mutants. Cancer Res 2006;66(11):5790-7.

22. Kantarjian H, Pasquini R, Levy V, et al. Dasatinib or high-dose imatinib for chronic-phase chronic myeloid leukemia resistant to imatinib at a dose of 400 to 600 milligrams daily: two-year follow-up of a randomized phase 2 study (START-R). Cancer 2009;115(18):4136-47.

23. Kantarjian H, Cortes J, Kim DW, et al. Phase 3 study of dasatinib 140 mg once daily versus 70 mg twice daily in patients with chronic myeloid leukemia in accelerated phase resistant or intolerant to imatinib: 15-month median follow-up. Blood 2009;113(25):6322-9.

24. Lilly MB, Ottmann OG, Shah NP, et al. Dasatinib 140 mg once daily versus 70 mg twice daily in patients with Ph-positive acute lymphoblastic leukemia who failed imatinib: results from a phase 3 study. Am J Hematol 2010;85(3):164-70.

25. Deremer DL, Ustun C, Natarajan K. Nilotinib: a second-generation tyrosine kinase inhibitor for the treatment of chronic myelogenous leukemia. Clin Ther 2008;30(11):1956-75.

26. Cortes JE, Gambacorti-Passerini C, Deininger MW, et al. Bosutinib versus imatinib for newly diagnosed chronic myeloid leukemia: Results from the randomized BFORE trial. J Clin Oncol [Internet] 2018;36(3):231-7. [2020 Maio 25]. Disponivel em: http://ascopubs.org/doi/10.1200/JCO.2017.74.7162.

27. Druker BJ. Circumventing resistance to kinase-inhibitor therapy. N. Engl. J. Med. 2006;354(24):2594-6.

28. Wellbrock C, Hurlstone A. BRAF as therapeutic target in melanoma. Biochem Pharmacol 2010;80(5):561-7.

29. Flaherty KT, Robert C, Hersey P, et al. Improved survival with MEK inhibition in BRAF-mutated melanoma. N Engl J Med 2012;367(2):107-14.

30. Carlos G, Anforth R, Clements A, et al. Cutaneous toxic effects of BRAF inhibitors alone and in combination With MEK inhibitors for metastatic melanoma. JAMA Dermatology 2015;151(10):1103-9.

31. Chapman PB, Hauschild A, Robert C, et al. Improved survival with vemurafenib in melanoma with BRAF V600E mutation. N Engl J Med, 2011.

32. Klein O, Ribas A, Chmielowski B, et al. Facial palsy as a side effect of vemurafenib treatment in patients with metastatic melanoma. J Clin Oncol Off J Am Soc Clin Oncol 2013;31(12):e215-7.

33. Hauschild A, Grob J-J, Demidov L V, et al. Dabrafenib in BRAF-mutated metastatic melanoma: a multicentre,

open-label, phase 3 randomised controlled trial. Lancet (London, England) 2012;380(9839):358-65.

34. Dummer R, Ascierto PA, Gogas HJ, et al. Encorafenib plus binimetinib versus vemurafenib or encorafenib in patients with BRAF-mutant melanoma (COLUMBUS): a multicentre, open-label, randomised phase 3 trial. Lancet Oncol 2018;19(5):603-15.

35. U S Food and Drug Administration Home Page [Internet]. Disponível em: http://www.fda.gov/.

36. Larkin J, Ascierto PA, Dréno B, et al. Combined vemurafenib and cobimetinib in BRAF-mutated melanoma. N Engl J Med 2014;371(20):1867-76.

37. Long G V, Stroyakovskiy D, Gogas H, et al. Dabrafenib and trametinib versus dabrafenib and placebo for Val600 BRAF-mutant melanoma: a multicentre, double-blind, phase 3 randomised controlled trial. Lancet, 2015.

38. Consultas – Agência Nacional de Vigilância Sanitária [Internet]. [2020 Jun 21]. Disponível em: https://consultas.anvisa.gov.br/#/medicamentos/.

39. Woyach JA, Ruppert AS, Heerema NA, et al. Ibrutinib regimens versus chemoimmunotherapy in older patients with untreated CLL. N Engl J Med 2018;379(26):2517-28.

40. Wang M, Rule S, Zinzani PL, et al. Acalabrutinib in relapsed or refractory mantle cell lymphoma (ACE-LY-004): a single-arm, multicentre, phase 2 trial. Lancet, 2018.

41. Sharman JP, Egyed M, Jurczak W, et al. Acalabrutinib with or without obinutuzumab versus chlorambucil and obinutuzmab for treatment-naive chronic lymphocytic leukaemia (ELEVATE TN): a randomised, controlled, phase 3 trial. Lancet, 2020.

42. Finn RS, Martin M, Rugo HS, et al. Palbociclib and letrozole in advanced breast cancer. N Engl J Med [Internet] 2016;375(20):1925-36. [2020 Jun 21]. Disponível em: http://www.nejm.org/doi/10.1056/NEJMoa1607303.

43. Turner NC, Slamon DJ, Ro J, et al. Overall survival with palbociclib and fulvestrant in advanced breast cancer. N Engl J Med [Internet] [2020 Jun 21], 2018;379(20):1926-36. Disponível em: http://www.nejm.org/doi/10.1056/NEJMoa1810527.

44. Slamon DJ, Neven P, Chia S, et al. Overall survival with ribociclib plus fulvestrant in advanced breast cancer. N Engl J Med, 2020.

45. Goetz MP, Toi M, Campone M, et al. MONARCH 3: abemaciclib as initial therapy for advanced breast cancer. J Clin Oncol, 2017.

46. Hortobagyi GN, Stemmer SM, Burris HA, et al. Ribociclib as first-line therapy for HR-positive, advanced breast cancer. N Engl J Med, 2016.

47. Sledge GW, Toi M, Neven P, et al. MONARCH 2: abemaciclib in combination with fulvestrant in women with HR+/HER2-advanced breast cancer who had progressed while receiving endocrine therapy. J Clin Oncol, 2017.

48. Wolf J, Seto T, Han J-Y, et al. Capmatinib (INC280) in METΔex14-mutated advanced non-small cell lung cancer (NSCLC): efficacy data from the phase II GEOMETRY mono-1 study. J Clin Oncol 2019;37(15):9004.

49. Mok TS, Wu YL, Thongprasert S, et al. Gefitinib or carboplatin-paclitaxel in pulmonary adenocarcinoma. N Engl J Med, 2009;361(10):947-57.

50. Wu YL, Zhou C, Hu CP, et al. Afatinib versus cisplatin plus gemcitabine for first-line treatment of Asian patients with advanced non-small-cell lung cancer harbouring EGFR mutations (LUX-Lung 6): an open-label, randomised phase 3 trial. Lancet Oncol [Internet] 2014;15(2):213-22. [2020 Jun 21]. Disponível em: http://www.thelancet.com/article/S1470204513706041/fulltext.

51. Mok TS, Cheng Y, Zhou X, et al. Improvement in overall survival in a randomized study that compared dacomitinib with gefitinib in patients with advanced non-small-cell lung cancer and EGFR-activating mutations. J Clin Oncol [Internet] 2018;36(22):2244-50. [2020 Jun 21], Disponível em: http://ascopubs.org/doi/10.1200/JCO.2018.78.7994.

52. Ramalingam SS, Vansteenkiste J, Planchard D, et al. Overall survival with osimertinib in untreated, *EGFR* –mutated advanced NSCLC. N Engl J Med [Internet] 2020;382(1):41-50. [2020 Jun 21]. Disponível em: http://www.nejm.org/doi/10.1056/NEJMoa1913662.

53. Mok TS, Wu YL, Ahn MJ, et al. Osimertinib or platinum-pemetrexed in EGFR T790M-Positive lung cancer. N Engl J Med, 2017.

54. Leonetti A, Sharma S, Minari R, Perego P, Giovannetti E, Tiseo M. Resistance mechanisms to osimertinib in EGFR-mutated non-small cell lung cancer [Internet]. Br. J. Cancer. 2019;121(9):725-37. [2020 Jun 21]. Disponível em: https://www.nature.com/articles/s41416-019-0573-8.

55. Uchida T, Kaira K, Yamaguchi O, et al. Different incidence of interstitial lung disease according to different kinds of EGFR-tyrosine kinase inhibitors administered immediately before and/or after anti-PD-1 antibodies in lung cancer. Thorac cancer 2019;10(4):975-9.

56. Medina PJ, Goodin S. Lapatinib: a dual inhibitor of human epidermal growth factor receptor tyrosine kinases. Clin Ther 2008;30(8):1426-47.

57. Murthy RK, Loi S, Okines A, et al. Tucatinib, trastuzumab, and capecitabine for HER2 – positive metastatic breast cancer. N Engl J Med [Internet] 2020;382(7):597-609. [2020 Jun 21]. Disponível em: http://www.nejm.org/doi/10.1056/NEJMoa1914609.

58. Burris 3rd HA, Hurwitz HI, Dees EC, et al. Phase I safety, pharmacokinetics, and clinical activity study of lapatinib (GW572016), a reversible dual inhibitor of

epidermal growth factor receptor tyrosine kinases, in heavily pretreated patients with metastatic carcinomas. J Clin Oncol, 2005;23(23):5305-13.

59. Dai S, Zhou Z, Chen Z, Xu G, Chen Y. Fibroblast growth factor receptors (FGFRs): structures and small molecule inhibitors. Cells 2019;8(6).

60. Nishina T, Takahashi S, Iwasawa R, Noguchi H, Aoki M, Doi T. Safety, pharmacokinetic, and pharmacodynamics of erdafitinib, a pan-fibroblast growth factor receptor (FGFR) tyrosine kinase inhibitor, in patients with advanced or refractory solid tumors. Invest New Drugs, 2018.

61. Loriot Y, Necchi A, Park SH, et al. Erdafitinib in locally advanced or metastatic urothelial carcinoma. N Engl J Med, 2019;381(4):338-48.

62. Perl AE, Martinelli G, Cortes JE, et al. Gilteritinib or chemotherapy for relapsed or refractory FLT3-Mutated AML. N Engl J Med 2019;381(18):1728-40.

63. Verstovsek S, Mesa RA, Gotlib J, et al. A double-blind, placebo-controlled trial of ruxolitinib for myelofibrosis. N Engl J Med, 2012.

64. Roskoski R. The role of small molecule platelet-derived growth factor receptor (PDGFR) inhibitors in the treatment of neoplastic disorders. Pharmacol. Res. 2018;129:65-83.

65. Schlumberger M, Tahara M, Wirth LJ, et al. Lenvatinib versus placebo in radioiodine-refractory thyroid cancer. N Engl J Med, 2015.

66. Knowles PP, Murray-Rust J, Kjaer S, et al. Structure and chemical inhibition of the RET tyrosine kinase domain. J Biol Chem 2006;281(44):33577-87.

67. Goto K, Oxnard GR, Tan DS-W, et al. Selpercatinib (LOXO-292) in patients with RET-fusion+ non-small cell lung cancer. J Clin Oncol, 2020.

68. Shah MH, Sherman EJ, Robinson B, et al. Selpercatinib (LOXO-292) in patients with RET – mutant medullary thyroid cancer. J Clin Oncol, 2020.

69. Rivera-Torres J, San José E. Src tyrosine kinase inhibitors: new perspectives on their immune, antiviral, and senotherapeutic potential. Front Pharmacol, 2019;10:1011.

70. Hong DS, DuBois SG, Kummar S, et al. Larotrectinib in patients with TRK fusion-positive solid tumours: a pooled analysis of three phase 1/2 clinical trials. Lancet Oncol, 2020;21(4):531-40.

71. Folkman J. Angiogenesis: an organizing principle for drug discovery? Nat Rev Drug Discov 2007;6(4):273-86.

72. Kerbel RS. Tumor angiogenesis. N Engl J Med 2008;358(19):2039-49.

73. Kiselyov A, Balakin K V, Tkachenko SE. VEGF/VEGFR signalling as a target for inhibiting angiogenesis. 2007;16:83.

74. Gotink KJ, Verheul HM. Anti-angiogenic tyrosine kinase inhibitors: what is their mechanism of action? Angiogenesis, 2010;13(1):1-14.

75. Goodman VL, Rock EP, Dagher R, et al. Approval summary: sunitinib for the treatment of imatinib refractory or intolerant gastrointestinal stromal tumors and advanced renal cell carcinoma. Clin Cancer Res, 2007;13(5):1367–73.

76. Motzer RJ, Hutson TE, Tomczak P, et al. Sunitinib versus interferon alfa in metastatic renal-cell carcinoma. N Engl J Med, 2007;356(2):115-24.

77. Motzer RJ, Rini BI, Bukowski RM, et al. Sunitinib in patients with metastatic renal cell carcinoma. JAMA, 2006;295(21):2516-24.

78. Demetri GD, van Oosterom AT, Garrett CR, et al. Efficacy and safety of sunitinib in patients with advanced gastrointestinal stromal tumour after failure of imatinib: a randomised controlled trial. Lancet, 2006;368(9544):1329-38.

79. Raymond E, Dahan L, Raoul J-L, et al. Sunitinib malate for the treatment of pancreatic neuroendocrine tumors. N Engl J Med, 2011;364(6):501-13.

80. Verheul HM, Pinedo HM. Possible molecular mechanisms involved in the toxicity of angiogenesis inhibition. Nat Rev Cancer, 2007;7(6):475-85.

81. Wang JF, Milosveski V, Schramek C, Fong GH, Becks GP, Hill DJ. Presence and possible role of vascular endothelial growth factor in thyroid cell growth and function. J Endocrinol, 1998;157(1):5-12.

82. Kamba T, McDonald DM. Mechanisms of adverse effects of anti-VEGF therapy for cancer. Br J Cancer, 2007;96(12):1788-95.

83. Wilhelm SM, Carter C, Tang L, et al. BAY 43-9006 exhibits broad spectrum oral antitumor activity and targets the RAF/MEK/ERK pathway and receptor tyrosine kinases involved in tumor progression and angiogenesis. Cancer Res, 2004;64(19):7099-109.

84. Levy J, Pauloski N, et al. Analysis of transcription and protein expression changes in the 786-O human renal cell carcinoma tumor xenograft model in response to treatment with the multi-kinase inhibitor sorafenib (BAY 43-9006). Proc Am Assoc Cancer Res, 2006;47:213-4.

85. Escudier B, Eisen T, Stadler WM, et al. Sorafenib in advanced clear-cell renal-cell carcinoma. N Engl J Med, 2007;356(2):125-34.

86. Escudier B, Szczylik C, Hutson TE, et al. Randomized phase II trial of first-line treatment with sorafenib versus interferon Alfa-2a in patients with metastatic renal cell carcinoma. J Clin Oncol, 2009;27(8):1280-9.

87. Llovet JM, Ricci S, Mazzaferro V, et al. Sorafenib in advanced hepatocellular carcinoma. N Engl J Med, 2008;359(4):378-90.

88. Sonpavde G, Hutson TE. Pazopanib: a novel multi-targeted tyrosine kinase inhibitor. Curr Oncol Rep, 2007;9(2):115-9.

89. Sternberg CN, Davis ID, Mardiak J, et al. Pazopanib in locally advanced or metastatic renal cell carcinoma: results of a randomized phase III trial. J Clin Oncol, 2010;28(6):1061-8.

90. Van Der Graaf WTA, Blay JY, Chawla SP, et al. Pazopanib for metastatic soft-tissue sarcoma (PALETTE): a rando-mised, double-blind, placebo-controlled phase 3 trial. Lancet [Internet] 2012;379(9829):1879-86. [2020 Jun 21]. Disponível em: https://pubmed.ncbi.nlm.nih.gov/22595799/.

91. Hawkins RE, Hong SJ, Ulys A, Rolski J, Hong B, Sternberg C. An open-label extension study to evaluate safety and efficacy of pazopanib in patients with advanced renal cell carcinoma (RCC). In: 2009 ASCO Annual Meeting. Chicago, IL: J Clin Oncol; 2009. p. 5110.

92. Grothey A, Van Cutsem E, Sobrero A, et al. Regorafenib monotherapy for previously treated metastatic colorec-tal cancer (CORRECT): an international, multicentre, randomised, placebo-controlled, phase 3 trial. Lancet (London, England), 2013;381(9863):303-12.

93. Demetri GD, Reichardt P, Kang YK, et al. Effi cacy and safety of regorafenib for advanced gastrointestinal stromal tumours after failure of imatinib and sunitinib (GRID): an international, multicentre, randomised, placebo-controlled, phase 3 trial. Lancet, 2013.

94. Bruix J, Qin S, Merle P, et al. Regorafenib for patients with hepatocellular carcinoma who progressed on sora-fenib treatment (RESORCE): a randomised, double-blind, placebo-controlled, phase 3 trial. Lancet (London, England), 2017;389(10064):56-66.

95. Wells Jr. SA, Robinson BG, Gagel RF, et al. Vandetanib in patients with locally advanced or metastatic medullary thyroid cancer: a randomized, double-blind phase III trial. J Clin Oncol, 2012;30(2):134-41.

96. Rini BI, Escudier B, Tomczak P, et al. Comparative effectiveness of axitinib versus sorafenib in ad-vanced renal cell carcinoma (AXIS): a randomised phase 3 trial Vandetanib in patients with locally advanced or metastatic medullary thyroid cancer: a randomized, double-blind phase III trial. Lancet, 2011;378(9807):1931-9.

97. Choueiri TK, Halabi S, Sanford BL, et al. Cabozantinib versus sunitinib as initial targeted therapy for patients with metastatic renal cell carcinoma of poor or inter-mediate risk: the alliance A031203 CABOSUN trial. J Clin Oncol, 2017.

98. André F, Ciruelos E, Rubovszky G, et al. Alpelisib for PIK3CA-mutated, hormone receptor-positive advanced breast cancer. N Engl J Med 2019;380(20):1929-40.

# Anticorpos Monoclonais em Neoplasias

Giselle Marie Almeida Duthcher
Denise de Lima Pereira

## DESTAQUES

- A terapia com anticorpos monoclonais representa o início da "terapia alvo" – tratamentos de câncer direcionados a alvos específicos informados pela biologia das células tumorais.
- Essa abordagem mudou o cenário do tratamento de câncer, sendo um importante arma da terapia personalizada.
- Atualmente existem vários novos anticorpos monoclonais em desenvolvimento e um grande número de estudos em andamento com anticorpos já aprovados em monoterapia e em combinação com outros agentes.

## INTRODUÇÃO E HISTÓRIA DOS ANTICORPOS MONOCLONAIS

A ideia de usar anticorpos para almejar células cancerígenas existe há tempos, mas somente na década de 1970 foi possível a produção confiável de anticorpos com especificidade para um determinado antígeno. Em 1973, Jerrod Schwaber demonstrou que células fundidas de mieloma e linfócitos B (hibridomas) secretavam imunoglobulinas. No entanto, apenas em 1975, Georges Kohler e Cesar Milstein descreveram a técnica usando hibridomas em cultura de células para produzir um único anticorpo pré-determinado, portanto, anticorpos **mono**clonais. Por essa conquista, Kohler e Milstein dividiram o Prêmio Nobel de Medicina de 1984 com Niels Jerne.[3] O uso terapêutico inicial de anticorpo monoclonal (mAb) em humanos foi complicado por reações antigênicas significativas a proteínas de camundongo, meia-vida muito curta consequente à formação de complexos imunes e recrutamento limitado de células efetoras no hospedeiro.

O problema da reação do antígeno foi superado por meio da diminuição dos componentes de origem murina no anticorpo, conforme mostrado na Figura 61.1. Os "braços" do anticorpo consistem em um fragmento de ligação ao antígeno (Fab), também conhecido como "região variável". A "base" do anticorpo é o fragmento cristalizável (Fc), também conhecido como "região constante". O **mAb quimérico** contém a região variável murina (Fab) ligada à região constante humana (Fc).

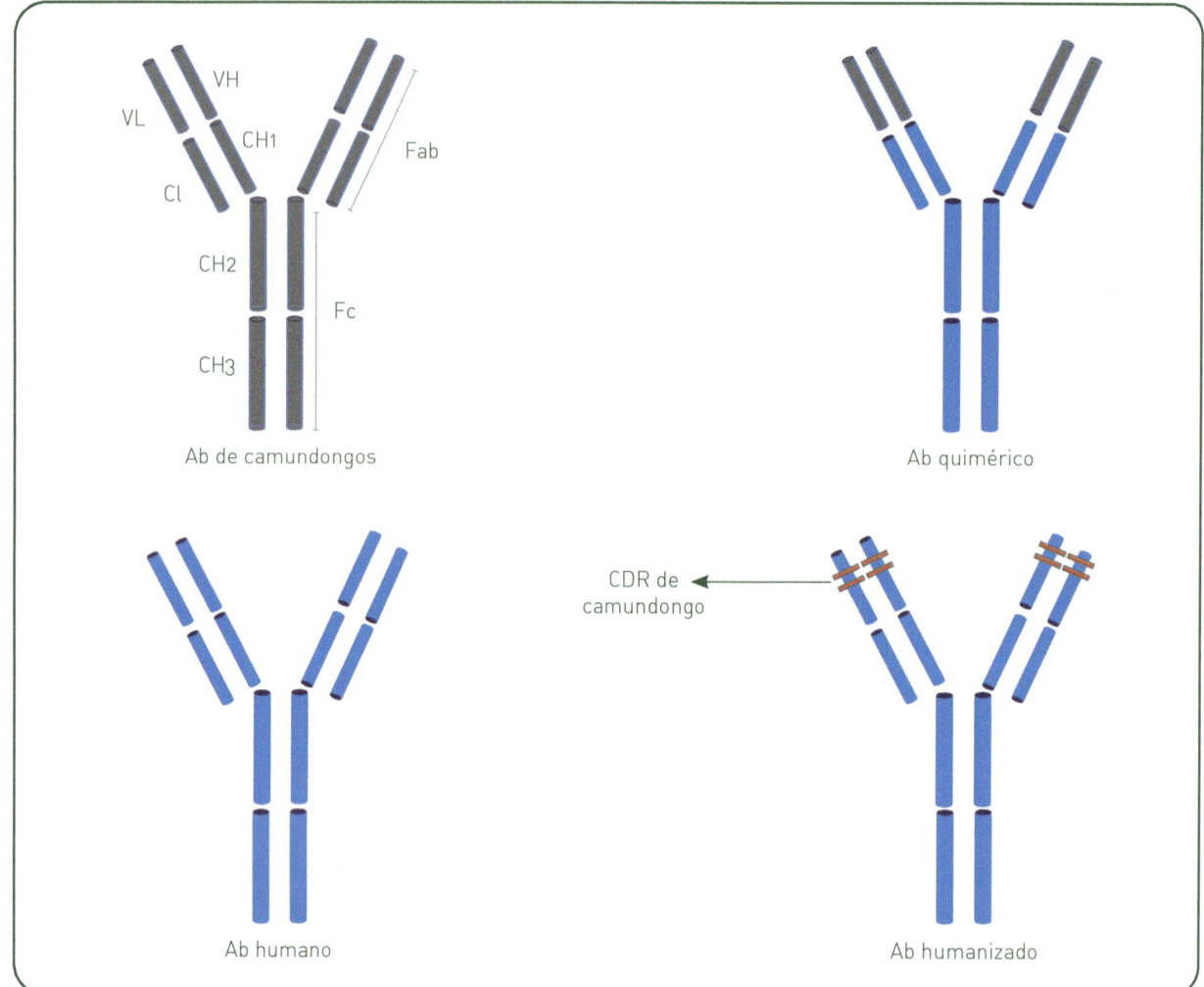

**FIGURA 61.1 –** Fontes de anticorpos monoclonais. mAb quiméricos têm regiões humanas constantes, retendo regiões variáveis de camundongos. mAb humanizados retêm apenas regiões determinantes da complementaridade de camundongos (CDR).
Fonte: Desenvolvida pela autoria.

Um **mAb humanizado** tem apenas segmentos de região determinante de complementaridade murina (CDR) na região Fab, o restante da região variável e toda a região constante são derivados de humanos. Durante a década de 1990, os avanços na tecnologia de DNA recombinante e o uso de camundongos transgênicos possibilitaram a produção de anticorpos totalmente humanos (sem segmentos murinos).

A porção do fragmento de ligação ao antígeno (Fab) do anticorpo monoclonal é direcionada a um receptor de superfície celular de interesse; por exemplo, rituximabe tem como alvo o receptor de células B CD20. Todos os anticorpos monoclonais usados clinicamente são da classe IgG em virtude de sua meia-vida de circulação prolongada (11 a 30 dias) e da ativação potente da via clássica do complemento.[Z5] A meia-vida longa possibilita um intervalo mais longo entre as doses. Os anticorpos monoclonais têm baixa biodisponibilidade oral e são tipicamente administrados por via parenteral, geralmente via administração intravenosa (IV). É importante ressaltar que os anticorpos monoclonais não cruzam a barreira hematoencefálica intacta.

O primeiro anticorpo monoclonal aprovado pela agência americana Food and Drug Administration (FDA) para o tratamento do câncer foi o rituximabe em 1997, seguido pelo trastuzumabe em 1998.[Z3] Desde então, a FDA aprovou mais de 30 anticorpos monoclonais para o tratamento do câncer, a uma taxa de vários por ano, e muitos outros estão sendo testados em ensaios clínicos em andamento.[Z3]

## NOMENCLATURA

Por convenção, os nomes de todos os anticorpos monoclonais terminam com o radical "mabe". As letras que precedem "mabe" designam a origem do anticorpo (camundongo ou humano) e o alvo (sistema imunológico, tumor ou sistema circulatório). Para revisar, os mAb têm a letra "o" (-omabe) se vierem de camundongos e "u" (-umabe) se forem de humanos. Os mAb quiméricos têm o sub-radical "xu" (-xumabe) e os mAb humanizados, o sub-radical "zu" (-zumabe). O sub-radical imediatamente antes do radical fonte está relacionado com o tecido alvo: *li-* é usado para denotar um anticorpo monoclonal direcionado ao sistema imunológico ("linfócitos"), *ci-* para o sistema circulatório e *tu-* para tumores.

### Quadro 61.1. Formação de nomenclatura de AcMo de acordo com a origem

| ORIGEM | SUB-RADICAL | EXEMPLO |
| --- | --- | --- |
| Camundongos | **O**mabe | Blinotum-omabe |
| Humana | **U**mabe | Nivol-umabe |
| Quimérica | **X**imabe | Cetu-ximabe, Brentu-ximabe vedotin |
| Humanizada | **Z**umabe | Trastu-zumabe |

Fonte: Desenvolvido pela autoria.

### Quadro 61.2. Formação de nomenclatura de acordo com tecido-alvo/micro-organismo

| ALVO | SUB-RADICAL | EXEMPLO |
| --- | --- | --- |
| Sistema imunológico | **Li**-mabe | Ipi-li-mumabe, Toci-li-zumabe |
| Sistema circulatório | **Ci**-mabe | Beva-ci-zumabe |
| Tumores | **Tu**-mabe | Tras-tu-zumabe |

Fonte: Desenvolvido pela autoria.

### Exemplos

- Tras-tu-zumabe: mAb humanizado que tem como alvo o tumor (câncer de mama HER2+)
- Ri-tu-ximabe: mAB quimérico que tem como alvo o tumor (células CD20+)
- Beva-ci-zumab: mAb humanizado que tem como alvo o sistema circulatório (VEGF)
- Ce-tu-ximabe: mAb quimérico que tem como alvo tumores (células que expressam EGFR)

## TIPOS DE ANTICORPOS E MECANISMO DE AÇÃO

### Anticorpos monoclonais isolados (*Naked*)

O primeiro e mais comum tipo de mAb em uso clínico é denominado "anticorpo monoclonal isolado" (*naked*). A porção Fab do anticorpo tem como alvo receptores específicos da superfície celular envolvidos na proliferação tumoral, como HER2 e EGFR. A ligação de um mAb ao seu receptor tem várias consequências que, em última análise, ocasionam o efeito antitumoral. No nível mais simples, o mAb bloqueia as vias de sinalização desse receptor, diminuindo a atividade e proliferação celular. Além disso, o receptor Fc medeia respostas imunológicas que resultam, em última instância, na morte celular. Esses mecanismos são discutidos separadamente adiante, mas é provável que coexistam.

### *Citotoxicidade mediada por células dependente de anticorpos (CCDA)*

Na CCDA, as células *natural-killer* (NK) reconhecem o receptor Fc do mAb, subsequentemente ativando as células NK para descarregar seus grânulos citolíticos e induzir a apoptose da célula-alvo. Em um experimento com camundongos deficientes em receptores Fc, estes não apresentaram diminuição da carga tumoral quando tratados com rituximabe, sustentando a hipótese do receptor Fc como sendo essencial nos efeitos antitumorais do mAb.[4] A indução de CCDA parece ser o mecanismo responsável pelo efeito antitumoral de rituximabe, trastuzumabe, cetuximabe e alemtuzumabe.[5]

### *Citotoxicidade dependente do complemento (CDC)*

A CDC envolve a ligação de um anticorpo a uma proteína do complemento (C1 ou C3), posteriormente desencadeando a via do complemento com a criação subsequente de complexos do complemento na membrana externa e lise celular. Esse mecanismo foi descrito com o rituximabe *in vitro* o receptor Fc liga-se ao Cq1, ativando a via do complemento e aumentando de maneira significativa a porcentagem de células lisadas.[6] No entanto, estudos *in vivo* e em humanos sugerem que a CDC provavelmente não desempenha um papel substancial na atividade clínica do rituximabe.[7]

### Fagocitose celular dependente de anticorpos

A região Fc do mAb também pode estar envolvida na opsonização, em que os macrófagos são ativados para induzir a fagocitose da célula-alvo. Esse mecanismo foi proposto como uma estratégia potencial no uso dos mAb para a remoção de células tumorais circulantes e doença residual mínima.[9]

## Conjugados anticorpo-fármaco (CAF)

Outros tipos de mAb mais recentes envolvem a combinação de um anticorpo monoclonal com um fármaco, toxina ou composto radioativo. O efeito terapêutico é tipicamente mediado pela "carga tóxica" do anticorpo monoclonal que é liberada após a endocitose do complexo CAF-célula-receptor. Vários CAF foram desenvolvidos, mas a aprovação foi mais lenta em razão da toxicidade.[21]

Gemtuzumabe ozogamicina foi o primeiro CAF aprovado pela FDA, em 2000, para o tratamento de leucemia mieloide aguda (LMA) recidivante/refratária. O mAb gemtuzumabe tem como alvo as células CD33+ e está ligado a um fármaco citotóxico, a ozogamicina. No entanto, foi retirado do mercado em junho de 2010 porque estudos subsequentes mostraram maior taxa de toxicidade fatal em comparação com a quimioterapia-padrão. Depois de um ensaio de fase III mostrando um perfil de segurança aprimorado com um esquema de dosagem fracionado, o gemtuzumabe ozogamicina foi novamente aprovado em 2017.

Os CAF podem ser projetados para ter maior efeito citotóxico e para superar a resistência aos anticorpos de primeira geração. Os anticorpos isolados (como o trastuzumabe) permanecem na superfície celular e exercem seu efeito anticâncer por citotoxicidade mediada pelo complemento e fagocitose. Em contraste, o mecanismo de CAF dirigido por HER2, adotrastuzumabe-emtansina (TDM-1) depende da endocitose do complexo receptor-anticorpo para distribuir CAF dentro da célula.[27,28] Após a degradação do complexo receptor-anticorpo, o fármaco DM-1 é liberado na célula, o que inibe a montagem de microtúbulos.

## Anticorpos monoclonais bispecíficos

O mais bem-sucedido clinicamente dessa classe de anticorpos monoclonais é o blinatumomabe, que foi aprovado em 2014 para leucemia linfoide aguda B (LLA-B) recidiva/refratária e estudado em ensaios clínicos para outras neoplasias de células B. O termo "bispecífico" refere-se aos dois receptores separados que são projetados para reconhecer dois epitopos ou antígenos distintos. O blinotumomabe engaja diretamente células T (local de ligação de CD3) com células tumorais (local de ligação de CD19). É importante ressaltar que o Blinatumomabe não contém uma porção Fc, apenas os dois fragmentos variáveis de cadeia única.[22] O efeito antitumoral é mediado pelas células T ativadas que liberam citocinas e induzem apoptose (Figura 61.2) em vez de CCDA ou citotoxicidade mediada por complemento. Essa diferença no mecanismo é clinicamente significativa, em particular no que diz respeito aos efeitos colaterais específicos observados com anticorpos biespecíficos (síndrome de liberação de citocinas (SLC), neurotoxicidade) discutidos em mais detalhes na próxima seção.

## EFEITOS COLATERAIS

## Reações de infusão

As reações mais comuns em todos os mAb são reações relacionadas com infusão, como febre, rubor, calafrios, erupção cutânea, tipicamente evitadas com pré-medicação do paciente utilizando-se antipiréticos, anti-histamínicos ou corticosteroides. Essas reações são, em geral, não mediadas por IgE e tipicamente se tornam mais brandas após infusões subsequentes.[210] Hipersensibilidade e reações anafiláticas são incomuns.[24]

### Toxicidade específica do alvo

A maioria dos alvos de mAb não é exclusiva de células cancerosas, portanto os tecidos normais que expressam esses receptores também são afetados. Por exemplo, o inibidor de receptor do fator de crescimento epidérmico (EGFR) cetuximabe é bem conhecido por causar uma erupção cutânea acneiforme, tipicamente tratada com corticosteroides tópicos. HER2 é expresso em tecidos normais do pulmão e do trato gastrointestinal; diarreia é um efeito colateral bem conhecido de trastuzumabe e outros mAb direcionados a HER2. Toxicidade pulmonar grave também já foi relatada (~1%) com TDM-1.[21] O rituximabe tem como alvo os linfócitos B e predispõe o hospedeiro a determinadas infecções, como a reativação da hepatite B.

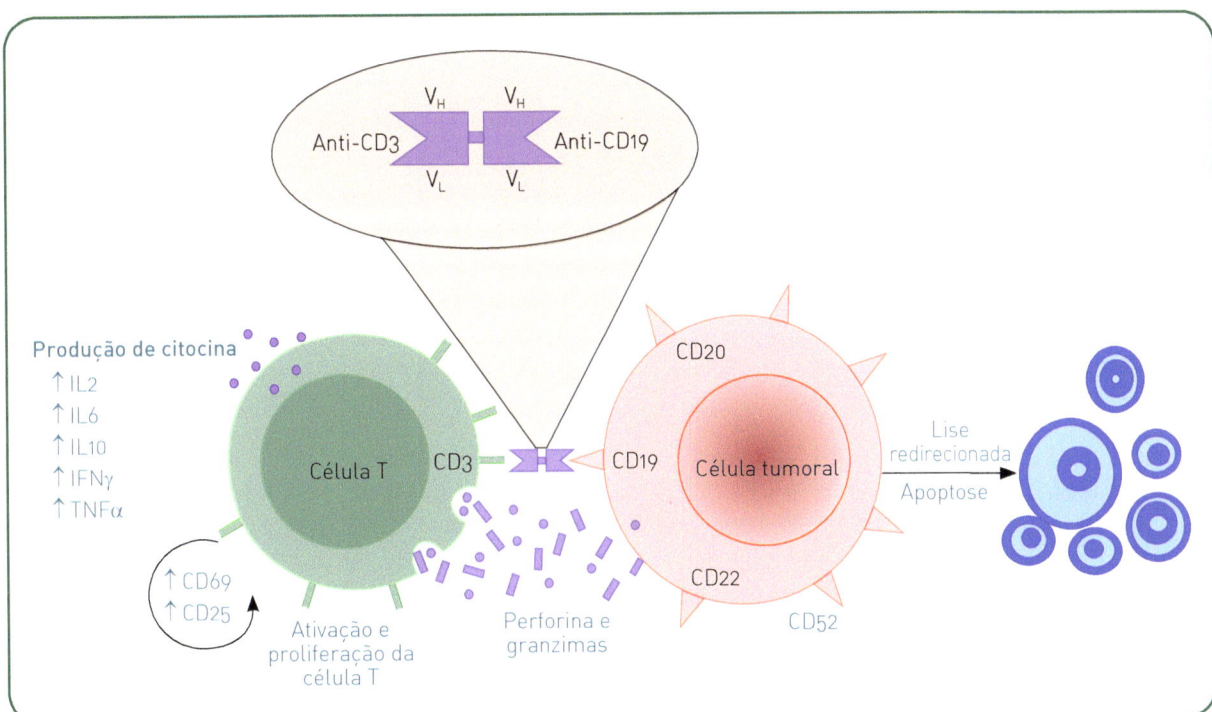

**FIGURA 61.2 –** Diagrama de interação de BiTE.
Fonte: Desenvolvida pela autoria.

### Síndrome de Liberação de Citocinas

Imunoestimulação é uma das consequências da liberação de citocinas na circulação após a infusão de um mAb e a essa variedade de sinais e sintomas denomina-se "síndrome de liberação de citocinas" (SLC).[26] As manifestações clínicas variam desde febre moderada, taquicardia e mialgias, até colapso cardiovascular e falência de múltiplos órgãos, denominada "tempestade de citocinas" na forma extremamente grave.

## CONCLUSÃO E DIRECIONAMENTOS FUTUROS

A terapia com anticorpos monoclonais representa o início da "terapia alvo" – tratamentos de câncer direcionados a alvos específicos informados pela biologia das células tumorais. Essa abordagem mudou o cenário do tratamento de câncer (e outros campos da Medicina). Atualmente existem vários novos anticorpos monoclonais em desenvolvimento e um grande número de estudos em andamento com anticorpos já aprovados em monoterapia e em combinação com outros agentes. Em cada etapa do desenvolvimento de novos medicamentos, o objetivo é encontrar moléculas com maior eficácia, menos efeitos colaterais e, o mais importante, benefício de longo prazo e sobrevida para os pacientes.

## REFERÊNCIAS

1. Nadler LM, Stashenko P, Hardy R, et al. Serotherapy of a patient with a monoclonal antibody directed against a human lymphoma-associated antigen. Cancer Res, 1980;40(9):3147-54.

2. Calogiuri G, et al. Hypersensitivity reactions to last generation chimeric, humanized and human recombinant monoclonal antibodies for therapeutic use. Curr Pharm Des. 2008;14(27):2883-91.

3. Kohler G, Milstein C. Pillars article: continuous cultures of fused cells secreting antibody of predefined specificity. Nature,1975;256(5517):495-497.

4. Smith M. Rituximab (monoclonal anti-CD20 antibody): mechanism of action and resistance. Oncogene. 2003;22:7359-68.

5. Seidel UJ, Schlegel P, Lang P. Natural killer cell mediated antibody-dependent cellular cytotoxicity in tumor immunotherapy with therapeutic antibodies. Front Immunol. 2013;4:76. Published 2013 Mar 27. DOI:10.3389/fimmu.2013.00076.

6. Reff M, et al. Depletion of B cells in vivo by a chimeric mouse human monoclonal antibody to CD20. Blood, 1994;83(2):435-45.

7. Waleed Alduaij, Tim M. Illidge; The future of anti--CD20 monoclonal antibodies: are we making progress?. Blood. 2011;117(11):2993-3001. DOI: https://doi.org/10.1182/blood-2010-07-298356.

8. Descotes J. Immunotoxicity of monoclonal antibodies. mAbs. 2009;2:104-11.

9. Gül N, van Egmond M. Antibody-dependent phagocytosis of tumor cells by macrophages: a potent effector mechanism of monoclonal antibody therapy of cancer. Cancer Res, 2015;75:5008-13.

## Outras referências

Z1. Coats S. Antibody – drug conjugates: future directions in clinical and translational strategies to improve the therapeutic index, 2019;25(18):5441-8. doi: 10.1158/1078-0432.CCR-19-0272.

Z2. Velasquez PV, Bonifant CL, Gottschalk S. Redirecting T cells to hematological malignancies with bispecific antibodies, 2018;131(1):30-38. DOI: 10.1182/blood-2017-06-741058.

Z3. Reichert J. Therapeutic monoclonal antibodies approved or in review in the EU or US. [2022 maio 11]. Disponível em: https://www.antibodysociety.org/resources/approved-antibodies.

## Efeitos colaterais

Z4. Hong D, Sloane DE. Hypersensitivity to monoclonal antibodies used for cancer and inflammatory or connective tissue disease. Ann Allergy Asthma Immunol. 2019;123(1):35-41.

Z5. Castelli MS, McGonigle P, Hornby PJ. The pharmacology and therapeutic applications of monoclonal antibodies. Pharmacol Res Perspect. 2019;7(6):e00535. DOI:10.1002/prp2.535.

Z6. Lee DW, Gardner R, Porter DL, et al. Current concepts in the diagnosis and management of cytokine release syndrome [published correction appears in Blood. 2015;126(8):1048. Dosage error in article text] [published correction appears in Blood. 2016;128(11):1533. Blood. 2014;124(2):188-195. DOI:10.1182/blood-2014-05-552729.

## mAbs específicos

Z7. Barok M, Joensuu H, Isola J. Trastuzumab emtansine: mechanisms of action and drug resistance. Breast Cancer Res. 2014;16:209. https://doi.org/10.1186/bcr3621.

Z8. Hoffman LM. Blinatumomab for the treatment of Philadelphia chromosome–negative, precursor B-cell acute lymphoblastic leukemia. Ofir Wolach and Richard M. Stone Clin Cancer Res. 2015;21(19):4262-4269; doi: 10.1158/1078-0432.CCR-15-0125.

Z9. Cáceres MC, Guerrero-Martín J, Pérez-Civantos D, Palomo-López P, Delgado-Mingorance JI, Durán-Gómez N. The importance of early identification of infusion-related reactions to monoclonal antibodies. The Clin Risk Manag. 2019;15:965-977. [2019 Ago. 1]. doi:10.2147/TCRM.S204909.

# 62

# Terapia Gênica

Rodrigo Santa Cruz Guindalini
Guilherme Luiz Stelko Pereira

## DESTAQUES

- O crescente conhecimento sobre as bases moleculares do câncer gera inúmeros alvos para a terapia gênica.
- Atualmente, a maioria dos estudos clínicos de terapia gênica está voltada para o tratamento do câncer.
- O transgene é inserido no interior da célula-alvo por meio de vetores virais e não virais.
- O transgene pode exercer diferentes tarefas: servir de gene supressor tumoral, atuar como gene suicida, estimular a ação antitumoral do sistema imune ou monitorar a replicação viral.
- Ensaios clínicos de terapia gênica apresentaram sucesso limitado. Em 2015, a agência americana Food and Drug Administration (FDA) aprovou a primeira terapia gênica anticâncer com vírus oncolítico geneticamente modificado nos Estados Unidos.
- Acredita-se que o futuro da terapia gênica está diretamente relacionado ao aperfeiçoamento dos vetores virais, à regulação da expressão do transgene e à capacidade de modulação do sistema imunológico.

## DEFINIÇÃO

A terapia gênica se baseia na introdução de uma sequência de ácidos nucleicos em uma célula-alvo. Essa inserção pode ser realizada utilizando-se inúmeras técnicas, porém todas elas visam modificar o componente genético celular para se obterem benefícios terapêuticos. Assim, terapia gênica é o uso de genes em vez do uso de drogas para tratamento de doenças.

O objetivo deste capítulo é focar na descrição da terapia gênica como tratamento anticâncer.

## INTRODUÇÃO

A possibilidade de transferir informação genética de um organismo para outro, que constitui o fundamento da terapia gênica, é conhecida, em bactérias, desde 1944, a partir da clássica experiência de Avery, McLeod e McCarty.[1] Nas décadas de 1960 e 1970, a ideia de transferir genes para curar doenças em humanos tornou-se mais próxima da realidade: desenvolveram-se linhagens de células geneticamente marcadas e compreendeu-se o mecanismo de transformação celular pelos vírus polioma e SV40. Posteriormente, criaram-se as técnicas de DNA recombinante permitindo, assim, a primeira tentativa de transferência gênica em organismos complexos.[2]

No final da década de 1980, o National Institute of Health (NIH) aprovou o primeiro protocolo para teste de terapia gênica anticâncer em humanos, o qual consistia na infusão de linfócitos geneticamente marcados em pacientes com melanoma metastático.[3] O objetivo, à época, não era avaliar eficácia terapêutica, mas sim demonstrar que um gene pode ser transferido, com segurança, para dentro do paciente e, em seguida, identificado em células retiradas dele. Em 1990, foram realizados nos Estados Unidos, com objetivos clínicos científicos, os primeiros casos de terapia gênica em humanos: duas crianças com deficiência da enzima adenosinadeaminase (ADA) foram tratadas por terapia gênica somática, visando avaliar a eficácia terapêutica de linfócitos autólogos, nos quais se inseriu o gene normal da ADA, e determinar a sobrevida desses linfócitos *in vivo* e o tempo de expressão do gene nele inserido.[4] Apenas em 2002 foram reportados os primeiros casos de cura de uma doença por meio do uso da terapia gênica.[5] Um grupo francês publicou o sucesso terapêutico de quatro entre cinco crianças com imunodeficiência combinada severa ligada ao cromossomo X, tratadas com infusão de células hematopoiéticas autólogas geneticamente modificadas *ex vivo* pela terapia gênica. Infelizmente, entre as crianças tratadas com essa técnica ocorreram dois casos de leucemias induzidas pelo tratamento.[6] Foi constatado, nessas crianças, que ocorreu mutagênese insercional, ou seja, o gene inserido causou mutação no oncogene LMO2, desencadeando, com isso, a leucemia. Esses eventos, associados ao relato do primeiro caso de morte relacionado à terapia gênica na Pensilvânia em 1999[7] por reação imunológica exacerbada, provocaram uma péssima repercussão na comunidade científica. Inúmeros ensaios clínicos em andamento na época foram suspensos.

Para o bem do desenvolvimento científico da terapia gênica, melhorias nos vetores e maiores cuidados durante o desenvolvimento e condução dos estudos clínicos demonstraram, com o passar do tempo, que esses eventos adversos não eram comuns, permitindo que pesquisas nessa área continuassem sendo desenvolvidas. Em 2003, foi aprovado, na China, o primeiro vírus antineoplásico geneticamente modificado para uso clínico. Consistia em um adenovírus modificado para expressar p53 (Gendicine®) para tratamento de pacientes com câncer de cabeça e pescoço. Em 2005, um segundo adenovírus geneticamente modificado, o adenovírus H101 (ONYX-015), também foi aprovado para uso clínico na China.[8,9] Estes agentes, apesar de seguros, apresentaram benefício muito limitado principalmente por indução de anticorpos neutralizantes após repetidas aplicações.

Em 2015 a FDA aprovou o herpesvírus simples tipo 1 (HSV) geneticamente modificado, armado com o transgene do fator estimulador de colônia de macrófagos e granulócitos (GM-CSF), denominado "Talimogene laherparepvec" (Imlygic®) para o tratamento do melanoma nos Estados Unidos.[10]

A imunoterapia com células CAR T também utiliza terapia gênica, porém *ex vivo*, para possibilitar a melhor modulação do sistema imune. Em 2017, a FDA aprovou para o tratamento de linfoma não Hodgkin duas imunoterapias de células CAR T geneticamente modificadas CD-19 direcionadas: Kymmriah® e Yescarta®.[11] Por tratar-se especificamente de imunoterapia, mesmo apresentando modulação genética, a terapia com células CAR T será abordada neste livro em capítulo específico para este fim.

Atualmente, o foco de principal interesse dos estudos em terapia gênica está voltado ao tratamento de tumores. Dados de 2017 do *Journal of Gene Medicine* mostram que 1.688 ensaios, ou seja mais de 65% dos ensaios clínicos de terapia gênica atualmente em andamento no mundo, são voltados ao estudo do câncer e esse percentual tem aumentado progressivamente.[12]

## PRINCÍPIOS DA TERAPIA GÊNICA VOLTADA AO CÂNCER

A melhor compreensão das bases moleculares do câncer, principalmente em relação às mutações envolvidas nas vias de carcinogênese, suscitou o interesse em desenvolver terapias voltadas à correção genética desses defeitos. Apesar de os procedimentos técnicos necessários à terapia gênica poderem ser facilmente enumerados, a execução deles com sucesso na prática clínica está enfrentando diversos desafios. Em princípio, é necessário isolar o gene interessado e suas sequências reguladoras. Como segundo passo, deve-se dispor de um mecanismo eficiente (vetores) para inserir o gene nas células cancerígenas. Esses vetores podem ser virais ou não virais, tendo cada um deles uma característica específica (Quadros 62.1 e 62.2).[13,14]

## Quadro 62.1. Vetores não virais

| | DESCRIÇÃO | VANTAGENS | DESVANTAGENS |
|---|---|---|---|
| Terapia biobalística – *gene gun therapy* | Internalizam-se o DNA ou RNA em microprojétil (de ouro ou tungstênio) que é lançado para o interior da célula | Permite manuseio de fragmentos de DNA de tamanho variado | Difícil aplicação em tecidos e estruturas complexas, método pouco seletivo |
| Electroporação[12] | O material genético adentra a célula através de poros transitórios na membrana celular causados por pulsos eletromagnéticos | Melhor desempenho com emprego de RNA | Promove dano celular excessivo e aciona vias de apoptose. Difícil aplicação em larga escala |
| Carreadores catiônicos | Compostos lipídicos ou polímeros que se ligam ao DNA carregado negativamente formando complexos que são internalizados | Manipulação e administração facilitadas comparadas às dos outros métodos descritos | Poucas moléculas de DNA em milhares de complexos formados conseguem ser internalizadas, liberadas no citoplasma e adentrar o núcleo |
| Transpossomos | Elementos de DNA móveis com capacidade de inserção no genoma. Principal exemplo é SB (sleeping beauty) – um transpossomo reativado originário dos peixes | Menos imunogênico que plataformas virais. Acomoda diferentes tamanhos de DNA. Expressão gênica duradoura | Transposição é etapa limitadora. Suscetível à ação de repressores internos de expressão gênica preexistentes |

Fonte: Desenvolvido pela autoria.

## Quadro 62.2. Principais vetores virais

| VETORES VIRAIS | CARACTERÍSTICAS PRINCIPAIS | VANTAGENS | DIFICULDADES |
|---|---|---|---|
| Gammaretrovírus | Vírus de RNA que carreiam transcriptase reversa | Simples material genético, fácil manipulação gênica e altamente adaptável, modelo bem desenvolvido e testado | A ocorrência de mitose é obrigatória para a transcrição reversa e integração gênica |
| Lentivírus | Retrovírus derivado do HIV-1. Carga gênica mais complexa do que a do vetor descrito acima | Transdução não é restrita a células em mitose | Frequente silenciamento gênico por metilação |
| Adenovírus | Paramyxovírus de RNA, transfecção mediada por receptores CD46 e SLAM | Transdução em diferentes tipos celulares, não dependente de mitose, baixa patogênese, diversos tipos celulares suscetíveis | Alta prevalência de imunidade preexistente |
| Vírus atenuado do sarampo | Derivado da vacina de Edmonston, mecanismo de inserção bem conhecido e seletivo. Não integrativo | Importante efeito no microambiente tumoral por meio da formação de sincícia | Alta soroprevalência por vacinação |
| Vírus vaccinia | Vírus de DNA de dupla fita de 200 kb | Permite inserção de grandes transgenes (até 50 kb) | Alta soroprevalência por vacinação |
| Herpesvírus simples | Vírus de DNA de 150 kb, neurotrópico, material genético complexo e grande período de latência | Diversidade de tipos celulares suscetíveis. Persistência intracelular prolongada e capacidade de carrear longos fragmentos de DNA exógeno | Neurotropismo e risco de neurotoxicidade |

Fonte: Desenvolvido pela autoria.

O terceiro passo é fazer com que o gene inserido, estando ou não integrado ao genoma da célula hospedeira, seja transcrito em quantidade suficiente por longo tempo. Esse processo de incorporação pode ser feito *in vivo*, geralmente por meio da injeção de vetores virais nos indivíduos, ou *ex vivo* em células que são removidas dos indivíduos e manipuladas externamente para aplicação futura, por exemplo, na imunoterapia com células CAR T modificadas. Finalmente para o sucesso, todos esses processos não podem apresentar eventos adversos significativos.

Entre os principais desafios para o sucesso da terapia gênica, destacam-se a escolha e a manufatura do vetor ideal, uma vez que existem ainda inúmeros entraves técnicos e éticos nessa área. A maioria dos estudos clínicos com terapia genica *in vivo* utilizou, até o momento, vetores virais para a inserção do transgene. Dessa forma, pode-se classificar a terapia gênica em relação ao tipo de vírus empregado e à ação esperada do produto do transgene.

### O emprego de vírus na terapia antineoplásica

O emprego dos vírus na terapia antineoplásica já ocorria antes do desenvolvimento da terapia gênica.[15] Atualmente, esse emprego pode ser didaticamente separado em duas formas: a primeira e mais antiga é como terapia oncolítica viral, quando há ação direta e seletiva do vírus nas células tumorais; a segunda forma é para servir como vetores da terapia gênica, ou seja, carregadores do transgene.[13] É importante ressaltar que, atualmente, essas duas maneiras são utilizadas de forma complementar: vírus reconhecidos por seu efeito oncolítico direto são reprogramados com transgenes cujos produtos estimulam a ação antitumoral do sistema imunológico, potencializando seu poder citotóxico.[9,13]

A terapia viral oncolítica é baseada no potencial desses vírus em se replicarem nas células tumorais e destruí-las de forma seletiva.[16] Nesse caso, a destruição tumoral é causada pelas diferentes habilidades naturais do vírus em interferir na transcrição de RNA mensageiro, estimular vias de apoptose e promover o rompimento da membrana celular. Os novos vírus produzidos na célula infectada são liberados e infectam as células adjacentes. De maneira interessante, também foi demonstrada a capacidade de certos vírus em atacar elementos, como fibroblastos e células endoteliais, do microambiente do "estroma tumoral" que é um reconhecido fator de resistência à ação da quimioterapia e radioterapia.

Na década de 1990, iniciou-se o desenvolvimento de vírus reprogramados por meio de engenharia genética. Isso foi possível, entre vários fatores, pela elucidação dos mecanismos de seletividade tumoral natural dos principais vírus oncolíticos de RNA.[17] Nesse sentido, a terapia viral em Oncologia evoluiu de vírus de 1ª geração (selvagens e extraídos de cultura celular) para vírus de 2ª geração (geneticamente modificados com maior seletividade para células tumorais) e de 3ª geração (armados com transgenes com o objetivo de incrementar seu poder oncolítico, melhor monitorar o tratamento ou facilitar a ação de outras terapias).[9,13,16] Somente os vírus de 3ª geração, assim, seriam fiéis representantes de terapia gênica.

O primeiro estudo clínico com um vírus geneticamente modificado ocorreu em 1997, com o vírus dl1520 e, desde então, diversos estudos nessa área estão sendo realizados. Os recentes aprimoramentos dos vetores virais estão tornando-os mais seletivos, mais camuflados aos olhos do sistema imunológico e mais destrutivos às células tumorais – *targeted, armed and shielded*.[13] O Quadro 62.3 descreve os principais exemplos de vírus testados em ensaios clínicos.

### Quadro 62.3. Alguns exemplos de vírus oncolíticos de 1ª, 2ª e 3ª gerações

| Vírus | Alvo genético tumoral | Alterações genéticas virais | Transgene | Estudo clínico |
|---|---|---|---|---|
| **Não alterados geneticamente (1ª geração)** | | | | |
| Reovirus (Pelareorep)[18-20] | Mutação ativadora do Ras | Nenhuma | Nenhum | Fase II |
| **Alterados, não armados com transgenes (2ª geração)** | | | | |
| Ad ONYX-015[21-23] | Defeitos na via p53 | E1B-55K(-), E3B(-) | Nenhum | Fase III |

Continua >>

>> Continuação

## Quadro 62.3. Alguns exemplos de vírus oncolíticos de 1ª, 2ª e 3ª gerações

| Vírus | Alvo genético tumoral | Alterações genéticas virais | Transgene | Estudo clínico |
|---|---|---|---|---|
| **Alterados, não armados com transgenes (2ª geração)** | | | | |
| Ad H101[24] | Defeitos na via p53 | E1B-55K(-), E3(-) | Nenhum | Fase III |
| Ad CG7060[25] | Específico prostático | PSE1A, E3B(-) | Nenhum | Fase II |
| HSV NV1020[26] | Nenhum (toxicidade atenuada) | ICP34.5(-), UL24(-), UL56(-) | Nenhum | Fase I/II |
| **Alterados e armados com transgenes (3ª geração)** | | | | |
| Vaccinia JX-594[27] | Inibição tumoral da via da TK | TK (-) | GM-CSF estimulação imune | Fase II |
| Ad 5-CD/Tkrep[28,29] | Defeito na via P53 | E1B-55K(-), E3B(-), expressão de CD/TK | CD/TK ativação de pró-droga | Fase I |
| HSV GM-CSF (Talimogene laherparepevec)[10,30] | Defeitos em PKR/interferon | ICP34.5(-), ICP47(-), Us11 upregulation | GM-CSF estimulação imune | Fase III |
| MV-CEA[31] | Ligação seletiva tumoral por meio de CD46 | Expressão de CEA | monitorização sérica | Fase II |

Ad: adenovírus; CD/TK: gene de fusão de citosina deaminase e timidinaquinase do herpesvírus; CEA: antígeno carcinoembriônico; EGFR: receptor do fator de crescimento epidérmico; GM-CSF: fator estimulador de colônia de granulócitos e macrófagos; HSV: herpesvírus simples; MV: vírus da vacina do sarampo; PKR: fita dupla de RNA inibidora da tradução; TK: timidinaquinase.

Fonte: Desenvolvido pela autoria.

## APLICAÇÕES CLÍNICAS

Com base no acúmulo de conhecimento das bases moleculares do câncer, inúmeras estratégias terapêuticas, de acordo com a função do transgene, estão sendo estudadas, como: (1) transgenes capazes de reativar a função dos genes supressores de tumor; (2) inserção de genes suicidas na célula tumoral; (3) transgenes que estimulam a ação do sistema imune contra a célula tumoral; e (4) transgenes que facilitam o monitoramento da doença e da resposta à terapia.

A seguir, são descritas essas estratégias, os problemas que impediram até o momento que a terapia gênica atingisse amplamente o *status* de arma terapêutica eficaz contra o câncer e também os caminhos que estão sendo percorridos para superar esses obstáculos.

### Terapia baseada em genes supressores de tumor

Os genes supressores de tumor são uma das principais chaves reguladoras do ciclo celular. Eles estão comprometidos em inúmeras vias de carcinogênese conhecidas. Por isso, muito esforço tem sido direcionado para o estudo de substituição do gene supressor defeituoso por meio da terapia gênica. Apesar de serem conhecidos inúmeros genes supressores de tumor como PTEN, Rb, BRCA1, o gene supressor de tumor p53, o qual é encontrado mutado em mais da metade dos tumores humanos[32] foi o foco dos estudos clínicos da literatura nas últimas duas décadas.

Ensaios clínicos em inúmeros tipos de tumores utilizando vetores para expressão do p53 já foram realizados. A maioria deles utilizou vetores adenovirais e a administração foi intratumoral ou limitada a certa região do corpo, como cavidade peritoneal ou intravesical. Os resultados desses estudos foram, de certa forma, desapontadores.

Em ensaio com carcinoma de bexiga neoadjuvante, Kuball *et al.*[33] realizaram injeções intratumorais ou intravesicais de vetores adenovirais com o gene selvagem do p53 (Ad p53) em 12 pacientes 3 dias antes da cistectomia radical. Dos 11 pacientes avaliáveis, 67% (7/11) tinham evidência de expressão do transgene por método de reação da transcriptase reversa seguida da reação em cadeia da polimerase (RT-PCR) e alguma evidência de expressão de p21Waf1/cip1(por mRNA e proteína), um gene-alvo do p53. Por contraste, estudo conduzido por Pagliaro *et al.*,[34] em pacientes com carcinoma de bexiga localmente avançado tratados com Ad p53 intravesical com doses semelhantes ao estudo anterior, demonstrou somente expressão do transgene p53 em 29% (2/7) dos pacientes, sem evidenciar alteração na expressão do p21Waf1/cip1. É possível que a diferença na expressão dos transgenes tenha acontecido em decorrência do uso de vetores não idênticos e de diferentes volumes de instilação intravesical.

No estudo fase I de glioma recorrente,[35] 12 pacientes foram submetidos à biópsia estereotáxica seguida de injeção intratumoral de Ad p53 3 dias antes de ressecção tumoral completa. No intraoperatório, mais Ad p53 era injetado no leito cirúrgico. Apenas uma das oito biópsias pré-operatórias era p53 positiva (por imunoistoquímica). Ao passo que 10/12 tumores eram positivos para p53 após a injeção e 7/8 apresentavam coloração positiva para p21Waf1/cip1. No entanto, a zona de células transfectadas não ultrapassou 8 mm e a sobrevida global mediana e tempo livre de progressão nessa corte foram, respectivamente, 43 semanas e 13 semanas.

Em câncer de pulmão não pequenas células, Nemunaitis *et al.*[36] realizaram injeções intratumorais de Ad p53 associados ou não à cisplatina a cada 21 ou 28 dias em 25 pacientes. A expressão do transgene foi evidenciada em 43% (6/14) dos tumores dos pacientes acessíveis pós-tratamento. O efeito colateral mais comum atribuído ao estudo foi febre, que ocorreu em 33% dos pacientes, a qual foi transitória e autolimitada e não ultrapassou toxicidade grau 2. Apenas dois pacientes apresentaram resposta parcial e 17 permaneceram com doença estável. Dos sete pacientes submetidos a injeções endobrônquicas, cinco apresentaram redução tumoral substancial que aliviaram significativamente a obstrução brônquica.

A tendência do câncer de ovário de permanecer restrito à cavidade abdominal suscitou interesse na realização de estudos de terapia gênica baseados na instilação intraperitoneal de vetores. A extensa experiência de terapia gênica com p53 nessa doença culminou no ensaio clínico fase III[37] no qual mulheres foram randomizadas para quimioterapia (carboplatina e paclitaxel) ou quimioterapia em associação com Ad p53 intraperitoneal, seguida de cirurgia citorredutora. Na primeira análise interina, o estudo foi encerrado, pois não houve melhora da eficácia do tratamento e constatou-se aumento da morbidade relacionada ao tratamento.

Apesar dos inúmeros estudos pré-clínicos e ensaios clínicos mirando genes supressores de tumor, a utilização clínica da terapia gênica voltada para o p53 só está aprovada até o momento para o tratamento de câncer de cabeça e pescoço na China. Em outubro de 2003, foi aprovado, pelo *State Food and Drug Administration* da China, o vetor adenovírus soro tipo 5 desenhado para expressar p53 (Gendicine®). Essa aprovação foi feita com base em um único estudo clínico chinês,[8] multicêntrico, randomizado, com 135 pacientes com câncer de cabeça e pescoço. Desses pacientes, 77% apresentavam tumores estádios clínicos III/IV e eram quimio ou radiorresistentes. O protocolo tinha dois braços terapêuticos: a combinação de Ad p53 com radioterapia e radioterapia isolada com as mesmas doses de radiação. Na terapia combinada, injeção intratumoral de 1 × 1012 partículas virais de Gendicine® era administrada antes da radioterapia e a resposta tumoral era avaliada com tomografia computadorizada ou ressonância magnética. Foi observada no grupo de terapia combinada uma taxa de resposta de 93%, sendo 64% de resposta completa e 29% de resposta parcial. Em comparação, o grupo de radioterapia isolada apresentou taxa de resposta de 79%, sendo 19% de resposta completa e 60% de resposta parcial. O estudo concluiu que a combinação de Gendicine® com radioterapia produzia um efeito sinérgico. Esse estudo não foi publicado em língua inglesa, não está adequado aos padrões de organização dos estudos das comunidades médicas ocidentais, não inclui dado de sobrevida e seus resultados não foram reproduzidos em ensaios clínicos[38] utilizando o mesmo vetor em outros países. Portanto, sua aprovação para utilização clínica ainda está restrita à China.

Em todos os estudos clínicos mencionados, os efeitos colaterais mais comumente observados foram febre autolimitada e dor no local das injeções. De maneira geral, o tratamento com Ad p53 foi bem tolerado e não demonstrou efeitos colaterais graves.

Apesar de o perfil de toxicidade ser aceitável, os estudos realizados para reposição do gene supressor de tumor até o momento não apresentaram resultados animadores. Algumas explicações podem justificar esse insucesso:
- o vetor não é específico para a célula tumoral;
- há inúmeros mecanismos envolvidos na adesão e na internalização do vetor à célula que podem estar modificados na célula tumoral;
- a substituição isolada do gene supressor de tumor danificado pode não ser suficiente para corrigir

o processo de carcinogênese e conduzir a célula à apoptose;

- anticorpos contra adenovírus preexistentes ou induzidos pela terapia podem anular o efeito do vetor.

Com o conhecimento adquirido com esses estudos, estratégias estão sendo desenvolvidas ou aperfeiçoadas com o objetivo de superar esses entraves biotecnológicos, como o desenvolvimento de novos vetores virais recombinantes com tropismo mais específico e com maiores taxas de transdução, o aumento da estabilidade da expressão do transgene, bem como a capacidade de contornar a resposta imune do hospedeiro.

### Terapia do gene suicida

Um dos maiores desafios na terapia antineoplásica é conseguir focar a ação do agente tóxico nas células tumorais, poupando o tecido normal de danos.

A terapia do gene suicida também conhecida como *gene-directed enzyme prodrug therapy* almeja atingir esse objetivo baseando-se no conceito terapêutico de máxima eficácia e mínimo efeito adverso. Para contemplar essa abordagem, um gene (gene suicida) é transferido à célula-alvo, a qual codifica uma enzima que não é tóxica *per se*, mas é capaz de converter um componente não tóxico (pró-droga) em uma potente citotoxina. Dessa forma, vetores entregam genes suicidas às células tumorais que serão capazes de converter a pró-droga não tóxica administrada sistemicamente à droga antineoplásica ativa em altas concentrações somente no tumor (Figura 62.1).

Para se obter sucesso clínico, ambas enzimas e pró-drogas devem preencher certos requisitos. A enzima deve ser de origem não humana ou uma proteína humana não codificada ou expressa em pequenas concentrações em tecidos normais. A expressão proteica

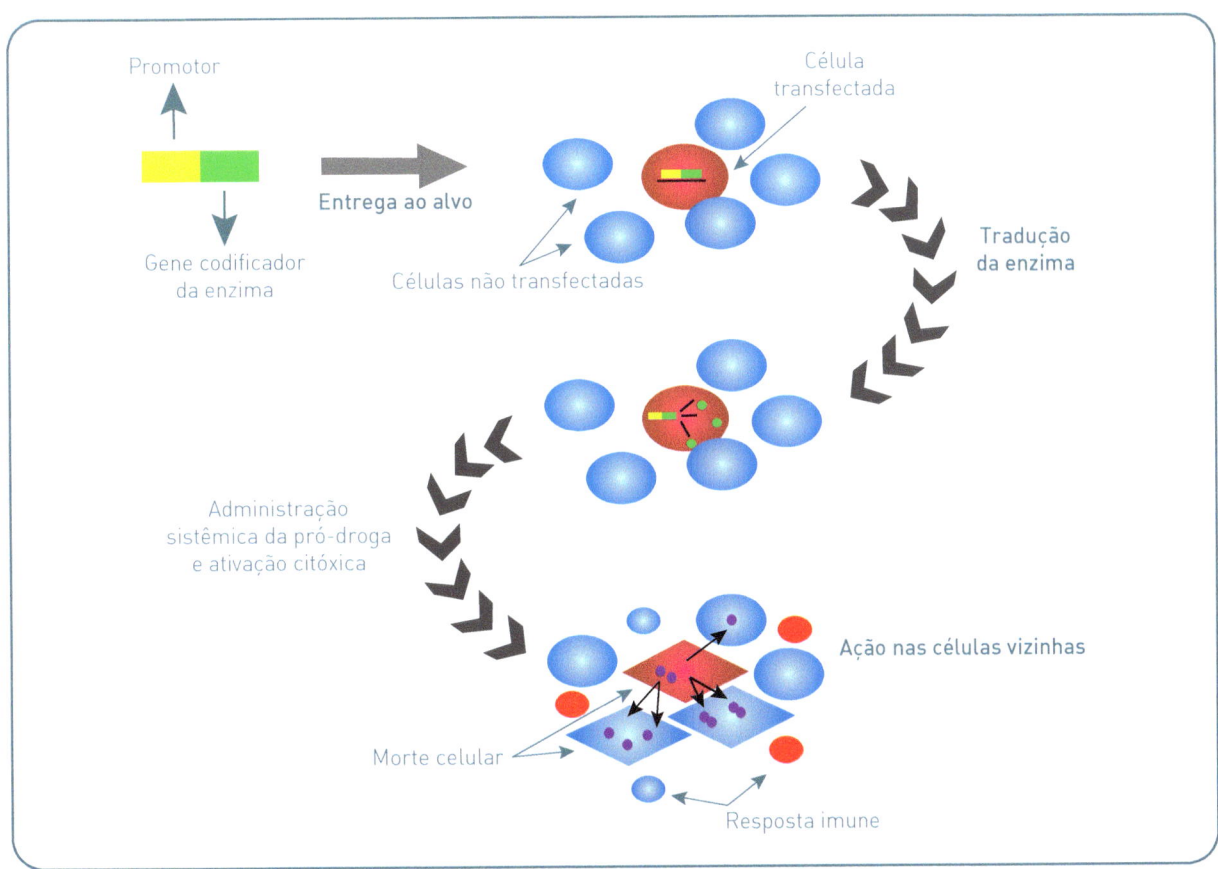

**FIGURA 62.1 –** Diagrama esquemático da terapia do gene suicida. O DNA construído com o gene da enzima da pró-droga e seu promotor é entregue às células-alvo tumorais utilizando vetores virais ou não virais. Apenas uma fração das células-alvo tumorais é transfectada e sintetiza a enzima. Após a aplicação sistêmica da pró-droga, a ação citotóxica ocorre na célula-alvo e nas células da vizinhança, erradicando, também, com isso, as células não transfectadas.

(•) enzima, (•) pró-droga ativada.

Fonte: Desenvolvida pela autoria.

deve atingir níveis adequados e a enzima deve ter alta atividade catalítica. A pró-droga deve ser um ótimo substrato para a enzima expressa no tumor, mas não pode ser ativada por enzimas endógenas comumente encontradas em tecidos não tumorais. O agente ativo deve ser capaz de ultrapassar a membrana plasmática, ser quimicamente estável sob condições fisiológicas e ser pelo menos 100 vezes mais tóxico para o tumor que a pró-droga. Deve ter meia-vida longa o suficiente para agir nas células tumorais da vizinhança que não foram transfectadas, porém curta o suficiente para não atingir a circulação sistêmica. Além disso, a citotoxicidade induzida deve ser independente da fase do ciclo e da proliferação celular para matar o máximo da população de células tumorais.[39]

Inúmeros sistemas de gene suicida/pró-droga já foram propostos. A maioria deles não preenche todos esses requisitos, inclusive aqueles que estão sendo adotados em ensaios clínicos. As combinações mais estudadas são citosinadeaminase/5-fluorocitosina, o P450/ifosfamida/ciclofosfamida e, principalmente, a timidinaquinase do herpesvírus simples/ganciclovir (HSVtk/GCV).

A enzima HSVtk é 1 mil vezes mais seletiva para atuar na fosforilação do GCV do que a TK dos mamíferos. O metabólito final do GCV, o trifosfato de GCV, exerce seu efeito citotóxico inibindo o DNA-polimerase e competindo com o dGTP pela incorporação no DNA durante a fase S do ciclo celular. A grande desvantagem desse sistema é que a difusão é dependente de *gap junctions* intercelulares, o que, de certa forma, diminui sua ação nas células tumorais vizinhas.

Em estudo inicial[40] com injeções intratumorais de células murinas produtoras de vetores de retrovírus com HSVtk em tumores cerebrais, foi observada resposta radiológica animadora. De 15 pacientes, quatro apresentaram redução das lesões, e resposta completa de um paciente com glioblastoma multiforme (GBM) foi observada. Diante desses achados, um grande estudo fase III[41] com 248 pacientes foi conduzido. Esse ensaio clínico multicêntrico abordou pacientes com GBM recém-diagnosticados e randomizou um grupo para tratamento-padrão (ressecção total seguida de radioterapia) *versus* tratamento-padrão associado à administração de células produtoras de vetor imediatamente após a ressecção. Foi iniciada a administração de GCV 14 dias após a cirurgia por um total de 14 dias. Nenhuma diferença em progressão tumoral ou sobrevida foi evidenciada entre os grupos. Além disso, pobre disseminação das células produtoras de vetor e de células transfectadas foi observada, permanecendo restrita ao trajeto percorrido pela agulha da injeção.

A limitação do uso de células produtoras de vetores levou os pesquisadores a buscar alternativas para otimizar a entrega do gene suicida às células tumorais. Uma das alternativas que estão sendo testadas é a utilização do vetor adenovírus como plataforma de entrega de HSVtk para o tratamento de câncer de próstata. Embora até o momento não se tenha demonstrado resposta clínica objetiva ou benefício clínico, existem relatos na literatura de que essa abordagem não só é segura, como também pode induzir a queda do PSA [40-42] e a resposta biológica no tumor.[43] Em estudo fase I-II, 23 pacientes com câncer de próstata localmente avançados foram submetidos a injeções intratumorais de adenovírus carregados com HSVtk seguido de administração de ganciclovir antes da realização da prostatectomia radical.[44] A análise da peça cirúrgica demonstrou efeitos citopáticos nas células neoplásicas e aumento local de CD8 e macrófagos, principalmente nos pacientes com tumores maiores. Além disso, houve aumento na resposta imune sistêmica constatada por meio do aumento de CD8 ativado e IL-12. Esses achados confirmaram resposta biológica à terapia e sugeriram efeito antitumoral específico mediado por resposta imunológica sistêmica e local, por efeito antiangiogênico e por modulação de apoptose. Em semelhança aos outros ensaios clínicos com terapia gênica, o principal evento adverso evidenciado foi a febre autolomitada (toxicidade ≤ 2) que ocorreu em cinco pacientes.

Desde 2012, foram relatados muitos estudos utilizando Vocimagene amiretrorepvec (Toca 511). Toca 511, um vetor de replicação gamarretroviral que codifica citosinadesaminase, quando usado em combinação com Toca FC, que é uma versão oral da 5-fluorocitosina, resulta na produção local de 5-fluorouracil (5-FU) concentrado no tumor sem efeitos colaterais sistêmicos de 5-FU em virtude da seletividade do Toca 511 ao câncer e da meia-vida curta do 5-FU. O Toca 511 codifica e fornece um gene citosinadesaminase de levedura funcionalmente otimizado para os tumores. O Toca 511 tem habilidades de replicação, espalhando-se através de uma massa tumoral.

Em um recente estudo com Toca 511, os desfechos de 56 pacientes com glioma de alto grau recorrente foram reportados. O Toca 511 foi injetado na cavidade da ressecção de pacientes com gliomas de alto grau submetidos à remoção cirúrgica de seu tumor. Aproximadamente 6 semanas após a injeção do Toca 511, foram iniciados os cursos orais do Toca FC. O Toca 511/Toca FC mostrou excelente tolerabilidade e respostas duradouras. A taxa de resposta completa foi de 11,3%. Em um subgrupo de pacientes que recebeu alta dose de Toca 511, a porcentagem de pacientes com resposta objetiva foi de 21,7%, entre eles cinco com resposta completa. A taxa de doença estável foi de 21,7% e a taxa de benefício clínico geral foi de 43,5%. As amostras de tumor de pacientes sobrevivendo > 52 semanas após a injeção de Toca 511 mostraram uma expressão de mRNA relacionada à sobrevivência de Toca 511.[45]

Apesar de nenhuma terapia gênica com gene suicida esteja aprovada até o momento, os estudos serviram para demonstrar sua segurança (perfil de toxicidade aceitável), para ensinar lições e para gerar conhecimento que serão utilizados para o aperfeiçoamento desse tipo de terapia no futuro.

## Terapia da imunoestimulação

A base da terapia de imunoestimulação é inserir transgenes que promovam a ação imunológica antitumoral de forma parácrina, mais especificamente por meio de expressão de GM-CSF. Diferentes vírus foram utilizados como vetores nessa estratégia, sendo que o herpesvírus Talimogene laherparepvec (OncoVexGM-CSF, T-VEC ou Imlygic®) e o adenovírus nadofaragene firadenovec (Instiladrin) foram avaliados em destacados estudos clínicos.

Talimogene laherparepvec é uma imunoterapia oncolítica para melanoma que consiste no herpesvírus simples geneticamente modificado 1. Foi aprovado em 2015 pela FDA para o tratamento intralesional de lesões cutâneas, subcutâneas e nodais (após cirurgia inicial) que não podem ser removidas cirurgicamente.[10]

A patogenicidade do vírus foi atenuada pela remoção de genes de neurovirulência. Estes foram substituídos por sequências que codificam o GM-CSF. Uma vez que o vírus é injetado em uma lesão, acredita-se que ele se multiplique dentro das células e cause lise tumoral. O vírus também causa a produção local de GM-CSF, que estimula o sistema imunológico a combater as células de melanoma. O Imlygic® pode infectar células saudáveis, mas foi projetado para não se multiplicar dentro delas.

A aprovação do Imlygic® é baseada em um estudo comparativo de fase III com GM-CSF subcutâneo em 436 pacientes com melanoma em estágio III ou IV inoperável. Mais pacientes tiveram uma resposta durável ao Imlygic® do que ao GM-CSF (16,3% *versus* 2,1%). A sobrevida global mediana também foi mais longa com o Imlygic® do que com o comparador (23,3 meses *versus* 18,9 meses), mas a diferença não foi estatisticamente significante. Os eventos adversos mais comuns foram fadiga, calafrios, pirexia, náusea e reações locais à injeção. Celulite ocorreu em 2% dos pacientes. Os estudos com Imlygic® demonstram claramente respostas à distância em tumores que não foram submetidos a injeção. Acredita-se que este fenômeno tenha decorrido da ativação imune contra antígenos associados a tumores.[10]

Por sua vez, o adenovírus recombinante (rAd) – IFNα-2b é um vetor de transferência de genes baseado em adenovírus com deficiência de replicação que codifica o gene IFNα-2b humano. O Syn3, um surfactante de poliamida, é incorporado na formulação do medicamento (rAd – IFNα/Syn3) para aprimorar a transdução adenoviral no revestimento da bexiga. O enriquecimento dramático da transferência e expressão do gene rAd – IFNα foi demonstrado com Syn3 no urotélio normal e no carcinoma urotelial humano que cresce em camundongos. A terapia gênica rAd – IFNα-2b imita os eventos fisiológicos associados à infecção viral, que resultam na produção local, e não sistêmica, de IFNα-2b e subsequente regressão tumoral. Assim, após administração intravesical, o nadofarageno firadenovec infecta células tumorais próximas e expressa INF α-2b intracelularmente, o que ativa a transcrição e tradução de genes cujos produtos mediam efeitos antivirais, antiproliferativos, antitumorais e imunomoduladores.

Ensaios anteriores de fase I e fase II demonstraram que o nadofarageno firadenovec é bem tolerado para o tratamento de câncer de bexiga não músculo-invasivo refratário à BCG, com 35% de sobrevida livre de recorrência em 12 meses.[46] O estudo de fase 3 que envolveu 157 pacientes com carcinoma *in situ* de bexiga ± Ta/T1 alcançou seu objetivo primário com 53% dos pacientes atingindo resposta completa aos 3 meses e 24% persistindo com resposta completa aos 12 meses. Os eventos adversos relacionados ao medicamento do estudo foram de natureza transitória e local, com duração média de menos de 2 dias, com exceção da fadiga, que teve duração média de 11 dias. Houve uma taxa de 1,9% de descontinuações em razão de eventos adversos relacionados ao medicamento. No estudo, o nadofarageno firadenovec foi instilado diretamente na bexiga dos pacientes a cada 3 meses.[47] Este tratamento ainda não foi aprovado pela FDA.

### Monitoramento da replicação viral não invasiva

Um bom exemplo de estratégia de monitoramento da replicação viral sem necessidade de biópsias repetidas das lesões é o uso do vírus da vacina do sarampo com inserção do transgene que expressa antígeno carcinoembrionário (CEA). Nesse caso, portanto, o transgene não tem como objetivo aumentar o efeito citotóxico antitumoral, mas propicia o acompanhamento temporal da replicação viral por meio dos níveis séricos de CEA. Em algumas situações como infusão viral em artéria hepática ou aplicação intraperitoneal, o acompanhamento da infecção, transdução gênica e replicação viral são dificultados pela impossibilidade de se realizarem repetidas biópsias. A inserção de um transgene que expressa CEA torna esse acompanhamento viável.

Um estudo fase I com o vírus da vacina do sarampo (Edmonston) foi realizado em 21 pacientes portadoras de carcinoma de ovário refratárias à cisplatina e ao paclitaxel. O vírus era aplicado a cada 4 semanas na cavidade peritoneal. Não foi observada toxicidade limitante de dose ou imunossupressão. Em cinco, de 21 pacientes, houve redução significativa dos valores de CA-125. Entretanto, em apenas três pacientes foi detectado aumento dos níveis séricos de CEA.[31]

O racional dessa estratégia pode ser explorado com outros marcadores e igualmente em outros estudos com diferentes plataformas virais para melhor determinar o sucesso da transfecção e o tempo da próxima aplicação.

## PERSPECTIVAS FUTURAS DA TERAPIA GÊNICA

Até o momento, apenas uma terapia gênica – Talimogene laherparepvec (Imlygic®) – foi aprovada para uso clínico pela FDA. A despeito dos resultados de muitos estudos clínicos em terapia gênica terem sido desapontadores, algumas estratégias estão se mostrando promissoras e muitas pesquisas ainda estão sendo realizadas nessa área.

Em relação ao transporte de material nucleico, estão em desenvolvimento novos métodos de plataformas não virais, como o uso de haptâmeros para internalizar o material nucleico de forma seletiva e eficiente. Também os métodos que utilizam plataformas virais estão mostrando grande avanço. Novos vetores estão sendo criados com maior especificidade celular e protegidos da ação do sistema imune – talvez a maior barreira ao seu uso até o momento.

O uso concomitante com quimioterápicos e drogas de alvo molecular aumenta sensivelmente o número de possibilidades terapêuticas a serem testadas em novos estudos clínicos. Também o uso combinado de diferentes vírus oncolíticos foi avaliado favoravelmente em estudos pré-clínicos e pode ser testado em estudos clínicos futuramente.

Com relação ao material nucleico transportado para o interior da célula, há muita esperança quanto à possibilidade de emprego de RNA de interferência com o objetivo de silenciar genes ou seus supressores.

O uso da tecnologia CRISPR/Cas9 para estabelecer modelos precisos de câncer tem o potencial de desenvolver significativamente a pesquisa da genômica funcional do câncer e facilitará o avanço das terapias contra o câncer, em especial aquelas que utilizam a terapia gênica.

Espera-se que o conhecimento crescente de biologia tumoral permita a criação de novos transgenes que poderão reverter, de maneira mais eficaz, as vias de carcinogênese.

Dessa forma, a terapia gênica segue como uma forma promissora de tratamento, capaz, em um futuro próximo, de ser arma decisiva na luta contra o câncer.

## REFERÊNCIAS

1. Avery OT, MacLeod CM, McCarty M. Studies on the chemical nature of the substance inducing transformation of pneumococcal types. J. Exp. Med. 1944;79:137-58.
2. Friedmann t. A brief history of gene therapy. Nat. Genet. 1992;2:93-8.
3. Rosenberg SA, et al. Gene transfer into humans — immunotherapy of patients with advanced melanoma, using tumor-infiltrating lymphocytes modified by retroviral gene transduction. N. Engl. J. Med. 1990;323:570–578.
4. Anderson w. Human gene therapy. Science. 1992; 256(80)808-13.

5. Hacein-Bey-Abina S, et al. Sustained correction of x-linked severe combined immunodeficiency by ex vivo gene therapy. N. Engl. J. Med. 2002;346:1185-93.

6. Mccormack MP, Rabbitts TH. Activation of the t-cell oncogene lmo2 after gene therapy for x-linked severe combined immunodeficiency. N. Engl. J. Med. 2004;350:913-22.

7. Barbour V. The balance of risk and benefit in gene-therapy trials. Lancet, 2000;355:384.

8. Tagawa M. Gene medicine for cancer treatment: commercially available medicine and accumulated clinical data in china. Drug des. Devel. Ther. 2008;2:115-122. DOI:10.2147/dddt.s3535.

9. Liu T-C, Galanis E, Kirn D. Clinical trial results with oncolytic virotherapy: a century of promise, a decade of progress. Nat. Clin. Pract. Oncol. 2007;4:101-17.

10. Andtbacka RHI, et al. Talimogene laherparepvec improves durable response rate in patients with advanced melanoma. J. Clin. Oncol. 2015;33:2780-8.

11. Daley J. Gene therapy arrives. Nature, 2019;576:s12-s13.

12. Ginn SL, Amaya AK, Alexander IE, Edelstein M, Abedi MR. Gene therapy clinical trials worldwide to 2017: an update. J. Gene med. 2018;20:e3015.

13. Cattaneo R, Miest T, Shashkova EV, Barry MA. Reprogrammed viruses as cancer therapeutics: targeted, armed and shielded. Nat. Rev. Microbiol. 2008;6:529-40.

14. Park JR, et al. Adoptive transfer of chimeric antigen receptor re-directed cytolytic t lymphocyte clones in patients with neuroblastoma. Mol. Ther. 2007;15:825-33.

15. Kelly E, Russell SJ. History of oncolytic viruses: genesis to genetic engineering. Mol. Ther. 2007;15:651-9.

16. Le bœuf F, Bell JC. United virus: the oncolytic tag-team against cancer! Cytokine growth factor rev. 2010;21;205-11.

17. Kirn D, Martuza RL, Zwiebel J. Replication-selective virotherapy for cancer: biological principles, risk management and future directions. Nat. Med. 2001;7:781-87.

18. Mahalingam D, et al. Pembrolizumab in combination with the oncolytic virus pelareorep and chemotherapy in patients with advanced pancreatic adenocarcinoma: a phase ib study. Clin. Cancer res. 2020;26:71-81.

19. Bernstein V. et al. A randomized phase ii study of weekly paclitaxel with or without pelareorep in patients with metastatic breast cancer: final analysis of canadian cancer trials group ind.213. Breast cancer res. Treat. 2018;167:485-93.

20. Jonker DJ. et al. A randomized phase ii study of folfox6/bevacizumab with or without pelareorep in patients with metastatic colorectal cancer: ind.210, a canadian cancer trials group trial. Clin. Colorectal cancer, 2018;17, 231-239.e7.

21. Morley S, et al. The dl1520 virus is found preferentially in tumor tissue after direct intratumoral injection in oral carcinoma. Clin. Cancer res. 2004;10:4357-62.

22. Makower D, et al. Phase ii clinical trial of intralesional administration of the oncolytic adenovirus onyx-015 in patients with hepatobiliary tumors with correlative p53 studies. Clin. Cancer res. 2003;9:693-702.

23. Vasey PA, et al. Phase i trial of intraperitoneal injection of the e1b-55-kd-gene-deleted adenovirus onyx-015 (dl1520) given on days 1 through 5 every 3 weeks in patients with recurrent/refractory epithelial ovarian cancer. J. Clin. Oncol. 2002;20:1562-9.

24. Xia ZJ, et al. Phase iii randomized clinical trial of intratumoral injection of e1b gene-deleted adenovirus (h101) combined with cisplatin-based chemotherapy in treating squamous cell cancer of head and neck or esophagus. Ai zheng, 2004;23:1666-70.

25. Small EJ, et al. A phase i trial of intravenous cg7870, a replication-selective, prostate-specific antigen–targeted oncolytic adenovirus, for the treatment of hormone-refractory, metastatic prostate cancer. Mol. Ther. 2006;14:107-17.

26. Kemeny N, et al. Phase I, open-label, dose-escalating study of a genetically engineered herpes simplex virus, nv1020, in subjects with metastatic colorectal carcinoma to the liver. Hum. Gene ther. 2006;17:1214-24.

27. Park B-H, et al. Use of a targeted oncolytic poxvirus, jx-594, in patients with refractory primary or metastatic liver cancer: a phase i trial. Lancet oncol. 2008;9:533-42.

28. Freytag SO. et al. Phase i study of replication-competent adenovirus-mediated double suicide gene therapy for the treatment of locally recurrent prostate cancer. Cancer res. 2002;62:4968-76.

29. Freytag SO, et al. Phase i study of replication-competent adenovirus-mediated double-suicide gene therapy in combination with conventional-dose three-dimensional conformal radiation therapy for the treatment of newly diagnosed, intermediate-to high-risk prostate cancer. Cancer res. 2003;63:7497-506.

30. Hu JCC, et al. A phase i study of oncovexgm-csf, a second-generation oncolytic herpes simplex virus expressing granulocyte macrophage colony-stimulating factor. Clin. Cancer res. 2006;12:6737-47.

31. Galanis E, et al. Phase i trial of intraperitoneal administration of an oncolytic measles virus strain engineered to express carcinoembryonic antigen for recurrent ovarian cancer. Cancer res. 2010;70:875-82.

32. Levine AJ, Momand J, Finlay CA. The p53 tumour suppressor gene. Nature, 1991;351:453-56.

33. Kuball J. et al. Successful adenovirus-mediated wild-type p53 gene transfer in patients with bladder cancer by intravesical vector instillation. J. Clin. Oncol. 2002;20:957-65.

34. Pagliaro lC, et al. Repeated intravesical instillations of an adenoviral vector in patients with locally advanced

bladder cancer: a phase i study of p53 gene therapy. J. Clin. Oncol. 2003;21:2247-53.

35. Lang FF, et al. Phase i trial of adenovirus-mediated p53 gene therapy for recurrent glioma: biological and clinical results. J. Clin. Oncol. 2003;21:2508-18.

36. Nemunaitis J, et al. Adenovirus-mediated p53 gene transfer in sequence with cisplatin to tumors of patients with non–small-cell lung cancer. J. Clin. Oncol. 2000;18:609-609.

37. Zeimet AG, Marth C. Why did p53 gene therapy fail in ovarian cancer? Lancet oncol. 2003;4:415-22.

38. Zhang W-W, et al. The first approved gene therapy product for cancer ad-p53 (gendicine): 12 years in the clinic. Hum. Gene ther. 2018;29:160-79.

39. Greco O, Dachs GU. Gene directed enzyme/prodrug therapy of cancer: historical appraisal and future prospectives. J. Cell. Physiol. 2001;187:22-36.

40. Ram Z, et al. Therapy of malignant brain tumors by intratumoral implantation of retroviral vector-producing cells. Nat. Med. 1997;3:1354-61.

41. Rainov NG. A phase iii clinical evaluation of herpes simplex virus type 1 thymidine kinase and ganciclovir gene therapy as an adjuvant to surgical resection and radiation in adults with previously untreated glioblastoma multiforme. Hum. Gene ther. 2000;11:2389-401.

42. Miles bJ, et al. Prostate-specific antigen response and systemic t cell activation after in situ gene therapy in prostate cancer patients failing radiotherapy. Hum. Gene ther. 2001;121955-67.

43. Ayala G, et al. Cytopathic effect of in situ gene therapy in prostate cancer. Hum. Pathol. 2000;31:866-70.

44. Ayala G, et al. Biological response determinants in hsv-tk + ganciclovir gene therapy for prostate cancer. Mol. Ther. 2006;13:716-28.

45. Cloughesy TF, et al. Durable complete responses in some recurrent high-grade glioma patients treated with toca 511 + toca fc. Neuro. Oncol. 2018;20:1383-92.

46. Shore ND, et al. Intravesical rad–ifna/syn3 for patients with high-grade, bacillus calmette-guerin–refractory or relapsed non–muscle-invasive bladder cancer: a phase ii randomized study. J. Clin. Oncol. 2017;35:3410-6.

47. Boorjian SA, Dinney CPN. Safety and efficacy of intravesical nadofaragene firadenovec for patients with high-grade, bcg unresponsive nonmuscle invasive bladder cancer (nmibc): results from a phase iii trial. J. Clin. Oncol. 2020;38:442-442.

# 63

# Terapia Antissenso

Carlos Henrique dos Anjos
Alessandro Igor Cavalcanti Leal
Ana Carolina Ribeiro Chaves

## DESTAQUES

- Os oligonucleotídeos antissenso (OA) podem ser subdivididos em duas grandes classes, a depender do seu mecanismo de ação, segundo sua necessidade de clivagem de RNA.
- O padrão de toxicidade decorrente do emprego de um OA advém de sua estrutura química e das proteínas plasmáticas com que ele interage, sendo essa toxicidade não relacionada ao pareamento de bases do OA e seu RNA-alvo. Os principais eventos adversos associados a essa forma de tratamento incluem: reação alérgica no local da aplicação; prolongamento do tempo de tromboplastina parcial ativada; ativação do complemento e da imunidade celular; nefrotoxicidade; hepatotoxicidade; plaquetopenia; e sintomas constitucionais como febre, calafrios, artralgia e cefaleia. Esses efeitos colaterais são dose-dependentes.
- Não há nenhum oligonucleotídeo antissenso aprovado para uso clínico rotineiro no tratamento do câncer no Brasil e essa classe de agentes continua sendo objeto de ativa investigação. Nos Estados Unidos, a agência Food and Drug Administration (FDA) já aprovou ao menos seis OA para tratamento de patologias outras, que não neoplásicas.

## INTRODUÇÃO

Com a descoberta da estrutura do DNA, em meados do século XX, surgiu a incerteza sobre como a informação contida naquela biblioteca linear seria transmitida aos demais componentes celulares.[1,2] Mais tarde, Francis Crick formulou a hipótese de que o sinal somente seguiria dos ácidos nucleicos às proteínas, teoria que ficou conhecida universalmente como o dogma central da biologia molecular.[3] As últimas décadas, entretanto, testemunharam um avanço no conhecimento do genoma humano e no papel desempenhado pelos diferentes subtipos de RNA na regulação da síntese proteica, denotando a complexidade dos sistemas biológicos[4-6] (Figura 63.1).

A maioria dos mRNA surge a partir de precursores maiores – os pré-mRNA, nos quais regiões de codificação, os códons, são interrompidas por grandes blocos de RNA não codificadores (os íntrons), que são removidos por meio de um processo conhecido como *splicing*, para a formação de mRNA que possam ser lidos e traduzidos em proteínas funcionais.[7,8] Estudando-se o processo de *splicing*, um novo grupo de RNA foi desvendado, os pequenos RNA nucleares (snRNA).[9,10] Estes, em conjunto com outras proteínas nucleares e com o pré-mRNA, formam o spliceossoma (Figura 63.2), um complexo RNA-proteico responsável pela clivagem do pré-mRNA. Neste processo, o papel dos snRNA é a decodificação das snRNP, proteínas nucleares responsáveis pela excisão dos íntrons do pré-mRNA.[11]

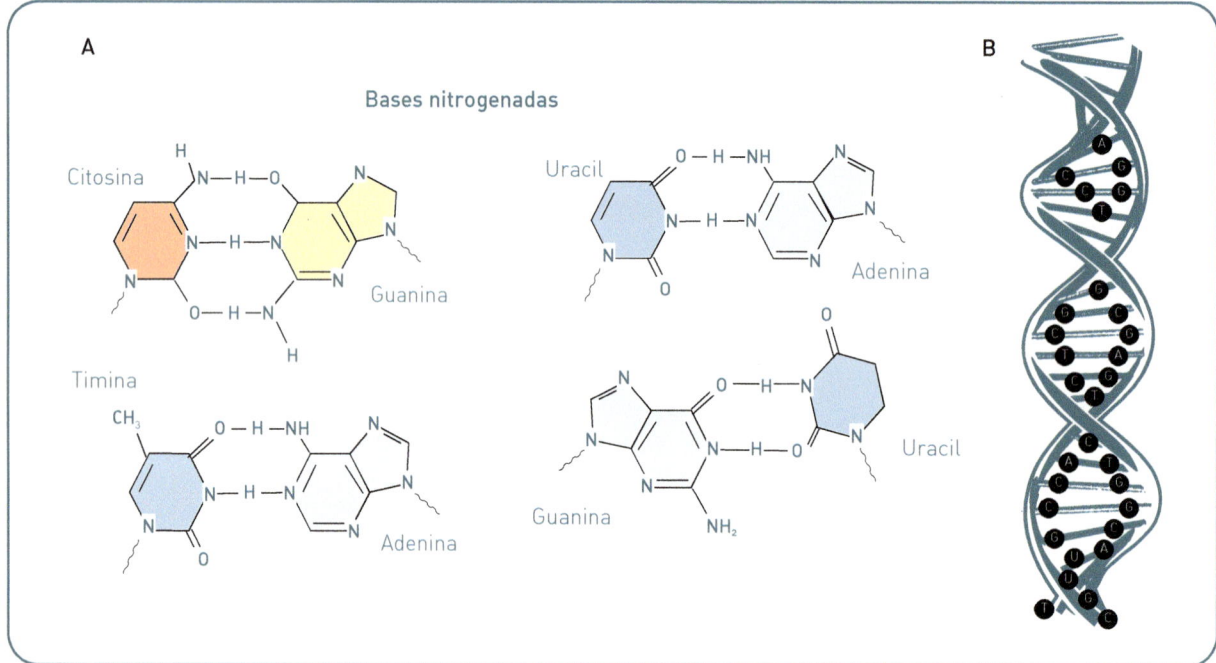

**FIGURA 63.1 –** (**A**) Interações das bases nitrogenadas por pontes de hidrogênio resultantes da hibridização de Watson e Crick. (**B**) Oligonucleotídeo antissenso interagindo com a fita simples de RNA.

Fonte: Desenvolvida pela autoria.

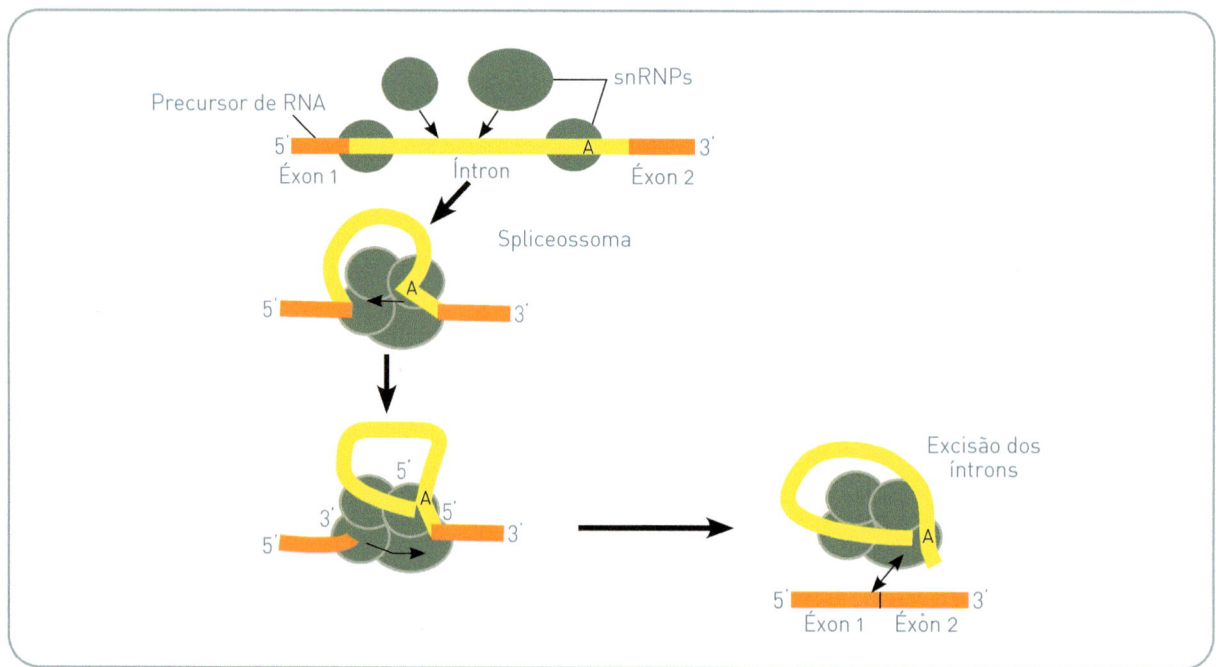

**FIGURA 63.2 –** Mecanismo de ação do spliceossoma na formação do mRNA.

snRNP: pequeno RNA nuclear.

Fonte: Desenvolvida pela autoria.

Recentemente, uma nova classe de pequenos RNA foi identificada, os microRNA (miRNA). Estes são reguladores que atuam na fase de pós-transcrição, ligando-se à região 3' do mRNA, frequentemente resultando no silenciamento de um determinado gene.[12,13] Os miRNA têm, em média, 22 nucleotídeos em sua cadeia. Acredita-se que no genoma humano existam aproximadamente mil sequências geradoras de miRNA, os quais interagem com 60% dos genes de uma célula.[14-16] Dessa forma, cada miRNA pode reprimir centenas de mRNA.[17]

Diante da importância ímpar do RNA na regulação da síntese proteica e, consequentemente, nos passos fundamentais à carcinogênese humana – como proliferação, invasividade, angiogênese e sobrevivência –, torna-se clara a ideia de desenvolver uma terapêutica que, como os miRNA, possa silenciar genes predefinidos.[18] Peterson *et al.* foram os primeiros a demonstrar que a expressão genética poderia ser alterada por uma sequência externa de nucleotídeos, demonstrando, assim, a atividade antissenso.[19] Um oligonucleotídeo antissenso é definido como uma sequência de nucleotídeos complementar a um fragmento de mRNA que, por meio do pareamento clássico de bases de Watson-Crick, modula a função do RNA-alvo e inibe a síntese proteica. Ainda na década de 1970, Zamecnik e Stephenson adicionaram um oligonucleotídeo sintético complementar à terminação 3' do genoma do vírus Rous-sarcoma em uma cultura de fibroblastos previamente infectada pelo mesmo vírus. O oligonucleotídeo antissenso inibiu a formação de novas cópias virais e preveniu a transformação dos fibroblastos em sarcoma.[20]

Os achados presentes nesses estudos iniciais mostraram que oligonucleotídeos antissenso poderiam inibir a expressão gênica de forma bastante específica. Com o aprimoramento de novos métodos para o sequenciamento genético e a síntese de oligonucleotídeos, muito se evoluiu na terapia antissenso. Atualmente, diversos alvos *in vitro* e *in vivo* são estudados no desenvolvimento de fármacos antissenso contra o câncer, alguns com resultados encorajadores.

## MECANISMOS DE AÇÃO DOS FÁRMACOS ANTISSENSO

O número de transcritos de RNA em uma célula humana pode variar de uma única cópia de mRNA, um milhão de cópias de snRNA até 10 milhões ou mais de cópias para RNA ribossomais. Por sua grande complexidade do transcriptoma humano (Figura 63.3)

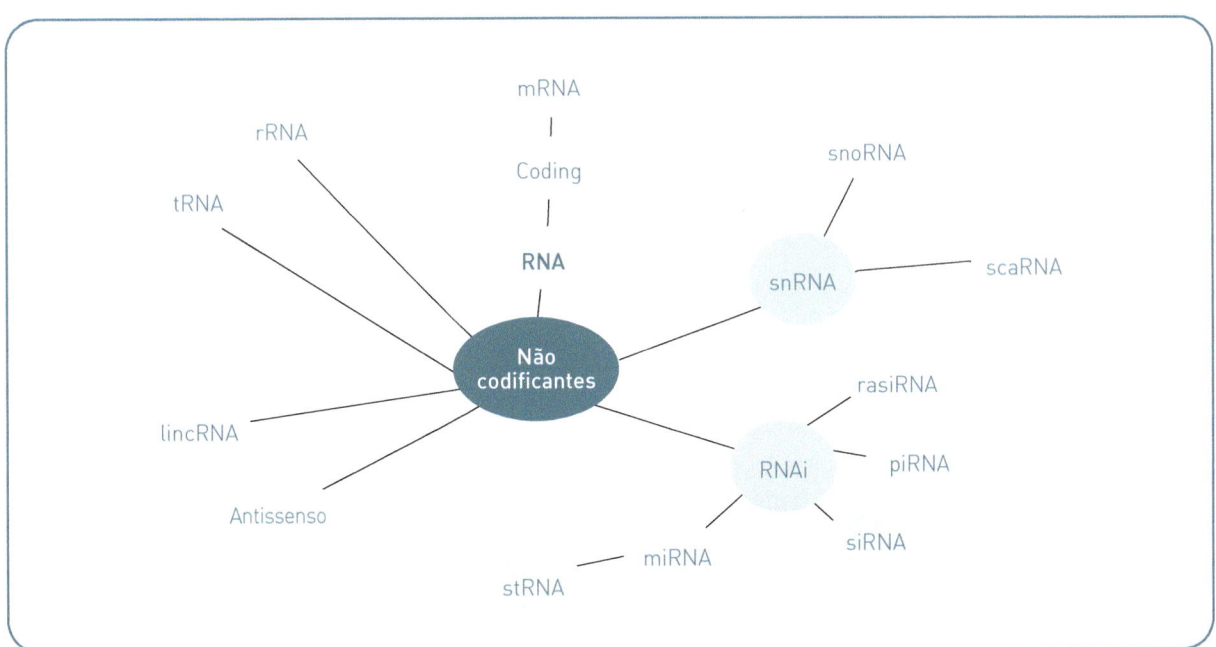

**FIGURA 63.3 –** Diversos subtipos de RNA, inicialmente classificados como codificantes e não codificantes.
mRNA: RNA mensageiro; tRNA: RNA transportador; rRNA: RNA ribossômico; snRNA pequeno RNA nuclear; snoRNA: pequeno RNA nucleolar; scaRNA: RNAs específicos do corpo de Cajal; RNA; RNAi: RNA de interferência; miRNA: micro-RNA; siRNA: pequeno RNA de interferência; lincRNA: RNA longo não-codificante; piRNA: RNA de interação piwi; rasiRNA: pequeno RNA de interferência associado a repetição; stRNA: pequeno RNA temporal.

Fonte: Desenvolvida pela autoria.

e pelo grande potencial de interações parciais entre um determinado oligonucleotídeo antissenso e as diversas moléculas de RNA, torna-se imperativo que a droga antissenso se ligue ao RNA-alvo com alto grau de especificidade e avidez.[18] Diversos experimentos têm demonstrado que os oligonucleotídeos antissenso detêm a capacidade de reconhecer erros no pareamento de um único nucleotídeo em uma molécula específica de RNA.[21-24] Entretanto, o modo pelo qual os oligonucleotídeos antissenso encontram o seu RNA-alvo dentro da célula não está completamente elucidado.

De uma forma simples, os oligonucleotídeos antissenso podem ser subdivididos em duas grandes classes, a depender do seu mecanismo de ação (Quadro 63.1):
• mecanismo não dependente de clivagem de RNA;
• mecanismo dependente de clivagem de RNA.

### Quadro 63.1. Exemplos de mecanismos antissenso

| | |
|---|---|
| Não dependentes de clivagem | Bloqueio da tradução |
| | Inibição da iniciação da tradução |
| | Inibição da inclusão de éxons |
| | Promoção da inclusão de éxons |
| | Bloqueio de miRNA |
| | Inibição da poliadenilação |
| Dependentes de clivagem | RNase H |
| | Ago 2 (interferência de RNA) |
| | Adaptadores U1RNA |
| | Ribozimas |
| | DNAzimas |
| | Clivagem química facilitada |

Fonte: Desenvolvido pela autoria.

A terapia antissenso não dependente de clivagem envolve a ligação do oligonucleotídeo antissenso e sua interferência no RNA-alvo, bloqueando a tradução proteica sem que ocorra degradação do transcrito de RNA.[25,26] Esse mecanismo pode ainda ser subdividido, a depender do sítio de ação do OA. O mesmo pode atuar no pré-mRNA – modulando os splicings[27] –, como exemplo, o OA pode ser desenhado no intuito de causar a exclusão ou inclusão de um determinado exon no mRNA a ser traduzido. Recentemente, dois OA foram aprovados no mercado americano pela FDA – Eterplisen e Nusinersen – para tratamento de distrofia muscular de Duchenne e atrofia muscular espinhal, respectivamente. O primeiro causa exclusão do exon 51 do premRNA de pacientes portadores de

Duchenne (em aproximadamente 14% dos pacientes com Duchenne, no exon 51 há uma mutação que gera um *stop códon*); o segundo foi desenhado no intuito de causar inclusão do exon 7 ao SMN2 mRNA, aumentando a produção da proteína SMN por esse mRNA.

Outros mecanismos não dependentes de clivagem dos OA envolvem: bloqueio de miRNA, causando o desbloqueio de uma série de mRNA previamente silenciados pelo efeito do miRNA; inibição da poliadenilação na porção 3' da molécula;[28] bloqueio de sequências reguladoras na região não codificada do mRNA como uORF e *stem-loop structures*; ou mesmo inibindo diretamente a tradução.[29]

Entretanto, o mecanismo de ação dependente de clivagem envolve a degradação do RNA-alvo tanto por ribonucleases como por atividade catalítica inerente ao oligonucleotídeo antissenso.[30] Exemplos dessa classe são os oligonucleotídeos dependentes de endonucleases, como a RNase H,[31] e os oligonucleotídeos que atuam como RNA de interferência e induzem clivagem por meio da proteína Argonauta 2 (Ago 2).[32]

Os oligonucleotídeos que promovem clivagem dependente de RNase H estão entre os mais estudados e representam a maioria das drogas atualmente em desenvolvimento no tratamento do câncer.[31] As células humanas expressam dois subtipos de RNase H: RNase H1 e RNase H2. Ambas as enzimas têm papel no reparo e replicação do DNA[33] e são responsáveis por promover clivagem de RNA em pareamentos de DNA-RNA. Na terapia antissenso, a RNase H1 é a enzima responsável por mediar a clivagem do RNA-alvo. Inicialmente, a RNase H1 humana se liga ao heteroduplex RNA-oligonucleotídeo antissenso, em um ponto específico da porção N-terminal da RNase H. A clivagem do RNA habitualmente ocorre em um ponto que varia entre o 7º e 10º nucleotídeo da região 5' da molécula, o que, em média, representa uma volta completa do heterodúplex.[18,31] Os OA desenhados para funcionar por intermédio do mecanimos de clivagem da RNase H1 devem conter em suas sequências ao menos cinco oligonucleotídeos consecutivos de DNA, sendo 7 ou 10 a quantidade ideal. Em 2018, no mercado americano, foi aprovado pela FDA o OA Inotersen. Esse medicamento visa diminuir a produção da variante amiloidogênica da proteína transtirretina, responsável pela polineuropatia amiloidótica familiar (PAF). Em estudo fase III duplo-cego randomizado, o OA foi capaz de diminuir os sintomas de neuropatia periférica e melhorar a qualidade de vida, quando comparado a placebo em paciente portadores de PAF estágio I e II.

De todas as quatro proteínas argonautas humanas (Ago 1, 2, 3 e 4), apenas a enzima Ago 2 apresenta os aminoácidos responsáveis por formar o domínio que confere atividade catalítica similar à RNase H, quando esta se encontra complexada com microRNA de interferência.[34] Embora esse mecanismo ainda não esteja completamente elucidado, o complexo Ago-microRNA se liga ao RNA-alvo favorecendo a migração do transcrito de RNA para regiões na célula denominadas *processing bodies*, conhecidamente enriquecidas de fatores de degradação, como enzimas de desadenilação, *decapping* e exonucleases.[35] Diferentemente da clivagem seletiva desencadeada pela RNase H, os oligonucleotídeos que atuam dependente de uma via de microRNA acabam por causar degradação de diversos transcritos de RNA de forma degenerada.[36] Também em 2018, a FDA aprovou o OA Patisiran, primeiro OA associadoa a siRNA no mercado americano. Este fármaco é destinado ao tratamento de PAF e, assim como Inotersen, visa diminuir a produção da variante amiloidogênica da proteína transtirretina. Patisiran demonstrou benefício clínico em estudo fase III duplo-cego randomizado *versus* placebo, diminuindo a progressão dos sintomas de neuropatia periférica em pacientes portadores de PAF e melhorando os desfechos relacionados à qualidade de vida.

De modo geral, ambos os mecanismos antissenso – não dependente de clivagem e dependente de degradação – funcionam de forma bastante efetiva em culturas celulares.[18] Um estudo que comparou oligonucleotídeos dependentes de RNase H com oligonucleotídeos siRNA em linhagem celular humana revelou potência, eficácia e especificidade similares.[23] Entretanto, Ago2 não parece ser um mecanismo antissenso tão eficiente quanto RNase H.[36]

## FARMACOCINÉTICA DOS OLIGONUCLEOTÍDEOS ANTISSENSO

Moléculas naturais de DNA e RNA são estruturas instáveis em sistemas biológicos, principalmente pela ação ubiquitária das nucleases que clivam as ligações fosfodiéster daquelas moléculas.[37,38] Essa característica torna inviável a utilização dos oligonucleotídeos naturais como fármacos, pois seriam degradados antes de alcançarem seus alvos moleculares no ambiente citoplasmático. Além dessa suscetibilidade, outro aspecto farmacocinético importante reside na fraca interação entre os ácidos nucleicos naturais e as proteínas plasmáticas.[39,40] Logo, modificações estruturais são fundamentais para permitir que o OA mantenha sua capacidade de reconhecer o RNA-alvo, aumente sua resistência contra a ação de nucleases, tenha distribuição tecidual adequada e consiga penetrar o espaço celular no mesmo compartimento onde se localiza seu RNA-alvo.

As principais modificações estruturais que conferem maior estabilidade ao OA são: altrações no backbone dos oligonucleotídeos; alterações heterocíclicas; alterações no açúcar do oligonucleotídeo; e alterações de conjugação.

A substituição do oxigênio pelo enxofre na ligação entre as bases, dando origem ao fosforotioato (alteração no *backbone* dos oligonucleotídeos), e a substituição do hidrogênio da posição 2' da ribose por um grupamento metil, formando o composto 2'-O-metoxietil (alteração no açúcar do oligonucleotideo) são as modificações estruturias mais comunente empregadas no desenho dos OA. Fármacos gerados por essas modificações são conhecidos como, respectivamente, fármacos antissenso de 1ª e 2ª gerações.[41] Dessas modificações, apenas o oligonucleotídeo composto de ligações fosforotioato desencadeia atividade catalítica dependente de RNase H, ponto crítico de ação da maioria dos fármacos antissenso. Essas alterações aumentam a afinidade do oligonucleotídeo às proteínas plasmáticas, evitando sua rápida excreção renal, além de conferir maior resistência às nucleases, estendendo o tempo de degradação no sangue de 2 minutos para 6 horas.[42,43]

Outra modificação de *backbone* descrita é a N3'→P5' tiofosforamidato ODN, no qual o oxigênio na posição 3' do anel da desoxiribose é substituido por um grupo amino. Esta modificação confere alta afinidade ao OA a seu RNA-alvo e importante resistência ao efeito de nucleases; no entando, não suportam o uso de Rnase H.

A alteração de açúcar que possivelmente traz a maior afinidade do OA a seu RNA-alvo é a modificação de ácido nucleico bloqueado. Nesta alteração estrutural, a porção livre da ribose é modificada com uma ponte extra conectando o oxigênio 2'e o carbono 4', essa ponte bloqueia a ribose na conformação 3'-endo. Essa alteração também confere importante resistência a nucleases, mas não permite a associação de RNase H.

Os oligonucleotídeos antissenso com modificação do tipo fosforotioato apresentam, invariavelmente, depuração plasmática bifásica, com um decréscimo rápido da concentração sérica após a primeira hora da administração intravenosa (t1/2a entre 3 e 30 minutos) e uma segunda fase mais arrastada (t1/2b entre 18 e 24 horas).[44,45] Quanto à distribuição tecidual, rins, fígado, baço e medula óssea são os órgãos que concentram cerca de 90% dos oligonucleotídeos antissenso após a administração parenteral, em parte pelo elevado volume do débito cardíaco direcionado ao rins e ao sistema reticuloendotelial.[45] A meia-vida tecidual costuma ser mais longa que a plasmática, podendo ser superior a 1 semana para alguns oligonucleotídeos com modificações do tipo 2'-O-metoxietil.[46] A depuração renal é inversamente proporcional à afinidade dos oligonucleotídeos com as proteínas circulantes, sendo menor para oligonucleotídeos com modificações fosforotioato ligadas à albumina.[47] Em decorrência do tamanho e da carga dos OA, é esperado que estes não adentrem o sistema nervoso central (SNC), sendo bloqueados pela barreira hematoencefálica. No entanto, uma vez infundidos intratecal no espaço subaracnoideo, misturam-se ao líquido cefalorraquidiano (LCR) e apresentam distribuição ampla no SNC. O OA Nusinersen, para o tratamento de amiotrofia muscular espinhal, tem a via intratecal como sua via de aplicação.

## POTENCIAIS EFEITOS ADVERSOS DOS OLIGONUCLEOTÍDEOS ANTISSENSO

Como todo fármaco, os oligonucleotídeos antissenso exibem um perfil de toxicidade dose-dependente. Os oligonucleotídeos de 1ª e 2ª gerações, por serem mais bem estudados, são também aqueles com maior número de eventos adversos reportados na literatura.[48] As toxicidades desses agentes podem ser divididas em dois subgrupos: dependentes de hibridização; não dependentes.[18]

As toxicidades dependentes de hibridização podem ser tanto secundárias a um efeito farmacológico exacerbado como à hibridização de um mRNA não alvo. De modo geral, oligonucleotídeos com até 20 bases em extensão costumam complementar em 100% o transcrito de mRNA-alvo, havendo, entretanto, complementariedade parcial para diversos genes,

sendo esta uma causa de toxicidade. A cuidadosa seleção da sequência do OA, a qual pode ser facilitada por meio de bioinformática, e a caracterização farmacológica e toxicológica do OA em modelos pré-clínicos podem diminuir o risco desta classe de efeito colateral. Oligonucleotídeos que atuam por mecanismos de RNA de interferência são mais problemáticos, pois têm a habilidade de funcionar como microRNA, nas quais apenas seis a oito nucleotídeos são requeridos para a atividade antissenso, com potencial de resultar em centenas ou milhares de interações não alvo.[49]

Uma segunda fonte de toxicidade potencial é aquela mediada pelas interações entre os oligonucleotídeos e as proteínas, também conhecida como "efeito aptamérico".[50] Via de regra, esse padrão de toxicidade é diretamente dependente da estrutura química do oligonucleotídeo e da proteína plasmática com que ele interage. Os principais eventos adversos descritos são reação alérgica no local da aplicação, prolongamento do tempo de tromboplastina parcial ativada, ativação do complemento e da imunidade celular, além de sintomas constitucionais como febre, calafrios, artralgia e cefaleia.[51,52] Esses efeitos colaterais são dose-dependente e costumam ocorrer quando a dose ultrapassa em muito o índice terapêutico.[18]

Plaquetopenia tem sido ocasionalmente descrita com a administração de oligonucleotídeos modificados com ligações do tipo fosforotioato. No estudo que gerou a provação do Inotersen no mercado americano, houve um óbito por hemorragia intracraniana associado à plaquetopenia grau IV, com plaquetas < 25 mil μ/L.

Aqueles de 2ª geração provaram ser mais bem tolerados do que os de 1ª.[53] Outras classes de oligonucleotídeos antissenso, ainda em desenvolvimento clínico, não apresentam perfil de toxicidade relatado na literatura.

## ALVOS DE AÇÃO DOS OLIGONUCLEOTÍDEOS ANTISSENSO EM ONCOLOGIA

### Bcl-2

Bcl-2 refere-se a uma família de genes e às proteínas a que esses genes dão origem. Estas regulam a permeabilidade da membrana externa da mitocôndria e desempenham atividade antiapoptótica.[54] O Bcl-2 foi inicialmente descrito como um proto-oncogene localizado no ponto de quebra da translocação cromossômica t(14;18) em linfomas de células B de baixo grau. Entretanto, o Bcl-2 está superexpresso na maioria dos linfomas foliculares, em alguns linfomas difusos de grandes células e na leucemia linfocítica crônica.[55] Elevadas concentrações de Bcl-2 estão associadas a recaídas tanto na leucemia mielocítica aguda como na leucemia linfocítica aguda.[56] Esse proto-oncogene está implicado não apenas na patogênese do câncer como também na resistência ao tratamento oncológico. Sabe-se os agentes quimioterápicos e a radioterapia atuam principalmente na indução da apoptose. A superexpressão de Bcl-2 bloqueia a ativação das caspases, em nível mitocondrial, inibindo a apoptose das células tumorais.[57] O oligonucleotídeo antissenso G3139 (oblimersen), com ligações do tipo fosforotioato, é complementar aos primeiros seis códons de leitura aberta do Bcl-2. Ele é aprovado nos Estados Unidos para uso na leucemia linfocítica crônica refratária, em associação com quimioterapia citotóxica.[58] Melanoma, câncer de mama e próstata hormoniorrefratário podem também superexpressar Bcl-2 em seus clones tumorais e atualmente são alvo de testes.[59-61]

### RAS/RAF

Sabidamente, a via de sinalização do proto-oncogene RAS exerce papel de extrema importância na carcinogênese humana, sendo este um promissor alvo no desenvolvimento terapêutico do câncer.[62] Em diversas neoplasias, como mama, tireoide e pulmão, a mutação do RAS confere pior prognóstico.[63,64] O proto-oncogene RAF1 decodifica a proteína c-RAF, uma enzima com atividade serina/treoninaquinase que regula vias citoplasmáticas de sinalização envolvidas na divisão celular, diferenciação, apoptose e migração – notadamente recebendo o sinal de RAS e transmitindo-o para a via da MAP-quinase. c-RAF interage com Bcl-2 e, em conjunto, está envolvida na regulação da apoptose.[65] O oligonucleotídeo antissenso ISIS 2503, composto por 20 bases, complementar à região de iniciação do mRNA de H-RAS, reduz seletivamente a expressão do mRNA de H-RAS em linhagens celulares. A expressão de outros membros da família RAS, como N-RAS e K-RAS, não foi afetada pela exposição de ISIS 2503 *in vitro*.[66] Estudos clínicos de fase II mostraram baixa atividade desse agente como monoterapia ou quando combinado à quimioterapia nos tumores avançados de mama, pulmão e pâncreas.[67] O oligonucleotídeo antissenso ISIS 5132, direcionado à região 3' do mRNA de c-RAF, inibe o crescimento de linhagens tumorais humanas *in vitro* e *in vivo*. No entanto, estudos clínicos de fase II com o mesmo agente administrado de forma isolada falharam em demonstrar resposta radiológica ou benefício clínico no câncer metastático de ovário, próstata, colorretal e pulmão.[68-71] Recentemente, o ISIS 5132 vem sendo estudado em combinação com a quimioterapia citotóxica no câncer de pulmão, sem resultados clínicos definitivos até o presente momento.[72]

## FATOR DE CRESCIMENTO TRANSFORMANTE BETA 2

O fator de crescimento transformante beta (TGF-b) é uma proteína livre decodificada por diferentes genes em três isoformas: TGF-b1; TGF-b2 e; TGF-b3. Em células normais, TGF-b2 induz parada do ciclo celular em G1 – inibindo proliferação, induzindo diferenciação e promovendo apoptose.[73] No câncer, o efeito do TGF-b2 é de maturar o microambiente tumoral, promovendo proliferação de fibroblastos, angiogênese e invasividade.[74] Em humanos, o TGF-b2 é reconhecido como promotor de progressão em gliomas de alto grau e adenocarcinoma pancreático.[67] O oligonucleotídeo antissenso AP 12009, complementar ao mRNA do TGF-b2, demonstrou – *in vitro* – reduzir a proliferação celular de gliomas e reverter a supressão de linfócitos T induzida por TGF-b2.[75] Estudo clínico de fases I/II conduzido em 24 pacientes com glioma de alto grau recidivado, submetidos a tratamento isolado com AP 12009, evidenciou sobrevida global superior à série histórica, incluindo duas respostas completas duradouras, achado incomum nesse subgrupo de pacientes.[76]

Outros alvos em potencial estão atualmente em investigação na terapêutica antissenso contra o câncer. Em especial, genes que decodificam proteínas inibidoras de apoptose (survivina), fatores de transcrição que induzem proliferação (EGFR, NF-kB, HER-2/neu, quinases dependentes de ciclinas), fatores indutores de angiogênese (VEGFR, b-FGFR) e substratos que favorecem invasão e metástase (metaloproteinases, integrinas)[67] (Quadro 63.2).

## Quadro 63.2. Fármacos antissenso atualmente em estudo (recrutamento aberto em abril/2020)

| NCT | Fármaco | Alvo | Neoplasia | Fase |
|---|---|---|---|---|
| NCT04196257 | BP1001 | Grb2 | Câncer de endométrio, tuba uterina, ovário | I |
| NCT04072458 | BP1002 | Bcl2 | Linfoma do manto, linfoma cutâneo de células T, leucemia linfocítica crônica, linfoma da zona marginal, linfoma difuso de células B | I |
| NCT03300505 | ARRx | Receptor de androgênio | Câncer de próstata | I/II |
| NCT02923986 | BP1001 | Grb2 | Leucemia mieloide crônica, leucemia mieloide aguda, síndrome mielodisplásica | I/II |
| NCT02983578 | Danvartisen | STAT3 | Câncer de cólon, câncer de pulmão de células não pequenas, câncer de pâncreas | II |
| NCT02781883 | BP1001 | Grb2 | Leucemia mieloide aguda, síndrome mielodisplásica de alto risco | II |

Fonte: Desenvolvido pela autoria.

## PERSPECTIVAS

Após 40 anos da publicação de Zamecnik e Stephenson, na qual, por intermédio do uso de ao, inibiu-se a formação de novas cópias virais e preveniu-se a transformação de fibroblastos infectados por vírus Rous-sarcoma em células tumorais,[20] hoje podemos observar o sucesso desta estratégia terapêutica na aprovação de ao menos seis drogas em mercado americano. O uso para tratamento de neoplasias continua em fase de estudo, não havendo fármacos com benefício comprovado para patologias tumorais. Porém, com base no sucesso encontrado em outras patologias, o uso de OA continua sendo uma plataforma em desenvolvimento para o tratamento do câncer.

É importante reconhecer que o uso de OA ainda é uma tecnologia em desenvolvimento. No entanto, a melhor compreensão dos passos necessários para o funcionamento desta terapêutica vem permitindo o avanço de modificações que visam ampliar a atividade dos OA. Para cumprir seu papel, o OA, após sua administração, não deve: ser degradado pelas nucleases circulantes, ser rapidamente excretado por via renal ou captado pelo sistema retículo endotelial (SRE). Após esse percurso, deve adentrar a célula, escapar do sistema endossomo-lisossomo, para finalmente interagir com mRNA para o qual foi desenhado e cumprir seu papel na inativação dessa molécula.[42] Tendo em mente esse percurso a ser trilhado, novas modificações nas moléculas dos oligonucleotídeos vêm sendo investigadas.

Além das alterações moleculares que resultam na formação dos oligonucleotídeos de 1ª e 2ª gerações, pelo menos três novas alterações estruturais conferiram aos oligonucleotídeos maior estabilidade contra nucleases e maior meia-vida circulante. A citar: os fosforotioatos morpholinos (PMO) são moléculas sintéticas produzidas por meio de modificações realizadas em ácidos nucleicos naturais;[77] o peptídeo ácido nucleico (PNA), um polímero artificialmente sintetizado, similar ao DNA ou RNA; e por fim o locked nucleic acid (LNA), um nucleotídeo de RNA modificado, no qual a molécula de ribose tem uma ponte extra que liga o oxigênio 2' ao carbono 4', conferindo maior estabilidade térmica à molécula.[81] Os oligonucleotídeos que contêm essas modificações estruturais exibiram perfis promissores em estudos pré-clínicos e avançaram para ensaios clínicos em humanos. Esses estudos destacam evoluções no desenvolvimento da terapia de OA e seu potencial papel em um futuro próximo.

Além de alterações estruturais, a conjugação dos OA a ligantes que facilitem uma penetração tecidual e celular tem se demonstrado como estratégias promissoras para melhora do índice terapêutica desta classe de fármaco. Conjugação dos OA a moléculas de colesterol, de outros ácidos graxos ou mesmo a moléculas lipofílicas não tóxicas, como N-acetilgalactosamina (GalNac), permitiu maior penetração dos OA em tecidos hepáticos. Espera-se que essa melhor penetração permita maior atividade do fármaco, bem como maior meia-vida do tratamento, possibilitando, assim, esquemas de tratamento mais confortáveis, com intervalos maiores entre aplicações. É possível que futuras conjugações permitam maior penetração dos OA em outros tecidos que não hepático, sendo esta uma promessa interessante.

Em conclusão, os achados descritos, juntamente da ampla gama de estudos que descreve a bem-sucedida eficácia da terapia antissenso *in vitro*, *in vivo* e a comprovada eficácia em patologias não oncológica, são evidências de que este método de silenciamento de genes é robusto e reprodutível. O uso no combate de neoplasias ainda se encontra em fase de estudo, mas o racional terapêutico, bem como o avanço da compreensão e tecnologias na manipulação dos RNAs, faz desta classe terapêutica uma estratégia promissora.

## REFERÊNCIAS

1. Watson JD, Crick FH. Molecular structure of nucleic acids; a structure for deoxyribose nucleic acid. Nature. 1953;171:737-8.

2. Watson JD, Crick FH. Genetical implications of the structure of deoxyribonucleic acid. Nature. 1953;171:964-7.

3. Crick F. Central dogma of molecular biology. Nature. 1970;227:561-3.

4. Morange M. What history tells us XIII. Fifty years of the Central Dogma. J Biosci. 2008;33:171-5.

5. Sharp PA. The centrality of RNA. Cell. 2009;136:577-80.

6. Kapranov P, Cheng J, Dike S, et al. RNA maps reveal new RNA classes and a possible function for pervasive transcription. Science. 2007;316:1484-8.

7. Licatalosi DD, Darnell RB. RNA processing and its regulation: global insights into biological networks. Nat Rev Genet. 2010;11:75-87.

8. Wachtel C, Manley JL. Splicing of mRNA precursors: the role of RNAs and proteins in catalysis. Mol Biosyst. 2009;5:311-6.

9. Lerner MR, Boyle JA, Mount SM, et al. Are snRNPs involved in splicing? Nature. 1980;283:220-4.

10. Valadkhan S. snRNAs as the catalysts of pre-mRNA splicing. Curr Opin Chem Biol. 2005;9:603-8.

11. Rino J, Carmo-Fonseca M. The spliceosome: a self--organized macromolecular machine in the nucleus? Trends Cell Biol. 2009;19:375-84.

12. Bartel DP. MicroRNAs: target recognition and regulatory functions. Cell. 2009;136:215-33.

13. Bartel DP. MicroRNAs: genomics, biogenesis, mechanism, and function. Cell. 2004;116:281-97.

14. Homo sapiens miRNAs database of the Manchester University, [2022 maio 11]. Disponível em: http://www.mirbase.org.

15. Bentwich I, Avniel A, Karov Y, et al. Identification of hundreds of conserved and nonconserved human microRNAs. Nat Genet. 2005;37:766-70.

16. Friedman RC, Farh KK, Burge CB, et al. Most mammalian mRNAs are conserved targets of microRNAs. Genome Res. 2009;19:92-105.

17. Lim LP, Lau NC, Garrett-Engele P, et al. Microarray analysis shows that some microRNAs downregulate large numbers of target mRNAs. Nature, 2005;433:769-73.

18. Bennett CF, Swayze EE. RNA targeting therapeutics: molecular mechanisms of antisense oligonucleotides as a therapeutic platform. Annu Rev Pharmacol Toxicol. 2010;50:259-93.

19. Paterson BM, Roberts BE, Kuff EL. Structural gene identification and mapping by DNA-mRNA hybrid--arrested cell-free translation. Proc Natl Acad Sci U S A. 1977;74:4370-4.

20. Zamecnik PC, Stephenson ML. Inhibition of Rous sarcoma virus replication and cell transformation by a specific oligodeoxynucleotide. Proc Natl Acad Sci U S A. 1978;75:280-4.

21. Monia BP, Johnston JF, Ecker DJ, et al. Selective inhibition of mutant Ha-ras mRNA expression by antisense oligonucleotides. J Biol Chem. 1992;267:19954-62.

22. Basilion JP, Schievella AR, Burns E, et al. Selective killing of cancer cells based on loss of heterozygosity and normal variation in the human genome: a new paradigm for anticancer drug therapy. Mol Pharmacol; 1999;56:359-69.

23. Vickers TA, Koo S, Bennett CF, et al. Efficient reduction of target RNAs by small interfering RNA and RNase H-dependent antisense agents. A comparative analysis. J Biol Chem. 2003;278:7108-18.

24. Schwarz DS, Ding H, Kennington L, et al. Designing siRNA that distinguish between genes that differ by a single nucleotide. PLoS Genet, 2006;2:e140.

25. Davis S, Propp S, Freier SM, et al. Potent inhibition of microRNA in vivo without degradation. Nucleic Acids Res. 2009;37:70-7.

26. Wang ET, Sandberg R, Luo S, et al. Alternative isoform regulation in human tissue transcriptomes. Nature. 2008;456:470-6.

27. Roberts J, Palma E, Sazani P, et al. Efficient and persistent splice switching by systemically delivered LNA oligonucleotides in mice. Mol Ther. 2006;14:471-5.

28. Lutz CS. Alternative polyadenylation: a twist on mRNA 3' end formation. ACS Chem Biol. 2008;3:609-17.

29. Rudnick SI, Swaminathan J, Sumaroka M, et al. Effects of local mRNA structure on posttranscriptional gene silencing. Proc Natl Acad Sci U S A. 2008;105:13787-92.

30. Houseley J, Tollervey D. The many pathways of RNA degradation. Cell. 2009;136:763-76.

31. Wu H, Lima WF, Zhang H, et al. Determination of the role of the human RNase H1 in the pharmacology of DNA-like antisense drugs. J Biol Chem. 2004;279:17181-9.

32. Liu J, Carmell MA, Rivas FV, et al. Argonaute2 is the catalytic engine of mammalian RNAi. Science. 2004;305:1437-41.

33. Cerritelli SM, Crouch RJ. Ribonuclease H: the enzymes in eukaryotes. FEBS J. 2009;276:1494-505.

34. Song JJ, Smith SK, Hannon GJ, et al. Crystal structure of Argonaute and its implications for RISC slicer activity. Science. 2004;305:1434-7.

35. Song JJ, Smith SK, Hannon GJ, et al. mRNA degradation by miRNAs and GW182 requires both CCR4:NOT deadenylase and DCP1:DCP2 decapping complexes. Genes Dev. 2006;20:1885-98.

36. Lima WF, Wu H, Nichols JG, et al. Binding and cleavage specificities of human Argonaute2. J Biol Chem. 2009;284:26017-28.

37. Zhang C, Newsome JT, Mewani R, et al. Systemic delivery and pre-clinical evaluation of nanoparticles containing antisense oligonucleotides and siRNAs. Methods Mol Biol. 2009;480:65-83.

38. Bennett CF. Efficiency of antisense oligonucleotide drug discovery. Antisense Nucleic Acid Drug Dev. 2002;12:215-24.

39. Watanabe TA, Geary RS, Levin AA. Plasma protein binding of an antisense oligonucleotide targeting human ICAM-1 (ISIS 2302). Oligonucleotides. 2006;16:169-80.

40. Wartlick H, Spänkuch-Schmitt B, Strebhardt K, et al. Tumour cell delivery of antisense oligonuclceotides by human serum albumin nanoparticles. J Control Release. 2004;96:483-95.

41. Stein CA, Subasinghe C, Shinozuka K, et al. Physicochemical properties of phosphorothioate oligodeoxynucleotides. Nucleic Acids Res. 1988;16:3209-21.

42. White PJ, Anastasopoulos F, Pouton CW, et al. Overcoming biological barriers to in vivo efficacy of antisense oligonucleotides. Expert Rev Mol Med. 2009;11:e10.

43. Eckstein F. Phosphorothioate oligodeoxynucleotides: what is their origin and what is unique about them? Antisense Nucleic Acid Drug Dev. 2000;10:117-21.

44. Yu RZ, Kim TW, Hong A, et al. Cross-species pharmacokinetic comparison from mouse to man of a second-generation antisense oligonucleotide, ISIS 301012, targeting human apolipoprotein B-100. Drug Metab Dispos. 2007;35:460-8.

45. McMahon BM, Mays D, Lipsky J, et al. Pharmacokinetics and tissue distribution of a peptide nucleic acid after intravenous administration. Antisense Nucleic Acid Drug Dev. 2002;12:65-70.

46. Geary RS, Yu RZ, Watanabe T, et al. Pharmacokinetics of a tumor necrosis factor-alpha phosphorothioate 2'-O-(2-methoxyethyl) modified antisense oligonucleotide: comparison across species. Drug Metab Dispos. 2003;31:1419-28.

47. Sawai K, Mahato RI, Oka Y, et al. Disposition of oligonucleotides in isolated perfused rat kidney: involvement of scavenger receptors in their renal uptake. J Pharmacol Exp Ther. 1996;279:284-90.

48. Crooke ST. Antisense drug technology: principles, strategies, and applications. Boca Raton, FL: CRC Press, 2008.

49. Jackson AL, Burchard J, Schelter J, et al. Widespread siRNA "off-target" transcript silencing mediated by seed region sequence complementarity. RNA. 2006;12:1179-87.

50. Sheehan JP, Phan TM. Phosphorothioate oligonucleotides inhibit the intrinsic tenase complex by an allosteric mechanism. Biochemistry. 2001;40:4980-9.

51. Henry SP, Giclas PC, Leeds J, et al. Activation of the alternative pathway of complement by a phosphorothioate oligonucleotide: potential mechanism of action. J Pharmacol Exp Ther. 1997;281:810-6.

52. Senn JJ, Burel S, Henry SP. Non-CpG-containing antisense 2'-methoxyethyl oligonucleotides activate a proinflammatory response independent of Toll-like receptor 9 or myeloid differentiation factor 88. J Pharmacol Exp Ther. 2005;314:972-9.

53. Henry SP, Geary RS, Yu R, et al. Drug properties of second-generation antisense oligonucleotides: how do they measure up to their predecessors? Curr Opin Investig Drugs. 2001;2:1444-9.

54. Chao DT, Korsmeyer SJ. BCL-2 family: regulators of cell death. Annu Rev Immunol. 1998;16:395-419.

55. Adams JM, Cory S. The Bcl-2 protein family: arbiters of cell survival. Science. 1998;281:1322-6.

56. Cotter FE. Antisense therapy of hematologic malignancies. Semin Hematol. 1999;36(4-6):9-14.

57. Reed JC. Regulation of apoptosis by bcl-2 family proteins and its role in cancer and chemoresistance. Curr Opin Oncol. 1995;7:541-6.

58. O'Brien S, Moore JO, Boyd TE, et al. Randomized phase III trial of fludarabine plus cyclophosphamide with or without oblimersen sodium (Bcl-2 antisense) in patients with relapsed or refractory chronic lymphocytic leukemia. J Clin Oncol. 2007;25;1114-20.

59. Cerroni L, Soyer HP, Kerl H. bcl-2 protein expression in cutaneous malignant melanoma and benign melanocytic nevi. Am J Dermatopathol. 1995;17:7-11.

60. Marshall J, Chen H, Yang D, et al. A phase I study of Bcl-2 antisense G3139 (GENTA) and weekly docetaxel in patients with advanced breast cancer and other solid tumors. Proc Am Soc Clin Oncol. 2000;19:178a.

61. Chi KN, Gleave ME, Klasa R, et al. A phase I dose-finding study of combined treatment with an antisense Bcl-2

oligonucleotide (Genasense) and mitoxantrone in patients with metastatic hormone-refractory prostate cancer. Clin Cancer Res. 2001;7:3920-7.

62. Khuri FR, Kurie JM. Antisense approaches enter the clinic. Clin Cancer Res. 2000;6:1607-10.

63. Eckhardt SG, Rizzo J, Sweeney KR, et al. Phase I and pharmacologic study of the tyrosine kinase inhibitor SU101 in patients with advanced solid tumors. J Clin Oncol. 1999;17:1095-104.

64. Vriens MR. Diagnostic markers and prognostic factors in thyroid cancer. Future Oncol. 2009;5:1283-93.

65. Tamm I, Dörken B, Hartmann G. Antisense therapy in oncology: new hope for an old idea? Lancet. 2001;358:489-97.

66. Cunningham CC, Holmlund JT, Geary RS, et al. A Phase I trial of H-ras antisense oligonucleotide ISIS 2503 administered as a continuous intravenous infusion in patients with advanced carcinoma. Cancer. 2001;92:1265-71.

67. Tamm I, Wagner M. Antisense therapy in clinical oncology: preclinical and clinical experiences. Mol Biotechnol. 2006;33:221-38.

68. Oza AM, Elit L, Swenerton K, Faught W, Ghatage P, Carey M, et al. NCIC Clinical Trials Group Study (NCIC IND.116). Phase II study of CGP 69846A (ISIS 5132) in recurrent epithelial ovarian cancer: an NCIC clinical trials group study (NCIC IND.116). Gynecol Oncol. 2003;89:129-33.

69. Tolcher AW, Reyno L, Venner PM, et al. A randomized phase II and pharmacokinetic study of the antisense oligonucleotides ISIS 3521 and ISIS 5132 in patients with hormone-refractory prostate cancer. Clin Cancer Res. 2002;8:2530-5.

70. Cripps MC, Figueredo AT, Oza AM, et al. Phase II randomized study of ISIS 3521 and ISIS 5132 in patients with locally advanced or metastatic colorectal cancer: a National Cancer Institute of Canada clinical trials group study. Clin Cancer Res. 2002;8:2188-92.

71. Coudert B, Anthoney A, Fiedler W, Droz JP, Dieras V, Borner M, et al. European Organization for Research and Treatment of Cancer (EORTC). Phase II trial with ISIS 5132 in patients with small-cell (SCLC) and non-small cell (NSCLC) lung cancer. A European Organization for Research and Treatment of Cancer (EORTC) Early Clinical Studies Group report. Eur J Cancer. 2001;37:2194-8.

72. Fidias P, Pennell NA, Boral AL, et al. Phase I study of the c-raf-1 antisense oligonucleotide ISIS 5132 in combination with carboplatin and paclitaxel in patients with previously untreated, advanced non-small cell lung cancer. J Thorac Oncol. 2009;4:1156-62.

73. Wrana JL, et al. Mechanism of activation of the TGF-beta receptor. Nature. 1994;370:341-7.

74. Blobe GC, Schiemann WP, Lodish HF. Role of transforming growth factor beta in human disease. N Engl J Med, 2000;342:1350-8.

75. Schlingensiepen KH, Schlingensiepen R, Steinbrecher A, et al. Targeted tumor therapy with the TGF-beta 2 antisense compound AP 12009. Cytokine Growth Factor Rev. 2006;17:129-39.

76. Hau P, Jachimczak P, Schlingensiepen R, et al. Inhibition of TGF-beta2 with AP 12009 in recurrent malignant gliomas: from preclinical to phase I/II studies. Oligonucleotides. 2007;17:201-12.

77. Summerton J, Weller D. Morpholino antisense oligomers: design, preparation and properties. Antisense & Nucleic Acid Drug Development. 1997;7*:187-95. PMID 9212909.

78. Amantana A, Moulton HM, Cate ML, et al. Pharmacokinetics, biodistribution, stability and toxicity of a cell-penetrating peptide-morpholino oligomer conjugate. Bioconjugate Chemistry. 2007;18:1325-31.

79. Devi GR, Beer TM, Corless CL, et al. In vivo bioavailability and pharmacokinetics of a c-MYC antisense phosphorodiamidate morpholino oligomer, AVI-4126, in solid tumors. Clin Cancer Res. 2005;11:3930-8.

80. Tyler BM, Jansen K, McCormick DJ, et al. Peptide nucleic acids targeted to the neurotensin receptor and administered i.p. cross the blood-brain barrier and specifically reduce gene expression. Proc Natl Acad Sci U S A. 1999;96:7053-8.

81. Kaur H, Arora A, Wengel J, Maiti S. Thermodynamic, counterion, and hydration effects for the incorporation of locked nucleic acid nucleotides into DNA duplexes. Biochemistry. 2006;45:7347-55.

82. Fluiter K, ten Asbroek AL, de Wissel MB, et al. In vivo tumor growth inhibition and biodistribution studies of locked nucleic acid (LNA) antisense oligonucleotides. Nucleic Acids Research. 2003;31:953-62.

83. Roberts J, Palma E, Sazani P, et al. Efficient and persistent splice switching by systemically delivered LNA oligonucleotides in mice. Molecular Therapy. 2006;14:471-5.

# 64

# Terapia Antiangiogênica em Oncologia

Gustavo dos Santos Fernandes
Gustavo Duarte Ramos Matos

## DESTAQUES

- O crescimento tumoral é, entre outros fatores, decorrente do desequilíbrio entre os mecanismos pró--angiogênicos e antiangiogênicos, com favorecimento dos primeiros.
- O fator de crescimento do endotélio vascular é uma citocina multifuncional normalmente produzida pelas células endoteliais.
- De forma direta, o fator de crescimento do endotélio vascular estimula, via receptores de alta afinidade, as células endoteliais dos capilares periféricos a proliferar, migrar e modificar seu padrão de expressão gênica.
- Indiretamente, o fator de crescimento do endotélio vascular é capaz de aumentar a permeabilidade das células endoteliais, propiciando a formação de um gel de fibrina no interstício tumoral que favorece a formação dos novos vasos.
- O bloqueio do fator de crescimento do endotélio vascular resulta em normalização da vasculatura tumoral e dos anticorpos dirigidos ao fator de crescimento do endotélio vascular, como o bevacizumabe, é ativo quando em combinação com quimioterapia para tipos selecionados de tumores.
- Inibidores de tirosinaquinase, como o sorafenibe e o sunitinibe, apresentam ação inibitória da transdução de sinal pelo receptor do fator de crescimento do endotélio vascular, além de outros receptores da mesma família, o que propicia a esses agentes atividade antitumoral como monodroga.
- Antiangiogênicos têm o potencial de aumentar o efeito de inibidores de *checkpoint* imune, e isso já é utilizado no tratamento de doenças como o carcinoma renal de células claras e o carcinoma hepatocelular.
- Os novos inibidores de microtúbulos parecem uma estratégia promissora, uma vez que geram efeitos negativos no crescimento da vasculatura tumoral.
- O paclitaxel é capaz de produzir efeitos antiangiogênicos em doses menores do que as necessárias para determinar atividade citotóxica.
- A talidomida é um agente antiangiogênico cujo mecanismo de ação é baseado na inibição do fator de crescimento fibroblástico.

## INTRODUÇÃO

O câncer é uma patologia cuja prevalência é crescente em todo o mundo. O tratamento dessa doença vem sendo feito, na maioria dos casos, com combinações entre o tratamento cirúrgico, radioterapia e quimioterapia. Essa abordagem foi levada ao limite de sua capacidade de produzir benefícios, de forma que novas alternativas são necessárias no intuito de incrementar os resultados hoje obtidos no tratamento dessa doença.

A angiogênese é um processo finamente orquestrado por fatores promotores e inibidores. Em condições normais,[1-8] as células endoteliais são capazes de proliferar e interagir com o músculo liso e com a matriz celular, de forma a gerar uma rede vascular por meio da qual as necessidades sistêmicas e locais sejam atendidas. O objetivo final dessa rede é prover uma gama de vasos capilares capazes de prover vias de afluxo e efluxo para cada célula, propiciando, assim, condições à sobrevivência e à proliferação celular.

Para que haja crescimento tumoral, é indispensável que aconteça um desequilíbrio entre os mecanismos pró-angiogênicos e antiangiogênicos, favorecendo os primeiros, de forma que seja possível o desenvolvimento da estrutura vascular e consequente nutrição do tecido em proliferação, assim como a retirada de matérias tóxicas produzidas pela atividade metabólica tumoral. As maneiras de manipular esses processos e modificar o crescimento tumoral e, assim, a história natural da doença, são discutidas ao longo deste capítulo.

## O FATOR DE CRESCIMENTO ENDOTELIAL VASCULAR NO CÂNCER

O fator de crescimento endotelial vascular (VEGF) é uma citocina multifuncional produzida normalmente pelas células endoteliais. Essa proteína detém a capacidade de regular de forma positiva a angiogênese, contribuindo fisiologicamente com a rede de capilares necessária ao crescimento e a regeneração de tecidos.[9] O VEGF contribui para a angiogênese de forma direta e indireta. De forma direta, o VEGF estimula, via receptores de alta afinidade [VEGFR-1 (Flt1), VEGFR-2 (Flk1/KDR), e VEGFR-3 (Flt4)], as células endoteliais dos capilares periféricos a proliferar, migrar e modificar seu padrão de expressão gênica.[10] De forma indireta, o VEGF é capaz de aumentar a permeabilidade das células endoteliais, permitindo o extravasamento de proteínas do plasma para o espaço extravascular, propiciando a formação de um gel de fibrina que serve como base de interstício à formação dos novos vasos.[11]

Na maioria dos tumores, tanto o VEGF como o seu RNA estão notadamente aumentados[12,13] no tecido doente, diferente do que acontece no tecido normal. O VEGF é produzido predominantemente pelas células tumorais ou pelo estroma circunjacente, o que determina uma regulação positiva do crescimento tumoral.[14]

## AGENTES TERAPÊUTICOS ANTIANGIOGÊNICOS

### Anticorpos anti-VEGF

O bevacizumabe é um anticorpo anti-VEGF humanizado e foi o primeiro agente antiangiogênico a ser registrado pela agência americana Food and Drug Administration (FDA), em 2004, como parte do tratamento de 1ª linha para câncer colorretal metastático, quando em combinação com regimes de tratamento baseados em 5-fluorouracil (5-FU).[15] Subsequentemente, estudos de fase III demonstraram benefício do bevacizumabe em combinação com quimioterapia ou imunoterapia em outros tumores, como pulmão, mama e rim.[16-18] Apesar do sucesso em algumas patologias, os benefícios do bevacizumabe não foram encontrados em todos os tipos de tumores, sendo negativos os principais estudos que avaliaram o bevacizumabe em tumores gástricos, ovarianos, prostáticos e pancreáticos. Esses resultados negativos sugerem a possibilidade de que alguns tipos de tumores sejam capazes de produzir outros fatores angiogênicos quando submetidos ao tratamento com bevacizumabe.[19,20] Além do bevacizumabe, outro anticorpo monoclonal tem o VEGF como alvo, o ramucirumabe, que tem atualmente uso em tumores de estômago, pulmão, intestino e carcinoma hepatocelular.

Pelo menos três mecanismos de ação foram propostos para o bevacizumabe: o primeiro é o antiangiogênico; o segundo seria a inibição das células endoteliais e seus progenitores circulantes; e o terceiro seria a capacidade de normalização da vasculatura.[19-22] A hipótese de que os mecanismos secundários sejam importantes é fortalecida pelos dados provenientes de estudos clínicos de que o bevacizumabe praticamente não apresenta atividade como agente único, o que sugere um papel importante da normalização da vasculatura com normalização da pressão intersticial e uma melhora da oxigenação tumoral, o que poderia gerar maior quimiossensibilidade e melhor acesso do medicamento quimioterápico à célula tumoral.[21] Essas constatações têm importantes implicações para o futuro das terapias antiangiogênicas. A melhor caracterização do processo *in vivo*, incluindo o tempo até normalização da vasculatura, será muito importante na formulação de esquemas futuros para otimização de resultados terapêuticos.[21-24]

Quanto ao perfil de efeitos colaterais, o bevacizumabe e o ramucirumabe são bem tolerados e constituem drogas seguras. Os principais efeitos colaterais são hipertensão arterial sistêmica, proteinúria, epistaxe, infecção de vias aéreas superiores, sintomas gastrointestinais, como dor abdominal e cefaleia. Raramente, efeitos colaterais graves, como perfuração intestinal, hemorragias ou tromboses, podem ser observados. Além disso, algumas das toxicidades comuns à quimioterapia, como a toxicidade medular, podem ser exacerbadas pelo anticorpo. De forma geral, os efeitos do bevacizumabe são considerados secundários ao bloqueio das funções fisiológicas do VEGF.[25]

### Inibidores de tirosinaquinase (TKI)

Além dos anticorpos contra o VEGF circulante, outra forma emergente de manipulação da angiogênese em câncer é o uso de moléculas que bloqueiam os receptores do VEGF. Essas pequenas moléculas são, biologicamente, inibidoras de enzimas tirosinaquinase, que inibem o sinal gerado pelo VEGF no domínio intracelular do receptor (VEGFr). Diferentemente dos anticorpos que precisam ser injetados, essas moléculas costumam ser biodisponíveis a partir de ingesta oral, o que requer menos idas ao serviço médico e nenhum tempo de infusão. Essa classe de drogas inclui dezenas de compostos em testes clínicos como pazopanibe, axitinibe, cediranibe, vatalanibe, vandetanibe, brivanibe, sunitinibe, sorafenibe, regorafenibe, entre outras[26] (Quadro 64.1). Ao se estudarem essas drogas, é importante notar que VEGFr 1-3 pertencem a uma família de tirosinaquinases do tipo *split-kinase domain*, a qual também engloba outros receptores como PDGFr-$\alpha$ e $\beta$ e c-Kit.[23] Por causa da similaridade entre a estrutura dos receptores, a maior parte dos inibidores de tirosinaquinase apresenta atividade inibitória contra VEGFr 1-3, PDGFr-$\alpha$ e $\beta$ e c-Kit. Essa baixa especificidade na ligação provavelmente é responsável pela atividade desse grupo de medicações como agente único no

### Quadro 64.1. Exemplos de TKI inibidores da angiogênese aprovados

| Droga | Quinases inibidas | Aprovação |
| --- | --- | --- |
| Sorafenibe | VEGFR, PDGFRb, KIT, FLT-3, CSF1R, RTE, Raf | Carcinoma hepatocelular, carcinoma diferenciado de tireoide |
| Sunitinibe | VEGFR, PDGFRb, KIT, FLT-3, CSF1R, RTE | Carcinoma renal de células claras, GIST |
| Pazopanibe | VEGFR, FGFR, KIT | Carcinoma renal de células claras, sarcoma de partes moles |
| Regorafenibe | VEGFR, PDGFR, FGFR, KIT, TIE2, Raf | Cólon, carcinoma hepatocelular, GIST |
| Cabozantinibe | VEGFR, RET, MET, TIE2, FLT-3 | Carcinoma renal de células claras |
| Vandetanibe | RET, VEGFR, EGFR, TIE2 | Carcinoma medular de tireoide |
| Lenvatinibe | VEGFR, FGFR, PDGFRa, KIT, RET | Carcinoma hepatocelular, carcinoma diferenciado de tireoide |

Fonte: Adaptada de Batchelor TT, Sorensen AG, di Tomaso E, *et al.*, 2007; Arora A, Scholar EM., 2005; Mendel DB, Laird AD, Xin X, *et al.*, 2003; Chow LQ, Eckhardt SG, 2007; Faivre S, Delbaldo C, Vera K, *et al.*, 2006; Wilhelm SM, Carter C, Tang L, *et al.*, 2004; Jászai J, Schmidt MHH, 2019.

tratamento de tumores sólidos.[27,28] Apesar do número de moléculas em teste, apenas sunitinibe e sorafenibe estão disponíveis para uso clínico. Sem dúvida, outros agentes estarão disponíveis em um futuro próximo.

O sunitinibe é uma droga oral que funciona principalmente como inibidor dos domínios de tirosinaquinase dos receptores VEGFr2, PDGFr$\alpha$ e $\beta$, c-KiT, Flt3 e Ret.[29,30] Foi avaliado inicialmente em um estudo de fase I,[31] demonstrando um perfil de toxicidade aceitável, posologia simples e atividade antitumoral apreciável. Hoje, o uso terapêutico do sunitinibe tem indicação em duas neoplasias. A primeira é para o tratamento do câncer renal metastático, indicação esta que se baseia em estudo publicado por Motzer *et al.*, que incluiu 750 pacientes com carcinoma renal de células claras metastático ou irressecável sem tratamento prévio.[32]

Pacientes destinados a receber sunitinibe tiveram taxas de resposta superiores aos do grupo controle (31% *versus* 6%; p < 0,000001), assim como sobrevida livre de doença (11 meses *versus* 5 meses, risco relativo de progressão de 0,41; intervalo de confiança de 95% (IC95%) 0,320,53; p < 0,000001). Mais importante: pacientes no grupo anti-VEGF obtiveram ganho na sobrevida global (risco relativo de morte de 0,65; IC95% 0,44-0,94; p = 0,02). O benefício clínico associado ao sunitinibe, incluindo os pacientes em resposta completa ou parcial, assim como naqueles com doença estável, foi de 79%. A segunda indicação de uso do sunitinibe é no tratamento de tumores gastrointestinais estromais (GIST) em pacientes que falharam ao tratamento de 1ª linha com mesilato de imatinibe.[33]

A outra droga desse grupo disponível na prática clínica é o sorafenibe, um inibidor dos VEGFr2 e VEGFr3, Raf, PDGFrβ, Flt3 e c-KiT.[34] Atualmente, seu uso está indicado no tratamento do carcinoma hepatocelular metastático ou irressecável, sendo a primeira terapia medicamentosa a demonstrar ganho de sobrevida nessa patologia até então considerada órfã de tratamento sistêmico[35] e também no carcinoma renal metastático que falhou ao tratamento com interferon.[36]

De maneira geral, sunitinibe e sorafenibe apresentam um perfil de efeitos colaterais aceitável, sendo os efeitos mais comuns: diarreia; eritrodisestesia palmoplantar (síndrome mão-pé); fadiga; e hipertensão.[32,36] Além desses, supressão medular, hipotireoidismo e prolongamento do intervalo QT também são importantes eventos adversos.[37]

### Outras terapias inibidoras do VEGF

Em virtude dos resultados clínicos já obtidos e do potencial demonstrado pela terapia inibidora do VEGF, numerosas outras formas de manipular o VEGF circulante vêm sendo estudadas. O aflibercept é uma molécula totalmente humanizada que combina os domínios de ligação dos Flt1/VEGFR1, KDR/VEGFR2 e a fração Fc do anticorpo. Essa molécula funciona como um ligante inativador de várias moléculas do grupo do VEGF (VEGF trap). *In vitro*, a afinidade do agente ao VEGF parece maior do que a dos anticorpos monoclonais.[38] Em um estudo de fase I, o perfil de toxicidade foi similar ao dos outros agentes anti--VEGF, sendo hipertensão e proteinúria os limitantes do incremento de dose.[39] O aflibercept é aprovado para tratamento de câncer colorretal metastático (tem outra aprovação em oftalmologia) e tem baixa aderência ao uso clínico por ser aparentemente mais tóxico do que os demais agentes da mesma classe.

Outra forma de inibição do VEGF é pela inibição do *hypoxia-inducible factor-1* (HIF-1), essa inibição vem sendo desenvolvida a partir da inibição da farnesiltransferase, uma enzima responsável pela ligação do HIF-1 à proteína HS90. Essa ligação é essencial à estabilidade do HIF-1, que, quando desligado, é passível de lise proteossômica, reduzindo, assim, sua meia-vida e sua capacidade de estimular a produção de VEGF.[40,41]

### Antiangiogênicos e imunoterapia

Moléculas angiogênicas produzidas no microambiente tumoral podem influenciar processos da migração de células imunes, alterando etapas como a adesão e o intravasamento ao modificarem a expressão de proteínas de superfície, tanto no endotélio como em células imunes.[42] Além disso, as células endoteliais, como parte do estroma tumoral, podem expressar proteínas silenciadoras de *checkpoint* imune, como o PD-L1,[43] e fatores pró-angiogênicos podem promover o recrutamento de células imunossupressoras. O VEGF, por exemplo, consegue inibir a função efetora de células T citotóxicas, a maturação de células dendríticas e promover o recrutamento de células Treg.[44,45]

Tornou-se interessante, portanto, explorar uma possível sinergia entre o tratamento antiangiogênico e modalidades de imunoterapia, como os inibidores de *checkpoint* imune. Atualmente, há várias terapias já aprovadas utilizando essa combinação, como o uso de bevacizumabe combinado ao atezolizumabe no carcinoma hepatocelular, substituindo o sorafenibe na 1ª linha.[46] No cenário do carcinoma renal de células claras, há diversas combinações estudadas com benefício demonstrado em estudos de fase III: axitinibe e pembrolizumabe;[47] e lenvatinibe e pembrolizumabe.[48] Essa estratégia está sendo explorada em diversas neoplasias distintas, como carcinoma endometrial[49] e sarcoma alveolar de partes moles,[50] por exemplo. É preciso notar que a sinergia da imunoterapia com inibidores de tirosinaquinase podem estar relacionados ao seu efeito antiangiogênico, mas também podem estar relacionados aos outros múltiplos mecanismos que estas drogas apresentam.

## ESTRATÉGIAS NÃO BASEADAS NO VEGF

Neste tópico, são discutidas as terapias que parecem mais promissoras, uma vez que essa é uma das áreas mais estudadas em oncologia na atualidade e a descrição de todos os agentes e mecanismos em investigação estaria além do objetivo deste capítulo.

### Delta-like ligand 4

O crescimento tumoral requer uma formação vascular correspondente, e a maneira mais bem caracterizada de regulação da densidade vascular tumoral é por meio do VEGF. Entretanto, uma segunda molécula regulada dinamicamente pelo VEGF parece ter um papel significativo nesse cenário: o *delta-like ligand 4* (DLL4).

O DLL4 foi, a princípio, descrito como um componente indispensável no desenvolvimento vascular embrionário e, recentemente, o papel do DLL4 vem sendo descrito como fundamental também na regulação da angiogênese tumoral. Experimentos mostram que o bloqueio do DLL4 produz uma hipervascularização do tecido tumoral com um fluxo caótico que dificulta o fluxo de sangue pelo tumor, bloqueando, assim, seu crescimento; interessantemente, esse evento acontece mesmo em linhagens tumorais que não responderam ao tratamento com inibidores do VEGF.[51,52]

### Talidomida

Entre as estratégias independentes do VEGF, a mais estudada e disponível atualmente é a talidomida. Esse agente foi, a princípio, estudado e comercializado como um sedativo muito popular; entretanto, foi retirado do mercado devido ao seu potencial teratogênico. Reestudado, o medicamento retornou à prática clínica como um antineoplásico com propriedades antiangiogênicas mediadas pela inibição do fator de crescimento fibroblástico (FGF).[53,54] Atualmente, o agente é utilizado no tratamento de diversas neoplasias, como sarcoma de Kaposi,[55] mielofibrose[56] e, sobretudo, no mieloma múltiplo.[57]

### Angiostatina e endostatina

A angiostatina e a endostatina são substâncias com propriedades inibidoras da angiogênese ainda por mecanismos pouco claros. A angiostatina é parte da molécula do plasminogênio, sendo liberada após sua proteólise. Já a endostatina é parte da molécula de colágeno tipo XIII. Ambas são liberadas por tumores em fase iniciais, o que limita seu crescimento. Estudos laboratoriais têm demonstrado a atividade dessas substâncias no tratamento de neoplasias e estudos de fase I

demonstraram a segurança do agente. O próximo passo, um estudo de fase II, é aguardado para determinar se a droga tem atividade antitumoral em humanos.[58-61]

### Inibidores da cicloxigenase 2

A cicloxigenase 2 (COX-2) é uma enzima que faz parte da cascata do ácido aracdônico. A hiperexpressão dessa enzima em alguns tipos de tumores sólidos, marcadamente nos tumores de pulmão do tipo não pequenas células, parece estar associada a um comportamento biológico desfavorável da doença. Esse padrão de evolução pode ser mediado por uma proteína denominada "prostaglandina E2", que faz parte da cascata desencadeada pela COX-2 e que é capaz de promover crescimento tumoral por meio de regulação positiva na produção de VEGF e do bcl-2 e da inibição à resposta imune antitumoral.[62-64]

### Inibidores de microtúbulos

Há muito se sabe que a inibição dos microtúbulos resulta na lesão da vasculatura tumoral, causando imediata redução do fluxo de sangue para o tumor e, consequentemente, necrose tumoral. Entre os agentes atualmente disponíveis na prática clínica, o paclitaxel é o que apresenta essas características mais bem estudadas. As propriedades antiangiogênicas dessa droga parecem ser atingidas em doses mais baixas do que aquelas necessárias para produzir efeitos citotóxicos, o que tem feito do uso do paclitaxel sob administração fracionada uma prática cada vez mais adotada em oncologia clínica.[65,66]

Recentemente, outras moléculas vêm sendo testadas como inibidoras de microtúbulos. Neste cenário, a mais estudada é a combretastatina dissódica A-4 (CA4), um agente que causa despolimerização dos microtúbulos ocasionando, após 6 horas de sua aplicação, o colapso da vasculatura tumoral, o que resulta na necrose tumoral após 12 horas do início do efeito. Esse agente, assim como outros do mesmo grupo, está atualmente sendo avaliado em estudos clínicos de fases I, II e III.[67-69]

### REFERÊNCIAS

1. Autiero M, Waltenberger J, Communi D, et al. Role of PlGF in the intra-and intermolecular cross talk between the VEGF receptors Flt1 and Flk1. Nat Med. 2003;9:936-43.

2. Carmeliet P. Angiogenesis in health and disease. Nat Med. 2003;9:653-60.

3. Ferrara N, Alitalo K. Clinical applications of angiogenic growth factors and their inhibitors. Nat Med. 1999;5:1359-64.

4. Lyden D, Young AZ, Zagzag D, et al. Id1 and Id3 are required for neurogenesis, angiogenesis and vascularization of tumour xenografts. Nature. 1999;401:670-7.

5. O'Reilly MS, Boehm T, Shing Y, et al. Endostatin: an endogenous inhibitor of angiogenesis and tumor growth. Cell. 1997;88:277-85.

6. Panetti TS, Chen H, Misenheimer TM, et al. Endothelial cell mitogenesis induced by LPA: inhibition by thrombospondin-1 and thrombospondin-2. J Lab Clin Med. 1997;129:208-16.

7. Streit M, Riccardi L, Velasco P, et al. Thrombospondin-2: a potent endogenous inhibitor of tumor growth and angiogenesis. Proc Natl Acad Sci U S A. 1999;96:14888-93.

8. Volpert OV, Tolsma SS, Pellerin S, et al. Inhibition of angiogenesis by thrombospondin-2. Biochem Biophys Res Commun. 1995;217:326-32.

9. Hall K, Ran S. Regulation of tumor angiogenesis by the local environment. Front Biosci. 2010;15:195-212.

10. Veikkola T, Alitalo K. VEGFs, receptors and angiogenesis. Semin Cancer Biol. 1999;9:211-20.

11. Dvorak HF, Brown LF, Detmar M, et al. Vascular permeability factor/vascular endothelial growth factor, microvascular hyperpermeability, and angiogenesis. Am J Pathol. 1995;146:1029-39.

12. Duff SE, Li C, Jeziorska M, et al. Vascular endothelial growth factors C and D and lymphangiogenesis in gastrointestinal tract malignancy. Br J Cancer. 2003;89:426-30.

13. Paley PJ, Staskus KA, Gebhard K, et al. Vascular endothelial growth factor expression in early stage ovarian carcinoma. Cancer. 1997;80:98-106.

14. Kabbinavar F, Hurwitz HI, Fehrenbacher L, et al. Phase II, randomized trial comparing bevacizumab plus fluorouracil (FU)/leucovorin (LV) with FU/LV alone in patients with metastatic colorectal cancer. J Clin Oncol. 2003;21:60-5.

15. Hurwitz H, Fehrenbacher L, Novotny W, et al. Bevacizumab plus irinotecan, fluorouracil, and leucovorin for metastatic colorectal cancer. N Engl J Med. 2004;350:2335-42.

16. Sandler A, Gray R, Perry MC, et al. Paclitaxel-carboplatin alone or with bevacizumab for non-small-cell lung cancer. N Engl J Med. 2006;355:2542-50.

17. Miller K, Wang M, Gralow J, et al. Paclitaxel plus bevacizumab versus paclitaxel alone for metastatic breast cancer. N Engl J Med. 2007;357:2666-76.

18. Escudier B, Bellmunt J, Negrier S, et al. Phase III trial of bevacizumab plus interferon alfa-2a in patients with metastatic renal cell carcinoma (AVOREN): final analysis of overall survival. J Clin Oncol. 2010;28:2144-50.

19. Relf M, LeJeune S, Scott PA, et al. Expression of the angiogenic factors vascular endothelial cell growth factor, acidic and basic fibroblast growth factor, tumor growth factor beta-1, platelet-derived endothelial cell growth factor, placenta growth factor, and pleiotrophin in human primary breast cancer and its relation to angiogenesis. Cancer Res. 1997;57:963-9.

20. Gerber HP, Ferrara N. Pharmacology and pharmacodynamics of bevacizumab as monotherapy or in combination with cytotoxic therapy in preclinical studies. Cancer Res. 2005;65:671-80.

21. Duda DG, Jain RK, Willett CG. Antiangiogenics: the potential role of integrating this novel treatment modality with chemoradiation for solid cancers. J Clin Oncol. 2007;25:4033-42.

22. Rafii S, Lyden D, Benezra R, et al. Vascular and haematopoietic stem cells: novel targets for anti-angiogenesis therapy? Nat Rev Cancer. 2002;2:826-35.

23. Jain RK. Normalization of tumor vasculature: an emerging concept in antiangiogenic therapy. Science. 2005;307:58-62.

24. Batchelor TT, Sorensen AG, di Tomaso E, et al. AZD2171, a pan-VEGF receptor tyrosine kinase inhibitor, normalizes tumor vasculature and alleviates edema in glioblastoma patients. Cancer Cell. 2007;11:83-95.

25. Kamba T, McDonald DM. Mechanisms of adverse effects of anti-VEGF therapy for cancer. Br J Cancer. 2007;96:1788-95.

26. Heath VL, Bicknell R. Anticancer strategies involving the vasculature. Nat Rev Clin Oncol. 2009;6:395-404.

27. Hubbard SR, Till JH. Protein tyrosine kinase structure and function. Annu Rev Biochem. 2000;69:373-98.

28. Arora A, Scholar EM. Role of tyrosine kinase inhibitors in cancer therapy. J Pharmacol Exp Ther. 2005;315:971-9.

29. Mendel DB, Laird AD, Xin X, et al. In vivo antitumor activity of SU11248, a novel tyrosine kinase inhibitor targeting vascular endothelial growth factor and platelet-derived growth factor receptors: determination of a pharmacokinetic/pharmacodynamic relationship. Clin Cancer Res. 2003;9:327-37.

30. Chow LQ, Eckhardt SG. Sunitinib: from rational design to clinical efficacy. J Clin Oncol. 2007;25:884-96.

31. Faivre S, Delbaldo C, Vera K, et al. Safety, pharmacokinetic, and antitumor activity of SU11248, a novel oral multitarget tyrosine kinase inhibitor, in patients with cancer. J Clin Oncol. 2006;24:25-35.

32. Motzer RJ, Hutson TE, Tomczak P, et al. Sunitinib versus interferon alfa in metastatic renal-cell carcinoma. N Engl J Med. 2007;356:115-24.

33. Demetri GD, van Oosterom AT, Garrett CR, et al. Efficacy and safety of sunitinib in patients with advanced gastrointestinal stromal tumour after failure of imatinib: a randomised controlled trial. Lancet. 2006;368:1329-38.

34. Wilhelm SM, Carter C, Tang L, et al. BAY 43-9006 exhibits broad spectrum oral antitumor activity and targets the RAF/MEK/ERK pathway and receptor tyrosine kinases involved in tumor progression and angiogenesis. Cancer Res. 2004;64:7099-109.

35. Llovet JM, Ricci S, Mazzaferro V, et al. Sorafenib in advanced hepatocellular carcinoma. N Engl J Med. 2008;359:378-90.

36. Escudier B, Eisen T, Stadler WM, et al. Sorafenib in advanced clear-cell renal-cell carcinoma. N Engl J Med. 2007;356:125-34.

37. Desai J, Yassa L, Marqusee E, et al. Hypothyroidism after sunitinib treatment for patients with gastrointestinal stromal tumors. Ann Intern Med. 2006;145:660-4.

38. Holash J, Davis S, Papadopoulos N, et al. VEGF-Trap: a VEGF blocker with potent antitumor effects. Proc Natl Acad Sci U S A. 2002;99:11393-8.

39. Rudge JS, Holash J, Hylton D, et al. Inaugural Article: VEGF Trap complex formation measures production rates of VEGF, providing a biomarker for predicting efficacious angiogenic blockade. Proc Natl Acad Sci USA. 2007;104:18363-70.

40. Yeo EJ, Chun YS, Cho YS, et al. YC-1: a potential anticancer drug targeting hypoxia-inducible factor 1. J Natl Cancer Inst. 2003;95:516-25.

41. Han ES, Monk BJ. Bevacizumab in the treatment of ovarian cancer. Expert Rev Anticancer Ther. 2007;7:1339-45.

42. Jain RK, et al. Leukocyte-endothelial adhesion and angiogenesis in tumors. Cancer Metastasis Rev, 1996;15:195-204.

43. Schmittnaegel M, et al. Dual angiopoietin-2 and VEGFA inhibition elicits anti tumor immunity that is enhanced by PD-1 checkpoint blockade. Sci Transl Med 2017;9:eaak9670.

44. Voron T, et al. VEGF-A modulates expression of inhibitory checkpoints on CD8+ T cells in tumors. J. Exp. Med. 2015;212:139-148.

45. Gabrilovich D, et al. Vascular endothelial growth fator inhibits the development of dendritic cells and dramatically affects the differentiation of multiple hematopoietic lineages in vivo. Blood, 1998;92:4150-4166.

46. Finn RS, et al. Atezolizumab plus Bevacizumab in Unresectable Hepatocellular Carcinoma. N Engl J Med 2020;382:1894-905.

47. Rini BI, et al. Pembrolizumab plus Axitinib versus Sunitinib for Advanced Renal-Cell Carcinoma. N Engl J Med, 2019;380:1116-27.

48. Motzer RJ, et al. Lenvatinib plus pembrolizumab or everolimus for advanced renal cell carcinoma. N Eng J Med, 2021. DOI:10.1056/NEJMoa2035716.

49. Makker V, et al. Lenvatinib plus pembrolizumab in patients with advanced endometrial cancer: an interim analysis of a multicentre, open-label, single-arm, phase 2 trial. Lancet Oncol 2019;20(5):711-8.

50. Wilky BA, et al. Axitinib plus pembrolizumab in patients with advanced sarcomas including alveolar soft part sarcoma: a single-centre, single-arm, phase 2 trial. Lancet Oncology, 2019;20(6):837-48.

51. Noguera-Troise I, Daly C, Papadopoulos NJ, et al. Blockade of Dll4 inhibits tumour growth by promoting non-productive angiogenesis. Nature. 2006;444:1032-7.

52. Ridgway J, Zhang G, Wu Y, et al. Inhibition of Dll4 signalling inhibits tumour growth by deregulating angiogenesis. Nature. 2006;444:1083-7.

53. D'Amato RJ, Loughnan MS, Flynn E, et al. Thalidomide is an inhibitor of angiogenesis. Proc Natl Acad Sci U S A. 1994;91:4082-5.

54. Raje N, Anderson K. Thalidomide-a revival story. N Engl J Med. 1999;341:1606-9.

55. Little RF, Wyvill KM, Pluda JM, et al. Activity of thalidomide in AIDS-related Kaposi's sarcoma. J Clin Oncol. 2000;18:2593-602.

56. Marchetti M, Barosi G, Balestri F, et al. Low-dose thalidomide ameliorates cytopenias and splenomegaly in myelofibrosis with myeloid metaplasia: a phase II trial. J Clin Oncol. 2004;22:424-31.

57. Barlogie B, Tricot G, Anaissie E, et al. Thalidomide and hematopoietic-cell transplantation for multiple myeloma. N Engl J Med. 2006;354:1021-30.

58. Kisker O, Onizuka S, Banyard J, et al. Generation of multiple angiogenesis inhibitors by human pancreatic cancer. Cancer Res. 2001;61:7298-304.

59. Herbst RS, Hess KR, Tran HT, et al. Phase I study of recombinant human endostatin in patients with advanced solid tumors. J Clin Oncol. 2002;20:3792-803.

60. Herbst RS, Mullani NA, Davis DW, et al. Development of biologic markers of response and assessment of antiangiogenic activity in a clinical trial of human recombinant endostatin. J Clin Oncol. 2002;20:3804-14.

61. Beerepoot LV, Witteveen EO, Groenewegen G, et al. Recombinant human angiostatin by twice-daily subcutaneous injection in advanced cancer: a pharmacokinetic and long-term safety study. Clin Cancer Res. 2003;9:4025-33.

62. Dormond O, Ruegg C. Regulation of endothelial cell integrin function and angiogenesis by COX-2, cAMP and Protein Kinase A. Thromb Haemost. 2003;90:577-85.

63. Collins TS, Hurwitz HI. Targeting vascular endothelial growth factor and angiogenesis for the treatment of colorectal cancer. Semin Oncol. 2005;32:61-8.

64. Sanborn R, Blanke CD. Cyclooxygenase-2 inhibition in colorectal cancer: boom or bust? Semin Oncol. 2005;32:69-75.

65. Pasquier E, Carre M, Pourroy B, et al. Antiangiogenic activity of paclitaxel is associated with its cytostatic effect, mediated by the initiation but not completion of a mitochondrial apoptotic signaling pathway. Mol Cancer Ther. 2004;3:1301-10.

66. Qi M, Li JF, Xie YT, et al. Weekly paclitaxel improved pathologic response of primary chemotherapy compared with standard 3 weeks schedule in primary breast cancer. Breast Cancer Res Treat. 2010;123:197-202.

67. Lippert JW 3rd. Vascular disrupting agents. Bioorg Med Chem. 2007;15:605-15.

68. Kanthou C, Tozer GM. The tumor vascular targeting agent combretastatin A-4-phosphate induces reorganization of the actin cytoskeleton and early membrane blebbing in human endothelial cells. Blood. 2002;99:2060-9.

69. Hua J, Sheng Y, Pinney KG, et al. Oxi4503, a novel vascular targeting agent: effects on blood flow and antitumor activity in comparison to combretastatin A-4 phosphate. Anticancer Res. 2003;23:1433-40.

70. Jászai J, Schmidt MHH. Trends and challenges in tumor anti-angiogenic therapies. Cells 2019;8:1102.

# Vacinas contra o Câncer

Daniel Batista Negrini
Mateus Trinconi Cunha
Luisa Lina Villa

## DESTAQUES

- As vacinas destinadas ao câncer podem ser profiláticas ou terapêuticas.
- O desenvolvimento de vacinas terapêuticas esbarra nos complexos mecanismos de resistência imunológica tumoral, que são os principais empecilhos para sua eficácia.
- Até o momento, poucas vacinas terapêuticas foram aprovadas para uso clínico, com destaque para a vacina celular Sipuleucel-T e o vírus oncolítico Talimogene-Laherparepvec.
- Uma perspectiva para o desenvolvimento de vacinas terapêuticas é sua associação a outros tipos de terapia que ajudem a sobrepujar a imunotolerância do tumor, como os inibidores de *checkpoint* imunológicos.
- Entre as vacinas profiláticas, destaca-se a vacina contra o HPV, que tem eficácia demonstrada para a prevenção do câncer de colo uterino e possivelmente para outras doenças HPV-relacionadas, como câncer de canal anal, de orofaringe, vulva, vagina e pênis.
- As vacinas para HPV atualmente aprovadas (bivalente, quadrivalente e nonavalente) são consideradas seguras e foram desenvolvidas com técnica recombinante e não contêm vírus vivos (atenuados ou não) ou material genético.
- A eficácia das vacinas para HPV se reduz quando há infecção prévia ou vigente pelo HPV, reforçando a necessidade de se vacinar os indivíduos em idade jovem e antes do início da vida sexual.
- Diversos países já incluíram a vacinação para HPV no calendário vacinal. No Brasil, ela foi introduzida no Plano Nacional de Imunização em 2014 e é recomendada para o sexo feminino de 9 a 14 anos e para o sexo masculino de 11 a 14 anos.

## INTRODUÇÃO

Nas últimas décadas, a tecnologia utilizada na produção de vacinas passou por diversos avanços. Para melhor caracterizar os métodos hoje denominados "vacina", utilizaremos como definição "qualquer técnica cujo objetivo principal é gerar uma ativação de resposta imune duradoura no paciente, isso é, imunização ativa" (Figura 65.1). Apesar de óbvio à primeira vista, com o passar do capítulo, veremos que a linha que demarca o que se define como "vacina" passa a se aproximar muito de terapias vistas em outros capítulos, como terapias celulares.

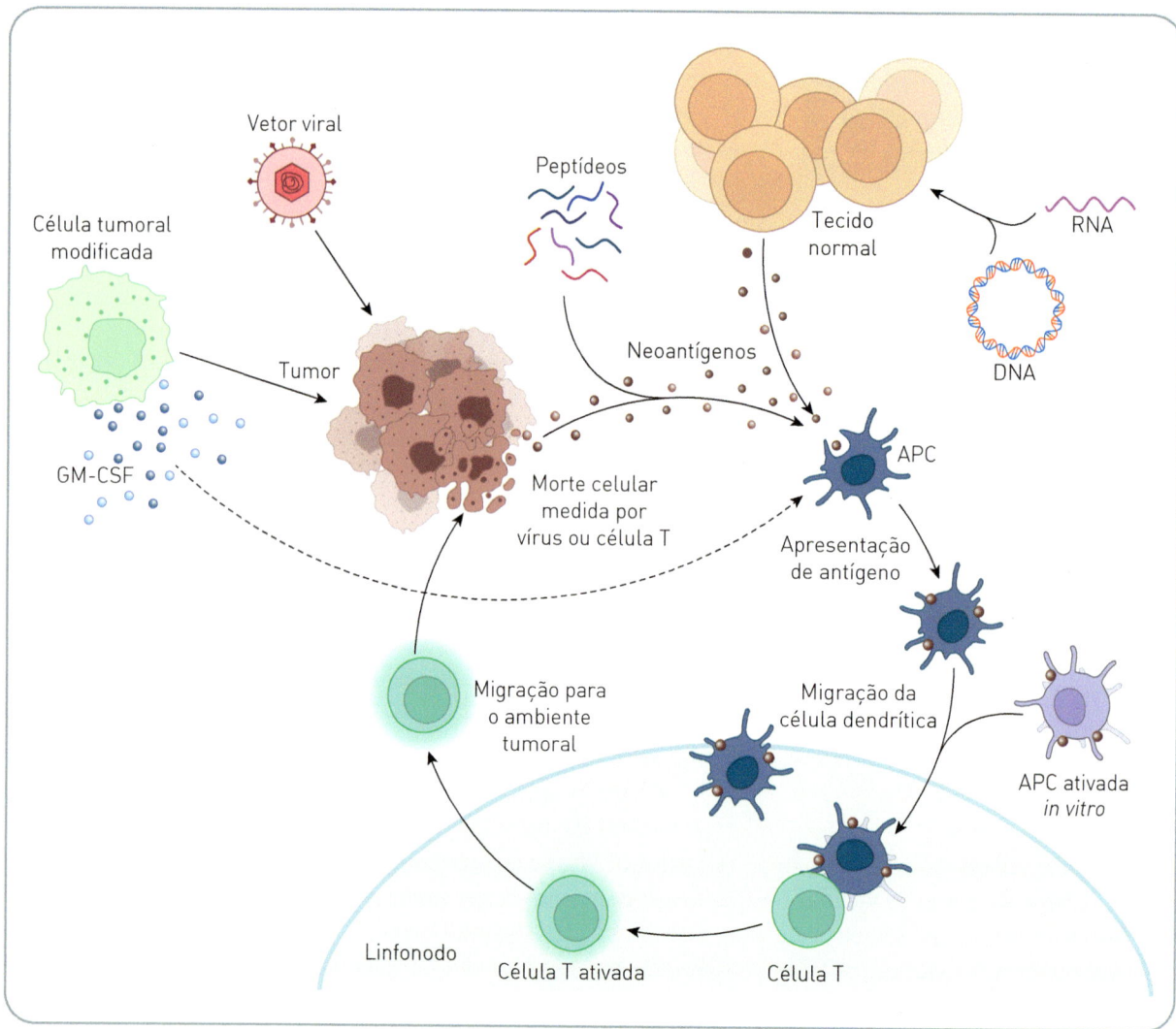

**FIGURA 65.1 –** Ilustração simplificada da interação das vacinas terapêuticas com a via de ativação da resposta imune antitumoral.

APC: célula apresentadora de antígenos; GM-CSF: fator estimulador de colônias de macrófagos e granulócitos.

Fonte: Desenvolvida pela autoria.

As vacinas podem ser empregadas no combate ao câncer tanto de forma profilática como terapêutica. A primeira já apresenta resultados consistentes para a prevenção de alguns tipos específicos de cânceres, como observado no sucesso das vacinas contra HPV e hepatite B na redução da incidência de lesões precursoras do câncer de colo uterino e de hepatocarcinoma, respectivamente, em populações com alta taxa de imunização.[1-3] Em contraste, a segunda, cujo objetivo é o combate a uma neoplasia já em atividade, ainda encontra dificuldades para sobrepujar os complexos mecanismos de resistência imunológica das neoplasias e ser implementada na prática clínica. Muitas das vacinas terapêuticas que apresentaram resultados promissores em estudos pré-clínicos não obtiveram o mesmo sucesso quando utilizadas em humanos. Até o momento, mesmo as poucas que foram aprovadas por órgãos reguladores para utilização clínica apresentam eficácia e duração de resposta pouco expressivas. Entretanto, com o avanço recente do conhecimento científico em relação à biologia dos diversos tipos de câncer e novas técnicas para identificação de novos antígenos tumorais e drogas que contornam os mecanismos de evasão imune tumoral, renovam-se as expectativas em vacinas terapêuticas.[1,4]

Neste capítulo, abordaremos os principais conceitos e perspectivas acerca das vacinas contra o câncer, tanto no cenário profilático como terapêutico.

## VACINAS TERAPÊUTICAS

### Antígenos tumorais

A ideia de se utilizarem vacinas no combate ao câncer baseia-se na observação de que os tumores apresentam um fenótipo antigênico aberrante em comparação com as células normais do indivíduo. Em teoria, vacinas capazes de gerar imunogenicidade contra antígenos específicos do tumor levariam a uma resposta seletiva do sistema imunológico contra as células tumorais, causando sua eliminação. Entretanto, poucos desses antígenos são de fato específicos do tumor (também denominados "neoantígenos" ou "TSA" – *tumor specific antigens*), sendo a vasta maioria também expressa por células normais do indivíduo, embora hiperexpressa pelo tumor (também denominados "antígenos compartilhados" ou "TAA" – *tumor associated antigens*).[5] A Tabela 65.1[6] exemplifica alguns dos principais TAA e TSA e as patologias a eles associadas.

Os primeiros esforços no desenvolvimento de vacinas terapêuticas basearam-se em TAs para a incitação da resposta imunológica.[7] Entretanto, a estratégia não obteve grande sucesso: como os TAA também são expressos por células normais do indivíduo (antígenos próprios ou *self*), células T ativadas contra esses epítopos são mais sujeitas a sofrer eliminação pela seleção tímica, dificultando a montagem de uma reação duradoura.[8] Pelo mesmo motivo, há um maior risco de desenvolvimento de fenômenos autoimunes com vacinas deste tipo.[5]

Nos últimos anos, com o aperfeiçoamento de técnicas que facilitam a identificação de TSA de forma mais rápida e custo-efetiva, o foco no desenvolvimento de vacinas terapêuticas voltou-se para os TSA. Em comparação com os TAA, os TSA apresentam maior afinidade ao complexo MHC, gerando maior imunogenicidade, além de não serem afetados pelo mecanismo de imunotolerância tímica.[9] Ademais, esses antígenos frequentemente são fruto de mutações pontuais no desenvolvimento do câncer, estando presentes apenas numa fração das células por conta da heterogeneidade tumoral.

## Tabela 65.1. Exemplos de TAA e TSA e algumas das neoplasias correspondentes

| NEOANTÍGENO | TUMOR |
|---|---|
| Alfafetoproteína (AFP) | Hiperexpressa em carcinoma hepatocelular e tumores de saco vitelino. Presente em pequenas quantidades em tecidos adultos como cérebro, coração, pâncreas, glândula adrenal, glândulas salivares e fígado |
| MAGE-A1 | Melanoma, sarcomas, carcinomas de bexiga, colorretais, esofágicos, mamários, prostático e pulmonar<br>Gene silencioso em tecidos normais, exceto testículo |
| BAGE | Melanoma, carcinomas de bexiga, de cabeça e pescoço, mama e pulmão<br>Gene silencioso em tecidos normais, exceto testículo |
| Glicoproteína 100 (Gp100) | Melanoma<br>Também expresso em melanócitos sadios |
| Antígeno prostático específico (PSA) | Carcinoma de próstata |
| Mamoglobina-A | Carcinomas de mama<br>Também expresso na glândula mamária sadia |
| HER2/neu, ou ERBB2 | Hiperexpresso em melanoma, carcinomas gástricos, mamários, pancreáticos e ovarianos<br>Também expresso em epitélios sadios |
| Mutações de K-RAS | Carcinomas colorretais, pancreáticos e pulmonares |
| PSMA | Carcinoma prostático, neovasculatura associada a diversos tumores sólidos<br>Expresso normalmente em epitélio prostático, sistema nervoso central, fígado, rim, baço e cólon |
| Antígeno carcinoembrionário (CEA) | Hiperexpresso em adenocarcinomas, especialmente colorretal<br>Também expresso em tecidos embrionários e epitélios diferenciados sadios |

Fonte: Adaptada de Novellino *et al.*, 2005.[6]

Assim, nem todos os TSA são alvos adequados para uma vacina contra o câncer. Para um TSA ser considerado de alta qualidade, ele deve apresentar alta afinidade pelos complexos MHC-I e II, apresentar estrutura molecular heterogênea em relação ao antígeno "selvagem", ser prevalente entre as neoplasias, ser gerado por mutações importantes nos processos que garantem a sobrevivência da célula tumoral (frutos de mutações guiadoras) e, consequentemente, estar presente na maior parte das células tumorais.[5,8]

### Estimulação de imunidade antitumoral

O processo de imunidade antitumoral se inicia pela ação de células apresentadoras de antígenos (APC), principalmente células dendríticas. Quando imaturas, as células dendríticas apresentam alta capacidade de reconhecimento de antígenos e, uma vez ativadas no microambiente tumoral, adquirem a capacidade de fagocitose e pinocitose desses. Após o processamento dos antígenos, elas passam a apresentar epítopos a eles específicos em sua superfície por meio dos complexos MHC, perdendo a capacidade fagocítica e migrando para linfonodos regionais. Lá, elas apresentam o complexo MHC-epítopo aos linfócitos, que, por sua vez, se tornarão células efetoras ou células de memória. Os primeiros são capazes de migrar para microambiente tumoral e iniciar resposta contra células expressoras do antígeno em questão, seja por citotoxicidade direta, seja por produção de interleucinas efetoras. Por sua vez, os componentes do lisado celular tumoral desencadeiam o processo ao serem fagocitados por APC. As vacinas contra o câncer têm como objetivo iniciar o esse processo de ativação da imunidade celular adaptativa, levando a um ciclo autossustentado de imunidade antitumoral utilizando os métodos descritos nas próximas seções.[5,8]

## TIPOS DE VACINAS TERAPÊUTICAS

Vacinas terapêuticas podem ser divididas em quatro categorias: celulares; peptídicas; de vetores virais (com base em vírus oncolíticos); e vacinas com base em ácidos nucleicos. A Tabela 65.2[10-21] resume o andamento de exemplos das diversas estratégias, enquanto a Figura 65.1 esquematiza os mecanismos pelos quais as diferentes estratégias podem induzir uma resposta adaptativa sustentada.

### Tabela 65.2. Exemplos de vacinas terapêuticas contra câncer, mecanismo de ação e fase atual de desenvolvimento

| Vacina | Cenário | Fase | Desfecho |
| --- | --- | --- | --- |
| **Celular** | | | |
| Células dendríticas pulsadas com peptídeos[11] | Melanoma avançado | III | Inefetiva comparada à quimioterapia |
| GVAX[12] | Câncer de próstata metastático avançado | I/II | Estudo de escalonamento de dose, bem-tolerada. SG mediana de 35 m em dose alta, 20 m em dose moderada e 23,1 m em dose baixa |
| Células tumorais alogênicas secretoras de GM-CSF[13] | Adenocarcinoma de pâncreas | II | Combinação vacina + quimiorradioterapia é segura SLD mediana foi 17,3 m, SG mediana de 24,8 m |
| **Peptídeo** | | | |
| recMAGE-A3 associado a imunoestimulante AS15[14] | CPNPC completamente ressecado, EC IB – IIIA, expressor de MAGE-A3 | III | Sem benefício em SLD |
| Vacina de múltiplos epítopos (gp100, MART-1 e tirosinase)[15] | Melanoma ressecado de alto risco | III | Sem benefício em SLD ou SG |
| Vacina 10-valente contendo TAAs[16] | Carcinoma de células renais metastático | II | Segura, bem-tolerada SG mediana de 23,5 m em paciente pré-tratados com ciclofosfamida |

Continua >>

>> Continuação

## Tabela 65.2. Exemplos de vacinas terapêuticas contra câncer, mecanismo de ação e fase atual de desenvolvimento

| Vacina | Cenário | Fase | Desfecho |
|---|---|---|---|
| **Vetor Viral** | | | |
| TG 4010: codificador de MUC-1 e IL-2[17] | Carcinoma de células renais metastático | II | Demonstrou indução de resposta imune, substância segura. Entretanto, sem benefício clínico |
| TG 4010: Codificador de MUC-1 e IL-2[18] | CPNPC | II | Respondedores apresentaram benefício de SG de 32,1 *versus* 12,7 m em comparação com não respondedores |
| PROSTVAC: expressor de PSA[19] | Câncer de próstata castração-resistente metastático | II | Redução de mortalidade de 44% e aumento de mediana de SG de 8,5 m |
| **Material genético** | | | |
| mRNA personalizado ao paciente[20] | Glioblastoma promotor MGMT não metilado | Ib | Houve demonstração de resposta imune nos pacientes |
| mRNA personalizado ao paciente[21] | Melanoma ressecado de alto risco | I | Houve demonstração de resposta imune nos pacientes |

CPNPC: câncer de pulmão não pequenas células; m: meses; SLD: sobrevida livre de doença; SG: sobrevida global.

Fonte: Adaptada de Mougel *et al.*, 2019.[10]

## Vacinas celulares

Vacinas celulares consistem na inoculação de células inteiras ou fragmentadas com a finalidade de iniciar uma resposta imunológica. Esse é o mecanismo mais direto de ativação do sistema imunológico e também foi o primeiro a ser utilizado para elaboração de vacinas terapêuticas no câncer, como pode ser exemplificado pela vacina de BCG no câncer de bexiga inicial, que já é utilizado na prática clínica há mais de 30 anos. Apesar de não utilizar antígenos tumorais propriamente ditos, a BCG tem a capacidade de ativar as células da imunidade inata da bexiga e servir como intermediadora para o início de uma resposta imunológica contra o tumor via APC.[22] Após a introdução do bacilo Calmette-Guérin no ambiente intravesical, verifica-se um aumento da atividade de células T específicas contra células tumorais. Além disso, há também maior quantidade de linfócitos infiltrantes de tumor e expressão de interferon-γ.[22-24]

Historicamente, a estratégia das vacinas celulares obteve poucos resultados de sucesso, muito em razão dos mecanismos de seleção imunológica que garantem às células tumorais sua baixa imunogenicidade. Entretanto, estratégias mais recentes tentam contornar essa dificuldade por meio da modificação genética das células a serem inoculadas no paciente, a fim de aumentar sua capacidade de ativação do sistema imunológico.[4,5,8] Um exemplo é a vacina GVAX®, que é constituída de células tumorais inteiras modificadas para expressarem, em sua superfície, GM-CSF, aumentando, assim, sua afinidade e sua capacidade de ativação das células dendríticas. No momento, GVAX® é estudada nos cenários de câncer de próstata e pâncreas avançados e, apesar de ter apresentado resultados promissores, ainda não está disponível para utilização clínica.[5,25]

Outra modalidade de vacina celular é a de células dendríticas, que consiste na inoculação dessa modalidade de APC já ativadas com antígenos específicos tumorais. Nesse tipo de vacina, são retiradas do paciente células imaturas como monócitos e células-tronco hematopoiéticas, sendo então submetidas de forma *ex-vivo* a um processo de diferenciação em células dendríticas. Estas serão expostas a antígenos tumorais como lisado tumoral, ácidos nucleicos, proteínas e peptídeos. Após esse processo, as células dendríticas maduras são inoculadas no paciente, onde iniciarão o processo de apresentação antigênica e desencadearão a resposta adaptativa antitumoral. Vacinas de células dendríticas apresentaram resultados promissores e vêm sendo amplamente estudadas.[26] Em 2010, a vacina de células dendríticas sipuleucel-T (Provenge®)[26]

foi aprovada pela agência americana Food and Drug Administration (FDA) para o tratamento de câncer de próstata metastático castração-resistente após demonstrar ganho de sobrevida global. Essa é, até o momento, uma das poucas vacinas terapêuticas aprovadas para utilização na prática clínica. Entretanto, em razão do alto custo e o surgimento de drogas concorrentes neste cenário, sua utilização tornou-se restrita.[27]

### Vacinas de vetores virais (vírus oncolíticos)

Há tempos sabe-se que células neoplásicas são particularmente sensíveis a infecções virais, havendo diversos relatos de regressão espontânea, ainda que temporária, de algumas neoplasias após infecções virais de comunidade.[28] Esse tropismo de alguns vírus por certos tipos de neoplasias pode ser explicado pelo fato de essas células superexpressarem os receptores de membrana pelos quais o capsídeo viral reconhece a célula para a infecção. Após esta, ocorre o processo de produção de novos vírus, resultando, em diversas vezes, na lise da célula neoplásica, na liberação de novas partículas virais no microambiente tumoral e na atividade antitumoral. Além disso, muitas das mutações comumente encontradas nas neoplasias, como mutações deletérias de genes supressores tumorais e ativadoras de oncogenes, criam condições intracelulares ideais para replicação viral, tornando-as ainda mais suscetíveis à ação do vírus.

Nas últimas décadas, o desenvolvimento de tecnologias que permitem a manipulação do material genético viral permitiu a criação de vírus oncolíticos. Essa técnica consiste na criação de partículas virais altamente específicas para as células neoplásicas e inócuas para as células normais do indivíduo, além do acréscimo de informação genética nas células afetadas com o objetivo de codificar a produção de proteínas e mRNAs que aumentem a imunogenicidade da célula tumoral e, consequentemente, sua capacidade de ser reconhecida e ativar APC. Enquanto as primeiras vacinas terapêuticas virais visavam principalmente o efeito oncolítico do vírus, os esforços mais modernos têm como principal objetivo interferir no microambiente tumoral e romper o mecanismo de imunotolerância tumoral.[29,30]

No ano de 2015, a vacina de vírus oncolítico Talimogene-Laherparepvec (T-VEC®) recebeu a primeira aprovação para vacinas desse tipo para uso clínico pela FDA após mostrar benefício em taxa de resposta quando comparado a GM-CSF em pacientes com melanoma irressecável.[11,31] O T-VEC é um herpesvírus modificado para infectar exclusivamente células neoplásicas de melanoma e induzir a produção de GM-CSF, que é liberado no microambiente tumoral após a lise da célula neoplásica, estimulando o recrutamento e ativação de APC.[32]

Além do T-VEC®, até o momento, nenhuma outra vacina de vírus oncolítico foi aprovada para uso clínico para uso clínico no ocidente. Outras duas vacinas de vírus oncolíticos que precedem esse evento foram desenvolvidas e receberam aprovação para uso em seus respectivos países. Na Letônia, a Rigvir® (ECHO-7), um picornavírus modificado para infectar as células de melanoma maligno, foi aprovada no ano de 2004. Comercializada naquele país até o ano de 2019, sua produção foi suspensa por conta da ausência de dados claros de eficácia, além do relato de testes laboratoriais que mostravam carga viral abaixo do alegado pelo produtor. Na China, a Oncorine® (H101), um adenovírus modificado para infectar células câncer de nasofaringe, foi aprovada no ano de 2005 após estudo de fase 3 que demonstrou maior taxa de resposta no grupo de pacientes que recebeu essa terapia em combinação com quimioterapia com base em 5-FU e cisplatina quando comparada à quimioterapia isolada e vem sendo comercializada naquele país, sem ter sido aprovada em outras regiões do globo.[33]

Diversos outros produtos vêm sendo estudados, bem como novas estratégias para modificação do microambiente tumoral. Uma perspectiva interessante é a associação de vírus oncolíticos com bloqueadores de *checkpoint* imunológicos. O raciocínio por trás dessa associação é que essas terapias teriam um efeito sinérgico da exposição e apresentação de neoantígenos pela ação do vírus oncolítico e da menor tolerância para início de uma resposta mediada por células T por conta da ação dos inibidores de *checkpoint* imunológicos.[34] De fato, maiores taxas de resposta foram observadas com associação de pembrolizumabe ao T-VEC® quando comparados ao uso isolado de pembrolizumabe em pacientes com melanoma avançado. Entretanto, isso não se traduziu em ganhos significativos de sobrevida num estudo fase 3 recentemente encerrado por futilidade.[35]

## Vacinas de peptídeos

Epítopos são as menores regiões da molécula de um antígeno capazes de se associar ao complexo MHC, sendo assim reconhecidas pelos receptores das células T. Isso causa sua estimulação e gera uma resposta imunológica específica. Vacinas de peptídeos são elaboradas a partir de peptídeos semelhantes às regiões dos epítopos de antígenos tumorais.

Vacinas peptídicas podem ter como base tanto os TAA como os TSA superexpressos no tumor. Como explicado de forma mais detalhada na seção de antígenos tumorais, apesar de TAA estarem superexpressos numa maior gama de tumores, por serem antígenos compartilhados com células normais do indivíduo, esses antígenos têm menor capacidade de gerar resposta imunológica sustentada. Por sua vez, apesar de vacinas baseadas em TSA tenderem a ser mais imunogênicas, elas encontram limitação para seu desenvolvimento pela complexidade na identificação de TSA de alta qualidade. Uma estratégia interessante testada por alguns grupos é a elaboração de vacinas que incluam tanto epítopos de TAA como de TSA para ampliar tanto sua capacidade de imunogênica como a gama de neoplasia-alvo.[4,5,8]

Os pequenos peptídeos geram uma atividade imunológica autolimitada, que termina com desenvolvimento de tolerância da resposta mediada por células T a esse antígeno. Isso ocorre porque eles se ligam diretamente ao complexo MHC-I das APC sem a necessidade de serem processados por elas. Assim, linfócitos T CD8+ são ativados, porém sem a coestimulação de linfócitos T CD4+ necessária para a manutenção da resposta imunológica. Por sua vez, peptídeos de cadeias longas são fagocitados e processados por APC e apresentados tanto para linfócitos T CD8+ (via complexo MHC-I) como para linfócitos T CD4+ (via complexo MHC-II), favorecendo uma resposta imunológica sustentada. Além disso, peptídeos longos contêm múltiplas regiões de epítopos, aumentando a capacidade de reconhecimento pelos tipos de HLA em comparação com os pequenos peptídeos. Dessa forma, cadeias longas de peptídeos são consideradas de maior potencial para elaboração de vacinas.[36]

Em comparação com as vacinas celulares, as vacinas de peptídeos são capazes de gerar respostas imunológicas mais específicas, porém são menos imunogênicas e menos estáveis. Por esse motivo, os peptídeos contendo os epítopos de interesse são fre-quentemente conjugados à proteína carreadora PLGA (poliácido lático-coácido glicólico) ou encapsuladas em lipossomos com o objetivo de estabilizá-los e diminuir sua suscetibilidade à degradação proteolítica. Também é comum sua conjugação com proteínas que incrementem a sua imunogenicidade, como proteínas contendo PADRE (*pan HLA-DR epitope*), um ativador universal de MHC classe II, capaz de gerar respostas via linfócitos T CD4+ na maioria dos indivíduos. Além disso, costuma-se incluir na composição dessas vacinas de peptídeos adjuvantes que estimulam a imunogenicidade do microambiente tumoral, como citocinas (p. ex., IL-2, GM-CSF, interferons), agonistas de *toll-like receptors* (p. ex., MALP-2, MPLA), agonistas de STING (*stimulants of interferon genes*), sais de alumínio, entre outros.[37]

Apesar de diversos estudos demonstrarem que vacinas de peptídeos são capazes de gerar respostas imunológicas sustentadas, com pacientes apresentando títulos de anticorpos longos períodos após a exposição à vacina, sua utilização como terapia isolada ainda não demonstrou resultados satisfatórios: diversos estudos foram encerrados precocemente por futilidade e, até o momento, nenhuma vacina de peptídeo contra o câncer está aprovada para uso clínico.[38,39] Os esforços atuais em relação às vacinas de peptídeos focam principalmente para a sua utilização em associação com outras terapias já estabelecidas como inibidores de *checkpoint* imunológicos, radioterapia e quimioterapia citotóxica.[36]

## Vacinas de ácidos nucleicos (DNA e mRNA)

Vacinas de ácidos nucleicos têm como objetivo desencadear uma resposta imunológica adaptativa ao tumor via produção de antígenos tumorais a partir do material genético contido na vacina que, uma vez incorporado às células do paciente, passa a utilizar os processos bioquímicos naturais da célula para a produção desses antígenos.[4,5,8]

Os primeiros esforços para vacinas de ácidos nucleicos foram principalmente com vacinas de DNA em virtude de sua maior estabilidade, facilidade de produção e armazenagem. De forma geral, essas vacinas se baseiam em plasmídeos bacterianos modificados para codificar um ou mais antígenos tumorais. Uma vez incorporado ao núcleo das células somáticas do paciente, inicia-se o processo que culmina na tradução de antígenos tumorais, que ativarão a resposta imunológica adaptativa por três vias distintas: i) apresentação direta dos epítopos aos linfócitos T CD8+ via complexo MHC-I; ii) apresentação cruzada dos antígenos fagocitados e processados por APC aos linfócitos T CD8+ e T CD4+; iii) transfecção do plasmídeo diretamente nas APC, que produzirão e apresentarão o antígeno tumoral, sendo essa a via de maior importância para a eficácia dessas vacinas.[40]

Plasmídeos contendo informação para a codificação de múltiplos antígenos tumorais são capazes de induzir uma resposta mais robusta por ativar uma maior gama de linfócitos T citotóxicos contra diversos neoantígenos. Além de antígenos tumorais, comumente se adicionam ao plasmídeo sequências codificadoras de moléculas imunomoduladoras como interleucinas e GM-CSF. Outra classe de aditivos são sequências de nucleotídeos com ação celular direta. Motivos CpG são sequências que têm a capacidade de ativar receptores *toll-like*, ocasionando a produção de interleucinas pró-inflamatórias.[41] Outra sequência utilizada é de regiões promotoras de transcrição, por exemplo, uma sequência modificada do gene promotor do citomegalovírus, que é utilizado em algumas das vacinas de DNA. [40]

Uma das maiores dificuldades a serem superadas pelas vacinas de DNA é o fato de que o plasmídeo necessita ser incorporado ao núcleo celular para iniciar a transcrição, o que é um processo difícil e pouco eficiente em condições celulares normais. Uma das estratégias mais utilizadas para sobrepujar essa barreira é a permeabilização transitória e reversível das membranas celulares por meio de breves correntes elétricas (eletroporação) ou por ultrassom (sonoporação), possibilitando a incorporação do DNA durante o período de maior permeabilidade da membrana. Outra técnica utilizada é a inoculação de plasmídeos revestidos por partículas metálicas como ouro ou prata, que são aceleradas utilizando um propelente gasoso (hélio comprimido). Essas partículas, ao bombardearem as células-alvo, penetram as membranas celulares e nucleares, entregando o material genético do plasmídeo diretamente ao núcleo da célula (biobalística ou *gene gun*).[40]

Mais recentemente, moléculas de mRNA também vêm sendo utilizadas para a confecção de vacinas contra o câncer. Em relação ao DNA, o mRNA apresenta produção mais rápida e simples, além de ter menos barreiras à sua ação, por ser traduzido diretamente no citoplasma. Além disso, por não penetrarem no núcleo celular, não apresentam o risco de causarem mutações de inserção como as vacinas de DNA.

Apesar das vantagens acima dispostas, o mRNA é uma molécula muito mais instável do que a de DNA, sendo essa a principal limitação ao seu uso. Entretanto, novas técnicas de estabilização vêm possibilitando sua utilização clínica, como o desenvolvimento de nanopartículas lipídicas, modificações de regiões não tradutoras como cobertura da ponta 5' e da cauda poliA, entre outros. Moléculas de mRNA causam ativação da imunidade inata por meio da interação com receptores *toll-like*, o que acaba tendo também o efeito indesejado de interromper os processos de tradução de mRNA, comprometendo a eficácia da vacina. Uma das maneiras de contornar esse efeito é pela modificação de alguns dos ácidos nucleicos por nucleotídeos alternativos, como a substituição de citidina por 5-metil-citidina. Além disso, RNA com porções de dupla fita também podem acionar receptores desencadeadores da imunidade inata, sendo de extrema importância a utilização de técnicas de purificação que produzam mRNA livres de dupla fita.[42]

Idealmente, as vacinas de DNA e mRNA são desenhadas para codificarem e traduzirem peptídeos de cadeia longa, com múltiplos epítopos que possam induzir uma resposta mais ampla, de forma análoga à descrita nas vacinas de peptídeos.[42]

Até o momento, nenhuma vacina de ácido nucleico foi aprovada para uso clínico para tratamento de câncer, porém diversas vacinas de DNA e mRNA vêm sendo estudadas. Assim como nas demais modalidades de vacinas contra o câncer, há expectativa na associação desse tipo de vacina com outras modalidades de imunoterapia, como inibidores de *checkpoint* imunológico. O emprego de vacinas de mRNA personalizadas, codificando diversos neoantígenos expressos pela neoplasia do paciente, tem se mostrado promissor em ensaios clínicos precoces em pacientes com tumores como glioblastoma sem metilação de metilguanina metiltransferase (MGMT) e melanoma de alto risco.[20,21,43]

## Vacinas profiláticas

Vacinas profiláticas contra câncer vêm sendo também estudadas, uma vez que proporção considerável de tumores está associada a agentes infecciosos. Entre as iniciativas, destacam-se duas vacinas: contra a hepatite B; e contra alguns tipos de papilomavírus humano (HPV). Ambas têm mostrado eficácia no controle de tumores associados a essas infecções, respectivamente o carcinoma hepatocelular e os carcinomas de colo do útero, vulva, vagina, pênis e verrugas genitais. De fato, apenas a vacina contra HPV foi desenvolvida objetivando o controle do câncer, com um desenvolvimento muito bem-sucedido ao longo das últimas duas décadas e descrito em detalhe a seguir.

### Epidemiologia do HPV e doenças relacionadas

O papilomavirus humano (HPV) é a infecção sexualmente transmissível mais comum no mundo e o principal agente causador do câncer de colo uterino. Existem mais de 200 tipos identificados, sendo cerca de 50 tipos capazes de infectar as mucosas do trato aerodigestivo superior e da região anogenital de seres humanos. Na maioria das vezes, a infecção pelo HPV é eliminada pelo sistema imunológico do hospedeiro; porém, em alguns casos, ela pode se tornar persistente e, a depender do genótipo do vírus, induzir alterações que levarão a lesões neoplásicas intraepiteliais e eventualmente ao câncer invasivo. A infecção por HPV é causa etiológica de quase a totalidade dos casos de câncer de colo uterino e, considerando todas as neoplasias com associação à infecção por HPV (colo uterino, canal anal, vagina, vulva, pênis e orofaringe), estima-se que cerca de 5,2% de todos os cânceres sejam HPV relacionados, o que demonstra a importância em termos de saúde pública do controle dessa doença.[44,45]

Em mulheres com citologia cervical normal a prevalência de HPV no mundo é de 9,9%, com grandes variações entre as diferentes regiões do globo, com maiores taxas de prevalência na Oceania (30,9%) e África (21,1%), seguidas de Europa (14,2%), América (11,5%) e Ásia (9,4%).[45,46] Independentemente da região estudada, o padrão de distribuição da infecção por HPV é semelhante, com maiores prevalências nas regiões de menor nível de desenvolvimento socioeconômico e na população menor de 25 anos. Pressupõe-se que a exposição ao vírus do HPV se dá logo no início da vida sexual, com a maior parte dos indivíduos resolvendo a infecção ao longo dos anos, o que justifica a curva decrescente de prevalência após esse primeiro pico que acontece entre adultos jovens. No Brasil, a prevalência de infecção por HPV em mulheres com citologia cervical normal é de 14,1%,[47] com taxas de prevalência na população mais jovem de 16 a 25 anos chegando a alarmantes 54,6% (38,6% identificadas com genótipo de alto risco).[48]

Entre os mais de 200 tipos de HPV, alguns são sabidamente carcinogênicos (HPV 16,18, 31, 33, 35, 39, 45, 51, 52, 56, 58, 59), sendo o HPV16 o de maior potencial para a indução de câncer. Outros tipos de HPV também apresentam evidência de serem oncogênicos em maior ou menor grau, sendo considerados provavelmente carcinogênicos (HPV 68) e possivelmente carcinogênicos (HPV 26, 30, 34, 53, 66, 67, 69, 70, 73, 82, 85, 97). Esses tipos estão implicados no aparecimento do câncer de colo uterino (100%), vulva (40% a 70% dependendo do tipo histológico), vagina (40%), pênis (40% a 50%), canal anal (80%), cavidade oral (25%) e orofaringe (40% a 60%).[49]

No mundo, os tipos de HPV mais prevalentes em mulheres com citologia cervical normal são em ordem decrescente 16 (2,8%), 52, 53, 31, 51, 18 (1,1%), 58, 66, 39, 56. Já em mulheres com citologia oncótica alterada (tanto de baixo como alto grau) e câncer de colo uterino, os tipos 16, 18 e 45 ganham maior representatividade. Os três tipos mais frequentemente encontrados em mulheres com câncer de colo uterino são o 16 (52,8%), o 18 (15,4%), o 45 (5%).[46]

No Brasil, os tipos de HPV mais prevalentes em mulheres com citologia cervical normal são em ordem decrescente 16 (4,7%), 31, 58, 18 (0,7%), 52, 45, 59, 35, 33 e 51. Assim como observado na população mundial como um todo, em mulheres com citologia oncótica alterada e câncer de colo uterino, os tipos 16, 18 e 45 também ganham maior representatividade. Os três tipos mais frequentemente encontrados em mulheres com câncer de colo uterino no Brasil são o 16 (52,8%), o 18 (15,4%), o 45 (5%).[47]

### Fisiopatologia das infecções por HPV

O vírus do HPV é composto por um capsídeo não envelopado de aproximadamente 50 nm a 60 nm de diâmetro e que engloba uma fita dupla e circular de DNA com cerca de 8 mil pares de base. O genoma do vírus apresenta três regiões assim denominadas: região regulatória (LCR, do inglês *long control region*); região precoce (E, de *early*); e região tardia (L, de *late*). A região precoce é constituída por sete ou oito genes que codificam as proteínas não estruturais envolvidas com a replicação e a transcrição do DNA (genes E1 e E2) e na transformação celular (genes E5, E6 e E7). A região tardia é formada por dois genes (L1 e L2) que codificam as proteínas estruturais do capsídeo viral. Os tipos de HPV são definidos de acordo com o genótipo relacionado à região do gene L1, que é altamente conservada, sendo que os subtipos devem diferir entre si por pelo menos 10% dessa sequência para serem considerados tipos específicos de HPV.[49-51]

O potencial carcinogênico do HPV está envolvido principalmente com três genes do vírus: o E2, o E6 e o E7, sendo que o primeiro regula a atividade transcricional dos outros dois. Quando ocorre a integração do vírus no genoma humano, o gene E2 torna-se inativo, o que determina aumento da transcrição dos genes E6 e E7. As proteínas E6 e E7 assim sintetizadas promovem a inativação de genes supressores de tumores, respectivamente os genes p53 e pRB. A consequência é a maior atividade proliferativa e mitótica celular. Além disso, essas proteínas multifuncionais atuam sobre uma série de vias celulares que interferem no controle da proliferação e na apoptose, além de eficientes mecanismos de evasão do sistema imunológico, o que torna algumas dessas infecções e lesões refratárias à eliminação espontânea.[49-51]

### Mecanismo de ação das vacinas contra o HPV

As vacinas atualmente disponíveis contra o HPV se baseiam nos VLP (*virus-like particles*), que são estruturas formadas pelo agrupamento espontâneo das proteínas L1 e morfologicamente similares ao vírus. Elas são capazes de induzir fortes respostas imunológicas com produção de altos títulos de anticorpos contra os capsídeos dos tipos de HPV mimetizados por essas vacinas, além de garantir proteção cruzada a alguns dos outros tipos. Essas partículas, por não conterem o material genético viral, não apresentam nenhum potencial infeccioso ou oncogênico.[52]

Apesar de também serem capazes de gerar respostas mediadas por células T, sua efetividade parece ser quase exclusivamente por meio da ativação de células B de memória e produção de anticorpos que se ligam ao capsídeo viral prevenindo a iniciação do processo infeccioso. Anticorpos IgG induzidos pela vacina são transudados nas secreções da mucosa do cérvix vaginal e exsudados nas áreas de traumatismo gerados na relação sexual. O mecanismo exsudativo nas áreas de traumatismo parece ser de extrema importância, pois é através dessas áreas que o vírus entra em contato com a membrana basal da

mucosa e inicia o processo infeccioso. A presença de IgG exsudado nessas áreas, por si só, parece suficiente para conferir proteção. Essa observação é corroborada pelo fato de as vacinas também serem muito eficientes na prevenção de verrugas anais, área que não é recoberta por muco e, portanto, sem a possibilidade de prevenção pelo mecanismo transudativo em secreções.[52]

### Imunogenicidade das vacinas contra o HPV

Enquanto a infecção natural pelo HPV induz resposta humoral somente numa proporção dos casos,[53] a vacina é capaz de induzir a formação de anticorpos em praticamente todos os indivíduos vacinados e com títulos de anticorpos muitas vezes maiores do que os induzidos pela infecção natural.[54] Além disso, os anticorpos gerados pela vacina fornecem uma proteção muito mais duradoura que os gerados pela infecção natural pelo HPV.[54] Os títulos de anticorpos produzidos pelas vacinas estabilizam após 2 anos, com estudos mostrando persistência por pelo menos 11 a 12 anos após a vacinação. Há uma relação inversamente proporcional dos títulos de anticorpos observados com a vacina e idade, com os maiores títulos sendo observados em jovens de 9 a 15 anos. Os dados de imunogenicidade são muito importantes, pois permitem avaliação comparativa dos títulos de anticorpos entre diferentes populações e faixas etárias, funcionando como desfecho substitutivo (*immunobridging*) para a aprovação das vacinas contra HPV em cenários de populações de difícil recrutamento ou seguimento em estudos prospectivos fase 3.[54]

### Eficácia das vacinas contra o HPV

As primeiras vacinas contra HPV aprovadas para uso clínico foram a quadrivalente Gardasil® (contra os tipos HPV 6, 11, 16 e 18) no ano de 2006 e a bivalente Cervarix® (contra os tipos 16 e 18) no ano de 2007. Os primeiros estudos randomizados foram com populações de mulheres jovens de 15 a 25 anos, com desfecho primário sendo a ocorrência de neoplasias intraepiteliais cervicais de alto grau (NIC ≥ 2) ou ocorrência de adenocarcinoma *in situ*. Nesses estudos, ambas as vacinas foram muito eficazes para a prevenção do surgimento dessas lesões nas mulheres que não apresentavam evidência de infecção prévia por HPV antes de receberem a vacina, com taxas de proteção de 98% para a Cervarix® e 90% para a Gardasil®. Vale destacar que apesar de apresentarem desenhos semelhantes, esses estudos diferiam em critérios de inclusão, seguimento e métodos para a detecção do HPV, de forma que as vacinas não podem ser diretamente comparadas. Um dado importante derivado desses estudos iniciais é que as vacinas não são terapêuticas e não garantem proteção para progressão de lesões em mulheres que já apresentam infecção pelo HPV no momento da vacinação. Esses estudos também demonstraram alta eficácia para a prevenção de infecções orais, anais e vulvares contra os tipos de HPV presentes nas vacinas.[55-58]

Posteriormente, ambas as vacinas foram estudadas em populações de mulheres com mais de 26 anos, também com resultados de eficácia muito elevados para seus desfechos primários (infecção persistente por 6 meses para os tipos de HPV da vacina ou surgimento de NIC1) e secundário (surgimento de NIC ≥ 2). Para os desfechos primário e secundário respectivamente, a Gardasil® apresentou eficácia de 88,7% e 83,3% e a Cervarix® 90% e 83%.[59,60]

No ano de 2014, foi também aprovada a vacina nonavalente Gardasil 9® (contra os tipos 6, 11, 16, 18, 31, 33, 45, 52, e 58) após estudo que demonstrou não inferioridade quando comparada com a Gardasil® quadrivalente para prevenção de lesões relacionadas aos tipos (6,11, 16 e 18). Esse estudo também demonstrou uma eficácia de 97,4% na prevenção de lesões associadas aos tipos de HPV que não estão contidos na Gardasil® quadrivalente (HPV 31,44, 45,52 e 58).[61]

A eficácia da Gardasil® tetravalente também foi estudada numa população masculina de 16 a 26 anos, verificando-se eficácia na prevenção de verrugas anogenitais relacionadas aos tipos de HPV contidos na vacina de 89,4%, garantindo sua aprovação para essa população. Um subestudo dessa população envolvendo apenas homens que têm relações sexuais com outros homens verificou eficácia de 77,5% dessa vacina para prevenção de neoplasias intraepiteliais anais de qualquer grau. Em linha com os demais estudos para a população feminina, também se verificou que a vacina não tem a capacidade de eliminar lesões ou infecções preexistentes. A Gardasil 9®, apesar de não ter sido avaliada em um ensaio clínico prospectivo fase 3 no contexto de população masculina, também foi aprovada para utilização em homens após estudos que evidenciaram imunogenicidade com títulos de anticorpos semelhante à Gardasil® para os HPV 6, 11, 16 e 18.[59]

Com relação ao câncer de orofaringe, por não haver lesão pré-maligna que possibilite estudos com desenhos semelhantes aos utilizados para câncer de colo uterino e canal anal, não foram conduzidos estudos para avaliar especificamente sua eficácia na prevenção desse tipo câncer. Contudo, levando em conta as evidências acumuladas para a Gardasil 9® para diversos desfechos relacionados à infecção por HPV e que a maioria dos casos de câncer de orofaringe são atribuídos ao HPV16, no ano de 2020 a Gardasil 9® recebeu indicação da FDA para prevenção de câncer de orofaringe e outros cânceres de cabeça e pescoço HPV relacionados.[52] A Tabela 65.3[52] resume os principais estudos prospectivos envolvendo as vacinas contra o HPV.

## Tabela 65.3. Estudos prospectivos de vacinas contra HPV em populações ocidentais e Ásia-Pacífico

| Estudo | População | Objetivo de prevenção | Eficácia (IC95%) |
|---|---|---|---|
| **Cervarix (bivalente)** | | | |
| NCT00122681 | Mulheres de 15 a 25 anos | NIC 2+ | 94,9% (87,7%-98,4%) |
| NCT00294047 | Mulheres 26 anos ou mais | NIC 2+ | 83,7% (46,5%-99,7%) |
| | | Infecção persistente ou NIC 1+ | 90,5% (78,6%-96,5%) |
| **Gardasil (quadrivalente)** | | | |
| NCT00092521 NCT00092534 | Mulheres de 15 a 26 anos | NIC 2+ | 98,2% (93,3%-99,8%) |
| | | Verrugas anogenitais | 99,0% (95,8%-99,7%) |
| NCT00090220 | Mulheres de 24 a 45 anos | NIC 2+ | 83,3% (37,6%-99,6%) |
| | | Infecção persistente, NIC 1+ ou lesões anogenitais | 88,7% (78,1%-94,8%) |

Continua >>

>> Continuação

## Tabela 65.3. Estudos prospectivos de vacinas contra HPV em populações ocidentais e Ásia-Pacífico

| Estudo | População | Objetivo de prevenção | Eficácia (IC95%) |
|---|---|---|---|
| **Gardasil (quadrivalente)** | | | |
| NCT00090285 | Homens de 16 a 26 anos | Lesões anogenitais (verrugas ou NIA) | 89,4% (65,%-97,9%) |
| | Subgrupo HSH | NIA 1-3 | 77,5% (39,6%-93,3%) |
| | | NIA 2 ou 3 | 74,6% (8,8%-95,4%) |
| **Gardasil (nonavalente)** | | | |
| NCT00543543 | Mulheres de 16 a 26 anos | HPV tipos 31, 33, 45, 52, 58; NIC 2+, NIV 2+, NIVa 2+ | 97,4% (85%-99,9%) |

NIA: neoplasia intraepitelial anal; NIC: neoplasia intraepitelial cervical; NIV: neoplasia intraepitelial vulvar; NIVa: neoplasia intraepitelial vaginal.
Fonte: Adaptada de Markowitz, et al., 2021.[52]

### Segurança das vacinas contra o HPV

As vacinas contra HPV têm registro de segurança bastante robusto derivado tanto dos estudos que garantiram sua aprovação como de estudos de vigilância pós-aprovação pelas agências reguladoras. Os principais eventos colaterais relacionados às vacinas são reações locais no sítio de injeção e febre. O Comitê Global de Segurança das Vacinas da Organização Mundial da Saúde (GAVCS) já avaliou diversas vezes a segurança das vacinas de HPV, com publicação de uma revisão, em 2017, contendo coortes de 26 estudos clínicos randomizados e seis estudos de vigilância pós-aprovação da Gardasil e da Cervarix, incluindo estudos que avaliaram a incidência de eventos adversos supostamente associados à vacinação com síndrome de Guillian-Barrè e outros eventos autoimunes, sem encontrar relação causal com a vacinação e desenvolvimento desses eventos adversos e concluindo que essas vacinas apresentam um excelente perfil de segurança. Essa recomendação da OMS está em linha com outras grandes agências reguladoras como a Agência Europeia de Medicamentos (EMA, do inglês European Medicines Agency) e a FDA dos Estados Unidos.[52]

### Impacto dos programas de vacinação contra o HPV

Os programas de vacinação contra HPV vêm sendo implementados em todo o mundo há mais de 10 anos, com excelentes resultados. Em 2019, foi publicada uma metanálise com dados de 65 estudos feitos em 14 países de alta renda que demonstrou grandes reduções nas incidências de infecções relacionadas ao HPV após 5 a 9 anos de introdução do programa vacinal. Nessa metanálise, foi verificada uma redução de 51% na incidência de NIC ≥ 2 em mulheres de 15 a 19 anos e de 31% em mulheres de 20 a 24 anos. Foi vista também redução significativa das infecções persistentes pelo HPV 16/18, redução na incidência de verrugas anogenitais e da incidência de infecção por HPV entre homens.[62] Destaca-se que a maior efetividade foi observada em países que alcançaram taxas de cobertura superiores a 50%.

No ano de 2020, a eficácia dos programas vacinais contra HPV para a redução de câncer de colo uterino foi finalmente demonstrada. Num estudo utilizando dados do sistema de saúde da Suécia que avaliou registros de mais de 1.600.000 mulheres com idade entre 10 e 30 anos no período de 2006 a 2017, foi vista uma redução significativa na incidência de colo uterino nas mulheres vacinadas cuja incidência foi de 0,73/100 mil versus 5,27/100 mil para as mulheres não vacinadas. Esse estudo ainda demonstrou que a efetividade da vacina para prevenção do câncer de colo uterino foi maior para as mulheres vacinadas em idades mais jovens, o que está de acordo com as observações dos estudos iniciais das vacinas que apontam uma maior efetividade das vacinas nessa faixa etária.[63] O gráfico de incidência cumulativa de câncer cervical de acordo com a idade de vacinação na população avaliada neste trabalho pode ser visto na Figura 65.2.

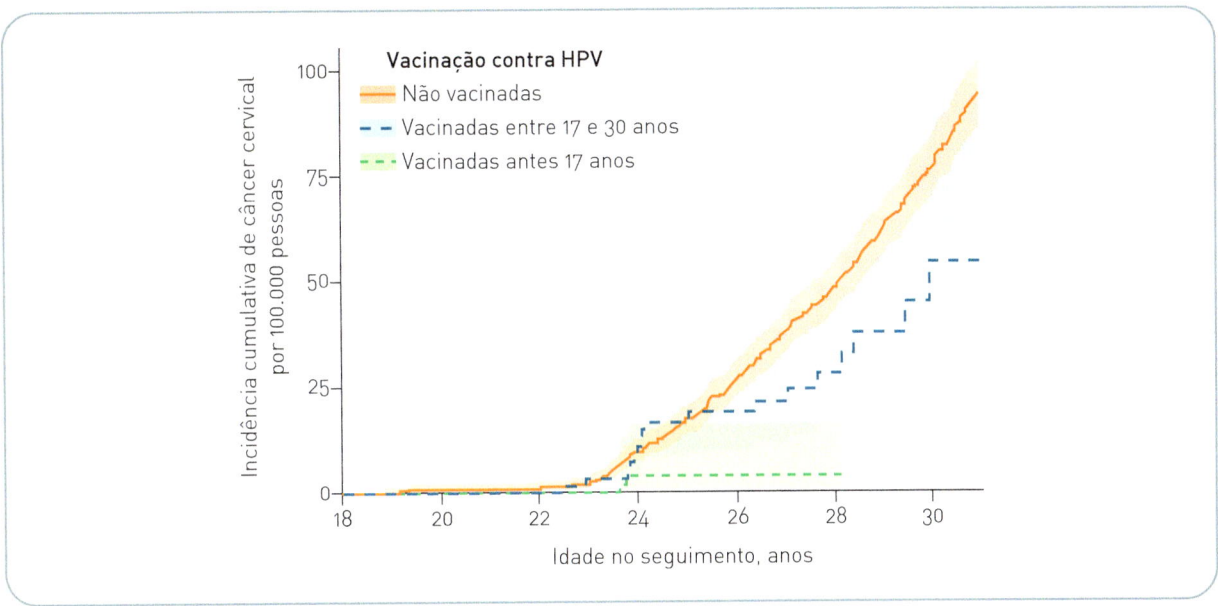

**FIGURA 65.2 –** Incidência cumulativa de câncer invasivo cervical de acordo com *status* de vacinação contra HPV.
Fonte: Adaptada de Lei *et al.*, 2020.[63]

Acredita-se que os programas de vacinação também sejam capazes de induzir a imunidade de rebanho. Uma evidência disso é uma análise feita na Austrália num momento em que a vacinação era oferecida apenas para mulheres naquele país e que demonstrou redução significativa de verrugas anogenitais tanto em mulheres como em homens que fazem sexo com mulheres, sem, entretanto, haver redução dessas lesões na população de homens que fazem sexo com homens.[64]

Na contramão desses resultados, estão países que não instituíram um programa vacinal neste período de forma efetiva. Como exemplo notável é possível citar o Japão, país desenvolvido e de alto desenvolvimento socioeconômico, que, no entanto, no ano de 2013, interrompeu as campanhas de vacinação para HPV pouco tempo após a introdução da vacina em seu calendário vacinal que havia iniciado em 2010. A interrupção decorreu de relatos de eventos adversos graves amplamente divulgados pela mídia como associados à vacina. Como resultado, houve uma queda brusca da aderência à vacinação entre 70% e 80% para menos de 1% em 2013, perdurando com essa taxa até novembro de 2021, quando a campanha de vacinação foi retomada. Estima-se que, como consequência dessa crise, cerca de 23 mil casos de câncer de colo uterino e cerca 5 mil mortes por essa doença deixaram de ser prevenidos naquele país.[65,66] Esse episódio demonstra a importância da proatividade das autoridades para o sucesso de uma campanha vacinal, bem como da responsabilidade dos meios de comunicação ao tratar de temas relacionados à saúde pública.

No Brasil, o PNI (Plano Nacional de Imunização) incluiu a vacina quadrivalente no calendário desde 2014, inicialmente para o sexo feminino de 11 a 13 anos, sendo expandido de forma gradual para uma população mais ampla, atualmente abrangendo sexo feminino de 9 a 14 anos e sexo masculino de 11 a 14 anos. O objetivo do PNI é garantir pelo menos 80% de cobertura para a 1ª e 2ª doses da vacina. Entretanto, um estudo no ano de 2020 mostrou que, embora a taxa de cobertura para a primeira dose da vacina supere os 80%, a taxa da população-alvo vacinada com a 2ª dose variou entre 30% e 60% nas coortes de meninas e adolescentes estudadas. E a taxa de cobertura é ainda menor entre meninos e adolescentes.[67] Esses dados mostram a necessidade de se reforçar a campanha para vacinação da população-alvo em nosso país. Ainda não há dados publicados sobre os impactos da introdução da vacinação no Brasil em termos de redução dos desfechos de infecção por HPV relacionados. Recentemente, um estudo para caracterizar a prevalência desses desfechos na população-alvo foi realizado com o objetivo de fornecer os dados de base para comparações futuras anos após a introdução da vacina para HPV no PNI.[48]

## CONCLUSÃO

Nos cerca de 10 anos transcorridos desde a última edição deste tratado, muito se evoluiu no campo das vacinas contra o câncer. Em relação às vacinas profiláticas, foi vista nesse período a implementação da vacinação de HPV em diversos países, sendo possível demonstrar sua eficácia na redução da incidência de câncer de colo uterino. Esse fato é animador, pois serve de prova do conceito de que a vacinação profilática é efetiva como política de saúde pública para controle de cânceres relacionados a agentes infecciosos com potencial carcinogênico, servindo de modelo e encorajando para o desenvolvimento de novas vacinas profiláticas com essa finalidade. Em relação às vacinas terapêuticas, apesar de não ter havido grande evolução em termos de drogas aprovadas para uso da prática clínica, grandes avanços também ocorreram. O melhor entendimento dos mecanismos de resistência imunológica tumoral permite a elaboração de estratégias com maior potencial de gerar respostas imunológicas fortes e sustentadas, bem como os avanços na área de biotecnologia têm permitido a criação efetiva delas. Paralelamente, houve a incorporação na prática clínica dos inibidores de *checkpoint* imunológico, que parecem ter efeito sinérgico, sendo uma tendência sua associação no desenvolvimento dos próximos estudos clínicos de vacinas terapêuticas. Diante disso, há grande expectativa para os próximos anos acerca da vacinação contra o câncer tanto no cenário profilático como no terapêutico.

## REFERÊNCIAS

1. Chang MH. Prevention of hepatitis B virus infection and liver cancer. Recent Results Cancer Res. 2014;193:75-95.

2. Garland SM, Kjaer SK, Muñoz N, Block SL, Brown DR, DiNubile MJ, et al. Impact and effectiveness of the quadrivalent human papillomavirus vaccine: a systematic review of 10 years of real-world experience. Clin Infect Dis. 2016;63(4):519-27.

3. Pollock KGJ, Kavanagh K, Potts A, Love J, Cuschieri K, Cubie H, et al. Reduction of low-and high-grade cervical abnormalities associated with high uptake of the HPV bivalent vaccine in Scotland. Br J Cancer. 2014;111(9):1824-30.

4. Donninger H, Li C, Eaton JW, Yaddanapudi K. Cancer vaccines: promising therapeutics or an unattainable dream. Vaccines (Basel). 2021;9(6):668. doi: 10,3390/vaccines9060668.

5. Liu J, Fu M, Wang M, Wan D, Wei Y, Wei X. Cancer vaccines as promising immuno-therapeutics: platforms and current progress. J Hematol Oncol. 2022;15(1):28.

6. Novellino L, Castelli C, Parmiani G. A listing of human tumor antigens recognized by T cells: March 2004 update. Cancer Immunol Immunother. 2005;54(3):187-207.

7. Melero I, Gaudernack G, Gerritsen W, Huber C, Parmiani G, Scholl S, et al. Therapeutic vaccines for cancer: an overview of clinical trials. Nat Rev Clin Oncol. 2014;11(9):509-24.

8. Saxena M, van der Burg SH, Melief CJM, Bhardwaj N. Therapeutic cancer vaccines. Nat Rev Cancer. 2021;21(6):360-78.

9. Peng M, Mo Y, Wang Y, Wu P, Zhang Y, Xiong F, et al. Neoantigen vaccine: an emerging tumor immunotherapy. Mol Cancer. 2019;18(1):128.

10. Mougel A, Terme M, Tanchot C. Therapeutic cancer vaccine and combinations with antiangiogenic therapies and immune checkpoint blockade. Front Immunol. 2019;10:467.

11. Schadendorf D, Ugurel S, Schuler-Thurner B, Nestle FO, Enk A, Bröcker EB, et al. Dacarbazine (DTIC) versus vaccination with autologous peptide-pulsed dendritic cells (DC) in first-line treatment of patients with metastatic melanoma: a randomized phase III trial of the DC study group of the DeCOG. Ann Oncol. 2006;17(4):563-70.

12. Higano CS, Corman JM, Smith DC, Centeno AS, Steidle CP, Gittleman M, et al. Phase 1/2 dose-escalation study of a GM-CSF-secreting, allogeneic, cellular immunotherapy for metastatic hormone-refractory prostate cancer. Cancer. 2008;113(5):975-84.

13. Lutz E, Yeo CJ, Lillemoe KD, Biedrzycki B, Kobrin B, Herman J, et al. A lethally irradiated allogeneic granulocyte-macrophage colony stimulating factor-secreting tumor vaccine for pancreatic adenocarcinoma. A Phase II trial of safety, efficacy, and immune activation. Ann Surg. 2011;253(2):328-35.

14. Vansteenkiste JF, Cho BC, Vanakesa T, De Pas T, Zielinski M, Kim MS, et al. Efficacy of the MAGE-A3 cancer immunotherapeutic as adjuvant therapy in patients with resected MAGE-A3-positive non-small-cell lung cancer (MAGRIT): a randomised, double-blind, placebo-controlled, phase 3 trial. Lancet Oncol. 2016;17(6):822-35.

15. Lawson DH, Lee S, Zhao F, Tarhini AA, Margolin KA, Ernstoff MS, et al. Randomized, placebo-controlled, phase III trial of yeast-derived granulocyte-macrophage colony-stimulating factor (GM-CSF) versus peptide vaccination versus GM-CSF plus peptide vaccination versus placebo in patients with no evidence of disease after complete surgical resection of locally advanced and/or stage iv melanoma: a trial of the Eastern Cooperative Oncology Group-American College of Radiology Imaging

Network Cancer Research Group (E4697). J Clin Oncol. 2015;33(34):4066-76.

16. Walter S, Weinschenk T, Stenzl A, Zdrojowy R, Pluzanska A, Szczylik C, et al. Multipeptide immune response to cancer vaccine IMA901 after single-dose cyclophosphamide associates with longer patient survival. Nat Med. 2012;18(8):1254-61.

17. Oudard S, Rixe O, Beuselinck B, Linassier C, Banu E, Machiels JP, et al. A phase II study of the cancer vaccine TG4010 alone and in combination with cytokines in patients with metastatic renal clear-cell carcinoma: clinical and immunological findings. Cancer Immunol Immunother. 2011;60(2):261-71.

18. Tosch C, Bastien B, Barraud L, Grellier B, Nourtier V, Gantzer M, et al. Viral based vaccine TG4010 induces broadening of specific immune response and improves outcome in advanced NSCLC. J Immunother Cancer. 2017;5(1):70.

19. Kantoff PW, Schuetz TJ, Blumenstein BA, Glode LM, Bilhartz DL, Wyand M, et al. Overall survival analysis of a phase II randomized controlled trial of a Poxviral-based PSA-targeted immunotherapy in metastatic castration-resistant prostate cancer. J Clin Oncol. 2010;28(7):1099-105.

20. Keskin DB, Anandappa AJ, Sun J, Tirosh I, Mathewson ND, Li S, et al. Neoantigen vaccine generates intratumoral T cell responses in phase Ib glioblastoma trial. Nature. 2019;565(7738):234-9.

21. Hu Z, Leet DE, Allesøe RL, Oliveira G, Li S, Luoma AM, et al. Personal neoantigen vaccines induce persistent memory T cell responses and epitope spreading in patients with melanoma. Nat Med. 2021;27(3):515-25.

22. Redelman-Sidi G, Glickman MS, Bochner BH. The mechanism of action of BCG therapy for bladder cancer – a current perspective. Nature Reviews Urology. 2014;11:153-62. Disponível em: http://dx.doi.org/10.1038/nrurol.2014.15.

23. Biot C, Rentsch CA, Gsponer JR, Birkhäuser FD, Jusforgues-Saklani H, Lemaître F, et al. Preexisting BCG-specific T cells improve intravesical immunotherapy for bladder cancer. Sci Transl Med. 2012;4(137):137ra72.

24. Antonelli AC, Binyamin A, Hohl TM, Glickman MS, Redelman-Sidi G. Bacterial immunotherapy for cancer induces CD4-dependent tumor-specific immunity through tumor-intrinsic interferon-γ signaling. Proc Natl Acad Sci USA. 2020;117(31):18627-37.

25. Soiffer RJ, Kooshesh KA, Ho V. Whole tumor cell vaccines engineered to secrete GM-CSF (GVAX). ImmunoMedicine. 2021;1(1):1025. Disponível em: https://onlinelibrary.wiley.com/doi/10.1002/imed.1025.

26. Yu J, Sun H, Cao W, Song Y, Jiang Z. Research progress on dendritic cell vaccines in cancer immunotherapy. Experimental Hematology & Oncology. 2022;11. Disponível em: http://dx.doi.org/10.1186/s40164-022-00257-2.

27. Kantoff PW, Higano CS, Shore ND, Berger ER, Small EJ, Penson DF, et al. Sipuleucel-T immunotherapy for castration-resistant prostate cancer. N Engl J Med. 2010;363(5):411-22.

28. Jessy T. Immunity over inability: The spontaneous regression of cancer. J Nat Sci Biol Med. 2011;2(1):43-9.

29. Yang L, Gu X, Yu J, Ge S, Fan X. Oncolytic virotherapy: From bench to bedside. Front Cell Dev Biol. 2021;9:790150.

30. Santos Apolonio J, Souza Gonçalves VL, Cordeiro Santos ML, Silva Luz M, Silva Souza JV, Rocha Pinheiro SL, et al. Oncolytic virus therapy in cancer: A current review. World J Virol. 2021;10(5):229-55.

31. Andtbacka RHI, Kaufman HL, Collichio F, Amatruda T, Senzer N, Chesney J, et al. Talimogene laherparepvec improves durable response rate in patients with advanced melanoma. J Clin Oncol. 2015;33(25):2780-8.

32. Johnson DB, Puzanov I, Kelley MC. Talimogene laherparepvec (T-VEC) for the treatment of advanced melanoma. Immunotherapy. 2015;7(6):611–619.

33. Liang M. Oncorine, the world first oncolytic virus medicine and its update in China. Curr Cancer Drug Targets. 2018;18(2):171-6.

34. Long G, Dummer R, Johnson D, Michielin O, Martin-Algarra S, Treichel S, et al. 429 Long-term analysis of MASTERKEY-265 phase 1b trial of talimogene laherparepvec (T-VEC) plus pembrolizumab in patients with unresectable stage IIIB-IVM1c melanoma. In: Regular and young investigator award abstracts. BMJ Publishing Group Ltd. 2020. Disponível em: https://jitc.bmj.com/lookup/doi/10.1136/jitc-2020-SITC2020.0429.

35. Ribas A, Chesney J, Long GV, Kirkwood JM, Dummer R, Puzanov I, et al. 10370 MASTERKEY-265: a phase III, randomized, placebo (Pbo)-controlled study of talimogene laherparepvec (T) plus pembrolizumab (P) for unresectable stage IIIB–IVM1c melanoma (MEL). Annals of Oncology. 2021;32:S868-9. Disponível em: http://dx.doi.org/10.1016/j.annonc.2021.08.1422.

36. Stephens AJ, Burgess-Brown NA, Jiang S. Beyond just peptide antigens: the complex world of peptide-based cancer vaccines. Front Immunol. 2021;12:696791.

37. Paston SJ, Brentville VA, Symonds P, Durrant LG. Cancer vaccines, adjuvants, and delivery systems. Front Immunol. 2021;12:627932.

38. Sidney J, del Guercio MF, Southwood S, Engelhard VH, Appella E, Rammensee HG, et al. Several HLA alleles share overlapping peptide specificities. J Immunol. 1995;154(1):247-59.

39. Southwood S, Sidney J, Kondo A, del Guercio MF, Appella E, Hoffman S, et al. Several common HLA-DR types share largely overlapping peptide binding repertoires. J Immunol. 1998;160(7):3363-73.

40. Lopes A, Vandermeulen G, Préat V. Cancer DNA vaccines: current preclinical and clinical developments and future perspectives. J Exp Clin Cancer Res. 2019;38(1):146.

41. Klinman DM, Barnhart KM, Conover J. CpG motifs as immune adjuvants. Vaccine. 1999;17(1):19-25.

42. Miao L, Zhang Y, Huang L. mRNA vaccine for cancer immunotherapy. Mol Cancer. 2021;20(1):41.

43. Sahin U, Derhovanessian E, Miller M, Kloke BP, Simon P, Löwer M, et al. Personalized RNA mutanome vaccines mobilize poly-specific therapeutic immunity against cancer. Nature. 2017;547(7662):222-6.

44. de Sanjosé S, Diaz M, Castellsagué X, Clifford G, Bruni L, Muñoz N, et al. Worldwide prevalence and genotype distribution of cervical human papillomavirus DNA in women with normal cytology: a meta-analysis. Lancet Infect Dis. 2007;7(7):453-9.

45. Kombe Kombe AJ, Li B, Zahid A, Mengist HM, Bounda GA, Zhou Y, et al. Epidemiology and burden of human papillomavirus and related diseases, molecular pathogenesis, and vaccine evaluation. Front Public Health. 2020;8:552028.

46. Bruni L, Albero G, Serrano B, Mena M, Gómez D, et al. Human papillomavirus and related diseases in the world – Summary Report 22 October 2021. ICO HPV Information Centre. 2021.

47. Bruni L, Barrionuevo-Rosas L, Albero G, Serrano B, et al. Human papillomavirus and related diseases report. ICO/IARC Information. 2021. Disponível em: https://hpvcentre.net/statistics/reports/BRA.pdf. Acessado em setembro de 2022.

48. Wendland EM, Villa LL, Unger ER, Domingues CM, Benzaken AS, POP-Brazil Study Group. Prevalence of HPV infection among sexually active adolescents and young adults in Brazil: The POP-Brazil Study. Sci Rep. 2020;10(1):4920.

49. IARC Working Group on the Evaluation of carcinogenic risks to humans. Biological agents. A review of human carcinogens. IARC Monogr Eval Carcinog Risks Hum. 2012;100(Pt B):1-441.

50. Scarth JA, Patterson MR, Morgan EL, Macdonald A. The human papillomavirus oncoproteins: a review of the host pathways targeted on the road to transformation. J Gen Virol. 2021;102(3). Disponível em: http://dx.doi.org/10.1099/jgv.0.001540.

51. Graham SV. The human papillomavirus replication cycle, and its links to cancer progression: a comprehensive review. Clin Sci. 2017;131(17):2201–21.

52. Markowitz LE, Schiller JT. Human papillomavirus vaccines. J Infect Dis. 2021;224(12Supl 2):S367-78.

53. Beachler DC, Jenkins G, Safaeian M, Kreimer AR, Wentzensen N. Natural acquired immunity against subsequent genital human papillomavirus infection: a systematic review and meta-analysis. J Infect Dis. 2016;213(9):1444-54.

54. Pinto LA, Dillner J, Beddows S, Unger ER. Immunogenicity of HPV prophylactic vaccines: serology assays and their use in HPV vaccine evaluation and development. Vaccine. 2018;36(32 Pt A):4792-9.

55. Herrero R, Hildesheim A, Rodríguez AC, Wacholder S, Bratti C, Solomon D, et al. Rationale and design of a community-based double-blind randomized clinical trial of an HPV 16 and 18 vaccine in Guanacaste, Costa Rica. Vaccine. 2008;26(37):4795-808.

56. FUTURE II Study Group. Quadrivalent vaccine against human papillomavirus to prevent high-grade cervical lesions. N Engl J Med. 2007;356(19):1915-27.

57. Garland SM, Hernandez-Avila M, Wheeler CM, Perez G, Harper DM, Leodolter S, et al. Quadrivalent vaccine against human papillomavirus to prevent anogenital diseases. N Engl J Med. 2007;356(19):1928-43.

58. Paavonen J, Jenkins D, Bosch FX, Naud P, Salmerón J, Wheeler CM, et al. Efficacy of a prophylactic adjuvanted bivalent L1 virus-like-particle vaccine against infection with human papillomavirus types 16 and 18 in young women: an interim analysis of a phase III double-blind, randomised controlled trial. Lancet. 2007;369(9580):2161-70.

59. Schwarz TF, Spaczynski M, Schneider A, Wysocki J, Galaj A, Perona P, et al. Immunogenicity and tolerability of an HPV-16/18 AS04-adjuvanted prophylactic cervical cancer vaccine in women aged 15-55 years. Vaccine. 2009;27(4):581-7.

60. Castellsagué X, Muñoz N, Pitisuttithum P, Ferris D, Monsonego J, Ault K, et al. End-of-study safety, immunogenicity, and efficacy of quadrivalent HPV (types 6, 11, 16, 18) recombinant vaccine in adult women 24-45 years of age. Br J Cancer. 2011;105(1):28-37.

61. Joura EA, Giuliano AR, Iversen OE, Bouchard C, Mao C, Mehlsen J, et al. A 9-valent HPV vaccine against infection and intraepithelial neoplasia in women. N Engl J Med. 2015;372(8):711-23.

62. Drolet M, Bénard É, Pérez N, Brisson M, HPV Vaccination Impact Study Group. Population-level impact and herd effects following the introduction of human papillomavirus vaccination programmes: updated systematic review and meta-analysis. Lancet. 2019;394(10197):497-509.

63. Lei J, Ploner A, Elfström KM, Wang J, Roth A, Fang F, et al. HPV Vaccination and the risk of invasive cervical cancer. N Engl J Med. 2020;383(14):1340-8.

64. Patel C, Brotherton JM, Pillsbury A, Jayasinghe S, Donovan B, Macartney K, et al. The impact of 10 years of human papillomavirus (HPV) vaccination in Australia: what additional disease burden will a nonavalent vaccine prevent? Euro Surveill. 2018;23(41). Disponível em: http://dx.doi.org/10.2807/1560-7917.ES.2018.23.41.1700737.

65. Simms KT, Hanley SJB, Smith MA, Keane A, Canfell K. Impact of HPV vaccine hesitancy on cervical cancer in Japan: a modelling study. Lancet Public Health. 2020;5(4):e223-34.

66. Yagi A, Ueda Y, Kakuda M, Nakagawa S, Hiramatsu K, Miyoshi A, et al. Cervical cancer protection in Japan: Where are we? Vaccines (Basel). 2021;9(11). Disponível em: http://dx.doi.org/10.3390/vaccines9111263.

67. Moura L de L, Codeço CT, Luz PM. Human papillomavirus (HPV) vaccination coverage in Brazil: spatial and age cohort heterogeneity. Rev Bras Epidemiol. 2020;24:e210001.

# 66

# Imunoterapia

Gilberto de Castro Junior

## DESTAQUES

- A evasão do sistema imune pelas células neoplásicas é um dos marcos da carcinogênese.
- O termo "imunoterapia" refere-se a estratégias que estimulam o sistema imune do paciente com câncer a atuar contra a neoplasia maligna em questão.
- Os Inibidores de pontos de checagem imunológicos inibem sinapses imunológicas entre células que bloqueiam a ativação das células de defesa contra o tumor. Em consequência, tais medicações promovem a ativação do sistema imune como terapia antineoplásica. Os anticorpos monoclonais anti-CTLA4, anti-PD1 e anti-PD-L1 são os principais exemplos da classe em uso atual para diversas neoplasias.
- As terapias celulares adotivas incluem as infusões de linfócitos de doador, de linfócitos infiltrantes do tumor, de células T com receptor engineered e de células T CAR (chimeric antigen receptor). Este tipo de tratamento já possui papel para neoplasias hematológicas e está em estudo para tumores sólidos.

## INTRODUÇÃO

Entre as marcas registradas do câncer recentemente revisadas por Hanahan em 2022, destaca-se a evasão do sistema imune pelas células neoplásicas como uma de suas características.[1]

Em termos históricos, cabe o registro da aplicação da chamada "toxina de Coley", um filtrado de culturas de *S. pyogenes* e de *S. marcescens* por William Bradley Coley (1862-1936) em tumores. Há o registro de um caso de um paciente portador de sarcoma mandibular metastático tratado por Coley em 1899, com registro

fotográfico de resposta e que permanecia vivo em 1910, segundo informado por ele em uma apresentação na Royal Society of Medicine.[2]

Mais de 120 anos depois desse tratamento empírico, com base em ativação inespecífica de inflamação, conhecemos melhor muitas das bases da imunologia dos tumores e presenciamos um avanço considerável em termos de sucesso de imunoterapia em diversos cenários clínicos, seja no tratamento da doença metastática, seja no cenário adjuvante, com intenção curativa. Neste capítulo, discutiremos aspectos da imunologia dos tumores e diversas aplicações clínicas de agentes que, de modo isolado ou em combinação com outras modalidades terapêuticas, têm resultado em um ganho de sobrevida global (SG) e de qualidade de vida em alguns de nossos pacientes.

## MICROAMBIENTE TUMORAL, VIGILÂNCIA IMUNOLÓGICA DOS TUMORES E IMUNOEDIÇÃO

É fundamental conceituarmos o câncer como um sistema complexo constituído pelas células neoplásicas malignas propriamente ditas e pelas células componentes do microambiente tumoral conhecido como "estroma tumoral", como células inflamatórias (linfócitos, macrófagos, polimorfonucleares, mastócitos), endotélio vascular, pericitos e fibroblastos. Além disso, nesse microambiente podem ser identificadas células neoplásicas conhecidas funcionalmente como "células-tronco tumorais" (cancer stem cells), com propriedades de se dividir para gerar e repopular o tumor, além de terem capacidade de transdiferenciação e de transição epitélio-mesenquimal, o que corresponde à autorrenovação e à expansão clonal. A ativação do componente estromal, ou inflamação, favorece a ocorrência das células-tronco tumorais e do fenótipo de transição epitélio-mesenquimal.

A detecção de células inflamatórias em cortes histológicos de neoplasias malignas é frequente no componente estromal da neoplasia. Podemos hoje afirmar que esse infiltrado inflamatório tem papel fundamental na progressão do câncer. As células inflamatórias imunes (macrófagos, linfócitos B e T, mastócitos) podem ter papel tanto antitumoral como um papel de facilitar a progressão do tumor, e não somente de vigilância e citotoxicidade. Algumas neoplasias podem, inclusive, surgir em sítios de inflamação crônica, onde há contínua atividade de reparo, como os adenocarcinomas pulmonares em lesões de cicatriz de tuberculose pulmonar ou os carcinomas epidermoides de pele que podem surgir em cicatrizes crônicas de membros inferiores. A própria inflamação promovida pelo tumor é também reconhecida como outra das marcas registradas do câncer.[3]

No microambiente tumoral, assim caracterizado como "inflamado", há produção pelas células inflamatórias de uma série de citocinas pró-proliferativas, como o fator de crescimento epidérmico (EGF), fator de crescimento do endotélio vascular (VEGF, em suas diversas isoformas) e fator de crescimento de fibroblastos (FGF), com propriedades pró-angiogênicas; quimiocinas, metaloproteases de matriz (p. ex., MMP-9), catepsina e heparanase, estas com propriedades de facilitar a invasão estromal e o processo de metástase, no conjunto favorecendo o fenótipo neoplásico maligno. Importante também mencionar a ocorrência das chamadas células mieloides supressoras infiltrantes do tumor, $CD11b^+CD33^+CD14^+HLA-DR^{lo/-}CD15^-$, com propriedades de supressão da atividade dos linfócitos T citotóxicos e dos linfócitos NK (natural-killer).

Podemos, então, definir a vigilância imunológica dos tumores como aquele processo de monitorização pelo sistema imune com pressão seletiva e eliminação de clones celulares e micrometástases, causando a chamada "imunoedição dos tumores". Este processo explica a ocorrência aumentada de algumas neoplasias em pacientes imunossuprimidos, como a ocorrência mais frequente de carcinoma de células escamosas da pele em pacientes transplantados sob imunossupressão, sarcoma de Kaposi e doenças linfoproliferativas em pacientes com síndrome de imunodeficiência humana pelo HIV. São, de modo geral, neoplasias de etiologia viral (papilomavírus, herpesvírus humano tipo 8 e vírus Epstein-Barr, respectivamente nos exemplos mencionados) que ocorrem nestes pacientes, relacionadas à imunossupressão que não consegue erradicar de forma eficiente a causa do tumor. Ademais, tumores não relacionados a vírus também podem ter curso clínico mais agressivo e crescimento mais rápido nesses pacientes, provavelmente por deficiências nesta imunoedição, em especial em linfócitos T citotóxicos CD8*, linfócitos T CD4* helper1 e em células NK.

De modo didático, podemos incluir a imunovigilância dos tumores no seu processo de iniciação e progressão, em três fases conhecidas como três "E": eliminação; equilíbrio; e escape. A eliminação dos clones celulares, resultante da pressão seletiva do sistema imune sobre o tumor, advém da ocorrência de imunidade inata (a partir de ativação de receptores NKG2D em células NK, macrófagos e linfócitos T citotóxicos) e da imunidade adaptativa, caracterizada por produção de interferons tipo I, ativação de células dendríticas e expressão de CCR7, ativação de linfócitos Th1 CD4+ e de linfócitos T citotóxicos CD8+, e do processo inflamatório que culmina na morte tumoral via granzima B, perforina e ativação de receptores Toll. Na fase de equilíbrio, há uma latência no tumor imunomediada, em que a imunidade adaptativa tem papel predominante e pode ocorrer a emergência de variantes celulares com fenótipo imunogênico reduzido. Por fim, na fase de escape tumoral, há alterações em alvos tumorais essenciais, como perda de MHC-classe I por meio de sinalização defeituosa de interferons tipo II, aumento quali ou quantitativo da atividade de vias que favoreçam proliferação (mediada por STAT-3), em um microambiente imunossupressivo (presença de linfócitos Tregs FOXP3+ e células supressivas derivadas mieloides), com aumento da produção local de citocinas pró-tumorais (TGF-β, adenosina, iNOS).[4]

Podemos considerar que esta imunoedição ocorreria preferencialmente naqueles clones celulares mais imunogênicos, com maior carga genética mutacional e expressão de neoantígenos, em pacientes imunocompetentes, com menos pressão seletiva pelo sistema imune naqueles tumores menos imunogênicos. Realmente, maior infiltrado inflamatório e melhor prognóstico são observados em adenocarcinomas colorretais com deficiência de reparo de DNA e instabilidade de microssatélites. Este infiltrado é rico em linfócitos T citotóxicos e células NK, sugerindo maior proficiência desta imunoedição. Outro exemplo da importância desta imunoedição, como controle da progressão neoplásica, é a emergência de tumores em pacientes transplantados a partir de células neoplásicas dormentes no enxerto, antes controlados pelo sistema imune do doador.[5]

Dentro do microambiente tumoral são continuamente liberadas na microcirculação alguns produtos da expansão dos clones celulares: exossomos; microvesículas; proteínas; ácidos nucleicos; originados das células tumorais viáveis ou daquelas que sofreram apoptose ou necrose celular. Esses produtos podem ter atividade antigênica e, dentro dos linfonodos regionais, podem ser captados, metabolizados e apresentados aos linfócitos T (CD3*) pelas células apresentadoras de antígenos (APC), em um contexto de moléculas do complexo principal de histocompatibilidade (MHC1 ou 2). Serão reconhecidos por linfócitos T CD8+ via MHC-I e por linfócitos T CD4+ via MHC-II. A ativação deste linfócito T se dará, entretanto, após um segundo estímulo, ou *checkpoint* imune, que pode ser estimulatório (p. ex., via B7 na célula APC interagindo com CD28 no linfócito T), ou inibitório (estímulo aos

receptores de superfície CTLA-4: *cytotoxic T lymphocyte antigen-4*, ou PD-1: *programmed death-1*). Via estas sinapses imunológicas, ocorre a ativação deste linfócito T específico, ou é gerada sua anergia. É este linfócito ativado que, no microambiente do tumor, será responsável pela citotoxicidade às células tumorais via secreção de citocinas citotóxicas, como interferon-alfa.

Na evasão do sistema imune pelo tumor, resultando na anergia de linfócitos T citotóxicos e de células NK no microambiente tumoral, ocorre produção de citocinas imunossupressoras pelas células neoplásicas (p. ex., o fator de crescimento transformante beta ou TGF-β, interleucinas-6 e -10), além da presença de células imunossupressoras (linfócitos Tregs e células supressoras mieloide-derivadas), da expressão pelo tumor de proteínas de superfície relacionadas à inibição de ativação do linfócito T citotóxico CD8+, como PDL-1, ou mesmo pela perda de expressão de moléculas do complexo principal de histocompatibilidade (MHC1 ou 2), e pela menor produção local de interleucina 2 (IL-2).

## IMUNOTERAPIA COMO ESTRATÉGIA DE TRATAMENTO DO CÂNCER

O termo "imunoterapia" refere-se àquelas estratégias de estimular o sistema imune do paciente com câncer a atuar contra a neoplasia maligna em questão. Um exemplo clássico é a aplicação do bacilo de Calmette-Guérin (BCG) intravesical, ainda hoje utilizada como tratamento adjuvante pós-ressecção transuretral de carcinomas uroteliais superficiais da bexiga, com resultados positivos, diminuindo a recidiva local e a progressão para histologias invasivas com *odds-ratio* da ordem de 0,4 em comparação com quimioterapia citotóxica clássica, segundo metanálises recentes. A ação do BCG, nesse cenário, passa por estímulo funcional inespecífico às células da resposta imunológica inata, gerando uma memória imunológica responsável pelo controle da neoplasia.[6,7] Outros exemplos de imunoterapias no câncer serão a seguir discutidos.

### Citocinas: interferon-alfa e interleucina-2

O uso destas citocinas de modo mais amplo foi possível, a partir do final da década de 1980 e início dos anos 1990, pelo aperfeiçoamento da tecnologia do DNA recombinante. No caso do interferon-alfa, trata-se de um estímulo bastante inespecífico ao sistema imune. Febre, síndrome *flu-like*, emagrecimento, alterações psiquiátricas (depressão) e hipotireoidismo são comuns e seu emprego, em muitos cenários, já foi superado por tratamentos mais eficientes e menos tóxicos, como os inibidores de bcl-abr em leucemia mieloide crônica, os análogos de purinas (como a fludarabina) em tricoleucemia, agentes antiangiogênicos (isolados ou em associação com outros agentes) no carcinoma de células claras do rim e os anticorpos direcionados aos pontos de checagem imune PD-1 e CTLA-4 nos pacientes com melanoma maligno.[8]

IL-2 atua por intermédio da ativação de células T e NK. O uso em altas doses em casos de melanoma maligno metastático e no carcinoma de células claras do rim metastático gerou respostas da ordem de 7% de resposta completa entre 10% e 13% de respostas parciais, por vezes duradouras. A elevada toxicidade, causada pela síndrome de extravasamento capilar, hipo-

tensão, febre, calafrios e possibilidade de desconforto respiratório e insuficiência renal torna mandatória sua administração em unidade de terapia intensiva (UTI). Seu uso, hoje, foi suplantado pela introdução dos inibidores de pontos de checagem imune. Proteínas de fusão baseadas em IL-2 se encontram em fases avançadas de desenvolvimento clínico.[9]

## Inibidores de pontos de checagem imunológicos (ICI, inibidores de *checkpoints* imunológicos)

### Anticorpos inibidores de CTLA4: ipilimumabe

Ipilimumabe é um anticorpo monoclonal completamente humanizado direcionado à inibição da sinapse imunológica inibitória mediada pelo CTLA-4: *cytotoxic T lymphocyte antigen-4*. Isso propicia a ativação do linfócito T citotóxico principalmente no nível do linfonodo (Figura 66.1).

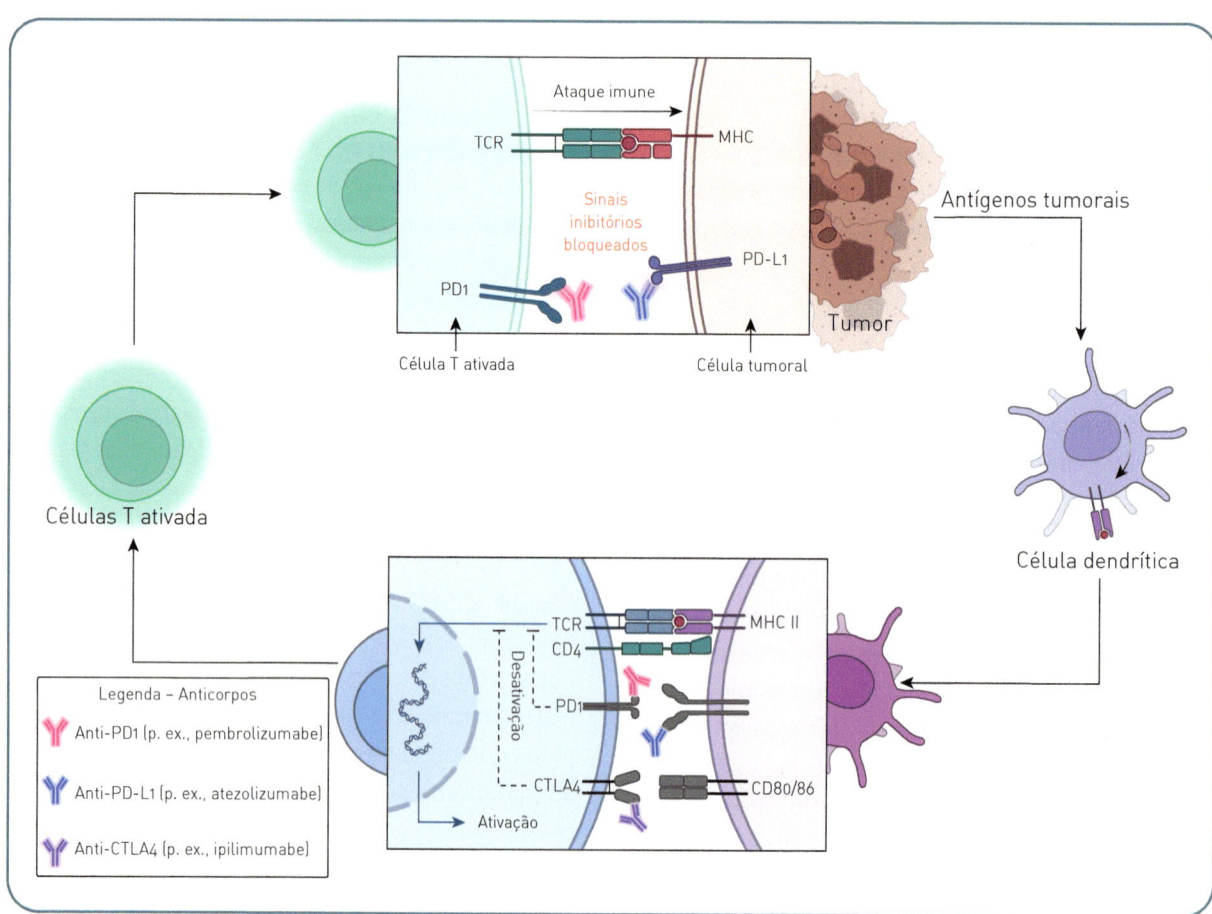

**FIGURA 66.1 –** Ativação de linfócitos T citotóxicos no linfonodo (parte inferior da figura) e ação citotóxica destes linfócitos no microambiente tumoral (parte superior da figura): são mostrados os pontos de checagem imune e o alvo de anticorpos direcionados a pontos de checagem imune.

Fonte: Desenvolvida pela autoria.

Seu uso constituiu-se em uma mudança de paradigma no tratamento do melanoma maligno metastático, pois conseguiu-se observar, nos pacientes portadores desta neoplasia, um aumento de taxa de resposta em comparação a uma vacina com base em gP100, que se traduziu em aumento de sobrevida livre de progressão e de SG, sendo o estudo de fase III de ipilimumab *versus* gP100 um estudo positivo com *hazard ratio* (HR) 0,68 estatisticamente positivo a favor desta imunoterapia. Chama a atenção que 23,5% dos pacientes tratados com ipilimumabe estavam vivos após 2 anos de seguimento, com resposta sustentadas. Mais recentemente, seu uso foi aprovado para o tratamento de melanoma maligno ressecado estádios II e III, no cenário adjuvante, com base nos dados de aumento de sobrevida livre de progressão.[10,11]

Tem como toxicidades principais a ocorrência de *rash* cutâneo, colite, hepatite, diarreia, fatiga, pneumonite, vitiligo, que podem ocorrer em uma frequência de quase 100% de graus 1 e 2 e até 40% de graus 3 e 4.

### Inibidores de PD-1 e PDL-1

São anticorpos humanizados direcionados à inibição da sinapse inibitória entre o receptor PD-1 localizado no linfócito T e seus respectivos ligantes PDL-1 e PDL-2 presentes na célula APC e de modo mais importante na célula tumoral. Esta inibição da sinapse inibitória evita a exaustão do linfócito T no microambiente tumoral e sugere melhor perfil de toxicidade em comparação com o ipilimumabe. A expressão de PDL-1 pela célula tumoral pode ser constitutiva ou como resposta à liberação de interferon-alfa pelo linfócito T citotóxico, sendo esta expressão regulada por STAT.

Os anticorpos em fase mais avançada de desenvolvimento são nivolumabe e pembrolizumabe, ambos de classe IgG4 e direcionados a PD1. Outros anticorpos como atezolizumabe, avelumabe e durvalumabe são direcionados a PDL-1.

Quero aqui chamar a atenção de alguns estudos, como o *CheckMate 066* que comparou o uso de nivolumabe 3 mg/kg a cada 2 semanas *versus* DTIC em pacientes com melanoma maligno metastático B-RAF selvagem. A SG em 1 ano foi 73% *versus* 42% (HR 0,42), sobrevida livre de progressão mediana 5,1 *versus* 2,2 meses e taxa de resposta global 40% *versus* 14% para os braços nivolumabe e DTIC, respectivamente.[13] Mais recentemente, foram publicados os dados do estudo *CheckMate 067* que compararam ipilimumabe *versus* nivolumabe *versus* a combinação nestes pacientes com melanoma maligno metastático B-RAF selvagem, sendo a SG favorável ao tratamento combinado com HR 0,54 (p < 0,001). Interessantemente, nos pacientes cujos tumores tinham expressão alta de PDL-1, a combinação não foi melhor do que nivolumabe isolado.[14]

Na área de carcinoma pulmonar de células não pequenas, metastático, previamente tratado com quimioterapia com base em cisplatina, o estudo *CheckMate 017* em carcinoma de células escamosas mostrou que nivolumabe 3 mg/kg a cada 2 semanas foi superior a docetaxel 75 mg/m$^2$ a cada 3 semanas em termos de aumento de SG (9 meses *versus* 6 meses, respectivamente, HR 0,59, p < 0,001). Já o estudo *CheckMate 057* em carcinoma de células não escamosas mostrou que nivolumabe 3 mg/kg a cada 2 semanas foi superior ao docetaxel 75 mg/m$^2$ a cada 3 semanas em termos de aumento de SG (12 meses *versus* 9 meses, respectivamente, HR 0,73, p < 0,001). Outro estudo que vale a pena ser mencionado é o *Keynote 024* que comparou pembrolizumab *versus* quimioterapia em pacientes com carcinoma de pulmão de células não pequenas metastático, com expressão de PDL-1 em pelo menos 50% das células neoplásicas: SG mediana foi 30 meses *versus* 14,4 meses, a favor de pembrolizumab, com HR 0,63 (Figura 66.2).[15,16]

Dados positivos são também observados em diversas neoplasias como carcinoma de células renal avançado, carcinoma urotelial de bexiga, linfoma de Hodgkin recidivado politratado, carcinoma de células escamosas de cabeça e pescoço, câncer colorretal deficiente de enzimas de reparo de DNA, carcinoma de células escamosas da pele avançado, entre outros.[17]

Os efeitos adversos são relacionados a manifestações autoimunes e incluem fadiga, *rash* cutâneo, prurido, diarreia, pneumonite, colite, hipofisite, hepatite e tireoidite, que podem ser severos em até 15% dos casos, mas em menor frequência daquela observada com ipilimumabe. Devemos nos atentar para o diagnóstico precoce e rápido tratamento destas toxicidades que podem, por vezes, ser bastante graves e inclusive levar à morte.[12]

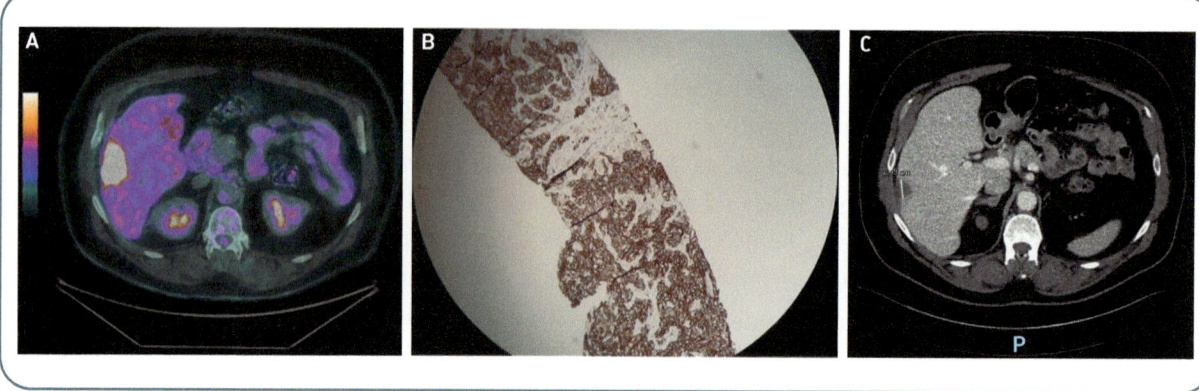

**FIGURA 66.2 –** Paciente portador de adenocarcinoma de pulmão. **(A)** Com metástase hepática. **(B)** Apresentando elevada imuno-expressão de PD-L1 em material de biópsia (TPS 98%). **(C)** Resposta radiológica após 3 meses de tratamento com pembrolizumabe.
Fonte: Acervo da autoria.

Algumas perguntas serão respondidas em futuro próximo em relação ao uso destes agentes, por exemplo: o valor da expressão de PDL-1 e da carga mutacional como biomarcadores preditivos de benefício clínico; a necessidade de combinação entre os diferentes anticorpos CTLA-4 e PD(L)-1; a melhor caracterização de qual momento estas imunoterapias serão de fato úteis entre as diversas linhas de tratamento dos pacientes portadores de neoplasias malignas avançadas; além de questões de acesso; duração de tratamento e farmacoeconomia.

### Anticorpos monoclonais

Vários anticorpos monoclonais são utilizados hoje na prática diária oncológica. Seu uso em larga escala foi possível pelo desenvolvimento da tecnologia dos hibridomas a partir dos trabalhos de Kohler e Milstein (1975). Como se trata de uma lista atualmente vasta de anticorpos, aqui nos deteremos aos seus domínios complementares e indicações. A ação antitumoral inclui citotoxicidade dependente de anticorpo (ADCC), citotoxicidade dependente de complemento,

favorecimento da *downregulation* de receptores de membrana envolvidos em proliferação celular, entre outras ações. Podem ser usados isoladamente ou em combinação com quimioterapia. O Tabela 66.1 mostra a nomenclatura empregada de acordo com a origem animal do anticorpo.[18,19]

#### Tabela 66.1. Nomenclatura de anticorpos monoclonais

| ORIGEM ANIMAL | SUFIXO | EXEMPLOS |
|---|---|---|
| Humano | -umabe | ipilimumabe, ramucirumabe |
| Humanizado | -zumabe | trastuzumabe, bevacizumabe |
| Quimérico | -ximabe | rituximabe, cetuximabe |

Fonte: Desenvolvida pela autoria.

Já o Tabela 66.2 mostra uma série de anticorpos monoclonais aprovados e em uso no Brasil, apontando respectivos nomes, alvo, tipo de anticorpo e algumas indicações terapêuticas.

#### Tabela 66.2. Seleção de anticorpos monoclonais em uso clínico no Brasil

| ANTICORPO MONOCLONAL | ALVO | TIPO DE ANTICORPO | PRINCIPAIS INDICAÇÕES |
|---|---|---|---|
| Daratumumabe | CD38 | IgG1 humana | Mieloma múltiplo |
| Ramucirumabe | VEGFR-2 | IgG1 humana | Câncer gástrico, CPCNP |
| Trastuzumabe | HER-2 | IgG1 humanizada | Câncer de mama |
| Ado-trastuzumabe entansina | HER-2 | IgG1 humanizada | Câncer de mama |
| Trastuzumabe deruxtecano | HER-2 | IgG1 humanizada | Câncer de mama |

Continua >>

>> Continuação

## Tabela 66.2. Seleção de anticorpos monoclonais em uso clínico no Brasil

| Anticorpo monoclonal | Alvo | Tipo de anticorpo | Principais indicações |
|---|---|---|---|
| Pertuzumabe | Câncer de mama | Câncer de mama | Câncer de mama |
| Panitumumabe | EGFR | IgG2 humana | Câncer colorretal |
| Bevacizumabe | VEGF | IgG1 humanizada | CPCNP, câncer colorretal, câncer de ovário |
| Cetuximabe | EGFR | IgG1 quimérica | Câncer colorretal |
| Rituximabe | CD20 | IgG1 quimérica | Linfoma não Hodgkin de grandes células, linfoma folicular |

*Não são mostrados os inibidores de pontos de checagem imunológica; CPCNP: câncer de pulmão de células não pequenas.

Fonte: Desenvolvida pela autoria.

Importante sublinhar que anticorpos monoclonais em desenvolvimento podem ser biespecíficos em termos de alvos, como amivantamabe (anti-EGFR e anti-MET), além de poderem ser conjugados a drogas (ADC: *antibody-drug conjugate*), como o trastuzumabe--deruxtecano, e também a radioisótopos.

## TERAPIAS ADOTIVAS CELULARES

O uso de terapias celulares adotivas em Oncologia inclui a transferência de células imunes ao paciente com o objetivo de se obter benefício clínico. Este termo inclui as infusões de linfócitos de doador, de linfócitos infiltrantes do tumor, de células T com receptor *engineered* e de células T CAR (*chimeric antigen receptor*). O uso de células T CAR anti-CD19 é um marco no tratamento de leucemias linfoblásticas B CD19[+]. Com base no conceito do efeito enxerto *versus* leucemia (GVL) e no racional dos resultados das infusões de linfócitos do doados (DLI), foi possível a reprogramação de células T com a finalidade de eliminar células malignas pelo reconhecimento de antígenos específicos da neoplasia em questão. O receptor quimérico se liga a antígenos tumorais extracelulares de um modo complementar específico no receptor da célula T. O compartimento intracelular inclui o domínio CD3ζ/CD137. Tem como principal toxicidade a síndrome de liberação de citocinas, além encefalopatía e o potencial de induzir aplasias (especialmente de células B).[20]

Em conclusão, imunoterapia é hoje um dos pilares do tratamento sistêmico do câncer ao lado da quimioterapia citotóxica clássica e das terapias de alvo-molecular, devendo ser considerada como uma alternativa de tratamento nos diversos estadiamentos de várias neoplasias. Devemos favorecer sempre a inclusão, sempre que possível, de nossos pacientes em estudos clínicos que investigam o uso destas terapias ainda em desenvolvimento, a fim de esclarecer diversas perguntas em relação às suas indicações, mecanismos de ação, biomarcadores preditivos, toxicidade e farmacoeconomia.

## REFERÊNCIAS

1. Hanahan D. Hallmarks of cancer: New Dimensions. Cancer Discov. 2022;12(1):31-46.
2. Balkwill F. Tumour necrosis factor and cancer. Nat Rev Cancer. 2009;9(5):361-71.
3. Hanahan D, Weinberg RA. Hallmarks of cancer: the next generation. Cell. 2011;144(5):646-74.
4. Vesely MD, Kershaw MH, Schreiber RD, Smyth MJ. Natural innate and adaptive immunity to cancer. Annu Rev Immunol. 2011;29:235-71.
5. Lin A, Zhang J, Luo P. Crosstalk between the MSI status and tumor microenvironment in colorectal cancer. Front Immunol. 2020;11:2039.
6. Sylvester RJ, van der Meijden AP, Witjes JA, Kurth K. Bacillus calmette-guerin versus chemotherapy for the intravesical treatment of patients with carcinoma in situ of the bladder: a meta-analysis of the published results of randomized clinical trials. J Urol. 2005;174(1):86-91.
7. van Puffelen JH, Keating ST, Oosterwijk E, van der Heijden AG, Netea MG, Joosten LAB, et al. Trained immunity as a molecular mechanism for BCG immunotherapy in bladder cancer. Nat Rev Urol. 2020;17(9):513-25.
8. Vidal P. Interferon – in cancer immunoediting: From elimination to escape. Scand J Immunol. 2020;91(5):e12863.
9. MacDonald A, Wu TC, Hung CF. Interleukin 2-based fusion proteins for the treatment of cancer. J Immunol Res. 2021;2021:7855808.

10. Hodi FS, O'Day SJ, McDermott DF, Weber RW, Sosman JA, Haanen JB, et al. Improved survival with ipilimumab in patients with metastatic melanoma. N Engl J Med. 2010;363(8):711-23.

11. Eggermont AM, Chiarion-Sileni V, Grob JJ, Dummer R, Wolchok JD, Schmidt H, et al. Prolonged Survival in Stage III Melanoma with Ipilimumab Adjuvant Therapy. N Engl J Med. 2016;375(19):1845-55.

12. Darnell EP, Mooradian MJ, Baruch EN, Yilmaz M, Reynolds KL. Immune-related adverse events (irAEs): diagnosis, management, and clinical pearls. Curr Oncol Rep. 2020;22(4):39.

13. Robert C, Long GV, Brady B, Dutriaux C, Maio M, Mortier L, et al. Nivolumab in previously untreated melanoma without BRAF mutation. N Engl J Med. 2015;372(4):320-30.

14. Hodi FS, Chiarion-Sileni V, Gonzalez R, Grob JJ, Rutkowski P, Cowey CL, et al. Nivolumab plus ipilimumab or nivolumab alone versus ipilimumab alone in advanced melanoma (CheckMate 067): 4-year outcomes of a multicentre, randomised, phase 3 trial. Lancet Oncol. 2018 Nov;19(11):1480-92.

15. Borghaei H, Gettinger S, Vokes EE, Chow LQM, Burgio MA, de Castro Carpeno J, et al. Five-year outcomes from the randomized, phase III trials checkmate 017 and 057: Nivolumab versus docetaxel in previously treated non--small-cell lung cancer. J Clin Oncol. 2021;39(7):723-33.

16. Reck M, Rodríguez-Abreu D, Robinson AG, Hui R, Csőszi T, Fülöp A, et al. Updated analysis of KEYNOTE-024: pembrolizumab versus platinum-based chemotherapy for advanced non-small-cell lung cancer with PD-L1 tumor proportion score of 50% or greater. J Clin Oncol. 2019;37(7):537-46.

17. Keytruda®. Bula. Brasil, 2022.

18. Weiner GJ. Building better monoclonal antibody-based therapeutics. Nat Rev Cancer. 2015;15(6):361-70.

19. Ramaswami R, Longo DL. Monoclonal antibodies. In: Chabner BA, Longo DL. Cancer chemotherapy, immunotherapy and biotherapy: principles and practice. Philadelphia: Wolters Kluwer, 6a ed.; 2019,509-29.

20. Ruella M, Rotolo A, Cummins KD, June CH. Adoptive cellular therapy. In: Chabner BA, Longo DL. Cancer chemotherapy, immunotherapy and biotherapy: principles and practice. Philadelphia: Wolters Kluwer, 6a ed.; 2019,561-83.

# Aspectos Práticos em Oncologia

# 67

# Dieta e Câncer

Liane Brescovici Nunes de Matos

## DESTAQUES

- O padrão alimentar pode influenciar o risco de neoplasias. Fatores específicos relacionados à dieta com evidência de uma associação com risco aumentado de câncer, incluem, por exemplo, aflatoxinas com câncer de fígado, carne vermelha e/ou carne processada com câncer colorretal e álcool com câncer do trato gastrointestinal.
- Entre as orientações dietéticas como estratégia de prevenção do câncer, recomenda-se evitar bebidas açucaradas, limitar consumo de carnes processadas e carne vermelha, realizar consumo regular de vegetais e frutas, escolher grão integrais ao invés de grãos refinados e limitar o consumo de bebidas alcóolicas.
- A caquexia é uma complicação frequente do câncer e do tratamento oncológico. Durante o tratamento, o suporte nutricional é relevante para auxiliar na preservação do peso e da composição corporal.

## INTRODUÇÃO

A nutrição no paciente com câncer é muito importante antes, durante e após o tratamento oncológico. Quando o paciente tem o diagnóstico de câncer, muitas vezes aumenta a sua procura por melhorar a nutrição e consumir alimentos que julgue saudáveis.

A desnutrição e desordens metabólicas, muitas vezes presentes em pacientes com câncer, podem impactar negativamente na evolução clínica e no tratamento (cirurgia, radioterapia e terapias farmacológicas). O déficit calórico e proteico está associado à diminuição da resposta ao tratamento oncológico e da qualidade de vida do paciente. A prevalência de desnutrição em pacientes oncológicos foi relatada em cerca de 20% a 70% em vários estudos, com diferenças relacionadas à idade do paciente, ao tipo e estágio do câncer. Pacientes com neoplasia do trato gastrointestinal, cabeça e pescoço, fígado e pulmão estão entre os de maior risco de desnutrição.[1,2] Estima-se que cerca de 10% a 20% dos óbitos nos pacientes com câncer possam ser atribuídos à desnutrição e não à doença oncológica em si.[3]

Estudos mostram que apenas 30% a 60% dos pacientes oncológicos recebem terapia nutricional adequada, por meio da avaliação nutricional, suplementos orais, nutrição enteral ou parenteral, o que ainda é bastante aquém do desejado.[2,4]

## FISIOPATOLOGIA DO CÂNCER E NUTRIÇÃO

A desnutrição e caquexia no paciente oncológico tem origem multifatorial. É preciso entender os conceitos de sarcopenia, pré-caquexia e caquexia para traçar um plano de tratamento ao paciente.

A caquexia e sarcopenia têm em comum, na sua definição, a perda da massa muscular esquelética, porém, elas são muito diferentes em termos de fisiopatologias e etiologias. A sarcopenia é uma síndrome que acomete a musculatura esquelética de forma progressiva e generalizada, uma vez que é avaliada pela combinação da força, massa e *performance* muscular.[5] A caquexia associada ao câncer é uma síndrome multifatorial, caracterizada por uma perda progressiva da massa muscular esquelética, acompanhada ou não de perda de gordura, e não pode ser totalmente revertida pela terapia nutricional convencional, já que leva a uma alteração funcional progressiva.[1,3]

O seu diagnóstico se basearia na perda de peso nos últimos 6 meses, com perda variável de acordo com o IMC do paciente ou associação com sarcopenia: perda de peso > 5% com qualquer Índice de Massa Corpórea (IMC) ou perda de peso > 2% com IMC < 20 kg/m² ou com a presença de sarcopenia.[1,3]

A caquexia frequentemente está associada com redução da ingestão e a presença de mediadores inflamatórios. A caquexia do câncer é reconhecida como um contínuo, embora nem todos os pacientes obrigatoriamente irão apresentar todos os seus estágios. Idealmente, ela deveria ser reconhecida na sua fase inicial, a pré-caquexia, caracterizada pela perda de peso ≤ 5% na presença de anorexia e alterações metabólicas. Na sua fase mais avançada, a caquexia refratária, existe a presença de um catabolismo acentuado, depleção importante das reservas de gordura e massa muscular, e imunodepressão acentuada.[1,3] O paciente, nessa fase, torna-se irresponsivo aos tratamentos antineoplásicos e intervenções nutricionais, com apresentação de baixa funcionalidade e sobrevida reduzida a menos de 3 meses.[1,3] A Figura 67.1 resume estes estágios e as intervenções nutricionais adequadas.

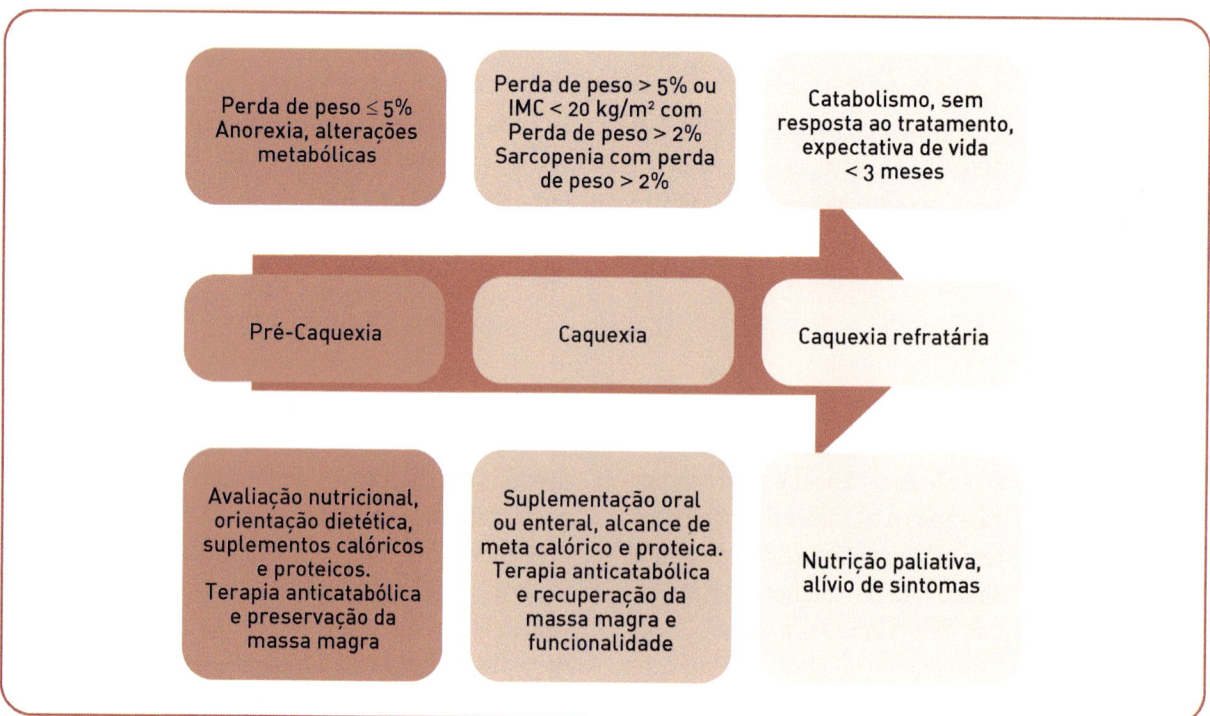

**FIGURA 67.1 –** Estágios da caquexia oncológica e tratamentos específicos.

Fonte: Adaptado de Arends J, *et al.*, 2017.

Como fisiopatologia da desnutrição e sarcopenia, observa-se a liberação de fatores inflamatórios pelo tumor (Interleucinas, Fator de Necrose Tumoral) que agem principalmente no cérebro, musculo, fígado e tecido adiposo.[1] Ocorre anorexia com redução da ingesta calórica, desequilíbrio anabólico e catabólico, o que leva a consumo de massa muscular e aumento de fadiga física, aumento da produção hepática de proteínas de fase aguda, depleção de albumina e diminuição da depuração das toxinas e medicamentos, além de aumento da lipólise.[1,2,3] A Figura 67.2 traz a fisiopatologia e a resposta inflamatória do paciente com câncer.

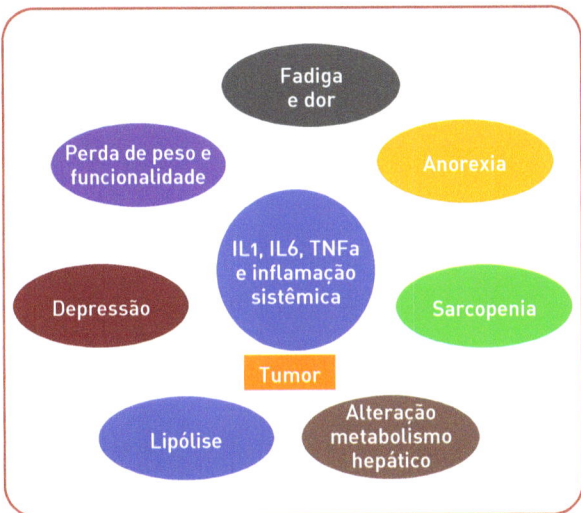

**FIGURA 67.2 –** Fisiopatologia da resposta inflamatória no paciente oncológico.

IL1: interleucina 1; IL6: interleucina 6; TNFa: fator de necrose tumoral alfa.

Fonte: Desenvolvida pela autoria.

## TERAPIA NUTRICIONAL NO TRATAMENTO ONCOLÓGICO

### Triagem e avaliação nutricional

A triagem nutricional é o procedimento que detecta pacientes em risco nutricional. No paciente com câncer, especificamente, possui grande importância, já que esta população é exposta a maior risco de desnutrição pela presença da doença em si e pelos tratamentos propostos. De acordo com as diretrizes da European Society for Clinical Nutrition and Metabolism (ESPEN) de nutrição em oncologia e de nutrição em cirurgia, ambas publicadas em 2017, o momento da triagem deve ser no diagnóstico do paciente, no ambulatório, na admissão, ou ao primeiro contato com o paciente durante a internação em até 48 horas, e deve ser repetida durante o tratamento, mesmo naqueles considerados sem risco nutricional na primeira avaliação.[2,3,6] A frequência será variável de acordo com as situações clínicas que se apresentarem, a considerar sempre a ingestão alimentar, mudança de peso e IMC.[3]

Existem várias ferramentas de triagem nutricional e elas podem ser aplicadas por qualquer profissional da saúde treinado, não necessariamente precisam ser aplicadas por nutricionista. Segundo a diretriz da Sociedade Brasileira de Nutrição Parenteral e Enteral (BRASPEN) em Oncologia, de 2019,[3] os métodos de triagem que podem ser aplicados na população oncológica são: Triagem de Risco Nutricional 2002 (NRS-2002), Instrumento Universal de Triagem de Desnutrição (MUST), Avaliação Global Subjetiva Produzida Pelo Paciente versão reduzida (ASG-PPP VR), Instrumento de Triagem de Desnutrição (MST), Mini Avaliação Nutricional versão reduzida (MNA-VR) em até 24 a 48 horas após a admissão hospitalar.[3]

Na prática, as mais utilizadas são a NRS 2002 e ASG-PPP. A ASG-PPP VR foi validada em 2016 como método de triagem nutricional para pacientes com câncer. Um estudo com 1664 pacientes com câncer gástrico metastático verificou que os indivíduos avaliados pela NRS-2002, classificados em risco nutricional (NRS 2002 maior que 3), apresentaram maior morbidade pós-operatória, menor tempo de sobrevida livre de doença e maior mortalidade, comparados aos classificados em sem risco nutricional.[3,7]

Uma nova escala, a **nutriscore**, desenvolvida por Arribas, *et al*, é instrumento de triagem nutricional voltado apenas para pacientes oncológicos. Mostrou-se ser um método rápido, simples e com alto de nível de acurácia na detecção do estado nutricional. Esta ferramenta considera a localização tumoral e classifica em riscos alto, médio e baixo, de modo a compreender que o sítio tumoral também é um fator importante para predizer o risco nutricional, porém, ainda necessita de maiores validações clínicas para uso rotineiro.[8]

Outro ponto importante no paciente com câncer é a avaliação da composição corporal, pois por meio dela é possível uma avaliação mais detalhada do paciente quanto à sarcopenia. Essa avaliação engloba métodos de avaliação da massa muscular, como tomografia computadorizada, densitometria óssea, bioimpedância elétrica e medidas antropométricas. Em caso de pacientes idosos com câncer, além da avaliação da massa muscular, deve-se considerar a avaliação de força pela dinamometria, e função pelo teste de caminhada.[3,5,9,10]

A avaliação do estado nutricional de um paciente visa, também, a obter informações sobre os efeitos do suporte metabólico. Para isso, são necessários métodos confiáveis, bem tolerados e rápidos para monitorar a massa magra. Nos últimos anos, houve o aumento do uso da análise de tomografia computadorizada (TC), ultrassom músculo esquelético (USME), bioimpedância elétrica (BIA), absorciometria por dupla emissão de raio X (DXA). O conhecimento sobre os diferentes métodos e de suas limitações é essencial para poder interpretar com precisão os resultados do estudo e determinar qual método é mais adequado em uma situação específica.[9-12] Na Tabela 67.1, seguem as principais indicações e limitações dos exames de avaliação da composição corporal.

## Tabela 67.1. Exames para avaliação da composição corporal

| | TOMOGRAFIA COMPUTADORIZADA (MUSCULATURA PARAVERTEBRAL L3) | ULTRASSONOGRAFIA DO MÚSCULO\QUADRÍCEPS | BIOIMPEDÂNCIA ELÉTRICA (BIA) | ABSORCIOMETRIA POR DUPLA EMISSÃO DE RAIO X (DXA) |
|---|---|---|---|---|
| Acurácia | +++ Excelente acurácia Necessidade de *software* específico para avalição | + Requer protocolos e treinamento da equipe | + Possibilidade de alteração associada ao estado de hidratação | +++ Excelente acurácia Necessidade de *software* específico para avalição |
| Informação sobre a estrutura muscular | +++ Avalia densidade muscular, grau de infiltração de gordura | +++ Possibilidade de diferentes medidas: espessura, área de secção | + Avalia ângulo de fase (lesão e "saúde" celular) | +++ Medição de forma direta, não invasiva da massa, agra, massa gorda e massa óssea. Permite avaliação muscular dicotomizada por membros/grupos musculares |
| Custos | –/+++ Janela de oportunidade, adequado utilizar um exame que o paciente já tenha feito por outro motivo | + Utiliza aparelho de US, normalmente já disponível na UTI/Hospital | ++ Várias opções de aparelhos disponíveis | +++ Exame ainda caro e não disponível em todos os centros de maneira acessível |
| Radiação | +++ Requer radiação para execução do exame | – Não requer radiação para execução do exame | – Não requer radiação para execução do exame | + Requer radiação para execução do exame, porém, semelhante à exposição solar |
| Diagnóstico de sarcopenia | +++ Alta acurácia | – Não faz diagnóstico de sarcopenia, compara o paciente com ele mesmo em diferentes dias da internação | ++ Possibilidade de alteração associada ao estado de hidratação | +++ Alta acurácia |

Fonte: Adaptada de Looijaard WGPM, Molinger J, Weijs PJM, 2018.

O método de escolha para a avaliação da massa muscular em pacientes com câncer seria a tomografia computadorizada (TC), pois trata-se de um método de conveniência, uma vez que esse grupo de pacientes utiliza esse exame para fins diagnósticos e de acompanhamento da progressão da doença. O diagnóstico da depleção muscular é realizado a partir da estimativa da área transversal da musculatura esquelética, avaliada ao nível da 3ª vértebra lombar.[3,9-12] A TC possibilita o acompanhamento das alterações da massa muscular ao longo do tratamento oncológico, assim como a avaliação da qualidade muscular por meio da atenuação muscular, outra característica radiológica do músculo que se encontra alterada nos pacientes com câncer e no envelhecimento, e se associa com função física e mortalidade.[3,9-12]

Um método bastante utilizado para a avaliação da massa muscular e mais disponível no nosso meio é a bioimpedância elétrica (BIA). Pode ser realizado em ambientes ambulatorial e hospitalar, com aparelhos portáteis. Ele mede a massa gorda e massa livre de gordura por meio da passagem de uma corrente elétrica nos tecidos e a avaliação da resistência e reactância desses tecidos. Além dessas medidas, um ponto importante no exame do paciente oncológico é a medida do ângulo de fase, derivado diretamente dos valores de resistência e reactância, e é um método utilizado como marcador da baixa muscularidade – uma vez que representa não só a massa muscular , mas também da função e qualidade celular. Um ângulo de fase abaixo de 5 graus pode inferir lesão e inflamação celular.[3,9-11]

## Metas calóricas e proteicas

O gasto energético total do indivíduo consiste da somatória do Gasto Energético de Repouso (GER), do fator atividade física e da termogênese induzida pela dieta (uma pequena porcentagem do total). Vários fatores individuais e condições do tratamento oncológico influenciam o GER, como: aumento da demanda energética pelo próprio tumor, inflamação, composição corporal, analgesia, alterações hemodinâmicas, sedação, doença hepática, pancreatite, febre, sepse, infecções graves, disfunções de múltiplos órgãos após cirurgias eletivas, traumatismos no sistema nervoso central, lesões abdominais extensas, alterações de tireoide, insuficiência cardíaca e respiratória. Alguns desses fatores aumentam o GER e outros podem diminuí-lo. Assim, não se pode afirmar que um paciente com câncer sempre apresentará o mesmo gasto energético total durante todo tratamento oncológico. Outro fator que deve ser levado em consideração é a massa magra, que também influencia no GER.[3]

O gasto energético em repouso do paciente com câncer pode estar aumentado e, consequentemente, a necessidade proteica desses pacientes também estará aumentada, visto que cerca de 10% a 15% das necessidades energéticas diárias se deve às necessidades de proteína. O padrão ouro para o cálculo das necessidades calóricas é a calorimetria indireta, contudo, não é um exame facilmente disponível.[2,3]

A meta calórica sugerida pelo *guideline* de oncologia da ESPEN é 25 a 30 Kcal/kg, porém, sugere-se que a meta seja individualizada e, sempre que possível, o gasto energético calculado pela calorimetria indireta.[2] A diretriz da BRASPEN traz valores individualizados por fase do tratamento, os quais estão resumidos na Tabela 67.2.[3]

## Tabela 67.2. Meta calórica e proteica no paciente com câncer

| RECOMENDAÇÕES ENERGÉTICAS PARA O PACIENTE COM CÂNCER | |
|---|---|
| Paciente adulto e idoso com câncer, em tratamento antineoplásico | 25 a 30 kcal/kg/dia |
| Paciente idoso desnutrido: IMC < 18,5 kg/m² | 32 a 38 kcal/kg/dia |
| Paciente com câncer em tratamento paliativo | Mesma recomendação para o paciente adulto e idoso com câncer em tratamento antineoplásico, mas, na impossibilidade de atingir a meta, adequar a oferta calórica que melhor conforte o paciente |
| Pacientes sobreviventes ao câncer | 25 a 30 kcal/kg/dia, se eutrófico |

Continua >>

>> Continuação

## Tabela 67.2. Meta calórica e proteica no paciente com câncer

| RECOMENDAÇÕES ENERGÉTICAS PARA O PACIENTE COM CÂNCER | |
|---|---|
| Pacientes com câncer e obesidade | 20 a 25 kcal/kg/dia |
| Pacientes com câncer e caquexia ou desnutridos | 30 a 35 kcal/kg/dia |
| RECOMENDAÇÕES PROTEICAS PARA O PACIENTE COM CÂNCER | |
| Paciente adulto e idoso com câncer em tratamento antineoplásico | 1,2 a 2,0 g/kg/dia |
| Paciente com câncer paliativo | Considerar a mesma recomendação para o paciente adulto e idoso com câncer em tratamento antineoplásico, porém, não estabelecer metas nutricionais, e sim, trabalhar com oferta proteica que melhor conforte o paciente |
| Pacientes sobreviventes ao Câncer | 0,8 a 1,0 g/kg/dia |

Fonte: Adaptada de Horie LM, Barrere APN, Castro MG, Alencastro MG, Alves JTM, Dal Bello PP *et al.*, 2019.

Quanto às necessidades proteicas, elas devem ser individualizadas para cada paciente e fase do tratamento. Num paciente com processo inflamatório ativo, ocorre uma resistência anabólica que pode aumentar a necessidade proteica diária. Estudos mostram que uma oferta proteica próxima a 2.0 gramas por quilo por dia é segura e pode ser necessária para um balanço energético positivo.[3] A tabela 2 resume as necessidades proteicas no paciente oncológico. Além disso, é importante considerar, neste contexto, a cinética da proteína, uma vez que a via de administração, a qualidade e a absorção interferem na entrega do nutriente a musculatura. Quando a oferta proteica ocorre após o exercício, em uma terapia combinada, é possível aumentar a síntese proteica muscular, conforme alguns estudos, uma vez que os efeitos de síntese perduram por várias horas após.[13] Alguns estudos mostram que proteína do soro do leite (rica em aminoácidos essenciais como leucina) tende a manter uma aminoacidemia mais alta e, consequentemente, uma entrega de aminoácidos à musculatura mais efetiva, quando comparado à caseína e proteína de soja por exemplo.[14]

### INDICAÇÃO DE TERAPIA NUTRICIONAL ORAL, ENTERAL E PARENTERAL

A terapia nutricional em pacientes com câncer que estão desnutridos ou em risco de desnutrição demonstrou melhora no peso corporal e na ingestão calórica, mas não na sobrevida. A forma preferencial de terapia nutricional é a via oral, primeiramente por meio da orientação nutricional, para que se possa alcançar as necessidades nutricionais por meio da alimentação convencional. Quando esta terapia não for suficiente, utilizam-se os suplementos nutricionais orais como forma de melhorar o aporte energético e de nutrientes. Em geral, indica-se um suplemento oral quando o paciente não atinge pelo menos 60% a 75% das suas necessidades com a alimentação oral, conforme orientação nutricional. Além disso, indica-se suplementação oral em pacientes com lesão de pele ou para preparo imunológico pré-operatório.[3,15,16]

Existem no mercado inúmeros suplementos orais, em concentrações e apresentações variadas. Alguns são enriquecidos com vitaminas e minerais, ômega 3, arginina, entre outros, e são específicos para cicatrização dos tecidos ou para pacientes oncológicos. Em geral, suplementos mais concentrados e com uma variedade de sabores oferecem maior adesão dos pacientes ao longo do tratamento, bem como nos pacientes com câncer os suplementos com sabores cítricos são mais tolerados.

Pode-se lançar mão de estratégias de alteração de texturas ou preparações dos alimentos, aumento da frequência das refeições, e dividirem-se os alimentos em pequenas porções, de forma a enriquecer as preparações com lipídios e proteínas (por exemplo, azeites, triglicérides de cadeia média, proteínas sem sabor em pó e suplementos orais completos sem sabor), alimentos que ajudem no controle de mucosite, náuseas e vômitos, por exemplo. Por isso, a importância do acompanhamento nutricional e multiprofissional desde o início do tratamento, mesmo que o paciente seja eutrófico. A Tabela 67.3 coloca algumas intervenções nutricionais para auxiliar o paciente no controle de sintomas do tratamento oncológico.

Quando, mesmo após intervenção nutricional e adição de suplementos orais, o paciente não ingere adequadamente nenhum alimento por mais de uma semana, ou menos de 60% da necessidade por mais de 2 semanas, a terapia nutricional enteral está indicada,

caso o trato gastrointestinal esteja funcionante. Em pacientes com tumores que prejudiquem a ingestão oral ou o transporte de alimentos no trato gastrointestinal superior, o estado nutricional pode ser estabilizado pela terapia nutricional parenteral.[2,3]

A diretriz do INCA (Instituto Nacional do Câncer) de 2016 propõe algumas indicações de nutrição parenteral: impossibilidade total ou parcial de uso do trato gastrointestinal; dificuldade de alcançar necessidades nutricionais pela nutrição enteral por mais de 5 a 7

## Tabela 67.3. Intervenção nutricional nos sintomas do tratamento oncológico

| SINTOMA | ESTRATÉGIA DE INTERVENÇÃO NUTRICIONAL |
|---|---|
| Xerostomia | Ingerir líquidos durante as refeições para facilitar a mastigação e deglutição<br>Adequar a consistência dos alimentos, conforme aceitação do paciente<br>Consumir alimentos umedecidos, com adição de caldos e molhos às preparações<br>Usar gotas de limão nos alimentos ou suplementos flavorizantes<br>Usar balas cítricas e mentoladas sem açúcar |
| Mucosite oral | Modificar a consistência da dieta, de acordo com o grau de mucosite<br>Reduzir o consumo de sal e condimento das preparações<br>Se aporte nutricional for insuficiente, considerar ofertar suplemento oral<br>Evitar alimentos secos, duros, cítricos e picantes<br>Evitar alimentos em extremos de temperatura<br>Acompanhamento do estomatologista, avaliar laserterapia |
| Náuseas e vômitos | Oferecer bebidas à base de gengibre (chás, sucos, água saborizada)<br>Realizar refeições em ambientes tranquilos com mastigação lenta e pequenas porções de alimentos<br>Alimentar-se em locais arejados, longe de odores fortes de comida<br>Preferir alimentos secos e sem alto teor de gordura<br>Preferir alimentos cítricos e gelados<br>Evitar líquidos durante as refeições (consumir 30 a 60 minutos antes/depois) |
| Diarreia | Evitar alimentos ricos em lactose, glúten e sacarose<br>Evitar alimentos e preparações gordurosas e condimentadas<br>Aumentar a ingestão de líquidos<br>Orientar dieta pobre em fibras insolúvel e adequada em solúvel (avaliar adição de prebióticos)<br>Considerar uso de probiótico |
| Constipação | Estimular o consumo de alimentos, preparações e sucos ricos em fibras e com característica laxativa<br>Estimular a ingestão hídrica<br>Realizar atividade física, se não houver contraindicação médica |
| Inapetência | Aconselhamento nutricional por profissional especializado em nutrição oncológica<br>Aumentar a densidade calórica dos alimentos<br>Orientar dietas hipercalóricas hiperproteicas fracionadas e em pequenas porções<br>Introduzir suplementos orais hipercalóricos e hiperproteicos nos intervalos<br>Avaliação individualizada pelo médico da introdução de medicamentos orexógenos |
| Odinofagia | Alterar a consistência da dieta, de acordo com a tolerância do paciente<br>Aumentar o aporte calórico e proteico das refeições<br>Ofertar suplemento oral, conforme individualidade do paciente<br>Evitar alimentos secos, duros, cítricos, salgados, picantes e condimentados<br>Evitar alimentos em extremos de temperatura |

Fonte: Adaptada de Horie LM, Barrere APN, Castro MG, Alencastro MG, Alves JTM, Dal Bello PP, *et al.*, 2019.

dias; obstrução intestinal; síndrome de intestino curto (insuficiência ou falência intestinal); fístulas enterocutâneas de alto débito (mais de 500 ml por dia); pacientes críticos de alto risco nutricional e contraindicação a nutrição enteral.[3,17]

Quanto ao uso da nutrição parenteral, em pacientes com câncer, estudos não mostraram diferenças estatisticamente significantes no que diz respeito às complicações do suporte nutricional e à mortalidade. Portanto, a nutrição parenteral pode ser utilizada com segurança para garantir maior e mais eficiente oferta calórica e proteica.[3]

## DIETA, ESTILO DE VIDA E PREVENÇÃO DO CÂNCER

A dieta no paciente oncológico tem muita importância no seu tratamento. Pessoas diagnosticadas com câncer ou uma lesão pré-cancerosa tendem a ser altamente motivadas a melhorar ou manter sua saúde. Muitas vezes, querem encontrar formas de reduzir o risco de recidiva do câncer e a alimentação entra como ponto-chave nestas mudanças.[18] A busca por informações e tratamentos leva os pacientes a fazerem pesquisas na internet ou com amigos e familiares em busca de algo "milagroso", como uma dieta ou suplemento que cure o câncer. No principal centro de referência em oncologia dos Estados Unidos, o MD Anderson Cancer Center, uma pesquisa mostrou que 52% dos pacientes tinham feito uso de medicina alternativa ou complementar, e que destes, 77% relatou uso de fitoterápico e vitaminas, contudo, muitas vezes não traziam ao conhecimento do seu médico.[3,19]

O envelhecimento populacional e as mudanças nas distribuições de fatores de risco contribuem para o aumento da carga absoluta de câncer. Assim, o aumento constante no número de pessoas diagnosticadas com câncer destaca a necessidade urgente de expansão dos esforços para a sua prevenção. Intervenções baseadas na população, como controle do tabagismo, redução do consumo excessivo de álcool, vacinação contra o papilomavírus humano (HPV) e diminuição da exposição à radiação ultravioleta, são estratégias óbvias para ajudar a reduzir taxas de incidência de vários cânceres.[18,20]

Neste contexto, dieta, nutrição e atividade física também estão entre os mais importantes determinantes do risco de câncer humano – em parte, por meio de suas contribuições para a obesidade, que é um fator de risco conhecido para muitas neoplasias malignas. Fatores específicos relacionados à dieta com evidência de uma associação com risco aumentado de câncer, como avaliado pelo World Cancer Research Fund (WCRF), incluem, por exemplo, aflatoxinas com câncer de fígado, carne vermelha e/ou carne processada com câncer colorretal, álcool com câncer do trato gastrointestinal e, para fumantes, suplementação com β-caroteno com câncer de pulmão. A importância potencial da dieta e nutrição na prevenção do câncer é amplamente reconhecida, devido a evidências de estudos epidemiológicas, clínicos e laboratoriais; entretanto, alguns dados ainda são conflitantes.[20] A Figura 67.3 ilustra os efeitos celulares da alimentação, obesidade e exercício físico.

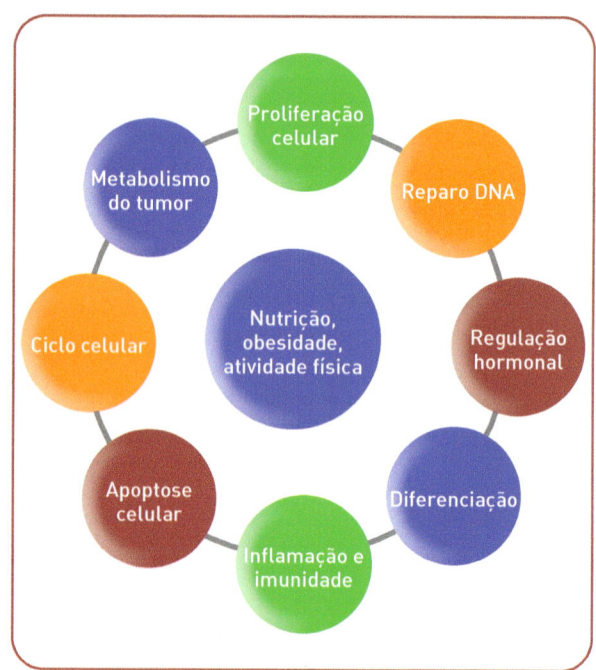

**FIGURA 67.3 –** Efeitos celulares da nutrição, obesidade e atividade física.
Fonte: Adaptada de Mayne ST, Playdon MC, Rock CL, 2016.

Diretrizes sobre nutrição e atividade física para prevenção do câncer foram propostas pela WCRF e pela American Cancer Society (ACS). As recomendações são condizentes com as que visam a prevenção de outras doenças crônicas, como diabetes e doenças cardíacas, doenças para as quais as relações alimentares também permanecem sob investigação. Em comparação com as diretrizes para essas outras doenças crônicas, no entanto, as recomendações dietéticas para a prevenção do câncer são menos enfatizadas e não estão bem integradas na prática de cuidados preventivos. A Tabela 67.4 resume as principais orientações deste *guideline* quanto à nutrição e atividade física na prevenção do câncer.[18,20,21]

## Tabela 67.4. Aconselhamento para nutrição e atividade física na prevenção do câncer

**DIRETRIZES PARA PREVENÇÃO DO CÂNCER – AMERICAN CANCER SOCIETY**

- Manter um peso saudável e adequado

- Evitar ganho de peso excessivo e obesidade

- Engajar-se em atividades físicas regulares e limitar o consumo de alimentos e bebidas altamente calóricos como estratégia para manter um peso saudável

- Adultos devem praticar pelo menos 150 minutos de atividade física de intensidade moderada ou 75 minutos de atividade de alta intensidade por semana, ou uma combinação equivalente, de preferência distribuída ao longo da semana

- Crianças e adolescentes devem realizar pelo menos 1 hora de atividade física de intensidade moderada ou alta por dia, com uma atividade de alta intensidade pelo menos 3 dias por semana

- Limitar o comportamento sedentário, como sentar, deitar, ver televisão ou outras formas de entretenimento baseado em telas

- Escolher alimentos e bebidas em quantidades que ajudem a manter um peso saudável. Evitar bebidas açucaradas. Limitar o consumo de alimentos altamente calóricos

- Limitar o consumo de carnes processadas e carne vermelha

- Comer, pelo menos, 2/5 xícaras de vegetais e frutas por dia. Comer mais de uma variedade de vegetais, frutas, grãos integrais e legumes

- Escolher grãos integrais em vez de grãos refinados

- Limitar o consumo de alimentos salgados e alimentos processados com alto teor de sódio

- Limitar o consumo de bebidas alcoólicas; limitar a ingestão a não mais do que 2 doses por dia para homens e 1 dose por dia para mulheres

- Não usar suplementos alimentares para prevenção do câncer

- Se possível, as mães devem amamentar exclusivamente os bebês por até 6 meses, de forma a promover, assim, o peso saudável em mães e bebês

Fonte: Adaptada de Kushi LH, Doyle C, McCullough M, Rock CL, Demark-Wahnefried W, Bandera EV, *et al.*, 2012.

Quanto à dieta, deve-se orientar uma alimentação equilibrada, e evitar o consumo de álcool, açúcares e farinhas refinados, bebidas açucaradas, carnes vermelhas e processadas, alimentos fritos ou extremamente cozidos, evitar porções grandes de alimentos altamente calóricos, auementar o consumo de vegetais e frutas frescas (pelo menos 2/5 xícaras por dia), sementes, grãos integrais, fibras, nozes e amêndoas, gorduras saudáveis como óleo de oliva, abacate e peixes como salmão.[20,22,23] Também é interessante estimular as pessoas a lerem os rótulos dos alimentos e entender a presença de conservantes ou teor de gordura e açúcar do alimento.

Uma campanha que ganha espaço nos Estados Unidos, "o novo prato americano", encoraja as pessoas a mudarem a composição do seu prato de comida diário, para uma nova conformação com 2/3 ou mais de vegetais, frutas, grãos integrais e 1/3 ou menos de proteína animal. A campanha visa, também, a ajustar o tamanho das porções das refeições (tradicionalmente, o americano consome grandes porções) e prevenir câncer por meio de uma alimentação saudável, *plant-based*, com menor valor energético, além de atividade física e manutenção de um peso adequado (que vida a reduzir a obesidade).[24]

Além da alimentação, o exercício físico tem muita importância na prevenção do câncer e nos hábitos de vida dos sobreviventes ao câncer. Há muitos estudos que embasam o aconselhamento os sobreviventes de câncer a se engajarem em atividade física. A atividade física é uma estratégia eficaz para melhorar a capacidade aeróbica, aptidão física e funcionalidade. Exercícios de *endurance* e treinamento muscular resistido são cada vez mais reconhecidos como estímulos anabólicos essenciais para a manutenção e melhora da massa magra em pacientes submetidos a tratamento oncológico, bem dos níveis de fadiga física e, também, para a recuperação pós-tratamento.[1-3]

Estudos observacionais mostraram que a atividade física está associada à redução da recorrência e mortalidade entre os sobreviventes de câncer de mama e cólon, por exemplo. Deve-se oferecer atividades físicas e orientações dietéticas para prevenir a obesidade, porque a obesidade pode ser um fator de risco para recorrência e redução da sobrevida em pacientes após câncer de mama ou colorretal.[1,2,20,21]

Vários estudos mostraram potencial benefício no uso de probióticos na prevenção e tratamento do câncer por meio da modulação da microbiota, imunomodulação, redução da translocação bacteriana, melhora da função da barreira intestinal e atividade anti-inflamatória. Tem sido utilizado no tratamento e prevenção de diarreia durante a quimioterapia, porém, deve-se ter cautela no uso em pacientes neutropênicos, pelo risco de translocação dos probióticos pela mucosa intestinal. Futuramente, com os estudos de microbioma e uma abordagem mais personalizada, que considera antecedentes clínicos e patológicos de cada paciente a ser tratado, devem nos mostrar cepas, dosagens e regimes de administração para cada tipo específico de tumor, estágios de tratamento e indivíduo.[3]

## CONCLUSÃO

A nutrição e o acompanhamento nutricional é muito importante durante o tratamento oncológico, uma vez que a prevalência de desnutrição é elevada nestes pacientes, e isso pode contribuir com os piores desfechos. Deve-se realizar a triagem e avaliação nutricional para traçar um plano de cuidados nutricionais, de forma a evitar evoluções desfavoráveis, como sarcopenia e caquexia. Além disso, é importante orientar uma dieta adequada e mudanças no estilo de vida, que levam à melhora da funcionalidade e ao bem-estar, além de contribuir para a prevenção do câncer e redução da recidiva nos sobreviventes.

## REFERÊNCIAS

1. Arends J, et al. ESPEN expert group recommendations for action against cancer- related malnutrition. Clin Nutr 2017;36(5):1187-1196.

2. Arends J, Bachmann P, Baracos V, Barthelemy, et al. ESPEN guidelines on nutrition in câncer patients. Clin Nutr 2017;36(1):11-48.

3. Horie LM, Barrere APN, Castro MG, Alencastro MG, Alves JTM, Dal Bello PP, et al. Diretriz Braspen De terapia nutricional no paciente com câncer. BRASPEN J, 2019;34(1):2-32.

4. Planas M, Álvarez-Hernández J, León-Sanz M, Celaya-Pérez S, Araujo K, García de Lorenzo A. Prevalence of hospital malnutrition in cancer patients: a sub--analysis of the PREDyCES® study. Support Care Cancer. 2016;24(1):429-35.

5. Cruz-Jentoft AJ, Bahat G, Bauer J, et al. Sarcopenia: Revised European Consensus on definition and diagnosis. Age Ageing. 2019;48:16-3.

6. Weimann A, Braga M, Carli F, Higashiguchi T, Hübner M, Klek S, et al. ESPEN guideline: Clinical nutrition in surgery. Clin Nutr. 2017;36(3):623-650.

7. Bally MR, Blaser Yildirim PZ, Bounoure L, Gloy VL, Mueller B, Briel M, et al. Nutritional support and outcomes in malnouri- shed medical inpatients: a systematic review and meta-analysis. JAMA Intern Med. 2016;176(1):43-53.

8. Arribas L, Hurtós L, Sendrós MJ, Peiró I, Salleras N, Fort E, Sánchez-Migallón JM. NUTRISCORE: A new nutritional screening tool for oncological outpatients. Nutrition. 2017;33:297-303.

9. Looijaard WGPM, Molinger J, Weijs PJM. Measuring and monitoring lean body mass in critical illness. Curr Opin Crit Care. 2018;24(4):241-247.

10. Guglielmi G, Ponti F, Agostini M, Amadori M, et al. The role of DXA in sarcopenia. Aging Clin Exp Res. 2016;28(6):1047-1060.

11. Mourtzakis M, Prado CMM, Lieffers JR, Reiman T, McCargar LJ, Baracos VE. A practical and precise approach to quantification of body composition in cancer patients using computed tomography images acquired during routine care. Appl Physiol. Nutr. Metab, 2008;33:997-1006.

12. Prado CMM, Heymsfield SB. Lean tissue imaging: a new era for nutritional assessment and intervention. Journal of Parenteral and Enteral Nutrition, 2014;38(8):940-953.

13. Liebau F, Norberg Å, Rooyackers O. Does feeding induce maximal stimulation of protein balance? Curr Opin Clin Nutr Metab Care. 2016;19(2):120-4.

14. Churchward-Venne TA, Burd NA, Phillips SM. Nutritional regulation of muscle protein synthesis with resistance exercise: strategies to enhance anabolism. Nutr Metab (Lond). 2012;17;9(1):40.

15. Piovacari SMF, Toledo DO, Figueiredo EJA. Equipe Multiprofissional De Terapia Nutricional – Emtn Em Prática. 1. ed. Editora Atheneu, Rio De Janeiro, 2017.

16. Toledo DO, Piovacari SMF, Horie LM, Matos LBN et al. Campanha "Diga não à desnutrição": 11 passos importantes para combater a desnutrição hospitalar. BRASPEN J. 2018;33(1):86-100.

17. INCA. Consenso Nacional de Nutrição Oncológica 2. ed. Consenso Nacional de Nutrição Oncológica. 2016;2:186.

18. Mayne ST, Playdon MC, Rock CL. Diet, nutrition, and cancer: past, present and future. Nat Rev Clin Oncol. 2016;13(8):504-15.

19. Alsanad SM, Howard RL, Williamson EM. An assessment of the impact of herb-drug combinations used by cancer patients. BMC Complement Altern Med. 2016;16(1):393.

20. Kushi LH, Doyle C, McCullough M, Rock CL, Demark-Wahnefried W, Bandera EV, et al. American Cancer

Society Guidelines on nutrition and physical activity for cancer prevention: reducing the risk of cancer with healthy food choices and physical activity. CA Cancer J Clin. 2012;62(1):30-67.

21. LoConte NK, Gershenwald JE, Thomson CA, Crane TE, Harmon GE Rechis, R. Lifestyle Modifica ons and Policy Implica ons for Primary and Secondary Cancer Preven on: Diet, Exercise, Sun Safety, and Alcohol Reduction. 2018 ASCO EDUCATIONAL BOOK.

22. HEAL Well: A Cancer Nutrition Guide. American Institute for Cancer Research. Livestrong foundation. [23 maio 2022]. Disponível em: https://www.aicr.org/assets/docs/pdf/education/heal-well-guide.pdf.

23. https://www.cancerresearchuk.org/about-cancer/causes-of-cancer/diet-and-cancer.

24. Setting Your Table to Prevent Cancer. [23 maio 2022]. Disponível em: https://www.aicr.org/new-american-plate/cancer-preventive-diet-model-plate.html.

# 68

# Retinoides, Inibidores da Cicloxigenase e Outros Agentes para Quimioprevenção

Camila Motta Venchiarutti Moniz
Renata R. C. Colombo Bonadio
Juliana Florinda de Mendonça Rêgo

## DESTAQUES

- Quimioprevenção do câncer pode ser definida como o uso de uma ou mais substâncias químicas com o objetivo de inibir, retardar ou reverter o processo de carcinogênese antes do surgimento da neoplasia.
- Em dois grandes estudos randomizados, o uso de betacaroteno foi associado a aumento do risco de câncer de pulmão entre tabagistas.
- Alguns estudos sugerem que anti-inflamatórios não-esteroidais e AAS podem reduzir a formação de adenomas colônicas. O uso do AAS em altas doses nos grupos de alto risco para câncer colorretal foi capaz de promover redução da recorrência e mortalidade por câncer.
- O uso de suplementos com intuito de prevenção de câncer não é recomendado.

## INTRODUÇÃO

Quimioprevenção do câncer pode ser definida como o uso de uma ou mais substâncias químicas com o objetivo de inibir, retardar ou reverter o processo de carcinogênese antes do surgimento da neoplasia.[1]

Na carcinogênese, a lesão dos tecidos epiteliais expostos resulta em acúmulo gradual de alterações, sejam elas genotípicas ou fenotípicas, com consequência uma proliferação clonal de células mutantes. As mutações genéticas aumentam a probabilidade de que lesões pré-malignas e malignas venham a se desenvolver. Interromper um dos passos que levam a esse acúmulo de mutações pode evitar ou retardar o desenvolvimento do câncer. Isso tem sido descrito em estudos que envolvem lesões orais pré-malignas (leucoplasia e eritroplasia) e sua associação com o risco aumentado de desenvolvimento do câncer de cabeça e pescoço.[2]

Em geral, os inibidores da carcinogênese podem ser classificados pela etapa do processo cancerígeno em que são eficazes: agentes que impedem a formação ou a absorção de substâncias cancerígenas; compostos bloqueadores que evitam a interação de agentes cancerígenos com alvos celulares; e agentes que inibem a formação da neoplasia em células expostas a substâncias cancerígenas.[3]

Até o momento, os anti-inflamatórios não hormonais (AINES), retinoides (derivado natural ou análogo sintético da vitamina A) e betacaroteno (um membro da classe dos carotenoides) são os agentes mais estudados. Diversos outros micronutrientes, como cálcio, folato, selênio e vitamina D, têm sido também pesquisados.

## RETINOIDES E CAROTENOIDES

O composto vitamina A consiste em pré vitamina A (retinol) e carotenoides, como betacaroteno. Retinol é encontrado somente em produtos animais e suplementos, enquanto os carotenoides, que podem ser convertidos em vitamina A (carotenoides pró-vitamina A), são encontrados em frutas e legumes. Os retinoides são potentes reguladores de diferenciação e proliferação celular em praticamente todos os epitélios. Dessa forma, sugere-se que eles possam ser importantes agentes na quimioprevenção do câncer, já que este é um processo caracterizado pelo crescimento celular anormal e com perda de diferenciação.

Estudos das relações entre vitamina A e câncer forneceram resultados mistos. Dados de estudos observacionais e ensaios clínicos não têm sido coerentes, o que limita a capacidade de uniformizar as recomendações.

Dois grandes estudos randomizados, controlados com placebo, avaliaram os efeitos do betacaroteno no risco de câncer de pulmão entre homens com risco aumentado para este câncer devido exposição ao tabagismo ou amianto. Ambos revelaram aumento estatisticamente significante no risco de câncer de pulmão no grupo que recebeu os suplementos.[4,5] O mesmo estudo mostrou uma elevação na incidência e mortalidade do câncer de próstata (23% e 15%, respectivamente) entre os indivíduos randomizados para betacaroteno.[4] O aumento do risco aparentemente está relacionado ao uso do cigarro e desaparece ao longo do tempo, quando a vitamina é interrompida.[6]

Por outro lado, uma metanálise de estudos observacionais sugeriu que o consumo de alfa-caroteno e licopeno reduz o risco de câncer de próstata.[7] O licopeno é um carotenoide presente no tomate e na melancia, responsável pela sua coloração avermelhada. Uma segunda metanálise de estudos observacionais também mostrou que o licopeno em doses elevadas reduziu o risco de câncer de próstata.[8] Em contrapartida, em metanálise de quatro estudos randomizados, não foi demonstrado benefício do uso do licopeno na prevenção do câncer de próstata.[9]

Em 1996, foi publicado um estudo duplo-cego que seguiu 22.071 homens médicos durante 12 anos nos Estados Unidos, que comparou suplementação de 50 mg de betacaroteno em dias alternados *versus* placebo. Os resultados mostraram que não houve benefício nem prejuízo no que diz respeito à incidência de neoplasias malignas.[10] Da mesma forma, o Women's Health Study, que analisou o benefício da suplementação do betacaroteno durante 2,1 anos em 19.939 mulheres, também não encontrou diferença quando comparado ao grupo placebo.[11]

Quando se estuda a associação do consumo de vitamina A com a neoplasia de mama, os resultados são variados. Em estudo realizado com 34.387 mulheres no período da pós-menopausa, nenhuma associação entre a suplementação desta vitamina na dieta e a incidência do câncer de mama foi observada.[12] Em contraste, evidências de outro grande estudo prospectivo com 84.494 mulheres sugerem que a alta ingestão de carotenoides pode diminuir o risco de câncer de mama, principalmente naquelas com dieta prévia pobre em vitamina A.[13] Esta associação pode ser mais forte em mulheres no período pré-menopausa e com história familiar positiva.[14] Uma metanálise de 25 estudos prospectivos também sugeriu redução do risco de câncer de mama com o consumo dietético de betacaroteno, mas destacou que concentrações séricas de carotenoides são melhores preditores de risco de câncer de mama que o nível de consumo de carotenoide obtido por questionários.[15]

De forma similar, em estudo de fase III com 2867 pacientes com câncer de mama prévio, o uso de um retinoide sintético, a fenretinida, por 5 anos não foi eficaz na população geral do estudo. No entanto, em atualização do estudo, mulheres na pré-menopausa tiveram redução de risco de câncer de mama ipsilateral e contralateral.[16]

Já no câncer de cabeça e pescoço (CCP), uma metanálise de 16 estudos observacionais avaliou a influência do consumo de carotenoides de fontes naturais no risco de CCP. Os resultados mostraram que o consumo de betacaroteno reduziu o risco de câncer de cavidade oral em 46% e de laringe em 57%, enquanto o consumo de licopeno, beta-criptoxantina e alfa-caroteno reduziram taxas de CCP em pelo menos 26%.[17]

Em pacientes com história prévia de CCP, em estudo prospectivo com 103 pacientes, o uso de isotretinoína em altas doses foi associado à redução do risco de segunda neoplasia.[18] No entanto, toxicidades foram limitantes, e estudos posteriores randomizados com doses mais baixas de retinoides não confirmaram os resultados.[19]

Resultados também são divergentes na prevenção do câncer de pele não melanoma. Em pacientes com xeroderma pigmentoso, o uso de isotretinoína em baixas doses reduziu o câncer de pele.[20] Em pacientes com queratose actínica, retinol foi associado à redução do risco de carcinoma epidermoide de pele.[21] Já em pacientes de menor risco, a recorrência de câncer de pele não foi influenciada pelo uso de isotretinoína, com ou sem retinol.[22,23] Da mesma forma, em estudos randomizados, o uso de betacaroteno não influenciou o risco de câncer de pele não melanoma.[24,25]

Por fim, um ensaio clínico que objetivava evitar adenoma colorretal também apresentou conclusão decepcionante. Resultados não mostraram redução no risco de adenoma em 864 pacientes randomizados para receber betacaroteno (25 mg por dia), vitamina C (1 g por dia) e E (400 mg por dia).[26] Em metanálise de 22 estudos observacionais, o consumo de carotenoides de fontes naturais também não foi associado à redução de risco de câncer colorretal.[27]

Portanto, devido aos dados inconclusivos e discordantes da literatura, atualmente não existe uma forte evidência de que a suplementação de vitamina A e carotenoides podem reduzir o risco de câncer.

É importante destacar que os dados que mostram efeitos benéficos são provenientes de estudos observacionais (ou metanálise de estudos observacionais). Esses estudos são mais susceptíveis a fatores de confusão, como o maior consumo de retinoides e carotenoides por pessoas com hábitos de vida mais saudáveis. Os estudos randomizados mostraram ausência de benefício ou efeito detrimental com a suplementação dessas substâncias.

## ANTI-INFLAMATÓRIOS NÃO HORMONAIS

### Câncer colorretal

O uso regular de ácido acetilsalicílico (AAS) e outros anti-inflamatórios não hormonais (AINEs) demonstraram redução do risco de pólipos adenomatosos e de câncer colorretal.[28,29] Ainda é alvo de estudo a dose e o tempo ideal de exposição aos AINEs para que se obtenha um adequado efeito protetor sem aumento de morbidade e mortalidade por efeitos adversos.[30,31] Desde a década de 1980, inúmeros estudos foram realizados que visavam a demonstrar o real papel da quimioprevenção dos tumores colorretais por meio do uso de AINEs. Os resultados são dependentes da população estudada, com a existência de maior benefício da quimioprevenção nos indivíduos com alto risco de desenvolvimento de neoplasia colorretal. O mecanismo de ação dos AINES na prevenção do câncer colorretal está relacionado ao bloqueio das vias principais de inflamação tecidual, como a via dos eicosanoides e a via do NF-KB. Essas vias estão envolvidas na gênese dos tumores colorretais relacionados à instabilidade cromossômica, que tem como característica a alteração gradual da histologia da mucosa intestinal. O processo de carcinogênese se inicia com surgimento de criptas aberrantes no epitélio intestinal, com proliferação celular e formação dos adenomas (precoce, intermediário e tardio) e posterior transformação em carcinoma *in situ* e invasor.[32,33] Os AINEs, ao promover a inibição da COX-2, são capazes de interferir no crescimento e invasão celular, angiogênese e conversão de pró--carcinogênicos em carcinogênicos. Isso ocorre por meio da redução dos níveis de prostaglandina 2 (PG-2), que modula diversos fatores do metabolismo tumoral como metaloproteinases, fator de crescimento derivado de plaquetas (PDGF), fator de crescimento derivado dos fibroblastos (bFGF), proteína bcl-2 e Caspase 3.[34]

- Via dos eicosanoides: os eicosanoides compõem uma família de substâncias endógenas que tem como precursor o ácido linoleico e são derivadas do metabolismo do ácido araquidônico, o qual é oxigenado pela via da ciclo-oxigenase com a participação das enzimas do grupo COX, o que resulta na síntese das prostaglandinas, dos tromboxanos e leucotrienos e das lipoxinas.[35,36] Esses mediadores lipídicos são essenciais para a manutenção da homeostase celular, mas também estão relacionados com a inflamação e dano celular. A enzima COX existe em duas isoformas: a COX-1, que está relacionada à homeostase celular normal que atua na proteção da mucosa gástrica, perfusão renal e agregação plaquetária; e a COX-2, que está presente nas células inflamatórias, e é o responsável pela produção de agentes pró-inflamatórios que aumentam o estresse oxidativo, como a PG-2. O aumento dos níveis de PG-2 promove aumento da adesividade celular, angiogênese, capacidade de invasão tecidual e a superexpressão de fatores estimuladores da via de proliferação celular capazes de inibir a apoptose,[35,37] de modo a ocasionar iniciação e promoção da carcinogênese, além de disseminação tumoral a distância.[36] A descoberta da superexpressão de PG-2 e da COX-2 (presente em 50% dos adenomas e em 90% dos carcinomas) sugere que a inibição desta via enzimática pode desempenhar importante papel na prevenção e tratamento dos adenomas e do câncer colorretal.[37-39]

• Via do NF-kB: descoberto em 1986, o NF-kB é um fator nuclear (NF) que, quando ativado, possui capacidade de ligar-se a uma sequência de 10 pares de bases na região promotora do gene que codifica a cadeia leve k das moléculas de anticorpo das células B (kB). O NF- kB pode ser estimulado por diversas substâncias, como glicocorticoides, produtos de vírus e bactérias, irradiação ultravioleta, enzima COX-2, neurotransmissores e citocinas, como a interleucina-1 e fator de necrose tumoral. Quando não estimulado, o fator NF-kB encontra-se no citoplasma ligado a uma proteína inibitória conhecida como IkB. Esse complexo inibitório impede a translocação do NF-kB para o núcleo, com a fosforilação e a degradação do IkB necessárias para que ocorra a translocação e ativação da via.[40] O encontro de NF-kB nuclear na imuno-histoquímica dos tumores colorretais sugere que esta via esteja ativada no desenvolvimento desta neoplasia, com mediação pela ativação do fator de crescimento epidérmico (EGFR).[41] A implicação do NF-kB como alvo terapêutico dos AINES por meio da inibição da COX-2 decorre da grande quantidade de genes regulados por este fator, os quais estão implicados em várias funções celulares, como plasticidade, crescimento, apoptose e imunidade.[40]

• Uso dos AINEs como quimioprofilaxia: diversos estudos foram conduzidos para demonstrar o papel dos AINES na quimioprevenção (Tabela 68.1). O estudo Women's Health,[42] que incluiu 39.876 mulheres com média de 54 anos, expostas a 100 mg/dia de AAS por 10 anos, não observou redução na incidência de câncer colorretal. O estudo Physicians Health[43], que analisou 22.071 homens que receberam 325 mg de AAS por 5 anos, também não demonstrou redução na incidência de câncer.

No entanto, grandes estudos de coorte e metanálises mais recentes sugerem efeito protetor do AAS contra câncer colorretal. Nos estudos Health Professional e Nurse's Health, com 46.363 homens e 82.911 mulheres, o uso de AAS pelo menos 2 vezes por semana foi associado à redução do risco de câncer colorretal (RR = 0,81, IC 95% 0,75 a 0,88).[44] De forma semelhante, em metanálise de 5 estudos randomizados com 20 anos de seguimento, o uso de AAS, pelo menos 75 mg por dia, também foi associado à redução da incidência (HR = 0,76, IC 95% 0,60 a 0,96) e da mortalidade por câncer cólon (HR = 0,65, IC 95% 0,48 a 0,88).[45] Em outra metanálise, que avaliou estudos observacionais, AAS utilizado por pelo menos 5 anos, reduziu em quase 40% o risco de câncer colorretal.[46]

Estudos realizados em indivíduos com antecedente de câncer colorretal ressecado demonstraram a redução do risco relativo de adenomas, redução do número de atipias e dos níveis de prostaglandina 2 na mucosa intestinal com uso de AAS (81 a 650 mg/dia).[47-49] A redução da mortalidade por câncer colorretal neste subgrupo foi comprovada após uso de 325 mg/dia de AAS por 11 anos, no estudo de Chan[50] (HR = 0,71, IC95% 0,53 a 0,95).

Na população com antecedente de pólipos adenomatosos, houve benefício com o uso de AAS (81 a 300 mg/dia), com redução do risco relativo de adenomas (P = 0,002; RR = 0,836, IC95% 0,74 a 0,93), mostrado em metanálise publicada por Gao.[51] Entre pacientes com Polipose Adenomatosa Familiar, houve redução da recorrência, do tamanho e da frequência de adenomas com uso de AAS 100 mg por 6 a 10 meses, em pequeno estudo randomizado.[52] Já o uso de Bazalazida, uma pró-droga 5-aminosalicilato (5-ASA), não demonstrou benefício na prevenção ou redução de pólipos.[53]

Um importante estudo demonstrou, também, o benefício do uso de AAS como profilaxia para câncer colorretal em pacientes com síndrome de Lynch. Um total de 861 indivíduos portadores de síndrome de Lynch foram randomizados para receber 600 mg de AAS ou placebo. Os resultados confirmaram redução da incidência de câncer colorretal com o uso de AAS (IRR = 0,56, IC 95% 0,32 a 0,99), com benefício mais evidente em análise por protocolo dos indivíduos que receberam a intervenção por pelo menos 2 anos (HR = 0,41, IC95% 0,19 a 0,86).[54]

## Tabela 68.1. Prevenção de câncer colorretal – anti-inflamatórios não hormonais[42-45,47-57,59-64,67-72]

| POPULAÇÃO | ESTUDO | DOSE | ANO | N | INTERVENÇÃO | IDADE | RESULTADOS |
|---|---|---|---|---|---|---|---|
| **Ácido Acetil Salicílico** | | | | | | | |
| Geral | Jacobs[67] | 325 mg | 2007 | 146.113 | 5 a 10 anos | 20 a 70 anos | Reduziu risco de câncer (RR = 0,68; IC 95% 0,52 a 0,90) |
| | Women's Health[42] | 100 mg | 2005 | 39.876 | 10 anos | 54 anos (média) | Não reduziu incidência de câncer (P = 0,87; RR = 1,1; IC 95% 0,94 a 1,08) |
| | Krishnan[68] | 81 mg | 2001 | 92 | 28 dias | 21 a 69 anos | Reduziu níveis de prostaglandina 2 na mucosa intestinal (P < 0,0001) Não reduziu expressão de COX-1 na mucosa intestinal (P = 0,40) |
| | Physicians Healty Study[43] | 325 mg | 1993 | 22.071 | 5 anos | 53 anos (média) | Não reduziu incidência de câncer (RR = 1,15 IC 95% 0,80 a 1,65) Discreta redução no número de pólipos (RR = 0,86; IC 95% 0,68 a 1,10) |
| | Rothwell[45] | Pelo menos 75 mg | 2012 | 14.033 | Variada – metanálise de 5 estudos randomizados | – | Reduziu incidência de câncer cólon (HR = 0,76; IC 95% 0,60 a 0,96) Reduziu mortalidade por câncer cólon (HR = 0,65; IC 95% 0,48 a 0,88) |
| | Rothwell[46] | Variada | 2010 | 17.285 | Variada – metanálise de estudos observacionais | – | Redução da incidência de câncer colorretal (OR = 0,61; IC 95% 0,55 a 0,67), de esôfago (OR = 0,58; IC 95% 0,44 a 0,76), gástrico (OR = 0,61; IC 95% 0,40 a 0,93) e de mama (OR = 0,81; IC 95% 0,72 a 0,93) |
| | Health Professional + Nurse's Health Study[44] | Variada – 2x por semana | 2016 | 46.363 homens 82.911 mulheres | Pelo menos 6 anos | Mulheres: 30 a 55 anos Homens: 40 a 75 anos | Reduziu risco de câncer colorretal (RR = 0,81; 95%; CI, 0,75 a 0,88) |
| Portadores de câncer intestinal esporádico | Sandler[47] | 325 mg | 2003 | 635 | 3 anos | 30 a 80 anos | Reduziu número de adenomas (P = 0,003) Reduziu risco relativo de adenomas (RR = 0,65; IC 95% 0,46 a 0,91) Retardou o desenvolvimento de adenomas (P = 0,022; IC 95% 0,43 a 0,94) |

Continua >>

>> Continuação

## Tabela 68.1. Prevenção de câncer colorretal – anti-inflamatórios não hormonais[42-45,47-57,59-64,67-72]

| POPULAÇÃO | ESTUDO | DOSE | ANO | N | INTERVENÇÃO | IDADE | RESULTADOS |
|---|---|---|---|---|---|---|---|
| **ÁCIDO ACETIL SALICÍLICO** | | | | | | | |
| Portadores de câncer intestinal esporádico | Shpitz[48] | 100 mg | 2003 | 196 | 1 a 10 anos | 35 a 86 anos | Reduziu número de criptas aberrantes na mucosa intestinal distal [P < 0,0001] Reduziu densidade de criptas aberrantes na mucosa intestinal distal [P < 0,01] |
| | Sample[49] | 81 mg 325 mg 650 mg | 2002 | 55 | 1 mês | 40 a 80 anos | Reduziu níveis de prostaglandina 2 com 81 mg [P < 0,005] Não reduziu níveis de prostaglandina 2 com 325 mg ou 650 mg [P > 0,4] |
| | Chan[50] | 325 mg | 2010 | 1279 | 11 anos | 65 anos (média) | Reduziu mortalidade geral [HR = 0,79; IC 95% 0,65 a 0,97] Reduziu mortalidade relacionada a câncer [HR = 0,71; IC 95% 0,53 a 0,95] Reduziu mortalidade específica por câncer colorretal [HR = 0,53; IC 95% 0,33 a 0,86] Reduziu mortalidade para pacientes com câncer colorretal com superexpressão de COX-2 [HR = 0,39; IC 95% 0,2 a 0,76] |
| Portadores de pólipos | Gao[51] *Metanálise | 81 mg – 325 mg | 2009 | 2175 | 1 a 3 anos | 18 a 80 anos | Reduziu risco relativo de adenomas com alta e baixa dose [P = 0,002; RR = 0,836; IC 95% 0,74 a 0,93] Reduziu risco de recorrência de adenoma avançado [P = 0,001; RR = 0,65; IC 95% 0,51 a 0,83] |
| Portadores de pólipos | Logan[69] | 300 mg | 2008 | 945 | 3 anos | 27 a 74 anos | Reduziu risco relativo de adenomas [RR = 0,79; IC 95% 0,63 a 0,99] Reduziu risco de recorrência de adenoma avançado [RR = 0,63; IC 95% 0,43 a 0,91] |
| | Baron[70] | 81 mg 325 mg | 2003 | 1121 | 1 ano | 21 a 80 anos | Reduziu risco relativo de adenomas no grupo com 81 mg [RR = 0,81; IC 95% 0,69 a 0,96] Reduziu risco relativo de adenomas no grupo com 325 mg [RR = 0,96; IC 95% 0,81 a 1,13] |
| | Benamouzig[71] | 160 mg 300 mg | 2003 | 272 | 1 ano | 18 a 75 anos | Reduziu recorrência de adenomas [P = 0,08; RR = 0,73; IC 95% 0,52 a 1,04] |

## Tabela 68.1. Prevenção de câncer colorretal – anti-inflamatórios não hormonais[42-45,47-57,59-64,67-72]

| População | Estudo | Dose | Ano | N | Intervenção | Idade | Resultados |
|---|---|---|---|---|---|---|---|
| Portadores de polipose adenomatosa familiar | Ishikawa[52] | 100 mg | 2013 | 34 | 6 a 10 meses | 16 a 70 anos | Reduziu recorrência, tamanho e frequência de adenomas |
| Portadores de síndrome de Lynch | CAPP2 trial[54] | 600 mg | 2011 | 861 | Até 4 anos | 21 a 80 anos | Reduziu risco de câncer de cólon [HR = 0,41; IC 95% 0,19 a 0,86] Reduziu incidência geral de câncer [HR = 0,37; IC 95% 0,18 a 0,78] |
| **Bazalazida** | | | | | | | |
| Portadores de pólipos | Terdiman[53] | 3 g | 2009 | 241 | 6 meses | 45 a 80 anos | Não reduziu tamanho dos pólipos Não reduziu número de pólipos |
| **Sulindac** | | | | | | | |
| Portadores de polipose adenomatosa familiar | Giardiello[59] | 150 mg 300 mg | 2002 | 41 | 4 anos | 8 a 25 anos | Não reduziu número de pólipos (P = 0,27; IC 95% 0,29 a 2,73] Não houve redução no tamanho dos pólipos (P = 0,21; IC 95% 0,11 a 0,75] |
| | Giardiello[55] | 300 mg | 1993 | 22 | 9 meses | 22 anos (média) | Reduziu número de pólipos após 9 meses [P = 0,014] Reduziu tamanho dos pólipos após 9 meses [P < 0,001] |
| | Nugent[56] | 400 mg | 1993 | 24 | 6 meses | – | Reduziu tamanho de pólipos no reto [P = 0,01] Reduziu proliferação celular da mucosa intestinal [P = 0,018] |
| | Labayle[57] | 400 mg | 1991 | 10 | 4 meses | – | Reduziu número de pólipos [P < 0,01] Não reduziu índice de proliferação celular [Ki67] |
| Portadores de pólipos | Yue Qing Qian[58] | 400 mg | 2001 | 36 | 4 meses | – | Reduziu atipia dos pólipos [P < 0,001] Reduziu tamanho dos pólipos [P < 0,001] |

Continua >>

>> Continuação

## Tabela 68.1. Prevenção de câncer colorretal – anti-inflamatórios não hormonais[42-45,47-57,59-64,67-72]

| População | Estudo | Dose | Ano | N | Intervenção | Idade | Resultados |
|---|---|---|---|---|---|---|---|
| **Piroxicam** | | | | | | | |
| Portadores de pólipos | Calaluce[60] | 7.5 mg | 2000 | 96 | 2 anos | 40 a 80 anos | Reduziu níveis de prostaglandina 2 na mucosa retal em 6 m [P < 0,001] Reduziu níveis de prostaglandina 2 na mucosa retal em 12 m [P < 0,005] Não reduziu níveis de prostaglandina 2 na mucosa retal em 24 m [P = 0,019] Alta incidência de efeitos colaterais |
| **Celecoxibe** | | | | | | | |
| Portadores de pólipos | Bertagnolli[61] | 200 mg 400 mg | 2006 | 2035 | 3 anos | 31 a 88 anos | Reduziu risco de recorrência de adenomas com 200 mg [P < 0,001; RR = 0,67; IC 95% 0,59 a 0,77] Redução do risco de recorrência de adenomas com 400 mg [P < 0,001; RR = 0,55; IC 95% 0,48 a 0,64] Alta incidência de efeitos colaterais |
| | Arber[62] | 400 mg | 2006 | 1561 | 3 anos | 30 a 92 anos | Reduziu risco relativo de recorrência de adenomas [P < 0,001; RR = 0,64; IC 95% 0,56 a 0,75] Alta incidência de efeitos colaterais [RR = 1.30; IC 95% 0.65-2.62] |
| Portadores de polipose adenomatosa familiar | Steinbach[63] | 200 mg 800 mg | 2000 | 75 | 6 meses | 18 a 65 anos | Reduziu número de pólipos com 800 mg [P = 0,005] Reduziu tamanho dos pólipos [P = 0,01] Não reduziu número de pólipos com 200 mg [P = 0,33] |
| **Rofecoxibe** | | | | | | | |
| Portadores de pólipos | Baron[64] | 25 mg | 2006 | 2587 | 3 anos | 40 a 96 anos | Reduziu do risco relativo de recorrência de adenomas [P < 0001; RR = 0,76; IC 95% 0,69 a 0,83] Efeito mais pronunciado no primeiro ano de uso [RR = 0,65; IC 95% 0,57 a 0,73] Alta incidência de efeitos colaterais |

Fonte: Desenvolvida pela autoria.

O uso de sulindac como quimioprofilaxia em indivíduos de alto risco para câncer colorretal é controverso, pois foi capaz de promover redução de número de pólipos e de atipias na mucosa intestinal em 4 estudos,[55-58] mas não apresentou resultados positivos no estudo de Giardiello.[59] Já o uso de outros agentes, como piroxicam,[60] celecoxibe,[61-63] rofecoxibe,[64] demonstraram benefício clínico quando utilizados em populações com alto risco para câncer colorretal, porém, não apresentaram perfil de toxicidade aceitável.[60,61,64]

Metanálises recentes também sugerem eficácia de AINEs não aspirina como estratégia de prevenção de adenomas e câncer colorretal. No entanto, estes tumores foram novamente associados a toxicidades limitantes.[65,66]

### Outras neoplasias

O uso de AINES também vem sendo proposto para prevenção de outras neoplasias, como próstata, pulmão e mama.

O estudo de coorte de Jacobs et al,[67] o qual analisou 69.810 homens e 76.303 mulheres que utilizaram dose de AAS de 325 mg/dia por 5 anos ou mais, constatou redução do risco relativo do câncer de próstata (RR = 0,81 IC 95% = 0,70 a 0,94), mas não demonstrou redução do risco relativo de câncer de mama (RR = 0,83 IC 95% 0,63 a 1,10). O estudo Women's Health, que analisou 39.876 mulheres que utilizaram 100 mg de AAS/dia por 10 anos, não demonstrou benefício na prevenção de câncer de pulmão e mama.[42]

Por outro lado, três metanálises de Rothwell et al. mostraram resultados promissores do benefício do uso de AAS em redução da incidência e da mortalidade de diferentes tipos de cânceres. Na primeira delas, 51 estudos randomizados foram avaliados. O uso de AAS por pelo menos 5 anos foi associado à redução da mortalidade geral por câncer (N = 69,224, OR = 0.85, IC 95% 0,76 a 0,96). Como quimioprofilaxia primária, o AAS em baixa dose por pelo menos 3 anos reduziu a incidência de câncer (N = 35,535, OR = 0,76, IC 95% 0,66 a 0,88).[73] Na segunda metanálise, com análise de dados individuais, foi demonstrado benefício do uso diário do AAS na redução da mortalidade por tumores sólidos em geral (OR = 0,69, IC 95% 0,54 a 0,88) e por adenocarcinoma de esôfago e de pulmão (OR = 0,66, IC 95% 0,56 a 0,77).[74] Por fim, em metanálise de estudos observacionais, uso de AAS regular por 5

anos reduziu o risco de câncer colorretal (OR = 0,61, IC 95% 0,55 a 0,67), de esôfago (OR = 0,58, IC 95% 0,44 a 0,76), de estômago (OR = 0,61, IC 95% 0,40 a 0,93) e de mama (OR = 0,81, IC 95% 0,72 a 0,93).[46]

A metanálise de Takkouche et al,[75] analisou 2.788.715 pacientes que utilizaram também outros AINES (AAS, ibuprofeno, rodecoxibe e celecoxibe) em 38 estudos (19 casos-controle, 18 cortes e 1 estudo clínico). A análise global mostrou redução de risco de câncer de mama (RR = 0,88; IC 95% 0,84 a 0,93), o que foi mais evidente nos estudos casos-controle (0,81; IC 95% 0,74 a 0,89) e com o uso de AAS (RR = 0,87; IC 95% 0,82 a 0,92) e ibuprofeno (RR = 0,79; IC 95% 0,64 a 0,97). Entretanto, pela ausência de ensaios clínicos randomizados, permanece ainda controverso o uso de AINES na prevenção do câncer de mama.

Por fim, em recente metanálise de estudos randomizados, com total de 104.018 pacientes, não houve associação do AAS com redução da mortalidade por câncer (RR = 0,98, IC 95% 0,92 a 1,04) ou da incidência de câncer (RR = 0,98, IC 95% 0,92 a 1,04).[76] Além disso, em estudo randomizado, placebo controlado, foi avaliado o efeito do AAS entre 19.114 indivíduos idosos sem doença cardiovascular. De forma inesperada, análise secundária do estudo mostrou aumento da moralidade geral entre os indivíduos que receberam AAS, o que foi atribuído, principalmente, ao aumento de morte relacionada a câncer (HR = 1,31, IC 95% 1,10 – 1,56).[77] Esses estudos ressaltam a necessidade de maior esclarecimento do papel do AAS e outros AINEs como quimioprevenção.

## OUTROS AGENTES PARA QUIMIOPREVENÇÃO

### Vitamina D e cálcio

Estas substâncias são frequentemente citadas nos estudos de quimioprevenção de neoplasias de cólon, mama e próstata.

Em estudo randomizado recente, placebo controlado, 25.871 participantes foram randomizados para receber vitamina D3 (colecalciferol) 2000 UI por dia, com objetivo de avaliar seu papel na prevenção de câncer e doença cardiovascular. O uso da vitamina D não resultou em redução da incidência global de câncer. Da mesma forma, em análise secundária de neoplasias específicas, não houve redução de câncer de mama, de próstata ou de cólon.[78]

Dois outros grandes estudos randomizados tampouco demonstraram benefício da reposição de cálcio e vitamina D na prevenção do câncer. No Women's Health Study, com 36.282 mulheres na pós-menopausa, o uso de vitamina D 400UI e cálcio 1000 mg por dia, não alterou o risco de câncer colorretal ou de mama.[79,80] Em análise secundária, sugeriu-se a redução do risco de câncer de pulmão (HR = 0,37, IC 95% 0,18 a 0,77) e malignidades hematológicas (HR = 0,8, IC 95% 0,65 a 0,99).[81,82] No segundo estudo, que utilizou doses mais altas de cálcio (1500 mg) e vitamina D (2000 UI) em 2303 mulheres na pós-menopausa, também não houve redução do risco de câncer (HR = 0,70, IC 95% 0,47 a 1,02).[83] Metanálises também corroboram a ausência de benefício da suplementação da vitamina D e do cálcio na prevenção de neoplasias.[84,85]

Os resultados dos estudos randomizados diferem de estudos observacionais prévios. No câncer colorretal, análise de 10 estudos de coorte publicada em 2004 mostrou uma tendência de redução do risco com o aumento do consumo de vitamina D e cálcio.[86] Foi sugerida relação entre a dose diária de cálcio com sua ação na profilaxia dessa neoplasia. Isso foi mostrado por Kana Wu *et al.* numa coorte cujo risco de neoplasia de cólon distal foi menor em indivíduos que ingeriram dose superior a 700 mg/dia de cálcio elementar.[87]

Já ao avaliarem especificamente o câncer de mama, outros estudos prévios também sugerem que a reposição de cálcio e/ou vitamina D não afetam o risco da neoplasia. Seguimento de 36.282 mulheres no período da pós-menopausa, randomizadas para receber 1000mg de cálcio elementar e 400 UI de vitamina D diariamente ou placebo, por um período médio de sete anos, não mostrou diferença entre os dois grupos na incidência de neoplasia de mama.[80] Por outro lado, outro estudo randomizado, que envolveu mulheres com idade superior a 55 anos em comparação à suplementação de cálcio (1400 – 1500 mg/dia) por quatro anos, associado ou não à vitamina D (1100 UI/dia), com placebo, mostrou redução do risco de desenvolver câncer em geral.[88]

Quanto à neoplasia de próstata, os dados são inconsistentes, no entanto, sugerem haver correlação da incidência desta doença com a dose diária de cálcio ingerida. Um estudo que acompanhou 65.321 homens, que comparou doses diferentes de ingestão de cálcio, observou maior incidência de câncer de próstata naqueles que ingeriram mais que 2000 mg por dia.[89]

## Selênio e vitamina E

Uma metanálise, publicada em 2008, que avaliou a eficácia da suplementação de antioxidantes na redução da incidência de câncer, mostrou associação entre a reposição de selênio e a diminuição da incidência de câncer em homens, mas não em mulheres.[90]

Com base nas evidências preliminares de estudos anteriores menores, o papel do selênio na quimioprevenção do câncer, especialmente nos primários de próstata, foi avaliado no estudo SELECT ("Selenium and Vitamin E Cancer Prevention Trial"), que incluiu 35.533 homens randomizados para quatro grupos (selênio 200 μg/d, vitamina E 400 UI/dia, selênio mais vitamina E, placebo). Os resultados mostraram que não houve diferença na incidência de neoplasias entre os grupos controle e placebo.[91] Já em atualização do estudo, a suplementação de vitamina E foi associada ao aumento de 17% no risco de câncer de próstata.[92] Além disso, em pacientes com nível de selênio elevado, a suplementação resultou em aumento do câncer de próstata de alto grau.[93]

Similarmente, no estudo randomizado Physicians Health Study II, não houve benefício de suplementação de vitamina E ou vitamina C no risco de câncer global ou no risco de câncer de próstata.[94]

Por fim, apesar da divergência entre estudos randomizados e observacionais, uma metanálise recente concluiu que aumentar o consumo de selênio, por meio de dieta ou de suplementos, não previne o câncer.[95]

## Folato e ácido fólico

O folato está presente nas hortaliças, frutas, cereais, grãos, nozes e carnes. Sua importância está na síntese, metilação e reparação do DNA, bem como na regulação da expressão gênica.

O papel do folato ou ácido fólico na prevenção do câncer é incerto. A inadequada ingestão de folato tem sido implicada no desenvolvimento ou aumento de certos tipos de cânceres, principalmente do câncer colorretal e câncer de mama.[96]

Análise de estudos, publicados entre 1996 e 2006, sugeriu que o aumento de ácido fólico na dieta está associado com um risco reduzido de neoplasias de esôfago, estômago e pâncreas.[97] Quanto ao câncer de mama, outra metanálise do mesmo período mostrou que a ingestão adequada de folato pode reduzir o risco para esta neoplasia, porém, com dados ainda inconsistentes.[98] O seguimento de 88.756 mulheres mostrou uma redução na incidência de câncer colorretal naquelas com ingestão de ácido fólico maior que 400 mcg/dia num período superior a 15 anos, quando comparado ao grupo que ingeriu menos de 200 mcg/dia.[99]

No entanto, outros estudos sugerem a possibilidade de aumento na incidência de neoplasias com a suplementação do folato.[100,101] Em análise secundária de estudo randomizado, entre 643 homens randomizados para suplemento de ácido fólico ou placebo, houve aumento da incidência de câncer de próstata com o ácido fólico (HR-2,6, IC 95% 1,23 a 5,65). Por outro lado, no mesmo estudo, indivíduos com ingesta basal na dieta e com níveis séricos adequados tiveram tendência a menor risco de câncer de prostata.[101] Em outro estudo randomizado, que avaliava a prevenção de fraturas por osteoporose, indivíduos que haviam recebido suplementação de ácido fólico e vitamina B12 tiveram risco aumentado de câncer colorretal (HR = 1,77, IC 95% 1,08 a 2,90).[102]

Em metanálise com 50 mil participantes, não foi demonstrado papel do folato na prevenção do câncer.[103] A deficiência de ácido fólico pode aumentar o risco de neoplasia, contudo, em indivíduos com níveis normais da substância não parece haver benefício decorrente de suplementação.

## Metformina

A metformina, um hipoglicemiante oral, também tem sido alvo de investigação como agente na prevenção do câncer. Diferentes teorias tentam explicar o possível efeito antineoplásico da metformina. Uma delas sugeres que o efeito se deva à redução do fator de crescimento de insulina (IGF) pela queda da insulinemia.[104] Outra hipótese sugere que o efeito seja por um mecanismo não dependente de insulina, pelo down-regulation do mTOR (mammalian target of rapamycin).[105]

Em estudo caso-controle com 12 mil pacientes diabéticos, houve redução da incidência de câncer entre indivíduos tratados com metformina.[106] A maior parte da literatura disponível, entretanto, é composta de estudos retrospectivos, com resultados divergentes.[107]

A evidência mais forte, até o momento, advém de um estudo fase 3, controlado por placebo. Nesse estudo, que incluiu pacientes não diabéticos com história prévia de pólipos colorretais, o uso de metformina

250 mg por dia por 12 meses reduziu a incidência de pólipos e adenomas colorretais (N = 151; pólipos: RR = 0,67, IC 95% 0,47 a 0,97; adenomas: RR = 0,60, IC 95% 0,39 a 0,92).[108]

Estudos randomizados em populações não diabéticas são necessários para melhor compreensão do papel da metformina como quimioprevenção.

## CONSIDERAÇÕES FINAIS

O otimismo inicial a respeito da quimioprevenção do câncer por constituintes dietéticos foi diminuído pelo resultado das experimentações que não comprovaram benefício. Além disso, os estudos com retinoides nos pacientes tabagistas mostrou aumento na incidência do câncer de pulmão. Este fato pode ser decorrente do uso de doses suprafisiológicas destas substâncias que, em associação com o tabaco, facilitariam o processo de carcinogênese.

Mesmo sem evidências conclusivas, a recomendação aos pacientes deve ser para seguir os cuidados básicos, como ingestão de dieta balanceada, rica em frutas, legumes e gorduras não saturadas.

O uso de AINEs e da metformina, como quimioprofilaxia na prática clínica, ainda permanece controverso. Evidências apontam que o risco-benefício não justifica seu uso na população geral; entretanto, o uso do AAS nos grupos de alto risco para câncer colorretal foi capaz de promover redução da recorrência e mortalidade por câncer. Ainda são necessários novos estudos para definição da dose e do tempo adequado de exposição aos inibidores da ciclo-oxigenase, para que se obtenha um efeito protetor máximo sem aumento de morbidade pelos efeitos colaterais destes fármacos.

## REFERÊNCIAS

1. Lippman SM, Benner SE, Hong WK. Cancer chemoprevention. J Clin Oncol 1994;12(4):851-73.
2. Tsao AS, Kim ES, Hong WK. Chemoprevention of cancer. CA Cancer J Clin 2004;54(3):150-80.
3. Greenwald P, Kelloff G, Burch-Whitman C, Kramer B. Chemoprevention. 1995;45:31-49.
4. Alpha-Tocopherol, B. t. C. C. P. S. G., The effect of vitamin E and beta carotene on the incidence of lung cancer and other cancers in male smokers. N Engl J Med. 1994;330(15):1029-35.
5. Omenn GS, Goodman GE, Thornquist MD, Balmes J, Cullen MR, Glass A, et al. Effects of a combination of

beta carotene and vitamin A on lung cancer and cardiovascular disease. N Engl J Med 1996;334(18):1150-5.

6. Virtamo J, Pietinen P, Huttunen JK, Korhonen P, Malila N, Virtanen MJ, et al. Incidence of cancer and mortality following alpha-tocopherol and beta-carotene supplementation: a postintervention follow-up. JAMA 2003;290(4):476-85.

7. Wang Y, Cui R, Xiao Y, Fang J, Xu Q. Effect of Carotene and Lycopene on the Risk of Prostate Cancer: A Systematic Review and Dose-Response Meta-Analysis of Observational Studies. PLoS One 2015;10(9):e0137427.

8. Chen P, Zhang W, Wang X, Zhao K, Negi DS, Zhuo L, et al. Lycopene and Risk of Prostate Cancer: A Systematic Review and Meta-Analysis. Medicine (Baltimore) 2015;94(33):e1260.

9. Ilic D, Misso M. Lycopene for the prevention and treatment of benign prostatic hyperplasia and prostate cancer: a systematic review. Maturitas 2012;72(4):269-76.

10. Hennekens CH, Buring JE, Manson JE, Stampfer M, Rosner B, Cook NR, et al. Lack of effect of long-term supplementation with beta carotene on the incidence of malignant neoplasms and cardiovascular disease. N Engl J Med 1996;334(18):1145-9.

11. Lee IM, Cook NR, Manson JE, Buring JE, Hennekens CH. Beta-carotene supplementation and incidence of cancer and cardiovascular disease: the Women's Health Study. J Natl Cancer Inst 1999;91(24):2102-6.

12. Kushi LH, Fee RM, Sellers TA, Zheng W, Folsom AR. Intake of vitamins A, C, and E and postmenopausal breast cancer. The Iowa Women's Health Study. Am J Epidemiol 1996;144(2):165-74.

13. Hunter DJ, Manson JE, Colditz GA, Stampfer MJ, Rosner B, Hennekens CH, et al. A prospective study of the intake of vitamins C, E, and A and the risk of breast cancer. N Engl J Med. 1993;329(4):234-40.

14. Zhang S, Hunter DJ, Forman MR, Rosner BA, Speizer FE, Colditz GA, et al. Dietary carotenoids and vitamins A, C, and E and risk of breast cancer. J Natl Cancer Inst 1999;91(6):547-56.

15. Aune D, Chan DS, Vieira AR, Navarro RDA, Vieira R, Greenwood DC, et al. Dietary compared with blood concentrations of carotenoids and breast cancer risk: a systematic review and meta-analysis of prospective studies. Am J Clin Nutr. 2012;96(2):356-73.

16. Veronesi U, Mariani L, Decensi A, Formelli F, Camerini T, Miceli R, et al. Fifteen-year results of a randomized phase III trial of fenretinide to prevent second breast cancer. Ann Oncol, 2006;17(7):1065-71.

17. Leoncini E, Nedovic D, Panic N, Pastorino R, Edefonti V, Boccia S. Carotenoid Intake from Natural Sources and Head and Neck Cancer: A Systematic Review and Meta-analysis of Epidemiological Studies. Cancer Epidemiol Biomarkers Prev 2015;24(7):1003-11.

18. Hong WK, Lippman SM, Itri LM, Karp DD, Lee JS, Byers RM, et al. Prevention of second primary tumors with isotretinoin in squamous-cell carcinoma of the head and neck. N Engl J Med 1990;323(12):795-801.

19. Benner SE, Pajak TF, Lippman SM, Earley C, Hong WK. Prevention of second primary tumors with isotretinoin in patients with squamous cell carcinoma of the head and neck: long-term follow-up. J Natl Cancer Inst. 1994;86(2):140-1.

20. Kraemer KH, DiGiovanna JJ, Moshell AN, Tarone RE, Peck GL. Prevention of skin cancer in xeroderma pigmentosum with the use of oral isotretinoin. N Engl J Med. 1988;318(25):1633-7.

21. Moon TE, Levine N, Cartmel B, Bangert JL, Rodney S, Dong Q, et al. Effect of retinol in preventing squamous cell skin cancer in moderate-risk subjects: a randomized, double-blind, controlled trial. Southwest Skin Cancer Prevention Study Group. Cancer Epidemiol Biomarkers Prev 1997;6(11):949-56.

22. Tangrea JA, Edwards BK, Taylor PR, Hartman AM, Peck GL, Salasche SJ, et al. Long-term therapy with low-dose isotretinoin for prevention of basal cell carcinoma: a multicenter clinical trial. Isotretinoin-Basal Cell Carcinoma Study Group. J Natl Cancer Inst 1992;84(5):328-32.

23. Levine N, Moon TE, Cartmel B, Bangert JL, Rodney S, Dong Q, et al. Trial of retinol and isotretinoin in skin cancer prevention: a randomized, double-blind, controlled trial. Southwest Skin Cancer Prevention Study Group. Cancer Epidemiol Biomarkers Prev. 1997:6(11):957-61.

24. Greenberg ER, Baron JA, Stukel TA, Stevens MM, Mandel JS, Spencer SK, et al. A clinical trial of beta carotene to prevent basal-cell and squamous-cell cancers of the skin. The Skin Cancer Prevention Study Group. N Engl J Med 1990;323(12):789-95.

25. Green A, Williams G, Neale R, Hart V, Leslie D, Parsons P, et al. Daily sunscreen application and betacarotene supplementation in prevention of basal-cell and squamous-cell carcinomas of the skin: a randomised controlled trial. Lancet. 1999;354(9180):723-9.

26. Greenberg ER, Baron JA, Tosteson TD, Freeman DH, Beck GJ, Bond JH, et al. A clinical trial of antioxidant vitamins to prevent colorectal adenoma. Polyp Prevention Study Group. N Engl J Med. 1994;331(3):141-7.

27. Panic N, Nedovic D, Pastorino R, Boccia S, Leoncini E. Carotenoid intake from natural sources and colorectal cancer: a systematic review and meta-analysis of epidemiological studies. Eur J Cancer Prev. 2017;26(1):27-37.

28. Hawk E, Lubet R, Limburg P. Chemoprevention in hereditary colorectal cancer syndromes. Cancer. 1999;86(11):2551-63.

29. Baron JA. Aspirin and NSAIDs for the prevention of colorectal cancer. Recent Results Cancer Res. 2009;181:223-9.

30. Mazhar D, Gillmore R, Waxman J. COX and cancer. QJM. 2005;98(10):711-8.

31. Chakraborti AK, Garg SK, Kumar R, Motiwala HF, Jadhavar PS. Progress in COX-2 inhibitors: a journey so far. Curr Med Chem 2010;17(15):1563-93.

32. Hoff P, Saad E, Maluf F. Oncologia em Evidência: Epidemiologia, patologia e princípios terapêuticos dos principais tumores sólidos. 2009; p 54.

33. Couturier D. Recent notions on intestinal cancerogenesis, their implications in genetic risk screening and preventive action of non-steroid anti-inflammatory agents. Bulletin de L'Academie Nationale de Medecine. 2002;186(2):421-43;443-5;182,421-43.

34. Dempke W, Rie C, Grothey A, Schmoll HJ. Cyclooxygenase-2: a novel target for cancer chemotherapy? J Cancer Res Clin Oncol 2001;127(7):411-7.

35. Muri E, Sposito M, Metsavaht L. Antiinflamatórios não-esteroidais e sua farmacologia local. Acta Fisiatrica 2009;16(4):186-190.

36. Martins J, Gruezo N. Ácido graxo W6 na etiologia do câncer colorretal. Revista Brasileira de Cancerologia 2009;55:69-74.

37. Ghosh N, Chaki R, Mandal V, Mandal SC, COX-2 as a target for cancer chemotherapy. Pharmacol Rep. 2010;62(2):233-44.

38. Peek RM. Prevention of colorectal cancer through the use of COX-2 selective inhibitors. Cancer Chemother Pharmacol 2004;54(1)S50-6.

39. Antonakopoulos N, Karamanolis DG, The role of NSAIDs in colon cancer prevention. Hepatogastroenterology. 2007;54(78):1694-700.

40. Glezera I, Marcourakisa T, Avellarc M, Gorensteina C, Scavone C. O fator de transcrição NF-kB nos mecanismos moleculares de ação de psicofármacos. Rev Bras Psiquiatr 2000;22:26-30.

41. Brandi G, Pantaleo MA, Biasco G, Paterini P, Activated NF-kB in colorectal cancer: predictive or prognostic factor? J Clin Oncol 2008;26(8):1388-9;1389-90.

42. Cook NR, Lee IM, Gaziano JM, Gordon D, Ridker PM, Manson JE, et al. Low-dose aspirin in the primary prevention of cancer: the Women's Health Study: a randomized controlled trial. JAMA. 2005;294(1):47-55.

43. Gann PH, Manson JE, Glynn RJ, Buring JE, Hennekens CH. Low-dose aspirin and incidence of colorectal tumors in a randomized trial. J Natl Cancer Inst 1993;85(15):1220-4.

44. Cao Y, Nishihara R, Wu K, Wang M, Ogino S, Willett WC, et al. Population-wide Impact of Long-term Use of Aspirin and the Risk for Cancer. JAMA Oncol 2016;2(6):762-9.

45. Rothwell PM, Wilson M, Elwin CE, Norrving B, Algra A, Warlow CP, et al. Long-term effect of aspirin on colorectal cancer incidence and mortality: 20-year follow-up of five randomised trials. Lancet. 2010;376(9754):1741-50.

46. Algra AM, Rothwell PM. Effects of regular aspirin on long-term cancer incidence and metastasis: a systematic comparison of evidence from observational studies versus randomised trials. Lancet Oncol. 2012;13(5):518-27.

47. Sandler RS, Halabi S, Baron JA, Budinger S, Paskett E, Keresztes R, et al. A randomized trial of aspirin to prevent colorectal adenomas in patients with previous colorectal cancer. N Engl J Med. 2003;348(10):883-90.

48. Shpitz B, Klein E, Buklan G, Neufeld D, Nissan A, Freund HR, et al. Suppressive effect of aspirin on aberrant crypt foci in patients with colorectal cancer. Gut. 2003;52(11):1598-601.

49. Sample D, Wargovich M, Fischer SM, Inamdar N, Schwartz P, Wang X, et al. A dose-finding study of aspirin for chemoprevention utilizing rectal mucosal prostaglandin E(2) levels as a biomarker. Cancer Epidemiol Biomarkers Prev 2002;11(3):275-9.

50. Chan AT, Ogino S, Fuchs CS. Aspirin use and survival after diagnosis of colorectal cancer. JAMA 2009;302(6):649-58.

51. Gao F, Liao C, Liu L, Tan A, Cao Y, Mo Z. The effect of aspirin in the recurrence of colorectal adenomas: a meta-analysis of randomized controlled trials. Colorectal Dis 2009;11(9):893-901.

52. Ishikawa H, Wakabayashi K, Suzuki S, Mutoh M, Hirata K, Nakamura T, et al. Preventive effects of low-dose aspirin on colorectal adenoma growth in patients with familial adenomatous polyposis: double-blind, randomized clinical trial. Cancer Med 2013;2(1):50-6.

53. Terdiman JP, Johnson LK, Kim YS, Sleisenger MH, Gum JR, Hayes A, et al. Chemoprevention of colonic polyps with balsalazide: an exploratory, double-blind, placebo-controlled study. Dig Dis Sci 2009;54(11):2488-96.

54. Burn J, Gerdes AM, Macrae F, Mecklin JP, Moeslein G, Olschwang S, et al. Long-term effect of aspirin on cancer risk in carriers of hereditary colorectal cancer: an analysis from the CAPP2 randomised controlled trial. Lancet 2011;378(9809):2081-7.

55. Giardiello FM, Hamilton SR, Krush AJ, Piantadosi S, Hylind LM, Celano P, et al. Treatment of colonic and rectal adenomas with sulindac in familial adenomatous polyposis. N Engl J Med 1993;328(18):1313-6.

56. Nugent KP, Farmer KC, Spigelman AD, Williams CB, Phillips, R. K., Randomized controlled trial of the effect of sulindac on duodenal and rectal polyposis and cell proliferation in patients with familial adenomatous polyposis. Br J Surg. 1993;80(12):1618-9.

57. Labayle D, Fischer D, Vielh P, Drouhin F, Pariente A, Bories C, et al. Sulindac causes regression of rectal polyps in familial adenomatous polyposis. Gastroenterology. 1991;101(3):635-9.

58. Qian Y, Lu Y, YE S. Clinical study of sulindac in the treatment of sporadic colorectal adenoma. Chin J Dig. 2001;21:710-12.

59. Giardiello FM, Yang VW, Hyland LM, Krush AJ, Petersen GM, Trimbath JD, et al. Primary chemoprevention of familial adenomatous polyposis with sulindac. N Engl J Med. 2002;346(14):1054-9.

60. Calaluce R, Earnest DL, Heddens D, Einspahr JG, Roe D, Bogert CL, et al. Effects of piroxicam on prostaglandin E2 levels in rectal mucosa of adenomatous polyp patients: a randomized phase IIb trial. Cancer Epidemiol Biomarkers Prev 2000;9(12):1287-92.

61. Bertagnolli MM, Eagle CJ, Zauber AG, Redston M, Solomon SD, Kim K, et al. Celecoxib for the prevention of sporadic colorectal adenomas. N Engl J Med. 2006;355(9):873-84.

62. Arber N, Eagle CJ, Spicak J, Rácz I, Dite P, Hajer J, et al. Celecoxib for the prevention of colorectal adenomatous polyps. N Engl J Med. 2006;355(9):885-95.

63. Steinbach G, Lynch PM, Phillips RK, Wallace MH, Hawk E, Gordon GB, et al. The effect of celecoxib, a cyclooxygenase-2 inhibitor, in familial adenomatous polyposis. N Engl J Med 2000;342(26):1946-52.

64. Baron JA, Sandler RS, Bresalier RS, Quan H, Riddell R, Lanas A, et al. A randomized trial of rofecoxib for the chemoprevention of colorectal adenomas. Gastroenterology 2006;131(6):1674-82.

65. Dulai PS, Singh S, Marquez E, Khera R, Prokop LJ, Limburg P, et al. Chemoprevention of colorectal cancer in individuals with previous colorectal neoplasia: systematic review and network meta-analysis. BMJ. 2016;355:i6188.

66. Veettil SK, Lim KG, Ching SM, Saokaew S, Phisalprapa P, Chaiyakunapruk N. Effects of aspirin and non-aspirin nonsteroidal anti-inflammatory drugs on the incidence of recurrent colorectal adenomas: a systematic review with meta-analysis and trial sequential analysis of randomized clinical trials. BMC Cancer. 2017;17(1):763.

67. Jacobs EJ, Thun MJ, Bain EB, Rodriguez C, Henley SJ, Calle EE. A large cohort study of long-term daily use of adult-strength aspirin and cancer incidence. J Natl Cancer Inst. 2007;99(8):608-15.

68. Krishnan K, Ruffin MT, Normolle D, Shureiqi I, Burney K, Bailey J, et al. Colonic mucosal prostaglandin E2 and cyclooxygenase expression before and after low aspirin doses in subjects at high risk or at normal risk for colorectal cancer. Cancer Epidemiol Biomarkers Prev. 2001;10(5):447-53.

69. Logan RF, Grainge MJ, Shepherd VC, Armitage NC, Muir KR. Group, u. T., Aspirin and folic acid for the prevention of recurrent colorectal adenomas. Gastroenterology, 2008;134(1):29-38.

70. Baron JA, Cole BF, Sandler RS, Haile RW, Ahnen D, Bresalier R, et al. A randomized trial of aspirin to prevent colorectal adenomas. N Engl J Med 2003;348(10):891-9.

71. Benamouzig R, Deyra J, Martin A, Girard B, Jullian E, Piednoir B, et al. Daily soluble aspirin and prevention of colorectal adenoma recurrence: one-year results of the APACC trial. Gastroenterology. 2003;125(2):328-36.

72. Qian Y, Lu Y, YE S. Clinical study of sulindac in the treatment of sporadic colorectal adenoma. Chin J Dig. 2001;21:710-12.

73. Rothwell PM, Price JF, Fowkes FG, Zanchetti A, Roncaglioni MC, Tognoni G, et al. Short-term effects of daily aspirin on cancer incidence, mortality, and non-vascular death: analysis of the time course of risks and benefits in 51 randomised controlled trials. Lancet. 2012;379(9826):1602-12.

74. Rothwell PM, Fowkes FG, Belch JF, Ogawa H, Warlow CP, Meade TW. Effect of daily aspirin on long-term risk of death due to cancer: analysis of individual patient data from randomised trials. Lancet. 2011;377(9759):31-41.

75. Takkouche B, Regueira-Méndez C, Etminan M. Breast cancer and use of nonsteroidal anti-inflammatory drugs: a meta-analysis. J Natl Cancer Inst. 2008;100(20):1439-47.

76. McNeil JJ, Nelson MR, Woods RL, Lockery JE, Wolfe R, Reid CM, et al. Effect of Aspirin on All-Cause Mortality in the Healthy Elderly. N Engl J Med 2018;379(16):1519-1528.

77. Haykal T, Barbarawi M, Zayed Y, Yelangi A, Dhillon H, Goranta S, et al. Safety and efficacy of aspirin for primary prevention of cancer: a meta-analysis of randomized controlled trials. J Cancer Res Clin Oncol, 2019;145(7):1795-1809.

78. Manson JE, Cook NR, Lee IM, Christen W, Bassuk SS, Mora S, et al. Vitamin D Supplements and Prevention of Cancer and Cardiovascular Disease. N Engl J Med. 2019;380(1):33-44.

79. Wactawski-Wende J, Kotchen JM, Anderson GL, Assaf AR, Brunner RL, O'Sullivan MJ, et al. Calcium plus vitamin D supplementation and the risk of colorectal cancer. N Engl J Med. 2006;354(7):684-96.

80. Chlebowski RT, Johnson KC, Kooperberg C, Pettinger M, Wactawski-Wende J, Rohan T, et al. Calcium plus vitamin D supplementation and the risk of breast cancer. J Natl Cancer Inst. 2008;100(22):1581-91.

81. Cheng TY, Lacroix AZ, Beresford SA, Goodman GE, Thornquist MD, Zheng Y, et al. Vitamin D intake and lung cancer risk in the Women's Health Initiative. Am J Clin Nutr 2013;98(4):1002-11.

82. Ammann EM, Drake MT, Haraldsson B, Wallace RB, Johnson KC, Desai P, et al. Incidence of hematologic malignancy and cause-specific mortality in the Women's Health Initiative randomized controlled trial of calcium and vitamin D supplementation. Cancer. 2017;123(21):4168-4177.

83. Lappe J, Watson P, Travers-Gustafson D, Recker R, Garland C, Gorham E, et al. Effect of Vitamin D and

Calcium Supplementation on Cancer Incidence in Older Women: A Randomized Clinical Trial. JAMA. 2017;317(12):1234-1243.

84. Bristow SM, Bolland MJ, MacLennan GS, Avenell A, Grey A, Gamble GD, et al. Calcium supplements and cancer risk: a meta-analysis of randomised controlled trials. Br J Nutr 2013;110(8):1384-93.

85. Keum N, Giovannucci E. Vitamin D supplements and cancer incidence and mortality: a meta-analysis. Br J Cancer, 2014;111(5):976-80.

86. Cho E, Smith-Warner SA, Spiegelman D, Beeson WL, van den Brandt PA, Colditz GA, et al. Dairy foods, calcium, and colorectal cancer: a pooled analysis of 10 cohort studies. J Natl Cancer Inst. 2004;96(13):1015-22.

87. Wu K, Willett WC, Fuchs CS, Colditz GA, Giovannucci EL. Calcium intake and risk of colon cancer in women and men. J Natl Cancer Inst. 2002;94(6):437-46.

88. Lappe JM, Travers-Gustafson D, Davies KM, Recker RR, Heaney RP. Vitamin D and calcium supplementation reduces cancer risk: results of a randomized trial. Am J Clin Nutr. 2007;85(6):1586-91.

89. Rodriguez C, McCullough ML, Mondul AM, Jacobs EJ, Fakhrabadi-Shokoohi D, Giovannucci EL, et al. Calcium, dairy products, and risk of prostate cancer in a prospective cohort of United States men. Cancer Epidemiol Biomarkers Prev. 2003;12(7):597-603.

90. Bardia A, Tleyjeh IM, Cerhan JR, Sood AK, Limburg PJ, et al. Efficacy of antioxidant supplementation in reducing primary cancer incidence and mortality: systematic review and meta-analysis. Mayo Clin Proc, 2008;83(1):23-34.

91. Lippman SM, Klein EA, Goodman PJ, Lucia MS, Thompson IM, Ford LG, et al. Effect of selenium and vitamin E on risk of prostate cancer and other cancers: the Selenium and Vitamin E Cancer Prevention Trial (SELECT). JAMA 2009;301(1):39-51.

92. Klein EA, Thompson IM, Tangen CM, Crowley JJ, Lucia MS, Goodman PJ, et al. Vitamin E and the risk of prostate cancer: the Selenium and Vitamin E Cancer Prevention Trial (SELECT). JAMA, 2011;306(14):1549-56.

93. Kristal AR, Darke AK, Morris JS, Tangen CM, Goodman PJ, Thompson IM, et al. Baseline selenium status and effects of selenium and vitamin e supplementation on prostate cancer risk. J Natl Cancer Inst. 2014;106(3):djt456.

94. Gaziano JM, Glynn RJ, Christen WG, Kurth T, Belanger C, MacFadyen J, et al. Vitamins E and C in the prevention of prostate and total cancer in men: the Physicians' Health Study II randomized controlled trial. JAMA. 2009;301(1): 52-62.

95. Vinceti M, Filippini T, Del Giovane C, Dennert G, Zwahlen M, Brinkman M, et al. Selenium for preventing cancer. Cochrane Database Syst Rev 2018;1: CD005195.

96. Giovannucci E. Epidemiologic studies of folate and colorectal neoplasia: a review. J Nutr. 2002;132(8):2350S-2355S.

97. Larsson SC, Giovannucci E, Wolk A. Folate intake, MTHFR polymorphisms, and risk of esophageal, gastric, and pancreatic cancer: a meta-analysis. Gastroenterology. 2006;131(4):1271-83.

98. Larsson SC, Giovannucci E, Wolk A. Folate and risk of breast cancer: a meta-analysis. J Natl Cancer Inst. 2007;99(1):64-76.

99. Giovannucci E, Stampfer MJ, Colditz GA, Hunter DJ, Fuchs C, Rosner BA, Speizer FE, Willett WC. Multivitamin use, folate, and colon cancer in women in the Nurses' Health Study. Ann Intern Med. 1998;129(7):517-24.

100. Cole BF, Baron JA, Sandler RS, Haile RW, Ahnen DJ, Bresalier RS, et al. Folic acid for the prevention of colorectal adenomas: a randomized clinical trial. JAMA 2007;297(21):2351-9.

101. Figueiredo JC, Grau MV, Haile RW, Sandler RS, Summers RW, Bresalier RS, et al. Folic acid and risk of prostate cancer: results from a randomized clinical trial. J Natl Cancer Inst. 2009;101(6):432-5.

102. Oliai Araghi S, Kiefte-de Jong JC, van Dijk SC, Swart KMA, van Laarhoven HW, et al. Folic Acid and Vitamin B12 Supplementation and the Risk of Cancer: Long-term Follow-up of the B Vitamins for the Prevention of Osteoporotic Fractures (B-PROOF) Trial. Cancer Epidemiol Biomarkers Prev 2019;28(2):275-282.

103. Vollset SE, Clarke R, Lewington S, Ebbing M, Halsey J, Lonn E, et al. Effects of folic acid supplementation on overall and site-specific cancer incidence during the randomised trials: meta-analyses of data on 50,000 individuals. Lancet 2013;381(9871):1029-36.

104. Belfiore A, Frasca F. IGF and insulin receptor signaling in breast cancer. J Mammary Gland Biol Neoplasia 2008;13(4):381-406.

105. Dowling RJ, Zakikhani M, Fantus IG, Pollak M, Sonenberg N. Metformin inhibits mammalian target of rapamycin-dependent translation initiation in breast cancer cells. Cancer Res 2007;67(22):10804-12.

106. Evans JM, Donnelly LA, Emslie-Smith AM, Alessi DR, Morris AD. Metformin and reduced risk of cancer in diabetic patients. BMJ 2005;330(7503):1304-5.

107. Heckman-Stoddard BM, DeCensi A, Sahasrabuddhe VV, Ford LG. Repurposing metformin for the prevention of cancer and cancer recurrence. Diabetologia 2017;60(9):1639-1647.

108. Higurashi T, Hosono K, Takahashi H, Komiya Y, Umezawa S, Sakai E, et al. Metformin for chemoprevention of metachronous colorectal adenoma or polyps in post-polypectomy patients without diabetes: a multicentre double-blind, placebo-controlled, randomised phase 3 trial. Lancet Oncol. 2016;17(4):475-483.

# 69

# Peso Corporal e Atividade Física

Liane Brescovici Nunes de Matos
Beatriz Christina Lorenzetti Santos
Simone Castro Silva Gomes

## DESTAQUES

- A obesidade é um fator de risco estabelecido para 13 tipos diferentes de câncer (endométrio, mama pós-menopausa, colorretal, esofágico, renal, meningioma, pâncreas, gástrico, fígado, mieloma múltiplo, ovário, vesícula biliar e tireoide).
- A obesidade e a síndrome metabólica estão relacionadas a hiperinsulinemia crônica e aumento da síntese de IGF-1, o que pode estar relacionado a estímulo de proliferação celular e inibição de apoptose.
- Em sobreviventes de câncer de mama e de câncer de cólon, o controle de peso e a atividade física parecem atuar como fatores protetores, com diminuição do risco de recidiva.

## INTRODUÇÃO

O sobrepeso, definido como índice de massa corporal (IMC) entre 25 e 29,9 kg/m², e a obesidade (IMC maior que 30 kg/m²) constituem o quinto maior risco de mortalidade geral, sendo responsáveis por pelo menos 2,8 milhões de mortes de adultos/ano. A obesidade é uma doença crônica e responsável por aumento de risco cardiovascular e de diversas doenças como o câncer.[1]

Com o passar dos anos, mudanças no padrão alimentar, incluindo a comercialização e a disponibilidade de alimentos ricos em calorias (carboidratos e gorduras), alimentação fora de casa no modelo *fast food*, empregos sedentários (mais tempo sentado e em frente a telas) e maior tempo de lazer gasto no computador ou assistindo à televisão resultaram no aumento da obesidade, do sedentarismo e no risco de várias doenças não transmissíveis, como o câncer. Cerca de 30% a 40% dos cânceres são potencialmente evitáveis com medidas comportamentais, como atividade física e alimentação saudável.[2-4]

## IMPACTO DO PESO CORPORAL EM ONCOLOGIA

Com relação à obesidade e ao câncer, vários estudos associam o aumento do peso a um risco maior de alguns tipos de tumores, bem como seu prognóstico. Por exemplo, na Europa, cerca de 11% dos casos de câncer colorretal foram atribuídos ao sobrepeso e à obesidade. Dados epidemiológicos sugerem que a obesidade está associada a um aumento entre 30% e 70% no risco de câncer de cólon em homens, enquanto a associação é menor em mulheres.[4-7]

A gordura visceral, ou obesidade abdominal, parece ter mais influência do que a obesidade por acúmulo de gordura subcutânea, e qualquer aumento de 1 kg/m² no IMC confere risco adicional. No câncer colorretal, a obesidade pode estar associada a piores resultados como recorrência do tumor primário ou mortalidade.[8,9]

Para mulheres diagnosticadas com câncer de mama, a maioria dos estudos indica que a obesidade, antes, no momento ou após o diagnóstico está associada a um pior prognóstico, incluindo chance de recidiva e/ou mortalidade pela doença ou mortalidade geral. Vários autores correlacionaram risco de recorrência e aumento de mortalidade com obesidade.[4,11-13] Parekh *et al.* avaliaram pacientes com obesidade em relação à mortalidade específica da doença e observaram risco variável entre 20% e 200% maior para mulheres que tinham IMC ≥ 30 kg/m² em comparação com mulheres eutróficas.[14] Greenlee *et al.* observaram um aumento do risco de morte entre sobreviventes de câncer de mama com obesidade que foram tratadas com os quimioterápicos: ciclofosfamida; doxorrubicina; e 5-fluorouracil.[15]

A obesidade é um fator de risco estabelecido para 13 tipos diferentes de câncer (endométrio, mama pós-menopausa, colorretal, esofágico, renal, meningioma, pâncreas, gástrico, fígado, mieloma múltiplo, ovário, vesícula biliar e tireoide). Os principais mecanismos biológicos pelos quais a atividade física, o sedentarismo e a obesidade estão relacionados à incidência de câncer incluem um efeito sobre esteroides sexuais, sensibilidade à insulina e inflamação crônica.[4,5,12,16]

## RECOMENDAÇÕES DE ATIVIDADE FÍSICA PARA PREVENÇÃO DE CÂNCER NA POPULAÇÃO GERAL

A prática de qualquer atividade física, mesmo que não atinja o tempo recomendado, reduz o risco de câncer e traz outros benefícios para a saúde. A atividade física promove equilíbrio hormonal, auxilia na redução do tempo de trânsito gastrointestinal, fortalece a imunidade, ajuda a manter o peso corporal, melhora o sono e o emocional. Quanto mais frequente a prática de atividade física ao longo da vida, maiores os benefícios para a prevenção do câncer.[4,7,12,18-20]

Fazer atividade física, em geral, é seguro, mas a indicação individualizada é importante. Deve-se avaliar com os pacientes os sinais e sintomas, como dor, mal-estar, tontura, náuseas ou outras queixas, em especial se houver alguma comorbidade associada. Nesses casos, deve-se considerar a necessidade de avaliação mais detalhada do estado atual de saúde, avaliação cardiológica e pulmonar se pertinente, bem como se recomenda a prática supervisionada por um profissional de saúde capacitado, como educador físico ou fisioterapeuta.[4,5,12]

Podem-se considerar inúmeras possibilidades e oportunidades para praticar atividade física, desde aquelas que fazemos no dia a dia, como caminhar, correr, andar de bicicleta, dançar, passear com o animal de estimação e praticar esportes recreativamente, até aquelas mais sistematizadas, como ginástica, exercício funcional, pilates, natação, hidroginástica e musculação. Atividades ao ar livre e em outros contextos para além do lazer (p. ex., deslocamentos na ida e volta para o local de trabalho ou estudo e tarefas domésticas, como jardinagem e limpeza da casa) também contam.[4,5,12]

Em adultos e idosos, a atividade física de intensidade moderada a vigorosa (Quadro 69.1)[21] reduz o risco de câncer de mama, cólon, rim, fígado, endométrio e, possivelmente, de câncer de pulmão, ovário, pâncreas, estômago, esofágico (adenocarcinoma) e o hepático.

### Quadro 69.1. Como determinar as intensidades da atividade física?

Leve: exige mínimo esforço físico e causa pequeno aumento da respiração e dos batimentos do seu coração. Numa escala de 0 a 10, a percepção de esforço é de 1 a 4. É possível conseguir respirar tranquilamente e conversar normalmente enquanto se movimenta ou, até mesmo, cantar uma música

Moderada: exige mais esforço físico, faz o indivíduo respirar mais rápido do que o normal e aumenta moderadamente os batimentos do seu coração. Numa escala de 0 a 10, a percepção de esforço é 5 e 6. É possível conseguir conversar com dificuldade enquanto se movimenta

Vigorosa: exige um grande esforço físico, faz o indivíduo respirar muito mais rápido do que o normal e aumenta muito os batimentos do seu coração. Numa escala de 0 a 10, a percepção de esforço é 7 e 8. Não é possível conversar enquanto se movimenta

Fonte: Guia de Atividade Física para a População Brasileira, 2021.

Para prevenção, recomenda-se que adultos e idosos pratiquem ao menos 150 minutos semanais de atividade física de intensidade moderada ou, ao menos, 75 minutos de atividade física de intensidade vigorosa ou, ainda, uma combinação equivalente de atividades moderadas e vigorosas.[4,5,12]

Para redução adicional do risco de câncer, recomendam-se mais de 300 minutos semanais de atividade física de intensidade moderada ou mais de 150 minutos de atividade física de intensidade vigorosa ou, ainda, uma combinação equivalente de atividades moderadas e vigorosas.[4,5,12]

Para crianças e adolescentes, a recomendação é a de 1 hora de atividade moderada ou de vigorosa intensidade para manutenção de peso e evitar ganho ponderal futuro. Recomendam-se exercício aeróbio diário, atividades de resistência e fortalecimento muscular (pelo menos 3 dias por semana) e atividades de fortalecimento ósseo (pelo menos 3 dias por semana). É importante também limitar hábitos sedentários como uso de telas por longos períodos (televisão, *tablet*, computador) e videogames.[4,5,12]

## RECOMENDAÇÕES DE ATIVIDADE FÍSICA PARA REDUZIR A MORTALIDADE EM SOBREVIVENTES DO CÂNCER

Em geral, a prática de atividade física para sobreviventes do câncer é tolerável e segura, inclusive quando praticada durante qualquer etapa do tratamento oncológico (quimioterapia, radioterapia, terapia hormonal ou outras). Deve-se encorajar o paciente a iniciar ou continuar a prática de atividade física após o diagnóstico ou assim que seja possível, para minimizar os efeitos colaterais e morbidades decorrentes do câncer e de seu tratamento, como fadiga, perda de massa muscular, linfedema, sintomas de ansiedade, depressão e ganho de peso, além de melhorar a qualidade de vida.[12]

Para pacientes diagnosticados com câncer de cólon, reto, mama e próstata, a atividade física de intensidade moderada a vigorosa reduz o risco de mortalidade geral e específica por câncer. Não há evidência suficiente dos benefícios da atividade física para câncer em outros locais como do trato aerodigestivo superior, por exemplo.[4,5,12]

As evidências quanto ao aumento da sobrevida de câncer de cólon, reto, próstata e mama mostram que se deve praticar ao menos 150 minutos por semana de atividade física de intensidade moderada ou, ao menos, 75 minutos de atividade física de intensidade vigorosa ou, ainda, uma combinação equivalente de atividades moderadas e vigorosas.

Quanto a aumento sobreposto da sobrevida por câncer de mama, cólon e reto, recomendam-se mais de 300 minutos por semana de atividade física de intensidade moderada, ou mais de 150 minutos de atividade física de intensidade vigorosa, ou, ainda, uma combinação equivalente de atividades moderadas e vigorosas.[3-5,12,17]

Estudos mostram que os pacientes oncológicos que realizam atividade física supervisionada por profissionais de saúde têm maior adesão e melhores resultados, sobretudo quando comparados àqueles que realizam exercícios sem instrutor. Quando não for possível realizar um programa de exercícios físicos regulares, o paciente deve-se manter o mais ativo possível (p. ex., subir escadas, caminhar ao ar livre, ir a pé ao trabalho), visto que fazer alguma atividade física, mesmo que por menos tempo do que o recomendado, reduz o risco de mortalidade geral e específica por câncer e traz outros benefícios para a saúde.[4-12]

Sugere-se a prática de exercícios orientada por profissional capacitado com atividades aeróbicas (caminhada, ciclismo, dança, corrida, natação), de resistência e força (musculação, pilates, exercícios funcionais) e de amplitude articular (ioga, alongamento). Recomenda-se iniciar um treino com menor duração e intensidade e, quando possível e à medida que o programa evolua, aumentar para sessões com maior duração e intensidade.[4,12]

As contraindicações e particularidades de cada tipo de câncer e os possíveis efeitos adversos causados pelo tratamento devem ser avaliados ao recomendar ou orientar a prática de atividade física. Como exemplo, em pacientes diagnosticadas com câncer de mama, a cirurgia pode resultar na retirada de parte de músculos, pele e tecidos subcutâneos dos braços e ombros, gerando dor e limitação de movimento que devem ser considerados.[12] Algumas das condições e especificidades relacionadas ao câncer, bem como contraindicações, riscos e motivos pertinentes para interromper a prática de atividade física, estão resumidas no Quadro 69.2.[12]

## Quadro 69.2. Condições e contraindicações

### CONTRAINDICAÇÃO DE ATIVIDADE FÍSICA

Presença de infecções, incluindo celulites; hérnia ou infecção relacionadas à ostomia; febre, dor intensa ou qualquer dor no peito ainda não investigada. Pessoas com sintomas de desequilíbrio devem evitar atividade física mais intensa e de maior risco de queda. Pessoas com metástase óssea, osteoporose ou ostomia devem evitar atividades de contato físico (futebol, basquetebol etc.)

### CUIDADOS E CONDIÇÕES ESPECÍFICAS AO TIPO DE CÂNCER

| | |
|---|---|
| Mama | As atividades para membros superiores devem receber especial atenção em caso de edema de braços e ombros, devendo ser evitadas em caso de dor intensa. O uso de roupas/luvas compressivas pode auxiliar no conforto e segurança ao praticar atividades físicas e são fortemente indicadas na presença de linfedema. Atividades que aumentem força e flexibilidade são importantes para mulheres que têm movimento de pescoço, ombros e braços limitados por conta de cirurgia na mama ou na axila |
| Próstata | Atenção especial deve ser dada a pessoas em hormonoterapia (ADT, do inglês, *androgen deprivation therapy*), com osteoporose ou metástase óssea, pois têm maior risco de quedas, de fraturas e de sentir dor. Assim, essas pessoas devem evitar esportes de contato físico. Exercícios de fortalecimento da região pélvica são aconselhados, pois podem diminuir a possível incontinência urinária e a disfunção sexual causada pela retirada da próstata. Nos casos de linfedema na região pélvica ou nas pernas, pode ser indicado o uso de roupas/malhas compressivas durante a atividade física |
| Pulmão | Atividades aeróbicas contínuas podem ser desconfortáveis no início, causando fadiga intensa, tontura e risco de quedas. Sugerem-se realizar atividades aeróbicas fracionadas e com progressão gradual do volume e intensidade |
| Cólon e reto | A atividade física deve ser interrompida em caso de hérnia ou infecção relacionada à ostomia |

Fonte: Sociedade Brasileira de Oncologia Clínica (SBOC), 2022.

## CONCLUSÃO

Tanto a atividade física como a boa alimentação, a manutenção do peso saudável e o baixo ou nulo consumo de álcool estão associados a diversos benefícios para a saúde, como redução do risco de doenças crônicas, melhora da qualidade de vida, prevenção e aumentos adicionais da sobrevida após o diagnóstico de alguns tipos de câncer. No entanto, em 2019, mais da metade da população brasileira foi considerada fisicamente inativa, ou seja, não praticava nenhuma atividade física, ou não praticava os níveis recomendados.[1] Experimentar e encontrar a atividade física mais adequada à realidade das pessoas é essencial.

Ainda que o papel da atividade física na prevenção do câncer tenha sido bastante estudado nas últimas décadas, o mesmo não aconteceu em relação ao seu potencial papel na redução da mortalidade geral e específica em sobreviventes de câncer. A evidência quanto à viabilidade, à adequação, ao tipo e à dose de atividade que deve ser recomendada para todos os portadores de neoplasia ainda precisa ser mais esclarecida.

Mesmo considerada segura, é fundamental uma avaliação da equipe assistente para recomendar a prática de atividade física em virtude das contraindicações e particularidades de cada tipo de câncer, além dos possíveis efeitos adversos causados pelo tratamento.

## REFERÊNCIAS

1. Instituto Brasileiro de Geografia e Estatística – IBGE. Pesquisa Nacional de Saúde 2019: percepção do estado de saúde, estilos de vida, doenças crônicas e saúde bucal: Brasil e grandes regiões. Rio de Janeiro: IBGE; 2020. 113 p.
2. Centers for Disease Control and Prevention. Trends in the prevalence of physical activity and sedentary behaviors national youth risk behavior surveillance system (YRBS): 1991-2017. Centers for Disease Control and Prevention. 2019.
3. Cheryl LR, Cynthia AT, Ted G. American Cancer Society Guideline for diet and physical activity for cancer prevention. Cancer J Clin. 2020;70:245-71.
4. Cheryl LR, Cynthia AT, Kristen RS, et al. American Cancer Society nutrition and physical activity guideline for cancer survivors. Cancer J Clin. 2022;0:1-33.
5. World Cancer Research Fund/American Institute for Cancer Research. Diet, nutrition, physical activity and cancer: a global perspective. Continuous update

project. The Third Expert Report. American Institute for Cancer Research; 2018. [2019 Jul. 21]. Disponível em: wcrf.org/ diet and cancer.

6. Friedenreich CM, Stone CR, Cheung WY, Hayes SC. Physical activity and mortality in cancer survivors: a systematic review and meta-analysis. JNCI Cancer Spectr. 2020;4:pkz 080.

7. Friedenreich CM, Ryder-Burbidge C, McNeil J. Physical activity, obesity and sedentary behavior in cancer etiology: epidemiologic evidence and biologic mechanisms. Mol Oncol. 2021;15(3):790-800.

8. Qiu S, Jiang C, Zhou L. Physical activity and mortality in patients with colorectal cancer: a meta-analysis of prospective cohort studies. Eur J Cancer Prev. 2020;29:15-26.

9. Bardou M, Barkun AN, Martel M. Obesity and colorectal cancer. Gut. 2013;62(6):933-47.

10. Hopkins BD, Goncalves MD, Cantley LC. Obesity and cancer mechanisms: Cancer metabolism. J Clin Oncol. 2016;34(35):4277-83.

11. Lee J. A meta-analysis of the association between physical activity and breast cancer mortality. Cancer Nurs. 2019;42:271-85.

12. Sociedade Brasileira de Oncologia Clínica – SBOC. Physical activity and cancer: recommendations for prevention and control. São Paulo: SBOC; 2022. 57 p. Disponível em: https://www.inca.gov.br. Acesso em: 1 jun 2022.

13. Nechuta S, Chen WY, Cai H, et al. A pooled analysis of post- diagnosis lifestyle factors in association with late estrogen-receptor-positive breast cancer prognosis. Int J Cancer. 2016;138:2088-97.

14. Parekh N, Chandran U, Bandera EV. Obesity in cancer survival. Annu Rev Nutr. 2012;32:31142.

15. Greenlee H, Unger JM, LeBlanc M, Ramsey S, Hershman DL. Association between body mass index and cancer survival in a pooled analysis of 22 clinical trials. Cancer Epidemiol Biomarkers Prev. 2017 Jan;26(1):21-9.

16. Stout NL, Brown JC, Schwartz AL, et al. An exercise oncology clinical pathway: screening and referral for personalized interventions. Cancer. 2020;126:2750-8.

17. Stout NL, Santa Mina D, Lyons KD, Robb K, Silver JK. A systematic review of rehabilitation and exercise recommendations in oncology guidelines. CA Cancer J Clin. 2021;71:149-75.

18. Morishita S, Hamaue Y, Fukushima T, Tanaka T, Fu JB, Nakano J. Effect of exercise on mortality and recurrence in patients with cancer: a systematic review and meta-analysis. Integr Cancer Ther. 2020;19:1534735420917462.

19. US Department of Health and Human Services. 2018 Physical Activity Guidelines Advisory Committee. 2018 Physical Activity Guidelines Advisory Committee Scientific Report. Office of disease prevention and health promotion, US Department of Health and Human Services; 2018.

20. Stout NL, Nekhlyudov L. Cancer survivorship: broadening our workforce and extending into communities to create a system of care. Asco. Accessed August 3, 2021.

21. Swain CTV, Nguyen NH, Eagles T, et al. Postdiagnosis sedentary behavior and health outcomes in cancer survivors: a systematic review and meta-analysis. Cancer. 2020;126:861-9.

# 70

# Cirurgia como Prevenção do Câncer

Guilherme Cutait de Castro Cotti
Jordana Bessa
José Roberto Filassi

Laura Testa
Renata R. C. Colombo Bonadio

## DESTAQUES

- O risco cumulativo de desenvolver câncer de mama até os 80 anos de idade é de 72% para portadoras de mutação nos genes BRCA1 e 69% em BRCA2; para câncer de ovário, 44% em BRCA1 e 17% em BRCA2. Outros genes com mutações de alta penetrância para câncer de ovário são TP53, STK11, PTEN, CHD1 e PALB2.

- O risco cumulativo para câncer de endométrio até os 75 anos de idade, em portadoras de síndrome Lynch, é de 37% para mutação em MLH1, 48,9% para MSH2, 41,1% para MSH6 e 12,8% para PMS2; para câncer de ovário, 11% em MLH1, 17% em MSH2 e 10,8% em MSH6.

- A mastectomia bilateral profilática reduz a incidência de câncer de mama. A mastectomia bilateral tem benefício em sobrevida global quando combinada à cirurgia de salpingo-ooforectomia bilateral, em pacientes BRCA-mutadas. A técnica cirúrgica de escolha é a mastectomia preservadora de pele e de papila, com reconstrução imediata.

- A salpingo-ooforectomia bilateral (SOB) profilática reduz a incidência de câncer de mama, reduz a mortalidade por câncer de ovário, reduz a mortalidade por câncer de mama e prolonga a sobrevida global em pacientes BRCA-mutadas. Deve ser oferecida tão logo a paciente tenha prole constituída, de 35 a 40 anos para BRCA1 e de 45 a 50 anos para BRCA2. A via preferencial é a laparoscopia. Pode também ser oferecida às pacientes com síndrome de Lynch do tipo MLH1, MSH2 e MSH6; os dados são insuficientes para recomendar em PMS2.

- A histerectomia total reduz a incidência de câncer de endométrio em mulheres com síndrome de Lynch. Deve ser oferecida tão logo a paciente tenha prole constituída, podendo ser combinada à SOB. A via preferencial é a laparoscopia.

- Caso a paciente portadora de síndrome Lynch não deseje ou não tenha elegibilidade para cirurgia, deve ser aconselhada à vigilância, uma vez que o câncer de endométrio costuma ser sintomático em estádios iniciais. Uma estratégia de exame clínico, ultrassonografia e biópsia endometrial a cada 2 anos, a partir dos 30 anos, pode ser considerada.

Continua >>

>> Continuação

- As três principais cirurgias empregadas na prevenção do câncer colorretal, em pacientes com polipose adenomatosa familiar são: proctocolectomia total com ileostomia terminal definitiva; proctocolectomia total com bolsa ileal; e a colectomia total com ileorreto-anastomose.
- Em pacientes portadores da síndrome do câncer colorretal hereditário não polipoide, que se apresentam com câncer de cólon, a tendência é a realização de colectomia total com ileorreto-anastomose. O risco de tumor de reto metacrônico nesses pacientes é de aproximadamente 12%, após seguimento de 10 a 12 anos.
- Portadores de variante germinativa patogênica de RET (síndrome de neoplasia endócrina múltipla do tipo 2) apresentam uma penetrância de 100% para o desenvolvimento de carcinoma medular de tireoide, havendo indicação de realização de tireoidectomia total profilática em idade precoce.

## CÂNCER DE MAMA E OVÁRIO

Na década de 1980, Williams e Newman foram os primeiros autores a descrever famílias com câncer de mama e ovário em padrão de transmissão autossômico dominante.[1,2] Essa síndrome foi descrita como *hereditary breast and ovarian cancer* (HBOC); somente em 1994 foi possível nomear os principais responsáveis, os genes BRCA1 e BRCA2, localizados nos cromossomos 17 e 13, respectivamente.[3,4] Esses genes codificam proteínas reparadoras de quebras no DNA, atuando como supressores tumorais. O risco cumulativo de desenvolver câncer de mama até os 80 anos de idade é de 72% para portadoras de BRCA1 e 69% para portadoras de BRCA2.[5] Do mesmo modo, para câncer de ovário, esse risco é de 44% para BRCA1 e 17% for BRCA2.[5] Além de predisposição a câncer de mama e de ovário, portadores de mutação no BRCA2 também a têm para câncer de pâncreas e de próstata.[6]

As pesquisas em Oncologia Genética estão rapidamente encontrando diversos outros genes de suscetibilidade para câncer de mama e de ovário. Quando ocorre testagem universal (sem critérios para filtrar as pacientes de alto risco), uma em cada 20 pacientes com câncer de mama resulta portadora de alguma variante patogênica.[7] No Brasil, onde não há testagem universal, esse índice fica ao redor de 20% das pacientes com câncer de mama encaminhadas para aconselhamento; os genes mais frequentemente afetados são: BRCA1 (27,4%); BRCA2 (20,3%); TP53 (10,5%); MUTYH (9,9%); ATM (8,8%); CHEK2 (6,2%); e PALB2 (5,1%).[8]

O câncer de mama apresenta ainda alguns fatores de risco pessoais ou não hereditários. Em capítulo específico, esses fatores serão apresentados com maior profundidade; alguns são: menarca precoce; menopausa tardia; nuliparidade ou idade materna avançada no primeiro parto; obesidade; consumo de álcool; tabagismo; terapia de reposição hormonal; contracepção hormonal; antecedente de hiperplasia atípica ou carcinoma lobular *in situ* (CLIS); mamas extremamente densas à mamografia; e radioterapia torácica antes dos 30 anos de idade.[9-18] Esses fatores podem ser combinados à história familiar para calcular o risco cumulativo de câncer de mama, por meio de ferramentas validadas, como Tyrer-Cuzick, BRCA-PRO e Claus.[19-21]

Existem estratégias para diminuir o risco de desenvolvimento de câncer de mama. A depender do caso, indicam-se vigilância rigorosa, quimioprofilaxia ou cirurgia profilática. Essas estratégias devem ser consideradas nas portadoras de mutações patogênicas, nas pessoas com história familiar altamente sugestiva de HBOC ou com risco cumulativo superior a 20% em calculadoras dependentes de história familiar, com antecedente de hiperplasia atípica ou CLIS, ou com antecedente de radioterapia torácica antes dos 30 anos.[22] Além disso, todas devem ser encorajadas a praticar exercícios físicos,[18] evitar consumo excessivo de álcool[11] e amamentar.[23]

## CÂNCER DE ENDOMÉTRIO

Uma história científica semelhante à da HBOC aconteceu para a síndrome *hereditary nonpolyposis coloretal cancer* (HNPCC). Essa síndrome foi descrita por Lynch, em 1985, quando ele relatou uma família de padrão autossômico dominante, com risco cumulativo de 54,1% para diversos tipos de câncer, incluindo o de ovário, mas com preferência para o de cólon ascendente.[24] Apenas em 1996 a equipe do Dr. Lynch pôde publicar os genes responsáveis pela síndrome: MLH1,

MSH2 e PMS2; depois ainda seria descoberta a mutação em MSH6.[25,26] A síndrome Lynch é discutida com mais detalhes na seção de tumores gastrointestinais. Cabe destacar aqui a predisposição altíssima que a síndrome de Lynch causa para câncer de endométrio. O risco cumulativo até os 75 anos de idade é de 37% para MLH1, 48,9% para MSH2, 41,1% para MSH6 e 12,8% para PMS2.[27] Em uma coorte brasileira, a média de idade ao diagnóstico foi de 48 anos.[28] A síndrome de Lynch pode conferir ainda risco moderado a alto para câncer de ovário, chegando a 11% para MLH1, 17% para MSH2 e 10,8% para MSH6.[27]

O câncer de endométrio também é mais comum nas mulheres com mutação do gene PTEN, chegando ao risco cumulativo de 28% até os 80 anos.[29] As famílias com mutação do gene PTEN apresentam risco aumentado de câncer de mama, tireoide, endométrio, colorretal, próstata e renal.[29] Mais detalhes dessa síndrome estão na seção de tireoide.

### CIRURGIA COMO PREVENÇÃO DO CÂNCER

Nesta seção, discutiremos as indicações e técnicas cirúrgicas para prevenção do câncer, incluindo:
- mastectomia bilateral;
- salpingo-ooforectomia bilateral;
- histerectomia total.

### MASTECTOMIA BILATERAL

#### Benefícios

A mastectomia bilateral profilática reduz a incidência de câncer de mama entre 90% e 100%.[30] Como estas mulheres de alto risco geralmente estão sob vigilância rigorosa, é difícil obter ganho em sobrevida global, uma vez que o diagnóstico precoce combinado ao tratamento eficaz também produz bons resultados de sobrevida.[30] A mastectomia bilateral tem benefício em sobrevida global apenas quando combinada à cirurgia de salpingo-ooforectomia bilateral em pacientes BRCA-mutadas.[31] A maioria das mulheres que optam pela mastectomia bilateral refere alto grau de satisfação com a decisão.[30]

Existem apenas dados muito limitados avaliando o papel da mastectomia bilateral redutora de risco (que não pode ser chamada de "profilática") no contexto do tratamento do câncer de mama. Em geral, as pacientes que abrem diagnóstico em estádio avançado (estádios III e IV) já têm o prognóstico determinado pela doença vigente. Para estádio inicial (0, I ou II), os dados são inconclusivos. Segundo metanálise da Cochrane, os estudos são todos observacionais e a maioria falha em controlar para múltiplos fatores de confusão.[30] Da mesma forma, uma segunda metanálise não demonstrou benefício da mastectomia bilateral para tratamento do câncer de mama unilateral na população geral.[32] O ganho absoluto de sobrevida em 20 anos é de menos de 1% para pacientes com estádios 0-II que não tenham mutação BRCA.[33] No entanto, alguma vantagem pode existir nas portadoras de mutação nos genes BRCA. Nessa população, o risco de desenvolver câncer contralateral chega a 43,4% para BRCA1 e 34,6% para BRCA2 em 10 anos.[34] A mastectomia bilateral pode ser uma opção, caso a paciente tenha condições clínicas e oncológicas. Estima-se que, a cada 100 mulheres BRCA-mutadas com câncer de mama inicial, 87 estarão vivas após 20 anos se forem tratadas com mastectomia bilateral, em comparação com 66 de 100 mulheres tratadas com cirurgia unilateral.[35]

#### Indicações

De acordo com o protocolo mais recente do NCCN (National Cancer Comprehensive Network), a indicação de mastectomia bilateral profilática se restringe aos seguintes casos:[22]
- indivíduos com uma mutação genética patogênica/ provavelmente patogênica, conferindo um alto risco de câncer de mama;
- história familiar sugestiva de HBOC;
- radioterapia torácica antes dos 30 anos de idade.

Embora a mastectomia bilateral tenha sido previamente aceita para carcinoma lobular *in situ*, a abordagem atualmente preferida é a quimioprofilaxia.[22]

São considerados genes de alta penetrância para suscetibilidade para o câncer de mama: BRCA1; BRCA2; TP53; STK11; PTEN; CHD1; e PALB2.[22,36]

A indicação de mastectomia contralateral redutora de risco é ainda mais restrita, de acordo com o NCCN: apenas pacientes com câncer de mama que tenham menos de 35 anos ou estejam na pré-menopausa e que sejam portadoras de mutação nos genes BRCA1 ou BRCA2.[37]

### Anatomia e técnica cirúrgica

As glândulas mamárias são órgãos acessórios para a reprodução nas mulheres, e rudimentares e sem função nos homens. As glândulas mamárias se localizam no tecido celular subcutâneo, não têm cápsula ou bainha especial. A quantidade de gordura que circunda a glândula é o que determina o volume, e não o tecido mamário. Dois terços da base da mama repousam sobre a fáscia do músculo peitoral maior; o outro terço repousa sobre a fáscia do músculo serrátil anterior. Essa base é delimitada pelos seguintes marcos anatômicos:

- **medial:** esterno;
- **cranial:** 2º espaço intercostal;
- **lateral:** linha axilar média;
- **inferior:** sulco inframamário (ou sexto espaço intercostal).

Uma pequena parte da mama se estende lateral e cranialmente até a axila, formando o prolongamento axilar da mama. As aréolas têm numerosas glândulas sebáceas que circundam a papila, para onde afluem os ductos mamários, formando o complexo areolopapilar (CAP).

O principal suprimento arterial da mama chega medialmente por ramos da artéria torácica interna. Outras fontes são as artérias torácica lateral, artéria toracoacromial e artérias intercostais posteriores. A drenagem venosa é principalmente para a veia axilar. A maior parte da linfa (75%) drena para os linfonodos axilares; o restante pode drenar para linfonodos interpeitorais, supraclaviculares, cervicais inferiores, paraesternais ou frênicos inferiores (abdominais).

O conceito fundamental da mastectomia é remover o máximo possível de tecido mamário. No contexto da cirurgia profilática, não é necessário remover a pele sobre a mama nem o CAP. Esse tipo de mastectomia recebe o nome especial de "mastectomia *nipple-sparing*" (preservadora de papila). Diversos estudos demonstram que preservar o CAP resulta em maior qualidade de vida do que removê-lo, principalmente nos domínios de bem-estar psicossocial e bem-estar sexual.[38-40] O essencial é dissecar, com o auxílio de afastadores, todo o tecido celular subcutâneo até os limites anatômicos da mama (esterno, 2º espaço intercostal, linha axilar média e sulco inframamário). O auxiliar deve ser gentil na apresentação da pele,

e o cirurgião deve preservar o suprimento arterial, principalmente nos retalhos mediais onde estão os ramos da artéria torácica interna. Finaliza-se separando a base da mama da parede torácica; a maioria dos cirurgiões costuma dissecar a fáscia muscular e removê-la em conjunto com a base da mama.

### Incisão

Contanto que a dissecção ocorra até os limites mamários, o tipo de incisão na pele é indiferente, do ponto de vista oncológico. Não existem estudos randomizados ou consensos para determinar a incisão ideal; na maioria das vezes, a incisão é determinada pela experiência do cirurgião. Os principais tipos são: inframamário; vertical; T invertido (padrão Wise); ou radial (Figura 70.1). A incisão inframamária costuma ser preferida para mamas pequenas; ao contrário, a incisão em padrão Wise permite a redução da pele e costuma ser oferecida para pacientes com mamas ptóticas. Quando a mama é média para grande, mas não há necessidade de reduzir pele, as incisões de tipo radial (do CAP ao prolongamento axilar) ou vertical (do CAP ao sulco) costumam ser preferidas.

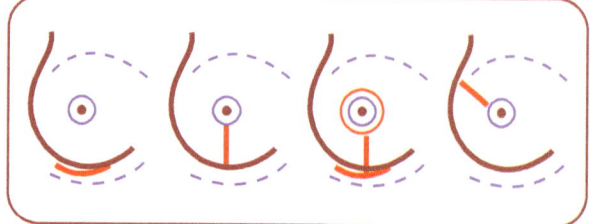

**FIGURA 70.1 –** Principais tipos de incisão para mastectomia *nipple-sparing*.
Da esquerda para a direita: inframamária, vertical, periareolar (T invertido ou Wise), radial.
Fonte: Acervo da autoria.

### Riscos

A mastectomia bilateral profilática não deve ser recomendada indiscriminadamente. A sensação tátil no mamilo é parcial ou totalmente prejudicada pela cirurgia.[41] A maioria das pacientes refere alteração sexual importante e algum grau de desconforto crônico, como dor, dormência ou formigamento, desencadeado por toque, atividade física ou pressão.[41]

A cirurgia pode ser ainda mais iatrogênica se levar a um desfecho desfavorável como necrose de pele ou de CAP. A incisão em padrão Wise, ou periareolar, apresenta maior risco de necrose de CAP, segundo metanálise de 51 estudos observacionais que incluiu 9.975 pacientes.[42] No entanto, é difícil precisar quanto dessa complicação é responsabilidade da incisão, da redução da pele, do tipo de reconstrução (autólogo ou implante, um ou dois tempos) ou do tamanho da prótese. Em uma coorte em que todas as pacientes tiveram reconstrução autóloga microvascular, a incisão periareolar não se associou a risco de necrose do CAP, que oscilou de 2% a 9,8% das pacientes entre as diferentes incisões, sem relevância estatística.[43] Os riscos de hematoma, seroma ou infecção também não foram significativamente diferentes; no entanto, a necrose de pele foi mais comum nas incisões de tipo inframamária (22,6%) e Wise (28,6%).[43] Em razão do aumento dos riscos, as técnicas de tipo inframamária e Wise requerem seleção cuidadosa das pacientes e maior curva de aprendizado para o cirurgião.

### Reconstrução de mama

A reconstrução mamária com o uso de expansores ou próteses representa a forma mais simples de reconstrução. Aproximadamente 70% das reconstruções mamárias pós-mastectomia bilateral profilática se baseiam em expansores ou próteses.[44]

O expansor é um dispositivo inflável, que costuma ser colocado no espaço retropeitoral, e que pode ser expandido com soro fisiológico algumas semanas depois que a cicatrização já se processou. Desta forma, o expansor cria pele e espaço para que, em um segundo momento, seja colocada a prótese definitiva. Um estudo recrutou 142 mulheres que se submeteram à mastectomia, tanto para tratamento como para prevenção de câncer, e randomizou-as para reconstrução com prótese direita em 1 tempo ou expansor seguido de prótese em 2 tempos.[45] No procedimento em 1 tempo, o polo superior da prótese foi coberto pela musculatura peitoral, e uma matriz dérmica suína foi utilizada para cobrir o polo inferior. Nesse estudo, houve mais complicações para as pacientes que fizeram inserção direta da prótese em apenas 1 tempo, em comparação com aquelas que fizeram a reconstrução em 2 tempos. As principais complicações foram hematoma (3% *versus* 2%), infecção do sítio cirúrgico (8% *versus* 2%), deiscência com exposição da matriz ou da prótese (9% *versus* 0%), necrose de pele (12% *versus* 1%) e remoção da prótese (11% *versus* 4%).[45] Nas pacientes de 1 único tempo, o tamanho das

mamas (avaliado pelo peso da peça da mastectomia) foi o único cofator independente para complicação.[46] Ambas as técnicas proporcionaram resultados comparáveis em qualidade de vida.[47]

A prótese expansora é um dispositivo inflável semelhante ao expansor, mas contendo duplo lúmen, de forma que o lúmen mais superficial é preenchido de silicone, de sensação mais suave ao toque. O objetivo da prótese expansora é combinar a comodidade de um único tempo cirúrgico com a segurança da técnica expansora. Infelizmente, na prática, a história natural da prótese expansora não difere significativamente de um expansor comum. Na maioria dos casos, a cosmese obtida fica aquém da expectativa, necessitando reoperação em até 60% a 75% das vezes.[48,49]

Existem situações em que a paciente não deseja o uso de próteses, não tem elegibilidade para o uso de próteses, ou não tem tecido suficiente para conseguir um bom resultado estético mesmo considerando a possibilidade de expansão. Nesses casos, a reconstrução pode ser realizada com tecido autólogo. Os dois retalhos mais utilizados em reconstrução mamária são o músculo grande dorsal (ou latíssimo do dorso) e o músculo transverso do reto abdominal. Por um lado, ee acordo com uma metanálise de nove estudos, a reconstrução com tecido autólogo pode oferecer resultados superiores de qualidade de vida, em comparação com a reconstrução com prótese, especialmente nos domínios de bem-estar sexual e bem-estar psicossocial.[50] Por outro lado, a reconstrução autóloga aumenta a morbidade pós-operatória, fator ainda mais complexo no contexto da cirurgia bilateral profilática.[44]

## SALPINGO-OOFORECTOMIA BILATERAL

### Benefícios

Apesar da ausência de estudos randomizados, o benefício da SOB profilática na população BRCA-mutada é inquestionável, considerando a ausência de rastreamento eficaz e a alta letalidade do câncer de ovário. Uma metanálise com 10 estudos observacionais mostrou que a SOB profilática, em portadoras de mutação BRCA1 ou BRCA2, reduz a incidência de câncer de ovário em 83%; a incidência de câncer de mama em 36%; a mortalidade por câncer de ovário e a mortalidade por câncer de mama; e prolonga a sobrevida global.[51]

## Indicações

A salpingo-ooforectomia bilateral (SOB) profilática está indicada para mulheres com mutação nos genes BRCA1 ou BRCA2. A cirurgia deve ser oferecida tão logo a paciente tenha prole constituída, não devendo ultrapassar os 35 a 40 anos para mutação BRCA1 e 45 a 50 anos para BRCA2, considerando o risco cumulativo de câncer de ovário nesta população.[5] A SOB também pode também ser oferecida às pacientes com síndrome de Lynch do tipo MLH1, MSH2 e MSH6, assim que tenham prole constituída; os dados são insuficientes para recomendar em PMS2.[52]

## Anatomia e técnica cirúrgica

Os ovários são uma dupla de glândulas reprodutivas nas mulheres, localizadas na pelve. A extremidade distal do ovário fixa-se à parede lateral da pelve por meio do ligamento suspensor do ovário, que conduz a artéria ovárica, e veia ovárica e o plexo ovárico. A extremidade medial do ovário fixa-se ao útero por meio do ligamento útero-ovárico, imediatamente inferior à tuba uterina. Os vasos linfáticos seguem a veia ovárica em direção aos linfonodos lombares. Para realizar a salpingo-ooforectomia, basta seccionar o ligamento suspensor do ovário e o ligamento útero-ovárico. A via laparoscópica é o método preferencial.[53] Deve-se localizar e apresentar o ureter, que fica medial aos vasos ováricos e vulnerável a lesões durante a secção do ligamento suspensor do ovário. Na ausência de lesão suspeita, não é necessário colher citologia oncótica do lavado peritoneal.[53] Por um lado, nas pacientes BRCA-mutadas, o papel da histerectomia concomitante é controverso; a mutação nos genes BRCA não aumenta o risco de carcinoma de endométrio.[54,55] Por outro lado, pode ser interessante realizar a histerectomia concomitante em portadoras de síndrome Lynch.

## Riscos

O principal evento adverso da SOB profilática é a menopausa precoce e abrupta. As mulheres que se submetem a SOB tem mais sintomas climatéricos e disfunções sexuais em comparação a mulheres que tiveram menopausa espontânea.[56] Esses resultados são comparáveis aos de outro estudo que avaliou os efeitos da SOB para tratamento da endometriose.[57]

O tratamento-padrão para alívio dos sintomas climatéricos é a terapia de reposição hormonal; no entanto, é sabido que, na população geral, essa terapia aumenta o risco de câncer de mama.[58] Uma coorte prospectiva e multicêntrica incluindo 462 mulheres BRCA-mutadas que foram submetidas à SOB profilática não encontrou aumento da incidência de câncer de mama entre as que optaram pela terapia de reposição hormonal.[59] A população dessa coorte não incluiu pacientes com mastectomia bilateral profilática. No entanto, o tempo de seguimento foi curto (apenas 4 anos); dados atualizados não foram publicados. Uma metanálise de estudos observacionais mostrou que a terapia de reposição hormonal após SOB profilática não se associou a aumento da incidência do câncer de mama, ao passo que proporcionou alívio dos sintomas climatéricos.[60] Provavelmente, o efeito protetor da SOB sobre a mama combinado ao baixo poder dos estudos propiciou esses resultados favoráveis.

Outras opções para tratamento dos sintomas climatéricos são venlafaxina e gabapentina, conforme estudos em pacientes com antecedente de câncer de mama.[61] Entre as terapias não medicamentosas, destacam-se acupuntura, meditação (*mindfullness*), mudança de estilo de vida (*lifestyle medicine*), terapia cognitivo-comportamental e atividade física.[62-66]

Os principais estudos em SOB profilática não avaliaram se houve queda da densidade mineral óssea.[51]

Uma metanálise de estudos observacionais, que não se restringiu à população BRCA-mutada, sugere que a menopausa cirúrgica aumenta o risco para doença cardiovascular.[67]

## HISTERECTOMIA

### Benefícios

O câncer de endométrio, assim como o de ovário, não tem rastreamento eficaz. A cirurgia de histerectomia total reduz a incidência de câncer de endométrio e é a única estratégia de prevenção primária possível em mulheres com síndrome de Lynch.[68]

### Indicações

A histerectomia total profilática pode ser considerada em mulheres com síndrome de Lynch (mutação MLH1, MSH2, MSH6 e PSM6) e naquelas com mutação do gene PTEN, assim que tenham prole constituída, considerando o risco cumulativo nesta população.[36,52]

Caso a paciente tenha aberto o diagnóstico da mutação com outro câncer, como mama ou colorretal, deve-se considerar em primeiro lugar o prognóstico da doença vigente.

Caso a paciente não deseje ou não tenha elegibilidade para a cirurgia, deve ser aconselhada à vigilância. O câncer de endométrio costuma ser sintomático em estádios iniciais. Aproximadamente 90% das mulheres com câncer de endométrio apresentam sangramento pós-menopausa.[69]

Não há dados definitivos que mostrem benefício em mortalidade entre diagnosticar o câncer de endométrio assintomático ou sintomático. Um estudo comparativo, não randomizado, com 385 mulheres com síndrome Lynch mostrou algum benefício (tendência de estádios mais precoces e melhor sobrevida) em se realizar vigilância com exame clínico, ultrassonografia e biópsia endometrial a cada 2 anos, a partir dos 30 anos.[70]

### Anatomia e técnica cirúrgica

O útero é um órgão muscular, de paredes espessas, localizado na pelve, normalmente antevertido (inclinado anteriormente). Anteriormente ao útero encontra-se a bexiga; posteriormente, o reto. Lateral e superiormente ao colo do útero, estão os ureteres, passando abaixo das artérias uterinas. O ponto de cruzamento entre a artéria e o ureter está a aproximadamente 2 cm acima da espinha isquiática.

O útero é coberto pelo ligamento largo, uma lâmina dupla de peritônio visceral, que se estende até as paredes laterais e assoalho da pelve. O útero fixa-se à parede pélvica por espessamentos dessa fáscia, como os ligamentos cardinais lateralmente, os ligamentos retouterinos posteriormente e, ainda, os ligamentos redondos que entram no canal inguinal anteriormente.

A maior parte do suprimento arterial chega pelas artérias uterinas, que são ramos da artéria ilíaca interna; uma porção menos significante chega pela artéria ovárica e suas colaterais no ligamento largo. A drenagem venosa ocorre pelas veias uterinas, que formam um plexo venoso lateral ao útero e drenam para a veia ilíaca interna. A drenagem linfática segue para linfonodos lombares, ilíacos internos e externos, inguinais superficiais e sacrais.

A principal via de acesso para a histerectomia é a laparoscopia.[68] A histerectomia deve ser total, com a retirada do colo do útero. Como é uma cirurgia

profilática, e não terapêutica, vale o mesmo raciocínio da mastectomia: não é necessário radicalidade. Alguns eventos adversos, como incontinência urinária, correlacionam-se com a extensão anatômica da ressecção e com a preservação neural.[71] O útero pode ser ressecado de forma proximal, sem extensão à parede pélvica. Serão ligados(as) e seccionados(as): trompas; ligamento útero-ovárico; ligamento redondo. Abre-se o peritônio visceral para o ligamento das artérias e veias uterinas e dos ligamentos cardinais. Esse ponto requer atenção, pois a ligadura deve ser adjacente aos vasos e ao colo do útero, para evitar lesão inadvertida do ureter. O colo do útero é, então, extraído do fórnice vaginal, de maneira cuidadosa, evitando a ressecção de mais que 1 cm de parede vaginal.[71] Por fim, sutura-se a cúpula vaginal.

### Riscos

O principal evento adverso grave da histerectomia total é a lesão inadvertida do ureter (1,6%).[68] No caso da síndrome de Lynch, muitas vezes a paciente tem cirurgias abdominais prévias e aderências, o que torna ainda mais importante a identificação do ureter. Outras possíveis complicações da histerectomia são hematoma, infecção, disfunção sexual, deiscência de cúpula vaginal e incontinência urinária.[72]

### Pacientes com alto risco de câncer do trato digestivo

Em 1925, muito antes da descrição do DNA, Sir Lockart-Mummery já havia observado que havia a oportunidade para o cirurgião prevenir o câncer colorretal em pacientes com polipose adenomatosa, uma vez que adenomas precediam o câncer – e não seria o câncer, mas a predisposição ao câncer, que seria herdada.[73]

Muito se avançou desde então e a cirurgia é amplamente reconhecida como uma ferramenta capaz de prevenir o desenvolvimento de câncer colorretal nas principais síndromes hereditárias de predisposição ao câncer do aparelho digestivo.[74]

Atualmente, as síndromes hereditárias de predisposição ao câncer colorretal são divididas em síndromes polipoides e não polipoides. As síndromes polipoides mais comuns são adenomatosas: a polipose adenomatosa familiar (PAF); e a polipose associada ao MYH (MAP). A representante das síndromes não polipoides é a síndrome de Lynch, a síndrome mais comum de câncer colorretal hereditário.

A abordagem cirúrgica – incluindo extensão da ressecção intestinal e momento de indicação – costuma ser distinta entre essas diferentes síndromes hereditárias, levando-se em conta diferenças entre o fenótipo e penetrância.

O aprofundamento do conhecimento genético tem modificado inclusive as recomendações de manejo em uma mesma síndrome. Na síndrome de Lynch, por exemplo, reconhece-se atualmente que o risco de câncer colorretal varia com o gene envolvido e com o gênero do paciente – o que pode modificar as estratégias de recomendação de rastreamento e de cirurgia profilática.

Segue ainda em destaque o emprego da cirurgia como prevenção ao câncer em outras síndromes, como na síndrome do câncer gástrico difuso hereditário (CGDH).[75]

Com o advento nos últimos anos de abordagens minimamente invasivas, atualmente quase todas as cirurgias abdominais podem ser realizadas pela via de acesso laparoscópica ou robótica, o que se associa com recuperação mais rápida, menor trauma cirúrgico, menos dor pós-operatória, redução do tempo de internação hospitalar e melhores resultados estéticos. Em especial, nos cenários de cirurgias profiláticas, o cirurgião deve dar especial atenção à possibilidade para a abordagem minimamente invasiva. Todos os procedimentos e técnicas que serão abordados nessa seção já foram realizados nesse contexto.[76,77]

## SÍNDROMES POLIPOIDES

As síndromes polipoides costumam ser classificadas de diferentes formas, levando em consideração a histologia dos pólipos, o número de pólipos e a alteração genética por trás do fenótipo em questão. Como já dissemos, as principais síndromes polipoides adenomatosas são a polipose adenomatosa familiar (PAF) e a MAP.

### Polipose adenomatosa familiar (PAF)

Classicamente, define-se a PAF como doença autossômica dominante caracterizada pela presença de cem ou mais pólipos colorretais adenomatosos, com penetrância de praticamente 100% e risco de câncer colorretal de quase 100% aos 40 anos, quando o paciente não é submetido à cirurgia profilática.[78,79] Reconhece-se ainda, atualmente, a ocorrência de PAF atenuada, quando os pacientes apresentam menos de cem pólipos colorretais adenomatosos, muitas vezes de localização mais proximal nos cólons – e cujo principal diagnóstico diferencial é a síndrome de Lynch e mesmo a MAP (de herança autossômica recessiva).[80]

O momento exato da indicação da cirurgia nesse grupo de pacientes depende de vários fatores: idade ao diagnóstico; extensão da polipose (número de pólipos, tamanho dos mesmos, grau de displasia, histologia tubulovilosa); presença de câncer ao diagnóstico e sintomatologia (anemia, diarreia, sangramento). A tendência é indicar a cirurgia praticamente ao diagnóstico quando a polipose é tida como grave, quando há sintomas associados ou na presença de câncer.[78] Caso contrário, como o rastreamento de pacientes com PAF costuma ser iniciado na puberdade – entre 10 e 12 anos de idade –, mediante teste genético ou retossigmoidoscopias/colonoscopias, a cirurgia pode ser postergada para ao redor dos 18 anos de idade.[78,81] De certa forma, quando não existe indicação formal para cirurgia como já mencionado, costuma-se levar em consideração o risco de câncer aliado à expectativa de familiares, do paciente e até mesmo seu grau de maturidade. Por exemplo, pacientes do sexo feminino podem optar por postergar a cirurgia se o risco de câncer for baixo tendo em vista os riscos associados à fecundidade após cirurgia pélvica.[82] Da mesma forma, como tumores desmoides costumam surgir após intervenções cirúrgicas, em famílias com incidência de desmoide, tenta-se postergar ao máximo a indicação cirúrgica.[82]

Pacientes com fenótipo de PAF atenuada podem muitas vezes ser manejados do ponto de vista colonoscópico (pela menor densidade de pólipos) ou ter sua cirurgia profilática realizada a partir da 3ª década de vida – já que o risco de câncer colorretal é menor e costuma ocorrer em idade mais tardia.[82]

As três principais cirurgias empregadas na prevenção do câncer colorretal em pacientes com PAF são: proctocolectomia total com ileostomia terminal definitiva (PCTIT); proctocolectomia total com bolsa ileal (PCTBI); e colectomia total com ileorreto anastomose (IRA).[78,83,84]

A escolha do procedimento a ser empregado depende de vários fatores: fenótipo da PAF no paciente e na sua família; diferenças funcionais entre cada opção cirúrgica e preferências individuais; e o *status* funcional do mecanismo esfincteriano/continência fecal.[27,31] Nesse momento, ressalta-se a importância de determinar a decisão entre redução do risco de câncer e qualidade de vida.

Os dois procedimentos mais frequentemente empregados são a PCTBI e a IRA. A decisão pela manutenção do reto leva em consideração principalmente a gravidade da polipose. Assim, em geral, a preservação do reto não é indicada na presença de poliposes extensas (mais de mil pólipos nos cólons) ou com comprometimento retal importante (mais de 20 pólipos), pelo fato de esses pacientes apresentarem maior risco de desenvolvimento de câncer no reto e necessitar de protectomia complementar.[27,30,33,78,81,85] Mais recentemente, alguns estudos avaliaram o grau de comprometimento retal por pólipos no local de mutação no gene APC, tentando estabelecer uma relação entre genótipo e fenótipo. Embora seja atraente, a decisão pela preservação do reto ainda deve se basear principalmente na parte clínica, uma vez que existe grande variabilidade na expressão fenotípica mesmo em membros da mesma família.[78]

A IRA representa excelente opção quando o reto é relativamente poupado de pólipos ou apresenta pequena quantidade passível de tratamento colonoscópico. Uma de suas principais vantagens seria a melhor qualidade de vida quando comparada à PCTBI, tanto com relação à função evacuatória (melhor continência e menor número de evacuações) com em relação à função urinária e sexual (especialmente no sexo masculino, por não necessitar de dissecção pélvica). Sua maior inconveniência é o risco de desenvolvimento de câncer no reto, estimado entre 4% e 8% após 10 anos da cirurgia, e entre 26% e 32% após 25 anos.[78,86,87] Embora possam ser superestimados,[78] esses números denotam a necessidade de seguimento clínico constante por meio de vigilância endoscópica do reto em intervalos de 6 a 12 meses, conforme os achados. Quando há incapacidade de controle por polipectomias endoscópicas do reto remanescente, ou lesões maiores, o cirurgião deve considerar a retirada do reto com reconstrução do trânsito intestinal mediante a confecção de uma bolsa ileal.

O risco de tumores desmoides também pode auxiliar na escolha do procedimento cirúrgico e via de acesso. Dados recentes têm identificado maior risco de desmoides na PCTBI em relação à IRA, bem como via de acesso convencional parece ter maior risco de desmoides do que via de acesso minimamente invasiva.[82,88]

Interessantemente, o risco de pólipos e câncer não é limitado aos pacientes submetidos à IRA. Pacientes submetidos à PCTBI correm o risco de desenvolverem pólipos e câncer na região transicional junto ao canal anal, independentemente da realização de mucosectomia com anastomose ileoanal manual ou anastomose ileoanal mecânica (embora nessa condição o risco pareça ser ligeiramente maior) ou mesmo na bolsa ileal. De fato, o seguimento de pacientes com PAF submetidos à PCTBI demonstra a ocorrência de pólipos adenomatosos entre 35% e 42% para um tempo médio de seguimento entre 7 e 10 anos.[89] Dessa forma, assim como nos pacientes submetidos à IRA, o seguimento dos pacientes submetidos à PCTBI também deve ser realizado por toda a vida.[84]

A PCTIT raramente é o procedimento de escolha em pacientes com PAF. A principal indicação para PCTIT seria a presença de câncer de reto distal envolvendo o mecanismo esfincteriano ao diagnóstico. Outro cenário em que ela poderia ser utilizada seria quando o paciente se apresentasse com comprometimento importante dos mecanismos de continência fecal – o que é muito raro tendo em vista a faixa etária jovem dos pacientes que se apresentam com essa afecção. A PCTIT também pode ter seu emprego necessário pela incapacidade técnica de anastomose da bolsa ileal junto ao canal anal pela presença de tumor desmoide na raiz do mesentério, impedindo que o íleo atinja a pelve para construção da anastomose.

## Polipose associada ao gene MYH (MAP)

Na polipose associada ao gene MYH, pacientes também apresentam polipose adenomatosa como já mencionado, mas apresenta um padrão de herança autossômico recessivo. Estima-se que o risco de câncer colorretal ao longo da vida seja ao redor de 60% com idade média ao diagnóstico de 47 anos. Como o fenótipo de pacientes acometidos é extremamente variável,[82] o diagnóstico de MAP é mais difícil de ser realizado do ponto de vista clínico e, em geral, é sempre confirmado por sequenciamento genético. Os preceitos de indicação cirúrgica seguem o que já foi aqui mencionado em relação à PAF, sendo a extensão da ressecção guiada pela densidade e localização dos pólipos, presença de sintomas e câncer associados.

Muitos pacientes com MAP conseguem ser manejados por meio de colonoscopias com polipectomias.

## SÍNDROMES NÃO POLIPOIDES

### Síndrome de Lynch

A síndrome de Lynch (SL) constitui a mais frequente síndrome hereditária de predisposição ao câncer colorretal. Apresenta herança autossômica dominante com risco aumentado de inúmeros outros tumores além do câncer colorretal.[90] A base genética da SL é a ocorrência de mutações em alguns dos genes responsáveis pelo mecanismo de reparo do DNA conhecido como *mismatch repair* (MMR), em especial MLH1, MSH2, MSH6 e PMS2 ou também por mutações do gene de reparo do DNA conhecido como EPCAM.[82] A SL se associa ao desenvolvimento de câncer colorretal na 4ª década de vida, ocorrência de tumores no cólon proximal, maior frequência de tumores metacrônicos, além dos outros tumores associados à síndrome (em especial: endométrio, estômago, intestino delgado e urotélio).[90,91] Levantamentos mais antigos estimavam que o risco de desenvolvimento de câncer colorretal nesses pacientes fosse ao redor de 75%.[91] Contudo, dados mais recentes apontam que o risco estimado de câncer parece ser menor e também varia de acordo com o gene envolvido. O risco de câncer parece ser maior com os genes MLH1 e MSH2, com um risco de câncer colorretal ao longo da vida ao redor de 50%.[92] Além de o risco de câncer ser extremamente variável de acordo com o gene envolvido, idade e gênero do paciente também parecem importar (Tabela 70.1).[82,92] Por exemplo, portadores de mutação patogênica no gene PMS2 não apresentaram aumento do risco de qualquer câncer até os 50 anos de idade, e o aumento de risco após a 5ª década de vida permanece incerto.[92] Outro dado interessante desse mesmo estudo é a confirmação de que pacientes do sexo feminino e mutação patogênica no gene MSH6 têm um risco maior de câncer de endométrio do que colorretal.

Assim sendo, em vista desses dados recentes, o diagnóstico preciso de SL bem como a definição de qual gene encontra-se acometido tornaram-se fundamental para o aconselhamento genético detalhado e manejo desses pacientes, incluindo aí o papel de intervenções específicas como as cirurgias redutoras de risco.

De forma geral, diferentemente da PAF em que se preconiza a realização de cirurgia antes do aparecimento de câncer colorretal, na SL discute-se a extensão da ressecção no momento do diagnóstico de adenocarcinoma colorretal ou adenoma não passível de tratamento colonoscópico.[78] Assim, a tendência é a realização de colectomia total com ileorreto anastomose (IRA) para reduzir a incidência de câncer metacronico. Cabe ressaltar a necessidade de seguimento do reto remanescente, já que o risco de tumor de reto metacrônico também não é desprezível.[78,93,94] A principal discussão, neste contexto clínico, seria definir a extensão da ressecção colorretal tendo em vista a alta incidência de tumores metacrônicos balanceada pelo aumento de morbidade e piora na qualidade de vida em resseções mais extensas.[82] Dessa forma, esses pacientes também podem ser submetidos à colectomia segmentar com colonoscopias anuais para vigilância do cólon e reto remanescentes,[78,95] em especial para pacientes a partir da 6ª década de vida e naqueles que apresentam algum grau de disfunção esfincteriana.[96]

Quando o paciente com SL apresenta câncer de reto, as principais opções seriam a proctocolectomia total com bolsa ileal (PCTBI) ou retossigmoidectomia com reconstrução primária. O racional para a PCTBI é exatamente o de evitar-se a ocorrência de tumores metacrônicos que parece ser bastante elevado. Contudo, pelo impacto na qualidade de vida, a tendência é a execução da ressecção segmentar seguida de vigilância colonoscópica.[78]

### Tabela 70.1. Risco de câncer colorretal em portadores de síndrome de Lynch

| IDADE | MLH1 | | MSH2 | | MSH6 | | PMS2 | |
|---|---|---|---|---|---|---|---|---|
| | MASCULINO | FEMININO | MASCULINO | FEMININO | MASCULINO | FEMININO | MASCULINO | FEMININO |
| 30 | 4,5 | 0 | 2,6 | 1,9 | 0 | 0 | 0 | 0 |
| 50 | 33,6 | 20,8 | 18,1 | 16,9 | 6,3 | 4,4 | 0 | 0 |
| 75 | 57,1 | 48,3 | 51,4 | 46,6 | 18,2 | 20,3 | 10,4 | 10,4 |

Fonte: Adaptada de Cunningham, *et al.*, 2022.

# CÂNCER GÁSTRICO DIFUSO HEREDITÁRIO (CGDH)

O câncer gástrico difuso hereditário (CGDH) é uma síndrome hereditária autossômica dominante, caracterizada pela ocorrência de câncer gástrico de histologia difusa (CGD).[97,98] Estima-se que o CGDH seja responsável por cerca de 1% a 3% do total de cânceres gástricos.[99] A idade média ao diagnóstico do tumor é de 38 anos.[100]

Como as demais síndromes hereditárias, seu diagnóstico pode ser realizado mediante critérios clínicos ou pela identificação de mutações no gene da caderina-E (CDH1).[101] A recomendação atual de sequenciamento genético para CGDH leva em consideração:[102]

- Critérios individuais: CGD abaixo de 50 anos; CGD em qualquer idade com história pessoal ou familiar de fenda palatina; CGD e carcinoma lobular de mama (CLM) abaixo de 70 anos; CLM/CLM *in situ* bilateral; biópsia gástrica endoscópica com identificação de células em anel de sinete abaixo de 50 anos;
- Critérios familiares: dois ou mais casos de câncer gástrico na família (qualquer idade), com pelo menos um sendo CGD; dois ou mais casos de CLM na família abaixo dos 50 anos; pelo menos um caso de CGD (qualquer idade) com pelo menos caso de CLM abaixo dos 70 anos em quaisquer membros familiares.
- Pacientes que apresentem indicação de testagem da CDH1 por suspeita de CGDH e cujo resultado não identificou mutação patogênica devem ser submetidos ao sequenciamento de outros genes, incluindo CTNNA1.[102]

O rastreamento endoscópico de pacientes portadores de mutação no gene CDH1 é tido como problemático, pela possibilidade de infiltração de focos de câncer gástrico difuso com células em anel de sinete abaixo da mucosa normal, o que dificulta a identificação das lesões.[103,104] Não obstante, além de o diagnóstico precoce ser dificultado, quando o paciente se apresenta com câncer gástrico difuso e sintomático, as taxas de cura são reduzidas.

Em virtude da inadequação do rastreamento endoscópico, associada à impressão inicial de alta penetrância para o risco de CGD ao longo da vida, a gastrectomia total profilática já vinha sendo oferecida como opção no manejo dos pacientes portadores de mutação no gene CDH1. Em estudos mais recentes de portadores de mutação no gene CDH1 identificados em testagem com painéis multigênicos, o risco estimado ao longo da vida de CGD parece não ser tão elevado quanto inicialmente descrito (ao redor de 40% para homens e 33% para mulheres).[105,106]

Ainda assim, a recomendação atual é de que indivíduos portadores de mutação patogênica no CDH1 sejam submetidos a aconselhamento genético com especial consideração pela realização de uma gastrectomia total profilática tendo em vista as limitações conhecidas quando se considera o rastreamento endoscópico anual com biópsias randômicas, uma vez que a chance estimada de identificação de câncer nesse cenário varia entre 40% e 50% na maioria das séries publicadas.[107] Não obstante, mesmo no cenário de cirurgia "profilática", a maioria dos pacientes já apresenta focos microscópicos de câncer em seus espécimes cirúrgicos.[107-109]

Consenso atual sugere a realização da gastrectomia total profilática ao redor dos 20 anos de idade para portadores de mutação patogênica em CDH1.[102] Durante a cirurgia, deve-se realizar exame de congelação da margem proximal (esofágica) e distal (duodenal) para garantir que a remoção da mucosa gástrica foi de fato completa. Com relação à extensão da linfadenectomia, considera-se uma linfadenectomia D1 adequada já que comprometimento linfonodal é raro nesse cenário, mesmo em pacientes com células em anel de sinete pT1a.[107]

# PACIENTES COM ALTO RISCO DE CÂNCER DE TIREOIDE

A síndrome de câncer hereditário denominada "neoplasia endócrina núltipla tipo 2" (MEN2) ocorre pela mutação do proto-oncogene RET (*rearranged during transfection*). No carcinoma medular de tireoide, forma familiar isolada (FMTC), não há associação com outras neoplasias. Na síndrome MEN2A, há risco aumentado de carcinoma medular de tireoide, hiperparatireoidismo primário e feocromocitoma. Já na síndrome MEN2B, além do carcinoma medular de tireoide, há risco de feocromocitoma, ganglioneuromas no intestino e neuromas na mucosa. Indivíduos com variantes patogênicas germinativas de RET e, portanto, portadores de MEN2, apresentam uma penetrância de 100% para o carcinoma medular de tireoide, ou seja, todos apresentarão a neoplasia,[110,111] o qual pode ocorrer a partir da infância. Dessa forma, há uma indicação formal para a realização de cirurgia redutora de risco com tireoidectomia total profilática para os portadores de MEN2.

Os carcinomas medulares de tireoide se desenvolvem a partir das células C (células parafoliculares), as quais são produtoras de calcitonina, de forma que os níveis séricos de calcitonina podem ser utilizados para rastreamento nos portadores da síndrome. Enquanto se aguarda a realização da tireoidectomia, deve ser realizado rastreamento clínico, laboratorial e radiológico. Para tanto, recomenda-se exame clínico da tireoide, dosagem de calcitonina (basal ou pós-estímulo de pentagastrina) e CEA (antígeno carcinoembrionário) e ultrassonografia da tireoide anual. No caso de MEN2B, assim que haja suspeita da síndrome, deve ser iniciado o rastreamento. Já para MEN2A ou FMTC, o rastreamento deve ser iniciado aos 3 anos no caso de alterações em códons de risco alto ou 5 anos se alterações em códons de risco moderado, conforme será detalhado em seguida.

A principal dúvida relacionada ao manejo desses pacientes é quanto ao momento mais adequado para realização da tireoidectomia profilática. Diversas mutações diferentes do RET já foram descritas, as quais estão associadas a manifestações fenotípicas específicas, incluindo a idade de desenvolvimento e a agressividade do carcinoma medular de tireoide.[110,112-114] A American Thyroid Association disponibiliza *guidelines* de correlação genotípica-fenotípica, classificando o risco do carcinoma medular de tireoide, com base no códon afetado, em altíssimo, alto ou moderado.[115] Para o grupo de risco altíssimo, que inclui os portadores de MEN2B, em geral com alteração de códon 918, indica-se a cirurgia o mais cedo possível, antes de 1 ano de idade, com tireoidectomia total e esvaziamento cervical anterior. Indica-se o esvaziamento cervical neste grupo, pois já foi relatado comprometimento linfonodal em crianças abaixo de 1 ano.[116] Para o grupo de risco alto (códons 634 e 883), indica-se a tireoidectomia total antes ou até os 5 anos. Já para os de risco moderado (códons 533, 609, 611, 618, 620, 630, 666, 768, 790, 804, 891 e 912), a tireoidectomia total pode ser postergada após a idade de 5 anos[115]. Durante o acompanhamento antes da realização da tireoidectomia profilática, caso se detecte elevação de calcitonina, a cirurgia deve ser realizada. Ressalta-se,

ainda, que caso haja níveis elevados de calcitonina sérica pré-cirurgia ou caso seja detectado carcinoma medular de tireoide, a cirurgia deverá ser complementada com esvaziamento cervical.

## REFERÊNCIAS

1. Williams WR, Anderson DE, Rao DC. Genetic epidemiology of breast cancer: segregation analysis of 200 Danish pedigrees. Genetic Epidemiology. 1984;1(1):7-20. DOI:10.1002/gepi.1370010104.

2. Newman B, Austin MA, Lee M, King MC. Inheritance of human breast cancer: evidence for autosomal dominant transmission in high-risk families. Proceedings of the National Academy of Sciences. 1988;85(9):3044-8. DOI:10.1073/pnas.85.9.3044.

3. Miki Y, Swensen J, Shattuck-Eidens D, et al. A Strong candidate for the breast and ovarian cancer susceptibility gene BRCA1. Science (1979). 1994;266(5182):66-71. DOI:10.1126/science.7545954.

4. Wooster R, Neuhausen SL, Mangion J, et al. Localization of a breast cancer susceptibility gene, BRCA2, to chromosome 13q12-13. Science (1979). 1994;265(5181):2088-90. DOI:10.1126/science.8091231.

5. Kuchenbaecker KB, Hopper JL, Barnes DR, et al. Risks of breast, ovarian, and contralateral breast cancer for BRCA1 and BRCA2 mutation carriers. JAMA. 2017;317(23):2402. DOI:10.1001/jama.2017.7112.

6. Mersch J, Jackson MA, Park M, et al. Cancers associated with BRCA 1 and BRCA 2 mutations other than breast and ovarian. Cancer. 2015;121(2):269-275. DOI:10.1002/cncr.29041.

7. Hu C, Hart SN, Gnanaolivu R, et al. A population-based study of genes previously implicated in breast cancer. New England Journal of Medicine. 2021;384(5):440-51. doi:10.1056/NEJMoa2005936.

8. Guindalini RSC, Viana DV, Kitajima JPFW, et al. Detection of germline variants in Brazilian breast cancer patients using multigene panel testing. Scientific Reports. 2022;12(1):4190. doi:10.1038/s41598-022-07383-1.

9. Hancock SL, Tucker MA, Hoppe RT. Breast cancer after treatment of Hodgkin's disease. JNCI Journal of the National Cancer Institute. 1993;85(1):25-31. DOI:10.1093/jnci/85.1.25.

10. Colditz GA. Epidemiology of breast cancer: findings from the nurses' health study. Cancer. 1993;71(S4):1480-1489. DOI:10.1002/cncr.2820710413.

11. Rumgay H, Shield K, Charvat H, et al. Global burden of cancer in 2020 attributable to alcohol consumption: a population-based study. The Lancet Oncology. 2021;22(8):1071-80. DOI:10.1016/S1470-2045(21)00279-5.

12. Andersen ZJ, Jørgensen JT, Grøn R, Brauner EV, Lynge E. Active smoking and risk of breast cancer in a Danish nurse cohort study. BMC Cancer. 2017;17(1):556. DOI:10.1186/s12885-017-3546-4.

13. Mørch LS, Skovlund CW, Hannaford PC, Iversen L, Fielding S, Lidegaard Ø. Contemporary hormonal contraception and the risk of breast cancer. New England Journal of Medicine. 2017;377(23):2228-2239. DOI:10.1056/NEJMoa1700732.

14. Reeves GK, Beral V, Green J, Gathani T, Bull D. Hormonal therapy for menopause and breast-cancer risk by histological type: a cohort study and meta-analysis. The Lancet Oncology. 2006;7(11):910-918. DOI:10.1016/S1470-2045(06)70911-1.

15. Boughey JC, Hartmann LC, Anderson SS, et al. Evaluation of the Tyrer-Cuzick (International Breast Cancer Intervention Study) model for breast cancer risk prediction in women with atypical hyperplasia. Journal of Clinical Oncology. 2010;28(22):3591-6. DOI:10.1200/JCO.2010.28.0784.

16. King TA, Pilewskie M, Muhsen S, et al. Lobular carcinoma in situ: A 29-year longitudinal experience evaluating clinicopathologic features and breast cancer risk. Journal of Clinical Oncology. 2015;33(33):3945-52. DOI:10.1200/JCO.2015.61.4743.

17. Visscher DW, Frank RD, Carter JM, et al. Breast cancer risk and progressive histology in serial benign biopsies. JNCI Journal of the National Cancer Institute. 2017;109(10). DOI:10.1093/jnci/djx035.

18. Peplonska B, Lissowska J, Hartman TJ, et al. Adulthood lifetime physical activity and breast cancer. Epidemiology. 2008;19(2):226-236. DOI:10.1097/EDE.0b013e3181633bfb.

19. Tyrer J, Duffy SW, Cuzick J. A breast cancer prediction model incorporating familial and personal risk factors. Statistics in Medicine. 2004;23(7):1111-1130. DOI:10.1002/sim.1668.

20. Berry DA, Iversen ES, Gudbjartsson DF, et al. BRCAPRO validation, sensitivity of genetic testing of BRCA1/BRCA2, and prevalence of other breast cancer susceptibility genes. Journal of Clinical Oncology. 2002;20(11):2701-2712. DOI:10.1200/JCO.2002.05.121.

21. Claus EB, Risch N, Thompson WD. Autosomal dominant inheritance of early-onset breast cancer. Implications for risk prediction. Cancer. 1994;73(3):643-651. DOI:10.1002/1097-0142(19940201)73:3<643::AID-CNCR2820730323>3.0.CO;2-5.

22. NCCN.Org. Breast Cancer Risk Reduction. Version 1. 2022. NCCN Clinical Practice Guidelines in Oncology.

23. Collaborative Group on Hormonal Factors in Breast Cancer. Breast cancer and breastfeeding: collaborative reanalysis of individual data from 47 epidemiological studies in 30 countries, including 50 302 women with breast cancer and 96 973 women without the disease. The Lancet. 2002;360(9328):187-195. DOI:10.1016/S0140-6736(02)09454-0.

24. Lynch HT, Drouhard TJ, Schuelke GS, Biscone KA, Lynch JF, Danes BS. Hereditary nonpolyposis colorectal cancer in a Navajo Indian family. Cancer Genetics and Cytogenetics. 1985;15(3-4):209-213. DOI:10.1016/0165-4608(85)90164-5.

25. Akiyama Y, Sato H, Yamada T, et al. Germ-Line mutation of the hMSH6/GTBP gene in an atypical hereditary nonpolyposis colorectal cancer kindred1. Cancer Research. 1997;57(18):3920-3.

26. Liu B, Parsons R, Papadopoulos N, et al. Analysis of mismatch repair genes in hereditary non–polyposis colorectal cancer patients. Nature Medicine. 1996;2(2):169-174. DOI:10.1038/nm0296-169.

27. Dominguez-Valentin M, Sampson JR, Seppälä TT, et al. Cancer risks by gene, age, and gender in 6350 carriers of pathogenic mismatch repair variants: findings from the Prospective Lynch Syndrome Database. Genetics in Medicine. 2020;22(1):15-25. DOI:10.1038/s41436-019-0596-9.

28. Oliveira Ferreira F, Napoli Ferreira CC, Mauro Rossi B, et al. Frequency of extra-colonic tumors in hereditary nonpolyposis colorectal cancer (HNPCC) and familial colorectal cancer (FCC) Brazilian families: an analysis by a Brazilian Hereditary Colorectal Cancer Institutional Registry. Familial Cancer. 2002;3(1):41-47. DOI:10.1023/B:FAME.0000026810.99776.e9.

29. Tan MH, Mester JL, Ngeow J, Rybicki LA, Orloff MS, Eng C. Lifetime cancer risks in individuals with germline PTEN mutations. Clinical Cancer Research. 2012;18(2):400-407. DOI:10.1158/1078-0432.CCR-11-2283.

30. Carbine NE, Lostumbo L, Wallace J, Ko H. Risk-reducing mastectomy for the prevention of primary breast cancer. Cochrane Database of Systematic Reviews. 2018;2019(1). DOI:10.1002/14651858.CD002748.pub4.

31. Ingham SL, Sperrin M, Baildam A, et al. Risk-reducing surgery increases survival in BRCA1/2 mutation carriers unaffected at time of family referral. Breast Cancer Research and Treatment. 2013;142(3):611-618. DOI:10.1007/s10549-013-2765-x.

32. Fayanju OM, Stoll CRT, Fowler S, Colditz GA, Margenthaler JA. Contralateral prophylactic mastectomy after unilateral breast cancer. Annals of Surgery. 2014;260(6):1000-1010. doi:10.1097/SLA.0000000000000769.

33. Portschy PR, Kuntz KM, Tuttle TM. Survival outcomes after contralateral prophylactic mastectomy: a decision analysis. JNCI Journal of the National Cancer Institute. 2014;106(8):dju160-dju160. DOI:10.1093/jnci/dju160.

34. Metcalfe K, Lynch HT, Ghadirian P, et al. Contralateral breast cancer in BRCA1 and BRCA2 mutation carriers. Journal of Clinical Oncology. 2004;22(12):2328-35. DOI:10.1200/JCO.2004.04.033.

35. Metcalfe K, Gershman S, Ghadirian P, et al. Contralateral mastectomy and survival after breast cancer in carriers of BRCA1 and BRCA2 mutations: retrospective analysis. BMJ. 2014;348(feb11 9):g226-g226. DOI:10.1136/bmj.g226.

36. NCCN.Org. Genetic/familial high-risk assessment: Breast, ovarian, and pancreatic. Version 2. 2022. NCCN Clinical Practice Guidelines in Oncology.

37. NCCN.Org. Breast Cancer. Version 3. 2022. NCCN Clinical Practice Guidelines in Oncology.

38. Metcalfe KA, Cil TD, Semple JL, et al. Long-term psycho-social functioning in women with bilateral prophylactic mastectomy: does preservation of the nipple-areolar complex make a difference? Annals of Surgical Oncology. 2015;22(10):3324-3330. DOI:10.1245/s10434-015-4761-3.

39. Bailey CR, Ogbuagu O, Baltodano PA, et al. Quality-of-life outcomes improve with nipple-sparing mastectomy and breast reconstruction. Plastic and Reconstructive Surgery. 2017;140(2):219-226. DOI:10.1097/PRS.0000000000003505.

40. Romanoff A, Zabor EC, Stempel M, Sacchini V, Pusic A, Morrow M. A comparison of patient-reported outcomes after nipple-sparing mastectomy and conventional mastectomy with reconstruction. Annals of Surgical Oncology. 2018;25(10):2909-2916. DOI:10.1245/s10434-018-6585-4.

41. Gahm J, Hansson P, Brandberg Y, Wickman M. Breast sensibility after bilateral risk-reducing mastectomy and immediate breast reconstruction: A prospective study. Journal of Plastic, Reconstructive & Aesthetic Surgery. 2013;66(11):1521-1527. DOI:10.1016/j.bjps.2013.06.054.

42. Daar DA, Abdou SA, Rosario L, et al. Is There a preferred incision location for nipple-sparing mastectomy? A systematic review and meta-analysis. Plastic and Reconstructive Surgery. 2019;143(5):906e-919e. DOI:10.1097/PRS.0000000000005502.

43. Salibian AA, Bekisz JM, Frey JD, et al. Comparing incision choices in immediate microvascular breast reconstruction after nipple-sparing mastectomy: unique considerations to optimize outcomes. Plastic & Reconstructive Surgery. 2021;148(6):1173-85. doi:10.1097/PRS.0000000000008282.

44. Hu VJ, McCleary SP, Smullin CP, Rosales Morales R, da Lio AL. Current trends in breast reconstruction following bilateral prophylactic mastectomy. Plastic and Reconstructive Surgery – Global Open. 2022;10(4):e4277. DOI:10.1097/GOX.0000000000004277.

45. Dikmans REG, Negenborn VL, Bouman MB, et al. Two-stage implant-based breast reconstruction compared with immediate one-stage implant-based breast reconstruction augmented with an acellular dermal matrix: an open-label, phase 4, multicentre, randomised, controlled trial. The Lancet Oncology. 2017;18(2):251-258. DOI:10.1016/S1470-2045(16)30668-4.

46. Negenborn VL, Dikmans REG, Bouman MB, et al. Predictors of complications after direct-to-implant breast reconstruction with an acellular dermal matrix from a multicentre randomized clinical trial. British Journal of Surgery. 2018;105(10):1305-1312. DOI:10.1002/bjs.10865.

47. Negenborn VL, Young-Afat DA, Dikmans REG, et al. Quality of life and patient satisfaction after one-stage implant-based breast reconstruction with an acellular dermal matrix versus two-stage breast reconstruction (BRIOS): primary outcome of a randomised, controlled trial. The Lancet Oncology. 2018;19(9):1205-1214. DOI:10.1016/S1470-2045(18)30378-4.

48. Sindali K, Davis M, Mughal M, Orkar KS. The natural history of becker expandable breast implants. Plastic and Reconstructive Surgery. 2013;132(3):345e-351e. DOI:10.1097/PRS.0b013e31829ace7a.

49. Kedar D, Inbal A, Arad E, Gur E, Barnea Y. Immediate breast reconstruction in high-risk cases using an anatomically shaped permanent expandable implant. Journal of Plastic, Reconstructive & Aesthetic Surgery. 2019;72(3):401-409. DOI:10.1016/j.bjps.2018.10.030.

50. Toyserkani NM, Jørgensen MG, Tabatabaeifar S, Damsgaard T, Sørensen JA. Autologous versus implant-based breast reconstruction: a systematic review and meta-analysis of Breast-Q patient-reported outcomes. Journal of Plastic, Reconstructive & Aesthetic Surgery. 2020;73(2):278-285. DOI:10.1016/j.bjps.2019.09.040.

51. Eleje GU, Eke AC, Ezebialu IU, Ikechebelu JI, Ugwu EO, Okonkwo OO. Risk-reducing bilateral salpingo-oophorectomy in women with BRCA1 or BRCA2 mutations. Cochrane Database of Systematic Reviews. Published online August 24, 2018. DOI:10.1002/14651858.CD012464.pub2.

52. NCCN.Org. Genetic/familial high-risk assessment: colorectal version: 1. 2022. NCCN Clinical Practice Guidelines in Oncology. Published online June 8, 2022.

53. Blok F, Roes EM, van Leenders GJLH, van Beekhuizen HJ. The lack of clinical value of peritoneal washing cytology in high risk patients undergoing risk-reducing salpingo-oophorectomy: a retrospective study and review. BMC Cancer. 2016;16(1):18. DOI:10.1186/s12885-015-2011-5.

54. Reitsma W, Mourits MJE, de Bock GH, Hollema H. Endometrium is not the primary site of origin of pelvic high-grade serous carcinoma in BRCA1 or BRCA2 mutation carriers. Modern Pathology. 2013;26(4):572-578. DOI:10.1038/modpathol.2012.169.

55. Matanes E, Volodarsky-Perel A, Eisenberg N, et al. Endometrial cancer in germline BRCA mutation car-

riers: a systematic review and meta-analysis. Journal of Minimally Invasive Gynecology. 2021;28(5):947-956. DOI:10.1016/j.jmig.2020.11.023.

56. Benshushan A, Rojansky N, Chaviv M, et al. Climacteric symptoms in women undergoing risk-reducing bilateral salpingo-oophorectomy. Climacteric. 2009;12(5):404-9. doi:10.1080/13697130902780846.

57. Gosset A, Susini M, Vidal F, et al. Quality of life of patients with bilateral oophorectomy before the age of 45 for the treatment of endometriosis. Maturitas. 2022;162:52-57. DOI:10.1016/j.maturitas.2022.04.005.

58. Writing Group for the Women's Health Initiative Investigators. Risks and benefits of estrogen plus progestin in healthy postmenopausal women: principal results from the women's health initiative randomized controlled trial. JAMA: The Journal of the American Medical Association. 2002;288(3):321-333. DOI:10.1001/jama.288.3.321.

59. Rebbeck TR, Friebel T, Wagner T, et al. Effect of short-term hormone replacement therapy on breast cancer risk reduction after bilateral prophylactic oophorectomy in BRCA1 and BRCA2 mutation carriers: The PROSE Study Group. Journal of Clinical Oncology. 2005;23(31):7804-10. DOI:10.1200/JCO.2004.00.8151.

60. Gordhandas S, Norquist BM, Pennington KP, Yung RL, Laya MB, Swisher EM. Hormone replacement therapy after risk reducing salpingo-oophorectomy in patients with BRCA1 or BRCA2 mutations; a systematic review of risks and benefits. Gynecologic Oncology. 2019;153(1):192-200. DOI:10.1016/j.ygyno.2018.12.014.

61. Bordeleau L, Pritchard KI, Loprinzi CL, et al. Multicenter, randomized, cross-over clinical trial of venlafaxine versus gabapentin for the management of hot flashes in breast cancer survivors. Journal of Clinical Oncology. 2010;28(35):5147-5152. DOI:10.1200/JCO.2010.29.9230.

62. van Driel C, de Bock G, Schroevers M, Mourits M. Mindfulness-based stress reduction for menopausal symptoms after risk-reducing salpingo-oophorectomy (PURSUE study): a randomised controlled trial. BJOG: an International Journal of Obstetrics & Gynaecology. 2019;126(3):402-411. DOI:10.1111/1471-0528.15471.

63. Lesi G, Razzini G, Musti MA, et al. Acupuncture As an integrative approach for the treatment of hot flashes in women with breast cancer: A prospective multicenter randomized controlled trial (AcCliMaT). Journal of Clinical Oncology. 2016;34(15):1795-802. doi:10.1200/JCO.2015.63.2893.

64. Garland SN, Xie SX, Li Q, Seluzicki C, Basal C, Mao JJ. Comparative effectiveness of electro-acupuncture versus gabapentin for sleep disturbances in breast cancer survivors with hot flashes: a randomized trial. Menopause. 2017;24(5):517-523. DOI:10.1097/GME.0000000000000779.

65. Duijts SFA, van Beurden M, Oldenburg HSA, et al. Efficacy of cognitive behavioral therapy and physical exercise in alleviating treatment-induced menopausal symptoms in patients with breast cancer: Results of a randomized, controlled, multicenter trial. Journal of Clinical Oncology. 2012;30(33):4124-4133. DOI:10.1200/JCO.2012.41.8525.

66. Anderson DJ, Seib C, McCarthy AL, et al. Facilitating lifestyle changes to manage menopausal symptoms in women with breast cancer. Menopause. 2015;22(9):937-945. DOI:10.1097/GME.0000000000000421.

67. Atsma F, Bartelink MLEL, Grobbee DE, van der Schouw YT. Postmenopausal status and early menopause as independent risk factors for cardiovascular disease: a meta-analysis. Menopause. 2006;13(2):265-279. DOI:10.1097/01.gme.0000218683.97338.ea.

68. Schmeler KM, Lynch HT, Chen LM, et al. Prophylactic surgery to reduce the risk of gynecologic cancers in the Lynch syndrome. New England Journal of Medicine. 2006;354(3):261-269. DOI:10.1056/NEJMoa052627.

69. Clarke MA, Long BJ, del Mar Morillo A, Arbyn M, Bakkum-Gamez JN, Wentzensen N. Association of endometrial cancer risk with postmenopausal bleeding in women. JAMA Internal Medicine. 2018;178(9):1210. DOI:10.1001/jamainternmed.2018.2820.

70. Renkonen-Sinisalo L, Bützow R, Leminen A, Lehtovirta P, Mecklin JP, Järvinen HJ. Surveillance for endometrial cancer in hereditary nonpolyposis colorectal cancer syndrome. International Journal of Cancer. 2007;120(4):821-824. DOI:10.1002/ijc.22446.

71. Querleu D, Morrow CP. Classification of radical hysterectomy. The Lancet Oncology. 2008;9(3):297-303. DOI:10.1016/S1470-2045(08)70074-3.

72. Ramdhan RC, Loukas M, Tubbs RS. Anatomical complications of hysterectomy: a review. Clinical Anatomy. 2017;30(7):946-952. DOI:10.1002/ca.22962.

73. Lockhart-Mummery JP. Cancer and Heredity. Lancet. Published online 1925;427-9.

74. Weissman SM, Rubinstein WS. Managing hereditary gastrointestinal cancer syndromes: the partnership between genetic counselors and gastroenterologists. Published online 2010. DOI:10.1038/nrgastro.2010.133.

75. Lynch HT, Kaurah P, Wirtzfeld D, et al. Hereditary diffuse gastric cancer: diagnosis, genetic counseling, and prophylactic total gastrectomy. Cancer. 2008;112(12):2655-2663. DOI:10.1002/CNCR.23501.

76. Pocard M, Pomel C, Lasser P. Laparoscopic prophylactic surgery for HNPCC gene mutation carrier: has the time come? The Lancet Oncology. 2003;4(10):637-638. DOI:10.1016/S1470-2045(03)01224-5.

77. Francis WP, Rodrigues DM, Perez NE, Lonardo F, Weaver D, Webber JD. Prophylactic laparoscopic-assisted total gastrectomy for heredita-

ry diffuse gastric cancer. JSLS. 2007;11(1):142. DOI:10.14309/00000434-200609001-00559.

78. Guillem JG, Wood WC, Moley JF, et al. ASCO/SSO review of current role of risk-reducing surgery in common hereditary cancer syndromes. J Clin Oncol. 2006;24(28):4642-60. DOI:10.1200/JCO.2005.04.5260.

79. Lynch HT, de la Chapelle A. Hereditary colorectal cancer. Guttmacher AE, Collins FS, eds. N Engl J Med. 2003;348(10):919-932. DOI:10.1056/NEJMRA012242.

80. Sampson JR, Dolwani S, Jones S, et al. Autosomal recessive colorectal adenomatous polyposis due to inherited mutations of MYH. Lancet. 2003;362(9377):39-41. DOI:10.1016/S0140-6736(03)13805-6.

81. Debinski HS, Love S, Spigelman AD, Phillips RKS. Colorectal polyp counts and cancer risk in familial adenomatous polyposis. Gastroenterology. 1996;110(4):1028-30. DOI:10.1053/GAST.1996.V110.PM8612989.

82. Cunningham LA, Gasior A, Kalady MF. Management of colorectal cancer in hereditary syndromes. Surg Oncol Clin N Am. 2022;31(2):307-319. DOI:10.1016/J.SOC.2021.11.010.

83. Guillem JG, Smith AJ, Galle JP la, Ruo L. Gastrointestinal polyposis syndromes. Curr Probl Surg. 1999;36(4):228-323. DOI:10.1016/S0011-3840(99)80013-6.

84. Church J, Simmang C. Practice parameters for the treatment of patients with dominantly inherited colorectal cancer (familial adenomatous polyposis and hereditary nonpolyposis colorectal cancer). Dis Colon Rectum. 2003;46(8):1001-12. DOI:10.1007/S10350-004-7273-Y.

85. Friedl W, Mangold E, Caspari R, Lamberti C, Propping P. Ileorectal anastomosis is appropriate for a subset of patients with familial adenomatous polyposis. Gastroenterology. 2001;121(2):503-504. DOI:10.1053/gast.2001.26939.

86. Vasen HFA, van der Luijt RB, Slors JFM, et al. Molecular genetic tests as a guide to surgical management of familial adenomatous polyposis. Lancet. 1996;348(9025):433-5. DOI:10.1016/S0140-6736(96)01340-2.

87. Bertario L, Russo A, Radice P, et al. Genotype and phenotype factors as determinants for rectal stump cancer in patients with familial adenomatous polyposis. Hereditary Colorectal Tumors Registry. Ann Surg. 2000;231(4):538-43. DOI:10.1097/00000658-200004000-00013.

88. Sommovilla J, Liska D, Jia X, et al. Ileal Pouch Anal Anastomosis Is More "Desmoidogenic" Than Il... : Diseases of the Colon & Rectum. Accessed July 3, 2022. https://journals.lww.com/dcrjournal/Abstract/9000/Ileal_Pouch_Anal_Anastomosis_Is_More.99271.aspx.

89. Parc YR, Olschwang S, Desaint B, Schmitt G, Parc RG, Tiret E. Familial adenomatous polyposis: prevalence of adenomas in the ileal pouch after restorative proctocolectomy. Ann Surg. 2001;233(3):360-364. DOI:10.1097/00000658-200103000-00009.

90. Koornstra JJ, Mourits MJ, Sijmons RH, Leliveld AM, Hollema H, Kleibeuker JH. Management of extra-colonic tumours in patients with Lynch syndrome. Lancet Oncol. 2009;10(4):400-8. DOI:10.1016/S1470-2045(09)70041-5.

91. Hendriks YMC, de Jong AE, Morreau H, et al. Diagnostic approach and management of Lynch syndrome (hereditary nonpolyposis colorectal carcinoma): a guide for clinicians. CA Cancer J Clin. 2006;56(4):213-225. DOI:10.3322/CANJCLIN.56.4.213.

92. Dominguez-Valentin M, Sampson JR, Seppälä TT, et al. Cancer risks by gene, age, and gender in 6350 carriers of pathogenic mismatch repair variants: findings from the Prospective Lynch Syndrome Database. Genet Med. 2020;22(1):15-25. DOI:10.1038/S41436-019-0596-9.

93. Rodríguez-Bigas MA, Vasen HFA, Pekka-Mecklin J, et al. Rectal cancer risk in hereditary nonpolyposis colorectal cancer after abdominal colectomy. International Collaborative Group on HNPCC. Ann Surg. 1997;225(2):202-207. DOI:10.1097/00000658-199702000-00008.

94. Lee JS, Petrelli NJ, Rodriguez-Bigas MA. Rectal cancer in hereditary nonpolyposis colorectal cancer. Am J Surg. 2001;181(3):207-210. DOI:10.1016/S0002-9610(01)00568-2.

95. de Vos Tot Nederveen Cappel WH, Buskens E, van Duijvendijk P, et al. Decision analysis in the surgical treatment of colorectal cancer due to a mismatch repair gene defect. Gut. 2003;52(12):1752-1755. DOI:10.1136/GUT.52.12.1752.

96. Herzig DO, Buie WD, Weiser MR, et al. Clinical practice guidelines for the surgical treatment of patients with Lynch syndrome. Dis Colon Rectum. 2017;60(2):137-143. DOI:10.1097/DCR.0000000000000785.

97. Caldas C, Carneiro F, Lynch HT, et al. Familial gastric cancer: overview and guidelines for management. Journal of Medical Genetics. 1999;36(12):873.

98. Guilford P, Hopkins J, Harraway J, et al. E-cadherin germline mutations in familial gastric cancer. Nature. 1998;392(6674):402-5. DOI:10.1038/32918.

99. Medina-Franco H, Barreto-Zuñiga R, García-Alvarez MN. Preemptive total gastrectomy for hereditary gastric cancer. J Gastrointest Surg. 2007;11(3):314-7. DOI:10.1007/S11605-007-0122-2.

100. Richards FM, McKee SA, Rajpar MH, et al. Germline E-cadherin gene (CDH1) mutations predispose to familial gastric cancer and colorectal cancer. Hum Mol Genet. 1999;8(4):607-10. DOI:10.1093/HMG/8.4.607.

101. Guilford PJ, Hopkins JBW, Grady WM, et al. E-cadherin germline mutations define an inherited cancer syndrome dominated by diffuse gastric cancer. Hum Mutat. 1999;14(3):249-55. DOI:10.1002/(sici)1098-04(1999)14:3<249::aid-humu8>3.0.co;2-9.

102. Blair VR, McLeod M, Carneiro F, et al. Hereditary diffuse gastric cancer: Updated clinical practice guidelines. Lancet Oncol. 2020;21(8):e386. DOI:10.1016/S1470-2045(20)30219-9.

103. Newman EA, Mulholland MW. Prophylactic gastrectomy for hereditary diffuse gastric cancer syndrome. J Am Coll Surg. 2006;202(4):612-617. DOI:10.1016/J.JAMCOLLSURG.2005.12.017.

104. Shaw D, Blair V, Framp A, et al. Chromoendoscopic surveillance in hereditary diffuse gastric cancer: an alternative to prophylactic gastrectomy? Gut. 2005;54(4):461-8. DOI:10.1136/GUT.2004.049171.

105. Roberts ME, Ranola JMO, Marshall ML, et al. Comparison of CDH1 penetrance estimates in clinically ascertained families vs families ascertained for multiple gastric cancers. JAMA Oncol. 2019;5(9):1325-1331. DOI:10.1001/JAMAONCOL.2019.1208.

106. Xicola RM, Li S, Rodriguez N, et al. Clinical features and cancer risk in families with pathogenic CDH1 variants irrespective of clinical criteria. J Med Genet. 2019;56(12):838-43. DOI:10.1136/JMEDGENET-2019-105991.

107. Gamble LA, Rossi A, Fasaye GA, et al. Association between hereditary lobular breast cancer due to CDH1 variants and gastric cancer risk. JAMA Surgery. 2022;157(1):18-22. DOI:10.1001/JAMASURG.2021.5118.

108. Huntsman DG, Carneiro F, Lewis FR, et al. Early gastric cancer in young, asymptomatic carriers of germ-line E-cadherin mutations. N Engl J Med. 2001;344(25):1904-9. DOI:10.1056/NEJM200106213442504.

109. Chun YS, Lindor NM, Smyrk TC, et al. Germline E-cadherin gene mutations: is prophylactic total gastrectomy indicated? Cancer. 2001;92(1):181-187. DOI:10.1002/1097-0142(20010701)92:1<181::aid-cncr1307>3.0.co;2-j.

110. Kloos RT, Eng C, Evans DB, et al. Medullary thyroid cancer: management guidelines of the American Thyroid Association. Thyroid. 2009;19(6):565-612. DOI:10.1089/THY.2008.0403.

111. Wells SA, Chi DD, Toshima K, et al. Predictive DNA testing and prophylactic thyroidectomy in patients at risk for multiple endocrine neoplasia type 2A. Annals of Surgery. 1994;220(3):237-50. DOI:10.1097/00000658-199409000-00002.

112. Hofstra RMW, Landsvater RM, Ceccherini I, et al. A mutation in the RET proto-oncogene associated with multiple endocrine neoplasia type 2B and sporadic medullary thyroid carcinoma. Nature. 1994;367(6461):375-376. DOI:10.1038/367375A0.

113. MacHens A, Lorenz K, Dralle H. Individualization of lymph node dissection in RET (rearranged during transfection) carriers at risk for medullary thyroid cancer: value of pretherapeutic calcitonin levels. Ann Surg. 2009;250(2):305-310. DOI:10.1097/SLA.0B013E3181AE333F.

114. Schuffenecker I, Virally-Monod M, Brohet R, et al. Risk and penetrance of primary hyperparathyroidism in multiple endocrine neoplasia type 2A families with mutations at codon 634 of the RET proto-oncogene. Groupe D'etude des Tumeurs à Calcitonine. J Clin Endocrinol Metab. 1998;83(2):487-91. DOI:10.1210/JCEM.83.2.4529.

115. Wells SA, Asa SL, Dralle H, et al. Revised American Thyroid Association guidelines for the management of medullary thyroid carcinoma. Thyroid. 2015;25(6):567-610. DOI:10.1089/THY.2014.0335.

116. O'Riordain DS, O'Brien T, Crotty TB, Gharib H, Grant CS, van Heerden JA. Multiple endocrine neoplasia type 2B: more than an endocrine disorder. Surgery. 1995;118(6):936-942. DOI:10.1016/S0039-6060(05)80097-2.

# Prevenção Primária e Secundária do Câncer

Karime Kalil Machado
Renata Reis Figueiredo
Aline Cristini Vieira

## DESTAQUES

- Cerca de 54% dos cânceres podem ser atribuídos a fatores modificáveis, como tabagismo, sobrepeso/obesidade, dieta, álcool, inatividade física, radiação ionizante e poluição, e 5% deles a infecções por vírus.
- Há evidência que medidas custo-efetivas de prevenção primária e de estratégias para a detecção de lesões pré-invasivas ou do câncer, em fases precoces, reduzem a mortalidade pelo câncer.
- No Brasil, é recomendado o rastreamento do câncer de mama dos 50 aos 74 anos. Algumas sociedades internacionais recomendam o início do rastreio a partir dos 40 anos.
- No Brasil, o MS, por meio de diretrizes publicadas em 2016, recomenda o rastreamento do câncer de colo uterino pelo exame citopatológico para mulheres de 25 a 64 anos. Desde 2014, a vacina quadrivalente contra o HPV faz parte do calendário vacinal do Programa Nacional de Imunizações (PNI) para administração em duas doses, com intervalo de seis meses, a meninas de 9 a 14 anos e meninos de 11 a 14 anos.
- O rastreamento do câncer colorretal se mostrou eficaz na redução da mortalidade por essa neoplasia, e está indicado a partir dos 50 anos em indivíduos de risco habitual, com diversos métodos de rastreamento possíveis. Alguns grupos já recomendam o início a partir de 45 anos.
- Para o câncer de pulmão, o rastreamento com tomografia computadorizada de baixas doses está indicada para pessoas a partir de 55 anos, com antecedente de tabagismo atual ou prévio (com interrupção nos últimos 15 anos), com carga tabágica acima de 30 maços/ano.

## INTRODUÇÃO

A prevenção é a estratégia com maior custo-efetividade para o controle do câncer. Já na década de 1980, estimava-se que a maioria das mortes por câncer ocorria devido a fatores de risco evitáveis, com 35% atribuídos à dieta, 30% ao uso de tabaco e cerca de 10% a infecções.[1] Dados mais recentes mostram que cerca de 54% dos cânceres podem ser atribuídos a fatores modificáveis, como tabagismo, sobrepeso/obesidade, dieta, álcool, inatividade física, radiação ionizante e poluição, e 5% deles a infecções por vírus.[2]

Denomina-se prevenção primária do câncer o conjunto de ações que visam a evitar o aparecimento da doença na população, por meio da eliminação de suas causas. A prevenção primária do câncer inclui medidas para modificação do estilo de vida, e também a imunização, a quimioprevenção, a educação em saúde e o aconselhamento genético. Métodos de prevenção primária que comprovadamente reduzem a incidência global de câncer incluem a cessação de tabagismo, modificação de hábitos alimentares, perda de peso, prática de atividades físicas e a profilaxia de determinadas infecções.

A prevenção secundária do câncer compreende medidas de detecção precoce em pacientes ainda assintomáticos, com o intuito de impedir a progressão da doença e de reduzir sua morbimortalidade.

A prevenção terciária, por sua vez, visa ao cuidado do paciente com câncer, e tem como principais objetivos a prevenção do óbito e de complicações relacionadas à doença, de forma diminuir a incapacidade do indivíduo e permitir sua reintegração à sociedade.

Neste capítulo, abordaremos as principais medidas de prevenção primária e secundária aplicadas às formas de câncer mais prevalentes na população mundial.

## PREVENÇÃO PRIMÁRIA

### Tabaco

O tabagismo é um dos mais importantes problemas de saúde pública em países desenvolvidos e em desenvolvimento. Nos Estados Unidos, o tabaco é a principal causa prevenível de morbimortalidade.[3] Estima-se que aproximadamente 37 milhões de adultos americanos sejam tabagistas, embora sua prevalência nos Estados Unidos tenha reduzido de 21% para 15% entre 2005 e 2015.[4] O tabagismo está relacionado a mais de 12 tipos de neoplasias, entre elas câncer de pulmão, cabeça e pescoço, esôfago, bexiga e rim, e é responsável por aproximadamente 30% das mortes por câncer.[3] Além disso, está relacionado à maior mortalidade por causas cardiovasculares e respiratórias.[3]

O cigarro promove a carcinogênese por meio de diversos mecanismos, como pelo contato direto dos carcinógenos do tabaco com o tecido normal, o que leva à inflamação e formação de adutos de DNA, a mutações nos genes RAS, MYC, TP53, P16, CDKN2A e outros, e à ativação das vias AKT (proteína quinase B) e PKA (proteína quinase A), o que leva à apoptose e ao aumento da angiogênese tecidual.[3] Além disso, o tabagismo está relacionado a maior risco de recorrência do câncer, aumento da toxicidade e pior resposta ao tratamento oncológico.[3] Diversos estudos apontam que a cessação do tabagismo melhora o prognóstico e aumenta a sobrevida nessa população.[3]

O crescente uso de cigarros eletrônicos entre os adolescentes e jovens é preocupante. No mesmo período em que ocorreu redução do consumo de cigarros convencionais, houve aumento do uso de cigarros eletrônicos entre estudantes, expondo-os a nicotina e a diversas substâncias que levam à dependência e à alteração do desenvolvimento neurológico.[5] Os cigarros eletrônicos contêm substâncias tóxicas, como nicotina, saborizantes, metais pesados, propilenoglicol e carcinogênicas, como formaldeído e compostos orgânicos voláteis.[7] Os efeitos do uso crônico de cigarros eletrônicos são ainda pouco conhecidos.

A cessação do tabagismo reduz a mortalidade por doenças tabaco-específicas e por todas as causas.[8] Sabe-se que, após 20 anos de abstinência, o risco de desenvolvimento de câncer de pulmão em um ex-fumante torna-se semelhante ao de indivíduos que nunca fumaram.[9] Diversas estratégias têm sido empregadas para reduzir o consumo de tabaco, dentre elas: estabelecer uma idade mínima para o consumo do tabaco, dificultar o acesso à droga com o aumento do preço, regulamentar propaganda, marketing e ambientes livres de tabaco, além de estimular a cessação do seu uso por meio de medidas comportamentais e farmacológicas.[3]

### Álcool

Segundo a Organização Mundial de Saúde (OMS), mais de 30% da população mundial acima de 15 anos faz uso de bebidas alcóolicas.[10] O fácil acesso ao álcool e a ampla aceitabilidade social de seu uso mascaram seus efeitos deletérios para a sociedade e para o indivíduo.

Além de causar dependência, o álcool ocasiona diversas doenças, entre elas os cânceres de cavidade oral, laringe, faringe, esôfago, fígado, colorretal, mama e outros.[10] Estima-se que, em 2012, o consumo de álcool tenha sido responsável por 5,5% dos casos de câncer e por 5,8% das mortes por câncer no mundo.[11]

Em uma metanálise, Bagnardi *et. al.* observaram que os consumos alto (> 50 g de álcool por dia), moderado (< 50 g/dia) e baixo (< 12,5 g/dia) de álcool aumentavam o risco de neoplasias de cavidade oral, faringe e carcinoma escamoso (CEC) de esôfago, numa escala dose dependente, e que o alto consumo de álcool associou-se a um risco cerca de cinco vezes maior de desenvolvimento de neoplasias em comparação ao não consumo.[12] Uma relação de dose-dependência foi também observada em mulheres com câncer de mama. O aumento do risco de desenvolvimento da neoplasia foi de 4%, 23% e 61% em mulheres com consumo baixo, moderado ou alto de álcool, respectivamente.[12]

Cânceres de esôfago, estômago, pulmão, pâncreas e vias biliares foram relacionados somente a alto consumo de álcool.[12] À semelhança do tabagismo, o risco conferido ao álcool é reversível, de forma que ex-usuários apresentam os mesmos níveis de risco dos não usuários 20 a 35 anos após a cessação do uso.[9]

O etanol e seu metabólito acetaldeído são carcinogênicos. O acetaldeído altera a metilação do DNA e induz a formação de adutos de DNA que resultam na inibição de seu reparo.[13] Além disso, o uso crônico de álcool pode resultar em irritação local, inflamação crônica, sobrecarga hepática de ferro e aumento da produção de óxido nítrico, os quais podem incrementar a produção de espécies reativas de oxigênio.[13]

O álcool promove, ainda, elevação dos níveis de estrógeno e de outros hormônios sexuais, devido a um aumento no estado redox no tecido hepático e aumento da atividade da enzima aromatase, que converte a testosterona em estrógeno.[14,15,16] Em mulheres, níveis aumentados de estrógeno tem efeito proliferativo nas células epiteliais da mama e contribuem para a carcinogênese mamária. Estudos epidemiológicos sugerem que o álcool está mais associado a tumores receptor estrógeno positivo (RE+) do que a tumores receptor de estrógeno negativos (RE-), e estudos experimentais mostraram que o etanol pode estimular a proliferação de células RE+ mas não das células RE-, e ativar a transcrição de RE.[17,18] Em câncer colorretal, acredita-se que o álcool estimule a carcinogênese por meio de alterações do metabolismo do folato e da metilação do DNA.[19]

A United States Preventive Services Task Force (USPSTF) sugere rastreamento quanto ao uso abusivo de álcool em adultos a partir de 18 anos e aconselhamento sobre seus efeitos deletérios.[20] Estratégias de prevenção que combatam o etilismo crônico podem ter impacto na redução da incidência e da morbimortalidade dos cânceres relacionados ao uso de álcool.

## Agentes infecciosos

Atualmente, há evidências suficientes de que alguns tipos de vírus, bactérias e parasitas que causam infecções crônicas contribuem para o desenvolvimento do câncer. No mundo, estima-se que 18% dos casos de câncer se devam a agentes infecciosos, como os Papilomavírus Humanos (HPV), o *Helicobacter pylori*, o vírus *Epstein Barr* (EBV), o vírus linfotrópico de células

T humanos tipo 1 (HTLV-1), o Herpesírus humano 8 (HHV-8) e os vírus das hepatites B e C.

A seguir, daremos destaque aos agentes para os quais há estratégias bem definidas de prevenção.

### Papilomavírus Humano (HPV)

No Brasil, o câncer de colo do útero corresponde a 7,4% das neoplasias malignas em mulheres, e é o terceiro em incidência.[21] A infecção crônica por HPVs oncogênicos (dos tipos 16, 18, 31, 33, 35, 39, 45, 51, 52, 56, 58, 59, 66 e 68), denominados de alto risco (hrHPV), é o principal fator causal dessa neoplasia. HPVs de alto risco são detectados em 99% dos cânceres de colo do útero e os subtipos 16 e 18 são responsáveis por cerca de 70% dos casos.[22,23] Os cânceres de orofaringe, vagina, vulva, pênis e canal anal estão também associados a infecções por HPV.

O HPV é transmitido por contato direto com pele e mucosas de uma pessoa infectada, cuja principal forma de transmissão é por via sexual, a qual inclui contato oral-genital, genital-genital ou mesmo manual-genital. A infecção genital pelo HPV também pode ser transmitida durante o parto e por meio de instrumentos ginecológicos não esterilizados.[24]

As infecções por HPV ocorrem em cerca de 54,6% dos jovens entre 16 e 25 anos de diversas capitais do Brasil. Infecções por HPVs oncogênicos ocorrem em 38,4% dessa população.[25]

A principal estratégia de prevenção primária contra infecções por HPV e contra os cânceres HPV induzidos é a vacinação contra o HPV. Três vacinas contra o HPV são comercialmente disponíveis no mundo: a vacina bivalente (Cervarix®), contra os HPVs 16 e 18; a vacina quadrivalente (Gardasil®), contra os subtipos 6, 11, 16 e 18; e a vacina nonavalente (Gardasil® 9), que oferece proteção adicional contra os subtipos 31, 33, 45, 52 e 58.[26]

Desde 2014, a vacina quadrivalente faz parte do calendário vacinal do Programa Nacional de Imunizações (PNI) para administração em duas doses, com intervalo de seis meses, a meninas de 9 a 14 anos e meninos de 11 a 14 anos. Meninas e meninos que chegaram aos 15 anos sem completar as duas doses da vacina podem também atualizar o esquema vacinal. Além disso, devem ser vacinadas pessoas de nove a 26 anos que vivem com HIV/AIDS, indivíduos submetidos a transplantes de órgãos sólidos ou de medula óssea e pacientes oncológicos.[27] A educação sexual dos jovens com foco em práticas sexuais seguras é também uma medida de prevenção primária do câncer de colo do útero.

### Vírus da hepatite B (HBV) e hepatite C (HCV)

Infecções crônicas pelo HBV e pelo HCV promovem hepatopatia crônica e cirrose, e são os principais fatores causais para o desenvolvimento dos hepatocarcinomas (HCC). Dos mais de 500 mil casos novos de HCC ao ano no mundo, estima-se que 56% deles sejam causados pelo HBV e 20% pelo HCV.[28]

A prevenção primária contra os hepatocarcinomas é feita por meio da vacinação contra o HBV, disponível desde 1982. A OMS recomenda que seja incluída em programas de vacinação infantil.[29]

No Brasil, a vacina contra o HBV faz parte do calendário vacinal da infância e do adulto. A primeira dose da vacina contra a hepatite B deve ser administrada na maternidade, nas primeiras 12 a 24 horas de vida. A segunda, terceira e quarta doses são feitas por meio da vacina pentavalente, aos dois, quatro e seis meses de vida. Crianças de até seis anos 11 meses e 29 dias, sem comprovação ou com esquema vacinal incompleto, devem iniciar ou completar o esquema com a vacina pentavalente, com intervalo de 60 dias entre as doses. Crianças com sete anos completos e adultos não vacinados devem receber três doses da vacina com intervalos de 30 dias da primeira para a segunda dose e de seis meses da primeira para a terceira dose.[30]

Ainda não há vacina disponível contra o HCV. A prevenção contra infecções pelo HCV pode ser feita ao evitar-se o contato com sangue contaminado, o sexo desprotegido, o compartilhamento de objetos cortantes e ao realizar-se transfusões sanguíneas seguras.

### HIV

Os cânceres frequentemente associados à infecção pelo HIV incluem os sarcomas de Kaposi, alguns linfomas Não Hodgkin de alto grau e os cânceres de colo do útero, com os dois últimos considerados doenças indicativas da Síndrome da Imunodeficiência Humana Adquirida (Acquired Immunodeficiency Syndrome, AIDS). A prevenção contra infecções pelo HIV deve ser amplamente encorajada com a educação sexual, incentivo ao uso de preservativos, além de evitar o contato com sangue contaminado e o compartilhamento de objetos perfurocortantes.

O uso de terapias antirretrovirais em pacientes HIV positivos está associado à menor incidência de linfomas relacionados à AIDS.[31]

Os sarcomas de Kaposi ocorrem em consequência de infecções pelos HHV-8, e pacientes imunossuprimidos pela infecção pelo HIV são particularmente propensos ao desenvolvimento dessas neoplasias.[32] As infecções pelos HHV-8 são transmitidas por via sexual, pela saliva e por meio de objetos perfurocortantes. O tratamento de indivíduos HIV positivos com terapias antirretrovirais reduz a carga viral do vírus HIV, diminui a incidência de sarcomas de Kaposi e, em pacientes portadores da neoplasia, promove a redução das lesões tumorais.[31]

### Obesidade

A obesidade é considerada uma epidemia mundial, que acomete aproximadamente 17% das crianças e 36% dos adultos.[33] Há evidências satisfatórias para se estabelecer associação entre obesidade e, ao menos, 13 tipos de neoplasias, a saber: câncer de esôfago, estômago, colorretal, vesícula biliar, fígado, pâncreas, rim, endométrio, ovário, mama em mulheres pós-menopausa e mieloma múltiplo.[34] Uma metanálise de Birks et. al. demonstrou associação entre perda ponderal em pacientes com sobrepeso ou obesos e redução da incidência de câncer.[35]

Diversas evidências indicam que o acúmulo de tecido adiposo visceral aumenta o risco de câncer. A hipertrofia e hiperplasia de adipócitos resulta em hipóxia celular, desregulação da atividade macrofágica e alterações em níveis de adipocinas, como adiponectina e leptina. Esses fatores contribuem para um estado de inflamação sistêmica crônica, alterações em hormônios sexuais e resistência à insulina, de forma a promover o processo de carcinogênese.[36]

O aumento dos níveis de leptina está associado à proliferação celular e inibição da apoptose no câncer de mama, cervical, colorretal e de ovário. A diminuição dos níveis de adiponectina leva à redução de sensibilidade e resistência à insulina, as quais favorecem o microambiente tumoral pelo aumento da proliferação celular, redução da apoptose pela via AKT/mTOR e rdiminuição dos níveis de globulina ligadora dos hormônios sexuais, com consequente aumento da disponibilidade destes hormônios.[36,37]

## Atividade física

A definição de atividade física compreende tarefas de duas naturezas: exercícios físicos estruturados, planejados e repetitivos que têm por objetivo a melhora e manutenção da aptidão física, e atividades cotidianas que envolvem gasto energético, como caminhar, subir escadas e realizar tarefas domésticas. Sedentarismo é, portanto, um estado em que há mínima atividade física.

Dados da população americana revelam que 17,3% a 47,7% dos adultos são fisicamente inativos, a depender do estado em que residem.[38] Estima-se, por sua vez, que o sedentarismo esteja relacionado a 5% das mortes por câncer.[39]

As diretrizes atuais do Colégio Americano de Medicina do Esporte (American College o Sports Medicine, ACSM) recomendam que adultos realizem 150 a 300 minutos por semana de atividade física aeróbica de moderada intensidade ou 75 minutos de atividade aeróbica vigorosa, ou uma combinação de atividades de moderada e vigorosa intensidade. Preferencialmente, essas atividades devem ser distribuídas ao longo da semana. Há benefícios adicionais em se realizar atividades de moderada intensidade por mais de 300 minutos por semana. Além disso, atividades para fortalecimento muscular de moderada intensidade ou superior devem ser realizadas em dois ou mais dias de semana.[40]

Uma revisão sistemática recente avaliou os efeitos de atividades físicas na prevenção do câncer e na sobrevida após o câncer, por meio de dados compilados de centenas de estudos epidemiológicos com milhões de participantes.[41] A revisão concluiu que há evidência contundente de que níveis altos *versus* baixos de atividade física reduzem o risco relativo de cânceres de bexiga, mama, cólon, endométrio, rim, estômago e adenocarcinoma de esôfago e que a magnitude dessa redução é de aproximadamente 10% a 20%.[41] O estudo também concluiu que há evidência moderada quanto à associação entre maior quantidade de atividade física e menor mortalidade câncer-específica em indivíduos diagnosticados com câncer de mama, colorretal ou de próstata, com reduções de risco de cerca de 38%.[41] Com relação à mortalidade por todas as causas em indivíduos sobreviventes ao câncer, há evidência limitada a moderada, com redução de riscos reportada de, aproximadamente, 40% a 50%.[41]

Acredita-se que a atividade física diminui o risco de desenvolvimento de câncer por mecanismos como redução dos níveis circulantes de hormônios como fator de crescimento semelhante à insulina (IGF-1), ativação de genes supressores tumorais, como p53, aumento de apoptose de células tumorais, redução de proliferação de células tumorais, diminuição da capacidade de invasão e de formação de metástases e "normalização" da vascularização tumoral, de forma a aumentar a distribuição de anti-neoplásicos no microambiente tumoral.[42] Há, também, efeitos relacionados ao controle de obesidade, com redução da deposição de gordura visceral e aumento da sensibilidade à insulina e mecanismos de adaptação da musculatura esquelética, com produção de miocinas e estímulo ao sistema imune.[42]

## Dieta

Embora seja intuitivo concluir que dieta e nutrição são importantes fatores de risco para o desenvolvimento do câncer, grande parte das evidências científicas nesse tópico são inconsistentes. Isso porque o estudo da associação entre elementos dietéticos específicos e câncer é desafiador no que tange à avaliação das exposições de um indivíduo ao longo da vida e à avaliação de seus efeitos biológicos.

A literatura sobre nutrição e câncer é amplamente embasada em resultados de estudos observacionais, sujeitos a vieses de informação devido à dificuldade em se registrar o hábito alimentar dos participantes de maneira fidedigna. Em estudos randomizados controlados, as principais dificuldades são a baixa aderência às intervenções e o fato de serem realizadas por tempo possivelmente insuficiente, haja vista o longo período necessário para o desenvolvimento do câncer.

De acordo com a World Cancer Research Fund (WCRF), há evidência científica covincente quanto à associação dos seguintes elementos dietéticos e do câncer: aflatoxinas e hepatocarcinoma, carnes processadas e câncer colorretal, álcool e cânceres do trato gastrointestinal, arsênico na água e câncer de pulmão e, em tabagistas, uso de suplementos de betacaroteno e câncer de pulmão.[43] Fatores provavelmente associados ao câncer incluem: carnes vermelhas e câncer colorretal, preservação de alimentos com sal e câncer de estômago, uso de mate e carcinoma escamoso de esôfago, arsênico na água e câncer de bexiga, entre outros.[43] Além disso, consumo de bebidas adoçadas, dieta ocidental e baseada em *fast-foods* contribuem para a obesidade, um fator de risco conhecido para o desenvolvimento de diversos tipos de câncer.[43]

Os fatores nutricionais podem contribuir para o desenvolvimento ou prevenção do câncer ao influenciarem diversos processos biológicos, como diferenciação, proliferação e morte celular, expressão de oncogenes e genes supressores tumorais, sinalização intracelular, regulação hormonal, reparo do DNA, inflamação e imunidade.[44]

Descreveremos, a seguir, as principais evidências científicas que correlacionam o consumo de carne vermelha, frutas e vegetais, e vitaminas e micronutrientes ao câncer.

### Carne vermelha

As evidências apontam haver uma associação entre o consumo frequente de carnes vermelhas ou processadas e aumento do risco câncer colorretal, gástrico e pancreático em ambos os sexos.[45,46]

Uma metanálise de estudos epidemiológicos mostrou um risco relativo de 1,11 (IC 95%, 1,03 a 1,19) para câncer colorretal quando havia consumo regular desses alimentos.[46]

Uma segunda metanálise demonstrou risco relativo de câncer gástrico de 1,41 (IC 95% 1,21 a 1,66) com consumo de carnes vermelhas e 1,57 (IC 95% 1,37 a 1,81) com carnes processadas, ao se comparar às categorias de maior e menor consumo.[47] Uma avaliação de dose-resposta mostrou um aumento do risco em 26% e 72% com incrementos de 100 g/dia no consumo de carnes vermelhas e de 50 g/dia de carnes processadas. Além disso, houve redução no risco em 14% para um incremento de 100 g/dia no consumo de carnes brancas.[47]

De acordo com uma revisão sistemática, o consumo regular de carne vermelha e de carnes processadas associou-se a riscos relativo de câncer pancreático de 1,38 (IC 95% 1,05 a 1,81) e 1,62 (IC 95% 1,17 a 2,26), respectivamente.[48]

Fatores possivelmente relacionados à carcinogênese incluem a presença do componente heme da hemoglobina e de gordura animal, além da produção de agentes carcinógenos pela carne durante o cozimento em elevadas temperaturas.

### Frutas e vegetais

Acredita-se que o consumo de frutas e vegetais reduza o risco de diversos tipos de cânceres, entre eles câncer de cavidade oral, faringe, laringe, pulmão e colorretal. Uma metanálise mostrou que o consumo regular de frutas e vegetais, comparado com uma dieta rica em carne vermelha ou processada e produtos industrializados, resultou em redução de 24% do risco de câncer colorretal.[49] O mecanismo específico de como ocorre a redução do risco de neoplasia permanece inconclusivo.

### Vitaminas e micronutrientes

De forma geral, o uso de vitaminas e micronutrientes como agentes preventivos em câncer tem sido desapontador. Uma revisão sistemática com 38 estudos revelou que as suplementações tanto de vitamina C quanto de vitamina E foram ineficazes na redução da incidência de novos casos de câncer.[50] Outra revisão sistemática de cinco estudos randomizados também concluiu que há evidência insuficiente do benefício do uso de suplementos vitamínicos na prevenção do câncer.[51]

### Radiação ultravioleta (UV)

A exposição à radiação UV, seja por meio da exposição solar ou por meio de aparelhos de bronzeamento artificial, é o principal fator de risco para neoplasias de pele como os carcinomas basocelulares (CBC), espinocelulares (CEC) e melanomas. Apesar de ser prevenível, o câncer de pele é a neoplasia mais prevalente no mundo e, ao contrário das demais neoplasias, sua incidência está aumentando, o que justifica a ampliação das medidas de conscientização e prevenção.[52]

O risco de desenvolvimento do câncer de pele varia com o tipo de pele, raça, etnia, o tipo de exposição e a idade em que ocorreu. Em geral, peles mais claras (Fitzpatrick I e II) têm maiores riscos de queimaduras, danos pelos raios UV e de desenvolver câncer de pele do que peles mais escuras (Fitzpatrick III e IV).[52]

Os raios UV, que são constituídos por UVA em 95% e UVB em 5%, promovem a carcinogênese por meio do dano direto ou indireto ao DNA celular por diversos mecanismos, tanto por instabilidade genômica ou por ação imunossupressora.[53] O principal meio de proteção quanto aos cânceres de pele é limitar a exposição à radiação UV, pela fotoproteção com uso regular protetores solares e métodos de barreira, como roupas e chapéus, além de evitar exposição prolongada diretamente sob a luz solar em períodos em que a luz UV é mais intensa.

## RASTREAMENTO E DETECÇÃO PRECOCE DO CÂNCER

### Câncer de mama

O câncer de mama é a neoplasia mais incidente em mulheres no Brasil e no mundo, e a principal causa de morte por câncer em mulheres em mais de 100 países. Anualmente, acomete aproximadamente 2,1 milhões de mulheres ao ano, e é responsável por 626.679 mortes.[54] No Brasil, estimam-se 66.280 casos novos para o triênio de 2020 a 2022 e 16.927 óbitos em 2017.[21,55] Desde a década de 1980, a mortalidade por câncer de mama tem apresentado um declínio atribuído à detecção precoce da doença, melhores tratamentos e redução do uso de terapias de reposição hormonal na pós-menopausa.[56]

Os principais fatores de risco não modificáveis para o desenvolvimento desta neoplasia são o envelhecimento, história pessoal ou familiar de câncer de mama ou ovário, presença de mutações genéticas deletérias associadas ao câncer de mama, história pessoal de lesões mamárias precursoras do câncer e exposição a radiação ionizante, especialmente em idade pré-puberal.[57] Os principais fatores reprodutivos que aumentam a predisposição ao câncer de mama incluem menarca precoce, menopausa tardia, nuliparidade e gravidez tardia.[57] Os fatores de risco modificáveis incluem aumento da densidade mamária, uso moderado ou alto de álcool, sobrepeso ou obesidade, sedentarismo e uso de terapias de reposição hormonal conjugadas de estrógeno e progesterona.[57]

As síndromes hereditárias que conferem aumento no risco de predisposição ao câncer de mama incluem a Síndrome Hereditária para Câncer de Mama e Ovário, causada por mutações enos genes BRCA 1 ou BRCA2, Síndrome de Li-Fraumeni (gene p53),[58] Síndrome de Peutz-Jeghers (gene STK11/ LKB1),[59] Síndrome de Cowden (gene PTEN),[60] Câncer Gástrico Difuso Hereditário (gene CDH1).[61,62] Alguns estudos sugerem que pacientes com Síndrome de Lynch (genes MSH1, MLH1, MSH6, PMS2 ou EPCAM) tenham também risco aumentado de câncer de mama.[63,64] Mutações de moderada penetrância em outros genes como CHEK2, ATM, BARD1, BRIP1, RAD51, MUTYH, NF1 e NBN conferem também maior risco.[62]

Embora haja limitações para se definir o risco individual de uma mulher desenvolver câncer de mama de acordo com os fatores supracitados, alguns algoritmos podem ser empregados. Entre eles, os mais utilizados na população geral são o Breast Cancer Risk Assessment Tool (modelo de Gail) e o modelo do Breast Cancer Surveillance Consortium.[65,66] Para mulheres com história familiar relevante, o modelo mais utilizado é o de Tyrer-Cuzick.[67] Os modelos BRCAPRO e BOADICEA são úteis para avaliação da probabilidade de mutações germinativas em BRCA.[68,69]

Considera-se que uma mulher tem risco usual se a probabilidade de desenvolvimento de câncer de mama ao longo da vida for inferior a 15%, risco moderado se entre 15% e 20%, e risco alto se superior a 20%.

O objetivo do rastreamento populacional do câncer de mama é a detecção precoce da doença em sua fase pré-clínica, em condições de risco usual, com o objetivo de redução da mortalidade e morbidade pela neoplasia.

O exame clínico das mamas com técnica apropriada tem sensibilidde estimada em 54% e especificidade de 94% para a detecção o câncer de mama.[70] Deve fazer parte da avaliação de queixas ou anormalidades mamárias e pode ser utilizado em combinação ao rastreamento mamográfico,[71-73] mas não como método de rastreamento. O autoexame das mamas com técnica e periodicidade padronizadas não demonstrou benefício em redução de mortalidade em estudo randomizado e metanálise.[74,75] Associa-se a maior frequência de resultados falso-positivos e não é recomendado de rotina.[75] Na atualidade, recomenda-se que as mulheres conheçam seu próprio corpo, reconheçam alterações suspeitas de câncer e, caso as identifiquem, que procurem os serviços de saúde precocemente.

O método de escolha para o rastreamento do câncer de mama em mulheres de risco usual é a mamografia com técnica convencional ou digital, a depender da disponibilidade. A sensibilidade do rastreamento anual com técnica convencional varia de 83% a 95% e a especificidade, de 93% a 99%.[76] A mamografia digital apresenta maior acurácia, especialmente em mulheres na pré e peri-menopausa ou com mamas densas.[77-79]

Em uma revisão sistemática realizada pela American Cancer Society (ACS), o rastreamento mamográfico em mulheres de risco usual associou-se à redução de mortalidade por câncer de mama em estudos randomizados (RR 0,80 a 0,82), em estudos de coorte

(RR 0,75; IC 95% 0,69 a 0,81) e em estudos de modelagem (RR 0,77 a 0,93).[80] Numa segunda revisão sistemática conduzida pela USPSTF, o maior benefício se concentrou nas populações de 50 a 59 anos (RR 0,86; IC 95% 0,68 a 0,97) e de 60 a 69 anos (RR 0,67; IC 95% 0,54 a 0,83).[81]

A associação da tomossíntese mamária digital (DBT) à mamografia convencional tem papel promissor, pois aumenta as taxas de detecção de câncer, especialmente de tumores menores que 2 cm, e reduz a taxa de reconvocações das pacientes para avaliações complementares, às custas de exposição a radiação aproximadamente duas vezes maior.[82] Em um estudo randomizado, as taxas de detecção de câncer foram de 8,6 e 4,5 por mil mulheres (RR 1,9; IC 95%: 1,3 a 2,7), o que favoreceu a tomossíntese em detrimento à mamografia convencional.[82] De acordo com as diretrizes do National Comprehensive Cancer Network (NCCN), esta técnica deve ser considerada para uso a partir dos 40 anos.[73]

A ultrassonografia das mamas é frequentemente realizada para melhor definição de anormalidades vistas à mamografia e como exame complementar em mulheres portadoras de mamas densas, porém, não é recomendada para o rastreamento do câncer de mama.[83]

A ressonância nuclear magnética (RNM) das mamas tem sido empregada especialmente no rastreamento de populações de alto risco, contudo, dados quanto a seu impacto na mortalidade por câncer de mama são ainda escassos.[84]

Dados de uma revisão sistemática de onze estudos que compararam rastreamento mamográfico ao rastreamento com RNM em mulheres de alto risco mostraram maior sensibilidade (0,77; IC 95% 0,70 a 0,84 versus 0,39, 0,37 a 0,41) e menor especificidade (0,86; IC 95% 0,81 a 0,92 versus 0,95, 0.93 a 0.97) da RNM. A combinação dos dois métodos ofereceu melhor sensibilidade (0,94, IC 95% 0,90 a 0,97), mas especificidade ainda menor (0,77, IC 95% 0,75 a 0,80). Nesta população, a prevalência de câncer de mama foi de 2%, o que corresponde a cerca de 13 vezes o risco em uma população normal.[83]

As potenciais consequências adversas do rastreamento incluem testes falso-positivos com necessidade subsequente de biópsias, ansiedade e angústia, desconforto durante os procedimentos, exposição a radiação, excesso de diagnósticos (overdiagnosis) e tratamentos desnecessários.[80] Num estudo do Breast Cancer Surveillance Consortium (BCSC), a taxa cumulativa de exames falso-positivos foi de 61% após 10 anos de rastreamento com exames mamográficos anuais, e de 42% com exames bienais, com necessidade de biópsias em 7% e 5% das mulheres, respectivamente.[85] A USPTF estima ainda que, para cada morte por câncer de mama evitada pelo rastreamento, duas a três mulheres serão tratadas desnecessariamente.[81]

As principais diretrizes de rastreamento do câncer de mama adotadas na hemisfério norte são as da ACS,[86] USPSTF,[81] NCCN,[73] American College of Radiology (ACR),[87] American College of Obstetrics and Gynecology (ACOG),[72] American College of Physicians (ACP),[88] American Academy of Family Physicians (AAFP),[89] Canadian Task Force on Preventive Health Care (CTFPHC)[90] e National Health Service Breast Screening Programme (NHSBSP).[91] As últimas Diretrizes para Detecção Precoce do Câncer de Mama no Brasil foram publicadas pelo Ministério da Saúde (MS) em 2015.[92] As recomendações estão sumarizadas na Tabela 71.1.

## Tabela 71.1. Recomendações de rastreamento do câncer de mama

| Organização | Quando iniciar | Frequência | Quando parar |
|---|---|---|---|
| AAFP (2016)[89] | Segue recomendação da USPSTF | Segue recomendação da USPSTF | Segue recomendação da USPSTF |
| ACS (2018)[86] | Oferecer entre 40 a 44 anos<br>Regular a partir de 45 anos | Anual de 45 a 54 anos<br>Anual ou bienal a partir de 55 anos | Continuar enquanto houver boas condições de saúde e expectativa de vida ≥ 10 anos |
| ACOG (2017)[72] | A partir dos 40 anos | Anual | A idade não deve ser o fator principal para se descontinuar o rastreamento<br>Decisão compartilhada entre médico e paciente de acordo com saúde e longevidade |

Continua >>

>> Continuação

## Tabela 71.1. Recomendações de rastreamento do câncer de mama

| Organização | Quando iniciar | Frequência | Quando parar |
|---|---|---|---|
| ACP (2019)[88] | Individualizar entre 40 a 49 anos<br>Regular a partir dos 50 anos | Bienal | ≥ 75 anos ou em qualquer idade se expectativa de vida < 10 anos |
| ACR (2017)[87] | A partir dos 40 anos | Anual | Deve ser considerado se paciente apresentar boa saúde e desejo de realizar testes adicionais caso anormalidades sejam detectadas |
| CTFPHC (2018)[90] | A partir dos 50 anos | Bienal ou trienal | ≥ 75 anos |
| NCCN (2018)[73] | A partir dos 40 anos | Anual | O limite de idade não foi estabelecido ainda<br>Considerar comorbidades e se intervenções terapêuticas são planejadas |
| NHSBSP (2018)[91] | A partir dos 47 anos | Trienal | ≥ 74 anos |
| MS (2015)[92] | A partir dos 50 anos | Bienal | 70 anos |
| USPSTF (2016)[81] | Individualizar entre 40 a 49 anos<br>Regular a partir dos 50 anos | Bienal | Evidência insuficiente para recomendar contra ou a favor em idade ≥ 75 anos |

Fonte: Desenvolvida pela autoria.

Há consenso de que mulheres entre 50 a 74 anos devem realizar rastreamento mamográfico em intervalos de 1 a 3 anos, pois seus benefícios superam os riscos. Para esta faixa etária, a USPSTF, a ACP e a AAFP recomendam que seja feito em intervalos de dois anos. A ACP contraindica o rastreamento a partir de 75 anos, ou em qualquer idade em que a expectativa de vida seja inferior a 10 anos.[88] A USPSTF e a AAFP consideram haver evidência insuficiente para recomendá-lo ou não em mulheres com 75 anos o mais.[81,89] No Brasil, recomenda-se o mesmo intervalo e suspensão dos exames aos 70 anos.[92]

Uma revisão sistemática conduzida pela USPTF comparou os riscos e benefícios do rastreamento mamográfico anual ao bienal. O estudo mostrou uma redução de 9 casos *versus* 7 casos de câncer de mama para cada mil mulheres, 145 anos *versus* 122 anos de vida ganhos, 1.798 resultados falso-positivos *versus* 953 resultados falso-positivos, 228 biópsias desnecessárias *versus* 146 biópsias desnecessárias e 25 tumores *overdiagnosed versus* 19 tumores *overdiagnosed* para as estratégias anual e bienal, respectivamente.[81]

Em mulheres de 40 a 49 anos, o rastreamento é ainda controverso. A USPSTF, a ACP e a AAFP recomendam que se discutam os riscos e benefícios do rastreamento antes dos 50 anos e que haja uma decisão comparti-

lhada entre médico e paciente.[81,88,89] O NCCN e o ACR recomendam rastreamento anual a partir dos 40 anos e não determinam uma idade para a cessação dos exames.[73,87] A ACOG é também favorável ao início mais precoce, com exames anuais ou bienais e recomenda que se individualize a conduta a partir dos 75 anos.[72] A CTFPHC e o Ministério da Saúde contraindicam o rastreamento nessa faixa etária.[90,92]

A ACS tem recomendações mais específicas e sugere discussão de riscos e benefícios entre 40 e 44 anos, rastreamento anual entre 45 e 54 anos e exames anuais ou bienais a partir dos 55 anos, e orienta que sejam mantidos desde que a mulher apresente boas condições de saúde e expectativa de vida superior a 10 anos.[86]

Para mulheres consideradas de alto risco, cujo risco de adquirir câncer de mama ao longo da vida é superior a 20%, orienta-se rastreamento mais intensivo, com RNM em combinação à mamografia anual.[73,86] Embora a periodicidade e momento de se iniciar o rastreamento com RNM nessa população ainda não esteja bem estabelecido, a estratégia mais comumente utilizada é de se realizar RNM e mamografia anualmente, e intercalar RNM com mamografia a cada seis meses, com o objetivo de se detectarem lesões de intervalo.[73]

Para essa população, o NNCN preconiza exames clínicos a cada seis a 12 meses, mamografia anual e sugere que se recomende RNM das mamas anual. Os exames clínicos devem ser iniciados quando se identificar o alto risco, mas não antes dos 21 anos. Mamografias e RNM de mamas devem ser realizadas 10 anos antes da idade de diagnóstico de câncer de mama no membro mais novo da família, mas não antes dos 30 anos no caso da mamografia e dos 25 anos no caso da RNM. Nesta população, o uso da tomossíntese mamária digital deve também ser considerado.[73]

O NCCN apresenta recomendações especiais para mulheres com história pessoal de câncer de mama, submetidas à irradiação torácica antes dos 30 anos, com risco de carcinoma invasivo da mama superior a 1,7% em cinco anos pelo Modelo de Gail, com lesões mamárias de alto risco (hiperplasias ductais ou lobulares atípicas ou carcinoma lobular *in situ*) ou sabidamente portadoras de sindromes de predisposição ao câncer.[73]

A ACS também recomenda o uso de mamografia e RNM de mamas anuais para as pacientes com risco ao longo da vida igual ou superior a 20%, para as portadoras de mutações em BRCA1 ou BRCA2, para as que possuem um parente de primeiro grau portador dessas mutações (ainda que não o sejam), para as sumetidas à irradiação torácica entre os 10 e 30 anos e para as portadores de síndomes de Li-Fraumeni, Cowden, Bannayan-Riley-Ruvalcaba ou que tenham parentes de primeiro grau com essas síndromes.[86] A ACS considera não haver evidência suficiente para a realização de RNM em mulheres com antecedente pessoal de câncer de mama, portadoras de lesões mamárias de alto-risco, ou como mamas extremamente ou heterogeneamente densas à mamografia.[86] A ACS não recomenda uso de RNM de mamas em mulheres com risco inferior a 15%.[86]

Desde 2018, a ACR considera que mulheres afro-americanas são de alto risco e devem, portanto, ser rastreadas.[93] Isto porque mulheres afro-americanas têm risco de morte por câncer de mama 42% maior do que mulheres brancas não hispânicas, risco de desenvolverem câncer de mama triplo-negativo duas vezes superior e maior risco de serem portadoras de mutações em BRCA1 e BRCA2 do que mulheres de ascendência europeia ocidental.[94]

Para mulheres sabidamente portadoras de síndromes ou mutações genéticas associadas ao câncer de mama, recomendações específicas devem ser seguidas, com adoção de estratégias de redução de risco quando indicadas.[95] Essas estratégias incluem modificações de estilo de vida, quimioprofilaxia e cirurgias redutoras de risco. As duas últimas serão abordadas em detalhes em outros capítulos.

## Câncer de colo do útero

O câncer de colo do útero representa um modelo ideal para a avaliação do impacto de estratégias de prevenção, uma vez que se desenvolve ao longo de diversos anos e tem como fator causal necessário as infecções pelos HPVs de alto risco (hrHPV).[24]

Cofatores que aumentam o risco de infecções pelo HPV ou do câncer de colo do útero incluem início precoce da vida sexual, número de parceiros sexuais, histórico de outras infecções sexualmente transmissíveis, não vacinação contra o HPV, imunodeficiência/imunossupressão, idade jovem ao primeiro parto, alta paridade, uso prolongado de contraceptivos orais, tabagismo, raça (afro-americana) ou etnia (latina), baixo nível socioeconômico, rastreamento inadequado e exposição intrauterina a dietilestilbestrol (DES).[96]

A história natural do câncer de colo do útero se inicia com infecções por hrHPV, as quais podem persistir e levar ao desenvolvimento de lesões pré-malignas (neoplasias intraepiteliais cervicais e adenocarcinomas *in situ*) e progressão subsequente para o carcinoma invasivo do colo do útero.[24] As oportunidades para prevenção dessa neoplasia incluem educação quanto às formas de transmissão viral, vacinação contra o HPV, além de rastreamento, detecção precoce e tratamento eficaz das lesões pré-malignas.[24]

O rastreamento do câncer de colo do útero por meio da citologia oncótica, mais conhecida como exame de Papanicolaou, é uma história de sucesso. O teste foi desenvolvido na década de 1930 por George Papanicolaou e tem sido empregado com sucesso em programas organizados de rastreamento. Em países de alta renda, em que tais programas foram implementados, estima-se que a incidência e a mortalidade pela neoplasia tenham reduzido em mais da metade nas últimas três décadas.[97] Entretanto, em países de baixa e média renda, onde a maioria dos casos se concentra, o câncer de colo do útero continua sendo um importante problema de saúde pública.[97]

Devido a esse panorama global, em maio de 2018, a Organização Mundial de Saúde (OMS) fez um chamado pela eliminação do câncer de colo do útero como problema de saúde pública. A eliminação consiste na redução da incidência para menos de 4 casos para 100 mil mulheres/ano. Para que isso seja possível, estabeleceu três metas para 2030: vacinação contra o HPV de 90% das meninas aos 15 anos, rastreamento com um teste de HPV de alto risco de 70% das mulheres aos 35 e 45 anos e tratamento adequado de 90% das mulheres diagnosticadas com câncer ou lesões precursoras.[98]

Estudos baseados em modelos matemáticos mostram que, até 2069, cerca de 12,5 a 13,4 milhões de casos podem ser evitados com essas estratégias.[99] Com relação ao impacto já atingido por meio da prevenção primária, uma metanálise com dados de programas de vacinação de 14 países, o que inclui mais de 60 milhões de meninas, demonstrou redução de 83% nas infecções contra o HPV 16% e 18%, de 67% nos diagnósticos de verrugas genitais e de 51% na prevalência de lesões precursoras em meninas de 15 a 19 anos, cinco a nove anos após o início desses programas. Em mulheres de 20 a 24 anos, as reduções foram de 66%, 54% e 31%, de forma a corroborar com a expectativa de maior eficácia em indivíduos mais jovens. Reduções significativas na incidência de verrugas genitais foram também observadas em meninos de 15 a 19 anos (48%) e de 20 a 24 anos (32%).[100]

Há dois métodos principais de rastreamento do câncer de colo do útero: citologia oncótica (convencional ou em meio líquido) e o teste hrHPV. Há, ainda, uma terceira estratégia utilizada em países de baixa e média rendas com recursos limitados, que consiste na utilização de inspeção visual do colo uterino com ácido acético (VIA). Essa técnica, denominada "ver e tratar", quando realizada por profissionais treinados, permite a identificação de anormalidades cervicais por meio de um simples exame especular, e possibilita o tratamento imediato das lesões cervicais por meio de crioterapia.[101]

A citologia oncótica pode ser realizada isoladamente, ou de forma reflexa, após um teste hrHPV positivo. De acordo com uma metanálise, a citologia oncótica apresenta sensibilidade variável entre 30% e 87% e especificidade de 86% a 100%.[102] Tais discrepâncias podem ser atribuídas a variações na qualidade das amostras coletadas e na interpretação dos resultados. A citologia em meio líquido dependente do uso de tecnologia para seu processamento não está amplamente disponível em muitos países. Dados de uma revisão sistemática não demonstram diferenças significativas entre a sensibilidade e especificidade da citologia oncótica convencional e da citologia em meio líquido.[103]

O teste hrHPV pode ser utilizado em quatro contextos: isoladamente (rastreamento primário), em associação à citologia oncótica (cotestagem), após uma citologia com resultados alterados (hrHPV reflexo) ou, ainda, para identificar pacientes HPV-positivas e direcioná-las a uma citologia oncótica (citologia oncótica reflexa).[104]

O primeiro teste de detecção de HPV de alto risco (hrHPV) para uso em rastreamento foi aprovado em 2003 nos Estados Unidos pelo Federal Drug Administration (FDA), para uso nas estratégias de cotestagem e testagem reflexa. Em 2014, o FDA aprovou o primeiro teste hrHPV para rastreamento primário.[105]

A aprovação pelo FDA do teste Cobas® embasou-se nos dados do estudo ATHENA, que avaliou o papel do teste primário de hrHPV em mulheres com mais de 25 anos. Mais de 40 mil mulheres foram incluídas e todas foram submetidas ao teste hrHPV e à citologia oncótica ao início do estudo. Mulheres com citologia anormal (a partir de células escamosas de significado indeterminado, ASC-US) e as HPV-positivas foram submetidas à colposcopia. Pacientes com neoplasia intraepitelial cervical grau 2 (NIC2+) eram excluídas do estudo e encaminhadas para tratamento. As demais pacientes permaneceram na fase de seguimento, quando realizavam ambos os testes uma vez ao ano. Com seguimento de três anos, a incidência cumultiva (CIR) de neoplasia intraepitelial cervical grau 3 ou superior (NIC 3+) foi de 0,8% em mulheres com citologia negativa, e de 0,3% naquelas com ambos os testes negativos. A sensibilidade do rastreamento para a detecção de NIC3+ foi de 47,8% com a citologia, 61,7% com a cotestagem, e 76,1% com o teste hrHPV primário. A especificidade para NIC3+ foi de 97,1% com a citologia, 94,6% com a cotestagem e 93,5% com o teste primário. Embora o teste primário tenha detectado mais casos de NIC3+ em mulheres com mais de 25 anos, houve também um aumento no número de colposcopias. Digno de nota é o fato de a citologia ter falhado em detectar aproximadamente 50% de NIC3+ em mulheres de 25 a 29 anos.

De acordo com uma revisão sistemática publicada em 2018,[106] o rastreamento primário com teste hrHPV foi comparado à citologia oncótica em quatro estudos randomizados que incluíram mais de 280 mil mulheres: o estudo italiano New Technologies for Cervical Cancer (NTCC),[107] o estudo finlandês FINNISH,[108] o estudo australiano Compass[109] e o estudo canadense HPV for Cervical Cancer Screening (HPV FOCAL).[110] Embora tenham protocolos diferentes, os estudos demonstraram que o uso do teste hrHPV resultou em maior detecção de NIC3+ ao início do rastreamento (RR 1,61 [IC 95%, 1,09 a 2,37]) a 7,46 [IC 95%, 1,02 a 54,66]).[106] Dados de mortalidade por câncer de colo do útero não foram reportados.[106]

No estudo Compass, o teste hrHPV foi avaliado em uma população em que a cobertura vacinal contra o HPV era de cerca de 70% nas mulheres com menos de 33 anos. A maior capacidade de detecção do NIC3+ com o teste hrHPV foi documentada nas faixas etárias de 25 a 33 anos e de 34 a 64 anos, o que sugere que o teste seja eficaz mesmo quando há alta cobertura vacinal.[109]

Quatro estudos randomizados que incluíram mais de 120 mil mulheres compararam a cotestagem à citologia oncótica: o estudo britânico ARTISTIC,[111] o estudo holandês POBASCAM,[112,113] o estudo sueco Swedescreen[114] e o estudo NTCC em sua primeira fase.[115] Esses estudos não demonstraram maior taxa de detecção de NIC3+ com a cotestagem ao início do rastreamento (RR 0,96 [IC 95%, 0,74 a 1,23] a 1,31 [IC 95%, 0,92 a 1,87]). As taxas cumulativas, ao longo do seguimento, foram também semelhantes. Dados de mortalidade por câncer de colo do útero não foram reportados.[106]

Até o momento, não há estudos publicados que tenham comparado o teste primário hrHP à cotestagem.

Com relação aos possíveis danos causados pelo rastreamento, tanto o teste hrPV quanto a cotestagem resultaram em mais falso-positivos do que a citologia ao início dos estudos. Em três estudos de rastreamento primário e nos quatro estudos de cotestagem, houve maior referenciamento para colposcopia nos grupos de intervenção. Danos relacionados ao tratamento de lesões precursoras não foram reportados.[106]

Em 2015, a Society of Gynecologic Oncology (SGO), a American Society for Colposcopy and Cervical Pathology (ASCCP), a American Society of Cytopathology (ASC), o College of American Pathologists (CAP), a American Society for Clinical Pathology (ASCP), a ACOG e a ACS pulicaram uma diretriz clínica interina que endossava o teste primário hrHPV como uma alternativa à citologia oncótica e à cotestagem em mulheres com mais de 25 anos, devido a sua eficácia equivalente ou superior para a detecção de CIN3+ em mulheres dessa faixa etária.[116]

Em suas diretrizes de 2018, a USPSTF recomenda o rastreamento apenas com citologia oncótica para mulheres de 21 a 29 anos. Para mulheres de 30 a 65 anos, estabelece como opções o uso exclusivo de citologia oncótica a cada 3 anos, o uso primário de teste hrHPV a cada cinco anos, ou cotestagem a cada cinco anos.[117]

A USPSTF não recomenda o rastreamento em mulheres com menos de 21 anos e naquelas com mais de 65 anos que não apresentam alto risco para o desenvolvimento do câncer de colo do útero. Isso porque, nesses grupos, os danos potenciais superam os benefícios do rastreamento. São consideradas de alto risco as mulheres imunossuprimidas, com antecedente de exposição intrauterina a DES, ou com história de lesão precursora de alto grau ou de câncer de colo de útero nos últimos 20 anos. Mulheres idosas que não realizaram rastreamento periódico não são classificadas como de baixo risco. O rastreamento também não está indicado em mulheres submetidas à histerectomia com remoção do colo do útero, desde que por motivos não relacionados à presença de lesões pré-malignas ou malignas do colo. [117]

As diretrizes conjuntas da ACS, da ASCCP e da ASCP recomendam que mulheres de 21 a 29 anos realizem a citologia oncótica a cada 3 anos. Mulheres nessa faixa etária não devem realizar o teste hrHPV, exceto após uma citologia anormal. Para mulheres de 30 a 65 anos, a cotestagem a cada cinco anos é o método de escolha, embora a citologia oncótica a cada 3 anos seja uma opção. O rastreamento pode ser suspenso a partir dos 65 anos se a paciente houver realizado exames regulares e que não tenham apresentado alterações nos últimos 10 anos.[118,119]

Não há consenso entre as diversas sociedades em relação ao intervalo ideal entre exames quando a estratégia de testagem primária para hrHPV é adotada, porém, sugere-se um intervalo mínimo de três anos se os resultados forem negativos.

No Brasil, o MS, por meio de diretrizes publicadas em 2016, recomenda o rastreamento pelo exame citopatológico para mulheres de 25 a 64 anos. Os exames devem ser feitos anualmente nos dois primeiros anos e, após dois exames consecutivos normais, em regime trienal.[120]

Em mulheres imunossuprimidas, o exame citopatológico deve se iniciar após o início da atividade sexual, e ser realizado em intervalos semestrais no primeiro ano. Se os resultados forem normais, devem manter o seguimento anual enquanto forem consideradas imunossuprimidas.[120] Mulheres HIV positivas com contagem de linfócitos CD4+ abaixo de 200 células/mm$^3$ devem manter o rastreamento semestral, até que haja contagens acima desse nível.[120]

O MS não recomenda o rastreamento de mulheres submetidas à histerectomia total por lesões benignas e sem história prévia de diagnóstico ou tratamento de lesões cervicais de alto grau, mulheres sem história de atividade sexual.[120]

As principais recomendações para o rastreamento do câncer de colo do útero estão descritas na Tabela 71.2.

## Câncer colorretal

O câncer colorretal (CCR) é a terceira neoplasia maligna mais comum e a segunda principal causa de morte por neoplasia no mundo, com excessão dos cânceres de pele.[54] Globalmente, estimam-se 1,8 milhão de casos novos e 881 mil mortes atribuídas a esse câncer em 2018.[54] No Brasil, é a terceira neoplasia maligna mais frequente em homens e a segunda mais frequente em mulheres, atrás apenas das neoplasias malignas da mama. O Instituto Nacional de Câncer (INCA) estimou 36.360 casos novos diagnosticados em 2018, e 18.867 mortes pela doença em 2017.[21,123]

Cerca de 70% dos CCR ocorrem de forma esporádica, e menos de 10% dos casos são puramente atribuídos a síndromes hereditárias de predisposição ao câncer. Aproximadamente 20% ocorrem no contexto de famílias em que há maior incidência de CCR sem que haja critérios suficientes para se caracterizar uma síndrome.[124]

Na maioria dos casos, o CCR é causado por fatores de risco modificáveis, como obesidade,

## Tabela 71.2. Recomendações de rastreamento do câncer de colo do útero

| Organização | Quando iniciar | Quando parar | Método e frequência | |
| --- | --- | --- | --- | --- |
| | | | 21 a 29 anos | ≥ 30 anos |
| ACS/ASCCP/ASCP (2012)[119] | 21 anos | 65 anos | Papanicolaou a cada 3 anos (preferido) | Um dos métodos a seguir: <br> ▪ Co-teste (Papanicolaou e teste HPV) a cada 5 anos (preferido) <br> ▪ Papanicolaou a cada 3 anos |
| ASCCP/SGO (2015)[116] | 21 anos | N/A | Pode-se considerar teste HPV a cada 3 anos em ≥ 25 anos | Pode-se considerar prevenção com teste HPV a cada 3 anos |
| USPSTF (2018)[117] | 21 anos | 65 anos | Papanicolaou a cada 3 anos | Um dos métodos a seguir: <br> ▪ Papanicolaou a cada 3 anos <br> ▪ Teste hrHPV a cada 5 anos <br> ▪ Co-teste (Papanicolaou e teste HPV) a cada 5 anos (preferido) |
| ACOG (2016)[121] | 21 anos | 65 anos | Um dos métodos a seguir: <br> ▪ Papanicolaou a cada 3 anos <br> ▪ Pode-se cosiderar teste HPV a cada 3 anos em ≥ 25 anos | Um dos métodos abaixo: <br> ▪ Co-teste (Papanicolaou e teste HPV) a cada 5 anos (preferido) <br> ▪ Papanicolaou a cada 3 anos <br> ▪ Pode-se cosiderar teste HPV a cada 3 anos em ≥ 25 anos |
| ACP (2015)[122] | 21 anos | 65 anos | Papanicolaou a cada 3 anos | Um dos métodos a seguir: <br> ▪ Papanicolaou a cada 3 anos <br> ▪ Alternativa: co-teste (Papanicolaou e teste HPV) a cada 5 anos |

Fonte: Desenvolvida pela autoria.

sedentarismo, tabagismo, alto consumo de álcool e consumo de carnes vermelhas ou processadas. Fatores de risco não modificáveis incluem idade, antecedente de radioterapia abdominal prévia e síndromes hereditárias de predisposição ao câncer como Polipose Adenomatosa Familiar (PAF) e suas variantes, Câncer Colorretal Hereditário Não Poliposo (HNPCC), Polipose Associada à Mutação do Gene MUTYH (PAM), Síndrome de Peutz-Jeghers e doenças inflamatórias crônicas intestinais (Doença de Crohn e Retocolite Ulcerativa).[125]

O CCR se desenvolve a partir de adenomas em um processo de carcinogênese que pode levar cerca de 20 a 30 anos. O amplo período de doença pré-clínica e a existência de testes sensíveis fazem deste um cenário ideal para o rastreamento do câncer.

Há diversos métodos disponíveis para o rastreamento do CCR e não há recomendação formal para uso de um teste em detrimento de outros. As opções incluem testes de visualização do cólon (endoscópicos ou de imagem), testes baseados em fezes (como pesquisa de sangue oculto) e uma biópsia líquida capaz de detectar DNA metilado circulante (SEPT9) denominada EpiproColon®, a qual foi aprovada pelo FDA em 2016.

### Exames de rastreamento do CCR
### Testes baseados em fezes

A pesquisa de sangue oculto (PSOF) é o teste basedo em fezes mais amplamente utilizado. Pode ser realizada por meio do teste com guaiaco (reagente orgânico), da imuno-histoquímica (IHQ) ou, ainda, da combinação da IHQ com a análise do DNA presente nas fezes. É empregada de forma isolada ou em combinação à retossigmoidoscopia.

A PSOF é um método de baixo custo e seguro e com boa sensibilidade para a detecção do CCR. Tem como desvantagem a alta taxa de falso-positivos e a necessidade de os pacientes aderirem a uma dieta especial em antecipação ao exame.[125]

A PSOF baseada em guaiaco (gFOBT) tem por objetivo detectar a presença do grupo heme da hemoglobina nas fezes. Os principais testes disponíveis são o Hemoccult II e o Hemoccult SENSA, este último considerado preferencial, por ser mais sensível. Para maior acurácia, os testes devem ser realizados em três amostras. A sensibilidade do gFOBT é estimada em 62% a 79% e sua especificidade de 87% a 96%.[126] Diversos ensaios clínicos randomizados mostraram que a gFOBT reduz a mortalidade por CCR em até 32% quando utilizada anualmente após 11 anos de seguimento.[126]

Os testes imuno-histoquímicos fecais (FITs) empregam anticorpos para a identificação da hemoglobina humana intacta nas fezes. Apresentam melhor sensibilidade e especificidade para a detecção do CCR em relação ao gFOBT, requerem apenas uma amostra de fezes e não necessitam de restrições dietéticas. Sua sensibilidade varia entre 74% a 79% nos maiores estudos e pode ser aumentada por meio da testagem de mais de uma amostra.[126]

O teste de DNA de fezes multitarefas (FIT-DNA) é uma estratégia de triagem que associa o teste FIT à análise de biomarcadores de DNA alterado. Essa combinação tem sensibilidade superior (92,3% *versus* 73,8%) e especificidade inferior (86,6% *versus* 94,9%) para a detecção de CCR, quando comparada ao FIT isolado.[126]

Os testes baseados em fezes têm baixa sensibilidade para detecção de pólipos e, portanto, não são capazes de prevenir a evolução do câncer colorretal. Além disso, a positividade de um teste implica na realização de uma colonoscopia diagnóstica.[126]

### Sigmoidoscopia flexível (SIG)

A SIG avalia cerca de 60 cm do cólon distal, não requer sedação e necessita de preparo mínimo. Quando comparada à colonoscopia, apresenta menores taxas de eventos adversos como perfuração do cólon e sangramento.[126]

Deve ser idealmente realizada em combinação à FIT a cada 10 anos, ou a cada cinco anos com gFOBT anual. Em um estudo randomizado, seu uso combinado à FIT promoveu redução na mortalidade por CCR de 38%.[127]

Caso não haja disponibilidade da realização concomitante dos testes baseados em fezes, a SIG pode ser utilizada isoladamente a cada cinco anos. Quando empregada dessa forma, está associada à redução na mortalidade por CCR distal estimada em 27% em 11 a 12 anos de seguimento.[126]

### Colonoscopia

A colonoscopia é considerada o padrão-ouro para o rastreamento do CCR, devido a sua alta sensibilidade e especificidade para a detecção de pólipos e do CCR e por permitir a remoção imediata de pólipos. Estima-se que tenha sensibilidade de 75% a 93% para a detecção de pólipos com 6 mm ou mais, e de 89% a 98% para os com 10 mm ou mais.[126] Seu emprego está associado à redução na incidência e mortalidade por CCR.[128]

Recomenda-se que seja realizada a cada 10 anos em populações de risco habitual, desde que não detecte anormalidades.[126]

Os riscos associados à colonoscopia podem ser inerentes ao procedimento, como infecções, perfurações e sangramento; ao preparo intestinal, como desidratação e distúrbios hidroeletrolíticos; e à sedação, como eventos cardiovasculares e broncoaspiração.

### Colonografia por tomografia computadorizada (CTC)

A CTC, também conhecida como colonoscopia virtual, é uma técnica minimamente invasiva em que dados adquiridos por meio de tomografia helicoidal são utilizados para gerar imagens bi e tridimensionais de todo o cólon e reto. Necessita de preparo do cólon, contudo, não necessita de sedação e é realizada em poucos segundos. A visualização de imagens suspeitas de pólipos ou de CCR nesse exame requer avaliação subsequente com colonoscopia.

A sensibilidade e especificidade desse exame para a detecção de adenomas iguais ou maiores que 10 mm variam de 67% a 94% e de 96% a 98%, respectivamente. Para a detecção de adenomas iguais ou maiores que 6 mm, a sensibilidade varia de 73% a 98% e a especificidade de 89% a 91%. A não realização de preparo implica em menor sensibilidade para detecção de pólipos não avançados.[126]

Os potenciais riscos relacionados ao rastreamento com a CTC podem ser voltados ao preparo intestinal, exposição à radiação ionizante e a um pequeno risco de perfuração intestinal. Eventos adversos graves são incomuns.[126]

Este método pode, ainda, detectar achados incidentais extracolônicos. Esses achados são comuns e ocorrem em 27% a 69% dos exames. Estima-se que a necessidade de avaliação adicional ocorra em 5% a 37% dos casos e de exames diagnósticos em 1,4% a 11%.[126]

### Biópsia líquida

O *status* de metilação do gene septin9 (SEPT9) é capaz de diferenciar tecido normal do tecido tumoral do CCR. Um teste sanguíneo que detecta o DNA metilado SEPT9 foi comparado ao FIT em um estudo realizado com 102 pacientes com CCR. O novo método mostrou sensibilidade não inferior (73,3% *versus* 68%), especificidade menor (81,5% *versus* 97,4%) e valor preditivo negativo semelhante (99,8%).[129]

Em abril de 2016, o FDA aprovou o teste comercial EpiproColon®, já que seria um método alternativo para indivíduos que se recusam a realizar outras modalidades de rastreamento. O intervalo com o qual o teste deve ser realizado não foi determinado até o momento, e as principais diretrizes aqui descritas não recomendam seu uso de rotina.[130]

### Rastreamento do CCR em indivíduos de risco habitual

Desde 2018, a ACS recomenda o rastreamento para CCR em indivíduos de 45 a 75 anos que apresentem risco habitual. Entre 76 e 85 anos, a decisão por realizá-lo deve se basear nas preferências pessoais, condições clínicas do indivíduo e história prévia de rastreamento. Pacientes com idade acima de 85 anos não devem iniciar o rastreamento para CCR.[131]

Os métodos de rastreamento preconizados incluem gFBOT ou FIT anuais, FIT-DNA a cada três anos, CTC ou SIG a cada cinco anos e colonoscopia em intervalos de 10 anos.[131]

A ACS orienta ainda que a colonoscopia seja realizada caso haja qualquer resultado anormal ao rastreamento feito com outro método.[131]

A USPSTF, em suas diretrizes publicadas em 2016, recomenda o rastreamento em pacientes de 50 a 75 anos. A decisão de rastreamento de CCR em pacientes de 76 a 85 anos deve ser individualizada. Aqueles que nunca realizaram exames de rastreamento e são aptos ao tratamento do CCR, caso sejam diagnosticados, são os mais beneficiados. Além disso, é importante a avaliação de comorbidades que limitam a expectativa de vida e tornam o rastreamento um procedimento fútil.[132]

Os métodos de rastreamento indicados pela USPSTF[132] e suas particularidades estão descritos na Tabela 71.3.

## Tabela 71.3. Características dos métodos de rastreamento preconizados pela USPTF

### gFOBT ANUAL

- Estudos randomizados demonstraram redução de mortalidade relacionada ao CCR
- Versões de alta sensibilidade (Hemoccult SENSA) têm melhor *performance* que testes mais antigos, como Hemoccult II
- Não requer preparo intestinal ou anestesia
- Pode ser realizado em casa

### FIT ANUAL

- Melhor acurácia em relação ao gFOBT
- Pode ser realizado com amostra única
- Não requer preparo intestinal ou anestesia
- Pode ser realizado em casa

### FIT-DNA A CADA 1 A 3 ANOS

- Especificidade mais baixa que o FIT
- Resulta em mais resultados falso positivos e colonoscopias diagnósticas
- Maior sensibilidade que o FIT
- Não há consenso sobre o seguimento após achado patológico nas fezes, seguido de colonoscopia normal

### COLONOSCOPIA A CADA 10 ANOS

- Estudos prospectivos com redução de mortalidade relacionada ao CCR
- Requer exame menos frequente
- Em caso de rastreio positivo, o diagnóstico (biópsia) já é realizado no mesmo exame

### CTC A CADA 5 ANOS

- Achados extracolônicos frequentes
- Evidências insuficientes sobre os riscos associados às abordagens dos achados incidentais

### SIG A CADA 5 ANOS

- Estudos randomizados demonstraram redução da mortalidade relacionada ao CCR
- Provavelmente confere menos benefício, quando comparado à associação com FIT ou outras estratégias
- A disponibilidade do exame tem diminuído nos Estados Unidos

### SIG A CADA 10 ANOS ASSOCIADA À FIT ANUAL

- Estudos randomizados demonstraram redução de mortalidade relacionada ao CCR em análise de subgrupo
- Opção atrativa para pacientes que desejam o rastreamento endoscópico sem as desvantagens da colonoscopia
- A disponibilidade do exame tem diminuído nos Estados Unidos

Fonte: Adaptada de Lin JS, Piper MA, Perdue LA, *et al.*, 2016.

O consenso publicado pela American College of Gastroenterology (ACG), em 2008, sugere que os exames de *screening* sejam divididos entre as funções de prevenção e detecção. A colonosocopia tem caráter preventivo e é o exame de rastreamento preferencial. Deve ser realizada a cada 10 anos em pacientes acima de 50 anos.[133]

O exame de detecção preferencial é o FIT, que deve ser realizado anualmente para verificar a presença de sangue oculto nas fezes. Esse teste deve ser oferecido àqueles pacientes que se recusam a realizar a colonoscopia ou outro exame preventivo.[133]

Os exames preventivos alternativos são a SIG a cada cinco a 10 anos e a CTC a cada cinco anos. Já os exames de detecção alternativos são o Hemoccult SENSA anual e o teste de DNA fecal a cada três anos.[133]

A ACG recomenda o rastreamento para CCR a partir de 45 anos para afro-americanos, com base no estudo publicado em 2005 que avaliou o CCR nesses pacientes (Tabela 71.4).[133,134]

O NCCN estratifica os pacientes em três grupos, a depender do risco de desenvolver CCR: risco populacional, risco aumentado ou síndromes de alto risco. Os pacientes com risco populacional são aqueles com 50 anos ou mais; sem história prévia de adenomas, pólipos serrilhados sésseis ou CCR; história familiar negativa para CCR ou adenoma avançado de alto grau, maior que 1 cm, histologia vilosa ou tubulovilosa, ou pólipo serrilhado séssil avançado. A American Cancer Society (ACS) recentemente recomendou o início do rastreamento aos 45 anos para esses pacientes. Entretanto, ainda são necessários estudos longitudinais de coorte ou de bases populacionais para validar essa recomendação, pois os benefícios do início precoce do rastreamento ainda são incertos.[130]

Os pacientes considerados com risco aumentado são aqueles com história pessoal de adenomas ou pólipos sésseis serrilhados; CCR; doença inflamatória intestinal (Doença de Crohn ou Retocolite Ulcerativa); história familiar positiva para CCR ou pólipo adenomatoso avançado. Apesar de não constarem nas diretrizes de rastreamento, a obesidade e o diabetes *mellitus* também são considerados fatores de alto

**Tabela 71.4. Recomendações de rastreamento do câncer colorretal em indivíduos de risco habitual**

| Organização | Quando iniciar | Quando parar | Método e frequência |
|---|---|---|---|
| ACS (2018)[131] | 45 anos | 75 anos<br>76 a 85 anos individualizar | Métodos baseados em fezes:<br>• FIT anual<br>• gFOBT anual<br>• FIT-DNA a cada 3 anos<br>Métodos estruturais:<br>• Colonoscopia a cada 10 anos<br>• CTC a cada 5 anos<br>• SIG a cada 5 anos |
| ACG (2008)[133] | 50 anos<br>45 anos em afro-americanos | Não determinado | Métodos preferenciais:<br>• Prevenção:<br>  – Colonoscopia a cada 10 anos<br>• Detecção:<br>  – FIT anual<br>Métodos alternativos:<br>• Prevenção:<br>  – SIG a cada 5 a 10 anos<br>  – CTC a cada 5 anos<br>• Detecção:<br>  – Hemoccult SENSA anual<br>  – FIT-DNA a cada 3 anos |
| USPSTF (2016)[132] | 50 anos | 75 anos<br>76 a 85 anos individualizar | Métodos baseados em fezes:<br>• FIT anual<br>• gFOBT anual<br>• FIT-DNA a cada 1 a 3 anos<br>Métodos de visualização direta:<br>• Colonoscopia a cada 10 anos<br>• CTC a cada 5 anos<br>• SIG a cada 5 anos<br>• SIG a cada 10 anos e FIT anual |
| NCCN (2020)[130] | 50 anos | 75 anos<br>76 a 85 anos individualizar | Métodos baseados em fezes:<br>• gFOBT anual<br>• FIT-DNA a cada 3 anos<br>Métodos estruturais:<br>• Colonoscopia a cada 10 anos<br>• SIG a cada 5 a 10 anos<br>• CTC a cada 5 anos |

Fonte: Adaptada de Rex DK, Johnson DA, Anderson JC, Schoenfeld PS, Burke CA, Inadomi JM, 2008.; Am. J., 2009; Agrawal S, Bhupinderjit A, Bhutani MS, *et al.*, 2005.

risco. Os pacientes com história familiar de Síndrome de Lynch ou história pessoal/familiar de síndromes polipoides também são considerados de alto risco.[130]

No grupo de risco populacional, o rastreamento deve ser iniciado aos 50 anos e o intervalo dependerá do método escolhido (Tabela 71.5). Para população com risco aumentado, é instituído um programa de vigilância e a repetição dos exames será baseada nas características das lesões ressecadas, como número, tamanho e histologia.[130] As síndromes genéticas requerem avaliações e condutas especificas e as principais serão abordadas a seguir.

## Tabela 71.5. Método de rastreamento do CRC, intervalo e sensibilidade

| Método | Intervalo | Sensibilidade | Especificidade |
|---|---|---|---|
| Colonoscopia | A cada 10 anos | 95%[135] | 90%[136] |
| SIG | A cada 5 a 10 anos | 58% a 75%[137] | 92%[136] |
| CTC | A cada 5 anos | 96%[135] | 86% a 98% (≥ 10 mm)[126] <br> 80% a 93% (≥ 6 mm)[126] |
| gFOBT | Anual | 62% a 79%[126] | 87% a 96%[126] |
| FIT | Anual | 73% a 96%[126] | 89% a 96%[126] |
| FIT-DNA | Incerto, sugere-se a cada 3 anos | 92%[138] | 87%[138] |

Fonte: Adaptada de Johnson DA, Barclay RL, Mergener K, *et al.*, 2014.

### Rastreamento do CCR em populações com síndromes genéticas

#### Síndrome de Lynch

A Síndrome de Lynch é a condição genética mais comumente relacionada à predisposição ao CCR e está associada a 3% dos casos da doença.[139] É causada por mutações germinativas em um dos quatro genes de reparo *mismatch* (MMR) do DNA (MLH1, MSH2, MSH6 ou PMS2), ou de deleções no gene EPCAM que causam hipermetilação e silenciamento do gene MSH2.[139]

Indivíduos portadores da síndrome têm risco de desenvolver o CCR ao longo da vida de até 80%, e geralmente o manifestam em idades mais precoces do que os indivíduos com CCR esporádico.[139] Além disso, o risco está associado ao tipo de mutação presente. Por exemplo, indivíduos com mutação no PMS2 têm 12% a 20% de chance de desenvolver CCR, enquanto o risco daqueles com mutação no MLH1 é de 46% a 49% em relação à população geral.[140]

A maior parte dos tumores ocorrem no cólon direito e há propensão ao desenvolvimento de tumores sincrônicos e metacrônicos.[139] Contudo, diferentemente da FAP, há número limitado de pólipos colorretais. A nível molecular, os tumores são caracterizados por alta instabilidade de microssatélites (MSI, *microsatellite instability*).[139]

Esta condição está também associada a um risco aumentado para o desenvolvimento de tumores extracolônicos, como os de endométrio, intestino delgado, ureter e pelve renal, estômago, ovário e trato hepatobiliar.[139]

Indivíduos portadores da síndrome devem iniciar o rastreamento com colonoscopia entre os 20 a 25 anos de idade ou dois a cinco anos antes da idade do caso mais jovem diagnosticado na família. Se não forem encontrados achados patológicos, o exame deve ser repetido a cada um a dois anos. Favorece-se o rastreamento anual na presença de fatores como sexo masculino, idade > 40 anos, presença de mutações em MLH1/MSH2 ou histórico de CCR e adenomas. Indivíduos portadores de mutações em MSH6 podem realizar colonoscopias a partir dos 30 anos ou 10 anos antes do indivíduo mais jovem afetado na família.[140]

Apesar de não ser indicada como rotina na Síndrome de Lynch, a colectomia deve ser considerada nos pacientes não candidatos a vigilância. Além disso, é importante lembrar que, após uma colectomia subtotal, ainda é necessário manter a vigilância endoscópica do reto a cada um a dois anos.[140]

### Polipose adenomatosa familiar (PAF)

A PAF é uma condição autossômica dominante caracterizada por mutações germinativas no gene APC (*Adenomatous Polyposis Coli*), e está relacionada a menos de 1% de todos os CCRs.[140] Os indivíduos portadores da forma mais comum da síndrome desenvolvem centenas a milhares de pólipos colorretais a partir dos 10 a 12 anos, e manifestam o câncer por vezes antes dos 20 anos. Por volta dos 50 anos, praticamente todos os pacientes com PAF serão acometidos pelo CCR caso não tenham realizado a colectomia preventiva. Tumores de cólon esquerdo são mais frequentes.

Portadores de PAF possuem, também, risco aumentado para o desenvolvimento de câncer de estômago, intestino delgado, pâncreas, fígado, tireoide e outros órgãos.

Há três subtipos de PAF: forma atenuada (APAF), Síndrome de Gardner e Síndrome de Turcot. Na forma atenuada, os pólipos são menos numerosos (< 100) e o CCR geralmente ocorre no cólon direito e mais tardiamente. Na Síndrome de Gardner, os indivíduos apresentam múltiplos pólipos colorretais, além de anormalidades dentárias e tumores benignos da pele, ossos e tecido conectivo.[141] A Síndrome de Turcot é uma variante da PAF ou da Síndrome de Lynch, em que os indivíduos apresentam múltiplos pólipos adenomatosos e risco aumentado de CCR e de tumores do sistema nervoso central (SNC).[142]

A colectomia profilática está indicada em todos os pacientes e, até que seja efetuada, deve-se realizar SIG ou colonoscopia anualmente, a partir dos 10 a 12 anos de idade.[143] O melhor momento para a realização da colectomia depende da preferência do paciente, presença de sintomas, número e tamanho dos adenomas, presença de displasia de alto grau ou câncer, bem como da dificuldade em se realizar controle endoscópico adequado.[143] Mais comumente, é realizada entre 15 e 25 anos. Pacientes que optam por uma colectomia subtotal e que permanecem com o reto após a cirurgia devem realizar a SIG a cada seis a 12 meses.[133]

Na forma atenuada da doença, indivíduos com menos de 21 anos e menos de 20 adenomas, todos com menos de 1 cm de diâmetro e sem histologia avançada, podem realizar colonoscopia e polipectomias a cada um a dois anos, com aconselhamento cirúrgico conforme apropriado.[140] Caso esses critérios não estejam presentes, a cirurgia (colectomia ou proctocolectomia) é a melhor opção.[140]

Dado o risco de tumores extracolônicos, recomenda-se que os portadores de PAF realizem ecografia de tireoide anualmente, e endoscopia digestiva alta com duodenoscopia, a partir dos 25 a 30 anos, em intervalos de seis meses a quatro anos. A frequência dos exames é determinada pelos achados anatomo-patológicos, caso haja pólipos gástricos, duodenais e peri-ampulares.[143]

Sugere-se, ainda, que crianças afetadas realizem ecografia de abdome e dosagem sérica de alfafetoproteína (AFP) semestralmente até os sete anos, devido ao risco de desenvolverem hepatoblastoma.[143]

### Outras síndromes genéticas

Outras síndromes genéticas que conferem um risco aumentado para o desenvolvimento do CCR são a Polipose Associada à MYH (MAP), Síndrome de Polipose Juvenil (JPS), Síndrome de Peutz-Jeghers, Síndrome de Cowden, Síndrome de Li-Fraumeni, Síndrome Polipose Hiperplásica e outras.[140] O aconselhamento genético e vigilância do câncer, nestes contextos, serão abordados em capítulo específico.

## Câncer de pulmão

O câncer de pulmão tem expressivo impacto na saúde populacional. A estimativa mundial mais recente apontou incidência de 2,1 milhão de casos novos e 1,8 milhão de mortes para o ano de 2018. É a neoplasia mais frequente e a principal causa de morte por câncer em homens. Nas mulheres, é o terceiro mais comum e a segunda causa de morte por câncer.[144]

No Brasil, de acordo com o INCA, o câncer de pulmão é o terceiro mais comum em homens, atrás dos cânceres de próstata e colorretal.[21] Em mulheres, é o quarto mais comum, precedido pelos cânceres de mama, colorretal e de colo do útero. Para 2020, estima-se a ocorrência de 30.200 casos novos.[21] Em 2017, foram registrados 27.931 óbitos relacionadas à doença.[123]

Dados americanos mostram que menos de 25% dos pacientes com câncer de pulmão estarão vivos em cinco anos.[145] Contudo, quando diagnosticado em estágios iniciais, a sobrevida em cinco anos de pacientes com câncer de pulmão não pequenas células pode chegar a cerca de 61%.[145]

A redução na prevalência do tabagismo é a estratégia para a prevenção primária do câncer de pulmão, conforme explicitado previamente. No Brasil, embora se tenha observado um declínio nesse índice na última década, estima-se que 9,8% da população acima de 18 anos seja ainda tabagista.[146]

Estratégias para o rastreamento do câncer de pulmão vêm sendo estudadas desde a década de 1950, inicialmente com resultados desapontadores com o uso de radiografia de tórax e de citologia de escarro.[147] Em 2011, a tomografia computadorizada com baixa dosagem de radiação (TCBD), quando aplicada à população de alto risco, demonstrou ser capaz de prevenir um número expressivo de mortes relacionadas ao câncer de pulmão.[148] No estudo randomizado National Lung Screening Trial (NLST), mais de 53 mil indivíduos de alto risco foram randomizados para rastreamento anual com TCBD ou com raio-X de tórax. Os critérios de alto risco incluíram idade de 55 a 74 anos, ser fumante atual ou ex-fumante que houvesse cessado menos de 15 anos antes da inclusão no estudo e ter carga tabágica de, ao menos, 30 maços/ano. O estudo demonstrou redução de 20% da mortalidade por câncer de pulmão no grupo TCBD e de 6,7% na mortalidade por todas as causas, às custas de um maior número de resultados falso-positivos (24,2% *versus* 6,9%), quando lesões acima de 4 mm foram consideradas suspeitas.[148]

Recentemente, o estudo NELSON, resultado de uma colaboração entre Bélgica e Holanda, incluiu mais de 15 mil fumantes atuais ou ex-fumantes (que haviam cessado a 10 anos ou menos) e que tinham fumado mais de 15 cigarros ao dia por mais de 25 anos, ou mais de 10 cigarros por dia por mais de 30 anos. Os participantes foram randomizados para rastreamento com TCBD baseada em volume ou para não rastreamento. Os resultados mostraram redução de 24% no risco de morte por câncer de pulmão em 10 anos com o rastreamento, com apenas 1,2% de testes falso-positivos, devido ao uso do volume dos nódulos e não do diâmetro como referência.[149]

Outros estudos randomizados menores também avaliaram a TCBD neste contexto, com diferentes métodos de seleção de pacientes.[150–154] Dois deles não apresentavam poder suficiente para avaliar o impacto do rastreamento em mortalidade,[150,151] um deles não mostrou impacto em mortalidade[152] e dois deles ainda não tem dados de mortalidade disponíveis.[153,154]

A USPSTF recomenda rastreamento anual por meio da realização de TCBD para adultos com idade de 55 a 80 anos, com carga tabágica de igual ou maior a 30 maços/ano, e que sejam fumantes ativos ou que tenham parado de fumar há menos de 15 anos. O rastreamento deve ser suspenso ao se completarem 15 anos da cessação do tabagismo. Condições de expectativa de vida limitada ou inelegibilidade à cirurgia torácica curativa também são razões para suspensão do rastreamento.[155]

De acordo com as diretrizes do NCCN para o rastreamento do câncer de pulmão, os achados nos exames de TCBD devem ser laudados de acordo com o Lung Imaging Reporting Data System (Lung-RADS), elaborado pela ACR.[156,157] As estratégias para acompanhamento ou investigação de nódulos pulmonares variam de acordo com o tamanho, características e velocidade de crescimento das lesões.[156]

## Câncer de próstata

O câncer de próstata é a segunda neoplasia mais comum em homens no mundo, quando excluídos os cânceres de pele não melanoma, e a quinta causa de morte por cânceres nessa população.[144] Cerca de 66% dos casos se concentram em países de alto índice de desenvolvimento, que abrigam 18% da população mundial.[144] Nos Estados Unidos, estima-se que o risco de desenvolver a doença ao longo da vida seja de aproximadamente 11%, e que o risco de morrer por essa causa seja de 2,5%.[158] No Brasil, foram estimados 65.840 casos novos para cada ano do triênio 2020 a 2022, e foram documentadas 15.391 mortes relacionadas à doença em 2017.[21,55]

Os padrões de incidência do câncer de próstata nas últimas décadas foram fortemente influenciados pelas práticas de rastreamento da neoplasia po meio da dosagem de antígeno prostático específico (PSA).[144] Ao final da década de 1980, observou-se aumento rápido da incidência em países desenvolvidos, seguido de um declínio à medida em que os casos prevalentes foram diagnosticados.[144] Acredita-se que o rastreamento e a disponibilidade de melhores tratamentos para a neoplasia também contribuíram para a redução na mortalidade por esse câncer em países como os Estados Unidos, desde a década de 1990.[159]

Os fatores de risco mais importantes relacionados ao câncer de próstata são idade avançada, afrodescendência e história familiar positiva. Em pacientes com câncer de próstata metastático, a presença de mutações germinativas em genes de reparo do DNA foi reportada em cerca de 11,8% dos casos.[160]

Atualmente, não existe exame de rastreamento padrão-ouro para o câncer de próstata. O teste mais utilizado para o rasteamento do câncer de próstata é a dosagem de PSA. Outras modalidades incluem o exame digital do reto (toque retal) e o teste do RNA do gene 3 do câncer de próstata (PCA3).

O rastreamento do câncer de próstata é tema controverso. Sabe-se que muitos homens com câncer de próstata não apresentariam nenhum sintoma e, provavelmente, nunca receberiam um diagnóstico caso não houvessem realizado o rastreamento. Em estudos de autópsias com mortes por outras causas, mais de 20% dos homens entre 50 e 59 anos e mais de 33% daqueles entre 70 a 79 anos apresentaram lesões compatíveis com neoplasia de próstata.[161]

Os potenciais danos causados pelo rastreamento do câncer de próstata incluem resultados falso-positivos, excesso de diagnósticos, de biópsias e tratamentos possivelmente desnecessários, com consequências como incontinência urinária e disfunção erétil.

Em suas diretrizes mais recentes, a USPSTF considera que a decisão por realizar o rastreamento do câncer de próstata em homens com idade entre 55 e 69 anos por meio de dosagem periódica de PSA deve ser individualizada. Nesse grupo, o rastreamento pode resultar em um pequeno benefício em redução do risco de morte por câncer de próstata para alguns indivíduos, porém, muitos terão algum dano pelo rastreamento. O paciente deve ser orientado sobre os potenciais riscos e benefícios do rastreamento e comunicar seu médico a respeito de suas preferências. História familiar, etnia, comorbidades e valores pessoais devem ser levados em consideração. A USPSTF não recomenda o rastreamento para homens com mais de 70 anos, pois, nesse grupo, os benefícios não superam os riscos.[158]

As recomendações da American Urological Association (AUA) assemelham-se às da USPSTF. Para os homens que optarem pelo rastreamento, a AUA recomenda que as dosagens de PSA sejam feitas a cada dois anos.[162]

A ACS também recomenda que a decisão sobre o rastreamento do câncer de próstata seja individualizada. A discussão acerca do rastreamento deve ser feita com homens de 50 anos ou mais de risco habitual, com homens de 45 anos e critérios de alto risco (afro-americanos ou presença de câncer de próstata em um parente de primeiro grau com menos de 65 anos) e com homens de 40 anos e risco ainda maior (que possuem mais de um parente de primeiro grau com câncer de próstata com menos de 65 anos).[163]

Para os homens que optarem pelo rastreamento, a ACS indica a dosagem de PSA. Os exames podem ser feitos a cada dois anos, caso se detectem níveis inferiores a 2,5 ng/mL, e devem ser feitos anualmente, se os níveis forem iguais ou superiores a 2,5 ng/mL. O exame digital do reto pode ser feito de forma complementar.[163]

## CONCLUSÃO

Apesar dos progressos no tratamento oncológico nas últimas décadas, o câncer permanece como uma importante causa de morbimortalidade na população mundial.

As medidas de prevenção primária e secundária do câncer tem um papel-chave para o controle da doença e devem ser consideradas prioritárias no âmbito da saúde pública.

Novos métodos de genômica e proteômica têm o potencial de permitir, futuramente, a detecção precoce de neoplasias para as quais ainda não há métodos de rastreamento disponíveis.

## REFERÊNCIAS

1. Doll R, Peto R. The causes of cancer: Quantitative estimates of avoidable risks of cancer in the united states today. J Natl Cancer Inst, 1981.
2. Colditz GA, Wolin KY, Gehlert S. Applying what we know to accelerate cancer prevention. Sci. Transl. Med. 2012.
3. United States Department of Health and Human Services. The Health Consequences of Smoking—50 Years of Progress A Report of the Surgeon General. A Rep Surg Gen, 2014.
4. Jamal A, Agaku IT, O'Connor E, King BA, Kenemer JB, Neff L. Current cigarette smoking among adults — United States, 2005–2013. Morb Mortal Wkly Rep, 2014.
5. Singh T, Arrazola RA, Corey CG, et al. Tobacco use among middle and high school students — United States, 2011–2015. Morb Mortal Wkly Rep, 2016.
6. Christiani DC. Vaping-Induced Lung Injury. N Engl J Med, 2019.
7. Frieden TR, Jaffe HW, Richards CL, Iademarco MF. E-Cigarette Use Among Youth and Young Adults. A Report of the Surgeon General. MMWR, 2014.
8. Samet JM. The 1990 report of the surgeon general: The health benefits of smoking cessation. Am. Rev. Respir. Dis. 1990.
9. Khan N, Afaq F, Mukhtar H. Lifestyle as risk factor for cancer: Evidence from human studies. Cancer Lett. 2010.
10. Hammer JH, Parent MC, Spiker DA, World Health Organization. Global status report on alcohol and health, 2018.
11. Praud D, Rota M, Rehm J, et al. Cancer incidence and mortality attributable to alcohol consumption. Int J Cancer, 2016.
12. Bagnardi V, Rota M, Botteri E, et al. Alcohol consumption and site-specific cancer risk: A comprehensive dose-response meta-analysis. Br J Cancer. 2015.
13. Seitz HK, Stickel F. Molecular mechanisms of alcohol-mediated carcinogenesis. Nat. Rev. Cancer. 2007.
14. Gavaler JS, Van Thiel DH. The Association between Moderate Alcoholic Beverage Consumption and Serum Estradiol and Testosterone Levels in Normal

Postmenopausal Women: Relationship to the Literature. Alcohol Clin Exp Res, 1992.

15. Sarkola T. Acute effect of alcohol on androgens in premenopausal women. Alcohol Alcohol, 2000.

16. Mendelson JH, Lukas SE, Mello NK, Amass L, Ellingboe J, Skupny A. Acute alcohol effects on plasma estradiol levels in women. Psychopharmacology (Berl), 1988.

17. Scoccianti C, Lauby-Secretan B, Bello PY, Chajes V, Romieu I. Female breast cancer and alcohol consumption: A review of the literature. Am J Prev Med. 2014.

18. Liu Y, Nguyen N, Colditz GA. Links between alcohol consumption and breast cancer: A look at the evidence. Women's Heal, 2015.

19. Nan H, Lee JE, Rimm EB, Fuchs CS, Giovannucci EL, Cho E. Prospective study of alcohol consumption and the risk of colorectal cancer before and after folic acid fortification in the United States. Ann Epidemiol. 2013.

20. Moyer VA. Screening and behavioral counseling interventions in primary care to reduce alcohol misuse: U.S. Preventive Services Task Force recommendation statement. Ann Intern Med, 2013.

21. Instituto Nacional de Câncer José Alencar Gomes da Silva. Estimativa 2020 : Incidência de Câncer no Brasil. Rio de Janeiro: 2019.

22. Walboomers JMM, Jacobs M V, Manos MM, et al. Human papillomavirus is a necessary cause of invasive cervical cancer worldwide. J Pathol, 1999.

23. Clifford GM, Smith JS, Aguado T, Franceschi S. Comparison of HPV type distribution in high-grade cervical lesions and cervical cancer: A meta-analysis. Br J Cancer, 2003.

24. Schiffman M, Castle PE, Jeronimo J, Rodriguez AC, Wacholder S. Human papillomavirus and cervical cancer. Lancet, 2007.

25. Estudo Epidemiológico sobre a Prevalência Nacional de Infecção pelo HPV (POP-Brasil): Resultados preliminares. Porto Alegre: Associação Hospitalar Moinhos de Vento; 2017.

26. Cohen PA, Jhingran A, Oaknin A, Denny L. Cervical cancer. Lancet. 2019.

27. Ministério da Saúde, Secretaria de Vigilância em Saúde, Departamento de Vigilância das Doenças Transmissíveis, Coordenação Geral do Programa Nacional de Imunizações. Informe técnico da ampliação da oferta das vacinas papilomavírus humano 6, 11, 16 e 18 (recombinante) – vacina HPV quadrivalente e meningocócica C (conjugada) [Internet]. 2018 [2019 Out. 14]; Disponível em: https://portalarquivos2.saude.gov.br/images/pdf/2018/marco/14/Informe-T--cnico-HPV-MENINGITE.pdf.

28. Maucort-Boulch D, de Martel C, Franceschi S, Plummer M. Fraction and incidence of liver cancer attributable to hepatitis B and C viruses worldwide. Int J Cancer, 2018.

29. World Health Organization. Newsroom. Fact sheets. Hepatitis B. [Internet]. 2019 [2020 Maio 25]; Disponível em: https://www.who.int/news-room/fact-sheets/detail/hepatitis-b.

30. Ministério da Saúde (MS). Calendário Nacional de Vacinação. [Internet]. 2020 [2020 Maio 25]; Disponível em: https://www.saude.gov.br/saude-de-a-z/vacinacao/calendario-vacinacao.

31. Boshoff C, Weiss R. AIDS-related malignancies. Nat. Rev. Cancer. 2002.

32. Jacobson LP, Jenkins FJ, Springer G, et al. Interaction of Human Immunodeficiency Virus Type 1 and Human Herpesvirus Type 8 Infections on the Incidence of Kaposi's Sarcoma. J Infect Dis, 2000.

33. Ogden CL, Carroll MD, Kit BK, Flegal KM. Prevalence of childhood and adult obesity in the United States, 2011-2012. JAMA – J Am Med Assoc, 2014.

34. Lauby-Secretan B, Scoccianti C, Loomis D, Grosse Y, Bianchini F, Straif K. Body fatness and cancer – Viewpoint of the IARC working group. N. Engl. J. Med. 2016.

35. Birks S, Peeters A, Backholer K, O'Brien P, Brown W. A systematic review of the impact of weight loss on cancer incidence and mortality. Obes Rev, 2012.

36. Hopkins BD, Goncalves MD, Cantley LC. Obesity and cancer mechanisms: Cancer metabolism. J. Clin. Oncol, 2016.

37. Teoh SL, Das S. Tumour biology of obesity-related cancers: understanding the molecular concept for better diagnosis and treatment. Tumor Biol, 2016.

38. Centers for Disease Control and Prevention. Adult Physical Inactivity Prevalence Maps by Race/Ethnicity. [Internet]. 2020;[2022 maio 23]. Disponível em: https://www.cdc.gov/physicalactivity/data/inactivity--prevalence-maps/index.html.

39. Inoue M, Yamamoto S, Kurahashi N, Iwasaki M, Sasazuki S, Tsugane S. Daily total physical activity level and total cancer risk in men and women: Results from a large-scale population-based cohort study in Japan. Am J Epidemiol, 2008.

40. Riebe D, Ehrman JK, Ehrman JK, et al. ACSM's guidelines for exercise testing and prescription. 2018.

41. Mctiernan A, Friedenreich CM, Katzmarzyk PT, et al. Physical Activity in Cancer Prevention and Survival: A Systematic Review. Med. Sci. Sports Exerc. 2019.

42. Ruiz-Casado A, Martín-Ruiz A, Pérez LM, Provencio M, Fiuza-Luces C, Lucia A. Exercise and the Hallmarks of Cancer. Trends in Cancer. 2017.

43. World Cancer Research Fund/American Institute for Cancer Research. Diet, Nutrition, Physical Activity and Cancer: a Global Perspective. 2018.

44. Mayne ST, Playdon MC, Rock CL. Diet, nutrition, and cancer: Past, present and future. Nat. Rev. Clin. Oncol. 2016.

45. Kushi LH, Doyle C, McCullough M, et al. American Cancer Society guidelines on nutrition and physical activity

for cancer prevention: Reducing the Risk of Cancer with Healthy Food Choices and Physical Activity. CA Cancer J Clin, 2012.

46. Alexander DD, Weed DL, Miller PE, Mohamed MA. Red Meat and Colorectal Cancer: A Quantitative Update on the State of the Epidemiologic Science. J. Am. Coll. Nutr. 2015.

47. Kim SR, Kim K, Lee SA, et al. Effect of red, processed, and white meat consumption on the risk of gastric cancer: An overall and dose-response meta-analysis. Nutrients. 2019.

48. Zhao Z, Yin Z, Pu Z, Zhao Q. Association Between Consumption of Red and Processed Meat and Pancreatic Cancer Risk: A Systematic Review and Meta-analysis. Clin Gastroenterol Hepatol, 2017.

49. Godos J, Bella F, Torrisi A, Sciacca S, Galvano F, Grosso G. Dietary patterns and risk of colorectal adenoma: a systematic review and meta-analysis of observational studies. J Hum Nutr Diet, 2016.

50. Coulter ID, Hardy ML, Morton SC, et al. Antioxidants vitamin C and vitamin E for the prevention and treatment of cancer. J Gen Intern Med, 2006.

51. Huang HY, Caballero B, Chang S, et al. The efficacy and safety of multivitamin and mineral supplement use to prevent cancer and chronic disease in adults: A systematic review for a National Institutes of Health state-of-the-science conference. In: Annals of Internal Medicine. 2006.

52. Watson M, Garnett E, Guy GP, Holman DM. The surgeon general's call to action to prevent skin cancer. In: Skin Cancer Prevention: A Call to Action. 2014.

53. Valejo Coelho MM, Matos TR, Apetato M. The dark side of the light: mechanisms of photocarcinogenesis. Clin Dermatol, 2016.

54. Bray F, Ferlay J, Soerjomataram I, Siegel RL, Torre LA, Jemal A. Global cancer statistics 2018: GLOBOCAN estimates of incidence and mortality worldwide for 36 cancers in 185 countries. CA Cancer J Clin [Internet] 2018; [2022 Maio 23]. Disponível em: http://doi.wiley.com/10.3322/caac.21492.

55. Instituto Nacional de Câncer José Alencar Gomes da Silva (INCA). Atlas On-line de Mortalidade por Câncer [Internet]. 2017 [2020 Maio 5]; Disponível em: https://mortalidade.inca.gov.br/MortalidadeWeb/.

56. Berry DA, Cronin KA, Plevritis SK, et al. Effect of screening and adjuvant therapy on mortality from breast cancer. N Engl J Med, 2005.

57. American Cancer Society (ACS). Breast Cancer Facts & Figures 2019-2020. Atlanta, GA: 2019.

58. Hisada M, Garber JE, Fung CY, Fraumeni JF, Li FP. Multiple primary cancers in families with Li-Fraumeni syndrome. J Natl Cancer Inst, 1998.

59. Giardiello FM, Welsh SB, Hamilton SR, et al. Increased Risk of Cancer in the Peutz–Jeghers Syndrome. N Engl J Med, 1987.

60. Tan MH, Mester JL, Ngeow J, Rybicki LA, Orloff MS, Eng C. Lifetime cancer risks in individuals with germline PTEN mutations. Clin Cancer Res, 2012.

61. Hansford S, Kaurah P, Li-Chang H, et al. Hereditary diffuse gastric cancer syndrome: CDH1 mutations and beyond. JAMA Oncol, 2015.

62. LaDuca H, Polley EC, Yussuf A, et al. A clinical guide to hereditary cancer panel testing: evaluation of gene-specific cancer associations and sensitivity of genetic testing criteria in a cohort of 165,000 high-risk patients. Genet Med, 2020.

63. Buerki N, Gautier L, Kovac M, et al. Evidence for breast cancer as an integral part of lynch syndrome. Genes Chromosom Cancer, 2012.

64. Walsh MD, Buchanan DD, Cummings MC, et al. Lynch syndrome-associated breast cancers: Clinicopathologic characteristics of a case series from the colon cancer family registry. Clin Cancer Res, 2010.

65. Gail MH, Brinton LA, Byar DP, et al. Projecting individualized probabilities of developing breast cancer for white females who are being examined annually. J Natl Cancer Inst, 1989.

66. Tice JA, Cummings SR, Smith-Bindman R, Ichikawa L, Barlow WE, Kerlikowske K. Using clinical factors and mammographic breast density to estimate breast cancer risk: Development and validation of a new predictive model. Ann Intern Med, 2008.

67. Tyrer J, Duffy SW, Cuzick J. A breast cancer prediction model incorporating familial and personal risk factors. Stat Med, 2004.

68. Berry DA, Iversen ES, Gudbjartsson DF, et al. BRCAPRO validation, sensitivity of genetic testing of BRCA1/BRCA2, and prevalence of other breast cancer susceptibility genes. J Clin Oncol, 2002.

69. Antoniou AC, Pharoah PPD, Smith P, Easton DF. The BOADICEA model of genetic susceptibility to breast and ovarian cancer. Br J Cancer, 2004.

70. Barton MB, Harris R, Fletcher SW. Does this patient have breast cancer? The screening clinical breast examination: Should it be done? How? J Am Med Assoc, 1999.

71. Chiarelli AM, Majpruz V, Brown P, Thériault M, Shumak R, Mai V. The contribution of clinical breast examination to the accuracy of breast screening. J Natl Cancer Inst, 2009.

72. The American College of Obstetricians and Gynecologists (ACOG). Practice Bulletin Number 179: Breast Cancer Risk Assessment and Screening in Average-Risk Women. Obstet Gynecol. 2017;130(1):e1–16.

73. National Comprehensive Cancer Network (NCCN). NCCN Clinical Practice Guidelines in Oncology. Breast Cancer

Screening and Diagnosis. Version 1.2019. [Internet]. 2019. Disponível em: https://www.nccn.org/professionals/physician_gls/pdf/breast-screening.pdf.

74. Thomas DB, Gao DL, Ray RM, et al. Randomized trial of breast self-examination in Shanghai: Final results. J Natl Cancer Inst, 2002.

75. Hackshaw AK, Paul EA. Breast self-examination and death from breast cancer: A meta-analysis. Br J Cancer, 2003.

76. Mushlin AI, Kouides RW, Shapiro DE. Estimating the accuracy of screening mammography: A meta-analysis. Am. J. Prev. Med. 1998.

77. Pisano ED, Gatsonis C, Hendrick E, et al. Diagnostic performance of digital versus film mammography for breast-cancer screening. N Engl J Med, 2005.

78. Skaane P, Skjennald A. Screen-film mammography versus full-field digital mammography with soft-copy reading: Randomized trial in a population-based screening program – The Oslo II study. Radiology, 2004.

79. Skaane P, Hofvind S, Skjennald A. Randomized trial of screen-film versus full-field digital mammography with soft-copy reading in population-based screening program: Follow-up and final results of Oslo II study. Radiology, 2007.

80. Myers ER, Moorman P, Gierisch JM, et al. Benefits and harms of breast cancer screening: A systematic review. JAMA – J. Am. Med. Assoc. 2015.

81. Siu AL. Screening for breast cancer: U.S. Preventive services task force recommendation statement. Ann. Intern. Med. 2016.

82. Pattacini P, Nitrosi A, Rossi PG, et al. Digital mammography versus digital mammography plus tomosynthesis for breast cancer screening: The reggio emilia tomosynthesis randomized trial. Radiology, 2018.

83. Warner E, Messersmith H, Causer P, Eisen A, Shumak R, Plewes D. Systematic review: Using magnetic resonance imaging to screen women at high risk for breast cancer. Ann. Intern. Med. 2008.

84. Passaperuma K, Warner E, Causer PA, et al. Long-term results of screening with magnetic resonance imaging in women with BRCA mutations. Br J Cancer, 2012.

85. Hubbard RA, Kerlikowske K, Flowers CI, Yankaskas BC, Zhu W, Miglioretti DL. Cumulative probability of false-positive recall or biopsy recommendation after 10 years of screening mammography; a cohort study. Ann Intern Med, 2011.

86. American Cancer Society (ACS). American Cancer Society Recommendations for the Early Detection of Breast Cancer. [Internet]. 2019 [2020 Maio 4]; Disponível em: https://www.cancer.org/cancer/breast-cancer/screening-tests-and-early-detection/american-cancer-society-recommendations-for-the-early-detection-of-breast-cancer.html.

87. Mainiero MB, Moy L, Baron P, et al. ACR Appropriateness Criteria® Breast Cancer Screening. J Am Coll Radiol. 2017.

88. Qaseem A, Lin JS, Mustafa RA, Horwitch CA, Wilt TJ. Screening for breast cancer in average-risk women: A guidance statement from the American College of Physicians. Ann Intern Med, 2019.

89. American Academy of Family Physicians (AAFP). Clinical preventive service recommendation: Breast cancer [Internet]. [2020 Maio 2]; Disponível em: www.aafp.org/patient-care/clinical-recommendations/all/breast-cancer.html.

90. Klarenbach S, Sims-Jones N, Lewin G, et al. Recommendations on screening for breast cancer in women aged 40-74 years who are not at increased risk for breast cancer. CMAJ. 2018.

91. National Health Service (NHS). When it's offered: Breast cancer screening. [Internet]. [2020 Maio 2]; Disponível em: https://www.nhs.uk/conditions/breast-cancer-screening/when-its-offered/.

92. Instituto Nacional de Câncer José Alencar Gomes da Silva (INCA). Diretrizes para a detecção precoce do câncer de mama no Brasil. 2015.

93. Monticciolo DL, Newell MS, Moy L, Niell B, Monsees B, Sickles EA. Breast Cancer Screening in Women at Higher-Than-Average Risk: Recommendations From the ACR. J Am Coll Radiol, 2018.

94. DeSantis CE, Fedewa SA, Goding Sauer A, Kramer JL, Smith RA, Jemal A. Breast cancer statistics, 2015: Convergence of incidence rates between black and white women. CA Cancer J Clin, 2016.

95. National Comprehensive Cancer Network (NCCN). NCCN Clinical Practice Guidelines in Oncology. Breast Cancer Risk Reduction. Version 1.2019. [Internet]. 2019 [2020 May 5]; Disponível em: https://www.nccn.org/professionals/physician_gls/pdf/breast_risk_blocks.pdf.

96. Vesco KK, Whitlock EP, Eder M, Burda BU, Senger CA, Lutz K. Risk factors and other epidemiologic considerations for cervical cancer screening: A narrative review for the U.S. preventive services task force. Ann. Intern. Med. 2011.

97. Vaccarella S, Lortet-Tieulent J, Plummer M, Franceschi S, Bray F. Worldwide trends in cervical cancer incidence: Impact of screening against changes in disease risk factors. Eur J Cancer, 2013.

98. World Health Organization. Draft: Global strategy towards eliminating cervical cancer as a public health problem. [Internet]. 2020 [2020 Maio 27]; Disponível em: https://www.who.int/docs/default-source/cervical-cancer/cervical-cancer-elimination-strategy-updated-11--may-2020.pdf?sfvrsn=b8690d1a_4.

99. Simms KT, Steinberg J, Caruana M, et al. Impact of scaled up human papillomavirus vaccination and cervical

screening and the potential for global elimination of cervical cancer in 181 countries, 2020–99: a modelling study. Lancet Oncol, 2019.

100. Drolet M, Bénard É, Pérez N, et al. Population-level impact and herd effects following the introduction of human papillomavirus vaccination programmes: updated systematic review and meta-analysis. Lancet, 2019.

101. Sankaranarayanan R, Esmy PO, Rajkumar R, et al. Effect of visual screening on cervical cancer incidence and mortality in Tamil Nadu, India: a cluster-randomised trial. Lancet, 2007.

102. Nanda K, McCrory DC, Myers ER, et al. Accuracy of the papanicolaou test in screening for and follow-up of cervical cytologic abnormalities: A systematic review. Ann Intern Med, 2000.

103. Arbyn M, Bergeron C, Klinkhamer P, Martin-Hirsch P, Siebers AG, Bulten J. Liquid compared with conventional cervical cytology: A systematic review and meta-analysis. Obstet. Gynecol, 2008.

104. Melnikow J, Henderson JT, Burda BU, Senger CA, Durbin S SM. Screening for Cervical Cancer With High-Risk Human Papillomavirus Testing: A Systematic Evidence Review for the U.S. Preventive Services Task Force. Evidence Synthesis No. 158. AHRQ Publ No 17-05231-EF-1, 2018.

105. Federal Drug Administration (FDA). FDA Executive Summary. New Approaches in the Evaluation for High-Risk Human Papillomavirus Nucleic Acid Detection Devices. [Internet]. 2019 [2020 Maio 27]; Disponível em: https://www.fda.gov/media/122799/download.

106. Melnikow J, Henderson JT, Burda BU, Senger CA, Durbin S, Weyrich MS. Screening for cervical cancer with high-risk human papillomavirus testing updated evidence report and systematic review for the us preventive services task force. JAMA – J Am Med Assoc, 2018.

107. Ronco G, Giorgi-Rossi P, Carozzi F, et al. Efficacy of human papillomavirus testing for the detection of invasive cervical cancers and cervical intraepithelial neoplasia: a randomised controlled trial. Lancet Oncol, 2010.

108. Leinonen MK, Nieminen P, Lönnberg S, et al. Detection rates of precancerous and cancerous cervical lesions within one screening round of primary human papillomavirus DNA testing: Prospective randomised trial in Finland. BMJ, 2012.

109. Canfell K, Caruana M, Gebski V, et al. Cervical screening with primary HPV testing or cytology in a population of women in which those aged 33 years or younger had previously been offered HPV vaccination: Results of the Compass pilot randomised trial. PLoS Med, 2017.

110. Ogilvie GS, van Niekerk DJ, Krajden M, et al. A randomized controlled trial of Human Papillomavirus (HPV) testing for cervical cancer screening: Trial design and preliminary results (HPV FOCAL Trial). BMC Cancer, 2010.

111. Kitchener HC, Almonte M, Thomson C, et al. HPV testing in combination with liquid-based cytology in primary cervical screening (ARTISTIC): a randomised controlled trial. Lancet Oncol, 2009.

112. Bulkmans NWJ, Rozendaal L, Snijders PJF, et al. POBASCAM, a population-based randomized controlled trial for implementation of high-risk HPV testing in cervical screening: Design, methods and baseline data of 44,102 women. Int J Cancer, 2004.

113. Rijkaart DC, Berkhof J, Rozendaal L, et al. Human papillomavirus testing for the detection of high-grade cervical intraepithelial neoplasia and cancer: Final results of the POBASCAM randomised controlled trial. Lancet Oncol, 2012.

114. Naucler P, Ryd W, Törnberg S, et al. Human papillomavirus and Papanicolaou tests to screen for cervical cancer. N Engl J Med, 2007.

115. Ronco G, Giorgi-Rossi P, Carozzi F, et al. Human papillomavirus testing and liquid-based cytology in primary screening of women younger than 35 years: results at recruitment for a randomised controlled trial. Lancet Oncol, 2006.

116. Huh WK, Ault KA, Chelmow D, et al. Use of primary high-risk human papillomavirus testing for cervical cancer screening: Interim clinical guidance. Gynecol. Oncol, 2015.

117. Curry SJ, Krist AH, Owens DK, et al. Screening for cervical cancer us preventive services task force recommendation statement. JAMA – J Am Med Assoc, 2018.

118. American Cancer Society (ACS). The American Cancer Society Guidelines for the Prevention and Early Detection of Cervical Cancer. [Internet]. 2016 [2020 Maio 28]; Disponível em: https://www.cancer.org/cancer/cervical-cancer/detection-diagnosis-staging/cervical-cancer-screening-guidelines.html.

119. Saslow D, Solomon D, Lawson HW, et al. American cancer society, american society for colposcopy and cervical pathology, and american society for clinical pathology screening guidelines for the prevention and early detection of cervical cancer. J Low Genit Tract Dis, 2012.

120. Instituto Nacional de Câncer José Alencar Gomes da Silva (INCA). Diretrizes brasileiras para o rastreamento do câncer do colo do útero. 2. ed. rev. Rio de Janeiro: Instituto Nacional de Câncer José Alencar Gomes da Silva. Coordenação de Prevenção e Vigilância. Divisão de Detecção Precoce e Apoio à Organização de Rede; 2016.

121. American College of Obstetricians and Gynecologists. ACOG Practice Bulletin No. 157: Cervical cytology screening. Obstet Gynecol 2016;127(1).

122. Sawaya GF, Kulasingam S, Denberg TD, Qaseem A. Cervical Cancer screening in average-risk women: Best practice advice from the clinical guidelines committee of the American College of Physicians. Ann Intern Med, 2015.

123. Instituto Nacional de Câncer José Alencar Gomes da Silva (INCA). Atlas On-line de Mortalidade por Câncer. 2017.

124. Lynch HT, De la Chapelle A. Hereditary colorectal cancer. N. Engl. J. Med. 2003.

125. Niederhuber JE, Armitage JO, Doroshow JH, Kastan MB, Tepper JE, Abeloff MD. Abeloff's clinical oncology [Internet]. 2020; Disponível em: https://www.clinicalkey.com/#!/browse/book/3-s2.0-C20150054004.

126. Lin JS, Piper MA, Perdue LA, et al. Screening for Colorectal Cancer: A Systematic Review for the U.S. Preventive Services Task Force. Evid Synth no 135, 2016.

127. Holme Ø, Løberg M, Kalager M, et al. Effect of flexible sigmoidoscopy screening on colorectal cancer incidence and mortality: A randomized clinical trial. JAMA – J Am Med Assoc, 2014.

128. Brenner H, Stock C, Hoffmeister M. Effect of screening sigmoidoscopy and screening colonoscopy on colorectal cancer incidence and mortality: Systematic review and meta-analysis of randomised controlled trials and observational studies. BMJ, 2014.

129. Johnson DA, Barclay RL, Mergener K, et al. Plasma Septin9 versus fecal immunochemical testing for colorectal cancer screening: A prospective multicenter study. PLoS One, 2014.

130. National Comprehensive Cancer Network (NCCN). NCCN Clinical Practice Guidelines in Oncology. Colorectal Cancer Screening. Version 2.2020. 2020.

131. Wolf AMD, Fontham ETH, Church TR, et al. Colorectal cancer screening for average-risk adults: 2018 guideline update from the American Cancer Society. CA Cancer J Clin, 2018.

132. Bibbins-Domingo K, Grossman DC, Curry SJ, et al. Screening for colorectal cancer: US preventive services task force recommendation statement. JAMA – J Am Med Assoc, 2016.

133. Rex DK, Johnson DA, Anderson JC, Schoenfeld PS, Burke CA, Inadomi JM. American college of gastroenterology guidelines for colorectal cancer screening 2008. Am. J. Gastroenterol. 2009.

134. Agrawal S, Bhupinderjit A, Bhutani MS, et al. Colorectal cancer in African Americans. Am. J. Gastroenterol. 2005.

135. Pickhardt PJ, Hassan C, Halligan S, Marmo R. Colorectal cancer: CT colonography and colonoscopy for detection-systematic review and meta-analysis. Radiology, 2011.

136. Zauber AG, Levin TR, Jaffe CC, Galen BA, Ransohoff DF, Brown ML. Implications of new colorectal cancer screening technologies for primary care practice. Med. Care. 2008.

137. Whitlock EP, Lin J, Liles E, et al. Screening for Colorectal Cancer: An Updated Systematic Review. 2008.

138. Imperiale TF, Ransohoff DF, Itzkowitz SH, et al. Multitarget stool DNA testing for colorectal-cancer screening. N Engl J Med, 2014.

139. Sinicrope FA. Lynch syndrome-associated colorectal cancer. N Engl J Med, 2018.

140. National Comprehensive Cancer Network (NCCN). NCCN Clinical Practice Guidelines in Oncology. Genetic/Familial High-Risk Assessment: Colorectal. Version 3.2019.

141. Gardner EJ, Richards RC. Multiple cutaneous and subcutaneous lesions occurring simultaneously. Am J Hum Genet, 1953.

142. Turcot J, Després JP St., Pierre F. Malignant tumors of the central nervous system associated with familial polyposis of the colon – Report of two cases. Dis Colon Rectum, 1959.

143. Syngal S, Brand RE, Church JM, Giardiello FM, Hampel HL, Burt RW. ACG clinical guideline: Genetic testing and management of hereditary gastrointestinal cancer syndromes. Am J Gastroenterol, 2015.

144. Bray F, Ferlay J, Soerjomataram I, Siegel RL, Torre LA, Jemal A. Global cancer statistics 2018: GLOBOCAN estimates of incidence and mortality worldwide for 36 cancers in 185 countries. CA Cancer J Clin, 2018.

145. American Cancer Society (ACS). Cancer A-Z. Lung Cancer. [Internet]. 2019; Disponível em: https://www.cancer.org/cancer/lung-cancer/detection-diagnosis-staging/survival-rates.html.

146. Ministério da Saúde. Secretaria de Vigilância em Saúde. Departamento de Análise em Saúde e Vigilância de Doenças Não-Transmissíveis. Vigitel Brasil 2019: Vigilância de fatores de risco e proteção para doenças crônicas por inquérito telefônico: estimativas sobre frequência e distribuição sociodemográfica de fatores de risco e proteção para doenças crônicas nas capitais dos 26 estados br. Brasília: 2020.

147. Oken MM, Hocking WG, Kvale PA, et al. Screening by chest radiograph and lung cancer mortality: The Prostate, Lung, Colorectal, and Ovarian (PLCO) randomized trial. JAMA – J Am Med Assoc, 2011.

148. Aberle DR, Adams AM, Berg CD, et al. Reduced lung-cancer mortality with low-dose computed tomographic screening. N Engl J Med, 2011.

149. De Koning HJ, Van Der Aalst CM, De Jong PA, et al. Reduced lung-cancer mortality with volume CT screening in a randomized trial. N Engl J Med, 2020.

150. Infante M, Cavuto S, Lutman FR oman., et al. Long-Term Follow-up Results of the DANTE Trial, a Randomized Study of Lung Cancer Screening with Spiral Computed Tomography. Am J Respir Crit Care Med, 2015.

151. Pedersen JH, Ashraf H, Dirksen A, et al. The danish randomized lung cancer ct screening trial- overall design and results of the prevalence round. J Thorac Oncol, 2009.

152. Humphrey LL, Deffebach M, Pappas M, et al. Screening for lung cancer with low-dose computed tomography: A systematic review to update the U.S. preventive services task force recommendation. Ann. Intern. Med. 2013.

153. Field JK, Duffy SW, Baldwin DR, et al. UK Lung Cancer RCT Pilot Screening Trial: Baseline findings from the screening arm provide evidence for the potential implementation of lung cancer screening. Thorax, 2016.

154. Becker N, Motsch E, Gross ML, et al. Randomized study on early detection of lung cancer with MSCT in Germany: Results of the first 3 years of follow-up after randomization. J Thorac Oncol, 2015.

155. Moyer VA. Screening for lung cancer: U.S. preventive services task force recommendation statement. Ann Intern Med, 2014.

156. National Comprehensive Cancer Network (NCCN). NCCN Clinical Practice Guidelines in Oncology. Lung Cancer Screening. Version 1.2020. [Internet]. 2019. Disponível em: https://www.nccn.org/professionals/physician_gls/pdf/lung_screening.pdf.

157. Donnelly EF, Kazerooni EA, Lee E, et al. ACR Appropriateness Criteria® Lung Cancer Screening. J Am Coll Radiol [Internet] 2018;15(11):S341–6. Disponível em: https://doi.org/10.1016/j.jacr.2018.09.025.

158. Grossman DC, Curry SJ, Owens DK, et al. Screening for prostate cancer US Preventive Services Task Force Recommendation Statement. JAMA – J Am Med Assoc, 2018.

159. Howlander N, Noone A, Krapcho M, et al. SEER Cancer Statistics Review, 1975-2016. Natl Cancer Inst, 2016.

160. Pritchard CC, Mateo J, Walsh MF, et al. Inherited DNA-repair gene mutations in men with metastatic prostate cancer. N Engl J Med, 2016.

161. Jahn JL, Giovannucci EL, Stampfer MJ. The high prevalence of undiagnosed prostate cancer at autopsy: Implications for epidemiology and treatment of prostate cancer in the Prostate-specific Antigen-era. Int. J. Cancer. 2015.

162. Carter HB, Albertsen PC, Barry MJ, et al. Early detection of prostate cancer: AUA guideline. J Urol, 2013.

163. American Cancer Society (ACS). American Cancer Society Recommendations for Prostate Cancer Early Detection. [Internet]. 2019; Disponível em: https://www.cancer.org/cancer/prostate-cancer/detection-diagnosis-staging/acs-recommendations.html.

# Uso de Técnicas Moleculares na Prevenção do Câncer

Rafael Franco Duarte Brito
Carlos Tadeu Garrote Filho
Fernanda Tereza de Lima
Alessandro Igor Cavalcanti Leal

## DESTAQUES

- Uma nova geração de testes baseados na detecção de Cell free DNA (cfDNA) têm sido desenvolvidas nos últimos anos e está sendo estudada com objetivo de diagnóstico precoce do câncer.
- As estratégias de rastreamento multicâncer têm o potencial de mudar o paradigma do rastreamento para a população geral.
- A integração dessa nova tecnologia para o uso no sistema de saúde ainda exigirá avaliações cuidadosas de custo-efetividade e segurança, além da adequada validação em ensaios clínicos robustos.

## INTRODUÇÃO

O paradigma atual de prevenção secundária de câncer na população geral é baseado em estratégias de rastreamento de câncer específicas (ERCE) por meio de exames de imagem, procedimentos ou biomarcadores tumorais. Nos Estados Unidos, cinco tipos de câncer são recomendados para rastreamento na população geral: cólon; mama; colo do útero; pulmão (na população de alto risco); e próstata (de maneira base individualizada).[1-5] Enquanto, no Brasil, o Ministério da Saúde recomenda o rastreio de apenas três tipos de tumores (mama, colo de útero e colorretal).[6] Essa estratégia, no entanto, tem mostrado eficácia bastante limitada em múltiplos aspectos. Estatísticas americanas apontam que os tumores não contemplados nas estratégias-padrão de rastreamento respondem por mais de 60%

de todos os cânceres diagnosticados, correspondendo a 71% das causas de morte por câncer.[7-9] Além disso, ERCE apresentam alta sensibilidade e aceitam altas taxas de falso-positivos para cada diagnóstico. Para um indivíduo que recebe todos os testes de rastreamento de câncer recomendados pela U. S. Preventive Services Task Force (USPSTF) em 1 único ano, a taxa cumulativa de falsos positivos para homens gira em torno de 31% (incluindo câncer colorretal, de pulmão e de próstata), ao passo que para mulheres fica próximo de 43% (incluindo mama, colo do útero, colorretal e câncer de pulmão).[10-14]

Diante dessas limitações, a criação de estratégias de rastreamento multicâncer (ERMC) que sejam minimamente invasivas, acuradas e custo-efetivas pode representar uma verdadeira mudança de paradigma no diagnóstico precoce de tumores. Como a ocorrência de cânceres individuais na população geral é baixa, o número de pessoas que precisam ser rastreadas para encontrar um único câncer se torna grande. No entanto, esse número diminui quando vários tipos de câncer são rastreados em conjunto, aumentando, assim, a prevalência agregada e resultando em um valor preditivo positivo geral (VPP) mais alto.[15] Além disso, as taxas de falso-positivos mais baixas associadas às ERMC resultam em menor ansiedade do paciente, menos exames diagnósticos desnecessários e menor uso de recursos de saúde.

Uma nova geração de testes baseados na detecção de *Cell free DNA* (cfDNA) está sendo desenvolvida e estará disponível para uso clínico em um futuro próximo.[16] Várias estratégias analíticas têm sido propostas, incluindo a análise de cfDNA e biomarcadores de proteínas,[17] perfil de fragmentação de cfDNA[18] e padrões de metilação de DNA,[9,19] Neste capítulo nós discutiremos as principais tecnologias disponíveis para uso no âmbito das ERMC, bem como as estratégias de avaliação de risco poligênico, trazendo um panorama geral sobre os principais modelos de avalição de risco e prevenção secundária do câncer à luz da medicina baseada em evidências e da medicina de precisão.

## ESCORES DE RISCO POLIGÊNICO NA AVALIAÇÃO DE INDIVÍDUOS SAUDÁVEIS

Estudos amplos de associação genômica (Genome Wide Association Studies (GWAS)) têm identificado variantes genéticas associadas com um grande número de doenças complexas. Essas variantes tipicamente têm efeitos pequenos e aditivos. Os escores poligênicos de risco (*polygenic risk scores* (PRS)) baseiam-se nestas variantes e técnicas estatísticas para avaliar seus efeitos aditivos e estimar herdabilidade e risco predito de fenótipos. Assim, os escores de risco poligênico podem ser definidos como uma estimativa de valor único de uma propensão individual a um fenótipo, calculada como uma soma de seus genótipos ponderados pelo tamanho correspondente de seus efeitos – potencialmente dimensionados ou reduzidos – a partir de dados sumarizados de estudos GWAS.[20] De forma mais resumida, o PRS de um indivíduo é a medida quantitativa da carga de risco genético da doença associada a múltiplas variantes de susceptibilidade.[21] As análises requerem a entrada de dois tipos de dados: resumo das estatísticas de associações genótipo-fenótipo de diferentes variantes genéticas no genoma e dados-alvo, como genótipos e fenótipos dos indivíduos das amostras-alvo.[20]

A representatividade de indivíduos de ancestralidade não europeia aumentou de 4% em 2009 para 19% em 2016, principalmente às custas de maior representação de populações do Leste Asiático, mas ainda assim a maior parte das populações são sub-representadas nos GWAS, o que limita nosso entendimento de fatores etiológicos predisponentes à doença nestes grupos. A generalização de estudos de PRS para populações de ancestralidade não europeia pode resultar na diminuição do poder preditivo em virtude de diferenças nas frequências das variantes de padrões de desequilíbrio de ligação entre populações. Entretanto, a magnitude dessa diminuição ainda é desconhecida.[22]

Uma vez que neoplasias são determinadas por uma interação complexa entre fatores ambientais e herdados, os PRS podem fornecer um perfil de susceptibilidade genética para predição de seu desenvolvimento. Alguns estudos já demonstraram que a incorporação de dados de PRS melhora a acurácia de predição para muitos tumores, mas a magnitude deste aumento ainda é desconhecida. Em termos populacionais, os fatores de risco genéticos representados pelos PRS são responsáveis por uma porção substancial da incidência de câncer e, para a maior parte deles, a incorporação dessa informação melhora a predição de risco e excede em muito o impacto de fatores relacionados ao estilo de vida.[23] Ao avaliar a capacidade discriminatória de 15 modelos de PRS para distinguir pacientes com câncer e controles respectivos, Desai *et al.* (2020) demonstraram um desempenho variando de 0,68 a 0,79 em europeus e americanos e 0,74 a 0,93 em afro-americanos. Modelos de PRS para câncer de próstata, melanoma e tireoide tiveram melhor desempenho e foram significativamente associados com seus tumores.[24]

Assim, o cálculo de PRS apresenta-se como uma metodologia promissora como explicação para herdabilidade não detectada por painéis germinativos de alto risco em pacientes com evidente predisposição hereditária ao câncer, bem como para identificação de riscos de câncer para a população em geral.[25]

## TECNOLOGIAS UTILIZADAS NAS ESTRATÉGIAS DE RASTREAMENTO MULTICÂNCER

O grupo de Vogelstein recentemente publicou os resultados de um estudo com 1.005 pacientes com tumores não metastáticos de ovário, fígado, estômago, pâncreas, esôfago, colorretal, pulmão e mama, no qual o objetivo principal não era apenas detectar a presença do tumor, mas também indicar o tecido de origem. Avaliando uma abordagem combinada de oito marcadores tumorais protéicos no plasma e mutações em 1.933 posições genômicas distintas no cfDNA por meio do sequenciamento com identificadores moleculares únicos, o teste CancerSEEK foi positivo em 70% dos casos. A sensibilidade variou de 69% a 98% para a detecção de cânceres que não são habitualmente avaliados em programas de rastreamento, como câncer de ovário, fígado, estômago, pâncreas e esôfago. Com uma especificidade superior a 99%, apenas sete de 812 indivíduos saudáveis apresentaram resultado positivo.[26]

O mesmo grupo de Vogelstein testou um ensaio que combina o CancerSEEK (pesquisa de mutações no cfDNA associada à pesquisa de biomarcadores protéicos) e PET/CT-FDG (DETECT-A). O teste emprega uma tecnologia de redução de erro de sequenciamento para avaliar se as mutações em regiões definidas de 16 genes, representadas por 61 amplicons de ~ 75 bp cada, estão presentes no cfDNA. Além disso, para garantir alta especificidade, os limiares selecionados para os biomarcadores protéicos foram consideravelmente mais elevados do que os limiares convencionalmente considerados anormais (p. ex., o nível de CA125 necessário para positividade no teste de sangue DETECT-A foi mais de 16 vezes mais alto do que o comumente considerado o limite superior do normal: 577 versus 35 U/mL).[27]

O ensaio foi aplicado numa população de mais de 10 mil mulheres de 65 a 75 anos, encontrando uma sensibilidade de 15,6% e especificidade de 99,6%. Vinte e seis cânceres foram detectados por exames de sangue. Destes, 15 foram submetidos à PET-CT e nove (60%) foram retirados cirurgicamente. Vinte e quatro cânceres adicionais foram detectados por rastreio-padrão e 46 por nenhuma das abordagens. Dos participantes, 1% foi submetido a exames de PET-CT com base em testes de sangue falso-positivos e 0,22% foram submetidos a um procedimento de diagnóstico invasivo fútil.[28]

Mais recentemente, o estudo *Cell-free DNA Cancer Genome Atlas* (CCGA) testou o papel de um ensaio baseado no perfil de metilação do cfDNA por WGBS (*Whole genome bisulfite sequencing*). O WGBS é uma tecnologia de NGS usada para determinar o estado de metilação do DNA, tratando o material genético com bissulfito de sódio antes do sequenciamento e convertendo citosinas não metiladas em uracila. As citosinas que não foram convertidas em uracila são as que estão metiladas.

O método foi testado numa população de 6.689 pacientes, com mais de 50 tipos de tumores distintos, encontrando-se sensibilidade de 55,2% e especificidade de 99,8%, com acurácia de 96% na detecção do sítio de origem.[29]

Uma vez que a sensibilidade dos métodos de detecção precoce baseados em mutações somáticas fica comprometida pelo limitado número de alterações detectáveis em painéis de sequenciamento, abre-se espaço para alternativas baseadas em alterações epigenéticas encontradas em larga escala no genoma de indivíduos com câncer. O grupo De Carvalho desenvolveu um ensaio ultrassensível baseado em imunoprecipitação do DNA para analisar regiões diferencialmente metiladas ao longo do genoma em pequenas quantidades de cfDNA. Em uma coorte de 388 amostras de plasma referentes à leucemia mieloide aguda, câncer de pâncreas, cólon e reto, mama, pulmão, rim e bexiga, bem como controles saudáveis, a *performance* do ensaio cfMeDIP-seq (*cell-free methylated DNA immunoprecipitation and high-throughput sequencing*), aliada a uma abordagem de *machine learning*, foi elevada tanto para detecção de câncer como para a determinação do tecido de origem.[30]

O grupo de Velculescu também avaliou o papel do sequenciamento com correção de erro (TEC-Seq) baseado na captura direcionada de várias regiões do genoma e *ultra-deep sequencing* (~ 30 mil ×) de fragmentos de DNA. No teste, o cfDNA é extraído do sangue e convertido em bibliotecas genômicas por meio da ligação de um pool contendo um pequeno número de oligonucleotídeos "código de barras". A biblioteca de cfDNA resultante é capturada e sequenciada de forma redundante para produzir múltiplas duplicatas de cada fragmento de DNA. A reconciliação de sequência entre fragmentos duplicados identifica alterações presentes em moléculas de DNA idênticas com a mesma posição inicial e final. O alinhamento com o genoma de referência de várias moléculas distintas contendo alterações redundantes idênticas é usado para identificar alterações fidedignas.[31]

Usando essa abordagem em um painel de 58 genes (81 kilobases), o grupo de Velculescu foi o primeiro a demonstrar que é possível detectar câncer em pacientes assintomáticos de modo independente do sequenciamento do tecido tumoral, com especificidade superior a 99,99%. Estudando uma população com cerca de 200 indivíduos com câncer de cólon, mama, pulmão e ovário, o TEC-seq detectou mutações somáticas no plasma de 71%, 59%, 59% e 68%, respectivamente, de pacientes com estágio I e II, ao mesmo tempo em que detectou a presença de alterações hematopoiéticas clonais associadas ao envelhecimento em indivíduos saudáveis.[32]

O mesmo grupo de Velculescu testou um ensaio baseado na análise do padrão de fragmentação do cfDNA denominado *DNA evaluation of fragments for early interception* (DELFI). O racional vem do fato de que os comprimentos dos fragmentos de cfDNA derivados de tumor são mais variáveis do que cfDNA saudável. Essas diferenças podem refletir mudanças na estrutura da cromatina, bem como outras anormalidades genômicas e epigenômicas presentes no genoma tumoral, o que permita a análise do perfil de fragmentação do cfDNA como um biomarcador para a detecção do câncer.

O teste foi aplicado em 236 pacientes com câncer de mama, colorretal, pulmão, ovário, pâncreas, gástrico ou ducto biliar e 245 indivíduos saudáveis, com avaliação baseado em modelo de machine learning, apresentando sensibilidades variando de 57% a 99% entre os sete tipos de câncer e especificidade de 98%, com AUC: 0,94.[33]

## CONSIDERAÇÕES FINAIS

As estratégias de rastreamento multicâncer têm o potencial de mudar o paradigma do diagnóstico precoce do câncer para a população geral. A integração desta nova tecnologia para o uso no sistema de saúde ainda exigirá avaliações cuidadosas de custo-efetividade e segurança, além da adequada validação em ensaios clínicos robustos. Descentralizar esta tecnologia dos grandes centros, bem como torná-la acessível à prática do médico generalista da atenção primária, também constitui um grande desafio, sobretudo num contexto de saúde pública num país de dimensões continentais como o Brasil. Apesar disso, os resultados promissores apresentados nos estudos pré-clínicos iniciais são bastante animadores e sugerem que num futuro prático teremos estas novas tecnologias disponíveis na prática clínica, trazendo consigo o potencial de impactar significativamente as curvas de mortalidade por câncer, doença que breve se tornará a principal causa de mortalidade no mundo.

## REFERÊNCIAS

1. US Preventive Services Task Force, Bibbins-Domingo K, Grossman DC, Curry SJ, Davidson KW, Epling Jr. JE, et al. Screening for colorectal cancer: US Preventive Services Task Force recommendation statement. JAMA, 2016;315:2564-75.

2. Siu AL, US Preventive Services Task Force. Screening for breast cancer: US Preventive Services Task Force recommendation statement. Ann Intern Med, 2016;164:279-96.

3. US Preventive Services Task Force, Curry SJ, Krist AH, Owens DK, Barry MJ, Caughey AB, et al. Screening for cervical cancer: US Preventive Services Task Force recommendation statement. JAMA, 2018;320:674-86.

4. Moyer VA, US Preventive Services Task Force. Screening for lung cancer: U.S. Preventive Services Task Force recommendation statement. Ann Intern Med, 2014;160:330-8.

5. US Preventive Services Task Force, Grossman DC, Curry SJ, Owens DK, Bibbins-Domingo K, Caughey AB, et al. Screening for prostate cancer: US Preventive Services Task Force recommendation statement. JAMA, 2018;319:1901-13.

6. BRASIL, Ministério da Saúde. Caderno da Atenção Primária – Rastreamento, 2010;29.

7. NIH National Cancer Institute. Surveillance, Epidemiology, and End Results (SEER) Program SEER*Stat Database: Incidence – SEER 18 Regs Research Data, National Cancer Institute, DCCPS, Surveillance Research Program, released April 2018, based on the November 2017 submission. Statistic based on all invasive cancers, ages 50+ at diagnosis. 2017(1973-2015):4. [2022 maio 11]. Disponível em: www.seer.cancer.gov.

8. Liu MC, Oxnard GR, Klein EA, Swanton C, Sieden MV. on behalf of the CCGA Consortium. Sensitive and specific pan-cancer detection and localization using methylation signatures in cell-free DNA. Ann Oncol, 2020;31:745-59. doi:10.1016/j.annonc.2020.02.011.

9. American Cancer Society. Cancer Facts & Figures 2020. Atlanta: American Cancer Society. [2020 Mar. 21]. Disponível em: https://www.cancer.org/content/dam/cancer-org/research/cancer-facts-and- statistics/annual-cancer-facts-and-figures/2020/cancer-facts--and-figures-2020.pdf.

10. Pinsky PF, Gierada DS, Black W, Munden R, Nath H, Aberle D, et al. Performance of lung – RADS in the National Lung Screening Trial: a retrospective assessment. Ann Intern Med, 2015;162:485-91.

11. Wolf AMD, Wender RC, Etzioni RB, Thompson IM, D'Amico AV, Volk RJ, et al. American Cancer Society guideline for the early detection of prostate cancer: update 2010. CA Cancer J Clin, 2010;60:70-98.

12. US Food and Drug Administration. PMA P130017: FDA summary of safety and effectiveness data [SSED]. [2020 set. 8]. Disponível em: https://www.accessdata.fda.gov/cdrh_docs/pdf13/P130017b.pdf.

13. Kim JJ, Burger EA, Regan C, Sy S. Screening for cervical cancer in primary care: a decision analysis for the US Preventive Services Task Force. JAMA. 2018;320:706-14.

14. Lehman CD, Arao RF, Sprague BL, Lee JM, Buist DSM, Kerlikowske K, et al. National performance benchmarks for modern screening digital mammography: update from the Breast Cancer Surveillance Consortium. Radiology, 2017;283:49-58.

15. Ahlquist DA. Universal cancer screening: revolutionary, rational, and realizable. NPJ Precis Oncol, 2018;2:23.

16. Cescon DW, Bratman SV, Chan SM, Siu LL. Circulating tumor DNA and liquid biopsy in oncology. Nat Cancer, 2020;1:276-90.

17. Cohen JD, Li L, Wang Y, Thoburn C, Afsari B, Danilova L, et al. Detection and localization of surgically resectable cancers with a multi-analyte blood test. Science, 2018;359:926-30.

18. Cristiano S, Leal A, Phallen J, Fiksel J, Adleff V, Bruhm DC, et al. Genome-wide cell-free DNA fragmentation in patients with cancer. Nature, 2019;570:385-9.

19. Shen SY, Singhania R, Fehringer G, Chakravarthy A, Roehrl MHA, Chadwick D, et al. Sensitive tumour detection and classification using plasma cell-free DNA methylomes. Nature, 2018;563:579-83.

20. Choi SW, Mak TSH, O'Reilly PF. Tutorial: a guide to performing polygenic risk score analyses. Nature Protocols, 2020;15(9):2759-72. [2022 maio 11]. Disponível em: https://doi.org/10.1038/s41596-020-0353-1.

21. Choi SW, Mak TSH, O'Reilly PF. Tutorial: a guide to performing polygenic risk score analyses. Nature Protocols, 2020;15(9):2759-72. [2022 maio 11]. Disponível em: https://doi.org/10.1038/s41596-020-0353-1.

22. Duncan L, Shen H, Gelaye B, Meijsen J, Ressler K, Feldman M, et al. Analysis of polygenic risk score usage and performance in diverse human populations. Nature Communications, 2019:10(1). [2022 maio 11]. Disponível em: https://doi.org/10.1038/s41467-019-11112-0.

23. Kachuri L, Graff RE, Smith-Byrne K, Meyers TJ, Rashkin SR, Ziv E, Johansson M. Pan-cancer analysis demonstrates that integrating polygenic risk scores with modifiable risk factors improves risk prediction. Nature Communications, [2022 maio 11]. Disponível em: 2020;11(1):1–11. https://doi.org/10.1038/s41467-020-19600-4.

24. Desai H, Le A, Hausler R, Verma S, Verma A, Judy R, et al. Performance of polygenic risk scores for cancer prediction in an academic biobank. Journal of Clinical Oncology, 2020;38(15):1528. [2022 maio 11]. Disponível em: https://doi.org/10.1200/JCO.2020.38.15_suppl.1528.

25. Lambert SA, Abraham G, Inouye M. Towards clinical utility of polygenic risk scores. Hum Mol Genet. 2019;28(R2):R133-R142. doi: 10.1093/hmg/ddz187. PMID: 31363735.

26. Cohen JD, Li L, Wang Y, Thoburn C, Afsari B, Danilova L, et al. Detection and localization of surgically resectable cancers with a multi-analyte blood test. Science. 2018;359(6378):926-930. DOI: 10.1126/science.aar3247. Epub 2018 Jan 18. PMID: 29348365; PMCID: PMC6080308.

27. Kinde I, Wu J, Papadopoulos N, Kinzler KW, Vogelstein B. Detection and quantification of rare mutations with massively parallel sequencing. Proc Natl Acad Sci U S A. 2011;108(23):9530-5. DOI: 10.1073/pnas.1105422108. Epub 2011 May 17. PMID: 21586637; PMCID: PMC3111315.

28. Lennon AM, Buchanan AH, Kinde I, Warren A, Honushefsky A, Cohain AT, et al. Feasibility of blood testing combined with PET-CT to screen for cancer and guide intervention. Science. 2020;369(6499):eabb9601. doi: 10.1126/science.abb9601. Epub 2020 Apr 28. PMID: 32345712; PMCID: PMC7509949.

29. Liu MC, Oxnard GR, Klein EA, Swanton C, Seiden MV, Consortium C. Sensitive and speci fi c multi-cancer detection and localization using methylation signatures in cell-free DNA. 2020;31(6). https://doi.org/10.1016/j.annonc.2020.02.011.

30. Shen SY, Singhania R, Fehringer G, Chakravarthy A, Roehrl MHA, Chadwick D, et al. Sensitive tumour detection and classification using plasma cell-free DNA methylomes. Nature. 2018;563(7732):579-83. DOI: 10.1038/s41586-018-0703-0. Epub 2018 Nov 14. PMID: 30429608.

31. Phallen J, Sausen M, Adleff V, Leal A, Hruban C, White J, et al. Direct detection of early-stage cancers using circulating tumor DNA. Sci Transl Med. 2017;9(403):eaan2415. DOI: 10.1126/scitranslmed.aan2415. PMID: 28814544; PMCID: PMC6714979.

32. Phallen J, Sausen M, Adleff V, Leal A, Hruban C, White J, et al. Direct detection of early-stage cancers using circulating tumor DNA. Sci Transl Med. 2017;9(403):eaan2415. DOI: 10.1126/scitranslmed.aan2415. PMID: 28814544; PMCID: PMC6714979.

33. Cristiano S, Leal A, Phallen J, Fiksel J, Adleff V, Bruhm DC, et al. Genome-wide cell-free DNA fragmentation in patients with cancer. Nature. 2019;570(7761):385-389. DOI: 10.1038/s41586-019-1272-6. Epub 2019 May 29. PMID: 31142840; PMCID: PMC6774252.

# Colonoscopia

Gustavo Luis Rodela

Elisa Ryoka Baba

Eduardo Guimarães Hourneaux de Moura

## DESTAQUES

- A colonoscopia tem papel bem validado no rastreamento do câncer colorretal, podendo realizar o diagnóstico precoce da neoplasia e a remoção de lesões pré-malignas, através de polipectomia e mucosectomia.
- No manejo de neoplasias, além do rastreamento e do diagnóstico, a colonoscopia pode ser utilizada para dilatação de estendes, passagem de próteses e hemostasia endoscópica.
- Como complicações associadas ao preparo e ao procedimento, podem ocorrer sangramento, síndrome pós-polipectomia (com dor e distensão abdominal), alterações hidroeletrolíticas e perfuração intestinal, que é um evento raro.

## INTRODUÇÃO

A colonoscopia é utilizada tanto para diagnóstico como para fins terapêuticos de reto, cólon e porção distal do íleo terminal. O trajeto colorretal apresenta, em média, 150 cm de extensão, com diâmetro decrescente que varia desde 7,5 cm no ceco e até 2,5 cm no sigmoide. Em contrapartida, a espessura da parede é menor no ceco (1,5 mm) e maior no sigmoide (2,2 mm). O reto mede em média 12 cm a 15 cm, estendendo-se do canal anal até a transição retossigmoide.[1]

O procedimento é realizado com colonoscópio: sonda flexível cuja extremidade distal é controlada pelo médico executante por meio de manoplas no corpo do aparelho. Realiza-se a distensão da luz com auxílio de ar ambiente, gás carbônico ou água (a depender da técnica empregada) e, através de um canal de trabalho, é possível a introdução de pinças e dispositivos para intervenções diagnósticas e terapêuticas. O colonoscópio conecta-se à processadora de imagem, com visualização em tempo real por meio de um monitor (Figuras 73.1 e 73.2).

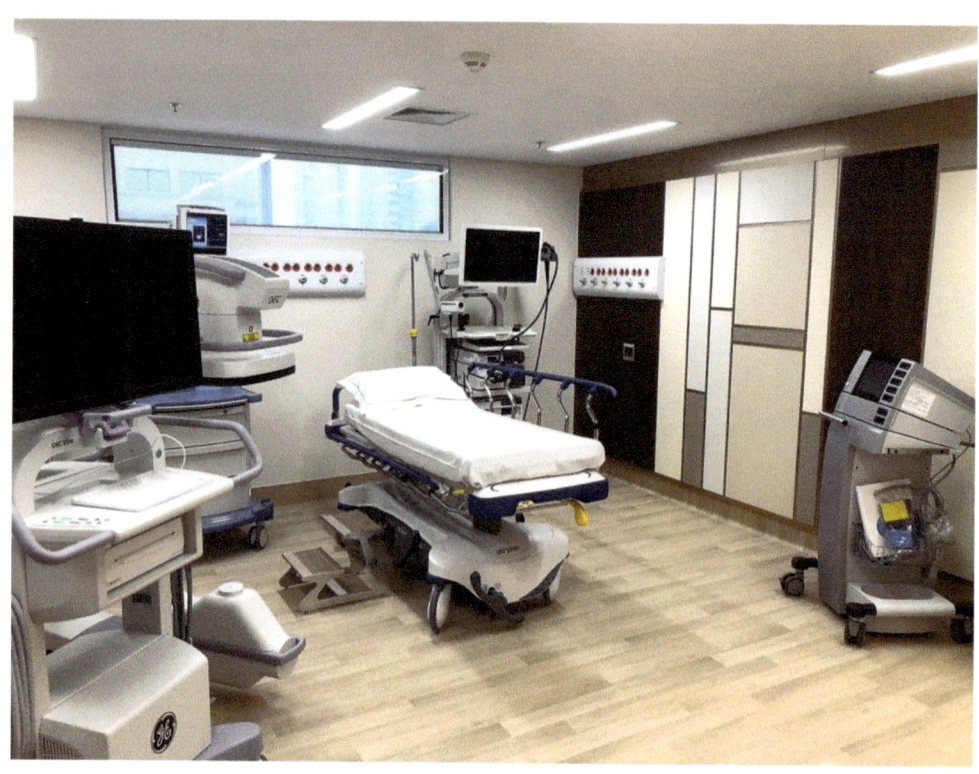

**FIGURA 73.1 –** Sala para procedimentos endoscópicos, incluindo torre de aparelhos, unidade de bisturi elétrico e arco de radioscopia para procedimentos avançados.

Fonte: Acervo da autoria.

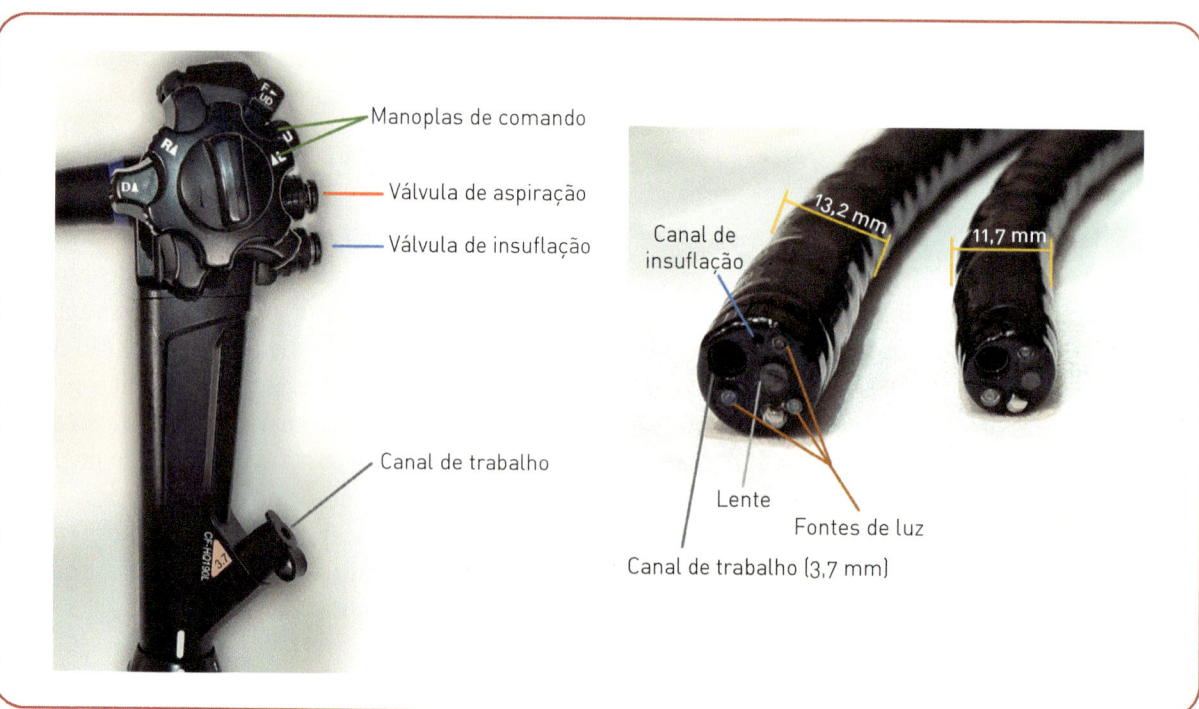

**FIGURA 73.2 –** Manopla de comando do aparelho e detalhes das extremidades distais do colonoscópio padrão (à esquerda) e pediátrico (à direita).

Fonte: Acervo da autoria.

A técnica para introdução do aparelho até o ceco consiste na progressão da ponta flexível sob visão endoscópica, sob sedação endovenosa em virtude de estímulos dolorosos associados à distensão da luz, à formação de alças e a eventuais manobras de palpação abdominal. Mudanças de decúbito podem ser necessárias nos exames com dificuldade técnica, como no caso de aderências pélvicas ou flexuras acentuadas.

## CRITÉRIO DE QUALIDADE DO EXAME COLONOSCÓPICO

Existem critérios objetivos preconizados pela American Society for Gastrointestinal Endoscopy (ASGE) e pela força-tarefa de qualidade em endoscopia do American College of Gastroenterology (ACG) que permitem reconhecer exame de alta qualidade:[2,3]

- Antes da colonoscopia: agendamentos com horários apropriados, instruções adequadas de preparo, sendo realizados história clínica e exame físico direcionados, com avaliação de riscos de sangramento e sedação. A indicação do exame deve seguir os intervalos de vigilância recomendados conforme fatores de risco para câncer colorretal (CCR). É essencial a obtenção de consentimento informado, com explicação detalhada dos riscos associados ao procedimento.
- No momento do exame: é necessária a visualização minuciosa de toda a mucosa colorretal, com preparo intestinal adequado para visualização de pólipos > 5 mm. O tempo de exame da mucosa colorretal durante a retirada do aparelho está diretamente relacionado à taxa de detecção de lesões colorretais e não deve ser inferior a 8 minutos conforme os critérios de qualidade atualmente recomendados. Todos os pólipos que não necessitem de habilidades endoscópicas especiais devem ser retirados e enviados para análise histopatológica.
- Após a colonoscopia: a documentação escrita e fotográfica deve ser imediata, com descrições completas e precisas dos achados. As condições de preparo devem ser informadas no laudo, preferencialmente de maneira objetiva – por exemplo, conforme a escala de Boston detalhada adiante. As amostras de tecido colhidas durante o exame devem ser documentadas, assim como os resultados anatomopatológicos. Finalmente, é importante haver sistema de rastreamento de eventuais complicações.

Como critérios adicionais, podemos incluir, ainda, a intubação rotineira do íleo após o aparelho atingir o ceco. A manobra de retrovisão em cólon ascendente deve ser realizada sempre que possível, na tentativa de identificar lesões ocultas ou de difícil visualização neste segmento.

Atenção especial é necessária para lesões ocultas entre pregas e bolsas semilunares, além de segmentos de visualização parcial à visão frontal, pois em 3% a 5% dos casos podem-se observar tumores sincrônicos colorretais,[4] Além das inúmeras pregas e bolsas semilunares, são considerados também pontos cegos do trajeto colorretal: flexuras hepática e esplênica; transições descendente/sigmoide e retossigmoideana; reto distal; e canal anal.

O reto distal e a região junto à linha pectínea devem ser examinados; se possível, com o colonoscópio em retrovisão, aproximando-se distalmente para dentro de alguns centímetros distais da linha pectínea. O colonoscópico em retrovisão é, então, girado 360 graus para visualizar toda a circunferência (Figura 73.3). Essa manobra é contraindicada em reto pouco distensível, como nos casos de retopatia actínica ou processos inflamatórios crônicos.

## PREPARAÇÃO PARA A COLONOSCOPIA

### Avaliação clínica

Tem como objetivo antever e evitar eventuais complicações e consequências nos quatro momentos principais que podem interferir na realização de colonoscopia com segurança e sucesso. Antes mesmo da solicitação do procedimento, é essencial o diagnóstico de eventuais pontos de obstrução ou suboclusão do trato gastrointestinal (TGI), como angulações decorrentes de aderências por cirurgias prévias, diverticulite aguda atual ou recente, ou suspeita clínica de neoplasias malignas parcialmente ou totalmente obstrutivas. Anatomia alterada por cirurgia do cólon, cirurgias abdominais e/ou pélvicas, presença de hérnias abdominais e colostomia também devem ser notificadas.

- Preparo intestinal (eventuais complicações e consequências: suboclusão intestinal, abdome agudo obstrutivo, quedas e preparo intestinal inadequado).
- Sedação endovenosa (eventuais complicações anestésicas): Na grande maioria das ocasiões, o exame colonoscópico é realizado sob sedação

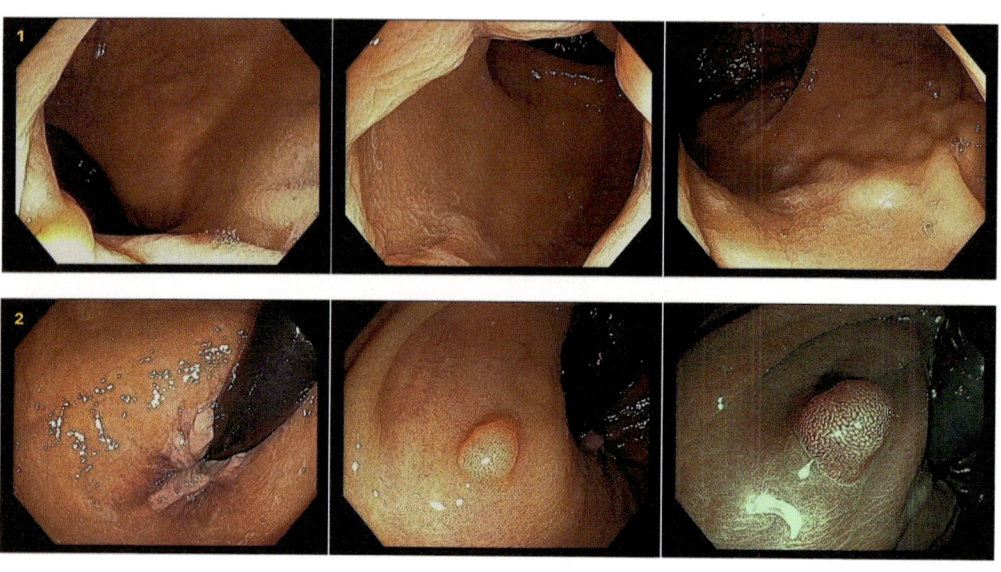

**FIGURA 73.3 –** Fotos endoscópicas de pólipo adenomatoso em reto distal, visualizado apenas após manobra completa de retrovisão. **(1)** Visão frontal. **(2)** Em retrovisão.

Fonte: Acervo da autoria.

endovenosa, com administração de agentes analgésicos, sedativos e/ou hipnóticos. A depender da dose empregada e das condições clínicas do paciente, a sedação endovenosa pode transitar desde simples e inócua ansiólise até sedação profunda, com limite tênue com a anestesia geral e evolução para apneia e alterações cardiovasculares. Uso crônico de medicamentos, como benzodiazepínicos ou narcóticos podem aumentar a tolerância do usuário aos efeitos da sedação.

Por esse motivo, é essencial a avaliação clínica pré-colonoscopia das comorbidades do paciente, com compreensão dos riscos anestésicos, cardiovasculares, respiratórios e metabólicos que possam incorrer em complicações de potencial gravidade. Importante verificar a existência de via aérea difícil e/ou história prévia de intubação difícil.

Em caso de comorbidades descompensadas (pacientes ASA3/4), o procedimento é, em geral, contraindicado, exceto na presença de urgência ou emergência.

• Durante e após ressecções endoscópicas e biópsias (eventuais complicações: sangramento imediato e tardio). Os médicos solicitante e executante devem, necessariamente, verificar medicações em uso que possam aumentar o risco de sangramentos relacionados a procedimentos. As diretrizes propostas pelo ASGE são recomendadas pela Sociedade Brasileira de Endoscopia (SOBED) e orientam detalhadamente o manejo de cada medicação anticoagulante e antiagregante plaquetária[5] (Tabela 73.1). A suspensão prévia de qualquer um desses medicamentos deve ser realizada pelo médico responsável pela prescrição original, sob risco de ocasionar intercorrências graves, como acidente vascular cerebral e infarto agudo do miocárdio.

A presença de cardiodesfibriladores e marca-passos implantados nos usuários podem exigir tratamento especial ou reprogramação pelo cardiologista responsável antes da aplicação do eletrocautério nas terapias endoscópicas.

| Tabela 73.1. Tempos de ação de anticoagulantes e antiagregantes plaquetários; a suspensão deve ser realizada apenas pelo médico responsável pelo paciente ||
|---|---|
| **DROGA** | **TEMPO DE AÇÃO** |
| **TIENOPIRIDINAS** | |
| Dipiridamol (Persantin®) | 2 a 3 dias |
| Clopidogrel (Plavix®) | 5 a 7 dias |
| Ticagrelor (Brilinta®) | 3 a 5 dias |
| Prasurgel (Effient®) | 5 a 7 dias |
| Ticlopidina (Ticlid®) | 10 a 24 dias |

Continua >>

>> Continuação

**Tabela 73.1. Tempos de ação de anticoagulantes e antiagregantes plaquetários; a suspensão deve ser realizada apenas pelo médico responsável pelo paciente**

| DROGA | TEMPO DE AÇÃO |
|---|---|
| **INIBIDORES DA GPIIBIIIA** | |
| Tirofiban (Aggrastat ®) | 1 a 2 segundos |
| Abciximab (ReoPro ®) | 24 horas |
| Eptifibatide (Integrilin®) | 4 horas |
| **DROGAS ANTICOAGULANTES** | |
| Warfarin (Coumadin®, Warfarin®) | 5 dias |
| Heparina não fracionada | Via endovenosa (EV): 2 a 6 horas |
| | Via subcutânea (SC): 12 a 24 horas |
| **HEPARINA DE BAIXO PESO MOLECULAR** | |
| Enoxaparina | 24 horas |
| Dalteparina (Fragmin®) | 24 horas |
| Fondaparinux (Arixta®) | 36 a 48 horas |
| **INIBIDORES DO FATOR XA** | |
| Rivaroxaban (Xarelto®) | ≥ 1 dia |
| | 3 a 4 dias se função renal alterada |
| Apixaban (Eliquis®) | 1 a 2 dias |
| | 3 a 4 dias se função renal alterada |
| **INIBIDORES DIRETOS DA TROMBINA** | |
| Dagigatran (Pradaxa®) | 2 a 3 dias |

Fonte: Acosta RD, Abraham NS, Chandrasekhara V, *et al.*, 2016.

## PREPARO INTESTINAL

### Paciente sem histórico de cirurgias colorretais

Inicia-se o preparo com ingesta de dieta sem resíduos no mínimo um dia antes do exame, acompanhada de medicamento laxativo via oral como bisacodil (laxante de ação local, com dose recomendada de duas drágeas pela manhã e duas drágeas à tarde), para início de remoção de fezes sólidas do trajeto colorretal. Pacientes constipados ou com dificuldade de preparo em exames anteriores devem iniciar a dieta sem resíduos três a cinco dias previamente ao procedimento, sempre acompanhada de medicamento laxativo de ação local (bisacodil ou outra medicação de preferência do paciente). Como dieta sem resíduos, entende-se toda ingesta sem quaisquer componentes não absorvidos pelo TGI, por exemplo, fibras vegetais, sementes, corantes e gorduras.

No dia do exame, o paciente deve ingerir apenas líquidos claros, como água de coco, sucos de fruta claros devidamente coados e bebidas isotônicas de cor clara. O consumo de água deve ser incentivado e liberado em até 4 horas previamente ao procedimento. Cinco a seis horas antes do procedimento, deve-se iniciar o preparo anterógrado com solução líquida hipertônica de escolha. Existem diversas combinações possíveis, a depender do protocolo de cada instituição, cada uma com suas vantagens e desvantagens teóricas e práticas (Quadro 73.1).

A solução ideal para preparo intestinal deve ter gosto tolerável pelo paciente, com menor volume e tempo de administração, além de causar menos eventos adversos e ter custo mais atraente. A solução resultante de 500 mL de manitol a 20% + 500 mL de suco de limão coado ou bebida isotônica + 2 frascos de 15 mL de simeticona (com ingestão de um copo a cada 10 a 15 minutos) parece ter a melhor relação entre custo e benefício na prática clínica, com tolerância aceitável (melhorada com administração de antieméticos e procinético), possibilidade de ingesta em até 60 a 120 minutos pela maioria dos pacientes, além do baixo custo.

É de extrema importância estimular a deambulação do paciente durante essa fase do preparo, aumentando, assim, os movimentos peristálticos e alcançando melhores resultados em menor tempo. Uma vez obtido o preparo adequado (evacuação de líquido claro levemente amarelado e transparente), o paciente está apto a realizar o procedimento, respeitando-se o tempo de jejum preconizado para sedação endovenosa (geralmente 4 horas para líquidos claros).

A principal complicação do preparo anterógrado são os distúrbios hidroeletrolíticos, mais frequentes em pacientes idosos e naqueles com predisposições, como idade avançada, insuficiência renal, que apresentam êmese importante e internados em unidades de terapia intensiva (UTI). Outras complicações são: náusea; vômito; síndrome de Mallory-Weiss; distensão abdominal; desconforto; e aspiração para via aérea.

### Quadro 73.1. Principais soluções para preparo anterógrado do cólon

| MEDICAÇÃO | VANTAGENS | DESVANTAGENS | POSOLOGIA PARA PREPARO INTESTINAL |
|---|---|---|---|
| Manitol | Custo baixo<br>Volume ingerido moderado<br>Curto tempo de preparo<br>Boa qualidade | Náuseas<br>Sabor doce<br>Risco teórico de explosão do ceco | 500 mL Manitol 20% + 500 mL suco de limão ou laranja coado, 1 copo a cada 10 minutos (início 5 a 6 horas antes do procedimento) |
| Muvinlax | Tolerância aumentada<br>Pouca alteração hidroeletrolítica<br>Boa qualidade | Custo alto<br>Tempo prolongado de preparo<br>Grande volume ingerido | 10 sachês em 1,5 L de água na véspera do exame; repetir dose 5 horas antes do exame |
| Lactulona | Curto preparo de tempo<br>Volume líquido moderado<br>Pouca contraindicação<br>Boa qualidade | Sabor doce | 120 mL Lactulona + água ou suco coado 1mil ml |
| Solução Fosfatada de Sódio | Custo Baixo<br>Volume baixo | Qualidade questionável<br>Sabor salgado<br>Contraindicado para nefropatas, hepatopatas e cardiopatas | 90 mL sol. fosfatada de sódio + água 90 mL |

Fonte: Desenvolvida pela autoria.

Situações especiais devem ser observadas para indicação de preparo anterógrado em ambiente hospitalar: idade avançada; índice de massa corporal (IMC) acima de 40, indivíduos constipados que apresentaram dificuldades ou intercorrências durante preparo intestinal em exames anteriores, aqueles com mobilidade reduzida (plegias), usuários de cardiodesfibrilador implantável e com risco de evolução para suboclusão intestinal. Nesses casos, o paciente e acompanhante devem ser informados sobre a eventual possibilidade de permanência no hospital por mais de um dia, até a obtenção de preparo adequado.

Nos preparos inadequados, pode ser necessária a complementação com administração retrógrada de soluções hipertônicas (enemas), como 300 mL de glicerina a 4%. A solução deve ser infundida via retal em <u>bólus</u>, nunca gota a gota, com orientação para o paciente tentar reter a evacuação o máximo possível.

### Pacientes com colostomias e ileostomias em alça desfuncionalizantes em cirurgias colorretais

Os pacientes com colostomias devem ser orientados a realizarem dieta sem resíduos e medicamento laxativo via oral nos dias anteriores ao exame. Em pacientes com colostomia terminal (cirurgia de Hartmann), a lavagem intestinal deve ser realizada com preparo anterógrado via oral e administração retrógrada de enemas no coto retal. Naqueles portadores de colostomia em alça, além do preparo anterógrado, também deve ser administrada solução líquida hipertônica prescrita pelo médico, pelo estoma distal com auxílio de sonda, até o esvaziamento do conteúdo fecal. Pode-se complementar com administração retrógrada de enemas, caso haja necessidade. Nos casos de ileostomia protetora em alça, não há necessidade de dieta e laxantes na véspera; o preparo deve ser feito exclusivamente via retrógrada, caso não seja possível identificar o estoma distal para administração de solução líquida hipertônica.

### Escala de Boston

A qualidade do preparo do cólon tem classificação endoscópica reprodutível e de fácil compreensão, que deve ser apontada pelo endoscopista sempre que possível, evitando-se o uso de termos subjetivos como preparo "ótimo" ou "regular". A escala de Boston divide o segmento colorretal em três segmentos – cólon direito; transverso; descendente e reto –, com nota de 1 a 3 por segmento, totalizando desde 3 (1+1+1) até 9 (3+3+3) (Figura 73.4).[6] Essa escala facilita a compreensão da real situação do preparo; valor ≤ 6 indica necessidade de realização de novo procedimento em período de 12 meses.[7]

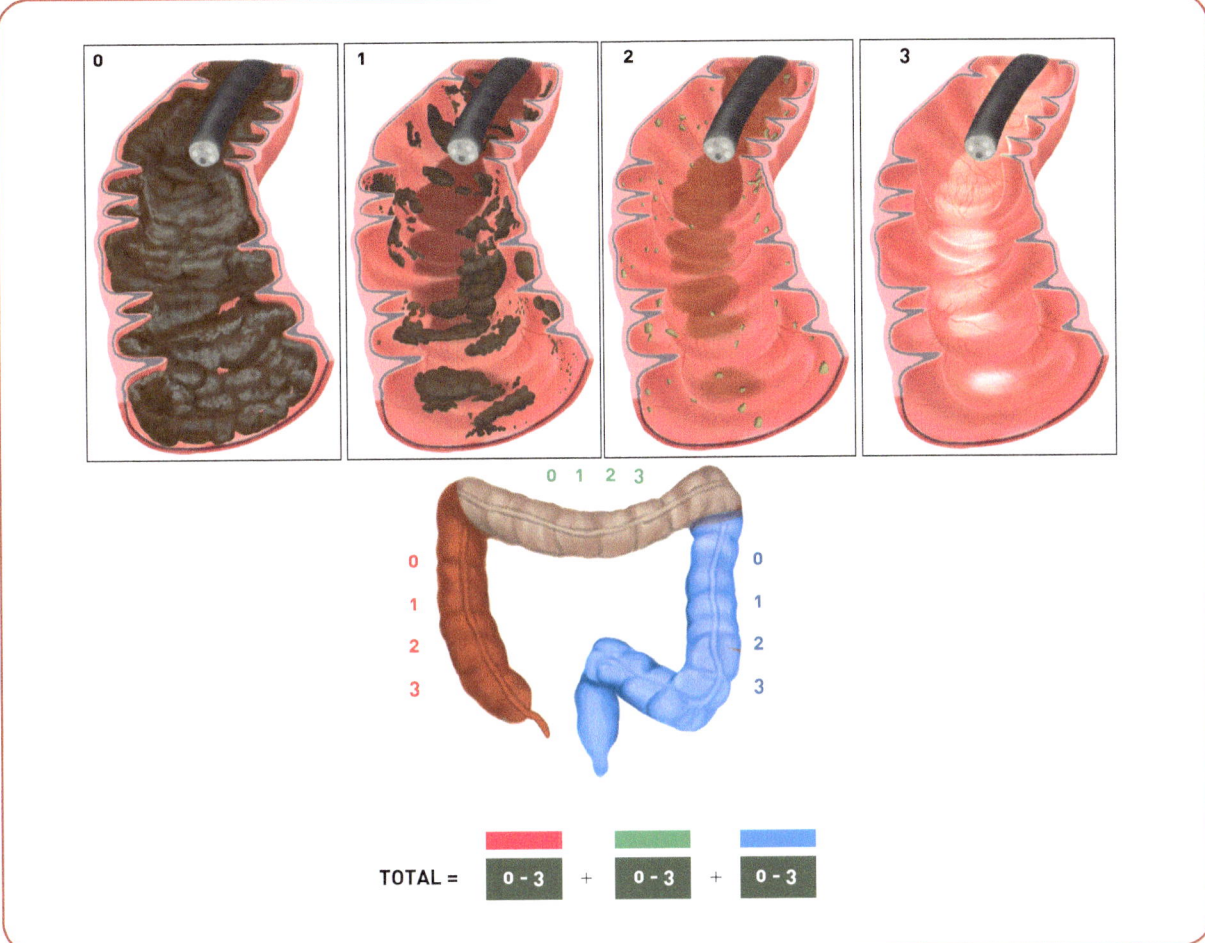

**FIGURA 73.4 –** Escala de Boston para preparo do cólon.
Fonte: Desenvolvida pela autoria.

### Profilaxia antibiótica na colonoscopia

O risco de endocardite infecciosa (EI) após a colonoscopia é desconhecido. Em virtude de escassas evidências, a American Heart Association (AHA)[8] e o ASGE[9] não consideram a colonoscopia procedimento que confere maior risco de EI.

### Consentimento informado

Documento obtido por meio de conversação entre colonoscopista e paciente, que fornece consentimento para a realização da colonoscopia após receber informações sobre a mesma. O colonoscopista deve permitir que o paciente verbalize suas preocupações e tenha as perguntas respondidas, sendo legalmente obrigado a revelar os riscos inerentes ao procedimento; já o paciente é responsável por divulgar quaisquer informações pessoais que possam influenciar o exame. O documento de consentimento informado deve enumerar os riscos e limitações importantes da colonoscopia, documentar

que a conversa foi realizada e que as perguntas do paciente foram respondidas, sendo assinado por ambas as partes e registrado no prontuário.[10]

## CONTRAINDICAÇÕES À COLONOSCOPIA[11]

A colonoscopia está contraindicada nas seguintes situações:
- O risco supera o benefício esperado;
- Recusa em assinar consentimento informado em procedimento sem urgência;
- Colite fulminante;
- Perfuração livre (detectada ou suspeita);
- Diverticulite aguda documentada.

## INDICAÇÕES DA COLONOSCOPIA[2]

As principais indicações diagnósticas da colonoscopia são:

Com sinais/sintomas presentes:

- Anormalidade na tomografia computadorizada, tomografia por emissão de pósitrons (PET), enema baritado, ressonância magnética, ou outros exames de imagem;
- Sangramento retal (evidente ou oculto);
- Sintomas gastrointestinais baixos;
- Dor abdominal/pélvica inexplicável;
- Anemia por deficiência de ferro, sem foco definido;
- Doença inflamatória intestinal;
- Diarreia de etiologia desconhecida, com avaliação do íleo terminal;
- Reestadiamento do cólon (avaliação pós-neoadjuvância ou antes da reconstrução de trânsito).

Rastreamento ou vigilância de câncer colorretal (CCR):

- Detecção precoce e prevenção do CCR (detalhadas em capítulo específico);
- Avaliação de câncer sincrônico ou metacrônico em pacientes com CCR;
- Vigilância após remoção de pólipo/neoplasia;
- Vigilância em retocolite ulcerativa intestinal (RCUI) ou doença de Crohn; e
- Colite idiopática: determinação da extensão/atividade/resposta à terapia.

Indicações terapêuticas:

- Localização intraoperatória de lesão não aparente na cirurgia;
- Ressecção endoscópica de pólipos colorretais;
- Remoção de corpo estranho;
- Tratamento de sangramento colorretal agudo ou crônico;
- Descompressão de pseudo-obstrução cólica (síndrome de Ogilvie);
- Descompressão de volvo de sigmoide;
  - Dilatação/colocação de prótese em estenose colorretal sintomática:
    - Benigna;
    - Maligna;
- Marcação (tatuagem) do local da lesão antes de ressecção cirúrgica;
- Terapia com vácuo para fístulas e deiscências pós-cirúrgicas;
- Endocardite infecciosa por estreptococos do grupo D (complexo de *Streptococcus bovis/Streptococcus equinus*) decorrente de sua associação com neoplasia do cólon.

## IMPORTÂNCIA DA COLONOSCOPIA PARA O ONCOLOGISTA

Para o médico oncologista, é possível dividir as indicações da colonoscopia em três grandes grupos: pacientes em rastreamento de CCR; pacientes com diagnóstico de CCR avançado; e tratamento endoscópico das complicações clinicocirúrgicas em pacientes oncológicos em geral.

### Pacientes em rastreamento de CCR

- Pacientes sintomáticos: torna-se necessária a investigação colonoscópica em situações que sugiram a presença de CCR avançado, como: mudança do hábito intestinal; afilamento de fezes; dor abdominal; emagrecimento; sangramentos intestinais; anemia; diagnóstico de lesões secundárias em exames de imagem.
- Pacientes assintomáticos: o papel da colonoscopia no rastreamento de CCR nesses pacientes é direcionado principalmente para detecção e ressecção de lesões pré-malignas, como adenomas clássicos e adenomas sésseis serrilhados (SSA/P, do inglês *sessile serrated polyp/adenoma*), detalhados em capítulo específico.

### Paciente com CCR avançado

É imprescindível a descrição endoscópica detalhada da lesão, com dados sobre topografia, tamanho e extensão aproximada, possibilidade de transposição pelo aparelho (fornecendo o seu calibre) e aspecto da mucosa colorretal adjacente. Várias biópsias devem ser retiradas de diferentes partes do tumor, principalmente de locais com aspecto infiltrativo e endurecido, a fim de minimizar o erro de amostragem (p. ex., áreas de componente adenomatoso benigno adjacente).

A menos que a lesão esteja indiscutivelmente localizada nas porções distais ou proximais do colorreto (a 10 cm da borda anal ou do ceco), ou em estádios muito avançados, o ideal é marcar permanentemente o local com injeção submucosa de tinta da China ("tatuagem"), nos 3 cm distais à lesão, em três pontos distintos, como método de auxílio ao cirurgião oncológico.[12]

Em caso de obstrução intestinal parcial, o restante do cólon pode ser avaliado com colonoscópio pediátrico ou gastroscópio. É importante visualizar o cólon proximal à lesão para excluir câncer sincrônico; se isso não for possível, a colonoscopia virtual por tomografia computadorizada deve ser considerada.[13] Em geral, os pólipos sincrônicos devem ser removidos, a menos que sejam adjacentes ao câncer, com ressecção em conjunto na cirurgia. Se os pólipos não forem ressecados na colonoscopia, suas localizações devem ser relatadas ao cirurgião, com documentação fotográfica detalhada.

## Tratamento endoscópico das complicações clinicocirúrgicas em pacientes oncológicos em geral

As complicações mais comuns são:
- Hemorragias;
- Estenoses de anastomoses e lesões obstrutivas benignas;
- Estenoses malignas;
- Deiscência e vazamentos anastomótico;
- Fístulas.

### Dilatação de anastomoses intestinais e lesões obstrutivas benignas

Pode ocorrer estenose de anastomose ileocólica, colocólica e colorretal em até 30% dos casos, com aumento da morbimortalidade dos pacientes, incluindo reoperação de emergência e hospitalização prolongada. Geralmente é curta e apresenta boa resposta à dilatação com balão, com taxas de perfuração < 1%.

O uso de próteses no manejo da obstrução cólica benigna permanece controverso. Na maioria dos centros, sua colocação em estenose benigna é reservada para pacientes nos quais a intervenção cirúrgica é contraindicada, ou como "ponte" para cirurgia. As taxas de migração da prótese são maiores do que na obstrução maligna. Em alguns estudos, a dilatação da estenose de anastomose com balão pode ser complementada com estenotomia endoscópica por meio de incisões precisas com bisturi elétrico.[14]

### Próteses metálicas autoexpansíveis para lesões obstrutivas malignas

Surgiram como abordagem importante da obstrução maligna do cólon. Com o uso de sistema de liberação com diâmetro estreito, ela é posicionada através da obstrução maligna sob orientação visual direta e/ou fluoroscópica; em seguida, a bainha externa é removida, e a prótese expande-se graças à sua "memória". A presença de "cintura" à fluoroscopia confirma o posicionamento preciso (Figura 73.5).

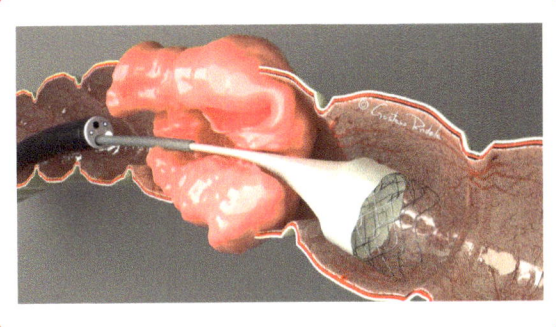

**FIGURA 73.5 –** Esquema demonstrando a liberação de prótese metálica autoexpansível.
Fonte: Acervo da autoria.

## INDICAÇÕES

- Paliação de CCR não passível de tratamento cirúrgico;
- Como manobra pré-cirúrgica, no intuito de evitar procedimento emergencial em duas etapas, permitindo a melhoria do quadro clínico e para o estadiamento pré-operatório, incluindo colonoscopia;
- Conduta em alguns pacientes com tumores pélvicos extracólicos (p. ex., ginecológicos)

## CONTRAINDICAÇÕES

- Quando há sinais de toxicidade sistêmica por obstrução intestinal completa. Nesses casos, a cirurgia de emergência é recomendada, pois são sugestivos de progressão para isquemia e/ou perfuração;
- Pacientes com abscesso intra-abdominal e com coagulopatia persistente;[15]
- Lesões retais distais (isto é, nos 5 cm da borda anal). Nesses locais, a prótese pode induzir dor intensa, tenesmo e sangramento retal. No entanto, alguns pacientes que desejam evitar colostomia, podem ser submetidos à colocação de prótese em reto baixo, com boa tolerância;
- Pacientes em terapia adjuvante. Altas taxas de perfuração foram relatadas em pacientes que receberam o agente antiangiogênico bevacizumabe. Além do risco de perfuração, muitos pacientes respondem à quimioterapia com aumento do diâmetro intraluminal e, portanto, podem não necessitar de colocação de prótese.[16]

## Colopatia e proctopatia por radiação

São frequentemente encontradas no reto de homens que foram submetidos à radiação de feixe externo ou braquiterapia para câncer de próstata ou no cólon sigmoide distal de mulheres, após tratamento radioterápico para câncer de colo uterino. O achado colonoscópico característico é a profusão de vasos sanguíneos ectásicos, friáveis, frequentemente em meio à mucosa atrófica. O sintoma mais comum é sangramento anal, podendo, em raros casos, evoluir para inflamação crônica, ulceração e estenose (com dor, tenesmo e incontinência). O tratamento de 1ª linha é a coagulação superficial com plasma de argônio (APC), havendo necessidade frequente de várias sessões.[17] É necessário cuidado especial para evitar a pulverização do argônio muito próxima à linha denteada em virtude da presença de receptores sensoriais cutâneos para dor.

### Síndrome de Ogilvie

Os fatores predisponentes comuns à pseudo-obstrução cólica aguda (síndrome de Ogilvie) são:

- Idade avançada;
- Doença comórbida crítica;
- Período pós-operatório;
- Tumor intra-abdominal ou retroperitoneal;
- Uso crônico de antidepressivos tricíclicos, agentes antiparkinsonianos e analgésicos narcóticos.

Caracteriza-se pela dilatação aguda do cólon na ausência de lesão anatômica que possa causar obstrução do fluxo do conteúdo intestinal; acredita-se que o quadro seja resultado do desequilíbrio no tônus do sistema nervoso autônomo.

Pode ser agudo, surgindo ao longo de vários dias, ou crônico. A distensão abdominal, em geral, ocorre gradualmente ao longo de 3 a 7 dias, mas pode se desenvolver rapidamente em 24 a 48 horas. Os pacientes também podem ter náuseas, vômitos, dor abdominal, constipação e, paradoxalmente, diarreia. As radiografias abdominais simples mostram haustrações preservadas em cólon dilatado, geralmente do ceco à flexura esplênica e, ocasionalmente, até o reto. A maior preocupação é a perfuração cecal secundária à dilatação progressiva e consequente isquemia transmural, com taxas de mortalidade de até 40%. Dado o risco de isquemia cólica e perfuração, pacientes com pseudo-obstrução cólica aguda devem ser monitorizados com exames físicos seriados e radiografias simples do abdome a cada 12 a 24 horas, para avaliar o diâmetro do cólon.

O manejo inicial da pseudo-obstrução cólica aguda é geralmente conservador em pacientes sem dor abdominal significativa, distensão cólica extrema (> 12 cm) ou sinais de peritonite e naqueles que têm um ou mais fatores potenciais reversíveis.

A neostigmina, inibidora da acetilcolinesterase, é indicada em pacientes com pseudo-obstrução cólica aguda e diâmetro cecal > 12 cm ou em pacientes que falham em 48 a 72 horas de terapia conservadora. Devem ser administrados 2 mg por via intravenosa (IV) lentamente, durante 5 minutos, com monitoramento contínuo dos sinais vitais com eletrocardiograma (ECG) por 30 minutos e avaliação clínica contínua por 15 a 30 minutos.

Em pacientes nos quais há falha ou contraindicações à neostigmina, e na ausência de sinais de peritonite, está indicada a tentativa de descompressão colonoscópica. Trata-se de procedimento tecnicamente desafiador que consiste na progressão cuidadosa do aparelho até o cólon ascendente, em meio a fezes líquidas (pela impossibilidade de preparo), e com formação de grandes alças em decorrência da dilatação e da redundância do cólon, sendo necessária atenção especial à viabilidade das alças intestinais.[18]

Reserva-se a descompressão cirúrgica para pacientes que não respondem após terapia endoscópica e farmacológica, ou têm evidência de perfuração ou peritonite.[19]

### Colostomia percutânea

Deve ser reservada para pacientes que têm falha terapêutica após descompressão endoscópica das obstruções cólicas de origem funcional (síndrome de Ogilvie) ou mecânica (volvos), e que não sejam candidatos à cirurgia.

O volvo agudo, resultante da torção de segmento cólico redundante ao longo de seu eixo mesentérico, ocorre mais frequentemente no cólon sigmoide ou ceco. Os fatores de risco para o volvo de sigmoide incluem alterações anatômicas (cólon longo e redundante, com base estreita na raiz mesentérica), constipação, diabetes, doenças psiquiátricas, dismotilidade cólica e cirurgia abdominal. O uso de técnicas endoscópicas avançadas percutâneas como colostomia e sigmoidopexia é reservado para pacientes selecionados que não são candidatos à cirurgia e que tiveram episódios repetidos (dois ou mais) de volvo. Esses procedimentos fixam o cólon sigmoide à parede abdominal anterior, restringindo sua mobilidade e evitando outros quadros de repetição. No entanto, ambas as técnicas estão associadas à alta incidência de complicações.[20]

O volvo do ceco envolve íleo terminal e cólon direito proximal. No momento da cirurgia, os pacientes sem comprometimento intestinal devem ter, antes de tudo, o volvo distorcido. Em pacientes hemodinamicamente estáveis, a distorção endoscópica, com frequência, é seguida de ressecção ileocecal ou colectomia direita. Em pacientes instáveis, a cecopexia (sutura do ceco à parede abdominal) com ou sem a colocação de tubo de cecostomia pode ser realizada no lugar de ressecção.[21]

Entretanto, estes procedimentos endoscópicos são invasivos e sérios eventos adversos foram observados, incluindo infecção da ferida, sangramento ou formação de hematoma, perfuração, granuloma e *buried bumper syndrome* (oclusão progressiva do orifício interno do anteparo pela mucosa cólica).[18]

### Terapia endoluminal a vácuo em deiscências/fístulas de anastomoses colorretais

A deiscência/fístula de anastomose colorretal é complicação séria e temida após cirurgia oncológica, sendo a principal causa de morbidade, intervenções adicionais, hospitalização e mortalidade pós-operatória. Afeta desfavoravelmente os resultados oncológicos e funcionais, incluindo taxa de ostomia permanente superior à desejada.

O princípio da terapia endoluminal a vácuo é a sucção e drenagem contínuas, ou intermitentes, por meio de esponja de poliuretano de célula aberta, colocada endoscopicamente sobre ou dentro da fístula/cavidade, com aplicação de pressão negativa controlada. É tratamento promissor e minimamente invasivo. O mecanismo preciso da aceleração do fechamento ainda não está bem esclarecido. Pode, no entanto, ser atribuído à remoção de fluidos, redução do edema e aumento da perfusão sanguínea local, que, por sua vez, reduzem a colonização bacteriana e estimulam o crescimento do tecido de granulação. Segundo revisão sistemática recente, apresenta taxa média de sucesso de 85%, com redução significativa da necessidade de cirurgia adicional.[22]

### ASPECTOS PRÁTICOS DO DIAGNÓSTICO DAS LESÕES COLORRETAIS

Na detecção endoscópica de lesão pré-maligna colorretal, antes dos procedimentos de ressecção, é de suma importância a identificação de achados sugestivos de malignidade, tanto superficial (restrita à mucosa), como profunda (com invasão da camada submucosa).

A relevância da invasão submucosa deve-se à correlação linear entre profundidade de acometimento tumoral e probabilidade de metástases linfonodais[23-25] (Figura 73.6). Ademais, entre todos

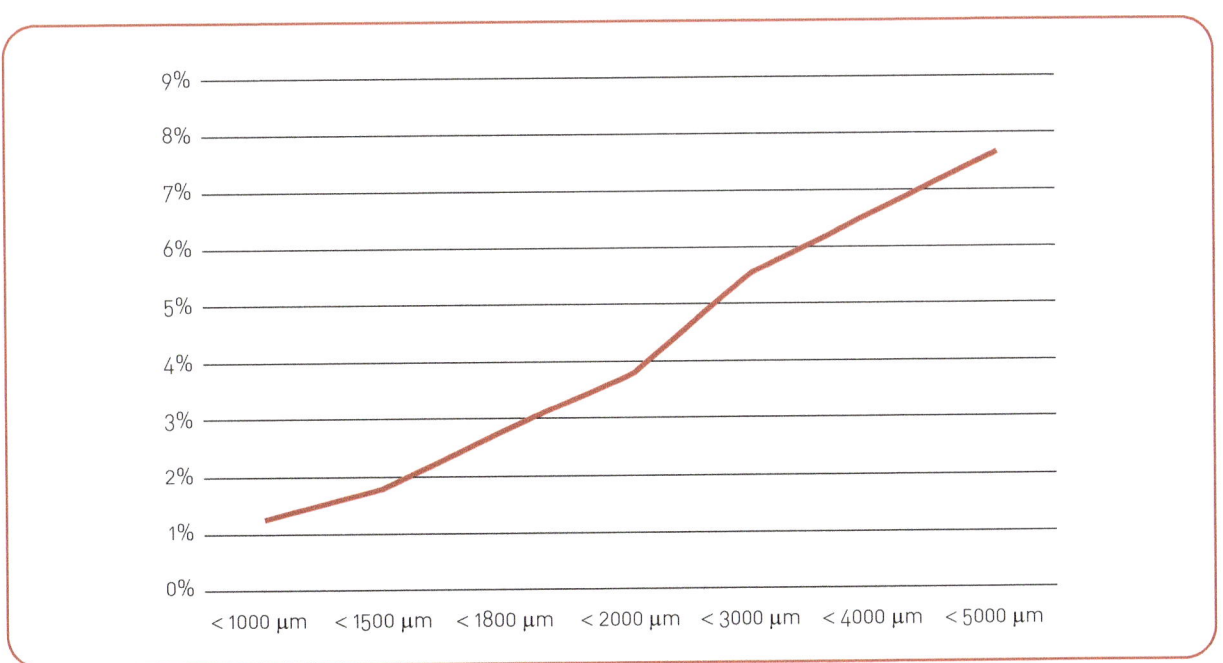

**FIGURA 73.6 –** Taxa de metástase linfonodal e profundidade de invasão tumoral em série de 499 casos ressecados por endoscopia e cirurgia, publicada por Nakadoi *et al*.[25]

Fonte: Adaptada de Nakadoi K, Tanaka S, Kanao H, *et al*. 2012.

os fatores histopatológicos que determinam necessidade de complementação pós-ressecção com cirurgia e linfadenectomia do segmento acometido (como profundidade de invasão, invasão neurovascular, subtipo indiferenciado e grau elevado de brotamento tumoral), a profundidade de invasão é o único que pode ser inferido no momento da colonoscopia podendo, antes mesmo do diagnóstico anatomopatológico, ser determinante da escolha da técnica de tratamento a ser utilizada – endoscópica ou cirúrgica[24](Figura 73.7).

Existem diversas classificações endoscópicas que auxiliam a estimar a probabilidade de presença de neoplasia maligna e a profundidade de invasão neoplásica das lesões colorretais. Entre estas, as mais utilizadas são:

- Classificação de Paris:[26] divide as lesões superficiais (tipo 0, em contraposição aos tipos 1, 2 e 3 da classificação clássica de Borrmann para neoplasias avançadas) em lesões elevadas (0-I); lesões planoelevadas (0-II); e lesões ulceradas (0-III) (Figura 73.8).

Entre os diversos subtipos, o que apresenta maior agressividade é o plano-deprimido (0-IIC), apresentando cerca de 90% de taxa de invasão submucosa nas lesões maiores que 16 mm (Figura 73.9).

- Lateral spreading tumor:[27] denominação dada às lesões de crescimento lateral (LST, do inglês *lateral spreading tumors*), que apresentam aspecto planoelevado maiores que 10 mm (Figura 73.10). Apresentam comportamento diferente de acordo com sua morfologia (granulares e não granulares), apresentando correlação direta com taxa de invasão submucosa, conforme o subtipo e o tamanho observados. As lesões com maior taxa de invasão submucosa são aquelas não granulares do subtipo pseudodeprimido, variando desde 12,5% nas lesões menores que 2 cm, até 83,3% nas lesões maiores que 3 cm.

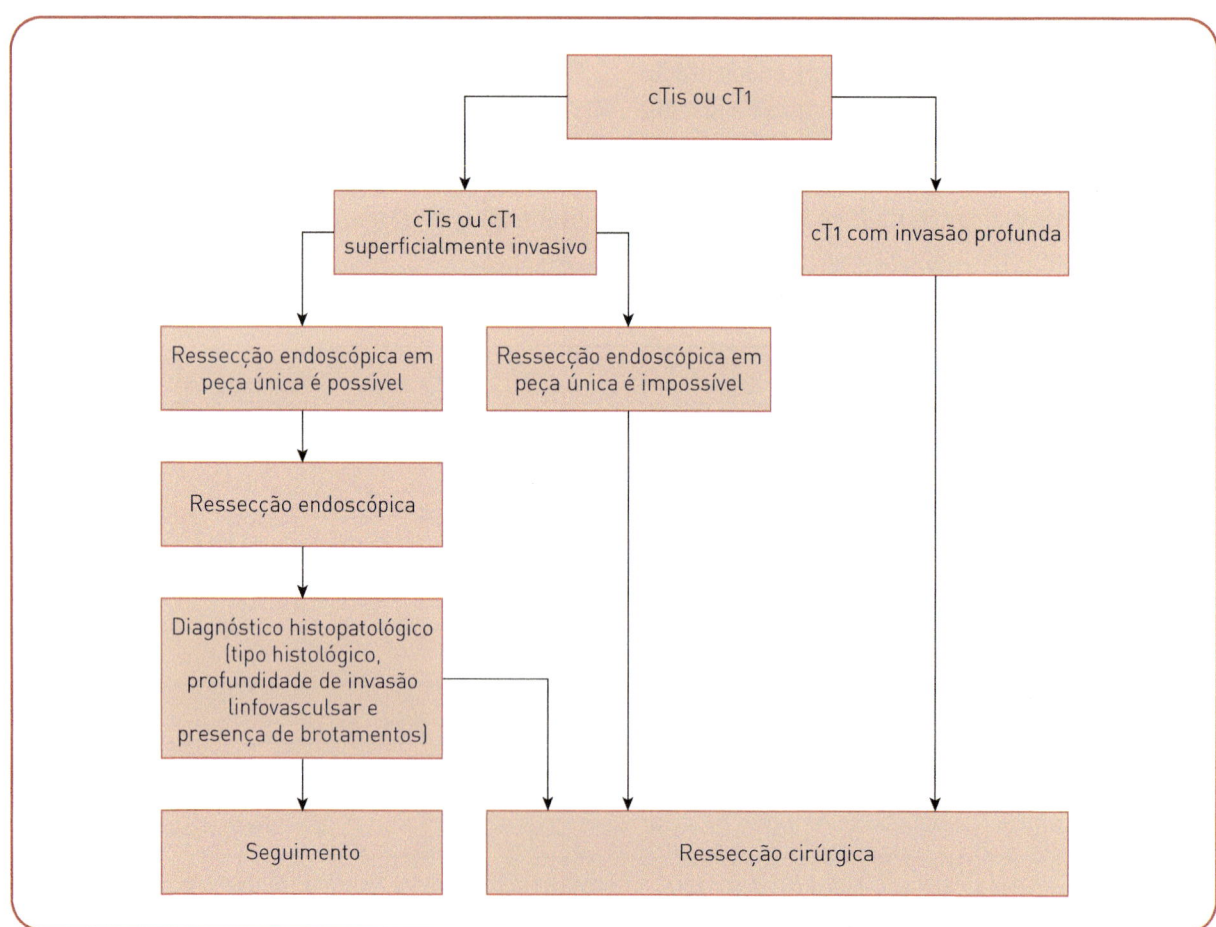

**FIGURA 73.7 –** Identificação de invasão submucosa profunda como determinante da escolha do tratamento.

cTis: câncer *in situ*; cT1: câncer com invasão até submucosa.

Fonte: Adaptada de Diretrizes da Sociedade Japonesa de Câncer Colorretal.[24]

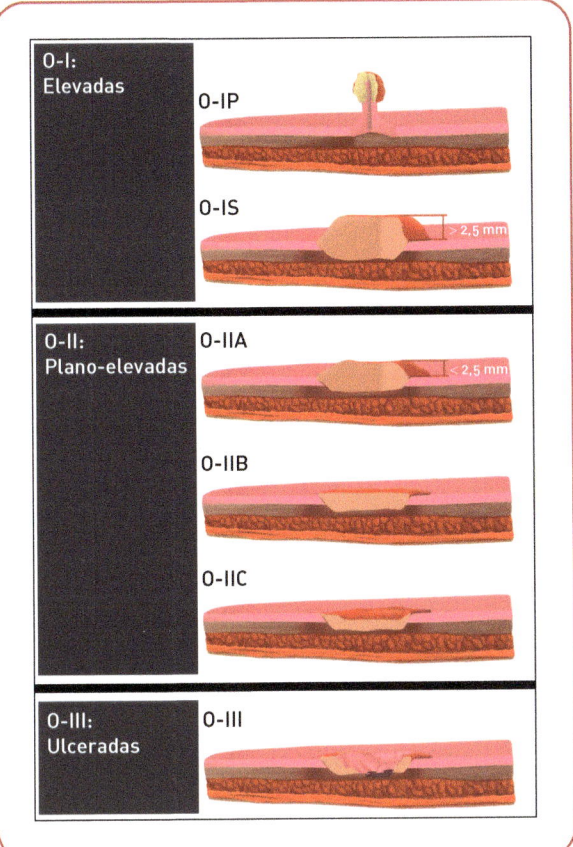

**FIGURA 73.8 –** Classificação de Paris para lesões colorretais. 0-IP, Pediculadas. 0-IS, Sésseis. 0-IIA, Plano-elevadas. 0-IIB, Planas; 0-IIC, Plano-deprimidas. 0-III, Ulceradas (raramente encontradas em cólon).

Fonte: Desenvolvida pela autoria.

- **Classificação de Kudo:**[28] a classificação de padrões de cripta de Kudo utiliza a magnificação óptica associada à aplicação de corante de superfície índigo-carmim (0,2% a 0,4%) para realçar o relevo superficial das lesões. Originalmente, divide as lesões em cinco subtipos, sendo I e II não neoplásicos. Entre os subtipos neoplásicos, $V_n$ corresponde à invasão profunda da camada submucosa e indica tratamento cirúrgico. Modificação relevante foi introduzida por Kimura *et al.*, em 2012,[29] que introduziu o novo subtipo II-O, correspondente ao adenoma séssil serrilhado (SSP/A), que deve ser manejado como lesão neoplásica superficial (Figura 73.11).

- **Classificação JNET:**[30] Do inglês Japan NBI Expert Team, essa classificação utiliza a magnificação óptica associada à cromoscopia digital de *narrow-band imaging* (Olympus Corporation, Tóquio, Japão), para categorizar o padrão microvascular das lesões colorretais (Figura 73.12). Entre estas, o tipo 3 é o que corresponde à invasão profunda da camada submucosa, sendo indicação de tratamento cirúrgico.

- **Biópsias óticas:** nos últimos anos, houve grande desenvolvimento da aquisição de imagens histológicas virtuais em tempo real e de maneira minimamente invasiva: são as chamadas biópsias

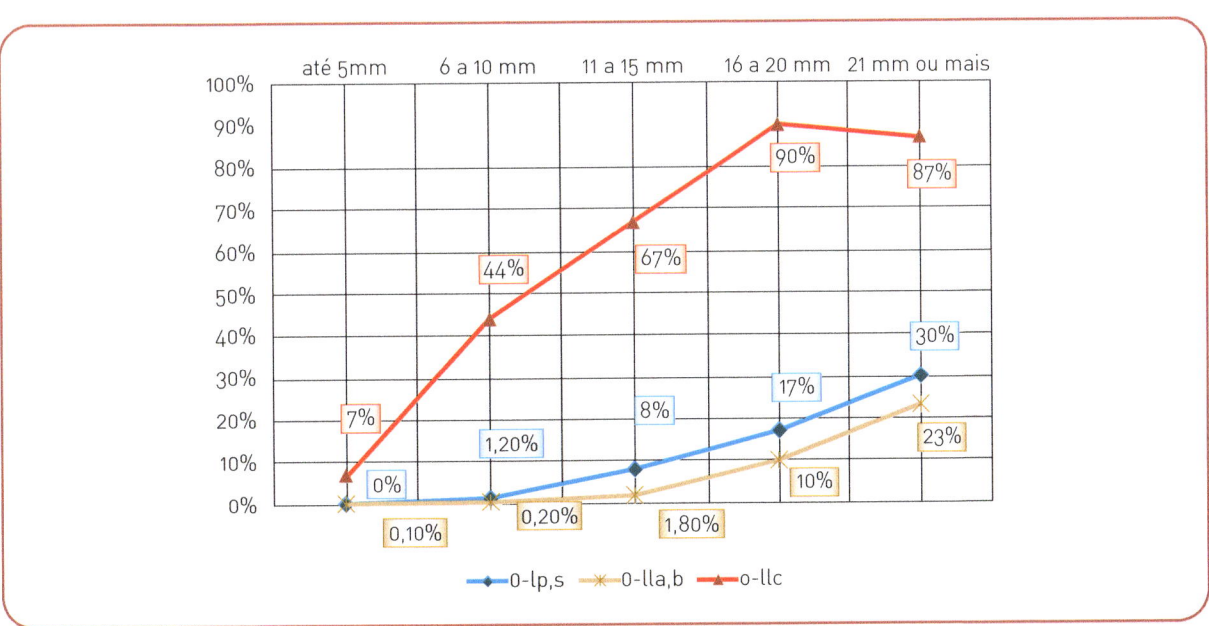

**FIGURA 73.9 –** Classificação de Paris e tamanho da lesão, e correlação com probabilidade de invasão submucosa em série de 19.560 lesões.[26]

Fonte: Adaptada de The Paris endoscopic classification of superficial neoplastic lesions: esophagus, stomach, and colon. Gastrointest Endosc. 2003.

ópticas. A partir de dispositivos tecnologicamente avançados como endocitoscopia e endomicroscopia confocal a *laser* com sonda (pCLE, do inglês *probe--based confocal laser endomicroscopy*), é possível obter cortes histológicos digitais diretamente dos tecidos *in vivo*. Enquanto a endocitoscopia permite imagens ultramagnificadas de células e núcleos da camada superficial, o pCLE não só é capaz de observar a superfície epitelial, mas também tem a vantagem de mapear a mucosa mais profunda para estudo de capilares e de suas alterações neovasculares, sendo esta última critério importante para diagnóstico de lesões inflamatórias e neoplásicas (Figura 73.13).

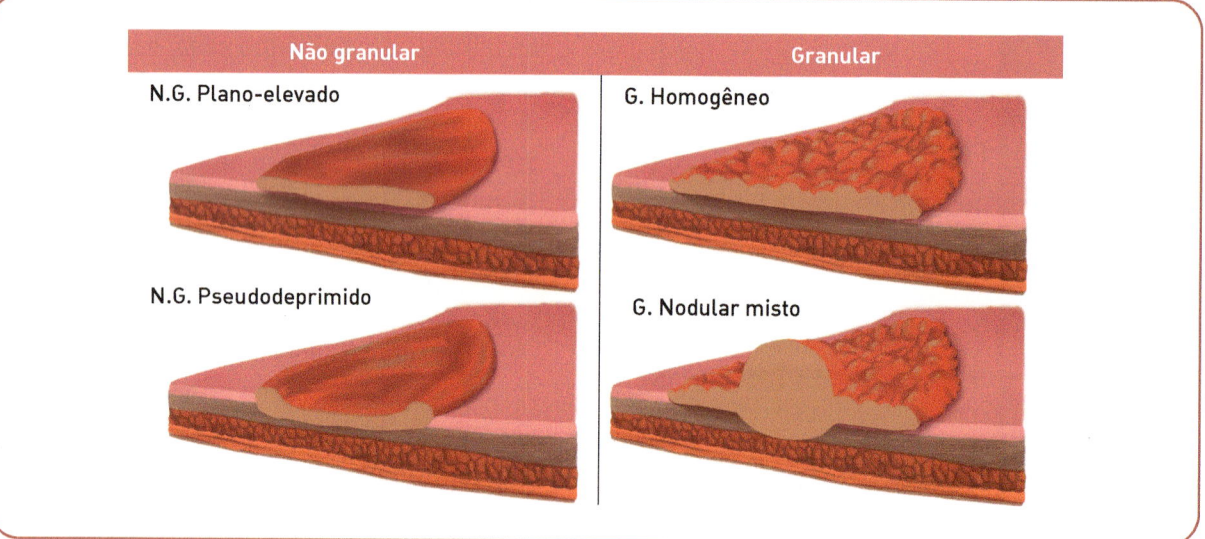

**FIGURA 73.10 –** Classificação das lesões de crescimento lateral (LST).
Fonte: Acervo de Gustavo Luís Rodela Silva.

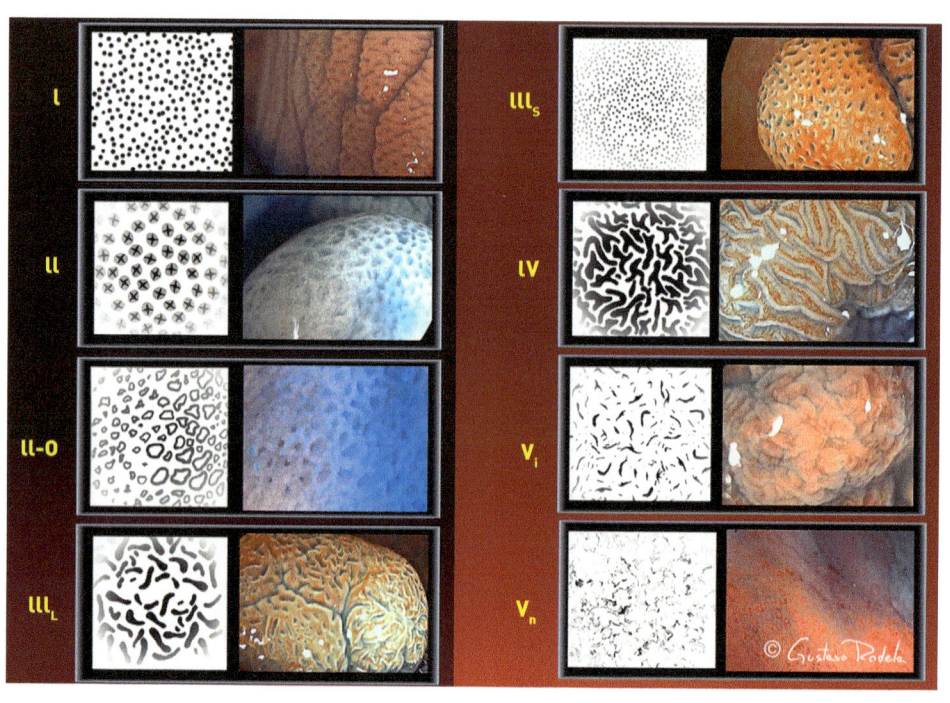

**FIGURA 73.11 –** Classificação modificada do padrão de criptas de Kudo.
Fonte: Adaptada de Kimura T, *et al.*

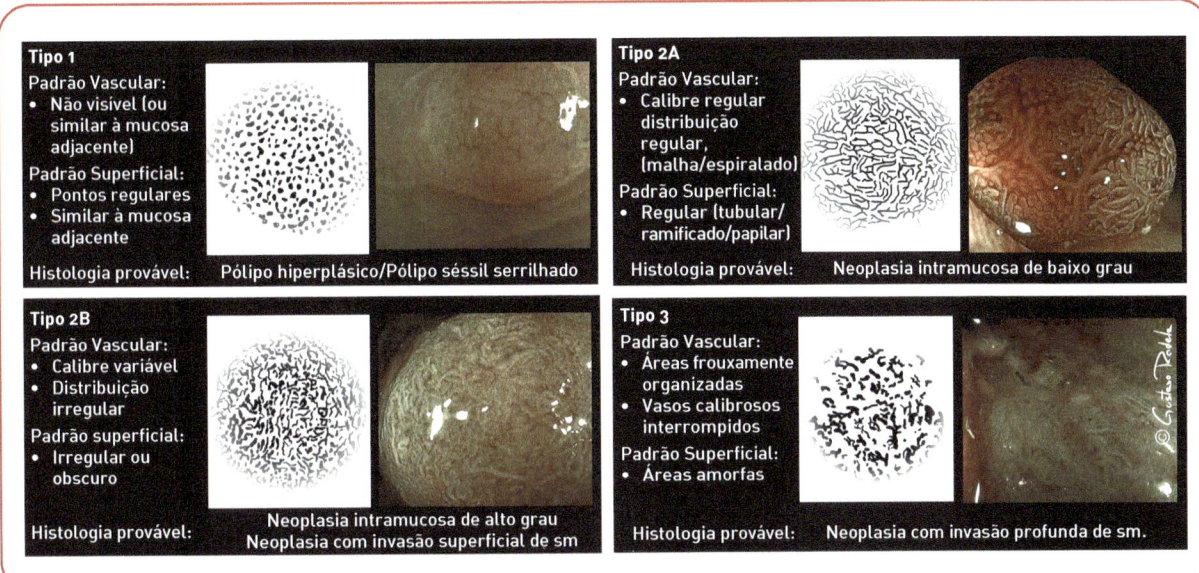

**FIGURA 73.12 –** Classificação JNET.
Fonte: Adaptada de Sano Y, *et al.*

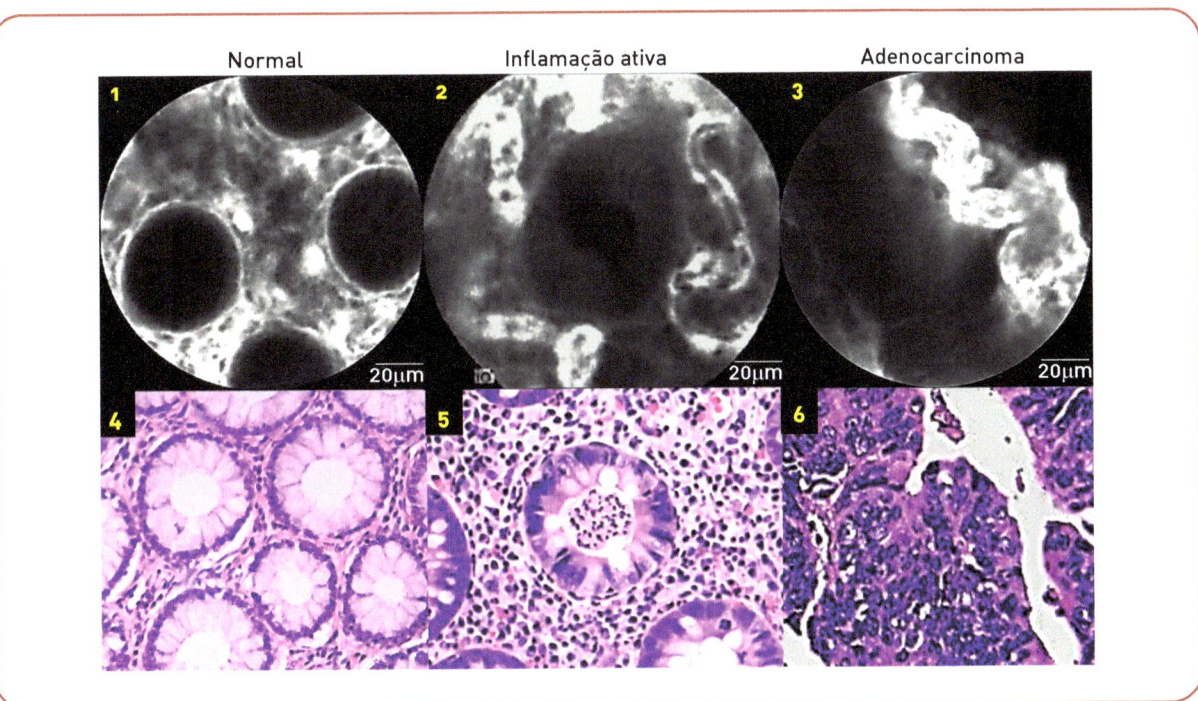

**FIGURA 73.13 –** (1, 2, 3) Imagens de endomicroscopia confocal (com seus achados histopatológicos correspondentes (4, 5, 6). (1 4). Mucosa cólica normal (com glândulas e vasos preservados). (2, 5) Inflamação ativa em retocolite (glândulas deformadas, vasos congestos e expansão da lâmina própria por processo inflamatório crônico). (3, 6). Adenocarcinoma tubular de cólon (glândula neoplásica à esquerda e neoformação vascular maligna à direita).
Fonte: Acervo da autoria.

O pCLE apresenta potencial de transformar consideravelmente o papel das biópsias endoscópicas convencionais, visto que permite estudo instantâneo e aprimorado de detalhes celulares e subcelulares, teciduais e de microvascularização, com ultamagnificação aproximada de 1 mil vezes, além do privilégio de estar em seu ambiente natural, virtualmente livres de artefatos histotécnicos por fixação, corte ou coloração.[31] Isso é possível graças à utilização intravenosa de agente fluorescente de contraste sistêmico (fluoresceína sódica). O pCLE emprega sonda confocal flexível de diâmetros variados, por onde percorre o feixe de *laser*, com vantagem e praticidade de a sonda ser introduzida nos canais de trabalho dos endoscópios (Figura 73.14). Cada sonda contém microscópio de varredura confocal integrado, que faz varredura sequencial com auxílio de mais de 10 mil fibras óticas.

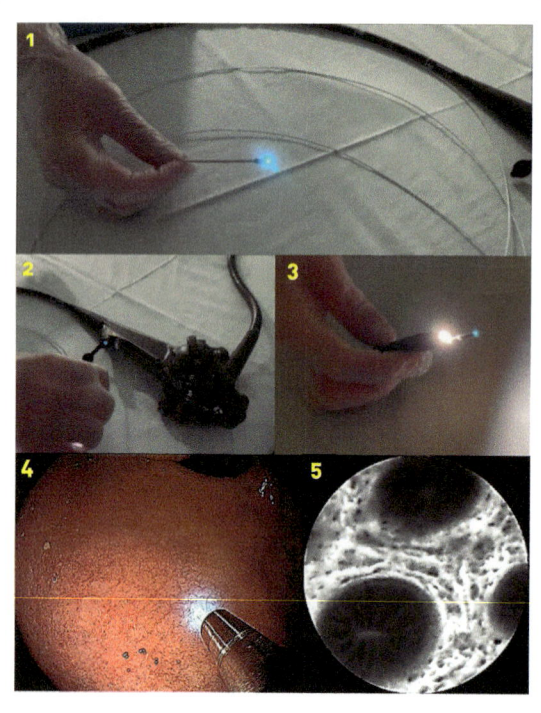

**FIGURA 73.14 –** Endomicroscopia confocal a *laser* com probe. (1, 2, 3) Introdução da sonda pelo canal de trabalho do endoscópio. (4) Aproximação da sonda na mucosa colorretal. (5) Aquisição das imagens histológicas *in vivo* e em tempo real das glândulas (em preto) e lâmina própria (em tons de cinza e branco). Fonte: Acervo da autoria.

Tendências futuras promissoras incluem a possibilidade de utilizar sondas moleculares de alta afinidade com marcador celular, conjugadas com substâncias fluorescentes, para diagnóstico histológico *in vivo* e mais preciso de doenças malignas e planejamento terapêutico.[32]

## ASPECTOS PRÁTICOS DO TRATAMENTO ENDOSCÓPICO DAS LESÕES COLORRETAIS

Os métodos de tratamento endoscópico consistem em polipectomia, ressecção endoscópica da mucosa (EMR) e dissecção endoscópica da submucosa (ESD).

## Critérios de ressecção endoscópica

Segundo a Sociedade Japonesa de Câncer de Cólon e Reto, são as seguintes indicações para tratamento endoscópico das lesões colorretais:[24]

- Carcinoma intramucoso ou carcinoma com invasão submucosa superficial;
- Sem limite de tamanho; e
- Qualquer tipo macroscópico.

## Técnicas de ressecção endoscópica

Polipectomia: consiste na remoção direta de pólipos tanto com auxílio de pinça de biópsia como com o de alça de polipectomia (a frio ou com corrente diatérmica). A pinça a frio está indicada para remoção de lesões sésseis de pequenas dimensões (1 a 4 mm); a alça a frio (*cold snare*) para remoção de lesões plano-elevadas ou sésseis de até 09 mm; e a alça diatérmica (*hot snare*) para lesões pediculadas dos mais variados tamanhos (a depender do calibre e extensão do pedículo, pode ser necessária a aplicação de dispositivos hemostáticos com clipes metálicos ou *endoloops* (laço descartável)) (Figura 73.15).

## Ressecção endoscópica da mucosa sob imersão d'água (*Underwater endoscopic mucosal resection*)

Essa técnica surgiu como método revolucionário que permitiu a ressecção de lesões colorretais com alça quente, porém sem necessidade de injeção da submucosa. Ela remove com segurança grandes lesões colorretais, graças à separação natural da camada submucosa da muscular própria quando a luz é preenchida por água, sem a utilização de ar. Tem alto sucesso técnico e poucos eventos adversos.[34]

## Mucosectomia (*endoscopic mucosal resection* (EMR))

Nessa técnica, a lesão colorretal é elevada por meio de injeção submucosa de solução líquida, como soro fisiológico, que afasta as camadas mais superficiais da muscular, reduzindo o risco de injúria térmica à passagem de corrente elétrica pela alça de polipectomia. É usado principalmente para tumores superficiais e grandes lesões sésseis. Clipes metálicos endoscópicos podem ser utilizados para hemostasia ou fechamento de defeitos mucosos pós-ressecção (Figura 73.16).

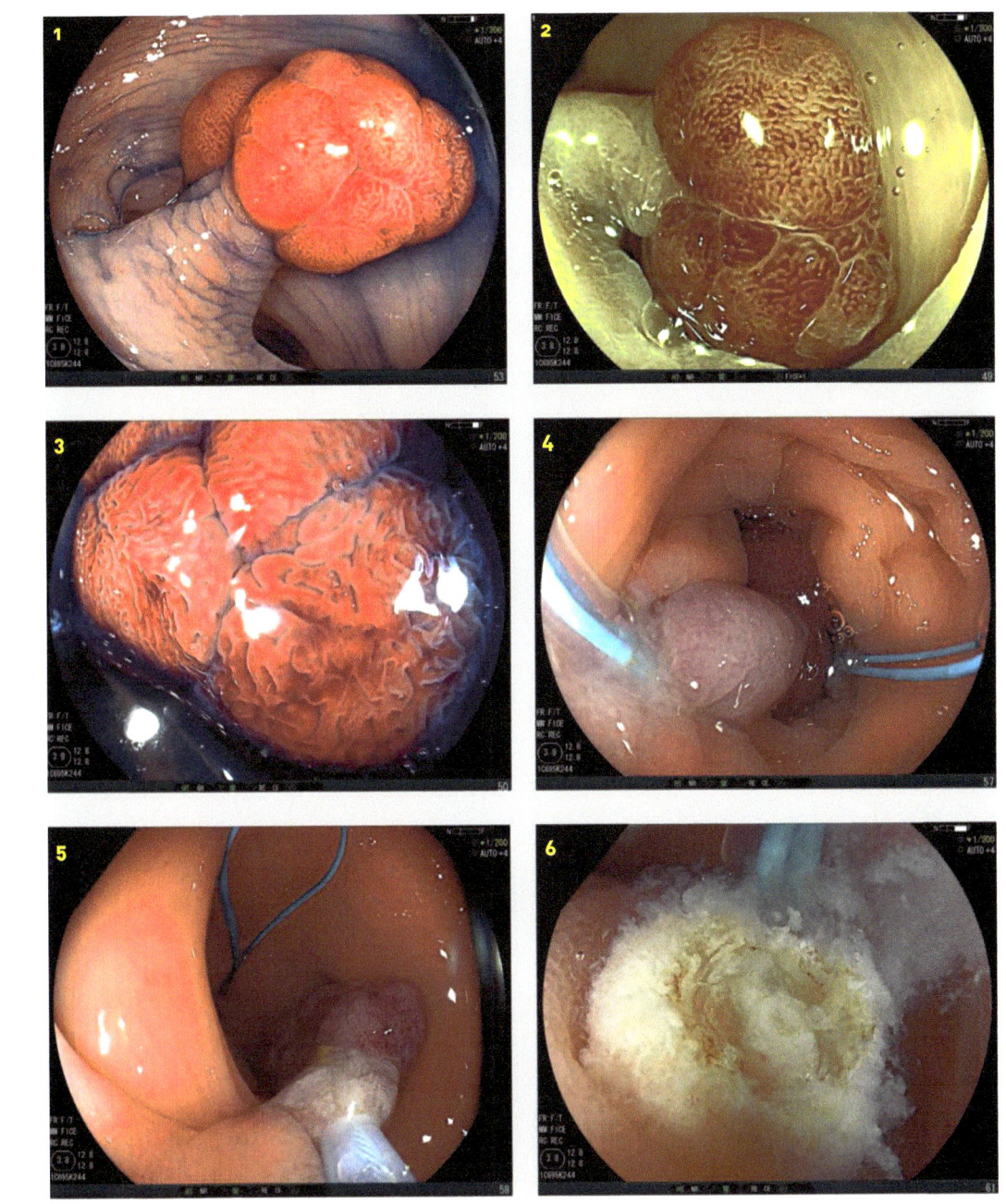

**FIGURA 73.15 –** Etapas da polipectomia com alça diatérmica para lesão pediculada associada à hemostasia do pedículo com *endoloop*.
Fonte: Acervo da autoria.

Na impossibilidade de ressecção em monobloco de lesões maiores (> 2 cm), a mucosectomia fragmentada (*endoscopic piecemeal mucosal resection* (EPMR)) pode ser realizada; entretanto, é técnica associada à alta taxa de ressecção incompleta e de recorrência local, com prejuízo à avaliação histológica do comprometimento da margem de ressecção e da profundidade da invasão.[35]

## Dissecção endoscópica da submucosa (*endoscopic submucosal dissection* (ESD))

Técnica avançada de ressecção endoscópica, realizada por endoscopistas treinados e capacitados. Eleva-se a lesão por meio de injeção submucosa de solução líquida, como solução salina, Voluven®, ou hialuronato de sódio na submucosa da área

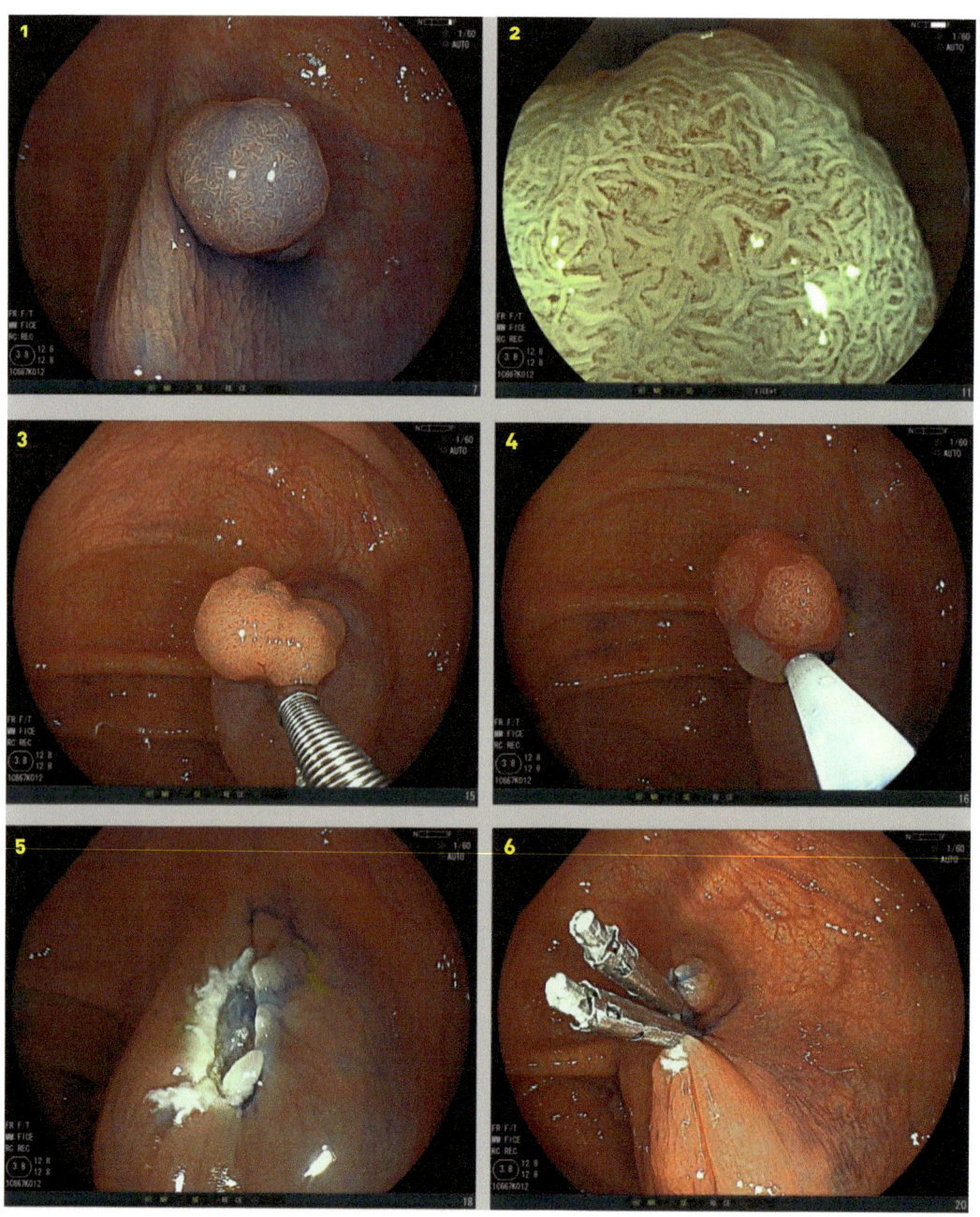

**FIGURA 73.16** – Etapas da mucosectomia. [1] Caracterização da lesão com aplicação de índigo-carmin a 0,2%. [2] Magnificação e cromoscopia eletrônica. [3] Injeção submucosa. [4] Apreensão com alça. [5] Secção diatérmica. [6] Fechamento da mucosa.
Fonte: Acervo da autoria.

perilesional. Inicia-se com incisão circunferencial da mucosa perilesional, com posterior dissecção da submucosa com bisturis especiais e ressecção da lesão em monobloco (Figura 73.17). É empregada em lesões nas quais a ressecção em *piecemeal* está contraindicada, como CCR precoce, LST ≥ 2 cm, em casos especiais como tumores submucosos e pólipos com fibrose intensa.[35]

## CRITÉRIOS DE CURA PARA RESSECÇÕES ENDOSCÓPICAS DE LESÕES COLORRETAIS

De acordo com as diretrizes emitidas em 2016 pela Japanese Society for Cancer of the Colon and Rectum (JSCCR) para o tratamento endoscópico de CCR, os critérios de cura abrangem:[24]

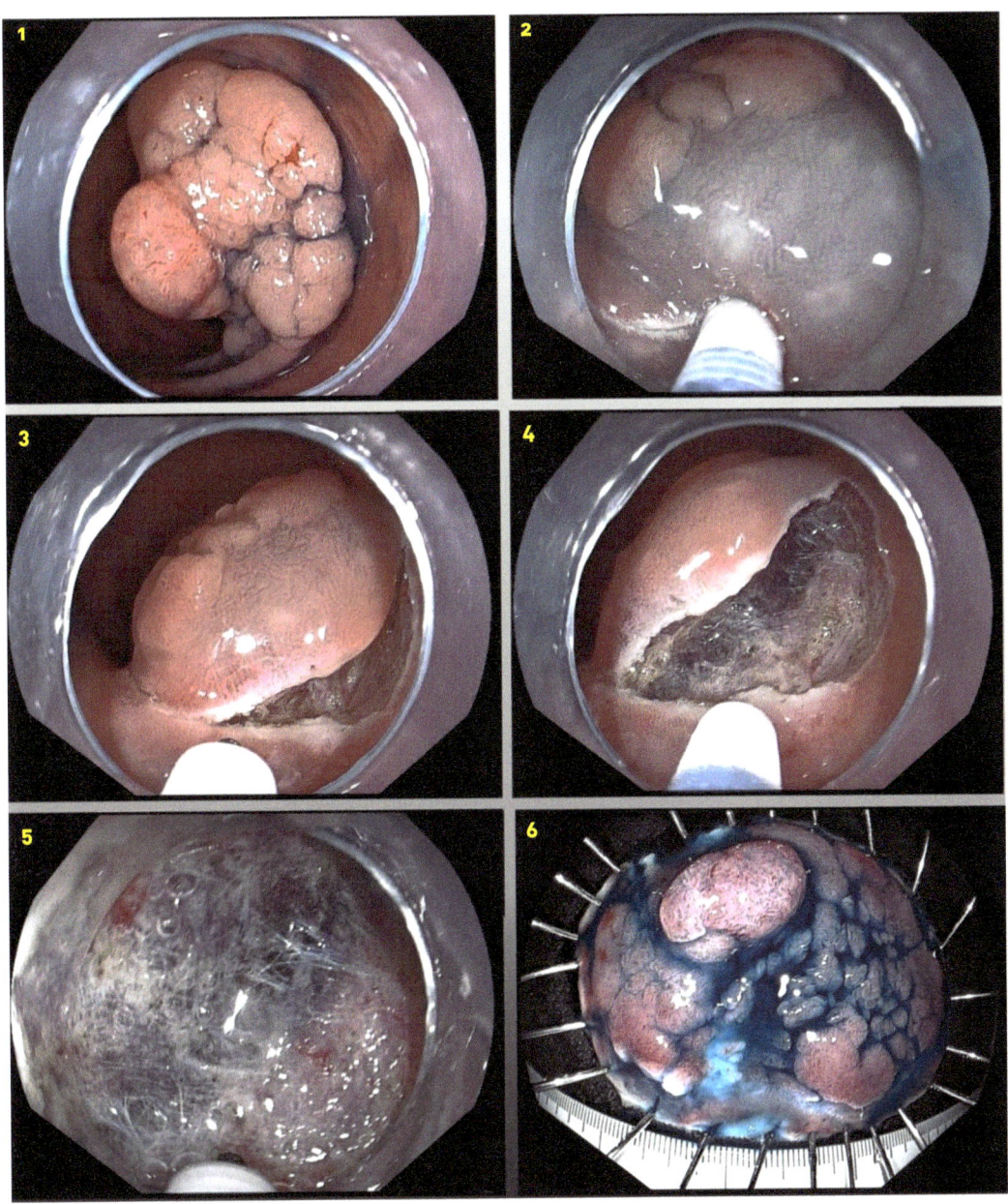

**FIGURA 73.17 –** Etapas do ESD. **(1)** Caracterização da lesão. **(2)** Injeção submucosa. **(3)** Incisão mucosa. **(4)** Identificação do plano submucoso de dissecção. **(5)** Dissecção submucosa. **(6)** Peça ressecada e devidamente fixada com agulhas em superfície plana.

Fonte: Imagens cedidas por Dr. Nelson T. Miyajima.

- Adenocarcinomas bem diferenciados com invasão submucosa < 1 mil µm;
- Margens horizontal e vertical negativas;
- Ausência de invasão linfovascular;
- Grau 1 (baixo grau) de brotamento do tumor (*budding*).

Pacientes com tumores ressecados enquadrados nesses critérios devem ser seguidos endoscopica-mente, enquanto aqueles com carcinoma invasivo da submucosa que não atenderem a esses parâmetros devem ser considerados para cirurgia adicional com dissecção linfonodal.

A Figura 73.18 mostra fotomicroscopia de lesão 0-IIa+IIc de cólon sigmoide, de 18 mm, cuja endoscopia apresentava sinais de invasão submucosa profunda, sendo indicada ressecção cirúrgica e limpeza linfonodal.

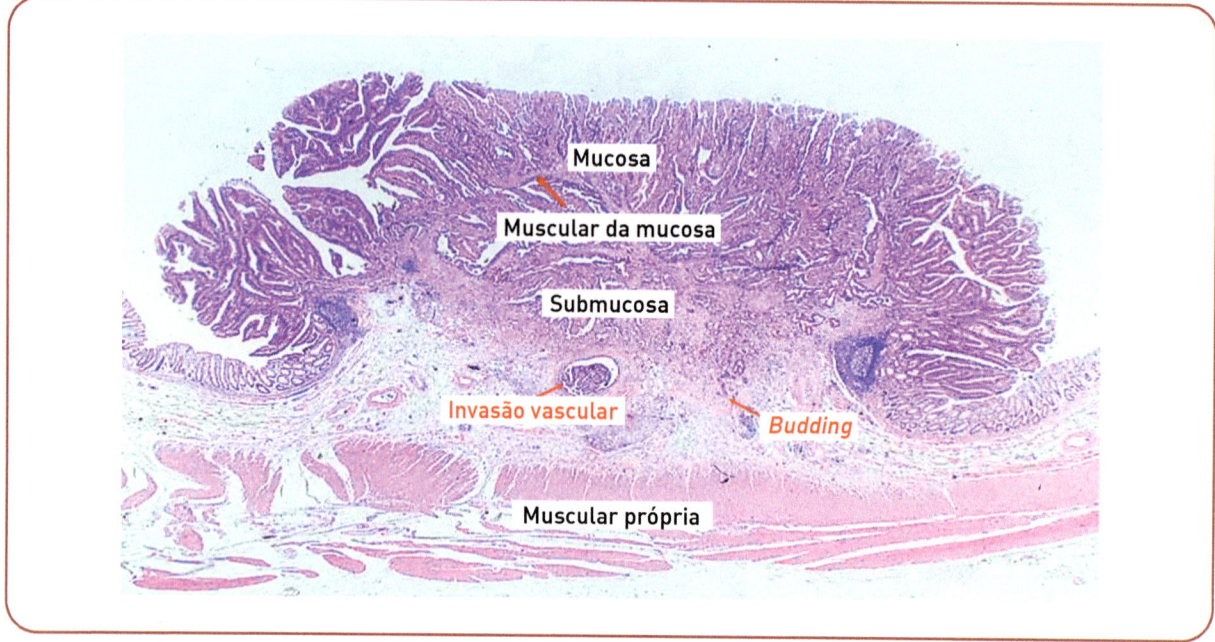

**FIGURA 73.18** – Fotomicroscopia em baixo aumento de peça cirúrgica de adenocarcinoma tubular moderadamente diferenciado, de 18 mm de diâmetro, apresentando invasão da submucosa (> 3 mil μm), êmbolo vascular presente e *budding* grau 2 (pT1b, pN0, pMx).
Fonte: Acervo da autoria.

## CONSIDERAÇÕES IMPORTANTES

### Tumores subepiteliais

Com menor frequência, os pólipos podem surgir de células da camada mucosa profunda ou da submucosa. Geralmente, esses tumores são reconhecidos por revestimento mucoso intacto, bem como por características atípicas de textura, cor e forma. Os lipomas e tumores neuroendócrinos apresentam consistência macia e firme, respectivamente, além de ambos serem amarelados. Em muitos casos, a polipectomia simples de tumores neuroendócrinos é inadequada para essas lesões, pelo risco de perfuração pós-ressecção. Estão indicados, portanto, outros métodos avançados de ressecção endoscópica.

## ASPECTOS PRÁTICOS DO SEGUIMENTO PÓS-RESSECÇÃO ENDOSCÓPICA

### Vigilância pós-polipectomia

Pode haver recorrência no local da polipectomia incompleta ou, mais frequentemente, novo pólipo pode surgir em outro local. Uma vez que pólipo pré-maligno é ressecado, a colonoscopia de vigilância é realizada em intervalo menor que 10 anos. Os intervalos de vigilância recomendados dependem do número, tamanho e histologia dos pólipos. Pólipos múltiplos, de grandes proporções e com histologia avançada requerem exames de acompanhamento mais frequentes ou mais precoces[36] (Figura 73.19).

### Complicações da colonoscopia

São raras (aproximadamente 3 em 1 mil colonoscopias de rastreamento) e incluem complicações de sedação, complicações relacionadas à preparação, sangramento e perfuração.

Em revisão sistemática recente, que analisou 21 estudos abrangendo cerca de 2 milhões de colonoscopias realizadas entre 2001 e 2012, relataram-se perfuração em 0,5/1 mil, sangramento em 2,6/1 mil e óbito em 2,9/1 mil colonoscopias.[37] Esses riscos não são constantes entre grupos, sendo maiores em pacientes mais idosos e com comorbidades (acidente vascular cerebral (AVC), doença pulmonar obstrutiva crônica (DPOC), insuficiência cardíaca congestiva (ICC)) do que em mais jovens.

### Principais complicações colonoscópicas

#### *Complicações relacionadas à sedação*

As complicações cardiopulmonares são as mais frequentes. Reduzir seu risco requer avaliação apropriada do risco anestésico, manejo de pacientes de alto risco por pessoal médico qualificado; monitoramento apropriado antes, durante e após o procedimento; e postergar procedimentos não urgentes em pacientes instáveis.

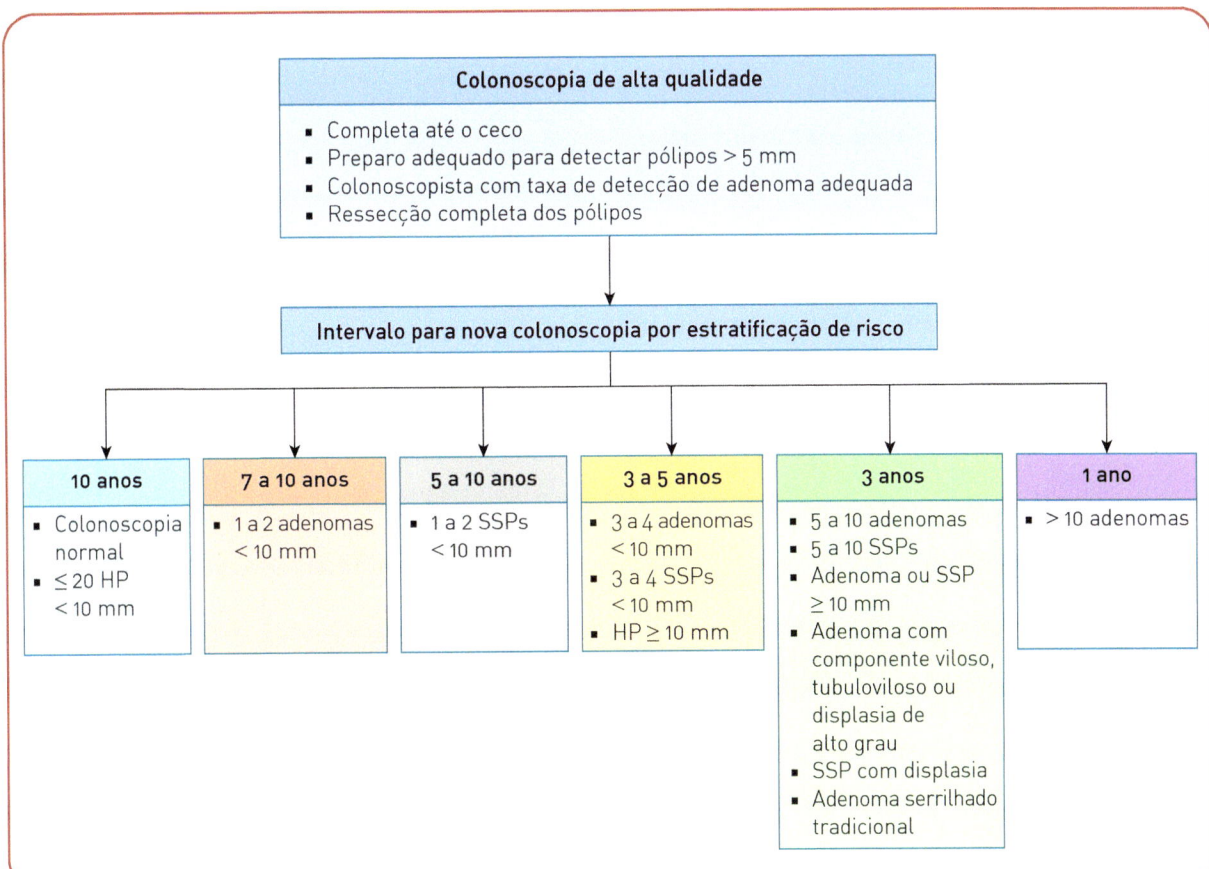

**FIGURA 73.19 –** Recomendações de seguimento pós-polipectomia.
SSP: pólipo serrilhado séssil/adenoma serrilhado séssil/lesão serrilhada séssil; HP: pólipo hiperplásico.
Fonte: Adaptada de Gupta S, *et al.*

## Hemorragia

Geralmente está associado à polipectomia e raramente ocorre na colonoscopia diagnóstica. As taxas relatadas de hemorragia pós-polipectomia variam (normalmente 1% a 2%), com índices maiores observados após remoção de pólipos maiores.[38] O risco de sangramento pós-polipectomia pode aumentar nos pacientes com trombocitopenia ou coagulopatias. Sugere-se que, em geral, os endoscopistas tenham taxas de sangramento pós-polipectomia inferiores a 1%.[2] O risco também é maior nos outros procedimentos terapêuticos, como dilatação de estenoses e técnicas de ressecções endoscópicas avançadas da mucosa.

O sangramento pós-polipectomia pode ser imediato ou tardio. O imediato está associado às técnicas de polipectomia sem cauterização adequada dos vasos nutridores. Muitas vezes, é visível durante a colonoscopia, sendo tratada imediatamente com métodos endoscópicos hemostáticos. Se não for identificado no momento do exame, geralmente pode ser tratado por nova colonoscopia de urgência.

O sangramento tardio é observado, geralmente, em 5 a 7 dias após o procedimento, sendo responsável por cerca de um terço de todos os episódios hemorrágicos. Acredita-se que decorra do desprendimento da escara sobre o vaso ou resulte da extensão da zona de necrose térmica ao tecido não lesado. Os pacientes podem apresentar hematoquezia ou melena, dependendo da localização do sangramento. Muitas vezes pode ser realizada hemostasia com colonoscopia, à semelhança do sangramento imediato. Entretanto, é sempre grande desafio terapêutico.[38]

## Perfuração

É complicação potencialmente fatal, mas é rara, felizmente. Sua incidência varia de 1/1 mil a 1/10 mil procedimentos.[39] As taxas de mortalidade por perfuração iatrogênica do cólon variam de 0% a 0,65%.[40]

Os fatores de risco incluem: idade avançada; múltiplas comorbidades; colite aguda; cirurgia pélvica anterior; aderências cirúrgicas; dilatação do cólon; moléstia diverticular/diverticulite; lesões obstrutivas; distúrbios do tecido conjuntivo (síndrome de Ehlers-Danlos); e uso crônico de esteroides. Muitas vezes, a perfuração não é percebida durante o exame; o paciente pode evoluir com dor intensa ou distensão abdominal acentuada, ou desenvolver queixas abdominais significativas poucas horas ou dias após o procedimento. Normalmente, é causada por um dos três mecanismos: 1) trauma mecânico por pressão exercida pelo colonoscópio na parede do cólon (frequentemente no retossigmoide) ou no local com estenose; 2) barotrauma, em que a pressão do cólon, frequentemente, da região cecal, excede a pressão limite; ou 3) injúria térmica do eletrocautério durante a polipectomia.

### Síndrome pós-polipectomia

É resultante da lesão por eletrocoagulação na parede colorretal, que causa queimadura transmural e peritonite focal, sem perfuração franca. Ocorre principalmente após ressecção de lesões não polipoides. As manifestações clínicas incluem febre, sensibilidade abdominal focal e leucocitose após 1 a 5 dias da polipectomia. Sua incidência varia de zero a 2% das colonoscopias com polipectomia em estudos de coorte.[41] O tratamento contempla hidratação intravenosa, antibióticos e repouso intestinal.

### Explosão gasosa

É complicação extremamente grave, felizmente rara, que resulta da ignição de hidrogênio ou gás metano no lúmen do cólon, após uso de energia eletrocirúrgica. O gás é resultante de preparo intestinal incompleto ou ineficaz ou do uso de soluções com carboidratos não completamente absorvíveis como lactulose, manitol ou sorbitol. O uso de coagulação por plasma de argônio (APC) tem sido associado a explosões de gás, quando somente enemas foram usados antes de sigmoidoscopia, ou quando o preparo da colonoscopia era de baixa qualidade.[42] Preparo intestinal anterógrado adequado e, principalmente, com realização de troca gasosa pelo colonoscopista em todo o trajeto desde o ceco, antes da utilização de plasma de argônio é, provavelmente, a forma mais segura de se evitar essa grave complicação.

### Perspectivas

Apesar do advento de novas tecnologias, a colonoscopia convencional continua sendo o exame padrão-ouro para diagnóstico e terapia. Novos métodos de rastreamento de CCR por biomarcadores provavelmente continuarão a ser desenvolvidos, sobretudo com o aumento da demanda por métodos menos invasivos, mais baratos e rápidos. Mesmo outros métodos de imagem como cápsula endoscópica e colonoscopia virtual, que são atraentes aos pacientes, não fornecem precisão diagnóstica e material para exame histopatológico, obtidos plenamente pela colonoscopia.

Estamos agora na era das tecnologias baseadas na inteligência artificial (IA) integradas aos endoscópios. Sua aplicabilidade está atraindo cada vez mais atenção porque tem o potencial de melhorar a qualidade da endoscopia em todos os níveis. Existem diferentes tipos de IA assistida por computador. As duas principais categorias são: 1) detecção de lesões; e 2) diagnóstico e previsão histológica por biópsia óptica. Essa capacidade de diagnosticar a histologia dos pólipos é promissora, pois pode reduzir polipectomias desnecessárias de lesões não neoplásicas.

Outros sistemas de IA oferecem: assistência terapêutica para delineamento de lesão na ressecção endoscópica; assistência à tomada de decisões sobre necessidade de cirurgia adicional; assistência técnica para melhor desempenho do exame (como orientação de inserção do colonoscópio para treinamento ou nas colonoscopias difíceis); e, previsão de doenças com base nos dados clínicos e familiares do paciente.[43]

A IA tem a vantagem de limitar a variabilidade interobservador. Visto que ela é basicamente algoritmos de computador, a porta está aberta para o desenvolvimento de outros sistemas de IA distintos para melhorar a prática clínica, visando o conforto dos pacientes e dos médicos. Mais pesquisas e regulamentações ainda serão necessárias antes de sua integração plena na endoscopia gastrointestinal.

## REFERÊNCIAS

1. Waye JD. Polypectomy Basic Principles. In: Waye JD, Rex DK, Williams CB, In: Colonoscopy: Principles and Practice. Blackwell, Massachusetts, 2003;410-19.
2. Rex DK, Schoenfeld PS, Cohen J, et al. Quality indicators for colonoscopy. Gastrointest Endosc. 2015;81(1):31-53.

3. Rex DK, Petrini JL, Baron TH, et al. ASGE/ACG Taskforce on Quality in Endoscopy. Am J Gastroenterol. 2006;101(4):873-85.

4. Lam AK, Chan SS, Leung M. Synchronous colorectal cancer: clinical, pathological and molecular implications. World J Gastroenterol. 2014;20(22):6815-20.

5. ASGE Standards of Practice Committee, Acosta RD, Abraham NS, Chandrasekhara V, et al. The management of antithrombotic agents for patients undergoing GI endoscopy. Gastrointest Endosc. 2016;83(1):3-16. Erratum in: Gastrointest Endosc. 2016;83(3):678.

6. Lai EJ, Calderwood AH, Doros G, et al. The Boston bowel preparation scale: a valid and reliable instrument for colonoscopy-oriented research. Gastrointest Endosc. 2009;69(3-2):620-5.

7. ASGE Standards of Practice Committee, Saltzman JR, Cash BD, Pasha SF, et al. Bowel preparation before colonoscopy. Gastrointest Endosc. 2015;81(4):781-94.

8. Wilson W, Taubert KA, Gewitz M, et al. Prevention of infective endocarditis: guidelines from the American Heart Association: a guideline from the American Heart Association Rheumatic Fever, Endocarditis, and Kawasaki Disease Committee, Council on Cardiovascular Disease in the Young, and the Council on Clinical Cardiology, Council on Cardiovascular Surgery and Anesthesia, and the Quality of Care and Outcomes Research Interdisciplinary Working Group. Circulation. 2007;116(15):1736-54.

9. ASGE Standards of Practice Committee, Banerjee S, Shen B, Baron TH, et al. Antibiotic prophylaxis for GI endoscopy. Gastrointest Endosc. 2008;67(6):791-8.

10. Waye JD, Aisenberg J, Rubin PH. Preparation for Colonoscopy. In: Waye JD, Aisenberg J, Rubin PH. Practical Colonoscopy, Wiley Blackwell, West Sussex, 2013;30-5.

11. ASGE Standards of Practice Committee, Early DS, Ben-Menachem T, Decker GA, et al. Appropriate use of GI endoscopy. Gastrointest Endosc. 2012;75(6):1127-31.

12. ASGE Technology Committee, Kethu SR, Banerjee S, Desilets D, et al. Endoscopic tattooing. Gastrointest Endosc. 2010;72(4):681-5.

13. Waye JD, Aisenberg J, Rubin PH. Colonoscopy Findings. In: Waye JD, Aisenberg J, Rubin PH. Practical Colonoscopy, Wiley Blackwell, West Sussex, 2013;69-82.

14. Garcea G, Sutton CD, Lloyd TD, et al. Management of benign rectal strictures: a review of present therapeutic procedures. Dis Colon Rectum. 2003;46(11):1451-60.

15. Kaplan J, Strongin A, Adler DG, et al. Enteral stents for the management of malignant colorectal obstruction. World J Gastroenterol. 2014;20(37):13239-45.

16. van Hooft JE, Veld JV, Arnold D, et al. Self-expandable metal stents for obstructing colonic and extraco-lonic cancer: European Society of Gastrointestinal Endoscopy (ESGE) Guideline – Update 2020. Endoscopy 2020;52(5):389-407.

17. Taïeb S, Rolachon A, Cenni JC, et al. Effective use of argon plasma coagulation in the treatment of severe radiation proctitis. Dis Colon Rectum. 2001;44(12):1766-71.

18. Naveed M, Jamil LH, Fujii-Lau LL, et al. American Society for Gastrointestinal Endoscopy guideline on the role of endoscopy in the management of acute colonic pseudo-obstruction and colonic volvulus. Gastrointest Endosc 2020;91(2):228-35.

19. Mulas C, Bruna M, Garcia-Armengol J, Roig JV. Management of colonic volvulus. Experience in 75 patients. Rev Esp Enferm Dig. 2010;102(4):239-48.

20. Gingold D, Murrell Z. Management of colonic volvulus. Clin Colon Rectal Surg. 2012;25(4):236-44.

21. Bertolini D, De Saussure P, Chilcott M, et al. Severe delayed complication after percutaneous endoscopic colostomy for chronic intestinal pseudo-obstruction: a case report and review of the literature. World J Gastroenterol. 2007;13(15):2255-7.

22. Shalaby M, Emile S, Elfeki H, Sakr A, Wexner SD, Sileri P. Systematic review of endoluminal vacuum-assisted therapy as salvage treatment for rectal anastomotic leakage. BJS Open. 2018;3(2):153-160.

23. Beaton C, Twine CP, Williams GL, Radcliffe AG. Systematic review and meta-analysis of histopathological factors influencing the risk of lymph node metastasis in early colorectal cancer. Colorectal Dis. 2013;15(7):788-97.

24. Hashiguchi Y, Muro K, Saito Y, et al. Japanese Society for Cancer of the Colon and Rectum (JSCCR) guidelines 2019 for the treatment of colorectal cancer. Int J Clin Oncol. 2020;25(1):1-42.

25. Nakadoi K, Tanaka S, Kanao H, et al. Management of T1 colorectal carcinoma with special reference to criteria for curative endoscopic resection. J Gastroenterol Hepatol. 2012;27(6):1057-62.

26. The Paris endoscopic classification of superficial neoplastic lesions: esophagus, stomach, and colon. Gastrointest Endosc. 2003;58(6):S3-43.

27. Kudo S, Lambert R, Allen JI, et al. Nonpolypoid neoplastic lesions of the colorectal mucosa. Gastrointest Endosc. 2008;68(4):S3-47.

28. Kudo S, Tamura S, Nakajima T, et al. Diagnosis of colorectal tumorous lesions by magnifying endoscopy. Gastrointest Endosc. 1996;44(1):8-14.

29. Kimura T, Yamamoto E, Yamano HO, et al. A novel pit pattern identifies the precursor of colorectal cancer derived from sessile serrated adenoma. Am J Gastroenterol. 2012;107(3):460-9.

30. Sano Y, Tanaka S, Kudo SE, et al. Narrow-band imaging (NBI) magnifying endoscopic classification of colorectal

tumors proposed by the Japan NBI Expert Team. Dig Endosc. 2016;28(5):526-33.

31. Pech O, Rabenstein T, Manner H, et al. Confocal laser endomicroscopy for in vivo diagnosis of early squamous cell carcinoma in the esophagus. Clin Gastroenterol Hepatol. 2008;6(1):89-4.

32. Chauhan SS, Abu Dayyeh BK, Bhat YM, et al. Confocal laser endomicroscopy. Gastrointest Endosc. 2014;80(6):928-38.

33. Watanabe T, Muro K, Ajioka Y, et al. Japanese Society for Cancer of the Colon and Rectum (JSCCR) guidelines 2016 for the treatment of colorectal cancer. Int J Clin Oncol. 2018;23(1):1-34.

34. Lenz L, Martins B, Kawaguti FS, et al. Underwater endoscopic mucosal resection for non-pedunculated colorectal lesions. A prospective single-arm study. Arq Gastroenterol. 2020;57(2):193-7.

35. Youk EG. Management of Large Sessile Polyps: EPMR vs. ESD. In: Practice and Principles in Therapeutic Colonoscopy, Springer-Verlag, Berlin Heidelberg, 2018;29-39.

36. Gupta S, Lieberman D, Anderson JC, et al. Recommendations for Follow-Up After Colonoscopy and Polypectomy: A Consensus Update by the US Multi-Society Task Force on Colorectal Cancer. Gastrointest Endosc. 2020;91(3):463-485.

37. Reumkens A, Rondagh EJ, Bakker CM, et al. Post-Colonoscopy Complications: A Systematic Review, Time Trends, and Meta-Analysis of Population-Based Studies. Am J Gastroenterol. 2016;111(8):1092-101.

38. Rutter MD, Nickerson C, Rees CJ, et al. Risk factors for adverse events related to polypectomy in the English Bowel Cancer Screening Programme. Endoscopy. 2014;46(2):90-7.

39. Stock C, Ihle P, Sieg A, et al. Adverse events requiring hospitalization within 30 days after outpatient screening and nonscreening colonoscopies. Gastrointest Endosc. 2013;77(3):419-29.

40. Putcha RV, Burdick JS. Management of iatrogenic perforation. Gastroenterol Clin North Am. 2003;32(4):1289-309.

41. Cha JM, Lim KS, Lee SH, et al. Clinical outcomes and risk factors of post-polypectomy coagulation syndrome: a multicenter, retrospective, case-control study. Endoscopy. 2013;45(3):202-7.

42. Manner H, Plum N, Pech O, et al. Colon explosion during argon plasma coagulation. Gastrointest Endosc. 2008;67(7):1123-7.

43. El Hajjar A, Rey JF. Artificial intelligence in gastrointestinal endoscopy: general overview. Chin Med J (Engl). 2020;133(3):326-34.

# 74

# Broncoscopia na Oncologia

Angelo Fernandez
Viviane Figueiredo
Juliana Rocha Mol Trindade
Ricardo H. Bammann

## DESTAQUES

- O videobroncoscópio, com imagens de grande resolução e nitidez, oferece uma visão detalhada da mucosa respiratória, permitindo o diagnóstico de lesões pequenas, e facilitando a documentação fotográfica da árvore traqueobrônquica.
- A broncoscopia flexível é facilmente realizada com anestesia tópica, às vezes dispensando até uma sedação mais profunda.
- A biópsia transbrônquica não é uma biópsia feita perpendicularmente à luz, perfurando a parede, mas sim no sentido axial do brônquio, rompendo-o em direção à periferia.

## INTRODUÇÃO

Broncoscopia é procedimento endoscópico das vias aéreas e pode ter finalidade diagnóstica e/ou terapêutica. A versatilidade dos aparelhos de broncoscopia e seus acessórios estenderam os limites do exame físico e ajudou o médico a compreender mecanismos fisiopatológicos envolvidos nas doenças broncopulmonares.

A história da broncoscopia tem início no final do século XIX, quando o alemão Gustav Killian removeu um corpo estranho endobrônquico por meio da broncoscopia rígida. Na América do Norte, Chevalier-Jackson foi quem desenvolveu o primeiro broncoscópio com iluminação distal por lâmpada elétrica e, em 1907, publicou o primeiro livro texto sobre broncoesofagologia. A broncofibroscopia flexível foi desenvolvida por Shigeto Ikeda na década de 1960. O videobroncoscópio veio logo depois, sendo capaz de produzir imagens com maior resolução e nitidez, oferecendo uma visão detalhada da mucosa respiratória e permitindo o diagnóstico de pequenas lesões na mucosa traqueobrônquica.[1] Entre as principais vantagens associadas ao videobroncoscópio, estão a possibilidade de documentação por foto e vídeo da árvore traqueobrônquica e suas alterações e o treinamento médico continuado. Paralelamente, observamos o desenvolvimento de acessórios flexíveis como pinças, escovas e cateteres, cujo aprimoramento contínuo possibilitou aumentar o rendimento diagnóstico das amostras coletadas para exame anatomopatológico e uma variedade maior de métodos terapêuticos para doenças neoplásicas e não neoplásicas do pulmão.[2]

Tanto a broncoscopia flexível como a broncoscopia rígida têm objetivos diagnósticos e terapêuticos bem definidos, mas que, em alguns casos, podem ser sobrepostos. A decisão por uma das técnicas dependerá das condições clínicas do paciente, da patologia do trato respiratório e da experiência do médico operador. O operador do procedimento deve ser hábil no manejo de todos os instrumentos e acessórios para escolher o mais adequado, observando as vantagens e desvantagens de cada método, para que o procedimento seja individualizado, de acordo com o estado clínico do paciente e de acordo com a patologia da via aérea a ser abordada.

A estrutura hospitalar teve de ser aprimorada para a realização dos procedimentos de vias aéreas, à medida que novos equipamentos foram desenvolvidos. Por se tratar de exames invasivos, a sala destinada à endoscopia respiratória idealmente deve ser equipada com aparelhos de monitorização cardiorrespiratória, suporte para anestesia, arco de radioscopia/fluorosopia, telas para vídeo de alta definição e magnificação de imagem. Também devem estar disponíveis aparelhos de broncoscopia rígida e flexível de diferentes diâmetros, além de equipamentos específicos para procedimentos adicionais como ecobroncoscopia, criobiópsia, navegação eletromagnética, eletrocauterização, aplicação de plasma de argônio, entre outros.

Nos próximos tópicos, detalharemos os equipamentos e acessórios disponíveis, a indicação e a capacidade técnica de cada método.

## BRONCOSCOPIA FLEXÍVEL DIAGNÓSTICA

### Métodos de obtenção de imagem

#### Broncoscopia flexível de luz branca

Os equipamentos de inspeção endoscópica da via aérea são aparelhos flexíveis com diâmetros externos que podem variar de 3,2 mm a 6,2 mm equipados com luz branca na extremidade distal. A traqueia, brônquios principais, lobares, segmentares e até subsegmentares podem ser avaliados diretamente. Os equipamentos apresentam canal de trabalho (2 mm a 2,8 mm), que possibilitam a coleta de materiais como lavado broncoalveolar, biópsias endobrônquicas e transbrônquicas, punções com agulha fina e escovados brônquicos. Aparelhos mais finos têm maior alcance visual na via aérea distal, porém apresentam maior dificuldade de instrumentação e aspiração de secreções e de sangue em consequência do menor calibre do canal de trabalho.

#### Broncoscopia ultrafina

Os broncoscópios ultrafinos (diâmetro externo entre 2 mm e 3,2 mm) podem alcançar até a 9ª geração brônquica, enquanto os convencionais alcançam até a 4ª ou 5ª geração brônquica. Estes equipamentos são úteis nos casos de estenoses traqueobrônquicas (neoplásicas ou cicatriciais), pois são capazes de ultrapassar o estreitamento e avaliar a via aérea distal à lesão. Podem também acessar tumores localizados distalmente, além da visão dos aparelhos convencionais, guiando a coleta de material diagnóstico. Corpos estranhos de tamanho reduzido (impactados em brônquios distais) também podem ser diagnosticados e analisados, indicando o brônquio subsegmentar a ser acessado.[3]

#### Videobroncoscopia com magnificação de imagem

A alta magnificação de imagem é recurso encontrado em alguns equipamentos de videobroncoscopia. Aumenta a imagem endoscópica de 55 a 110 vezes, possibilitando a detecção de alterações vasculares da mucosa e submucosa das vias aéreas proximais, sugestivas de neoplasias precoces. Estudos recentes mostram que, por meio da magnificação da imagem, é possível identificar alterações na microcirculação da mucosa traqueobrônquica diferenciando áreas normais de áreas comprometidas por processos inflamatórios ou por infiltração neoplásica.[4,5]

#### Cromoscopia digital

A broncoscopia flexível convencional de luz branca tem limitações em identificar pequenas lesões neoplásicas da mucosa (< 5 mm) que podem se apresentar como espessamento, enantema ou edema localizado. Nesse contexto, a cromoscopia digital abre uma série de recursos de diferentes comprimentos de onda para identificação dessas alterações precoces de mucosa.

A autofluorescência (AFB) utiliza comprimento de onda entre 400 nm e 450 nm (violeta azul), que provoca fluorescência verde na avaliação da mucosa respiratória normal. Lesões displásicas ou neoplasias precoces apresentam alterações na estrutura bioquímica dos cromóforos (conjunto de moléculas responsável pela cor visível da mucosa) das células de revestimento epitelia, e podem ser identificadas na coloração de rosa-marrom (com perda progressiva à fluorescência verde).

O Narrow Band Imaging (NBI) (Olympus)® também é tecnologia de aprimoramento de imagem, que utiliza sistema de cromoscopia de luz azul (centrado em 415 nm) e de luz verde (centrado em 540 nm). Em virtude da angiogênese e da neovascularização, os tecidos displásico e neoplásico apresentam redes de capilares e de vasos sanguíneos mais densa do que o tecido normal circunjacente, podendo ser identificadas como formações vasculares puntiformes, lineares densas ou tortuosas ao NBI. A utilização de AFB ou NBI pode aumentar em aproximadamente três vezes a sensibilidade diagnóstica de lesões neoplásicas precoces em mucosa da árvore traqueobrônquica quando comparada à inspeção com luz branca.[6,7]

## Endomicroscopia confocal a laser (EMFC) e endocitoscopia

A EMFC e a endocitoscopia são recursos de ampliação e magnificação da imagem da mucosa das vias aéreas.

A endocitoscopia (XEC-300F, Olympus Optical Corporation, Tokyo, Japan®) é equipamento broncoscópico com lente de aumento óptico na extremidade, resolução espacial de 4,2 μm e uma profundidade até 30 μm. Já a EMFC (Cellvizio, Mauna Kea Technologies, Paris, França®) utiliza miniprobe de fibra óptica conectado à fonte de iluminação a laser, inserido através do canal de trabalho do broncoscópio até a superfície da árvore traqueobrônquica ou parênquima pulmonar. A elastina presente na submucosa de todo o trato respiratório é a responsável pelas imagens criadas pela EMFC e age como fluoróforo (corante) endógeno. A distribuição da elastina ao longo da árvore traqueobrônquica obedece a padrões bem definidos, alterando-se nas lesões malignas e pré-malignas do epitélio, torna-se desorganizada ou com redução da intensidade de sinal na fluorescência.[8,9] As imagens in vivo dos alvéolos normais, com sinais inflamatórios e preenchidos por células neoplásicas, são facilmente identificáveis, assim como imagens de neoplasias pulmonares (Figura 74.1). A diferenciação entre tecido inflamatório e neoplásico tem sido realizada em vários órgãos, sem necessidade de retirada de fragmentos para análise histológica em alguns pacientes. A associação com inteligência artificial otimiza a análise das imagens produzidas, tornando esse método bastante promissor no diagnóstico da neoplasia pulmonar.

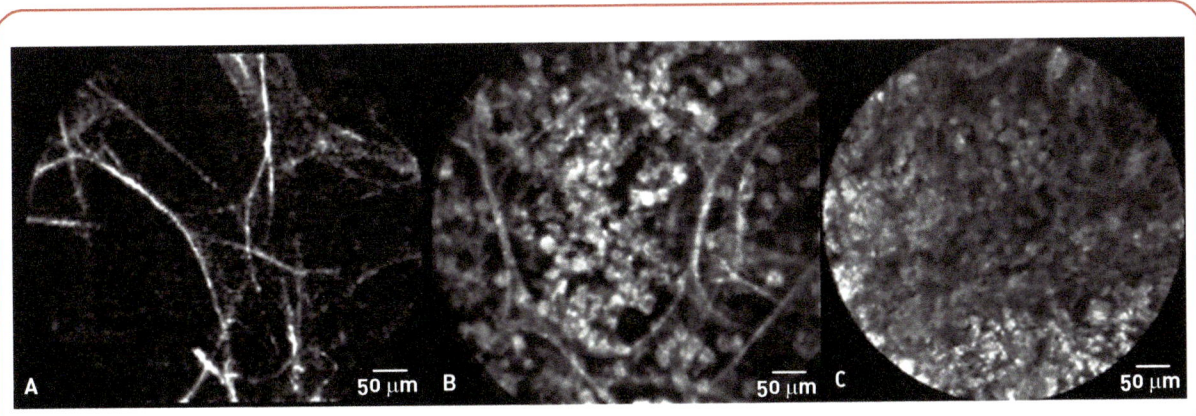

**FIGURA 74.1 –** Endomicroscopia confocal a *laser* (imagem *in vivo*). **(A)** Alvéolos de pulmão normal. **(B)** Alvéolos de pulmão de paciente fumante, com inúmeras células no seu interior. **(C)** Células neoplásicas de tumor pulmonar, sem definição de estruturas alveolares.
Fonte: Instituto do Câncer do Estado de São Paulo (ICESP), Faculdade de Medicina da Universidade de São Paulo (FMUSP).

### Técnicas para amostragem

#### Lavado broncoalveolar (LBA)

O LBA é a técnica de obtenção de amostra de células e de secreções das vias aéreas inferiores para análise bioquímica, citológica e microbiológica. O LBA é colhido por intermédio de aparelho broncofibroscópio flexível. Instilam-se de 100 mL a 150 mL de soro fisiológico em paciente adulto ou 3 a 5 mL/kg em paciente pediátrico e a aspiração para a coleta deve ter pressão de sucção suave (menor do que 80 mmHg). O local de coleta deve ser escolhido guiado pela imagem do raio X (RX) ou da tomografia computadorizada (TC) de tórax. Podem ser realizadas análises diversas como citologia oncótica e citologia com diferencial celular, pesquisas diretas e culturas de microrganismos diversos, identificação de corpúsculos e inclusões celulares em diferentes doenças, identificação e dosagem de marcadores tumorais e imunoglobulinas.

Febre, calafrios, tosse, broncoespasmo e hipoxemia podem ocorrer após o LBA. As contraindicações ao LBA são broncoespasmo severo não controlado, VEF1 menor do que 1L, instabilidade hemodinâmica, arritmias com instabilidade hemodinâmica, infarto miocárdico recente e hipoxemia/hipercapnia não corrigidas.[2]

#### Biópsia endobrônquica (BE)

A BE é a amostragem de qualquer irregularidade da mucosa identificada na inspeção endoscópica, com ou sem correlação radiológica. Lesões obstrutivas são facilmente identificadas e biopsiáveis durante a broncoscopia, à exceção de abaulamentos por compressão extrínseca ou lesões recobertas por tecido inflamatório ou necrótico. Nesses casos, podem ser necessárias técnicas mais invasivas, como biópsia com equipamento rígido, para coleta de material mais profundo.[2]

#### Biópsia transbrônquica (BTB)

A BTB é realizada ao progredir a pinça flexível no sentido axial através da luz brônquica até a periferia do pulmão. Esta técnica é adequada para biópsia de parênquima pulmonar, de massas ou nódulos periféricos. Quanto mais difusa for a lesão do parênquima ou maior a massa, maior será a possibilidade de obter material representativo. O uso de métodos para guiar a biópsia, como a fluoroscopia ou navegação endobrônquica simultânea à inserção da pinça, aumenta o rendimento desta técnica.

Alterações da coagulação, uremia, creatinina elevada, pulmão único e hipertensão pulmonar severa são considerados restrições à BTB. As principais complicações da BTB são o sangramento (5% dos casos), autolimitado na maioria dos casos, e o pneumotórax (0,5 a 3% dos casos).[10]

#### Punção transcarinal convencional com agulha fina (Wang)

A punção aspirativa transcarinal com agulha através de broncoscopia rígida foi introduzida por Schieppati no fim da década de 1940. Com o advento do broncofibroscópio flexível, também foram desenvolvidas agulhas flexíveis, popularizadas por Wang & Terry na década de 1980. É método utilizado no diagnóstico de lesões periféricas, da submucosa, linfonodos peribrônquicos e de lesões tumorais que causam compressão extrínseca da parede brônquica ou que comprometem a submucosa. Pode ser realizada às cegas ou guiada por fluoroscopia ou TC.[11]

#### Criobiópsia

A criobiópsia é a obtenção de amostra de tecido por intermédio do congelamento da extremidade distal de probe específico. O crioprobe é levado até o tecido neoplásico através do canal de trabalho do broncoscópio flexível que, quando acionado, congela o tecido circunjacente, gerando material de biópsia.

Estudos recentes têm observado que a criobiópsia é técnica mais eficaz para obtenção de amostras representativas do parênquima pulmonar com rendimento diagnóstico mais elevado. A criobiópsia difere da BE e da BTB não só no tamanho da amostra coletada (quatro vezes maior), como também na preservação da arquitetura do parênquima pulmonar. As complicações mais frequentes são pneumotórax e sangramento.[12,13]

### MÉTODOS PARA GUIAR A COLETA DE MATERIAIS

Nas últimas décadas, vários métodos para guiar coleta de material do nódulo pulmonar periférico foram desenvolvidos para a investigação diagnóstica, podendo também servir à abordagem terapêutica. Recentemente, temos observado vários avanços nos sistemas e *software* das TC, da fluoroscopia (*augmented fluoroscopy*) e de métodos modificados como a broncoscopia virtual e a *Tomosynthesis*, que guiam biópsias por broncoscopia de forma mais avançada. Outros métodos de navegação por software específico, como a bronchoscopic transparenchymal e CrossCountryTM transbronchial access tool, são baseados na TC prévia e associados a ferramentas de apoio e têm sido disponibilizados para realizar biópsias ou para terapias de ablação por broncoscopia, atravessando o parênquima pulmonar. Novos acessórios foram desenvolvidos como pinças e agulhas com maior flexibilidade, que possibilitam o acesso a brônquios subsegmentares ou mais distais.[13]

### Navegação eletromagnética (NEM)

A NEM é técnica que utiliza campos magnéticos para guiar e localizar lesões pulmonares mais distais. A correlação entre pontos anatômicos endoscópicos e tomográficos é estabelecida por *software* específico, os quais são registrados pelo campo eletromagnético colocado sob o paciente durante o procedimento. Após essa demarcação espacial de pontos de interesse, uma sonda eletromagnética é introduzida pelo canal de trabaho do broncoscópio e é guiada pelo campo eletromagnético até o alvo pulmonar desejado. Uma vez encontrada a lesão, retira-se a sonda eletromagnética, mantendo-se bainha posicionada para que agulhas e pinças finas possam ser introduzidas até a lesão. Esta técnica permite realizar biópsias, injetar medicamentos, introduzir marcador na lesão para identificação posterior durante procedimento cirúrgico de ressecção, programação de radioterapia conformacional e de braquiterapia de alta precisão. A principal vantagem em relação aos procedimentos percutâneos é a menor taxa de complicação de pneumotorax e de sangramento.[14,15]

### *Broncoscopia robótica*

Nos últimos anos, observamos o desenvolvimento da broncoscopia robótica, com possibilidade de manobras mais precisas e instrumentalização específica na abordagem de lesões pulmonares periféricas sob visão direta. A broncoscopia robótica abre a possibilidade de aumentar o rendimento diagnóstico da neoplasia pulmonar periférica, assim como a possibilidade de novas formas de tratamento de tumores não operáveis como as terapias ablativas broncoscópicas. O primeiro sistema robótico em broncoscopia foi a plataforma Monarch™ (Auris Health) e em seguida a Ion™ Endoluminal System (Intuitive Surgical).

### Ecobroncoscopia

#### *Ecobroncoscopia setorial com punção por agulha fina (EBUS-TBNA)*

EBUS-TBNA é realizado com equipamento ecobroncoscópio flexível com transdutor ultrassonográfico na extremidade distal (EBUS setorial). O EBUS setorial permite visualização ultrassonográfica para além das paredes da via aérea (estruturas mediastinais e dos hilos pulmonares), possibilitando a punção aspirativa ecoguiada em tempo real de linfonodos e lesões paratraqueais ou peribrônquicas bilaterais. Permite também definir a relação topográfica dos tumores com os grandes vasos do mediastino, incrementando a avaliação dos critérios de ressecabilidade (Figura 74.2). A associação com a elastografia possibilita a identificação de áreas mais sugestivas de neoplasia comparadas a áreas inflamatórias dentro de um linfonodo ou de lesões mediastinais ou peribrônquicas, otimizando a coleta de material na investigação diagnóstica.

O EBUS-TBNA é procedimento de escolha no estadiamento linfonodal da neoplasia de pulmão, com ótimas sensibilidade e acurácia.[16]

Nos últimos anos, têm sido desenvolvidos ecobroncoscópios mais finos e com maior angulação da extremidade distal, para punção de linfonodos, lesões peribrônquicas mais distais e lesões em parênquima pulmonar. A associação desses novos ecobroncoscópios com outras tecnologias como a ultrassonografia tridimensional, a ultrassonografia com contraste e a imagem harmônica, trarão em futuro próximo, maior rendimento diagnóstico para lesões ou linfonodos mediastinais.

#### *Ecobroncoscopia radial (EBUS-R)*

EBUS-R é exame ultrassonográfico realizado por miniprobes (calibre de 1,2 mm a 2 mm), introduzidos pelo canal de trabalho do videobroncoscópio convencional e progredidos até a lesão-alvo no parênquima pulmonar. O conjunto Guide Sheath Endobronchial Ultrasound®, da marca Olympus, contém miniprobe de ultrassonografia, a bainha de revestimento, pinças e escovas de citologia flexíveis. Após a identificação da lesão pulmonar pela imagem ultrassonográfica do miniprobe, este é retirado, ficando a bainha de revestimento posicionada no trajeto da lesão, sendo, então, introduzida a pinça ou a escova de citologia para coleta de material. Sua principal indicação é

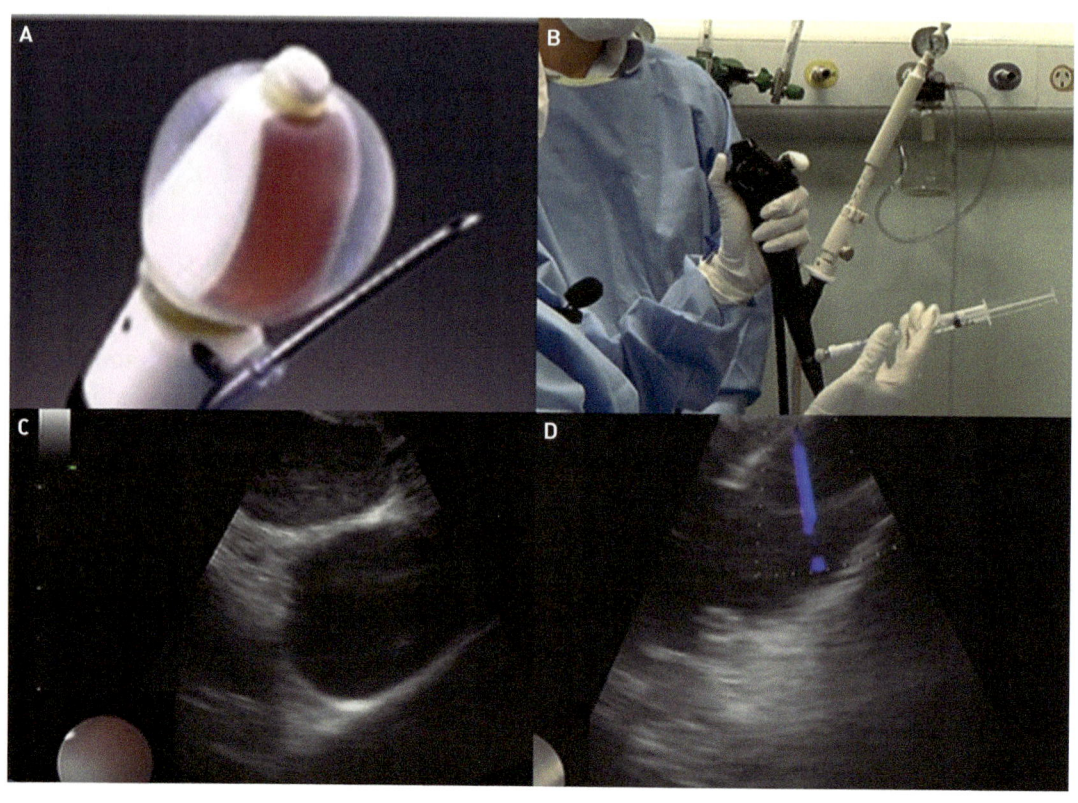

**FIGURA 74.2 –** Ecobroncoscopia com punção aspirativa com agulha fina. (**A**) Probe ultrassonográfico de ecobroncoscópio Olympus com agulha de aspiração dedicada. Cortesia Olympus Medical Systems. (**B**) EBUS-TBNA com equipamento preparado para punção, com agulha de aspiração dedicada acoplada ao ecobroncoscópio. (**C**) Imagem ultrassonográfica de linfonodo mediastinal (acima) e vasos mediastinais (abaixo). (**D**) Imagem de agulha de punção ecoguiada (posição oblíqua) no interior do linfonodo.
Fonte: Instituto do Câncer do Estado de São Paulo (ICESP), Faculdade de Medicina da Universidade de São Paulo (FMUSP).

a localização de nódulos pulmonares periféricos associado ou não ao uso da radioscopia, para coleta de material diagnóstico. O miniprobe ultrassonográfico também pode ser utilizado sem a bainha de revestimento. Nesse método, após a localização da lesão pulmonar, faz-se retirada do miniprobe para a introdução de pinças flexíveis e agulhas de punção para coleta de material. Nesse cenário sem a bainha de revestimento, pode-se utilizar a fluoroscopia para guiar as pinças e agulhas flexíveis, seguindo o mesmo trajeto do miniprobe.[17] Inovações no conjunto para EBUS-R trouxeram a possibilidade de punção aspirativa em tempo real à avaliação ultrassonográfica, colocando agulha aspirativa dentro da bainha de revestimento, juntamente com o miniprobe ultrassonográfico.

### Broncoscopia terapêutica (flexível e rígida)

A maioria dos procedimentos terapêuticos em endoscopia respiratória pode ser realizada por equipamentos flexíveis ou rígidos. A escolha entre eles varia conforme as vantagens e desvantagens de cada técnica, indicação clínica e experiência do médico que realizará o procedimento. A principal vantagem do broncoscópio rígido é manter a patência da via aérea e consequente segurança na ventilação. Já a maior vantagem da utilização de equipamentos flexíveis é a maior amplitude de movimentos, disponibilidade de acessórios e principalmente a possibilidade de realização do procedimento sob sedação e em ambiente ambulatorial, sem necessidade de internação do paciente na maioria das vezes.

### Técnicas de ablação mecânica

### Desobstrução mecânica

Cerca de 20% a 30% dos tumores primários do pulmão apresentam componente endoluminal traqueobrônquico, causando sintomas como hemoptise, dispneia, pneumonias pós-obstrutivas e redução da qualidade de vida. O mesmo pode ocorrer com tumores metastáticos como neoplasias primárias colón, reto, rim, sarcomas, melanomas, entre outros.

A desobstrução mecânica continua sendo o procedimento mais indicado nestes pacientes e pode ser realizada com broncoscópio flexível ou rígido.[18] O fator determinante para que a desobstrução seja efetiva é que o parênquima a jusante da obstrução esteja preservado para que haja uma consequente reexpansão pulmonar após a desobstrução.[19,20]

O planejamento do procedimento de desobstrução dependerá do tipo e da localização da obstrução, das condições clínicas do paciente, da gravidade do caso, da disponibilidade de equipamentos e da experiência do profissional. Assim, na obstrução traqueal ou brônquica por lesão vegetoinfiltrativa, pode-se realizar retirada de parte do tumor endotraqueal ou endobrônquico, com broncoscópios rígidos, pinças de saca-bocado ou microdebridadores (lâmina rotativa acoplada a mecanismo de sucção de detritos e sangue). Já na compressão extrínseca, pode ser utilizada dilatação com traqueoscópios e broncoscópios rígidos, dilatadores metálicos ou pode ser utilizado balão dilatador mediante broncoscopia rígida ou flexível.[21] Logo após a desobstrução ou dilatação, deve ser realizada a avaliação endoscópica para checar sangramentos ou perfurações (Figura 74.3).

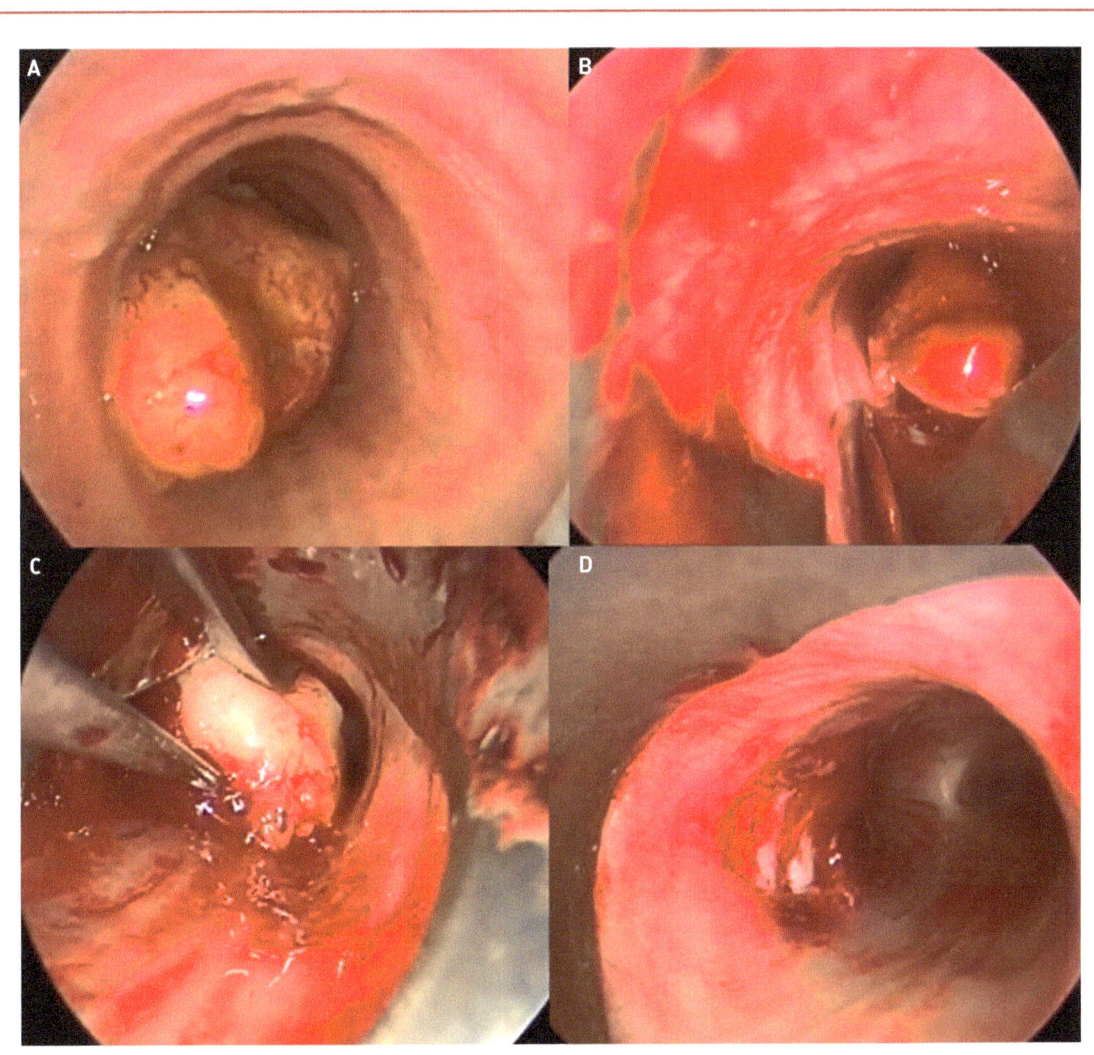

**FIGURA 74.3 –** Desobstrução traqueal com broncoscópio rígido (tumor endoluminal). (**A**) Imagem endoscópica do tumor traqueal ocupando quase toda a luz traqueal. (**B**) Ressecção do tumor traqueal com acessórios rígidos. (**C**) Retirada do produto de ressecção por pinça rígida. (**D**) Imagem da traqueia após a ressecção endoscópica do tumor traqueal.

Fonte: Imagens cedidas pelo Dr. Hélio Minamoto. Instituto do Coração do Hospital das Clínicas da Faculdade de Medicina da Universidade de São Paulo (InCor/HCFMUSP).

## Técnicas de ablação térmica

### Criodesobstrução

A crioterapia é método de aplicação de temperatura extremamente baixa sobre a lesão obstrutiva, provocando a destruição tecidual por cristalização intracelular e extracelular. Tem efeitos profundos na microcirculação, resultando em vasoconstrição, lesão endotelial e agregação plaquetária. A criossensibilidade dos tecidos depende principalmente do seu teor de água; assim, tecido neoplásico é mais suscetível à crioterapia em virtude da hipervascularidade. Podem ser utilizados o óxido nitroso ou o nitrogênio líquido. A crioterapia pode ser realizada com aplicação de *spray*, utilização de probes rígidos ou flexíveis ou agulhas condutoras de energia. Todos esses dispositivos têm ação por contato direto da energia térmica com a lesão a ser tratada. A crioterapia por *spray* de alto fluxo e baixa pressão tem sido usada no tratamento de obstrução de vias aéreas, incluindo estenoses benignas, tecidos inflamatórios granulomatosos e obstrução por neoplasia maligna. O *spray* congelante é aplicado através de cateter flexível (7 Fr), utilizando-se o nitrogênio líquido como base da criogenia. A duração do ciclo de *spray* depende do grau de obstrução e da quantidade de tecido a ser tratado, devendo ser interrompido quando mais de 50% do tecido obstrutivo estiver congelado. É necessário um período de descongelamento (mínimo de 30 segundos) entre os ciclos de aplicação (ciclos de aproximadamente 5 segundos). A crioterapia com probes flexíveis ou rígidos, necessita do contato direto com a lesão para congelamento da mesma. O crioprobe é inserido através do broncoscópio (rígido ou flexível) e colocado adjacente ao tecido a ser tratado. Ciclos repetidos de congelamento e descongelamento são aplicados. Essa ação é repetida várias vezes até que se tenha a desobstrução da via aérea. Nos dias ou semanas seguintes à criodesobstrução, ocorre necrose tecidual seguida de descamação, que pode ser expectorada ou pode exigir remoção broncoscópica. A maior vantagem da criodesobstrução é a não necessidade de diminuição da oferta de oxigênio, durante o procedimento, não apresentando risco de incêndio ou destruição dos *stents* durante a aplicação, como pode ser observado nas desobstruções por *laser* ou eletrocautério.[22]

## Laser

*Laser* é sigla inglesa para *light amplification by stimulated emission of radiation,* ou seja, amplificação da luz por emissão estimulada de radiação. É técnica ablativa térmica, que pode ter propriedades de corte, de coagulação, vaporização e devascularização do tecido neoplásico. Pode ser utilizado com broncoscópio rígido ou flexível. Atualmente, existem vários tipos de *lasers* para uso na prática médica, como o Neosymium-yttrium-aluminum-garnet (Nd:YAG) *laser*, Neosymium-yttrium-aluminum-perovskite (Nd:YAP) *laser*, dióxido de carbono ($CO_2$) *laser*, argon ion *laser*, excimer *laser*, potassium titanyl phosphate (KTP) *laser*, alexandrite *laser*, semiconductor *laser*, pulso dye *laser* e holmium YAG *laser*. Durante o procedimento com *laser,* deve-se diminuir a oferta de oxigênio (FiO2 < 40%), pois há risco de queimadura da traqueia e brônquios.[22]

### Plasma de argônio

A aplicação de plasma de argônio é utilizada para desbridamento de tecido neoplásico e hemostasia de sangramentos tumorais endoluminais. É realizada através de cateter específico, que conduz o gás argônio até a superfície do tecido a ser tratado. O gás argônio, em contato com corrente elétrica na extremidade distal do cateter, produz chama de alta temperatura, resultando em vaporização, coagulação e destruição do tecido. Da mesma forma que o *laser*, durante a aplicação do plasma de argônio, deve-se diminuir a oferta de oxigênio na via aérea por risco de queimadura na via aérea. Outra complicação descrita é a embolia por gás de argônio, que pode ser evitada utilizando-se baixo fluxo do gás (< 1,5 L/min)[22] (Figura 74.4).

### Eletrocautério

Essa técnica consiste na utilização da corrente elétrica através de pinças, alças metálicas, bisturis e debridadores, produzindo aquecimento do tecido com consequente vaporização, coagulação e cauterização do tecido neoplásico obstrutivo. O eletrocautério pode ser utilizado com equipamentos rígidos ou flexíveis, como técnica única ou em associação com outras técnicas. Complicações como penumotórax e pneumomediastino (perfurações da via aérea) podem ocorrer, assim como sangramentos por lesão de grandes vasos e fibrilação ventricular (proximidade cardíaca). É obrigatória a diminuição da oferta de oxigênio, durante a utilização do eletrocautério pelo risco de queimaduras em via aérea.[22]

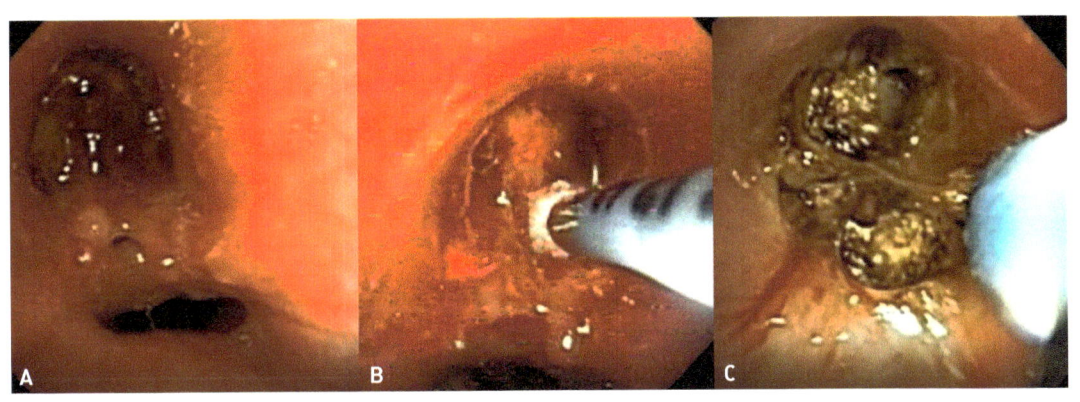

**FIGURA 74.4 –** Hemostasia com aplicação de plasma de argônio por broncoscopia flexível em tumor carcinóide. (**A**) Tumor carcinoide em segmento anterior do lobo superior esquerdo com sinais de sangramento recente. (**B**) Aplicação de plasma de argônio por broncoscopia flexível. (**C**) Superfície do tumor carcinoide após aplicação de plasma de argônio por broncoscopia flexível.
Fonte: Instituto do Câncer do Estado de São Paulo (ICESP), Faculdade de Medicina da Universidade de São Paulo (FMUSP).

### Terapia fotodinâmica

Técnica ablativa, na qual é utilizada luz de comprimento de onda específico (630 nm) através de cateter flexível em paciente que recebeu previamente agente fotossensibilizante endovenoso (derivado da hematoporfirina). A ativação do fármaco fotossensibilizante pela aplicação da luz produz apoptose e morte celular do tecido neoplásico (mais ávido pelo fármaco). Tem profundidade de tratamento de 5 mm a 10 mm. Em decorrência de descamação da necrose tecidual, geralmente é necessária uma nova broncoscopia para retirada do tecido necrosado. O paciente deve ter proteção dérmica por 6 semanas em virtude da fotossensibilização provocada pelo fármaco. Outras complicações, como obstrução da via aérea pelo tecido necrótico ou edema intenso e hemoptise, podem ocorrer.[22]

### Braquiterapia endobrônquica

Para alguns pacientes com neoplasia pulmonar, a braquiterapia (radioterapia interna e localizada) pode ser utilizada como tratamento paliativo com controle local da doença endobrônquica.

A braquiterapia de alta taxa de dose é realizada através de cateter posicionado endoluminal na via aérea. O procedimento é planejado, preparando-se o cateter de braquiterapia de modo a permitir a passagem de semente radioativa. Os cálculos da isodose são feitos associando as medidas do cateter ao tempo de exposição. As complicações mais temidas deste procedimento são a necrose do tumor e a fístula arteriobrônquica, que pode ser fatal. Nestes procedimentos, a interação entre o broncoscopista, responsável por avaliar as relações anatômicas e o radioterapeuta calculando as isodose, é fundamental para o sucesso do tratamento.[23-25]

### Hemostasia na hemoptise

A neoplasia pulmonar é causa frequente de sangramentos em via aérea. Metástases na via aérea e no parênquima pulmonar como as de neoplasia renal, neoplasia de cólon, próstata e melanoma, podem apresentar sangramentos moderados a graves. Invasões diretas do tumor de esôfago (mais comum na traqueia distal e no brônquio principal esquerdo) ou de tumores do mediastino também podem provocar hemoptises, muitas vezes maciças.

A broncoscopia terapêutica na hemoptise é fundamental na manutenção da permeabilidade da via aérea e no controle do sangramento. Para os sangramentos que não causam repercussão na função respiratória, a broncoscopia será importante para o diagnóstico da localização e, muitas vezes, etiológico. A hemoptise com inundação da via aérea, causando dispneia é situação com alta mortalidade, que exige broncoscopista experiente para a abordagem terapêutica.

Na grande maioria das hemoptises, o sangramento provém das artérias brônquicas, que são submetidas ao regime de pressão arterial sistêmica. As ações hemostáticas iniciais para provocar vasoconstrição, como a instilação de solução de adrenalina e soro fisiológico gelado, são, muitas vezes, insuficientes para a hemostasia. No contexto de hemoptise persistente às medidas vasoconstritoras, a colocação de cateteres balonados e de bloqueadores brônquicos, isolando o segmento brônquico sangrante, pode ser de grande eficácia hemostática. Em lesões endobrônquicas sangrantes, podem-se utilizar as técnicas já descritas acima como a aplicação de plasma de argônio, a crioterapia e a eletrocauterização. Em situações mais críticas, pode ser necessária a embolização das artérias brônquicas, reduzindo significativamente o sangramento até que a causa seja elucidada e o tratamento específico mais adequado seja instituído.[26]

### Endopróteses ou stents traqueobrônquicos

O objetivo principal das endopróteses traqueais e brônquicas é a manutenção da permeabilidade das vias aéreas.

O tratamento com endopróteses pode ser indicado em obstrução por compressão extrínseca de vias aéreas. Em alguns casos, pode ser necessária a dilatação prévia dessa obstrução por compressão, antes da colocação das endopróteses traqueobrônquicas. A obstrução traqueobrônquica pode ser também por elementos mistos de compressão extrínseca e doença endoluminal. Nestes casos, é necessária a ressecção prévia da lesão com broncoscópio rígido, ou outros métodos endoscópicos descritos anteriormente.

Atualmente, há grande disponibilidade de stents para uso na via aérea. Basicamente, dividem-se em próteses rígidas de material plástico (geralmente silicone) com diâmetro de 6 mm a 18 mm e comprimento de 20 mm a 80 mm (Dumont, Freitag, entre outros) e próteses autoexpansivas.[32,33] Podem ser metálicas ou plásticas, em malha ou recobertas. Seu formato pode ser tubular cilíndrico, com vários comprimentos e diâmetros ou em Y, para uso na bifurcação dos brônquios principais. A escolha da prótese mais adequada depende fundamentalmente do local da via aérea e da situação a ser tratada. Próteses autoexpansivas, em geral, são permanentes e após liberadas na posição e são dificilmente retiradas ou reposicionadas. As próteses autoexpansivas em malha não recobertas permitem o crescimento do tumor através da sua trama enquanto as expansivas recobertas provocam crescimento de tecido neoplásico ou de granulação nas extremidades proximal e distal da prótese. A migração

da prótese é complicação possível, podendo evoluir para situação de emergência com obstrução total do fluxo aéreo. Pesquisas recentes têm desenvolvido próteses personalizadas por impressão 3D, mini próteses para brônquios mais distais e próteses com propriedades farmacológicas e próteses biodegradáveis.[27]

### Fechamento de fístulas de via aérea

Fístulas broncopleurais apresentam etiologia multifatorial, apresentam alta morbidade e mortalidade e têm indicação formal de correção cirúrgica. São observadas em 0,8% a 15% dos pacientes após pneumonectomias e em 1% dos pacientes após lobectomia e estão relacionadas a tratamento prévio com quimioterapia, radioterapia, corticosteroideterapia e ventilação mecânica prolongada após cirurgia. Entretanto, muitos pacientes não apresentam condições clínicas que permitam a intervenção cirúrgica para correção das fístulas broncopleurais. Nesses casos, podem ser realizados procedimentos endoscópicos utilizando técnicas e materiais variados para oclusão dessas fístulas. Os procedimentos endoscópicos se dividem em implantação de dispositivo endoluminal ou administração de agente químico ou térmico. Incluem oclusão da fístula com cateteres, molas, dispositivos oclusivos metálicos ou de silicone, válvulas endobrônquicas de direção única, endopróteses de silicone ou de metal, aplicação de hemostáticos e selantes (selantes de fibrina, Coseal®, Gelfoam®, Surgicel®), aplicação de adesivos teciduais (Histoacryl®, BioGlue®) e injeção de substâncias esclerosantes ou expansores teciduais em submucosa.[28] A colocação das endopróteses metálicas para fechamento de fístula traqueoesofágica concomitantemente à colocação de endoprótese esofágica também tem indicação específica, mas geralmente esses procedimentos são associados a pacientes em estádios terminais e devem ser estudados caso a caso, tanto para patologia benigna como para maligna.

## CONCLUSÃO

A broncoscopia, com suas inúmeras variações, tem um papel fundamental na investigação diagnóstica da neoplasia de pulmão, no estadiamento linfonodal mediastinal e na abordagem terapêutica em vários tipos de pacientes e tumores traqueobrônquicos e pulmonares (primários ou metastáticos).

## REFERÊNCIAS

1. Panchabhai TS, Mehta AC. Historical perspectives of bronchoscopy. Connecting the dots. Annals of the American Thoracic Society. 2015;12(5):631-41.

2. Prakash UBS. Advances in bronchoscopic procedures. Chest. 1999;116:1403-8.

3. Oki M, Saka H, Ando M, Asano F, et al. Ultrathin bronchoscopy with multimodal devices for peripheral pulmonar lesions: a rancomized trial. Am J Respir Crit Care Med. 2015;192(4):468-76.

4. Shibuya K, Hoshino H, Chiyo M, et al. Subepithelial vascular patterns in bronchial dysplasias using a high magnification bronchovideoscope. Thorax. 2002; 57(10):902-7.

5. Yamada G, Takahashi H, Shijubo N, et al. Subepithelial microvasculature in large airways observed by high-magnification bronchovideoscope. Chest. 2005;128(2):876-80.

6. Shibuya K, Hoshino H, Chiyo M, et al. High magnification bronchovideoscopy combined with narrow band imaging could detect capillary loops of angiogenic squamous dysplasia in heavy smokers at high risk for lung cancer. Thorax. 2003;58(11):989-95.

7. Herth FJF, Eberhardt R, Anantham D, et al. Narrowband imaging bronchoscopy increases the specificity of bronchoscopic early lung cancer detection. J Thorac Oncol. 2009;4(9):1060-5.

8. Thiberville L, Moreno-Swirc S, Vercauteren T, et al. In: Vivo imaging of the bronchial wall microstructure using fibered confocal fluorescence microscopy. Am J Respir Crit Care Med. 2007;175(1):22-31.

9. Mercer RR, Crapo JD. Spatial distribution of collagen and elastin fibers in the lungs. J Appl Physiol. 1990;69(2):756-65.

10. Oki M, Yatabe Y, Saka H, et al. Feasibility and accuracy of molecular testing in specimens obtained with small biopsy forceps: comparison with the results of surgical specimens. Respiration. 2015;89(3):235-42.

11. Rivera MP, Mehta AC, Wahidi MM. Establishing the diagnosis of lung cancer. Chest. 2013;143(5):e142S-e165S.

12. Nasu S, Okamoto N, Suzuki H, et al. Comparison of the Utilities of Cryobiopsy and Forceps Biopsy for Peripheral Lung Cancer. Anticancer Res. 2019;39(10):5683-5688.

13. Krimsky WS, Pritchett MA, Lau KKW. Towards an optimization of bronchoscopic approaches to the diagnosis and treatment of the pulmonary nodules: a review. J Thorac Dis. 2018;10(14): S1637-S1644.

14. Folch EE, Pritchett MA, Nead MA, et al. Electromagnetic navigation bronchoscopy for peripheral pulmonary lesions: One-year results of the prospective, multicenter NAVIGATE study. J Thorac Oncol. 2019;14(3):445-58.

15. Agrawal A, Hogarth DK, Murgu S. Robotic bronchoscopy for pulmonary lesions: a review of existing technologies and clinical data. J Thorac Dis. 2020;12(6): 3279-86.

16. Figueiredo VR, Cardoso PFG, Jacomelli M, et al. Endobronchial ultrasound-guided transbronchial needle aspiration versus surgical mediastinoscopy for mediastinal lymph node staging in potentially operable non-small cell lung cancer: a systematic review and meta-analysis. J Bras Pneumol. 2020;46(6):e20190221.

17. Jacomelli M, Demarzo SE, Cardoso PF, Palomino AL, Figueiredo VR. Radial-probe EBUS for the diagnosis of peripheral pulmonary lesions. J Bras Pneumol. 2016;42(4):248-53.

18. Mathisen DJ, Grillo HC. Endoscopic relief of malignant airway obstruction. The Annals of Thoracic Surgery. 1989;48:469-73.

19. Stephens KE, Wood DE. Bronchoscopic management of central airway obstruction. J Thorac Cardiovasc Surg. 2000;119:289-96.

20. Shin JH. Interventional management of tracheobronchial strictures. World J Radiol. 2010;2(8):323-8.

21. Hautmann H, Gamarra F, Pfeifer KJ, et al. Fiberoptic bronchoscopic balloon dilatation in malignant tracheobronchial disease indications and results. Chest. 2001;120(1):43-9.

22. Shepherd RW, Radchenko C. Bronchoscopic ablation techniques in the management of lung cancer. Ann Transl Med. 2019;7(15):362.

23. Hennequin C, Bleichner O, Tredaniel J, et al. Long-term results of endobronchial brachytherapy: a curative treatment? Int J Radiat Oncol Biol Phys. 2007;67:425-30.

24. Dagnault A, Ebacher A, Vigneault E, et al. Retrospective study of 81 patients treated with brachytherapy for endobronchial primary tumor or metastasis. Brachytherapy. 2010;9(3):243-7.

25. Zaric B, Perin B, Jovelic A, et al. Clinical risk factors for early complications after high-dose-rate endobronchial brachytherapy in the palliative treatment of lung cancer. Clin Lung Cancer. 2010;11(3):182-6.

26. Karmy-Jones R, Cuschieri J, Vallières E. Role of bronchoscopy in massive hemoptysis. Chest Surg Clin N Am. 2001;11(4):873-906.

27. Sabath BF, Ost DE. Update on airway stents. Curr Opin Pulm Med. 2018;24(4):343-349.

28. Keshishyan S, Revelo AE, Epelbaum O. Bronchoscopic management of prolonged air leak. J Thorac Dis. 2017;9(10):S1034-S1046.

# 75

# Videolaparoscopia Diagnóstica em Oncologia

Jorge Luiz Nahás

## DESTAQUES

- A precisão dos exames de imagem avançou muito nos últimos anos, mas a laparoscopia diagnóstica ainda é o método de investigação de escolha nos cenários clínicos nos quais estes exames não são suficientes.
- A laparoscopia é um procedimento seguro, que pode ser realizado na maioria dos pacientes. Permite a coleta de material para biópsia de outra maneira não exequível e a associação de outros procedimentos secundários no mesmo ato operatório.
- A laparoscopia avalia com precisão a extensão da doença peritoneal, permitindo o estadiamento adequado em pacientes potencialmente candidatos a um tratamento cirúrgico radical.

## INTRODUÇÃO

A última década foi testemunha de um avanço significativo na qualidade, precisão e disponibilidade dos exames de imagem utilizados para o diagnóstico e estadiamento das neoplasias como um todo. A tomografia computadorizada (TC), a ressonância magnética (RNM) e a tomografia por emissão de pósitrons (PET-CT) substituíram muitos procedimentos mais invasivos, como biópsias e explorações cirúrgicas diagnósticas.[1]

Até mesmo a ultrassonografia endoscópica, altamente operador-dependente, perdeu espaço para modalidades como RNM nas neoplasias de reto, entre outros exemplos.[2] Contudo, este método ainda é relevante nas situações em que é necessária a coleta de material para biópsia, como no caso das neoplasias pancreáticas, ou quando é fundamental o estadiamento "T" preciso para a indicação de tratamento conservador, como nas neoplasias esofágicas.[3,4]

Todas essas modalidades têm em comum duas limitações: a baixa *performance* para avaliar a superfície peritoneal; e a dificuldade em obter material para biópsia em muitos cenários de doença metastática abdominal.

A videolaparoscopia diagnóstica permanece o método de escolha a ser adotado quando as estratégias mencionadas anteriormente não são capazes de elucidar o quadro clínico.

## ASPECTOS TÉCNICOS DA LAPAROSCOPIA

A laparoscopia diagnóstica é um procedimento realizado obrigatoriamente no centro cirúrgico, sob anestesia geral. A cavidade abdominal é insuflada com gás carbônico ($CO_2$) para se criar o espaço de trabalho adequado. O abdômen é acessado por meio de portais de trabalho (trocáteres), com diâmetros que variam entre os 3 mm e 10 mm no geral. Através destes portais, uma grande variedade de instrumentos pode ser utilizada, permitindo a palpação indireta dos órgãos, a exploração das alças intestinais e a coleta de material para biópsia, na quantidade e localização desejadas.

A laparoscopia permite a coleta do *lavado peritoneal*, para a pesquisa de células tumorais livres na cavidade. Os recessos abdominais são irrigados com pelo menos 500 mL de soro fisiológico, que é aspirado e enviado para análise. Na presença de ascite, o líquido pode ser coletado diretamente, sem necessidade do lavado.

Uma vantagem secundária da laparoscopia diagnóstica é a possibilidade de se associarem ao procedimento principal outros procedimentos auxiliares, aproveitando ao máximo o momento no centro cirúrgico e evitando que o paciente tenha de passar por outros procedimentos invasivos em um segundo momento. A confecção de vias alimentares (jejunostomias, *bypass*), estomas e implante de cateter para quimioterapia estão entre os exemplos.

Outro aspecto único da laparoscopia é a habilidade de avaliar e estadiar com precisão as neoplasias com disseminação peritoneal, podendo estimar índices de carcinomatose e comprometimento do trato digestivo.

A laparoscopia apresenta riscos e complicações específicos, que, apesar de raros, devem ser conhecidos tanto pela equipe cirúrgica como pelo paciente, a fim de se reduzirem os riscos ao mínimo.

A laparoscopia exige anestesia geral, à diferença dos procedimentos percutâneos guiados por exames de imagem. Pacientes em estado clínico debilitado podem não estar em condições seguras de serem anestesiados e terem o abdômen insuflado por $CO_2$.

O momento mais delicado do procedimento é o acesso inicial ao abdômen, que pode ser realizado tanto pelas *técnicas fechadas* (punção com agulha, inserção direta do trocáter) como pelas *abertas* (Hasson). Quando indicadas e realizadas corretamente, todas estas técnicas têm índices muito baixos de complicações, como sangramento ou lesões intestinais, descritas na literatura na ordem de 0,3%.[5]

Outra complicação temida, mas infrequente, é o implante tumoral no sítio da punção dos trocáteres, descrita em cerca de 1% dos casos.[6]

Dois estudos recentes mostraram que a morbidade da laparoscopia diagnóstica em tumores digestivos abdominais é baixa (2%), e não foi relatada mortalidade, sendo este um evento restrito a raros relatos.[7,8]

## INDICAÇÕES

A laparoscopia diagnóstica está indicada quando os exames de imagem não invasivos foram insuficientes para a coleta de todas as informações necessárias e para a resolução inicial do quadro clínico do paciente. Podem-se resumir as indicações em:

- Estadiamento preciso do tumor, evitando laparotomias não terapêuticas em pacientes com doenças metastáticas;
- Exclusão de doença metastática e obtenção de biópsia de tecido antes do início da quimioterapia neoadjuvante;
- Coleta de material para diagnóstico (linfomas) ou realização de citologia oncótica peritoneal para excluir a presença de metástase peritoneal oculta;
- Seleção de tratamento paliativo adequado em pacientes com doença avançada ou metastática;
- Antes da laparotomias definitiva após a conclusão da quimioterapia neoadjuvante para avaliar a resposta ao tratamento ou progressão da doença;
- Avaliação da adequação para terapia citorredutora com quimioterapia intraperitoneal hipertérmica em pacientes com carcinomatose peritoneal no momento da cirurgia.

As indicações da laparoscopia variam dependendo do tipo de neoplasia a ser tratada. Em seguida, estão especificadas as neoplasias mais abordadas com laparoscopia diagnóstica.

## TRATO DIGESTIVO ALTO

### Esôfago

O câncer de esôfago é diagnosticado na sua grande maioria em fase avançada e com prognóstico reservado. Na fase avançada, muitos serão submetidos à quimioterapia ou à quimio com radioterapia associada, pré-operatórias ou exclusivas. Assim, o valor do correto estadiamento é importante para os pacientes em estágio inicial, que serão candidatos à ressecção curativa imediata e os que serão encaminhados à neoadjuvância.

Geralmente, esses pacientes são submetidos a estadiamento multimodal, incluindo técnicas de imagem não invasivas, como a TC, útil na avaliação de disseminação local e metástases à distância;[9,10] a PET-TC útil na avaliação de metástases à distância; e a ultrassonografia endoscópica (EUS) utilizada principalmente na avaliação do tumor (T).[11] A broncoscopia é mais indicada em tumores proximais e do terço médio para excluir o envolvimento de vias aéreas.

O estadiamento invasivo por meio da LD, ocasionalmente em combinação com a videotoracoscopia (VT), pode ser utilizado no estadiamento da doença locorregional. Vários estudos estabeleceram sensibilidade superior do estadiamento minimamente invasivo na identificação de pequenos focos de doença metastática que afetam os linfonodos.[12]

Uma recente revisão dos estudos centrados no papel da laparoscopia em neoplasias esofágicas mostrou uma mudança de estadiamento e de conduta em cerca de 15% dos pacientes, principalmente às custas de achados de nódulos hepáticos e peritoneais não detectados antes.[13] A citologia oncótica do líquido peritoneal nesses casos é mandatória. O papel no caso de neoplasias do terço superior esofágico parece mais limitado.[14]

Em pacientes com plano inicial de neoadjuvância, a laparoscopia permite a seleção mais precisa dos pacientes. Aproveita-se o procedimento para o implante de cateter para quimioterapia e confecção de jejunostomia se indicada.

## ESTÔMAGO

O racional para o uso da LD nas neoplasias gástricas é muito similar ao das neoplasias esofágicas. A particularidade consiste na maior frequência de carcinomatose peritoneal no câncer gástrico, o que torna imperativa a avaliação abdominal com laparoscopia antes de se optar por um tratamento neoadjuvante ou cirúrgico *upfront*.

Novamente, a *performance* da TC para pesquisa de carcinomatose de sítio gástrico é limitada. Em estudos recentes, a LD alterou o estadiamento em uma faixa que variou entre 16% e 37% dos pacientes.[15,16]

As principais indicações da LD no câncer gástrico são nos tumores T3 e T4 ou quando são programadas ressecções multiviscerais por tumores localmente avançados. Análises prévias mostram que a videola-

paroscopia diagnóstica no câncer gástrico e o lavado peritoneal resultaram na mudança em 19% dos casos.[17]

Existem ponderações quanto à realização de LD de rotina nos casos de câncer gástrico independentemente do seu estadiamento em razão de suas complicações e elevação dos custos. A sobrevida geral mediana de pacientes com doença metastática detectada na laparoscopia de estadiamento (8,3 meses, intervalo de confiança de 95% (IC) 5,4 a 16,5) ou na citologia peritoneal (4,9 meses, IC 95% 4,2 a 48) foram tão ruins quanto aqueles com M1 doença observada em imagens pré-operatórias (6,7 meses, IC 95% 4,2 a 8,9), P = 0,97.[17]

No câncer gástrico com presença de disseminação peritoneal, a sobrevida média não ultrapassa 1 ano na maioria dos estudos, sendo a doença peritoneal o fator prognóstico independente mais significativo no estadiamento. As diretrizes atuais da National Comprehensive Cancer Network (NCCN) recomendam quimioterapia sistêmica ou cuidados de suporte para pacientes com metástases peritoneais do câncer gástrico.[18]

Pacientes com LD e citologia peritoneal positiva tiveram altas taxas de histologia em anel de sinete (80%) e linite plástica (50%) em comparação com LD e citologia peritoneal negativa. Pacientes com esse tipo de histologia no estágio inicial, teriam maior benefício do uso da LD com citologia peritoneal.

Outra situação em que a LD tem seu papel é nos casos de tratamento neoadjuvante.

Quanto à citologia oncótica do líquido peritoneal no câncer gástrico (GC), ela deve ser realizada e pode fazer a detecção pelos métodos de citologia convencional e pela reação de cadeia de polimerase (PCR). A cirurgia radical na presença de citologia oncótica positiva foi considerada desnecessária.[19] No entanto, a doença M1 do peritônio (pM1) foi subdividida em disseminação metastática evidente com depósitos peritoneais macroscópicos evidentes na LD (P+) ou citologia positiva para células cancerosas circulantes livres na citologia oncótica (Cyt +).[20]

Assim, os pacientes com GC localmente avançado são ainda estratificados em quatro subgrupos distintos com base no envolvimento peritoneal: P+/Cyt+, P+/Cyt-, P-/Cyt+ e P-/ Cyt-. Por um lado, a doença peritoneal evidente por LD (P+) é considerada doença avançada,[19] que deve ser tratada com cuidados paliativos. Por outro lado, a disseminação peritoneal macroscópica negativa com citologia positiva (P-/Cyt+) permanece altamente controversa.

As diretrizes atuais de diferentes sociedades de especialidades recomendam LD para pacientes com alto risco de doença metastática oculta. O Quadro 75.1 mostra um resumo destas recomendações.[19]

**Quadro 75.1. Recomendações para a realização de estadiamento laparoscópico de acordo com várias sociedades**

| Sociedade | País de origem | Recomendações |
|---|---|---|
| SAGES | Estados Unidos | Pacientes com câncer gástrico T3 ou T4 sem evidência de linfonodo ou metástase distante em imagem pré-operatória de alta qualidade |
| ESMO | Europa | Pacientes com câncer gástrico ressecável [III, grau B] |
| Diretrizes S3 | Alemanha | Pacientes com estado avançado de câncer gástrico (cT3-cT4) [II-III, grau B] |
| GIRCG | Itália | Casos considerados de risco de carcinomatose peritoneal não visível ou indefinido em exame de TC |
| AUGIS, BSG, BASO | Reino Unido e Irlanda | Cânceres gástricos e pacientes selecionados com tumor juncional esofagogástrico ou esofágico (grau C) |
| SEOM | França | Pacientes com câncer gástrico potencialmente ressecável |
| JGCA | Japão | Pacientes com estágio clínico II-III anterior ao tratamento neoadjuvante |

AUGIS: Associação de Cirurgiões do Trato Gastrointestinal Alto da Grã Bretanha (Association of Upper Gastrointestinal Surgeons of Great Britain); BASO: Associação Britânica de Cirurgui Oncológica (British Association of Surgical Oncology); BSG: Sociedade Britânica de Gastroenterologia (British Society of Gastroenterology); ESMO: Sociedade Europeia de Oncologia Médica (European Society for Medical Oncology); GIRCG: Grupo Italiano de Pesquisa do Câncer Gástrico (Gruppo Italiano Ricerca Cancro Gastrico); JGCA: Associação Japonesa de Câncer Gástrico (Japanese Gastric Cancer Association). SAGES: Sociedade de Cirurgiões Gastrointestinais e Endoscópicos Americanos (Society of American Gastrointestinal and Endoscopic Surgeons); SEOM: Sociedad Española de Oncología Médica; [tradução livre do autor]

Fonte: Machairas N, Charalampoudis P, Molmenti EP, *et al.*, 2017.

## INDICAÇÕES

- Paciente com tumor T3/T4 sem evidência de N ou M+, com TC de alta qualidade.

### Contraindicações (absolutas e relativas)

- Tumores com complicações como hemorragia, perfuração, obstrução ou necessidade de cirurgia paliativa;
- Tumores em estágios T1/T2 que podem ir direto para ressecções cirúrgicas;
- Histórias de cirurgias abdominais superiores com várias aderências.

O último consenso da Associação Brasileira de Câncer Gástrico (ABCG) recomenda como principal método de estadiamento a TC de tórax, abdome e pelve. A PET-CT e a RNM devem ser utilizadas apenas em casos selecionados. A PET-CT pode ser utilizado em tumores bem diferenciados ou do terço proximal. A laparoscopia diagnóstica deve ser realizada nos casos em que haja dúvida na TC quanto à presença de carcinomatose peritoneal ou para planejamento de tratamento multidisciplinar e o lavado peritoneal com citologia oncótica e deve ser realizada em todos os casos durante a LD e/ou cirurgia, além de poder ser omitida caso haja franca carcinomatose peritoneal.[21]

## NEOPLASIAS HEPATOBILIOPANCREÁTICAS

Nos tumores hepáticos primários, a LD tem sua indicação mais precisa nos pacientes avaliados previamente com TC, apresentando provável doença ressecável e uma reserva hepática adequada. Embora a incidência de metástases peritoneais nestes doentes não seja o cenário mais comum, a LD combinada com a ultrassonografia laparoscópica (LUS), permite a avaliação de todo o parênquima hepático e permite a identificação do tamanho, localização e número de tumores hepáticos, bem como invasão vascular potencial. A laparoscopia diagnóstica combinada com a LUS tem uma sensibilidade de 63% a 67% para identificar doença irressecável em pacientes com câncer hepático e uma taxa de não realização de laparotomias desnecessárias de 25% a 40%. A laparoscopia diagnóstica com LUS tem uma sensibilidade de 96% a 100% para lesões maiores que 2 cm em comparação com uma sensibilidade de 35% a 40% comparada à TC trifásica. No entanto, a laparoscopia diagnóstica pode produzir resultados de falso-negativos de 5% a 15% dos casos nos tumores hepáticos primários.[22]

A incidência de malignidades intra-hepáticas varia amplamente entre os países e é responsável por 5% a 10% de todos colangiocarcinomas nos países ocidentais.[23,24]

O papel da LD em paciente com colangiocarcinomas intra-hepático (CIH) permanece sem clara definição. Sua indicação é correlacionada com a qualidade dos exames radiológicos pré-operatórios

O único tratamento curativo para a CIH é a ressecção cirúrgica radical. Evitando-se uma laparotomia desnecessária, os pacientes são beneficiados com encaminhamento mais precoce ao tratamento sistêmico. Esta é a maior série clínica de LD em CIH até o momento, mostrando que, em um paciente com presumível CIH ressecável, o papel da SL não foi substituído por imagem completamente. Na literatura, a precisão relatada da LD varia amplamente entre os diferentes tipos de câncer biliar.[25]

Uma metanálise recente sobre o impacto diagnóstico da LD em pacientes com colangiocarcinoma peri-hilar (CPH) e câncer de vesícula biliar mostrou um rendimento combinado de 32,4% e 27,6%, respectivamente.[26] Acurácia diagnóstica da laparoscopia de estadiamento para detecção de colangiocarcinoma peri-hilar localmente avançado ou metastatizado: uma revisão sistemática e metanálise.[27]

Também foi demonstrado que a sensibilidade da LD difere amplamente entre os vários preditores diagnósticos, dependendo da seleção dos pacientes. Um estudo relatou em 114 pacientes com APS uma sensibilidade geral de 66% para detectar doença irressecável, com sensibilidades para detectar metástases peritoneais e metástases intra-hepáticas de 71% e 43%, respectivamente.[28]

Considerando-se a imagem pré-operatória ideal, o rendimento "verdadeiro" de LD para a detecção de CIH irressecável foi de 20%.[7,35]

A laparoscopia de estadiamento é indicada para quase todos os pacientes com câncer de vesícula biliar, colangiocarcinoma hilar ou tumores do duto biliar extra-hepático sem evidência de irressecabilidade ou doença metastática na imagem pré-operatória.

A maior disponibilidade de EUS pode limitar o rendimento da laparoscopia diagnóstica para aqueles com colangiocarcinoma T2 ou T3; a maioria dos pacientes com câncer T1 é ressecável.

A LD tem precisão diagnóstica de 48% a 60% e 53% a 60% para identificar doença irressecável em pacientes com câncer de vesícula biliar e colangiocarcinoma, respectivamente.[22]

A adição de LUS pode aumentar o rendimento geral e a precisão da laparoscopia diagnóstica neste cenário.[29]

A ressecção cirúrgica é o único tratamento potencialmente curativo para o câncer pancreático e periampular. Um número não desprezível de pacientes é submetido à laparotomia exploradora e/ou à ressecção desnecessária por causa da subestimação da extensão do câncer na TC. A laparoscopia pode detectar lesões metastáticas não visualizadas nos exames radiológicos pré-operatórios permitindo, uma mais precisa do câncer pancreático.

Uma revisão de 16 estudos incluindo 1.146 pacientes na metanálise teve como conclusão que a videolaparoscopia diagnóstica pode diminuir a taxa de laparotomias desnecessárias nos pacientes com câncer pancreático e periampular naqueles com doença ressecável previamente na avaliação da TC. Em média, o uso da videolaparoscopia com biópsia e confirmação histológica de lesões suspeitas evitaria 21 laparotomias a cada 100 realizadas nos pacientes com câncer de pâncreas com programação para ressecção potencialmente curativa.[30]

A avaliação pré-operatória do câncer de pâncreas é difícil por métodos de imagem de que dispomos e, nesse contexto, a VLD tem seu papel para detectar metástases ocultas. A videolaparoscopia diagnóstica (VLD) permite a identificação de um número maior de pacientes com critérios de irressecabilidade. O tempo entre a cirurgia e o início da quimioterapia é significativamente menor nos tumores considerados irressecáveis que foram submetidos à VLD, comparado com tempo necessário para os pacientes submetidos à laparotomia, apesar de não haver diferença estatística na sobrevida global. No entanto, a laparotomia exploradora é associada a uma sobrevida menor no pós-operatório imediato.[31]

Apesar do avanço nas imagens videolaparoscópicas nos últimos anos, surgiram novos métodos de imagem por fluorescência infravermelha (NIR) com a utilização de verde de indocianina (ICG).

As recomendações clássicas são na presença de qualquer um dos critérios a seguir:

- Nível de CA 19-9 > que 150 U/mL;
- Ascite de baixo volume;
- Tumor no corpo do pâncreas;
- Tumor com padrões limítrofes de ressecabilidade;
- Tumor > que 3 cm;
- Linfoadenomegalia do duto biliar comum.

Apesar das considerações de indicação da VLD no câncer de pâncreas, seu uso ainda permanece controverso. Novos marcadores no lavado peritoneal como o MicroRNA-593-3p têm se mostrado um marcador de mau prognóstico promissor. Mesmo em casos de citologia peritoneal negativa, a análise multivariada revelou que a expressão elevada de Mir-593-3p no lavado peritoneal foi o único marcador significativo que influencia tanto a sobrevida global como a sobrevida livre de recorrência tumoral.[32]

## TRATO DIGESTIVO BAIXO

### Neoplasias colorretais

As neoplasias de origem colorretal podem ser avaliadas por laparoscopia quando existe a suspeita de metástase peritoneal associada.

Nos últimos anos, a citorredução completa vem se consolidando como o tratamento de escolha do adenocarcinoma colorretal com disseminação peritoneal limitada. Pacientes com PCI baixo têm mostrado um prognóstico inclusive melhor do que os portadores de metástase hepática, quando a doença é completamente ressecada.[33]

Por isso, a laparoscopia no câncer colorretal (CCR) está assumindo um papel cada vez mais importante no estadiamento e planejamento cirúrgico da citorredução, fugindo do papel clássico meramente diagnóstico. Aqui, novamente, a laparoscopia de planejamento é necessária como complemento aos exames de imagem, que, apesar de terem uma *performance* melhor do que no trato gastrointestinal alto, ainda não são capazes de avaliar com precisão todos os critérios técnicos considerados para viabilidade de uma citorredução completa.

Um estudo recente (COLOPEC 2) sugere que aproximadamente 20% a 30% dos pacientes com tumores pT4 desenvolverão metástases metacrônicas peritoneais. Com a precisão restrita das modalidades de imagem

e a ausência de sintomas precoces, os pacientes com metástases peritoneais são frequentemente diagnosticados em estágio avançado da doença, resultando em apenas 25% dos elegíveis para tratamento com intenção curativa. Os achados preliminares deste estudo revelaram que 9% dos pacientes já apresentavam metástases peritoneais 2 meses após a ressecção primária no câncer de cólon pT4. Portanto, a VLD diagnóstica de segunda análise para detectar metástases peritoneais em estágio subclínico pode ser considerada um componente essencial no acompanhamento precoce desses pacientes. Além disso, uma terceira análise da VLD após uma segunda análise negativa pode ser benéfica para detecção de metástases peritoneais precoces ocorrendo em estágio posterior.[34]

Outro papel da VLD no CCR é nos casos que serão avaliados para cirurgia citorredutora e HIPEC. Os métodos de imagem apresentam certa limitação na avaliação na pontuação do índice de carcinomatose peritoneal. Apesar de não encontrarmos diferença estatisticamente significantes, a VLD associada à TC reduziu de modo relevante o número de pacientes elegíveis para cirurgia citorredutora + HIPEC no CCR, principalmente nos casos em que o *peritoneal cancer index* (PCI) pela TC foi igual ou maior que 10.

### Neoplasias com disseminação peritoneal passíveis de tratamento cirúrgico radical

Nem todas as neoplasias com disseminação peritoneal correspondem a doenças de tratamento meramente paliativo. Algumas destas neoplasias podem e devem ser abordadas cirurgicamente objetivando-se a ressecção completa das metástases peritoneais.

Nesse cenário, a laparoscopia assume o papel fundamental de não somente realizar o diagnóstico histológico, como também o de estadiar com precisão a doença, permitindo o planejamento cirúrgico definitivo.

## TUMORES GINECOLÓGICOS

### Neoplasias ovarianas

As neoplasias *borderline* e malignas ovarianas são o exemplo mais comum de tumores peritoneais que devem, sempre que possível, ser tratados cirurgicamente.

O câncer de ovário é uma doença com alta taxa de mortalidade. Muitas pacientes são diagnosticadas em fase avançada da doença e 140 mil mulheres morrem por câncer de ovário a cada ano no mundo inteiro.

Dada a relevância, o diagnóstico da extensão do câncer de ovário é fundamental visto que o tratamento consiste em cirurgia, com redução do volume máximo da doença, e quimioterapia. A ordem em que esses tratamentos são administrados depende da extensão da doença e das condições clínicas do paciente. O objetivo da cirurgia é a citorredução ótima, que classicamente era considerada aquela em que os nódulos residuais são menores de 1 cm e vem migrando para uma definição de doença completamente ressecada.[35]

Quando a cirurgia de citorredução não pode ser realizada inicialmente, a quimioterapia neoadjuvante pode ser indicada.

A laparoscopia permite uma fácil coleta de material anatomopatológico. O procedimento é capaz de estadiar com precisão o grau de comprometimento peritoneal.

Os escores mais utilizados em carcinoma ovariano são o Fagotti, que permite prever o sucesso de uma citorredução completa primária, e o escore PCI (*peritoneal cancer index*), que avalia o grau de disseminação do tumor e permite estimar melhor o prognóstico da paciente tratada.[36,37]

Esta avaliação precisa é fundamental, por exemplo, na seleção das pacientes candidatas a uma citorredução primária *upfront* e daquelas que se candidatam a uma citorredução secundária pós-neoadjuvância.

Para fazer o diagnóstico e estadiamento do câncer de ovário, geralmente utilizamos exame físico, ultrassonografia (USG), TC e marcadores tumorais.

Uma revisão de literatura incluindo 11 estudos, analisou 14 grupos de mulheres. No total, a revisou contemplou 1.563 pacientes submetidas à laparoscopia para avaliar a extensão da doença.[38] Dois desses estudos concluíram que a laparoscopia foi efetiva em identificar as pacientes nas quais a cirurgia de citorredução ideal (lesões macroscópicas remanescentes menores do que 1 cm) não era viável, em ter gerado baixa taxa de falso-positivo e, em todas as pacientes, ajudar a estabelecer o diagnóstico correto. No entanto, mesmo nos casos em que a VLD sugeriu que a cirurgia de citorredução ideal era factível, algumas pacientes tiveram ressecções subótimas (tumor remanescente maior do que 1 cm). Para cada 100 mulheres encaminhadas para a cirurgia de citorredução primária após a videolaparoscopia, de 4 a 46 ficaram com tumor residual visível.

A VLD e de estadiamento no câncer de ovário pode ser uma ferramenta útil para avaliar a irressecabilidade adequada como tratamento inicial e, com isso, alterar o início do tratamento com eventuais laparotomias desnecessárias, com aumento da morbidade, atraso no início do tratamento quimioterápico e aumento dos custos.

Nos casos dos tumores de **colo do útero e do endométrio**, as evidências são mais direcionadas para a avaliação dos benefícios ou não do tratamento cirúrgico minimamente invasivo ou via convencional, não apresentando nenhum papel bem definido no que tange a vantagens na VLD em ambos os tumores.

## Neoplasias apendiculares (com ou sem pseudomixoma peritoneal) e mesotelioma peritoneal

As neoplasias apendiculares e o mesotelioma peritoneal têm a particularidade de serem neoplasias com alta possibilidade de cura, mesmo em situações críticas de doença peritoneal disseminada.

A laparoscopia permite o diagnóstico histológico, difícil de ser obtido de outra forma, e o adequado estadiamento da cavidade, principalmente a pesquisa de critérios de inoperabilidade, como o comprometimento difuso do intestino delgado.[39]

Uma recente revisão de 1.070 casos de pseudomixoma peritoneal mostrou que cerca de um terço é diagnosticado durante um procedimento laparoscópico, seja ele puramente diagnóstico, seja durante uma apendicectomia por suspeita inicial de apendicite.[40]

Uma particularidade das neoplasias mucinosas do apêndice é a boa *performance* dos exames de imagem em estadiar a doença. Recentes protocolos de RNM com avaliação peritoneal permitem estimar os critérios de irressecabilidade e o PCI de forma precisa, dispensando o uso da laparoscopia em caso de já estar disponível o diagnóstico histológico.[41]

## CONCLUSÕES E FUTURO DA LAPAROSCOPIA DIAGNÓSTICA

O papel da videolaparoscopia diagnóstica é avaliar os benefícios de uma cirurgia inicialmente proposta. A VLD avalia a doença local, regional e metastática que pode impedir o tratamento cirúrgico inicial curativo proposto. Devemos sempre avaliar cuidadosamente toda a cavidade com coleta de material para citologia oncótica e biópsia de áreas suspeitas.

Existem vários aprimoramentos em desenvolvimento na VLD no que tange ao aumento da qualidade de imagem em relação às técnicas e resolução HD/4 e 8K. Isso inclui o tratamento de mudanças topológicas por registro elástico e realidade aumentada, bem como rastreamento óptico para melhorar habilidades laparoscópicas.[42,43]

## REALIDADES E FUTURO

- Imagem espectral;
- Visão computacional;
- Imunofluorescência, com o uso da indocianina verde;
- Óticas flexíveis (uso em pacientes com múltiplas aderências);
- Amostra de fluidos no lavado peritoneal como o Micro RNA-593-3p para identificação de micro-metástases subclínicas.

## REFERÊNCIAS

1. Foley KG, Pearson B, Riddell Z, Taylor SA. Opportunities in cancer imaging: a review of oesophageal, gastric and colorectal malignancies. Clin Radiol. 2021.

2. Haak HE, Maas M, Trebeschi S, Beets-Tan RGH. Modern MR imaging technology in rectal cancer; there is more than meets the eye. Front Oncol. 2020;10:537532.

3. Kanani T, Isherwood J, Chung WY, Dennison A. Diagnostic approaches for pancreatic cystic lesions. ANZ J Surg. 2020;90(11):2211-8.

4. Betancourt-Cuellar SL, Benveniste MFK, Palacio DP, Hofstetter WL. Esophageal cancer: tumor-node-metastasis staging. Radiol Clin North Am. 2021;59(2):219-29.

5. Cornette B, Berrevoet F. Trocar injuries in laparoscopy: techniques, tools, and means for prevention. A Systematic Review of the Literature. World J Surg. 2016;40(10):2331-41.

6. Ramirez PT, Wolf JK, Levenback C. Laparoscopic port-site metastases: etiology and prevention. Gynecol Oncol. 2003;91(1):179-89.

7. Muntean V, Oniu T, Lungoci C, Fabian O, Munteanu D, Molnar G, et al. Staging laparoscopy in digestive cancers. J Gastrointestin Liver Dis. 2009;18(4):461-7.

8. Muntean V, Mihailov A, Iancu C, Toganel R, Fabian O, Domsa I, et al. Staging laparoscopy in gastric cancer. Accuracy and impact on therapy. J Gastrointestin Liver Dis. 2009;18(2):189-95.

9. Berry MF. Esophageal cancer: staging system and guidelines for staging and treatment. J Thorac Dis. 2014;6(3):S289-97.

10. Rice TW, Rusch VW, Ishwaran H, Blackstone EH. Worldwide esophageal cancer C. Cancer of the esophagus and esophagogastric junction: data-driven staging for the seventh edition of the American Joint Committee on Cancer/International Union Against Cancer Cancer Staging Manuals. Cancer. 2010;116(16):3763-73.

11. Trindade AJ, Berzin TM. Clinical controversies in endoscopic ultrasound. Gastroenterol Rep (Oxf). 2013;1(1):33-41.

12. Mehta K, Bianco V, Awais O, Luketich JD, Pennathur A. Minimally invasive staging of esophageal cancer. Ann Cardiothorac Surg. 2017;6(2):110-8.

13. Richardson JR, Khan OA. In patients with radiologically--staged resectable oesophago-gastric junctional tumours, is diagnostic laparoscopy useful as an additional staging procedure? Int J Surg. 2012;10(4):198-202.

14. de Graaf GW, Ayantunde AA, Parsons SL, Duffy JP, Welch NT. The role of staging laparoscopy in oesophagogastric cancers. Eur J Surg Oncol. 2007;33(8):988-92.

15. Ramos RF, Scalon FM, Scalon MM, Dias DI. Staging laparoscopy in gastric cancer to detect peritoneal metastases: a systematic review and meta-analysis. Eur J Surg Oncol. 2016;42(9):1315-21.

16. Borgstein ABJ, van Berge Henegouwen MI, Lameris W, Eshuis WJ, Gisbertz SS, Dutch Upper GICA. Staging laparoscopy in gastric cancer surgery. A population--based cohort study in patients undergoing gastrectomy with curative intent. Eur J Surg Oncol. 2020.

17. Tourani SS, Cabalag C, Link E, Chan ST, Duong CP. Laparoscopy and peritoneal cytology: important prognostic tools to guide treatment selection in gastric adenocarcinoma. ANZ J Surg. 2015;85(1-2):69-73.

18. NCCN. Gastric Cancer Guidelines 2021 [2022 maio 11] Disponível em: https://www.nccn.org/professionals/physician_gls/pdf/gastric.pdf.

19. Machairas N, Charalampoudis P, Molmenti EP, Kykalos S, Tsaparas P, Stamopoulos P, et al. The value of staging laparoscopy in gastric cancer. Ann Gastroenterol. 2017;30(3):287-94.

20. Edge SB, Compton CC. The American Joint Committee on Cancer: the 7th edition of the AJCC cancer staging manual and the future of TNM. Ann Surg Oncol. 2010;17(6):1471-4.

21. Barchi LC, Ramos M, Dias AR, Andreollo NA, Weston AC, LourenCo LG, et al. Ii Brazilian Consensus on Gastric Cancer by the Brazilian Gastric Cancer Association. Arq Bras Cir Dig. 2020;33(2):e1514.

22. Karasakalides A, Triantafillidou S, Anthimidis G, Ganas E, Mihalopoulou E, Lagonidis D, et al. The use of bedside diagnostic laparoscopy in the intensive care unit. J Laparoendosc Adv Surg Tech A. 2009;19(3):333-8.

23. Khan SA, Thomas HC, Davidson BR, Taylor-Robinson SD. Cholangiocarcinoma. Lancet. 2005;366(9493):1303-14.

24. Nakeeb A, Pitt HA, Sohn TA, Coleman J, Abrams RA, Piantadosi S, et al. Cholangiocarcinoma. A spectrum of intrahepatic, perihilar, and distal tumors. Ann Surg. 1996;224(4):463-73; discussion 73-5.

25. Goere D, Wagholikar GD, Pessaux P, Carrere N, Sibert A, Vilgrain V, et al. Utility of staging laparoscopy in subsets of biliary cancers: laparoscopy is a powerful diagnostic tool in patients with intrahepatic and gallbladder carcinoma. Surg Endosc. 2006;20(5):721-5.

26. Tian Y, Liu L, Yeolkar NV, Shen F, Li J, He Z. Diagnostic role of staging laparoscopy in a subset of biliary cancers: a meta-analysis. ANZ J Surg. 2017;87(1-2):22-7.

27. Coelen RJ, Ruys AT, Besselink MG, Busch OR, van Gulik TM. Diagnostic accuracy of staging laparoscopy for detecting metastasized or locally advanced perihilar cholangiocarcinoma: a systematic review and meta-analysis. Surg Endosc. 2016;30(10):4163-73.

28. Bird N, Elmasry M, Jones R, Elniel M, Kelly M, Palmer D, et al. Role of staging laparoscopy in the stratification of patients with perihilar cholangiocarcinoma. Br J Surg. 2017;104(4):418-25.

29. Russolillo N, D'Eletto M, Langella S, Perotti S, Lo Tesoriere R, Forchino F, et al. Role of laparoscopic ultrasound during diagnostic laparoscopy for proximal biliary cancers: a single series of 100 patients. Surg Endosc. 2016;30(3):1212-8.

30. Allen VB, Gurusamy KS, Takwoingi Y, Kalia A, Davidson BR. Diagnostic accuracy of laparoscopy following computed tomography (CT) scanning for assessing the resectability with curative intent in pancreatic and periampullary cancer. Cochrane Database Syst Rev. 2016;7:CD009323.

31. Yamamura K, Yamashita YI, Yamao T, Kuroda D, Eto T, Kitano Y, et al. Efficacy of staging laparoscopy for pancreatic cancer. Anticancer Res. 2020;40(2):1023-7.

32. Hata T, Mizuma M, Masuda K, Chiba K, Ishida M, Ohtsuka H, et al. MicroRNA-593-3p expression in peritoneal lavage fluid as a prognostic marker for pancreatic cancer patients undergoing staging laparoscopy. Ann Surg Oncol. 2021.

33. Elias D, Faron M, Iuga BS, Honore C, Dumont F, Bourgain JL, et al. Prognostic similarities and differences in optimally resected liver metastases and peritoneal metastases from colorectal cancers. Ann Surg. 2015;261(1):157-63.

34. Bastiaenen VP, Klaver CEL, Kok NFM, de Wilt JHW, de Hingh I, Aalbers AGJ, et al. Second and third look laparoscopy in pT4 colon cancer patients for early detection of peritoneal metastases; the COLOPEC 2 randomized multicentre trial. BMC Cancer. 2019;19(1):254.

35. Bookman MA, Brady MF, McGuire WP, Harper PG, Alberts DS, Friedlander M, et al. Evaluation of new platinum-based treatment regimens in advanced-stage ovarian cancer: a phase III trial of the Gynecologic Cancer Intergroup. J Clin Oncol. 2009;27(9):1419-25.

36. Fagotti A, Perelli F, Pedone L, Scambia G. Current recommendations for minimally invasive surgical staging in ovarian cancer. Curr Treat Options Oncol. 2016;17(1):3.

37. Angeles MA, Migliorelli F, Del M, Martinez-Gomez C, Daix M, Betrian S, et al. Concordance of laparoscopic and laparotomic peritoneal cancer index using a two-step surgical protocol to select patients for cytoreductive surgery in advanced ovarian cancer. Arch Gynecol Obstet. 2021.

38. van de Vrie R, Rutten MJ, Asseler JD, Leeflang MM, Kenter GG, Mol BWJ, et al. Laparoscopy for diagnosing resectability of disease in women with advanced ovarian cancer. Cochrane Database Syst Rev. 2019;3:CD009786.

39. Tan GHC, Shamji T, Mehta A, Chandrakumaran K, Dayal S, Mohamed F, et al. Diagnostic and therapeutic laparoscopy in assessment and management of patients with appendiceal neoplasms. Int J Hyperthermia. 2018;34(3):336-40.

40. Shariff US, Chandrakumaran K, Dayal S, Mohamed F, Cecil TD, Moran BJ. Mode of presentation in 1070 patients with perforated epithelial appendiceal tumors, predominantly with pseudomyxoma peritonei. Dis Colon Rectum. 2020;63(9):1257-64.

41. Low RN, Barone RM, Lucero J. Comparison of MRI and CT for predicting the Peritoneal Cancer Index (PCI) preoperatively in patients being considered for cytoreductive surgical procedures. Ann Surg Oncol. 2015;22(5):1708-15.

42. Paulus CJ, Haouchine N, Kong SH, Soares RV, Cazier D, Cotin S. Handling topological changes during elastic registration: application to augmented reality in laparoscopic surgery. Int J Comput Assist Radiol Surg. 2017;12(3):461-70.

43. Zorzal ER, Campos Gomes JM, Sousa M, Belchior P, da Silva PG, Figueiredo N, et al. Laparoscopy with augmented reality adaptations. J Biomed Inform. 2020;107:103463.

# Métodos Radiológicos

Giovanni Guido Cerri
Marcelo Araújo Queiroz
Lílian Albieri
Ricardo Miguel
Jorge Takahashi
Rodrigo Canellas
Carlos Shimizu
Nestor de Barros
Sandro Fenelon

Andrea Souza Aranha
Felipe Ribeiro
Régis Otaviano
Rodrigo Polízio
Gerda Feitosa
Débora Zachello
Fabiana Hirata
Gustavo Corradi

## DESTAQUES

- A Radiologia, com uma ampla gama de tipos de exames, é parte integral da oncologia, auxiliando em rastreamento, diagnóstico, controle de resposta a tratamento e seguimento de pacientes oncológicos.
- O laudo oncológico é de fundamental importância para o médico assistente tomar a conduta adequada em relação ao melhor tratamento para o paciente.
- Os laudos estruturados – RADS (*Reporting and Data System*) – possibilitam uma estrutura padronizada para os relatórios dos achados de imagem.
- O foco de atenção da Radiologia, antes restrito à física das diferentes modalidades diagnósticas e à anatomia normal e das doenças nos órgãos de interesse, vem buscando englobar a avaliação do funcionamento do organismo, do metabolismo celular e, principal e mais recentemente, informações quantitativas e sobre o seu perfil genético-molecular.

## INTRODUÇÃO

Em instituições voltadas para o atendimento a pacientes oncológicos, os departamentos de imagem devem estar familiarizados com todos os métodos de imagem disponíveis: a radiografia geral e contrastada; a ultrassonografia (USG) modo B; doppler; elasto-grafia e com contraste microbolhas; a tomografia computadorizada (TC); a ressonância nuclear magnética (RNM); e os métodos híbridos (anatômicos-funcionais), como o tomografia computadorizada por emissão de pósitrons (PET-CT) e a ressonância magnética por emissão de pósitrons (PET-RM). Todas essas modalidades são úteis e existem, cada uma com sua especificidade, para apoiar o oncologista em suas formulações diagnósticas e decisões terapêuticas.

Em geral, cabe ao radiologista orientar qual o melhor método diagnóstico a ser utilizado, levando-se em consideração tanto a informação de que o médico solicitante necessita para definir o diagnóstico de seu paciente como a enfermidade sob investigação e as comorbidades existentes. A complexidade de se conhecer todas as indicações e contraindicações de cada método de imagem reforça a necessidade da interação multidisciplinar e do papel do médico especialista em diagnóstico por imagens como um colaborador ativo no apoio diagnóstico para as equipes assistenciais, esclarecendo dúvidas, elaborando hipóteses diagnósticas e propondo métodos de imagem alternativos para os casos de maior complexidade.

Vale ressaltar que os métodos de diagnóstico por imagem devem ser utilizados considerando-se sempre a relação custo-efetividade. Nesta relação, deve-se levar em conta o melhor exame que esclarecerá a dúvida apontada pelo médico solicitante, considerando-se a segurança e o conforto do paciente em se submeter a este exame – e aqui, por exemplo, avaliar se o paciente apresenta disfunção renal ou não em caso de uso de meios de contraste, o tempo de sala, a necessidade de uso ou não de contraste oral, retal, e/ou intravenoso, o transporte do paciente até o serviço de imagem, a necessidade de anestesia geral para a realização do exame ou a possibilidade de realizar-se o exame à beira do leito – assim como a disponibilidade de pessoal, a formação exigida para a realização de cada exame e o custo e a disponibilidade de cada equipamento de imagem. Devem-se priorizar o exame que melhor se adapte à necessidade de cada paciente, considerando-se a pergunta a ser respondida, as indicações e as contraindicações referentes ao paciente e ao método, assim como o custo e os riscos potenciais envolvidos.

Este capítulo terá foco na explicação de cada uma das modalidades do diagnóstico por imagem em oncologia, incluindo a radiografia, a USG, a TC, a RNM, a mamografia e a tomossíntese, além de uma abordagem sobre os efeitos da radiação ionizante e a indicação e os riscos do uso de meios de contraste. Em seguida, a avaliação da resposta terapêutica por imagem será explicada por meio de seus critérios, abordando inclusive aqueles adaptados a novos tratamentos, como a imunoterapia. Será enfatizada ainda a importância do laudo radiológico estruturado em oncologia na tentativa de facilitar a comunicação entre o médico solicitante e o radiologista. Finalizaremos com as perspectivas do diagnóstico por imagem, especialmente no que diz respeito ao uso de métodos quantitativos para correlação clínica (radiômica) e o uso da inteligência artificial como ferramenta auxiliar ao médico radiologista nos próximos anos.

## CONSIDERAÇÕES GERAIS SOBRE OS MÉTODOS DE IMAGEM

### Radiografia

Em 1895, Wilhelm Conrad Roentgen descobriu uma radiação penetrante que fazia certos materiais fluorescerem à luz visível, denominando-a "raio X". Acidentalmente, observou que essa radiação, ao ser lançada contra sua própria mão, resultaria em sombras dos ossos projetadas em uma tela com bário. Essa descoberta rendeu o primeiro prêmio Nobel de Física para Roentgen em 1901. As propriedades deletérias dos raios X e outras radiações ionizantes no ser humano foram conhecidas após a década de 1940, sendo seus principais efeitos negativos o potencial de indução de morte celular e a carcinogênese.

As radiografias foram o primeiro método de imagem a ter utilidade e relevância na prática clínica. Mesmo hoje, após o desenvolvimento de outras modalidades mais complexas, permanecem entre os estudos mais comumente realizados nos departamentos de diagnóstico por imagem. A produção dos raios X se dá a partir de elétrons emitidos por um tubo de descarga (cátodo), e acelerados pela tensão aplicada, emitindo radiação eletromagnética quando colidem com um eletrodo positivo (ânodo), propagando-se a partir de ondas. Na prática clínica, o feixe de raios X produzido é filtrado e direcionado através de colimadores para as estruturas a serem estudadas. Ao entrar em contato com o paciente, os fótons de raios X podem interagir de formas diferentes, atravessando a matéria, sendo absorvidos ou espalhados. A variação na intensidade da imagem produzida é causada pela atenuação de raios X no corpo, que depende das características de penetração do feixe e das características físicas dos tecidos. Os principais fatores que determinam o tipo de interação são o número e a energia dos fótons incidentes (regulados pelo operador do aparelho de raios X), a densidade, a espessura e o número atômico da matéria estudada (nesse caso, os tecidos e órgãos do paciente).

De forma resumida, para que as imagens diagnósticas sejam formadas, o contraste básico é determinado pelos fótons que atravessam o paciente e por aqueles que são absorvidos. Os fótons que atingem o filme fotográfico ou detector digital formam uma imagem mais escura, enquanto a formação de imagens mais claras é originada em locais com menor exposição pelos fótons de raios X, consequentemente à absorção pelas estruturas estudadas.

As radiografias podem ser divididas em simples ou contrastadas. Considera-se um exame contrastado quando há utilização de algum tipo de meio de contraste, sendo os mais comuns: ar; iodo; e bário. O iodo e o bário atenuam fortemente o feixe de raios X por causa da sua elevada densidade e de seu número atômico. São comumente utilizados para a melhor caracterização de cavidades (estudos digestivos, urinários, histerossalpingografia, sialografia, fistulografia, entre outros). Vale ressaltar que esses dois contrastes apresentam eventuais efeitos adversos e contraindicações, sendo que apenas o iodo pode ser utilizado por via endovenosa. O ar é utilizado como contraste negativo, pois é menos denso e atenuante do que os tecidos normais.

A terminologia utilizada nos relatórios das radiografias reflete as características de formação das imagens e do contraste, sendo comumente utilizadas derivações da palavra "densidade", já que essa propriedade da matéria influencia diretamente a formação das imagens. Portanto, uma imagem hipodensa (ou radiolucente) é aquela formada a partir da passagem de grande número de fótons de raios X; portanto, é utilizada para descrever estruturas que aparecem escuras, enquanto uma imagem hiperdensa é formada por estrutura que bloqueia a passagem da maior parte dos fótons, aparecendo como uma área clara na imagem. No caso dos pulmões, o termo "opacidade" é muitas vezes utilizado para descrever estruturas hiperdensas, pois o parênquima pulmonar é normalmente radiolucente e pode ser acometido ou substituído por alterações que o tornam mais opaco (Figuras 76.1 e 76.2).

## Ultrassonografia

A ultrassonografia modo B é uma modalidade que se baseia na formação de imagens em escala de cinza a partir de ondas sonoras. Para a produção da imagem, três etapas desempenham um papel importante: a produção da onda sonora; a recepção do eco; e a interpretação do eco recebido. A onda sonora é produzida por um transdutor piezelétrico (de modo que os pulsos elétricos originados no aparelho de ultrassom são convertidos pelo transdutor em ondas sonoras – ultrassônicas). A onda sonora é direcionada pelo manuseio do transdutor na região de interesse e parcialmente refletida pelos diferentes tecidos dessa região. As ondas sonoras (ou ecos) refletidas retornam em tempos diferentes ao transdutor e esta recepção faz o transdutor vibrar. As vibrações transformam-se em pulsos elétricos, que, por sua vez, geram as

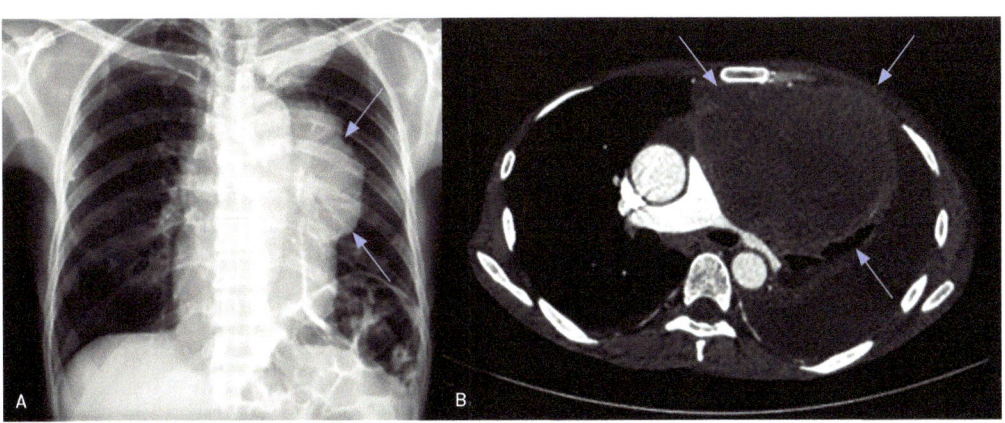

**FIGURA 76.1 –** Raio X de tórax (**A**) em projeção posteroanterior demonstrando imagem nodular hiperdensa (opacidade) em projeção do mediastino e campo pulmonar médio à esquerda. Reconstrução axial de tomografia de tórax com contraste endovenoso (**B**). Nota-se volumoso tumor heterogêneo determinando deslocamento das estruturas mediastinais e pulmão adjacentes.
Fonte: Acervo da autoria.

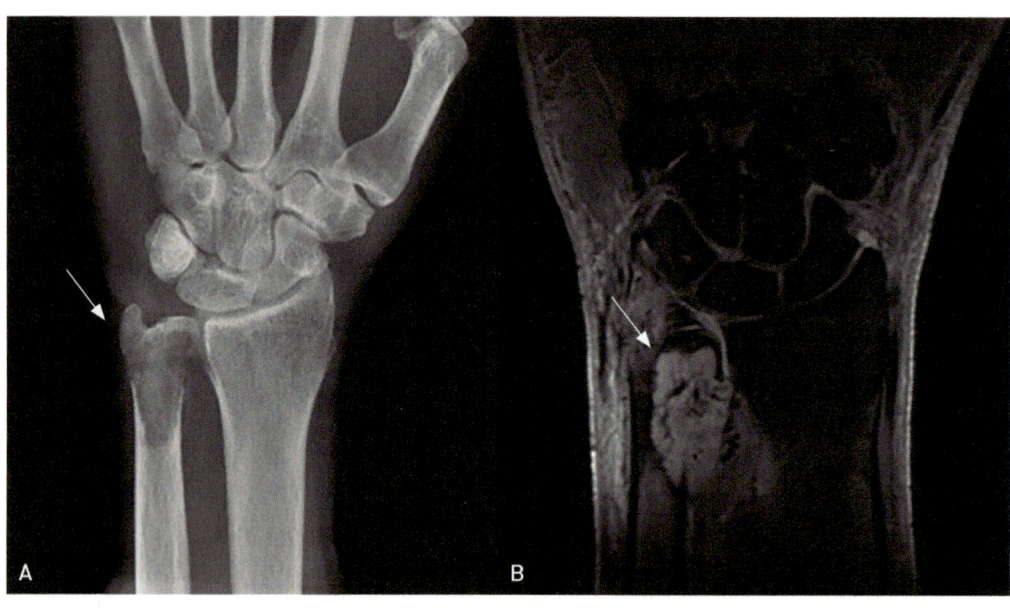

**FIGURA 76.2 –** [**A**] Radiografia de punho. É possível notar área de radiolucência ou hipodensidade mal definida na cabeça da ulna. [**B**] Imagem coronal de ressonância magnética de punho. A lesão mal definida na cabeça da ulna era um tumor. Posteriormente, foi descoberto que se tratava de uma lesão metastática decorrente de tumor primário renal.

Fonte: Acervo da autoria.

imagens gráficas. A interpretação dos ecos recebidos leva em consideração quanto tempo decorreu entre a transmissão e a recepção de cada eco (o que permite calcular a distância onde o foco se formou), assim como a intensidade de cada eco (o que permite diferenciar as estruturas conforme a ecogenicidade). Quando essas informações são agrupadas, a imagem é gerada. Por um lado, as limitações da ultrassonografia estão relacionadas às barreiras na formação das ondas sonoras, nas regiões com interface com o ar (p. ex., não é possível a avaliação de um nódulo pulmonar se o parênquima com ar está interposto entre o nódulo e o transdutor); ou se a interface é óssea (p. ex., não é possível a avaliação de uma região se existe uma estrutura óssea com cortical íntegra interposta entre a região de interesse e o transdutor). Por outro lado, da mesma forma as estruturas naturalmente repletas de líquido (p. ex., a vesícula biliar e a bexiga) tornam-se excelente propagadores da onda sonora e, portanto, sua avaliação pela ultrassonografia, assim como das estruturas localizadas posteriormente a elas, é solicitada com frequência. Com relação à nomenclatura ultrassonográfica, as estruturas avaliadas podem ser caracterizadas de acordo com a amplitude dos seus ecos: amplitude ausente; baixa; moderada; ou alta. As amplitudes ausentes, ou anecogênicas, são comumente aquelas de conteúdo líquido, como o conteúdo da vesícula biliar ou da bexiga; em geral, as amplitudes baixas (hipoecogênicas), moderadas (isoecogênicas) ou altas (hiperecogênicas) são relacionadas à estrutura em avaliação que funciona como referência. Assim, uma área focal hipoecogênica no fígado pode corresponder a uma área de parênquima normal preservado em um fígado com esteatose ou a uma lesão focal hepática, em um parênquima normal; uma estrutura pode ser isoecogênica, por exemplo, um nódulo hepático com ecogenicidade semelhante ao parênquima, porém com bordas bem definidas; uma estrutura pode ser hiperecogênica quando tem amplitude alta, como nos cálculos biliares e renais, ou ter ecogenicidade mista (composta por mais de um padrão ecográfico).

A ultrassonografia modo B é bastante útil na avaliação e no seguimento dos pacientes oncológicos. Destaca-se a avaliação ultrassonográfica de tumores da cabeça e pescoço, notadamente no diagnóstico e no seguimento do câncer da tireoide. Por exemplo, as metástases linfonodais cervicais podem ser detectadas precocemente por operadores bem treinados em ultrassonografia e, com muita frequência, somente por este método de imagem quando as metástases ainda se encontram em escala subcentimétrica. O seguimento pós-tratamento dos cânceres urogenitais é frequentemente realizado pela ultrassonografia, como no caso do tumor inicial de bexiga, ou nos pacientes com diagnóstico de tumores primários do rim de baixo risco submetidos à nefrectomia parcial ou total. Da mesma forma, a ultrassonografia é bastante útil no rastreamento ou no seguimento de lesões nodulares hepáticas em pacientes com doença hepática fibrosante suscetíveis ao aparecimento do carcinoma hepatocelular (CHC). As intercorrências clínicas em pacientes oncológicos também são bastante comuns e muitas vezes facilmente esclarecidas pela ultrassonografia modo B, como nas suspeitas de colecistopatias agudas calculosas; nas colangiopatias obstrutivas por infiltração tumoral ou por cálculos. Da mesma forma, a suspeita de nefropatia obstrutiva, seja pela infiltração tumoral do trato urinário baixo, seja pela urolitíase, pode ser facilmente esclarecida por meio da avaliação ultrassonográfica.

A ultrassonografia doppler, por sua vez, baseia-se em um fenômeno físico observado nas ondas sonoras emitidas ou refletidas por um objeto que está em movimento com relação ao observador (efeito doppler). Do ponto de vista ultrassonográfico, quando o refletor da onda de ultrassom está em movimento relativo ao transdutor, o eco recebido terá uma frequência diferente daquela efetivamente gerada pelo equipamento. Assim, é possível determinar o sentido e a velocidade das estruturas em movimento, o que é bastante útil na avaliação do fluxo do sangue nos leitos venoso e arterial. As aplicações práticas da ultrassonografia doppler em um hospital oncológico são diversas. A mais comum relaciona-se aos eventos tromboembólicos em pacientes oncológicos, os quais são frequentes e por vezes recorrentes. Esses eventos podem ser identificados na circulação superficial, porém o encontro da trombose venosa profunda (TVP) traduz-se em risco de óbito. A necessidade do tratamento com anticoagulantes ou por meio da colocação de filtro de veia cava torna extremamente importante o diagnóstico precoce e assertivo da TVP. O volume de solicitações de ultrassonografia doppler venoso de membros inferiores e/ou superiores para a pesquisa

de TVP no Instituto do Câncer do Estado de São Paulo chega a ser da ordem de 30% do total de exames ultrassonográficos realizados na Instituição, fato que chama a atenção para a importância do adequado treinamento de pessoal e da disponibilidade desse método para o atendimento dos pacientes. Com menor frequência, mas não menos importante, as suspeitas de obstruções vasculares arteriais resultam nas solicitações do estudo doppler de carótidas e vertebrais e do estudo doppler arterial de membros inferiores; o estudo doppler hepático é solicitado sempre que se suspeita de trombose portal nos pacientes com disfunção hepática; o estudo doppler de artérias renais pode ser solicitado para alguns pacientes com disfunção renal. Essas são algumas das solicitações mais frequentes na instituição e traduz a utilidade da ultrassonografia doppler na abordagem das intercorrências clínicas em pacientes oncológicos.

A avaliação por elastografia passa a incorporar cada vez mais a rotina de avaliação das estruturas pela ultrassonografia. Duas técnicas elastográficas surgiram nos últimos anos pra detectar o câncer, classificar lesões suspeitas, reduzir falso-positivos e guiar biópsias. A elastografia quase estática transitória quantifica o deslocamento e a compressão (*strain*) na medida em que o tecido se deforma para identificar regiões relativas de tecido mole ou duro. Já a ultrassonografia *shear wave* quantifica o valor absoluto do cisalhamento elástico (deslocamento dos planos mantendo-se o mesmo volume) próximo à uma região de interesse. Esta modalidade de avaliação encontra-se em constante evolução e aceitação como método de diagnóstico precoce de doenças oncológicas. Por exemplo, a identificação de linfonodos cervicais malignos é crítica, uma vez que indivíduos que têm mais de três linfonodos cervicais positivos à histologia têm cerca de 50% de risco de metástases à distância em comparação com indivíduos sem linfonodos cervicais metastáticos. Em virtude de haver maior facilidade de a ultrassonografia cervical identificar linfonodos subcentimétricos suspeitos, a elastografia *shear wave* apresenta-se relevante neste contexto e vantajosa sobre a RNM convencional em relação à sua caracterização não invasiva e, portanto, à determinação de malignidade.

Por fim, a ultrassonografia com contraste microbolhas (CEUS) tem superado algumas limitações da ultrassonografia modo B e doppler na avaliação do fígado e tem viabilizado a avaliação da microvasculatura do parênquima hepático e de lesões focais. O padrão de realce das lesões focais hepáticas pelo contraste ultrassonográfico pode ser estudado durante todas as fases vasculares (arterial, portal venosa, tardia e fases pós-vasculares), de maneira semelhante à TC ou à RNM contrastadas, porém em tempo real e sob o controle total do operador. Uma vantagem inerente do meio de contraste ultrassonográfico é a oportunidade de acessar os padrões de realce pelo contraste em tempo real, com uma resolução temporal muito mais alta do que é possível em outras modalidades. Adicionalmente, a excelente tolerância e a segurança permitem administrações repetidas do meio de contraste ultrassonográfico na mesma sessão, se necessário. A CEUS segue a mesma regra para a ultrassonografia modo B: se o modo B é subótimo (interface com ar ou osso cortical), a avaliação por contraste microbolhas será insuficiente e algumas limitações devem ser consideradas: 1) as menores lesões detectáveis variam entre 0,3 cm e 0,5 cm, portanto lesões muito pequenas podem não ser detectadas; 2) lesões subdiafragmáticas, especialmente aquelas no segmento VIII, ou lesões profundas, sobretudo em pacientes com esteatose podem não ser acessíveis à ultrassonografia modo B e, portanto, à

CEUS (no exame pela via intercostal ou posicionar, o paciente em decúbito lateral esquerdo pode reduzir esta limitação). A CEUS pode frequentemente estabelecer um diagnóstico definitivo de uma lesão focal hepática ou facilitar a decisão clínica de uma lesão hepática necessita de investigação adicional ou não, sendo recomendada: 1) para caracterizar nódulos na cirrose e estabelecer o diagnóstico de CHC – de acordo com um painel de especialistas, em especial quando realizada imediatamente após a detecção do nódulo, para fazer um diagnóstico rápido; no entanto, a TC ou a RNM é necessária (a não ser que contraindicadas) para estadiar a doença antes que se decida a estratégia de tratamento; 2) o papel da CEUS como investigação de 1ª linha no mesmo nível da TC ou RNM é aceito de forma variável de acordo com diretrizes nacionais e internacionais; por exemplo, ela faz parte das diretrizes japonesas para investigação do HCC; 3) quando a TC ou a RNM é inconclusiva, especialmente em nódulos não suscetíveis a biópsia; 4) quando é necessário selecionar um nódulo para biópsia quando são múltiplos ou têm diferentes padrões de realce; 5) no seguimento de nódulos para avaliar alterações no tamanho e no padrão de realce ao longo do tempo, quando não se trata de diagnóstico de CHC; 6) após histologia inconclusiva (Figura 76.3).

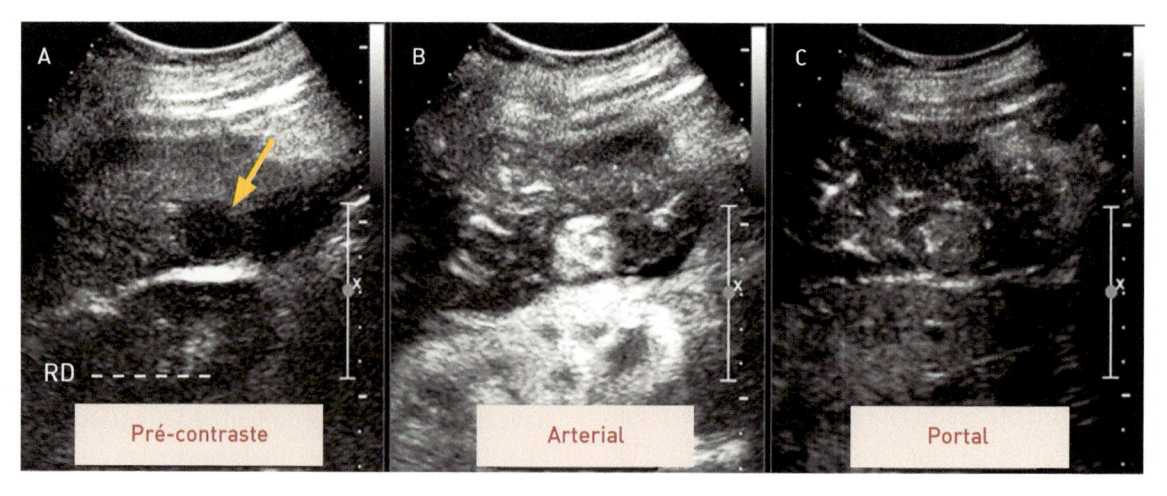

**FIGURA 76.3 –** Utilização do meio de contraste em exame ultrassonográfico de paciente com hepatopatia crônica por vírus C em acompanhamento durante espera por transplante. Identificou-se nódulo de 2,6 cm no segmento VI, que mostrou realce precoce exuberante (na fase arterial do exame, comparável àquele observado pelo rim direito, RD) e fugaz (como visto na fase portal), de forma análoga ao estabelecido como característico para o carcinoma hepatocelular na tomografia computadorizada e na ressonância magnética. O diagnóstico foi confirmado após hepatectomia para o transplante hepático.
Fonte: Acervo da autoria.

Particularmente, pacientes oncológicos com disfunção renal e que necessitem de avaliação de lesões focais hepáticas selecionadas podem ser beneficiados pela realização da CEUS em vez das imagens por TC ou RNM contrastadas convencionais. As características e *performance* da CEUS são, portanto, semelhantes às da TC e da RNM pós-contraste, com boa concordância entre estes três métodos em relação ao realce das lesões focais hepáticas, em casos selecionados (Figura CEUS). A CEUS também pode ser útil na identificação da trombose tumoral da veia porta, no seguimento dos resultados da ablação percutânea ou da quimioembolização de lesões hepáticas focais. Outras aplicações potenciais no contexto das intercorrências clínicas em pacientes oncológicos incluem os estudos vasculares de órgãos transplantados, dentre outros.

## Tomografia Computadorizada

Desde o início do século XX, a ideia de representar o corpo humano por intermédio de cortes já havia sido proposta na forma da tomografia linear (ou planigrafia), um método baseado em geometria projecional que utiliza aparelhos convencionais de raios X, movimentando de forma sincrônica o tubo e o filme em direções opostas com o efeito de escolher tornar nítido plano focal no espaço e obscurecer o restante da imagem, criando a impressão de um corte tomográfico. A TC baseia-se no princípio de que a estrutura interna de um objeto pode ser reproduzida a partir de múltiplas projeções a partir de uma fonte externa. Nesta modalidade, as projeções são realizadas por meio de feixes de raios X e as informações a respeito da interação entre esses feixes e o objeto são capturadas por intermédio dos detectores. As informações são processadas por computadores e integradas mediante algoritmos de reconstrução.

Nas décadas que se seguiram após a introdução do primeiro protótipo, em 1971, grandes avanços tecnológicos permitiram o desenvolvimento dos equipamentos disponíveis atualmente. O desenvolvimento da **aquisição helicoidal** permitiu a rotação contínua dos tubos de raios X ao redor do paciente, com obtenção constante de dados, eliminando a necessidade de paradas para reposicionamento dos pacientes corte a corte, o que resultou em grande redução do tempo de aquisição das imagens. Dessa forma, surgiu um universo de novas aplicações clínicas utilizando a tomografia, como os estudos dinâmicos contrastados, avaliações angiográficas e estudos tridimensionais. Mais recentemente, a tecnologia de tomógrafos com **múltiplas fileiras de detectores** possibilitou ainda mais a redução dos tempos de aquisição, com maior produtividade dos equipamentos, possibilidade de obtenção de estudos diagnósticos em pacientes pouco cooperativos, redução da necessidade de sedação nestes pacientes e perspectivas na aquisição de estudos dinâmicos, como a avaliação da perfusão tumoral, discutida de forma mais detalhada em seção posterior. Os mecanismos de produção dos feixes de raios X na TC são os mesmos descritos para a radiografia convencional e a atenuação do feixe depende basicamente da densidade dos tecidos, que é representada ponto a ponto na imagem a partir de uma escala de cinzas. Por ser um método seccional de reconstrução, a TC se destaca ao oferecer grande diferenciação entre as diversas densidades, o que é feito de forma quantitativa por meio da chamada "escala Hounsfield". Nesta escala, o valor de 0 unidades Hounsfield (UH) representa a atenuação da água, o de -1000 correspondente ao ar e o de +1000 UH representa a densidade metálica.

Mais recentemente, os tomógrafos com tecnologia *dual-energy*, que utilizam dupla fonte de energia, podem trazer informações de como substâncias diferentes se comportam sob diferentes energias, esclarecendo dúvidas sobre sua composição, o que pode ser extremamente útil na Radiologia oncológica. A aquisição se faz da mesma forma que os *single-energy* CT, no entanto as tecnologias de pós-processamento podem gerar uma grande variedade de imagens utilizando os dois níveis de energia (40 kV a 140 kV), o que pode, por exemplo, trazer uma melhoria na caracterização das estruturas vasculares em casos de programação cirúrgica do paciente oncológico.

Mediante a escolha de *janelas* específicas (por meio dos parâmetros de nível e abertura), as imagens digitais obtidas pelos tomógrafos podem ser ajustadas para maximizar ou minimizar o contraste entre estruturas específicas (Figura 76.4).

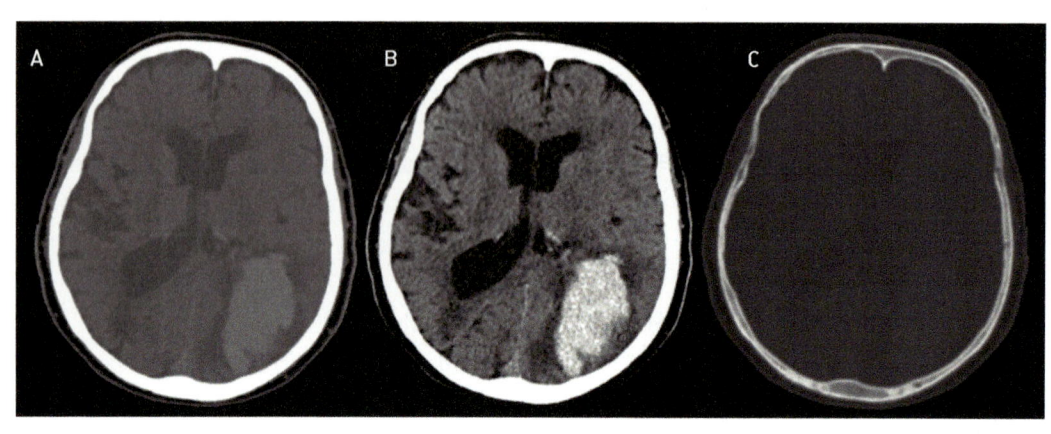

**FIGURA 76.4 –** Utilização de diferentes janelas, a escala Hounsfield e termos usados na tomografia computadorizada. Note-se a mudança da manifestação deste hematoma intracraniano nas janelas de partes moles (**A**), cerebral (**B**) e para estruturas ósseas (**C**). O hematoma intraparenquimatoso é muito mais evidente na imagem com janela adequada, otimizada para gerar contraste entre as estruturas intracranianas. O hematoma é hiperatenuante (+65 unidades Hounsfield) em relação às demais estruturas encefálicas por cauda da alta densidade da hemoglobina concentrada que atenua o feixe de raios X. Observem-se ainda as medidas da atenuação do tálamo esquerdo (+32 UH) e de uma lesão hipoatenuante sequelar no lobo occipital direito (+11 UH).
Fonte: Acervo da autoria.

A nomenclatura tomográfica utilizada na prática clínica reflete a característica que permite a diferenciação entre as diversas estruturas: a densidade ou a capacidade de atenuação dos raios X. Portanto, estruturas hipoatenuantes (ou hipodensas) atenuam pouco o feixe de raios X, enquanto estruturas hiperatenuantes (ou hiperdensas) promovem grande atenuação. Além das densidades de líquido, ar e metal já descritas, algumas que merecem destaque são as densidades de partes moles (cerca de +30 a +50 UH), gordura (-80 UH a -120 UH) e osso cortical (≥ +400 UH).

O iodo é utilizado como principal meio de contraste nos estudos tomográficos em virtude de seu perfil favorável de atenuação dos feixes de raios X de forma semelhante às radiografias convencionais e por ser relativamente seguro (ver maiores detalhes em seção a seguir).

### Ressonância Magnética

A ressonância magnética baseia-se na interação entre o núcleo de átomos e um campo magnético. A rotação espontânea dos núcleos dos átomos é uma das diversas propriedades intrínsecas deste elemento, consistindo em um movimento de rotação constante ao redor de um eixo específico, e a sua intensidade depende da estrutura de cada átomo. Na prática, ressonância é o fenômeno que ocorre quando uma perturbação oscilatória acontece com uma frequência próxima à frequência natural de rotação dos núcleos dos átomos de interesse. Ao ressoar, um núcleo ganha energia e seu movimento entra em fase com os núcleos adjacentes.

Um aparelho de ressonância magnética é composto basicamente por um campo magnético de alta intensidade (medido em Teslas), de bobinas de radiofrequência e de bobinas de gradientes que determinam variações transitórias no campo magnético principal com o objetivo de codificar o sinal e permitir a formação da imagem. Para se ter uma ideia da força do campo magnético principal de um aparelho, a intensidade de 1 Tesla corresponde a cerca de 20 mil vezes o campo eletromagnético da Terra. O núcleo do hidrogênio é particularmente útil porque apresenta uma tendência a alinhar seu eixo de rotação a um campo magnético externamente aplicado, por apresentar carga e estar em rotação espontânea. Nos estudos de ressonância, os prótons dos núcleos de hidrogênio são estimulados por uma sequência de pulsos desenhada de forma específica para a obtenção de diferentes tipos de contraste.

O gadolínio é utilizado como principal meio de contraste nos estudos de ressonância graças a suas propriedades paramagnéticas (ver maiores detalhes em seção a seguir). Entre as pessoas que não devem ser submetidas à ressonância magnética, destacam-se os portadores de determinados objetos metálicos no corpo (como certos tipos de marca-passo cardíaco, clipes de aneurismas cerebrais etc.). Também é um exame de difícil realização em pacientes claustrofóbicos, muitas vezes exigindo anestesia geral.

A nomenclatura em ressonância magnética é análoga àquela discutida para a TC, sendo as estruturas denominadas de acordo com o sinal (Figura 76.5) que elas exibem em cada sequência de pulso (hipossinal, isossinal ou hipersinal).

As sequências convencionais de ressonância magnética, ponderadas em T1 e T2 antes e após o uso do meio de contraste, permitem avaliar características morfológicas das lesões neoplásicas como: tamanho; contornos; limites; determinar se os tumores são predominantemente sólidos, císticos ou mistos; detectar presença de edema, degeneração cística/necrose, sangramento e gordura; determinar como ocorre a captação do meio de contraste (se a captação ocorre em fase precoce da injeção do contraste, diz-se que o tumor é hipervascular; se ocorre em fase tardia, o tumor apresenta realce tardio). Além disso, são fundamentais para avaliar a relação dos tumores com órgãos e estruturas adjacentes (como detectar a presença de invasão vascular); avaliar o *status* linfonodal e verificar a existência de doença metastática.

O advento de sequências funcionais de RM possibilitou que os tumores fossem estudados de maneira mais ampla. A análise do grau de celularidade, avaliação da angiogênese, avaliação de hipóxia e análise do metabolismo celular dos tumores foram possibilitados pelas sequências de difusão, perfusão, imagem dependente do nível de oxigênio no sangue (BOLD) e espectroscopia, respectivamente (referência).

O estudo da difusão por ressonância magnética permite a obtenção de informações derivadas do movimento microscópico das moléculas de água. Quando o movimento das moléculas de água encontra-se restrito, seja por conta da alta celularidade de células tumorais, da alta viscosidade presente em abscessos ou da presença de edema citotóxico na isquemia cerebral, diz-se que há restrição à difusão (Figura 76.6). Trata-

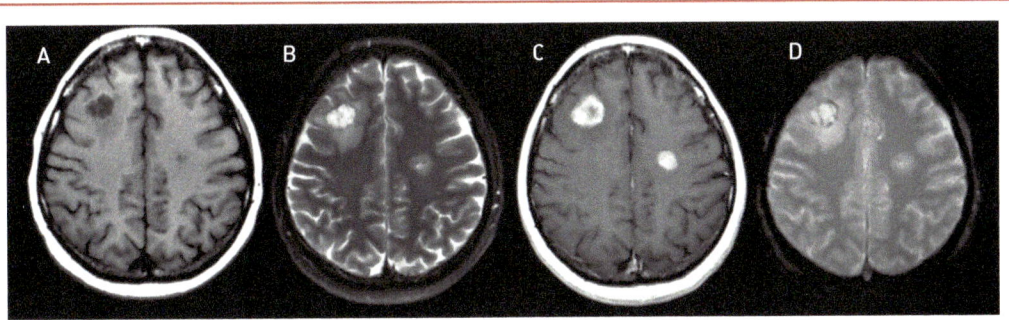

**FIGURA 76.5 –** Termos utilizados na ressonância magnética. Imagens de ressonância magnética do encéfalo demonstrando metástases cerebrais em paciente com neoplasia de mama, identificadas como lesões expansivas com hipossinal em T1 (**A**), hipersinal heterogêneo em T2 (**B**) e intensa impregnação pelo gadolínio na imagem T1 pós-contraste (**C**). Notem-se ainda na sequência gradiente-eco ponderada em T2* (**D**) áreas de hipossinal periféricas que geralmente representam pequenas áreas de hemorragia ou calcificações.
Fonte: Acervo da autoria.

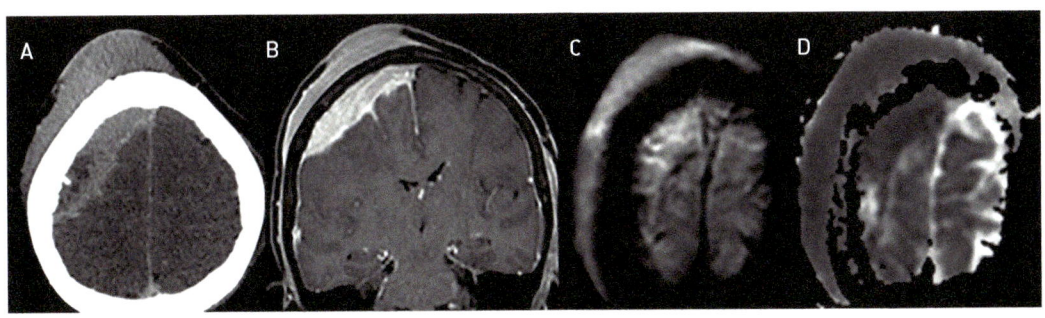

**FIGURA 76.6 –** A imagem de TC (**A**) demonstra lesão extra-axial transdiploica, com componentes intra e extracranianos na região frontal direita, sem osteólise significativa. As sequências de RNM em T1 pós-contraste (**B**) mostram lesão com intenso realce homogêneo. Destaca-se a restrição à difusão (**C**), confirmada pelo mapa de ADC (**D**), denotando alta celularidade da lesão, achado que favorece a possibilidade de linfoma.
Fonte: Acervo da autoria.

se de uma técnica não invasiva e com as vantagens peculiares à RM, como a não utilização de radiação ionizante, não sendo necessária a injeção venosa do meio de contraste. Apesar de ser uma técnica extremamente sensível para detecção de lesões neoplásicas ou não neoplásicas, deve ser analisada em conjunto com as demais sequências, pois sua especificidade é baixa na caracterização de alguns tumores. Presente em quase todos os protocolos de ressonância magnética, esta técnica vem sendo utilizada na detecção, caracterização e avaliação de tratamento (invasivos ou não invasivos) de praticamente todos os tumores no sistema nervoso central (SNC), cabeça e pescoço, tórax, abdome e musculoesqueléticos.

O estudo da perfusão tumoral busca a análise *in vivo* da vascularização dos tumores, acrescentando informações funcionais a um exame que fornece dados anatômicos. O método avalia a alteração no realce pós-contraste da lesão no decorrer do tempo, tendo como princípio a alta densidade microvascular de certos tipos de tumores, com consequente alto fluxo sanguíneo e aumento da permeabilidade da membrana basal. A técnica permite a construção de mapas de perfusão (Figura 76.7), além de fornecer uma análise quantitativa com cálculo de parâmetros como fluxo sanguíneo (medido em mL/100g/min), volume sanguíneo (mL/100g), tempo médio de trânsito vascular (em segundos) e área de superfície vascular permeável (mL/100g/min). Na Neurorradiologia, a perfusão tem espaço consolidado há mais tempo, uma

vez que está menos vulnerável aos desafios técnicos impostos pela movimentação respiratória que ocorre em outras partes do corpo. Vem sendo aplicada com sucesso para auxiliar no diagnóstico, prognóstico e graduação tumoral, além de auxiliar na monitorização precoce da resposta terapêutica ao uso de drogas antiangiogênicas e à radioterapia. Esta técnica também se encontra consolidada e incluída no estudo multiparamétrico da próstata para caracterização do PI-RADS.

A hipóxia é um conhecido indicador de mau prognóstico para quase todos os tumores sólidos e também um preditor de falência terapêutica para radioterapia, quimioterapia, cirurgia e terapias-alvo. A técnica de imagem dependente do nível de oxigênio no sangue (BOLD) se baseia nas diferenças regionais de fluxo sanguíneo para retratar a atividade metabólica em determinado órgão. Apesar de ser uma técnica experimental, muitos avanços em pesquisa já foram conseguidos na área de Neurorradiologia para avaliação de hipóxia em tumores e avanços na utilização desta técnica no abdome já foram obtidos.

A espectroscopia é um método que demonstra a concentração relativa de metabólitos em um tecido baseando-se no fenômeno de *chemical shift*, que representa a diferença na frequência de ressonância dos prótons. Os picos dos metabólitos são identificados com base nessas frequências e expressos em partes por milhão (ppm) de acordo com uma referência, em geral os prótons de hidrogênio ($^1$H), pois a água é uma molécula abundante nos organismos vivos. Dessa forma,

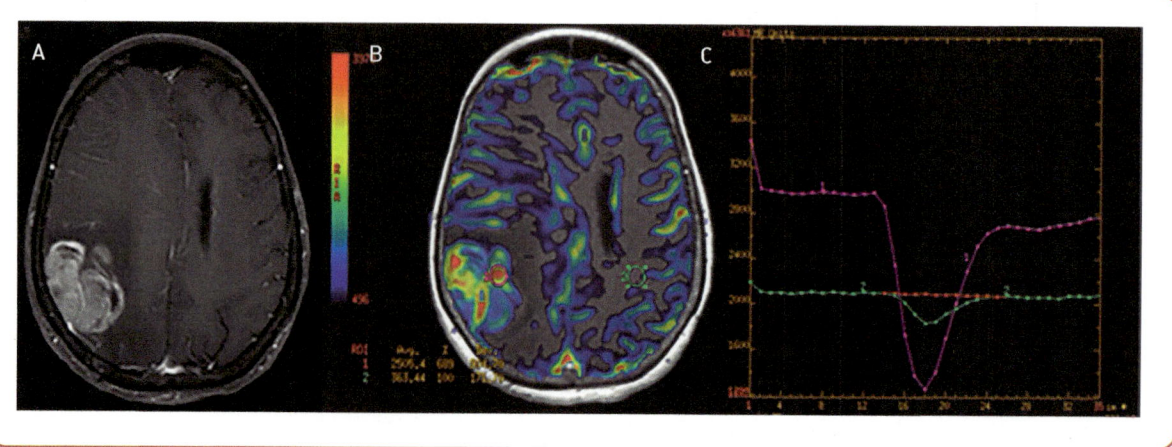

**FIGURA 76.7 –** Imagem axial ponderada em T1 pós-contraste (**A**) demonstra lesão expansiva com realce heterogêneo no lobo parietal direito, delimitando áreas de necrose e/ou liquefação. Ao estudo de perfusão cerebral (**B**), observa-se aumento difuso do volume sanguíneo cerebral relativo (rCBV) em até 6,8 vezes o parênquima contralateral sadio, como também evidenciado pela representação gráfica (**C**), denotando neoangiogênese, achado que favorece o diagnóstico de lesões de alto grau.

Fonte: Acervo da autoria.

o objetivo é identificar e quantificar metabólitos com o objetivo de diferenciar tecidos normais e doentes. O método é estabelecido em Neurorradiologia, com aplicações difundidas para diagnóstico de tumores cerebrais, doenças degenerativas e metabólicas. Em outras áreas, como no auxílio do diagnóstico de tumores na próstata, dificuldades técnicas e de falta de padronização, tem dificultado sua inclusão nos protocolos de RNM.

Recentemente, a RNM do corpo inteiro tem surgido como uma importante ferramenta para a avaliação de pacientes oncológicos (Figura 76.8). Um dos protocolos mais adotados por esta técnica consiste na aquisição de imagens em T1 e T2, sem a injeção do meio de contraste, além da difusão. Uma de suas principais indicações clínicas em oncologia são para avaliação de malignidades da medula óssea, pois a cintilografia óssea pode não diagnosticar doenças restritas à medula óssea e não permite a avaliação da resposta terapêutica. *Guidelines* internacionais já adotam esta técnica como ferramenta para o diagnóstico inicial e estadiamento do mieloma múltiplo, pois ela apresenta maior sensibilidade para a detecção precoce de lesões pequenas e para avaliação de atividade de doença quando comparada com outras técnicas (como raio X, TC de corpo inteiro, além de PET-TC).

A RNM do corpo inteiro também tem sido estudada como uma alternativa a estudos que utilizam radiação ionizante para a avaliação de pacientes jovens com linfoma, avaliação de mulheres grávidas com diagnóstico de câncer e avaliação de pacientes pediátricos com síndromes que predispõe ao câncer. Apesar de ser uma técnica promissora, que permite a avaliação de lesões no corpo inteiro rapidamente, alguns desafios relacionados à ocorrência de artefatos, limitações técnicas e erros de interpretação relacionados a achados falso-positivos ou falso-negativos ainda precisam ser superados para que sua aplicação seja mais difundida.

## IMAGEM DA MAMA

A imaginologia mamária apresenta como foco principal a detecção do câncer de mama (CM), mas também é utilizada para avaliação e acompanhamento de lesões benignas, podendo ser dividida em duas principais categorias de exames, os de rastreamento e os diagnósticos. Os exames de rastreamento são aqueles realizados em pacientes assintomáticas de forma periódica e habi-

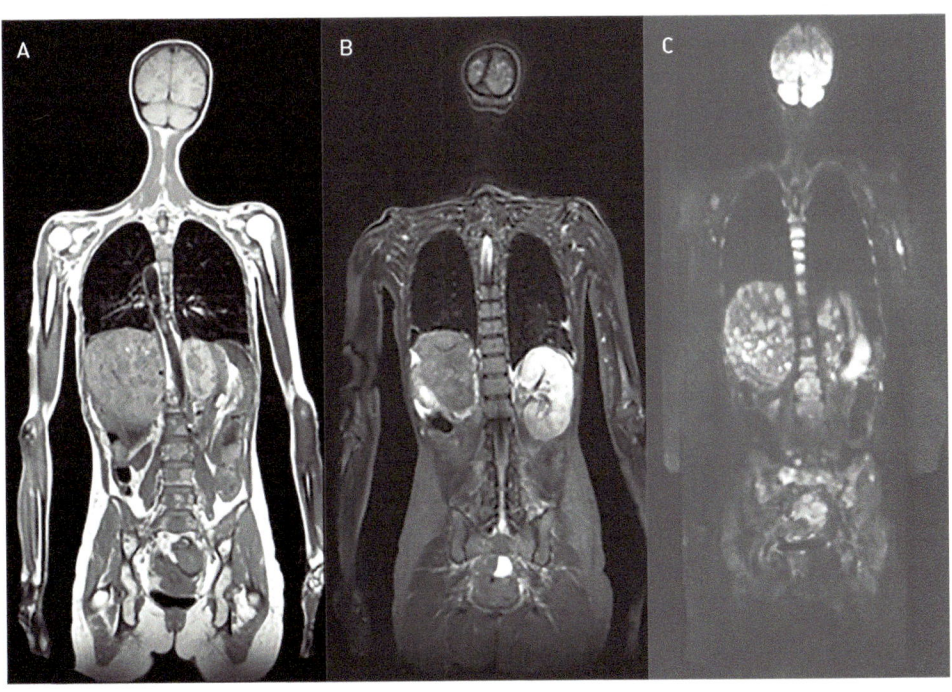

**FIGURA 76.8 –** Imagens coronais pesadas em T1 pré-contraste (**A**), em STIR (**B**) e difusão (**C**) demonstram múltiplas metástases hepáticas e ósseas em um paciente com tumor neuroendócrino primário de pulmão.
Fonte: Acervo da autoria.

tualmente baseados em políticas públicas de saúde. Já os exames diagnóstico são realizados quando a paciente apresenta algum sintoma clínico como nódulo palpável ou fluxo papilar hemorrágico e também nos casos de investigações adicionais geradas pelos próprios exames de rastreamento por imagem. Um exemplo desta situação é um nódulo detectado na mamografia de rastreamento e que demande como exame complementar para elucidar se esta lesão é sólida ou cística, como a USG, no caso, um exame diagnóstico.

As principais modalidades de exames utilizadas na imagem da mama incluem a mamografia (MG), tomossíntese (TS), ultrassonografia (US) e ressonância magnética (RM). Esses exames são ferramentas essenciais para o radiologista especialista em mama e são utilizados conforme cenários e situações específicas a serem abordados ao longo deste capítulo. A variedade desse arsenal da imaginologia mamária ocorre por não haver uma modalidade única que atenda a todas as necessidades para o rastreamento, a detecção e o diagnóstico das doenças mamárias.

## Mamografia

### História

A mamografia é um método de imagem com base em radiação ionizante, no caso, raios x, que, ao incidirem sobre a mama, formam imagens de acordo com a densidade tecidual que começou a ser aplicado nas mamas na década de 1930 por Stafford L. Warren. Com a evolução progressiva da técnica de exames para a mama com raios X e o surgimento de aparelhos dedicados, ficou evidente o potencial deste exame para a detecção de cânceres de mama antes de se tornarem clinicamente palpáveis.

### Aspectos Técnicos

No exame mamográfico de rastreamento, são realizadas duas incidências para cada mama, uma incidência denominada "craniocaudal" (CC), em que o feixe de raio X é incidido no sentido cranial para caudal, dividindo a mama em lateral e medial. A outra incidência realizada é a médio lateral oblíqua (MLO), na qual o feixe de raio X incide de medial para lateral com a angulação entre 30° e 60° e divide a mama em superior e inferior, além de permitir a visualização parcial da axila. Essas duas incidências são realizadas em conjunto a fim de melhor caracterizar uma lesão e permitir a triangulação do posicionamento da mesma.

A compressão mamária na mamografia, embora seja alvo de queixas por parte das pacientes e, em alguns casos, motivo para não realização do exame, é de extrema importância para a realização do exame, pois permite a redução da radiação espalhada e do artefato de movimentação durante o exame, aumentando a nitidez do método. A maior nitidez possibilita a identificação de cânceres em fases iniciais que se manifestam como pequenos focos de calcificações ou nódulos.

### Rastreamento do Câncer de Mama

Diante desse potencial, foi iniciado em 1963 em Nova York, o primeiro estudo clínico randomizado e controlado (ECRT) para verificar o impacto do rastreamento mamográfico na mortalidade do CM. Desde então, 11 ECRT foram realizados, mostrando redução da mortalidade por CM entre 20% e 30% para o grupo convidado ao rastreamento. Nos ECRT, nem todas as pacientes convidadas para o rastreamento mamográfico de fato realizaram o exame e, pelas regras de alocação destes estudos, não foram alocadas no grupo-controle. O inverso também é válido, pacientes alocadas no grupo-controle (não rastreadas) que vieram a fazer mamografia por conta própria e que por ventura tiveram um CM diagnosticado precocemente não mudavam para o braço rastreado. Por esses motivos, é sabido que os ERCT tendem a subestimar o efeito na redução da mortalidade do CM. Estudos observacionais realizados posteriormente, considerando as mulheres que de fato realizaram a mamografia, mostraram uma redução de até 48% na mortalidade do CM.

Atualmente não existe um consenso em relação à idade de início, intervalo e término do rastreamento mamográfico entre as entidades médicas que influenciam nas políticas de saúde do CM. O principal debate está na idade de início, se aos 40, 45 ou 50 anos, além da periodicidade do rastreamento, se anual ou bianual. O cerne desta discussão gira em torno do custo, do benefício e dos efeitos adversos do rastreamento mamográfico. O benefício é a detecção precoce, maior sobrevida livre da doença e redução da mortalidade. Os efeitos adversos são o custo financeiro, a ansiedade gerada pela mamografia nas pacientes, reconvocações para complementações mamográficas (incidências adicionais) e biópsias com resultados negativos. As entidades que colocam maior peso no benefício da mamografia na detecção precoce do CM e o seu impacto no tratamento e sobrevida das pacientes tendem a favorecer o início aos 40 anos e o intervalo anual. As entidades que pesam mais os efeitos adversos, preconizam o início aos 50 anos e intervalo bianual (Tabela 76.1). No nosso serviço, preconizam-se o início do rastreamento aos 40 anos e o intervalo anual até quando a expectativa de vida for maior do que 5 a 10 anos.

## Densidade Mamária

A sensibilidade da mamografia varia conforme a densidade mamária que está relacionada à quantidade de tecido fibroglandular presente na mama, o que pode limitar a detecção de um tumor. A densidade mamária é dividida em quatro categorias pela padronização do Colégio Americano de Radiologia (ACR, sigla em inglês de American College of Radiology) BI-RADS®: a) predominantemente adiposas; b) densidades fibro-glandulares esparsas; c) mamas heterogeneamente densas; e d) mamas extremamente densas (Figura 76.9). As mamas densas são aquelas com as densi-dades "c" e "d", presentes em aproximadamente 50% das mamografias nas pacientes abaixo de 50 anos e caindo para aproximadamente 25% nas pacientes acima de 70 anos.

### Tabela 76.1. Políticas de rastreamento segundo diferentes entidades médicas

| | ACR, NCCN, CBR FEBRASGO, SBM | ACS | ACOG | UE, USPSTF, MSBR |
|---|---|---|---|---|
| Início | 40 anos | Opcional: 40 a 45 anos<br>Recomendado: 45 anos | Opcional: 40 a 45 anos<br>Recomendado: 50 anos | 50 anos |
| Intervalo | Anual | 45 a 54 anos: anual<br>> 55 nos: bianual | > 50 nos: anual ou bianual | Bianual |
| Término | Expectativa de Vida 5 a 10 anos | Expectativa de Vida 5 a 10 anos | > 75 anos: avaliar individualmente | 75 anos |

ACR: American College of Radiology; ACS: American Cancer Society; ACOG: American College of Obstetricians and Gynecologists; CBR: Colégio Brasileiro de Radiologia; FEBRASGO: Federação Brasileira das Associações de Ginecologia e Obstetrícia; MSBR: Ministério da Saúde do Brasil; NCCN: National Comprehensive Cancer Network; SBM: Sociedade Brasileira de Mastologia; UE: Países da União Europeia; USPSTF: U.S. Preventive Services Task Force.

Fonte: Desenvolvida pela autoria.

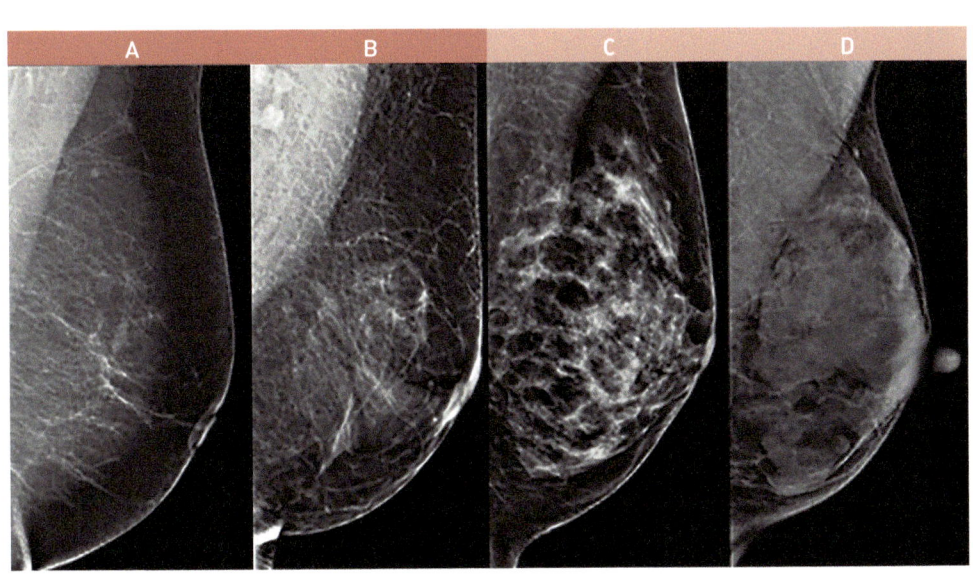

**FIGURA 76.9 –** Padronização da densidade mamária do ACR BI-RADS.
Fonte: Acervo da autoria.

No estudo DMIST que comparou a mamografia digital com a convencional (analógica com imagens impressas em filmes), é possível observar a diferença de *performance* de acordo com a densidade mamária para ambos os sistemas (Tabela 76.2).

### Radiação e Segurança

A mamografia é considerada um exame seguro quando se trata da dose de radiação a que uma paciente é exposta. Quando comparada com outros métodos de imagem com exposição à radiação ionizante, a mamografia apresenta uma das menores doses (Tabela 76.3), considerando-se um exame com as quatro incidências básicas. A mamografia pode ser realizada inclusive durante a gestação, mesmo no primeiro trimestre, pois, por ser um exame em que o feixe de raio X é colimado e direcionado para a mama, a dose efetiva de radiação que atinge o feto é extremamente baixa e considerada insignificante. Durante a realização de mamografia nas pacientes gestantes, deve ser oferecido o avental de chumbo, o que contribui ainda mais para reduzir a radiação que atinge o feto.

## Tomossíntese

### Conceitos Gerais

A TS é um novo método de imagem com base na mamografia digital que vem sendo pesquisada desde 1997 e consiste na movimentação angular do braço do mamógrafo que permite a obtenção de múltiplas imagens da mama com baixa dose de radiação em diferentes angulações, as quais são pós-processadas, reconstruídas e geradas imagens pelo computador com espessura fina ao redor de 1 mm que representam diferentes cortes da imagem mamária (Figura 76.10). Esses múltiplos cortes da espessura mamária conferem um aspecto "3D" ao conjunto das imagens obtidas e, por esse motivo, também é conhecida como "mamografia tridimensional". O principal benefício da análise em cortes finos é reduzir o efeito de sobreposição do tecido fibroglandular, permitindo que pequenas lesões, antes

**Tabela 76.2. Sensibilidade e especificidade da mamografia de acordo com a densidade mamária nas pacientes com menos de 50 anos. A mamografia digital apresenta melhor *performance* do que a convencional nas pacientes com as mamas densas e ambas detectam mais cânceres nas pacientes com mamas não densas**

| DENSIDADE | MAMOGRAFIA DIGITAL | | MAMOGRAFIA CONVENCIONAL | |
|---|---|---|---|---|
| | SENSIBILIDADE (%) | ESPECIFICIDADE (%) | SENSIBILIDADE (%) | ESPECIFICIDADE (%) |
| < 50 anos, mamas densas | 59,1 | 89,6 | 27,3 | 88,9 |
| < 50 anos, mamas não densas | 85,7 | 90,5 | 71,4 | 91,2 |

Fonte: Desenvolvida pela autoria.

**Tabela 76.3. Dose de radiação da mamografia e tomossíntese em comparação com outros exames de imagem**

| MODALIDADE | DOSE (mSv) | DOSE FETAL (mSv) |
|---|---|---|
| RX Tórax | 0,1 | 0,002 |
| Mamografia | 0,4 | 0,01 |
| Tomossíntese | 0,8 - 1,0 | 0,25 |
| TC Crânio | 2 | 0 |
| TC Abdome + Pelve | 20 | 20 |
| PET-CT | 25 | 10-22 |

RX: raio X; TC: tomografia computadorizada; PET-TC: tomografia computadorizada por emissão de pósitrons.
Fonte: Desenvolvida pela autoria.

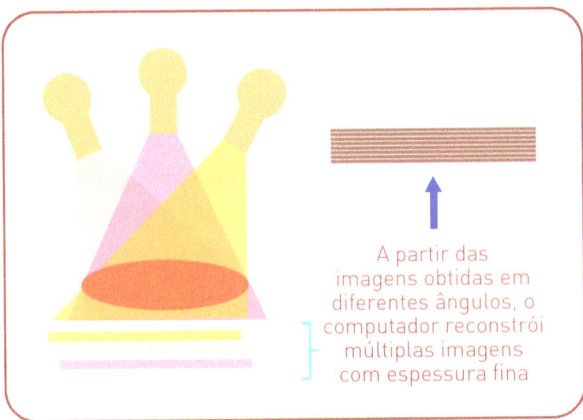

A partir das imagens obtidas em diferentes ângulos, o computador reconstrói múltiplas imagens com espessura fina

**FIGURA 76.10 –** O braço do mamógrafo movimenta-se e obtêm-se múltiplas imagens da mama em diferentes ângulos.
Fonte: Desenvolvida pela autoria.

obscurecidas pelo parênquima sobreposto, tornem-se aparentes. De certa forma, pode-se entender a TS mais como uma evolução da mamografia.

### Protocolo de Exame

As incidências da TS são as mesmas utilizadas na MG, a CC e a MLO para cada mama. Atualmente o protocolo de aquisição utilizado na nossa instituição consiste na obtenção das quatro incidências base, tanto na MG como na TS, também conhecida como "combo" 2D + 3D. Para cada incidência, é obtida a imagem 2D, seguida da TS 3D e assim sucessivamente. A aquisição da mamografia 2D ainda se faz necessária, principalmente para avaliação da distribuição espacial na mama de alguns achados, como calcificações agrupadas ou com distribuição segmentar, assim como assimetrias focais. Com relação à avaliação das calcificações, alguns estudos mostram limitações da TS para as tênues e amorfas com baixa densidade.

O acréscimo da TS dobra a quantidade de radiação para 0,8 mSv a 1,0 mSv em relação à MG isoladamente, porém permanecendo em níveis seguros (abaixo de 3 mSv).

Atualmente está disponível a MG 2D sintetizada. A MG sintetizada é gerada a partir da reconstrução das imagens obtidas na TS e visa substituir a MG 2D, reduzindo o tempo de exame e principalmente o nível de radiação, retornando ao mesmo patamar da MG 2D (Figura 76.11). A MG sintetizada está em constante evolução e as versões atuais apresentam resultados bastante satisfatórios, o que fez algumas instituições a não mais utilizarem a MG 2D. No nosso serviço, optou-se por continuar ainda com a MG 2D até que mais estudos sejam publicados e seja aperfeiçoada a visualização de tênues calcificações. De qualquer forma, é algo promissor e que caminha para ser o padrão no futuro.

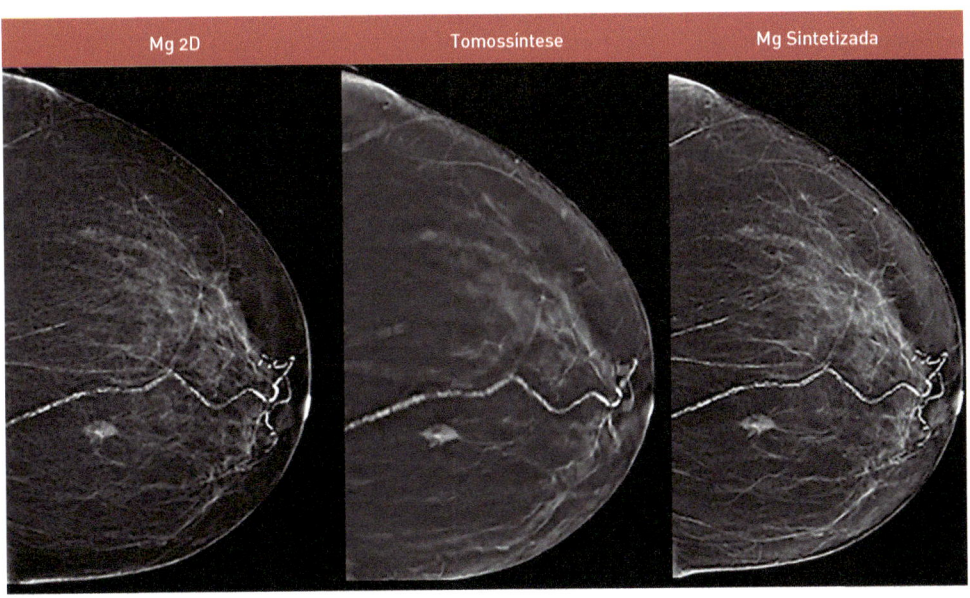

**FIGURA 76.11 –** Imagens da MG 2D, TS e MG sintetizada evidenciando um nódulo com espículas que são mais bem caracterizadas na TS e MG sintetizada em virtude da aquisição em pequenos cortes finos, o que permite uma avaliação mais detalhada das margens da lesão.
Fonte: Acervo da autoria.

### Eficácia

Diversos estudos demonstraram aumento da taxa de detecção do CM que variaram entre 27% e 51% o que fez entidades médicas recomendarem o uso da tomossíntese como método de rastreamento quando disponível. Ooutro benefício da tomossíntese é a redução das taxas de reconvocações para incidências mamográficas adicionais, pois a redução do efeito de sobreposição permite melhor avaliação de um achado mamográfico, dispensando o uso de compressões localizadas. A redução do número de reconvocações, um efeito adverso do rastreamento, foi de 15% a 17% em vários estudos realizados.

A adoção da tomossíntese nos Estados Unidos vem aumentando a cada ano. Em junho de 2016, das clínicas acreditadas pela agência Food and Drug Administration (FDA), 20% utilizavam tomossíntese e, em junho de 2019, este número passou para 37%. No Brasil não há dados oficiais, mas acredita-se que, embora a proporção de clínicas que utilizem a tomossíntese seja bem menor do que a americana, observa-se também o aumento gradativo no seu uso.

A TS se mostrou mais eficaz do que a MG 2D nas mamas com densidade do tipo "c", as mamas heterogeneamente densas. Nas mamas acentuadamente densas, mesmo com a TS, não é possível separar tecido fibroglandular de lesões nodulares ou assimetrias focais do tecido adjacente.

Embora a TS seja superior à MG na avaliação das mamas densas, ainda há cânceres não detectados nestas pacientes. O estudo prospectivo italiano ASTOUND 2, que comparou a *performance* da adição da TS ou US no rastreamento de 5.300 pacientes com mamas densas e MG negativa, mostrou que, do total de 29 casos de CM, a USG detectou 26 e a TS, 15. Dos 15 casos detectados na TS, a USG detectou 12 e perdeu 3. Dos 26 casos detectados na USG, a TS detectou 12 e perdeu 14. Esses dados mostram que, para mamas densas, a USG continua detectando cânceres adicionais.

## Ultrassonografia

### Rastreamento Ultrassonográfico do CM

Embora já seja conhecida a limitação da mamografia na detecção do CM nas mamas densas, ainda não existe consenso sobre se deve haver ou não a complementação do rastreamento com a USH para estas pacientes.

No estudo ACRIN 6666, pacientes com mamas densas e risco elevado para CM, o rastreamento com a USG detectou 5,3 casos por 1000 de CM adicionais em relação à mamografia no primeiro ano de estudo e 3,7 casos por 1000 de CM adicionais no 2º e 3º anos de rastreamento. Os cânceres detectados pela USG em comparação com a MG apresentaram maior probabilidade de serem invasivos (91,4% *versus* 69,5% respectivamente) e mais frequentemente linfonodos negativos (64,2% *versus* 43,9% respectivamente). A taxa de reconvocação da USG foi maior do que a da mamografia 10,7% *versus* 9,4% e o valor preditivo positivo também menor, de 11,7% *versus* 38,1%, ou seja, foram indicadas mais biópsias desnecessárias por conta da USG.

Em outros estudos realizados com pacientes com mamas densas, mas não necessariamente com risco elevado para CM, os resultados foram similares na detecção do câncer: 2 a 4,2 casos por 1000.

Neste estudo de rastreamento por ultrassonografia conduzido por Weigert, em Connecticut, houve redução das reconvocações de 20,9% no 1º ano de estudo para 10,7% no ano 2 e o valor preditivo positivo aumentou de 7,3% para 20,1% do ano 1 para o ano 4 de estudo. Essa melhora de *performance* provavelmente está relacionada à disponibilidade de exames anteriores para comparação e à curva de aprendizado na realização da USG.

Os estudos publicados até o momento mostram que a adição da ultrassonografia no rastreamento de pacientes com mamas densas praticamente dobra a taxa de detecção do CM às custas de aumento nas taxas de reconvocações e das biópsias com resultado negativo, que, associado ao fato de ser operador-dependente e não haver número de profissionais devidamente treinados para atender à demanda e ao custo financeiro nos programas de saúde, resulta na não inclusão formal da USG como método de rastreamento pelas principais entidades médicas responsáveis por formular políticas de saúde para o CM.

Uma das possibilidades para se tentar contornar a questão da falta de profissionais treinados é utilizar a USG de mamas automatizada. Neste método, a varredura é realizada de forma automática auxiliada por uma técnica, sem a necessidade de um profissional médico no momento do exame e as imagens obtidas são enviadas para uma estação de trabalho para posterior análise, semelhante ao que é feito com as mamografias de rastreamento. As vantagens da USG automatizada é a possibilidade de padronização do método e a redução de custo operacional. A desvantagem é não avaliar a axila e a necessidade de reconvocações para reavaliar achados que não sejam tipicamente benignos, como nódulos sólidos ou ainda artefatos como sombra de parênquima por compressão inadequada. Os estudos publicados até o momento mostram taxas de detecção semelhante às da USG convencional.

### Ressonância Magnética

#### Aspectos técnicos

A RNM das mamas é o exame mais complexo, tanto para sua realização como para a análise e laudo das imagens entre os estudados até o momento.

Uma diferença em relação à MG e à USG é o uso do meio de contraste endovenoso à base de gadolínio nos exames de RNM das mamas. O contraste à base de gadolínio torna possível a detecção e o estudo de lesões hipervascularizadas como os cânceres por conta do realce pós-contraste, potencializado pelo processo de neoangiogênese, conferindo o aspecto da análise funcional, além da anatômica e morfológica, da RNM. Por esse motivo, um exame de RNM das mamas, tanto para rastreamento como para diagnóstico, deve ser sempre realizado com o uso do meio de contraste endovenoso e, caso haja contraindicações ao seu uso, não se recomenda sua realização, uma vez que não será possível atender ao principal motivo do exame, que é detectar lesões suspeitas para CM. Uma exceção é a realização da RNM para verificar a integridade de implantes de silicone mamários.

Por conta da dependência do meio de contraste endovenoso, recomenda-se a realização da RNM, sempre que possível, entre o 6° e o 13° dia do ciclo menstrual em virtude da possibilidade de aumento do realce de fundo do parênquima fora deste período e que pode gerar resultados falso-positivos ou dificultar a detecção de pequenas lesões.

Com relação às pacientes gestantes, não se recomenda o uso do gadolínio neste período. Os estudos nesta fase são limitados e sabe-se que o gadolínio atravessa a barreira placentária, atingindo a circulação fetal.

Pacientes lactantes podem fazer o exame de RNM com a injeção endovenosa do gadolínio, sem a necessidade de suspender a amamentação, uma vez que o gadolínio disponível no leite materno e que é absorvido pelo lactente é insignificante.

#### Eficácia

No início, a RNM apresentava uma sensibilidade para detecção do CM de 71% a 77% e, com a evolução dos equipamentos, de *softwares* de aquisição/reconstrução de imagens, associado ao acúmulo do conhecimento e à curva de aprendizado sobre o método, a sensibilidade atualmente está acima de 90%, como relatado no estudo alemão EVA trial, sendo considerada o método mais sensível, mesmo quando comparada com a combinação de MG e USG.

A RNM sempre foi relacionada a altos índices de achados falso-positivos que geram exames adicionais (USG direcionada, novas RNM de controle), biópsias desnecessárias e ansiedade para a paciente. Da mesma forma como ocorreu com a sensibilidade, também houve melhora na especificidade da RNM e, consequentemente, redução dos índices de exames falso-positivos, sendo relatados valores entre 83% e 98% nos estudos mais atuais, próximos da especificidade da mamografia que é em torno de 95%.

#### Indicações

Embora a RNM seja o exame mais sensível para detecção do CM, seu uso abrangente esbarra no alto custo, necessidade do uso do meio de contraste de gadolínio, disponibilidade de equipamentos e profissionais treinados no método. Por esses motivos, o seu uso é direcionado para situações nas quais o benefício suplanta os custos e os efeitos adversos.

Entre as principais indicações, destacam-se:

1. Estadiamento Pré-Operatório
   Com base no fato de ser o exame mais sensível para detecção do CM e por ter a melhor correlação entre o tamanho da lesão na imagem e o estudo anatomopatológico da peça cirúrgica, era de se esperar que RNM fosse um exame de escolha neste cenário, porém a sua indicação está longe de ser um consenso. Inúmeros estudos retrospectivos e dois estudos randomizados e controlados, o inglês COMICE e o holandês MONET, mostraram associações da RNM com aumento do número de mastectomias ou ausência na redução das taxas de reoperações. No estudo COMICE, a RNM das mamas foi realizada em centros não especializados em Radiologia mamária e não havia a opção de

biópsia por RNM, o que contribuiu para o aumento do número de mastectomias. No estudo MONET, apenas um terço das pacientes apresentava CM e houve um índice alto de carcinoma *ductal in situ*. Posteriormente, foram publicados dois estudos randomizados realizados em centros com experiência em Radiologia mamária, um sueco, o POMB (2014) e um finlandês (2018). Ambos mostraram que a RNM contribuiu para redução das reoperações.

O que parece ser consensual neste tópico é que nem todas as pacientes venham a se beneficiar com a RNM pré-operatória, como as pacientes com mamas adiposas e carcinomas de baixo grau, ao passo que, em alguns subgrupos de pacientes, a RNM possa ser benéfica como nas pacientes de alto risco, histologia do carcinoma lobular invasivo, discrepância nos achados entre a MG e a USG > 1 cm, tumores Her2+, presença de componente *in situ* extenso e suspeita de invasão da parede torácica.

2. Avaliação de Doença Residual Pós-Cirurgia com Margens Positivas

Neste cenário, a MG e a USG apresentam limitações em decorrência do processo inflamatório do procedimento cirúrgico e o realce pós-contraste de eventuais lesões residuais facilita a detecção destas pela RNM.

3. Controle de Quimioterapia Neoadjuvante (QTN)

O parênquima denso na MG e a presença de necrose ou fibrose após a redução de uma lesão pós-QTN são exemplos nos quais a avaliação da resposta é limitada, algo que não ocorre na RNM. O estudo ACRIN 6657, publicado em 2018, comparou a RNM, o exame clínico e a MG na avaliação da resposta à QTN, e a RNM foi a mais acurada neste cenário.

4. Pesquisa de Carcinoma Oculto

Nos casos de metástases axilares por câncer de mama sem primário conhecido na mama pela mamografia e ultrassonografia, a RNM pode detectar o foco original em até metade dos casos, inicialmente negativos nestes primeiros métodos.

5. Avaliação de Implantes Mamários

Entre todos os métodos de imagem, a RNM é o que apresenta a melhor *performance* para detecção de alterações relacionadas aos implantes mamários como avaliação de roturas, coleções, rotações e herniações.

### Difusão

A difusão na RNM consiste de um método diferente na aquisição das imagens e baseia-se no movimento browniano das moléculas de água, sendo mensurado e transformado em imagens o grau de restrição à movimentação natural da água. De forma geral, a membrana celular constitui uma barreira natural à movimentação das moléculas de água nos tecidos corporais e um cenário no qual isso ocorre é justamente a alta concentração de células como no CM, gerando uma situação de restrição à difusão das moléculas de água. Quando um tratamento de QTN é administrado, há morte celular e redução da restrição à difusão das moléculas de água, fenômeno que pode ser mensurado nesta técnica por coeficientes específicos. Lesões sabidamente benignas tendem a não oferecer restrição à difusão. Uma das grandes vantagens desta técnica é não necessitar do uso do meio de contraste endovenoso à base de gadolínio. Atualmente ainda é realizada para somente fins de pesquisa, pois ainda não há uma padronização consensual para a técnica e para os valores dos coeficientes de difusão.

### Radiação ionizante

A evolução tecnológica dos métodos de diagnóstico por imagem, sobretudo da tomografia computadorizada por multidetectores, e a disponibilidade cada vez maior dessas ferramentas de auxílio diagnóstico e manejo do tratamento dos pacientes, com destaque para o rastreamento de doenças em medicina preventiva e para o estadiamento e avaliação de resposta aos tratamentos na Oncologia, aumentaram bastante o número de exames realizados nas últimas décadas. Estatísticas americanas mostram que mais de 62 milhões de tomografias computadorizadas são realizadas por ano, pelo menos 4 milhões das quais são realizadas em crianças.[1] Em paralelo a essa vertiginosa demanda por exames radiológicos, a preocupação da comunidade médica com a segurança dos pacientes é cada vez maior.

A radiação ionizante utilizada nas radiografias e nas tomografias computadorizadas é de natureza eletromagnética e corresponde aos raios X. Essa energia pode ser transferida diretamente para o DNA, com modificação da sua estrutura (efeito direto), ou ser transferida para uma molécula de água, causando radiólise e formação de radicais livres muito reativos e capazes de danificar o DNA (efeito indireto). Os danos ao DNA podem ser decorrentes de alterações estruturais das bases nitrogenadas e das desoxirriboses, eliminação de bases nitrogenadas, rompimento de pontes de hidrogênio entre as duas hélices, ruptura de uma ou duas cadeias e ligação cruzada entre moléculas de DNA e proteínas. A maioria dos danos induzidos é rapidamente reparada por vários sistemas intracelulares, mas os não corrigidos podem induzir mutações pontuais, translocações cromossômicas ou fusões gênicas, eventos relacionados à carcinogênese. As consequências das radiações são divididas em efeitos somáticos e efeitos hereditários. Os efeitos somáticos surgem de danos nas células do corpo e apresentam-se em pessoas que sofreram irradiação, não interferindo nas gerações posteriores. Nos pacientes submetidos aos exames de imagem, sob radiação de baixa dosagem, esses efeitos podem aparecer depois de anos ou décadas e são denominados "tardios".

A gravidade dos efeitos somáticos dependerá basicamente da dose recebida e da região atingida. Isso advém do fato de que diferentes regiões do corpo reagem de formas diferentes ao estímulo da radiação. Os efeitos hereditários ou genéticos surgem somente no descendente da pessoa irradiada, como resultado e danos por radiações em células dos órgãos reprodutores.[1,2,3]

Outro conceito importante é o da radiossensibilidade. A ação das radiações no organismo humano produz uma série de efeitos, que representam danos diferentes para cada região afetada. Os tecidos mais sensíveis à radiação são os que têm maior divisão celular, como medula óssea, tecido linfoide, órgãos genitais, sistema gastrointestinal e baço. A pele e os pulmões mostram sensibilidade média, enquanto os músculos, tecidos neuronais e os ossos são menos sensíveis.[4]

Há evidências diretas de estudos epidemiológicos em populações japonesas expostas à radiação atômica na Segunda Guerra Mundial e em funcionários de usinas nucleares de que a exposição de tecidos a doses entre 30 mSv e 90 mSv, comuns em alguns estudos de tomografia, resultem em aumento do risco de câncer. A vulnerabilidade é maior em crianças, já que seus tecidos são mais radiossensíveis e elas terão mais anos de vida para um potencial desenvolvimento de neoplasias induzidas por radiação.

Embora o risco individual de neoplasias induzidas pela radiação ionizante dos estudos de imagem seja muito baixo, ele preocupa no que diz respeito à população geral. O risco estimado para o desenvolvimento de câncer em pacientes americanos submetidos à TC de 1991 a 1996 foi de 0,4% entre todas as neoplasias. Após correções que levam em consideração o uso mais frequente deste exame nos últimos anos, a estimativa pula para em torno de 1,5% a 2%.[1] Apesar do potencial efeito deletério da radiação ionizante, o valor que esses métodos radiológicos agregam ao diagnóstico e ao manejo terapêutico dos pacientes oncológicos é inegável. Contudo, o oncologista deve estar sempre atento à indicação do exame e à dose de radiação acumulada para cada paciente. Há três modos de se reduzir a dose de radiação gerada pelos estudos de tomografia na população. Primeiro, deve-se buscar a redução da dose de radiação por exame em cada paciente, que depende da otimização da técnica do exame (parâmetros físicos, como kV e mA) e de incorporações tecnológicas que permitem a mesma qualidade de imagem com o emprego de menor quantidade de raios X (como o controle automático de exposição e algoritmos de reconstrução iterativa, presentes nos aparelhos mais modernos). Em segundo lugar, em casos pertinentes, podem-se substituir alguns exames de TC por USG ou RNM. Por último, o mais fácil e eficaz é a redução do número de exames solicitados para a população, utilizando-se critérios que garantam a realização de exames em pacientes que realmente se beneficiarão da investigação.[1,4]

Algumas entidades médicas no Brasil e do exterior têm programas e campanhas (Image Gently, Image Wisely e LatinSafe) de otimização de dose em exames de imagem, que visam melhorar a prática radiológica realizando exames de qualidade e com a menor dose de radiação possível, que se denomina "diagnóstico por imagem na dose certa". Os fundamentos dos programas são considerar técnicas de doses mais baixas, ou que não utilizem radiação ionizante, como USG e RNM, a fim de promover a proteção radiológica dos pacientes.[5]

## Meios de contraste

Os meios de contraste são substâncias utilizadas em alguns exames de imagem para diferenciar estruturas anatômicas que apresentam densidades semelhantes, como os vasos, órgãos parenquimatosos e o trato gastrointestinal.

O meio de contraste baritado é produzido à base de sulfato de bário, uma substância radiopaca que dificulta a passagem dos raios X utilizada nas radiografias contrastadas para avaliação do trato gastrointestinal, como o deglutograma, esofagograma, tempo de esvaziamento gástrico, trânsito intestinal e enema opaco. Trata-se de um meio de contraste não absorvível e administrado exclusivamente por via oral. O seu uso é geralmente contraindicado quando houver suspeita ou a confirmação de solução de continuidade entre o lúmen de qualquer segmento do trato digestivo e as cavidades pleurais ou peritoneal, como nos casos de fístulas, perfurações ou deiscências, já que, em contato com essas superfícies, pode causar irritação e reação inflamatória, com a formação de aderências, granulomas ou acúmulos de sulfato de bário que podem causar obstruções no trânsito intestinal, compressões extrínsecas ou encarceramentos de alças intestinais.[6]

O meio de contraste iodado (MCI) também é uma substância radiopaca utilizada nos estudos tomográficos e em exames radiológicos contrastados. Pode ser encontrado em apresentações para o uso oral, intravascular, intratecal ou intracavitário (p. ex., reto e útero). A molécula dos meios de contraste iodado tem um anel benzênico agregado a átomos de iodo e grupamentos complementares. Os meios de contraste iodados não iônicos apresentam menor viscosidade e osmolaridade em comparação com os agentes iônicos, sendo mais bem tolerados pelos pacientes e mais seguros quando administrados por via intra-arterial, intravenosa e intratecal.[7] Estima-se que mais de 80 milhões de doses de meios de contraste iodados sejam administrados em todo o mundo a cada ano. A taxa de eventos adversos agudos para os agentes de contraste utilizados atualmente varia aproximadamente de 0,7% a 3,1%. A maior parte das reações (70%) ocorre nos primeiros 5 minutos da injeção; e 96% nos primeiros 20 minutos. Reações graves são incomuns, ocorrendo com 0,004% a 0,04% dos agentes de contraste iodados não iônicos de baixa osmolaridade, estes atualmente os mais utilizados na maioria dos serviços de Radiologia. Reações fatais são raras (1:170.000). Cerca de 94% a 100% das reações graves e fatais ocorrem até os primeiros 20 minutos após a injeção do contraste.[8]

A injúria renal aguda pós-contraste (IRA-PC), anteriormente denominada "nefropatia induzida por contraste" (NIC) ou insuficiência renal aguda induzida por contraste (IRA-IC), é considerada por alguns autores a terceira causa mais comum de lesão renal aguda em pacientes hospitalizados. A definição de laboratório mais comum é um aumento no nível de creatinina sérica (CrS) acima de 25% do valor basal ou um aumento absoluto no nível de creatinina sérica de pelo menos 0,5 mg/dL (44 mmol/L), que ocorre 48 a 72 horas após a administração intravenosa de MCI sem qualquer outra explicação. A IRA-PC é um diagnóstico de exclusão.[9] O principal fator de risco que prediz a IRA-PC é a doença renal crônica (DRC) preexistente e deve-se estar atento à existência de outros fatores de risco presentes nos pacientes. O declínio da função renal observada após a administração intravenosa de MCI é mal compreendida e, provavelmente, multifatorial, e sua associação com o meio de contraste iodado pode estar sendo superestimada.[10-13] Pequenos aumentos na creatinina sérica foram demonstrados em 8% a 35% dos pacientes internados em hospital e sem exposição aos meios de contraste.[14] Em pacientes com taxa de filtração glomerular (TFG) ≥ 60, o uso de meios de contraste iodado intravenoso é geralmente considerado seguro. Entre 45 e 59, quase completamente seguro, sendo o risco de IRA-PC extremamente baixo (< 1%). Entre 30 e 44, deve-se ter cuidado, embora o risco estimado de IRA-PC seja muito seja baixo (< 5%). Neste caso, considera-se aceitável o uso do meio de contraste iodado, desde que o exame seja bem indicado. Se eTFG é < 30, deve-se ter muito cuidado ao usar ou deve-se mesmo evitá-lo, sendo o risco estimado de IRA-PC provavelmente de 5% a 15%.[15-17] Nesta categoria, devem-se considerar modalidades de imagem alternativas com acurácia semelhante ou melhor do que a da TC para o diagnóstico/estadiamento, bem como avaliar o risco-benefício em cada caso. Ou, então, considere-se realizar a TC sem contraste. Se o paciente estiver em hemodiálise, sem função renal residual, a IRA-PC é irrelevante. Expansão de volume com solução salina ou bicarbonato de sódio continua a ser a principal maneira de prevenir a IRA-PC e a suspensão de medicamentos nefrotóxicos parece ter um valor limitado na prevenção.[18]

O gadolínio é um íon metálico com propriedades paramagnéticas que permitem que seja utilizado como meio de contraste nos exames de RNM. Os meios de contraste à base de gadolínio (MCBG) têm sido utilizados desde 1988 e são considerados seguros, sendo rapidamente eliminados pelos rins nos indivíduos com função renal preservada. Esses agentes são largamente utilizados em RNM para fins de diagnóstico e estima-se que 30 milhões de doses são administradas anualmente em todo o mundo. A taxa de eventos adversos associados aos MCBG administrados em doses clínicas varia entre 0,07% e 2,4%. Reações do tipo alérgicas são incomuns e variam entre 0,004% e 0,7%. Reações anafiláticas graves, que ameacem a vida, são raríssimas (0,001% a 0,01%).[8] Reações não idiossincráticas podem ocorrer em virtude da meia-vida prolongada ou por liberação de gadolínio livre, podendo ocasionar a fibrose sistêmica nefrogênica (FSN).

A FSN é uma doença rara, potencialmente grave e fatal, caracterizada por espessamento da pele e tecido subcutâneo (tipo esclerodermia), que afeta principalmente os membros e o tronco, podendo progredir para contraturas articulares e perda de mobilidade. Pode envolver outros órgãos, como pulmões, coração, fígado e músculos estriados. Os sintomas podem surgir em de dias, semanas, meses ou até anos após a exposição. Quase metade dos casos de FSN ocorre de forma mais branda, não ocasionando contraturas ou redução da mobilidade. Uma função renal muito baixa é o fator de risco mais importante para o desenvolvimento da FSN. O mecanismo exato por trás do desenvolvimento da FSN permanece pouco claro. Tem como hipótese mais aceita a liberação *in vivo* de gadolínio livre (Gd3+), o que incita uma reação fibrótica nos tecidos afetados. A ampla maioria (85%) dos casos de FSN relatados e publicados esteve associada aos meios de contraste lineares tais como gadodiamida (Omniscan®), gadopentato de dimeglumina (Magnevist®, Magnevistan®) e gadoversetamida (OptiMark®).[8,19-22] Outros possíveis cofatores incluem condições pró-inflamatórias, cirurgia vascular recente, utilização de análogos de eritropoietina em altas doses, aumento da concentração sérica de ferro, cálcio ionizado, fosfato e acidose metabólica. A FSN ocorre no contexto clínico de pacientes com doença renal grave (estágio 4 ou 5) e/ou que estão em hemodiálise ou insuficiência renal aguda.[22,23] Após as diretrizes publicadas por órgãos como a FDA, a Agência Europeia de Medicamentos (EMA, sigla em inglês de European Medicines Agency), a Sociedade Europeia de Radiologia (ESUR, sigla em inglês de European Society of Urogenital Radiology) e o ACR, restringindo ou proibindo o uso dos meios de contrastes supracitados, os números de novos casos de FSN diminuíram drasticamente, quase nunca vistos hoje em dia. Pacientes com eTFG ≥ 60, o uso intravenoso de meios de contraste à base de gadolínio é geralmente considerado seguro. Entre 45 e 59, geralmente considerado seguro para contrastes macrocíclicos. Entre 30 e 44, se a função renal estiver estável, o risco estimado de FSN fica próximo de zero ou 0%, sendo recomendado utilizar apenas contrastes macrocíclicos. Se a eTFG é < 30, deve-se ter cuidado ou mesmo evitar, devendo-se considerar modalidades de imagem alternativas com acurácia semelhante ou melhor do que a RNM para o diagnóstico/estadiamento, bem como avaliar o risco-benefício em cada caso. Ou, então, considere-se realizar a RNM sem contraste. Nesta categoria, o risco estimado de FSN é de 1% a 7%, quando utilizam-se contrastes macrocíclicos, mais estáveis e considerados de baixo risco, como gadoterato de meglumina (Dotarem®), gadoteridol (ProHance®) e gadobutrol (Gadovist®).[8,1-23] Esses contrastes são também os mais utilizados atualmente nos serviços de Radiologia. Devem-se evitar altas doses e múltiplos exames contrastados consecutivos. Pode ser útil agendar o procedimento de imagem o mais próximo possível da sessão seguinte de hemodiálise rotineira.[24,25] Recomenda-se documentar claramente a data, o nome e a dose do meio de contraste e os motivos médicos do seu uso, além de se obter consentimento do paciente.

O ácido gadoxético (Primovist®) é um meio de contraste à base de gadolínio, iônico linear (não macrocíclico), com propriedades combinadas de perfusão e seletividade hepatocitária que auxiliam na detecção e caracterização de lesões focais hepáticas. É um contraste que tem eliminação de forma dupla e compensatória pelo fígado e pelos rins, inclusive podendo ser útil em algumas indicações específicas em pacientes com disfunção renal. Níveis elevados de bilirrubina (> 3 mg/dL) ou de ferritina podem reduzir a captação hepática do ácido gadoxético. A fase hepatobiliar ocorre em aproximadamente 10 a 20 minutos após sua injeção. Nesta fase hepatobiliar, as lesões sem hepatócitos (ou com hepatócitos disfuncionais) aparecem com baixo sinal em relação ao tecido hepático adjacente, com maior contraste fígado/lesão. Entre as indicações para uso do ácido gadoxético em Oncologia, destacam-se: diferenciação entre lesão hepática focal de origem hepatocelular e lesão não hepatocelular; auxílio na diferenciação entre adenoma e hiperplasia nodular focal (HNF); detecção de metástases hepáticas; e caracterização do hepatocarcinoma.[26-28]

Mais recentemente, em 2014, surgiram relatos na literatura sobre a retenção de gadolínio no tecido nervoso de pacientes saudáveis, mesmo sem disfunção renal. Entretanto, as consequências clínicas desta deposição permanecem desconhecidas. Todavia, nos dias atuais, tem se tornado mais evidente a necessidade de se utilizarem preferencialmente os meios de contraste mais estáveis, denominados "macrocíclicos", como gadoterato de meglumina (Dotarem®), gadoteridol (ProHance®) e gadobutrol (Gadovist®).[29]

Exames laboratoriais recentes devem ser utilizados para cálculo da taxa de filtração glomerular (TFG) (< 3 meses para pacientes ambulatoriais estáveis e < 7 dias para pacientes hospitalizados estáveis).[8,9,18] A Fundação Nacional do Rim (NKF, sigla em inglês de National Kidney Foundation), dos Estados Unidos, atualmente recomenda o uso da equação CKD-EPI de 2009 (Doença Renal Crônica – Epidemiologia) para estimar a TFG em adultos. Essa equação deve ser usada em pacientes com função renal estável, pois, quando a função renal está mudando rapidamente, como na insuficiência renal aguda, o cálculo não fornecerá uma avaliação precisa.

Exames de imagem de pacientes com disfunção renal necessitam de uma cuidadosa seleção do meio de contraste.[30] Os médicos solicitantes têm de enfrentar a difícil escolha do risco entre injúria renal aguda pós-contraste (IRA-PC) após a administração de meios de contraste iodados (MCI) e a fibrose sistêmica nefrogênica (FSN), após a exposição aos meios de contraste à base de gadolínio (MCBG). A probabilidade de FSN e IRA-PC aumenta à medida que a taxa de filtração glomerular diminui. A chance de induzir IRA-PC é provavelmente maior do que a de induzir FSN em pacientes com disfunção renal. A IRA-PC continua sendo uma preocupação com potenciais eventos renais adversos e não pode ser totalmente evitada, apesar de todas as medidas profiláticas serem tomadas. Por sua vez, a FSN é uma complicação rara, mas potencialmente séria e com poucas opções de tratamento.[31] Isso representa um desafio singular, especialmente quando o uso de agentes de contraste por via intravenosa é considerado essencial para o diagnóstico e tratamento do paciente. Entretanto, enfatizamos que a nenhum paciente deve ser negado qualquer exame de imagem, desde que bem indicado e se for fundamental para seu tratamento clínico ou cirúrgico, sempre considerando o risco-benefício em cada caso.

As reações alérgicas aos meios de contraste são mais comuns com as substâncias à base de iodo do que com aqueles à base de gadolínio. Essas reações podem ser idiossincráticas (anafilactóides) ou não idiossincráticas (efeitos tóxicos diretos ou reações vasomotoras). As reações idiossincráticas podem ser agudas ou tardias, sendo que a maioria ocorre no intervalo de 20 minutos após a sua administração. Essas reações podem ser classificadas, de acordo com sua gravidade, em leves, moderadas, graves e fatais. As leves são calor, rubor, ansiedade, náusea, vômito, cefaleia discreta, tontura, calafrios, tremores, prurido, espirros, congestão nasal, sudorese, exantema e inchaço nas pálpebras e boca. As moderadas são alteração da frequência cardíaca, alteração da pressão sanguínea, cefaleia intensa, vômitos intensos, edema facial, laringoespasmo, broncoespasmo, dor torácica ou abdominal e urticária intensa. As graves são edema agudo de pulmão, convulsão, perda da consciência, colapso cardiovascular e parada cardiorrespiratória. As causas mais comuns de óbitos são o colapso cardiorrespiratório, edema agudo de pulmão e insuficiência respiratória, por obstrução alta (edema de glote) ou broncoespasmo irreversível.[8]

## MÉTODOS DE IMAGEM COMO BIOMARCADORES DE RESPOSTA TERAPÊUTICA

Uma das principais aplicações dos métodos de imagem em pacientes oncológicos é monitorar a eficácia do tratamento instituído, seja na prática clínica assistencial, seja no ambiente de pesquisas. Esses pacientes são submetidos a diversos exames no decorrer da evolução da doença e esses exames são analisados por diferentes radiologistas, utilizando diferentes equipamentos e protocolos, muitas vezes em diferentes instituições.

Dessa forma, um dos pontos cruciais para uma avaliação consistente dos achados é a padronização, com o objetivo de buscar uma avaliação confiável e consistente durante o seguimento por imagem desses pacientes. Em relação à interpretação dos achados, a padronização da forma de interpretar e relatar os exames de pacientes oncológicos não é uma preocupação recente, sendo uma discussão iniciada na literatura por volta de 1960. Em 1979, a Organização Mundial da Saúde (OMS) publicou as primeiras diretrizes para a avaliação da resposta terapêutica em pacientes oncológicos. Esse trabalho foi pioneiro ao introduzir as chamadas "categorias de resposta", tendo sido adaptado por várias instituições e criticado por ser extremamente flexível e trabalhoso (Figura 76.12). Após a discussão de diversos pontos polêmicos no modelo proposto pela OMS, um consenso amparado por entidades oncológicas europeias e norte-americanas conhecido pelo acrônimo RECIST (sigla, em inglês, de Response Evaluation Criteria In Solid Tumors) foi publicado e logo tornou-se o modelo de laudo estruturado mais utilizado em pacientes oncológicos, especialmente no contexto de pesquisa científica.

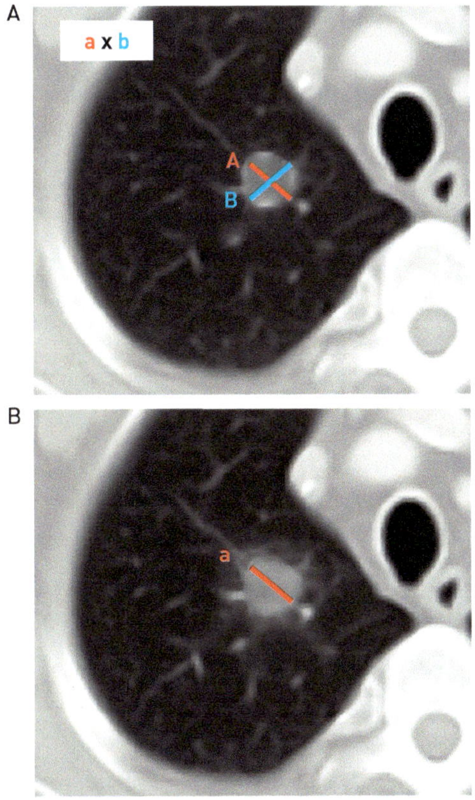

Em sua versão mais recente, o RECIST define lesão--alvo (lesões passíveis de mensuração e que devem medir pelo menos 1 cm) estabelece um número máximo de lesões-alvo a serem apontadas (no máximo cinco, até dois por órgão) e comenta a importância de se buscar uma padronização nas técnicas empregadas entre os diferentes exames (dose de contraste utilizada, espessura das imagens obtidas, entre outros fatores que afetam a interpretação dos achados). A medida da lesão deve ser realizada levando-se em consideração o seu maior diâmetro transverso. Em seguida, esses valores são somados e comparados evolutivamente (Figura 76.13) de modo a situar o paciente em uma de quatro categorias possíveis (Quadro 76.1): resposta completa, resposta parcial, estabilidade, doença progressiva.

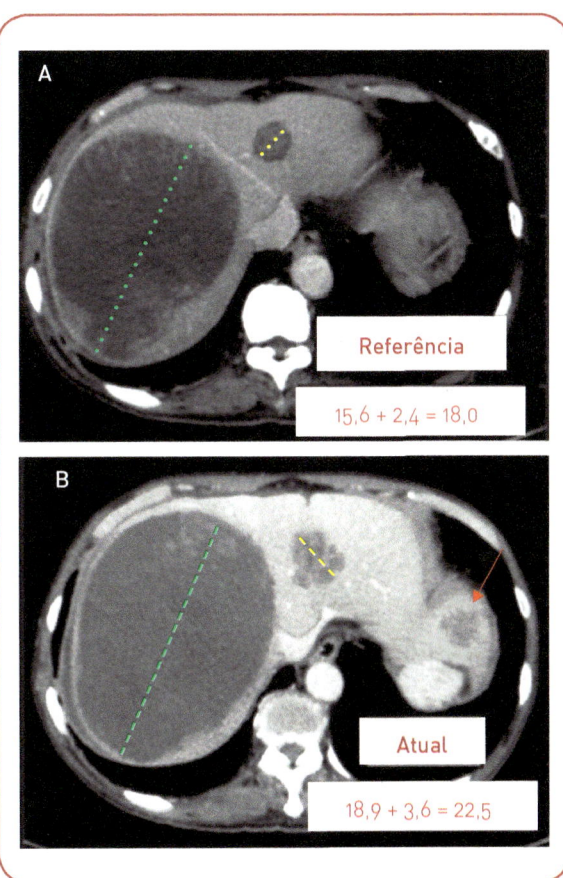

**FIGURA 76.12 –** Medidas de lesões-alvo segundo os critérios da OMS e RECIST. Em comparação com os critérios propostos pela OMS, o RECIST é um modelo de laudo estruturado mais simples, como ilustrado pela medida das lesões-alvo, que na OMS devem ser realizadas por meio do produto dos dois maiores diâmetros ortogonais (**A**), enquanto no RECIST (**B**) deve-se registrar apenas o maior diâmetro da lesão.
Fonte: Acervo da autoria.

**FIGURA 76.13 –** Interpretação dos critérios utilizados pelo RECIST. Mulher de 72 anos em quimioterapia por metástases hepáticas de adenocarcinoma de cólon (exame de referência, (**A**), realizado 3 meses antes do exame atual, (**B**). A soma do maior diâmetro de cada uma das lesões hepáticas mostra uma piora, tendo passado de 18 cm para 22,5 cm, um acréscimo de 25% que deve, portanto, ser classificado como doença progressiva. Corroborando esse achado, nota-se o aparecimento de nódulo no segmento hepático II (seta em B), o que já justificaria classificar a evolução como doença em progressão.
Fonte: Acervo da autoria.

### Quadro 76.1. Critérios que definem as diferentes classes preconizadas pelo RECIST de resposta ao tratamento

| | |
|---|---|
| Resposta Completa | Desaparecimento de todas as lesões em 2 exames intercalados por pelo menos 4 semanas |
| Resposta Parcial | Redução > 30% |
| Estabilidade | Não houve redução > 30% nem aumento > 25% |
| Doença Progressiva | Aumento > 20%; ou aparecimento de nova lesão |

Fonte: Desenvolvido pela autoria.

Entre as críticas apontadas aos laudos estruturados como o RECIST, estão a avaliação subjetiva das lesões não alvo (Figura 76.14), as variabilidades intra- e interobservador nas medidas das lesões-alvo (Figura 76.15) e a utilização com base principalmente no tamanho da lesão como critério de avaliação (ou seja, uma análise exclusivamente anatômica, que não necessariamente representa o grau de atividade tumoral, particularmente em pacientes recebendo drogas antiangiogênicas).

A avaliação de resposta em pacientes submetidos à imunoterapia apresenta desafios relacionados ao mecanismo de ação desses fármacos, com ativação

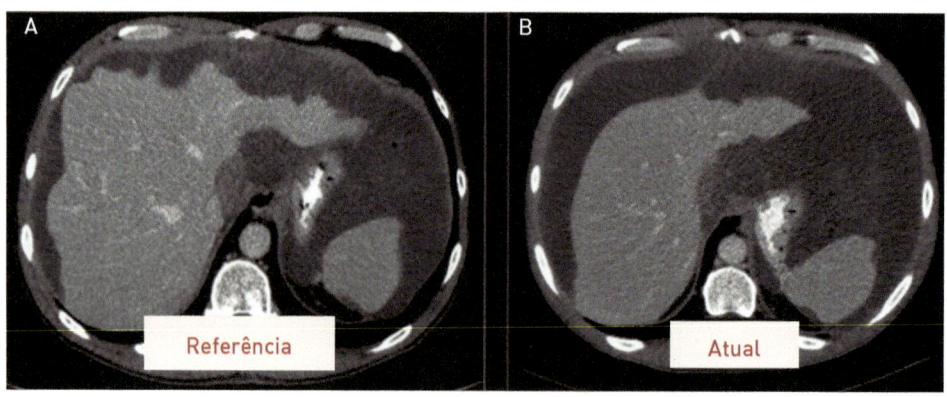

**FIGURA 76.14 –** Lesões não mensuráveis. Homem de 56 anos em seguimento de pseudomixoma peritoneal (**A** realizada 5 meses antes de **B**). Notar a dificuldade em mensurar o comprometimento multifocal da cavidade peritoneal, tanto pela natureza confluente das lesões como pela ausência de uma forma definida das massas.
Fonte: Acervo da autoria.

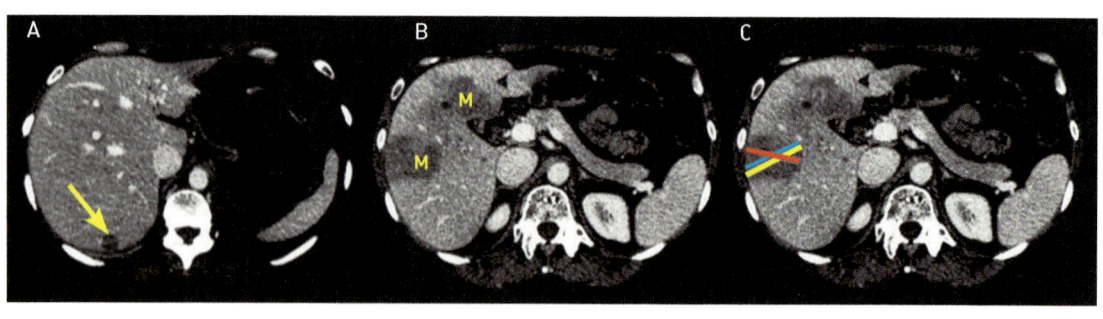

**FIGURA 76.15 –** Variabilidade na medida de lesões com limites pouco definidos. Mulher de 34 anos em seguimento de metástases hepáticas por adenocarcinoma de mama. Nesta tomografia computadorizada do abdome, notam-se diferentes padrões de metástases hepáticas, desde um nódulo arredondado circunscrito (seta) até massas heterogêneas e de limites imprecisos (M), numa das quais diferentes observadores registram diferentes diâmetros transversos máximos (um ilustrado por cada cor), resultando em uma variabilidade interobservador significativa que pode comprometer a avaliação isolada das medidas documentadas nos relatórios desses pacientes.
Fonte: Acervo da autoria.

imune que resulta em padrões incomuns de resposta que se assemelham a um aumento tumoral. Nos ensaios iniciais de imunoterapias em melanoma, os investigadores descreveram padrões de resposta únicos, denominados "pseudoprogressão". Em alguns pacientes cuja doença preenchia os critérios de progressão com base nos critérios tradicionais de resposta, como RECIST (aumento na soma das medidas das lesões-alvo, aumento inequívoco da doença não alvo ou aparecimento de novas lesões), foram observadas importantes respostas tardias e duradouras.

Com base nessas observações, o grupo do RECIST decidiu desenvolver uma padronização para o uso de um RECIST 1.1 modificado denominado iRECIST, que facilitaria a coleta de dados de ensaios clínicos de imunoterapia. Essas diretrizes pretendem fornecer uma estrutura consistente para o gerenciamento de dados coletados em ensaios clínicos de agentes imuno-oncológicos. As respostas atribuídas ao iRECIST têm um prefixo "i" (imune) para diferenciá-las de respostas atribuídas ao RECIST 1.1 – por exemplo, resposta imunológica completa (iCR) ou resposta parcial (iPR) e doença progressiva não confirmada (iUPD) ou doença progressiva confirmada (iCPD). Nomenclatura semelhante é usada para doença estável (iSD).

No início do seguimento dos pacientes, a avaliação de resposta por iRECIST é igual ao RECIST 1.1 até ser constatada progressão de doença (PD) por RECIST 1.1. Nesse caso, o tratamento e avaliação devem seguir somente se o paciente estiver clinicamente estável (nenhuma piora do *status* funcional e sem aumento significativo dos sintomas relacionados à doença). Assim, caso se opte pela continuidade da avaliação, RECIST 1.1 PD significa PD não confirmada no iRECIST (iUPD).

Novas lesões são classificadas como mensuráveis ou não mensuráveis. São caracterizadas como novas lesões-alvos (NL-T) até cinco lesões (máximo de dois por órgão) e estas não são incluídas na soma das medidas das lesões-alvo do estudo de base, sendo registrada uma nova somatória de medidas. Todas as outras novas lesões (mensuráveis/não mensuráveis) são registradas como novas lesões não alvo (NL-NT).

Em caso de iUPD, o paciente deverá ser reavaliado em um próximo controle (4 a 8 semanas) para confirmar a progressão de doença. A progressão é confirmada na avaliação subsequente se a lesão que desencadeou o iUPD "piorar" (mesmo que discretamente) ou se

outras lesões (que não desencadearam a iUPD) agora atendam aos critérios do RECIST 1.1 para PD. Neste caso, utiliza-se o *status* iCPD (doença progressiva confirmada).

Se a progressão de doença não for confirmada, podemos ter diversos cenários, todos relacionados ao nadir: iUPD – progressão de doença não confirmada (se a condição persistir); iCR – resposta completa, iPR resposta parcial; iSD – doença estável.

Portanto, o iRECIST é uma ferramenta importante que pode ajudar clínicos e radiologistas a monitorar a resposta imunoterapia, levando em consideração um tipo particular de fenômeno denominado "pseudoprogressão", que não é capturado por outros métodos de avaliações como RECIST 1.1. Para confirmar a progressão da doença, é necessário um exame confirmatório realizado de 4 a 8 semanas após um iUPD, a fim de evitar a interrupção prematura de tratamentos por causa da resposta das células imunitárias em decorrência da resposta inflamatória.

## LAUDOS ESTRUTURADOS EM RADIOLOGIA ONCOLÓGICA

O relatório oncológico é de fundamental importância para o médico assistente tomar a conduta adequada em relação ao melhor tratamento para o paciente. Embora alguns médicos interpretem imagens, somente o laudo radiológico pode conter todas as informações sobre o exame em análise e, além disso, serve como documento para futuras comparações e até mesmo para questões burocráticas e do sistema de saúde. Tradicionalmente, os radiologistas emitem laudos narrativos, muitas vezes excessivamente longos, com grande variabilidade nas descrições e nos quais pode ser difícil identificar as informações-chaves. Dessa forma, os laudos estruturados surgem como uma maneira de superar essas dificuldades e melhorar a qualidade dos laudos.

O laudo estruturado deve ser organizado em títulos e subtítulos normalmente incluindo história clínica, indicação, técnica, achados e impressão. Em um nível mais alto de organização, o laudo estruturado inclui linguagem padrão usando léxicos universalmente aceitos (BI-RADS, PI-RADS, LI-RADS etc.).

Os laudos estruturados – RADS (Reporting and Data System) – possibilitam uma estrutura padronizada para os relatórios dos achados de imagem. Os principais objetivos dos RADS são reduzir a variabilidade das terminologias usadas nos laudos e facilitar a comunicação entre radiologistas e médicos solicitantes. A maioria dos RADS inclui terminologia-padrão para descrever os achados, categorias para acessar as probabilidades de doença, guias para organização dos relatórios e recomendações. São desenvolvidos por comitês com membros radiologistas e médicos de referência da especialidade.

## BI-RADS – Breast Imaging Reporting and Data System

A sigla BI-RADS diz respeito a Breast Imaging Reporting and Data System, que foi um comitê de especialistas reunido pelo ACR no final da década de 1980 com o intuito de responder à demanda de outras associações médicas, como a American Medical Association, por conta da dificuldade dos médicos em entender a descrição e as recomendações dos laudos de mamografia. Com o BI-RADS®, foram criados e padronizados descritores dos achados mamográficos preditivos para malignidade e benignidade, estratificação do risco de um achado ser maligno e seguido de uma recomendação final para o exame como um todo (Quadro 76.2), constituindo, desta forma, um laudo-padrão para que todos os radiologistas seguissem ao reportar uma mamografia. Essa padronização não só facilitou o entendimento de um laudo de mamografia pelos médicos solicitantes como também proporcionou uma plataforma para inúmeros trabalhos científicos que vieram a ser publicados na sequência. Outro fruto desse sistema foi facilitar o trabalho de auditorias nos serviços de imagem mamária ao criar indicadores para taxas de reconvocações (situação na qual a paciente precisa retornar ao estabelecimento onde fez a mamografia para realizar complementações com incidências adicionais para avaliação de um achado), solicitação de exames complementares e biópsias indicadas com resultados positivos ou negativos, possibilitando, assim, saber se um serviço estaria indicando biópsias em excesso, por exemplo. Posteriormente, em 2003, surgiram as versões do BI-RADS para a USG e a RNM, que atualmente estão nas segundas edições e a versão da MG está na quinta. Hoje, o BI-RADS é amplamente conhecido e aceito entre os médicos que atuam na área da mama e boa parte dos serviços de Radiologia mamária tornou obrigatório o seu uso nos exames de imagem da mama.

## PI-RADS – Prostate Imaging Reporting and Data System

A Sociedade Europeia de Radiologia (ESUR) lançou, em 2012, um sistema de padronização da interpretação e elaboração de relatório da RNM da próstata para a pesquisa de neoplasia, o PI-RADS (Prostate Imaging Reporting and Data System). A avaliação das características das lesões nas diferentes sequências do exame fornece uma classificação final para cada lesão numa escala de 1 a 5, sendo os maiores escores com maior probabilidade neoplasia prostática clinicamente significativa. Nesse cenário, lesões classificadas com PI-RADS 3, 4 e 5, em geral, são direcionadas para

### Quadro 76.2. Lista das categorias do BI-RADS® com as suas respectivas recomendações

| Categoria BI-RADS® | Descrição | Probabilidade para Câncer | Conduta |
|---|---|---|---|
| Categoria 0 | Incompleta – requer avaliação adicional por imagem | Não se aplica | Necessário exames de imagem adicionais: mamografia ou USG direcionada |
| Categoria 1 | Negativo | 0% | Rastreamento de rotina |
| Categoria 2 | Achado benigno | 0% | Rastreamento de rotina |
| Categoria 3 | Achado provavelmente benigno | Entre 0% e 2% | Seguimento de curto prazo (6 meses) |
| Categoria 4 | Achado suspeito | Entre 2% e 95% | Diagnóstico tecidual |
| Categoria 5 | Achado altamente sugestivo de malignidade | ≥ 95% | Diagnóstico tecidual |
| Categoria 6 | Malignidade conhecida comprovada por biópsia | Não se aplica | Tratamento apropriado |

Fonte: Adaptado de BI-RADS®.

biópsias na tentativa de confirmação histológica da suspeita neoplásica, enquanto exames classificados como PI-RADS 1 e 2 permitem a possibilidade de seguimento do paciente, quando acompanhados de valores baixos de PSA.

Estudos demonstram que se a RNM for usada como triagem para biópsia de próstata, ela pode evitar até 27% de procedimentos desnecessários e 5% de diagnósticos de neoplasias clinicamente não significativas. Além disso, biópsias guiadas por ultrassom direcionadas pelos achados da RNM podem aumentar em até 18% a taxa de detecção de neoplasia prostática clinicamente significativa. Atualmente a modalidade de biópsias de próstata com fusão de imagens entre USG e RNM avança no sentido de permitir a localização de lesões suspeitas à ressonância a serem amostradas com maior acurácia diagnóstica. Por fim, o uso do PI-RADS demonstrou boa correlação interobservador para a atribuição do escore final (Figuras 76.16 e 76.17).

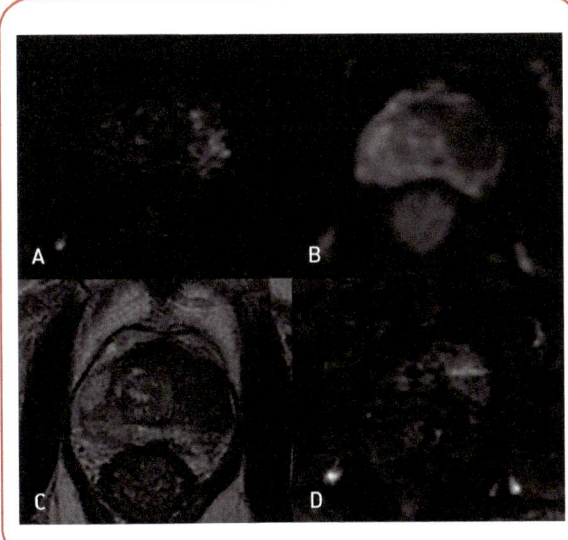

**FIGURA 76.16 –** Exemplo de ressonância magnética da próstata com lesão expansiva no lobo esquerdo com alta probabilidade de neoplasia prostática significante (PIRADS5). **(A)** Alto sinal na sequência ponderada em DWI. **(B)** Acentuado baixo sinal no mapa ADC. **(C)** Acentuado baixo sinal na sequência ponderada em T2. **(D)** Realce precoce após uso de contraste na sequência ponderada em T1 (perfusão).
Fonte: Acervo da autoria.

## LI-RADS – Liver Imaging Reporting and Data System

Em 2008, o ACR desenvolveu o sistema padronizado de interpretação e elaboração de relatório de exames de imagem em pacientes com risco aumentado para o desenvolvimento de carcinoma hepatocelular, o LI-RADS (Liver Imaging Reporting and Data System). A última versão de 2018 teve a terminologia e a estruturação totalmente integradas e foi incorporado ao que é usado pela AASLD (American Association for the Study of Liver Disease).

O uso do LI-RADS permitiu maior padronização da terminologia usada para a descrição das lesões, facilitando a comunicação entre os radiologistas e os médicos solicitantes do exame. Um exemplo disso é um estudo que compara a leitura de diferentes radiologistas e demonstra alta especificidade (95,8%) para a caracterização de lesões LI-RADS 5, que são lesões diagnósticas de carcinoma hepatocelular pelos métodos de imagem sem a necessidade de confirmação histológica (Figuras 76.18 e 76.19).

## TI-RADS – Thyroid Imaging Reporting data System

O TI-RADS (Thyroid Imaging Reporting data System) é o laudo estruturado para a avaliação de lesões tireoidianas caracterizadas ao ultrassom. O sistema se baseia na avaliação de dez diferentes padrões sonográficos possíveis com uma classificação final em uma escala de 1 a 5, sendo os pacientes com TI-RADS final de 4 e 5 indicados para correlação com a punção por agulha fina e análise citológica. O seu uso demonstrou uma maior concordância interobservador na classificação das lesões e recomendação de punções aspirativas em comparação com a avaliação baseada na experiência individual de cada leitor.

Com o sucesso dos exemplos aqui mostrados, outros sistemas de laudo estruturado vêm sendo propostos, casos do Lung-RADS (usado para o rastreamento de neoplasia de pulmão), C-RADS (avaliação de estudos de colonoscopia virtual), CAD-RADS (relatórios estruturados para angiotomografias de coronárias), HI-RADS (lesões encefálicas traumáticas), NI-RADS (avaliação de lesões expansivas cervicais), O-RADS (descrição e estratificação de risco de lesões ovarianas e anexiais) e MY-RADS (avaliação diagnóstica e de padrões de resposta para mieloma múltiplo em exames de RNM de corpo inteiro).

Os serviços que experimentam mudança no relatório-padrão para o modelo estruturado normalmente encontram resistência dos radiologistas em relação ao novo modelo. Além disso, a curva de aprendizado

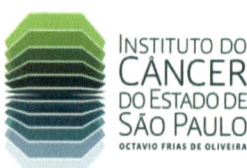

**RESSONÂNCIA MAGNÉTICA
MULTIPARAMÉTRICA DA PRÓSTATA**

**MÉTODO**: Sequências multiplanares FSE e GRE de alta resolução, ponderadas T1 T2, difusão, antes e após a administração intravenosa do meio de contrate paramagnético (gadolínio), em aparelho 1,5 Tesla

**INDICAÇÃO CLÍNICA**: Detecção de neoplasia prostática clinicamente. PSA de 22,0 ng/ml. Biópsia anterior: sim, Gleason: 8 (4+4).

**ANÁLISE:**

**Dimensões da próstata:** 5,5 x 4,1 x 4,9 cm. Peso estimado em 56,0 gramas.

**Glândula central:** heterogênea a custa de nódulos de provável hiperplasia.

**Zona periférica:** sinal heterogêneo em T2.

Lesão nodular expansiva com baixo sinal em T2, apresentando restrição á difusão com alto sinal do DWI e acentuado baixo sinal no ADC, medindo 3,0 x 2,3 x 1,8 cm, acometendo a região apical e terço médio à esquerda. Não há extensão do lobo contralateral.

**Cápsula prostática:** abaulamentos da capsula, com discreta irregularidade.

**Feixes neurovasculares:** sinais de acometimento do feixe neurovascular esquerdo.

**Vesículas seminais:** simétricas, com morfologia e sinal normais.

**Linfonodos:** ausência de lesões ósseas com características suspeitas para lesão secundária.

**Bexiga:** com moderada repleção, paredes regulares e conteúdo homogêneo.

**CONCLUSÃO:**

**Lesão acometendo o lobo esquerdo da próstata, com abaulamento da cápsula prostática e acometimento do feixe neurovascular esquerdo.**

**Alta probabilidade de neoplasia prostática significante (PIRAD S5). Caso uma biópsia seja indicada, recomenda-se a obtenção de fragmentos adicionais da área descrita.**

**FIGURA 76.17 –** Modelo de laudo utilizado para relatório de ressonância magnética de próstata em paciente com câncer de próstata utilizando o laudo estruturado (PI-RADS).
Fonte: Desenvolvida pela autoria.

pode ter um impacto negativo no fluxo de trabalho e produtividade dos radiologistas. Outro ponto importante é o potencial aumento de erros relacionado à não familiaridade com o novo modelo. Por exemplo, não retirada do relatório final de um órgão que já foi operado, como a vesícula biliar, útero etc. Por fim, um *template* ruim pode comprometer toda a coerência da descrição radiológica, o que era o objetivo inicial a ser perseguido.

## PERSPECTIVAS

O foco de atenção da Radiologia, antes restrito à física das diferentes modalidades diagnósticas e à anatomia normal e das doenças nos órgãos de interesse, vem buscando englobar a avaliação do funcionamento do organismo, do metabolismo celular e, principal e mais recentemente, informações quantitativas e sobre o seu perfil geneticomolecular. Desta forma, técnicas

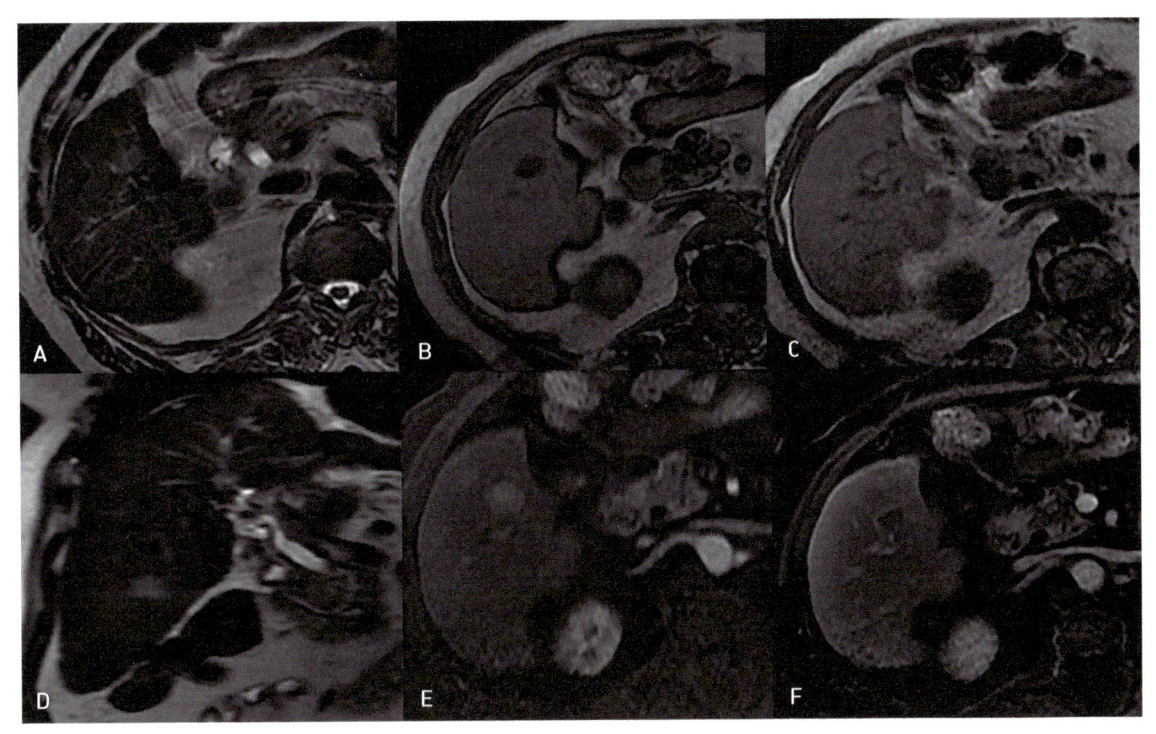

**FIGURA 76.18 –** Exemplo de ressonância magnética do abdome superior com nódulo no segmento V, medindo 1,7 cm, compatível com carcinoma hepatocelular (LI-RADS 5). **[A]** Discreto alto sinal na sequência ponderada em T2 axial. **[B, C]**. Queda de sinal da sequência *in-phase* para *out-phase*. **[D]** Discreto alto sinal na sequência ponderada em T2 coronal. **[E]** Lesão hipervascularizada na fase arterial. **[F]** Lavagem do meio de contraste (*wash-out*), com realce capsular.
Fonte: Acervo da autoria.

existentes vêm sendo aprimoradas de forma a oferecer informações que podem complementar ou substituir outros métodos, inclusive biópsias estereotáxicas, de forma menos invasiva e/ou com menor custo.

No que diz respeito às perspectivas com relação à **ultrassonografia**, as recentes tecnologias como a elastografia *shear wave* e a CEUS, descritas anteriormente neste capítulo, terão sua aplicabilidade prática cada vez maior no diagnóstico, no estadiamento e no seguimento de pacientes com câncer, na medida em que os estudos clínicos em andamento forem publicados. Entre as diversas potencialidades futuras da USG em Oncologia, pode-se mencionar a imagem fotoacústica e a imagem termoacústica. A primeira implementa um *laser* de pulso curto para induzir um aquecimento transitório nos tecidos, com expansão termoelástica e geração de ondas ultrassônicas. Essas ondas são, então, detectadas para um feixe de receptores de ultrassom para produzir imagens de alto contraste de 2 cm ou mais, com base na absorção do pulso do *laser*. Recentes estudos clínicos de fase II testaram

esses dispositivos, combinados com a USG em modo B na avaliação do câncer de mama, que se mostraram capazes de fazer a reclassificação de lesões benignas com melhor especificidade do que a USG modo B sozinha. Os resultados sugeriram que esta plataforma de imagem híbrida poderá futuramente auxiliar na classificação de lesões benignas da mama que foram inicialmente consideradas 4a ou 4b para categoria 3, ou mesmo 2. A aplicação da imagem fotoacústica na investigação de linfonodos sentinelas no câncer de mama e no melanoma também tem sido investigada, revelando que a imagem fotoacústica é capaz de auxiliar na detecção de metástases em linfonodos regionais baseando-se no uso do azul de metileno ou na absorção intrínseca da melanina. Por sua vez, a imagem termoacústica induzida por micro-ondas explora o mesmo princípio físico da imagem fotoacústica, exceto que os pulsos eletromagnéticos curtos entre 0,3 GHz e 3 GHz são utilizados como fonte para a excitação e as imagens são proporcionais à energia micro-ondas absorvida. Uma vez que os tumores têm

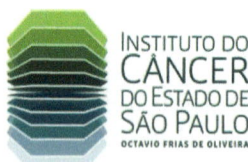

**RESSONÂNCIA MAGNÉTICA**
**DO ABDOME SUPERIOR**

**METODOLOGIA:** Obtidas imagens antes e após a administração intravenosa do meio de contraste paramagnético (gadolínio).

**INDICAÇÃO CLÍNICA:** Cirrose hepática criptogênica. Avaliação de nódulo hepático.

**ANÁLISE:**

**Fígado:** sinais de hepatopia crônica caracterizados por hipertrofia dos segmentos laterais do lobo esquerdo e do lobo caudado, contornos irregulares e bordas rombas. Caracteriza-se a seguinte lesão focal:

**Achado 1:** Nódulo no segmento V, medindo 1,7 cm, hipervascularizado com lavagem do meio de contraste (wash-out) e cápsula com ralce, compatível com carcinoma hepatocelular (Li-RADS 5). Achado novo.

**Vascularização hepática:** Veias hepáticas e veia porta pérvias. Não há sinais de trombose tumoral.

**Vias biliares:** Não há dilatação das vias biliares.

**Achados extra-hepáticos:** Sinais de hipertensão portal com esplenomegalia homogênea e vasos colaterais de fino calibre periesofágicos, perigástricos e periesplênicos.

**Outros órgãos/achados:** Pâncreas com dimensões normais e sinal preservado. Não há dilatação do ducto pancreático principal.

Adrenais sem particularidades.

Rins de dimensões normais, sem hidronefrose. Raros diminutos cistos corticais bilaterais.

Ausência de liquido livre ou linfonodomegalias no abdome superior.

**CONCLUSÃO:**
• Sinais de hepatopatia crônica.
• Nódulo hepático com características de carcinoma hepatocelular (LIRADS-5).

**FIGURA 76.19 –** Modelo de laudo utilizado para relatório de ressonância magnética de próstata em paciente com carcinoma hepatocelular utilizando o laudo estruturado (LI-RADS).
Fonte: Desenvolvida pela autoria.

alto conteúdo de água, eles absorvem as micro-ondas de maneira diferente do tecido não tumoral subjacente. Estudos experimentais em modelos tumorais *in vivo* com nanopartículas superparamagnéticas de ferro (SPIO) funcionalizadas com albumina sérica humana (HSA-SPIO) como agentes de contraste foram combinados com pulsos de micro-ondas ultracurtos, mostrando a possibilidade de produzir ondas de choque que destroem as células tumorais. Essas ino-vações poderão, no futuro, contribuir não somente para o diagnóstico, mas também para o tratamento dos pacientes oncológicos, de maneira não invasiva.

Os recursos de imagem podem ser qualitativos, às vezes denominados "semânticos", em que o leitor, muitas vezes um radiologista experiente, atribuirá uma pontuação a determinados parâmetros decorrentes da observação quantitativa, por exemplo, dimensões do tumor, atenuação ou *radiomics* – radiômica, em que os valores são derivados diretamente da imagem. Na radiômica, os recursos são extraídos matematicamente com o auxílio de algoritmos de computador especializados. Os recursos radiômicos refletem uma ampla gama de parâmetros na imagem e demonstraram capturar fenótipos de imagem distintos além do que é perceptível a olho nu. Radiogenômica é um campo de pesquisa em rápida evolução que visa identificar biomarcadores de imagem úteis para a genotipagem não invasiva. Recentemente, com terapias-alvo desempenhando um papel crescente na Oncologia, surge a necessidade de genotipagem rápida não invasiva na prática clínica. A genotipagem radiogenômica tem a vantagem de poder capturar a heterogeneidade do tumor, podendo ser realizada repetidamente para o monitoramento do tratamento e em malignidades para as quais a biópsia não está disponível. Imagens quantitativas aumentaram o potencial de modelos radiogenômicos multiparamétricos. Desta forma, uma ampla gama de dados é compilada para orientar pesquisas futuras em busca de um perfil genômico robusto e não invasivo. Assim, *radiomics (*radiômica*)* refere-se ao campo geral em que as varreduras do paciente são convertidas em dados quantitativos, enquanto a radiogenômica é uma aplicação específica, em que os recursos de imagem, radiômicos ou não, estão ligados a perfis genômicos.

Na **Neurorradiologia**, a aplicação da radiômica e da radiogenômica já está bem instituída na prática clínica. A atualização da Classificação dos Tumores da OMS, publicada em 2016, incorporou informações genéticas às histológicas para a nomenclatura, o diagnóstico e a classificação dos gliomas difusos em adultos. Assim, é absolutamente necessário o conhecimento do *status* de mutação do gene IDH1-2 e da codeleção 1p/19q, para que se possa classificar os astrocitomas e oligodendrogliomas. No entanto, a genotipagem com base em biópsia é uma técnica invasiva que pode não ser totalmente confiável em decorrência da heterogeneidade espacial do tumor. Os biomarcadores de imagem refletem todo o tumor e podem aumentar a precisão da genotipagem de forma não invasiva. Em comparação com os gliomas IDH-selvagem, os gliomas mutados têm um prognóstico bem mais favorável. Muitos estudos identificaram associações entre imagens e o *status* IDH, embora a maioria dos achados ainda não tenha sido independentemente validada. Destaca-se o *mismatch* T2/FLAIR,

que foi validado em 2018, com uma concordância robusta, mostrando que a presença do baixo sinal em FLAIR no centro da neoplasia glial de baixo grau em correspondência a um alto sinal em T2 representa um marcador de imagem altamente específico dos gliomas ID-mutados e não codeletados (astrocitomas). Informações da espectroscopia de prótons também podem ser correlacionadas com o *status* IDH, produzindo potencial para futura detecção não invasiva dessa mutação. O oncometabólito 2-HG (2-hidroxiglutarato) é elevado em casos de tumores mutados e pode ser detectado na espectroscopia, embora isso seja tecnicamente desafiador em virtude da sobreposição de metabólitos vizinhos (GABA, glutamato e glutamina). Entretanto, os sistemas de RNM de última geração geram os espectros de alta qualidade necessários para a detecção de 2-HG, permitindo, em breve, a integração da prática clínica. A codeleção do cromossomo 1p19q é um evento genético precoce no desenvolvimento dos oligodendrogliomas, associado com maior quimiossensibilidade e melhor sobrevida. Os tumores codeletados foram repetidamente caracterizados como heterogêneos, com margens mal definidas (possivelmente em decorrência da capacidade de invasão aumentada do glioma codeletado), não apresentando o sinal do *mismatch* T2/FLAIR. Além disso, alguns estudos demonstram que esses tumores costumam envolver mais frequentemente os lobos frontal e parietal, ter menor valor ADC e maior volume sanguíneo cerebral relativo, em comparação com os astrocitomas. *O* glioblastoma com metilação MGMT responde melhor à quimioterapia de alquilação de DNA, com prognóstico melhor, além de ter uma altíssima chance de evoluir com pseudoprogressão (91%). A descoberta de que os tumores metilados apresentaram valores mais altos de ADC na difusão pode ser relevante para a detecção dessa mutação em pacientes idosos, pois, quando não metilados, há uma alta chance de má resposta à temozolamida, podendo decidir absterem-se desse tratamento. *As* aberrações do EGFR foram frequentemente correlacionadas com os parâmetros de perfusão da RNM, possivelmente decorrente do efeito do EGFR na invasividade celular e angiogênese. No entanto, apesar do importante papel do EGFR no desenvolvimento dos glioblastomas, terapias-alvo direcionadas ao gene EGFR não obtiveram benefício clínico. Para garantir recursos de imagens padronizados, os modelos adotam cada vez mais imagens quantitativas, permitindo incorporar parâmetros multidimensionais. Técnicas de aprendizado de máquina (*machine learning*) são adotadas com sucesso para otimizar a seleção de recursos. Modelos potencialmente aplicáveis foram encontrados usando-se características quantitativas (textura 3D, forma) e uma combinação de características quantitativas e qualitativas (volume, hemorragia, relação T1/FLAIR), ambos estratificando para sobrevivência e prognóstico das lesões. Embora as análises radiogenômicas quantitativas mostrem um grande potencial para genotipagem no glioma, a grande variedade de características e de projetos de estudo torna a comparação de resultados desafiadora.

A **inteligência artificial (IA)** é um termo abrangente que contempla uma ampla variedade de subcampos e técnicas e é usado desde a metade do século passado para descrever máquinas (ou computadores) que imitam funções que associamos à mente humana, como "aprendizado" e "resolução de problemas". O que é novo é o uso de aprendizado de máquina para reconhecer padrões em imagens em decorrência do desenvolvimento e aprimoramento das unidades de processamento gráfico com múltiplos processadores. Esses processadores deram força ao desenvolvimento de modelos de redes neurais cada vez mais complexos e sofisticados, que hoje compreendem centenas de camadas, em contraste aos de uma década atrás com três ou quatro camadas. O aprendizado de máquina é um método de ciência de dados que fornece aos computadores a capacidade de aprender sem serem programados com regras explícitas. As tarefas de aprendizado de máquina são tipicamente classificadas em três categorias amplas, dependendo do tipo de tarefa: aprendizagem supervisionada; não supervisionada; e de reforço. Na aprendizagem supervisionada, os rótulos de dados são fornecidos ao algoritmo na fase de treinamento (há supervisão no treinamento). Os resultados esperados são geralmente rotulados por especialistas humanos e servem como verdade básica para o algoritmo. O objetivo do algoritmo é geralmente aprender uma regra geral que mapeia entradas para saídas. Na aprendizagem não supervisionada, nenhum rótulo de dados é dado ao algoritmo de aprendizado. O objetivo da tarefa de aprendizado de máquina é encontrar a estrutura oculta nos dados e separar os dados em grupos. No aprendizado por reforço, um programa de computador realiza uma determinada tarefa em um ambiente em que recebe *feedback*. As aplicações de aprendizado de máquina em Radiologia têm como base o reconhecimento de padrões em imagens e textos, embora sua maior parte esteja focada na detecção de achados radiológicos, o aprendizado também pode ser usado para melhorar o fluxo de trabalho em Radiologia. Algumas das principais aplicações em uso ou desenvolvimento atualmente têm como funções o agendamento inteligente do paciente, a análise preditiva para identificação de pacientes com alto risco de falta no atendimento, triagem de segurança do paciente, aprimoramento de relatórios de segurança, diminuir o tempo de geração de imagens de RNM, melhorar o posicionamento da imagem, ajudar a melhorar a caracterização dos resultados, detecção e interpretação automatizada de achados radiológicos, suporte à decisão clínica automatizada e protocolo de exame, pós-processamento, segmentação e quantificação de imagens, estimativa automatizada de dose de radiação, extração de dados de relatórios de Radiologia de texto livre com processamento de linguagem natural além da integração e análise de dados automatizada entre os diversos sistemas automatizados.

Apesar dos grandes desafios que ainda incluem regulamentação e a integração à prática clínica, espera-se que a inteligência artificial e o aprendizado de máquina tragam grandes transformações na prática da Radiologia e da Medicina, propiciando importante benefício aos pacientes.

## CONCLUSÃO

O suporte da Radiologia é essencial para adequada decisão clínica, não somente oferecendo um diagnóstico correto, mas também na orientação quanto à solicitação e interpretação do laudo radiológico. Isso pode ser atingido, por exemplo, por meio de reuniões multidisciplinares, em que especialistas das diferentes áreas elaboram um algoritmo apropriado para doenças específicas, possibilitando, dessa forma, o desenvolvimento de um laudo radiológico integrado e compreensivo que possa ser utilizado como guia para tratamento e avaliação da resposta. Com a emergência da Oncologia de precisão e a introdução frequente de novas estratégias terapêuticas, o papel da imagem oncológica de precisão para guiar as decisões terapêutica tem também crescido. Aplicações, por exemplo, de inteligência artificial tendem a ser integradas na rotina dos radiologistas e podem superar a sobrecarga de grandes instituições oncológicas.

## BIBLIOGRAFIA CONSULTADA

Almond CH, Cochran DQ, Shucart WA. Comparative study of the effects of various radiographic contrast media on the peritoneal cavity. Ann Surg 1961;154(6):219-24.

American College of Radiology. ACR Manual On Contrast Media V10.3 2018. [2022 jun. 13] Disponível em: https://www.acr.org/Clinical-Resources/Contrast-Manual.

American College of Radiology. ACR Practice Parameter for the Performance of Contrast-Enhanced Magnetic Resonance Imaging (MRI) of the Breast Res. 34 – 2018. [2022 jun. 13] Disponível em: https://www.acr.o Bushberg JT. The AAPM/RSNA physics tutorial for residents. X-ray interactions. Radiographics 1998;18:457-68.

American College of Radiology. ACR Radiation Safety. [2019 jul. 22] Disponível em: https://www.acr.org/Clinical-Resources/Radiology-Safety/Radiation-Safety.

Attari H, Cao Y, Elmholdt TR, et al. A systematic review of 639 patients with biopsy-confirmed nephrogenic systemic fibrosis. Radiology 2019;292(2):376-86.

Berg, Wendie A. Combined Screening with ultrasound and mammography vs mammography alone in women at elevated risk of breast cancer. JAMA, 2008;299:2151.

Bezerra ROF, Recchimuzzi DZ, Dos Santos Mota MM, et al. Whole-body magnetic resonance imaging in the oncology setting: an overview and update on recent advances. J Comput Assist Tomogr 2019;43:66-75.

Blomley MJ, Cooke JC, Unger EC, Monaghan MJ, Cosgrove DO. Microbubble contrast agents: a new era in ultrasound. BMJ 2001;322:1222-5.

Brem RF, et al. Screening breast ultrasound: past, present, and future. American Journal of Roentgenology, Feb. 2015;204(2):234-40.

Brenner DJ, Hall EJ. Computed tomography – an increasing source of radiation exposure. N Engl J Med 2007;357:2277-84.

Broeders, Mireille, et al. The impact of mammographic screening on breast cancer mortality in Europe: a review of observational studies. Journal of Medical Screening, setembro de 2012;19(1):14-25.

Brück N, Koskivuo I, Boström P, Saunavaara J, Aaltonen R, Parkkola R. Preoperative magnetic resonance imaging in patients with stage I invasive ductal breast cancer: a prospective randomized study. Scand J Surg. 2018;107(1):14-22.

Burns PN, Wilson SR. Focal liver masses: enhancement patterns on contrast-enhanced images – concordance of US scans with CT scans and MR images. Radiology 2007;242:162-74.

Burnside ES, et al. The ACR BI-RADS® experience: learning from history. Journal of the American College of Radiology, 2009;12(6):851-60.

Bushberg JT. The AAPM/RSNA physics tutorial for residents. X-ray interactions. Radiographics 1998;18:457-68.

Carney PA, Miglioretti DL, Yankaskas BC, et al. Individual and combined effects of age, breast density, and hormone replacement therapy use on the accuracy of screening mammography. Ann Intern Med 2003;138:168-175.

Catalano O, Siani A, Nunziata A. General considerations. In: Fundamentals in oncologic imaging Sonographic imaging and intervention in the cancer patient: Springer-Verlag, 2009:2-58.

Choi JW, Moon WJ. Gadolinium deposition in the brain: current updates. Korean J Radiol. 2019;20:134-47.

Choi, Changho, Ganji, Sandeep K, DeBerardinis, Ralph J, et al. 2-hydroxyglutarate detection by magnetic resonance spectroscopy in IDH-mutated patients with gliomas. Nature Medicine 2012;18:624-9.

Chrysochou C, Power A, Shurrab AE, et al. Low risk for nephrogenic systemic fibrosis in nondialysis patients who have chronic kidney disease and are investigated with gadolinium-enhanced magnetic resonance imaging. Clin J Am Soc Nephrol. 2010;5:484-9.

Currie S, Hoggard N, Craven IJ, Hadjivassiliou M, Wilkinson ID. Understanding MRI: basic MR physics for physicians. Postgrad Med J 2013;89:209-23.

D'Orsi CJ, Sickles EA, Mendelson EB, Morris EA, et al. ACR BI-RADS® atlas, breast imaging reporting and data system. Reston, VA, American College of Radiology; 2013.

Davenport MS, Khalatbari S, Cohan RH, et al. Contrast material-induced nephrotoxicity and intravenous low-osmolality iodinated contrast material: risk stratification by using estimated glomerular filtration rate. Radiology 2013;268:719-28.

Dawson P. New contrast agents. Chemistry and pharmacology. Invest Radiol 1984;19:S293-300.

Deo RC. Machine learning in medicine. Circulation 2015;132(20):1920-30.

diFlorio-Alexander RM, et al. ACR appropriateness Criteria® breast imaging of pregnant and lactating women. Journal of the American College of Radiology, 2018;15(11):S263-75.

Dimopoulos MA, Hillengass J, Usmani S, et al. Role of magnetic resonance imaging in the management of patients with multiple myeloma: a consensus statement. J Clin Oncol. 2015;33:657-64.

Eisenhauer EA, Therasse P, Bogaerts J, et al. New response evaluation criteria in solid tumours: revised RECIST guideline (version 1.1). Eur J Cancer 2009;45:228-247.

Erickson BJ, Korfiatis P, Akkus Z, Kline TL. Machine learning for medical imaging. RadioGraphics 2017;37:505-15.

Essig M, Nguyen TB, Shiroishi MS, et al (2013) Perfusion MRI: the five most frequently asked clinical questions. AJR Am J Roentgenol 201:W495-510.

Fernandes K, Levin TL, Miller T, et al. Evaluating an image gently and image wisely campaign in a multihospital health care system. J Am Coll Radiol. 2016;13:1010-7.

Garry Choy, Omid Khalilzadeh, Mark Michalski, Synho Do, Anthony E. Samir, Oleg S. Pianykh, J. Raymond Geis, Pari V. Pandharipande, James A. Brink, and Keith J. Dreyer. Radiology 2018;288(2):318-28.

Geitgey A. Machine learning is fun! Part 3: deep learning and convolutional neural networks. Medium. [2017 nov. 12] Disponível em: https://medium.com/@ageitgey/machine-learning-is-fun-part-3-deep-learning-and--convolutional-neural-networks-f40359318721.

Gonzalez V, Sandelin K, Karlsson A, et al. Preoperative MRI of the breast (POMB) influences primary treatment in breast cancer: a prospective, randomized, multicenter study. World J Surg. 2014;38(7):1685-93.

Guimaraes MD, Schuch A, Hochhegger B, Gross JL, Chojniak R, Marchiori E Functional magnetic resonance imaging in oncology: state of the art. Radiol Bras, 2014;47:101-111.

Gupta L, Gupta RK, Postma AA, et al. Advanced and amplified BOLD fluctuations in high-grade gliomas. J Magn Reson Imaging 2018;47:1616-25.

Heller SL, et al. Developments in breast imaging: update on new and evolving MR imaging and molecular imaging techniques. Magn Reson Imaging Clin N Am. 2018;26(2):247-58.

Huang H, Lu J, Wu J, et al. Tumor tissue detection using blood-oxygen-level-dependent functional MRI based on independent component analysis. Sci Rep, 2018;8:1223.

Huppertz A, Haraida S, Kraus A, et al. Enhancement of focal liver lesions at gadoxetic acid-enhanced MR imaging: correlation with histopathologic findings and spiral CT – initial observations. Radiology. 2005;234:468-78.

Jacobs MA, Ibrahim TS, Ouwerkerk R. AAPM/RSNA physics tutorials for residents: MR imaging: brief overview and emerging applications. Radiographics 2007;27:1213-29.

Jahng GH, Li KL, Ostergaard L, Calamante F Perfusion magnetic resonance imaging: a comprehensive update on principles and techniques. Korean J Radiol, 2014;15:554-77.

Kalra MK, Maher MM, Toth TL, et al. Strategies for CT radiation dose optimization. Radiology 2004;230:619-28.

Khawaja AZ, Cassidy DB, Al Shakarchi J, et al. Revisiting the risks of MRI with gadolinium based contrast agents--review of literature and guidelines. Insights Imaging. 2015;6:553-8.

Kim SM, Cha R, Lee JP, et al. Incidence and outcomes of contrast-induced nephropathy after computed tomography in patients with CKD: a quality improvement report. Am J Kidney Dis 2010;55:1018-25.

Kodaira SK. Física. In: Cerri GG, Oliveira IRS, eds. Ultrassonografia abdominal. Rio de Janeiro: Revinter, 2002:2-30.

Kuhl, Christiane, et al. Prospective multicenter cohort study to refine management recommendations for women at elevated familial risk of breast cancer: the EVA trial. Journal of Clinical Oncology, 2010;28(9)1450-57.

Lopez-Ruiz A, Chandrashekar K, Juncos LA. Changing paradigms in contrast nephropathy. J Am Soc Nephrol. 2017;28:397-9.

Louis DN, et al. The 2016 World Health Organization Classification of Tumors of the Central Nervous System: a summary. Acta Neuropathologica. ISSN 0001-6322. 2016:1-18.

Luk L, Newhouse JH. Overestimating the risk of intravenous contrast medium-induced nephropathy: a pitfall in imaging the genitourinary system. Semin Roentgenol. 2016;51:12-16.

Mahajan A, Engineer R, Chopra S, et al Role of 3T multiparametric-MRI with BOLD hypoxia imaging for diagnosis and post therapy response evaluation of postoperative recurrent cervical cancers. Eur J Radiol Open, 2016;3:22-30

Mainiero MB, et al. ACR Appropriateness Criteria ® Breast Cancer Screening. Journal of the American College of Radiology, 2017;14(11)S383-90.

Broen MPG, Smits M, Wijnenga MMJ, Dubbink HJ, Anten MHME, Schijns OEMG, Jan Beckervordersandforth, Alida A Postma, Martin J van den Bent, The T2-FLAIR mismatch sign as an imaging marker for non-enhancing IDH-mutant, 1p/19q-intact lower-grade glioma: a validation study, Neuro-Oncology, 2018;20:1393-9.

Mathur M, Weinreb JC. Imaging patients with renal impairment. Abdom Radiol (NY) 2016;41:1108-21.

Maynard CD. Radiology: future challenges. Radiology 2001;219:309-12.

McCollough CH, Bruesewitz MR, Kofler JM, Jr. CT dose reduction and dose management tools: overview of available options. Radiographics 2006;26:503-12.

McDonald JS, McDonald RJ, Comin J, et al. Frequency of acute kidney injury following intravenous contrast medium administration: a systematic review and meta--analysis. Radiology, 2013; 267:119-28.

McDonald RJ, McDonald JS, Bida JP, et al. Intravenous contrast material-induced nephropathy: causal or coincident phenomenon? Radiology, 2013;267:106-18.

Mohri M, Rostamizadeh A, Talwalkar A. Foundations of machine learning. Cambridge, Mass: MIT Press, 2012.

Morone M, Bali MA, Tunariu N, et al. Whole-Body MRI: current applications in oncology. AJR Am J Roentgenol 209:W336-W349Shiroishi MS, Boxerman JL, Pope WB Physiologic MRI for assessment of response to therapy and prognosis in glioblastoma. Neuro Oncol, 2016;18:467-78.

Nikjoo H, O'Neill P, Terrissol M, et al. Modelling of radiation-induced DNA damage: the early physical and chemical event. Int J Radiat Biol 1994;66:453-7.

Peters NHGM, et al. Preoperative MRI and surgical management in patients with nonpalpable breast cancer: the MONET – randomised controlled trial. European Journal of Cancer, Apr. 2011;47(6):879-86.

Pisano ED, et al. Diagnostic accuracy of digital versus film mammography: exploratory analysis of selected population subgroups in DMIST. Radiology, 2008;246(2):376-83.

Plewes DB, Kucharczyk W. Physics of MRI: a primer. J Magn Reson Imaging 2012;35:1038-54.

Prince MR, Zhang HL, Prowda JC, et al. Nephrogenic systemic fibrosis and its impact on abdominal imaging. Radiographics 2009;29:1565-74.

Prince MR, Zhang HL, Roditi GH, et al: risk factors for NSF: a literature review. J Magn Reson Imaging 2009;30:1298-308.

Reimer P, Schneider G, Schima W. Hepatobiliary contrast agents for contrast-enhanced MRI of the liver: properties, clinical development and applications. Eur Radiol. 2004;14:559-78.

Ritenour ER. Physics overview of screen-film radiography. Radiographics 1996;16:903-916.

Rossi S, Rosa L, Ravetta V, et al. Contrast-enhanced versus conventional and color Doppler sonography for the detection of thrombosis of the portal and hepatic venous systems. AJR Am J Roentgenol 2006;186:763-73.

Russell SJ, Norvig P. Artificial Intelligence: a modern approach. 3. ed. Upper Saddle River, New Jersey: Prentice Hall. ISBN, 2009;978(0):13-604259-4.

Rydberg J, Buckwalter KA, Caldemeyer KS, et al. Multisection CT: scanning techniques and clinical applications. Radiographics 2000;20:1787-1806.

Sammet S. Magnetic resonance safety. Abdom Radiol (NY) 2016;41:444-51.

Sardanelli F, Boetes C, Borisch B, et al. Magnetic resonance imaging of the breast: recommendations from the EUSOMA working group. Eur J Cancer. 2010;46(8):1296-16.

Saslow D, et al. American Cancer Society guidelines for breast screening with MRI as an adjunct to mammography. CA Cancer J Clin. 2007;57(2):75-89.

Nass SJ, Cogle CR, Brink JA, Langlotz CP, Balogh EP, Muellner A, et al. Improving cancer diagnosis and care: patient access to oncologic imaging expertise. Journal of Clinical Oncology 2019;37(20):1690-4. rg/Clinical-Resources/Practice-Parameters-and-Technical-Standards/Practice-Parameters-by-Modality.

Shiroishi MS, Boxerman JL, Pope WB. Physiologic MRI for assessment of response to therapy and prognosis in glioblastoma. Neuro Oncol, 2016;18:467-78.

Smith RA, Cokkinides V, Brawley OW. Cancer screening in the United States, 2008: a review of current American Cancer Society guidelines and cancer screening issues. CA Cancer J Clin 2008;58:161-79.

Smith RA, et al. The randomized trials of breast cancer screening: what have we learned? Radiologic Clinics of North America, 2004;42(5):793-806.

Solbiati L, Ierace T, Goldberg SN, et al. Percutaneous US-guided radio-frequency tissue ablation of liver metastases: treatment and follow-up in 16 patients. Radiology 1997;202:195-203.

Suzuki C, Jacobsson H, Hatschek T, et al. Radiologic measurements of tumor response to treatment: practical approaches and limitations. Radiographics 2008;28:329-44.

Tagliafico AS, et al. A prospective comparative trial of adjunct screening with tomosynthesis or ultrasound in women with mammography-negative dense breasts (ASTOUND-2). European Journal of Cancer. 2018;104:39-46.

The Benefits and Harms of Breast Cancer Screening: An Independent Review. The Lancet, 2012;9855(380):1778-86.

Therasse P, Arbuck SG, Eisenhauer EA, et al. New guidelines to evaluate the response to treatment in solid tumors. European Organization for Research and Treatment of Cancer, National Cancer Institute of the United States, National Cancer Institute of Canada. J Natl Cancer Inst, 2000;92:205-16.

Thomsen HS, Marckmann P. Extracellular Gd-CA: differences in prevalence of NSF. Eur J Radiol. 2008;66:180-3.

Thomsen HS, Morcos SK, Almen T, et al. Nephrogenic systemic fibrosis and gadolinium-based contrast media: updated ESUR Contrast Media Safety Committee guidelines. Eur Radiol. 2013;23:307-18.

Thomsen HS, Morcos SK. Risk of contrast-medium-induced nephropathy in high-risk patients undergoing MDCT–a pooled analysis of two randomized trials. Eur Radiol 2009;19:891-7.

Thorelius L. Contrast-enhanced ultrasound: beyond the liver. Eur Radiol 2003;13(3):N91-108.

Turkbey B, Rosenkrantz AB, Haider MA, et al. Prostate imaging reporting and data system version 2.1: 2019 update of prostate imaging reporting and data system 2. ed. Eur Urol. 2019. 10.1016/j.eururo.2019.02.033.

Turnbull L, et al. Comparative effectiveness of mri in breast cancer (COMICE) trial: a randomised controlled trial. The Lancet, 2010;375(9714):563-71.

U. S. Food and Drug Administration. Mammography Quality Standards Act and Program. [2019 jul. 23] Disponível em https://www.fda.gov/radiation-emitting-products/mqsa-insights.

Ulmer S, Backens M, Ahlhelm FJ. Basic principles and clinical applications of magnetic resonance spectroscopy in neuroradiology. J Comput Assist Tomogr, 2016;40:1-13.

Urban LABD, et al. Breast cancer screening: updated recommendations of the brazilian college of radiology and diagnostic imaging, Brazilian Breast Disease Society, and Brazilian Federation of Gynecological and Obstetrical Associations. Radiologia Brasileira, 2017;50(4)244-49.

Van Beers BE, Pastor CM, Hussain HK. Primovist, Eovist: what to expect? J Hepatol. 2012;57:421-9.

van der Molen AJ, Reimer P, Dekkers IA, et al. Post-contrast acute kidney injury – Part 1: definition, clinical features, incidence, role of contrast medium and risk factors: recommendations for updated ESUR Contrast Medium Safety Committee guidelines. Eur Radiol. 2018;28:2845-55.

van der Molen AJ, Reimer P, Dekkers IA, et al. Post-contrast acute kidney injury. Part 2: risk stratification, role of hydration and other prophylactic measures, patients taking metformin and chronic dialysis patients: recommendations for updated ESUR Contrast Medium Safety Committee guidelines. Eur Radiol. 2018;28:2856-69.

Verma S, Rajesh A, Futterer JJ, et al. Prostate MRI and 3D MR spectroscopy: how we do it. AJR Am J Roentgenol, 2010;194:1414-26.

Wang Y, Alkasab TK, Narin O, et al. Incidence of nephrogenic systemic fibrosis after adoption of restrictive gadolinium-based contrast agent guidelines. Radiology 2011;260:105-11.

Weigert JM. "The Connecticut Experiment; The third installment: 4 years of screening women with dense breasts with bilateral ultrasound. The Breast Journal, 2017;23(1):34-9.

White NS, McDonald C, Farid N, et al. Diffusion-weighted imaging in cancer: physical foundations and applications of restriction spectrum imaging. Cancer Res, 2014;74:4638-52.

Wilhelm-Leen E, Montez-Rath ME, Chertow G. Estimating the Risk of Radiocontrast-Associated Nephropathy. J Am Soc Nephrol. 2017;28:653-9.

Wu GY, Suo ST, Lu Q, Zhang J, Zhu WQ, Xu JR. The value of blood oxygenation level-dependent (BOLD) MR imaging in differentiation of renal solid mass and grading of renal cell carcinoma (RCC): analysis based on the largest cross-sectional area versus the entire whole tumour. PLoS One, 2015;10:e0123431.

# Imagem Funcional e Metabólica (PET-CT e outros)

Carlos Alberto Buchpiguel
Marcelo Tatit Sapienza

## DESTAQUES

- O aumento da glicólise aeróbia e anaeróbia tumoral é um fato bem estabelecido, e pode estar relacionado ao aumento dos transportadores de membrana de glicose ou da atividade das enzimas da via glicolítica.
- No estadiamento inicial do câncer de esôfago, a PET-CT tem uma sensibilidade média de 72% e especificidade de 95% para detecção de metástases à distância, valores superiores aos obtidos com os demais métodos de imagem convencionais.
- Tumores em anel de sinete e adenocarcinomas mucinosos possuem baixa celularidade, e alguns, postulam que esses tumores podem não expressar nas respectivas membranas celulares as proteínas transportadores de membrana de glicose, o que poderia também explicar a baixa sensibilidade da PET nesse grupo histológico de tumores gástricos.
- Focos de captação anômala no pâncreas são facilmente reconhecidos pela PET-CT, considerando que o parênquima normal não concentra glicose marcada em quantidades significativas.
- A PET-CT no câncer de pâncreas mostra sensibilidade e especificidade superiores à da tomografia (94% e 90% contra 82% e 75%, respectivamente), incluindo pacientes com pequenas lesões pancreáticas e com lesões císticas.
- Aspectos que comprometem a especificidade da PET no diagnóstico do câncer de pâncreas são os processos inflamatórios crônicos, que podem propiciar captações focais e difusas da glicose marcada.
- No câncer colorretal, a PET não possui resolução espacial suficiente para estimar de forma precisa se o tumor encontra-se confinado à camada muscular própria, ou já invadiu a gordura mesorretal.
- De forma global a PET possui sensibilidade de 90% e especificidade acima de 70% para detectar recorrência locorregional e metástases no câncer colorretal, números superiores aos obtidos com tomografia computadorizada.
- A especificidade da PET-CT no câncer de pulmão de não pequenas células pode variar em função da prevalência de doenças granulomatosas, como tuberculose, sarcoidose, blastomicose, aspergilose e histoplasmose.
- No estadiamento do câncer de pulmão de não pequenas células, a PET-CT é indicada para avaliação do acometimento linfonodal mediastinal e hilar, com sensibilidade de 80% e especificidade de 90%, sendo comparável a da mediastinoscopia e superior a tomografia computadorizada e a ressonância nuclear magnética.

## PRINCÍPIOS

A tomografia, por emissão de pósitrons (PET) é um procedimento de imagem não invasivo que permite a avaliação de diferentes parâmetros metabólicos *in vivo*, através de princípios biológicos e bioquímicos bem definidos e determinados. Além do desenvolvimento de importantes conceitos fisiopatológicos e caracterização das diversas neoplasias sob o aspecto molecular, os parâmetros funcionais avaliados por estudos PET têm encontrado uma crescente aplicação na prática clínica. Os dados disponíveis na literatura tornam evidente que a aplicação da PET na avaliação diagnóstica e prognóstica em Oncologia é cada vez mais importante em diversos casos, complementando ou até mesmo substituindo outros métodos diagnósticos empregados convencionalmente no algoritmo de investigação oncológica.

Imagens metabólicas com PET se baseiam no registro da biodistribuição *in vivo* de compostos marcados com isótopos emissores de pósitrons, administrados por via intravenosa. Em geral, os emissores de pósitrons de aplicação médica são isótopos com rápido decaimento radioativo (medido pela meia-vida física = tempo em que a radioatividade máxima inicial cai para a metade), ou seja, emitem radiação durante um intervalo que varia entre segundos e poucas horas. Outra característica é que os isótopos apresentam número de massa reduzido, sendo semelhantes quimicamente e, por vezes, podem substituir os elementos constituintes de diversas moléculas orgânicas, sem interferir nas suas propriedades biológicas. Essa é uma importante diferença em relação à maioria dos radioisótopos utilizados em Medicina Nuclear Convencional, que apresentam número de massa elevado e difícil incorporação em moléculas orgânicas. Dentre os diversos compostos marcados, a deoxiglicose marcada com flúor-18 (18FDG) é o que apresenta maior penetração clínica. A partir de sua síntese inicial, em 1976, visando o estudo da atividade metabólica cerebral em estudos de neurofisiologia, a 2-deoxi-2-[18F] fluoro-D-glucose (18FDG) expandiu-se rapidamente para a avaliação de distúrbios neuropsiquiátricos, avaliação metabólica cardíaca e, com um maior impacto clínico, na avaliação de doenças neoplásicas. Um dos princípios que justificaram a investigação desse tipo de modalidade diagnóstica em Oncologia foi o fato de que a maioria dos tumores malignos apresenta alta taxa de divisão celular. De forma análoga, sabe-se que essa taxa de divisão celular está associada a múltiplos outros fatores que estimulam a glicólise, ou seja, a quebra da molécula de glicose para produção energética e sustentação do crescimento desordenado e progressivo.[1] Portanto, é possível obter imagens representativas do metabolismo glicolítico utilizando-se a 2-deoxi-2-[18F] fluoro-D-glucose (18FDG). Essa molécula é muito semelhante à glicose que é absorvida dos alimentos, sofrendo influência da ação da insulina, e sendo incorporada no interior da célula através de proteínas carregadoras de glicose presentes na membrana celular de diversas células normais e neoplásicas, denominas de GLUTs. De forma análoga com o que ocorre com a glicose, a 18FDG é fosforilada em 18FDG-6-fosfato pela hexoquinase tipo II. Contudo, de forma distinta com o que ocorre com a glicose-6 fosfato, a 18FDG-6-fosfato não é reconhecida pelo ciclo de Krebs para produção energética e, portanto, fica retida na célula tempo suficiente para se adquirir as imagens tomográficas do corpo inteiro. A 18FDG-6-fosfato não é submetida à ação da glicose-6-fosfato isomerase, etapa seguinte da via glicolítica, portanto fica retida no meio intracelular. A única forma da FDG-6-P deixar a célula é através da remoção do fosfato pelas fosforilases, enzima com baixa atividade na maioria dos tecidos, excetuando o fígado e certos tipos de tumores hepáticos que podem expressar essa enzima em grande quantidade. O grau de acúmulo nos tecidos depende, portanto, principalmente da taxa de transporte e da glicólise.

A informação que se obtém, portanto, reflete a atividade metabólica celular, que por sua vez pode estar intimamente relacionada à atividade proliferativa celular. A maioria dos tumores apresenta alta captação de 18FDG, devido à hipercelularidade, alta taxa de proliferação celular e aumento da taxa metabólica. Outros fatores teciduais também estão envolvidos na captação de 18FDG *in vivo* como, por exemplo: a oxigenação, a perfusão e mesmo a captação pelo infiltrado inflamatório peritumoral.[2]

O aumento da glicólise aeróbia e anaeróbia tumoral é um fato bem estabelecido, e pode estar relacionado a um aumento dos transportadores de membrana ou da atividade das enzimas da via glicolítica.[3] As principais proteínas transportadoras de glicose nos tumores são a GLUT1 e GLUT3, que apresentam altas taxas de transcrição e expressão, independente dos níveis de insulina. A fosforilação por ação da hexoquinase parece ser exacerbada, talvez devido a isoenzimas com atividade aumentada, observando-se também uma associação anômala das enzimas às mitocôndrias nas células tumorais. Além disso, pode haver uma hipóxia tumoral, com desvio para via glicolítica anaeróbia e consequente aumento da captação.[1]

Contudo, reconhece-se a limitada especificidade da PET com 18FDG para caracterizar apenas fenômenos que envolvam atividade proliferativa celular. Processos inflamatórios podem também propiciar acúmulo de glicose marcada, pois células inflamatórias ativadas precisam de substratos energéticos para perpetuar sua atividade de defesa.[4]

Além do conhecimento das vias metabólicas envolvidas em sua captação e dos bons resultados clínicos, a padronização da síntese e a possibilidade de distribuição da 18FDG para hospitais satélites, próximos a centros produtores, também justificam o predomínio atual desse radiofármaco.

Atualmente, a maioria dos equipamentos de PET são acoplados a tomografias computadorizadas com múltiplas fileiras de detectores com o objetivo de permitir um corregistro anatômico para as imagens funcionais e metabólicas que carecem de precisão anatômica, ao mesmo tempo em que fornecem informações estruturais diagnósticas em um único exame. Esses equipamentos híbridos são denominados de PET-CT.

## INDICAÇÕES

### TUMORES DO TRATO GASTROINTESTINAL

#### Câncer de esôfago

O correto estadiamento pré-operatório do câncer de esôfago é essencial para selecionar os pacientes que podem se beneficiar do tratamento cirúrgico, considerado o tratamento mais adequado e eficaz, principalmente para aqueles pacientes que não apresentam doença metastática ou doença localmente avançada. Contudo, a esofagectomia possui elevada morbidade e mortalidade, principalmente, em certos subgrupos de pacientes, acarretando qualidade de vida pouco satisfatória por meses.[5] A tomografia computadorizada é empregada usualmente no estadiamento pré-operatório, porém é bem reconhecida sua limitação na caracterização do estádio T4 e na

detecção do envolvimento de linfonodos que não apresentam incremento volumétrico.[6] O ultrassom endoscópico tem sido empregado para diferenciar tumores T1/T2 de T3/T4, e permite caracterizar com melhor precisão envolvimento de linfonodos regionais, possibilitando inclusive a obtenção de amostras teciduais para confirmação histológica da infiltração linfonodal.[7]

A PET-CT tem sido investigada quanto ao seu valor incremental no diagnóstico do envolvimento metastático (M). Alguns dos aspectos positivos que justificam o uso da 18FDG na caracterização do câncer de esôfago é que adenocarcinomas e carcinomas epidermoides (os 2 tipos histológicos mais comuns de tumor maligno do esôfago), apresentam alta avidez por glicose, expressam de forma prevalente as proteínas de transporte transmembrana e possuem alta concentração de hexoquinase, fatores essenciais para propiciar acúmulo intenso da glicose marcada nesses tumores. Contudo, a alta avidez na lesão tumoral primária pode limitar a identificação de linfonodos regionais (estádio N), bem como o método carece de resolução espacial que permita estabelecer o grau de envolvimento T da doença. Portanto, reconhece-se o valor do método na identificação de doença metastática (M), com o intuito de estadiar de forma mais adequada os pacientes antes do tratamento cirúrgico. Uma metanálise sistemática de doze trabalhos publicados na literatura, embora a maioria empregando PET sem CT acoplado, demonstrou sensibilidade de 67% e especificidade de 97%. Excluindo os estudos que foram realizados em pacientes com tumores muito pequenos e, por vezes, considerados microscópicos, obteve-se uma sensibilidade média de 72% e especificidade de 95%, bem superior aos valores obtidos com os demais métodos de imagens convencionais.[8] Uma das indicações propostas é que a PET pode selecionar pacientes que sejam bons candidatos à cirurgia com intenção de cura, ou seja, que não apresentem doença metastática no estadiamento pré-cirúrgico (Figuras 77.1A e 77.1B).

O mesmo grupo que realizou a metanálise citada analisou sua experiência em 203 pacientes com câncer de esôfago, candidatos à cirurgia de ressecção com intenção de cura. Eles mostraram que através de modelo de regressão logística a 18FDG-PET foi a única modalidade independente que permitiu predizer com elevada acurácia pacientes candidatos ou não à cirurgia com intenção de cura, com nível de significância de p < 0,001.[9]

to de pacientes com câncer gástrico tem sido muito limitado, não sendo possível até o presente momento selecionar metanálises sistematizadas ou estudos

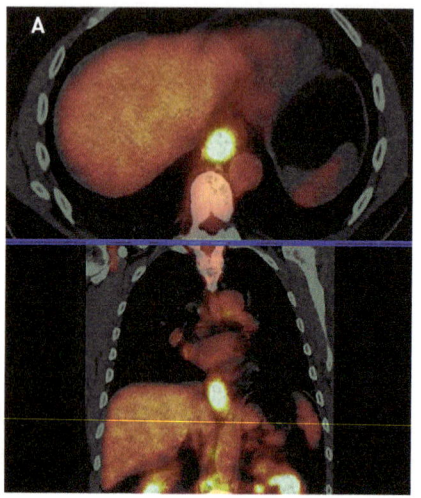 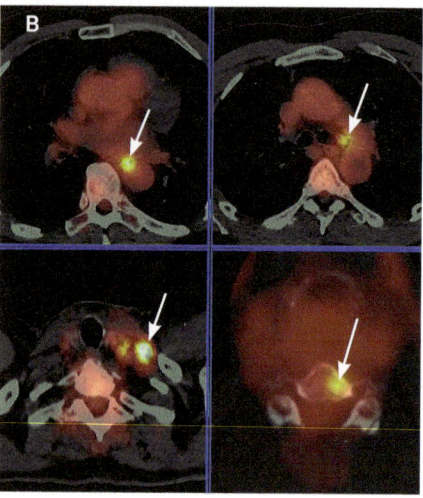

**FIGURA 77.1 –** (A): Sequência de imagens em corte axial (superior) e coronal (inferior) de fusão de PET + CT, mostrando intensa captação da FDG em área de espessamento parietal do esôfago distal cujo anátomo-patológico confirmou o diagnóstico de adenocarcinoma. (B): Mesmo caso da parte A, demonstrando como achados adicionais e captação da glicose marcada em linfonodos mediastinais, supraclaviculares e em vértebra cervical, portanto definindo estádio mais avançado da doença (estádio IV).
Fonte: Acervo da autoria

Outra potencial indicação do método tem sido a diferenciação entre bons respondedores e maus respondedores ao tratamento neoadjuvante com quimioterapia e/ou radioterapia. Alguns grupos têm demonstrado que uma redução de cerca de 44% no grau de captação da glicose, marcada no meio do ciclo, prediz uma boa resposta ao tratamento, enquanto os maus respondedores apresentam redução média de apenas 22%.[10] Contudo, estudos randomizados e controlados devem ser realizados com o objetivo de confirmar os resultados obtidos em estudos transversais com casuística limitada.

### Câncer de estômago

O desenvolvimento de novas técnicas de diagnóstico tem permitido maior detecção do câncer gástrico, contudo, sua mortalidade ainda permanece elevada, pois muitos pacientes se apresentam em estágios avançados da doença.[11] Outro aspecto importante é que os adenocarcinomas gástricos respondem de forma limitada aos recursos terapêuticos não cirúrgicos atualmente disponíveis.

O uso da PET, em especial associada com a tomografia computadorizada, no estadiamento e acompanhamen-

controlados com uso dessa tecnologia. Alguns estudos transversais apenas utilizando casuística limitada têm mostrado resultados contraditórios.

Alguns aspectos fisiológicos limitam o uso da 18FDG no câncer de estômago, visto que grande percentual de pacientes apresentam captações difusas ou eventualmente focais no estômago, sem caracterizar, contudo, presença de malignidade.

Outro aspecto importante que pode limitar a acurácia do estudo é o tipo histológico. Sabe-se que os tumores de origem epitelial intestinal apresentam maior sensibilidade, enquanto aqueles de origem epitelial gástrico apresentam limitada avidez à glicose marcada, estes constituindo a maioria dos tumores gástricos diagnosticados. Tumores em anel de sinete e adenocarcinomas mucinosos possuem baixa celularidade; alguns postulam que esses tumores podem não expressar, nas respectivas membranas celulares, as proteínas transportadoras de glicose (GLUTs) e isso poderia também explicar a baixa sensibilidade da PET nesse grupo histológico de tumores gástricos.[12]

Algum grau de evidência tem sido demonstrado quanto à correlação existente entre o grau de captação no tumor primário do estômago e a presença de envolvimento metastático em linfonodos regionais obtidos pela ressecção cirúrgica.[13] Isso poderia indicar que pacientes com elevada captação de glicose poderiam constituir forte preditor de envolvimento nodal regional.

Contudo, a detecção de envolvimento linfonodal é usualmente limitada por vários fatores, dentre os quais destacam-se: alta captação na lesão primária, dificultando a identificação de pequenos linfonodos regionais comprometidos pela doença; baixa expressão de proteínas transportadoras de glicose e resolução espacial dos equipamentos de PET dedicados, atualmente disponíveis.[14] Eventualmente, técnicas de expansão do estômago com contraste negativo ou iodado possibilitam a identificação de lesões linfonodais regionais.

Contudo, maior número de trabalhos é necessário para que se estabeleça o real valor incremental dessa técnica de imagem na avaliação do câncer gástrico. Nas áreas onde se observa limitação dos métodos de imagem no estadiamento convencional do câncer de estômago, nos casos de metástases para o peritônio, a PET sofre também de limitada sensibilidade e acurácia.[14]

## Câncer do pâncreas

O tipo histológico mais comum de câncer gástrico é o adenocarcinoma, respondendo por cerca de 85% dos tumores pancreáticos. Afeta predominantemente o sexo masculino, apresenta alguma relação com o uso contínuo de álcool e tabagismo.[15] O tratamento cirúrgico constitui-se na melhor opção para casos detectados em fases muito iniciais, permitindo obter a cura da doença. Contudo, a imensa maioria dos pacientes, por apresentarem poucos sintomas específicos ou, por vezes, sem qualquer sinal ou sintoma nas fases iniciais, não são candidatos à cirurgia com intenção de cura, pois apresentam doença avançada no momento da apresentação inicial dos sinais e sintomas. Apesar de novos regimes quimioterápicos disponíveis e mesmo com avanços das técnicas de radioterapia, a sobrevida média dos pacientes com doença localizada varia entre 13 e 15 meses, e para aqueles com doença metastática, entre 3 e 6 meses.[16] Embora não exista até o presente momento método que permita detectar precocemente o adenocarcinoma pancreático, considera-se extremamente importante um adequado estadiamento inicial e acompanhamento

para se definir a estratégia de tratamento de melhor custo/benefício para o paciente.

O uso da PET com 18F-FDG tem sido investigado nos últimos anos baseado no fato de que a maioria dos adenocarcinomas pancreáticos expressam altas concentrações de proteínas transportadoras de glicose (GLUT-1) e apresentam, portanto, alta avidez por esse substrato energético, fato que não ocorre com as células pancreáticas normais.[17] Portanto, é fácil reconhecer focos de captação anômala no pâncreas, considerando que o parênquima normal não concentra glicose marcada em quantidades significativas (Figura 77.2).

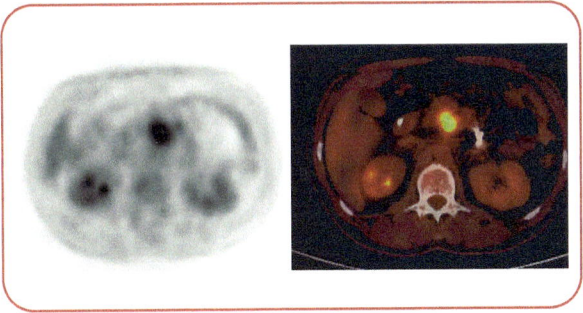

**FIGURA 77.2 –** Sequência de cortes axiais de imagens de PET e PET + CT, mostram captação em área nodular no corpo do pâncreas confirmando presença de neoplasia primária do pâncreas. Fonte: Acervo da autoria.

Há evidências na literatura que permitem sugerir a elevada acurácia da PET com [18]F-FDG, porém a maioria dos trabalhos é de natureza transversal, comparando com histologia ou com os demais métodos de imagem convencionais, utilizados atualmente na investigação de lesões focais pancreáticas, com destaque para a tomografia computadorizada e para a ressonância magnética. Em um dos trabalhos com maior casuística, analisando 106 pacientes com massas pancreáticas, sendo 70% delas malignas e 30% benignas, a PET mostrou sensibilidade de 85% e especificidade de 84%.[18] Em revisão sistematizada de trabalhos publicados na literatura, Gambhir demonstrou que a PET mostra sensibilidade e especificidade superiores à da tomografia (94% e 90% contra 82% e 75%), incluindo pacientes com pequenas lesões pancreáticas e císticas.[19] Metanálise de 17 estudos, 883 pacientes, com confirmação por biópsia ou seguimento, confirmou maior acurácia da PET quando comparada à TC (sensibilidade 81% e especificidade 66%). A sensibilidade e especificidade da PET, após TC positiva, foram de 92% e 68%, e após uma TC negativa, de 73% e 86%.[20] Contudo, apesar da elevada acurácia na detecção da lesão primária, controvérsias ainda existem quanto ao valor do método no estadiamento e no impacto que traz em termos de ganho em sobrevida para os pacientes. Vários aspectos no estadiamento T, N e M são cruciais para se definir qual tratamento adotar, e estimar o prognóstico do paciente. A avaliação do estadiamento T não é muito simples de ser realizada com a PET, pois a mesma, isoladamente, não consegue definir as dimensões precisas da lesão primária, bem como sua extensão para estruturas circunvizinhas. A tomografia e a ressonância permitem, com maior precisão, estimar o estadiamento T, embora ambos também sofram de imprecisões, permitindo definir se existe extensão do tumor ao redor da gordura peripancreática e, principalmente, se o tumor invade estruturas vasculares adjacentes (como os vasos mesentéricos), o que torna o procedimento cirúrgico contraindicado. No estadiamento N, principalmente locorregional, também existem sérias limitações da PET, pois pequenos linfonodos celíacos e peripancreáticos podem passar desapercebidos pela técnica, ou por que apresentam dimensões muito pequenas para serem registradas pela PET, ou porque a intensa captação no tumor primário limita a identificação de diminutas captações em pequenos linfonodos comprometidos ao redor da loja pancreática. Contudo, é inegável a sua superioridade em relação aos métodos convencionais na detecção de envolvimento de linfonodos retroperitoniais e linfonodos comprometidos na fossa supraclavicular esquerda. Grande variabilidade tem sido observada na detecção de linfonodos regionais, com sensibilidade variando de 46% e 71%, e especificidade entre 63% e 100%.[20]

Na avaliação da doença sistêmica (M), nota-se ao contrário, papel mais destacado da PET com [18]F-FDG. Usualmente, o local mais frequente de disseminação sistêmica do adenocarcinoma do pâncreas é o fígado, seguido dos pulmões e medula óssea. Contudo, a sensibilidade da PET na detecção do envolvimento pulmonar pode ser inferior ao da tomografia com fileiras de múltiplos detectores, porém a especificidade da PET pode ser considerada superior.

Trabalho avaliando 168 pacientes com adenocarcinoma de pâncreas, avaliados no período pré-operatório, mostrou que a PET apresentou sensibilidade de 97%

na detecção de lesões hepáticas com dimensões > 1,0 cm, porém essa sensibilidade caiu para 43% nas lesões subcentimétricas.[21] Essa maior sensibilidade da PET pode também ser observada na detecção da recidiva local e sistêmica da doença. Alguns poucos trabalhos prospectivos disponíveis têm demonstrado sensibilidade na ordem de 90% na detecção da recidiva, quando achados indeterminados são encontrados com os métodos convencionais.[22] Contudo, alguns aspectos ainda desafiam o método na sua inserção plena no algoritmo de investigação desse tipo de tumor. O primeiro aspecto é a falta de trabalhos controlados prospectivos que demonstrem real impacto do uso dessa tecnologia no incremento da sobrevida desses pacientes. Apesar da relativa escassez desses dados, alguns aspectos têm sido bem demonstrados como contraindicação da cirurgia, com intenção de cura em pacientes que se apresentem com doença avançada locorregional ou de forma sistêmica.

Porém, alguns aspectos podem ainda limitar a sensibilidade do método nesse grupo de pacientes, pois não é raro encontrar razoável incidência de diabetes. A presença de altas concentrações de glicose na circulação sanguínea pode reduzir a sensibilidade da PET, pois a glicose em altas concentrações compete pelos sítios de ligação nas proteínas transportadoras de glicose (GLUT). Outro fator que pode limitar é a resolução espacial da técnica, porém com os novos equipamentos que devem apresentar resolução de 2 a 3 mm, esse fator poderá ser fortemente minimizado.

Existem também aspectos que comprometem a especificidade da PET, pois processos inflamatórios crônicos do pâncreas podem propiciar captações focais e difusas da glicose marcada, e assim, confundir o diagnóstico. Intervenções biliares podem também propiciar reações inflamatórias e dificultar o diagnóstico diferencial.

Outra indicação da PET tem sido no seguimento durante a quimioterapia com drogas como gemcitabina, com maior acurácia na avaliação de resposta em comparação aos métodos de imagem convencionais.

## Câncer de cólon e reto

A neoplasia de cólon e reto constitui a terceira causa mais comum de câncer nos Estados Unidos e, provavelmente, na maioria dos países ocidentais. Apesar dos avanços ocorridos nas técnicas de rastreamento diagnóstico, bem como nas alternativas de tratamento, ainda há altas taxas de morbidade e mortalidade no nosso meio.

O diagnóstico da lesão primária é fundamentalmente realizado pela inspeção direta com colonoscopia, que permite inclusive a obtenção de amostras teciduais para confirmação histológica da doença. Contudo, métodos de imagem recentes como a colonoscopia virtual com tomografia, com fileiras múltiplas de detectores, têm recebido crescente interesse nesse campo.

A aplicação da PET se fundamenta na propriedade fisiológica que, usualmente, o adenocarcinoma colorretal apresenta alta avidez pela glicose marcada, por expressar em grande proporção proteínas transportadoras de glicose (GLUT) na membrana celular e elevada atividade da hexoquinase tipo II.[23] Contudo, nesse capítulo serão discutidas as reais potencialidades do método em comparação com os demais métodos disponíveis atualmente e convencionalmente empregados na avaliação desse tipo de neoplasia.

Embora o método não apresente aplicação na detecção da lesão primária, é reconhecida a sua elevada sensibilidade, principalmente quando associada a imagens de tomografia computadorizada com emprego de contraste intrarretal (Figura 77.3).

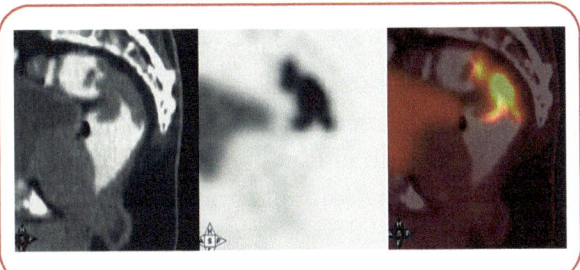

**FIGURA 77.3 –** Sequência de cortes sagitais de CT, PET e PET + CT confirma presença de intensa captação da glicose em área de defeito de enchimento do contraste administrado por via retal correspondendo à neoplasia primária do reto.

Fonte: Acervo da autoria.

Os métodos de imagem são usualmente pouco empregados no estadiamento primário do câncer colorretal, pois a maioria dos pacientes irá se beneficiar do tratamento cirúrgico, não apenas para evitar complicações obstrutivas, mas também por que a avaliação acurada da real extensão locorregional da doença é realizada pelo cirurgião quando da exploração da loja cirúrgica. Contudo, interesse crescente tem sido observado na utilização dos diversos métodos

de imagem no estadiamento primário locorregional no carcinoma colorretal.

A PET identifica a grande maioria das lesões primárias, porém é importante referir que a mesma não possui resolução espacial suficiente para estimar de forma precisa se o tumor se encontra confinado à camada muscular própria, ou já invadiu a gordura mesorretal, o que caracteriza o estádio T (TNM) da doença. Igualmente, o método possuiu baixa sensibilidade na detecção de linfonodos em permeio a gordura perirretal, sendo descritas taxas tão baixas como 29%.[24] Contudo, por vezes pode-se detectar envolvimento de linfonodos perirretais ou pré-sacrais, quando os mesmos estão aumentados de volume (Figura 77.4).

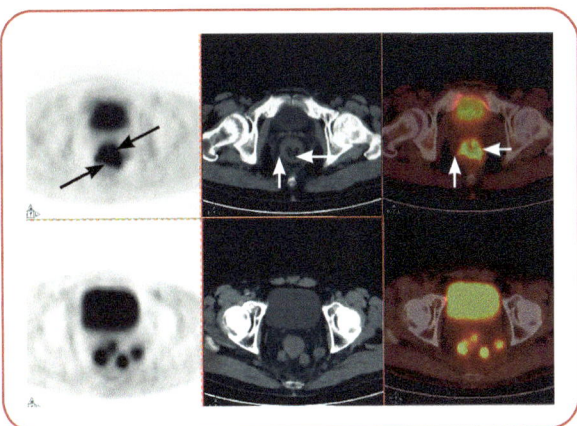

**FIGURA 77.4 –** Tumor de reto com linfonodos pré-sacrais aumentados em número e volume, e com incremento de captação da glicose marcada (sequência inferior) e em pequeno linfonodo perirretal adjacente, e à direita à massa retal (sequência superior).

Fonte: Acervo da autoria.

Alguns grupos têm reportado que a [18]FDG-PET pode ter alguma aplicação na avaliação pré-operatória quanto ao estadiamento M da doença. Têm sido reportadas sensibilidades de ordem de 88% e especificidade da ordem de 100% para a PET, comparada com sensibilidade de 38% e especificidade de 97% para a tomografia computadorizada na detecção de metástases hepáticas, o que certamente impacta na conduta e extensão do tratamento cirúrgico ou sistêmico adotado para o paciente.[24,25] Contudo, maior número de trabalhos prospectivos é necessário com objetivo de confirmar o real impacto desse tipo de abordagem na sobrevida global desses pacientes.

Outra importante aplicação do método é na detecção de recorrência e metástases. Apesar da grande maioria dos pacientes serem submetidos à ressecção do tumor com intenção de cura, cerca de 30% irá apresentar recorrência da doença, sendo que ¼ apresentará recidiva em um sítio apenas.[26] Isso tem importância, pois nesses casos considera-se o tratamento cirúrgico de escolha, e que por vezes pode propiciar a cura do paciente. Portanto, torna-se crucial determinar se o sítio de recorrência é único e se a alternativa de tratamento cirúrgico é realmente a mais adequada para aquele paciente em particular. A tomografia computadorizada é método excelente na avaliação de possíveis sítios de recorrência, contudo, não raramente alterações pós-cirúrgicas e sequelas actínicas dificultam a identificação de recorrências locais, e em situações específicas a identificação de metástases hepáticas pode ser mais difícil, como na presença de esteatose hepática (Figura 77.5).

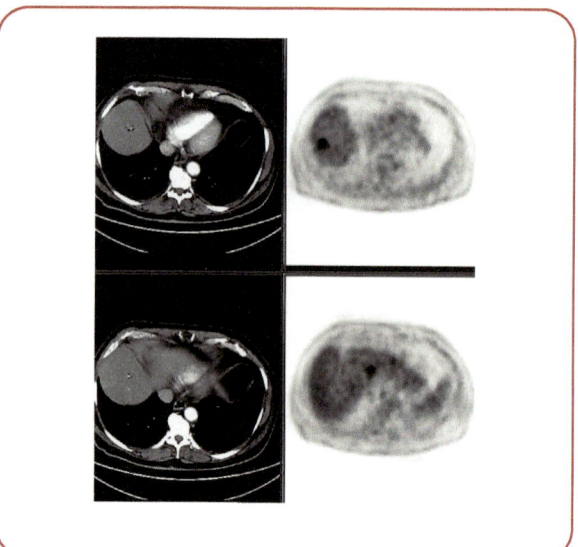

**FIGURA 77.5 –** Paciente com recidiva de carcinoma de cólon metastático para fígado. Tomografia com contraste não mostra as lesões hepáticas identificadas pela PET, em fígado esteatótico nos segmentos VIII e II. Sequência de cortes transversais.
Fonte: Acervo da autoria.

Contudo, uma das maiores limitações atuais da tomografia é a identificação do envolvimento linfonodal que, quando presente, pode contraindicar eventual abordagem cirúrgica para tratamento de uma recidiva da doença no fígado.

De forma global a [18]FDG-PET possui sensibilidade de 90% e especificidade acima de 70% para detectar recorrências e metástases, números superiores aos obtidos com tomografia computadorizada.[27]

Na avaliação da recorrência local, um estudo de metanálise sistematizada demonstrou que a PET possui sensibilidade média de 97% e especificidade de 76%, sendo que em 29% dos casos a conduta se modificou frente aos achados da PET.[28]

Na avaliação das metástases hepáticas, vários trabalhos mostram superioridade da PET na identificação das lesões, sendo que em um estudo de metanálise, onde selecionaram estudos com especificidade igual a 85%, obteve-se sensibilidade de 55% para o ultrassom, 72% para a tomografia, 76% para a ressonância magnética e 90% para a PET.[29]

Contudo, alguns dos estudos realizados e disponíveis na literatura sofrem um certo grau de viés, pois os exames de PET geralmente foram realizados de forma prospectiva, enquanto os exames convencionais foram avaliados de forma retrospectiva.

Contudo, todos esses dados demonstram que a aplicação da FDG-PET em câncer colorretal produz significativo impacto na conduta terapêutica a ser adotada nesse grupo de pacientes. Uma revisão da literatura demonstra que 32%, de 915 pacientes avaliados, tiveram seu tratamento modificado frente aos achados da PET.[30]

Algumas aplicações recentes têm sido investigadas como na monitoração do tratamento neoadjuvante e adjuvante, porém, não serão abordados nesse capítulo, pois ainda necessitam de maiores evidências para que possam ser consideradas aplicações estabelecidas da PET, embora resultados preliminares demonstrem perspectivas animadoras quanto à implantação na rotina de avaliação desse tipo de neoplasia.[31]

## CÂNCER DE PULMÃO NÃO PEQUENAS CÉLULAS

O estudo de pacientes com carcinoma pulmonar não pequenas células é uma das aplicações mais estabelecidas do PET com [18]FDG, sendo descrita alta captação do radiofármaco em praticamente todos os tipos celulares, apesar de existirem relatos de menor sensibilidade para os carcinomas bronquíolos-alveolares sem componente invasivo.[32,33] O uso do método para tumores de pequenas células também tem sido descrito com sensibilidade de 100% e bons resultados na determinação prognóstica.[34] Na avaliação do nódulo pulmonar solitário relata-se sensibilidade próxima a 95% e especificidade de 85% para detecção de malignidade.[35] A especificidade pode variar em função da prevalência de doenças granulomatosas (tuberculose, sarcoidose, blastomicose, aspergilose, histoplasmose), causas mais frequentes de estudos falso-positivos. Os estudos falso-negativos são observados em nódulos com dimensões abaixo de 1,5cm, carcinoma bronquíolo-alveolar e tumor carcinoide. Alguns autores consideram que, frente ao alto valor de predição negativo, o paciente com estudo negativo poderia ser apenas acompanhado, com indicação de biópsia transtorácica da lesão apenas para casos com PET positivo (antes de intervenção cirúrgica).[36] Estudos recentes com 126 pacientes evidenciam que o aumento da captação (SUV) em imagens tardias pode ser um critério adicional para determinar a malignidade de uma lesão, elevando a sensibilidade e especificidade para, respectivamente, 100% e 89%.[37,38] A caracterização de um alto grau de captação em carcinoma pulmonar, além do diferencial com lesões benignas, tem forte valor prognóstico, superior inclusive ao estádio patológico. Na avaliação de 57 pacientes com NSCLC, os pacientes com menor captação (SUV < 5) apresentaram sobrevida, livre de doença em 5 anos, significativamente maior que os com SUV > 5 (88% *versus* 17%).[39] Esse dado tem valor fundamental ao se considerar que cerca de 50% dos pacientes com ressecção cirúrgica de carcinoma pulmonar sofrem recorrência.

No estadiamento, a PET com [18]FDG é indicada para avaliação do acometimento linfonodal mediastinal e hilar, com sensibilidade de 80% e especificidade de 90% (comparável a da mediastinoscopia e superior a CT e RM com valores de 50% a 60%). O PET com [18]FDG pode ser particularmente útil na definição da conduta cirúrgica, excluindo pacientes com estádios mais avançados. Uma estratégia sugerida é a realização da cirurgia (sem precisar da mediastinoscopia) nos casos com PET negativo. Nos casos com PET positivo, porém, de padrão pouco específico, seria indicada a mediastinoscopia pré-operatória para confirmação histológica do envolvimento nodal pela doença de base. Mesmo em estratégias conservadoras, nas quais toda lesão positiva à TC ou ao PET é biopsiada, o uso do PET tem boa relação custo/benefício, por evitar mediastinoscopia e toracotomia desnecessárias.[40] Na avaliação do tumor primário e invasão de estruturas adjacentes (vasos, parede etc.) estão mais indicados os métodos anatômicos ou a avaliação simultânea através do PET/CT (Figura 77.6).

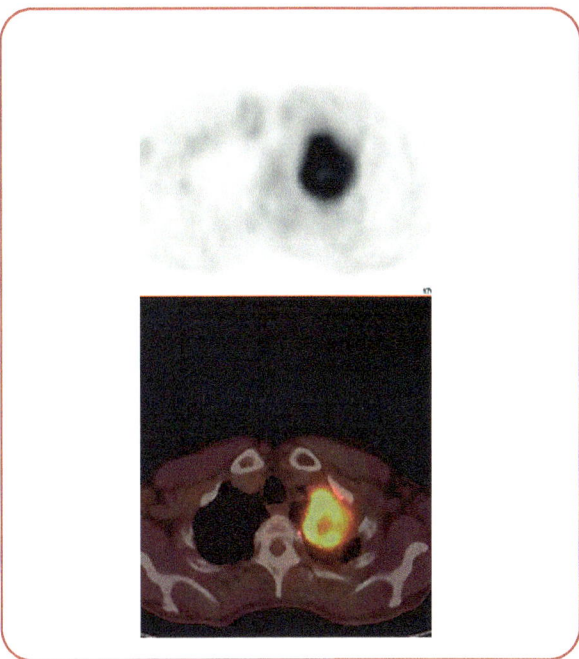

**FIGURA 77.6 –** Sequência de cortes transversais em paciente com neoplasia primária em ápice pulmonar esquerdo com infiltração de parede torácica.

Fonte: Acervo da autoria.

O estadiamento extratorácico pelo PET apresenta maior acurácia que os métodos convencionais. Os estudos de corpo inteiro mostram a detecção de lesão à distância, não suspeita pela CT, em até 10% dos pacientes. Também podem ser esclarecidos resultados falso-positivos da TC, em especial nos casos com massa adrenal. Os resultados do PET mudam a conduta em até 41% dos pacientes no estadiamento inicial[41] (Figura 77.7).

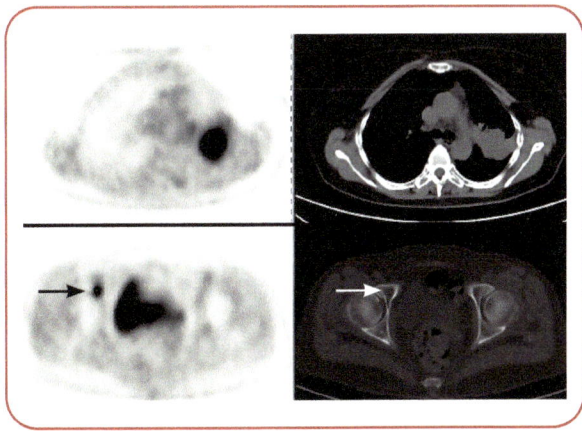

**FIGURA 77.7 –** Exemplo de metástase óssea em acetábulo direito não identificada na tomografia em paciente com neoplasia em pulmão esquerdo candidato à ressecção cirúrgica antes do estadiamento com PET.

Fonte: Acervo da autoria.

Mesmo após tratamento neoadjuvante, com radio e quimioterapia, observa-se modificação do tratamento adicional em 29% dos casos, com sensibilidade de 96% e especificidade de 73% no estudo de 101 pacientes.[42]

A captação de [18]FDG pode ser empregada no seguimento após tratamento, para diferenciação entre tecido metabolicamente ativo (tumor residual ou recorrência) ou fibrose. Na monitoração de tratamento considera-se que uma normalização da captação (não apenas a redução) seja um melhor indicador de resposta ao tratamento do que a redução de tamanho na TC. Os tempos de realização de imagens, durante ou após o tratamento, não são bem estabelecidos, com estudos feitos na vigência ou em diferentes intervalos após quimioterapia, ou em tempos de 2 a 4 meses após radioterapia.[43] O valor prognóstico é demonstrado pela sobrevida, em 2 anos, de 100% para os pacientes com negativação do PET, frente a apenas 50% nos pacientes sem negativação,[44] sendo a medida semiquantitativa de captação (SUV) um fator prognóstico adicional aos critérios clínicos.

## LINFOMA

### Diagnóstico do tumor primário

Apesar da possibilidade de manifestações sistêmicas, a adenomegalia crônica costuma ser o elemento crítico na suspeita clínica de linfoma, com a confirmação diagnóstica e do tipo histológico, realizada pela biópsia incisional ou excisional. A medicina nuclear não apresenta, portanto, uma indicação formal no diagnóstico inicial dos linfomas. A alta captação linfonodal de gálio-67 ou de FDG-[18]F pode sugerir o diagnóstico de linfoma, porém, outras doenças neoplásicas e granulomatosas (tuberculose, blastomicose, sarcoidose etc.) apresentam o mesmo padrão. Eventualmente, a caracterização funcional de uma lesão primária pode ser complementada pela cintilografia com gálio-67 ou estudos com FDG-[18]F. Por exemplo, a captação de gálio-67 é observada em linfomas do tecido associado à mucosa gástrica (MALT) de alto grau, e é baixa ou ausente nos linfomas de baixo grau, o que tem implicações terapêuticas diretas.[45]

### Estadiamento

O estadiamento e o tipo histológico do linfoma são fatores determinantes do tratamento, com indicação de radioterapia (com ou sem quimioterapia associada) para a DH estádio I ou II, e alguns LNH localizados e de quimioterapia para a DH estádio III ou IV e grande parte dos LNH. Com tratamento adequado obtém-se a cura em 70% a 90% dos pacientes com DH ou com LNH em estádio precoce. Os LNH agressivos ou muito agressivos (de alto grau) têm uma evolução natural mais rápida, porém mostram melhor resposta à quimioterapia que os linfomas indolentes (de baixo grau), com 30% a 60% de cura. A mortalidade anual por LNH nos Estados Unidos corresponde a 36% de sua incidência, reduzindo-se para 16% nos casos de DH.[46] O LNH de baixo grau apresenta progressão lenta e pode ter boa resposta à radioterapia em estádios precoces, porém em geral são incuráveis quando avançados.

Os métodos empregados para estadiamento incluem a TC de tórax, abdome e pelve, a biópsia de medula óssea e de outros locais suspeitos e eventual laparoscopia em casos de dúvida quanto à doença abdominal,[47] com informações prognósticas complementares fornecidas pela dosagem de níveis séricos de desidrogenase láctica (DHL) e β-2-microglobulina. O LNH apresenta maior probabilidade de envolvimento de cadeias não contíguas e acometimento extranodal, com infiltração óssea na apresentação em 25% a 40% nos casos de alto grau e 50% a 80% nos de baixo grau.[48] Quando o estadiamento é realizado por métodos de imagem anatômicos (USG, TC, RM), a doença é caracterizada essencialmente pelo aumento das dimensões dos linfonodos ou por alterações estruturais em outros órgãos. A possibilidade de acometimento de linfonodos com dimensões normais é o principal fator limitante no estadiamento pela TC (assim como a persistência de adenomegalia por fibrose/necrose dificulta o seguimento pós-tratamento). Nesse contexto são empregados os métodos de medicina nuclear abordados a seguir.

O estudo com FDG-[18]F é indicado para o estadiamento inicial do linfoma, com sensibilidade superior a da TC, principalmente, na detecção de acometimento extranodal. Descreve-se maior sensibilidade da PET com FDG para o LNH de alto grau e DH,[49,50] porém o método também é aplicado no estadiamento de LNH de baixo grau, principalmente, do tipo folicular.[51,52] O parâmetro de captação não é considerado adequado para diferencial entre linfomas de alto e baixo grau, justamente por que há uma importante sobreposição dos grupos. A sensibilidade e a especificidade do estudo PET com FDG-18F para linfoma são de, respectivamente, 86% a 96% e 94% a 100%,[53-54] superiores aos valores médios da TC (80% a 70%).[55] Estudos com corregistro das informações da PET e da TC, apesar de ainda contarem com casuística limitada, mostram um aumento de 5% a 10% na acurácia do estadiamento em relação à PET isolada, principalmente pela redução de resultados falso-positivos em áreas de captação fisiológica.[56,57] Entre as situações com menor sensibilidade do estudo com FDG-[18]F descrevem-se os linfomas MALT,[58] linfomas de células do manto e linfomas linfocíticos de baixo grau.[59] Assim como o gálio-67, o FDG não é específico para linfomas, sendo observados estudos falso-positivos em processos inflamatórios ou em outros tumores. Porém, ao contrário do gálio-67, a sensibilidade da FDG não apresenta variação significativa para lesões supra ou infradiafragmáticas.

A comparação da PET com FDG-[18]F ao conjunto de dados obtidos no estadiamento convencional (TC, US, RM, cintilografia óssea, biópsia de medula, biópsia hepática, laparotomia) é favorável, havendo modificação do estádio e conduta em 15% e 20% dos casos,[60,61] com frequência similar de mudança de estádios precoces (I a IIB) para estádios avançados.[62] A avaliação de recorrência pela PET também apresenta expressivo ganho de especificidade em relação à TC (93 *versus* 10%), apesar de uma sensibilidade similar (8%7 *versus* 92%) na revisão de 581 casos. Metanálise de 20 estudos, totalizando 854 pacientes, mostra sensibilidade e especificidade média de 91%.[63] Além da alta sensibilidade na detecção de linfonodos, a PET tem alta acurácia na avaliação de acometimento extranodal (principalmente lesões esplênicas e medulares)[64,65] e no seguimento pós-tratamento.

Diversos estudos comparativos comprovam a superioridade da PET com FDG-[18]F sobre o gálio-67, com sensibilidade de 95% a 96% *versus* 72% a 88%.[66,67] Mesmo quando a comparação é feita empregando equipamentos PET não dedicados (com menor sensibilidade para lesões abaixo de 2 cm), a FDG-[18]F apresenta melhores resultados que o gálio-67,[68] com vantagens mais evidentes para linfomas de baixo grau e para detecção de acometimento extranodal. É evidente, porém, que toda a experiência acumulada e as indicações do gálio-67 continuam válidas, principalmente considerando-se as limitações de disponibilidade e custo dos estudos com FDG-[18]F.

### Detecção de recidiva e controle terapêutico

Vários estudos abordaram o uso do PET com [18]FDG na caracterização metabólica da massa residual após o tratamento, para diferenciar tumor residual de fibrose/necrose. Esse seguimento, em geral, é realizado de 4 a 6 semanas após o tratamento, evitando falso-positivos decorrentes da captação (em geral discreta) decorrente do processo inflamatório. Apesar de não ser claro o mecanismo bioquímico exato pelo qual ocorre a rápida queda de metabolismo, após o tratamento, os estudos evidenciam uma excelente sensibilidade para doença residual.

Em estudo de revisão da literatura, Talbot refere que a PET com [18]FDG apresenta sensibilidade de 84% e especificidade de 95% na detecção de recorrência ou tecido viável em massas residuais, após quimio/radioterapia.[69] O mesmo autor refere que o estudo negativo, após tratamento, tem 89% de valor preditivo da resposta à terapia e o estudo positivo tem valor preditivo de 83% para resistência ou recorrência. Outros autores relatam que a PET tem valor preditivo positivo para recorrência entre 80% a 100%, e valor de predição negativo de 69% a 95%.[70] Outro estudo com PET com [18]FDG mostrou sensibilidade de 100% (26/26) e especificidade de 80% (56/69) para a detecção de doença residual ou recorrência em pacientes submetidos à quimioterapia, com grande valor na predição precoce da resposta à quimioterapia e eventual modificação ou complementação do tratamento.[71] A revisão sistemática de Zijlstra,[72] totalizando 705 pacientes investigados após término de tratamento, confirma valores de sensibilidade e especificidade da PET para doença residual de, respectivamente, 84% e 90% em casos de LH, e 72% e 100% para LNH. O moderado valor de predição positivo aponta para a conveniência de biópsia confirmatória, tipicamente no local da massa residual, antes da terapia de salvamento. Por outro lado, o elevado valor de predição negativo, mesmo na presença de massa residual à TC, explica a ampla utilização clínica do PET-FDG nos pacientes com LH, evitando a biópsia mesmo em casos de grandes massas residuais, que pode ser postergada até que haja evidência clínica ou radiológica de recorrência (Figura 77.8).

A aplicação dos dados do PET é demonstrada no ensaio clínico prospectivo de Kobe, que comprovou o elevado valor preditivo negativo do PET-FDG (94%) em 311 pacientes com LH e massa residual pós-tratamento, sendo que apenas os pacientes com PET positivo foram submetidos à radioterapia complementar.[73]

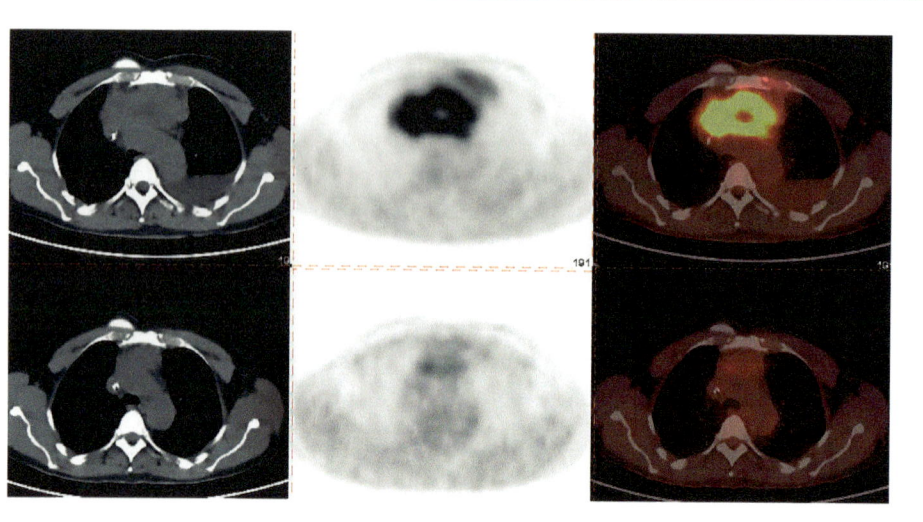

**FIGURA 77.8 –** Exemplo de controle terapêutico por processo linfoproliferativo. Notar o completo desaparecimento do foco de doença no exame realizado duas semanas após o término do tratamento quimioterápico, com presença de massa residual à tomografia ao fim do tratamento (sequencia inferior).

Fonte: Acervo da autoria.

## CÂNCER DE MAMA

Não há um consenso sobre a indicação formal da PET com [18]FDG no diagnóstico inicial ou estadiamento locorregional do carcinoma de mama, devido a sua sensibilidade limitada para tumores *in situ* ou inferiores a 1cm e para micrometástases.[74,75] Também são descritos resultados falso-positivos por inflamação ou imediatamente após biópsia, com sensibilidade e especificidade de 80% a 100% na avaliação de tumor primário em 250 pacientes.[76,77] O método pode, entretanto, ser útil na caracterização de massas em pacientes com avaliação mamográfica prejudicada ou na suspeita de recorrência locorregional, incluindo o diferencial de lesões ganglionares palpáveis. O grau de captação tumoral tem valor prognóstico, estando correlacionado ao índice de proliferação celular.[78]

A sensibilidade dos estudos com [18]FDG é baixa, particularmente no estadiamento axilar, quando comparado à biópsia do linfonodo sentinela, com sensibilidade variando entre 57% e 80%, e especificidade de 66% a 100%.[79] A PET pode também auxiliar a detectar acometimento da cadeia mamária interna, principalmente quando o linfonodo sentinela se encontra nessa cadeia (Figura 77.9).

O estadiamento à distância é o principal fator prognóstico nas pacientes com câncer de mama, influenciando diretamente a escolha de tratamento. A PET com [18]FDG apresenta bons resultados nessa situação, com sensibilidade superior a métodos radiológicos

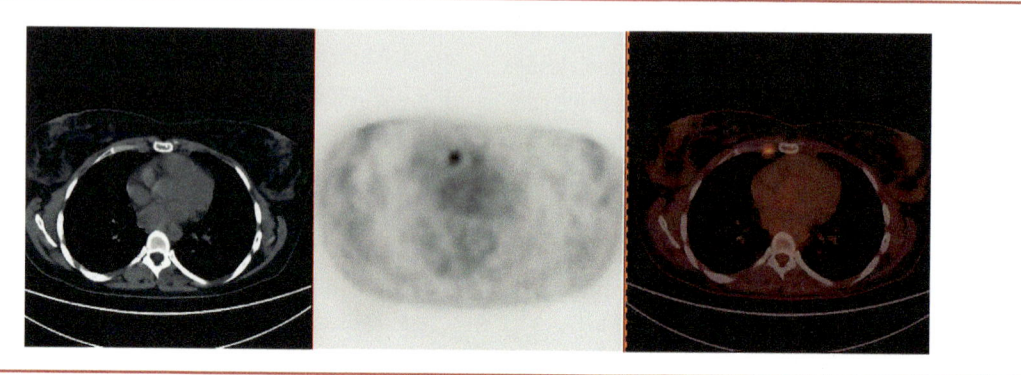

**FIGURA 77.9 –** Exemplo de neoplasia de mama com presença de extensão para cadeia torácica interna direita. Notar que o linfonodo é de difícil detecção quando analisado apenas pela tomografia computadorizada.

Fonte: Acervo da autoria.

convencionais. A sensibilidade e especificidade são descritas, respectivamente, entre 80% a 90% e 90% a 98%.[80] Na recorrência ou re-estadiamento, a PET mostra acurácia superior aos métodos de imagem convencionais.[81]

Estudos de resposta ao tratamento mostram a rápida redução de captação 8 dias após quimio ou hormonoterapia,[82] havendo correlação entre a rápida queda de captação e posterior redução de massa como resposta à terapia. É descrito, porém, que há uma correlação limitada entre a resposta observada ao PET e a presença de tumor residual microscópico em linfonodos (42%) ou no tumor primário (75%).[83]

### TUMORES DE CABEÇA E PESCOÇO

Os tumores de cabeça e pescoço apresentam alta atividade glicolítica, porém o número de estudos com [18]FDG é limitado. Na detecção do tumor primário relata-se sensibilidade de 86% a 100%, superior à TC e RM no diagnóstico de lesão primária, recorrente ou metástases ganglionares.[84] A alta afinidade tumoral é uma característica importante, considerando-se que muitas vezes os pacientes são diagnosticados pelo acometimento ganglionar sem que seja possível detectar o tumor primário. O grau de captação tem valor prognóstico,[85] assim como a redução da captação após o tratamento quimioterápico, bem correlacionada à resposta histológica do tumor.[86]

A detecção de metástases ganglionares é bem descrita com PET, apresentando resultados superiores aos da RM (sensibilidade de 81% a 90%, especificidade de 96%). A detecção de acometimento linfático é importante fator prognóstico e pode modificar a conduta, particularmente ao contraindicar cirurgia em pacientes com acometimento contralateral ou ao definir os campos de radioterapia.[87]

A recorrência é de difícil avaliação por métodos anatômicos, devido às distorções estruturais pelo tratamento. A experiência com o PET nesses casos é promissora, com sensibilidade de 88% a 100% após quimioterapia.[88] Estudo comparativo mostra que a avaliação com PET, após quimio e radioterapia neoadjuvante, mostra melhores resultados que a TC ou RM na detecção da resposta local (sensibilidade e especificidade pós-tratamento de: PET 100/89% MRI 100/85% TC 75/76%), podendo haver casos falso-positivos em linfonodos provavelmente por reação inflamatória. Estudo retrospectivo apresenta a sensibilidade de 90% e especificidade de 76% da PET com 18FDG na detecção precoce de recorrência, em 249 pacientes.[89]

### MELANOMA

A utilização da PET-FDG para avaliação de acometimento linfonodal tem sensibilidade e especificidade que podem chegar a 92% a 90% em pacientes em estádios avançados,[90] porém com sensibilidade muito mais baixa (10% a 20%) quando avaliados pacientes em estádios precoces,[91] provavelmente decorrente da maior capacidade de detecção de linfonodos macroscopicamente invadidos e de diâmetro acima de 8 mm.[92] Os resultados obtidos pela PET são, portanto, inferiores à biópsia do linfonodo sentinela, capaz de detectar micrometástases e mesmo a presença de células tumorais isoladas.[93] Uma situação em que a PET estaria indicada seria a investigação ou confirmação de infiltração em pacientes com tumores com Breslow, acima de 4 mm, ou com linfonodos clinicamente palpáveis (situação que invalida o conceito de linfonodo sentinela, devido a modificação da drenagem linfática fisiológica). A detecção da doença a distância tem implicações diretas na abordagem terapêutica e no prognóstico do paciente. As lesões detectadas precocemente, com espessura inferior a 1 mm, apresentam praticamente 100% de cura após ressecção cirúrgica com margens amplas.[94] Nos casos de doença sistêmica, a correta detecção do número e extensão das metástases também influencia a conduta, pois a ressecção de metástases isoladas pode apresentar bons resultados,[95] enquanto o tratamento com quimioterápicos apresenta pouco impacto na sobrevida. Em casos de doença localmente disseminada nas extremidades, há também a alternativa de tratamento com altas doses de agentes citotóxicos (melfalan ou interferon), administrados em regime de perfusão isolada.[96] A monitoração contínua do extravasamento dessas drogas para a circulação sistêmica pode ser feita com um detector de radiação após a injeção de diferentes radiofármacos, como a soroalbumina marcada com iodo-131 ou as hemácias marcadas com tecnécio-99m.[97]

A PET é indicada para pacientes com maior probabilidade de acometimento linfonodal e de metástases à distância na apresentação (p. ex., espessura acima de 4 mm) ou com suspeita clínico-laboratorial de recorrência. A indicação é questionável em pacientes com melanoma clinicamente localizado, devido a menor sensibilidade para micrometástases e a maior possibilidade de resultados falso-positivos nesse grupo. Revisões de estudos que incluíram pacientes com melanoma em diferentes estádios mostram melhores resultados da PET no estadiamento a distância que o estadiamento convencional, com sensibilidade de 83% a 92%, especificidade de 90% a 91% e mudança de conduta em 22% a 26% dos pacientes, sendo entretanto observado que os métodos morfológicos, tais como a TC, apresentam maior sensibilidade para detecção de metástases pulmonares, bem como a RM, no caso de suspeita de metástases cerebrais.[91,92]

A avaliação de recorrência do melanoma é outro campo com grande potencial de aplicação da PET, porém ainda pouco estudada. Estudo retrospectivo comparando a PET com os métodos convencionais para pesquisa de melanoma recorrente em 156 pacientes, com posterior comprovação histológica ou por evolução, mostrou maior acurácia da PET (81% *versus* 52%), que determinou mudança de conduta em 36% dos casos.[98] A sensibilidade da PET foi superior à da TC na detecção de linfonodos e metástases hepáticas ou ósseas, porém com sensibilidade inferior para metástases pulmonares (57% *versus* 93%).[98]

## REFERÊNCIAS

1. Brahimi-Horn MC, Pouyssegur J. The hypoxia-inducible factor and tumor progression along the angiogenic pathway. Int Rev Cytol .2005;242:157-213.

2. Waki A, Fujibayashi Y, Yokoyama A. Recent advances in the analyses of the characteristics of tumors on FDG uptake. Nucl Med Biol. 1998;25:589-92.

3. Hatanaka M. Transport of sugars in tumor cell membranes. Biochim Biophys Acta. 1974;355:77-104.

4. Deichen JT, Prante O, Gack M, Schmiedehausen K, Kuwert T. Uptake of [18F]fluorodeoxyglucose in human monocyte-macrophages in vitro. Eur J Nucl Med Mol Imaging. 2003;30:267-73.

5. Hulscher JB, Tijssen JG, Obertop H, et al. Transthoracic versus transhiatal resection for carcinoma of the esophagus: a meta-analysis. Ann Thorac Surg. 2001;72:306-13.

6. Romagnuolo J, Scott J, Hawes RH et al. Helical CT versus EUS with fine needle aspiration for celiac nodal assessment in patients with esophageal cancer. Gastrointest Endosc. 2002;55:648-54.

7. Kelly S, Harris KM, Berry E, et al. A systematic review of the staging performance of endoscopic ultrasound in gastro-oesophageal carcinoma. Gut. 2001;49:534-9.

8. Van Westreenen HL, Westerterp M, Bossuyt PMM, Pruim J, Sloof GW, Van Lanschot JJB, et al. 18F-Fluorodeoxyglucose Positron Emission Tomography in Esophageal Cancer. J Clin Oncol. 2004;22:3805-12.

9. Van Westreenen HL, Heeren PAM, Van Dullemen HM, Van der Jagt EJ, Jager PL, Groen H, et al. Positron Emission Tomography with F-18-Fluorodeoxyglucose in a Combined Staging Strategy of Esophageal Cancer Prevents Unnecessary Surgical Explorations. J Gastrointest Surg. 2005;9:54-61.

10. Wieder HA, Brucher BLDM, Zimmermann F, Becker K, LordikF, Beer A, et al. Time Course of Tumor Metabolic Activity During Chemoradiotherapy of Esophageal Squamous Cell Carcinoma and Response do Treatment. J Clin Oncol. 2004;22:900-8.

11. Sievert JR, Bottcher K, Stein HJ, Roder JD. Relevant prognostic factors in gastric cancer study: tem-year results of the German Gastric Cancer Study. Ann Surg. 1998;228:449-61.

12. Kawamura T, Kusakabe T, Sugino T, et al. Expression of glucose-transssporter -1 in human gastric carcinoma : association with tumor agressiveness, metastasis, and patient survival. Cancer. 2001;92:634-41.

13. Chen J, Cheong JH, Yun MJ, Kim J, Lim JS, Hyung WJ, et al. Improvement in preoperative staging of gastric adenocarcinoma with positron emission tomography. Cancer. 2005;103:2383-90.

14. Yoshioka T, Yamaguchi K, Kubota K, Saginoya T, Yamazaki T, Ido T, et al. Evaluation of 18F-FDG PET in patients with advanced, metastatic, or recurrent gastric cancer. J Nucl Med. 2003;44:690-9.

15. Gold EB, Goldin SB. Epidemiology of and risk factors for pancreatic cancer. Surg Oncol Clin N Am 1998;7:67-91.

16. Li D, Xie K, Wolff R, Abbruzzese JL. Pancreatic cancer. Lancet. 2004;363:1049-57.

17. Higashi T, Tamaki N, Honda T, et al. Expression of glucose transporters in human pancreatic tumors compared with increased FDG accumulation in PET study. J Nucl Med .1997;38:1337-44.

18. Zimny M, Bares R, Fass J, et al. Fluorine-18 fluorodeoxyglucose positron emission tomography in the differential diagnosis of pancreatic carcinoma : a report of 106 cases. Eur J Nucl Med. 1997;24:678-82.

19. Gambhir SS, Czernin J, Schwimmer J, et al. A tabulated summary of the FDG PET literature. J Nucl Med. 2001;42:1S-93S.

20. Orlando LA, Kulasingam SL, Matcha DB. Meta-analysis: the detection of pancreatic malignancy with positron emission tomography. Aliment Pharmacol Ther. 2004;20:1063-70.

21. Frohlich A, Diederichs CG, Staib L, et al. Detection of liver metastases from pancreatic cancer using FDG-PET. J Nucl Med. 1999;40:250-5.

22. Ruf J, Lopez Hanninen E, Oettle H, et al. Detection of recurrent pancreatic cancer, comparison of FDG-PET with CT/MRI. Pancreatology. 2005;5:266-72.

23. Wincewicz A, Sulkowska M, Koda M, Kanczuga-Koda L, Witkowska E, Sulkowski S. Significant coexpression of GLUT-1, Bcl-xL, and Bax in colorectal cancer. Ann N Y Acad Sci. 2007;1095:53-61.

24. Abdel-Nabi H, Doerr RJ, Lamonica DM, Cronin VR, Galantowicz PJ, Carbone GM, et al. Staging of primary colorectal carcinomas with fluorine-18 fluorodeoxyglucose whole-body PET: correlation with histopathologic and CT findings. Radiology 1998;206:755-60.

25. Kantorová I, Lipská L, Bêlohlávek O, Visokai V, Trubac̆ M, Schneiderová M. Routine (18)F-FDG PET preoperative staging of colorectal cancer: comparison with conventional staging and its impact on treatment decision making. J Nucl Med. 2003;44:1784-8.

26. August DA, Ottow RT, Sugarbaker PH. Clinical perspectives on human colorectal cancer metastases. Cancer Metastases Rev. 1984;3:303-24.

27. Schlag P, Lehner B, Strauss LG, Georgi P, Herfarth C. Scar or recurrent rectal cancer. Positron emission tomography is more helpful for diagnosis than immunoscintigraphy. Arch Surg. 1989;124:197-200.

28. Huebner RH, Park KC, Shepherd JE, Schwimmer J, Czernin J, Phelps ME, et al. A meta-analysis of the literature for whole-body FDG PET detection of recurrent colorectal cancer. J Nucl Med. 2000;41:1177-89.

29. Kinkel K, Lu Y, Both M, Warren RS, Thoeni RF. Detection of hepatic metastases from cancers of the gastrointestinal tract by using noninvasive imaging methods (US, CT, MR imaging, PET): a meta-analysis. Radiology. 2002;224:748-56.

30. Gambhir SS, Czernin J, Schwimmer J, Silverman DH, Coleman RE, Phelps ME. A tabulated summary of the FDG PET literature. J Nucl Med. 2001;42(5):1S-93S.

31. Habr-Gama A, Gama-Rodrigues J, Perez RO, Proscurshim I, São Julião GP, Kruglensky D, et al. Late assessment of local control by PET in patients with distal rectal cancer managed non-operatively after complete tumor regression following neoadjuvant chemoradiation. Tech Coloproctol. 2008;12:74-6.

32. Yap CS, Schiepers C, Fishbein MC, Phelps ME, Czernin J. FDG-PET imaging in lung cancer: how sensitive is it for bronchioloalveolar carcinoma? Eur J Nucl Med Mol Imaging. 2002;29:1166-73.

33. Jeong HJ, Min JJ, Park JM, Chung JK, Kim BT, Jeong JM, et al. Determination of the prognostic value of [(18)F]fluorodeoxyglucose uptake by using positron emission tomography in patients with non-small cell lung cancer. Nucl Med Commun. 2002;23:865-70.

34. Pandit N, Gonen M, Krug L, Larson SM. Prognostic value of [18F]FDG-PET imaging in small cell lung cancer. Eur J Nucl Med Mol Imaging. 2003;30:78-84.

35. Coleman RE. PET in lung cancer. J Nucl Med. 1999;40:814-20.

36. Goldsmith SJ, Kostakoglu L. Nuclear medicine imaging of lung cancer. Radiol Clin North Am 2000;38(3):511-24.

37. Demura Y, Tsuchida T, Ishizaki T, Mizuno S, Totani Y, Ameshima S, et al. 18F-FDG accumulation with PET for differentiation between benign and malignant lesions in the thorax. J Nucl Med. 2003;44:540-8.

38. Matthies A, Hickeson M, Cuchiara A, Alavi A. Dual time point 18F-FDG PET for the evaluation of pulmonary nodules. J Nucl Med. 2002;43:871-5.

39. Higashi K, Ueda Y, Arisaka Y, Sakuma T, Nambu Y, Oguchi M, et al. 18F-FDG uptake as a biologic prognostic factor for recurrence in patients with surgically resected non-small cell lung cancer. J Nucl Med. 2002;43:39-45.

40. Marom EM, McAdams HP, Erasmus JJ, Goodman PC, Culhane DK, Coleman RE, et al. Staging non-small cell lung cancer with whole-body PET. Radiology. 1999;212:803-9.

41. Eschmann SM, Friedel G, Paulsen F, Budach W, Harer-Mouline C, Dohmen BM, et al. FDG PET for staging of advanced non-small cell lung cancer prior to neoadjuvant radio-chemotherapy. Eur J Nucl Med Mol Imaging. 2002;29:804-8.

42. Kostakoglu L, Goldsmith SJ. 18F-FDG PET evaluation of the response to therapy for lymphoma and for breast, lung, and colorectal carcinoma. J Nucl Med. 2003;44:224-39.

43. Mac Manus MP, Hicks RJ, Matthews JP, McKenzie A, Rischin D, Salminen EK et al. Positron emission tomography is superior to computed tomography scanning for response-assessment after radical radiotherapy or chemoradiotherapy in patients with non-small-cell lung cancer. J Clin Oncol. 2003;21:1285-92.

44. Hoh CK, Glaspy J, Rosen P, Dahlbom M, Lee SJ, Kunkel L. et al. Whole-body FDG-PET imaging for staging of Hodgkin's disease and lymphoma. J Nucl Med. 1997;38:343-8.

45. Hsu CH, Sun SS, Kao CH, Lin CC, Lee CC. Differentiation of low-grade gastric MALT lymphoma and high-grade gastric MALT lymphoma: the clinical value of Ga-67 citrate scintigraphy--a pilot study. Cancer Invest. 2002;20:939-43.

46. Jemal A, Tiwari RC, Murray T, Ghafoor A, Samuels A, Ward E, et al. Cancer statistics, 2004. CA Cancer J Clin. 2004;54:8-29.

47. Crnkovich MJ, Leopold K, Hoppe RT, Mauch PM. Stage I to IIB Hodgkin's disease: the combined experience at Stanford University and the Joint Center for Radiation Therapy. J Clin Oncol. 1987;5:1041-9.

48. McKenna RW, Hernandez JA. Bone marrow in malignant lymphoma. Hematol Oncol Clin North Am. 1988;2:617-35.

49. Maisey NR, Hill ME, Webb A, Cunningham D, Flux GD, Padhani A, et al. Are 18fluorodeoxyglucose positron emission tomography and magnetic resonance imaging useful in the prediction of relapse in lymphoma residual masses? Eur J Cancer. 2000;36:200-6.

50. Cremerius U, Fabry U, Neuerburg J, Zimny M, Osieka R, Buell U. Positron emission tomography with 18F-FDG to detect residual disease after therapy for malignant lymphoma. Nucl Med Commun. 1998;19:1055-63.

51. Moog F, Bangerter M, Diederichs CG, Guhlmann A, Kotzerke J, Merkle E, et al. Lymphoma: role of whole--body 2-deoxy-2-[F-18]fluoro-D-glucose (FDG) PET in nodal staging. Radiology. 1997;203:795-800.

52. Stumpe KD, Urbinelli M, Steinert HC, Glanzmann C, Buck A, von Schulthess GK. Whole-body positron emission tomography using fluorodeoxyglucose for staging of lymphoma: effectiveness and comparison with computed tomography. Eur J Nucl Med. 1998;25:721-8.

53. Gambhir SS, Czernin J, Schwimmer J, Silverman DH, Coleman RE, Phelps ME. A tabulated summary of the FDG PET literature. J Nucl Med. 2001;42(5):1S-93S.

54. Bangerter M, Kotzerke J, Griesshammer M, Elsner K, Reske SN, Bergmann L. Positron emission tomography with 18-fluorodeoxyglucose in the staging and follow-up of lymphoma in the chest. Acta Oncol. 1999;38:799-804.

55. Freudenberg LS, Antoch G, Schutt P, Beyer T, Jentzen W, Muller SP, et al. FDG-PET/CT in re-staging of patients with lymphoma. Eur J Nucl Med Mol Imaging. 2004;31:325-9.

56. len-Auerbach M, Quon A, Weber WA, Obrzut S, Crawford T, Silverman DH, et al. Comparison between 2-deoxy-2--[18F]fluoro-D-glucose positron emission tomography and positron emission tomography/computed tomography hardware fusion for staging of patients with lymphoma. Mol Imaging Biol. 2004;6:411-6.

57. Hoffmann M, Kletter K, Diemling M, Becherer A, Pfeffel F, Petkov V, et al. Positron emission tomography with fluorine-18-2-fluoro-2-deoxy-D-glucose (F18-FDG) does not visualize extranodal B-cell lymphoma of the mucosa-associated lymphoid tissue (MALT)-type. Ann Oncol. 1999;10:1185-9.

58. Jerusalem G, Beguin Y, Najjar F, Hustinx R, Fassotte MF, Rigo P, et al. Positron emission tomography (PET) with 18F-fluorodeoxyglucose (18F-FDG) for the staging of low-grade non-Hodgkin's lymphoma (NHL). Ann Oncol. 2001;12:825-30.

59. Bangerter M, Moog F, Buchmann I, Kotzerke J, Griesshammer M, Hafner M, et al. Whole-body 2-[18F]-fluoro-2-deoxy-D-glucose positron emission tomography (FDG-PET) for accurate staging of Hodgkin's disease. Ann Oncol. 1998;9:1117-22.

60. Talbot JN, Haioun C, Rain JD, Meignan M, Wioland M, Misset JL, et al. [18F]-FDG positron imaging in clinical management of lymphoma patients. Crit Rev Oncol Hematol. 2001;38:193-221.

61. Sieber M, Tesch H, Pfistner B, Rueffer U, Paulus U, Munker R, et al. Treatment of advanced Hodgkin's disease with COPP/ABV/IMEP versus COPP/ABVD and consolidating radiotherapy: final results of the German Hodgkin's Lymphoma Study Group HD6 trial. Ann Oncol. 2004;15:276-82.

62. Isasi CR, Lu P, Blaufox MD. A metaanalysis of 18F-2-deoxy-2-fluoro-D-glucose positron emission tomography in the staging and restaging of patients with lymphoma. Cancer. 2005;104:1066-74.

63. Rini JN, Leonidas JC, Tomas MB, Palestro CJ. 18F-FDG PET versus CT for evaluating the spleen during initial staging of lymphoma. J Nucl Med 2003;44(7):1072-4.

64. Moog F, Bangerter M, Diederichs CG, Guhlmann A, Merkle E, Frickhofen N, et al. Extranodal malignant

lymphoma: detection with FDG PET versus CT. Radiology. 1998;206:475-81.

65. Shen YY, Kao A, Yen RF. Comparison of 18F-fluoro-2-deoxyglucose positron emission tomography and gallium-67 citrate scintigraphy for detecting malignant lymphoma. Oncol Rep. 2002;9:321-5.

66. Wirth A, Seymour JF, Hicks RJ, Ware R, Fisher R, Prince M. et al. Fluorine-18 fluorodeoxyglucose positron emission tomography, gallium-67 scintigraphy, and conventional staging for Hodgkin's disease and non-Hodgkin's lymphoma. Am J Med. 2002;112:262-8.

67. Bar-Shalom R, Yefremov N, Haim N, Dann EJ, Epelbaum R, Keidar Z, et al. Camera-based FDG PET and 67Ga SPECT in evaluation of lymphoma: comparative study. Radiology. 2003;227:353-60.

68. Kostakoglu L, Leonard JP, Kuji I, Coleman M, Vallabhajosula S, Goldsmith SJ. Comparison of fluorine-18 fluorodeoxyglucose positron emission tomography and Ga-67 scintigraphy in evaluation of lymphoma. Cancer. 2002;94:879-88.

69. Talbot JN, Haioun C, Rain JD, Meignan M, Wioland M, Misset JL, et al. [18F]-FDG positron imaging in clinical management of lymphoma patients. Crit Rev Oncol Hematol. 2001;38:193-221.

70. de Wit M, Bohuslavizki KH, Buchert R, Bumann D, Clausen M, Hossfeld DK. 18FDG-PET following treatment as valid predictor for disease-free survival in Hodgkin's lymphoma. Ann Oncol. 2001;12:29-37.

71. Mikhaeel NG, Timothy AR, Hain SF, O'Doherty MJ. 18-FDG-PET for the assessment of residual masses on CT following treatment of lymphomas. Ann Oncol. 2000;11 (1):147-50.

72. Zijlstra JM, Lindauer-van der Werf G, et al. 18F-Fluoro-deoxyglucose positron emission tomography for posttreatment evaluation of malignant lymphoma: a systematic review. Haematologica. 2006;91:522-9.

73. Kobe C, Dietlein M, Franklin J, et al. Positron emission tomography has a high negative predictive value for progression or early relapse for patients with residual disease after first-line chemotherapy in advanced-stage Hodgkin lymphoma. Blood 2008;112:3989-94.

74. Rose C, Dose J, Avril N. Positron emission tomography for the diagnosis of breast cancer. Nucl Med Commun. 2002;23:613-8.

75. Delbeke D. Oncological applications of FDG PET imaging: brain tumors, colorectal cancer, lymphoma and melanoma. J Nucl Med. 1999;40:591-603.

76. Buck A, Schirrmeister H, Kuhn T, Shen C, Kalker T, Kotzerke J, et al. FDG uptake in breast cancer: correlation with biological and clinical prognostic parameters. Eur J Nucl Med Mol Imaging. 2002;29:1317-23.

77. Adler LP, Crowe JP, al Kaisi NK, Sunshine JL. Evaluation of breast masses and axillary lymph nodes with [F-18] 2-deoxy-2-fluoro-D-glucose PET. Radiology. 1993;187:743-50.

78. Dose J, Bleckmann C, Bachmann S, Bohuslavizki KH, Berger J, Jenicke L, et al. Comparison of fluorodeoxyglucose positron emission tomography and "conventional diagnostic procedures" for the detection of distant metastases in breast cancer patients. Nucl Med Commun. 2002;23:857-64.

79. Vranjesevic D, Filmont JE, Meta J, Silverman DH, Phelps ME, Rao J, et al. Whole-body (18)F-FDG PET and conventional imaging for predicting outcome in previously treated breast cancer patients. J Nucl Med. 2002;43:325-9.

80. Wahl RL, Zasadny K, Helvie M, Hutchins GD, Weber B, Cody R. Metabolic monitoring of breast cancer chemo-hormonotherapy using positron emission tomography: initial evaluation. J Clin Oncol. 1993;11:2101-11.

81. Smith IC, Welch AE, Hutcheon AW, Miller ID, Payne S, Chilcott F, et al. Positron emission tomography using [(18)F]-fluorodeoxy-D-glucose to predict the pathologic response of breast cancer to primary chemotherapy. J Clin Oncol. 2000;18:1676-88.

82. Schelling M, Avril N, Nahrig J, Kuhn W, Romer W, Sattler D, et al. Positron emission tomography using [(18)F] Fluorodeoxyglucose for monitoring primary chemotherapy in breast cancer. J Clin Oncol. 2000;18:1689-95.

83. Jansson T, Westlin JE, Ahlstrom H, Lilja A, Langstrom B, Bergh J. Positron emission tomography studies in patients with locally advanced and/or metastatic breast cancer: a method for early therapy evaluation? J Clin Oncol. 1995;13:1470-7.

84. Dresel S, Grammerstorff J, Schwenzer K, Brinkbaumer K, Schmid R, Pfluger T, et al. [18F]FDG imaging of head and neck tumours: comparison of hybrid PET and morphological methods. Eur J Nucl Med Mol Imaging. 2003;30:995-1003.

85. Kitagawa Y, Sano K, Nishizawa S, Nakamura M, Ogasawara T, Sadato N, et al. FDG-PET for prediction of tumour aggressiveness and response to intra-arterial chemotherapy and radiotherapy in head and neck cancer. Eur J Nucl Med Mol Imaging. 2003;30:63-71.

86. Reisser C, Haberkorn U, Dimitrakopoulou-Strauss A, Seifert E, Strauss LG. Chemotherapeutic management of head and neck malignancies with positron emission tomography. Arch Otolaryngol Head Neck Surg. 1995;121:272-6.

87. Kitagawa Y, Nishizawa S, Sano K, Ogasawara T, Nakamura M, Sadato N, et al. Prospective comparison of 18F-FDG PET with conventional imaging modalities (MRI, CT, and 67Ga scintigraphy) in assessment of combined intraarterial chemotherapy and radiotherapy for head and neck carcinoma. J Nucl Med. 2003;44:198-206.

88. Lowe VJ, Boyd JH, Dunphy FR, Kim H, Dunleavy T, Collins BT, et al. Surveillance for recurrent head and neck cancer using positron emission tomography. J Clin Oncol. 2000;18:651-8.

89. Ryu SY, Kim MH, Choi SC, Choi CW, Lee KH. Detection of early recurrence with 18F-FDG PET in patients with cervical cancer. J Nucl Med. 2003;44:347-52.

90. Friedman KP, Wahl RL. Clinical use of positron emission tomography in the management of cutaneous melanoma. Semin Nucl Med. 2004;34:242-53.

91. Wagner JD, Schauwecker DS, Davidson D, Wenck S, Jung SH, Hutchins G. FDG-PET sensitivity for melanoma lymph node metastases is dependent on tumor volume. J Surg Oncol. 2001;77:237-42.

92. Acland KM, Healy C, Calonje E, O'Doherty M, Nunan T, Page, C et al. Comparison of positron emission tomography scanning and sentinel node biopsy in the detection of micrometastases of primary cutaneous malignant melanoma. J Clin Oncol. 2001;19:2674-8.

93. Friedman RJ, Rigel DS, Kopf AW. Early detection of malignant melanoma: the role of physician examination and self-examination of the skin. CA Cancer J Clin. 1985;35:130-51.

94. Lee ML, Tomsu K, Von Eschen KB. Duration of survival for disseminated malignant melanoma: results of a meta-analysis. Melanoma Res. 2000;10:81-92.

95. Schaadt J, Crowley R, Miller D, Kavanah M. Isolated limb perfusion: a literature review. J Extra Corpor Technol. 2002;34:130-43.

96. Cattel L, Buffa E, De Simone M, Cesana P, Novello S, Dosio F, et al. Melphalan monitoring during hyperthermic perfusion of isolated limb for melanoma: pharmacokinetic study and 99mTc-albumin microcolloid technique. Anticancer Res. 2001;21:2243-8.

97. Wagner JD, Schauwecker D, Davidson D, Logan T, Coleman JJ III, Hutchins G, et al. Inefficacy of F-18 fluorodeoxy-D-glucose-positron emission tomography scans for initial evaluation in early-stage cutaneous melanoma. Cancer. 2005;104:570-9.

98. Fuster D, Chiang S, Johnson G, Schuchter LM, Zhuang H, Alavi A. Is 18F-FDG PET more accurate than standard diagnostic procedures in the detection of suspected recurrent melanoma? J Nucl Med. 2004;45:1323.

# Intervenção Radiológica

Luis Tenório de Brito Siqueira
Daniel Simões de Oliveira

## DESTAQUES

- A radiologia intervencionista tem papel relevante no manejo do câncer, englobando diversos procedimentos diagnósticos e terapêuticos.
- Entre as opções terapêuticas proporcionadas pela radiologia intervencionista, destacam-se a ablação por radiofrequência, ablação por micro-ondas, crioablação, eletroporação, ultrassom focalizado (HIFU), além de opções de embolização e quimioterapia intra-arterial.
- Diversos outros procedimentos, tal como alcoolização de plexo e vertebroplastia, podem ser utilizados com intuito de paliação de sintomas.

## INTRODUÇÃO

A intervenção oncológica (IO) constitui uma subespecialidade crescente da radiologia intervencionista voltada para o diagnóstico, tratamento e paliação em diversas situações e para grande variedade de neoplasias. Desta forma, está presente praticamente durante todo o ciclo terapêutico do paciente oncológico. Incluem procedimentos endovasculares e percutâneos guiados por imagem, como raios X (fluroscopia), ultrassom (US), tomografia computadorizada (TC) ou mesmo ressonância magnética (RM).[1,2] Pela relevância atual no cuidado com o paciente oncológico, em artigo da revista Nature em 2015,[3] a IO passou a sem citada como o "quarto pilar" no combate ao câncer, ao lado da oncologia clínica, oncologia cirúrgica e radioterapia.

A diversidade de técnicas da IO, sempre a trabalhar por punções ao invés de incisões, de forma minimamente invasiva, no intuito de reduzir efeitos colaterais e comorbidades e possibilitar menor tempo de recuperação, torna a abordagem guiada por imagem atraente aos pacientes oncológicos e aplicável mesmo a pacientes mais frágeis. Para muitas situações clínicas, os resultados da IO são comparáveis à cirurgia, radioterapia ou quimioterapia sistêmica, como p. ex., no carcinoma hepatocelular (CHC) inicial e intermediário, doenças oligo-metastáticas do fígado e pulmão ou em cânceres renais. Publicações científicas crescem consistentemente

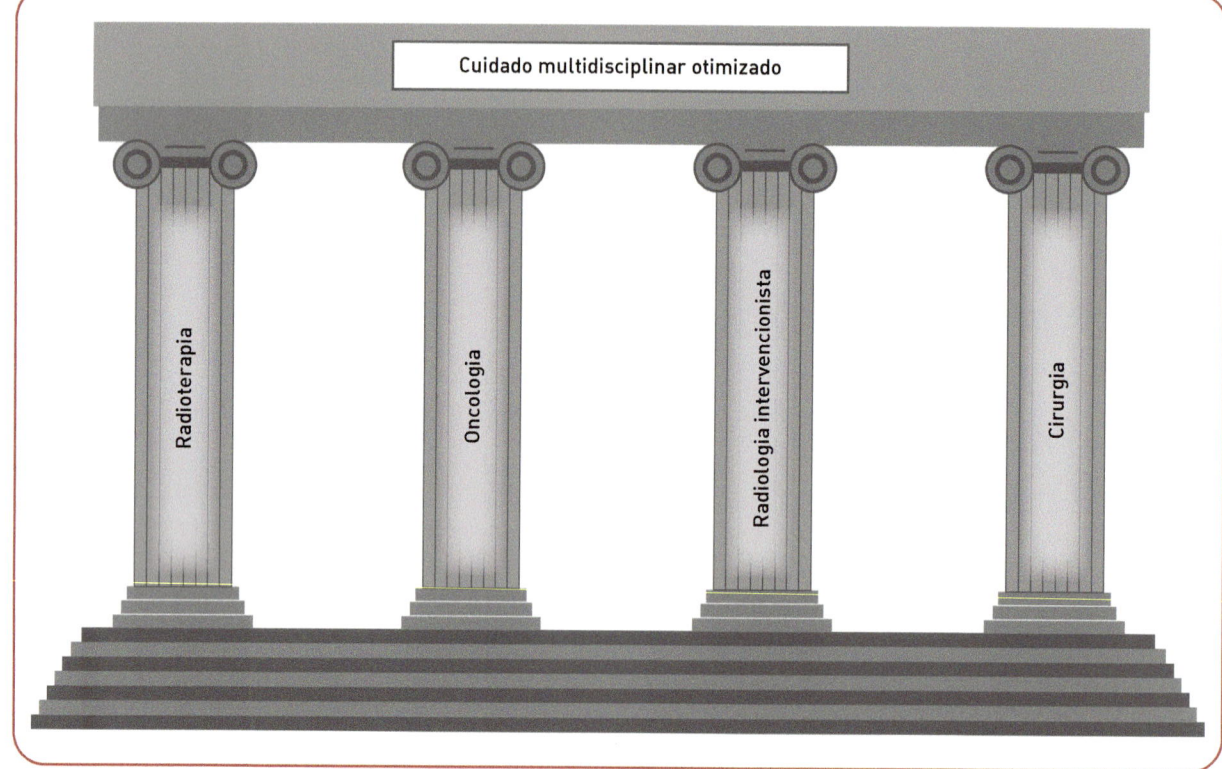

**FIGURA 78.1 –** Os quatro pilares no combate ao câncer proposto pela revista *Nature* em 2015, que evidenciam a intervenção oncológica ao lado da oncologia clínica, cirurgia e radioterapia.
Fonte: Adaptada de Nature Reviews | Clinical Oncology.

afim de justificar esse posicionamento recente da especialidade.[3-6]

Trabalhamos o capitulo de modo didático, primeiramente classificando os procedimentos intervencionistas em diagnósticos, terapêuticos e paliativos, e, posteriormente, sua atuação de acordo com sitio primários cuja atuação da IO é mais presente.

## TÉCNICAS INTERVENCIONISTAS

### Procedimentos diagnósticos

#### Punções (PAAF, Paracentese, Toracocentese)

A punção aspirativa guiada por imagem é um procedimento realizado para obtenção de material de forma minimamente invasiva e segura. Pode ser realizada para diversas causas e guiada por vários métodos, entretanto, o mais comum é o US devido à ampla disponibilidade, baixo custo, ausência de radiação ionizante e com orientação espacial em tempo real. A TC se faz fundamental em áreas mais profundas e, muitas vezes, complementarão US.

### Biópsias

Com os avanços do tratamento oncológico e o surgimento da imunoterapia, faz-se necessária a obtenção de cada vez mais material dos tecidos tumorais para estudo histopatológico, imuno-histoquímico e de marcadores moleculares.[7,8] Basicamente, as técnicas disponíveis são por meio do modo coaxial, em que a agulha que está na lesão fica fixa e, por dentro dela, uma agulha de corte retira os fragmentos, e o modo *tru-cut*, no qual a agulha de corte precisa repetir o trajeto até o alvo na retirada das amostras. As agulhas podem ser automáticas, usadas normalmente em próstata e mama, ou semiautomáticas, com maior controle para abertura do corte.

### Colangiografia transparietais

Procedimento indicado em obstruções biliares, quando a via endoscópica é inviável, com a realização de punção de um ramo periférico da via biliar com agulha fina, seguida de cateterização da mesma e posterior injeção de contraste sob diversas angulações.

Tem como vantagem poder ser realizada no mesmo tempo cirúrgico à drenagem, quando identificada obstrução e represamento do contraste.

## Procedimentos terapêuticos

### Ablação

### Radiofrequência (RFA)

O princípio se baseia na interação biofísica da corrente alternada de alta frequência (450-500 kHz) e do tecido biológico em termos de perda de energia resistiva (efeito Joule).[9] O paciente faz parte de um circuito fechado que inclui um gerador de radiofrequência, uma agulha (eletrodo ativo) e placas de dispersão (eletrodo de referência) coladas externamente no corpo do paciente. Com a passagem da corrente elétrica alternada entre os dois eletrodos, é estabelecido um campo elétrico que oscila em alta frequência, o que provoca agitação iônica e, portanto, o aquecimento do tecido, de modo a induzir a danos celulares irreparáveis, o que leva à necrose de coagulação.[9–11]

O objetivo é aquecer os tecidos entre 50° e 100° durante 4 a 6 minutos, sem causar carbonização ou vaporização. O efeito *heat sink* é um dos fatores responsáveis por limitar a área de necrose coagulativa.[12]

### Micro-ondas (MWA)

Utiliza-se de ondas eletromagnéticas no espectro de energia de micro-ondas (300 MHz a 300 GHz) para criar efeito de aquecimento dos tecidos. Uma vez que a molécula da água é polar, ela tende a alinhar-se com as ondas eletromagnéticas. A variação da frequência magnética entre 915 MHz e 2.450 MHz produz rápida rotação das moléculas de água, o que resulta na sua agitação e, consequentemente, em aquecimento do tecido adjacente. Portanto, micro-ondas eletromagnéticas aquecem a matéria com agitação das moléculas de água no tecido circundante, que produz atrito e calor, assim, induz a morte celular por meio da necrose coagulativa.[13–15]

A interação das moléculas de água com os tecidos circundantes provoca uma transferência de energia cinética e posterior aquecimento de tecidos para níveis citotóxicos. É um método menos sensível ao *heat-sink*, devido à melhor penetração de energia térmica quando comparado à RFA.[16]

### Crioablação

A técnica usa a expansão do gás argônio pressurizado para atingir temperaturas extremamente baixas, em torno de -140 °C, de acordo com o efeito Joule-Thomson.[17–19] À medida que a temperatura diminui abaixo de -40 °C, os tecidos são danificados como resultado da desnaturação de proteínas, ruptura celular (causada por mudanças osmóticas entre água intra e extra-celular) e isquemia tecidual (causada por trombose microvascular). Além disso, durante o descongelamento, os cristais de gelo coalescem em cristais maiores, que perturbam as membranas celulares.[20,21]

As principais vantagens da crioablação são a melhor visualização e, consequentemente, o melhor monitoramento em tempo real, e sofre menos com o efeito Heat-Sink.[18]

### Eletroporação irreversível

Modalidade de ablação não térmica, que a técnica induz à morte celular por meio do aumento irreversível da permeabilidade da membrana celular, e que forma nanoporos permanentes pela aplicação de um campo elétrico de alta tensão (até 3 kV/cm), sem produzir efeito térmico adicional.[22,23]

Necessita de anestesia geral com bloqueio neuromuscular completo, para evitar contrações musculares generalizadas induzidas pela corrente. Em contraste com as outras técnicas, as estruturas adjacentes ao tecido-alvo, como grandes vasos sanguíneos, ductos biliares ou bronquíolos, são preservados. O efeito *heat-sink* (dissipador de calor) durante o tratamento é insignificante e não há redução da eficácia ablativa.[24,25]

### Ultrassom focalizado (HIFU)

Modalidade de ablação térmica não invasiva orientada por imagem em tempo real, na qual o US de alta intensidade utiliza-se de energia acústica a partir do efeito piezoelétrico de um transdutor específico, de maneira semelhante à US diagnóstica, contudo, opera em frequências entre 200 kHz e 4 MHz.[26,27] Utiliza-se uma janela acústica apropriada obtida por meio de meio líquido e uma almofada de gel. Quando focado para fornecer alta energia a um único ponto (*spot*), atingindo entre 70 °C e 95 °C, ocorre necrose coagulativa do tecido. A RM é o método de imagem indicado para planejamento, orientação e controle durante o procedimento de ablação térmica, por permitir quantificação contínua do calor cumulativo, de modo a verificar o limiar térmico pela termometria em tempo real, para monitorar, assim, a zona de ablação e o calor transferido aos tecido adjacentes.[28,29]

### Drenagem biliar

Procedimento realizado em pacientes com obstrução biliar e elevação de bilirrubinas. Em metanálise realizada por Zhao *et al*, a qual comparou a drenagem biliar percutânea e a endoscópica no cenário de obstrução por causas malignas, foi observado que a drenagem percutânea oferece melhor sucesso terapêutico e menor incidência de colangite, o que corrobora a eficácia e segurança da técnica.[30] Em pacientes com prognóstico reservado, a prótese metálica (*stent*) é uma alternativa eficaz que propicia maior qualidade de vida quando comparado aos drenos.[7]

### Drenagem de coleções

As drenagens percutâneas contribuem muito na resolução de quadros infecciosos cavitários, uma vez que evitam reoperações e reduz o tempo de internação. Os métodos-guia costumam ser o US e a TC.

### Nefrostomia e passagem de duplo J por via descendente

Indicada, principalmente, para alívio de obstruções urinárias, na qual é realizado o acesso piélico guiado por ultrassom e escopia. A técnica utilizada na radiologia intervencionista apresenta alta eficácia (98%), com baixos índices de complicações, e a principal e mais temida delas são os sangramentos de grande monta, porém, são bastante raros e mais relacionados a pacientes com coagulopatias.[31,32] A passagem de duplo J por via descendente está indicada quando o urologista não consegue a passagem por via vesical – usualmente associada a tumores avançados de bexiga ou com infiltração do trígono veisical. Neste caso, o intervencionista, a utilizar-se das mesmas técnicas dos procedimentos endovasculares, posiciona o cateter duplo J por via descendente, o que possibilita a retirada de nefrostomias.

### Acessos venosos e port-o-cath

Os cateteres venosos centrais externalizados e totalmente implantáveis são amplamente usados para melhorar a confiabilidade do acesso venoso em pacientes que recebem um prolongado curso de terapia citotóxica, quimioterapia anti-infecciosa ou nutrição parenteral de longo prazo. Os cateteres totalmente implantáveis têm várias vantagens sobre externalizados cateteres, inclusive acesso venoso confiável, baixa incidência de infecção, ausência de manutenção e menos restrições sobre atividades, como banho e esportes.[33,34] Infecções locais temporárias menores devem ser tratadas com antissépticos e, possivelmente, antibióticos orais. No entanto, o *port* deve ser explantado onde houver inchaço local ou purulento drenagem.[35]

### Embolização de veia porta (EVP)

A ressecção hepática tem sido um dos grandes pilares para tratamento de tumores hepatobiliares primários ou secundários que acometem volume superior 70% do fígado.

Com os avanços da radiologia intervencionista, a EVP se destaca com a finalidade de promover a hipertrofia do lobo hepático contralateral e atrofia do lobo ipsilateral. Constitui uma técnica segura e com uma diversidade grande de modos de ser realizada, com índices de realização de hepatectomias após sua realização de até 79%,[38,39] ultimamente realizada inclusive com a embolização das veias hepáticas direita e média em paciente selecionados, com resultados semelhantes à técnica cirúrgica utilizada (ALPPS).[40–43]

### Embolização/quimioembolização

Sabe-se que os tumores hepáticos são nutridos quase exclusivamente por ramos da artéria hepático, ao passo que o parênquima hepático recebe nutrientes e oxigênio predominantemente pela veia porta. Desta forma, o tratamento do tumor se faz por meio do cateterismo seletivo ou superseletivo das artérias que nutrem a lesão, seguida da utilização de agentes embolizantes com ou sem quimioterápico associado (mais usualmente doxorrubicina, irinotecano ou cisplatina. Agentes embólicos produzem isquemia tecidual, o que resulta em hipóxia tumoral, sem grande alteração da função hepática. A hipóxia por sua vez, potencializa os efeitos de fármacos citotóxicos por meio do aumento da sua absorção e retenção pelas células neoplásicas.[44,45]

O processo de embolização é eficaz quando ocorre a embolização completa com preservação do parênquima normal e a função do órgão-alvo.[46,47]

As indicações são amplas, e podem ser realizadas com o intuito de promover necrose tecidual em neoplasias selecionadas, bem como no caráter pré-operatório em lesões muito vascularizadas para prevenir sangramentos volumosos no ato cirúrgico, ou ainda de forma emergencial, como em neoplasias que sangram expontaneamente.[7]

### Quimioterapia intra-arterial (HAIC)

A quimioterapia de infusão da artéria hepática (HAIC) é uma opção de tratamento local usado em tumores primário ou secundário do fígado em pacientes com doença exclesiva ou predominantemente hepática.[48,49] Esse tratamento tem sido usado, principalmente, como salvamento após intolerância ao tratamento padrão intravenoso (IV), e também na falha ao tratamento IV com boa taxa de resposta, mesmo com utilização da mesma droga. Devido ao alto taxa de resposta de HAIC, surgem alguns protocolos de estudo que usam essas terapias em primeira linha.[50] O objetivo dessas terapias de primeira linha, como um chamado tratamento de indução, é obter a reposta máxima precoce, sobretudo com a busca da conversão cirúrgica e, ainda, maior tempo livre de recidiva após ressecções cirúrgicas.[48]

### Radioembolização

É uma forma de terapia intra-arterial, na qual partículas de vidro ou resina, impregnadas com o isótopo Ítrio-90 (90Y), são infundidas por meio de cateter diretamente nas artérias hepáticas. O elemento radioativo possui meia-vida de 64,2 horas e penetração tecidual de 2,5 mm a 11 mm, característica essa que pode preservar o parênquima hepático não comprometido.[51,52] O planejamento do procedimento é complexo e multidisciplinar, e envolve diversos especialistas, como radiologistas intervencionistas, oncologistas, cirurgiões oncológicos, médicos nucleares, radioterapeutas e físicos.[53]

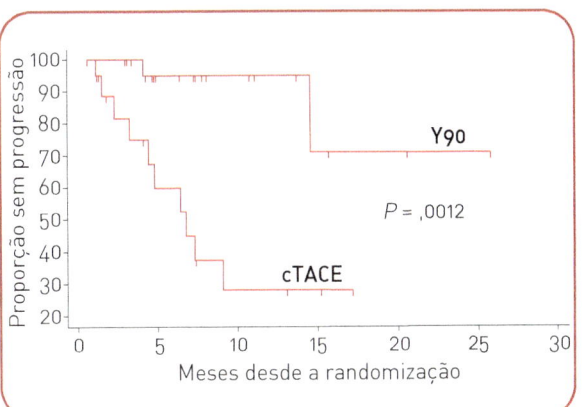

**FIGURA 78.3 –** Comparativo de tempo de progressão de doença em carcinoma hepatocelular entre radioembolização e quimioembolização convencional.

Fonte: Adaptada de Salem *et al.*, 2016.

## Procedimentos paliativos

### Vertebroplastia

Procedimento terapêutico baseado na injeção de cimento radiopaco (polimetilmetacrilato – PMMA) no

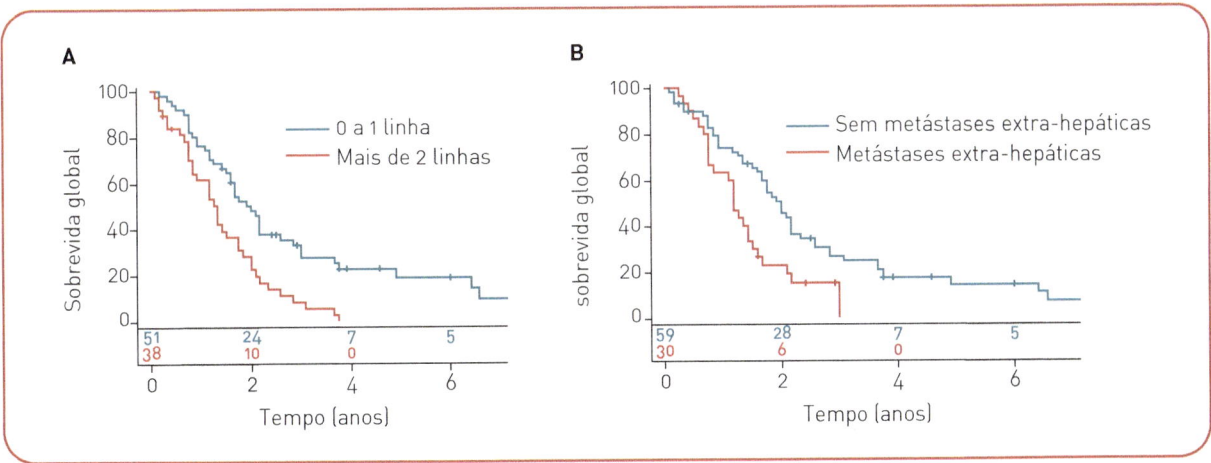

**FIGURA 78.2 –** Quimioterapia intra-arterial hepática (HAIC) para metástases de neoplasia colorretal: (**A**) Quando realizada junto da primeira ou segunda linha de quimioterapia sistêmica. (**B**) Quando realizada com ou sem acometimento extra-hepático.

Fonte: Adaptada de Boileve *et al.*

interior do corpo vertebral acometido por fratura, com o objetivo de aliviar a dor e promover estabilidade.[54] Ele é idealmente realizado na tomografia computadorizada para aumentar a precisão do posicionamento das agulhas no corpo vertebral e combinada com radioscopia, para acompanhar em tempo real a injeção do cimento.[55,56]

Chew *et al.* demonstraram, em um estudo prospectivo de vertebroplastia em mieloma/doença espinal metastática, uma diminuição de 2,8 pontos no EVA, o que corrobora com outros estudos que demonstram melhora álgica e funcional do procedimento por causas malignas.[57]

### Alcoolização de plexos

A intervenção com finalidade de controle álgico ainda é bastante desconhecida no meio médico, mesmo sendo fundamental no cenário da dor visceral que atinge muitos pacientes em condições terminais, já refratários aos tratamentos convencionais com AINEs e opioides.[58] A principal indicação é no plexo celíaco em neoplasias pancreáticas, porém, também é realizada no plexo hipogástrico e gânglio ímpar. A eficácia alcança taxas de 70% a 80% e costumam durar de 3 a 6 meses.[59] Novamente, quando guiada por tomografia computadorizada apresenta maior precisão, com melhores resultados e menos complicações.

### Gastrostomia transcutânea

Realizada com passagem direta por punção do estômago guiada por imagem. Usualmente em pacientes que não tenham condições de se alimentar por via oral ou obstruídos, quando necessitam de um acesso para garantir uma nutrição enteral prolongada ou apenas para drenagem paliativa.[60] A intervenção oncológica vem ganhando espaço em pacientes com neoplasias de cabeça e pescoço, nos quais a abordagem endoscópica é dificultada ou limitada em casos de lesões infiltrativas no trato aerodigestivo superior.[61,62] Em relação à via endoscópica, apresenta a vantagem de não passar pela cavidade oral, o que reduz a taxa de infecção de ferida ao redor da GTT. Possibilita maior precisão no posicionamento quando comparada à via endoscópica, visto que os métodos de imagem permitem a realização em pacientes obesos, bem como nítida visualização do fígado, cólon e pâncreas, de modo a reduzir a possibilidade de lesões inadvertidas que podem ocorrer na via endoscópica.

### Filtro de veia cava

Os filtros são dispositivos implantados na veia cava inferior abaixo do nível das veias renais, os quais capturam trombos e evitam o tromboembolismo pulmonar maciço. As indicações variam desde situações cujo tratamento farmacológico está contraindicado, bem como em casos de falha terapêutica em pacientes com trombose venosa profunda. Trata-se de um procedimento relativamente simples com raras complicações, e os filtros são provisórios ou permanentes.[63,64]

### Pleurodese percutânea

Procedimento realizado com anestesia local, sem a necessidade de intubação orotraqueal ou posicionamento de óticas de laparoscopia. Utilizado em casos de derrames pleurais recorrentes. O intuito é gerar uma obliteração do espaço pleural por meio de substâncias químicas injetadas por drenos percutâneos. É uma alternativa minimamente invasiva em derrames pleurais malignos de tumores não sensíveis à quimioterapia ou radioterapia, com eficácia em até 80% dos casos.[65]

## ATUAÇÃO DA INTERVENÇÃO ONCOLÓGICA MAIS RELEVANTE DE ACORDO COM O SÍTIO PRIMÁRIO

### Fígado/vias biliares

### Carcinoma hepatocelular (CHC)

Uma das principais áreas de atuação da intervenção oncológica ocorre nas neoplasias que acometem o fígado, em especial o CHC. São indicados procedimentos que incluem desde a biópsia, mais solicitada para pesquisa de marcadores moleculares ou imagens atípicas, bem como ablações e terapias intra-arteriais (TACE, TARE, HAIC).

As modalidades ablativas mais amplamente usadas para o CHC são a RFA e a micro-ondas.[66] Os resultados são melhores para lesões pequenas (até 3,0 cm), embora a MWA produza uma área de necrose coagulativa mais ampla e homogênea, que pode ser, futuramente, indicada para lesões maiores do que esse limiar já estabelecido.[67] Em comparação com as técnicas cirúrgicas, as publicações recentes demonstram melhor custo-efetividade para a ablação em lesões menores que 2,0 cm ou até lesões menores que 3,0 cm, com taxas de sucesso oncológico local equiparáveis às taxas de enucleações cirúrgicas.[68]

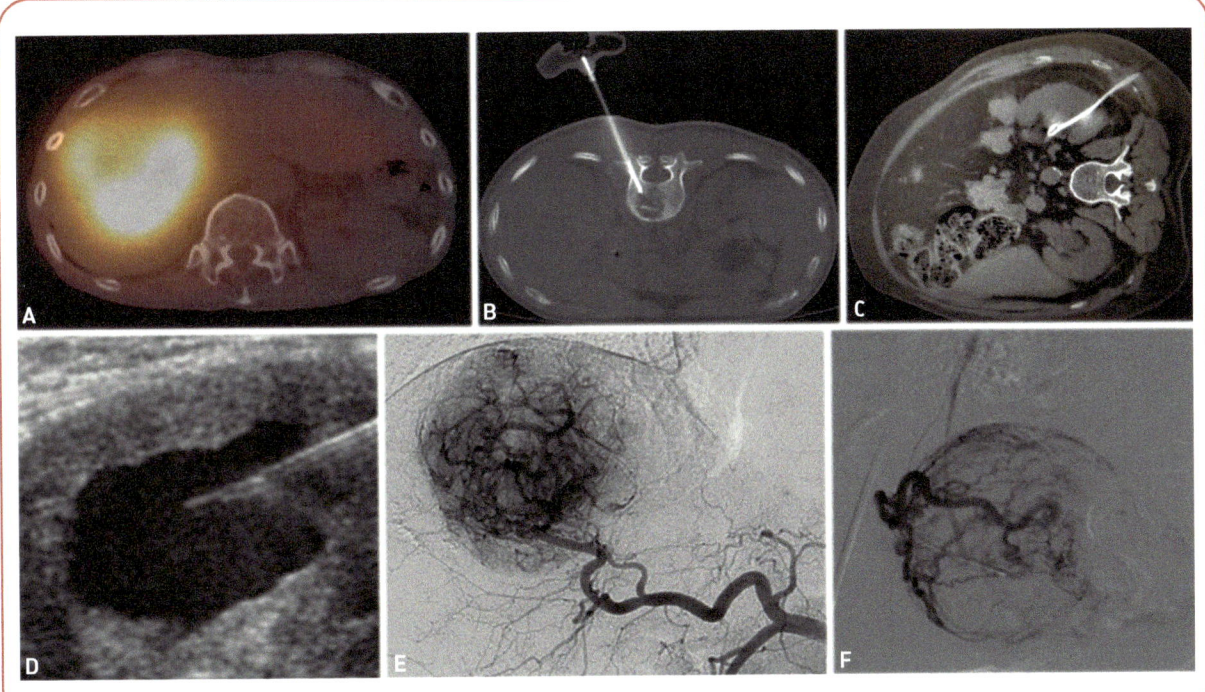

**FIGURA 78.4 –** Exemplos de técnicas intervencionistas. **(A)** Imagem em PET-CT após realização da radioembolização. **(B)** Biópsia óssea de metástase em corpo vertebral guiada por TC. **(C)** Imagem final de TC após implante de nefrostomia. **(D)** Punção de coleção hepática guiada por USG. **(E)** Arteriografia de carcinoma hepatocelular. **(F)** Arteriografia durante procedimento de embolização neoplásica.
Fonte: Acervo da autoria.

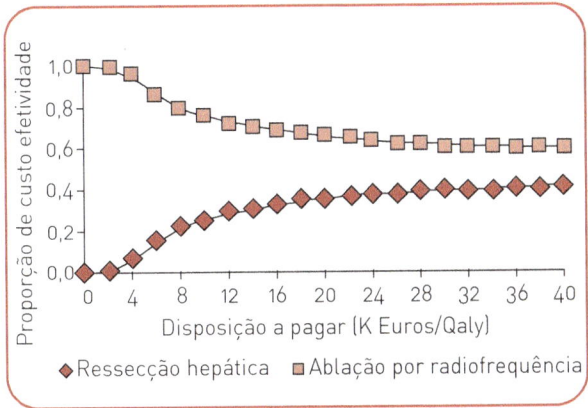

**FIGURA 78.5 –** Análise de custo-efetividade para carcinoma hepatocelular único menor que 2,0 cm entre ablação por radio-frequência e cirurgia.
Fonte: Adaptada de Cucchetti *et al.*, 2013.

A TACE (com doxorrubicina) é o procedimento mais realizado em pacientes com CHC, e estima-se que até 50% deles precisem realizar mais de 1 sessão. Esse procedimento é mais amplamente usado em um estádio intermediário da doença, porém, pode ser associado com a ablação em CHCs maiores que 3,0 cm, como também nas situações que envolvem o transplante (*downstaging* e *bridging*) e, ainda de forma paliativa,

em associação com a quimioterapia.[69] Os resultados recentes demonstram a TACE cada vez mais efetiva em estádios precoces,[47] além de ser segura e eficaz quando realizada por balão (b-TACE)[70] ou mesmo em associação com a imunoterapia, a qual demonstrou melhores taxas de sobrevida quando comparada à TACE monoterapia.[71]

Ao comparar TARE *versus* TACE, a primeira foi superior quanto a tempo livre de progressão (26 meses *versus* 6,8 meses) e índice de qualidade de vida, uma vez que são medidas essenciais ao se considerar o paciente candidato à terapia ponte, ainda que a sobrevida global tenha sido semelhante.[72,73]

Salem *et al.* descreveram resultados animadores para a segmentectomia por radioembolização para pacientes com CHC único menor que 5,0 cm não passíveis à RFA ou hepatectomia. 70 pacientes foram submetidos a doses segmentares superiores a 190 Gy, com sobrevida global mediana de 6,7 anos, semelhante à descrita para terapêuticas potencialmente curativas. Pacientes com lesões menores que 3,0 cm tiveram resultados ainda mais impressionantes, com probabilidade de sobrevida de 100%, 82% e 75% nos controles de 1, 2 e 5 anos, respectivamente.[52,74]

Grandes estudos como o SIRveNIB e SARAH-trial randomizaram pacientes BCLC B/C para receberem TARE ou sorafenib, e não foi observada diferença de sobrevida global entre os grupos, e os pacientes submetidos à TARE tiveram as melhores taxas de resposta e tolerabilidade, com menos complicações graves.[75,76]

A infusão intra-arterial de quimioterápico (HAIC) é mais difundida no Japão, e é realizada em associação com o sorfenib para pacientes com CHC multinodular e invasão tumoral portal. O SILUS trial mostrou considerável aumento da sobrevida média quando realizado HAIC com sorafenib, em comparação ao sorafenib monoterapia (11,4 meses *versus* 6,5 meses).[77,78]

### Colangiocarcinoma

No cenário da EVP que visa a hipertrofia do fígado remanescente ante a ressecção cirúrgica, o grupo de Montpelier, na França, liderado por Guiu publicou resultados bastante animadores ao associarem à embolização das veias hepáticas junto da embolização portal, procedimento chamado de deprivação venosa. Eles têm conseguido taxas de crescimento mais rápidas, de modo seguro e eficaz.[39–41]

Outra opção utilizada na literatura é a TARE, com algumas pequenas séries de casos relatadas, que demonstraram sobrevida média de 20,0 até 43,7 meses em paciente refratários à QT sistêmica. Esses resultados são encorajadores nessas linhas de pesquisa, visto que a sobrevida média desses pacientes quando não tratados é de 3 a 8 meses, e quando tratados com QT sistêmica, sobe para 12 meses.[79,80]

### Metástases colorretais

A ressecção cirúrgica ainda se mantém como padrão--ouro para o tratamento de acometimento hepático secundário em neoplasias primárias colorretais, entretanto, ela só é possível em 20% dos casos e, ainda assim, a taxa de recidiva pós-operatória é bastante elevada, em torno de 70%.[81–83] O portfólio intervencionista nesse cenário abrange desde a ablação, EVP, TACE (irinotecano), TARE e HAIC.

Alberti *et al.* demonstraram que a quimioembolização (DEBIRI) apresentou resultados após falha do tratamento quimioterápico sistêmico em 82 pacientes, com redução significativa da captação ao meio de contraste (75% a 100%) no controle de 1 mês, com resposta terapêutica observada em 78% dos pacientes,

e que 90% dos pacientes declararam melhora da qualidade de vida por 32 semanas.[84] Martin *et al.* relataram que 40% dos pacientes tratados conseguiram ir para a ressecção cirúrgica, quando associada a QS (FOLFOX) concomitante, com taxas de resposta objetiva de 100% em 3 meses, 80% em 6 meses, 60% em 9 meses e 50% em 12 meses.[85] Outros estudos demonstraram sobrevida global estimada entre 15,2 e 25 meses.[86]

No contexto da TARE em pacientes refratários à QT sistêmica, Hendlisz, em um estudo fase III, comparou 44 pacientes para receberem 5-fluorouracil *versus* TARE + 5-fluorouracil, o que evidenciou um aumento significativo do tempo livre de progressão de doença no segundo grupo (5,5 meses *versus* 2,1 meses) e aumento não significamente estatístico de sobrevida global (10,0 meses *versus* 7,3 meses).[87] Seidensticker *et al.* compararam TARE *versus* terapia de suporte em pacientes quimiorefratários, o que demonstrou um aumento significativo da sobrevida global (8,3 meses *versus* 3,5 meses) e do tempo livre de progressão de doença (5,5 meses *versus* 2,1 meses).[88] Entretanto, quando estudos foram realizados no contexto de associar a TARE como primeira linha de tratamento em associação com quimioterapia (mFOLFOX6 +/- bevacizumabe), não foram observadas diferenças estatisticamente significativas entre ambos nos desfechos primários (sobrevida livre de progressão de doença e sobrevida global), mas, no desfecho secundário de sobrevida livre de progressão hepática, os resultados foram favoráveis no subgrupo de associação com a TARE (20,5 meses *versus* 12,6 meses).[89]

- **HAIC:** foi demonstrado que o aumento na taxa de resposta de metástases hepáticas colorretais apenas para o tratamento é linearmente correlacionado com um aumento na taxa de ressecção e, consequentemente, com uma chance aumentada de cura.[48] A quimioterapia de indução que visa especificamente o fígado é obviamente ainda mais interessante em pacientes com doença limitada a esse órgão, uma vez que demonstrou uma inclinação mais acentuada de a correlação linear entre a resposta e o *downstaging* de não operável para candidatos cirúrgicos. HAIC usado em um adjuvante após a ressecção hepática demonstrou aumentar a sobrevivência.[49,90]

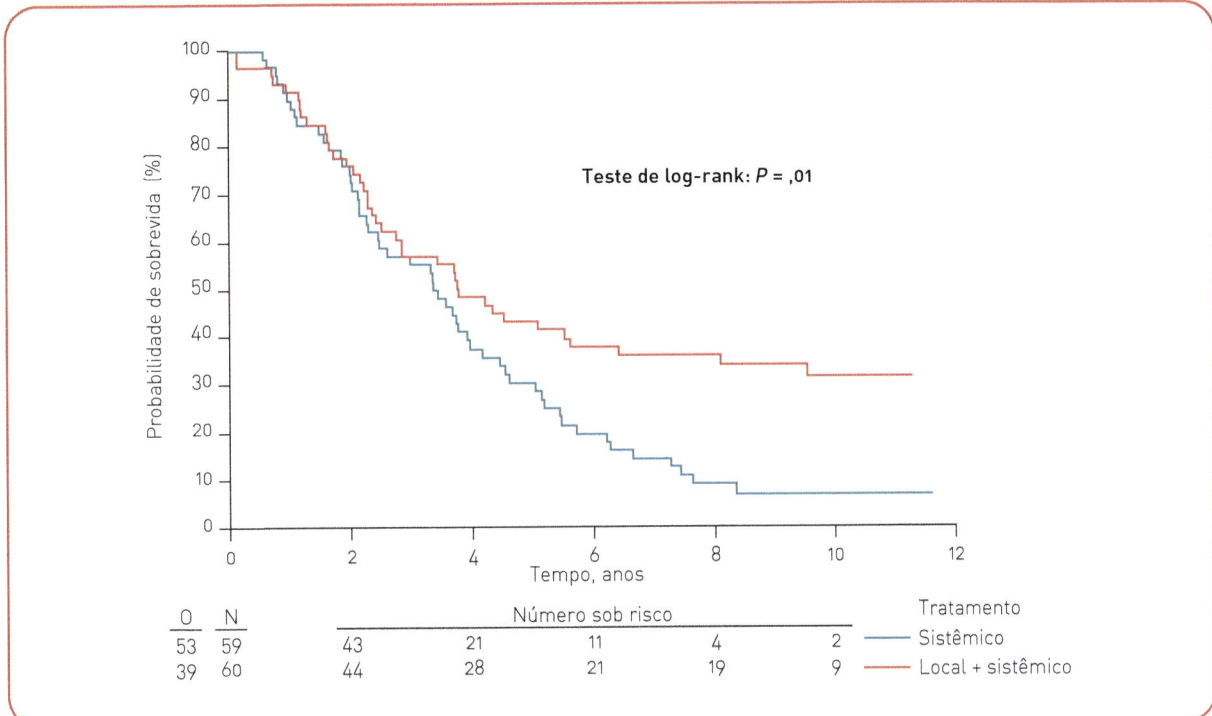

**FIGURA 78.6 –** Comparativo entre realizar quimioterapia sistêmica como monoterapia ou em associação com ablação no cenário de metástases hepáticas de neoplasia colorretal.

Fonte: Adaptada de Ruers *et al.*

| Estudos | n | 2 anos, % | | 5 anos, % | | Valor de P |
|---------|---|-----------|-----|-----------|-----|------------|
| | | HAI | SYS | HAI | SYS | |
| MSKCC | 156 | 90 | 60 | 75 | 40 | 0,0001 |
| ECOG | 75 | 75 | 50 | 70 | 40[a] | 0,0001 |
| Lorenz | 186 | mediana | | 43/27[a] | | NS |
| Lygidakis | 122 | 90 | 60 | 85 | 50 | 0.0001 |

**FIGURA 78.7 –** Estudos randomizados que compararam a sobrevida livre de doença hepática em 2 e 5 anos entre quimioterapia intra-arterial hepática (HAIC) + quimioterapia sistêmica (QT) *versus* QT em metástases hepáticas de neoplasias após a cirurgia.

[a]Sem tratamento no braço controle; HAI: Infusão hepática arterial; SYS: Tratamento sistêmico.

Fonte: Adaptada de Zervoudakis *et al.*

## Rim

Com a descoberta cada vez maior de tumores incidentais confinados ao parênquima renal, ampliou-se o desenvolvimento de terapias que preservem o máximo possível de tecido renal.[92] A nefrectomia parcial para tumores menores que 4,0 cm tem apresentado resultados tão efetivos quanto a cirurgia radical em termos de recorrência local.[93] As diretrizes atuais das associações europeia e americana de urologia colocam a ablação como opção de tratamento local em pacientes não candidatos à cirurgia,[94] e não há estudos duplo-cegos randomizados comparativos entre os métodos. Algumas séries de casos retrospectivas demonstram resultados muito similares entre as terapias, com sobrevida livre de recorrência de 98% e 95% para nefrectomia radical e radiofrequência, respectivamente.[95]

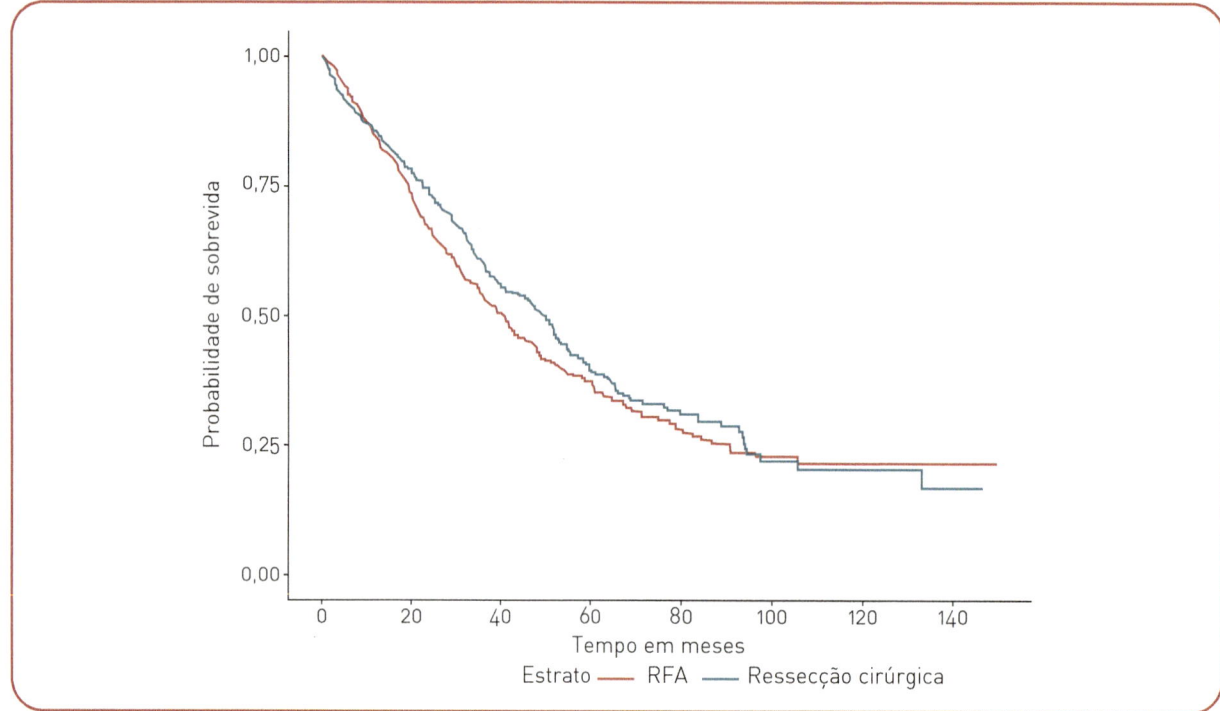

**FIGURA 78.8 –** Comparativo de sobrevida em 5 anos entre ablação por radiofrequência e cirurgia para carcinoma hepatocelular em subgrupo cirrótico.

Fonte: Adaptada de Uhlig *et al.*, 2019.

Quando avaliamos nefrectomia parcial poupadoras de nefrons, encontram-se estudos em tumores renais T1A com um seguimento superior a 3 anos que, apesar dos vieses de seleção com pacientes mais jovens e de melhor *status* clínico no subgrupo cirúrgico, não demonstraram evidência de diferença significativa entre os métodos nos quesitos tempo livre de recorrência local e sobrevida global.[96]

Desta forma, a ablação percutânea apresenta-se como alternativa à nefrectomia, uma vez que propicia menor tempo de recuperação, menos complicação e comorbidades e maior preservação da função renal, sendo utilizada atualmente não apenas em pacientes críticos, mas considerada sempre que se encontram tumores menores que 3 cm.

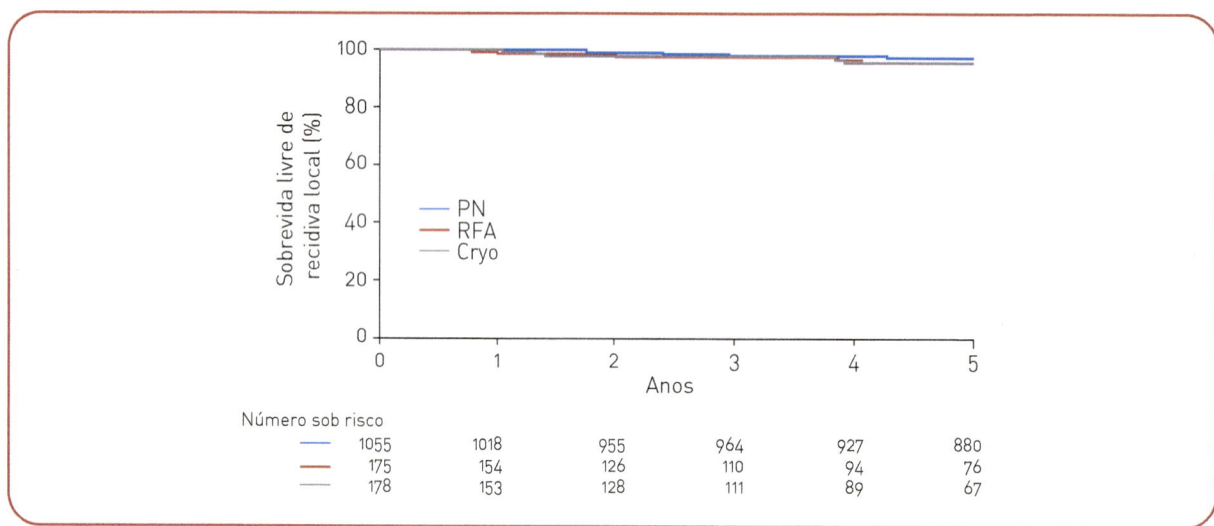

**FIGURA 78.9 –** Comparativo de sobrevida livre de recorrência: nefrectomia parcial *versus* ablação por radiofrequência (RFA) *versus* crioablação para neoplasias renais T1A.

Fonte: Adaptada de Andrews *et al.*, 2019.

## Pulmão

A ablação percutânea pode ser oferecida a pacientes sem condições cirúrgicas com câncer de pulmão não pequenas células (NPC) estágio I, com o tamanho da lesão que não exceda 3,0 cm.[2] Em uma série de 59 pacientes com câncer primário de pulmão NPC estágio I, a taxa de resposta completa foi de 59%. A sobrevida média global e a sobrevida específica de câncer foram de 33 e 41 meses, respectivamente.[98]

Em um estudo conduzido por Wolf *et al.* com 50 pacientes com 82 massas pulmonares tratadas com ablação percutânea por micro-ondas, foi identificado uma sobrevida global em 1, 2 e 3 anos de 65%, 55% e 45%, respectivamente. A mortalidade específica por câncer em 1, 2 e 3 anos foi 83%, 73% e 61%.[33]

Em relação aos acometimentos secundários, apesar de muitos estudos mostrarem que metastasectomias aumentam a sobrevida, elas possuem altas taxas de recidiva, além das múltiplas ressecções de repetição levarem à perda da função pulmonar e estar associada à significativa morbidade pós-operatória.[34] Umas das maiores séries produzidas por Baere *et al.* mostrou a eficácia da ablação pulmonar por radiofrequência em 566 pacientes com 1037 metástases pulmonares. O sítio primário mais comum foi de origem colorretal (52%) e o diâmetro médio das metástases foi de 1,5 cm, com taxas de sobrevida global em 1, 2, 3, 4 e 5 anos de 92%, 79%, 68%, 59% e 52%, respectivamente. A sobrevida média global foi de 62 meses, comparável aos dados da literatura cirúrgica da metastasectomia, o que corrobora com o procedimento em indicações de metástases com diâmetro entre 2 cm e 3 cm.[35]

## Pâncreas

A taxa de ressecção cirúrgica para o adenocarcinoma ductal pancreático é cerca de 15% dos casos.[99,100] Narayana *et al.* demonstraram em um estudo retrospectivo de 50 casos de pacientes com neoplasias irressecáveis uma sobrevida global de 27,0 meses desde o momento do diagnóstico, e 14,2 meses desde o momento do eletroporação irreversível (ainda não disponível no Brasil). Pacientes com tumores menores que 3,0 cm tiveram sobrevida mediana significativamente mais longa do que pacientes com tumores maiores que 3,0 cm (33,8 meses *versus* 22,7 meses).[101] A eletroporação irreversível apresenta-se, também, como alternativa de tratamentos para os pacientes com recidiva local de tumores pancreáticos, em situações cuja radioterapia tenha falhado ou não possa ser realizada. Ainda no câncer de pâncreas, deve-se destacar o papel da paliação de dor em que a alcoolização do plexo celíaco desempenha papel relevante.

## Ossos

A doença metastática do sistema musculoesquelético é muito frequente em pacientes com neoplasias primárias mamárias, pulmonares ou prostáticas, o que pode acometer até 85% deles.[102,103] As principais indicações para ablação são em pacientes com doença metastática dolorosa não responsiva a tratamentos habituais, de alto risco para fratura ou não candidatos cirúrgicos. As principais modalidades aplicadas são a radiofrequência[104,105] e a crioablação.[105,106]

Os principais *trials*, a considerar a ablação por radiofrequência, em pacientes com moderada a intensa refratários ao tratamento radioterápico habitual, mostram que mais de 90% deles experimentou uma diminuição clinicamente significativa da dor (≥ 2 pontos queda na pior dor em um período de 24 horas), que mantém por pelo menos 3 meses, e menos de 10% apresentaram complicações leves ou moderadas que necessitaram internação para tratamento.[107,108] Já os estudos que envolvem a crioablação, o alívio álgico é alcançado na quase totalidade dos pacientes, porém, é observado maior sustentação do padrão de melhora no médio/longo prazo e menos complicações, devido à visibilidade da bola de gelo e uso de medidas adicionais para reduzir o risco de lesão.[109,110] A comparação dos métodos se torna difícil pela heterogenicidade dos estudos, entretanto, é consenso que a crioablação é mais vantajosa em casos cuja metástase é próxima de estruturas críticas as quais os danos devem ser evitados.[111]

Outra técnica com resultados bastante satisfatórios é a embolização dos tumores ósseos, principalmente metástases de carcinomal de tireoide e renal, que inicialmente foi descrita na fase pré-operatória, uma vez que visa a redução do sangramento durante a cirurgia. Recentemente, as indicações ampliaram para incluir pacientes em situações paliativas no controle da dor ou potencialmente curativas.[112–114]

## Mama

Avanços nos tratamentos sistêmicos e no diagnóstico precoce, devido ao rastreamento mamográfico, levaram a uma diminuição progressiva do tratamento do câncer de mama em direção a formas menos invasivas de intervenções locorregionais.[115] O tratamento de crioablação tem algumas vantagens potenciais sobre a operação cirúrgica. Devido ao efeito natural do resfriamento no alívio da dor, a crioablação geralmente é indolor. Portanto, pode ser aplicada com anestesia local ou bloqueio de nervo periférico, sem anestesia geral. Por ser feita de forma percutânea por um pequeno orifício da agulha, não há incisão, sutura e cicatriz e, em geral, não ocorre deformação na mama com consequentes vantagens estéticas. A paciente pode ter alta no mesmo dia do tratamento e retornar à vida normal quase imediatamente após a operação.[116,117] Inicialmente, a crioablação foi utilizada no tratamento de fibroadenomas, com resultados animadores em termos de ablação das lesões-alvo,[118] e, a partir de então, estudos são realizados em neoplasias *in situ*, como demonstraram Poplack *et al.* em 2015, com um estudo retrospectivo sobre 20 pacientes com carcinoma ductal invasivo de até 15 mm, com CDIS limitado, que foram submetidos à crioblação guiada por US seguida de ressecção cirúrgica. Eles concluíram que a crioablação era tecnicamente viável e bem tolerada pelos pacientes.[119] Os dois principais estudos em andamento nos Estados Unidos, o FROST (ativado em 2016) e ICE3 (ativado em 2014) buscam avaliar o papel da crioablação em vez da cirurgia em mulheres com 50 anos ou mais, tendo como desfecho primário a avaliação da taxa de recorrência local de 5 anos.[120]

## CONSIDERAÇÕES FINAIS

Para se estabelecer como o quarto pilar da oncologia,[3] o intervencionista passa por um processo de quebra de paradigmas e busca uma formação mais completa, além de apenas habilidades técnicas, mas soma-se ainda o cuidado ao paciente e interpretação das imagens. Isso requer um cuidado longitudinal do paciente e um conhecimento íntimo da ciência e prática clínica oncológica. Faz-se necessária uma educação nos fundamentos das disciplinas oncológicas, para que sejam transmitidos compreensão e respeito pelo que se pode oferecer no contexto individualizado de cada paciente. Outro requisito é a familiaridade com as diretrizes de tratamento amplamente aceitas para os diversos tipos de câncer, e que constituem a base para a maioria dos planos terapêuticos.

O modelo "clássico" de oncologia em termos de tratamento de uma doença definida por um protocolo padrão evolui para a medicina de precisão, de modo a personalizar todos os componentes da saúde para um paciente individual.[121] À medida que esse processo amadurece, os procedimentos intervencionistas são cada vez mais essenciais, desde as coletas frequentes de tecidos para entender a composição genética e imunológica precisa do câncer,[5] bem como as terapias que proporcionam maior chance de cura ou sobrevida livre de doença, além de menores morbidades e maior qualidade de vida ao paciente.

Por fim, vislumbra-se um horizonte promissor nos próximos anos para a IO, desde que os esforços sejam direcionados para a maior sinergia entre as especialidades envolvidas no cuidado multidiscilplinar ao paciente.

## REFERÊNCIAS

1. Sachdev V, Machado RF, Shizukuda Y, Rao YN, Sidenko S, Inez Ernst, et al. Cancer Concepts and Principles: Primer for the Interventional Oncologist-Part II. JVIR. 2013;23(1):1–7.

2. Pereira PL, Salvatore M. Standards of practice: Guidelines for thermal ablation of primary and secondary lung tumors. Cardiovasc Intervent Radiol. 2012;35(2):247–54.

3. Tree AC, Harding V, Bhangu A, Krishnasamy V, Morton Di, Stebbing J, et al. The need for multidisciplinarity in specialist training to optimize future patient care. Nat Rev Clin Oncol. 2017;14(8):508–17.

4. Cornelis FH, Najdawi M, Ammar M Ben, Nouri-neuville M, Lombart B, Lotz JP, et al. Integrative medicine in interventional oncology: A virtuous alliance. Med. 2020;56(1):1–8.

5. Helmberger T. The evolution of interventional oncology in the 21st century. Br J Radiol. 2020;(xxxx):1–15.

6. Lucatelli P, Iezzi R, De Rubeis G, Goldberg SN, Bilbao JI, Sami A, et al. Immuno-oncology and Interventional oncology: A winning combination. The latest scientific evidence. Eur Rev Med Pharmacol Sci. 2019;23(12):5343–50.

7. Odisio BC, Wallace MJ. Image-Guided Interventions in Oncology. Surg Oncol Clin N Am. 2014;23(4):937–55.

8. Cornalba G, Melchiorre F. Interventional oncology: State of the art. Radiol Medica. 2014;119(7):449–50.

9. Ahmed M. Image-guided tumor ablation: Standardization of terminology and reporting Criteria-A 10-year update. Radiology. 2014;273(1):241–60.

10. Uhlig J, Sellers CM, Stein SM, Kim HS. Radiofrequency ablation versus surgical resection of hepatocellular carcinoma: contemporary treatment trends and outcomes from the United States National Cancer Database. Eur Radiol. 2019;29(5):2679–89.

11. Brace CL, Shenton ME, Dickey CC, Frumin M, Mccarley RW. Radiofrequency and microwave ablation of the liver, lung, kidney and bone: What are the differences: "Organ-specific. Diagn Interv Imaging. 2010;49(3):1–52.

12. Hong K, Georgiades C. Radiofrequency Ablation : Mechanism of Action. JVIR. 2010;21(8):S179–86.

13. Groeschl RT, Pilgrim CHC, Hanna EM, Simo KA, Swan RZ, Sindram D, et al. Microwave Ablation for Hepatic Malignancies. Ann Surg. 2014;259(6):1195–200.

14. Leung U, Kuk D, D'Angelica MI, Kingham TP, Allen PJ, DeMatteo RP, et al. Long-term Outcomes Following Microwave Ablation for Liver Malignancies. Bristish J Surg. 2015;102(1):85–91.

15. Mutha PK, Sainburg KYHRL. Microwave Tumor Ablation: Mechanism of Action, Clinical Results and Devices. JVIR. 2008;23(1):1–7.

16. Fiorentini G, Sarti D, Aliberti C, Carandina R, Mambrini A, Guadagni S. Multidisciplinary approach of colorectal cancer liver metastases. World J Clin Oncol. 2017.

17. Atwell TD, Schmit GD, Boorjian SA, Mandrekar J, Kurup AN, Weisbrod AJ, et al. Percutaneous ablation of renal masses measuring 3.0 cm and smaller: Comparative local control and complications after radiofrequency ablation and cryoablation. Am J Roentgenol. 2013;200(2):461–6.

18. Zargar H, Atwell TD, Cadeddu JA, De La Rosette JJ, Janetschek G, Kaouk JH, et al. Cryoablation for Small Renal Masses: Selection Criteria, Complications, and Functional and Oncologic Results. Eur Urol. 2016;69(1):116–28.

19. Taylor BL, Stavropoulos SW, Guzzo TJ. Ablative Therapy for Small Renal Masses. Urol Clin North Am. 2017;44(2).

20. Kavoussi N, Canvasser N, Caddedu J. Ablative Therapies for the Treatment of Small Renal Masses: a Review of Different Modalities and Outcomes. Curr Urol Rep. 2016;17(8):59.

21. Katsanos K, Mailli L, Krokidis M, McGrath A, Sabharwal T, Adam A. Systematic review and meta-analysis of thermal ablation versus surgical nephrectomy for small renal tumours. Cardiovasc Intervent Radiol. 2014;37(2):427–37.

22. Weaver JC. Electroporation theory. Concepts and mechanisms. Methods Mol Biol. 1995;48:3–28.

23. Martin RCG, McFarland K, Ellis S, Velanovich V. Irreversible electroporation in locally advanced pancreatic cancer: Potential improved overall survival. Ann Surg Oncol. 2013;20(3):443–9.

24. Scheffer HJ, Nielsen K, De Jong MC, Van Tilborg AAJM, Vieveen JM, Bouwman A, et al. Irreversible electroporation for nonthermal tumor ablation in the clinical setting: A systematic review of safety and efficacy. J Vasc Interv Radiol. 2014;25(7):997–1011.

25. Faroja M, Ahmed M, Appelbaum L, Ben-David E, Moussa M, Sosna J, et al. Irreversible electroporation ablation: Is all the damage nonthermal? Radiology. 2013;266(2):462–70.

26. Jolesz FA, McDannold N. Current status and future potential of MRI-guided focused ultrasound surgery. J Magn Reson Imaging. 2008;27(2):391–9.

27. Tempany CMC, McDannold NJ, Hynynen K, Jolesz FA. Focused ultrasound surgery in oncology: Overview and principles. Radiology. 2011;259(1):39–56.

28. Napoli A, Anzidei M, Ciolina F, Marotta E, Cavallo Marincola B, Brachetti G, et al. MR-guided high-intensity focused ultrasound: Current status of an emerging technology. Cardiovasc Intervent Radiol. 2013;36(5):1190–203.

29. Jenne JW, Preusser T, Günther M. High-intensity focused ultrasound: Principles, therapy guidance, simulations and applications. Z Med Phys. 2012;22(4):311–22.

30. Zhao XQ, Dong JH, Jiang K, Huang XQ, Zhang WZ. Comparison of percutaneous transhepatic biliary drainage and endoscopic biliary drainage in the management of malignant biliary tract obstruction: A meta-analysis. Dig Endosc. 2015;27(1):137–45.

31. Berent AC. Interventional Radiology of the Urinary Tract. Vet Clin North Am - Small Anim Pract. 2016;46(3):567–96.

32. Baum RA, Baum S. Interventional radiology: A half century of innovation. Radiology. 2014;273(2):S75–91.

33. Mermel LA, Farr BM, Sherertz RJ, Raad II, O'Grady N, Harris JS, et al. Guidelines for the management of intravascular catheter-related infections. Clin Infect Dis. 2001;32(9):1249–72.

34. Lamperti M, Bodenham AR, Pittiruti M, Blaivas M, Augoustides JG, Elbarbary M, et al. International evidence-based recommendations on ultrasound-guided vascular access. Intensive Care Med. 2012;38(7):1105–17.

35. Biffi R, Orsi F, Pozzi S, Pace U, Bonomo G, Monfardini L, et al. Best choice of central venous insertion site for the prevention of catheter-related complications in adult patients who need cancer therapy: A randomized trial. Ann Oncol. 2009;20(5):935–40.

36. May BJ, Madoff DC. Portal vein embolization: Rationale, technique, and current application. Semin Intervent Radiol. 2012;29(2):81–9.

37. May BJ, Madoff DC. Controversies of preoperative portal vein embolization. Hepatic Oncol. 2016;3(2):155–66.

38. Madoff DC, Hicks ME, Vauthey JN, Charnsangavej C, Morello FA, Ahrar K, et al. Transhepatic portal vein embolization: Anatomy, indications, and technical considerations. Radiographics. 2002;22(5):1063–76.

39. Guiu B, Bize P, Gunthern D, Demartines N, Halkic N, Denys A. Portal vein embolization before right hepatectomy: Improved results using n-butyl-cyanoacrylate compared to microparticles plus coils. Cardiovasc Intervent Radiol. 2013.

40. Guiu B, Quenet F, Escal L, Bibeau F, Piron L, Rouanet P, et al. Extended liver venous deprivation before major hepatectomy induces marked and very rapid increase in future liver remnant function. Eur Radiol. 2017;27(8):3343–52.

41. Guiu B, Chevallier P, Denys A, Delhom E, Rouanet P, Fabre J. Simultaneous trans-hepatic portal and hepatic vein embolization before major hepatectomy : the liver venous deprivation technique. 2016.

42. Li D, Madoff DC. Portal vein embolization for induction of selective hepatic hypertrophy prior to major hepatectomy: rationale, techniques, outcomes and future directions. Cancer Biol Med. 2016.

43. Van Lienden KP, Van Den Esschert JW, De Graaf W, Bipat S, Lameris JS, Van Gulik TM, et al. Portal vein embolization before liver resection: A systematic review. CardioVascular and Interventional Radiology. 2013.

44. Hirooka M, Hiraoka A, Ochi H, Kisaka Y, Joko K, Michitaka K, et al. Transcatheter Arterial. 2018;(4):891–8.

45. Takayasu K, Arii S, Kudo M, Ichida T, Matsui O, Izumi N, et al. Superselective transarterial chemoembolization for hepatocellular carcinoma. Validation of treatment algorithm proposed by Japanese guidelines. J Hepatol. 2012;56(4):886–92.

46. Marelli L, Stigliano R, Triantos C, Senzolo M, Cholongitas E, Davies N, et al. Transarterial therapy for hepatocellular carcinoma: Which technique is more effective? A systematic review of cohort and randomized studies. Cardiovasc Intervent Radiol. 2007;30(1):6–25.

47. Raoul JL, Forner A, Bolondi L, Cheung TT, Kloeckner R, de Baere T. Updated use of TACE for hepatocellular carcinoma treatment: How and when to use it based on clinical evidence. Cancer Treat Rev. 2019;72(2018):28–36.

48. Boige V, Malka D, Elias D, Castaing M, De Baere T, Goere D, et al. Hepatic arterial infusion of oxaliplatin and intravenous LV5FU2 in unresectable liver metastases from colorectal cancer after systemic chemotherapy failure. Ann Surg Oncol. 2008;15(1):219–26.

49. Kemeny NE, Huitzil Melendez FD, Capanu M, Paty PB, Fong Y, Schwartz LH, et al. Conversion to resectability using hepatic artery infusion plus systemic chemotherapy for the treatment of unresectable liver metastases from colorectal carcinoma. J Clin Oncol. 2009;27(21):3465–71.

50. Lim A, Sourd S Le, Senellart H, Luet D, Douane F, Perret C, et al. Hepatic Arterial Infusion Chemotherapy for Unresectable Liver Metastases of Colorectal Cancer : A Multicenter Retrospective Study. Clin Colorectal Cancer. 2017;16(4):308–15.

51. Padia SA, Lewandowski RJ, Johnson GE, Sze DY, Ward TJ, Gaba RC, et al. Radioembolization of Hepatic Malignancies: Background, Quality Improvement Guidelines, and Future Directions. J Vasc Interv Radiol. 2017;28(1):1–15.

52. Lewandowski RJ, Gabr A, Abouchaleh N, Ali R, Asadi A Al, Mora RA, et al. Radiation Segmentectomy : Potential Curative Therapy for Early Hepatocellular Carcinoma. Radiology. 2018;287(3).

53. Ricke J, Bulla K, Kolligs F, Peck-Radosavljevic M, Reimer P, Sangro B, et al. Safety and toxicity of radioembolization plus Sorafenib in advanced hepatocellular carcinoma: Analysis of the European multicentre trial SORAMIC. Liver Int. 2015;35(2):620–6.

54. Gangi A, Sabharwal T, Irani FG, Buy X, Morales JP, Adam A. Quality assurance guidelines for percutaneous vertebroplasty. Cardiovasc Intervent Radiol. 2006;29(2):173–8.

55. Barr JD, Jensen ME, Hirsch JA, McGraw JK, Barr RM, Brook AL, et al. Position statement on percutaneous vertebral augmentation: A consensus statement developed by the society of interventional radiology (SIR), American association of neurological surgeons (AANS) and the congress of neurological surgeons (CNS), American college of radiology (ACR). J Vasc Interv Radiol. 2014;25(2):171–81.

56. Baerlocher MO, Saad WE, Dariushnia S, Barr JD, McGraw JK, Nikolic B. Quality improvement guidelines for percutaneous vertebroplasty. J Vasc Interv Radiol. 2014;25(2):165–70.

57. Chew C, Ritchie M, O'Dwyer PJ, Edwards R. A prospective study of percutaneous vertebroplasty in patients with myeloma and spinal metastases. Clin Radiol. 2011;66(12):1193–6.

58. Wang PJ, Shang MY, Qian Z, Shao CW, Wang JH, Zhao XH. CT-guided percutaneous neurolytic celiac plexus block technique. Abdom Imaging. 2006;31(6):710–8.

59. Cornman-Homonoff J, Holzwanger DJ, Lee KS, Madoff DC, Li D. Celiac Plexus Block and Neurolysis in the Management of Chronic Upper Abdominal Pain. Semin Intervent Radiol. 2017;34(4):376–86.

60. Given MF, Hanson JJ, Lee MJ. Interventional radiology techniques for provision of enteral feeding. Cardiovasc Intervent Radiol. 2005;28(6):692–703.

61. Fujita T, Tanabe M, Kobayashi T, Washida Y, Kato M, Iida E, et al. Percutaneous gastrostomy tube placement using a balloon catheter in patients with head and neck cancer. J Parenter Enter Nutr. 2013;37(1):117–22.

62. Cherian P, Blake C, Appleyard M, Clouston J, Mott N. Outcomes of radiologically inserted gastrostomy versus

percutaneous endoscopic gastrostomy. J Med Imaging Radiat Oncol. 2019;63(5):610–6.

63. Hoppe H. Optionale vena-cava-filter: Indikationen, management und ergebnisse. Dtsch Arztebl. 2009;106(24):395–402.

64. Goktay AY, Senturk C. Endovascular treatment of thrombosis and embolism. Adv Exp Med Biol. 2017;906:195–213.

65. Spector M, Pollak JS. Management of malignant pleural effusions. Semin Respir Crit Care Med. 2008;29(4):405–13.

66. Kim R, Kang TW, Cha DI, Song KD, Lee MW, Rhim H, et al. Percutaneous cryoablation for perivascular hepatocellular carcinoma: Therapeutic efficacy and vascular complications. Eur Radiol. 2019;29(2):654–62.

67. Nault JC, Sutter O, Nahon P, Ganne-Carrié N, Séror O. Percutaneous treatment of hepatocellular carcinoma: State of the art and innovations. J Hepatol. 2018;68(4):783–97.

68. Cucchetti A, Piscaglia F, Cescon M, Colecchia A, Ercolani G, Bolondi L, et al. Cost-effectiveness of hepatic resection versus percutaneous radiofrequency ablation for early hepatocellular carcinoma. J Hepatol. 2013;59(2):300–7.

69. Lencioni R, de Baere T, Soulen MC, Rilling WS, Geschwind JFH. Lipiodol transarterial chemoembolization for hepatocellular carcinoma: A systematic review of efficacy and safety data. Hepatology. 2016;64(1):106–16.

70. Lucatelli P, Ginnani L, Gianluca C, Rocco B, Basilico F, Cannavale A, et al. Balloon-Occluded Transcatheter Arterial Chemoembolization (b-TACE) for Hepatocellular Carcinoma Performed with Polyethylene-Glycol Epirubicin-Loaded Drug-Eluting Embolics: Safety and Preliminary Results. Cardiovasc Intervent Radiol. 2019;42(6):853–62.

71. Jia C-C, Chen Y-H, Cai X-R, Li Y, Zheng X-F, Yao Z-C, et al. Efficacy of cytokine-induced killer cell-based immunotherapy for hepatocellular carcinoma. Am J Cancer Res. 2019;9(6):1254–65.

72. Salem R, Gordon AC, Mouli S, Hickey R, Kallini J, Gabr A, et al. Y90 Radioembolization Significantly Prolongs Time to Progression Compared With Chemoembolization in Patients With Hepatocellular Carcinoma. Gastroenterology. 2016;151(6):1155-1163.e2.

73. Salem R, Gilbertsen M, Butt Z, Memon K, Vouche M, Hickey R, et al. Increased Quality of Life Among Hepatocellular Carcinoma Patients Treated With Radioembolization, Compared With Chemoembolization. Clin Gastroenterol Hepatol. 2013;11(10):1358-1365.e1.

74. Salem R, Gabr A, Riaz A, Mora R, Ali R, Abecassis M, et al. Institutional Decision to Adopt Y90 as Primary Treatment for Hepatocellular Carcinoma Informed by a 1.000-patient 15-Year Experience. 2018;68(4):1429–40.

75. Vilgrain V, Abdel-Rehim M, Sibert A, Ronot M, Lebtahi R, Castéra L, et al. Radioembolisation with yttrium-90 microspheres versus sorafenib for treatment of advanced hepatocellular carcinoma (SARAH): study protocol for a randomised controlled trial. Trials. 2014;15(1):474.

76. Chow PKH, Gandhi M, Tan SB, Khin MW, Khasbazar A, Ong J, et al. SIRveNIB: Selective internal radiation therapy versus sorafenib in Asia-Pacific patients with hepatocellular carcinoma. J Clin Oncol. 2018;36(19):1913–21.

77. Kudo M, Matsui O, Izumi N, Iijima H, Kadoya M, Imai Y, et al. JSH Consensus-Based Clinical Practice Guidelines for the Management of Hepatocellular Carcinoma : 2014 Update by the Liver Cancer Study Group of Japan. Liver cancer. 2014;8511:458–68.

78. Kudo M. Management of Hepatocellular Carcinoma in Japan as a World-Leading Model. 2018;8511:134–47.

79. Hoffmann RT, Paprottka PM, Schön A, Bamberg F, Haug A, Dürr EM, et al. Transarterial hepatic yttrium-90 radioembolization in patients with unresectable intrahepatic cholangiocarcinoma: Factors associated with prolonged survival. Cardiovasc Intervent Radiol. 2012;35(1):105–16.

80. Bridgewater J, Galle PR, Khan SA, Llovet JM, Park JW, Patel T, et al. Guidelines for the diagnosis and management of intrahepatic cholangiocarcinoma. J Hepatol. 2014;60(6):1268–89.

81. Cutsem E Van, Cervantes A, Adam R, Sobrero A, Krieken JH Van, Aderka D, et al. ESMO consensus guidelines for the management of patients with metastatic colorectal cancer. ESMO Consens. 2016;(7):1386–422.

82. Gruber-Rouuh T, Marko C, Thalhammer A. Current strategies in interventional oncology of colorectal liver metastases. Br J Radiol. 2016;(89).

83. Jones RP, Kokudo N, Folprecht G, Mise Y, Unno M, Malik HZ, et al. Colorectal Liver Metastases: A Critical Review of State of the Art. Liver cancer. 2017;6:66–71.

84. Aliberti C, Fiorentini G, Muzzio PC, Pomerri F, Tilli M, Dallara S, et al. Trans-arterial chemoembolization of metastatic colorectal carcinoma to the liver adopting DC Bead®, drug-eluting bead loaded with irinotecan: Results of a phase II clinical study. Anticancer Res. 2011;31(12):4581–7.

85. Martin RCG, Scoggins CR, Schreeder M, Rilling WS, Laing CJ, Tatum CM, et al. Randomized controlled trial of irinotecan drug-eluting beads with simultaneous FOLFOX and bevacizumab for patients with unresectable colorectal liver-limited metastasis. Cancer. 2015;121(20):3649–58.

86. Vogl TJ, Jost A, Nour-Eldin NA, MacK MG, Zangos S, Naguib NNN. Repeated transarterial chemoembolisation using different chemotherapeutic drug combinations followed by MR-guided laser-induced thermotherapy in

patients with liver metastases of colorectal carcinoma. Br J Cancer. 2012;106(7):1274–9.

87. Hendlisz A, Eynde M Van Den, Peeters M, Maleux G, Lambert B, Vannoote J. Phase III Trial Comparing Protracted Intravenous Fluorouracil Infusion Alone or With Yttrium-90 Resin Microspheres Radioembolization for Liver-Limited Metastatic Colorectal Cancer Refractory to Standard Chemotherapy. J Clin Oncol. 2010;28(23).

88. Seidensticker R, Denecke T, Kraus P, Seidensticker M, Mohnike K, Fahlke J, et al. Matched-pair comparison of radioembolization plus best supportive care versus best supportive care alone for chemotherapy refractory liver-dominant colorectal metastases. Cardiovasc Intervent Radiol. 2012;35(5):1066–73.

89. Wasan HS, Gibbs P, Sharma NK, Taieb J, Heinemann V, Ricke J, et al. Articles First-line selective internal radiotherapy plus chemotherapy versus chemotherapy alone in patients with liver metastases from colorectal cancer (FOXFIRE, SIRFLOX, and FOXFIRE-Global): a combined analysis of three multicentre, randomised, ph. 2017;18(9):1159–71.

90. Folprecht G, Grothey A, Alberts S, Raab HR, Köhne CH. Neoadjuvant treatment of unresectable colorectal liver metastases: Correlation between tumour response and resection rates. Ann Oncol. 2005;16(8):1311–9.

91. Hancock SB, Georgiades CS. Kidney Cancer. Cancer J (United States). 2016;22(6):387–92.

92. Park S, Cadeddu JA. Outcomes of radiofrequency ablation for kidney cancer. Cancer Control. 2007;14(3):205–10.

93. Venkatesan AM, Wood BJ, Gervais DA. Percutaneous ablation in the kidney. Radiology. 2011;261(2):375–91.

94. Campbell S, Uzzo RG, Allaf ME, Bass EB, Cadeddu JA, Chang A, et al. Renal Mass and Localized Renal Cancer: AUA Guideline. J Urol. 2017;1–49.

95. Takaki H, Yamakado K, Soga N, Arima K, Nakatsuka A, Kashima M, et al. Midterm results of radiofrequency ablation versus nephrectomy for T1a renal cell carcinoma. Jpn J Radiol. 2010;28(6):460–8.

96. Andrews JR, Atwell T, Schmit G, Lohse CM, Kurup AN, Weisbrod A, et al. Oncologic Outcomes Following Partial Nephrectomy and Percutaneous Ablation for cT1 Renal Masses(Figure presented.). Eur Urol. 2019;76(2):244–51.

97. Olweny EO, Park SK, Tan YK, Best SL, Trimmer C, Cadeddu JA. Radiofrequency ablation versus partial nephrectomy in patients with solitary clinical t1a renal cell carcinoma: Comparable oncologic outcomes at a minimum of 5 years of follow-up. Eur Urol. 2012;61(6):1156–61.

98. Ambrogi MC, Fanucchi O, Cioni R, Dini P, De Liperi A, Cappelli C, et al. Long-term results of radiofrequency ablation treatment of stage i non-small cell lung cancer: A prospective intention-to-treat study. J Thorac Oncol. 2011;6(12):2044–51.

99. Gupta R, Amanam I, Chung V. Current and future therapies for advanced pancreatic cancer. J Surg Oncol. 2017;116(1):25–34.

100. Daniel E, Shumer NP, Spack NJN. A Multidisciplinary Approach to Pancreas Cancer in 2016: A Review. Physiol Behav. 2017;176(12):139–48.

101. Narayanan G, Hosein PJ, Beulaygue IC, Froud T, Scheffer HJ, Venkat SR, et al. Percutaneous Image-Guided Irreversible Electroporation for the Treatment of Unresectable, Locally Advanced Pancreatic Adenocarcinoma. J Vasc Interv Radiol. 2017;28(3):342–8.

102. Yin JJ, Pollock CB, Kelly K. Mechanisms of cancer metastasis to the bone. Cell Res. 2005;15(1):57–62.

103. Fornetti J, Welm AL, Stewart SA. Understanding the Bone in Cancer Metastasis. J Bone Miner Res. 2018;33(12):2099–113.

104. Zhao W, Wang H, Hu JH, Peng ZH, Chen JZ, Huang JQ, et al. Palliative pain relief and safety of percutaneous radiofrequency ablation combined with cement injection for bone metastasis. Jpn J Clin Oncol. 2018;48(8):753–9.

105. Gennaro N, Sconfienza LM, Ambrogi F, Boveri S, Lanza E. Thermal ablation to relieve pain from metastatic bone disease: a systematic review. Skeletal Radiol. 2019;48(8):1161–9.

106. Gallusser N, Goetti P, Becce F, Vauclair F, Rüdiger HA, Bize PE, et al. Percutaneous image-guided cryoablation of painful bone metastases: A single institution experience. Orthop Traumatol Surg Res. 2019;105(2):369–74.

107. Dupuy D, Liu D. Percutaneous Radiofrequency Ablation of Painful Osseous Metastases: A Multi-center American College of Radiology Imaging Network Trial. Bone. 2011;23(1):1–7.

108. Goetz MP, Callstrom MR, Charboneau JW, Farrell MA, Mans TP, Welch TJ, et al. Percutaneous image-guided radiofrequency ablation of painful metastases involving bone: A multicenter study. J Clin Oncol. 2004;22(2):300–6.

109. Callstrom MR, Dupuy DE, Solomon SB. Percutaneous image - guided cryoablation of painful metastases involving bone: multicenter trial. 2018;119(5):1033–41.

110. Tuncali K, Morrison PR, Winalski CS, Carrino JA, Shankar S, Ready JE, et al. MRI-guided percutaneous cryotherapy for soft-tissue and bone metastases: Initial experience. Am J Roentgenol. 2007;189(1):232–9.

111. Thacker PG, Callstrom MR, Curry TB, Mandrekar JN, Atwell TD, Goetz MP, et al. Palliation of painful metastatic disease involving bone with imaging-guided treatment: Comparison of patients' immediate response to radiofrequency ablation and cryoablation. Am J Roentgenol. 2011;197(2):510–5.

112. Ma J, Tullius T, Van Ha TG. Update on Preoperative Embolization of Bone Metastases. Semin Intervent Radiol. 2019;36(3):241–8.

113. Leenknegt B, Pesapane F, Huang D. Pre-Operative Trans-Arterial Embolization of a Hypervascular Bone Metastasis. J Belgian Soc Radiol. 2019;103(1):1–2.

114. Lau V, Sun M, Chu F. Embolisation of hypervascular bone tumours: A pictorial essay with literature review. Journal of Medical Imaging and Radiation Oncology. 2013.

115. Fancellu A, Sanna V, Sedda ML, Delrio D, Cottu P, Spanu A, et al. Benefits of Organized Mammographic Screening Programs in Women Aged 50 to 69 years: A Surgical Perspective. Clin Breast Cancer. 2019;19(5):e637–42.

116. Zhao Z, Wu F. Minimally-invasive thermal ablation of early-stage breast cancer: A systemic review. Eur J Surg Oncol. 2010;36(12):1149–55.

117. Cazzato RL, Garnon J, Ramamurthy N, Koch G, Tsoumakidou G, Caudrelier J, et al. Percutaneous image-guided cryoablation: current applications and results in the oncologic field. Med Oncol. 2016;33(12).

118. Niu L, Wu B, Xu K. Cryosurgery for breast fibroadenomas. Gland Surg. 2012;1(2):128–12831.

119. Poplack SP, Levine GM, Henry L, Wells WA, Heinemann FS, Hanna CM, et al. A pilot study of ultrasound-guided cryoablation of invasive ductal carcinomas up to 15 mm with MRI follow-up and subsequent surgical resection. Am J Roentgenol. 2015;204(5):1100–8.

120. Pusceddu C, Paliogiannis P, Nigri G, Fancellu A. Cryoablation In The Management Of Breast Cancer: Evidence To Date. Breast Cancer Targets Ther. 2019;11:283–92.

121. Schoenberg SO, Attenberger UI, Solomon SB, Weissleder R. Developing a Roadmap for Interventional Oncology. Oncologist. 2018;23(10):1162–70.

# Complicações, Emergências e Questões Gerais

# 79

# Interações Medicamentosas em Oncologia

Rachel Simões Pimenta Riechelmann
Marcelle Goldner Cesca

## DESTAQUES

- Interação medicamentosa é o fenômeno que ocorre quando há interferência farmacológica de uma medicação em outra.
- Interações medicamentosas são uma importante causa de morbidade e mortalidade no mundo.
- Em Oncologia, estima-se que até um terço dos pacientes esteja exposto a interações medicamentosas.
- As interações medicamentosas são classificadas em três tipos: farmacocinética; farmacodinâmica; e farmacológica.

## INTRODUÇÃO

Interações medicamentosas compreendem uma importante causa de morbidade e mortalidade no mundo, podendo gerar eventos clínicos nefastos, resultar em diminuição e até inativação do efeito terapêutico de uma droga, aumentar sua toxicidade e, especificamente em Oncologia, podem comprometer os resultados do tratamento antineoplásico, além de sua aderência. Estudos em Medicina Geral, que avaliaram a frequência de eventos adversos relacionados a drogas, incluindo interações medicamentosas, identificaram risco dessas interações em 16% de pacientes atendidos em serviços de emergência e em até 70% de pacientes ambulatoriais com várias comorbidades distintas.[1-3] Em Oncologia, estima-se que um terço dos pacientes esteja exposto a interações medicamentosas.[4,5]

Pacientes com câncer são particularmente susce-tíveis a interações medicamentosas porque frequen-temente usam muitos medicamentos – para tratar o câncer e seus sintomas, toxicidade induzida pelo tratamento e comorbidades.[6] Além disso, parâmetros farmacocinéticos podem estar distorcidos em virtude de menor absorção decorrente de mucosite, por exemplo, ou o volume de distribuição pode estar comprometido pela presença de derrames cavitários e/ou hipoalbu-minemia.[4] Soma-se o fato de muitos desses pacientes serem idosos, com alterações fisiológicas próprias da idade que interferem na farmacocinética e na dinâmica das drogas e com maior risco para déficits cognitivos, dependência e, também, polifarmácia, podendo afetar aderência e uso correto de medicamentos e aumentar de forma expressiva as interações.[7,8] A real prevalên-cia de interações medicamentosas em pacientes com câncer é desconhecida.

Em decorrência de diferentes desenhos de estudo, métodos de rastreamento de interações e populações estudadas, as frequências de interações medicamentosas, sejam elas reais, sejam potenciais, têm variado na literatura. Esta é uma revisão sobre a epidemiologia de interações medicamentosas em Oncologia. Vale lembrar que a escassez de dados deve-se aos dois grandes problemas em se estudar a real prevalência de interações medicamentosas em Oncologia:

- provar sua causalidade, em razão de tantas variáveis de confusão como sintomas do próprio câncer;
- a ética de se estudar prospectivamente interações medicamentosas, pois, no caso de uma interação ser identificada, medidas preventivas devem ser instituídas.

## TIPOS DE INTERAÇÕES MEDICAMENTOSAS

Interação medicamentosa é a interferência farmacológica de uma medicação em outro medicamento, resultando no aumento ou na diminuição do efeito clínico de uma ou ambas as drogas. As interações podem ocorrer entre drogas, entre medicamentos e alimentos, ervas, excipientes e fatores ambientais e são classificadas em três tipos: farmacocinética; farmacodinâmica; e farmacológica.[1,5] Neste capítulo, discorreremos sobre as interações medicamentosas entre drogas apenas.

Numa interação medicamentosa do tipo farmacocinética, uma droga altera a absorção, a distribuição, o metabolismo e/ou a excreção de outra. As interações farmacocinéticas costumam ser as mais comuns, sendo um bom exemplo as que interferem no complexo enzimático hepático do P450 (enzimas da família CYP).[9,10] Essas interações são causadas pelos inibidores enzimáticos – medicamentos capazes de reduzir a atividade de algumas enzimas da família CYP e, consequentemente, reduzir o metabolismo de certas drogas, logo, propiciando maior nível plasmático dessa medicação – ou indutores enzimáticos – medicamentos que aumentam a atividade enzimática das CYP, promovendo maior metabolismo da droga e, dessa forma, podendo diminuir o nível plasmático da mesma. Exemplos de inibidores enzimáticos incluem: cimetidina; fluconazol/cetoconazol; claritromicina; alopurinol; amiodarona e isoniazida. Exemplos de indutores enzimáticos incluem: corticosteroides; anticonvulsivantes; omeprazol; e rifampina. Agentes antineoplásicos que são metabolizados por meio das enzimas CYP incluem: alquilantes (ifosfamida e ciclofosfamida); taxanos; inibidores de topoisomerase; inibidores de aromatase; alcaloides da vinca; imatinibe; erlotinibe; entre outros.[9]

Interação medicamentosa do tipo farmacodinâmica ocorre quando dois medicamentos têm o mesmo alvo terapêutico, agindo, assim, de forma sinérgica/aditiva ou antagônica.[9,10] Um exemplo de interação farmacodinâmica aditiva é a combinação de inibidores seletivos da recaptação de serotonina com tramadol, que pode resultar em síndrome serotoninérgica em virtude de maior concentração de serotonina no sistema nervoso central (SNC). Um exemplo de ação sinérgica (a soma dos efeitos das duas drogas é maior do que o efeito individual de cada uma) é a maior inibição da enzima timidilatossintetase quando combinamos fluorouracil com leucovorin, o que resulta em maior atividade antitumoral. Exemplo de ação antagônica é o uso de dois opioides em concomitância, com competição pela ação nos receptores mu, comprometendo o efeito analgésico.[4,11]

Interações farmacológicas dizem respeito a interferências físicas ou químicas que podem ocorrer entre duas drogas em virtude da incompatibilidade da droga com frasco de diluição, por exemplo. São mais comuns para formulações endovenosas.[4]

Um fator importante sobre interação medicamentosa se refere à sequência de administração de quimioterápicos. Por exemplo, nos esquemas de cisplatina/carboplatina e paclitaxel, estudos farmacocinéticos mostraram que a sequência menos tóxica é administrar paclitaxel antes da platina porque esta última reduz em 25% o *clearance* do taxano.[12] De forma semelhante, a administração de irinotecano antes de fluorouracil também se mostrou mais tóxica do que a sequência inversa.[13] Estudos de fase I também identificaram um aumento da área sob a curva de doxorrubicina e epirrubicina, quando paclitaxel foi administrado antes do antracíclico.[14-16]

## INTERAÇÕES MEDICAMENTOSAS EM ONCOLOGIA

Interações medicamentosas em Oncologia provavelmente estão se tornando mais em consequência do crescimento exponencial do número de novos agentes antineoplásicos. No entanto, há grande dificuldade de se avaliarem interações que resultam em eventos clínicos, as chamadas "interações medicamentosas reais". Isso porque os estudos de interações reais são falhos por vários fatores de confusão, como sinais e sintomas do próprio câncer, dificuldade em diagnosticar a interação e de provar sua causalidade. Por esse motivo, boa parte dos estudos epidemiológicos de interações medicamentosas teve como foco a avaliação de potenciais interações, isto é, risco dos pacientes receberem medicações que possam interagir entre si. Poucos estudos incluíram a monitorização terapêutica, avaliação de concentração sanguínea das drogas e seus parâmetros farmacocinéticos *in vivo*.[5] Nesta seção, apresentaremos a literatura sobre interações medicamentosas potencias e reais mais comumente relatadas pelos estudos.

## INTERAÇÕES MEDICAMENTOSAS POTENCIAIS

De acordo com os estudos sobre frequência ou risco de interações medicamentosas potencias, um terço dos pacientes ambulatoriais com câncer se encontra exposto a pelo menos uma combinação de drogas com risco de interação. Os fatores de risco mais relevantes descritos na literatura são o número de medicamentos utilizados pelos pacientes e o tipo de droga utilizada (maior risco para medicações não oncológicas). Eventualmente, fatores genéticos intrínsecos podem contribuir para maior ou menor efeito de determinada droga no organismo. Foi observado que, independentemente de pacientes estiverem recebendo tratamento antitumoral, as combinações mais preocupantes envolvem drogas para tratamento de comorbidades (e não os próprios antineoplásicos), como anti-hipertensivos, anticonvulsivantes, anti-inflamatórios (não hormonais e corticosteroides) e varfarina.[4,17,18]

Na literatura, a frequência de potenciais interações medicamentosas variou de 19% a 63%, dependendo sobretudo se a população do estudo era ambulatorial ou internada, respectivamente.[19-21] Um estudo retrospectivo que avaliou cem internações consecutivas de pacientes oncológicos mostrou que 2/3 dos pacientes foram expostos a pelo menos uma combinação de drogas com potencial de interação, sendo que as mais comuns incluíram benzodiazepínicos, anti-inflamatórios, dexametasona e fenitoína.[19] O maior estudo epidemiológico sobre interações medicamentosas em Oncologia entrevistou 405 adultos canadenses com tumores sólidos em acompanhamento ambulatorial que estavam recebendo terapia antineoplásica padrão.[17] Foram identificados 109 (27%) pacientes sob risco de interações medicamentosas, sendo que em 77% dos casos as interações foram consideradas potencialmente graves e 53% delas foram apoiadas por razoável nível de evidência científica (pelo menos vários relatos de casos). Mais da metade (55%) das potenciais interações era farmacocinética. Entre todas as interações, 240 (87%) se referiram a medicamentos para tratar comorbidades e 36 (13%) envolveram drogas antineoplásicas. Potenciais interações comuns entre antineoplásicos e medicamentos em geral identificadas incluíram varfarina e capecitabina, fluorouracil, carboplatina, gemcitabina ou paclitaxel. Quanto às potenciais interações entre medicamentos não antineoplásicos, as mais prevalentes foram combinações entre aspirina com um betabloqueador ou um inibidor da enzima conversora de angiotensina (IECA) e varfarina e corticosteroide. Fatores de risco identificados na análise multivariada foram: número crescente de medicamentos por paciente; uso de medicação para tratar comorbidade ou terapia de suporte; e presença de lesões em sistema nervoso central (SNC). É provável que a presença de tumores de SNC como fator de risco para interações entre drogas seja resultante do uso frequente de anticonvulsivantes por esses pacientes, já que essas medicações oferecem risco de interagir com outras drogas. Da mesma forma, drogas usadas para tratar comorbidades, como aspirina, dexametasona e varfarina, têm maior potencial de interação.[17] Estudo semelhante, porém, retrospectivo e focado em pacientes com câncer terminal que recebiam cuidados de suporte exclusivos encontrou resultados similares: um terço (29%, 250 de 372) dos pacientes foi exposto a potenciais interações medicamentosas. As mais frequentes envolveram também aspirina, anticonvulsivantes e varfarina.[18] Estudo retrospectivo que avaliou potenciais interações especificamente em pacientes oncológicos idosos encontrou prevalência de cerca de 60% de interações potencialmente relevantes.[8]

## INTERAÇÕES MEDICAMENTOSAS REAIS

Informações científicas sobre reais interações medicamentosas (que resultaram em evento adverso clínico e/ou laboratorial) são escassas, sendo relatos de casos isolados, e seu verdadeiro impacto na prática clínica permanece desconhecido. A maioria dos estudos epidemiológicos foi realizada numa única instituição e era retrospectiva, o que pode ter subestimado interações clinicamente importantes, além de conter vieses de seleção de pacientes, falta de informação nos prontuários médicos e *recall bias*.

Três estudos de relevância sobre a epidemiologia das reais interações medicamentosas foram identificados. Um grande estudo retrospectivo analisou todos os óbitos ocorridos em um hospital norueguês durante 2 anos, com intuito de avaliar se as mortes resultaram de reações adversas a medicamentos, incluindo interação medicamentosa. Das 732 mortes, 18% foram direta ou indiretamente associadas a eventos adversos relacionados à droga, e 4% das mortes por câncer possivelmente estavam relacionadas a um efeito grave da droga.[22,23] O segundo estudo retrospectivamente avaliou todos os prontuários de pacientes com câncer internados em uma enfermaria de Oncologia durante um período de 8 meses, buscando a razão da internação. Cada internação foi avaliada independentemente por dois investigadores cegos que utilizaram uma escala de quatro pontos para classificar essas internações de acordo com a probabilidade de terem sido associadas a uma interação medicamentosa ou a uma reação adversa a droga. Entre as internações não planejadas (n = 298), 33 (11%) estavam associadas a uma reação adversa à droga e 6 (2%), relacionadas a uma interação medicamentosa envolvendo varfarina, captopril e agentes anti-inflamatórios. A maioria dos pacientes teve alta hospitalar totalmente recuperada.[24]

O terceiro estudo foi uma coorte retrospectiva de 2.430 mulheres com câncer de mama tratadas com tamoxifeno e um inibidor seletivo da receptação de serotonina (ISRS) de 1993 a 2005. Após ajuste de fatores de confusão, os autores identificaram que o uso concomitante de paroxetina (e não outros ISRS) e tamoxifeno resultou no aumento do risco de morte por câncer de mama, sendo esse risco cumulativo de acordo com o tempo de exposição à paroxetina.[25]

Relatos isolados de interações medicamentosas reais e até fatais foram descritos e compilados numa revisão sistemática.[26] Alguns exemplos incluíram hiperpotassemia com repercussão eletrocardiográfica em pacientes que receberam um IECA associado à espironolactona, pacientes com sonolência excessiva após receberem opioides em combinação com fenotiazinas, bloqueio atrioventricular total após receber a associação de furosemida e digoxina, um paciente com câncer colorretal estágio II que desenvolveu neutropenia severa e prolongada após receber fluorouracil e leucovorin adjuvantes concomitantemente à cimetidina e, ainda, vários relatos de hemorragias decorrentes de intoxicação por varfarina em pacientes recebendo capecitabina.[27]

## COMBINAÇÕES DE DROGAS A SEREM EVITADAS

Combinações de drogas que levaram a eventos clínicos graves ou até fatais foram descritas na literatura. A descrição de todos esses relatos seria muita extensa, de modo que listamos aqui aqueles relacionados a drogas mais comumente utilizadas em Oncologia (Quadro 79.1).

### Quadro 79.1. Interações medicamentosas com drogas comumente usadas em Oncologia

| COMBINAÇÕES DE DROGAS | EVENTO CLÍNICO E INTERAÇÃO | POSSÍVEL ALTERNATIVA |
|---|---|---|
| Metronidazol + fluorouracil[28] | Risco de neutropenia grave quando metronidazol foi administrado antes do fluorouracil | Preferir outra classe de antibióticos com cobertura para anaeróbios ou administrar o metronidazol após o fluorouracil |
| Varfarina + fluorouracil/ capecitabina/ gemcitabina/ etoposide/ carboplatina/ paclitaxel/ ifosfamida/ tamoxifeno/ gefitinibe/ enzalutamida[26,29-36] | Interferência com enzimas hepáticas do CYP450 Potencialização do efeito da varfarina por menor metabolização, com risco de sangramento ou inibição do efeito por maior metabolização, com risco de tromboembolismo | A heparina de baixo peso molecular é uma opção mais segura. O uso de novos anticoagulantes orais também parece seguro em pacientes oncológicos |

Continua >>

>> Continuação

## Quadro 79.1. Interações medicamentosas com drogas comumente usadas em Oncologia

| COMBINAÇÕES DE DROGAS | EVENTO CLÍNICO E INTERAÇÃO | POSSÍVEL ALTERNATIVA |
|---|---|---|
| Anti-inflamatórios não hormonais (AINH) e metotrexato[37] | Redução da excreção renal de metotrexato, com aumento do risco de toxicidade | Em pacientes que estejam recebendo metotrexato, a analgesia pode ser realizada com acetaminofeno ou opioides[26] |
| Metotrexato + trimetoprim[38] | Depleção do folato por ambas as drogas, gerando anemia megaloblástica | Evitar uso concomitante ou repor ácido fólico de forma adequada e monitorar níveis hematimétricos |
| Platinas e aminoglicosídeos[26] | Aumento do risco de lesão renal e ototoxicidade | Preferir outra classe de antibióticos com cobertura para Gram-negativos |
| Hidroclorotiazida + ciclofosfamida/fluorouracil | Neutropenia prolongada por mecanismo desconhecido | Substituir anti-hipertensivo |
| Fenitoína + capecitabina/fluorouracil[39] | Fluoropirimidina inibe competitivamente o *clearance* da fenitoína por meio da CYP2C9, aumentando o risco de toxicidade pelo anticonvulsivante | Preferir anticonvulsivantes sem interação com o CYP450, como levetiracetam e gabapentina |
| Abiraterona + amiodarona/propafenona/venlafaxina/nebivolol/tramadol/pioglitazona[36,40] | Inibição das enzimas hepáticas CYP2C8 e CYP2D6 pela abiraterona, com redução da metabolização das drogas e potencialização de efeitos de seus metabólitos ativos | Substituir por drogas similares de outras classes, sem interação com o CYP450, especialmente para os antiarrítmicos |
| Abemaciclibe + medicações que prolongam intervalo QT[41] | Efeito aditivo para prolongamento do intervalo QT, com risco de *torsades des pointes* | Evitar combinação de medicações que prolongam intervalo QT ou preferir outro inibidor de CDK 4/6 |
| Antirretrovirais inibidores de protease + enzalutamida/palbociclibe/ribociclibe/apixaban/ rivaroxaban[36,41,42] | Interferência com a metabolização da CYP3A4. Potencial redução da ação antirretroviral, ainda sem comprovação *in vivo* | Atuar em conjunto com a equipe de infectologia. Substituir os anticoagulantes por heparina a depender do custo |
| Bisfofonatos + anti-inflamatórios não hormonais (AINH)[43] | Risco aumentado de úlcera gástrica por mecanismo desconhecido | Considerar uso concomitante de inibidor de bombas de prótons ou substituir AINH por outra classe de analgésico |
| 6-mercaptopurina oral + alopurinol[26,44] | Alopurinol inibe o metabolismo oxidativo de primeira passagem da 6-mercaptopurina, potencializando mielossupressão | Avaliar a necessidade de uso do alopurinol e monitorização hematimétrica cautelosa com suporte transfusional |
| Inibidores seletivos da recaptação de serotonina (ISRS) + tramadol/fentanil/ondansetrona/metoclorpramida/linezolida/AINH[11,26,45,46] | Aumento de níveis de serotonina no sistema nervoso central pelas demais medicações. Risco de síndrome serotoninérgica<br>A associação com AINH aumenta o risco de sangramento digestivo por mecanismo desconhecido | Monitorar de perto síndrome serotoninérgica se uso das medicações em concomitância for essencial. Preferir morfina como opioide em concomitância a ISRS. Substituir AINH por outro analgésico |
| Apixaban/rivaroxaban + rifampina/carbamazepina/fenitoína (indutores) ou antifúngicos azólicos/inibidores de protease (inibidores)[44] | Indutores de P-glicoproteína ou CYP3A4 aumentam a metabolização dos anticoagulantes e o risco de tromboembolismo e inibidores aumentam o risco de sangramento | Considerar transição do anticoagulante para heparina ou substituição das medicações por outra classe, sem interação com CYP450 |

Fonte: Adaptada de Bardakji Z, Jolivet J, Langelier Y *et al.* 1984.

Algumas interações medicamentosas merecem destaque pelo seu potencial prejuízo em desfechos oncológicos.

O uso em concomitância de inibidores de bombas de prótons e alguns antineoplásicos orais pode resultar em interação farmacocinética, com redução de absorção das drogas na presença de pH gástrico mais elevado, impactando negativamente no efeito antitumoral.[5] Estudo retrospectivo em um centro canadense analisou 231 pacientes e comparou aqueles que usaram ou não inibidores de bombas de prótons em associação com sunitinibe para câncer renal metastático. A associação resultou em pior sobrevida livre de progressão (18,9 *versus* 23,6 semanas; p=0,04) e pior sobrevida global (40,9 *versus* 62,4 semanas; p=0,02).[47] Análise secundária do estudo de fase III TRIO-013/LOGiC demonstrou redução do efeito antitumoral quando inibidores de bombas de prótons foram associados à capecitabina, também com impacto em sobrevida livre de progressão (4,2 *versus* 5,7 meses; HR 1,55; p < 0,01) e sobrevida global (9,2 *versus* 11,3 meses; HR 1,34; p=0,04) e com menor taxa de controle de doença.[48] A ingestão de hidróxido de alumínio parece não interferir na absorção da capecitabina, sendo uma opção em pacientes com sintomas dispépticos. O mesmo impacto negativo em sobrevida foi retrospectivamente demonstrado com a associação de inibidores de bombas de prótons e antagonistas do receptor de histamina tipo-2 com erlotinibe para o tratamento de pacientes com câncer de pulmão metastático e com a associação de inibidiores de bombas de prótons e pazopanibe em pacientes portadores de sarcoma metastático.[49,50] Van Leeuwen *et al.* demonstraram o aumento da biodisponibilidade do erlotinibe se ingerido com refrigerantes de cola, sendo útil nos casos em que o uso de redutores da acidez gástrica for essencial.

A combinação de paroxetina e tamoxifeno associou-se ao aumento do risco de morte por câncer de mama em estudo retrospectivo, provavelmente pela perda de efeito da hormonoterapia.[26] A inibição da CYP2D6 pelos inibidores seletivos da recaptação de serotonina pode influenciar no metabolismo do tamoxifeno e reduzir em até 58% a 64% as concentrações do seu metabólito ativo, o raloxifeno.[5] Em estudo de base populacional, que avaliou cerca de 16 mil mulheres, não foi evidenciada, porém, diferença em desfechos oncológicos entre pacientes que tomaram antidepressivos inibidores da CYP2D6 ou não inibidores.[52] Dada a controvérsia, talvez seja prudente evitar o uso concomitante de tamoxifeno e paroxetina ou fluoxetina, sendo opções nesse cenário citalopram, escitalopram e sertralina (não inibidores).[5]

## Quadro 79.2. Interações medicamentosas que impactam em desfechos oncológicos

| COMBINAÇÕES DE DROGAS | INTERAÇÃO | DESFECHO |
|---|---|---|
| Inibidores de bombas de prótons + sunitinibe/capecitabina/erlotinibe/pazopanibe[47-50] | Redução da absorção das drogas em pH gástrico elevado | Menores sobrevida global e sobrevida livre de progressão |
| Paroxetina + tamoxifeno[25] | Inibição da CYP2D6 pelo antidepressivo, com redução da metabolização do tamoxifeno e menor disponibilidade do metabólito ativo | Aumento do risco de morte por câncer de mama (controverso) |
| Anticonvulsivantes + paclitaxel[25] | Aumento do *clearance* do paclitaxel | Redução do efeito do paclitaxel, com potencial impacto em desfecho oncológico, mas sem comprovação *in vivo* |
| Fenitoína + irinotecano/imatinibe/ribociclibe/palbociclibe aprepitanto/fentanil[26,41,53,54] | Fenitoína induz enzimas hepáticas do CYP450 e aumenta a metabolização das drogas | Redução do efeito dos antineoplásicos e analgésico, com potencial impacto negativo em desfechos oncológicos, inclusive controle sintomático |

Fonte: Ha VH, Ngo M, Chu MP, *et al.*, 2015.

## MÉTODOS DE RASTREAMENTO

A maneira mais eficiente de rastreamento e, consequentemente, prevenção de interações medicamentosas consideradas clinicamente importantes em pacientes com câncer ainda não foi determinada. Ferramentas eletrônicas podem ajudar os profissionais de saúde a identificar as combinações de drogas perigosas.[55,56] A maioria dos estudos epidemiológicos nesse assunto utilizou o programa eletrônico de fácil uso denominado "Drug Interaction Facts" (fonte eletrônica: <www.factsandcomparisons.com>), que mostrou excelente acurácia de mais de 95% em detectar interações medicamentosas previamente conhecidas.[57,58] O programa ainda classifica as interações por mecanismos farmacológicos (farmacocinético e farmacodinâmico), níveis de gravidade (grave, quando uma interação pode oferecer risco de morte; moderada, quando a consequência clínica de uma interação necessita de cuidados médicos; menor, quando mínima consequência clínica é esperada) e evidências científicas da literatura (avaliado em uma escala de 5 pontos: 1 representa um nível de interação apoiada por ensaios clínicos e 5, que existe apenas um risco teórico de interação medicamentosa).

Contudo, o melhor método de rastreamento deve ser aquele que o médico se sente confortável em utilizar. Dessa forma, outros programas eletrônicos, como Epocrates, Medtrack etc. podem ser úteis. Também é possível utilizar uma lista de interações medicamentosas comumente encontradas em determinadas populações de pacientes. Por exemplo, um oncologista que cuida de pacientes com câncer de mama deve estar familiarizado com a potencial interação medicamentosa entre tamoxifeno e paroxetina.[25] O oncologista geral deve estar atento à potencial interação entre dexametasona e fenitoína, na qual uma droga pode interferir com o metabolismo hepático da outra, resultando tanto em aumento como em redução do *clearance* da fenitoína.[59] Deve-se também ter cautela ao prescrever varfarina em concomitância a corticosteroides, omeprazol e acetaminofeno pelo aumento do risco de sangramento ou em concomitância à fenitoína, pelo aumento do risco de trombose.[26,35,60-63]

## RECOMENDAÇÕES PARA PREVENIR E ESTUDAR INTERAÇÕES MEDICAMENTOSAS

A investigação sobre interações medicamentosas no dia a dia do oncologista, apesar de grande importância para sua boa prática médica, pode demandar um tempo considerável. Assim, a maneira mais lógica, barata e rápida é a triagem dos pacientes de alto risco para interações medicamentosas. Nesse caso, as prescrições de pacientes que utilizam um grande número de drogas, pacientes com múltiplas comorbidades e aqueles em uso de varfarina, anti-inflamatórios e anticonvulsivantes devem ser rotineiramente checadas a fim de se identificarem combinações potencialmente perigosas.[6] Deve-se também ter cautela com a prescrição de medicamentos potencialmente inapropriados aos idosos e com duplicações de prescrição em pacientes em seguimento com múltiplos especialistas.[1,17,21] Obviamente, nem todas as interações medicamentosas identificadas devem ser ajustadas ou substituídas, visto que muitas podem não oferecer risco à saúde e/ou ter apenas um embasamento teórico científico. Cabe ao médico julgar as melhores medidas a serem tomadas para evitar possíveis eventos adversos numa população de pacientes já polissintomática.

Após a identificação da população de risco a ser rastreada para potenciais interações medicamentosas, é necessário estabelecer o método para o rastreamento. Como especificado, o melhor método não foi estabelecido e ferramentas práticas, como programas eletrônicos, podem ser muito úteis. Mecanismos de alerta durante a inserção da lista de medicações em prescrições eletrônicas e a integração de farmacêutico como suporte técnico à prescrição médica (*double-check*) são abordagens que podem impactar na prevenção de interações medicamentosas em hospitais e clínicas de tratamento oncológico.[4] Van Leeuwen *et al.* reforçaram a importância da abordagem multidisciplinar na identificação de interações medicamentosas em estudo prospectivo em que o número de intervenções decorrentes de interações dobrou após análise farmacêutica em conjunto com o oncologista ou hematologista assistente.[64] Outras atitudes essenciais para evitar interações medicamentosas incluem: substituição de combinação de drogas potencialmente perigosa por alternativa mais segura (p. ex., substituir varfarina por enoxaparina ou novo anticoagulante oral em pacientes que estejam utilizando capecitabina, droga que reconhecidamente interfere na metabolização da varfarina); revisar a real necessidade de prescrever/manter medicamentos e, assim, evitar a "polifarmácia"; ser familiarizado com as possíveis interações medicamentosas envolvendo medicamentos rotineiramente prescritos para seus pacientes.[4,20] No caso de uma combinação que não pode ser substituída, como dexametasona e fenitoína, comumente utilizadas por pacientes com lesões cerebrais, esta deve ser cuidadosamente monitorizada para eventos adversos decorrentes de interação medicamentosa, no caso, toxicidade neurológica induzida por níveis tóxicos sanguíneos de fenitoína.[26,59]

Em relação a futuros estudos epidemiológicos sobre interações medicamentosas, muitas perguntas ainda não foram respondidas. Estudos sobre o impacto econômico das interações medicamentosas na prática oncológica, sobre sua real prevalência na era de drogas de alvo molecular e sobre a melhor maneira de evitarmos interações indesejáveis, são extremamente necessários. Estudos de base populacional têm a vantagem de apresentar número grande de pacientes e, portanto, são menos suscetíveis ao viés de seleção quando comparados com análises de uma única instituição.

No entanto, independentemente do desenho do estudo, é muito importante a disseminação de informações científicas sobre interações medicamentosas. Para isso, publicações de relatos/séries de casos e revisões auxiliam na divulgação desse assunto tão importante para boa prática clínica, mas ainda muito negligenciado.

## CONCLUSÕES

Interações medicamentosas são frequentes na prática clínica e podem impactar de forma negativa em desfechos oncológicos ou potencializar eventos adversos das drogas. São essenciais a atenção dos oncologistas a este tópico e a adoção de rastreamento na população sob maior risco para a realização de intervenções necessárias, assim como é importante o desenvolvimento de estudos de qualidade para ampliar o entendimento sobre interações reais e potenciais, visando otimização de condutas, prevenção de eventos indesejáveis e redução de custos associados a eles.

## REFERÊNCIAS

1. Delafuente JC. Understanding and preventing drug interactions in elderly patients. Crit Rev Oncol Hematol. 2003;48:133-43.

2. Egger SS, Drewe J, Schlienger RG. Potential drug-drug interactions in the medication of medical patients at hospital discharge. Eur J Clin Pharmacol. 2003;58:773-8.

3. Goldberg RM, Mabee J, Chan L, et al. Drug-drug and drug-disease interactions in the ED: analysis of a high-risk population. Am J Emerg Med. 1996;14:447-50.

4. Riechelmann RP, Del Giglio A. Drug interactions in oncology: how common are they? Ann Oncol. 2009;20:1907-12.

5. Riechelmann RP, Krzyzanowska MK. Drug interactions and oncological outcomes: a hidden adversary. ecancer. 2019;13:ed88.

6. Riechelmann RP, Krzyzanowska MK, O'Carroll A et al. Symptom and medication profiles among cancer patients attending a palliative care clinic. Support Care Cancer. 2007;15:1407-12.

7. Soto-Perez-de-Celis E, Li D, Yuan Y, et al. Functional versus chronological age: geriatric assessments to guide decision making in older patients with cancer. Lancet Oncol. 2018;19(6):e305-e316.

8. Nightingale G, Pizzi LT, Barlow A, et al. The prevalence of major drug-drug interactions in older adults with cancer and the role of clinical decision support software. J Geriatr Oncol. 2018;9(5):526-533.

9. Scripture CD, Figg WD. Drug interactions in cancer therapy. Nat Rev Cancer. 2006;6:546-58.

10. Craig CR, Stitzel RE. Modern Pharmacology with Clinical Application. 6. ed. Little Brown & Co, 2004.

11. Kotlinska-Lemieszek A, Klepstad P, Haugen DF. Clinically significant drug-drug interactions involving opioid analgesics used for pain treatment in patients with cancer: a systematic review. Drug Des Devel Ther. 2015;16;9:5255-67.

12. Rowinsky EK, Gilbert MR, McGuire WP, et al. Sequences of taxol and cisplatin: a phase I and pharmacologic study. J Clin Oncol. 1991;9:1692-703.

13. Falcone A, Di Paolo A, Masi G, et al. Sequence effect of irinotecan and fluorouracil treatment on pharmacokinetics and toxicity in chemotherapy-naive metastatic colorectal cancer patients. J Clin Oncol. 2001;19:3456-62.

14. Moreira A, Lobato R, Morais J, et al. Influence of the interval between the administration of doxorubicin and paclitaxel on the pharmacokinetics of these drugs in patients with locally advanced breast cancer. Cancer Chemother Pharmacol. 2001;48:333-7.

15. Danesi R, Innocenti F, Fogli S, et al. Pharmacokinetics and pharmacodynamics of combination chemotherapy with paclitaxel and epirubicin in breast cancer patients. Br J Clin Pharmacol. 2002;53:508-18.

16. Grasselli G, Vigano L, Capri G, et al. Clinical and pharmacologic study of the epirubicin and paclitaxel combination in women with metastatic breast cancer. J Clin Oncol. 2001;19:2222-31.

17. Riechelmann RP, Tannock IF, Wang L, et al. Potential drug interactions and duplicate prescriptions among cancer patients. J Natl Cancer Inst. 2007;99:592-600.

18. Riechelmann RP, Zimmermann C, Chin SN, et al. Potential drug interactions in cancer patients receiving supportive care exclusively. J Pain Symptom Manage. 2008;35:535-43.

19. Riechelmann RP, Moreira F, Smaletz O, et al. Potential for drug interactions in hospitalized cancer patients. Cancer Chemother Pharmacol. 2005;56:286-90.

20. Sokol KC, Knudsen JF, Li MM. Polypharmacy in older oncology patients and the need for an interdisciplinary approach to side-effect management. J Clin Pharm Ther. 2007;32:169-75.

21. Alkan A, Yaşar A, Karcı E, et al. Severe drug interactions and potentially inappropriate medication usage in elderly cancer patients. Support Care Cancer. 2017;25(1):229-236.

22. Buajordet I, Ebbesen J, Erikssen J, et al. Fatal adverse drug events: the paradox of drug treatment. J Intern Med. 2001;250:327-41.

23. Buajordet I, Ebbesen J, Erikssen J, et al. [Frequency, reporting and classification of drug-related deaths]. Tidsskr Nor Laegeforen. 1995;115:2373-5.

24. Del Giglio A, Miranda V, Fede A, et al. Adverse drug reactions and drug interactions as causes of hospital admission in oncology. J Clin Oncol. 2009;27:e20656.

25. Kelly CM, Juurlink DN, Gomes T, et al. Selective serotonin reuptake inhibitors and breast cancer mortality in women receiving tamoxifen: a population based cohort study. BMJ.340:c693.

26. Riechelmann RP, Saad ED. A systematic review on drug interactions in oncology. Cancer Invest. 2006;24:704-712.

27. Harvey VJ, Slevin ML, Dilloway MR, et al. The influence of cimetidine on the pharmacokinetics of 5-fluorouracil. Br J Clin Pharmacol. 1984;18:421-30.

28. Bardakji Z, Jolivet J, Langelier Y, et al. 5-Fluorouracil-metronidazole combination therapy in metastatic colorectal cancer. Clinical, pharmacokinetic and in vitro cytotoxicity studies. Cancer Chemother Pharmacol. 1986;18:140-4.

29. Kinikar SA, Kolesar JM. Identification of a gemcitabine-warfarin interaction. Pharmacotherapy. 1999;19:1331-3.

30. Tenni P, Lalich DL, Byrne MJ. Life threatening interaction between tamoxifen and warfarin. BMJ. 1989;298:93.

31. Le AT, Hasson NK, Lum BL. Enhancement of warfarin response in a patient receiving etoposide and carboplatin chemotherapy. Ann Pharmacother. 1997;31:1006-8.

32. Copur MS, Ledakis P, Bolton M, et al. An adverse interaction between warfarin and capecitabine: a case report and review of the literature. Clin Colorectal Cancer. 2001;1:182-4.

33. Brown MC. An adverse interaction between warfarin and 5-fluorouracil: A case report and review of the literature. Chemotherapy. 1999;45:392-5.

34. Costedoat-Chalumeau N, Amoura Z, Aymard G, et al. Potentiation of vitamin K antagonists by high-dose intravenous methylprednisolone. Ann Intern Med. 2000;132:631-5.

35. Mahe I, Bertrand N, Drouet L, et al. Paracetamol: a haemorrhagic risk factor in patients on warfarin. Br J Clin Pharmacol. 2005;59:371-4.

36. Del Re M, Fogli S, Derosa L. The role of drug-drug interactions in prostate cancer treatment: focus on abiraterone acetate/prednisone and enzalutamide. Cancer Treat Rev. 2017;55:71-82.

37. Singh RR, Malaviya AN, Pandey JN, et al. Fatal interaction between methotrexate and naproxen. Lancet. 1986;1:1390.

38. Ferrazzini G, Klein J, Sulh H, et al. Interaction between trimethoprim-sulfamethoxazole and methotrexate in children with leukemia. J Pediatr. 1990;117:823-6.

39. Brickell K, Porter D, Thompson P. Phenytoin toxicity due to fluoropyrimidines (5FU/capecitabine): three case reports. Br J Cancer. 2003;89:615-6.

40. Bonnet C, BoudouRouquette P, AzoulayRutman E. Potential drug–drug interactions with abiraterone in metastatic castration-resistant prostate cancer patients: a prevalence study in France. Cancer Chemother Pharmacol. 2017;79(5):1051-1055.

41. Fogli S, Del Re M, Curigliano G, et al. Drug-drug interactions in breast cancer patients treated with CDK4/6 inhibitors. Cancer Treat Rev. 2019;74:21-28.

42. Riess H, Prandoni P, Harder S, et al. Direct oral anticoagulants for the treatment of venous thromboembolism in cancer patients: Potential for drug-drug interactions. Crit Rev Oncol Hematol. 2018;132:169-179.

43. Miyake K, Kusunoki M, Shinji Y, et al. Bisphosphonate increases risk of gastroduodenal ulcer in rheumatoid arthritis patients on long-term nonsteroidal antiinflammatory drug therapy. J Gastroenterol. 2009;44:113-20.

44. McLeod HL. Clinically relevant drug-drug interactions in oncology. Br J Clin Pharmacol. 1998;45:539-44.

45. Fisher AA, Davis MW. Serotonin syndrome caused by selective serotonin reuptake-inhibitors-metoclopramide interaction. Ann Pharmacother. 2002;36:67-71.

46. de Jong JC, van den Berg PB, Tobi H, et al. Combined use of SSRIs and NSAIDs increases the risk of gastrointestinal adverse effects. Br J Clin Pharmacol. 2003;55:591-5.

47. Ha VH, Ngo M, Chu MP, et al. Does gastric acid suppression affect sunitinib efficacy in patients with advanced or metastatic renal cell cancer? J Oncol Pharm Practice. 2015;21(3):194-200.

48. Chu MP, Hecht JR, Slamon D. Association of Proton Pump Inhibitors and Capecitabine Efficacy in Advanced Gastroesophageal Cancer – Secondary Analysis of the TRIO-013/LOGiC Randomized Clinical Trial. JAMA Oncol. 2017;3(6):767-73.

49. Chu MP, Ghosh S, Chambers CR. Gastric acid suppression is associated with decreased erlotinib efficacy in non-small cell lung cancer. Clin Lung Cancer. 2015;16(1):33-9.

50. Mir O, Touati N, Lia M, et al. Impact of concomitant administration of gastric acid-suppressive agents and pazopanib on outcomes in soft-tissue sarcoma patients treated within the EORTC 62043/62072 trials. Clin Cancer Res. 2019;25(5):1479-85.

51. van Leeuwen RWF, Peric R, Hussaarts KGAM. et al. Influence of the Acidic Beverage Cola on the Absorption of Erlotinib in Patients With Non-Small-Cell Lung Cancer. J Clin Oncol. 2016;34:1309-14.

52. Haque R, Shi J, Schottinger JE, et al. Tamoxifen and antidepressant drug interaction among a cohortof 16887 breast cancer survivors. J Natl Cancer Inst 2016;108(3):djv337.

53. Relling MV, Pui CH, Sandlund JT, et al. Adverse effect of anticonvulsants on efficacy of chemotherapy for acute lymphoblastic leukaemia. Lancet. 2000;356:285-90.

54. Kuhn JG. Influence of anticonvulsants on the metabolism and elimination of irinotecan. A North American Brain Tumor Consortium preliminary report. Oncology (Williston Park). 2002;16(8-7):33-40.

55. Halkin H, Katzir I, Kurman I, et al. Preventing drug interactions by online prescription screening in community pharmacies and medical practices. Clin Pharmacol Ther. 2001;69:260-5.

56. Glassman PA, Simon B, Belperio P, et al. Improving recognition of drug interactions: benefits and barriers to using automated drug alerts. Med Care. 2002;40:1161-71.

57. Health WK. Drug Interaction Facts, version 4.0. In: Comparisons Fa, ed. Vol Forth Edition. St Louis; 2006.

58. Barrons R. Evaluation of personal digital assistant software for drug interactions. Am J Health Syst Pharm. 2004;61:380-5.

59. Lackner TE. Interaction of dexamethasone with phenytoin. Pharmacotherapy. 1991;11:344-7.

60. Bernard SA, Bruera E. Drug interactions in palliative care. J Clin Oncol. 2000;18:1780-99.

61. Beijnen JH, Schellens JH. Drug interactions in oncology. Lancet Oncol. 2004;5:489-96.

62. Nappi JM. Warfarin and phenytoin interaction. Ann Intern Med. 1979;90:852.

63. Unge P, Svedberg LE, Nordgren A, et al. A study of the interaction of omeprazole and warfarin in anticoagulated patients. Br J Clin Pharmacol. 1992;34:509-12.

64. van Leeuwen RWF, Jansman FGA, van den Bemt PMLA, et al. Drug-drug interactions in patients treated for cancer: a prospective study on clinical interventions. Ann Oncol. 2015;26(5):992-7.

# Náuseas e Vômitos

Nivaldo Farias Vieira
Adolfo José de Oliveira Scherr

## DESTAQUES

- A maioria dos pacientes em quimioterapia terá náuseas e/ou vômitos durante seu tratamento.
- O desenvolvimento de novas drogas antieméticas foi um dos maiores avanços na Oncologia nas últimas décadas.
- Os principais neurotransmissores envolvidos no reflexo do vômito são a serotonina, substância P, dopamina, histamina, noradrenalina e acetilcolina.
- Os principais neurorreceptores envolvidos são o receptor tipo 3 de serotonina e os dopaminérgicos. Outros receptores implicados incluem os de acetilcolina, corticosteroides, histamina, canabinoides, opioides e neurocinina (NK-1).
- A náusea é comumente classificada como aguda, tardia e antecipatória. Em relação à resposta ao tratamento, ainda pode ser classificada como de escape e refratária.

## INTRODUÇÃO

Náuseas e vômitos são efeitos adversos comuns associados ao tratamento do câncer. Além do mais, esses efeitos podem resultar em complicações para o paciente, como desequilíbrio hidroeletrolítico, metabólico, depleção nutricional, anorexia, deterioração do índice de desempenho e do estado mental, deiscência de sutura cirúrgica, além de poder determinar a recusa do paciente em prosseguir o tratamento oncológico.[1-5]

Aproximadamente 70% a 80% dos pacientes em quimioterapia já apresentaram náuseas e/ou vômitos.[8]

Em geral, os pacientes referem com maior frequência sintomas de náuseas do que os de vômitos.[9]

O desenvolvimento crescente de terapias antieméticas efetivas representa um dos mais importantes avanços nos últimos 20 anos no tratamento de suporte para pacientes oncológicos. Até o início da década de 1980, as fenotiazinas eram as únicas drogas com eficácia antiemética conhecida. No entanto, em pacientes recebendo esquemas quimioterápicos à base de cisplatina, essas drogas não eram melhores que tratamento placebo.[10] Desde então, muitos agentes têm sido desenvolvidos, o que aumentou a eficácia dessa terapia e permitiu o controle total de náuseas e vômitos, mesmo em pacientes recebendo quimio-terapia com alto potencial emetogênico.

O sucesso do tratamento antiemético nos dias de hoje tem contribuído para uma melhora na qualidade de vida e talvez até mesmo na sobrevida dos pacientes oncológicos.[11] Tais avanços nesse tratamento só foram possíveis por meio do melhor entendimento da fisio-patologia do reflexo emético associado à realização de vários estudos clínicos aleatorizados com novas drogas antieméticas.

## FISIOPATOLOGIA DA ÊMESE

A pesquisa pioneira para o entendimento da fisiologia do reflexo do vômito foi realizada há mais de 50 anos por Borison *et al.*[12] Esse estudo permitiu compreender a existência de dois locais distintos no cérebro que con-trolam a êmese. O primeiro desses locais, denominado "centro do vômito", localiza-se na formação reticular da medula. Esse centro está adjacente a outras estruturas envolvidas na coordenação da êmese, incluindo os centros respiratório, vasomotor e salivar, e os nervos cranianos VIII e X. Estudos mais recentes sugerem que o centro do vômito, na realidade, não é uma estrutura anatômica separada e que a iniciação do reflexo da êmese é controlada por um complexo sistema de vias situadas nos núcleos do trato solitário.[13,14] Estímulo elétrico nessa região pode iniciar um episódio emético, enquanto sua ablação previne o vômito induzido por uma variedade de outros estímulos.

O segundo centro importante identificado no estudo de Borison *et al.* é a zona de deflagração dos quimior-receptores (ZDQ), localizada na área postrema (face ventral do quarto ventrículo). Essa zona, situada fora da barreira hematoencefálica, fica exposta a várias toxinas oriundas do sangue e do líquido cefalorraquidiano (LCR), que são capazes de excitar essa zona, resultando em episódio emético. Estímulos elétricos na ZDQ não são capazes de induzir a êmese. A ablação da ZDQ abole o vômito induzido por esses agentes.

Após a ingestão de substâncias tóxicas, a irritação da mucosa do trato gastrointestinal inicia o reflexo do vômito, por acionar diretamente o centro do vômito, por meio de estímulos aferentes provenientes de fibras vagais. Esse mecanismo independe da ação da ZDQ. As toxinas ou substâncias nocivas ao trato gastroin-testinal podem ser, além de ingeridas, oriundas do sangue, por exemplo, agentes quimioterápicos, que,

da mesma maneira, são capazes de deflagrar o reflexo do vômito pela via aferente vagal.

Dois componentes adicionais nesse complexo sistema envolvem o aparelho vestibular e as estrutu-ras superiores do córtex cerebral. A perturbação do sistema vestibular está primariamente envolvida na iniciação do reflexo do vômito, como em pacientes que sofrem de cinetose ou outras afecções do ouvido interno. Em contrapartida, estímulos sensoriais, como odor, dor, estímulo visual e uma variedade de condições psicossomáticas, como medo e ansiedade, podem estimular estruturas corticais superiores e, consequentemente, o centro do vômito. Exemplo disso é a náusea antecipatória que alguns pacientes experimentam antes de uma nova exposição a agentes quimioterápicos emetogênicos previamente conhe-cidos. A Figura 80.1 mostra as várias vias envolvidas na iniciação do reflexo do vômito.

Os principais neurotransmissores envolvidos no reflexo do vômito são a serotonina (5-hidroxitrip-tamina – 5-HT), substância P, dopamina, histamina, noradrenalina e acetilcolina. No entanto, há outras substâncias envolvidas como apomorfina, neurotensi-na, angiotensina II, gastrina, vasopresina, hormônio liberador de tireotrofina entre outros. Por sua vez, os principais neurorreceptores envolvidos são o receptor tipo 3 de serotonina (5-HT3) e os dopaminérgicos. Outros receptores implicados incluem os de acetil-colina, corticosteroides, histamina, canabinoides, opioides e neurocinina (NK-1). Estes estão localizados no centro do vômito e no centro vestibular cerebral.

Estudos recentes comprovam a importância de dois neurorreceptores, 5-HT3 e NK-1, na gênese do vômito induzido por quimioterapia. O primeiro é encontrado em grande quantidade em fibras aferentes vagais e esplâncnicas do trato gastrointestinal. A administração de um agente quimioterápico pode causar irritação à mucosa gastrointestinal, o que ocasiona a liberação de serotonina pelas células enterocromafins do intestino delgado. Esse neurotransmissor ativará os receptores 5-HT3 vagais periféricos que, por sua vez, emitirão sinais para o centro do vômito deflagar a êmese.[15]

O receptor NK-1 tem a capacidade de mediar a ação biológica da substância P. Esse neurotransmissor é um peptídeo regulatório encontrado em áreas do sistema nervoso central (incluindo o núcleo do trato solitário e a área postrema) e no trato gastrointestinal (via aferente vagal) de importância decisiva no reflexo emetogênico.[16,17]

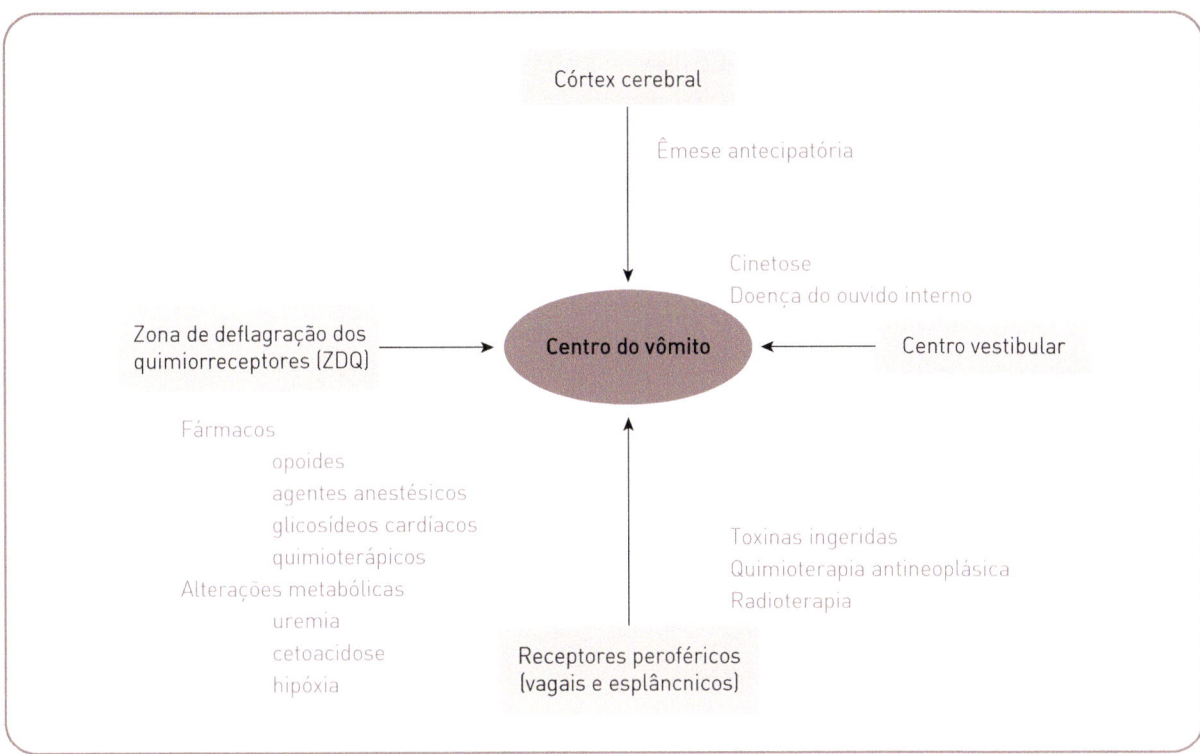

**FIGURA 80.1** – Diagrama esquemático das várias vias envolvidas na iniciação do reflexo do vômito.
Fonte: Desenvolvida pela autoria.

O desenvolvimento de drogas que são antagonistas específicas dos receptores 5-HT3 e NK-1 contribuiu de forma significativa no controle e no tratamento de náuseas e vômitos induzidos por quimioterapia.

## TIPOS DE NÁUSEAS E VÔMITOS

### Induzida por quimioterapia

Comumente classificada como aguda, tardia, antecipatória, de escape e refratária:

- aguda: náusea e/ou vômito que ocorre nas primeiras 24 horas da administração da quimioterapia. Geralmente se inicia entre 1 e 2 horas após aplicação endovenosa (EV) de quimioterápicos e o pico de intensidade acontece após 5 a 6 horas;
- tardia: náusea e/ou vômito que ocorre após 24 horas da administração da quimioterapia. Acontece principalmente após aplicação de cisplatina, carboplatina, ciclofosfamida e/ou doxorrubicina. No caso da cisplatina, a êmese pode alcançar sua intensidade máxima 48 a 72 horas após a aplicação e manter-se por 6 a 7 dias.[18,19] A fisiopatologia da êmese tardia permanece incerta, porém parece que é mediada em nível central por diferentes neurotransmissores. O antagonismo do receptor 5-HT3 por meio de drogas antieméticas tem eficácia comprovada na prevenção da êmese aguda, porém efeito limitado na êmese tardia. De maneira oposta, o antagonismo do receptor NK-1 e o consequente bloqueio da ação da substância P têm demonstrado melhor eficácia no controle da êmese tardia. Fatores periféricos, incluindo metabólitos residuais dos agentes quimioterápicos ou dano direto à mucosa gastrointestinal também desempenham papel importante na gênese da êmese tardia;

- antecipatória: náusea e/ou vômito que ocorrem quando o paciente experimentou episódio de êmese mal controlada durante ciclo prévio de tratamento quimioterápico. O início dos sintomas ocorre antes mesmo de o paciente receber novo ciclo de tratamento. A incidência da náusea ou vômito antecipatório varia entre 18% e 57%, e a náusea é mais comum que o vômito.[20,21] Pacientes jovens são mais suscetíveis a esse tipo de náusea, pois, em geral, recebem esquemas mais agressivos de quimioterapia e, consequentemente, apresentam pior controle da êmese que pacientes mais idosos.[22,23]

Por ser uma resposta condicionada, qualquer estímulo e/ou ambiente que remeta à administração de quimioterapia, como estímulo visual, olfativo, gustativo, ambiente hospitalar, consultório médico ou clínica oncológica, pode deflagrar no paciente o início dos sintomas;

- de escape: náusea e/ou vômito que escapa da profilaxia antiemética, apesar de essa ter sido feita adequadamente, ou requer o uso de drogas antieméticas de resgate.[5]
- refratária: náusea e/ou vômito que ocorre nos ciclos subsequentes de tratamento quimioterápico quando a profilaxia ou o tratamento antiemético de resgate falhou de forma precoce.[5]

### Náuseas e/ou vômitos induzidos por radioterapia

Pacientes recebendo tratamento radioterápico de corpo inteiro ou de região abdominal superior têm grande chance de apresentar náuseas e/ou vômitos durante o tratamento.[24,25]

O trato gastrointestinal, em especial o intestino delgado, contém células em rápido processo de divisão, particularmente sensíveis aos efeitos da radiação. Entre os fatores que podem aumentar ou diminuir o potencial emetogênico da radioterapia estão o número de campos irradiados, a dose total da radiação e o número de fracionamentos diários dos ciclos. Quanto maiores a dose e o número de campos irradiados, maior a probabilidade de desenvolvimento de náusea e/ou vômito. Em contrapartida, o maior fracionamento da dose diminui o risco.[5]

### Êmese crônica

Ocorre geralmente em pacientes com doença avançada. Associa-se a causas não relacionadas ao tratamento quimioterápico como:

- uso de medicações: opioides, anti-inflamatórios não esteroidais, inibidores seletivos de recaptação da serotonina;
- hipertensão intracraniana;
- distúrbios hidroeletrolíticos e metabólicos: hipercalcemia, hiponatremia, desidratação, uremia;
- afecções do trato gastrointestinal: úlceras duodenais, esofagite, infecção da cavidade oral, obstrução intestinal.
- disfunção autonômica: redução da peristalse, saciedade precoce, náusea crônica.

## POTENCIAL EMETOGÊNICO DOS QUIMIOTERÁPICOS

A frequência da êmese induzida por quimioterapia depende basicamente do potencial emetogênico do agente utilizado, assim como do uso associado desses agentes quimioterápicos. Várias classificações foram desenvolvidas para definir a emetogenicidade da quimioterapia antineoplásica, porém nenhuma delas é universalmente aceita.[26-28]

Em 1997, Hesketh *et al.* desenvolveram uma classificação para emetogenicidade aguda dos antineoplásicos e propuseram um algoritmo para definir o potencial emetogênico da associação entre esses agentes.[29] Essa classificação foi atualizada e revista por Grunberg *et al.*,[30] em 2005. Os Quadros 80.1[31] e 80.2[31] mostram a classificação dos antineoplásicos de acordo com seu potencial emetogênico. Essa classificação é constantemente atualizada à medida que novas drogas são introduzidas na prática oncológica.

## FATORES PREDISPONENTES

### História de êmese anterior

Controle inadequado do vômito nos cursos anteriores de quimioterapia predispõe o paciente a resultados insatisfatórios com qualquer tratamento subsequente, independentemente do estímulo emético ou do tratamento antiemético empregado, tanto para êmese tardia como para a antecipatória. No entanto, o controle da êmese aguda não se encontra dificultado nesses casos, com o uso da medicação adequada.

### História de ingestão de álcool

A êmese é mais fácil de controlar em pacientes com história de alta ingestão alcoólica crônica (> 100 g/dia de álcool – cerca de 5 unidades de álcool). Em uma avaliação prospectiva de 52 pacientes que receberam altas doses de cisplatina e uma combinação eficaz de regime antiemético, 93% das pessoas com história de ingestão de álcool não apresentaram êmese. Em contrapartida, 61% das pessoas sem esses antecedentes tiveram episódios eméticos. Essa diferença no controle de êmese é independente do consumo atual de álcool pelo paciente.[32]

## Tabela 80.1. Potencial emetogênico dos agentes antineoplásicos intravenosos isolados

| Grau de emetogenicidade (incidência) | Agente |
|---|---|
| Alto (> 90%) | Streptozotocina<br>Ciclofosfamida ≥ 1.500 mg/m²<br>Carmustina > 250 mg/m²<br>Dacarbazina<br>Mecloretamina<br>Cisplatina ≥ 50 mg/m² |
| Moderado (30% a 90%) | Oxaliplatina<br>Ciclofosfamida < 1.500 mg/m²<br>Cisplatina < 50 mg/m²<br>Carmustina < 250 mg/m²<br>Citarabina > 200 mg/m²<br>Metotrexato 250 – > 1.000 mg/m²<br>Carboplatina<br>Ifosfamida<br>Ciclofosfamida < 1.500 mg/m²<br>Doxorrubicina<br>Daunorrubicina<br>Epirrubicina<br>Idarrubicina<br>Irinotecano |
| Baixo (10% a 30%) | Mitomicina<br>Cetuximabe<br>Bortezomibe<br>Metotrexato > 50 mg/m² < 250 mg/m²<br>Citarabina ≤ 100 mg/m²<br>5-Fluorouracil<br>Gemcitabina<br>Pemetrexed<br>Etoposide<br>Ixabepilona<br>Topotecano<br>Mitoxantrona<br>Docetaxel<br>Doxorrubicina lipossomal<br>Paclitaxel |
| Mínimo (< 10%) | Bleomicina<br>Alemtuzumabe<br>Bortezomibe<br>Temsirolimus<br>Rituximabe<br>Panitumumabe<br>Trastuzumabe<br>Busulfan<br>Metotrexato < 50 mg/m²<br>2-clorodeoxiadenosina<br>Fludarabina<br>Bevacizumabe<br>Cetuximabe<br>Vinorelbina<br>Vincristina<br>Vimblastina |

Fonte: National Comprehensive Cancer Network – Clinical Practice Guidelines in Oncology. Antiemesis, version 2.2010.

## Tabela 80.2. Potencial emetogênico dos agentes antineoplásicos orais isolados[31]

| Grau de emetogenicidade (incidência) | Agente |
|---|---|
| Alto (> 90%) | Hexametilmelamina<br>Procarbazina |
| Moderado (30% a 90%) | Ciclofosfamida<br>Etoposide<br>Temozolomida<br>Vinorelbina<br>Imatinibe |
| Baixo (10% a 30%) | Capecitabina<br>Fludarabina |
| Mínimo (< 10%) | Clorambucil<br>Hidroxiurea<br>Metotrexato<br>Tioguanina<br>Talidomida<br>Erlotinibe<br>Everolimus<br>Dasatinibe<br>Sorafenibe<br>Sunitinibe<br>Lapatinibe<br>Gefitinibe |

Fonte: National Comprehensive Cancer Network – Clinical Practice Guidelines in Oncology. Antiemesis, version 2.2010.

### Idade

A maioria dos estudos constatou que é mais fácil de controlar vômitos em pacientes idosos do que nos mais jovens. Os pacientes mais jovens têm uma maior propensão para o desenvolvimento de reações distônicas agudas quando são administrados antieméticos que bloqueiam a dopamina.[33] Além disso, esses pacientes têm maior tendência para desenvolver êmese antecipatória do que pacientes mais velhos.[22]

### Sexo

É mais difícil de controlar vômitos em mulheres do que em homens, dada a mesma quimioterapia e sob o mesmo regime antiemético.

### História de cinetose

Pacientes com história de enjoo durante o movimento são mais propensos a desenvolver náusea e vômitos induzidos por quimioterapia.[3]

Esses fatores predisponentes são aditivos. Podem-se identificar pacientes com risco particularmente elevado de vômitos, como as mulheres mais jovens e sem antecedentes de consumo de álcool elevado. O entendimento desses fatores é útil na individualização do tratamento.

## AGENTES ANTIEMÉTICOS UTILIZADOS EM QUIMIOTERAPIA

Cuidadosa investigação demonstrou que numerosos agentes antieméticos são seguros e eficazes. Entre os mais estudados, estão ondansetron, granisetron, dolasetron, palonosetron, metoclopramida, haloperidol, dexametasona, aprepitante, lorazepam, dronabinol (não disponível no Brasil), proclorperazina e clorpromazina.

Gengibre, em combinação com um antiemético antagonista 5-HT3, pode reduzir significativamente náuseas relacionadas à quimioterapia em pacientes com câncer, segundo dados de um estudo clínico fase II/III aleatorizado, controlado com placebo, duplo-cego. Um total de 644 pacientes que haviam experimentado náuseas com quimioterapia foram aleatoriamente designados para receber placebo ou cápsulas de gengibre (0,5, 1,0 ou 1,5 g por dia em doses divididas) durante 6 dias, começando 3 dias antes do início da quimioterapia. Além disso, todos os pacientes receberam esquemas-padrão para prevenir vômitos relacionados à quimioterapia. Administração de gengibre reduziu significativamente náuseas, comparativamente ao placebo (p = 0,003), mas a maior redução ocorreu em pacientes que receberam gengibre nas doses diárias de 0,5 g e 1 g.[34]

## ANTAGONISTAS DA 5-HT3

Ondansetron, granisetron, dolasetron e palonosetron são antagonistas altamente seletivos dos receptores 5-HT3. Todos são eficazes no controle da êmese induzida por uma variedade de agentes quimioterápicos. As vias de administração oral (VO) e endovenosa (EV), disponíveis para ondansetron, granisetron, dolasetron e palonosetron são igualmente eficazes, como ficou demonstrado em grandes ensaios clínicos randomizados.[35-38] Em outros países, o granisetron está agora também disponível como um sistema transdérmico (Sancuso®). Regimes de dose única administrada antes da quimioterapia parecem ser tão eficazes quanto regimes mais intensos de múltiplas doses ou de dose contínua.

Os antagonistas dos receptores 5-HT3 são semelhantes em eficácia e efeitos colaterais, embora palonosetron tenha uma meia-vida maior do que os outros, de aproximadamente 40 horas. A escolha de um agente sobre o outro pode, portanto, refletir tão somente fatores econômicos ou de conveniência do médico prescritor. As doses desses agentes são apresentadas no Tabela 80.3.

### Tabela 80.3. Dose e administração dos agentes antieméticos

| AGENTE ANTIEMÉTICO | DOSE | |
|---|---|---|
| | ORAL | INTRAVENOSA |
| Dolasetron | 100 mg 1 vez | 100 mg (1,8 mg/kg) 1 vez/dia |
| Granisetron | 1 ou 2 mg 1 vez | 1 mg (0,01 mg/kg) 1 vez/dia |
| Ondansetron | 16 a 24 mg 1 vez ou 8 mg 2 vezes/dia | 8 mg (0,15 mg/kg) 1 vez/dia |
| Palonosetron | 0,5 mg 1 vez | 0,25 mg 1vez |
| Dexametasona | 20 mg 1 vez | 20 mg 1vez em 5 minutos |
| Metoclopramida | Não recomendada | 2 a 3 mg/kg a cada 2 horas |
| Haloperidol | 1 a 2 mg a cada 4 a 6 horas | 1 a 3 mg a cada 4 a 6 horas |
| Procloperazina | Não recomendada | 10 a 20 mg a cada 3 a 4 horas |
| Lorazepamb | 0,5 a 2 mg | 0,5 a 2 mg a cada 4 a 6 horas |
| Aprepitante | 125 mg | 115 mg |

a)Todos os agentes devem ser administrados antes da quimioterapia, geralmente 30 minutos antes, embora os antagonistas 5-HT3 sejam eficazes mesmo se utilizados no início da quimioterapia. As doses recomendadas são baseadas em estudos clínicos e podem diferir daquelas que constam nas bulas; b) lorazepam é indicado somente como adjuvante aos antieméticos.

Fonte: Desenvolvida pela autoria.

Embora sejam drogas seguras, mesmo em doses superiores às recomendadas no uso diário, alguns pacientes apresentam efeitos colaterais como cefaleia, elevação transitória das transaminases hepáticas, constipação e, com alguns agentes, o prolongamento do intervalo QT, reações distônicas e acatisia.

Os antagonistas do 5-HT3 são capazes de conseguir o controle completo de êmese de 30% a 50% dos pacientes recebendo cisplatina.[39] Esses agentes também provaram ser pelo menos tão eficazes contra êmese induzida pelos outros agentes quimioterápicos, com taxas de controle total de cerca de 70%.

## Dexametasona

O mecanismo de ação antiemética da dexametasona permanece obscuro, no entanto vários estudos aleatorizados e metanálise confirmaram sua eficácia e segurança no controle de náuseas e vômitos.[40,41] Outros corticosteroides também são eficazes, porém a dexametasona é o esteroide mais amplamente estudado e está disponível nas apresentações oral e parenteral como um produto acessível e de baixo custo. Dexametasona é um excelente agente para uso em esquemas de combinação de antieméticos e como um agente único em pacientes submetidos à quimioterapia de baixo risco emético.

As doses de dexametasona, em geral, variam de 4 a 20 mg/dia. Em um estudo aleatorizado em pacientes submetidos à quimioterapia de alto risco emético, uma única dose de 20 mg foi superior no controle de náuseas e de vômitos. Assim, a dose de 20 mg é recomendada nesse cenário. Para os pacientes que recebem a quimioterapia de risco emético moderado, uma dose única de 8 mg pode ser suficiente. Entre os efeitos colaterais observados, estão insônia, hiperglicemia (especialmente nos diabéticos), epigastralgia leve, agitação psicomotora, podendo chegar menos comumente a surtos psicóticos.

## Metoclopramida

A metoclopramida, embora eficaz quando administrada em altas doses endovenosas por bloquear os receptores da dopamina, tem seu uso na prevenção de náusea e vômito cada vez mais reduzido nos pacientes em quimioterapia.[10,44] Nessas doses, podem-se observar sedação, reações distônicas, acatisia, ansiedade e depressão.

## Haloperidol

O haloperidol exerce sua ação antiemética, por meio do bloqueio dopaminérgico. A exemplo da metoclopramida, sua aplicação encontra-se em desuso.[45]

Mesmo quando utilizadas as doses habitualmente recomendadas de 1 mg a 3 mg EV a cada 4 a 6 horas, os pacientes podem desenvolver efeitos colaterais como sedação, reações distônicas, acatisia e hipotensão.

## Benzodiazepínicos

Embora lorazepam e outros benzodiazepínicos sejam potentes agentes ansiolíticos que podem ser úteis adjuvantes antieméticos, eles não devem ser utilizados como agentes únicos no tratamento à êmese induzida pela quimioterapia.[46,47] As propriedades ansiolíticas dos benzodiazepínicos são particularmente importantes no tratamento de náuseas e vômitos antecipatórios. O mais habitual é se utilizarem doses de 0,5 a 1,5 mg/m² EV ou 1 mg a 2 mg via oral (VO), e pode-se observar sedação, que pode durar horas.

## Fenotiazinas

As fenotiazinas foram as primeiras drogas a demonstrarem eficácia antiemética em pacientes recebendo quimioterapia, no entanto a realização de ensaios clínicos demonstraram que a cloproperazina é menos eficaz do que a metoclopramida e a dexametasona para pacientes em quimioterapia altamente emetogênica.[10,48] Atualmente, é raro se utilizarem as fenotiazinas como agentes antieméticos de 1ª linha. Os efeitos colaterais incluem sedação, acatisia, hipotensão e reações distônicas.

## Antagonistas NK-1

O aprepitante (e sua forma venosa, o fosaprepitante) é o primeiro antiemético antagonista dos receptores NK-1, embora outros estejam em desenvolvimento. Antagonistas NK-1 têm atividade contra uma ampla gama de estímulos emetogênicos. Embora menos eficaz do que os antagonistas 5-HT3 como agentes únicos contra êmese aguda, antagonistas NK-1 mostraram atividade superior contra êmese tardia, sugerindo o valor da terapia combinada.[49,50]

Em um estudo multicêntrico, randomizado, duplo-cego, de fase III, 866 pacientes com câncer de mama sendo tratados com ciclofosfamida, com ou sem doxorrubicina ou epirrubicina, foram aleatorizados para receber um regime de aprepitante (125 mg), ondansetron (8 mg, 2 vezes/dia) e dexametasona (12 mg) no dia 1 com aprepitante (80 mg/dia), nos dias 2 e 3 ou um regime-padrão de ondansetron (8 mg, 2 vezes/dia), nos dias 1 a 3 e dexametasona (20 mg) no dia 1. Dos 857 pacientes avaliados, 50,8% no braço aprepitante, em comparação com 42,5% no braço esquema padrão, conseguiram uma resposta completa (p = 0,015). Além disso, mais pacientes no braço do aprepitante conseguiram uma resposta completa durante as fases aguda (75,7% *versus* 69,0%; p = 0,034) e tardia (55,4% *versus* 49,1%; p = 0,064). Ambos os tratamentos foram bem tolerados.[51]

## COMBINAÇÃO DE ESQUEMAS ANTIEMÉTICOS

Muitos estudos têm testado o benefício da adição de corticosteroides a um antagonista 5-HT3.[42,43] Em geral, o controle completo do vômito é melhorado entre 10% e 20% em pacientes recebendo quimioterapia altamente emetogênica. A American Society of Clincal Oncology (ASCO) recomenda que um corticosteroide seja adicionado sempre que um antagonista 5-HT3 estiver indicado (Tabela 80.4). A adição de um antagonista NK-1 (aprepitante) resulta em aumento da atividade contra êmese aguda induzida pela cisplatina, porém seu maior benefício está na prevenção da êmese tardia.[7] A inibição pelo aprepitante da via metabólica CYP3A4 pode exigir uma diminuição na dose de dexametasona administrada concomitantemente.

### Tabela 80.4. Esquemas antieméticos, de acordo com o potencial emético do esquema de quimioterapia

| RISCO EMÉTICO | REGIME RECOMENDADO |
|---|---|
| Alto (cisplatina) | Antagonista 5-HT3 Mais Dexametasona 12 mg Mais Aprepitante 125 mg |
| Alto/moderado | Antagonista 5-HT3 Mais Dexametasona 12 mg |
| Baixo | Agente único (antagonista 5-HT3 ou corticoide) |

Fonte: Desenvolvida pela autoria.

## TRATAMENTO DO VÔMITO

### Êmese aguda

A estratégia para evitar êmese aguda induzida por quimioterapia é descrita na Tabela 80.5. Todos os pacientes devem receber orientação, bem como antieméticos adequados ao esquema de quimioterapia. Para regimes que comumente causam vômitos (moderado e alto risco), combinações de antieméticos são recomendadas; enquanto para esquemas de baixo risco, um único agente normalmente é suficiente. Como indicado no Tabela 80.3, a quimioterapia de risco mínimo geralmente não requer tratamento preventivo.

### Tabela 80.5. Doses e horários recomendados para a prevenção da êmese tardia

| RISCO | DURAÇÃO | AGENTE | POSOLOGIA |
|---|---|---|---|
| Alto | 2 a 4 dias | Aprepitante Mais Dexametasona | 80 mg 2 vezes/dia |
| | | | 8 mg 3 vezes/dia por 3 dias |
| | | Antagonista 5-HT3 | |
| | | Ondansetrona | 8 mg VO 2 vezes/dia |
| | | Dolasetrona | 100 mg VO 2 vezes/dia |
| | | Granisetrona | 1 mg VO 2 vezes/dia |
| | | Palonosetrona MAIS Dexametasona | 0,25 mg IV D1 somente |
| | | | 8 mg 3 vezes/dia por 3 dias |
| | | Metoclopramida MAIS Dexametasona | 30 a 40 mg VO 2 vezes/dia |
| | | | 8 mg 3 vezes/dia por 3 dias |
| Moderada | 2 a 3 dias | Antagonista 5-HT3 ou dexametasona ou metoclopramida como agente único ou em combinação como acima | |
| Baixo | | Não está recomendada profilaxia | |
| Mínimo | | Não está recomendada profilaxia | |

D1: dia 1; IV intravenosa; VO: via oral.
Fonte: Desenvolvida pela autoria.

## Êmese tardia

Êmese tardia é definida como náuseas e/ou vômitos de início ≥ 24 horas após a administração de quimioterapia. É particularmente comum após cisplatina dose alta (≥ 50 mg/m²), carboplatina (≥ 300 mg/m²), ciclofosfamida (≥ 600 mg/m²), ou doxorrubicina (≥ 50 mg/m²).

Em um estudo conduzido por Kris *et al.*, 93% dos pacientes experimentaram alguma êmese 24 a 120 horas após a administração de cisplatina em altas doses, com um pico de incidência entre 48 e 72 horas.[18] Com antraciclinas ou ciclofosfamida, o índice de êmese tardia sem antieméticos preventivos é de cerca de 30%.

## Êmese antecipatória

Trata-se de náuseas e/ou vômitos antes do início da administração de quimioterapia em pacientes com controle emético inadequado durante a quimioterapia anterior. Como se trata de uma resposta condicionada, o ambiente hospitalar ou outras associações relacionadas ao tratamento podem resultar no aparecimento de vômitos alheios à quimioterapia.

A abordagem de tratamento da terapia cognitivo-comportamental envolvendo dessensibilização sistemática pode ser útil no tratamento da êmese antecipatória.[52] Além disso, os benzodiazepínicos também são usados com bons resultados.[53] No entanto, a melhor abordagem para êmese antecipatória é a prevenção, o que reforça a necessidade de fornecer esquemas antieméticos adequados e eficazes no ciclo inicial de quimioterapia, não gerando o ciclo vicioso "quimioterapia mal controlada-náuseas e vômitos-êmese antecipatória-nova quimioterapia".

## CONCLUSÃO

Esquemas antieméticos eficazes tornaram-se parte do cuidado mínimo padrão em Oncologia. O esforço para controlar a náusea e o vômito tornou-se trabalho cotidiano de médicos, enfermeiros, farmacêuticos, cientistas e indústria farmacêutica. Enquanto novos agentes serão lançados no futuro próximo, a aplicação ideal das técnicas disponíveis pode resultar em grandes melhorias no cuidado e na qualidade de vida dos pacientes atualmente. O objetivo do controle ótimo da náusea e do vômito requer um conhecimento das drogas mais ativas, experiência com seu uso isolado ou combinado e consideração individualizada do risco emético de cada paciente nos diversos esquemas de quimioterapia.

As recomendações mencionadas devem servir como um guia. Ocasionalmente, os pacientes submetidos à quimioterapia de baixo ou o mínimo risco emético podem apresentar náuseas e/ou vômitos e devem receber o esquema antiemético recomendado para a categoria imediatamente superior.

## REFERÊNCIAS

1. Laszlo J. Emesis as limiting toxicity in cancer chemotherapy. In: Laszlo J, editor. Antiemetics and câncer chemotherapy. Baltimore, Maryland: Williams & Wilkins; 1983. 5 p.

2. Mitchell EP. Gastrointestinal toxicity of chemotherapeutic agents. Semin Oncol. 1992;19:566-79.

3. Richardson JL, Marks G, Levine A. The influence of symptoms of disease and side effects of treatment on compliance with cancer therapy. J. Clin Oncol. 1988;5:1746-52.

4. Coates A, Abraham S, Kaye SB, et al. On the receiving end-patient perception of the side-effects of cancer chemotherapy. Eur J Cancer Clin Oncol. 1983;19:203-8.

5. Schnell FM. Chemotherapy-induced nauseas and vomiting: the importance of acute antiemetic control. The Oncologist. 2003;8:187-98.

6. Herrstedt J. Antiemetics: an update and the MASCC guidelines applied in clinical practice. Nat Clin Pract Oncol. 2008;5:32-43.

7. Hesketh PJ, Grunberg SM, Herrstedt J, et al. Combined data from two phase III trials of the NK-1 antagonist aprepitante plus a 5HT 3 antagonist and a corticosteroid for prevention of chemotherapy-induced nausea and vomiting: effect of gender on treatment response. Support Care Cancer. 2006;14:354-60.

8. Morran C, Smith DC, Anderson DA, et al. Incidence of nausea and vomiting with cytotoxic chemotherapy: a prospective randomised trial of antiemetics. Br Med J. 1979:19;1:1323-4.

9. Hickok JT, Roscoe JA, Morrow GR, et al. 5-Hydroxytryptaminereceptor antagonists versus prochlorperazine for control of delayed nausea caused by doxorubicin: a URCC CCOP randomised controlled trial. Lancet Oncol. 2005;6:765-72.

10. Gralla RJ, Itri LM, Pisko SE, et al. Antiemetic efficacy of high-dose metoclopramide: randomized trials with placebo and prochlorperazine in patients with chemotherapy-induced nausea and vomiting. N Engl J Med. 1981;305:905-9.

11. Carelle N, Piotto E, Bellanger A, et al. Changing patient perceptions of the side effects of cancer chemotherapy. Cancer. 2002;95:155-63.

12. Borison HL, Wang SC. Physiology and pharmacology of vomiting. Pharmacol Rev. 1953:193-230.

13. Miller AD, Wilson VJ. 'Vomiting center' reanalyzed: an electrical stimulation study. Brain Res. 1983;270:154-8.

14. Carpenter DO. Neural mechanisms of emesis. Can J Physiol Pharmacol. 1990;68:230-6.

15. Balfour JA, Goa KL. Dolasetron: a review of its pharmacology and therapeutic potential in the management of nausea and vomiting induced by chemotherapy, radiotherapy or surgery. Drugs. 1997;54:273-98.

16. Grunberg SM, Hesketh PJ. Control of chemotherapy-induced emesis. N Engl J Med. 1993;329:1790-6.

17. Veyrat-Follet C, Farinotti R, Palmer JL. Physiology of chemotherapy induced emesis and antiemetic therapy. Drugs. 1997;53:206-34.

18. Kris MG, Gralla RJ, Clark RA, et al. Incidence, course, and severity of delayed nausea and vomiting following the administration of high-dose cisplatin. J Clin Oncol. 1985;3:1379-84.

19. Roila F, Boschetti E, Tonato M, et al. Predictive factors of delayed emesis in cisplatin-treated patients and antiemetic activity and tolerability of metoclopramide or dexatosona. A randomized single-blind study. Am J Clin Oncol. 1991;14:238-42.

20. Moher D, Arthur AZ, Pater JL. Anticipatory nausea and/or vomiting. Cancer Treat Rev. 1984;11:257-64.

21. Jacobsen PB, Redd WH. The development and management of chemotherapy-related anticipatory náusea and vomiting. Cancer Invest. 1988;6:329-36.

22. Morrow GR. Clinical characteristics associated with the development of anticipatory nausea and vomiting in cancer patients undergoing chemotherapy treatment. J Clin Oncol. 1984;2:1170-6.

23. Wilcox PM, Fetting JH, Nettesheim KM, et al. Anticipatory vomiting in women receiving cyclophosphamide, methotrexate, and 5-FU (CMF) adjuvant chemotherapy for breast carcinoma. Cancer Treat Rep. 1982;66:1601-4.

24. Roila F, Hesketh PJ, Herrstedt J. Prevention of chemotherapy- and radiotherapy-induced emesis: results of the 2004 Perugia International Antiemetic Consensus Conference. Ann Oncol. 2006;17:20-8.

25. Harding RK, Young RW, Anno GH. Radiotherapy-induced emesis. In: Andrews PLR, Sanger GL, editors. Emesis in anti-cancer therapy. London: Chapman & Hall Medical; 1993. 163-78 p.

26. Craig JB, Powell BL. The management of nausea and vomiting in clinical oncology. Am J Med Sci. 1987;293:34-44.

27. Laszlo J. Treatment of nausea and vomiting caused by cancer chemotherapy. Cancer Treat Rev. 1982;9(B):3-9.

28. Aapro M. Methodological issues in antiemetic studies. Invest New Drugs. 1993;11:243-53.

29. Hesketh PJ, Kris MG, Grunberg SM, et al. Proposal for classifying the acute emetogenicity of cancer chemotherapy. J Clin Oncol. 1997;15:103-9.

30. Grunberg SM, Osoba D, Hesketh PJ, et al. Evaluation of new antiemetic agents and definition of antineoplastic agent emetogenicity – an update. Support Care Cancer. 2005;13:80-4.

31. National Comprehensive Cancer Network – Clinical Practice Guidelines in Oncology. Antiemesis, version 2.2010. [cited 2011 Nov. 12]. Disponível em: www.nccn.org/professionals/physician_gls/PDF/antiemesis.pdf.

32. D'Acquisto RW, Tyson LB, Gralla RJ, et al. The influence of a chronic high alcohol intake on chemotherapy-induced nausea and vomiting. Proc Am Soc Clin Oncol. 1986;5:257.

33. Kris MG, Tyson LB, Gralla RJ, et al. Extrapyramidal reactions with high-dose metoclopramide. N Engl J Med. 1983;309:433-4.

34. Ryan JL, Heckler C, Dakhil SR, et al. Ginger for chemotherapy- related nausea in cancer patients: a URCC CCOP randomized, double-blind, placebo-controlled clinical trial of 644 cancer patients. J Clin Oncol. 2009:27(15s), abstract 9511.

35. Perez EA, Hesketh P, Sandbach, J, et al. Comparison of single-dose oral granisetron versus intravenous ondansetron in the prevention of nausea and vomiting induced by moderately emetogenic chemotherapy: a multicenter, double-blind, randomized parallel study. J Clin Oncol. 1998;16:754-60.

36. Gralla RJ, Navari RM, Hesketh PJ, et al. Single-dose granisetron has equivalent antiemetic efficacy to intravenous ondansetron for highly emetogenic cisplatin-based chemotherapy. J Clin Oncol. 1998;16:1568-73.

37. Hesketh P, Navari R, Grote T, et al. Double-blind, randomized comparison of the antiemetic efficacy of intravenous dolasetron mesylate and intravenous ondansetron in the prevention of acute cisplatin-induced emesis in patients with cancer. J Clin Oncol. 1996;14:2242-9.

38. Fauser AA, Duclos B, Chemaissani A, et al. Therapeutic equivalence of single oral doses of dolasetron mesylate and multiple doses of ondansetron for the prevention of emesis after moderately emetogenic chemotherapy. Eur J Cancer. 1996;32A:1523-9.

39. Navari RM, Kaplan HG, Gralla RJ, et al. Efficacy and safety of granisetron, a selective 5-hydroxytryptamine-3 receptor antagonist, in the prevention of nausea and vomiting induced by high-dose cisplatin. J Clin Oncol. 1994;12:2204-10.

40. Zaglama NE, Rosenblum SL, Sartiano GP, et al. Single, high-dose intravenous dexamethasone as an antiemetic in cancer chemotherapy. Oncology. 1986;43:27-32.

41. Cassileth PA, Lusk EJ, Torri S, et al. Antiemetic efficacy of high-dose dexamethasone in induction therapy in acute nonlymphocytic leukemia.Ann Intern Med. 1984;100:701-2.

42. Lofters WS, Pater JL, Zee B, et al. Phase III double-blind comparison of dolasetron mesylate and ondansetron and an evaluation of the additive role of dexamethasone in the prevention of acute and delayed nausea and vomiting due to moderately emetogenic chemotherapy. J Clin Oncol. 1997;15:2966-73.

43. The Italian Group for Antiemetic Research. Dexamethasone alone or in combination with on-dansetron for the prevention of delayed nausea and vomiting induced by chemotherapy. N Engl J Med. 2000;342:1554-9.

44. Strum SB, McDermed JE, Opfell RW, et al. Intravenous metoclopramide: an effective antiemetic in cancer chemotherapy. JAMA. 1982;247:2683-6.

45. Neidhart J, Gayen M, Metz E. Haldol is an effective anti-emetic for platinum and mustard-indeced vomiting when other agents fail. Proc Am Soc Clin Oncol. 1980;21:365.

46. Kris MG, Gralla RJ, Clark RA et al. Antiemetic control and prevention of side effects of anti-cancer therapy with lorazepam or diphenhydramine used in combination with metoclopramide plus dexamethasone: a double-blind, randomized trial. Cancer. 1987;60:2816-22.

47. Laszlo J, Clark RA, Hanson DC, et al. Lorazepam in cancer patients treated with cisplatin: a drug having antiemetic, amnesic, and anxiolytic effects. J Clin Oncol. 1985;3:864-9.

48. Moertel CG, Reitemeier RJ, Gage R. A controlled clinical evaluation of antiemetic drugs. JAMA. 1963;186:116-8.

49. Kris MG, Radford JE, Pizzo BA, et al. Use of an NK-1 receptor antagonist to prevent delayed emesis following cisplatin. J Natl Cancer Inst. 1997;89:817-8.

50. Navari RM, Reinhardt RR, Gralla RJ, et al. Reduction of cisplatin-induced emesis by a selective neurokinin-1--receptor antagonist. N Engl J Med. 1999;340:190-5.

51. Warr DG, Hesketh PJ, Gralla RJ, et al. Efficacy and tolera-bility of aprepitant for the prevention of chemotherapy--induced nausea and vomiting in patients with breast cancer after moderately emetogenic chemotherapy. J Clin Oncol. 2005;23:2822-30.

52. Morrow GR, Morrell C. Behavioral treatment for the anticipatory nausea and vomiting induced by cancer chemotherapy. N Engl J Med. 1982;307:1476-80.

53. Razavi D, Delvaux N, Farvacques C, et al. Prevention of adjustment disorders and anticipatory nausea secondary to adjuvant chemotherapy: a double-blind, placebo-controlled study assessing the usefulness of alprazolam. J Clin Oncol. 1993;11:1384-90.

# Mucosite Bucal

Thaís Bianca Brandão
Alan Roger dos Santos Silva

## DESTAQUES

- A mucosite bucal (MB) é uma toxicidade aguda frequente em pacientes oncológicos submetidos a protocolos que incluem radioterapia (RDT) na região de cabeça e pescoço, quimioterapia (QT), quimiorradioterapia concomitantes (QRDT) e transplante de células-tronco hematopoiéticas (TCTH).
- A mucosite pode causar dor, a disfagia, a odinofagia e a bacteremia, impactando no aporte nutricional e no risco infeccioso do paciente oncológico.
- O autocuidado, com higiene bucal, uso de escova dental macia e de enxaguantes bucais, e o tratamento dentário com especialista, conforme necessário, são relevantes para o paciente oncológico.
- Outros cuidados para prevenção e tratamento da mucosite incluem: glutamina oral e benzidamina (anti-inflamatório) para pacientes em quimiorradioterapia para neoplasia de cabeça e pescoço; fator de crescimento de queratinócitos-1 (KGF-1) e crioterapia para pacientes submetidos a transplante autólogo de células-tronco hematopoiéticas que usam quimioterapia em altas doses; fotobiomodulação.

A mucosite bucal (MB) é uma toxicidade aguda frequente em pacientes oncológicos submetidos a protocolos que incluem radioterapia (RDT) na região de cabeça e pescoço, quimioterapia (QT), quimiorradioterapia concomitantes (QRDT) e transplante de células-tronco hematopoiéticas (TCTH). Clinicamente, ela se caracteriza por lesões erosivas ou ulceradas da mucosa (Figura 81.1). O seu inequívoco impacto clínico é decorrente de uma série de desfechos, como a dor, a disfagia, a odinofagia e a bacteremia, os quais, nos casos mais graves, impossibilitam a alimentação via oral, exigem o uso de opioides e antimicrobianos em protocolos intravenosos, bem como a interrupção do tratamento oncológico e períodos prolongados de internação hospitalar.[1,2]

## PATOGÊNESE

Em 2003, Sonis codificou a patogênese da MB por meio de cinco estágios ou fases biológicas fundamentais: 1) lesão tecidual inicial e morte das células epiteliais basais da mucosa bucal por meio da toxicidade da QT, da RDT ou da QRDT; 2) ativação e sinalização de mensagens celulares que envolvem

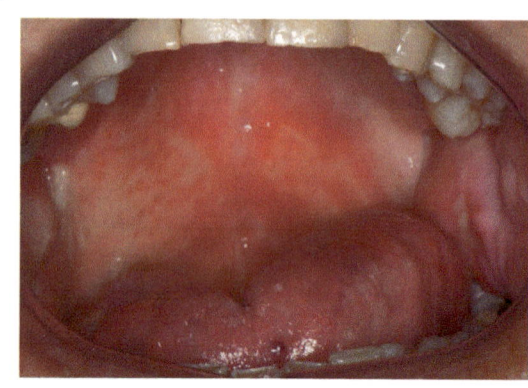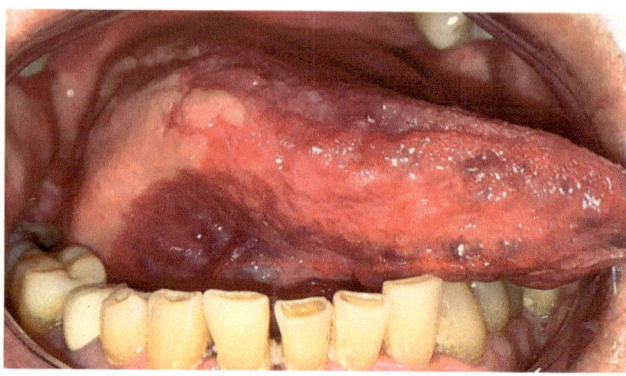

**FIGURA 81.1 –** Paciente com carcinoma espinocelular de orofaringe (p16 positivo) tratado por RDT e cetuximabe que geraram mucosite bucal severa (Grau 4 OMS, Grau 3 NCI CTCAE V5.0, 2009 e RTOG).
Fonte: Acervo da autoria.

transcrição de mediadores pró-inflamatórios, citocinas e moléculas de adesão, inclusive, entre outros, o fator de necrose tumoral alfa (TNFα), a interleucina 1 beta (IL-1β), a ciclooxigenase-2 (COX-2) e o fator nuclear kappa-B (NFkB); 3) amplificação do sinal de dano celular, por meio da ativação de diferentes vias de resposta inflamatória do hospedeiro (paciente oncológico), o que inclui citocinas pró-inflamatórias como o TNFα, aumento da atividade NFkB e da proteína quinase ativada por mitógeno, os quais perpetuam um ciclo contínuo de eventos promotores de inflamação na mucosa; 4) perda de integridade física e ulceração da mucosa resultante de apoptose epitelial e necrose, as quais, por sua vez, permitem a colonização secundária das lesões por microrganismos da microbiota bucal, e intensificam os padrões clínicos de dor e chance de bacteremia; 5) proliferação celular, diferenciação tecidual, regeneração epitelial e cicatrização.[3]

Estudos publicados nos primeiros vinte anos do século XXI[4] marcaram uma grande evolução da compreensão da patogênese da MB, e adicionaram maior complexidade ao modelo de cinco fases restrito à mucosa bucal e de base inflamatória, com a associação da habilidade de resposta imunológica do paciente oncológico como hospedeiro, dos mecanismos inerentes às interações entre os hospedeiros e a microbiota bucal, dos eventos de sinalização neuroimunológica, dos fatores não epiteliais como disfunção/apoptose endotelial, agregação plaquetária, alterações do tecido conjuntivo submucoso, apoptose de fibroblastos e remodelação da matriz extracelular, entre outros. O domínio desse conhecimento possibilitou a busca por métodos clínicos de intervenção mais bem direcionados aos mecanismos específicos da MB.[5]

## EPIDEMIOLOGIA E PREDITORES DE RISCO

O amplo espectro das manifestações clínicas da MB parece estar associado a uma série de fatores de risco inerentes ao tumor, às modalidades de tratamento oncológico, ao perfil demográfico, a hábitos e predisposição genética dos pacientes, entre muitos outros eventos predisponentes pouco compreendidos. Devemos, com efeito, entender que algumas populações demandam prioridade no contexto preventivo e de atenção contínua durante o tratamento oncológico, a considerar o risco aumentado do desenvolvimento de desfechos clínicos locais ou sistêmicos graves associados à MB.[6]

A despeito dos insofismáveis avanços recentes na personalização, na eficácia e na segurança da terapia oncológica, a habilidade de identificar pacientes com risco de toxicidades orais graves e antecipar cuidados de suporte individualizados é muito limitada.[7,8]

Em termos gerais, a dificuldade para estratificar o risco de MB se deve à interação multidirecional, complexa e pouco compreendida, entre o hospedeiro, o microambiente tumoral e as especificações técnicas do tratamento, que incluem fatores demográficos (idade, sexo, *status performance* e tabagismo) e variantes genéticas nas vias de metabolização de drogas, nas vias de sinalização imunológica, de lesão e reparo tecidual, bem como em genes relacionados com o crescimento celular, o reconhecimento de padrões moleculares e a reparação do DNA.[6,7,9] Até o momento, os métodos para estimar o risco de MB focaram no indivíduo e em seus tratamentos oncológicos, resultado de uma lacuna de conhecimento de outros preditores sincrônicos da MB.

Segundo visão corrente, a MB ocorrerá entre 20% e 40% dos pacientes que receberão protocolos de QT convencional isoladamente, em 80% dos pacientes que receberão QT em altas doses nos protocolos de condicionamento para o TCTH, e na totalidade dos pacientes que receberão RDT ou QRDT em campos para tumores malignos da boca, da orofaringe e da nasofaringe.[10]

O nível mais forte de evidência, em termos de preditores clínicos para o risco de MB em tumores de cabeça e pescoço, em especial boca e orofaringe, está relacionado à intensidade do tratamento radioterápico em decorrência do volume do tumor primário e do órgão alvo expostos a doses mais altas de radiação. Em pacientes com tumores hematológicos, o aumento do risco individual está relacionado aos protocolos de terapia de condicionamento mieloablativo baseados em doses maiores de melfalano, bussulfano, doxorubicina, metotrexato ou de irradiação de corpo inteiro.[6] Neste sentido, a modalidade de tratamento é amplamente reconhecida como um importante indicador de risco em que protocolos de RDT 2D/3D convencionais geram MB mais grave em comparação à RDT com intensidade modulada (IMRT). A QRDT concomitante (em particular nos protocolos que incluem cisplatina e cetuximabe) e os protocolos de hipofracionamento de RDT também são notoriamente reconhecidos por aumentarem o risco e a gravidade.[11,12,13] A Figura 81.2 apresenta um caso clínico de mucosite severa de um paciente em tratamento com radioterapia e cetuximabe.

## CLASSIFICAÇÃO CLÍNICA

O uso de escalas clinicamente validadas como parâmetro de seguimento clínico sistemático dos pacientes possibilita o registro da presença, da gravidade e do impacto sistêmico da MB.[6]

As ferramentas mais utilizadas neste contexto são aquelas validadas pelo National Cancer Institute (NCI), pelo Radiation Oncology Research Group (RTOG) e pela World Health Organization (WHO), que planificam o diagnóstico da MB por meio de múltiplos critérios de classificação clínica, sintomática e funcional dos pacientes com MB. Com isso, favorecem o diagnóstico precoce dos desfechos locais e sistêmicos mais graves da MB e acabam por tornar a comunicação menos subjetiva e mais efetiva.[6,9] A Tabela 81.1 apresenta as descrições dos graus de MB de acordo com a escala.

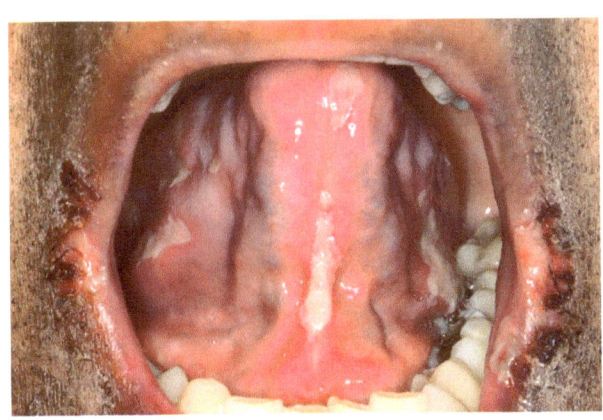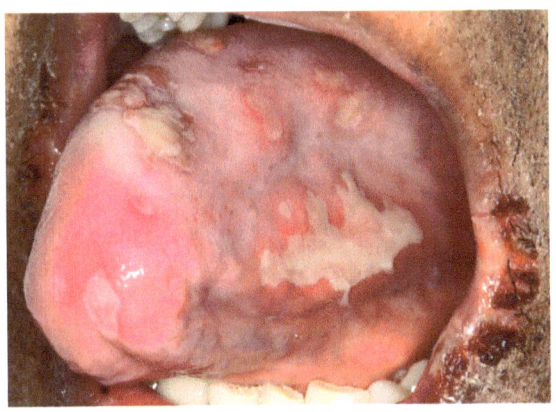

**FIGURA 81.2 –** Paciente com adenocarcinoma de reto tratado exclusivamente por Capecitabina (Xeloda) que gerou mucosite bucal severa (Grau 3 OMS).
Fonte: Acervo da autoria.

## Tabela 81.1. Escalas validadas para gradação de mucosite bucal

| Escala | Grau 0 | Grau 1 | Grau 2 | Grau 3 | Grau 4 | Grau 5 |
|---|---|---|---|---|---|---|
| WHO, 1979[1] | Nenhuma alteração | Presença de eritema | Presença de eritema, úlceras e alimentação de sólidos tolerada | Presença de úlceras e alimentação líquida | Paciente não consegue se alimentar por via oral | |
| NCI CTCAE (V.5.0, 2009)[2] | | Assintomático ou sintomas leves – intervenção não indicada | Dor moderada ou úlcera que não interfere na alimentação por via oral – indicada modificação da dieta | Dor severa, que interfere na alimentação por via oral. | Risco de morte – indicada intervenção urgente | Morte |
| RTOG, 1995[3] | Nenhuma alteração | Dor leve, sem necessidade de analgésico | Mucosite que pode produzir uma secreção serossanguinolenta inflamatória, pode sentir dor moderada que requer analgesia | Úlceras confluentes e dor severa, requer uso de analgésico | Úlcera hemorragia ou necrose | |

WHO: World Health Organization; NCI CTCAE: National Cancer Institute Common Terminology Criteria for Adverse Events; RTOG: Radiation Therapy Oncology Group/Cooperative Group Common Toxicity Criteria.
Fonte: [1] World Health Organization, 1979;[46] [2] US Department of Health and Human Services, 2009;[47] [3] Cox JD, Stetz J, Pajak TF. Toxicity criteria of the Radiation Therapy Oncology Group (RTOG) and the European Organization for Research and Treatment of Cancer (EORTC), 1995.[48]

## PROTOCOLOS DE PREVENÇÃO E TRATAMENTO

Apesar do entendimento contemporâneo de que a MB tem início e progressão multidimensionais, os seus mecanismos centrais ainda são atribuídos, sobretudo, à citotoxicidade de espécies de oxigênio reativo e à ativação de uma miríade de vias promotoras de inflamação, que resultam na contínua busca por agentes anti-inflamatórios, bem como de agentes naturais com potencial proteção das vias de estresse oxidativo.[14,15,16]

Diretrizes de prática clínica baseadas em evidências científicas para o manejo da mucosite são periodicamente publicadas pela Multinational Association of Supportive Care in Cancer/International Society of Oral Oncology (MASCC/ISOO).[5,17] Essas diretrizes incluem "recomendações" baseadas em níveis mais altos de evidência e "sugestões" baseadas em níveis mais baixos de evidência. Suas principais orientações serão referidas adiante.

## CUIDADOS ORAIS BÁSICOS

A recente observação de que o microbioma bucal tem potencial para estimular a resposta inflamatória do hospedeiro e agravar os desfechos clínicos da MB fomentou a busca por métodos padronizados de cuidados orais básicos (COB).[5,18]

As diretrizes de suporte odontológico para pacientes oncológicos sistematizadas pela MASCC/ISOO alertam sobre a importância do tratamento odontológico prévio ao início da terapia oncológica, para a prevenção de MB em todas as modalidades de tratamento.[19] Os protocolos envolvem o tratamento dentário, a inspeção dos tecidos bucais, o uso de escova dental macia e fio dental, a substituição regular da escova dental e o uso de umectantes da mucosa bucal.[5] Adicionalmente, a comunicação estruturada e a educação a respeito da relevância e dos benefícios dos COB podem aprimorar o autocuidado do paciente e a adesão aos protocolos.[5,20,21]

A atualização do protocolo de COB da MASCC/ISOO, realizada no ano de 2019, organizou esta estratégia clínica por meio das seguintes etapas fundamentais: 1) educação do paciente; 2) cuidados orais multiprofissionais; 3) tratamento odontológico antes e durante o tratamento do câncer; 4) uso de enxaguatórios bucais.[5,17]

No contexto de higiene bucal, é consenso que o uso de enxaguantes bucais aumenta a limpeza e a eliminação de resíduos da alimentação, promove higiene bucal e melhora o conforto do paciente durante a terapia oncológica. Entretanto, devido aos resultados limitados de estudos clínicos publicados sobre estas intervenções, nenhuma orientação cientificamente embasada foi possível quanto ao uso de solução salina ou à base de bicarbonato de sódio na prevenção ou tratamento de MB em pacientes em terapia oncológica. A opinião dos especialistas, porém, complementou essa diretriz, uma vez que reconheceu que essas soluções são suaves e podem manter a higiene bucal e melhorar o conforto de pacientes menos assistidos profissionalmente. De modo similar, a clorexidina não deve ser usada com o objetivo específico de prevenir a MB, mas é considerada importante para prevenção e tratamento de infecções orais com potencial indireto na redução de desfechos clínicos mais graves da MB.[5,17]

### Agentes anti-inflamatórios

No campo específico do uso de enxaguatórios bucais, as diretrizes MASCC/ISOO esclareceram que a benzidamina parece ser, atualmente, o único agente anti-inflamatório com evidência robusta para a prevenção de MB, especificamente para pacientes com câncer de cabeça e pescoço que receberão RDT ou QRT, mas também com evidência que sugere seu uso na prevenção da MB associada à RDT isolada.[14]

### Antimicrobianos, agentes de revestimento, anestésicos e analgésicos

Uso de bochechos com a formulação de morfina 0,2% é sugerido para tratamento de MB associada à dor em paciente com tumores na região de cabeça e pescoço, em tratamento com QRT.

Sucralfato não foi recomendado para prevenção e tratamento de MB.

Novas evidências também foram identificadas para o uso: fluconazol (sistêmico), miconazol (tópico e sistêmico), hidrogel mucoadesivo (tópico), polivinilpirrolidona (tópico), doxepina (tópico) e fentanil (transdérmico); entretanto, nenhuma orientação da MASCC/ISOO foi possível.

### Fatores de crescimento e citocinas

O grupo de estudos MASCC/ISOO recomenda o uso intravenoso de fator de crescimento de queratinócitos-1 (KGF-1), para a prevenção de MB em pacientes com câncer hematológico submetidos a transplante de células-tronco hematopoiético autólogo, com um regime de condicionamento que inclui QT em altas doses e irradiação de corpo inteiro.

## AGENTES NATURAIS

O grupo de estudos da MASCC/ISOO amparou o uso tópico de mel para a prevenção de MB em pacientes com câncer em cabeça e pescoço que recebem tratamento com RDT ou QRT, com acesso restrito a intervenções mais sofisticadas.[16] É oportuno lembrar que, neste contexto, existem alertas na literatura internacional quanto ao uso tópico de mel, haja vista o risco de cárie de radiação em populações oncológicas tratadas por RDT.[22,23]

O grupo também sugere glutamina oral para a prevenção de MB em pacientes com câncer em cabeça e pescoço que recebem tratamento com QRT.

## CRIOTERAPIA

Correa et al. (2020)[10] desenvolveram uma revisão sistemática a qual identificou altos níveis de evidência para o uso de 30 minutos de crioterapia na prevenção da MB e da dor associada em pacientes submetidos a transplante autólogo de células-tronco hematopoiéticas que usam protocolos de condicionamento de melfalano em altas doses. Existe a mesma recomendação para crioterapia em pacientes submetidos a bólus de 5-fluorouracil durante a infusão da droga.[5,17]

A vasoconstrição causada pela técnica, aparentemente, restringe a entrega de drogas citotóxicas aos tecidos orais. Além disso, foi sugerido que a redução da temperatura prolongada dos tecidos moles orais também possibilita a manutenção da atividade metabólica na camada basal, de forma a tornar o epitélio bucal menos suscetível aos agentes citotóxicos.[24,25] Ao considerar que o resfriamento é temporário, este tratamento é aplicável apenas para protocolos citotóxicos de QT que são entregues em um curto período de tempo, ou para agentes citotóxicos com meia-vida curta.[5]

## FOTOBIOMODULAÇÃO

A aplicação clínica de diversas formas de luz (fótons) como fontes de energias de baixa potência para estimular respostas biológicas é denominada fotobiomodulação (FBM). Tratamentos contemporâneos por meio da FBM envolvem o uso de formas não ionizantes de luz de diversas fontes, inclusive *lasers* e diodos emissores de luz (LEDs), entre outros, para causar mudanças fisiológicas e benefícios terapêuticos.[26] Ao observar esta constatação, a MASCC/ISOO reconhece que o maior avanço recente na busca por uma estratégia eficaz de gerenciamento da MB foi no campo da FBM.[17] Evidências importantes neste sentido são os resultados de diversos ensaios clínicos randomizados, duplo-cegos, que foram determinantes para as novas diretrizes, recentemente publicadas pela MASCC/ISOO, que recomendam, para fins exclusivos de prevenção da MB, a FBM intraoral para: pacientes adultos submetidos à TCTH condicionados com QT de altas doses, com ou sem irradiação corporal total, e para pacientes com câncer de cabeça e pescoço submetidos à RDT exclusiva e protocolos de QRT concomitantes QRT.

Uma recente revisão sistemática da literatura, baseada em estudos clínicos, sugeriu que a FBM é eficaz no controle da dor associada à MB e à radiodermite em pacientes com câncer de cabeça e pescoço, o que diminui o uso de analgésicos sistêmicos.[27]

O crescente corpo de evidência científica para o uso de diferentes estratégias de FBM, no campo da mitigação das toxicidades agudas bucais do tratamento oncológico, gerou a busca por novas modalidades técnicas com o objetivo de aumentar a eficiência, em termos profiláticos e terapêuticos, de modo a diminuir o tempo das sessões de FBM, o que otimiza o gerenciamento clínico dos pacientes e torna os protocolos mais confortáveis para pacientes e profissionais.[28] Neste contexto, embora os guias clínicos da MASCC/ISOO tenham estimulado a busca pelo aprimoramento da técnica extraoral, por meio da padronização dosimétrica sem recomendação clínica específica, a equipe do Serviço de Odontologia Oncológica do ICESP-FMUSP publicou, recentemente, dados preliminares de um ensaio clínico fase 3, em andamento, apoiado pela Fundação de Amparo à Pesquisa do Estado de São Paulo (FAPESP, processo 2018/02233-6), que sugerem que a FBM extraoral apresenta uma série de vantagens clínicas em termos de prevenção da MB e de seus desfechos clínicos mais graves em pacientes tratados do câncer de boca e orofaringe por QRT durante a pandemia COVID-19, o que possibilita a prevenção sem contato direto do dispositivo extraoral com a mucosa bucal e a saliva dos pacientes.[29]

A despeito da crescente aceitação internacional[30] dos protocolos de FBM na prevenção e no gerenciamento das toxicidades bucais do câncer, sobretudo a MB, a questão da sua segurança oncológica continua sendo ativamente discutida na literatura científica internacional.[31-37] Contudo, até o momento, não há evidências clínicas de efeitos adversos relevantes ou prejuízos de qualquer natureza em termos prognósticos oncológicos para pacientes com câncer em cabeça e pescoço.

De fato, a compreensão contemporânea deste cenário clínico sugere que, apesar das evidências que indicam segurança oncológica para uso da FBM, os protocolos de uso da luz neste contexto não devem ser aplicados em áreas tumorais ativas ou áreas suspeitas de persistência tumoral, lesões potencialmente malignas (leucoplasias, eritroplasias), metástases ou recidivas.[28,35,38] Devido ao amplo potencial de uso da FBM no mundo contemporâneo, a confirmação de sua segurança oncológica se tornou uma prioridade no contexto específico de ensaios clínicos randomizados, duplo-cegos, e dos tumores de cavidade bucal e orofaringe, anatomicamente mais próximos da interação dos tecidos orais com a luz durante a FBM, em complemento às evidência científicas já disponíveis e obtidas por meio de estudos clínicos observacionais, transversais e revisões sistemáticas.[1,34,36-39]

## ESTOMATITES ASSOCIADAS À TERAPIA-ALVO E IMUNOTERAPIA

Nas últimas décadas, a melhor compreensão das bases moleculares do câncer e da resposta antitumoral do sistema imune propiciou o desenvolvimento de novos medicamentos.

Embora muitos dos efeitos adversos, classicamente relacionados ao tratamento oncológico (náusea, vômito, mielossupressão), estejam menos associados a esse tipo de terapia, outros efeitos têm sido relatados.[3,40-42]

Neste contexto, as lesões da mucosa bucal são descritas e diferem, clinicamente, das lesões de MB associadas à terapia citotóxica convencional. Elting *et al.* (2013)[43] conduziram uma metanálise que indicou que as lesões bucais são mais frequentes entre doentes tratados com bevacizumabe, erlotinibe, sorafenibe, sunitinibe e inibidores de mTOR (rapamicina). Há consenso entre especialistas de que o termo estomatite é preferível ao termo MB neste cenário em particular.[40]

A estomatite associada à terapia-alvo ou imunoterapia (EATAI) manifesta-se, clinicamente, por meio de ulcerações rasas, múltiplas ou únicas, bem circunscritas e pequenas, geralmente com menos de 0,5 cm de diâmetro, e simula estomatite aftosa recorrente (Figura 81.3).

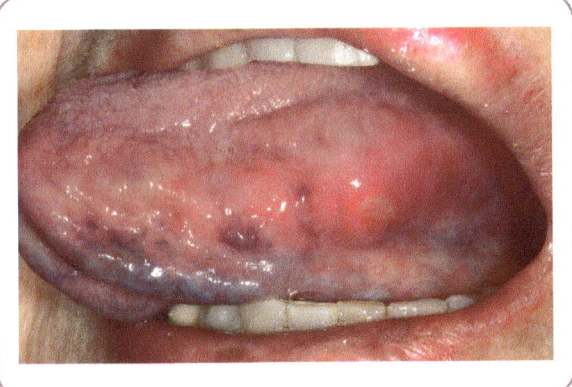

**FIGURA 81.3** – Paciente com adenocarcinoma de retossigmoide metastático com quadro de estomatite associada a inibidor de EGFR (Panitumumabe).
Fonte: Acervo da autoria.

Embora a sua classificação possa se basear na escala validada pelo NCI, outras escalas mais específicas foram criadas; por exemplo, a escala de Boers-Lalla[42] (Tabela 81.2). Essa escala avalia, além dos critérios objetivos, como a apresentação clínica e a duração das lesões, critérios subjetivos, como a dor.

A despeito da sua patogênese não ser bem clara, alguns destes fármacos podem se ligar diretamente às proteínas do tecido mole bucal, de modo a gerar resposta inflamatória, uma vez que inibe vias do VEGF, do óxido nítrico, da proliferação/migração de células T, da produção de fatores de crescimento e de alvos como c-Raf e b-Raf quinases (GFR-2, VEGFR-3, Flt-3, c-Kit) e o receptor PDGF. Estas alterações, por sua vez, promovem ulcerações que compartilham bases fisiopatológicas com a estomatite aftosa recorrente.[44]

Não distintamente da MB, a prevenção da EATAI inicia-se com cuidados orais básicos descritos anteriormente. Poucos autores têm estudado medidas preventivas, entretanto, a solução de dexametasona 0,5 mg/5 mL sem álcool demonstrou diminuição significativa na incidência de EATAI.[45]

Soluções à base de dexametasona (0,1 mg/mL) e o gel de clobetasol 0,05% (este último para lesões isoladas) demonstram resultados satisfatórios para o tratamento da EATAI. Injeções intralesionais de corticosteroides, como a triancinolona, podem ser utilizadas em lesões refratárias. Não existe evidência para o uso da FBM; o uso do *laser* associado às demais terapias pode auxiliar na analgesia e estimulação do reparo tecidual. O controle da dor com medicamentos segue o mesmo protocolo utilizado para a MB.

De acordo com o grau de toxicidade, a equipe de oncologia responsável pelo paciente pode ajustar a dosagem da terapia ou, em situações mais graves e resistentes às medidas preventivas, interromper o

| **Tabela 81.2. Escala de estomatite associada a inibidores de mTOR proposta por Boers-Doets--Lalla, 2013[1]** | | | | |
|---|---|---|---|---|
| | **Grau 0** | **Grau 1** | **Grau 2** | **Grau 3** |
| **Critério subjetivo** | | | | |
| Sintomático/ funcional | Ausência de dor associada | Dor oral ou orofaríngea relacionada à EAIm < 2 (EVA 0 a 10) nas últimas 24 horas | Dor oral ou orofaríngea relacionada à EAIm 2 a 5 (EVA 0 a 10) nas últimas 24 horas | Dor oral ou orofaríngea relacionada à EAIm > 6 (EVA 0 a 10) nas últimas 24 horas |
| **Critério objetivo** | | | | |
| Clínico | Ausência de alterações (sem eritema ou ulceração) | Eritema oral e/ou orofaríngeo, mas sem presença de ulceração | Ulceração oral e/ou orofaríngea com duração < 7 dias | Ulceração oral e/ou orofaríngea com pelo menos uma ulceração que persiste ≥ 7 dias |

EAIM: Estomatite Associada a Inibidores.
Fonte: Boers-Doets CB, Lalla RV, 2013.

tratamento. O suporte e o acompanhamento odontológico desse paciente são importantes para o tratamento, avaliação de riscos e instalação de protocolos preventivos.

## CONSIDERAÇÕES FINAIS

O conteúdo apresentado neste capítulo é um resumo ponderado das evidências científicas mais densas disponíveis no campo do gerenciamento da MB, que levam em consideração a grande variabilidade de cenários clínicos e de pacientes oncológicos conduzidos à luz dos protocolos multimodais do tratamento do câncer. Desafios econômicos, de infraestrutura, de treinamento de equipes e experiências multiprofissionais podem desempenhar um papel crítico na seleção da intervenção mais apropriada neste contexto. Portanto, naturalmente, a aplicação dos protocolos aqui apresentados precisará ser adaptada aos cenários clínicos individuais e preferências de cada serviço, equipe e paciente. Apesar de o maior avanço em termos de prevenção para MB ter sido logrado no campo da FBM, persiste a demanda por evidências científicas mais fortes em tópicos críticos, como a padronização dos parâmetros de tratamento, das modalidades técnicas e da calibração dos equipamentos que buscam protocolos de FBM mais consistentes, homogêneos e eficazes. Finalmente, os COB, a previsão de MB, o seguimento odontológico sistematizado e baseado em escalas de avaliação, o alívio da dor, o suporte nutricional, a prevenção de infecções secundárias, de bacteremia e a abordagem multidisciplinar ainda são considerados os pilares fundamentais do gerenciamento clínico dos pacientes com MB.

## REFERÊNCIAS

1. Brandão TB, Morais-Faria K, Ribeiro ACP, Rivera C, Salvajoli JV, Lopes MA, et al. Locally advanced oral squamous cell carcinoma patients treated with photobiomodulation for prevention of oral mucositis: retrospective outcomes and safety analyses. Support Care Cancer. 2018;26(7):2417-2423. doi: 10.1007/s00520-018-4046-z.

2. de Oliveira MCQ, Lebre Martins BNF, Santos-Silva AR, Rivera C, Vargas PA, Lopes MA, et al. Dental treatment needs in hospitalized cancer patients: a retrospective cohort study. Support Care Cancer. 2020;28(7):3451-3457. doi: 10.1007/s00520-019-05202-4.

3. Sonis ST. Pathobiology of mucositis. Semin Oncol Nurs. 2004;20(1):11-5. doi: 10.1053/j.soncn.2003.10.003.

4. Bowen J, Al-Dasooqi N, Bossi P, Wardill H, Van Sebille Y, Al-Azri A, et al. Mucositis Study Group of the Multinational Association of Supportive Care in Cancer/International Society of Oral Oncology (MASCC/ISOO). The pathogenesis of mucositis: updated perspectives and emerging targets. Support Care Cancer. 2019;27(10):4023-4033. doi: 10.1007/s00520-019-04893-z.

5. Hong CHL, Gueiros LA, Fulton JS, Cheng KKF, Kandwal A, Galiti D, et al. Mucositis Study Group of the Multinational Association of Supportive Care in Cancer/International Society for Oral Oncology (MASCC/ISOO). Systematic review of basic oral care for the management of oral mucositis in cancer patients and clinical practice guidelines. Support Care Cancer. 2019;27(10):3949-3967. doi: 10.1007/s00520-019-04848-4.

6. Wardill HR, Sonis ST, Blijlevens NMA, Van Sebille YZA, Ciorba MA, Loeffen EAH, et al. Mucositis Study Group of the Multinational Association of Supportive Care in Cancer/International Society of Oral Oncology (MASCC/ISOO). Prediction of mucositis risk secondary to cancer therapy: a systematic review of current evidence and call to action. Support Care Cancer. 2020;28(11):5059-5073. doi: 10.1007/s00520-020-05579-7.

7. Morais-Faria K, Palmier NR, Correia JL, Castro G Jr., Dias RB, da Graça Pinto H, et al. Young head and neck cancer patients are at increased risk of developing oral mucositis and trismus. Support Care Cancer. 2020;28(9):4345-4352. doi: 10.1007/s00520-019-05241-x.

8. Palmier NR, Leme AFP, De Rossi T, Telles GP, Morais-Faria K, Kowalski LP, et al. Salivary alpha-1-antitrypsin and macrophage migration inhibitory factor may be potential prognostic biomarkers for oncologic treatment-induced severe oral mucositis. Support Care Cancer. 2020;2. doi: 10.1007/s00520-020-05805-2. Epub ahead of print.

9. Paglioni MP, Faria KM, Palmier NR, Prado-Ribeiro AC, Dias RBE, da Graça Pinto H, et al. Patterns of oral mucositis in advanced oral squamous cell carcinoma patients managed with prophylactic photobiomodulation therapy-insights for future protocol development. Lasers Med Sci. 2020;5. doi: 10.1007/s10103-020-03091-2. Epub ahead of print.

10. Correa MEP, Cheng KKF, Chiang K, Kandwal A, Loprinzi CL, Mori T, et al. Systematic review of oral cryotherapy for the management of oral mucositis in cancer patients and clinical practice guidelines. Support Care Cancer. 2020;28(5):2449-2456. doi: 10.1007/s00520-019-05217-x.

11. Bolwell BJ, Kalaycio M, Sobecks R, Andresen S, Kuczkowski E, Bernhard L, et al. A multivariable analysis of factors influencing mucositis after autologous pro-

genitor cell transplantation. Bone Marrow Transplant. 2002;30(9):587–591. https://doi.org/10.1038/sj.bmt.1703694.

12. Bonner J, Giralt J, Harari P, Spencer S, Schulten J, Hossain A, et al. Cetuximab and radiotherapy in laryngeal preservation for cancers of the larynx and hypopharynx: a secondary analysis of a randomized clinical trial. JAMA Otolaryngol Head Neck Surg. 2016;142(9):842–849. https://doi.org/10. 1001/jamaoto.2016.1228.

13. Nishii M, Soutome S, Kawakita A, Yutori H, Iwata E, Akashi M, et al. Factors associated with severe oral mucositis and candidiasis in patients undergoing radiotherapy for oral and oropharyngeal carcinomas: a retrospective multicenter study of 326 patients. Supportive care in cancer: official journal of the Multinational Association of Supportive Care in Cancer. 2019;28:1069–1075. https://doi.org/10.1007/s00520-019-04885-z.

14. Ariyawardana A, Cheng KKF, Kandwal A, Tilly V, Al-Azri AR, Galiti D, et al. Mucositis Study Group of the Multinational Association of Supportive Care in Cancer/International Society for Oral Oncology (MASCC/ISOO). Systematic review of anti-inflammatory agents for the management of oral mucositis in cancer patients and clinical practice guidelines. Support Care Cancer. 2019;27(10):3985-3995. doi:10.1007/s00520-019-04888-w.

15. Yarom N, Hovan A, Bossi P, Ariyawardana A, Jensen SB, Gobbo M, et al. Mucositis Study Group of the Multinational Association of Supportive Care in Cancer/International Society of Oral Oncology (MASCC/ISOO). Systematic review of natural and miscellaneous agents for the management of oral mucositis in cancer patients and clinical practice guidelines-part 1: vitamins, minerals, and nutritional supplements. Support Care Cancer. 2019;27(10):3997-4010. doi:10.1007/s00520-019-04887-x.

16. Yarom N, Hovan A, Bossi P, Ariyawardana A, Jensen SB, Gobbo M, et al. Mucositis Study Group of the Multinational Association of Supportive Care in Cancer / International Society of Oral Oncology (MASCC/ISOO). Systematic review of natural and miscellaneous agents, for the management of oral mucositis in cancer patients and clinical practice guidelines – part 2: honey, herbal compounds, saliva stimulants, probiotics, and miscellaneous agents. Support Care Cancer. 2020;28(5):2457-2472. doi:10.1007/s00520-019-05256-4.

17. Elad S, Cheng KKF, Lalla RV, Yarom N, Hong C, Logan RM, et al. Mucositis Guidelines Leadership Group of the Multinational Association of Supportive Care in Cancer and International Society of Oral Oncology (MASCC/ISOO). MASCC/ISOO clinical practice guidelines for the management of mucositis secondary to cancer thera-py. Cancer. 2020;28;126(19):4423–31. doi: 10.1002/cncr.33100.

18. McGuire DB, Fulton JS, Park J, et al. Systematic review of basic oral care for the management of oral mucositis in cancer patients. Support Care Cancer. 2013;2111:3165–3177.

19. Keefe DM, Schubert MM, Elting LS, Sonis ST, Epstein JB, Raber-Durlacher JE, et al. Mucositis Study Section of the Multinational Association of Supportive Care in Cancer and the International Society for Oral Oncology. Updated clinical practice guidelines for the prevention and treatment of mucositis. Cancer. 2007;109(5):820-31. doi:10.1002/cncr.22484.

20. González-Arriagada WA, Andrade MA, Ramos LM, Bezerra JR, Santos-Silva AR, Lopes MA. Evaluation of an educational video to improve the understanding of radiotherapy side effects in head and neck cancer patients. Support Care Cancer. 2013;21(7):2007-15. doi:10.1007/s00520-013-1730-x.

21. Fernandes DT, Prado-Ribeiro AC, Markman RL, Morais K, Moutinho K, Tonaki JO, et al. The impact of an educational video about radiotherapy and its toxicities in head and neck cancer patients. Evaluation of patients' understanding anxiety, depression, and quality of life. Oral Oncol. 2020;106:104712. doi:10.1016/j.oraloncology.

22. Santos-Silva AR, Rosa GB, Eduardo CP, Dias RB, Brandao TB. Increased risk for radiation-related caries in cancer patients using topical honey for the prevention of oral mucositis. Int J Oral Maxillofac Surg. 2011;40(11):1335-6. doi:10.1016/j.ijom.2011.05.006.

23. Vasconcellos AFG, Palmier NR, Ribeiro ACP, Normando AGC, Morais-Faria K, Gomes-Silva W, et al. Impact of clustering oral symptoms in the pathogenesis of radiation caries: A systematic review. Caries Res. 2020;54(2):113-126. doi:10.1159/000504878.

24. Lilleby K, Garcia P, Gooley T, McDonnnell P, Taber R, Holmberg L, et al. A prospective, randomized study of cryotherapy during administration of highdose melphalan to decrease the severity and duration of oral mucositis in patients with multiple myeloma undergoing autologous peripheral blood stem cell transplantation. Bone Marrow Transplant. 2006;37:1031-1035.

25. Walladbegi J, Smith SA, Grayson AK, Murdoch C, Jontell M, Colley HE. Cooling of the oral mucosa to prevent adverse effects of chemotherapeutic agents: an in vitro study. J Oral Pathol Med. 2018;47:477-483.

26. Anders JJ, Arany PR, Baxter GD, Lanzafame RJ. Light-emitting diode therapy and low-level light therapy are photobiomodulation therapy. Photobiomodul Photomed Laser Surg. 2019;37(2):63-65. doi:10.1089/photob.2018.4600.

27. Paglioni MP, Alves CGB, Fontes EK, Lopes MA, Ribeiro ACP, Brandão TB, et al. Is photobiomodulation therapy effective in reducing pain caused by toxicities related to head and neck cancer treatment? A systematic review. Support Care Cancer. 2019;27(11):4043-4054. doi:10.1007/s00520-019-04939-2.

28. Zadik Y, Arany PR, Fregnani ER, Bossi P, Antunes HS, Bensadoun RJ, et al; Mucositis Study Group of the Multinational Association of Supportive Care in Cancer/International Society of Oral Oncology (MASCC/ISOO). Systematic review of photobiomodulation for the management of oral mucositis in cancer patients and clinical practice guidelines. Support Care Cancer. 2019;27(10):3969-3983. doi:10.1007/s00520-019-04890-2.

29. Faria KM, Gomes-Silva W, Kauark-Fontes E, Bonfim-Alves CG, Kowalski LP, Prado-Ribeiro AC, et al. Impact of pandemic COVID-19 outbreak on oral mucositis preventive and treatment protocols: new perspectives for extraoral photobiomodulation therapy. Support Care Cancer. 2020;28(10):4545-4548. doi: 10.1007/s00520-020-05636-1.

30. National Institute for Health and Care excellence [internet]. [cited 2021 16 Jan 20]. Available from: https://www.nice.org.uk/guidance/ipg615.

31. Sonis ST, Hashemi S, Epstein JB, Nair RG, Raber-Durlacher JE. Could the biological robustness of low level laser therapy (photobiomodulation) impact its use in the management of mucositis in head and neck cancer patients. Oral Oncol. 2016;54:7-14. doi:10.1016/j.oraloncology.2016.01.005.

32. Antunes HS, Herchenhorn D, Small IA, et al. Long-term survival of a randomized phase III trial of head and neck cancer patients receiving concurrent chemoradiation therapy with or without low-level laser therapy (LLLT) to prevent oral mucositis. Oral Oncol. 2017;71:11-5.

33. Bensadoun RJ, Epstein JB. Photobiomodulation safety in cancer patients: in vivo data (in response to S. Sonis' commentary "Could the impact of photobiomodulation on tumor response to radiation be affected by tumor heterogeneity?". Support Care Cancer. 2020.

34. Bensadoun RJ, Epstein JB, Nair RG, et al. World Association for Laser Therapy (WALT). Safety and efficacy of photobiomodulation therapy in oncology: A systematic review. Cancer Med. 2020;26.

35. Elad S, Arany P, Bensadoun RJ, et al. Photobiomodulation therapy in the management of oral mucositis: search for the optimal clinical treatment parameters. Support Care Cancer. 2018;26:3319-321.

36. Legouté F, Bensadoun RJ, Seegers V, et al. Low-level laser therapy in treatment of chemoradiotherapy-induced mucositis in head and neck cancer: results of a randomised, triple blind, multicentre phase III trial. Radiat Oncol. 2019;14: 83.

37. Paglioni M, Araújo ALD, Arboleda LPA, Palmier NR, Fonsêca JM, Gomes-Silva W, et al. Tumor safety and side effects of photobiomodulation therapy used for prevention and management of cancer treatment toxicities. A systematic review. Oral Oncol. 2019;93:21-28.

38. Myakishev-Rempel M, Stadler I, Brondon P, et al. A Preliminary Study of the safety of red light phototherapy of tissues harboring cancer. Photomed Laser Surg. 2012;30:551-8.

39. Silveira FM, Paglioni MP, Marques MM, Santos-Silva AR, Migliorati CA, Arany P, et al. Examining tumor modulating effects of photobiomodulation therapy on head and neck squamous cell carcinomas. Photochem Photobiol Sci. 2019;18(7):1621-1637. doi:10.1039/c9pp00120d.

40. Sonis ST. New thoughts on the initiation of mucositis. Oral Dis. 2010;16(7):597-600. doi: 10.1111/j.1601-0825.2010.01681.x.

41. Villa A, Aboalela A, Luskin KA, Cutler CS, Sonis ST, Woo SB, et al. Mammalian target of rapamycin inhibitor-associated stomatitis in hematopoietic stem cell transplantation patients receiving sirolimus prophylaxis for graft-versus-host disease. Biol Blood Marrow Transplant. 2015;21(3):503-8. doi:10.1016/j.bbmt.2014.11.680.

42. Boers-Doets CB, Lalla RV. The mIAS scale: a scale to measure mTOR inhibitor-associated stomatitis. Support. Care Cancer. 2013;21(S1):S140.

43. Elting LS, Chang YC, Parelkar P, Boers-Doets CB, Michelet M, Hita G, et al. Risk of oral and gastrointestinal mucosal injury among patients receiving selected targeted agents: a meta-analysis. Support Care Cancer. 2013;21(11):3243-54.

44. Carrozzo M, Eriksen JG, Bensadoun RJ, Boers-Doets CB, Lalla RV, Peterson DE. Oral mucosal injury caused by targeted cancer therapies. J Natl Cancer Inst Monogr. 2019;2019(53):lgz012. doi:10.1093/jncimonographs/lgz012. PMID: 31425602.

45. Spring L, Bardia A. SWISH-ing steroids: new standard of care to prevent everolimus-induced oral mucositis? Lancet Oncol. 2017;18(5):564-565. doi:10.1016/S1470-2045(17)30106-7.

46. World Health Organization. Handbook for reporting results of cancer treatment. World health organization: Geneve, 1979. p. 15-22.

47. US Department of Health and Human Services. Common terminology criteria for adverse events (CTCAE) version 4.0. National Institutes of Health, National Cancer Institute. 2009;4(03).

48. Cox JD, Stetz J, Pajak TF. Toxicity criteria of the Radiation Therapy Oncology Group (RTOG) and the European Organization for Research and Treatment of Cancer (EORTC). Int J Radiat Oncol Biol Phys. 1995;31(5):1341-6.

# Toxicidade Pulmonar

Beatriz Gehm Moraes
Cyntia Albuquerque Zadra

## DESTAQUES

- 10% a 20% dos pacientes tratados com agentes antineoplásicos desenvolvam alguma forma de toxicidade pulmonar.
- Toxicidades pulmonares englobam pneumonite, reação de hipersensibilidade, hemorragia alveolar, fibrose pulmonar intersticial, com risco variável a depender do agente antineoplásico. Além destes, a ocorrência de tromboembolismo pulmonar e infecções pulmonares são eventos comuns no tratamento oncológico.
- A bleomicina é uma droga frequentemente associada à toxicidade pulmonar: entre 3% e 40% dos pacientes Sua maior limitação é o risco potencial de causar fibrose pulmonar intersticial, cuja incidência está acima de 10%.
- O tratamento inicial da toxicidade é semelhante para todos os agentes antineoplásicos: suspensão definitiva ou temporária da droga e o suporte clínico do paciente. Embora não existam estudos controlados sobre a eficácia do uso do corticoide, o seu uso está indicado na maioria dos casos.

## INTRODUÇÃO

Estima-se que entre 10% ae 20% dos pacientes tratados com agentes antineoplásicos desenvolvam alguma forma de toxicidade pulmonar. Estabelecer o diagnóstico da toxicidade é importante, pois ele poderá determinar a postergação, a descontinuidade, ou o ajuste de dose da terapia antineoplásica, os quais interferem no tratamento do câncer.[1]

Deve-se manter suspeição em relação à toxicidade pulmonar, porque os pacientes podem estar assintomáticos ou com queixas inespecíficas, como tosse, dispneia e dor torácica. Além disso, os resultados dos exames radiológicos podem ser normais, apesar da confirmação anatomopatológica de lesão pulmonar.[2]

## MECANISMO DE LESÃO PULMONAR/ FISIOPATOLOGIA/DIAGNÓSTICO

A patogênese da lesão pulmonar é pouco conhecida. Várias hipóteses fisiopatológicas têm sido propostas, como: dano direto sobre os pneumócitos ou sobre o endotélio, com subsequente liberação de citocinas e recrutamento de células alveolares; liberação sistêmica de citocinas, com disfunção endotelial, dano capilar e edema pulmonar não cardiogênico; dano pulmonar mediado pela ativação de linfócitos e de macrófagos alveolares (hipersensibilidade); e dano oxidativo por radicais livres e inibição da reparação alveolar por meio de drogas bloqueadoras do receptor do fator de crescimento epidérmico (EGFR).

Os pacientes com neoplasia apresentam múltiplos fatores para o desenvolvimento do dano pulmonar, quer seja, os tratamentos oncológicos, a imunossupressão, o próprio câncer, além de várias comorbidades e seus tratamentos.

A apresentação clínica dos danos pode ser imediata ou tardia, inclusive anos após a exposição à droga. O principal sintoma respiratório é a dispneia. Outros sintomas são: tosse seca, febrícula, astenia e hipoxemia. A presença de sibilos e tosse produtiva é infrequente.[3] Hemoptise é incomum e a sua presença sugere que outros diagnósticos diferenciais sejam considerados.[4] O achado radiológico mais comum é o infiltrado reticulonodular e/ou intersticial, que pode ser basal, difuso, unilateral ou bilateral. Algumas vezes, o resultado do radiograma de tórax (RxT) é normal, mesmo com a confirmação histopatológica de lesão pulmonar.

A tomografia computadorizada de tórax (TCT) é o exame mais sensível para detectar as alterações no parênquima pulmonar relacionadas à toxicidade por drogas. Algumas alterações da TC são inespecíficas, porém, sugestivas, como opacidades difusas tipo vidro fosco, áreas mal definidas de consolidações nodulares e nódulos centrolobulares.[5,6]

Os testes de função pulmonar demonstram redução da capacidade pulmonar total (CPT), capacidade vital (CV) e capacidade de difusão ao monóxido de carbono (DLCO). A DLCO detecta, precocemente, o acometimento pulmonar, entretanto, pode estar subavaliada pela presença de anemia e debilidade do paciente.

O lavado broncoalveolar exclui a presença de infecções ou de neoplasia. Quando for possível, a realização de biópsia transbrônquica aumenta a acurácia do diagnóstico e, em alguns casos, a biópsia videoassistida ou a biópsia a céu aberto podem ser necessárias. Os achados anatomopatológicos são inespecíficos, mas, em alguns casos, as alterações podem ser sugestivas da toxicidade de determinada droga.[7]

## TRATAMENTO

O tratamento inicial da toxicidade é semelhante para todos os agentes antineoplásicos: suspensão definitiva ou temporária da droga e o suporte clínico do paciente. Embora não existam estudos controlados sobre a eficácia do uso do corticoide, o seu uso está indicado na maioria dos casos. A dose ótima e a duração do tratamento não são bem definidas, no entanto, sugere-se o uso de prednisona, na dose inicial de 1 mg/kg/dia, com redução lenta, pois, neste período, pode ocorrer deterioração clínica e recrudescência da toxicidade. Em casos selecionados de pacientes que desenvolveram fibrose pulmonar, após a cura do câncer, pode-se considerar a indicação de transplante de pulmão.[8,9,10]

## AGENTES ANTINEOPLÁSICOS

### Ácido transretinoico

Este agente pode induzir à síndrome do ácido transretinóico, que consiste em febre, dispneia, aumento de peso, infiltrado pulmonar, derrame pleural e/ou pericárdico, hipotensão, disfunção renal e leucocitose. As alterações pulmonares são mediadas por infiltração de células neoplásicas na circulação pulmonar, com aumento da permeabilidade capilar e liberação de citocinas, as quais induzem à migração de neutrófilos para o interstício. O tratamento é feito com o uso de corticoide em doses altas, e há relatos que sugerem que seu uso profilático poderia ser benéfico.

### Agentes contrafator de crescimento vascular endotelial (VGFR)

O **Bevacizumab** pode desencadear hemorragia pulmonar, hemoptise, alterações tromboembólicas e fístula traqueoesofágica.[11] Deve-se ter atenção com a associação de anticoagulantes e de antiplaquetários, pelo potencial risco de eventos hemorrágicos graves. A presença de hemoptise contraindica seu uso.

O **Sunitinib** está associado à dispneia e à tosse, e há relatos de casos de embolia fatal.[12]

Com **Sorafenib**, a toxicidade pulmonar é rara. Com **Pazopanib**, há relatos de pneumotórax.[13]

### Análogos da rapamicina (everolimus, temsirolimus e sirolimus)

A toxicidade destas drogas está relacionada ao desenvolvimento de pneumonite. A apresentação clínica inclui derrame pleural, hipoxemia, tosse, dispneia e astenia. A incidência de toxicidade pulmonar do **everolimus** é de 12% e do **temsirolimus**, de 3%.[14,15] O tratamento da toxicidade pulmonar pelo everolimus baseia-se no grau da pneumonite. No grau 1, a conduta é a observação, repetir a TCT/ Rx T a cada dois ciclos e manter a droga. No grau 2, reduzir a dose de 10 mg para 5 mg até a melhora para grau 1. Se em três semanas não houver melhora, a droga deve ser suspensa e realizar função pulmonar e TCT. No grau 3, usa-se corticoide, e o everolimus deve ser suspenso até o retorno ao grau 1 e, após, reiniciado na dose de 5 mg/dia, além de monitorização de TC T e função pulmonar a cada ciclo. No grau 4, usa-se corticoide e suspende-se o everolimus definitivamente.

## Anticorpos monoclonais

Com o uso de **Trastuzumab, Cetuximab, Rituximab e Panitumumab**, existe risco de reação infusional aguda, mais frequentemente na primeira administração, caracterizada por dispneia, tosse, sibilos, febre, cefaleia e dor abdominal. Por este motivo, estas drogas requerem o uso de pré-medicações, bem como cuidados na sua administração. Usualmente, essas reações são leves, mas alguns pacientes poderão desenvolver anafilaxia. Além disso, há relatos de pneumonite intersticial subaguda, pneumonia organizante e, raramente, fibrose pulmonar.[16]

## Bleomicina

Este quimioterápico é a droga frequentemente associada à toxicidade pulmonar: entre 3% e 40% dos pacientes.[17] Sua maior limitação é o risco potencial de causar fibrose pulmonar intersticial, cuja incidência está acima de 10%. Os sintomas são inespecíficos, como tosse seca, dispneia, dor torácica, febrícula, taquipneia, estertores, restrição pulmonar, hipoxemia, além de sintomas constitucionais. Mais de 20% dos pacientes podem ser assintomáticos. Outras formas menos comuns são pneumonia organizante e pneumonite de hipersensibilidade.[18,19]

Tem sido descrito, também, uma síndrome aguda, imediatamente após a administração, composta por dispneia, tosse e *rash* cutâneo. A sua reutilização pode não desencadear novamente essa síndrome, o que sugere que o mecanismo não seja uma reação de hipersensibilidade verdadeira. Durante a infusão da droga, pode-se observar dor torácica, que cessa com o término da sua administração.

Parece haver relação entre a dose cumulativa da bleomicina e o desenvolvimento da pneumopatia. Não há consenso sobre a dose máxima cumulativa individual, mas valores entre 300 e 400 mg têm sido sugeridos. No entanto, há relatos de toxicidade, com doses menores do que 50 mg.[20,21] Os fatores preditivos de risco são: idade avançada (acima de 70 anos); dose cumulativa elevada; tabagismo; insuficiência renal, uso de outras drogas nefrotóxicas e antineoplásicos, uso concomitante de Fator Estimulante de Colônia de Granulócito (G-CSF); radioterapia e exposição a altas concentrações de oxigênio.[21,22,23] Existem relatos de desenvolvimento da Síndrome da Angústia Respiratória do Adulto (SARA) com altas frações inspiradas de $O_2$, portanto, é recomendado cautela no uso de oxigeno-terapia, especialmente se a bleomicina foi usada nos últimos 12 meses.

Atualmente, os consensos do National Comprehensive Cancer Network (NCCN) recomendam testes de função pulmonar antes de iniciar o tratamento.[24] O United State of Food and Drug Administration (US–FDA) recomenda a realização de RxT com frequência e, opcionalmente, a realização mensal da DLCO. Se a DLCO reduzir em torno de 30% a 35%, recomenda-se a suspensão da droga.[25,26]

As alterações radiológicas mais frequentes são: infiltrado pulmonar bilateral reticular ou nodular fino, iniciado pelo ângulo costofrênico; redução do volume pulmonar, infiltrado alveolar; consolidação lobar; envolvimento pulmonar assimétrico e nódulos pulmonares. O tratamento consiste na suspensão da droga e suporte clínico, com o uso de corticoide reservado aos pacientes sintomáticos. A melhora das alterações ocorre, geralmente, em semanas até dois anos, e alguns pacientes permanecerão com doença residual.

## Bortezomib e Carfilzomib

O **Bortezomib** pode provocar dispneia grave em 5% dos pacientes, os quais apresentem fatores de risco como anemia, infecção respiratória e disfunção cardíaca. Há relatos de casos de doença pulmonar intersticial (DPI) grave e hipertensão arterial pulmonar (HAP) e pode, ainda, aumentar a incidência de infecções oportunistas. Não é recomendado a sua reintrodução nos casos de DPI grave ou HAP. O **Carfilzomib** também está associado à dispneia, HAP e disfunção cardíaca.

## Bussulfan

A DPI pode ocorrer em 5% dos pacientes. Os sintomas são astenia, tosse, dispneia progressiva, febre e emagrecimento. O período da manifestação da toxicidade é variável, de oito meses a dez anos. Embora a toxicidade não seja dose-dependente, parece haver correlação com o uso da droga acima de 500 mg. O condicionamento do transplante de medula óssea (TMO) baseado em Bussulfan, aumenta o risco de Bronquiolite Obliterante (BO). Foram identificados alguns fatores de risco como: doença enxerto *versus* hospedeiro, transplante com a utilização de *stem-cell* periférico, receptor masculino com doador feminino e episódio prévio de pneumonite intersticial. Os resultados dos exames radiológicos podem ser normais ou apresentar infiltrado intersticial bilateral, com predomínio basilar. Raramente ocorre derrame pleural.

## Ciclofosfamida e Ifosfamida

A lesão pulmonar induzida pela ciclofosfamida tem incidência menor que 1%. O risco pode aumentar com o uso de $O_2$, de radioterapia e de outras drogas potencialmente tóxicas ao pulmão. São observadas duas formas clínicas de toxicidade. A pneumonite aguda, que se apresenta no período de um a seis meses após o início do tratamento. Astenia e febre podem estar presentes, com infiltrado pulmonar intersticial e/ou tipo vidro fosco. A descontinuidade da droga e o uso de corticoide, geralmente, resolvem o quadro. A pneumonite tardia e a fibrose pulmonar ocorrem nos pacientes que receberam tratamento prolongado por meses a anos, com doses relativamente baixas. A pneumonite pode se manifestar anos após a suspensão da droga. Radiologicamente, a pneumonite tardia é semelhante à aguda, além das alterações compatíveis com fibrose. Esses casos não respondem bem ao uso do corticoide, nem à sua descontinuidade. Em aproximadamente 65% dos casos, pode ocorrer recorrência. Em casos selecionados, o transplante pulmonar pode ser considerado.

A **Ifosfamida**, por ter estrutura semelhante à ciclofosfamida, está associada à pneumonite aguda e tardia.

## Citarabina

Têm sido relatados casos de edema pulmonar não cardiogênico, com dose intermediária a alta (1 g a 3 g a cada 12 horas, por quatro a seis dias). Ocorre, em média, uma a duas semanas após o seu início. Outra apresentação tem sido descrita, subaguda, com febrícula, dispneia, taquipneia, tosse, hipoxemia, estertores, associado à toxicidade gastrointestinal. O tratamento consiste em suporte clínico, descontinuidade da droga, uma vez que uso de corticoide é questionável, exceto em casos de pneumonia organizante.[27]

## Doxorrubicina

Embora a doxorrubicina esteja mais associada à toxicidade cardíaca e seja dose dependente, também pode desencadear pneumonia intersticial e pneumonia organizante, além de poder reativar a pneumonite actínica. A toxicidade não está clara, pois, usualmente, os pacientes recebem outras drogas antineoplásicas.

## Etoposide

As alterações pulmonares mais observadas são reações de hipersensibilidade, anafilaxia, pneumonite aguda ou dano pulmonar agudo, além do aumento do risco de pneumonite secundária à radioterapia.

## Fludarabina

Como induz à grave imunossupressão, as infecções oportunistas são as complicações pulmonares mais frequentes. Nos casos de pneumonite intersticial, com incidência de 10% dos casos, a sua reintrodução é contraindicada pelo alto risco de recorrência.[28]

## Gencitabina

Pode provocar pneumonia intersticial, dano alveolar difuso, edema pulmonar não cardiogênico, hemorragia alveolar, derrame pleural e pneumonia eosinofílica. A presença de dispneia, tosse e febre, associada ao surgimento de opacidades pulmonares, é a apresentação mais comum, e ocorre em média 48 dias após o início da quimioterapia. Radiologicamente, as apresentações são infiltrado tipo vidro-fosco bilateral, opacidades reticulares e espessamentos dos septos. A doença trombótica microangiopática e doença veno-oclusiva são raras. A gencitabina associada à radioterapia tem efeito sinérgico sobre a toxicidade pulmonar, além de poder reativar a pneumonite actínica. O tratamento é feito com corticoide, suporte clínico e descontinuação da droga.[29]

## Hormonoterapia

O **Tamoxifeno** aumenta o risco de eventos tromboembólicos em 2 a 3 vezes.

Os inibidores da aromatase (**letrozol, exemestano e anastrozol**) podem causar dispneia e tosse em cerca de 10% dos casos, e derrame pleural em menos de 5%.

Os inibidores da via CK 4/6, **palbociclibe e ribociclibe,** estão associados à epistaxe entre 7% e 9%, e o **abemaciclib,** à tosse, em até 19%.

O **fulvestranto** pode causar tosse em até 11% dos casos, e dispneia em até 4%.

A **abiraterona** pode causar tosse entre 6,5% e 16%, dispneia em 6,1% a 11%, além de infecções do trato respiratório superior em 5,4% a 13%.

O **enzalutamida** pode causar infecções respiratórias superior entre 11% e 12%.

### Inibidores da tyrosina kinase (TKI)

O EGFR é expresso nos pneumócitos tipo II, os quais estão envolvidos nos mecanismos da reparação de dano alveolar. Sua inibição poderia impedir a reparação, uma vez que potencializa os danos pulmonares de outras naturezas, como sepse, radioterapia, lesões pulmonares prévias e secundárias a outros medicamentos.[30]

O risco de desenvolvimento de toxicidade pulmonar relacionado ao **gefitinib** e **erlotinib** é, aproximadamente, 1% e, ao **osimertinib,** 3%, geralmente nos primeiros três meses de tratamento. Cerca de 1/3 dos pacientes que desenvolvem DPI com o uso de gefitinib evoluem ao óbito. Dado semelhante ocorre com o erlotinib, mas com osimertinib, a mortalidade parece ser menor. A apresentação mais comum da DPI é dispneia, tosse e febrícula, com possibilidade de progredir para insuficiência ventilatória aguda (IVA). Os fatores de risco da toxicidade do **gefitinib** são: presença de fibrose pulmonar prévia, idade avançada, baixo condicionamento físico, tabagismo e diagnóstico recente de carcinoma brônquico não pequenas células (CBNPC).[31] O tratamento é de suporte clínico, descontinuidade da droga, suporte ventilatório, antibioticoterapia e corticoide empíricos.

O **Imatinib** tem como efeitos colaterais mais comuns retenção de líquidos, derrame pleural e pericárdico e edema pulmonar. A ocorrência de infiltrado pulmonar eosinofílico e pneumonia intersticial subaguda costumam se desenvolver no início do tratamento, mas com incidência rara. O tratamento consiste na sua descontinuidade, suporte clínico e corticoide. A reintrodução do imatinib não é recomentada, a não ser que não haja outra opção terapêutica.[32,33]

O **Dasatinib** pode provocar derrame pleural unilateral ou bilateral entre 10% e 35% dos pacientes e HAP em 5%. O desenvolvimento de pneumonite é raro. São fatores de risco: presença de doença pulmonar concomitante e dose alta inicial (140 mg). O tratamento consiste na sua descontinuidade e sua reintrodução é proibida.[34,35,36]

O derrame pleural e DPI são raros com o uso do **Nilotinib.**

O **Crizotinib** possui 3% de incidência de DPI grave, com risco de pneumonite fatal em 1,5% dos casos, geralmente, nos primeiros três meses de tratamento. Outras drogas, como **ceritinib, alectinib, lorlatinib** e **brigatinib** também têm relação com DPI e pneumonite. A descontinuidade da droga é recomendada, exceto com o brigatinib.

O **Ibrutinibe** pode estar associado à infecção do trato respiratório superior em 47% dos casos, além de poder provocar dispneia, tosse, epistaxe, bronquite, pneumonia e dor em orofaringe. O **Vemurafenib** está associado à tosse em até 35% dos casos, e o **dabrafenibe** em até 21%. Ambos têm risco de reativar a lesão actínica pulmonar. O **Trametinib** (inibidor MEK), em associação com dabrafenibe, pode provocar tosse e dispneia em cerca de 20%, pneumonite em menos de 1,8% a 2,4%. Em monoterapia, tosse em 12% dos casos.

### Inibidores do *checkpoint* (Pembrolizumab, Nivolumab, Ipilumumab, Atezolumab, Durvalumab)

A presença de pneumonite imunomediada é incomum, mas potencialmente grave e fatal no tratamento da imunoterapia. É um diagnóstico de exclusão.

Na pneumonite grau 1, o tratamento é a postergação da droga até a melhora clínica e radiológica por 3 a 4 semanas. Na ausência de melhora, trata-se como pneumonite grau 2.

No grau 2, o tratamento é a postergação da droga e a administração de corticoide (prednisona 1 a 2 mg/kg ou equivalente) até a melhora para grau 0 ou 1 por quatro a seis semanas, com redução de 5 a 10 mg/semana. Deve-se considerar o uso de antibioticoterapia empírica. Após a resolução do quadro, pode-se reiniciar com o tratamento. Pacientes ambulatoriais devem ser avaliados a cada três dias, com história, exame físico, oximetria de pulso e RxT, se possível. Se não houver melhora após três dias, trata-se como grau 3.

No grau 3, a droga deve ser suspensa, os pacientes devem ser hospitalizados para antibioticoterapia empírica e metilprednisolona 1 a 2 mg/kg/dia. Se em 48 horas não houver melhora, deve-se usar infliximab 5 mg/kg ou mofetil micofenolato 1 g 2 x/dia, ou imunoglobulina por cinco dias ou ciclofosfamida.

No grau 4, as medidas são iguais ao grau 3, com suporte ventilatório. Nos graus 3 e 4, a descontinuidade da droga é definitiva.[37]

### Irinotecan e Topotecan

O dano pulmonar associado ao **irinotecan** é a pneumonite. A incidência de toxicidade pulmonar grave é entre 1% e 2% e, frequentemente, observada quando associada a outros agentes antineoplásicos, especialmente gencitabina e radioterapia. Sua descontinuação é recomendada.[38] O **topotecan,** raramente, está associado à toxicidade pulmonar.[39]

### Metotrexate

Apresenta incidência de toxicidade pulmonar entre 2% e 8%. A forma aguda é a mais comum, caracterizada por febre, tremores, astenia, tosse, dispneia, dor torácica e rápida progressão à IVA. A subaguda apresenta-se com dispneia, tosse não produtiva, febre, estertores pulmonares e cianose. O *rash* cutâneo ocorre em 17% dos casos, eosinofilia em 40% e progressão para fibrose pulmonar em 10%. O desenvolvimento de derrame pleural é incomum. Na forma crônica, pode ocorrer evolução à fibrose pulmonar.

As apresentações clínicas são pneumonite de hipersensibilidade (forma mais comum), doença pulmonar inflamatória, bronquiolite obliterante com pneumonia organizante (BOOP), edema pulmonar não cardiogênico, fibrose pulmonar (pode ser rapidamente progressiva), hiper-reatividade de vias áreas e infecções pulmonares. O metotrexate pode comprometer a resposta imunológica, de forma a aumentar o risco do desenvolvimento de infecções oportunistas.

Os fatores de risco são: idade superior a 60 anos, envolvimento pleuropulmonar secundária à artrite reumatoide, uso prévio de medicações antirreumatológicas, hipoalbuminemia e *diabetes mellitus*. Outros fatores têm sido sugeridos: altas doses de metotrexate, risco maior com o uso diário do que semanal, doença pulmonar pré-existente, uso concomitante de medicações que diminuam a proteína carreadora do metotrexate (aspirina, sulfonamidas, penicilina, clorambucil, fenilbutazona, fenitoína, barbitúricos e

anti-inflamatórios não esteroides) e decréscimo da eliminação da droga (insuficiência renal e edema).

Os resultados dos exames de imagem podem ser normais, mas, quando alterados mostram precocemente infiltrado pulmonar intersticial e, posteriormente, infiltrado alveolar, adenopatias hilares e mediastinais e derrame pleural (Figura 82.1 e 82.2).

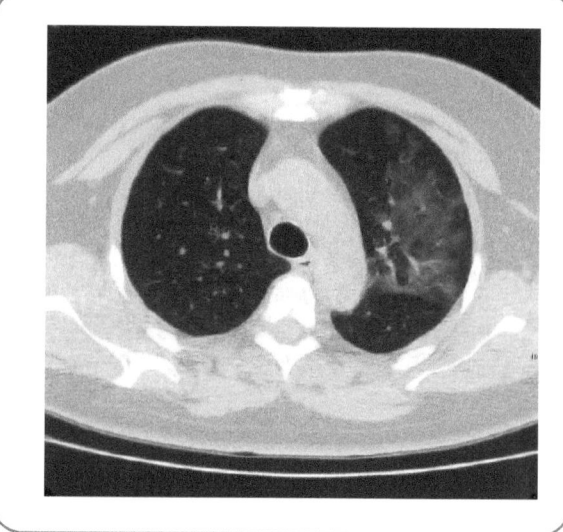

**FIGURA 82.1 –** Tomografia computadorizada de tórax de paciente em tratamento com metotrexate que mostra áreas multifocais de infiltrado em vidro fosco confluentes em lobo superior e lingual do pulmão esquerdo.
Fonte: Acervo da autoria.

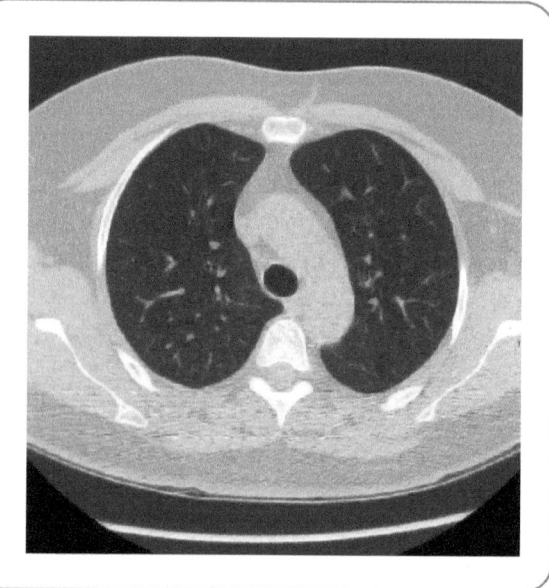

**FIGURA 82.2 –** Tomografia computadorizada de tórax do mesmo paciente após a suspensão do metotrexate, com regressão completa do infiltrado pulmonar.
Fonte: Acervo da autoria.

O tratamento consiste na descontinuidade da droga e o uso de corticoide. A maioria dos pacientes apresenta prognóstico favorável e baixa mortalidade: 1%. A reposição de ácido fólico previne várias complicações, mas não reduz o risco da toxicidade pulmonar e hepática.

## Mitomicina C

A incidência de DPI varia entre 3% e 14%, e pode ter sinergismo com o uso de $O_2$ e outros tratamentos antineoplásicos, pois ocorre dois a doze meses após o início do tratamento.

Na forma aguda, o broncoespasmo tem incidência entre 4% e 6%. A associação aos alcaloides da vinca aumenta o risco da toxicidade pulmonar, com dispneia súbita, broncoespasmo, pneumonite intersticial aguda e edema pulmonar não cardiogênico.[40]

Pode causar Microangiopatia Trombótica (MT) durante a administração ou meses após, com risco de evoluir à IVA em, aproximadamente, 50% dos casos. A incidência da MT é diretamente relacionada à dose total da droga, de modo a aumentar o risco com a associação de 5-Fluoracil e transfusão de sangue.[41] Algumas medidas são preconizadas para reduzir a incidência da MT: dose cumulativa máxima de 30 mg/m², intervalo da administração da droga maior do que quatro a seis semanas e evitar o uso desnecessário de $O_2$. Vários tratamentos têm sido propostos, como o uso do corticoide, a realização de plasmaferese e de hemodiálise, mas com mortalidade acima de 70%.

Na forma crônica, a pneumonia intersticial crônica apresenta-se com tosse não produtiva, dispneia progressiva, astenia e, algumas vezes, dor torácica e febre. O quadro radiológico exibe infiltrado intersticial bilateral e, ocasionalmente, infiltrado alveolar ou nodular. Pode evoluir para fibrose intersticial e parece ser dose-dependente, o que é incomum com doses menores do que 30 mg/m². Pacientes que receberam mitomicina intraperitoneal, com cirurgia abdominal radical citorredutora, podem desenvolver derrame pleural em 64% dos casos.

## Nitrosureias

Tem incidência de DPI entre 20% e 30% e é dose-dependente. A dose cumulativa da Carmustine deve ser limitada a 450 mg/m². Em mulheres, a dose deve ser menor, limitada a 300 mg/m². A toxicidade pulmonar, usualmente, desenvolve-se três anos após o uso da **Carmustine**, e alguns pacientes apresentam dispneia e fibrose décadas após a exposição.

## Olaparib

Está associado à nasofaringite, rinite, infecção do trato respiratório (até 36% dos casos), bronquite e tosse (até 28%) e dispneia (15%). Raramente, ocorrem casos fatais de pneumonite. Em casos de sintomas respiratórios leves, o tratamento deve ser descontinuado e, em casos de pneumonite, o tratamento deve ser suspenso definitivamente.

## Talidomida e Lenalidomida

O efeito colateral respiratório mais comum da **talidomida** é dispneia, com sintomas pulmonares graves que podem ocorrer em 5% dos pacientes. Está associada ao desenvolvimento de doença tromboembólica, especialmente quando associada a outros medicamentos. A pneumonite induzida pela talidomida é rara, mas há relatos de fibrose pulmonar intersticial, alveolite linfocítica, pneumonia eosinofílica e pnemonia organizante. Está associada ao aumento de infecções oportunistas.

A **lenalidomida** está associada à dispneia e tosse em 15% dos pacientes, pneumonite ocorre em 10% dos casos, e pode ser grave em metade dos casos. Assim como a talidomida, é associada ao aumento do risco de doença tromboembólica.

## Taxanos (Paclitaxel, Docetaxel, Nabpaclitaxel)

Pode desencadear reação de hipersensibilidade durante a infusão, com urticária, angioedema, sibilos, estridor, dispneia, dor torácica e hipotensão. Usualmente, a hipersensibilidade ocorre nos primeiros dez a quinze minutos da infusão e, em torno de 95% dos casos, é observada no primeiro e segundo ciclos. Esse é o motivo para o uso rotineiro das pré-medicações, como corticoide, anti-histamínicos, além dos cuidados de infusão lenta da droga. A pneumonite intersticial pode se apresentar de forma aguda ou subaguda, e se desenvolve dentro de horas a semanas após a administração da droga. A pneumonite grave ocorre entre 1% e 4% dos casos.[42,43] A dose de 100 mg/m² de docetaxel, comparada com 60 mg/m², aumenta a incidência de toxicidade pulmonar grave.

O **nabpaclitaxel** está relacionado à tosse entre 7% e 17% dos pacientes, à epistaxe em 7% a 15%, e à dispneia em 1% a 12%.

### Outros

O **clorambucil** tem incidência baixa de DPI, sendo a forma crônica, a mais frequente, usualmente ocorre seis meses a três anos após o início do tratamento. O **melfalan** raramente está associado à pneumonite aguda e à broncoconstrição.

A **oxaliplatina,** quando usada em combinação com fluoracil e leucovorin, raramente está associado à toxicidade pulmonar, que inclui pneumonia intersticial, pneumonite organizante criptogenica, pneumonite eosinofílica ou dano alveolar difuso.[44]

O **pemetrexed** pouco está associado à toxicidade pulmonar, o padrão do dano é tipo fibrose pulmonar aguda e subaguda e SDRA.[46] A **temozolomida** pode causar pneumonite entre 2% e 5% dos pacientes. Com **vinblastina e vinorelbine,** a toxicidade pulmonar é incomum.

## RADIOTERAPIA

A radioterapia promove lesões nas células endoteliais, células epiteliais (particularmente pneumocito tipo II) e células reticuloendoteliais, por meio de vários mecanismos, que incluem apoptose e indução de resposta gênica ao estresse. Além disso, há o envolvimento de várias citocinas, entre elas, o fator de crescimento beta de transformação (TGF-β), que tem papel importante no desenvolvimento da pneumopatia actínica, inclusive a ocorrência de fibrose a longo prazo.[46,47]

A incidência e a gravidade do dano actínico estão relacionadas, principalmente, ao campo de tecido pulmonar irradiado, à dose total, às frações de dose, à qualidade da radiação e à associação com outros agentes antineoplásicos.

A dose da radiação recebida pelos pulmões é um fator crítico. Em uma análise multivariada, o V20 (volume total de pulmão normal que recebe mais de 20 Gy) foi um valor preditivo independente para a determinação da pneumonite actínica com toxicidade grau dois, que é a lesão que requer tratamento. O grupo de tratamento radioterápico oncológico (RTOG) e o grupo oncológico do sudoeste (SWOG) preconizam que o limite máximo de V20 seja de 30% a 35%, ou seja, apenas 30% a 35% do volume total dos pulmões recebam a dose de radioterapia superior a 20 Gy.[48] A dose fracionada diária parece reduzir o risco, quando comparada com dose única diária.

Outros fatores podem influenciar o efeito tóxico da radioterapia, como tabagismo, baixa capacidade pulmonar, condições clínicas desfavoráveis, sexo feminino, tratamento hormonal para câncer de mama e a suspensão do corticoide durante o tratamento com a radioterapia. Pode ocorrer a reativação da pneumonite actínica quando certos agentes antineoplásicos (adriamicina, etoposide, gemcitabina e paclitaxel) são administrados. O quadro caracteriza-se por tosse, dispneia e alterações radiológicas, como opacidades no campo pulmonar previamente irradiado. Costumam ocorrer febrícula, dor torácica, astenia e emagrecimento. A presença de febre é incomum na fase crônica.

As manifestações clínicas podem ser agudas (inferior a noventa dias, após o início da radioterapia), com pneumonite, ou crônicas (superior a noventa dias), com fibrose pulmonar. As duas apresentações têm sintomas similares, e o principal é o desenvolvimento de dispneia. O diagnóstico de fibrose actínica pode ser estabelecido sem história prévia de pneumonite e em pacientes assintomáticos.

Embora a *BOOP* seja uma apresentação não usual, ela ocorre nos pacientes com câncer de pulmão e mama, e pode se desenvolver no pulmão contralateral em 40% dos casos. O infiltrado pulmonar inicia no campo irradiado, com posterior progressão. Embora a resposta ao uso do corticoide seja dramática, sua recaída com a redução e/ou suspensão pode ocorrer em 67% dos casos.[49] O diagnóstico da toxicidade é sugerido pelo desenvolvimento dos sintomas concomitantes com o período da irradiação, associado às alterações radiológicas.[50]

As alterações radiológicas na fase precoce podem se apresentar como opacidades em vidro fosco, infiltrados difusos e alterações locais na área irradiada. Em fase tardia, como infiltrado alveolar, consolidações densas e evolução à fibrose, redução do volume pulmonar, estrias lineares e retração do hilo pulmonar. Pequeno derrame pleural e fraturas de costelas podem estar presentes (Figura 82.3 e 82.4).

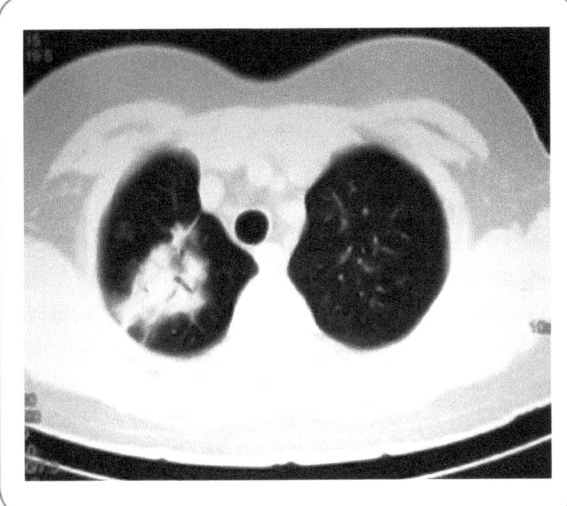

FIGURA 82.3 – Tomografia computadorizada de tórax de paciente portadora de câncer de mama, em tratamento com radioterapia da mama e de linfonodos mamários internos à direita, que mostra área de consolidação irregular com componente atelectásico em lobo superior do pulmão direito.
Fonte: Acervo da autoria.

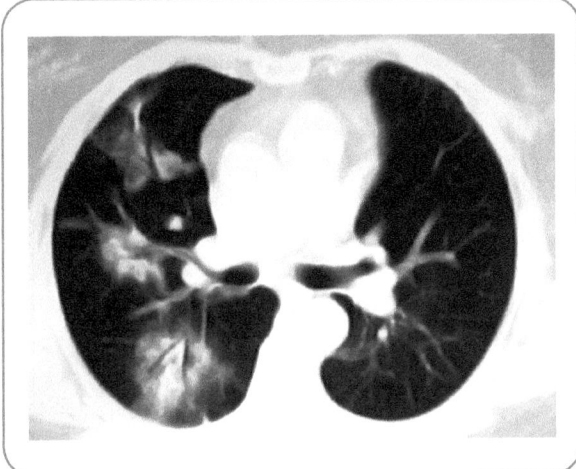

FIGURA 82.4 – Mesma paciente com tomografia computadorizada de tórax que mostra áreas de consolidações coalescentes acompanhadas de infiltrado em vidro fosco multifocal e confluente.
Fonte: Acervo da autoria.

Pode ocorrer reação de hipersensibilidade à radioterapia, que se apresenta como alterações radiológicas dentro e/ou fora do campo pulmonar da irradiação e, até mesmo, contralateral. Lavados broncoalveolares mostram concentrações mais altas de linfócitos nas zonas adjacentes às áreas irradiadas, que decrescem nos lobos mais distantes do foco principal da irradiação. As alterações da função pulmonar são encontradas após quatro a oito semanas do final da radioterapia,

com redução do volume pulmonar e da DLCO, além de hipoxemia, especialmente ao exercício. Geralmente, há recuperação após seis a doze meses. Pode haver redução da complacência e aumento transitório da reatividade da via aérea, com tosse e sibilância. Não há estudos controlados sobre a eficácia dos tratamentos para pneumopatia actínica, mas recomenda-se o uso de corticoide em pacientes sintomáticos ou com queda de 10% da função pulmonar. É preconizado o uso de prednisona, na dose de 1 mg/kg/dia, até 60 mg/dia, por duas semanas, com lenta redução da dose em três a doze semanas. Durante a redução ou após a suspensão da droga, pode ocorrer recrudescência. Em alguns casos, o uso da azatioprina e da ciclosporina têm sido eficazes e devem ser considerados nos casos de intolerância ao corticoide.

## REFERÊNCIAS

1. DeVitta VT, Hellman S, Rosenberg SA. Cancer principles & practice of oncology. 8th Philadelphia: Lippincott Williams & Wilkins; 2008. p. 2668-2678.
2. Snyder LS, Hertz MI. Cytotoxic drug-induced lung injury. Semin Respir Infect. 1998;217.
3. Vahid B, Marik, PE. Pulmonary complications of novel antineoplasics agents for solid tumors. Chest. 2008;133:528.
4. Grippi MA, Elias JA, et al. Fishman's pulmonary disease and disorders. In: Pulmonary Toxicity Associated with chemotherapeutic Agents. 4. ed. McGram Hill Medical, Pennsylvania, 64. 2008.
5. Cleverley JR, Screaton NJ, Hiorns MP, et al. Drug-induced lung disease: high-resolution CT and histological findings. Clin Radiol. 2002;57:292.
6. Keidar Z, Haim N, Guralnik L, et al. PET/CT using 18 F-FKG in suspected lung cancer recurrence: diagnostic value and impatc on patient management. J Nucl Med. 2004;45(10):1640-6.
7. Haston CK, Wang M, Stover DE. Bronchoalveolar lavage cell populations in bleomycin-induced pulmonary toxicity. Thorax. 1987;42:551.
8. O'driscoll BR, Hasleton OS, Taylor PM, et al. Active lung fibrosis up to 17 years after chemotherapy with carmustine (BCNU) in childhood. N Engl J Med. 1990;323:378.
9. Pechet TC, Morena M, Mendeloff N, Sweet SC, Shapro SD, Huddleston C. Lung transplantation in children following treatment for malignancy. J Heart Lung Transplant. 2003;(2):154-60.
10. Gossmann RF, Frost A, Zamel N, et al. Results of single lung transplantation for bilateral pulmonary fibrosis. N Engl J Med. 1990;322:727.

11. Flynn PJ, Sugrue MM, Feng S, et al. Incidence of serious bleeding events in patients with metastatic colorectal cancer receiving bevacixumab as part of a first-line regime: results from the BRITE observational cohort study (OCS) J Clin Oncol. 2008;26:4104.

12. Goodman VL, Rock EP, Dagher R, et al. Approval summary sunitinib for the treatment of imatinib refractory or intolerant gastrointestinal stromal tumors and advanced renal cell carcinoma. Clin Cancer Res. 2007;13(5):1367.

13. Van der Graaf WT, Blay JY Chawla SP, et al. Pazopanib for metastatic soft-tissue sarcoma (PALETTE): a randomized, double-blind, placebo-controlled phase 3 trial. Lancet. 2012;379(9829):1879.

14. Iacovelli R, Palazzo A, Mezi S, et al. Incidence and risk of pulmonary toxicity in patients treated with mTOR inhibitors for malignancy. A meta-analysis of published trials. Acta Oncol. 2012;51(7):873.

15. Willemsen AE, Van Herpen CM. mTOR inhibitor-related pulmonary toxicity incidence even higher. Acta Oncol. 2013;52(6)1234.

16. Giusti RM, Shastri K, Pilaro AM, et al. U. S. Food and Drug Administration approval: panitumimab for epidermal growth factor receptor-expressing metastatic colorectal carcinoma with progression following fluoropyrimidine, oxaliplatin and irinotecan-containing chemotherapy regimens. Clin Cancer Res. 2008;14(5):1296.

17. Sleijfer S. Bleomycin-induced pneumonitis. Chest. 2001;120:617-624.

18. Saxman SB, Nichols CR, Einhorn LH. Pulmonary toxicity in patients with advanced stage germ cell tumors receiving bleomycin with and without granulocyte colony stimulating factor. Chest. 1997;11:657-660.

19. Camus P. Drug induced infiltrative lung diseases. In: Interstitial Lung Disease, 4. ed, King TE Jr., Schwarz MI (Eds). Decker BC, Hamilton ON, Canada. 2003;516.

20. O'Sullivan JM, Huddart RA, Norman AR, et al. Predicting the risk of bleomycin lung toxicity in patients with germ-cell tumors. Ann Oncol. 2003;14:91.

21. Martin WG, Ristow KM, Habermann TM, et al. Bleomycin pulmonary toxicity has a negative impact on the outcome of patients with Hodgkin's lymphoma. J Clin Oncol. 2005;23:7614-7620.

22. Lower EE, Strohofer S, Baughman RP. Bleomycin causes alveolar macrophages from cigarette smokers to release hydrogen peroxide. Am J Med Sci. 1988;295:193-197.

23. National Comprehensive Cancer Network (NCCN) guidelines available online at http://www.nccn.org/professionals/physicians_gls/f_guidelines.asp. Acesso em: January 14, 2010.

24. Bredenfeld H, Franklin J, Nogova L, et al. Severe pulmonary toxicity in patients with advanced-stage Hodkin's disease treated with a modified bleomycin, doxorubicin, cyclphosphamide, vincristine, procarbazine, prednisone and gemcitabina (BEACOPP) regime is propably related to the combination of gemcitabina and bleomycin: a report of the German Hodgkin's Lymphoma Study Group. J Clin Oncol. 2004;22:2424-2429.

25. Friedberg JW, Neuberg D, Kim H, et al. Gemcitabine added to doxorubicin, bleomycin, and vinblastine for the treatment of de novo Hodgkin disease: unacceptable acute pulmonary toxicity. Cancer. 2003;98:978-982.

26. Von Rohr L, Klaeser B, Joerger, M, et al. Increased pulmonary FDG uptake in bleomycin-associated pneumonitis. Onkologie. 2007;30:320.

27. Forghieri F, Luppi M, Morrselli M, Potenza L. Cytarabine-related lung infiltrates on high resolution computerized tomography: a possible complication with benign outcome in leukemic patientes. Haematologica. 2007;92:e85.

28. Helman DL Jr., Byrd JC, Ales NC, Shorr AF. Fludarabine-related pulmonary: a distinct clinical entity in chronic Lymphoproliferative syndromes. Chest. 2002;122:785.

29. Barlési F, Villani P, Doddoli C, et al. Gemcitabine-induced severe pulmonary toxicity. Fundam Clin Pharmacol. 2004;18:85.

30. Takano T, Ohe Y, Kusumoto M, et al. Risk factors for interstitial lung disease and predictive factors for tumor response in patients with advanced no-small cell lung cancer treated with genfitinib. Lung Cancer. 2004;45:93-104.

31. https://www.accessdata.fda.gov/drugsatfda_docs/label/2015/204767s000lbl.pdf

32. Goldsby R, Pulsipher M, Adams R, et al. Unexpected pleural effusions in 3 pediatric patients treated with STI-571. J Pediatric Hematol Oncol. 2002;24(8):694.

33. Ishii y, Shoji N, Kimura Y, Ohyashiki K. Prominent pleural effusion possibly due to imatinib mesylate in adult Philadelphia chromosome-positive acute lymphoblastic leukemia. Intern Med. 2006;45(5):339.

34. Cortes JE, Saglio G, Kantarjian HM, et al. Final 5-year stydy results of DASISION: The dasatinib versus imatinib study in treatment-naïve chornic myeloid leukemia patients trial. J J Clin Oncol. 2016;34(20):2333-40.

35. Orlandi EM, Rocca B, Pazzano AS, Ghio S, Reversible pulmonary arterial hypertension likely relate to long term, low-dose dasatinib treatment for chornic myeloid leukaemia. Leuk Res. 2012;36(1):e 4.

36. Dumitrescu D, Seck C, Freyhaus H, et al. Fully reversible pulmonary arterial hypertension associated with dasatinib treatment for chronic myeloid leukaemia. Eur Respir J. 2011;38(1):218.

37. Brahmer JR, et al. Management of immune-related adverse events in patients treated with immune checkpoint inhibitor therapy: American Society of Clinical Oncology Clinical Practice Guideline. J Clin Oncol. 2018.

38. Rocha-Lima CM, Herndon JE 2ND, Lee ME, et al. Phase II trial of irinotecan/gemcitabine as second-line therapy for relapsed and refractory small-cccell lung cancer: Cancer and Leukemia Group B study 39902. Ann Oncol. 2007;18:331.

39. Edgerton CC, Gilman M, Roth BJ. Topotecan-induced bronchiolitis. South Med J. 2004;97:699.

40. Rao SX, Ramaswamy G, Levin M, McCravey JW. Fatal acute respiratory failure after vinblastine-mitomycin therapy in lung carcinoma. Arch Intern Med. 1985;145:1905.

41. Torra R, Poch E, Torras A, et al. Pulmonary hemorrhage as a clinical manifestation of hemolytic-uremics syndrome associated with mitomycin C therapy. Chemotherapy. 1993;39:453.

42. Chen YM, Shih JF, Perng RP, et al. A randomized trial of different docetaxel schedules in non-small cell lung cancer patients who failed previous platinum-based chemotherapy. Chest. 2006;129:1031.

43. Harvey V, Mouridsen H, Semiglazov V, et al. Phase III trial comparing the doses of docetaxel for second-line treatment of advanced breast cancer. J Clin Oncol. 2006;24:4963.

44. Pasetto LM, Monfardini S. Is acute dyspneea related to oxaliplatin administration? World J Gastroenterol. 2006;12:5907.

45. Hochstrasser A, Benz G, Joerger M, et al. Interstitial pneumonitis after treatment with pemetrexed: a rare event? Chemotherapy. 2012;58:84.

46. Chopra RR, Bogart JA. Radiation Therapy – Related Toxicity (Including Pneumonitis and Fibrosis). Emerg Med Clin N Am. 2009;27(2):293-310.

47. Machtay's M, Teba's CV, Abeloff's Clinical oncology. Pulmonary complications of anticancer treatment. 4. ed. Elsevier. 2008;62.

48. Ozturk B, Egehan L, Atavci S, Kitapci M. Pentoxifyline in prevention of radiation-induced lung toxicity in patients with breast and lung cancer: a double-blind randomized trial. Int J Radiat Oncol Biol Phys. 2004;58:213.

49. Bledsoe TH, Nath SK, Decker RH. Radiation pneumonitis. Clin Chest Med. 2017;38(2)201-208.

50. Kocak Z, Evans ES, Zhou S-M, et al, Challenges in defining radiation pneumonitis in patients with lung cancer. Int J Radiat Oncol Biol Phys. 2005;62(3):635.

# 83

# A Interação Câncer e Coração

Stéphanie Itala Rizk
Armindo Jreige Junior
Isabela Bispo Costa Silva
Isabelle Oliveira Parahyba

Juan Thomaz Gabriel de Souza Ramos
Ludhmila Abrahão Hajjar

## DESTAQUES

- Os oncologistas, na prática clínica, cada vez mais necessitam expor, a terapias oncológicas específicas, pacientes com fatores de risco cardiovasculares ou com alguma cardiopatia.
- O dano ao sistema cardiovascular no paciente com câncer pode ser causado por inúmeras modalidades terapêuticas, incluindo quimioterapia, radioterapia, imunoterapia, entre outras.
- Conhecer os principais fatores de risco para o paciente desenvolver cardiotoxicidade possibilita a intervenção precoce.
- É de suma importância que o oncologista saiba identificar qual paciente deverá encaminhar para o cardiologista para que seja avaliado em conjunto.
- A avaliação cardiológica e multidisciplinar da cardio-oncologia deverá abordar o controle dos fatores de risco cardiovasculares, medidas de cardioproteção, adesão ao tratamento e estratégias que permitam o diagnóstico precoce de dano cardíaco, possibilitando a intervenção necessária.

## INTRODUÇÃO

As doenças cardiovasculares (DCV) e o câncer são as principais causas de mortalidade no Brasil e no mundo.[1,2] A modificação do perfil demográfico e epidemiológico no nosso país resultou no aumento da expectativa de vida e no consequente aumento na prevalência das doenças crônicas e suas complicações.[1,2] Com isso, o acometimento cardiovascular no paciente com câncer tornou-se um tema de extrema relevância[3] e uma estratégia correta de prevenção, diagnóstico e tratamento implica melhores desfechos.[1]

Com os avanços no diagnóstico e no tratamento do câncer, houve um aumento considerável da sobrevida nessa população. Vale ressaltar ainda que muitos fatores de risco são comuns para o surgimento de DCV e o câncer, e diversas terapias oncológicas são sabidamente cardiotóxicas, como as antraciclinas. Portanto, são diversos os motivos que contribuem para o aumento das DCV em pacientes com câncer já tratados ou ainda em tratamento.[2,3]

A relação câncer e coração vem desde o impacto da própria neoplasia sob o sistema cardiovascular até os efeitos deletérios causados pela toxicidade do tratamento antitumoral.[1,4,5]

De acordo com o National Cancer Institute, a cardiotoxicidade é amplamente definida como "toxicidade que afeta o coração".[6] O termo pode, portanto, incluir toxicidade não apenas ao miocárdio, mas também ao pericárdio, endocárdio e vasos coronarianos.[1]

O exemplo clássico de cardiotoxicidade é a relacionada ao uso de antraciclinas, descrita pela primeira vez em 1967.[7] Desde então e principalmente nas 2 últimas décadas, muitos estudos têm sido realizados visando a melhor caracterização do envolvimento cardiovascular em pacientes oncológicos.[5,6] Esses danos podem ser causados por diferentes modalidades terapêuticas, incluindo quimioterapia, radioterapia e imunoterapia, sendo cada uma delas relacionada a toxicidades específicas,[1] conforme mostra a Tabela 83.1.[1]

## Tabela 83.1. Terapias antineoplásicas e respectivas cardiotoxicidades

| TERAPIA ANTINEOPLÁSICA | TOXICIDADE CARDIOVASCULAR |
| --- | --- |
| Radioterapia | Miocardia restritiva \| Arritmias \| Doença valvar \| Doença pericárdica \| Eventos vasculares \| Isquemia e IAM |
| Antraciclinas:<br>■ doxorrubicina, epirrubicina, daunorrubicina, idarrubicina, mitoxantrona | Disfunção ventricular (assintomática e IC) \| Arritmias \| Miocardite \| Pericardite |
| Agentes alquilantes:<br>■ ciclofosfamida, ifosfamida, melfalan | Disfunção ventricular (assintomática e IC) \| Arritmias \| Doença arterial coronariana \| Isquemia miocárdica \| HAS \| Eventos vasculares |
| Platina:<br>■ cisplatina, carboplatina, oxaliplatina | Trombose coronária \| Isquemia miocárdica \| HAS |
| Antimetabólicos:<br>■ 5-fluorouracil, capecitabina | Isquemia miocárdica \| Vasoespasmo coronário \| Arritmias |
| Terapias-alvo anti-HER2:<br>■ trastuzumabe, trastuzumabe entansina, pertuzumabe, lapatinibe, neratinibe | Disfunção ventricular (assintomática e IC) \| HAS |
| Inibidores de sinalização VEGF:<br>■ inibidores de tirosina quinase (sunitinibe, pazopanibe, sorafenibe, axitinibe, tivozanibi, cabozantinibe, regorafenibe, lenvatinibe, vandetinibe)<br>■ anticorpos monoclonais (bevacizumabe, ramucirumabe) | Disfunção ventricular (assintomática e IC) \| HAS \| Isquemia e IAM \| Prolongamento do QTc |
| Inibidores de tirosina quinase multialvo:<br>■ inibidores de tirosina quinase de 2ª e 3ª gerações BCR-ABL (ponatinibe, nilotinibe, dasatinibe, bosutinibe) | Disfunção ventricular (assintomática e IC) \| Trombose arterial (IAM, acidente vascular cerebral e doença vascular periférica oclusiva*) \| Tromboembolismo venoso \| HAS \| Aterosclerose** Prolongamento do QTc** \| Hipertensão pulmonar*** |
| Outros inibidores de tirosinaquinase multialvo:<br>■ inibidores de ALK (crizotinibe, ceritinibe) \| Inibidores de PI3-AKT-mTor (everolimus, sirolimus) \| Inibidores de tirosina quinase de Bruton (ibrutinibe)<br>■ inibidores de tirosina quinase EGFR (osimertinibe) | Disfunção ventricular (assintomática e IC) \| Bradicardia, prolongamento do QTc \| Hiperglicemia, dislipidemia \| Fibrilação arterial |
| Terapia do mieloma múltiplo:<br>■ inibidores de proteassoma (carfilzomibe, bortezomibe, ixazomibe)<br>■ imunomoduladores (lenalidomide, talidomida, pomalidomide) | Disfunção ventricular (assintomática e IC)**** \| Isquemia e IAM \| Arritmias \| Tromboembolismo venoso \| Trombose arterial \| HAS |
| Inibidores BRAF e MEK:<br>■ debrafenibe + trametinibe, vemurafenibe + cobimetinibe, encorafinibe + binimetinibe | Disfunção ventricular (assintomática e IC) \| HAS \| Prolongamento do QTc***** |

Continua >>

>> Continuação

## Tabela 83.1. Terapias antineoplásicas e respectivas cardiotoxicidades

| TERAPIA ANTINEOPLÁSICA | TOXICIDADE CARDIOVASCULAR |
|---|---|
| Terapias antiandrôgenicas:<br>• agonistas GnRH (goserelina, leuprolide) \| Antagonistas GnRH (degarelix) \| Antiandrôgenicos (abiraterone) | Aterosclerose \| Isquemia e IAM \| Diabete mellitus \| HAS |
| Inibidores de checkpoint imunológicos:<br>• nivolumabe, ipilimumabe, durvalumabe, pembrolizumabe, atezolizumabe, avelumabe | Disfunção ventricular (assintomática e IC) \| Miocardite \| Arritmias A Isquemia miocárdica |

*associado com ponatinibe; **associado com ponatinibe e nilotinibe; ***associado com dasatinibe; ****associado com carfilzomibe; *****associado com vemurafenibve e cobimetinibe. EGFR: receptor do fator de crescimento epidérmico; GnRH: hormônio liberador de gonadotrofina, HAS: hipertensão arterial sistêmica; HER2: receptor tipo 2 do fator de crescimento epidérmico humano; IAM: infarto agudo do miocárdio, IC: insuficiência cardíaca, QTc: QT corrigido; VEGF: fator de crescimento endotelial vascular.

Fonte: Adaptada de Hajjar *et al.*, 2020.

Os últimos anos foram marcados pelo posicionamento e direcionamento das principais sociedades nacionais e internacionais relacionadas ao tema. No Brasil, direcionando a devida atenção ao tema, a Sociedade Brasileira de Cardiologia (SBC) e a Sociedade Brasileira de Oncologia Clínica (SBOC) participaram da elaboração da primeira diretriz de Cardio-Oncologia em 2011, com nova publicação em 2020.[1]

### Avaliação Inicial

A presença de DCV prévia ou de fatores de risco pode aumentar as chances de complicações decorrentes do tratamento oncológico ou até acelerar a disfunção cardiovascular se não for identificada e controlada.[7,9] Desse modo, conhecer as principais situações que predispõem à cardiotoxicidade é fundamental[7] (Figura 83.1).[24]

Em adição aos fatores de risco cardiovasculares clássicos, como hipertensão arterial, diabetes, obesidade, tabagismo, história familiar de doença coronariana e dislipidemia, devem ser considerados grupo de risco para cardiotoxicidade aqueles submetidos atual ou previamente à terapia potencialmente cardiotóxica ou que cursam com alteração de biomarcadores cardíacos.[5]

O acompanhamento cardiológico do paciente oncológico visa o controle dos fatores de risco cardiovasculares, medidas de cardioproteção, adesão ao tratamento e estratégias que permitam o diagnóstico precoce de dano cardíaco.[4] Essa abordagem multidisciplinar tem o potencial não apenas de reduzir a morbimortalidade por DCV, mas também de melhorar os resultados do tratamento do câncer, reduzindo as interrupções por eventos cardiovasculares, além de possibilitar maiores opções de tratamento oncológico, até mesmo em situações de alto risco cardiovascular.[5]

A avaliação cardio-oncológica rotineira para todos os pacientes com câncer não é viável. Por esse motivo, é fundamental que o oncologista saiba reconhecer os principais grupos que seriam beneficiados pelo seguimento cardiológico especializado.[1,5,10]

Recomenda-se a avaliação imprescindível do cardio-oncologista para os pacientes em uso de fármacos com potencial de cardiotoxicidade que apresentam dois ou mais fatores de risco cardiovascular, sinais ou sintomas de insuficiência cardíaca (IC), queda da fração de ejeção do ventrículo esquerdo (FEVE) ou se exposição prévia à dose elevada de antracíclico (dose cumulativa de doxorrubicina > 250 mg/m²).[1]

### Diagnóstico

O diagnóstico de cardiotoxicidade é feito quando há uma alteração cardiovascular nova durante ou após o tratamento neoplásico. Essa alteração pode ser tanto de natureza clínica como subclínica quando detectada em exames, como biomarcadores e exames de imagem, tendo sido excluídas outras etiologias.[1]

O acometimento cardíaco é variado e guarda relação com o tipo de terapêutica antineoplásica utilizada, como descrito na Tabela 83.1. O diagnóstico de cardiotoxicidade, portanto, depende do tipo de alteração descrita. Entre as principais alterações cardíacas, estão: disfunção ventricular (assintomática e IC); arritmias; doença arterial coronariana (DAC); doenças valvares; doenças do pericárdio; hipertensão; tromboses arteriais; entre outros.[1,6,11]

**Fatores demográficos, familiares e pessoais**

Idade < 10 anos e > 65 anos
Etnia afriacana
História familiar de DCV precoce (< 50 anos)
História familiar de morte súbita
Histórico de síncope
Histórico de tromboembolismo veneso
Trombofilia hereditária
Histórico de transfusão
Alterações da metabolização hepática
Biomarcadores cardíacos elevados

**Comorbidades e estilo de vida**

Doença eterotrombótica
Hipertensão e diabetes mellitus
Dislipidemia e hipercolesterolemia
Distúrbio eletrolítico
Hipotireoidismo
Alteração da função renal
Infecção
Obesidade e sedentarismo
Tabagismo e etilismo de grande monta
Doença pulmonar

**Fatores cardiovasculares associados**

Insuficiência cardíaca
Disfunção assintomática de ventrículo esquerdo
Doença arterial coronariana (infarto do miocárdio prévio, angina, intervenção coronariana percutânea ou cirúrgica, isquemia miocárdica)
Doença valvar moderada e importante com hipertrofia ou disfunção de ventrículo esquerdo
Hipertensão com hipertrofia do ventrículo esquerdo
Miocardiopatia (hipertrófica, dilatada ou restritiva)
Arritmias significativas

**Fatores relacionados ao tratamento e ao câncer**

Uso prévio de antraciclina (incluindo dose e formulação)
Radioterapia prévia, principalmente em tórax e mediastino
Uso de agente hormonal
Uso de agentes estimuladores de eritropoiese
Uso de agentes que prolongam QT
Sítio primário (principalmente pâncreas, cérebro, estômago, rim, pulmão, linfoma, mieloma)
Histologia (especialmente adenocarcinoma)
Estágio avançado (metastático)
Período inicial após o diagnóstico de câncer
Baixo performance status

**FIGURA 83.1 –** Fatores de risco para cardiotoxicidade.
DCV: doença cardiovascular; QT: quimioterapia.
Fonte: Adaptada de Zamorano *et al.*, 2020.

O ecocardiograma transtorácico tem papel bem definido no diagnóstico da disfunção ventricular. Já o uso de biomarcadores de rotina para avaliação de cardiotoxicidade ainda não é bem estabelecido. Sabe-se, porém, que a presença de níveis elevados de biomarcadores cardíacos (principalmente troponina e NT-proBNP) indica risco aumentado de toxicidade cardíaca.

A disfunção ventricular, tanto assintomática como a que se apresenta com a síndrome de IC, é uma importante complicação das terapias antineoplásicas, responsável por altas taxas de morbimortalidade.[1] Visando melhores desfechos, são seguidos conceitos específicos em sua identificação, seguimento e manejo.

### Disfunção ventricular

Como definição, a disfunção ventricular relacionada à terapia do câncer ocorre quando há redução ≥ 10% na FEVE para um valor abaixo do limite inferior da normalidade (FEVE < 50%).[1]

O método de escolha inicial para o diagnóstico de disfunção ventricular é o ecocardiograma transtorácico. Pela maior capacidade de avaliação estrutural e caracterização tecidual, a ressonância magnética cardíaca (RMC) é o método padrão-ouro, especialmente para casos com limitação ao ecocardiograma, situações de doenças infiltrativas, avaliação do pericárdio e do miocárdio e detecção de massas e tumores.[1]

De modo adicional, a avaliação do *strain* longitudinal global (SLG) permite identificar um maior risco de disfunção. Uma redução ≥ 15% do SLG em relação ao basal já é considerada anormal e é um marcador precoce de disfunção ventricular, podendo ser usada para detectar uma alteração subclínica antes da evolução para disfunção cardíaca relacionada à terapêutica do câncer.[1,12]

Muitos quimioterápicos podem causar disfunção ventricular, sendo as terapias mais comumente associadas as antraciclinas e o trastuzumabe. Em relação aos quimioterápicos orais, naqueles com baixa incidência de disfunção ventricular (< 10%), é recomendada mensuração da FEVE basal e repetir caso início de sintomas, enquanto nos com alta incidência (> 10%) é recomendada a mensuração rotineira da FEVE a cada 3 meses durante o tratamento.[9]

### Antraciclinas

As antraciclinas são usadas principalmente no tratamento de linfomas, leucemias, sarcomas e câncer de mama. A cardiotoxicidade é variável a depender dos fatores de risco e da dose cumulativa. Os principais fatores de risco para o desenvolvimento de cardiotoxicidade são cardiopatia prévia, dose cumulativa e velocidade rápida de infusão do fármaco.[1]

A doxorrubicina é a antraciclina mais associada à disfunção ventricular, com uma incidência de cardiotoxicidade de até 50% em doses cumulativas maiores do que 700 mg/m.[5,13] Estudo recente mostrou que a cardiotoxicidade por antraciclinas ocorre em sua grande maioria no 1º ano e de maneira assintomática (98% dos casos), com uma incidência geral por volta de 9% no seguimento de 5 anos.[14]

A toxicidade aguda surge logo após a infusão, ocorre em até 1% dos pacientes e é, em geral, reversível. Já a precoce ocorre no 1º ano do tratamento, enquanto a tardia surge ao longo dos anos após o tratamento; em média, 7 anos após o seu término.[15]

O seguimento do tratamento com antraciclinas conta com protocolos específicos, mas que devem ser individualizados na presença de sintomas. Esse monitoramento deve ser clínico, laboratorial e ecocardiográfico, com avaliação da função sistólica biventricular e da função diastólica[1], conforme mostrado na Figura 83.2.[1]

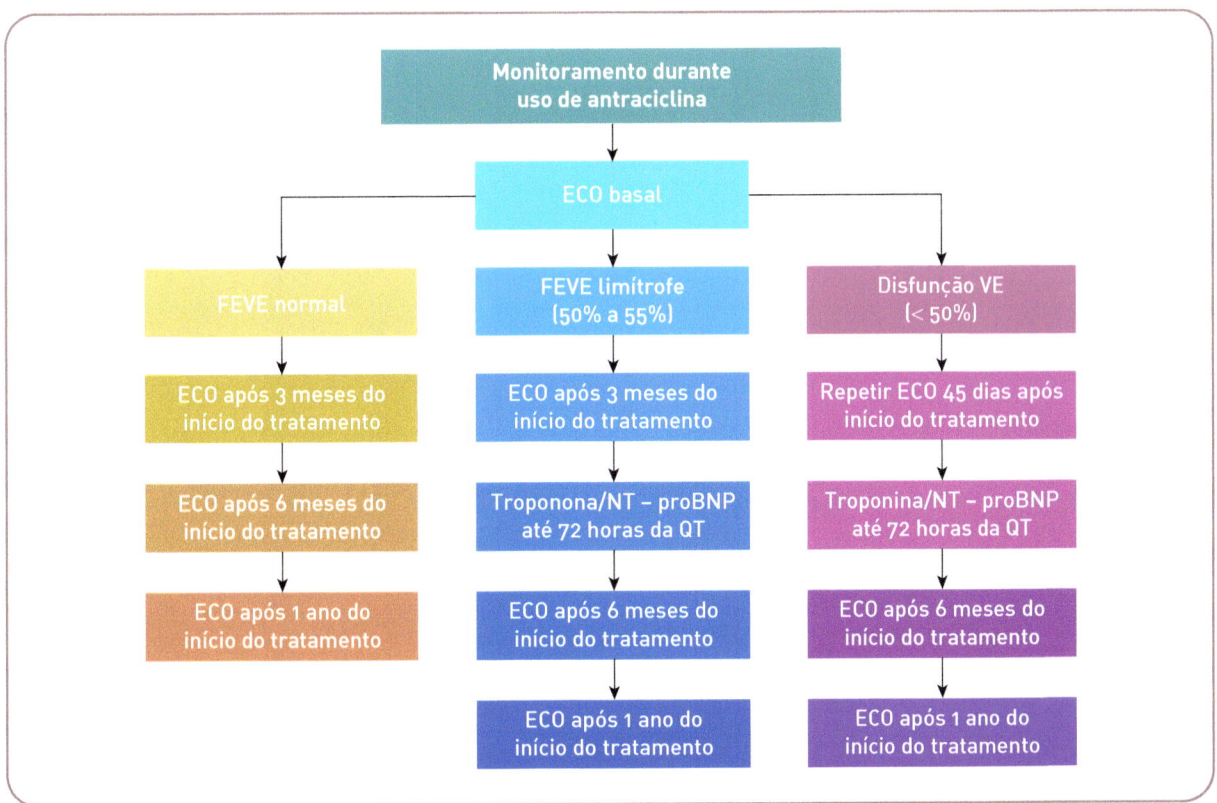

**FIGURA 83.2** – Monitoramento ecocardiográfico e de biomarcadores durante o uso de antraciclinas.

ECO: ecocardiograma; VE: ventrículo esquerdo; NT-proBNP: fragmento N-terminal do pepitídeo natriurético tipo B; QT: quimioterapia; FEVE: fração de ejeção do ventrículo esquerdo.

Fonte: Adaptada de Hajjar *et al.*, 2020.

### Terapias-alvo anti-HER2

O trastuzumabe é um dos principais quimioterápicos antirreceptor 2 do fator de crescimento epidérmico humano (anti-HER2) e sua cardiotoxicidade ocorre tanto por disfunção ventricular assintomática como por insuficiência cardíaca sintomática, menos comum.[16] Outros anti-HER2 como o trastuzumabe entansina (T-DM1) e o pertuzumabe aparentam ser menos cardiotóxicos que o trastuzumabe.[17]

A incidência de disfunção ventricular gerada pelo trastuzumabe varia na literatura, mas dados sugerem que entre 15% e 40% dos pacientes reduzem pelo menos 10% da FEVE, sendo que 18% ficam com uma FEVE < 53%.[18,19] Como relatado, a maioria é assintomática, com uma incidência de 0,6% a 8,7% de insuficiência cardíaca sintomática.[18]

Diferentemente das antraciclinas, os anti-HER2 têm como característica a reversibilidade da cardiotoxicidade na maioria dos casos após a interrupção da quimioterapia e/ou após o início do tratamento da insuficiência cardíaca. Os determinantes dessa reversibilidade são a função cardíaca prévia e a extensão da redução da FEVE associada ao tratamento.[1]

Os principais fatores de risco para cardiotoxicidade da terapia anti-HER2 são: tratamento prévio ou concomitante com antraciclina; idade maior que 50 anos; índice de massa corpórea além de 30 kg/m²; disfunção ventricular esquerda prévia; hipertensão arterial; e radioterapia mediastinal prévia.[1]

Em virtude do potencial cardiotóxico do trastuzumabe, recomenda-se o seguimento clínico e ecocardiográfico com periodicidade pré-determinada, que pode ser alterada individualmente e sobretudo na presença de sintomas,[1] como exibido na Figura 83.3.[1]

### Prevenção

Após a avaliação inicial de pacientes com câncer que serão submetidos a alguma terapia antineoplásica, a prevenção da cardiotoxicidade deve sempre ser realizada. O foco dessa prevenção está na identificação dos principais fatores de risco, para que se possa tomar medidas específicas.[1,20]

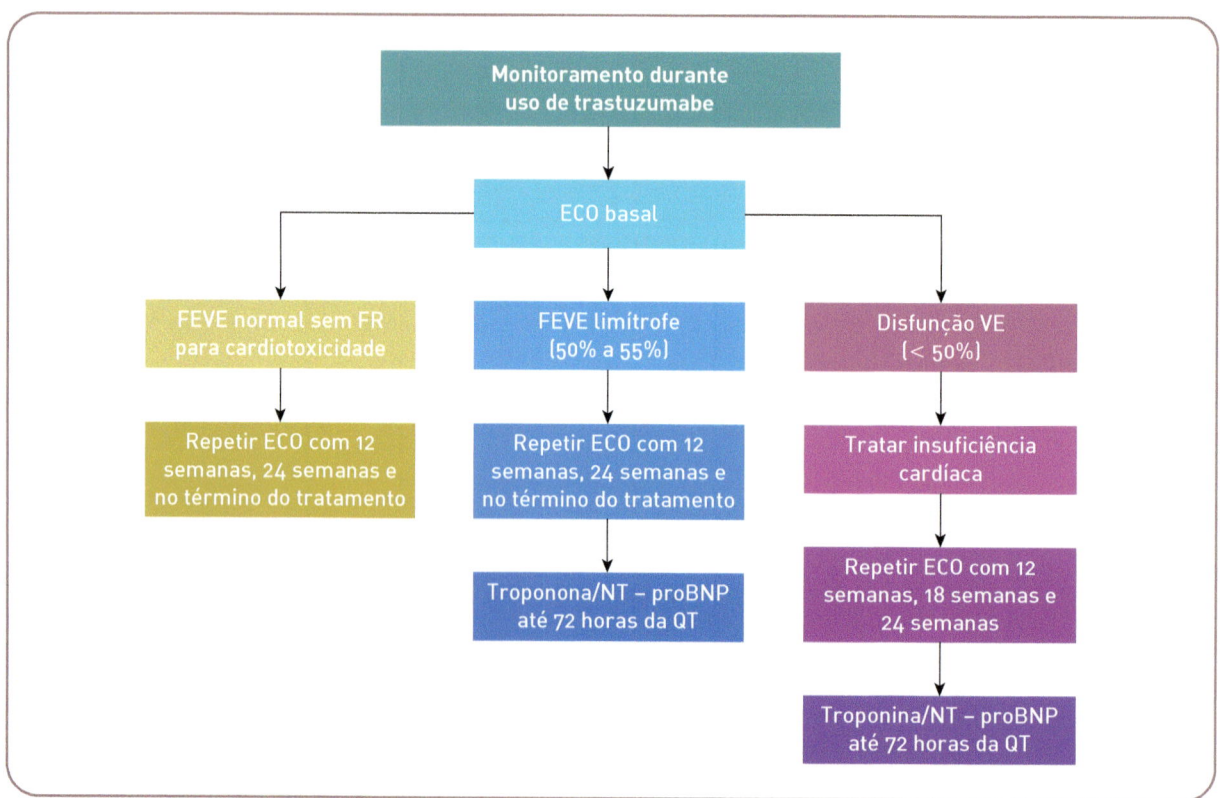

**FIGURA 83.3** – Monitoramento ecocardiográfico e de biomarcadores durante o uso de trastuzumabe.

ECO: ecocardiograma; FR: fatores de risco; VE: ventrículo esquerdo; NT-proBNP: fragmento N-terminal do pepitídeo natriurético tipo B; QT: quimioterapia; FEVE: fração de ejeção do ventrículo esquerdo.

Fonte: Adaptada de Hajjar *et al.*, 2020.

Nesse sentido, são recomendadas as seguintes medidas: cessação do tabagismo e alcoolismo; dieta regular objetivando peso adequado (índice de massa corpórea entre 18 e 24 kg/m²); prática de exercícios físicos (atividade física aeróbica moderada por 30 minutos por dia, pelo menos cinco vezes na semana); controle da hipertensão arterial sistêmica (HAS), tratamento do diabetes e da dislipidemia.[1]

O tratamento da HAS tem como fármacos de escolha os inibidores da enzima conversora de angiotensina (IECA) ou os bloqueadores do receptor da angiotensina (BRA). A dislipidemia deve ser tratada com estatinas, visando níveis de lipoproteína de baixa densidade (LDL) inferior a 100 mg/dL. O fármaco de escolha para diabetes é a metformina, com preferência por inibidores do cotransportador 2 de sódio-glicose (iSGLT2) se houver IC associada e por agonistas do peptídeo semelhante ao glucagon 1 (GLP-1) em casos de DAC associada.[1]

## Tratamento

O tratamento proposto depende muito do tipo de acometimento cardiovascular e da terapêutica antineoplásica empregada.

A identificação de cardiotoxicidade subclínica, seja por elevação de troponina, seja por redução no SLG absoluta ≥ 5% ou relativa ≥ 15%, apesar de não existir evidência robusta que suporte iniciar algum medicamento específico, é sempre válida a discussão entre o cardiologista e o oncologista para que o paciente tenha o cuidado personalizado. O seguimento nesses casos pode ser feito com ecocardiograma com avaliação do *strain* a cada 3 meses e dosagem de biomarcadores a cada ciclo, devendo ser feitos a qualquer momento se surgirem sintomas de IC.[1]

Em pacientes com FEVE basal entre 40% e 50%, é recomendado iniciar o tratamento com IECA/BRA e betabloqueador assim que possível, antes mesmo de começar a terapia antineoplásica. Se a FEVE basal for ≤ 40%, não é recomendado o uso de antraciclinas, a menos que não haja outras opções eficazes disponíveis.[1]

Quando há o surgimento de disfunção ventricular durante o tratamento, com IC e FEVE < 40%, o tratamento antineoplásico deve ser suspenso temporariamente de acordo com a discussão entre cardiologista e oncologista, com início de tratamento para IC.[1] Como já citado, as antraciclinas e os anti-HER2 apresentam grande risco de gerar disfunção ventricular, devendo o manejo terapêutico seguir recomendações específicas, conforme mostrado nas Figuras 83.4 e 83.5.[1]

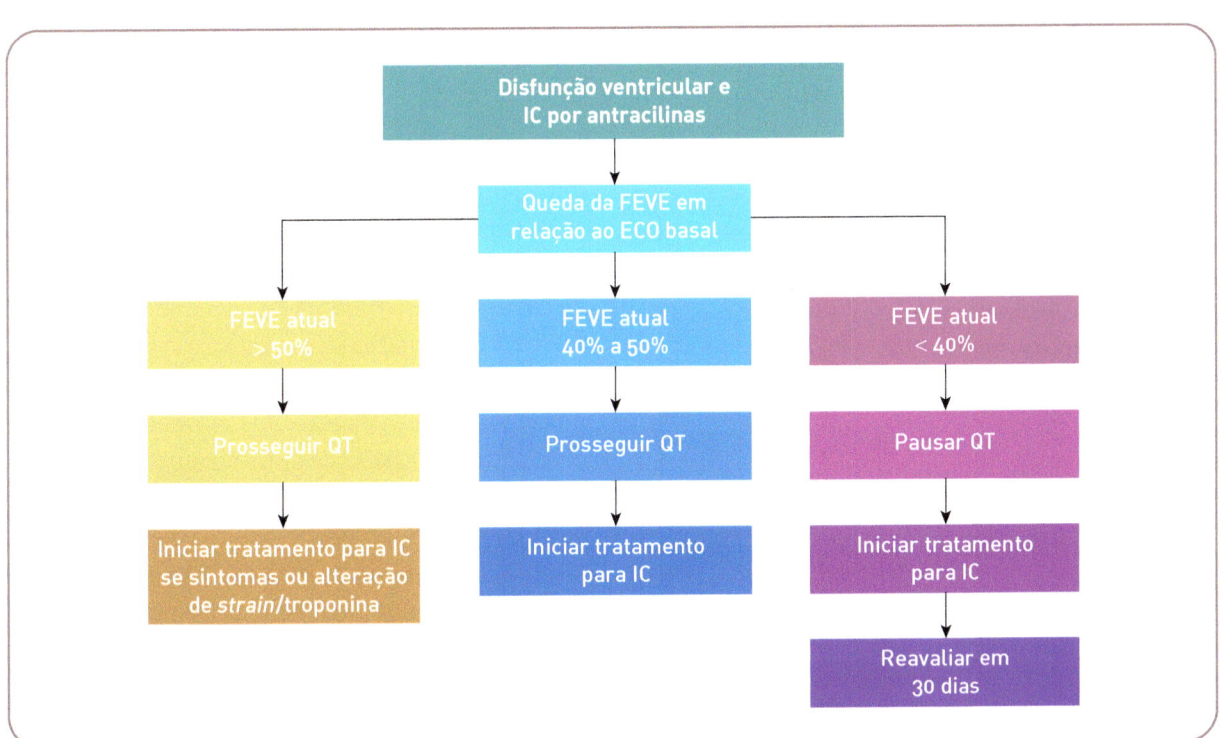

**FIGURA 83.4 –** Algoritmo do manejo de disfunção ventricular e insuficiência cardíaca por antraciclinas.
ECO: ecocardiograma; FEVE: fração de ejeção do ventrículo esquerdo; IC: insuficiência cardíaca; QT: quimioterapia.
Fonte: Adaptado de Hajjar *et al.*, 2020.

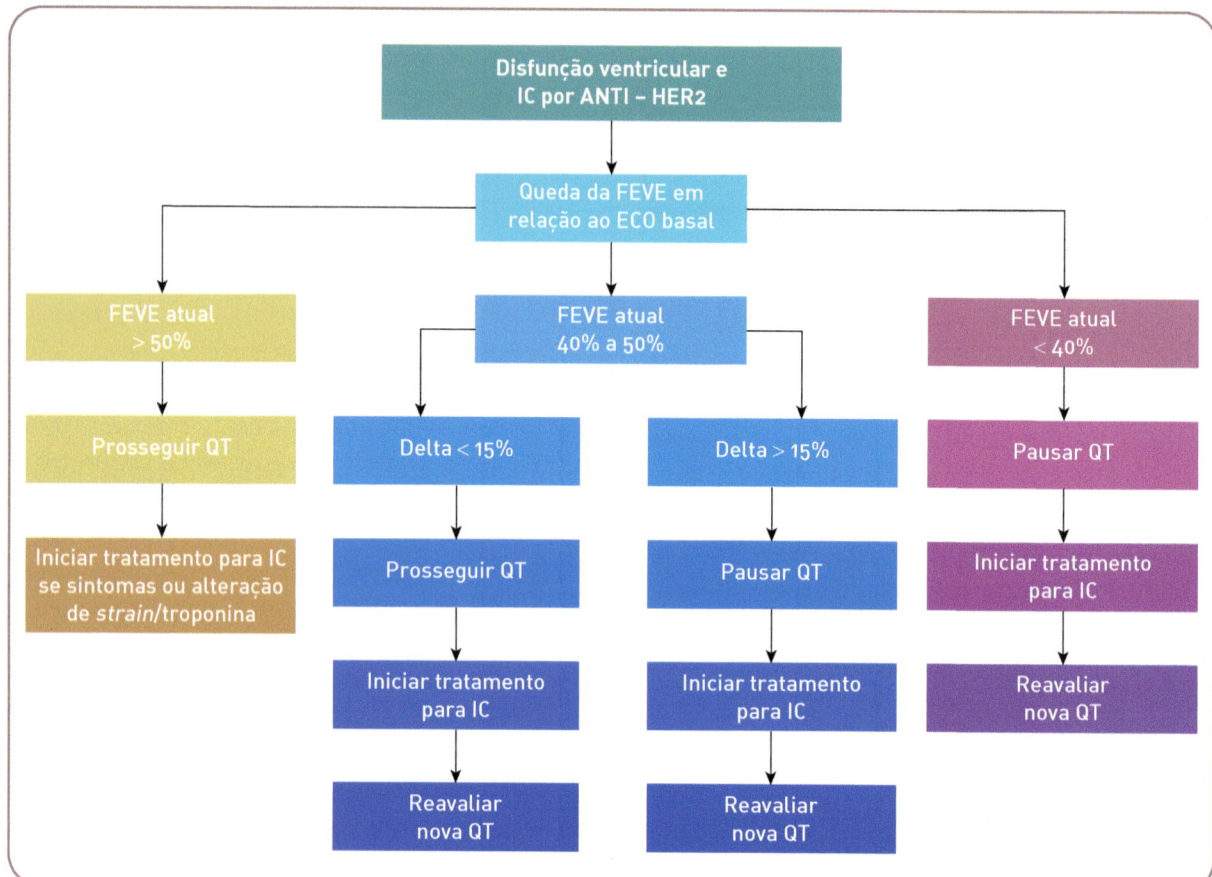

**FIGURA 83.5 –** Algoritmo do manejo de disfunção ventricular e insuficiência cardíaca por anti-HER2.

ECO: ecocardiograma; FEVE: fração de ejeção do ventrículo esquerdo; HER2: receptor tipo 2 do fator de crescimento epidérmico humano; IC: insuficiência cardíaca; QT: quimioterapia.

Fonte: Adaptada de Hajjar *et al.*, 2020.

Na cardiotoxicidade por trastuzumabe que evolui com recuperação clínica e da FEVE para acima de 40%, sua reintrodução pode ser considerada desde que em seguimento com um cardio-oncologista e com acompanhamento seriado de ecocardiograma e biomarcadores. Se não houver melhora clínica e a FEVE persistir abaixo de 40%, sua reintrodução só deve ser considerada se não houver uma alternativa, após discussão com oncologista.[1]

Em caso do uso de sunitinibe ou outro anti-VEGF, recomendam-se avaliação e controle adequado da HAS. O maior risco de IC com uso de terapia com anticorpos monoclonais ou inibidores de tirosina-quinase com ação anti-VEGF ocorre em seu início. Na presença de sintomas, devem-se realizar ecocardiograma e biomarcadores, mantendo seguimento com cardio-oncologista, iniciar tratamento para IC e avaliar suspensão do fármaco com oncologista. Se

recuperação clínica e de FEVE, pode-se considerar reiniciar terapia.[1]

Na miocardite por inibidores de *checkpoint* imunológicos (ICI), a terapia deve ser suspensa, com início de corticosteroideterapia que deve ser mantida até resolução dos sintomas, normalização da troponina, da função sistólica e das anormalidades do sistema de condução. Nas miocardites refratárias, pode-se considerar associação de outros imunossupressores. A decisão de reiniciar terapia com ICI após miocardite deve ser individualizada.[1]

As indicações de assistência circulatória e de transplante cardíaco seguem as recomendações da Diretriz Brasileira de Insuficiência Cardíaca Aguda e Crônica, devendo sempre ser considerados o *status* e o prognóstico do paciente. No caso do transplante cardíaco, deve ser considerado apenas em pacientes com IC aguda ou crônica que atendam critérios de remissão ou cura do câncer por pelo menos 3 anos.[1]

## TROMBOEMBOLISMO ARTERIAL E VENOSO

A doença tromboembólica é uma enfermidade comum em pacientes oncológicos, sendo a segunda maior causa de mortalidade. Nessa população, há aumento do risco, da gravidade e da recorrência de tromboembolismo venoso, incluindo trombose venosa profunda e tromboembolismo pulmonar. O manejo dessa condição leva em conta vários fatores e é de fundamental importância seguir as devidas recomendações visando melhores desfechos.[1]

O estado pró-trombótico pode favorecer eventos embólicos secundários à fibrilação atrial. Outros eventos vasculares com risco aumentado são isquemia arterial, infarto agudo do miocárdio, acidente vascular cerebral e isquemia de membro.[21]

A pesquisa de eventos tromboembólicos deve ser realizada tanto na avaliação inicia, como nas periódicas. Antes de se definirem o início e a classe de agente anticoagulante a ser usado, levar em consideração o risco de sangramento, descartar possibilidade de interação medicamentosa com os quimioterápicos e ponderar a possibilidade da absorção errônea.[1]

## SÍNDROME METABÓLICA

A terapêutica de privação androgênica do câncer de próstata apresenta relação com o desenvolvimento de síndrome metabólica, que está associada a aumento de complicações cardiovasculares. As alterações são caracterizadas por hiperinsulinemia, hipercolesterolemia e alterações na composição corporal com aumento da gordura predominantemente visceral e redução da massa magra.[1]

Como abordagem, recomendam-se modificação dos fatores de risco com terapia hipolipemiante, tratamento anti-hipertensivo e controle estrito da glicemia, além da prática de atividade física.[1]

## ARRITMIAS

As arritmias cardíacas são complicações relativamente frequentes em pacientes oncológicos e alguns fatores como infecção, distúrbios hidroeletrolíticos, desidratação, procedimentos cirúrgicos e terapias oncológicas e adjuvantes predispõem sua ocorrência.[1]

Há grande variedade do tipo de arritmia que pode ocorrer, como taquicardia sinusal, bradiarritmias, taquiarritmias e distúrbios de condução. Entre as arritmias supraventriculares, a mais comum é a fibrilação atrial. Taquicardia e fibrilação ventriculares são raras, mas podem ocorrer principalmente desencadeadas por prolongamento do intervalo QT.[1]

## DOENÇA ARTERIAL CORONARIANA

Diversos fatores de risco em comum são compartilhados entre aterosclerose e câncer. Além disso, algumas terapias oncológicas podem contribuir para a aceleração de aterosclerose nas suas formas clínicas como DAC, doença cerebrovascular e doença arterial periférica.[1,22] A mortalidade da DAC é maior no paciente com câncer do que no paciente sem câncer, reiterando a necessidade de um manejo cuidadoso dessa associação.[23]

## HIPERTENSÃO ARTERIAL

A prevalência de HAS em pacientes com câncer é maior do que na população em geral, sendo um dos principais fatores de risco modificáveis de eventos cardiovasculares. Estima-se que 35% dos pacientes com câncer desenvolvam HAS ao longo do tratamento.[1]

Os principais quimioterápicos que induzem HAS são inibidores de tirosinaquinase anti-VEGF, inibidores de tirosina quinase multialvo, agentes alquilantes e platinas. Além disso, a HAS também é uma manifestação paraneoplásica de alguns tipos de câncer. A escolha do fármaco anti-hipertensivo leva em conta fatores de risco individuais, efeitos das terapias antineoplásicas e interações medicamentosas.[1]

## CONCLUSÕES

O acometimento cardiovascular no paciente com câncer é reconhecido e deve ser compreendido com uma visão multidisciplinar para resultar em melhores desfechos.

A prevenção, o diagnóstico precoce e o tratamento da doença cardiovascular no paciente oncológico são essenciais para sobrevida com qualidade desses pacientes. O crescimento da cardio-oncologia permitirá a identificação de subgrupos de pacientes que necessitam de um acompanhamento personalizado de acordo com o risco de complicação cardiovascular. Biomarcadores, métodos de imagem e diagnóstico molecular deverão ser a base do planejamento e do seguimento do paciente portador de câncer para evitar que a doença cardiovascular interrompa o tratamento do câncer.

A interação entre o cardiologista e o oncologista é essencial para a tomada de decisão em cada etapa do tratamento do paciente com câncer com risco de descompensação cardiovascular.

## REFERÊNCIAS

1. Hajjar LA, Costa IBS da S da, Lopes MACQ, Hoff PMG, Diz MDPE, Fonseca SMR, et al. Diretriz Brasileira de Cardio-Oncologia – 2020. Arquivos Brasileiros de Cardiologia. 2020;115(5):1006-43.

2. Sung H, Ferlay J, Siegel RL, Laversanne M, Soerjomataram I, Jemal A, et al. Global Cancer Statistics 2020: globocan estimates of incidence and mortality worldwide for 36 cancers in 185 countries. Ca: A Cancer Journal for Clinicians, [S.L.], 2021;71(3):209-249. http://dx.doi.org/10.3322/caac.21660.

3. Instituto Nacional do Câncer (INCA). Estimativa – 2020. Incidência de Câncer no Brasil. Rio de Janeiro, 2020 ISBN 978-85-7318-389-4 (versão eletrônica). Disponível em: https://www.inca.gov.br/sites/ufu.sti.inca.local/files/media/document/estimativa-2020-incidencia-de-cancer-no-brasil.pdf. [2022 ago 11].

4. Boer RA de, Aboumsallem JP, Bracun V, Leedy D, Cheng R, Patel S, et al. A new classification of cardio-oncology syndromes. Cardio-Oncology, [S.L.], 2021;(7):1p. 00000-00000000, 21 jun. 2021. Springer Science and Business Media LLC. http://dx.doi.org/10.1186/s40959-021-00110-1.

5. Lyon AR, Dent S, Stanway S, Earl H, Brezden-Masley C, Cohen-Solal A, et al. Baseline cardiovascular risk assessment in cancer patients scheduled to receive cardiotoxic cancer therapies: a position statement and new risk assessment tools from the Cardio-Oncology Study Group of the Heart Failure Association of the European Society of Cardiology in collaboration with the International Cardio-Oncology Society. European Journal of Heart Failure [Internet]. 2020;22(11):1945-60.

6. Omland T, Heck SL, Gulati G. The Role of Cardioprotection in Cancer Therapy Cardiotoxicity. Jacc: CardioOncology, [S.L.], 2022;4(1):19-37. Elsevier BV. http://dx.doi.org/10.1016/j.jaccao.2022.01.101.

7. Tan C, Tasaka H, Yu K-P, Murphy ML, Karnofsky DA. Daunomycin, an antitumor antibiotic, in the treatment of neoplastic disease. Clinical evaluation with special reference to childhood leukemia. Cancer. 1967;20(3):333-53.

8. Cheng K-H, Wu Y-W, Hou CJ-Y, Hung C-M. An overview of cardio-oncology, a new frontier to be explored. Acta Cardiologica Sinica [Internet]. 2021;37(5):457-63.

9. Rao VU, Reeves DJ, Chugh AR, O'Quinn R, Fradley MG, Raghavendra M, et al. Clinical approach to cardiovascular toxicity of oral antineoplastic agents: JACC state-of-the-art review. Journal of the American College of Cardiology [Internet]. 2021;77(21):2693-716.

10. Chasouraki A, Kourek C, Sianis A, Loritis K, Kostakou P, Tsougos E, et al. Practical approaches to build and sustain a cardio-oncology clinic. Journal Of Cardiovascular Development And Disease, [S.L.], 2022;9(5):158. MDPI AG. http://dx.doi.org/10.3390/jcdd9050158.

11. Tajiri K, Aonuma K, Sekine I. Cardiovascular toxic effects of targeted cancer therapy. Japanese Journal Of Clinical Oncology, [S.L.], 2017;47(9):779-85. Oxford University Press (OUP). http://dx.doi.org/10.1093/jjco/hyx071.

12. Oikonomou EK, Kokkinidis DG, Kampaktsis PN, Amir EA, Marwick TH, Gupta D, et al. Assessment of prognostic value of left ventricular global longitudinal strain for early prediction of chemotherapy-induced cardiotoxicity. JAMA Cardiology. 2019;4(10):1007.

13. Henriksen PA. Anthracycline cardiotoxicity: an update on mechanisms, monitoring and prevention. Heart. 2017;104(12):971-7.

14. McGowan JV, Chung R, Maulik A, Piotrowska I, Walker JM, Yellon DM. Anthracycline Chemotherapy and Cardiotoxicity. Cardiovascular Drugs and Therapy. 2017;31(1):63-75.

15. Narezkina A, Nasim K. Anthracycline Cardiotoxicity. Circ Heart Fail. 2019;12(3):e005910.

16. Wang SY, Long JB, Hurria A, Owusu C, Steingart RM, Gross CP, et al. Cardiovascular events, early discontinuation of trastuzumab, and their impact on survival. Breast Cancer Res Treat. 2014;146(2):411-9.

17. Jerusalem G, Lancellotti P, Kim SB. HER2+ breast cancer treatment and cardiotoxicity: monitoring and management. Breast Cancer Res Treat. 2019;177(2):237-50.

18. Seferina SC, de Boer M, Derksen MW, van den Berkmortel F, van Kampen RJ, van de Wouw AJ, et al. Cardiotoxicity and cardiac monitoring during adjuvant trastuzumab in daily dutch practice: a study of the Southeast Netherlands Breast Cancer Consortium. Oncologist. 2016;21(2):555-62.

19. Tarantini L, Cioffi G, Gori S, Tuccia F, Boccardi L, Bovelli D, et al. Trastuzumab adjuvant chemotherapy and cardiotoxicity in real-world women with breast cancer. J Card Fail. 2012;18(2):113-9.

20. Choksey A, Timm KN. Cancer Therapy-induced cardiotoxicity – a metabolic perspective on pathogenesis, diagnosis and therapy. International Journal Of Molecular Sciences, [S.L.], 2021;23(1):441. MDPI AG. http://dx.doi.org/10.3390/ijms23010441.

21. Navi BB, Reiner AS, Kamel H, Iadecola C, Okin PM, Elkind MSV, et al. Risk of arterial thromboembolism in patients with cancer. J Am Coll Cardiol. 2017;70(8):926-38.

22. Herrmann J, Yang EH, Iliescu CA, Cilingiroglu M, Charitakis K, Hakeem A, et al. Vascular toxicities of cancer therapies: the old and the new – an evolving avenue. Circulation. 2016;133(13):1272-89.

23. Nakatsuma K, Shiomi H, Morimoto T, Watanabe H, Nakagawa Y, Furukawa Y, et al. Influence of a history of cancer on long-term cardiovascular outcomes after coronary stent implantation (an Observation from coronary revascularization demonstrating outcome study-Kyoto registry cohort-2). Eur Heart J Qual Care Clin Outcomes. 2018;4(3):200-7.

24. Zamorano JL, Gottfridsson C, Asteggiano R, et al. The cancer patient and cardiology. Eur J Heart Fail. 2020;22(12): 2290-2309. doi: https://doi.org/10.1002/ejhf.1985.

# Toxicidade Cutânea de Drogas Quimioterápicas

Elimar Elias Gomes
Giselle de Barros Silva
Tatiana Cristina Moraes Pinto Blumetti
Omar Lupi

## DESTAQUES

- Diversas manifestações dermatológicas relacionadas ao tratamento oncológico podem ocorrer, incluindo alterações cutâneas e de fâneros.
- A alopecia é um evento adverso frequente de diversas terapias citotóxicas.
- Inibidores de EGFR ocasionam alterações cutâneas pelo fato de o receptor de EGF também estar presente em células da epiderme, folículo piloso, glândulas sudoríparas e sebáceas. Os anticorpos monoclonais anti-EGFR, tal como cetuximabe e panitumumabe, causam com frequência quadro de rash acneiforme.
- Medidas de hidratação e proteção solar durante o tratamento oncológico são relevantes para minimizar toxicidades cutâneas.

Os eventos adversos cutâneos afetam uma grande parte dos pacientes em terapia oncológica e, alguns deles, podem persistir nos sobreviventes ao câncer. Quimioterapia citotóxica, terapia-alvo, imunoterapia, hormonoterapia e radioterapia afetam o desenvolvimento normal e provocam reações na pele, cabelo e unhas. Além de redução significativa na qualidade de vida destes pacientes, esses eventos adversos podem determinar redução na dose ou interrupção da terapia antineoplásica, o que pode ter impacto negativo na sobrevida. A atuação de uma equipe multidisciplinar para prevenir, reconhecer e tratar precocemente essas complicações é fundamental, principalmente diante dos grandes avanços alcançados nos últimos anos com os novos tratamentos na oncologia.[1,2]

## ALOPECIA E ALTERAÇÕES NOS PELOS

O tratamento do câncer pode afetar os cabelos e os demais pelos do corpo, de modo a causar alopecia, alteração na pigmentação, textura ou ondulação, ou mesmo o crescimento excessivo de pelos (hirsutismo, hipertricose, tricomegalia). Estas mudanças dependem do tipo de tratamento, podem ser temporárias ou permanentes, e trazem impacto importante na qualidade de vida do paciente.

## QUIMIOTERAPIA CLÁSSICA

Os pelos na fase de crescimento – fase anágena – são os mais afetados pela quimioterapia citotóxica, que causa fragilidade na haste capilar. Essa queda de cabelos é chamada de eflúvio anágeno distrófico. Eflúvio telógeno também pode ocorrer, seja pela ação do quimioterápico, como por outros medicamentos, estresse emocional, cirurgia, infecção, anemia ou perda excessiva de peso.[3,4] A alopecia induzida pela quimioterapia ocorre, especialmente no couro cabeludo, mas outros pelos do corpo podem ser acometidos, como cílios, sobrancelhas, pelos axilares e pubianos. A intensidade da alopecia varia de acordo com o tipo de agente quimioterápico, dose, via de administração, combinação de quimioterápicos e características do paciente. Entre as drogas mais alopeciantes estão: doxorrubicina, ciclofosfamida, paclitaxel, docetaxel, ifosfamida e etoposídeo. Entre as drogas com menor incidência de alopecia estão: carboplatina, cisplatina, metotrexato, 5-fluoruracil e gencitabina. Após o término da quimioterapia, os cabelos retomam o crescimento em 1 a 3 meses, e em 6 meses, em geral, há repilação completa. Aproximadamente 65% dos pacientes relatam alteração na textura, cor ou ondulação dos fios após o tratamento quimioterápico.[5] Alopecia persistente após a quimioterapia pode ocorrer, e é caracterizada pela menor densidade e/ou espessura dos fios no couro cabeludo ou em outras partes do corpo após 6 meses do término do tratamento. Taxanos e alguns quimioterápicos usados no transplante de medula óssea (p.ex., bussulfano, thiotepa) são as drogas mais comumente implicadas.[6]

## HORMONOTERAPIA

Medicamentos para regular a ação do estrógeno no organismo (p.ex., tamoxifeno, fulvestranto, anastrazol, letrozol, exemestano) são usados em mulheres com câncer de mama positivo para receptor hormonal, e podem causar alopecia de padrão semelhante à alopecia androgenética – maior frequência com inibidores da aromatase do que com tamoxifeno.[5]

## TERAPIA-ALVO

Pacientes em tratamento com terapia-alvo podem se queixar de alopecia, principalmente quando em uso de vismodegibe, vemurafenibe, dabrafenibe e sorafenibe (incidência varia entre 19% e 62%). Inibidores de EGFR (iEGFR) podem causar aumento do comprimento dos cílios (tricomegalia) e de outros pelos do corpo (hipertricose) e podem aumentar pelos faciais nas mulheres (hirsutismo). A alopecia desencadeada por iEGFR é, geralmente, leve e reversível, mas pode ser cicatricial nos casos em que há erupção pustulosa no couro cabeludo. Durante o tratamento com iEGFR, os cabelos podem se tornar mais frágeis, encaracolados e mais escuros.[5] O clareamento (hipopigmentação) dos pelos é descrito com inibidores de multikinases, como pazopanibe, sunitinibe e regorafenibe, provavelmente por inibição de c-kit.[7] Fios de cabelos com bandas hipopigmentadas (período de uso do medicamento) alternadas com bandas de pigmentação normal (período de interrupção do tratamento) podem ser vistas com o uso de sunitinibe.[8]

## IMUNOTERAPIA

A incidência de alopecia com anti-PD1, anti-PDL1 e anti-CTLA4 varia entre 1% e 2%. Casos de alopecia areata foram descritos com ipilimumabe e anti-PD1. Hiperpigmentação de pelos ocorreu em pacientes com anti-PD1 e anti-PDL1 para tratamento de câncer de pulmão.[5]

## RADIOTERAPIA

A alopecia na área irradiada ocorre em cerca de 1 a 2 semanas após a primeira sessão de radioterapia; a repilação se dá, em geral, após 2 a 6 meses do término.[5] A depender da dose acumulada de radiação, a alopecia na área irradiada pode ser temporária ou persistente.[6]

Para prevenção da alopecia induzida pela quimioterapia, o resfriamento do couro cabeludo é o método mais eficaz e mais utilizado atualmente, com taxas de sucesso que variam de acordo com o tipo de regime quimioterápico (p.ex., maior sucesso com taxanos e menor sucesso com antraciclinas).[9] É um procedimento normalmente bem tolerado e contraindicado em pacientes com tumores hematológicos e doenças desencadeadas pelo frio.[10] Minoxidil e bimatoprosta tópicos são utilizados para acelerar o crescimento dos cabelos e dos cílios, respectivamente, após o término da quimioterapia. Minoxidil tópico e espironolactona têm sido usados na alopecia persistente após a quimioterapia e na alopecia induzida pela hormonoterapia, embora faltem protocolos mais bem definidos e eficazes. No tratamento da alopecia durante o tratamento do câncer, outras condições devem ser analisadas e tratadas, como as causas de eflúvio telógeno (p. ex., hipotireoidismo ou deficiência de ferro) e a alopecia androgenética. Para casos de alopecia persistente, camuflagem com maquiagem, tatuagem ou transplante capilar podem ser uma opção.[5]

## ALTERAÇÕES UNGUEAIS E SUAS COMPLICAÇÕES

Assim como as alterações capilares, as alterações ungueais são muito comuns em pacientes em uso de quimioterapia, por tratar-se de um tecido com alta atividade celular. As mais comuns são: alteração de cor, crescimento ou aspecto da placa ungueal.

Muitos medicamentos usados em terapia antineoplásica podem estar envolvidos em alterações ungueais, entre eles se destacam os taxanos (com até 88% dos pacientes afetados, principalmente em uso de docetaxel, e menos de paclitaxel e nab-paclitaxel) e, grupo de terapias-alvo, os inibidores de mTOR (everolimus, sirolimus e temsirolimus), MEK (trametinibe, selumetinibe, cobimetinibe) e fatores de crescimento epidérmico (ErbB/HER).[11]

As unhas das mãos são as mais frequentemente afetadas, e o efeito cumulativo de múltiplas doses de quimioterapia é proporcional ao dano tecidual. Um dos achados mais comuns é a lentificação da velocidade de crescimento ungueal, aparecimento de linhas de Beau (faixas horizontais de depressão da placa ungueal que coincide com o pico de atividade antimitótica da quimioterapia) e, nos piores casos, o descolamento da placa ungueal.[12]

Alguns quimioterápicos são responsáveis por danos ungueais e periungueais mais graves e maiores cuidados são necessários. A onicólise (descolamento ungueal) grave pode ser observada principalmente com taxanos (Figura 84.1) e, menos frequentemente, com outros quimioterápicos, como capecitabina, fluouracil, etoposide, metotrexate, mitoxantrone e doxorrubicina. A paroníquia e o granuloma piogênico são observados principalmente com os inibidores EGFR e, em alguns casos, pelos inibidores de MEK e mTOR. Estas alterações podem comprometer até 30% dos pacientes, costumam ocorrer muitas semanas após o início do tratamento, causam grande desconforto e apresentam-se com unha encravada, dolorosa, com saída ou não de secreção purulenta.

Recomenda-se, para todos os pacientes em tratamento oncológico, cuidado especial com as unhas, mantendo-as curtas, com extremidades redondas para evitar o encravamento, não remover as cutículas e evitar trabalhos manuais que facilitem o descolamento ungueal. O uso de luvas de algodão, hidratação constante e evitar contato frequente com água também são orientações importantes. Além dos cuidados locais, alguns relatos têm demonstrado eficácia do uso de gelo e luvas geladas durante a infusão de taxanos para prevenção de complicações.[13] Quando há saída de secreção purulenta, é recomendado uso de antissépticos e antibióticos tópicos. Nos casos de coleções subungueais, a remoção parcial do leito e curetagem de tecido granulomatoso associado subungueal promove alívio dos sintomas.[14]

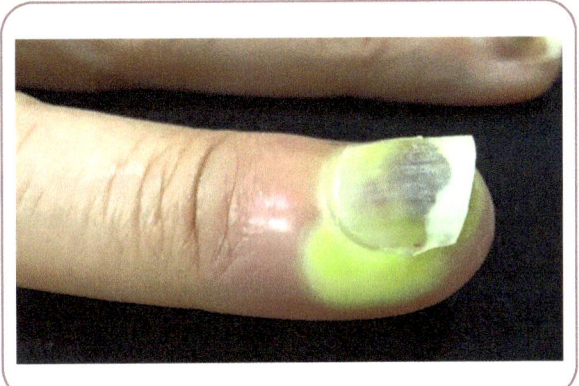

FIGURA 84.1 – Abcesso subungueal após onicólise induzida por docetaxel.
Fonte: Acervo da autoria.

## ERITEMA TÓXICO DE QUIMIOTERAPIA

O eritema tóxico é um termo frequentemente utilizado para descrever uma série de reações cutâneas induzidas por quimioterapia, também conhecidas como síndrome mão-pé (eritrodisestesia acral), eritema acral e plantar ou reação de Burgdorf. Outros nomes utilizados para esta síndrome são SDRIFE (*symmetric drug related intertriginous and flexural exanthema*) ou CBDESS (*chemotherapy related bilateral dermatitis associated with eccrine squamous syringometaplasia*).

Estas síndromes compartilham algumas características clínicas, com as mais importantes:

- placas eritematosas inflamatórias dolorosas;
- distribuição bilateral;
- preferência por distribuição acral (pés, orelhas, mãos, períneo), áreas de atrito (dobras de pele) ou ocluídas por curativos;
- desenvolvimento precoce, entre 1 e 4 semanas de tratamento;
- episódios recorrentes;
- aspectos histológicos semelhantes, como degeneração vacuolar da camada basal, apoptose de queratinócitos, desmaturação epidérmica, perda de polarização de queratinócitos, siringometaplasia escamosa e, às vezes, hidradenite supurativa.

Os achados clínicos variam de acordo com a droga desencadeante do quadro.[15] O docetaxel e o paclitaxel, em geral, provocam uma erupção eritematosa bilateral, simétrica, semelhante ao intertrigo localizado nas axilas, região inguinal e pescoço. A doxorrubicina peguilada lipossomal provoca um quadro semelhante de maior intensidade, que pode levar ao descolamento epidérmico (bolhas flácidas) na região inguinal. A citarabina provoca eritema e edema dolorosos nas orelhas.[16] Quadros variados podem ser desencadeados por doxorrubicina, 5-fluoruracil e metotrexate.

Na abordagem terapêutica do eritema tóxico, o tratamento sintomático com compressas frias, analgésicos e anti-histamínicos auxiliam no alívio dos sintomas, mas, por ser uma reação de mecanismo citotóxico, a redução da dose de quimioterapia e espaçamento entre as doses pode ser recomendado. É de suma importância excluir outros tipos de reações adversas a drogas que podem se apresentar de modo semelhante, porém, com outros mecanismos de reação.

## FOTOSSENSIBILIDADE

As reações de fotossensibilidade (reações fototóxicas ou fotoalérgicas) são reações desencadeadas por luz solar, principalmente após exposição à radiação ultravioleta A (UVA). A exposição à luz pode envolver tanto a exposição direta ao sol quanto a exposição indireta por meio de janelas, guarda-chuva, ou guarda-sol, ou dias nublados.

Os quimioterápicos mais frequentemente relacionados à fotossensibilidade são o fluoruracil, capecitabina, dacarbazina, tegafur e vimblastina. Menos frequentemente, estas podem ocorrer por hidroxiureia, procarbazina, doxorrubicina, mitomicina, taxanos, fotemustina e metotrexato (Figura 84.2). As terapias-alvo também podem ser desencadeantes de fotossensibilidade, e os principais quimioterápicos são: vandetanibe, inibidores de pI3K e vemurafenibe.

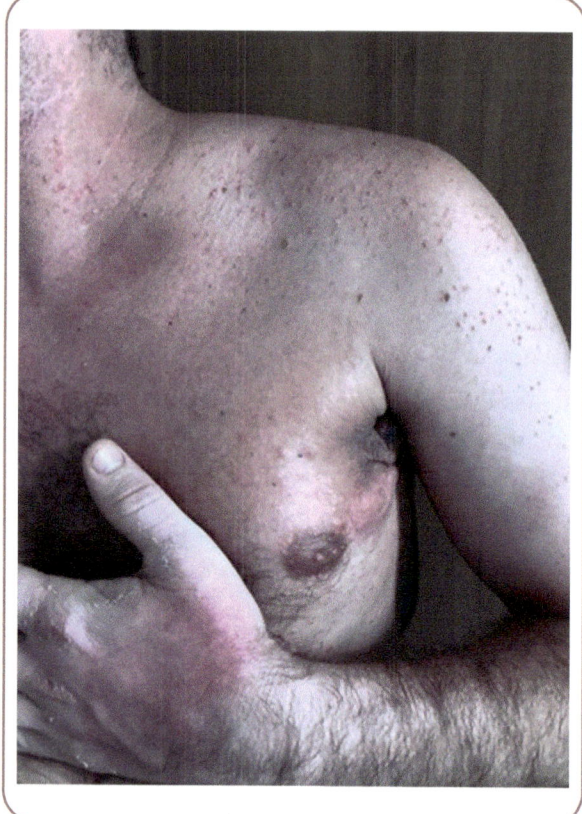

**FIGURA 84.2 –** Fotossensibilidade induzida vemurafenibe associada à erupção acneiforme induzida por cobimetibe.
Fonte: Acervo da autoria.

A maioria dos casos de fotossensibilidade envolve efeitos induzidos por UVA, com reações predominantemente fototóxicas mais do que fotoalérgicas. Duas formas de apresentação são mais observadas:

1. *Rash* de início rápido, após a exposição solar e caracterizado por eritema (por vezes, doloroso) até surgimento de bolhas e destacamento da

pele confinado ao local de exposição solar. Estes quadros podem evoluir para hiperpigmentação pós-inflamatória;

2. *Rash* de início insidioso, com desconforto progressivo à mínima exposição solar.

Outros efeitos induzidos por exposição UV são a hiperpigmentação sem a clara observação do quadro inflamatório pregresso, desencadeamento de dermatoses como lúpus eritematoso (que será discutido em outra seção) e *"UV recall reaction"* (que se caracteriza por reativação de inflamação cutânea em área que sofreu previamente dano solar, mas sem histórico de exposição solar recente – será discutida em outra seção).[17]

A proteção solar adequada, física e tópica é essencial na prevenção e condução das reações fotoinduzidas, e deve ser orientada antes do início do tratamento. O uso de protetor solar de amplo espectro (UVB e UVA, FPS 50 ou maior) nas áreas expostas é indispensável, e a utilização de filmes de proteção UV em janelas pode ser recomendado. O uso de corticoides tópicos e hidratantes resolve a maioria dos quadros leves. Nos quadros mais graves, a descontinuação do tratamento antineoplásico pode ser considerada e a investigação laboratorial de doenças associadas deve ser realizada.

## LESÕES HIPERQUERATÓSICAS

Proliferações nos queratinócitos benignas e malignas podem ocorrer durante o uso de inibidores multikinases (sorafenibe, vemurafenibe, dabrafenibe, regorafenibe) e podem se manifestar, entre outras formas, como queratose pilar, papilomas verrucosos, cistos e mílios, tumores malignos – queratoacantoma e carcinoma espinocelular (CEC) – e síndrome mão-pé hiperqueratósica (mencionada em outro momento nesse capítulo).[18,19]

O mecanismo que explica a proliferação de queratinócitos durante o uso de inibidores de BRAF (iBRAF) seria pela ativação paradoxal da via das MAPKinases em células BRAF selvagem ou com mutações causadas pela radiação ultravioleta no gene RAS. A associação de iBRAF com inibidores de MEK (iMEK) reduz a incidência dessas lesões cutâneas pelo duplo bloqueio daquela via.

Queratose pilar pode ser vista ao longo do tratamento com iBRAF como acentuação dos óstios foliculares, com eritema perifolicular, especialmente nos membros e no tronco, e pode ser amenizada com o uso de emolientes. Os papilomas verrucosos podem ser tratados com criocirurgia ou eletrocoagulação. Cistos e mílios podem ser excisados quando causam desconforto ao paciente.[20]

Os pacientes em uso de iBRAF devem ter a pele frequentemente avaliada para checar o aparecimento de queratoacantoma e CEC, que devem ser excisados cirurgicamente. Mudanças em lesões melanocíticas, com surgimento de atipias ou segundo melanoma, foram descritas com essa classe de medicamentos, possivelmente pela ativação paradoxal da via de MAPKinases em melanócitos BRAF selvagem. Sugerem-se seguimento dermatoscópico desses pacientes e retirada cirúrgica das lesões suspeitas.[19,21]

## REATIVAÇÃO DE RADIODERMITE

É um fenômeno incomum, pouco conhecido, porém, de fácil reconhecimento por suas características clínicas típicas. É caracterizado pela presença de reação inflamatória aguda confinada ao sítio de radioterapia prévia (mínimo 7 dias do término do tratamento) após início de quimioterapia ou devido a outras drogas. Esta reação normalmente ocorre meses ou anos após o tratamento por radioterapia.[22]

As principais drogas desencadeantes são doxorrubicina (incluído forma lipossomal), daunorrubicina, citarabina, gemcitabina, bleomicina, taxanos (docetaxel e paclitaxel), metotrexate, ciclofosfamida, dactinomicina, etoposide, hidroxiureia, fluoruracil, melfalan, capecitabina, pemetrexed e vimblastina. Recentemente, algumas terapias-alvo tem sido reportadas como causa de *"radiation recall"*, além de antibióticos, como quinolonas e azitromicina.[23,24]

O quadro clínico pode variar de um eritema discreto até bolhas, descolamento epidérmico, necrose e ulceração no local de radioterapia prévia (Figura 84.3). O tratamento é sintomático com emoliente e corticoides tópicos e, se necessário, o tratamento deve ser descontinuado. A reintrodução da terapia após certo intervalo não necessariamente reativa a reação. Em 1/3 dos casos, a reativação pode afetar órgãos internos.

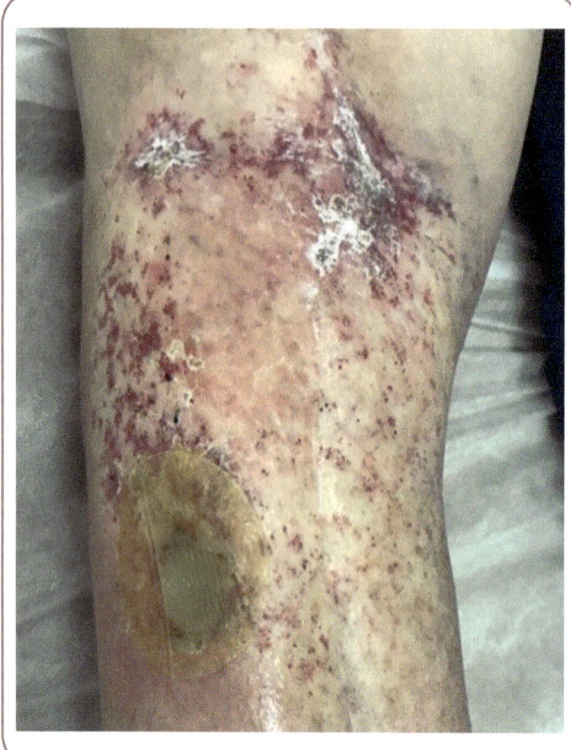

**FIGURA 84.3 –** Reativação de radiodermite induzida por doxorrubicina lipossomal.
Fonte: Acervo da autoria.

## *RASH* ACNEIFORME

É uma das reações mais frequentemente observadas em pacientes em uso de terapia-alvo, com aproximadamente 70% dos pacientes afetados. Apesar do baixo risco de complicações, esta reação está ligada à queda importante da qualidade de vida dos pacientes acometidos, deve ser valorizada e conduzida da melhor forma possível.[25]

As principais drogas desencadeantes pertencem ao grupo de inibidores de fatores de crescimento epidérmico (cetuximabe, erlotinibe, gefitinibe, panitumumabe, pertuzumabe, afatinibe, lapatinibe), MEK (selumetinibe, trametinibe, cobimetinibe) e mTOR (everolimus, temsirolimus).

O motivo pelo qual esses medicamentos são importantes causadores de reações tóxicas cutâneas decorre da sua significante relação com a pele. Os receptores de fatores de crescimento epidérmicos estão presentes de modo fisiológico na pele, principalmente nos queratinócitos da camada basal e folículos pilosos. Sua inibição gera respostas cutâneas exacerbadas e frequentes.[26]

Em contrapartida, trastuzumabe, um anticorpo monoclonal anti-HER2 (usado no tratamento de câncer de mama), em geral, não induz toxicidades dermatológicas por sua fraca expressão da epiderme e derme.

O quadro clínico é caracterizado pelo aparecimento súbito e precoce de um *rash* localizado em áreas com grande densidade de glândulas sebáceas (pele da face, couro cabeludo, tórax superior), caracterizado por lesões inflamatórias foliculares evidenciadas por pápulas, pústulas e nódulos. A intensidade do quadro é variável, e pode estar relacionada à resposta terapêutica oncológica do paciente em seguimento (contudo, esta informação deve ser usada de forma cautelosa, de acordo com a evolução e prognóstico do paciente).[27]

Vale ressaltar que, apesar da semelhança com a acne vulgar, o *rash* acneiforme apresenta diferente fisiopatologia. Raramente, visualizam-se comedões nestes pacientes, e a xerose e o quadro inflamatório generalizado na região são marcas registradas da reação. Este diferencial é muito importante e crucial na abordagem terapêutica nestes pacientes. Outro diagnóstico diferencial importante é a reação acneiforme por uso de corticoide sistêmico prolongado em pacientes oncológicos, com apresentação semelhante e resposta terapêutica diferente.

É crucial explicar para o paciente as causas da reação e seu caráter não contagioso e autolimitado. A abordagem terapêutica baseia-se no controle do quadro inflamatório e controle de sintomas associados. Sempre que possível, a antecipação dos cuidados com a pele do paciente e a orientação sobre a possibilidade das reações garante um melhor acompanhamento dos sintomas. Uso de hidratantes e proteção solar (uso de protetor solar mínimo FPS 30 e evitar exposição solar direta) são essenciais para a boa evolução do quadro dermatológico. A exposição aos raios UV pode exacerbar o quadro, além de aumentar o risco de desordens pigmentares pós-tratamento. Vale ressaltar que, apesar da semelhança com a acne vulgar, o uso de produtos adstringentes, secativos ou abrasivos pode ter resultados desastrosos.

Antibióticos tópicos são utilizados em analogia com quadros de acne, porém, com maior função anti-inflamatória do que controle de colonização bacteriana. Tópicos como eritromicina, clindamicina e metronidazol são recomendados para quadros brandos; antibióticos sistêmicos como doxiciclina (100 mg/dia) ou limeciclina (300 mg/dia) desde a profilaxia ao tratamento de quadros moderados a severos. O uso de corticoides tópicos (1 ou 2 vezes/dia) e sistêmicos podem auxiliar no controle do quadro.

## REAÇÕES DE HIPERSENSIBILIDADE

Algumas quimioterapias citotóxicas podem induzir reações do tipo hipersensibilidade. Estas reações podem iniciar minutos após a exposição com resposta IgE mediada tipo I (anafilaxia) com risco de vida imediato ao paciente. A administração via parenteral oferece mais risco quando comparadas ao uso via oral.

Os sintomas clínicos podem surgir durante ou logo após a infusão ou a ingestão do medicamento, ou surgir somente após o segundo ciclo de tratamento (taxanos e cetuximabe) ou após vários ciclos de tratamento (platina e trastuzumabe). Hipotensão, dispneia, colapso, taquicardia, calafrios, broncoespasmo, dor torácica ou sintomas gastrointestinais devem ser valorizados. Prurido associado, angioedema, urticária, *flushing* na face e *rash* eritematoso, em geral, apresentam-se junto aos sintomas.

Com o aparecimento dos sintomas, é recomendada a suspensão imediata da droga desencadeante e suporte com monitorização do paciente até o término dos sintomas. A reintrodução da droga habitualmente é contraindicada, contudo, em alguns casos, na falta de alternativas de terapêutica oncológica, pode ser realizada a introdução cautelosa. Nesses casos, é indicado terapêutica profilática para o controle dos sintomas (taxanos são caracteristicamente responsivos a esta conduta, com redução significativa de reação com uso de anti-histamínicos).[28]

## REAÇÕES IMUNOMEDIADAS GRAVES

Apesar de raro, os agentes quimioterápicos também podem ser responsáveis por reações imunomediadas graves, como síndrome de Stevens Johnson (SSJ), necrólise epidérmica tóxica (NET), pustulose exantemática generalizada aguda (PEGA) (Figura 84.4) e eritrodermia.

As drogas desencadeantes mais comuns são: bussulfan, fludarabina, procarbazine, metotrexate, docetaxel, vincristina e pemetrexed. Algumas terapias-alvo também têm sido consideradas de maior risco para reações imunes graves: imatinibe, vemurafenibe, sunitinibe, bosutinibe e pazopanibe.

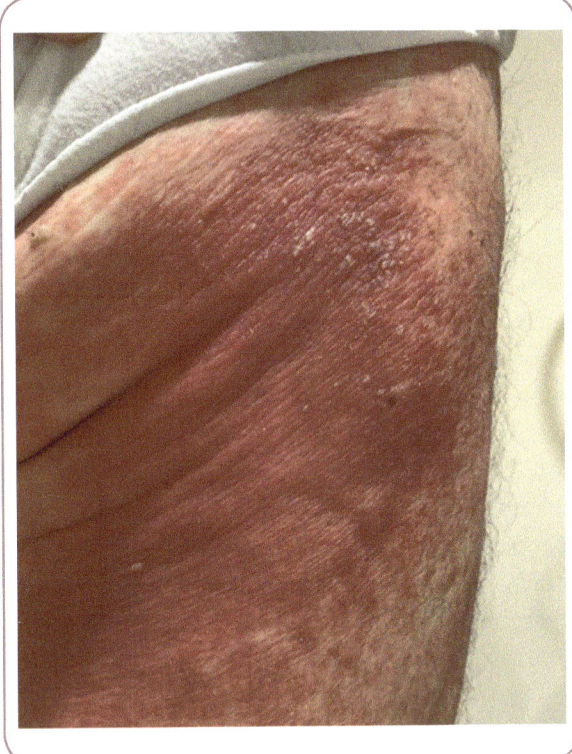

**FIGURA 84.4 –** Pustulose exantemática generalizada aguda.
Fonte: Acervo da autoria.

O quadro clínico é caracterizado pelo desenvolvimento progressivo de um *rash* morbiliforme ou exantematoso, que se inicia na parte superior do tronco e progride para os membros. Este *rash* habitualmente acontece entre 7 e 14 dias da introdução da droga ou quimioterápico desencadeante. Algumas características clínicas devem ser consideradas como critérios de gravidade da evolução e são mais características a depender do subtipo de *rash*. Os pacientes podem evoluir com dermatite crônica esfoliativa, que pode durar meses após o fim do quadro agudo.

Recomenda-se suspensão imediata da droga desencadeante e o regime de tratamento do paciente deve ser em terapia intensiva para suporte como um grande queimado. O uso de corticoides, ciclosporina e imunoglobulina é discutível para cada caso. A reintrodução da quimioterapia causadora é contraindicada pelo alto risco de recorrência do quadro. Orientar o paciente em tratamento por quimioterapia sobre a possibilidade de reações mais graves e a procura precoce de atendimento médico nos primeiros sinais de reação de hipersensibilidade é essencial no manejo e prognóstico do paciente.[29]

### Necrólise epidérmica tóxica (NET), Síndrome de Lyel e Síndrome de Stevens-Johnson (SSJ)

Trata-se de reação rara e extremamente grave com mortalidade estimada em 30%. Ela é resultado de uma necrose epidérmica maciça mediada por linfócitos CD8+. Os maiores responsáveis são os anticonvulsivantes aromáticos (fenitoina e fenobarbital), antibióticos (sulfametoxazol e trimetoprim, penicilinas, quinolonas) e anti-inflamatórios (oxicans) entre outros. Terapias-alvo também têm sido implicadas no desenvolvimento de reações exantemáticas graves. O sinal mais característico de NET é o sinal de Nickolsky, que pela pressão lateral da pele com os dedos observa-se o descolamento da epiderme com exposição dérmica. O acometimento cutâneo acompanha a descompensação clínica, com alto risco de infecção e sepse. Stevens Johnson é a variante menos agressiva do quadro, quando o descolamento da pele restringe entre 10% e 30% da superfície corporal.[30,31]

### DRESS – "Drug Rash with Eosinophilia and Systemic Symptons"

Trata-se de reação à droga associada à exantema e eosinofilia de aparecimento tardio (entre 2 e 6 semanas da exposição) com mecanismo imunológico. A mortalidade é menor no quadro, por volta de 10%. As drogas desencadeantes são as mesmas da NET. O *rash* mais caracteristicamente inicia-se na face ou tronco superior com edema. Hepatite fulminante pode ocorrer e ser a causa de óbito dos pacientes.[32]

### PEGA – Pustulose Exantemática Generalizada Aguda

O quadro é abrupto e o sinal principal da reação é a presença de múltiplas pústulas estéreis sobre placas eritemato-edematosas. As principais drogas desencadeantes são os betalactâmicos e macrolídeos. Alguns quimioterápicos podem ser responsáveis, como taxanos, pemetrexede, citarabina, gemcitabina, bleomicina etc. O *rash* inicia-se nas dobras e face geralmente 2 dias após a exposição à droga. Neutrofilia e febre são típicos. A mortalidade nos quadros gira em torno de 5%.[33]

## LÚPUS ERITEMATOSO INDUZIDO POR DROGAS

As drogas antineoplásicas podem ser desencadeantes de lúpus eritematoso, reativarem a doença preexistente

e também induzirem lúpus em pacientes com outras desordens autoimunes, como síndrome de Sjogren com anticorpos anti-SAA/Ro. O lúpus eritematoso induzido secundariamente por quimioterápicos pode ser indistinguível das formas primárias.

As principais drogas desencadeantes pertencem ao grupo dos taxanos (paclitaxel, docetaxel, nab--paclitaxel), capecitabina, tegafur, fluoruracil, doxorrubicina, hidroxiureia e gembcitabina (Figura 84.5). Outros agentes com casos descritos na literatura são o interferon alfa e beta, interleucina 2 e drogas antiandrogênicas, como inibidores de aromatase (anastrozol) ou moduladores seletivos de receptor de estrogênio. Lúpus discoide tem sido descrito como secundário ao uso de agentes fluorados como a capecitabina, tegafur, tegafur-uracil e fluoruracil.

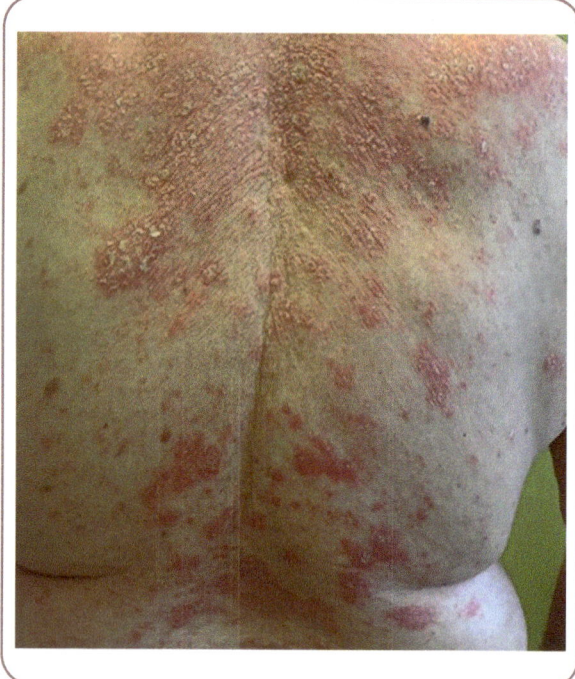

**FIGURA 84.5 –** Lúpus eritematoso induzido por droga.
Fonte: Acervo da autoria.

Caracteriza-se pelo aparecimento súbito e precoce de um *rash* eritemato-escamoso localizado em áreas expostas como face, "V" do decote no tórax e área extensora de braços. Há regressão gradual e progressiva com a interrupção do medicamento, no entanto, com persistência de marcadores séricos como o anti-SSA. Formas crônicas, como o lúpus discoide, podem ser persistentes e deixar cicatrizes.

Desenvolvimento ou exacerbação de lúpus eritematoso sistêmico manifesta-se com sintomas clássicos da doença (febre, artralgia e mialgia, por exemplo) e devem ser investigados de acordo com os achados clínicos e laboratoriais. Habitualmente, o envolvimento cutâneo difere dos achados clássicos e caracteriza-se por *rash* eritemato-edematoso.

A suspensão da droga desencadeante é inevitável e imperativa em casos mais graves e de grande comprometimento sistêmico. Explicar para o paciente sobre as causas da reação e seu caráter não contagioso e autolimitado. A abordagem do *rash* baseia-se no controle do quadro inflamatório e de sintomas associados e envolve o uso de corticoide tópico e antimalaricos como a hidroxicloroquina. Fotoproteção constitui o pilar principal do tratamento, e deve ser fortemente recomendada para os pacientes.[34,35]

### REAÇÕES ESCLERODÉRMICAS

Apesar da raridade, o aparecimento de placas de esclerodermia é evento bem descrito como reação na terapia anticâncer. Este quadro geralmente acontece meses após o término do tratamento

As principais drogas desencadeantes: taxanos (paclitaxel, docetaxel), bleomicina, doxorrubicina/ciclofosfamida, tegafururacil, pemetrexed, gemcitabina, hidroxiureia, topotecan ou capecitabina. Recentemente, alguns inibidores de *checkpoint* (nivolumabe e pembrolizumabe) tem sido reportados como causa de placas de escleroderma.[36,37]

O quadro normalmente se inicia com uma fase inflamatória, caracterizada pelo edema e eritema e, tardiamente, ocorre hiperpigmentação da área a ser afetada, geralmente nos membros inferiores. Mais raramente, pescoço, face, axilas ou membros superiores podem ser acometidos e formas mais localizadas (em placas) também foram relatadas. A esclerose cutânea pode ocorrer com variáveis graus de limitação de mobilidade, contudo, estes quadros raramente evoluem para esclerose sistêmica.

O diagnóstico diferencial com esclerose sistêmica ou outras doenças reumatológicas paraneoplásicas deve ser considerado em todos os casos. Exames subsidiários para a investigação direcionada devem ser realizados em todos os casos. Nas reações aos quimioterápicos, autoanticorpos são negativos e não há fenômeno de Raynaud. O curso da doença é variável, e pode ser necessário uso de corticoides sistêmicos e metotrexate para o controle da doença. Existem relatos recentes do uso de outros imunomoduladores como micofenolato mofetil e hidroxicloroquina para controle do quadro.[38]

### SÍNDROME MÃO-PÉ

Alguns quimioterápicos podem causar um tipo de reação cutânea dose-dependente após as primeiras semanas de tratamento, conhecida como síndrome mão-pé (SMP) ou eritrodisestesia palmoplantar, com o desenvolvimento de eritema nas palmas das mãos e plantas dos pés, que pode ser acompanhado de edema e formigamento. Em casos mais graves, dor, bolha e ulceração podem estar presentes e limitar as atividades diárias do paciente. Evidências recentes apontam que a SMP pode estar relacionada à melhor resposta ao tratamento do câncer.[39]

As drogas mais comumente implicadas na SMP são capecitabina, 5-fluoruracil, citarabina, docetaxel e doxorrubicina lipossomal peguilada (Figura 84.6).[40] Os taxanos podem apresentar eritema do dorso das mãos e onicólise, além do eritema palmar (síndrome *PATEO – periarticular thenar eryhtema and onycholysis*).[41] Medicações inibidoras de multikinases, como vemurafenibe, sorafenibe, sunitinibe e regorafenibe, causam uma manifestação diferente de SMP com áreas hiperqueratósicas palmoplantares (semelhantes a calosidades), dolorosas, especialmente em pontos de maior pressão.[18,19]

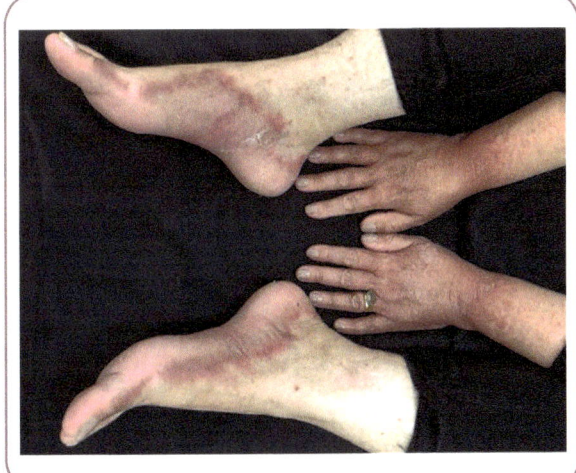

**FIGURA 84.6 –** Síndrome mão-pé induzida por docetaxel.
Fonte: Acervo da autoria.

Medidas preventivas devem ser instituídas para minimizar a gravidade da SMP: uso de calçados confortáveis, meias de algodão, órteses de proteção em áreas ósseas mais proeminentes; hidratação das mãos e dos pés com cremes emolientes. Quando no uso de inibidores de multikinases, cremes à base de ureia a 10% são indicados desde o início do uso da medicação. Medidas de proteção são recomendadas: evitar atividades com maior atrito nas mãos e nos pés, o contato prolongado com água quente e usar luvas de vinil durante atividades domésticas.[18,42] O uso de celecoxibe 200 mg 2vezes por dia por 14 dias (durante os 14 dias de uso de capecitabina) reduziu a gravidade da SMP induzida pela capecitabina, segundo Zhang et al.[43]

Recomenda-se, para controle da SMP, o uso de corticoide tópico de alta potência 2 vezes ao dia por cerca de 7 a 10 dias nas áreas de inflamação; agentes queratolíticos nas áreas hiperqueratóticas (creme com ureia a 20%; formulação de corticoide com ácido salicílico 3% em oclusão); adesivos com lidocaína podem ser usados para alívio da dor, além de analgésicos orais; em casos de SMP mais graves ou persistentes, com comprometimento da qualidade de vida do paciente, sugere-se interromper o quimioterápico até melhora da SMP (a reintrodução com dose igual ou menor vai variar caso a caso).

## XEROSE E FISSURAS

A quimioterapia clássica, a terapia-alvo e a hormonoterapia podem alterar a função de barreira da pele. Uma das consequências desse efeito é o ressecamento cutâneo (xerose), que costuma ser pior em idosos e pode se associar a prurido, erupções eritematosas, eczema e infecção secundária.[44]

O mecanismo pelo qual drogas citotóxicas causam xerose é menos estudado. Já com os inibidores de EGFR (iEGFR), as alterações cutâneas decorrem do fato de o receptor de EGF também estar presente em células da epiderme, folículo piloso, glândulas sudoríparas e sebáceas, e superexpressado em células cancerígenas. Assim, o bloqueio da sua sinalização com iEGFR, utilizados no tratamento de certos tipos de câncer, causa diversos efeitos adversos na pele, entre eles a xerose, com relevante impacto na qualidade de vida dos pacientes.[45] Em casos em que a xerose é mais intensa, são vistas fissuras nas pontas dos dedos e nos calcanhares, que podem ser dolorosas e prejudicar as atividades do dia a dia dos pacientes.

Orientações sobre o manejo da xerose prévias ao início do tratamento podem agir positivamente no bem-estar do paciente. Medidas preventivas devem ser instituídas para minimizar a gravidade da xerose: tomar banho com água morna ou fria, rápido, com sabonetes próximos ao pH da pele (5,5); evitar uso de bucha durante o banho; após o banho, enxugar-se sem fricção com a toalha; usar cremes, loções ou pomadas hidratantes, preferencialmente logo após o banho e repetir ao longo do dia se a pele estiver ressecada; ocluir áreas mais ressecadas (por exemplo, calcanhares) com plástico-filme após a aplicação do creme; evitar contato com produtos que contenham álcool na composição ou produtos abrasivos; usar luvas de vinil nas atividades domésticas.

No caso de presença de eczema ou lesões eritematosas, corticoide tópico pode ser usado. Na suspeita de infecção secundária, a depender da gravidade, antibioticoterapia tópica ou sistêmica deve ser instituída. Para o alívio da dor nas fissuras, cola com cianoacrilato pode ser utilizada.[46,47]

## REFERÊNCIAS

1. Barrios DM, Phillips GS, Freites-Martinez A, et al. Outpatient dermatology consultations for oncology patients with acute dermatologic adverse events impacts anticancer therapy interruption: a retrospective study. J Eur Acad Dermatol Venereol. 2020;34(6):1340-1347. doi:10.1111/jdv.16159.

2. Skripnik LA, Ciccolini K. The role of oncodermatology in the care of patients receiving cancer therapy. Semin Oncol Nurs. 2017;33(4):393-401. doi:10.1016/j.soncn.2017.08.001.

3. Paus R, Haslam IS, Sharov AA, Botchkarev VA. Pathobiology of chemotherapy-induced hair loss. Lancet Oncol. 2013;14(2):e50-9. doi: 10.1016/S1470-2045(12)70553-3.

4. Malkud S. Telogen effluvium: A review. J Clin Diagn Res. 2015;9(9):WE01-3. doi: 10.7860/JCDR/2015/15219.6492.

5. Freites-Martinez A, Shapiro J, Goldfarb S, et al. Hair disorders in patients with cancer. J Am Acad Dermatol. 2019;80(5):1179-1196. doi: 10.1016/j.jaad.2018.03.055.

6. Freites-Martinez A, Shapiro J, van den Hurk C, et al. Hair disorders in cancer survivors. J Am Acad Dermatol. 2019;80(5):1199-1213. doi: 10.1016/j.jaad.2018.03.056.

7. Dai J, Belum VR, Wu S, Sibaud V, Lacouture ME. Pigmentary changes in patients treated with targeted anticancer agents: A systematic review and meta-analysis. J Am Acad Dermatol. 2017;77(5):02-910.e2. doi: 10.1016/j.jaad.2017.06.044.

8. Hartmann JT, Kanz L. Sunitinib and periodic hair depigmentation due to temporary c-KIT inhibition. Arch Dermatol. 2008;144:1525-1526.

9. Shah VV, Wikramanayake TC, DelCanto GM, et al. Scalp hypothermia as a preventative measure for chemotherapy-induced alopecia: a review of controlled clinical trials. J Eur Acad Dermatol Venereol. 2018;32(5):720-734. doi: 10.1111/jdv.14612.

10. Ross M, Fischer-Cartlidge E. Scalp Cooling: A literature review of efficacy, safety, and tolerability for chemotherapy-induced alopecia. Clin J Oncol Nurs. 2017;21(2):226-233. doi: 10.1188/17.CJON.226-233.

11. Miller KK, Gorcey L, McLellan BN. Chemotherapy-induced hand-foot syndrome and nail changes: a review of clinical presentation, etiology, pathogenesis, and management. Journal of the American Academy of Dermatology. 2014;71(4):787-794. doi.org/10.1016/j.jaad.2014.03.019.

12. Zawar V, Bondarde S, Pawar M, Sankalecha S. Nail changes due to chemotherapy: a prospective observational study of 129 patients. Journal of the European Academy of Dermatology and Venereology, 2019;33(7):1398-1404. doi.org/10.1111/jdv.15508.

13. Peyton L, Fischer-Cartlidge E. Extremity cooling: A synthesis of cryotherapy interventions to reduce peripheral neuropathy and nail changes from taxane-based chemotherapy. Clinical Journal of Oncology Nursing. 2019;23(5):522-528. doi.org/10.1188/19.CJON.522-528.

14. Alessandrini A, Starace M, Cerè G, Brandi N, Piraccini BM. Management and outcome of taxane-induced nail side effects: Experience of 79 Patients from a Single Centre. Skin Appendage Disorders. 2019;5(5):276-282. doi.org/10.1159/000497824.

15. Bolognia JL, Cooper DL, Glusac EJ. Toxic erythema of chemotherapy: A useful clinical term. Journal of the American Academy of Dermatology, 2008;59(3):524-529. doi.org/10.1016/j.jaad.2008.05.018.

16. Jaruvijitrattana P, Chanprapaph K. Bilateral ear swelling and erythema after chemotherapy: A case report of ara-C ears. Case Reports in Dermatology. 2019;11(2):226-232. doi.org/10.1159/000501876.

17. Droitcourt C, Le Hô H, Adamski H, Le Gall F, Dupuy A. Docetaxel-induced photo-recall phenomenon. Photodermatology, Photoimmunology & Photomedicine. 2012;28(4):222-223. doi.org/10.1111/j.1600-0781.2012.00669.x.

18. Li J, Gu J. Hand-foot skin reaction with vascular endothelial growth factor receptor tyrosine kinase inhibitors in cancer patients: A systematic review and meta-analysis. Crit Rev Oncol Hematol. 2017;119:50-58. doi: 10.1016/j.critrevonc.2017.09.016.

19. Lacouture M, Sibaud V. Toxic side effects of targeted therapies and immunotherapies affecting the skin, oral mucosa, hair, and nails. Am J Clin Dermatol. 2018;19(1):31-39. doi:10.1007/s40257-018-0384-3.

20. Gençler B, Gönül M. Cutaneous side effects of BRAF inhibitors in advanced melanoma: Review of the literature. Dermatol Res Pract. 2016;2016:5361569. doi:10.1155/2016/5361569.

21. Silva G de B, Mendes AP, de Macedo MP, Pinto CA, Gibbons IL, Duprat Neto JP. Vemurafenib and cutaneous adverse events-report of five cases. An Bras Dermatol. 2015;90(3-1):242-246. doi:10.1590/abd1806-4841.20153841.

22. Bahaj W, Ya'qoub L, Toor M, Masood A. Radiation recall in a patient with intrahepatic cholangiocarcinoma: Case report and a literature review. Cureus. 2019;1-7. doi.org/10.7759/cureus.5020.

23. Levy A, Hollebecque A, Bourgier C, Loriot Y, Guigay J, Robert C, et al. Targeted therapy-induced radiation recall. European Journal of Cancer. 2013;49(7):1662-1668. doi.org/10.1016/j.ejca.2012.12.009.

24. Garrahy I, Forman D. Nitrofurantoin-induced radiation recall dermatitis. Journal of Community Hospital Internal Medicine Perspectives. 2019;9(3):279-281. doi.org/10.1080/20009666.2019.1623627.

25. De Tursi M, Zilli M, Carella C, Auriemma M, Lisco MN, Di Nicola M, et al. Skin toxicity evaluation in patients treated with cetuximab for metastatic colorectal cancer: a new tool for more accurate comprehension of quality of life impacts. OncoTargets and Therapy. 2017;10:3007-3015. doi.org/10.2147/OTT.S127795.

26. Lacouture ME. Mechanisms of cutaneous toxicities to EGFR inhibitors. Mechanisms of cutaneous toxicities to EGFR inhibitors. 2006;6(10):803-812. doi.org/10.1038/nrc1970.

27. Pérez-Soler R, Delord JP, Halpern A, Kelly K, Krueger J, Sureda BM, et al. HER1/EGFR inhibitor-associated rash: future directions for management and investigation outcomes from the HER1/EGFR inhibitor rash management forum. The Oncologist. 2005;10(5),345-356. doi.org/10.1634/theoncologist.10-5-345.

28. Picard M. Management of hypersensitivity reactions to taxanes. Immunol Allergy Clin North Am. 2017;37(4):679-693. doi:10.1016/j.iac.2017.07.004.

29. McFarlane T, Rehman N, Wang K, Lee J, Carter C. Cutaneous toxicities of new targeted cancer therapies: must know for diagnosis, management, and patient-

-proxy empowerment. Annals of Palliative Medicine. 2019. http://doi.org/10.21037/apm.2019.08.05.

30. Zimmermann S, Sekula P, Venhoff M, et al. Systemic immunomodulating therapies for Stevens-Johnson Syndrome and toxic epidermal necrolysis: a systematic review and meta-analysis. JAMA Dermatol. 2017;153(6):514-522. doi:10.1001/jamadermatol.2016.5668.

31. Fakoya AOJ, Omenyi P, Anthony P, et al. Stevens – Johnson Syndrome and toxic epidermal necrolysis; extensive review of reports of drug-induced etiologies, and possible therapeutic modalities. Open Access Maced J Med Sci. 2018;6(4):730-738. doi:10.3889/oamjms.2018.148.

32. Watanabe H. Recent advances in drug-induced hypersensitivity syndrome/drug reaction with eosinophilia and systemic symptoms. J Immunol Res. 2018;2018:5163129. doi:10.1155/2018/5163129.

33. Szatkowski J, Schwartz RA. Acute generalized exanthematous pustulosis (AGEP): A review and update. J Am Acad Dermatol. 2015;73(5):843-848. doi:10.1016/j.jaad.2015.07.017.

34. Vaglio A, Grayson PC, Fenaroli P, et al. Drug-induced lupus: Traditional and new concepts. Autoimmun Rev. 2018;17(9):912-918. doi:10.1016/j.autrev.2018.03.016.

35. He Y, Sawalha AH. Drug-induced lupus erythematosus: an update on drugs and mechanisms. Curr Opin Rheumatol. 2018;30(5):490-497. doi:10.1097/BOR.0000000000000522.

36. Cho M, Nonomura Y, Kaku Y, Nakabo S, Endo Y, Otsuka A, et al. Scleroderma-like syndrome associated with nivolumab treatment in malignant melanoma. The Journal of Dermatology, 2018;46(1),e43-e44. doi.org/10.1111/1346-8138.14492.

37. Verhulst L, Noë E, Morren M-A, Verslype C, Van Cutsem E, Van den Oord JJ, et al. Scleroderma-like cutaneous lesions during treatment with paclitaxel and gemcitabine in a patient with pancreatic adenocarcinoma. Review of literature. International Journal of Dermatology. 2018;57(9):1075-1079. doi.org/10.1111/ijd.14067.

38. Barbosa NS, Wetter DA, Wieland CN, Shenoy NK, Markovic SN, Thanarajasingam U. Scleroderma induced by pembrolizumab: A case series. Mayo Clinic Proceedings. 2017;92(7):1158-1163. doi.org/10.1016/j.mayocp.2017.03.016.

39. Falcone G, Arrigoni C, Dellafiore F, et al. A systematic review and Meta-analysis on the association between Hand-Foot Syndrome (HFS) and Cancer Chemotherapy Efficacy. Clin Ter. 2019;170(5):e388-e395. doi: 10.7417/CT.2019.2165.

40. Qiao J, Fang H. Hand-foot syndrome related to chemotherapy. CMAJ. 2012;184(15):E818. doi:10.1503/cmaj.111309.

41. Rzepecki AK, Franco L, McLellan BN. PATEO syndrome: periarticular thenar erythema with onycholysis. Acta Oncol. 2018;57(7):991-992. doi: 10.1080/0284186X.2017.1420912.

42. McLellan B, Ciardiello F, Lacouture ME, Segaert S, Van Cutsem E. Regorafenib-associated hand-foot skin reaction: practical advice on diagnosis, prevention, and management. Ann Oncol. 2015;26(10):2017-2026. doi:10.1093/annonc/mdv244.

43. Zhang RX, Wu XJ, Wan DS, et al. Celecoxib can prevent capecitabine-related hand-foot syndrome in stage II and III colorectal cancer patients: result of a single-center, prospective randomized phase III trial. Ann Oncol. 2012;23(5):1348-53. doi: 10.1093/annonc/mdr400.

44. Lüftner D, Dell'Acqua V, Selle F, et al. Evaluation of supportive and barrier-protective skin care products in the daily prevention and treatment of cutaneous toxicity during systemic chemotherapy. Onco Targets Ther. 2018;11:5865-5872. doi:10.2147/OTT.S155438.

45. Clabbers JMK, Boers-Doets CB, Gelderblom H, et al. Xerosis and pruritus as major EGFRI-associated adverse events. Support Care Cancer. 2016;24(2):513-521. doi:10.1007/s00520-015-2781-y.

46. Fakih M, Vincent M. Adverse events associated with anti-EGFR therapies for the treatment of metastatic colorectal cancer. Curr Oncol. 2010;17(1):S18-S30. doi:10.3747/co.v17is1.615.

47. Beech J, Germetaki T, Judge M, et al. Management and grading of EGFR inhibitor-induced cutaneous toxicity. Future Oncol. 2018;14(24):2531-2541. doi: 10.2217/fon-2018-0187.

# Preservação de Fertilidade em Mulheres com Diagnóstico Oncológico

João Antonio Dias Junior
Vinícius Marcon Bassega
Maurício Simões Abrão

## DESTAQUES

- Grande percentual dos cânceres em mulheres é diagnosticado em idade reprodutiva ou apresenta-se em idade pré-púbere.
- O câncer de mama é o diagnóstico mais frequente em mulheres que procuram informações sobre a preservação da fertilidade.
- Cerca de 40% das mulheres submetidas à quimioterapia evoluirão com falência ovariana prematura.
- Entre as alternativas para a preservação de fertilidade de pacientes com risco de falência ovariana, destacam-se a administração de análogos de GnRH, a criopreservação de embriões, de oócitos ou, ainda, de tecido ovariano.
- O tratamento escolhido deve ser individualizado, sempre visando ao sucesso na preservação da fertilidade, mas sem prejudicar o prognóstico oncológico.

## INTRODUÇÃO

A oncofertilidade é uma nova área de conhecimento, que estuda os impactos reprodutivos do câncer e sua terapêutica sobre a fertilidade humana, o que objetiva a discussão e o manejo da preservação da fertilidade, além do suporte a problemas relacionados ao tratamento, como: disfunções sexuais, disfunções hormonais, complexidade na escolha do método contraceptivo e necessidade de suporte psicológico. No que tange à preservação da fertilidade feminina, tratamentos como o congelamento de embriões, de óvulos e do tecido ovariano já não são considerados experimentais, com estudos em todos os continentes, o que mostra a efetividade desse tipo de abordagem com objetivos de preservação da fertilidade.

Nas mulheres, o principal efeito dos diferentes tratamentos anti-neoplásicos é o dano à *reserva ovariana*. Sabemos que as mulheres nascem com aproximadamente 2 milhões de folículos ovarianos primordiais e que, no momento da primeira menstruação, já ocorreu atresia de grande parte deles, de forma a permanecer, aproximadamente, 500 mil. Os mecanismos de seleção oocitária cíclicos que possibilitam a ovulação de apenas um óvulo, no momento da ovulação ocorrem paralelamente à atresia mensal de cerca de mil folículos primordiais (que contêm oócitos em prófase I). Como não existe reconstituição desse tecido, sabemos que, quando as mulheres apresentam aproximadamente 38 anos, elas têm, em seus ovários, um número de 25 a 50 mil folículos primordiais e que, nessa fase, a fertilidade natural passa a diminuir de maneira expressiva.

A abordagem para as mais diferentes formas de câncer tem apresentado uma evolução muito grande nas últimas décadas. Por meio de diagnósticos cada vez mais precisos e de tratamentos mais eficazes, um número crescente de pacientes apresenta-se curada da doença. Essas pacientes podem ser submetidas a tratamentos adjuvantes (quimio ou radioterapia), e essa terapêutica pode diminuir a função e a reserva ovariana, o que provoca diminuição da secreção hormonal, irregularidades menstruais ou mesmo amenorreia, falência ovariana prematura e infertilidade.[1] Tratamentos como quimio e radioterapia aceleram o "envelhecimento ovariano".

O câncer acomete mulheres em diferentes faixas etárias. Grande parte dessas pacientes está em idade reprodutiva ou apresenta-se em idade pré-púbere. Estima-se que 1 em cada 250 pessoas em todo o mundo sobreviveu a uma neoplasia maligna na infância.[2] Para todos os tipos de cânceres combinados, a taxa de sobrevida em 5 anos em crianças é de, aproximadamente, 70% a 75%.[3,4]

Na mulher, o câncer de mama é a neoplasia com maior prevalência durante a menacme. Nos últimos anos, grandes avanços em seu tratamento possibilitaram maior taxa de detecção precoce, melhores tratamentos e maior sobrevida e taxa de cura. Mais de 90% das neoplasias de mama são diagnosticadas como doença local ou regional. Essas formas apresentam taxa de sobrevida em 5 anos de 97% a 79%, respectivamente.[5] Estima-se que cerca de 25% das mulheres com diagnóstico de câncer de mama estão em idade pré-menopausal, sendo que 7% são diagnosticadas antes de completarem 40 anos.[6]

Outra neoplasia frequente na mulher em vida reprodutiva é o câncer de colo uterino. Anualmente, cerca de 500 mil mulheres são acometidas por câncer cervical em todo o mundo.[7] Cerca de metade delas tem menos de 35 anos no momento do diagnóstico. Grande parte dessas mulheres recebe radioterapia na região pélvica como parte do tratamento e está em maior risco de falência ovariana.[8]

Além do uso de quimioterapia para tratamento de neoplasias, a radioterapia e o transplante de células-tronco hematopoéticas têm sido cada vez mais utilizados para condições benignas com sucesso, fato que expõe um maior número de pessoas à diminuição da reserva ovariana.[9]

Outro conceito importante a se abordar é o de que a volta aos ciclos menstruais após o final do tratamento oncológico não representa obrigatoriamente a volta à fertilidade. Estudos mostram que pacientes que fizeram tratamentos oncológicos e voltaram a menstruar, apresentam diminuição da reserva ovariana e impacto na qualidade oocitária, de forma a incrementar, assim, suas chances de infertilidade.[97]

## RISCO DE INFERTILIDADE ASSOCIADO AOS TRATAMENTOS DE DOENÇA ONCOLÓGICA

Relativamente ao impacto dos vários tratamentos da doença oncológica, sabe-se que poderão influenciar a fertilidade por meio de um ou mais dos seguintes mecanismos:

- Gonadotoxicidade direta, quando ocorre lesão direta do ovário; este mecanismo intervém devido ao efeito dos agentes antineoplásicos alquilantes ou da radioterapia pélvica;
- Gonadotoxicidade indireta, quando as alterações são ao nível do funcionamento do eixo hipotálamo-hipófise-gónadas, como poderá acontecer após radioterapia craniana;
- Alterações ao nível da função uterina, que pode ser causadas por irradiação pélvica ou por alguns tipos de cirurgia do aparelho reprodutor feminino.

No caso específico da terapêutica antineoplásica na mulher, a toxicidade direta no ovário pode acontecer por depleção direta do *pool* folicular, (por exemplo: agentes alquilantes), também por efeitos a nível celular mediados por estresse oxidativo (por exemplo: ciclofosfamida e antraciclinas) ou, ainda, por toxicidade vascular (por exemplo: doxorubicina).[17] A radioterapia, de uma forma geral, só é condicionadora da fertilidade quando são irradiadas as gónadas (ovários), eixo hipotálamo-hipófise ou o útero.

## FATORES DE RISCO EM ONCOLOGIA RELACIONADOS COM A DIMINUIÇÃO DA RESERVA OVARIANA

De modo geral, cerca de 40% das mulheres que são submetidas à quimioterapia evoluirão com falência ovariana prematura. Há fatores que exercem proteção e outros que favorecem a ocorrência desse fenômeno. Podemos organizar em três grandes grupos: fatores relacionados ao próprio paciente (idade e reserva ovariana da paciente no momento do diagnóstico), fatores relacionados aos tratamentos realizados (radioterapia pélvica, tipo e dose de quimioterapia) e fatores relacionados ao tipo de câncer (pacientes com mutações de BRCA I apresentam menor reserva ovariana).

## Quimioterapia

Há grande variedade de drogas que são utilizadas como tratamento quimioterápico para as mais diferentes doenças. Estas substâncias apresentam mecanismos de ação distintos e, consequentemente, riscos diferentes de lesão ovariana. Agentes alquilantes, como a ciclofosfamida e o busulfan, são mais gonadotóxicos do que os outros agentes comumente utilizados para o tratamento de câncer.[12] A incidência de amenorreia provocada por ciclofosfamida chega a 68%.[13] Além disso, a dose utilizada no tratamento também exerce papel importante. Identificou-se maior risco de amenorreia em pacientes submetidas a tratamento no qual a dose acumulada de ciclofosfamida foi superior a 10 g.[14]

Cerca de 40% das mulheres com diagnóstico de câncer de mama evoluem com amenorreia após 6 meses de tratamento com antraciclina somado a ciclofosfamida. Esse valor decai para 35% se considerarmos um controle após 28 meses. Se nesse tratamento é adicionado paclitaxel, os respectivos valores são de 29% e 9%, porém, sem diferença estatística.[15]

## Radioterapia

A radioterapia também é um importante fator de risco para falência ovariana prematura. Apesar de a radioterapia interromper o ciclo celular normal e do fato dos oócitos estarem mitoticamente inativos, o dano provocado por esse tipo de tratamento ocorre, provavelmente, por indução de apoptose celular.[16]

Estima-se que 95% das mulheres jovens ou crianças expostas a uma radiação total de 20 Gy evoluam com infertilidade.[17] O tratamento com radioterapia abdominal externa por tumor intra-abdominal causa falência ovariana em 71% das pacientes e 26% evoluem com menopausa precoce (Quadro 85.1).

## Idade da paciente e sua reserva ovariana

Pacientes mais jovens e dentro da mesma faixa etária daquelas que apresentam melhor reserva ovariana são mais resistentes à quimioterapia, talvez por conter maior número de folículos ovarianos em relação a mulheres de idade mais avançada. Dessa

## Quadro 85.1. Risco de falência ovariana prematura de acordo com a dose de radioterapia e fármacos utilizados

| Risco elevado (> 80%) | Irradiação corporal total ou radiação direta sobre a pelve<br>QT para transplante de medula óssea<br>Doença de Hodgkin<br>Sarcoma (doença metastática)<br>Cancro da mama | Ciclofosfamida<br>Ifosfamida<br>Clormetina<br>Bussulfano<br>Melfalano<br>Procarbazina<br>Clorambucil |
| --- | --- | --- |
| Risco moderado | Leucemia mielobástica aguda<br>Osteossarcoma ou sarcoma de Ewing<br>Hepatoblastoma<br>Linfoma não Hodgkin ou doença de Hodgkin<br>Tumor cerebral: irradiação superior a 24 Gy | Cisplatina<br>Carboplatino<br>Doxorrubicina |
| Risco baixo (< 20%) | Leucemia linfobástica aguda<br>Tumor de Willms<br>Sarcoma (estádio 1)<br>Tumores de células germinativas (sem radioterapia)<br>Retinobastoma<br>Tumor cerebral: irradiação inferior a 24 Gy | Vincristina<br>Metotrexato<br>Dactinomicina<br>Bleomicina<br>Mercaptopurina<br>Vimblastina |

Fonte: Adaptado de Sociedade Brasileira de Reprodução Humana, 2016.

forma, a incidência de falência ovariana prematura em mulheres mais jovens é menor.[18] Em ciclo de ciclofosfamida, metotrexato, fluouracil, 40% das mulheres com idade até 40 anos evoluíram com amenorreia, enquanto o valor foi de 76% para aquelas com mais de 40 anos de idade.[19]

A avaliação da reserva ovariana em pacientes submetidas a ciclos de ciclofosfamida por doenças como lúpus eritematoso sistêmico demonstrou aumento significativo dos riscos de falência ovariana naquelas que iniciaram seu tratamento após os 30 anos de idade.[20]

Mulheres pré-puberes apresentam melhor prognóstico do que as que já apresentaram menarca em relação ao risco de falência ovariana, após o tratamento com transplante de medula óssea. Em um grupo de pré-puberes submetidas à quimioterapia e radioterapia, quanto mais jovem a paciente na época do transplante, menor foi o risco de falência ovariana.[21]

## TIPO DE NEOPLASIA

### Transplante de medula óssea

Estudos indicam um risco entre 30% e 43% de falência ovariana em mulheres submetidas à quimioterapia e radioterapia para transplante de medula óssea.[22,23] No entanto, mesmo nas pacientes que permaneceram com ciclos menstruais espontâneos após o tratamento, houve elevação de hormônio folículo estimulante (FSH), LH, diminuição de inibina B e menor volume ovariano.[23]

### Câncer de mama

Assim como para os outros tipos de câncer, a idade, a dose e o tipo de quimioterapia influenciam o risco de falência ovariana, após o tratamento de câncer de mama.

Em pacientes com menos de 40 anos de idade com diagnóstico de câncer de mama em estádio inicial, 54% evoluíram com amenorreia após 6 a 12 ciclos de quimioterapia (ciclofosfamida, metotrexato e 5-fluouracil). Em 23% dessas pacientes, os ciclos menstruais retornaram posteriormente. Já em pacientes com mais de 40 anos, 96% evoluíram com amenorreia e, destas, 92% nunca voltaram a menstruar.[24]

O risco de amenorreia em pacientes pré-menopausadas quando submetidas à quimioterapia com adriamicina e ciclofosfamida por 12 semanas é de cerca 34%. No entanto, esse risco se eleva para 69% se o tratamento for realizado com ciclofosfamida via oral durante 6 meses.[25]

Pacientes com câncer de mama com mutação do BRCA I apresentam menor reserva ovariana e maior chance de falência ovariana ao final do tratamento quimioterápico.

## Diagnóstico da falência ou da diminuição da reserva ovariana

Os folículos ovarianos apresentam duas funções básicas: gametogênese, que possibilita a fertilidade potencial, e esteroidogênese, com a produção de hormônios sexuais que regulam o ciclo menstrual, além de aspectos morfofuncionais do aparelho geniturinário. Sabemos, ainda, que presença de ciclos menstruais regulares não indica adequada reserva ovariana, uma vez que o ovário apresenta a capacidade de manter a frequência de ciclos ovulatórios apesar de um decréscimo contínuo do número e da qualidade oocitária.[26] O potencial de fertilidade em pacientes do sexo feminino está relacionado ao número total e à qualidade dos folículos primordiais presentes nos ovários; essas características referem-se a reserva ovariana.

Nos últimos anos, graças ao crescimento da disponibilidade de técnicas de reprodução assistida (TRA), inúmeros testes laboratoriais foram desenvolvidos com o objetivo de predizer a reserva ovariana, que é um conceito desenvolvido para se prognosticar a resposta ovariana à hiperestimulação ovariana controlada (HOC), com gonadotrofinas exógenas. Podemos afirmar que uma paciente apresenta reserva ovariana normal quando, em condições normais, produz de dez a quinze folículos ovarianos após a HOC. Há testes sanguíneos como o FSH, LH, inibina B, fator anti-mülleriano e estrogênio. Há, também, exames de imagem, como o ultrassom, que podem avaliar o volume do ovário.

### FSH

A concentração sanguínea de FSH, quando dosada nos primeiros dias do ciclo menstrual (até o 5º dia) é considerada um indicador indireto da reserva ovariana, e depende de um eixo hipotálamo-hipófise-ovário intacto. A avaliação do FSH é o teste mais utilizado na prática clínica.[27]

Uma dificuldade presente no uso do FSH é a de se determinar o nível de corte para o diagnóstico de falência ovariana. Claramente, níveis de FSH muito elevados apresentam elevadas sensibilidade e especificidade para falência ovariana; porém, níveis intermediários ainda são controversos.

Em estudo que acompanhou mulheres com ciclos menstruais regulares, mas com diferentes níveis de FSH, identificou-se taxa de gestação espontânea de 65%, 47% e 28% para níveis de FSH < 10 IU/L, 10 a 15 IU/L e 15 a 20 IU/L, respectivamente. Apenas quando o FSH se apresentou acima de 20 IU/L é que se obteve uma clara queda na taxa de gestação, observada independentemente da idade.[28]

A elevação do FSH se relaciona à perda de gestações e à baixa taxa de nascimentos em pacientes submetidas à fertilização in vitro.[29]

Pacientes com câncer de mama apresentaram aumento significativo dos níveis de FSH durante a quimioterapia. Após 52 semanas, os níveis dessa gonadotrofina voltaram ao normal em todas as pacientes, porém, 25% daquelas com menos de 35 anos e 50% daquelas com mais de 35 anos permaneceram em amenorreia. Dessa forma, pode-se concluir que o nível de FSH dentro da normalidade não é garantia de função ovariana normal, e que há certa dificuldade por meio desse método para se avaliar a reserva ovariana.[30]

Em uma interessante metanálise sobre a utilização do FSH para avaliação da reserva ovariana, Broekmans et al.[27] salientaram que esse método não pode ser usado como elemento que contraindique a realização de TRA em pacientes com teste alterado, mas o FSH serve como um marcador para se prever uma pior resposta à estimulação ovariana e, consequentemente, uma menor chance de gravidez.[27]

## Estradiol

O estradiol é um hormônio sexual, da classe dos esteroides, produzido pelos folículos ovarianos. Pacientes com falência ovariana apresentarão diminuição dos níveis sanguíneos de estradiol.

Mulheres com menor reserva ovariana apresentam uma fase folicular mais curta. Isso se deve, provavelmente, a um recrutamento folicular mais avançado no 3º dia do ciclo. Essa seleção folicular antecipada é expressa por uma elevação no nível sérico de estradiol. Tal elevação da concentração sanguínea de estradiol nos primeiros dias do ciclo menstrual, por sua vez,

está associada a um decréscimo do número de oócitos e na taxa de gestação em pacientes sob tratamento de reprodução assistida.[31]

Os níveis de FSH, LH e estradiol foram avaliados em mulheres entre 24 e 50 anos, e identificou-se aumento na concentração de FSH coincidente ao aumento da idade, porém, houve uma pequena alteração no nível médio de estradiol, que permaneceu na faixa de normalidade durante a última década de vida reprodutiva. Houve um discreto aumento da concentração desse hormônio dentre as mulheres com 39 e 44 anos, o que suporta a hipótese anteriormente apresentada por Licciardi.[32]

Nas pacientes submetidas a ciclos de fertilização in vitro (FIV), o papel desse marcador é limitado por apresentar uma baixa capacidade preditiva sobre a resposta ovariana à estimulação com gonadotrofina exógena.[33]

## Inibina B

Inibinas são glicoproteínas que pertencem a família dos fatores de crescimento transformadores B. As inibinas A e B são formadas por uma subunidade alfa, comum a ambas, e uma subunidade beta, que pode ser do tipo beta A (presente na inibina A) ou beta B (presente na inibina B). São seletivamente responsáveis pela inibição pituitária da secreção de FSH por meio da inibição das ativinas.[34]

As fontes principais da inibina A são o corpo lúteo e a placenta e, assim, sua utilidade diagnóstica está relacionada a disfunções placentárias.

Em ciclos ovulatórios normais, a concentração sérica de inibina B é inversamente relacionada à concentração de FSH e aumenta insidiosamente no meio da fase folicular. Uma diminuição progressiva ocorre logo após a ovulação, e níveis baixos persistem durante a fase lútea. Esse comportamento por meio do ciclo permite assumir que a inibina B apresenta um papel no desenvolvimento folicular, o que reflete a função ovariana e a reserva folicular.[35] A inibina B deve ser coletada no terceiro dia do ciclo menstrual, na fase folicular inicial, uma vez que sua principal fonte são as células da granulosa de folículos em crescimento.[36]

Estudos geraram boas perspectivas em relação à inibina B para a predição de reserva ovariana. Foi demonstrado que pacientes com nível sérico dessa substância acima de 45 pg/mL apresentaram elevada resposta estrogênica e bom número de oócitos após estimulação ovariana, enquanto a taxa de cancelamento de ciclos foi três vezes maior entre pacientes com níveis séricos abaixo de 45 pg/mL.[37] Em pacientes inférteis, a inibina B apresentou relação inversa com o valor de FSH, ou seja, pacientes com concentração sérica de FSH elevada apresentaram diminuição da concentração sérica de inibina B, a qual apresentou relação direta com o número de folículos antrais; quanto maior o valor de inibina B, maior a quantidade de folículos antrais visualizados por ultrassonografia.[38]

A diminuição de inibina B foi identificada em mulheres com níveis normais de FSH, o que leva a crer que, possivelmente, o decréscimo de inibina B precede o aumento de FSH.[39]

Apesar das afirmações anteriores, em revisão sistemática, foi afirmado que a utilização desse marcador, como preditor de resposta ovariana levaria à exclusão desnecessária de mulheres com indicação para FIV. Além disso, mesmo com níveis muito baixos, a precisão na predição de má resposta seria apenas modesta, fato que o tornaria um marcador de menor valor, embora possa ser utilizado para aconselhamento.[27]

### Hormônio antimülleriano

O hormônio antimülleriano (HAM) é uma glicoproteína de 140 kilodaltons pertencente à família do TGFb (do inglês *transforming growth factor b*), e está envolvido em processos de crescimento e diferenciação. O papel biológico do HAM nas mulheres ainda não está estabelecido, mas dados sugerem que exerça ação pela modulação do recrutamento folicular e da esteroidogênese ovariana.[40,41] O HAM apresenta ação inibitória na população de folículos primordiais, com ação nas células da granulosa, o que inibe a enzima aromatase e limita o número de unidade foliculares recrutáveis.[42]

HAM começa a ser expresso pelas células da granulosa assim que os primeiros folículos primordiais são recrutados, o que acontece por volta da 36ª semana de vida intrauterina,[43] e apresenta-se em elevadas concentrações na puberdade.[40] Após a ativação do eixo hipotálamo-hipófise-ovário, sua expressão é mantida, e esse hormônio passa a ser indetectável no soro de pacientes menopausadas.[44]

A determinação do HAM tem sido proposta na prática clínica para predizer a reserva ovariana, pois sinaliza o conjunto de folículos inativos ou iniciais, ou seja, o estoque de folículos primordiais. Em outras palavras, o HAM é considerado um marcador que pode estimar a quantidade e a atividade de folículos recrutáveis em estágios iniciais de maturação, dessa forma, possibilita a predição da reserva ovariana.[40,42,45]

Em pacientes com diagnóstico de infertilidade, o valor de corte de HAM de 0,2 ng/mL apresentou sensibilidade de 87%, e especificidade de 64% na predição de resposta insatisfatória após indução de ovulação.[46] Pacientes com valores de HAM abaixo de 0,4 ng/mL necessitaram de maior dose de FSH recombinante durante indução de ovulação em relação a pacientes com valores de HAM acima de 0,7 ng/mL.[47]

A vantagem do HAM em relação ao FSH, à inibina B e ao estradiol, é que ele apresenta uma pequena variação em sua concentração sérica durante o ciclo menstrual e, como consequência, maior credibilidade e uniformidade, independentemente da fase do ciclo em que seria avaliado.[47,48]

Além dos estudos aqui citados, evidências indicaram que o HAM é um marcador sérico confiável da reserva ovariana. Detectou-se correlação direta entre nível sérico de HAM e contagem de folículos antrais à ultrassonografia.[49] Além disso, foi demonstrada uma associação entre a redução da concentração sérica de HAM e uma má resposta ovariana em pacientes submetidas à hiperestimulação ovariana para realização de FIV.[50]

### Contagem de folículos antrais

Outra possibilidade de se avaliar a reserva ovariana é por meio da contagem de folículos antrais, realizada por ultrassonografia. Embora seu valor não seja universalmente reconhecido, estudos demonstraram correlação significativa desse método com marcadores como FSH e estradiol[51], e com o HAM.[42]

Em avaliação experimental de preditores de idade ovariana, identificou-se superioridade da contagem de folículos antrais (diâmetros entre 2 mm e 10 mm) em relação a marcadores biológicos como estradiol, inibina B e FSH, embora uma forte correlação tenha sido estabelecida entre todos eles.[52]

Uma vez que a contagem de folículos possa ser realizada, facilmente, por meio de uma ultrassonografia de rotina, contagem de ao menos cinco folículos com mais de 6 mm parece ser um preditor adequado de boa resposta ao estímulo ovariano.[33]

Como percebemos, vários testes foram desenvolvidos com o objetivo de avaliar a reserva ovariana em pacientes eumenorreicas, mas, no momento, nenhum deles ainda nos traz resultados absolutos que possibilitam sua utilização como marcadores de diminuição da reserva ovariana. De maneira prática, os testes com maior aplicabilidade clínica são a dosagem de hormônio antimülleriano e a contagem de folículos antrais.

## PRESERVAÇÃO DA FERTILIDADE FEMININA

Há algumas alternativas de técnicas e/ou procedimentos que visam à preservação de fertilidade de pacientes com risco de falência ovariana devido à quimioterapia ou radioterapia; no entanto, a maioria desses procedimentos ainda necessita de maiores estudos para a validação de suas aplicações clínicas.

A American Society of Clinical Oncology (ASCO) recomenda que se referencie sempre para medicina reprodutiva o mais precocemente possível e, antes de iniciar tratamento, para todos os doentes que expressem desejo de preservação de fertilidade ou estejam em dúvidas sobre o assunto.[99]

Dentre esses métodos, destacamos cirurgias ginecológicas conservadoras, suspensão ovariana em casos de radioterapia pélvica, a administração de análogos de GnRH (GnRHa), a criopreservação de embriões, de oócitos ou, ainda, de tecido ovariano. Nos últimos anos, pesquisas demonstraram a efetividade clínica da criopreservaçao de oócitos e do tecido ovariano e, atualmente, essas técnicas já não são mais consideradas experimentais, o que deve, assim, fazer parte de nosso arsenal terapêutico.[99,100]

A criopreservação de embriões ainda é a técnica com resultados mais expressivos e estudados, no entanto, nem sempre é a melhor estratégia, já que existe um grande número de pacientes que não podem postergar o tratamento oncológico para serem submetidas a um ciclo de estimulação ovariana. Há pacientes que, na infância, ainda não apresentaram a menarca e, nesse grupo, a indução de ovulação e posterior FIV é impraticável. Adolescentes que não têm parceiro definitivo e deveriam fazer uso de doação de espermatozoide para preservar sua fertilidade são outro entrave. Outra barreira: a criopreservação de embriões pressupõe a necessidade de espermatozoides, de um banco de sêmen ou do parceiro, e essa situação pode trazer dificuldades de aceitação do ponto de vista religioso. No caso de parceiros, existe a possibilidade de separação do casal, o que inviabilizaria a utilização de embriões que são do casal e não só da paciente portadora de câncer.

Assim exposto, há alternativas que merecem ser discutidas com os pacientes.

### Tratamento cirúrgico conservador em neoplasias ginecológicas

A cirurgia conservadora depende, naturalmente, do tipo histológico do tumor e do seu estadiamento para qualquer um dos cânceres ginecológicos. A traquelectomia radical no câncer cervical poderá ser considerada em estádios 1A ou 1B1, assim como a anexectomia unilateral com eventual linfadenectomia em tumores *borderline* do ovário, tumores epiteliais invasivos bem diferenciados estádios 1A ou 1B ou tumores do ovário de células germinativas.[102] No adenocarcinoma do endométrio G1 estádio IA, a terapêutica com progestativos tem mostrado remissões completas em cerca de 55% dos casos[101], e pode ser considerada uma forma de tratamento oncológico conservador temporário para possibilidade de conceção, apesar de serem reportadas recorrência em 24% dessas doentes.[103] As pacientes devem ser esclarecidas de eventuais riscos e da necessidade de acompanhamento oncológico rigoroso.

### Uso de GnRHa

O mecanismo por meio do qual o GnRHa protege o ovário é discutível. Alguns autores propuseram que essa substância exerce proteção pelo bloqueio do eixo hipotálamo-hipófise-ovário. Outros autores defendem a hipótese de que uma redução no fluxo sanguíneo ovariano provocaria diminuição na quantidade de quimioterápicos que alcançam o ovário.[57] Um efeito direto do GnRHa no ovário também foi proposto. Receptores de GnRH foram identificados na superfície ovariana e nos folículos pré-ovulatórios.[58]

Em 2009, foi realizada uma metanálise que avaliou o uso de agonistas de GnRH durante a quimioterapia em pacientes com função gonadal normal. Demonstrou-se que o tratamento com GnRH, concomitante à quimioterapia, associa-se a um aumento de chance de cerca de 68% da paciente permanecer com função ovariana normal e de atingir uma gestação.[59]

Em pacientes com diagnóstico de câncer de mama com menos de 40 anos de idade, 89% permaneceram com ciclos menstruais regulares e 69% apresentaram ovulação espontânea quando GnRHa foi utilizado durante quimioterapia. Quando essa medicação não foi utilizada, os valores caíram para cerca de 33% e 25%, respectivamente.[60]

Alguns autores são contrários à supressão central com GnRHa durante a quimioterapia por defender que, uma vez que seus resultados não são absolutos no sentido da preservação da reserva ovariana, o oferecimento dessa alternativa exclusiva privaria a paciente de opções que apresentam comprovada eficácia, como a criopreservação de embriões, óvulos ou mesmo do tecido ovariano.[99] Também especula-se que GnRHa diminuem a eficácia da quimioterapia por meio de ação antiproliferativa e antiapoptótica nas células tumorais, especificamente naqueles tumores malignos sensíveis a hormônios, ou na elevação da gonadotoxicidade da quimioterapia por meio da redução de ação detoxificante de enzimas das células da granulosa.[61,62]

### Criopreservação

Criopreservação consiste no armazenamento de células viáveis a baixas temperaturas, geralmente -196 °C. Durante o processo de resfriamento ou aquecimento, podem ocorrer lesões celulares que inviabilizam sua sobrevivência. Uma vez que a célula atinja -196 °C, o risco de dano celular é mínimo.[63]

As duas técnicas mais utilizadas em laboratório são o congelamento lento controlado e a vitrificação. Esta última consiste em um processo ultrarrápido de congelamento, que submete o material a ser criopreservado da temperatura ambiente para -196 °C em menos de 1 segundo. Já o primeiro método necessita de horas para ser realizado, e é composto por várias etapas de resfriamento.

A seguir, são discutidas as diferentes possibilidades de materiais a serem criopreservados, e quais os resultados de cada técnica.

### Criopreservação de embriões

Por mais de duas décadas, a criopreservação de embriões apresentou um importante papel no tratamento de reprodução assistida, e foi amplamente utilizada no manejo do casal infértil. Tecnicamente, consiste em se realizar uma HOC, com a utilização de gonadotrofinas exógenas (u-HMG gonadotrofina humana obtida de urina de mulheres menopausadas, FSR recombinante, LH recombinante e gonadotrofina coriônica humana – hCG). Este processo dura de, aproximadamente, 10 a 14 dias e, ao seu final, realiza-se a coleta de óvulos por meio de uma punção ovariana guiada por ultrassonografia transvaginal. Na data da punção ovariana, obtêm-se os oócitos maduros (oócitos em metáfase II), os quais podem ser fertilizados por espermatozoides do marido ou de um doador anônimo.

Ao final do tratamento oncológico, o casal poderá fazer a transferência embrionária e, mesmo que a paciente esteja menopausada, poderemos preparar artificialmente o útero para receber os embriões.

O aspecto negativo desse tipo de abordagem é que, em teoria, pacientes com neoplasias estrogênio-sensíveis podem ter seu quadro agravado pela medicação utilizada durante a indução de ovulação. Além disso, esse processo dura 2 semanas, o que pode ser um entrave àquelas pacientes com necessidade de início imediato de tratamento oncológico.

A transferência de embriões congelados é prática frequente no tratamento de reprodução assistida. A taxa de implantação por embrião transferido é dependente da idade da paciente no momento do congelamento e da qualidade embrionária, o que varia entre 10% e 60% na dependência da idade da paciente e da qualidade do embrião criopreservado.

### Congelamento lento ou vitrificação

O congelamento lento foi, por muito tempo, a técnica mais utilizada para a criopreservação de embriões, enquanto nos últimos 10 anos, a vitrificação vem ganhando espaço e, atualmente, é preconizada por apresentar melhores resultados. Da mesma forma, essas crianças apresentaram crescimento e desenvolvimento mental similares.

A vitrificação, quando comparada ao congelamento lento, parece apresentar melhores resultados quando se trata de taxas de sobrevivência após implantação, tanto de embriões em fase de clivagem precoce, quanto em blastocistos. Além disso, o desenvolvimento de embriões criopreservados em estado de clivagem precoce (2° ou 3° dia após a fertilização) para blastocistos é maior quando se faz uso da técnica de vitrificação em comparação ao congelamento lento.[68]

## Criopreservação de oócitos maduros

Essa técnica consiste na coleta e armazenamento de oócitos maduros de mulheres previamente submetidas à indução de ovulação, por meio do uso de gonadotrofinas exógenas. A criopreservação de oócitos é reconhecida como uma opção de preservação de fertilidade para mulheres sem parceiros e não desejosas de fazer uso de espermatozoide de doador.[69,99,100]

Para se captarem oócitos maduros, faz-se necessária a realização de indução de ovulação. Pacientes com neoplasias sensíveis a hormônios podem ser expostas a maior risco se submetidas a esse procedimento. Além disso, a indução de ovulação retardaria duas semanas o início do tratamento para a doença de base.

A criopreservação de oócito humano maduro em estágio de metáfase II foi um grande desafio. O oócito é a maior célula do corpo humano e, somado a sua forma esférica, dificulta a distribuição de crioprotetores, de modo a expor a célula à maior risco de danos, tanto no resfriamento quanto no aquecimento. Sabemos que, nessas células, os cromossomos estão dispostos em fuso na região central do núcleo, graças ao *spindle* meiótico. Durante o processo de criopreservação, podem se formar cristais de gelo no interior do núcleo, o que danificaria esse *spindle*, o que possibilita, assim, anomalias na segregação dos cromossomos.[70]

As duas técnicas mais utilizadas para o congelamento consistem na vitrificação e no congelamento lento. A principal vantagem da primeira técnica consiste no fato de minimizar o risco de dano devido à elevada velocidade de resfriamento.[70] Foram identificadas taxas de sobrevivência após descongelamento entre 81% e 96%[71], e taxa de fertilização de 76%[72] em oócitos criopreservados por vitrificação. Melhores resultados foram encontrados com vitrificação em relação ao congelamento lento.[73-75]

A utilização dessa técnica parece não modificar a incidência de anormalidades congênitas. Identificou-se taxa entre 1,3% e 2,5% em recém-nascidos provenientes de vitrificação de oócitos. Essa taxa é a mesma encontrada na população geral com gestações naturais ou por tratamento de fertilização *in vitro*.[76,77]

Embora a infertilidade seja considerada um assunto relativo a um casal, câncer é uma doença individual. A criopreservação de oócitos preserva o potencial reprodutivo de uma pessoa e não de um casal.

A utilização de oócitos e não de embriões previne complicações advindas de separações de casais durante o tratamento de câncer, ou até de morte de um dos parceiros. Além disso, evita questões éticas e religiosas em relação ao armazenamento e descarte de embriões.

Ao final do tratamento oncológico, a paciente poderá fazer o descongelamento de seus óvulos, os quais serão fertilizados pelos espermatozoides do seu parceiro ou de um banco de sêmen de doador, e a transferência embrionária poderá ser realizada. Mesmo que a paciente esteja menopausada, poderemos preparar artificialmente o útero para receber os embriões.

## ASPECTOS PRÁTICOS RELACIONADOS À ESTIMULAÇÃO DA OVULAÇÃO: COMO DIMINUÍMOS O TEMPO PARA O FINAL DO TRATAMENTO E DIMINUÍMOS NÍVEIS ESTROGÊNICOS DURANTE ESSE PROCEDIMENTO?

Todo este processo de estimulação da ovulação, até a coleta de óvulos, dura, em média, 10 a 14 dias. O início do tratamento oncológico pode acontecer imediatamente após o término desse processo. Neste sentido, a decisão sobre esta espera deve ser discutida entre médico oncologista, um especialista em medicina reprodutiva e a paciente, e deve levar em consideração que, em alguns casos, não é possível protelar o início do tratamento oncológico.

Novos conhecimentos sobre a fisiologia ovariana permitiram que a estimulação da ovulação possa se iniciar no mesmo dia em que a paciente foi referenciada para o centro de reprodução assistida, independentemente da fase do ciclo menstrual em que a paciente se encontra; é o que chamamos de *random-start*. Com essa possibilidade, não precisamos mais esperar a paciente menstruar para iniciar o estímulo e, assim, diminuímos de maneira significativa o tempo entre o encaminhamento da paciente para preservar sua fertilidade e a volta ao centro de oncologia para iniciar seu tratamento. Desse modo, em casos de congelamento de óvulos ou de embriões, em média duas semanas após o encaminhamento da paciente para o centro de reprodução assistida a paciente poderá iniciar seu tratamento oncológico.

Durante a estimulação convencional, atingem-se níveis suprafisiológicos de estradiol, e há o potencial risco de estimulação hormonal das células tumorais nas doenças hormônio-dependentes. No entanto, a associação de letrozol ou tamoxifeno durante a estimulação permite manter o nível de estradiol em níveis semelhantes aos fisiológicos, mesmo durante a hiperestimulação da ovulação, o que minimiza eventuais riscos do hiperestrogenismo sobre doenças hormônio-dependentes, como alguns casos de câncer da mama.

## Maturação *in vitro* de oócitos imaturos

Em condições fisiológicas, a maioria dos folículos ovarianos encontra-se em estado primordial, ou seja, na forma de oócitos imaturos. Dessa forma, uma estratégia de preservação de fertilidade consiste na coleta de oócitos imaturos de ciclos menstruais não estimulados, por meio de punção ou de biópsias de tecido ovariano. Assim, o material a ser maturado e criopreservado poderia vir da coleta de óvulos imaturos por meio da aspiração dos folículos primordiais (guiado por ultrassom), ou poderia vir da maturação de óvulos imaturos obtidos do tecido ovariano retirado da paciente, para congelamento do tecido ovariano. Com esse material, realiza-se a maturação *in vitro* desse oócito, e se criopreserva nessa forma ou se realiza a FIV, e armazena-se em forma de embrião.[78,79]

Tanto para animais domésticos quanto para humanos, a tecnologia necessária para a maturação *in vitro* de oócitos em estágio primordial ainda está longe de ser um sucesso.[80]

Há grande dificuldade técnica para a realização de cultura desse material. Frequentemente, há quebra da arquitetura do folículo. Outro obstáculo está presente na extração e no isolamento do folículo primordial do tecido ovariano. É um desafio se evitar danos, tanto à membrana quanto aos compartimentos foliculares internos.[80]

Uma alternativa que tem apresentado melhores resultados consiste na estimulação dos folículos imaturos pela administração de FSH ou gonadotrofina coriônica humana, até a formação de folículos antrais. Nesse momento, é realizada a coleta desses oócitos, seguida pela maturação *in vitro*. Mais de 300 crianças saudáveis foram geradas por essa técnica, e estudos têm demonstrado não haver aumento de risco nas gestações, nos partos ou na saúde dos recém-nascidos.[80]

Essa estratégia é um avanço àquela paciente que apresenta uma neoplasia na qual a exposição à hor-

monoterapia ou o retardo para o início do tratamento radio/quimioterápico para indução de ovulação pode piorar o prognóstico. Um ciclo de estimulação necessita de 10 a 14 dias para conseguir extrair oócitos maduros; por meio da extração de oócitos imaturos, esse tempo cai para 2 a 10 dias.[78]

Em estudo piloto com maturação *in vitro*, seguido por vitrificação de oócito, foi encontrada uma taxa de nascidos vivos entre 10% e 20% por ciclo.[81]

## Criopreservação de tecido ovariano

A criopreservação de tecido ovariano visa à preservação de fertilidade em mulheres com risco de falência de suas funções reprodutivas. O tecido ovariano pode ser coletado via laparoscópica ou laparotômica, com a realização de inúmeras biópsias, ou por meio da ooforectomia parcial uni ou bilateral, seguida por criopreservação. O tecido extraído, em tese, pode ser autotransplantado em algum momento no futuro, ou servir como uma fonte de folículos para fertilização *in vitro*.[80]

A coleta de tecido ovariano oferece vantagens em relação à criopreservação de oócitos e de embriões, pois pode ser realizada rapidamente, sem necessidade estimulação da ovariana previa, fator que evita a demora em se iniciar o tratamento oncológico. Além disso, não é necessário que a paciente tenha um parceiro para a doação de espermatozoides, como ocorre na criopreservação de embriões.[80]

Crianças apresentam uma grande reserva de folículos primordiais e podem se beneficiar desse método. Como vantagem, não há preocupação em se estimular uma neoplasia sensível a hormônio, uma vez que a estimulação ovariana não é necessária.[82] Além disso, é uma técnica que pode restaurar não apenas a fertilidade, mas também a função hormonal.[83]

Pacientes com a mutação do gene BRCA-1 apresentam risco de desenvolvimento de câncer de ovário da ordem de 60% durante a vida, e entre 80% e 90% de risco de desenvolvimento de câncer de mama. A presença do gene BRCA-2 relaciona-se a risco da ordem de 10% a 20% para câncer de ovário. Frequentemente, as pacientes com esse tipo de mutação são submetidas à ooforectomia profilática. Esse tecido ovariano retirado pode ser criopreservado para resguardar a fertilidade futura, o que leva em consideração, obviamente, a transmissão desse fator para a prole.[84]

Pacientes submetidas à ooforoplastia por endometriose ou cistos de ovário benignos podem apresentar diminuição da reserva ovariana. Pedaços livres de doença do córtex ovariano costumam ser retirados durante o procedimento, e poderiam ser isolados e criopreservados, de forma a visar a um possível uso futuro.[80]

Uma desvantagem da criopreservação de tecido ovariano é a necessidade de se realizar um procedimento cirúrgico para retirada do tecido ovariano, além do fato de que há um pequeno número de gestações descritas no mundo advindas desse tipo de tratamento.

Outro aspecto que deve ser levado em consideração consiste na dúvida quanto à possibilidade de utilizar esse método para pacientes com diagnóstico de leucemias, de câncer de mama ou outras neoplasias com risco de metástase ovariana, devido ao risco de se reinserirem células neoplásicas na paciente. Também não é claro se a criopreservação de tecido ovariano pode ser utilizada em mulheres com neoplasias estrógeno-dependentes.

Quanto ao tipo de criopreservação, diferentemente do congelamento de oócitos e de embriões, cuja vitrificação mostra resultados superiores, nos casos de congelamento de tecido ovariano a técnica de congelamento lento ainda mostra resultados superiores.

Estudos iniciais demonstraram uma taxa de apenas 10% de sobrevivência de folículos após congelamento de tecido ovariano. Na década de 1990, crioprotetores mais eficazes tornaram-se disponíveis, o que levou a maior sucesso na criopreservação de tecido ovariano, transplante e restabelecimento de função em animais.[86,87] Em 2004, foi descrito o primeiro embrião proveniente de fragmento de tecido ovariano transplantado de forma heterotópica.[88]

A criopreservação de tecido ovariano é uma técnica, atualmente, não mais considerada como apenas experimental.[99] Até o ano de 2017 foram relatados mais de 130 nascidos vivos após transplante ortotópico de tecido ovariano. Esta técnica tem evidenciado sucesso em caso de pacientes com diagnóstico de patologias malignas e não malignas que precisarão ser submetidos a terapia gonadotóxica.

## Transplante do tecido ovariano

Uma das maiores preocupações da criopreservação de tecido ovariano, seguida por seu transplante, consiste na reimplantação de tumores ocultos. Deve-se sempre realizar uma pesquisa histológica e/ou com imunoistoquímica, de forma a identificar micrometástases no tecido ovariano coletado. Quando há elevado risco de acometimento ovariano ou quando células neoplásicas são identificadas, pode-se tentar a maturação de folículos in vitro.

Quando a doença inicial apresenta elevado risco de metástases, essa técnica não deve ser utilizada, porém, a maioria dos tumores que afetam mulheres em período reprodutivo apresenta baixo risco de acometimento ovariano. São exceções as leucemias, linfoma de Burkit e neuroblastoma.[9]

O acometimento ovariano com linfoma de Hodgkin é extremamente raro.[91] Em câncer de colo de útero escamoso, o risco de acometimento ovariano é menor que 1%, porém, é entre 1,7% e 12,5% em adenocarcinomas – exceção feita ao câncer de mama de estádio avançado; o risco de metástase ovariana também é pequeno naquelas portadoras de câncer de mama em estádios iniciais.

## Transplante ortotópico ou heterotópico

Há basicamente duas opções para se transplantar o tecido ovariano. Uma delas é o transplante ortotópico, ou seja, na cavidade pélvica no mesmo local de onde ele foi retirado. Essa técnica apresenta a vantagem de possibilitar uma gestação natural. Como ponto negativo, existe a necessidade de uma nova videolaparoscopia com anestesia geral. Há a opção de transplantar o tecido ovariano em tiras sobre um ovário remanescente[92] ou abaixo de incisão peritoneal.[93]

Uma segunda opção seria a realização de transplante em regiões como o subcutâneo, também conhecido como transplante heterotópico. Não há necessidade de anestesia geral ou cirurgia abdominal; além disso, a monitorização folicular é facilitada, assim como também seria a remoção desse tecido transplantado, caso fosse necessário.[82] Em pacientes com pelve previamente irradiada ou com algum outro fator que possa indicar dificuldade de abordagem cirúrgica, a opção de transplante em subcutâneo torna-se atraente.

Alguns autores confirmaram que o transplante heterotópico é capaz de restabelecer a função ovariana, mas se sabe que esse tecido tem curto período de funcionamento.[96]

Atualmente, o transplante ortotópico tem sido o mais estudado e o que apresenta melhores resultados, logo, é o mais indicado.[99]

## CONCLUSÃO

A evolução da abordagem do câncer das últimas décadas resultou em maior eficácia no diagnóstico e tratamento, fato que proporciona um número crescente de pacientes curados da doença.

Como o câncer acomete indivíduos em diferentes faixas etárias, uma parcela significativa desses pacientes é composta por mulheres em idade reprodutiva ou pré-púberes.

O tratamento oncológico, frequentemente, apresenta risco elevado de diminuição da reserva ovariana, o que coloca em risco a função ovariana, assim como o futuro reprodutivo dessas pacientes.

Ao se tratar de quimioterapia, há drogas, como a ciclofosfamida, que apresentam elevada relação com falência ovariana.

As pacientes e seus tratamentos devem ser individualizados e, se possível, deve-se optar por tratamentos mais seguros em relação ao futuro reprodutivo, desde que isso não prejudique o prognóstico oncológico.

Marcadores são utilizados para avaliar a reserva ovariana. Entre eles, destacam-se o FSH, LH, estradiol, o HAM e a inibina. A ultrassonografia também pode ser utilizada por meio da avaliação do volume ovariano ou da contagem de folículos antrais.

Há diferentes formas de se preservar a fertilidade. O uso de GnRHa é opção válida, mas não exclui o risco de falência ovariana. As TRA trouxeram um novo capítulo para a abordagem dos pacientes oncológicos. A criopreservação de embriões de óvulos e do tecido ovariano, atualmente, são as técnicas reconhecidas pela American Society of Reproductive Medicine.

## REFERÊNCIAS

1. Schmidt KT, Larsen EC, Andersen CY, et al. Risk of ovarian failure and fertility preserving methods in girls and adolescents with a malignant disease. International Journal of Obstetrics and Gynaecology. 2009;1471-528.

2. Bleyer WA. The impact of childhood cancer on the United States and the world. CA Cancer J Clin. 1990;40:355-67.

3. Gatta G, Capocaccia R, Coleman MP, et al. Childhood cancer survival in Europe and the United States. Cancer. 2002;95:1767-72.

4. Edgar AB, Morris EMM, Kelnar CJK, et al. Long-term follow-up of survivors of childhood cancer. Endocr Dev. 2009;15:159-80.

5. Ghafoor A, Jemal A, Ward E, et al. Trends in breast cancer by race and ethnicity. Cancer J Clin. 2003;53:342-55.

6. Hankey BF, Miller B, Curtis R, et al. Trends in breast cancer in younger women in contrast to older women. J Natl Cancer Inst Monogr. 1994;16:7-14.

7. Waggoner SE. Cervical cancer. Lancet. 2003;361:2217-25.

8. Keys HM, Bundy BN, Stehman FB, et al. Cisplatin, radiation, and adjuvant hysterectomy compared with radiation and adjuvant hysterectomy for bulky stage IB cervical carcinoma. N Engl J Med. 1999;340:1154-61.

9. Sonmezer M, Oktay K. Fertility preservation in female patients. Hum Reprod Update. 2004;10:251-66.

10. Laml T, Schulz-Lobmeyr I, Obruca A, et al. Premature ovarian failure: Etiology and prospects. Gynecol Endocrinol. 2000;14:292-302.

11. Hensley M, Reichman B. Fertility and pregnancy after adjuvant chemotherapy for breast cancer. Crit Rev Oncol Hematol. 1998;28:121-8.

12. Meirow D. Reproduction post-chemotherapy in young cancer patients. Mol Cell Endocrinol. 2000;169:123-31.

13. Sonmezer M, Oktay K. Fertility preservation in young women undergoing breast cancer therapy. Oncologist. 2006;11:422-34.

14. Park MC, Park YB, Jung SY, et al. Risk of ovarian failure and pregnancy outcome in patients with lupus nephritis treated with intravenous cyclophosphamide pulse therapy. Lupus. 2004;13:569-74.

15. Reh A, Oktem O, Oktay K. Impact of breast cancer chemotherapy on ovarian reserve: a prospective observational analysis by menstrual history and ovarian reserve markers. Fertil Steril. 2008;90:1635-9.

16. Wallace WHB, Thomson AB, Saran F, et al. Predicting age of ovarian failure after radiation to a field that includes the ovaries. Int J Radiat Oncol Biol Phys. 2005;62:738-44.

17. Lushbaugh CC, Casarett GW. The effects of gonadal irradiation in clinical radiation therapy: a review. Cancer. 1976;37:1111-20.

18. Nicholson HS, Byrne J. Fertility and pregnancy after treatment for cancer during childhood or adolescence. Cancer. 1993;71:3392-9.

19. Bines J, Oleske DM, Cobleigh MA. Ovarian function in premenopausal women treated with adjuvant chemotherapy for breast cancer. J Clin Oncol. 1996;14:1718-29.

20. Huong du L, Amoura Z, Duhaut P, et al. Risk of ovarian failure and fertility after intravenous cyclophosphamide. A study in 84 patients. J Rheumatol. 2002;29:2571-6.

21. Matsumoto M, Shinohara O, Ishiguro H, et al. Ovarian function after bone marrow transplantation performed before menarche. Arch Dis Child. 1999;80:452-4.

22. Sarafoglou K, Boulad F, Gillio A, et al. Gonadal function after bone marrow transplantation for acute leukemia during childhood. J Pediatr. 1997;130:210-6.

23. Larsen EC, Müller J, Schmiegelow K, et al. Reduced ovarian function in long-term survivors of radiation- and chemotherapy-treated childhood cancer. J Clin Endocrinol Metab. 2003;88:5307-14.

24. Bonadonna G, Valagussa P. Adjuvant systemic therapy for resectable breast cancer. J Clin Oncol. 1985;3:259-75.

25. Cobleigh M. Amenorrhea following adjuvant chemo- therapy for breast cancer. Proc Am Soc Clin Oncol. 1995;14:158.

26. Gosden RG. Follicular status at the menopause. Hum Reprod. 1987;2:617-21.

27. Broekmans FJ, Kwee J, Hendriks DJ, et al. A systema- tic review of tests predicting ovarian reserve and IVF outcome. Hum Reprod Updat. 2006;12:685-718.

28. Van Rooij IA, de Jong E, Broekmans FJ, et al. High follicle-stimulating hormone levels should not neces- sarily lead to the exclusion of subfertile patients from treatment. Fertil Steril. 2004;81:1478-85.

29. Levi AJ, Raynault MF, Bergh PA, et al. Reproductive outcome in patients with diminished ovarian reserve. Fertil Steril. 2002;76:666-9.

30. Yu B, Douglas N, Ferin MJ, et al. Changes in markers of ovarian reserve and endocrine function in young women with breast cancer undergoing adjuvant chemotherapy. Cancer. 2010;116:2099-105.

31. Licciardi FL, Liu HC, Rosenwaks Z. Day 3 estradiol serum concentrations as prognosticators of ovarian stimulation response and pregnancy outcome in pa- tients undergoing in vitro fertilization. Fertil Steril. 1995;64:991-4.

32. Lee SJ, Lenton EA, Sexton L, et al. The effect of age on the cyclical patterns of plasma LH, FSH, oestradiol and progesterone in women with regular menstrual cycles. Hum Reprod. 1988;3:851-5.

33. Carvalho BR, Silva AJR, Silva JCR, et al. Ovarian reserve evaluation: state of the of art. J Assist Reprod Genet. 2008;25:311-22.

34. Klein NA, Illingworth PJ, Groome NP, et al. Decreased inhibin B secretion is associated with the monotropic FSH rise in older, ovulatory women: a study of serum and follicular fluid levels of dimeric inhibin A and B in spontaneous menstrual cycles. J Clin Endocrinol Metab. 1996;81:2742-5.

35. Groome NP, Illingworth PJ, O'Brien M, et al. Measurement of dimeric inhibin B throughout the human menstrual cycle. Clin Endocrinol Metab. 1996;81:1401-5.

36. Hayes FJ, Hall JE, Boepple PA, et al. Clinical review 96: differential control of gonadotropin secretion in the human: endocrine role of inhibin. J Clin Endocrinol Metab. 1998;83:1835-41.

37. Seifer DB, Scott RT Jr, Bergh PA, et al. Women with declining ovarian reserve may demonstrate a decrease in day 3 serum inhibin B before a rise in day 3 follicle- -stimulating hormone. Fertil Steril. 1999;72:63-5.

38. Tinkanen H, Bläuer M, Laippala P, et al. Correlation between serum inhibin B and other indicators of the ovarian function. Eur J Obstet Gynecol Reprod Biol. 2001;94:109-13.

39. Seifer DB, Messerlian GL, Hogan JW, et al. Day 3 serum inhibin-B is predictive of assisted reproductive tech- nologies outcome. Fertil Steril. 1997;67:110-4.

40. Fanchin R, Schonäuer LM, Righini C, et al. Serum anti- -müllerian hormone is more strongly related to ovarian follicular status than serum inhibin B, estradiol, FSH and LH on day 3. Hum Reprod. 2003;18:323-7.

41. Durlinger AL, Kramer P, Karels B, et al. Control of pri- mordial follicle recruitment by anti-Müllerian hormone in the mouse ovary. Endocrinology. 1999;140:5789-96.

42. Visser JA, Themmen APN. Anti-müllerian hormone and folliculogenesis. Mol Cell Endocrinol. 2005;234:81-6.

43. Rajpert-De Meyts E, Jorgensen N, Graem N, et al. Expression of anti-Müllerian hormone during normal and pathological gonadal development: association with differentiation of Sertoli and granulosa cells. J Clin Endocrinol Metab. 1999;84:3836-44.

44. Weenen C, Laven JS, Von Bergh AR, et al. Anti-müllerian hormone expression pattern in the human ovary: potential implications for initial and cyclic follicle recruitment. Mol Hum Reprod. 2004;10:77-83.

45. Scheffer JB, Lozano DM, Frydman R, et al. Relationship of serum anti-müllerian hormone, inhibin B, estradiol and FSH on day 3 with ovarian follicular status. Rev Bras Ginecol Obstet. 2007;29:186-91.

46. Muttukrishna S, McGarrigle H, Wakim R, et al. Antral follicle count, anti-mullerian hormone and inhibin B: predictors of ovarian response in assisted reproductive technology? BJOG. 2005;112:1384-90.

47. La Marca A, S.Giulini, Tirelli A, et al. Anti-Müllerian hormone measurement on any day of the menstru- al cycle strongly predicts ovarian response in assis- ted reproductive technology. Human Reproduction. 2007;22:766-71.

48. Elgindy EA, El-Haieg DO, El-Sebaey A. Anti-Müllerian hormone: correlation of early follicular, ovulatory and midluteal levels with ovarian response and cycle outcome in intracytoplasmic sperm injection patients. Fertil Steril. 2007;89:1670-6.

49. de Vet A, Laven JS, de Jong FH, et al. Antimüllerian hormone serum levels: a putative marker for ovarian aging. Fertil Steril. 2002;77:357-62.

50. Van Rooij IA, Broekmans FJ, te Velde ER, et al. Serum anti-Mullerian hormone levels: a novel measure of ovarian reserve. Hum Reprod. 2002;17:3065-71.

51. Haadsma ML, Bukman A, Groen H, et al. The number of small antral follicles (2-6 mm) determines the outco-

me of endocrine ovarian reserve tests in a subfertile population. Hum Reprod. 2007;22:1925-31.

52. Scheffer GJ, Broekmans FJM, Looman CWN, et al. The number of antral follicles in normal women with proven fertility is the best reflection of reproductive age. Hum Reprod. 2003;18:700-6.

53. Bowen S, Norian J, Santoro N, et al. Simple tools for assessment of ovarian reserve (OR): individual ovarian dimensions are reliable predictors of OR. Fertil Steril. 2007;88:390-5.

54. Syrop CH, Dawson JD, Husman KJ, et al. Ovarian volume may predict assisted reproductive outcomes better than follicle stimulating hormone concentration on day 3. Hum Reprod. 1999;14:1752-6.

55. Lass A, Brinsden P. The role of ovarian volume in reproductive medicine. Hum Reprod Update. 1999;5:256-66.

56. Ethics Committee of the American Society for Reproductive Medicine. Fertility preservation and reproduction in cancer patients. Fertil Steril. 2005;83:1622-8.

57. Jarvela IY, Sladkevicius P, Kelly S, et al. Effect of pituitary down-regulation on the ovary before in vitro fertilization as measured using three dimensional power Doppler ultrasound. Fertil Steril. 2003;79:1129-35.

58. Choi JH, Gilks CB, Auersperg N, et al. Immunolocalization of gonadotropin-releasing hormone (GnRH)-I, GnRH-II, and type I GnRH receptor during follicular development in the human ovary. J Clin Endocrinol Metab. 2006;91:4562-70.

59. Clowse MEB, Behera MA, Anders CK, et al. Ovarian preservation by GnRH agonists during chemotherapy: a meta-analysis. Journal of Women's Health. 2009;18:311-19.

60. Badawy A, Elnashar A, El-Ashry, et al. Gonadotropin-releasing hormone agonists for prevention of chemotherapy-induced ovarian damage: prospective randomized study. Fertil Steril. 2009;91:694-7.

61. Toft E, Becedas L, Soderstrom M, et al. Glutathione transferase isoenzyme patterns in the rat ovary. Chem Biol Interact. 1997;108:79-93.

62. Oktay K, Sonmezer M, Oktem O. Ovarian cryopreservation versus ovarian suppression by GnRH analogues: Primum non nocere: Reply. Hum Reprod. 2004;19:1681-3.

63. Vajta G, Kuwayama M, Vanderzwalmen P. Disadvantages and benefits of vitrification. In: Tucker MJ, Liebermann J, editors. Vitrification in assisted reproduction a user's manual and trouble shooting guide. London: Informa UK; 2007.

64. Redlara.com. Rede Latino Americana de Reprodução Assistida, 2006. Disponível em: http://www.redlara.com. Acesso em: 23 nov 2011.

65. Donnez J, Martinez-Madrid B, Jadoul P, et al Ovarian tissue cryopreservation and transplantation: a review. Hum Reprod Update. 2006;12:519-35.

66. Wennerholm UB, Soderstrom-Anttila V, Bergh C, et al. Children born after cryopreservation of embryos or oocytes: a systematic review of outcome data. Hum Reprod. 2009;24:2158-72.

67. Kolibianakis E, Venetis C, Tarlatzis B. Cryopreservation of human embryos by vitrification or slow freezing: which one is better? Curr Opin Obstet Gynecol. 2009;21:270.

68. Kolibianakis EM, Venetis CA, Tarlatzis BC. Cryopreservation of human embryos by vitrification or slow freezing: which one is better? Current Opinion in Obstetrics and Gynecology. 2009;21:270-4.

69. Lee S, Schover L, Partridge A, et al. American Society of Clinical Oncology recommendations on fertility preservation in cancer patients. J Clin Oncol. 2006;24:2917.

70. Kuwayama M, Cobo A, Vajta G. Vitrification of oocytes: general considerations and theuse of teh cryotop method. In: La Marca A, Stabile G, Artenisio AC, et al. Serum anti-müllerian hormone throughout the human menstrual cycle. Hum Reprod. 2006;21:3103-7.

71. Cobo A, Kuwayama M, Perez S, et al. Comparison of concomitant outcome achieved with fresh and cryopreserved donor oocytes vitrified by the cryotop method. Fertil Steril. 2008;89:165764.

72. Chian RC, Huang JY, Gilbert L, et al. Obstetric outcomes following vitrification of in vitro and in vivo matured oocytes. Fertil Steril. 2009;91:2391-8.

73. Huang JY, Chen HY, Tan SL, et al. Effect of choline-supplemented sodium-depleted slow freezing versus vitrification on mouse oocyte meiotic spindles and chromosome abnormalities. Fertil Steril. 2007;88:1093-100.

74. Huang J, Tulandi T, Holzer H, et al. Combining ovarian tissue cryobanking with retrieval of immature oocytes followed by in vitro maturation and vitrification: an additional strategy of fertility preservation. Fertil Steril. 2008;89:567-72.

75. Katayama K, Stehlik J, Kuwayama M, et al. High survival rate of vitrified human oocytes results in clinical pregnancy. Fertility and Sterility. 2003;80:223-4.

76. Hoyert DL, Mathews TJ, Menacker F, et al. Annual summary of vital statistics. Pediatrics 2004. 2006;117:168-83.

77. Chian R, Huang J, Tan S, et al. Obstetric and perinatal outcome in 200 infants conceived fromvitrified oocytes. Reproductive BioMedicine Online. 2008;16:608-10.

78. Rao G, Chian R, Son W, et al. Fertility preservation in women undergoing cancer treatment. Lancet. 2004;363:1829-30.

79. Huang J, Chen H, Park J, et al. Comparison of spindle and chromosome configuration in in vitro-and in vivo-matured mouse oocytes after vitrification. Fertility and Sterility. 2008;90:1424-32.

80. Varghese AC, Plessis SS, Falcone T, et al. Cryopreservation/transplantation of ovarian tissue and in

vitro maturation of follicles and oocytes: Challenges for fertility preservation. Reproductive Biology and Endocrinology. 2008;6:47.

81. Chian RC, Buckett WM, Tan SL. In-vitro maturation of human oocytes. Reprod Biomed Online. 2004;8:148-66.

82. Sonmezer M, Shamonki MI, Oktay K. Ovarian tissue cryopreservation: benefits and risks. Cell Tissue Res. 2005;322:125-32.

83. Poirot C, Vacher-Lavenu MC, Helardot P, et al. Human ovarian tissue cryopreservation: indications and feasibility. Hum Reprod. 2002;17:1447-52.

84. Rahimi G, Isachenko E, Isachenko V, et al. Comparison of necrosis in human ovarian tissue after conventional slow freezing or vitrification and transplantation in ovariectomized SCID mice. Reprod Biomed Online. 2004;9:187-93.

85. Bedaiwy MA, Hussein MR, Biscotti C, et al. Cryopreservation of intact human ovary with its vascular pedicle. Hum Reprod. 2006;21:3258-69.

86. Gosden RG, Baird DT, Wade JC, et al. Restoration of fertility to oophorectomized sheep by ovarian autografts stored at -196 degrees C. Hum Reprod. 1994;9:597-603.

87. Newton H, Aubard Y, Rutherford A, et al. Low temperature storage and grafting of human ovarian tissue. Hum Reprod. 1996;11:1487-91.

88. Oktay K, Buyuk E, Veeck L, et al. Embryo development after heterotopic transplantation of cryopreserved ovarian tissue. Lancet. 2004;363:837-40.

89. Donnez J, Dolmans MM, Demylle D, et al. Livebirth after orthotopic transplantation of cryopreserved ovarian tissue. Lancet. 2004;364:1405-10.

90. Meirow D, Levron J, Eldar-Geva T, et al. Pregnancy after transplantation of cryopreserved ovarian tissue in a patient with ovarian failure after chemotherapy. N Engl J Med. 2005;353:318-21.

91. Seshadri T, Gook D, Lade S, et al. Lack of evidence of disease contamination in ovarian tissue harvested for cryopreservation from patients with Hodgkin lymphoma and analysis of factors predictive of oocyte yield. Br J Cancer. 2006;94:1007-10.

92. Radford JA, Lieberman BA, Brison DR, et al. Orthotopic reimplantation of cryopreserved ovarian cortical strips after highdose chemotherapy for Hodgkin's lymphoma. Lancet. 2001;357:1172-5.

93. Andersen CY, Rosendahl M, Byskov AG, et al. Two successful pregnancies following autotransplantation of frozen/thawed ovarian tissue. Hum Reprod. 2008;23:2266-72.

94. Silber SJ, De Rosa M, Pineda J, et al. series of monozygotic twins discordant for ovarian failure: ovary transplantation (cortical versus microvascular) and cryopreservation. Hum Reprod. 2008;23:1531-7.

95. Bedaiwy MA, El-Nashar SA, El Saman AM, et al. Reproductive outcome after transplantation of ovarian tissue: a systematic review. Hum Reprod. 2008;23:2709-17.

96. Callejo J, Salvador C, Miralles A, et al. Long-term ovarian function evaluation after autografting by implantation with fresh and frozen-thawed human ovarian tissue. J Clin Endocrinol Metab. 2001;86:4489-94.

97. Pampanini V, Wagner M, Asadi-Azarbaijani B, Oskam IC, Sheikhi M, Sjödin MOD, et al. Impact of first-line cancer treatment on the follicle quality in cryopreserved ovarian samples from girls and young women. Hum Reprod. 2019;29;34(9):1674-1685. doi: 10.1093/humrep/dez125.

98. Oktay K, et al. Fertility preservation in patients with cancer: ASCO Clinical Practice Guideline Update. J Clin Oncol. 2018;36(19):1994-2001.

99. Fertility Preservation in Patients Undergoing Gonadotoxic Therapy or Gonadectomy: A Committee Opinion Fertil Steril. 2019;112(6):1022-1033.

100. Schunemann Jr E, Souza RT, Dória MT, Spautz CC, Urban CA. Oncofertilidade: opções na manutenção da fertilidade no tratamento de cancro ginecológico. Femina. 2011;39:485-91.

101. Chhabra S, Kutchi I. Fertility preservation in gynecological cancers. Clin Med Insights Reprod Health. 2013;7:49-59.

102. Yahata T, Fujita K, Aoki Y, Tanaka K. Long-term conservative therapy for endometrial adenocarcinoma in young women. Human Reproduction. 2006;21:1070-5.

# Toxicidades Neurológicas

Olavo Feher

## DESTAQUES

- A toxicidade neurológica, conhecida como neurotoxicidade, permanece como importante causa de sintomas desconfortáveis e até de toxicidade dose-limitante de diversas drogas.
- As complicações neurológicas podem ser por insulto tóxico direto ou indireto, e são induzidas por essas drogas.
- Em geral, a interrupção temporária ou permanente do agente citotóxico causador do dano neurológico se faz necessária, sob o risco de lesão permanente.

## INTRODUÇÃO

Os tecidos com alta taxa de reciclagem celular, como a medula óssea e as mucosas do tubo digestivo, são os mais suscetíveis ao dano induzido pela quimioterapia. O desenvolvimento de novas drogas quimioterápicas e de suporte, como, por exemplo, os fatores de estimulantes hematopoéticos têm trazido melhora do prognóstico em muitos tumores. Entretanto, a toxicidade neurológica (ou neurotoxicidade), associada a algumas drogas antineoplásicas, permanece como importante causa de sintomas desconfortáveis e até de sua toxicidade dose-limitante. As complicações neurológicas podem ser por insulto tóxico direto ou indireto (eventos vasculares ou alterações metabólicas) induzidos por essas drogas. Em geral, a interrupção temporária ou permanente do agente citotóxico causador do dano neurológico se faz necessária, sob o risco de lesão permanente. Assim, é de capital importância que os efeitos neurotóxicos induzidos pelos antineoplásicos possam ser diferenciados de complicações neurológicas de natureza paraneoplásica ou comorbidades preexistentes, que não requeiram alteração de dosagem ou descontinuação do antineoplásico.

## NEUROTOXICIDADE ASSOCIADA À QUIMIOTERAPIA

### Drogas mais comumente associadas à toxicidade neurológica

Os principais grupos de drogas associados à neurotoxicidade significativa são: cisplatina e derivados (p. ex., carboplatina e oxaliplatina), vincristina e outros alcaloides da vinca (vinblastina e vinorelbina), taxanos (paclitaxel, docetaxel e paclitaxel ligado à albumina), metotrexato, citarabina e citarabina lipossomal, ixabepilona, drogas alquilantes (ifosfamida, nitrosureias e bussulfan) bortezomibe, interferons, agentes antiangiogênicos (bevacizumabe e sunitinibe), talidomida e o análogo lenalidomida.

## ANÁLOGOS DA PLATINA

### Cisplatina

Os análogos da platina têm ação similar aos agentes alquilantes, uma vez que produz o efeito citotóxico por formar ligações cruzadas no DNA e, assim, interferem com a síntese e a transcrição do DNA.[1] Sua penetração pela barreira hematoencefálica (BHC) íntegra é considerada baixa,[2] porém, é encontrada em altas concentrações nos gânglios das raízes dorsais e nervos periféricos.[3]

### Neuropatia periférica

A principal complicação neurológica associada à cisplatina é a neuropatia, que atinge predominantemente fibras grandes mielinizadas sensitivas. Os sintomas resultam primariamente da lesão dos gânglios das raízes dorsais, embora os nervos periféricos também possam ser afetados. Clinicamente, é caracterizada pelo desenvolvimento subagudo de hipoestesia, parestesias e, ocasionalmente, dor. Os sintomas se iniciam distalmente nas extremidades, progridem proximalmente e afetam ambas as pernas e braços.[4] A propriocepção é comprometida e os reflexos tendíneos também frequentemente o são. A sensibilidade tátil discriminativa, térmica e força muscular são, em geral, poupadas. Estudos de condução neural mostram diminuição de amplitude dos potenciais de ação sensoriais e latências sensoriais prolongadas, compatível com uma neuropatia sensorial de predomínio axonal. A biópsia de nervo sural pode revelar desmielinização e perda axonal.[5,6] Embora se observe uma suscetibilidade individual ao desenvolvimento da neuropatia, tipicamente ela se desenvolve em pacientes que receberam doses cumulativas superiores a 400 mg/m². Em casos mais leves, o paciente pode prosseguir com o recebimento da droga em doses plenas. Em graus mais severos, quando há comprometimento funcional neurológico, há necessidade de modificação de dosagem ou suspensão temporária, ou mesmo definitiva da cisplatina, sob o risco de neurotoxicidade incapacitante definitiva. Após a interrupção da platina, observa-se, ainda, a piora dos sintomas pelos meses subsequentes em 30% dos casos. A maioria dos pacientes apresentará melhora dos sintomas em geral, embora a recuperação em geral seja incompleta.[7,8]

### Neuropatias cranianas

A cisplatina é ototóxica e leva à perda auditiva sensorial de alta frequência e zumbido. A ototoxicidade é causada pela perda dos mecanorreceptores periféricos (pelos) das células especializadas no órgão de Corti, no interior da cóclea. Déficit aditivo audiométrico é detectável em 74% a 88%, porém a perda sintomática ocorre entre 16% a 20%. O uso concomitante de drogas ototóxicas (antibióticos aminoglicosídeos e furosemida), radioterapia de crânio e ifosfamida aumentam as chances de sua ocorrência. A cisplatina também pode causar vestibulopatia, que se apresenta com ataxia e vertigem. A aplicação intra-arterial carotídea de cisplatina pode ocasionar toxicidade ocular, o que inclui retinopatia, papiledema, neurite óptica, e alteração da percepção a cores (por disfunção dos cones retinianos). Aproximadamente 6% dos pacientes com tumores de cabeça e pescoço que recebem cisplatina intra-arterial desenvolvem paralisias de pares cranianos.[4]

### Mielopatias (sinal de Lhermitte)

Caracterizam-se por parestesias no dorso e nas extremidades, desencadeada pela flexão cervical. Ocorre entre 20% e 40% dos pacientes que recebem cisplatina. O exame neurológico e a ressonância magnética não revelam alterações. Em geral, o sinal de Lhermitte se resolve espontaneamente meses após a interrupção da droga. Acredita-se que resulte de desmielinização transitória das colunas posteriores. Mielopatia franca é excepcionalmente rara.[4]

### Outras afecções mais raras

Raramente, a cisplatina pode produzir uma encefalopatia com sinais focais, inclusive amaurose cortical e crises convulsivas. Esse quadro é associado a alterações reversíveis de substância branca nos lobos occipitais, parietais e frontais, o que lembra a síndrome da leucoencefalopatia posterior reversível

(SLPR). Deve ser distinguida de um quadro metabólico produzido por alterações hidroeletrolíticas (hiponatremia, hipomagnesemia e hipocalcemia) comumente associadas à droga. Toxicidade vascular e quadros isquêmicos consequentes também estão associados à cisplatina.[9-12]

## Carboplatina

A incidência de neuropatia periférica é incomum. Porém, há relatos de neurotoxicidade severa em pacientes submetidos à terapia de altas doses. Há relatos de leucoencefalopatia posterior com o uso intravenoso e retinopatia com infusão carotídea.[13,14]

## Oxaliplatina

É um composto de platina de terceira geração, ativa em tumores classicamente resistentes à cisplatina, cuja principal toxicidade limitante de dose é a neurotoxicidade. Predominam duas formas de neuropatia sensitiva: uma aguda não cumulativa e outra crônica e cumulativa.

## Neuropatia aguda

Ocorre agudamente após as primeiras aplicações da droga. Caracteriza-se por parestesias e disestesias na região perioral, mãos e pés. Os sintomas são frequentemente induzidos ou agravados pela exposição a baixas temperaturas. Disestesia faringolaríngea caracteriza-se por sensação de dificuldade respiratória ou para deglutição, e é descrita entre 1% e 2% dos pacientes. Parece ser dose dependente e também dependente da velocidade da infusão, e sua severidade é atenuada com redução da velocidade de infusão de 2 para 6 horas. A neuropatia aguda é causada por hiperexcitabilidade dos nervos periféricos, secundária à disfunção dos canais de íons de membrana celular. Pode melhorar com o tempo, devido à disfunção crônica dos nervos periféricos e à perda sensorial decorrente.[15]

## Neuropatia crônica sensorial cumulativa

A neuropatia tardia observada com o uso repetido da oxaliplatina é comparável à da cisplatina. Ela é caracteristicamente sensorial, axonal distal e simétrica, em geral poupa a inervação motora. Os sintomas são reversíveis, porém, ocorrem lentamente após sua descontinuação, uma vez que alguns sintomas podem persistir por longos períodos.[4] No estudo NSABP C-07, reportou-se algum grau de neuropatia em 68% dos pacientes, com grau severo (3 ou 4) em 8,4%.[16]

No estudo MOSAIC,[17] a incidência de neuropatia cumulativa de grau 3 ou superior foi de 13%, embora 92% dos pacientes reportassem algum grau de neuropatia. A neuropatia observada foi, em geral, reversível, e, após 18 meses, 24,1% dos pacientes avaliados para neuropatia apresentavam algum sintoma. Após 48 meses, 0,7% dos pacientes avaliados persistiam com neuropatia grau 3 (11,9% grau 1 e 2,8% grau 2). Estudos que utilizaram a droga em tumores avançados mostram números um pouco maiores: NCCTG – 9741[18] com 18% e estudo europeu multicêntrico, 18,2% de neuropatia grau 3 (CTC versão 1.0).[19] A dose cumulativa também é determinante da incidência de neuropatia. Em uma análise do estudo Intergroup N9741,[18] observou-se um aumento na incidência de neuropatia grau 2/3 de 22% e 25% com doses cumulativas de 600 e 680 mg/m² para 32% e 63% com doses cumulativas de 800 e 1.200 mg/m².

Estratégias que visam à prevenção de neuropatia causada pela oxaliplatina incluem interrupções programadas e reintrodução à progressão (OPTIMOX)[20,21] ou infusão prolongada (6 horas) da droga.[22]

Algumas intervenções profiláticas têm sido estudadas e se mostrado promissoras, como a infusão de cálcio e magnésio e o uso da droga xaliproden. O estudo conduzido pelo NCCTG N0C74[23] placebo-controlado randomizado mostrou diminuição da incidência de neuropatia de graus 2 e 3 (22% *versus* 41%) e um tempo mais longo para o aparecimento de neuropatia grau 2 nos pacientes do braço experimental, que receberam infusão de 1 g de sulfato de magnésio e 1 g de gluconato de cálcio pré e pós-oxaliplatina. Em análise subsequente do estudo, os autores mostraram redução da severidade de todos os parâmetros de neurotoxicidade crônica, contudo, de nenhum outro parâmetro de neurotoxicidade aguda, exceto das câimbras musculares.[24] Um outro estudo, o CONcePT,[25] do qual um dos objetivos era avaliar o efeito neuroprotetor da suplementação de Ca e Mg, foi fechado prematuramente após análise interina, sugeria um possível efeito deletério nas taxas de resposta dos braços com suplementação. Esse efeito não foi confirmado em análises subsequentes.[26] A droga xaliproden foi avaliada em estudo de fase III placebo-controlado como neuro protetor para oxaliplatina.[27] O estudo revelou redução significativa do risco de neuropatia severa (graus 3 e 4) de 39%, sem interferir com a eficácia do tratamento. No entanto, o estudo mostrou incidência semelhante de neurotoxicidade de todos os graus e a mesma porcentagem de pacientes com recuperação completa após o término do tratamento. Atualmente, nenhuma intervenção ativa profilática é recomendada.

## Metotrexato

A neurotoxicidade do metotrexato se manifesta em diferentes síndromes, como meningite asséptica, mielopatia transversa, encefalopatia aguda e subaguda, e leucoencefalopatia. Essas síndromes ocorrem associadas à administração intratecal e em doses elevadas.

### Meningite asséptica

Ocorre como complicação de administração intratecal do MTX,[4,28] e apresenta-se com sintomas típicos de meningite: cefaleia, rigidez nucal, vômitos, dor nas costas e febre. É a forma mais comum de neurotoxicidade associada ao MTX; normalmente, inicia-se 2 a 4 horas após a injeção, e pode durar por 12 a 72 horas. O LCR, em geral, apresenta pleocitose e hiperproteinorraquia. Frequentemente é autolimitada e a administração concomitante de hidrocortisona ou corticoides por via oral pode ser preventiva. O retratamento em pacientes que apresentaram episódio prévio não é contraindicado.

### Mielopatia transversa

Complicação rara associada à administração intratecal, em geral associada à radioterapia concomitante ou a injeções muito frequentes. O quadro clínico típico consta de: dor nas costas ou pernas, paraplegia, anestesia e disfunção esfincteriana. Pode seguir-se de minutos ou horas após a injeção, mas pode ser bem mais tardio. A maioria dos casos melhora, mas a recuperação é variável. A readministração intratecal nesses casos é contraindicada.[29]

### Encefalopatia aguda ou subaguda

Complicações associadas à administração do MTX em doses elevadas. O quadro agudo se caracteriza por sonolência, desorientação e crises convulsivas 24 horas após a administração. A resolução é espontânea sem sequelas e o retratamento não é contraindicado. A encefalopatia subaguda se caracteriza por déficits focais, desorientação e, ocasionalmente, convulsões. O quadro é transitório e reversível, geralmente segue-se de poucos dias da última administração, tem duração de minutos a 72 horas e se resolve sem sequelas. A readministração não é contraindicada.[30]

### Leucoencefalopatia

Complicação tardia, normalmente relacionada à administração intratecal da droga.[4] Cararcteriza-se por perda gradual das funções cognitivas, que se segue de meses a anos após o tratamento. Os sintomas podem variar, desde dificuldade leve de aprendizado a um quadro mais severo de demência, associado à diminuição no nível de consciência, convulsões, ataxia e déficits focais. O quadro é variável, e pode se estabilizar ou melhorar em alguns pacientes, com a interrupção da droga. Porém, é progressivo em outros, e pode até ser fatal. Não há tratamento específico. O diagnóstico é confirmado por exames de imagem que revelam atrofia cerebral e lesões difusas de substância branca. A tomografia computadorizada (TC) mostra lesões hipodensas não captantes, e a ressonância mostra áreas de sinal alterado em T2. A leucoencefalopatia é dependente da forma de administração, mais relacionada à administração intratecal, após doses cumulativas superiores a 140 mg. É mais frequente em pacientes em radioterapia de crânio total e MTX intratecal concomitante ou que receberam MTX sistêmico previamente. Há um relato de caso de reversão do quadro com terapia com ácido folínico e aminofilina.[31]

### Citarabina

A citarabina administrada em dosagens altas ($\geq$ 3 g/m$^2$/12 horas) está associada a uma síndrome cerebelar aguda entre 10% e 25% dos pacientes. Fatores de risco incluem: idade acima de 40, função renal ou hepática anormal, disfunção neurológica prévia e dose cumulativa da droga superior a 30 g.[32] O quadro clínico típico inicia-se com alteração no nível de consciência, ocasionalmente acompanhado de outros sinais de encefalopatia, que aparecem poucos dias após o início da droga. Sinais de acometimento cerebelar são percebidos logo após, e pode variar de ataxia leve até formas graves incapacitantes. Raramente o paciente pode desenvolver convulsões. A droga deve ser descontinuada imediatamente, uma vez diagnosticada a síndrome. Embora possa haver resolução espontânea em alguns, pode ser permanente em outros. Não há tratamento específico e a droga não deve ser reinstituída.[4] A formulação lipossomal para uso intratecal está associada à incidência de meningite asséptica pouco mais elevada do que o MTX.[33] Entretanto, a citarabina lipossomal administrada concomitantemente com QT sistêmica está associada à neurotoxicidade severa, potencialmente fatal.[34] Provavelmente, a toxicidade aumentada é devida aos efeitos sinérgicos da quimioterapia sistêmica em doses altas, que penetram a barreira hematoencefálica, de modo a gerar níveis elevados liquóricos.

## AGENTES ANTIMICROTÚBULOS

### Taxanos

#### Paclitaxel

A forma mais comum de neurotoxicidade é uma neuropatia que envolve fibras sensitivas. Manifestações clínicas incluem parestesias/queimação em mãos e pés e diminuição de reflexos. Também causa neuropatia motora com predomínio de musculatura proximal (graus 3 e 4 entre 2% e 10%).[35,36]

A neuropatia causada pelo paclitaxel frequentemente não progride, mesmo com a continuidade do tratamento. Após o término do tratamento com a droga, aproximadamente metade dos pacientes melhora em alguns meses. O risco de neuropatia é proporcional à dose infundida e é dependente da frequência de administração (semanal versus a cada 3 semanas). A incidência de neuropatia graus 3 e 4 com doses inferiores a 200 mg/m² a cada 3 semanas varia entre 5% e 12%. Com a droga em administração semanal chega a 19%.[36] A dose cumulativa também é determinante.

#### Docetaxel

Docetaxel também causa neuropatia sensitiva e motora, ainda que menos frequentemente que o paclitaxel. A incidência global é inferior a 15% e de grau severo (graus 3 e 4) menor que 5%. Sinal de Lhermitte é também descrito em associação ao docetaxel.[37]

#### Nab-paclitaxel (paclitaxel ligado à albumina)

Um estudo de fase II indicava, inicialmente, uma incidência reduzida de neuropatia sensitiva com nab-paclitaxel, de modo a sugerir que talvez os veículos sintéticos contribuíssem com a neurotoxicidade dos taxanos. Esse achado não se confirmou em um grande estudo de fase III que comparava nab-paclitaxel 260 mg/m² ao paclitaxel 175 mg/m² a cada 3 semanas. A incidência de neuropatia sensitiva de grau 1 ou maior foi de 70% e 60%, respectivamente, para os braços do nab-paclitaxel e paclitaxel, e a incidência de graus severos (3 e 4) foi superior para com o nab-paclitaxel (10% versus 2%). Não se observou neuropatia autonômica ou motora com nab-paclitaxel.[38]

### Alcaloides da vinca

Entre os alcaloides da vinca, a vincristina é a mais neurotóxica do grupo. A toxicidade dose limitante é uma neuropatia axonal que resulta da interferência com os microtúbulos nos axônios e, consequentemente, com o transporte axonal. A neuropatia envolve fibras sensitivas e motoras, mas as pequenas fibras sensitivas são as mais afetadas.[4] Quase todos os pacientes apresentam algum grau de neuropatia. Os sintomas mais precoces são parestesias nos dedos das mãos e pés, associados ou não a câimbras musculares. Geralmente, aparecem após semanas de terapia, mas podem se iniciar logo após a dose inicial. Os sintomas podem aparecer mesmo após o término do tratamento e piorar por meses antes de melhorarem.[39] No início, os sintomas são mais pronunciados do que os achados de exame, porém, a diminuição de reflexos profundos é comum. Ocasionalmente, pode haver fraqueza muscular pronunciada com queda do pé ou mão e perda sensitiva generalizada. Fatores de pior prognóstico da neuropatia incluem idade avançada, caquexia, radioterapia para os nervos periféricos, uso concomitante de fatores estimuladores de colônia hematopoéticos[40] e condições neurológicas pré-existentes.[4] Além da forma sensitivo-motora, pacientes podem apresentar neuropatia autonômica. Sintomas como cólicas abdominais e obstipação ocorrem em 50% dos pacientes. Raramente se observa um quadro de íleo paralítico, impotência, hipotensão postural ou bexiga atônica.[41] A vincristina também pode causar neuropatias focais dos nervos cranianos, principalmente os que envolvem o nervo oculomotor.

Outros nervos podem estar envolvidos, como o laríngeo recorrente, óptico, facial e auditório. Raramente a vincristina pode causar secreção inapropriada de ADH (SIADH).[42] Não há tratamento efetivo para a neuropatia da vincristina. Pacientes com sintomas leves podem continuar a recebê-la; porém, com a piora dos sintomas, há necessidade de redução da dose e até interrupção.[41]

Os outros membros desse grupo de drogas (vinblastina, vindesina e vinorelbina) são menos neurotóxicos, talvez por menor afinidade pelo tecido nervoso. Parestesias leves associadas à vinorelbina ocorrem em 20% dos pacientes, com rara ocorrência de neuropatia severa, que pode ser mais frequente com a exposição prévia a paclitaxel.[4]

### Ixabepilona

É um antibiótico macrolídeo, que se liga à tubulina, e aumenta a estabilidade dos microtúbulos, a exemplo dos taxanos. Entretanto, liga-se a um sítio diferente destes na tubulina, pois apresenta atividade em tumores resistentes a taxanos. A principal toxicidade cumulativa é a neuropatia periférica. Parestesias nas mãos e pés são características, e raro é o acometimento motor ou autonômico. Os sintomas tendem a ser cumulativos; em alguns estudos, a droga foi descontinuada em até um quarto dos pacientes. A neuropatia ocorre em algum grau em 60% dos pacientes, e entre 10% a 15% dos pacientes apresentam neuropatia graus 3 e 4. A redução da dose pode permitir a continuidade adicional do tratamento, contudo, a interrupção se faz necessária ocasionalmente. Recomenda-se a redução da dose com neuropatia grau 2 e interrupção com neuropatia grau 3.[38]

### Bortezomib

Inibidor de proteasoma indicado para o tratamento de mieloma e certos tipos de linfoma. Neuropatia periférica é um dos principais efeitos tóxicos. É uma neuropatia sensitiva axonal, de pequenas fibras, que se manifesta com dor em queimação, hiper ou hipoestesias e parestesias que acomentem os pés e as mãos. Dor neuropática é a característica predominante, e é mais incapacitante do que as parestesias. Os pacientes podem apresentar diminuição de sensação dolorosa e térmica.[38] Sua incidência em estudo de fase III que comparou bortezomib à dexametasona em pacientes com mieloma recidivado, 37% dos pacientes desenvolveram neuropatia, 27% com grau 2 ou pior e 9% com grau 3; 2% apresentou envolvimento motor. A severidade não foi influenciada pela idade, terapias prévias ou pela história de diabetes. Geralmente, ocorre a partir do quinto ciclo (dose acumulada de 26 mg/m$^2$) e atinge o *plateau* ao oitavo ciclo (dose acumulada de 42 mg/m$^2$). Após redução de dose ou interrupção, a neuropatia é reversível na maioria dos pacientes (64% a 85%) em 3 a 4 meses.[43-45]

### Talidomida e lenalidomida

Derivado do ácido glutâmico, com propriedades imunomoduladoras, utilizado no tratamento do mieloma múltiplo. Produz sonolência em 75% dos pacientes (em 5% a 10% de grau 3).[46,47]

Outros efeitos centrais incluem tremores (35%) e ataxia (15%). No entanto, seu principal efeito neurotóxico é a neuropatia periférica. Trata-se de uma neuropatia axonal sensitiva que afeta fibras grandes e pequenas. É predominantemente sensitiva e autonômica (obstipação em 80% a 90%, grau 3 ou mais em 16%), e o envolvimento motor é incomum. Manifesta-se com parestesias nas mãos e pés, o que revela, ao exame, diminuição de sensação tátil e preservação de sensação vibratória e reflexos profundos. Raramente a dor é proeminente. À interrupção da droga, pode se observar piora do quadro por meses, e a recuperação é tipicamente lenta e incompleta. Parece haver certa relação entre a dose diária e incidência da neuropatia.[46,47] Aproximadamente metade dos pacientes que recebem doses baixas (25 g a 50 g ao dia) desenvolve neuropatia detectável após 14 meses de tratamento;[48] com o uso de doses diárias mais elevadas (200 mg a 400 mg), mais de 80% dos pacientes apresentam neuropatia após 1 ano.[49] Também a dose cumulativa parece influenciar, e doses acima de 20 g são fator de risco para neuropatia clinicamente significativa.[50] O manejo da neuropatia é difícil; recomenda-se a interrupção da droga, se possível; mas, se o paciente não possuir alternativas terapêuticas, em caso de neuropatia grau 2, é razoável suspender o tratamento até que a neuropatia retorne a grau 1 e, então, reduzir a dose a 50%. A gabapentina pode aliviar a dor neuropática.[45] A lenalidomida é um derivado da talidomida com atividade para mieloma e síndrome mielodisplástica. Seu perfil de toxicidade é diferente da talidomida, uma vez que é muito menos neurotóxica. Em estudos de fase I, mesmo em doses muito superiores às aprovadas, neuropatia periférica foi excepcionalmente rara e, quando detectada, de leve intensidade.[51]

## FLUOROPIRIMIDINAS

### 5-fluorouracil

Neurotoxicidade associada ao 5-fluorouracil (5-FU) é incomum, mas algumas formas distintas são descritas na literatura:[52]

- Síndrome cerebelar aguda: instalação aguda que ocorre em semanas a meses do início do tratamento. Sinais característicos incluem ataxia, dismetria, disartria e nistagmo. A droga deve obrigatoriamente ser suspensa em pacientes que desenvolvem toxicidade cerebelar. A síndrome é completamente reversível com a interrupção da droga.
- Encefalopatia: associada à hiperamonemia, não relacionada à disfunção hepática. Fatores de risco incluem insuficiência renal, desidratação, infecção ativa e obstipação.[53] Pacientes portadores de deficiência de diidropirimidina desidrogenase (DPD) têm risco aumentado para toxicidade neurológica severa.[54]

### Capecitabina

Toxicidade neurológica é incomum com a capecitabina. Do mesmo modo como o 5-FU, toxicidade cerebelar foi reportada.[55-58] Além disso, um quadro subagudo de encefalopatia reversível, que se manifesta por confusão, perda de memória recente e alterações de substância branca, pode ocorrer num prazo curto após o início da droga. A resolução ocorre em vários dias após a suspensão da droga.[59-61]

## IFOSFAMIDA

A ifosfamida é uma droga alquilante análoga à ciclofosfamida, porém, dotada de toxicidade neurológica significativa. Aproximadamente 10% a 16% dos pacientes tratados com a ifosfamida desenvolvem um quadro de encefalopatia que se manifesta com uma variedade de sintomas, desde agitação a crises convulsivas e coma. Estado de mal epiléptico não convulsivo é descrito. A encefalopatia parece estar relacionada ao acúmulo de cloracetaldeído, um meta-bólito tóxico da ifosfamida, no sistema nervoso central. Alguns estudos mostram eficácia no tratamento da encefalopatia com tiamina e azul de metileno, muito embora, na maioria dos pacientes, o quadro se resolva espontaneamente. Em pacientes com encefalopatia secundária à ifosfamida, recomenda-se a interrupção do tratamento e iniciar azul de metileno (50 g) por via intravenosa a cada 4 horas até a regressão dos sintomas. A reexposição não é contraindicada, porém, recomenda-se o uso de azul de metileno concomitante na mesma dose e via, a cada 6 horas.[62]

## INTERFERON

Interferon está associado a sintomas neuropsiquiátricos, principalmente depressão. Também uma síndrome caracterizada por um estado confusional de instalação aguda, que se caracteriza por desorientação, letargia, sonolência, retardo psicomotor, dificuldade para falar e escrever, parkinsonismo e sintomas psicóticos.[63] A depressão apresenta boa resposta aos antidepressivos serotoninérgica, que são até preconizados profilaticamente. Assim, normalmente, não há necessidade de suspensão da droga. Há evidências, entretanto, de que a depressão relacionada ao interferon-alfa em pacientes portadores de patologias oncológicas seja superestimada, e que a maioria dos episódios depressivos é autolimitada.[64] Entretanto, em alguns casos, a neurotoxicidade do interferon se manifesta com déficits cognitivos de leve a moderada intensidade, e não são reversíveis. Testes neuropsicológicos apontam para disfunção frontal subcortical.[65]

## ALTERAÇÕES COGNITIVAS INDUZIDAS POR QUIMIOTERAPIA ("*CHEMOBRAIN/CHEMOFOG*")

Declínio cognitivo tem sido relatado em sobreviventes de longo prazo após tratamento quimioterápico remoto, mais frequentemente relatados principalmente em câncer de mama.[66,67] Pode ser transitório e se resolver após meses do término do tratamento, contudo, pode persistir e até piorar com o passar dos anos. Tipicamente são sutis, e são percebidas apenas pelo próprio paciente ou em testes neurocognitivos, com redução de escores em pelo menos um domínio. Memória verbal e função executiva são afetadas predominantemente, embora alterações em outros domínios também já foram reportadas. Memória de evocação e remotas tendem a estar preservadas. Fatores de risco para a condição incluem: tratamentos mais intensos, doses mais elevadas, idade avançada, quociente de inteligência mais baixo, pré tratamento e nível educacional inferior. A fisiopatologia não é bem conhecida, mas entre os mecanismos propostos incluem: polimorfismos no gene MDR1 (resistência a múltiplas drogas tipo 1) que codifica para glicoproteína P, responsável pelo efluxo de drogas e toxinas do sistema nervoso central, o que poderia estar associado a maior exposição do SNC e do LCR aos agentes quimioterápicos, declínio dos níveis hormonais, particularmente o de estrogênio também parece estar implicado, pois apresenta atividade neuroprotetora e neurotrópica. Alteração da microbiota intestinal parece desempenhar também um papel. O trato gastrointestinal e o SNC estão conectados pelo nervo vago; a produção de ácidos graxos de cadeia curta e neurotransmissores que podem estar envolvidos na modulação e maturação das células gliais, imunidade inata do SNC e permeabilidade da barreira hematoencefálica. Por fim, polimorfismos em alguns genes como os da apoliporpoteína E, fator neurotrópico encefálico e da catecol-O-metiltransferase, proteínas implicadas em atenção, memória e velocidade motora também podem explicar predisposição genética para as alterações cognitivas associadas aos quimioterápicos. Não há estudos randomizados que avaliem a eficácia de tratamentos para esta condição. Entre as medidas sugeridas, atividade física de moderada intensidade pode melhorar o fluxo sanguíneo cerebral e neuroplasticidade. Tai-chi mostrou melhora em alguns domínios em pacientes com câncer de mama. Neste mesmo grupo, dieta balanceada, rica em frutas e vegetais mostrou melhora de fluência verbal e função executiva. Alguns medicamentos têm mostrado potencial, como o donezepil, inibidor reversível da acetilcolinesterase, que mostrou melhora em alguns domínios cognitivos em pacientes tratados com quimioterapia.

## NEUROTOXICIDADE ASSOCIADA A DROGAS ANTIANGIOGÊNICAS

Os agentes que interferem com a via do VEGF estão associados ao desenvolvimento de um quadro característico de encefalopatia, denominado síndrome da encefalopatia posterior reversível (SLPR). É uma ocorrência rara, associada ao bevacizumab,[66-69] mas também descrita com o sunitinib[70,71] e o sorafenib.[72] Parece associada ao desenvolvimento de hipertensão arterial pelos antiangiogênicos – não propriamente com a magnitude da hipertensão, mas com a alteração em relação à pressão basal, que pode estar presente com aumentos modestos da pressão diastólica basal. Manifesta-se clinicamente com hipertensão relativa, amaurose cortical, crises convulsivas e confusão mental. A ressonância mostra anormalidades em sequências T2 limitadas à substância branca parieto-occipital. A reversão do quadro, em geral, é completa, após a suspensão do agente causal, terapia anti-hipertensiva e anticonvulsivante. Não há dados de segurança para permitir a reintrodução do tratamento com as drogas antiangiogênicas. No caso específico do sunitinibe, há a descrição da ocorrência de distúrbios cognitivos em pacientes idosos caracterizados por confusão mental, alucinações e uma síndrome extrapiramidal que receberam a droga na dose padrão. O quadro foi rapidamente reversível com a suspensão da droga. Todos eles apresentaram hipertensão moderada durante o tratamento e leucoencefalopatia à ressonância de encéfalo. É possível que esse quadro represente uma variante da SLPR.[73]

## NEUROTOXICIDADE ASSOCIADA A INIBIDORES DE TIROSINOQUINASE

### Inibidores de ABL KIT e PDGFR

Drogas: imatinibe, dasatinibe, nilotinibe, ponatinibe e bosutinibe (ainda não disponível no Brasil).

Risco aumentado para desenvolver doença veno-oclusiva cerebral com eventos cerebrovasculares, provavelmente devido ao antagonismo ao VEGFR, particularmente com ponatinibe. Mialgias e câimbras são relatadas com frequência, em geral aliviadas com suplementação de cálcio e magnésio. Miopatia proximal mais severa, porém, reversível já descrita com imatinibe. Também vertigem e cefaleia são bastante frequentes.

### Inibidores do fator de crescimento epitelial (EGFR)

- Drogas: erlotinibe, gefitinibe, afatinibe e osimertinibe.

Neurotoxicidade infrequente. Cefaleia de intensidade leve a moderada observada em até 40%. Podem predispor a crises convulsivas, principalmente em metástases cerebrais.

### Inibidores da quinase do linfoma anaplásico (ALK)

- Drogas: crizotinibe, ceretinibe, alectinibe, brigatinibe e lorlatinibe.

Neurotixicidade é incomum com estes agentes. É reportado cefaleia e neurite óptica com crizotinibe, mialgias comalectinibe e neuropatia periférica com ceretinibe. Lorlatinibe é exceção, com mais de 50% que apresentam efeitos adversos neurológicos, como alterações cognitivas, de humor e linguagem. Normalmente ocorrem precocemente e são reversíveis.

### Inibidores da tirosinoquinase associados ao receptor neurotrópico (NTRK)

- Drogas: larotrectinibe e entrectinibe.

Eventos neurológicos são comuns e geralmente de intensidade leve. Mais comuns: encefalopatia, vertigem, alterações de equilíbrio e insônia.

### Inibidores da via Hedgehog (antagonistas de SMO)

- Drogas: vismodegibe, sonidegibe (não disponível no Brasil)

Disgeusia, mialgias e espasmos musculares em até 40%. Suplementação com zinco pode melhorar a disgeusia.

### Inibidores de HER-2

- Drogas: lapatinibe
- Anticorpos: trastuzumabe, pertuzumabe, TDM-1, trastuzumabe deruxtecan.

Trastuzumabe é associado com neuropatia sensitiva com doses cumulativas elevadas, que se inicia em geral tardiamente. TDM-1 é associado a polineuropatia sensitiva e cefaleia. Parece aumentar a incidência de radionecrose em pacientes com metástases cerebrais submetidos à radioterapia esterotáxica. Trastuzumabe deruxtecano também está associado à neuropatia sensitiva. Lapatinibe também é associado, ocasionalmente, à neuropatia periférica.

## NEUROTOXICIDADE ASSOCIADA À IMUNOTERAPIA COM INIBIDORES DE SINAPSES IMUNOLÓGICAS

- Drogas:
- Anti-CTLA: ipilimumabe
- Anti PD-1: nivolumabe, pembrolizumabe, cemipilimabe
- Anti-PDL-1: atezolizumabe, avelumabe, durvalumabe,

## REFERÊNCIAS

1. Johnson SW, O'Dwyer PJ. Pharmacology of cancer chemotherapy: cisplatin and its analogues. In: De Vita VT Jr, Hellman S, Rosenberg SA, editors. Cancer: principles and practice of oncology. 8 ed. Philadelphia (PA): Lippincott Williams & Wilkins; 2011.

2. Gormley PE, Gangji D, Wood JH, et al. Pharmacokinetic study of cerebrospinal fluid of cis-diamminedichloroplatinum (II). Cancer Chemother Pharmacol. 1981;5(4):257-60.

3. Krarup-Hansen A, Rietz B, Krarup C, et al. Histology and platinum content of sensory ganglia and sural nerves in patients treated with cisplatin and carboplatin: an autopsy study. Neuropathol Appl Neurobiol. 1999;25(1):29-40.

4. Schiff D, Kesari S, Wen PY. Complications of Cancer Chemotherapy. Cancer neurology in clinical practice: neurologic complications of cancer and its treatment. 2. ed. 2009;30(2):e28-e29.

5. Riggs JE, Ashraf M, Snyder RD, et al. Prospective nerve conduction studies in cisplatin therapy. Ann Neurol. 1988;23:92-4.

6. Thompson SW, Davis LE, Kornfeld M, et al. Cisplatin neuropathy. Clinical, electrophysiologic, morphologic, and toxicologic studies. Cancer. 1984;54:1269-75.

7. Siegal T, Haim N. Cisplatin-induced peripheral neuropathy. Frequent off-therapy deterioration, demyelinating syndromes, and muscle cramps. Cancer. 1990;66(6):1117-23.

8. von Schlippe M, Fowler CJ, Harland SJ. Cisplatin neurotoxicity in the treatment of metastatic germ cell tumour: time course and prognosis. Br J Cancer. 2001;85(6):823-6.

9. Maeda T, Kikuchi E, Matsumoto K, et al. Gemcitabine and cisplatin chemotherapy induced reversible posterior leukoencephalopathy syndrome in a bladder cancer patient. Int J Clin Oncol. 2010;15(5):508-11.

10. Nguyen MT, Virk IY, Chew L, et al. Extended use dexamethasone-associated posterior reversible encephalopathy

syndrome with cisplatin-based chemotherapy. J Clin Neurosci. 2009:1688-90.

11. Kwon EJ, Kim SW, Kim KK, et al. A case of gemcitabine and Cisplatin associated posterior reversible encephalopathy syndrome. Cancer Res Treat. 2009;41:53-5.

12. Onujiogu N, Lengyel E, Yamada SD. Reversible posterior leukoencephalopathy syndrome following intravenous paclitaxel and intraperitoneal cisplatin chemotherapy for fallopian tube cancer. Gynecol Oncol. 2008:537-9.

13. Vieillot S, Pouessel D, de Champfleur NM, et al. Reversible posterior leukoencephalopathy syndrome after carboplatin therapy. Ann Oncol. 2007;18:608-9.

14. Stewart DJ, Belanger JM, Grahovac Z, et al. Phase I study of intracarotid administration of carboplatin. Neurosurgery. 1992;30:512-6.

15. Wilson RH, Lehky T, Thomas RR, et al. Acute oxaliplatin-induced peripheral nerve hyperexcitability. J Clin Oncol. 2002;20:1767-74.

16. Land SR, Kopec JA, Cecchini RS, et al. Neurotoxicity from oxaliplatin combined with weekly bolus fluorouracil and leucovorin as surgical adjuvant chemotherapy for stage II and III colon cancer: NSABP C-07. J Clin Oncol. 2007;25:2205-11.

17. Andre T, Boni C, Navarro M, et al. Improved overall survival with oxaliplatin, fluorouracil, and leucovorin as adjuvant treatment in stage II or III colon cancer in the MOSAIC trial. J Clin Oncol. 2009;27:3109-16.

18. Green E, Sargent DJ, Goldberg RM, et al. Detailed analysis of oxaliplatin-associated neurotoxicity in Intergroup trial N9741 (abstract 182). CO Gastrointestinal Cancers Symposium. Hollywood, Florida; 2005.

19. Gramont A, Figer A, Seymour M, et al. Leucovorin and fluorouracil with or without oxaliplatin as first-line treatment in advanced colorectal cancer. J Clin Oncol. 2000;18:2938-47.

20. Chibaudel B, Maindrault-Goebel F, Lledo G, et al. Can chemotherapy be discontinued in unresectable metastatic colorectal cancer? The Gercor OPTIMOX2 study. J Clin Oncol. 2009;27:5727-33.

21. Tournigand C, Cervantes A, Figer A, et al. OPTIMOX1: A randomized study of FOLFOX4 or FOLFOX7 with oxaliplatin in a stop-and-go fashion in advanced colorectal cancer: A Gercor Study. J Clin Oncol. 2006;24:394-400.

22. Petrioli R, Pascucci A, Francini E, et al. Neurotoxicity of FOLFOX-4 as adjuvant treatment for patients with colon and gastric cancer: a randomized study of two different schedules of oxaliplatin. Cancer Chemother Pharmacol. 2008;61:105-11.

23. Nikcevich DA, Grothey A, Sloan JA, et al. Effect of intravenous calcium and magnesion on oxaliplatin-induced sensory neurotoxicity in adjuvant colon cancer: Results of the phase III placebo-controlled Double-blind NCCTG trial NO4C7 (abstract). J Clin Oncol. 2008;26:180S.

24. Grothey A, Nikcevich DA, Sloan JA, et al. Evaluation of the effect of intravenous calcium and magnesium (CaMg) on chronic and acute neurotoxicity associated with oxaliplatin: Results from a placebo-controlled phase III trial (abstract). J Clin Oncol. 2009;27:174s.

25. Grothey A, Hart LL, Rowlan KM, et al. Intermittent oxaliplatin (oxali) administration and time-to-treatment-failure (TTF) in metastatic colorectal cancer (mCRC): Final results of the phase III CONcePT trial. J Clin Oncol. 2008;26:(15):4010.

26. Hochster HS, Grothey A, Shpilsky A, Childs BH. Effect of intravenous (IV) calcium and magnesium (Ca/Mg) versus placebo on response to FOLFOX+bevacizumab (BEV) in the CONcePT trial. 2008 Gastrointestinal Cancers Symposium, 2008. p280.

27. Cassidy J, Bjarnason GA, Hickish T, et al. Randomized double blind (DB) placebo (Plcb) controlled phase III study assessing the efficacy of xaliproden (X) in reducing the cumulative peripheral sensory neuropathy (PSN) induced by the oxaliplatin (Ox) and 5-FU/LV combination (FOLFOX4) in first-line treatment of patients (pts) with metastatic colorectal cancer (MCRC). Journal of Clinical Oncology, 2006 ASCO Annual Meeting Proceedings Part I. 2006;24(18S):3507.

28. Geiser CF, Bishop Y, Jaffe N, et al. Adverse effects of intrathecal methotrexate in children with acute leukemia in remission. Blood. 1975;45:189-95.

29. Gagliano RG, Costanzi JJ. Paraplegia following intrathecal methotrexate: report of a case and review of the literature. Cancer. 1976;37:1663-8.

30. Walker RW, Allen JC, Rosen G, et al. Transient cerebral dysfunction secondary to high-dose methotrexate; J Clin Oncol. 1986:1845-50.

31. Jaksic W, Veljkovic D, Pozza C, et al. Methotrexate-induced leukoencephalopathy reversed by aminophylline and high dose folinic acid. Acta Haematol. 2004;111:230-2.

32. Baker WJ, Royer Jr GL, Weiss RB. Cytarabine and neurologic toxicity. J Clin Oncol. 1991;9:679-3.

33. Glantz MJ, LaFollette S, Jaeckle KA, et al. Randomized trial of a slow-release versus a standard formulation of cytarabine for the intrathecal treatment of lymphomatous meningitis. J Clin Oncol. 1999;17:3110-6.

34. Jabbour E, O'Brien S, Kantarjian H, et al. Neurologic complications associated with intrathecal liposomal cytarabine given prophylactically in combination with high-dose methotrexate and cytarabine to patients with acute lymphocytic leukemia. Blood. 2007;15;109:3214-8.

35. Freilich RJ, Balmaceda C, Seidman AD, et al. Motor neuropathy due to docetaxel and paclitaxel. Neurology. 1996;47:115-8.

36. Lee JJ, Swain SM. Peripheral neuropathy induced by microtubule-stabilizing agents. J Clin Oncol. 2006;24:1633-42.

37. van den Bent MJ, Hilkens PH, Sillevis Smitt PA, et al. Lhermitte's sign following chemotherapy with docetaxel. J Neurology. 1998;50:563-4.

38. Schiff D, Wen PY, van den Bent MJ. Neurological adverse effects caused by cytotoxic and targeted therapies. Nat Rev Clin Oncol. 2009;6:596-603.

39. Verstappen CC, Koeppen S, Heimans JJ, et al. Dose-related vincristine-induced peripheral neuropathy with unexpected off-therapy worsening. Neurology. 2005;64:1076-7.

40. Weintraub M, Adde MA, Venzon DJ, et al. Severe atypical neuropathy associated with administration of hematopoietic colony-stimulating factors and vincristine. J Clin Oncol. 1996;14:935-40.

41. Legha SS. Vincristine neurotoxicity. Pathophysiology and management. Med Toxicol. 1986;1:421-7.

42. Sørensen JB, Andersen MK, Hansen HH. Syndrome of inappropriate secretion of antidiuretic hormone (SIADH) in malignant disease. J Intern Med. 1995;238:97-110.

43. Richardson PG, Briemberg H, Jagannath S, et al. Frequency, characteristics, and reversibility of peripheral neuropathy during treatment of advanced multiple myeloma with bortezomib. J Clin Oncol. 2006;24:3113-20.

44. Richardson PG, Sonneveld P, Schuster MW, et al. Bortezomib or high-dose dexamethasone for relapsed multiple myeloma. N Engl J Med. 2005;352:2487-98.

45. Richardson PG. Sonneveld P, Schuster M, et al. Extended follow-up of a phase 3 trial in relapsed multiple myeloma: final time-to-event results of the APEX trial. Blood. 2007;110:3557-60.

46. Ghobrial IM, Rajkumar SV. Management of thalidomide toxicity. J. Support. Oncol. 2003;1:194-205.

47. Glasmacher A, Hahn C, Hoffmann F, et al. A systematic review of phase-ii trials of thalidomide monotherapy in patients with relapsed or refractory multiple myeloma. Br J Haematol. 2006;132:584-93.

48. Briani C, Zara G, Rondinone R, et al. Thalidomide neurotoxicity: prospective study in patients with lupus erythematosus. Neurology. 2004;62:2288-90.

49. Tosi P, Zamagni E, Cellini C, et al. Neurological toxicity of long-term (>1 yr) thalidomide therapy in patients with multiple myeloma. Eur J Haematol. 2005;74:212-6.

50. Plasmati R, Pastorelli F, Cavo M, et al. Neuropathy in multiple myeloma treated with thalidomide: a prospective study. Neurology. 2007;69:573-81.

51. Sharma RA, Steward WP, Daines CA, et al. Toxicity profile of the immunomodulatory thalidomide analogue, lenalidomide: phase I clinical trial of three dosing schedules in patients with solid malignancies. Eur J Cancer. 2006;42:2318-25.

52. Pirzada NA, Ali II, Dafer RM. Fluorouracil-induced neurotoxicity. Ann Pharmacother. 2000;34:35-8.

53. Nott L, Price TJ, Pittman K, et al. Hyperammonemia encephalopathy: an important cause of neurological deterioration following chemotherapy. Leuk Lymphoma. 2007;48:1702-11.

54. Milano G, Etienne MC, Pierrefite V, et al. Dihydropyrimidine dehydrogenase deficiency and fluorouracil-related toxicity. Br J Cancer. 1999;79:627-30.

55. Gounaris I, Ahmad A. Capecitabine-induced cerebellar toxicity in a patient with metastatic colorectal cancer. J Oncol Pharm Pract. 2010;16(4):277-9.

56. Lam MS, Kaufman DA, Russin MP. Capecitabine-associated cerebellar ataxia. Am J Health Syst Pharm. 2008;65:2032-5.

57. Mukesh M, Murray P. Cerebellar toxicity with capecitabine in a patient with metastatic breast cancer. Clin Oncol (R Coll Radiol). 2008;20:382-3.

58. Renouf D, Gill S. Capecitabine-induced cerebellar toxicity. Clin Colorectal Cancer. 2006;6:70-1.

59. Niemann B, Rochlitz C, Herrmann R, et al. Toxic encephalopathy induced by capecitabine. Oncology. 2004;66:331-5.

60. Videnovic A, Semenov I, Chua-Adajar R, et al. Capecitabine-induced multifocal leukoencephalopathy: a report of five cases. Neurology. 200513;65:1792-4.

61. Formica V, Leary A, Cunningham D, et al. 5-Fluorouracil can cross brain-blood barrier and cause encephalopathy: should we expect the same from capecitabine? A case report on capecitabine-induced central neurotoxicity progressing to coma. Cancer Chemother Pharmacol. 2006;58:276-8.

62. Sioka C, Kyritsis AP. Central and peripheral nervous system toxicity of common chemotherapeutic agents. Cancer Chemother Pharmacol. 2009;63:761-7.

63. Raison CL, Demetrashvili M, Capuron L, et al. Neuropsychiatric adverse effects of interferon-alpha: recognition and management. CNS Drugs. 2005;19:105-23.

64. Bannink M, Kruit WH, Van Gool AR, et al. Interferon-alpha in oncology patients: fewer psychiatric side effects than anticipated. Psychosomatics. 2008;49:56-63.

65. Meyers CA, Scheibel RS, Forman AD. Persistent neurotoxicity of systemically administered interferon-alpha. Neurology. 1991;41:672-6.

66. Glusker P, Recht L, Lane B. Reversible posterior leukoencephalopathy syndrome and bevacizumab. N Engl J Med. 2006;354:980-2.

67. Ozcan C, Wong SJ, Hari P. Reversible posterior leukoencephalopathy syndrome and bevacizumab. N Engl J Med. 2006;354:980-2.

68. Allen JA, Adlakha A, Bergethon PR. Reversible posterior leukoencephalopathy syndrome after bevacizumab/FOLFiRi regimen for metastatic colon cancer. Arch Neurol. 2006;63:1475-8.

69. Koopman M, Muller EW, Punt CJ. Reversible posterior leukoencephalopathy syndrome caused by bevacizumab: report of a case. Dis Colon Rectum. 2008;51:1425-6.

70. Kapiteijn E, Brand A, Kroep J, et al. Sunitinib induced hypertension, thrombotic microangiopathy and reversible posterior leukencephalopathy syndrome. Ann Oncol. 2007;18:1745-7.

71. Martin G, Bellido L, Cruz JJ. Reversible posterior leukoencephalopathy syndrome induced by sunitinib. J Clin Oncol. 2007;25:3559.

72. Govindarajan R, Adusumilli J, Baxter DL, et al. Reversible posterior leukoencephalopathy syndrome induced by RAF kinase inhibitor BAY 43-9006. J Clin Oncol. 2006;24:e48.

73. van der Veldt AA, van den Eertwegh AJ, Hoekman K, et al. Reversible cognitive disorders after sunitinib for advanced renal cell cancer in patients with preexisting arteriosclerotic leukoencephalopathy. Ann Oncol. 2007;18:1747-50.

# Tromboses

Antonio Adolfo Guerra Soares Brandão
Carolina Maria Pinto Domingues de Carvalho Silva
Cynthia Rothschild

## DESTAQUES

- Trombose associada ao câncer (TAC) é uma complicação frequente, com fisiopatologia complexa e constitui a segunda causa de óbito em pacientes oncológicos.
- O risco de TAC é heterogêneo e a identificação dos pacientes mais suscetíveis é essencial para a profilaxia.
- A profilaxia e tratamento da TAC devem ser individualizados, e considerar a opção mais eficaz e segura para cada paciente e sua opinião após esclarecimento.
- A eficácia e segurança da abordagem antitrombótica dependem do conhecimento das ferramentas disponíveis, avaliação contínua das condições clínicas e oncológicas do paciente e colaboração de equipe interdisciplinar e multiprofissional.
- Embora haja mais publicações sobre tromboembolismo venoso em pacientes oncológicos, os eventos arteriais são frequentes e associados a pior prognóstico.
- A fisiopatologia da trombose arterial se relaciona a condições crônicas muito frequentes na prática clínica.

O propósito deste capítulo é fornecer uma visão prática sobre a trombose associada ao câncer (TAC), de modo a salientar informações importantes para garantir que a prevenção (primária ou secundária) e o tratamento dos eventos trombóticos seja o mais eficaz e seguro possível. Vale salientar que a maioria das orientações aqui descritas constam no protocolo utilizado desde outubro de 2018 no Instituto do Câncer do Estado de São Paulo (ICESP) e foram baseadas, prioritariamente, nas recomendações da Sociedade Internacional de Trombose e Hemostasia (ISTH) e diretrizes da Iniciativa Internacional em Trombose e Câncer (ITAC), referências internacionais na área de trombose e hemostasia. Por se tratar de tema extenso, detalhes sobre os estudos que deram base às recomendações e diretrizes utilizadas poderão ser encontrados nas referências listadas ao final do capítulo.

Algumas das recomendações atuais sobre TAC baseiam-se em opiniões de especialistas na área, pois envolvem condições raras e, geralmente, excluídas de estudos randomizados.

## EPIDEMIOLOGIA

Pacientes com neoplasias malignas possuem risco estimado de trombose 4 a 7 vezes superior ao restante da população.[1-3] A incidência cumulativa de TAC varia entre 1% e 8%, e é maior nos primeiros 12 meses a partir do diagnóstico da neoplasia.[2,4] Essa frequência varia devido à influência de características específicas, como local da neoplasia, idade do paciente, histórico pregresso de trombose, entre outras, que serão abordadas adiante.[1]

A ocorrência de TAC acarreta aumento da morbimortalidade, uma vez que é a segunda causa de óbito nos pacientes oncológicos, além de elevar entre 40% e 50% o custo estimado de tratamento.[1,3] A taxa anual de óbitos por TAC é 47 vezes superior à da população geral.[3,4]

## FISIOPATOLOGIA

A fisiopatologia da TAC é complexa e varia de acordo com o local primário e o tipo histológico da neoplasia. Há, também, a contribuição de todos os aspectos da tríade de Virchow: estase venosa, agravada por redução da mobilidade e compressão tumoral; lesão/agressão endotelial desencadeada por quimioterapia, radioterapia, agentes antiangiogênicos ou cirurgia; e hipercoagulabilidade decorrente da neoplasia.[1,3]

As vias responsáveis pelo desenvolvimento de TAC são diversas e variam de acordo com o tipo de neoplasia.[1,5] As células malignas podem ativar a cascata da coagulação mediante a liberação de fatores pró-coagulantes como fator tecidual, micropartículas que contêm fator tecidual e o pró-coagulante do câncer.[1] Micropartículas são pequenas vesículas de membrana liberadas por células ativadas ou apoptóticas, cujo potencial pró-coagulante decorre da provisão de superfície para a ativação de diversos fatores de coagulação.[5] Esse potencial é aumentado em presença, por exemplo, de fator tecidual.[5] O pró-coagulante do câncer é uma cisteíno-protease capaz de ativar diretamente o fator X e o fibrinogênio.[5] Além da exacerbada ativação da cascata de coagulação, a produção aumentada de inibidores da fibrinólise, como o inibidor do ativador do plasminogênio-1 (PAI-1), contribui para o estado de hipercoagulabilidade em alguns tumores, como de pâncreas e cérebro.[5]

A produção aumentada de citocinas inflamatórias pode gerar leucocitose, neutrofilia e plaquetose.[5] O aumento da contagem de neutrófilos está ligado à geração de armadilhas extracelulares de neutrófilos (NETs, na sigla em inglês), associadas à formação de trombos, mecanismo observado em pacientes com câncer de pulmão, por exemplo.[5] Em pacientes com neoplasia de ovário, a liberação de interleucina-6 pelo tumor pode causar plaquetose secundária ao aumento da produção de trombopoetina.[5]

## FATORES DE RISCO

O risco de TAC varia de acordo com o tratamento oncológico, características do tumor e fatores próprios ao paciente, e alguns biomarcadores já foram identificados como potenciais preditores de risco trombótico (Figura 87.1).[1]

---

**Características dos pacientes**
- Comorbidades (índice de Charlson ≥ 3)
- Presença de veias varicosas
- Trombose pregressa
- Trombofilia hereditária (p. ex.: fator V Leiden)

**Características do tratamento**
- Esquemas baseados em platina
- Agentes anti-angiogênicos
- Terapia hormonal
- Cirurgia
- Radioterapia
- Transfusão de hemocomponentes
- Uso de cateter venoso central
- Imobilidade, internação

**Características do tumor**
Local da neoplasia
- risco muito alto – estômago, pâncreas
- alto risco – pulmão, sangue/órgãos hematopoéticos, rim, aparelho genital feminino, cérebro, bexiga
Grau histológico
Estagio avançado/metastático

**Biomarcadores**
- Hemoglobina
- Contagem de leucócitos e plaquetas
- D-dímero
- P-selectina
- Fragmento 1 + 2 de protrombina
- Potencial de geração de trombina
- Atividade de micropartículas-fator tecidual
- Proteína C-reativa

**FIGURA 87.1 –** Fatores de risco para TAC.[1]
Fonte: Adaptada de Ay, *et al.*, 2017.

## Escores de risco

O escore preditivo de risco mais difundido até o momento é o de Khorana (Tabela 87.1), desenvolvido em uma coorte de pacientes ambulatoriais com indicação de tratamento quimioterápico, e avalia características clínico-laboratoriais disponíveis no atendimento de rotina.[3,6]

### Tabela 87.1. Escore de Khorana

| CARACTERÍSTICAS | PONTUAÇÃO |
|---|---|
| Local da neoplasia | |
| Risco muito alto (estômago, pâncreas) | 2 |
| Alto risco (pulmão, linfoma, ginecológico, bexiga, testículo) | 1 |
| Contagem plaquetária pré-quimioterapia ≥ 350.000/mm³ | 1 |
| Hemoglobina abaixo de 10 g/dL ou uso de eritropoetina | 1 |
| Contagem de leucócitos pré-quimioterapia ≥ 11.000/mm³ | 1 |
| Índice de massa corpórea (IMC) ≥ 35 kg/m² | 1 |

0: baixo risco (0,8%) de TAC; 1 a 2: risco intermediário (1,8%); 3 ou mais: alto risco (7,1%).

Fonte: Adaptada de Mulder, *et al.*, 2019.

Apesar de ser utilizado amplamente, o escore de Khorana possui algumas limitações, como valor preditivo consideravelmente inferior nas neoplasias de pulmão e hematológicas.[6] Além disso, pacientes com risco baixo e intermediário mostraram frequência não desprezível de TAC (entre 5% e 7%, contra 11% no grupo de alto risco).[6] Por meio do escore de Khorana outros foram desenvolvidos, como o Vienna CATS, além de escores específicos para algumas neoplasias, como o ThroLy para linfoma, IMPEDE para mieloma múltiplo e COMPASS-CAT para mama, pulmão, ovário e cólon/reto, para citar alguns.[1,3,6-10] Um estudo comparativo entre vários escores mostrou que nenhum se mostrou ideal para todos os tipos de neoplasias e a maioria deles ainda carece de validação.[7]

## DIAGNÓSTICO

A eficácia de estratégias diagnósticas que utilizam avaliação de dímeros de fibrina (dímeros-d) e escores como o de Wells, que dispensa exames de imagem em pacientes com baixa probabilidade de trombose venosa, é menor na população oncológica, tanto para o diagnóstico de trombose venosa profunda (TVP) quanto de tromboembolismo pulmonar (TEP).[11,12]

### Trombose incidental

Cerca de 50% dos casos de TAC são diagnosticados por meio de exames para o estadiamento ou avaliação da resposta à terapia oncológica, o que é considerado trombose incidental.[13] Seu tratamento deve ser similar ao da sintomática, uma vez que ambas apresentam taxa equivalente de recorrência, mesmo em vigência de anticoagulação.[3,13-16] Casos de TEP subsegmentar único constituem uma exceção: sugere-se ultrassom com Doppler venoso de membros inferiores e, em ausência de TVP ou em TVP apenas distal, o início de anticoagulação pode ser reavaliado após novo exame de imagem em uma semana, se possível.[13]

### Profilaxia primária

A profilaxia primária, quando empregada em pacientes selecionados, pode evitar a ocorrência de TAC, o que contribui para prevenir a elevação de morbimortalidade que ela acarreta, sem expô-los a risco desproporcional de sangramentos.[3,15,16] Os escores de risco podem auxiliar na seleção de pacientes, guardadas as limitações de cada um.[3]

### Em perioperatório

Uma vez que a presença de neoplasia em atividade é reconhecido fator de risco para tromboembolismo venoso (TEV) em pacientes cirúrgicos, a profilaxia farmacológica no período perioperatório de cirurgias oncológicas está bem estabelecida.[3,16,17] Sugere-se heparina de baixo peso molecular (HBPM) uma vez ao dia na maior dose profilática estudada ou, em pacientes com disfunção renal (*clearance* de creatinina inferior a 30 mL/min), heparina não fracionada (HNF) na dose de 5000 UI a cada 8 horas.[3] A profilaxia deve ser iniciada 2 a 12 horas antes do procedimento e mantida por 7 a 10 dias, e é recomendado estendê-la até 30 dias nas cirurgias pélvicas e abdominais.[3,16,18]

Medidas mecânicas de profilaxia (meias elásticas ou compressor pneumático intermitente) estão indicadas em presença de contraindicações ao uso de anticoagulantes e como adjuvantes à anticoagulação.[3,16]

### Durante internação

Pacientes oncológicos devem receber profilaxia farmacológica e, em vigência de contraindicações, medidas mecânicas de prevenção à trombose durante internação hospitalar.[3,16]

### Durante quimioterapia ambulatorial

A correlação entre tratamento quimioterápico e ocorrência de TAC é bem conhecida, com relato de risco trombótico entre 5% e 10% nessa fase.[1-3]

Indica-se apixabana (2,5 mg a cada 12 horas) ou rivaroxabana (10 mg ao dia) como profilaxia primária em pacientes com escore de Khorana ≥ 2 (Tabela 87.1), contagem plaquetária superior a 50.000/mm³), *clearance* de creatinina superior a 15 mL/min, ausência de lesão com risco hemorrágico (sobretudo de trato gastrointestinal), de sangramento ativo ou maior pregresso e de interações medicamentosas proibitivas (consultar o *site* <www.drugs.com>).[3,15,16,19] Em pacientes com alto risco de sangramento em trato gastrointestinal ou interação medicamentosa proibitiva, a indicação recai sobre as HBPMs, com recomendação de maior dose profilática (5.000 UI ao dia se dalteparina ou 1 mg/kg ao dia se enoxaparina).[15] A heparina não fracionada (HNF) é opção à HBPM nos casos em que o *clearance* de creatinina é inferior a 30 mL/min.[3]

Não se recomenda anticoagulação para prevenir trombose relacionada a cateter venoso central (inclusive o uso de heparina no cateter), e profilaxia primária de trombose em pacientes com tumores cerebrais.[3,15,16,20]

Recomendações específicas de profilaxia farmacológica primária em pacientes com mieloma múltiplo que recebem imunomoduladores (talidomida e lenalidomida), associados à quimioterapia e/ou dexametasona, sugerem ácido acetilsalicílico ou HBPM em doses profiláticas, ou ainda varfarina em dose baixa.[3,16]

Pacientes em uso de asparaginase, por leucemia linfoblástica aguda ou linfoma não Hodgkin, podem se beneficiar com a redução do risco trombótico ao usar dose profilática de HBPM durante a terapia de indução, e é recomendado interromper o anticoagulante durante períodos de plaquetopenia inferior a 30.000/mm³.[21]

### Profilaxia mecânica

O uso isolado de métodos mecânicos, como compressor pneumático intermitente e meias elásticas, deve ser reservado a pacientes com contraindicação à profilaxia farmacológica.[3,16]

### TRATAMENTO

O tratamento da TAC constitui um desafio, pois no paciente oncológico coexistem situações que elevam o risco de sangramento e de recorrência de trombose, o que torna necessário considerar todas as variáveis a que o paciente está exposto e sua influência sobre o risco trombótico e/ou hemorrágico; a efetividade e segurança dos medicamentos antitrombóticos; e as preferências do paciente (Figura 87.2).[3,22,23] O tratamento da trombose incidental já foi mencionado anteriormente, no item "Diagnóstico".

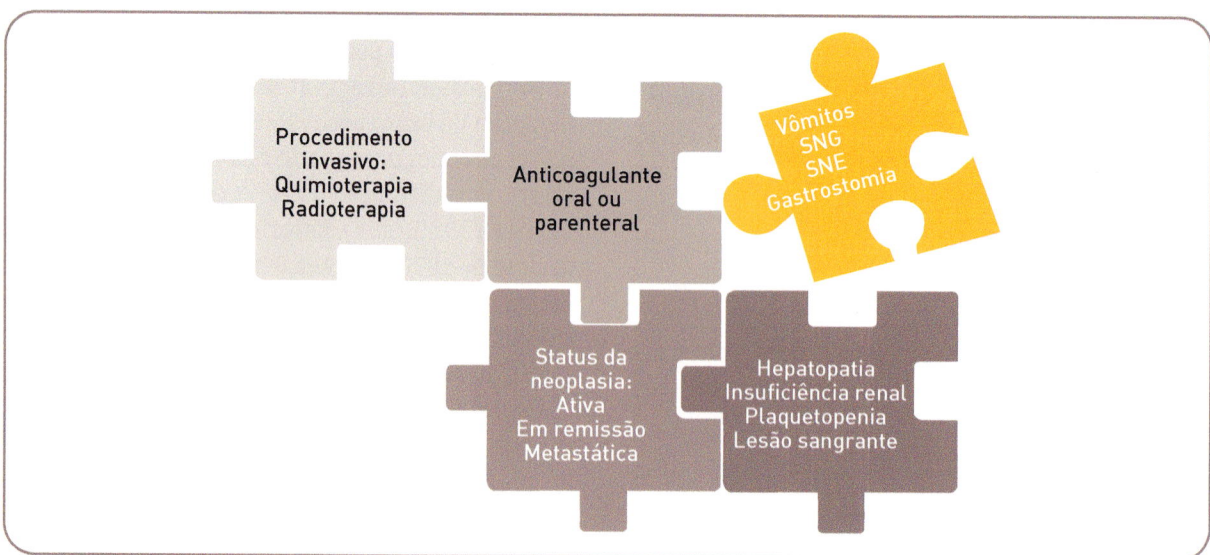

**FIGURA 87.2 –** Variáveis a serem consideradas no tratamento antitrombótico do paciente oncológico.[3,22,25]

SNG: sonda nasogástrica; SNE: sonda nasoenteral.

Fonte: Adaptada de Farge D, Frere C, Connors JM, Ay C, Khorana AA, Munoz A, *et al.*, 2019; Khorana AA, Noble S, Lee AYY, Soff G, Meyer G, *et al.*, 2018; Mosarla RC, Vaduganathan M, Qamar A, Moslehi J, Piazza G, Giugliano JP, 2019.

## Arsenal terapêutico e escolha do anticoagulante

Pacientes tratados com anticoagulantes orais diretos (DOACs) demonstraram taxa de recorrência de TAC 28% inferior à com HBPM, e 26% inferior à com antagonistas da vitamina K (varfarina), com frequência comparável de sangramentos.[23] Isso levou a que a edoxabana e a rivaroxabana fossem incluídas em diretrizes e recomendações no final de 2019.[3,4,16,22,23] A dalteparina ou enoxaparina permanecem como primeira escolha em pacientes com risco elevado de sangramento ou interações medicamentosas relevantes (capazes de comprometer o efeito anticoagulante ou acentuar o risco hemorrágico dos DOACs).[3,22,24,25] Já a HNF substitui as HBPM na insuficiência renal com *clearance* de creatinina inferior a 30 mL/min, e a varfarina fica reservada a esses mesmos pacientes para uso a partir dos primeiros 3 meses da ocorrência de trombose, ou em locais onde há indisponibilidade de DOACs (Tabela 87.2).[3,24-27]

A escolha do anticoagulante é baseada nos parâmetros ilustrados na Figura 87.3, e condições que requerem ajustes na posologia estão mencionadas na Figura 87.4, ambos explicados a seguir:
- primeiro episódio ou recorrência de TAC;
- localização da trombose: evidências de efetividade e segurança suficientes para recomendar o tratamento de trombose em territórios atípicos (como esplâncnica e cerebral) com DOACs;
- risco de sangramento: definido como elevado nas seguintes situações:[3,22,27,28]
  - neoplasia gastrointestinal com lesão luminal;
  - neoplasia genitourinária ou de bexiga com lesão potencialmente sangrante ou nefrostomia;
  - presença de alterações em mucosa gastrointestinal, como úlcera duodenal, gastrite, esofagite, colite;
  - trombocitopenia inferior a 50.000/mm.[3]
- presença de interações medicamentosas: recomenda-se evitar o uso concomitante da edoxabana e

## Tabela 87.2. Características dos anticoagulantes indicados para tratamento de TAC

| Medicamento | Via de administração | Alvo de inibição | Advertências |
|---|---|---|---|
| Heparina não fracionada (HNF) | Parenteral | Trombina, FX, fatores da via intrínseca | Risco de trombocitopenia se uso > 10 dias seguidos |
| Dalteparina | Parenteral | FX, trombina | Cl creatinina < 30 mL/min: não usar<br>Cl creatinina = 30 a 49 mL/min: ajustar dose |
| Enoxaparina | Parenteral | FX, trombina | Cl creatinina < 30 mL/min: não usar<br>Cl creatinina = 30 a 49 mL/min: atenção*<br>Peso < 60 kg ou IMC > 35 kg/m²: atenção* |
| Edoxabana | Oral | FX ativado | Cl creatinina < 15 mL/min: não usar<br>Hepatopatia Child-Pugh C: não usar<br>Cl creatinina = 15 a 50 mL/min: ajustar dose<br>Peso < 60 kg: ajustar dose<br>Atenção para interações medicamentosas<br>Antifosfolípides: não usar |
| Rivaroxabana | Oral | FX ativado | Cl creatinina < 15 mL/min: não usar<br>Hepatopatia Child-Pugh B ou C: não usar<br>Cl creatinina = 15 a 49 mL/min: ajustar dose<br>Atenção para interações medicamentosas<br>Antifosfolípides: não usar |
| Varfarina | Oral | Fatores K dependentes | Manter ingestão regular de vitamina K<br>Atenção para interações medicamentosas |

*Atenção: monitorização clínica breve e avaliação de anti-FX ativado caso haja recorrência ou risco elevado de sangramento. Cl: clearance; FX: fator X; IMC: índice de massa corpórea.

Fonte: Fonte: Adaptada de Farge D, Frere C, Connors JM, Ay C, Khorana AA, Munoz A, *et al*., 2019; Streiff MB, Holmstrom B, Angelini D, Ashrani A, Bockenstedt PL, *et al*., 2018; Steffel J, Verhamme P, Potpara TS, Albaladejo P, Antz M, *et al*., 2018.

| 01 | Primeiro episódio ou recorrência? Território atípico? | 1º episódio: DOAC ou HBPM<br>Recorrência: vide ítem "Situações Especiais"<br>Território atípico: HBPM ou varfarina |
|---|---|---|
| 02 | Lesão potencialmente sangrante/risco elevado de sangramento? | Sim: HBPM com atenção; monitorizar de perto<br>Não: DOAC |
| 03 | Interação medicamentosa? (Tabela 87.3 ou <www.drugs.com>) | Não: DOAC<br>Sim, mas não proibitiva: DOAC (atenção*/potencial ajuste se edoxabana)<br>Sim, proibitiva: HBPM ou varfarina com ajuste (INR) |
| 04 | Função renal reduzida? | Cl creat 30 a 50 mL/min: HBPM com atenção*<br>Cl creat 15 a 50 mL/min: DOAC com dose reduzida<br>Cl creat < 15 mL/min: HNF ou varfarina |
| 05 | Função hepática reduzida? | Child-Pugh B: edoxabana com atenção, evitar rivaroxabana<br>Child-Pugh C: HBPM ou HNF, com atenção* |
| 06 | Se dieta oral<br>SNG ou gastrostomia<br>SNE<br>Vômitos | DOAC, varfarina ou HBPM<br>Rivaroxabana ou HBPM<br>HBPM<br>Se persistentes acima de 24horas: HBPM |
| 07 | Preferências do paciente | Considerar, após esclarecimento imparcial sobre as opções eficazes e seguras |

**FIGURA 87.3** – Informações a serem consideradas na escolha do anticoagulante para o tratamento da TAC.

*Atenção: monitorização clínica de perto; Cl creat: *clearance* de creatinina; DOAC: anticoagulante oral direto; HBPM: heparina de baixo peso molecular; INR: relação normatizada internacional; HNF: heparina não fracionada; SNE: sonda nasoenteral; SNG: sonda nasogástrica.

Fonte: Adaptada de Farge D, Frere C, Connors JM, Ay C, Khorana AA, Munoz A, *et al.*, 2019; Khorana AA, Noble S, Lee AYY, Soff G, Meyer G, *et al.*, 2018; Streiff MB, Holmstrom B, Angelini D, Ashrani A, Bockenstedt PL, *et al.*, 2018; Mosarla RC, Vaduganathan M, Qamar A, Moslehi J, Piazza G, Giugliano JP, 2019; Steffel J, Verhamme P, Potpara TS, Albaladejo P, Antz M, *et al.*, 2018; Riess H, Ay AC, Bauersachs BR, Becattini C, Beyer-Westendorf J, Cajfinger F, *et al.*, 2018.

rivaroxabana com potentes indutores e inibidores da glicoproteína P (gp-P) e do citocromo P3A4 (CYP3A4), este último apenas no caso da rivaroxabana, devido ao risco de neutralizar ou acentuar o efeito anticoagulante, o que pode contribuir para a recorrência de trombose ou ocorrência de sangramentos, respectivamente.[3,22,24,25,27] A Tabela 87.3 ilustra as principais interações medicamentosas identificadas e sua intensidade, classificando-as em interações que merecem atenção e monitorização clínica mais frequente (em azul claro) e interações desaconselhadas (em azul escuro).[26] Medicamentos que não constam nessa lista podem ser checados pelo *link* <https://www.drugs.com>. No caso de pacientes anticoagulados com varfarina, as interações medicamentosas não chegam a ser proibitivas, mas exigem monitorização laboratorial frequente, a fim de garantir uma relação normatizada internacional (INR) entre 2 e 3;[24,26,27]

- funções renal e hepática: as restrições de uso se encontram descritas na Tabela 87.1, e os ajustes posológicos recomendados, na Figura 87.4. A es-

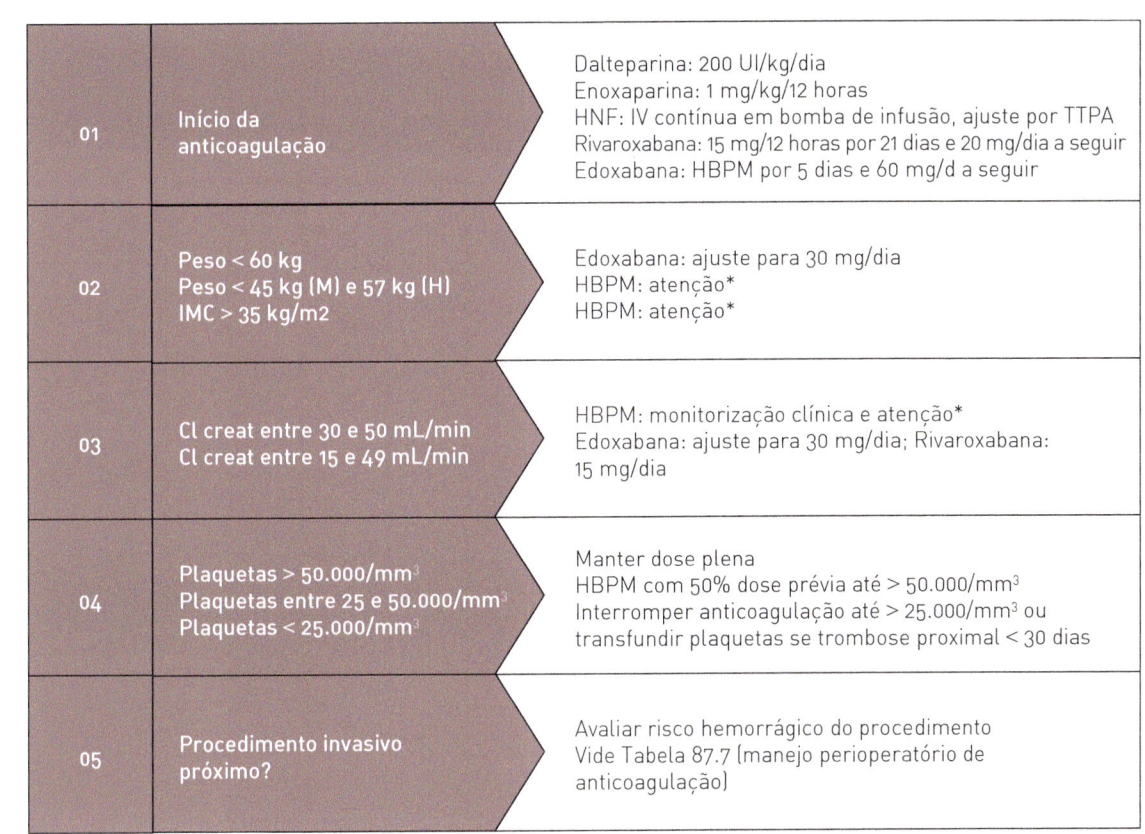

| 01 | Início da anticoagulação | Dalteparina: 200 UI/kg/dia<br>Enoxaparina: 1 mg/kg/12 horas<br>HNF: IV contínua em bomba de infusão, ajuste por TTPA<br>Rivaroxabana: 15 mg/12 horas por 21 dias e 20 mg/dia a seguir<br>Edoxabana: HBPM por 5 dias e 60 mg/d a seguir |
| 02 | Peso < 60 kg<br>Peso < 45 kg (M) e 57 kg (H)<br>IMC > 35 kg/m2 | Edoxabana: ajuste para 30 mg/dia<br>HBPM: atenção*<br>HBPM: atenção* |
| 03 | Cl creat entre 30 e 50 mL/min<br>Cl creat entre 15 e 49 mL/min | HBPM: monitorização clínica e atenção*<br>Edoxabana: ajuste para 30 mg/dia; Rivaroxabana: 15 mg/dia |
| 04 | Plaquetas > 50.000/mm³<br>Plaquetas entre 25 e 50.000/mm³<br>Plaquetas < 25.000/mm³ | Manter dose plena<br>HBPM com 50% dose prévia até > 50.000/mm³<br>Interromper anticoagulação até > 25.000/mm³ ou transfundir plaquetas se trombose proximal < 30 dias |
| 05 | Procedimento invasivo próximo? | Avaliar risco hemorrágico do procedimento<br>Vide Tabela 87.7 (manejo perioperatório de anticoagulação) |

**FIGURA 87.4 –** Posologia inicial e ajustes potencialmente necessários após a escolha do anticoagulante.

*Atenção: monitorização clínica maior e avaliação de aFXa se risco aumentado de sangramento ou recorrência de trombose; aFXa: anti-fator X ativado; Cl: *clearance*; HBPM: heparina de baixo peso molecular; HNF: heparina não fracionada; IMC: índice de massa corpórea; IV: intravenosa; TTPA: tempo de tromboplastina parcial ativada.

Fonte: Adaptada de Farge D, Frere C, Connors JM, Ay C, Khorana AA, Munoz A, et al., 2019; Khorana AA, Noble S, Lee AYY, Soff G, Meyer G, et al., 2018; Streiff MB, Holmstrom B, Angelini D, Ashrani A, Bockenstedt PL, et al., 2018; Mosarla RC, Vaduganathan M, Qamar A, Moslehi J, Piazza G, Giugliano JP, 2019; Steffel J, Verhamme P, Potpara TS, Albaladejo P, Antz M, et al., 2018; Carrier M, Blais N, Crowther M, Kavan P, Le Gal G, Moodley O, et al., 2018; Bannow BTS, Lee A, Khorana AA, Zwicker JI, Noble S, 2018; Clexane [bula], 2014.

colha do anticoagulante deve ser revista tão logo a função renal ou hepática seja restabelecida.[24,26] A avaliação dos níveis de anti-Fator X ativado (aFXa) pode ser usada para aferir se o nível de anticoagulação não ultrapassou a faixa terapêutica (entre 0,6 e 1,0 UI/mL) em pacientes com maior risco de sangramento.[3,26] É imprescindível que a amostra seja coletada 4 horas (pico de ação) após a 4ª dose do anticoagulante;

- dieta e presença de vômitos: em pacientes nos quais a ocorrência de vômitos possa comprometer a absorção do anticoagulante (vômitos até 2 horas após a ingestão do anticoagulante, ou recorrentes por 24 horas ou mais), é recomendável anticoagulação parenteral até que a emese esteja controlada.[29] Pacientes com sonda nasogástrica ou gastrostomia podem usar rivaroxabana macerada, enquanto a HBPM é a opção para aqueles com sonda nasoenteral;[29]

- preferências do paciente: fator a ser considerado na escolha do anticoagulante, após esclarecimento das opções disponíveis, de forma isenta de viés;[22,27]

- peso e IMC: com base na conduta utilizada em pacientes não oncológicos, sugere-se usar dose mais alta de HBPM sobretudo para a profilaxia pós--operatória em pacientes oncológicos obesos.[3] Não foi observado aumento na frequência de hemorragias em pacientes acima de 120 kg ou 30 kg/m² tratados com HBPM ajustada ao peso.[27] Sugere-se evitar ou usar DOACs com cautela em pacientes com IMC superior a 40 kg/m² ou 120 kg.[27] Em pacientes com peso abaixo de 60 kg, a dose de edoxabana deve ser ajustada (Tabela 87.2).[27] A enoxaparina pode apresentar risco de sangramento em pacientes masculinos abaixo de 57 kg, e femininos abaixo de 45 kg, de modo a merecer maior monitorização clínica nessas situações.[30]

## Tabela 87.3. Interações medicamentosas de edoxabana e rivaroxabana

| | EDOXABANA | RIVAROXABANA |
|---|---|---|
| **Concentração aumentada** monitorização recomendada; evitar caso haja 2 ou mais medicamentos desse grupo em uso concomitante | **Atenção com:** Amiodarona, Lapatinib, Nilotinib, Quinidina, Tamoxifeno, Verapamil **Reduzir a dose com:** Cetoconazol, Ciclosporina, Claritromicina, Dronedarona, Eritromicina, Itraconazol, Posaconazol, Tacrolimus, Voriconazol | Amiodarona, Anastrozol, Bicalutamida, Claritromicina, Ciclosporina, Dasatinib, Eritromicina, Fluconazol, Lapatinib, Nilotinib, Quinidina, Sirolimus, Tacrolimus, Tensirolimus, Tamoxifeno |
| Evitar uso concomitante | Abiraterona, Crizotinib, Enzalutamida, Imatinib, Ritonavir e outros inibidores de protease contra HIV | Abiraterona, Cetoconazol, Crizotinib, Dronedarona, Enzalutamida, Imatinib, Itraconazol, Posaconazol, Ritonavir e outros inibidores de protease contra HIV, Vemurafenib, Voriconazol |
| **Concentração reduzida** monitorização recomendada; evitar caso haja 2 ou mais medicamentos desse grupo em uso concomitante | Carbamazepina, Fenitoína, Fenobarbital | Ciclofosfamida, Docetaxel, Etoposide, Idarrubicina, Ifosfamida, Lomustina, Oxcarbazepina, Paclitaxel, Prednisona, Topiramato, Vemurafenib, Vincristina, Vinorelbine |
| Evitar uso concomitante | Ácido valproico, Dexametasona, Doxorrubicina, erva de São João, Levetiracetam, Rifampicina, Sunitinib, Vandetanib, Vinblastina | Ácido valproico, Carbamazepina, Dexametasona, Doxorrubicina, erva de São João, Fenitoína, Fenobarbital, Levetiracetam, Rifampicina, Sunitinib, Vandetanib, Vinblastina |

Fonte: Adaptada de Steffel J, *et al.*, 2018.

## MONITORIZAÇÃO DA ANTICOAGULAÇÃO

A efetividade e segurança do tratamento antitrombótico depende da vigilância contínua do paciente e reavaliação do risco de sangramentos e de recorrência de trombose a cada visita.[26] Em geral, o intervalo entre as reavaliações do tratamento antitrombótico não deve ultrapassar os 3 meses, com recomendação de retornos mais frequentes caso haja mudanças no tratamento, evolução da neoplasia, aparecimento de agravos à saúde do paciente, bem como modificações nos anticoagulantes e/ou em sua posologia (Figura 87.5).[26]

## DURAÇÃO DO TRATAMENTO ANTITROMBÓTICO

Uma vez que a neoplasia constitui um fator de risco independente para o desenvolvimento e recorrência de trombose, diversas recomendações aconselham manter a anticoagulação enquanto a neoplasia estiver ativa e/ou em tratamento, desde que seu benefício supere o risco hemorrágico, embora resultados de estudos randomizados sejam relativos a um máximo de 12 meses de anticoagulação.[1,3,22,27,31] Ainda não existem evidências que demonstrem se o emprego de dose reduzida de anticoagulante após os 12 meses é eficaz e seguro.[25] Segundo a ISTH, entende-se por neoplasia ativa aquela:

- diagnosticada nos últimos 6 meses; ou
- recorrente, localmente avançada ou metastática; ou
- cujo tratamento tenha sido finalizado até há 6 meses; ou
- neoplasia hematológica fora de remissão completa.[22]

A continuidade do tratamento anticoagulante em pacientes em tratamento paliativo exclusivo deve ser discutida, caso a caso, com todos os profissionais envolvidos, paciente e familiares, além de considerar os riscos e benefícios da escolha e conforto proporcionado por ela, pois não há diretrizes estabelecidas para esta situação.

| | | |
|---|---|---|
| 01 | Sangramento* | Investigar causa local, coagulação e plaquetas<br>Vide Tabela 87.4<br>Avaliar creatinina, perda de peso<br>Checar interações/incorreções de posologia |
| 02 | Recorrência de TAC* | Investigar status da neoplasia/compressão<br>Checar interações/incorreções de posologia<br>Sim: checar adesão e reorientar s/n<br>Vide Tabela 87.5 |
| 03 | Mudança em medicamentos<br>Vômitos/SNG ou SNE<br>Procedimento invasivo futuro | Checar interações (Tabela 87.3)<br>Rever anticoagulante de escolha (Figura 87.3)<br>Vide Tabela 87.7 |
| 04 | Alteração de função renal<br>Alteração de função hepática | Vide Figura 87.4<br>Vide Figura 87.3 |
| 05 | Plaquetopenia<br>Nova lesão<br>potencialmente sangrante | Vide Tabela 87.6<br>Avaliar possibilidade de tratamento para rever continuidade ou não de anticoagulação |

FIGURA 87.5 – Itens a serem checados a cada retorno do paciente anticoagulado.

*Considerar notificar o fabricante do anticoagulante caso não haja erro de posologia ou causa identificada para os eventos, pois podem representar falha de efeito (evento adverso).

Fonte: Adaptada de Farge D, Frere C, Connors JM, Ay C, Khorana AA, Munoz A, *et al.*, 2019; Streiff MB, Holmstrom B, Angelini D, Ashrani A, Bockenstedt PL, *et al.*, 2018; Riess H, Ay AC, Bauersachs BR, Becattini C, Beyer-Westendorf J, Cajfinger F, *et al.*, 2018.

## Complicações hemorrágicas e anticoagulação

Assim como acontece com pacientes portadores de doenças hemorrágicas, é fundamental estabelecer a causa do sangramento sem inferir que o simples uso de anticoagulante é suficiente para explicá-lo. O medicamento pode precipitar a manifestação hemorrágica decorrente de lesão tumoral não conhecida, cujo tratamento, se possível, permitirá o restabelecimento da anticoagulação. A Tabela 87.4 sugere as etapas necessárias para o manejo de sangramento em paciente anticoagulado.

**Tabela 87.4. Manejo de sangramento no paciente anticoagulado**

| | Avaliação |
|---|---|
| Avaliar o uso do anticoagulante | ▪ Qual medicamento e dose usada (comparar com a prescrita)<br>▪ Horário da última dose. Se desconhecido, checar efeito do medicamento (aFXa para HBPM, TP ou aFXa para DOACs, TP para varfarina, TTPA ou aFXa para HNF)*<br>▪ Erro na administração?<br>▪ Interação medicamentosa de início recente?<br>▪ Uso de medicamento que inibe a função plaquetária (anti-inflamatório não hormonal, por exemplo)? |
| Definir e tratar a causa do sangramento | ▪ Lesão local? **Tentar tratamento ou controle local do sangramento<br>▪ Hipertensão descompensada?<br>▪ Infecção do trato urinário? Urolitíase?<br>▪ Avaliar contagem de plaquetas, TP, TTPA e TT ou fibrinogênio para investigar possível coagulopatia ou plaquetopenia |

Continua >>

## Tabela 87.4. Manejo de sangramento no paciente anticoagulado

| | AVALIAÇÃO |
|---|---|
| Compensar clinicamente o paciente | ▪ Transfusões e suporte clínico dependendo das manifestações, idade do paciente, comorbidades e gravidade do sangramento<br>▪ Ácido tranexâmico: contraindicado para sangramentos em cavidades fechadas e hematúria (risco de retenção do coágulo e de uropatia obstrutiva) |
| Reverter ou não o efeito do anticoagulante | ▪ Reverter se há sangramento com risco de morte, não controlado por medidas locais e decorrente do efeito do anticoagulante<br>▪ DOAC: carvão (50 a 100 g VO) até 2 horas após a ingestão; CCP (50 UI/kg IV *em bolus*)<br>▪ HBPM: protamina (1 mg/100 UI de dalteparina ou 1 mg/mg de enoxaparina IV lento) até 8 horas após aplicação<br>▪ HNF: protamina (1 mg/100 UI IV lento)<br>▪ Varfarina: vitamina K (10 mg IV ou VO) se sangramento leve; PFC ou CCP se sangramento grave |
| Manter a profilaxia antitrombótica | ▪ Medidas mecânicas exclusivas enquanto sangramento ativo e causa não controlada<br>▪ Filtro em veia cava inferior: apenas na impossibilidade de retomar a anticoagulação em paciente com alto risco de recorrência trombótica |
| Reintroduzir ou não a anticoagulação | ▪ Reintroduzir se e quando a causa do sangramento for tratada ou controlada<br>▪ Caso o risco hemorrágico supere o risco trombótico com potencial ameaça à vida do paciente, evitar a anticoagulação<br>▪ Decisão deve ser compartilhada entre equipes envolvidas, paciente e familiares/responsáveis |

*aFXa deve ser padronizado para o medicamento utilizado, pois os resultados não são intercambiáveis entre medicamentos diferentes e, no caso dos DOACs, deve ser padronizado para o anticoagulante que o paciente usa. **Lesões tumorais ou actínicas (radioterapia pregressa), úlceras pépticas, varizes gastroesofágicas ou peri-ostomias, hemorroidas, divertículos. aFXa: anti-fator X ativado; HBPM: heparina de baixo peso molecular; TP: tempo de protrombina; DOACs: anticoagulantes orais diretos; TTPA: tempo de tromboplastina parcial ativada; HNF: heparina não fracionada; TT: tempo de trombina; VO: via oral; CCP: complexo protrombínico (aom 4 fatores de coagulação); IV: intravenoso; PFC: plasma fresco congelado.

Fonte: Adaptada de Steffel J, Verhamme P, Potpara TS, Albaladejo P, Antz M, *et al.*, 2018.

### Recorrência de trombose

Pacientes oncológicos com trombose apresentam risco 2 a 9 superior de recorrência em relação a outras pessoas.[25] Um segundo episódio trombótico pode ser devido a fatores relacionados à anticoagulação ou ao aumento dos fatores protrombóticos, e essa avaliação serve como base para definir a conduta a ser seguida (Tabela 87.5).

## Tabela 87.5. Fatores a serem avaliados na recorrência de TAC e opções de conduta[3,30]

| FATORES A SEREM AVALIADOS | CONDUTAS |
|---|---|
| Uso do anticoagulante:<br>▪ interrompido por falta/ esquecimento?<br>▪ suspenso com neoplasia ativa?<br>▪ interação medicamentosa recente?<br>▪ alteração na ingestão de vitamina K (para varfarina)?<br>▪ mudança na marca do medicamento? | ▪ Reforçar adesão ao paciente<br>▪ Reintroduzir anticoagulação<br>▪ Modificar anticoagulante/ medicamento<br>▪ Reorientar ingestão regular de vitamina K<br>▪ Notificar fabricante (evento adverso) |
| Recidiva de neoplasia/ segunda neoplasia? | Investigar e, se necessário, tratar o câncer<br>Modificar anticoagulação (ver a seguir) |
| Compressão vascular por massa tumoral? Trombose tumoral? | Tratar a neoplasia, de forma a considerar potencial abordagem local<br>Manter ou modificar anticoagulação (ver a seguir) |

Continua >>

>> Continuação

## Tabela 87.5. Fatores a serem avaliados na recorrência de TAC e opções de conduta[3,30]

| FATORES A SEREM AVALIADOS | CONDUTAS |
|---|---|
| Anticoagulação regular, sem falha de adesão ou interação medicamentosa | ▪ DOAC: mudar para HBPM, dose baseada no peso do paciente (Figura 87.4, item 01)<br>▪ HBPM em dose profilática: mudar para DOAC ou aumentar a dose de HBPM para a inicial baseada no peso (Figura 87.4, item 01)<br>▪ HBPM em dose baseada no peso: aumentar dose entre 20% e 25%<br>▪ Após ajuste de dose da HBPM: se ausência de melhora dos sintomas em 1 semana, avaliar aFXa; nível desejado de 1,6 a 2 U/mL (se dose diária) ou 0,8 a 1 U/mL (se dose a cada 12 horas)<br>▪ Notificar fabricante (evento adverso) |

DOAC: anticoagulante oral direto; HBPM: heparina de baixo peso molecular; aFXa: anti-fator X ativado.
Fonte: Adaptada de Farge D, Frere C, Connors JM, Ay C, Khorana AA, Munoz A, *et al.*, 2019; Clexane [bula], 2014.

## Anticoagulação em situações especiais

- Plaquetopenia: pode predispor a sangramentos (entre 7% e 33% dos pacientes com TAC) e não impedir a recorrência de trombose (entre 10% e 44% em pacientes plaquetopênicos)[3,27,28] (Tabela 87.6);

## Tabela 87.6. Conduta recomendada em vigência de plaquetopenia

| CONTAGEM (/MM³) | RECOMENDAÇÃO |
|---|---|
| 50.000 ou mais | Manter anticoagulação plena |
| De 25 a < 50.000 | HBPM em dose profilática ou reduzida em 50%*<br>Se trombose aguda ou recorrente sintomática: transfundir concentrado de plaquetas e manter anticoagulação plena |
| < 25.000 | Interromper anticoagulação temporariamente**<br>HBPM em dose profilática até 10.000 plaquetas/mm³ nos casos com maior risco de recorrência de TAC |

*Anticoagulantes orais diretos devem ser evitados em situações de risco elevado de sangramento. **Restabelecer a anticoagulação assim que a contagem plaquetária atingir 50.000/mm³. HBPM: heparina de baixo peso molecular.
Fonte: Adaptada de Farge D, Frere C, Connors JM, Ay C, Khorana AA, Munoz A, *et al.*, 2019; Carrier M, Blais N, Crowther M, Kavan P, Le Gal G, Moodley O, *et al.*, 2018; Bannow BTS, Lee A, Khorana AA, Zwicker JI, Noble S, 2018.

- tumores cerebrais: a anticoagulação em pacientes com tumores primários ou metástases cerebrais pode ser feita com DOACs ou HBPM, com a escolha entre eles dependente do risco hemorrágico do próprio tumor;[3]
- trombose associada a cateter venoso: a ocorrência de trombose não é indicação para se remover o cateter, desde que ele se mantenha funcionante.[3,20,25,31] Recomenda-se anticoagulação durante um mínimo de 3 meses (mesmo para trombose incidental), preferencialmente com HBPM ou varfarina, ou enquanto persistirem fatores de risco para trombose, como o cateter.[3,20,27,31] Caso a anticoagulação não seja possível devido a elevado risco hemorrágico concomitante, recomenda-se um mínimo de 3 a 5 dias de anticoagulação antes da remoção do cateter.[20] A trombólise deve ser reservada a casos com altíssimo impacto da trombose e/ou ausência de recanalização;[20]
- anticoagulação e procedimento invasivo: em pacientes anticoagulados que necessitem de procedimento invasivo, o manejo do anticoagulante no período perioperatório deve considerar o risco de sangramento decorrente do procedimento (inclusive a anestesia), o risco de recorrência de trombose no pós-operatório e as características do anticoagulante (via de administração, meia-vida, tempo para atingir o efeito desejado e metabolização).[26] É recomendável que essas definições sejam estabelecidas com antecedência pelo cirurgião ou dentista, anestesista e médico responsável pelo paciente, a fim de evitar complicações hemorrágicas e trombóticas desnecessárias.[26] Em procedimento emergencial, considerar a reversão da anticoagulação (Tabela 87.7) caso o intervalo entre o procedimento

## Tabela 87.7. Manejo de anticoagulantes no período perioperatório

| AGENTE ANTICOAGULANTE | RISCO HEMORRÁGICO DO PROCEDIMENTO | SUSPENSÃO PRÉ-PROCEDIMENTO | REINTRODUÇÃO PÓS-PROCEDIMENTO |
|---|---|---|---|
| HNF (dose profilática) | Mínimo<br>Baixo<br>Alto | 8 a 12 horas<br>8 a 12 horas<br>24 horas | 6 horas<br>8 a 12 horas<br>12 horas |
| HNF (dose terapêutica) | Mínimo<br>Baixo<br>Alto | IV: 4 a 6 horas / SC: 8 a 12 horas<br>IV: 6 horas / SC: 12 horas<br>IV: 6 horas / SC: 24 horas | 6 horas<br>6 horas<br>24 e 72 horas* |
| HBPM (dose profilática) | Mínimo<br>Baixo<br>Alto | 12 horas<br>12 horas<br>24 horas | 6 horas<br>12 a 24 horas<br>24 horas |
| HBPM (dose terapêutica) | Mínimo<br>Baixo<br>Alto | 18 a 24 horas<br>24 horas<br>48 horas | 6 horas<br>24 a 48 horas<br>48 a 72 horas e 72 horas* |
| Rivaroxabana | Mínimo<br>Baixo<br>Alto | 18 a 24 horas<br>24 horas<br>48 a 72 horas | 6 horas<br>72 horas*<br>7 dias* |
| Edoxabana | Mínimo<br>Baixo<br>Alto | 18 a 24 horas<br>24 horas<br>48 a 72 horas | 6 horas<br>72 horas*<br>7 dias* |
| Varfarina | Mínimo<br>Baixo<br>Alto | 24 horas<br>5 dias<br>7d (iniciar ponte com heparina) | 6 horas<br>24 a 48 horas<br>48 a 72 horas |

*Em pacientes com risco elevado de recorrência de trombose, é possível iniciar dose profilática de HBPM precocemente, até a data segura para a dose terapêutica. HNF: heparina não fracionada; HBPM: heparina de baixo peso molecular; IV: intravenosa; SC: subcutânea.

Fonte: Adaptado de Steffel J, Verhamme P, Potpara TS, Albaladejo P, Antz M, et al., 2018.

e a última dose sejam inferiores à meia-vida do anticoagulante e exames de hemostasia mostrem que o efeito anticoagulante persiste;[26]

- filtro em veia cava inferior: deve ser reservado a casos com absoluta contraindicação de anticoagulação, ou em casos de recorrência de embolia pulmonar em vigência de anticoagulação adequada.[3] A anticoagulação deve ser iniciada assim que possível;[3,25]
- gestação: devido à ausência de dados de segurança e eficácia dos DOACs em gestantes, recomenda-se utilizar as HBPM durante a gestação.[3]

## TROMBOSE ARTERIAL

Os eventos tromboembólicos arteriais ou tromboembolismo arterial (TEA) são comuns no paciente oncológico, embora haja, consideravelmente, mais dados publicados sobre tromboembolismo venoso (TEV) nesta população. O risco de TEA é mais eleva-

do em certos tumores, como de pulmão, estômago e pâncreas, e pode aumentar em até 10 vezes nos casos com doença avançada (estádio IV).[34] O termo TEA compreende qualquer evento tromboembólico localizado no leito vascular arterial, e são mais frequentes: isquemia coronariana, cerebrovascular, arterial periférica e visceral.[34]

### Fisiopatologia e quadro clínico

Os eventos arteriais são produzidos por dois mecanismos principais:

- aterotrombótico: eventos agudos decorrem da formação de trombo oclusivo sobre placas ateroscleróticas compostas por um núcleo lipídico recoberto por uma capa fibrosa.[35]
- cardioembólico: a fibrilação atrial (FA), indiscutivelmente a maior causa de eventos arteriais cardioembólicos, favorece a formação de trombos atriais que, quando ejetados para a circulação sistêmica, podem levar à oclusão de leitos arteriais em qualquer território.[36]

Independentemente da etiologia, no paciente oncológico os fenômenos de TEA decorrem da interação entre 3 fatores: a hipercoagulabilidade promovida pela neoplasia, o efeito pró-trombótico de certos agentes antitumorais e os fatores de risco individuais (Figura 87.6).[37]

A apresentação clínica do TEA é variável. Pode ser subaguda, o que leva a quadros variados de isquemia (sintomáticos ou não), ou aguda, eventualmente culminando com infarto agudo de órgãos-alvo. Os sintomas e síndromes clínicas variam conforme o território acometido.

## ABORDAGEM

A anticoagulação para os eventos arteriais agudos (coronarianos, cerebrovasculares, periféricos) segue as diretrizes vigentes (34 a 37) e não estão no escopo deste capítulo.[38-41] A profilaxia farmacológica segue os mesmos princípios da profilaxia de TEV, já discutida anteriormente.

Os procedimentos intervencionistas percutâneos ou cirúrgicos devem ser indicados (especialmente nos casos agudos e com repercussão clínica e/ou hemodinâmica), conforme as diretrizes em vigor, mesmo em vigência de neoplasia ativa e/ou em tratamento.[38-41] É necessária a avaliação individual do risco e benefício do procedimento, e deve-se considerar o prognóstico oncológico.

A indicação de anticoagulação em portadores de FA não valvar que objetiva a prevenção do TEA é muito bem estabelecida.[42] No paciente oncológico, aspectos específicos, como segurança e interações medicamentosas, merecem atenção especial, conforme destacado a seguir:[43]

- risco hemorrágico: escores de risco de sangramento podem ser utilizados com ressalvas, pois não há validação específica para a população oncológica com FA. O mais utilizado é o HAS-BLED;[44]
- risco tromboembólico: a anticoagulação para FA objetiva reduzir eventos embólicos a longo prazo (o escore $CHA_2DS_2$-VASc informa o risco potencial em 1 ano);[45] o risco hemorrágico pela neoplasia a curto prazo deve ser cautelosamente considerado para a tomada de decisão;
- escolha do anticoagulante: ver a seção "Arsenal terapêutico e escolha do anticoagulante" e a Figura 87.3;[26,43,46]
- ajustes necessários: ver a seção "Arsenal terapêutico e escolha do anticoagulante", a Tabela 87.3 e a Figura 87.4;[25-29,43]
- procedimentos invasivos: ver a Tabela 87.7.[26,43]

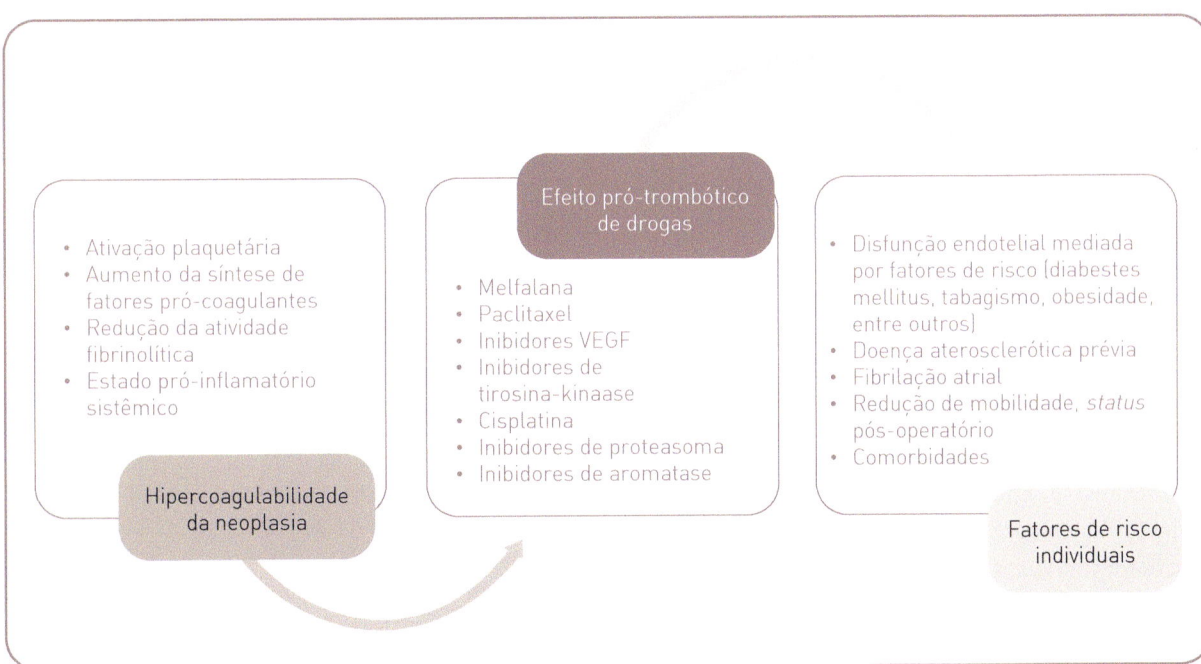

**FIGURA 87.6** – Fatores relacionados à ocorrência de tromboembolismo arterial no paciente oncológico.[37]
Fonte: Adaptada de Aronson D, Brenner B, 2018.

## PROGNÓSTICO

Alguns estudos mostram risco de recorrência de TEA de 37% em 6 meses, além de forte associação a risco elevado de TEV, o que permite associar o TEA a pior prognóstico clínico.[47] Além disso, ele também parece ser marcador de pior prognóstico oncológico, uma vez que é sugerida associação entre TEA e aumento de mortalidade oncológica por neoplasias de cólon, pulmão, bexiga e mama.[48]

## CONSIDERAÇÕES FINAIS E O FUTURO

A TAC, seja venosa ou arterial, parece decorrer de um mecanismo inflamatório comum ao câncer e ao endotélio vascular, com particularidades relacionadas a diferentes neoplasias e ao estado de saúde de cada paciente. A coexistência do risco de recorrência trombótica e de sangramentos limita a participação de pacientes oncológicos em estudos randomizados, de forma a restringir o nível de evidências de tratamento em situações desafiadoras e comuns, como a anticoagulação em vigência de plaquetopenia, a trombose em territórios atípicos ou relacionadas a cateter venoso, em pacientes com extremos de peso, gestantes e nas neoplasias que acometem o sistema nervoso central. Mesmo a segurança e benefícios da anticoagulação estendida além de 12 meses ainda necessita ser mais bem entendida.

Ao saber que a ocorrência de trombose, frequente no decorrer da vida do paciente oncológico, piora seu prognóstico e eleva os custos do tratamento como um todo, provavelmente, o futuro da abordagem a esse paciente inclua identificar ativamente seu risco trombótico a cada momento, para iniciar a profilaxia primária tão logo indicada e evitar a ocorrência de TAC. O manejo adequado da anticoagulação e de antiplaquetários no paciente oncológico com trombose pode contribuir para reduzir o risco de recorrência e sangramentos, bem como para o custo do tratamento. É fundamental que o paciente seja esclarecido a respeito das opções e participe ativamente na tomada de decisões, e que o tratamento seja individualizado. A colaboração interdisciplinar e multiprofissional é essencial para a construção do conhecimento nesta área, bem como para melhorar o cuidado aos pacientes.

## REFERÊNCIAS

1. Ay C, Pabinger I, Cohen AT. Cancer-associated venous thromboembolism: Burden, mechanisms, and management. Thromb Haemost. 2017;117(2):219-30.

2. Mahajan A, Brunson A, White R, Wun T. The epidemiology of cancer-associated venous thromboembolism: an update. Semin Thromb Hemost. 2019;45(4):321-5.

3. Farge D, Frere C, Connors JM, Ay C, Khorana AA, Munoz A, et al. International Initiative on Thrombosis and Cancer (ITAC) advisory panel. 2019 international clinical practice guidelines for the treatment and prophylaxis of venous thromboembolism in patients with cancer. Lancet Oncol. 2019;20(10): e566-e581.

4. Kimpton M, Carrier M. What's new in the prevention and treatment of cancer-associated thrombosis? Hematology Am Soc Hematol Educ Program 2019;2019(1):158-66.

5. Hisada Y, Mackman N. Cancer-associated pathways and biomarkers of venous thrombosis. Blood. 2017;130(13):1499-1506.

6. Mulder FI, Candeloro M, Kamphuisen PW, Di Nisio M, Bossuyt PM, Guman N, et al.; CAT-prediction collaborators. The Khorana score for prediction of venous thromboembolism in cancer patients: a systematic review and meta-analysis. Haematologica. 2019;104(6):1277-87.

7. van Es N, Di Nisio M, Cesarman G, Kleinjan A, Otten HM, Mahé I, et al. Comparison of risk prediction scores for venous thromboembolism in cancer patients: a prospective cohort study. Haematologica. 2017;102(9):1494-1501.

8. Antic D, Milic N, Nikolovski S, Todorovic M, Bila J, Djurdjevic P, et al. Development and validation of multivariable predictive model for thromboembolic events in lymphoma patients. Am J Hematol. 2016;91(10): 1014-9.

9. Sanfilippo KM, Luo S, Wang TF, Fiala M, Schoen M, Wildes TM, et al. Predicting venous thromboembolism in multiple myeloma: development and validation of the IMPEDE VTE score. Am J Hematol. 2019;94(11):1176-84.

10. Gerotziafas GT, Taher A, Abdel-Razeq H, AboElnazar E, Spyropoulos AC, El Shemmari S, et al. A Predictive score for thrombosis associated with breast, colorectal, lung, or ovarian cancer: The prospective COMPASS-Cancer-Associated Thrombosis Study. Oncologist. 2017;22(10):1222-31.

11. Geersing GJ, Zuithoff NP, Kearon C, Anderson DR, Ten Cate-Hoek AJ, Elf JL, et al. Exclusion of deep vein thrombosis using the Wells rule in clinically important subgroups: individual patient data meta-analysis. BMJ. 2014;384: g1340.

12. van Es N, van der Hulle T, van Es J, den Exter PL, Douma RA, Goekoop RJ, et al. Wells rule and D-dimer testing to rule out pulmonary embolism: a systematic review and individual-patient data meta-analysis. Ann Intern Med. 2016;165(4):253-61.

13. Di Nisio M, Lee AYY, Carrier M, Liebman HA, Khorana AA; Subcommittee on Haemostasis and Malignancy. Diagnosis and treatment of incidental venous thromboembolism in cancer patients: guidance from the SSC of the ISTH. J Thromb Haemost. 2015;13:880-3.

14. Mulder FI, Di Nisio M, Ay C, Carrier M, Bosch FTM, Segers A, et al. Clinical implications of incidental venous thromboembolism in cancer patients. Eur Respir J. 2020;55:1901697.

15. Wang TF, Zwicker JI, Ay C, Pabinger I, Falanga A, Antic D, et al. The use of direct oral anticoagulants for primary thromboprophylaxis in ambulatory cancer patients: Guidance from the SSC of the ISTH. J Thromb Haemost. 2019;17 (10):1772-8.

16. Key NS, Khorana AA, Kuderer NM, Bohlke K, Lee AYY, Arcelus JI, et al. Venous thromboembolism prophylaxis and treatment in patients with cancer: ASCO clinical practice guideline update. J Clin Oncol. 2020;38(5):496-520.

17. Pannucci CJ, Swistun L, MacDonald JK, Henke PK, Brooke BS. Individualized venous thromboembolism risk stratification using the 2005 Caprini score to identify the benefits and harms of chemoprophylaxis in surgical patients: a meta-analysis. Ann Surg. 2017;265(6):1094-103.

18. Carrier M, Altman AD, Blais N, Diamantouros A, McLeod D, Moodley U, et al. Extended thromboprophylaxis with low-molecular weight heparin (LMWH) following abdominopelvic cancer surgery. Am J Surg. 2019;218(3):537-50.

19. Di Nisio M, Porreca E, Candeloro M, De Tursi M, Russi I, Rutjes AW. Primary prophylaxis for venous thromboembolism in ambulatory cancer patients receiving chemotherapy. Cochrane Database Syst Rev. 2016;12:CD008500.

20. Zwicker JI, Connolly G, Carrier M, Kamphuisen PW, Lee AYY. Catheter-associated deep vein thrombosis of the upper extremity in cancer patients: guidance from the SSC of the ISTH. J Thromb Haemost 2014;12:796-800.

21. Zwicker JI, Wang TF, DeAngelo DJ, Lauw MN, Connors JM, Falanga A, et al. The prevention and management of asparaginase-related venous thromboembolism in adults: Guidance from the SSC on Hemostasis and Malignancy of the ISTH. J Thromb Haemost. 2020;18(2):278-84.

22. Khorana AA, Noble S, Lee AYY, Soff G, Meyer G, et al. Role of direct oral anticoagulants in the treatment of cancer-associated venous thromboembolism: guidance from the SSC of the ISTH. J Thromb Haemost 2018;16(9):1891-4.

23. Ay C, Beyer-Westendorf J, Pabinger I. Treatment of cancer-associated venous thromboembolism in the age of direct oral anticoagulants. Annals of Oncology. 2019;30:897-907.

24. Streiff MB, Holmstrom B, Angelini D, Ashrani A, Bockenstedt PL, et al. NCCN guidelines insights. Cancer-associated venous thromboembolic disease, version 2.2018. J Natl Compr Canc Netw. 2018;16(11):1289-1303.

25. Mosarla RC, Vaduganathan M, Qamar A, Moslehi J, Piazza G, Giugliano JP. Anticoagulation strategies in patients with cancer. J Am Coll Cardiol. 2019;73:1336-49.

26. Steffel J, Verhamme P, Potpara TS, Albaladejo P, Antz M, et al. The 2018 European Heart Rhythm Association Practical Guide on the use of non-vitamin K antagonist oral anticoagulants in patients with atrial fibrillation. Eur Heart J. 2018;39:1330-93.

27. Carrier M, Blais N, Crowther M, Kavan P, Le Gal G, Moodley O, et al. Treatment algorithm in cancer-associated thrombosis: Canadian expert consensus. Curr Oncol. 2018;25(5):329-37.

28. Bannow BTS, Lee A, Khorana AA, Zwicker JI, Noble S. Management of cancer-associated thrombosis in patients with thrombocytopenia: guidance from the SSC of the ISTH. J Thromb Haemost. 2018;16:1246-9.

29. Riess H, Ay AC, Bauersachs BR, Becattini C, Beyer-Westendorf J, Cajfinger F, et al. Use of direct oral anticoagulants in patients with cancer: practical considerations for the management of patients with nausea or vomiting. The Oncologist. 2018;23:822–39.

30. Clexane [bula]. São Paulo: Sanofi-Aventis; 2014.

31. Kraaijpoel N, Carrier M. How I treat cancer-associated venous thromboembolism. Blood. 2019;133:291-8.

32. Carrier M, Khorana AA, Zwicker JI, Noble S, Lee AYY. Management of challenging cases of patients with cancer-associated thrombosis including recurrent thrombosis and bleeding: guidance from the SSC of the ISTH. J Thromb Haemost. 2013;11:1760-5.

33. Gerner ST, Huttner HB. Patients on NOACs in the emergency room. Curr Neurol Neurosci Rep. 2019;19:40. doi. org/10.1007/s11910-019-0954-7.

34. Navi BB, Reiner AS, Kamel H, Iadecola C, Okin PM, Elkind MSV, et al. Risk of arterial thromboembolism in patients with cancer. J Am Coll Cardiol. 2017;70(8):926-38.

35. Libby P, Buring JE, Badimon L, Hansson GK, Deanfield J, Bittencourt MS, et al. Atherosclerosis. Nat Rev Dis Primers. 2019;5(1):56.

36. Chung MK, Refaat M, Shen WK, Kutyifa V, Cha YM, Di Biase L, et al. Atrial Fibrillation: JACC Council Perspectives. J Am Coll Cardiol. 2020;75(14): 1689-713.

37. Aronson D, Brenner B. Arterial thrombosis and cancer. Thromb Res. 2018;164(1):S23-S8.

38. Kernan WN, Ovbiagele B, Black HR, Bravata DM, Chimowitz MI, Ezekowitz MD, et al. Guidelines for the prevention of stroke in patients with stroke and transient ischemic attack: a guideline for healthcare professionals

from the American Heart Association/American Stroke Association. Stroke. 2014; 45(7):2160-236.

39. Gerhard-Herman MD, Gornik HL, Barrett C, Barshes NR, Corriere MA, Drachman DE, et al. 2016 AHA/ACC Guideline on the Management of patients with lower extremity peripheral artery disease: A Report of the American College of Cardiology/American Heart Association Task Force on Clinical Practice Guidelines. Circulation. 2017;135(12):e726-e79.

40. Amsterdam EA, Wenger NK, Brindis RG, Casey Jr DE, Ganiats TG, Holmes Jr. DR, et al. 2014 AHA/ACC Guideline for the Management of patients with non-ST-elevation acute coronary syndromes: a report of the American College of Cardiology/American Heart Association Task Force on Practice Guidelines. J Am Coll Cardiol. 2014;64(24):e139-e228.

41. Ibanez B, James S, Agewall S, Antunes MJ, Bucciarelli-Ducci C, Bueno H, et al. 2017 ESC Guidelines for the management of acute myocardial infarction in patients presenting with ST-segment elevation: The Task Force for the management of acute myocardial infarction in patients presenting with ST-segment elevation of the European Society of Cardiology (ESC). Eur Heart J. 2018;39(2):119-77.

42. January CT, Wann LS, Calkins H, Chen LY, Cigarroa JE, Cleveland Jr JC, et al. 2019 AHA/ACC/HRS Focused Update of the 2014 AHA/ACC/HRS Guideline for the management of patients with atrial fibrillation: A Report of the American College of Cardiology/American Heart Association Task Force on Clinical Practice Guidelines and the Heart Rhythm Society in Collaboration With the Society of Thoracic Surgeons. Circulation. 2019;140(2):e125-e51.

43. Delluc A, Wang TF, Yap ES, Ay C, Schaefer J, Carrier M, et al. Anticoagulation of cancer patients with non-valvular atrial fibrillation receiving chemotherapy: Guidance from the SSC of the ISTH. J Thromb Haemost. 2019;17(8):1247-52.

44. Pisters R, Lane DA, Nieuwlaat R, de Vos CB, Crijns HJ, Lip GY. A novel user-friendly score (HAS-BLED) to assess 1-year risk of major bleeding in patients with atrial fibrillation: the Euro Heart Survey. Chest. 2010;138(5):1093-100.

45. Lip GY, Nieuwlaat R, Pisters R, Lane DA, Crijns HJ. Refining clinical risk stratification for predicting stroke and thromboembolism in atrial fibrillation using a novel risk factor-based approach: the euro heart survey on atrial fibrillation. Chest. 2010;137(2):263-72.

46. Shah S, Norby FL, Datta YH, Lutsey PL, MacLehose RF, Chen LY, et al. Comparative effectiveness of direct oral anticoagulants and warfarin in patients with cancer and atrial fibrillation. Blood Adv. 2018;2(3):200-9.

47. Navi BB, Singer S, Merkler AE, Cheng NT, Stone JB, Kamel H, et al. Recurrent thromboembolic events after ischemic stroke in patients with cancer. Neurology. 2014;83(1):26-33.

48. Sundboll J, Veres K, Horvath-Puho E, Adelborg K, Sorensen HT. Risk and prognosis of cancer after lower limb arterial thrombosis. Circulation. 2018;138(7):669-77.

# Neoplasias Secundárias

Daniel de I. G. Cubero
Claudia Vaz de Melo Sette
Auro Del Giglio

## DESTAQUES

- As neoplasias secundárias estão entre os mais sérios efeitos colaterais tardios da terapia antineoplásica.
- A cirurgia pode modificar consideravelmente o ambiente a que os tecidos envolvidos estão expostos e, ao longo do tempo, gerar estímulos proliferativos que, em última análise, podem favorecer o surgimento de neoplasias.
- A radioterapia ionizante produz ruptura em ligações bioquímicas e danos diretos e indiretos em estruturas intracelulares, incluindo o DNA, podendo resultar no surgimento de neoplasias.
- A quimioterapia atua sobre células em divisão, inclusive sobre tecidos normais, e uma boa parte desses agentes tem no DNA celular seu principal alvo para os efeitos biológicos.

## INTRODUÇÃO

Os avanços ocorridos no campo da Oncologia nas últimas décadas trouxeram mais do que ganhos em sobrevida ou taxas de cura. Com eles, uma mudança de paradigma está em andamento, na qual os efeitos colaterais de longo prazo passam a ser uma preocupação importante na escolha das terapias empregadas.

Os efeitos colaterais tardios, que antes orbitavam apenas nas discussões terapêuticas de um seleto grupo de tumores com altas taxas de cura, como o linfoma de Hodgkin e as neoplasias germinativas, hoje passam a fazer parte do universo de neoplasias que até pouco tempo não permitiam uma sobrevida prolongada.

As neoplasias secundárias estão entre os mais sérios efeitos colaterais tardios da terapia antineoplásica na medida em que trazem não apenas morbidade, mas também considerável mortalidade.

As neoplasias secundárias são atribuídas ao efeito carcinogênico de algumas terapias antineoplásicas como a cirurgia, a radioterapia e a quimioterapia. Como sabemos, muitas das terapias empregadas em Oncologia não são específicas e, em sua maioria, agem em células em divisão de forma indistinta. A depender do dano provocado nas células normais, principalmente em seu material genético, uma sucessão de eventos poderá, em última análise, resultar em uma neoplasia secundária.

Trataremos, neste capítulo, exclusivamente das neoplasias secundárias ao tratamento oncológico, entidades distintas das chamadas "segundas neoplasias" ocorridas em indivíduos portadores de predisposição genética ou expostos a fatores de risco ambientais comuns. No entanto, nem sempre essas duas entidades são fáceis de distinguir.

Geralmente as informações relativas aos tumores secundários derivam de estudos de coorte ou de caso-controle. Para estimar se uma determinada neoplasia incide com maior frequência em pacientes submetidos a um tratamento específico, comparam-se as taxas dessa neoplasia nessa população com as de grupos de pessoas de mesma idade e sexo, porém sem a doença. Caso identifique-se alguma diferença, é preciso entender se ela se deu pelo tratamento ou por uma possível suscetibilidade individual (predisposição genética) ou exposição a fatores ambientais. Então, busca-se comparar esse grupo com indivíduos que apresentem a mesma patologia, faixa etária, sexo, características sociodemográficas, mas que tenham recebido outra forma de tratamento.[1]

Como se vê, o estudo de neoplasias secundárias é complexo e especialmente pertinente para portadores de algumas neoplasias nas quais as taxas de sucesso terapêutico são altas há algumas décadas e que estão, assim, expostos aos riscos carcinogênicos dos tratamentos recebidos.

## FISIOPATOLOGIA

Os mecanismos pelos quais as terapias anticâncer podem predispor ao surgimento de outras neoplasias são muito diversos. Desde as alterações anatômicas provocadas por intervenções cirúrgicas a mutações provocadas por agentes carcinógenos físicos ou químicos. Em comum, temos que o risco geralmente associa-se à intensidade e ao tempo de exposição a um determinado fator. Além disso, o risco tende a elevar-se sempre que existe uma associação de mais de um fator.

### Cirurgia

As alterações anatômicas provocadas por intervenções cirúrgicas podem modificar consideravelmente o ambiente a que os tecidos envolvidos estão expostos. Ao longo do tempo, a exposição a condições para as quais os tecidos não estão adaptados pode gerar estímulos proliferativos ou reparadores que, em última análise, podem favorecer o surgimento de neoplasias secundárias.

Indivíduos submetidos às cirurgias gástricas apresentam um risco aumentado para o desenvolvimento de câncer de estômago, podendo chegar a três vezes o risco da população em geral. Existiria um longo tempo de latência entre a intervenção cirúrgica e o aumento do risco, sendo maior após 15 a 20 anos.[1]

Aparentemente, o risco maior ocorreria em indivíduos submetidos à reconstrução a Billroth II (gastrojejunostomia) em relação aos submetidos a Billroth I (gastroduodenostomia). Apesar de não estar bem elucidado, acredita-se que o aumento de risco se relacione ao refluxo alcalino biliar e enzimas pancreáticas. Uma vez que os dados relatados derivam de estudos feitos em indivíduos submetidos a intervenções por patologias benignas, é menos provável que os achados se devam a predisposições genéticas.[2,3]

Exemplo semelhante ocorre em indivíduos submetidos a ureterossigmoidostomia na infância por alterações congênitas. Novamente, após um período de latência longo (em média de 22 anos), esses indivíduos passam a apresentar um risco aumentado de adenomas com displasia e neoplasias de cólon, geralmente próximos à anastomose.[4] Apesar de derivações semelhantes serem incomuns em cirurgias oncológicas, esporadicamente são necessárias no tratamento de tumores localizados na pelve.

O linfedema crônico provocado pelo esvaziamento ganglionar adotado em algumas cirurgias oncológicas pode estar diretamente relacionado ao aparecimento de um tipo raro de sarcoma denominado linfangiossarcoma. Essa associação foi classicamente descrita na chamada síndrome de Stewart-Treves, na qual mulheres portadoras de linfedema crônico volumoso do membro superior, provocado pelo esvaziamento axilar realizado no tratamento do câncer de mama, desenvolveram linfangiossarcoma.[5,6] Mais uma vez, a incidência aumentada desse mesmo sarcoma em edemas crônicos de patologias benignas, como a filariose, afasta a possibilidade de essa relação se originar de fatores genéticos predisponentes.[7]

## Radioterapia

O potencial carcinogênico das radiações ionizantes está bem estabelecido e deriva de estudos feitos em indivíduos expostos a catástrofes (armas nucleares),[8-10] em exposições ocupacionais[11,12] e naqueles submetidos a tratamento radioterápico para patologias benignas[13] e malignas.[14,15]

A radioterapia interage com todos os materiais biológicos e tecidos, depositando energia ionizante que, em última análise, produzirá ruptura em ligações bioquímicas e danos diretos e indiretos em estruturas intracelulares. Entre estas, é o DNA o principal alvo para os efeitos biológicos da radioterapia. A depender da dose, do tempo de exposição e do tecido em questão poderá haver desde a reparação dos danos no DNA por mecanismos de proteção, uma simples interrupção do ciclo celular ou até a indução da apoptose.

Com base nesse princípio, o risco para o desenvolvimento de leucemia secundária à radioterapia está relacionado com a área de medula óssea irradiada, bem como com a dose. Existem evidências de que esse risco seria maior para doses de radioterapia menores em áreas maiores.[9,16,17] A explicação para esse efeito aparentemente paradoxal estaria no fato de que as células submetidas a doses maiores de radioterapia seriam inativadas ou evoluiriam para a apoptose. Em doses menores, insuficientes para a eliminação das células, os danos no DNA permaneceriam.[16]

Tanto em pacientes tratados por câncer de colo uterino como em indivíduos expostos a armas nucleares, o risco de leucemia secundária eleva-se progressivamente com doses de radiação sobre a medula óssea de até 4 Gy, valor acima do qual o risco passa a se reduzir.[9,16] Muitos estudos têm demonstrado que doses altas de radioterapia em campos limitados conferem muito pouco ou nenhum risco de leucemia.[18,19]

O risco para o desenvolvimento de neoplasias secundárias varia dentre os diversos tecidos, sendo maior na medula óssea, tireoide e mamas femininas.[1] Existem estudos demonstrando surgimento de sarcomas associados à radioterapia, que representam entre 3%

a 6% dessa doença.[20-28] Também variam os períodos de latência necessários para a ocorrência dos diversos tumores. Ao passo que as leucemias podem ocorrer poucos anos após a exposição à radiação ionizante, com um pico entre 5 e 9 anos;[9,16] para os tumores sólidos, esse tempo é muito maior, ocorrendo após no mínimo 5 a 10 anos.[29,30]

Enquanto a idade em que o indivíduo é exposto ao tratamento radioterápico não influencia no desenvolvimento das leucemias,[9,17] existem evidências de que o risco para câncer de mama e de tireoide secundário seja maior quando a exposição ocorre na infância ou adolescência.[10,31-34] Em indivíduos submetidos à radioterapia torácica por linfoma de Hodgkin após os 40 anos, não houve aumento do risco de câncer de mama.[14,30,35]

Deve-se dar atenção especial aos pacientes que receberam radioterapia e posteriormente descobriram ser portadores de mutação do p53 (síndrome de Li Fraumeni).[36-38] Nessa população, o tratamento com irradiação deve ser evitado, já que a probabilidade de desenvolver neoplasia, nesses casos, pode chegar a 57%.[39]

## Quimioterapia

A quimioterapia antineoplásica atua de forma sistêmica sobre células em divisão, inclusive sobre tecidos normais, o que pode ser facilmente percebido nos efeitos colaterais agudos apresentados como mucosite, diarreia, alopecia, anemia, neutropenia e plaquetopenia. Como a radioterapia, uma boa parte dos agentes quimioterápicos tem no DNA celular seu principal alvo para os efeitos biológicos.

Com base nas informações atualmente disponíveis, provenientes sobretudo de estudos feitos com pacientes tratados por neoplasia hematológicas e tumores sólidos, bem como em indivíduos submetidos a terapias imunossupressoras após transplantes de órgãos e tecidos, criou-se uma classificação que divide os agentes antineoplásicos em faixas de risco para o desenvolvimento de neoplasias secundárias (Quadro 88.1).[40] Pela falta de dados na literatura, muitos agentes são classificados na categoria "risco desconhecido", incluindo a maioria das novas drogas direcionadas a alvos moleculares.

## Tabela 88.1. Potencial carcinogênico dos agentes antineoplásicos

| RISCO ALTO | RISCO MODERADO | RISCO BAIXO | DESCONHECIDO |
|---|---|---|---|
| Melfalan | Doxorrubicina | Alcaloides da vinca | Bleomicina |
| Mecloretamina | Thiotepa | Metotrexato | Taxanos |
| Nitrosureias | Ciclofosfamida | Ara-C | Busulfan |
| Etoposide | Procarbazina | 5-fluorouracil | Gemcitabina |
| Teniposide | Dacarbazina | L-asparaginase | Irinotecan |
| Azatioprina | Cisplatina | Carboplatina | Mitoxantrona |
| Sorafenibe | | | Pemetrexed |
| Dabrafenibe | | | Oxaliplatina |
| Encorafenibe | | | |
| Vemurafenibe | | | Imunoterápicos |

Fonte: Adaptada e atualizada de Chabner BA, Longo DL, 2006.

### Agentes alquilantes

Os agentes alquilantes compreendem um grupo heterogêneo de drogas que, em comum, apresentam a propriedade de interagir com o DNA celular por meio de ligações covalentes. As ligações irreversíveis aos sítios eletrofílicos podem provocar reações entre as fitas do DNA, que impedem a replicação celular e podem resulta na apoptose da célula.

No entanto, as mesmas reações podem provocar mutações que respondem pela capacidade desse grupo de drogas provocar neoplasias secundárias.

A leucemia mieloide aguda é uma das principais neoplasias secundárias relacionadas aos agentes alquilantes. Essa relação se dá não somente pelo uso prolongado desses agentes no tratamento de determinadas neoplasias, como as terapias empregadas no passado para mieloma múltiplo, mas também pela associação com outros agentes mutagênicos, como a radioterapia, por exemplo no tratamento da doença de Hodgkin.

A leucemia mieloide aguda relacionada à exposição a agentes alquilantes apresenta um período de latência entre 5 e 7 anos e tende a aumentar sua incidência com a idade.[41-43] A maioria dos casos é inicialmente diagnosticada como síndromes mielodisplásicas ou citopenias e costuma apresentar anomalias cromossômicas complexas ou monossomias do cromossoma 5 e 7, alterações estas associadas a um prognóstico reservado.

Recentemente, em nosso laboratório, demonstramos que agentes alquilantes produzem instabilidade de microssatélites em células sanguíneas normais de pacientes com câncer de mama a eles expostos durante sua quimioterapia adjuvante ou paliativa. Possivelmente, essa anormalidade também poderá contribuir para a aparição futura de síndromes mielodisplásicas e/ou leucemia mieloide aguda.[44]

### Inibidores da topoisomerase II

A topoisomerase II é uma enzima diretamente relacionada à replicação celular e tem a função de promover quebras temporárias nas duas fitas do DNA para facilitar o processo de sua duplicação. Entre as drogas com ação inibitória sobre a topoisomerase II, podemos citar o etoposide, o teniposide e a doxorrubicina.

Assim como os agentes alquilantes, as drogas com ação sobre a topoisomerase II atuam sobre todas as células em divisão de forma indistinta, podendo provocar danos no material genético de células normais e resultar em neoplasias secundárias, sendo a mais comum a leucemia mieloide aguda.

Diferentemente da leucemia mieloide aguda secundária aos agentes alquilantes, o período de latência após a exposição aos agentes inibidores da topoisomerae II é de apenas 1 a 3 anos, sem a interposição de síndrome mielodisplásica. As alterações cromossômicas também diferem e, geralmente, envolvem as translocações t(9;11) e t(8;21).[45-48]

## Hormonoterapia

Os moduladores seletivos dos receptores de estrógeno, como o citrato de tamoxifeno, agem por meio da ligação competitiva sobre o receptor de estrógeno. No entanto, a depender do tecido em questão, essa ligação pode ter efeito agonista ou antagonista. Enquanto no tecido mamário, o efeito é antagonista, em outros, como ossos e endométrio, seu efeito é agonista.

Acontece que o uso prolongado do citrato de tamoxifeno no tratamento adjuvante ou quimiopreventivo do câncer de mama provoca um estímulo proliferativo contínuo sobre o tecido endometrial. Esse efeito relaciona-se com o aumento da incidência de adenocarcinoma de endométrio, com um risco relativo para mulheres com câncer de mama que não fizeram uso dessa medicação da ordem de 2,7 a 3,28.[49,50]

Se, por um lado, o risco eleva-se com o uso prolongado;[51] por outro, ele decresce de forma progressiva com a interrupção da medicação.[52]

Felizmente, esses tumores costumam ser diagnosticados em fases iniciais, tendo como principal sintoma o sangramento vaginal, apresentando elevadas taxas de cura.

## Drogas alvomoleculares

Alguns inibidores de tirosinaquinase como o sorafenibe[53-58] (inibidor multiquinase), o dabrafenibe, o vemurafenibe e o encorafenibe (inibidores BRAF)[59-63] estão associados ao surgimento de neoplasias de pele como o carcinoma basocelular e o carcinoma escamoso. Pacientes que fazem uso dessas medicações devem ser avaliados por dermatologista de forma rotineira para tratar essas lesões.

## NEOPLASIAS SECUNDÁRIAS EM POPULAÇÕES ESPECÍFICAS DE PACIENTES ONCOLÓGICOS

### Linfoma de Hodgkin

Os pacientes submetidos a tratamento por linfoma de Hodgkin representam um bom modelo para o estudo das neoplasias secundárias, haja visto que boa parte deles é submetida a tratamentos combinados, geralmente em idade jovem, e desfrutará de prolongada sobrevida.

O emprego combinado de poliquimioterapia e radioterapia eleva significativamente o risco de certas neoplasias, o que pode ser percebido na Tabela 88.2.

| Tabela 88.2. Risco relativo para neoplasias secundárias após doença de Hodgkin: resultados de três grande estudos envolvendo 9.618 pacientes[31,64,65] | | | |
|---|---|---|---|
| NEOPLASIA | RISCO RELATIVO (CASOS OBSERVADOS/ ESPERADOS) | INTERVALO DE CONFIANÇA DE 95% | EXCESSO DE RISCO ABSOLUTO POR 10 MIL PACIENTES POR ANO |
| Todos os cânceres | 3,8 | 3,6 a 4,1 | 62,2 |
| Leucemias | 22,3 | 18,4 a 26,7 | 12,5 |
| LMA | 94,8 | 72,9 a 121 | 14,9 |
| LNH | 18,5 | 15,2 a 22,3 | 12 |
| Tumores sólidos | 2,8 | 2,6 a 3,1 | 37,9 |
| Todos os tumores sólidos exceto pulmão | 2,5 | 2,2 a 2,7 | 24,4 |
| Tumores do trato gastrintestinal | 2,4 | 2,0 a 2,8 | 7,0 |
| Pulmão | 4,3 | 3,6 a 5 | 13,4 |
| Mama | 2,7 | 2,1 a 3,3 | 13,2 |
| Cólon | 1,9 | 1,4 a 2,5 | 2,4 |
| Tireoide | 9,2 | 5 a 15,4 | 1,4 |
| Estômago | 2,8 | 1,9 a 4 | 2,1 |
| Ossos | 10,1 | 4 a 20,8 | 0,7 |

Continua >>

>> Continuação

**Tabela 88.2. Risco relativo para neoplasias secundárias após doença de Hodgkin: resultados de três grande estudos envolvendo 9.618 pacientes[31,64,65]**

| Neoplasia | Risco relativo (Casos observados/ esperados) | Intervalo de confiança de 95% | Excesso de risco absoluto por 10 mil pacientes por ano |
|---|---|---|---|
| Sarcomas | 9,8 | 5,5 a 16,2 | 1,6 |
| Boca e faringe | 3,7 | 2,2 a 5,9 | 1,5 |
| Melanoma | 4,1 | 2,5 a 6,3 | 1,8 |
| Fígado | 6,5 | 2,4 a 14,2 | 0,7 |
| Colo de útero | 2,6 | 1,3 a 4,6 | 2,5 |

LMA: leucemia mieloide aguda; LNH: linfoma não Hodgkin.

Fonte: Adaptada de Van Leeuwen FE, Travis LB, 2001.

Os principais fatores que influenciam a elevação dos riscos são a dose de radioterapia e os campos envolvidos, os agentes quimioterápicos e as doses empregadas, a idade ao tratamento, história familiar e a associação com tabagismo.

Pela raridade dos tumores hematológicos na população em geral, os altos riscos relativos apontados na Tabela 88.1 não se traduzem em um número elevado de casos. Em números absolutos, os tumores sólidos representam mais da metade de todas as neoplasias secundárias após 15 anos ou mais de seguimento.

O risco para leucemias agudas é maior entre 5 e 9 anos após o tratamento, enquanto para tumores sólidos há uma elevação gradativa após os 10 anos. Sendo assim, recomenda-se a realização de hemograma precocemente, a cada visita de seguimento.

Para as mulheres submetidas à radioterapia e, assim, sob um alto risco de desenvolver câncer de mama (ao redor de 30%), estão indicadas a mamografia e a ressonância nuclear magnética (RNM) das mamas anualmente, a ser iniciada 8 a 10 anos após o tratamento ou a partir dos 25 anos, o que ocorrer primeiro até pelo menos 60 anos de idade. Para pacientes que não realizaram apenas tratamento quimioterápico, sem radioterapia, o rastreamento deve ser individualizado.[66] As pacientes devem também ser orientadas a realizar uma colpocitologia oncótica anual

Aos 40 anos, um indivíduo submetido a tratamento por linfoma de Hodgkin aos 25 anos apresentará um risco para câncer colorretal semelhante ao de adultos de 50 anos.[67] Dessa forma, recomenda-se que os exames de prevenção sejam iniciados 10 anos antes do que na população em geral.

Para pacientes com histórico significativo de tabagismo ($\geq$ 20 maços-ano), deve-se iniciar rastreamento para câncer de pulmão, com tomografia de tórax de baixa dose de radiação 5 anos após o diagnóstico de linfoma de Hodgkin.[68]

O exame físico completo da pele deve ser realizado anualmente para monitorizar o surgimento de câncer de pele, em especial em campos irradiados previamente em virtude do risco aumentado do desenvolvimento dessa doença.[69]

## Neoplasias de testículo

Entre os pacientes curados de tumores de testículo, uma das principais causas de mortalidade são as neoplasias secundárias. Um indivíduo tratado por uma neoplasia de testículo aos 35 anos terá, ao atingir os seus 75 anos, um risco acumulado para desenvolver um tumor sólido ao redor de 31% a 36%.

Entre os tumores mais frequentes, estão o câncer de pulmão, o câncer de cólon, o câncer de bexiga e o de estômago, respondendo por 60% do número absoluto total de tumores sólidos secundários. O risco decresce à medida que se eleva a idade ao tratamento.[70]

Os pacientes submetidos à quimioterapia também apresentam maior risco para o desenvolvimento de leucemias. No entanto, estudos recentes têm demonstrado que o risco é baixo (< 0,5%) para os pacientes tratados com os regimes tradicionais (três a quatro ciclos de BEP), nos quais a dose cumulativa de etoposide costuma ser inferior a 2.000 mg/m$^2$.[70,71]

## Câncer de mama

Alguns estudos identificaram a radioterapia adjuvante da mama como um fator de risco para o desenvolvimento de neoplasia secundária na mama contralateral.[35,44,72] Isso ocorreria em virtude das baixas doses de radioterapia às quais a mama contralateral estaria exposta. Todavia, outros estudos não identificam aumento na incidência de câncer no parênquima restante da mama submetida à cirurgia conservadora e à radioterapia adjuvante.[73]

De qualquer forma, a incidência de câncer de mama contralateral para mulheres sem predisposição genética é muito baixa, girando ao redor de 0,5% a 1% ao ano.

## REFERÊNCIAS

1. Van Leeuwen FE, Travis LB. Second cancers. In: DeVita VT Jr, Hellman S, Rosenberg SA (eds). Cancer: principles and practice of oncology. 6. ed. Philadelphia: Lippincott, 2001,2939-64.

2. Stalnikowicz R, Benbassat J. Risk of gastric cancer after gastric surgery for benign disorders. Arch Intern Med. 1990;150:2022-6.

3. Tersmette AC, Offerhaus GJ, Tersmette KW, et al. Meta-analysis of the risk of gastric stump cancer: detection of high risk patient subsets for stomach cancer after remote partial gastrectomy for benign conditions. Cancer Res. 1990;50:6486-9.

4. Stewart M, Macrae FA, Williams CB. Neoplasia and ureterosigmoidostomy: a colonoscopy survey. Br J Surg. 1982;69:414-6.

5. Stewart FW, Treves N. Classics in oncology. Lymphangiosarcoma in postmastectomy Iymphedema: a report of six cases in elephantiasis chirurgica. CA Cancer J Clin. 1981;31:284.

6. Tomita K, Yokogawa A, Oda Y, et al. Lymphangiosarcoma in postmastectomy lymphedema (Stewart-Treves syndrome): ultrastructural and immunohistologic characteristics. Surg Oncol. 1988;38:275-82.

7. Muller R, Hajdu SI, Brennan MF. Lymphangiosarcoma associated with chronic filarial lymphedema. Cancer. 1987;59:179-83.

8. Thompson DE, Mabuchi K, Ron E, et al. Cancer incidence in atomic bomb survivors. Part II: solid tumors, 1958-1987. Radiat Res. 1994;137(2):S17-67. Erratum in: Radiat Res. 1994;139(1):129.

9. Preston DL, Kusumi S, Tomonaga M, et al. Cancer incidence in atomic bomb survivors. Part III. Leukemia, lymphoma and multiple myeloma, 1950-1987. Radiat Res. 1994;137(2):S68-97. Erratum in: Radiat Res. 1994;139:129.

10. Land CE, Tokunaga M, Koyama K, et al. Incidence of female breast cancer among atomic bomb survivors, Hiroshima and Nagasaki, 1950-1990. Radiat Res. 2003;160:707-17.

11. Berrington A, Darby SC, Weiss HA, et al. 100 years of observation on British radiologists: mortality from cancer and other causes 1897-1997. Br J Radiol. 2001;74:507-19.

12. Wang JX, Inskip PD, Boice JD Jr, et al. Cancer incidence among medical diagnostic X-ray workers in China, 1950 to 1985. Int J Cancer. 1990;45:889-95.

13. Weiss HA, Darby SC, Doll R. Cancer mortality following X-ray treatment for ankylosing spondylitis. Int J Cancer. 1994;59:327-38.

14. Hancock SL, Tucker MA, Hoppe RT. Breast cancer after treatment of Hodgkin's disease. J Natl Cancer Inst. 1993;85:25-31.

15. Lundell M, Mattsson A, Karlsson P, et al. Breast cancer risk after radiotherapy in infancy: a pooled analysis of two Swedish cohorts of 17,202 infants. Radiat Res. 1999;151:626-32.

16. Boice JD Jr, Blettner M, Kleinerman RA, et al. Radiation dose and leukemia risk in patients treated for cancer of the cervix. J Natl Cancer Inst. 1987;79:1295-311.

17. Curtis RE, Boice JD Jr, Stovall M, et al. Relationship of leukemia risk to radiation dose following cancer of the uterine corpus. J Natl Cancer Inst. 1994;86:1315-24.

18. Kaldor JM, Day NE, Clarke EA, et al. Leukemia following Hodgkin's disease. N Engl J Med. 1990;322:7-13.

19. Curtis RE, Boice JD Jr, Stovall M, et al. Risk of leukemia after chemotherapy and radiation treatment for breast cancer. N Engl J Med. 1992;326:1745-51.

20. Mark RJ, Bailet JW, Poen J, et al. Postirradiation sarcoma of the head and neck. Cancer. 1993;72:887.

21. Brady MS, Gaynor JJ, Brennan MF. Radiation-associated sarcoma of bone and soft tissue. Arch Surg. 1992; 127:1379.

22. Bjerkehagen B, Smeland S, Walberg L, et al. Radiation-induced sarcoma: 25-year experience from the Norwegian Radium Hospital. Acta Oncol. 2008;47:1475.

23. Penel N, Grosjean J, Robin YM, et al. Frequency of certain established risk factors in soft tissue sarcomas in adults: a prospective descriptive study of 658 cases. Sarcoma 2008;2008:459386.

24. Tucker MA, D'Angio GJ, Boice JD Jr, et al. Bone sarcomas linked to radiotherapy and chemotherapy in children. N Engl J Med. 1987;317:588.

25. Hawkins MM, Wilson LM, Burton HS, et al. Radiotherapy, alkylating agents, and risk of bone cancer after childhood cancer. J Natl Cancer Inst. 1996;88:270.

26. Newton WA Jr, Meadows AT, Shimada H, et al. Bone sarcomas as second malignant neoplasms following childhood cancer. Cancer. 1991;67:193.

27. Wong FL, Boice JD Jr, Abramson DH, et al. Cancer incidence after retinoblastoma. Radiation dose and sarcoma risk. JAMA. 1997;278:1262.

28. Dineen SP, Roland CL, Feig R, et al. Radiation-associated undifferentiated pleomorphic sarcoma is associated with worse clinical outcomes than sporadic lesions. Ann Surg Oncol. 2015;22:3913.

29. Tucker MA, Coleman CN, Cox RS, et al. Risk of second cancers after treatment for Hodgkin's disease. N Engl J Med. 1988;318(2):76-81.

30. van Leeuwen FE, Klokman WJ, Hagenbeek A, et al. Second cancer risk following Hodgkin's disease: a 20-year follow-up study. J Clin Oncol. 1994;12:312-25.

31. van Leeuwen FE, Klokman WJ, Veer MB, et al. Long-term risk of second malignancy in survivors of Hodgkin's disease treated during adolescence or young adulthood. J Clin Oncol. 2000;18:487-97.

32. Veiga LH, Holmberg E, Anderson H, et al. Thyroid cancer after childhood exposure to external radiation: an updated pooled analysis of 12 studies. Radiat Res. 2016;185:473.

33. Veiga LH, Lubin JH, Anderson H, et al. A pooled analysis of thyroid cancer incidence following radiotherapy for childhood cancer. Radiat Res. 2012;178:365.

34. Ron E, Lubin JH, Shore RE, et al. Thyroid cancer after exposure to external radiation: a pooled analysis of seven studies. Radiat Res. 1995;141:259.

35. Boice JD Jr, Harvey EB, Blettner M, et al. Cancer in the contralateral breast after radiotherapy for breast cancer. N Engl J Med. 1992;326:781-5.

36. Heymann S, Delaloge S, Rahal A, et al. Radio-induced malignancies after breast cancer postoperative radiotherapy in patients with Li-Fraumeni syndrome. Radiat Oncol. 2010;5:104.

37. Boyle JM, Spreadborough A, Greaves MJ, et al. The relationship between radiation-induced G(1)arrest and chromosome aberrations in Li-Fraumeni fibroblasts with or without germline TP53 mutations. Br J Cancer. 2001;85:293.

38. Chompret A, Brugières L, Ronsin M, et al. P53 germline mutations in childhood cancers and cancer risk for carrier individuals. Br J Cancer. 2000;82:1932.

39. Hisada M, Garber JE, Fung CY, et al. Multiple primary cancers in families with Li-Fraumeni syndrome. J Natl Cancer Inst. 1998;90:606.

40. Chabner BA, Longo DL (eds). Cancer chemotherapy and biotherapy: principles and practice. 4. ed. Philadelphia: Lippincott Williams & Wilkins; 2006.

41. Kantarjian HM, Keating MJ, Walters RS, et al. Therapy-related leukemia and myelodysplastic syndrome: clinical, cytogenetic, and prognostic features. J Clin Oncol. 1986;4:1748-57.

42. Traweek ST, Slovak ML, Nademanee AP, et al. Clonal karyotypic hematopoietic cell abnormalities occurring after autologous bone marrow transplantation for Hodgkin's disease and non-Hodgkin's lymphoma. Blood. 1994;84:957-63.

43. Rowley JD, Golomb HM, Vardiman JW. Nonrandom chromosome abnormalities in acute leukemia and dysmyelopoietic syndromes in patients with previously treated malignant disease. Blood. 1981;58:759-67.

44. Fonseca FL, Sant Ana AV, Bendit I, et al. Systemic chemotherapy induces microsatellite instability in the peripheral blood mononuclear cells of breast cancer patients. Breast Cancer Res. 2005;7:R28-32.

45. Ratain MJ, Rowley JD. Therapy-related acute myeloid leukemia secondary to inhibitors of topoisomerase II: from the bedside to the target genes. Ann Oncol. 1992;3:107-11.

46. Pedersen-Bjergaard J, Rowley JD. The balanced and the unbalanced chromosome aberrations of acute myeloid leukemia may develop in different ways and may contribute differently to malignant transformation. Blood. 1994;83:2780-6.

47. Pui CH, Relling MV. Topoisomerase II inhibitor-related acute myeloid leukaemia. Br J Haematol. 2000;109:13-23.

48. Pedersen-Bjergaard J. Insights into leukemogenesis from therapy-related leukemia. N Engl J Med. 2005;352:1591-4.

49. Fisher B, Costantino JP, Wickerham DL, et al. Tamoxifen for the prevention of breast cancer: current status of the National Surgical Adjuvant Breast and Bowel Project P-1 study. J Natl Cancer Inst. 2005;97:1652-62.

50. Braithwaite RS, Chlebowski RT, Lau J, et al. Meta-analysis of vascular and neoplastic events associated with tamoxifen. J Gen Intern Med. 2003;18:937-47.

51. Early Breast Cancer Trialists' Collaborative Group (EBCTCG). Effects of chemotherapy and hormonal therapy for early breast cancer on recurrence and 15-year survival: an overview of the randomised trials. Lancet. 2005;365:1687-717.

52. Cuzick J, Forbes JF, Sestak I, et al. Long-term results of tamoxifen prophylaxis for breast cancer-96-month follow-up of the randomized IBIS-I trial. J Natl Cancer Inst. 2007;99:272-82.

53. Arnault JP, Wechsler J, Escudier B, et al. Keratoacanthomas and squamous cell carcinomas in patients receiving sorafenib. J Clin Oncol. 2009;27:e59.

54. Dubauskas Z, Kunishige J, Prieto VG, et al. Cutaneous squamous cell carcinoma and inflammation of actinic keratoses associated with sorafenib. Clin Genitourin Cancer. 2009;7:20.

55. Kong HH, Cowen EW, Azad NS, et al. Keratoacanthomas associated with sorafenib therapy. J Am Acad Dermatol. 2007;56:171.

56. Hong DS, Reddy SB, Prieto VG, et al. Multiple squamous cell carcinomas of the skin after therapy with sorafenib combined with tipifarnib. Arch Dermatol 2008;144:779.

57. Smith KJ, Haley H, Hamza S, Skelton HG. Eruptive keratoacanthoma-type squamous cell carcinomas in patients taking sorafenib for the treatment of solid tumors. Dermatol Surg. 2009;35:1766.

58. Kwon EJ, Kish LS, Jaworsky C. The histologic spectrum of epithelial neoplasms induced by sorafenib. J Am Acad Dermatol. 2009;61:522.

59. Anforth R, Fernandez-Peñas P, Long GV. Cutaneous toxicities of RAF inhibitors. Lancet Oncol. 2013;14:e11.

60. Chen P, Chen F, Zhou B. Systematic review and meta--analysis of prevalence of dermatological toxicities associated with vemurafenib treatment in patients with melanoma. Clin Exp Dermatol. 2019;44:243.

61. Ascierto PA, Minor D, Ribas A, et al. Phase II trial (BREAK-2) of the BRAF inhibitor dabrafenib (GSK2118436) in patients with metastatic melanoma. J Clin Oncol. 2013;31:3205.

62. Carlos G, Anforth R, Clements A, et al. Cutaneous toxic effects of BRAF inhibitors alone and in combination with MEK inhibitors for metastatic melanoma. JAMA Dermatol. 2015;151:1103.

63. Anforth RM, Blumetti TC, Kefford RF, et al. Cutaneous manifestations of dabrafenib (GSK2118436): a selective inhibitor of mutant BRAF in patients with metastatic melanoma. Br J Dermatol. 2012;167:1153.

64. Swerdlow AJ, Barber JA, Hudson GV, et al. Risk of second malignancy after Hodgkin's disease in a collaborative British cohort: the relation to age at treatment. J Clin Oncol. 2000;18:498-509.

65. Hancock SL, Hoppe RT. Long-term complications of treatment and causes of mortality after Hodgkin's disease. Semin Radiat Oncol. 1996;6:225-42.

66. Mulder RL, Hudson MM, Bhatia S, et al. Updated breast cancer surveillance recommendations for female survivors of childhood, adolescent, and young adult cancer from the international guideline harmonization group. J Clin Oncol. 2020;38:4194.

67. Hodgson DC, Gilbert ES, Dores GM, et al. Long-term solid cancer risk among 5-year survivors of Hodgkin's lymphoma. J Clin Oncol. 2007;25:1489-97.

68. National Comprehensive Cancer Network. NCCN Clinical Practice Guidelines in Oncology. Lung cancer screening. https://www.nccn.org/professionals/physician_gls/pdf/lung_screening.pdf. Accessed on May 15, 2022.

69. Friedman DL, Whitton J, Leisenring W, et al. Subsequent neoplasms in 5-year survivors of childhood cancer: the Childhood Cancer Survivor Study. J Natl Cancer Inst. 2010;102:1083.

70. Travis LB, Fosså SD, Schonfeld SJ, et al. Second cancers among 40,576 testicular cancer patients: focus on long--term survivors. J Natl Cancer Inst. 2005;97:1354-65.

71. Kollmannsberger C, Hartmann JT, Kanz L, et al. Therapy-related malignancies following treatment of germ cell cancer. Int J Cancer. 1999;83:860-3.

72. Gray R, Hicks C, James S, et al. Effects of radiotherapy and of differences in the extent of surgery for early breast cancer on local recurrence and 15-year survival: an overview of the randomized trials. Lancet. 2005;366:2087-106.

73. Schell SR, Montague ED, Spanos WJ Jr, et al. Bilateral breast cancer in patients with initial stage I and II disease. Cancer. 1982;50:1191-4.

# 89

# Síndromes Paraneoplásicas

Maria Ignez Freitas Melro Braghirolli
Suilane Coelho Ribeiro Oliveira

## DESTAQUES

- Síndromes paraneoplásicas podem se manifestar antes do diagnóstico de câncer.
- O reconhecimento da síndrome pode permitir a detecção de um tumor oculto em estádio precoce e com possibilidade terapêutica.
- Devido à raridade, existem poucos estudos clínicos prospectivos.
- O diagnóstico e o tratamento das síndromes paraneoplásicas podem causar impacto no desfecho clínico.
- Podem afetar diversos sistemas no organismo, principalmente os sistemas neurológico, endocrinológico, dermatológico, reumatológico e hematológico.
- As neoplasias mais comumente associadas são câncer de pulmão do tipo pequenas células, câncer de mama, tumores ginecológicos e neoplasias hematológicas.

## INTRODUÇÃO

As síndromes paraneoplásicas formam um grupo de eventos clínicos associados a tumores malignos, não diretamente relacionados a um efeito físico do tumor primário ou de lesões metastáticas, infecções, isquemia, déficit metabólico ou nutricional, cirurgia ou outras formas de tratamento. Dentre as causas desses eventos estão a produção de substâncias que causarão sintomas a distância e a depleção de substâncias normais, o que leva a manifestações clínicas.

Estima-se a ocorrência de síndromes paraneoplásicas em até 8% dos pacientes com câncer, embora esses números cresçam com o aumento da incidência de câncer na população.

## SÍNDROMES ENDOCRINOLÓGICAS

### Secreção inapropriada de hormônio antidiurético

O reconhecimento dessa síndrome como paraneoplásica foi primeiramente aventado em 1957, com sua confirmação em 1968, após extração da arginina-vasopressina de células cancerosas de pacientes com a síndrome.[1] A principal neoplasia associada com a síndrome de secreção inapropriada de hormônio antidiurético (SIADH) é o câncer de pulmão de pequenas células, presente em 75% dos casos. Da mesma forma que ocorre na síndrome de Cushing, nem todos os pacientes nos quais os tumores têm marcação positiva para arginina-vasopressina apresentam a síndrome clínica.

A hiponatremia é inicialmente mediada pela retenção hídrica mediada por hormônio antidiurético (ADH). A expansão volêmica leva a mecanismos natriuréticos secundários, que conduz à perda de água e de sódio, além de restauração da euvolemia. Esta combinação de retenção hídrica e perda de soluto (sódio e potássio) gera a hiponatremia. Assim, esses pacientes são euvolêmicos, hiponatrêmicos com hipo-osmolaridade, taxa de excreção renal de sódio aumentada (> 20 mEq/L) e osmolaridade urinária maior que a plasmática.

Outras causas de hiponatremia devem ser consideradas. Geralmente, deve-se avaliar o estado volêmico, inicialmente. A SIADH é uma causa de hiponatremia em pacientes euvolêmicos, portanto, é necessário descartar estados de hipervolemia, como insuficiência cardíaca, síndrome nefrótica, ascite maligna e hepatopatia. É importante excluir causas renais de perda volêmica ou natrêmica. Quando está definida a euvolemia, devem-se descartar hipotireoidismo e doença de Addison. A avaliação quanto às medicações em uso é, da mesma forma, importante, inclusive o uso de agentes citotóxicos associados com SIADH (ciclofosfamida, ifosfamida e alcaloides da vinca).[2]

A maioria dos pacientes está assintomática, devido à lenta instalação dos distúrbios hidroeletrolíticos, com o diagnóstico feito em exames laboratoriais esporádicos. Quando ocorrem sintomas, geralmente são reflexos da toxicidade neurológica. Inicialmente, os sintomas compreendem fadiga, inapetência, cefaleia e alteração no nível de consciência. Posteriormente, os pacientes evoluem com *delirium*, confusão mental e convulsões. Finalmente, pode ocorrer estado de mal convulsivo, coma e morte em raros casos.

Após estabelecimento de diagnóstico, uma grande variedade de causas deve ser considerada, inclusive doenças do sistema nervoso central, pulmonares e uso de medicamentos.

Como a maioria das síndromes paraneoplásicas endocrinológicas, o tratamento da doença de base é o mais efetivo para controle dos sintomas. Quando metástases no sistema nervoso central estão associadas, deve ser considerada a radioterapia.

O tratamento da hiponatremia deve ser realizado a considerar seu tempo de evolução e os sintomas presentes. No caso de pacientes assintomáticos ou com sintomas leves, com instalação lenta da hiponatremia, sua correção é seguramente realizada em dias. A taxa de correção não deve exceder 8 a 10 mmol/L por dia. Em pacientes com sintomas importantes, a taxa de correção inicial pode ser 1 a 2 mmol/L/h nas primeiras horas até melhora sintomática, ou sódio sérico de 125 a 130. Geralmente, é necessária a administração de solução salina a 3%. O sódio sérico deve ser acompanhado em dosagens frequentes, dado o risco de mielinólise pontina em caso de elevação rápida dos seus níveis. O efeito da salina hipertônica é aumentado se for utilizado concomitante a diurético de alça, o que reduz a osmolaridade urinária e aumenta a excreção hídrica, por reduzir a resposta renal ao ADH. Nos pacientes assintomáticos, a principal medida é a restrição hídrica (500 a 1.000 mL em 24 horas) associado ao balanço hídrico negativo.

Nos casos que não respondem à restrição hídrica, podem-se usar drogas que induzam diabetes insípido nefrogênico por inibição do efeito da arginina--vasopressina nos rins, como a demeclociclina (600 a 1.200 mg/dia) e carbonato de lítio. Quando utilizada a demeclociclina, os níveis séricos de creatinina devem ser monitorizados por possíveis efeitos nefrotóxicos. Foram desenvolvidos, também, antagonistas específicos do ADH em animais, e que deverão estar disponíveis, no futuro, para uso clínico em pacientes.

## Secreção ectópica de ACTH

Essa síndrome foi primeiramente apresentada em 1928 e melhor caracterizada em 1965, quando foram descritos 88 pacientes com síndrome de Cushing e câncer,[3] e essa é a primeira descrição sugestiva de que tumores podem produzir corticotropina (ACTH) ou substância ACTH-like. Posteriormente, identificou-se que a secreção ectópica de ACTH que acarreta síndrome de Cushing poderia estar associada a vários tipos de tumores sólidos, a maioria de origem neuroendócrina. Carcinoma de pequenas células de pulmão, tumores carcinoides (especialmente de pulmão, timo e trato gastrointestinal, tumores de ilhota pancreática, feocromocitoma, carcinoma medular de tireoide) são os tumores mais frequentemente envolvidos com a síndrome de secreção ectópica do ACTH, entre outros tumores como paraganglioma, carcinoma de mama e próstata.[4] Apesar de somente 3% a 7% dos pacientes apresentarem a síndrome de Cushing, muitos possuem precursores de ACTH detectáveis da circulação.

Os sinais e os sintomas clássicos do hipercortisolismo são obesidade central, estrias purpúricas, "corcova" dorsal, hipertensão, fadiga, fascies de lua cheia, fraqueza, depressão, amenorreia, hirsutismo, redução da libido, osteopenia, osteoporose, intolerância à glicose, fragilidade vascular e edema. Na síndrome paraneoplásica por secreção ectópica de ACTH, observa-se miopatia com fraqueza muscular, perda ponderal, hiperpigmentação cutânea e hipocalemia.

A distinção entre a origem da síndrome é o primeiro passo diagnóstico. Inicialmente, deve ser quantificado o cortisol urinário de 24 horas, que é o padrão-ouro atual para confirmação de hipercortisolismo. Resultados falso-positivos ocorrem no pseudo-Cushing, apneia obstrutiva do sono, síndrome dos ovários policísticos, resistência a glicocorticoides familiar e hipertireoidismo. A dosagem do cortisol à meia noite e cortisol salivar fazem a distinção da síndrome de Cushing do pseudo-Cushing, com 95% de acurácea.[5] Os testes de supressão do ACTH com baixas doses de dexametasona diferenciam pacientes com síndrome de Cushing. Os testes com alta dose distinguem pacientes com doença de Cushing, causada pela hipersecreção pituitária de ACTH, daqueles com produção ectópica. Resultados falso-positivos ocorrem em 30% a 58% dos pacientes idosos, além dos pacientes com depressão, esquizofrenia, demência de Alzheimer, alcoolismo (na síndrome de abstinência), deprivação de sono, síndromes de má absorção, aumento de proteínas ligadoras de corticoides ou associação com medicamentos que aumentem o *clearance* de dexametasona.[6]

Os níveis plasmáticos de ACTH podem ser dosados precocemente na investigação diagnóstica. Na doença primária da adrenal, os níveis de ACTH são baixos, enquanto na síndrome de Cushing ACTH dependente os níveis são elevados. Os níveis de ACTH ou precursores de ACTH na síndrome de Cushing são classicamente mais elevados, quando comparados à doença de Cushing. Outros testes são o da metirapona e o da estimulação com CRH, desenvolvidos devido às limitações dos testes com dexametasona. O teste da estimulação com CRH causa aumento dos níveis de ACTH nos adenomas pituitários, mas não na produção ectópica. Após estabelecimento diagnóstico, o próximo passo é a localização da produção. Ao considerar a grande prevalência de câncer de pulmão nesses pacientes, destaca-se a importância do raio X de tórax, que detecta mais de 90% dos tumores quando presentes, com exceção dos carcinoides brônquicos. A cintilografia com octreotide já foi estudada para localização de neoplasias produtoras de ACTH, devido à presença de receptores de octreotide na maioria desses tumores.[7] A outra vantagem do uso da cintilografia com octreotide é a possibilidade da terapêutica com análogos de somatostatina ou octreotide radiomarcado.

O tratamento de escolha é cirúrgico em pacientes com tumores em estádios iniciais. Essa terapêutica deve promover alívio completo dos sintomas. Outra possibilidade terapêutica é a adrenalectomia bilateral, com o inconveniente da necessidade de reposição glicocorticoide e mineralocorticoide. A maioria dos pacientes não é passível de tratamento cirúrgico. Nesses casos, a inibição da produção de cortisol pode ser tentada com mitotano, aminoglutetimida, metirapona ou cetoconazol.[8] O mitotano é raramente utilizado, devido aos seus efeitos colaterais e início lento de ação, apesar de efetivo na redução dos níveis de cortisol. A aminoglutetimida, quando usada em monodroga, gera pouca resposta, mas quando combinada com metirapona tem melhores resultados. O cetoconazol tem ação rápida e perfil de toxicidade mais favorável, logo, é a terapia de escolha. A supressão do ACTH pode ser realizada com quimioterapia citotóxica guiada pela localização do tumor primário, entretanto, não está associada a controle da síndrome endócrina, uma vez que é necessária a combinação com terapia de supressão adrenal. Se ocorrer marcação significativa na cintilografia com octreotide, deve ser tentada terapia com essa droga. Já foram reportados resultados do uso de octreotide em combinação com cetoconazol.[9]

## Hipocalcemia

A redução do nível sérico de cálcio iônico aumenta a permeabilidade de membrana ao sódio e a excitabilidade de todos os tecidos excitáveis, logo, esta é a causa responsável pelos principais sintomas e sinais de hipocalcemia, os quais, em grande parte, decorrem do aumento da excitabilidade neuromuscular.

As manifestações mais frequentes são parestesia periférica e perioral, cãibra com laringoespasmo e broncoespasmo nos casos mais graves, confusão mental, convulsão, tetania e óbito. A evidência clínica de manifestação cardíaca pode ficar restrita à alteração no eletrocardiograma, com aumento do intervalo Q-T. Contudo, alguns pacientes podem apresentar taquicardia e, raramente, ocorre fibrilação atrial ou ventricular.

No exame físico, a presença dos sinais de Chvostek e Trousseau revelam, clinicamente, o aumento da neuroexcitabilidade muscular. O Chvostek é positivo quando ocorrem miofasciculações labiais, após percussão sobre o trajeto do nervo facial. O sinal de Trousseau é pesquisado inflando-se, no braço, um manguito a uma pressão de 20 mmHg acima da pressão sistólica do paciente por 3 minutos. Quando positivo, ocorre espasmo carpofalangeano naquele membro.

A hipocalcemia pode estar associada a metástases ósseas de alguns tumores. Nos pacientes com metástases osteoblásticas e hipocalcemia, ocorre maior avidez óssea por cálcio, o que leva à sua rápida deposição nos ossos. Outros fatores, como deficiência de vitamina D, hipomagnesemia ou alterações do PTH, podem contribuir para o desenvolvimento da hipocalcemia. Outro mecanismo seria a produção de calcitonina pelas células tumorais, o que ocorre com maior frequência nos tumores medulares da tireoide e, raramente, em tumores colorretais, pequenas células de pulmão, carcinoide e mama.[10]

Após o diagnóstico da hipocalcemia relacionada à malignidade, a rápida reposição é a terapia recomendada. A via pela qual o cálcio deve ser reposto irá depender de seus níveis séricos e sintomas. Na presença de hipomagnesemia associada, o cálcio deve também ser reposto para prevenção de um estado de hipoparatireoidismo funcional. Da mesma forma, caso seja evidenciada deficiência de vitamina D, torna-se necessária sua suplementação. O tratamento com quimioterapia tem efeito direto sobre as lesões ósseas osteoblásticas, e deve ser considerado nos casos refratários às medidas anteriormente citadas.

### Osteomalácia induzida por tumor

Osteomalácia é uma deficiência da mineralização da matriz do osso cortical (longos) e trabecular, com acúmulo de tecido pouco mineralizado. É um processo que, geralmente, ocorre de maneira associada com o raquitismo (baixa estatura e deformidade óssea), mas, após a infância, apenas a osteomalácia permanece.

A osteomalácia associada a doenças oncológicas é um quadro raro, que se caracteriza por osteomalácia, hipofosfatemia, hiperfosfatúria e níveis indetectáveis de 1,25-dihidroxivitamina $D_3$.[11] A apresentação clínica compreende pacientes com idade média de 35 anos, dor óssea, fosfatúria, glicosúria, hipofosfatemia, normocalcemia com PTH normal, níveis baixos ou indetectáveis de 1,25-dihidroxivitamina $D_3$ e fosfatase alcalina sérica aumentada.

Os mecanismos propostos são a inibição da conversão de 1,25-dihidroxivitamina $D_3$ e alguma substância produzida pelas células tumorais com ação fosfatúrica. Hipofosfatemia associada à queda dos níveis plasmáticos de 1,25 diidroxivitamina D3, causada pela inibição da a-1 hidroxilase renal, sugere a existência de um defeito tubular complexo. A expressão do fator de crecimento fibroblástico-23(FGF-23), proteína relacionada com a perda de fosfato tubular renal, foi descrita em um pequeno número de tumores mesenquimais com osteomalacia induzida por tumor.

A maioria dos tumores relacionados a essa síndrome é benigna, de origem mesenquimal, composta, principalmente, por células gigantes e fusiformes e altamente vascularizada, mas já foram descritos casos associados a câncer de pulmão, mieloma múltiplo e câncer de próstata.[12] Ao menos metade dos tumores descritos como associados à síndrome ocorre em extremidades inferiores; entre os casos remanescentes, encontramos tumores de cabeça e pescoço, extremidades superiores ou em múltiplos sítios.

Uniformemente, os níveis de 1,25-dihidroxicolecalciferol são baixos e o tratamento com sua reposição é, geralmente, bem efetivo. A terapia definitiva é a remoção do tumor, quando possível, que leva à rápida regularizção das anormalidades radiológicas, laboratoriais e clínica.

### Hipoglicemia

A hipoglicemia associada à neoplasia, que não tumores de ilhotas pancreáticas, é uma manifestação rara de síndrome paraneoplásica. Mais da metade dos casos descritos é associada aos tumores mesenquimais ou hepatocarcinoma. Nesses casos são, em geral, grandes massas com invasão hepática e de curso protraído. Os tumores estromais do trato gastrointestinal, linfomas e o carcinoma de adrenal estão entre os tumores também associados a esse quadro.[13]

Os mecanismos fisiopatológicos são variados, como a produção de fator de crescimento insulina-like 1 e 2 não suprimíveis, hipermetabolismo da glicose, produção de substâncias estimuladoras da liberação de insulina ectópica, produção de fator de inibição da glicose hepática, ligação de proteína monoclonal à insulina, proliferação de receptor de insulina e, raramente, produção ectópica de insulina.[14]

Clinicamente, os sinais e sintomas são típicos de hipoglicemia, que podem ser similares aos de uma crise de ansiedade: sudorese, nervosismo, tremores, desmaios, palpitações e, algumas vezes, fome. A hipoglicemia mais grave reduz o suprimento de glicose ao cérebro, o que provoca tontura, confusão mental, fadiga, cefaleias, incapacidade de concentração, alterações visuais, convulsões e coma.

No âmbito emergencial, o tratamento da hipoglicemia paraneoplásica envolve infusão de glicose. Posteriormente, deve-se objetivar a cirurgia com ressecção tumoral ou retirada da maior quantidade possível – *debulking*. Outras formas de tratamento não definitivo são glucagon, corticoide em alta dose e análogos de somatostatina.

## SÍNDROMES HEMATOLÓGICAS

### Série eritrocítica

A eritrocitose é o aumento de glóbulos vermelhos no sangue. O carcinoma de células renais é o tumor em que a eritrocitose é encontrada mais frequentemente. O hepatoma é o segundo em frequência. Em ambos, ela ocorre por aumento da produção de eritropoietina. Existe a hipótese de que, em alguns tumores, a produção androgênica e de prostaglandinas deve potencializar os efeitos da eritropoietina. Outros tumores também relacionados são tumor de Wilms, hemangiomas, hemangioblastomas cerebelares, sarcomas, fibroides uterinos, tumores adrenais e feocromocitomas.[15]

Em relação ao diagnóstico, é sempre importante descartar outras causas de policitemia. A dosagem sérica da eritropoietina pode ser realizada. O tratamento é direcionado para neoplasia, com a flebotomia realizada em raras ocasiões.

A forma mais comum de anemia no paciente oncológico é a anemia normocítica, com micro ou normocitose, relacionada à invasão da medula óssea, anemia da doença crônica, secundária à quimioterapia ou radioterapia. No contexto de doença paraneoplásica, a anemia normocrômica e normocítica se caracteriza por níveis séricos baixos de ferro, ferritina normal ou elevada com estoques normais de ferro e eritropoietina baixa.

A anemia hemolítica autoimune é tipicamente associada a neoplasias das células B, que evoluem secundariamente a anormalidades imunorregulató-rias e não à secreção de substância liberadas pelas células tumorais. Tipicamente, cursam com teste de Coombs direto positivo, reticulocitose, redução de haptoglobina e aumento de DHL. A anemia hemolítica por anticorpos quentes é típica de linfomas e adenocarcinomas produtores de mucina. A macroglobulinemia de Waldenstrom e, também, os linfomas estão associados a anticorpos frios. Raramente, existe associação com tumores sólidos, sendo os já descritos: tumores ovarianos, gastrointestinais, mama e rim.

A anemia hemolítica microangiopática também pode estar associada a tumores malignos. A coagulação intravascular disseminada pode contribuir para este quadro. O quadro clínico é de anemia com esquizócitos e aumento de reticulócitos. Está associado a adenocarcinoma do trato gastrintestinal, pulmão e próstata. O mecanismo é desconhecido. Uma forma mais rara é a aplasia isolada da série vermelha, bem descrita em associação a timoma com hipogamaglobulinemia associada.

Em relação ao tratamento, o uso de corticoides parece ser menos efetivo nos casos associados a carcinomas, quando comparado ao tratamento da anemia hemolítica não paraneoplásica ou associada a linfomas. O tratamento deve ser direcionado para a doença oncológica de base.

### Série granulocítica

A elevação da contagem leucocitária acima de $15 \times 10^9/L$ na ausência de causa infecciosa ou leucêmica é comum no contexto de doença neoplásica. Isso ocorre mais frequentemente no linfoma de Hodgkin, linfomas e uma variedade de tumores sólidos, como câncer gástrico, pulmonar, pancreático, sistema nervoso central e melanoma. A granulocitose paraneoplásica compreende o aumento de neutrófilos secundário à produção de fatores de crescimento pelas células neoplásicas.

A leucopenia é geralmente secundária ao tratamento oncológico, como quimioterapia, radioterapia ou infiltração tumoral da medula óssea. É incomum a produção tumoral de fatores inibidores da granulocitopoiese. Há raros casos reportados de anticorpos contra granulócitos em pacientes com linfoma de Hodgkin.[16] A terapia para leucopenia severa é o estímulo com fatores de estimulação de crescimento, como fator de estimulação de colônia granulocítica ou macrocítica.

A eosinofilia é raramente associada a tumores sólidos, e está mais comumente presente como síndrome paraneoplásica no linfoma de Hodgkin ou na micose fungoide. O mecanismo deve ser por meio da produção de fatores de crescimento estimuladores de eosinófilos, como fator de estimulação de colônia granulocítico – macrocítico, interleucina 3 (IL-3) ou IL-5.[17] Os sintomas são relacionados à infiltração pulmonar, como ocorre na síndrome de Loffler, entretanto, não são comuns. A basofilia paraneoplásica está associada à leucemia mieloide crônica e outras desordens mieloproliferativas; sintomas clínicos não são descritos.

### Série plaquetária

A presença de trombocitose em pacientes oncológicos é bastante comum, e está associada a uma variedade de tumores sólidos e hematológicos. Na avaliação desses pacientes, é importante a exclusão de causas secundárias, como desordens inflamatórias, hemorrágicas, ferropenia e anemia hemolítica. Quando relacionada à neoplasia, sua causa deve ser por produção excessiva de trombopoietina ou IL-6.[18] Normalmente, não necessita de tratamento específico.

Quando é observada trombocitopenia em pacientes oncológicos, as causas mais comuns são o tratamento, coagulação intravascular disseminada e infiltração de medula óssea. Outras causas são medicamentosas, como heparina e diuréticos tiazídicos. Raramente, é observada como parte de paraneoplasia em tumores sólidos, contudo, há uma síndrome descrita, encontrada em neoplasias linfoides, semelhante à púrpura trombocitopênica idiopática, relatada em pacientes com câncer de mama, pulmão e trato gastrointestinal.[19] Clinicamente, os sinais são petéquias e púrpura, e sangramento como sintoma. A resposta é satisfatória com corticoide, esplenectomia ou ambos.

A coagulação intravascular disseminada ocorre em 7% dos pacientes com tumores sólidos, especialmente naqueles com adenocarcinoma. Fatores de risco são: idade avançada, câncer de mama, sexo masculino e presença de necrose tumoral.

### Tromboflebite

Os pacientes oncológicos vivem em estado de hipercoagulabilidade, sugerido desde 1865. Nesses pacientes, o tromboembolismo é a segunda causa de morte. Já estão descritos os diversos mecanismos que mantêm o equilíbrio da cascata da coagulação, com fatores que contribuem para o estado pró-trombótico o aumento da secreção de ativadores do plasminogênio e a redução de seus inibidores, a ativação das plaquetas e sua maior agregação. Diversas séries mostram uma maior incidência de doenças oncológicas em pacientes com história de tromboses nos 6 meses anteriores ao evento. Atualmente, não há dados definitivos na literatura que demonstram impacto em sobrevida global com o uso de testes diagnósticos invasivos e seguimento intensivo em pacientes com um primeiro episódio trombótico.

Recomendam-se, após o evento trombótico, a realização de exame físico, a pesquisa de sangue fecal oculto, o raios X de tórax, a avaliação urológica para os homens e a avaliação ginecológica para mulheres. Exames mais caros, como tomografia computadorizada e endoscopia digestiva alta, devem ser realizados se houver uma forte suspeita clínica de neoplasia oculta.[20]

Os pacientes em quimioterapia ou com neoplasia ativa, que apresentaram episódio trombótico, devem receber anticoagulação por tempo indefinido, preferencialmente com heparina de baixo peso molecular, de modo a considerar a alta incidência de novos episódios e o risco de sangramento com uso de warfarina.[21]

### Coagulopatias

Pacientes com doenças oncológicas não raramente apresentam desordens da coagulação que podem se manifestar, como tromboembolismo, coagulação intravascular disseminada ou tendência hemorrágica.

Dentre elas, o fator de Von Willebrand adquirido é encontrado em discrasias de células plasmocitárias, carcinoma gástrico e adrenal, leucemias e linfomas. A apresentação pode compreender sangramento espontâneo, como de mucosas, e alterações laboratoriais, como prolongamento do tempo de tromboplastina parcial e tempo de sangramento, além de níveis reduzidos de antígenos do fator de Von Willebrand.

O tratamento deve ser de suporte, com fator de Von Willebrand, imunosupressão e desmopressina, além do tratamento oncológico para doença de base.[22]

A hemofilia adquirida, referente aos autoanticorpos contra fator VIII, também já foi descrita em pacientes com tumores sólidos, paraproteinemias e doenças linfoproliferativas. A característica clínica é o sangramento espontâneo mucoso ou intramuscular.

Laboratorialmente, encontramos prolongamento do tempo de tromboplastina parcial com tempo de protrombina normal. Além do tratamento da doença de base, são descritos o uso de plasmaférese, a administração de concentrado de fator VIII, os corticosteroides e a ciclofosfamida.[23]

## SÍNDROMES RENAIS

### Desordens glomerulares

O conceito de glomerulopatia paraneoplásica foi aceito em 1922, após descrição de um caso de síndrome nefrótica secundária a linfoma de Hodgkin. As glomerulonefrites paraneoplásicas estão associadas a diversos tumores benignos e malignos, e os mais comuns são os carcinomas de pulmão e trato gastrointestinal.[24] A real incidência de glomerulopatia paraneoplásica é desconhecida devido à coexistência de nefropatia nos pacientes oncológicos. Um estudo que avaliou a prevalência de câncer em pacientes com nefropatia membranosa (n = 155) mostrou relação com a idade dos pacientes, 10% dos pacientes maiores que 60 anos tinham doença maligna em contraste com 1% em menores que 60 anos.[25]

A lesão glomerular mais comumente associada a tumores sólidos é a nefropatia membranosa, a qual se apresenta como síndrome nefrótica, que se caracteriza por proteinúria > 3,5 g em 24 horas por 1,73 m², hipo-albuminemia, edema e hiperlipidemia. Outras formas de glomerulopatia paraneoplásicas descritas são por lesão mínima, nefropatia por IgA, glomerulosclerose focal e segmentar, glomerulonefrite membranoproliferativa, glomerulonefrite crescêntica, amiloidose e microangiopatia trombótica.

A patofisiologia envolve a imunidade a antígenos tumorais, além de antígenos fetais e/ou virais. Em alguns casos, a patogênese parece estar relacionada à coagulação intravascular disseminada ou amiloidose.

Em relação à nefropatia membranosa paraneoplásica, que é a mais frequente manifestação da doença renal glomerular, diversos tumores já foram descritos como causa, entretanto, os mais comuns parecem ser o câncer gástrico e o carcinoma broncogênico. As características que parecem estar relacionadas a maior risco de neoplasia em pacientes com nefropatia membranosa são idade, uso de tabaco e achado histológico de mais de 8 células inflamatórias em um glomérulo.[26] O encontro de insuficiência renal como

primeiro sinal de nefropatia membranosa é mais comum no paciente oncológico. O mecanismo fisiopatológico ainda não está bem esclarecido, mas alguns acreditam estar relacionados a intensa resposta imune. A lesão glomerular deve se iniciar com o depósito de complexos imunes no glomérulo. O local de formação desses complexos pode ser a circulação ou o próprio glomérulo, por meio da deposição de antígenos tumorais e anticorpos antiantígeno tumoral.[27] Existem relatos de antígenos carcinoembrionários, antígenos específicos prostáticos, antígenos de melanoma e antígenos tumorais não identificados em glomérulo de pacientes com neoplasias que sintetizam esses antígenos e que desenvolveram nefropatia membranosa.

### Lesões microvasculares

A síndrome hemolítico-urêmica é encontrada, mais frequentemente, após uso de quimioterapia com mitomicina C, mas também existem relatos de casos paraneoplásicos. As neoplasias aparentemente relacionadas são hemangiomas e hemangioendoteliomas, leucemias como a promielocítica, câncer de próstata, gástrico e pâncreas. Existe um relato de vasculite renal em paciente com câncer de pulmão. A associação mais frequente é entre vasculite renal secundária a crioglobulinemia, uma complicação esperada no carcinoma hepatocelular com hepatite C concomitante.

## MANIFESTAÇÕES CUTÂNEAS

Diversas síndromes cutâneas podem estar associadas a neoplasias internas, que podem orientar o clínico no diagnóstico precoce e tratamento. Entre as doenças cutâneas que podem estar relacionadas a síndromes paraneoplásicas, estão: metástases cutâneas, síndrome de Sweet, acantose nigricans, doença de Paget extramamária, síndrome de Bazex (acroceratose paraneoplásica), dermatomiosite, eritema *giratum* repentino, pênfigo paraneoplásico, síndrome da unha amarela, doença de Cowden e outras.[28] O tratamento destas desordens depende do tratamento da neoplasia primária.

### Desordens da queratinização

Acantose nigricans é uma dermatose caracterizada por placas espessadas, hiperpigmentadas e localizadas tipicamente no pescoço, regiões flexoras e anogenital.

Ela pode estar relacionada desde a desordens endocrinológicas a malignidades. Quando associada a essa última, pode progredir mais rapidamente, e o prurido é um sintoma comum. As alterações cutâneas podem ocorrer antes, concomitante ou após o diagnóstico da neoplasia. O adenocarcinoma gástrico é a neoplasia mais frequentemente associada a essa alteração cutânea. A patogênese permanece desconhecida.

Ela acomete comumente indivíduos obesos e está associada à resistência insulínica e endocrinopatias. A possibilidade deve ser sempre considerada em pacientes não obesos com rápido desenvolvimento dessa manifestação, na ausência de endocrinopatias. Nesse caso, recomenda-se uma avaliação extensiva do trato gastrointestinal. A acantose nigricans pode estar associada a espessamento das palmas. Observa-se em alguns pacientes uma hiperpigmentação e um espessamento das palmas das mãos, que pode estar associado a neoplasias gástricas e pulmonares.

A síndrome de Bazex (acroceratose paraneoplásica) manifesta-se como uma erupção psoríase-*like* eritematosa à violácea, que ocorre primariamente em superfície acral.[29] Usualmente, acomete a região das mãos, pés, nariz e orelhas. Esta desordem está associada a carcinomas do trato respiratório superior e digestivo, e pode preceder o tumor em até 60% dos casos. A patogênse ainda é desconhecida, porém, o fator de crescimento epidérmico secretado pelo tumor parece estar relacionado. Não existe tratamento efetivo, mas pode-se utilizar corticoides tópicos e agentes ceratolíticos para controle dos sintomas. O tratamento da neoplasia pode acarretar a resolução das lesões.

Paquidermoperiostose descreve a associação entre osteoartropatia hipertrófica e características acromegálicas, e pode estar associada a câncer de pulmão. O paciente apresenta dor óssea e espessamento da pele com formação de novas pregas cutâneas, além de macroglossia e baqueteamento digital.

### Desordens de descoloração e deposição

Vitiligo é uma doença adquirida, caracterizada por uma despigmentação cutânea decorrente da perda funcional dos melanócitos epidérmicos. Pode estar associado a doença autoimune, contudo, em alguns casos, pode estar relacionado a melanoma. O vitiligo associado a melanoma deve ser considerado uma entidade clínica distinta, e identifica um subgrupo de pacientes com alta prevalência de doenças imunemediadas e com um melhor prognóstico.[30]

Depósitos amiloides podem estar associados ao mieloma múltiplo ou macroglobulinemia de Waldenström. Na amiloidose sistêmica primária, o acometimento cutâneo confere à pele uma aparência generalizada de cera com sangramento fácil após traumas. Macroglossia é outro achado frequente nesses pacientes.

Melanose é causada pela deposição anormal de melanina na pele, que causa uma hiperpigmentação difusa. Pacientes com síndrome da secreção inapropriada do ACTH podem manifestar hiperpigmentação cutânea. A causa ainda é incerta, mas acredita-se que possa estar relacionada à produção tumoral do peptídeo β-lipotropina, que contém, em sua sequência de 91 aminoácidos, a sequência de 22 aminoácidos do hormônio estimulador dos b-melanócitos.

Os xantomas planos são caracterizados por lesões cutâneas xantomatosas, planas e amareladas, que acometem usualmente as pálpebras, pescoço, tronco superior, região glútea e pregas flexoras. Existe associação entre essas lesões e gamopatia monoclonal, mieloma múltiplo e doenças mieloproliferativas e linfoproliferativas

### Dermatoses neutrofílicas

A síndrome de Sweet é uma dermatose aguda, febril e neutrofílica, que foi originalmente descrita em 1964 pelo doutor Robert Douglas Sweet. Essa síndrome pode estar associada à malignidade, medicações, infecções respiratórias ou não, associada a nenhum fator, assim descrita como idiopática. Ela se caracteriza por febre, neutrofilia, lesões cutâneas em placas, nódulos ou pápulas eritematosas, irregulares e dolorosas, primariamente em face, pescoço e extremidades,[31] além de um infiltrado difuso, principalmente neutrofílico, na derme superficial. Manifestações extracutâneas são: artrite, conjuntivite e episclerite. O início da síndrome de Sweet pode preceder, surgir concomitantemente ou após o diagnóstico de uma neoplasia.

A histologia é característica por um infiltrado inflamatório, predominantemente neutrofílico, distribuído difusamente pela derme superior. Alguns estudos mostram que essa síndrome está associada à malignidade em aproximadamente 21%, com a leucemia mieloide aguda a neoplasia mais comum entre as hematológicas e os carcinomas geniturinários, de mama e gastrointestinais, as neoplasias sólidas.[32]

Cohen e Kurzrock, em 1993, propuseram uma recomendação para investigação inicial de neoplasia em paciente com síndrome de Sweet. Recomenda-se a realização de história e exame físico detalhado, o que inclui avaliação da tireoide, linfonodos, cavidade oral e pele, exame retal, para as mulheres exame ginecológico, para os homens exame da próstata; avaliação laboratorial, inclusive CEA, hemograma com contagem diferencial, pesquisa de sangue oculto fecal, urina I e urocultura, raios X de tórax, sigmoidoscopia em pacientes acima de 50 anos.

O pioderma gangrenosum é uma dermatose neutrofílica ulcerativa. Em sua forma clássica, ele acomete principalmente extremidades, e está associado à doença inflamatória intestinal ou artrite. As lesões surgem como nódulos indolores que, posteriormente, ulceram e formam uma lesão ulcerada com bordas irregulares e violáceas com conteúdo purulento e base necrótica. O pioderma gangrenosum pode estar associado a gamopatia monoclonal, linfoma não Hodgkin ou tumores sólidos.

O tratamento inclui o uso de corticoides tópicos na doença localizada, porém, geralmente, o tratamento de escolha consiste no uso de corticoide sistêmico. Outros agentes imunossupressores ou dapsona também podem ser utilizados.

Em pacientes com pioderma gangrenosum sem etiologia definida, deve-se investigar doença linfoproliferativa ou discrasias sanguíneas.

## Manifestações neurológicas

Síndromes paraneoplásicas com envolvimento neurológico são mais frequentes do que considerado previamente. Ocorrem em menos de 0,01% dos pacientes com câncer, mas variam de acordo com o tipo de tumor e síndrome neurológica.[33]

Tumores derivados de células produtoras de imunoglobulinas (discrasias de células plasmocitárias, linfoma de células B) estão envolvidos com sintomas neurológicos paraneoplásicos do sistema nervoso periférico com maior frequência.[34] Aproximadamente, 3% a 5% dos pacientes com SCLC, 15% a 20% com timomas e 3% a 10% com neoplasias de células B desenvolvem síndromes paraneoplásicas neurológicas, com a prevalência dessas síndromes em outras neoplasias inferior a 1%.

A maioria dessas síndromes paraneoplásicas neurológicas são imune mediadas. A demonstração de anticorpos antineuronais no LCR e soro dos pacientes parece ser a melhor evidência disponível. Esses anticorpos reagem com proteínas neuronais que são normalmente expressas pelo tumor, e sua detecção é muito útil para o diagnóstico.

Os anticorpos contra antígenos de superfície celular e suas desordens associadas podem ocorrer com ou sem câncer. O risco relativo de uma desordem neurológica ser consequência de uma síndrome paraneoplásica depende do tipo de síndrome apresentada pelo paciente. Por exemplo, em um paciente com síndrome miastênica de Lambert-Eaton, a probabilidade de haver um tumor está em torno de 50%, ao contrário da miastenia grave, na qual somente 10% estão relacionados a uma neoplasia, tipicamente um timoma.[35]

O encontro de uma síndrome paraneoplásica neurológica sem evidência do tumor pode ser o resultado de uma resposta imune direcionada às células tumorais com erradicação desse tumor. Em concordância com essa hipótese, alguns relatos descrevem a doença oncológica em estádio inicial, quando presente concomitantemente a paraneoplasia. Entretanto, revisões com maior número de pacientes não evidenciaram melhor prognóstico nesses pacientes, em comparação com indivíduos sem síndrome paraneoplásica mediada por anticorpos.

O manejo inicial desses pacientes é bem direcionado quando o quadro clínico é clássico e associado ao tumor ou anticorpos. Entretanto, nem todos os pacientes se apresentam com um quadro bem definido, como, por exemplo, síndromes com manifestações atípicas ou ausência de tumor detectável. Nestes casos, o diagnóstico é difícil de ser estabelecido, mesmo quando realizada biópsia de sistema nervoso central, dado que outras doenças podem ter manifestações semelhantes. Com intuito de facilitar o diagnóstico desses pacientes, critérios específicos foram definidos para facilitar a investigação.[36]

Algumas características das síndromes paraneoplásicas neurológicas são típicas, como a evolução rápida dos sintomas. No LCR, podemos observar sinais inflamatórios como pleocitose linfocítica, aumento das proteínas, IgG elevada e presença de bandas oligoclonais. Na maioria dos pacientes, o sintoma neurológico é a primeira manifestação da doença de base. Os critérios diagnósticos foram descritos por um painel de neurologistas. Ao considerar que o desenvolvimento destas síndromes ocorre em fases iniciais da doença oncológica e a presença do tumor ou sua recorrência é, na maioria das vezes, difícil de demonstrar, esses critérios dividem os pacientes suspeitos em duas categorias: diagnóstico definitivo e possível (Tabela 89.1).[36]

## Tabela 89.1. Critérios diagnósticos de síndromes paraneoplásicas com envolvimento neurológico

| PND DEFINITIVA | PND POSSÍVEL |
|---|---|
| Síndrome clássica e neoplasia diagnosticada até 5 anos após início dos sintomas neurológicos. A síndrome clássica é definida como neurológica, frequentemente associada a câncer. São elas: encefalomielite, encefalite límbica, degeneração cerebelar subaguda, opsoclonus-mioclonus, neuropatia sensorial subaguda, pseudo-obstrução gastrointestinal crônica, síndrome miastênica de Lambert-Eaton e dermatomiosite | Síndrome clássica com alto risco de neoplasia, sem anticorpos ou tumor demonstrados |
| Síndrome não clássica que resolve ou melhora de forma significativa após o tratamento oncológico sem imunoterapia concomitante, dado que essa síndrome não é suscetível à remissão espontânea | Síndrome neurológica, clássica ou não, sem câncer, mas com anticorpos parcialmente caracterizados (anticorpos que não os descritos previamente) |
| Síndrome não clássica e neoplasia diagnosticada no período de até 5 anos, com anticorpos antineuronais positivos | Síndrome não clássica, sem anticorpos demonstrados, com câncer diagnosticado em 2 anos após os sintomas neurológicos |
| Síndrome neurológica, clássica ou não, sem diagnóstico de neoplasia, mas com demonstração de anticorpos bem caracterizados – anti-Hu, CV2(CRMP5), Ri, Ma2 e anfifisina | |

PND: síndromes paraneoplásicas com envolvimento neurológico.
Fonte: Adaptada de Graus F, Delattre JY, Antoine JC, *et al.*, 2004.

Anticorpos bem caracterizados são aqueles direcionados a antígenos cuja identidade molecular é conhecida ou que tenham sido identificados por diversos investigadores, enquanto os parcialmente caracterizados têm alvos antigênicos desconhecidos ou requerem mais estudos.

Esses anticorpos devem ser avaliados no soro (Tabela 89.2).[45] Em alguns pacientes, os anticorpos não detectados no soro podem ser encontrados no LCR, mas isso não é comum e não é verdade para todos os anticorpos.

## Tabela 89.2. Anticorpos, síndromes paraneoplásicas neurológicas e tumores associados

| ANTICORPO | SÍNDROME CLÍNICA | TUMORES ASSOCIADOS |
|---|---|---|
| ANTICORPOS PARANEOPLÁSICOS BEM CARACTERIZADOS | | |
| Anti-Hu (ANNA-1) | Encefalomielite, encefalite límbica, neuropatia sensoriomotora, degeneração cerebelar subaguda, neuropatia autonômica | SCLC, neuroblastoma, próstata |
| Anti-Yo (PCA-1) | Degeneração cerebelar subaguda | Ovário, mama |
| Anti-CV2 (CRMP5) | Encefalomielite, corea, encefalite límbica, neuropatia sensoriomotora e sensorial, neurite ótica, degeneração cerebelar subaguda, neuropatia autonômica | SCLC, Timoma |
| Anti-Ri (ANNA-2) | *Opsoclonus mioclonus*, encefalite de tronco cerebral | Mama, SCLC |
| Anti-Ma2 (Ta) | Encefalite límbica/diencefálica/tronco cerebral, degeneração cerebelar subaguda | Testículo, SCLC |
| Antianfifisina | Síndrome do homem rígido, encefalomielite, neuropatia sensorial subaguda, neuropatia sesoriomotora | Mama, SCLC |
| Antirecoverina | Retinopatia associada ao câncer | SCLC |

Continua >>

>> Continuação

## Tabela 89.2. Anticorpos, síndromes paraneoplásicas neurológicas e tumores associados

| ANTICORPO | SÍNDROME CLÍNICA | TUMORES ASSOCIADOS |
|---|---|---|
| **ANTICORPOS PARCIALMENTE CARACTERIZADOS** | | |
| Anti-Tr (PCA-Tr) | Degeneração cerebelar subaguda | Doença de Hodgkin |
| ANNA-3 | Encefalomielite, neuropatia sensorial subaguda | SCLC |
| PCA-2 | Encefalomielite, degeneração cerebelar subaguda | SCLC |
| Anti-Zic4 | Degeneração cerebelar subaguda | SCLC |
| Anti-mGluR1 | Degeneração cerebelar subaguda | Doença de Hodgkin |
| **ANTICORPOS QUE OCORREM COM OU SEM CÂNCER** | | |
| Anti-VGCC | Síndrome miastênica de Lambert-Eaton, degeneração cerebelar subaguda | SCLC |
| Anti-AchR | Miastenia grave | Timoma |
| Anti-nAchR | Neuropatia autonômica subaguda | SCLC |
| Atni-VGKC | Encefalite límbica, neuromiotonia | Timoma, SCLC |

Encefalite de tronco e degeneração cerebelar subaguda são geralmente associadas a outros tumores, além do testículo, e o soro destes pacientes reage com a proteína Ma1. AChR: receptor de acetilcolina; SCLC: câncer de pulmão não pequenas células; ANNA: anticorpo antineuronal nuclear; mGluR1: receptor antiglutamato metabotrópico tipo 1; nAChR: receptor de acetilcolina nicotínico; PCA: anticorpo anticélulas de Purkinge citoplasmático; VGCC: canal de cálcio regulado por voltagem; VGKC: canal de potássio regulado por voltagem.

Fonte: Adaptada de Beukelaar JW, Smitt PAS, 2006.

## DESORDENS DO SISTEMA NERVOSO CENTRAL

### Encefalomielite

A encefalomielite paraneoplásica é caracterizada pelo envolvimento de diversas áreas do sistema nervoso central, o que inclui a medula espinhal (mielite), a raiz do gânglio dorsal (neuropatia sensitiva subaguda), o tronco cerebral (encefalite de tronco), o cerebelo (degeneração cerebelar subaguda), os lobos temporais e sistema límbico (encefalite límbica), e o sistema nervoso autônomo (neuropatia autonômica). Os pacientes com envolvimento predominante de alguma das áreas são classificados de acordo com a síndrome clínica principal. Os sintomas correspondentes a cada uma dessas síndromes estarão descritos no decorrer do capítulo.

A maioria dos casos está relacionada a neoplasia de pulmão de pequenas células, apesar da possível associação com qualquer tipo de tumor. A maioria dos pacientes não tem diagnóstico de câncer no momento dos sintomas neurológicos, que pode ser difícil de demonstrar devido ao provável estádio inicial. Caso sejam demonstrados anticorpos anti-Hu (também chamado autoanticorpo nuclear antineu-ronal – ANNA-1), ou o paciente seja de risco para desenvolvimento neoplásico, devem ser realizados exames detalhados de forma repetida. No caso de tomografias não diagnósticas, deve ser aventada a realização do FDG-PETscan ou FDG-PET-CTscan. Caso uma outra neoplasia seja detectada, ela pode estar relacionada ou não à síndrome paraneoplásica. Caso tecido tumoral esteja disponível, é possível analisar a expressão do antígeno Hu nas células tumorais antes de assumir o diagnóstico como definitivo.

O tratamento oncológico oferece a melhor chance de estabilização do acometimento neurológico, assim, é de suma importância o diagnóstico do tumor. Não há benefício comprovado para terapias imunológicas, entretanto, existem publicados alguns relatos com tratamento imunossupressivo que evoluem com melhora clínica, logo, considera-se uma opção esta tentativa em casos isolados. O prognóstico, de forma geral, é ruim, o que leva a maioria dos pacientes para dependência de cadeira de rodas ou restrição ao leito.

### Encefalite límbica

A encefalite límbica é uma manifestação rara, caracterizada por perda de memória, convulsões, confusão e sintomas psiquiátricos de evolução em dias a meses. O comprometimento da memória recente é bem evidente nesta síndrome, mas pode não estar claro devido ao quadro confusional ou convulsivo. Podem também estar associadas disfunções hipotalâmicas, como sonolência, hipertermia e anormalidades endócrinas.

Clinicamente, três grupos de pacientes com encefalite límbica podem ser identificados:

- pacientes com anti-Hu e neoplasia de pulmão;[37]
- pacientes com câncer de testículo e anticorpo anti-Ma2;
- pacientes sem anticorpos identificados, que compreendem, aproximadamente, 40% dos pacientes com encefalite límbica e seu tumor geralmente é pulmonar.

Os exames de imagem estão alterados em 65% a 80% dos pacientes.[37] Essas anormalidades consistem em aumento de sinal em T2 e FLAIR em um ou em ambos os lobos temporais, hipotálamo e tronco cerebral na ressonância nuclear magnética. Em fases iniciais da doença, entretanto, esse exame pode estar normal, assim, o seguimento com imagem deve ser realizado. A análise do LCR mostra alterações em 80% das vezes, com pleocitose linfocítica, aumento dos níveis de proteínas, de IgG e de bandas oligoclonais.[37,38] O encontro de anticorpos antineuronais auxiliam na confirmação diagnóstica e direcionam para procura neoplásica, a qual deve incluir pulmões, mama e testículo obrigatoriamente.

Em relação ao tratamento, já foram descritos casos de remissão completa espontânea, apesar de raros.[39] O uso de terapia imunológica parece não ser efetivo, e o tratamento oncológico é o que surte maior benefício. Mais uma vez, devemos direcionar os esforços para o diagnóstico e tratamento específico da doença de base. Caso não seja encontrada, novo rastreamento deve ser repetido em 3 meses, por aproximadamente 2 a 3 anos. Independentemente do tratamento administrado, uma recuperação neurológica parcial é observada em 38% dos pacientes com anticorpos anti-Hu, 30% com anticorpo anti-Ta (anti-Ma2) e 64% dos pacientes sem anticorpos encontrados.[37]

### Degeneração cerebelar progressiva

A degeneração cerebelar progressiva (DCP) é uma das apresentações paraneoplásicas mais comuns.

Em um estudo com 137 pacientes consecutivos com PNS com anticorpos mensurados, 50 (37%) se apresentaram com degeneração cerebelar subaguda. Os tumores de pequenas células de pulmão, tumores ginecológicos, inclusive mama e linfoma de Hodgkin, estão entre os mais frequentemente envolvidos.[40]

Os sintomas neurológicos são, normalmente, precedidos por pródromos, como sintomas flu-*like*, tontura, náuseas e vômitos, seguidos por alteração da marcha com instabilidade, ataxia, diplopia, disartria e disfagia. Alterações oftalmológicas podem estar presentes em alguns pacientes, tais como visão turva, nistagmo, oscilopsia e opsoclonus.[41] Os pacientes, geralmente, tornam-se incapazes de andar sozinhos, sentar-se sem suporte, escrever e alimentar-se sozinhos. O acometimento neurológico é bilateral, mas pode ser assimétrico. Os sinais e sintomas são limitados ao cerebelo e suas vias, mas outros achados neurológicos de menor intensidade podem estar presentes, como disfagia, sinais piramidais e extrapiramidais, alteração do nível de consciência e neuropatia periférica.

Quando avaliamos exames de imagem, percebemos que eles são normais na maioria dos pacientes, contudo, alguns apresentam aumento difuso transitório hemisférico ou realce cortical. Nesta fase inicial, o PET com fluorodeoxiglicose pode mostrar hipermetabolismo cerebelar.[42] Com o passar do tempo, a ressonância mostra atrofia cerebelar e o PET, hipometabolismo.

A degeneração cerebelar paraneoplásica está associada a vários anticorpos antineuronais. Os anticorpos anti-Yo (também conhecido como PCA-1), anti-Tr (PCA-Tr) e anti-mGluR1 estão associados a síndromes puramente cerebelares. Anti-Yo está associado a tumores de mama, ovário e endométrio. Eles são direcionados a proteínas expressas pelas células de Purkinge (proteínas relacionadas à degeneração cerebelar – CDR) e pelas células tumorais.[43] Já foram identificados linfócitos T citotóxicos CDR-2 específicos no soro de pacientes acometidos, o que sugere papel do sistema imune celular na patogênese dessa síndrome.[44]

Anticorpos anti-Tr são direcionados a antígenos citoplasmáticos das células de Purkinje e parecem ser específicos do linfoma de Hodgkin. Anticorpos anti-mGluR1 foram encontrados em dois pacientes com DCP e doença de Hodgkin. Experimentos que envolveram a transferência de anticorpos anti-mGluR1 em líquor de camundongos induziram ataxia severa transitória.[45]

Recentemente, foram descritos os anticorpos PCA-2 e ANNA-3 que estão associados a câncer de pulmão e uma variedade de síndromes paraneoplásicas neurológicas, o que inclui a DCP.[46]

Não há conduta padrão para essas manifestações. Relatos de casos sugerem que o tratamento do tumor estabiliza o dano neurológico, com poucos casos em que ocorre melhora ou reversão dos sintomas. O uso de corticoide, plasmaférese, imunoglobulina, ciclofosfamida e tacrolimus não mostraram benefício clínico em pacientes que tiveram a doença tratada adequadamente.[47,48] Entretanto, há relatos de casos que descrevem benefício com uso de imunoterapia.[49] As síndromes associada a componente imune (Yo, Hu, CRMP5) aparentam ser menos responsivas ao tratamento, e a sobrevida a partir do diagnóstico é menor nesses pacientes.

### Perda visual paraneoplásica

Esta é uma manifestação rara de paraneoplasia, que geralmente envolve desordens da retina. Os pacientes têm sido separados em síndromes. A mais comum é a associação com melanoma ou adenocarcinoma do trato gastrointestinal. Estas síndromes têm aparência oftalmoscópica distinta. Os casos associados a melanoma se apresentam num momento de doença metastática e são mais comuns em homens. Somente os bastões são afetados e a cegueira progressiva não é o usual. Autoanticorpos antibastonetes podem estar presentes.[50] No geral, os pacientes descrevem um quadro de cegueira noturna, fotopsias e visão borrada. O exame oftalmoscópico pode evidenciar atenuação arteriolar e palidez do disco óptico, mas não alterações pigmentares. O eletrorretinograma está normal, mas o potencial evocado apresenta-se retardado.

Diferentes anticorpos foram descritos, com o mais comum o anticorpo antiantígeno de retina associado a carcinoma. O alvo é a recoverina, uma molécula ligadora de cálcio envolvida na transdução de sinais em fotorreceptores.[51] Normalmente, a perda visual é gradual e progressiva; em alguns casos, pode haver resposta à corticoide em alta dose, plasmaferese e imunoglubilina intravenosa. O melhor benefício é com o tratamento da neoplasia de base.

A informação acerca desses pacientes é escassa, entretanto, as neoplasias de base mais frequentemente descritas são: câncer de pulmão de células pequenas, linfoma, neuroblastoma, glucagonoma, carcinoma de nasofaringe, timoma e mieloma.[52]

### Opsoclonus mioclonus

O *opsoclonus mioclonus* é uma desordem da motilidade ocular que consiste em sacadas conjugadas de alta amplitude, arrítmicas e involuntárias em todas as direções. Pode ser intermitente ou constante, e não sofre remissão no escuro ou quando os olhos estão fechados. O opsoclonus geralmente está associado com mioclonus difuso ou focal, além de outros sinais cerebelares e de tronco. Seu curso pode ser de remissão e recorrência, ao contrário das demais síndromes descritas.

Em pacientes com *opsoclonus mioclonus*, aproximadamente 20% têm malignidade ainda não identificada.[53] As mais comumente associadas são o câncer de pulmão de pequenas células, câncer de mama e demais ginecológicos. Alguns também descritos são: tireoide e bexiga. Em crianças com estes sintomas, 50% têm diagnóstico de neuroblastoma. Essas crianças parecem ter melhor prognóstico.

Os anticorpos específicos para essa manifestação são encontrados em uma minoria dos pacientes. Anticorpos anti-Ri (ou ANNA-2) são direcionados à proteína NOVA, expressa em células tumorais e neuronais. Está relacionada à ligação com RNA, especificamente em neurônios.[54] Em mulheres, estão mais associados a câncer de mama e tumores ginecológicos. Também já foi relatado em câncer de bexiga e pequenas células de pulmão. Anticorpos anti-Hu estão associados a *opsoclonus mioclonus*, geralmente como parte da encefalomielite paraneoplásica. A imunidade contra antígenos neuronais relacionada ao *opsoclonus mioclonus* parece ser frequente e heterogênea.[55]

No *opsoclonus mioclonus*, ao contrário das outras síndromes descritas até então, os sintomas podem remitir espontaneamente, após o tratamento tumoral ou com uso de tiamina ou clonazepam. Nos pacientes com causa idiopática, o uso de corticoide ou imunoglobulina pode levar a uma remissão em menos tempo. Quando se trata de sintoma paraneoplásico, o curso normalmente é mais severo, uma vez que é inalterado pelo uso de imunoglobulina ou corticoide. Entretanto, casos esporádicos de melhora com uso de ciclofosfamida, azatioprina, imunoglobulina, corticoesteroides já foram descritos.[56,57] O tratamento da doença de base é o melhor preditor de recuperação dos sintomas neurológicos.

### Doença paraneoplásica do neurônio motor

É controversa a investigação de neoplasia oculta em pacientes com quadro típico de esclerose lateral amiotrófica. A importância deste diagnóstico está relacionada ao melhor prognóstico após tratamento oncológico. Relatos de caso sugerem que pacientes podem obter melhora clínica após tratamento da doença de base ou, menos claramente, imunossupressão. Há descrição de caso com remissão total dos sintomas, após ressecção cirúrgica de tumor renal em paciente com câncer de células renais e outro com câncer de pulmão. Há autores que sugerem que esse quadro seja, na verdade, um momento de suscetibilidade imunológica com uma síndrome viral oportunista.

O quadro clínico compreende redução da força muscular multifocal, e está associado aos sintomas sensitivos em alguns pacientes. O líquor é, geralmente, acelular com proteinorraquia. Esses pacientes cursam com estabilização dos sintomas. Já foi descrito anticorpo anticélulas do corno anterior da medula e células piramidais dos cortes.

### Síndromes com rigidez muscular

A síndrome de rigidez se apresenta com rigidez muscular, predominantemente em musculatura paraespinhal e abdominal, e com espasmos musculares. Já foi descrita em associação com câncer de cólon, mama e linfoma de Hodgkin. Os anticorpos associados são antifisina ou glutamato descarboxilase. Há melhora dos sintomas como tratamento oncológico, na maioria dos casos. O uso de corticoesteroides pode ser benéfico.

Outra síndrome descrita, na qual há atividade da fibra muscular contínua, de origem periférica, é chamada neuromiotonia. Essa síndrome está associada a miastenia grave e timoma. Esse diagnóstico é mais provável quando avaliamos paciente com mais de 40 anos e com anticorpos anticanais de potássio voltagem-dependente e antiacetilcolina identificados. Medicações, como fenitoína e carbamazepina, podem reduzir a hiperexcitabilidade muscular enquanto se inicia terapêutica imunológica, como corticoide, imunoglubulina intravenosa e plasmaférese.[58]

## SISTEMA NERVOSO PERIFÉRICO

### Neuropatia sensorial subaguda e encefalomieloneurite

A neuropatia sensorial subaguda é um achado incomum, que deve estar associado a uma neoplasia em aproximadamente 20% dos pacientes.[65] A distribuição dos sintomas é assimétrica e multifocal e, no geral, acome os membros superiores, primeiramente. Os sintomas iniciais são dor e parestesia, com evolução para ataxia. A perda de sensibilidade pode afetar também a face, tórax e abdome. Ao exame, todas as modalidades de sensibilidade estão comprometidas, com maior destaque para perda de sensibilidade profunda que leva à ataxia sensorial com pseudoatetose de mãos. Os reflexos tendinosos estão hipoativos ou ausentes. É comum associar-se a neuropatia autonômica, com pseudo-obstrução intestinal. Os sintomas comumente ocorrem previamente ao diagnóstico da neoplasia, em média 3,5 a 4,5 meses antes.[59,60] Na maioria dos pacientes, a progressão da doença é rápida, em semanas a meses, o que leva o paciente a um alto grau de dependência.

A investigação diagnóstica envolve avaliação eletroneuromiográfica. O principal achado é a ausência, ou redução, nos potenciais de ação sensoriais nervosos. A velocidade de condução pode estar reduzida. O líquor tem pleocitose moderada com aumento de IgG e bandas oligoclonais.[60] Raramente, é necessária a realização de biópsia do nervo para diagnóstico, mas isso pode fazer a diferenciação com neuropatia vasculítica.

A neuropatia sensorial subaguda ocorre em, aproximadamente, 75% dos pacientes com encefalomielite paraneoplásica, com o quadro predominante em 50%, e aparece clinicamente isolada em 25% dos casos. Entre os tumores associados estão o câncer de pulmão, especialmente de pequenas células, em 70% a 80% dos pacientes. Outros são câncer de mama, ovário, sarcoma e linfoma de Hodgkin.

A investigação diagnóstica consiste em avaliação eletroneuromiográfica, com padrão típico de ausência ou redução significativa no potencial de ação sensorial nervoso. Pode ser observada discreta redução na velocidade de condução motora. A análise do líquor pode revelar pleocitose com elevação de IgG e bandas oligoclonais. Em raras ocasiões, é necessária a realização de biópsia para diferenciação de neuropatia por vasculite.

O anticorpo mais frequentemente associado é o anti-Hu. O anticorpo anti-CRMP5/CV2 também pode ser encontrado. Nesses pacientes, entretanto, o quadro clínico está mais associado a ataxia cerebelar.

O tratamento envolve imunoterapia com plasmaférese, corticoide e imunoglobulina. O tratamento precoce da neoplasia subjacente confere ao paciente o melhor prognóstico. A abordagem sintomática está direcionada para dor neuropática e sintomas autonômicos.

## Neuropatias periféricas paraneoplásicas

As neuropatias periféricas sensoriomotoras geralmente se apresentam com perda de força ou sensibilidade progressiva distal, mais severa em membros inferiores. A neoplasia mais comumente associada é o câncer de pulmão. Na maioria dos pacientes, o quadro de neuropatia precede o diagnóstico oncológico. Estudos neurofisiológicos indicam a presença de processo axonal, e a biópsia mostra tanto lesão axonal quanto desmielinização. O líquor tem celularidade normal ou acelular, com aumento proteico discreto. A maioria dos pacientes não tem anticorpos isolados.

As neuropatias desmielinizantes podem responder ao tratamento com plasmaférese, imunoglobulina intravenosa ou imunossupressão com corticoesteroides.

## Lambert-Eaton e miastenia grave

Os pacientes com a síndrome de Lambert-Eaton se apresentam com fraqueza proximal das extremidades e fatigabilidade. Podem estar associados sintomas bulbares, normalmente menos evidentes que na miastenia. Podem também estar associados sintomas respiratórios relacionados à fraqueza muscular e à redução dos reflexos tendinosos profundos, especialmente em membros inferiores, que reaparecem após exercício. Sintomas autonômicos são frequentes, e ocorrem em 95% dos pacientes.[61] Aproximadamente 70% dos pacientes têm diagnóstico de câncer, em sua maioria câncer de pulmão de células não pequenas. Outros tumores envolvidos são linfomas, adenocarcinomas e tumores de pequenas células da próstata e cérvice.

A miastenia grave é a síndrome paraneoplásica mais comum em pacientes com timomas. Em aproximadamente 10% dos pacientes com miastenia, o timoma é também diagnosticado.[62] Essa relação parece ocorrer devido à capacidade dos timomas em maturar

e exportar células T potencialmente autorreativas.[63] Os autoanticorpos são direcionados aos receptores de acetilcolina na junção neuromuscular dos músculos esqueléticos. O quadro é de fraqueza muscular flutuante, com piora após esforço repetitivo e melhora com repouso, ou seja, piora ao longo do dia.

A investigação diagnóstica requer a realização de eletroneuromiografia. As alterações são típicas: baixo potencial de ação muscular no repouso, pouca resposta ao estímulo em baixa frequência de estímulo repetitivo (3 Hz), com aumento da resposta concomitante ao estímulo repetitivo ou após alguns segundos de contração voluntária máxima. A maioria dos pacientes tem anticorpos anticanais de cálcio tipo P/Q pré-sinápticos.

O tratamento da síndrome de Lambert-Eaton é feito com drogas que facilitam a liberação de acetilcolina no terminal motor. Em um estudo controlado, DAP (3,4-diaminopiridina), em 5 a 20 mg três a quatro vezes ao dia, foi efetivo para tratamento a longo prazo, sozinho ou em combinação com outras drogas.[64] Inibidores da colinesterase (piridostigmina) em dose de 30 mg a 60 mg a cada 6 horas devem melhorar a xerostomia, contudo, raramente melhora os sintomas motores. Deve ser considerada terapia imunossupressora, caso esses tratamentos não sejam efetivos. As opções incluem corticoesteroides, azatioprina e ciclosporina. A remoção dos anticorpos do plasma com plasmaférese ou imunoglobulina pode fornecer alívio dos sintomas de forma rápida, porém, transitória.

A miastenia grave deve ser tratada com inibidores da acetilcolina e imunomoduladores. A plasmaférese e a timectomia também devem ser consideradas.

## Distúrbio do movimento

Síndromes paraneoplásicas com distúrbio do movimento são extremamente raras. Predominam síndromes com hipercinesia. Já foram descritos casos de coreia em associação com câncer de pulmão de células pequenas, leucemia linfocítica aguda, carcinoma de células renais e linfoma de Hodgkin.

## DESORDENS REUMATOLÓGICAS PARANEOPLÁSICAS

Várias desordens reumatológicas estão associadas a um risco aumentado para neoplasias. Múltiplas vias imunológicas e inflamatórias podem ativar a tumorigênese, e alguns estudos mostram que as doenças reumatológicas inflamatórias podem contribuir para a iniciação e promoção do câncer. O processo inflamatório crônico e o dano tecidual podem estimular a produção de citocinas que levam ao desenvolvimento de neoplasias por múltiplos mecanismos, o que inclui dano ao DNA, inativação de genes supressores tumorais, estímulo ao crescimento celular e sobrevida, angiogênese e aumento da capacidade de invasão. Alguns pacientes podem ter manifestações autoimunes de câncer induzida com o diagnóstico de neoplasia precedente ou logo após as primeiras manifestações de uma doença reumatológica.[65]

### Dermatomiosite

A incidência de dermatomiosite em doenças malignas é de 6,2%.[66] As neoplasias mais associadas são de ovário, pulmão, pâncreas, estômago, colorretal, mama e linfoma não Hodgkin. Em relação à apresentação clínica, o heliotropo geralmente ocorre antes dos sintomas musculares. Os pacientes cursam também com artralgia, miocardite e insuficiência cardíaca, além de doença intersticial pulmonar. Os pacientes com dermatomiosite apresentam um risco aumentado para cancer, especialmente nos primeiros 5 anos do diagnóstico.

Na investigação laboratorial, encontramos CPK aumentada e evidência eletromiográfica de miopatia. Exames de imagem auxiliam na confirmação diagnóstica, determinação do tipo de inflamação e na seleção do local de biópsia. O diagnóstico definitivo é feito por meio de análise anatomopatológica, com evidência de infiltrado inflamatório.[67]

Os anticorpos associados a um risco aumentado de câncer são o anti-NXP2 e anti-gama TIF1. O tratamento é similar ao dos pacientes sem neoplasia. A maioria dos pacientes responde a corticoide, e pode ser considerado uso de azatioprina e ciclofosfamida nos pacientes refratários.

### CONCLUSÃO

A síndrome paraneoplásica refere-se a um conjunto de sinais e sintomas que precedem ou que ocorrem concomitantes ao diagnóstico de uma neoplasia no organismo, e que não são relacionados diretamente com invasão, obstrução ou efeitos metastáticos do tumor. Com o aumento do número de pacientes com câncer,

a incidência de síndromes paraneoplásicas também crescerá. Com os avanços terapêuticos e diagnósticos, houve uma melhor caracterização da patogênese de algumas síndromes. Seu reconhecimento e seu diagnóstico precoce permitem a detecção do câncer e seu tratamento, o que pode causar impacto na qualidade de vida do paciente. Entretanto, vale destacar que pesquisas nessa área são de extrema importância para compreender a patogênese e melhorar os resultados terapêuticos no tratamento do câncer.

## REFERÊNCIAS

1. Vorherr H, Massry SG, Utiger RD, et al. Antidiuretic principle in malignant tumor extracts from patients with inappropriate ADH syndrome. J Clin Endocrinol Metab. 1968;28:162-8.

2. Upadhyay A, Jaber BL, Madias NE. Incidence and prevalence of hyponatremia. Am J Med. 2006;119:S30-5.

3. Liddle GW, Island DP, Ney RL, et al. Nonpituitary neoplasms and Cushing's syndrome. Ectopic "adrenocorticotropin" produced by nonpituitary neoplasms as a cause of Cushing's syndrome. Arch Intern Med. 1963;111:471-5.

4. Beuschlein F, Hammer GD. Ectopic pro-opiomelanocortin syndrome. Endocrinol Metab Clin North Am. 2002;31:191-234.

5. Newell-Price J, Trainer P, Besser M, et al. The diagnosis and differential diagnosis of Cushing's syndrome and pseudo-Cushing's states. Endocr Rev. 1998;19:647-72.

6. Boscaro M, Barzon L, Fallo F, et al. Cushing's syndrome. Lancet. 2001;357:783-91.

7. de Herder WW, Krenning EP, Malchoff CD, et al. Somatostatin receptor scintigraphy: its value in tumor localization in patients with Cushing's syndrome caused by ectopic corticotropin or corticotropin-releasing hormone secretion. Am J Med. 1994;96:305-12.

8. Winquist EW, Laskey J, Crump M, et al. Ketoconazole in the management of paraneoplastic Cushing's syndrome secondary to ectopic adrenocorticotropin production. J Clin Oncol. 1995;13:157-64.

9. Vignati F, Loli P. Additive effect of ketoconazole and octreotide in the treatment of severe adrenocorticotropin-dependent hypercortisolism. J Clin Endocrinol Metab. 1996;81:2885-90.

10. Kukreja SC, Shanmugam A, Lad TE. Hypocalcemia in patients with prostate cancer. Calcif Tissue Int. 1988;43:340-5.

11. Harvey JN, Gray C, Belchetz PE. Oncogenous osteomalacia and malignancy. Clin Endocrinol (Oxf). 1992;37:379-82.

12. Siris ES, Clemens TL, Dempster DW, et al. Tumor-induced osteomalacia. Kinetics of calcium, phosphorus, and vitamin D metabolism and characteristics of bone histomorphometry. Am J Med. 1987;82:307-12.

13. Odell WD, Wolfsen AR. Humoral syndromes associated with cancer: ectopic hormone production. Prog Clin Cancer. 1982;8:57-74.

14. Silbert CK, Rossini AA, Ghazvinian S, et al. Tumor hypoglycemia: deficient splanchnic glucose output and deficient glucagon secretion. Diabetes. 1976;25:202-6.

15. Hammond D, Winnick S. Paraneoplastic erythrocytosis and ectopic erythropoietins. Ann N Y Acad Sci. 1974;230:219-27.

16. Heyman MR, Walsh TJ. Autoimmune neutropenia and Hodgkin's disease. Cancer. 1987;59:1903-5.

17. Pandit R, Scholnik A, Wulfekuhler L, et al. Non-small-cell lung cancer associated with excessive eosinophilia and secretion of interleukin-5 as a paraneoplastic syndrome. Am J Hematol. 2007;82:234-7.

18. Estrov Z, Talpaz M, Mavligit G, et al. Elevated plasma thrombopoietic activity in patients with metastatic cancer-related thrombocytosis. Am J Med. 1995;98:551-8.

19. Bellone JD, Kunicki TJ, Aster RH. Immune thrombocytopenia associated with carcinoma. Ann Intern Med. 1983;99:470-2.

20. Mandalà M, Falanga A, Roila F. ESMO Guidelines Working Group. Venous thromboembolism in cancer patients: ESMO Clinical Practice Guidelines for the management. Ann Oncol. 2010;21(5):v274-6.

21. Lee AY, Levine MN, Baker RI, et al. Low-molecular-weight heparin versus a coumarin for the prevention of recurrent venous thromboembolism in patients with cancer. N Engl J Med. 2003;349:146-53.

22. Veyradier A, Jenkins CS, Fressinaud E, et al. Acquired von Willebrand syndrome: from pathophysiology to management. Thromb Haemost. 2000;84:175-82.

23. Sallah S, Singh P, Hanrahan LR. Antibodies against factor VIII in patients with solid tumors: successful treatment of cancer may suppress inhibitor formation. Haemostasis. 1998;28:244-9.

24. Davison AM. Renal diseases associated with malignancies. Nephrol Dial Transplant. 2001;16(6):13-4.

25. O'Callaghan CA, Hicks J, Doll H, et al. Characteristics and outcome of membranous nephropathy in older patients. Int Urol Nephrol. 2002;33:157-65.

26. Lefaucheur C, Stengel B, Nochy D, et al. Membranous nephropathy and cancer: Epidemiologic evidence and determinants of high-risk cancer association. Kidney Int. 2006;70:1510-7.

27. Bacchetta J, Juillard L, Cochat P, et al. Paraneoplastic glomerular diseases and malignancies. Crit Rev Oncol Hematol. 2009;70:39-58.

28. Thiers BH, Sahn RE, Callen JP. Cutaneous manifestations of internal malignancy. CA Cancer J Clin. 2009;59:73-98.

29. Buxtorf K, Hubscher E, Panizzon R. Bazex syndrome. Dermatology. 2001;202:350-2.

30. Quaglino P, Marenco F, Osella-Abate S, et al. Vitiligo is an independent favourable prognostic factor in stage III and IV metastatic melanoma patients: results from a single-institution hospital-based observational cohort study. Ann Oncol. 2010;21:409-14.

31. Abreu Velez AM, Howard MS. Diagnosis and treatment of cutaneous paraneoplastic disorders. Dermatol Ther. 2010;23:662-75.

32. Cohen PR, Kurzrock R. Sweet's syndrome: a neutrophilic dermatosis classically associated with acute onset and fever. Clin Dermatol. 2000;18:265-82.

33. Darnell RB, Posner JB. Paraneoplastic syndromes involving the nervous system. N Engl J Med. 2003;349:1543-54.

34. Viala K, Behin A, Maisonobe T, et al. Neuropathy in lymphoma: a relationship between the pattern of neuropathy, type of lymphoma and prognosis? J Neurol Neurosurg Psychiatry. 2008;79:778-82.

35. O'Neill JH, Murray NM, Newsom-Davis J. The Lambert-Eaton myasthenic syndrome. A review of 50 cases. Brain. 1988;111(3):577-96.

36. Graus F, Delattre JY, Antoine JC, et al. Recommended diagnostic criteria for paraneoplastic neurological syndromes. J Neurol Neurosurg Psychiatry. 2004;75:1135-40.

37. Gultekin SH, Rosenfeld MR, Voltz R, et al. Paraneoplastic limbic encephalitis: neurological symptoms, immunological findings and tumour association in 50 patients. Brain. 2000;123(7):1481-94.

38. Lawn ND, Westmoreland BF, Kiely MJ, et al. Clinical, magnetic resonance imaging, and electroencephalographic findings in paraneoplastic limbic encephalitis. Mayo Clin Proc. 2003;78:1363-8.

39. Taylor RB, Mason W, Kong K, et al. Reversible paraneoplastic encephalomyelitis associated with a benign ovarian teratoma. Can J Neurol Sci. 1999;26:317-20.

40. Rojas I, Graus F, Keime-Guibert F, et al. Long-term clinical outcome of paraneoplastic cerebellar degeneration and anti-Yo antibodies. Neurology. 2000;55:713-5.

41. Denny-Brown D. Primary sensory neuropathy with muscular changes associated with carcinoma. J Neurol Neurosurg Psychiatry. 1948;11:73-87.

42. Choi KD, Kim JS, Park SH, et al. Cerebellar hypermetabolism in paraneoplastic cerebellar degeneration. J Neurol Neurosurg Psychiatry. 2006;77:525-8.

43. Furneaux HM, Rosenblum MK, Dalmau J, et al. Selective expression of Purkinje-cell antigens in tumor tissue from patients with paraneoplastic cerebellar degeneration. N Engl J Med. 1990;322:1844-51.

44. Albert ML, Austin LM, Darnell RB. Detection and treatment of activated T cells in the cerebrospinal fluid of patients with paraneoplastic cerebellar degeneration. Ann Neurol. 2000;47:9-17.

45. Sillevis Smitt P, Kinoshita A, De Leeuw B, et al. Paraneoplastic cerebellar ataxia due to autoantibodies against a glutamate receptor. N Engl J Med. 2000;342:21-7.

46. Vernino S, Lennon VA. New Purkinje cell antibody (PCA-2): marker of lung cancer-related neurological autoimmunity. Ann Neurol. 2000;47:297-305.

47. Uchuya M, Graus F, Vega F, et al. Intravenous immunoglobulin treatment in paraneoplastic neurological syndromes with antineuronal autoantibodies. J Neurol Neurosurg Psychiatry. 1996;60:388-92.

48. Keime-Guibert F, Graus F, Fleury A, et al. Treatment of paraneoplastic neurological syndromes with antineuronal antibodies (Anti-Hu, anti-Yo) with a combination of immunoglobulins, cyclophosphamide, and methylprednisolone. J Neurol Neurosurg Psychiatry. 2000;68:479-82.

49. Widdess-Walsh P, Tavee JO, Schuele S, et al. Response to intravenous immunoglobulin in anti-Yo associated paraneoplastic cerebellar degeneration: case report and review of the literature. J Neurooncol. 2003;63:187-90.

50. Nudelman E, Hakomori S, Kannagi R, et al. Characterization of a human melanoma-associated ganglioside antigen defined by a monoclonal antibody, 4.2. J Biol Chem. 1982;257:12752-6.

51. Thirkill CE, Tait RC, Tyler NK, et al. The cancer-associated retinopathy antigen is a recoverin-like protein. Invest Ophthalmol Vis Sci.1992;33:2768-72.

52. Chan JW. Paraneoplastic retinopathies and optic neuropathies. Surv Ophthalmol. 2003;48:12-38.

53. Digre KB. Opsoclonus in adults. Report of three cases and review of the literature. Arch Neurol. 1986;43:1165-75.

54. Buckanovich RJ, Yang YY, Darnell RB. The onconeural antigen Nova-1 is a neuron-specific RNA-binding protein, the activity of which is inhibited by paraneoplastic antibodies. J Neurosci. 1996;16:1114-22.

55. Bataller L, Rosenfeld MR, Graus F, et al. Autoantigen diversity in the opsoclonus-myoclonus syndrome. Ann Neurol. 2003;53:347-53.

56. Wirtz PW, Sillevis Smitt PA, Hoff JI, et al. Anti-Ri antibody positive opsoclonus-myoclonus in a male patient with breast carcinoma. J Neurol. 2002;249:1710-2.

57. Nitschke M, Hochberg F, Dropcho E. Improvement of paraneoplastic opsoclonus-myoclonus after protein A column therapy. N Engl J Med. 1995;332:192.

58. Rudnicki SA, Dalmau J. Paraneoplastic syndromes of the spinal cord, nerve, and muscle. Muscle Nerve. 2000;23:1800-18.

59. Graus F, Keime-Guibert F, Rene R, et al. Anti-Hu-associated paraneoplastic encephalomyelitis: analysis of 200 patients. Brain. 2001;124:1138-48.

60. Sillevis Smitt P, Grefkens J, de Leeuw B, et al. Survival and outcome in 73 anti-Hu positive patients with paraneoplastic encephalomyelitis/sensory neuronopathy. J Neurol. 2002;249:745-53.

61. Wirtz PW, Wintzen AR, Verschuuren JJ. Lambert-Eaton myasthenic syndrome has a more progressive course in patients with lung cancer. Muscle Nerve. 2005;32:226-9.

62. Tormoehlen LM, Pascuzzi RM. Thymoma, myasthenia gravis, and other paraneoplastic syndromes. Hematol Oncol Clin North Am. 2008;22:509-26.

63. Strobel P, Helmreich M, Menioudakis G, et al. Paraneoplastic myasthenia gravis correlates with generation of mature naive CD4(+) T cells in thymomas. Blood. 2002;100:159-66.

64. Sanders DB, Massey JM, Sanders LL, et al. A randomized trial of 3,4-diaminopyridine in Lambert-Eaton myasthenic syndrome. Neurology. 2000;54:603-7.

65. Egiziano G, Bernatsky S, Shan AA. Cancer and autoimmunity: Harnessing longitudinal cohorts to probe the link. Best Pract Res Clin Rheumatol. 2016;30(1):53. Epub 2016 Apr 9.

66. Buchbinder R, Forbes A, Hall S, et al. Incidence of malignant disease in biopsy-proven inflammatory myopathy. A population-based cohort study. Ann Intern Med. 2001;134:1087-95.

67. Mastaglia FL, Garlepp MJ, Phillips BA, et al. Inflammatory myopathies: clinical, diagnostic and therapeutic aspects. Muscle Nerve. 2003;27:407-25.

# Síndrome da Veia Cava Superior

Leonardo Pontual Lima
Pedro Henrique Cunha Leite
Pedro Henrique Xavier Nabuco de Araujo
Ricardo Mingarini Terra

## DESTAQUES

- A síndrome da veia cava superior é decorrente da estase venosa no segmento braquiocefálico resultante da obstrução da veia cava superior, usualmente por trombose, compressão extrínseca, invasão direta da veia por processos patológicos adjacentes, ou pela combinação desses fatores.
- As causas malignas mais frequentes observadas incluem neoplasia de pulmão, linfomas, neoplasias de células germinativas e timomas.
- Felizmente, a morte causada diretamente por síndrome da veia cava superior é muito rara.
- Os sinais mais frequentes são edema facial ou de extremidades, ingurgitamento de veias cervicais e torácicas, cianose e pletora. Sinais menos comuns incluem síndrome de Horner, disfonia e alteração nos murmúrios cardíacos.

## INTRODUÇÃO

O conjunto de sinais, sintomas e manifestações radiológicas decorrentes da estase venosa no segmento braquiocefálico resultante da obstrução da veia cava superior é denominado "síndrome da veia cava superior" (SVCS). Pode ter sua origem em trombose, compressão extrínseca, invasão direta da veia por processos patológicos adjacentes ou na combinação desses fatores.

## ANATOMIA E FISIOPATOLOGIA

A veia cava superior é formada pela fusão das veias braquiocefálicas direita e esquerda, na porção superior do mediastino médio. É responsável pela drenagem venosa da cabeça, pescoço, membros superiores e caixa torácica. Tem cerca de 7 cm de extensão e desemboca no átrio direito. Recebe a veia ázigos na transição de seu terço médio para caudal. Relaciona-se com a aorta ascendente (medialmente), traqueia e linfonodos paratraqueais (posteromedialmente), timo e linfonodos mediastinais anteriores (anteriormente), artéria pulmonar (posteriormente em seu terço caudal) e pleura mediastinal (lateralmente). Por apresentar paredes finas e sistema de baixa pressão, torna-se facilmente compressível por processos expansivos em estruturas adjacentes.

A severidade da obstrução varia conforme o nível em que se instala (acima ou abaixo da veia ázigos) e da velocidade em que ocorre.[1]

Em obstruções supra-ázigos, as colaterais mais utilizadas são o arco venoso jugular, as veias torácicas laterais, as veias torácicas internas e o plexo venoso vertebral, que, por meio do sistema ázigos e hemiázigos, levam o sangue ao átrio direito.[2] Quando a oclusão envolve a veia ázigos, a drenagem se faz pela veia cava inferior, utilizando principalmente os sistemas torácica lateral e epigástrica superior, torácica interna e epigástrica inferior, plexo cervicovertebral e ázigos e torácica lateral, intercostal posterior e ázigos. As vias colaterais com as porcentagens das vezes que são vistas em SVCS são mostradas no Tabela 90.1.

### Tabela 90.1. Vias colaterais na síndrome da veia cava superior

| Colaterais | Intermediárias | Sistema | % |
|---|---|---|---|
| **Oclusão supra-ázigos** | | | |
| Arco jugular | Braquiocefálico | Cava superior | 40 |
| Torácia lateral | Intercostais ázigos | Cava superior | 25 |
| Rede cervical | Vertebral ázigos | Cava superior | 25 |
| Torácica lateral | Torácica interna | Cava superior | 25 |
| **Oclusão para-ázigos** | | | |
| Torácica lateral | Epigástrica superior | Cava inferior | 58 |
| Torácica interna | Epigástrica inferior | Cava inferior | 42 |
| Rede cervical | Ázigos | Cava inferior | 33 |
| Torácica lateral | Intercostais ázigos | Cava inferior | 25 |

Fonte: Desenvolvida pela autoria.

O desenvolvimento das vias colaterais é um processo lento e gradual. Quando estas ainda não se formaram, por obstrução aguda, ou não dão vazão ao fluxo sanguíneo, ocorre hipertensão do sistema venoso braquiocefálico e os sintomas se instalam.

## ETIOLOGIA

A obstrução da veia cava superior pode ser causada por trombose, compressão extrínseca ou invasão direta da veia pelo tumor primário ou linfonodomegalias mediastinais e, frequentemente, por uma associação desses fatores. Por exemplo, na compressão extrínseca associada à trombose venosa, uma relação comum, já que a compressão externa causa estase venosa aumentando a chance de trombose e, além disso, o câncer, por si só, é um fator de risco para trombose.[64]

Há uma variação significativa na etiologia da SVCS ao longo da história. Na primeira metade do século XX, as principais causas eram etiologias benignas, como aneurisma de aorta sifilítico, mediastinite fibrosante por tuberculose ou histoplasmose e flebite com formação de trombo. Com o passar dos anos, as etiologias malignas, especialmente neoplasias pulmonares, mediastinais e linfomas, foram ganhando importância até tornarem-se maioria na década de 1960.[3] Nos dias atuais, as neoplasias são a principal origem da SVCS, porém as etiologias benignas voltaram a crescer em virtude do uso de dispositivos vasculares como marca-passos e cateteres venosos de longa permanência, de comum uso em paciente oncológicos, que podem gerar trombose venosa.[4,5] A Figura 90.1 mostra essa relação histórica.

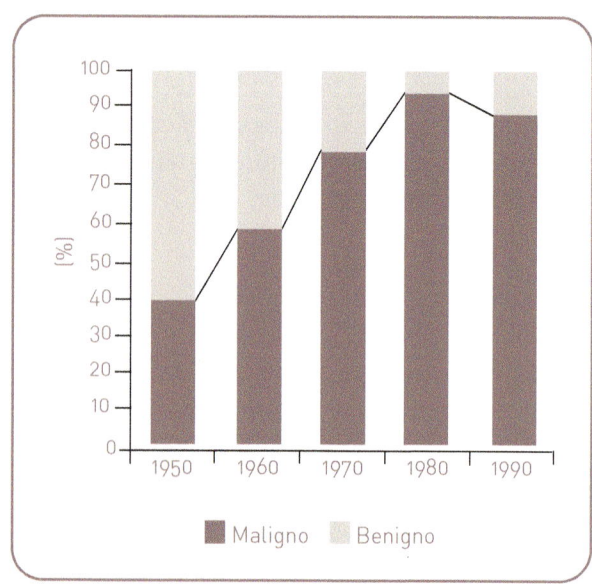

**FIGURA 90.1 –** Relação em porcentagem das etiologias benigna e maligna ao longo das décadas.
Fonte: Desenvolvida pela autoria.

Entre as causas malignas mais frequentes, observamos: neoplasia de pulmão (70% a 80%); linfoma

(5% a 15%); neoplasia de células germinativas (2%); timoma (2%); e neoplasia metastática (4%).[6-9] Quanto aos tipos histológicos de neoplasia pulmonar causando SVCS, o carcinoma de pequenas células é o mais associado (40%), seguido pelo carcinoma de células escamosas (18%), pelo adenocarcinoma (9%) e pelo carcinoma de grandes células (7%); os outros 26% estão associados a subtipos histológicos ou a casos em que não se conseguiu estabelecer o tipo do câncer pulmonar.[10]

O linfoma, em particular o não Hodgkin, é a segunda principal causa de SVCS, seguido por doença metastática, tumores germinativos e timomas.[6-9] As causas neoplásicas de SVCS estão discriminadas no Quadro 90.1.

---

**Quadro 90.1. Causas neoplásicas de síndrome de veia cava superior**

Câncer de pulmão
Linfoma
Tumor de células germinativas
Neoplasias tímicas
Neoplasia metastática
Leucemia linfocítica crônica
Linfoma cardíaco
Rabdomiossarcoma cardíaco
Plasmocitoma
Carcinoma de tiroide
Paraganglioma intracaval
Metástase intracaval
Carcinoide mediastinal
Angiossarcoma
Leiomiossarcoma
Lipossarcoma
Fibrossarcoma
Mesotelioma maligno
Histiocitose X
Sarcoma granulocítico

Fonte: Desenvolvido pela autoria.

---

As doenças benignas mais associadas à SVCS são fibrose mediastinal e trombose de cava relacionada a dispositivos intravenosos como cateteres e marca-passos.[4,5] As causas não neoplásicas de SVCS estão discriminadas no Quadro 90.2.

A associação entre história clínica, exame físico, aspecto radiológico e diagnóstico anatomopatológico é necessária para definição diagnóstica na grande maioria dos casos, portanto, todos os passos são fundamentais.

---

**Quadro 90.2. Causas não neoplásicas de síndrome de veia cava superior**

Mediastinite fibrosante
Cateter venoso central
Marca-passo
Cisto broncogênico
Pseudoaneurisma de aorta
Aneurisma de subclávia
Estenose de veia cava superior
Hematoma pericárdico
Histoplasmose
Nocardiose
Blastomicose
Filariose
Trombo séptico
Mediastinite tuberculosa
*Shunt* peritoneovenoso
Bócio intratorácico
Hiperplasia endotelial papilar intravascular
Linfadenopatia angioimunoblástica
Lúpus eritematoso sistêmico
Sarcoidose
Doença de Beçhet
Fibrose pós-radioterapia
Trombose idiopática

Fonte: Desenvolvido pela autoria.

---

## Apresentação clínica

Inicialmente, a SVCS era considerada uma emergência médica, com potencial risco de morte para o paciente. Em 1953, Roswitt *et al.*[11] descreveram a evolução clínica da SVCS de forma ilustrativa: "A SVCS é um conjunto de sintomas que se agravam conforme o aumento da pressão na veia cava superior e suas tributárias. O paciente sofre dispneia progressiva, ortopneia e tosse que se agravam em posição prona. Em pouco tempo, é capaz de respirar apenas em posição ereta e fica impossibilitado de deitar-se. Ocorre edema progressivo da face, pescoço e membros superiores e nota-se coloração cianótica característica da pele que se torna mais evidente no decúbito. Conforme o aumento da pressão venosa intracraniana, observa-se o aparecimento de cefaleia, vertigem, confusão mental, estupor e até perda da consciência. A menos que uma medida descompressiva eficiente seja instaurada, sobrevém o óbito por anóxia cerebral e/ou insuficiência respiratória".

Embora muito ilustrativa, essa descrição está longe de ser a realidade na maioria dos casos. Publicações mostraram que a morte direta pela SVCS é muito rara, sendo vista somente em 1 paciente num total de quase

2 mil casos.[10,12] Os sintomas neurológicos tão bem descritos estão, na maioria das vezes, relacionados a metástases cerebrais.[9,13]

A identificação clínica do paciente com SVCS costuma ser simples, uma vez que os sintomas e sinais são típicos, e o exame físico, rico. Os sintomas mais comuns são dispneia (54%), tosse (29%) e edema de face ou membros superiores (23%). Os menos vistos incluem dor torácica, síncope, disfagia, embotamento, hemoptise, cefaleia e tontura. Os sintomas neurológicos podem se exacerbar por aumento transitório da pressão venosa, quando o paciente tosse ou abaixa ou pende o corpo para frente.[8,9,12,14,15]

Os sinais mais frequentemente vistos são edema facial ou de extremidades (66%), ingurgitamento de veias cervicais (60%) e torácicas (58%), cianose (21%) e pletora (17%). Sinais menos comuns incluem síndrome de Horner, disfonia e alteração nos murmúrios cardíacos.[8,9,12,14,15]

Os sintomas e sinais já descritos são diretamente relacionados à SVCS, porém, durante a história clínica, outros já devem ser pesquisados ativamente por estarem relacionados a possíveis causas da SVCS conforme descrito nos Quadros 90.3 e 90.4 e Figuras 90.2 e 90.3.

Na maioria dos casos, a instalação da síndrome se dá de forma insidiosa. O tempo médio de evolução entre o aparecimento de sintomas e a procura por atendimento médico varia entre 3,2 e 6,5 semanas para doenças malignas e de 60 a 168 semanas para doenças benignas (excluindo trombose por cateteres); assim, o tempo de evolução é dado significativo para a investigação diagnóstica.[8,9,12,14,15]

**Quadro 90.3. Sintomas que devem ser pesquisados visando à identificação da doença que provocou a síndrome da veia cava superior**

| SINTOMA | DOENÇA ASSOCIADA |
| --- | --- |
| Perda de peso | Neoplasia |
| Febre | Linfoma |
| Hemoptise | Neoplasia |
| Uso de marca-passo ou cateteres | Trombose |
| Antecedente de neoplasia | Neoplasia metastática |
| Antecedente de tabagismo | Neoplasia de pulmão |

Fonte: Desenvolvido pela autoria.

**Quadro 90.4. Sinais que devem ser pesquisados para definição da doença de base**

| SINAL | DOENÇA ASSOCIADA |
| --- | --- |
| Linfonodomegalia | Neoplasia |
| Alterações de ausculta torácica | Massa intratorácica ou derrame pleural sugerindo neoplasia |
| Osteoartropatia hipertrófica, baqueteamento digital | Neoplasia de pulmão |
| Palpação tireoidiana e mamária | Pesquisa de sítios neoplásicos |
| Palpação de pulsos periféricos | Doença aórtica ou de grandes vasos |
| Antecedente de tabagismo | Neoplasia de pulmão |

Fonte: Desenvolvido pela autoria.

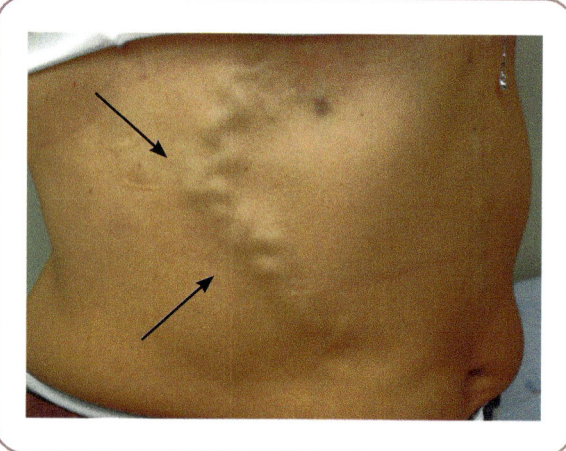

**FIGURA 90.2 –** Circulação colateral em parede torácica.
Fonte: Acervo da autoria.

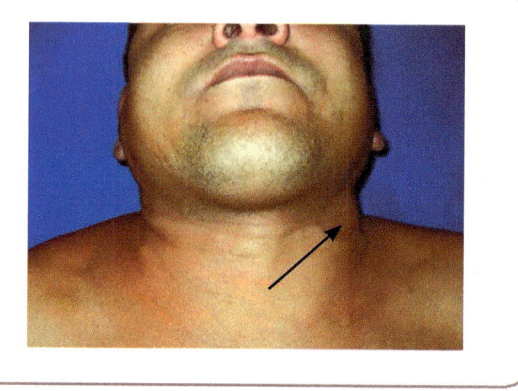

**FIGURA 90.3 –** Edema facial e circulação colateral cervical (seta).
Fonte: Acervo da autoria.

## INVESTIGAÇÃO DIAGNÓSTICA

Como já mencionado, a SVCS raramente é uma emergência médica e, tendo em vista a grande variedade de doenças que podem ser responsáveis por seu surgimento, uma investigação diagnóstica mais detalhada se faz necessária. A obstrução da veia cava deve ser confirmada radiologicamente. A etiologia do processo deve ser definida, o que, na maioria das vezes, requer alguma forma de obtenção de tecido (biópsia).

### Investigação radiológica

A radiografia de tórax costuma ser o primeiro exame de imagem solicitado e, em geral, revela alargamento de mediastino. Radiografias de tórax estão normais em apenas 16% dos pacientes.[14] Lesões à direita são mais comuns do que à esquerda na proporção de 4:1.[11] Deve-se ficar atento à presença de nódulos ou de massas pulmonares.

A tomografia computadorizada (TC) de tórax é provavelmente o exame de imagem mais utilizado na SVCS. Chega a apresentar uma acurácia diagnóstica de 100%.[16] As imagens podem mostrar a presença de tumores causando compressão extrínseca, além da posição anatômica dos mesmos. Definem também trombose de cava (não opacificação da veia) e detalhamentos sobre a circulação colateral, além de permitirem um estudo adequado do parênquima pulmonar (Figura 90.4). São úteis na definição do método a ser utilizado para obter uma biópsia, podendo até guiar em tempo real a obtenção da mesma. Também são úteis na programação do campo de possível radioterapia. A maior desvantagem do uso da tomografia é a necessidade de uso de contraste, que é nefrotóxico.

A ressonância nuclear magnética (RNM) oferece boas imagens multiplanares e dispensa o uso de contraste. Contudo, apresenta desvantagens em relação à tomografia computadorizada, a iniciar pelo maior custo, não disponibilidade em muitos serviços, tempo elevado para aquisição das imagens, má visualização do parênquima pulmonar e estar mais sujeita a artefatos decorrentes dos movimentos respiratórios e cardíacos e de clipes metálicos. Isso tudo deixa o exame com pior relação custo-benefício.[72]

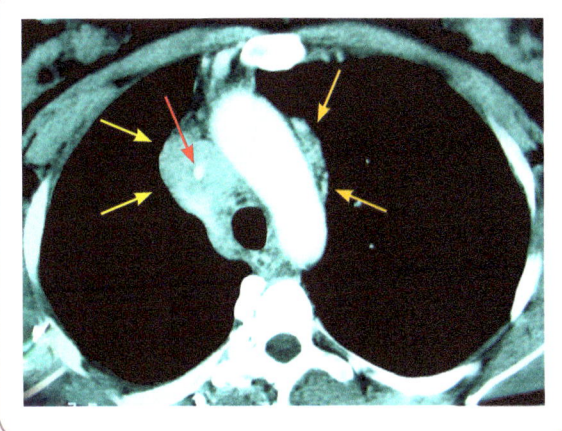

**FIGURA 90.4 –** Tomografia computadorizada de tórax revelando compressão extrínseca circunferencial da veia cava superior por massa mediastinal (setas amarelas), permitindo passagem de contraste apenas por estreita luz (seta vermelha). Observa-se também presença de circulação colateral intratorácica (setas laranjas). Esse paciente tinha síndrome de cava compensada (pouco sintomática), cujo exame anatomopatológico revelou origem secundária a uma mediastinite fibrosante.
Fonte: Acervo da autoria.

A ultrassonografia (US) não é muito utilizada, uma vez que não permite a visualização das porções intratorácicas das grandes veias. A ecocardiografia transesofágica pode ser útil para visualização da veia cava superior e estruturas adjacentes, particularmente em pacientes muito graves que se encontram em unidades de terapia intensiva (UTI) e podem instabilizar durante o transporte e realização de uma tomografia computadorizada.[17]

A cavografia é um exame que fornece informação com grande acurácia sobre a patência da veia, o quanto há de trombo, a extensão da circulação colateral e o nível da obstrução. Essas informações são extremamente úteis para a programação de intervenções endovasculares e cirúrgicas. Assim sendo, a cavografia ficou reservada para os pacientes submetidos a esses tipos de tratamento e para a investigação de múltiplos sítios de obstrução em pacientes que não responderam à radioterapia, isto é, a obstrução poderia estar além do campo irradiado.[1,18,72]

### Investigação para diagnóstico histológico

A confirmação pelo diagnóstico histológico é fundamental quando há suspeita de neoplasia, uma vez que o aspecto clínico e radiológico das diversas causas de SVCS é semelhante, e a terapêutica específica é totalmente diferente.

Na ausência de compressão da via aérea ou de progressiva piora clínica e neurológica, não devemos iniciar uma terapêutica específica antes de obtermos a amostra cito-histológica, com risco de haver interferência na correta interpretação do material.[19]

Vários métodos podem ser utilizados. A seleção do mais adequado varia conforme a apresentação do caso, a suspeita diagnóstica e a localização da área a ser biopsiada.

O exame físico pode identificar linfonodomegalias supraclaviculares, facilmente acessíveis por métodos pouco invasivos. Derrames pleurais são também comumente encontrados embora a efetividade diagnóstica da toracocentese e biópsia pleural por agulha não seja muito boa.[20]

Broncoscopia pode alcançar o diagnóstico em 50% a 70% dos pacientes com neoplasia pulmonar.[21] Não há trabalho específico sobre o uso da ultrassonografia broncoscópica em diagnosticar pacientes com SVCS, porém esse exame se mostrou superior à punção transbrônquica convencional em outras situações.[22]

Biópsia transtorácica, especialmente se guiada por tomografia computadorizada, pode levar ao diagnóstico em até 75% dos casos.[23]

A mediastinoscopia é um método mais invasivo, porém estabelece o diagnóstico em 90% a 100% dos casos.[21,23-26] Já foi considerada de muito risco quando realizada em vigência de SVCS, pois se acreditava que, em virtude da hipertensão venosa, qualquer acidente provocaria sangramento profuso. Atualmente, séries foram publicadas mostrando ser a mediastinoscopia um procedimento seguro, com risco de sangramento e infecção entre 0% e 7%.[21,24,25,27,28]

A ecobroncoscopia (EBUS-TBNA) é um método moderno e promissor no diagnóstico patológico da SVCS. Recentemente foi publicada uma série de casos que a mostrou como um procedimento seguro com capacidade de estabelecer o diagnóstico em 94% dos casos.[65]

Mediastinotomia anterior, toracoscopia e toracotomia também são métodos invasivos que podem ser utilizados para obter amostras histológicas. A toracotomia seria a última opção, depois que tudo o mais falhou, mas alcança diagnóstico em 98% das vezes.[29]

## TRATAMENTO

O diagnóstico preciso com base em história clínica, exames de imagem e análises cito-histológicas é fundamental para guiar o melhor tratamento da SVCS. As opções terapêuticas incluem tratamento clínico, tratamento radio e quimioterápico, tratamento endovascular e tratamento cirúrgico.

Devemos salientar que, na maioria das vezes, a terapêutica visa apenas à paliação dos sintomas, uma vez que a expectativa de vida naqueles pacientes com tumores de origem maligna é de aproximadamente 6 meses (variando de 1,5 a 9,5 meses).[30] Estudos randomizados são escassos, sendo a maioria das decisões terapêuticas baseada em dados extraídos de séries de casos. O Quadro 90.5 resume as opções terapêuticas para a SVCS.

| Quadro 90.5. Resumo das opções terapêuticas na síndrome da veia cava superior | |
|---|---|
| OXIGENOTERAPIA, DECÚBITO ELEVADO E REPOUSO | PALIATIVO, MELHORA CLÍNICA DISCRETA EM PACIENTES SINTOMÁTICOS (CONDUTA INICIAL) |
| Corticosteroides Diuréticos | Objetivo também paliativo. Uso controverso e sem suporte de literatura. Observa-se melhora clínica em alguns casos, porém, associada a complicações |
| Quimioterapia | Neoplasia de pulmão pequenas células Linfoma |
| Radioterapia | Neoplasias de pulmão Linfoma Neoplasias tímicas e de células germinativas Neoplasias metastáticas |
| Tratamento endovascular | Trombose de cava Paliativo, adjuvante à terapia primária em pacientes muito sintomáticos |
| Tratamento cirúrgico | Doença benigna com sintoma persistente Falha na terapia não cirúrgica em paciente sintomático |

Fonte: Desenvolvido pela autoria.

A severidade dos sintomas é importante para determinar a urgência do tratamento, foi pensando nisso que pesquisadores da universidade de Yale desenvolveram um esquema de classificação para determinar o tipo de tratamento mais adequado de acordo com a sintomatologia do paciente[59] (Tabela 90.2 e Algoritmo 90.1). Os sintomas são divididos em graus que variam de 0 a 5, nesta sequência: assintomático; leve; moderado; severo; risco de morte; e fatal.

Aqueles pacientes que apresentam sintomas de risco de vida (grau 4), representam uma verdadeira emergência médica e, após estabilização inicial (via aérea segura, res-piração e circulação de suporte), os pacientes necessitam de intervenção imediata (recanalização endovenosa com colocação de *stent*, conforme necessário) para diminuir o risco de insuficiência respiratória súbita e morte. Já a grande maioria dos pacientes, em torno de 95%, se enquadra nos graus 0, 1, 2, 3 e não necessitam de uma intervenção imediata com uso de *stent*.[59]

### Tabela 90.2 – Sistema de Classificação de Yale para síndrome da veia cava superior

| GRAU | CATEGORIA | INCIDÊNCIA | |
|------|-----------|------------|---|
| 0 | Assintomático | 10% | Diagnóstico radiográfico, sem sintomas |
| 1 | Leve | 25% | Edema em cabeça e pescoço (distensão vascular), cianose e pletora |
| 2 | Moderado | 50% | Edema em cabeça e pescoço com prejuízo funcional (disfagia leve, tosse, comprometimento leve ou moderado dos movimentos da cabeça, mandíbula ou pálpebra, perturbações causadas por edema ocular) |
| 3 | Severo | 10% | Edema cerebral leve/moderado (dor de cabeça, tontura) ou edema laríngeo leve/moderado ou reserva cardíaca diminuída (síncope após flexão) |
| 4 | Risco de vida | 5% | Edema cerebral significativo (confusão, obnubilação) ou laringe significativa edema (estridor) ou comprometimento hemodinâmico significativo (síncope fatores precipitantes, hipotensão, insuficiência renal) |
| 5 | Fatal | < 1% | Morte |

Fonte: Desenvolvida pela autoria.

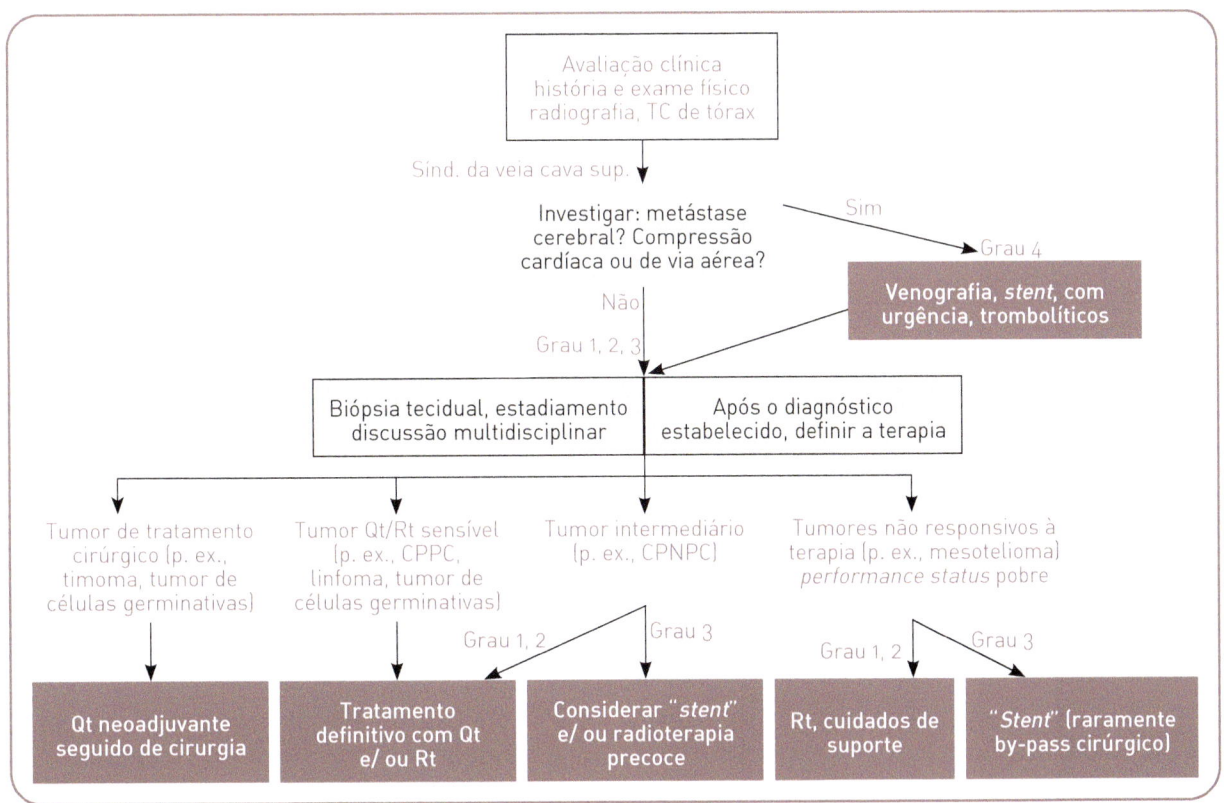

**ALGORITMO 90.1 –** Avaliação e tratamento do paciente com SVCS.

Fonte: Desenvolvido pela autoria.

No passado, pensava-se que a radioterapia imediata era a maneira mais rápida de aliviar a obstrução na SVCS maligna potencialmente fatal. No entanto, com o advento e a evolução da terapia endovascular, ela tem se mostrado a melhor opção para a maioria dos pacientes, pois a recanalização endovascular é a maneira mais rápida de aliviar os sintomas, sendo importante particularmente em pacientes com sintomas de risco de vida (grau 4).[73,74] Além disso, a radioterapia administrada antes da biópsia pode obscurecer o diagnóstico histológico, se o diagnóstico não estiver definido. O índice de falha do diagnóstico após o início da radioterapia gira em torno de 42%.[19]

## Tratamento clínico

É o tratamento oferecido inicialmente, na tentativa de paliação, até que haja informações para se estabelecer um tratamento mais definitivo. Medidas não específicas, como repouso, elevação da cabeça e Oxigenoterapia, oferecem algum conforto.

Algumas medicações são usadas de forma empírica sem nenhum suporte de literatura como diuréticos e corticosteroides. Os diuréticos podem, inclusive, provocar desidratação, aumentando o risco de trombose. Os corticosteroides parecem também não ter efeito benéfico algum, com exceção dos casos de metástases cerebrais e edema de laringe. Há, porém, o risco de sua utilização obscurecer o diagnóstico tecidual, especialmente em linfomas.[31,32] Em uma revisão retrospectiva de 107 pacientes, o uso de corticosteroides e diuréticos ou nenhuma terapêutica medicamentosa obtiveram taxas similares de melhora clínica, em torno de 84%.[12]

A incidência de eventos tromboembólicos em pacientes com SVCS foi de 38% num grupo seguido prospectivamente.[33] Contudo, não há muitos dados sobre o uso de anticoagulação em pacientes com SVCS sem evidência documentada de trombose. Apesar de existir um pequeno e antigo estudo que não mostrou benefício,[34] parece razoável prescrevermos anticoagulantes para pacientes com SVCS e trombose, já que, como regra geral, quando o paciente tem diagnóstico de trombose, a anticoagulação sistêmica é recomendada para limitar a extensão do trombo (na ausência de contraindicações) até que o tratamento definitivo possa ser realizado.[66]

## Tratamento radioterápico

Como escrito anteriormente, cerca de 90% dos casos de SVCS nos dias atuais são secundários à neoplasia, portanto a radio e a quimioterapia têm papel fundamental na terapêutica.

A radioterapia, seja isolada, seja em associação com a quimioterapia, é o método mais utilizado. Isso deve ser aplicável na maioria das neoplasias responsáveis pela SVCS, ou seja, neoplasia de pulmão pequenas células (CPPC) e não pequenas células (CPNPC), linfoma não Hodgkin, tumor de células germinativas, neoplasias tímicas e neoplasias metastáticas, mesmo em pacientes com pior estado geral. Uma revisão sistemática da literatura documentou que a radioterapia foi efetiva em aliviar os sintomas de aproximadamente três quartos dos pacientes com CPPC e dois terços dos com CPNPC.[32] A resposta é vista entre 7 e 15 dias, mas pode acontecer mesmo em 72 horas.[10,35-39] A resposta vista por venografia apresentou números piores do que a resposta clínica, sendo completa em 31% e parcial em 23%, totalizando resposta objetiva em 54% dos pacientes.[10] O planejamento varia conforme a etiologia e a intenção do tratamento.

## Tratamento quimioterápico

CPPC, linfomas e tumores germinativos são sabidamente sensíveis à quimioterapia, apresentando boas taxas de resposta e rápido início da regressão. A quimioterapia fornece também melhor resposta em longo prazo para esses tumores do que a radioterapia isolada, ficando esta reservada para pacientes não capazes de receber a primeira.[38,40]

O tratamento quimioterápico pode melhorar os sintomas da SVCS em mais de 80% dos pacientes com linfoma não Hodgkin e em 77% dos com CPPC.[32,40] O alívio sintomático, assim como na radioterapia, se faz entre 7 e 15 dias.[30]

A associação da radio à quimioterapia para o tratamento de CPPC e CPNPC não proporcionou melhora significativa no alívio dos sintomas da SVCS ou menores índices de recidiva em ensaio clínico randomizado.[41]

## Tratamento endovascular

O tratamento endovascular da SVCS vem ganhando força nos últimos anos em decorrência da melhora das técnicas e dos equipamentos.[73,74] O alívio pode ser imediato, mas, na maioria dos trabalhos, ocorre dentro de 24 a 72 horas após o procedimento.[32,42-44] Embora de efeito rápido, não trata a doença de base diretamente e, portanto, costuma ser seguido por outras modalidades como quimioterapia e radioterapia.

É particularmente útil quando se faz necessária uma intervenção de urgência em pacientes sem diagnóstico histológico, ou naqueles previamente tratados por radioterapia ou com tumores sabidamente pouco responsivos à radio e quimioterapia.

A técnica costuma ser sob anestesia local por punção venosa de subclávia, jugular interna, braquial ou femoral. Angioplastia por balão pode ou não ser realizada antes da colocação da endoprótese.[45,46] Trombolíticos podem ser infundidos quando são encontrados coágulos, embora com benefícios duvidosos.[26,30,47] Não há consenso na literatura sobre as indicações para terapia antitrombótica após a colocação do *stent*.[67] Para evitar a reobstrução do *stent* em face da malignidade, alguns defendem a anticoagulação por períodos de 1 a 9 meses,[46,68] enquanto outros sugerem terapia antiplaquetária isolada.[69]

A efetividade das endopróteses após falha do tratamento primário em neoplasias varia de 81% a 100%, não sendo relacionada ao tipo de *stent* usado.[70,71,73] O índice de reobstrução por trombose venosa ou invasão vascular pela neoplasia varia entre 0% e 33% nas séries.[44,48-59] Óbito durante ou logo após o procedimento ocorre em 2% dos pacientes e complicações mais graves em 4%[60] (Figuras 90.5 a 90.7).

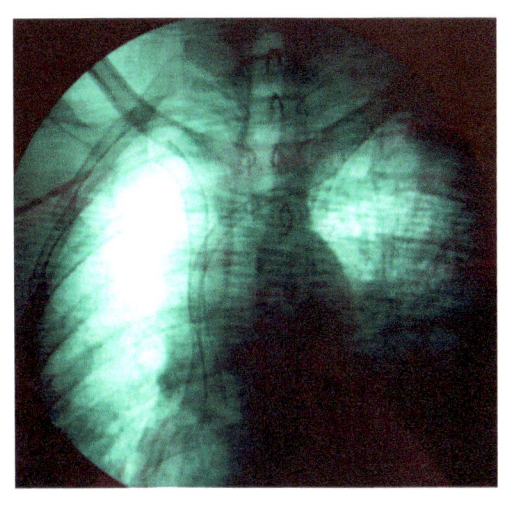

**FIGURA 90.6** – Passagem de *stents* metálicos nas veias braquiocefálicas, até o átrio direito através da veia cava superior já permeabilizada por dilatação.
Fonte: Acervo da autoria.

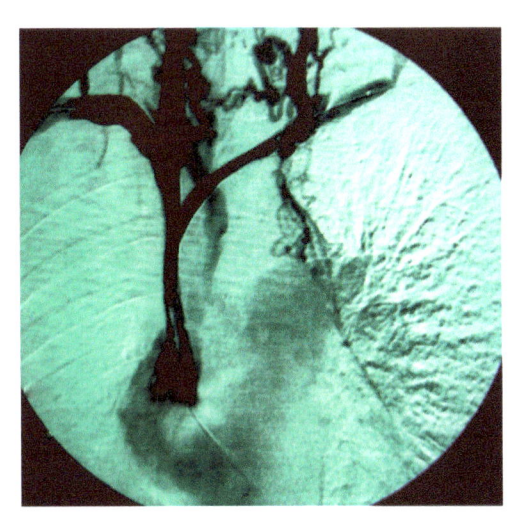

**FIGURA 90.7** – Fluxo venoso restaurado após o término do procedimento.
Fonte: Acervo da autoria.

### Tratamento cirúrgico

Em função da curta expectativa de vida dos pacientes com SVCS por neoplasia, o tratamento cirúrgico ficava reservado para etiologias benignas. Contudo, com a melhora dos tratamentos da SVCS maligna, mais pacientes estão sobrevivendo por períodos mais longos, e SVCS recorrentes estão ficando mais comuns.

As intervenções cirúrgicas podem ser baseadas em enxertos autólogos (mais comumente veia safena espiralada), enxertos venosos homólogos ou enxer-

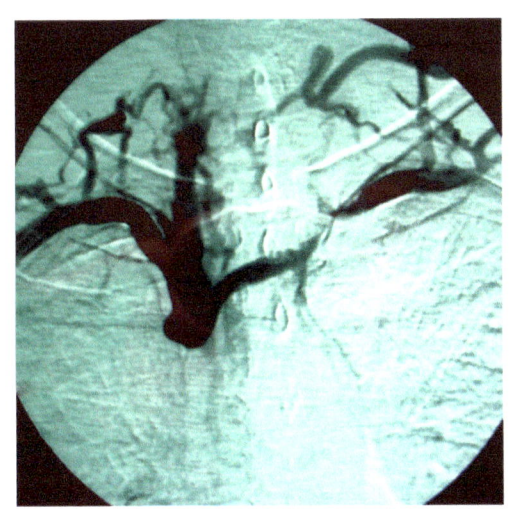

**FIGURA 90.5** – Cavografia revelando obstrução completa da veia cava superior.
Fonte: Acervo da autoria.

tos artificiais de politetrafluoretileno (Gore-Tex) ou Dacron. Enxertos autólogos produzem os melhores resultados (87,5% de patência em 10 anos),[61] mas nem sempre estão disponíveis. Enxertos homólogos apresentam patência tardia entre 10% e 37%, em função da antigenicidade que apresentam. Enxertos sintéticos estão sujeitos à trombose, mas patência de 62% pode ser observada.[62,63]

## REFERÊNCIAS

1. Stanford W, Jolles H, Ell S, Chiu LC. Superior vena cava obstruction: a venographic classification. AJR Am J Roentgenol. 1987;148:259-62.

2. Muramatsu T, Miyamae T, Dohi Y. Collateral pathways observed by radionuclide superior cavography in 70 patients with superior vena caval obstruction. Clin Nucl Med. 1991;16:332-6.

3. Banker VP, Maddison FE. Superior vena cava syndrome secondary to aortic disease. Dis Chest. 1967;51:656-62.

4. Rice TW, Rodriguez RM, Light RW. The superior vena cava syndrome: clinical characteristics and evolving etiology. Medicine (Baltimore). 2006;85:37-42.

5. Rizvi AZ, Kalra M, Bower TC, et al. Benign superior vena cava syndrome: stenting is now the first line of treatment. J Vasc Surg. 2000;47:372-80.

6. Bell DR, Woods RL, Levi JA. Superior vena caval obstruction: a 10-year experience. Med J Aust. 1986;145:566-8.

7. Nieto AF, Doty DB. Superior vena cava obstruction: clinical syndrome, etiology, and treatment. Curr Probl Cancer. 1986;10:441-84.

8. Chen CH, Kuo ML, Shih JF, et al. Ultrasonically guided needle aspiration biopsy in the diagnosis of advanced superior vena cava syndrome. Zhonghua Yi Xue Za Zhi. 1992;50:119-24.

9. Yellin A, Mandel M, Rechavi G, et al. Superior vena cava syndrome associated with lymphoma. Am J Dis Child; 1992;146:1060-3.

10. Ahmann FR. A reassessment of the clinical implications of the superior vena caval syndrome. J Clin Oncol. 1984;2:961-9.

11. Roswit B, Kaplan G, Jacobson HG. The superior vena cava obstruction syndrome in bronchogenic carcinoma; pathologic physiology and therapeutic management. Radiology. 1953;61:722-37.

12. Schraufnagel DE, Hill R, Leech JA, et al. Superior vena caval obstruction. Is it a medical emergency? Am J Med. 1981;70:1169-74.

13. Urban T, Lebeau B, Chastang C, et al. Superior vena cava syndrome in small-cell lung cancer. Arch Intern Med. 1993;153:384-7.

14. Parish JM, Marschke RF Jr, Dines DE, Lee RE. Etiologic considerations in superior vena cava syndrome. Mayo Clin Proc. 1981;56:407-13.

15. Armstrong BA, Perez CA, Simpson JR, Hederman MA. Role of irradiation in the management of superior vena cava syndrome. Int J Radiat Oncol Biol Phys. 1987;13:531-9.

16. Chen JC, Bongard F, Klein SR. A contemporary perspective on superior vena cava syndrome. Am J Surg. 1990;160:207-11.

17. Ayala K, Chandrasekaran K, Karakis DG, et al. Diagnosis of superior vena caval obstruction by transesophageal echocardiography. Chest. 1992;101:874-6.

18. Dyet JF, Moghissi K. Role of venography in assessing patients with superior caval obstruction caused by bronchial carcinoma for bypass operations. Thorax. 1980;35:628-30.

19. Loeffler JS, Leopold KA, Recht A, et al. Emergency prebiopsy radiation for mediastinal masses: impact on subsequent pathologic diagnosis and outcome. J Clin Oncol. 1986;4:716-21.

20. Rice TW, Rodriguez RM, Barnet R, et al. Prevalence and characteristics of pleural effusions in superior vena cava syndrome. Respirology. 2006;11:299-305.

21. Trinkle JK, Bryant LR, Malette WG, et al. Mediastinoscopy – diagnostic value compared to bronchoscopy: scalene biopsy and sputum cytology in 155 patients. Am Surg 1968;34:740-3.

22. Herth F, Becker HD, Ernst A. Conventional vs endobronchial ultrasound-guided transbronchial needle aspiration: a randomized trial. Chest. 2004;125:322-5.

23. Selcuk ZT, Firat P. The diagnostic yield of transbronchial needle aspiration in superior vena cava syndrome. Lung Cancer. 2003;42:183-8.

24. Mineo TC, Ambrogi V, Nofroni I, et al. Mediastinoscopy in superior vena cava obstruction: analysis of 80 consecutive patients. Ann Thorac Surg. 1999;68:223-6.

25. Porte H, Metois D, Finzi L, et al. Superior vena cava syndrome of malignant origin. Which surgical procedure for which diagnosis? Eur J Cardiothorac Surg. 2000;17:384-8.

26. Wilson LD, Detterbeck FC, Yahalom J. Clinical practice. Superior vena cava syndrome with malignant causes. N Engl J Med 2007;356:1862-9.

27. Callejas MA, Rami R, Catalan M, et al. Mediastinoscopy as an emergency diagnostic procedure in superior vena cava syndrome. Scand J Thorac Cardiovasc Surg. 1991;25:137-9.

28. Jahangiri M, Taggart DP, Goldstraw P. Role of mediastinoscopy in superior vena cava obstruction. Cancer. 1993;71:3006-8.

29. Painter TD, Karpf M Superior vena cava syndrome: diagnostic procedures. Am J Med Sci. 1983;285:2-6.

30. Rowell NP, Gleeson FV. Steroids, radiotherapy, chemotherapy and stents for superior vena caval obstruction in carcinoma of the bronchus. Cochrane Database Syst Rev. 2001(4):CD001316.

31. Ostler PJ, Clarke DP, Watkinson AF, Gaze MN. Superior vena cava obstruction: a modern management strategy. Clin Oncol (R Coll Radiol); 1997;9:83-9.

32. Rowell NP, Gleeson FV. Steroids, radiotherapy, chemotherapy and stents for superior vena caval obstruction in carcinoma of the bronchus: a systematic review. Clin Oncol (R Coll Radiol). 2002;14:338-51.

33. Adelstein DJ, Hines JD, Carter SG, Sacco D. Thromboembolic events in patients with malignant superior vena cava syndrome and the role of anticoagulation. Cancer. 1988;62:2258-62.

34. Ghosh BC, Cliffton EE. Malignant tumors with superior vena cava obstruction. N Y State J Med. 1973;73:283-9.

35. Kane RC, Cohen MH. Superior vena caval obstruction due to small-cell anaplastic lung carcinoma. Response to chemotherapy. JAMA. 1976;235:1717-8.

36. Dombernowsky P, Hansen HH. Combination chemotherapy in the management of superior vena caval obstruction in small-cell anaplastic carcinoma of the lung. Acta Med Scand. 1978;204:513-6.

37. Maddox AM, Valdivieso M, Lukeman J, et al. Superior vena cava obstruction in small cell bronchogenic carcinoma. Clinical parameters and survival. Cancer. 1983;52:2165-72.

38. Sculier JP, Evans WK, Feld R, et al. Superior vena caval obstruction syndrome in small cell lung cancer. Cancer. 1986;57:847-51.

39. Tan EH, Ang PT. Resolution of superior vena cava obstruction in small cell lung cancer patients treated with chemotherapy. Ann Acad Med Singapore. 1995;24:812-5.

40. Perez-Soler R, McLaughlin P, Velasquez WS, et al. Clinical features and results of management of superior vena cava syndrome secondary to lymphoma. J Clin Oncol. 1984;2:260-6.

41. Spiro SG, Shah S, Harper PG, et al. Treatment of obstruction of the superior vena cava by combination chemotherapy with and without irradiation in small-cell carcinoma of the bronchus. Thorax. 1983;38:501-5.

42. Irving JD, Dondelinger RF, Reidy JF, et al. Gianturco self-expanding stents: clinical experience in the vena cava and large veins. Cardiovasc Intervent Radiol. 1992;15:328-33.

43. Rosch J, Uchida BT, Hall LD, et al. Gianturco-Rosch expandable Z-stents in the treatment of superior vena cava syndrome. Cardiovasc Intervent Radiol. 1992;15:319-27.

44. Hennequin LM, Fade O, Fays JG, et al. Superior vena cava stent placement: results with the Wallstent endoprosthesis. Radiology. 1995;196:353-61.

45. Greillier L, Barlesi F, Doddoli C, et al. Vascular stenting for palliation of superior vena cava obstruction in non-small-cell lung cancer patients: a future 'standard' procedure? Respiration. 2004;71:178-83.

46. Nagata T, Makutani S, Uchida H, et al. Follow-up results of 71 patients undergoing metallic stent placement for the treatment of a malignant obstruction of the superior vena cava. Cardiovasc Intervent Radiol. 2007;30:959-67.

47. Crowe MT, Davies CH, Gaines PA, et al. Percutaneous management of superior vena cava occlusions. Cardiovasc Intervent Radiol. 1995;18:367-72.

48. Bechtold RE, Wolfman NT, Karstaedt N, et al. Superior vena caval obstruction: detection using CT. Radiology. 1985;157:485-7.

49. Conte FA, Orzel JA. Superior vena cava syndrome and bilateral subclavian vein thrombosis. CT and radionuclide venography correlation. Clin Nucl Med. 1986;11:698-700.

50. Podoloff DA, Kim EE. Evaluation of sensitivity and specificity of upper extremity radionuclide venography in cancer patients with indwelling central venous catheters. Clin Nucl Med. 1992;17:457-62.

51. Dyet JF, Nicholson AA, Cook Am. The use of the Wallstent endovascular prosthesis in the treatment of malignant obstruction of the superior vena cava. Clin Radiol. 1993;48:381-5.

52. Gaines, PA, Belli AM, Anderson PB, et al. Superior vena caval obstruction managed by the Gianturco Z Stent. Clin Radiol. 1994;49:202-06; discussion 207-8.

53. Furui S, Sawada S, Kuramoto K, et al. Gianturco stent placement in malignant caval obstruction: analysis of factors for predicting the outcome. Radiology. 1995;195:147-52.

54. Tan BS, Htoo MM, Yeong KY. The use of metallic stents in the treatment of malignant superior vena caval obstruction. Ann Acad Med Singapore. 1995;24:198-203.

55. Nicholson AA, Ettles DF, Arnold A, et al. Treatment of malignant superior vena cava obstruction: metal stents or radiation therapy. J Vasc Interv Radiol. 1997;8:781-8.

56. Tanigawa N, Sawada S, Okuda Y, et al. Clinical outcome of stenting in superior vena cava syndrome associated with malignant tumors. Comparison with conventional treatment. Acta Radiol; 1998;39:669-74.

57. Courtheoux P, Alkofer B, Gervais R, et al. Stent placement in superior vena cava syndrome. Ann Thorac Surg. 2003;75:158-61.

58. Kim YI, Kim KS, Ko YC, et al. Endovascular stenting as a first choice for the palliation of superior vena cava syndrome. J Korean Med Sci. 2004;19:519-22.

59. Yu JB, Wilson LD, Detterbeck FC. Superior vena cava syndrome □ a proposed classification system and algorithm for management. J Thorac Oncol. 2008;3:811-4.

60. Nguyen NP, Borok TL, Welsh J, Vinh-Hung V. Safety and effectiveness of vascular endoprosthesis for malignant superior vena cava syndrome. Thorax. 2009;64:174-8.

61. Doty D B, Doty JR, Jones KW. Bypass of superior vena cava. Fifteen years' experience with spiral vein graft for obstruction of superior vena cava caused by benign disease. J Thorac Cardiovasc Surg. 1990;99:889-95; discussion 895-6.

62. Chiou GT, Chen CL, Wei J, Hwang WS. Reconstruction of superior vena cava in invasive thymoma. Chest. 1990;97(2):502-3.

63. Dartevelle P, Macchiarini P, Chapelier A. Technique of superior vena cava resection and reconstruction. Chest Surg Clin N Am. 1995;5:345-58.

64. Rodger L. Bick. Cancer – associate thrombosis. N Engl J Med. 2003;349:109-111.

65. Matthew K, Wong Terence C, Tam David C, Lam Mary S, Ip James C Ho. EBUS-TBNA in patients presented with superior vena cava syndrome. Lung Cancer. 2012;77:277-80.

66. Kearon C, Akl EA, Ornelas J, et al. Antithrombotic Therapy for VTE Disease: CHEST Guideline and Expert Panel Report. Chest. 2016;149-315.

67. Uberoi R. Quality assurance guidelines for superior vena cava stenting in malignant disease. Cardiovasc Intervent Radiol 2006;29-319.

68. Urruticoechea A, Mesía R, Domínguez J, et al. Treatment of malignant superior vena cava syndrome by endovascular stent insertion. Experience on 52 patients with lung cancer. Lung Cancer 2004;43:209.

69. Lanciego C, Chacón JL, Julián A, et al. Stenting as first option for endovascular treatment of malignant superior vena cava syndrome. AJR Am J Roentgenol 2001;177:585.

70. Haddad MM, et al. Comparison of covered versus uncovered stents for benign superior vena cava (SVC) obstruction. Cardiovasc Intervent Radiol. 2018;41:712-17.

71. Niu S, Xu YS, Cheng L, Cao C. Stent insertion for malignant superior vena cava syndrome: effectiveness and long-term outcome. Radiol Med. 2017;122:633-8.

72. Sonavane, SK, et al. Comprehensive imaging review of the superior vena cava. RadioGraphics 2015;35:1873-92.

73. Rachapalli V, Boucher L. Superior vena cava syndrome: role of the interventionalist. Canadian Association of Radiologists Journal. 2014;65:168-76.

74. Takeuchi Y, et al. Evaluation of stent placement for vena cava syndrome: phase II trial and phase III randomized controlled trial. Support Care Cancer. 2019;27:1081-8.

# Compressão da Medula Espinhal

William Gemio Jacobsen Teixeira
Douglas Kenji Narazaki
Raphael Martus Marcon
Tarcísio Eloy Pessoa de Barros Filho

## DESTAQUES

- A coluna vertebral é o local mais frequente de metástases ósseas.
- A compressão medular pode ocorrer por crescimento de massa epidural ou por fratura vertebral.
- A ressonância magnética é o exame de escolha para a investigação da síndrome de compressão medular.
- O tratamento para os doentes com suspeita de compressão medular metastática deve ser instituído imediatamente.
- O tratamento definitivo usualmente é radioterápico ou cirúrgico, e deve ser decidido de maneira multidisciplinar.

## INTRODUÇÃO

A coluna vertebral é o local mais frequente das metástases ósseas.[1] Em até 20% dos doentes, os sintomas relacionados à metástase vertebral são a manifestação inicial do câncer.[2,3] Com a melhora do tratamento oncológico do câncer primário e aumento de sobrevida, o número de doentes com metástase na coluna tende a aumentar.

A compressão medular é a complicação mais grave da metástase vertebral. Ocorre em até 15% dos doentes com câncer ao longo da evolução da doença[4] e produz impacto negativo na qualidade de vida dos doentes e de seus familiares.

A compressão medular pode ser decorrente do crescimento de massa epidural, por fragmentos ósseos por fratura ou deformidade vertebral. Se o tempo de evolução da compressão medular for curto, há possibilidade de recuperação da função neurológica. Entretanto, se a compressão for mantida por um período prolongado, há maior risco de dano neurológico definitivo por isquemia da medula espinal, independentemente do tratamento instituído.[5]

A compressão medular metastática é mais comum na coluna torácica (70%), seguida da coluna lombar (20%) e da coluna cervical (10%).[6] O risco maior de compressão medular na coluna torácica provavelmente está relacionado ao menor espaço do canal medular em relação ao diâmetro da medula, à perfusão medular mais frágil entre T4 e T9 e ao alinhamento cifótico da coluna torácica.

## AVALIAÇÃO CLÍNICA

O diagnóstico precoce da compressão medular nem sempre é fácil. Os sintomas referidos pelo doente podem ser creditados à doença degenerativa da coluna ou a outras comorbidades. Dessa forma, é comum haver atraso entre o início dos sintomas e o reconhecimento da compressão medular.

A orientação dos doentes com alto risco para o desenvolvimento de metástases vertebrais quanto aos sinais e sintomas relacionados à compressão medular pode auxiliar na identificação e no tratamento precoces.

A queixa mais comum associada à metástase vertebral é a dor axial que pode estar presente, dias ou semanas, antes dos sintomas neurológicos serem evidentes. A dor pode ter início espontâneo, após esforço físico ou traumatismo de baixa energia. Sintomas de dor na coluna torácica média e alta, dor progressiva, dor que piora a manobra de valsalva e dor noturna que impede o sono são sugestivos de doença metastática.

Ao exame físico, deve-se procurar por pontos de dor à palpação ou à percussão, que podem auxiliar na localização da lesão metastática e da compressão medular. Deve-se, também, ter atenção à presença de deformidade vertebral nova ou limitação da amplitude de movimento da coluna.

Sintomas sugestivos de comprometimento neurológico devem ser valorizados e podem ser a queixa inicial do doente em alguns casos. História de quedas frequentes, distúrbios de equilíbrio e marcha, déficit de força, alteração da sensibilidade, incontinência ou retenção urinária e piora da capacidade para atividades que exigem controle motor fino são indicativos de compressão medular. Frequentemente, há déficit motor de predomínio proximal, e os doentes podem se queixar de dificuldade para levantar-se da cadeira ou para subir escadas.

O exame neurológico deve ser sempre documentado adequadamente para controle evolutivo, já que a velocidade de progressão do déficit tem impacto na decisão da forma do tratamento e valor para avaliação do prognóstico neurológico. O nível motor geralmente tem uma correlação maior com o local da compressão medular do que o nível sensitivo, com exceção da compressão medular da coluna torácica, em que o nível sensitivo é fundamental para auxiliar na localização.

No exame do tônus muscular, pode-se encontrar algum grau de espasticidade. Os reflexos profundos geralmente estão exaltados. Deve-se procurar, também, por reflexos patológicos, como o sinal de Babinski.

A presença de paralisia flácida e reflexos profundos abolidos podem ser sugestivos de choque medular ou comprometimento radicular de uma ou mais raízes, como na síndrome da cauda equina.

## EXAMES DE IMAGEM

A radiografia simples de coluna deve ser feita nos doentes com dor axial persistente ou na presença de sinais de alarme. Permite avaliar, de modo adequado, o alinhamento da coluna vertebral e auxiliar no julgamento da estabilidade. Pode demonstrar lesões ósseas metastáticas, localizar fraturas patológicas ou mesmo demonstrar sinais de doença degenerativa da coluna que possa ser responsável pelos sinais e sintomas do doente.

Apesar da radiografia simples ser útil, é necessário que 30% a 50% do trabeculado ósseo esteja comprometido para que uma lesão óssea metastática possa ser identificada.[7] Como a maior parte das lesões metastáticas da coluna tem origem no corpo vertebral, a metástase pode ser difícil de ser visualizada, até que haja o envolvimento da região dos pedículos (Figura 91.1). Dessa forma, a radiografia simples da coluna não está indicada para afastar a possibilidade de metástase vertebral ou de compressão medular.

A tomografia computadorizada permite obter imagens de alta resolução da anatomia óssea. É possível realizar reconstruções sagitais e coronais que são adequadas para avaliação do alinhamento da coluna e da anatomia tridimensional da lesão. É possível, também, identificar a presença de compressão medular por massa tumoral (Figura 91.2), apesar da menor capacidade de diferenciação de tecidos moles quando comparada à ressonância magnética.

Uma vantagem da tomografia computadorizada é a alta velocidade para a aquisição das imagens, já que muitos doentes com compressão medular não toleram o tempo necessário para obtenção das imagens da ressonância magnética. Pode, também, ser feita naqueles pacientes com alguma contraindicação à ressonância magnética, como nos portadores de marca-passo.

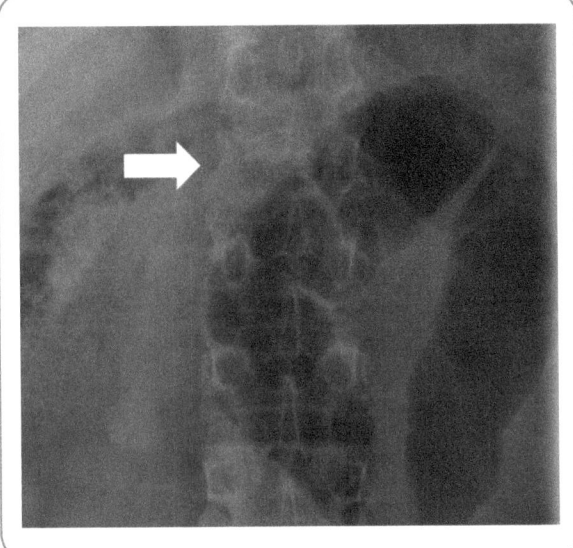

FIGURA 91.1 – Radiografia simples de coluna lombar de doente com metástase de tumor renal, em que é possível identificar a perda dos limites do pedículo esquerdo de L1.
Fonte: Acervo da autoria.

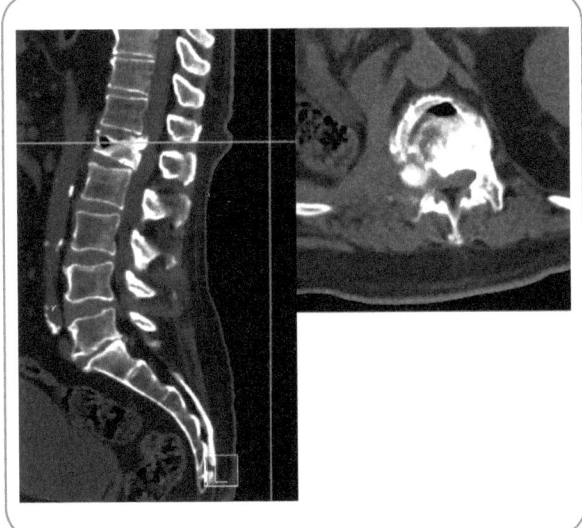

FIGURA 91.2 – É possível identificar o grau de destruição óssea e a invasão do canal medular por massa de partes moles.
Fonte: Acervo da autoria.

A ressonância magnética é o exame de escolha para a investigação da lesão medular. Permite identificar lesões metastáticas com alta sensibilidade. É o melhor exame para avaliação de tecidos moles, como medula, raízes, meninges, musculatura paravertebral e a relação dessas estruturas com o tumor. A possibilidade de aquisição de imagens em múltiplos planos ortogonais facilita o planejamento cirúrgico (Figura 91.3).

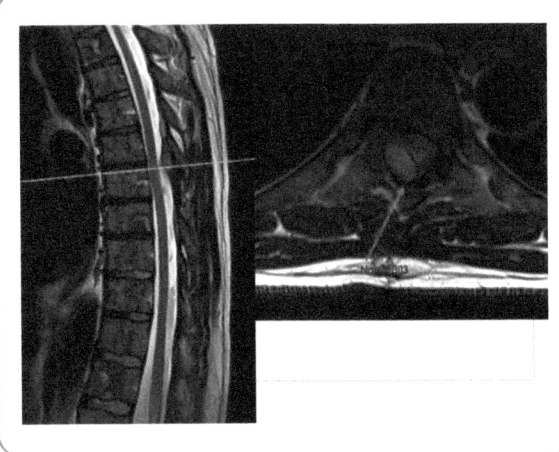

FIGURA 91.3 – Ressonância magnética de paciente com metástase de tumor neuroendócrino, com compressão medular sintomática por massa epidural.
Fonte: Acervo da autoria.

Quando uma compressão medular é reconhecida, a ressonância magnética da coluna inteira é recomendável, já que há risco de compressão medular multifocal, e a identificação de lesões tumorais nas vértebras adjacentes pode ajudar no planejamento cirúrgico para escolha dos pontos adequados para fixação e para descompressão.

A ressonância magnética com contraste deve ser indicada nos pacientes em que há suspeita de carcinomatose leptomeníngea, lesões intramedulares (Figura 91.4) ou naqueles em que processos infecciosos devam ser considerados como diagnóstico diferencial da lesão vertebral.

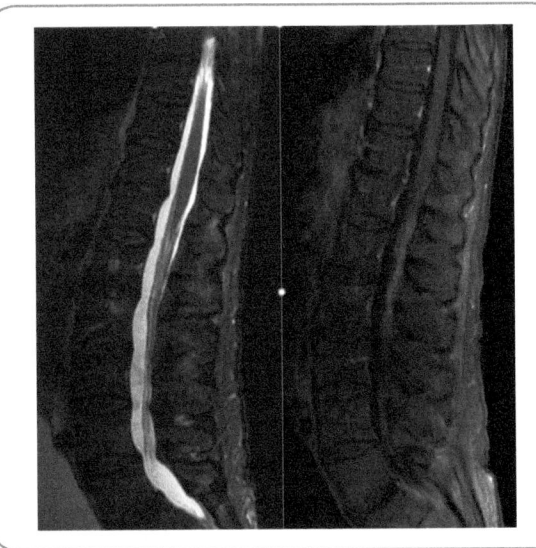

FIGURA 91.4 – Ressonância magnética de paciente com câncer de pulmão e déficit motor progressivo que evidenciou sinais de carcinomatose meníngea.
Fonte: Acervo da autoria.

## CRITÉRIOS DE INSTABILIDADE

A determinação da estabilidade é um elemento-chave no processo decisório quanto à necessidade do tratamento cirúrgico da coluna, pois instabilidade é uma indicação independente de cirurgia.[8] De acordo com *o Spine Oncology Study Group,* a instabilidade de coluna é definida como a perda da integridade da coluna resultante de um processo neoplásico que está associada com dor relacionada ao movimento, deformidade sintomática ou progressiva e/ou comprometimento neurológico sob cargas fisiológicas.[9]

Em 2010, a escala *Spine Instability Neoplastic Score* (SINS) foi desenvolvida para auxílio no rastreamento de doentes que necessitem de avaliação especializada e atualmente é o método de avaliação de estabilidade mais amplamente utilizado[10] para rastreamento de doentes com risco de instabilidade e na comunicação entre diferentes especialistas[11] (Tabela 91.1).

| **Tabela 91.1. Spine Instability Neoplastic Score (SINS)[10]** | |
|---|---|
| | **PONTUAÇÃO** |
| LOCALIZAÇÃO DA COLUNA | |
| Juncional (occipício-C2; C7-T2; T11-L1; L5-S1) | 3 |
| Coluna móvel (C3-6; L2-L4) | 2 |
| Semirrígida (T3-T10) | 1 |
| Rígida (S2-S5) | 0 |
| DOR MECÂNICA OU POSTURAL | |
| Sim | 3 |
| Não (dor ocasional, mas não mecânica) | 1 |
| Lesão indolor | 0 |
| QUALIDADE DA LESÃO ÓSSEA | |
| Lítica | 3 |
| Mista | 2 |
| Blástica | 1 |
| ALINHAMENTO RADIOGRÁFICO | |
| Subluxação/Translação | 4 |
| Deformidade nova (cifose/escoliose) | 2 |
| Alinhamento normal | 0 |
| ENVOLVIMENTO VERTEBRAL | |
| > 50% de colapso | 3 |
| < 50% de colapso | 2 |
| Sem colapso mas com > 50% do corpo envolvido | 1 |
| Nenhuma das acima | 0 |
| ENVOLVIMENTO POSTEROLATERAL | |
| Bilateral | 3 |
| Unilateral | 1 |
| Nenhuma das acima | |

Fonte: Teixeira W, *et al.*, 2013.

A escala SINS tem uma pontuação que varia de 0 a 18 pontos. Entre 0 e 6 pontos, considera-se a coluna como estável; entre 7 e 12 indica instabilidade indeterminada; e entre 13 e 18, uma coluna instável (Figura 91.5). Doentes com instabilidade indeterminada ou na presença de instabilidade, recomenda-se a avaliação de um cirurgião de coluna.[10]

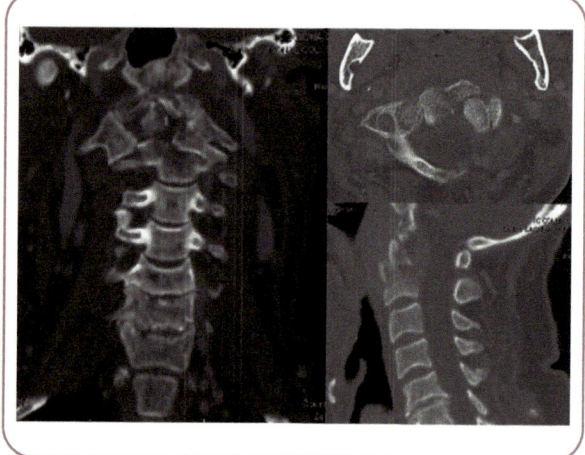

**FIGURA 91.5 –** Doente com tumor de mama com cervicalgia forte ao movimento. Apresenta SINS–15, com coluna instável que necessita de estabilização antes do tratamento radioterápico. Fonte: Acervo da autoria.

## TRATAMENTO

A escolha da modalidade definitiva de tratamento da compressão medular deve envolver o oncologista, o radioterapêuta e o cirurgião de coluna. Fatores como prognóstico de vida, sensibilidade do tumor primário a quimioterapia ou radioterapia, extensão da doença sistêmica, comorbidades, gravidade e velocidade de instalação do déficit e a vontade do doente devem ser levados em consideração na decisão.[8]

Os doentes com dor mecânica intensa, sinais ou sintomas de comprometimento neurológico ou suspeita de instabilidade devem ficar em repouso no leito até que a estabilidade da coluna seja avaliada adequadamente. A cada 3 a 4 horas, deve-se fazer a mudança de decúbito em bloco para prevenir a formação de úlceras de pressão (Figura 91.6). Os doentes com retenção urinária devem ser submetidos à sondagem vesical.

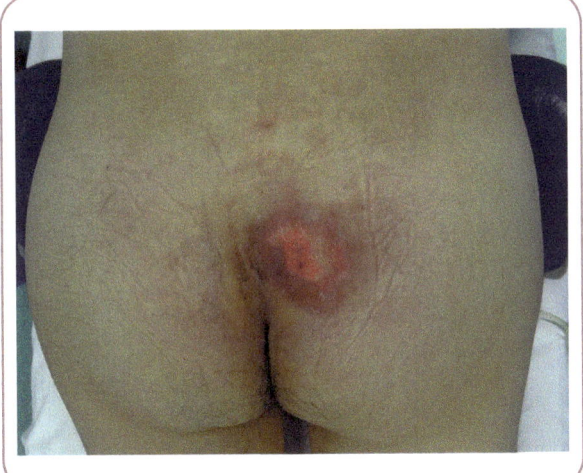

**FIGURA 91.6 –** Úlcera de pressão em doente com compressão medular após 24 horas de internação em repouso.
Fonte: Acervo da autoria.

Caso não haja contraindicações, o uso de corticoesteroides deve ser instituído imediatamente. A dexametasona é o fármaco mais estudado. Sorensen *et al.* publicaram um estudo randomizado que demonstrou taxas de deambulação maiores com o uso da dexametasona associada à radioterapia (81%) quando comparada à radioterapia isolada (63%).[12] É realizada uma dose de ataque de 10 mg endovenosa, seguida por 4 mg a cada 6 horas até que o tratamento definitivo seja instituído.

É importante lembrar que o uso de doses elevadas de corticosteroides aumenta o risco de complicações como intolerância à glicose, de sangramento digestivo, de infecção e de complicações de ferida operatória. Dessa forma, é recomendável que os doentes em tratamento com corticosteroides em altas doses te-

nham a glicemia monitorizada e sejam tratados com protetores gástricos.

## Tratamento radioterápico

Na ausência de instabilidade de coluna ou déficit motor rapidamente progressivo, a radioterapia convencional é indicada para tumores radiossensíveis com compressão medular por massa epidural.

A resposta do tumor primário à radiação é um fator preditivo importante para o resultado neurológico após a radioterapia.[13] Doentes com neoplasias de origem hematológica, mesmo na evidência de compressão medular e sinais e sintomas de mielopatia, apresentam bons resultados após a radioterapia isolada.[14] (Figura 91.7).

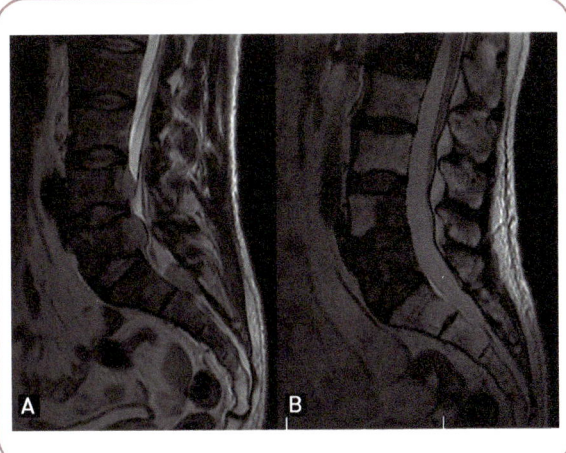

**FIGURA 91.7 – A:** ressonância magnética de doente com câncer de próstata metastático com síndrome da cauda equina submetido a radioterapia convencional. **B:** RM controle com 6 semanas com boa resposta a tratamento.
Fonte: Acervo da autoria.

A velocidade da piora neurológica é outro fator que pode predizer a resposta à radioterapia. Nos doentes com piora lenta do déficit há melhor resultado do que nos doentes com piora rápida.[15]

O prognóstico neurológico após a radioterapia também está associado à gravidade do déficit motor pré-tratamento. Os doentes com sinais de comprometimento neurológico, mas que continuam com a capacidade de marcha preservada no início do tratamento, geralmente preservam a capacidade de deambulação. Entretanto, somente metade dos doentes com incapacidade à marcha consegue recobrar a capacidade para andar após a radioterapia. Os doentes paraplégicos raramente recuperam a capacidade para andar.[16]

Nos tumores radiorresistentes à radioterapia convencional, o efeito da radioterapia para descompressão pode demorar vários dias. Nesses casos, o tratamento cirúrgico associado à radioterapia pós-operatória permite melhores resultados.[4]

### Tratamento cirúrgico

O objetivo da cirurgia para o tratamento da compressão medular é obter uma descompressão medular efetiva com preservação ou restabelecimento da estabilidade, prevenir a progressão da deformidade e evitar a recidiva local.[17]

Antes de indicar o tratamento cirúrgico, deve-se considerar o risco e o benefício da intervenção cirúrgica para cada doente. Quando indicada, deve ser executada o mais precocemente possível, de preferência antes da perda da capacidade de marcha.

Mesmo os doentes que perderam a capacidade de andar, mas que mantêm algum grau de sensibilidade ou motricidade distal, devem ter a indicação de cirurgia considerada na tentativa de obter melhora funcional. Entretanto, aqueles com paraplegia ou tetraplegia completa por um período superior a 24 a 48 horas apresentam pouca chance de melhora e devem ser operados somente se houver sinais claros de instabilidade que necessite de estabilização para tratamento de sintomas.

O tratamento cirúrgico tem a vantagem de promover a descompressão medular imediata. Dessa forma, uma maior quantidade de doentes terá a medula descomprimida antes da instalação de um déficit neurológico definitivo. Nos tumores sólidos, o tratamento cirúrgico permite que os doentes mantenham a capacidade de deambulação por mais tempo, quando comparado à radioterapia isolada.[4]

### Laminectomia sem fixação

A laminectomia isolada, isto é, sem estabilização, é adequada somente para os doentes com déficit neurológico por compressão por massa epidural, sem sinais de instabilidade[18] (Figura 91.8).

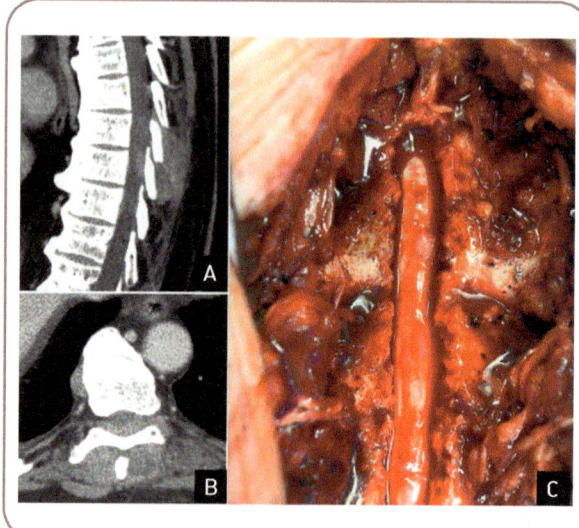

**FIGURA 91.8 – A e B:** tomografia computadorizada de doente com adenocarcinoma de próstata com déficit neurológico por compressão medular por metástase nos elementos posteriores, sem comprometimento significativo do corpo vertebral ou sinais de instabilidade; **C:** imagem intraoperatória de laminectomia sem fixação com descompressão medular efetiva.
Fonte: Acervo da autoria.

### Descompressão circunferencial e estabilização

A descompressão circunferencial e estabilização é a estratégia cirúrgica frequentemente adotada para tratamento da compressão medular metastática.[4,19,20]

As compressões metastáticas ventrais à medula na região da coluna torácica podem ser tratadas por diversos tipos de acesso. O acesso por toracotomia permite realizar uma corpectomia e reconstrução. Como alternativa, pode-se fazer a ressecção de parte do corpo vertebral por uma via posterior exclusiva com a ressecção do pedículo (Figura 91.9) ou por costotransversectomia, de forma a evitar a invasão da cavidade torácica.

A necessidade da reconstrução da coluna anterior foi reforçada por diversos autores. Entretanto, a reconstrução da coluna anterior está associada a um maior tempo cirúrgico, sangramento elevado e maiores complicações.[21] Na coluna torácica, as costelas aumentam a estabilidade. Chen *et al.* publicaram a experiência da descompressão da coluna torácica por via transpedicular, sem a reconstrução da coluna anterior, com a manutenção da estabilidade dos implantes por até 55,8 meses.[22] Essa estratégia tem como vantagem a redução do tempo cirúrgico, com benefício principalmente para os doentes debilitados ou com período curto de sobrevida (Figura 91.9).

Nos últimos anos, tem aumentado o uso de técnicas de fixação percutânea associadas à descompressão microcirúrgica da medula espinal que resulta em cirurgia menos invasiva (Figura 91.10), com redução de sangramento, dor e complicações de ferida operatória.[23]

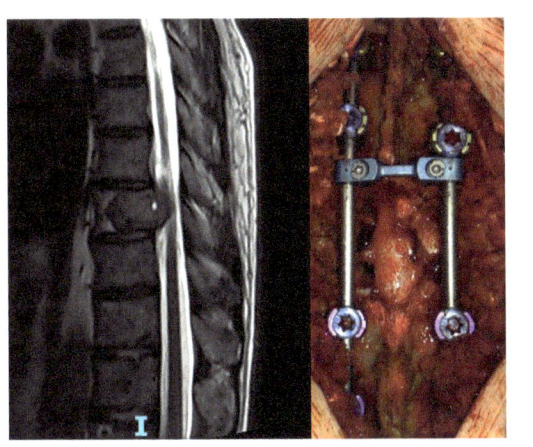

**FIGURA 91.9** – Doente com metástase de tumor renal no corpo vertebral com compressão medular, tratado com ressecção intralesional por posterior. A massa anterior foi ressecada após ressecção do pedículo esquerdo.
Fonte: Acervo da autoria.

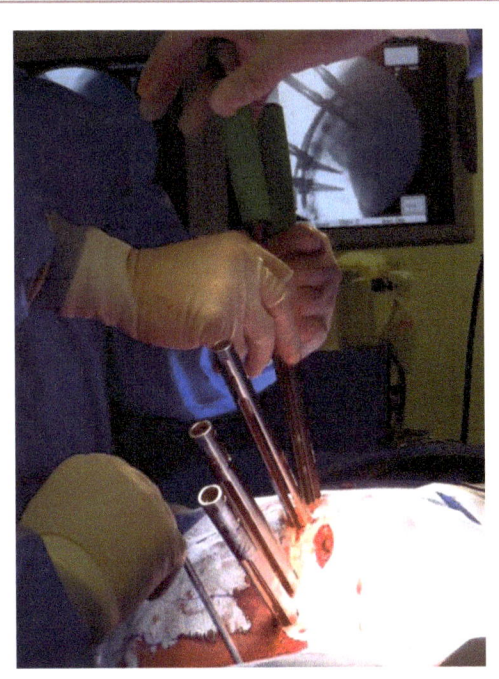

**FIGURA 91.10** – Paciente de 83 anos com fratura patológica e compressão medular por tumor metastático de pulmão, sendo submetida à fixação percutânea e descompressão microcirúrgica pela linha média.
Fonte: Acervo da autoria.

## Vertebrectomia total em bloco

A vertebrectomia total em bloco é uma técnica que foi desenvolvida para obter uma ressecção oncológica completa do tumor, que inclui uma margem de tecido saudável quando possível, para reduzir o risco de recidiva local.

A indicação é restrita a doentes com tumores benignos agressivos, tumores malignos primários de baixo ou alto grau sem metástases ou para metástase isolada de coluna em doentes com expectativa de vida longa (Figura 91.11).[24]

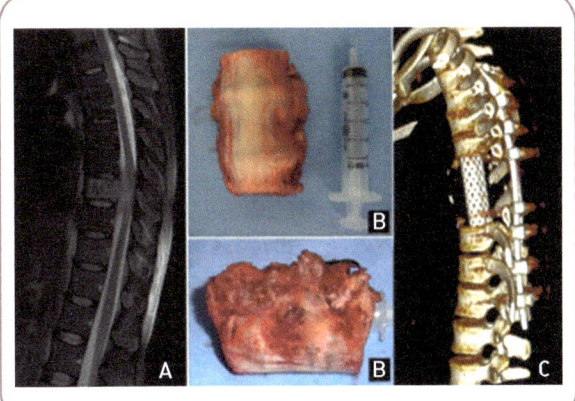

**FIGURA 91.11** – **A**: Ressonância magnética de doente com condrossarcoma mesenquimal com metástase única na coluna, em T9, com extensão de massa epidural em T8 e T10 com compressão medular e paraplegia incompleta.
Fonte: Acervo da autoria.

Devem-se pesar as vantagens oncológicas do procedimento com os riscos de complicações graves que estão relacionados aos acessos amplos e múltiplos e pela cirurgia de duração prolongada.[25,26]

Pode ser feita por uma via posterior combinada a uma via anterior[27,28] ou por uma via posterior ampla isolada[29] nas lesões craniais a L3 ou na coluna torácica. Frequentemente, há a necessidade de um cirurgião de acesso para auxílio na dissecção das estruturas vasculares e viscerais na porção anterior do corpo vertebral.

A via posterior isolada, como preconizada por Tomita *et al.*,[29] tem como vantagem a possibilidade de visualizar diretamente a medula durante todo o procedimento de ressecção da vértebra e de reconstrução da coluna. A principal desvantagem é a maior dificuldade para dissecção dos vasos anteriores ao corpo vertebral.

O procedimento provoca não só a ressecção óssea extensa, mas de todos os ligamentos e restritores de partes moles da coluna. A reconstrução circunferencial é fundamental e deve ser feita com uso de gaiolas de titânio ou enxerto ósseo de banco de osso. Espera-se que os pacientes submetidos à vertebrectomia total em bloco tenham expectativa de sobrevida longa. Dessa forma, é necessário o uso de enxerto ósseo ou substituto ósseo para que a fusão estável seja obtida, para preservar bons resultados a longo prazo e evitar falha do material de síntese.

Com os avanços das técnicas de radioterapia estereotáxica, as indicações de ressecção vertebral em bloco para controle local da doença tem reduzido.[23,30]

### RADIOTERAPIA PÓS-OPERATÓRIA

A radioterapia após o tratamento cirúrgico da compressão medular é indicada, na maior parte dos casos, para prevenção da recidiva local da compressão medular. Em geral, recomenda-se aguardar de 2 a 3 semanas após a cirurgia para início da radioterapia pelo risco de complicações relacionadas à ferida operatória.

Para o tratamento de metástases de tumores radiorresistentes à radioterapia convencional, indica-se o uso de radioterapia estereotáxica ou radiocirurgia após separação cirúrgica adequada do tumor da medula espinal, para controle do local da doença quando factível [23,30] (Figura 91.12).

### CONCLUSÃO

A compressão medular metastática é comum e uma complicação grave do câncer. A atenção para o diagnóstico precoce é fundamental para que o tratamento possa ser instituído no tempo adequado.

A decisão quanto à forma de tratamento deve ser tomada por uma equipe multidisciplinar para a obtenção do melhor resultado, com o objetivo de prevenir incapacidade, obter recuperação neurológica e alívio dos sintomas dolorosos com redução do risco de recidiva.

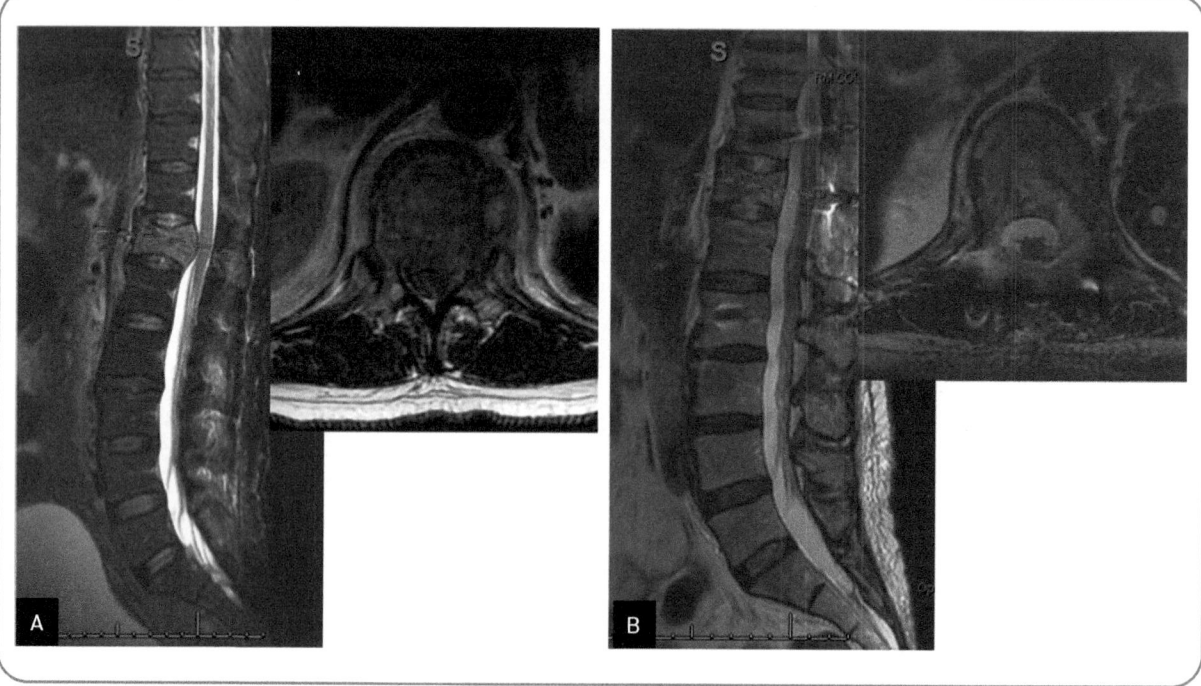

**FIGURA 91.12** – [A] RM de paciente de 52 anos com metástase de tumor renal para T12. [B] RM controle após cirurgia de separação para permitir tratamento com radioterapia estereotáxica.

Fonte: Acervo da autoria.

## REFERÊNCIAS

1. Wong DA, Fornasier VL, Macnab I. Spinal metastases: The obvious, the occult, and the impostors. Spine (Phila Pa 1976). 1990;15(1):1–4.

2. Schiff D, O'Neill BP, Suman VJ. Spinal epidural metastasis as the initial manifestation of malignancy: clinical features and diagnostic approach. Neurology. 1997;49(2):452–6.

3. Tatsui H, Onomura T, Morishita S, Oketa M, Inoue T. Survival rates of patients with metastatic spinal cancer after scintigraphic detection of abnormal radioactive accumulation. Spine (Phila Pa 1976). 1996;21(18):2143–8.

4. Patchell R a, Tibbs PA, Regine WF, Payne R, Saris S, Kryscio RJ, et al. Direct decompressive surgical resection in the treatment of spinal cord compression caused by metastatic cancer: a randomised trial. Lancet. 2005;366:643–8.

5. Hessler C, Burkhardt T, Raimund F, Regelsberger J, Vettorazzi E, Madert J, et al. Dynamics of neurological deficit after surgical decompression of symptomatic vertebral metastases. Spine (Phila Pa 1976) [Internet]. 2009;34(6):566–71. [2022 jun 08]. Disponivel em: http://www.ncbi.nlm.nih.gov/pubmed/19282735.

6. Bickels J, Dadia S, Lidar Z, Bickels BJ, Dadia S, Lidar Z, et al. Surgical management of metastatic bone disease. J Bone Joint Surg Am [Internet]. [2012 Jun 22]. 2009;91(6):1503–16. Disponivel em: http://www.ncbi.nlm.nih.gov/pubmed/19487532.

7. Edelstyn GA, Gillespie PJ, Grebbell FS. The radiological demonstration of osseous metastases. Experimental observations. Clin Radiol. 1967;18(2):158–62.

8. Laufer I, Rubin DG, Lis E, Cox BW, Stubblefield MD, Yamada Y, et al. The NOMS Framework: Approach to the Treatment of Spinal Metastatic Tumors. Oncologist [Internet]. 2013;18(6):744–51. [2002 jun 08]. Disponivel em: http://theoncologist.alphamedpress.org/cgi/doi/10.1634/theoncologist.2012-0293.

9. Fisher CG, DiPaola CP, Ryken TC, Bilsky MH, Shaffrey CI, Berven SH, et al. A novel classification system for spinal instability in neoplastic disease: an evidence-based approach and expert consensus from the Spine Oncology Study Group. Spine (Phila Pa 1976) [Internet]. 2010;35(22):E1221-9. [2022 jun 08]. Disponivel em: http://www.ncbi.nlm.nih.gov/pubmed/20562730.

10. Teixeira W, Coutinho P, Marchese L, Narazaki D, Cristante A, Teixeira M, et al. Interobserver agreement for the spine instability neoplastic score varies according to the experience of the evaluator. Clinics [Internet]. [2013 Mar 7]. 2013;68(2):213–7. Disponivel em: http://www.scielo.br/scielo.php?pid=S1807-59322013000200015&script=sci_arttext.

11. Teixeira W, Coutinho P. Interobserver agreement for the spine instability neoplastic score varies according to the experience of the evaluator. Clinics [Internet]. 2013 [2014 Abr 11]; Disponivel em: http://www.scielo.br/scielo.php?pid=S1807-59322013000200015&script=sci_arttext.

12. Sørensen S, Helweg-Larsen S, Mouridsen H, Hansen HH. Effect of high-dose dexamethasone in carcinomatous metastatic spinal cord compression treated with radiotherapy: a randomised trial. Eur J Cancer. 1994;30A(1):22–7.

13. Katagiri H, Takahashi M, Inagaki J, Kobayashi H, Sugiura H, Yamamura S, et al. Clinical results of nonsurgical treatment for spinal metastases. Int J Radiat Oncol Biol Phys. 1998;42(5):1127–32.

14. Maranzano E, Latini P. Effectiveness of radiation therapy without surgery in metastatic spinal cord compression: final results from a prospective trial. Int J Radiat Oncol Biol Phys. 1995;32(4):959–67.

15. Rades D, Heidenreich F, Bremer M, Karstens JH. Time of developing motor deficits before radiotherapy as a new and relevant prognostic factor in metastatic spinal cord compression: final results of a retrospective analysis. Eur Neurol. 2001;45(4):266–9.

16. Gilbert RW, Kim JH, Posner JB. Epidural spinal cord compression from metastatic tumor: diagnosis and treatment. Ann Neurol. 1978;3(1):40–51.

17. Klimo P, Schmidt MH. Surgical management of spinal metastases. Oncologist. 2004;9(2):188–96.

18. Borges PA, Teixeira WGJ, Narazaki DK, Cristante AF, Ghilardi CS, Teixeira MJ, et al. Laminectomy without instrumentation for surgical treatment of metastatic spinal cord compression. Coluna/Columna [Internet]. 2014;13(1):63–6. Disponivel em: http://www.scielo.br/scielo.php?script=sci_arttext&pid=S1808-18512014000100063&lng=en&nrm=iso&tlng=en.

19. Bilsky MH, Laufer I, Burch S. Shifting paradigms in the treatment of metastatic spine disease. Spine (Phila Pa 1976). 2009;34(22 Suppl):S101-7.

20. Klimo P, Thompson CJ, Kestle JRW, Schmidt MH. A meta-analysis of surgery versus conventional radiotherapy for the treatment of metastatic spinal epidural disease. Neuro Oncol. 2005;7(1):64–76.

21. Akeyson EW, McCutcheon IE. Single-stage posterior vertebrectomy and replacement combined with posterior instrumentation for spinal metastasis. J Neurosurg. 1996;85(2):211–20.

22. Chen Y-J, Hsu H-C, Chen K-H, Li T-C, Lee T-S. Transpedicular partial corpectomy without anterior vertebral reconstruction in thoracic spinal metastases. Spine (Phila Pa 1976). 2007;32(22):E623-6.

23. Zuckerman SL, Laufer I, Sahgal A, Yamada YJ, Schmidt MH, Chou D, et al. When Less Is More. Spine (Phila

Pa 1976) [Internet]. 2016;41(20):S246–53. [2022 jun 08]. Disponivel em: http://content.wkhealth.com/linkback/openurl?sid=WKPTLP:landingpage&an=00007632-201610151-00014.

24. Tomita K, Kawahara N, Kobayashi T, Yoshida A, Murakami H, Akamaru T. Surgical strategy for spinal metastases. Spine (Phila Pa 1976). 2001;26(3):298–306.

25. Bandiera S, Boriani S, Donthineni R, Amendola L, Cappuccio M, Gasbarrini A. Complications of en bloc resections in the spine. Orthop Clin North Am. 2009;40(1):125–31, vii.

26. Araujo A, Narazaki D, Teixeira W, Ghilardi C, Araujo P, Zerati A, et al. En bloc vertebrectomy for the treatment of spinal lesions. Five years of experience in a single institution: a case series. Clinics [Internet]. 2018;73. Disponivel em: https://www.ncbi.nlm.nih.gov/pmc/articles/PMC5910632/?report=classic.

27. Gallia GL, Sciubba DM, Bydon A, Suk I, Wolinsky J-P, Gokaslan ZL, et al. Total L-5 spondylectomy and re-construction of the lumbosacral junction. Technical note. J Neurosurg Spine. 2007;7(1):103–11.

28. Liljenqvist U, Lerner T, Halm H, Buerger H, Gosheger G, Winkelmann W. En bloc spondylectomy in malignant tumors of the spine. Eur Spine J. 2008;17(4):600–9.

29. Tomita K, Kawahara N, Murakami H, Demura S. Total en bloc spondylectomy for spinal tumors: improvement of the technique and its associated basic background. J Orthop Sci [Internet]. [2010 Ago 14] 2006;11(1):3–12. Disponivel em: http://www.pubmedcentral.nih.gov/articlerender.fcgi?artid=2780651&tool=pmcentrez&rendertype=abstract.

30. Laufer I, Iorgulescu JB, Chapman T, Lis E, Shi W, Zhang Z, et al. Local disease control for spinal metastases following "separation surgery" and adjuvant hypofractionated or high-dose single-fraction stereotactic radiosurgery: outcome analysis in 186 patients. J Neurosurg Spine [Internet]. 2013;18(3):207–14. Disponivel em: http://www.ncbi.nlm.nih.gov/pubmed/23339593.

# Emergências Metabólicas

Cid Ricardo Abreu Buarque de Gusmão

## DESTAQUES

- Emergências metabólicas não são muito comuns, mas podem representar verdadeiras emergências médicas.
- Os principais mecanismos responsáveis pelas emergências metabólicas nos pacientes com câncer incluem a disfunção de órgãos vitais causada pela disseminação sistêmica da doença ou pelo tratamento antineoplásico, e as alterações metabólicas causadas pela produção, pelas células tumorais, de substâncias metabolicamente ativas.

## INTRODUÇÃO

Pacientes com câncer estão sob risco de uma grande variedade de emergências médicas e, em um percentual desses pacientes, a emergência médica será a primeira manifestação da neoplasia.[1] Elas podem resultar de efeitos locais que os tumores ou metástases podem causar nos tecidos envolvidos, de efeitos causados pelos tratamentos, ou por efeitos associados à neoplasia, conhecidos como síndromes paraneoplásicas.

Em muitas situações, essas condições podem exigir um tratamento imediato e específico, o que se constitui em emergências médicas, e, por isso, é essencial seu reconhecimento e a imediata intervenção médica,[2] e podem ocorrer em qualquer momento do curso da doença, desde o momento anterior ao diagnóstico até o momento da doença terminal.[3] Neste capítulo,

trataremos, especificamente, das principais emergências metabólicas.

A principal apresentação clínica dos distúrbios metabólicos é a encefalopatia inespecífica, que pode variar da simples confusão mental ao coma. A gravidade e o nível do comprometimento da consciência estão relacionados à magnitude da alteração metabólica, e com exceção da ocorrência de convulsões, sejam generalizadas ou focais, e da presença do sinal de Babinski, o exame clínico neurológico poucas vezes mostra algum sinal de localização focal. A presença de outros sinais e sintomas, como dispneia, cianose e arritmia cardíaca, deve levantar a hipótese de emergência metabólica. O diagnóstico definitivo será estabelecido por meio de exames laboratoriais e radiológicos e, principalmente, pelo exame e suspeita clínica.

São três os principais mecanismos fisiopatológicos responsáveis pelas emergências metabólicas nos pacientes com câncer:

- disfunção de órgãos vitais causada pela disseminação sistêmica da doença;
- disfunção causada pelo tratamento antineoplásico, especialmente a quimioterapia;
- alterações metabólicas paraneoplásicas causadas pela produção de substâncias metabolicamente ativas pelas células tumorais.

## SÍNDROME DE LISE TUMORAL

A síndrome de lise tumoral[4] reflete-se em uma ampla variedade de alterações eletrolíticas, resultantes da liberação de conteúdo intracelular e degradação de produtos oriundos da morte de células tumorais na corrente sanguínea. São constituintes da síndrome (Quadro 92.1): hiperpotassemia, hiperfosfatemia, hipocalcemia, hiperuricemia e acidose metabólica. A insuficiência renal aguda pode se instalar como resultado direto da síndrome de lise tumoral. A incidência da síndrome é variada, e pode chegar a 40% em pacientes com doenças hematológicas,[5] e uma mortalidade estimada de 20%.[6]

### Quadro 92.1. Síndrome de lise tumoral

**ALTERAÇÕES METABÓLICAS**

Hiperpotassemia
Hiperfosfatemia
Hiperuricemia
Hipocalcemia
Acidose metabólica

Fonte: Desenvolvido pela autoria.

A síndrome de lise tumoral ocorre, na maioria das vezes, após a administração de quimioterapia efetiva, que resulta na rápida destruição das células tumorais. Dessa forma, algumas situações e patologias (Quadro 92.2) apresentam maior risco para o desenvolvimento de síndrome de lise tumoral, e medidas preventivas devem ser adotadas de forma a tentar evitar ou minimizar sua ocorrência. Algumas situações clínicas podem aumentar o risco de ocorrência, como pacientes portadores de tumores sólidos que apresentem grande volume de doença[7], pacientes que apresentem valores elevados da enzima lactato desidrogenase (LDH) e tumores com taxa elevada de crescimento ou alta sensibilidade à quimioterapia. Pacientes idosos ou que já apresentem disfunção renal antes do início do tratamento também têm risco aumentado por possuírem uma taxa de filtração glomerular renal diminuída e, assim, mais suscetível a distúrbios eletrolíticos.[8] Estudos recentes mostram taxas significativas de síndrome de lise tumoral com novas terapias, entre elas CAR T cell e inibidores da quinase.[9]

### Quadro 92.2. Risco de lise tumoral por tipo histológico

**RISCO ELEVADO**

Leucemia mieloide aguda
Linfoma linfoblástico
Leucemia linfoide aguda
Linfoma de Burkitt

**RISCO INTERMEDIÁRIO**

Linfoma difuso de grandes células
Leucemia mieloide crônica
Linfomas de baixo grau
Carcinoma de pequenas células de pulmão
Câncer de mama
Tumores germinativos

Fonte: Desenvolvido pela autoria.

É essencial identificar os pacientes com risco de desenvolvimento de lise tumoral para que medidas profiláticas (Tabela 92.1) possam ser adotadas.[10] Devem-se eliminar ou minimizar os riscos associados à lise tumoral, evitar a administração de drogas nefrotóxicas, além de avaliar e corrigir prontamente a volemia.[11]

A fisiopatologia da síndrome de lise tumoral pode ser explicada pela destruição rápida das células tumorais, o que leva à liberação de conteúdo intracelular na circulação sanguínea. A liberação rápida de grande quantidade de potássio e fosfato no compartimento extracelular não permitirá a eliminação adequada pelo sistema renal, de modo a levar a metabolização de purinas a ácido úrico por meio da via da xantina oxidase. A hipocalcemia secundária se estabelecerá devido à formação de cristais de fosfato de cálcio, e a lesão renal aguda ocorrerá pela deposição de ácido úrico nos túbulos renais, precipitação de cristais de cálcio fosfato e pela alteração causada nos vasos sanguíneos do rim. Cerca de 50% dos pacientes com síndrome de lise tumoral irão necessitar de diálise.[12,13]

## Tabela 92.1. Medidas profiláticas na síndrome de lise tumoral

Prevenção da síndrome de lise tumoral

Hidratação venosa (≈3 L/d) em pacientes de risco para desenvolvimento

Profilaxia com alopurinol por 7 dias em pacientes de risco intermediário-alto

Profilaxia com rasburicase nos pacientes de alto risco

Pacientes em uso de rasburicase não devem receber alopurinol

Alcalinização da urina não é recomendada

Fonte: Desenvolvida pela autoria.

A sintomatologia mais frequente da síndrome de lise tumoral inclui fadiga, anorexia, vômitos, diarreia e câimbras. Quadros mais graves podem apresentar tetania, convulsões e arritmias cardíacas. O critério diagnóstico para a síndrome de lise tumoral está baseado na classificação de Cairo e Bishop[14] (Tabela 92.2).

## Tabela 92.2. Classificação Cairo-Bishop laboratorial e clínica da síndrome de lise tumoral

### SÍNDROME DE LISE TUMORAL LABORATORIAL

Ácido úrico ≥ 8 mg/dL ou aumento 25% do nível basal
Potássio ≥ 6 mEq/L ou aumento 25% do nível basal
Fósforo ≥ 4,5 mg/dL ou aumento 25% do nível basal ou ≥ 6,5 mg/dL em crianças
Cálcio ≤ 7 mg/dL ou redução 25% do nível basal

### SÍNDROME DE LISE TUMORAL CLÍNICA

Presença de síndrome de lise tumoral laboratorial e um ou mais dos critérios a seguir
Creatinina ≥ 1,5x o limite superior da normalidade
Arritmia cardíaca
Convulsão
Morte súbita

Fonte: Desenvolvida pela autoria.

O objetivo principal deve ser evitar a hiperuricemia e manter o débito urinário, com o objetivo de aumentar a excreção de potássio e fósforo, e diminuir a possibilidade de precipitação do ácido úrico e cálcio no parênquima renal. A volemia deve ser mantida por meio da hidratação venosa na taxa de 4 a 5 L/dia, iniciada 24 a 4 horas antes do início da quimioterapia, e mantida durante o período de tratamento. O volume ideal de líquido administrado não está definido, mas 3 L/m² a cada 24 horas é normalmente o utilizado.[15] A alcalinização da urina não é recomendada e diuréticos devem ser usados apenas se necessários, para controle da sobrecarga volêmica. Nos pacientes com risco elevado, é recomendado que a hidratação forçada se inicie 24 a 48 horas antes do início da terapia antineoplásica e seja mantida por 48 a 72 horas após o término.[16] O alopurinol é utilizado nos pacientes com risco intermediário e alto de desenvolvimento de síndrome de lise tumoral de forma profilática, na dose de 200 a 400 mg/m²/dia divididas em 1 a 3 doses, até o máximo de 800 mg/dia,[15] com o cuidado de reajustar a dose em pacientes com insuficiência renal ou em diálise. A rasburicase, ao contrário do alopurinol, é capaz de diminuir a concentração do ácido úrico já formado, e deve ser avaliada nos pacientes com alto risco de desenvolvimento da síndrome ou naqueles com a síndrome instalada, uma vez que é eficaz em adultos e crianças,[16,17] pois pode proporcionar controle mais rápido e melhor controle dos níveis séricos de ácido úrico, particularmente em crianças. A dose sugerida de rasburicase é de 0,1 mg/kg/dia para prevenção e de 0,2 mg/kg/dia para tratamento da síndrome instalada,[18,19] e está contraindicada em pacientes grávidas ou amamentando, e em pacientes com deficiência da G6PDA.[15] A hemodiálise precoce deve ser avaliada nos casos em que a insuficiência renal e os distúrbios bioquímicos não forem corrigidos pelas medidas conservadoras instituídas.

### Hiperpotassemia

A hiperpotassemia é a principal e mais grave alteração eletrolítica presente na síndrome de lise tumoral, e pode resultar em evento cardíaco fatal decorrente da arritmia ventricular. Ela é resultante da liberação de depósitos intracelulares decorrentes da lise celular. Raramente, resulta em arritmias quando os níveis séricos de potássio estão abaixo de 7,5 mmol/L. O tratamento a ser instituído dependerá dos níveis séricos de potássio. Deve ser realizado eletrocardiograma em todos os pacientes e evitarem-se os medicamentos que interfiram com o metabolismo do potássio, como os anti-inflamatórios não hormonais e inibidores da enzima conversora da angiotensina. Diversas alterações eletrocardiográficas podem estar presentes, a depender do nível de hiperpotassemia, como ondas T apiculadas, aumento do intervalo PR, diminuição do intervalo QT, onda P achatada, QRS alargado, bloqueio atrioventricular, taquicardia ventricular, fibrilação ventricular e assistolia. Nos casos de hiperpotassemia leve assintomática, podem ser utilizadas resinas orais que promovam a troca de potássio e sódio no trato gastrointestinal. A hiperpotassemia grave deve ser tratada como emergência médica. A administração de gluconato de cálcio endovenoso tem como finalidade diminuir a excitabilidade da membrana celular, porém, seu efeito é fugaz. A administração de glicose com insulina, na dose de 10 UI a 20 UI de insulina com 25 g a 50 g de glicose, tem a capacidade de reduzir os níveis de potássio sérico, por redirecionar o potássio para o meio intracelular, mas deve ser utilizada com cuidado nos pacientes com hiperglicemia. A hemodiálise é o método mais eficaz no controle da hiperpotassemia, uma vez que é o procedimento de escolha nos pacientes com doença renal prévia ou insuficiência renal.[20]

### Hiperfosfatemia

Assim como na hiperpotassemia, a hiperfosfatemia resulta da liberação do fosfato intracelular. O tratamento consiste na expansão da volemia com solução salina isotônica, que levará a um aumento da excreção do fosfato pelos rins. Antiácidos orais à base de alumínio são também eficazes no tratamento, por meio da ligação com o fósforo no tubo digestivo e a diminuição da absorção.[21] Em casos graves, deve ser considerada a diálise. Os sintomas clínicos são semelhantes àqueles da hipocalcemia, e podem estar presentes parestesia, câimbras e prolongamento do intervalo QT.

### Hipocalcemia

Apesar de um número significativo de pacientes oncológicos apresentar hipocalcemia, apenas 10% apresentarão redução do cálcio iônico. Diversos fatores contribuem para a hipocalcemia assintomática, como a hipoalbuminemia, hemotransfusões repetidas, que podem causar hipocalcemia transitória pelo uso de citrato como agente anticoagulante. A quimioterapia com uso de cisplatina (6% a 20%) ou carboplatina (16% a 31%) podem causar nefretoxicidade e hipocalcemia por meio da hipomagnesemia e consequente

diminuição da secreção de PTH, redução da mobilização do cálcio e formação da 1,25-dihidroxivitamina $D_3$.[22] A hipocalcemia prolongada pode, porém, ser responsável por sintomas clínicos importantes, como parestesias, hipotensão arterial, laringoespasmo, espasmos musculares, tetania, convulsões e arritmia cardíaca. O tratamento principal é a correção da hiperfosfatemia com a regularização do nível de fósforo sérico. O uso de calcitriol está recomendado nos casos de hipocalcemia persistente.[23]

### Acidose metabólica

A acidose metabólica é uma das complicações mais difíceis e menos identificadas das emergências metabólicas nos pacientes com câncer. Pode estar presente em pacientes com doença metastática avançada, especialmente nos pacientes com múltiplas metástases hepáticas. Os sintomas clínicos mais frequentes são náuseas, vômitos, dor abdominal, diarreia, alteração do nível de consciência, desidratação, hipotensão e choque. Os exames laboratoriais mostrarão aumento do lactato sérico, pH arterial em valores inferiores a 7,25 e, usualmente, um *anion gap* maior que 22 meq/L.

O objetivo principal do tratamento será a regularização do pH, que não deverá ser corrigido para valores superiores a 7,2, e a manutenção do bicarbonato de sódio sérico entre 8 e 10 mmol/L por meio da administração de bicarbonato de sódio endovenoso.[24]

### HIPERCALCEMIA

É a emergência metabólica mais frequente nos pacientes com câncer e deve ser considerada um fator de mau prognóstico. É encontrada em 10% a 30% dos pacientes com câncer, em especial, no câncer da mama, pulmão, linfomas não Hodgkin e mieloma múltiplo, porém, pode estar associada a qualquer neoplasia.[25] Cerca de 20% das hipercalcemias são secundárias a metástases ósseas, e 80% pode ser atribuída à atividade da proteína relacionada à paratireoide (PTHrP), a qual aumenta a reabsorção óssea por meio da atividade do osteoclasto e aumento da reabsorção do cálcio no túbulo renal.[26] Não deve ser confundida com a hipercalcemia por hiperparatiroidismo primário, que pode ser excluída pela presença de cálcio sérico elevado com a presença de valores normais ou baixos de paratormônio o (PTH).

Como o cálcio sérico encontra-se ligado à albumina, os valores séricos irão variar de acordo com as concentrações de albumina sérica. Nos pacientes com câncer, a dosagem de cálcio iônico deve ser priorizada sobre a fórmula de correção do valor de cálcio, ajustada para a albumina sérica.

As manifestações clínicas da elevação do cálcio sérico incluem sintomas constitucionais, neurológicos, gastrointestinais, renais e cardíacos. O paciente pode apresentar sinais e sintomas variados, que incluem: perda de peso, anorexia, polidipsia, náuseas e vômitos, poliúria, azotemia, insuficiência renal, constipação e íleo metabólico. Esses pacientes, usualmente, apresentam valores de cálcio sérico não superiores a 13 mg/dL. Se não tratada, a hipercalcemia evoluirá para fraqueza muscular, torpor, convulsões e coma.[27] Normalmente, esses pacientes apresentam valores superiores a 16 mg/dL. Os sintomas cardíacos são menos frequentes, mas podem causar arritmias fatais. O eletrocardiograma deve ser solicitado em todos os pacientes com hipercalcemia.

O tratamento da hipercalcemia está relacionado ao tratamento da doença de base, de modo a evitarem-se drogas que possam interferir na excreção do cálcio, como os diuréticos tiazídicos, os anti-inflamatórios não hormonais e os antagonistas de receptores da histamina.[25]

Como os pacientes apresentam-se geralmente desidratados, a primeira preocupação deve ser a instituição de hidratação vigorosa com solução salina, de forma a restabelecer a euvolemia, com a administração rápida de 1000 ml a 2000 ml de solução salina isotônica, seguida da infusão na taxa de 200 a 300 ml/hr com finalidade de atingir um débito urinário de 100 a 150 ml/h. A hidratação, além de elevar o fluxo renal, também aumenta a excreção do cálcio. Após o restabelecimento da volemia, diuréticos de alça, como a furosemida, devem ser iniciados, de maneira a controlar o balanço hídrico.[27,28,29,32]

A medida mais eficaz para o controle da hipercalcemia associada ao câncer é a utilização dos bifosfonatos: pamidronato e zolendronato.[30] Ambos devem ser administrados via endovenosa, na dose de 60 mg a 90 mg para o pamidronato e de 4 mg para o zolendronato. O zolendronato deve ter sua dose ajustada nos pacientes em insuficiência renal. Os glicocorticoides inibem a conversão da 25-hidroxivitamina D a calcitriol, o que diminui, desta forma, a absorção

intestinal e renal do cálcio, com mais eficácia nos linfomas. A dose recomendada de hidrocortisona situa-se em 200 a 300 mg/dia.[31] A hemodiálise deve ser indicada nos pacientes oligoanúricos.

## HIPONATREMIA – SÍNDROME DE SECREÇÃO INAPROPRIADA DE HORMÔNIO ANTIDIURÉTICO

A síndrome de secreção inapropriada de hormônio antidiurético (SIADH) é a causa mais comum de hiponatremia nos pacientes com volemia normal. Ela é resultado da liberação não fisiológica de arginina vasopressina, e é, frequentemente, causada nos pacientes com câncer por produção ectópica de substâncias semelhantes ao ADH (Quadro 92.3). A hiponatremia pode ser encontrada em cerca de 50% dos pacientes hospitalizados com câncer, e é considerada um sinal de mau prognóstico.[33]

**Quadro 92.3. Neoplasias associadas à síndrome de secreção inapropriada de hormônio antidiurético**

**FREQUENTES**

Câncer de pulmão (pequenas células e não pequenas células)
Câncer de cabeça e pescoço
Neoplasia de sistema nervoso central

**RARAS**

Mesotelioma
Linfoma
Leucemia
Tumores gastrointestinais
Câncer de próstata
Câncer de bexiga

Fonte: Desenvolvido pela autoria.

Os sinais e sintomas na SIADH dependem do grau da hiponatremia e da velocidade com que a hiponatremia se instala. Quando os pacientes apresentam níveis de sódio entre 125 e 135 mEq/L, geralmente são assintomáticos ou possuem sintomas inespecíficos; quando os níveis encontram-se abaixo de 124 mEq/L, podem apresentar náusea, vômito, anorexia, fraqueza geral e confusão mental; em níveis abaixo de 120 mEq/L pode ocorrer crise convulsiva, torpor e coma.

Laboratorialmente, a SIADH caracteriza-se por concentrações plasmáticas de ADH excessivamente altas para a Posm, hiponatremia (Na < 135 mEq/L) e redução da Posm (< 280 mOsm/kg), e por um aumento da excreção urinária de sódio ($U_{Na}$ > 100 mEq/L). Deve-se sempre lembrar de checar o sódio, bem como a osmolalidade urinária e sérica para determinação da presença de SIADH, já que outras causas de hiponatremia, como hipovolemia, por exemplo, são comuns em pacientes com câncer.

O objetivo do tratamento é aumentar a concentração sérica do sódio. Em pacientes com hiponatremia leve, a primeira medida é restringir a ingesta hídrica. A restrição de fluido possibilita o aumento das concentrações de sódio em torno de 2 a 4 mEq/L por dia. A hiponatremia de instalação rápida e persistente predispõe a sequela permanente de sistema nervoso central, por edema cerebral. Esses pacientes necessitam de correção de seus níveis de sódio como tratamento de emergência. Deve-se evitar a super correção rápida, que pode levar a síndrome de desmielinização osmótica. Nos pacientes com hiponatremia grave, o nível sérico de eletrólitos deve ser avaliado a cada 4 a 6 horas, e não devem ser corrigidos para mais de 8 mEq/L nas primeiras 24 horas.[34,35]

Em pacientes para quem a restrição hídrica não é suficiente, pode-se utilizar o tolvaptan, um antagonista do receptor da vasopressina.[35,36]

## HIPOGLICEMIA

A hipoglicemia é uma complicação infrequente nos pacientes com câncer e mais comumente associada aos tumores neuroendócrinos produtores de insulina, como o insulinoma, que podem cursar com hipoglicemia severa nos pacientes com doença metastática.[37] Os sintomas mais frequentes são palpitação, tremor, diaforese, ansiedade e fome. Quadros graves podem causar sintomas neurológicos, como confusão mental, convulsão e perda da consciência. O diagnóstico laboratorial deve incluir insulina plasmática, pró-insulina, Peptideo-C e dosagem de Hidroxibutirato-ß. O tratamento da hipoglicemia severa normalmente requer a administração venosa de dextrose na dose de 25 g de dextrose 50%, enquanto casos leves podem ser revertidos com a administração oral de carboidratos de absorção rápida. Casos sintomáticos em tumores neuroendócrinos produtores de insulina podem requerer a infusão contínua de dextrose e octreotide, associados à terapia direcionada ao tumor.[38]

## INSUFICIÊNCIA ADRENAL

A insuficiência adrenal causada por disseminação metastática, e consequente destruição das adrenais, é relativamente rara. A causa mais frequente é a insuficiência adrenal iatrogênica secundária ao uso crônico de corticosteroides.

Pacientes com risco elevado para desenvolvimento de insuficiência adrenal, causada por uso crônico de corticoides, são os portadores de tumores de sistema nervoso central, leucemias e linfomas. O uso prolongado de corticosteroides resultará na supressão da adrenal, e a interrupção súbita da medicação ocasionará uma insuficiência adrenal aguda.

Os sinais e sintomas são secundários à redução da produção de glicocorticoides e mineralocorticoides pelas adrenais. Eles incluem fraqueza muscular, perda de peso, anorexia, náuseas e vômitos, e hipotensão postural. A hiperpigmentação da pele e mucosas é normalmente encontrada em casos mais crônicos.

As alterações laboratoriais mais comuns incluem acidose metabólica, hiponatremia e hipopotassemia.

Em pacientes com suspeita de insuficiência adrenal e que apresentem instabilidade hemodinâmica, deve-se iniciar de imediato reposição de corticosteroides. Normalmente, utiliza-se hidrocortisona 10 mg a 200 mg a cada 8 horas e hidratação venosa vigorosa. Após normalização do quadro, a dose de corticoide deve ser reduzida e a reposição de corticoide pode ser feita com prednisona 25 mg pela manhã e 12,5 mg à tarde, via oral. Eventualmente, pode ser necessária a administração de um mineralocorticoide, fluocortisona na dose de 0,1 a 0,3 mg/dia oral, em conjunto. Deve-se ter em mente que, em situações de estresse, como cirurgias e infecções, pode ser necessário o aumento da dose de corticoide.[39]

## REFERÊNCIAS

1. Savage P, Sharkey R, Kua T, et al. Clinical characteristics, and outcomes for patients with an inicial emergency presentation of malignancy: a 15-month audit of patient level data. Cancer Epidemiol. 2015;39(1):86-90.

2. Lewis MA, Hendrickson AW, Moynihan TJ. Oncology emergencies: Pathophysiology, presentation, diagnosis, and treatment. CA: A Cancer Journal for Clinicians, 2011;61(5):287-314.

3. Higdon ML, Hidgdon JA. Treatment of oncology emergencies. American Family Physician, 2006;74(11):1873-1880.

4. Arrambide K, Toto R. Tumor lysis syndrome. Semin Nephrol. 1993;13:273-80.

5. Howard SC, Jones DP, Pui CH. The tumor lysis syndrome. N Engl J Med, 2011;364(19):1844-54.

6. Durani U, Shah ND, Go RS. In-hospital outcomes of tumor lysis syndrome: a population-based study using the National Inpatient Sample. Oncologist, 2017;22(12):1506-9.

7. Altman A. Acute tumor lysis syndrome. Semin Oncol. 2001;28:3-8.

8. Sallan S. Management of acute tumor lysis syndrome. Semin Oncol. 2001;28:9-12.

9. Howard SC, Trifilio S, Gregory TK, et al. Tumor lysis syndrome in the era of novel and targed agents in patients with hematologic malignancies: a systematic review. Ann Hematol, 2106;95(4):563-73.

10. Jones GL, Will A, Jackson GH, Webb NJ, Rule S. Committee for Standards in Haematology. Guidelines for the management of tumor lysis syndrome in adults and children with haematological malignancies on behalf of the British Committee for Standards in Haematology. Br J Haematol 2015;169(5):661-71.

11. Feusner J, Farber MS. Role of intravenous allopurinol in the management of acute tumor lysis syndrome. Semin Oncol. 2001;28:13-8.

12. Darmon M, Vincent F, Camous L, et al. Tumor lysis syndrome and acute kidney injury in high-risk haematology patients in the rasburicase era. A prospective multicentre study from the Groupe de Recherche e Reanimation Respiratoire et Onco-Hematologique. Br J Haematol, 2013;162(4):489-97.

13. Maiuolo J, Oppedisano F, Gratteri S, et al. Regulation of uric acid metabolism and excretion. Int J Cardiol, 2016;231:8-14.

14. Cairo MS, Bishop M. Tumor lysis syndrome: new therapeutic strategies and classification. Br J Haematol, 2004;127(1):3-11.

15. Coiffier B, Altman A, Pui CH. Guidelines for the management of pediatric and adult tumor lysis syndrome: an evidence-based review. J Clin Oncol, 2008;26:2767-78.

16. Holdsworth M, Nguyen P. Role of i.v. allopurinol and rasburicase in tumor lysis syndrome. Am J Health Syst Pharm, 2003;60:2213-22.

17. Jones GL, Will A, Jackson GH, Webb NJ, Rule S. Committee for Standards in Haematology. Guidelines for the management of tumor lysis syndrome in adults and children with haematological malignancies on behalf of the British Committee for Standards in Haematology. Br J Haematol, 2015;169(5):661-71.

18. Hochberg J, Cairo MS. Tumor lysis syndrome: current perspective. Haematologica, 2008;93:9-13.

19. Cortes J, Moore JO, Maziart RT, et al. Control of plasma uric acid in adults at risk for Tumor Lysis Syndrome: efficacy and safety of rasburicase alone and rasburicase followed by allopurinol compared with allopurinol alone – results of a multicenter phase III study. J Clin Oncol 2018;28:4207-13.

20. Lewis MA, Hendrickson AW, Moynihan TJ. CA: A Cancer Jornal for Clinicians, 2011;61(5):287-314.

21. Gemici C. Tumor lysis syndrome in solid tumors. Clin Oncol (R Coll Radiol) 2006;18:773-80.

22. Yeung SC, Chiu AC, Vassilopoulou-Sellin R, Gagel RF. The endocrine effects of nonhormonal antineoplastic therapy. Endocr Rev 1998;19:144-72.

23. Dunlay RW, Camp MA, Allon M, et al. Calcitriol in prolonged hypocalcemia due to tumor lysis syndrome. Ann Intern Med. 1989;110:162-4.

24. Sillos EM, Shenep JL, Burghen GA, et al. Lactic acidosis: a metabolic complication of hematologic malignancies. Cancer. 2001;92:2237-46.

25. Stewart AF. Clinical Practice. Hypercalcemia associated with cancer. N Engl J Med 2005;352:373-9.

26. Houyox C, Lombet J, Nicolescu CR. Malignancy-induced hypercalcemia – Diagnostic Challenges. Front Pediatr, 2017;5:233.

27. Reagan P, Pani A, Rosner MH. Approach to diagnosis and treatment of hypercalcemia in a patient with malignancy. Am J Kidney Dis, 2014;63(1):141-7.

28. Legrand SB. Modern management of malignant hypercalcemia. Am J Hosp Palliat Care, 2011;28(7):515-7.

29. Santarpia L, Koch CA, Sarlis NJ. Hypercalcemia in cancer patients: pathobiology and management. Horm Metab Res, 2009;42(3):153-64.

30. Major PP, Coleman RE. Zoledronic acid in the treatment of hypercalcemia of malignancy: results of the international clinical development program. Semin Oncol. 2001;28:17-24.

31. Sternlicht H, Glezerman IG. Hypercalcemia of malignancy and new treatments options. Ther Clin Risk Manag 2015;11:1779-88.

32. Legrand SB. Modern management of malignant hypercalcemia. Am J Hosp Palliat Care, 2011;28(7):515-7.

33. Doshi SM, Shah P, Lei X, et al. Hyponatremia in hospitalized cancer patients and its impact on clinical outcomes. Am J Kidney Dis 2012;59(2):222-8.

34. Verbalis JG, Goldsmith SR, Greenberg A, et al. Diagnosis, evaluation, and treatment of hyponatremia: expert panel recommendations. Am J Med 2103;126(10-1):S1-42.

35. Mentrasti G. Scortichini L, Torniai M, Giampieri R, Morgese F, Rinladi S, et al. Syndrome of Inappropriate Antidiuretic Horone Secretion (SIADH): Optimal management. Therapeutics and Clinical Risk Management 2020;16:663-672. Doi:10.2147/TCRM.S206066.

36. Berardi R, Matroianni C, Lo Russo G, et al. Syndrome of innapropriate anti0diuretic hormone secretion in cancer patients: results of the first multicenter Italian study. Ther Adv Med Oncol 2019;11:1758835919877725. doi: 10.1177/1758835919877725.

37. Spinazzé S, Schrijvers D. metabolic emergencies. Crit Rev Oncol Hematol, 2006;58(1):79-89.

38. Mathur A, Gorden P, Libutti SK. Insulinoma. Surg Clin North Am 2009;89(5):1105-1121.

39. Nelson KA, Walsh D, Abdullah O, et al. Common complications of advanced cancer. Semin Oncol. 2000;27:34-44.

# Injúria Renal Aguda em Pacientes com Câncer

Thiago Gomes Romano

## DESTAQUES

- Pacientes com câncer estão expostos a diversos fatores de risco para o desenvolvimento de injúria renal aguda, tal como exposição a drogas nefrotóxicas, complicações infecciosas, lisa tumoral, hipercalcemia e uropatia obstrutiva.
- A injúria renal aguda na população oncológica traz impacto em morbimortalidade e pode limitar o uso de determinados agentes quimioterápicos.
- Embora, até o momento, não exista um tratamento especifico para a lesão renal, o conhecimento das vias fisiopatogênicas e fatores de risco permitem ao médico traçar estratégias de redução do risco e minimização dos efeitos decorrentes de uma IRA instalada.

## INTRODUÇÃO

Pacientes com câncer representam uma população em risco para o desenvolvimento de injúria renal aguda (IRA). Esse risco é proveniente de maior exposição a fatores, como drogas nefrotóxicas, complicações infecciosas, lise tumoral, hipercalcemia e uropatia obstrutiva.[1,2]

O desenvolvimento de IRA é um fator prognóstico de maior morbimortalidade nesta população, assim como de limitações para regimes quimioterápicos de primeira linha ou com doses otimizadas.

Infelizmente, até o atual momento, não há um tratamento específico para a injúria renal aguda já instalada, portanto, neste capítulo, focaremos na epidemiologia, fisiopatogenia da IRA em alguns cenários envolvendo a população oncológica bem como nas medidas de prevenção da disfunção renal nesta população.

## EPIDEMIOLOGIA

A incidência anual de IRA em pacientes oncológicos, não criticamente enfermos, varia de 11% a 20%, com maior prevalência na população hematológica. Entre os tipos de tumores mais relacionados à disfunção renal estão: rim, fígado, mieloma múltiplo, leucemia e após transplante de células tronco hematopoiéticas (TCTH).[3-5]

A necessidade de terapia renal substitutiva (TRS) ocorre em cerca de 5% dos casos, porém, em casos graves, essa porcentagem pode variar de 8% a 60%.[6]

Os fatores de risco para o desenvolvimento de IRA podem ser divididos naqueles relacionados ao câncer e aqueles atribuídos ao indivíduo (Tabela 93.1).

### Tabela 93.1. Fatores de risco associados ao desenvolvimento de IRA na população oncológica

| FATORES RELACIONADOS AO INDIVÍDUO | FATORES RELACIONADOS AO CÂNCER |
|---|---|
| Idade ≥ 65 anos | Neutropenia e sepse |
| Presença de comorbidades como doença renal crônica, diabetes *mellitus*, cirrose, insuficiência cardíaca congestiva, quadro glomerular associado à neoplasia | Nefrectomia pós câncer renal |
| | Câncer hematológico |
| | Pós-transplante de células tronco hematopoiéticas |
| | Microangiopatia trombótica |
| Uso de medicações como anti-inflamatórios, inibidores da enzima de conversão de angiotensina, bloqueador do receptor de angiotensina | Lise tumoral |
| | Hipercalcemia |
| | Acometimento glomerular paraneoplásico |

Fonte: Desenvolvida pela autoria.

Uma questão mais bem estudada ao longo dos últimos anos, principalmente pelo aumento da sobrevida de pacientes com câncer, é o prognóstico a longo prazo de recuperação renal após um episódio de IRA. Na população oncológica, há estimativa de recuperação plena em 80% dos casos, recuperação parcial em 14% e uma taxa de 6% de necessidade de terapia renal substitutiva crônica.[7]

Meramente para fins didáticos, dividiremos este capítulo em disfunção renal na lise tumoral, hipercalcemia, nefrotoxicidade medicamentosa (mais especificamente de agentes quimioterápicos) e pós-transplante de células tronco hematopoiéticas.

## LISE TUMORAL

A síndrome de lise tumoral (SLT) é uma emergência médica e causa comum de IRA; entre os principais fatores de risco estão os tumores com alta sensibilidade à quimioterapia, como linfomas e leucemias, os

de maior massa tumoral, elevação de desidrogenase lactato (DHL > 1500UI) e disfunção renal prévia.

Entre os tumores com maior incidência de lise estão os linfomas não Hodgkin, leucemia mieloide aguda, leucemia linfocítica aguda e alguns tumores sólidos.

A mortalidade hospitalar pode alcançar até 70% naqueles doentes que desenvolvam disfunções orgânicas com necessidade de ventilação mecânica e terapia de substituição renal.[8]

A SLT ocorre por liberação de componentes intracelulares após morte celular induzida ou não por agentes quimioterápicos. Esses componentes, quando liberados, levam a um conjunto de alterações, como hiperuricemia, hipercalemia, hiperfosfatemia e hipocalcemia, de modo a caracterizar o que Cairo-Bishop chamou de lise tumoral laboratorial (Tabela 93.2)

### Tabela 93.2. Critérios diagnósticos de lise tumoral laboratorial

| Hiperuricemia | > 8 mg/dL ou elevação em 25% do valor basal |
|---|---|
| Hipercalemia | > 6 mmol/L ou elevação em 25% do valor basal |
| Hiperfosfatemia | > 4.5 mg/dL ou elevação em 25% do valor basal |
| Hipocalcemia | < 7 mg/dL ou queda de 25% do valor basal |

Fonte: Desenvolvida pela autoria.

Lise tumoral laboratorial ocorre quando há 2 ou mais dos critérios acima descritos, ocorrendo 3 dias antes ou até 7 dias após a terapia, ocasionalmente pode ocorrer de maneira espontânea.

Síndrome de lise tumoral clínica é caracterizada pelos critérios laboratoriais mais a presença de elevação em 1,5 vezes a creatinina basal ou arritmia cardíaca, ou morte súbita ou crise convulsiva.

A lesão renal, nesta situação, pode ocorrer por nefropatia obstrutiva por cristais de ácido úrico ou xantina, nefrocalcinose aguda, inflamação tubulointersticial e vasoconstrição. Entre estes exemplos, a nefropatia obstrutiva é a mais classicamente atribuída à disfunção renal na SLT.

Para adotarmos medidas de profilaxia, precisamos classificar os doentes em baixo, médio ou alto risco de lise tumoral, conforme Tabela 93.3.

## Tabela 93.3. Classificação de risco para o desenvolvimento de SLT

| Baixo risco | Risco intermediário | Alto risco |
|---|---|---|
| Maioria dos tumores sólidos | Tumores sólidos com alta sensibilidade à quimioterapia, como neuroblastoma, tumores de linhagem germinativa, câncer de pulmão, pequenas células com doença volumosa ou em estádio avançado | Não aplicável |
| Mieloma múltiplo | Leucemia de células plasmocitárias | Não aplicável |
| Leucemia mieloide crônica | Não aplicável | Não aplicável |
| Linfoma não Hodgkin indolente | Não aplicável | Não aplicável |
| Linfoma de Hodgkin | Não aplicável | Não aplicável |
| Leucemia linfoide crônica com contagem de leucócitos menor de $50 \times 10^9$/L (tratada apenas com agente alquilante) | Leucemia linfoide crônica tratada com fludarabina, rituximab ou lenalidomida ou venetoclax e linfonodo $\geq 5$ cm ou contagem absoluta de linfócito $\geq 25 \times 10^9$/L, e/ou aqueles com contagem total de leucócitos $\geq 50 \times 10^9$/L | Leucemia linfoide crônica tratada com venetoclax e linfonodo $\geq 10$ cm, ou linfonodo $\geq 5$ cm e contagem absoluta de linfócitos $\geq 25 \times 10^9$/L e ácido úrico basal elevado |
| Leucemia mieloide aguda e leucócitos $< 25 \times 10^9$/L e DHL $< 2 \times$o limite superior de normalidade | Leucemia mieloide aguda com leucócitos entre 25 e $100 \times 10^9$/L Leucemia mieloide aguda e leucócitos $< 25 \times 10^9$/L e DHL $\geq 2 \times$ o limite superior de normalidade | Leucemia mieloide aguda e leucócitos $\geq 100 \times 10^9$/L |
| Linfoma não Hodgkin adulto intermediário com DHL dentro dos valores normais | Leucemia de células T no adulto/ linfoma difuso de grandes células B, linfoma de células do manto com DHL acima do limite de referência, sem massa volumosa | Leucemia de células T no adulto/ linfoma difuso de grandes células B, linfoma de células do manto com DHL duas vezes acima do limite superior, com massa volumosa |
| Linfoma anaplásico de grandes células no adulto | Linfoma anaplásico de grandes células infantil estágio III/IV | Não aplicável |
| Não aplicável | Linfoma não Hodgkin infantil estágio III/IV com DHL abaixo de 2 vezes o valor de referência | Linfoma difuso de grandes células B estágio III/IV com DHL duas vezes acima do valor da normalidade |
| Não aplicável | Leucemia linfoblástica aguda e leucócitos $< 100 \times 10^9$/L e DHL $< 2$ vezes o valor de referência | Linfoma difuso de grandes células B com DHL $\geq 2 \times$ o limite superior de normalidade |
| Não aplicável | Linfoma de Burkitt e DHL $< 2$ vezes o valor de referência | Linfoma de Burkitt estágio III/IV e ou DHL $\geq 2 \times$ o limite superior de normalidade |
| Não aplicável | Linfoma linfoblástico estágio I/II e DHL $< 2$ vezes o valor de referência | Linfoma linfoblástico estágio III/IV e/ou DHL $\geq 2 \times$ o limite superior de normalidade |
| Não aplicável | Não aplicável | Risco intermediário com disfunção renal Risco intermediário com ácido úrico, potássio e ou fósforo acima do limite superior da normalidade |

Fonte: Adaptada de Cairo MS, Coiffier B, Reiter A, Younes A, Panel TLSE, 2010.

Além da classificação do risco de lise tumoral, precisamos conhecer também a via de catabolismo das purinas (Figura 93.1) e, por meio dela, entendermos o racional do uso dos inibidores da xantina oxidase e rasburicase.

Os pacientes classificados de baixo risco, a princípio, não teriam indicação específica de profilaxia de SLT, aqueles de risco intermediário teriam indicação de hidratação associada a inibidor de xantina oxidase (alopurinol) ou, caso já tenha hiperuricemia na apresentação à rasburicase, naqueles de alto risco está indicado hidratação associada à rasburicase.[10]

Quanto ao melhor esquema de hidratação, as recomendações são fracas contudo, uma sugestão, com nível de evidência V, grau de recomendação D é de, em pacientes pediátricos, salvo contraindicações, manter de 2 a 3L/m²/dia (ou 200 ml/kg/dia se ≤ 10kg) e, tanto na população pediátrica como na adulta, manter um ritmo de diurese em 80 a 100 ml/m²/h.[10]

Em relação ao alopurinol, recomenda-se 100 mg/m²/dose a cada 8 horas por via oral, com dose máxima em 800 mg/dia ou 200 a 400 mg/m²/dia dividido em até 3 doses, com dose máxima em 600 mg/dia, caso administração endovenosa.

Sobre a rasburicase, recomenda-se a dose de 0,05 a 0, 2 mg/kg/dia por 1 a 7 dias, tempo a depender do seriamento do nível sérico de ácido úrico e julgamento clínico. Vale notar que o tempo para queda de ácido úrico é rápido, algo em torno de 4 horas, com meia vida da droga ao redor de 16 a 23 horas, e que pacientes que tenham deficiência de G6PD, possuem contraindicação absoluta ao seu uso, pela indução de meta-hemoglobinemia e hemólise (Tabela 93.4).

## Tabela 93.4. Recomendações para o uso de bifosfonatos em hipercalcemia relacionada à malignidade

| Droga | Dose/tempo de infusão | Intervalo |
|---|---|---|
| Pamidronato Zoledronato | TFG* estimada > 60ml/min 90 mg durante 2 a 3 horas 4 mg em 15 minutos | 3 a 4 semanas |
| Pamidronato Zoledronato | TFG estimada < 60 ml/min 90 mg durante 2 a 3 horas Dose reduzida** | 3 a 4 semanas |
| Pamidronato Zoledronato | TFG estimada < 30 ml/min 90 mg durante 4 a 6 horas Administração não recomendada | 3 a 4 semanas |

*TFG: taxa de filtração glomerular; **3,5 mg (TFG 50-60 ml/min), 3,3 mg (TFG 40-49 ml/min), 3 mg (TFG 30/39ml/min).

Fonte: Adaptada de Perazella MA, Markowitz GS, 2008.

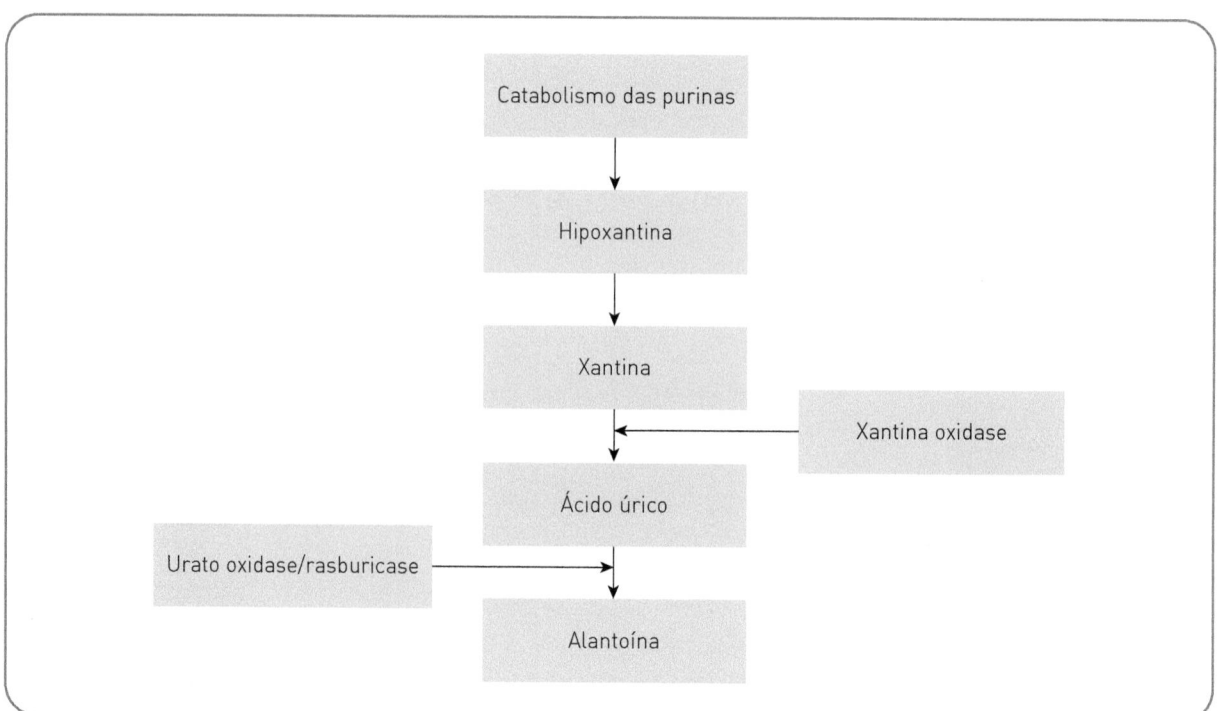

FIGURA 93.1 – Via de catabolismo das purinas.
Fonte: Desenvolvida pela autoria.

Um tópico que pode suscitar dúvida na discussão de profilaxia de lesão renal durante a SLT é a alcalinização urinária, o racional biológico é que a solubilidade do ácido úrico é de 15 mg/dL em pH de 5,0 e sobe para 200 mg/dL em pH 7,0. Houve um estudo experimental na década de 70, praticado por Conger, *et al.* em ratos, que demonstrou um potencial de menor depósito de cristais de urato em parênquima renal de animais submetidos à alcalinização urinária em média de ácido úrico sanguíneo em 19 mg/100 ml. Porém, quando induzimos alcalinização urinária (pH > 6,0) aumentamos a precipitação de cristais de fosfato de cálcio e xantina,[11] logo, no atual momento, a alcalinização urinária não está indicada como estratégia de prevenção de disfunção renal na SLT.

## HIPERCALCEMIA

Cerca de 20% a 30% dos pacientes com câncer desenvolvem hipercalcemia. Em algumas situações, como no mieloma múltiplo, ela pode ser associada a outros fatores indutores de IRA, como nefropatia por cadeia leve ou rim do mieloma.

Basicamente, a hipercalcemia induz disfunção renal por vasoconstrição da arteríola aferente, nefrocalcinose aguda e desidratação por poliúria.[12] A poliúria, nestes casos, é induzida por aumento da natriurese em alça de Henle por ativação dos receptores sensíveis a cálcio nesta região, e pelo bloqueio da ação da arginina vasopressina no néfron distal. Raramente ocorre nefrocalcinose aguda por depósito intratubular de fosfato de cálcio, principalmente quando o produto cálcio *versus* fósforo é menor que 70 mg²/dL, a nefrocalcinose aguda tende a não reverter mesmo após a correção da hipercalcemia, com possibilidade do desenvolvimento de doença renal crônica (DRC).

Em relação ao tratamento, a primeira medida é a restauração da volemia com soluções isotônicas,[13] seguida do uso de diurético de alça, calcitonina e, mais recentemente, o denosumab, um anticorpo monoclonal humano contra o receptor ativador do fator κB, o qual também se mostrou eficaz sem necessidade de ajuste para a função renal[14] e os bifosfonatos. Em relação aos bifosfonatos, é importante entendermos um pouco sua farmacocinética, pois não raramente nos deparamos com a situação de indicação da medicação na vigência de disfunção renal.

Os bifosfonatos são drogas com potencial de quelar e estabilizar o cálcio extracelular à matriz óssea e, no campo intracelular, ocorre sua função mais importante de inibir a atividade osteoclástica, principalmente pela via no mevalonato. Em relação a sua farmacocinética, uma vez administrados, há uma rápida absorção óssea (cerca de 50%) e o restante é ligado a proteínas plasmáticas. Sua metabolização não ocorre pelo citocromo p 450 e são excretados quase inteiramente pelos rins por meio de filtração glomerular e sem participação de secreção tubular, portanto, a disfunção renal pode elevar a probabilidade de toxicidade pelos bifosfonatos, a toxicidade renal ocorre basicamente por dado tubular direto e, mais raramente, pelo desenvolvimento de glomerulosclerose segmentar e focal (GESF) colapsante.

Dentre os bifosfonatos, o ibandronato, que é liberado na Europa para o tratamento da hipercalcemia relacionada à malignidade e nos Estados Unidos para osteoporose pós-menopausa, parece ter um padrão mais seguro de nefrotoxicidade, sem evidências de dano, mesmo em doentes com disfunção renal basal.[15]

Em casos de crise hipercalcêmica refratária, nas medidas anteriormente descritas a indicação de hemodiálise se faz presente.

## LESÃO RENAL INDUZIDA POR QUIMIOTERÁPICOS

Existem diversas maneiras de classificar as lesões renais induzidas por agentes quimioterápicos. Neste capítulo, utilizamos uma abordagem baseada no local do néfron acometido, com a divisão em tubulotoxicidade direta, dano à vasculatura renal, nefropatia induzida por cristais, glomerulopatia induzida e dano funcional.

### Tubulotoxicidade direta

#### Cisplatina

A cisplatina é um composto usado no tratamento de muitos carcinomas, sarcomas e linfomas, cujo principal efeito colateral é a nefrotoxicidade. A nefrotoxicidade induzida pela cisplatina é dose dependente, causada por uma interação complexa de fatores que culminam em apoptose e morte celular.[5;6]

A droga é concentrada, basicamente, no córtex renal, no túbulo proximal,[7] o que explica as alterações laboratoriais decorrentes de sua toxicidade, como veremos mais adiante.

O quadro clínico envolve o desenvolvimento de Síndrome de Fanconi, que é, classicamente, uma lesão tubular proximal, que pode ser parcial ou completa. A forma completa caracteriza-se por hipomagnesemia, hipofosfatemia, proteinúria não nefrótica e nefropatia perdedora de sal. A forma parcial, como o nome já diz, apresenta-se com alguns destes distúrbios.

Diabetes *insipidus* nefrogênico e injúria renal aguda (IRA), que tipicamente, ocorrem de 1 a 2 semanas após início da terapia, também podem se manifestar com o uso de cisplatina,[8] e a IRA, na maioria dos casos, é reversível. Entretanto, evolução para doença renal e tubulopatias crônicas pode ocorrer.[9]

Uma vez que não existe tratamento específico para a lesão renal induzida pela cisplatina, os esforços concentram-se em medidas de prevenção. Entre as medidas, a mais estudada é a hidratação com solução salina, no intuito de aumentar o fluxo urinário e reduzir a exposição tubular à droga. Neste racional, a diurese forçada com manitol e/ou furosemida também apresentam plausibilidade terapêutica, porém, Santoso, *et al.*, por meio de estudo randomizado controlado com uso de solução salina *versus* solução salina mais furosemida ou manitol, verificou que não houve redução na incidência de IRA, com tendência à maior lesão renal no grupo que recebeu manitol,[10] achados semelhantes aos observados por Leu *et al.* em estudo retrospectivo,[11] que gerou uma recomendação de que não existem evidências sólidas para o uso de diuréticos como medida de profilaxia nesta situação. Em pacientes com alto risco para nefrotoxicidade, recomenda-se o uso de outros agentes com menor potencial tóxico, como a carboplatina e oxaliplatina[12] (Quadro 93.1).

### Quadro 93.1. Pontos-chave – Cisplatina

Mecanismo de nefrotoxicidade principal: tubulotoxicidade direta, dose dependente, principalmente no túbulo proximal
Quadro clínico: hipomagnesemia, hipofosfatemia, proteinúria não nefrótica, natriurese elevada e injúria renal aguda, geralmente de 1 a 2 semanas após início de terapia
Prognóstico: autolimitada, mas existe um potencial de evolução para doença renal e tubulopatias crônicas
Prevenção: hidratação com solução salina, evidência ruim para uso de diurese forçada com manitol e/ou furosemida. Em indivíduos de alto risco, pode-se usar outros compostos menos nefrotóxicos, como carboplatina e oxaliplatina
Tratamento: basicamente de suporte, não existe terapia específica para a IRA instalada. Sem benefício de diálise na remoção da cisplatina

Fonte: Desenvolvido pela autoria.

## Agentes alquilantes

Ifosfamida, ciclofosfamida e melfalan são agentes alquilantes. Entre eles, a ifosfamida é responsável por quase todos os casos de IRA nesta classe de quimioterápicos. Cerca de 30% dos pacientes expostos à droga desenvolvem IRA,[13] cujos principais fatores de risco são dose acumulativa acima de 90g/m$^2$ e presença de disfunção renal prévia.[14]

As manifestações de nefrotoxicidade da ifosfamida incluem tubulopatias, principalmente proximal, Síndrome de Fanconi, diabetes *insipidus* nefrogênico e IRA.[15]

A toxicidade dos agentes alquilantes é causada por compostos relacionados à droga. A ciclofosfamida produz acroleína e a ifosfamida cloroacetildeído, o primeiro responsável pelo desenvolvimento de cistite hemorrágica e, este último, responsável pela nefrotoxicidade da droga. Devido a esta diferença, o mesna (um composto sulfídrico), que apresenta eficácia em redução na incidência de cistite hemorrágica da ciclofosfamida, não demonstra eficácia na prevenção de IRA pelo composto cloroacetildeído.[13]

Está bem estabelecido que a ifosfamida também causa redução no ritmo de filtração glomerular (RFG) a longo prazo, cerca de 15 ml/min de queda no primeiro ano pós uso, com 22 ml/min de queda nos anos subsequentes[16] (Quadro 93.2).

### Quadro 93.2. Pontos-chave – Ifosfamida

Mecanismo de nefrotoxicidade principal: tubulotoxicidade direta, dose dependente (dose acumulativa > 90 g/m$^2$)
Quadro clínico: hipofosfatemia, hipomagnesemia, diabetes *insipidus* e IRA (30% dos casos)
Prognóstico: geralmente reversível mas com potencial de cronicidade
Prevenção: medidas limitadas, o mesna que apresenta um potencial de redução de cistite hemorrágica pela ciclofosfamida não apresenta potencial de prevenção de IRA pela ifosfamida. Recomendação de uso de menores doses acumulativas
Tratamento: suporte das complicações

Fonte: Desenvolvido pela autoria.

## Pemetrexato

Pemetrexato é um agente antifolato que inibe as enzimas envolvidas no metabolismo das purinas, e culmina com redução da síntese de RNA/DNA em tumores como mesotelioma e pulmão (não pequenas células).

A excreção é predominantemente renal (80% em 24 horas) com meia vida de 3 horas e meia.[17] Seu principal efeito colateral é a mielossupressão, porém, IRA pode ocorrer, mas com doses elevadas, acima de 600 mg/m$^2$.

A nefrotoxicidade ocorre de maneira principalmente tubular, com necrose tubular aguda, diabetes *insipidus* nefrogênico e acidose tubular renal. Poucas são as evidências para embasar medidas de prevenção eficazes.[4]

A grande maioria dos pacientes tendem a retornar à função renal prévia após suspensão da droga (Quadro 93.3).

### Quadro 93.3. Pontos-chave – Pemetrexato

Mecanismo de nefrotoxicidade principal: tubulotoxicidade direta, dose dependente (doses > 600 mg/m$^2$)
Quadro clínico: IRA, acidose tubular renal e diabetes *insipidus*
Prognóstico: bom, recuperação da função renal após suspensão da droga na maioria dos casos
Prevenção: sem embasamento
Tratamento: suporte das complicações

Fonte: Desenvolvido pela autoria.

## Dano à vasculatura renal

### Gemcitabina

A gemcitabina é um antagonista pirimidínico, usado na terapia de carcinoma de pulmão, pâncreas, bexiga e mama. A IRA é uma complicação rara do uso da droga, com incidência ao redor de 0,5% dos pacientes.[18]

O mecanismo principal de IRA induzida pela gemcitabina é a microangiopatia trombótica (MAT), caracterizada clinicamente por hipertensão arterial sistêmica, anemia hemolítica microangiopática, plaquetopenia, proteinúria subnefrótica, déficit de função renal e hematúria microscópica. Os níveis de complemento séricos estão tipicamente normais, haptoglobina baixa e esquizócitos presentes na periferia sanguínea. Há formas de MAT que não se manifestam com todas estas alterações, mas são igualmente graves, e o clinico deve ficar atento a este tipo de microangiopatia trombótica.

O principal fator de risco para o desenvolvimento desta situação é a dose total administrada e o uso prévio de mitomicina C.

Infelizmente, a abordagem é apenas de suporte, com descontinuidade da droga, controle pressórico e terapia renal substitutiva, caso necessário. Plasmaferese,

bem indicada em outras situações de MAT, como na púrpura trombocitopênica trombótica (PTT), é muito controversa nesta situação, e não está indicada de maneira consensual, assim como corticoterapia e/ou transfusão de plasma fresco ou eculizumab.[2]

O prognóstico é muito variável, o diagnóstico precoce parece ser o principal determinante da evolução da função renal[2] e o desenvolvimento de doença renal crônica não é incomum[19] (Tabela 93.4).

### Quadro 93.4. Pontos-chave – Gemcitabina

Mecanismo de nefrotoxicidade principal: desenvolvimento de microangiopatia trombótica (MAT)
Quadro clínico: IRA, cerca de 0,5% dos pacientes
Prognóstico: dependente do diagnóstico precoce e descontinuidade da droga
Prevenção: sem medidas preventivas eficazes
Tratamento: suporte das complicações. Apesar do mecanismo principal ser MAT, a plasmaferese, corticoterapia e transfusão de plasma fresco congelado não é recomendada

Fonte: Desenvolvido pela autoria.

### Bevacizumab

O crescimento tumoral é altamente dependente da angiogênese induzida pelo fator de crescimento endotelial vascular, portanto, muitas drogas, chamadas antiangiogênicas, entre elas o bevacizumab, foram desenvolvidas para a inibição de tal fator.

O fator de crescimento endotelial vascular é produzido pelas células epiteliais renais e se liga aos receptores localizados no endotélio glomerular e mesangial. A produção do fator de crescimento mantém a integridade endotelial e adequado *turn over* local. A inibição deste processo pode acarretar em dano endotelial, com dados de histologia que demonstram edema de células endoteliais e ruptura da junção endotelial renal.

Quando ocorre acometimento renal pelo uso do bevacizumab, as manifestações clínicas desenvolvem-se entre 3 e 17 meses após o uso da droga, com proteinúria subnefrótica, hipertensão e IRA. Vale a pena ressaltar que proteinúria é um dos achados mais frequentes. Hipertensão e IRA ocorrem em 60% dos casos e todos aqueles que as desenvolvem apresentam achados histológicos de MAT. Outros achados também são descritos, como glomerulosclerose segmentar e focal (GESF), glomerulonefrite crioglobulinêmica e nefrite intersticial aguda.[20]

Os dados terapêuticos e prognósticos são semelhantes aos descritos para a gemcitabina. Não há uma terapia consensual recomendada e o prognóstico depende do tempo entre o diagnóstico e a descontinuidade da droga (Tabela 93.5).

---

**Quadro 93.5. Pontos-chave – Bevacizumab**

Mecanismo de nefrotoxicidade principal: microangiopatia trombótica (MAT)
Quadro clínico: IRA, hipertensão arterial sistêmica, proteinúria subnefrótica, hematúria microscópica, anemia hemolítica microangiopática e trombocitopenia
Prognóstico: dependente do tempo entre diagnóstico e discontinuidade da droga
Prevenção: sem medidas preventivas eficazes
Tratamento: suporte das complicações.

Fonte: Desenvolvido pela autoria.

---

### Nefropatia induzida por cristais

#### Metotrexato

O mecanismo de ação do metotrexato é a inibição da conversão do di-hidrofolato em tetra-hidrofolato pela inibição da di-hidrofolato redutase. A síntese de purinas depende do tetra-hidrofolato, portanto, a síntese de DNA e RNA é inibida pelo uso da droga.

Caracteristicamente, as doses utilizadas da droga são muito variáveis, desde 20 mg/m² por semana, no tratamento da artrite reumatoide ou psoríase, até 1.000-33.000 mg/m² combinado ao ácido folínico no tratamento de resgate para algumas neoplasias como linfoma, leucemia linfoblástica aguda, câncer de mama e osteosarcoma.

A toxicidade do metotrexato é reduzida pelo uso do ácido folínico, o qual é rapidamente convertido em tetra-hidrofolato, sem necessidade da ação da di-hidrofolato. Portanto, o uso do ácido folínico, apesar de reduzir a toxicidade do metotrexato, não reduz seu nível sérico e, consequentemente, a incidência de IRA.

A IRA ocorre em cerca de 2% dos pacientes submetidos a altas doses de metotrexato, e a mortalidade naqueles que desenvolvem IRA é de 4,4%.[21]

As medidas de prevenção eficazes incluem hidratação vigorosa e alcalinização urinária, a qual aumenta a solubilidade do metotrexato e diminui a sua precipitação tubular. Hemodiálise de alto fluxo é efetiva em reduzir os níveis séricos da droga, porém, como a maior parte de sua concentração é intracelular, existe um potencial de rebote após terapia.[22;23]

Recentemente, a carboxipeptidase foi apovada pelo US Food and Drug Administration (FDA) para o tratamento da toxicidade proveniente de altas doses de metotrexato. Esta enzima hidrolisa o metotrexato para um metabólito inativo, com potencial de redução dos níveis séricos da droga em 98,7% dentro de 15 minutos após sua administração. O uso precoce desta enzima reduziu a nefrotoxicidade decorrente de altas doses de metotrexato[24] (Quadro 93.6).

---

**Quadro 93.6. Pontos-chave – Metotrexato**

Mecanismo de nefrotoxicidade principal: precipitação tubular da droga, relacionado ao seu nível sérico
Quadro clínico: IRA, cerca de 2% dos pacientes submetidos a terapias com altas doses (1 a 12 g/m²)
Prognóstico: mortalidade naqueles com IRA cerca de 4%
Prevenção: hidratação vigorosa, alcalinização urinária (manter pH urinário > 7.1) e ajuste da dose a ser administrada
Tratamento: suporte das complicações. Hemodiálise de alto fluxo tem o potencial de redução dos níveis séricos da droga, contudo, com significante rebote pós procedimento. Perspectiva do uso clínico da carboxipeptidase

Fonte: Desenvolvido pela autoria.

---

### Glomerulopatia induzida

#### Interferon

O interferon (IFN) é uma glicoproteína sintetizada e liberada por leucócitos, fibroblastos e células T, em resposta a patógenos como vírus, bactérias e células tumorais. De maneira simplificada, o IFN-$\alpha$ e IFN-$\beta$ reduzem a replicação viral e síntese proteica das células ao seu redor. Baseada nestas características, a administração exógena de IFN é usada com propósito terapêutico, inclusive em oncologia.

A administração crônica de IFN correlaciona-se ao desenvolvimento de inúmeras doenças renais, principalmente por lesão podocitária, manifestada histologicamente por doença de lesões mínimas e glomerulosclerose segmentar de focal (GESF), e clinicamente por proteinúria, com ou sem insuficiência renal.

Alguns pacientes que desenvolvem GESF podem apresentar a variável colapsante, uma forma particularmente grave de GESF que se manifesta com perda

Continua >>

grave de função renal. Em 14 pacientes com manifestações histológica de GESF, o tempo de surgimento de proteinúria variou de 1 a 48 meses e a insuficiência renal ocorreu em 11 deles.[25] A remissão, por relatos, é inconsistente e incompleta após suspensão da droga.

Devido ao mecanismo de indução de lesão renal ser glomerular, intervenções como hidratação e alcalinização urinária não são eficazes (Tabela 93.7).

## Quadro 93.7. Pontos-chave – Interferon

Mecanismo de nefrotoxicidade principal: lesão podocitária (doença de lesões mínimas e GESF)
Quadro clínico: IRA e proteinúria nefrótica
Prognóstico: ruim, mesmo após suspensão da droga há relatos de remissão incompleta de proteinúria
Prevenção: sem medidas preventivas eficazes
Tratamento: suporte das complicações. Uso de corticoesteroides em alguns relatos de casos

Fonte: Desenvolvido pela autoria.

## Dano funcional

### Bioquimioterapia

Alguns centros utilizam a associação de quimioterapia citotóxica com imunoterapia com IFN ou interleucina 2 (IL-2) para o tratamento do melanoma metastático.

A administração de IL-2 recombinante pode induzir um aumento da permeabilidade vascular, o que resulta em edema, depleção de volume plasmático e queda reversível do ritmo de filtração glomerular, algo descrito por alguns autores como síndrome de vazamento capilar ou, em inglês, *capilar leak syndrome*.

Em estudo com 199 pacientes, oligúria, hipotensão e ganho de peso foram observados na maioria deles, e 13% dos ciclos tiveram que ser interrompidos devido à elevação significativa da creatinina sérica.[26] Após a suspensão da droga, a função renal tende a retornar ao normal em aproximadamente uma semana.

A abordagem terapêutica é de suporte, direcionada basicamente à restauração da volemia plasmática e otimização hemodinâmica. Como medida preventiva resta a seleção criteriosa dos pacientes que serão expostos à terapia com IL-2. Idosos, pacientes com déficit de função renal prévio e em uso de drogas nefrotóxicas são mais predispostos a este tipo de IRA (Quadro 93.8).

## Quadro 93.8. Pontos-chave – Interleucina 2 recombinante

Mecanismo de nefrotoxicidade principal: síndrome de aumento de permeabilidade vascular e subsequente hipovolemia
Quadro clínico: choque distributivo, IRA isquêmica
Prognóstico: dependente da função renal prévia, tendência a recuperação dentro da primeira semana de descontinuidade da droga
Prevenção: sem medidas preventivas eficazes. Selecionar criteriosamente os candidatos à terapia
Tratamento: suporte das complicações. Otimização hemodinâmica

Fonte: Desenvolvido pela autoria.

## Ajuste de dose dos quimioterápicos em doença renal crônica

A maioria dos grandes estudos clínicos excluem os pacientes com doença renal crônica, portanto, a qualidade das evidências nesta população são escassas. Apesar disso, os pacientes com doença renal crônica representam uma parcela significativa da população oncológica. A Tabela 93.5 traz uma sugestão de ajuste de dose de alguns quimioterápicos.[27;28]

## Tabela 93.5. Ajuste de dose baseado em *clearance* de creatinina

| AGENTE | AJUSTE DE DOSE *CLEARANCE* DE CREATININA 10 A 50 ML/MIN (%) | AJUSTE DE DOSE *CLEARANCE* DE CREATININA < 10 ML/MIN (%) | NÍVEL DE EVIDÊNCIA* |
|---|---|---|---|
| Cisplatina | 75 | 50, evitar quando possível | A |
| Carboplatina | 50 | 25 | A |
| Clorambucil | 75 | 50 | D |
| Ifosfamida | 100 | 75 | B |
| Ciclofosfamida | 100 | 75 | B |
| Daunorrubicina | 100 | 75 | D |

Continua >>

>> Continuação

## Tabela 93.5. Ajuste de dose baseado em *clearance* de creatinina

| AGENTE | AJUSTE DE DOSE *CLEARANCE* DE CREATININA 10 A 50 ML/MIN (%) | AJUSTE DE DOSE *CLEARANCE* DE CREATININA < 10 ML/MIN (%) | NÍVEL DE EVIDÊNCIA* |
|---|---|---|---|
| Doxorrubicina | 100 | 100 | D |
| Epirrubicina | 100 | 100 | D |
| Mitomicina C | 100 | 75 | B |
| Azacitadina | 100 | 100 | B |
| Gemcitabina | 100 | 100 | B |
| Citarabina | 100 | 100 | D |
| Metotrexato | 50 | Evitar | A |
| Fludarabina | 75 | 50 | D |
| 5-Fluoracil | 100 | 100 | D |
| Melfalan | 75 | 50 | B |
| Paclitaxel | 100 | 100 | A |
| Vincristina | 100 | 100 | B |
| Vinblastina | 100 | 100 | B |

*A: estudos clínicos em humanos, B: relato de casos humanos, C: dados *in vitro*, D: opinião de especialistas.
Fonte: Adaptada de Lam, *et al.*, 2012.

## IRA PÓS-TRANSPLANTE DE CÉLULAS-TRONCO HEMATOPOIÉTICAS

A incidência de IRA pós transplante de células hematopoiéticas (TCTH) varia de 20% a 70%.[17,18] No desenvolvimento de IRA após TCTH, o esquema de condicionamento da medula e a fonte da célula-tronco são importantes fatores de risco, regimes alogênicos mieloablativos são correlacionados á incidência de IRA de até 90%, enquanto autólogos de 50%.[19] Aqui abordaremos as principais etiologias de IRA neste grupo de doentes: sepse, nefrotoxicidade medicamentosa, síndrome de obstrução sinuoisal hepática, microangiopatia trombótica, infusão das células-tronco e complicações infecciosas virais especificas (adenovírus e BK vírus).

### Sepse

O mecanismo fisiopatogênico da IRA na sepse, antigamente compreendido como meramente hemodinâmico por vasoconstrição intrarrenal, ocorre por vasodilatação da arteríola aferente, com redução de pressão de filtração glomerular[17] e por expressão inflamatória local com apoptose tubular.[20] Sendo assim, é importante sabermos que, dentro do manuseio desta condição, há um período para expansão volêmica e otimização hemodinâmica, porém, num determinado momento, o balanço hídrico positivo e indiscriminado passa a ser mais deletério ao doente. Além da resposta inflamatória e hemodinâmica imposta pela sepse, o rim também é exposto à toxicidade antimicrobiana decorrente de seu tratamento, tópico exposto a seguir.

### Nefrotoxicidade medicamentosa

#### Anfotericina B

A anfotericina B leva à lesão renal por dois mecanismos, o primeiro deles por vasoconstrição arterial intrarrenal e a segunda, estruturalmente com dano epitelial tubular, sabemos que algumas formulações lipídicas tem menor risco que a convencional.[21,22]

Diretrizes de especialistas sugerem, quando possível, o uso de outros antifúngicos como imidazólicos e equinocandinas, restringir o uso a infecções documentadas ou, quando empírico, sempre se questionar sobre a possibilidade de descalonamento da droga.

#### Aciclovir

A lesão renal induzida pelo aciclovir decorre da formação de cristais birrefringentes urinários, os quais levam à obstrução tubular e do tubo coletor. Essa obstrução ocorre, principalmente, quando a administração é endovenosa e em altas doses, e tem como demais fatores de risco a disfunção renal previa, infusão rápida da droga e depleção de volume intravascular.[23]

### Aminoglicosídeos

O uso desta classe de antimicrobianos leva à alteração na célula tubular proximal, há evidências que o dano tem correlação com o tempo exposto à droga. Olsen *et al.* demonstraram que dose única diária, ao invés de múltiplas administrações, pode ter impacto em redução de IRA,[24,25] obviamente o uso racional da droga, principalmente em cenários de exposição a agentes multirresistentes, faz-se necessário.

### Vancomicina

O mecanismo de indução de IRA pela vancomicina não é completamente compreendido, estudos mostram que proinflamação oxidativa, disfunção mitocondrial, apoptose celular e nefrite intersticial aguda, seja ela isolada ou no contexto de *drug rash with eosinophilia and systemic syndrome* (DRESS). O que é bem conhecido é a correlação entre disfunção renal e nível sérico em vale da droga, Horey, *et al.* demonstrou que há uma relação diretamente proporcional entre ambas, com a incidência de IRA de 3%,10%, 23% e 81% em níveis entre 10 e 15, 15 e 20, 20 e 35 e acima de 35 mg/dL, respectivamente.[26]

A incidência de IRA induzida por vancomicina varia de 5% a 40%,[27] entre os fatores de risco estão: obesidade, tempo de exposição à droga, disfunção renal previa e uso concomitante de piperaciclina/tazobactan, aparentemente, pois o sinergismo entre elas reduz o *clearance* da vancomicina.

Como estratégias de prevenção, o ajuste da posologia pelo peso e pelo nível sérico, assim como minimização do tempo de exposição a drogas são as medidas a serem aplicadas a beira-leito.

### Ciclosporina e microangiopatia trombótica

A ciclosporina é um inibidor da via da calcineurina, frequentemente utilizada na prevenção de doença enxerto-hospedeiro, do inglês *graft versus host disease* (GVHD). A situação está restrita ao TCTH alogênico, a fisiopatogenia da lesão renal induzida pela droga passa

por vasoconstrição intrarrenal, assim como indução de microangiopatia trombótica (MAT), situação que ocorre em 0,5% até 60% dos casos e caracterizada por anemia hemolítica microangiopática, trombocitopenia e lesão orgânica do local em que ocorrer a alteração microvascular, classicamente sistema nervoso central e rim são órgãos alvos importantes. No cenário de TCTH, a MAT não é exclusividade do uso dos inibidores de calcineurina, condições como GVHD, irradiação de corpo inteiro usado como regime de indução medular e infecção por adenovírus são outras etiologias possíveis

### Síndrome de obstrução sinusoidal hepática

A IRA nesta condição, anteriormente chamada de doença venoclusiva, tem sua fisiopatogenia muito semelhante à síndrome hepatorenal, quando a disfunção renal é predominantemente hemodinâmica e não estrutural.[28] A teoria mais aceita é que o esquema mieloablativo leva à lesão endotelial sinusoidal com depósito de fibrina e consequente estreitamento venular com hipertensão portal intra-hepática. Entre os fatores de risco estão: uso de metotrexate, uso de irradiação acima de 12 cGy[29] e esquema de condicionamento com busulfan-ciclofosfamida.

Entre os sinais e critérios diagnósticos de Seatle-Baltimore estão a presença de 2 dos 3 sinais e sintomas: icterícia (bilirrubina acima de 2 mg/dL), hepatomegalia dolorosa e ganho de peso > 5% nos 20 dias que sucedem o TCTH.

### Infusão das células-tronco

O preparo das células-tronco contem crioprecipitantes, os quais, durante a infusão, podem levar a sintomas como hipotensão, dor abdominal e vômitos. Do ponto de vista renal, essa condição pode levar a hemólise intravascular com consequente depósito de hemoglobina livre nos túbulos renais, uma das causas da chamada nefropatia por pigmentos.[30] Como base para seu tratamento está a alcalinização urinária e estímulo ao fluxo de diurese, seja ele pela hidratação ou pelo uso de diuréticos.

### Complicações infecciosas virais específicas

Neste tópico vale comentarmos dois agentes virais: o BK vírus e o adenovírus. As lesões renais decorrentes de ambos agentes ocorrem pela sua reativação

93 | Injúria Renal Aguda em Pacientes com Câncer

no trato urinário, de modo a levar à cistite, nefrite intersticial aguda e, mais raramente, glomerulonefrite. Especificamente no caso do BK vírus, a medida mais eficaz é a redução da imunossupressão.

## CONCLUSÃO

A injúria renal aguda na população oncológica traz impacto em morbimortaldidade e implicação em seu tratamento quimioterápico, há uma pluralidade de fatores etiológicos que passam, desde lesão pelo câncer em si até decorrente de seu tratamento/nefrotoxicidade. Embora, até o momento, não exista um tratamento especifico para a lesão renal, o conhecimento das vias fisiopatogênicas e fatores de risco expostos neste capítulo permitem ao médico responsável pelo atendimento destes doentes traçar estratégias de redução do risco e minimização dos efeitos decorrentes de uma IRA instalada.

## REFERÊNCIAS

1. Lameire N, Vanholder R, Van Biesen W, Benoit D. Acute kidney injury in critically ill cancer patients: an update. Critical care. 2016;20(1):209.

2. Rosner MH, Perazella MA. Acute Kidney Injury in Patients with Cancer. The New England journal of medicine. 2017;377(5):500-1.

3. Christiansen CF, Johansen MB, Langeberg WJ, Fryzek JP, Sorensen HT. Incidence of acute kidney injury in cancer patients: a Danish population-based cohort study. European journal of internal medicine. 2011;22(4):399-406.

4. Salahudeen AK, Doshi SM, Pawar T, Nowshad G, Lahoti A, Shah P. Incidence rate, clinical correlates, and outcomes of AKI in patients admitted to a comprehensive cancer center. Clinical journal of the American Society of Nephrology: CJASN. 2013;8(3):347-54.

5. Jin J, Wang Y, Shen Q, Gong J, Zhao L, He Q. Acute kidney injury in cancer patients: A nationwide survey in China. Sci Rep. 2019;9(1):3540.

6. Darmon M, Ciroldi M, Thiery G, Schlemmer B, Azoulay E. Clinical review: specific aspects of acute renal failure in cancer patients. Critical care. 2006;10(2):211.

7. Soares M, Salluh JI, Carvalho MS, Darmon M, Rocco JR, Spector N. Prognosis of critically ill patients with cancer and acute renal dysfunction. Journal of clinical oncology: official journal of the American Society of Clinical Oncology. 2006;24(24):4003-10.

8. Durani U, Shah ND, Go RS. In-Hospital Outcomes of Tumor Lysis Syndrome: A Population-Based Study Using the National Inpatient Sample. Oncologist. 2017;22(12):1506-9.

9. Cairo MS, Coiffier B, Reiter A, Younes A, Panel TLSE. Recommendations for the evaluation of risk and prophylaxis of tumour lysis syndrome (TLS) in adults and children with malignant diseases: an expert TLS panel consensus. British journal of haematology. 2010;149(4):578-86.

10. Coiffier B, Altman A, Pui CH, Younes A, Cairo MS. Guidelines for the management of pediatric and adult tumor lysis syndrome: an evidence-based review. Journal of clinical oncology: official journal of the American Society of Clinical Oncology. 2008;26(16):2767-78.

11. Gault MH, Chafe LL, Morgan JM, Parfrey PS, Harnett JD, Walsh EA, et al. Comparison of patients with idiopathic calcium phosphate and calcium oxalate stones. Medicine (Baltimore). 1991;70(6):345-59.

12. Guise TA, Wysolmerski JJ. Cancer-Associated Hypercalcemia. N Engl J Med. 2022;386(15):1443-51.

13. Rosner MH, Dalkin AC. Onco-nephrology: the pathophysiology and treatment of malignancy-associated hypercalcemia. Clinical journal of the American Society of Nephrology: CJASN. 2012;7(10):1722-9.

14. Dietzek A, Connelly K, Cotugno M, Bartel S, McDonnell AM. Denosumab in hypercalcemia of malignancy: a case series. J Oncol Pharm Pract. 2015;21(2):143-7.

15. Barrett J, Worth E, Bauss F, Epstein S. Ibandronate: a clinical pharmacological and pharmacokinetic update. J Clin Pharmacol. 2004;44(9):951-65.

16. Perazella MA, Markowitz GS. Bisphosphonate nephrotoxicity. Kidney international. 2008;74(11):1385-93.

17. Kogon A, Hingorani S. Acute kidney injury in hematopoietic cell transplantation. Semin Nephrol. 2010;30(6):615-26.

18. Clajus C, Hanke N, Gottlieb J, Stadler M, Weismuller TJ, Strassburg CP, et al. Renal comorbidity after solid organ and stem cell transplantation. Am J Transplant. 2012;12(7):1691-9.

19. Caliskan Y, Besisik SK, Sargin D, Ecder T. Early renal injury after myeloablative allogeneic and autologous hematopoietic cell transplantation. Bone Marrow Transplant. 2006;38(2):141-7.

20. Schrier RW, Wang W. Acute renal failure and sepsis. N Engl J Med. 2004;351(2):159-69.

21. Sorkine P, Nagar H, Weinbroum A, Setton A, Israitel E, Scarlatt A, et al. Administration of amphotericin B in lipid emulsion decreases nephrotoxicity: results of a prospective, randomized, controlled study in critically ill patients. Crit Care Med. 1996;24(8):1311-5.

22. Cagnoni PJ. Liposomal amphotericin B versus conventional amphotericin B in the empirical treatment of persistently febrile neutropenic patients. J Antimicrob Chemother. 2002;49(1):81-6.

23. Brigden D, Rosling AE, Woods NC. Renal function after acyclovir intravenous injection. Am J Med. 1982;73(1A):182-5.

24. Olsen KM, Rudis MI, Rebuck JA, Hara J, Gelmont D, Mehdian R, et al. Effect of once-daily dosing vs. multiple daily dosing of tobramycin on enzyme markers of nephrotoxicity. Crit Care Med. 2004;32(8):1678-82.

25. Stankowicz MS, Ibrahim J, Brown DL. Once-daily aminoglycoside dosing: An update on current literature. Am J Health Syst Pharm. 2015;72(16):1357-64.

26. Horey A, Mergenhagen KA, Mattappallil A. The Relationship of nephrotoxicity to vancomycin trough serum concentrations in a veteran's population: a retrospective analysis. Ann Pharmacother. 2012;46(11):1477-83.

27. van Hal SJ, Paterson DL, Lodise TP. Systematic review and meta-analysis of vancomycin-induced nephrotoxicity associated with dosing schedules that maintain troughs between 15 and 20 milligrams per liter. Antimicrob Agents Chemother. 2013;57(2):734-44.

28. Humphreys BD, Soiffer RJ, Magee CC. Renal failure associated with cancer and its treatment: an update. J Am Soc Nephrol. 2005;16(1):151-61.

29. Richardson PG, Ho VT, Giralt S, Arai S, Mineishi S, Cutler C, et al. Safety and efficacy of defibrotide for the treatment of severe hepatic veno-occlusive disease. Ther Adv Hematol. 2012;3(4):253-65.

30. Zager RA. Acute renal failure in the setting of bone marrow transplantation. Kidney Int. 1994;46(5):1443-58.

# Efeitos Colaterais da Imunoterapia

Mirella Nardo

## DESTAQUES

- A indicação do uso de inibidores de checkpoint imunológicos estão se tornando mais amplas a cada dia.
- Os eventos colaterais mais frequentes da imunoterapia são relacionados ao aumento da
- resposta imunológica. Eles podem se manifestar em diversos sistemas como pele, trato gastrointestinal, sistema endocrinológico e outros.
- De forma geral, os efeitos de grau 2 requerem a suspensão da imunoterapia até a melhora dos sintomas e deve-se considerar o uso de corticoides sistêmicos. Os efeitos de grau 3 e 4 requerem a suspensão definitiva do tratamento na maioria dos casos e tratamento com altas doses de corticoides. Alguns eventos endocrinológicos são exceções a essas regras.
- Nos casos de efeitos colaterais mais graves e que não respondam ao uso de altas doses de corticoide, pode-se utilizar imunossupressores como o infliximabe.

## INTRODUÇÃO

O conceito de imunoterapia teve sua origem ao final do século 19, quando o cirurgião Coley demonstrou que a injeção de um composto de bactérias mostrava a redução de alguns tumores sólidos.

Depois disso, já vivemos a era do interferon e interleucina e, atualmente, lidamos com drogas como os anti-CTLA4 e anti-PD1/PDL1, e também com técnicas avançadas como CAR T cell, que renovam as opções terapêuticas da oncologia e ganham um cenário cada vez mais amplo.

Por isso, conhecer os seus mecanismos e saber como manejar as suas toxicidades é fundamental para a prática clínica.

## INIBIDORES DE *CHECKPOINTS* IMUNOLÓGICOS (ICPIS)

### Anti-CTLA4

O ipilimumabe, um inibidor de CTLA4, foi o primeiro inibidor de *checkpoint* imunológico conhecido, e sua eficácia foi demonstrada nos casos de melanoma metastático. Outro anticorpo com esse mecanismo de ação é o tremelimumabe, cuja eficácia não foi comprovada previamente. Ambos estão em outros estudos em andamento, principalmente com a opção de combinação.

O CTLA4 funciona como um freio dos linfócitos T ao serem ativados pelas células apresentadoras de antígeno. O mecanismo de ação do anti-CTLA4 se dá pelo bloqueio de CD80, CD86 e células apresentadoras de antígeno, de forma a prolongar a ativação da célula T (Figura 94.1).

### Anti-PD1/PDL1

O PD1 (*programmed cell death 1*) é uma proteína transmembrana expressa nas células T, B e NK. Trata-se de uma molécula inibitória que, quando ligada ao PDL1 ou PD1 ligante (expresso em diversos tecidos, monócitos e células dendríticas, mas também em

algumas células tumorais), inibe a apoptose da célula tumoral, promove a exaustão do linfócito T e a conversão para Treg (células T reguladores que podem promover a imunotolerância).

Atualmente, há aprovações para o tratamento de diversos tumores sólidos com o uso de inibidores de PD1 (pembrolizumabe e nivolumabe) e de PDL1 (atezolizumabe, avelumabe e durvalumabe), e muitos outros estudos estão em andamento com o intuito de ampliar os cenários nos quais eles podem trazer benefício (Figura 94.1).

## OUTROS TIPOS DE IMUNOTERAPIA

Existem novas opções de imunoterapia que ainda não estão acessíveis no Brasil. Algumas ainda estão em avaliação e outras já em uso para alguns tipos de câncer.

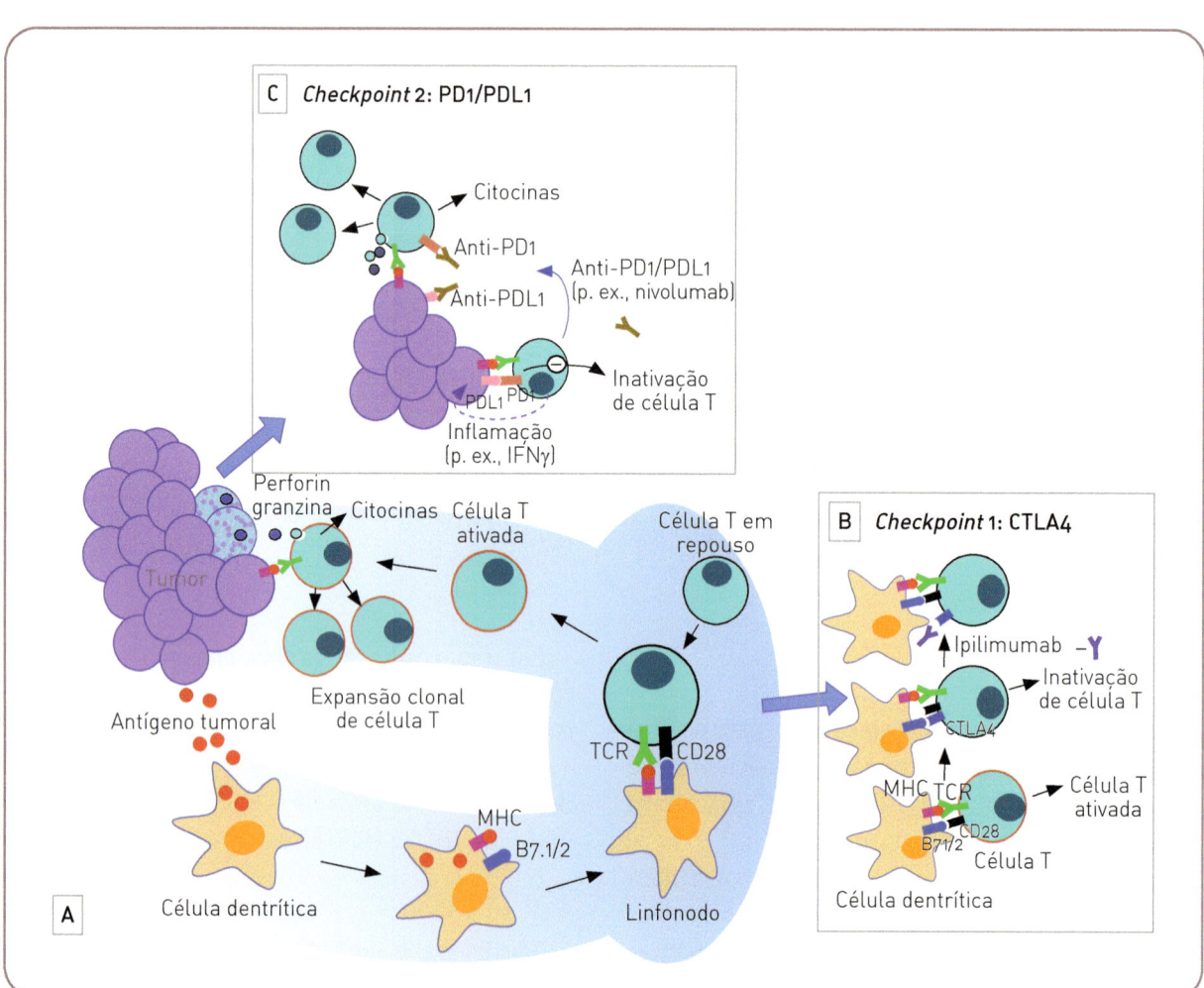

**FIGURA 94.1 –** Mecanismo de ação dos anti-CTLA4 e anti-PD1.
Fonte: Desenvolvida pela autoria.

## CAR T Cell

São células T retiradas do paciente e geneticamente modificadas para expressar um domínio ligador de antígeno de um receptor de célula B vinculado a um domínio intracelular CD3-zeta. Dessa forma, a célula T pode responder, independentemente do MHC, a um antígeno de superfície celular detectado.

Essa técnica é especialmente usada na onco-hematologia, foi testada para o tratamento de leucemia aguda linfoblástica B e pré-B, e seus efeitos colaterais resultam da extensa liberação de citocinas. Os principais eventos graves são febre, hipotensão, alteração do nível de consciência e convulsão.

## TIL

A partir de uma amostra de tumor, extraem-se os linfócitos infiltrados nesse ambiente para serem cultivados com IL-2 para uma expansão *in vitro*. Antes da reinfusão desses linfócitos, o paciente costuma receber uma quimioterapia ou radioterapia de corpo total, para a depleção de linfócitos T reguladores e outros linfócitos que reduziriam a expansão dos linfócitos T estimulados.

No momento da reinfusão dos linfócitos estimulados, o paciente também recebe IL-2, o que pode levar a sintomas de inflamação sistêmica.

## T-VEC

Por meio da bioengenharia, os vírus podem ser programados para infectar, preferencialmente, as células tumorais e promover a apresentação de antígenos tumorais, que ativariam um ambiente tumoral de imunotolerância e permitiriam uma melhor resposta imune.

O agente mais conhecido é o talimogene laherparepvec (T-VEC), que usa um herpesvírus atenuado para promover a expressão de um fator estimulador de colônia (GM-CSF), responsável por promover a apresentação de antígenos das células dendríticas.

Existem estudos em andamento para testar a associação dessa técnica com anti-PD1.

## TOXICIDADES DOS ICPIS E MANEJO CLÍNICO

Os efeitos colaterais decorrentes da imunoterapia costumam ter o mecanismo baseado no aumento da resposta imunológica, que pode se manifestar nos diversos sistemas, como pele, trato gastrointestinal, sistema endocrinológico e outros.

Os dados referentes ao manejo dessas toxicidades são baseados na opinião de especialistas, cuja experiência clínica demonstrou a adequação do tratamento dessas intercorrências. Isso porque não há estudos prospectivos que avaliaram a condução desses efeitos colaterais imunomediados.

A ideia geral para o manejo desses eventos é a de que qualquer evento moderado ou grave deve levar à imediata suspensão da imunoterapia e início de corticosteroides.

Para reações grau 2, o tratamento com a imunoterapia deve ser suspenso e pode ser retomado até que os sintomas retornem aos equivalentes ao grau 1. Corticosteroides (0,5 mg/kg/dia) devem ser iniciados se os sintomas não se resolverem em uma semana.

Para as reações graus 3 e 4, o tratamento com a imunoterapia não deve ser retomado e são necessárias altas doses de corticosteroides (1 a 2 mg/kg/dia) desde o início dos sintomas. Essa medicação pode ser gradualmente reduzida após a melhora dos sintomas para grau 1. Nos casos em que os sintomas não melhoram em 3 dias de corticosteroides, deve-se considerar a realização de um imunossupressor, como o infliximabe (5 mg/kg). Caso não haja melhora, pode-se realizar uma segunda dose de infliximabe (5 mg/kg) em 2 semanas.[1]

### Eventos infusionais

Há relato de reações leve infusionais em quase 25% dos pacientes, mas a ocorrência de evento grave ocorre em menos de 2% dos casos.

### Eventos adversos sistêmicos

Um dos eventos adversos mais comuns relacionados à imunoterapia é a astenia, que costuma ser mais frequente com os anti-CTLA4 e, principalmente, com as combinações de anti-CTLA4 e anti-PD1. Como se trata de um sintoma inespecífico, é importante lembrar de diagnósticos diferenciais, como eventos endocrinológicos (hipotireoidismo, hipopituitarismo e insuficiência adrenal).

## Eventos dermatológicos e de mucosas

As toxicidades dermatológicas são as mais comumente observadas, com relatos de que a incidência ocorra entre 30% e 50% dos casos.[2] São mais frequentes com o ipilimumabe do que com os anti-PDL1, mas a quantidade de eventos grau 3 é similar entre os dois tipos de ICPIs. No geral, trata-se de manifestação precoce,[3] usualmente caracterizada por *rash*, mas também engloba vitiligo, mucosite, xerostomia e alopecia.[4]

Deve-se considerar como diagnóstico diferencial as reações cutâneas adversas a drogas e avaliar outros sistemas acometidos: dor local, febre, astenia, mialgia, artralgia, dor abdominal, desconforto ocular ou fotofobia, coriza, inflamação da orofaringe, odinofagia, rouquidão, disúria, alteração vaginal nas mulheres ou do meato uretral nos homens, alteração perianal. No exame clínico, além da avaliação de toda a superfície cutânea e de todas as mucosas, deve-se pesquisar linfadenopatias, edema facial ou de extremidades, e pesquisar áreas cutâneas dolorosas à palpação sem alterações visíveis (*dusky*-eritema). Pode-se, também, considerar a realização do teste de Nikolsky.

Além da história clínica e exame físico detalhados, deve-se acessar a lista completa de medicamentos em uso. Também é aconselhável a realização de testes gerais como hemograma, função hepática e renal, e considerar testes específicos caso haja suspeita de uma doença autoimune (FAN, anti-ro, anti-la, anti--histona, entre outros). Se existir maior gravidade ou dúvida diagnóstica, também é importante considerar uma biópsia cutânea.

De forma resumida, o *rash* pode ser tratado com corticoide tópico e anti-histamínicos para o prurido. Nos casos mais graves, pode ser necessário corticoide sistêmico e pausa do tratamento com imunoterapia.[5]

Deve-se solicitar a avaliação de um dermatologista e considerar a biópsia da lesão caso o *rash* não ceda à corticoterapia e se houver sinal de perda da integridade da pele.

Na dermatite bolhosa, é fundamental monitorar os pacientes de perto, para avaliar a porcentagem de envolvimento da superfície corpórea e/ou o acometimento de mucosas. Uma boa prática clínica pode ser facilitada por meio da documentação das lesões com fotografias nas consultas, para posterior comparação da evolução.

Raramente, ocorrem casos de maior gravidade como a síndrome de Steven-Johnson (SSJ), necrólise epidérmica tóxica, pustulose exantemática generalizada aguda, síndrome de hipersensibilidade induzida por drogas ou reação a drogas com eosinofilia e sintomas sistêmicos. Nesses casos, é essencial a suspensão imediata da imunoterapia, independentemente do grau de acometimento cutâneo. Deve-se considerar a internação hospitalar sob a supervisão de um dermatologista. Nesse caso, apesar da usual proibição de corticoides na SSJ, é fundamental o seu uso, e deve ser considerado o mecanismo T-mediado da toxicidade. Essa imunossupressão pode requerer períodos mais prolongados, de acordo com a gravidade do caso.

O manejo dos eventos cutâneos secundários à imunoterapia é sintetizado na Tabela 94.1, de acordo com as recomendações da ASCO (American Society of Clinical Oncology).[1]

## Tabela 94.1. Manejo dos eventos cutâneos imunomediados

### *RASH* E DERMATITE INFLAMATÓRIA

| | |
|---|---|
| Grau 1: não afeta a qualidade de vida ou pode ser controlado com corticoide tópico e anti-histamínico | Manter a imunoterapia<br>Fazer corticoides tópicos de potência leve a moderada<br>Orientar emolientes tópicos e redução da exposição solar |
| Grau 2: afeta a qualidade de vida e requer intervenção baseada no diagnóstico | Considerar pausar a imunoterapia e avaliar o paciente semanalmente<br>Considerar prednisona 1 mg/kg e fazer o desmame em 4 semanas<br>Fazer emolientes, corticoides tópicos de média a alta potência e anti-histamínicos |
| Grau 3: semelhante ao grau 2, mas que não responde às medidas anteriormente citadas | Pausar a imunoterapia e consultar um dermatologista<br>Iniciar metilprednisolona 1 a 2 mg/kg/dia (ou equivalente) e fazer o desmame em 4 semanas<br>Fazer emolientes, corticoides tópicos de média a alta potência e anti-histamínicos |

Continua >>

>> Continuação

## Tabela 94.1. Manejo dos eventos cutâneos imunomediados

### *RASH* E DERMATITE INFLAMATÓRIA

| | |
|---|---|
| Grau 4: *rashs* não manejáveis com as condutas anteriores e intoleráveis pelo paciente | Pausar a imunoterapia imediatamente e consultar um dermatologista. Discutir se seria apropriado reiniciar o tratamento após a resolução dos sintomas e dose de corticoide igual ou inferior a 10 mg de prednisona. Iniciar metilprednisolona 1 a 2 mg/kg/dia (ou equivalente) e fazer o desmame lentamente, após a resolução dos sintomas Monitorar atentamente para a possibilidade de progressão a reações cutâneas graves Rediscutir a reintrodução da imunoterapia, após os sintomas ficarem grau 1 ou menos Se houver outra opção de tratamento à imunoterapia, considerar a troca |

### DERMATOSES BOLHOSAS

| | |
|---|---|
| Grau 1: assintomática, bolhas que cobrem < 10% da superfície corpórea e sem eritema associado | Não requer cessar a imunoterapia. Cuidados locais de lesões com pomada ou gaze de petrolato e cobertura de qualquer erosão Se sintomáticas, considerar grau 2 |
| Grau 2: afeta a qualidade de vida e requer intervenção, bolhas que cobrem entre 10% e 30% da superfície corpórea | Pausar a imunoterapia e consultar um dermatologista Cuidados locais de lesões com pomada ou gaze de petrolato e cobertura de qualquer erosão Aconselhar o paciente a evitar irritantes e exposição solar Seguir os exames para diagnóstico diferencial de doença bolhosa autoimune Iniciar corticoide tópico de alta potência Reavaliar a evolução das lesões a cada 3 dias e atentar para lesão de mucosas Baixo limiar para começar tratamento com prednisona 0,5 a 1 mg/kg/dia e desmamar em, ao menos, 4 semanas |
| Grau 3: descamação que cobre > 30% da superfície corpórea, associada a dor e limitação das atividades de vida diária somente aos autocuidados | Pausar a imunoterapia e consultar um dermatologista Administrar prednisolona IV (ou equivalente) 1 a 2 mg/kg/dia, e desmamar em, ao menos, 4 semanas Se penfigóide bolhosa, evitar uso crônico de corticoides e tratar com rituximabe como alternativa Afastar infecções secundárias |
| Grau 4: bolhas cobrindo > 30% da superfície corpórea, associada a anormalidade hidroeletrolítica | Descontinuar definitivamente a imunoterapia Internar imediatamente com a supervisão de um dermatologista Se penfigoide bolhosa, evitar uso crônico de corticoides e tratar com rituximabe como alternativa Afastar infecções secundárias |

### REAÇÕES CUTÂNEAS GRAVES*

| | |
|---|---|
| Grau 1: NA | Independentemente da área acometida, não se considera que haja grau 1 para essas lesões e sempre se considera que a evolução poderá ser grave |
| Grau 2: exantema morbiliforme (maculopapular) que cobre entre 10% e 30% da superfície corpórea com sintomas sistêmicos, linfadenopatia ou edema facial | Pausar a imunoterapia e monitorar os pacientes a cada 3 dias, para avaliar a área de superfície acometida e o envolvimento de mucosas Tratamento com emolientes tópicos, anti-histamínicos orais e corticosteroides tópicos de potência média a alta Considerar o início de prednisona (ou equivalente) 0,5 a 1 mg/kg/dia, e desmamar em, ao menos, 4 semanas |

Continua >>

>> Continuação

## Tabela 94.1. Manejo dos eventos cutâneos imunomediados

**REAÇÕES CUTÂNEAS GRAVES***

| | |
|---|---|
| Grau 3: descamação cutânea que cobre < 10% da superfície corpórea com sinais de envolvimento de mucosas (eritema, púrpura ou descolamento mucoso) | Pausar a imunoterapia e consultar um dermatologista<br>Tratamento com emolientes tópicos e outros petrolatos, anti-histamínicos orais e corticosteroides tópicos de alta potência<br>Administrar metilprednisolona IV (ou equivalente) 0,5 a 1 mg/kg/dia e transicionar para corticoides orais apenas após a resposta clínica, para, então, desmamar em, ao menos, 4 semanas<br>Admitir a um centro de queimados ou serviços com centros especializados em cuidados de feridas, com atenção ao suporte clínico (controle hidroeletrolítico e prevenção de infecções)<br>Considerar o uso de imunossupressores<br>Considerar acessar especialistas para evitar cicatrizes secundárias às lesões de mucosas (oftalmológico, otorrinolaringológico, urológico, ginecológico, entre outros) |
| Grau 4: eritema e bolhas/descamação que cobre > 10% da superfície corpórea com sinais (eritema, púrpura, descolamento dérmico ou mucoso) e/ou sintomas sistêmicos, além de alterações nos exames séricos | Descontinuar permanentemente a imunoterapia<br>Admitir a um centro de queimados ou serviços com centros especializados em cuidados de feridas, com atenção ao suporte clínico (controle hidroeletrolítico e prevenção de infecções)<br>Considerar acessar especialistas para os cuidados das lesões de mucosas (oftalmológico, otorrinolaringológico, urológico, ginecológico, entre outros)<br>Administrar metilprednisolona IV (ou equivalente) 1 a 2 mg/kg/dia e desmamar apenas após a resolução completa dos sintomas<br>Nos casos graves ou que não respondam ao corticoide, considerar imunoglobulina IV ou ciclosporina<br>Considerar a avaliação de especialistas em cuidados paliativos/controle da dor nos pacientes com manifestações de DRESS |

* Síndrome de Steven-Johnson, necrólise epidérmica tóxica, pustulose exantemática generalizada aguda, síndrome de hipersensibilidade induzida por drogas ou reação a drogas com eosinofilia e sintomas sistêmicos (em inglês, DRESS).

Fonte: Adaptada de ASCO (American Society of Clinical Oncology).

## Diarreia e colite

Outro sintoma comumente associado aos ICPIs é a diarreia, que normalmente se apresenta após algumas semanas do início do tratamento. É mais incidente durante o tratamento com ipilimumabe em relação aos anti-PD1/PDL1[6] e parece ser dose-dependente.[7] Os pacientes que tiveram um quadro de diarreia/colite em vigência do ipilimumabe não apresentaram, necessariamente, esses sintomas ao receberem os anti-PD1 sequencialmente.[8,9]

Inicialmente, deve-se fazer o diagnóstico diferencial com infecções bacterianas e virais e, principalmente, afastar a possibilidade de colite imuno-induzida, na qual há um quadro que inclui dor abdominal e alterações visíveis nos exames de imagem.

A partir do grau 2, deve-se realizar exames laboratoriais gerais e exames de fezes, e considerar a realização de imagens (como, por exemplo, tomografia de abdome e pelve). Pode-se realizar testes de lactoferrina (para diferenciar diarreia funcional de inflamatória e avaliar a urgência da endoscopia) e calprotectina (para o seguimento da atividade da doença).

Caso não haja melhora do quadro com imunossupressão, é indicada a realização de escopia. Para os graus 3 e 4, pode-se considerar a realização desse exame já na avaliação inicial. E, antes de retomar os anti-PD1/PDL1, considerar nova colonoscopia para confirmar a remissão.

O uso de corticoides sistêmicos já pode ser iniciado após afastadas causas infecciosas em um paciente com mais de 3 dias de diarreia secundária aos ICPIs, mesmo que não haja aparente maior gravidade.

Quando a toxicidade relatada corresponder a grau 2 ou superior, pode-se considerar a suspensão permanente do ipilimumabe. O reinício dos anti-PD1/PDL1 pode ser considerado, caso os sintomas regridam para o grau 1.

Sugere-se que pacientes refratários aos corticosteroides IV sejam novamente submetidos a teste para agentes infecciosos, com especial atenção ao citomegalovírus.

Se não houver melhora após 3 dias de corticoterapia endovenosa, recomenda-se o infliximabe 5 a 10 mg/kg a cada 2 semanas e, se refratariedade a essa medicação, podem-se considerar alternativas como micofenolato e vedolizumabe. Há, ainda, relatos de casos que sugerem benefício com o transplante de microbiota fecal.[10]

O manejo da diarreia/colite secundária à imunoterapia é sintetizado na Tabela 94.2, de acordo com as recomendações da ASCO (American Society of Clinical Oncology).[1]

### Tabela 94.2. Manejo dos eventos gastrointestinais imunomediados

#### DIARREIA/COLITE

| | |
|---|---|
| Grau 1: menos de 4 evacuações acima do usual por dia ou leve aumento do débito pela estomia | Pode-se continuar o ICPI, ou pausá-lo temporariamente apenas<br>Monitorar a hidratação e recomendar mudanças na dieta, de forma a manter um canal direto para a comunicação do paciente com a equipe de saúde<br>Consultar um gastroenterologista se mantiver um quadro grau 1 prolongado |
| Grau 2: aumento de 4 a 6 evacuações por dia em relação ao usual ou aumento moderado do débito pela estomia | Pausar o ICPI até a recuperação para grau 1 (considerar a suspensão permanente do anti-CTLA4). Considerar o tratamento concomitante após o desmame até uma baixa dose de prednisona (< 10 mg/dia) se clinicamente indicado<br>Administrar prednisona 1 mg/kg/dia ou equivalente. Após regressão dos sintomas a grau 1, desmamar em 4 a 6 semanas, até o reinício do tratamento<br>Suporte com medicações como loperamida, após afastar causa infecciosa<br>Consultar um gastroenterologista para graus 2 ou superior<br>Endoscopia e colonoscopia são altamente recomendadas a partir do grau 2, para selecionar candidatos ao tratamento precoce com infliximabe, e para determinar a segurança do reinício do anti-PD1/PDL1 |
| Grau 3: aumento de 7 ou mais evacuações por dia acima do usual; incontinência; hospitalização; grave aumento do débito pela estomia; limitação das atividades de vida diária somente aos autocuidados | Considerar a suspensão permanente do anti-CTLA4. Pode-se avaliar a reintrodução do anti-PD1/PDL1 após os sintomas regredirem a grau 1 ou menos<br>Administrar prednisona 1 a 2 mg/kg/dia (ou equivalente)<br>Considerar a internação hospitalar<br>Se os sintomas permanecerem por > 3 a 5 dias ou piorarem após uma melhora inicial, considerar corticoides IV e imunossupressores (p. ex., infliximabe)<br>Considerar colonoscopia se houver fator de risco para imunossupressão prévia, para afastar doenças oportunistas. Considerar, também, para os refratários ao tratamento com corticoides ou anti-TNF |
| Grau 4: ameaça à vida; intervenção imediata necessária | Suspender permanentemente o ICPI<br>Realizar a internação hospitalar ou monitorar ambulatorialmente de forma atenciosa<br>Administrar metilprednisolona 1 a 2 mg/kg/dia (ou equivalente) até a melhora dos sintomas para grau 1 e desmamar em 4 a 6 semanas<br>Considerar infliximabe 5 a 10 mg/kg, caso não haja melhora dos sintomas com 2 a 3 dias de corticoide<br>Considerar colonoscopia se os sintomas não melhorarem ou se houver suspeita de uma nova infecção |

#### HEPATOTOXICIDADE

| | |
|---|---|
| Grau 1: assintomático, TGO ou TGO até 3 vezes o LSN e/ou bilirrubina total alterada até 1,5 vezes o LSN | Continuar o ICPI e pesquisar outras causas<br>Monitorar os exames hepáticos uma ou duas vezes por semana |

Continua >>

>> Continuação

## Tabela 94.2. Manejo dos eventos gastrointestinais imunomediados

### HEPATOTOXICIDADE

| | |
|---|---|
| Grau 2: assintomático, TGO ou TGP elevadas mais que 3 e até 5 vezes o LSN e/ou bilirrubina total mais que 1,5 e até 3 vezes o LSN | Pausar o ICPI temporariamente e reiniciar após recuperação para G1 e com dose de prednisona de até 10 mg<br>Considerar administrar prednisona 0,5 a 1 mg/kg/dia (ou equivalente), e desmamar em, ao menos, 4 semanas, após a recuperação para grau 1<br>Caso a elevação persista, monitorar os exames a cada 3 dias<br>Orientar a cessação de medicamentos não essenciais e drogas de efeito hepatotóxico desconhecido |
| Grau 3: disfunção hepática sintomática, fibrose por biópsia, cirrose compensada, reativação de hepatite crônica (TGO ou TGP elevadas de 5 a 20 vezes o LSN e/ou bilirrubina total de 3 a 10 vezes o LSN | Descontinuar permanentemente o ICPI<br>Iniciar imediatamente metilprednisolona 1 a 2 mg/kg/dia (ou equivalente), e desmamar em 4 a 6 semanas após a melhora para grau 1 (é possível ser necessária a reintrodução em alguns casos) Caso não haja melhora em 3 dias, considerar micofenolato mofetil ou azatioprina (se for usar azatioprina, deve-se antes testar para deficiência de metiltransferase tiopurina)<br>Coletar exames laboratoriais diariamente ou em dias alternados, e considerar a internação hospitalar |
| Grau 4: função hepática descompensada (p. ex., ascite, coagulopatia, encefalopatia), TGO ou TGP com elevação superior a 20 vezes o LSN e/ou bilirrubina total com elevação superior a 10 vezes o LSN | Descontinuar permanentemente o ICPi<br>Administrar 2 mg/kg/d de metilprednisolona (ou equivalente), e desmamar em 4 a 6 semanas após a melhora para grau 1 (é possível ser necessária a reintrodução em alguns casos). Se não houver melhora em 3 dias, considerar micofenolato mofetil<br>Monitorar os exames laboratoriais diariamente e considerar a internação hospitalar<br>Consultar um hepatologista caso não haja melhora com corticoide<br>Considerar a transferência para um serviço de maior complexidade |

LSN: limite superior da normalidade.

Fonte: Adaptada de ASCO (American Society of Clinical Oncology).

## Hepatotoxicidade

No geral, a elevação de transaminases costuma ser assintomática. Em algumas ocasiões, pode ter associação com a elevação de bilirrubinas e sintomas clínicos, como febre. Essas alterações podem ocorrer durante o tratamento com anti-CTLA4 ou anti-PD1, e são mais frequentes quando realizada a combinação de ipilimumabe e nivolumabe, principalmente na dose de ipilimumabe 3 mg/kg e nivolumabe 1 mg/kg.[11] Também têm a incidência aumentada quando a imunoterapia é combinada a quimioterápicos, inibidores de tirosina quinase ou inibidores de VEGF.[12]

Orienta-se o monitoramento de transaminases e bilirrubinas antes do tratamento com ICPIs e, em caso de alterações grau 1, manter a observação clínica e realizar os exames semanalmente. Sempre que houver elevação maior, deve-se pesquisar causas virais, uso de álcool, cinética do ferro e avaliação de evento tromboembólico, além de drogas hepatotóxicas (o que inclui a checagem de medicamentos não usuais,

chás e ervas em uso). Se a alteração for exclusiva às transaminases, o CK pode ajudar no diagnóstico diferencial. A elevação exclusiva de amilase e lipase sem sintomas associados não requer tratamento usualmente, e é orientada apenas a monitorização próxima.

Se houver forte suspeita de hepatite autoimune, deve-se considerar a solicitação de anticorpos como FAN, antimúsculo liso (SMA), antimicrossoma de fígado e rim tipo 1 (ALKM-1), anticitosol hepático (anti-LC1) e antimitocôndria (AMA).

Caso os exames sugiram um padrão de colestase ou exista uma suspeita desse quadro, sugere-se a realização de imagens hepáticas, para afastar a progressão de doença como causa da elevação.[13]

Se forem afastadas outras possíveis etiologias, deve-se pausar o tratamento com ICPIs e iniciar corticoide, e desmamar em, ao menos, 3 semanas após a melhora do quadro. Caso não haja melhora com o uso de corticoide, pode ser necessária a realização de micofenolato mofetil (500 mg de 12 em 12 horas) como agente imunossupressor. Não utilizamos o infliximabe nesse caso, pois sugere-se que a própria droga possa ter efeitos hepatotóxicos. Assim, se houver mais de um efeito colateral refratário à corticoterapia, e um deles seja a hepatotoxicidade, deve-se utilizar o micofenolato.

A retomada do ICP pode ser considerada após o desmame do corticoide nos casos em que não houver maior gravidade (G1 ou G2).

O manejo da toxicidade hepática secundária à imunoterapia é sintetizado na Tabela 94.2, de acordo com as recomendações da ASCO (American Society of Clinical Oncology).[1]

## Pneumonite

O diagnóstico de pneumonite é feito após a exclusão das causas mais comuns de sintomas respiratórios no paciente oncológico: infecções e malignidade. A sua ocorrência é mais frequente com a combinação de ipilimumabe e nivolumabe, que varia de 0% a 10%[14] e os sintomas mais comumente observados são tosse e dispneia.[15] Uma forma de manifestação que pode ocorrer é a de "radiation recall", na qual a imagem mostra alterações limitadas ao campo da radioterapia prévia.

Nos casos de alteração de imagem sem sintomas (grau 1), pode-se apenas pausar o ICPI por 2 a 4 semanas, e apenas iniciar corticoides se houver o início de sintomas ou piora da imagem pulmonar na tomografia.

Naqueles pacientes com grau 2 ou mais, é necessária a pausa do ICPI e monitorização cautelosa. Pode ser necessária a introdução de imunossupressores (infliximabe com ou sem ciclofosfamida), caso não haja adequada resposta ao corticoide.

O manejo da pneumonite secundária à imunoterapia é sintetizado na Tabela 94.3, de acordo com as recomendações da ASCO (American Society of Clinical Oncology).[1]

## Endocrinopatia

As endocrinopatias ocorrem em, aproximadamente, 10% dos pacientes tratados com ICPIs[16] e podem se apresentar com um quadro inespecífico de fadiga, náusea, cefaleia e alterações visuais.

## Tabela 94.3. Manejo dos eventos pulmonares imunomediados

### PNEUMONITE

| | |
|---|---|
| Grau 1: assintomático, confinado em um lobo pulmonar ou até 25% do parênquima | Pausar a imunoterapia e repetir a tomografia de tórax em 3 a 4 semanas<br>Considerar nova espirometria em 3 a 4 semanas<br>Pode-se reiniciar o ICPI após evidência de melhora na tomografia. Se não houver melhora, tratar como grau 2<br>Monitorar semanalmente, ao menos com exame físico e oximetria de pulso. Considerar radiografia de tórax semanal |
| Grau 2: sintomático, envolve mais de um lobo ou corresponde entre 25% e 50% do parênquima, limita as atividades de vida diária | Pausar ICPI até a melhora para grau 1<br>Iniciar prednisona 1 a 2mg/kg/dia, e desmamar em 4 a 6 semanas. Se não houver melhora em 48 a 72 horas, tratar como grau 3<br>Considerar broncoscopia e lavado brônquico<br>Considerar antibióticos empíricos<br>Monitorar com anamnese e exame físico a cada 3 dias |
| Grau 3: sintomas graves, requer hospitalização, envolve todos os lobos ou mais de 50% do parênquima pulmonar, atividades de vida diária limitadas aos autocuidados | Descontinuar, permanentemente, o ICPI<br>Iniciar metilprednisolona 1 a 2 mg/kg/dia, e desmamar em 4 a 6 semanas, após a melhora para grau 1. Se não houver melhora em 48 horas, adicionar infliximabe 5 mg/kg ou micofenolato mofetil 1g IV duas vezes ao dia ou imunoglobulina por 5 dias ou ciclofosfamida |
| Grau 4: comprometimento respiratório que ameaça a vida, requer intervenção urgente (intubação) | Considerar broncoscopia com lavado brônquico e 6 biópsias transbrônquicas, caso o diagnóstico de pneumonite seja duvidoso<br>Considerar a avaliação de um pneumologista e infectologista, se necessário<br>Hospitalização mandatória |

Fonte: Adaptada de ASCO (American Society of Clinical Oncology).

A função tireoidiana deve ser avaliada antes de cada dose de imunoterapia, devido ao risco de alteração autoimune que pode se apresentar como hipotireoidismo ou hipertireoidismo (e pode ser seguido de hipotireoidismo após poucas semanas).

No geral, o hipertireoidismo primário se apresenta com o TSH elevado e o T4 livre reduzido, enquanto a hipofisite se apresenta com a redução de ambos os hormônios. Essa diferenciação é fundamental para o adequado manejo do quadro.

Os quadros de hipotireoidismo são tratados com a suplementação hormonal e os de hipertireoidismo podem receber prednisona (1 mg/kg ou equivalente), mas sem evidência robusta de que isso reduza o risco de disfunção da glândula a longo prazo.

Na hipofisite, podem estar alterados, além dos hormônios tireoidianos, o ACTH, FSH, LH, GH e prolactina. Além disso, pode-se encontrar uma alteração da hipófise com edema e maior contrastação nos exames de imagem. Nesse caso, prescrevemos corticoides (prednisona 1 mg/kg ou equivalente) na fase aguda, e a maioria dos pacientes vai necessitar da reposição de hormônios tireoidianos e adrenais, e pode ser indicada, ainda, a reposição de esteroides em alguns casos.

Raramente, pode ocorrer a insuficiência adrenal, que requer hospitalização e corticoterapia endovenosa, inicialmente. Outra toxicidade rara é o surgimento de diabetes mellitus tipo 1 e, por isso, deve-se avaliar a glicemia previamente a cada dose de imunoterapia. O tratamento desse evento se dá apenas com insulinoterapia e não há indicação de corticoterapia nesse cenário.

No geral, o manejo das endocrinopatias secundárias à imunoterapia permite manter o ICPI se o paciente estiver assintomático ou com sintomas leves, e iniciar a reposição do hormônio relacionado à disfunção endócrina. Nos casos de sintomas mais evidentes, deve-se pausar o tratamento com o ICPI e retomá-lo assim que houver adequado controle sintomático. Pode-se considerar o uso de prednisona na dose de 1 a 2 mg/kg/dia nos casos de maior gravidade, exceto para os diagnósticos de hipotireoidismo e diabetes mellitus tipo 1. Para todos os pacientes com toxicidades endocrinológicas imunomediadas, sugere-se a avaliação de um endocrinologista, que é mandatória nos casos mais sintomáticos. Além disso, considerar sempre a hospitalização do paciente se existirem sinais de gravidade ou potenciais complicações ameaçadoras à vida.

A reposição de levotiroxina pode ser iniciada com uma dose de 1,6 mcg/kg/dia ou, no caso de idosos e com múltiplas comorbidades, nas doses de 25 a 50 mcg/dia e aumento cauteloso da dose. É importante lembrar que, no caso de disfunção adrenal associada ao hipotireoidismo, os hormônios adrenais devem sempre ser repostos antes do início do uso da levotiroxina.

No hipertireoidismo, se existirem sintomas moderados a graves, o uso de betabloqueadores pode ser considerado. Nos casos mais graves, pode ser usada a dose de 1 a 2 mg/kg/dia de prednisona (ou equivalente), e desmamar em 1 a 2 semanas, e deve-se considerar a administração de propiltiouracil ou metimazol.

Nos casos de hipertireoidismo prolongado (mais que 6 semanas), sugere-se a realização de exames adicionais para a investigação doença de Graves, como TSI e Trab (Tabela 94.4).

## Tabela 94.4. Manejo dos eventos endocrinológicos imunomediados

### HIPOTIREOIDISMO PRIMÁRIO

| | |
|---|---|
| Grau 1: TSH < 10 e assintomático | Continuar o ICPI e manter a monitorização da função tireoidiana |
| Grau 2: TSH persistentemente > 10, sintomas moderados, mantidas as atividades de vida diária | Considerar a pausa do ICPI até a resolução dos sintomas <br> Prescrever suplementação hormonal se TSH > 10 ou se sintomas (mesmo com TSH < 10)* <br> Monitorar a função tireoidiana a cada 6 a 8 semanas |
| Grau 3 a 4: sintomas graves, risco de morte ou incapaz de executar as atividades de vida diária | Pausar o ICPI até a resolução dos sintomas <br> Consulta com especialista endocrinologista <br> Se sinais de mixedema (bradicardia, hipotermia), admitir para terapia IV <br> Suplementação e seguimento, conforme o grau 2 |

Continua >>

## Tabela 94.4. Manejo dos eventos endocrinológicos imunomediados

### HIPERTIREOIDISMO

| | |
|---|---|
| Grau 1: sintomas leves ou assintomático | Continuar o ICPI e dosar a função tireoidiana a cada 2 a 3 semanas |
| Grau 2: sintomas moderados; mantidas as atividades de vida diária | Considerar a pausa do ICPI até a resolução dos sintomas<br>Betabloqueador para controle dos sintomas<br>Normalmente, não são necessários corticoides<br>Considerar a avaliação laboratorial para Graves (TSI ou TRAb) e considerar o tratamento com metimazol ou propiltiouracil<br>Considerar a avaliação de uma especialista endocrinologista |
| Grau 3 a 4: sintomas graves, risco de morte ou incapaz de executar as atividades de vida diária | Pausar o ICPI até a resolução dos sintomas<br>Consulta com especialista endocrinologista<br>Betabloqueador para controle dos sintomas<br>Se sintomas graves e suspeita de tempestade tireoidiana, indicar a hospitalização e iniciar prednisona 1 a 2 mg/kg/dia (ou equivalente) por 1 a 2 semanas. Considerar também o uso de metimazol ou propiltiouracil |

### INSUFICIÊNCIA ADRENAL PRIMÁRIA

| | |
|---|---|
| Grau 1: assintomático ou com sintomas leves | Considerar a pausa do ICPI até a melhora dos sintomas<br>Consulta com especialista endocrinologista<br>Iniciar a reposição com prednisona (5 a 10 mg/dia) ou hidrocortisona (10 a 20 mg de manhã e 5 a 10 mg à tarde)<br>Considerar fludrocortisona (0,1 mg/dia), para a reposição da função mineralocorticoide<br>Titular as doses conforme os sintomas |
| Grau 2: sintomas moderados; mantidas as atividades de vida diária | Considerar a pausa do ICPI até a melhora dos sintomas<br>Consulta com especialista endocrinologista<br>Iniciar a reposição com prednisona (20 mg/dia) ou hidrocortisona (20 mg a 30 mg de manhã e 10 mg a 20 mg à tarde), para o manejo de sintomas agudos<br>Reduzir as doses para aquelas descritas no grau 1 após 5 a 10 dias |
| Grau 3 a 4: sintomas graves, risco de morte ou incapaz de executar as atividades de vida diária | Pausar o ICPI até a estabilização do paciente<br>Consulta com especialista endocrinologista<br>Prescrever salina IV (ao menos 2 litros) e corticoides IV em dose de estresse (hidrocortisona 100 mg ou dexametasona 4 mg) se dúvida diagnóstica<br>Reduzir as doses para aquelas descritas no grau 1 após 7 a 14 dias após a alta |

### HIPOFISITE

| | |
|---|---|
| Grau 1: assintomático ou com sintomas leves | Considerar a pausa do ICPI até a estabilização do paciente<br>Consulta com especialista endocrinologista<br>Suplementação hormonal com corticoide e levotiroxina (como as doses citadas acima)<br>Considerar a reposição de testosterona e estrógeno se não houver contraindicação<br>Fazer a titulação de dose da levotiroxina pelo T4l |
| Grau 2: sintomas moderados; mantidas as atividades de vida diária | Considerar a pausa do ICPI até a estabilização do paciente<br>Consulta com especialista endocrinologista<br>Suplementação hormonal semelhante ao grau 1 |
| Grau 3 a 4: sintomas graves, risco de morte ou incapaz de executar as atividades de vida diária | Pausar o ICPI até a estabilização do paciente<br>Consulta com especialista endocrinologista<br>Suplementação hormonal semelhante ao grau 1<br>Considerar uma dose maior de corticoide (prednisona 1 a 2 mg/kg/dia) a ser reduzida em 1 a 2 semanas |

Continua >>

>> Continuação

## Tabela 94.4. Manejo dos eventos endocrinológicos imunomediados

### DIABETES

| | |
|---|---|
| Grau 1: sintomas leves ou assintomático; glicemia de jejum < 160 mg/dL; sem evidência de cetose ou suspeita de DM1 | Continuar o ICPI<br>Iniciar terapia oral para aqueles com DM2 recém-diagnosticada<br>Exames para afastar DM1, se suspeita |
| Grau 2: sintomas moderados; mantidas as atividades de vida diária; glicemia de jejum 160 a 250 mg/dL; cetose ou evidência de DM1 independentemente da glicemia | Considerar a pausa do ICPI até o controle glicêmico<br>Titular a terapia oral ou adicionar insulina para DM2<br>Iniciar insulina se suspeita de DM1, até a confirmação diagnóstica**<br>Avaliação urgente da endocrinologia para todo paciente com DM1<br>Considerar a hospitalização se DM1 e dificuldade de seguimento ambulatorial próximo ou se sinais de cetose |
| Grau 3 e 4: sintomas graves; risco de morte; G3 glicemia de jejum 251 a 500 mg/dL; G4 glicemia de jejum > 500 mg/dL | Pausar o ICPI até a redução da toxicidade a grau 1<br>Avaliação urgente da endocrinologia para todos os pacientes<br>Iniciar insulina para todos os pacientes<br>Considerar hospitalização se risco de cetoacidose, pacientes sintomáticos ou DM1 recente sem a possibilidade de uma avaliação com o endocrinologista |

*Para pacientes sem fatores de risco, a suplementação pode ser iniciada com levotiroxina 1,6 mcg/kg (peso ideal) por dia. Para idosos ou pessoas com fragilidade, considerar iniciar em 25 a 50 mcg e titular a dose conforme os resultados dos exames.
Se insuficiência adrenal concomitante, iniciar o corticoide alguns dias antes da levotiroxina.
**A dose necessária estimada para DM1 é de 0,3-0,4 UI/kg/dia.

Fonte: Adaptada de ASCO (American Society of Clinical Oncology).

## Outros eventos menos comuns

Disfunção renal aguda é uma complicação rara, que ocorre entre 1% e 2% com monoterapia, e 5% com a combinação de ICPI.[17] Normalmente, corresponde a uma nefrite tubulointersticial aguda, mas também pode ocorrer na forma de glomerulonefrite por complexos imunes ou microangiopatia trombótica.[18] O manejo também envolve o uso de corticoide após pausar o ICPI, afastar outras causas de nefrotoxicidade e considerar biópsia renal.

As complicações neurológicas mais comuns são cefaleia e neuropatia periférica sensitiva, mas podem ocorrer apresentações mais graves, como síndrome de Guillain-Barre, Miastenia Gravis, síndrome da encefalopatia posterior reversível (PRES), meningite asséptica, mielite transversa e encefalite autoimune.[19,20] Recomenda-se que todas sejam tratadas com corticoterapia, mesmo quando a apresentação usual (não secundária à imunoterapia) não envolva essa classe de medicamentos no seu manejo. Além disso, deve-se considerar a pausa do ICPI mesmo se grau 1. Outras terapias possíveis, a serem avaliadas pelo neurologista, são plasmaférese e imunoglobulinas.

## RETRATAMENTO

Tratamento de pacientes com doença autoimune prévia, bem como o retratamento de pacientes com toxicidades imunomediadas consiste em uma decisão compartilhada, com a ponderação entre as linhas alternativas para o controle oncológico, o grau e tipo de manifestação autoimune e o nível de controle de sintomas obtido com corticoides e imunossupressores.

No geral, quando se opta pelo retratamento, é recomendável o uso de anti-PD1 ou anti-PDL1 em monodroga e não há evidência para redução de dose desses medicamentos.

## CONCLUSÃO

O efeito promissor do tratamento com inibidores de *checkpoint* imunológicos faz com que, a cada dia, haja um aumento dos cenários em que o seu uso é indicado. Apesar das nossas expectativas em taxa e duração de resposta, é fundamental que estejamos preparados para o adequado manejo de suas toxicidades relacionadas à atividade das células T.[21] No geral, as informações relacionadas ao manejo dessas toxicidades provêm de consenso de especialista, e não há, ainda, grande evidência com estudos randomizados e controlados para esse tema.[1,22,23]

Dados recentes sugerem que as toxicidades, principalmente as cutâneas, como *rash* e vitiligo, relacionam-se à resposta aos ICPIs.[24,25] Por isso, é fundamental a adequada identificação dessas toxicidades, para tratamento precoce, de forma a evitar a descontinuação do tratamento, já que esses pacientes são aqueles que, provavelmente, beneficiar-se-ão mais dele. Essa correlação é clara nos casos de melanoma, especialmente, mas menos documentada em outros tipos de tumor submetidos à imunoterapia.

## REFERÊNCIAS

1. Brahmer JR, Lacchetti C, Schneider BJ, et al. Management of Immune-related adverse events in patients treated with immune checkpoint inhibitor therapy: American Society of Clinical Oncology Clinical Practice Guideline. J Clin Oncol. 2018;36:1714.

2. Villadolid J, Amin A. Immune checkpoint inhibitors in clinical practice: Update on management of immune--related toxicities. Transl Lung Cancer. 2015;4:560-575.

3. Weber JS, Kahler KC, Hauschild A. Management of immune-related adverse events and kinetics of response with ipilimumab. J Clin Oncol. 2012;30:2691-2697.

4. Naidoo J, Page DB, Li BT, et al. Toxicities of the anti--PD-1 and anti-PD-L1 immune checkpoint antibodies. Ann Oncol. 2015;26:2375.

5. Phillips GS, Wu J, Hellmann MD, et al. Treatment outcomes of immune-related cutaneous adverse events. J Clin Oncol. 2019;37:2746.

6. Hodi FS, O'Day SJ, McDermott DF, et al. Improved survival with ipilimumab in patients with metastatic melanoma. N Engl J Med. 2010;363:711.

7. Wolchok JD, Neyns B, Linette G, et al. Ipilimumab monotherapy in patients with pretreated advanced melanoma: a randomised, double-blind, multicentre, phase 2, dose-ranging study. Lancet Oncol. 2010;11:155.

8. Abu-Sbeih H, Ali FS, Naqash AR, et al. Resumption of immune checkpoint inhibitor therapy after immune--mediated colitis. J Clin Oncol. 2019;37:2738.

9. Weber JS, Kudchadkar RR, Yu B, et al. Safety, efficacy, and biomarkers of nivolumab with vaccine in ipilimumab-refractory or – naive melanoma. J Clin Oncol. 2013;31:4311.

10. Wang Y, Wiesnoski DH, Helmink BA, et al. Fecal microbiota transplantation for refractory immune checkpoint inhibitor-associated colitis. Nat Med. 2018;24:1804.

11. Hammers HJ, Plimack ER, Infante JR, et al. Phase I study of nivolumab in combination with ipilimumab in metastatic renal cell carcinoma (mRCC). J Clin Oncol. 2014;25(4)361.

12. Robert C, Thomas L, Bondarenko I, et al. Ipilimumab plus dacarbazine for previously untreated metastatic melanoma. N Engl J Med. 2011;364:2517.

13. Tsung I, Dolan R, Lao CD, et al. Liver injury is most commonly due to hepatic metastases rather than drug hepatotoxicity during pembrolizumab immunotherapy. Aliment Pharmacol Ther. 2019;50:800.

14. Abdel-Rahman O, Fouad M. Risk of pneu-monitis in cancer patients treated with immune checkpoint inhibitors: A meta-analysis. Ther Adv Respir Dis. 2016;10:183-193.

15. Naidoo J, Wang X, Woo KM, et al. Pneumonitis in patients treated with anti-programmed death-1/programmed death ligand 1 therapy. J Clin Oncol. 2017;35:709.

16. Barroso-Sousa R, Barry WT, Garrido-Castro AC, et al. Incidence of endocrine dysfunction following the use of different immune checkpoint inhibitor regimens: A systematic review and meta-analysis. JAMA Oncol. 2018;4:173.

17. Cortazar FB, Marrone KA, Troxell ML, et al. Clinicopathological features of acute kidney injury associated with immune checkpoint inhibitors. Kidney Int. 2016;90:638.

18. Mamlouk O, Selamet U, Machado S, et al. Nephrotoxicity of immune checkpoint inhibitors beyond tubulointerstitial nephritis: single-center experience. J Immunother Cancer. 2019;7:2.

19. Bot I, Blank CU, Boogerd W, Brandsma D. Neurological immune-related adverse events of ipilimumab. Pract Neurol. 2013;13:278.

20. Kao JC, Liao B, Markovic SN, et al. Neurological complications associated with anti-programmed death 1 (PD-1) antibodies. JAMA Neurol. 2017;74:1216.

21. Weber JS, Yang JC, Atkins MB, et al. Toxicities of immunotherapy for the practitioner. J Clin Oncol. 2015;33:2092-2099.

22. Thompson JA, Schneider BJ, Brahmer J, et al. Management of immunotherapy-related toxicities, version 1. 2019. National Comprehensive Cancer Network Inc. 2019.

23. Haanen JBAG, Carbonnel F, Robert C, et al. Management of toxicities from immunotherapy: ESMO clinical practice guidelines for diagnosis, treatment and follow-up. Ann Oncology. 2017;28(4):iv119–iv142.

24. Freeman-Keller M, Kim Y, Cronin H, et al. Nivolumab in resected and unresectable metastatic melanoma: Characteristics of immune-related adverse events and association with outcomes. Clin Cancer Res. 2016;22(4):886-894.

25. Teulings HE, Limpens J, Jansen SN, et al. Vitiligo-like depigmentation in patients with stage IIIIV melanoma receiving immunotherapy and its association with survival: A systematic review and meta-analysis. J Clin Oncol. 2015;33:773-781.

# 95

# Emergências Neuro-Oncológicas

Jucilana Viana
Bruno Gallo
Thiago Paranhos

Alessandra Gorgulho
Antonio de Salles
Juliana Kalley Cano

## DESTAQUES

- As principais emergências neuro-oncológicas incluem compressão medular, hipertensão intracraniana, convulsões e hemorragia intracerebral.
- Reconhecer e tratar essas complicações prontamente é fundamental, em virtude de potenciais desfechos com sequelas irreversíveis.
- A abordagem destas condições deve ser multidisciplinar.

## INTRODUÇÃO

O câncer é o principal problema de saúde pública no mundo e já está entre as quatro principais causas de morte prematura (antes dos 70 anos de idade) na maioria dos países. A incidência e a mortalidade por câncer vêm aumentando no mundo, em parte pelo envelhecimento, pelo crescimento populacional, como também pela mudança na distribuição e na prevalência dos fatores de risco de câncer, especialmente aos associados ao desenvolvimento socioeconômico. Para o Brasil, a estimativa para cada ano do triênio 2020-2022 aponta que ocorrerão 625 mil casos novos de câncer.[1]

As emergências oncológicas são condições patológicas relacionadas ao câncer ou ao tratamento do câncer, que podem culminar em disfunções irreversíveis, podendo resultar na morte precoce.[2] Aproximadamente 15% dos pacientes com câncer apresentarão uma ou mais compli-cações neurológicas durante o curso da doença, sendo que não há consenso se essas complicações ocorrem de forma precoce ou tardia, podendo, inclusive, ser a primeira manifestação da doença neoplásica.[3]

O câncer pode causar disfunção neurológica por meio de uma variedade de mecanismos que incluem efeitos diretos do tumor no sistema nervoso central (efeito de massa, herniação, convulsão, compressão medular), efeitos indiretos (hipercoagulabilidade, complicações neurovasculares), ou condições para-neoplásicas autoimunes. Os tratamentos para o câncer como radioterapia, quimioterapia, terapia celular, também podem produzir eventos neurológicos.[4]

As complicações neurológicas são variadas e, quando ocorrem, necessitam de diagnóstico correto e de instituição rápida de tratamento, com o objetivo de preservação da função neurológica e, em algumas circunstâncias, preservação da vida do paciente.

A abordagem utilizada para seu reconhecimento deve envolver, sempre que possível, uma equipe multidisciplinar, composta pelo oncologista clínico, radioterapeuta, cirurgião, além de outros especialistas conforme a necessidade da situação.[5]

A comunidade médica precisa estar familiarizada com as emergências oncológicas mais prevalentes porque a estabilização do paciente é frequentemente necessária, além do referenciamento para o tratamento da neoplasia de base ou o início de cuidados paliativos. Algumas emergências neuro-oncológicas são insidiosas e levam meses para se desenvolver, enquanto outras se manifestam em horas, causando desfechos devastadores como paralisia e morte.[6]

As principais emergências neuro-oncológicas incluem hemorragia intracraniana, hipertensão intracraniana, compressão medular e convulsões/*status epilepticus*.[5] Este capítulo versará sobre essas complicações com enfoque no quadro clínico, etiologia, avaliação diagnóstica e opções terapêuticas.

## HEMORRAGIA INTRACRANIANA

Hemorragia intracraniana (HIC) é uma emergência neuro-oncológica com altas taxas de morbimortalidade e que corresponde à metade dos eventos cerebrovasculares em pacientes oncológicos.[7] Comumente acontece em estágios avançados da doença e pode resultar da hemorragia intratumoral ou em virtude do distúrbio de coagulação nos pacientes oncológicos. É essencial conhecer a apresentação, o tratamento e o prognóstico desses pacientes, uma vez que têm peculiaridades que os diferem em grande parte da HIC no resto da população.[8]

O câncer está relacionado com HIC em todos os compartimentos cerebrais, entretanto hemorragia intraparenquimatosa (HIP) é a apresentação mais comum. As causas mais comuns para a HIC são o sangramento intratumoral e coagulopatia inerente ao paciente oncológico.[8] Tumores primários do sistema nervoso central (SNC) geralmente se apresentam como HIP, hemorragia subaracnóidea ou hemorragia intraventricular.[8,9]

### Etiologia

É estimado que entre 1% e 10 % de todos os casos de HIC são causados direta ou indiretamente por uma neoplasia, sendo que, tanto tumores primários do SNC como metástases têm a mesma prevalência.[10-12] Na vasta maioria das vezes, HIC é uma complicação tardia da doença; contudo, em até 6% dos casos, ela pode preceder outros sintomas.[13]

HIC em pacientes oncológicos é causada, na maioria das vezes, por mecanismos diferentes da HIC no resto da população. Mais comumente resulta de hemorragia intratumoral ou de coagulopatia, assim como, mais raramente, de trauma, conversão hemorrágica de acidente isquêmico, hipertensão arterial, trombose venose e ruptura aneurismática.[12,14,15] Entre os tumores primários do SNC, glioblastoma multiforme é o mais frequente associado com HIC, por ser a neoplasia maligna mais comum do SNC e por suas células serem altamente invasivas e destrutivas, tendo também uma neovasculatura.[12,14-16] Quanto às neoplasias benignas, meningiomas também podem ocasionar hemorragia intratumoral.[12]

Melanoma, neoplasia de mamas e carcinoma renal são os tumores sólidos sistêmicos mais comumente associados com HIC. Essa correlação pode ser explicada pela alta ubiquidade desses tumores e pela sua composição histológica, a qual tem elementos de neoangiogenese, necrose e invasão dos vasos sanguíneos do parênquima cerebral.[7,8] Malignidades hematológicas, principalmente leucemia, são causas frequentes de HIC, não por hemorragia intratumoral, mas pela alteração da cascata de coagulação e severa trombocitopenia causada por essas lesões, geralmente com plaquetas abaixo de 50.000/mm$^3$ ou RNI acima de 1.5.[7] Embora raro, quando a HIC tiver causa aneurismática, devem-se buscar por etiologias atípicas de hemorragia subaracnóidea (HSA), como aneurismas micóticos ou neoplásicos, sendo ambos classicamente fusiformes, tipicamente se desenvolvem no leito distal de ramos da artéria cerebral média e são mais comumente associados com mixoma atrial, coriocarcinoma e carcinoma de pulmão.[9]

### Manifestações clínicas

A apresentação clínica do paciente oncológico com HIC é muito semelhante à da população geral. Sintomas comuns incluem hemiparesia, cefaleia, encefalopatia, náuseas e vômitos, convulsão e coma, entretanto também podem ser não específicos e graduais, caracterizado por letargia e confusão.[7,9]

### Diagnóstico

Pacientes oncológicos com suspeita de HIC devem ser, primeiramente, avaliados com uma tomografia de crânio sem contraste, por sua rapidez de obtenção e sensibilidade para detecção de sangue agudo. Caso não haja nenhuma contraindicação, sequências de pós-contraste e angiografia também podem ser uteis para avaliação do tumor e de malformações vasculares associadas, assim como para avaliar sinais de sangramento ativo e predição da expansão do hematoma.[17]

A avaliação laboratorial deve procurar por sinais de coagulopatia, incluindo hemograma completo, perfil de coagulação, D-dímero e quantificação do fibrinogênio. Uma vez que o paciente esteja estável, a ressonância nuclear magnética (RNM) de crânio com contraste deve ser feita para melhor avaliar as características do tumor associado, assim como para descartar diagnósticos diferenciais.[8,9] Sinais como hemorragias multifocais, edema intenso ao redor do hematoma, realce ao contrate ao redor do hematoma, presença de um foco de realce adiciona, e hematoma na junção entre a substância cinzenta e a branca são sugestivos de um tumor associado.[9,17,18]

### Tratamento

O tratamento da HIC em pacientes oncológicos deve seguir as diretrizes para hemorragia intraparenquimatosa, HSA, hemorragia subdural e hemorragia extradural, assim como algumas particularidades pela etiologia da doença. Para pacientes com sangramento intratumoral, corticosteroides devem ser usados com o fim de diminuir o efeito de massa pelo edema vasogênico, e a ressecção do tumor, caso seja possível, deve ser considerada.[9,16,19] Para pacientes em que a ressecção não seja possível, a radioterapia cerebral total deve ser considerada como uma medida paliativa,[8] embora mais modernamente a radioterapia de cérebro total esteja sendo substituída pela radiocirurgia.[20]

Em pacientes com HIC decorrente de alteração da coagulação causada pelo câncer, o tratamento deve ter o objetivo de corrigir a coagulopatia. Transfusão de plaquetas deve ser feita caso haja trombocitopenia ou disfunções qualitativas das plaquetas com o objetivo de aumentar as plaquetas para, pelo menos, 70 mil/mm.[9] Pacientes com tempo de protrombina ou tempo de ativação parcial da tromboplastina aumentados devem receber vitamina K intravenosa ou plasma fresco congelado, já se o paciente estiver em coagulação intravascular disseminada, deve-se tratar a causa base, assim como repor os fatores de coagulação.[8]

Pacientes com HSA decorrente de aneurisma sacular ou malformações arteriovenosas devem ser tratados assim como na população em geral, com clipagem do aneurisma ou tratamento endovascular. Entretanto, HSA por aneurismas micóticos ou neoplásicos é tipicamente distal e fusiforme, não sendo possível o tratamento cirúrgico ou endovascular.[8] Por essas razões e pela patofisiologia dessas lesões, para aneurismas micóticos, deve-se utilizar a anitibioticoterapia, enquanto para aneurismas neoplásicos deve-se dispor da radioterapia e/ou quimioterapia.[9] Radiocirurgia está se tornando uma opção para estes pacientes.[21]

### Prognóstico

O prognóstico a curto prazo desses pacientes é similar aos de pacientes não oncológicos; entretanto, a longo prazo, como a HIC geralmente ocorre no período tardio da doença, o prognóstico costuma ser desfavorável, com uma taxa de mortalidade no 1º ano de 78%.[9,12,16] Pacientes com HIC decorrente de coagulopatia têm um prognóstico pior do que o daqueles por hemorragia intratumoral, provavelmente pelo fato de que eles costumam ocorrer em múltiplos compartimentos cerebrais, serem de maior volume e geralmente quadros mais agudos. Preditores de um pior prognóstico incluem o tumor ser metastático e não primário do SNC, múltiplos focos hemorrágicos, hidrocefalia, tratamento para hipertensão intracraniana e ausência de ventriculostomia.[9]

HIC em pacientes oncológicos é uma doença que geralmente aparece em uma fase avançada da neoplasia e cursa com altas taxas de morbimortalidade, muitas vezes decorrentes de mecanismos únicos não encontrados no resto da população. Por isso, é essencial reconhecer a apresentação, o correto diagnóstico e tratamento dessa doença, assim como se deve atentar ao estágio do câncer, histologia e terapia utilizada. O prognóstico em curto prazo é comparável ao observado em pacientes não oncológicos, embora os desfechos em longo prazo sejam, muitas vezes, piores, geralmente correspondendo ao prognóstico da malignidade de base.

## HIPERTENSÃO INTRACRANIANA

A pressão intracraniana (PIC) reflete o volume total no interior do crânio, composto principalmente por parênquima cerebral (80%), líquido cefalorraquidiano (10%) e sangue (10%). A doutrina de Monro-Kellie sugere que aumento do volume de um desses componentes deve causar a redução do volume de um ou dos dois remanescentes, conservando o volume dentro do crânio. O deslocamento de líquido cefalorraquidiano (LCR) para o compartimento espinhal e o colapso do sistema venoso são mecanismos compensatórios que inicialmente impedem aumentos agudos da PIC. Quando há esgotamento desses mecanismos compensatórios, a pressão intracraniana aumenta e pode haver herniação tecidual por entre os compartimentos cerebrais.[22,23]

No contexto das neoplasias, os fatores que contribuem para o aumento da PIC incluem a progressão do volume tumoral, edema vasogênico associado, e compressão do sistema ventricular por uma massa ou carcinomatose meníngea, com hidrocefalia secundária e hipertensão intracraniana.

### Etiologia

O edema vasogênico associado aos tumores cerebrais ocorre por um distúrbio primário na microvasculatura e é caracterizado por aumento da permeabilidade da barreira hematoencefálica (BHE) e extravasamento de líquido plasmático e proteínas para o espaço extracelular. O edema se propaga, é coletado em regiões de baixa resistência como a substância branca e pode ser identificado na tomografia computadorizada (TC) de crânio como áreas de hipoatenuação. Esse aumento da permeabilidade é causado principalmente pela ausência de junções de oclusão nos capilares tumorais e pela produção local de fatores e citocinas que aumentam a permeabilidade dos vasos tumorais. O fator de crescimento vascular endotelial (VEGF) parece ser um dos fatores mais importantes, sendo secretado principalmente pelas células tumorais e pelo estroma cerebral. O VEGF liga-se aos receptores localizados na superfície do endotélio tumoral e estimula a formação de *gaps* e fenestrações nesse endotélio cerebral.[24]

O edema cerebral, independentemente do aumento da PIC, ocasiona injúria cerebral secundária. Quando não tratado, pode resultar em aumento da pressão intracraniana e em herniações do parênquima, que podem causar dano neurológico permanente e, potencialmente, o óbito.[25]

Independentemente do mecanismo propagador da hipertensão intracraniana, tanto o edema vasogênico

como a obstrução do sistema ventricular, os sinais e sintomas da hipertensão intracraniana devem ser prontamente reconhecidos pelo clínico. Uma vez instalada a hipertensão intracraniana grave e/ou síndrome de herniação cerebral, o tratamento deve ser conduzido com a mesma urgência empregada em condições catastróficas como uma parada cardiorrespiratória.[26]

### Manifestações clínicas

A progressão do tumor e o edema resultam no esgotamento dos mecanismos compensatórios e no aumento da pressão intracraniana, classicamente definida quando sustentada acima do limiar de 20 mmHg. Na medida em que a PIC aumenta lentamente, o primeiro sintoma é a cefaleia holocraniana de forte intensidade exacerbada por tosse, espirro ou pelo decúbito dorsal, mediada provavelmente pelas fibras nociceptivas do nervo trigêmeo na paquimeninge e nos vasos intracranianos. Quando a PIC torna-se criticamente elevada, surgem vômitos frequentemente não precipitados por náusea, alterações pupilares e visuais, diplopia e alteração do nível de consciência. O deslocamento do parênquima cerebral entre os compartimentos, definidos pela foice cerebral e tentório cerebelar, gera as síndromes de herniação, como a herniação uncal e tonsilar. Na primeira, o lobo temporal medial insinua-se por debaixo do tentório em direção ao mesencéfalo, causando dilatação pupilar ipsilateral à herniação. Na segunda, as tonsilas cerebelares deslocam-se pelo forame magno em direção ao bulbo, causando coma e parada respiratória.[27]

### Diagnóstico

O diagnóstico da síndrome de hipertensão intracraniana é suportado clinicamente e apoiado por exames de neuroimagem. A TC pode identificar piora do edema vasogênico, identificado pela hipoatenuação da substância branca, desvios de linha média e hidrocefalia. A confirmação da hipertensão intracraniana se dá por meio dos valores e da análise da curva de pressão gerada por dispositivos invasivos, como um cateter intraventricular, por exemplo, permitindo drenagem e tratamento da HIC. A mudança dessas curvas, muitas vezes, ocorre antes da detecção de aumento da PIC acima de valores normais e fornece um dado importante de que a elevação da PIC para níveis supranormais pode ocorrer no futuro próximo.

A decisão de colocação ou não de um dispositivo invasivo para mensuração da PIC varia caso a caso.

## Tratamento do edema vasogênico

O elemento fundamental do tratamento do edema vasogênico peritumoral é a corticosteroideterapia sistêmica. Seu uso é aplicado no contexto de estabilização clínica e melhora dos sintomas enquanto o paciente aguarda tratamento definitivo ou manejo paliativo. O racional por trás da terapia está na redução da permeabilidade da barreira hematoencefálica induzida pelo tumor por intermédio da regulação positiva das junções de oclusão no endotélio capilar e inibição do rompimento da barreira hematoencefálica induzido por citocinas.[28]

O efeito de redução do edema é dose-dependente, de forma que a posologia é individualizada levando-se em conta a extensão do edema e a gravidade dos sintomas. As doses para sintomas graves como déficit neurológico focal ou cefaleia grave consistem usualmente em uma dose de ataque de dexametasona 10 mg por via intravenosa (IV), seguida de 16 mg diários por via oral (VO), que podem ser divididos em duas ou quatro tomadas. A tomada em uma vez por dia melhora a adesão do paciente e não parece ter menor eficácia. Para sintomas brandos, a dose de ataque não parece ser necessária, e doses diárias menores de 4 mg a 8 mg por VO parecem ser apropriadas. Aplica-se usualmente a menor dose com maior eficácia possível para redução dos efeitos colaterais da terapia, que incluem hiperglicemia, desconforto gastrointestinal e insuficiência adrenal durante o desmame da medicação. A resposta clínica usualmente ocorre dentro das primeiras horas e atinge seu efeito máximo em 24 a 72 horas.[29]

Mais recentemente, o bevacizumab, um anticorpo monoclonal contra o fator de crescimento vascular endotelial (VEGF), vem sendo utilizado para o tratamento do edema peritumoral sintomático refratário aos esteroides. Em pacientes com gliobastoma, o uso do bevacizumab parece reduzir a dose da corticosteroideterapia. Seu efeito se dá dias após a primeira tomada, o que limita seu uso ao contexto agudo de elevação sintomática da PIC.[30]

## Tratamento da síndrome de hipertensão intracraniana

O tratamento da síndrome hipertensão intracraniana segue a linha do tratamento da síndrome causada por condições como traumatismo cranioencefálico (TCE) ou acidente vascular cerebral (AVC) e pode ser mais bem compreendido em camadas terapêuticas sucessivas.[26]

A camada zero deve ser aplicada para todos os pacientes sob risco de edema cerebral e aumento da PIC, com o objetivo de otimização da complacência intracraniana. As medidas dessa camada incluem:[26]

1. cuidado médico de suporte, incluindo avaliação das vias aéreas, respiração, circulação e outras medidas gerais;
2. analgesia;
3. sedação titulada para a escala de RAAS (Richmond Agitation-Sedation Scale) de 0 a −2;
4. controle térmico (36 °C para 37 °C);
5. controle da constipação e distensão abdominal;
6. elevação da cabeceira para 30 a 45 graus;
7. centralização da cabeça, evitando compressão das veias jugulares por rotação do pescoço ou colares cervicais, para facilitar o retorno venoso;
8. fluidos isotônicos ou hiperosmolares, objetivando normalização dos níveis sérios de sódio;
9. corticosteroides.

As camadas um e dois incluem o uso de corticosteroideterapia sistêmica, emprego de agentes osmóticos, hiperventilação branda e intervenções cirúrgicas como a derivação ventricular externa. Agentes osmóticos como a salina hipertônica e manitol aumentam a osmolaridade sérica, criando um gradiente osmolar entre o cérebro e o plasma. A seleção do agente osmótico varia de acordo com a experiência do clínico e não existem evidências que sugerem melhor desfecho neurológico ou menor mortalidade com um desses agentes. As concentrações utilizadas de salina hipertônica variam de 3% a 23,4%. As doses de ataque incluem 150 mL a 500 mL de salina a 3% infundidas ao longo de 15 minutos, ou 30 mL de salina a 23,4%. Em pacientes com prejuízo da função cardíaca, a salina hipertônica pode causar sobrecarga volêmica e insuficiência cardíaca congestiva. O manitol é um diurético osmótico administrado em uma concentração de 20% em bólus, em doses de 0,5 g/kg a 2 g/kg, evitando-se ultrapassar uma osmolaridade de 320 mOsm/kg ou *gap* osmolar maior do que 20 mOsm/kg. A hiperventilação com alvo de $PaCO_2$ em 25 a 35 mmHg reduz a PIC por meio da vasoconstricção cerebral. No entanto, pode piorar a isquemia contribuindo para o edema, de forma que só deve ser utilizada como uma intervenção de emergência que antecede uma medida mais definitiva. A derivação ventricular externa seguida de colocação de dispositivo de mensuração da PIC permite tratamento da hidrocefalia sintomática e da hipertensão intracraniana. Essa medida permite estabilização do paciente enquanto a decisão de levá-lo ao centro cirúrgico é tomada. Vários fatores interferem na tomada dessa decisão, incluindo a idade do paciente, expectativa em relação à resposta do tratamento quimioterápico e radioterápico ao tipo de tumor, tempo cirúrgico, entre diversos outros.

A camada três inclui o uso de anestésicos intravenosos e a indução de hipotermia. O emprego do propofol, benzodiazepínicos e barbitúricos reduz o metabolismo cerebral, o volume cerebral e propicia a melhora da pressão intracraniana. A indução de hipotermia até 32 °C a 34 °C por meio resfriamento da superfície corporal ou do meio intravascular parece ser eficaz na redução da HIC refratária, apesar de não melhorar o desfecho clínico dos pacientes com TCE.[30]

Em virtude do exposto, o manejo da massa tumoral mediante cirurgia, quimioterapia ou radioterapia é a principal estratégia para impedir ou tratar a hipertensão intracraniana. Além disso, o tratamento com corticosteroideterapia sistêmica deve ser considerado em todos os pacientes com edema vasogênico peritumoral, inclusive na ausência de hipertensão intracraniana, baseando-se no estado clínico e sintomatologia gerada pelo edema peritumoral.[31]

## COMPRESSÃO MEDULAR

A compressão medular é uma das maiores causas de morbidade e significante comprometimento da qualidade de vida em pacientes com câncer.[32] Até 5% das doenças malignas podem complicar com compressão medular em decorrência da doença metastática. As neoplasias mais frequentemente associadas a essa condição são os cânceres de pulmão, de mama e de próstat;, no entanto, são também vistas em casos de mieloma múltiplo, carcinoma de células renais, linfoma não Hodgkin, entre outros.[33] A compressão medular pode ser o sintoma inicial de uma neoplasia não diagnosticada previamente em 25% a 30% dos pacientes.[2]

Com a melhora das taxas de sobrevida oriundas de novos tratamentos, há uma tendência para o aumento de metástases ósseas na coluna vertebral e, dessa forma, maior prevalência dessa complicação sendo que, na maioria dos casos, relaciona-se a complicação de metástases ósseas com comprometimento do espaço epidural.[34]

A distribuição nos segmentos da coluna reflete o número e o volume dos corpos vertebrais em cada segmento. Neste sentido, aproximadamente 60% dos casos envolvem a coluna torácica; 25%, a coluna lombar; e 15%, a coluna cervical.[35] Entre 10% e 40% dos casos, lesões múltiplas não contíguas são encontradas.[36]

Compressão medular é uma emergência neuro-oncológica, tendo-se em vista que a deterioração neurológica pode ser rápida e provocar déficits irreversíveis como paralisia de membros e disfunção esfincteriana. O reconhecimento precoce e o tratamento urgente se fazem necessários para aumentar a chance de recuperação ou estabilização do quadro neurológico.[36]

### Etiologia

Metástases ósseas são complicações frequentes no paciente oncológico.[37] É o terceiro lugar mais comum de metástases, considerando-se todas as neoplasias.[38] Alguns fatores tornam os ossos longos e, principalmente, o esqueleto axial como locais de maior incidência de metástases. O fluxo sanguíneo é muito elevado em locais que contêm medula óssea vermelha em grande quantidade, permitindo a exposição desses tecidos a células neoplásicas circulantes. Além disso, os tumores produzem citocinas e fatores de crescimento derivados do osso que permitem a ligação das células tumorais no estroma e matriz óssea.[37,39-41]

A compressão medular pode ocorrer por três mecanismos primários:[33]

1. disseminação hematogênica das células cancerígenas para a vértebra onde o tumor cresce e a partir da qual invade o canal medular;
2. disseminação local de algum tumor paravertebral;
3. ou, em raras circunstâncias, metástase direta para o espaço epidural.

Inicialmente, o tumor causa compressão e obliteração do plexo venoso vertebral causando edema vasogênico na medula espinhal. Após, o crescimento tumoral, ocasiona a compressão mecânica da medula resultando em redução do fluxo sanguíneo. E, nos estágios finais, quando o fluxo sanguíneo está criticamente baixo, ocorrem infarto e lesão irreversível da medula. Além disso, podem acontecer fratura e colapso vertebral resultando em efeito de massa.[35]

## Manifestações clínicas

A compressão medular, na maioria dos casos, se apresenta com dor como sintoma inicial, com uma incidência de 80% a 90%. Outros sintomas incluem fraqueza muscular, disfunção autonômica e perda de sensibilidade. Os sintomas motores usualmente precedem os sintomas sensitivos.[35] Dor à percussão do corpo vertebral é característica desta condição (Higdon, 2018). Um alto índice de suspeição deve ser mantido para qualquer paciente com diagnóstico de câncer, apresentando novo quadro de dor ou piora de dor preexistente na coluna.[33]

O usual é que as manifestações autonômicas, como disfunção intestinal e urinária, distúrbio sexual, e hipotensão ortostática, ocorram tardiamente no curso da doença.[36]

O início dos sintomas neurológicos pode variar de semanas a meses após o início da dor, mas evoluções rápidas com déficits neurológicos significativos podem ocorrer, sobretudo, em neoplasias com comportamento agressivo como carcinoma de pulmão.[39,42]

## Diagnóstico

Seguindo o exame físico, a RNM é o exame de imagem de escolha para o diagnóstico e está associada a uma sensibilidade de 93%, especificidade de 97% e a uma acurácia geral de 95%. Dada a possibilidade de comprometimento de múltiplos níveis, deve-se obter imagem de toda a coluna vertebral com e sem contraste, pois em torno de 20% dos pacientes têm múltiplos níveis acometidos.[33,35]

Metástases vertebrais são tipicamente hipointensas na sequência T1, hiperintensas na sequência T2, e realçam com gadolíneo. Sinal aumentado em T2 dentro da medula sugere congestão venosa e isquemia.[36]

Opções de 2ª linha para situações em que há contraindicação para realização de RNM incluem a mielo-TC, tomografia sem mielografia e radiografia simples. Esta última mostra infiltração óssea, colapso vertebral pelo tumor, mas não apresenta sensibilidade suficiente para detectar compressão medular.[43]

## Tratamento

O diagnóstico e o tratamento precoces são o ponto-chave nesta condição, pois o prognóstico neurológico depende largamente da função motora no momento do diagnóstico. A abordagem multidisciplinar é mandatória e, se o paciente não tem diagnóstico da lesão primária, a biópsia da lesão deve ser realizada.[33]

O tratamento da compressão medular é paliativo, tendo como objetivos a maximização do alívio da dor, o controle local do tumor, a estabilidade mecânica e a qualidade de vida, além de evitar complicações. A duração dos sintomas é importante, haja vista que os pacientes com déficits neurológicos prolongados têm menor probabilidade de responder ao tratamento.[35]

A decisão terapêutica deve ser individualizada, levando-se em consideração a estabilidade da coluna, grau de comprometimento neurológico, radiossensibilidade do tumor, o estado geral de saúde do paciente e os objetivos do tratamento. Um importante aspecto para o cuidado de suporte nestes pacientes inclui analgesia multimodal para controle da dor, profilaxia para tromboembolismo, e monitoramento da função intestinal e da retenção urinária.[33]

O tratamento inicial da compressão medular inclui administração de corticosteroide e avaliação quanto à radioterapia ou cirurgia para descompressão.[4]

A corticosteroideterapia deve ser considerada em qualquer paciente com suspeita de compressão medular. A dexametasona é o corticosteroide tipicamente usado, que atua melhorando o controle álgico, estabiliza ou restaura a função neurológica por reduzir o edema vasogênico e pode ter efeito citotóxico no linfoma e no mieloma múltiplo.[36,44] Alguns autores orientam uma dose de ataque de 10 mg, seguida de dose de manutenção de 16 mg/dia, em pacientes com perda de força mínima ou não progressiva.[33,35,36] Para pacientes com paraplegia, doses mais altas podem ser administradas, com dose de ataque de 100 mg e 96 mg/dia como dose de manutenção. A descontinuação rápida do corticosteroide é importante para prevenção de potenciais complicações, como miopatias, psicose, infecções oportunistas e úlcera péptica.[36] Vale ressaltar que em pacientes com suspeita de linfoma, a administração de corticosteroide pode resultar em uma biópsia com resultado falso-negativo. No entanto, isso é controverso.[33]

A dose ótima de corticosteroide ainda não está devidamente determinada. Na verdade, tem sido demonstrado que não há diferença no desfecho em relação ao controle de dor, à deambulação ou à disfunção urinária com uma dose inicial de administração de 100 mg de dexametasona comparada com 10 mg.[33,44]

A avaliação cirúrgica precoce é recomendada após o diagnóstico radiológico para prevenir o declínio neurológico. A cirurgia pode propiciar o alívio da dor, a descompressão medular, a restauração do *status* neurológico, o restabelecimento da estabilidade da coluna, a correção da deformidade e o diagnóstico histológico.[36]

A indicação cirúrgica primária inclui compressão medular severa em tumores não radiossensíveis e instabilidade.[43] Adicionalmente, a presença de retropulsão de fragmentos ósseos para o interior do canal medular também é uma indicação cirúrgica, pois somente a radioterapia não garantirá uma descompressão significativa. A avaliação cirúrgica deve ser feita dentro de 24 horas.[35] As estratégias cirúrgicas utilizadas para o tratamento da compressão medular são as seguintes: descompressão com estabilização da coluna; ressecção parcial da lesão; ou ressecção em bloco.[44]

Todos os pacientes que não forem candidatos à cirurgia devem receber radioterapia. A radioterapia tem mostrado redução da dor em 60% dos casos e mantém ou restaura a deambulação e continência, em 70% e 90% dos pacientes, respectivamente. *Performance status* no início da radioterapia, grau de radiossensibilidade do tumor e velocidade de instalação dos déficits neurológicos são importantes preditores para uma resposta adequada.[34] Para casos selecionados, a cirurgia seguida de radioterapia está associada a uma alta probabilidade de deambulação pós-tratamento.[4]

Melanoma, carcinoma de células renais e sarcoma são considerados lesões radiorresistentes, logo o tratamento cirúrgico é pensado nestas lesões. Em contraste, as patologias radiossensíveis como os tumores de células germinativas, tumores hematológicos, mieloma e carcinoma de pequenas células, podem ser abordadas com radioterapia convencional, ou ocasionalmente terapia sistêmica, sem ressecção da lesão.[35]

A radiocirurgia estereotática (RE) tem surgido como opção de tratamento, pois permite a entrega precisa de altas doses de radiação em metástases no corpo vertebral e dentro do canal vertebral. Essa precisão minimiza a toxicidade dos tecidos adjacentes à lesão. A RE promove alívio da dor, com uma taxa de melhora em torno de 85% a 100% e controle radiográfico do tumor em 90% dos pacientes. Ressecção do tumor com estabilização da coluna vertebral seguida de RE resulta em controle local da doença em até 1 ano. Essa abordagem é eficaz independentemente do diagnóstico histológico e pode ser utilizada em pacientes já antes irradiados. No entanto, esses dados ainda precisam de maior evidência científica.[36]

A quimioterapia é considerada em pacientes portadores de tumores quimiossensíveis como linfoma e seminoma, que tenham déficit neurológico mínimo ou não tenham déficits. No entanto, seu papel na abordagem de urgência da compressão medular é limitado.[36]

## Prognóstico

A sobrevida média dos pacientes com compressão medular é aproximadamente de 7 meses, sendo que a histologia do tumor primário é o principal determinante de sobrevida. Os resultados são melhores nos pacientes ambulatoriais comparados com os não ambulatoriais, antes de iniciar a terapia.[35] No entanto, os resultados dos tratamentos, em geral, são pobres, até mesmo para cirurgia.[32]

A compressão medular permanece como uma das mais devastadoras complicações neurológicas relacionadas ao câncer. Avanços no tratamento do câncer e o progressivo aumento de sobrevida permitem uma maior incidência dessa complicação. A alta morbimortalidade está associada a dores incapacitantes, paralisias, perda do controle esfincteriano e uma piora significativa da qualidade de vida do paciente oncológico. Logo, todos os esforços devem ser realizados na busca de uma melhor qualidade de vida e preservação da função neurológica, mesmo que a maioria dos pacientes apresente baixa probabilidade de cura.

## CONVULSÕES/*STATUS EPILEPTICUS*

Crises convulsivas, que ocorrem pela primeira vez na vida adulta, são frequentemente causadas por lesões cerebrais focais, em especial acidentes vasculares e neoplasias, sendo estas últimas relacionadas a até 20% das crises que se iniciam após os 40 anos de idade.[45]

O *status epilepticus* é definido como crise convulsiva que tem duração maior do que 30 minutos, ou como duas ou mais crises convulsivas que ocorram de forma sequencial sem recuperação do nível de consciência entre elas, e está associado à elevada morbimortalidade, sendo considerado uma emergência médica que necessita de imediato diagnóstico e instituição de tratamento.[5]

Crises convulsivas e *status epilepticus* podem ser o sintoma de apresentação de um tumor cerebral. Tumores neuroepiteliais disembrioblásticos (DNET) e gangliomas são tumores pediátricos que normalmente ocorrem no lobo temporal e apresentam uma alta taxa de crise convulsiva associada. Quase todos os pacientes com DNET desenvolverão convulsões em algum momento. Em relação aos adultos, gliomas e meningiomas são os mais frequentemente associados com convulsões. Entre os gliomas, os de baixo grau apresentam maior risco de desenvolver convulsões do que os glioblastomas.[4]

Além do grau de malignidade, a localização da lesão tumoral também está associada ao desenvolvimento de crises convulsivas, sendo que tumores localizados em áreas corticais estão mais frequentemente associados ao desenvolvimento de convulsões quando comparados aos tumores localizados na substância branca, e aqueles tumores localizados no córtex temporal e córtex motor são os de maior risco para a ocorrência de crises convulsivas.[46,47]

Em pacientes com tumores primários cerebrais, o desenvolvimento de convulsões está associado às modificações desenvolvidas no tecido cerebral peritumoral, como migração neuronal anormal, alterações nas vesículas sinápticas, persistência de células neuronais na substância branca e desequilíbrio entre mecanismos excitatórios e inibitórios.[46]

Na doença metastática cerebral, diferentemente dos tumores primários do cérebro, existe uma tendência para que esta se manifeste como lesões de forma esférica e circunscritas quando comparadas aos tumores primários que são, na maioria das vezes, de comportamento infiltrativo. Por esse motivo, metástases cerebrais são consideradas menos capazes de gerar crises convulsivas, que poderão ocorrer em cerca de 20% desses pacientes comparado com 30% a 70% dos tumores primários cerebrais.[46]

Em pacientes com neoplasia, as convulsões podem ser decorrentes do comprometimento cerebral e/ou das meninges por doença metastática, de complicações metabólicas, do tratamento oncológico, ou secundárias a infarto ou hemorragia cerebral, além de serem causadas por infecções envolvendo o SNC em pacientes imunossuprimidos.[5]

## Diagnóstico

O diagnóstico de crises convulsivas é, usualmente, clínico e a utilização de eletroencefalograma pode ser feita quando há dúvidas quanto ao diagnóstico. Na avaliação diagnóstica inicial, excluindo-se fatores precipitantes identificados por história e exame clínico inicial, alguns testes diagnósticos devem ser realizados: glicemia; eletrólitos; dosagem sérica de cálcio; magnésio; funções hepática e renal; hemograma; gasometria; TC de crânio; e punção lombar.[5]

## Tratamento

O tratamento da crise convulsiva deve ser prontamente estabelecido com rotinas que envolvam três aspectos:[5]

- avaliação inicial e suporte: **exame neurológico rápido com o objetivo de estabelecer o tipo de crise convulsiva e possível etiologia**, além de instituição de coleta rápida de exames laboratoriais, monitorização cardíaca, oximetria, acesso venoso, posicionamento adequado do paciente, oxigenoterapia, instituição de ventilação mecânica, se necessário, e suporte circulatório;
- terapia farmacológica inicial: **lorazepam ou diazepam intravenosos são as drogas recomendadas inicialmente. Se as crises persistirem, fenitoína deve ser administrada como terapia de 2ª linha e fenobarbital como 3ª opção.** No caso de o tratamento inicial não ser eficaz no controle das crises ou se o paciente não recuperar a consciência, terapia combinada com sedação e atendimento em unidade de terapia intensiva (UTI) com uso de agentes anestésicos de uso intravenoso são necessários e, nessa condição, as medicações utilizadas poderão ser os barbitúricos e propofol;
- prevenção de recorrência das crises: **após o tratamento inicial e a cessação das crises convulsivas, geralmente é recomendada a administração de fenitoína para a prevenção de novos episódios.**

A escolha da terapia com drogas antiepilépticas é um desafio em virtude da potencial interação entre essas medicações e os agentes quimioterápicos. Gerações antigas de antiepilépticas como fenobarbital, fenitoína e carbamazepina induzem enzimas do citocromo p450, que podem acelerar o metabolismo de agentes quimioterápicos e reduzir sua eficácia. Novas drogas antiepilépticas, incluindo levetiracetam, lamotrigina e lacosamida são preferíveis em razão de sua baixa probabilidade de interações farmacocinéticas e ao perfil de tolerabilidade mais favorável.[36]

Em pacientes que se apresentam com crises convulsivas secundárias à doença metastática cerebral ou tumores primários cerebrais, o uso de anticonvulsivantes em monoterapia está indicado, usualmente com fenitoína, carbamazepina ou ácido valproico, com a menor dose efetiva para controle dos sintomas para evitar toxicidade e com monitorização dos níveis séricos dessas drogas.[48]

A monoterapia é preferencial ao uso combinado de anticonvulsivantes tanto em relação à aderência ao tratamento como em relação ao custo-efetividade quando comparada ao tratamento combinado.[48]

Consenso recente em tratamento de epilepsia sem outras comorbidades demonstra que o levetiracetam (contraindicado em insuficiência renal) ou a lamotrigina (contraindicada em disfunção hepática) são considerados fármacos de escolha em virtude do perfil de toxicidade e da menor incidência de interações com outras drogas, principalmente quimioterápicos.[49,50] Em caso de necessidade de associar outra droga, lacosamida é um agente de 2ª linha indicado. Ácido valproico é outra escolha apropriada.[36]

O uso profilático de anticonvulsivantes em pacientes adultos com tumores cerebrais não é recomendado, apesar de a literatura ser pouco esclarecedora nessa situação, uma vez que a maioria dos estudos envolve populações diferentes de pacientes, com tumores primários e metastáticos. Em pacientes submetidos à cirurgia cerebral, esses medicamentos podem ser suspensos no período de 1 semana em pacientes sem desenvolvimento de convulsões.[47,48,51]

### Efeitos colaterais da terapia anticonvulsiva

Os efeitos colaterais dos anticonvulsivantes ocorrem em 20% a 40% dos pacientes com tumor cerebral e, ocasionalmente, podem ser considerados severos, com necessidade de troca da medicação ou mesmo de sua descontinuação.[52] Pacientes em uso de fenitoína combinada à radioterapia cerebral, e redução gradual de esteroides, podem apresentar rash cutâneo e, em menor percentual, desenvolver eritema multiforme e/ou síndrome de Stevens-Johnson, relacionado à depleção de células T supressoras pela radiação, permitindo o desenvolvimento de reação de hipersensibilidade

à fenitoína.[53,54] Além desses efeitos, também podem ser observadas mielossupressão, disfunção hepática e alterações cognitivas.[52]

Outra consideração importante quanto ao uso de anticonvulsivantes em pacientes com neoplasia é a potencialidade de interação desses fármacos com determinados quimioterápicos em decorrência da indução de enzimas do citocromo p450 no fígado, podendo causar a redução de atividade destes. Entre esses fármacos, fenitoína, carbamazepina, fenobarbital e primidona devem ser evitados, quando possível, em pacientes com tumores primários e/ou metastáticos cerebrais, e o uso de fármacos não indutores do citocromo p450 como levetiracetam ou gabapentina deve ser considerado.[52,55]

## REFERÊNCIAS

1. Ministério da Saúde (BR). Instituto Nacional de Câncer José Alencar Gomes da Silva. Estimativa 2020: incidência de câncer no Brasil/Instituto Nacional de Câncer José Alencar Gomes da Silva – Rio de Janeiro: INCA; 2019. Disponível em: http://www.inca.gov.br. Acesso em: junho/2022.

2. Torigoe T, Imanishi J, et al. Oncologic emergency in patients with skeletal metastasis of unknown primary. Acute Medicine & Surgery. 2021;8:e600.

3. De Angelis LM, Posner JB. Neurologic complications of cancer. N Engl J Med. 2009;360;9.

4. Threlkeld ZD, Scott BJ. Neuro-oncologic emergencies. Neurol Clin. 2021;39:545-563.

5. Quin JA, De Angelis LM. Neurologic emergencies in the cancer patient. Semin Oncol. 2000;27:311-21.

6. Higdon ML, Atkinson CJ, Lawrence KV. Oncologic emergencies: recognition and initial management. Am Fam Physician. 2018;97(11):741-8.

7. Graus F, Rogers LR, Posner JB. Cerebrovascular complications in patients with câncer. Medice Baltimore. 1985;64(1).

8. Velander AJ, DeAngelis LM, Navi BB. Intracranial hemorrhage in patients with cancer. Curr Atheroscler Rep. 2012;14(4):373-81.

9. Navi BB, Reichman JS, Berlin D, et al. Intracerebral and subarachnoid hemorrhage in patients with cancer. Neurology. 2010;74(6):494-501.

10. Weisberg LA. Computerized tomography in intracranial hemorrhage. Arch Neurol. 1979;36(7):422-6.

11. Kothbauer P, Jellinger K, FlamentH. Primary brain tumour presenting as spontaneous intracerebral haemorrhage. Acta Neurochir (Wien). 1979;49(1):35-45.

12. Schrader B, Barth H, Lang EW, et al. Spontaneous intracranial haematomas caused by neoplasms. Acta Neurochir (Wien). 2000;142(9):979-85.

13. Abrahams NA, Prayson RA. The role of histopathologic examination of intracranial blood clots removed for hemorrhage of unknown etiology: A clinical pathologic analysis of 31 cases. Ann Diagn Pathol. 2000;4(6):361-6.

14. Lieu A, Hwang S, Howng S, Chai C. Brain tumors with hemorrhage. J Formos Med Assoc. 1999;98(5):365-7.

15. Yuguang L, Meng L, Shugan Z, Yuquan J, Gang L, Xingang L. Intracranial tumour al haemorrhage – a report of 58 cases. J Clin Neurosci. 2002;9(6):637-9.

16. Licata B, Turazzi S. Bleeding cerebral neoplasms with symptomatic hematoma. J Neurosurg Sci. 2004;47:201-10.

17. Wada R, Aviv RI, Fox AJ, et al. CT Angiography "spot sign" predicts hematoma expansion in acute intracerebral hemorrhage. Stroke. 2007;38(4):1257-62.

18. Atlas SW, Grossman RI, Gomori JM, et al. Hemorrhagic intracranial malignant neoplasms: spin-echo MR imaging. Radiology. 1987;164(1):71-7.

19. Mendelow AD, Gregson BA, Fernandes HM, et al. Early surgery versus initial conservative treatment in patients with spontaneous supratentorial intracerebral haematomas in the International Surgical Trial in Intracerebral Haemorrhage (STICH): a randomised trial. The Lancet. 2005;65(9457):387-97.

20. Chitapanarux I, Goss B, Vontagma R, Frighetto L, De Salles AAF, Selch M, et al. Prospective study of stereotactic radiosurgery without whole brain radiotherapy in patients with four or less brain metastases: Incidence of intracranial progression and salvage radiotherapy. Journal of Neurooncology. 2003;61:143-9.

21. Lan Z, Li J, You C, Chen J. Successful use of gamma knife surgery in a distal lenticulostriate artery aneurysm intervention. Br J Neurosurg. 2012;26(1):89-90.

22. Adams RA, Rapper AH. Principles in neurology. New York: McGraw Hill; 1997.

23. Fishman R. Cerebroespinal fluid in disease of the nervous system. Philadelphia: WB Sanders; 1980.

24. Esquenazi Y, Lo VP, Lee K. Critical care management of cerebral edema in brain tumors. J Intensive Care Med. 2017;32(1):15-24.

25. Urday S, Kimberly WT, Beslow LA, et al. Targeting secondary injury in intracerebral haemorrhage – perihaematomal oedema. Nat Rev Neurol. 2015;11(12):111-22.

26. Liotta EM. Management of cerebral edema, brain compression, and intracranial pressure. Continuum (Minneap Minn). 2021;27(5):1172-200.

27. Marmarou A, Anderson RL, Ward JD, Choi SC, Young HF, Eisenberg HM, et al. Impact of ICP instability and hypotension on outcome in patients with severe head trauma. J Neurosurg. 1991;75:S59-66.

28. Dietrich J, Rao K, Pastorino S, Kesari S. Corticosteroids in brain cancer patients: benefits and pitfalls. Expert Rev Clin Pharmacol. 2011;4(2):233-42.

29. Lim-Fat MJ, Bi WL, Lo J, Lee EQ, et al. When less is more: Dexamethasone dosing for brain tumors. Neurosurgery. 2019;85(3):E607.

30. Vredenburgh JJ, Cloughesy T, Samant M, Prados M, Wen PY, Mikkelsen T, et al. Corticosteroid use in patients with glioblastoma at first or second relapse treated with bevacizumab in the brain study. Oncologist. 2010;15(12):1329-34.

31. Carney N, Totten AM, O'Reilly C, et al. Guidelines for the management of severe traumatic brain injury, fourth edition. Neurosurgery. 2017;80(1):6-15.

32. Rasool MT, Fatima K, Manzoor N, et al. Profile of malignant spinal cord compression: one year study at regional cancer center. Indian J Palliat Care. 2016;22:125-9.

33. Spring J, Munshi L. Oncologic emergencies: traditional and contemporary. Crit Care Clin. 2020. doi.org/10.1016/j.ccc.2020.08.004.

34. Bradford L. Currier. Cancer in the spine: comprehensive care. N Engl J Med. 2006;355. Book reviews.

35. Husain ZA, Sahgal A, Chang EL, et al. Modern approaches to the management of metastatic epidural spinal cord compression. CNS Oncol. 2017;6(3):231-41.

36. Jo JT, Schiff D. Management of neuro-oncologic emergencies. Critical Care Neurology. 2017;141:715-41. DOI:10.1016/B978-0-444-63599-0.00039-9.

37. Roodmann GD. Mechanisms of bone metastasis. N Engl J Med. 2004;350:1655-64.

38. Witham TF, et al. Surgery insight: current management of epidural spinal cord compression from metastatic spine disease. Nature Clinical Practice – Neurology. 20006;2:87-94.

39. Jonh SC, Roy AP. Metastatic epidural spinal cord compression. Lancet Neurol. 2008;7:459-66.

40. Paget S. The distribution of secundary growths in cancer of the breast. Lancet. 1889;1:571-3.

41. Sun H, Nemecek A. Optimal management of malignant epidural spinal cord compression. Emerg Med Clin N Am. 2009;27:195-208.

42. Barron KD, Hirano A, Araki S, et al. Experiences with metastatics neoplasms involving the spinal cord. Neurology. 1959;9:91.

43. Patel DA, Campian JL. Diagnostic and therapeutic strategies for patients with malignant epidural spinal cord compression. Curr Treat Options in Oncol. 2017;18:53.

44. Pipola V, Terzi S, Tedesco G, et al. Metastatic epidural spinal cord compression: does timing of surgery influence the chance of neurological recovery? An observational case-control study. Supportive Care in Cancer. 2018. DOI:10.1007/s00520-018-4176-3.

45. Hauser WA, Annegers JF, Kurland LT. Incidence of epilepsy and unprovoked seizures in Rochester, Minnesota: 1935-1984. Epilepsia. 1993;34:453-68.

46. Vecht CJ, van Breemen M. Optimizing therapy of seizures in patients with brain tumors: Neurology. 2006;67(4):S10-S13.

47. Sirven JI, et al. Seizure prophylaxis in patients with brain tumors: a meta-analysis. Mayo Clin Proc. 2004;79:1489-94.

48. Glantz MJ, Cole BF, Frsyth PA, et al. Practice parameter: anticonvulsant prophylaxis in patients with newly diagnosed brain tumors – report of the Quality Standards Subcommitee of the American Academy of Neurology. Neurology. 2000;54:1886-93.

49. Milligan TA, Hurwitz S, Bromfield EB. Efficacy and tolerability of levetiracetam versus phenytoin after supratentorial neurosurgery. Neurology. 2008;71:665.

50. Lim DA, Tarapore P, Chang E, et al: Safety and feasibility of switching from phenytoin to levetiracetam monotherapy for glioma-related seizure control following craniotomy: arandomized phase II pilot study. J Neurooncol. 2009;93:349.

51. Mikkelsen T, et al. The role of prophylactic anticonvulsants in the management of brain metastases: a systematic review and evidence-based clinical practice guideline: J Neurooncol. 2010;96:97-102.

52. Batchelor T, De Angelis LM. Medical management of cerebral metastases. Neurosurg Clin N Am. 1998;7:435-46.

53. Delatre JY, Safai B, Posner JB. Erythema multiforme and Stevens-Johnson syndrome in patients receiving cranial irradiation and phenytoin. Neurology. 1988;38:194.

54. Khafaga YM, Jamshed A, Allam AA, et al. Stevens-Johnson syndrome in patients on phenytoin and cranial radiotherapy. Acta Oncol. 1999;38:111.

55. Fetell MR, Grossman SA, Fisher JD, et al. Preirradiation paclitaxel in glioblastoma multiforme: efficacy, pharmacology and drug interactions. New Approaches to Brain Tumor Therapy Central Nervous System Consortium. J Clin Oncol. 1997;15:3121-8.

# Neoplasias Associadas ao HIV

Karim Yaqub Ibrahim
Edson Abdala

## DESTAQUES

- As principais neoplasias associadas ao HIV são os linfomas não Hodgkin, os tumores associados à infecção por herpes vírus humano-8, que incluem o sarcoma de Kaposi, o linfoma de cavidades corporais e a doença de Castlemann multicêntrica, além das neoplasias anogenitais (carcinoma de cérvix uterina e anal).
- Dos pacientes infectados por HIV, 40% apresentarão alguma doença maligna ao longo da vida, e 30% dos pacientes virão a falecer em decorrência da neoplasia. O retardo do diagnóstico da infecção por HIV pode ocasionar piora do prognóstico.
- A incidência de doença de Hodgkin e de linfoma não Hodgkin tem crescido amplamente, razão pela qual os hemato-oncologistas devem estar atentos a tal fato, solicitando os testes anti-HIV rotineiramente.
- Na era pré-HAART, o prognóstico do linfoma em indivíduo infectado por HIV era muito ruim. Entretanto, o desenvolvimento de formas mais eficazes de terapêutica antirretroviral teve um impacto favorável na eficácia dos linfomas não Hodgkin ao tratamento oncológico, de forma que as taxas de remissão alcançadas atualmente equiparam-se àquelas da população geral portadora de linfomas não Hodgkin.

## INTRODUÇÃO

### Epidemiologia do HIV

A infecção pelo vírus da imunodeficiência humana (HIV) ainda é um importante desafio de saúde pública em vários países ao redor do mundo. De acordo com a UNAIDS, do total de 38 milhões de pessoas com HIV (PVH) no mundo em 2019, 2,1 milhões viviam na América Latina e 900 mil no Brasil.[1] Foram diagnosticados no país, em 2019, 41.909 novas infecções por HIV e 37.308 casos de síndrome da imunodeficiência adquirida (AIDS).[1-4] A mortalidade por AIDS em 2019 foi de 10.565, o que gerou uma taxa de mortalidade padronizada de 4,1/100.000 habitantes.[1] Há uma concentração significativa de casos de AIDS nas áreas densamente povoadas da região Sudeste (51,0% do total de casos brasileiros).[1]

### Epidemiologia do câncer em HIV

A população com HIV/AIDS tem obtido significativa melhora na imunidade e no aumento da expectativa de vida após a introdução da terapia antirretroviral de alta potência (HAART), desde 1996, atualmente renomeada como terapia combinada (TC), que levou a uma melhora notável em sua sobrevida.[5,6] No entanto, pacientes com TC permanecem em constante e aumentado risco de morbimortalidade não relacionada diretamente ao HIV, inclusive doença cardiovascular, doença neurocognitiva, disfunções neuroendócrinas e câncer.[5] A TC está associada à diminuição absoluta de 50% a 80% na incidência de malignidades relacionadas ao HIV, como consequência da melhora da função imune.

Mais recentemente, as neoplasias foram divididas em: neoplasias relacionadas ao HIV, como LNH, Sarcoma de Kaposi e câncer de colo uterino, e em neoplasias não relacionadas ao HIV, que são subdivididas em neoplasias associadas e não associadas a vírus, como vírus das hepatites B e C (hepatocarcinoma), Epstein Barr (VEB – Linfoma de Hodgkin), Herpes tipo 8, papilomavirus humano (câncer de canal anal), entre outros.[7] Assim, a incidência de Cânceres Definidores de Aids (CDAs) tem significativamente declinado.[8-10] Nesse cenário, os Cânceres Não Definidores de Aids (CNDAs) têm gradualmente contribuído com a maior fração das neoplasias ocorridas nesta população. Entre os CNDAs não relacionados a vírus estão o câncer de pulmão, câncer do trato gastrointestinal, câncer de mama e câncer de bexiga.[8-10]

Sabe-se que o risco de câncer é maior na população infectada por HIV do que na população geral, mas as causas desse aumento não são totalmente conhecidas. Alguns autores sugerem que a supressão imune, a estimulação antigênica persistente e a presença de concentração elevada de citocinas proinflamatórias contribuam para essa maior prevalência.[11] Alguns mediadores inflamatórios estariam associados à gênese de neoplasias, como o Fator de Crescimento Endotelial Vascular (VEGF), o fator de crescimento de sarcoma de Kaposi, a IL-6, proteína Tat do HIV e o interferon gama e alfa.[12-14] Algumas proteínas do HIV como as do gene gal-pol foram detectadas em tecidos tumorais de linfonodos e de cerebelo, independentemente do uso da TC.[15]

Outros fatores que podem contribuir para o risco aumentado nessa população são o tabagismo, o consumo de álcool, coinfecção por HPV e coinfecção por VHC.[15]

O papel da imunossupressão no desenvolvimento de CNDAs é controverso: em alguns artigos, não se demonstrou associação entre o grau de imunossupressão e o desenvolvimento de CNDAs.[13,16] Em outros, o uso da TARV foi associado a baixas taxas de CNDAs,

como no estudo de Burgi et al.,[17] enquanto a taxa de incidência padronizada para o CNDAs registrada não mostra diminuição na era pós HAART entre os pacientes envolvidos em estudo de coorte suíça.[14,21]

Tem-se observado que o CNDA é, geralmente, de alto grau, com curso clínico mais agressivo, progressão mais rápida, estágios mais avançados ao diagnóstico de câncer, e que esses pacientes possuem sobrevida mais curta quando comparados a indivíduos HIV negativos.[12,13,18,19] Durações mais longas da infecção por HIV e histórias de infecções oportunistas repetidas são também consideradas como fatores de risco relevantes para CNDA.[10]

No Brasil, são escassos os dados sobre a ocorrência de neoplasias em pacientes infectados pelo HIV e sua associação com o estágio clínico da doença.[20-22] Ao anlisarem-se 733.645 óbitos em PVH na Bahia, no período de janeiro de 2000 a dezembro de 2010, pelo menos um diagnóstico de neoplasia maligna foi relatado em 77.174 (11,4%) dos casos. HIV/AIDS foi relatado em 5.156 (0,8%) atestados de óbito, 307 (6%) deles em associação com neoplasia maligna.[23]

Tendências crescentes na mortalidade por câncer em PVH foram relatadas recentemente no Brasil, bem como em outros países.[24] Na cidade de São Paulo, em particular, a proporção de mortes relacionadas ao câncer em PVH aumentou de 6,2% na era da terapia antirretroviral altamente ativa pré-combinada (1991-1996) para 10,1% na era da TARV combinada (2000-2006).[25]

Tanaka et al.[26] analisaram dados de 1.294 pacientes HIV positivos em São Paulo, Em sua coorte, houve uma ligeira predominância de CDA em comparação com CNDA, mas a proporção CDA:CNDA mudou de 2,1:1 (1997-2000) para 0,6:1 (2005-2009). A sobrevida global de 5 anos com todos os cânceres entre PVH foi de 49,4% (versus 72,7% em não PVH compatível) e a razão de risco de morte (PVH versus não PVH) foi de 2,64 (IC de 95%, 52,39 e 2,91).

O Instituto do Câncer do Estado de São Paulo (Icesp) atendeu, de maio de 2009 a dezembro de 2019, 917 PVH com malignidade. Em nossa coorte, 73% dos pacientes apresentavam CNDA (53% CNDA não relacionado a vírus e 20% CNDA relacionado a vírus) e 27% tinham CDA. O câncer mais frequente foi o Linfoma não Hodgkin (14,7%), seguido pelo câncer de canal anal (9,9%) e o Linfoma de Hodgkin (6,5%). Outros incluem sarcoma de Kaposi, câncer de mama, fígado e biliar, útero, próstata e pulmão. No mesmo período, ocorreram 298 óbitos (32,5%) nessa coorte (dados não publicados).

# LINFOMAS

O LNH é a primeira manifestação considerada oportunista no diagnóstico de AIDS em 2,5% a 5% dos indivíduos infectados por HIV, e sua ocorrência nesta população tem sido estimada em cerca de 8%.[27] Existem mais de 20 subtipos de linfomas segundo a Organização Mundial da Saúde (OMS) e, de modo simplificado, são classificados em: Linfomas de Alto Grau ou Agressivos, cujo subtipo mais comum é o Linfoma Difuso de Grandes Células B; Linfomas de Baixo Grau ou Indolentes, que incluem os Linfomas Foliculares e os Linfomas Linfocíticos de Pequenas Células/LLC.[28]

O achado de LNH de grandes células B intermediário ou de alto grau em indivíduos infectados por HIV constitui-se no diagnóstico de AIDS, pelos critérios do Center for Diseases Control (CDC).[29] Doença extranodal avançada, baixas taxas de resposta, altos índices de recaída e sobrevida curta caracterizam a doença nesta população.[30]

A incidência de doença de Hodgkin e LNH tem crescido amplamente, e os médicos que tratam de linfomas devem estar atentos e aptos a solicitar os testes anti-HIV de rotina.[31] Há maiores riscos de complicações relacionadas ao tratamento devido à interação medicamentosa, efeitos colaterais, e o efeito potencial da quimioterapia na contagem de células T CD4+ e na viremia plasmática de HIV.

## Epidemiologia

Nos anos 1980, o risco de desenvolver LNH em três anos após o diagnóstico de AIDS era de 165 vezes o da população sem AIDS.[32] Em uma análise de quase 100 mil indivíduos infectados por HIV entre 1981 e 1989, aproximadamente 3% tinham LNH, risco relativo de 60 vezes ao esperado para a população geral.[33]

No Brasil, a incidência e os resultados dos pacientes HIV positivos com LNH não são amplamente registrados. Castilho *et al.* registraram uma incidência de 20 casos de LNH na coorte brasileira de 2.925 pacientes HIV positivos no Rio de Janeiro, no entanto seus subtipos não foram distinguidos.[34] Enquanto nos Estados Unidos, o LNH se tornou um dos eventos clínicos definidores de AIDS mais frequentes, tornando-se a neoplasia mais comum associada ao HIV.[35-37]

Estudos prévios mostraram que o risco de LNH-HIV está aumentado em pacientes de maior idade, com imunodeficiência mais avançada e naqueles com carga viral elevada. Muitos desses estudos foram, no entanto, da era pré-HAART ou faltavam informações sobre o esquema antirretroviral em uso.[38,39]

## Influência da HAART na incidência e no prognóstico dos linfomas

Com exceção do linfoma primário de sistema nervoso central (LP-SNC), que está associado com níveis de células TCD4+ inferiores a 50 células/mm³, o espectro do linfoma por HIV não tem se modificado drasticamente na era TAC.[35-37] Entretanto, a terapêutica antirretroviral teve um impacto favorável na resposta do LNH ao tratamento, com completa remissão semelhante às taxas obtidas na população geral com LNH agressivo.[40] Estudo multicêntrico europeu detectou sobrevida em um ano de 66% nos LNH sistêmicos, e de 54% nos LP-SNC.[41,42]

## Interação entre os linfomas e as infecções virais

Até 30% dos LNH-HIV são linfomas de Burkitt. A associação com alguns herpes vírus, como VEB, detectada em 25% dos linfomas de Burkitt e em 60% a 80% dos linfomas difusos de grandes células B subtipo imunoblástico (LNH DGCB-IBL), e o HHV-8 detectado em raras doenças linfoproliferativas, é principalmente observada em pacientes infectados por HIV.[43] Laurence *et al.*[44] detectaram associação entre linfoma e VEB ou HHV-8 em metade dos indivíduos analisados.

## Patogenia

Além da imunodeficiência, anormalidades genéticas, desregulação de citocinas e estimulação crônica de células B pelo HIV e/ou outros vírus na ausência do controle de células T eficazes exercem papel na patogênese do LNH-HIV.[45]

A alteração desregulada das células B tem sido considerada como um fator contribuinte para o desenvolvimento do LNH-HIV. Os mecanismos exatos ainda não foram elucidados, embora potenciais causas, como a desregulação de células T, efeito direto do HIV e fatores séricos, como IL-10, IL-6 e CD44, sejam considerados.[46]

Little *et al.*[47] sugeriram que uma mudança para o tipo de centro germinativo na era TAC pôde ser responsabilizada em parte pela melhora do prognóstico em PHV. Hoffmann *et al.*[48] confirmaram que os marcadores imuno-histoquímicos dos centros germinativos nos LNH DGCB, como CD10 e CD20, também foram associados com melhora da sobrevida global. Inversamente, os marcadores do centro não germinativo, o que inclui CD138/Syn-1, foram associados com sobrevida inferior.

### Características clínicas

A maioria dos casos é agressiva, com doença sistêmica avançada, presença de sintomas B e aumento de DHL em mais de 2/3 dos acometidos. O envolvimento de sitios extranodais é frequente, e verifica-se elevado Índice Internacional de Prognóstico (IPI) em mais da metade dos pacientes.[38,39]

## TUMORES ASSOCIADOS À INFECÇÃO POR HERPES VÍRUS-8 (HHV-8)

Em 1994, um herpes vírus foi descoberto com o uso de análises de amostras de tecido de Sarcoma de Kaposi, e ficou conhecido como HHV-8. Subsequentemente, foi também identificado em amostras de pacientes com Linfoma de Cavidades Corporais (PEL) e na Doença de Castlemann multicêntrica (MCD).[49-51] A infecção por HHV-8 é um requisito para o desenvolvimento do SK e PEL, e um estimulo patogênico para a MCD, inclusive todos os casos de MCD associados ao HIV.

### Epidemiologia do HHV-8

Há evidências de transmissão sexual, horizontal e parenteral. O virus é encontrado na orofaringe de homens e mulheres, tanto imunocompetentes quanto imunodemprimidos, em regiões de endemicidade.[52,53,54]

### Patogenia

O HHV-8 codifica numerosas proteínas específicas que têm um papel na patogênese do SK, do PEL e da MCD. Produz moléculas que são críticas na transdução de sinais que estimulam a proliferação celular e inibição da apoptose. O antígeno nuclear promove a sobrevida da célula e contribui para a transformação das células infectadas pelo vírus, pela interação com e pela alteração da função das proteínas p53 e retinoblastoma supressoras do tumor.[55,56]

O receptor da proteína G viral, um produto gênico da fase lítica, desregula a expressão, levando à oncogênese através da proliferação celular, transformação, proangiogênese e sinalização antiapoptótica.[57]

A terceira proteína oncogênica é a proteína inibitória viral FLICE, que está associada com NFκB e funciona como oncogênica pela manipulação de sua via.[58] Por último, o HHV-8 codifica a IL-6 viral. As células infectadas induzem e secretam IL-6, que se liga, então, à gp130 e ativa STAT3 na produção autócrina.[57]

Estudos mostraram que homens HHV-8 soropositivos não tinham resposta celular proliferativa específica, e que as pessoas HIV+ e HIV negativas (HIV-) com SK tinham baixas quantidades de células T específicas ao HHV-8.[59] Além disso, observou-se resposta linfocítica citotóxica ao HHV-8 aumentada em pacientes que receberam HAART, embora recentemente têm sido registrados relatos de persistência do SK apesar do uso adequado de HAART.[60]

Em modelos experimentais, ja foi demonstrado que o gene *Trans-Activator of Transcription* (Tat) do HIV regula a expressão gênica do HIV e tem um papel crucial no desenvolvimento do SK por meio dos produtos gênicos do HHV-8. O Tat promove a migração e proliferação das células endoteliais ativadas por citocinas e estimula o crescimento celular do SK em modelos murinos.[61] Similarmente, a infecção por HHV-8 intensifica a replicação do HIV. O Antígeno nuclear associado à latência mostrou ativar os *Long Terminal Repeats* (LTR) do HIV-1 pela sua associação com o Tat.[62]

### Diagnóstico e virologia

Os métodos sorológicos para identificação de infecção por HHV-8 são limitados em sensibilidade e especificidade. A detecção direta do DNA do HHV-8 em amostras clínicas com o uso da PCR é indicada em condições clínicas restritas. A hibridização *in situ* ou a imuno-histoquímica podem revelar proteínas de HHV-8 expressas em tecidos humanos, o que é frequentemente utilizado nos diagnósticos de SK, PEL e MCD.[63]

### Sarcoma de Kaposi

Com a evolução do HIV, o SK foi encontrado quase exclusivamente entre os HSH.[64] A soroprevalência do HHV-8 tem sido encontrada como um espelho da incidência do SK, embora haja populações com grandes disparidades entre ambas.[65]

O SK é dividido em três formas, de acordo com as características clínico-epidemiológicas. O SK clássico é uma doença não agressiva que geralmente afeta homens de idade mais avançada do mediterrâneo, e não está associada à infecção por HIV.[65,66] O SK endêmico afeta as pessoas na África subsaariana e ocorre também não associado ao HIV. Por fim, o SK epidêmico ou associado à AIDS é uma causa comum de tumor entre infectados por HIV. Frequentemente, é caracterizado por doença cutânea disseminada (Figura 96.1), com casos avançados de acometimento de mucosa oral e envolvimento de vísceras, especialmente pulmão e trato gastrointestinal.[66]

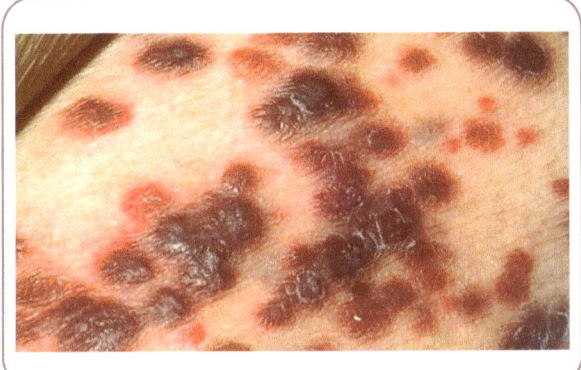

**FIGURA 96.1 –** Lesões cutâneas disseminadas de sarcoma de Kaposi.
Fonte: OpenStax College – Anatomy & Physiology. Disponível em: ‹http://cnx.org/content/col11496/1.6/›. Acessado em: maio de 2022.

Várias propostas de tratamento para o SK estão disponíveis. A terapêutica antirretroviral eficaz está associada à redução da incidência de SK, a regressão no número e tamanho de lesões e a regressão histológica de lesões existentes. Vários antivirais, inclusive ganciclovir, cidofovir e foscarnet, mostraram inibir o HHV-8 *in vitro*. Os tratamentos antivirais podem ser eficazes em conjunto com a quimioterapia convencional.[67]

## PEL

O PEL é uma doença linfoproliferativa pouco usual, que consiste em menos de 2% dos linfomas associados ao HIV. É dividido em variantes sólida e clássica. Os PEL clássico e sólido são similares quanto a morfologia, imunofenótipo e características moleculares. O encontro de altos níveis de HHV-8 e IL-6 que podem ser observados nas células tumorais do PEL tem facilitado o diagnóstico. A ocorrência de derrames pleurais, pericárdicos e peritoniais são graves e aumentam a morbidade e a mortalidade associadas a essas condições.[68]

Não há uma padronização para o tratamento do PEL, e devido à sua baixa incidência, estudos clíni-

cos randomizados não são factíveis. Como os outros tumores associados ao HHV-8, se a coinfecção com HIV for identificada, a terapêutica antirretroviral está indicada, e tem sido associada a regressão espontânea. Tradicionalmente, o uso de regimes citotóxicos padrões usados para tratamento de LNH são subótimos, e a mediana de sobrevida nas coortes tratadas apresentaram resultados insatisfatórios.[69] Casos de sobrevida prolongada para os pacientes que foram tratados conjuntamente com antivirais (ganciclovir e cidofovir) têm estimulado o uso desses medicamentos concomitantemente no tratamento do PEL.[69]

## MCD

A MCD é uma doença linfoproliferativa agressiva, caracterizada por sintomas constitucionais, anemia e linfoadenopatia generalizada. Uma série com pequeno número de casos mostrou que 100% daqueles em HIV+ eram associados ao HHV-8.[70]

Em pacientes com MCD e infecção por HIV, o tratamento do HIV é imprescindível.[71] A quimioterapia sistêmica também é fundamental. Em pacientes com MCD, o ganciclovir e o valganciclovir podem ocasionar a remissão, isoladamente ou em combinação com outros agentes.[72]

## CÂNCERES NÃO RELACIONADOS AO HIV ASSOCIADOS A VÍRUS

### Neoplasias anogenitais

A infecção por HPV é um dos principais fatores de risco. A patogenia da neoplasia anogenital pode estar relacionada não somente à alteração da imunidade mediada por células causada pelo HIV, mas também pela interação direta entre esses dois vírus.[73]

### Neoplasia cervical

Desde 1980, vários autores registraram maior prevalência de infecções cervicovaginais, especialmente infecção por HPV e lesão intraepitelial escamosa cervical, em pacientes com infecção por HIV.[74,75] Este fato sugere que o estado de imunodeficiência pelo HIV aumenta a suscetibilidade das mulheres em contrair o HPV, e que a infecção por HIV altera a história natural da infecção por HPV, o que permite o desenvolvimento de neoplasia anogenital com maior frequência.

Em estudo americano prospectivo,[76] 220 mulheres HIV+ e 221 HIV- foram avaliadas. Observou-se que, nas mulheres sem lesões neoplásicas identificadas, a infecção por HPV foi mais comum e persistente entre as HIV+. Em outro estudo transversal com 114 mulheres, a infecção por HPV foi duas vezes maior naquelas HIV+. As anormalidades citológicas, cervical e anal, foram fortemente associadas com a infecção por HIV e com baixa contagem de células T CD4.[77]

Maiman *et al.*[75] descreveram uma coorte de mulheres HIV+ com neoplasia cervical. Quando comparadas às mulheres HIV-, observaram que a neoplasia foi mais avançada na sua apresentação, houve maior recidiva, demonstrou maior frequência de envolvimento peria-nal e evidenciou com maior frequência a presença de infecção por HPV. Os tratamentos padronizados foram menos eficazes, houve mais recidiva em intervalos de tempo mais curtos e mais óbitos do que nas mulheres não infectadas por HIV.

Quando é feito o diagnóstico de HIV nas mulheres, elas devem passar por um exame ginecológico, inclusive Papanicolau. Se, inicialmente, o resultado for normal, um segundo exame deve ser realizado em aproximadamente seis meses. Se o exame for normal, deve-se realizar Papanicolau anualmente. Porém, se revelar células escamosas atípicas de significância indeterminada (ASCUS) ou SIL, a paciente deve ser encaminhada para colposcopia com biópsia da área alterada (Figura 96.2).

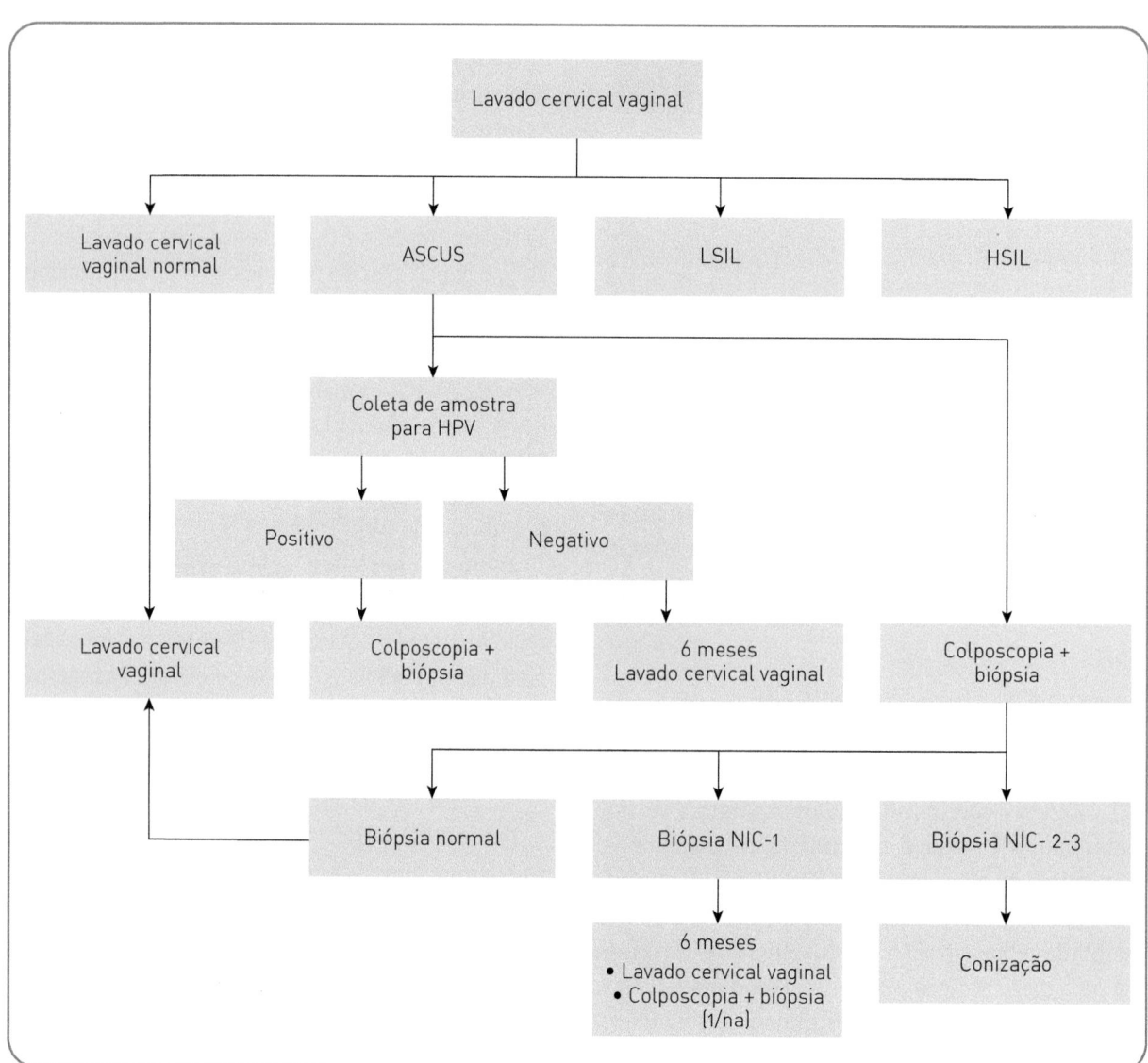

**FIGURA 96.2 –** Fluxograma de vigilância de lesões cervicais em mulheres HIV-positivas.
Fonte: Desenvolvida pelos autores.

A associação entre SIL e HIV parece mais relacionada ao comprometimento do sistema imune do que à interação HIV-HPV, uma vez que a carga viral de HIV tem menor associação do que a contagem baixa de células T CD4+.[78-80] No entanto, dados contraditórios são encontrados nos estudos.[78-81]

A TARV, por reduzir a carga viral e aumentar a contagem de células T CD4+, pode reduzir a progressão e aumentar a regressão das lesões cervicais causadas pela infecção por HPV.[82] No entanto, a infecção por HPV e as lesões associadas a ela persistem em altas proporções nas mulheres que recebem TARV, particularmente naquelas que tiveram HIV por vários anos.[83]

## Câncer de canal anal

O HPV tem sido implicado como o agente causal nos indivíduos infectados por HIV, o que tem explicado a diminuição da faixa etária na ocorrência de câncer de canal anal.[84]

Em 2005, Diamond et al.[85] avaliaram 42 homens com carcinoma de células escamosas anal (CCEA). A média da incidência anual na era pré-HAART foi de 88 por 100.000, e pós- HAART de 190 por 100.000. Detectaram aumento na incidência anual de 0 por 100.000 em 1991 para 2.224 por 100.000 em 2000. Chiao et al.[86] demonstraram que a incidência de CCEA aumentou ao longo das três últimas décadas, especialmente entre homens jovens.

A classificação da displasia anal pode seguir a escala graduada de Richart (AIN) ou o sistema de Bestheda, conforme apresentado na Tabela 96.1.[87]

### Tabela 96.1. Classificação das alterações displásicas anais – Classificação de Richard e de Bethesda

| NORMAL | Lesão intraepitelial escamosa de baixo grau (LSIL) | | Lesão intraepitelial escamosa de alto grau (HSIL) | |
|---|---|---|---|---|
| | Condiloma | AIN grau I | AIN grau II | AIN grau III |
| | Displasia leve a moderada | | Displasia moderada | Displasia grave | Carcinoma in situ |

Fonte: Adaptada de Newson-Davis T, Mark Bower, 2010.

Os pacientes que apresentam HSIL estão sob risco aumentado de desenvolver câncer. No entanto, a depender do genótipo da infecção por HPV, na presença de infecção com múltiplos tipos de HPV e sob condições de imunodepressão, lesões consideradas LSIL na admissão podem evoluir para HSIL.[88] Estudo realizado na Universidade de Manaus, que avaliou a freqüência de lesões intraepiteliais escamosas do ânus (ASIL) e câncer de canal anal, mostrou que a freqüência entre os indivíduos HIV+ foi superior em relação aos HIV.[89]

Em uma metanálise recente, observou-se, também, que pacientes imunodeprimidos após transplantes de órgãos tinham Taxa de Incidência Padrão (SIR) de 4,85, enquanto a SIR de pacientes infectados por HIV era de 28,75, o que reflete a maior exposição ao HPV oncogênico desta última população. A SIR de carcinoma de canal anal em pessoas com HIV/aids está entre 19 e 50.[90]

As pessoas com maior duração da infecção por HIV (> 15 anos) tinham 12 vezes mais chance de apresentar cancer anal em relação àquelas com período < 5 anos.[91] A história natural do câncer de canal anal não é totalmente elucidada. Estudos em HSH- HIV- encontraram taxas de prevalência de LSIL e HSIL de 15% e 5%, respectivamente. Estudos em HSH-HIV+ descrevem maior prevalência (25% a 50%).[92] A exata frequência de progressão de AIN III para o câncer de canal anal não é conhecida, embora a estimativa esteja entre 1% e 8 %.[93] Como HSIL é precursor de câncer de canal anal, protocolo de vigilância é sugerido (Figura 96.3).[87]

## CÂNCER DE PULMÃO

O câncer de pulmão representa o CNDA mais frequente na população infectada por HIV na era HAART.[11,13] Em 2010, houve 840 casos de câncer de pulmão entre 900 mil pessoas com HIV/Aids nos Estados Unidos, o que o tornou o terceiro tumor mais frequente nessa população.[13] O maior risco é parcialmente atribuído à alta prevalência de tabagismo na população infectada por HIV e este permanece um fator de risco independente.[14]

Existem algumas hipóteses sobre os efeitos dos inibidores de protease (IP) sobre o câncer de pulmão. Primeiramente, essa classe de medicamentos é conhecida pela capacidade de inibição das enzimas

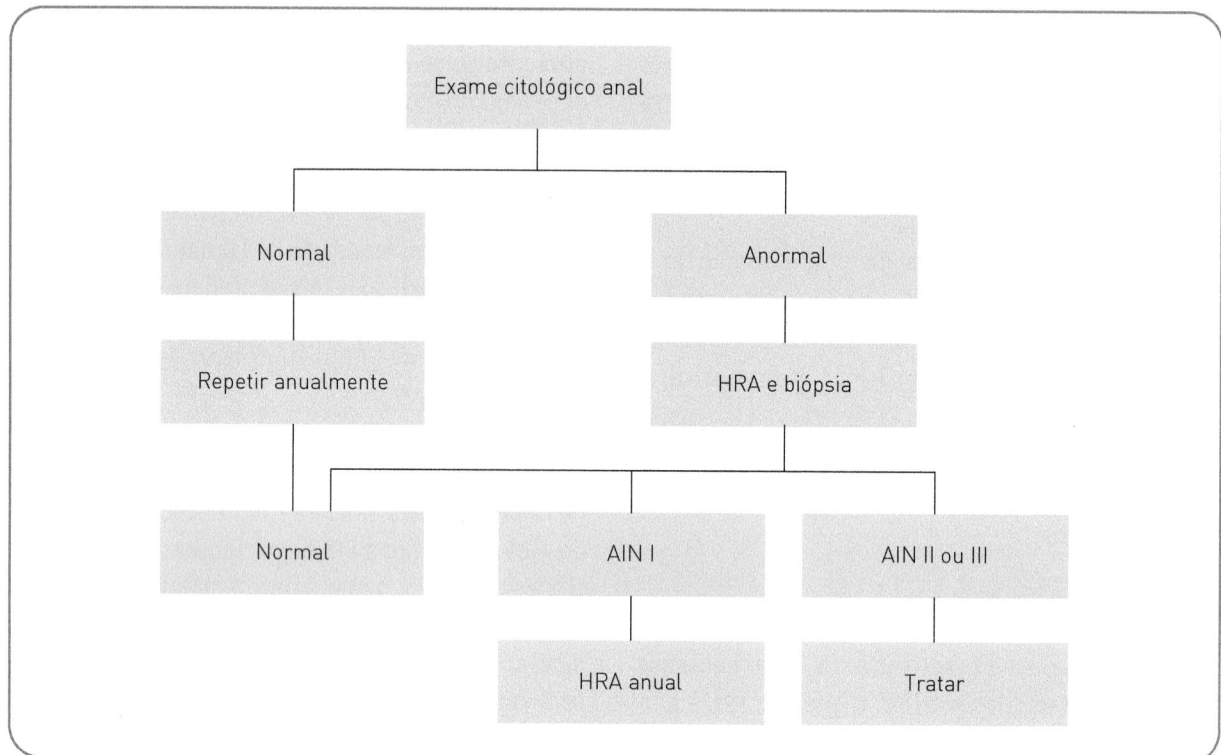

**FIGURA 96.3** – Algoritmo de vigilância para câncer anal em indivíduos HIV-positivos.
HRA: High-Resolution Anoscopy.
Fonte: Desenvolvida pela autoria.

do complexo citocromo p450, as quais têm um papel importante na ativação e metabolismo do tabaco, derivados de produtos carcinogênicos, como os hidrocarbonos poliaromáticos e as nitrosaminas.[13] Vários polimorfismos específicos na P450 têm sido associados com câncer de pulmão; porém, o efeito dos fortes inibidores do sistema P450 sobre o metabolismo do tabaco que contém carcinógenos, e subsequente risco de aparecimento de câncer pulmonar é desconhecido. Ao lado disso, embora essa classe de medicamentos que almeja as proteases do HIV esteja envolvida prioritariamente no processamento das poliproteínas virais, esses medicamentos têm efeitos sobre outros alvos nas vias de sinalização que podem ser importantes na carcinogênese pulmonar.

### Câncer de bexiga

Enquanto o câncer de bexiga é uma das neoplasias mais prevalentes no mundo, poucos casos são descritos na literatura em PVH.[17,19]

Chawki S *et al.* analisaram 15 pacientes com diagnóstico definitivo de infecção por HIV e câncer de bexiga, o que representa 0,2% de sua coorte.[94] Nesse estudo, o câncer de bexiga foi diagnosticado em indivíduos com mediana de 14 anos de infecção por HIV, mediana de idade de 56 anos, com maior prevalência na população masculina (73%) e fumantes (67%). A mediana do nadir de CD4 era de 195 células/mm³. No momento de diagnóstico de câncer de bexiga, a mediana de CD4 foi de 506 células/mm³ e a maioria recebia TARV (86%) e tinha carga viral indetectável (64%). A falha terapêutica ocorreu em 5 pacientes durante o seguimento. A sobrevida em um ano foi de 74,6% (IC95%: 53,3-100). Quatro pacientes morreram em decorrência do câncer de bexiga.

A literatura mostra que o câncer de bexiga em pacientes infectados por HIV compartilha características em comum com os de pacientes HIV negativos, como predominância no sexo masculino, maior prevalência em caucasianos, alta proporção nos tabagistas, presença de hematúria sem dor e histopatologia que produz, principalmente, carcinomas uroteliais, os quais contam 90% de todos os cânceres de bexiga. Porém, na população geral, o câncer de bexiga incide nos homens por volta dos 72 anos e nas mulheres por volta de 77 anos, muito além da mediana de idade em

HIV positivos.[17] Na verdade, a proporção de câncer de bexiga aumentou pelo menos cinco vezes em pacientes HIV positivos acima de 50 anos, quando comparados com indivíduos entre 40 e 49 anos.[19]

Uma metanálise recente encontrou que a prevalência de infecção por HPV entre os casos detectados de câncer de bexiga pode chegar a 17%.[19] Quanto ao prognóstico, observaram-se tumores agressivos com invasão muscular em 46% e alto grau histológico em 73%, que poderia explicar o resultado ruim e a taxa de óbito relacionado de 27%, muito superior à da população geral.

## REFERÊNCIAS

1. UNAIDS. UNAIDS Fact Sheet – World AIDS day 2020. [2021 fev 20]. Disponível em: https://www.unaids.org/sites/default/files/media_asset/UNAIDS_FactSheet_en.pdf.

2. Brasil, Ministério da Saúde, Secretaria de Vigilância em Saúde. Boletim Epidemiológico HIV/AIDS 2020. [2021 fev 20]. Disponível em: http://www.aids.gov.br/pt-br/pub/2020/boletim-epidemiologico-hivaids-2020.

3. Grinsztejn B, Hoagland B, Moreira RI, et al. Retention, engagement, and adherence to pre-exposure prophylaxis for men who have sex with men and transgender women in PrEP Brasil: 48 week results of a demonstration study. Lancet HIV. 2018;5(3):e136-e145.

4. Brasil Ministério da Saúde. Secretaria de Vigilância em Saúde. Departamento de Vigilância, Prevenção e Controle das Infecções Sexualmente Transmissíveis, do HIV/Aids e das Hepatites Virais. Protocolo Clínico e Diretrizes Terapêuticas para Profilaxia Pré-Exposição (PrEP) de Risco à Infecção pelo HIV 2018. [2021 fev 20]. Disponível em: http://www.aids.gov.br/pt-br/pub/2017/protocolo-clinico-e-diretrizes-terapeuticas-para-profilaxia-pre-exposicao-prep-de-risco.

5. International Collaboration on HIV and Cancer: Highly active antiretroviral therapy and incidence of cancer in human immunodeficiency virus-infected adults. J Natl Cancer Inst. 2000;92:1823-30.

6. Palmieri C, Treibel T, Large O, Bower M. AIDS-related non-Hodgkin's lymphoma in the first decade of highly active antiretroviral therapy. QJMed. 2006;99:811–26.

7. Besson C, Goubar A, Gabarre J, Rozenbaum W, Pialoux G, Châtelet FP. Changes in AIDS-related lymphoma since the era of highly active antiretroviral therapy. Blood. 2001;98:2339-44.

8. Simard EP, Engels EA. Cancer as a cause of death among people with AIDS in the United States. Clin Infect Dis 2010;51:957-62.

9. Martellotta F, Berretta M, Vaccher E, Schioppa O, Zanet E, Tirelli U. AIDS-related Kaposi's sarcoma: state of the art and therapeutic strategies. Curr HIV Res 2009;7:634-8.

10. Berretta M, Cinelli R, Martellotta F, Spina M, Vaccher E, Tirelli U. Therapeutic approaches to AIDS related malignancies. Oncogene 2003;22:6646-59.

11. Engels EA, Pfeiffer RM, Goedert JJ, Virgo P, McNeel TS, Scoppa SM, et al. Trends in cancer risk among people with AIDS in the United States 1980-2002. AIDS. 2006;20:1645-54.

12. Herida M, Mary-Krause M, Kaphan R, Cadranel J, Poizot-Martin I, Rabaud C, et al. Incidence of non-AIDS-defining cancers before and during the highly active antiretroviral therapy era in a cohort of human immunodeficiency virus-infected patients. J Clin Oncol. 2003;21:3447-53.

13. Engels EA, Brock MV, Chen J, Hooker CM, Gillison M, Moore RD. Elevated incidence of lung cancer among HIV-infected individuals. J Clin Oncol 2006;24:1383-8.

14. Kirk GD, Merlo C, O' Driscoll P, Mehta SH, Galai N, Vlahov D, et al. HIV infection is associated with an increased risk for lung cancer, independent of smoking. Clin Infect Dis 2007;45:103-10.

15. Rose R, Lamers SI, Maruniak SA, Nolan DJ, McAvoy AC, Salemi M, et al. HIV Maintains an Evolving and Dispersed Population in Multiple Tissues during Suppressive Combined Antiretroviral Therapy in Individuals with Cancer. Journal of Virology 2016;90:8984-93.

16. Patel P, Hanson DL, Sullivan PS, Novak RM, Moorman AC, Tong TC, et al. Adult and Adolescent Spectrum of Disease Project and HIV Outpatient Study Investigators. Incidence of types of cancer among HIV-infected persons compared with the general population in the United States, 1992-2003. Ann Intern Med. 2008;148:728-36.

17. Burgi A, Brodine S, Wegner S, Milazzo M, Wallace MR, Spooner K, et al. Incidence and risk factors for the occurrence of non-AIDS-defining cancers among human immunodeficiency virus-infected individuals. Cancer 2005;104:1505-11.

18. Berretta M, Di Benedetto F, Bearz A, Simonelli C, Martellotta F, Del Ben C, et al. FOLFOX-4 Regimen with concomitant HAART in metastatic colorectal cancer HIV-infected patients: a report of five cases and review of the literature. Cancer Invest 2008;26:610-14.

19. Robbins HA, Pfeiffer RM, Shiels MS, Li J, Hall HI, Engels EA. Excess Cancers Among HIV Infected People in the United States. J Natl Cancer Inst. 2015; 107.

20. Luz E, Marques M, Luz I, et al. Survival and prognostic factors for AIDS and Non-AIDS patients with non-Hodgkin's lymphoma in Bahia, Brazil: a retrospective cohort study, ISRN Hematol. 2013:2013: 904201. [2021 fev. 20]. Disponivel em: http://dx.doi.org/10.1155/2013/904201. 20.

21. Sampaio J, Brites C, Araújo I, et al. AIDS-related malignancies in Brazil. Curr. Opin. Oncol. 2007;19(5):476-8.

22. Pinto Neto L, Milanez MC, Golub JE, Miranda AE. Malignancies in HIV/AIDS patients attending an outpatient clinic in Vitória, state of Espírito Santo, Brazil. Rev Soc Bras Med Trop. 2012;45(6):687-90.

23. Marques M, Luz E, Leal M, et al. Neoplasms-associated deaths in HIV-1 infected and non-infected patients in Bahia, Brazil. Cancer Epidemiol. 2018;54:133-6.

24. Simard EP, Engels EA. Cancer as a cause of death among people with AIDS in the United States. Clin Infect Di. 2010;51:957-62.

25. Smith CJ, Ryom L, Weber R, et al. Trends in underlying causes of death in people with HIV from 1999 to 2011 (D:A:D): a multicohort collaboration. Lancet. 2014;384:241-8.

26. Tanaka LF, Latorre MRDO, Gutierrez EB, et al. Trends in the incidence of AIDS-defining and non-AIDS-defining cancers in people living with AIDS: a population-based study from São Paulo, Brazil. Int J Cancer. 2018;142:524-33.

27. Kaplan LD, Abrams DI, Feigal E, McGrath M, Kahn J, Neville P, et al. AIDS-associated non-Hodgkin'sLymphoma in San Francisco. JAMA. 1989;261:719-24.

28. Campo E, Swerdlow SH, Harris NL, Pileri S, Stein H, Jaffe ES. The 2008 WHO classification of lymphoid neoplasms and beyond: evolving concepts and practical applications. Blood 2011 Feb 7. [Epub ahead of print]. X

29. 1993 Revised classification system for HIV infection and expanded surveillance case definition for AIDS among adolescents and adults. Morbid Mortal Week Rep. 1992;41:1-19.

30. Kaplan LD, Lee JY, Ambinder RF, Sparano JA, Cesarman E, Chadburn A, et al. Rituximab does not improve clinical outcome in a randomized phase III trial of CHOP with or without rituximab in patients with HIV-associated non-Hodgkin's lymphoma:AIDS-malignancies consortium trial 010. Blood 2005;24:1538-43.

31. Grogg KL, Miller RF, Dogan A. HIV infection and lymphoma. J Clin Pathol 60:1365-72, 2007. X

32. Cote TR, Biggar RJ, Rosenberg PS, Devesa SS, Percy C, Yellin FJ, et al. Non-Hodgkin's lymphoma among people with AIDS: incidence, presentation and public health burden. AIDS/Cancer Study Group. Int J Cancer 1997;73:645–50.

33. Beral V, Peterman T, Berkelman R, Jaffe H. AIDS-associated non-Hodgkin Lymphoma. Lancet 1991;337:805-9.

34. Castilho JL, Luz PM, Shepherd BE, Turner M, Ribeiro SR, Bebawy SS, et al. HIV and cancer: a comparative retrospective study of Brazilian and U.S. clinical cohorts, Infect. Agent. Cancer. 2015;10(4):10-4.

35. Ledergerber B, Egger M, Erard V, Weber R, Hirschel B, Furrer H, et al. AIDS-related opportunistic illnesses occurring after initiation of potent antiretroviral therapy: the Swiss HIV Cohort Study. JAMA, 1999;282:2220–26.

36. Engels EA, Biggar RJ, Hall HI, Cross H, Crutchfield A, Finch JL, et al. Cancer risk in people infected with human immunodeficiency virus in the United States. Int J Cancer. 2008;123:187–94.

37. Crum-Cianflone N, Hullsiek KH, Marconi V, Weintrob A, Ganesan A, Barthel RV, et al. Trends in the incidence of cancers among HIV infected persons and the impact of antiretroviral therapy: a 20-year cohort study. AIDS. 2009;23:41–50.

38. Kirk O, Pedersen C, Cozzi-Lepri A, Antunes F, Miller V, Gatell JM, et al. Non-Hodgkin lymphoma in HIV-infected patients in the era of highly active antiretroviral therapy. Blood. 2001;98:3406–12.

39. Stebbing J, Gazzard B, Mandalia S, Teague A, Waterston A, Marvin V, et al. Antiretroviral treatment regimens and immune parameters in the prevention of systemic AIDS-related non-Hodgkin's lymphoma. J Clin Oncol 2004;22:2177–83.

40. Diamond C, Taylor TH, Aboumrad T, Anton-Culver H. Changes in acquired immunodeficiency syndrome-related non-Hodgkin lymphoma in the era of highly active antiretroviral therapy: incidence, presentation, treatment, and survival. Cancer 2006;106:128-35.

41. d'Arminio MA, Sabin CA, Phillips A, Phillips A, Sterne J, May M, et al. The changing incidence of AIDS events in patients receiving highly active antiretroviral therapy. Arch Intern Med 2005;165:416–23.

42. Bruyand M, Thiebaut R, Lawson-Ayayi S, Joly P, Sasco AJ, Mercié P, et al. Role of uncontrolles HIV RNA level and immunodeficiency in the occurrence of malignancy in HIV-infected patients during the combination antiretroviral therapy era: Agence Nationale de Recherche sir le Sida (ANRS) CO3 Aquitaine Cohort. Clin Infect Dis 2009;49:1109-16.

43. Carbone A, Gloghini A. KSHV/HHV-8-associated lymphomas. Br J Haematol 2008;140:13-24.

44. Gérard L, Meignin V, Galicier L, Fieschi C, Leturque N, Piketty C, et al. Characteristics of non-Hodgkin lymphoma arising in HIV-infected patients with suppressed HIV replication. AIDS 2009;23:2301-08.

45. Grulich AE, Wan X, Law MG, Milliken ST, Lewis CR, Garsia RJ, et al. B-cell stimulation and prolonged immune deficiency are risk factors for non-Hodgkin's lymphoma in people with AIDS. AIDS 2000;14:133-40.

46. Breen EC, Epeldegui M, Boscardin WJ, Widney DP, Detels R, Martínez-Maza. O Elevated levels of soluble CD44 precede the development of AIDS-associated non-Hodgkin's B-cell lymphoma. AIDS 2005;19:1711–12.

47. Little RF, Pittaluga S, Grant N, Steinberg SM, Kavlick MF, Mitsuya H, et al. Highly effective treatment of acquiredimmunodeficiency syndrome-related lymphoma with dose-adjusted EPOCH:impact of antiretroviral therapy suspension and tumor biology. Blood 2003;101:4653–9.

48. Hoffmann C, Tiemann M, Schrader C, Janssen D, Wolf E, Vierbuchen M, et al. AIDS-related B-cell lymphoma(ARL): correlation of prognosis with differentiation profiles assessed by immunophenotyping. Blood 2005;106:1762–9.

49. Chang Y, Cesarman E, Pessin MS, Lee F, Culpepper J, Knowles DM, et al. Identification of herpesvirus-like DNA sequences in AIDS-associated Kaposi's sarcoma. Science 1994;266:1865–9.

50. Cesarman E, Chang Y, Moore PS, Said JW, Knowles DM. Kaposi's sarcoma–associated herpesvirus-like DNA sequences in AIDS-related body-cavity–based lymphomas. N Engl J Med 1995;332:1186–91.

51. Soulier J, Grollet L, Oskenhendler E, Cacoub P, Cazals-Hatem D, Babinet P, et al. Kaposi's sarcoma–associated herpesvirus-like DNA sequences in multicentric Castleman's disease. Blood 1995;86:1276–80.

52. Casper C, Krantz E, Selke S, Kuntz SR, Wang J, Huang ML, et al. Frequent and asymptomatic oropharyngeal shedding of human herpesvirus 8 among immunocompetent men. J Infect Dis 2007;195(1):30–6.

53. Taylor MM, Chohan B, Lavreys L,Hassan W, Huang ML, Corey L, et al. Shedding of human herpesvirus 8 in oral and genital secretions from HIV-1-seropositive and-seronegative Kenyan women. J Infect Dis 2004;190:484–8.

54. Cannon MJ, Dollard SC, Smith DK, Klein RS, Schuman P, Rich JD, et al. Blood-borne and sexual transmission of human herpesvirus 8 in women with or at risk for human immunodeficiency virus infection. N Engl J Med 2001;344:637–43.

55. Friborg J Jr, Kong W, Hottinger MO, Nabel GJ. p53 inhibition by the LANA protein of KSHV protects against cell death. Nature 1999;402:889–94.

56. Radkov SA, Kellam P, Boshoff C. The latent nuclear antigen of Kaposi sarcoma–associated herpesvirus targets the retinoblastoma-E2F pathway and with the oncogene Hras transforms primary rat cells. NatMed 2000;6:1121–7.

57. Sullivan R, Dezube BJ, Koon HB. Signal transduction targets in Kaposi's sarcoma. Curr Opin Oncol 2006;18:456–62.

58. Sun Q, Zachariah S, Chaudhary PM. The human herpes virus 8–encoded viral FLICE-inhibitory protein induces cellular transformation via NFkB activation. J Biol Chem 2003;278:52437–45.

59. Guihot A, Dupin N, Marcelin AG, Gorin I, Bedin AS, Bossi P, et al. Low T cell responses to human herpesvirus 8 in patients with AIDS-related and classic Kaposi sarcoma.J Infect Dis 2006;194:1078–88.

60. Wilkinson J, Cope A, Gill J, Bourboulia D, Hayes P, Imami N, et al. Identification of Kaposi's sarcoma–associated herpesvirus (KSHV)-specific cytotoxic T-lymphocyte epitopes and evaluation of reconstitution of KSHV-specific responses in human immunodeficiency virus type 1–infected patients receiving highly active antiretroviral therapy. J Virol. 2002;76:2634–40.

61. Ensoli B, Gendelman R, Markham P, Fiorelli V, Colombini S, Raffeld M, et al. Synergy between basic fibroblastgrowth factor and HIV-1 Tat protein in induction of Kaposi's sarcoma. Nature 1994;371:674–80.

62. Hyun TS, Subramanian C, Cotter MA 2nd, Thomas RA, Robertson ES. Latency-associatednuclear antigen encoded by Kaposi's sarcoma–associated herpesvirus interacts with Tat and activates the long terminal repeat of human immunodeficiency virus type 1 in human cells. J Virol 2001;75:8761–71.

63. Ganem D. KSHV infection and the pathogenesis of Kaposi's sarcoma. Annu Rev Pathol 2006;1:273–96.

64. Beral V, Peterman TA, Berkelman RL, JaffeHW. Kaposi's sarcoma among persons with AIDS: a sexually transmitted infection? Lancet 2000;335:123–8.

65. Grossman Z, Iscovich J, Schwartz F, Azizi E, Klepfish A, Schattner A, et al. Absence of Kaposi sarcoma among Ethiopian immigrants to Israel despite high seroprevalence of human herpesvirus 8. Mayo Clin Proc. 2002;77:905–9.

66. DiLorenzo G, Konstantinopoulos PA, Pantanowitz L, Di Trolio R, De Placido S, Dezube BJ. Managementof AIDS-related Kaposi's sarcoma. Lancet Oncol 2007;8:167–76.

67. Casper C, Wald A. The use of antiviral drugs in the prevention and treatment of Kaposi sarcoma, multicentric Castleman disease andprimary effusion lymphoma. Curr Top Microbiol Immunol 2007;312:289–307.

68. Nador RG, Cesarman E, Chadburn A, Dawson DB, Ansari MQ, Sald J. Primary effusion lymphoma: a distinct clinicopathologic entity associated with the Kaposi's sarcoma–associated herpes virus. Blood 1996;88:645–56.

69. Simonelli C, Spina M, Cinelli R, Talamini R, Tedeschi R, Gloghini A, et al. Clinical features and outcome of primary effusion lymphoma in HIV-infected patients: a single-institution study. J Clin Oncol 2003;21:3948–54.

70. Casper C. The aetiology and management of Castleman disease at 50 years: translating pathophysiology to patient care. Br J Haematol 2005;129:3–17.

71. Aaron L, Lidove O, Yousry C, Roudiere L, Dupont B, Viard JP. Human herpesvirus 8–positive Castleman disease in human immunodeficiency virus–infected patients: the impact of highly active antiretroviral therapy. Clin Infect Dis 2002;35:880–2.

72. Casper C, Nichols WG, Huang ML, Corey L, Wald A. Remission of HHV-8 and HIV-associated multicentric

Castleman disease with ganciclovir treatment. Blood. 2004;103:1632–4.

73. Dreyer G. Clinical implications of the interaction between HPV and HIV infections. Best Pract Res Clin Obstet Gynaecol. 2018;47:95-106.

74. Provencher D, Valme B, Averette HE, Ganjei P, Donato D, Penalver M, Sevin BU. HIV status and positive Papanicolau screening: identification of a high-risk population. Gynecol Oncol 1988;31:184–8.

75. Maiman M, Fruchter RG, Serur E, Remy JC, Feuer G, Boyce J. Human immunodeficiency virus infection and cervical neoplasia. Gynecol Oncol 1990;38:377–82.

76. Sun XW, Kuhn L, Ellerbrock TV, Chiasson MA, Bush TJ, Wright TC, Jr. Human papillomavirus infection in women infected with the human immunodeficiency virus. N Engl J Med. 1997;337:1343–49.

77. Williams AB, Darragh TM, Vranizan K, Ochia C, Moss AR, Palefsky JM. Anal and cervical human papillomavirus infection and risk of anal and cervical epithelial abnormalities in human immunodeficiency virus-infected women. Obstet Gynecol. 1994;83:205-11.

78. Coelho RA, Facundo MKF, Nogueira AL, Sakano CRSB, Ribalta JCL, Bacarat EC. Association of cervical intraepithelial neoplasia with CD4 T cell counts and viral load in HIV-infected women. Revista Brasileira de Ginecologia e Obstetricia. 2004;26:97–102.

79. Levi JE, Fink MCS, Canto CLM, Carretiero N, Matsubara R, Linhares I, et al. Human Papillomavirus prevalence, viral load and cervial intraepithelial neoplasia in HIV-infected women. Braz J Infectious Dis. 2002;6:129–35.

80. Massad LS, Ahdieh L, Benning L, Minkoff H, Greenblatt RM, Watts H, et al. Evolution of cervical abnormalities among women with HIV-1: evidence from surveillance cytology in the women's interagency HIV study. J Acquir Immune Defic Syndr. 2001;27:432–42.

81. Vernon SD, Unger ER, Piper MA, Severin ST, Wiktor SZ, Ghys PD, et al. HIV and human papillomavirus as independent risk factor for cervical neoplasia in women with high or low numbers of sex partners. Sex Trans Infectious. 1999;75:258–60.

82. Minkoff H, Ahdieh L, Massad LS, Anastos K, Watts DH, Melnick S, et al. The effect of highly active antiretroviral therapy on cervical cytologic changes associated with oncogenic HPV among HIV-infected women. AIDS. 2001;15:2157–64.

83. Lillo FB, Ferrari D, Veglia F, Origoni M, Grasso MA, Lodini S, et al. Human papillomavirus infection and associated cervical disease in human immunodeficiency virus-infected women: effect of highly active anti-retroviral therapy. Journal Infectious Dis. 2001;184:547–51.

84. Brewster DH, Bhatti LA. Increasing incidence of squamous cell carcinoma of the anus in Scotland,1975–2002. Br J Cancer. 2006;95:87–90.

85. Diamond C, Taylor TH, Aboumrad T, Bringman D, Anton-Culver H. Increased incidence of squamous cell anal cancer among men with AIDS in the era of highly active antiretroviral therapy. Sex Transm Dis. 2005;32:314–20.

86. Chiao EY, Krown SE, Stier EA, Schrag D. A population-based analysis of temporal trends in theincidence of squamous anal canal cancer in relation to the HIV epidemic. J Acquir Immune Defic Syndr. 2005;40:451–5.

87. Newson DT, Bower M. HIV-associated anal cancer. Medicine Reports. 2010;85:1-5.

88. Palefsky JM. Anal cancer prevention in HIV-positive men and women. Curr Opin Oncol. 2009;21:433-8.

89. Silva ITC, Araujo JR, Andrade RV, Cabral CRB, Gimenez FS, Guimarães AGDP, et al. Anal cancer precursor lesions in HIV-positive and HIV-negative patients seen at a tertiary health institution in Brazil. Acta Cirurgica Brasileira. 2011;26:64-71.

90. Grulich AE, van Leeuwen MT, Falster MO, Vajdic CM. Incidence of cancers in people with HIV/AIDS compared with immunosuppressed transplant recipients: a meta-analysis. Lancet. 2007;370:59-67.

91. Chia-Ching JW, Palefsky JM. HPV-Associated Anal Cancer in the HIV/AIDS Patient. Cancer Treat Res. 2019;177:183-209.

92. Palefsky JM, Holly EA, Efirdc JT, Da Costa M, Jay N, Berry JM, et al. Anal intraepithelial neoplasia in the highly active antiretroviral therapy era among HIV-positive men who have sex with men. AIDS 2005;19:1407-14.

93. Pineda CE, Berry JM, Jay N, Palefsky JM, Welton ML. High resolution anoscopy targeted surgical destruction of anal high-grade squamous intraepithelial lesions: a ten-year experience. Dis Colon Rectum. 2008;51:829-35.

94. Chawki S, Ploussard G, Montlahuc C, Verine J, Mongiat-Artus P, Desgrandchamps F, et al. Bladder Cancer in HIV-infected Adults: An Emerging Issue? Case-Reports and Systematic Review. PLoS One. 2015;10(12):e0144237.

# Acessos Venosos

André Echaime Vallentsits Estenssoro
Lais da Cunha Gamba
Marina Artimonte Farjallat

## DESTAQUES

- O acesso venoso adequado permite a realização de terapias oncológicas endovenosas com segurança.
- Acessos venosos centrais são utilizados com frequência na oncologia devido a agentes citotóxicos vesicantes e a dificuldades de acesso periférico.
- A escolha do dispositivo ideal deve ser individualizada, considerando a condição clínica e vascular, a necessidade terapêutica, no que tange ao tipo e ao volume de medicação, assim como ao tempo previsto de uso, para cada paciente.
- O manejo adequado dos acessos é relevante para diminuir o risco de complicações tais como infecção, trombose e mau funcionamento.

## INTRODUÇÃO

Acessos vasculares são descritos desde o século XV. Em 1657, Richard Lower documentou o primeiro instrumento criado para terapia endovenosa, usado apenas em animais. Consistia em uma cânula feita de pena e com pontas afiadas, capaz de penetrar a pele e acessar veias periféricas de cachorros, com o objetivo de realizar injeção de medicações. Somente em 1663, Robert Boyle estendeu seu uso para humanos, inclusive para transfusões sanguíneas. Desde então, houve significativo avanço em acessos venosos e arteriais, capazes de salvar e prolongar vidas. Há diversos tipos de acessos vasculares disponíveis, desenvolvidos adequando-os à necessidade do paciente e às características do tratamento, e que podem ser usados para monitorização de funções vitais e para infusão de soluções endovenosas a curto ou longo prazo, incluindo medicações, reposições volêmica e de eletrólitos, transfusões de hemoderivados, nutrição parenteral, além de terapias como hemodiálise e plasmaférese, entre outros.

O cateter venoso periférico é o principal dispositivo invasivo presente no tratamento de pacientes. Estima-se que até 60% dos indivíduos internados apresentem esse tipo de acesso, de forma que, anualmente, são usados 330 milhões de cateteres periféricos nos Estados Unidos.

Utilizados para infusão de medicações, transfusão sanguínea, infusão de contraste para estudos radiológicos ou nutrição parenteral de baixa osmolaridade, são implantados preferencialmente em veias superficiais dos membros superiores, dando-se prioridade às localizadas no antebraço com preservação do punho (Figura 97.1).

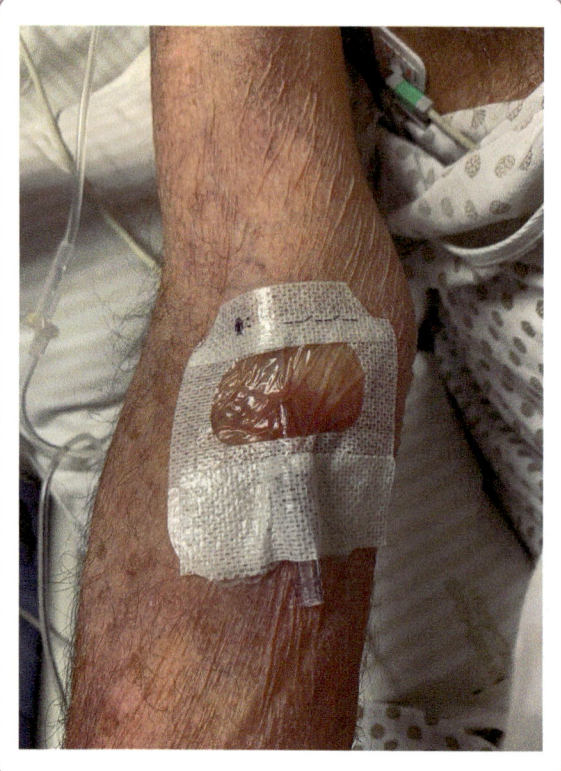

**FIGURA 97.1** – Fotografia de acesso venoso periférico, do tipo Jelco® ou Abbocath®.
Fonte: Acervo da autoria.

Este tipo de acesso apresenta vantagens, como facilidade de implante, ampla disponibilidade, baixos custo, invasividade e índice de complicações. Estas podem ser locais ou sistêmicas. Entre as primeiras, incluem-se flebite, infecção, extravasamento de medicação, oclusão e remoção inadvertida do dispositivo. A flebite, frequente e preocupante, está associada ao dano local ao endotélio, agravado por múltiplas punções na mesma veia; à rigidez; ao tamanho e ao material do cateter; à natureza do líquido infundido e às infecções sistêmicas em vigência. A fim de minimizar essas complicações e permitir o tratamento do paciente de forma mais ampla e segura, utilizam-se os acessos venosos centrais.

## ACESSO VENOSO CENTRAL

Por definição, cateter venoso central é todo aquele que tem sua porção terminal posicionada na veia cava ou no átrio direito. Ele pode ser inserido diretamente em vaso central ou em vaso periférico, o último conhecido como PICC (*peripherally inserted central catheter*).

Os cateteres centrais são habitualmente confeccionados em poliuretano ou silicone, com um ou mais lúmens e podem ser de curta ou longa permanência. Os últimos são tunelizados, podendo ser classificados como semi ou totalmente implantáveis. Os primeiros caracterizam-se pela confecção de túnel subcutâneo entre o orifício de inserção na veia e o orifício de exteriorização na pele, com anel ou *cuff* de Dacron® no meio do trajeto, de forma a promover reação fibrosa local e consequente fixação do dispositivo e diminuição do risco de infecção. Os totalmente implantáveis são os que, além do túnel, têm um reservatório implantado no subcutâneo, sem nenhum ponto de exteriorização. A escolha do material do cateter, tempo e tipo de implantação variam de acordo com as características e as necessidades de cada paciente e da terapêutica a ser implementada (Algoritmo 97.1).

A principal técnica de punção é a descrita por Sven Ivar Seldinger em 1953. Consiste na punção do vaso, transfixado por agulha vazada, retraída até a ocorrência de refluxo sanguíneo, seguida de introdução de fio-guia com ponta arredondada ou em "J" pelo seu lúmen. Associa-se aos reparos anatômicos o uso de ultrassom doppler, que, por permitir a visibilização da ponta da agulha dentro do vaso, dispensa a transfixação (Figuras 97.2A e 97.2B). Após a retirada da agulha, o cateter é introduzido sobre fio-guia, podendo ser precedido de dilatação do trajeto em casos de dispositivos mais calibrosos. O fio-guia é removido e o cateter fixado à pele, devendo a ponta estar na porção inferior da veia cava superior ou na transição ilíaco e cava inferior, quando punção femoral. Deve-se confirmar o posicionamento e a ausência de complicações por meio de exame de imagem, como radiografia de tórax ou abdômen, quando, então, o acesso é liberado para uso.

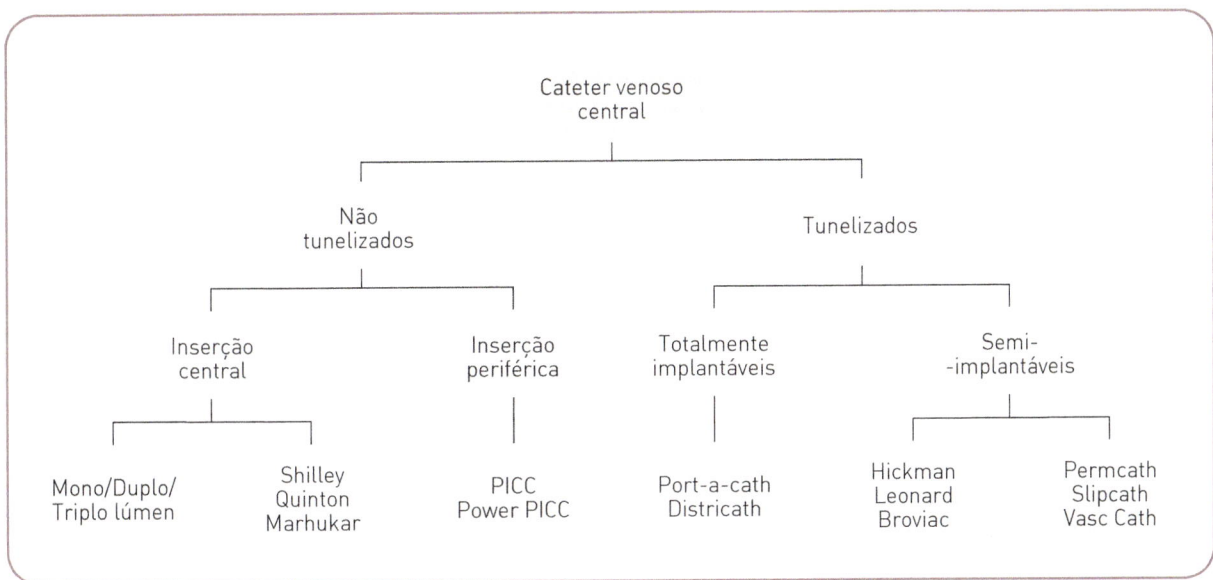

**ALGORITMO 97.1** – Fluxograma com os diversos tipos de cateteres venosos centrais.
Fonte: Desenvolvido pela autoria.

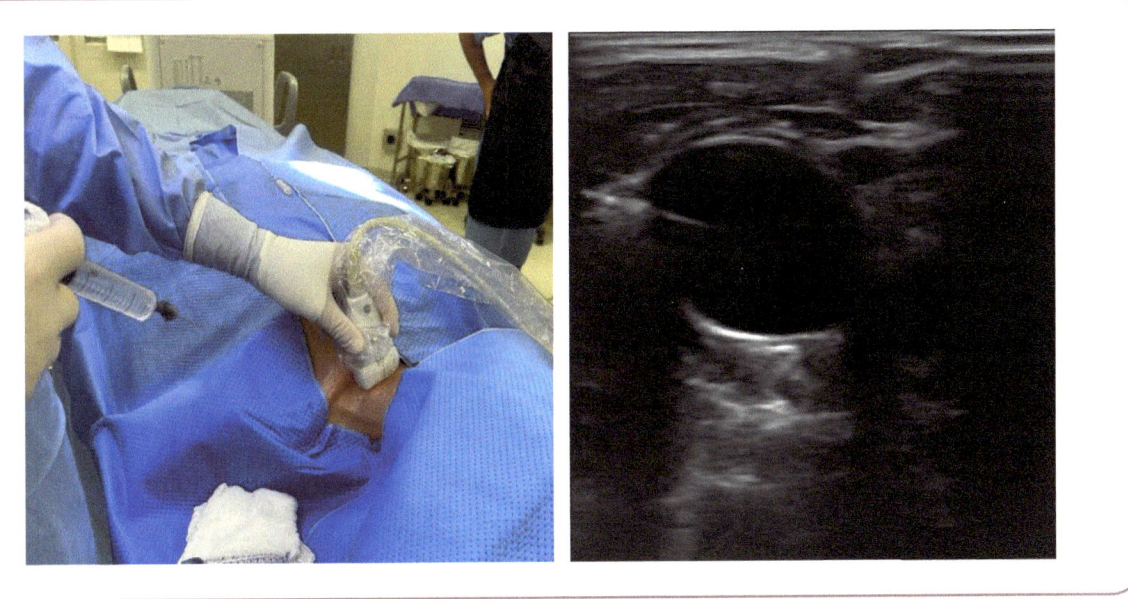

**FIGURA 97.2** – Fotografias de punção de veia jugular guiada por ultrassom.
Fonte: Acervo da autoria.

A inserção de dispositivos venosos centrais pode cursar com diversas complicações relacionadas ao implante (pneumotórax, hemotórax, hidrotórax ou quilotórax, punção e inserção inadvertida em sítios arteriais, lesão de nervos periféricos e embolia gasosa); ao dispositivo (arritmias, trombose e pinçamento ou fratura do cateter); e à permanência e ao uso do cateter (infecção do sítio de inserção, de loja subcutânea, quando tunelizado ou totalmente implantado, infeção de ponta e/ou linha e trombose venosa ou formação de septo de fibrina intravenoso). Por isso, além de técnica cirúrgica e asséptica rigorosa durante o implante, são indispensáveis cuidados locais intensivos e inspeção diária do orifício de inserção e trajeto subcutâneo, controle de imagem para monitoramento do posicionamento do cateter e vigilância de seu funcionamento, a fim de minimizar e prevenir possíveis complicações.

## Curta Permanência ou não Tunelizados

Os cateteres venosos centrais não tunelizados, mais frequentes na prática clínica, são geralmente de poliuretano, com comprimento variando de 15 a 30 cm e diâmetro de 4 Fr a 10 Fr (referente a *French*, unidade de diâmetro, sendo que 3 Fr = 1 mm). Podem ter de um a cinco lúmens e ser implantados à beira do leito (Figura 97.3). Os cateteres de maior diâmetro, com maior fluxo e que permitem plasmaférese e/ou hemodiálise serão citados adiante.

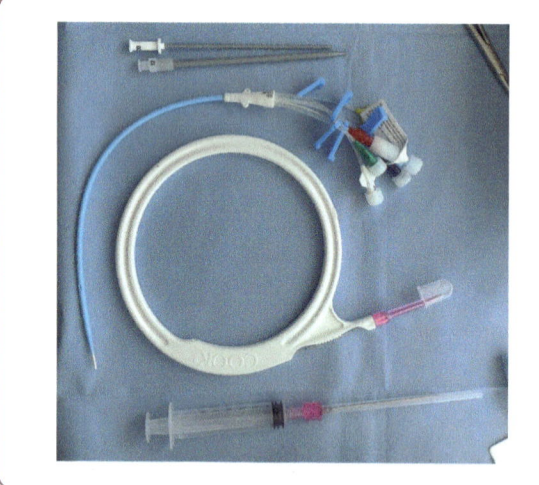

**FIGURA 97.3 –** Fotografia de cateter central pentalumen, com *kit* de punção incluindo agulha, fio-guia com ponta em "J" e dilatadores.
Fonte: Acervo da autoria.

Os principais sítios de punção para inserção central são as veias jugular interna, subclávia e femoral, nesta ordem, em razão das vantagens e desvantagens descritas no Quadro 97.1. Há outros alternativos, geralmente reservados aos dispositivos de longa permanência, entre eles, jugular externa, cava inferior, veias hepáticas, intercostais, além dos acessos cirúrgicos abertos para todas as veias já descritas e cava superior, ázigos e átrio direito. Dá-se preferência aos sítios supradiafragmáticos e, entre estes, ao lado direito, em virtude da cúpula pulmonar mais baixa, com menor risco de pneumotórax, trajeto mais curto e retilíneo da veia, calibre do vaso discretamente maior e pelo menor risco de quilotórax, secundário à lesão de vasos que fazem a drenagem linfática, que à esquerda, feita pelo ducto torácico, é mais calibrosa do que à direita.

Diferentemente das vias de inserção central, o PICC tem como principais sítios de punção as veias basílica, cefálica, braquial ou cubital medial, podendo ser implantado por profissionais não médicos, à beira do leito. Mais comumente, a veia de escolha é a basílica direita, em virtude de seu maior diâmetro, sua posição mais superficial e seu trajeto mais retilíneo (Figuras 97.4A e 97.4B). O segundo sítio mais frequente é a veia cubital medial, que desemboca na basílica. Porém, por sua localização na fossa antecubital, está exposta à flexão constante do cotovelo, o que aumenta o risco de tromboflebite.

### Quadro 97.1. Vantagens e desvantagens de cada sítio de punção para acesso venoso central e características da técnica de punção

| Sítio de punção | Vantagens | Desvantagens | Técnica de punção |
|---|---|---|---|
| Veia Jugular Interna | ■ Menor risco de pneumotórax<br>■ Possibilidade de compressão em caso de punção acidental de artéria<br>■ Possibilidade de punção em caso de discrasias sanguíneas moderadas | ■ Risco de punção inadvertida de carótida<br>■ Maior dificuldade de cuidados com curativos<br>■ Maior risco de quilotórax à esquerda<br>■ Difícil identificação anatômica em pacientes obesos e edemaciados<br>■ Veia propensa a colapsar em estados hipovolêmicos<br>■ Difícil acesso emergencial quando via aérea está sendo estabelecida<br>■ Proximidade do óstio de inserção do cateter com o de eventual traqueostomia, com risco de infecção | ■ Paciente em decúbito dorsal horizontal, em posição de Trendelemburg, com a cabeça rodada para o lado oposto ao da punção. Deve-se identificar o ápice do triângulo formado pelas cabeças do músculo esternocleidomastóideo, situado aproximadamente a 5 cm acima da clavícula, que marca o local de inserção da agulha. Introduzir a agulha lateral à pulsação da carótida, a 30 graus com a pele. Dirigir a agulha lateralmente para o mamilo ipsilateral |

Continua >>

>> Continuação

## Quadro 97.1. Vantagens e desvantagens de cada sítio de punção para acesso venoso central e características da técnica de punção

| SÍTIO DE PUNÇÃO | VANTAGENS | DESVANTAGENS | TÉCNICA DE PUNÇÃO |
|---|---|---|---|
| Veia Subclávia | ■ Fácil curativo e fixação<br>■ Local de inserção acessível durante o estabelecimento da via aérea<br>■ Melhor identificação anatômica em pacientes obesos<br>■ Não colaba em estados hipovolêmicos | ■ Maior risco de pneumotórax<br>■ Dificuldade de compressão em caso de punção arterial acidental<br>■ Trajeto mais longo da pele até o vaso | ■ Paciente em decúbito dorsal horizontal, em posição de Trendelemburg, com a cabeça rodada para o lado oposto ao da punção, braços estendidos ao longo do corpo. O ponto de punção localiza-se na junção dos terços médio e medial da clavícula, aproximadamente 1 cm abaixo do seu bordo inferior. Mantém-se a agulha na direção da fúrcula para facilitar o deslizamento abaixo do osso e minimizar o risco de punção pleural |
| Veia Femoral Comum | ■ Não interfere em manobras de ressuscitação cardiopulmonar<br>■ Não interfere em estabilização cervical<br>■ Não interfere em intubação orotraqueal<br>■ Sem risco de pneumotórax<br>■ Facilmente compressível em casos de punção arterial acidental | ■ Circulação de drogas mais demorada durante reanimação cardiopulmonar (RCP)<br>■ Risco de trombose ileofemoral<br>■ Maior risco de infecção | ■ Paciente em decúbito dorsal, perna rodada lateralmente. A artéria femoral orienta o acesso. O sítio de punção é 1 cm a 2 cm inferior ao ligamento inguinal, onde a veia femoral comum fica superficial e medial à artéria. Orientar a agulha com o bisel voltado para cima e introduzi-la a 20 ou 30 graus com a pele. O vaso normalmente é atingido dentro de 2 cm a 4 cm, mas pode ser mais profundo em pacientes obesos ou edemaciados |

Fonte: Desenvolvido pela autoria.

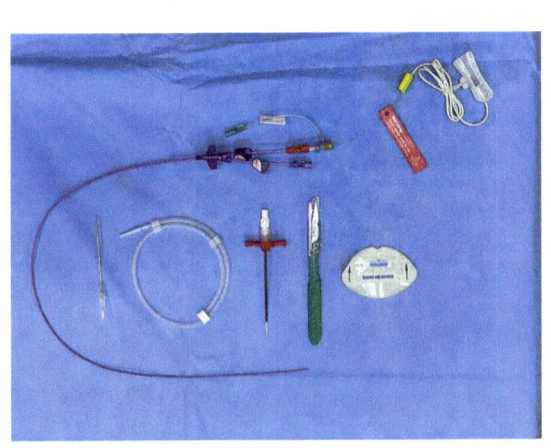 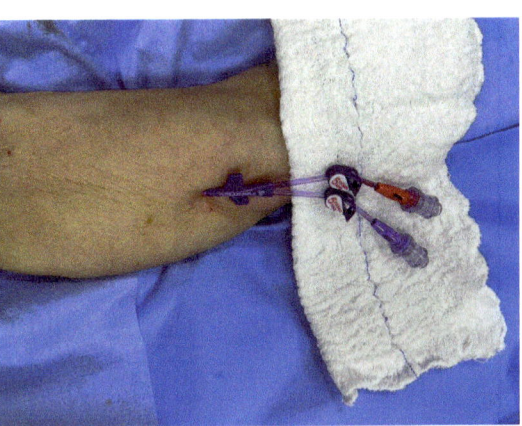

FIGURAS 97.4 – Fotografias de PICC (*peripherally inserted central catheter*).
Fonte: Acervo da autoria.

O PICC, com as mesmas indicações descritas para acesso por punção central, apresenta vantagem para pacientes com condições locais adversas, variações anatômicas ou coagulopatia. Além disso, reduz o risco de acidentes associados à punção do sistema venoso central, que podem evoluir com pneumotórax e hemotórax e lesão da artéria carótida e subclávia.

Este acesso está contraindicado em indivíduos com alterações cutâneas nos sítios de inserção periféricos, bacteremia recente, doença renal crônica (para preservação de veias potencialmente necessárias à confecção de acesso para hemodiálise), ressecção linfonodal ipsilateral associada ou não à mastectomia, que necessitem de muletas ou tenham vasos de pequeno diâmetro (< 3 a 4 mm).

Com relação à retirada, quando sem complicações, não há consenso quanto ao tempo ideal de uso para dispositivos de curta permanência. Na opinião dos autores, para pacientes que necessitarão de acesso venoso por mais de 30 dias, deve-se considerar o implante de dispositivos de longa permanência, desde o início, mesmo com a possibilidade de troca do cateter sobre fio guia.

### Longa Permanência ou Tunelizados

Em 1973, Broviac *et al.* desenvolveram o primeiro cateter de silicone com trajeto subcutâneo, no qual há um anel de poliéster ou Dacron®, que gera reação inflamatória local e, consequente, fibrose, promovendo sua fixação. Assim, cria-se uma barreira mecânica contra migração de microrganismos, a partir do orifício de exteriorização do cateter. Da mesma forma que, para os cateteres de curta permanência, as vias de inserção mais comumente utilizadas são as veias jugular interna, subclávia, braquiocefálica e jugular externa. Porém, a depender das condições anatômicas e clínicas do paciente, também podem ser utilizadas as veias cefálica e basílica, nos membros superiores, e femoral e safena magna, nos membros inferiores.

Podem ser inseridos por dissecção ou punção da veia, utilizando-se parâmetros anatômicos, mas preferencialmente guiada por ultrassom. O implante deve ser realizado em ambiente apropriado, tal como centro cirúrgico ou suíte vascular, com técnica rigorosamente asséptica, onde a inserção e o adequado posicionamento do cateter podem ser acompanhados por meio de fluoroscopia intraoperatória. O acompanhamento pelo médico anestesiologista permite procedimento mais confortável e seguro.

Além do cateter de Broviac, há diversos dispositivos semelhantes, entre eles, os de Hickman®, Leonard®, LT Silicone® e Groshong®. Por contar com uma porção tunelizada, onde se encontra o anel de Dacron®, e uma exteriorizada, são conhecidos como cateteres semi ou parcialmente implantáveis.

Têm sua principal indicação para pacientes submetidos a tratamentos de longa duração, com necessidade de infusão de grandes volumes, quimioterápicos, antibióticos, nutrientes, hemoderivados e de coleta frequente de amostras sanguíneas, minimizando múltiplas punções periféricas. São frequentemente utilizados para transplante de medula óssea e, dependendo do diâmetro, plasmaférese e coleta de células-tronco periféricas.

Ainda, entre os cateteres tunelizados, além dos parcialmente implantáveis, existem os totalmente implantáveis, que têm sua extremidade distal acoplada a um reservatório, conhecido como *Port,* que são colocados em loja confeccionada no subcutâneo, permanecendo, assim, completamente abaixo da pele. São dispositivos de baixo fluxo e de escolha para infusão frequente e intermitente de medicações vesicantes, como ocorre nos pacientes oncológicos. Sua principal vantagem é não ter uma porção exteriorizada através da pele, sem necessidade de curativos (quando não estão puncionados), reduzindo o risco de infecção e aumentando sua durabilidade e conforto, além de ser mais aceito do ponto de vista estético (Figura 97.5).

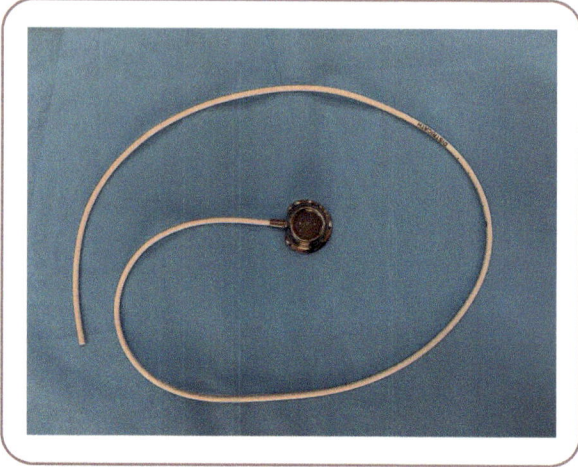

**FIGURA 97.5 –** Fotografia de dispositivo de infusão venosa totalmente implantável.
Fonte: Acervo da autoria.

O cateter pode ser composto de poliuretano ou de silicone, e o reservatório, de polissulfona ou titânio. Este pode ter uma ou duas câmaras, com membrana central de silicone na face anterior, que é puncionada por via transdérmica, utilizando-se agulha específica, para evitar danos ao material. Deve permanecer abaixo de uma espessura mínima de tecido subcutâneo e fixado a plano profundo em, pelo menos, dois pontos, para evitar sua rotação. Pode ser valvulado a fim de impedir refluxo no seu interior, diminuindo-se a manipulação para manutenção, e consequente infecção, e a formação de trombos, com eventual oclusão do dispositivo. Preferencialmente, implanta-se a câmara no tórax anterior, lateral ao esterno, sobre o gradeado costal. Quando necessário, pode ser inserida nos membros superiores, inferiores e abdome, sempre sobre uma superfície rígida, para facilitar sua identificação e punção.

Além da infusão de quimioterapia, outros usos menos comuns são necessidade frequente de transfusão de hemoderivados, infusão de contraste para realização de exames, coleta de amostra sanguínea ou outras situações de acesso venoso repetido.

## Complicações dos Acessos Venosos

As complicações mais comuns relacionadas aos cateteres venosos são infecção, trombose venosa e do cateter, além de migração e fratura do dispositivo, situações em que o tratamento ideal é a troca do mesmo, em especial dos periféricos e de curta permanência. Para os pacientes que necessitam de dispositivos tunelizados e de longa permanência, a fim de preservar os acessos venosos, tenta-se conduta conservadora para infecção e trombose, mantendo-os pelo maior tempo possível. Mesmo assim, há necessidade de retirada ou troca em até 30% dos casos.

### Trombose

A trombose venosa, uma das principais complicações relacionadas a acesso venoso, ocorre em 23% a 39% dos pacientes com dispositivos centrais de curta permanência. Aumenta com a associação de fatores de risco, em especial, para pacientes com imobilidade, pós-operatório, instabilidade hemodinâmica, terapia hormonal e neoplasia com uso de agentes quimioterápicos. Ressalte-se que os últimos apresentam risco ainda maior, seja por trombofilia, seja por longo tempo de uso. O aumento do diâmetro do dispositivo também está correlacionado a maior risco de trombose venosa. É sintomática (dor, eritema e/ou edema) em menos de 4%, a maioria ocorrendo nas primeiras 2 semanas após o implante.

O uso do PICC tem sido estendido por longo período de tempo, em especial para tratamento quimioterápico em pacientes oncológicos, contemplando trocas sempre que necessárias. Essa conduta aumenta o risco trombótico, acometendo principalmente as veias de inserção, eventualmente poupando vasos centrais.

Em casos de trombose venosa restrita ao trajeto de dispositivo perifericamente implantado, deve-se introduzir anticoagulante em dose profilática, sem necessidade de retirada do cateter. Quando há trombose venosa profunda, independente do sítio de inserção, deve-se iniciar anticoagulação plena e o cateter pode ser mantido enquanto estiver funcionante. Reserva-se sua retirada a pacientes muito sintomáticos ou quando há mau funcionamento do mesmo, a despeito das medidas terapêuticas. Essa conduta conservadora encontra respaldo no fato de que a troca de sítio do dispositivo não trata a trombose, além de expor o paciente ao mesmo risco em outra veia.

### Infecção

A infecção relacionada a cateter pode ser no seu orifício de exteriorização, na sua porção intravenosa ou no túnel ou loja subcutânea, quando existirem.

Nas infecções locais, sinais flogísticos podem ocorrer no orifício de exteriorização até 2 cm deste, devendo ser tratadas com antibioticoterapia, por vezes tópica. Para os parcial ou totalmente implantáveis, quando estes sinais se estenderem ao longo do túnel, acima do *cuff*, ou na loja subcutânea, respectivamente, não respondem apenas a antibióticos e o cateter deve ser removido.

Quando há suspeita de infecção de corrente sanguínea, deve-se colher culturas pareadas do cateter e de veias periféricas. A análise dos resultados deve ser realizada à luz dos micro-organismos identificados e da diferença de tempo de crescimento destes nas amostras. O crescimento do mesmo agente infectante muito mais rápido na amostra colhida pelo cateter do que na periférica (intervalo de tempo com diferença superior a 120 minutos), sugere infecção de ponta do dispositivo ou de linha e, a depender do patógeno, há indicação formal de retirada do cateter, além de antibioticoterapia dirigida. Pacientes com dispositivos de curta permanência infectados podem ser tratados com antibiótico endovenoso, quando estáveis hemodinamicamente. Nestas situações menos graves, nos dispositivos de longa permanência, associa-se antibioticoterapia local, com selo de antibiótico na luz do cateter (*lock* terapia), observando-se por até 72 horas. Cateteres, inclusive os tunelizados, devem ser retirados imediatamente em casos de hemocultura positiva para *Staphylococcus aureus* ou Candida spp, bacteremia persistente após 48 horas de antibioticoterapia adequada, ou sepse e outras complicações sistêmicas, como embolia séptica, osteomielite, endocardite. Outras indicações de retirada incluem a ocorrência de sepse sem nenhuma outra fonte provável ou recidiva/recrudescência de infecção pelo mesmo micro-organismo. Idealmente, quando há indicação de retirada do cateter, implante de novo dispositivo de longa permanência deve ser realizado apenas após 48 horas e na ausência de febre, independentemente da negativação de culturas. Na impossibilidade de aguardar este intervalo ou na vigência de febre ou bacteremia, deve ser implantado um dispositivo de curta permanência, se possível, periférico.

Com relação ao PICC, o uso prolongado e em ambiente não hospitalar implica atenção especial à sua manutenção, por risco de infecção significativamente maior do que dos cateteres de inserção central, em especial nos pacientes oncológicos, em decorrência de imunossupressão. Ao passo que, em pacientes internados, não se observou diferença estatística na taxa de infecção destes dispositivos.

### Mau funcionamento

O mau funcionamento ocorre quando há dificuldade para infusão e/ou refluxo de sangue pelo cateter. Deve ser investigado inicialmente com radiografia de tórax, para avaliar o trajeto e a posição da extremidade do cateter, sua angulação e possíveis dobras ou fraturas. Muitas destas situações implicam troca do dispositivo, em especial dos de curta permanência, ou correção cirúrgica, para reposicionamento e/ou troca: quando mal locados; quando com *ports* rodados (normalmente em pacientes obesos e que não foram fixados adequadamente); e na ocorrência de fratura do cateter. Esta é mais frequente no local de fixação ou pinçamento dos dispositivos exteriorizados no espaço costoclavicular, por pinçamento, ou em locais de curvas mais anguladas. Nos totalmente implantáveis, o local mais frequente é pouco acima da conexão entre o cateter e o reservatório, provavelmente por ser o ponto de maior pressão, durante a infusão de fluidos.

O mau funcionamento pode ainda ser secundário à formação de fibrina e/ou coágulos peridispositivo, ocorrendo em cerca de um terço dos pacientes. Na ausência de anormalidades, pode-se tentar a desobstrução por infusão de soro ou solução com vitamina C ou anticoagulante, sob pressão, utilizando-se uma seringa pequena, conectada diretamente ao dispositivo. Quando essas manobras não forem efetivas e a condição do paciente permitir, pode-se lançar mão da infusão local de solução fibrinolítica, apenas no *prime* do cateter (volume necessário para preencher somente a luz do dispositivo), com bons resultados, em especial se a disfunção tiver ocorrido há menos de 15 dias. Os agentes fibrinolíticos disponíveis e estudados são estreptoquinase, uroquinase ou alteplase (ativador do plasminogênio tecidual recombinante). Se este tratamento não resolver e houver suspeita de oclusão por depósito de lipídeos presentes na nutrição parenteral, pode-se utilizar etanol 70%. Quando a precipitação for por cálcio e fosfato, o ácido clorídrico 0,1% pode ser usado. Em precipitados solúveis em solução básica, o bicarbonato de sódio pode ser efetivo. Esses agentes devem permanecer por 30 a 60 minutos e, depois, devem ser aspirados para retirada da droga e dos coágulos e/ou precipitados e o cateter lavado. Podem-se repetir estes procedimentos, deixar os agentes agirem por mais tempo e/ou associar calor local no trajeto do cateter. Caso nenhuma dessas tentativas seja efetiva, o cateter deve ser trocado.

## CONCLUSÃO

Os acessos vasculares propiciam melhores resultados terapêuticos e maior sobrevida, sendo amplamente usados na prática clínica, mas podem cursar com complicações graves, que influenciam morbimortalidade, tempo de internação e qualidade de vida dos pacientes. A escolha do dispositivo ideal deve ser individualizada, considerando a condição clínica e vascular, a necessidade terapêutica, no que tange ao tipo e ao volume de medicação, assim como ao tempo previsto de uso, para cada paciente. Dessa forma, é fundamental a interação da equipe responsável pelo paciente e a responsável pelos acessos, a fim de se obterem as mais adequadas e criteriosas indicações de escolha, implante e retirada dos dispositivos.

## BIBLIOGRAFIA CONSULTADA

Abaunza M, Kabbani LS, Nypaver T, Greenbaum A, Balraj P, Qureshi S, et al. Incidence and prognosis of vascular complications after percutaneous placement of left ventricular assist device. Journal of Vascular Surgery. 2015;62(2):417-23.

Arlt M, Philipp A, Zimmermann M, Voelkel S, Amann M, Bein T, et al. Emergency use of extracorporeal membrane oxygenation in cardiopulmonary failure. Artif Organs. 2009;33(9):696-703.

Broviac JW, Cole JJ, Scribner BH. A silicone rubber atrial catheter for prolonged parenteral alimentation. Surg Gynecol Obstet. 1973;136(4):602-6.

Chopra V, Anand S, Hickner A, Buist M, Rogers MA, Saint S, et al. Risk of venous thromboembolism associated with peripherally inserted central catheters: a systematic review and meta-analysis. Lancet. 2013;382(9889):311-25.

Comerlato PH, Rebelatto TF, Santiago de Almeida FA, Klein LB, Boniatti MM, Schaan BD, et al. Complications of central venous catheter insertion in a teaching hospital. Rev Assoc Med Bras (1992). 2017;63(7):613-20.

Darrah WC, Sharpe MD, Guiraudon GM, Neal A. Intraaortic balloon counterpulsation improves right ventricular failure resulting from pressure overload. The Annals of Thoracic Surgery. 1997;64(6):1718-23; discussion 23-4.

Ganeshan A, Warakaulle DR, Uberoi R. Central venous access. Cardiovascular and Interventional Radiology. 2007;30(1):26-33.

Hadaway L. Short peripheral intravenous catheters and infections. J Infus Nurs. 2012;35(4):230-40.

Lakhal K, Robert-Edan V. Invasive monitoring of blood pressure: a radiant future for brachial artery as an alternative to radial artery catheterisation? Journal of Thoracic Disease. 2017;9(12):4812-6.

Linenberger ML. Catheter-related thrombosis: risks, diagnosis, and management. J Natl Compr Canc Netw. 2006;4(9):889-901.

Lower R. The success of the experiment of transfusing the blood of one animal into another. Philos Trans R Soc Lond B Biol Sci. 1665;1:352.

Marasco SF, Lukas G, McDonald M, McMillan J, Ihle B. Review of ECMO (extra corporeal membrane oxygenation) support in critically ill adult patients. Heart, Lung & Circulation. 2008;17 Suppl 4:S41-7.

Marinho AWGB, Penha AdP, Silva MT, Galvão TF. Prevalência de doença renal crônica em adultos no Brasil: revisão sistemática da literatura. Cad Saúde Colet. 2017;25(3):379-88.

McGee DC, Gould MK. Preventing complications of central venous catheterization. The New England Journal of Medicine. 2003;348(12):1123-33.

Neves Junior MAd, Petnys A, Melo RC, Rabboni E. Acesso vascular para hemodiálise: o que há de novo? J Vasc Bras. 2013;12:221-5.

Nordhaug D, Steensrud T, Muller S, Husnes KV, Myrmel T. Intraaortic balloon pumping improves hemodynamics and right ventricular efficiency in acute ischemic right ventricular failure. The Annals of Thoracic Surgery. 2004;78(4):1426-32.

O'Gara PT, Kushner FG, Ascheim DD, Casey DE Jr., Chung MK, de Lemos JA, et al. 2013 ACCF/AHA guideline for the management of ST-elevation myocardial infarction: executive summary: a report of the American College of Cardiology Foundation/American Heart Association Task Force on Practice Guidelines. Circulation. 2013;127(4):529-55.

Rao P, Khalpey Z, Smith R, Burkhoff D, Kociol RD. Venoarterial Extracorporeal Membrane Oxygenation for Cardiogenic Shock and Cardiac Arrest. Circ Heart Fail. 2018;11(9):e004905.

Rhee KJ, Derlet RW, Beal SL. Rapid venous access using saphenous vein cutdown at the ankle. Am J Emerg Med. 1989;7(3):263-6.

Santoro D, Benedetto F, Mondello P, Pipito N, Barilla D, Spinelli F, et al. Vascular access for hemodialysis: current perspectives. Int J Nephrol Renovasc Dis. 2014;7:281-94.

Scheer B, Perel A, Pfeiffer UJ. Clinical review: complications and risk factors of peripheral arterial catheters used for haemodynamic monitoring in anaesthesia and intensive care medicine. Crit Care. 2002;6(3):199-204.

Seldinger SI. Catheter replacement of the needle in percutaneous arteriography; a new technique. Acta radiologica (Stockholm, Sweden: 1987). 1953;39(5):368-76.

Silveira RCdCP, Galvão CM. O cuidado de enfermagem e o cateter de Hickman: a busca de evidências. Acta Paul Enferm. 2005;18(3):276-84.

Wallis MC, McGrail M, Webster J, Marsh N, Gowardman J, Playford EG, et al. Risk factors for peripheral intravenous catheter failure: a multivariate analysis of data from a randomized controlled trial. Infect Control Hosp Epidemiol. 2014;35(1):63-8.

Westfall MD, Price KR, Lambert M, Himmelman R, Kacey D, Dorevitch S, et al. Intravenous access in the critically ill trauma patient: a multicentered, prospective, randomized trial of saphenous cutdown and percutaneous femoral access. Ann Emerg Med. 1994;23(3):541-5.

Wolosker N, Yazbek G, Nishinari K, Malavolta LC, Munia MA, Langer M, et al. Totally implantable venous catheters for chemotherapy: experience in 500 patients. Sao Paulo Med J. 2004;122(4):147-51.

Zerati AE, Wolosker N, Luccia Nd, Puech-Leão P. Cateteres venosos totalmente implantáveis: histórico, técnica de implante e complicações. J Vasc Bras. 2017;16(2):128-39.

# Controle da Dor

Manoel Jacobsen Teixeira
Kleber Paiva Duarte

## DESTAQUES

- A dor associada às neoplasias se manifesta em 51 a 70% dos doentes em todos os estágios evolutivos da doença oncológica; é observada em 20 a 50% dos doentes quando do diagnóstico do câncer, em 70 a 90% deles quando a doença é avançada. É caracterizada como muito intensa em 25 a 30% dos pacientes.
- A dor manifesta-se em pelo menos três dimensões: a sensitiva, a avaliativa e a afetiva. Sua ocorrência, além do sofrimento objetivo que causa, compromete o sono, o apetite, as funções neuroendócrinas e a imunidade, agrava o já pré-existente sofrimento, a depressão, a ansiedade e a hostilidade de- correntes do diagnóstico do câncer.
- Os quadros dolorosos que ocorrem no paciente oncológico admitem múltiplos mecanismos fisiopatológicos e sua abordagem ideal será relacionada ao processo específico responsável pelo sintoma em cada caso.
- O controle da dor envolve a tentativa de tratamento do fato gerador da dor, ou seja, do tumor propriamente dito por meio de cirurgia, quimioterapia e radioterapia, bem como a utilização de intervenções farmacológicas (sistêmicas e regionais) e neurocirúrgicas funcionais.

## INTRODUÇÃO

Dor é "uma experiência sensitiva e emocional desagradável, associada ou descrita em termos de lesões teciduais".[1] Tem prevalência de até 85% quando do diagnóstico do câncer e sua ocorrência e sua magnitude acentuam-se com o progredir da doença oncológica. Em decorrência da doença original, de suas metástases e da lesão ou deformidades induzidas nos órgãos ou iatrogenias,[2,3] apresenta características nociceptivas e, frequentemente, neuropáticas, ou seja, geralmente é mista em até 93% dos casos e torna-se moderada ou intensa em mais de dois terços dos doentes quando a doença oncológica é avançada. Muitos dos doentes apresentam síndromes dolorosas não decorrentes da doença oncológica, mas sim neuropatias e ou músculo-osteoartropatias dolorosas e ou dores nociplásticas.[3,4] Atualmente, dois terços dos doentes com câncer sobrevive 5 anos ou mais e cerca de 45% sobrevive 10 anos ou mais.[5] Cerca de 40% dos sobreviventes apresenta dor significativa que, em até 15% dos casos, não melhora com o tratamento farmacológico.[6] A eliminação das possíveis causas frequentemente não controla a dor oncológica e o tratamento com analgésicos simples, opioides e medicamentos adjuvantes a controla de modo razoável em até 70% dos casos,[7,8] às custas de frequentes efeitos adversos intoleráveis.[9] Os procedimentos intervencionistas para tratar a dor, melhorar a mobilidade e, eventualmente, obstar a progressão da doença oncológica localizada incluem técnicas percutâneas e céu aberto para ablação e neuromodulação nervosa, reconstrução, remodelação e estabilização dos elementos esqueléticos e a embolização arterial dos tumores e suas metástases.[10-12] Os procedimentos neurocirúrgicos funcionais analgésicos não se restringem a doentes em fase terminal da doença oncológica.[13]

## FISIOPATOLOGIA DA DOR

Em condições normais, decorre da transdução de estímulos térmicos, mecânicos ou químicos intensos em nociceptores especializados ou polimodais, "silenciosos" ou não, presentes nas fibras aferentes amielínicas tipo C ou mileinizadas finas do tipo A-$\delta$. Os nociceptores apresentam canais iônicos de Na+, Ca++ e K+, receptores sensíveis a prótons (ASIC), receptores de potenciais transitórios (TRPV) e receptores acoplados à proteína G que, entre outros, são ativados por estímulos e sensibilizados por moléculas inflamatórias (neurotrofinas, fator ativador de plaquetas, prótons, íons K+, acetilcolina, bradicinina, histamina, óxido nítrico (NO), serotonina (5-HT), substância P (sP), ATP, AMP, prostaglandinas (PG), prostaciclinas, leucotrienos, tromboxanos, interleucinas, TNF-$\alpha$, glutamato, endotelina etc.). A ativação dos receptores tirosinaquinase por fatores tróficos gera regulação ascendente de nociceptores e canais iônicos e neuroplasticidade. Os nociceptores ativados liberam sP, peptídeo relacionado ao gene da calcitonina (CGRP); neurocininas; somatostatina; e peptídeo intestinal vasoativo (VIP) que causam degranulação de mastócitos, vasodilatação e «inflamação neurogênica», que intensificam a nocicepção. Dos nociceptores, os estímulos sensitivos são transportados por fibras periféricas aferentes, sensibilizam os gânglios sensitivos e alcançam as lâminas I, II, V e X do corno dorsal da medula espinhal (CDME) e as correspondentes lâminas do subnúcleo trigeminal caudal. A ativação dos canais de Ca++ das terminações proximais dos aferentes primários resulta na liberação de sP, CGRP, colecistoquinina (CCK), ATP, somatostatina, VIP e glutamato no CDME e as cito-

cinas circulantes oriundas dos tecidos sensibilizam os neurônios aí presentes. São ativados receptores ionotrópicos (AMPA, NMDA) e metabotrópicos acoplados à proteína G. O influxo neuronial de Na + e Ca ++ leva a despolarização da membrana neuronial. A ativação de sistemas enzimáticos induzem a síntese de PG, que, por sua vez, autoexcitam a membrana neuronial e a de óxido nítrico, que estimula a liberação de neuro- transmissores excitatórios no CDME pelos aferentes primários e a ativação da micróglia pelas quimiocinas, ATP e CGRP. Este, por sua vez, resulta na liberação de citocinas pró-inflamatórias (TNF-$\alpha$, IL-1$\beta$, IL-18) e fator trófico derivado do cérebro (BDNF), sensibilizando os neurônios e os astrócitos do CDME. Os astrócitos ativados liberam glutamato e produzem e liberam quimiocinas e citocinas (IL-1$\beta$). A ativação dos neurônios espinais neurovegetativos simpáticos e motores gera anormalidades neurovegetativas e causa hipertonia muscular e as síndromes dolorosas miofasciais. Os estímulos nociceptivos de longa duração induzem sensibilização dos neurônios nociceptivos espinais, e a apoptose dos interneurônios inibitórios resulta em brotamento das terminações das fibras excitatórias em neurônios desaferentados, anormalidades neuroplásticas, desinibição neuronial e reorganização sináptica no CDME, condições que se relacionam à cronificação da dor. Através dos tratos espinotalâmico, espinomesencefálico, espinorreticular, espinossolitário, espinoparabraquial, espino-hipotalâmico, espinoamigdaliano, espinocervical e pós-sináptico do funículo posterior, as informações nociceptivas alcançam a substância reticular dorsal, os núcleos talâmicos posteromediais e laterais e intralaminares, os núcleos gigantocelular e parabraquial do tronco encefálico, subnúcleos da rafe ventral e dorsal, colículo superior e a substância cinzenta periaquedutal mesencefálica (PAG). Dessas estruturas, as informações nociceptivas alcançam, ativam, sensibilizam e induzem alterações neuroplásticas no hipotálamo, córtices somatossensitivos primário (S1) e secundário (S2), áreas límbicas (ínsula, cíngulo anterior, amígdala) e córtex cerebral associativo (córtex pré-frontal) e podem causar redução do volume da substância cinzenta do córtex pré-frontal dorsolateral e do tálamo. O sistema neoespinotalâmico relaciona-se às dimensões sensitivas-discriminativas (localização, intensidade, fator causal, duração) da nocicepção; as regiões límbicas e paralímbicas (cingulado anterior e córtex insular), às dimensões emocionais e motivacionais da dor; a ínsula, às dimensões sensitivas, emocionais e afetivas da dor (depressão), à memória, à codificação de estímulos térmicos e reações neurovegetativas; o circuito do núcleo frontal-orbital-talâmico-*acumbens*, à dimensão afetiva. A nocicepção visceral é parcialmente veiculada pelo nervo vago para o núcleo do trato solitário do tronco encefálico e parte, pelas raízes espinais, para a CDME. Os estímulos nociceptivos viscerais pélvicos são transferidos pelos aferentes primários para o CDME lombossacral.[14]

A atividade dos nociceptores e dos gânglios sensitivos pode ser inibida por neurotransmissores opioides endógenos (encefalinas, endorfinas, dinorfinas A e B, neoendorfinas), endocanabinoides endógenos (anandamida, 2-AG), ácido gama-aminobutírico (GABA), 5-HT, Nadr, neurotensina, somatostatina, acetilcolina, glicina etc., que se ligam a receptores especializados e inibem a transdução dos estímulos nociceptivos e a transmissão nociceptiva para o sistema nervoso central (SNC). Receptores opioides, GABA-B e CB1 presentes nas terminações centrais dos aferentes primários inibem a liberação dos neurotransmissores excitatórios no CDME. Vias rostrocaudais moduladas pelos córtices pré-frontal e frontal medial, cíngulo anterior, ínsula, amígdala e SPAM e oriundas do núcleo magno da rafe e da área A7 do tronco encefálico liberam, respectivamente, 5-HT e Nadr no CDME, onde modulam a atividade nociceptiva. Neurônios do bulbo rostral ventromedial originam tratos serotoninérgicos rostrocaudais, que, via funículo lateral da medula espinal, atuam nos receptores 5-TH3 e facilitam a atividade dos neurônios nociceptivos do CDME. Esses neurônios originam tratos ascendentes que amplificam a nocicepção. Mecanismos genéticos e epigenéticos determinam a maior ou menor excitabilidade do sistema nervoso e a expressão da dor[15] (Figura 98.1).

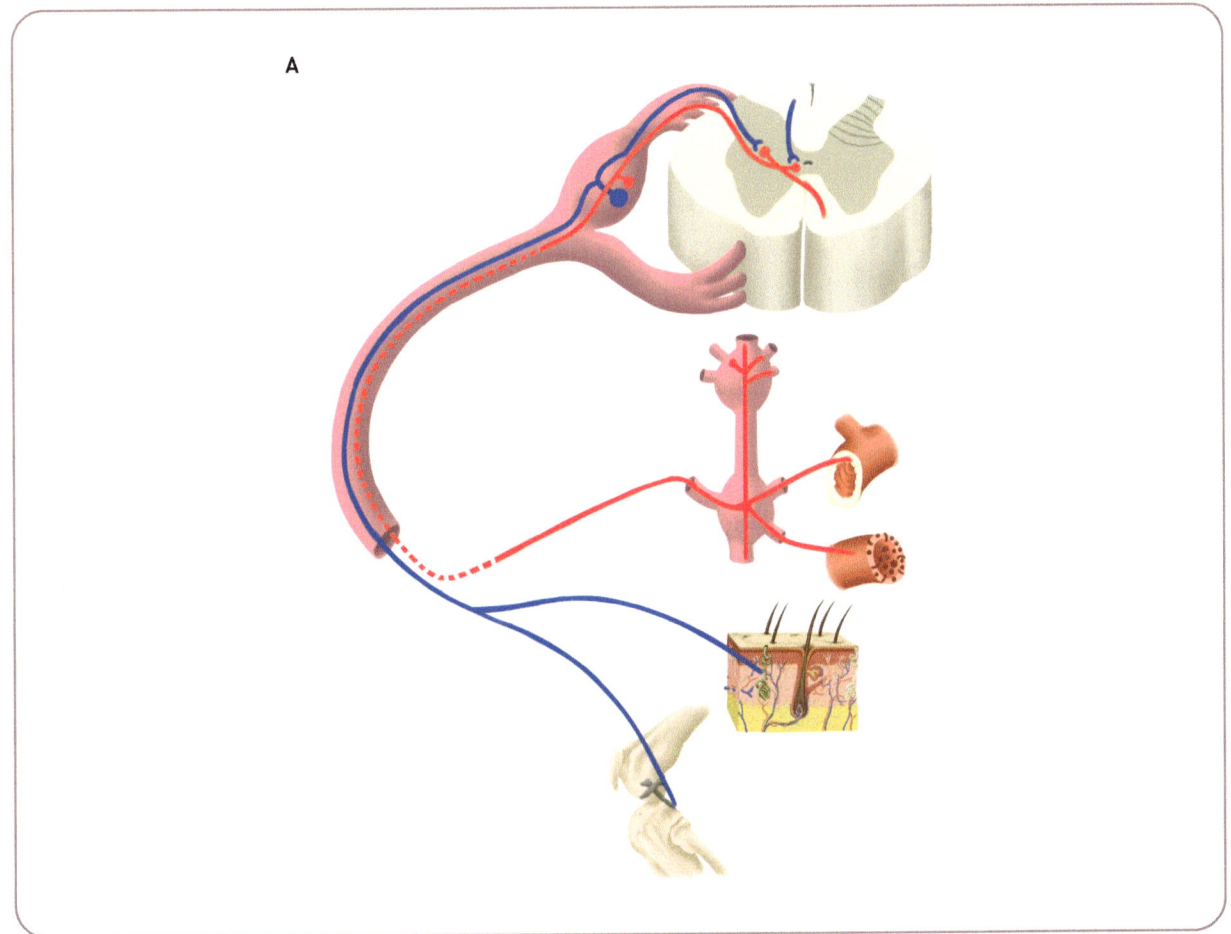

FIGURA 98.1 – Representação artística das vias e núcleos relacionados à dor e à supressão da nocicepção. (A) Aferências nociceptivas primárias viscerais, tegumentares e musculoesqueléticas na substância cinzenta do corno dorsal da medula espinal. (**Continua**)

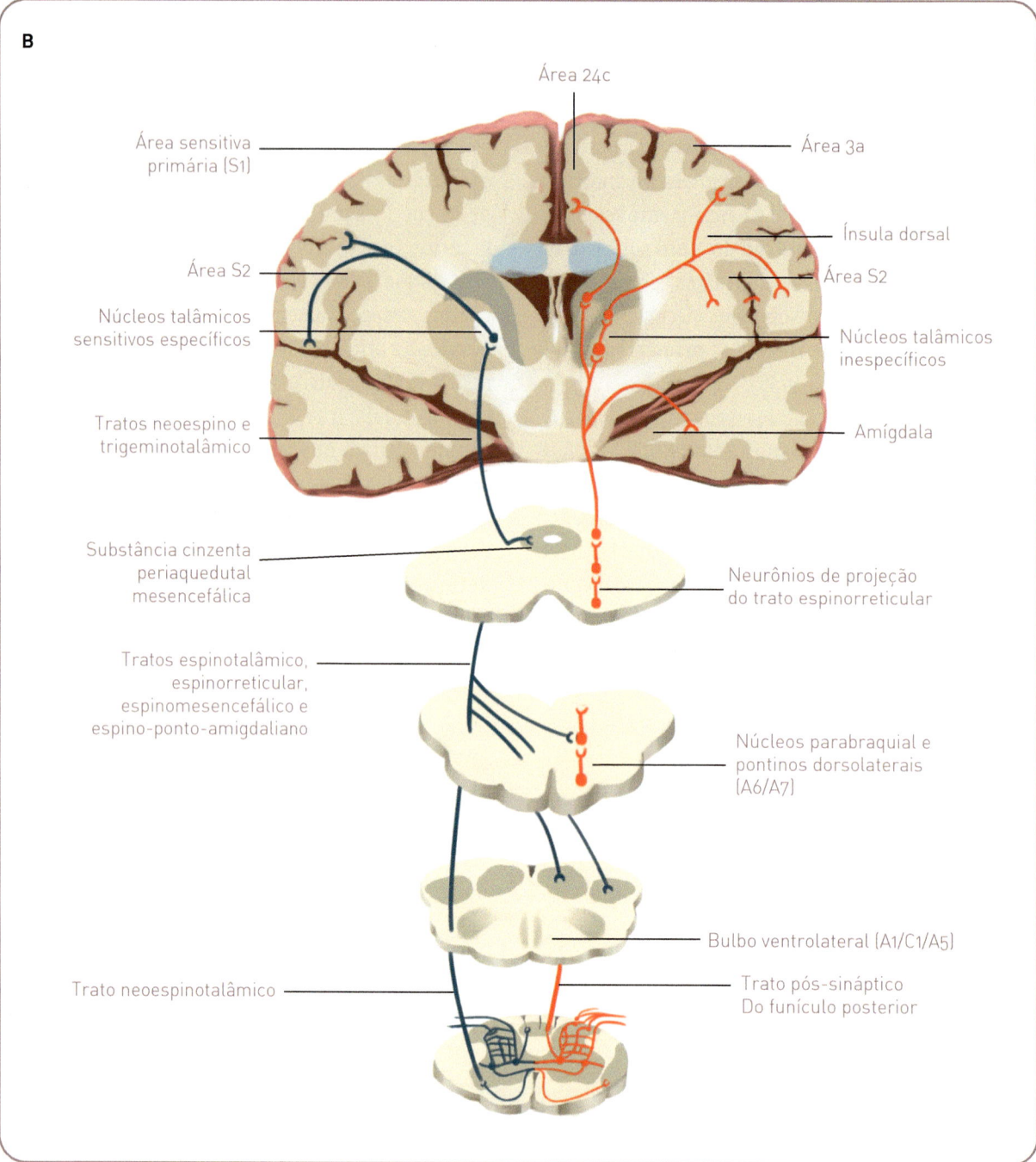

**B**

Área 24c

Área sensitiva primária (S1)

Área 3a

Ínsula dorsal

Área S2

Área S2

Núcleos talâmicos sensitivos específicos

Núcleos talâmicos inespecíficos

Tratos neoespino e trigeminotalâmico

Amígdala

Substância cinzenta periaquedutal mesencefálica

Neurônios de projeção do trato espinorreticular

Tratos espinotalâmico, espinorreticular, espinomesencefálico e espino-ponto-amigdaliano

Núcleos parabraquial e pontinos dorsolaterais (A6/A7)

Bulbo ventrolateral (A1/C1/A5)

Trato neoespinotalâmico

Trato pós-sináptico Do funículo posterior

**FIGURA 98.1 – (*Continuação*). (B)** Destacam-se a projeção rostral das fibras dicriminativas dos tratos espinotalâmicos nos núcleos sensitivos específicos do tálamo, de onde emergem fibras destinadas às áreas sensitivas primária e secundária do córtex cerebral; a projeção das fibras dos tratos espinorreticulares e espinomesencefálico, nos núcleos do tronco encefálico, que, por sua vez, projetam-se nos núcleos inespecífico do tálamo e no hipotálamo e, a seguir, em várias regiões do lobo frontal anterior, do trato espinopontoamigdaliano no complexo amigdaliano do lobo temporal, do trato pós-sináptico do funículo posterior nos núcleos grácil e cuneiforme. (*Continua*)

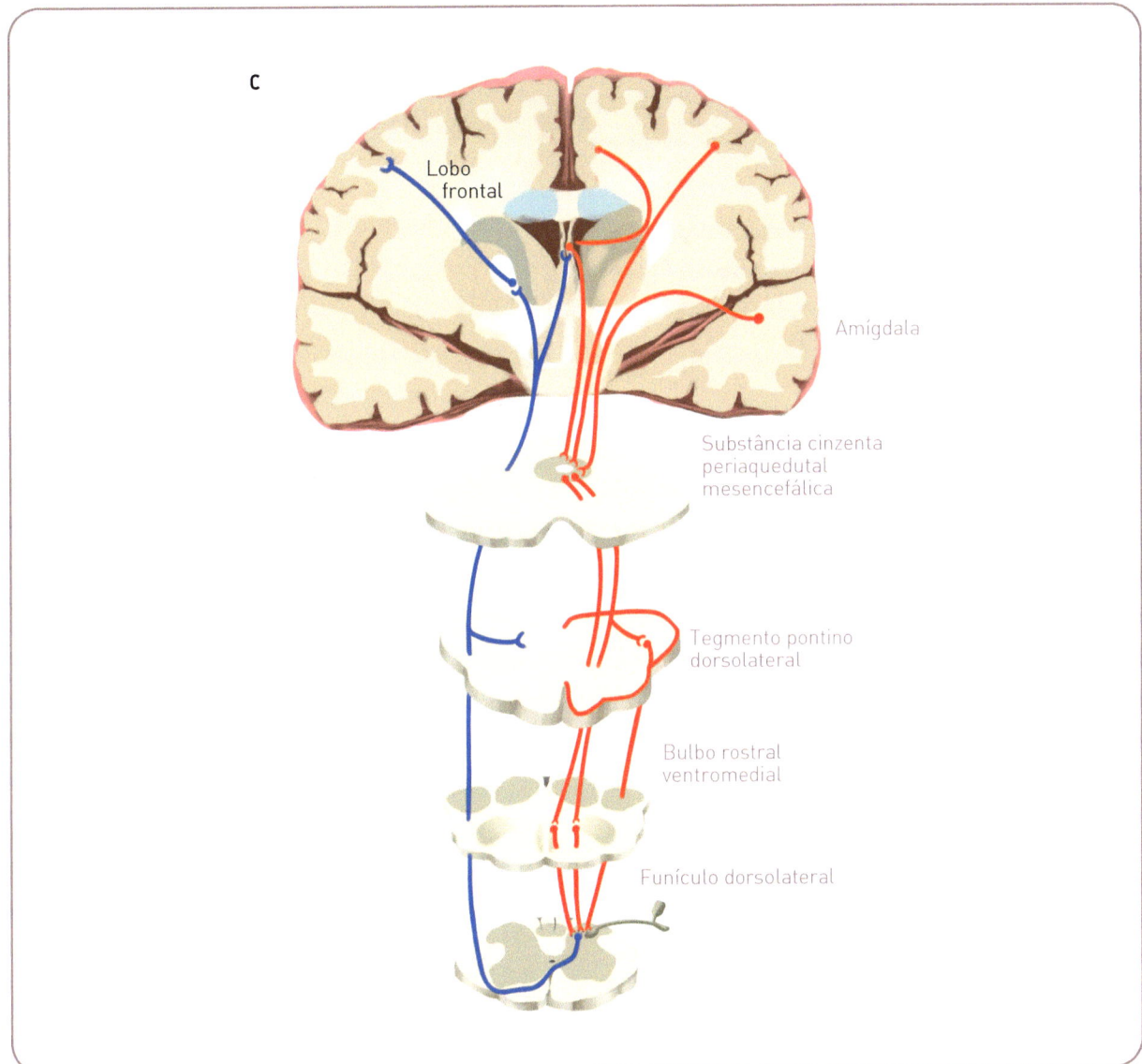

FIGURA 98.1 – (*Continuação*). [C] As vias aferentes discriminativas ativam neurônios inibitórios do corno dorsal da medula espinal e fibras do trato neoespinotalâmico que, por sua vez, ativam neurônios moduladores do tronco encefálico, núcleos sensitivos específicos do tálamo, ínsula, do hipotálamo, substância cinzenta periaquedutal mesencefálica, *locus ceruleus* e rostrais ventromediais do bulbo. Via fascículo dorsolateral da medula espinal, tratos noradrenérgicas e serotoninérgicas inibem os neurônios nociceptivos do corno dorsal da medula espinal.
Fonte: Desenvolvida pela autoria.

As principais categorias de dores "patológicas" são: nociceptivas; neuropáticas; nociplásticas; e mistas. As nociceptivas somáticas geralmente são causadas por traumatismos, doenças reumáticas, musculoesqueléticas, discináticas e oncológicas. Dor neuropática resulta da sensibilização dos receptores, dos gânglios sensitivos e dos neurônios do SNC, da atividade ectópica neuronial, instalação de correntes efáticas, reorganização sináptica, ativação glial, desinibição de neurônios nociceptivos e hiperatividade do sistema nervoso neurovegetativo.[17] A dor é classificada como nociplástica quando não há evidência de ameaça de lesão ou lesão tecidual, como ocorre em pacientes com fibromialgia, síndromes irritáveis do intestino e da bexiga, dores faciais atípicas, dores de cabeça primárias etc. No entanto, a dor crônica geralmente é mista.[16]

A dor percebida pelos doentes com câncer decorre de anormalidades celulares, teciduais e sistêmicas que ocorrem durante a proliferação, invasão e disseminação metastática do tumor e das consequências estruturais e reacionais da doença primária e secundária, incluídas as anormalidades imunológicas, as iatrogenias, idiossicrasias e repercussões sensitivas, emocionais, cognitivas, sociais e funcionais da dor.[3,18] Os indivíduos com dor decorrente do câncer sofrem as óbvias repercussões psicossociais decorrentes do sofrimento, da mutilação, da incapacidade, das perdas materiais e sentimentais e do medo da morte e, obviamente, suas repercussões, especialmente a ansiedade e a depressão.[3] O encéfalo, entretanto, não é passivo às sensações geradas nos meios exterior e interior do corpo. Doenças da vida pregressa e presente, experiências pessoais, questões etárias, étnicas, sociais e psíquicas dos doentes, entre outras, interagem de modo significativo na nocicepção e na percepção da dor.[4]

## TRATAMENTO NEUROCIRÚRGICO DA DOR NOS DOENTES COM CÂNCER

Os procedimentos neurocirúrgicos gerais podem ser indicados para tratar a causa da dor, enquanto os neurocirúrgicos funcionais para tratar a dor propriamente dita. Estes últimos são contraindicados em doentes com infecção sistêmica ou localizada no local da cirurgia, hipertensão arterial, coagulopatias ou outras afecções de risco operatório não corrigidas, dependência psíquica a opioides ou em que o diagnóstico da dor é incerto.[19,20]

### Remoção das lesões causais e descompressão de nervos, plexos, raízes nervosas

As cirurgias paliativas são indicadas quando os efeitos destrutivos, infiltrativos, expansivos e as consequentes deformidades causadas pelo tecido neoplásico ou suas repercussões agravam a dor desde que as anormalidades possam ser removidas total ou parcialmente e a restauração funcional possa ser melhorada de modo simples e seguro.[21]

A descompressão e a neurólise externa das raízes e troncos nervosos possibilitam tratar a dor neuropática decorrente do encarceramento neuronal por deformidades, cicatrizes ou outras afecções decorrentes de procedimentos degenerativos, operatórios, radioterapia etc. A neurólise interna é indicada para tratar a lesão ou remover tumor intraneural.[22] A neuropatia actínica pode ser tratada com neurólise externa (remoção da fibrose perineural) e com o implante de tecido adiposo do omento; em casos selecionados, a ressecação do neuroma e a reconstrução do tecido nervoso deve ser consideradas.[23]

A descompressão cirúrgica do canal raquidiano e das raízes espinais e a estabilização da coluna vertebral são indicadas para se estabelecer o diagnóstico anatomopatológico, quando o tumor é radio e quimioinsensível, quando há instabilidade segmentar significativa, rápida progressão do efeito expansivo e dos sinais neurológicos, quando ocorre recidiva do tumor em campo previamente irradiado,[23,24] pois prolongam a sobrevida, melhoram da qualidade de vida e a funcionalidade e aliviam a dor em mais do que 80% dos doentes,[25] mas às custas de taxa de mortalidade que pode alcançar 13% nos primeiros 30 dias pós-operatórios e de 54% de complicações.[26] A vertebroplastia e a cifoplastia por balão percutâneas consistem da injeção de metacrilato no cerne das metástases vertebrais para restaurar a estabilidade da coluna vertebral (Figura 98.2). A vertebroplastia e a cifoplastia por ablação com radiofrequência ou coablação podem ser combinadas com outras técnicas. Ocorre extravasamento do cimento acrílico para o interior do canal raquidiano, buracos de conjugação ou veias peridurais em 5% a 10% dos doentes com doença oncológica vertebral tratados e sequelas em cerca de 5%.[27,28] A qualidade da evidência é 2B + (considerada, de preferência, relacionada ao estudo).[29] A estenose do canal raquidiano decorrente da radioterapia dever ser tratada com laminectomia descompressiva.[25]

A hipertensão intracraniana decorrente das neoplasias ou de suas metástases intra ou pericranianas ou do sangramento dessas lesões e a hidrocefalia melhoram com a remoção das lesões intra ou pericranianas ou com e a derivação do trânsito.[30]

## PROCEDIMENTOS NEUROCIRÚRGICOS FUNCIONAIS

Os procedimentos ablativos consistem das lesões a céu aberto, percutâneas ou transcutâneas das estruturas nervosas relacionadas à nocicepção, à hiperatividade neuronal decorrente da desaferentação, às anormalidades psicocomportamentais agravantes ou agravadas pela dor ou à influência neuro-humoral no processamento da nocicepção, ou seja, das estruturas do sistema nervoso neurovegetativo (simpatectomias, gangliectomia esfenopalatina), das fibras do sistema nervoso periférico (SNP) sensivossomático (neurotomias, rizotomias), das unidades e tratos de fibras presentes na medula espinal, tronco encefálico ou encéfalo (lesão do trato de Lissauer, do corno dorsal

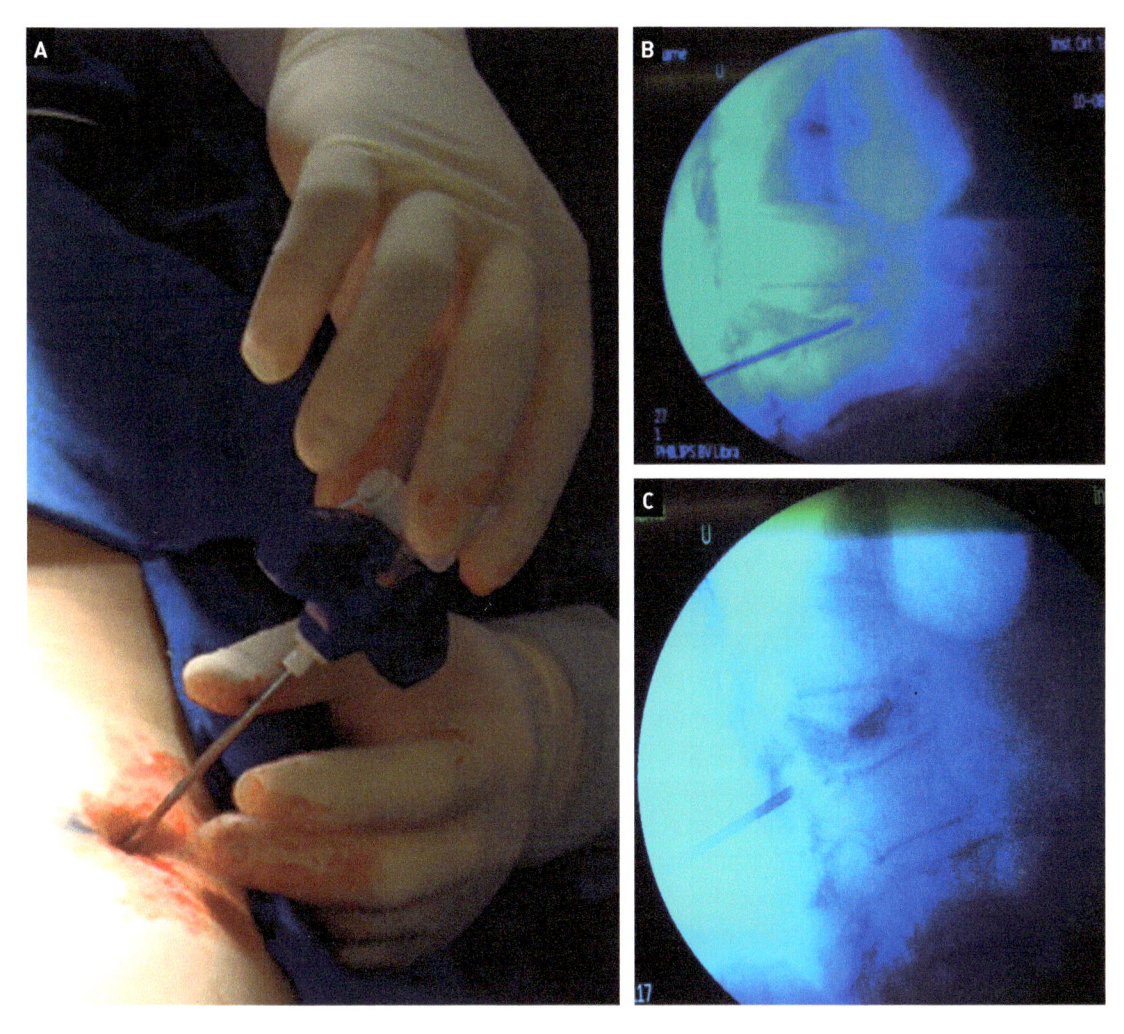

**FIGURA 98.2** – Vertebroplastia. (**A**) Fotografias da punção lombar lateral esquerda para inserção de um trocater no corpo vertebral da terceira vértebra lombar (L3). (**B**) Imagem na incidência lateral de radiografia da coluna vertebral lombar revelando a extremidade de trocater no cerne do corpo vertebral de L3 colapsada. (**C**) Imagem na incidência lateral de radiografia da coluna vertebral lombar com presença de material contrastado contendo metacrilato no corpo vertebral de L3 expandida.
Fonte: Acervo da autoria.

da medula espinal e do complexo nuclear trigeminal, cordotomia, mesencefalotomia, talamotomia), das glândulas endócrinas (hipofisectomia, adrenalectomia) e tratos de fibras e núcleos relacionados à repercussões psíquicas e ao sofrimento gerados pela dor (cingulotomia anterior, tratotomia subcaudata, capsulotomia anterior, hipotalamotomia posterior medial).[31,32]

Os procedimentos neurocirúrgicos percutâneos realizados sob sedação são mais seguros do que os a céu aberto e possibilitam o registro das informações dos doentes e o exame neurológico intraoperatório que quantificam o grau da melhora e a eventual instalação de adversidades antes que se tornem permanentes.[19,31] A ablação pode ser realizada com meios

físicos (tesoura, bisturi, ultrassom, radiofrequência convencional ou pulsada, criocoagulação, radiação ionizante),[32,33] ou meios químicos (álcool etílico 50% a 90%, fenol 5% a 12%, glicerol, solução salina hipertônica).[32,34,35] Exceção feita às simpatectomias, os agentes neurolíticos devem ser evitados em virtude das complicações relacionadas a seu uso.[32]

## Simpatectomias

A simpatectomia torácica rostral percutânea, endoscópica ou a céu aberto do gânglio estrelado é utilizada para tratar a dor visceral localizada no segmento cefálico ou no tórax. As simpatectomias torácica caudal, dos nervos esplâncnicos ou do plexo celíaco (Figura 98.3) proporcionam alívio de 70% a 100% da dor visceral oncológica originada no pâncreas, estômago, duodeno, esôfago distal, rins, vias urinárias proximais, fígado, vias biliares e retroperitônio e a angina abdominal[19,32,36] (qualidade da evidência 2A+, nível mais alto de evidência, recomendação positiva).[29] A neurólise pré-sacral ou do plexo hipogástrico superior (Figura 98.3) resulta em melhora entre 70% e 90% dos doentes com dor visceral pélvica de origem inflamatória ou oncológica do cólon descendente, reto, fundo vaginal, bexiga, próstata, uretra prostática, testículos, seminal vesícula, útero, ovário e pênis.[11] A neurólise gânglio ímpar (Figura 98.3) proporciona alívio completo em 50% dos doentes com dor decorrente do câncer de colo do útero, cólon sigmoide distal, bexiga e reto e da proctite actínica.[37] São complicações da simpatectomia do gânglio estrelado, o pneumotórax, o derrame pleural, a hiper-hidrose compensatória, a síndrome de Claude Bernard-Horner e a dor pós--simpatectomia;[36] da neurólise do plexo celíaco, o derrame pleural, a hipotensão postural, a diarreia, a irritação diafragmática e a dor no ombro, as parestesias, a paraplegia (1%), a hematúria, o pneumotórax (1%), a gastrite hemorrágica e a duodenite;[19,36,38] do plexo hipogástrico superior, a lesão da artéria ilíaca, do plexo lombar, da raiz L5 e das vísceras pélvicas, o hematoma pélvico, a obstipação intestinal, o déficit do músculo psoas maior e a disfunção vesical e sexual (nos doentes do sexo masculino).[37]

## Neurotomia dos nervos somáticos

A neurectomia dos nervos trigêmeo, occipitais, genitofemoral, ilioinguinal, femorocutâneo, ciático menor e pudendo safeno, sural, radial superficial, outros nervos cutâneos do braço, antebraço, coxa, perna e tronco e ramos nervosos articulares a céu aberto, com radiofrequência ou ultrassom de alta densidade pode proporcionar melhora da dor regional às custas de dormência na região desaferentada.[22] A neurectomia proporciona resultados bons ou excelentes entre 64% e 75% dos doentes com neuromas dolorosos,[39] a ablação com radiofrequência combinada com a cementoplastia é eficaz no tratamento das lesões neoplásicas ósseas dolorosas,[40] a neurotomia dos ramos recorrentes posteriores das raízes espinais com radiofrequência proporciona melhora imediata da cervicalgia, dorsalgia e lombalgia.[41-43]

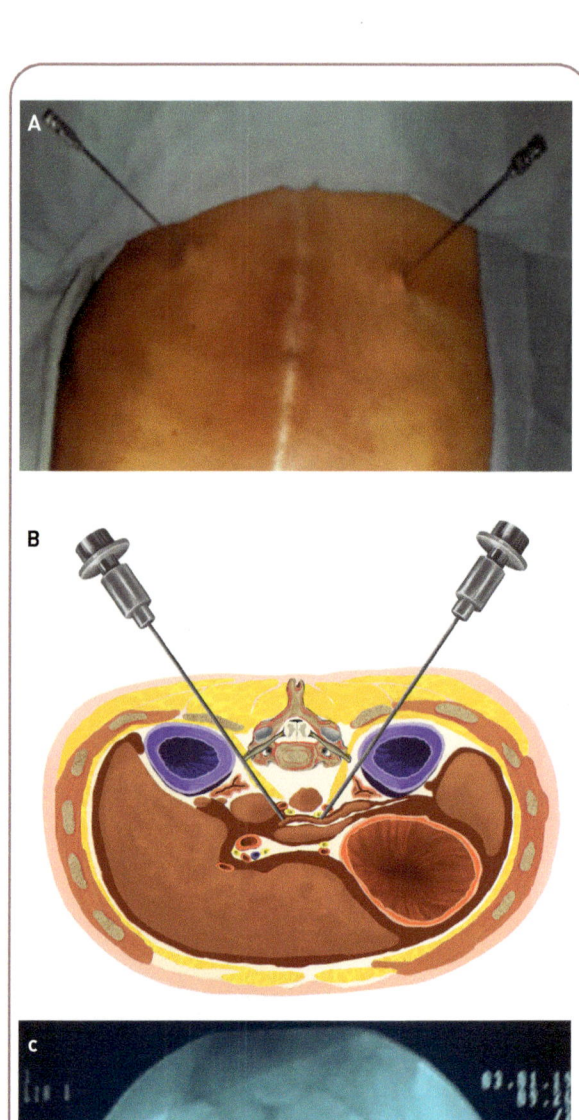

**FIGURA 98.3** – Neurólise percutânea do plexo celíaco. [**A**] Fotografia da região lombar de doente em que se observa a presença de duas agulhas com a extemidade alocada na face anterolateral do corpo vertebral da 1ª vértebra lombar. [**B**] Representação artística de corte axial do abdome onde se observa a presença de duas agulhas alocadas bilateralmente na região do plexo celíaco. [**C**] Fotografia de radiografia da coluna vertebral lombar revelando a presença das agulhas através das quais são injetados agentes líticos visando à neurólise do plexo celíaco.

Fonte: Acervo/desenvolvida da autoria.

## Rizotomias

As rizotomias a céu aberto, percutâneas com radiofrequência ou radiocirurgia dos nervos trigêmeo, glossofaríngeo ou intermediário (Figura 98.4) são indicadas para tratar doentes com dor localizada na face, crânio, faringe, loja amigdaliana, orelha interna, base da língua[25] e as das raízes espinais (Figura 98.4) são indicadas para tratar a dor decorrente de neoplasias localizadas em áreas restritas do corpo, especialmente regiões cervical, torácica (dor pós-mastectomia) ou pelviperineal.[43-46]

## Lesão do trato de Lissauer e do corno dorsal da substância cinzenta de medula espinhal (LTLCDME)

Consistem da lise com radiofrequência, ultrassom, raios *laser* ou bisturi do trato de Lissauer e da substância cinzenta do corno dorsal da medula espinal (CDME) ou do núcleo do trato espinal do nervo trigêmeo (Figura 98.5) e visa tratar a dor no membro fantasma, a dor neuropática plexular actínica ou oncopática (tumor de Pancoast), a dor oncológica craniocervicofacial, a neuralgia pós-herpética, a dor segmentar mielopática e a dor associada à espaticidade.[47,48] Proporcionam melhora inicial e prolongada em 80% a 100% dos doentes com dor decorrente de neuropatia actínica (83%) ou oncopática (87%) durante, pelo menos, 2 a 48 meses;[47,48,49] melhora inicial entre 57% e 100% dos doentes com neuralgia pós-herpética; melhora imediatamente em 50% a 90% dos doentes com dor no órgão fantasma, mas não se beneficiam doentes com dor no coto de amputação; melhora em 45,5% a 80% dos doentes com dor paroxística segmentar mielopática (dor na faixa de transição entre a região do tegumento onde a sensibilidade está comprometida e a em que a sensibilidade é normal). A extensão e a intensidade dos déficits sensitivos pré-operatórios ampliam-se após a LTLCDME; ocorrem déficit motor, geralmente discreto e transitório em aproximadamente 10% dos doentes, síndrome cordonal posterior discreta e transitória homolateral à lesão em dois terços dos casos e parestesias nos dermatômeros vizinhos em número variado de doentes operados.[48]

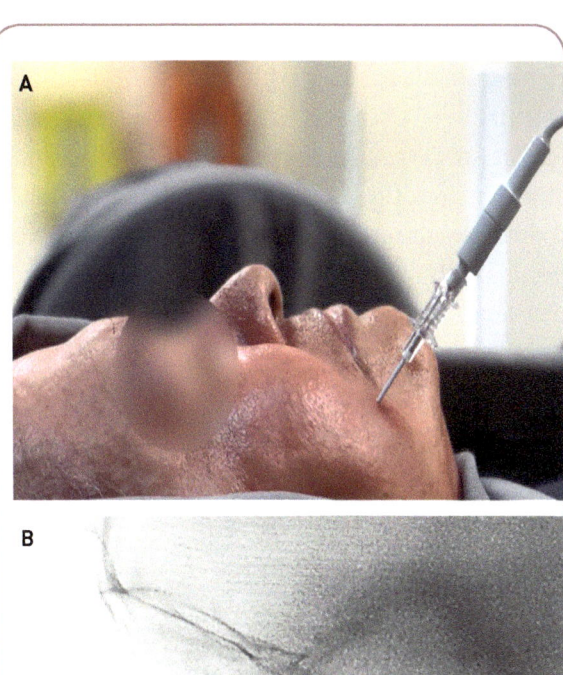

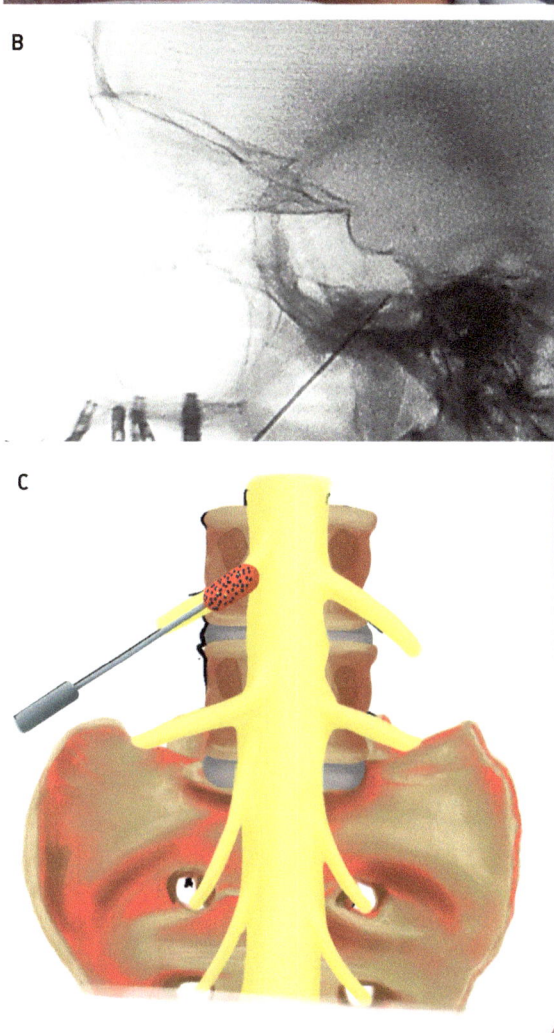

FIGURA 98.4 – Rizotomias percutâneas. (A) Fotografia de um doente sendo submetido à rizotomia percutânea com radiofrequência do nervo trigêmeo com um eletródio introduzido no gânglio trigeminal. (B) Radiografia do crânio na incidência lateral revelando eletródio posicionado no gânglio trigeminal. (C) Representação artística de eletródio de radiofrequência alocado no buraco de conjugação da 4ª raiz lombar direita.
Fonte: Desenvolvida pela autoria.

A nucleotratotomia do trato espinal caudal e a nucleotratotomia trigeminal por técnica estereotáctica percutânea ou a céu aberto[48] guiada com endoscopia[50] ou tomografia computadorizada[51] (TC) proporcionam alívio satisfatório da dor em 80% a 85% dos doentes com dor resultante do câncer ou com neuropatia trigeminal actínica e em 57% a 100% dos doentes com neuralgia pós-herpética trigeminal.[48,52]

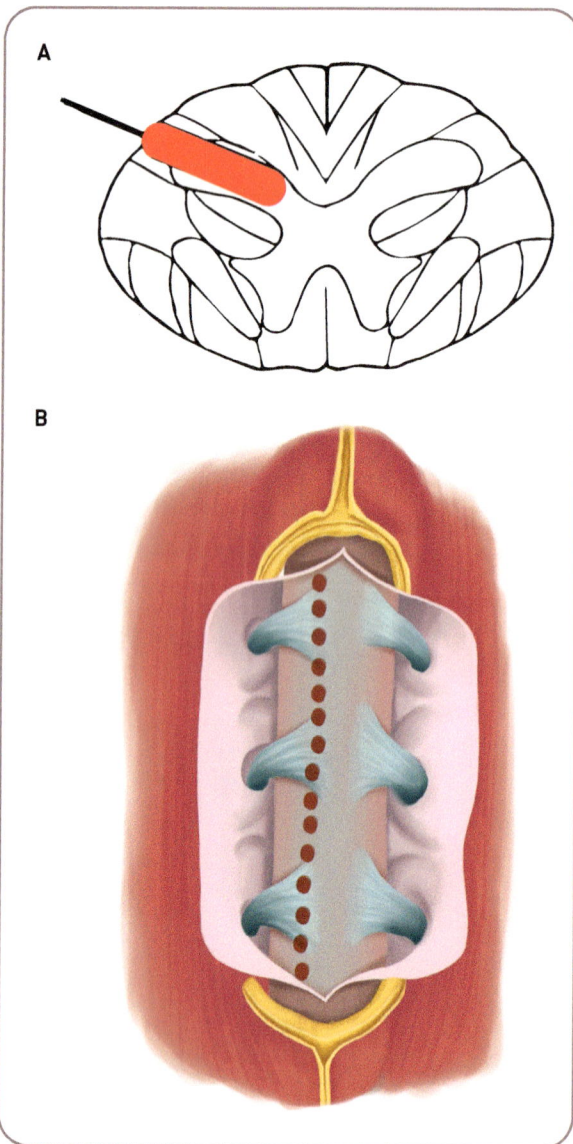

**FIGURA 98.5 –** Lesão do trato de Lissauer e corno dorsal da medula espinal. (**A**) Representação artística da secção transversal da medula espinal onde se observa um eletródio introduzido no corno dorsal e no trato de Lissauer. (**B**) Representação artística da face posterior da medula espinal onde se observa sequência de locais de aplicação de lesões com radiofrequência do corno dorsal da substância cinzenta e no trato de Lissauer com um eletródio.

Fonte: Desenvolvida pela autoria.

## Cordotomia

A cordotomia anterolateral percutânea ou a céu aberto cervical rostral ($C_1$-$C_2$) ou caudal ($C_5$-$C_6$) ou a céu aberto torácica ($T_2$-$T_3$ ou $T_3$-$T_4$) visa interromper os tratos que transmitem as informações dolorosas do CDME para o encéfalo e os tratos modulatórios facilitatórios nociceptivos rostrocaudais oriundos do bulbo rostral ventromedial[53] (Figura 98.6). É indicada para tratar a dor nociceptiva especialmente unilateral e presente no tronco, membro inferior e ou pelve e, eventualmente, no membro superior de doentes com expectativa de vida não superior a 2 anos. A cordotomia a céu aberto consiste de hemilaminectomia ou uma laminectomia, seguida da abertura da dura-máter e da exposição dos segmentos cervicais $C_1$-$C_2$ ou torácicos $T_2$-$T_3$ da medula espinal. Após a identificação do ligamento dentado, referência da delineação do limite entre a hemimedula ventral e dorsal e sob monitorização eletrofisiológica, é feita a secção do quadrante anterolateral da medula espinal.[53] A cordotomia cervical percutânea consiste da realização de perimielografia cervical[53] ou de neuroendoscopia do canal raquidiano[54] e de, por via lateral, na transição $C_1$-$C_2$, da introdução de um eletródio no quadrante lateral da medula espinal contralateral ao do local da dor, para interromper as vias espinotalâmicas com radiofrequência.

Havendo necessidade de cordotomia cervical bilateral, o segundo procedimento deve ser realizado, pelo menos, 3 semanas após o primeiro para prevenir a paralisia respiratória do sono ("síndrome de Ondine"). A cordotomia a céu aberto alivia imediatamente a dor entre 70% e 90% dos doentes, em 75% em 6 meses e em 40% após 1 ano[55] e a cordotomia cervical percutânea resulta em melhora imediata substancial da dor em 69% a 100% dos doentes com dor decorrente do câncer, valores que se reduzem para 62,5% a 80% em 6 meses.[53] Podem ocorrer ataxia sensitiva e paresia ipsilaterais em 5% a 10% dos doentes tratados com cordotomia unilateral ou em 12% a 39% quando bilateral, sendo permanentes em menos de 5% dos casos, disestesias em cerca de 5% a 15%, paraplegia em 0,8%, agravamento da dor ipsilateral em até 75% dos doentes com dor bilateral, síndrome de Horner, déficit do desempenho sexual em menos de 10% dos casos, sendo permanente nos casos de cordotomia bilateral,[56] anormalidades da micção, defecação e atividade sexual em 40% dos doentes, especialmente

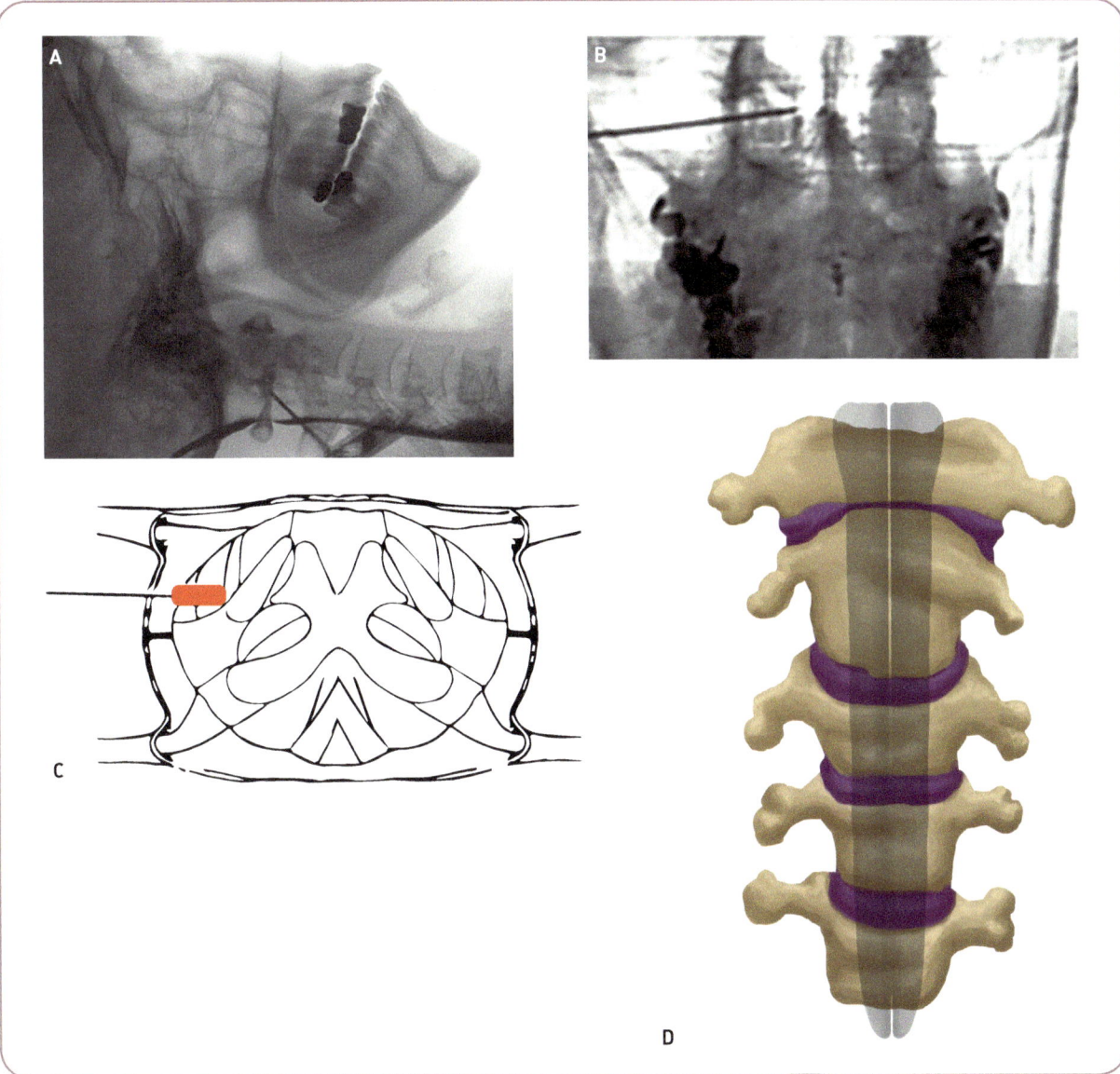

**FIGURA 98.6 –** Cordotomia cervical percutânea com radiofrequência. [**A**] Perimielografia cervical na incidência lateral de doente em decúbito dorsal horizontal revelando eletródio implantado na medula espinal ventralmente ao ligamento denteado na transição $C_1$-$C_2$. [**B**] Radiografia da coluna vertebral cervical revelando eletródio implantado na medula espinal na transição $C_1$ – $C_2$. [**C**] Representação artística da secção transversal do segmento $C_1$-$C_2$ da medula espinal onde se observa um eletródio introduzido percutaneamente no seu quadrante anterolateral direito. [**D**] Representação artística da visão ventral da medula espinal cervical onde se observa um eletródio introduzido percutaneamente no quadrante anterolateral do segmento $C_1$-$C_2$ da medula espinal.
Fonte: Acervo/desenvolvida da autoria.

após procedimentos bilaterais ou quando há neuropatia plexular lombossacral, hipotensão ortostática permanente em 5% dos doentes, disestesias tardias em 15% dos doentes (graves em 5%). A principal causa de morbidade após uma cordotomia cervical alta é a insuficiência respiratória (3%), especialmente quando há comprometimento pulmonar preexistente.[55] A mortalidade é inferior a 3% em doentes tratados com cordotomia cervical percutânea.[24]

## Mielotomia

A mielotomia comissural visa interromper as fibras dos tratos nociceptivos caudorrostrais que cruzam na comissura anterior para o lado oposto da medula espinal; proporciona melhora imediata em 86% dos doentes e, a longo prazo, entre 50% e 70%.[53] A mielotomia limitada consiste da indução de lesão na região central do segmento da medula espinal situado rostralmente à penetração das raízes que inervam das regiões onde a dor se localiza.[57] A mielotomia puntata consiste da realização de diminutas lesões na linha paramediana da medula espinal com 5 a 7 mm de extensão e com profundidade de 6 mm nos segmentos $T_3$ ou $T_9$-$T_{10}$ com radiofrequência, agulha hipodérmica 16G ou estilete espaçados de 0,5 mm em cada lado da linha média[58] (Figura 98.7). As mielotomias a céu aberto podem causar discreto déficit motor em 12% dos doentes, anormalidades esfincterianas em 20%, déficits sensitivos em 10% e disestesias em 6,4%. A taxa de mortalidade pós-operatória é de 6%.[55]

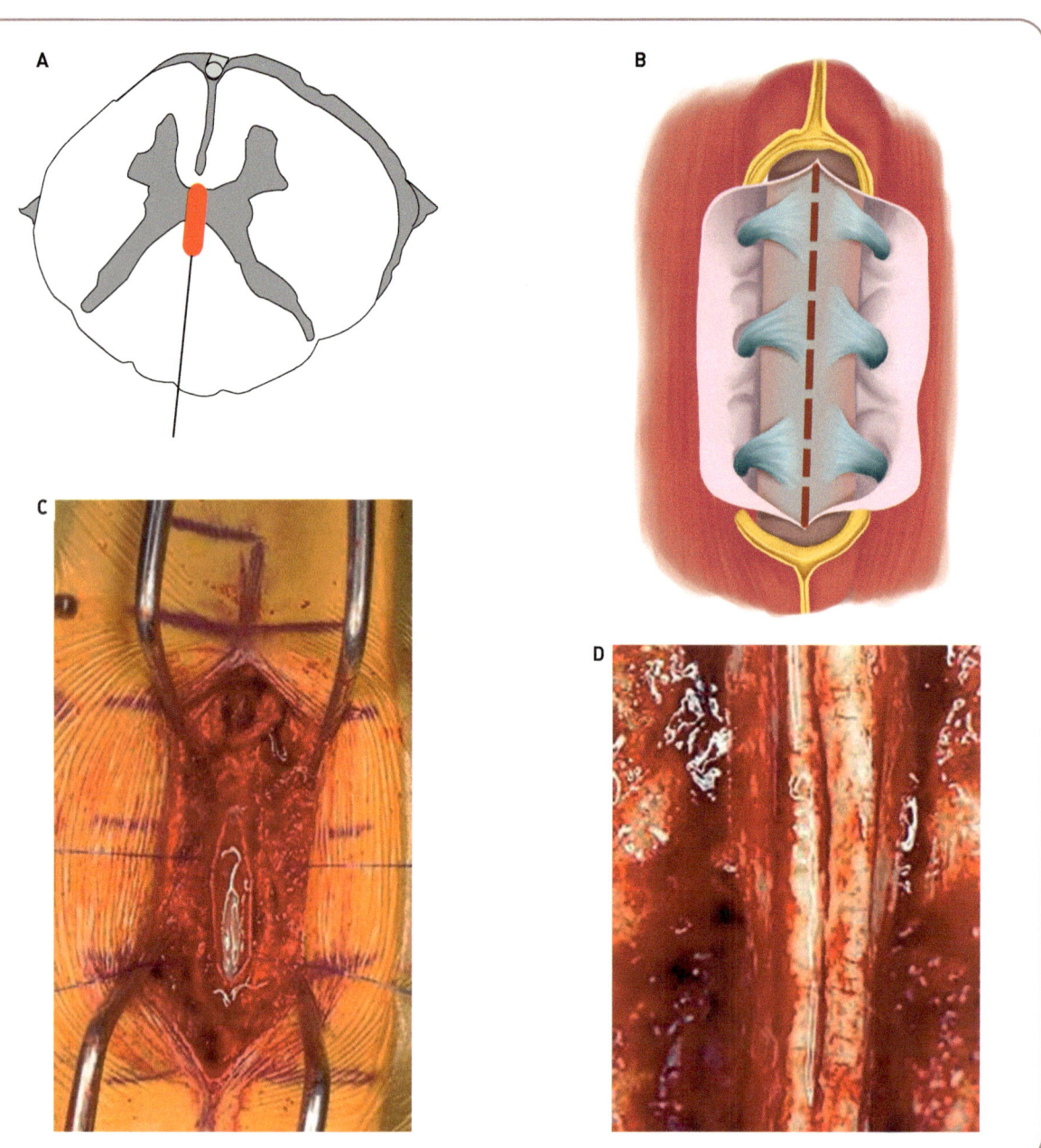

**FIGURA 98.7 –** Mielotomias. (**A**) Representação artística da secção tranversal da medula espinal revelando a presença de um eletródio para realizar a interrupção das fibras nociceptivas espinotalâmicas e espinorreticulates que cruzam a linha média e as fibras visceroceptivas presentes no trato pós-sinático do funículo posterior. (**B**) Representação artística da face posterior da medula espinal onde se observa sequência de locais de aplicação das lesões com radiofrequência ou com bisturi para interromper as fibras nociceptivas que cruzam a linha média e as fibras visceroceptivas do trato pós-sináptico do funículo posterior. (**C**) Fotografia do campo operatório antes de abrir a aracnoide. (**D**) Fotografia da medula dorsal após a mielotomia.

Fonte: Acervo/desenvolvida da autoria.

A mielotomia extraleminiscal cervical percutânea estereotáctica consiste da interrupção com radiofrequência das vias espinotalâmicas extraleminiscais cervicobulbares que se projetam na formação reticular do tronco encefálico. Após a realização de estereotomografia ou de estereorressonância, localiza-se o alvo alocado no eixo da medula espinal da transição occipitocervical e, guiado com estereotaxia ou à mão livre,[53] ou com TC, introduz-se um eletródio por via posterior, visando realizar lesão com radiofrequência (Figura 98.8). O procedimento proporciona melhora imediata da dor em 85% dos doentes com câncer e em 50% a longo prazo[55,60] sem causar anormalidades sensitivas identificáveis.[61]

## Mesencefalotomia

A mesencefalotomia estereotáctica visa interromper as fibras dos tratos espinorreticulares e espinomesencefálicos que veiculam informações relacionadas às repercussões emocionais negativas para os núcleos talâmicos inespecíficos mesiais[32] (Figura 98.9). O procedimento proporciona alívio satisfatório imediato da dor entre 80% e 87% dos doentes com dor nociceptiva oncológica que acomete o hemicorpo contralateral, não apenas, mas especialmente a dor localizada na cabeça e no pescoço[62] e nas extremidades;[63] a longo prazo, o controle é de 50% a 57%.[52,55,63] Disestesias (4,3% a 50%), sonolência e dissinergia da motricidade ocular (5%), geralmente temporárias, são as complicações mais comuns do procedimento. A mortalidade pós-operatória é de 2%.[55]

## Talamotomia

A talamotomia estereotáctica com radiofrequência, radiocirurgia ou sonocirurgia dos núcleos centromediano, parafascicular, *limitans*, intralaminares e pulvinar do tálamo proporciona alívio imediato em 50% dos doentes com dor decorrente do câncer,[52] com dor no órgão fantasma ou no coto de amputação.[64] Sonolência, dissinergia da motricidade ocular e disestesias, geralmente temporárias, são as complicações mais comuns do procedimento.[64]

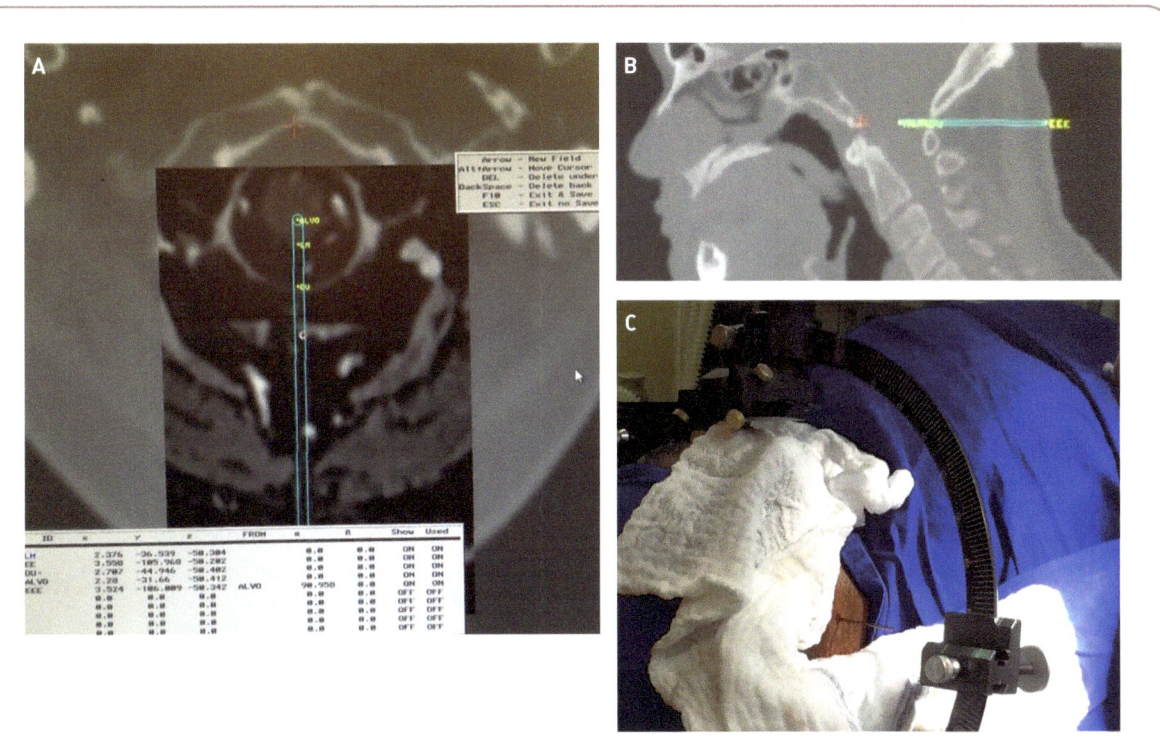

FIGURA 98.8 – Mielotomia extralemniscal. (A) Fotografia da programação com fusão em ambiente de computação gráfica da estereotomografia com a ressonância magnética. (B) Fotografia da projeção do trajeto do eletródio com visão em lateral da computação gráfica da estereotomografia. (C) Fotografia de doente com aparelho de estereotaxia fixado ao segmento cefálico durante a realização da mielotomia extralemniscal cervical estereotáctica percutânea com radiofrequência.
Fonte: Desenvolvida pela autoria.

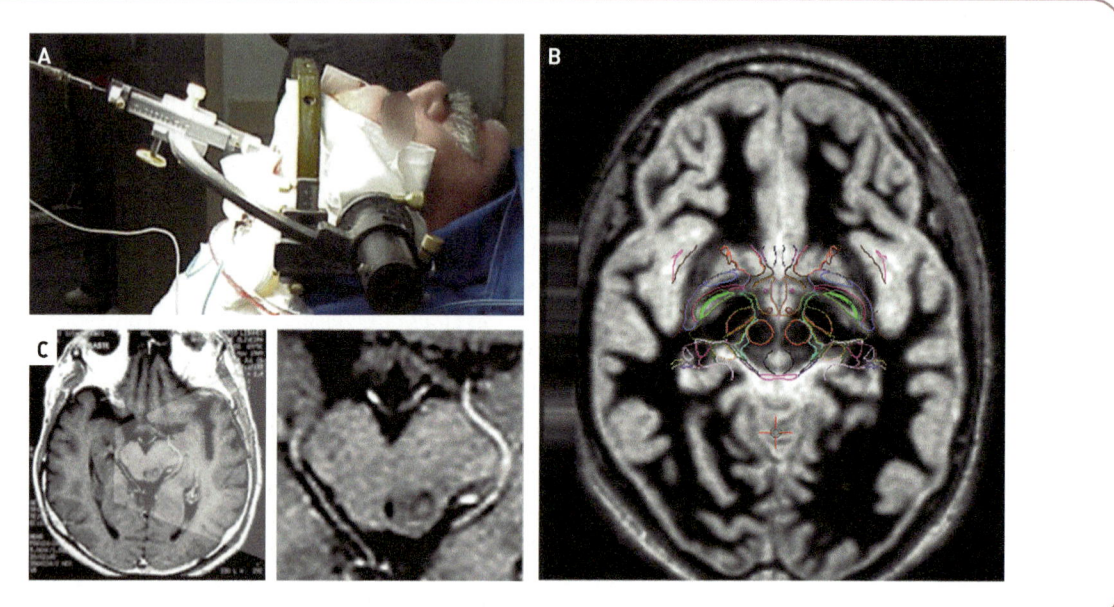

**FIGURA 98.9 –** Mesencefalotomia. (**A**) Fotografia de doente com aparelho de estereotaxia (ETM, Micromar, Diadema®) fixado ao seu segmento cefálico. (**B**) Fotografia da RNM da secção tranversal do mesencéfalo onde se localiza eletródio visando interromper com radiofrequência as fibras extraleminiscais destinadas ao télamo (programa MNPS-São Paulo®). (**C**) Imagem da RNM pós-operatória.
Fonte: Acervo/desenvolvida pela autoria.

## Cirurgias psiquiátricas

A cingulotomia anterior,[66] a tratotomia subcaudata, hipotalamotomia posteromedial e a capsulotomia anterior com radiofrequência, *laser*,[65] ultrassom ou radiocirurgia (Figura 98.10) são indicadas para tratar doentes com dor neuropática ou nociceptiva associadas a anormalidades emocionais significativas incapacitantes, sem causar hipoestesia.[20] A cingulotomia anterior proporciona alívio da dor entre 65% e 80% dos doentes com do câncer[66] que se mantém em 50% dos casos durante, pelo menos, 6 meses.[52,67] Imediatamente após a cirurgia, podem ocorrer cefaleia, instabilidade vesical, convulsões e confusão mental e, a longo prazo, comprometimento cognitivo sutil, especialmente déficits atencionais.[66,67]

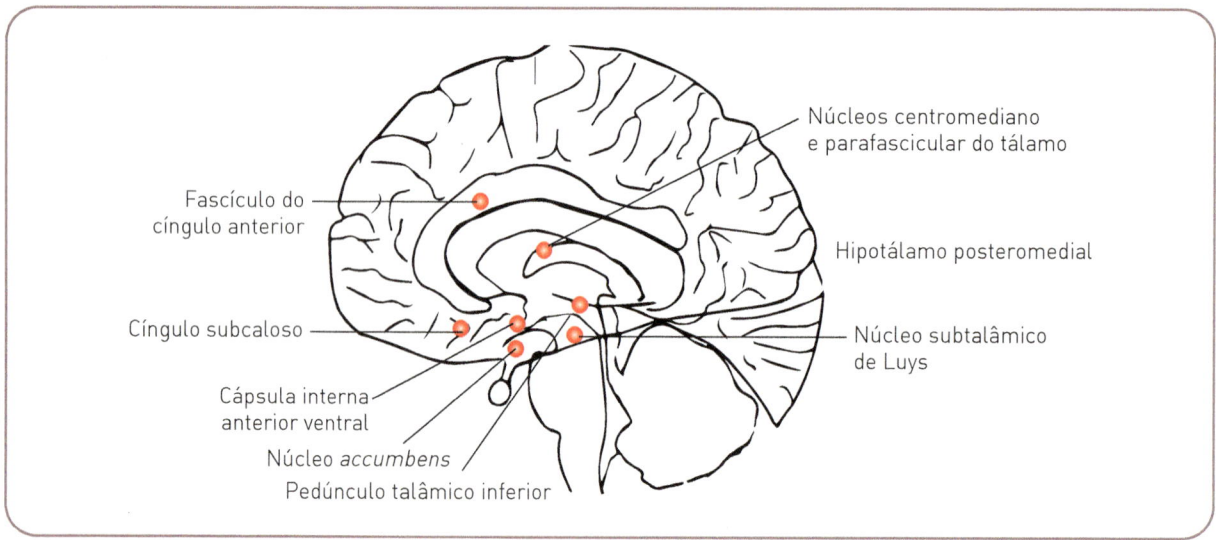

**FIGURA 98.10 –** Alvos estereotáticos das cirurgias psiquiátricas visando à lesão ou à estimulação de estruturas encefálicas para tratar doentes com dor.
Fonte: Desenvolvida pela autoria.

## PROCEDIMENTOS ENDOCRINOLÓGICOS

A ooforectomia reduz a sensibilidade visceral e a orquiectomia proporciona melhora em 80% dos doentes com dor decorrente de metástases ósseas do câncer da próstata.[32]

A hipofisectomia transnasoesfenoidal microcirúrgica a céu aberto ou estereotática com radiofrequência, química, radioterápica intersticial ou radiocirurgia proporcionam redução entre 70% e 75% da dor em até 94% dos doentes com neoplasias dependentes de hormônios, especialmente das metástases ósseas da mama ou da próstata, e em 50% dos doentes com neoplasias independentes de hormônios (pulmão, rim) em decorrência de peptídeos analgésicos do eixo hipotálamo-hipófise liberados no líquido cefalorraquidiano (LCR)[24,68-70] (Figura 98.11). Adicionalmente, podem proporcionar regressão do volume das neoplasias.[71]

São complicações do procedimento, o diabetes *insipidus* (5% a 20%), a fístula de LCR (1% a 10%), a paralisia da motricidade ocular ou o déficit visual (2% a 10%), e a meningite (0,5% a 1%); a mortalidade é de 2% a 5%.[70]

## ESTIMULAÇÃO ELÉTRICA DO SISTEMA NERVOSO

A estimulação elétrica dos troncos nervosos periféricos, gânglios das raízes sensitivas, cordões posteriores da medula espinal, substância periaquedutal mesencefálica ou periventricular, tálamo, cápsula interna sensitiva, córtex cerebral, hipotálamo, tratos do cíngulo, cápsula interna anterior, núcleo *accumbens* e região subcaudada é indicada para tratar a dor neuropática, a dor decorrente da isquemia da extremidades e a síndrome dolorosa pós-laminectomia ou câncer. O implante definitivo dos eletródios deve ser precedido de fase de testes realizada com estimulação com gerador externo ao corpo para se determinarem a eficácia e a tolerabilidade do procedimento.[32]

### Estimulação elétrica dos nervos periféricos

A estimulação elétrica dos nervos periféricos proporciona mais de 50% de alívio da dor entre 63% e 83% dos doentes com dor mononeuropática como a decorrente no neuroma de amputação ou causada por neuropatias tóxicas por quimioterápicos.[72] As complicações do procedimento são raras e representantes principalmente pela ocorrência de infecção.[20]

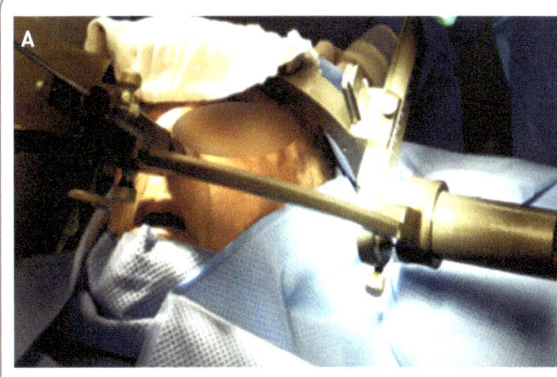
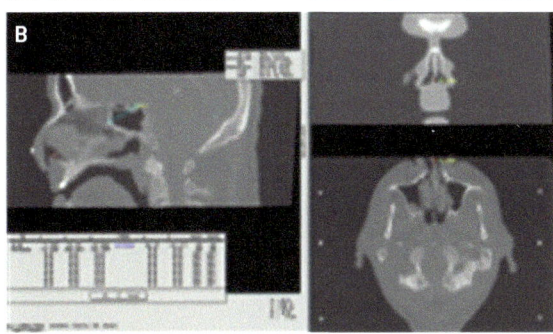
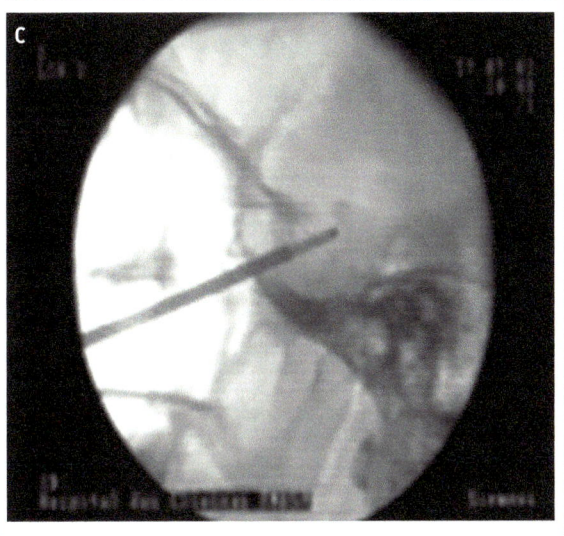

**FIGURA 98.11 –** Hipofisectomia percutânea com radiofrequência. [**A**] Fotografia de doente em decúbito dorsal horizontal com aparelho de estereotaxia fixado ao seu segmento cefálico e eletródio inserido na cavidade nasal esquerda. [**B**] Reconstrução por computação gráfica da programação cirúrgica. [**C**] Radiografia do crânio na incidência lateral onde se nota a presença de um eletródio no interior da sela turca (seta) durante a realização da hipofisectomia percutânea estereotáctica com radiofrequência. Fonte: Acervo da autoria.

### Estimulação elétrica dos gânglios sensitivos

A estimulação elétrica dos gânglios sensitivos proporciona melhora inicial de 50% da dor em mais de 70% dos doentes com síndrome complexa de dor regional, síndrome dolorosa pós-laminectomia e pós-cirúrgicas, radiculalgias ou dor decorrente da estenose do canal raquidiano lombar (Figura 98.12). As complicações são escassas e representadas principalmente pela infecção dos dispositivos implantados e pela ocorrência de fístula do LCR.[73]

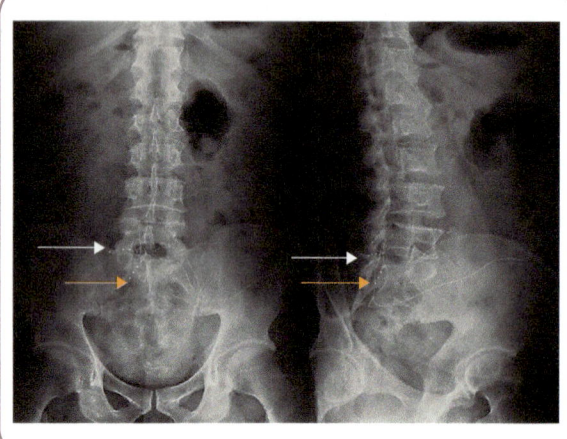

**FIGURA 98.12 –** Radiografia nas incidências anteroposterior (**A**) e oblíqua (**B**) revelando a presença de eletródios quadripolares (Abbott®) implantados nos forames de conjugação das raízes L5 (seta branca) e S1 (seta laranja).
Fonte: Acervo da autoria.

## Estimulação elétrica da medula espinal

A estimulação elétrica da medula espinal com eletródios implantados percutaneamente ou a céu aberto visa estimular os cordões posteriores da medula espinal, suprimir a hiperatividade neuronial e aumentar a atividade inibitória do ácido gama--aminobutírico (GABA) no CDME (Figura 98.13). Proporciona melhora da dor de cerca de 50% dos doentes com neuralgia pós-herpética e de 80% dos doentes com dor no coto de amputação (Figura 98.14). Beneficia também doentes com dor neuropática induzida pela IL-2, cisplastina ou gencitabina, ou dor mielite actínica. Proporciona redução de, pelo menos 50%, da dor durante a fase de testes em 50% a 60% dos doentes com dor relacionada ao câncer, especialmente quando a dor apresenta componente neuropático,[74] e em mais de 80% dos doentes tratados após o implante definitivo, assim como redução do uso de opioides.[74-76] Os resultados da estimulação elétrica da medula espinal são insatisfatórios em doentes com secção completa da medula espinal e da cauda equina, da dor decorrente da avulsão das raízes nervosas, de dor no órgão fantasma ou da dor nociceptiva, desde que não isquêmica.[20] As complicações clínicas mais comuns são dor no local do eletródio (12%) e infecção (2,5% a 6%) a migração do eletródio implantado (27%) enquanto as complicações relacionadas ao equipamento implantado (38%) consistem da migração do eletródio (22,6%), falha na conexão do cabo (9,5%) e quebra do cabo (6%), depleção da carga da bateria (6%). A taxa de reoperação varia de 11,1% a 50%.[74]

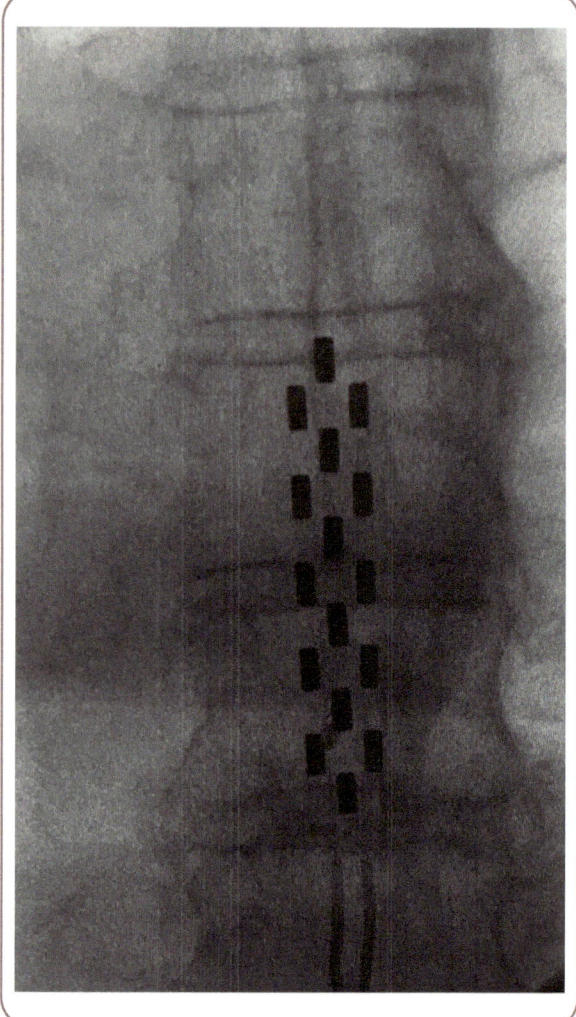

**FIGURA 98.13 –** Estimulação elétrica da medula espinal. Radiografia da coluna vertebral dorsal onde se observa a presença de eletródio em placa aplicado sobre a dura-máter que cobre a hemimedula espinal direita para estimular as fibras responsáveis pela neuromodulação da nocicepção do hemitronco, membro inferior, hemipelve e hemiperíneo direitos.
Fonte: Acervo da autoria.

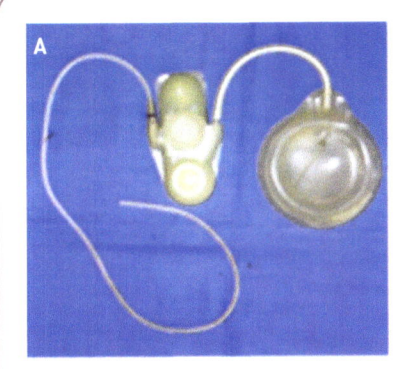
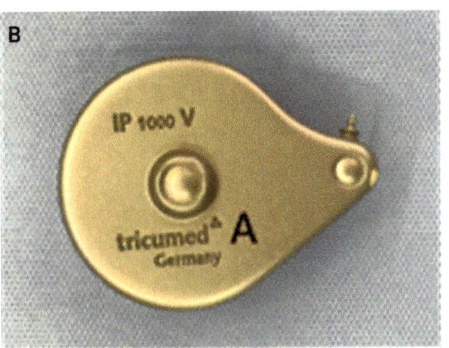
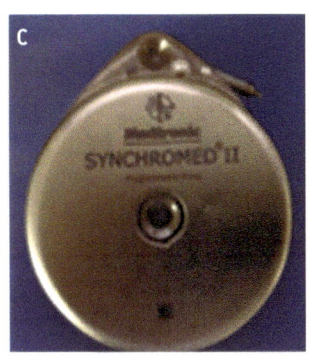

**FIGURA 98.14 –** Sistemas de reservatório e de infusão em compartimento liquórico de fármacos. **[A]** Bombas de propulsão manual. **[B]** Bombas de fluxo continuo. **[C]** Bombas eletrônicas.
Fonte: Acervo da autoria.

## Estimulação encefálica profunda

A estimulação elétrica da substância cinzenta periaquedutal mesencefálica (SCPAM) e periventricular (SCPV) proporciona melhora da dor a longo prazo em 65% a 78% nos doentes com câncer[77] (Figura 98.15). É mais eficaz do que a dos núcleos ventrais posteromedial ou lateral do tálamo no tratamento da dor em doentes com câncer.[78]

Ocorrem hemorragia intracraniana em 2% a 3% dos doentes e infecção em 3% a 5%. Em menos de 1%, instala-se incapacidade adicional ou óbito e em 2% a 26% dos doentes ocorrem complicações relacionadas ao dispositivo implantado (desconexão, quebra ou migração do cabo de conexão ou do eletródio).[78]

## DISPOSITIVOS PARA A ADMINISTRAÇÃO DE FÁRMACOS NO COMPARTIMENTO LIQUÓRICO

A administração prolongada pela via intratecal espinal de opioides (morfina, meperidina, metadona, tramadol, fentanila, sufentanila, alfentanila, buprenorfina), clonidina, somatostatina, calcito-

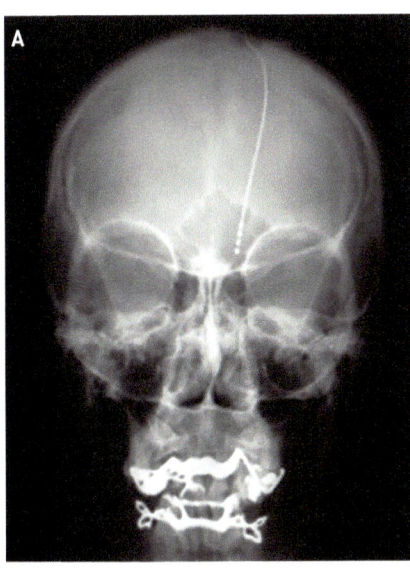
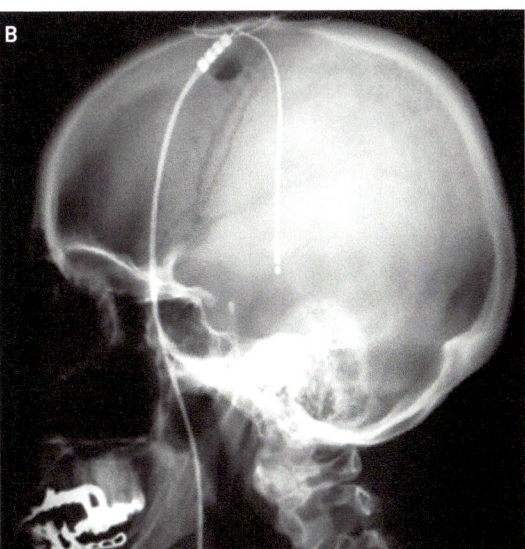

**FIGURA 98.15 –** Estimulação elétrica encefálica profunda. **[A]** Radiografia do crânio na incidência anteroposterior revelando eletródio implantado na região dos núcleos talâmicos sensitivos específicos. **[B]** Radiografia do crânio na incidência lateral revelando eletródio implantado na região dos núcleos talâmicos sensitivos específicos.
Fonte: Acervo da autoria.

nina, ziconotida, dextrometorfano, midazolam, baclofeno, inibidores da sintetase de óxido nítrico, betametasona e ou bupivacaína e outros anestésicos locais[79,80] (Tabelas 98.1 e 98.2) com o implante de câmaras ou bombas com fluxo constante acionadas por êmbolos acionados a gás ou dispositivos elétricos[20] (Figura 98.14) é eficaz no tratamento da dor uni ou bilateral associada ao câncer e localizada no tronco, pelve, períneo ou membros inferiores ou superiores[81] e a infusão de opioides ou baclofeno no compartimento ventricular é eficaz no tratamento da dor localizada nos segmentos cefálico ou cervical.[82] A sequência recomendada dos fármacos está apresentada no Tabela 98.1. Ambos os procedimentos

são indicados quando a expectativa de vida é superior a 6 meses, ocorreu melhora durante a fase de testes em que esses medicamentos proporcionaram melhora sem efeitos adversos muito expressivos e contraindicado para doentes com hipertensão intracraniana. A infusão intraespinal é contraindicada quando ocorre bloqueio da circulação de LCR por depósitos de tumores ou estenose degenerativa do canal raquidiano.[83,84,85] A infusão intraespinal de opioides proporciona melhora inicial da dor em mais de 70% dos doentes com câncer, cifra que se reduz gradualmente ao longo do tempo e a infusão intraventricular de morfina proporciona melhora em 70% dos doentes.[85]

## Tabela 98.1. Doses e características dos fármacos mais utilizados nos sistemas de infusão intratecal com finalidade analgésica

| Grupo Farmacológico | Droga | Doses iniciais | Média das doses (mg/dia) | Características | Adversidades |
|---|---|---|---|---|---|
| Opioides | Morfina | 0,1 a 0,5 mg/dia (conc. Máx. 30 µg/mL) | 0,1 a 6 | Ação prolongada | Granuloma inflamatório |
| | Tramadol | | 5 a 30 mg/dia | Poucos efeitos adversos | |
| | Metadona | | 1 a 5 mg/dia | Ação opioide e bloqueadora NMDA | |
| | Fentanila | 25 a 75 mcg/dia | | | |
| | Sufentanila | 10 a 20 mcg/dia | | | |
| Outros opioides | Meperidina Metadona Tramadol | 40 a 100 mcg/dia | 3 a 15 mg/dia | Pode causar hipotensão arterial | |
| Não opioides | Midazolan | | 0,5 a 2 mg/dia | Ação miorrelaxante | |
| | Baclofeno | | 0,5 a 1 mg/dia | Ação miorrelaxante e antineurálgica | |
| | Somatostatina | | Variável | | Hipotensão arterial, sedação, edema periférico, arritmia cardíaca, rebote |
| | Ziconotida | 0,1 a 0,5 mcg/dia | | | |
| | Bupivacaina | 1 a 4 mg/dia (conc. Máx. 38 mg/mL) | | | Sedação, efeitos adversos relacionados à idade |
| | Tetracaína | | | | |
| Agonistas adrenérgicos | Clonidina Dexmedetomidina | 10-1000 µg/dia (conc. Máx. 2000 mg/mL) | | | |

Continua >>

>> Continuação

## Tabela 98.1. Doses e características dos fármacos mais utilizados nos sistemas de infusão intratecal com finalidade analgésica

| GRUPO FARMACOLÓGICO | DROGA | DOSES INICIAIS | MÉDIA DAS DOSES (MG/DIA) | CARACTERÍSTICAS | ADVERSIDADES |
|---|---|---|---|---|---|
| Antagonistas NMDA | Todos deste grupo | | | | |
| Outros Droperidol, Metilprednisona, Ondansentrona | | | | | |
| Associações | Clonidina + morfina | | | Clonidina aumenta a analgesia dos opioides | |
| | Baclofeno + opioides | | | Espasticidade associada à dor | |
| | Morfina + lidocaína | | | Dor mielopática, espasticidade | |

Fonte: Desenvolvida pela autoria.

## Tabela 98.2. Medicamentos de 1ª, 2ª, 3ª, 4ª e 5ª linhas utilizadas para infusão espinal de acordo com o consenso

**1ª LINHA**

Morfina ou ziconotida ou fentanila

**2ª LINHA**

Morfina + bupivacaina
Ziconotida + opioide
Fentanila + bupivacaina

**3ª LINHA**

Morfina ou fentanila + clonidina ou sufentanila

**4ª LINHA**

Morfina ou fentanila + clonidina + bupivacaina
Sufentanila + bupivacaina ou clonidina

**5ª LINHA**

Sufentanila + bupivacaina + clonidina

Fonte: Desenvolvida pela autoria.

Podem ocorrer efeitos adversos quando se utilizam opioides pela via intraespinal entre 25% e 50% dos doentes, representados pela náusea, vômitos, prurido generalizado, depressão respiratória, confusão mental, *delirium*, disforia, tontura e retenção urinária. Ocorre tolerância geralmente durante as primeiras 3 semanas de tratamento, o que implica a necessidade de se elevar a dose do opioide. A ocorrência de infecção é relativamente baixa.[85]

## CONCLUSÃO

As cirurgias visando à eliminação dos agentes causais ou agravantes da dor, à restauração anatômica das estruturas acometidas pela dor ou a ela vinculadas, à interrupção das vias nociceptivas, à neuromodulação elétrica ou química do sistema supressor devem compor os programas multidisciplinares de tratamento da dor e não constituir modalidades terapêuticas independentes. A indicação dos tratamentos neurocirúrgicos funcionais deve restringir-se a doentes com perspectiva de sobrevida superior a 3 ou 6 meses.

## REFERÊNCIAS

1. Merskey H, Albe-Fessard DG, Bonica JJ, et al. Pain terms: a list with definitions and notes on usage. Recommended by the IASP subcommittee on Taxonomy. Pain. 1979;6:249-52.

2. Greco MT, Roberto A, Corli O, et al. Quality of cancer pain management: an update of a systematic review of undertreatment of patients with cancer. J Clin Oncol. 2014;32:4149-54.

3. Teixeira MJ. Dor no doente com câncer. In: Teixeira MJ, Braun Fo JL, Marquez JO, Lin TY, editores. Dor: contexto interdisciplinar. Curitiba: Editora Maio.2003;21:327-41.

4. Andrade DCA, Ferreira KASL, Raicher I, Teixeira MJ. Dor no doente com câncer. In: Teixeira MJ, Figueiró JB, Yeng LT, Andrade DCA. Dor. Manual para o clínico. Rio de Janeiro: Atheneu; 2019, p. 309-20.

5. Bennett M, Paice JA, Wallace M. Pain and opioids in cancer care: benefits, risks, and alternatives. Am Soc Clin Oncol Educ Book. 2017;37:705-13.

6. Corli O, Floriani I, Roberto A, et al. Are strong opioids equally effective and safe in the treatment of chronic cancer pain? A multicenter randomized phase IV "real life" trial on the variability of response to opioids. Ann Oncol. 2016;27:1107-15.

7. Cleeland CS. The impact of pain on the patient with cancer. Cancer 1984;54:2635-264.

8. Zech DF, Grond S, Lynch J, Hertel D, Lehmann KA. Validation of World Health Organization guidelines for cancer pain relief: a 10-year prospective study. Pain 1995;63:65e76.

9. Bennett M. What evidence do we have that the WHO analgesic ladder is effective in cancer pain? In McQuay HJ and Kelso E (eds). Systematic reviews in pain research: Methodology refined. Seattle: IASP Press; 2008.

10. Arter OE, Racz GB. Pain management of the oncologic patient. Semin Surg Oncol. 1990;6:162-72.

11. Filippiadis DK, Cornelis FH, Kelekis A. Interventional oncologic procedures for pain palliation. Presse Med. 2019;48(7-8)2:e251-e256.

12. Teixeira MJ. Abordagem cirúrgica da dor oncológica. In: Câncer do sistema nervoso central – tratamento multidisciplinar. São Paulo: Dendrix; 2009. 492-499 p.

13. Burchiel KJ, Raslan AM. Contemporary concepts of pain surgery. J Neurosurg. 2019;130:1039-49.

14. Teixeira MJ. Fisiopatologia da dor. In: Teixeira MJ, Figueiró JB, Yeng LT, Andrade DCA, organizadores. Dor. Manual para o clínico. Rio de Janeiro: Atheneu; 2019, p. 57-104.

15. Teixeira MJ. Fisiopatologia da nocicepção e da supressão da dor. In: Alves Neto O, Costa CMC, Siqueira JTT, Teixeira MJ, organizadores. Dor, princípios e prática. Porto Alegre: Artmed; 2009, p. 205-26.

16. Teixeira MJ, Forni JEN. Fisiopatologia da dor. In: Kobayashi R, Luzo MVM, Cohen M (org). Tratado de dor musculoesquelética/Sociedade Brasileira de Ortopedia e Traumatologia. São Paulo: Alef; 2019, p. 25-36.

17. Andrade DCA, Teixeira MJ, Galhardoni R, de Siqueira SRDT, de Siqueira JTT. Fisiopatoçlogia da dor neuropática. In: Teixeira MJ, Figueiró JB, Yeng LT, Andrade DCA (org). Dor. Manual para o clínico. Rio de Janeiro: Atheneu; 2019, p. 131-42.

18. Schmidt BL, Hamamoto DT, Simone DA, Wilcox GL. Mechanism of cancer pain. Mol Interv. 2010;10(3):164-78.

19. Maynak S, Gupta M. Evidence-based clinical practice guidelines for interventional pain management in cancer pain. Indian J Palliat Care. 2015;21(2):137-47.

20. Teixeira MJ, Duarte KP. Tratamento cirúrgico funcional da dor. In: Teixeira MJ, Figueiró JB, Yeng LT, Andrade DCA (org). Dor. Manual para o clínico. Rio de Janeiro: Atheneu; 2019, 723 p.

21. Patt RB. Control of pain associated with advanced malignancy. In: Aronoff GM, editor. Evaluation and treatment of chronic pain. 2 ed. Baltimore: Williams & Wilkins; 1992, p. 313-39.

22. Lipinski LJ, Spinner RJ. Neurolysis, neurectomy, and nerve repair/reconstruction for chronic pain. Neurosurg. Clin N Am. 2014;25:777-87.

23. Warade AC, Jha AK, Pattankar S, Desai K. Radiation-induced brachial plexus neuropathy: a review. Neurol India. 2019;67(Sup):S47-S52.

24. Sundaresan N, DiGiacinto GV, Hughes JE. Neurosurgery in the treatment of cancer pain. Cancer. 1989;(11):2365-77.

25. Sundaresan N, DiGiancinto GV, Hughes JEO. Surgical treatment of spinal metastases. Clin Neurosurg. 1986;33:503-22.

26. Siegal T, Tqva P, Siegal T. Vertebral body resection for epidural compression by malignant tumors. Results of forty-seven consecutive operative procedures. J Bone Joint Surg. 1985;67A:375-82.

27. Chow E, Holden L, Danjoux C, et al. Successful salvage using percutaneous vertebroplasty in cancer patients with painful spinal metastases or osteoporotic compression fractures. Radiother Oncol. 2004;70:265-7.

28. Shaibani Ali, Ali S, Bhatt H. Vertebroplasty and kyphoplasty for the palliation of pain. Semin Intervent Radiol. 2007;24:409-18.

29. Guyatt G, Gutterman D, Baumann MH, Addrizzo-Harris D, Hylek EM, Phillips B, et al. Grading strength of recommendations and quality of evidence in clinical guidelines: report from an American College of Chest Physicians Task Force. Chest. 2006;129:174-81.

30. Glodust SA, Graber JJ, Bossert DF, Avila EK. Headache in patients with cancer. Curr Pain Headache Rep. 2010;14:455-64.

31. Cetas JS, Saedi T, Burchiel KJ. Destructive procedures for the treatment of nonmalignant pain: structured literature review. J Neurosurg. 2008;109:389-404.

32. Teixeira MJ. Tratamento neurocirúrgico da dor. In: Raia AA, Zerbini EJ, organizadores. Clínica Cirúrgica Alípio Correa Netto. Cap 62. São Paulo: Sarvier; 1988, p. 541-72.

33. Souza EC, Róz LM, Teixeira MJ. Radiocirurgia em distúrbios funcionais. In: Siqueira MG (org). Tratado de neurocirurgia. São Paulo: Manole; 2016, p. 2062-70.

34. Elawamy A, Abdalla EEM, Shehata GA. Effects of pulsed versus conventional versus combined radiofrequency for the treatment of trigeminal neuralgia: a prospective study. Pain Physician. 2017;20(6):E873-E881.

35. Erdine S, Bilir A, Cosman ER, Cosman ER Jr. Ultrastructural changes in axons following exposure to pulsed radiofrequency fields. Pain Pract. 2009;9:407-17.

36. Amr YM, Makharita MY. Neurolytic sympathectomy in the management of cancer pain time effect: prospective, randomized multicenter study. J Pain Symptom Manage. 2014;48(5):944-56.e2.

37. Rigor BM. Pelvic cancer pain. J Surg Oncol. 2000;75:280-3.

38. Vissers KC, Besse K, Wagemans M, Zuurmond W, Giezeman MJ, Lataster A, et al. Pain in patients with cancer. Pain Pract. 2011;11:453-75.

39. Vernadakis AJ, Koch H, Mackinnon SE. Management of neuromas. Clin Plast Surg. 2003;30(2):247-68, vii.

40. Munk PL, Rashid F, Heran MK, Papirny M, Liu DM, Malfair D, et al. Combined cemetoplasty and radiofrequency ablation in the treatment of painful neoplastic lesions of bone. J Vasc Inter Radiol. 2009;20:903-11.

41. Datta S, Lee M, Falco FJ, Bryce DA, Hayek SM. Systematic assessment of diagnostic accuracy and therapeutic utility of lumbar facet joint interventions. Pain Physician. 2009,12:437-60.

42. Teixeira MJ, Oliveira JO Jr, Salles FY, Seguchi HH, Gal PLM, Almeida GM. Neurotomia por radiofreqüência dos ramos recorrentes posteriores das raízes lombares. Arq Bras Neurocirurg. 1983;2:39-58.

43. Uchida K. Radiofrequency treatment of the thoracic paravertebral nerve combined with glucocorticoid for refractory neuropathic pain following breast cancer surgery. Pain Physician. 2009;2:E277-83.

44. Barrash JM, Milan EL. Dorsal rhizotomy for the relief of pain of malignant tumor origin. J Neurosurg. 1973;38:755-7.

45. Reyad RM, Hakim SM, Abbas DN, Ghobrial HZ, Mansour E. A novel technique of saddle rhizotomy using thermal radiofrequency for intractable perineal pain in pelvic malignancy: A pilot study. Pain Physician. 2018;2:E651-E660.

46. Teixeira MJ. Neuralgia do trigêmeo. Teixeira MJ. In: Teixeira MJ, Figueiró JAB (org). Dor, epidemiologia, fisiopatologia, avaliação, síndromes dolorosas e tratamento. São Paulo: Grupo Editorial Moreira Jr;2001;29:301-50.

47. Gadgil N, Viswanathan A. DREZotomy in the treatment of cancer pain: a review. Stereotact Funct Neurosurg. 2012;90:356-60.

48. Teixeira MJ. Tratotomia de Lissauer e lesão do corno posterior da medula espinal e dos subnúcleos do tra-

to espinal do nervo trigêmeo. In: Siqueira MG (org). Tratado de neurocirurgia. São Paulo: Manole; 2016, p. 1394-424.

49. Teixeira MJ, Fonoff ET, Montenegro MC. Dorsal root entry zone lesions for treatment of pain related to radiation-induced plexopathy. Spine. 2007;32:E316-E319.

50. Teixeira MJ, de Almeida FF, de Oliveira YS, Fonoff ET. Microendoscopic stereotactic-guided percutaneous radiofrequency trigeminal nucleotractotomy. J Neurosurg. 2012;116:331-5.

51. Kanpolat Y, Tuna H, Bozkurt M, Elhan AH. Functional and stereotactic: operative nuances. Spinal and nucleus caudalis dorsal root entry zone operations for chronic pain. Neurosurgery. 2008;62:235-44.

52. Raslan AM, Cetas JS, McCartney S, Burchiel KJ. Destructive procedures for control of cancer pain: the case for cordotomy. J Neurosurg. 2011;114:155-70.

53. Teixeira MJ. Cordotomias e mielotomias no tratamento da dor. In: Siqueira MG, organizador. Tratado de neurocirurgia. São Paulo: Manole; 2016, p. 1425-44.

54. Fonoff ET, Lopez WO, de Oliveira YS, Teixeira MJ. Microendoscopy-guided percutaneous cordotomy for intractable pain: case series of 24 patients. J Neurosurg. 2016;124:389-96.

55. Sindou M, Daher A. Spinal cord ablation procedures for pain. In: Dubner A, Gebhart GF, Bond MR, editors. Proceedings of the fifth world congress on pain. Amsterdam: Elsevier; 1988, p. 477-95.

56. Higaki N, Yorozuya T, Nagaro T, Tsubota S, Fujii T, Fukunaga T, et al. Usefulness of cordotomy in patients with cancer who experience bilateral pain: Implications of increased pain and new pain. Neurosurgery. 2015;76:249-257.

57. Gildenberg PL, Hirshberg RM. Limited myelotomy for the treatment of intractable cancer pain. J Neurol Neurosurg Psychiatry. 1984;47:94-96.

58. Nauta HJ, Soukup VM, Fabian RH, Lin JT, Grady JJ, Williams CG, et al. Punctate midline myelotomy for the relief of visceral cancer pain. J Neurosurg. 2000;92(2):125-30.

59. Kanpolat Y, Atala M, Deda H, Siva A. CT Guided Extralemniscal myelotomy. Acta Neurochir (Wien).1988;9t:151-2.

60. Schvartz JR. Stereotactic high cervical extralemniscal myelotomy for pelvic cancer pain. Acta Neurochir. 1984;33:431-5.

61. Hitchcock E. Stereotactic myelotomy. Proc R Soc Med. 1974;67:771-2.

62. Kim DR, Lee SW, Son BC. Stereotactic mesencephalotomy for cancer-related facial pain. J Korean Neurosurg Soc. 2014;56:71-4.

63. Bosch DA. Stereotactic rostral mesencephalotomy in cancer pain and deafferentation pain. A series of 40 cases with follow-up results. J Neurosurg. 1991;75:747-51.

64. Hitchcock ER, Teixeira MJ. A comparison of results from center- median and basal thalamotomies for pain. Surg Neurol. 1981;15:341-51.

65. Sundararajan SH, Belani P, Danish S, Keller I. Early MRI characteristics after MRI-Guided laser-assisted cingulotomy for intractable pain control. AJNR Am J Neuroradiol. 2015;36(7):1283-7.

66. Viswanathan A, Harsh V, Pereira EA, Aziz TZ. Cingulotomy for medically refractory cancer pain. Neurosurg Focus. 2013;35(3):E1.

67. Yen CP, Kung SS, Su YF, Lin WC, Howng SL, Kwan AL. Stereotactic bilateral anterior cingulotomy for intractable pain. J Clin Neurosci. 2005;12:886-90.

68. Roberts DG, Pouratian N. Stereotactic radiosurgery for the treatment of chronic intractable pain: a systematic review. Oper Neurosurg (Hagerstown). 2017;13:543-551.

69. Ramirez LF, Levin AB. Pain relief after hypophysectomy. Neurosurgery. 1984;14:499-504.

70. Santos JGRP, Paiva KD, Teixeira MJ. Stereotactic transphenoidal hypophysectomy by radiofrequency for chronic pain from hormone-independent metastatic tumors: a new perspective. J Pain Relief. 2016,5:5.

71. Takeda F, Fujii T, Uki J, et al. Cancer pain relief and tumor regression by means of pituitary neuroadenolysis and surgical hypophysectomy. Neurol Med Chir. 1983;23:41-49.

72. Abd-Elsayed A, Schiavoni N, Sachdeva H. Efficacy of spinal cord stimulators in treating peripheral neuropathy: a case series. J Clin Anesth. 2016;28:74-7.

73. Russo M, Cousins MJ, Brooker C, Taylor N, Boesel T, Sullivan R, et al. Effective relief of pain and associated symptoms with closed-loop spinal cord stimulation system: preliminary results of the Avalon Study. Neuromodulation. 2018;21:38-47.

74. Flagg A 2nd, McGreevy K, Williams K. Spinal cord stimulation in the treatment of cancer-related pain: "back to the origins". Curr Pain Headache Rep. 2012;16:343-9.

75. Lihua P, Su M, Zejun Z, Ke W, Bennett MI. Spinal cord stimulation for cancer-related pain in adults. Cochrane Database Syst Rev. 2013;(2):CD009389.

76. Xing F, Yong RJ, Kaye AD, Urman RD. Intrathecal drug delivery and spinal cord stimulation for the treatment of cancer pain. Curr Pain Headache Rep. 2018; 5;22(2):11.

77. Young RF, Brechner T. Electrical stimulation of the brain for relief of intractable pain due to cancer. Cancer. 1986;57:1266-72.

78. Bittar RG, Kar-Purkayastha I, Owen SL, Bea RE, Green A, Wang S, et al. Deep brain stimulation for pain relief: a meta-analysis. J Clin Neurosci. 2005;12:515-9.

79. Anderson VC, Burchiel KJ. A prospective study of long-term intrathecal morphine in the management of chronic nonmalignant pain. Neurosurgery. 1999;44:289-301.

80. Garber JE, Hassenbusch SJ. Innovative intrathecal analgesics. In: Burchiel K, editor. Surgical management of pain. New York: Thieme; 2002. 948-57 p.

81. Lara NA Jr, Teixeira MJ, Fonoff ET. Long term intrathecal infusion of opiates for treatment of failed back surgery syndrome. Acta Neurochir Suppl. 2011;108:41-7. DOI: 10.1007/978-3-211-99370-5_8.

82. Raffa RB, Pergolizzi JV Jr. Intracerebroventricular opioids for intractable pain. Br J Clin Pharmacol. 2012;74:34-41.

83. Heo BH, Pyeon TH, Lee HG, Kim WM, Choi JI, Yoon MH. Epidural infusion of morphine and levobupivacaine through a subcutaneous port for cancer pain management. Korean J Pain. 2014;27:139-44.

84. Knight KH, Brand FM, Mchaourab AS, Veneziano G. Implantable intrathecal pumps for chronic pain: highlights and updates. Croat Med J. 2007;48:22-34.

85. Teixeira MJ, Monaco B, Sánchez RP. Terapia implantable. In: Sánchez RP, Porras CBH (eds). Dolor en el paciente oncológico. México: PyDESA; 2017, p. 217-2314.

# 99

# Nutrição e Câncer

Dan L Waitzberg
Claudia C. Alves
Thais de Campos Cardenas
Suzana Cristina de Toledo Camacho Lima
Daniani Baldani da Costa Wilson

Gislaine Aparecida Ozório
Maria Manuela Ferreira Alves de Almeida
Sabrina Segatto Valadares Goastico
Caroline Leite Constantino
Jaqueline Nunes de Carvalho

## DESTAQUES

- A alteração do estado nutricional é muito frequente no paciente oncológico. A desnutrição manifesta-se de forma universal em todos os tipos de cânceres, e sua intensidade varia conforme o tipo e a localização do tumor maligno. Mais de 80% dos pacientes com câncer se apresentam desnutridos no momento da hospitalização e, em mais de 20% dos casos, a desnutrição é fator contribuinte para a morte. O déficit do estado nutricional contribui para a diminuição da resposta ao tratamento oncológico e da qualidade de vida do paciente.
- A anorexia constitui um problema muito frequente entre pacientes oncológicos. Sua prevalência pode variar de acordo com o tipo de tumor. Pacientes portadores de câncer de pulmão, trato gastrointestinal e pâncreas estão em grande risco de perda de peso e subsequente desnutrição, enquanto pacientes com câncer de mama, leucemia, sarcoma e linfoma apresentam risco mais baixo para a diminuição do peso corpóreo.
- O tratamento da anorexia e consequente distúrbio nutricional ligado ao câncer envolve medidas medicamentosas e, quando necessário, o emprego de terapia nutricional oral, enteral ou parenteral.

## DESNUTRIÇÃO EM CÂNCER

A desnutrição em câncer está associada a maiores índices de morbidade e mortalidade, maior risco de infecção, maior tempo de hospitalização, piora da qualidade de vida, menor resposta à quimioterapia e radioterapia e maior custo hospitalar.

No Brasil, a incidência de desnutrição em pacientes com câncer e suas consequências foram abordadas em estudo multicêntrico nacional por meio do Inquérito Brasileiro de Avaliação Nutricional (IBRANUTRI), realizado em 4 mil pacientes internados pela rede do Sistema Único de Saúde (SUS) em hospitais de grandes cidades brasileiras. O estudo encontrou desnutrição em 47,6% dos enfermos. Os autores identificaram 794 doentes, sendo 19,9% com câncer. A incidência de desnutrição entre os pacientes com câncer foi maior que entre os internados por outras doenças –

desnutridos com câncer (66,9%) *versus* desnutridos sem câncer (40,7%), p < 0,014. No mesmo estudo, observou-se que a intensidade da desnutrição grave nos pacientes com câncer foi duas vezes maior que naqueles sem câncer.

As consequências da desnutrição independem do diagnóstico da doença, no entanto, como particularidade, a desnutrição em câncer pode prejudicar o resultado de medidas terapêuticas, como cirurgia, radio e quimioterapia.

A desnutrição e desordens metabólicas, muitas vezes presentes em pacientes com câncer, podem impactar negativamente na evolução do próprio tratamento da doença (cirurgia, radioterapia e terapias farmacológicas). O déficit do estado nutricional está associado à diminuição da resposta ao tratamento oncológico e da qualidade de vida do paciente (Arends *et al.*, 2017; Prockmann *et al.*, 2015). De acordo com estes fatores, a prevalência da desnutrição em pacientes com câncer pode variar entre 20% e 80%, e é mais prevalente em adultos mais idosos e naqueles em estágios mais avançados da doença. Estima-se que entre 10% e 20% dos óbitos nos pacientes com câncer possam ser atribuídos à desnutrição e não à doença oncológica (Arends *et al.*, 2017).

A presença de sintomas, especialmente a anorexia, disfagia e a dor, tem sido relacionada a maiores taxas de desnutrição (Nicolini *et al.*, 2013). Outro ponto bastante relevante é a incidência da perda de peso involuntária no momento do diagnóstico, que varia muito de acordo com o local do tumor, entre 30% e 40% em linfomas de Hodgkin menos agressivos, leucemia não linfocítica aguda e câncer da mama; de 50% a 60% em linfomas não Hodgkin mais agressivos, câncer do cólon e outros cânceres, e acima de 80% em cânceres gástricos ou pancreáticos (Laviano *et al.*, 2005), sendo que neste último, em 80% dos casos é observado uma perda de peso de 10% no momento do diagnóstico (Fearon *et al.*, 2008).

A perda de peso involuntária está associada com a anorexia, alterações do paladar e olfato ou mudanças na regulação hipotalâmica, e tem sido associada com um impacto negativo em pacientes com câncer, o que inclui redução da sobrevivência e qualidade de vida (Porporato, 2016).

Muitos pacientes podem apresentar perda de peso involuntária por razões aparentemente claras, em que é verificada uma ingestão inadequada de nutrientes, seja por obstrução tumoral ou sintomas induzidos pelo tratamento. Entretanto, várias investigações relataram perda de peso em pacientes com câncer sem motivo evidente identificável (Porporato, 2016; Cherwin, 2012).

Para alguns pacientes, mesmo com a ingestão de nutrientes adequada, a perda de peso continuou a ocorrer e, frequentemente, esses pacientes também apresentaram outras alterações nutricionais e clínicas, como perda de músculo esquelético e resistência à insulina. A ingestão inadequada de nutrientes tem sido associada à diminuição do apetite, mas a anorexia não é consistentemente relatada por todos os pacientes com câncer com perda de peso não intencional (Blum *et al.*, 2011).

Quando a desnutrição é acompanhada de anorexia e astenia, podemos denominá-la de caquexia, palavra derivada do grego *kakos* que significa "má", e *heris* que significa "condição". A caquexia é considerada uma síndrome frequentemente encontrada entre os pacientes com câncer, mas não restrita a ele, uma vez que pode acometer outras doenças. As manifestações clínicas da caquexia incluem: anorexia, alterações no paladar, astenia, anemia, fadiga, exacerbada perda de peso (massa gorda e massa magra), inflamação, resistência à insulina e proteólise (Dhanapal *et al.*, 2011; Sarhill *et al.*, 2003). No entanto, a ausência de definições padronizadas da caquexia dificulta a precisão de sua prevalência, bem como conhecimento de ações que previnam seu agravamento ou identifiquem sua existência de forma precoce e capaz de produzir mudanças e resultados eficientes para o paciente (Blum *et al.*, 2011; Ozorio *et al.*, 2017).

As alterações fisiológicas, metabólicas e imunológicas da caquexia promovem um intenso consumo do tecido muscular e adiposo, com consequente perda involuntária de peso, além de anemia, astenia, balanço nitrogenado negativo, devido às alterações fisiológicas, metabólicas e imunológicas (Muscaritoli *et al.*, 2010).

A caquexia no câncer é uma doença metabólica frequente em pacientes com tumores de esôfago, estômago, do pâncreas, de pulmão, de próstata e de cólon avançados (Nicolini *et al.*, 2013). A caquexia afeta entre 60% e 80% de todos os pacientes com câncer avançado (Baracos, 2011) e contribui para a diminuição da função física, da qualidade de vida, o que representa entre 30% e 50% da mortalidade relacionada a neoplasias do trato gastrintestinal (Sarhill *et al.*, 2003; Fox *et al.*, 2009).

Os primeiros critérios diagnósticos foram focados na perda de peso e apetite, segundo Evans *et al.*, 2008. A perda de peso deve ser ≤ 5% nos últimos 12 meses e estar associada com no mínimo três dos seguintes itens: redução da força muscular, fadiga, anorexia, baixo índice de massa livre de gordura, aumento de marcadores inflamatórios como proteína C reativa (PCR > 5,0 mg/L) ou interleucina-6 (> 4,0 pg/ml), anemia (Hb < 12 g/dl) ou baixa albumina (< 3,2 g/dl). O Grupo de Estudo da Caquexia do Câncer (Cancer Cachexia Study Group), de 2006, sugeriu aplicar três critérios diagnósticos para caquexia: perda de peso ≥ 10%, consumo ≤ 1.500 calorias/dia e proteína C reativa ≥ 10 mg/dL, além de incorporar os sinais de inflamação relacionados ao processo de depleção (Fearon *et al.*, 2006).

Entre as várias definições a caquexia associada ao câncer, pode ser definida como uma síndrome multifatorial na qual há perda contínua de massa muscular (com ou sem perda da massa gorda), que não pode ser totalmente revertida pela terapia nutricional convencional, de forma a conduzir ao comprometimento funcional progressivo do organismo. Segundo Fearon *et al.* (2011), a caquexia pode ser dividida em três estágios:

- Pré-caquexia: presença de sinais clínicos e metabólicos iniciais (anorexia e intolerância à glicose, por exemplo) que podem ou não preceder a perda de peso involuntária menor ou igual a 5% do peso habitual há 6 meses.
- Caquexia: perda de peso involuntária maior que 5% nos últimos 6 meses ou IMC (Índice de Massa Corpórea) menor que 20 kg/m² e perda de peso contínua maior que 2% nos últimos 3 meses, ou presença de sarcopenia (área muscular do braço – homens < 32 cm² e mulheres < 18 cm² ou Índice de massa magra sem osso determinado por BIA – homens < 14,6 kg/m² e mulheres < 11,4 kg/m²), e perda de peso contínua maior que 2% nos últimos 3 meses, ingestão alimentar reduzida e inflamação sistêmica.
- Caquexia refratária: resultado de um câncer avançado ou da presença de câncer em progressão não responsivo à terapia antineoplásica. Além disso, é associada à baixa *performance status* e a expectativa de vida menor que 3 meses. É clinicamente intratável e está associada com catabolismo ativo e a presença de fatores que impossibilitam o controle da perda de peso.

A utilidade clínica dessa classificação em múltiplos estágios não é clara, particularmente a capacidade de distinguir entre sem caquexia, pré-caquexia e caquexia (Ozorio *et al.*, 2017).

O Consenso Europeu acrescentou conceitos importantes, como a definição de sarcopenia, elemento que faz parte da caquexia, como uma síndrome caracterizada pela perda progressiva e generalizada de massa muscular esquelética e força, que traz como consequência a piora da funcionalidade física, da qualidade de vida e à morte (Cruz-Jentoft *et al.*, 2010). A sarcopenia tem sido associada à perda do *status* funcional, maior risco de toxicidade à quimioterapia e menor sobrevida em pacientes com câncer (Prado *et al.*, 2008; Jung *et al.*, 2015).

A ingestão de energia está normalmente reduzida em pacientes oncológicos, o que contribui para a perda de peso e a diminuição da ingestão de alimentos, e é certamente a causa principal da perda de peso na maioria dos pacientes. Entretanto, em grande número dos pacientes em fase avançada da doença, não há uma causa clínica óbvia para explicar a redução da ingestão de alimentos.

O tratamento de pacientes com perda de apetite deve abordar a terapêutica clínica e nutricional. A escolha da TN (oral – TNO, enteral – TNE ou parenteral – TNP) dependerá das necessidades e das possibilidades do paciente. Diversos agentes farmacológicos foram estudados na tentativa de minimizar os efeitos da perda de apetite e aumentar o ganho de peso.

Com o objetivo de evitar o desenvolvimento da caquexia do câncer, a terapia nutricional (TN) é frequentemente instituída, principalmente durante o pré, pós ou perioperatória e períodos de terapia antineoplásica agressiva. No entanto, essa terapia, muitas vezes, não consegue restabelecer o processo de perda tecidual nem tão pouco o equilíbrio energético do organismo de pacientes com caquexia, devido às alterações no metabolismo de nutrientes causadas pelo próprio tumor ou em função dele. É interessante identificar precocemente quais doentes podem se beneficiar da TN e quais necessitam de abordagem especializada com modulação nutricional metabólica (BRASPEN, 2019).

## FISIOPATOLOGIA DA ANOREXIA E CAQUEXIA

### Eixo hipotálamo-pituitário-cortical

De maneira geral, o hipotálamo, o eixo hipotálamo-hipofisário e o sistema autonômico (simpático e parassimpático) são responsáveis pela regulação da ingestão alimentar e da reserva de energia sob a forma de gordura. Essa regulação é feita por mecanismos que podem ser de ordem comportamental, como ingestão de alimentos, padrões de atividade e de sono, ou fisiológicos, como ajuste da temperatura corpórea, gasto energético basal e ativação de resposta aguda ao estresse.

O controle de ingestão depende de vários tipos de neuro-hormônios centrais e gastrointestinais. A perda de peso é um potente estímulo para ingestão de alimentos em humanos saudáveis, pois deflagra respostas nos eixos orexígeno e anorexígeno.

Em pacientes com câncer, o estresse e a dor são dois estímulos frequentes e persistentes ao eixo neuroendócrino, que se mantêm em estado permanente de excitação. Essa ativação neuro-hormonal prolongada contribui para a manutenção de condição similar à fase aguda do estresse do catabolismo.

A síndrome da anorexia/caquexia no paciente oncológico é complexa. Sabe-se que a anorexia é um processo regulado principalmente pelo cérebro. O núcleo arqueado do hipotálamo é o responsável pelo apetite. Os neurônios orexígenos estão relacionados ao Neuropeptídeo Y (NPY) e os neurônios anorexígenos a pró-opiomelanocoritna (POMC). A resposta inflamatória provocada pelas células cancerígenas leva ao disparo dos neurônios POMC, que provoca a queda do apetite, assim como suprime a atividade dos neurônios NPY, que inibe a fome.

Na caquexia oncológica, o crescimento do tumor parece ser o principal fator responsável pelas mudanças metabólicas. O tumor e o sistema imunológico intestinal são os responsáveis por liberar citocinas, quimiocinas e outros mediadores inflamatórios. As principais citocinas inflamatórias relacionadas são o fator de necrose tumoral, IL-1, IL-6 e IFN-γ, de forma a aumentar a gliconeogênese, lipólise e proteólise e diminuir a síntese de proteína, lipídeos e glicogênio (Waitzberg *et al.*, 2017; Dev *et al.*, 2017).

Atualmente, Costa *et al.* (2019), sugerem que um outro possível mecanismo de inflamação que leva a caquexia possa surgir a partir de uma falha na função da barreira intestinal e, consequentemente, alteração na microbiota intestinal, o que resulta numa ativação imune persistente. Essa inflamação local pode induzir a expressão de atividade pró-inflamatória, citocinas, infiltração de células imunes teciduais e outras alterações inflamatórias, que contribuem ainda mais em danos à mucosa e a permeabilidade do intestino.

### Triptofano e serotonina

A serotonina tem papel importante no processo normal de controle da alimentação. O triptofano, precursor da serotonina, está envolvido no mecanismo de saciedade. Os dados da literatura sugerem que a inapetência no paciente com câncer pode ser mediada por mecanismos serotoninérgicos, mas transmissores adicionais, como NPY e eicosanoides estão certamente envolvidos.

Os dados provenientes de trabalhos clínicos e de pesquisas experimentais são, por vezes, controversos. Em pacientes com anorexia relacionada com o câncer, a razão serotonina:dopanima encontra-se aumentada na região do hipotálamo. A injeção periférica de interleucina 1 (IL-1) levou ao aumento da concentração de triptofano cerebral, e mostra que há ainda uma via de interligação de citocinas inflamatórias e serotonina. No entanto, o bloqueio de receptores de serotonina falhou em prevenir a perda de peso em pacientes com câncer. O uso de antidepressivos e inibidores de serotonina em ratos com tumor não levou à melhora na perda de peso. Faltam estudos mais abrangentes para elucidar completamente a via de atividade da serotonina e seu potencial terapêutico.

## NEUROPEPTÍDEO-Y

O neuropeptídeo-Y (NPY) é um peptídeo composto por 36 aminoácidos, secretado pelo hipotálamo e abundante no cérebro. O resultado da atuação do NPY é aumentar a ingestão de alimentos, diminuir o gasto energético e aumentar a lipogênese, o que promove estado de balanço energético positivo e aumento da reserva de gordura.

Estudos com ratos anoréxicos portadores de tumor mostraram que a ação de NPY está desregulada. Quando o NPY é injetado em região intra-hipotalâmica, estimula menos intensamente o apetite em ratos portadores de sarcoma do que em ratos sem tumor.

É possível que, em situações de estresse, como no câncer, citocinas envolvidas na modulação de peptídeos promotores do apetite influenciem negativamente na regulação orexígena do NPY.

## CCK

CCK foi descoberto em 1928 e foi o primeiro peptídeo a ser estudado no controle do apetite. Esse peptídeo pode existir em diversas formas, porém constitui a menor parte das espécies de peptídeos e sua função biológica ainda não é clara.

Em humanos, o CCK é sintetizado em diversos tecidos, que incluem as células do duodeno e jejuno, nas quais é rapidamente liberado na circulação com a presença de alimento. O CCK age na contração da vesícula biliar, estimula liberação de somatostatina e produz estímulo para liberação de enzimas pancreáticas.

O efeito inibitório do CCK na motilidade gastrointestinal e, particularmente, a inibição do esvaziamento gástrico provavelmente contribui na ação inibitória da alimentação. A administração de CCK em ratos reduziu o tempo de duração e o tamanho da refeição que também se reforçaram pela distensão gástrica.

A indução da saciedade pelo CCK e concentrações fisiológicas pode, portanto, depender fundamentalmente da ativação direta do nervo vago.

## Grelina

A grelina é um peptídeo composto por 28 aminoácidos sintetizados, em sua maioria, no estômago. Atua como ligante endógeno do receptor secretado do hormônio de crescimento (GH) e um potente estimulador da secreção de GH. É um hormônio peptídico, predominantemente secretado por células epiteliais do fundo do estômago.

Os níveis de grelina aumentam durante períodos de jejum. Isso pode servir como um sinal fundamental para indução da fome nesse período. Esse mecanismo é um importante regulador do apetite e do peso corporal, por mecanismos centrais que envolvem o NPY e o peptídeo associado – agouti (AgRP), ambos potentes estimuladores do apetite no hipotálamo. A administração periférica de grelina no cérebro estimula o apetite.

## Melanocortina

Melanocortinas compreendem uma família de peptídeos reguladores, que incluem o hormônio adrenocorticotrófico (ATCH) e o hormônio melanócito estimulante (MSH). Esse grupo de peptídeos e seus receptores auxiliam na regulação do apetite. As melanocortinas promovem o balanço energético negativo, efeito oposto ao NPY. O sistema melanocortina consiste em pró-opiomelanocortina (POMC), neurônios localizados no núcleo arqueado (ARC), receptores da melanocortina tipo 3 (MC3R, localizados no POMC e em outras áreas do hipotálamo) e receptores da melanocortina tipo 4 (MC4R), distribuídos por toda a área cerebral. A sinalização aberrante de melanocortina pode ser fator contribuinte para a anorexia na caquexia do câncer. Numerosos estudos têm demonstrado que a estimulação dos MC4R pela administração de agonistas da melanocortina pode produzir muitas das características da caquexia, a incluir perda de peso intensa, anorexia e aumento da taxa metabólica. Com a progressiva perda de peso, deve ocorrer uma queda no sistema anorexígeno sinalizador de melanocortina, como uma alternativa para conservar o estoque de energia. Porém, no câncer, esse sistema permanece ativo, uma vez que contribui para o desenvolvimento da caquexia.

Experimentalmente, neurônios POMC ativados por sinais periféricos (inclusive as citocinas) resultam na ativação e no aumento da sinalização dos receptores de apetite, aumento da taxa metabólica e diminuição da massa corporal magra. Além disso, os receptores MC3R, que apresentam, em condições normais, papel importante na limitação da perda de massa magra, na caquexia, parecem agir como autorreceptores inibitórios, e a diminuição de sua função contribui para o aumento da caquexia. Para o futuro, espera-se que a pesquisa de antagonistas específicos para receptores MC4R possa constituir terapia para o tratamento da perda de peso observada em pacientes com caquexia associada ao câncer.

## GLP

O GLP (do inglês *glucagon-like peptide*) é um peptídeo liberado, como resposta à ingestão de alimento, pelo intestino. Esse peptídeo é produzido nas células L na porção distal do íleo e no cólon. Ele leva a um atraso no tempo de esvaziamento gástrico, estímulo da secreção de insulina dependente de glicose, inibição de glucagon e estímulo na secreção de somatostatina. Gordura e carboidratos são estimuladores potentes para liberação do GLP.

Alguns autores sugerem que, na caquexia, níveis de GLP circulante são maiores se comparados aos níveis dos indivíduos normais.

### Condicionantes da falta de apetite

Pacientes em radioterapia para câncer de cabeça e pescoço, geralmente, apresentam disgeusia (disfunção no sentido do paladar), xerostomia (boca seca) e/ou mucosite oral (inflamação e ulceração na cavidade oral), que podem ser resultado da própria doença ou de seu tratamento. Esses efeitos aparecem gradualmente, ou há piora gradativa quando expostos à radiação de 20, 30 e 50 Gy paulatinamente. Entre 36% e 75% dos pacientes submetidos à quimioterapia também sofrem mudanças significativas no paladar. Os agentes quimioterápicos mais comumente associados às alterações do gosto incluem carboplatina, cisplatina, ciclofosfamida, doxorrubicina, 5-fluorouracil, levamisole, metotrexato e paclitaxel. Ogama *et al.*, mostraram que esses sintomas são efeitos adversos que afetam o apetite em conjunto e não isoladamente. Por fim, essas mudanças podem levar à redução da ingestão alimentar e, muitas vezes, à aversão ao alimento. Isso pode levar à perda de peso e, em casos mais graves, ao desenvolvimento da síndrome de anorexia-caquexia, que tem sido associada a desfechos clínicos indesejáveis, inclusive efeito negativo na sobrevida. Entretanto, ainda não há informação suficiente sobre a influência direta da radioterapia no apetite.

Depressão e estresse emocional geralmente acompanham o diagnóstico e também surgem como consequência do tratamento do câncer.

### Questionário do apetite

Atualmente, há escassez de ferramentas simples e validadas que quantifiquem objetivamente o apetite em adultos com risco para perda de peso.

O propósito do *Council of Nutrition Appetite Questionnaire* (CNAQ) é determinar a validade de uma avaliação curta sobre apetite, que foi desenvolvido pelo Conselho de Estratégias Nutricionais nos Cuidados a Longo Prazo em Adultos de Comunidades ou Institucionalizados, St. Louis, Missouri.

O questionário consta de oito questões com cinco alternativas de múltipla escolha. O entrevistado dá como resposta a alternativa que mais se encaixa em seu estado atual. Finalizado o inquérito, a pessoa responsável pela aplicação soma os resultados. Cada pergunta tem valor que vai de 0 a 5 pontos, de acordo com a resposta dada. A somatória de pontos igual ou menor que 28 indica perda de 5% do peso atual em até 6 meses.

Este questionário é o primeiro instrumento de monitoração do apetite validado para uso em adultos. Tem se mostrado eficiente para identificação da perda significativa de peso, pois facilita uma rápida intervenção nutricional. Dados mostram que o CNAQ é um instrumento de avaliação eficiente e confiável, que foca apenas o apetite como fator de prevenção para perda de peso.

Incorporar o CNAQ na rotina poderá facilitar a identificação dos indivíduos com risco para perda de peso e, consequentemente, a desnutrição. Em adultos jovens, o CNAQ pode prevenir a perda de peso em pacientes com doenças crônicas. Alguns estudos estão em andamento para mostrar a eficiência do CNAQ em coortes específicas, como de doenças malignas, câncer e Aids.

No Instituto do Câncer do Estado de São Paulo Octavio Frias de Oliveira, do Hospital das Clínicas da Faculdade de Medicina da Universidade de São Paulo (ICESP-HCFMUSP), foi realizado um estudo com pacientes cirúrgicos e não cirúrgicos que pôde caracterizar o risco para perda de peso entre os pacientes das respectivas clínicas. Participaram do estudo 64 pacientes. O objetivo foi escolher uma Escala Analógica Visual (EAV), com 5 questões, de utilização popular, para avaliação do apetite de pacientes hospitalizados, traduzi-la para o português e, em seguida, verificar sua validade em relação ao consumo alimentar real e sua associação com alteração do apetite, estado nutricional, uso de medicamentos, tratamento e sintomas, e estabelecer a frequência de pacientes e o estado nutricional em paciente com câncer (Ozorio *et al.*, 2019).

## ABORDAGEM FARMACOLÓGICA DA ANOREXIA EM CÂNCER

### Drogas de primeira escolha usadas como estimuladores de apetite

O paciente com câncer precisa de uma atenção especial quando se encontra em estado de anorexia-caquexia. Pessoas com falta de apetite ou perda de apetite podem comer menos que o habitual, não sentirem fome ou se sentirem saciados após comer apenas uma pequena quantidade. A perda de apetite progressiva pode levar à perda de peso, desnutrição e perda da massa muscular. Algumas drogas disponíveis hoje no mercado possuem um papel importante em estimular o ganho de peso pelo aumento do apetite.

### Agentes progestacionais

O acetato de megestrol (AM) é um hormônio sintético (derivado de progesterona), utilizado para o tratamento de câncer hormônio-dependente, principalmente o câncer de endométrio e, menos comum, de câncer de mama. Essa droga também é usada para o alívio dos sintomas em pacientes que sofrem de síndrome de anorexia-caquexia. Dentre todos os agentes orexígenos utilizados para combater a anorexia-caquexia associada a câncer, o AM é o mais estudado. O AM pode induzir o apetite via estimulação de NPY no hipotálamo, por meio da modulação de canal de cálcio presente no núcleo ventromedial (VMH) do hipotálamo (centro da saciedade), e inibe a atividade de citocinas pró-inflamatórias, como IL-1, IL-6 e TNF-a. Níveis séricos diminuídos dessas citocinas foram relatados em pacientes com câncer após tratamento com AM.

Quando prescrito em doses que variam de 160 mg/dia (40 mg pela via oral, quatro vezes ao dia) a 1.600 mg/dia, o AM mostrou importante benefício no combate da anorexia e caquexia, como aumento do apetite, maior captação de calorias, ganho de peso corporal e sensação de bem-estar.

Em uma metanálise, o AM mostrou-se muito eficaz. Foram comparados 30 estudos com o AM, selecionados com os critérios de: inclusão de estudos randomizados, pacientes com diagnóstico de câncer avançado de vários tipos, intervenção de AM em comparação com placebo ou outros medicamentos utilizados na prática clínica (glicocorticoides e dronabiol), resultados de taxa de sobrevivência, mudança de peso e parâmetros de qualidade de vida. Em comparação com o placebo, a administração do AM resultou em ganho de peso em nove estudos, três estudos com ganho de peso ≥ 5% e quatro estudos com ganho de peso ≥ 10%. Em dois estudos *crossover*, com 31 pacientes em um estudo e 84 pacientes em outro, ao comparar AM e placebo, foi observado diminuição de náusea, melhora significativa na percepção da dor e nos sintomas de depressão.

De acordo com a revisão sistemática publicada em 2017 pela The Cochrane Collaboration (Ruiz-García *et al.*, 2013), que analisou 35 estudos sobre o tema, e envolveu 3.963 pacientes para eficácia e 3.180 para segurança do megestrol na síndrome de anoxeria-caquexia, os resultados mostram-se diversificados ao comparar o AM com placebo ou com outros tratamentos. Dezesseis estudos compararam AM em diferentes doses com placebo, sete ensaios compararam diferentes doses de AM com outros tratamentos com drogas e 10 ensaios compararam diferentes doses de AM. A metanálise mostrou um benefício da AM em comparação com placebo, particularmente no que diz respeito à melhora do apetite e ganho de peso em câncer, AIDS e outras condições subjacentes, e falta de benefício nos mesmos pacientes quando a AM foi comparada a outras drogas. Não havia informações suficientes para definir a dose ideal de AM, mas doses mais altas estavam mais relacionadas à melhora do peso do que as doses menores. A qualidade de melhoria da vida em pacientes foi observada apenas quando se compara a AM com placebo, mas não outras drogas em ambas as subcategorias: câncer e AIDS. Edema, fenômenos tromboembólicos e óbitos foram mais frequentes nos pacientes tratados com AM.

Em um estudo randomizado, duplo-cego, controlado com placebo, 133 pacientes com câncer com anorexia e/ou caquexia receberam 800 mg/dia de AM. Observou-se ganho de peso de mais de 10 kg, não devido ao acúmulo de líquido, em 19% do grupo com AM *versus* 5% do grupo controle. A maioria dos pacientes experimentou aumento da sensação de bem-estar. Apesar de tais estudos terem mostrados aumento de peso pelo uso do AM, outros estudos realizados com AM *versus* placebo mostraram um ligeiro aumento no peso com o AM em comparação com placebo, logo, não foi considerado um ganho de peso clinicamente relevante (Ruiz-García *et al.*, 2018).

O uso de derivado de progesterona, entretanto, não é isento de efeitos colaterais. Apesar de ser uma droga muito utilizada para aumento do apetite, o AM não melhora a qualidade de vida, bem como podem ocorrer efeitos colaterais como aumento do risco de coágulos sanguíneos. Estima-se que, aproximadamente, 5% dos pacientes que utilizam AM apresentam diarreia, flatulência, náuseas, vômitos, impotência, diminuição da libido, exantema e hipertensão arterial. Edema de membros inferiores em curto prazo de acompanhamento e, provavelmente, o aumento do risco de complicações tromboembólicas em longo prazo são os efeitos do AM demonstrados em publicações anteriores. Embora os pacientes, raramente, tenham que interromper o uso dessas drogas por causa dos efeitos adversos, esses medicamentos são contraindicados em caso de doenças tromboembólica ou trombótica, em cardiopatias e entre fumantes, além de pessoas com riscos de retenção hídrica, conforme as mesmas contraindicações de uso de progesterona em mulheres férteis.

Importante citar que não é possível chegar a uma conclusão para uma dose ideal de AM em relação ao ganho de peso, ganho de qualidade de vida ou eventos adversos.

### Agentes corticosteroides e derivados

Os glicocorticoides agem sobre o apetite, pois inibe a síntese e/ou liberação das citocinas pró-inflamatórias, como o TNF-a e a IL-1, que diminuem a ingestão alimentar diretamente ou por mediadores como a leptina e a serotonina. Os níveis de glicocorticoides circulantes atuam diretamente no sistema do NPY, e incentivam a ingestão e diminuem o gasto energético.

Existem vários trabalhos não controlados sobre o uso de corticosteroides para o tratamento de caquexia. Alguns estudos demonstraram melhora do apetite com o tratamento de corticosteroides, em curto prazo, e não resultou em ganho de peso. No entanto, a administração em pacientes terminais, por esse período, foi suficiente para indicar melhora na qualidade de vida. O tratamento com prednisolona (5 mg três vezes ao dia, total de 15 mg) ou com dexametasona (3 a 6 mg por dia) pode promover aumento de apetite, com relação ao placebo. Em relação à dexametasona, torna-se a primeira escolha no tratamento, uma vez que eleva a ação de bem-estar e de aumento de apetite. Aumenta em curto prazo o apetite e ingesta alimentar sem assegurar ganho de peso. Devido à sua ação limitada e aos efeitos colaterais, é o fármaco de escolha para pacientes em fase avançada da doença oncológica com melhora na qualidade de vida, porém, não reduz mortalidade (Waitzberg *et al.*, 2011).

Com base nos estudos já realizados, para pacientes com câncer muito avançado e sobrevida limitada (menos de 3 meses), os corticosteroides podem ser um paliativo para a anorexia. Melhoram, em curto prazo, o apetite, a ingestão alimentar, o desempenho e a qualidade de vida, mas não asseguram o ganho de peso. O tratamento prolongado pode levar a fraqueza, delírios, osteoporose e imunossupressão, comumente presente em pacientes com câncer avançado. Devem ser administrados, preferencialmente, no horário da manhã ou começo da tarde, para evitar insônias noturnas.

Por esse motivo, o uso dos corticoides deve ser realizado após detalhada discussão sobre os riscos e potenciais benefícios no paciente com câncer sintomático.

### Agentes anabolizantes

Os agentes anabolizantes promovem acúmulo de proteína e impedem a perda progressiva de nitrogênio associada à caquexia. O benefício potencial em aumentar a massa corporal não é persistente. A testosterona liga-se aos receptores androgênicos. Sofre modificação para dihidrotestoterona, que também age no receptor androgênico. Sofre depois processo de aromatização para estrógeno. Outros mecanismos incluem efeito anticatabólico por interferir na expressão de receptores glicocorticoides e, ainda, por gerar alterações de comportamento. Apesar de ter indicação clínica para anoxeria e caquexia, possui efeitos colaterais que devem ser avaliados, como masculinização, retenção de fluidos e hepatotoxicidade (Waitzberg *et al.*, 2011).

## DROGAS DE SEGUNDA ESCOLHA USADAS COMO ESTIMULADORES DE APETITE

### Dronabinol

O princípio ativo dos canabinoides é o delta-9--tetra-hidrocanabinol (THC), encontrado na forma de dronabinol. Tem sido usado como antiemético no tratamento quimioterápico. O estímulo do apetite e o ganho de peso são efeitos positivos do uso de canabinoides (maconha e derivados) que, provavelmente, têm ação via receptores de endorfina, e inibe a síntese de prostaglandina ou a secreção de IL-1.

Muitos estudos associam a utilização de THC em pacientes com câncer com a melhora do humor e apetite, além de melhora do peso corpóreo. Em um estudo de fase II, com 18 pacientes com câncer e anorexia, que receberam THC na dose de 2,5 mg 3 vezes ao dia, por 4 semanas, foi observada melhora do apetite em 13 pacientes. Os autores sugeriram que o THC pode ser utilizado como estimulante do apetite. Outros estudos mostraram, também, que o THC pode ser usado no tratamento de náusea e vômitos induzidos por quimioterapia; no entanto, os resultados e a intensidade dos efeitos são controversos.

Em pacientes oncológicos, até o momento, não existem indicações objetivas do uso exclusivo de THC. Estudos com solução oral de AM mostraram-se mais benéficos no controle da anorexia em pacientes com câncer avançado em comparação com o uso isolado de THC. Além disso, a administração oral desses agentes na caquexia é limitada devido aos efeitos psíquicos que os canabinoides provocam, o que se traduz na dificuldade de dosagem, tempo de resposta e efeitos adversos a longo prazo.

## Metoclopramida

A metoclopramida é uma benzamida de ação central e periférica, desenvolvida na França no início da década de 1960. Por ação central, bloqueia os receptores dopaminérgicos na Zona Quimiorreceptora de Gatilho (ZQC), e desenvolve ação antiemética. Além disso, a metoclopramida possui ação antisserotoninérgica. Perifericamente, a metoclopramida aumenta o tono do esfíncter esofágico inferior, aumenta as contrações antrais, relaxa o piloro e aumenta a peristalse do esôfago até o intestino delgado proximal, uma vez que acelera o esvaziamento do conteúdo gástrico e reduz o refluxo do duodeno e estômago para o esôfago. Pode ser útil na melhora dos sintomas de náusea e, consequentemente, anorexia em pacientes com câncer, principalmente aqueles associados a alterações na motilidade gástrica.

A dose de metoclopramida, sendo 10 mg VO ou intravenosa, 30 minutos antes da quimioterapia com doses repetidas a cada 6 a 8 horas, são alternativas restritas aos pacientes com náuseas e vômito leve a moderado.

Os efeitos colaterais não são comuns, mas podem ocorrer, ocasionalmente, diarreia e hiperatividade simpática, que se amenizam com a diminuição da dose.

## Melatonina

A melatonina (MEL) é o principal hormônio da glândula pineal. Foi isolada pela primeira vez em 1958. Ela é produzida e secretada, especialmente, pelos pinealócitos da glândula pineal, com pico secretório no período noturno e quase nenhuma síntese no período diurno. Apresenta algumas atividades antitumorais, com ação antiproliferativa, estimulação de imunidade anticâncer e modulação de expressão de oncogênes. Um mecanismo proposto para a ação oncostática da MEL é a inibição do hormônio liberador de gonadotrofinas (GnRH), que inibe, assim, a liberação dos hormônios luteinizante (LH) e FSH (foliculoestimulante). Por consequência, reduz a produção ovariana de estradiol, reduz a resposta mitogênica do câncer de mama ao estradiol, o que poderia explicar os efeitos protetores da MEL para esse tipo de câncer.

Além disso, a MEL apresenta, como efeito benéfico, a redução da caquexia que acompanha a maioria dos pacientes com câncer avançado, pois previne a perda de peso e diminui a astenia e os sintomas depressivos, efeitos esses mediados, em maior parte por uma redução na secreção do TNF, com os níveis maiores nos pacientes com doenças malignas.

## Talidomida

A talidomida, apesar de seu uso estar ligado a malformações fetais, com grande efeito teratogênico, é eficaz em algumas situações clínicas associadas ao câncer, como a caquexia, náusea crônica, insônia, sudorese profunda e dor, o que pode torná-la útil para cuidados paliativos. A capacidade da talidomida de inibir a angiogênese induzida pelos fatores de crescimento, b-FGF e VEGF, em um modelo experimental de córnea de coelho, fez ressurgir o interesse pelo uso da talidomida na área de Oncologia. Ao inibir a angiogênese, ela atua como agente anticaquético e antineoplásico.

Existem vários estudos de fase II publicados com o uso de talidomida contra diversos tipos de tumores. Em um deles, 17 homens foram tratados com 200 mg/dia de talidomida por 2 meses. Dos 11 pacientes avaliados, 5 (45%) tiveram resposta parcial e 2 (18%) tiveram doença estável.

Também em pacientes com Aids, quando tratados com baixa dosagem dessa droga (300 mg), ocorre significante melhora no bem-estar e no ganho de peso.

Os efeitos colaterais da droga são mínimos quando comparados com os tradicionais efeitos de quimioterapia. Os mais comuns são constipação, tontura, sonolência, dor de cabeça, dores musculares, neutropenia, hipotensão ortostática e neuropatia periférica. Todas essas reações são dose-dependentes.

O papel preciso da talidomida para com o efeito benéfico para caquexia e seus sintomas no tratamento de pacientes com câncer ainda é pouco relatado.

### Ibuprofeno

As drogas anti-inflamatórias não esteroidais podem contribuir para estabilizar o peso e a qualidade de vida do paciente. Um exemplo de anti-inflamatório não esteroidal que tem mostrado resultados é o ibuprofeno, inibidor da enzima ciclo-oxigenase. Ele vem desempenhando papel em estabilizar o processo caquético que contribui com a perda de peso em pacientes com câncer. O ibuprofeno tem demonstrado efeito na redução da energia dispendida em pacientes com câncer de pâncreas.

Estudo randomizado, duplo-cego, na universidade de Edinburgh, incluiu 16 pacientes com câncer de pâncreas irressecável. Do total, 10 pacientes receberam ibuprofeno na dose de 1.200 mg ao dia, por 7 dias, enquanto 6 pacientes usaram medicação placebo. Da avaliação inicial e a realizada após o tratamento, observou-se redução estatisticamente significante do consumo energético com o uso do ibuprofeno, tanto em relação aos valores iniciais ao tratamento como em relação ao grupo placebo. Também foi avaliada a proteína C reativa (PCR), uma vez que ocorre a diminuição de seus níveis com o uso do ibuprofeno. Não se realizou avaliação de índices de sobrevida. Esse trabalho sugere que o ibuprofeno pode ter um papel na abreviação ou mesmo interrupção do processo catabólico comum no paciente com perda de peso no câncer de pâncreas. O tratamento com ibuprofeno (400 mg) reduziu os níveis de proteína de fase aguda, IL-6 e cortisol, além de normalizar o estado caquético do paciente.

As drogas anti-inflamatórias não esteroidais podem contribuir para estabilizar o peso e a qualidade de vida do paciente.

### Triagem e avaliação nutricional

O objetivo da triagem e da avaliação nutricional (AN) é identificar os pacientes que podem se beneficiar do aconselhamento e intervenção dietética, bem como aqueles com risco de complicações relacionadas à quimioterapia, radioterapia e/ou cirurgia, determinar a gravidade e a(s) causa(s) da desnutrição, e avaliar a eficácia da TN. A AN deve ser realizada frequentemente, e a intervenção nutricional iniciada tão logo os déficits nutricionais sejam detectados.

As variáveis e os indicadores nutricionais usados devem ter sensibilidade e especificidade para reavaliar o estado nutricional após intervenção terapêutica específica. Assim, a AN deve ser combinada com a cuidadosa avaliação da capacidade funcional e qualidade de vida, de modo que a intervenção nutricional seja corretamente adaptada para atingir as necessidades individuais dos pacientes. De acordo com a BRASPEN – 2019, a triagem nutricional deve ser feita em até entre 24 e 48 horas após admissão hospitalar.

Triagem e AN devem fazer parte da avaliação inicial global do paciente com câncer. Os questionários clínicos subjetivos não são invasivos, de baixo custo e podem ser facilmente feitos em curto espaço de tempo, com o benefício de identificar pacientes que estão desnutridos ou em risco de desnutrir.

Ferramentas clínicas têm sido propostas para realizar a triagem nutricional de pacientes que necessitam de simples assistência daqueles que necessitam de TN imediata mais específica.

A triagem de risco nutricional (NRS 2002) é um questionário válido para pacientes adultos hospitalizados sob diferentes condições, como cirúrgicos, clínicos, ortopédicos, oncológicos etc., composto de itens que envolvem a rápida avaliação da perda de peso, o índice de massa corporal (IMC), o apetite, a habilidade na ingestão e a absorção de nutrientes. A triagem NRS 2002 é a ferramenta recomendada pela European Society for Clinical Nutrition and Metabolism (ESPEN) para triagem em hospitais. No entanto, ela estabelece o risco nutricional e deve ser seguida pela prática de AN subjetiva ou objetiva. A identificação do estado nutricional vai orientar o estabelecimento de um plano de cuidado nutricional.

O risco nutricional está associado a fatores adversos, como demonstrados em alguns estudos. Amaral *et al.*, observaram que utilizando a NRS 2002 como ferramenta de triagem, a média de permanência hospitalar foi quase o dobro para os desnutridos. Rypkema *et al.*, ao considerar todos os custos, concluíram que a triagem com ações de seguimento apropriadas produz economia de custos e benefícios clínicos. Kruizenga *et al.,* mostraram que a triagem e o início do tratamento de pacientes desnutridos, no momento inicial de hospitalização, têm se mostrado custo-efetiva.

Além da NRS-2002, outras ferramentas validadas para triagem nutricional, podem ser utilizadas: Instrumento Universal de Triagem de Desnutrição (MUST), Instrumento de Triagem de Desnutrição (MST), Mini Avaliação Nutricional versão reduzida (MNA-VR). Com relação ao MUST, os estudos são escassos em oncologia, porém, é considerada uma ferramenta de simples aplicabilidade, rápida e validada para detectar risco nutricional precoce. O MST é considerado um instrumento de fácil aplicação, e pode ser utilizado em pacientes com câncer em tratamento radioterápico e quimioterápico. A ferramenta é baseada na perda de peso e redução de apetite. Já a MNA-VR é recomendada pelas diretrizes da Sociedade Europeia de Nutrição Clínica e Metabolismo (ESPEN) de 2018, para população geriátrica, idosos a partir de 65 anos, inclusive quando são portadores de doença oncológica (BRASPEN, 2019).

A AN subjetiva global (ANSG) é um instrumento frequentemente utilizado para avaliar o estado nutricional de pacientes hospitalizados. Trata-se de um método clínico, desenvolvido por Detsky *et al.*, capaz de avaliar o risco nutricional e, principalmente, identificar pacientes que necessitam de TN mais específica. A triagem nutricional foi validada somente em pacientes cirúrgicos do trato gastrointestinal. Para pacientes oncológicos, Ottery *et al.*, adaptaram a avaliação subjetiva global com o nome de Avaliação Subjetiva Global do Estado Nutricional Produzida pelo Paciente (ASG-PPP), que, em sua versão atualizada, também pode ser utilizada como ferramenta de triagem (ASG-PPP versão reduzida) (BRASPEN, 2019).

Após essa primeira parte da AN, os pacientes devem ser submetidos à completa avaliação de seu estado nutricional, que utiliza métodos objetivos com a obtenção de dados antropométricos, composição corpórea e bioquímica.

Entre as medidas antropométricas mais utilizadas na prática clínica para avaliação do estado nutricional dos pacientes oncológicos, podemos obter dados do peso corpóreo, estatura, IMC, espessura de dobras cutâneas, circunferência e área muscular do braço, e circunferência da panturrilha.

O peso corpóreo tem importante valor clínico na avaliação do estado nutricional do paciente oncológico. Perda de peso maior que 10% pode estar presente em até 45% dos pacientes adultos hospitalizados com câncer.

A porcentagem de perda do peso (%PP), obtida a partir da fórmula: % PP = [(peso atual – peso habitual)/peso habitual *versus* 100] pode ser classificada em perda ponderal moderada ou grave, ao se considerar o tempo e a quantidade de peso perdida (Tabela 99.1). No período de 1 a 6 meses, a perda de peso involuntária entre 5% e 10% do peso habitual sugere risco nutricional e tem relação direta com o mau prognóstico dos pacientes com câncer, uma vez que esse risco deve ser identificado o mais precocemente possível.

**Tabela 99.1. Classificação da porcentagem de perda de peso**

| Período de tempo | Perda moderada (%) | Perda grave (%) |
|---|---|---|
| 1 semana | ≤ 2,0 | > 2,0 |
| 1 mês | ≤ 5,0 | > 5,0 |
| 3 meses | ≤ 7,5 | > 7,5 |
| 6 meses ou mais | ≤ 10,0 | > 10,0 |

Fonte: Adaptada de Blackburn, 1977; Wolk *et al.*, 2007.

A avaliação da composição corporal de pacientes com câncer pode ser realizada por meio da obtenção de dobras cutâneas e utilização de impedância bioelétrica.

A somatória das dobras cutâneas do tríceps, bíceps e subescapular permite estimar a adequação da gordura corpórea. A circunferência do braço (CB) é muito utilizada, pois sua combinação com a prega cutânea do tríceps (PCT) permite, por meio da aplicação de fórmulas, calcular a circunferência muscular do braço (CMB) e a área muscular do braço (AMB), medidas utilizadas para verificar alteração na reserva muscular.

A circunferência da panturrilha identifica, precocemente, a diminuição de massa muscular em idosos, com o ponto de corte de 33 cm para mulheres e 34 cm para homens (Pagotto *et al.*, 2018).

A impedância bioelétrica (BIA) é um método rápido, não invasivo, sensível, indolor, relativamente preciso e que pode ser aplicado à beira do leito. Permite avaliar a composição corpórea por meio da estimativa do conteúdo de água, da massa livre de gordura e da gordura corpórea total. Baseia-se na relação entre o peso e estatura do indivíduo e sua impedância. Esse método utiliza a passagem de uma corrente elétrica de baixa amplitude (500 a 800 mA) e de alta frequência (50 KHz), e determina a resistência (R), reatância (Xc), impedância (Z) e ângulo de fase (F).

Mudanças hidroeletrolíticas, desidratação ou hiperidratação podem alterar a água contida nos compartimentos corporais, pois dificultam a interpretação dos resultados obtidos pela impedância bioelétrica, assim como extremos de idade, ingestão de cafeína e uso de diuréticos comprometem a precisão dos resultados.

A utilização da BIA para a AN de pacientes com câncer demonstra sensibilidade na identificação de desnutrição com alteração no conteúdo de massa extracelular e intracelular, mesmo quando os índices antropométricos ainda se encontram dentro dos parâmetros da normalidade.

Estudos recentes têm investigado o papel do ângulo de fase como possível marcador de saúde em diversas condições de doença, inclusive em pacientes com câncer de pulmão e pâncreas, insuficiência renal, queimados e crianças desnutridas.

Gupta *et al.* avaliaram o valor prognóstico do ângulo de fase e a média do tempo de sobrevida de 58 pacientes portadores de câncer de pâncreas em estágio IV. Pacientes (n = 29) com valores de ângulo de fase < 5° apresentaram tempo médio de sobrevida de 6,3 meses, enquanto em pacientes com ângulo de fase > 5°, a sobrevida foi de 10,2 meses (p < 0,02). Esse estudo sugere ser o ângulo de fase indicador prognóstico em câncer de pâncreas avançado. Entretanto, ainda são necessários mais estudos, com maior número de pacientes e em diferentes tipos de câncer, para estabelecer o verdadeiro valor desse indicador.

Os exames bioquímicos são utilizados para detectar deficiências subclínicas e devem fazer parte da AN com o intuito de confirmar o diagnóstico nutricional do paciente com câncer.

Albumina, pré-albumina, transferrina e proteína carreadora de retinol são proteínas plasmáticas importantes utilizadas como indicadores do estado nutricional; porém, várias condições clínicas encontradas em pacientes oncológicos, como desidratação, hiper-hidratação, síndrome nefrótica e insuficiência hepática podem interferir na interpretação dos resultados.

A avaliação da função imunológica pode ser realizada a partir da contagem total de linfócitos (CTL) ou linfocitometria, que indica as reservas imunológicas momentâneas e as condições do mecanismo de defesa celular do organismo. Valores encontrados entre 1.200 a 2.000/mm³ são considerados depleção leve; entre 800 e 1.199 considera-se depleção moderada; e valores menores que 800 indicam depleção grave.

A avaliação da degradação e síntese proteica pode ser realizada a partir do cálculo do balanço nitrogenado. Por meio dessa determinação, identifica-se a presença do estresse fisiológico e torna-se possível monitorar a eficácia da TN.

O balanço nitrogenado é calculado pela diferença entre o nitrogênio ingerido (ingestão de proteína por via oral, nutrição enteral ou parenteral) e o nitrogênio excretado (perda de nitrogênio urinário, fecal, e por outras vias como suor, pele, unhas etc.). A maior excreção nitrogenada reflete ingestão alimentar deficiente com catabolismo proteico para a promoção da neoglicogênese.

Quando o fornecimento de nitrogênio é suficiente para suprir as perdas, obtém-se o balanço nitrogenado positivo. Se, ao contrário, as perdas superam a oferta, verifica-se balanço negativo.

Membros das principais sociedades científicas mundiais relacionadas à nutrição clínica publicaram, em setembro de 2018, o protocolo de diagnóstico nutricional, GLIM (Cederholm *et al.*, 2018).

O protocolo, iniciativa de liderança global em desnutrição (GLIM), tem como objetivo criar um consenso global com critérios que resultem no diagnóstico de desnutrição do paciente hospitalizado. O documento aborda duas etapas para o diagnóstico de desnutrição: a primeira, triagem para identificar o risco nutricional (utilizar alguma ferramenta de triagem validada) e, a segunda, avaliação para o diagnóstico e classificação da gravidade da desnutrição.

São cinco critérios que devem ser considerados na avaliação, três critérios fenotípicos (perda de peso não voluntária, baixo IMC e redução da massa muscular) e dois critérios etiológicos (redução da ingestão ou assimilação de alimentos e inflamação). Para o diagnóstico de desnutrição, devem estar presentes pelo menos um critério fenotípico e um critério etiológico (Tabela 99.2). Foram propostos apenas os critérios fenotípicos para classificação da gravidade da desnutrição, como fase 1 (moderada) e a fase 2 (grave). Para os critérios etiológicos, existem recomendações para orientar a intervenção e os resultados esperados.

## Tabela 99.2. Consenso global sobre desnutrição – GLIM

| CRITÉRIOS FENOTÍPICOS | | | CRITÉRIOS ETIOLÓGICOS | |
|---|---|---|---|---|
| PERDA DE PESO NÃO INTENCIONAL | BAIXO IMC | REDUÇÃO DA MASSA MUSCULAR | REDUÇÃO DA INGESTÃO OU ABSORÇÃO DE ALIMENTOS | INFLAMAÇÃO |
| > 5% nos últimos 6 meses<br><br>> 10% além dos 6 meses | < 20 kg/m² se > 70 anos<br><br>< 22 kg/m² se > 70 anos<br><br>Ásia: < 18,5 kg/m² se < 70 anos<br><br>< 20 kg/m² se > 70 anos | Redução validada por métodos de composição corporal* | < 50% da recomendação energética por > 1 semana ou qualquer redução com > 2 semanas ou outra condição gastrointestinal crônica que afete a absorção ou digestão de alimentos | Doença aguda ou crônica |

*Métodos de composição corporal como por exemplo bioimpedância, tomografia computadorizada, medidas antropométricas, exame físico como circunferência da panturrilha, força de preensão palmar. Critérios etiológicos e fenotípicos para o diagnóstico de desnutrição. Adaptada de: Jensen GL, et al. GLIM Criteria for the diagnosis of malnutrition: A consensus report from the global clinical nutrition communit. Jornal of Parenteral and Enteral Nutritin, 0,0, 2018.

Fonte: Adaptada de Jornal of Parenteral and Enteral Nutrition, 0,0, 2018.

## NECESSIDADES NUTRICIONAIS

A estimativa do gasto energético é uma importante ferramenta para nortear a TN do paciente oncológico e pode ser calculada por diversos métodos, como calorimetria indireta ou direta, água duplamente marcada e fórmulas preditivas. As fórmulas mais utilizadas para estimar o gasto energético são as de Harris-Benedict (1919) e fórmulas baseada no peso.

A necessidade energética diária de pacientes com câncer varia de acordo com o diagnóstico clínico, idade, sexo, peso, altura, fator térmico (febre), de atividade e estresse.

O gasto energético em repouso dos pacientes oncológicos pode estar aumentado, diminuído ou mesmo inalterado. Assim, inicialmente devemos sempre considerar como normais os valores do gasto energético em repouso, até que seja possível verificar com precisão essa informação. O câncer não apresenta influência direta sobre o gasto energético; no entanto, o tratamento antineoplásico pode modular (aumentar ou diminuir) o gasto energético do paciente.

Em termos práticos, na impossibilidade de se verificar com precisão o gasto energético de cada paciente, pode-se recomendar entre 25 e 30 kcal/kg de peso atual/dia para pacientes com câncer em tratamento ou os sobreviventes do câncer. Para idosos com IMC < 18,5 kg/m², a recomendação é de 32 a 38 kcal/kg/dia. Para os obesos, a recomendação varia de 20 a 25 kcal/kg/dia. Para os desnutridos ou com caquexia do câncer, a recomendação é de 30 a 35 kcal/kg/dia (BRASPEN, 2019).

A recomendação hídrica para pacientes adultos em tratamento é de 1 mL/kcal ou 35 mL/kg/dia.

A avaliação do gasto energético por calorimetria indireta, em pacientes com diferentes tipos de câncer, demonstra que o tratamento antineoplásico, tipo e a localização do tumor podem apresentar influência sobre o gasto energético de repouso. Observa-se que o gasto energético de repouso é normal em pacientes com câncer gástrico e colorretal, distinto de pacientes com câncer pancreático e pulmonar que apresentam gasto energético de repouso elevado. Esse aumento no gasto energético de repouso em pacientes com câncer pulmonar pode ser explicado pela presença de resposta inflamatória sistêmica. Assim, as necessidades energéticas de pacientes com câncer devem ser consideradas normais, exceto se existirem dados específicos que mostram o contrário.

## TN

Os objetivos da TN em câncer visam a evitar ou minimizar a perda de peso corpóreo, cuidar de deficiências de nutrientes específicos e prevenir complicações do tratamento, para, então, adotar medidas que estimulem a aceitação, a digestão e a absorção da dieta via oral ou intervenção adequada da TNE ou TNP.

Recomenda-se que a TN seja instituída de forma planejada, imediatamente após o diagnóstico de desnutrição ou constatação de risco nutricional.

Na Quadro 99.1, encontram-se relacionadas as indicações da TN para pacientes oncológicos, conforme Mc Clave *et al.*, 2016.

### Quadro 99.1. Indicações da terapia nutricional para pacientes oncológicos

- Risco nutricional moderado ou alto
- Peso corpóreo baixo
- Incapacidade para digerir e/ou absorver alimentos
- Ingestão oral espontânea baixa (menos que 60% da ingestão oral recomendada)
- Fístulas de alto débito no esôfago ou estômago
- Incapacidade para ingerir alimentos via oral por um período superior a 5 dias
  - Alterações de paladar em decorrência do tratamento antineoplásico que prejudiquem a alimentação por via oral
  - Desnutridos em tratamento antineoplásico que já se prevê serem incapazes de ingerir e/ou absorver quantidades adequadas de nutrientes por um período prolongado de tempo

Fonte: Adaptada de Mc Clave *et al.*, 2016.

A TN para pacientes oncológicos deve ser iniciada caso a ingestão dietética seja menor que 60% das necessidades nutricionais por mais de uma semana (Arends *et al.*, 2017) ou ingestão nula em uma semana (BRASPEN, 2019).

Se a ingestão oral é nula ou está diminuída de forma importante por um grande período de tempo, a terapia de escolha (seja ela TNO, TNE ou TNP) deve ser evoluída de forma bastante vagarosa (iniciar com oferta de 5 a 10 kcal/kg de peso/dia), de forma a se tomar todos os cuidados para evitar a síndrome de realimentação, comum em pacientes com câncer desnutridos (Arends *et al.*, 2017).

A terapia nutricional não deve ser utilizada, de rotina, em todos os pacientes com câncer e candidatos à cirurgia de grande porte. A terapia pré-operatória é benéfica em pacientes com desnutrição moderada ou grave, se administrada por 7 a 14 dias anteriores ao evento cirúrgico.

Recomenda-se que programa de boas práticas em procedimentos cirúrgicos (ERAS, por exemplo) seja utilizado para nortear condutas em terapia nutricional no paciente candidato à procedimento cirúrgico curativo ou paliativo (Arends *et al.*, 2017). A TN pós--operatória é indicada no paciente em risco ou já desnutrido e deveria ser continuada em domicílio, após alta hospitalar (Arends *et al.*, 2017).

### TNO

A abordagem nutricional inicial do paciente oncológico deve sempre incluir a via oral. Essa abordagem é mais fisiológica e de fácil manuseio, desde que as alterações anatômicas e fisiológicas provocadas pela presença do tumor ou da terapia antineoplásica a permitam. No entanto, naqueles pacientes que não são capazes de ingerir, digerir ou metabolizar os nutrientes adequadamente, seja em decorrência das complicações do câncer ou do tratamento, a TN enteral (TNE) ou parenteral (TNP) pode ser necessária.

O aconselhamento dietético deve ser realizado com o objetivo de melhorar o consumo de alimentos por via oral para prevenir o desenvolvimento da desnutrição no paciente com câncer. Alguns cuidados especiais devem ser observados, como modificações na consistência e no volume da dieta oral devido a restrições fisiológicas impostas pela doença.

A TNO por meio de complementação oral é o método mais simples, natural e menos invasivo para o aumento da ingestão de nutrientes em todos os pacientes. Segundo o Consenso Nacional de Nutrição Oncológica, a utilização de TNO com complementos enterais deve ser a primeira opção para o início de uma TN quando a ingestão alimentar for menor que 70% das recomendações.

No mercado existem vários tipos de complementos industrializados nutricionalmente completos, que incluem aqueles especificamente desenhados para pacientes com câncer.

Uso de complementos pode trazer benefícios nutricionais e reduzir o custo e risco de complicações em relação às outras alternativas de TN.

Durante a radioterapia, principalmente de cabeça e pescoço, tórax e trato gastrointestinal, deve-se garantir aporte adequado de calorias e proteínas, e a TNO pode ser grande aliada nessa fase do tratamento para evitar a desnutrição e, consequentemente, evitar interrupções no tratamento (Arends *et al.*, 2017). Para tanto, acompanhar o paciente semanalmente, por pelo menos 6 semanas, é recomendação com nível de evidência morado, segundo as Diretrizes Brasileiras de Terapia Nutricional no Doente com Câncer (BRASPEN, 2019).

## TNE

A TNE está indicada para pacientes oncológicos que apresentam funcionamento adequado do sistema digestório e glândulas anexas, e estão impossibilitados de se alimentarem devido a sintomas como anorexia, disfagia, odinofagia, alterações do paladar, inconsciência, cirurgia e obstrução parcial do trato gastrointestinal, decorrentes do tratamento antineoplásico que limitam a ingestão e aproveitamento dos nutrientes, Arends *et al.*, 2017. A TNE ainda está indicada para pacientes que são capazes de ingerir pequenas quantidades de alimentos via oral, mas não o suficiente para suprir adequadamente as necessidades energéticas e proteicas, exclusivamente, por esta via. Nesses casos, os pacientes podem continuar a ingerir alimentos via oral, na quantidade tolerável, e complementar as recomendações nutricionais via TNE.

Segundo o Consenso Nacional de Nutrição Oncológica (2009), a TNE é indicada em impossibilidade de uso do trato gastrointestinal e ingestão oral insuficiente (< 60% das recomendações) em até 5 dias consecutivos, sem possibilidade de melhora.

Em pacientes críticos, a TNE deve ser iniciada nas primeiras 24 a 48 horas (Mc Clave *et al.*, 2016).

A utilização de NE em pacientes oncológicos é vantajosa quando comparada à NP, melhora a função imunológica na resposta ao tratamento, reduz custos hospitalares, morbimortalidade, tempo de permanência em UTI e proporciona melhor qualidade de vida, segundo Mc Clave *et al.*, 2016.

A TNE deve ser iniciada nas 24 horas do pós-operatório, uma vez que apresenta desfechos mais positivos que o uso de TNP ou de fluidos IV (intravenoso) (Mc Clave *et al.*, 2016).

Após a decisão de iniciar a TNE, o passo seguinte é a escolha da via de acesso, que pode ser realizada por sondas dispostas via nasoenteral (localização gástrica ou jejunal), por GGT ou jejunostomia de nutrição, a depender da indicação e das condições do trato gastrointestinal do paciente. A sonda nasoenteral é indicada para tratamentos de curta duração; já a estomia percutânea (GGT ou jejunostomia) deve ser realizada, se existe previsão de uso prolongado. A escolha deve depender do diagnóstico, da disponibilidade de equipamentos, do consentimento e da preferência do paciente. Caso seja paciente crítico com risco de broncoaspiração, ou em pacientes com intolerância de TNE via gástrica, utilizar o cateter em posição enteral (Mc Clave *et al.*, 2016). Nos casos de mucosite grave ou tumores obstrutivos de cabeça e pescoço ou tórax, recomenda-se o uso de TNE via cateter ou GTT (Arends *et al.*, 2017).

A TNE possibilita a administração de nutrientes distalmente a porções obstruídas pelo tumor, particularmente em pacientes com câncer de orofaringe, esôfago e estômago. A dieta deve ser administrada de maneira contínua e lenta, para permitir a absorção dos nutrientes, principalmente naqueles que foram submetidos a grandes ressecções intestinais, à quimio ou radioterapia, e apresentam lesão da mucosa intestinal e capacidade absortiva limitada.

A TNE trófica (em pequenos volumes) é indicada em casos de SARA (Síndrome da Angústia Respiratória Aguda) ou Injúria Pulmonar Aguda, e para aqueles pacientes com expectativa de duração de ventilação mecânica por mais de 72h (Mc Clave *et al.*, 2016).

A seleção da fórmula de NE dependerá das necessidades nutricionais, condições fisiopatológicas concomitantes com a doença neoplásica, do acesso ao tubo digestivo, entre outros fatores.

Existem diferentes dietas industrializadas nutricionalmente completas e, a depender do volume ofertado, são suficientes para atingir as necessidades nutricionais diárias. Há também formulações especiais para situações específicas, como insuficiência hepática, renal, diabetes e outras. Fórmula imunomoduladora é indicada no cuidado perioperatório de pacientes com câncer do trato gastrointestinal (Arends *et al.*, 2017).

## TNP

A TNP está indicada quando existem limitações para utilização da via oral e enteral ocasionadas por alterações do sistema digestório em decorrência da localização do tumor ou dos efeitos colaterais da quimioterapia, radioterapia e cirurgia.

Nessas condições, a TNP está indicada em pacientes que estejam hemodinamicamente estáveis e com condições de tolerar infusão de fluidos, aminoácidos, glicose e emulsões lipídicas na quantidade suficiente para promover adequada nutrição.

A utilização da TNP deve ser bem planejada para beneficiar o doente com câncer, pois seu uso indiscriminado pode, muitas vezes, não trazer benefício ou, até mesmo, aumentar a morbidade.

A TNP não deve ser iniciada após a primeira semana de UTI em pacientes com baixo risco nutricional. Se o paciente possui risco nutricional elevado ou já está desnutrido em UTI, a TNP deve ser iniciada o mais breve possível, quando a TNE não é indicada ou não é capaz de fornecer tudo que o paciente precisa (Mc Clave *et al.*, 2016; BRASPEN, 2019).

A TNP pode ser utilizada de forma complementar quando o aporte via enteral (calórico e proteico) não atinge as necessidades programadas para o paciente (< 60% do calculado) por mais de uma semana (Mc Clave *et al.*, 2016; BRASPEN, 2019).

Para pacientes com câncer em tratamento cirúrgico, a NP pré-operatória é indicada para os gravemente desnutridos que não podem ser alimentados via enteral ou oral.

A nutrição parenteral pós-operatória é benéfica em pacientes desnutridos quando a alimentação enteral não é possível ou não tolerada, em pacientes com complicações no pós-operatório que prejudicam a função gastrointestinal e que são incapazes de receber e absorverem nutrientes pela via oral/enteral por, no mínimo, 7 dias. A nutrição parenteral pré-operatória por 10 dias e continuada no pós por 9 dias é capaz de reduzir as taxas de complicações em, aproximadamente, 1/3, e prevenir a mortalidade em pacientes desnutridos com câncer gastrointestinal.[91]

O uso rotineiro de nutrição parenteral no pós-operatório não é indicado. Pacientes desnutridos graves, submetidos a grandes operações e que receberam NP no período pré-operatório podem receber nutrição parenteral no pós-operatório. Por vezes, quando as necessidades nutricionais não são atingidas por via enteral precoce e, nesses casos, pode-se considerar o uso da NP concomitantemente.

A TNP não é indicada durante radioterapia, somente se a TNE ou via oral não for possível (nos casos de enterite ou má absorção grave) (Arends *et al.*, 2017).

### TNP domiciliar

A utilização de NP por longo tempo (TNP domiciliar – TNPD) pode ser indicada em pacientes com câncer incurável em situação particular. Trata-se de doentes que não conseguem receber TNE e estão com sua sobrevida limitada mais pela desnutrição, causada pelo jejum, do que pela progressão da doença. A TNPD também pode ser oferecida para pacientes com falência intestinal, após ressecção intestinal maciça. Isso tem sentido se a oferta de nutrientes por TNE não for suficiente, a expectativa de sobrevivência do paciente for maior que 2 a 3 meses, e se a TNPD puder estabilizar ou melhorar a qualidade de vida do paciente.

Deve-se considerar o respeito aos valores religiosos, éticos e culturais do paciente. Alguns dados mostram benefício mesmo em situação de doença avançada e sobrevida de algumas semanas (Arends *et al.*, 2017).

### Nutrição na quimio e radioterapia

Pacientes com câncer, tratados com quimio e/ou radioterapia, experimentam diferentes graus de toxicidade advinda do tratamento. O grau de toxicidade depende da localização e do tipo do tumor. Esses tratamentos podem provocar distúrbios no trato gastrointestinal, como anorexia, náuseas, vômitos, xerostomia, mucosite, disfagia, odinofagia e diarreia, os quais interferem na ingestão dos alimentos e na absorção adequada dos nutrientes. Em conjunto, esses distúrbios podem aumentar o risco de desnutrição, o que pode potencializar os efeitos colaterais e, muitas vezes, ser a causa de interrupção no tratamento, além de comprometer o controle do tumor.

A perda de peso antes da quimioterapia está associada à toxicidade, que compromete o curso do tratamento, a qualidade de vida e sobrevida. Respostas deficientes ao tratamento antineoplásico podem ocorrer devido à necessidade de reduções de dose dos antineoplásicos, bem como interrupções mais frequentes na terapia. Além da perda de peso, a depleção de massa muscular pode estar associada ao aumento da toxicidade dos agentes citostáticos (Prado *et al.*, 2007). A perda de peso é um efeito colateral comum das terapias direcionadas (Dy *et al.*, 2013) e foi relatado que os inibidores de multiquinase podem interferir em perda de massa muscular esquelética (Antoun *et al.*, 2010). Além disso, a baixa massa muscular demonstrou ser fator de risco para a toxicidade nesses pacientes (Massicotte *et al.*, 2013). A estabilização do peso para pacientes com câncer gastrintestinal e pulmonar está correlacionada com significativa melhora na sobrevida.

As Diretrizes da ESPEN (2017) recomendam que, durante o tratamento medicamentoso antineoplásico, além de assegurar a ingestão nutricional adequada, se possível, manter a atividade física. Durante o tratamento quimioterápico são necessárias avaliações regulares da ingestão nutricional e atividade física para evitar perda de peso e diminuição da massa e função musculares. Em casos de ingestão nutricional e/ou atividade física insuficientes, medidas devem ser tomadas para tentar reverter tais situações (Arends *et al.*, 2017).

A TN pode reduzir, parcialmente, as complicações relacionadas ao tratamento de quimio e radioterapia. Assim, intervenções dietéticas devem ser consideradas parte do planejamento do tratamento para pacientes com câncer, especialmente para pacientes com perda de peso maior que 10% antes do tratamento. Adiciona-se que a TN oral pode influenciar diretamente a produção de secreção salivar, frequentemente diminuída (xerostomia) nesses pacientes, o que possibilita diminuir a intolerância oral aos alimentos.

A interação entre câncer, tratamento, efeitos colaterais dos tratamentos e nutrição resulta em combinação que pode influenciar a qualidade de vida dos pacientes oncológicos.

A escolha da via de administração nutricional para o paciente com câncer deve sempre incluir a via oral. Desde que as alterações anatômicas e fisiológicas, provocadas pela presença do câncer ou da terapia antineoplásica permitam, a via oral é mais fisiológica e de mais fácil manuseio. No entanto, a TNE ou TNP pode ser necessária para os pacientes que não são capazes de ingerir, digerir ou metabolizar os nutrientes adequadamente, seja em decorrência das complicações do câncer ou do tratamento.

Devido ao fato de que anorexia e alterações gustativas são muito comuns, o aconselhamento nutricional personalizado, associado ao suplemento oral, se necessário, tem sido recomendado em casos de desnutrição, para pacientes com ingestão oral diminuída e quando solicitado por pacientes ou familiares (Meuric *et al.*, 2012).

Aconselhamento nutricional e/ou suplemento oral podem melhorar a ingestão nutricional e a qualidade de vida, e reverter ou manter o peso corporal (Baldwin *et al.*, 2011; Baldwin *et al.*, 2012; Elia *et al.*, 2006). Em 28 doentes com câncer esofágico submetidos à quimioterapia neoadjuvante, a orientação nutricional intensificada foi associada à redução de complicações pós-operatórias e menor perda de peso comparado com 35 controles (Ligthart-Melis *et al.*, 2013).

O aconselhamento nutricional individualizado torna-se efetivo, pois visa a melhorar a ingestão alimentar e suprir as necessidades de energia e proteína, reverter ou manter o estado nutricional e a qualidade de vida e, consequentemente, beneficiar os pacientes, pois permite que não ocorram interrupções no decorrer do tratamento antineoplásico (Isenring *et al.*, 2004; Isenring *et al.*, 2007).

Para melhorar a tolerância alimentar oral, recomenda-se ingestão de refeições pequenas, com maior fracionamento dos horários, seleção cuidadosa dos alimentos, de forma a evitar carnes vermelhas, líquidos pela manhã e alimentos excessivamente gordurosos. Carnes brancas, frutas, vegetais, alimentos salgados e pouco ácidos são mais facilmente tolerados por esses pacientes. São necessários cuidados adicionais durante o preparo das refeições, para evitar odores fortes, temperatura inadequada e aspecto desagradável dos pratos oferecidos, com o objetivo de favorecer sua aceitação. Para controlar a xerostomia, recomenda-se suplementação de líquidos, preferencialmente gelados, bem como a utilização de sorvetes e gelo.

Alteração da deglutição ou disfagia pode estar presentes entre 30% e 50% dos pacientes com câncer de cabeça e pescoço tratados com radioterapia intensiva ou quimioterapia. Isto acarreta em risco de pneumonia e sepse, e essa possibilidade é influenciada pela dose de radiação, área de tratamento e combinação com a quimioterapia. A avaliação, prescrição e supervisão de exercícios de deglutição devem ser realizadas em todos os pacientes com risco de deglutição antes e durante o tratamento de todos os pacientes com disfagia. Se a nutrição enteral é necessária, os pacientes devem ser encorajados a continuar a engolir, e devem ser desmamados de nutrição artificial tão rápido e seguro seja possível (Schindler *et al.*, 2015).

Na vigência de tumores obstrutivos da cabeça-pescoço ou tórax, ou mucosite oral e de esôfago associada à radioterapia, a alimentação pode ser comprometida. A administração de TNE pode ser necessária. Em condições particulares pode haver preferência por tubos nasogástricos ou percutâneos pela gastrostomia endoscópica percutânea (PEG) Arends *et al.*, 2017.

Pacientes com câncer de pulmão de células não pequenas (NSCLC) com desnutrição prévia ao tratamento quimioterápico apresentaram toxicidade induzida pelo tratamento. A inserção da PEG com

1 mês de tratamento quimioterápico associou-se à menor queda do IMC em 12 meses de seguimento desses pacientes.

Radioterapia na cabeça e pescoço ou esôfago induz mucosite, diminuição da ingestão de alimentos e perda de peso em até 80% dos pacientes. Da mesma forma, a radioterapia da região pélvica está associada a sintomas gastrintestinais em até 80% dos pacientes (Khalid U *et al.*, 2006).

Estudo realizado com 91 pacientes com câncer de cabeça e pescoço submetidos à quimiorradioterapia encontrou 40% dos pacientes com mucosite grave. Desses, 15 pacientes necessitaram de sonda enteral antes da quimiorradioterapia e 21, durante o tratamento (40% dos pacientes). Apenas dois pacientes que colocaram a sonda enteral durante o tratamento tiveram complicações relacionadas à sonda. Aos 6 meses de tratamento, 18% dos pacientes já estavam livres da doença e utilizaram sonda enteral gástrica.

De forma geral, a TNP não tem sido indicada na rotina para pacientes submetidos à quimio ou radioterapia. No entanto, segundo o Guidelines ESPEN (2017) e o Consenso Nacional de Nutrição Oncológica do INCA, a TNP deve ser indicada na impossibilidade total ou parcial de uso do trato gastrointestinal, por exemplo, em casos de enterite grave por radiação ou má absorção grave. A ESPEN recomenda a TNP para pacientes com caquexia ou que permanecerão em jejum por mais de 1 semana, sem a possibilidade de receber TNE, e também caso haja grave toxicidade gastrointestinal decorrente de quimio ou radioterapia. Assim, pode haver boa eficácia ao instituir TNP por períodos curtos, com o objetivo de restaurar a função intestinal e evitar o déficit no estado nutricional do paciente oncológico (Arends *et al.*, 2017)

Em pacientes pediátricos, que apresentem risco de desnutrição ou desnutrição devido à terapia de radio ou quimioterapia, recomenda-se a TNP. Além disso, pacientes pediátricos com digestão e/ou absorção comprometidas, a TNP é indicada por, no mínimo, 7 dias.

### Nutrição no paciente oncológico pediátrico

No Brasil, o câncer infanto-juvenil é considerado raro, uma vez que representa entre 2% e 3% de todos os tumores malignos. Entretanto, dados de 2014 apontam o câncer como segunda causa de morte em crianças e adolescentes, o que representa 7% de todas as causas de morte.

Esses pacientes apresentam elevada incidência de desnutrição ao diagnóstico ou após início do tratamento.

Se, no paciente crítico não oncológico a desnutrição eleva taxas de infecção e aumenta o tempo de internação hospitalar e de mortalidade, no paciente oncológico, somam-se fatores como a menor tolerância à quimioterapia e radioterapia, uma vez que o déficit de massa magra e/ou aumento de massa gordurosa impactam em alterações metabólicas de drogas (Garófolo e Nakamura, 2018).

Dessa forma, a implantação de ações tão precocemente quanto possível para o estabelecimento de um plano de cuidado nutricional pode aumentar a chance de cura, além de minimizar complicações, tempo de tratamento e custos (Brasil, 2017).

A presença do tumor ou o tratamento antineoplásico podem causar complicações gastrintestinais, como diarreia, mucosites graves, anorexia, vômitos intensos, má absorção de nutrientes, que prejudicam o estado nutricional do paciente oncológico. Esses sintomas afetam, negativamente, crianças com câncer uma vez que relatou-se,-se em estudo recente, que quase todos os pacientes internados em oncologia pediátrica apresentam pelo menos um sintoma incômodo, e quase 60% pelo menos um sintoma severamente incômodo. Ademais, a ausência de diretrizes de prática clínica e falta de intervenções preventivas e terapêuticas eficazes corroboram a importância da abordagem interdisciplinar e gerenciamento de sintomas integrados aos fluxos de trabalho clínico, de forma a valer-se, inclusive, de registros eletrônicos de saúde (Dupuis *et al.*, 2019).

Além disso, o enfrentamento da doença traz impacto psicoemocional e exige adaptações às mudanças na rotina da criança, que podem incluir a separação da família, perda das aulas escolares e exposição ao estresse da internação, o que pode contribuir para agravar o quadro de desnutrição, Garófolo e Nakamura, 2018.

Em uma revisão sobre os fatores que podem afetar o estado nutricional de crianças em tratamento oncológico e a ingestão alimentar, observou-se redução do consumo de energia e proteínas quando comparadas a crianças saudáveis. No entanto, a variabilidade dos desenhos destes estudos ou a falta da apresentação de resultados não permite compreender o consumo e comportamento alimentar com o objetivo de orientar intervenções nutricionais futuras (Beaulieu-Gagnon *et al.*, 2019). Por isso, a TN individualizada é fundamental para promover o desenvolvimento normal da criança e melhorar sua qualidade de vida, além de elevar a resposta imunológica e aumentar a tolerância ao tratamento.

A atuação da nutricionista é necessária e ele deve estar presente já desde a prevenção da doença. Sabe-se que a nutrição influencia o risco de câncer por meio da exposição a carcinógenos presentes nos alimentos, indiretamente pela resposta hormonal e obesidade. Desse modo, a prevenção do câncer deve começar antes da concepção, por meio de manutenção de peso saudável das mães e da oferta adequada de micronutrientes para o desenvolvimento embriológico e crescimento fetal. Ao nascimento, a recomendação do aleitamento materno exclusivo até 6 meses, e introdução alimentar lenta e gradativa pautada nas recomendações para uma alimentação saudável, colorida, variada e saborosa, protege o recém-nascido da exposição ao consumo de outros alimentos que poderiam desencadear modificação do padrão genômico da criança, o que pode levar ao aparecimento de doenças oncológicas na vida adulta (Lobo, 2017; Mora *et al.*, 2014).

Adicionalmente, a assistência nutricional deverá integrar as fases do tratamento curativo (cirurgia, quimioterapia e radioterapia) e paliativo do paciente pediátrico. Durante o tratamento, o nutricionista deverá realizar AN (na internação: em até 48 horas da admissão) e reavaliação, conforme risco nutricional (a cada 15 dias para eutróficos e sem risco, a cada 7 dias para pacientes com risco nutricional), cálculo das necessidades nutricionais, instituição da TN e adequado monitoramento dos parâmetros relacionados, com o objetivo de acompanhar o crescimento e desenvolvimento, e corrigir déficits nutricionais. É primordial o acompanhamento ambulatorial durante a quimioterapia e radioterapia, para permitir o manejo dos sintomas e complicações decorrentes dos efeitos tóxicos do tratamento, por meio da orientação aos cuidadores e familiares das adaptações dietéticas necessárias para apoio ao paciente. Especialmente para pacientes com implicações nutricionais, recomenda-se o acompanhamento ambulatorial com frequência quinzenal para eutróficos, e semanal para desnutridos. E, durante o tratamento paliativo, a abordagem interdisciplinar deve focar a promoção de qualidade de vida, com a valorização da alimentação como instrumento de prazer ao paciente em detrimento às restrições, metas e mensurações físicas do plano de cuidado nutricional, além do alívio dos sintomas do paciente e dos cuidadores.

Nos últimos anos, verificou-se aumento significativo na sobrevida de crianças acometidas por câncer tratadas com quimioterapia e/ou radioterapia. Algumas manifestações tardias da terapêutica podem surgir mais precocemente, e outras em longo prazo. Do ponto de vista nutricional, nas crianças submetidas à radioterapia ou à quimioterapia, muitas vezes os efeitos deletérios da terapia podem interferir em seu crescimento e desenvolvimento normal. Assim, após o término do tratamento, o acompanhamento nutricional nesses pacientes sem evidência de doença, ainda que não apresentem comorbidades, deve ser feito rotineiramente, sendo trimestralmente no primeiro ano após o término do tratamento, depois anualmente e/ou quando necessário, até 5 anos, se não houver recaída da doença oncológica.

## Nutrição no paciente submetido ao transplante de células-tronco hematopoiéticas

A AN em pacientes candidatos ao transplante de células-tronco hematopoéticas (TCTH) compreende a detecção de carências eventuais, suscetíveis de serem rapidamente corrigidas, pois o estado nutricional comprometido implica maior risco de infecção, falha na pega do enxerto e consequente queda na sobrevida. Exames clínico e interrogatório alimentar simples, associado à avaliação antropométrica, devem ser utilizados para avaliar e classificar o estado nutricional, nas diferentes etapas do TCTH. Recomenda-se que todos os pacientes, independentemente do tipo de TCTH, sejam submetidos à AN. A frequência de avaliação desses pacientes não dever exceder 15 dias para pacientes ambulatoriais já sob risco nutricional, e 30 dias para aqueles que ainda não apresentam risco.

A terapia nutricional está indicada quando o paciente possui uma ingestão insuficiente por via oral. Para pacientes com trato gastrintestinal funcionante, sugere-se utilizar a terapia nutricional oral/enteral. Nos casos em que haja mucosite grave, vômito incoercíveis, íleo paralítico, má absorção, diarreia prolongada ou sintomas gastrintestinais relacionados à doença do enxerto contra o hospedeiro, a utilização de nutrição parenteral deve ser considerada (BRASPEN, 2019).

Segundo critérios do Fred Hutchinson Cancer Research Center, centro de referência mundial em TCTH, no período de pós-transplante imediato (30 a 50 dias), as necessidades energéticas estão aumentadas devido às possíveis condições de condicionamento, febre, infecções, doença do enxerto contra hospedeiro (DECH) aguda e outras complicações metabólicas. Na maioria dos centros de TCTH, os protocolos de recomendação energética são similares. A TN no TCTH deve manter ou melhorar o estado nutricional, fornecer substratos de forma adequada para a recuperação hematopoética e do sistema imune.

Devido à imunossupressão grave e, às vezes, prolongada, induzida pelas altas doses de quimioterapia, pode existir o risco de infecções de origem alimentar associadas à baixa imunidade. Na década de 1980, o uso de dietas neutropênicas após o transplante de células-tronco hematopoiéticas (TCH) era utilizado como um dos meios de prevenir a infecção por organismos que colonizam o trato gastrintestinal (Trifilio *et al.*, 2012). No entanto, faltam evidências que apoiem essa prática, e há diferentes pontos de vista sobre quanto tempo as dietas com baixa carga bacteriana devem ser necessárias após os pacientes serem submetidos ao TCTH. As diretrizes para a prevenção de infecção do Centro de Controle de Doenças dos EUA (CDC) não recomendam nenhum alimento especial após a fase neutropênica do TCTH (Tomblyn *et al.*, 2009). Revisão de dados da base Cochrane identificou 7 estudos que investigaram dietas baixas em bactérias durante a neutropenia induzida por quimioterapia, mas encontraram apenas 3 estudos controlados randomizados, cada um com limitações metodológicas, e nenhum deles considerou a fase pós-neutropenia. Os autores concluíram que não havia evidências para apoiar o uso de dieta com baixa carga bacteriana para prevenir infecções e outros desfechos (van Dalen *et al.*, 2016). Gardner *et al.*, em estudo controlado e randomizado, forneceu dietas com apenas frutas e vegetais frescos ou apenas cozidos a 78 pacientes com leucemia mieloide aguda (LMA) recém-diagnosticada em quimioterapia. Os autores não encontraram diferenças nas taxas de infecção grave, febre de origem desconhecida e sobrevida (Gardner *et al.*, 2008). Em estudo randomizado semelhante, porém menor, em pacientes oncológicos pediátricos, não houve diferença nas taxas de infecção

em crianças que receberam dieta neutropênica ou padrão preparada de acordo com as diretrizes gerais de segurança alimentar do FDA (Moody *et al.*, 2006). Dessa forma, não há evidência que subsidie a oferta de dieta com baixa carga bacteriana durante a fase neutropênica. No entanto, existe a necessidade da prática para minimizar o risco de infecções transmitidas por alimentos e enfatizar a adesão estrita às diretrizes de segurança alimentar, que recomendam a lavagem das mãos e também medidas seguras na compra, armazenamento, preparação, descongelar, cozinhar, servir, recongelar e armazenar a frio (Moody *et al.*, 2006).

## Imunonutrição em câncer

A imunonutrição é a intervenção nutricional que explora a atividade particular de diversos nutrientes em atenuar a inflamação, melhorar a função da barreira intestinal e modular o sistema imunológico.

Entre as estratégias disponíveis para diminuição da morbidade de pacientes oncológicos, destaca-se a TN com oferta de dietas enterais enriquecidas com uma mistura de nutrientes com função imunomoduladora, que incluem arginina, glutamina, ácidos graxos ômega-3, nucleotídeos e antioxidantes durante 7 a 14 dias que antecedem cirurgia abdominal de grande porte para pacientes moderadamente a gravemente desnutridos. Os benefícios do uso de imunonutrientes parece ter efeito dose-dependente. Assim, a quantidade mínima deve ser entre 50% e 65% das necessidades calóricas na forma de dieta enteral imunomoduladora.

Arginina é um aminoácido associado ao reparo tecidual e à cicatrização de feridas, que age como substrato metabólico essencial para células imunológicas necessárias à função linfocitária (Hegazi *et al.*, 2014). Estudos clínicos sugerem que a suplementação perioperatória de arginina pode diminuir as taxas de infecção pós-operatória. Da mesma forma, ácidos graxos, ômegas 6 e 3 mostram atenuar a produção de compostos inflamatórios e reduzem a citotoxicidade das células inflamatórias (Popovic *et al.*, 2007; Ochoa *et al.*, 2004).

Ácidos graxos poli-insaturados ômega-3 (AGPI ômega-3) fazem parte do grupo de nutrientes capazes de modular a resposta imunológica e inflamatória sistêmica, e estão associados, principalmente, com a diminuição da intensidade da resposta inflamatória. Em pacientes com câncer, o ômega-3 tem sido associado à redução da massa tumoral, melhora do peso corporal e diminuição da anorexia, por sua ação anti-inflamatória. AG ômega-3 podem influenciar diretamente a produção de citocinas, pois inibe a síntese do fator de necrose tumoral alfa (TNF-$\alpha$), e de interleucinas (IL) IL-1b e IL-6 (Calder, 2003).

Pacientes com câncer têm, na maioria das vezes, baixos níveis de antioxidantes antes de iniciar o tratamento quimioterápico, por isso, a administração de quimioterapia pode agravar o estresse oxidativo desses pacientes (Erhola et al., 1997). Por outro lado, em teoria, a suplementação antioxidante durante a administração de quimioterapia pode atenuar o mecanismo citotóxico do quimioterápico pela diminuição de espécies reativas de oxigênio produzidas pelas drogas, a proteger, assim, as células de sofrer estresse oxidativo adicional e toxicidade do tratamento (Neugut et al., 2006).

Assim como outros substratos nutricionais, a glutamina pode influenciar mecanismos fisiológicos, como proteger a mucosa intestinal do impacto da quimioterapia e radioterapia agressivas, apoiar a recuperação do sistema hematopoiético e imunológico após terapias citorredutoras, otimizar o balanço de nitrogênio e síntese de proteína muscular, e melhorar os sistemas antioxidantes (Wilmore et al., 1999; Brown et al., 1998).

O interesse no fornecimento de glutamina a pacientes submetidos a transplante de células hematopoiéticas (TCH) foi iniciado com Ziegler et al., em estudo controlado em 45 pacientes com neoplasias hematológicas submetidos a transplante alogênico de medula óssea. Os pacientes que receberam nutrição parenteral (NP) suplementada com glutamina apresentaram melhor balanço nitrogenado, menor número de infecções e menor tempo de permanência hospitalar quando comparado aos pacientes controles que receberam NP sem glutamina (Ziegler et al., 1992).

Crowther et al. (2009) publicaram uma revisão sistemática e metanálise de 17 ensaios clínicos randomizados, e concluíram que a suplementação de glutamina no TCH pode diminuir a gravidade e duração da mucosite, a incidência de infecções clínicas (risco relativo 0,75) e da doença enxerto versus hospedeiro (risco relativo 0,42); no entanto, também pode aumentar a taxa de recidiva da malignidade (risco relativo 2,91); nenhum efeito sobre a mortalidade pôde ser detectado. É importante ressaltar que os autores observaram que muitos dos estudos eram pequenos e a pontuação na qualidade metodológica era baixa (Crowther et al., 2009). Nos últimos anos, mais um estudo randomizado, controlado, foi publicado, e comparou a NP suplementada com glutamina NP padrão em 120 crianças com neoplasias hematológicas e TCH, e verificou que não afetou a gravidade ou duração da mucosite, enxerto, doença enxerto versus hospedeiro, taxa de recidiva ou mortalidade (Uderzo et al., 2011). Com base nessas informações, o uso de glutamina no TCH não pode ser recomendado até o momento.

Em doentes com câncer e submetidos a operações eletivas, as vantagens das fórmulas enterais imunomoduladoras, quando comparadas com fórmulas enterais poliméricas padrão, incluíram redução da taxa de complicações, particularmente infecciosas, e redução de tempo de internação, embora não modificaram a mortalidade.

De maneira distinta das formulações enterais em que os imunonutrientes estão apresentados em conjunto como "pacotes", no caso da imunonutrição parenteral, os imunonutrientes são apresentados em formulações isoladas.

Existem várias indicações clínicas em que se verificaram os benefícios das dietas imunomoduladoras (Tabela 99.3). No entanto, a imunonutrição não deve ser indicada para todos os pacientes cirúrgicos e não cirúrgicos.

Estudo com pacientes com câncer de cabeça e pescoço que receberam nutrição enteral pré-operatória mostrou redução das complicações pós-operatórias, inclusive aquelas relacionadas à cicatrização, especialmente no subgrupo de indivíduos bem nutridos (Felekis et al., 2010).

Izaola et al. (2010) realizaram uma intervenção com 39 pacientes com câncer de laringe e da cavidade oral pós-cirúrgicos em ambulatório. Foi oferecido suplemento com fórmula imunomoduladora (adicionada de arginina e glutamina) por 90,8 ± 20 dias. Os resultados obtidos foram positivos em relação à recuperação do peso e ao perfil de proteína sérica. Além disso, a porcentagem de incidência de mucosite nos pacientes em radioterapia que receberam o suplemento foi menor do que os pacientes que não recebem fórmula imunomoduladora.

## Tabela 99.3. Indicações para o uso adequado de dietas imunomoduladoras

**PACIENTES QUE DEVEM RECEBER NUTRIÇÃO ENTERAL COM IMUNOMODULADORES**

- **Pacientes candidatos e/ou submetidos a cirurgia gastrointestinal eletiva**
  - Moderadamente ou gravemente desnutridos (albumina < 3,5 g/dL) submetidos à cirurgia eletiva de grande porte do trato gastrointestinal superior (esôfago, estômago, pâncreas e hepatobiliar) e inferior
- **Pacientes após trauma**
  - Trauma (escore de gravidade = 18)
  - Trauma de 2 ou mais sistemas corpóreos
  - Trauma abdominal (índice = 20)
  - Trauma grave no cólon, pâncreas, duodeno e estômago
- **Pacientes com câncer no perioperatório, independentemente do risco nutricional**
  - Candidatos e/ou submetidos à cirurgia de cabeça e pescoço (laringectomia, faringectomia)
  - Candidatos e/ou submetidos à cirurgia abdominal (esofagectomia, gastrectomia, pancreatoduodenectomia)
- **Pacientes queimados**
  - Deve-se suplementar elementos traços (cobre, selênio e zinco)
  - Deve-se suplementar glutamina

**PACIENTES QUE PODEM SE BENEFICIAR COM O USO DE DIETAS IMUNOMODULADORAS**

- Intervenção cirúrgica eletiva
- Reconstrução da aorta com necessidade precoce e prolongada de ventilação mecânica
- Cirurgia de cabeça e pescoço com desnutrição pré-existente
- Trauma grave de cabeça (escala de Glasgow < 8 e tomografia de crânio alterada)
- Queimadura de terceiro grau (30% superfície corpórea)
- Pacientes clínicos e cirúrgicos não sépticos em risco de infecção e dependente de ventilador
- Pacientes com sepse moderada e APACHE II < 15
- Pacientes com sepse grave em UTI que não toleram volume maior que 700 mL de fórmula enteral por dia

**PACIENTES QUE NÃO SÃO CANDIDATOS A RECEBER DIETAS IMUNOMODULADORAS**

- Em sepse grave ou choque séptico
- Que retornarão à dieta oral espontânea dentro de 5 dias
- Em UTI somente para melhor monitoração
- Com incompleta ressuscitação e hipoperfusão esplânica
- Com hemorragia do trato gastrointestinal superior

UTI: Unidade de Terapia Intensiva.

Fonte: Kudsk KA, 2006; Braga M, Gianotti L, Gentilini O, *et al.*, 2002.

A administração perioperatória de dietas imunomoduladoras diminui significativamente a incidência de complicações infecciosas e o tempo de internação hospitalar de pacientes submetidos a intervenções cirúrgicas extensas ou para retirada de tumores do aparelho digestivo.

Especialmente em pacientes com câncer gástrico, a oferta pré-operatória de dieta com nutrientes específicos diminuiu significativamente a incidência de complicações infecciosas e o tempo de internação hospitalar de maneira semelhante à oferta perioperatória. Estes achados podem apontar a importância de se usarem nutrientes com função imunomoduladora na fase pré-operatória de pacientes com câncer no aparelho digestivo, candidatos à intervenção cirúrgica.

Em pacientes com câncer e com o estado nutricional preservado, existem, aparentemente, benefícios potenciais com o uso pré-operatório da imunonutrição.

Para avaliar o impacto da imunonutrição em pacientes não desnutridos, foi realizado estudo randomizado com 305 pacientes com câncer no trato gastrointestinal submetidos à cirurgia eletiva. Os pacientes foram divididos em três grupos: o grupo pré-operatório consumiu, via oral, 1 L, em média, por dia de dieta industrializada polimérica suplementada com arginina, ácidos graxos ômega-3 e RNA por 5 dias antes da intervenção cirúrgica, e, no pós-operatório, recebeu solução endovenosa de glicose a 5% e eletrólitos, até que pudesse reiniciar a nutrição enteral ou oral. O grupo perioperatório recebeu no pré e pós-operatório a mesma fórmula imunomoduladora descrita, e iniciou, precocemente, a oferta enteral 12 horas após o ato operatório. O grupo controle não recebeu nenhuma suplementação nutricional, oral e enteral, apenas glicose 5% endovenosa no pós-operatório até o retorno da alimentação. Os resultados demonstraram que a oferta de dieta oral imunomoduladora apenas no período pré-operatório, sem uso de TNE no pós-operatório (grupo pré-operatório), foi tão eficaz quanto à administração perioperatória ao utilizar a mesma formulação imunomoduladora. Ambos os grupos apresentaram diminuição da incidência de infecções e tempo de permanência hospitalar quando comparados ao grupo controle sem suplementação imunomoduladora oral e enteral.

Em contrapartida, Klek *et al.* realizaram um estudo com o objetivo de avaliar o efeito clínico da dieta enteral e parenteral com nutrientes imunomoduladores em pacientes bem nutridos que se submeteram à cirurgia de câncer gastrointestinal. Apenas 9 pacientes foram excluídos dos 214 pacientes incluídos no estudo. Os 205 pacientes que permaneceram no estudo aleatório foram divididos em 4 grupos: nutrição enteral padrão (n = 53), nutrição enteral imunomoduladora (n = 52), nutrição parenteral padrão (n = 49) e nutrição parenteral imunomoduladora (n = 51). Os resultados mostraram morbidade de 33%. Complicações infecciosas ocorreram em 26 de 102 pacientes que receberam dietas-padrão e em 22 de 103 pacientes que receberam fórmulas com imunonutrientes. Não houve diferença significante de complicações infecciosas entre pacientes com nutrição parenteral (22 de 100 pacientes) e fórmulas enterais padrão (26 de 105 pacientes). Também, a oferta de dieta enteral imunomoduladora não contribuiu significativamente nas taxas de morbidade, mortalidade e permanência hospitalar.

Os autores concluíram que não existem vantagens no uso rotineiro pós-operatório de fórmulas com imunonutrientes em pacientes bem nutridos submetidos à cirurgia eletiva gastrointestinal, e ambas as formas de TN apresentaram eficácia, tolerância e efeito similares em relação à síntese proteica.

O uso de imunonutrientes tem sido cogitado em cânceres avançados. Em estudo clínico de fase II, 25 pacientes com câncer de mama metastático, submetidas à quimioterapia com a suplementação de 1,8 g/dia de ácido docosa-hexaenoico (DHA, um tipo de ácido graxo ômega 3), mostraram aumento de 12 meses na sobrevida total. No entanto, a suplementação dos pacientes oncológicos submetidos a tratamentos de quimio e radioterapia, com nutrientes imunomoduladores como arginina, taurina, ácidos graxos ômega 3, ainda não foi aprovada como conduta clínica padrão.

Mueller *et al.* (2019) avaliaram se a administração pré-operatória, por 5 dias, de dieta com imunonutrientes que contenham ácido graxo ômega-3, arginina, nucleotídeos RNA, fibra solúvel goma guar diminuiria as complicações pós-operatórias em pacientes submetidos à cirurgia de resgate para carcinoma espinocelular recorrente de cabeça e pescoço (Grupo intervenção: 51, Grupo controle: 45). Houve 30 dias de seguimento a partir da cirurgia. Os autores observaram que a imunonutrição pré-operatória apresentou efeitos favoráveis sobre a taxa de complicações gerais

(35% *versus* 58%, p = 0,034) e, reduziu o tempo de internação hospitalar (17 dias *versus* 6 dias, p = < 0,001). Ainda, melhorou a regeneração dos tecidos e a resposta imunológica. Não foram encontradas diferenças na mortalidade e reinternação hospitalar.

Em recente revisão sistemática e metanálise, Zhang *et al.* (2019) avaliaram o efeito da terapia nutricional especializada em relação à terapia nutricional padrão em complicações infecciosas e não infecciosas no pós-operatório, e tempo de internação permanência hospitalar. A metanálise mostrou que a TN especializada melhora o balanço nutricional e diminui complicações pós-operatórias, duração de internação hospitalar e mortalidade de pacientes submetidos a cirurgias de câncer gastrointestinal. No entanto, outras pesquisas devem ser realizadas para responder à duração e via de administração da TN, definir a composição dos nutrientes nas formulações, bem como identificar o subgrupo específico de pacientes que serão beneficiados do tratamento (Zhang *et al.*, 2019).

### Nutrição no paciente oncológico em cuidados paliativos

Segundo o Consenso Nacional do INCA, a definição de cuidados paliativos considera a expectativa de vida do paciente. O paciente com câncer avançado é aquele com expectativa de vida maior que 6 meses. O paciente com estágio terminal da doença tem expectativa de vida menor do que 6 meses e, no paciente ao fim da vida, a expectativa de vida considerada é de até 72 horas.

O objetivo do tratamento paliativo para o paciente oncológico não é mais a cura e sim o alívio do sofrimento. Nessa fase avançada da doença, a desnutrição grave ou caquexia é muito comum. Esses pacientes têm diversos problemas como náuseas, vômitos, estomatite entre outros, o que leva à redução do consumo alimentar, que agrava ainda mais o quadro de caquexia. No paciente terminal, não há recuperação do estado nutricional.

A conduta nutricional deve ser baseada nas queixas apresentadas pelo paciente, para aliviar os sintomas relacionados à alimentação. Assim, os aspectos agradáveis da alimentação devem ser enfatizados, com o objetivo de tornar a alimentação algo prazeroso e sociável no fim da vida, sem a preocupação com os valores de macro e micronutrientes.

Por outro lado, a caquexia tem impacto negativo sobre a expectativa e a qualidade de vida de pacientes oncológicos com cuidados paliativos. Alguns estudos relatam que dieta hipercalórica e hiperproteica tenta minimizar a velocidade da perda ponderal e oferece benefícios no tratamento desses pacientes.

A estratégia nutricional dos pacientes em cuidados paliativos deve ser baseada no prognóstico, que considera estado nutricional, ingestão alimentar e expectativa de vida. A tomada de decisão deve ser sempre em conjunto com o paciente, família e a equipe multiprofissional. Deve-se levar em consideração condições do TGI e ingestão alimentar, expectativa de vida: meses ou mais (tratamento ativos de câncer considerados/estado pré-caquexia/caquexia) e esperança de vida: dias a semanas (câncer progressivo sem opções de tratamento padrão, caquexia refrataria) (BRASPEN, 2019).

As intervenções nutricionais devem ser baseadas em aspectos sociais, culturais, emocionais e existenciais, bem como a origem da espiritualidade e étnica dos pacientes (Arends *et al.*, 2017). Que também recomendam rastrear de rotina os pacientes em cuidado paliativo, para monitorar a aceitação alimentar e perda de peso, com o objetivo de tratar ou amenizar sintomas, de forma a priorizar a melhora da qualidade de vida do paciente.

## GASTRONOMIA NO CUIDADO DE PACIENTES COM CÂNCER

*"O prazer à mesa pode nos preparar para outros prazeres e pode também nos consolar ou compensar por sua perda".*
*Brillat-Savarin*

O paciente com câncer tem alterações no hábito alimentar oriundas de múltiplas causas, como diminuição da ingestão alimentar, alterações do metabolismo intermediário, resposta inflamatória, estágio e tipo de tumor e toxicidade do tratamento. Os tipos de tratamento oncológico (quimioterapia, radioterapia e hormonoterapia) podem agravar ou estimular os sintomas relacionados às alterações na aceitação e consumo alimentar (náuseas, mucosite, disgeusia, disosmia, disfagia, odinofagia e outros).

A gastronomia apresenta-se como o instrumento fundamental para melhorar o apetite, a ingestão alimentar e a aderência às dietas hospitalares e/ou orientações domiciliares.

Em relação ao ambiente hospitalar, algumas restrições da dieta, como consistência (líquida, líquido-pastosa ou pastosa) e composição, podem tornar as refeições hospitalares insípidas e com baixa aceitação por parte dos pacientes. Pode existir a necessidade de excluir algumas substâncias (sal, gordura, açúcar, entre outras) e afetar a qualidade sensorial do alimento. Sabe-se que sensações gustativas baseiam-se em efeitos de substâncias químicas e em elementos físicos, como o calor, a dureza, a aspereza e a maciez, que oferecem texturas diversas, o ruído na mastigação, a crocância e a adstringência. Essas restrições na dieta podem se tornar um problema ainda maior para os pacientes com atendimento em nível ambulatorial, em que familiares e acompanhantes muitas vezes não se sentem capacitados para lidar com a situação do paciente e/ou não possuem habilidades culinárias, tempo ou criatividade suficientes para corresponder às expectativas e necessidades em relação ao preparo de refeições.

Deve-se considerar que cada ser é indiscutivelmente exclusivo. Educação, nível social, estrutura cultural e personalidade podem influenciar na apreciação do alimento. Podem ocorrer, também, alterações em relação à percepção de odores ou sabores advindos da doença. O paciente com câncer pode sofrer alterações na avaliação sensorial do alimento porque sua percepção está prejudicada ou influenciada negativamente pelo tipo de tratamento ou medicamento, além de aspectos emocionais e psicológicos que podem influenciar negativamente em sua aceitação alimentar (ansiedade, negação, depressão etc.).

Atualmente, o nutricionista possui uma abordagem inovadora que não reduz o alimento apenas ao papel de veículo de nutrientes, que, em quantidade ideal, promovem a saúde do homem. Considera como se come tão ou mais importante do que simplesmente o que se come. Para tanto, o emprego da dietética e a atenção aos aspectos fisiológicos, sociais e emocionais da alimentação, compõem as orientações para atender ao paciente, aliando cardápios, esclarecimentos sobre restrições, estratégias para substituições e informações sobre atitudes e comportamentos que podem integrar o sucesso do tratamento (Alvarenga *et al.*, 2015).

O planejamento de cardápio deve incluir cálculos para alcançar o equilíbrio qualitativo e quantitativo de nutrientes e calorias, e, ao mesmo tempo, combinar cores, texturas e formas na busca estética da refeição, para garantir que ela não seja rejeitada pelo paciente, pois prejudicaria, assim, a recuperação de sua saúde. Há pouco tempo, a hotelaria e a gastronomia hospitalar procura substituir o conceito de dieta hospitalar de "comida sem sabor ou repetitiva". O novo planejamento de serviços de alimentação hospitalar vem proporcionar ao cliente, especialmente ao paciente, satisfação e, ao mesmo tempo, auxiliar no processo curativo. Certamente, esta proposta não admite improvisações, nem deixar de incorporar recursos de planejamento, estrutura, equipamentos e organização compatíveis com a qualidade, agilidade e exclusividade exigidos no processo de produção e distribuição das refeições para o paciente (Monteiro, 2013).

Sob o ponto de vista de administração hospitalar, o atendimento das expectativas do cliente em relação à sua alimentação pode contribuir para a percepção de boa imagem da instituição. Em estudo observacional com pacientes hospitalizados, Lassen *et al.* apontaram que a falta de provisão de lanches e falhas em adaptar o cardápio às preferências dos pacientes, bem como falha de comunicação, foram identificadas pelos pacientes como falhas em seu cuidado nutricional. Sugere-se, portanto, que o serviço de alimentação hospitalar se posicione estrategicamente e considere aspectos como: a diversidade de alimentos, o relacionamento humanizado dos profissionais com o paciente, valorização da gestão de pessoas, investimento em tecnologia e informatização para visar eficiência e agilidade dos processos (Roberto *et al.*, 2013).

O significado literal da palavra "gastronomia" é o estudo das leis do estômago; entretanto, atualmente, seu sentido é bastante amplo, uma vez que compreende a arte de cozinhar de maneira a proporcionar o maior prazer a quem come. No atendimento a pacientes, recentemente conceituada, a gastronomia hospitalar é "a aplicação de conceitos gastronômicos, diante das dietas hospitalares, a fim de melhorar as características sensoriais das preparações em todos os seus aspectos, promovendo nutrição e saúde, humanização e respeito ao paciente" (Roberto, 2013). A gastronomia hospitalar combina criatividade e tradição, pois resulta em pratos que apresentam leveza e harmonia de sabores. Como tradição, entendemos os hábitos alimentares,

os produtos da região ou da estação. Já a criatividade é o recurso para atender às expectativas de encantar e inovar com os pratos oferecidos.

Constitui, portanto, estratégia importante para implementar alternativas para melhorar a aceitação alimentar e proporcionar satisfação e prazer ao paciente. Nutrição e gastronomia se complementam e, conjuntamente, melhoram a qualidade de vida, porque podem conferir hábitos saudáveis e prazer no ato de se alimentar.

Estudos recentes enfatizam a importância de triagem dos pacientes em risco nutricional, a implementação de ações de melhoria no cardápio e suas preparações, o oferecimento de lanches entre as refeições, como opção de alimentação leve e altamente nutritiva, e o monitoramento do consumo, como elementos-chave na assistência nutricional.

No ambiente hospitalar, os pratos sofisticados ou extravagantes podem ser inadequados do ponto de vista nutricional e pouco saborosos. Os pratos simples, compostos por dois ou três alimentos, podem resultar em sabor original, apenas pelo emprego da técnica adequada e com preparações atraentes e saborosas. Os pratos devem assemelhar-se ao ambiente doméstico, ou seja, que remetam afetivamente ao acolhimento de nossos lares.

Os alimentos possuem valor simbólico e hedônico. A alimentação é fonte de saúde, prazer, sabor, amor, símbolo e lembranças. Na velha receita de um ente querido, existe uma vida, um valor, enfim, a capacidade de transformar o estado emocional do indivíduo que a recebe. Esse é o conceito de *comfort food*, isto é, o alimento que conforta ou consola, associado com a infância ou com a comida caseira, em resposta às condições de vida estressante atual. Ao lado das emoções positivas associadas ao consumo de *comfort food*, é importante a qualidade nutricional dessas preparações. Preparações ricas em gordura e açúcar, assim, devem sofrer modificações (pela substituição de alguns ingredientes), o que preserva suas características originais, mas com qualidade nutricional adequada (Roberto, 2013).

Para isso, devemos nos valer do conhecimento de técnicas dietéticas que possibilitam a substituição de ingredientes com propriedades semelhantes e a criação de novas preparações. Nesse sentido, a cozinha é um laboratório. Os ingredientes não precisam ser requintados ou sofisticados, mas ter custo acessível (ingredientes convencionais) e viabilidade de produção (Roberto, 2013).

A alimentação é importante ação de humanização ao proporcionar ao paciente a possibilidade de escolher cardápios. Afinal, ele não pode escolher seu diagnóstico e/ou qual o tratamento é o melhor para sua doença, qual esquema de medicamentos e/ou em quais horários deve recebê-los. Em relação à sua alimentação, mesmo apesar de algumas restrições da prescrição médica, ainda existem muitas possibilidades para que os hábitos e preferências do enfermo sejam respeitados, com a vantagem de ser uma das únicas fontes de prazer no ambiente hospitalar.

Iniciativas para melhorar a gastronomia são comuns em diversas instituições hospitalares, inclusive ações como: prescrições dietéticas personalizadas, oferta de cardápio de opções que podem incluir até a substituição de uma refeição por um lanche especialmente desenvolvido para o perfil do enfermo oncológico (tempero e odor suaves, de fácil digestão, macios etc.), comissões de cardápio para monitoramento e implantação de melhorias no planejamento e customização dos serviços, cozinha experimental para o desenvolvimento de novas preparações e testes de avaliação sensorial junto dos pacientes, aulas para acompanhantes e/ou cuidadores com objetivo de compreender e participar do tratamento do doente, por meio de orientações nutricionais (manejo dos sintomas da quimioterapia) e psicológicas (recursos para o enfrentamento da doença), entre outras. Entretanto, ainda que as pesquisas de satisfação junto ao paciente apresentem, por meio dos indicadores de qualidade, resultados positivos relacionados à gastronomia hospitalar, são escassos estudos científicos que avaliem seu impacto na qualidade de vida dos pacientes.

## A EXPERIÊNCIA DO ICESP

### Programa oferta apetite

Inicia-se a partir da admissão do paciente por meio de assistência nutricional que compreende triagem e investigação sobre o apetite e ações específicas relacionadas ao plano alimentar. As prescrições dietéticas são individualizadas, e deve considerar aversões, alergias e intolerâncias e, se possível, preferências alimentares.

O programa oferece ao paciente opções diárias no almoço e jantar (pizza, sanduíches diversos...).

A "Opção Apetite" garante ao paciente a troca de sua refeição por um prato rápido ou lanche, com objetivo de melhorar a aceitação alimentar.

A monitorização da aceitação alimentar é realizada pelo nutricionista clínico, com estreita comunicação à área de produção. Também há a Comissão de Cardápio, que discute melhorias e inovação das preparações oferecidas ao paciente internado.

## AULAS NA COZINHA EXPERIMENTAL: ALÍVIO DOS SINTOMAS, ORIENTAÇÕES DURANTE O TRATAMENTO E PROMOÇÃO DE SAÚDE

A relação entre o doente com câncer e seu cuidador está sujeita a emoções que ocasionam estresse emocional, psicológico e físico para ambos. O acompanhante deve ser capacitado para compreender e participar do tratamento do doente, por meio de orientações nutricionais (manejo dos sintomas do tratamento) e psicológicas (recursos para o enfrentamento da doença).

As oficinas na cozinha experimental são uma importante ação de caráter humanizador oferecidas para pacientes e acompanhantes pelo Serviço de Nutrição e Dietética (SND) do ICESP.

No ICESP são realizadas oficinas destinadas aos acompanhantes de pacientes em diferentes situações:

### Quimioterapia

A finalidade dessas oficinas é capacitar o acompanhante para o manejo dos sintomas relacionados à alimentação durante o tratamento do paciente.

Enquanto o paciente realiza o tratamento, os acompanhantes que estão em sala de espera podem participar das oficinas na cozinha experimental.

### Radioterapia

As finalidades dessa oficina são reforçar as orientações sobre o tratamento de radioiodoterapia, explicar o mecanismo de ação, a importância de seguir as orientações corretamente para atingir um melhor resultado, compartilhar entre os pacientes do grupo as principais dificuldades impostas pela restrição do consumo de alimentos e preparações com iodo e as alternativas desenvolvidas, e fornecer receitas de preparações com baixo teor de iodo e/ou utilização de sal não iodado.

Oficina destinada a pacientes em preparo para radioiodoterapia após a consulta com o nutricionista ambulatorial. Os acompanhantes desses pacientes são convidados a comparecerem no dia oficina com intuito de auxiliar o paciente em domicílio a respeito da dieta pobre em iodo.

## Colaboradores

O SND também realiza oficinas para os colaboradores com o objetivo de promoção de saúde mediante orientações nutricionais com a elaboração de receitas saudáveis e práticas para o dia a dia. Além disto, oferece aos colaboradores oportunidade de auto-desenvolvimento e fortalecimento da comunicação entre as áreas do ICESP.

## O atendimento nutricional no ICESP

O ICESP está localizado na cidade de São Paulo (SP), e é um hospital especializado em tratamento onco-lógico que iniciou suas atividades em maio de 2008.

Os pacientes admitidos desde o pronto-atendimento, no Centro de Atendimento a Intercorrências Oncológicas (CAIO), enfermarias clínicas, hematológicas e cirúrgicas, até a UTI são acompanhados por equipe de nutricionistas que realizam a assistência do paciente 24 horas por dia. Cada nutricionista é responsável pelo atendimento de aproximadamente 30 leitos. O modelo assistencial fixa em um setor o profissional ("nutricionista referência"), o que facilita a comunicação com a equipe multiprofissional e favorece a criação do vínculo paciente-nutricionista. Esses aspectos fundamentais caracterizam a humanização hospitalar, definida como a valorização e o fortalecimento de todas as relações.

Todos os pacientes admitidos no ICESP são triados em até 24 horas com a aplicação da ferramenta NRS, 2002 (Tabela 99.4). Ferramenta recomendada pela ESPEN para triagem nutricional de pacientes hospitalizados, a NRS 2002 tem mais alta validade preditiva e baixa variação interobservador, e é necessária para o processo de acreditação hospitalar.

A produtividade e efetividade do serviço é monitorada por indicadores de qualidade preconizados.

São realizadas em média 1.500 triagens nutricionais mensalmente no SND (ICESP – SND, 2018).

Cerca de 51% dos pacientes triados são identificados com risco nutricional. Desses pacientes, 61% já apresentam algum grau de desnutrição (moderada ou grave).

## Tabela 99.4. Fluxo de atendimento em Unidades de Terapia Intensiva (UTI) e U. Internação

| Segunda-feira | Terça-feira | Quarta-feira | Quinta-feira | Sexta-feira |
|---|---|---|---|---|
| Triagem nutricional Todos* | Triagem nutricional Todos* | Triagem nutricional Todos* | Triagem nutricional Todos* | Triagem nutricional Todos* |
| *Avaliação inicial Pacientes ASG B e ASG C | *Avaliação inicial Pacientes ASG B e ASG C | *Avaliação inicial Pacientes ASG A (triados na 2ª, 3ª e no dia) | *Avaliação inicial Pacientes ASG B e ASG C | *Avaliação inicial Todos |
| Avaliação inicial pacientes triados no sábado | Evolução nutricional Pacientes ASG B e ASG C (exceto pacientes com AI na segunda-feira) | Evolução nutricional Pacientes ASG A | Evolução nutricional Pacientes ASG B e ASG C | Avaliação inicial Pacientes ASG A (triados na 5ª) |

**Avaliação inicial:**
- Paciente triado no **domingo** realizar em até 72 horas
- Paciente **SRN** triado todos os dias realizar em até 72 horas, exceto sexta-feira e sábado
- **Cirúrgico:** realizar a AI dos pacientes com previsão de internação > 3 dias

**Reavaliação nutricional:**
- Paciente SRN realizar na data programada (7 dias após a triagem nutricional)
- Paciente RN realizar na data programada (15 dias após a triagem nutricional) ou adiantar ou postergar 1 dia conforme fluxo

**Orientação de alta** – conforme demanda

Fonte: Desenvolvida pela autoria.

Ao analisar as unidades de internação separadamente, observa-se reduzido risco nutricional nas enfermarias cirúrgicas, possivelmente em função da menor complexidade de intervenções cirúrgicas realizadas no período avaliado. Chama a atenção que, nas demais unidades de internação, o risco nutricional é superior a 60% (Tabela 99.5).

### Tabela 99.5. Perfil de risco nutricional segundo NRS 2002 e unidades do ICESP, 2018

| Setor | Pacientes triados total (%) | Risco nutricional (%) |
|---|---|---|
| UTI | 100,0 | 87,7 |
| Pronto-atendimento | 70,6 | 65,3 |
| Enfermarias cirúrgicas | 90,3 | 22,2 |
| Enfermaria clínicas e onco-hematológica | 99,6 | 63,6 |

CAIO: Centro de Atendimento a Intercorrências Oncológicas; UTI: Unidade de Terapia Intensiva.
Fonte: Instituto do Câncer do Estado de São Paulo – ICESP, 2019.

Ao considerar todos os atendimentos realizados (triagem nutricional, reavaliação nutricional, orientação de alta) pelo nutricionista clínico, observa-se uma média 4.052 atendimentos ao mês (ICESP – SND, 2018).

A assistência nutricional também é realizada em nível ambulatorial. Os consultórios de Nutrição são divididos por especialidades: hematologia, ginecologia, mastologia, cabeça e pescoço, gastrointestinal; essas são as principais especialidades atendidas. Além desses ambulatórios, há um exclusivo para avaliação da composição corporal e gasto energético por meio de aparelhos de bioimpedância elétrica e calorimetria indireta. Nesse ambulatório, são atendidos pacientes com dificuldades em recuperar o estado nutricional e com Terapia Nutricional Enteral (TNE). O setor conta, também, com o atendimento de um nutricionista no setor de Quimioterapia, com objetivo de realizar orientações para alívio de sintomas e encaminhamento precoce para os ambulatórios das especialidades. O atendimento ambulatorial é composto por anamnese alimentar, recordatório de 24 horas e avaliação do estado nutricional atual segundo % PP (porcentagem de perda de peso), IMC (índice de massa corporal) e avaliação antropométrica.

Há também atendimentos em grupos de pacientes, como de pacientes com câncer de mama, por exemplo, com o objetivo de melhorar a adesão ao tratamento dietoterápico proposto. Em média são realizados 1.600 atendimentos ambulatoriais ao mês (ICESP – SND, 2018).

Os nutricionistas do ambulatório também realizam orientações nutricionais de alimentação saudável e alívios de sintomas em salas de espera, com o objetivo de disseminar as orientações e minimizar dificuldades de alimentação para pacientes e seus cuidadores.

Vale indicar que, no ICESP, todas as informações referentes ao prontuário do paciente são processadas eletronicamente. Isso facilita a obtenção dos dados para construção e monitoramento de indicadores de qualidade mais confiáveis.

Após identificação dos pacientes em risco nutricional pela NRS, um plano de cuidado nutricional é estabelecido. Todos os pacientes têm sua dieta adaptada segundo necessidades calóricas, amenização de sintomas característicos do tratamento oncológico e do próprio tumor, respeito aos hábitos alimentares culturais e preferências, além de verificar aversões, intolerâncias e alergias alimentares. Esse diferencial no atendimento constitui-se uma ação de humanização hospitalar. Garante ao doente exercer seu direito de escolha, mesmo sob uma condição de hospitalização, o que lhe confere autonomia e satisfação.

Após a adaptação da dieta, o nutricionista clínico registra a prescrição dietética em prontuário e sinaliza a área de produção de refeições quanto à dieta de cada paciente. A sinalização da dieta é realizada pelo sistema eletrônico do serviço, que gera automaticamente etiquetas. As etiquetas geradas serão utilizadas para identificar cada refeição que deverá ser produzida/distribuída ao paciente internado.

Quando somente modificações na dieta não são suficientes para atingir as necessidades do paciente (< 70% da recomendação por um período de até 5 dias), utiliza-se Terapia Nutricional Oral (TNO) com complementos nutricionais prescritos, segundo padronização interna (Tabela 99.5).

Nas situações de alta hospitalar, o atendimento nutricional inclui a orientação nutricional de alta hospitalar, que consiste em instruções práticas para situações especiais (dieta enteral via estomas ou

CNE, alívio de sintomas do tratamento radio e/ou quimioterápico etc.) e encaminhamento para acompanhamento ambulatorial, se necessário. Esse modelo assistencial permite auxílio nutricional integral aos pacientes em todas as fases do tratamento. O ICESP conta, ainda, com o Programa "Ensinando a Cuidar" que visa à continuidade do cuidado após alta hospitalar. O Programa "Ensinando a Cuidar" possui diversos temas de orientação de alta disponíveis para auxiliar pacientes e cuidadores, entre eles: cuidados com sonda nasoenteral, cuidados com traqueostomias, cuidados com estomas, cuidados com drenos, prevenção de casa no domicílio, entre outros.

Além disto, temos disponível o "Alô Nutrição", que é um serviço telefônico exclusivo a pacientes e acompanhantes para resolução de dúvidas no que diz respeito à alimentação do paciente oncológico fora do ambiente hospitalar. Os contatos podem ser feitos a qualquer dia ou hora, e o nutricionista esclarecerá os questionamentos em até 24 horas.

O objetivo é melhorar a qualidade de vida e promover a continuidade do cuidado ao paciente, quando não for possível esperar o retorno ambulatorial em caso de dúvidas ou na presença de efeitos colaterais comuns da quimioterapia e radioterapia, como náuseas, dor para engolir, vômitos, dificuldade de mastigar, falta de apetite e perda de peso.

Todo atendimento é registrado em prontuário eletrônico para um monitoramento individualizado.

Nos casos em que a complementação nutricional não é suficiente, a Terapia Nutricional Enteral (TNE) é utilizada. No ICESP, 100% das dietas enterais disponíveis são sistema fechado (exceções para dieta distribuída para pacientes em quimioterapia ambulatorial, módulos de proteínas, fibras e água). O serviço conta com um setor (CMTN – Centro de Manipulação de Terapia Nutricional) que controla toda a distribuição de complemento nutricional e dieta enteral ofertado aos pacientes internados. Todos os complementos nutricionais e dietas enterais passam por um rigoroso sistema de rastreabilidade, que permite identificar o tipo de produto e lote que foi ofertado ao paciente. Os produtos disponíveis para os pacientes internados estão descritos nas Tabelas 99.6 e 99.7. A administração de todas as dietas é realizada por bomba de infusão e com velocidade de infusão contínua (UTI's – 24 horas) e cíclica (Unidades de internação – 18 horas).

## Tabela 99.6. Padronização de dietas enterais industrializadas para utilização no período de internação

| TNE/DIETA ENTERAL | INDICAÇÃO |
|---|---|
| Hipercalórico normoproteico, sem fibras, isento de sacarose, lactose e glúten Sistema fechado 500 mL/ 1 L | ▪ Pacientes com altas necessidades calóricas e restrição de volume ▪ Pacientes com restrição de fibras |
| Hipercalórico normoproteico, com fibras, isento de sacarose, lactose e glúten Sistema fechado e sistema aberto 1 L | ▪ Pacientes com altas necessidades calóricas |
| Hipercalórico hiperproteico sem fibras com EPA e DHA Sistema fechado 1 L | ▪ Pacientes com necessidade proteica elevada (cuidados intensivos) ▪ Pacientes que se enquadram no protocolo perioperatório da Nutrição do ICESP (pacientes desnutridos em cirurgia de grande porte) |
| Hipercalórico hiperproteico parcialmente hidrolisado sem fibras com arginina, ômega 3 e nucleotídeos Sistema fechado 1 L | ▪ Pacientes com dificuldade de absorção intestinal e alterações gastrintestinais ▪ Pacientes com necessidades metabólicas especiais |
| Hipercalórica hiperproteica com fibras isenta de sacarose, lactose e glúten Sistema fechado 1 L | ▪ Pacientes com descompensação glicêmica |

TNE: terapia nutricional enteral.

Fonte: Instituto do Câncer do Estado de São Paulo – ICESP, 2019.

**Tabela 99.7. Padronização de complementos nutricionais industrializados e módulos disponíveis para utilização no período de internação**

| TNO/COMPLEMENTO NUTRICIONAL | INDICAÇÃO |
|---|---|
| Hipercalórico, normoproteico sem fibras | ■ Paciente em quimioterapia e/ou radioterapia<br>■ Paciente em risco nutricional com baixa aceitação alimentar |
| Hipercalórico hiperproteico sem fibras 200 mL | ■ Pacientes desnutridos com baixa aceitação alimentar<br>■ Paciente em quimioterapia e/ou radioterapia<br>■ Pacientes que se enquadram no protocolo perioperatório da Nutrição do ICESP (pacientes desnutridos em cirurgia de pequeno porte ou pacientes bem nutridos em cirurgia de grande porte) |
| Hipercalórico hiperproteico com fibras e óleo de peixe 200 mL | ■ Pacientes que se enquadram no protocolo perioperatório da Nutrição do ICESP (pacientes desnutridos em cirurgia de grande porte)<br>■ Posologia: 2 unidades/dia |
| Normocalórico normoproteico sem sacarose, com fibras 200 mL | ■ Pacientes com descompensação glicêmica |
| Semielementar hipercalórico normoproteico sem sacarose, sem fibras 250 mL | ■ Pacientes com dificuldade de absorção intestinal e alterações gastrointestinais<br>■ Pacientes com necessidades metabólicas especiais |
| Módulo de proteína isolada do soro do leite pote 900 g | ■ Pacientes com necessidade de maior aporte proteico e necessidades especiais |
| Módulo de fibras solúveis sachê 5 g | ■ Pacientes com alterações do trânsito intestinal |
| Módulo de probióticos sachê 2 g | ■ Pacientes com alterações do trânsito intestinal |

TNO: terapia nutricional oral.

Fonte: Instituto do Câncer do Estado de São Paulo – ICESP, 2019.

A Gestão do CMTN é de responsabilidade dos nutricionistas e Coordenadora integrantes da EMTN (Equipe Multiprofissional de Terapia Nutricional) do ICESP, que além da Gestão do setor, são responsáveis por toda a parte científica do SND, além do monitoramento de indicadores de qualidade de Terapia Nutricional (TN). Os indicadores de qualidade de TN têm por objetivo acompanhar se os protocolos de boas práticas de TNE e TNP são seguidos no ICESP.

Em média, são atendidos 500 pacientes com TNO e 250 TNE por mês. Um dos indicadores monitorados refere-se ao volume prescrito *versus* infundido de TNE. Os valores médios desse indicador são de 80% do volume prescrito infundido ao paciente (ICESP – SND, 2018). A TNO ou TNE são continuadas após alta hospitalar, pois o ICESP dispensa e viabiliza a entrega gratuita de complementos nutricionais e dietas enterais industrializadas, mediante requisitos de protocolos específicos do SND (Programa Nutrição em Casa). Os complementos e dietas disponíveis para os pacientes ambulatoriais seguem o mesmo padrão utilizado e descrito nas Tabelas 99.5 e 99.6, exceto pela ausência dos módulos nutricionais da Tabela 99.6.

Os protocolos consideram as principais diretrizes da área para recomendação de complementos nutricionais e dietas enterais, além do estado nutricional do paciente no momento da alta, que leva em consideração perda de peso, aceitação alimentar e tipo de tratamento médico e oncológico proposto.

## BIBLIOGRAFIA CONSULTADA

Aaronson NK, et al. The European Organization for research and treatment of cancer QLQ-C30: a quality-of-life instrument for use in international clinicaltrials in oncology. J Natl Cancer Inst. 1993;85:365-76.

Adan R, Tiesjema B, Hillebrand JJG, et al. The MC4 receptor and control of appetite. British J Pharmacol. 2006;149:815-27.

Ahima RS, Antwi DA. Brain regulation of apettite and Satiety. Endocrinol Metab Clin North Am. 2008;37:811-23.

Alvarenga M, Figueiredo M, et al. Nutrição Comportamental. São Paulo: Editora Manole; 2015.

Amaral TF, Antunes A, Cabral S, et al. An evaluation of three nutritional screening tools in a Portuguese oncology centre. J Hum Nutr Diet. 2008;21:575-83.

Amaral TF, Matos LC, Tavares MM, et al. The economic impact of disease-related malnutrition at hospital admission. Clinical Nutrition. 2007;26:778-84.

Anders JC, Soler VM, Brandão EM, et al. Aspectos de enfermagem, nutrição, fisioterapia e serviço social no transplante de medula óssea. Medicina (Ribeirão Preto). 2000;33:463-85.

Andreyev HJ, Norman AR, Oates J, et al. Why do patients with weight loss have a worse outcome when undergoing chemotherapy for gastrointestinal malignancies? Eur J Cancer. 1998;34:2132-3.

Anthony PS. Nutrition screening tools for hospitalized patients. Nutr Clin Pract. 2008;23:373-82.

Antoun S, Birdsell L, Sawyer MB, Venner P, Escudier B, Baracos VE. Association of skeletal muscle wasting with treatment with sorafenib in patients with advanced renal cell carcinoma: results from a placebo-controlled study. J Clin Oncol. 2010;28:1054-60.

Araujo W. Alimentos, nutrição, gastronomia & qualidade de vida. Nutrição em Pauta. 2000;45-50.

Arends J, Bachmann P, Baracos V, Barthelemy N, Bertz H, Bozzetti F, et al. ESPEN guidelines on nutrition in cancer patients. Clinical Nutrition. 2017;36:11-48.

Arends J, Bodoky G, Bozzetti F, et al. ESPEN Guidelines on enteral nutrition: non-surgical oncology. Clin Nutr. 2006;25:245-59.

Arends J, Bodoky G, Bozzetti F, et al. ESPEN Guidelines on enteral nutrition: non-surgical oncology. Clin Nutr. 2006;25:245-59.

Arends J, Bodokyb G, Bozzettic F, et al. ESPEN Guidelines on Enteral Nutrition: non-surgical oncology. Clinical Nutrition. 2006;25,245-59.

Arends J, Zuercher G, Dossett A, et al. Non-surgical oncology. Guidelines on Parenteral Nutrition, Chapter 19. Ger Med Sci. 2009;18;7.

Arrieta O, Ortega RMM, Villanueva-Rodríguez G, et al. Association of nutritional status and serum albumin levels with development of toxicity in patients with advanced non-small cell lung cancer treated with paclitaxel-cisplatin chemotherapy: a prospective study. BMC Cancer. 2010;10:50.

August DA, Huhmann MB and the American Society for Parenteral and Enteral Nutrition (A.S.P.E.N.) Board of Directors. A.S.P.E.N. Clinical Guidelines: Nutrition support therapy during adult anticancer treatment and in hematopoietic cell transplantation. JPEN. 2009;33:472-500.

Austin J, Marks D. Hormonal regulators of appetite. Int J Ped Endocrinol. 2009;2009:1-9.

Baldwin C, Spiro A, Ahern R, Emery PW. Oral nutrition therapy in malnourished patients with cancer: a systematic review and meta-analysis. J Natl Cancer Inst. 2012;104:371-85.

Baldwin C, Spiro A, McGough C, Norman AR, Gillbanks A, Thomas K, et al. Simple nutritional intervention in patients with advanced cancers of the gastrointestinal tract, non-small cell lung cancers or mesothelioma and weight loss receiving chemotherapy: a randomised controlled trial. J Hum Nutr Diet. 2011;24:431-40.

Baracos VE. Pitfalls in defining and quantifying cachexia. J Cachexia Sarcopenia Muscle. 2011;2(2):71-3.

Barauna-Neto JC, Franzi SA, Carvalho MB, et al. Fisiopatologia e tratamento da caquexia neoplásica. RSBC. 2001.

Beale RJ, Bryg DJ, Bihari DJ. Immunonutrition in the critically ill: a systematic review of clinical outcome. Crit Care Med. 1999;27:2799-805.

Beaulieu-Gagnon S, Bélanger V, et al. Food habits during treatment of childhood cancer: a critical review. Nutr Res Rev. 2019;32(2)1-17.

Beghetto MG, Luft VC, Mello ED, et al. Accuracy of nutritional assessment tools for predicting adverse hospital outcomes. Nutr Hosp. 2009;24:56-62.

Blum D, Omlin A, Baracos VE, Solheim TS, Tan BH, Stone P, et al. Cancer cachexia: a systematic literature review of items and domains associated with involuntary weight loss in cancer. Crit Rev Oncol Hematol. 2011;80(1):114-44.

Bottoni A. Avaliação nutricional: exames laboratoriais. In: Waitzberg DL, editor. Nutrição oral, enteral e parenteral na prática clínica. São Paulo: Atheneu; 2001. p. 279-94.

Bougnoux P, Hajjaji N, Ferrasson MN, et al. Improving outcome of chemotherapy of metastatic breast cancer by docosahexaenoic acid: a phase II trial. British Journal of Cancer. 2009;101;1978-85.

Bozzetti F, Braga M, Gianotti L, et al. Postoperative enteral versus parenteral nutrition in malnourished patients with gastrointestinal cancer: a randomised multicentre trial. Lancet. 2001;358:1487-92.

Bozzetti F, Gavazzi C, Miceli R, et al. Perioperative total parenteral nutrition in malnourished, gastrointestinal cancer patients: a randomized, clinical trial. JPEN. 2000;24:7-14.

Bozzetti F. Screening the nutritional status in oncology: a preliminary report on 1,000 outpatients. Support Care Cancer. 2009;17:279-84.

Braga M, Gianotti L, Gentilini O, et al. Feeding the gut early after digestive surgery: results of a nine-year experience. Clin Nutr. 2002;21:59-65.

Braga M, Ljungqvist O, Soeters P, et al. ESPEN Guidelines on Parenteral Nutrition: Surgery. Clinical Nutrition. 2009:1-9.

BRASPEN. Diretriz BRASPEN de Terapia Nutricional no Paciente com Câncer. BRASPEN J. 2019;34(1):320-5.

Brodner G, Van Aken H, Hertle L, et al. Multimodal perioperative management-combining thoracic epidural analgesia, forced mobilization, and oral nutrition-reduces hormonal and metabolic stress and improves convalescence after major urologic surgery. Anesth Analg. 2001;92:1594-600.

Brown SA, Goringe A, Fegan C, Davies SV, Giddings J, Whittaker JA, et al. Parenteral glutamine protects hepatic function during bone marrow transplantation. Bone Marrow Transpl. 1998;22:281-4.

Calder PC. Long-chain n-3 fatty acids and inflammation: potential application in surgical and trauma patients. Braz J Med Biol Res. 2003;36(4):433-46.

Campos ACL, Matias JEF, Malafaia O. Terapia nutricional pré-operatória. In: Waitzberg DL, editor. Dieta, nutrição e câncer. Rio de Janeiro: Atheneu; 2004. p. 543-8.

Carlson LE, Angen M, Cullum J, et al. High levels of untreated distress and fatigue in cancer patients. British Journal of Cancer. 2004;90;2297-304.

Carvalho WA, Vianna PTG, Braz JRC. Náuseas e vômitos em anestesia: fisiopatologia e tratamento. Rev Bras Anest. 1999;49.

Catalano G, Scarpati MDV, De Vita F, et al. The role of "bioelectrical impedance analysis" in the evaluation of the nutritional status of cancer patients. Adv Exp Med Biol. 1993;348:145-8.

Cederholm T, Jensen GL, Correia MITD, et al. GLIM criteria for the diagnosis of malnutrition – A consensus report from the global clinical nutrition community. Clin Nutr. 2018.

Cheney CL, Abson KG, Aker SN, et al. Body composition changes in marrow transplant recipients receiving total parenteral nutrition. Cancer. 1987;59:1515-9.

Cherwin CH. Gastrointestinal symptom representation in cancer symptom clusters: a synthesis of the literature. Oncol Nurs Forum. 2012;39(2):157-65.

Cohn SH, Gartenhaus W, Sawistky A, et al. Compartmental body composition of cancer patients with measurement of total body nitrogen, potassium and water. Metabolism. 1981;30:222-9.

Coppini LZ. Avaliação nutricional no paciente com câncer. In: Waitzberg DL, editor. Dieta, nutrição e câncer. Rio de Janeiro: Atheneu; 2004. p. 385-91.

Correa S. Administração da terapia nutricional em cuidados paliativos. Rev. Brasileira de Cancerologia. 2007;53:317-23.

Correia MI, Waitzberg DL. The impact of malnutrition on morbidity, mortality, length of hospital stay and costs evaluated through a multivariate model analysis. Clin Nutr. 2003;22:235-9.

Costa RGF, et al. Cancer cachexia induces morphological and inflammatory changes in the intestinal mucosa. Journal of Cachexia, Sarcopenia and Muscle. 2019. doi: 10.1002.

Crowther M, Avenell A, Culligan DJ. Systematic review and meta-analyses of studies of glutamine supplementation in haematopoietic stem cell transplantation. Bone Marrow Transpl. 2009;44:413-25.

Cruz-Jentoft AJ, Baeyens JP, Bauer JM, Boirie Y, Cederholm T, Landi F, et al. Sarcopenia: European consensus on definition and diagnosis: Report of the European Working Group on Sarcopenia in Older People. Age Ageing. 2010;39(4):412-23.

D'Angio G, Sinniah D, Meadows AT, et al. Pediatria oncológica prática. Rio de Janeiro: Revinter; 1998.

Darzy KH, Gleeson HK, Shalet SM. Growth and neuroendocrine consequences. In: Wallace H, Green D. Late effects of childhood cancer. London: Arnold; 2004. p. 189-211.

de Mattos LC, Filho LEA, Correa MITD. Princípios do manuseio farmacológico da anorexia e caquexia no câncer. In: Waitzberg DL. Dieta, nutrição e câncer. São Paulo: Atheneu; 2006. p. 353-6.

Delmore G. Assessment of nutritional status in cancer patients: widely neglected? Support Care Cancer. 1997;5:376-80.

Detsky AS, McLaughlin JR, Baker JP, et al. What is subjective global assessment of nutritional status? JPEN J Parenter Enteral Nutr. 1987;11:8-13.

Dev R, et al. The envolving Approach to management of cancer cachexia. Oncology. 2017;31(1):23-32.

Dev R, Wong A, Bruera E. The envolving approach to management of cancer cachexia. Oncology (Willston Park). 2017;31(1):23-32.

Dewys WD, Begg C, Lavin PT, et al. Prognostic effect of weight loss prior to chemotherapy in cancer patients. Eastern Cooperative Oncology Group. Am J Med. 1980;69:491-7.

Dhanapal R, Saraswathi T, Govind RN. Cancer cachexia. J Oral Maxillofac Pathol. 2011;15(3):257-60.

Diário Oficial da União (DOU). DOU de 13/03/2009, seção 1, página 102 [citado 2010 Abr. 13]. Disponível em: http://www.jusbrasil.com.br/diarios/539891/dou-secao-1-13-03-2009-pg-1.

Dougherty D, Bankhead R, Kushner R, et al. Nutrition care given new importance in JCAHO standards. Nutr Clin Pract. 1995;10:26-31.

Dupuis LL, Cook S, et al. Optimizing symptom control in children and adolescents with câncer. Pediatr Res. 2019. Epub 2019.

Dy GK, Adjei AA. Understanding, recognizing, and managing toxicities of targeted anticancer therapies. CA Cancer J Clin. 2013;63:249-79.

Eldridge B. Terapia nutricional para prevenção, tratamento e recuperação do câncer. In: Mahan LK, Escott-Stum PS. Krause: Alimentação, nutrição e dietoterapia. 11. ed. São Paulo: Roca; 2005. p. 952-99.

Elia M, Van Bokhorst-de van der Schueren MA, Garvey J, Goedhart A, Lundholm K, Nitenberg G, et al. Enteral (oral or tube administration) nutritional support and eicosapentaenoic acid in patients with cancer: a systematic review. Int J Oncol. 2006;28:5-23.

Erhola M, Toyokuni S, Okada K, Tanaka T, Hiai H, Ochi H, et al. Biomarker evidence of DNA oxidation in lung cancer patients: association of urinary 8-hydroxy-2'--deoxyguanosine excretion with radiotherapy, chemotherapy, and response to treatment. Febs Lett. 1997;409(2):287-91.

Evans WJ, Morley JE, Argilés J, Bales C, Baracos V, Guttridge D, et al. Cachexia: a new definition. Clin Nutr. 2008;27(6):793-9.

Fearon K, Strasser F, Anker SD, et al. Definition and classification of cancer cachexia: an international consensus. Lancet Oncol. 2011;12(5):489-495.

Fearon KC, Barber MD, Moses AG. The cancer cachexia syndrome. Surg Oncol Clin N Am. 2001;10:109-26.

Fearon KC, Voss AC, Hustead DS, Group CCS. Definition of cancer cachexia: effect of weight loss, reduced food intake, and systemic inflammation on functional status and prognosis. Am J Clin Nutr. 2006;83(6):1345-50.

Fearon KC. Cancer cachexia: developing multimodal therapy for a multidimensional problem. Eur J Cancer. 2008;44(8):1124-32.

Felekis D, et al. Effect of perioperative immuno-enhanced enteral nutrition on inflammatory response, nutritional status, and outcomes in head and neck cancer patients undergoing major surgery. Nutrition and cancer. 2010;62(8):1105-1112.

Fox KM, Brooks JM, Gandra SR, Markus R, Chiou CF. Estimation of cachexia among cancer patients based on four definitions. J Oncol. 2009;2009:693458.

Fred Hutchinson Cancer Research Center, BMT/PBSCT. Nutrition Care Criteria. Seatle, Washington, 1985.

Fredrix EW, Soeters PB, Wouters EF, et al. Effect of different tumor types on resting energy expenditure. Cancer Res. 1991;51:6138-41.

Gardner A, Mattiuzzi G, Faderl S, Borthakur G, Garcia-Manero G, Pierce S, et al. Randomized comparison of cooked and noncooked diets in patients undergoing remission induction therapy for acute myeloid leukemia. J Clin Oncol. 2008;26:5684-8.

Garófolo A, Nakamura CH. Terapia nutricional de pacientes com câncer infanto-juvenil submetidos a transplantes de células-tronco hematopoiéticas. Rev Bras de Cancerologia. 2018;64(3):373-381.

Gianotti L, Braga M, Nespoli L, et al. A randomized controlled trial of preoperative oral supplementation with a specialized diet in patients with gastrointestinal cancer. Gastroenterology. 2002;122:1763-70.

Gibbs J, Young RC, Smith GP. Cholecystokinin decreases food intake in rats. Journal of Comp Physiol Psychol. 1973;84:488-95.

Gibson J. Nutritional assessment: a laboratory manual. Oxford: Oxford University Press; 1993.

Ginani V, Araújo W. Gastronomia e dietas hospitalares. Nutrição em Pauta. 2002;49-52. Flandrin JL, Montanari M. História da alimentação. Tradução: Luciano Vieira Machado, Guilherme JF Teixeira. São Paulo: Editora Estação Liberdade, 1998.

Guimarães GC. Nutrição e câncer. Acta Oncologica Brasileira online. 2002. Disponível em: http://www.hcanc.org.br/acta/2002/acta02_2.html.

Gupta D, Lis CG, Dahlk SL, et al. Bioelectrical impedance phase angle as a prognostic indicator in advanced pancreatic cancer. Br J Nutr. 2004;92:957-62.

Haeman K, Cieslik M. Radiotherapy of head and neck cancers. Wiadomosci Lekarskie. 2008;61:135-8.

Harris JAB, FGA. A biometric study of basal metabolism in man. Carnegie Institute of Washington. 1919;297.

Health Quality Service. Instituto de Qualidade em Saúde. Norma 30.5.3 e Norma 30.8. London: Health Quality Services – King's Fund; 1997.

Hegazi RA, Hustead DS, Evans DC. Preoperative standard oral nutrition supplements vs immunonutrition: results of a systematic review and meta-analysis. Journal of the American College of Surgeons. 2014;219(5):1078-1087.

Heyland DK, Drover J. Does immunonutrition make an impact? It depends on the analysis. Crit Care Med. 2000;28:906-7.

Heyward VH, et al. Avaliação da composição corporal aplicada. São Paulo: Manole; 2000.

Inui A. Cancer anorexia-cachexia syndrome: current issues in research and management. CA Cancer J Clin. 2005;52:72-91.

Inui A. Transgenic approach to the study of body weight regulation. Pharmacol Rev. 2002;52:35-61.

Isenring EA, Bauer JD, Capra S. Nutrition support using the American Dietetic Association medical nutrition therapy protocol for radiation oncology patients improves dietary intake compared with standard practice. J Am Diet Assoc. 2007;107:404-12.

Isenring EA, Capra S, Bauer JD. Nutrition intervention is beneficial in oncology outpatients receiving radiotherapy to the gastrointestinal or head and neck area. Br J Cancer. 2004;91:447-52.

Izaola O, de Luis DA, Cuellar L, Terroba MC, Ventosa M, Martin T, et al. Influence of an immuno-enhanced formula in postsurgical ambulatory patients with head and neck cancer. Nutr Hosp. 2010;25(5):793-6.

Joint Commission on Accreditation of Health Care Organization. Avaliação de doentes e cuidados prestados aos doentes. 2. ed. Oakbrook, IL: Department of Publications of Joint Commission Resources; 2002.

Jorge AL. História e evolução da gastronomia hospitalar. Nutrição em Pauta 2005;6-14.

Jung HW, Kim JW, Kim JY, Kim SW, Yang HK, Lee JW, et al. Effect of muscle mass on toxicity and survival in patients with colon cancer undergoing adjuvant chemotherapy. Support Care Cancer. 2015;23(3):687-94.

Justino SR, Waitzberg DL. Gasto energético. In: Waitzberg DL, editor. Nutrição oral, enteral e parenteral na prática clínica. São Paulo: Atheneu; 2000.

Justino SR, Waitzberg LD. Terapia nutricional no TCTH. In: Waitzberg LD. Dieta, nutrição e câncer. 2. ed. rev. São Paulo: Atheneu; 2006. p. 608-17.

Karra E, Chandarana K, Batterham R. The role of peptide YY in appetite regulation and obesity. J Physiol. 2009;587.1:19-25.

Khalid U, McGough C, Hackett C, Blake P, Harrington KJ, Khoo VS, et al. A modified inflammatory bowel disease questionnaire and the Vaizey Incontinence questionnaire are more sensitive measures of acute gastrointestinal toxicity during pelvic radiotherapy than RTOG grading. Int J Radiat Oncol Biol Phys. 2006;64:1432-41.

Klein S, Kinney J, Jeejeebhoy K, et al. Nutrition support in clinical practice: review of published data and recommendations for future research directions. National Institutes of Health, American Society for Parenteral and Enteral Nutrition, and American Society for Clinical Nutrition. JPEN J Parenter Enteral Nutr. 1997;21:133-56.

Klek S, Kulig J, Sierzega M, et al. The impact of immunostimulating nutrition on infectious complications after upper gastrointestinal surgery: a prospective, randomized, clinical trial. Ann Surg. 2008;248:212-20.

Kondrup J, Allison SP, Elia M, et al. ESPEN guidelines for nutrition screening 2002. Clin Nutr. 2003;22:415-21.

Kondrup J, Johansen N, Plum LM, et al. Incidence of nutritional risk and causes of inadequate nutritional care in hospitals. Clin Nutr. 2002;21:461-8.

Kondrup J, Johansen N, Plum LM, et al. Incidence of nutritional risk and causes of inadequate nutritional care in hospitals. Clin Nutr. 2002;21:461-8.

Kondrup J, Rasmussen HH, Hamberg O, Stanga Z, ad hoc ESPEN Working Group. Nutrition risk screening (NRS 2002): a new method based on an analysis of controlled clinical trials. Clin Nutr. 2003;22:321-6.

Kondrup J. Can food intake in hospitals be improved? Clin Nutr. 2001;20:153-60.

Korbonits M, Goldstone AP, Gueoriev M, et al. Ghrelin – a hormone with multiple functions. Front Nouroendocrinol. 2004;25:27-8.

Kruizenga HM, Van Tulder MW, Seidell JC, et al. Effectiveness and costeffectiveness of early screening and treatment of malnourished patients. Am J Clin Nutr. 2005;82:1082-9.

Kudsk KA. Immunonutrition in surgery and critical care. Annu Rev Nutr. 2006;26:463-79.

Lassen KO, Olsen J, Grinderslev E, et al. Nutritional care of medical inpatients: a health technology assessment. BMC Health Serv Res. 2006;6,7.

Laviano A, Cangiano C, Preziosa I, et al. Serotoninergic block in the ventromedial nucleus of hypotalamus improves food intake in anoretic tumor bearing rats. Adv Exp Med Biol. 2005;398:551-3.

Laviano A, Meguid MM, Inui A, Muscaritoli M, Rossi-Fanelli F. Therapy insight: Cancer anorexia-cachexia syndrome-when all you can eat is yourself. Nat Clin Pract Oncol. 2005;2(3):158-65.

Leal MLMS. A história da gastronomia. Rio de Janeiro: Editora Senac Nacional; 1998.

Leśniak W, Bała M, Jaeschke R, et al. Effects of megestrol acetate in patients with cancer anorexiacachexia syndrome – a systematic review and metaanalysis. Pol Arch Med Wewn. 2008;118(11):636-44.

Liddle RA, Goldfine ID, Rosen MS, et al. Cholecystokinin bioactivity in human plasma. Molecular forms, responses to feeding, and relationship to gallbladder contraction. J Clin Invest. 1985;75:1144-52.

Ligthart-Melis GC, Weijs PJ, te Boveldt ND, Buskermolen S, Earthman CP, Verheul HM, et al. Dietician-delivered intensive nutritional support is associated with a decrease in severe postoperative complications after surgery in patients with esophageal cancer. Dis Esophagus. 2013;26:587-93.

Lima SCTC. A gastronomia hospitalar no desenvolvimento do cardápio de pacientes com câncer. Trabalho apresentado no formato de pôster no XVIII Congresso Brasileiro de Nutrição Parenteral e Enteral, VI Congresso Brasileiro de Nutrição Clínica e I Congresso Brasileiro de Gastronomia Hospitalar. 29 de novembro a 2 de dezembro/2009; Natal, RN.

Lima SCTC. Humanização e tecnologia no planejamento e gestão do serviço de nutrição e dietética do Instituto do Câncer do Estado de São Paulo. Trabalho apresentado no formato de pôster no Congresso Humanização da Saúde em Ação. 9-11 de julho/2009; São Paulo, SP.

Lobo R. Comida de bebê – uma introdução à comida de verdade. São Paulo: Editora Senac São Paulo; 2017.

Lopes LF, Bianchi A. Os efeitos tardios do tratamento do câncer infantil. In: Camargo B. Pediatria oncológica. São Paulo: Lemar; 2000. p. 281-91.

Marks DL, Butler AA, Turner R, et al. Differential role of melanocortin receptor subtypes in cachexia. Endocrinology. 2003;144:1513-23.

Martinez S, Assis MAA, Villar MH, et al. Nutrição e gastronomia valorizando a preparação dos alimentos. Nutrição em Pauta. 2000;14-8.

Massicotte MH, Borget I, Broutin S, Baracos VE, Leboulleux S, Baudin E, et al. Body composition variation and impact of low skeletal muscle mass in patients with advanced medullary thyroid carcinoma treated with vandetanib: results from a placebo-controlled study. J Clin Endocrinol Metab. 2013;98:2401-8.

Mayo KE, Milner JL, Bataille D, et al. International Union of Pharmacology. XXXV. The Glucagon receptor family. Phamacol Reviews. 2003;55:167-94.

Mc Clave SA, et al. Guidelines for the Provision and assessment of nutrition support therapy in the adult critically Ill patient JPEN. 2016;40(2):159-211.

Mc Clave SA, Martindale RG, Vanek VW, McCarthy M, Roberts P, Taylor B, et al. A.S.P.E.N. Board of Directors; and the American College of Critical Care Medicine. Guidelines for the provision and assessment of nutrition support therapy in the adult critically Ill patient: Society of Critical Care Medicine (SCCM) and American Society for Parenteral and Enteral Nutrition (A.S.P.E.N.). JPEN. 2009;33:227-316.

McCann UD, Yuan J, Hatzidimitriou G, et al. Selective serotonin reuptake inhibitors dissociate fenfluramine's anorectic and neurotoxic effects: importance of dose, species and drug. J Pharmacol Exp Ther. 1997;281:1487-98.

McClave SA, Taylor BE, Martindale RG, Warren MM, Johnson DR, Braunschweig C, et al. and the Society of Critical Care Medicine and the American Society for Parenteral and Enteral Nutrition. Guidelines for the Provision and Assessment of Nutrition Support Therapy in the Adult Critically Ill Patient: Society of Critical Care Medicine (SCCM) and American Society for Parenteral and Enteral Nutrition (A.S.P.E.N.). Journal of Parenteral and Enteral Nutrition. 2016;40(2):159-211.

McLaughlin BT, Gokhale AS, Shuai Y, et al. Management of patients treated with chemoradiotherapy for head and neck cancer without prophylactic feeding tubes: the University of Pittsburgh experience. Laryngoscope. 2010;120:71-5.

Merks DL, Cone RD. The role of the melanocortin-3 receptor in cachexia. Ann N Y Acad Sci. 2003;994:258-66.

Meuric J, Besnard I and the working group. SFNEP Oncology nutrition guidelines: when should individualized dietetic counselling be proposed? Nutr Clin Metab. 2012;26:197-218.

Micromedex. Healthcare series. Greenwood Village: Thomson Micromedex; 2010. Disponível em: http://www.micromedex.com/products/drugdex. Acesso em: 2010 Apr 27.

Ministério da Saúde (BR). INCA – Instituto Nacional de Câncer José Alencar Gomes da Silva. Câncer na criança e no adolescente no Brasil: dados dos registros de base populacional e de mortalidade. Rio de Janeiro: INCA, 2008.

Ministério da Saúde (BR). Instituto Nacional de Câncer. Consenso nacional de nutrição oncológica. Instituto Nacional de Câncer. Rio de Janeiro: INCA, 2009.

Ministério da Saúde (BR). Instituto Nacional de Câncer. Consenso nacional de nutrição oncológica. Instituto Nacional de Câncer. Rio de Janeiro: INCA, 2009.

Ministério da Saúde (BR). Programa Nacional de Humanização da Assistência Hospitalar. Brasília, DF: 2000.

Ministério da Saúde (BR). Secretaria de Atenção à Saúde. Departamento de Atenção Especializada e Temática. Protocolo de diagnóstico precoce para oncologia pediátrica. Ministério da Saúde. Brasília: Ministério da Saúde, 2017.

Ministério da Saúde (BR). Secretaria de Atenção à Saúde. Instituto Nacional de Câncer. Coordenação de Prevenção e Vigilância de Câncer. Estimativas 2010: incidência de Câncer no Brasil. Rio de Janeiro: INCA, 2009.

Ministério da Saúde (BR). Secretaria de Atenção à Saúde. Portaria n º 62 de 11/03/2009. Institui a Política Nacional de Assistência Oncológica e Regulamenta a Assistência de Alta complexidade na Rede de Atenção Oncológica. Brasília: Ministério da Saúde.

Monteiro RZ. Cozinhas profissionais. São Paulo: Editora Senac São Paulo; 2013.

Montejo JC, Zarazaga A, Lopez-Martinez J, et al. Immunonutrition in the intensive care unit. A systematic review and consensus statement. Clin Nutr. 2003;22:221-33.

Moody K, Finlay J, Mancuso C, Charlson M. Feasibility and safety of a pilot randomized trial of infection rate: neutropenic diet versus standard food safety guidelines. J Pediatr Hematol Oncol. 2006;28:126-33.

Mora GE, Moschella F, et al. Dieta, estado nutricional y riesgo de câncer. Arch venez pueric pediatr. 2014;77(4):202-209.

Morley JE. Calories and cachexia. Curr Opin Clin Nutr Metab Care. 2009;12:607-10.

Morton RP, Crowder VL, Mawdsley R, et al. Elective gastrostomy, nutritional status and quality of life in advanced head and neck cancer patients receiving chemoradiotherapy. ANZ J Surg. 2009;79:713-8.

Mueller SA, Mayer C, Bojaxhiu B, Aeberhard C, Schuetz P, Stanga Z, et al. Effect of preoperative immunonutrition on complications after salvage surgery in head and neck cancer. J Otolaryngol Head Neck Surg. 2019;48(1):25.

Muscaratoli M, Grieco G, Capria S, et al. Nutritional and metabolic support in patients undergoing bone marrow transplantation. American Journal of Clinical Nutrition. 2002;75:183-90.

Muscaritoli M, Anker SD, Argilés J, Aversa Z, Bauer JM, Biolo G, et al. Consensus definition of sarcopenia, cachexia and pre-cachexia: joint document elaborated by Special Interest Groups (SIG) "cachexia-anorexia in chronic wasting diseases" and "nutrition in geriatrics". Clin Nutr. 2010;29(2):154-9.

Nandi J, Meguid MM, Inui A, et al. Central mechanisms involved with catabolism. Curr Opin Clin Nutr Metab Care. 2002;5:407-18.

Nelson K, Walsh D, Deeter P, et al. A phase II study of delta-9-tetrahydrocannabinol for appetite stimulation in cancer-associated anorexia. J Palliat Care. 1994;10:14-8.

Neto JAS, Scaldaferri PM. Melatonina e câncer – revisão da literatura. Rev Bras Cancerol. 2005;49-58.

Neugut AI, Matasar M, Wang X, McBride R, Jacobson JS, Tsai WY, et al. Duration of adjuvant chemotherapy for colon cancer and survival among the elderly. J Clin Oncol. 2006;24(15):2368-75.

Nicolini A, Ferrari P, Masoni MC, Fini M, Pagani S, Giampietro O, et al. Malnutrition, anorexia and cachexia in cancer patients: A mini-review on pathogenesis and treatment. Biomed Pharmacother. 2013;67(8):807-17.

Nitenberg G, Raynard B. Nutritional support of the cancer patient: issues and dilemmas. Crit Rev Oncol Hematol. 2000;34:137-68.

O'Callaghan G, Beale RJ. The role of immune-enhancing diets in the management of perioperative patients. Crit Care Resusc. 2003;5:277-83.

O'Gorman P, McMillan DC, McArdle CS. Impact of weight loss, appetite, and the inflammatory response on quality of life in gastrointestinal cancer patients. Nutr Cancer. 1998;32:76-80.

Ochoa JB, Makarenkova V, Bansal V. A rational use of immune enhancing diets: when should we use dietary arginine supplementation? Nutr Clin Pract. 2004;19(3):216-225.

Ogama N, Suzuki S, Umeshita K, et al. Appetite and adverse effects associated with radiation therapy in patients with head and neck cancer. Eur J Oncol Nur. 2010;14:3-10.

Ottery FD. Cancer cachexia: prevention, early diagnosis and mangement. Cancer Practice. 1994;2:123-31.

Ottery FD. Definition of standardized nutritional assessment and interventional pathways in oncology. Nutrition. 1996;12(1):S15-9.

Ottery FD. Definition of standardized nutritional assessment andinterventional pathways in oncology. Nutrition. 1996;12:S15-9.

Ottery FD. Nutritional oncology: a proactive, integrated approach to the cancer patient. In: Shikora SABGL, editor. Nutritional support: theory and therapeutics. New York: Chapman & Hall Series in Clinical Nutrition; 1997. p. 305-409.

Ozorio GA, Barão K, Forones NM. Cachexia stage, patient--generated subjective global assessment, phase angle, and handgrip strength in patients with gastrointestinal cancer. Nutr Cancer. 2017;69(5):772-9.

Ozorio GA, et al. Appetite assessment of hospitalized cancer patients in Brazil – A validation study. Clinics [online]. 2019;74:e1257. Epub Oct 14, 2019. ISSN 1807-5932.

Pagotto V, Santos KF, Malaquias SG, et al. Circunferência da panturrilha: validação clínica para avaliação de massa muscular em idosos. Rev Bras Enferm. 2018;71(2):343-50.

Persson C, Glimelius B. The relevance of weight loss for survival and quality of life in patients with advanced gastrointestinal cancer treated with palliative chemotherapy. Anticancer Res. 2002;22:3661-8.

Pinho NB, Pacheco SA, Baluz KG, et al. Manual de nutrição oncológica – bases clínicas. São Paulo: Atheneu; 2004.

Popovic PJ, Zeh HJ 3rd, Ochoa JB. Arginine and immunity. J Nutr. 2007;137(6)2:1681S-1686S.

Porporato PE. Understanding cachexia as a cancer metabolism syndrome. Oncogenesis. 2016;5:200.

Prado CM, Baracos VE, McCargar LJ, Mourtzakis M, Mulder KE, Reiman T, et al. Body composition as an independent determinant of 5-fluorouracil based chemotherapy toxicity. Clin Cancer Res. 2007;13:3264-8.

Prado CM, Lieffers JR, McCargar LJ, Reiman T, Sawyer MB, Martin L, et al. Prevalence and clinical implications of sarcopenic obesity in patients with solid tumours of the respiratory and gastrointestinal tracts: a population--based study. Lancet Oncol. 2008;9(7):629-35.

Prockmann S, Freitas AHR, Ferreira MG, Vieira FGK, Salles RK. Evaluation of diet acceptance by patients with haematological cancer during chemotherapeutic treatment. Nutr Hosp. 2015;32(2):779-84.

Raslan M, Gonzalez MC, Dias MCG, et al. Aplicabilidade dos métodos de triagem nutricional no paciente hospitalizado. Rev Nutr. 2008;21:553-61.

Raslan M, Gonzalez MC, Dias MCG, et al. Comparison of nutritional risk screening tools for predicting clinical outcomes in hospitalized patients. Nutrition. 2009. DOI: 10.1016/j.nut.2009.07.010.

Ravasco P, et al. Cancer wasting and quality of life react to early individualized nutritional counseling! Clin Nutr. 2006;26:7-15.

Ravasco P, Grillo IM, Camilo M. Cancer wasting and quality of life react to early individualized nutritional counselling. Clin Nutr. 2007;26:7-15.

Ravasco P, Monteiro-Grillo I, Vidal PM, et al. Impact of nutrition on outcome: a prospective randomized controlled trial in patients with head and neck cancer undergoing radiotherapy. Head & Neck. 2005;27:659-68.

Ravasco P, Monteiro-Grillo I, Vidal PM, et al. Nutritional deterioration in cancer: the role of disease and diet. Clin Oncol (R Coll Radiol). 2003;15:443-50.

Ravasco P, Monteiro-Grillo I, Vidal PM, et al. Qualidade de vida em doentes com cancro gastrintestinal. Qual o impacto da nutrição? Acta Med Port. 2006;19:189-96.

Ravasco P. Aspects of taste and compliance in patients with cancer. Eur J. Oncol Nursing. 2005;84-91.

Richter MF, Iago L. Talidomida, angiogênese e câncer: uma nova esperança como agente antitumoral? 2005.

Rivadeneira DE, Evoy D, Fahey TJ 3rd, et al. Nutritional support of the cancer patient. CA Cancer J Clin. 1998;48:69-80.

Roberto TS, Magnoni D, et al. Gastronomia hospitalar no conceito do comfort food. São Paulo: Livraria Balieiro; 2013.

Rosenfeld RS. Cuidados nutricionais no paciente terminal. In: Waitzberg DL. Dieta, nutrição e câncer. São Paulo: Atheneu; 2006. p. 626-9.

Ross PJ, Ashley S, Norton A, et al. Do patients with weight loss have a worse outcome when undergoing chemotherapy for lung cancers? Br J Cancer. 2004;90:1905-11.

Ruiz-Garcia V, López-Briz E, Sanchis RC, Perales JLG, Bort-Marti S. Megestrol acetate fortreatment of anorexia-cachexia syndrome. Cochrane Database of Systematic Reviews. 2013;(3):1-193.

Ruiz-García V, López-Briz E, Carbonell-Sanchis R, Bort-Martí S, Gonzálvez-Perales JL. Megestrol acetate for cachexia–anorexia syndrome. A systematic review. J Cachexia Sarcopenia Muscle. 2018;9(3):444-452.

Rypkema G, Adang E, Dicke H, et al. Cost-effectiveness of an interdisciplinary intervention in geriatric inpatients to prevent malnutrition. J Nutr. 2003;8:122-7.

Sarhill N, Mahmoud FA, Christie R, Tahir A. Assessment of nutritional status and fluid deficits in advanced cancer. Am J Hosp Palliat Care. 2003;20(6):465-73.

Sato K, Kamata R. Quantitative examination of taste deficiency due to radiation therapy. Rad Med. 1984;2:61-70.

Savarin B. A fisiologia do gosto. 2. ed. São Paulo: Companhia das Letras; 1995.

Schindler A, Denaro N, Russi EG, Pizzorni N, Bossi P, Merlotti A, et al. Dysphagia in head and neck cancer patients treated with radiotherapy and systemic therapies: literature review and consensus. Crit Rev Oncol Hematol. 2015;96:372-84.

Schroder O, Hoepffner N, Stein J. Enteral nutrition by endoscopic means; I. Techniques, indications, types of enteral feed. Z Gastroenterol. 2004;42:1385-92.

Schwartz MW, Woods SC, Porte D Jr, et al. Central nervous system controlo f food intake. Nature. 2000;404:661-71.

Silva MPN. Anorexia-cachexia syndrome in cancer patients. Revisão de Literatura. 2005.

Smith LC, Mullen JL. Nutritional assessment and indications for nutritional support. Surg Clin North Am. 1991;71:449-57.

Sonti G, Ilyin SE, Plata-Salamán CR. Anorexia induced by cytokine interactions at pathophysiological concentrations. Am J Physiol. 2006;271:1349-402.

Staal-van den Brekel AJ, Dentener MA, Schols AM, et al. Increased resting energy expenditure and weight loss are related to a systemic inflammatory response in lung cancer patients. J Clin Oncol. 1995;13:2600-5.

Staun M, et al. ESPEN Guidelines on Parenteral Nutrition: home parenteral nutrition (HPN) in adult patients. Clin Nutr. 2009;28:467-79. Epub 2009 May 22.

Strasser F. Eating-related disorders in patients with advanced cancer. Support Care Cancer. 2003;11:11-20.

Tomblyn M, Chiller T, Einsele H, Gress R, Sepkowitz K, Storek J, et al., Center for International Blood and Marrow Research, National Marrow Donor program, European Blood and Marrow Transplant Group, American Society of Blood and Marrow Transplantation, Canadian Blood and Marrow Transplant Group, Infectious Diseases Society of America, Society for healthcare Epidemiology of America, Association of Medical microbiology and Infectious Disease Canada, Centers for Disease Control and Prevention. Guidelines for preventing infectious complications among hematopoietic cell transplantation recipients: a global perspective. Biol Blood Marrow Transpl. 2009;15:1143-238.

Trifilio S, Helenowski I, Giel M, Gobel B, Pi J, Greenberg D, et al. Questioning the role of a neutropenic diet following hematopoetic stem cell transplantation. Biol Blood Marrow Transpl. 2012;18:1385-90.

Tschop M, Lui ZW, Andrews ZB, et al. Ghrelin modulates the activity and synaptic input organization of midbrain dopamine neurons while promoting appetite. J Clin Invest. 2006;116:3229-39.

Uderzo C, Rebora P, Marrocco E, Varotto S, Cichello F, Bonetti M, et al. Glutamine-enriched nutrition does not reduce mucosal morbidity or complications after stem-cell transplantation for childhood malignancies: a prospective randomized study. Transplantation. 2011;91:1321-5.

van Dalen EC, Mank A, Leclercq E, Mulder RL, Davies M, Kersten MJ, et al. Low bacterial diet versus control diet to prevent infection in cancer patients treated with chemotherapy causing episodes of neutropenia. Cochrane Database Syst Rev. 2016;4:CD006247.

Villar H. Nutrição, técnica dietética e gastronomia. Nutrição em Pauta. 1998;16-8.

Waitzberg DL, Caiaffa WT, Correia MI. Hospital malnutrition: the Brazilian National Survey (IBRANUTRI): a study of 4000 patients. Nutrition. 2001;17:573-80.

Waitzberg DL, De Nardi L, Ravacci G, et al. Síndrome da anorexia e caquexia em câncer: abordagem terapêutica. In: Waitzberg DL. Dieta, nutrição e câncer. São Paulo: Atheneu; 2006. p. 334-52.

Waitzberg DL, et al. Consenso brasileiro de caquexia/anorexia. Revista brasileira de cuidados paliativos. 2011.

Waitzberg DL, et al. Nutrição oral, enteral e parenteral na prática clínica. São Paulo: Atheneu; 2017.

Waitzberg DL, Pinto Jr PE, Cecconello I. Indicação, formulação e monitorização em nutrição parenteral central e periférica. In: Waitzberg DL, editor. Nutrição oral, enteral e parenteral na prática clínica. São Paulo: Atheneu; 2001. p. 735-51.

Waitzberg DL, Saito H, Plank LD, et al. Postsurgical infections are reduced with specialized nutrition support. World J Surg. 2006;30:1592-604.

Waitzberg DLA, Torrinhas RSMM. Incidência da desnutrição em câncer. In: Waitzberg DL, editor. Dieta, nutrição e câncer. São Paulo: Atheneu; 2004. p. 269-76.

Walker A, Caroline NL. Introduction to palliative care. In: Walker A, Caroline NL. Handbook of palliative care in cancer. 2. ed. USA: Butterworth Heinemann; 2000. p. xvii-xxvii.

Wang W, Danielsson A, Svanberg E, et al. Lack of effects by tricyclic antidepressant and serotonin inhibitors on anorexia in MCG 101 tumor-bearing mice with eicosanoid-related cachexia. Nutrition. 2003;19:47-53.

Wank AS. Cholecystokinin receptors. Am J Physiol. 1995;269:628-46.

Wansing B, Cheney MM, Chan N. Exploring comfort foods preferences across age and gender. Physiology & Behavior. 2003:739-47.

Weekes CE, Spiro A, Baldwin C, et al. A review of the evidence for the impact of improving nutritional care on nutritional and clinical outcomes and cost. J Hum Nutr Diet. 2009;22:324-35.

Weidmer P, Nogueiras R, Broglio F, et al. Ghrelin, obesity and diabetes. Nat Clin Pract Endocrinol Metab. 2007;3:705-12.

Weimann A, Braga M, Harsanyi L, et al. ESPEN Guidelines on Enteral Nutrition: Surgery including organ transplantation. Clin Nutr. 2006;25:224-44.

Wilmore DW, Schloerb PR, Ziegler TR. Glutamine in the support of patients following bone marrow transplantation. Curr Opin Clin Nutr Metab Care. 1999;2:323-7.

Wilson MMG, Thomas DR, Rubenstein LZ, et al. Appetite assessment: simple appetite questionnaire predicts weight loss in community-dwelling adults and nursing home residents. Am J Clin Nutr. 2005;82:1074-81.

Woods SC, Seeley RJ, Porte Jr D, et al. Signals that regulate food intake and energy homeostasis. Science. 1998;280:1378-83.

Xiao Q, Boushey RP, Drucker DJ, et al. Secretion of the intestinotropic hormone glucagonlike peptide 2 is differentially regulated by nutrients in humans. Gastroenterol. 1999;117:99-105.

Yang L, Scott K, Hyun J, et al. Role of dorsomedial hypotalamic NPY in modulating food intake and energy balance. J Neurosci. 2009;29:179-90.

Zhang B, Najarali Z, Ruo L, Alhusaini A, Solis N, Valencia M, et al. Effect of perioperative nutritional supplementation on postoperative complications-systematic review and meta-analysis. J Gastrointest Surg. 2019;23(8):1682-1693.

Ziegler TR, Young LS, Benfell K, Scheltinga M, Hortos K, Bye R, et al. Clinical and metabolic efficacy of glutamine-supplemented parenteral nutrition after bone marrow transplantation. A randomized, double-blind, controlled study. Ann Intern Med. 1992;116:821-8.

# Disfunção Sexual Masculina no Paciente Oncológico

Bruno Chies Gouveia Nacimento
Miguel Srougi
José Cury (*in memoriam*)

## DESTAQUES

- As **disfunções sexuais em pacientes oncológicos são comuns**, impactantes e, eventualmente, duradouras. O conhecimento a respeito delas permite um suporte atento à qualidade de vida desses pacientes.
- Existem **diversos tratamentos apropriados para o manejo das disfunções sexuais**, desde medidas comportamentais, medicamentosas até cirúrgicas. O tratamento da disfunção erétil melhora sua função no peri e pós-operatório, podendo ainda exercer um efeito benéfico em preservar a estrutura peniana (corpos cavernosos) e otimizar a recuperação erétil a longo prazo.
- Algumas disfunções sexuais pós-prostatectomia menos discutidas como a **anejaculação**, a **disorgasmia** e a **climactúria**, são geralmente negligenciadas apesar de relativamente comuns e impactantes.

## INTRODUÇÃO

A Oncologia foi foco de grande atenção dentro da Medicina nas últimas décadas, atraindo investimentos e avanços que proporcionaram uma melhora expressiva das taxas de cura e sobrevida da maioria dos tumores. Dentro desta nova realidade, a qualidade de vida dos pacientes após o tratamento oncológico ganhou extrema importância, incluindo um olhar atento para a vida sexual destes indivíduos.[1,2]

Na Urologia, talvez pelo grande impacto sexual vindo do tratamento de neoplasias pélvicas bem como por ser a área de estudo das disfunções sexuais masculinas, vem crescendo nosso entendimento sobre as particularidades e demandas desta população, em especial homens submetidos ao tratamento do câncer de próstata. Por sua alta prevalência e impacto social, o diagnóstico e o manejo das disfunções sexuais masculinas (*Manual diagnóstico e estatístico de transtornos mentais* (DSM)) em homens pós-tratamento do câncer de próstata (CaP) serão o foco deste capítulo.

## EPIDEMIOLOGIA/RELEVÂNCIA

O câncer de próstata é o tumor mais comum em homens brasileiros, excluindo-se o tumor de pele não melanoma, apresentando mais de 60 mil casos em 2012, uma incidência de até 78 novos casos por 100 mil habitantes em regiões do Brasil.[3] Felizmente, o avanço vivenciado pela Oncologia, de maneira geral, também se fez presente no tratamento desta patologia, proporcionando níveis de sobrevida em 5 anos próximos de 98% em 2016 e resultando em um grande número de homens sobreviventes do CaP. [4]

Estimava-se que, em 2019, nos Estados Unidos, existiam mais de 3,5 milhões de homens sobreviventes do CaP, e uma projeção realizada previa que este número atingiria mais de 5 milhões até 2030[5] (Figura 100.1).

Essa legião de homens certamente foi submetida a uma variedade de combinações terapêuticas envolvendo principalmente prostatectomia radical, radioterapia e/ou o bloqueio hormonal; todas com potenciais efeitos deletérios e duradouros na vida sexual desses homens, desde o início, quando não assistidos. A Tabela 100.1 mostra os resultados abreviados de um estudo escandinavo com mais de 1.700 homens sobreviventes do CAp que responderam uma pergunta simples sobre ter ou não vivenciado problemas relacionados à função erétil ou orgásmica após o tratamento.[6] Mesmo com um possível viés por sua subjetividade e por não utilizar instrumentos validados, fica claro que todas essas modalidades terapêuticas têm potencialmente grande impacto na vida sexual.[6] Pacientes com disfunção sexual pós-tratamento oncológico reportam senso de perda, impacto na autoimagem, redução do senso de masculinidade, entre outros.[7]

Entre as disfunções sexuais mais comuns advindas dessas três modalidades de tratamento, destacam-se: a disfunção erétil (DE); a anejaculação; a disorgasmia;

### Tabela 100.1. Problemas com ereção e orgasmo por grupo de tratamento

| VARIÁVEL | HORM. N (%) | RAD. N (%) | PR. N (%) |
|---|---|---|---|
| **PROBLEMAS DE EREÇÃO** | | | |
| Concorda | 734 (89%) | 179 (84%) | 471 (92%) |
| Discorda | 36 (4%) | 25 (12%) | 25 (5%) |
| Não sabe | 57 (7%) | 8 (4%) | 16 (3%) |
| **PROBLEMAS NO ORGASMO (CLÍMAX)** | | | |
| Concorda | 657 (81%) | 167 (78%) | 364 (72%) |
| Discorda | 68 (8%) | 32 (15%) | 114 (22%) |
| Não sabe | 87 (11%) | 14 (7%) | 29 (6%) |

Horm: deprivação androgênica; PR: prostatectomia radical; RAD: radioterapia.

Fonte: Adaptada de Martin Hald G, Dahl Pind M, Borre M, Lange T, 2018.

e a climactúria. Também para os propósitos deste capítulo, aprofundar-nos-emos na discussão dessas disfunções nos homens submetidos ao tratamento cirúrgico.

## DISFUNÇÃO ERÉTIL (DE)

Os índices de DE pós-prostatectomia descritos na literatura variam entre 10% e 90%.[8] Essa alta variabilidade é justificada por estudos incluindo populações heterogêneas (diferenças em faixa etária, função erétil pré-operatória), com cirurgias distintas (com ou sem

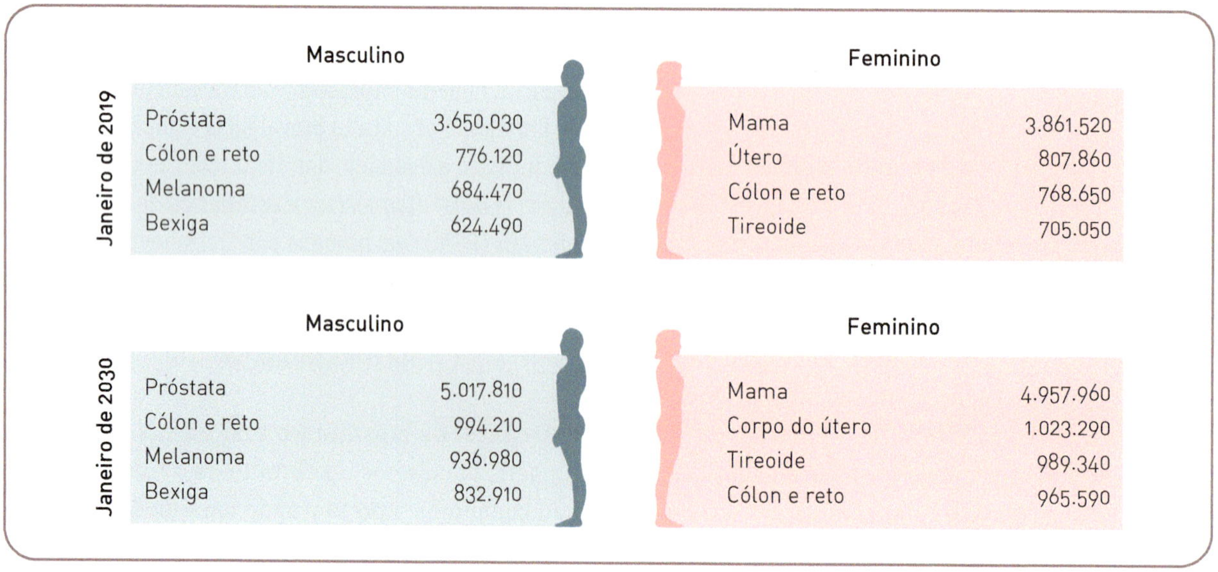

**Janeiro de 2019**

| Masculino | | Feminino | |
|---|---|---|---|
| Próstata | 3.650.030 | Mama | 3.861.520 |
| Cólon e reto | 776.120 | Útero | 807.860 |
| Melanoma | 684.470 | Cólon e reto | 768.650 |
| Bexiga | 624.490 | Tireoide | 705.050 |

**Janeiro de 2030**

| Masculino | | Feminino | |
|---|---|---|---|
| Próstata | 5.017.810 | Mama | 4.957.960 |
| Cólon e reto | 994.210 | Corpo do útero | 1.023.290 |
| Melanoma | 936.980 | Tireoide | 989.340 |
| Bexiga | 832.910 | Cólon e reto | 965.590 |

**FIGURA 100.1** – Número estimado de sobreviventes do câncer nos Estados Unidos de acordo com tipo de tumor.

Fonte: Desenvolvida pela autoria.

preservação do feixe neurovascular e realizadas por cirurgiões com mais ou menos experiência) e que foram assistidas e acompanhadas de maneira diferente. Números vindos de metanálises e, portanto, mais representativos da vida real apontam para uma taxa de recuperação da função erétil ao redor de 60%.[9] Esse ainda elevado índice de DE resulta de uma série de consequências diretas e indiretas da cirurgia, incluindo a possiblidade de lesão arterial, de lesão do nervo cavernoso (parcial ou total, uni ou bilateral) e, com o tempo, pela atrofia/colagenalização da musculatura lisa do corpo cavernoso, cujo relaxamento é um evento fundamental para o aprisionamento do sangue dentro dos corpos cavernosos proporcionando boa rigidez. É evidente, no entanto, que diferentes fatores influenciam as chances individuais de recuperação, com destaque na literatura para idade, função erétil pré-operatória, o *status* de preservação do feixe neurovascular (FNV) e a presença de comorbidades.[10]

Os estudos da cronologia da recuperação da função erétil após cirurgias pélvicas radicais nos demostram que a maior parte das recuperações ocorre nos primeiros 2 anos, embora possa ocorrer uma melhora em menores proporções até o 4° ano.[8,10,11] O marco dos dois anos guarda um paralelo importante com o tempo de recuperação da neuropraxia, estado comum de inatividade neuronal temporária mesmo em casos com preservação dos feixes neurovasculares, uma vez que, para isso, é necessária sua mobilização. Nesse período de pelo menos 2 anos, portanto, esperamos uma redução expressiva das ereções de maneira geral (sexuais, noturnas e matinais), por uma dificuldade de início do estímulo erétil.[12]

Uma preocupação nesta população, no entanto, é com a saúde do tecido cavernoso após longos períodos de pouca ou nenhuma ativação. Nehra *et al.*[13] propuseram que a ereção é um processo saudável para a preservação da integridade estrutural peniana, promovendo oxigenação, relaxamento e contrarregulação de agentes pró-fibróticos como o TGF-beta. Neste mesmo estudo, os autores também demonstraram uma correlação entre a estrutura dos corpos cavernosos e parâmetros radiológicos de DE, com piores índices para maior porcentagem de colágeno e menores de células musculares lisas (Figura 100.2).[13] A alta porcentagem de colágeno compromete o relaxamento do tecido trabecular, impedindo a ativação do sistema veno-oclusivo. Clinicamente, este cenário é compatível com quadros de DE severa e refratária a medidas clínicas.[13] Na população de homens submetidos à prostatectomia radical, Iacono *et al.* demonstraram, com biópsias dos corpos cavernosos, um aumento na porcentagem de colágeno já presente após 2 meses da cirurgia, piorando com 1 ano.[14]

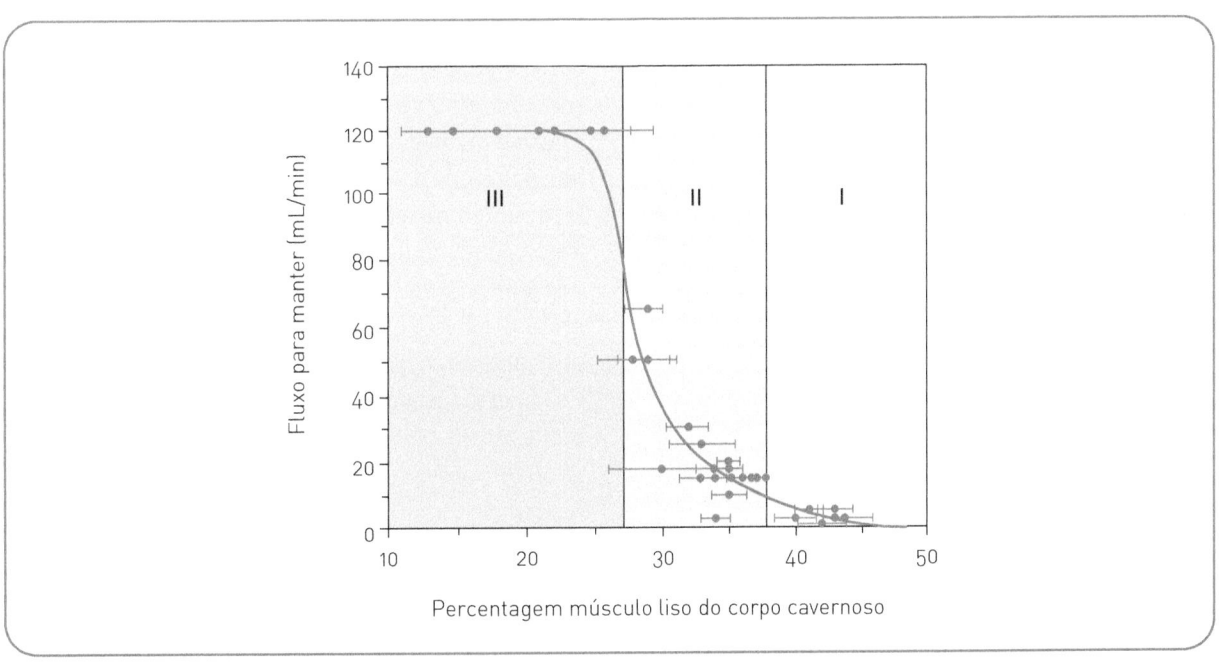

FIGURA 100.2 – Aumento do fluxo de soro fisiológico necessário para manter uma boa rigidez conforme cai a porcentagem de célula muscular lisa na estrutura dos corpos cavernosos.

Fonte: Adaptada de Nehra A *et al.*, 1996.

Desta forma, a reabilitação peniana visa à preservação estrutural dos corpos cavernosos e, consequentemente, pretende otimizar as chances de preservação/recuperação da função erétil. O termo, no entanto, traduz o uso de qualquer estratégia medicamentosa com esse fim, sem definir seus detalhes que podem incluir combinações diversas de dose e periodicidade de inibidores da 5-fosfodiesterase, injeções penianas, terapia a vácuo, terapia de tração, terapia com ondas de choque de baixa intensidade, entre outras.[15]

É fato que estudos prospectivos investigando os efeitos das terapias de reabilitação peniana até então não demostraram um efeito claramente benéfico, mas há, sim, nesses estudos, demonstrações de benefícios como uma melhor função erétil durante os protocolos e uma melhor preservação do tamanho peniano. Além disso, a maioria desses trabalhos testou protocolos distintos e, de maneira geral, não tinha um controle sobre a resposta individual ao tratamento proposto (presença de boas ereções e sua frequência). Em última análise, portanto, muitos desses trabalhos não permitiam o escalonamento do tratamento para os indivíduos com má resposta ao protocolo proposto inicialmente, mantendo uma grande parcela dos participantes com ereções ruins durante todo o período.[16]

Mulhall *et al.*[17] publicaram um estudo avaliando o impacto da adesão de pacientes a um protocolo de reabilitação peniana com foco em boas ereções precocemente e demonstraram um desfecho erétil significativamente melhor no grupo da reabilitação, como visto na Tabela 100.2. O estudo não é perfeito, é retrospectivo e não tem uma avaliação basal completa dos pacientes, mas tem um *follow-up* longo (1,5 anos), ajustava o tratamento de acordo com a necessidade individual e o Memorial é conhecido pelo seu rigor em protocolos e análise de dados. Uma adaptação do protocolo utilizado no Memorial Sloan Kettering Cancer Center pode ser visto na Figura 100.3.[12]

Embora existam todo o racional e evidências mencionados, até o momento, de fato, não há dados que permitam recomendar alguma estratégia de reabilitação formalmente.[18] No entanto, um aspecto interessante a ser levado em consideração e que, em geral, não é mencionado é o fato de que o próprio tratamento ativo da DE pós-operatória tem uma grande intersecção com estratégias de reabilitação. Se respeitada a motivação dos pacientes, oferecer tratamento ativo permite a não interrupção de uma vida sexual satisfatória ao indivíduo e ainda pode ter um benefício de preservação estrutural relevante.[16]

## Tabela 100.2. Resultados pós-operatórios da função erétil após 18 meses

| | Grupo com reabilitação (n = 58) | Grupo sem reabilitação (n = 74) | Valor *P* |
|---|---|---|---|
| Pacientes com função erétil espontânea (sem medicação) | 52% | 19% | < 0,001 |
| Pacientes respondendo à sildenafila | 64% | 24% | < 0,001 |
| Pacientes respondendo à injeção intracavernosa | 95% | 76% | < 0,01 |

Fonte: Adaptada de Mulhall *et al.*

O arsenal de medicamentos para o tratamento ativo da DE envolve os mesmos medicamentos testados nos protocolos de reabilitação e inclui inibidores da 5-fosfodiesterase, injeções penianas e terapia a vácuo. Fora do conceito de reabilitação peniana, mas com o objetivo de restaurar a capacidade penetrativa dos pacientes, os implantes penianos também podem ser discutidos, preferencialmente após o 2° ano.[19]

Reforçando, é prudente aguardar 2 anos antes de um implante peniano, pois, antes deste marco, temos uma porcentagem expressiva de melhora da função erétil.[17] Nesse período, portanto, a terapia médica (oral ou injetável) é preferida e, como se espera uma melhora gradual, é possível que seja feita uma redução nas dosagens dos medicamentos ou substituição de terapia, como a troca das injeções penianas pelas medicações orais (Figura 100.3). Após o 2° ano de pós-operatório, no entanto, a escolha do suporte erétil deve ser revista, pois passa a ter caráter mais permanente, o que muda a relevância e a tolerância dos pacientes a pontos como a picada das injeções penianas ou a efeitos colaterais da medicação oral.

## I5PDE

Utilizando os próprios estudos de reabilitação com I5PDE como base, podemos afirmar que a porcentagens de homens que mantêm uma boa função erétil após a prostatectomia radical apenas com esta droga é relativamente baixa (25,2% com 9 meses e 33% com 13 meses).[16]

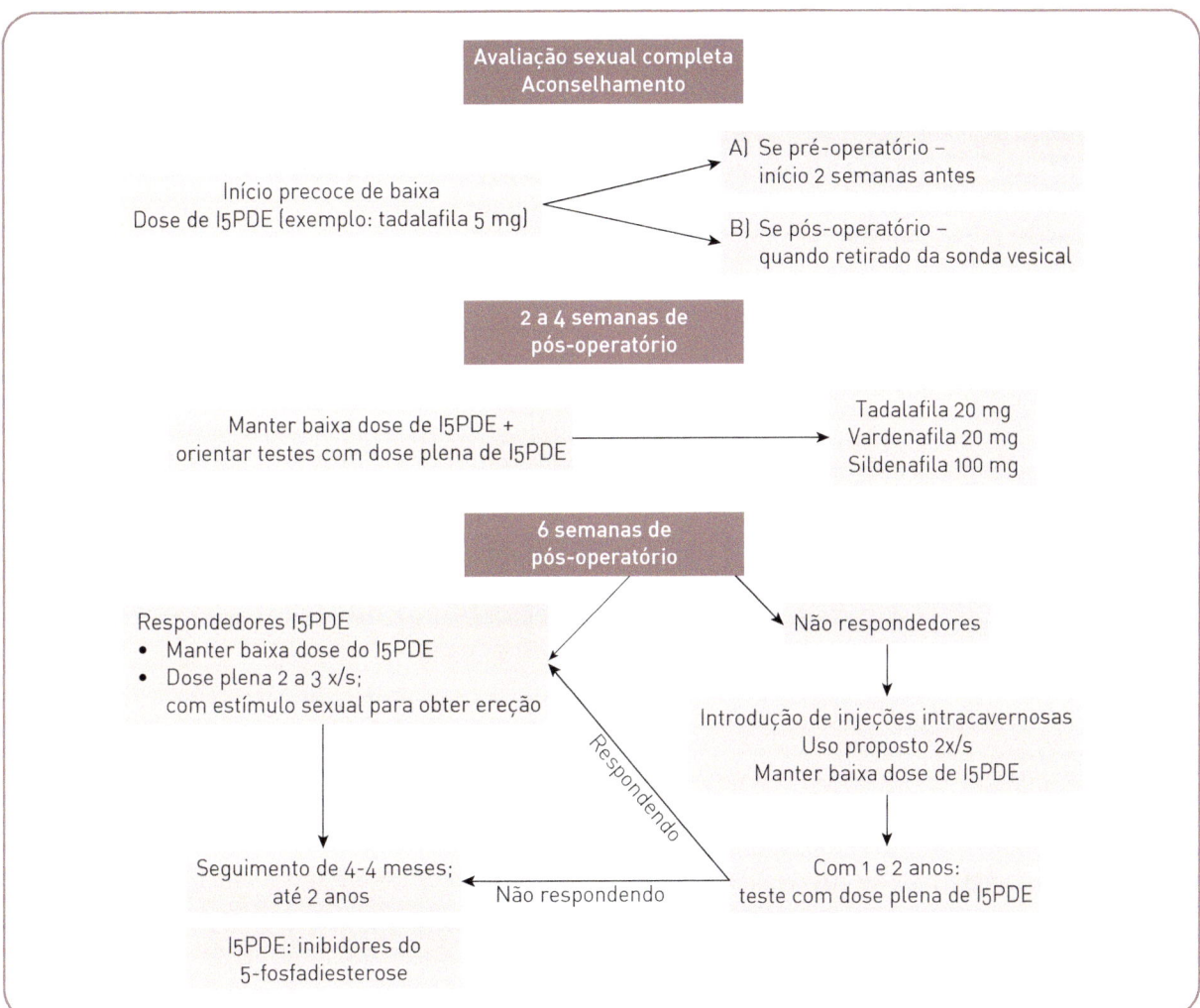

**FIGURA 100.3 –** Adaptação do algoritmo prático utilizado no Memorial Sloan Kettering Cancer Center (Mazzola em Mulhall).
I5PDE: inibidores do 5-fosfodiesterases.
Fonte: Adaptada de Mulhall *et al.*

Lembremos que neste estudo, o REACTT, todos os homens estudados tinham menos de 70 anos, 80% deles tiveram preservação neurovascular perfeita e nenhum foi submetido a tratamento oncológico adjuvante.

No estudo de Mulhall *et al.*,[17] apenas 12% dos homens reponderam à sildenafila com 4 meses e 30%, aos 8 meses. Uma possível explicação para essa melhor resposta com o tempo é exatamente a melhora da neuropraxia induzida pela manipulação cirúrgica. Mesmo assim, fica claro que é uma minoria dos pacientes que responde à sildenafila no ambiente de pós-operatório precoce após prostatectomia. Ainda assim, este não é um número desprezível, sobretudo se considerarmos que são drogas relativamente de baixo custo, de fácil uso e bem toleradas. Por fim, embora esses números soem um pouco pessimistas em relações às impressões da prática clínica e muito pessimista em relação a alguns trabalhos sobre recuperação da função erétil, talvez eles traduzam uma realidade mais próxima do mundo real, onde não só pacientes jovens e potentes são submetidos ao tratamento cirúrgico.

## IIC

As injeções penianas como um todo são extremamente úteis no tratamento de homens com DE após uma prostatectomia. Elas foram, de certa forma, a base do protocolo de reabilitação do Memorial Hospital, onde 77% dos pacientes precisaram utilizar as injeções intracavernosas e apenas 5% não responderam a ela. Embora seja de uso mais complexo e exigir treinamento do paciente, é geralmente bem tolerada e são seguras quando bem manejadas.[17]

Em pacientes dentro da janela de reabilitação, conforme as ereções espontâneas melhorem e passem a ser relatadas pelo paciente, podemos reduzir a dose das injeções ou testar as medicações orais novamente em dose otimizada. Caso haja uma bota resposta, as injeções podem até ser substituídas pelas medicações orais, uma vez que o foco são as boas ereções[17] (Figura 100.3).

## Dispositivo a vácuo

O dispositivo a vácuo é um tratamento de 2ª linha antigo para disfunção erétil, mesmo fora do cenário oncológico e, mais recentemente, seu uso como estratégia de reabilitação passou a ser investigado. Em uma metanálise contendo seis estudos, todos prospectivos e randomizados, os grupos com uso precoce tiveram o escore de ereção IIEF-5 significativamente maiores (MD = 4,76, p < 0,05).[20] Com um corpo crescente de literatura apontando seu benefício, o último guideline da Sociedade Europeia de Medicina Sexual, de 2021, já o menciona como opção.[21]

## Prótese peniana

Apesar de serem um tratamento com resultados impressionantes em termos de eficácia, segurança e satisfação, com estudos mais recentes em mais de 500 pacientes mostrando apenas 3,3% de insatisfação com próteses infláveis de três volumes e 11,2% com as maleáveis,[22] sua característica irreversível nos faz evitá-las nos primeiros 2 anos de pós-operatório. No entanto, na prática clínica, podemos nos deparar com cenários complexos. Imagine-se um paciente idoso, sexualmente ativo com uma função erétil já ruim apesar do uso de medicações orais e com uma doença que não permitiu a preservação do feixe neurovascular. Neste cenário, principalmente se o paciente não tiver boa resposta ou boa adaptação à terapia injetável, talvez seja possível uma conversa franca com ele quanto a abreviar o tempo de espera para o implante.

Para auxiliar nessa discussão de maneira individualizada, Mulhall *et al.*[10] publicaram três nomogramas de recuperação da função erétil. Nomogramas são instrumentos para predizer desfechos utilizados na Urologia com resultados superiores à estimativa feita por indivíduos em diversos cenários. Com dados de mais de 250 homens, os autores criaram nomogramas para serem aplicados no pré-operatório, no pós-operatório precoce e ao fim do 1º ano. No cenário descrito, de um homem de 75 anos, com função erétil já ruim no pré-operatório (IIEF-EFD=15) e sem preservação nenhuma do feixe neurovascular, a chance de, ao final de 2 anos, ele estar com IIEF-EFD < 10 (DE severa) é maior do que 95%, e de estar sem DE (IIEF-EFD > 24) é de menos de 1%[10] (Figura 100.4). Em um cenário desses, parece ser razoável abreviar a espera para um implante peniano, pois abreviará também o tempo para que ele receba o tratamento ideal.

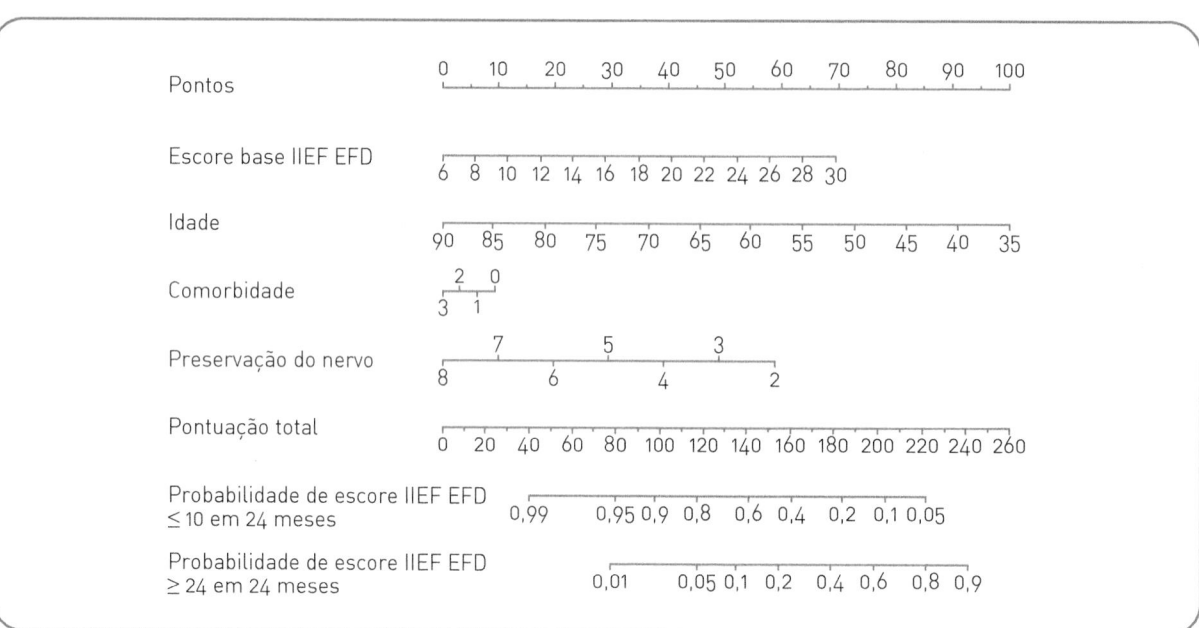

FIGURA 100.4 – Nomograma de pós-operatório precoce.
Fonte: Desenvolvida pela autoria.

## ANEJACULAÇÃO

A próstata e a vesícula seminal são os principais órgãos efetores do reflexo ejaculatório e são as estruturas removidas durante a prostatovesiculectomia radical. A ausência de sêmen na ejaculação é consequência certa e impossível de ser remediada. Ainda assim, de maneira geral, o homem mantém sua capacidade de atingir o orgasmo (clímax).

A anejaculação deve ser citada aos pacientes, pois tem consequências sexuais e reprodutivas. Se aquele paciente mantém desejo de ser pai, o congelamento de sêmen deve ser oferecido antes da cirurgia. Além disso, esta consequência da cirurgia deve ser alertada para que não gere estranheza quando o homem retomar sua vida sexual. Apesar desta certeza de ocorrência e potenciais impactos, Deveci et al.[23] demonstraram com um questionário aplicado em mais de 300 homens submetidos a prostatectomia radical que mais de um terço não lembra ter sido informado dessa consequência.

## DISORGASMIA

A disorgasmia (dor durante o orgasmo) não é um evento raro no paciente após a prostatectomia. Seu mecanismo não é bem compreendido, mas uma teoria com boa aceitação atribui o sintoma a uma forma de espasmo/distonia da musculatura pélvica durante o reflexo ejaculatório. Sua prevalência reportada na literatura varia entre 3% e 19%.[24,25]

A dor tem localização variável, sendo mais comumente reportada no pênis (63% a 70%), seguida do reto (25%), abdômen (10%), entre outras. Sua duração também é variável, mas na maior parte das vezes é de curta duração (< 1 min; 55%). O sintoma não é um sinal de gravidade, é possível seu tratamento medicamentoso e, em 93% das vezes, ocorre melhora espontaneamente em um prazo de 2 anos.[24,25]

Quanto a esse aspecto, talvez nosso maior papel no acompanhamento/reabilitação sexual do paciente oncológico deva ser de orientação. Ainda assim, naquele mesmo estudo do Deveci, praticamente nenhum paciente (entre 0% a 2%) lembrava de ter sido informado da possiblidade de disorgasmia.[23]

## CLIMACTÚRIA/INCONTINÊNCIA EXCITATÓRIA

A climactúria é definida pela perda involuntária de urina no momento do orgasmo (clímax). Seu mecanismo também é debatido e possivelmente envolve a combinação da remoção cirúrgica do colo vesical (esfíncter interno) com a eventual deficiência do esfíncter externo (estriado), gerando perdas urinárias involuntárias no momento da ejaculação. Apesar de também debatido, estudos procurando uma associação entre incontinência urinária de esforço e climactúria não demostraram associação clara, com alguns trabalhos relatando que até 85% de homens com climactúria são continentes.[26-28]

Sua prevalência em homens submetidos à prostatectomia radical é significativa, variando entre 20% e 93% nos estudos.[28] É evidente que parte dessa grande variabilidade mais uma vez se dá pela heterogeneidade da população estudada, com estudos que apontam maior prevalência, geralmente reportando mesmo homens com episódio único, ou raros casos de perdas urinárias no momento do orgasmo. Nesse aspecto de frequência, essas perdas são raras (menos da metade das vezes) e ocorrem em 15% dos homens, ocasionalmente (cerca de metade das vezes) em 48%, na maioria das vezes (mais da metade) em 16% e sempre em 21%.[29]

A climactúria está associada a grande impacto na vida sexual, com redução da satisfação com o orgasmo e medo/afastamento das relações sexuais, embora seja algo relativamente benigno. [26] A climactúria também apresenta uma tendência de resolução espontânea, com apenas 12% persistindo como um grande problema após 2 anos da cirurgia.[30] Em semelhança à disorgasmia, Deveci também demonstrou que apenas 0% a 2% dos homens lembravam ter sido informados dessa possível manifestação.[23]

O tratamento da climactúria envolve medidas comportamentais (micção pré-coito, uso de preservativo de barreira), contensores externos penianos (anel peniano de tensão ajustável), alguns medicamentos e fisioterapia/exercícios.[31,32] Em homens que apresentam DE e têm indicação de prótese peniana, o modelo inflável pode ser preferido e a associação da técnica de minijupete se mostrou capaz de corrigir a climactúria com eficácia ao redor de 70%.[32] De maneira geral, uma discussão ampla para escolha individualizada dos métodos terapêuticos mais apropriados permite um tratamento alinhado com o nível de perdas, incômodo e rotina sexual/preferências do casal.

Uma manifestação distinta, não tão estudada, mas até mais incômoda e desafiadora do que a climactúria, é a incontinência excitatória. Ela se difere da climactúria, pois as perdas involuntárias se iniciam com a excitação, englobam um período maior da relação e são mais imprevisíveis.[28]

## SURVORSHIP PROGRAMS

Por fim, vale ressaltar que externamente ao mundo do câncer de próstata, o mesmo conceito de cuidados com a vida sexual existe em portadores de diversos outros tumores com impacto nesta esfera, como os tumores de bexiga, de reto, testículos, de cabeça e pescoço, que envolvam bloqueio hormonal no homem ou na mulher, tumores de mama, hematológicos dentre outros.[2]

As disfunções sexuais são descritas pelos pacientes como das consequências mais impactantes e duradoras de muitos tratamentos.[2] O apoio à função sexual do paciente oncológico é parte de um programa amplo de suporte à qualidade de vida, mas ainda assim, em uma pesquisa americana menos da metade dos participantes reportaram ter recebido informações sobre sexualidade de seus médicos.[1]

Existem poucos dados nacionais, mas a vivencia clínica parece apontar para um cenário semelhante de pouco auxílio sexual e reprodutivo. Felizmente a atenção a este aspecto perece estar crescendo na oncologia como um todo, com projetos futuros podendo beneficiar milhares destes sobreviventes a desfrutarem plenamente dos anos de vida conquistados após um tratamento bem-sucedido.

## REFERÊNCIAS

1. Flynn KE, Reese JB, Jeffery DD, et al. Patient experiences with communication about sex during and after treatment for cancer. Psychooncology. 2012;21:594-601.

2. Walker LM, Wiebe E, Turner J, et al. The Oncology and sexuality, intimacy, and survivorship program model: an integrated, multi-disciplinary model of sexual health care within oncology. J Cancer Educ. 2021;36:377-85.

3. Tourinho-Barbosa RR, Pompeo AC, Glina S. Prostate cancer in Brazil and Latin America: epidemiology and screening. Int Braz J Urol. 2016;42:1081-90.

4. Society AC. annual-cancer-facts-and-figures 2021. 2021.

5. Miller KD, Nogueira L, Mariotto AB, et al. Cancer treatment and survivorship statistics, 2019. CA Cancer J Clin. 2019;69:363-85.

6. Martin Hald G, Dahl Pind M, Borre M, Lange T. Scandinavian prostate cancer patients' sexual problems and satisfaction with their sex life following anti-cancer treatment. Sex Med. 2018;6:210-16.

7. Hedestig O, Sandman PO, Tomic R, Widmark A. Living after radical prostatectomy for localized prostate cancer: a qualitative analysis of patient narratives. Acta Oncol. 2005;44:679-86.

8. Mulhall JP. Defining and reporting erectile function outcomes after radical prostatectomy: challenges and misconceptions. J Urol. 2009;181:462-71.

9. Tal R, Alphs HH, Krebs P, Nelson CJ, Mulhall JP. Erectile function recovery rate after radical prostatectomy: a meta-analysis. J Sex Med. 2009;6:2538-46.

10. Mulhall JP, Kattan MW, Bennett NE, et al. Development of nomograms to predict the recovery of erectile function following radical prostatectomy. J Sex Med. 2019;16:1796-802.

11. Glickman L, Godoy G, Lepor H. Changes in continence and erectile function between 2 and 4 years after radical prostatectomy. J Urol. 2009;181:731-5.

12. Mazzola C, Mulhall JP. Penile rehabilitation after prostate cancer treatment: outcomes and practical algorithm. Urol Clin North Am. 2011;38:105-18.

13. Nehra A, Goldstein I, Pabby A, et al. Mechanisms of venous leakage: a prospective clinicopathological correlation of corporeal function and structure. J Urol. 1996;156:1320-9.

14. Iacono F, Giannella R, Somma P, Manno G, Fusco F, Mirone V. Histological alterations in cavernous tissue after radical prostatectomy. J Urol. 2005;173:1673-6.

15. Baccaglini W, Pazeto CL, Correa Barros EA, et al. The Role of the low-intensity extracorporeal shockwave therapy on penile rehabilitation after radical prostatectomy: a randomized clinical trial. J Sex Med. 2020;17:688-94.

16. Montorsi F, Brock G, Stolzenburg JU, et al. Effects of tadalafil treatment on erectile function recovery following bilateral nerve-sparing radical prostatectomy: a randomised placebo-controlled study (REACTT). Eur Urol. 2014;65:587-96.

17. Mulhall J, Land S, Parker M, Waters WB, Flanigan RC. The use of an erectogenic pharmacotherapy regimen following radical prostatectomy improves recovery of spontaneous erectile function. J Sex Med. 2005;2:532-40; discussion 40-2.

18. Salonia A, Adaikan G, Buvat J, et al. Sexual rehabilitation after treatment for prostate cancer-part 1: recommendations from the fourth international consultation for sexual medicine (ICSM 2015). J Sex Med. 2017;14:285–96.

19. Hatzimouratidis K, Salonia A, Adaikan G, et al. Pharmacotherapy for erectile dysfunction: recommendations from the fourth international consultation for sexual medicine (ICSM 2015). J Sex Med. 2016;13:465-88.

20. Qin F, Wang S, Li J, Wu C, Yuan J. The early use of vacuum therapy for penile rehabilitation after radical prostatectomy: systematic review and meta-analysis. Am J Mens Health. 2018;12:2136-43.

21. Salonia A, Bettocchi C, Boeri L, et al. European Association of Urology Guidelines on Sexual and Reproductive Health-2021 Update: Male sexual dysfunction. Eur Urol. 2021;80:333-57.

22. Cayan S, Asci R, Efesoy O, Bolat MS, Akbay E, Yaman O. Comparison of long-term results and couples' satisfaction with penile implant types and brands: lessons learned from 883 patients with erectile dysfunction who underwent penile prosthesis implantation. J Sex Med. 2019;16:1092-99.

23. Deveci S, Gotto GT, Alex B, O'Brien K, Mulhall JP. A survey of patient expectations regarding sexual function following radical prostatectomy. BJU Int. 2016;118:641-5.

24. Pearcy R. The prevalence and nature of orgasmic dysfunction after radical prostatectomy. BJU Int. 2005;95:452-3; author reply 53.

25. Matsushita K, Tal R, Mulhall JP. The evolution of orgasmic pain (dysorgasmia) following radical prostatectomy. J Sex Med. 2012;9:1454-8.

26. Nilsson AE, Carlsson S, Johansson E, et al. Orgasm-associated urinary incontinence and sexual life after radical prostatectomy. J Sex Med. 2011;8:2632-9.

27. Choi JM, Nelson CJ, Stasi J, Mulhall JP. Orgasm associated incontinence (climacturia) following radical pelvic surgery: rates of occurrence and predictors. J Urol. 2007;177:2223-6.

28. Clavell-Hernandez J, Martin C, Wang R. Orgasmic dysfunction following radical prostatectomy: Review of current literature. Sex Med Rev. 2018;6:124-34.

29. Barnas JL, Pierpaoli S, Ladd P, et al. The prevalence and nature of orgasmic dysfunction after radical prostatectomy. BJU Int. 2004;94:603-5.

30. Mitchell SA, Jain RK, Laze J, Lepor H. Post-prostatectomy incontinence during sexual activity: a single center prevalence study. J Urol. 2011;186:982-5.

31. Mehta A, Deveci S, Mulhall JP. Efficacy of a penile variable tension loop for improving climacturia after radical prostatectomy. BJU Int. 2013;111:500-4.

32. El-Khatib FM, Towe M, Choi J, Yafi FA. Management of climacturia during inflatable penile prosthesis surgery. Curr Urol Rep. 2019;20:16.

# Aconselhamento Genético em Oncologia

Ana Karolina Maia de Andrade
Patrícia Ashton-Prolla

## DESTAQUES

- O objetivo central do processo de aconselhamento genético em oncologia é identificar indivíduos com alto risco genético e seus familiares.
- A sistematização de encaminhamentos pode ser uma forma de otimizar o reconhecimento dos pacientes candidatos e ampliar o acesso à avaliação oncogenética.
- A história familiar é um elemento fundamental na consulta de avaliação do risco genético. Contudo, as atuais diretrizes incluem vários exemplos de diagnósticos para os quais a investigação genética está indicada, independentemente da idade ao diagnóstico de câncer e da história familiar (p.ex. tumores epiteliais de ovário e câncer de pâncreas).
- A definição *a priori* de diagnósticos prováveis, baseada na história pessoal e familiar de câncer, é uma atividade importante do aconselhamento genético pré-teste e auxilia, posteriormente, na interpretação de variantes genéticas que venham a ser identificadas.
- Ao solicitar um teste genético, é importante ponderar tanto as vantagens como as limitações da estratégia de diagnóstico laboratorial escolhida com o paciente, e a complexidade da interpretação dos resultados dos exames genéticos solicitados.
- Estratégias de detecção precoce e/ou intervenções de redução de risco de câncer estão descritas para muitas síndromes de predisposição hereditária, e as recomendações de manejo nestas famílias são distintas daquelas propostas para a população geral. Identificar uma pessoa com predisposição hereditária ao câncer e seus familiares em risco é uma estratégia importante de prevenção.

## INTRODUÇÃO

O aconselhamento genético (AG) pode ser definido com um processo de comunicação em que a equipe de saúde auxilia o paciente e seus familiares a entender as implicações médicas, psicológicas e familiares da contribuição genética para determinada patologia, e se adaptar a elas.

Na oncogenética, o objetivo central do processo de aconselhamento genético é a correta identificação de indivíduos com predisposição hereditária ao câncer e de seus familiares, para que medidas redutoras de risco e/ou intervenções terapêuticas específicas à condição genética do paciente possam ser corretamente aplicadas. Identificar indivíduos com câncer hereditário e seus familiares igualmente predispostos, mas ainda assintomáticos, é uma oportunidade ímpar de prevenção de câncer em um grupo com alto risco para a doença.

Atualmente, podem ser delineadas duas grandes atividades relacionadas à oncogenética, que definem o escopo da área. A primeira, é a identificação de alterações genéticas somáticas (no tumor) e uso dessa informação para definir a melhor abordagem terapêutica, de forma individualizada e baseada na informação genética para um indivíduo específico. A segunda, é a análise de alterações germinativas relacionadas a risco aumentado de câncer em indivíduos e famílias com suspeita de predisposição hereditária ao câncer. Nessa segunda atividade, foco deste capítulo, a avaliação deve ser voltada ao indivíduo e seus familiares, e terá repercussões para muito além de um diagnóstico atual e individual de câncer. (Figura 101.1). Os principais elementos envolvidos no processo de AG, já adaptados para a área de atuação da oncogenética estão resumidos no Quadro 101.1.

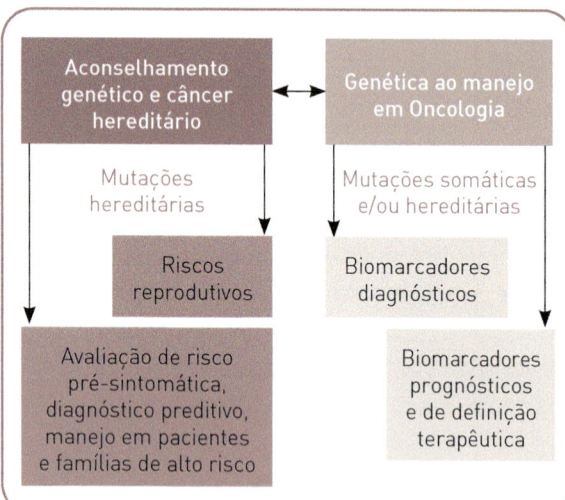

**FIGURA 101.1** – Escopo da oncogenética.
Avaliações genéticas ou genômicas podem ser realizadas em tecidos não germinativos (p.ex. no tumor), em que se avalia a presença de variantes somáticas que podem impactar no diagnóstico e tratamento de um paciente oncológico. Variantes identificadas em um tumor, embora geralmente sejam somáticas, podem ser germinativas e indicar que aquele tumor foi causado por predisposição hereditária. A avaliação germinativa (p.ex. investigação em amostra de sangue ou saliva) tem o objetivo de identificar predisposição hereditária, que terá repercussões para o indivíduo e sua família.
Fonte: Desenvolvida pela autoria.

---

**Quadro 101.1. Elementos do processo de aconselhamento genético em oncogenética**

- Confirmação do diagnóstico de risco genético aumentado de câncer por predisposição genética, que inclui diagnóstico diferencial e indicação do teste genético mais apropriado frente ao quadro clínico do paciente
- Comunicação da informação técnica acerca da(s) alteração(ões) genéticas específica(s) identificada(s), seu significado e repercussões
- Comunicação dos riscos associados a esse diagnóstico e suas possíveis repercussões (inclui riscos de câncer, riscos para familiares, entre outros)
- Informações sobre as intervenções disponíveis para redução de risco de câncer, apropriadas para a condição específica do paciente e/ou seus familiares
- Apoio na tomada de decisões quanto à melhor estratégia de manejo
- Apoio no processo de comunicação intrafamiliar de riscos
- Acompanhamento das famílias diagnosticadas a médio ou longo prazo, pois a história familiar é dinâmica e, ao longo do tempo, novas situações de risco podem ser identificadas, muitas vezes é necessária a revisão das informações originalmente transmitidas e ampliação da investigação

Fonte: Adaptado de Harper, 2010; Ashton-Prolla & Weitzel, 2020.

## ETAPAS DO PROCESSO DE ACONSELHAMENTO GENÉTICO EM ONCOGENÉTICA

O AG em oncogenética é um processo de alta complexidade, focado na comunicação entre um profissional da saúde altamente especializado e um leigo quanto ao seu risco de câncer hereditário e todos desdobramentos que decorrem deste diagnóstico. É um processo de múltiplas etapas, que pode ser dividido, didaticamente, em atividades de aconselhamento genético antes (AG pré-teste) e após a realização do teste genético (AG pós-teste).

### ACONSELHAMENTO GENÉTICO PRÉ-TESTE

#### Identificação de indivíduos e famílias em risco para câncer hereditário

Estima-se que, pelo menos entre 5% e 10% de todos os tumores sólidos e neoplasias hematológicas estejam relacionados à predisposição hereditária e diretamente associados a variantes patogênicas germinativas em genes de moderada ou alta penetrância para o câncer. Em geral, esses indivíduos apresentam diagnósticos de câncer em idade jovem, risco maior de desenvolver múltiplos tumores ao longo da vida e vários membros da família acometidos. Os principais elementos que sugerem predisposição hereditária em um paciente oncológico e/ou em seus familiares estão resumidos na Tabela 101.1.

## Tabela 101.1. Achados da história pessoal e familiar que sugerem o diagnóstico de uma síndrome de predisposição hereditária ao câncer

| NO INDIVÍDUO | NA FAMÍLIA |
|---|---|
| Múltiplos tumores primários no mesmo órgão | Dois ou mais familiares de primeiro grau com tumores no mesmo sítio |
| Múltiplos tumores bilaterais em diferentes órgãos | Dois ou mais familiares de primeiro grau com tumores do mesmo espectro de uma síndrome específica de câncer hereditário |
| Tumores bilaterais em órgãos pares | Dois ou mais familiares de primeiro grau com tumores raros |
| Tumores multifocais em um mesmo órgão | Dois ou mais familiares em duas gerações com tumores no mesmo sítio ou sítios etiologicamente relacionados |
| Tumores em idade muito mais precoce do que a média de idade ao diagnóstico na população geral | Diagnóstico de múltiplos tumores na família com evidência de herança autossômica dominante |
| Tumores com tipo histológico raro | Na ausência de história familiar de câncer: caso isolado de câncer (tipo raro, ou idade precoce ao diagnóstico) e estrutura familiar limitada |
| Tumores associados a defeitos congênitos, macrossomia, lesões cutâneas características de doenças genéticas, lesões precursoras herdadas ou outras doenças raras | Na ausência de história familiar de câncer: caso isolado de câncer (tipo raro, ou idade precoce ao diagnóstico e/ou característica fenotípica fortemente sugestiva de síndrome de predisposição hereditária) quando o diagnóstico se associa a mutações *de novo* |

Fonte: Adaptada de Lindor NM, MacMaster ML, Lindor CJ *et al.*, 2008.

O reconhecimento desses elementos e o pronto encaminhamento para avaliação especializada são pontos-chave para assegurar que pacientes de alto risco genético não sejam negligenciados, mas também são importantes para evitar encaminhamentos indiscriminados ou realização desnecessária de testes genéticos em pacientes que não apresentam risco significativamente aumentado, especialmente em cenários com recursos reduzidos. Mais recentemente, com o advento de painéis multigênicos para o diagnóstico de câncer hereditário e maior acessibilidade a esse tipo de investigação, verificou-se que uma parcela importante de pacientes com câncer e sem história familiar tem um tumor causado por alteração genética germinativa. As atuais diretrizes incluem vários exemplos de diagnósticos para os quais a investigação genética está indicada, independentemente da idade ao diagnóstico de câncer e da história familiar (por exemplo, tumores epiteliais de ovário e câncer de pâncreas). A sistematização de encaminhamentos, como, por exemplo, nos modelos de *mainstreaming,* pode ser implementada em centros oncológicos no sentido de otimizar o reconhecimento dos pacientes candidatos e ampliar o acesso à avaliação oncogenética.

## Consulta de avaliação do risco genético de câncer

Na avaliação inicial de uma pessoa com suspeita de câncer hereditário, deve-se coletar o maior número de informações relevantes da história médica e cirúrgica pregressa do indivíduo em uma anamnese detalhada. Além de diagnósticos de câncer, presença de lesões benignas, como pólipos, cistos ou nódulos é relevante.

A história familiar é um elemento essencial da consulta e deve ser registrada em heredograma com pelo menos três gerações, de forma a buscar informações sobre origem étnica e histórico de câncer das famílias materna e paterna (com os tipos de cânceres e idades ao diagnóstico), relatos de consanguinidade e, sempre que possível, confirmação dos diagnósticos de câncer por laudos médicos ou atestados de óbito.

Por fim, deve ser realizado, sempre que necessário, exame físico detalhado, pois algumas síndromes de predisposição hereditária ao câncer cursam com achados característicos que são facilmente identificáveis no exame físico. Exemplos de características fenotípicas altamente sugestivas de predisposição hereditária ao câncer e identificáveis no exame físico estão descritos na Tabela 101.2.

**Tabela 101.2. Exemplos de características fenotípicas altamente sugestivas de predisposição hereditária e que devem alertar o médico para necessidade de avaliação oncogenética**

| Neoplasia no probando | Característica fenotípica identificada no exame físico | Síndrome de predisposição hereditária provável | Gene(s) relacionado(s) | Referência |
|---|---|---|---|---|
| Cólon, com pólipos ou mama | Manchas hipercrômicas em lábios, polpas digitais e mucosas | Peutz-Jeghers | STK11 | Beggs et al., 2010 |
| Endométrio, Mama e/ou Tireoide | Macrocefalia e lesões cutâneas características | Cowden | PTEN | Eng 2000 |
| Mama, Glioma ou GIST | Manchas café-com-leite, efélides axilares, neurofibromas cutâneos | Neurofibromatose tipo 1 | NF1 | Ferner et al. 2011, Ferner & Gutmann 2013. |
| Astrocitoma, Rabdomioma intracardíaco, angiomiolipoma ou carcinoma de células renais | Manchas hipocrômicas, nevo de tecido conjuntivo | Esclerose tuberosa | TSC1 TSC2 | Northrup et al., 2013 |
| Medular de tireoide, feocromocitoma | Hábito marfanoide, neuromas em mucosa dos lábios e na língua | Neoplasia endócrina múltipla tipo 2B | RET | Kloos et al., 2009 |

Fonte: Desenvolvida pela autoria.

Um aspecto interessante da relação genótipo-fenótipo no câncer hereditário é que, frequentemente, a presença de uma variante patogênica em um alelo do gene (alteração monoalélica) se relaciona com fenótipo bastante distinto do que se observa em pacientes com alterações bi-alélicas no mesmo gene. O exemplo mais clássico desse tipo de diferença na expressão fenotípica é a presença de variante germinativa patogênica no gene ATM. As variantes patogênicas presentes em heterozigose (alteração monoalélica) podem estar associadas com aumento do risco para câncer de mama. Quando presentes em ambos alelos, causam a síndrome Ataxia Telangiectasia.

## Diagnóstico diferencial e estabelecimento a priori de hipóteses diagnósticas

Frente a uma apresentação fenotípica tanto no probando como em sua família e com o registro do heredograma, é realizado o diagnóstico diferencial para definição a priori de diagnósticos prováveis. Esse exercício é importante para auxiliar, posteriormente, na interpretação de variantes genéticas que venham a ser identificadas, a considerar dois conceitos importantes: (a) a maioria das pessoas que são encaminhadas para avaliação genética não terão uma variante germinativa patogênica identificável, e (b) com o amplo uso de painéis multigênicos poderão ser identificadas variantes patogênicas não relacionadas diretamente ao fenótipo apresentado pelo probando, e essas variantes devem ser consideradas até prova em contrário, achados ocasionais. A não identificação de variantes, mesmo em famílias com fenótipo muito característico de câncer hereditário, pode dever-se a limitações no nosso conhecimento (genes de predisposição ao câncer ainda não identificados) ou estratégias disponíveis de diagnóstico (teste genéticos que não avaliam regiões regulatórias ou intrônicas dos genes canônicos), e é comumente chamada de missing heredity. Pessoas nessa situação, de fenótipo muito sugestivo mas ausência de alteração molecular causal identificável, devem ser acompanhadas e manejadas de acordo com os seus riscos empíricos de câncer, a considerar a sua história pessoal e familiar de câncer. A identificação de variantes patogênicas não relacionadas ao fenótipo observado é uma situação que pode gerar ansiedade, tanto para o probando quanto para a equipe de saúde, como em todos diagnósticos incidentais, uma vez que podem não haver definições claras de manejo quando o genótipo não tem clara relação com o fenótipo. Por fim, a definição *a priori* de hipóteses diagnósticas é importante também ao ponderar a conduta em caso de identificação de variantes de significado incerto.

## MODELOS DE RISCO E PROBABILIDADE EM ONCOGENÉTICA

Diversos modelos matemáticos de avaliação de risco em oncogenética estão disponíveis e podem ser ferramentas úteis no diagnóstico diferencial, para motivação dos pacientes em realizar a investigação genética e, posteriormente, na definição de condutas baseadas em risco. Muitos pacientes tendem a superestimar o seu risco de desenvolver câncer ao longo da vida, e as estimativas teóricas podem auxiliar no entendimento de riscos mais próximos à realidade de cada paciente. É importante reconhecer que os modelos de avaliação de risco têm limitações e, em certos casos, especialmente quando há estrutura familiar limitada, eles podem significativamente sobre ou subestimar o risco. Exemplos de diferentes modelos e estratégias de estimativa de risco e suas aplicações em oncogenética estão descritos na Tabela 101.3.

**Tabela 101.3. Modelos de estimativa de riscos e probabilidade comumente utilizados em oncogenética**

| Modelo | O que fornece | Exemplo | Referência |
|---|---|---|---|
| Estimativa do risco cumulativo vital de câncer em portador de VPG | Estimativa de desenvolver câncer de acordo com o genótipo | Riscos (em %) de desenvolver câncer de mama e ovário ao longo da vida para uma portadora de VPG em *BRCA1*. Aspectos populacionais e do tipo e localização da VPG podem influenciar no risco | Kuchenbaecker *et al.*, 2017 |
| Estimativa do risco cumulativo vital de câncer em paciente de risco sem VPG identificável (risco empírico) | Estimativa de desenvolver câncer de acordo com a história pessoal e/ou familiar | Risco cumulativo vital de câncer de ovário para uma paciente assintomática com duas familiares de 1º grau com câncer de ovário, ambas sem VPG identificáveis | Ford D, Easton DF, Stratton M, *et al.*, 1998 |
| Estimativa do risco de desenvolver um determinado tipo de câncer ao levar em conta múltiplos fatores de risco ambientais e familiares | Estimativa para pacientes assintomáticos de desenvolver certo tipo de câncer ao considerar os fatores de risco antes de realizar o teste genético | Risco cumulativo vital estimado de câncer de mama pelo modelo Tyrer-Cuzick. Essas estimativas podem determinar estratégias diferenciadas de rastreamento de câncer, por exemplo | Brentnall & Cuzick, 2020 |
| Estimativa da probabilidade de ser portador(a) de VPG | Estimativa de que uma pessoa (ou família) seja portadora de VPG em gene de predisposição ao câncer | ▪ Modelo Penn II para estimar a probabilidade de ser portador (a) de VPG em BRCA1 ou BRCA2<br><br>▪ Modelo PREMM1,2,6 para estimar a probabilidade de ser portador(a) de VPG em MLH1, MSH2, MSH6 ou PMS2 | Berry *et al.*, 2002<br><br>Kastrinos *et al.*, 2011 |
| Escores de risco poligênicos | Estimativa de risco de certos tumores com análise de variantes genéticas polimórficas e outros fatores de risco. Fortemente dependente de características populacionais específicas | Avaliação do risco de câncer para guiar de forma mais individualizada estratégias de rastreamento de câncer de mama<br>Obs.: escores de risco poligênico para câncer ainda não estão validados para a população brasileira | Yanes *et al.*, 2020 |

VPG: variante patogênica germinativa.

Fonte: Desenvolvida pela autoria.

## SOLICITAÇÃO DE TESTES GENÉTICOS

A análise criteriosa dos dados clínicos, história familiar, achados no exame físico e cálculos de risco permite a formulação de uma hipótese diagnóstica para o caso. No modelo tradicional, os testes genéticos são realizados quando se identificam, nessa avaliação inicial, critérios para realizar o teste genético que refletem uma considerável probabilidade de predisposição hereditária ao câncer. Recentemente, esse modelo tradicional, de realizar o teste genético baseado em critérios clínicos e, ao considerar as hipóteses estabelecidas *a priori* de câncer hereditário e/ou probabilidade *a priori* de se identificar uma variante germinativa patogênica de predisposição ao câncer, esse critérios têm sido questionados. Embora essa abordagem tenha sido usada há muitos anos e é ainda hoje a abordagem preconizada pela maioria das sociedades profissionais, especialmente em países que têm cenários de recursos reduzidos, é fato que uma parcela de portadores(as) de variantes patogênicas germinativas (VPG) em genes de predisposição hereditária ao câncer não seria identificada com esses critérios. O ponto crítico seria quantificar essa parcela de casos não identificados em diferentes populações, e avaliar, em diferentes sociedades, a disponibilidade de recursos para, por exemplo, testar todos indivíduos com câncer ou até mesmo todos os indivíduos da população. Outro ponto importante para reflexão é que a ampla testagem genética, fora de um contexto de justificativa fenotípica para tal investigação, deverá identificar de forma "incidental" um número considerável de portadores de VPG, em que, fora do contexto de um claro fenótipo de risco, poderá ser mais difícil definir o manejo unicamente baseado no resultado molecular. A redução de custo de testes genéticos em geral, ampliação da abrangência dos testes e painéis multigênicos com genes de diferentes penetrâncias e sobre os quais temos níveis distintos de conhecimento e o seu uso indiscriminado por profissionais sem treinamento específico ou até mesmo em testes direto ao consumidor.

Fluxogramas que otimizem a investigação diagnóstica são uma grande ferramenta para o plano de investigação. Ao considerar que há sobreposição fenotípica importante na oncogenética (ou seja, VPG em diferentes genes podem causar câncer de mama hereditário, por exemplo), a metodologia preferida para um caso suspeito de câncer hereditário é a análise com painel de múltiplos genes, preferentemente aqueles relacionados ao fenótipo apresentado pelo probando e família. Premissas importantes na investigação incluem:

- a metodologia de sequenciamento de nova geração deve permitir a identificação de rearranjos gênicos, especialmente quando são interrogados genes em que esse tipo de variante é frequente;
- o probando deve idealmente ser afetado por câncer, e quando há múltiplos afetados por câncer na família disponíveis para teste, deve ser dada preferência para o indivíduo com diagnóstico em idade mais jovem;
- fenocópias são comuns para certos tipos de câncer, portanto, em uma família com múltiplos afetados por câncer pode ser necessário testar mais de um familiar;
- deve ser considerada a história de câncer da família materna e paterna na investigação;
- em casos de história familiar limitada ou inexistente (p.ex., probando adotado) pode ser necessária uma investigação mais ampla pela impossibilidade de correta avaliação do fenótipo *a priori*.

Em situações específicas, pode ser mais efetivo realizar testes dirigidos para um ou poucos genes, sem utilizar a estratégia do painel multigênico. Exemplos incluem análise de gene específico de uma síndrome em probando com diagnóstico clínico já firmado (p.ex., análise molecular em pacientes com diagnóstico clínico de neurofibromatose 1 ou síndrome de Peutz-Jeghers). Uma outra situação específica de determinadas populações a ser considerada é o daquelas que têm VPG fundadoras, como, por exemplo as variantes fundadoras de BRCA1 e BRCA2 nos judeus Ashkenazi. Nesses casos, pode ser mais efetivo iniciar com testes nas variantes comuns naquela população, mas, em caso de resultado negativo nessa avaliação inicial, deve-se sempre ampliar a investigação para incluir todos os genes candidatos e uma avaliação completa deles.

Ao solicitar um teste genético, é importante ponderar tanto as vantagens como as limitações da estratégia de diagnóstico laboratorial escolhida com o paciente, e a complexidade da interpretação dos resultados dos exames genéticos solicitados. Além disso, os testes realizados com relação à assistência deveriam ser oferecidos apenas quando seus resultados puderem ser adequadamente interpretados e influenciar o manejo médico do paciente. Para investigações com painéis muito amplos, que incluem genes não relacionados com o fenótipo do paciente ou para os quais não há ainda recomendações de manejo ou claras informações sobre os riscos associados, é importante informar o paciente do caráter investigacional dessa abordagem. Da mesma forma, alguns genes apresentam aumento no número de alterações somáticas com a idade, como é o caso do gene TP53. Teste com painel multigênico que inclui TP53 em amostra de sangue de paciente sem critério fenotípico para síndrome de Li-Fraumeni pode resultar em identificação de uma variante patogênica somática de TP53 erroneamente interpretada como germinativa. Por fim, é fundamental antecipar para o paciente a possibilidade de identificação de variantes genéticas de significado incerto (VUS), que são comuns quando da realização de análise com painéis que contenham múltiplos genes. A frequência de VUS é diretamente proporcional ao tamanho dos painéis utilizados. Análises genômicas amplas, como, por exemplo, análise de exoma, geralmente não são utilizadas como primeira abordagem de investigação em oncogenética pelo custo superior, maior complexidade de interpretação e pequeno percentual de informações adicionais que podem ser agregadas ao diagnóstico, em comparação com painéis multigênicos. Essa abordagem se justifica apenas em poucos casos específicos, a critério da equipe do paciente. Por outro lado, uma questão interessante que se tornou importante com o advento de novas metodologias de teste genético e maior acessibilidade a painéis multigênicos é a discussão da necessidade de recontactar pacientes que tenham realizado testes genéticos no passado. Essa iniciativa pode ser particularmente importante em casos que apresentavam VUS, para verificar se, ao longo do tempo, houve definição do significado dessas variantes, bem como para reavaliar com painéis multigênicos famílias com critérios francos e que tiveram investigações sem definição da causa molecular com testes, que inclui apenas um ou poucos genes.

Por fim, em famílias com VPG já identificada, pode ser suficiente realizar apenas a análise da variante que segrega na família. A decisão por essa abordagem (*versus* teste com painel de genes) deve ser tomada com cuidado, novamente com a avaliação da história

pessoal e familiar do indivíduo a ser testado, uma vez que não são incomuns as ocorrências de mais de uma VPG no mesmo ou em diferentes genes em uma mesma família. A Tabela 101.4 resume os tipos de testes genéticos disponíveis para investigação em oncogenética.

**Tabela 101.4. Aspectos do aconselhamento genético pré e pós-teste e elementos básicos do termo de consentimento livre e esclarecido (TCLE) para realização de teste genético de predisposição hereditária ao câncer**

| Aspectos do aconselhamento genético pré-teste e elementos básicos do TCLE | Aspectos do aconselhamento genético pós-teste |
|---|---|
| Definição do diagnóstico e propósito do teste Estimativa do risco de câncer | Avaliação do significado do resultado do teste frente à história familiar |
| Probabilidade do indivíduo ter uma mutação Acurácia do teste (sensibilidade e especificidade) | Discussão de estratégias disponíveis de prevenção |
| Possíveis resultados do teste genético: implicações de resultado positivo, negativo e inconclusivo Transmissibilidade da mutação | Discussão de intervenções disponíveis de redução do risco Importância de dividir os resultados do teste genético com demais familiares em risco |
| Risco psicológico da investigação | Suporte individual e familiar |
| Risco de discriminação pela investigação | Aconselhamento quanto ao risco de recorrência |
| Opções de prevenção do câncer | Acompanhamento a longo prazo |
| Confidencialidade da investigação Importância de dividir os resultados do teste genético com demais familiares em risco | Acompanhamento de familiares em risco e demais familiares que venham a ser diagnosticados preditivamente |
| Opção para estimativa de risco e proposição de manejo do risco sem realização do teste genético | |

Fonte: Desenvolvida pela autoria.

Vale salientar que a realização de aconselhamento genético pré-teste efetivo com profissional devidamente capacitado facilita a tomada de decisão informada; evita a realização de testes genéticos dispendiosos e desnecessários; diminui a chance de interpretação errônea de resultados; e minimiza, ainda, o manejo médico inadequado e desfechos psicossociais adversos.

### Aconselhamento genético pós-teste

A entrega do resultado de um teste genético de predisposição ao câncer é um momento muito esperado pelo paciente e, muitas vezes, também pelos seus familiares. É importante conceder ao paciente um momento individual para recebimento do resultado, sem a presença de outras pessoas, para que se sinta absolutamente à vontade para discutir suas dúvidas e manifestar suas emoções, sejam quais forem, em privacidade. Nesse momento, é crucial explicar o significado do resultado do teste genético e já abordar as condutas de manejo possíveis frente ao resultado. A interpretação do resultado (Figura 101.2), o entendimento dos aspectos técnicos do laudo e a capacidade de avaliação crítica da qualidade e confiabilidade deste são atividades inerentes do profissional que realiza

AG. Vários estudos mostram que a continuidade do cuidado, desde a primeira consulta de AG até a entrega do resultado do teste e definição de condutas, traz maior efetividade ao processo, provavelmente porque as múltiplas etapas permitem um vínculo razoável entre o paciente e o profissional de saúde. Embora em vários países essa abordagem seja feita em equipe multidisciplinar, é importante que a equipe e seus múltiplos profissionais estejam alinhados na conduta, e um profissional médico especializado participar ativamente das etapas de diagnóstico e estabelecimento das opções de manejo que serão discutidas com o paciente. Em todos os casos, é recomendado que, ao final da investigação, seja elaborado um laudo técnico a ser entregue ao paciente e ao seu médico assistente, quando for o caso, com um resumo da avaliação e de suas recomendações.

O AG pós-teste tem como principal objetivo informar os resultados do teste genético e discutir a implicação desse resultado para o paciente e sua família, além de apresentar opções de manejo e acompanhamento para o paciente. Nesse momento, é de fundamental importância garantir que a melhor comunicação seja feita. Detalhes dos diferentes aspectos dessa etapa são discutidos a seguir em maior detalhe.

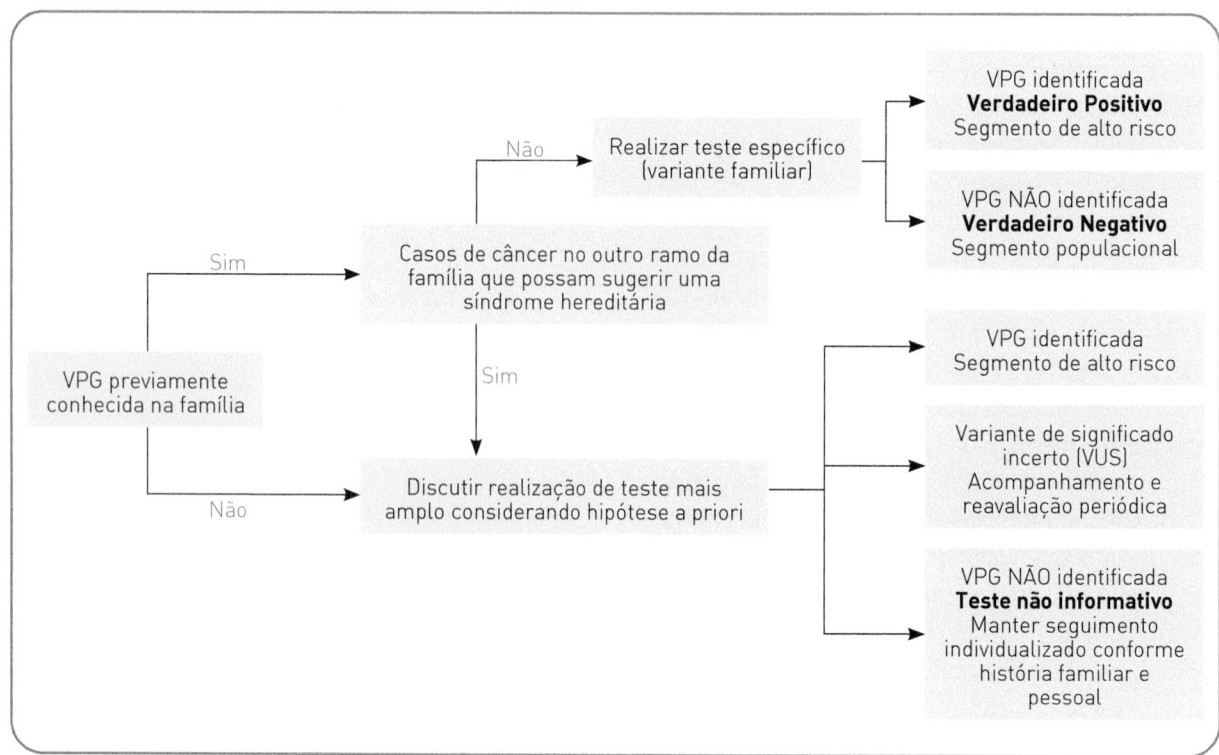

FIGURA 101.2 – Interpretação dos resultados de testes genéticos.
Fonte: Adaptada de Trevor Tejada-Berge's, 2016.

## ACONSELHAMENTO GENÉTICO NOS PACIENTES COM VARIANTES DE SIGNIFICADO INCERTO (VUS)

Com o advento do Sequenciamento de Nova Geração (NGS) e a utilização mais frequente na prática clínica de painéis de múltiplos genes, o número de Variantes de Significado Incerto (VUS) tem sido cada vez maior. Atualmente, a maioria dos laboratórios que oferecem painel multigênicos citam uma taxa de detecção de VUS de cerca de 30% para painéis de 10 a 30 genes. A identificação de uma VUS, comumente, não altera o manejo e seguimento do paciente. O teste de VUS em outros membros da família só é justificável quando essa investigação puder auxiliar na interpretação da variante (em geral, é necessário um número grande de familiares com e sem câncer para definir segregação e, normalmente, é muito improvável que se consiga, com estudo de apenas uma família, definir patogenicidade de uma VUS por análise de segregação). Para todos pacientes com VUS, deve-se recomendar reavaliações periódicas e reclassificação da variante a cada consulta.

### Aconselhamento quanto ao risco de recorrência

Após identificação de uma variante patogênica em um dos genes de predisposição ao câncer, é possível estimar o risco de recorrência para outros familiares ou o risco mendeliano estimado. A maior parte das síndromes de predisposição ao câncer são de herança autossômica dominante com penetrância parcial (por exemplo: HBOC, Síndrome de Lynch, Síndrome de Li-Fraumeni, Síndrome de Cowden, Síndrome do Câncer Gástrico Difuso Hereditário, Síndrome de Peutz-Jeghers, entre outras). Nesses casos, um indivíduo heterozigoto tem risco teórico de 50% de transmitir a condição aos seus descendentes, independentemente do sexo do portador e do sexo dos descendentes.

Um dos poucos exemplos de uma doença de predisposição ao câncer com herança autossômica recessiva é a Síndrome da Polipose associada ao gene MUTYH. Nesses casos, a doença irá se manifestar plenamente apenas quando os dois alelos do gene apresentarem variantes patogênicas (variantes bialélicas, em homozigose ou heterozigose composta). Assim, um casal que tenha um filho afetado terá 25% de probabilidade de ter um outro filho afetado pela mesma condição.

Os portadores somente terão risco de um filho/filha afetado(a) se o cônjuge for portador.

### Avaliação de familiares em risco genético

Ao fazer o diagnóstico de predisposição hereditária ao câncer, é muito importante discutir com o paciente as repercussões que esse diagnóstico tem sobre o risco para os demais familiares. A comunicação destas informações na família pode ser um processo difícil, mas que precisa ser abordado. A equipe multidisciplinar envolvida no cuidado do paciente pode fornecer orientações e assistência neste processo, durante o aconselhamento genético pós-teste.

Com intuito de garantir que as informações mais relevantes sejam repassadas para os familiares em risco, uma estratégia que pode ser utilizada é a entrega de uma "carta para a família", com uma breve explicação da patologia e os riscos de recorrência para os familiares do probando. Essa carta deve conter, além de informações gerais sobre o diagnóstico, as opções de testes genéticos para avaliação de pré-sintomático e informações específicas sobre o tipo de mutação detectada, e o laboratório onde o diagnóstico foi estabelecido. Por vezes, o próprio paciente solicita auxílio na comunicação com os familiares, que além da informação por escrito, pode incluir um encontro "de família" para discussão em grupo do significado do risco identificado, repercussões para demais familiares e como esse risco pode ser avaliado e manejado. Uma questão técnica importante a ser sempre considerada é que a análise genética de familiares não afetados por câncer após diagnóstico de uma variante patogênica de predisposição ao câncer em um probando (comumente chamada de *cascade testing*) é essencial para garantir a custo efetividade à avaliação genética como um todo. Vários estudos sugerem que a análise de pelo menos dois a três familiares em risco a partir de um probando com teste genético positivo é necessária para que a avaliação genética possa ser considerada custo-efetiva.

### Estratégias de detecção precoce e/ou intervenções de redução de risco de câncer

Um conceito importante que deve estar presente em todo aconselhamento pós-teste é o de que um resultado de teste genético negativo não exclui, definitivamente, predisposição hereditária ao câncer, em especial quando há uma história familiar e pessoal de câncer muito fortemente sugestiva. Nesses casos, o paciente deve ser encaminhado para acompanhamento diferenciado e guiado pelos riscos empíricos de câncer de acordo com a história familiar. Estratégias de detecção precoce e/ou intervenções de redução de risco de câncer podem ser discutidas mesmo em pacientes com resultados de teste genético negativos, desde que tenham risco estimado que justifique tais intervenções.

Para pessoas com variantes patogênicas em genes de predisposição ao câncer, as recomendações de manejo são distintas daquelas propostas para a população geral. Várias diretrizes de manejo de portadores(as) de variantes patogênicas estão disponíveis, inclusive as diretrizes do National Comprehensive Cancer Network (NCCN). Esta é uma referência importante e muito completa, de acesso gratuito. Em geral, as intervenções propostas incluem rastreamento mais intensivo de câncer que, também, normalmente se inicia em idade mais precoce do que o preconizado para a população geral, cirurgias redutoras de risco em situações específicas e, na maior parte dos casos, quando o risco de câncer é muito elevado (RR > 8) e, eventualmente, quimioprevenção.

## CONCLUSÃO

Em oncogenética, o objetivo central do processo de aconselhamento genético é a correta identificação de indivíduos com predisposição hereditária ao câncer e de seus familiares, o que permite que sejam adequadamente informados sobre o seu risco e que medidas redutoras de risco e/ou intervenções terapêuticas específicas para a condição genética do paciente podem ser corretamente aplicadas. Central à oferta de serviços adequados de aconselhamento genético a pacientes em risco e seus familiares está a questão do acesso. Identificar indivíduos com predisposição hereditária ao câncer, sejam eles já diagnosticados com um ou mais tumores, ou ainda assintomáticos, é uma oportunidade ímpar de prevenção de câncer em um grupo com alto risco para a doença.

## REFERÊNCIAS

1. Wiggins J, Middleton A. Getting the message across: communication with diverse populations in clinical genetics. New York: Oxford University Press; 2013.

2. Ashton-Prolla P, Weitzel JN. Managing people with high and moderate genetic risk: genomic tools to promote effective cancer risk reduction. In: Wild CP, Weiderpass E SB, editor. World Cancer Report: Cancer Research for Cancer Prevention. Lion: International Agency For Research On Cancer; 2020. p. 530-9.

3. Rodriguez JL, Thomas CC, Massetti GM, Duquette D, Avner L, Iskander J, et al. CDC grand rounds: Family history and genomics as tools for cancer prevention and control. Morbidity and Mortality Weekly Report. Department of Health and Human Services. 2016;65:1291-4.

4. Garber JE, Offit K. Hereditary cancer predisposition syndromes. Journal of Clinical Oncology. J Clin Oncol. 2005;23:276-92.

5. Euhus DM, Robinson L. Genetic predisposition syndromes and their management. Surg Clin North Am. 2013;93(2):341-62.

6. Weitzel JN, Blazer KR, MacDonald DJ, Culver JO, Offit K. Genetics, genomics, and cancer risk assessment. CA Cancer J Clin. 2011;61(5):327-359.

7. Harper PS. Practical Genetic Counselling. 7th ed. London: Hodder Arnold; 2010.

8. Hampel H, Bennett RL, Buchanan A, Pearlman R, Wiesner GL. A practice guideline from the American College of Medical Genetics and Genomics and the National Society of Genetic Counselors: Referral indications for cancer predisposition assessment. Genetics in Medicine. Nature Publishing Group. 2015;17:70–87.

9. National Comprehensive Cancer Network: NCCN guidelines. https://www.nccn.org/professionals/physician_gls/default.aspx.

10. Kentwell M, Dow E, Antill Y, Wrede CD, McNally O, Higgs E, et al. Mainstreaming cancer genetics: A model integrating germline BRCA testing into routine ovarian cancer clinics. Gynecol Oncol. 2017;145(1):130-6.

11. Pilarski R. PTEN hamartoma tumor syndrome: A clinical overview. Cancers. 2019;11.

12. Evans DGR, Ladusans EJ, Rimmer S, Burnell LD, Thakker N, Farndon PA. Complications of the naevoid basal cell carcinoma syndrome: Results of a population based study. J Med Genet. 1993;30(6):460-4.

13. Rahman N, Scott RH. Cancer genes associated with phenotypes in monoallelic and biallelic mutation carriers: New lessons from old players. Hum Mol Genet. 2007;16(R1):60-6.

14. dos Santos ES, Caputo SM, Castera L, Gendrot M, Briaux A, Breault M, et al. Assessment of the functional impact of germline BRCA1/2 variants located in non--coding regions in families with breast and/or ovarian cancer predisposition. Breast Cancer Res Treat. 2018;168(2):311-25.

15. Montalban G, Bonache S, Moles-Fernández A, Gisbert-Beamud A, Tenés A, Bach V, et al. Screening of BRCA1/2 deep intronic regions by targeted gene sequencing identifies the first germline BRCA1 variant causing pseudoexon activation in a patient with breast/ovarian cancer. J Med Genet. 2019;56(2):63-74.

16. Pendrick DM, Oberg JA, Hsiao SJ, Chung WK, Koval C, Sireci A, et al. Identification of a secondary RET mutation in a pediatric patient with relapsed acute myeloid leukemia leads to the diagnosis and treatment of asymptomatic metastatic medullary thyroid cancer in a parent: A case for sequencing the germline. Cold Spring Harb Mol Case Stud. 2019;5(2):a003889.

17. Prucka SK, Mcilvried DE, Korf BR. Cancer Risk Assessment and the Genetic Counseling Process: Using Hereditary Breast and Ovarian Cancer as an Example. Princ Pr. 2008;17:173–89.

18. Tejada-Bergés T. Breast Cancer: Genetics and Risk Assessment. Clin Obstet Gynecol. 2016;59(4):673-87.

19. Beitsch PD, Whitworth PW, Hughes K, Patel R, Rosen B, Compagnoni G, et al. Underdiagnosis of hereditary breast cancer: Are genetic testing guidelines a tool or an obstacle? J Clin Oncol. 2019;37(6):453–60.

20. O'Leary E, Iacoboni D, Holle J, Michalski ST, Esplin ED, Yang S, et al. Expanded gene panel use for women with breast cancer: Identification and intervention beyond breast cancer risk. Ann Surg Oncol. 2017;24(10):3060-6.

21. Robson M, Domchek S. Broad application of multigene panel testing for breast cancer susceptibility-Pandora's box is opening wider. Jama Oncology. American Medical Association. 2019;5:1687-8.

22. Copur MS. Universal genetic testing for all breast cancer patients. Oncology (Williston Park). 2019;33(8).

23. Achatz MI, Caleffi M, Guindalini R, Marques RM, Nogueira-Rodrigues A, Ashton-Prolla P. Recommendations for advancing the diagnosis and management of hereditary breast and ovarian cancer in Brazil. JCO Glob Oncol. 2020;6(6):439-52.

24. Slavin TP, Niell-Swiller M, Solomon I, Nehoray B, Rybak C, Blazer KR, et al. Clinical application of multigene panels: Challenges of next-generation counseling and cancer risk management. Front Oncol. 2015;5(SEP).

25. Kapoor NS, Curcio LD, Blakemore CA, Bremner AK, McFarland RE, West JG, et al. Multigene panel testing detects equal rates of pathogenic BRCA1/2 mutations and has a higher diagnostic yield compared to limited BRCA1/2 analysis alone in patients at risk for hereditary breast cancer. Ann Surg Oncol. 2015;22(10):3282-8.

26. Graffeo R, Livraghi L, Pagani O, Goldhirsch A, Partridge AH, Garber JE. Time to incorporate germline multigene panel testing into breast and ovarian cancer patient care. Breast Cancer Research and Treatment. Springer New York LLC. 2016;160:393-410.

27. Foulkes WD, Knoppers BM, Turnbull C. Population genetic testing for cancer susceptibility: Founder mutations to genomes. Nature Reviews Clinical Oncology. Nature Publishing Group. 2016;13:41-54.

28. Rana HQ, Gelman R, LaDuca H, McFarland R, Dalton E, Thompson J, et al. Differences in TP53 mutation carrier phenotypes emerge from panel-based testing. J Natl Cancer Inst. 2018;110(8):863-70.

29. Lincoln SE, Kobayashi Y, Anderson MJ, Yang S, Desmond AJ, Mills MA, et al. A systematic comparison of traditional and multigene panel testing for hereditary breast and ovarian cancer genes in more than 1000 patients. J Mol Diagnostics. 2015;17(5):533-44.

30. Feliubadaló L, Tonda R, Gausachs M, Trotta JR, Castellanos E, López-Doriga A, et al. Benchmarking of whole exome sequencing and Ad Hoc designed panels for genetic testing of hereditary cancer. Sci Rep. 2017;7(1):1-11.

31. Carrieri D, Howard HC, Benjamin C, Clarke AJ, Dheensa S, Doheny S, et al. Recontacting patients in clinical genetics services: recommendations of the European Society of Human Genetics. Eur J Hum Genet. 2019;27(2):169-82.

32. Bradbury AR, Egleston BL, Patrick-Miller LJ, Rustgi N, Brandt A, Brower J, et al. Longitudinal outcomes with cancer multigene panel testing in previously tested BRCA1/2 negative patients. Clin Genet. 2020;97(4):601-9.

33. Macklin S, Durand N, Atwal P, Hines S. Observed frequency and challenges of variant reclassification in a hereditary cancer clinic. Genet Med. 2018;20(3):34-50.

34. Macklin SK, Jackson JL, Atwal PS, Hines SL. Physician interpretation of variants of uncertain significance. Fam Cancer. 2019;18(1):121-6.

35. Menko FH, Aalfs CM, Henneman L, Stol Y, Wijdenes M, Otten E, et al. Informing family members of individuals with Lynch syndrome: A guideline for clinical geneticists. Fam Cancer. 2013;12(2):319-24.

36. Oosterwijk JC, De Vries J, Mourits MJ, De Bock GH. Genetic testing and familial implications in breast-ovarian cancer families. Maturitas. 2014;78:252-7.

37. George R, Kovak K, Cox SL. Aligning policy to promote cascade genetic screening for prevention and early diagnosis of heritable diseases. J Genet Couns. 2015;24(3):388-99.

38. Tuffaha HW, Mitchell A, Ward RL, Connelly L, Butler JRG, Norris S, et al. Cost-effectiveness analysis of germ-line BRCA testing in women with breast cancer and cascade testing in family members of mutation carriers. Genet Med. 2018;20(9):985-94.

39. Beggs AD, Latchford AR, Vasen HFA, Moslein G, Alonso A, Aretz S, et al. Peutz – Jeghers syndrome: A systematic

review and recommendations for management. Gut. BMJ Publishing Group. 2010;59:975-86.

40. Eng C. Will the real Cowden syndrome please stand up: Revised diagnostic criteria. J Med Genet. 2000;37(11):828-30.

41. Ferner RE, Huson SM, Evans DGR. Neurofibromatoses in clinical practice. Springer London. 2011.

42. Ferner RE, Gutmann DH. Neurofibromatosis type 1 (NF1): Diagnosis and management. Handbook of Clinical Neurology. Elsevier B.V. 2013;939-55.

43. Krueger DA, Northrup H, Roberds S, Smith K, Sampson J, et al. Tuberous sclerosis complex surveillance and management: Recommendations of the 2012 international tuberous sclerosis complex consensus conference. Pediatr Neurol. 2013;49(4):255-65.

44. Kloos RT, Eng C, Evans DB, Francis GL, Gagel RF, Gharib H, et al. Medullary thyroid cancer: management guidelines of the American Thyroid Association. Thyroid: official journal of the American Thyroid Association. 2009;19:565-612.

45. Kuchenbaecker KB, Hopper JL, Barnes DR, Phillips KA, Mooij TM, Roos-Blom MJ, et al. Risks of breast, ovarian, and contralateral breast cancer for BRCA1 and BRCA2 mutation carriers. JAMA – J Am Med Assoc. 2017;317(23):2402-16.

46. Ford D, Easton DF, Stratton M, Narod S, Goldgar D, Devilee P, et al. Genetic heterogeneity and penetrance analysis of the BRCA1 and BRCA2 genes in breast cancer families. Am J Hum Genet. 1998;62(3):676-89.

47. Brentnall AR, Cuzick J. Risk models for breast cancer and their validation. Stat Sci. 2020;35(1):14-30.

48. Berry DA, Iversen ES, Gudbjartsson DF, Hiller EH, Garber JE, Peshkin BN, et al. BRCAPRO validation, sensitivity of genetic testing of BRCA1/BRCA2, and prevalence of other breast cancer susceptibility genes. J Clin Oncol. 2002;20(11):2701-12.

49. Kastrinos F, Steyerberg EW, Mercado R, Balmaña J, Holter S, Gallinger S, et al. The PREMM1,2,6 model predicts risk of MLH1, MSH2, and MSH6 germline mutations based on cancer history. Gastroenterology. 2011;140(1):73-81.

50. Yanes T, Young MA, Meiser B, James PA. Clinical applications of polygenic breast cancer risk: A critical review and perspectives of an emerging field. Breast Cancer Res. 2020;22(1).

# Assistência de Enfermagem em Oncologia Clínica

Daniela Vivas dos Santos
Adriana Marques da Silva
Wânia Regina Mollo Baia

## DESTAQUES

- O profissional que atua em enfermagem oncológica é preparado a prestar assistência integral ao paciente, formando uma base sólida de conhecimentos técnico-científicos específicos da assistência, fundamentada nos aspectos clínicos associados a cuidados psicológicos, sociais, espirituais, políticos, éticos e também a cuidados no final da vida em decorrência da progressão da doença.
- A enfermagem oncológica promove o desenvolvimento de ações de integração junto aos profissionais da equipe multidisciplinar.
- O preparo e a administração dos quimioterápicos envolvem diferentes checagens de segurança e exigem do profissional um preparo técnico especializado.

## INTRODUÇÃO

Para a atuação em enfermagem oncológica, faz-se necessária a qualificação dos enfermeiros para a assistência integral ao paciente, por meio de uma base sólida de conhecimentos técnico-científicos específicos da assistência, fundamentada nos aspectos clínicos, psicológicos, sociais, espirituais, políticos, éticos e, também, nos cuidados no final da vida em decorrência da progressão da doença.

Entre as competências do enfermeiro na ação do cuidar, estão o desenvolvimento de ações de integração junto aos profissionais da equipe multidisciplinar e a identificação de fatores de riscos ocupacionais para a prática de enfermagem na assistência ao paciente oncológico.

Cabe ressaltar a importância de se trabalhar com equipe multidisciplinar integrada durante todas as fases do tratamento oncológico e isso envolve médicos, enfermeiros, assistentes sociais, nutricionistas, psicólogos, farmacêuticos e equipe de reabilitação composta por fisioterapeutas, fonoaudiólogos e terapeutas ocupacionais, entre outros.

O principal objetivo dessa equipe é oferecer o melhor cuidado ao paciente oncológico e suprir suas necessidades durante todas as fases de sua jornada.

A jornada oncológica contempla prevenção, diagnóstico, tratamento e tem como desfecho a sobrevivência ou o fim de vida.[1]

O período do diagnóstico, geralmente, inicia-se frente ao surgimento de sinais e de sintomas ou exames de rastreabilidade (mamografia, Papanicolau, toque retal, colonoscopia, entre outros) ou, ainda, achados clínicos em exames realizados por outros motivos.

Na etapa diagnóstica para tumores sólidos, o principal procedimento é a biópsia para confirmação patológica, além do tipo de tumor que é confirmado por imunoistoquímica e perfil genético, entre outros exames. Tomografia computadorizada (TC), ressonância nuclear magnética (RNM), ultrassonografias, TC por emissão de pósitrons (PET–CT), cintilografia óssea e outros exames contribuem para conhecimento da extensão da doença, ou seja, estadiamento clínico.

Neste contexto, o paciente pode apresentar vulnerabilidade pelo receio do diagnóstico e pela extensão da doença, além de dúvidas sobre o preparo dos exames e a dificuldade de procurar por diferentes serviços para realização dos procedimentos. Assim, considerando que a maioria dos cânceres é uma doença tempossensível, ou seja, quanto mais rápida a intervenção, maior a possibilidade de cura, o ponto de atenção consiste nos agendamentos e a emissão dos laudos em tempo hábil, principalmente se o paciente não estiver inserido em um Centro de Alta Complexidade em Oncologia (Cacon), que oferece serviços que oferecem todos os procedimentos necessários para atendimento da demanda oncológica.[1]

Após conclusão da etapa do diagnóstico e da avaliação multiprofissional, considerando-se comorbidades, *performance* clínica, além das expectativas do paciente, o tratamento é determinado, podendo contemplar cirurgia, quimioterapia e/ou radioterapia de maneira isolada, sequencial ou concomitante.[1]

Entre os diversos cenários de atuação do enfermeiro nesse cenário, destacamos o atendimento aos pacientes sob tratamento quimioterápico.

Na etapa do tratamento, a vulnerabilidade pode surgir em razão da incerteza decorrente: da necessidade de alterações de hábitos de vida (alimentares, exercícios e/ou sociais); das mudanças nas dimensões físicas, emocionais, espirituais, financeiras, sexuais e reprodutivas com impacto na qualidade de vida; do sofrimento pela descompensação dos sintomas relacionados ao tratamento e/ou à doença; entre outros.[1]

Outro ponto de atenção desta etapa é a organização dos agendamentos de múltiplos exames, consultas e sessões dos tratamentos, pois todos devem acontecer respeitando-se os intervalos previamente estabelecidos para melhor resposta ao tratamento.

Após o término do tratamento antineoplásico, para os pacientes com perspectiva de cura ou controle da doença, o desafio abrange a reinserção na sociedade e a retomada parcial ou total dos hábitos de vida, após as transformações clínicas, psicológicas, sexuais e financeiras decorrentes da doença e/ou tratamento. Os pacientes que prosseguem com perspectiva de cuidados fora de possibilidades terapêuticas, tem como desafio o melhor manejo clínico dos sintomas, assim como das preocupações de outras dimensões que podem se exacerbar.

Frente a essa realidade, é importante que, ao longo da jornada, o paciente tenha apoio de um coordenador do cuidado para facilitar o acesso aos diversos serviços de pelos quais transita, minimizando os possíveis entraves, desconfortos e preocupações vivenciadas em cada etapa.

A coordenação do cuidado pode se efetivar por meio da atuação profissional de saúde ou por um leigo. Uma das vantagens da opção pelo enfermeiro é que este profissional tem conhecimento dos aspectos clínicos, podendo aplicá-los para antecipar possíveis entraves decorrentes dessa dimensão.[2]

A Oncology Nursing Society (NOS), nas publicações sobre as competências das diversas funções dos enfermeiros, estabelece a coordenação do cuidado para o enfermeiro navegador (durante a jornada) e o enfermeiro de práticas avançadas (durante a quimioterapia).[3,4]

No Brasil, essas funções do enfermeiro estão em discussão; no entanto, a Agência Nacional de Saúde Suplementar, no Projeto OncoRede, estabelece a necessidade da atuação do coordenador de cuidado durante a jornada do paciente.[5]

É importante que o enfermeiro que atua na coordenação do cuidado apresente sólido conhecimento e habilidades em: Oncologia; estratégias e recursos para autocuidado; liderança; análise crítica; relacionamento interpessoal; trabalho em equipe; colaboração com serviços internos e externos; comunicação verbal e escrita; organização; priorização; informática; sistema de saúde público e/ou privado.[1]

Entre as diversas atribuições do coordenador do cuidado, destacam-se avaliar e reavaliar sistematicamente as necessidades do paciente e realizar os encaminhamentos necessários; apoiar o paciente para transpor possíveis entraves do sistema de saúde que impactam no tratamento em tempo oportuno;

fornecer suporte aos pacientes, favorecendo uma tomada de decisão segura em conjunto com a equipe multiprofissional; educar os pacientes, familiares e cuidadores quanto a funções dos membros da equipe multiprofissional, recursos disponíveis, diagnóstico, adesão ao tratamento, manejo de sintomas e cuidados na administração segura de quimioterapia.[1,2]

Na prática clínica, é importante que essas atribuições transcorram em alinhamento com a sistematização da assistência de enfermagem e com o regulamento técnico da atuação dos profissionais de enfermagem estabelecido na resolução COFEN 569/2018.[6]

## A IMPORTÂNCIA DA SISTEMATIZAÇÃO DA ASSISTÊNCIA DE ENFERMAGEM EM ONCOLOGIA

A Resolução do Conselho Federal de Enfermagem (COFEN) 272/2002, revogada e atualizada pela Resolução COFEN nº 358/2009,[7] destaca que a implementação da Sistematização da Assistência de Enfermagem se constitui na melhora da qualidade assistencial, consistindo em: (...) atividade privativa do enfermeiro, por meio de método e estratégia de trabalho científico para a identificação das situações de saúde/doença, subsidiando ações de assistência de enfermagem que possam contribuir para a promoção, prevenção, recuperação e reabilitação da saúde do indivíduo, família e comunidade. Essa resolução orienta a realização do processo de enfermagem em seis fases inter-relacionadas: histórico de enfermagem; diagnóstico; plano assistencial; prescrição; evolução; e prognóstico de enfermagem.[7]

A consulta de enfermagem compreende o histórico, exame físico, diagnóstico, prescrição e evolução de enfermagem.[7] É importante para o enfermeiro formar o vínculo profissional-paciente, desmistificar a doença e o tratamento proposto (cirurgia, quimioterapia, imunoterapia, hormonoterapia, radioterapia, transplante de células-tronco hematopoiéticas, *Car T-cells*), auxiliar na organização do cotidiano para melhor adesão ao tratamento, capacitar o paciente e/ou acompanhante para intervenções que têm como objetivo evitar e/ou identificar precocemente os sinais e sintomas decorrentes da doença e/ou tratamento.[8]

No tocante ao vínculo, é importante reforçar que, quando o paciente recebe a notícia médica da necessidade de quimioterapia, uma avalanche de sentimentos e incertezas permeiam sua vida e a de seus familiares. A atuação do enfermeiro inicia-se por vezes a partir deste momento, na primeira consulta de enfermagem dessa fase, com as orientações gerais sobre o que é o tratamento que será realizado, desmistificação de conceitos equivocados que o paciente e os familiares podem ter e esclarecimentos que se fizerem necessários.[7]

O histórico de enfermagem visa conhecer os hábitos do paciente, aspectos biopsicossociais com vistas à sua adaptação ao tratamento, assim como a identificação dos problemas de saúde. Assim, o instrumento do histórico de enfermagem contém o perfil socioeconômico, hábitos de vida, antecedentes pessoais, história familiar, situação clínica atual, tratamento proposto, entre outros. É fundamental que a coleta de dados esteja embasada no raciocínio clínico do profissional, de modo que aprofunde questões que potencializem riscos ao paciente. Um exemplo para o câncer é o risco de adesão do paciente ao tratamento, exames e orientações propostas; para isso, o enfermeiro deve estar atento a *performance status*, locomoção, transporte utilizado até a instituição, nível de cognição para compreender as informações fornecidas, experiências prévias com câncer, o modo como está enfrentando a doença e a rede de ajuda disponível.[7]

No exame físico, as técnicas de inspeção, ausculta, palpação e percussão são aplicadas de forma criteriosa, com o levantamento de dados sobre o estado de saúde do paciente e registro das anormalidades encontradas para validar as informações obtidas no histórico.[7]

No diagnóstico de enfermagem, frente à análise dos dados colhidos no histórico e no exame físico, é possível identificar os problemas de enfermagem, as necessidades básicas de saúde afetadas, bem como o grau de dependência de cada uma. Assim, avaliam-se as respostas clínicas diante dos problemas e processos de vida vigentes ou potenciais.[7] Após a análise do diagnóstico, examinando as necessidades afetadas e o grau de dependência do paciente, planejam-se os cuidados a serem prestados na instituição e, também, no domicílio, pois, geralmente, na maior parte do tratamento, o paciente oncológico encontra-se em regime ambulatorial.

A realização do plano de cuidados consiste na elaboração da prescrição de enfermagem em que estão relacionados os cuidados que direcionam e coordenam a assistência de enfermagem ao paciente, de forma individualizada e contínua, considerando-se aspectos relacionados à prevenção, promoção, proteção, recuperação e manutenção da saúde.[7]

As orientações do plano individualizado de cuidados podem ser direcionadas para capacitar o paciente no seu autocuidado, bem como o familiar/cuidador, a fim de garantir a continuidade dos cuidados em domicílio, além de identificar precocemente possíveis sinais e sintomas e decidir a melhor conduta a ser tomada, conforme a complexidade do evento. Outros aspectos a serem considerados são o manejo dos diferentes medicamentos utilizados no domicílio (considerando as vias de administração, p. ex., via oral, subcutânea), assim como os cuidados com sondas, drenos, ostomias, lesões, próteses móveis e outros dispositivos médicos.

A evolução de enfermagem é o registro da avaliação do estado geral do paciente, no qual constam os problemas novos identificados, uma síntese das respostas clínicas e os resultados dos cuidados prescritos realizados e os problemas a serem abordados nas 24 horas seguintes.[7] No contexto ambulatorial, a evolução de enfermagem consiste na avaliação clínica do paciente desde a sua última consulta até o momento presente.

## INTERVENÇÕES DE ENFERMAGEM EM EDUCAÇÃO E MONITORAMENTO

Entre as intervenções de enfermagem contempladas no plano de cuidados, destacam-se a educação do paciente e o monitoramento para adesão ao tratamento e manejo de sintomas.

### Educação

Em relação ao processo de educação do paciente, a ação educativa tem por finalidade capacitar o indivíduo para analisar criticamente a sua realidade e empoderá-lo para decidir com a equipe multiprofissional as ações para solucionar problemas e modificar situações.[9]

A efetividade da educação contempla avaliação das necessidades de aprendizagem do paciente/familiar para determinar o que, como e quando deve ser aprendido. Outro aspecto importante é considerar as preferências, valores religiosos e culturais, assim como habilidades de leitura e linguagem do indivíduo.[10] Estudo realizado em um Cacon, localizado no interior de Minas Gerais, com 29 pacientes, que objetivou avaliar o conhecimento de pacientes acerca da quimioterapia a que estavam submetidos, mostrou que 31% dos pacientes apresentavam dúvidas referentes aos sintomas e tempo do tratamento, como: Posso comer? Dá reação? Por que meu cabelo está caindo e tenho falta de apetite? Por que o remédio faz mal? Quanto tempo tomarei o medicamento? Vou sarar?[11]

No contexto oncológico, os aspectos educacionais abordados podem ser: processo da doença; tratamento; manejo dos sintomas (prevenção, identificação precoce, intervenção farmacológica e não farmacológica); importância da adesão; e estabilidade de comorbidades. Com advento do H1N1, covid-19, febre amarela, entre outros, uma questão emergente que gera dúvidas está relacionada ao calendário vacinal do paciente oncológico, que deve compor o foco de atenção do enfermeiro coordenador do cuidado.

Diante da diversidade do conteúdo educativo que precisa ser transmitido ao paciente/família, a utilização de mais de uma estratégia de educação pode trazer melhores resultados. As possíveis estratégias abrangem materiais impressos, simulação, grupos psicoeducativos, vídeos, canal de comunicação 24 horas (telefone ou internet), além da comunicação verbal.

A ONS explicita como competência do enfermeiro, no que se refere ao processo educacional, usar informação baseada em evidência para ajudar os pacientes/acompanhantes na tomada de decisão; promover informações para facilitar a adesão ao tratamento do câncer, cuidados paliativos e seguimento; educar pacientes/familiares sobre possíveis efeitos adversos dos tratamentos farmacológicos e não farmacológicos; educar sobreviventes de câncer para o risco de efeitos adversos tardios do tratamento (segundo tumor, complicações cardiopulmonares etc); facilitar a tomada de decisão do paciente, explicando sobre tratamentos; educar e apoiar o paciente em estratégias de autocuidado; colaborar com a equipe multiprofissional, paciente/familiar na elaboração de um plano de cuidado compreensível, incluindo educação em saúde.[12]

### Monitoramento

O monitoramento pode acontecer de diversas maneiras, podendo ser presencial, por telefone, por mensagens de texto, por diário do paciente, por sistemas de informação, por aplicativos, entre outros.

O objetivo do monitoramento pode ser a adesão do paciente ao tratamento antineoplásico proposto, assim como às intervenções farmacológicas e não farmacológicas no manejo de sintomas, além de ser uma importante ferramenta no autogerenciamento do paciente.

### Monitoramento da adesão

Um processo importante para a segurança e a qualidade do atendimento está focado na adesão do paciente ao tratamento medicamentoso, assim como nas novas ações a serem incorporadas no seu cotidiano. Embora pareça que os pacientes com câncer são mais motivados pela gravidade de sua doença, uma vez que perderiam muito se não fossem aderentes, as taxas de adesão variam desde índices mais baixos próximos de 20% a índices bem mais favoráveis em torno de 100%.[13]

O grau de adesão ao tratamento pode ser influenciado por diversos fatores, entre eles: percepção sobre a gravidade da doença; percepção dos benefícios trazidos pelo plano de tratamento; crenças, valores e atitudes pessoais em relação à saúde, incluindo experiências anteriores relacionadas ao câncer; impacto em seu estilo de vida, causado pelas mudanças propostas; aceitação ou negação da situação e dos problemas associados a ela; compreensão e entendimento do plano terapêutico; suporte financeiro e social do paciente; grau de desconforto ou incapacidade do paciente; e nível de respostas positivas obtidas.[13]

O maior número de medicamentos prescritos parece ser um dos determinantes da não adesão, pois a complexidade da terapêutica exige atenção, assim como mudança nos hábitos de vida do paciente.[14] Considerando-se um paciente oncológico sem comorbidades e sob quimioterapia, a terapêutica farmacológica para tratamento antineoplásico e o manejo dos sintomas contemplam geralmente diversos medicamentos.

Pesquisas mostram o impacto positivo diante da aplicação de estratégias simples, como lembretes por meio de alarmes de relógio, associadas ao monitoramento de enfermagem com consultas de acompanhamento, atendimentos telefônicos e intervenções educacionais.[15] Outra estratégia para melhor orientação do paciente/acompanhante, principalmente em casos de quimioterapia intermitente é o uso de um instrumento referente ao plano de tratamento contemplando

dias e horários de uso, dias de repouso, quantidade e dose de comprimido por horário, interação alimentar e medicamentosa, além de campo para registro do paciente informando se houve intercorrências que dificultaram o seguimento adequado.

Considerando a possibilidade e as consequências da má adesão, é importante que o enfermeiro realize avaliação do risco para a implantação de um monitoramento adequado às necessidades do paciente. Entre as escalas de avaliação de adesão ao uso de medicamento, existem: teste de Morisky Green;[16] e Medida de Adesão ao Tratamento.[17]

## MONITORAMENTO DOS SINTOMAS

O manejo inadequado dos sintomas decorrentes dos quimioterápicos pode decorrer na interrupção temporária ou definitiva do tratamento. É fundamental, então, a elaboração de um protocolo pela equipe multiprofissional com objetivo de uniformizar a avaliação, prevenção, identificação precoce e tratamento (conforme grau do evento), estabelecendo quem, quando e como realiza as intervenções.

Para manter alinhamento na comunicação entre a equipe multiprofissional, é importante que todos utilizem a mesma escala de gradação dos sintomas decorrentes do tratamento. Entre as diversas escalas utilizadas validadas para avaliar o grau dos sintomas, o *Common Toxicity Criteria Adverse Events* (CTCAE), desenvolvido pelo National Cancer Institute norte-americano.[18]

É importante que o paciente esteja esclarecido quanto à possibilidade dos sintomas para que equivocadamente não relacione a sintomatologia apresentada decorrente do tratamento com a progressão da doença.

Geralmente os tratamentos de pacientes portadores de sintomatologias graus III e IV decorrem em internações; a atuação do enfermeiro na prevenção e na orientação é fundamental para que o paciente não opte por procurar a instituição apenas quando a sintomatologia estiver intensa.

O eficiente manejo dos sintomas está diretamente relacionado à qualidade de vida do paciente. Assim, o enfermeiro deve atentar ao risco em que o paciente se encontra, relacionando os dados do esquema quimioterápico prescrito às comorbidades e aos hábitos de vida identificados no histórico de enfermagem.

É importante que o enfermeiro monitore a sintomatologia apresentada no intervalo do ciclo realizado para identificação das intervenções a serem intensificados no ciclo seguinte. O instrumento utilizado para a coleta de dados pode ser um diário do paciente, o qual contemple campo para registro aberto ou com alternativas (instrumento direcionado).

## PROMOÇÃO DA SEGURANÇA DO PACIENTE NA ADMINISTRAÇÃO DO TRATAMENTO ANTINEOPLÁSICO

A morbidade e a mortalidade relacionadas a erros advindos do cuidado à saúde despertaram maior interesse sobre a questão da segurança do paciente em todo o mundo. Desde 2002, esse tema se tornou prioridade para a Organização Mundial da Saúde (OMS) e, em 2004, foi criada a Aliança Mundial para Segurança do Paciente, objetivando facilitar o desenvolvimento de práticas e de políticas referentes ao tema em nível mundial.[19,20]

Fatores que contribuem para erros de medicamentos são comunicação ineficiente entre os profissionais e com os pacientes, medicamentos com embalagens e sons parecidos, separar ou preparar mais de um agente ao mesmo tempo, distrações e interrupções, ausência de processos, conhecimento ou experiência inadequados na administração do medicamento.[21]

Considerando a estreita faixa terapêutica, ou seja, pequena diferença entre a dose ideal e a dose que pode provocar importantes impactos clínicos, as diversas etapas do tratamento oncológico precisam ser planejadas de modo a garantir que os possíveis erros sejam identificados e sanados antes de serem executados. Sendo assim, a RDC 220/2004 e as diretrizes da OMS e o Ministério da Saúde brasileiro atribuem a responsabilidade da segurança do paciente à equipe multiprofissional envolvida no cuidado.[22,23] Desse modo, é essencial que a atuação do enfermeiro no processo do tratamento quimioterápico promova um atendimento seguro ao paciente, pois esse profissional participa ativamente desde o agendamento das seções de quimioterapia até a administração propriamente dita.[21-23]

## AGENDAMENTO DO TRATAMENTO QUIMIOTERÁPICO

A principal função do enfermeiro no processo de agendamento é a de garantir o intervalo correto entre as aplicações e também entre os ciclos, bem como calcular o tempo estimado de duração da aplicação, para que possa minimizar o tempo do paciente no serviço e otimizar a taxa de ocupação da poltrona/leito, distribuindo os pacientes de maneira planejada.

Outro aspecto a ser observado no momento do agendamento é a possibilidade de neoadjuvância, adjuvância ou concomitância de tratamento. Em ambos os casos, deve haver parceria entre os setores/instituições para que o acesso às informações garantam o adequado cumprimento dos prazos.

O momento do agendamento é a primeira etapa para verificar se o Termo de Consentimento Livre e Esclarecido (TCLE) foi aplicado pelo médico e se a anuência está formalizada pela assinatura do paciente/responsável legal.

## REALIZAÇÃO DA VERIFICAÇÃO DA PRESCRIÇÃO MÉDICA

A tripla checagem da prescrição médica da terapia antineoplásica é um processo que se inicia após a realização desta e consiste em uma boa prática clínica de segurança para evitar erros no processo. Para a realização desse processo, a prescrição médica deve contemplar todo o ciclo e conter dados que permitam a obtenção de parâmetros para todas as conferências necessárias, de forma a verificar se o protocolo prescrito está de acordo com o protocolo proposto.

A Associated Content (Asco) e ONS recomendam que a prescrição médica de tratamento antineoplásico seja realizada eletronicamente e contenha nome completo e segundo identificador do paciente, data, diagnóstico, finalidade do tratamento, nome do protocolo, número do ciclo, altura, peso, superfície corpórea, dose (incluir zero apenas para doses menores que 1 mg), redução de dose (se houver), *area under curve* (AUC) (se carboplatina), via, ordem e tempo de infusão, hidratação e fator de crescimento (se necessário).[21] O intervalo entre os ciclos e os dias de tratamento em um ciclo também são fundamentais para verificação completa. Em caso de tratamento por via oral, além dos dados pertinentes já aqui descritos, recomenda-se inserir também quantidade a ser dispensada e o número de dias de tratamento.[21]

Outro fator importante que merece análise são as pré-medicações prescritas, pois cada protocolo exige um conjunto de medicações a ser administrado previamente, em intervalos corretos, com o objetivo de minimizar o risco de reações infusionais, além de aliviar os desconfortos dos efeitos colaterais, como náuseas e vômitos, dentre outros.

Essa checagem é realizada em fases, podendo se iniciar pelo enfermeiro que recebe a prescrição e realiza a primeira conferência e assina, de maneira legível, em campo próprio; encaminha a prescrição previamente checada para um segundo enfermeiro, que, por sua vez, realiza exatamente a mesma conferência, assinando em outro campo. Após essa segunda checagem, a prescrição é encaminhada ao farmacêutico, que realiza novamente as checagens descritas, além de avaliar a compatibilidade das drogas, ordem de infusão, diluições, entre outros itens. Após essa terceira checagem, a prescrição é encaminhada à área de preparo.[24]

Recomenda-se que as adequações e/ou alterações existentes nas prescrições que diferem dos protocolos utilizados na instituição estejam justificadas na própria prescrição, pelo médico oncologista responsável, e registradas em prontuário com os devidos motivos dos ajustes realizados, sejam de dose, seja de associação de drogas, entre outros.

Um ponto importante a ser organizado é como acontece o alerta para enfermeiros e farmacêuticos, caso o oncologista altere dose ou protocolo, durante um ciclo. Desta maneira, é fundamental que toda verificação seja realizada comparando-se os dados contidos na prescrição médica e do registro médico realizado na última consulta. No tocante ao tratamento pela via oral, outro ponto de atenção é a forma como é feita a comunicação com o paciente para os devidos esclarecimentos, caso a quimioterapia seja interrompida durante o ciclo, entre outras adequações.

## Verificação dos parâmetros laboratoriais

A prescrição médica de quimioterapia deve conter um campo específico com os exames laboratoriais que devem ser realizados antes do início da infusão. É possível que seja necessária a conferência dos resultados dos exames laboratoriais a cada aplicação, uma vez que a necessidade varia de acordo com o protocolo e a condição clínica do paciente.

Para que o enfermeiro possa realizar essa checagem, é importante haver um protocolo médico norteando os parâmetros aceitáveis para a administração do quimioterápico e as condutas a serem tomadas de acordo com os resultados apresentados. O ideal é que os exames sejam realizados o mais próximo possível da infusão da quimioterapia, sendo necessário estabelecer intervalo máximo entre o exame e o tratamento. De qualquer forma, o enfermeiro precisa estar atento para, diante das possíveis alterações apresentadas nos laudos, notificar o médico responsável e, consequentemente, o paciente, indicando a impossibilidade da realização da respectiva seção de quimioterapia, o novo planejamento proposto e os cuidados a serem adotados.[24]

## Avaliação do enfermeiro

A consulta de enfermagem é de grande importância não somente antes do início de cada ciclo da quimioterapia, mas também antes de cada aplicação do tratamento antineoplásico. O enfermeiro deve atentar para os parâmetros vitais, além dos sinais e sintomas que contraindicam o tratamento, pois o médico precisa ser acionado e avaliar a possibilidade de ajustes na prescrição ou, ainda, suspensão temporária ou definitiva do tratamento.[24]

Para pacientes que estão iniciando o primeiro ciclo do protocolo é a última oportunidade antes da administração do tratamento antineoplásico, do enfermeiro verificar se o Termo de Consentimento Livre e Esclarecido (TCLE) foi aplicado.

A manipulação do quimioterápico só deve ser iniciada após a confirmação de que o paciente está apto clinicamente para recebê-lo; assim, a sintonia entre enfermeiro, médico e farmacêutico é fundamental, ou seja, esse processo anula a possibilidade de ocorrência de infusão de quimioterápico em um paciente que apresenta sintomas em graus críticos (III e IV) e também evita desperdícios à instituição.

Durante a avaliação presencial, momentos antes do início da infusão, é mais uma oportunidade para o enfermeiro verificar se o peso registrado na prescrição está coerente com o apresentado pelo paciente, necessidade de avaliação de parâmetros laboratoriais e possibilidade de alteração de dose ou protocolo.[24]

Para agilizar o atendimento, a avaliação do enfermeiro pode ser norteada por um instrumento específico para essa fase do tratamento, contendo a descrição dos sinais e sintomas a serem avaliados, assim como condições da rede venosa, existência ou não de cateter vascular de longa permanência, bem como as condições desse acesso.[24]

## ADMINISTRAÇÃO DO QUIMIOTERÁPICO

A administração do quimioterápico exige a presença do enfermeiro e requer nível alto de atenção em todos os passos de segurança a serem seguidos, desde antes do início da infusão. Depois de o paciente já acomodado à sua poltrona ou ao seu leito, o enfermeiro confirma com ele o protocolo a ser realizado. Em seguida, dois profissionais verificam se os dados contidos no rótulo da bolsa de quimioterapia estão idênticos aos dados da pulseira do paciente e da prescrição médica, incluindo-se o nome completo do paciente, data de nascimento ou outro identificador utilizado, nome do medicamento, dose, estabilidade, hora do preparo, volume total, tempo de infusão (incluindo a programação da bomba de infusão, quando necessário), além da classificação quanto a ser vesicante, irritantante ou neutro. Outros itens também importantes de serem verificados são o aspecto do conteúdo (precipitação) e se o equipo utilizado é adequado (equipo fotossensível, com filtro, livre de policloreto de vinila (PVC), entre outros).

É importante reforçar que o tempo de infusão pode variar conforme a dose do medicamento, assim como ciclo e necessidade de dessensibilização. Para evitar reações de hipersensibilidade, há medicamentos cuja primeira administração requer velocidades de infusão diferenciadas, ou seja, a bomba de infusão precisa ser reprogramada sistematicamente. No tocante à dessenbilização, no mesmo dia, o paciente recebe cerca de três bolsas do mesmo medicamento com concentrações e tempo de infusão diferenciados. Outro ponto a ser destacado é que, geralmente, a atenção para o tempo de infusão é concentrada na via endovenosa; no entanto, é crescente o número de medicamentos por via intramuscular (IM) e via subcutânea (SB) com tempos de infusão diferenciados.

Além dessas checagens, o enfermeiro avalia as condições da via de administração a ser utilizada. Caso seja via oral, analisa as condições de deglutição do paciente. Se for parenteral, faz-se necessário avaliar os possíveis locais de punção, descartando regiões com alterações anatômicas, edemas, plegias, paresias, hiperemias e dor.

Geralmente, os protocolos de tratamento quimioterápico contemplam o uso de vários medicamentos, pois a associação por meio do sinergismo da ação farmacológica objetiva a resposta clínica potencializada com menores toxicidades e risco de aparecimento precoce de resistência.[25]

Estudos apontam a importância da sequência correta de infusão dos quimioterápicos, por meio da promoção de melhor ação farmacocinética das ações citotóxicas do medicamento e agilidade na excreção dos metabólitos (evitando toxicidade hospedeira aumentada), entre outros.[25]

Com a finalidade de garantir a uniformidade da administração do protocolo, é essencial a elaboração de referências que indicam a ordem de infusão do esquema quimioterápico proposto, contemplando tanto as pré-medicações como os quimioterápicos, assim como o tempo de infusão e o intervalo a ser respeitado entre o término e o início das infusões.

Inicia-se a administração propriamente dita e, imediatamente após este momento, o enfermeiro deve fazer o registro de todo o processo realizado referente às checagens, às punções e ao início da infusão. Durante todo o tempo de administração, deve-se fazer pelo menos um registro das condições do paciente, possíveis queixas, aspecto da inserção do dispositivo periférico ou central etc.

No momento da infusão, o enfermeiro precisa estar atento para o aparecimento de reação adversa, ou seja, qualquer condição indesejada, esperada ou não, mas com relação causal com a medicação administrada. Os estudos clínicos realizados previamente à comercialização dos quimioterápicos envolvem grupos de pacientes restritos a outras comorbidades não conseguindo prever todos os riscos; desse modo, apenas quando o medicamento é utilizado em larga escala, identificam-se as reações ocorridas em pacientes com características diferenciadas (comorbidades e interações medicamentosas generalizadas). A notificação da reação adversa é realizada pelo profissional de saúde/instituição à Agência Nacional de Vigilância Sanitária (Anvisa) e ao laboratório responsável, contendo dados do paciente, relator, evento, medicamento, patologias associadas e interação medicamentosa. Essa ação de farmacovigilância objetiva o uso seguro de qualquer fármaco. O resultado da análise das notificações na instituição pode decorrer na suspensão temporária ou definitiva dos medicamentos e/ou materiais utilizados na manipulação e/ou administração de um determinado lote ou laboratórios/empresas. No tocante à Anvisa, quando, além do esperado, as notificações podem resultar em alteração ou restrição de bula e, em casos mais graves, na suspensão da comercialização do medicamento.

Ao término da infusão, deve-se igualmente fazer registro em prontuário das condições nas quais o paciente se encontra, dos parâmetros vitais, das características de seu acesso e das reações apresentadas.

Os quimioterápicos podem ser administrados por diferentes vias, entre elas as mais comumente utilizadas são: oral (VO); SB; endovenosa (EV); IM; intratecal; e intravesical.

## Via oral

A administração da terapia antineoplásica por VO requer alguns cuidados, como: armazenar, no domicílio, o quimioterápico em local seguro, controlado e em temperatura adequada para garantir a integridade da droga; no momento da administração, é importante estimular o manuseio do comprimido pelo próprio paciente, quando não possível, o acompanhante precisa ser informado que, antes de administrar o medicamento, deve-se colocá-lo na tampa do frasco ou em um copo e, assim, levá-lo à boca do paciente, evitando, dessa forma, o contato direto do quimioterápico com a pele.

Caso o paciente alimente-se exclusivamente por cateter ou ostomia, é importante verificar a possibilidade do uso desta via para minimizar riscos de obstrução ou alteração de absorção, entre outras complicações. Ainda em relação ao tratamento por VO, outro ponto de atenção é a forma como se faz a comunicação com o paciente, caso a quimioterapia seja interrompida durante o ciclo.

## Via intravesical

A via intravesical é utilizada mais frequentemente para a aplicação de *Mycobacterium bovis* (BCG) ou gemcitabina, sendo indicada para tratamento de carcinoma urotelial primário/recorrente *in situ* (CIS) de bexiga. O procedimento inicia-se com o esvaziamento da bexiga pelo paciente que, posteriormente, permanece em repouso conforme protocolo institucional. O enfermeiro precisa atentar à mudança de decúbito a cada 15 minutos para promover o contato da droga com toda a parede vesical. Outro ponto de atenção é o risco de infecção do trato urinário e cistite química, caracterizada por hematúria transitória, urgência urinária, polaciúria, disúria, dermatite e eritema da genitália externa.[24,26]

## Via intramuscular

A via IM é utilizada em menor escala em razão dos desconfortos no local da aplicação (dor, ardor, alteração de coloração e risco de necrose), absorção mais lenta e menos precisa, além da indicação do uso de outras drogas concomitantes por via endovenosa.[26]

## Via subcutânea

É crescente o número de medicamentos por esta via, com tempos e locais de aplicação diferenciados. Um medicamento que requer atenção é a citarabina, pois é administrada com o intervalo de 12 horas em regime ambulatorial, sendo necessário que o paciente esteja bem esclarecido quanto à importância do tratamento, pois há maior risco de falha de adesão em decorrência do desconforto de se deslocar ao hospital duas vezes ao dia.[26]

## Via intratecal

A via intratecal é utilizada para administração de quimioterápicos, como metrotexato, para profilaxia e/ou tratamento de leucemia meníngea e para tratamento da carcinomatose meníngea. Essa infusão é realizada por médico neurologista; no entanto, a equipe de enfermagem deve atentar ao agendamento, pois o tempo de estabilidade da droga pode ser fator de impedimento para realização do procedimento caso não haja sintonia entre paciente, neurologista e farmacêutico.

Vale ressaltar que, para esse procedimento, o enfermeiro deverá realizar a tripla checagem da prescrição do quimioterápico da mesma maneira que se faz para outras vias. Este é considerado um procedimento de risco e deve-se atentar para a possibilidade de meningite infecciosa ou química e neurotoxicidade. Diante do risco, é orientado o repouso em decúbito dorsal por 1 hora.[24,27]

É relevante destacar que esta via é restrita para poucos medicamentos, ou seja, a infusão equivocada de medicamentos pode decorrer em desfecho fatal. Desta maneira, algumas estratégias podem ser implementadas nos centros de infusão. A primeira é que medicamentos por via EV devem ser administrados exclusivamente por bolsas, e não por seringas, para reduzir o número de seringas circulantes no ambiente. A segunda está relacionada a paciente que recebe medicamentos por vias diferentes, a dispensação acontece apenas com medicamentos da mesma via e, após a administração destes, procede-se à dispensação dos medicamentos da outra via.

### Via endovenosa

A via endovenosa é a mais frequentemente utilizada por ser a mais segura em relação ao nível sérico da droga e sua absorção mais rápida quando comparada as outras vias descritas, além de permitir a infusão de maior volume em relação às outras apresentadas anteriormente.[26]

Por apresentar o maior tempo de infusão em relação às outras vias, a via endovenosa apresenta maior probabilidade de ocorrência de acidente ambiental. Esse indicador deve ser implantado e monitorado, pois várias ações de enfermagem podem evitar essa ocorrência. O uso de materiais adequados evita o rompimento acidental das bolsas, por exemplo – o vazamento das conexões existentes entre bolsas e equipos propicia o acidente ambiental. A conduta de enfermagem diante do evento deve ser ágil, por isso são fundamentais para a segurança dos profissionais e dos pacientes a elaboração de um protocolo contendo o fluxo de atuação em casos de acidentes bem como o fácil acesso ao *kit* derramamento nas unidades contendo os materiais descritos na RDC 220/2004 e NR 32.[22,28]

Além dos cuidados adotados para as outras vias durante todo o processo da administração do tratamento antineoplásico, como o tempo e a ordem de infusão, também é fundamental a atenção na seleção do tipo de acesso (periférico, central de longa permanência totalmente implantável ou semi-implantável), os dispositivos utilizados, assim como a manutenção do acesso venoso.

O uso frequente de quimioterápicos, hemocomponentes, antibióticos e contrastes propicia o frágil acesso venoso dos pacientes oncológicos, podendo decorrer em flebite (química, mecânica ou infecciosa), urticária, vaso espasmo, dor, eritema e descoloração venosa.[26] Desse modo, é necessária a implantação de um protocolo de terapia intravenosa contemplando diretrizes para evitar riscos, identificação e intervenções precoces diante de intercorrências, assim como monitoramento das possíveis consequências e registro das mesmas.

Em relação à escolha do acesso a ser utilizado para administração do quimioterápico, a equipe de enfermagem deve avaliar com o objetivo de minimizar os eventos adversos gerados por acidentes como um possível extravasamento de quimioterápico vesicante ou irritante; dessa forma, os cuidados devem contemplar:

- avaliação cuidadosa do membro a ser puncionado, evitando local com anatomia e sensibilidade alteradas (cirurgias prévias, edemas e parestesias) e, próximo das articulações, em virtude da restrição da mobilidade do paciente;
- avaliação da condição venosa, a fim de evitar vaso de pequeno calibre, tortuoso e endurecido;
- atenção à escolha de acessos não puncionados com intervalo de, no mínimo, 24 horas entre uma punção e outra;
- uso de cateter periférico de menor calibre possível;
- realização de testes de fluxo e refluxo no início e durante cada infusão de quimioterápico;
- uso de fixação transparente para permitir visualização do acesso durante todo o período de infusão;
- observar atentamente o paciente sobre sinais inesperados e questionar possíveis sintomas de extravasamento;
- atenção ao tempo determinado para as infusões;
- atenção à hidratação adequada do paciente;
- infusão SF 0,9% de 20 a 250 mL (maior quantidade para vesicantes, principalmente alcaloides da vinca) após término da aplicação de cada quimioterápico, para evitar risco de dano ao vaso.

A permanência do enfermeiro durante toda a administração da quimioterapia vesicante assegura a qualidade da infusão, pois esse profissional coordena todas as ações do protocolo institucional, as quais minimizam a possibilidade da ocorrência do extravasamento desse grupo de quimioterápicos, podendo causar necrose tecidual, com lesão semelhante a choque elétrico (necrose aderida) e, em casos mais graves, as consequências podem ser necessidade de enxerto, amputação do membro e septicemia pela associação da lesão à neutropenia.

O atendimento imediato da equipe de enfermagem na identificação do evento deverá se iniciar com a interrupção da administração, a aspiração do conteúdo administrado e a administração de antídotos (medicamentos SB ou EV e/ou tópicos e compressas térmicas). Condutas planejadas e o fácil acesso ao material propiciam agilidade no atendimento.

Frente a esse cenário, os cateteres venosos de longa permanência tornam-se essenciais para ampliar a segurança na administração de quimioterápicos vesicantes e irritantes, entretanto, não são isentos de complicações. Na maioria dos estudos, o evento adverso relacionado aos cateteres mais frequente é a infecção, seguida pela trombose, e ambos têm maior probabilidade de acontecer em pacientes oncológicos sob tratamento quimioterápico. Alguns fatores aumentam a chance da ocorrência de trombose: como inserção do cateter do lado esquerdo; o adenocarcinoma de pulmão tem maior relação com a cascata de coagulação; e a propriedade vesicante da droga provoca lesão e estase do vaso.[29,30]

Diante do exposto, faz-se necessário um protocolo para manuseio adequado do cateter venoso de longa permanência com o objetivo de se evitar a retirada precoce do mesmo.

Em relação ao cateter totalmente implantável, os principais cuidados, logo nas primeiras horas de pós-operatório, são assepsia adequada pré e pós-manejo, manutenção da permeabilidade do acesso, fixação pós-punção que assegure ao enfermeiro a visualização completa do sítio de inserção do cateter. Condutas de manuseio e de manutenção dos acessos totalmente implantáveis deverão ser adotadas pelo enfermeiro, que avalia e institui condutas para realização de curativos, controle e manutenção das vias quando em desuso, realização de coleta de sangue para exames, além da manipulação do acesso com técnica adequada, minimizando riscos de contaminação, pois a equipe assistencial deverá estar atenta para que não haja quebra de barreiras. O dispositivo para punção do cateter venoso totalmente implantável deve ser uma preocupação do enfermeiro; dessa forma, a escolha pela agulha tipo *hubber point* deve ser considerada com a finalidade de preservar a integridade da membrana siliconada do reservatório que deve ser mantida anatomicamente próxima à pele e permitir a fixação segura e, consequentemente, diminuir o risco de retirada acidental durante atividades cotidianas do paciente, como o banho e vestir-se.[31]

## PESQUISA EM CÂNCER

O câncer, por ser considerado um problema de saúde pública mundial e uma doença crônica que decorre em tratamentos complexos, é alvo de pesquisas acadêmicas, clínicas e da área básica que, contribuem para o aprimoramento dos diagnósticos e tratamentos oncológicos.

Eticamente, toda pesquisa que envolve seres humanos segue a Resolução nº 466, de 12 de dezembro de 2012, que orienta as diretrizes e normas regulamentadoras de pesquisas envolvendo seres humanos.[32]

Neste sentido, vale a pena destacar a Pesquisa Translacional (TR) como uma importante e promissora estratégia no desenvolvimento interdisciplinar de novas formas de identificar e tratar os diferentes tipos de cânceres. A TR consiste na articulação entre a ciência básica e a clínica na qual os achados de pesquisa básica do laboratório possam ser aplicados aos pacientes, incorporando novos produtos e processos nas práticas assistenciais sem saúde.[33]

## REFERÊNCIAS

1. ONS – Oncology Nurse Society. Oncology nurse navigator core competencies. Pittsburgh Pennsylvania; 2017. 12 p. Disponível em: https://www.ons.org/sites/default/files/2017-05/2017_Oncology_Nurse_Navigator_Competencies.pdf. [2022 Jul 19].

2. Pautasso FF, Lobo TC, Flores CD, Caregnato RCA. Nurse navigator: desenvolvimento de um programa para o Brasil. Rev. Latino-Am. Enfermagem 2020;28:e3275. Disponível em: https://www.scielo.br/j/rlae/a/ZMWdWh8DB6q76wsH8NvN7Xh/?format=pdf&lang=pt. [2022 Jul 19].

3. Christensen DM, Cantril C, et al. Oncology nurse navigation: delivering patient-centered care across the continuum. 2 ed. Oncology Nurse Society – NOS. Publications Department; 2021. 432 p.

4. Noonan K, et al. Oncology Nurse Society. Oncology Nurse Practitioner Competencies. Pittsburgh Pennsylvania; 2019. 13 p. Disponível em: https://www.ons.org/sites/default/files/2019-10/2019%20ONP%20Competencies%20%281%29.pdf. [2022 Jul 19].

5. Ministério da Saúde (BR). Agência Nacional de Saúde Suplementar – ANS. Projeto OncoRede: a (re) organização da rede de atenção oncológica na saúde suplementar. Rio de Janeiro: ANS. Disponível em: https://www.ans.gov.br/images/stories/Materiais_para_pesquisa/Materiais_por_assunto/FINAL_publicacao oncorede.pdf. [2022 Jul 19].

6. Conselho Federal de Enfermagem – COFEN. Resolução COFEN nº 569/2018. Dispõe sobre o Regulamento Técnico da Atuação dos Profissionais de Enfermagem em Quimioterapia Antineoplásica. Brasília: COFEN. 2018. Disponível em: http://www.cofen.gov.br/resolucao-cofen-no-0569-2018_60766.html. [2022 Jul 19].

7. Conselho Federal de Enfermagem. Resolução COFEN nº 358/2009. Dispõe sobre a Sistematização da Assistência de Enfermagem e a implementação do Processo de Enfermagem em ambientes, públicos ou privados, em que ocorre o cuidado profissional de Enfermagem, e dá outras providências. Brasília-DF, 2009. Disponível em: http://www.cofen.gov.br/resoluo-cofen-35820094384.html. [2022 Jul 19].

8. Rosa LM, Mercês NNA, Marcelino SR, et al. A consulta de enfermagem no cuidado à pessoa com câncer: contextualizando uma realidade. Cogitare Enferm. 2007;12487-93.

9. Olivi M, Oliveira MLF. Educação para saúde em unidade hospitalar: um espaço profissional do enfermeiro. BVS. 2003;2(2):131-8.

10. CBA/JCI Padrões de Acreditação da Joint Comission International para hospitais. 5 ed. 2014.

11. Barbosa LG, Telles Filho PAP. Conhecimento de pacientes oncológicos sobre a quimioterapia. Cienc Cuid Saúde. 2008;7(3):370-5.

12. Oncology Nursing Society. Oncology Nurse Practioner Competencies. 2007. Disponível em: www.ons.org. [2022 Jul 20].

13. Marques PAC. Pacientes com câncer em tratamento ambulatorial em um hospital privado: atitudes frente à terapia com antineoplásicos orais e lócus de controle de saúde. Dissertação de Mestrado apresentada à Escola de Enfermagem da Universidade de São Paulo; 2006. 146 p.

14. Veloso RR, Manaças LRA, Soares FC, Figueira PHM. Análise da adesão à terapia antineoplásica oral de pacientes atendidos na farmácia ambulatorial do Hospital do Câncer II do Instituto Nacional do Câncer José Alencar Gomes da Silva. Disponível em: https://bvsms.saude.gov.br/bvs/publicacoes/inca/Renata_Rosa_adesao_terapia_antineoplasica.pdf. [2022 Jul 20].

15. Ruddy K, Mayer E, Partridge A. Patient adherence and persistence with oral anticancer treatment. CA Cancer J Clin. 2009;59(1):56-66.

16. Ben AJ, Neumann CR, Mengue SS. Teste de morisky-green e brief medication questionnaire para avaliar adesão a medicamentos. Rev Saúde Pública 2012;46(2):279-89. Disponível em: https://www.scielo.br/j/rsp/a/VMrFLFZCKj6gYhGTCH3DksB/?lang=pt. [2022 Jul 20].

17. Araújo MFM, Freitas RWJF, Marinho NBP, Alencar AMPG, Damasceno MMC, Zanetti ML. Validation of two methods to evaluate adherence to oral anti-diabetic medication. J Nurs Healthc Chronic Illn. 2011;3(3):275-82.

18. CTCAE5.0. Department of health and human services. Common Terminology Criteria for Adverse Events (CTCAE) v5.0. MedDRA MSSO, 2017. Disponível em: https://ctep.cancer.gov/protocoldevelopment/electronic_applications/docs/ctcae_v5_quick_reference_5x7.pd. [2022 Jul 19].

19. Pedreira MLG, Harada MJCS. Enfermagem dia a dia: segurança do paciente. São Caetano do Sul: Yendis; 2009.

20. Schwappach DLB, Hochereutener MA, Wernli M. Oncology nurse's perceptions about involving patients in the prevention of chemotherapy administration errors. Journal Oncology Nursing Forum. 2010;37.

21. Neuss MN, et al. 2016 Updated American Society of Clinical Oncology/Oncology Nursing Society Chemotherapy Administration Safety Neusss, Including Neusss for Pediatric Oncology. ASCO/ONS Neusss Update. 2016;12(12):1262-6. Disponível em: https://ascopubs.org/doi/pdfdirect/10.1200/jop.2016.017905. [2022 Jul 19].

22. Ministério da Saúde (BR). RDC 220/2004. Disponível em: http://www.anvisa.gov.br/servicosaude/avalia/legis.htm#30. [2022 Jul 20].

23. World Health Organization. World Alliance for Patient Safety: forward programme 2008-2009, 1st ed. World Health Organization. https://apps.who.int/iris/handle/10665/70460.

24. Almeida S, Silva AM, Silva MR, Santos DV, Baía WRM. Manual multiprofissional em oncologia: enfermagem. Rio de Janeiro: Atheneu; 2019. 520 p.

25. Mota MLS. A importância da ordem de infusão para quimioterápicos antineoplásicos. Acta Paulista (UNIFESP). 2009;22:380-4.

26. Bonassa EMA, Santana TR. Enfermagem em terapêutica oncológica. 3. ed. São Paulo: Atheneu; 2005.

27. Lima VS, Fernandes AS Jr, Fonseca RP, et al. Carcinomatose meníngea nos tumores sólidos. Rev Bras Cancerologia. 2003;49:245-51.

28. Ministério do Trabalho (BR). NR32. Disponível em: http://www.mte.gov.br/legislacao/normas_reguladoras/nr32.pdf. [2022 Jul 20].

29. Oliveira SCV, Steckert JS, Russi RF, Steckert Filho A. Cateteres totalmente implantáveis em pacientes oncológicos: análise de 178 casos. Arquivos Catarinenses de Medicina. 2008;37.

30. Miranda RB, Lopes JRA, Cavalcante RN, et al. Perviedade e complicações no seguimento de cateteres venosos totalmente implantáveis para quimioterapia. J Vasc Bras. 2008;7:316-20.

31. Ministério da Saúde (BR). Instituto Nacional de Câncer. Ações de enfermagem para o controle do câncer: uma proposta de integração ensino-serviço. 3. ed. 2008.

32. Brasil. Resolução nº 466, de 12 de dezembro de 2012. DOU nº 12, 13 de junho de 2013 – Seção 1 – Pg 5. Disponível em: https://conselho.saude.gov.br/resolucoes/2012/Reso466.pdf. [2022 Jul 20].

33. Guimarães R. Pesquisa translacional: uma interpretação. Ciênc saúde coletiva. 2013;18(6):1731-44. Disponível em: https://www.scielo.br/j/csc/a/xYQKdDNpz6NkBrykdqxFqnz/?format=pdf&lang=pt. [2022 Jul 20].

# O Acompanhamento Psicológico a Pacientes com Câncer

Maria Cristina Monteiro de Barros
Rita de Cássia Macieira

## DESTAQUES

- O acompanhamento psicológico a pacientes com câncer, em todas as fases da doença, visa a proporcionar ao paciente melhores condições de compreensão e enfrentamento de sua doença.
- Esse acompanhamento busca promover o melhor manejo e expressão de emoções, aprimorar a comunicação entre o paciente e familiares, de modo a estabelecer uma rede de apoio eficaz ao paciente, e construir uma boa comunicação com a equipe de cuidados que o assiste.
- Além disso, busca auxiliar o paciente a desenvolver ferramentas emocionais que o auxiliem a estar mais comprometido com seu autocuidado, um vez que incrementa sua autoestima e autoconfiança.
- Adicionalmente, o acompanhamento psicológico pode favorecer uma melhor adesão ao tratamento.

## INTRODUÇÃO

*A doença e a provação chegaram para manifestar no indivíduo o peso da consciência, o peso do sujeito. A pessoa não é o objeto de seus sintomas, ela é o sujeito dos seus sintomas. O que ela fará desta doença?... eis a questão. É o que acontece neste momento. É a oportunidade de crescimento em consciência, a oportunidade de se tornar um ser livre...*

*Jean Yves-Letoup*[1]

A Psicologia tem estado há muito tempo presente no tratamento de pacientes com câncer, mas foi somente na década de 1980 que a Psico-oncologia se firmou como uma área específica de estudos, com as iniciativas de Jimmie Holland[2] nos Estados Unidos. Inicialmente, sua definição era a de uma subespecialidade na Oncologia que procurava estudar as dimensões psicológicas presentes no diagnóstico do câncer:

- O impacto do câncer no funcionamento emocional do paciente, de sua família e dos profissionais envolvidos em seu tratamento.
- O papel das variáveis psicológicas e comportamentais na incidência e sobrevivência do câncer.

No Brasil, algumas definições complementares têm norteado as ações dos profissionais envolvidos nessa área.[3] Entre elas, a elaboração de ações de assistência nas mais diversas fases do tratamento, desde a prevenção até a reabilitação, o que inclui, também, os cuidados na terminalidade. A Psico-oncologia envolve-se nos estudos sobre os fatores sociopsicológicos relevantes existentes na incidência, prevenção e sobrevivência ao câncer. Finalmente, a Psico-oncologia engaja-se na criação de serviços que promovam o atendimento integral ao paciente, na formação de profissionais de saúde qualificados e preparados para o trabalho interdisciplinar.

No Brasil, a Sociedade Brasileira de Psico-Oncologia (SBPO) foi criada em 1994 e, desde então, tem oferecido cursos de especialização para o aprimoramento de profissionais nessa área. A importância da atuação desses profissionais foi reconhecida pelo Ministério da Saúde que, no ano de 2000, publicou a portaria 3.535 que exige que os Serviços de Oncologia credenciados pelo Sistema Único de Saúde (SUS) contassem com um psicólogo clínico.[4] Desde então, vem crescendo a demanda por profissionais qualificados que atuem nos Serviços de Oncologia do país de forma integrada.

O acompanhamento psicológico é inquestionavelmente fundamental para os pacientes e familiares nas distintas fases de tratamento. Ele deve centrar-se no paciente, mas compreendê-lo em relação a alguns fatores: 1) fase do ciclo vital em que se encontra o indivíduo quando adoece; 2) qualidade da estrutura familiar que lhe dá suporte; 3) papel social ocupado pelo paciente no momento da doença; 4) condições socioeconômicos; 5) nível de informação e educação que possui; 6) às características de personalidade; e 7) finalmente, ao tipo de doença (já que o câncer é uma doença absolutamente plural) e fase do tratamento em que o acompanhamento é realizado.

Além disso, é necessário compreendermos o que caracterizamos por acompanhamento psicológico. Trata-se de intervenção de apoio, de caráter breve. Deve ser abrangente, no sentido de englobar em sua visão e ação não somente ao paciente, mas à família que o acompanha e à unidade cuidadora ou equipe que o assiste. Ao mesmo tempo deve estar focada nas repercussões que o câncer e seu tratamento trazem ao paciente, a convidá-lo para a busca, em si mesmo, dos melhores recursos de enfrentamento dessa crise. Por não envolver somente os aspectos psicológicos propriamente ditos, as intervenções em Psico-oncologia também são denominadas de psicossociais. Elas devem ser dinâmicas e acompanhar o paciente na evolução de seu tratamento, desde o diagnóstico até a reabilitação ou à terminalidade. Podem auxiliar o paciente e seus familiares na compreensão de aspectos do tratamento e, de forma semelhante, fornecer subsídios a outros integrantes da equipe de saúde sobre o modo como o paciente encara os desdobramentos da quimioterapia, por exemplo. Podem ajudá-lo no temor em relação aos efeitos da radioterapia ou da cirurgia, e facilitar sua adesão ou tratamento como um todo. Podem ainda, de forma bastante profunda, auxiliá-lo na manutenção da esperança e na construção de novas formas de agir, que reflitam os valores que emergem da experiência do sofrimento.

As formas de atuação dentro dessa proposta de intervenção em Psico-oncologia podem ser variadas. Desde a escuta ativa, sempre presente sob quaisquer circunstâncias, até técnicas específicas de alívio de estresse e ansiedade, tais como o relaxamento e a visualização de imagens mentais. As terapias de expressão artística e musical, o psicodrama, além de formas de intervenção em grupos, são também bastante comuns e eficientes. Entre elas, os grupos de apoio mútuo têm se mostrado ser uma experiência de importante impacto dentro dos hospitais, o que possibilita um espaço de expressão de sentimentos, identificação de dúvidas e de valorização pessoal, que retira os pacientes de uma posição passiva, de dentro do contexto do tratamento, para encorajar atitudes de autocuidado bastante ativas e responsáveis.

O acompanhamento psicológico deve estar amparado por uma equipe interdisciplinar, a qual visa à integralidade e à integração do cuidado ao paciente oncológico. Assim, em algumas situações, o psicólogo pode colher diferentes visões na equipe sobre um determinado aspecto do acompanhamento que realiza ao paciente, para buscar, em cada um, uma resposta mais eficaz que responda à multiplicidade das demandas do paciente atendido.

Além de abranger o grupo familiar, é importante mencionarmos (ainda que superficialmente) a necessidade de acompanhamento psicológico direcionado às equipes de Oncologia: esse é um dos aspectos mais fundamentais para garantia de um trabalho harmonioso e equilibrado – a manutenção de uma equipe saudável, que reflete sobre suas ações e dificuldades. Que sabe escutar e comunicar, e que enfrenta a tarefa do contínuo auto aprimoramento. Assim, a missão da Psico-oncologia está em prover competência técnico-científica e humanística aos profissionais preocupados em minorar o sofrimento e promover qualidade de vida em Oncologia.

## CÂNCER E QUALIDADE DE VIDA

Avaliar a qualidade de vida em casos relacionados ao adoecimento por câncer é uma prática que teve início nos anos de 1940,[5] mas que se ampliou com o passar dos anos, e engloba, atualmente, aspectos relacionais (relações afetivas), morais e éticos (crenças e valores) e noéticos (espiritualidade e atribuição de sentido). O termo "qualidade de vida" refere-se a uma percepção subjetiva que, paradoxalmente, inclui fatores de objetividade, como índices econômicos e sociais (bens materiais) ou mesmo presença de doença (fatores orgânico-biológicos). Ela aumenta significativamente quando oferecemos ao paciente um apoio psicológico que o compreenda em sua integralidade. A qualidade de vida deve ser avaliada ao longo de todo o percurso do tratamento, de modo a relacionar-se positivamente com a presença da saúde. O termo "saúde" é aqui tratado como um processo de integração harmoniosa das dimensões que constituem a existência humana: o corpo (dimensão física), a alma (dimensão psíquica), o espírito (dimensão ontológica e transcendente) e o social (dimensão relacional ou interpessoal). Essa visão é completamente diferente e muitíssima mais complexa do que "o estado de ausência de doença", entendendo-se "doença" como algo essencialmente físico. Essa visão é integradora e pressupõe, no homem, um diálogo constante e mutável do todo com as partes, do interior e do exterior; uma escuta e um cuidado atento às necessidades que surgem a partir da experiência dos diversos desafios da vida.[6] Essa visão sobre a saúde nos remete, por sua vez, ao conceito de cura. Em inglês, o verbo curar (*to heal*) vem de *whole*: todo, inteiro. Curar está relacionado a unir, sentir-se inteiro. Livrar-se de uma doença física é um aspecto do processo de cura, mas não o único. Dentro da compreensão de homem e de desenvolvimento humano em múltiplos níveis, curar também deve incluir os demais aspectos da constituição humana além do físico. Nesse sentido, o conceito de cura também deve ser ampliado, tal como o de qualidade de vida. Uma cura pode ser compreendida para além do aspecto físico que compromete um paciente. Ela pode significar uma profunda transformação em sua forma de ver a si mesmo, em sua maneira de se relacionar em suas crenças e valores. As diversas curas, potencialmente presentes no caminho para o restabelecimento da saúde plena, enfatizam e valorizam a

atuação psicológica dentro da equipe interdisciplinar em Oncologia.

Dessa forma, o acompanhamento psicológico destina-se ao tratamento de um indivíduo total, que se expressa por meio de seu corpo, de suas emoções, de suas crenças e ideias, e que atribui significado aos eventos de sua vida para construir, a partir deles, uma narrativa que o identifica. Nesse sentido, nenhuma informação é deixada de lado na escuta inclusiva e ética do profissional. O psico-oncologista não deve colocar suas próprias crenças, julgamento ou qualificações à frente do que traz um paciente ao falar e expressar sua dor. Muito pelo contrário, nossa tarefa é muito mais a de despertar no paciente a própria vontade de buscar significados e produzir sentidos num momento de sofrimento, pois esta é uma forma de refazer uma aliança com a vida. Algumas outras metas para o acompanhamento psicológico são também importantes:

- Promover a expressão de emoções e, com elas, a comunicação de crenças disfuncionais ou distorcidas (a percepção do câncer como um estigma é um exemplo).
- Auxiliar no estabelecimento de uma rede de apoio ao paciente, fundamentada nas relações familiares e sociais e amparada na boa comunicação com a equipe de cuidados que o assiste.
- Ajudá-lo a estar mais comprometido com seu autocuidado, para que possa incrementar sua autoestima e autoconfiança em seu próprio poder de encontrar soluções.[7]
- Cuidar da preservação da autonomia e da dignidade, com foco especial nos cuidados com o sofrimento, e respeitar sempre os valores, afetos e necessidades do paciente e seus familiares.

Apesar de ser um campo de trabalho relativamente jovem, para Holland[8] "no início do terceiro milênio, a Psico-oncologia obteve maioridade (...) como um exemplo do valor da ampla aplicação multidisciplinar das ciências comportamentais e sociais" e tem consistentemente contribuído com princípios integrativos tanto na pesquisa quanto na clínica, pois traz um grande banco de dados, conhecimentos e informações que, uma vez implementados, podem melhorar muito o bem-estar psicológico e a qualidade de vida dos pacientes.

## O ENFRENTAMENTO DO CÂNCER

A questão do enfrentamento tem sido outro tema muito estudado em Psico-oncologia. Sendo uma das metas do acompanhamento psicológico a de auxiliar o paciente a desenvolver estratégias bem-sucedidas de enfrentamento a uma situação de crise, é necessário um olhar mais atento sobre elas. O enfrentamento está relacionado à forma como o paciente lida com a doença. "Lidar com" é a tradução mais correta para o termo "*coping*", da língua inglesa, que, segundo Lazarus[9] trata-se de um conjunto de estratégias para lidar com uma ameaça iminente. O enfrentamento está relacionado ao contexto em que o paciente se encontra e no qual elabora suas estratégias mais funcionais. Sob este ângulo, não existe melhor estratégia *per se*, mas aquela que, dentro de uma determinada situação, oferece mais bem-estar ao paciente. O enfrentamento está, assim, relacionado aos estudos sobre estresse e à qualidade de vida, sendo um fator relevante para a manutenção dessa última em tempos de adversidade. O enfrentamento faz eco com a criatividade e a flexibilidade, que são também sinais de saúde e indicam um bom prognóstico mental ao paciente. Criar novas estratégias de enfrentamento para situações de doença em oposição aos velhos hábitos enraizados, traduz uma boa transação e comunicação entre indivíduo e seu contexto, pois visa à sua preservação e bem-estar.

As estratégias de enfrentamento variam de acordo com a personalidade do paciente e da sua história, com sua resposta às crises anteriores, com o tipo de câncer e fase do tratamento. Em geral, as estratégias de enfrentamento são divididas na literatura como diretas e indiretas.[10] As diretas relacionam-se às habilidades para solucionar problemas que envolvam alguma ação. As indiretas não modificam o mundo externo com uma determinada ação, mas modificam internamente a forma como o indivíduo experiência o problema.[11] Uma percepção mais dinâmica do tema pode ser útil na compreensão sobre como esses recursos podem ser gerados. Saldanha[12] observou que há sete etapas integrativas dentro de um processo de auto-desenvolvimento e conhecimento. Elas possibilitam uma transformação no padrão de percepção, emoção e comportamento de um indivíduo, o que promove uma nova resolução a impasses ou crises que se apresentem a vida. Essas sete etapas podem também ser aplicadas para entendermos o movimento do paciente rumo a uma solução da crise que se instalou devido ao câncer:

- **Reconhecimento:** nessa fase, o paciente com câncer lida com a novidade do diagnóstico e passa a reconhecer em si a extensão dos significados de estar doente, tanto em relação ao seu corpo, como às emoções e às crenças. Nesse momento, é importante que o terapeuta motive a verbalização do paciente e o estimule a novas reflexões, de modo a ampliar seu quadro de percepções e atenção à sua própria saúde.
- **Identificação:** como um movimento natural de mergulho em seus conflitos, nesse momento, o paciente sente-se doente. Sensações físicas, sentimentos, pensamentos são intensificados pelo paciente que pode, por meio de uma condução sensível do psicólogo, motivar-se para a criação de recursos de enfrentamento para esse momento.
- **Desidentificação:** é o momento em que ele se percebe para além da doença que o acometeu, ou seja, o indivíduo pode tomar distância e observar com perspectiva o quadro no qual está inserido, de uma maneira mais ampliada. As reflexões tornam-se mais profundas e o terapeuta deve estar preparado para auxiliar o paciente a se abrir para questões de ordem existencial, e acolher os questionamentos sobre propósito, sentido e significado de vida.
- **Relativização (ou transmutação):** nessa etapa ocorre um assentamento natural dessas reflexões, a partir do distanciamento emocional que o paciente realizou. Ocorre uma relativização profunda das questões que se apresentavam de forma polarizada, ou seja, o paciente passa a enxergar complementaridade no que antes percebia como oposição: saúde e doença, bem e mal, amor e ódio etc. Dessa forma, acomoda melhor seus sentimentos e percebe a complexidade dos fenômenos que o acercam. Estabiliza-se mentalmente, mesmo na ambivalência de suas emoções, pois compreende que não precisa excluir nada, que tudo tem seu valor dentro de seu processo de cura e que todo caminho pode ser o de aprendizagem. Coloca-se, então, de maneira proativa em relação à doença e ao tratamento, e começa a aceitar os paradoxos peculiares envolvidos no câncer, como a sensação de tornar-se mais enfermo na medida em que se submete às sessões de quimioterapia, por exemplo. Todo esse movimento, é necessário ressaltarmos,

deve ocorrer com o auxílio do terapeuta, para que não se restrinja a uma racionalização somente, mas seja uma tomada de consciência mais ampla, que envolve o paciente em sua totalidade.

- Transformação: nesse momento, o paciente está pronto para transformar em ações toda essa conscientização feita sobre essa crise que atravessa em sua vida. Agora ele passa a adotar um novo referencial interno de maior compreensão sobre sua situação, que se reflete na busca de soluções externas condizentes com essa nova posição. Do ponto de vista emocional, o paciente sente de novo sua autoestima revigorada, sente-se novamente autoconfiante, a despeito do prognóstico de sua doença.

- Elaboração: o paciente busca novos *insights* sobre seu percurso em direção à cura, o que proporciona uma compreensão de que pode disponibilizar recursos criativos para seguir em frente, pode pedir ajuda e reconfigurar suas funções dentro da dinâmica familiar; e que pode criar novos papéis sociais, descobrir novos talentos e habilidades ocupacionais, perceber novas vocações. E esse movimento possibilita a transposição sutil para a última etapa.

- Integração: nessa fase, todo o conhecimento conquistado nessa trajetória interage para, então, deixar de ser fragmentado e tornar-se total. É o paciente que integra essa experiência, com os desafios que recomeçam a partir do restabelecimento de uma vida saudável.

O percurso por todas essas etapas são fundamentais ao paciente e importantes de serem compreendidas e facilitadas pelo terapeuta. Cada novo impasse que se apresenta ao paciente durante o tratamento (por exemplo, uma internação de emergência ou a constatação de uma recidiva) pode mobilizar, nele, a necessidade de novamente fazer o percurso por essas fases, até encontrar um novo equilíbrio. Essas etapas estão dispostas didaticamente nesse texto, mas, obviamente, podem se apresentar de maneira bem menos organizada na prática clínica. São, porém, marcos importantes no mapa de tratamento psicológico ao paciente oncológico.

Dessa forma, compreendemos que muitos são os fatores que permeiam uma avaliação e um planejamento dos cuidados psicológico dispensados ao paciente.

## O ACOMPANHAMENTO PSICOLÓGICO NAS DIFERENTES FASES DA DOENÇA

Na estruturação de um acompanhamento psicológico, precisamos levar em conta a fase de doença como uma variável objetiva que se impõe. De acordo com Rolland,[13] existem, pelo menos, três fases distintas na história natural de uma doença crônica: a fase de crise, a crônica e a final. Cada uma dessas fases traz consigo desafios específicos ao paciente e sua família. De modo geral, referimo-nos ao paciente adulto. Mais adiante, falaremos sobre as especificidades da criança e do adolescente em tratamento de câncer.

Em comum a todas as fases, pacientes com câncer e seus familiares passam por situações de intenso sofrimento a partir do diagnóstico, com internação, cirurgia, quimioterapia, radioterapia, acompanhamento, recidiva e reinício do tratamento ou até a terminalidade. Jung[14] referia-se ao processo de metanoia nas palavras abaixo, mas talvez seja ainda mais verdade para o paciente oncológico:

> Inteiramente despreparados, embarcamos na segunda metade da vida... damos o primeiro passo na tarde da vida; pior ainda, damos esse passo com a falsa suposição de que nossas verdades e ideais vão servir-nos como antes. Mas não podemos viver a tarde da vida de acordo com o programa de sua manhã – pois o que foi grande pela manhã vai ser pouco à tarde, e aquilo que pela manhã era verdade, à tarde se tornará mentira.

Além das especificidades de cada fase que serão apresentadas adiante, o trabalho do psico-oncologista deverá sempre subsidiar a equipe para melhor manejo dos efeitos físicos e/ou emocionais, para buscar a melhor qualidade de vida do paciente durante o tratamento.

### Fase de crise

Logo ao diagnóstico, há um choque emocional muito intenso, que pode levar o indivíduo a ter dificuldades inclusive de compreender os detalhes das informações que são colocadas a respeito da doença e de seu tratamento. Algumas metáforas parecem ser apropriadas para essa situação: "É como se me tirassem o chão dos meus pés", dizem alguns pacientes. Nessa fase, coloca-se, de imediato, a necessidade do paciente aceitar que precisa de cuidados, que de alguma maneira "perdeu sua saúde". A aceitação do cuidado de que ele passa agora a necessitar, requer dele a aceitação do diagnóstico de câncer. Isso, por sua vez, requer a coragem de um exame mais profundo sobre suas crenças em relação a essa doença. Essas crenças, arraigadas na cultura, podem atrapalhar a adesão do paciente a um plano de tratamento. Assumir-se com câncer em alguns casos ainda significa estigmatizar-se, pois, especialmente longe dos grandes centros urbanos, essa doença está relacionada à morte, culpa e castigo. Falar seu nome pode propagar seu mal – o câncer para alguns ainda é visto como contagioso. Nesse sentido, o imaginário coletivo impõe-se dentro de cada paciente e deve ser imediatamente acessado e trabalhado em conjunto com o núcleo familiar.

A negação pode ser uma reação bastante presente nessa fase e há necessidade de tempo para que todo esse arsenal de novidades possa ser plenamente compreendido pelo paciente, para torná-lo o mais capaz de fazer escolhas que resultem em seu bem-estar. A sua participação no planejamento de seus cuidados é recomendável, mas requer do paciente a vontade de se informar e a capacidade de elaborar essas informações para transformá-los em ações saudáveis. A família ou apoio social mais próximo (amigos) pode ser muito útil nesse momento, de modo a funcionar, nessa primeira fase de contato com a nova realidade, como um ego auxiliar, que capta, filtra e transmite as informações ao paciente de um modo mais palatável. Identificar na família ou no círculo de amigos as pessoas mais indicadas para essa tarefa é algo fundamental.

Dentro de sua nova rotina de exames, biópsias, cirurgias e consultas, o adulto com câncer pode ter seus níveis de ansiedade muito elevados. Para todo o procedimento, há uma expectativa de *performance*, que pode ser frustrada, o que cria nele dúvidas e desconfianças sobre sua própria capacidade de resistência. Medo, desespero, revolta, sensação de descontrole, perda de autonomia são também alguns dos sentimentos mais presentes nessa fase.

A sexualidade é um aspecto muito importante, quer para homens ou para mulheres. Em geral, grande parte dos problemas sexuais podem ser amenizados por meio de um acompanhamento psico-oncológico efetivo. No entanto, de acordo com o tipo de doença e de tratamento, pode haver comprometimento da imagem corporal, da capacidade reprodutiva e da *performance* sexual.[15] Em geral, o plano de cuidados deve levar em conta o grau de mutilação corporal ao qual o paciente foi submetido. Pacientes com câncer de mama, em especial, vivenciam, logo no início do tratamento, pela cirurgia, uma ruptura, em sua percepção de si mesmas e de seu corpo. A mama é um órgão simbolicamente carregado de significados, que devem ser compreendidos no contexto da história sexual de cada paciente. De qualquer forma, é importante incluirmos o parceiro ou a parceira na tentativa de auxiliar o paciente a lidar com seus problemas de imagem corporal, geralmente relacionados com insegurança, medo de abandono, de não ser mais atrativo (em pacientes com câncer colorretal com colostomia, há o temor de se tornar repugnante). Embora pesquisas indiquem que os parceiros em questão não possuem a mesma percepção do paciente em relação ao seu corpo,[16] fica evidente que o maior problema é a falta de uma comunicação direta e verdadeira sobre receios, expectativas e necessidades de um e de outro frente à realidade da doença.[17] Um casal que apresenta um relacionamento sólido antes do surgimento da doença tem maiores chances de enfrentá-la de forma conjunta e consistente.[18] Além da imagem corporal, o câncer pode afetar a capacidade reprodutiva de homens e mulheres, que perdem a fertilidade de forma temporária ou permanente, devido ao tratamento medicamentoso. A *performance* sexual pode também sofrer alterações devido às questões emocionais já mencionadas ou às sequelas físicas ocasionadas pelos efeitos colaterais, como astenia, fadiga e dor.

### Fase crônica

Na fase crônica, trata-se sumariamente de lidar com as repercussões familiares, financeiras e sociais relacionadas ao fato de estar doente. A tarefa que se apresenta ao paciente é a de tolerar os efeitos colaterais do tratamento e de cuidar de sua reabilitação física e emocional.

Reconhecer seus limites e aceitá-los é um dos desafios dessa fase. Atualmente, o tratamento se dá em nível ambulatorial na maioria dos casos, o que permite que a vida retorne rapidamente a um ritmo mais parecido com a normalidade. No entanto, alguns comportamentos disfuncionais podem ser observados nessa etapa. O comportamento regressivo não é incomum: o paciente identifica-se com a parte doente e torna-se passivo, e ele evita assumir suas responsabilidades nas tomadas de decisão. Nesse momento, pode se instalar uma dúvida íntima a respeito de suas potencialidades e limitações. A pergunta é: "quem sou eu afinal? Não me sinto mais o mesmo". Pode acontecer de o paciente, nessa fase, procurar culpados para tal situação. A culpa pode recair sobre si mesmo ("o que eu fiz de errado?") ou sobre outros. Em geral, o parceiro amoroso é o principal alvo dos sentimentos de raiva, mas também um antigo colega de trabalho ou mesmo os genitores podem ser o alvo desses sentimentos. Assim, escolhas e decisões são revistas e repensadas à luz de um quadro emocional tumultuado.

Diferenças de gênero podem ocorrer em relação a isso. Em geral, em nossa cultura, ainda é o homem quem mais apresenta preocupações voltadas à produtividade e à sua identidade como provedor. Seus temores mais aparentes são de ordem financeira e de responsabilidade perante a família e a sociedade com a qual passa a sentir-se em débito por estar doente e improdutivo. A doença pode, então, acarretar no paciente uma indesejada exposição de sua vulnerabilidade.[19] Pode assinalar, para o homem, uma perda significativa de parte de sua identidade, a parte que está mais em evidência e que foi mais desenvolvida, que diz respeito ao fazer e ao produzir. Instala-se com o acompanhamento psicológico uma oportunidade de ampliação dessa identidade e do desenvolvimento de lados apagados até então. O ser e a transcendência, em contraposição ao ter e produzir: o fortalecimento de uma dimensão feminina, representada pela expressão da sensibilidade e das emoções, pela maior flexibilidade e capacidade de mudança.[18-20]

Ainda que em muitos casos a mulher atual seja a provedora familiar, de forma geral, em nossa cultura, a mulher adulta com câncer traz preocupações voltadas à sua capacidade de sentir-se amada ou desejada e de manter relacionamentos afetivos.[21-22] Nesse momento, seus temores se direcionam à sua capacidade de gerar uma família ou de cuidar dela. A preocupação da "mãe" doente se volta aos cuidados dos filhos, e é preciso um trabalho de conscientização sobre a necessidade de dedicar-se aos próprios cuidados, para identificar-se como uma prioridade. Dividida nos múltiplos papéis que assume hoje em dia, coloca-se como um interessante e desejável desafio, a permissão de cuidar de si e de perceber que o outro pode esperar.[23] No entanto, a angústia, a culpa e a insegurança podem ser potencializados. A instalação do acompanhamento psicológico em vista do câncer pode ajudar a mulher a rever suas prioridades, seu senso de valor, as potencialidades que a enaltecem e habilitam a agir em seu próprio benefício. O fortalecimento psicológico pode ser, então, um poderoso adjuvante na conquista de um refinado equilíbrio entre as dimensões masculinas e femininas de homens e mulheres com câncer.

## Fase final

A fase final pode-se dividir-se em duas, a depender do prognóstico que o paciente recebe. Se a cura física é possível, os desafios relacionam-se à reintegração ao meio familiar e social, ao retorno ao trabalho e à retomada de metas e sonhos. Se o prognóstico direciona-se à terminalidade, os desafios são voltados à significação da vida, à resolução de pendências financeiras e afetivas e à espiritualidade.

Quando da primeira possibilidade, as preocupações do paciente estão focadas em seu retorno à condição saudável e à reintegração ao meio social e ao trabalho. Essa retomada não é tão simples como parece, pois algumas sequelas podem estar presentes e o indivíduo precisa realizar pequenos, mas importantes, testes diários de confrontação com suas limitações.

Estar flexível e adotar comportamentos de autopreservação e cuidado são desafios dessa fase. A sensação de vitória sobre a doença traz, sem dúvida, um aumento na autoconfiança que é, em si, um passaporte para o enfrentamento de problemas futuros. Porém, quando ocorrem os exames e *check-ups* de rotina, a ansiedade aumenta, e o ex-paciente é imediatamente transportado de volta aos piores momentos do tratamento, e se torna emocionalmente abalado.

O medo da recidiva é um fardo pesado para o paciente e seu núcleo familiar.[24-26] Embora as chances de recidiva sejam diferentes de acordo com o tipo de câncer, o medo dela independe do tempo de ocorrência do diagnóstico ou do nível educacional do indivíduo.[27] Algumas reações emocionais já estudadas em relação à recidiva são negação, o desespero, a incerteza, o medo e a desesperança.[28,29] Embora o paciente, em geral, seja acometido por esse turbilhão de emoções logo de início, quando há recidiva, passado o impacto do diagnóstico, ele se mostra mais resiliente para enfrentar um novo tratamento. No entanto, durante todo o percurso, o que mais chama atenção é a convivência do ex-paciente com emoções contraditórias.

Seu humor pode variar entre polos de desesperança e confiança em sua sobrevivência. Seu comportamento pode alternar de uma passividade amedrontada a uma firmeza corajosa. De acordo com o andamento e a resposta ao tratamento, o paciente pode ficar ambivalente, e expressar a necessidade de refletir sobre a morte, concomitantemente com o desejo de traçar novos planos de vida. Essa ambivalência aparentemente confusa é um importante recurso para lidar com a possibilidade de ineficácia do tratamento curativo. Para a família e para o próprio paciente, é importante assegurar que é natural essa ambivalência de sentimentos. Abrir espaço para que todas as possibilidades de desfecho existente possam ser colocadas é um dos objetivos do acompanhamento psicológico nesse estágio. Isso pode amenizar o sofrimento e a angústia, além de estabelecer uma comunicação autêntica entre pacientes, familiares e seus cuidadores.

Quando o paciente encaminha-se para a morte, ele se defronta com questionamentos sobre o sentido e significado de sua existência. O acompanhamento psico-oncológico, nesse momento, é de crucial importância na garantia de uma transição pacífica. Os cuidados no plano físico passam a se direcionar para a manutenção da qualidade de vida e para a ausência de dor. As finanças e a situação econômica na qual deixará a família pode ser um estressor importante, especialmente para aqueles que tinham o papel de provedores familiares. No plano familiar e social, a orientação natural é a de resgatar a comunicação essencial entre pessoas mais significativas para a vida do paciente, restabelecer diálogos, resolver pendências emocionais, realizar antigo sonhos possíveis que haviam sido esquecidos. Somente então, inicia-se o processo de desfazer os laços, de se desapegar. Este é um desafio de difícil resolução, principalmente para os ocidentais, cujas crenças espirituais tendem a compreender a morte como finitude. Nesse sentido, é de suma importância conhecermos o trabalho de Elizabeth Kubler-Ross, que estudou o processo de morte de seus pacientes durante muitos anos e percebeu padrões que se repetiam, de modo a caracterizar o que ela denominou de estágios emocionais da doença terminal, utilizados principalmente no contexto de confrontação com a morte, a Psico-oncologia passou a aplicá-los como referência também em outras fases da doença oncológica (no diagnóstico e em casos de recidiva). São eles:[29]

- Negação: o paciente não acredita no diagnóstico. Não reconhece a necessidade do tratamento, culpa o laboratório pelos resultados errados dos exames ou ainda o oncologista pelo erro de avaliação de sua saúde. Pode retardar o início de seu tratamento ou interrompê-lo. Em caso de recidiva, há um comportamento semelhante, que pode atrapalhar ou retardar as ações reparadoras à sua saúde.
- Raiva: estado emocional também percebido exteriormente como revolta ou ainda ressentimento. Nesse período, o paciente torna-se "difícil", e projeta o sentimento de agressividade no círculo familiar e na equipe de cuidados.
- Barganha: nesse estágio, o paciente tenta negociar com a equipe, com a família, com Deus, uma saída para seu sofrimento. Faz promessas e tenta entrar num acordo justo que possa reverter o estado de crise e o desfecho desfavorável que ele reconhece como provável.
- Depressão: resposta de tristeza frente ao adoecimento. Há um desinvestimento emocional e um acentuado retraimento por um tempo determinado. Nessa fase, o paciente sente o peso da morte, tanto física quanto simbólica, relacionada às perdas que o câncer acarreta a si.
- Aceitação: é o momento de integração de todas as vivências anteriores, em que o paciente se conforma com sua realidade e procura restabelecer a paz interior, seja qual for o desfecho de sua doença. Nem todos os pacientes conseguem atingir esse ponto. Em caso de terminalidade, muitos falecem ressentidos ou revoltados. Não podemos também confundir aceitação com passividade. Para chegar a se aceitar doente ou mesmo sem possibilidades de cura física, é necessária uma postura proativa frente à doença.

A aceitação é mais do que um estágio emocional: é uma atitude que conecta o ser em todas as suas dimensões: física, mental, emocional e espiritual. Quando em sua intimidade, o paciente realmente aceita o que lhe aconteceu, consegue se sentir inteiro e apaziguado. A família pode ser uma grande parceira nesse processo e, ela mesma, como um sistema vivo, deve entrar em sintonia com as necessidades do paciente, para permitir sua despedida. É evidente que um apoio psicológico faz-se necessário a pacientes e familiares, para que essa harmonia possa ser obtida e o processo do morrer possa transcorrer de modo pacífico.

Algumas intervenções específicas já foram testadas com o objetivo de proporcionar maior qualidade de vida na morte.[30] Em especial, buscar, junto ao paciente e seu sistema de referências, imagens pacíficas e inspiradoras para ele; figuras ou personalidades representativas de apoio afetivo em sua história, figuras ou personalidades que simbolizam, para ele, apoio espiritual. Essas imagens, quando aplicadas em uma situação de relaxamento e de ausência de dor, e dentro de um vínculo de confiança, podem comprovadamente reduzir o sofrimento emocional e espiritual relacionado à morte. O indivíduo restabelece a sensação em si mesmo de estar sendo acompanhado em seu momento mais crucial, de não estar só, de estar acolhido com amorosidade. Esse tipo de intervenção contempla a dimensão espiritual e independe da religião à qual ele está ou não está vinculado.

Existem basicamente três tipos de medo relacionados à morte: o medo de deixar de ser, o medo do evento que levará à morte e o medo do que virá depois.[31] A incerteza sobre a sobrevivência após a morte é o que mais aumenta nos pacientes e familiares o medo do processo de morrer. E esse processo, quando relacionado ao câncer, é acompanhado pelas inúmeras perdas vivenciadas pelo paciente durante o adoecimento e tratamento, entre elas: a perda de controle sobre o corpo, perda de autonomia, perda financeira e de qualidade de vida. O evento da morte, em si, também é temido, porque está relacionado, no imaginário coletivo, à dor e ao sofrimento. Deixar de ser, no entanto, pode ser o medo que mais angústia traz ao paciente que faz essas reflexões. Nesse sentido, a espiritualidade surge como um grande recurso que, aliado ao suporte familiar e social, tem sido responsável por índices de menor sofrimento emocional, maior adesão ao tratamento, maior esperança, e até mesmo melhor prognóstico.[32,33] A espiritualidade engloba a religiosidade, mas não se restringe ao pertencimento a uma religião específica. Por isso, pode ser um aspecto a ser cuidado pelo psicólogo ou psico-oncólogo da equipe. Vale ressaltar que é possível observar, não raras vezes, que em virtude do adoecimento o paciente entra em choque com as suas crenças anteriores. E nessa condição, ao sofrer o estresse adicional pelo conflito interno e mesmo

externo, com a família ou com seu grupo religioso, o paciente sinta a necessidade de conversar com outra pessoa que não o assistente espiritual. Para atender a essa demanda, o psico-oncólogo deve conhecer a psicologia das religiões e entender os significados. No entanto, tal fato não invalida que, dentro de uma relação interdisciplinar, seja fundamental que na equipe de cuidados paliativos tenha um capelão, um monge, um rabino ou outra figura religiosa de apoio ao paciente.

Nesse sentido, é importante ressaltar a necessidade de que a assistência psicológica na fase terminal esteja vinculada a um grupo com princípios e fundamentos específicos e ações coordenadas: a equipe de cuidados paliativos. Essa equipe multiprofissional e interdisciplinar fica, então, responsável pela promoção da assistência a casos em que a doença se encontra em estágio avançado e de maior complexidade. Segundo Maciel,[33] entre outras atribuições, cabe à equipe de cuidados paliativos:

- saber manejar os sintomas mais comumente presentes na fase terminal de um paciente oncológico;
- controlar a dor, seja ela moderada ou severa;
- fornecer as bases para o estabelecimento de uma comunicação essencial entre paciente, equipe e familiares;
- dar assistência familiar no período após a morte do paciente e proporcionar os cuidados psicossociais necessários para evitar os processos de luto patológico.

Os cuidados paliativos devem estar focados tão fortemente na família e seu bem-estar quanto possível. Eles se iniciam ainda durante o tratamento do paciente e continuam após sua morte. Nesse sentido, é necessário compreendermos sobre a qualidade do acompanhamento psicológico à família enlutada. O luto é um processo que se instala no momento em que várias perdas ocasionadas pelo enfrentamento de um câncer e seu tratamento são sentidas. Assim, ele está presente na necessidade de resolução de crises intermediárias ao longo do percurso da doença. Isso é um fator para o indivíduo e também para seu círculo familiar. A família precisa se dar conta dessas perdas que geralmente envolvem mudanças nos papéis desempenhados por cada um, no equilíbrio dinâmico do sistema como um todo. Ainda assim, o luto também pode se tornar "antecipatório", quando o paciente começa a perceber que se esgotam as alternativas de cura e recuperação de sua saúde. Cria-se, então, um ensejo e uma oportunidade para falar sobre a morte e acompanhar seu desdobramento junto ao paciente. No entanto, para a família, este pode ser um processo bastante doloroso e complicado, que envolve sentimento de culpa, medo e raiva, sentimento de impotência e ambivalência.

Quando a morte acontece, uma crise se instala, pois é exigida da família uma capacidade imediata de reação e ajustamento a uma nova configuração, num momento em que talvez ela não perceba recursos disponíveis para realizar esse enfrentamento.[34] Aqui o desafio do acompanhamento psico-oncológico é o de trabalhar com a família e a percepção dos recursos por ela compreendidos como eficazes na aceitação e superação das perdas. É o trabalho no auxílio de uma reorganização da própria identidade familiar e de seu funcionamento, o que atende às exigências que a morte do paciente impôs. De qualquer maneira, é de fundamental importância trabalhar no sentido da produção de significados dentro da interatividade familiar, sejam estes positivos ou negativos. Eles estarão baseados nas relações pré-existentes, no sistema de crenças, nas identidades e papéis representados, no tipo de comunicação estabelecida entre cada membro da família. Estimular a produção desses significados pode ser um objetivo útil do acompanhamento realizado, que permite o compartilhamento dos sentimentos mais difíceis, o não julgamento e acolhimento das diversas reações expressas, para facilitar a criação de um novo equilíbrio do sistema familiar em questão. Lidar com a morte e com o luto requer o enfrentamento das emoções evocadas pela perda e da realidade que essa perda transforma. Exige da família uma adaptação às rotinas diárias sem a presença da pessoa que faleceu, e encontrar formas de fazê-la presente em lembranças singelas.[35] É um desafio à capacidade de reflexão sobre valores, crenças e, em especial, sobre o potencial da mudança e ressignificação da vida.

## A PSICO-ONCOLOGIA E A INFÂNCIA

Para a família, receber a notícia de um diagnóstico grave sobre um de seus membros representa o despertar de um medo arquetípico, o da morte. Ainda que a doença a ser enfrentada tenha uma reabilitação total, em algum momento, mesmo que em sonhos ou fantasias, o arquétipo da morte será revisitado. Os pais vivem a sua imortalidade por meio de seus filhos. No caso de crianças seriamente adoentadas, sempre parecerá um contrassenso e a quebra da ilusão de eternidade dos pais. Para Jung:[36]

> A "criança" nasce do útero do inconsciente, gerada no fundamento da natureza humana, ou melhor, da própria natureza viva. É uma personificação de forças vitais, que vão além do alcance limitado da nossa consciência, dos nossos caminhos e possibilidades, desconhecidos pela consciência e sua unilateralidade, e uma inteireza que abrange as profundidades da natureza. Ela representa o mais forte e inelutável impulso do ser, isto é, o impulso de realizar-se a si mesmo.

Adoecer na infância, assim como morrer nessa etapa da vida, parece algo fora do lugar, fora da hora. Não se encaixa com a lógica natural ou, como diz Nilton Bonder,[37] "com a estética das coisas no seu tempo certo". A noção de que há uma lógica no cumprimento de cada ciclo vital é um conceito de ordem que adotamos quando imaginamos ter controle sobre nosso corpo, nossa saúde e nossa vida. A doença, especialmente quando atinge as pessoas mais indefesas e dependentes que estão sob nossos cuidados, vem derrubar essa ilusão. Trata-se de um momento difícil, quando descobrimos que nenhum ciclo se completa exclusivamente por conta da nossa vontade ou nosso controle. Nesse momento, é dada a oportunidade de começarmos a desenvolver mais plenamente o exercício da entrega, ou ao conceito de "que tudo está em seu tempo". Isso implica, no entanto, numa mudança de olhar para a vida, para redimensionar e procurar transcender os pontos de bloqueio e estreitamento de nossa percepção. A aceitação e a confiança são elementos fundamentais nesse exercício.

Importa lembrar que, nos casos de câncer, principalmente no câncer infantil, a família do paciente pode estar por demais vulnerável. Portanto, além dos cuidados com o doente, a família precisa de respeito e atenção às suas necessidades emocionais, às vezes maiores do que aquelas apresentadas pelo próprio doente. Do ponto de vista de repercussões psicossomáticas, quanto menor a criança mais ela estará ligada ao inconsciente familiar e, portanto, mais submetida ao estresse materno. O trabalho da Psico-oncologia demanda, neste caso, uma visão mais ampla e compreensiva que engloba a assistência aos familiares que estão vivendo uma situação de fragilidade, medos e incertezas.[38] Considerar, debater, expor e socializar informações sobre a doença, tratamentos e possíveis sequelas é crucial, uma vez que principalmente os pais sentem-se ameaçados pela ideia de morte do filho, experimentam conflitos, preocupações e emoções que vão da impotência, raiva e culpa, até o isolamento e depressão. Por este motivo, é recomendável que paciente e família sejam considerados rotineiramente como uma unidade de intervenção que necessitará de esclarecimento e informações, mas também de cuidados, compreensão, acolhimento e possibilidade de compartilhamento da experiência vivida, o que facilita a transformação e elaboração de conteúdos amedrontadores em força de enfrentamento.

## O bebê

Com o adoecimento, o bebê é intermediado em suas experiências por fatores alheios à trajetória natural de desenvolvimento, o que pode criar padrões disfuncionais de reação. Há, como consequência, a necessidade de uma maior presença e disponibilidade materna para reverter essa realidade e redirecionar o bebê para um desenvolvimento saudável. Um bebê que adoece em seus primeiríssimos meses de vida pode desenvolver uma atitude de desconfiança básica em sua interação com o mundo, e pode chegar a se retrair patologicamente. A presença da mãe nesse instante é primordialmente percebida por meio da linguagem do corpo: o corpo materno que canta, que segura o bebê, que o embala exalando seu calor e seu perfume, que comunica por meio das batidas de seu coração. A figura materna ou do cuidador do bebê é tradutora e intérprete dessa criança em seus primeiros meses de vida.

A doença no bebê e na criança pequena, em geral, faz emergir, nos pais, um sentimento de perplexidade, que indaga a uma instância superior, a lógica por trás do sofrimento sem explicação. A busca de uma saída para este impasse existencial gera uma crise de crenças, valores e a procura de um entendimento que dê suporte para o convívio com sentimentos ambivalentes e fortes. Esse estado de confusão pode gerar até mesmo momentos de distanciamento afetivo em relação à criança, que devem ser observados com cuidado pelos profissionais de saúde que lidam com os pais.

O bebê com câncer necessita ser tratado junto da mãe e do núcleo familiar que o gerou. Sua situação de absoluta dependência é exacerbada pela doença e ele vai precisar de uma estrutura de apoio auxiliar, que decodifique as interferências do mundo e as transforme num sentimento de acolhimento e segurança de sua integridade. A mãe faz isso ao alimentá-lo, mas pode fazê-lo também ao suportar as mazelas de um tratamento quimioterápico no corpo de seu bebê. O suporte emocional deve, então, fortificar-se imensamente em relação à figura materna, para estender-se desta para os demais familiares, principalmente pais e irmãos. Referimo-nos a um suporte emocional, que inclui o corpo e o toque como principais registros por meio dos quais se imprimem os sinais deixados pelas experiências de alegria ou de dor. Outro fato fundamental a ressaltar é a necessidade de acompanharmos a evolução do tratamento, que, em fases distintas, demandará uma atitude de total fusão e simbiose da mãe com o bebê ou, alternativamente, de maior desapego e separatividade. Assim, se a equipe de cuidadores permanece atenta a esses momentos, pode encorajar os pais a permanecerem ao lado do bebê em momentos extremamente críticos, quando sentimentos ambivalentes e atormentam e um desinteresse aparente pela criança pode despontar como um forte mecanismo de defesa.

Quando o bebê sobrevive à doença e ao tratamento, é importante que se ofereça a oportunidade de prolongar o acompanhamento psicológico aos pais após internação, fase em que vão testando os limites que se colocam no percurso dessa pequena criança rumo à conquista de maior autonomia. Para que tenha êxito nessa fase e que ela venha a ser menos tumultuada, é importante que a família reencontre o equilíbrio dentro de um funcionamento maduro, de modo a buscar uma reorganização saudável de funções e papéis nos âmbitos grupal e individual.

## A criança em idade pré-escolar

A criança em idade pré-escolar vive intensamente o momento presente. Sua compreensão do "momento seguinte" (futuro) está atrelada aos fatos que ocorrem nesse espaço de tempo: as etapas do tratamento podem ser mais bem compreendidas quando organizadas em rotinas diárias. Quando há internação, por exemplo, a administração de medicações ou realização de exames e outros procedimentos dentro de um horário conhecido, além de envolver profissionais da confiança da criança e sua família, são bastante importantes para garantir sua sensação de segurança.

A equipe deve proporcionar à criança uma grande quantidade de momentos bons de descontração e riso durante a fase de tratamento, pois, quando ela não está enfrentando um episódio de dor, enjoo ou cansaço, ela pode assimilar dados positivos a respeito da vida, que se contrabalançam com o sofrimento, e que produzem uma espécie peculiar de harmonia.

O controle, a possessividade, o sentimento de "meu" são questões definidoras desse período, pois ajudam a criança a construir os limites do seu ser e a definir sua imagem corporal. É natural que seja nessa fase que a criança doente sinta como principais temores o abandono e a ansiedade de separação das figuras parentais de proteção. A sensação de incapacidade no controle e comando das situações ao seu redor é expressa nos ataques temperamentais da criança, que se torna, por vezes, rebelde, a testar os limites e a paciência dos pais, familiares e equipe de cuidados. Como forma de se proteger, a criança pode desenvolver uma compulsão à ordem, à rotina ritualizada e à obediência temerosa aos seus pais e à equipe (recuperação do controle).

Ao entender a morte como um processo reversível, a criança pequena vivência pequenas mortes diárias durante o adoecimento. A morte é sentida basicamente como separação: separação em relação aos pais, avós, ambiente de casa, escola, amigos, brinquedos e partes de seu próprio corpo que são mexidas e transformadas sem que ela possa ter controle.

Quando faz parte de uma equipe de cuidados à criança com câncer, o psicólogo pode conduzir um plano de orientações que contemplem essas questões, aparentemente simples, mas de grande impacto emocional. Em situações críticas, a criança pode apresentar a regressão como principal mecanismo de defesa: trata-se de um enfrentamento disfuncional, mas bastante comum nessa fase. As figuras parentais devem idealmente fornecer um cuidado que inspira constância, e que produz sentimentos de segurança na criança. Se tudo em volta lhe é retirado, se o corpo muda, se a rotina se altera, os pais são figuras que ali permanecem, ainda que emocionalmente sensibilizados pela situação.

## A criança em idade escolar

Os temores das crianças em idade escolar são relacionados com a mutilação e a destruição do que elas sentem que é inteiro e que constitui. Já donos de uma personalidade mais definida e independente, são extremamente imaginativas e dramatizam suas experiências, com a criação de personagens e alívio de suas angústias mais básicas pelo brincar. Nessa fase, são acometidas por sentimento de culpa, que se contrapõe às suas iniciativas destemidas de conquistar ou cuidar. Como testam suas emoções e transformam as situações de medo e agressividade, podem sentir-se culpados e vítimas de retaliação por um "mau comportamento" ou ação que realizam. Essa crença de que algo que fizeram, sentiram ou mesmo pensaram possa estar na origem de sua doença é um importante fator a ser considerado no acompanhamento psicológico dessa criança.[39]

A morte, embora já compreendida como fenômeno irreversível, ainda não é generalizável. Com muito sofrimento, a criança passa a perceber que também ela pode morrer devido ao fato de estar doente. No entanto, ao utilizar a imaginação como veículo de compreensão dos fatos, a criança fantasia a respeito do que se passa com seu corpo e pode chegar a conclusões erradas que produzem sentimentos e reações desproporcionais. É essencial que lhe sejam dadas oportunidades de expressar esses temores, de brincar, chorar e mesmo mostrar sua raiva. A criança, nesse período, tem facilidade de encontrar meios criativos quando estimulada, e sentem-se com mais senso de controle da situação.[39] A equipe de cuidadores que trata dessa criança precisa desenvolver habilidades relacionadas ao seu próprio mundo emocional, de modo a mergulhar em sua própria criatividade e acolher as manifestações de agressividade e ambivalência da criança, sem que isso represente um fardo. As histórias, os desenhos, a música, o teatro, o humor, enfim, todos esses maravilhosos recursos adjuvantes são extremamente terapêuticos nessa fase e, em geral, bem aceitos pela criança. Fazê-las imaginar e desenhar seu próprio sistema de defesas, com batalhas imaginárias entre suas células brancas e células doentes, pode ser, por exemplo, um bom exercício que a mantém ativamente conectadas com o tratamento

Aos pais e demais familiares, devemos conceder apoio emocional em separado. Também eles são vítimas do sentimento de culpa e se perguntam onde erraram. Quando procuram encontrar parcela de responsabilidade na formação da doença, geralmente, identificam vários focos causais: a separação, as brigas conjugais, o estresse da situação financeira etc. Ao encontrar na equipe o apoio adequado, seja individual, seja em grupo, conseguem se reinserir no "campo das questões sem respostas", das incertezas, na dimensão multifatorial do câncer. É fundamental que sejam apoiadas e plenamente respaldados pela equipe de cuidados nesse momento.

## A criança na puberdade

Atualmente, as características das sociedades modernas, especialmente no Ocidente, trataram de praticamente eliminar o que antes era conhecido como período de latência, que compreendia as idades de 9 a 12 anos, aproximadamente. As crianças de 9 anos de hoje apresentam comportamentos e preocupações pré-adolescentes. No entanto, as diferenças em relação ao período anterior são marcantes. Os impulsos e as fantasias imaginativas são menos realçados e dão lugar aos mecanismos de racionalização e às tentativas de compreensão dos fenômenos à sua volta, inclusive do câncer. A criança agora acolhe não somente os pais e a família próxima, mas os amigos e a escola como figuras relacionais absolutamente significativas. Já desenvolve mais habilidades e procura as causas dos eventos dentro de sua capacidade lógica racional. A criança pode ser cordata, compreensiva e até mais calada: há uma certa formalidade em seu caráter. Nesse período em que naturalmente a criança faz comparações, para estabelecer análises e traçar um perfil de si mesma, o sentimento de inferioridade pode ser perturbador, que a leva a sentir-se excluída ou rejeitada muito facilmente. Vai preferir se isolar, a passar horas na companhia de um celular ou de um videogame a participar de brincadeiras em grupo; vai querer saber sobre a doença em detalhes (em pesquisas na internet) e sentir-se muito só em alguns momentos, a apresentar-se apática quando diante de um sofrimento inevitável.

A criança, nesse estágio, já entende sobre a morte e sobre risco de vida relacionado ao câncer. Pode se sentir envergonhada e temer ser rejeitado pelos amigos saudáveis. A aproximação dessa criança pode ser mais delicada, pois também precisa, à sua maneira, expressar e reconhecer a dimensão emocional como uma forte aliada em situações novas. Ela pode ter tendência a proteger sua família, que ela vê sofrer, ou a não desapontar a equipe, e deve ser encorajada a expressar-se sem temer a rejeição ou reações adversas.

## A adolescência e o câncer

Hoje, a adolescência, em certo sentido, estendeu suas fronteiras para além da infância e da adultez. Como é de conhecimento geral, nessa fase ocorre um aumento das pulsões instintivas, o que requer uma reestruturação do EU e de seus mecanismos defensivos. Com a mudança física da criança-adolescente, desencadeia-se um realinhamento das pulsões que agora vão dar origem às iniciativas sexuais e procriativas propriamente ditas. Aos 12 anos, aproximadamente, o pré-adolescente começa a sentir a angústia de não estar nem em um lugar, nem em outro. É preciso superar os modelos anteriores, que dominavam o comportamento infantil, mas substituí-los por algo que ainda não se tem, não está pronto. Instala-se a grande busca de uma identidade que somente aos poucos é ancorada em um sistema corporal definido, pois há necessidade de tempo para a elaboração do corpo adulto.

A adolescência é uma etapa em que se faz necessária a elaboração do luto, da morte da infância, ou melhor, do EU infantil da criança. Essa morte começa no corpo, com suas transformações, e continua na revolução de comportamentos que caracterizam essa fase. A comparação do adolescente com a metamorfose da lagarta em borboleta é bem apropriada. O adolescente ainda não é a borboleta, ele ainda se encontra na crisálida, dentro da água que se acumula. A sexualidade segue o mesmo padrão ambivalente das outras dimensões do desenvolvimento, pois, de um lado, há um empurrão rumo à definição de gênero e, de outro, a sensação da onipotência bissexual, na qual "eu sou dois, eu posso tudo".

É de extrema importância pensarmos nessa transformação e na luta que, por meio delas, transcorre, pois o câncer, com o seu tratamento, também impõe transformações dramáticas, desde os aspectos físicos e que se estendem para a dimensão psicológica. Assim, a imagem corporal é algo já vulnerável para o adolescente que, nessa fase, encontra-se submerso na tarefa de fazer, destruir e refazer sua imagem, na busca pela construção de sua identidade. O tratamento oncológico pode mexer exatamente nessa ferida, uma vez que altera a imagem corporal desses adolescentes.

Há uma pesquisa que ilustra bem essa questão. Ao estudar sobre a imagem corporal de crianças e adolescentes submetidos à quimioterapia, ficou demonstrado que os fatores que estão mais fortemente relacionados à satisfação com a imagem corporal são o gênero, a idade, o nível educacional e a frequência das mudanças na aparência ocasionadas pela quimioterapia. Os resultados concluem que as meninas, mais do que os meninos, sofrem com essas alterações, que a adolescência é a fase na qual essa questão é mais sentida e que um nível educacional mais alto torna as coisas mais difíceis.[40]

Assim, é fundamental termos em mente essa questão quando nos deparamos com um adolescente com câncer, no sentido de oferecermos subsídios para a criação de maneiras próprias de superação dos sentimentos negativos relacionados com as mudanças em sua autoimagem. É importante que ele consiga descobrir habilidades novas e mesmo um sentido transcendente para esse momento de crise em sua vida, para retirar o foco unicamente ao corpo doente e estendê-lo para outras questões. Em casos em que essa facilitação não é possível ou não é bem-sucedida, percebemos que o adolescente teme a concretização do sentimento de inadequação. Ele não mais preencheria os critérios que o permitem se visualizar em um grupo de referência.

É interessante pensarmos nos tipos de intervenção possíveis ao adolescente. Dolto[41] coloca que a adolescência é um período maravilhoso para se viver a repetição do nascimento. O jovem não tem palavras para expressá-lo. Mas trabalha-se muito de inconsciente para inconsciente, mesmo que a pessoa não fale. Portanto, o contato com os adolescentes pode frustrar ao psico-oncológo, que se pergunta se foi eficiente em seu modo de se comunicar, se foi compreendido ou mesmo escutado. Entretanto, talvez a oportunidade que esse profissional cria por meio do silêncio pode ser uma forma de comunicação fiel e aceitável ao próprio adolescente. Estar lá, disponível, durante certo tempo, sem impor regras ou acordos já é um bom começo.

Percebemos claramente que os conflitos vivenciados por esses jovens provocam uma ressonância em seus pais, ou seja, farão com que seus pais revivam o mesmo conflito que experimentaram quando adolescentes. Também a equipe de saúde, que tem a oportunidade de aprofundar seu contato com tal adolescente, sente essa ressonância à maneira dos pais: suas escolhas vão ser revistas, sua impotência será fortemente ressaltada, bem como suas crenças e respostas para o sentido do sofrimento e da morte serão questionadas.

Chegamos, então, à questão da morte. O tema da morte precisa ser falado, comentado e não evitado. Pensar a morte e o senso de controle sobre ela é saudável, e é uma questão muito forte para os adolescentes que, ao imaginá-la, examinam o quanto são queridos. Refletem sobre a continuidade da vida, e movem-se por uma curiosidade que pode dar início à construção de perspectivas existenciais bastante animadoras.

O desprezo e o desespero estão na raiz do comportamento suicida do adolescente e em suas fantasias mórbidas. O desprezo liga-se à falta de sentido, de dignidade e de autoestima, que certamente está também relacionada à estrutura familiar de origem. Existem dados alarmantes sobre suicídio em jovens adolescentes. Nesse contexto em que estudamos, é importante nos perguntarmos sobre a possibilidade do adolescente comunicar sobre a morte e o desejo de morrer. A equipe de saúde pode ajudá-lo muito nessa hora, pois é natural que os pais se calem e que haja uma via de acesso ao tema por meio de um outro alguém: uma tia, o avô, um primo, um enfermeiro e, em especial, o psicólogo.

A Psico-oncologia pode prover aos adolescentes uma oportunidade de explorar sentimentos ou acontecimentos que são dolorosos ou problemáticos para eles, muitas vezes negados no contato com a família ou com amigos. A assistência psico-oncológica também pode incutir uma melhor capacidade de lidar com as situações e ajudá-los a focarem nas formas de desenvolver relações mais saudáveis que servirão como base para o enfrentamento do câncer, mas também como continuidade do seu ser adolescente, que envolve características como: a busca da identidade própria, a tendência grupal (muitas vezes, prejudicada pelo tratamento), a necessidade de intelectualizar e fantasiar (inclusive a doença ou a morte), as crises religiosas, a sexualidade, a atitude social reivindicatória e condutas contraditórias, as constantes flutuações do humor e, posteriormente, a separação progressiva das figuras parentais. Ao perceberem-se como elementos importantes e transformadores da realidade, conhecedores de direitos e deveres, tornam-se sujeitos ativos na construção da própria saúde e da coletividade.

## CONSIDERAÇÕES

Desde os seus primórdios, a Psico-oncologia tem contribuído para a compreensão dos aspectos biopsicossociais e espirituais do câncer, uma vez que mostra a influência de fatores emocionais e subjetivos na adesão ao tratamento. O acompanhamento psicológico é caracterizado pela atuação em vários níveis e dimensões.[42] Pode ser mais superficial e voltado para o enfrentamento de situações específicas ou adquirir profundidade quando se voltado para questões de natureza existencial.

Em todas as etapas do processo, o psico-oncológo fornecerá apoio psicossocial e terapêutico, buscará estimular a participação ativa do paciente, para favorecer a expressão dos sentimentos, a cura de feridas emocionais antigas e a reformulação das crenças limitantes a respeito da doença.

O foco do atendimento sempre será o de despertar o desejo de curar-se, de buscar em si seus maiores recursos internos disponíveis, seu potencial de transcendência, e refazer uma aliança com a vida e seus sentidos e significado.

## REFERÊNCIAS

1. Leloup JY. Além da luz e da sombra. Petrópolis: Vozes; 2003.

2. Holland JC. Historical overview. In: Holland JC, Rowland JH (Eds.). Handbook of psycho-oncology: psychological care of the patient with cancer. Nova York: Oxford University Press; 1989.

3. Gimenes Mg. Psico-oncologia: definições e área de atuação: In: Veit MT, Carvalho VA. Temas em psico-oncologia. São Paulo: Summus Editorial; 2009. p. 18.

4. Veit MT, Carvalho VA. Psico-oncologia: definições e área de atuação. In: Veit MT, Carvalho VA. Temas em psico-oncologia. São Paulo: Summus Editorial; 2009. p. 18.

5. Bayes R. Psicologia oncológica. 2.ed. Barcelona: Marliny Roca; 1991.

6. Barros MC. O ciclo viral e o câncer. In: Azevedo DR, Barros MC, Müller M. (Org.). Psico-oncologia interdisciplianaridade. Porto Alegre: Edipucrs; 2004. p. 133-166.

7. Liberato RP, Carvalho VA. Psicoterapia. In: Carvalho VA, Franco MHP, Kovács MJ, Liberato RP, et al. (Eds.). Temas em psico-oncologia. São Paulo: Summus Editorial; 2008. p. 341-350.

8. Holland, JC. History of Psycho-Oncology: Overcoming Attitudinal and Conceptual Barriers. Psychosomatic Medicine. 2002;64:206-221.

9. Gimenes MG. A teoria do enfrentamento e suas implicações para os sucessos e insucessos em psico-oncologia. In: Gimenes MGG (Org.) A mulher e o câncer. Campinas: Psy, 1997. p. 259-90.

10. Lorencetti A, Siminetti AP. As estratégias de enfrentamento de pacientes durante o tratamento de radioterapia. Revista Latino Americana de Enfermagem. 2005;13:944-50.

11. Peçanha DLN. Câncer: recursos de enfrentamento na trajetória da doença. In: Carvalho VA, Franco MHP, Kovács MJ, Liberato RP, et al. (Eds.). Temas em psico-oncologia. São Paulo: Summus Editorial; 2008. p. 209-217.

12. Saldanha V. Psicologia transpessoal. Santa Rosa: Unijuí, 2008.

13. Rolland JS. Doença crônica e o ciclo de vida familiar. In: Carter B, McGoldrick M, orgs. As mudanças no ciclo de vida familiar: uma estrutura para terapia familiar. Porto Alegre: Artes Médicas; 1995. p. 373-91.

14. Armstrong T. The stages of life – Collected Works of CG Jung. London: Routlege; 2020;8:339.

15. Macieira R, Maluf MF. Sexualidade e câncer. In: Carvalho VA, Franco MHP, Kovács MJ, Liberato RP, et al. (Eds.). Temas em psico-oncologia. São Paulo: Summus Editorial; 2008. p. 303-315.

16. Oktay JS. Psychological aspects of breast cancer. Lippincotts Primary Care Practice. 1998;2:149-59.

17. Kornblith AB, Ligibel J. Psychosocial and sexual functioning of survivors of breast cancer. Seminars in Oncology. 2003;30;799-813.

18. Dorval M, et al. Marital stability after breast cancer. Journal of the National Cancer Institute. 1999;91:54-9.

19. Barros MCM. O ciclo vital e o câncer. In: Azevedo DR, Barros MC, Müller M. (Org.). Câncer e interdisciplinaridade. Porto Alegre: Edipucrs; 2004. p. 133.

20. Tal R, Mulhall JP. Sexual health issues in men with cancer. Oncology. 2006;20:294-300.

21. Hoga LA, Santos L. Mastectomia e sua influência sobre a vivência da sexualidade: análise da produção de conhecimento utilizando uma base de dados informatizada. Revista Mineira de Enfermagem. 2003;7:145-51.

22. Meyerowitz B, et al. Sexuality following breast cancer. J Sex Marital Ther. 1999;25:237-50.

23. Al Ghazal SK, et al. Comparison of psychological aspects and patient satisfaction following breast conserving

surgery, simple mastectomy and breast reconstruction. European Journal of Cancer. 2000;36;1938-43.

24. Al Ghazal SK, et al. The psychological impact of imediate rather than delayed breast reconstruction. European Journal of Surgical Oncology. 2000;26:17-9.

25. Griffiths MJ, Humphris GM, Skirrow PP, et al. A qualitative evaluation of patient experience when diagnosed with oral cancer recurrence. Cancer Nurs. 2008;31:E11-7.

26. Simard S, Savard J. Fear of cancer recurrence inventory: development and validation of multidimensional measure of fear of cancer recurrence. Support Care Cancer. 2008;17:241-51.

27. Barros MC. A experiência de recidiva em pacientes oncológicos. In: Veit MT. (Org.). Transdisciplinaridade em Oncologia: caminhos para um atendimento integrado. São Paulo: HR Gráfica e Editora; 2009. p. 164.

28. Elias ACA. Programa de Treinamento sobre a intervenção terapêutica relaxamento, imagens mentais e espiritualidade (RIME) para ressignificar a dor espiritual de pacientes terminais [tese]. Faculdade de Ciências Médicas, Universidade Estadual de Campinas; 2005.

29. Kubler-Ross E. Sobre a morte e o morrer. São Paulo: Martins Fontes; 1987.

30. Kastenbaunm R, Aisenberg R. Psicologia da morte. São Paulo: Edusp; 1983.

31. Larson DB, Larson SS, Koening HG. Religion and coping with medical serious illness. The Annals of Pharmacotherapy. 2001;35:352-9.

32. Maciel MGS, Othero MB. Cuidados paliativos e a assistência na terminalidade. In: Veit MT. (Org.). Transdisciplinaridade em Oncologia: caminhos para um atendimento integrado. São Paulo: HR Gráfica e Editora; 2009. p.184-95.

33. Maciel MGS, Othero MB. The patient's religious/spiritual dimension: a forgotten factor in mental health. Directions in Psychiatry. 2001;21:307-34.

34. Franco MHP. Trabalho com pessoas enlutadas. In: Carvalho VA, Franco MHP, Kovács MJ, Liberato RP, et al. São Paulo: Summus; 2008. p.399-402.

35. Doka KJ. Living with life-threatening illness: a guide for patients, theis families and caregivers. Nova York: Lexington Books; 1993.

36. Jung CG, et al. Os arquétipos e o inconsciente coletivo. Petrópolis: Vozes, 2000.

37. Bonder N. A arte de se salvar. Rio de Janeiro: Imago; 1994. p. 49.

38. Macieira RC, Barbosa ERC. Olhar paciente e família: incluindo a unidade de cuidados no atendimento integral. In: Veit MT(org.). Transdisciplinaridade em oncologia: caminhos para um atendimento integral. São Paulo: HR Gráfica e Editora; 2009. p. 119.

39. Brazelton TB. Momentos decisivos do desenvolvimento infantil. São Paulo: Martins Fontes; 1994.

40. Wu LM, Chin CC. Factors related with satisfaction with body image in children undergoing chemotherapy. Kaohsiung J Med Sci. 2003;19:217-24.

41. Dolto F. A causa dos adolescentes. Rio de Janeiro: Nova Fronteira; 1990. p. 96.

42. Barros MCM, Macieira RC. Interdisciplinaridade – Psicologia no câncer de mama. In: Marx AG, Guedes PV. Fisioterapia em câncer de mama. Barueri: Manole; 2017. p. 409-430.

# Humanização e Oncologia – Conceito e Prática

Eliana Dias da Silva Ribeiro de Souza Ribas

## DESTAQUES

- A humanização da atenção à saúde é um processo importante quando pensamos nas necessidades impostas pelo cuidado em Oncologia.
- O câncer, em geral, é uma doença que provoca uma experiência existencial penosa, intensa e difícil. Pressupõe uma qualidade de atendimento que tenha como fundamento o atendimento integral ao paciente em tempo e local adequados, assim como apoio e suporte aos familiares, cuidadores e profissionais envolvidos em todas as etapas do cuidado.
- A humanização, como método de atendimento e de gestão na saúde, propõe justamente a qualificação e o fortalecimento das relações entre pessoas, serviços e instituições.

Um dos maiores legados dos movimentos de reforma sanitária foi a revisão do conceito de saúde. Ao deixar de ser definida apenas como um desequilíbrio biológico, a saúde passou a ser compreendida sob uma perspectiva mais ampla, que inclui a consideração de um conjunto de condições subjetivas e sociais decorrentes da história de vida do sujeito e de suas experiências e vivências no mundo familiar, profissional, social e econômico. Assim, a saúde passa a ser entendida como capacidade de lidar com as variações da vida e não como ausência de doença. O fator biológico, comumente identificado como causador de sofrimento e adoecimento, é um dos aspectos que compõem as inúmeras dimensões da vida que estão implicadas nos problemas de saúde.

Este novo conceito, que não mais se restringe à saúde biológica, e sim a uma condição de bem-estar completo, físico, mental e social, trouxe importantes mudanças para as práticas de atenção à saúde e, especialmente, para o modelo de atenção na área da saúde mental. Entre essas mudanças destacam-se a incorporação de contribuições das ciências humanas com ênfase no modelo biopsicossocial, a prática de análises institucionais e o reconhecimento da força condicionante dos desejos e da vida simbólica na constituição do corpo. Esta mudança de paradigma promoveu uma ampliação do universo dos profissionais de saúde, que foi ampliado pela participação de profissionais de saúde mental, assistentes sociais etc., assim como o desenvolvimento de uma prática de integração de saberes por meio da valorização da atenção interdisciplinar.[1]

O movimento de transformação do conceito de saúde trouxe implicações para a forma de organização e do funcionamento do modelo de atenção à saúde, que passa a requerer diversidade de olhares e saberes no interior das equipes de saúde e articulação entre profissionais e serviços nos diversos níveis da rede de saúde.

Essa transformação é intensificada por meio das mudanças no perfil das necessidades de saúde da população brasileira. O número de pessoas idosas aumenta; as doenças crônicas assumem importância crescente frente à tendência de declínio dos problemas agudos em saúde (aumentam a porcentagem de pacientes crônicos de difícil desospitalização e a demanda por cuidados específicos domiciliares); a atenção à saúde encarece em função da mudança no perfil de doenças, da incorporação de novas tecnologias e do aumento da população que busca atendimento no SUS, em virtude das frequentes crises econômicas do país.

Este quadro reforça a exigência de mudança do modelo de atenção centrado em problemas agudos e no cuidado hospitalar. Exige a ampliação e a organização de uma rede de serviços capaz de atender a todos, especialmente aos idosos, portadores de doenças crônicas degenerativas que ocupam cada vez mais espaço, inclusive no campo oncológico. Impõe, ainda, uma revisão dos recursos necessários e das fontes para financiamento do SUS.

Um modelo de atenção que atenda essas exigências deve estar orientado, principalmente, pela prevenção e pelo acompanhamento às doenças crônicas que demandam maior atenção a hábitos de vida, ênfase no autocuidado, apoio aos cuidadores, atenção integral por equipe interdisciplinar com desenvolvimento de projetos terapêuticos singulares e coletivos. Um modelo orientado fundamentalmente pela atenção primária, mas com articulação sistêmica à atenção secundária e terciária, de forma a garantir atenção integral e continuidade do cuidado.

A expansão da rede de saúde e sua integração aos serviços complementares das áreas de assistência social e jurídica são, também, bastante importantes, especialmente para o atendimento à população em situação de maior vulnerabilidade social. O cuidado em saúde é realizado por vários atores e não apenas pelos profissionais de saúde, e isto exige sensibilização

e integração dos diversos agentes nos processos de atenção à saúde.

A Política de Humanização, fundamentada nos princípios constituintes do SUS, busca, justamente, propor alternativas para se atender à necessidade dessas mudanças. Coloca em questão os desafios decorrentes dessas exigências quando enfatiza a importância do respeito às singularidades e às diferenças dos usuários, a necessidade de trabalho interdisciplinar e de integração dos conhecimentos e práticas, a necessidade de articulação em rede entre os setores e serviços de saúde. A humanização nasce dos ideais do SUS e das dificuldades em cumprir esses ideais – de se contar com um sistema público de saúde universal, equânime, fundado na solidariedade, no incentivo à participação e autonomia, e no respeito à coletividade.

Muito embora não seja um assunto recente, nos últimos anos o conceito de humanização tem recebido destaque cada vez maior. Sua origem se dá junto aos movimentos de reformas sanitárias da década de 1980, mas somente no final dos anos 1990 começam a surgir propostas governamentais referentes à humanização na atenção à saúde.

A proposta de humanização teve forte influência da área de saúde mental e, dentro dela, principalmente da psicanálise. Este campo de conhecimentos contribuiu de forma especial para que os serviços de saúde começassem a incorporar atitudes e práticas de atendimento humanizado, como: valorização de uma visão integrada do sujeito e reconhecimento de sua singularidade; reflexão sobre as relações entre os profissionais no interior das instituições de saúde; constituição de grupos e de espaços de participação, responsabilização e integração entre usuários, profissionais e gestores.

A humanização é definida pela Política Nacional de Humanização – PNH, instituída em 2003 pelo Ministério da Saúde, como valorização dos diferentes sujeitos que estão implicados nos processos de produção de saúde: usuários, profissionais e gestores. Traduz sua prática como um modo de conexão entre os diferentes equipamentos e de relacionamento entre todos os atores envolvidos, que favorece trocas solidárias e enfatiza a indissociabilidade entre assistência e gestão humanizada.[2,3]

As iniciativas de humanização têm sido bastante difundidas na rede pública, e reconhecidas como de grande importância para o aprimoramento da atenção à saúde. Nos últimos 20 anos, especialmente após a proposição do tema da humanização em âmbito nacional pelo Ministério da Saúde, houve um crescimento considerável de ações que passaram a integrar este campo.

É possível categorizar este conjunto de iniciativas em três grupos. No primeiro, encontramos um número expressivo de ações que, apesar de seu reconhecido valor, são executadas de forma isolada, estão sob a responsabilidade pessoal de um único profissional de saúde e não têm caráter institucional. São ações voltadas quase exclusivamente para usuários, e que atingem setores específicos de unidades de saúde, sem alcançar um patamar de inclusão sistêmica e sustentabilidade institucional que transcenda a iniciativa pessoal do responsável por sua implementação. Essas ações convivem lado a lado com outras ações similares, sem integração entre elas e sem avaliação de seus resultados para a qualificação da assistência. Muitas dessas ações pontuais têm caráter de entretenimento, lazer ou cultura, e buscam favorecer a convivência e ampliar o bem-estar dos usuários durante a sua permanência na unidade de saúde.

No segundo grupo encontramos ações já com algum grau de integração, organizadas em projetos de humanização para setores específicos e ainda quase exclusivamente voltadas para usuários, familiares e acompanhantes. Esses projetos demonstram avanço na qualificação das ações e aumento da institucionalidade de seus objetivos. Contam com apoio dos gestores e envolvem profissionais de diferentes áreas de formação e atuação na unidade ou serviço em que são desenvolvidos. Muitos deles são iniciativas voltadas para melhoria do espaço físico e da circulação entre áreas e serviços da unidade – especialmente áreas de recepção e salas de espera. Outros tipos de iniciativas características desse segundo grupo são: projetos de educação em saúde ou de orientação aos usuários sobre hábitos saudáveis de vida realizados em salas de espera; eventos realizados em datas comemorativas; formação de grupos de acolhimento e apoio a públicos específicos; estímulo a uma maior participação da rede familiar e afetiva do usuário no processo assistencial.

Nesse segundo grupo também encontramos, embora com menor frequência, iniciativas direcionadas a profissionais de saúde, como: treinamentos com foco na melhoria da comunicação entre profissionais e usuários; ações de caráter cultural, de lazer e de educação para hábitos saudáveis de vida; estímulo à participação em eventos e campanhas de caráter comunitário.

Cabe ainda destacar dois aspectos nos grupos acima mencionados. O primeiro é a tendência de compreensão da prática de humanização como realização de ações voluntárias, de caráter assistencial ou religioso, exercidas na unidade de saúde por pessoas da comunidade. O segundo é a tendência de que as práticas de humanização sejam associadas, principalmente, ao atendimento materno-infantil e estejam sob a responsabilidade de áreas profissionais específicas. Estas duas características contribuíram para a disseminação de uma forma ainda limitada de compreensão do conceito e da prática de humanização na saúde.

Os dois grupos de iniciativas acima mencionados têm reconhecido valor. É inegável sua contribuição para usuários, familiares, acompanhantes e até mesmo para profissionais e gestores. Melhoram o clima da unidade, aproximam profissionais, facilitam a comunicação, tornam o ambiente mais favorável à participação de todos.

Porém, uma concepção ampliada da humanização como política pública de saúde se concretiza, de fato, no terceiro grupo de iniciativas. Aqui, as ações são estruturadas para provocar mudanças significativas nos processos assistenciais e nos mecanismos de gestão e de articulação em rede dos serviços de saúde, que têm em vista a melhoria da qualidade e integralidade do cuidado, a facilitação do acesso aos serviços e a agilização no trânsito dos usuários entre as unidades nos três níveis de atenção – primário, secundário e terciário.

Esses projetos que concebem a humanização como possibilidade de revisão da lógica de organização do trabalho em saúde e como valor constituinte do cuidado têm sido desenhados de forma participativa e por meio de diagnóstico local das principais necessidades de melhoria dos processos de trabalho. Eles buscam promover a integração de áreas, serviços, equipes e pessoas e, especialmente, melhorar a articulação da instituição em que acontecem com as demais unidades da rede regional de saúde. São projetos de intervenção que consideram as diretrizes e os dispositivos da PNH como marcos orientadores para o questionamento da realidade local, e para a proposição de ações efetivas de aprimoramento do modelo de cuidado e dos modos de gestão dos serviços de saúde.

O conceito de humanização que orienta esse terceiro conjunto de projetos não se confunde com a ideia de humanismo – corrente filosófica na qual o homem é o centro e o parâmetro normatizador de todas as coisas. Não se refere a uma idealização do homem como figura fora de seu contexto socioinstitucional. O homem ao qual a Política de Humanização se refere é o ser humano em suas experiências concretas, em sua singularidade e diversidade, no exercício de sua capacidade de mudança e crescimento por meio de sua inserção em movimentos voltados ao bem comum. Trata-se, portanto, não "do homem", mas sim "de um homem" em sua singularidade e especificidade. Esta concepção implica na ideia e no trabalho de humanização como "estratégia de interferência nas práticas de saúde, levando em conta que sujeitos [atores concretos e engajados em práticas locais], quando mobilizados, são capazes de transformar realidades transformando-se a si próprios nesse mesmo processo". Nesse sentido, humanização diz respeito a um modo de fazer ético, no qual projetos de mudança e de construção de novas práticas são formulados com a participação de todos os envolvidos (gestores, trabalhadores e usuários) e implicam em "um novo tipo de interação entre os sujeitos que constituem os sistemas de saúde".[4]

A prática da humanização promove avanços significativos no modelo de cuidado, na capacidade de se oferecer escuta qualificada como forma de acolhimento, no modo de se fazer a gestão dos serviços, nos fluxos e processos de trabalho, nos critérios para definição da oferta de serviços na rede, no grau de autonomia e responsabilidade de todos os envolvidos nas práticas de saúde, nos vínculos afetivos e de poder nas relações entre usuários, profissionais e gestores.[5]

Um traço especial e valoroso na concepção da humanização como política de saúde é seu método de trabalho, ou seja, a forma como ela é proposta e os efeitos concretos que produz no dia a dia, em cada um dos agentes na execução de seu trabalho e na sua vida como um todo. Estamos falando, aqui, do método da inclusão das diferenças, que favorece o reconhecimento de como cada ato de cuidado deve estar associado à responsabilidade de transformação, tanto das práticas cotidianas em saúde quanto da

nossa própria maneira de ser e estar como pessoas e como profissionais.

O caráter transversal da Política de Humanização traz, ainda, uma exigência de movimento entre a dimensão da micropolítica do trabalho cotidiano em saúde e a dimensão da macropolítica do sistema de saúde.

Na primeira dimensão, que envolve as relações interpessoais, éticas e afetivas presentes em qualquer ato em saúde, a humanização oferece estratégias para que o cuidado seja orientado pela compreensão da singularidade de cada sujeito e de suas várias necessidades, assim como pela disposição para um fazer compartilhado e para o fortalecimento de uma rede de conversações. Aqui, a ênfase está na dimensão subjetiva, ou seja, na forma pela qual valores como autonomia, respeito e responsabilidade para com o outro orientam a conduta dos profissionais. Neste contexto, estamos em um campo de possibilidades diversas, no qual não há previsibilidade e podemos sempre nos deparar com a presença de um "outro" relativamente estranho a nós e que exige capacidade de escuta, descentração, suporte para tensões e reconhecimento de afetos, muitas vezes contraditórios e desconcertantes. Mas esse também é o campo da criatividade e do encontro, da pessoalidade e dos processos de subjetivação e autonomia dos sujeitos.

Na segunda dimensão, que envolve a estruturação do sistema de saúde, a Política de Humanização propõe práticas que promovam arranjos organizativos e articulações funcionais entre profissionais, equipes, serviços e unidades nos diversos níveis da rede de saúde. Nesse sentido, estamos no campo das pactuações e dos fluxos instituídos e a instituir, das relações institucionais, das diretrizes e dos modos de organização dos grupos e das estratégias de articulação entre programas e ações. Aqui também encontramos tensões decorrentes de conflitos entre diferentes propósitos e necessidades locais.

Na confluência destes dois pontos de vista – o da pessoalidade e o dos modelos instituídos que regulam políticas e fluxos de funcionamento da rede –, dá-se a possibilidade da produção de um cuidado orientado pela busca da integralidade e da corresponsabilidade no trabalho do cuidado em saúde. O desafio posto é o de contribuir para a não dissociação destas dimensões, e para o equilíbrio entre pactos formais e rede constituída no contato e na pessoalização.

No entanto, mesmo com o grande avanço alcançado após a constituição da PNH, encontramos por vezes um desconhecimento do conceito tal como expresso na política: ora a humanização é banalizada como reflexo de ações de caráter assistencial, voluntário e acessório; ora é indevidamente supervalorizada como solução para enfrentamento de todos as dificuldades do SUS. Com a PNH, foi dado um passo essencial para que a humanização deixe de ser praticada de forma superficial como mero modismo, e para a superação de modelos assistenciais e de gestão na saúde que justamente esta política visa a modificar. Sabemos que a existência de boas propostas é condição necessária para mudanças, mas não é o suficiente. Mesmo com todo o avanço conceitual e metodológico trazido pela PNH, na prática cotidiana dos serviços de saúde ainda persistem ações fragmentadas que não chegam a ter efetividade na mudança dos modelos de atenção e de gestão na saúde.

Por fim, vale destacar que, ao se discutir o conceito de humanização, é preciso ir além de uma antítese simplista entre as ideias de "humano" e "desumano". Na política de humanização da saúde, humano não é definido como antítese de desumano. O conceito de "humano" não se refere a uma figura idealizada, definida apenas por capacidades como bondade, empatia, benevolência e amabilidade. Ainda que capacidades como essas possam favorecer a consideração pelo outro e o respeito à sua singularidade e, portanto, sejam importantes para o trabalho em humanização na saúde, a ideia de humano a que as políticas de humanização se referem é mais ampla: inclui, também, a capacidade de enfrentar as tensões decorrentes da interação com outros modos de funcionamento que geralmente chamamos de desumanos, taiscomo violência, injustiça, perversidade, alienação, exploração, burocratização etc.

Portanto, o conceito de humanização não se contrapõe à ideia de desumanização, nem deve ser compreendido como uma "docilização" das pessoas. Refere-se, isto sim, a uma forma de cuidado que nos responsabiliza pelo outro e pelo diferente. Implica na capacidade de relacionamento com aquilo que me causa estranhamento por ser diferente de mim, que pode causar tensão e conflito em minha interação com o outro.

## HUMANIZAÇÃO E ONCOLOGIA

A humanização da atenção à saúde é um processo especialmente desafiador, importante quando pensamos nas necessidades impostas pelo cuidado em Oncologia. O câncer, em geral, é uma doença que provoca uma experiência existencial penosa, intensa e difícil. Pressupõe uma qualidade de atendimento que tenha como fundamento o atendimento integral ao paciente em tempo e local adequados, assim como apoio e suporte aos familiares, cuidadores e profissionais envolvidos em todas as etapas do cuidado.

A qualidade do cuidado em Oncologia pressupõe uma compreensão do conceito de saúde que envolva a necessidade de articulação e integração sistêmica entre as instituições e entre os profissionais responsáveis pelo cuidado. A humanização, como método de atendimento e de gestão na saúde, propõe justamente a qualificação e o fortalecimento das relações entre pessoas, serviços e instituições. A humanização na saúde busca promover uma cultura de ação colaborativa e corresponsável entre todas as instâncias envolvidas no cuidado ao paciente, na produção de conhecimento, na gestão, no planejamento, na organização dos processos de trabalho e nas práticas cotidianas de cuidado.[6]

Apesar de todo avanço científico e tecnológico alcançado nos últimos anos, o tratamento em Oncologia é marcado por aspectos que provocam sofrimento nos pacientes e familiares, e pelos custos sociais e econômicos elevados. Entre esses aspectos estão o estigma ainda relacionado à doença e a associação direta à ideia de morte, o sofrimento físico e emocional, a mudança na vida cotidiana familiar, social e profissional, assim como a natureza da própria terapêutica muitas vezes invasiva e tóxica.[7]

A vivência da doença oncológica, o impacto do diagnóstico, as mudanças na vida, as incertezas quanto ao resultado do tratamento, o reconhecimento da fragilidade humana provocam um forte sentimento de vulnerabilidade e alterações da maneira de sentir, pensar e agir.[8]

As mudanças nas relações sociais e familiares, a modificação ou até mesmo interrupção da vida profissional do paciente trazem alterações nas noções de espaço e tempo. O receio de falta de perspectiva no futuro desorganiza a vida presente e provoca, frequentemente, depressão e ansiedade.[9]

O reconhecimento desta complexidade no cuidado oncológico tem sido cada vez maior, especialmente no que se refere à consideração de aspectos psicossociais associados à doença. O atendimento e a busca da cura passaram a considerar não apenas o tratamento do câncer em si, mas também a atenção aos aspectos emocionais, sociais, culturais, econômicos e familiares do paciente.[10]

O cuidado integral em Oncologia reflete a mudança e ampliação do conceito de saúde conquistado nos movimentos de reforma sanitária. A condução prática desse cuidado e as escolhas terapêuticas no tratamento do câncer orientam-se pela tarefa de recuperação da saúde física e emocional, da retomada da vida social e cultural, dos laços familiares e da vida no trabalho. O acolhimento e a escuta atenta dos profissionais são fundamentais para a adesão do paciente ao tratamento e para o estabelecimento da confiança necessária para enfrentar os desafios do período de tratamento e recuperação.

Como parte do cuidado integral ao paciente está a inclusão da atenção à sua família, especialmente em momentos mais agudos da doença e do tratamento, ou da possibilidade de morte do paciente. Nesses momentos, é importante que seja oferecido apoio aos familiares e acompanhantes, para que eles se tornem mais resilientes e possam oferecer suporte emocional para seu familiar que se encontra em tratamento.[11]

A família, em geral, acompanha todo o processo de adoecimento e tratamento, e passa por mudanças na sua dinâmica e organização decorrentes das alterações físicas e emocionais de seu parente. Além de aprender a cuidar das novas necessidades do paciente decorrentes da doença, muitas vezes é necessário que um outro ente familiar assuma tarefas e responsabilidades que antes eram exercidas pelo paciente. Essas mudanças demandam a construção de estratégias no atendimento oncológico e de inclusão da família no processo de cuidado. Para isto, é fundamental o estímulo a uma participação ativa da família durante todo o processo de tratamento do paciente, tanto para que ela possa contribuir para o cuidado de seu familiar neste período, quanto para que possa manifestar suas próprias angústias e medos, e ser compreendida e amparada pela equipe de saúde.[12]

Todas as pessoas envolvidas no cuidado de pacientes oncológicos são emocionalmente afetadas pela complexidade que envolve a doença e seu tratamento. O cuidado em Oncologia gera forte desgaste emocional também nos profissionais de saúde. Entre os fatores estressantes estão o contato íntimo com pacientes com grande dor e sofrimento, o medo de não conseguir realizar o atendimento da melhor forma possível ou de adotar procedimentos que tragam consequências ruins para o paciente, a necessidade de dar resposta às expectativas dos familiares e, também, o desafio de estar em contato frequente com situações irreversíveis e com a possibilidade da morte.[13,14,15,16]

Um exemplo bastante conhecido do desgaste emocional dos profissionais é a Síndrome do Burnout. Essa síndrome acontece com profissionais que realizam atividades com alto grau de envolvimento com outras pessoas, e se caracteriza por um esgotamento do profissional que traz uma sensação de ultrapassagem do limite, decepção e frustração. Essa síndrome provoca sintomas somáticos, psicológicos e comportamentais, além de falta de energia para desempenhar sua função profissional.[17,18]

A tarefa de cuidar do paciente oncológico é, portanto, bastante estressante. Do ponto de vista da humanização, o trabalho interdisciplinar ao longo do processo de tratamento, no qual as dúvidas, angústias, incertezas, conhecimentos e responsabilidades são compartilhadas, é uma das melhores formas de se combater o estresse. Ao invés de negar os sentimentos e angústias, a proximidade com outros profissionais é uma oportunidade de ampliar conhecimento, encontrar suporte, fortalecer vínculos e criar oportunidades de compartilhamento de experiências.[19,20,21,22]

Daí a importância de um trabalho de escuta das necessidades dos profissionais e, especialmente, de acolhimento de suas ideias e sugestões sobre possibilidades de mudanças na forma de cuidado dos pacientes e na forma de avaliação do cuidado oferecido. Garantir essas formas de participação pode contribuir para a manutenção da saúde dos profissionais, além de fortalecer sua responsabilização pelos resultados alcançados no tratamento dos pacientes.

A formação constante e a discussão sistemática entre profissionais, e entre eles e os gestores, é fundamental não apenas para a identificação de desgastes gerados no atendimento aos pacientes e familiares, mas também para a identificação de melhorias que possam ser idealizadas no dia a dia do trabalho pelos próprios profissionais.

## DIRETRIZES DA POLÍTICA DE HUMANIZAÇÃO NA ÁREA DA ONCOLOGIA

A humanização na saúde se assenta nos seguintes eixos: valorização das necessidades dos usuários com atenção às dimensões subjetiva e social; fortalecimento do trabalho em equipe interprofissional; criação de canais de participação dos profissionais no processo de gestão; estímulo a processos de educação permanente; melhoria das condições de trabalho e de atendimento; apoio à construção de redes cooperativas e solidárias.

O atendimento humanizado tem como diretrizes básicas: Acolhimento, Gestão Participativa, Clínica Ampliada, Fomento das Grupalidades, Coletivos e Redes, Valorização do Trabalho e do Trabalhador, Defesa dos Direitos do Usuário.[23-26]

A experiência de implementação de uma política de humanização no Instituto do Câncer do Estado de São Paulo Otavio Frias de Oliveira – ICESP, realizada desde sua fundação em 2008 e totalmente incorporada ao modo de funcionamento da instituição, tem sido um exemplo de como a humanização pode contribuir para o aprimoramento do cuidado na Oncologia.

A experiência acumulada na aplicação dos princípios, método e dispositivos de humanização no ICESP contribuiu enormemente para a construção da Política Estadual de Humanização de São Paulo – PEH.

O ICESP estruturou sua política de atendimento humanizado por meio da criação de Comissões de Trabalho, que concentraram suas ações em três eixos: 1) iniciativas voltadas a usuários e familiares, com foco na qualificação do cuidado em oncologia e no fortalecimento do vínculo do profissional de saúde com usuários, familiares e cuidadores; 2) iniciativas voltadas aos profissionais de saúde e ao processo de gestão do trabalho, com foco na ampliação da participação dos profissionais na proposição e avaliação de novas formas de cuidado e na sua qualificação técnica permanente; 3) iniciativas voltadas ao fortalecimento da relação do ICESP com os demais serviços da rede de saúde no Estado, com foco no percurso do usuário desde seu adequado acesso à instituição até seu retorno ao sistema de saúde para continuidade de seu cuidado.

## TRABALHO EM REDE E HUMANIZAÇÃO NA ONCOLOGIA

Ao considerar a complexidade do sistema de saúde e do atendimento em Oncologia, é preciso destacar a importância da incorporação da metodologia de trabalho em rede e de mecanismos de negociação e pactuação de políticas e ações em saúde, que são aspectos centrais da política de humanização.

Para a qualificação geral do cuidado em saúde e, particularmente, na área da Oncologia, são fundamentais a garantia do acesso do paciente ao sistema de saúde em tempo e local adequados, a facilitação da continuidade do cuidado e o retorno do paciente à rede básica de atenção à saúde. Para tanto, são necessários compartilhamento de responsabilidades entre gestores, trabalho interprofissional e interdisciplinar, e articulação e integração entre as unidades de saúde da rede assistencial nos diferentes níveis de atenção.

O trabalho em rede é essencial no cuidado em Oncologia e pode ser descrito por meio de três dimensões indissociáveis e suplementares:

1. Rede de relações entre profissionais de saúde e usuários: a qualidade dos vínculos entre profissionais de saúde e usuários, tão fundamental para a adesão ao tratamento, a confiança na equipe técnica e o sucesso no cuidado, dependem, em grande parte, do respeito aos aspectos subjetivos, emocionais, sociais e culturais dos usuários e de seus familiares. Dependem, ainda, de uma boa comunicação que reconheça possíveis fontes de conflitos, medos e angústias, e do respeito aos direitos dos usuários. Para tanto, devem ser adotadas as seguintes práticas: a) substituição do atendimento aos usuários baseado no modelo "queixa-conduta" pelo modelo de atendimento integral, preconizado no conceito amplo de saúde; b) elaboração de projetos terapêuticos singulares que atendam as necessidades específicas dos pacientes (físicas, emocionais, sociais, culturais) e que incluam ativamente a participação de usuários e familiares na formulação e avaliação destes projetos em conjunto com a equipe de profissionais responsáveis pelo cuidado; c) definição de um profissional responsável pela coordenação e continuidade do cuidado, de forma a realizar permanentemente uma ponte entre a equipe de profissionais e usuário e familiares; d) investimento

na formação dos profissionais de saúde para lidar com dimensões sociais e subjetivas dos pacientes e familiares, assim como reconhecimento de suas próprias dimensões afetivas envolvidas no vínculo que se forma entre paciente e profissional.

A utilização da voz dos usuários e dos profissionais de saúde como fontes de conhecimento das necessidades e das oportunidades de melhoria dos serviços é uma poderosa ferramenta de conhecimento e de gestão.

2. Rede de relações entre equipes de trabalho no interior dos serviços de saúde (ação intramuros): o trabalho em rede entre os diversos profissionais e trabalhadores que compõem o atendimento à saúde evita uma fragmentação dos processos de trabalho no interior das unidades, que muitas vezes limita o funcionamento das instituições de saúde. Quando essa fragmentação ocorre, há uma fragilização no diálogo e na interação entre os profissionais nas equipes de saúde, e entre eles e os gestores, o que pode provocar descontinuidade do trabalho, equívocos na compreensão das necessidades de profissionais e gestores, desperdício de esforços e retrabalho. O investimento no desenvolvimento dos profissionais de saúde e a consideração de um arco mais amplo de necessidades dos profissionais – qualificação, participação, protagonismo – favorece enormemente a realização de um trabalho mais resolutivo, mais participativo, mais solidário, e mais responsável, no qual o apoio alcançado nas parcerias entre os profissionais pode minimizar o desgaste gerado nas atividades cotidianas e os efeitos que o contato com o sofrimento dos pacientes pode gerar nos profissionais.

3. Rede de relações entre serviços e equipamentos (ação extramuros): o fortalecimento da comunicação e do vínculo entre as unidades de saúde nos diferentes níveis de atenção, a organização do acesso aos serviços e ações de saúde, e a garantia de continuidade da atenção são fatores fundamentais para a qualificação do atendimento, para a organização geral dos serviços e para a facilitação do trabalho em rede.

## DISPOSITIVOS DE HUMANIZAÇÃO INDUTORES DO TRABALHO EM REDE

Finalmente, cabe fazer algumas considerações a respeito dos dispositivos de humanização como indutores de movimentos de formação e fortalecimento do trabalho em rede.

"Dispositivos" são mecanismos de organização que traduzem, na prática dos processos de trabalho, as diretrizes da política de humanização, de forma a promoverem mudanças nos modos de produção de saúde e nos modelos de atenção e de gestão. Entre os dispositivos que proporcionam o fortalecimento do trabalho em rede podemos destacar o Acolhimento com Classificação de Risco (ACCR) e a Alta Responsável (AR).

Embora a noção de acolhimento como diretriz de humanização se encontre bastante difundida, sua compreensão ainda é, muitas vezes, limitada a uma ação pontual, restrita ao momento de acesso do usuário ao serviço de saúde, realizada no espaço físico da recepção, relacionada à oferta de ambiência confortável e sob a responsabilidade única da equipe de porta de entrada das unidades. Muitas vezes, sua prática se confunde com triagem administrativa ou encaminhamento formal para outro serviço especializado.

A preocupação com a qualidade do acolhimento foi um dos primeiros movimentos institucionais da humanização do sistema de saúde. Hoje, após vários anos de experiência no apoio às unidades para implementação do acolhimento, e com a criação do dispositivo "Acolhimento com Classificação de Risco", o principal desafio é entender o conceito de acolhimento como diretriz para a reorganização dos processos de trabalho e implementar o dispositivo como processo de escuta permanente e avaliação de risco do paciente em todas as etapas de atendimento, e não apenas no momento inicial de acesso ao serviço.

O acolhimento, entendido desta forma ampliada, deve estar inserido no modo de funcionamento e organização institucional, além de integrar as linhas de cuidado e estar presente em todas as etapas do atendimento, para buscar a formação de vínculos e ser praticado por todos os envolvidos na produção do cuidado.

Nesse sentido, funciona como um disparador de movimentos do funcionamento em rede e de articulação entre equipes e serviços no interior das unidades de saúde.

Por sua vez, "Alta Responsável", no contexto da Política Estadual de Humanização de São Paulo, é compreendida como um dispositivo organizador da transferência do usuário de uma unidade à outra, o que favorece a continuidade do cuidado em saúde em tempo e local adequados. Para tanto, estimula o conjunto dos atores para o trabalho em rede, para a discussão de projetos terapêuticos e para a organização de fluxos de referências pactuados entre os serviços das redes de atenção.

A oferta de um cuidado com qualidade conjuga um modelo de atenção orientado para atender as necessidades e riscos dos usuários com a capacidade de identificar e oferecer os recursos disponíveis na rede, que possam atender essas necessidades. Essa conjugação entre necessidade e oferta exige planejamento e pactuação entre os responsáveis pela combinação das variações possíveis da oferta dos recursos disponíveis na rede. Na prática, isso implica no desenvolvimento de ações que garantam o planejamento da alta em qualquer ponto da rede (terciária e secundária), e a continuidade do cuidado na rede de atenção primária à saúde.

O Acolhimento com Classificação de Risco e a Alta Responsável – dispositivos de humanização – podem ser implementados ao longo de todo o processo de cuidado, seja no atendimento ambulatorial ou de internação, seja como um dos critérios orientadores no encaminhamento da alta. Caracterizam-se como práticas efetivas na coordenação e organização do cuidado nas redes de atenção à saúde. Sua implementação pressupõe não só a definição de protocolos e a capacitação das equipes, mas também a realização permanente de avaliações conjuntas e revisões das práticas cotidianas de atenção à saúde.

Tudo isto é especialmente importante para a humanização do atendimento em Oncologia, no qual a agilidade na oferta do serviço, a qualidade do atendimento e o fortalecimento de vínculos entre todos os atores envolvidos são valores fundamentais.

## REFERÊNCIAS

1. Reis AOA, Marazina IV, Gallo PR. A humanização na saúde como instância libertadora. Saúde e Sociedade 2004;13(3):36-43.

2. BRASIL. Ministério da Saúde. Secretaria de Assistência à Saúde. Núcleo Técnico da Política Nacional de Humanização (PNH): humanização da atenção e da gestão em saúde no Sistema Único de Saúde – SUS. Brasília: MS, 2003.

3. Deslandes SF. Análise do discurso oficial sobre a humanização da assistência hospitalar. Ciência e Saúde Coletiva 2004;9(1):7-14.

4. Benevides R, Passos E. A humanização como dimensão pública das políticas de saúde. Revista Ciências & Saúde Coletiva 2005;10(3):561-571.

5. Ribas ERS [Internet]. O cuidado integral na instituição hospitalar, 2004 [2009 Jan. 20]. Disponível em: www.prattein.org.br/ph/texto.

6. Ribas ERS. Humanização e Oncologia. In: Hoff PMG. Tratado de Oncologia, editor. São Paulo: Atheneu, 2013;1:1403-1414.

7. Pimentel FL. Qualidade de vida e oncologia. Coimbra: Edições Almedina, 2006.

8. Matos P, Pereira MG. Áreas de intervenção na doença oncológica. In: Pereira MG, Lopos C. O doente oncológico e a sua família. Lisboa: Climepsi Editores, 2002. p.15-25.

9. Blanco A, Antequera R, Aires MM. Percepción subjectiva del câncer. In: Durá E, Dias M (Coords). Territórios da psicologia oncológica. Lisboa: Climepsi Editores, 2001. p. 605-637.

10. Instituto Nacional do Câncer. Ministério da Saúde. Particularidades do câncer infantil [2010 Jul. 10]. Disponível em: www.inca.gov.br/conteúdo view. asp?id=343.

11. Lourenço EC, Neves EP. As necessidades de cuidado e conforto dos visitantes em UTI Oncológica: uma proposta fundamentada em dados de pesquisa. Revista Brasileira de Cancerologia. 2008;54(3):213-220.

12. Carvalho CSU. A necessária atenção à família do paciente oncológico. Revista Brasileira de Cancerologia. 2008;54(1):87-96.

13. Tahka V. O relacionamento médico-paciente. Porto Alegre: Artes Médicas, 1988.

14. Pitta A. Hospital: dor e morte como ofício. São Paulo: Annablume, 1988.

15. Nogueira-Martins LA. Saúde mental dos profissionais de saúde. In: Botega NJ. Prática psiquiátrica no hospital geral: interconsulta e emergência. Porto Alegre: Artmed, 2002.

16. Costa CA, Lunardi Filho WD, Soares NV. Assistência humanizada ao cliente oncológico: reflexões junto à equipe. Revista Brasileira de Enfermagem. 2003;56(3):310-314.

17. Benevides-Pereira AMT (org). Burnout: quando o trabalho ameaça o bem-estar do trabalhador. São Paulo: Casa do Psicólogo, 2002.

18. Tucunduva LTCM, Garcia AP, Prudente VVB, et al. A síndrome da estafa profissional em médicos cancerologistas brasileiros. Rev Assoc Med Bras. 2006;52(2):108-112.

19. Lóss JCS, Boechat LBG, Luz LV, Silveira PJB, Castro LFG. Estratégias de Humanização em Oncologia: um projeto de intervenção. Revista Transformar. 2019;13(1):797-811.

20. Balint M. O médico, seu paciente e a doença. Rio de Janeiro: Atheneu, 1988.

21. Missenard A. A experiência Balint: história e atualidade. São Paulo: Casa do Psicólogo, 1994.

22. Macedo PCM, Nogueira-Martins MCF, Nogueira-Martins L.A. Técnicas de intervenção psicológica para humanização nas equipes de saúde: grupos Balint e Grupos de Reflexão sobre a tarefa assistencial. In: Knobel E, Andreoli PBA, Erlichman MR. Psicologia e humanização. São Paulo: Atheneu, 2008.

23. Ministério da Saúde (BR). Secretaria de Atenção à Saúde, Política Nacional de Humanização. Cartilha da PNH: Acolhimento nas práticas de produção de saúde. Brasília: Ministério da Saúde, 2010.

24. Ministério da Saúde (BR). Secretaria de Atenção à Saúde, Política Nacional de Humanização. Cartilha da PNH: Gestão participativa e cogestão. Brasília: Ministério da Saúde, 2009.

25. Ministério da Saúde (BR). Secretaria de Atenção à Saúde, Política Nacional de Humanização. Cartilha da PNH: Clínica ampliada e compartilhada. Brasília: Ministério da Saúde, 2009.

26. Ministério da Saúde (BR). Secretaria de Atenção à Saúde, Política Nacional de Humanização. Cartilha da PNH: Trabalho e redes de Saúde. Valorização dos trabalhadores de Saúde. Brasília: Ministério da Saúde, 2008.

# Problemas Econômicos em Oncologia

Renata R. C. Colombo Bonadio
Roberto de Almeida Gil

## DESTAQUES

- No Brasil, as neoplasias malignas representam a segunda principal causa de mortalidade geral.
- A incidência de câncer no Brasil e no mundo cresceu nas últimas décadas e isso, em grande parte, é devido ao envelhecimento da população mundial.
- É natural a necessidade de incremento de recursos para a assistência aos pacientes oncológicos, em função do claro aumento da incidência da doença e aumento exponencial com os custos do tratamento.
- Nos últimos anos, diversos novos medicamentos e tecnologias de alto custo tiveram seu benefício demonstrado, o que elevou o custo oncológico *per capita* e resultou em um complexo desafio para sua incorporação na prática clínica pública e privada, fundamental para a construção da ideia de valor em oncologia.

## INTRODUÇÃO

O número de casos de câncer tem aumentado de forma considerável em todo o mundo, principalmente a partir do século passado, de modo a configurar-se, na atualidade, como um dos mais importantes problemas de saúde pública mundial. Quando falamos em câncer, referimo-nos a um conjunto centenário de doenças, de diferentes localizações, com comportamentos clínicos diversos, que tornam sua abordagem absolutamente complexa. Estratégias de enfrentamento passam por abordagens de prevenção e avaliação de risco, rastreamento, tratamento específico, tratamento de suporte e cuidados paliativos.

Segundo relatórios da GLOBOCAN, o impacto global do câncer tem aumentado nos últimos anos. No ano de 2020, estimaram-se 19,3 milhões de casos novos de câncer no mundo, com 10 milhões de óbitos pela doença.[1] Em relatório da American Cancer Society, chamado The Global Economics Costs of Cancer, demonstrou-se que o câncer superou a doença cardíaca como a principal causa de perda econômica por mortes e incapacidade no mundo. Essas perdas foram de US$ 895 bilhões, enquanto as perdas projetadas para doença cardíaca foram de US$ 753 bilhões. Essa análise não inclui os gastos médicos diretos, o que aumentaria significativamente o custo econômico total do câncer. A perda de anos de vida e produtividade por câncer para economia global é maior do que aquela gerada por qualquer outra doença, inclusive Aids e outras doenças infecciosas. A perda de US$ 895 bilhões corresponde a 1,5% do Produto Interno Bruto (PIB) mundial.[2]

Globalmente, os preços das drogas oncológicas vêm numa trajetória absurdamente ascendente, com previsão de atingir em 2024 a 250 bilhões de dólares.[3] Nos Estados Unidos o Medicare e Medicaid estimam que o gasto de assistência em saúde irá aumentar de 3,7 trilhões de dólares em 2018, para aproximadamente 6 trilhões de dólares em 2027, cerca de 20% do PIB americano. As drogas oncológicas tem papel relevante neste custo.[4] Isto torna absolutamente impossível a reprodutibilidade do modelo de tratamento médico americano em outros países, particularmente naqueles em desenvolvimento. Como resultado vemos a dificuldade de acesso e inequidade do tratamento oncológico no mundo. Aumento da eficiência (seleção de pacientes) e redução dos preços das drogas são essenciais[5]. O problema é que os Estados Unidos, que representam 50% do mercado mundial de medicamentos, são os definidores destes custos, e mercados menores tem pouca influência na definição destes valores.

No Brasil, as neoplasias malignas representam a segunda causa de mortalidade geral. A estimativa anual para o período de 2020 a 2022, é de 625 mil casos novos de câncer.[6] É visível a alteração demográfica no Brasil que contribui para tais dados: redução das taxas de mortalidade infantil, redução de natalidade e aumento de expectativa de vida, o que leva ao envelhecimento populacional, e que deverá aumentar ainda mais o impacto da doença em nosso país.

Compreender, prevenir, tratar e controlar as neoplasias malignas são ações que requerem conhecimento de complexos mecanismos de regulação e organização molecular. Novas informações sobre alterações moleculares e características do microambiente do tumor permitiram uma enorme expansão do repertório de procedimentos diagnósticos e terapêuticos. Como consequência, houve um exponencial crescimento de custos, com gastos que aumentaram em mais de 3 vezes em intervalo de 10 anos. Em 1987, os gastos com tratamento oncológico nos Estados Unidos eram de US$ 24,65 bilhões. Entre 2001 e 2005, esse número foi de US$ 48,06 bilhões, já descontada a inflação.[7] Já em 2015, os gastos estimados foram de 183 bilhões.[8] (Tabela 105.1)

**Tabela 105.1. Gastos médicos globais atribuídos ao câncer**

| Ano | Gasto com câncer (dólares americanos) |
|---|---|
| 1987 | 24,6 bilhões |
| 2001 a 2005 | 48 bilhões |
| 2015 | 183 bilhões |
| 2024 | 250 bilhões |

Fonte: Adaptada de Mariotto AB *et al.*, 2020.

É evidente que as dificuldades são muito maiores em países em desenvolvimento. No Brasil, somamos problemas existentes na atenção básica e média complexidade a enorme dificuldade para garantir assistência e incorporação tecnológica na área oncológica. Não é fácil garantir que os avanços obtidos cheguem à nossa população.

Em 1988, foi criado o Sistema Único de Saúde (SUS) baseado nos princípios de universalidade, integridade e equidade, uma ousadia, pois continuamos a ser o único país com mais de 200 milhões de habitantes a oferecer serviço público universal gratuito de saúde. Vivemos, entretanto, desde a sua origem, um sistema híbrido de atendimento público e privado e, cada vez mais, existem sensíveis diferenças de assistência e acesso entre um e outro. Dificuldades existem em ambos, com cada vez mais restrições na saúde suplementar, mas são mais acentuadas no SUS, no qual há deficiências na definição de políticas de incorporação tecnológica e dificuldades para modificações substanciais na tabela de procedimentos oncológicos (APAC/SUS) que remonta em quase sua totalidade ao ano de 1998, tanto em suas bases técnicas para autorização de procedimentos, como nos valores de remuneração.

A epidemia de COVID-19 mostrou a fragilidade dos sistemas de saúde em várias partes do mundo, evidenciando a necessidade de sistemas universais de atendimento, de investimentos no setor, e de cooperação mundial.

É obrigação dos oncologistas, em geral e particularmente em nosso país, um olhar atento às questões econômicas envolvidas em nossa área, a fim de desenvolver um olhar crítico em relação aos custos e efetividade dos procedimentos oncológicos. As recomendações de especialistas e definição de prioridades são ponto-chave para guiar a incorporação de tratamentos em cenários de recursos limitados.

A inclusão de um tópico como este em um livro-texto de Oncologia deve ser saudada e reflete o amadurecimento da especialidade, pois não existe avanço se não puder ser partilhado pela sociedade. Não é fácil, entretanto, a tarefa. Existe escassa literatura específica sobre o tema. O doutor Karol Sikora e o economista Nick Bosanquet, em seu livro *The Economics of Cancer Care*, relatam que pesquisaram desde 1950 até 2005 e encontraram 14.415 publicações nessa área contra 16 milhões de artigos sobre tratamento de câncer. Nos últimos anos, houve aumento da preocupação neste campo de conhecimento com sensível acréscimo de publicações e trabalhos apresentados nos congressos da ASCO e ESMO.

Este capítulo, diante de um grande desafio, pretende servir de estímulo à reflexão, para que os oncologistas clínicos tenham consciência dos problemas envolvidos no universo da Oncologia, no mundo, mas, sobretudo, no Brasil. A criação, em 2009, da Política Nacional de Atenção Oncológica definiu, para o país, ações voltadas para prevenção e tratamento das neoplasias malignas, com o objetivo de reduzir a incidência e a mortalidade pela doença, e que pressupõem a participação dos profissionais de saúde em seu desenvolvimento.

## ENVELHECIMENTO POPULACIONAL E TRANSIÇÃO EPIDEMIOLÓGICA

A incidência de câncer no Brasil e no mundo cresceu nas últimas décadas e isso, em grande parte, é devido ao claro envelhecimento da população mundial. Dados revisados pelas Organizações das Nações Unidas mostram que a proporção de pessoas idosas (≥ 60 anos) ocorre ao redor do mundo. Em 2019, da população mundial de 7,6 bilhões de pessoas, 1 bilhão estaria na faixa etária ≥ 60 anos.[9]

No Brasil, as alterações demográficas acontecem de forma acelerada. Segundo dados do Instituto Nacional de Geografia e Estatística (IBGE), em 1900, a esperança de vida do brasileiro ao nascer era de 33,7 anos em 1900; 72,1 anos em 2010, e; 76,7 anos em 2020 (Figura 105.1).

Quando relacionamos a incidência do câncer esporádico com faixas etárias, verificamos que ela começa a aumentar a partir dos 40 anos e ocorre de forma mais acentuada nas quinta e sexta décadas na maioria das neoplasias malignas. A Pesquisa Nacional por Amostragem Domiciliar (PNAD), de 2015, mostrou que, no Brasil, houve uma redução na população mais jovem e um aumento percentual de pessoas idosas. Projeções futuras mostram que esse envelhecimento irá se acentuar em nossa população.[10]

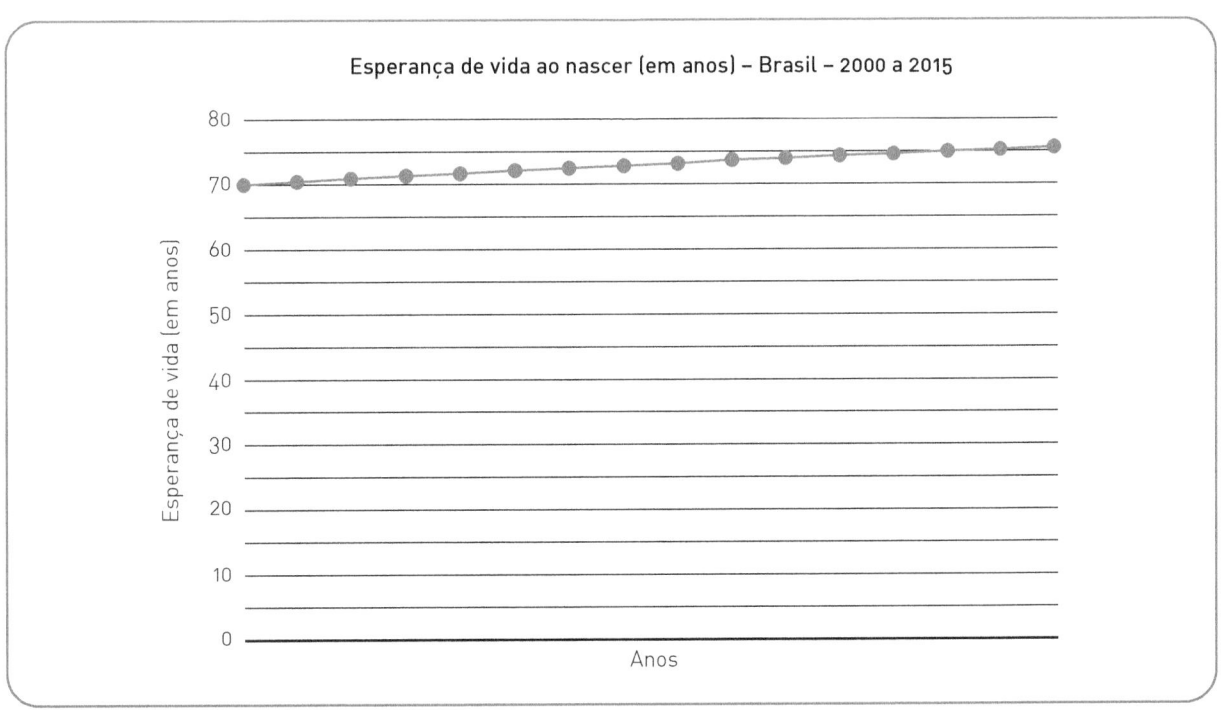

**FIGURA 105.1** – Esperança de vida ao nascer no Brasil.
Fonte: Projeção da População do Brasil – 2013; Instituto Nacional de Geografia e Estatística, IBGE.

O percentual de 9,7% da população com ≥ 60 anos em 2004 aumentou para 14,3% em 2015. As regiões Sul e Sudeste apresentam as estruturas etárias mais envelhecidas (Figura 105.2). A tendência para o envelhecimento foi verificada em ambos os sexos, mas foi mais acentuada no sexo feminino.[10]

Paralelamente à significativa alteração na demografia mundial, o processo de globalização determinou que, por meio da industrialização, houve crescente difusão de agentes cancerígenos a todas as populações. Hoje, percebemos modificações dos padrões de vida universais, com maior uniformização de hábitos, condições de trabalho, nutrição e consumo. Esse processo determinou alterações nos padrões de saúde e doença, com clara mudança no perfil de mortalidade: diminuição da taxa de doenças infecciosas e aumento concomitante da taxa de doenças crônico-degenerativas, especialmente as doenças cardiovasculares e o câncer. Essa modificação é conhecida como transição epidemiológica.

Pensar em custos em saúde é pensar na complexidade dessa situação, e entender que investimentos no setor têm que levar em conta todos esses processos descritos e sua constante transformação. É absolutamente natural a necessidade de incremento de recursos para a assistência aos pacientes oncológicos, em função do claro aumento da incidência da doença. As rápidas modificações ocorridas no Brasil são desafios que só serão vencidos com investimentos maciços, a considerar a saúde como um setor essencial para alocação de recursos públicos e privados.

## GASTOS COM SAÚDE NO MUNDO E NO BRASIL

Em toda a sociedade organizada, a saúde é uma conquista dos cidadãos, e os custos por ela gerados são divididos entre os setores públicos e privados, de acordo com o sistema político de cada nação. Aspecto comum a todas é o aumento progressivo dos gastos com a saúde, embora seja bastante diferente o investimento *per capita* que cada país aplica.

É natural que a disparidade na capacidade de gastar de cada país crie dificuldades para estabelecer programas mundiais para combater as doenças. Com a difusão da informação pelas diferentes mídias, acentua-se a pressão para o acesso e utilização de novas drogas e de metodologias aparentemente melhores que as condutas já estabelecidas. Os Estados Unidos continuam como o principal mercado mundial em saúde, uma vez que produzem e incorporam tecnologia de forma acelerada, e praticamente definem condutas para suas aplicações. O congresso anual da Sociedade Americana de Oncologia Clínica (ASCO) reúne mais de 40 mil oncologistas clínicos de diferentes partes do mundo, e é a principal plataforma para apresentação de trabalhos científicos na área, com

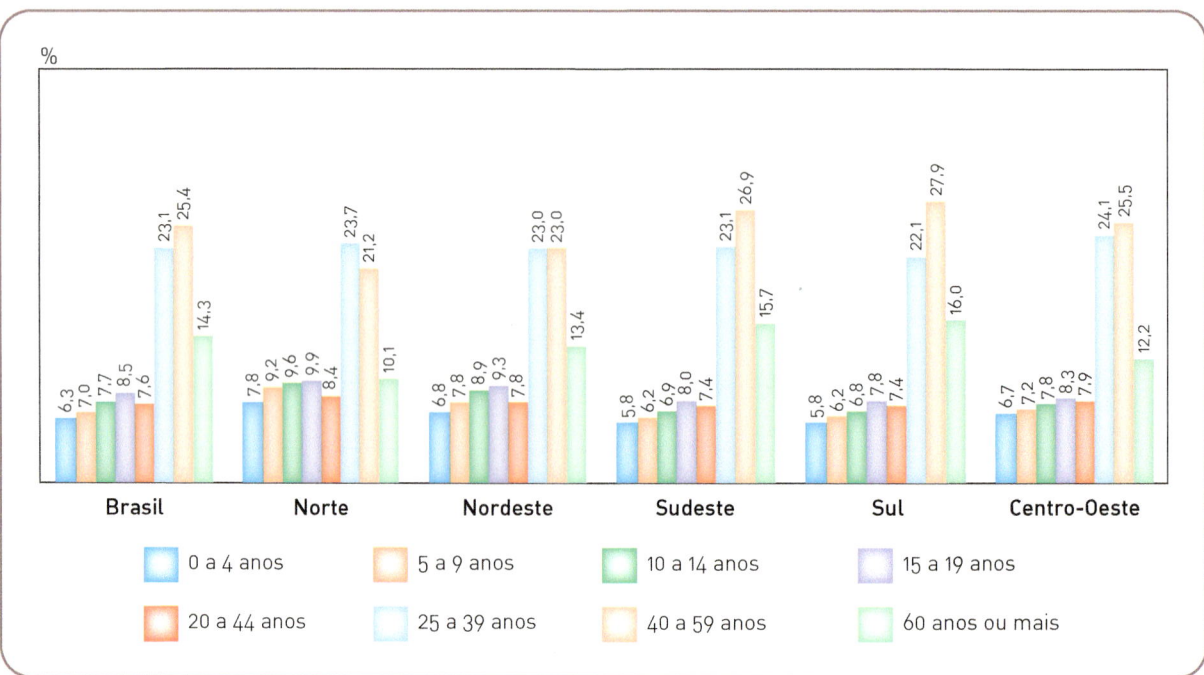

**FIGURA 105.2 -** Distribuição percentual da população residente segundo regiões.

Fonte: IBGE, Diretoria e Pesquisas, Coordenação de Trabalho e Rendimento, Pesquisa Nacional por Amostra de Domicílios 2015.

rápida difusão para todos os lugares, além de criar fortes demandas para sua aplicação.

Os Estados Unidos têm também papel definidor para os preços referenciais a serem aplicados para obtenção das novas tecnologias, pois representam mais de 50% do mercado mundial de saúde. Isso é um problema, pois é muito difícil para os demais países suportarem os custos requeridos para incorporarem novos avanços. Isso é ainda mais significativo em países em desenvolvimento.

Entre o Brasil e os Estados Unidos existe uma enorme distância de recursos e de gastos com saúde conforme mostramos na Tabela 105.2, com dados de 2019 do The World Bank <https://data.worldbank.org/indicator>.

### Tabela 105.2. Diferença de gastos entre Estados Unidos e Brasil, em 2019

| País | PIB | Gasto per capita com cuidados em Saúde |
|---|---|---|
| Estados Unidos | $ 20.4 trilhões | $ 10.921 |
| Brasil | $ 1.8 trilhão | $ 853 |

PIB: produto interno bruto.
Fonte: Adaptado de The World Bank <https://data.worldbank.org/indicator>.

É importante frisar que, apesar de todos esses recursos, o sistema de saúde americano, por ser privado, exclui parcela significativa de sua população que se vê impedida de conseguir tratamento nos sistemas de atendimentos especializados. Existe forte estratificação do acesso a diferentes instituições. Em muitos países europeus, a Medicina é socializada, pois é direito de cidadania. Isso a torna mais próxima da nossa realidade, na qual, por meio da constituição de 1998, a saúde é direito de todos e dever do Estado.

Comparado com outros países fora do eixo Estados Unidos e Europa, o Brasil se encontra em uma faixa de gastos intermediários com saúde, conforme apresentado na Figura 105.3.[11]

Porém, é importante frisar que não necessariamente gastar mais significa melhora de indicadores de saúde. Especificamente quando comparamos os dados de diminuição de mortalidade por câncer entre o Reino Unido e os Estados Unidos, vimos que eles são muito semelhantes, apesar das diferenças de investimento entre os dois países. Muitas vezes são feitas críticas ao sistema inglês, mas seguramente, por ele garantir acesso a toda população, ele se mostra eficaz na redução de referenciais oncológicos.[12]

O Brasil tem historicamente subfinanciado o setor de saúde. Algumas tentativas para minimizar a situação, como a desvinculação da previdência social (criação nas décadas de 1970 e 1980 do Instituto Nacional de Previdência Social – INPS e Instituto Nacional de Assistência Médica da Previdência Social – INAMPS) ou mais recentemente da Contribuição Provisória sobre Movimentação Financeira (CPMF), não modificaram a situação. Em 2000, foi aprovada a emenda constitucional n. 29 (EC 29), que estabelece a vinculação de recursos orçamentários da União, Estado e Município para a saúde.

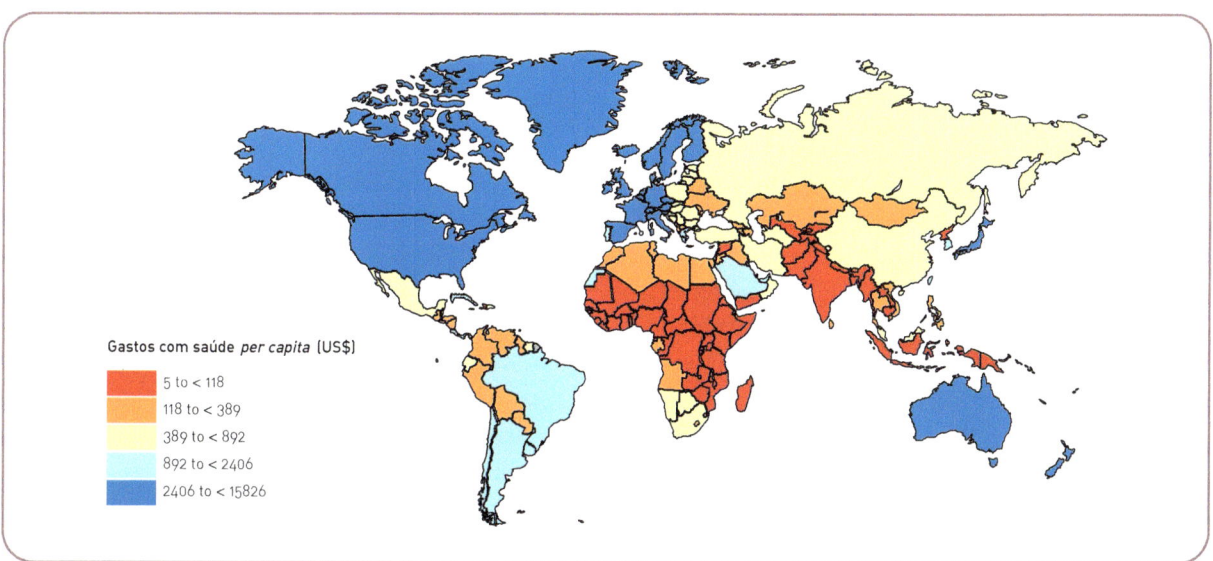

Gastos com saúde *per capita* (US$)

- 5 to < 118
- 118 to < 389
- 389 to < 892
- 892 to < 2406
- 2406 to < 15826

FIGURA 105.3 – Gastos *per capita* com saúde ao redor do mundo.[11]
Fonte: Global Burden of Disease Health Financing Collaborator Network, 2019.

Teoricamente, a EC 29 ampliaria os orçamentos, a fim de permitir maior estabilidade para o setor, maior capacidade de planejamento das ações e dos serviços. Ela determinou que, em 2000, o montante mínimo aplicado em "ações" de saúde fosse o valor executado em 1999 acrescido da inflação, e que nos anos subsequentes fossem acrescidas a taxa de inflação mais a variação nominal do PIB brasileiro. Isso garante que, sempre que houver crescimento econômico, maior verba à saúde será destinada. A EC 29 definia, ainda, a obrigatoriedade mínima de investimentos na saúde de 12% e 15% para os Governos Estaduais e Municipais, respectivamente. Infelizmente, até hoje, a regulamentação da EC 29 não foi efetivada no Congresso Nacional, a despeito de toda a pressão exercida pelas entidades de saúde e do empenho do próprio Ministério da Saúde. Em 2008, ocorreu o fim da CPMF, com diminuição muito importante do orçamento da saúde. Tentativas de criação de uma nova fonte de investimento, a Contribuição Social da Saúde (CSS) não conseguiram aprovação parlamentar, o que causou ainda mais dificuldade para o setor. Ressaltamos, entretanto, que a arrecadação tributária brasileira tem aumentado acentuadamente, e que maior participação orçamentária para a saúde é primordial. Se isso não ocorrer, a tendência do Setor Público é a de se desestabilizar e não conseguir prestar atenção à saúde com competência na maior parte do Brasil.

A aprovação, em 2016, da lei de tetos de gastos, PEC 95, que limitou os investimentos estatais em saúde, entre outros setores, acentuou ainda mais a crise de financiamento do setor público, o que levou ao comprometimento da eficiência de programas do MS, inclusive o programa de imunização instalado há mais de 50 anos no país e é universalmente elogiado. Paradoxalmente, diferentemente do esperado, o investimento em saúde caiu de 147 milhões de reais em 2019 para 136,6 milhões de reais em 2020. Houve uma redução de 7% nos últimos três anos em saúde, se não considerarmos os gastos decorrentes da pandemia.[13]

O SUS tem uma rede de mais de 42 mil unidades básicas de saúde e, em 2019, ocorreram aproximadamente 11,6 milhões de internações hospitalares. Esses números refletem as dimensões e as necessidades de nosso país. Apesar de flutuações do gasto público no setor, dados da ONU mostram que o investimento público em saúde no Brasil é de 10 a 15 vezes menor que o de países como o Canadá, Austrália, Reino Unido.[11] Isso ainda é agravado por três fatores:

- As três esferas de governo contam como gastos em saúde o pagamento de aposentados, despesas de saneamento, merenda escolar, limpeza urbana, asfaltamento de ruas, restaurantes populares e outras medidas. É claro que existe a necessidade de uma visão holística da saúde, de estabelecimento de conceito de "promoção da saúde", mas sem clara regulamentação de empregos dos recursos da saúde, graves distorções acabam por acontecer.
- Saímos de uma base referencial baixa, com problemas estruturais preestabelecido, com muitas dificuldades gerenciais, baixa remuneração profissional e muitas dificuldades de inter-relação entre as esferas municipais, estaduais e federal. Isso cria dificuldades no estabelecimento de redes de atenção, particularmente na Oncologia. Hoje, é urgente a necessidade de aumento de investimentos na saúde, independentemente de aumento do PIB brasileiro ou da criação de novas tributações. Historicamente, saímos de um patamar muito baixo de financiamento da saúde, que precisa ser corrigido,
- Para maior desenvolvimento social, é fundamental investir em educação. O maior fator gerador de saúde de uma sociedade está na educação de seu povo. Dados recentemente publicados do Índice de Desenvolvimento Humano (IDH) mostraram que grandes avanços ocorreram no Brasil nos últimos 20 anos. Entretanto, a educação ainda patina em patamares muito abaixo dos desejáveis, colocando-nos em paralelo a países de extrema pobreza. A promoção da saúde passa necessariamente pela melhoria dos nossos projetos educacionais. Somente assim garantiremos às futuras gerações alcançar níveis mais promissores, e o Brasil se tornar uma nação plenamente desenvolvida.

## CONSIDERAÇÕES SOBRE CUSTOS EM ONCOLOGIA

Quando analisamos especificamente a aplicação de recursos em Oncologia e nos deparamos com gastos crescentes, devemos levar em conta alguns aspectos:
- o aumento da prevalência da doença já amplamente discutido no item 2;
- o aumento do número de opções de tratamento, quer em sua intenção, isto é, curativo, adjuvante, neoadjuvante, conversão, paliativo, quer pelo desenvolvimento de tratamentos sistêmicos apropriados

para muitas patologias com que anteriormente não dispúnhamos de tratamentos eficazes;

• desenvolvimento de novos fármacos, inclusive terapias-alvo, imunoterapia e terapia celular, sempre de alto custo, e com políticas de preços inadequadas;
• aumento da sobrevida dos pacientes com câncer em tratamento (cronificação da doença);
• desenvolvimento de tratamento de manutenção, particularmente com agentes biológicos;
• aplicação de mais "linhas" de tratamento quando o enfermo se torna resistente ao esquema antes adotado.

Todas essas questões incrementam significativamente os gastos em Oncologia. Além disso, precisamos compreender o processo de forma ampla, para perceber que os custos vão além do tratamento específico da doença, mas também em sua prevenção e diagnóstico.

Existe hoje um fluxo contínuo de novas demandas na área de cancerologia, inclusive novas drogas, novos exames de imagem e implantações tecnológicas em diferentes modalidades de tratamento, o que gera aumento absoluto do custo em nossa área. Desde 1990, têm sido registrados aumentos maiores no gasto com tratamento de câncer que em outras áreas da Medicina. De fato, a maioria das aprovações de drogas pelo EMA (European Medicines Agency) nos últimos anos foi

em Oncologia.[14] Além disso, a inflação que incide nas drogas antineoplásicas é maior que em outros medicamentos em geral (Tabela 105.3).

| Tabela 105.3. Inflação incidente nos medicamentos antineoplásicos e para outros tratamentos[15] | |
|---|---|
| INFLAÇÃO (%) | |
| Medicamentos em geral | 9,9 |
| Antineoplásicos | 16 |

Fonte: adaptado de Hoffman JM *et al.*, 2009.

Uma das estratégias para redução do custo do tratamento global em oncologia é o investimento em fases precoces da doença, na prevenção e no tratamento adjuvante (Figura 105.4).

Exemplo disso é o rastreamento em câncer colorretal, conforme exemplificado na Figura 105.5. Países que fazem colonoscopia têm redução de incidência e mortalidade (p. ex., Estados Unidos). Países que fazem rastreamento por pesquisa de sangue oculto tem diminuição de mortalidade. Países como o nosso, em que o rastreamento não existe, continuam a mostrar aumento de incidência de mortalidade.[16]

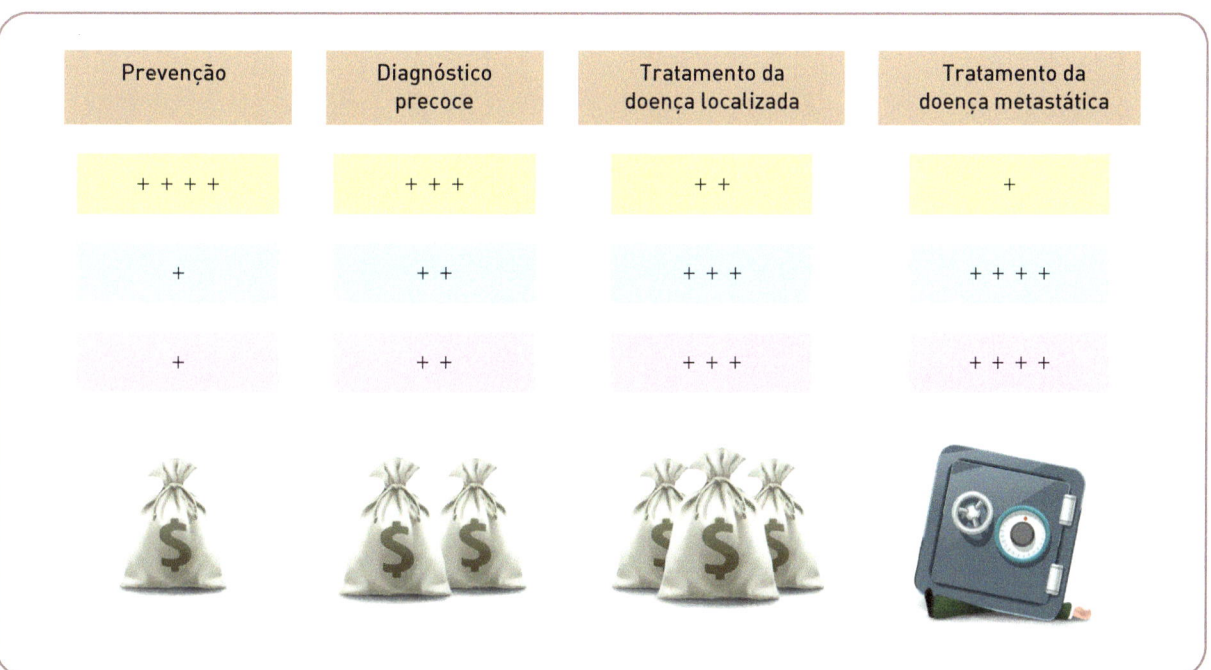

FIGURA 105.4 - Mudança de paradigmas no custeio dos tratamentos em oncologia. Investimentos em prevenção e em fases precoces da doença que levam à economia de gastos.
Fonte: Acervo da autoria.

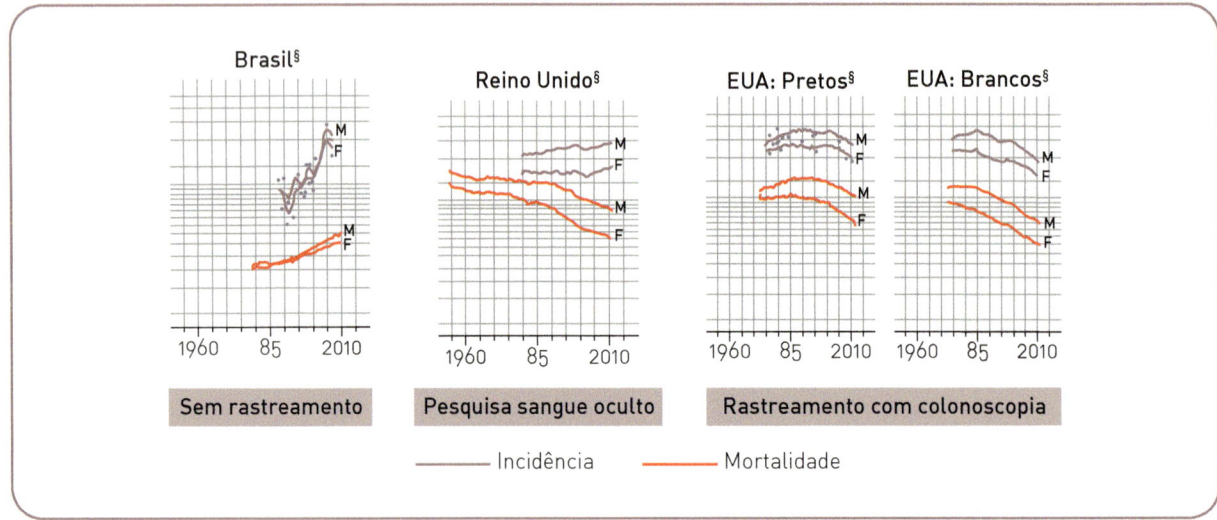

**FIGURA 105.5 –** Tendências de incidência e mortalidade conforme o sexo (M, masculino; F, feminino) e países, de acordo com políticas de rastreamento.[16]

Fonte: Adaptado de Jemal A *et al.*, 2010.

Garantir o acesso ao tratamento oncológico em fases precoces da doença pode aumentar o percentual de cura do paciente e evitar gastos adicionais no tratamento da doença metastática, de mais difícil previsibilidade. Entretanto, também nesta área, o aumento de custos tem sido explosivo. Entre janeiro de 2018 e março de 2022, 11 estudos levaram à aprovação pelo FDA de tratamentos específicos. O custo médio com drogas para realização destes tratamentos foi de 1 milhão e 610 mil dólares, e variou de 820 mil dólares e 2 milhões e 640 mil dólares, com custo médio de tratamento completo de 158 mil dólares por paciente (Figura 105.6).[16]

Mais uma vez, a dimensão deste gasto impacta o acesso dos pacientes ao tratamento em países em desenvolvimento, o que aumenta a inequidade global. Outro aspecto é que, na maior parte deles, o objetivo principal é a sobrevida livre de recaída sem, muitas vezes, incluir a análise da sobrevida global.[16]

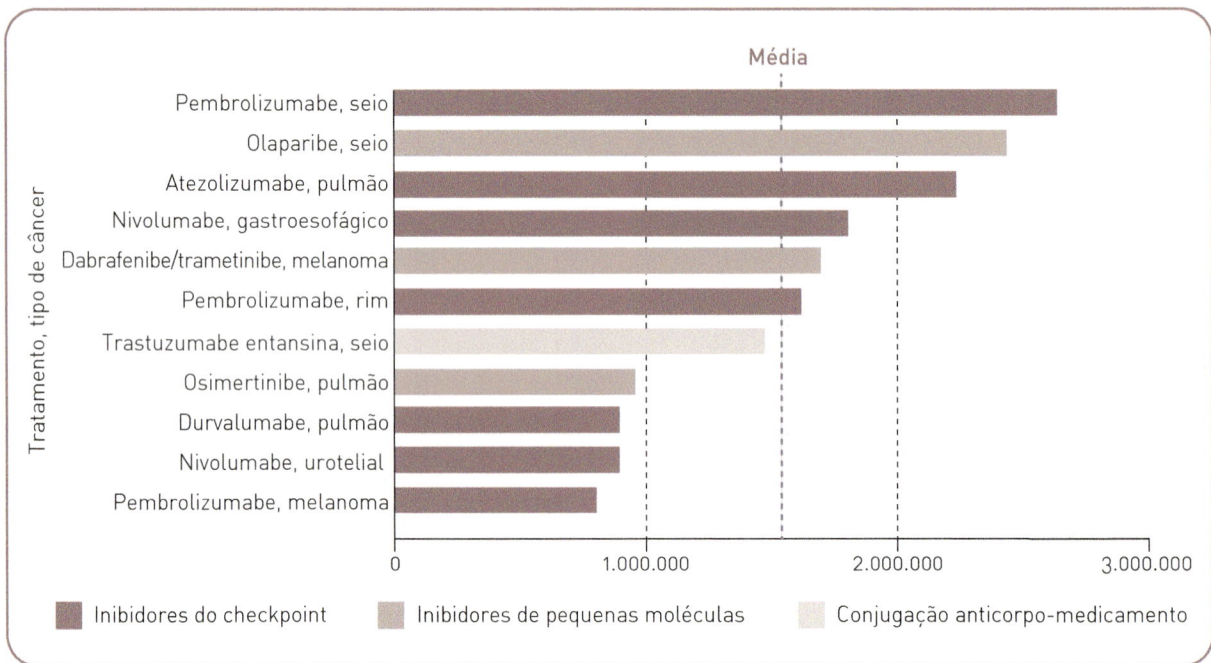

**FIGURA 105.6 –** Custo por tratamentos adjuvantes aprovados de 2018 a 2022 pelo FDA.

Fonte: U. S. Food & Drug Administration.

Artigo publicado pela American Cancer Society and Livestrong Foundation em 2010 mostrou que, em 1970, o número de novos casos de câncer em países em desenvolvimento correspondia a 15% dos novos casos no mundo. Esse número aumentou em 2008 para 56% e com projeções que apontaram que, em 2030, chegarão a níveis acima de 60%.[17] Além disso, calcula-se que hoje, 2/3 das 7,6 milhões de pessoas que morrem de câncer habitam países em desenvolvimento.[17] Com a manutenção do subfinanciamento em países pobres, e com o aumento do custo do tratamento oncológico, a baixa sobrevivência nos países pobres será mantida. Como nos países ricos ocorre melhora crescente de resultados, com significativo aumento da sobrevida específica, as disparidades aumentarão cada vez mais.

No Brasil, nos últimos anos, houve desinvestimento na produção de insumos farmacêuticos, e deixamos de produzir produtos que garantiriam a nossa autonomia. Hoje, deparamo-nos com carência de produtos básicos como diluentes (soro fisiológico) analgésicos (dipirona injetável), e contrastes para exames radiológicos. Soma-se a isso a incapacidade de produção de medicamentos oncológicos, que não garante produção interna de mitomicina C, bleomicina, dacarbazina, com dificuldades crescentes no cotidiano do tratamento oncológico. Incentivo da produção nacional de insumos é estratégica para o país.[18]

As tendências de incidência e mortalidade por câncer são também influenciadas pela classificação econômica dos países que é feita com base no PIB per capita e agrupados em quatro níveis: baixo, médio-baixo, médio, médio-alto e alto. O Brasil se encaixa no grupo médio-alto. De 2010 a 2019, estimaram-se aumentos de 26,3% em casos novos e de 20,9% do número de óbitos por câncer globalmente.[19] No entanto, os maiores aumentos percentuais observados ocorreram em países de nível econômico baixo ou médio-baixo.[19]

O estudo revela, ainda, que somente 5% dos recursos mundiais para o tratamento do câncer são aplicados em países pobres ou muito pobres. Como o câncer é doença totalmente subfinanciada em países não desenvolvidos com nível baixo e baixo médio, esse desequilíbrio (5/80) tende a ser mantido. O artigo ainda traça graficamente a relação entre incidência e mortalidade em diferentes patologias, comparativamente nos quatro grupos econômicos, o que demonstra grandes diferenças entre eles (Figura 105.7).[19]

No Brasil, se existe claro subfinanciamento da saúde, na Oncologia ele é também acentuado. Isso se traduz fortemente no setor público. Na realidade, já há tempos as dificuldades de incorporação ficam expostas quando se considera a inclusão de novos tratamentos. Em 2009, foi incorporado ao rol de

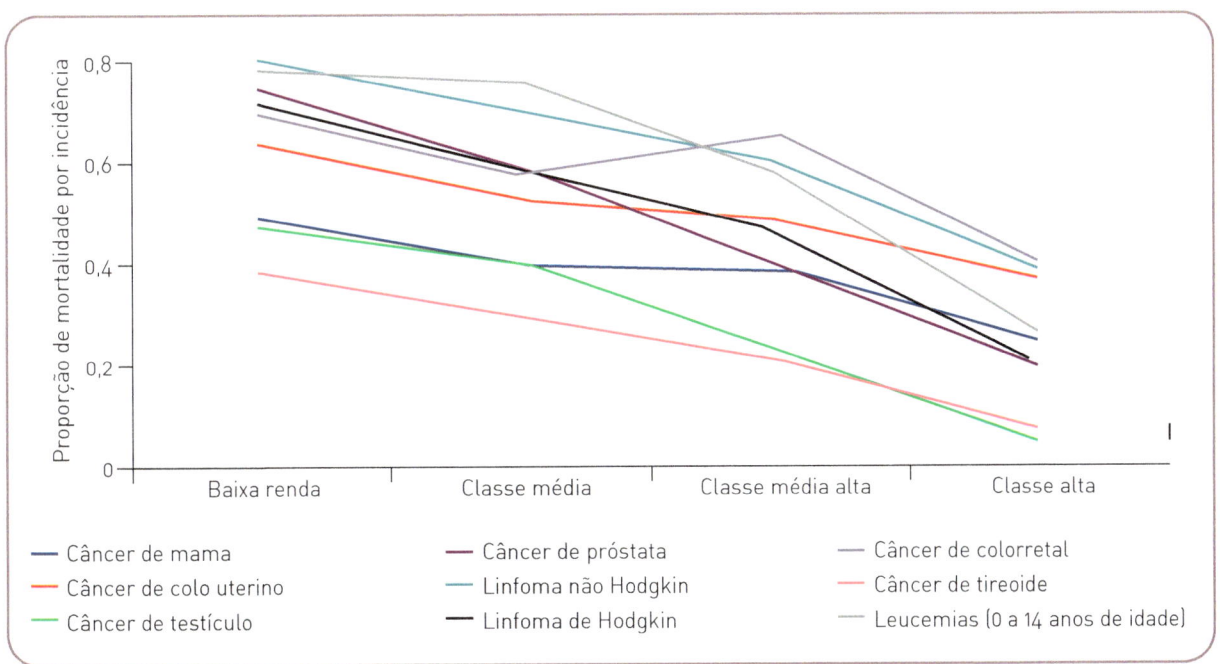

**FIGURA 105.7 –** Relação entre mortalidade e incidência em função da classificação econômica dos países.[19]

Fonte: Global Burden of Disease 2019 Cancer Collaboration *et al.*, 2019.

procedimentos disponibilizados pelo SUS a medicação imatinibe, um inibidor de tirosina quinase eficaz para o tratamento da leucemia mieloide crônica e dos sarcomas estromais do trato gastrointestinal (GIST). O gasto dessa incorporação representou, em 2009, cerca de 24% de todo o gasto com procedimentos oncológicos do Ministério da Saúde do Brasil (285 milhões de um total de R$ 1,2 bilhões investidos).

Desde então, diversas outras novas terapias tiveram seus benefícios demonstrados para diferentes doenças e cenários oncológicos, inclusive outros inibidores de tirosina quinase, inibidores de *checkpoint* imune, conjugados droga-anticorpo e terapias celulares. Um exemplo da grande dificuldade de incorporação é o tratamento do melanoma. Para esta neoplasia, a imunoterapia (inibidores de *checkpoint* imune) e a terapia-alvo baseada em inibidores de BRAF e inibidores de MEK mudaram a história natural da doença, com importante melhora de seu prognóstico. No entanto, ambas estratégias apresentam custos elevados. Uma imunoterapia em monodroga, tal como o nivolumabe ou pembrolizumabe, tem custo mensal de cerca de R$ 30.000,00. Negociação por meio de audiência pública conseguiu ajustes desses valores, conseguiu redução de cerca de 33% desse valor para o serviço de saúde público. Após a audiência, em 2020, a CONITEC (Comissão Nacional de Incorporação de Tecnologias no SUS) emitiu parecer favorável a incorporação do nivolumabe e do pembrolizumabe para o tratamento do melanoma metastático. No entanto, ainda assim, o valor segue como um limitante para sua ampla incorporação no SUS.

Evidentemente que a lógica adotada, atualmente, deve ser modificada, quer seja na formação dos preços dos produtos, quer na definição e priorização dos recursos, como também na seleção de pacientes para tratamentos específicos. O custo da Medicina como um todo tem que ser reduzido. A ser mantido o ritmo atual de aumento, mesmo nações muito ricas não conseguirão absorvê-lo. A manter a tendência dos últimos anos, esse número continuará em ascensão. Há urgente necessidade de modificações na pesquisa, produção, acesso, tributação, seleção, aprovação de uso, regulamentação, patentes e lucratividade, entre outros aspectos. Precisamos encontrar novos caminhos. Precisamos modificar a lógica na construção dos custos em saúde. Esse não é um produto como qualquer outro. A manter-se a dinâmica atual, as disparidades entre ricos e pobres aumentarão, e nenhum país suportará os custos crescentes.

## SISTEMA DE SAÚDE BRASILEIRO

A criação do SUS pode ser considerada como a "carta fundadora" de uma nova ordem social no âmbito da saúde. Ele se organizou para descentralizar e capitalizar as atuações na área, com atendimento integral e participação da comunidade.

Passados mais de 30 anos, percebemos avanços efetivos, mas também retrocessos com enormes desafios a serem enfrentados, particularmente na complexa área de Oncologia. Problemas acumulados na atenção básica e média complexidade criam obstáculos à prevenção e no diagnóstico precoce do câncer. Mesmo em grandes centros, os pacientes, muitas vezes, chegam aos centros específicos de tratamento oncológico já em fases avançadas da doença, nas quais o tratamento é mais dispendioso e menos efetivo.

Apesar da criação de um sistema dito único, no Brasil se consolidou um sistema híbrido (público e privado). Segundo dados do IBGE de 2019, 71,5% da população brasileira, ou seja, mais de 150 milhões de brasileiros dependem do sistema público de saúde. Assim, 28,5% apresentam plano de saúde (médico ou odontológico), com tal proporção maior nas regiões Sul e Sudeste.[20] Após a pandemia de COVID-19, estima-se que muitos indivíduos tenham deixado de ter acesso a planos de saúde, de modo a aumentar a proporção de pessoas dependentes do SUS. O aumento do custo da saúde suplementar pode agravar ainda mais a situação. A ANS aprovou aumento de 15,5 % nos planos em 2022 (muito acima da inflação), em alguns planos houve aumentos superiores a 100%.[21] Por outro lado, é importante frisar que, da estimativa de aplicação de recursos com saúde no Brasil no ano de 2014, menos da metade dos gastos em saúde (46%) ocorreram no setor público.[22] Cabe ao setor público a maior parte dos investimentos em prevenção, educação e gestão.

O SUS, desde o atendimento ambulatorial até o transplante de órgãos, oferece consultas, exames e internações hospitalares. Promove, ainda, campanhas de vacinação, de prevenção e de vigilância sanitária. Sua responsabilidade é dividida nas esferas federal (Ministério da Saúde), estaduais e municipais (Secretarias de Saúde).

Segundo dados do Ministério da Saúde e do Instituto de Pesquisa Econômico Aplicada (IPEA), em 2019, o gasto público *per capita* em saúde era de R$ 1.319,98, distribuídos entre recursos federais, estaduais e municipais.[23] Esse valor é cinco vezes menor que aquele de um indivíduo com acesso à saúde por meio de sistema público (por direito constitucional), plano de saúde e desembolso próprio. A Tabela 105.4 mostra os gastos per capita nos diferentes regimes de financiamento a saúde entre os anos de 2015 a 2019.

Se compararmos o sistema brasileiro com outros sistemas mundiais que também apresentam um modelo de atendimento universal, o percentual do PIB aplicado em saúde pelo nosso governo é baixo. Na Tabela 105.5, podemos comparar os gastos públicos brasileiros com outros países com sistema universal.[22] O mínimo recomendado de investimento por parte dos governos, com esse modelo de gestão de saúde, é de 6% do PIB. O Brasil investe bem menos que isso. Dados de 2014 mostraram que o gasto público com saúde foi de 3,8% do PIB.[22] Isso reforça a necessidade de ajustarmos nosso foco para a saúde.

Apesar da grandeza aparente dos números de atendimentos no SUS, é clara a necessidade de aumento e melhoria da rede de atendimento. Entre programas criados pelo SUS, destacam-se o programa de agentes comunitários de saúde (PACS) e o Programa de Saúde da Família (PSF). Esses programas, com enfoque maior na prevenção e promoção de saúde, buscam ampliar o acesso aos profissionais de saúde, a fim de melhorar a eficácia e a efetividade de ações, para servir, ainda, de porta de entrada para outros níveis do sistema, de média e alta complexidade.

## SUS E ONCOLOGIA

Apesar de a maioria dos brasileiros ser atendida pelo SUS, a natureza híbrida dos nossos sistemas também se reflete no perfil diferenciado no atendimento entre os setores. Dos estabelecimentos do setor público, 72,4% são de atendimento geral e somente 6% dos serviços são especializados, entre os quais se incluem parte considerável dos tratamentos oncológicos. No setor privado, ao contrário, 60,4% são especializados e 30,4% são de atendimento geral.

Os gastos públicos com oncologia no Brasil foram de 1,8 bilhão em 2008, com aumento expressivo para 3,9 bilhões em 2016.[24] Tais gastos englobam todos os aspectos do tratamento oncológico, inclusive medidas preventivas, tratamentos com intuito curativo e paliativo, acompanhamento e cuidados de fase final de vida. No período, cerca de 59,9% dos gastos foram com procedimentos clínicos e 31,5% com procedimentos cirúrgicos.

### Tabela 105.4. Gastos anuais *per capita* em saúde, segundo regime de financiamento – Brasil (2015-2019)[23]

| REGIMES DE FINANCIAMENTO | 2015 | 2016 | 2017 | 2018 | 2019 |
|---|---|---|---|---|---|
| SUS[1] (HF 1.1) | 1.083,39 | 1.154,19 | 1.202,92 | 1.244,11 | 1.319,98 |
| Saúde suplementar[2] (HF 2.1) | 2.977,26 | 3.504,15 | 3.871,06 | 4.159,01 | 4.485,49 |
| Desembolso direto[3] (HF 3.1) | 623,89 | 669,19 | 713,75 | 762,95 | 814,09 |
| Total[4] | 2.613,34 | 2.801,94 | 3.016,02 | 3.179,57 | 3.380,62 |

[1]Gasto SUS (HF 1.1) dividido pela população, inclusive o gasto dos hospitais universitários do MEC. O gasto SUS não inclui gastos obrigatórios com servidores civis e militares. [2]Gasto com planos privados voluntários (HF 2.1) dividido pelo número de beneficiários de planos e seguros de saúde. Referência – mês de setembro, exceto 2019 – referência mês de junho. [3]Desembolso direto dividido pela população. [4]Considerado o gasto total dividido pelo total da população.
Fonte: Adaptada de Ministério da Saúde, 2021.

### Tabela 105.5. Percentual do Produto Interno Bruto gasto com cuidados em saúde em países com cobertura universal, em 2014[22]

| | BRASIL | FRANÇA | REINO UNIDO | ITÁLIA | PORTUGAL | ESPANHA |
|---|---|---|---|---|---|---|
| Gasto público em saúde como porcentagem do PIB | 3,8 | 9 | 7,6 | 7 | 6,2 | 6,4 |

Fonte: Adaptada de Figueiredo e Bahia, 2018.

No entanto, precisamos enfatizar que, como partimos de uma base frágil, a situação está longe do ideal. Destacamos, a seguir, alguns problemas que precisam ser considerados:

- Embora tenham ocorrido melhoras, a rede hospitalar do SUS é insuficiente, uma vez que é distribuída de forma irregular, com áreas de concentração e outras de escassez. Dados atuais mostram que o Ministério da Saúde recomenda, como parâmetro, a média de 2,5 leitos/mil habitantes. A taxa brasileira (público/privado) mantem-se em 2,3. Os estados com as menores taxas se encontram nas regiões Norte (Amapá: 1,5) e Sergipe (1,6).[25]
- Os custos hospitalares são apenas parcialmente repassados pelo Governo Federal (20% nos hospitais públicos e 40% nos hospitais filantrópicos). No Brasil, 95,6% dos estabelecimentos são municipais.
- Existem, evidentemente, grandes diferenças na capacidade de investimento entre os municípios brasileiros, já que é muito difícil para alguns cobrir os restantes do custo. Isso traz problemas com migração de pacientes de um município para outro, o que sobrecarrega algumas instituições e ultrapassando tetos, permitidos de gastos de algumas cidades referenciais. Os hospitais filantrópicos representam área importante de atendimento oncológico. Há anos, eles acumulam problemas, já que o repasse do SUS para restituição da maior parte dos procedimentos fica abaixo de 50% do custo. Isso tem empurrado algumas dessas instituições para atendimento exclusivo do setor de saúde suplementar.

A tabela de procedimentos oncológicos no SUS (APAC), tanto nas bases técnicas de sua aplicabilidade, como nos valores de remuneração, teve recente atualização.[26] No entanto, ante a velocidade de avanço dos tratamentos oncológicos, é necessária sua constante revisão e atualização. A Sociedade Brasileira de Cancerologia (SBC) e a Sociedade Brasileira de Oncologia (SBOC) têm contribuído nos últimos anos para auxílios em aspectos técnicos e financeiros da tabela, assim como inclusões de tecnologias novas, reconhecidas em sua eficácia. As dificuldades de incorporação e a importância do papel das sociedades de oncologia podem ser ilustradas quando se avalia a incorporação do anticorpo monoclonal pertuzumabe para o tratamento do câncer de mama metastático com HER2-amplificado. O estudo que demonstrou o benefício dessa droga para a tratamento em primeira-linha foi publicado em 2012. Em 2017, a portaria MS/SCTIE número 57 apresentou a decisão pública de incorporação do pertuzumabe ao SUS nesse cenário de tratamento de primeira-linha para o câncer de mama metastático HER2-amplificado. No entanto, mais de dois anos se passaram após a publicação dessa portaria, até que o medicamento começou de fato a ser disponibilizado no SUS.

Outro aspecto relevante do tratamento oncológico no sistema público de saúde é a insuficiência e o envelhecimento do parque de radioterapia no Brasil. A OMS determina uma relação ideal de 1 acelerador linear a cada 200 mil a 300 mil pessoas, com capacidade de cada aparelho de tratar 600 pacientes por ano.[27] (11) A radioterapia é, possivelmente, o setor mais carente do atendimento oncológico no país com números muito inferiores aos recomendados pela OMS. Os serviços que fornecem tratamento em oncologia têm distribuição irregular ao redor do país (Figura 105.8), e se concentram nas regiões Sul, Sudeste e no literal do Nordeste.[28] Essa distribuição desigual se acentua quando consideramos o tratamento radioterápico, o que representa um grave limitante para seu acesso, já que o mesmo com frequência requer comparecimento diário ao centro de radioterapia durante o período do tratamento. No ano de 2015, estimou-se um déficit de 255 serviços de radioterapia no Brasil e de 387 radioterapeutas.[29]

Desde 2000, para tentar melhorar a rede de distribuição de serviços de tratamento de câncer, o INCA (Instituto Nacional do Câncer) criou o projeto Expande que, ao avaliar as áreas carentes, procura implantar unidades de serviço de diferentes complexidades. O Expande desenvolveu 24 projetos que visam a criação ou ampliação de Unidades ou Centros de Assistência de Alta Complexidade em Oncologia com Serviço de Radioterapia (Unacon/Cacon). Em 2012, cessaram novas iniciativas do projeto Expande devido a novos programas do Ministério da Saúde que visam o controle e prevenção do câncer no país. Um dos focos do Ministério da Saúde foi justamente o Plano de Expansão da Radioterapia no SUS (Persus), de modo a ampliar os recursos para equipamentos e infraestrutura ao setor. Completados 10 anos do início do programa o Persus implantou 50% dos projetos estabelecidos, o que significou crescimento de 17%

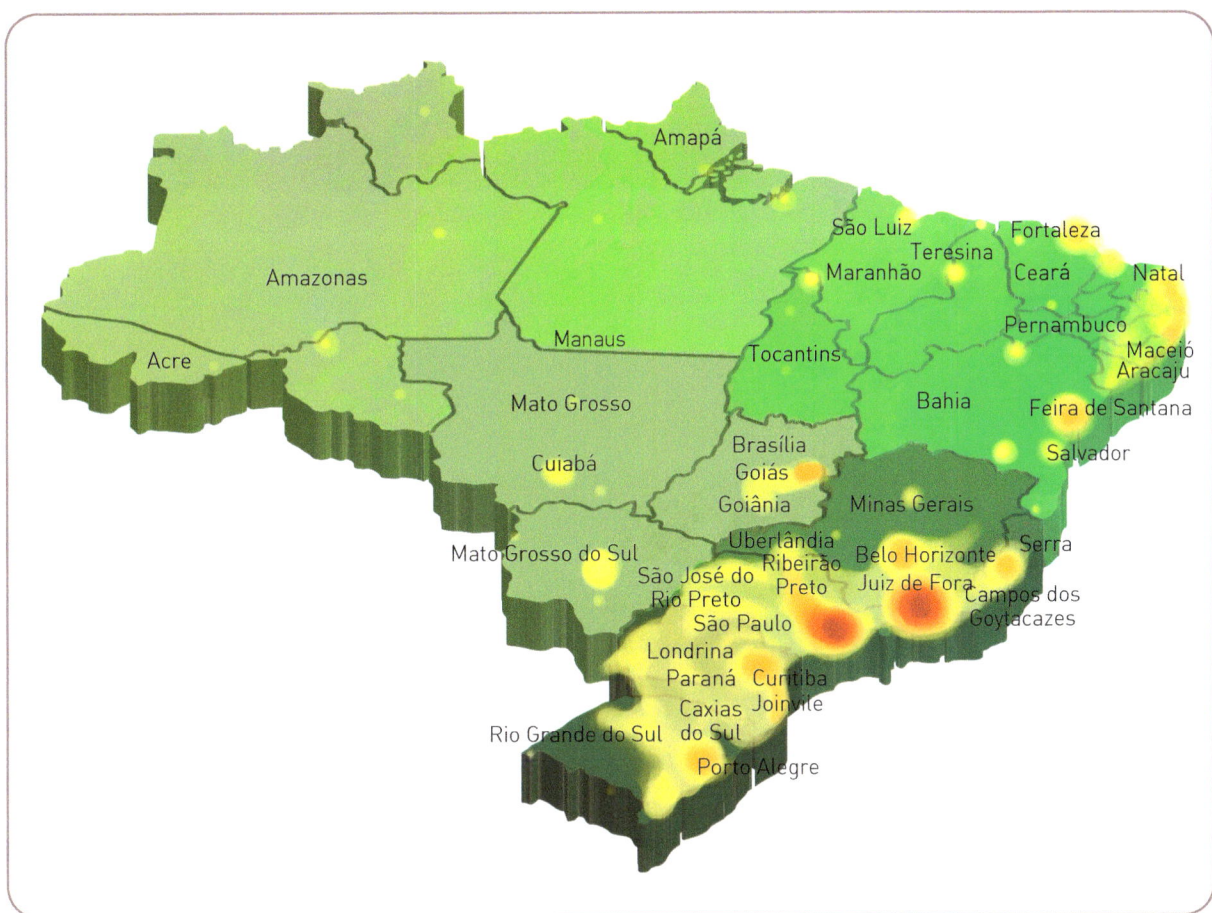

**FIGURA 105.8** – Mapa da concentração territorial de serviços que ofertam tratamento contra o câncer no Brasil.[28]
Fonte: Ministério da Transparência e Controladoria-Geral da União (CGU), 2018.

do número de aceleradores lineares instalados no país. O problema é que no mesmo período houve um crescimento de 32% do número de casos de câncer e as deficiências não foram corrigidas.[30] Ausência de planejamento adequados, atrasos de execução, obstáculos burocráticos, inadequação de logísticas e pessoal, e falta de priorização dos projetos são alguns dos problemas que dificultaram que o Persus alcançasse os seus objetivos até o momento como política de Estado.

O subfinanciamento da radioterapia também é outro fator a ser considerado. Dos gastos em oncologia pelo Ministério da saúde em 2016, 360 milhões de dólares foram alocados na oncologia clínica, 160 milhões de dólares na cirurgia e 90 milhões de dólares na radioterapia.[31] Isto implica em atraso de tratamento dos pacientes no SUS de 80%. Enquanto no Canadá 100% e no Reino Unido 97% dos pacientes iniciam o tratamento após 30 dias da indicação, no Brasil esta taxa é de 18%. Os pacientes têm que se deslocar em média 72 km para realizar o tratamento com radioterapia.[32]

A Sociedade Brasileira de Radioterapia também tem tido relevante papel ativo, uma vez que atingiu conquistas como: colocar em prática a RDC 20 da Agência Nacional de Vigilância Sanitária (Anvisa), que regulamenta o funcionamento de serviços de radioterapia, a fim de melhorar a qualidade dos serviços; impedir o comércio para o Brasil de equipamentos usados em outros países; e desabilitar equipamentos obsoletos e substituí-los por outros mais modernos.

Ao analisarmos a área de propedêutica, verificamos que 90,8% dos serviços diagnósticos são privados. Além disso, há grande variação da disponibilidade de exames de imagem, segundo a região do país, conforme ilustrado na Figura 105.9.[33]

Nos últimos anos, houve aumento da oferta de serviço no setor público, mas ele ainda é muito insuficiente. Duas áreas fundamentais para Oncologia, a medicina nuclear e a anatomia patológica, estão entre

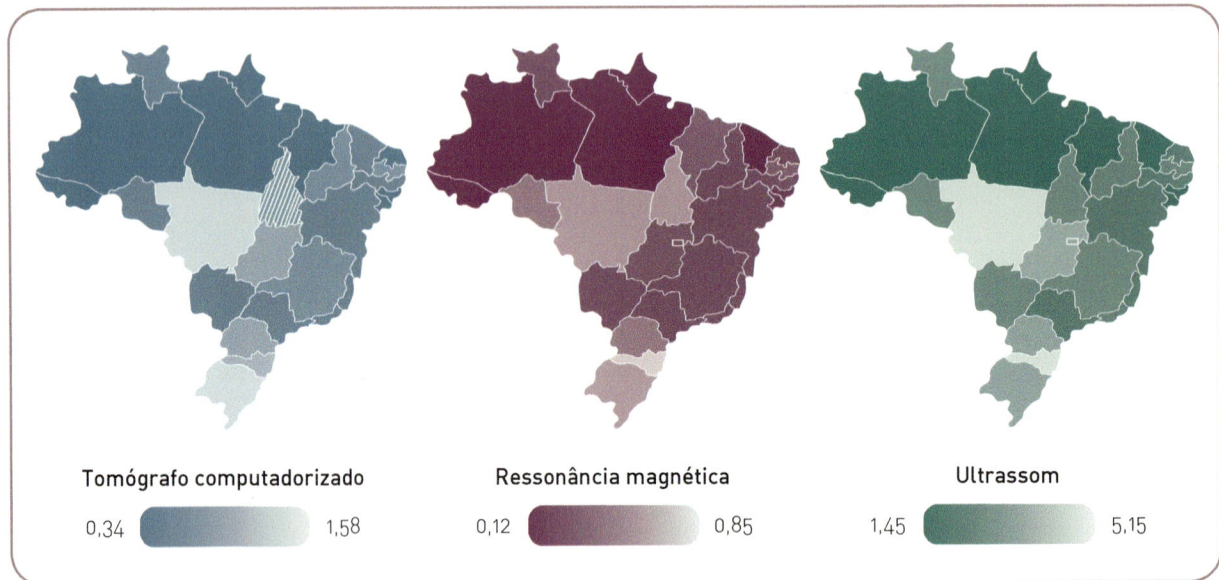

**FIGURA 105.9 -** Distribuição de exames de imagem por 100 mil habitantes por estado em 2018.[33]
Fonte: INTERFARMA, IQVIA, Sociedade Brasileira de Oncologia Clínica, 2018.

as áreas mais carentes no setor público brasileiro. O PET-CT se incorporou a várias fases do tratamento oncológico, e, às vezes, são fundamentais no processo de tomada de decisão. O acesso ao exame, porém, ainda é privilégio de poucos. Da mesma forma, exames imuno-histoquímicos que fazem parte da anatomia patológica são parte indissociável dos tratamentos oncológicos, atualmente.

Por fim, é essencial destacar o papel de programas de prevenção contra o câncer no SUS. Apenas 0,4% das despesas foram em políticas de prevenção.[24] Este é um aspecto fundamental, já que as neoplasias mais incidentes, como os cânceres de mama, colo de útero, cólon e pulmão, possuem estratégias eficazes de rastreamento e/ou prevenção. Apesar disso, no período de 2017 a 2018, entre indivíduos em faixas etárias com indicação de cada um dos testes de rastreamento específicos pelo SUS, apenas 30% realizaram mamografia e 2% realizaram pesquisa de sangue oculto nas fezes ou colonoscopia.[34]

Entre a população feminina, o câncer de mama representa a primeira causa de morte por câncer na população feminina brasileira, e o câncer de colo de útero, a terceira. Neste último, a incidência e mortalidade são maiores no Norte e Nordeste. Vale ressaltar que o câncer de colo de útero tem medidas de prevenção eficazes e bem estabelecidas. A vacina quadrivalente contra o papilomavírus humano (HPV) tipos 6, 11, 16 e 18 está incluída no calendário de vacinação do SUS desde 2014. O exame de colpocitologia oncótica, também disponibilizado pelo SUS, permite o diagnóstico precoce e o tratamento de lesões pré-malignas. Ainda assim, o câncer de colo de útero persiste hoje como um importante problema de saúde pública. Em função disso, o Ministério da Saúde considerou que a atenção ao câncer de mama e do colo de útero são áreas prioritárias. Como incentivo aos programas de prevenção e rastreamento, a Portaria de Consolidação número 6, de outubro de 2017, estabelece estratégias de incentivo financeiro para o diagnóstico e tratamento de lesões precursoras do câncer de colo uterino, assim como para o diagnóstico do câncer de mama.

Investir em prevenção primária (combate ao tabagismo, ao sedentarismo e melhora dos hábitos alimentares) é crítico. Realizar e facilitar o diagnóstico precoce nos pacientes é essencial para que possamos melhorar nossos resultados. Frente ao exposto, fica clara a importância adequada gestão dos recursos em saúde para cobertura mínima dos serviços necessários para a prevenção e o tratamento oncológico. Com este fim, Conselho Consultivo do INCA (Consinca) é um órgão colegiado que visa assessorar políticas nacionais para a prevenção e o controle do câncer.

## SAÚDE SUPLEMENTAR

A Saúde Suplementar preenche, também, importante papel no fornecimento de cuidados em saúde para a sociedade brasileira. A terminologia "Saúde Suplementar" talvez não seja a mais adequada, porque, na maioria das situações, ela é mais substitutiva que suplementar, e existem situações opostas, nas quais o sistema público oferece serviços não obrigatórios no setor privado, como no caso dos transplantes de fígado, coração e pulmão.

A regulação do setor de Saúde Suplementar teve, entre seus objetivos, que corrigir a seleção de risco praticada pelas operadoras e preservar a competitividade do mercado, conforme o disposto na lei 9.656/98, operacionalizada pela ANS, criada em novembro de 1999 por meio da Medida Provisória 1.928, convertida na lei 9.961, de 28 de janeiro de 2000. Por seleção de risco entendemos a tentativa das operadoras de captar apenas pessoas com baixo risco de utilização do plano, na prática pessoas com melhor nível de saúde, o que acarretava deixar fora da cobertura os que mais dela necessitam, como idosos, aposentados e portadores de doenças crônicas, por exemplo.

A criação da ANS, em 2000, representou a unificação do marco regulatório no setor de planos privados de assistência à saúde, marco esse que foi iniciado com a lei 9.656/98. Até a criação da ANS, as atribuições de regular e fiscalizar esse setor eram partilhadas entre o Ministério da Saúde – Departamento de Saúde Suplementar/Secretaria de Assistência à Saúde (DESAS/SAS) e CSS (aspectos assistenciais) e o Ministério da Fazenda – Superintendência de Seguros Privados (SUSEP) e Conselho Nacional de Seguros Privados (CNSP), no âmbito econômico-financeiro. Diversamente das agências reguladoras que a antecederam, a ANS surgiu para regular um setor que já se consolidara há pelo menos quatro décadas, sem qualquer outro referencial senão as regras de mercado.

Podemos separar as operadoras de saúde em dois grandes grupos, com base no tipo de cobertura assistencial. São eles:

- assistência médico hospitalar, com ou sem odontologia;
- exclusivamente odontológico.

Daqui para frente vamos nos referir ao primeiro grupo apenas como Assistência Médica. Os dados apresentados, exceto quando claramente especificados, terão como referência a cobertura tipo Assistência Médica. Em 2019, o número de pessoas cobertas pelo sistema de Saúde Suplementar era de 47,1 milhões na modalidade de Assistência Médica.[35] A Figura 105.10 ilustra a evolução do número de beneficiários dos planos de saúde nos últimos anos.

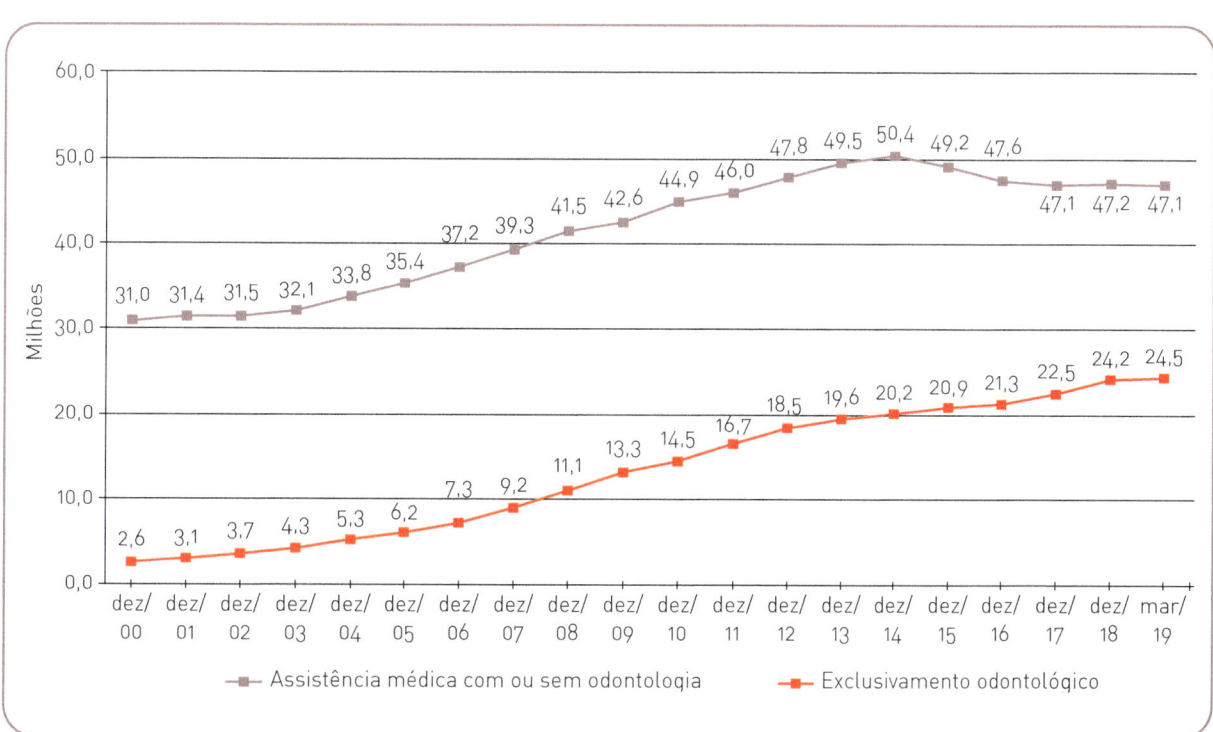

FIGURA 105.10 – Beneficiários de planos de saúde entre 2000 e 2019.[35]
Fonte: IBGE, 2019.

Outra característica muito importante da Saúde Suplementar é a diferença de cobertura entre Estados e cidades. A Figura 105.11 mostra o percentual de cobertura por Estados em nosso país.

Ao abordar agora os gastos em saúde e manter o ano de 2019 como base, foram gastos no Brasil R$ 711,4 bilhões com cuidados em saúde. O gasto do sistema público nesse ano foi de aproximadamente R$ 283,6 bilhões (3,8% do PIB). Assim, R$ 427,8 bilhões foram gastos com a saúde privada, seja por meio de planos de saúde ou por gastos diretos dos usuários (chamado *out-of-pocket* ou "do próprio bolso").[36]

Em relação aos planos de saúde, observa-se, nos últimos anos, uma tendência à concentração do setor em operadoras de grande porte (acima de 100 mil beneficiários). Como ilustrado na Figura 105.12, operadoras de pequeno e médio porte têm apresentado déficits, com despesas que superam a receita total das operadoras.[37] Assim, observa-se cada vez mais a concentração de beneficiários em operadoras de grande porte, assim como uma consolidação de redes hospitalares vinculadas.

As operadoras de saúde são divididas nas modalidades Cooperativa Médica, Medicina de Grupo, Filantropia, Seguradora Especializada em Saúde e Autogestão. A Figura 105.13 apresenta a evolução temporal de beneficiários nas diferentes modalidades.

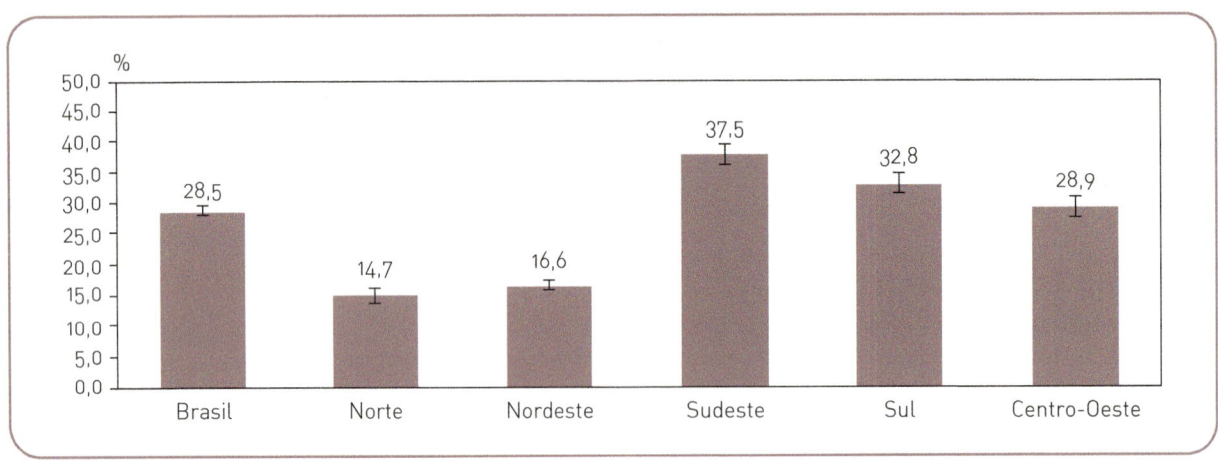

**FIGURA 105.11 –** Proporção de pessoas com planos privados de assistência à saúde (médica e/ ou odontológica) em 2019.
Fonte: IBGE, 2019.

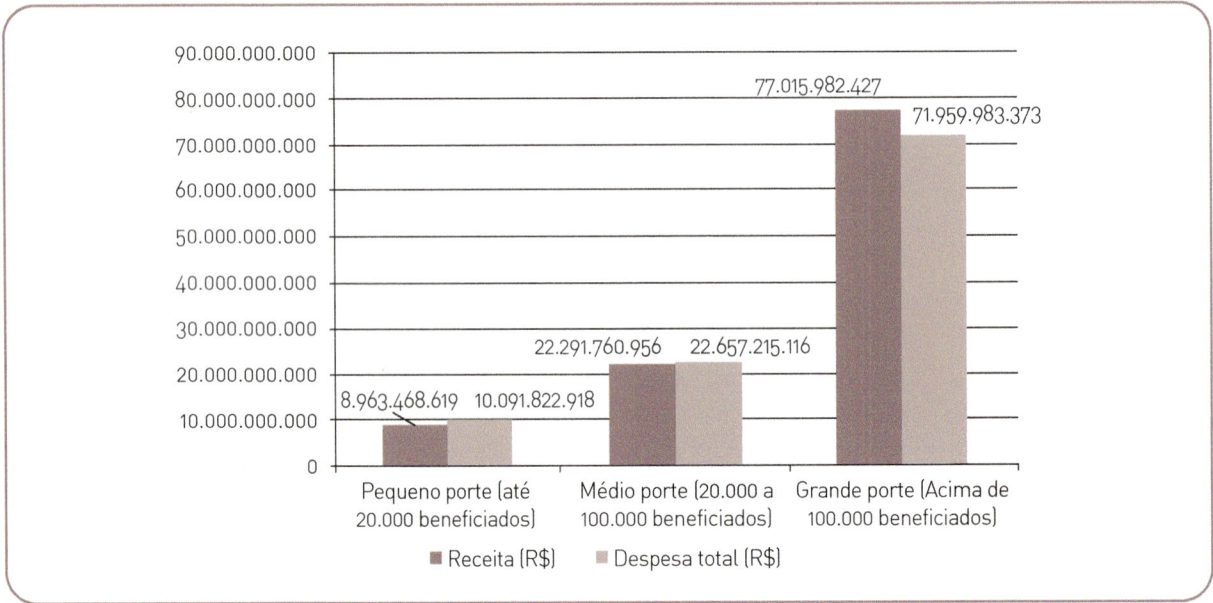

**FIGURA 105.12 -** Receitas e despesas de operadoras de saúde, conforme o porte da operadora no ano de 2014.[37]
Fonte: Azevedo PF *et al.*, 2020.

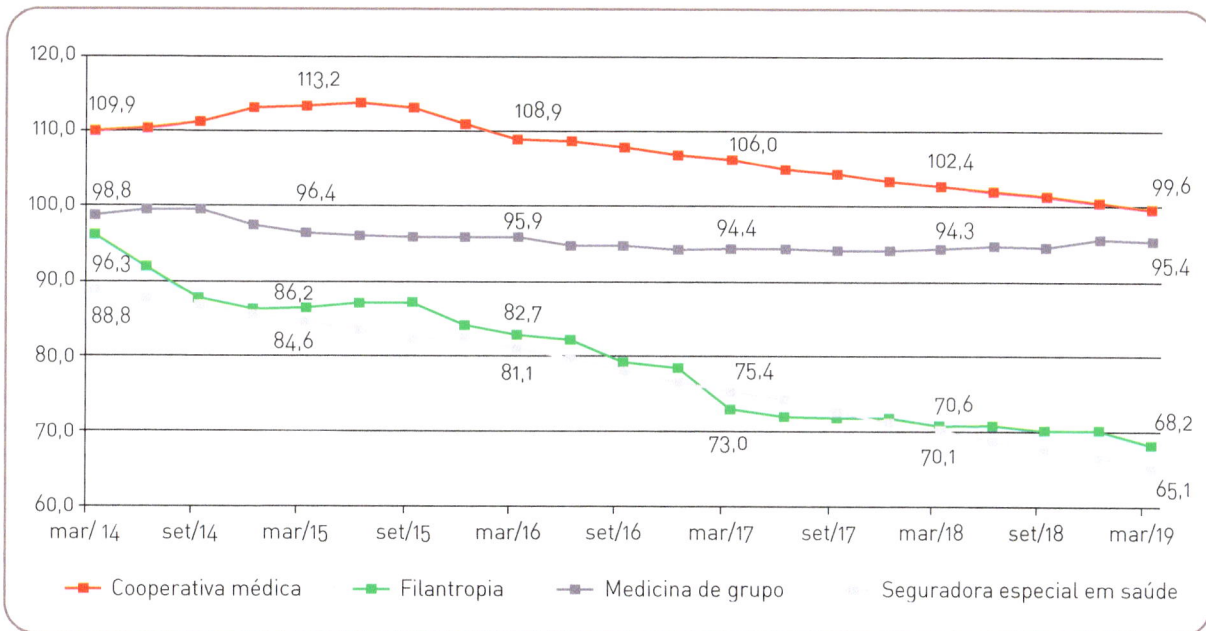

**FIGURA 105.13** – Beneficiários de planos de saúde, conforme modalidade, entre 2014 e 2019.[35]
Fonte: IBGE, 2019.

As modalidades Cooperativa Médica e Medicina de Grupo representam as modalidades com maior aporte de beneficiários e de receitas. As receitas e despesas das diferentes modalidades referentes ao primeiro trimestre de 2019 são apresentadas na Tabela 105.6. A sinistralidade corresponde à relação entre despesas e receitas assistenciais. Para avaliar o papel da sinistralidade, ao analisarmos a Medicina de Grupo, se compararmos com uma Seguradora Especializada, por exemplo, a diferença de 3,5% na sinistralidade corresponde a uma economia em despesas assistenciais por parte da Medicina de Grupo de aproximadamente R$ 563 milhões no ano.[35] Quando colocado em grandes números, pequenos ganhos percentuais representam enormes ganhos financeiros.

## Oncologia na Saúde Suplementar

Em relação à Oncologia no Sistema de Saúde Suplementar, de acordo com estudo idealizado pela Interfarma (Associação da Indústria Farmacêutica de Pesquisa), realizado pela IQVIA, com avaliação técnica da SBOC e do Instituto Oncoguia, os custos do tratamento com câncer na saúde suplementar no Brasil foi de R$ 14,5 bilhões no ano de 2017. Com a crescente incorporação de novas drogas e novas indicações, sobretudo com a imunoterapia que tem atualmente 29 indicações de uso no Brasil (45 nos Estados Unidos), a tendência é de acentuar o crescimento de custos nos próximos anos, a ser mantida a política atual de preços das drogas. Tal valor corresponde a 10% das despesas assistências

## Tabela 105.6. Receitas, despesas e sinistralidade das operadoras de saúde.[35]

| MODALIDADE DE OPERADORA | DESPESAS ASSISTENCIAIS (BILHÕES DE REAIS) | DESPESAS ASSISTENCIAIS (BILHÕES DE REAIS) | SINISTRALIDADE (%) |
|---|---|---|---|
| Autogestão | 5.904 | 5.092 | 86,2 |
| Cooperativa Médica | 15.966 | 12.822 | 80,3 |
| Filantropia | 653 | 476 | 72,8 |
| Medicina de Grupo | 16.103 | 12.560 | 77,9 |
| Seguradora especializada em Saúde | 11.293 | 9.201 | 81,4 |

Fonte: IBGE, 2019.

das operadoras de planos de saúde neste ano. As despesas principais em oncologia foram a quimioterapia (39%) e procedimentos hospitalares (35%). Procedimentos com finalidade diagnósticas, radioterapia e hormonoterapia corresponderam a 9%, 6% e 5% dos gastos, respectivamente (Figura 105.14).[34]

É fundamental uma análise mais detalhada para saber como se comportam os números em diferentes cidades. Os valores apresentados são médios, e como a heterogeneidade é enorme no nosso país, é possível que existirão grandes discrepâncias quando compararmos cidades de diferentes portes e regiões.

Um ponto a ser lembrado é que, na maioria das cidades do país, existem poucas operadoras por cidade, o que leva a uma grande concentração de vidas e prestadores em uma ou poucas operadoras, o que caracteriza um cenário de monopólio/oligopólio. Sabemos que tal cenário pode influenciar muito nas negociações com os prestadores e usuários e impactar diretamente nos custos finais e na lucratividade do sistema de saúde local. Para se ter uma ideia, o país tem apenas duas cidades que são consideradas mercados altamente competitivos na Saúde Suplementar: São Paulo e Rio de Janeiro.

O Rol de Procedimentos e Eventos em Saúde da ANS procura regulamentar os tratamentos de cobertura mínima obrigatória pelos planos de saúde. Na oncologia, os tratamentos sistêmicos de aplicação endovenosa são incorporados ao Rol da ANS mediante aprovação do tratamento pela Anvisa e precificação pela Câmara de Regulação de Mercado de Medicamentos. Já a inclusão de medicamentos orais contra o câncer, até o início de 2022, dependia de atualização do Rol, que acontecia a cada dois anos. Este intervalo resultava em atraso considerável da incorporação de tratamentos oncológicos eficazes. Neste ano, foi então sancionada a Lei 14.307/2022, que visa um prazo reduzido para a incorporação de tratamentos contra o câncer. Assim, estabeleceu-se que, para tratamentos orais, após a aprovação da Anvisa, a ANS tem 120 dias (prorrogáveis por mais 60 dias), para a inclusão do tratamento no Rol.

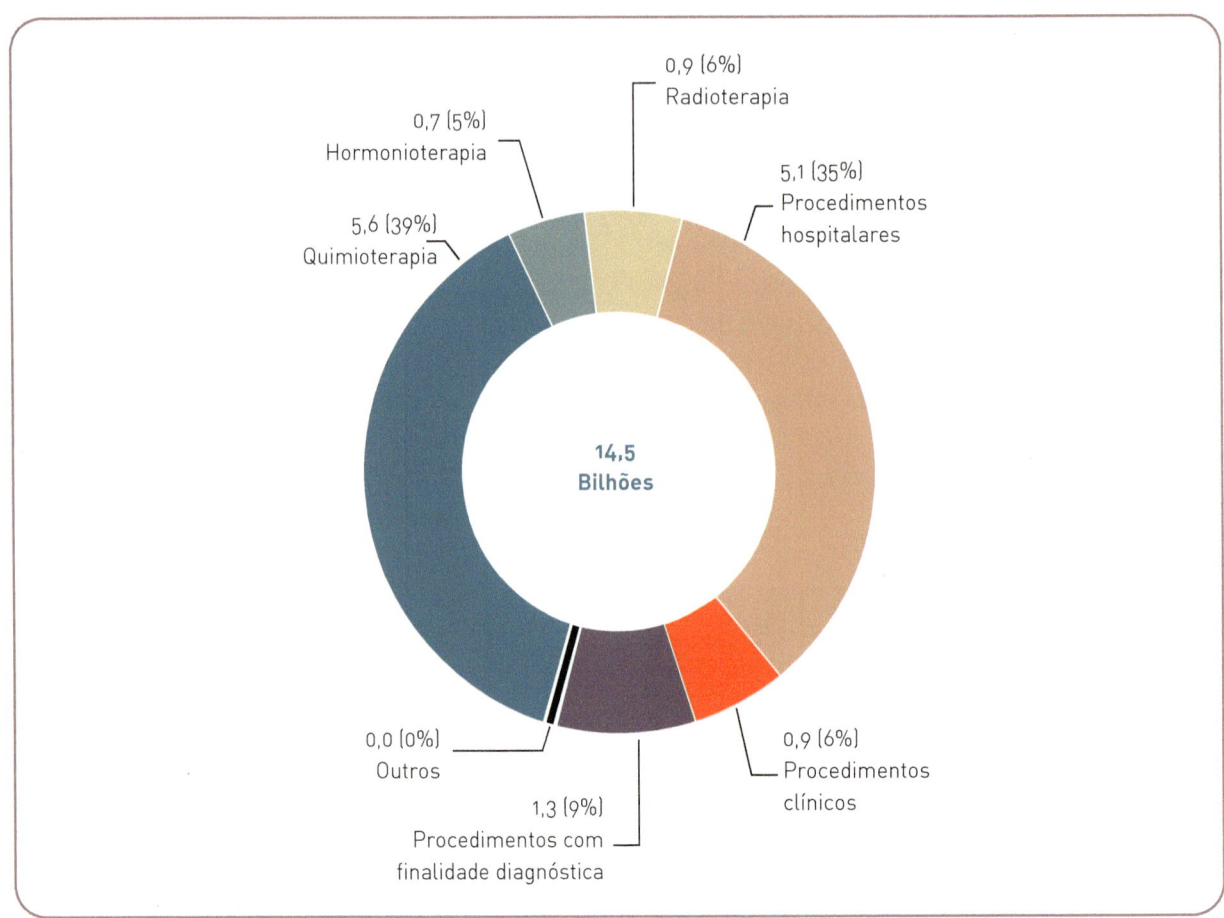

**FIGURA 105.14 –** Despesas em oncologia do sistema de saúde suplementar no ano de 2017.[34]

Fonte: Interfarma, IQVIA, Sociedade Brasileira de Oncologia Clínica, 2018.

Vale ainda ressaltar que, em vista da diversidade de planos, mesmo em um regime de Saúde Suplementar, pode haver diferenças consideráveis no acesso a procedimentos e tratamentos oncológicos. Como previamente apresentado, o Rol da ANS apresenta uma cobertura mínima dos planos de saúde. Em junho de 2022, porém, o Superior Tribunal de Justiça (STJ) determinou que o Rol da ANS é taxativo, ou seja, somente procedimentos e tratamentos contidos no Rol é que precisam ser cobertos pelos planos. Tal determinação poderá acarretar em maiores dificuldades para acesso do paciente com câncer a determinados tratamentos, mesmo que os mesmos tenham eficácia comprovada por evidência científica. A repercussão a longo prazo do Rol taxativo para a oncologia ainda precisará ser acompanhada.

## CONCLUSÕES

A evolução da oncologia, com avanços exponenciais nos últimos anos, trouxe inegáveis benefícios para os pacientes, de modo a mudar a história de diversas neoplasias. Tal evolução vem acompanhada de um importante desafio econômico em todo o mundo, com proporções cada vez maiores de gastos com saúde globalmente ante os crescentes aumentos de custos dos procedimentos e tratamentos oncológicos. Com isso, desigualdades de acesso tendem a se acentuar.

É essencial a busca por estratégias para um desenvolvimento tecnológico bem-sucedido que seja acessível à sociedade. Para minimizar os custos da Medicina são primordiais medidas que visem a diminuição dos gastos para desenvolvimento terapêutico, seleção de pacientes com base em fatores clínicos e biomarcadores e avaliações de custo/efetividade.

Precisamos incorporar a ideia de valor de tratamento em oncologia A construção de indicadores de eficiência tem sido objeto de preocupação da ASCO, ESMO e NCCN, que tentam incluir em suas indicações medidas de benefício que abrangem eficácia, segurança, qualidade e consistência da evidência. Estudo recente MSKCC, apresentado na ASCo, mostrou que o benefício clinico dos tratamentos oncológicos baseado nos blocos de evidencias do NCCN não parece ser determinante primário do custo do tratamento, o que sugere que os modelos atuais de precificação são inadequados para incentivar o desenvolvimento e utilização de tratamentos de alto valor.[38]

A *tsunami* crescente de gastos nos tratamentos oncológicos, entre outros, na saúde suplementar, tem levado a construção de estratégias de funcionamento que afogam os usuários e oncologistas e que medidas efetivas de modificação das relações no complexo da saúde são urgentes (Figura 105.15).

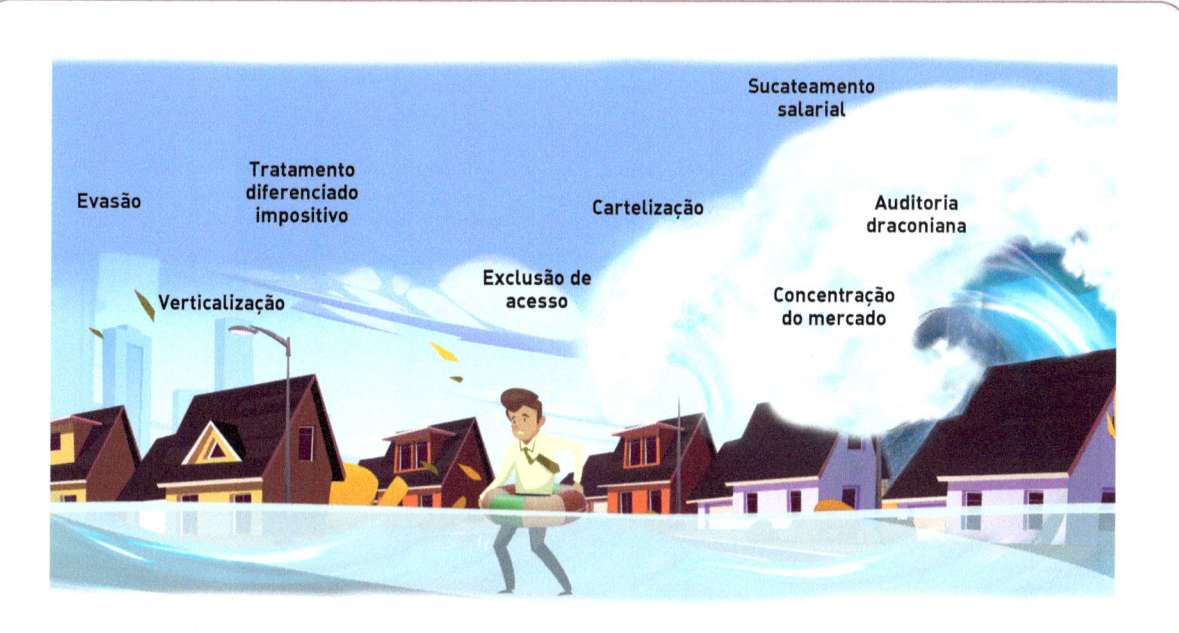

**FIGURA 105.15** – *Tsunami* de desafios e gastos nos tratamentos oncológicos.
Fonte: Acervo da autoria.

No Brasil, é necessário não só o aumento do financiamento da saúde, mas uma gestão criteriosa da alocação de recursos e da determinação de áreas prioritárias. Tanto o sistema público quanto o sistema privado de saúde no país apresentam desafios para garantir o acesso dos indivíduos a um tratamento oncológico apropriado e que seja sustentável em termos de sociedade. Para finalizar, a Figura 105.16 apresenta os principais desafios levantados pelo estudo da IQVIA em parceria com a SBOC e o Instituto Oncoguia da jornada do paciente com câncer no SUS e do sistema privado.

| | Rastreamento | Diagnóstico | Estadiamento e biomarcadores | Tratamento |
|---|---|---|---|---|
| **SUS** | • Não padronizado para alguns cânceres (p. ex., próstata, pulmão, colorretal)<br>• Dificuldade de acesso a exames preventivos (p. ex., mamografia)<br>• Dificuldade para agendar consultas<br>• Pouca conscientização e informação acerca da inportância do rastreamento<br>• Déficit do parque radioterápico | • Demora para realizar biópsia e obter resultado<br>• Demora no encaminhamento ao centro de referência/ dificuldade para marcar consulta com especialista<br>• Acesso limitado a exames de imagem complementares | • Acesso limitado a exames de imagem<br>• Filas de espera para realização de tomografias<br>• Acesso limitado a testes para pesquisa de mutações<br>• Demora para obter os resultados dos exames de estadiamento | • Restrição de acesso a medicamentos (limite de pacientes, teto do valor da APAC, protocolos não padronizados...)<br>• Fila de espera para radioterapia<br>• Mais de 2 meses para iniciar o tratamento<br>• Gap de cobertura de terapias mais modernas: alvo-dirigidas, imunoterapia, opções de segunda linha |
| **Sistema privado** | • Pouca concientização e informação acerca da importância do rastreamento<br>• Nem todos os planos oferecem a cobertura e o acesso adequado aos exames<br>• Alguns exageros no pedido de exames (p. ex., mamografias fora da faixa etária indicada) | • Dificuldade para realizar exames e marcar consulta com especialistas (dependendo do plano de saúde)<br>• Encaminhamento depende de busca ativa dos pacientes em algumas operadoras<br>• Descredenciamento de prestadores da rede conveniada dificulta o acesso | • Alguns planos não fazem a imuno-histoquímica de forma automática<br>• Testes que estão no Rol da ANS são negados ou têm o acesso dificultado por algumas operadoras | • Pacientes de alguns planos de saúde têm dificuldade para marcar cirurgia, radioterapia<br>• Demora na autorização para liberação do tratamento (alguns planos demoram até 15 dias úteis)<br>• Demora para atualização do Rol da ANS e incorporação de terapias mais modernas |

**FIGURA 105.16** – Desafios da jornada do paciente com câncer no SUS e no sistema privado.[34]
Fonte: INTERFARMA, IQVIA, Sociedade Brasileira de Oncologia Clínica, 2018.

# REFERÊNCIAS

1. Sung H, Ferlay J, Siegel RL, et al. Global Cancer Statistics 2020: GLOBOCAN Estimates of Incidence and Mortality Worldwide for 36 Cancers in 185 Countries. CA Cancer J Clin. 05 2021;71(3):209-249. doi:10.3322/caac.21660.

2. Society AC. The Global Economic Cost of Cancer.

3. Company Ma. Delivering innovation: 2020 oncology market outlook. [2020 Set. 9]. Disponível em: https://www.mckinsey.com/industries/life-sciences/our-insights/delivering-innovation-2020- oncology-market-outlook.

4. Sisko AM, Keehan SP, Poisal JA, et al. National Health Expenditure Projections, 2018-27: Economic And Demographic Trends Drive Spending And Enrollment Growth. Health affairs (Project Hope). 2019;38(3). doi:10.1377/hlthaff.2018.05499.

5. Prasad V, Jesús K, Mailankody S. The high price of anti-cancer drugs: origins, implications, barriers, solutions. Nature reviews Clinical oncology. 2017;14(6):381-390. doi:10.1038/nrclinonc.2017.31

6. INCA. Estimativa 2020: incidência de câncer no Brasil. Disponível em: https://www.inca.gov.br/publicacoes/livros/estimativa-2020-incidencia-de-cancer-no--brasil; 2020.

7. Tangka FK, Trogdon JG, Richardson LC, Howard D, et al. Cancer treatment cost in the United States: has the burden shifted over time? Cancer. 2010;116(14):3477-3484. doi:10.1002/cncr.25150.

8. Mariotto AB, Enewold L, Zhao J, Zeruto CA, Yabroff KR. Medical Care Costs Associated with Cancer Survivorship in the United States. Cancer epidemiology, biomarkers & prevention: a publication of the American Association for Cancer Research, cosponsored by the American Society of Preventive Oncology. 2020;29(7):1304-1312. doi:10.1158/1055-9965.EPI-19-1534.

9. Organization WH. Integrated care for older people: guidelines on community-level interventions to manage declines in intrinsic capacity. Publications. 2017. Disponível em: https://apps.who.int/iris/handle/10665/258981.

10. Estatística IBdGe. Pesquisa Nacional por Amostragem Domiciliar. Disponível em: https://biblioteca.ibge.gov.br/visualizacao/livros/liv98887.pdf.

11. Global Burden of Disease Health Financing Collaborator Network (Network GBoDHFC). Past, present, and future of global health financing: a review of development assistance, government, out-of-pocket, and other private spending on health for 195 countries, 1995-2050. Lancet (London, England). 2019;393(10187):P2233-2260. doi:10.1016/S0140-6736(19)30841-4.

12. Smittenaar CR, Peterson KA, Stewart K, Moitt N. Cancer incidence and mortality projections in the UK until 2035. British journal of cancer. 2016;115(9):1147-1155. doi:10.1038/bjc.2016.304.

13. Pinheiro L. Disponível em: http://www.inesc.org.br. (2022 Jul).

14. Falcone R, Lombardi P, Filetti M, et al. Oncologic Drugs Approval in Europe for Solid Tumors: Overview of the Last 6 Years. Cancers. 2022;14(4):889. doi:10.3390/cancers14040889.

15. Hoffman JM, Shah ND, Vermeulen LC, et al. Projecting future drug expenditures--2009. American journal of health-system pharmacy: AJHP: official journal of the American Society of Health-System Pharmacists. 2009;66(3):237-257. doi:10.2146/ajhp080636.

16. Mousavi I, Olivier T, Prasad V. Cost per Event Averted in Cancer Trials in the Adjuvant Setting From 2018 to 2022. JAMA network open. 2022;5(6):e2216058. doi:10.1001/jamanetworkopen.2022.16058.

17. Jemal A, Center MM, DeSantis C, Ward EM. Global Patterns of Cancer Incidence and Mortality Rates and Trends | Cancer Epidemiology, Biomarkers & Prevention | American Association for Cancer Research. Cancer Epidemiol Biomarkers Prev. 2010;19:1893-1907. doi:10.1158/1055-9965.EPI-10-0437.

18. Descontinuidade de medicamentos antineoplasicos. Disponível em: https://sboc.org.br/noticias/item/1626--descontinuidade-de-medicamentos-antineoplasicos.

19. Global Burden of Disease 2019 Cancer Collaboration; Kocarnik JM, Compton K, Dean FE, et al. Cancer Incidence, Mortality, Years of Life Lost, Years Lived With Disability, and Disability-Adjusted Life Years for 29 Cancer Groups From 2010 to 2019: A Systematic Analysis for the Global Burden of Disease Study 2019. JAMA oncology. 2022;8(3):420-444. doi:10.1001/jamaoncol.2021.6987.

20. (IBGE) IBdGeE. Pesquisa NacionaL de SaÚDE - Informações sobre domicílios, acesso e utilização dos serviços de saúde. Disponível em: https://biblioteca.ibge.gov.br/visualizacao/livros/liv101748.pdf.

21. Suplementar ANdS. Disponível em: https://www.gov.br/ans/pt-br/assuntos/noticias/beneficiario/ans--estabelece-teto-para-reajuste-de-planos-de-saude--individuais-e-familiares.

22. Figueiredo JO, Bahia UFd, Disponível em: http://orcid.org/0000-0002-6162-8251, et al. Gastos público e privado com saúde no Brasil e países selecionados. Saúde em Debate. 2018;42:37-47. doi:10.1590/0103-11042018S203.

23. Ministério da Saúde FOC. Contas de saúde na perspectiva da contabilidade internacional: conta SHA para o Brasil, 2015 a 2019. Instituto de Pesquisa Econômica Aplicada (IPEA). 2022.

24. Gomes HMdS, Nascimento JCHBd, Sousa ARC, Almeida ANdM. Gastos del sistema público de salud con tratamiento oncológico. Artigos. Revista de Administração Hospitalar e Inovação em Saúde. 2021;18(2). Disponível em: https://revistas.face.ufmg.br/index.php/rahis/article/view/6877.

25. (Dieese) DIdEeES. Informe de 08 de abril de 2020. Disponível em: https://cpers.com.br/wp-content/uploads/2020/04/20200408-Informe-ERRS_Numero-de-leitos-por-habitante.pdf.

26. Saúde Md. Manual de Bases Técnicas da Oncologia - SIA/SUS. Disponpivel em: https://wwwincagov-br/sites/ufustiincalocal/files//media/document//manual_oncologia_29a_edicao_-_junho_2022pdf.

27. World Health Organization. Cancer control: knowledge into action: WHO guide for effective programmes: module 3: early detection, NCBI; 2007. Disponível em: https://bit.ly/3mIGLKM.

28. União C-MdTeC-Gd. Relatório de Avaliação Secretaria de Atenção à Saúde Exercício 2017. Disponível em: https://www.gov.br/cgu/pt-br/acesso-a-informacao/auditorias/arquivos/2017/cgu-se-relatorio-gestao-2017.pdf.

29. Araújo LPd, Sá NMd, Atty ATdM. Necessidades Atuais de Radioterapia no SUS e Estimativas para o Ano de 2030. ARTIGO ORIGINAL. Revista Brasileira de Cancerologia. 2021-11-29 2016;62:35 - 42. Disponível em: https://rbc.inca.gov.br/index.php/revista/article/view/177.

30. Hanna S, Gouveia A, Moraes F, et al. Lessons from the Brazilian radiotherapy expansion plan: A project database study - The Lancet Regional Health – Americas. The Lancet Regional Health. 2022;14:100333. doi:10.1016/j.lana.2022.100333.

31. Saúde Md. Censo Radioterapia. Disponível em: https://portalarquivos2.saude.gov.br/images/pdf/2019/julho/26/paper-radioterapiaALT3.pdf (2019) 2019. 20112011. FCoANOCPMRJJOarOar.

32. (TCU) MdS-TdCdU. Relatório de auditoria operacional na Política Nacional para a Prevenção e Controle do Câncer. Disponível em: https://edisciplinas.usp.br/pluginfile.php/6231212/mod_resource/content/3/cancer-no-brasil-n-a-jornada-do-paciente-no-sistema--de-saude-e-seus-impactos-sociais-e-financeiros--interfarma.pdf.

33. IQVIA. Câncer no Brasil A jornada do paciente no sistema de saúde e seus impactos sociais e financeiros. Disponível em: https://edisciplinas.usp.br/pluginfile.php/6231212/mod_resource/content/3/cancer-no--brasil-n-a-jornada-do-paciente-no-sistema-de-saude--e-seus-impactos-sociais-e-financeiros-interfarma.pdf.

34. IBGE. Suplementar A-ANdS. Caderno de Informação da Saúde Suplementar: Beneficiários, Operadoras e Planos.

35. (IBGE) IBdGeE. Conta-satélite de saúde: Brasil: 2010-2019 / IBGE, Coordenação de Contas Nacionais. https://biblioteca.ibge.gov.br/visualizacao/livros/liv101928_informativo.pdf; 2022.

36. Azevedo PFd, Almeida SFd, Ito NC, Boarati V, et al. A Cadeia de Saúde Suplementar no Brasil: Avaliação de Falhas de Mercado e Propostas de Políticas. White Paper - Insper.

37. Mitchell AP, Tabatabai S, Dey P, Ohn J, Curry MA, Bach P. The correlation between clinical benefit and financial cost of cancer drugs.J Clin Oncol. 2020;38(15):7071-7071. doi:10.1200/JCO.2020.38.15_suppl.7071.

38. Mitchell, AP, Tabatabai SM, Dey P, Ohn JA, Curry MA, & Bach PB. Association between clinical value and financial cost of cancer treatments: a cross-sectional analysis. Journal of the National Comprehensive Cancer Network. 2020;18(10):1349-1353.

# Agências Reguladoras e Mecanismos de Aprovação de Medicamentos no Brasil

Sílvia Storpirtis
Gonzalo Vecina Neto

## DESTAQUES

- As autoridades sanitárias precisam estabelecer políticas públicas para a busca do equilíbrio no uso dos recursos em saúde e a resolução dos problemas relativos ao consumo precário ou inexistente de produtos essenciais.
- A política de medicamentos deve estar inserida no contexto da política de saúde de uma nação
- Na área de regulação de medicamentos, existem três agências: a Agência Nacional de Vigilância Sanitária, a Agência Nacional de Saúde Suplementar e a Secretaria de Ciência e Tecnologia e Insumos Estratégicos do Ministério da Saúde, na qual se situa a Comissão de Incorporação de Tecnologias.
- A segurança e a eficácia de um medicamento são garantidas por meio da análise e acompanhamento do processo de desenvolvimento da pesquisa clínica, seja nas fases pré-clínicas, seja nas fases clínicas e, depois, na vigilância pós-mercado (farmacovigilância).

## INTRODUÇÃO

Como garantir a qualidade de um medicamento? Como colocar à disposição da população um medicamento novo? Como garantir acesso a um medicamento?

Este capítulo propõe-se a levantar essas questões e tentar respondê-las de maneira mais direta possível. Para isso, descreve-se a seguir o atual estágio da formulação da política de medicamentos no Brasil, a estrutura de regulação, a questão dos registros e da garantia de qualidade.

## POLÍTICA DE MEDICAMENTOS NO BRASIL

Pode-se considerar que, na sociedade atual, o medicamento ainda é um dos recursos tecnológicos mais empregados na prática clínica. Entretanto, são também conhecidas muitas das consequências de seu uso indiscriminado, razão pela qual a Organização Mundial da Saúde (OMS), em meados da década de 1980, estabeleceu a promoção do uso racional de medicamentos como política de atuação.[1,2]

Deve-se considerar, também, que houve ampla transformação nos processos de pesquisa e desenvolvimento de medicamentos nas últimas décadas, com introdução da síntese de novos compostos farmacologicamente ativos e de tecnologias cada vez mais sofisticadas. Além disso, a medicalização está cada vez mais presente, o que requer que as autoridades sanitárias estabeleçam políticas públicas efetivas para a busca do equilíbrio no uso dos recursos em saúde e a resolução dos problemas relativos ao consumo precário ou inexistente de produtos essenciais, incluindo o desafio das doenças negligenciadas.[3-7]

A indústria farmacêutica tem se desenvolvido plenamente desde a década de 1940 e corresponde a um dos mercados mais promissores, em termos econômicos, no Brasil e no mundo. Sem questionar os benefícios que os medicamentos geram para a sociedade em muitas situações, há que se refletir sobre os excessos e a influência que o sucesso econômico pode gerar sobre a disponibilidade dos medicamentos, especialmente quando seu desenvolvimento e produção não atendem plenamente as prioridades em saúde. Nesse sentido, a construção da política de medicamentos deve estar inserida no contexto da política de saúde, incluindo todos os aspectos que podem impactar o acesso da população a medicamentos desenvolvidos segundo suas necessidades reais.[8-10]

Nesse contexto, a Política Nacional de Medicamentos (PNM) no Brasil foi oficializada pela Portaria n.º 3.916 publicada em 30 de outubro de 1998. Ao cumprir com suas determinações tem-se, em última análise, a garantia do acesso dos pacientes a medicamentos de qualidade, eficácia e segurança comprovadas, o equilíbrio do mercado farmacêutico, com redução de custos, além da adequada assistência farmacêutica, parte integrante e fundamental da PNM.[11-14]

Fatos subsequentes à publicação da referida portaria, como a criação da Agência Nacional de Vigilância Sanitária (Anvisa) e a promulgação da lei que instituiu os medicamentos genéricos, ambas em 1999, promoveram verdadeira revolução no mercado farmacêutico brasileiro ao introduzir novo marco legal e novos conceitos relacionados ao registro sanitário de medicamentos (equivalência farmacêutica e terapêutica, biodisponibilidade e bioequivalência de medicamentos, intercambialidade e substituição genérica, entre outros). Tais conceitos tornaram-se as bases científicas para a regulamentação técnica que viabilizou a implantação dos medicamentos genéricos e posterior processo de adequação dos medicamentos similares já registrados no país, iniciado em 2003.[15,16]

Esse novo marco legal elevou o patamar da qualidade dos medicamentos no Brasil e, posteriormente, foi sendo respaldado por definições, estabelecimento de competências e ações em consonância com os objetivos determinados pela PNM. Assim, em 2004, o Plenário do Conselho Nacional de Saúde (CNS) aprovou, em sua 142ª. Reunião Ordinária, a Política Nacional de Assistência Farmacêutica (PNAF), com base nas diretrizes das Conferências Municipais de Medicamentos e Assistência Farmacêutica e ratificadas pelas Conferências Estaduais e Nacionais, realizadas ao longo de 2003, conforme determinação das leis n.º 8.080 e 8.142, ambas de 1990.[17]

A PNAF é parte integrante da Política Nacional de Saúde e envolve conjunto de ações dirigidas à promoção, proteção e recuperação da saúde, garantindo os princípios da universalidade, integralidade e equidade. Dessa forma, a assistência farmacêutica deve ser compreendida como política pública norteadora para formulação de políticas setoriais (as políticas de medicamentos, de ciência e tecnologia, de desenvolvimento industrial e de formação de recursos humanos, entre outras), incentivando a inter-relação setorial inerente ao Sistema Único de Saúde (SUS) do país, cuja implementação envolve os setores público e privado de atenção à saúde.[18,19]

Cabe ressaltar que a PNAF concebe a assistência farmacêutica como conjunto de ações voltadas à promoção, proteção e recuperação da saúde, tanto no plano individual como coletivo, considerando o medicamento como insumo essencial, cujo acesso e uso racional devem ser garantidos. Esse conjunto envolve pesquisa, desenvolvimento e produção de medicamentos e insumos, bem como sua seleção, programação, aquisição, distribuição, dispensação, garantia da qualidade dos produtos e serviços, acompanhamento e avaliação de sua utilização, na perspectiva da obtenção de resultados concretos e da melhoria da qualidade de vida da população.

Assim, as ações de assistência farmacêutica envolvem aquelas referentes à atenção farmacêutica, considerada como modelo de prática farmacêutica, desenvolvida no contexto da assistência farmacêutica, que compreende atitudes, valores éticos, comportamentos, habilidades, compromissos e corresponsabilidades na prevenção de doenças, promoção e recuperação da saúde, de forma integrada à equipe de saúde. Essa prática farmacêutica implica na interação direta do farmacêutico com o usuário, tendo como objetivos a farmacoterapia racional e a obtenção de resultados definidos e mensuráveis, voltados para a melhoria da qualidade de vida.[20-23]

Essas definições destacam a responsabilidade da equipe de saúde em relação à farmacoterapia dos pacientes, o que também remete à necessidade de capacitação constante dos profissionais envolvidos com a prescrição e a dispensação de medicamentos e à disponibilidade de instrumentos atualizados e de fácil consulta. Além disso, o número elevado de medicamentos disponíveis no mercado e a quantidade de informações de fontes variadas dificultam o uso racional de medicamentos, o que requer a incorporação dos critérios que regem a farmacoterapia baseada em evidências na prática clínica.[24,25]

Nesse sentido, a atualização e disponibilização da Relação Nacional de Medicamentos Essenciais (RENAME) tornam-se instrumento de fundamental importância, uma vez que sua adoção tem impacto na organização da assistência farmacêutica e deve ser a base para o desenvolvimento tecnológico e científico, a produção de medicamentos e a construção de listas de medicamentos nos níveis estadual e municipal de atenção à saúde. Em outras palavras, a adoção da RENAME estabelece o elo entre a necessidade, o abastecimento, o acesso e o uso racional de medicamentos.[26]

## AGÊNCIAS REGULADORAS

Na área de regulação de medicamentos, existem três agências que interagem de maneira mais ou menos coordenada: a Anvisa, a Agência Nacional de Saúde Suplementar (ANS) e a Secretaria de Ciência e Tecnologia e Insumos Estratégicos (SCTIE) do Ministério da Saúde, na qual se situa a Comissão de Incorporação de Tecnologias (CITEC).

### Anvisa

A Anvisa, oriunda da Secretaria de Vigilância Sanitária e, antes disso, do Serviço de Fiscalização de Medicina e Farmácia, de 1943, foi criada pela lei n.º 9.782/99, como resultado de uma crise de governabilidade da vigilância sanitária, gerada, em particular, por falsificações de medicamentos ocorridas durante o ano de 1999. A resposta do governo foi criar um órgão autônomo, com estrutura própria, diretoria estável e financiamento oriundo, em grande medida, de suas próprias receitas.

A criação da Anvisa foi inspirada em outras agências, como a americana *Food and Drug Administration* (FDA) e a Agência Reguladora Argentina (ANMAT). Porém, nasceu com um âmbito maior de ação, pois, além de regular medicamentos, alimentos e tecnologias médicas, também regula cosméticos, domissaneantes e agrotóxicos (em conjunto com o Ministério da Agricultura e com o Instituto Brasileiro do Meio Ambiente e dos Recursos Naturais Renováveis – IBAMA). Posteriormente, também assumiu a regulação de produtos fumígenos, propaganda e, de interesse para este capítulo, preços de medicamentos e concessão de patentes de medicamentos.

As questões relativas ao registro de medicamentos serão tratadas a frente, mas, com relação aos outros tópicos mencionados:

- regulação de preços: principalmente devido aos problemas ocorridos com a variação cambial de 1999/2000 e o desequilíbrio da balança de pagamentos de medicamentos devido à abertura do mercado no governo Collor, resolveu-se criar um sistema de regulação de preços de medicamentos. Este se consolidou com a publicação da lei n.º 10.742/03, que cria a Câmara de Medicamentos (órgão composto de cinco ministérios, secretariado pela Anvisa). Todos os medicamentos, para serem comercializados após a concessão do registro, devem ter seu preço registrado de acordo com um conjunto de regras que buscam manter equilíbrio do mercado e regular o acesso. A maior reclamação da indústria é com relação ao preço de produtos novos, no entanto, a regra brasileira nada mais é do que uma adaptação da regra inglesa mesclada com a canadense. De qualquer forma, isso acaba por ser um jogo de disputa entre a agência e as indústrias inovadoras, do qual participa também a referida CITEC, que é a responsável pela introdução dos medicamentos nas tabelas de pagamento do SUS;
- concessão de patentes: outra ação bastante incômoda da Anvisa atinge a concessão de patentes e

foi um mecanismo introduzido na Lei de Patentes por meio da lei n.º 10.196/01, que impõe a anuência prévia da agência nas patentes a serem concedidas pelo Instituto de Propriedade Industrial (INPI). A razão dessa lei prendeu-se à maneira liberal com que o INPI estava concedendo patentes para pipelines e também à discussão das patentes de segundo uso e aquelas referentes aos genéricos.

## CITEC

Esse órgão foi criado recentemente, em 2006, e é composto por representantes de outros órgãos do Ministério da Saúde. Tem como competência analisar a incorporação de tecnologias no SUS, rever protocolos clínicos, analisar e incorporar novas evidências. Deve continuamente dialogar com a Anvisa e com os outros órgãos do Ministério da Saúde, pois suas decisões têm impacto direto no orçamento da saúde. Esse também é um órgão que recebe grande pressão da indústria inovadora, pois, na maior parte das vezes, o valor dessas novas tecnologias é elevado e somente o SUS pode arcar com eles.

## ANS

Essa agência criada pela lei n.º 9.961/2000 é responsável pela regulação da atividade assistencial do setor privado. Entre outros temas, regulam quais são os atos que devem ser incorporados à cesta de serviços a serem oferecidos aos beneficiários dos planos de saúde. Tem, assim, um interessante potencial de participar da construção da equação do acesso/oferta. Mas, o fato é que os medicamentos estão fora de sua ação, exceto se incorporados em atos terapêuticos estruturados (quimioterapia antineoplásica em regime de internação ou ambulatorial, por exemplo). Portanto, embora aí também se estabeleça um espaço de disputa, ele ainda é muito inferior ao existente no âmbito do SUS.

## REGISTRO DE MEDICAMENTOS

Considerando-se que os medicamentos são ao mesmo tempo úteis e potencialmente perigosos à saúde, compreende-se como natural e necessária a competência do Estado em legislar sobre o assunto. De origem animal, vegetal ou mineral, de sínteses orgânicas ou inorgânicas, de moléculas simples ou complexas, ou ainda originários da engenharia genética, de fabricação nacional ou importado, os medicamentos interferem marcadamente na saúde individual ou coletiva.[27-29]

A regulamentação sanitária referente a registro, produção, importação e comércio de medicamentos no Brasil remonta à década de 1970, com a promulgação da lei n.º 6.360, de 23 de setembro de 1976, regulamentada pelo decreto n.º 79.094, de 5 de janeiro de 1977. Complementarmente, a criação da Anvisa, em 1999, contribuiu para a evolução do processo de registro de medicamentos no Brasil, que passou da avaliação burocrática de documentação básica para sistemática, que inclui análise dos resultados de testes *in vitro* e *in vivo* para determinação de parâmetros físicos, físico-químicos, microbiológicos e biológicos relacionados à qualidade dos medicamentos submetidos ao registro.[30-32]

Cabe ressaltar que a vinculação da qualidade do processo produtivo, pela certificação das Boas Práticas de Fabricação (BPF), ao registro dos medicamentos, ocorreu a partir da regulamentação para registro de medicamentos genéricos, em 1999, prática que vem sendo estendida às demais categorias de medicamentos.[30]

Fato digno de nota é que a lei nº 6.360/76, anteriormente citada, determinou a necessidade de registro sanitário dos insumos farmacêuticos. Entretanto, somente em 2008, as discussões promovidas pela Anvisa sobre esse tema levaram à publicação da Consulta Pública n.º 30, de 24 de julho de 2008, que dispõe sobre o registro de Insumos Farmacêuticos Ativos (IFA), cujos objetivos estão pautados na complexa e intrínseca relação entre a qualidade dos fármacos e seu impacto na qualidade dos medicamentos.[15,33] Como resultado houve a publicação da RDC n.º 29, de 10 de agosto de 2010, que aprova o regulamento para certificação de BPF para fabricantes internacionais de IFA, com a realização de inspeções em estabelecimentos fabricantes instalados fora do país que pretendam exportar seus insumos para o Brasil. Houve estudo que culminou na seleção de 20 IFA considerados prioritários, segundo critérios sanitários, para os quais a Anvisa iniciou as inspeções internacionais.[34]

Conforme citado, em relação ao processo de registro de medicamentos no Brasil, o período entre 1999 e 2003 correspondeu a verdadeiro marco estratégico para elaboração de regulamentações técnicas na área de medicamentos, uma vez que foram publicadas novas resoluções com critérios para o registro de medicamentos novos, medicamentos genéricos, medicamentos similares e para a adequação dos medicamentos similares já registrados. Esse novo arcabouço regulatório contribuiu para mudar consideravelmente o panorama do mercado de medicamentos no país, tendo como base a experiência de países como Estados Unidos, Canadá, Inglaterra, França, Espanha, entre outros, em consonância com a necessidade de buscar padrões mais adequados e atualizados para garantir a qualidade, a eficácia e a segurança dos medicamentos.[15]

Atualmente, a Gerência-Geral de Medicamentos (GGMED) da Anvisa classifica os medicamentos para registro em sete categorias que seguem detalhadas abaixo.

### Medicamento novo

Para a Anvisa, o termo "medicamento novo" é utilizado para se referir a medicamentos novos com princípios ativos sintéticos e semissintéticos, associados ou não, que são aqueles avaliados pela Gerência de Medicamentos Novos, Pesquisa e Ensaios Clínicos (GEPEC). Seu registro é regido pela RDC n.º 136/2003 que define Medicamento Inovador como "aquele medicamento comercializado no mercado nacional composto por, pelo menos, um fármaco ativo, sendo que esse fármaco deve ter sido objeto de patente, mesmo já extinta, por parte da empresa responsável por seu desenvolvimento e introdução no mercado do país de origem, ou o primeiro medicamento a descrever um novo mecanismo de ação, ou aquele definido pela Anvisa que tenha comprovado eficácia, segurança e qualidade".

A avaliação de um dossiê de registro é, em geral, dividida em três tipos de análise: farmacotécnica, de eficácia e de segurança. A análise farmacotécnica refere-se à verificação das etapas de fabricação do medicamento, desde aquisição dos materiais, produção, controle de qualidade, liberação, estocagem, expedição de produtos terminados, incluindo os controles relacionados. Essa análise é realizada geralmente por farmacêuticos da Anvisa, sendo que a solicitação de pareceres a consultores *ad hoc* nessa fase ocorre apenas em casos especiais. Entretanto, o mesmo não ocorre em relação às avaliações de eficácia e de segurança, que envolvem a análise de estudos pré-clínicos e clínicos (Fases I, II, III e, eventualmente, IV, nos casos de medicamentos já registrados em outros países, para os quais dados de farmacovigilância estão disponíveis),

que sempre dependeu de consultores externos organizados nas chamadas Câmaras Técnicas.

Porém, a partir de 2003, têm ocorrido alterações no encaminhamento de processos na GEPEC, visando tornar a análise mais eficiente e dotada de mais transparência em relação ao processo de decisão. Anteriormente, a análise de eficácia e de segurança era realizada pela Câmara Técnica de Medicamentos (CATEME), apenas após o término da análise farmacotécnica. Atualmente, as análises ocorrem em paralelo e a CATEME passou a ter outras funções, discutindo questões de ordem mais geral, o que reduziu drasticamente o número de processos de registro submetidos à sua avaliação, havendo o encaminhamento da maior parte das avaliações de eficácia e de segurança de medicamentos novos a consultores *ad hoc*. Esse encaminhamento pode ocorrer de forma direta ou por meio de associações médicas que selecionam especialistas sobre o tema, desprovidos de conflitos de interesse, para emitir pareceres sobre os medicamentos. Na sistemática atual, as avaliações das solicitações de registro de medicamentos novos são encaminhadas para dois consultores, enquanto, em geral, um único consultor é envolvido na avaliação de inclusões e alterações pós-registro.

Segundo a Anvisa, essa forma de encaminhamento tem se mostrado mais ágil, com a manutenção da qualidade da análise e com a transparência necessária na explicitação dos critérios adotados para a tomada de decisão, havendo a divulgação de textos que descrevem seu posicionamento sobre o registro de determinados medicamentos por meio do sítio eletrônico desta agência. Exemplos recentes são os textos: "Esclarecimento sobre a posição da Anvisa quanto ao registro de medicamentos antineoplásicos novos" e "Posicionamento da Anvisa quanto ao registro de medicamentos novos considerados como me-toos".[35]

Observando-se essa sistemática, e considerando-se a importância e o impacto sanitário e econômico do registro de novos medicamentos no Brasil, cabe aqui uma reflexão sobre o papel que os consultores *ad hoc* desempenham atualmente nesse processo, bem como sobre a autonomia da Anvisa e sua atitude, no caso em que haja discordância entre os dois pareceres emitidos pelos consultores. Outro aspecto fundamental a ser verificado corresponde à forma de documentar e divulgar o resultado final do processo de análise e de tomada de decisão envolvendo o registro ou não do produto.

## Medicamento genérico

Definido como um "medicamento similar a um produto de referência ou inovador, que se pretende ser com este intercambiável, geralmente produzido após a expiração ou renúncia da proteção patentária ou de outros direitos de exclusividade, comprovada a sua eficácia, segurança e qualidade, e designado pela DCB ou, na sua ausência, pela DCI", sendo que seu registro deve atender as disposições da RDC n.º 16/2007.

O conceito da intercambialidade com o medicamento de referência indicado pela Anvisa também requer atenção para outras duas definições:

- medicamento de referência: "medicamento inovador registrado no órgão federal responsável pela vigilância sanitária e comercializado no País, cuja eficácia, segurança e qualidade foram comprovadas cientificamente junto ao órgão federal competente, por ocasião do registro";
- equivalência terapêutica: "dois medicamentos são considerados terapeuticamente equivalentes se eles são equivalentes farmacêuticos e, após administração na mesma dose molar, seus efeitos em relação à eficácia e segurança são essencialmente os mesmos, o que se avalia por meio de estudos de bioequivalência apropriados, ensaios farmacodinâmicos, ensaios clínicos ou estudos in vitro".

O registro de medicamentos genéricos no Brasil, em consonância com recomendações internacionalmente aceitas pela comunidade científica, considera, em geral, que a Equivalência Terapêutica é demonstrada adequadamente por meio de um teste que comprove a Bioequivalência entre o genérico e seu respectivo medicamento de referência, associado aos testes prévios de Equivalência Farmacêutica entre ambos (testes in vitro que comprovam que o genérico apresenta o mesmo fármaco, na mesma dose e forma farmacêutica em relação ao medicamento de referência, e que cumpre com as mesmas especificações farmacopeicas ou outros padrões de qualidade estabelecidos pela legislação brasileira).[15]

Cabe destacar que ainda há discussões sobre o papel dos medicamentos genéricos no aumento do acesso da população brasileira a medicamentos. Entretanto, há vários exemplos de redução significativa de preços de medicamentos de referência após a entrada de genéricos no mercado, como nos casos de medicamentos contendo ciclosporina, amoxicilina e sinvastatina.[30]

## Medicamento similar

O medicamento similar corresponde ao "medicamento que contém o mesmo ou os mesmos princípios ativos, apresenta a mesma concentração, forma farmacêutica, via de administração, posologia e indicação terapêutica, e que é equivalente ao medicamento registrado no órgão federal responsável pela vigilância sanitária, podendo diferir somente em características relativas ao tamanho e forma do produto, prazo de validade, embalagem, rotulagem, excipientes e veículos, devendo sempre ser identificado por nome comercial ou marca". As resoluções RDC n.º 133/2003 e RDC n.º 134/2003 dispõem sobre o registro de um similar ainda inexistente e sobre a adequação do registro de um similar já comercializado, respectivamente.

O processo de adequação dos medicamentos similares já registrados no Brasil foi adotado como uma medida que busca a isonomia entre os critérios para registro de medicamentos não inovadores e obedeceu a cronograma, levando-se em consideração o critério de risco sanitário, ou seja, foram estabelecidas três etapas a serem cumpridas até 2014, iniciando-se a exigência de estudos de equivalência farmacêutica (EF) e de bioequivalência (BE) dos similares com os respectivos medicamentos de referência indicados pela Anvisa para aqueles que continham os 21 fármacos de alto risco sanitário considerados prioritários (fenobarbital, carbamazepina, digoxina, entre outros).[15]

Nesse contexto, cabe a discussão sobre que medida o governo brasileiro adotará ao final do processo de adequação dos similares que, segundo a legislação atual, não são considerados intercambiáveis com os respectivos medicamentos de referência, apesar de cumprirem com o critério técnico-científico da Equivalência Terapêutica, assim como os genéricos cumprem, comprovada pelos testes de EF e BE mencionados anteriormente;[15,36]

## Produtos biológicos e hemoterápicos

Segundo a Anvisa, a cadeia relacionada a esses produtos é bastante ampla e está amparada por vários atos regulatórios que abrangem desde o registro até o consumo no país. As legislações pertinentes ao tema são:

- resolução RDC n.º 315/2005: aprova o regulamento técnico de registro, alterações pós-registro e revalidação de registro de produtos biológicos terminados;

- resolução RDC n.º 234/2005: dispõe sobre a importação de produtos biológicos em sua embalagem primária e o produto biológico terminado sujeitos ao regime de vigilância sanitária que somente poderá ser efetuada pela empresa detentora do registro e legalmente autorizada para importar medicamentos pela Anvisa;
- resolução RDC n.º 233/2005: aprova o regulamento técnico de produção e controle de qualidade para registro, alteração pós-registro e revalidação dos extratos alergênicos e dos produtos alergênicos;
- resolução RDC n.º 274/2004: dispõe sobre a importação das matérias-primas, a fabricação, a distribuição, a comercialização, a prescrição médica e a aplicação dos medicamentos a base de gangliosídeos;
- resolução RDC n.º 323/2003: aprova regulamento técnico de registro, alteração e revalidação de registro dos medicamentos probióticos;
- resolução RDC n.º 140/2003: estabelece regras das bulas de medicamentos para pacientes e para profissionais de saúde;
- resolução RDC n.º 46/2000: aprova o regulamento técnico para a produção e controle de qualidade de hemoderivados de uso humano.

Considerando-se que, desde 2006, as patentes de produtos biológicos inovadores estão em fase de término, uma nova geração de biofármacos está em evidência como alternativa de menor custo, categoria denominada pelos termos: *Similar Biological Medicinal Product/Biosimilars* (*European Agency for the Evaluation of Medicinal Products* – EMA), *Subsequent Entry Biologics* (*Health Canada*) e *Follow-on Biologics* (*Food and Drug Administration* – FDA).[37]

Entretanto, esse tipo de medicamento não pode ser definido como genérico de um produto biológico, mas como cópia de um biofármaco, obtida por meio da utilização de diferentes processos produtivos, sendo que o produto final não é idêntico ao de referência. Atualmente, 50% dos medicamentos desenvolvidos mundialmente são biofármacos, produtos biológicos ou derivados de processos biotecnológicos, empregados no tratamento de doenças complexas e de elevada incidência. O aspecto de segurança é relevante na avaliação da viabilidade dos biossimilares, já que a resposta imunológica humana a produtos biológicos é altamente severa.[37]

Os biofármacos são substâncias homólogas a proteínas humanas ou que interagem com elas, sendo produzidos a partir de organismo vivo, como micro-organismos, tecidos animais ou vegetais, células humanas, ou ainda por meio de processos biotecnológicos que utilizam células geneticamente modificadas. Devido à sua origem proteica, apresentam estrutura e mecanismo de ação altamente complexos, quando comparados aos medicamentos de origem sintética.

Os novos biofármacos desenvolvidos surgem como alternativa para o tratamento de doenças como câncer, hemofilia, anemias causadas por falha renal crônica ou quimioterapia, hepatites B e C, leucemia, esclerose múltipla e tumores cerebrais, incluindo também algumas consideradas incuráveis anteriormente. Alguns dos biofármacos comercializados atualmente são os fatores sanguíneos (Fator VIII e IX), agentes trombolíticos ativadores de plasminogênio tecidual, hormônios (insulina, hormônio do crescimento, gonadotrofina), fatores de crescimento hematopoiético (eritropoetina e fatores formadores de colônia), interferons (alfa, beta e gama), vacinas, anticorpos monoclonais, entre outros.[37]

Cabe destacar que, no setor biofarmacêutico, o investimento e os custos finais dos produtos são muito elevados, o que, somado ao término dos períodos de proteção patentária de medicamentos biológicos, amplifica a discussão sobre a regulamentação, registro e comercialização de medicamentos biossimilares, tanto por parte das empresas produtoras de biofármacos, quanto por parte do governo, ressaltando-se a responsabilidade desse último sobre a política pública de aumento do acesso populacional a medicamentos eficazes, seguros e de qualidade, com custo compatível, incluindo as possíveis cópias.

A agência europeia, a EMA, foi a primeira a regulamentar e aprovar o registro de biossimilares em 2005, seguida pela *Health Canada*. A FDA não publicou, até o momento, legislação ou guia específico relacionado ao tema, mas há uma iniciativa legal relacionada à reforma no sistema de saúde norte-americano, que possui seção específica para os chamados *Follow-on Biologics*.[38]

A Anvisa também não publicou regulamentação específica para os biossimilares e não utiliza esse termo, definindo, em relação a esse tema, os seguintes conceitos, oriundos da RDC nº 315/2005 já citada:

- medicamento biológico novo: é o medicamento biológico que contém molécula com atividade biológica conhecida, ainda não registrada no Brasil e que tenha passado por todas as etapas de fabricação (formulação, envase, liofilização, rotulagem, embalagem, armazenamento, controle de qualidade e liberação do lote de medicamento biológico novo para uso);
- medicamento biológico: é o medicamento biológico que contém molécula com atividade biológica conhecida, já registrada no Brasil e que tenha passado por todas as etapas de fabricação (formulação, envase, liofilização, rotulagem, embalagem, armazenamento, controle de qualidade e liberação do lote de produto biológico para uso).

Entretanto, o tema continua em discussão e a Anvisa publicou a Consulta Pública (CP) n.º 49, de 24 de maio de 2010,[39] na qual constam os seguintes conceitos:

- "produto biológico comparador: é o produto biológico já registrado na Anvisa com base na submissão de um dossiê completo, e que já tenha sido comercializado no País";
- "comparabilidade: é a comparação científica, no que diz respeito a parâmetros não clínicos e clínicos em termos de qualidade, eficácia e segurança, de um produto biológico com um produto biológico comparador, com o objetivo de estabelecer que não exista diferenças detectáveis em termos de qualidade, segurança e eficácia";
- "via de desenvolvimento por comparabilidade: é a via regulatória que poderá ser utilizada por um produto biológico para obtenção de registro junto à autoridade regulatória, na qual foi utilizado o exercício de comparabilidade em termos de qualidade, eficácia e segurança, entre o produto desenvolvido para ser comparável e o produto biológico comparador".

A CP n.º 49/2010 propõe como documentação para o registro, além dos documentos administrativos, o relatório técnico com a comprovação dos estudos visando à comparabilidade entre o produto biológico a ser registrado e o produto biológico comparador em termos de: caracterização físico-química (atividade biológica, estabilidade, produtos de degradação); estudos não clínicos (toxicidade cumulativa, toxicidade reprodutiva, mutagenicidade, carcinogenicidade);

estudos clínicos (farmacocinética, farmacodinâmica, segurança e eficácia clínica, imunogenicidade). No caso dos estudos clínicos, a agência propõe que os produtos a serem registrados demonstrem que são iguais ou superiores em sua eficácia clínica em relação ao produto biológico comparador, diferentemente da regra europeia, que pede que esses demonstrem que não são inferiores. Essa diferença conceitual levará à realização de estudos clínicos de Fase II e/ou III muito mais complexos e caros, limitando o aparecimento de cópias com preços menores que os produtos existentes. Vale mencionar que essa discussão está sendo travada no mundo todo e que poucos são os consensos, porém, o que se aponta é que aparentemente se está tomando um partido que não contribuirá para o desenvolvimento do setor.

## Medicamentos específicos

Correspondem a soluções de grande e pequeno volume, parenterais e não parenterais (água para injeção, soluções de glicose, de cloreto de sódio ou demais compostos eletrolíticos ou açúcares); opoterápicos; medicamentos a base de vitaminas e/ou minerais e/ou aminoácidos, isolados ou associados com pelo menos um dos componentes acima dos limites nutricionais (resoluções RDC n.º 269/2005 e 132/2003).

## Medicamentos fitoterápicos

São medicamentos obtidos a partir de plantas medicinais. São obtidos empregando-se exclusivamente derivados de droga vegetal (extrato, tintura, óleo, cera, exsudato, suco, e outros). Não é objeto de registro como medicamento fitoterápico, planta medicinal ou suas partes, após processos de coleta, estabilização e secagem, podendo ser íntegra, rasurada, triturada ou pulverizada.

Os fitoterápicos também devem ter garantia de qualidade, efeitos terapêuticos comprovados, composição padronizada e segurança de uso para a população. A eficácia e a segurança devem ser validadas por meio de levantamentos etnofarmacológicos, documentações tecnocientíficas em bibliografia e/ou publicações indexadas e/ou estudos farmacológicos e toxicológicos pré-clínicos e clínicos, enquanto a qualidade deve ser alcançada mediante o controle das matérias-primas, do produto acabado, materiais de embalagem, formulação farmacêutica e estudos de estabilidade.

O registro de fitoterápicos na Anvisa segue o disposto na lei n.º 6.360/73 regulamentado pelo decreto n.º 79.094/77. Tem como regulamentos específicos a resolução RDC n.º 48/04, complementada pelas seguintes: resolução RE n.º 88/04 (lista de referências bibliográficas para avaliação de segurança e eficácia), resolução RE n.º 89 (lista de registro simplificado), resolução RE n.º 90/04 (guia para a realização de estudos de toxicidade pré-clínica) e resolução RE n.º 91/04 (guia para realização de alterações, inclusões, notificações e cancelamentos pós-registro).

## Medicamentos dinamizados

São medicamentos preparados a partir de substâncias submetidas a triturações sucessivas ou diluições seguidas de sucussão, ou outra forma de agitação ritmada, com finalidade preventiva ou curativa, a serem administrados conforme a terapêutica homeopática, homotoxicológica ou antroposófica. Seu registro é regulamentado pela RDC n.º 26/2007 que se refere aos medicamentos homeopáticos, antroposóficos e anti-homotóxicos.

## GARANTIA DA QUALIDADE DOS MEDICAMENTOS

Considerando-se o medicamento como o produto de uma série de procedimentos técnicos especializados, as seguintes etapas podem ser destacadas, de forma geral:[40]

- desenvolvimento da formulação (fármaco e excipientes) e da forma farmacêutica (processos de manufatura que incluem o estudo das condições de acondicionamento e embalagem) em escala piloto;
- transposição da escala piloto para escala industrial;
- estudos de estabilidade;
- desenvolvimento e validação de métodos analíticos e especificações;
- obtenção do registro sanitário.

Como resultado, os farmacotécnicos envolvidos no desenvolvimento devem obter a formulação, a forma farmacêutica, o processo de fabricação e o mecanismo de liberação do fármaco mais adequados ao objetivo terapêutico do medicamento, considerando, ainda, que as características e especificações devem se manter inalteradas pelo prazo de validade determinado por meio dos estudos de estabilidade, garantindo ao consumidor qualidade, eficácia e segurança durante o uso.[2,41,42]

Fator de vital importância, no que se refere ao controle e à garantia da qualidade dos medicamentos, corresponde ao cumprimento das BPF, normas que evoluíram a partir de episódios do passado que envolveram intoxicação e morte de pacientes, e que visam à obtenção de lotes industriais para os quais a homogeneidade intralote e interlotes seja mantida, dentro das especificações previamente desenvolvidas e aprovadas, constantes no processo de registro sanitário do medicamento junto à autoridade regulatória. Hoje em dia, vários guias e diretrizes sobre as BPF são disponibilizados por organizações como a FDA, Conferência Internacional sobre a Harmonização de Normas Técnicas para o Registro de Produtos Farmacêuticos para Uso Humano (ICH), OMS e, no Brasil, pela Anvisa.[40,43]

Em relação às BPF no Brasil, a Secretaria Nacional de Vigilância Sanitária publicou a portaria n.º 16, de 6 de março de 1995, estabelecendo o regulamento técnico e o roteiro para verificação do cumprimento das BPF pelas indústrias farmacêuticas, sendo que, somente em 2001, a Anvisa atualizou o regulamento e o roteiro por meio da publicação da Resolução RDC 134/2001, seguindo as novas diretrizes da OMS divulgadas a partir de 1992, que incluíam o conceito de validação para processo, limpeza e métodos analíticos. Adicionalmente, a exigência de certificado de BPF passou a fazer parte de todos os atos regulatórios a partir de 2003, ou seja, a empresa que não possui o referido certificado fica impedida de protocolar qualquer pleito na Anvisa.[15]

Cabe ressaltar que os mecanismos de controle após a obtenção do registro são fundamentais para a manutenção da qualidade, a eficácia e a segurança no uso dos medicamentos, destacando-se dois temas: alterações pós-registro e farmacovigilância.

O conceito relacionado à necessidade de controlar as alterações pós-registro surgiu no Brasil com a publicação da segunda revisão da resolução sobre Registro de Medicamentos Genéricos, com a inclusão de um guia (Resolução RE n.º 893/2003) que continha as bases técnicas a serem seguidas pelo fabricante do medicamento quando fosse necessário alterar excipiente, local de fabricação, processos, tamanho do lote, material de acondicionamento, fornecedor do fármaco, rota de síntese, entre outros, a qualquer tempo após o início da comercialização de um genérico já aprovado com base nos testes de equivalência farmacêutica e bioequivalência. O fabricante deveria demonstrar que a alteração pretendida não causaria impacto na qualidade, estabilidade e bioequivalência do genérico em relação ao seu respectivo medicamento de referência.[15]

Nesse contexto, o chamado guia de pós-registro passou a ser aplicado também aos medicamentos novos e similares, o que causou reações contrárias por parte do setor regulado, que alegou que sua aplicação ficava prejudicada no caso de medicamentos registrados segundo normas anteriores, concebidas a partir de critérios distintos. Assim, em 2006, a Anvisa criou um Grupo Técnico que incluiu profissionais do setor regulado, visando estudar o tema e propor alterações na RE n.º 893/2003 compatibilizando risco sanitário, avanços no processo de registro e a dinâmica do setor farmacêutico. Tais estudos culminaram na publicação de instruções normativas que enfocam, por exemplo, a alteração do local de fabricação, entre outros temas estabelecidos como prioridade nas discussões do referido grupo.[15] Entretanto, considerando-se a importância do pós-registro, não fica claro se essa é a melhor alternativa. Porém, há também que se considerar que a própria Anvisa tem dificuldades para cumprir os prazos na análise das solicitações de alterações pós-registro.

A farmacovigilância ou vigilância pós-comercialização (Fase IV), segundo a OMS, é a ciência e as atividades relativas à detecção, avaliação, compreensão e prevenção de efeitos adversos ou quaisquer outros possíveis problemas relacionados a medicamentos.[44]

Pode-se dizer que os objetivos específicos da farmacovigilância são: melhorar o cuidado e a segurança do paciente em relação ao uso de medicamentos e todas as intervenções médicas ou paramédicas; melhorar a saúde pública; contribuir na avaliação do benefício, dano (malefício), efetividade e risco dos medicamentos; promover a compreensão, educação e treinamento clínico em farmacovigilância e sua efetiva comunicação com o público. Assim, está envolvida na detecção precoce de novas reações adversas aos medicamentos (RAM) para a melhoria da prática da terapêutica racional e depende da participação dos profissionais de saúde no processo de vigilância, especialmente por meio da notificação voluntária de suspeita de reações adversas, visando à proteção e à promoção da saúde pública.[44,45]

Com relação à importância da participação de farmacêuticos no processo de notificação de suspeita de RAM, a partir de farmácias comunitárias e envolvendo plano de ação que se baseia no seguimento farmacoterapêutico, a experiência em Cuba tem demonstrado que é possível, frente a suspeita de um problema relacionado a medicamento caracterizado como RAM, acessar o programa de farmacovigilância do país e promover as ações necessárias para resolver e prevenir o problema em questão.[46]

Nesse sentido, há que se considerar que os nobres propósitos da farmacovigilância no Brasil só serão cumpridos plenamente na medida em que os profissionais da saúde estiverem conscientes sobre seu papel de notificadores das suspeitas de RAM e a própria Anvisa puder dar as respostas a esses profissionais, retroalimentando o sistema, dentro do que se pode chamar de Boas Práticas de Farmacovigilância.

## CONSIDERAÇÕES FINAIS

Como ficou demonstrado ao longo deste capítulo, a segurança e a eficácia de um medicamento são garantidas por meio da análise e acompanhamento do processo de desenvolvimento da pesquisa clínica, seja nas fases pré-clínicas, seja nas fases clínicas e, depois, na vigilância pós-mercado (farmacovigilância). Em relação a essa fase (pesquisa clínica), o Brasil enfrenta importantes obstáculos, pois a capacidade de análise da Anvisa na área de produtos novos têm deixado muito a desejar, devido a uma burocracia que se autoalimenta e não consegue diminuir os prazos de análise e, tampouco, consegue dar respostas adequadas na circulação de produtos nas fronteiras (caso de importação de materiais ou equipamentos para a realização de pesquisas).

Ademais, o outro órgão fundamental para a condução das pesquisas clínicas é a Comissão Nacional de Ética em Pesquisa (CONEP), subordinado ao CNS, que tem outra burocracia autofágica e desconhece completamente a dinâmica do processo de pesquisa clínica, apesar de muito bem intencionada.

O fato a ser enfrentado pelo Estado brasileiro é se a pesquisa clínica não for destravada (não se está dizendo descontrolada), o Brasil perderá, mais uma vez, uma oportunidade histórica de se introduzir no rol das nações que, ao invés de consumir, produzem ciência. E isto é muito mais verdade na área de produtos biológicos, na qual o debate está começando e estão sendo dados passos equivocados (usar o critério de superioridade ao invés do critério de não inferioridade no registro de cópias), o que, com certeza, mais uma vez, responde muito mais à vontade da *big farma* do que às necessidades da saúde dos brasileiros.

A questão da qualidade, como ficou claro, é produto da existência de uma indústria madura, responsável, exportadora e, sobretudo, que é frequentemente fiscalizada em relação às suas BPF. O resto é folclore. Tirar amostras do mercado, por exemplo, é ignorância. Tem que existir fiscalização e as empresas tem que valorizar seu capital moral que, uma vez afetado, deve ser irrecuperável. Por esse capital deve também velar a Anvisa.

Finalmente, o acesso – certamente, o mais crucial dos temas relativos aos medicamentos. A construção do acesso é fruto de políticas que cruzam vetores de financiamento com vetores assistenciais baseados em evidências, protocolos, melhores práticas. A segunda parte está sendo construída em todo o mundo. Alguns países, como a Inglaterra e o Canadá, estão alguns passos à frente na forma de construir processos de análise de melhores práticas. Mas, o Brasil também está no caminho. O papel do setor privado é algo totalmente em aberto e sem discussão alguma – tem-se que trazer o setor privado para a incorporação de tecnologia e seu financiamento e garantia de acesso!

E aí resta a grande questão para o SUS – como financiar a assistência farmacêutica no Brasil? A experiência da distribuição de medicamentos de diabetes e hipertensão na rede de farmácias privadas está dando excelentes resultados (Programa Farmácia Popular do Brasil), portanto, existe um caminho desenhado. Com relação aos produtos de alto custo, também a rede de distribuição estatal vem funcionando bem, talvez, vis-à-vis a experiência da farmácia popular valha a pena avaliar o custo da solução agora adotada e pensar em uma proposta integrada para a distribuição de medicamentos.

Portanto, existem soluções, falta encontrar a maneira de financiá-las. Assistência médica sem assistência farmacêutica é um equívoco!

## REFERÊNCIAS

1. Sevalho G. O medicamento percebido como objeto híbrido: uma visão crítica do uso racional. In: Acurcio FA. Medicamentos e assistência farmacêutica. Belo Horizonte: Coopmed, 2003, p. 1-8.

2. Storpirtis S. Ética na qualidade dos medicamentos e sua relação com parâmetros de biodisponibilidade, segurança e eficácia. In: Novaes MRG, Lolas F, Quezada A. Ética e farmácia – uma abordagem latino-americana em saúde. Brasília, DF: Thesaurus, 2009. p. 159-93.

3. Díez JEB, Albaladejo MF. Aspectos sociológicos del empleo de medicamentos. In: Princípios de farmacología clínica. Bases científicas de la utilización de medicamentos. Barcelona: Masson, 2002. p. 271-81.

4. Barros JAC. Políticas farmacêuticas: a serviço dos interesses da saúde? Brasília, DF: Unesco, 2004.

5. Barros JAC. Ampliando o acesso aos medicamentos – a questão das enfermidades negligenciadas. In: Barros JAC. Os fármacos na atualidade – antigos e novos desafios. Brasília, DF: Agência Nacional de Vigilância Sanitária, 2008. p. 79-88.

6. Helman CG. Cultura e farmacologia: drogas, álcool e tabaco. Cultura, Saúde e Doença, 2009;179-202.

7. Storpirtis S. Princípios de biodisponibilidade, bioequivalência, equivalência farmacêutica e terapêutica de medicamentos. In: Guilhoto LMF, Storpirtis S. O impacto da diversificação de formulações de drogas epilépticas na prática clínica. São Paulo: Leitura Médica, 2010. p. 17-43.

8. Acurcio FA. Medicamentos e assistência farmacêutica. Belo Horizonte: Coopmed, 2003.

9. Garrafa V. Reflexão sobre políticas públicas brasileiras de saúde e bioética. In: Fortes PAC, Zoboli ELCP. Bioética e saúde pública. São Paulo: Centro Universitário São Camilo/Loyola, 2003. p. 49-61.

10. Nascimento MC. Medicamentos – ameaça ou apoio à saúde. Rio de Janeiro: Vieira & Lent, 2003.

11. Brasil. Ministério da Saúde. Agência Nacional de Vigilância Sanitária. Portaria MS/GM nº 3.916 de 30 de outubro de 1998. Aprova a Política Nacional de Medicamentos. Brasília, DF, 1998.

12. Brasil. Ministério da Saúde. Secretaria de Políticas de Saúde. Departamento de Atenção Básica. Gerência Técnica de Assistência Farmacêutica. Brasília, DF: Ministério da Saúde, 2001.

13. Pianetti GA. Política nacional de medicamentos. In: Gomes MJM, Reis AMM. Ciências farmacêuticas – uma abordagem em farmácia hospitalar. São Paulo: Atheneu, 2000. p. 301-10.

14. Storpirtis S, Bueno MM. A vigilância sanitária e a política nacional de medicamentos no Brasil: medica-

mentos genéricos, similares e novos. In: Storpirtis S et al. Farmácia clínica e atenção farmacêutica. Rio de Janeiro: Guanabara Koogan, 2008. p. 25-36.

15. Bueno MM, Storpirtis S. Aspectos regulatórios e perspectivas para o registro e o pós-registro de medicamentos genéricos e similares no Brasil. In: Storpirtis S et al. Biofarmacotécnica. Rio de Janeiro: Guanabara Koogan, 2009. p. 231-43.

16. Storpirtis S, Gai MN. Biofarmacotécnica: princípios de biodisponibilidade, bioequivalência, equivalência farmacêutica, equivalência terapêutica e intercambialidade de medicamentos. In: Storpirtis S et al. Biofarmacotécnica. Rio de Janeiro: Guanabara Koogan, 2009. p. 3-11.

17. Brasil. Ministério da Saúde. Conselho Nacional de Saúde. Resolução nº 338 de 06 de maio de 2004. Aprova a Política Nacional de Assistência Farmacêutica. Brasília, DF, 2004.

18. Teixeira CF, Paim JS, Vilasbôas AL. SUS, modelos assistenciais e Vigilância da Saúde. In: Rozenfeld S. Fundamentos da Vigilância Sanitária. Rio de Janeiro: Editora FIOCRUZ, 2000. p. 49-60.

19. Negri B, Viana ALA. O Sistema Único de Saúde em dez anos de desafios. São Paulo: Sobravime/Cealag, 2002.

20. Cordeiro BC, Reynaud F. Atenção farmacêutica: evolução ou revolução? In: Cordeiro BC, Leite SN. O farmacêutico na atenção à saúde. Itajaí: Univali, 2005. p. 53-70.

21. Marques DCM, Jeremias SA. Uma carência do Sistema Único de Saúde (SUS): a assistência farmacêutica íntegra. In: Storpirtis S et al. Farmácia clínica e atenção farmacêutica. Rio de Janeiro: Guanabara Koogan, 2008. p. 15-24.

22. Ivama A, Jaramillo NM. A educação farmacêutica no contexto de mudança do modelo de atenção à saúde e reorientação da prática farmacêutica. In: Storpirtis S et al. Farmácia clínica e atenção farmacêutica. Rio de Janeiro: Guanabara Koogan, 2008. p. 317-31.

23. Witzel MDRF. Aspectos conceituais e filosóficos da assistência farmacêutica, farmácia clínica e atenção farmacêutica. In: Storpirtis S et al. Farmácia clínica e atenção farmacêutica. Rio de Janeiro: Guanabara Koogan, 2008. p. 336-48.

24. Wannmacher L. Quanto é evidente a evidência na saúde. In: autores? Uso racional de medicamentos: temas selecionados, Brasília, DF: Organização Pan-americana da Saúde/Organização Mundial da Saúde, 2006. v. 3. n. 5.

25. Novaes MRG, Matheus CMR, Delfino de Faría AV. Ética na Farmacoterapia e Correntes da Medicina Contemporânea. In: Novaes MRG, Lolas F, Quezada A. Ética e farmácia – uma abordagem latino-americana em saúde. Brasília, DF: Thesaurus, 2009. p. 93-130.

26. Brasil. Ministério da Saúde. Secretaria de Ciência, Tecnologia e Insumos Estratégicos. Departamento de Assistência Farmacêutica e Insumos Estratégicos. Relação Nacional de Medicamentos Essenciais - Rename. Brasília, DF: Editora do Ministério da Saúde, 2006.

27. Souza ZP. Legislação farmacêutica. In: Gomes MJM, Reis AMM. Ciências farmacêuticas – uma abordagem em farmácia hospitalar. São Paulo: Atheneu, 2000. p. 179-90.

28. Sertié JAA, Gil S, DeLucia R. Princípios gerais da farmacoterapêutica. In: DeLucia R, Oliveira-Filho RM. Farmacologia integrada. 2. ed. Rio de Janeiro: Revinter, 2004. p. 105-11.

29. Allen Jr. Popovich NG, Ansel HC. Desenvolvimento e processo de aprovação de novos medicamentos. In: autores? formas farmacêuticas e sistemas de liberação de fármacos. 8. ed. Porto Alegre: Artmed, 2005. p. 40-81.

30. Melo MGM. A regulamentação sanitária e sua influência na definição do cenário farmacêutico do país. In: Acurcio FA. Medicamentos e assistência farmacêutica. Belo Horizonte: Coopmed, 2003. p. 69.

31. Souto AC. Saúde e política: a vigilância sanitária no Brasil. São Paulo: Sociedade Brasileira de Vigilância de Medicamentos, 2004.

32. Bueno MM, Rech N. Insumos farmacêuticos – aspectos técnicos, científicos e regulatórios. In: Storpirtis S et al. Biofarmacotécnica. Rio de Janeiro: Guanabara Koogan, 2009. p. 12-20.

33. Chaves JG, Gomes CAP, Pereira LAM. Setor Farmacêutico – necessidade da saúde pública e oportunidade para o desenvolvimento econômico e social do Brasil. In: Acurcio FA. Medicamentos e assistência farmacêutica. Belo Horizonte: Coopmed, 2003. p. 71-81.

34. Brasil. Ministério da Saúde. Agência Nacional de Vigilância Sanitária. Resolução RDC nº 29, de 10 de agosto de 2010. Dispõe sobre certificação de Boas Práticas de Fabricação para fabricantes internacionais de insumos farmacêuticos ativos. Brasília, DF, 2010.

35. Brasil. Ministério da Saúde. Agência Nacional de Vigilância Sanitária. Gerência de Medicamentos Novos, Pesquisa e Ensaios Clínicos (GEPEC) [Internet]. Como a Anvisa avalia o registro de medicamentos novos no Brasil. Brasília, DF, 20 de janeiro de 2005. [citado 2012 Jan. 12]. Disponível em http://www.anvisa.gov.br/medicamentos/registro/registro_novos.htm.

36. Araújo LU, Albuquerque KT, Kato KC et al. Medicamentos genéricos no Brasil: panorama histórico e legislação. Rev Panam Salud Publica. 2010;28:480-92.

37. Nogueira T. Biossimilares: aspectos científicos e regulatórios. 2010. 35 p. Trabalho de Conclusão (Curso de Farmácia-Bioquímica) – Faculdade de Ciências Farmacêuticas da USP, São Paulo, 2010.

38. Kingham RF, Lietzan E. Current regulatory and legal considerations for follow-on biologics. Clinical Pharmacology & Therapeutics. 2008;84:633-5.

39. Brasil. Ministério da Saúde. Agência Nacional de Vigilância Sanitária. Consulta Pública nº 49, de 24 de maio de 2010, publicada em Diário Oficial da União em 25 de maio de 2010.

40. Singh AK, Santoro MIRM. Qualidade, fiscalização e controle na fabricação de medicamentos. In: Guilhoto LMF, Storpirtis S. O impacto da diversificação de formulações de drogas epilépticas na prática clínica. São Paulo: Leitura Médica, 2010. p. 47-62.

41. York P. Delineamento de formas farmacêuticas. In: AULTON, M.E. Delineamento de Formas Farmacêuticas. Porto Alegre: Artmed, 2ª ed., 2005. p. 17-28.

42. Allen Jr. Popovich NG, Ansel HC. Desenvolvimento de formas farmacêuticas: considerações farmacêuticas e de formulação. In: autores Formas farmacêuticas e sistemas de liberação de fármacos. 8. ed. Porto Alegre: Artmed, 2005. p. 111-203.

43. Allen Jr. Popovich NG, Ansel HC. Boas práticas de fabricação e de manipulação. In: autores Formas farmacêuticas e sistemas de liberação de fármacos. 8. ed. Porto Alegre: Artmed, 2005. p. 82-107.

44. Dias MF. Introdução à farmacovigilância. In: Storpirtis S et al. Farmácia clínica e atenção farmacêutica. Rio de Janeiro: Guanabara Koogan, 2008. p. 46-63.

45. Buendia MMB. Antecedentes y hallazgos históricos que han permitido el desarrollo de la farmacovigilancia. In: Pastrana LIC, Gómez-Olivan LM. Farmacovigilancia en México: de la teoria a la práctica. Toluca: Universidad Autónoma del Estado de México, 2010. p. 11-24.

46. Camps IBB, Hernández IR. Farmacovigilancia comunitária: una propuesta para su implantación a partir de la experiencia cubana. In: Pastrana LIC, Gómez-Olivan LM. Farmacovigilancia en México: de la teoria a la práctica. Toluca: Universidad Autónoma del Estado de México, 2010. p. 239-60.

# Telemedicina

Raymundo Soares de Azevedo Neto
Chao Lung Wen

## DESTAQUES

- A Telemedicina é a combinação dos recursos contemporâneos de telecomunicação com as ferramentas, aplicações das tecnologias computacionais e métodos de investigação médica voltados para a prestação não presencial de serviços assistenciais na área de saúde, realização de educação interativa digital para estudantes e profissionais, e organização de rede de Teleciência.
- A Telemedicina é também uma estratégia de articulação do sistema de saúde com o objetivo de otimizar as ações assistenciais, de modo a tornar mais eficiente os processos e melhorar a qualidade do atendimento e da relação com o paciente.
- O paciente oncológico demanda atenção continuada dos profissionais de saúde, o que leva à necessidade de contato frequente e algumas vezes, contínuos, com as equipes clínico-hospitalares. A Telemedicina é capaz de complementar parte dessa necessidade assistencial.
- Entre os sintomas gerais que mais comumente afetam o paciente com câncer estão a dor e a depressão. Esses sintomas podem ser reconhecidos e tratados ao se utilizarem recursos de Telemedicina, que aumenta a frequência de contatos entre o paciente e a equipe responsável por seu tratamento.

## BREVE HISTÓRICO

Em sentido amplo, a Telemedicina (TM) envolve o uso das tecnologias de informação, especialmente as de telemática com interatividade de duas vias com áudio e vídeo, aliadas ao uso de sistemas computacionais, equipamentos digitais de monitoramento e diagnóstico e de telemetria, para fornecer serviços na área de saúde a pacientes fora do ambiente clínico--hospitalar, de forma a propiciar uma oportunidade de relacionamento maior entre os profissionais de saúde e seus pacientes, ao eliminar as barreiras geográficas e temporais.

Além disso, sistemas de TM facilitam o intercâmbio sobre os dados e informações de pacientes entre os diferentes níveis de atenção à saúde (primária, secundária e terciária), o que favorece uma otimização dos recursos disponíveis na rede assistencial com vistas ao aumento da qualidade da prestação dos serviços e consequente benefício dos pacientes.

Com o surgimento do rádio, do telégrafo e do telefone no século XIX, alguns modelos de atenção à saúde foram colocados em prática, e podem ser considerados um embrião do que viria a ser a TM no século seguinte.[1]

A rigor, a TM, nos moldes como é concebida hoje em dia, teve seu nascimento em 1964, com a utilização de um circuito fechado de televisão entre dois hospitais psiquiátricos localizados nas cidades de Omaha e Norfolk, Nebraska, Estados Unidos,[2] distantes uma da outra em 180 km. Foi usado para permitir interconsultas entre especialistas e generalistas, e facilitar a instrução e o treinamento dos profissionais no próprio local de trabalho.

Em 1967, outra iniciativa pioneira foi a montagem de um circuito audiovisual por micro-ondas entre o Massachusetts General Hospital e o Aeroporto Internacional Logan, em Boston, Estados Unidos. Esse sistema permitia o atendimento médico a viajantes e funcionários do aeroporto, realizado por enfermeiras no local supervisionado por médicos que tinham como base o hospital.[1]

A partir dessas experiências inaugurais, a TM, pouco a pouco, ganha adeptos, especialmente na América do Norte e na Europa, e hoje em dia está mais bem desenvolvida e incorporada ao sistema de saúde de vários países daqueles continentes.

## CONCEITOS E DEFINIÇÕES

Existem muitas definições para a TM, as quais podem mudar segundo suas aplicações e características, e com o surgimento e incorporação de novas tecnologias. Delimitar as áreas de atuação da TM é tão complexo quanto definir todas as áreas que a informática pode ser aplicada. Porém, estabeleceram-se algumas características básicas da TM:

- distância física entre comunidades: as que necessitam e a que provê o serviço médico;
- uso de tecnologias digitais para realizar a assistência, em substituição da presença física;
- disponibilidade de equipe médica e de profissionais de saúde treinados para prestar o serviço;
- disponibilidade de profissionais das áreas de tecnologia responsáveis pelo desenvolvimento e manutenção da infraestrutura tecnológica digital de TM;
- sistematização do processo de teleassistência com desenvolvimento de protocolos de dados clínicos;
- estruturação de segurança, qualidade e sigilo dos dados e serviços oferecidos por meio da TM.

Com base nessas características, podemos dizer que a TM não é uma atividade exclusivamente médica, mas o resultado da união de profissionais de saúde e de tecnologia, que forma uma importante sinergia para o desenvolvimento de atividades que visam a promover a saúde.

Apesar de haver alguns consensos entre acadêmicos e profissionais da área de saúde, a TM não pode ser definida monoliticamente, uma vez que ainda se constitui numa novidade dentro da área de saúde. O Conselho Federal de Medicina (CFM), na Resolução nº 1.643/2002, designa a TM como o exercício da Medicina por meio da utilização de metodologias interativas de comunicação audiovisual e de dados, com o objetivo de assistência, educação e pesquisa em saúde.

Em 30 de abril de 2019, entrou em vigência o novo código de Ética Médica do CFM, que eliminou a proibição de realização de cuidados aos pacientes com o uso da telemedicina, e indica que os aspectos relacionados com o uso de tecnologias serão definidos em resoluções específicas, conforme transcrito a seguir do Capítulo V, artigo 37 do referido Código de Ética Médica:

"É vedado ao médico:

(...)

Art. 37. Prescrever tratamento e outros procedimentos sem exame direto do paciente, salvo em casos de urgência ou emergência e impossibilidade comprovada de realizá-lo, devendo, nesse caso, fazê-lo imediatamente após cessar o impedimento, assim como consultar, diagnosticar ou prescrever por qualquer meio de comunicação de massa.

Parágrafo 1º O atendimento médico à distância, nos moldes da telemedicina ou de outro método, dar-se-á sob regulamentação do Conselho Federal de Medicina.

Parágrafo 2º Ao utilizar mídias sociais e instrumentos correlatos, o médico deve respeitar as normas elaboradas pelo Conselho Federal de Medicina."

Neste novo contexto, a Telemedicina tende a ser liberada no Brasil. Cabe ressalvar que a primeira resolução normativa da atividade de Telemedicina que atende a proposição do novo Código de Ética Médica, Resolução 2.227/2018, foi revogada para ampliar a discussão com a comunidade médica, retornando à Resolução de 1643/2002 no momento em que este capítulo foi escrito. É muito importante que, antes de usar recursos de Telemedicina, sejam estruturadas normas e regras para atualizar os códigos de condutas da instituição para a realidade digital (por exemplo: ensino de Ética, Responsabilidade e Segurança Digital), que institui, inclusive, a formação profissional mínima e critério de auditoria de qualidade de serviços prestados.

É ponto comum nas definições de TM a utilização de recursos computacionais e de telecomunicações para a assistência médica a distância. No entanto, há mais dois pontos essenciais que são habitualmente esquecidos ou relegados a segundo plano: a integração do sistema de saúde e a consequente otimização e melhoria da efetividade e qualidade dos serviços prestados; e a educação continuada do profissional de saúde em seu local de trabalho. Desse modo, esses três pontos formam a base conceitual da TM.

## REFLEXÃO SOBRE SISTEMA DE SAÚDE E A TM

A evolução das tecnologias computacionais e o barateamento dos meios de comunicação facilitam o acesso de diversos recursos interativos que outrora tinham custos proibitivos. Um exemplo desse tipo de facilidade é o início, no Brasil, dos serviços de telefonia celular de terceira e quarta geração (3G, 4G, 4.5G), e, em breve, de quinta geração (5G), que incluem acesso à internet por banda larga, recurso de videoconferência e fotografia digital de alta definição e velocidade compatível com as necessidades da área médica assistencial. A popularização das tecnologias interativas permite repensar a ampliação das aplicações da TM para outras áreas, principalmente nas profissões reconhecidas pelo Ministério da Educação (MEC) e pelo Ministério da Saúde (MS), assim como aquelas que são relacionadas à saúde. A consolidação do uso da TM nessas profissões abriu as perspectivas de se estruturar uma estratégia de Telessaúde para atenção primária.

A Telessaúde ou Telemedicina, mais do que um recurso tecnológico para proporcionar a realização de atividades a distância, adquire efetividade quando está associada a planos estratégicos que incluam um processo de logística de distribuição de serviços de saúde. Sua vinculação com estratégias é em razão da necessidade de a TM estar inserida dentro de um plano global de ação, ao se considerarem fatores como tempo (momento) e espaço (local geográfico). Isso

significa que a TM deve estar contextualizada em relação ao momento temporal e às características da localidade onde será implantada, para que sejam passíveis de definição os tipos de atividade a serem realizadas. Inserir a TM numa estratégia significa colocá-la numa posição exclusiva e valiosa.

Não é possível, simplesmente, importar a TM e aplicá-la. Quaisquer ações de TM necessitam de adequação, de treinamento da equipe, recursos humanos e uma estratégia de logística de acesso a serviços de saúde. Sua aplicação e efetiva implantação devem acontecer por meio de uma avaliação criteriosa dos diversos fatores que podem agregar valor a uma determinada atividade. Pelo fato da Telessaúde envolver recursos tecnológicos, ela possui custos de implantação e custos de manutenção (equipe, tecnologia e comunicação). Assim, seu uso deverá estar em sincronia com os benefícios que traz, de forma que possa ser sustentada a partir da economia financeira proporcionada, resultante da otimização de processos.

## A SAÚDE SOB O PONTO DE VISTA DA ABORDAGEM INTEGRADA E O PAPEL DA TELESSAÚDE

Existem várias definições que focam na ideia de que a TM consiste no uso da tecnologia para possibilitar cuidados à saúde nas situações em que a distância é um fator crítico. A expansão da aplicação da TM para diversos serviços de saúde proporcionou o surgimento de termos adicionais nessas últimas duas décadas, sendo os mais comuns Telecare, e-Health, Telehealth e, recentemente, eHealh to Mobile Health (m-Health) – todos com o objetivo de ampliar sua abrangência ou se adequar a novas realidades.

Com a popularização das tecnologias interativas, talvez seja a ocasião para se pensar em formar centros de planejamento estratégico de ações para promover a otimização dos processos de diagnóstico e tratamento de doenças e, concomitantemente, implementar ações integradas para reduzir os riscos de surgimento de doenças ou de reincidência, por meio de um processo de acompanhamento personalizado, com educação e incentivo a mudanças de hábito.

Na Disciplina de TM, a Telessaúde é entendida como a convergência entre a humanização e a tecnologia para promover a estruturação da cadeia produtiva de saúde (Figura 107.1).

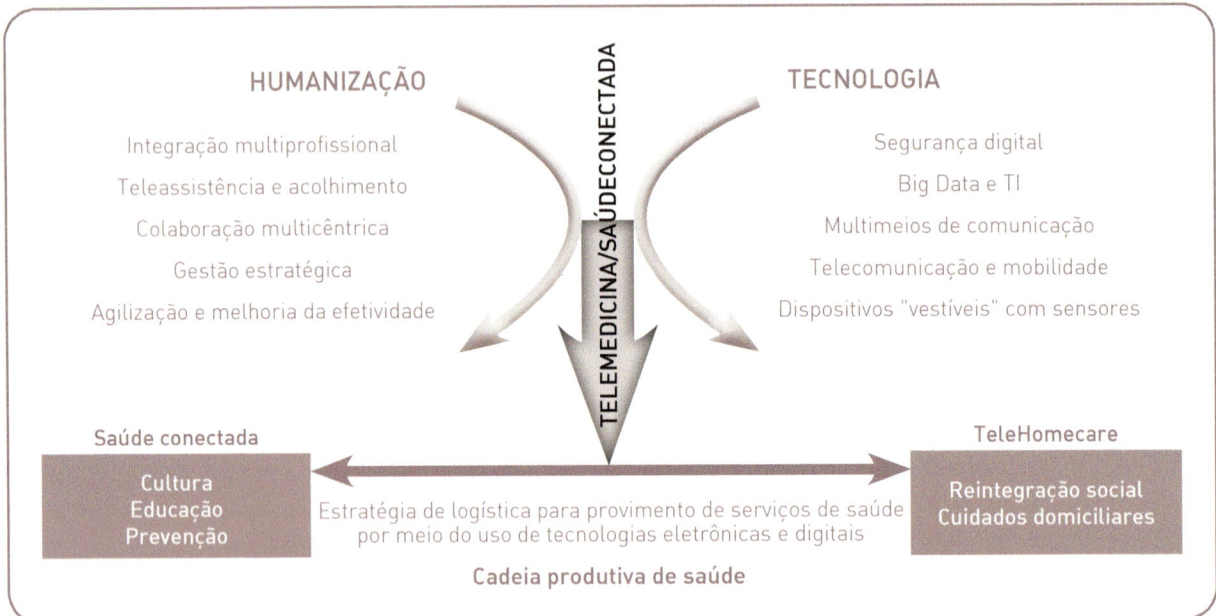

**FIGURA 107.1 –** Necessidade de convergência da aplicação de tecnologias da informação com a humanização dos serviços de saúde, para contribuir com a qualidade da cadeia produtiva na área de saúde.

Fonte: Desenvolvida pela autoria.

O termo "cadeia produtiva" é normalmente utilizado em setores industriais, sendo pouco comum no ambiente da saúde. Ao utilizar, talvez, as facilidades tecnológicas atuais, seja possível desenvolver um novo modelo de relacionamento entre profissionais de saúde e população, para estabelecer uma nova dinâmica, em que o enfoque não seja a cobertura de doenças ou dos riscos de sua disseminação, mas a promoção de educação em saúde com estímulo à qualidade de vida, por meio de uma abordagem mais personalizada e humanizada, o que aumenta os cuidados pós-doenças (telecuidados domiciliares) e reintegra, socialmente, as pessoas com dificuldades físicas.

Podemos compreender a Cadeia Produtiva de Saúde como um processo no qual as modernas tecnologias são usadas para promover ações integradas e multiprofissionais, uma vez que melhoram a qualidade de vida de uma população. Este processo envolve desde a educação para prevenção de doenças (com estímulo para a adoção de hábitos saudáveis), passando pelo diagnóstico e tratamento precoce de doenças, até a utilização da TM de alta complexidade. Porém, a Telemedicina ainda oferece a vantagem de permitir o desenvolvimento de trabalhos de reintegração de pacientes com limitações físicas. Nesse caso, o telecuidado domiciliar e outras atividades complementariam uma abordagem mais ampla da TM e Telessaúde.

## ÁREAS DE ATUAÇÃO DA TM

Podemos agrupar as atividades da TM em três grandes conjuntos (Figura 107.2):

- Educação Interativa Digital Tecnologias Educacionais Interativas: termo que designa o uso de recursos interativos computacionais para ampliar as possibilidades de construção de conhecimentos, seja com aumento das facilidades de acesso a materiais educacionais de qualidade, seja com a permissão de acesso a centros de referência ou a estruturação de novas sistemáticas educacionais (por meio de teleducação interativa ou de tecnologias de apoio à educação presencial).
- Teleassistência e Televigilância Epidemiológica: desenvolvimento de atividades com fins assistenciais a distância, como a segunda opinião especializada. Podem ser desenvolvidos sistemas para integrar atividades assistenciais com educação, vigilância epidemiológica e gestão de processos em saúde.
- Pesquisa multicêntrica/colaboração de Centros de Excelência e da Rede de "Teleciência": integração de diversos centros de pesquisa, de forma a permitir a otimização de tempo e de custos, por meio do compartilhamento de dados, da capacitação e da padronização de métodos.

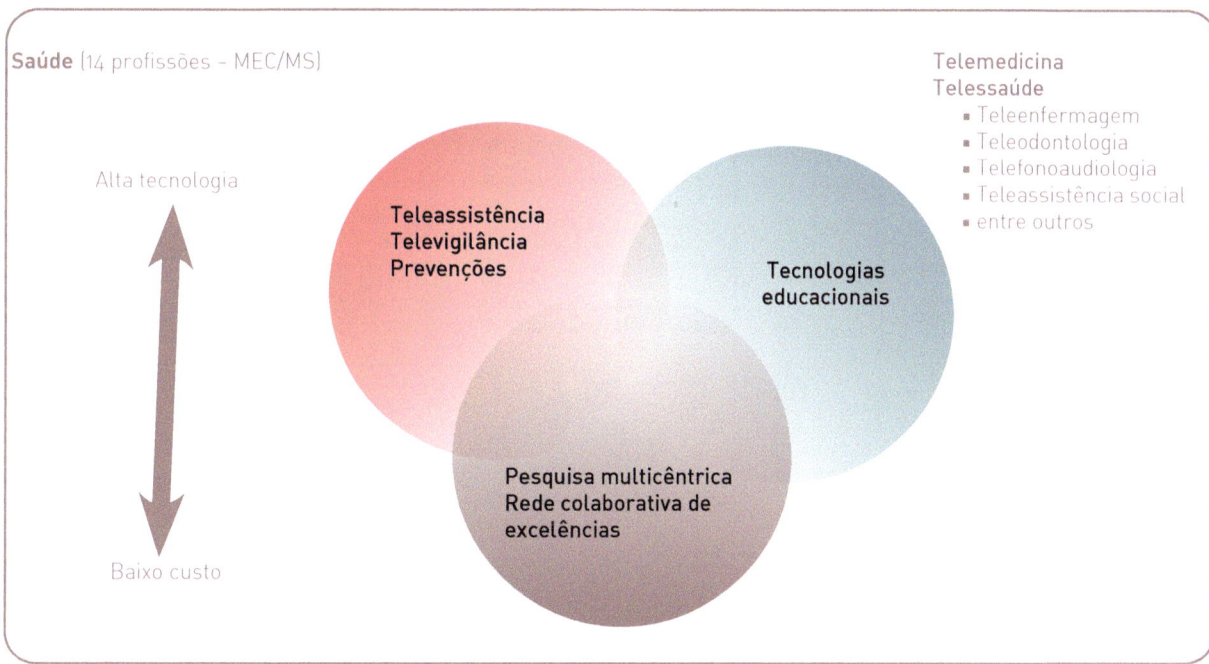

**Saúde** (14 profissões – MEC/MS)

Alta tecnologia

Baixo custo

Teleassistência
Televigilância
Prevenções

Tecnologias
educacionais

Pesquisa multicêntrica
Rede colaborativa de
excelências

Telemedicina
Telessaúde
- Teleenfermagem
- Teleodontologia
- Telefonoaudiologia
- Teleassistência social
- entre outros

**FIGURA 107.2 –** Representação dos três grandes conjuntos de atividades da Telemedicina.
Fonte: Desenvolvida pela autoria.

Com relação ao uso de recursos computacionais e de telemática, alguns termos são de uso comum e merecem definição, a saber:

- **Teleconsulta:** modalidade de atendimento/relacionamento a distância intermediado por áudio e/ou vídeo tanto entre pacientes e profissionais de saúde quanto por profissionais entre si, registrados adequadamente para permitir o devido levantamento futuro do histórico de atendimentos em prontuário do paciente.
- **Teleinterconsulta:** é a interação entre dois médicos para troca de experiências. Em geral, são de especialidades diferentes.
- **Telemonitoramento:** quando se conhece o paciente e realiza-se um acompanhamento contínuo, de forma não presencial, com avaliação presencial periódica.
- **Codec:** refere-se tanto a um equipamento quanto a um programa de computador capaz de codificar e decodificar sinais eletrônicos diversos em sinais digitais para transmissão. O codec transforma um sinal de audiovídeo em codificação digital na origem (de uma sala de videoconferência, por exemplo), e no destino o código digital é recodificado em imagem e som para os participantes em outra sala distante da origem.
- **ISDN (do inglês Integrated-Services Digital Network):** é um conjunto de padrões e protocolos para transmissão digital simultânea de voz, vídeo, dados e outros serviços de rede, que utiliza o circuito originalmente destinado para a rede de telefonia;

- **videoconferência:** comunicação com contato sonoro e visual realizada em tempo real entre pessoas/plateias localizadas em ambientes distanciados e intermediada por equipamentos dedicados a promover essa transmissão (codec) ligados à rede ISDN ou à internet (Figura 107.3).
- **webconferência:** comunicação de áudio e vídeo em tempo real entre pessoas/plateias, mediado por *softwares*/aplicativos instalados em computadores ligados à internet (Figura 107.4).
- **telemetria:** tecnologia que converte sinais biológicos (EGC, por exemplo) em código digital para transmissão do local de origem para pontos distantes.
- **telemicroscopia:** aquisição, processamento e transmissão de imagens obtidas de lâminas preparadas para diversas finalidades diagnósticas (geralmente anatomia patológica, hematologia, citogenética, microbiologia e parasitologia) e colocadas em microscópio. A telemicroscopia pode ser feita com imagens estáticas (coletânea de fotomicroscopias) ou imagens dinâmicas (microscópios motorizados operados a distância ou escaneamento digital completo de lâminas com diferentes lentes).

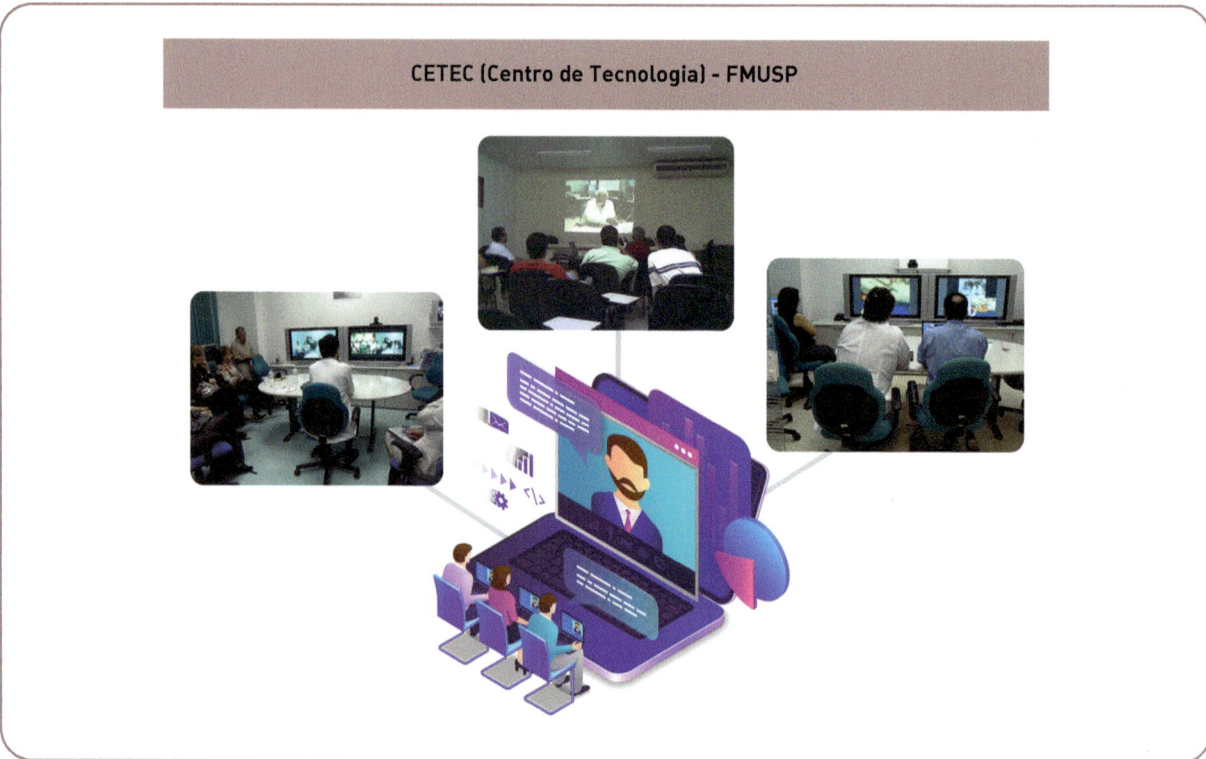

**FIGURA 107.3 –** Videoconferência realizada por meio de codec entre a Faculdade de Medicina da Universidade de São Paulo, em São Paulo, e a Universidade Federal do Amazonas, em Manaus, conectado por linha ISDN.

Fonte: Desenvolvida pela autoria.

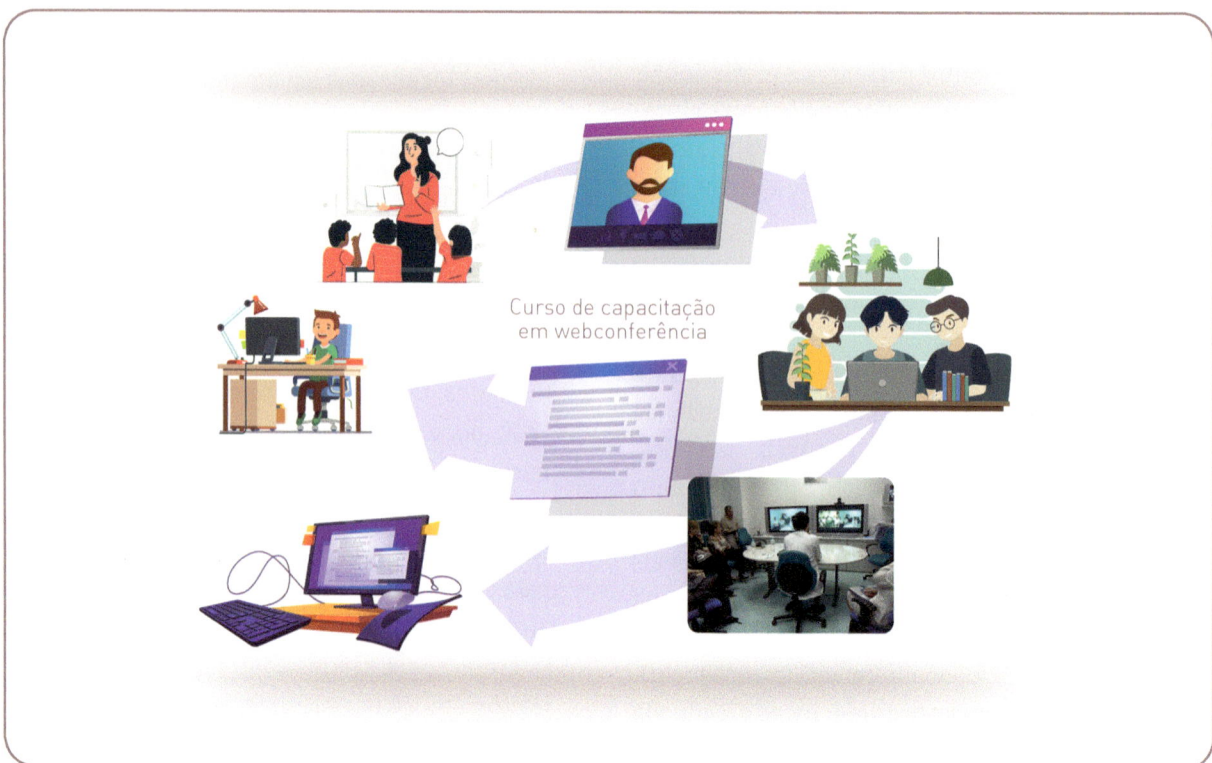

**FIGURA 107.4 –** Webconferência em curso de capacitação realizada pelo CETEC da Faculdade de Medicina da Universidade de São Paulo (USP) para diversos estudantes em pontos remotos de vários estados no Brasil.

Fonte: Desenvolvida pela autoria.

## EDUCAÇÃO INTERATIVA DIGITAL, TELEDUCAÇÃO INTERATIVA E EDUCAÇÃO MEDIADA POR TECNOLOGIA

Em decorrência da rápida expansão dos conhecimentos científicos, é fundamental promover educação permanente para todos os profissionais de saúde, visando à qualificação profissional. As Tecnologias Educacionais Interativas podem ser interessantes recursos para disponibilizar materiais e unidades educacionais a esses profissionais. Para obter a efetiva qualificação profissional, é importante estruturar programas educacionais que estejam de acordo com as realidades e necessidades sociais da região em que o público-alvo está inserido, e desenvolver cuidadosamente um conjunto de ferramentas de avaliação de conhecimentos e capacidades profissionais. Mais do que a disponibilização de cursos, a construção de ambientes para avaliar competências (conhecimento cognitivo, raciocínio, capacidade de decisão, comportamento, capacidade de observação etc.) deve ser um enfoque importante em um processo educacional. A vantagem do uso das tecnologias educacionais é que uma parte dessas avaliações pode ser feita por meio da construção de simuladores de casos clínicos e/ou jogos interativos, que podem ser disponibilizados remotamente.

Dentro do processo educacional, seja presencial ou a distância, a avaliação do estudante constitui etapa de enorme relevância em todo o processo, uma vez que a forma e o conteúdo das avaliações estabelecem um poderoso determinante de como os alunos estudam e aprendem. Os jogos possuem dinâmica própria, objetivos e metas, e estimula o jogador a superar erros. Essa modalidade também ensina o participante a identificar informações relevantes de várias fontes por meio da observação. Os jogos levam, ainda, à tomada de decisões rápidas e à dedução de regras pela experiência e vivência do jogador, em contraposição ao simples recebimento e aceitação. A criação de estratégias para superar problemas e entender sistemas complexos, por meio da experimentação, integra o mecanismo, pois gera atitudes altamente desejadas por educadores referentes ao processo de aprendizagem e de conhecimento. Hoje, dentro dos modelos educacionais, encontra-se grande dificuldade na elaboração de métodos capazes de avaliar habilidades complexas que compreendem inter-relações variadas entre os domínios cognitivo, psicomotor e afetivo-comportamental e, ao mesmo tempo, que sejam válidos, fidedignos e viáveis. Ao buscar

cumprir esses quesitos e avaliar a enorme capacidade de difusão de conhecimentos, de reprodutibilidade e de interatividade da internet, somada às propostas de utilização de jogos como ferramentas educacionais e que aliam aprendizado, motivação e interatividade, cria-se uma alternativa para a construção de um método avaliativo e educacional abrangente: ambientes de raciocínio contextualizados (simulação), desenvolvidos pelos próprios estudantes. O desenvolvimento de simuladores de casos clínicos e jogos interativos em saúde possibilitará criar ferramentas para a avaliação de diversas áreas de domínio de conhecimento de profissionais, tais como raciocínio, decisão, comportamento, observação, pesquisa, entre outros. A difusão desses modelos de avaliação de competência potencializará a implementação de uma estratégia de qualificação profissional em diversas áreas da saúde.

O uso da tecnologia na educação apresenta importante crescimento e consolidação no mundo e no Brasil nesta última década, principalmente em decorrência da evolução da eletrônica, da telecomunicação e da computação, além da popularização da tecnologia, o que possibilitou o acesso de grande parte da população. Além da acessibilidade, a tecnologia promoveu o desenvolvimento de soluções mais seguras e interativas de transmissão de dados e a criação de novas formas de colaboração e aprendizado que não eram possíveis com os métodos convencionais.

Embora a expressão "educação a distância" (EaD) seja amplamente difundida, a disciplina de Telemedicina da Faculdade de Medicina da Universidade de São Paulo (FMUSP) tem trabalhado no desenvolvimento de modelos de Educação Apoiada por Tecnologia, que podem ser utilizados para aumentar a eficiência do aprendizado dos estudantes, tanto na educação convencional quanto na educação direcionada a pontos fisicamente distantes (Educação Interativa Digital ou Educação Conectada Teleducação Interativa). Essa linha de trabalho foi denominada Tecnologia Educacional Interativa.

A eficiência da educação pode ser potencializada quando, além dos aspectos tecnológicos, existe um planejamento das estratégias de comunicação, com a adequação dos materiais educacionais a um estilo de comunicação compatível com o público-alvo (que leva em conta o arquétipo sociocultural) para ajudar no processo de compreensão das informações e, consequentemente, provocar uma melhora no processo de aprendizagem. A utilização de métodos de roteirização e organização de pautas, técnicas comuns na indústria cinematográfica e na televisão, possibilitam organizar a transmissão dos conhecimentos, de forma a torná-la mais "fluída", além de facilitar a identificação e a seleção das informações relevantes. Essa identificação proporciona a aplicação das estratégias de reforço das mensagens significativas dentro da comunicação.

Uma das áreas de destaque das tecnologias educacionais é a possibilidade de construir componentes interativos para ajudar os professores no processo educativo, e os alunos, no aprendizado. Podemos citar como exemplo o Projeto Homem Virtual <www.projetohomemvirtual.org.br>, que usa os recursos da comunicação visual, por meio da computação gráfica tridimensional (3D), para transmitir conhecimentos de forma visual e dinâmica. Por serem unidades flexíveis e utilizáveis de diferentes formas pelos educadores, as sequências do Homem Virtual são designadas como Objetos de Aprendizagem.

O Projeto Homem Virtual é um método de Comunicação Dinâmica e Dirigida (CDD). Consiste na representação gráfica de grande quantidade de informações especializadas de modo agradável, interativo, dinâmico e objetivo. Os objetos de aprendizagem criados a partir do Homem Virtual facilitam a compreensão de assuntos complexos com a ajuda da comunicação roteirizada. Por isso, transformam-se em uma tradução precisa do conhecimento científico, com uma estratégia de comunicação adequada ao público-alvo. Mais do que anatomia 3D, o Homem Virtual é o instrumento que permite a visualização detalhada dos processos fisiológicos, das causas e efeitos das doenças, da ação dos medicamentos e dos procedimentos cirúrgicos. Por exemplo: o mecanismo de invasão de uma célula do fígado pelo vírus da hepatite; como é o processo de marcha de uma pessoa normal e o de uma amputada; como se dão a fonação e a dinâmica das cordas vocais; como funciona a articulação temporomandibular etc. Essa ferramenta, cuja concepção foi iniciada em 2003 pela DTM da Faculdade de Medicina da Universidade de São Paulo (FMUSP), auxilia na capacitação de profissionais de saúde, no ensino dos estudantes da área, na orientação de pacientes e na promoção da saúde do público em geral.

A construção do Homem Virtual é resultado da integração de especialistas científicos em determinados assuntos com especialistas de TM e *digital designers*. Diferentemente das produções de computação gráfica clássicas, o Homem Virtual especifica e detalha cada uma das etapas científicas (Figura 107.5).

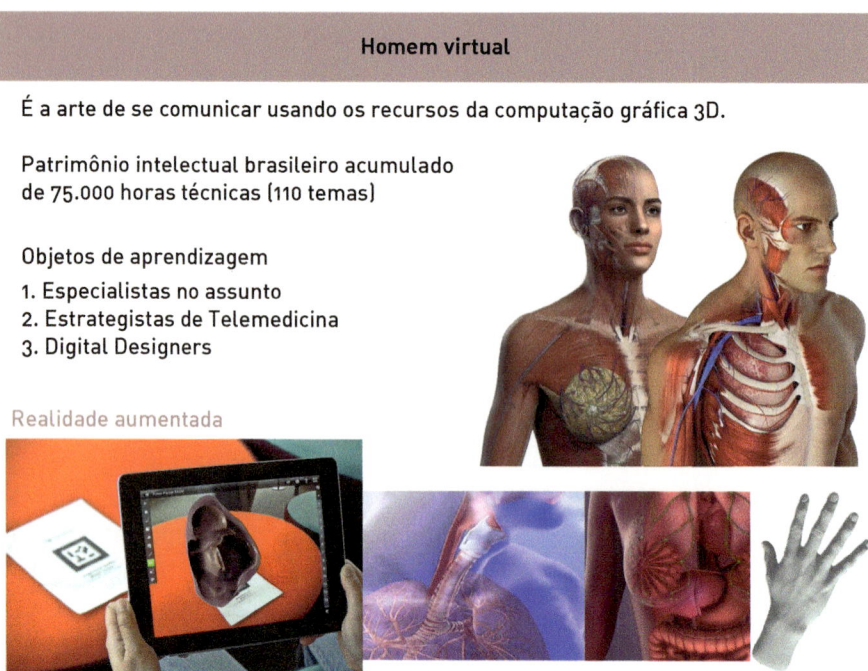

**Homem virtual**

É a arte de se comunicar usando os recursos da computação gráfica 3D.

Patrimônio intelectual brasileiro acumulado de 75.000 horas técnicas (110 temas)

Objetos de aprendizagem
1. Especialistas no assunto
2. Estrategistas de Telemedicina
3. Digital Designers

Realidade aumentada

**FIGURA 107.5 –** Projeto Homem Virtual, criado em 2003, tem desenvolvido continuamente material didático com ferramentas gráficas e de animação computacional.

Fonte: Desenvolvida pela autoria.

Essa ferramenta pode ser disponibilizada nas bibliotecas das faculdades de medicina, odontologia, enfermagem e fonoaudiologia, das instituições educacionais e outras em todo o país, para que os professores utilizem como um instrumento educacional, de forma a otimizar o tempo das aulas e facilitar a comunicação professor-aluno. Os próprios alunos podem consultar o material nas bibliotecas para complementar os conhecimentos adquiridos nas aulas. Mais do que isso, os estudantes podem se organizar para construir simuladores de casos clínicos a partir das sequências do Homem Virtual.

Hoje, a Faculdade de Medicina da USP tem uma equipe de cinco *digital designers* especializados nessa modelagem computacional 3D "orgânica". Seu patrimônio intelectual acumulado equivale a 75.000 horas técnicas de trabalho, distribuídas em cerca de 110 sequências. É um acervo educacional em computação gráfica 3D sobre saúde nas áreas de medicina, odontologia, enfermagem e fonoaudiologia, que pode ser indexado e integrado a diversos livros educacionais.

Desde 2005, vários ministérios do governo federal e instituições de apoio a pesquisa no Brasil vêm fomentando a estruturação de uma rede e o surgimento de grupos de TM em universidades públicas. Sobretudo, o MS apoiou várias ações que o esquema demonstrado na Figura 107.6, do Projeto de Telemedicina "Estação Digital Médica" do Programa Institutos do Milênio, CNPq/MCT (2005-2008), consegue mostrar de uma forma geral.

## VERTICALIZAÇÃO DO AMBIENTE DE TM

A verticalização da TM da Estação Digital Médica é a formação de uma rede de comunicação por banda larga entre hospitais e centros de referência de institutos de ensino e pesquisa, que integram recursos de

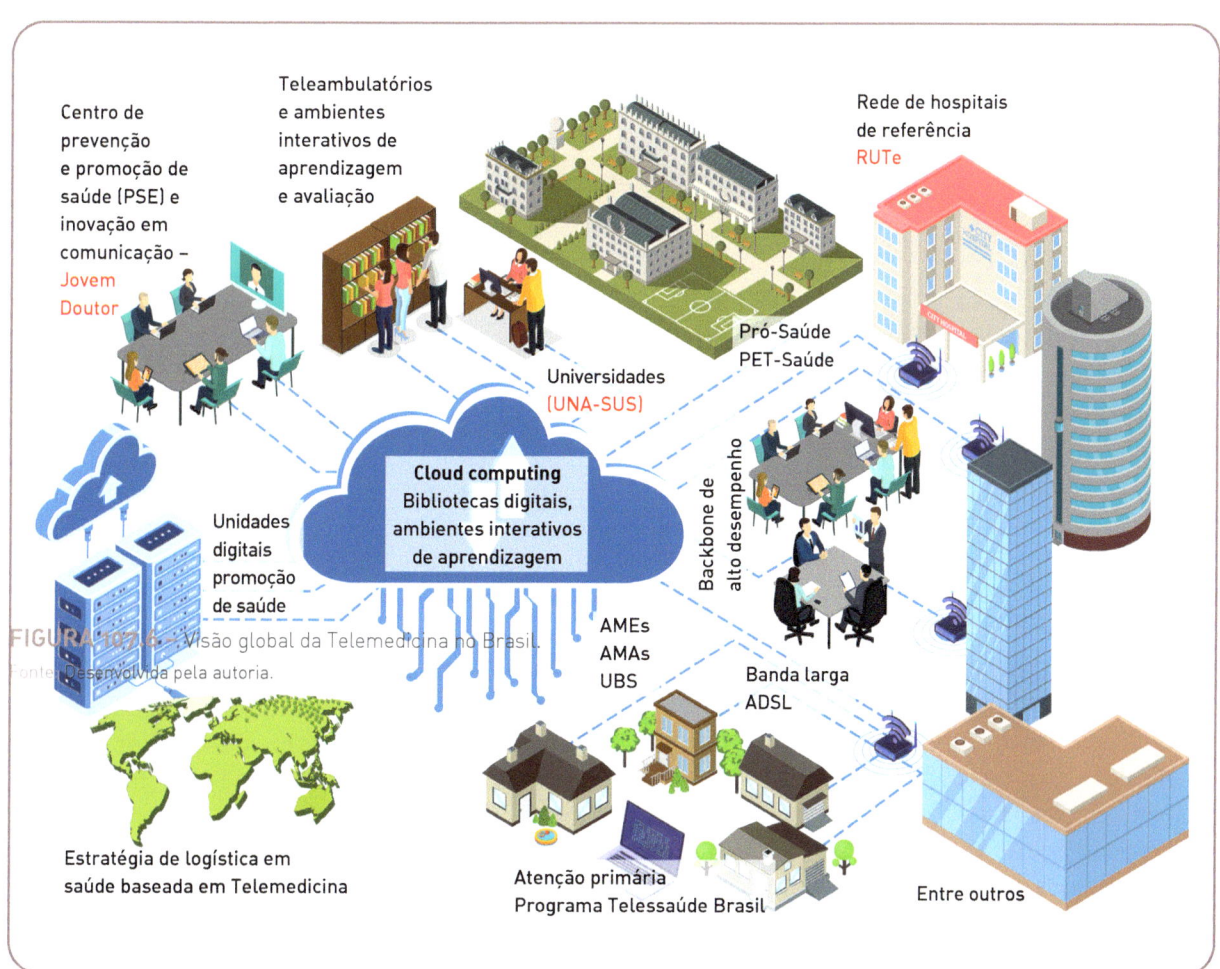

**FIGURA 107.6** – Visão global da Telemedicina no Brasil.
Fonte: Desenvolvida pela autoria.

videoconferência com sistemas baseados na internet. Essa rede permite a segunda opinião especializada *on-line* e atualização profissional interativa. Para a verticalização, foram criados os CETEC, que são centros de tecnologia que integram recursos de videoconferência e ambulatório virtual pela internet, nos diversos hospitais de referência. Atualmente, o processo da verticalização é liderado pela Rede Universitária de Telemedicina (RUTe), iniciativa da Rede Nacional de Ensino e Pesquisa (RNP) do Ministério da Ciência e Tecnologia e o MEC.

## HORIZONTALIZAÇÃO DO AMBIENTE DE TM

Consiste na conexão dos pontos remotos aos hospitais de referência por meio de sistemas de baixo custo (para interatividade *on-line*), com uso de ambulatórios virtuais baseados na internet para interconsultas de casos não urgentes, webconferências e acesso a programas de treinamento dos profissionais de saúde e população geral.

O projeto de maior relevância nessa área é o Programa Telessaúde Brasil do MS, com ênfase em atenção primária.

## TELEONCOLOGIA

A TM e suas aplicações na clínica oncológica tem um papel crescente e cada vez mais fundamental, e merece a criação do termo "Teleoncologia" dadas suas especificidades, em especial no que diz respeito ao acompanhamento terapêutico amplo do paciente.[3]

O cuidado do paciente com câncer requer a combinação de esforços de uma equipe multiprofissional com várias especialidades como, por exemplo, enfermeiros, nutricionistas, psicólogos, médicos clínicos e cirurgiões, além de outros profissionais de suporte direto ao paciente.

Além das complexidades trazidas por essa composição de múltiplos profissionais, o paciente oncológico é de seguimento longo, e necessita de contato frequente e meticuloso, dado que os protocolos terapêuticos são também complexos.

Some-se a isso a necessidade de intercâmbio e de consulta a bases de dados genômicos para comparar com os dados moleculares obtidos dos pacientes atendidos no âmbito do serviço oncológico, de modo a estabelecer diagnósticos e definir terapêuticas mais específicas e apropriadas para cada caso.

Com o objetivo de articular pacientes e profissionais dentro desse cenário de alta complexidade, que provém um fluxo mais facilitado no ambiente, sempre a manter na agenda o propósito de aprimorar a qualidade do serviço e da relação interpessoal, algumas iniciativas têm sido propostas e experimentadas em diferentes hospitais, serviços e clínicas, pois lançam mão de técnicas de TM.

Um dos serviços de teleoncologia pioneiro foi o da Universidade do Kansas, levado a efeito em 1991 entre o Hays Medical Center em Hays, Kansas, e o Kansas University Medical Center, Kansas, ambos nos Estados Unidos.[4] Esses dois centros se distanciam aproximadamente 400 km e as teleconsultas são realizadas por videoconferência, e utilizam-se codecs conectados à rede telefônica do Estado do Kansas. Antes da existência desse recurso de teleconsulta, os oncologistas viajavam de duas em duas semanas para atender as consultas marcadas em Hays. Frequentemente, essa agenda não era cumprida devido a impedimentos vários, com o mais comum o cancelamento dos voos durante o inverno, que impedia os médicos de se deslocarem de um centro para o outro. Com a introdução do programa de TM, houve uma regularização do atendimento dos pacientes oncológicos de Hays, e se tornou possível ampliar as consultas nesse centro, além de agregar outros três centros ao programa de teleoncologia da Universidade do Kansas.[5] Esse é um exemplo de solução em TM aplicada à oncologia viável e de baixo custo, com resultados positivos tanto do ponto de vista da qualidade quanto da otimização dos recursos instalados em instituição estadual para o provimento de assistência a pacientes com câncer.

Existem muitas iniciativas na área de teleoncologia, aplicadas a diferentes aspectos do atendimento ao paciente com câncer e ao suporte aos profissionais envolvidos com a assistência e diagnóstico, destacando-se na Tabela 107.1 aquelas que foram pioneiras dentro do escopo da oncologia.[6]

No Brasil, no ano 2000, o grupo de oncologia pediátrica do Instituto da Criança do Hospital das Clínicas da FMUSP, liderado pelo Professor Dr. Vicente Odone Filho *et al.*, em associação com o Laboratório de Sistemas Integráveis da Escola Politécnica da USP, sob a coordenação de Zuffo *et al.*, iniciou um estudo piloto entre o Instituto da Criança e o Hospital de Base de Porto Velho, no Estado de Rondônia, para prestar serviços de segunda opinião médica e acompanhar o seguimento de pacientes em tratamento oncológico, por meio de videoconferências por ligação ISDN.[7] Essa iniciativa pioneira foi denominada ONCONET.

## Tabela 107.1. Iniciativas em teleoncologia pioneiras no mundo

| PROGRAMA/SISTEMA | REGIÃO/PAÍS | ESPECIALIDADE | TECNOLOGIA |
|---|---|---|---|
| Conquest | Europa | Radioterapia | Videoconferência |
| Tenpet | Europa | Radiologia | Banco de Imagens |
| UICC-TCC | Europa | Patologia | Internet |
| i-Path System | Europa | Patologia | Internet |
| Quality Radiotherapy | Noruega | Radioterapia | Videoconferência |
| Telemam trial | Escócia | Câncer de mama | Videoconferência |
| TeleRT Network | Alemanha | Radioterapia | Videoconferência |
| VISN | Estados Unidos | Oncologia | Videoconferência |
| Cancer Counseling | Estados Unidos | Genética | Videoconferência |
| NCC network | Japão | Oncologia | Videoconferência |
| IPHECA | Bielorrússia | Tiroide | Satélite |
| Teledermatologia | Nova Zelândia | Câncer de pele | Videoconferência |
| Teledermatologia | Austrália | Câncer de pele | *E-mail* |
| Onconet | Brasil | Oncopediatria | Internet |
| Cure4Kids | Estados Unidos | Oncopediatria | Webconferência |

Fonte: Adaptada de Hazin R, Qaddoumi I. Teleoncology: current and future applications for improving cancer care globally. Lancet Oncology. 2010;11:204-6.

Graças aos bons resultados experimentados nos dois primeiros anos, a ONCONET ampliou seus objetivos e, com o novo projeto financiado pela agência federal do Ministério da Ciência e Tecnologia (Financiadora de Estudos e Projetos – FINEP) com associação ao Ministério da Saúde (MS) pelo Instituto Nacional de Câncer (INCA), passou a se chamar ONCONET – Rede Piloto de Telessaúde em Oncologia – o qual teve o objetivo de integrar e consolidar informações de 67 hospitais.

Nessa segunda fase, a ONCONET propôs uma plataforma baseada em internet de banda larga ligada à RNP. Algumas frentes de atuação em Oncologia foram desenvolvidas, sendo que merece destaque o Registro Hospitalar de Câncer, hoje em funcionamento no INCA e o portal oncopediatria.org, ligado à Rede Universitária de Telemedicina (RUTE).

As técnicas de Telemedicina são apropriadas para muitas das práticas em Oncologia, inclusive a teleconsulta, a otimização de recursos, a organização do fluxo de atendimento entre profissionais e a educação continuada.

Mudanças organizacionais, e a devida inclusão de profissionais de saúde e pacientes para elaborar con-juntamente na concepção e construção de sistemas de TM aplicados à Oncologia, são essenciais para o pleno desenvolvimento e aproveitamento dessas técnicas e soluções interativas.

Cada vez mais, o acesso à convergência e redução do custeio das tecnologias computacionais de telecomunicação permitirá que sistemas de TM se incorporem à rotina diária dos pacientes e profissionais em Oncologia.

Toda esta evolução da Teleoncologia é notável pelo crescente número de publicações científicas desta área, o que inclui protocolos que envolvem aplicações variadas no cuidado ao paciente e suporte aos profissionais/cuidadores.[8-23]

## SEGUNDA OPINIÃO ESPECIALIZADA EDUCACIONAL

A Segunda Opinião Especializada Formativa é uma atividade interativa que, diferentemente do simples esclarecimento de dúvidas, foca na transmissão de um conhecimento, de forma dirigida, para a construção do raciocínio. Está centrada na formação do profissional que faz a consulta, e se baseia no problema encaminhado a um profissional especializado. Dessa forma, pode ser aplicada em todas as situações em que exista um profissional a distância que necessite do apoio de outro profissional, transformando a experiência especializada em conhecimento aplicável para a resolução de um problema. Trata-se, em síntese, da integração dos conceitos educacionais, como o aprendizado baseado em problema, a saúde baseada em evidência, a tutoração prática a distância e o suporte assistencial prático.[8] Os resultados da discussão, quando trabalhados por um *design* de comunicação educacional, permitem gerar sínteses denominadas unidades de conhecimento (áudios ou vídeos), que ajudam na orientação contextualizada para a tomada de decisão.[24-26]

Esse modelo permite que o educador identifique as necessidades de um profissional distante, transformando-se em uma dinâmica, que contextualiza a educação de acordo com as necessidades regionais.[27-29] Ele é aplicável nas profissões de saúde (medicina, odontologia, enfermagem, fonoaudiologia, fisioterapia, saúde mental e assistência social, entre outras) e também nas profissões relacionadas, como comunicação, administração/gestão, TM e informática, pedagogia e tecnologia[30-43] (Figura 107.7).

É um processo a distância que tem a função de contribuir com a educação continuada e permanente dos profissionais, e não somente na solução de dúvidas. Diferencia-se por não se aplicar somente na área médica ou da saúde, mas sim em todos os seguimentos nos quais exista um profissional a distância que utiliza recursos de informática ou telecomunicação, para transformar sua experiência em conhecimento para outro profissional. Trata-se de uma tutoração prática a distância, que permite ao educador reconhecer as necessidades de um profissional distante. É uma junção de educação contextualizada com atendimento às demandas regionais.

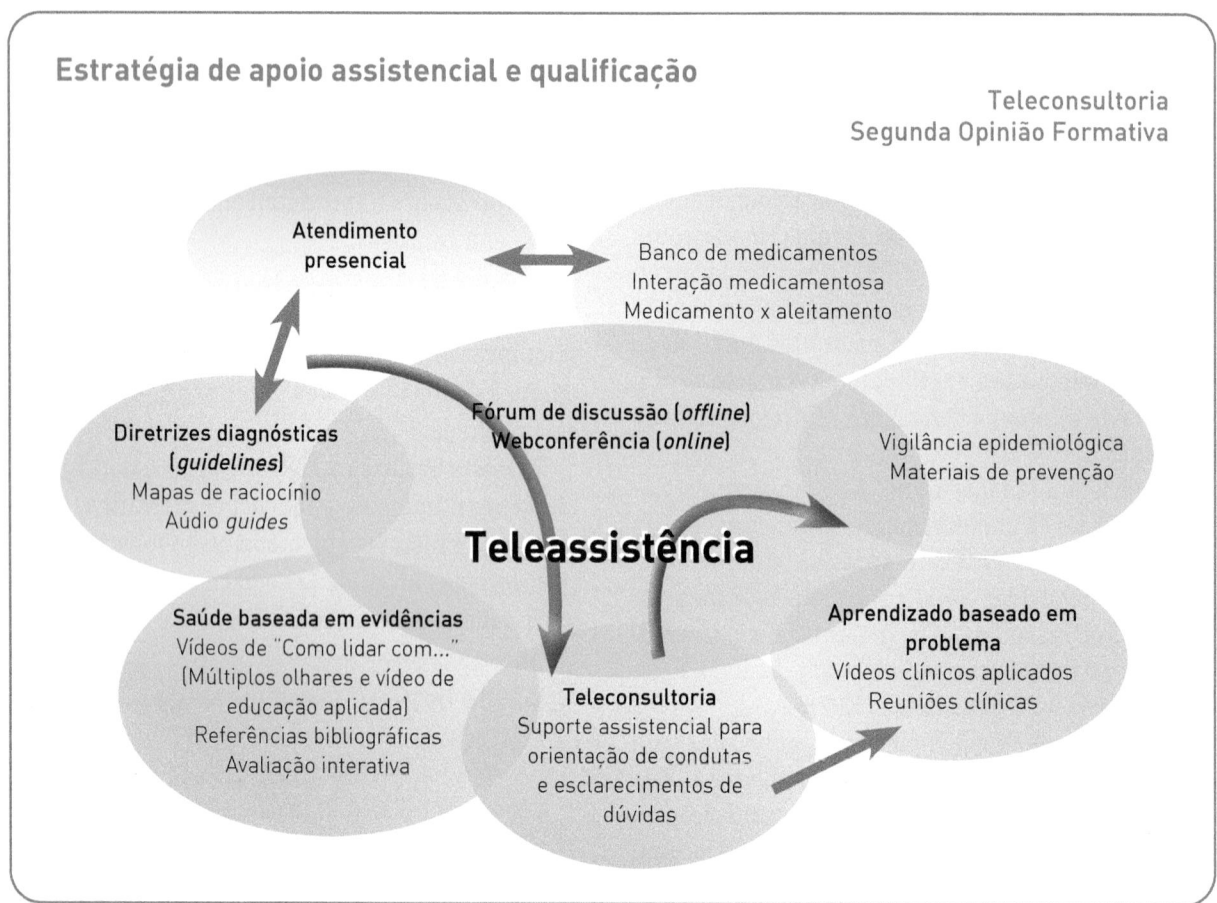

**FIGURA 107.7 –** Relações da estrutura de Segunda Opinião Formativa.
Fonte: Desenvolvida pela autoria.

Embora alguns profissionais possam pensar que o ponto fundamental da Segunda Opinião Especializada Educacional seja o fato de que ela serve somente para fins de esclarecimento ou de solução para algum problema. Contudo, essa ferramenta pode ser vista também como uma forma de construção de conhecimento baseada nos problemas dos locais distantes. Esse conceito é chamado de Tutoração a Distância.

Na Atenção Primária, a Segunda Opinião Especializada Educacional é válida para profissionais das áreas médica, de enfermagem e de odontologia. A ferramenta pode se aplicar, ainda, em outras esferas, como, por exemplo, nas áreas de gestão e administrativa, nutrição, saúde mental, fisioterapia, fonoaudiologia, entre outras. Já na área de Serviço Social, é possível existir a Teleassistência Social, para discussões e esclarecimento de dúvidas sobre, por exemplo, como proceder no encaminhamento de pacientes, de forma a adotar aspectos de referência e contrarreferência.

O uso de ambientes de segunda opinião baseada na internet torna-se cada vez mais popular à medida que ocorre a universalização da telecomunicação e aumenta a inclusão digital. A disponibilização de um ambiente de ambulatório baseada na *web* com recurso de segurança digital forte e transmissão de informações eletrônicas parceladas para uso em rede de transmissão instáveis possibilita expandir o uso da TM, mesmo para as regiões mais remotas do país. A inclusão de materiais de apoio à decisão, terapêutica e à gestão possibilita a melhoria da qualidade assistencial à população e promoção de atualização profissional continuada baseada.

## O PODER DA PARCERIA

Com o revolucionário e cada vez mais rápido desenvolvimento das tecnologias moleculares, suas repercussões no conhecimento da genômica, proteinômica e todas *"–omics"* derivadas, e consequente potencial de aplicação em oncologia, torna-se fundamental criar oportunidades de compartilhamento de dados oriundos da pesquisa e das vivências experimentadas pelas equipes de profissionais de saúde na atenção e no tratamento destinado ao paciente portador de câncer, a incluir-se, aqui, a necessidade de atualização e educação continuada dessas equipes, e a permanente avaliação e revisão de condutas.

Por fim, a parceria com o paciente, objetivo primeiro da existência do profissional de saúde, muito pode se ampliar em quantidade e qualidade com o uso da TM.

## CONSIDERAÇÕES FINAIS

Em decorrência da rápida expansão dos conhecimentos científicos, é importante promover educação permanente para todos os profissionais de saúde, de forma a visar à qualificação profissional. As Tecnologias Educacionais Interativas podem ser importantes recursos para disponibilizar materiais e unidades educacionais a esses profissionais. Para obter a efetiva qualificação profissional, é importante estruturar programas educacionais que estejam de acordo com as realidades e necessidades sociais da região em que o público-alvo está inserido, e desenvolver cuidadosamente um conjunto de ferramentas de avaliação de conhecimentos e capacidades profissionais. Mais do que a disponibilização de cursos, a construção de ambientes para avaliar competências (conhecimento cognitivo, raciocínio, capacidade de decisão, comportamento, capacidade de observação etc.) deve ser um enfoque importante em um processo educacional. A vantagem do uso das tecnologias educacionais é que uma parte dessas avaliações pode ser feita por meio da construção de simuladores de casos clínicos e/ou jogos interativos, que podem ser disponibilizados remotamente.

Uma das áreas de destaque das tecnologias educacionais é a possibilidade de construir componentes interativos para ajudar os professores no processo educativo, e os alunos, no aprendizado. Podemos citar como exemplo o Projeto Homem Virtual <www.projetohomemvirtual.org.br>, que usa os recursos da comunicação visual por meio da computação gráfica 3D, para transmitir conhecimentos de forma visual e dinâmica.

A avaliação de competências profissionais é um requisito importante na qualificação profissional. Várias competências podem ser avaliadas de forma mais global, por meio de simuladores de casos clínicos e de jogos interativos em saúde (laboratório de desenvolvimento de jogos). Porém, é preciso criar também unidades para avaliar competências práticas. Assim, a estruturação de uma rede de Centros de Simulação Realística permitirá a capacitação prática de alunos. Sua infraestrutura nas instituições de ensino pode servir de base para avaliar as habilidades práticas e os aspectos humanos da relação médico-paciente.

A Segunda Opinião Especializada Formativa é um processo interativo que foca a transmissão de um conhecimento de forma dirigida para a construção do raciocínio. Está centrada na formação do profissional consultante, e se baseia no problema encaminhado a um profissional especializado. Dessa forma, pode ser aplicada em todas as situações em que exista um profissional a distância que necessite do apoio de outro profissional, de modo a transformar a experiência especializada em conhecimento aplicável para a resolução de um problema. Trata-se, em síntese, da integração dos conceitos educacionais, como o aprendizado baseado em problema, a saúde baseada em evidência, a tutoração prática a distância e o suporte assistencial prático. Os resultados da discussão, quando trabalhados por um *design* de comunicação educacional, permitem gerar sínteses denominadas unidades de conhecimento, que facilitam a orientação contextualizada para a tomada de decisão.

Frente à velocidade das renovações tecnológica, é cada vez mais importante a estruturação do Centro de Inovação e Pesquisa em Telemedicina para buscar a renovação contínua das tecnologias e métodos utilizados na Teleassistência e na Teleducação Interativa.

## REFERÊNCIAS

1. Bashshur RL. Telemedicine and the health care system. In: Springfield CC. Telemedicine: theory and practice. Illinois: Thomas Publisher; 1997. p. 5-35.

2. Wootton R, Craig J. Introduction to telemedicine. London: Royal Society of Medicine Press; 1999.

3. Lipsedge M, Summerfield AB, Ball C, et al. Digitised video and care of outpatients with cancer. European Journal of Cancer. 1990;26:1025-6.

4. Fintor L. Telemedicine: scanning the future of cancer control. Journal of the National Cancer Institute. 1993;85:18-9.

5. AllenA, Hays J. Patient satisfaction with teleoncology: a pilot study. Telemedicine Journal. 1995;1:41-6.

6. Hazin R, Qaddoumi I. Teleoncology: current and future applications for improving cancer care globally. Lancet Oncology. 2010;11:204-6.

7. Hira AY, Mello AN, Faria RRA, et al. Development of a telemedicine model for emerging countries: a case study on pediatric oncology in Brazil. Conference Proceedings of IEEE Engineering in Medicine and Biology Society. 2006;1:5252-6.

8. Chan BA, Larkins SL, Evans R, et al. Do teleoncology models of care enable safe delivery of chemotherapy in rural towns? Medical Journal of Australia. 2015;203(10):406.e1-6.

9. Sabesan S. Specialist cancer care through Telehealth models. The Australian Journal of Rural Health. 2015;23:19-23.

10. Shalowitz DI, Smith AG, Bell MC, et al. Teleoncology for gynecologic cancers. Gynecologic Oncology. 2015; 139:172-7.

11. Viers BR, Lightner DJ, Rivera ME, et al. Efficiency, satisfaction and costs for remote video visits following radical prostatectomy: a randomized controlled trial. European Urology. 2015;68:729-35.

12. Lewis J, Ray P, Liaw S-T. Recent worldwide developments in eHealth and mHealth to more effectively manage cancer and other chronic diseases – a systematic review. IMIA Yearbook of Medical Informatics. 2016:93-108.

13. Cox A, Lucas G, Marcu A, et al. Cancer survivor's experience with Telehealth: a systematic review and thematic synthesis. Journal of Medical Internet Research. 2017;19(1):e11.1-19.

14. Pedrosa F, Shaikh F, Rivera G, et al. The impact of prospective telemedicine implementation in the management of childhood acute lymphoblastic leukemia in Recife, Brazil. Telemedicine and e-Health. 2017;23(10):863-9.

15. Cannon C. Telehealth, mobile applications, and wearable devices are expanding cancer care beyond walls. Seminars in Oncology Nursing. 2018;34(2):118-25.

16. Chuchu N, Dinnes J, Takwoingi Y, et al. Teledermatology for diagnosing skin cancer in adults (review). Cochrane Databases of Systematic Reviews. 2018;12:1-204.

17. Haberlin C, O'Dwyer T, Mockler D, et al. The use of eHealth to promote physical activity in cancer survivors: a systematic review. Supportive Care in Cancer. 2018;26:3323-36.

18. Heynsbergh N, Heckel L, Botti M, et al. Feasibility, useability and acceptability of technology-based interventions for informal cancer carers: a systematic review. BMC Cancer. 2018;18:244.1-11.

19. Jupp JCY, Sultani H, Cooper CA, et al. Evaluation of mobile phone applications to support medication adherence and symptom management in oncology patients. Pediatric Blood & Cancer. 2018;65:e27278.1-9.

20. Bertucci F, Corroller-Soriano A, Monneur-Miramon A, et al. Outpatient cancer care delivery in the context of e-oncology: a French perspective on "Cancer outside the Hospital Walls". Cancers. 2019;11:2019.1-19.

21. Hamilton E, Veldhuizen EV, Brown A, et al. Telehealth in radiation oncology at the Townsville Cancer Centre:

service evaluation and patient satisfaction. Clinical and Translational Radiation Oncology. 2019;15:20-5.

22. Tasneem S, Kim A, Bagheri A, et al. Telemedicine video visits for patients receiving palliative care: a qualitative study. American Journal of Hospice & Palliative Medicine. 2019:1-6.

23. Triberti S, Savioni L, Sebri V, et al. eHealth for improving quality of life in breast cancer patients: a systematic review. Cancer Treatment Reviews. 2019;74:1-14.

24. Böhm GM, Chao LW, Silveira PSP. Telemedicine and education in Brazil. Telemedicine Journal. 1999;5:61.

25. Chao LW, Cestari TF, Bakos L, et al. Evaluation of an Internet-based teledermatology system. Journal of Telemedicine and Telecare. 2003;9:S1:9-12.

26. Chao LW, Enokihara MY, Silveira PSP et al. Telemedicine model for training non-medical persons in the early recognation of melanoma. Journal of Telemedicine and Telecare. 2003;9:S1:4-7.

27. Chao LW, Oliveira Filho J, Arouca LV, et al. Web educational model for the brazilian population using VRML and interactive evaluation. Telemedicine J and e-Health. 2001;7:132.

28. Chao LW, Silveira PSP, Böhm GM. Telemedicine and education in Brazil. Journal of Telemedicine and Telecare. 1999;5:137-8.

29. Chao LW, Silveira PSP, Azevedo-Neto RS, et al. Internet discussion lists as an educational tool. Journal of Telemedicine and Telecare. 2000;6:302-4.

30. Rossi F, Andreazzi D, Chao LW. Development of a web site for clinical microbiology in Brazil. Journal of Telemedicine and Telecare. 2002.8:14-7.

31. Chao LW, Enokihara MY, Silveira PSP, et al. Telemedicine model for training non-medical persons in the early recognation of melanoma. Journal of Telemedicine and Telecare. 2003;9:S1:4-7.

32. Chao LW. Telemedicina na Faculdade de Medicina da Universidade de São Paulo. Telessaúde – um instrumento de suporte assistencial e educação permanente. Belo Horizonte: Editora UFMG; 2006. p. 247-56.

33. Malmström MFV, Marta SN, Böhm GM, et al. Homem Virtual: modelo anatômico 3D dinâmico aplicado para educação em odontologia. Revista da ABENO (Associação Brasileira de Ensino Odontológico). 2004;4:87.

34. Ferrari DV, Blasca WQ, Bevilacqua MC, et al. Teleaudiology in Brazil. Hearing aid fitting. Danavox Symposium, 2005;21:545-55.

35. Kavamoto CA, Chao LW, Battistella LR, et al. A Brazilian model of distance education in physical medicine and rehabilitation based on videoconferencing and internet learning. Journal of Telemedicine and Telecare. 2005.11:S1:80-2.

36. Taleb AC, Böhm GM, Avila M, et al. The efficacy of telemedicine for ophthalmology triage by a general practitioner. Journal of Telemedicine and Telecare. 2005;11:S1:83-5.

37. Miot HA, Paixão MP, Chao LW. Teledermatologia – Passado, presente e futuro. Anais Brasileiro de Dermatologia. 2005;80:523-32.

38. Oliveira MR, Chao LW, Festa-Neto C, et al. A Web site for trainning nonmedical health-care workers to identify potencially malignant skin lesions and for teledermatology. Telemed J e-Health. 2002;8:323-32.

39. Sequeira E, Soares S, Sgavioli CAPP, et al. Projeto homem virtual em odontologia. Revista da Associação Paulista de Cirurgiões Dentistas. 2006;60(Jan):145.

40. Taleb AC, Chao LW, Avila M, et al. Teleophtalmology as a tool for cataract campaigns in Brazil. Telemedicine J and E-Health. 2004;10(S1):33.

41. Veronezi MC, Sgavioli CAPP, Böhm GM, et al. Cybertutor: educação mediada por tecnologia na odontologia. Revista da ABENO (Associação Brasileira de Ensino Odontológico). 2004;4(1):88.

42. Massad E, Böhm GM, Chao LW, et al. O universo da informática e o ensino médico. Educação Médica. São Paulo: Savier Editora de Livros Médicos Ltda; 1998. p. 211-22.

43. Chao LW. Telemedicina na Faculdade de Medicina da Universidade de São Paulo. Telessaúde – um instrumento de suporte assistencial e educação permanente. Belo Horizonte: Editora UFMG; 2006. p. 247-56.

# O Controle do Câncer no Brasil

Luiz Antonio Santini Rodrigues da Silva

## DESTAQUES

- O controle do câncer inclui ações que abranjam desde a promoção da saúde e a prevenção primária até os cuidados paliativos, passando pelas estratégias de detecção precoce, diagnóstico, terapêutica e reabilitação.
- De acordo com a Organização Mundial da Saúde, 30 a 40% de todos os casos de câncer poderiam ser evitados por meio de medidas de prevenção. O mesmo índice se aplica ao número de mortes pela doença que poderiam ser evitadas.
- O Instituto Nacional de Câncer coordena a Política Nacional de Atenção Oncológica, cujos eixos prioritários incluem o fortalecimento das políticas de promoção e prevenção, a garantia de acesso aos serviços de saúde, a integração de todos os níveis da rede assistencial, a mobilização da sociedade, a capacitação dos profissionais de saúde, a garantia da qualidade dos serviços e a incorporação de novas tecnologias.

## INTRODUÇÃO

O aumento nos casos de câncer na população mundial ocorrido nas últimas décadas constitui-se num importante problema de Saúde Pública. A incidência crescente, a necessidade de utilização de recursos diagnósticos e terapêuticos cada vez mais complexos, as lacunas na educação populacional e profissional, as crescentes taxas de mortalidade associadas a algumas topografias e os custos impeditivos associados ao seu controle representam um desafio aos sistemas de saúde nos dias atuais.

A Agência Internacional de Pesquisa em Câncer (IARC) estimou que, em 2008, ocorreriam 12,7 milhões de casos novos e 7,6 milhões de óbitos pela doença (Tabela 108.1).

### Tabela 108.1. Estimativa dos tipos de câncer mais frequentes em ambos os sexos. População mundial, 2008

| LOCALIZAÇÃO PRIMÁRIA | INCIDÊNCIA | | MORTALIDADE | |
|---|---|---|---|---|
| | NÚMERO | TAXA* | NÚMERO | TAXA* |
| Pulmão | 1.608.823 | 23,0 | 1.378.415 | 19,4 |
| Mama | 1.383.523 | 39,0 | 458.367 | 12,5 |
| Colorretal | 1.233.711 | 17,3 | 608.644 | 8,2 |
| Estômago | 989.598 | 14,1 | 738.069 | 10,3 |
| Próstata | 913.770 | 28,5 | 258.381 | 7,5 |
| Fígado | 748.271 | 10,8 | 695.843 | 10,0 |
| Colo do útero | 529.409 | 15,2 | 274.883 | 7,8 |
| Esôfago | 482.239 | 7,0 | 406.806 | 5,8 |
| Bexiga | 386.365 | 5,3 | 150.165 | 2,0 |
| Linfoma não Hodgkin | 355.844 | 5,1 | 191.386 | 2,7 |
| Leucemia | 351.412 | 5,1 | 257.471 | 3,6 |
| Corpo do útero | 287.630 | 8,2 | 74.170 | 2,0 |
| Pâncreas | 277.668 | 3,9 | 266.029 | 3,7 |
| Rim | 271.348 | 3,9 | 116.309 | 1,6 |
| Lábio e cavidade oral | 263.861 | 3,9 | 127.951 | 1,9 |
| Cérebro, sistema nervoso | 238.796 | 3,5 | 174.845 | 2,5 |
| Ovário | 225.484 | 6,3 | 140.153 | 3,8 |
| Tiroide | 212.033 | 3,1 | 35.471 | 0,5 |
| Melanoma de pele | 197.402 | 2,8 | 46.090 | 0,6 |
| Laringe | 151.219 | 2,3 | 82.274 | 1,2 |
| Vesícula | 145.662 | 2,0 | 109.478 | 1,5 |
| Faringe | 135.685 | 2,0 | 95.458 | 1,4 |
| Mieloma múltiplo | 102.762 | 1,5 | 72.593 | 1,0 |
| Nasofaringe | 84.434 | 1,2 | 51.586 | 0,8 |
| Linfoma de Hodgkin | 67.887 | 1,0 | 30.205 | 0,4 |
| Testículo | 52.549 | 1,5 | 9.906 | 0,3 |
| Todas as topografias, exceto pele não melanoma | 12.677.975 | 181,8 | 7.571.496 | 106,2 |

Fonte: Agência Internacional de Pesquisa em Câncer (IARC), 2010. * Taxa por 100.000 habitantes ajustada pela população mundial.

Uma maior carga da doença produzida pelo câncer é registrada em regiões menos desenvolvidas do mundo, tanto em termos de incidência como de mortalidade por câncer. Em 2008, 56% dos novos casos e 64% das mortes por câncer ocorreram nas regiões menos desenvolvidas do planeta. Os tipos mais comumente diagnosticados foram pulmão (1,61 milhões de casos novos; 12,7% do total), mama (1,38 milhões; 10,9%) e colorretal (1,23 milhões; 9,7%). Já as causas mais comuns de morte por câncer foram pulmão (1,38 milhões de óbitos; 18,2% do total), estômago (0,74 milhões; 9,7%) e fígado (0,69 milhões; 9,2%).

Previsões para 2030 indicam que o câncer vai provocar a morte de mais de 17 milhões de pessoas por ano em todo o mundo. De acordo com as estimativas da Organização Mundial da Saúde (OMS), estima-se que neste período, pode-se esperar 27 milhões de novos casos anualmente.

Nos países em desenvolvimento, há projeção de que, nas próximas décadas, seja mais rápido o aumento no número de casos de câncer. Esses países podem representar 70% da carga mundial da doença em 2030 se não houver mudança nas tendências observadas atualmente.

No Brasil, o câncer tem assumido importância crescente no que diz respeito à incidência e mortalidade. As estimativas do Instituto Nacional de Câncer (INCA) para 2012 e 2013 apontam para a ocorrência de 385 mil casos novos a cada ano, excluídos os tumores de pele não melanoma (Tabela 108.2).

## Tabela 108.2. Estimativa dos tipos de câncer mais frequentes em ambos os sexos

| Localização primária | Número | Homens Taxa* | Mulheres Taxa* |
|---|---|---|---|
| Mama feminina | 49.240 | --- | 49,27 |
| Traqueia, brônquio e pulmão | 27.630 | 18,37 | 9,82 |
| Estômago | 21.500 | 14,25 | 7,70 |
| Próstata | 52.350 | 53,84 | --- |
| Colo do útero | 18.430 | --- | 18,47 |
| Cólon e reto | 28.110 | 13,73 | 14,80 |
| Esôfago | 10.630 | 8,12 | 2,69 |
| Leucemias | 9.580 | 5,40 | 4,33 |
| Cavidade oral | 14.120 | 10,64 | 3,76 |
| Pele melanoma | 5.930 | 3,04 | 2,92 |
| Outras localizações | 137.900 | 61,01 | 78,83 |
| Todas as topografias, exceto pele não melanoma | 375.420 | 188,66 | 192,74 |

Fonte: Instituto Nacional de Câncer (INCA).

A distribuição dos diferentes tipos de câncer na população brasileira sugere uma transição epidemio-lógica em andamento. As alterações demográficas, com redução das taxas de mortalidade e natalidade, o prolongamento da expectativa de vida e o envelhecimento populacional projetam um crescimento exponencial no número de idosos, levando ao aumento da incidência de doenças crônico-degenerativas, especialmente as cardiovasculares e o câncer, o que demanda intervenções específicas para o controle dessas doenças. Acrescenta-se a isso a adoção de hábitos e estilos de vida pouco saudáveis, destacando-se o consumo de tabaco e seus derivados, alimentação rica em gorduras e baixo teor de fibras, sedentarismo, consumo abusivo de álcool, exposições ocupacionais e ambientais que interferem negativamente na probabilidade de desenvolvimento dos diferentes tipos de câncer. Dados históricos mostram que, entre 1930 e 2010 (Figura 108.1), as doenças infecciosas e parasitárias, causadoras de 45,6% dos óbitos no início da série, cederam lugar às doenças cardiovasculares e às neoplasias malignas, atualmente responsáveis por percentual semelhante de óbitos.

Esse cenário deixa claro a necessidade de se investir no incremento da promoção da saúde e na busca pela modificação dos padrões de exposição aos fatores de risco para o câncer. Ao mesmo tempo em que é nítido o aumento da exposição da população brasileira aos tipos de câncer associados ao melhor nível socioeconômico – como mama e próstata, simultaneamente ainda são elevadas as taxas de incidência de tumores geralmente associados à pobreza – como colo do útero, estômago e cavidade oral. Essa distribuição indistinta resulta do grau de exposição aos fatores de risco para câncer e dos hábitos e condições de vida, que variam em função das diversidades sociais.

Há diferenças no risco absoluto de adoecimento e na sobrevida por câncer entre as diversas regiões brasileiras, acentuadas pelo desnível no acesso aos serviços de saúde para diagnóstico e tratamento da doença. As soluções para enfrentar essas disparidades envolvem a melhoria na educação e na comunicação com profissionais de saúde e com a população, mais investimento econômico, e estruturação da rede de serviços. No entanto, para que isso seja alcançado, é necessário que haja uma participação efetiva dos diversos segmentos da sociedade com a construção de uma rede ampla e dinâmica, com o objetivo de controlar o câncer no país.

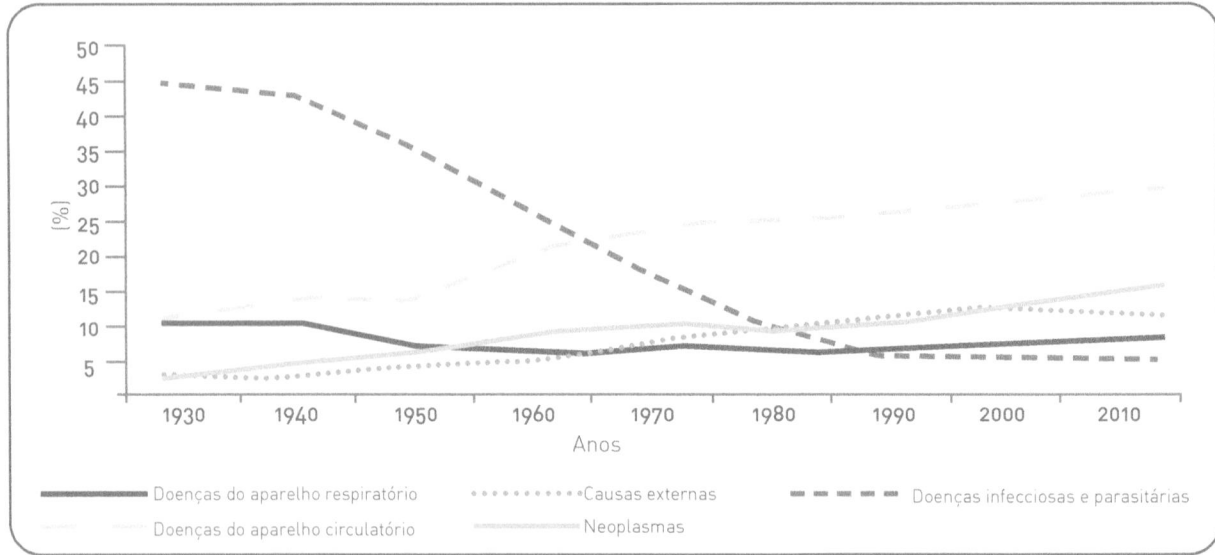

**FIGURA 108.1** – Distribuição proporcional dos óbitos por grupos de causa. Brasil, 1930 a 2010.

Fonte: Desenvolvida pela autoria.

## FATORES ASSOCIADOS AO RISCO DE DESENVOLVER CÂNCER

### Idade

O envelhecimento é, sem dúvida, o principal fator de risco para o desenvolvimento da maior parte dos cânceres.

A maior parte dos cânceres ocorre após os 65 anos de idade. Entretanto, todas as faixas etárias são suscetíveis à doença.

### Tabagismo

O tabagismo é hoje amplamente reconhecido como uma doença crônica, resultante da dependência da nicotina, estando, por isso, inserido na Classificação Internacional de Doenças (CID10) da OMS. O usuário de produtos de tabaco é exposto continuamente a mais de 4.000 substâncias tóxicas, muitas delas cancerígenas. Essa exposição faz do tabagismo o mais importante fator de risco isolado de doenças graves e fatais como as doenças cardiovasculares e o câncer. Principal causa isolada evitável de câncer, além de câncer de pulmão, o consumo de tabagismo e de seus derivados tem sido associado aos cânceres de laringe, pâncreas, fígado, bexiga, rim, leucemia mieloide, cavidade oral e esôfago.

### Alimentação

Alimentação inadequada, sedentarismo e consumo de álcool são importantes determinantes no risco populacional de desenvolvimento do câncer. Pelo menos 20% dos casos de câncer no mundo estão relacionados a esses fatores. Nos países desenvolvidos, esse percentual pode chegar a 30%. A relação entre câncer e alimentação é complexa. São relevantes nesse contexto algumas características como o tipo de alimento, seus componentes específicos (nutrientes e substâncias fitoquímicas), os métodos de preparo, o tamanho das porções, a variedade da alimentação, o equilíbrio calórico, a conservação, entre outras. As evidências científicas atuais têm mostrado que o consumo de frutas, legumes e verduras conferem proteção contra diversos tipos de câncer, além de reduzir o aparecimento das doenças cardiovasculares. O consumo recomendado pela OMS, que é seguido pelo Ministério da Saúde brasileiro, é de pelo menos cinco porções diárias de frutas e vegetais – em torno de 400 g por dia. Outros fatores alimentares associados ao câncer são o consumo de alimentos salgados (carne de sol, charque e peixes salgados, por exemplo) e embutidos (salsichas e salames, por exemplo), assim como o de alimentos contaminados por aflatoxinas (presentes em grãos e cereais mofados armazenados de forma incorreta).

### Obesidade e inatividade física

O sobrepeso e a obesidade são apontados como a segunda causa evitável de câncer, precedidos pelo tabagismo. Estão associados ao aumento do risco de câncer de mama (em mulheres na pós-menopausa), colorretal, endométrio, vesícula, esôfago, pâncreas e rim. A atividade física reduz as chances de adoecimento por câncer de cólon, mama e pulmão – redução que independe do impacto da atividade física no peso do indivíduo.

## Exposição à radiação solar

A exposição à radiação ultravioleta (UV) proveniente do sol é considerada a principal causa de câncer de pele tipo melanoma e não melanoma. Aproximadamente 5% da radiação solar incidente na superfície da terra provêm de raios ultravioleta, em intensidade que varia em função de localização geográfica (latitude), hora do dia, estação do ano e condição climática. Os níveis de exposição à radiação UV estão relacionados tanto a características individuais quanto a fatores ambientais, incluindo tipo de pele e fenótipo, história familiar de câncer de pele e nível de exposição cumulativa ao longo da vida.

## Exposição ocupacional

O câncer ocupacional causado pela exposição, durante a vida laboral, a agentes cancerígenos presentes nos ambientes de trabalho, representa de 2 a 4% dos casos de câncer. Os fatores de risco podem ser externos (ambientais) ou endógenos (hereditários), estando ambos inter-relacionados, e interagindo de várias formas para dar início às alterações celulares presentes na gênese do câncer. Os tipos mais frequentes de câncer relacionados ao trabalho são os de pulmão, pele, bexiga e as leucemias. Alguns agentes associados a esses cânceres são: amianto, hidrocarbonetos policíclicos aromáticos, arsênico, berílio, radiação ionizante, níquel, cromo e cloroéteres. Atividades de trabalho sob exposição solar, principalmente entre pescadores e agricultores, aumentam o risco de surgimento de câncer de pele.

## Infecções

As infecções causadas por alguns vírus e bactérias podem ser oncogênicas. O papilomavírus humano (HPV) é a principal causa do câncer cervical. Sua presença também tem sido associada a outros tipos de câncer, como boca, pênis, ânus, vagina e vulva. Os vírus da hepatite B (HBV) e da hepatite C (HCV) estão associados ao câncer de fígado. Por sua vez, o vírus T-linfotrópico humano tipo 1 (HTLV-1) aumenta as chances de desenvolvimento de linfoma e leucemia. Os linfomas também estão associados à infecção pelo vírus da imunodeficiência humana (HIV) e do Epstein-Barr (EBV). O sarcoma de Kaposi está associado à infecção pelo HIV e pelo herpesvírus humano tipo 8 (HHV8). Já o *Helicobacter pylori* causa câncer e linfoma de estômago.

## Hormônios e história familiar

Certos hormônios, como os utilizados para reposição hormonal na menopausa, aumentam o risco de desenvolver câncer de mama. A história familar de câncer também tem sido implicada num aumento de risco nos cânceres de mama, ovário, próstata, intestino e melanoma.

Uma síntese dos principais fatores de risco modificáveis, por meio de estratégias de prevenção, é apresentada na Tabela 108.3.

## Tabela 108.3. Síntese dos principais fatores de risco modificáveis

| | Bexiga | Mama | Colo do útero | Colorretal | Esôfago | Rim | Laringe | Pulmão | Boca | Pâncreas | Próstata | Pele | Estômago |
|---|---|---|---|---|---|---|---|---|---|---|---|---|---|
| Evitar exposição ao tabaco | + | | + | + | + | + | + | + | + | + | | | + |
| Praticar atividades físicas | | + | | + | | | | | | | | | |
| Manter o peso adequado | | + | | + | + | + | | | | | | | |
| Alimentar-se de forma saudável | + | + | | + | + | | | + | + | + | + | | + |
| Limitar o consumo de bebidas alcoólicas | | + | | + | + | | | + | + | | | | |
| Evitar a exposição ao sol | | | | | | | | | + | | | + | |

Fonte: Canadian Cancer Society, 2010.

## CONTROLE DO CÂNCER

A oncogênese é um processo progressivo, no qual células normais adquirem características de malignidade, tais como: proliferação incontrolada, não destruição programada, falha no reparo de danos genéticos, perpetuação de células cancerígenas, invasão dos tecidos e metástase. A evolução do conhecimento acerca do câncer ao longo das últimas décadas tem permitido novas perspectivas em sua abordagem. Se antes o foco principal era o tratamento, hoje se fala em controle do câncer, o qual inclui ações que abranjam desde a promoção da saúde e a prevenção primária até os cuidados paliativos, passando pelas estratégias de detecção precoce, diagnóstico, terapêutica e reabilitação. De acordo com a OMS, 30 a 40% de todos os casos de câncer poderiam ser evitados por meio de medidas de prevenção. O mesmo índice se aplica ao número de mortes pela doença que poderiam ser evitadas.

Isso significa dizer que, dos 27 milhões de casos novos que a OMS estima que ocorram a cada ano, 3,8 a 5,0 milhões poderiam ser prevenidos evitando-se ou reduzindo-se a exposição aos fatores de risco conhecidos e agregando-se comportamentos e hábitos de vida saudáveis. Do mesmo modo, das 17 milhões de mortes a cada ano, 2,3 a 3,0 milhões poderiam ser evitadas por meio de detecção precoce, diagnóstico e tratamentos oportunos.

É importante ressaltar que o câncer é de etiologia multifatorial, podendo ter origem na combinação de vários fatores – genéticos, ambientais e de modos de vida. A prevenção primária, com intervenções em fatores ambientais e comportamentais, desde as fases iniciais da vida, tem potencial maior de sucesso, não apenas evitando o surgimento de câncer como também reduzindo substancialmente a proporção de óbitos pela doença. Nesse caso, ações educativas devem ser implementadas com o objetivo de promoção e proteção da saúde.

Por sua vez, as estratégias de prevenção secundária se propõem a detectar o câncer em estágio precoce, facilitando sua cura ou reduzindo/prevenindo sua disseminação ou os efeitos de longo prazo. Devem ser utilizados, nessa fase, programas estruturados de rastreamento, identificação de casos por meio de busca ativa e estratégias de diagnóstico precoce.

Já a prevenção terciária utiliza ações que visam a reduzir os efeitos crônicos do câncer, minimizando as disfunções dele resultantes, por meio da prevenção de complicações e da reabilitação. Nesse contexto, deve ser garantida a assistência paliativa, sem função curativa, voltada ao controle de sintomas, visando preservar a qualidade de vida do paciente. Esses cuidados devem ser voltados para higiene, alimentação, cuidados com curativos e ostomias, atenção sobre analgesia, e apoio aos familiares e cuidadores, com vistas à diminuição de sofrimento e aumento de conforto inerente à doença.

Além disso, a utilização de recursos diagnósticos e terapêuticos adequados e o envolvimento de equipes multiprofissionais no acompanhamento do paciente são fundamentais para o sucesso no enfrentamento dessa doença.

Ainda que sejam necessárias intervenções em todas as fases da história natural do câncer, prioridades devem ser definidas, as quais devem ser traçadas não só em função da carga que a doença representa no perfil epidemiológico da população; mas, sobretudo, em função de serem comprovadamente custo-efetivas, com impacto mensurável na incidência, mortalidade ou melhoria da qualidade de vida das pessoas a elas submetidas.

## A POLÍTICA NACIONAL DE ATENÇÃO ONCOLÓGICA NO BRASIL

O INCA coordena a Política Nacional de Atenção Oncológica (PNAO) que, conforme apresentado na portaria n.º 2.439, de 8 de dezembro de 2005, tem, entre os seus eixos prioritários, o fortalecimento das políticas de promoção e prevenção, a garantia de acesso aos serviços de saúde, a integração de todos os níveis da rede assistencial, a mobilização da sociedade, a capacitação dos profissionais de saúde (especialistas e gestores), a garantia da qualidade dos serviços e a incorporação de novas tecnologias.

Em consonância com as diretrizes da PNAO, o INCA atua em frentes distintas: ora como coordenador, ora como indutor de ações; como assessor técnico ou prestador de serviços; como produtor de informações ou de pesquisas; ou ainda no desenvolvimento e gerenciamento de sistemas de informação. No desempenho de seu papel nacional, o INCA promove ações de qualificação da gestão pública em saúde em suas variadas esferas, centrada no desenvolvimento de equipes orientadas ao cuidado em saúde e com ênfase na organização da atenção oncológica.

Para a operacionalização das ações e serviços, mobilização social e políticas públicas expressas na PNAO, é necessária a organização em rede que articule os diferentes atores, governamentais e não governamentais. Essa estratégia tem como uma de suas preocupações promover a articulação e o fortalecimento do conhecimento loco-regional, aumentando a capacidade técnico-científica em todas as regiões do país, para a busca de soluções que possam ser absorvidas pelo sistema de saúde local. Em resumo, o papel do INCA, enquanto órgão coordenador da PNAO, é o de ser indutor e promotor da descentralização das ações de atenção oncológica, em parceria com Estados e municípios. Nessa perspectiva, a PNAO pode desempenhar um papel relevante para a consolidação da integralidade da atenção de todo o Sistema Único de Saúde (SUS), com o potencial de promover a interlocução das diversas esferas gestoras e assistenciais, em todos os seus níveis, desde a atenção básica até os cuidados pós-hospitalares de reabilitação e de paliação.

O trabalho em rede, que pressupõe interdisciplinaridade e gestão do conhecimento compartilhada, apresenta uma série de desafios. Nesse sentido, o INCA vem incorporando e se apropriando de novas ferramentas tecnológicas e de comunicação, que têm por objetivo o favorecimento da interação, do diálogo e da construção coletiva do conhecimento. São exemplos de ações e estratégias implementadas:

- portal da Rede de Atenção Oncológica (RAO), que é um espaço interativo para gestão das ações nacionais de controle do câncer desenvolvidas nos Estados e municípios, permitindo o melhor acompanhamento dos recursos investidos e a avaliação das ações em tempo real;
- Programa de Qualidade em Radioterapia (PQRT), que permite a avaliação postal e in loco dos equipamentos utilizados em 86,5% dos Serviços de Radioterapia do país;
- Banco Nacional de Tumores e DNA (BNT), iniciativa que visa, nas áreas da genômica e da proteômica, ao desenvolvimento de tecnologias, drogas e estratégias de controle adequadas à realidade nacional;
- Programa de Certificação de Qualidade em Mamografia que, em parceria com o Colégio Brasileiro de Radiologia,

tem por objetivo criar parâmetros e estabelecer responsabilidades para garantir a qualidade da imagem, a dose de radiação correta e a interpretação adequada dos exames realizados pelo SUS;
- Registros Brasileiros de Doadores de Medula Óssea (REDOME) e de Receptores de Medula Óssea (REREME), Rede Nacional de Bancos de Sangue de Cordão Umbilical e Placentário (REDE BRASILCORD) e assessoria técnica ao Sistema Nacional de Transplantes (SNT), ações voltadas, sobretudo, para a garantia do acesso e da qualidade dos transplantes de medula óssea no país;
- incentivo à ampliação da produção do conhecimento científico, com foco na melhoria dos procedimentos para prevenção, diagnóstico e tratamento do câncer, por meio da pesquisa e do ensino da Oncologia;
- Rede de Diagnóstico Molecular em Câncer, em parceria com a Universidade Federal do Rio de Janeiro, Universidade Estadual do Rio de Janeiro, Universidade Federal Fluminense e Fundação Osvaldo Cruz, tendo como foco o diagnóstico molecular dos cânceres de mama, colo do útero, colorretal, próstata, pênis, bexiga, leucemias, linfomas e pulmão.

## NOVOS CENÁRIOS E DESAFIOS PARA O CONTROLE DO CÂNCER NO PAÍS

Os desafios que se apresentam para o controle do câncer no país são de várias ordens. O aumento na carga de doença provocada pelo câncer levará, inevitavelmente, ao crescimento da demanda por serviços e à incorporação de novas tecnologias. A consequência previsível é a necessidade de alocação crescente de recursos pelo sistema de saúde. Esse cenário é extremamente desafiador tanto nos países desenvolvidos como naqueles em desenvolvimento.

O novo contexto necessitará de avanços tecnológicos que provocam significativo impacto nos custos do sistema. Eles envolvem inovações em biotecnologia (fármacos, medicamentos, vacinas e testes diagnósticos), tecnologia da informação (microeletrônica, informática e telecomunicação), novos materiais (insumos para diversos setores e próteses), e nanotecnologia para diagnóstico e tratamento. Ao descortiná-lo, várias possibilidades devem ser vislumbradas, como:
- tendência a aumento na prevalência dos casos de câncer devido a inovações no tratamento que levam ao aumento do tempo de sobrevida;

- mudanças nas estratégias de prevenção em função da incorporação de intervenções dirigidas a agentes virais, responsáveis por cerca de 10% da carga de doença e que são passíveis de prevenção por meio de vacinas antivirais (HPV, EBV, HBV e HCV) e antibióticos (*H. pylori*);
- necessidade crescente de se definirem os alvos para prevenção e tratamento por meio da identificação de biomarcadores de risco;
- incorporação de novos fármacos de administração oral, direcionados às células-alvo dos tumores, resultantes dos estudos com mais de duas mil drogas para tratamento do câncer, que estão em desenvolvimento na atualidade. Esses avanços em drogas biológicas e em farmacogenética podem tornar o câncer semelhante às doenças crônicas, com remissão de longo prazo, ou doença metastática controlada;
- avanços na área da radioterapia, com a utilização de irradiação de intensidade modulada combinada a outros métodos de imagem, que permitam seu planejamento mais acurado e a avaliação de resposta ao tratamento;
- testes de rastreamento utilizando biomarcadores de risco que permitirão identificar pessoas com alto potencial de desenvolver determinados tipos de câncer e poderão indicar a necessidade de cirurgias, ou outras intervenções terapêuticas de caráter preventivo;
- progressos no campo da imagem molecular, que possibilitarão diagnósticos mais acurados: auxiliar no planejamento terapêutico; orientar tratamentos por meio da demonstração de alvos moleculares; confirmar o transporte da terapia gênica; avaliar novas drogas; monitorar respostas terapêuticas, entre outras possibilidades;
- avanços na cirurgia minimamente invasiva com radiotraçadores, com a possibilidade de procedimentos cirúrgicos radicais, porém menos mutilantes, permitindo o controle local adequado da doença sem afetar a qualidade de vida dos pacientes.

Esse panorama traz consigo a necessidade de investir no desenvolvimento de ações abrangentes para o controle do câncer, contemplando os diferentes níveis de atuação: promoção da saúde, detecção precoce, assistência aos pacientes e seus familiares, vigilância, formação de recursos humanos, comunicação social, pesquisa e gestão. O foco deve estar na efetiva implementação de ações que contemplem todas as etapas da linha de cuidado do câncer, o que torna necessário articular os diversos atores pertencentes à rede de conhecimento da Rede Câncer. A indução da criação de sub-redes nas diferentes regiões do país, privilegiando mecanismos de cooperação nos níveis regional, nacional e internacional, a expansão de polos de conhecimento em atenção oncológica nos campos da inovação, ensino, assistência e pesquisa, o estímulo à abordagem multissetorial, o planejamento integrado das ações e a parceria com movimentos sociais organizados são alguns dos desafios que têm sido enfrentados na atualidade, já sendo possível observar mudanças concretas no enfrentamento do câncer no país.

Reafirma-se, assim, a importância da PNAO, que traz em sua essência a perspectiva de que ocorram mudanças profundas e definitivas na sociedade brasileira e que se assuma um novo paradigma: o câncer como um problema de Saúde Pública.

## BIBLIOGRAFIA CONSULTADA

Albuquerque EM, Cassiolato JE. As especificidades do sistema de inovação do setor saúde: uma resenha da literatura como uma introdução a uma discussão do caso brasileiro. São Paulo: FeSBE; 2000. v.1.

Brasil. Ministério da Saúde, Datasus. [Internet]. Brasília, DF: Ministério da Saúde; 2010. Informações em saúde [citado em: 2010 Jul 20]. Disponível em: http://tabnet.datasus.gov.br/cgi/sim/extdescr.htm.

Brasil. Ministério da Saúde. Instituto Nacional de Câncer [Internet]. Estimativa 2012: incidência de câncer no Brasil. Rio de Janeiro: INCA; 2011 [cited 2011 Dez 15]. Available from: http://www.inca.gov.br/estimativa/2012/estimativa20122111.pdf

Brasil. Ministério da Saúde. Portaria n.º 2.439/GM de 8 de dezembro de 2005. Diário Oficial da União, Poder Executivo. Brasília, DF, 9 de dez. 2005. Seção I, p. 80-1.

Brasil. Ministério da Saúde. Portaria n.º 741/SAS de 19 de dezembro de 2005. Diário Oficial da União, Poder Executivo. Brasília, DF, 23 de dez. 2005. Seção I, p. 124.

Canadian Cancer Society [Internet]. Progress in cancer prevention: modifiable risk factors. Toronto: Canadian Cancer Society, 2009 [cited 2010 Jul 9]. Available from: http://www.cancer.ca/

Fonseca CMO, Klein LE, Albuquerque MBM et al. História da Saúde Pública: a política de controle do câncer no Brasil. Rio de Janeiro: ENSP, 1987.

International Agency for Research on Cancer [Internet]. Globocan 2008: cancer incidence and mortality worldwide in 2008. Lyon: IARC, 2010 [cited 2010 Jun 15]. Available from: http://globocan.iarc.fr/

National Cancer Institute, US Department of Health and Human Services [Internet]. What you need to know about cancer. Bethesda: NCI; 2006 [cited 2010 Jul 9].

Available from: http://www.cancer.gov/cancertopics/ wyntk/ cancer/page2

National Cancer Institute. International portfolio: addressing the global challenge of cancer. Bethesda: NCI, 2006.

Rosen R, Smith A, Harrison A. Future trends and challenges for cancer services in England: a review of literature and policy. London: Kings Fund, 2006.

Índice Remissivo

# Índice Remissivo